“十四五”国家重点出版物出版规划项目

2nd

Medical Arthropodology

医学节肢动物学

第2版

主编　李朝品

人民卫生出版社
·北　京·

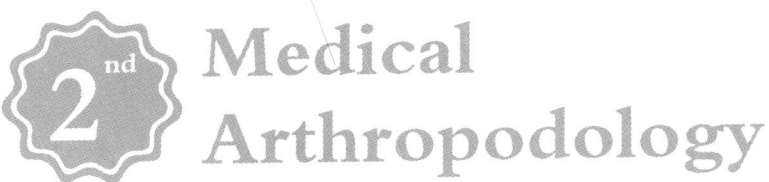

图书在版编目（CIP）数据

医学节肢动物学 / 李朝品主编. —2 版. —北京 ：人民卫生出版社，2025.1

ISBN 978-7-117-35967-2

Ⅰ. ①医… Ⅱ. ①李… Ⅲ. ①节肢动物 - 虫媒病毒 - 传染病 - 研究 Ⅳ. ①R183.5②Q959.22

中国国家版本馆 CIP 数据核字（2024）第 029007 号

医学节肢动物学

Yixue Jiezhidongwuxue

第 2 版

主　　编：李朝品
出版发行：人民卫生出版社（中继线 010-59780011）
地　　址：北京市朝阳区潘家园南里 19 号
邮　　编：100021
E - mail：pmph @ pmph.com
购书热线：010-59787592　010-59787584　010-65264830
印　　刷：人卫印务（北京）有限公司
经　　销：新华书店
开　　本：889 × 1194　1/16　印张：186.5
字　　数：5908 千字
版　　次：2009 年 12 月第 1 版　2025 年 1 月第 2 版
印　　次：2025 年 6 月第 1 次印刷
标准书号：ISBN 978-7-117-35967-2
定　　价：798.00 元
打击盗版举报电话：010-59787491　E-mail：WQ @ pmph.com
质量问题联系电话：010-59787234　E-mail：zhiliang @ pmph.com
数字融合服务电话：4001118166　E-mail：zengzhi @ pmph.com

医学节肢动物学

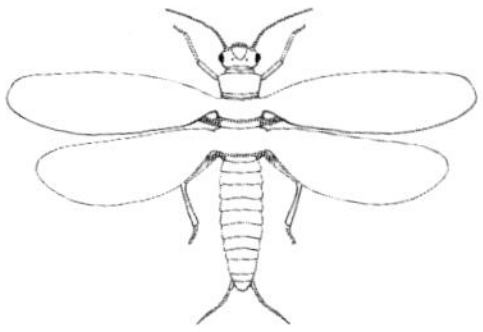

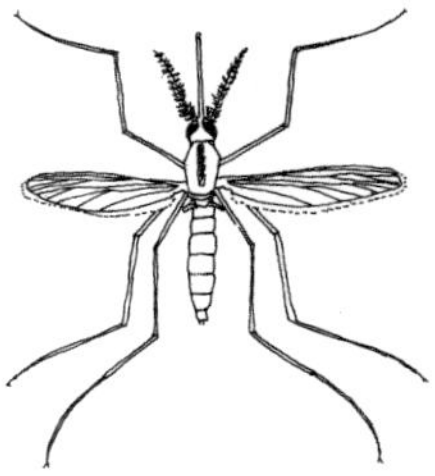

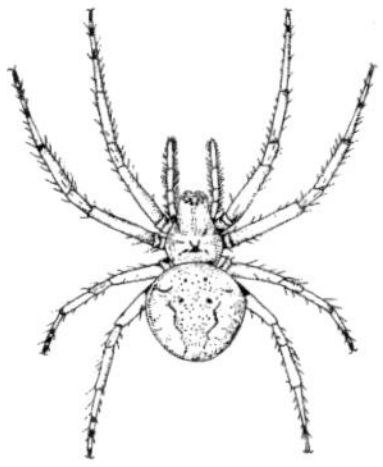

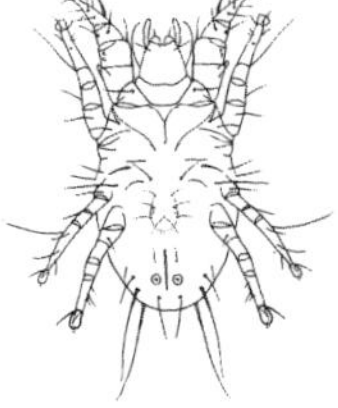

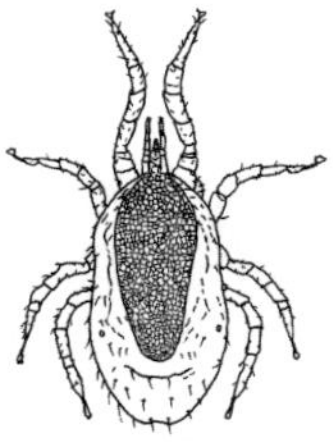

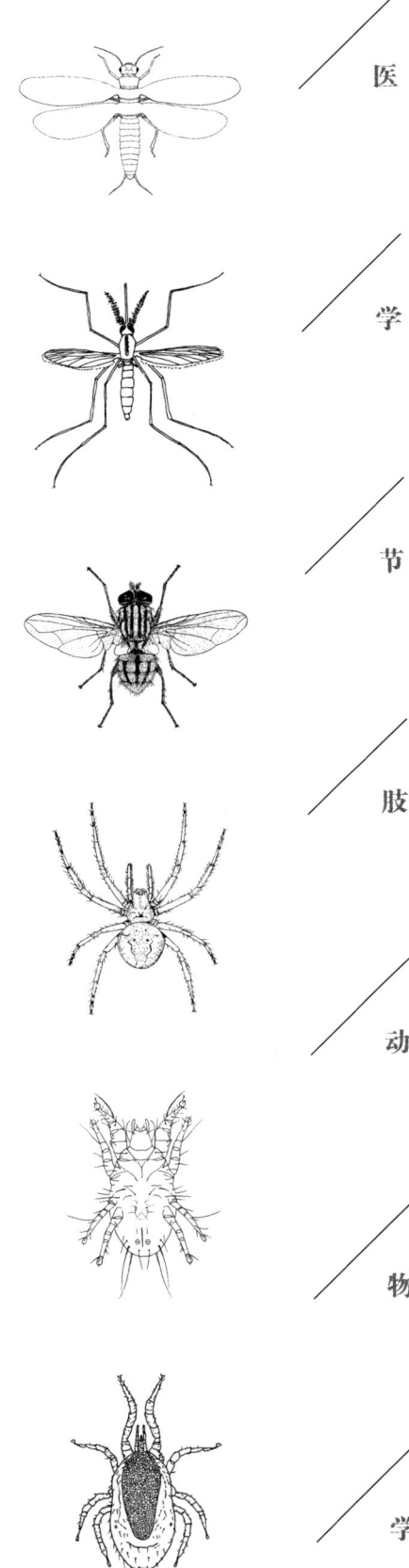

医学节肢动物学

第2版

编写委员会

主　编

李朝品

副主编（以姓氏笔画为序）

马雅军　叶向光　刘敬泽
余新炳　汪世平　张玲敏
郑葵阳　赵亚娥　郭宪国
黄　兵　崔　晶　湛孝东

编　委（以姓氏笔画为序）

马雅军　王中全　王庆林
邓耀华　叶向光　刘敬泽
孙恩涛　李艳文　李朝品
杨庆贵　余新炳　汪天平
汪世平　张玲敏　张锡林
国　果　岳巧云　郑葵阳
赵亚娥　赵金红　郭天宇
郭宪国　黄　兵　黄复生
崔　晶　梁韶晖　湛孝东

编　者（以姓氏笔画为序）

于志军　河北师范大学
于莎莎　中国人民解放军陆军军医大学
马雅军　中国人民解放军海军军医大学
王　刚　中华人民共和国杭州海关
王　英　中国人民解放军陆军军医大学
王卫杰　河北医科大学
王中全　郑州大学
王庆林　湖南师范大学
王国栋　皖南医学院
王备新　南京农业大学
王梓英　西南大学
王赛寒　中华人民共和国合肥海关
王慧勇　淮北职业技术学院
木　兰　内蒙古医科大学
毛珂玉　大理大学
方　强　蚌埠医科大学
邓耀华　中华人民共和国上海浦东国际机场海关
石　泉　中华人民共和国合肥海关
叶向光　中华人民共和国合肥海关
叶明全　皖南医学院
田　晔　安徽理工大学
付　萍　贵州医科大学
吕　艳　大理大学
朱卫兵　中国科学院上海植物生理生态研究所
刘　冬　中国科学院东北地理与农业生态研究所
刘小燕　安徽理工大学
刘俊燕　天津医科大学
刘爱芹　哈尔滨医科大学
刘继鑫　齐齐哈尔医学院
刘敬泽　河北师范大学
刘道华　安徽省寄生虫病防治研究所
闫宝龙　温州医科大学
许　佳　中华人民共和国合肥海关
孙长海　南京农业大学
孙恩涛　皖南医学院
李生吉　安徽中医药高等专科学校
李艳文　广西医科大学
李朝品　皖南医学院
杨　光　暨南大学
杨天赐　中华人民共和国杭州海关
杨凤坤　哈尔滨医科大学
杨邦和　皖南医学院
杨庆贵　中华人民共和国南京海关
杨维芳　江苏省疾病预防控制中心
吴　薇　中华人民共和国宁波海关
吴家玲　皖南医学院
余新炳　中山大学
邹节新　南昌大学
邹志文　南昌大学
汪天平　安徽省寄生虫病防治研究所
汪世平　中南大学
汪希雅　香港中文大学
汪奇志　安徽省寄生虫病防治研究所
张　健　中国人民解放军陆军军医大学
张　玺　郑州大学
张建庆　中华人民共和国福州海关
张玲敏　暨南大学
张莺莺　皖南医学院
张晓晨　中华人民共和国汕头海关
张锡林　中国人民解放军陆军军医大学
陈　泽　河北师范大学
陈冬生　安徽师范大学
陈建平　四川大学
国　果　贵州医科大学
岳巧云　中山火炬职业技术学院
周云飞　海南医学院
周长发　南京农业大学
周必英　遵义医科大学
周怀瑜　山东大学
周春雪　山东大学
郑葵阳　徐州医科大学
赵玉敏　甘肃医学院
赵亚娥　西安交通大学
赵成富　大理大学
赵金红　皖南医学院
胡　丽　西安交通大学
柳建发　宁波大学
侯晓晖　遵义医科大学
袁　浩　中国人民解放军海军军医大学
袁良慧　中华人民共和国合肥海关
热比亚·努力　新疆医科大学
夏　惠　蚌埠医科大学
夏　斌　南昌大学
高锡银　皖南医学院
郭天宇　中国检验检疫科学研究院
郭俊杰　齐齐哈尔医学院
郭宪国　大理大学
郭惠琳　中国海关科学技术研究中心
陶　宁　肥西县第二人民医院
陶　莉　南京中医药大学
黄　兵　中国农业科学院上海兽医研究所
黄　艳　中山大学
黄月娥　皖南医学院
黄永杰　安徽师范大学
黄复生　中国人民解放军陆军军医大学
黄恩炯　中华人民共和国福州海关
曹　敏　中华人民共和国上海海关
戚之琳　皖南医学院
崔　晶　郑州大学
梁韶晖　温州医科大学
彭　恒　中国人民解放军海军军医大学
彭培英　曲靖医学高等专科学校
董　辉　中国农业科学院上海兽医研究所
董昊炜　中国人民解放军海军军医大学
蒋　洪　武汉大学
蒋　峰　皖南医学院
蒋立平　中南大学
韩红玉　中国农业科学院上海兽医研究所
湛孝东　皖南医学院
颜　超　徐州医科大学
操治国　安徽省寄生虫病防治研究所
魏怀波　中华人民共和国呼和浩特海关

内容简介

Introduction

本书以医学节肢动物学基本理论和基本知识为重点，既保持了医学节肢动物学经典的基本理论、概念和方法，又体现了本学科领域研究的新进展，同时兼顾医学节肢动物的防制和抗药性治理等相关知识。

全书共6篇66章。第一篇“总论”，用较大篇幅阐述了医学节肢动物学的基本理论及研究新进展，包括医学节肢动物的研究范围、内容、区系、形态、分类、分子进化与系统发育、生物学、生态学、生理生化、分子生物学，医学节肢动物与自然疫源性疾病，节肢动物入侵与异境疾病传入，医学节肢动物的抗感染免疫，医学节肢动物对人类的危害与防制等。第二篇“昆虫纲”，阐述了昆虫纲中具有医学意义的各个类群，侧重于蚊、白蛉、蝇、蠓、虻、蚋、蚤、虱、蜚蠊等与疾病相关的常见节肢动物类群，同时兼顾臭虫、猎蝽、蝶、蛾、甲虫等少见种类。第三篇“蛛形纲”，重点描述了蛛形纲中具有医学意义的各个类群，如硬蜱、软蜱、革螨、恙螨、粉螨、疥螨、蠕形螨等，同时兼顾蒲螨、跗线螨、甲螨和蝎等有关种类。第四篇“其他医学节肢动物”，讨论了与疾病有关的其他节肢动物，包括溪蟹、蝲蛄、淡水蚤、淡水虾、蜈蚣、蚰蜒、马陆和舌形虫等。第五篇“医学节肢动物的抗药性及其治理”，主要阐述了医学节肢动物的防制及其抗药性，包括杀虫剂的类型、作用机制和杀虫剂毒效测定，医学节肢动物的抗药性、抗性标准、影响因素、抗药性产生的分子机制和抗药性的检测技术，以及医学节肢动物抗药性治理的基本原则和对策。第六篇“新技术在医学节肢动物学研究中的应用”，介绍了当前生命科学领域适用于医学节肢动物学研究的新技术与新方法。为方便读者查阅国内外有关文献，书中专业术语之后均附有英文或拉丁文，书后附有汉英(拉丁)索引。

该书内容翔实新颖，图文并茂，既保留了医学节肢动物学的传统内容，又适当反映了国内外本学科研究的新进展，可基本满足本学科领域专业技术人员当前和今后一个时期内开展防制研究工作参考的需要。因此，本书可供从事医学节肢动物学教学与科研的师生、虫媒病防治研究工作的科技人员、疾病控制和医疗卫生防疫人员、临床医务工作者，从事预防医学、流行病学、传染病学等研究的专业人员参考和学习提高之用，是医学、卫生、生物、畜牧兽医等专业大专院校、科研单位、防疫机构必备的大型参考书、工具书。

INTRODUCTION

This book highlights the basic theories and essential knowledge on medical arthropodology. It not only follows the classical basic theory, concepts and research methods for medical arthropodology, but also represents the new progress of research in this field, and at the same time gives consideration of the relevant concerns with prevention and control of the medical arthropods and their drug resistance.

The book is made up of 3.8 million words and over 1,260 illustrations included in 67 chapters out of six parts. ***Part 1: General Introduction***. This section expounds the basic theory and new progress of research in medical arthropods in large text, including the research scope, content, fauna, morphology, classification, molecular evolution and phylogeny, biology, ecology, physiology and biochemistry, molecular biology, association of medical arthropods with natural focal diseases, arthropod invasion and import of alien diseases, anti-infection immunity of medical arthropods, harm of medical arthropods to humans, and prevention and control of the risks; ***Part 2: Insecta***. This part describes various groups of Insecta with direct medical importance, with special emphasis placed on the common species involved in human diseases, including mosquitoes, sandflies, flies, midges, tabanid flies, black flies, fleas, lice, cockroaches besides inclusion of the species with less medical significance like bedbugs, assassin bug, butterflies, moths and beetles; ***Part 3: Arachnida***. This section centers on the description of various groups of Arachnida with medical importance, such as hard ticks, soft ticks, gamasid mites, chigger mites, acarid mites, sarcoptid mites and demodicid mites as well as species of minor medical significance, including pyemotes mites, tarsonemid mites, oribatid mites and scorpion; ***Part 4: Other Medical Arthropods***. In this section, other arthropods related to human diseases are addressed, including crabs, crayfish, copepods (cyclops), freshwater shrimps, centipedes, scutiger, millipede and tongue worms etc; ***Part 5: Drug resistance and management of medical arthropods.*** This part begins the tasks of prevention and control of medical arthropods and their drug resistance pertinent to the categories of insecticides currently used, action mechanism, test of the toxicity of insecticides, prevalence of drug resistance in arthropods, criteria to determine the drug resistance, factors affecting the drug resistance, molecular mechanism of drug resistance and available technologies in detection of the drug resistance, as well as basic principles of and countermeasures against the drug resistance in management of medical arthropods; ***Part 6: Application of new technology to research of medical arthropods.*** This section reports the new technologies and methods applied to medical arthropod research on biological basis. For the easy access of readers to further reading relevant literatures published at home and abroad, the terminology within the book is defined by either Latin or English, and Chinese-English (Latin) indexes are listed at the back of the book.

This book has been informatively and creatively written, with text and illustrations, and contains both traditional studies in medical arthropodology and some new progress of research in this field at home and abroad. To this end, it can primarily satisfy the needs of professionals and technical personnel in this field for reference in prevention and control of the arthropods at present and in the future. The book can be of interest to the teachers and students in teaching and learning of medical arthropodology, technical workers in research of prevention and control of insect-borne diseases, personnel working in disease control and sanitary & antiepidemic institutions, clinical health providers, and professionals in preventive medicine, epidemiology and infectious diseases. It should also be a large handy reference book and tool for teachers and researchers in higher learning institutions related to medicine, health, biology, animal husbandry and veterinary science as well as organizations of scientific research and epidemic prevention.

序

医学节肢动物传播的病原生物包括细菌、病毒、立克次体、螺旋体及寄生虫等，如鼠疫耶尔森菌、登革热病毒、伯氏疏螺旋体、恶性疟原虫和锥虫。近年来，由上述虫媒病原生物引起的鼠疫、登革热、莱姆病、疟疾、非洲锥虫病（睡眠病）、寨卡病毒病、基孔肯亚出血热、黄热病、日本脑炎、淋巴丝虫病、利什曼病、盘尾丝虫病（河盲症）、克里米亚-刚果出血热、单核细胞埃立克次体病、人粒细胞埃立克次体病、蜱传脑炎等虫媒病已在全球范围内造成了严重的公共卫生事件，给人类健康带来了严重威胁。目前，由于全球气候变化加剧和人员跨国交流日益频繁，各国之间物流量逐年增多，使得医学节肢动物传播的虫媒病在全球呈现加剧趋势，全世界所面临的医学节肢动物与虫媒病暴露的形势严峻，新的病种不断被发现、原有病种流行区域不断扩展、疾病流行频率不断加大。全球约有30亿人直接受到虫媒病的威胁，每年新增虫媒病患者高达400多万，警示人们必须重视医学节肢动物的控制，提高虫媒病的防治意识，维护全球公共卫生安全。我国历来高度重视生物安全工作，且将医学节肢动物与虫媒病纳入国家安全战略，国家相关职能部门各履其责，科学预警，有效阻止了虫媒传染病的输入、传出。《医学节肢动物学》第1版自2009年由人民卫生出版社出版以来，深受广大读者青睐，为教学、科研和虫媒病的控制工作及人才培养提供了很大帮助。然而，自第1版面世以来，已过十余载，其内容显然滞后于这一领域研究进展，此乃在一定程度上难以满足当前和今后教学、科研和虫媒病控制等实际工作的需要。此时，李朝品等国内专家、学者对《医学节肢动物学》进行修订，实乃恰逢其时，令人欣慰。李朝品教授一直从事医学节肢动物学教学和科研工作，取得了令人瞩目的成绩，学术建树颇深，先后主编了《医学蜱螨学》《医学昆虫学》《人体寄生虫学实验研究技术》和《医学寄生虫图鉴》等多部专著，可谓医学节肢动物学教学和研究领域的饱学之士。更难能可贵的是，他对我国医学节肢动物学教学和科研的执着，以及对医学节肢动物学持续发展问题给予不懈关注。在《医学节肢动物学》出版之际，谨向李朝品教授及此书全体编委和作者表示由衷的敬意和祝贺。

《医学节肢动物学》是一部较为全面、系统介绍医学节肢动物的专著，详细论述了医学节肢动物的形态结构、分类特征、生物学、生态学、重要种类、与疾病的关系、防制和研究技术。同时阐述了虫媒病的流行因素、传播途径、传染机制、诊断方法和防治原则。还讨论了节肢动物的抗药性问题及其检测技术以及现代新技术在医学节肢动物防制研究中的应用。综上，该专著颇为全面地反映了医学节肢动物学领域近几十年来研究的新发展，资料新颖，内容翔实，具有较高学术水平和应用价值，可供从事节肢动物学、寄生虫学、传染病学、预防医学、流行病学、公共卫生、海关检验检疫、法医学、兽医学、生物学、农学等专业技术人员学习参考；也是一部医学和农牧业院校师生的必备参考书。在该书付梓之际，欣然为序，特向各位同仁郑重推荐。

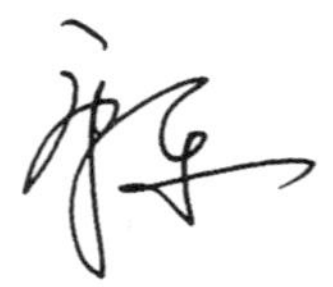

中国科学院院士、中国昆虫学会理事长

2022年1月

第1版

序

节肢动物种类繁多，约占所有已知动物物种的87%；其分布广泛，几乎存在于所有生物可生存的环境中，某些种类甚至可寄生于人体内。有些节肢动物对人类有益，人类将其作为生物资源而广泛利用，如蟹虾养殖、蜜蜂授粉、昆虫仿生等；有些节肢动物对人类有害，它们通过骚扰、刺螫、吸血、毒害、寄生及传病等方式危害人类健康和影响社会发展，如蚊、蝇、蚤、蜱、螨等。就节肢动物传播疾病而言，危害性十分严重。譬如跳蚤传播鼠疫，第一次大流行曾导致东罗马帝国的衰落；蚊传播疟疾，1918年云南省思茅县，当时一个4万人口的繁荣市镇，因疟疾流行导致居民相继病死或逃亡，到1950年只剩下944人；1972年夏季上海桑毛虫毒毛皮炎大流行，受害者达一二百万人。如今，由于人类粗放型和非环保型的经济活动，所致的“温室效应”造成的全球气候变暖，产生的危害不像海啸、地震等自然灾害那样急剧而短暂，而是长期渐进持续的危害，这必将影响到媒介节肢动物的遗传变异、生存活动、区系变迁和新虫媒传染病的出现。因此，在全球范围内，特别是在热带和亚热带地区，虫媒病仍是一个普遍存在的严重的公共卫生问题。WHO报告，2002年疟疾的DALYs为4 228万，利什曼病为235.7万，淋巴丝虫病为564.4万，盘尾丝虫病为98.7万，非洲锥虫病为159.8万，恰加斯病为64.9万，登革热为65.3万。因此“老”的病种，如疟疾、丝虫病、利什曼病、锥虫病、流行性出血热、登革热、病毒性乙型脑炎，以及晚近节肢动物传播新现和再现虫媒传染病，如莱姆病、东方斑点热、单核细胞埃立克次体病、西尼罗热等，日益受到国际社会关注，并被视为当今人类健康和公共卫生安全的主要生物威胁。

我国大部分地区处于温带和亚热带地区，动物区系分属于古北界和东洋界，动物群类极为丰富，媒介节肢动物种类多、分布广。近半个世纪以来，虽然我国在淋巴丝虫病、利什曼病和疟疾等虫媒传染病的防治以及医学节肢动物的基础理论和应用技术等方面均已取得了举世瞩目的成就，但医学节肢动物和虫媒病仍未得到有效控制，如疟疾、丝虫病、黑热病等监测任务仍十分艰巨；尤其医学节肢动物的研究利用工作与发达国家相比，还有较大差距，如法医昆虫学在国际上已得到了迅速发展。目前国际上医学节肢动物研究的热点是用现代分子生物学方法对害虫作遗传操纵，美、德、英国科学家在2002年起已经成功培育出转基因蚊，为疟疾、登革热的预防和控制带来了新的希望。因此要求我们对医学节肢动物有一个较全面的了解，才能在以后的实践中少走弯路。

展望21世纪，随着我国经济和文化的发展，预防和控制虫媒传染病的重要性将会愈来愈突出，加强医学节肢动物的防治研究和开发利用，是社会普遍关注的战略问题。鉴于全球节肢动物及虫媒病的现状，强化媒介生物学的教育和研究应是应对虫媒病日益增长威胁的重要举措之一，其中包括编写出版适应当前我国医学节肢动物学教学和科研需要的教材和专著，进一步提高专业人员的学术水平和普及医学节肢动物基本知识。此时出版《医学节肢动物学》恰逢其时，令人欣慰。李朝品教授一直从事医学节肢动物学教学和科研工作，取得了令人瞩目的成绩，学术建树颇深，先后主编了《医学蜱螨学》《医学昆虫学》和《人体寄生虫学实验研究技术》等重要专著，是一位颇为知名从事医学节肢动物学教学和研究的专家。更难能可贵的是，他对我国医学节肢动物学教学和科研的执着，以及对医学节肢动物学持续发展问题给予不懈关注。在《医学节肢动物学》出版之际，谨向李朝品教授及此书全体编委和作者表示由衷的敬意和祝贺。

《医学节肢动物学》是一部较为全面系统地介绍医学节肢动物的专著，该书较详细地论述了医学节肢动物的形态结构、分类特征、生物学、生态学、生理生化以及医学节肢动物对人类的危害和防制；阐述了医学节肢动物传病机制和虫媒病的传播途径；介绍了节肢动物的抗药性问题和其检测技术；综述了现代新技术在医学节肢动物防治研究中的应用；展示了医学节肢动物在各个领域的利用价值。该专著较全面地反映了医学节肢动物学近几十年来的学科发展，资料新颖，内容翔实，具有较高学术水平和应用价值，可供从事节肢动物学、寄生虫学、传染病学、兽医学、法医学、预防医学和公共卫生、海关检疫等专业技术人员学习参考；也是一部医学和农牧业院校师生的必备参考书。在该书付梓之际，欣然为序，特向各位同仁郑重推荐。

许隆祺

中国疾病预防控制中心寄生虫病预防控制所　研究员

2008.11.30

前言

大型参考书《医学节肢动物学(第2版)》编写工作于2020年3月启动，经全体作者共同努力，顺利完成了书稿编写。本书第1版于2009年由人民卫生出版社出版，是我国从事医学节肢动物学领域教学科研专家、学者的学术成果结晶。本次修订以第1版为基础，值此付梓之际，谨向参与第1版编写的所有作者表示由衷的感谢和崇高的敬意。为创新编写视角和视野，本版编委会成员既有长期从事医学节肢动物学教学科研的专家、学者，亦有成绩斐然的医学节肢动物学教学科研第一线的中青年学者共同参与，这不仅凝集了资深专家的智慧和经验，也吸纳了中青年学者的新理论、新技术、新思路、新风格，此可实现传统与现代的学术交融。

第2版编写仍遵循第1版风格与体例，以医学节肢动物学基本理论和基本知识为重点，既保持了医学节肢动物经典的基本理论和概念，又反映出本学科研究的新进展，同时兼顾医学节肢动物的防制和抗药性的治理知识，力求编成一部为教学、科研和预防工作者提供医学节肢动物学基本理论知识的参考书。虽然本版基本上保持了第1版的编写框架，但在内容上有所更新和拓展。全书由六篇构成，即第一篇“总论”(共17章)，本篇用较大篇幅阐述了医学节肢动物学的基本理论；第二篇“昆虫纲”(共13章)，阐述了昆虫纲中具有医学意义的各个类群，侧重于蚊、白蛉、蝇、蠓、虻、蚋、蚤、虱、蜚蠊等常见与疾病相关的节肢动物种类，同时兼顾臭虫、猎蝽、蝶、蛾、甲虫等少见种类；第三篇“蛛形纲”(共8章)，重点描述了蛛形纲中具有医学意义的各个类群，如硬蜱、软蜱、革螨、恙螨、粉螨、疥螨、蠕形螨等，同时兼顾蒲螨、跗线螨、甲螨和蝎等少见种类；第四篇“其他医学节肢动物”(共4章)，讨论了与医学有关的其他节肢动物与疾病的关系，内容涉及溪蟹、蝲蛄、淡水蚤、淡水虾、蜈蚣、蚰蜒、马陆和舌形虫等；第五篇“医学节肢动物的抗药性及其治理”(共5章)，阐述了医学节肢动物的化学防制和抗药性，包括杀虫剂类型、作用机制和杀虫剂毒效测定，医学节肢动物的抗药性、抗性标准、影响因素、抗药性产生的分子机制、抗药性的检测方法，以及医学节肢动物抗药性治理的基本原则和对策；第六篇“新技术在医学节肢动物学研究中的应用”(共19章)，主要介绍了生命科学领域当前实用的新技术、新方法在医学节肢动物学研究中的应用，以供读者在实际研究工作中参考。本版插图由作者根据编写内容选用，一部分沿用了第1版的插图，其余部分由作者绘制或参考以往专著改编仿绘；术语和专有名词原则上参照科学出版社的《昆虫学名词》和《蜱螨名词及名称》。在书稿统稿过程中，主编按出版社的要求对全稿进行了统筹，部分内容被删除或改动了作者原来的编排，敬请谅解。

第2版全书共有50多个单位的100余位作者参加编写。编写过程中，尽管作者、审者齐心协力，力求少出或不出错误，但囿于编者的学术水平，本版在内容上的“更新”与学科发展还有距离，难免有挂一漏万之虞，插图和文字也难免出现错漏，特恳请读者鉴谅，并恳请广大读者批评指正，以利再版时修订。

编者

2022年1月

致谢

《医学节肢动物学(第2版)》编写工作于2020年3月启动,历时一年余,于2021年4月完成书稿修订。本书能如期完成编写和出版,得力于人民卫生出版社的大力支持和指导以及第2版编委会全体成员和编写人员的通力合作。中国科学院院士康乐先生始终关注本书的修订,并应邀为本书撰序,我谨代表编委会深表感谢。在组稿和初审过程中,刘敬泽、郑葵阳、黄复生、张锡林、黄兵、郭宪国、余新炳、汪世平、王中全等专家、教授给予了无私的关心和帮助;皖南医学院教务处、科研处、基础医学院、公共卫生学院的领导在本书编撰过程中给予了热情的关心和鼎力支持;徐州医科大学承担了本书的定稿会,学校和基础医学院给予了大力支持,特别是汤仁仙、刘转转两位教授付出了艰苦的劳动;海关系统和中国检验检疫科学研究院从事卫生检疫的专家也给予了大力支持和帮助,诸如叶向光、张建庆、郭天宇、岳巧云、邓耀华、王赛寒、陶宁、袁良慧等,尤其是陶宁同志在编写过程中做了许多具体工作。谨此对参加和支持本书编写、编辑和出版的各单位和各位同志表示诚挚的谢意。

本书编写过程中,除作者互审外,南京农业大学王备新教授、安徽师范大学吴孝兵教授和陈冬生教授帮助审校了部分章节。本书部分作者对书稿不同章节进行了统筹和审校,分别为:马雅军和杨天赐负责第18章,邓耀华负责第20章,郭天宇负责第24章,汪天平负责第29章,刘敬泽负责第31章,郭宪国负责第32章,叶向光和陶宁负责第34章,黄兵负责第37章,陈冬生负责第6篇,对上述作者付出的辛勤劳动深表感谢。

本书编写过程中遭遇新冠疫情,许多作者身处"抗疫一线",他们在百忙中抽空写作实在是难能可贵。本书修订筹备会在安徽国际旅行卫生保健中心召开,定稿会在徐州医科大学举行。会议对书稿进行了充分讨论,与会专家教授各抒己见。此外,刘敬泽、黄兵等还作了专题报告,针对特定问题进行了会议交流,会议取得了令人满意的效果。

本书编写主要参考了《实用医学昆虫学》(姚永政、许先典编著)、《现代医学昆虫学》(苏寿泜、叶炳辉主编)、《中国重要医学昆虫分类与鉴别》(陆宝麟、吴厚永主编)、《医学昆虫学》(柳支英、陆宝麟主编)、《中国常见蝇类检索表(第2版)》(范滋德编著)、《普通昆虫学》(彩万志、庞雄飞、花保祯等编著)、《昆虫学》(南开大学、中山大学、北京大学、四川大学、复旦大学合编)、《蜱螨学》(李隆术、李云瑞编著)、《中国恙螨》(黎家灿等编著)、《蜱螨与人类疾病》(孟阳春、李朝品、梁国光主编)、《新疆蜱类志》(于心、叶瑞玉、龚正达主编)、《蜱类学》(刘敬泽、杨晓军编著)、《中国经济昆虫志(第40册·蜱螨亚纲·皮刺螨总科)》(邓国藩、王敦清、顾以铭等编著)、《中国经济昆虫志(第39册)·蜱螨亚纲·硬蜱科》(邓国藩,姜在阶编著)、《人体寄生虫学(第4版)》(吴观陵主编)、《储藏物昆虫学》(李隆术,朱文炳编著)、《中国粉螨概论》(李朝品、沈兆鹏主编)、《中国黑蝇:双翅目:蚋科》(陈汉彬、安继尧著)、《中国蠓科昆虫(昆虫纲双翅目)》(虞以新主编)、《医学节肢动物学》(李朝品主编)、《医学蜱螨学》(李朝品主编)、《医学昆虫学》(李朝品主编)、*A handbook for the Identification of Insects of Medical Importance*(J. Smart editors),*A Manual of Acarology*"(G. W. Krantz and D. E. Walter editors),*The Mites of Stored Food and Houses*(A.M. Hughes editors) 和 *Allergens and Allergen Immunotherapy*(R.F. Lockey,S.C. Bukantz,D.K. Ledford editors)等专著;本书有关蚊的属种分类、命名来源、亚属缩写等方面受到英国自然历史博物馆生命科学部

（Department of Life Sciences，Natural History Museum，UK）拉尔夫·哈尔巴赫（Ralph E. Harbach）的大力支持，谨此一并表示衷心感谢。此外，本版的图片来源由作者自绘、拍摄，或由同行专家学者提供，或参照国内外相关书刊或互联网资源改编重绘、仿绘。如果没有他们的学术成果为基础，没有广大从事医学节肢动物学教学科研和防制的专家、学者辛勤劳动所积累的资料，没有广大专家、学者的大力支持和帮助，我们是无法完成这部著作的，在此对他们表示诚挚的谢意。

本书资料以国内外从事医学节肢动物研究的专家、学者的长期研究成果为基础，值本书付梓之际，谨向古今中外从事医学节肢动物学研究工作的专家、学者和劳动者致敬，我们将永远传颂他们辉煌的历史业绩，特别是我国当代和近代从事医学节肢动物学研究工作的专家、学者所做出的重要贡献，值得我们永远铭记，并向他们致以崇高的敬意。

感谢王宪寅同志在本书编写过程中给予帮助。

最后，非常感谢所有对本书编写给予关心和无私帮助的亲友、老师、同学们。

谨以此书，献给我尊敬的父母和老师，献给养育我的祖国和人民。

李朝品

2022年1月

目录

第一篇 总论 / 1

第二篇 昆虫纲 / 575

附录 / 2769

第一篇

总论

世界是物质的，是不断运动、变化和发展的。构成世界的物质，有些是有生命的，并可进行新陈代谢，有些则不然。无生命的物质在条件适宜时可转化成有生命的物质。一言以蔽之，物质的运动和变化可使无机物变化成有机物，有机物可变化成生命物质，进而演变成生物，反之亦然。生物的发生发展演替受到诸多自然因素（如气候、海拔、地貌、生物链等）之间相互作用以及自身因素不断变化的影响，使其不停地进化与演替。自然界的生物多种多样、千姿百态。人们为了认识生物，曾依据生物细胞有无细胞壁、细胞内有无叶绿体和液泡、能否进行光合作用等而将其分为植物和动物，也曾分别称之为植物界（Plant Kingdom 或 Plantae）和动物界（Animal Kingdom 或 Animalia），从那时起节肢动物（Arthropod）便是动物界的一个门，称之为节肢动物门（Phylum Arthropoda）。时至如今节肢动物仍是地球动物中最大的一个类群，广泛分布于陆地与海洋，营自由生活和/或寄生生活，食性多种多样，如植食性、菌食性、腐食性、捕食性和寄生性等。绝大多数节肢动物为陆栖类，全身包被坚实的外骨骼，可防止体内水分大量蒸发；具灵活的附肢、伸屈自如的体节以及发达的肌肉，利于运动；还具备气管等空气呼吸器，能高效地进行呼吸，使其完全适应陆上生活。节肢动物环境适应性强，几乎整个生物圈（biosphere）都存在其生存繁衍的踪迹。但有少数节肢动物与人共处于同一生活环境中，人类在改造与利用自然的过程中，与其形成了非常复杂而密切的关系，彼此之间相互关联，涉及农业、林业、畜牧、医学等众多领域，有些能为人类提供丰富的资源，有些则给人类健康造成危害。

第一章
医学节肢动物学的范围、内容和区系

亘古至今，节肢动物与人类之间形成了复杂而密切的关系，涉及生产、生活和健康等诸多方面。医学节肢动物（medical arthropod）能在人与人之间、动物与动物之间、动物与人之间储存和传播某些病原体。据统计，人类传染性疾病约 2/3 是由节肢动物传播的，这些由节肢动物传播的疾病通常称为虫媒病（vector-borne diseases）。传播虫媒病的医学节肢动物称为媒介节肢动物（entomophilous arthropod），亦简称虫媒（insect vector）。回眸 20 世纪 70 年代以来的新发和再发传染病（emerging and re-emerging infectious diseases），虫媒传染病占了相当大的比例，其中既有"老"的病种，如肾综合征出血热（hemorrhagic fever with renal syndrome）、登革热（dengue fever）、黄热病（yellow fever）、鼠疫（plague）、疟疾（malaria）等；又有新的或重现的病种，如登革出血热（dengue hemorrhagic fever）、莱姆病（Lyme disease）、西尼罗热（West Nile fever）、裂谷热（Rift Valley fever）、巴尔通体病（bartonellosis）、东方斑点热（Oriental spotted fever）、单核细胞埃立克次体病（human monoctyic ehrlichiosis）、人粒细胞埃立克次体病（human granulocytic ehrlichiosis）、寨卡病毒病（Zika virus disease）、基孔肯亚出血热（Chikungunya hemorrhagic fever）和人附红细胞体病（human eperythrozoonosis）等。在医学节肢动物中，有的种类寿命很长，且能长期储存病原体，对人的健康威胁具有迁延性，在虫媒病的流行病学上具有重要意义，如乳突钝缘蜱（*Ornithodoros papillipes*）能储存回归热病原体长达 25 年。因此，某种意义上医学节肢动物既是虫媒病的传播媒介，又是虫媒病病原体的储存宿主，在自然疫源性疾病（natural focus infection diseases）的传播和流行上起着重要作用。

医学节肢动物的形态千姿百态，生活习性千差万别，生殖方式和孳生环境多种多样。它们对人类的危害日益受到国际社会的关注，并被视为当今人类健康和公共卫生安全的重要生物威胁。人们已公认，近半个世纪以来全球气候逐渐变暖导致热带、亚热带的范围不断扩大，加之现代化交通工具的快速发展以及人类交往的日益频繁等，都直接或间接影响了动、植物生态系统和群落结构，导致医学节肢动物和传病啮齿动物的种属、密度、分布区域发生了变化，使虫媒病的流行规模不断扩大，并出现了新的病种。我国医学节肢动物种类多，分布广，而相关监测和控制水平与防疫需求之间尚存差距，若要实现控制虫媒病，主要手段是对医学节肢动物实施监测和控制。

第一节　医学节肢动物学研究范围与内容

节肢动物的形态多种多样，尽显自然造物奇迹。因此不同种类的节肢动物在外部形态、内部结构和生物学特性上都存在着很大差别。在人类的生活中，衣食住行和健康都会受到节肢动物的影响，有些节肢动物为人类提供食物和工业原料，例如蜜蜂和柞蚕等，称之为益虫；有些为害植物和农产品，例如蝗虫和绿豆象等，称之为农业害虫；有些为害果树和林木，例如松毛虫和天牛等，称之为林业害虫；有些则可通过骚扰、刺螫、寄生、吸血、毒害、致敏和传播病原生物等方式危害人类健康，例如蚊和蝇等，称之为卫生害虫。因此如何防制害虫和如何利用益虫是人类研究节肢动物学的根本目的。

一、定义

节肢动物(图 1-1)是种类最多、分布最广的无脊椎动物,绝大多数陆栖,是动物界中的最大类群。在系统学研究中,一个坚实的、有关节的外骨骼(角皮)被视为是节肢动物的共同衍征(synapomorphy)。节肢动物的体型相差甚大,如体型最小的武氏蜂盾螨(*Acarapis woodi*)雄螨体长仅 0.09mm 左右,体型最大的巨螯蟹(*Macrcheira kaempferi*)步足伸展时可超过 3 000mm,但绝大多数节肢动物的大小在 0.1~600mm 之间。节肢动物的形态虽然各式各样,但它们有着共同的特征:①躯体左右对称,体和足分节,附肢的关节可活动;②躯体可分为头、胸、腹 3 部,或头部与胸部愈合为头胸部,或胸部与腹部愈合为躯干部,每一节都有一对分节的附肢;③体表骨骼化,由几丁质(chitin)和醌单宁蛋白(quinone tanned protein)组成,亦称几丁质外骨骼(exoskeleton),又称表皮或角质层;④呼吸系统有鳃、书肺和气管,水生的节肢动物呼吸器官为鳃或书鳃,陆生的为气管或书肺或两者兼而有之;⑤循环系统开放式,管状心脏位于背侧,整个循环系统的主体称为血腔(haemocoel),有不同颜色或无色的血淋巴(haemolymph)运行其中;⑥有独立的排泄器官,如甲壳类的绿腺(触角腺)和昆虫的马氏管;⑦神经系统为链状神经系统,包括不同类型的感觉器官;⑧个体发育大多经历蜕皮(ecdysis, molt)和变态(metamorphosis)。

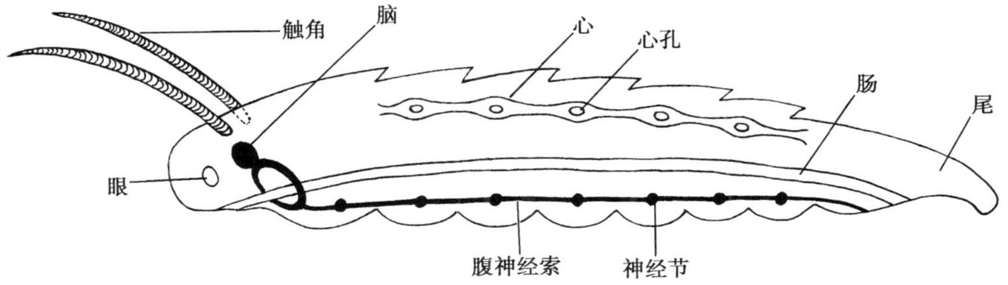

图 1-1 节肢动物躯体结构示意图
(仿 Jurd,重绘)

节肢动物多雌雄异体,生殖方式多样,卵生或卵胎生为主要繁殖方式。

自然界中节肢动物起源很早,甲壳动物起源于 6 亿年前的前寒武纪的海洋中,在寒武纪早期已经十分兴旺。此后,节肢动物经历了巨大的辐射演化,目前已知的现存种约有 110 万到 120 万种。据估计实际存在的种数可能有 300 万或更多。大多数尚未描述的种类是陆地上的昆虫、螨类和海洋中的甲壳类。它们生活方式各异,生境极其广泛,至今在地球上已无处不在,无论是海洋、山脉、森林、沙漠还是冰川和冻土中到处都有其活动的踪迹。节肢动物中有少数种类与医学密切相关,它们能通过骚扰、蜇刺、吸血、毒害、致敏、寄生和/或传播病原体等方式危害人类健康,这些危害人类健康的节肢动物,称之为医学节肢动物(medical arthropod)。研究医学节肢动物的分类学、形态学、生物学、生理学、生态学、行为学、传病机制、与疾病关系和防制原理与应用技术的科学,称为医学节肢动物学(medical arthropodology)。由于昆虫是节肢动物中最为庞大的类群,早期的医学节肢动物学主要是研究医学昆虫,通常将上述医学节肢动物统称为医学昆虫,自 Herms(1909)开始使用医学昆虫学一词以来,既往人们习惯上把医学节肢动物学等同于医学昆虫学(medical entomology)。但随着自然科学的不断进步,人类为了满足利用昆虫和防制昆虫的需要,分类系统不断细化,原来范畴的医学昆虫学已发展成为医学节肢动物学,其范围除昆虫纲外,还包括蛛形纲、甲壳纲、唇足纲和倍足纲等。

二、研究范围

迄今为止,我国业已发现并确认的蚊类约 370 余种(亚种),蝇类 4 000 余种,蜚蠊约 250 余种,蚤类约 650 余种,螨类约 530 余种,蜱类约 120 种,吸虱约 100 种。它们能通过骚扰、吸血、蜇刺、寄生和引起超敏反应等直接危害人类健康,也能通过在人与人、人与动物之间传播病原体间接危害人类健康。在日常生活中，人们所熟悉的蚊、蝇、白蛉、蠓、虻、蚋、蚤、虱、蟑螂、毒蝶、毒蛾、蜘蛛、蜱、螨、蟹、虾、蜈蚣、蚰蜒和马陆等，其中对人类有害的种类都属于医学节肢动物的范畴。医学节肢动物学的主要研究内容就是研究医学节肢动物的形态、分类、生活史、生态、免疫、危害和防制等。随着对医学节肢动物的深入研究，由医学节肢动物传播的虫媒病必将得到科学的防治。

国际上亦有学者把节肢动物列为5个亚门，即三叶虫亚门（Trilobitomorpha）、螯肢亚门（Chelicerata）、甲壳亚门（Crustacea）、六足亚门（Hexapoda）和多足亚门（Myriapoda）（图1-2）。其中三叶虫亚门的代表动物三叶虫曾生活在古生代海洋中，现已全部灭绝，发现的化石约4 000种。现生的节肢动物包括螯肢动物（Chelicerata）、甲壳动物（Crustacea）、六足动物（Hexapoda）（=广义的昆虫 Insecta *sensu lato*）和多足动物（Myriapoda）四大类，将它们分别列为螯肢亚门、甲壳亚门、六足亚门和多足亚门（Bmsca 和 Bmsca，2002；Miller 和 Harley，2005）。4个亚门约有20个纲，其中与医学有关的节肢动物分属于昆虫纲（Insecta）、蛛形纲（Arachnida）、甲壳纲（Crustacea）、唇足纲（Chilopoda）和倍足纲（Diplopoda）等。上述节肢动物中与医学关系尤为密切的主要是昆虫纲和蛛形纲。

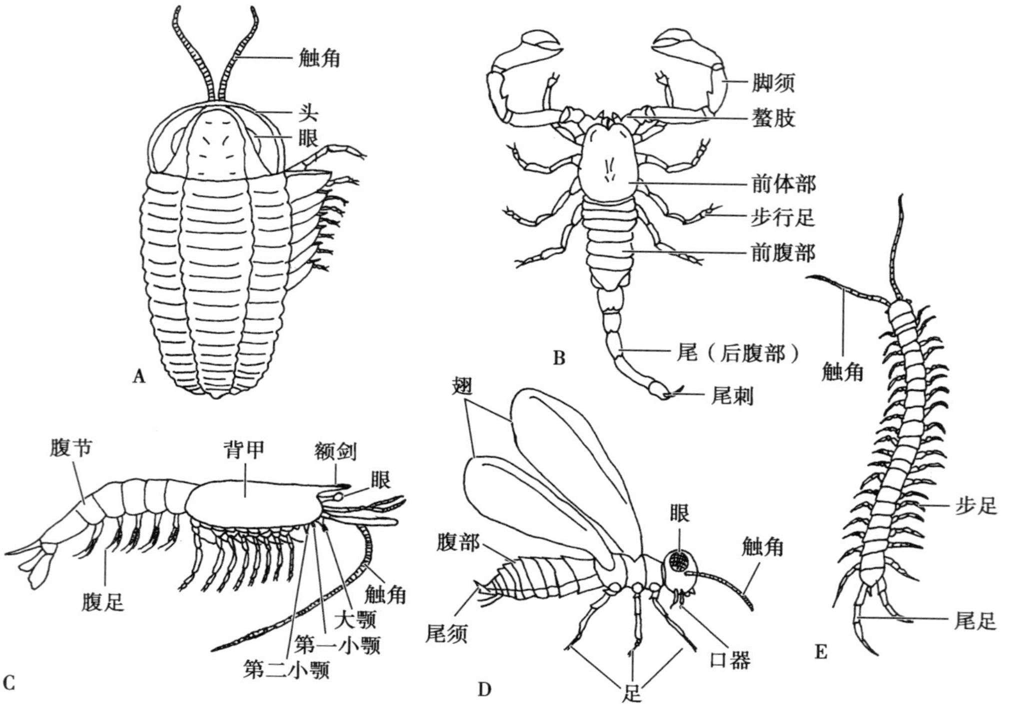

A. 三叶虫；B. 蝎；C. 虾；D. 昆虫；E. 蜈蚣。

图 1-2 节肢动物五个亚门代表动物示意图

（仿 Jurd，改编重绘）

1. 昆虫纲（Insecta） 虫体分为头、胸、腹3个体段（图1-3）。头部由胚胎期的6节附肢发育而来，第1、2节的附肢演变为触角等，第3节的附肢退化，第4、5、6节的附肢分别演变为上颚、下颚和下唇。胚胎发育完成后，幼虫和成虫可见的体段头部为1节，胸部3节，腹部11节。头部是取食和感觉的中心，着生有口器、触角、复眼、单眼和脑等。胸部是昆虫运动的中心，分为前胸、中胸和后胸。中后胸又称为具翅胸节，着生翅1~2对，前胸、中胸和后胸各具足1对。有的种类后翅消失（如双翅目），有的种类完全消失（如虱目和蚤目），有的种类前翅是基半部角质化，端半部膜质化（如半翅目）。腹部是昆虫新陈代谢和生殖的中心，着生有消化系统和生殖系统，末端数节演变为外生殖器。昆虫纲的种类借以气门和气管呼吸。与医学有关的常见种类有：蚊、白蛉、蠓、蚋、虻、蝇、蚤、虱、臭虫、蜚蠊、猎蝽、毒毛虫、松毛虫、刺毛虫、红火蚁、毒隐翅虫、天牛和金龟子等。

昆虫纲下设约30个目，其中与医学关系密切的主要有双翅目（Diptera）、蚤目（Siphonaptera）、虱目

(Anoplura)、半翅目(Hemiptera)、鳞翅目(Lepidoptera)、鞘翅目(Coleoptera)、膜翅目(Hymenoptera)、蜚蠊目(Blattaria)、直翅目(Orthoptera)。此外,蜉蝣目(Ephemerida)、螳螂目(Mantodea)和毛翅目(Trichoptera)等也与医学有一定的关系。

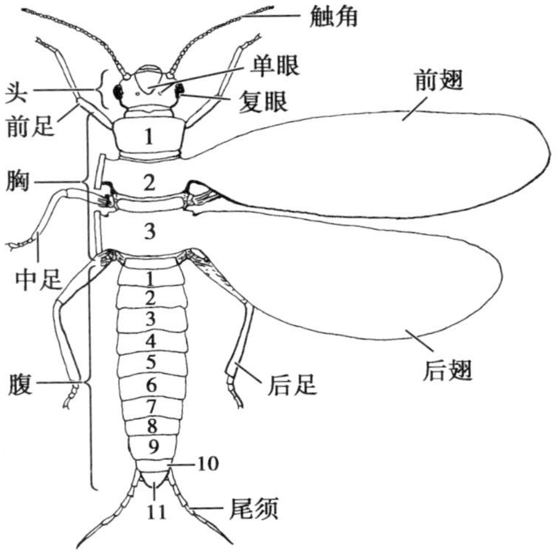

图 1-3　有翅昆虫躯体典型结构

(仿 Snodgrass,重绘)

(1)双翅目(Diptera):是昆虫纲中最重要的一个目。该目中医学昆虫种类最多,传播的虫媒病病种也最多。成虫分有翅或无翅,有翅者仅具前翅,后翅特化为平衡棒(halters),触角 3~40 节,长短因种而异,复眼大,口器为刺吸式或舐吸式;幼虫呈孑孓形或蛆状,无足,口有上颚;蛹游离或在三龄幼虫的皮蜕中;发育为完全变态(图 1-4)。双翅目可分为 2 个亚目:长角亚目(Nematocera)和短角亚目(Brachycera)。长角亚目成虫触角 6~14 节,多者可达 113 节,如蚊、白蛉、蠓、蚋等吸血昆虫,其吸血时可传播多种虫媒病。例如嗜人按蚊(*Anopheles anthropophagus*)和中华按蚊(*An. sinensis*)是疟疾和丝虫病(filariasis)的传播媒介;尖音库蚊淡色亚种(*Culex pipiens pallens*),亦曾称之为淡色库蚊(*Culex pipiens pallens*)和致倦库蚊(*Cx. p. quinquefasciatus*)是流行性乙型脑炎的传播媒介;埃及伊蚊(*Aedes aegypti*)是登革热和黄热病的传播媒介;中华白蛉(*Phlebotomus chinensis*)是利什曼病(Leishmaniasis)的传播媒介等。短角亚目成虫触角少于 6 节,包括两个次目,即直裂次目(Orthorrhapha)和环裂次目(Cyclorrhapha)。前者包括常见的虻类;后者主要是蝇类,其中吸血蝇类(如舌蝇)可叮人吸血传播布氏锥虫(*Trypanosoma brucei*)引起非洲锥虫病(African trypanosomiasis)等;非吸血蝇类可机械性传播多种疾病,例如痢疾(dysentery)、霍乱(cholera)、伤寒(typhoid fever)、脊髓灰质炎(poliomyelitis)、肝炎(hepatitis)、肠道寄生虫病(intestinal parasitic disease)、沙眼(trachoma)等。此外,蝇的幼虫有的可寄生人体引起蝇蛆病(myiasis),例如羊狂蝇(*Oestrus ovis*)、牛皮蝇(*Hypoderma bovis*)和肠胃蝇(*Gasterophilus*

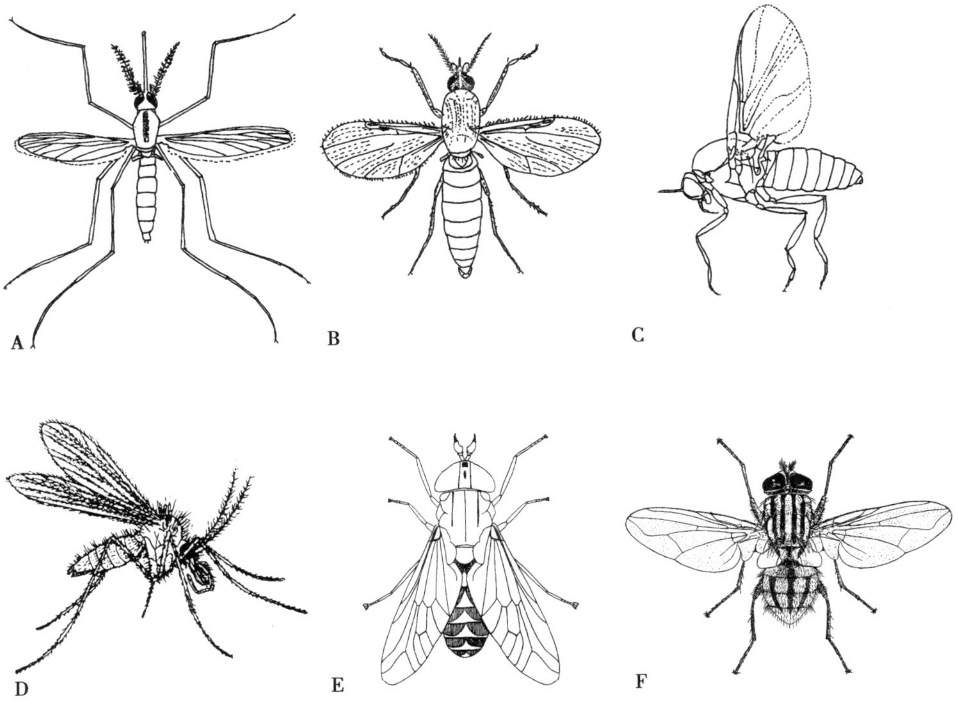

A. 蚊;B. 蠓;C. 蚋;D. 蛉;E 虻;F. 蝇。

图 1-4　双翅目常见种类示意图

(A 仿 Marshall;B 仿 虞以新;C~D 仿 Smart;E 仿 范滋德;F 仿 许荣满,陈汉彬)

intestinalis）等。有的可作为线虫病的中间宿主，例如冈田氏绕眼果蝇（*Amiota okadai*）可传播眼结膜吸吮线虫病（conjunctival thelaziasis）。

（2）蚤目（Siphonaptera）：成虫体小，侧扁，无翅，后足长，善跳跃，口器刺吸式；幼虫体细长无足，蠕虫状，身被鬃毛，尾有肛柱，口器咀嚼式；蛹游离型，包裹在茧内；发育为完全变态（图 1-5）。成虫寄生于恒温动物，多为体表寄生虫。寄生人体的跳蚤扰人致痒，引起人体皮炎。跳蚤叮人吸血时能传播鼠疫耶氏菌（*Yersinia pestis*）和莫氏立克次体（*Rickettsia mooseri*），引起鼠疫和鼠型斑疹伤寒（murine typhus）。跳蚤亦与野兔热及兔黏液瘤的传播有关。人蚤（*Pulex irritans*）、犬栉首蚤（*Ctenocephalides canis*）等可作为微小膜壳绦虫（*Hymenolepis nana*）、缩小膜壳绦虫（*H. diminuta*）、犬复孔绦虫（*Dipylidium caninum*）的中间宿主，穿皮潜蚤（*Tunga penetrans*）雌虫偶尔可侵入人畜皮下导致人畜潜蚤病（tungiasis）。

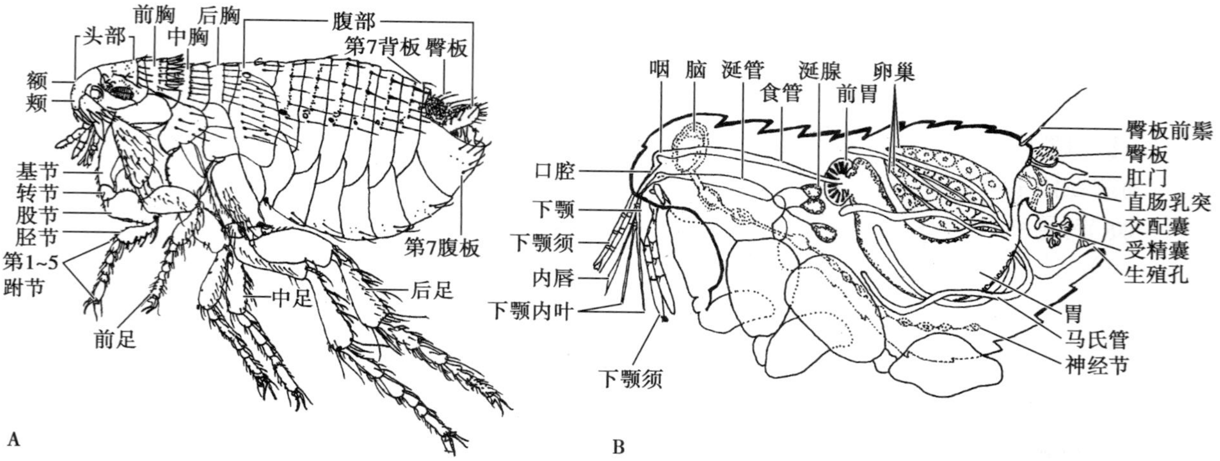

A. 成蚤形态；B. 成蚤内部结构。

图 1-5 成蚤形态及其内部结构

（A 仿 Smart，重绘；B 仿 Fox，重绘）

（3）虱目（Anoplura）：体小，背腹扁平。头略呈圆锥形，喙不分节，触角 3~5 节，口器刺吸式；胸节多愈合，无翅，足粗短，各足跗末端具爪；腹部 9 节，无尾须；发育为渐变态（图 1-6）。虱目中与医学有关的主要种类有体虱（*Pediculus humanus*）和阴虱（*Phthirus pubis*）。虱具外寄生性，是人、哺乳动物和鸟类的永久性体表寄生虫。虱叮人吸血时能传播流行性斑疹伤寒（epidemic typhus）、战壕热（trench fever）、虱媒回归热（louse-borne relapsing fever）等疾病。虱寄生人体体表可引起虱病（phthiriasis）。

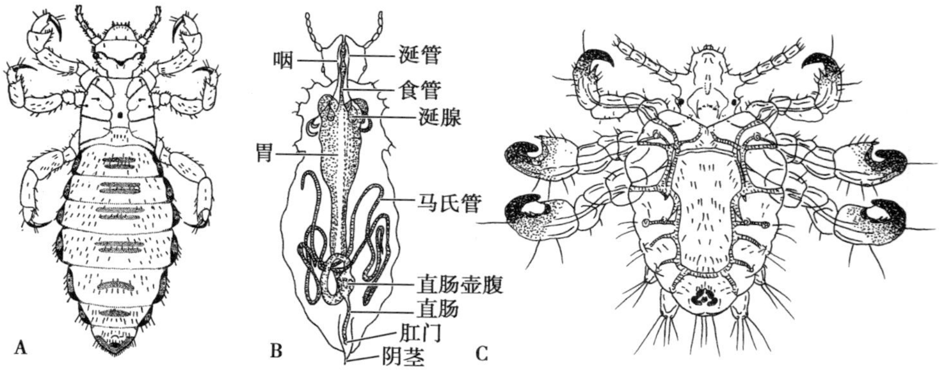

A. 体虱（*Pediculus humanus*）外部形态；B. 体虱内部结构；C. 阴虱（*Phthirus pubis*）外部形态。

图 1-6 体虱（*Pediculus humanus*）和阴虱（*Phthirus pubis*）形态示意图

（A 仿 Keilin 和 Nuttal，重绘；B 仿 Nuttal，重绘；C 仿 Smart，重绘）

（4）半翅目（Hemiptera）：体扁平，有翅2对或无翅，有翅者前翅基部略呈革质，翅梢膜状，后翅膜状，口器刺吸式，发育为渐变态。与医学关系密切者为猎蝽科（Reduviidae）的锥蝽（图1-7）和臭虫科（Cimicidae）的臭虫（图1-8）。有的锥蝽叮人吸血时可传播克氏锥虫（*Trypanosoma cruzi*）引起恰加斯病（Chagas' disease），即美洲锥虫病（American trypanosomiasis）；温带臭虫（*Cimex lectularius*）和热带臭虫（*C. hemipterus*）夜晚吸食人血，扰人睡眠，可直接引起人体过敏、贫血等，并存在传播多种疾病的可能性。另外，也有文献报道在自然界臭虫体内检出贝氏立克次体（*Coxiella burneti*）、普氏立克次体（*Rickettsia prowazekii*）、枯氏锥虫（*Trypanosoma cruzi*）等病原体和乙型肝炎病毒表面抗原（hepatitis B surface antigen，HBsAg）；用实验方法可使臭虫感染多种病原体。

（5）蜚蠊目（Blattaria）：体大型或中型。头后口式，触角丝状，多数复眼发达，口器咀嚼式；前胸背板大，有翅2对，前翅革质，上有网状翅脉，两前翅在体中部重叠，后翅薄而透明，飞行力弱，足发达，适于疾走；腹部10节，尾须多节；发育为渐变态（图1-9），曾将其归入网翅目（Dictyoptera）。该目昆虫即蜚蠊（蟑螂），食性杂，在人类的食物、垃圾、

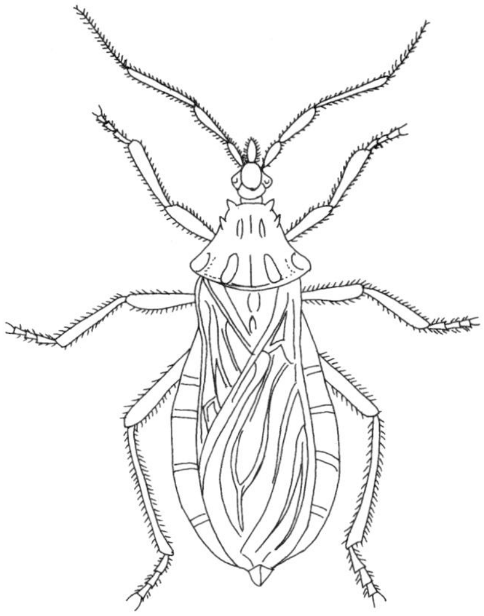

图1-7　锥蝽形态示意图
（仿Pinto，重绘）

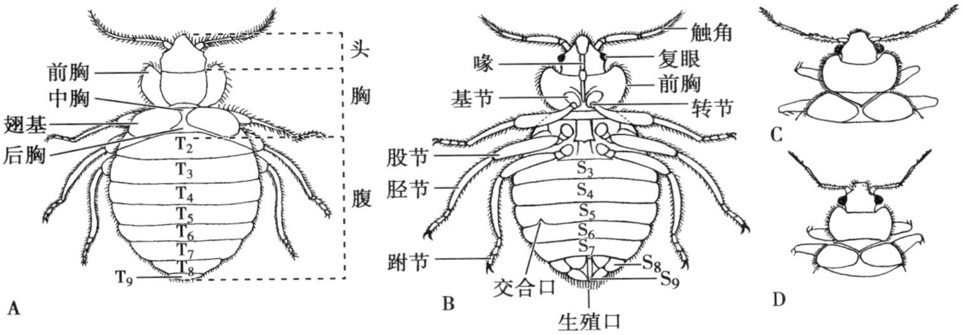

A. 臭虫背面（♀）；B. 臭虫腹面（♀）；C. 温带臭虫头和前胸；D. 热带臭虫头和前胸。

图1-8　臭虫形态示意图
（A~D仿Smart，改编重绘）

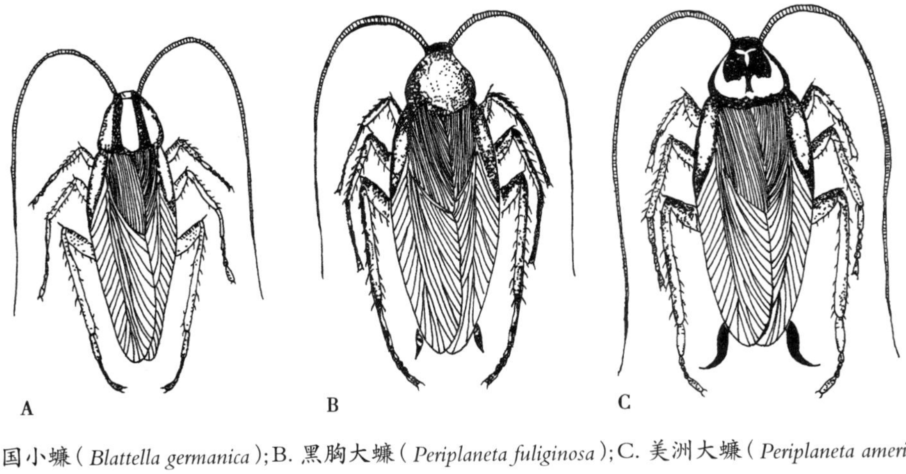

A. 德国小蠊（*Blattella germanica*）；B. 黑胸大蠊（*Periplaneta fuliginosa*）；C. 美洲大蠊（*Periplaneta americana*）。

图1-9　蜚蠊形态示意图
（A~C仿 柳枝英，重绘）

排泄物上活动，可机械性传播细菌、病毒、寄生虫等病原体。蟑螂粪便和分泌物均是过敏原，能引起人体过敏。另外，也有文献报道蟑螂可作为美丽筒线虫（*Gongylonema pulchrum*）、东方筒线虫（*G. orientale*）、缩小膜壳绦虫和念珠棘头虫（*Moniliformis moniliformis*）等蠕虫的中间宿主。

（6）鞘翅目（Coleoptera）：体小型至大型，体壁坚硬。复眼发达，触角形状多变，具翅2对，前翅坚硬，角质化，形成鞘翅，用以保护后翅，后翅膜质，通常纵横叠于鞘翅下，用以飞行，口器咀嚼式，发育为完全变态（图1-10）。鞘翅目种类多，一般统称甲虫，部分种类有医学意义。隐翅虫科（Staphylinidae）的毒隐翅虫体液及生殖器内富含毒素，若虫体被捻碎，毒素接触人体皮肤，则可导致隐翅虫皮炎；芫菁科（Meloidae）的斑蝥能分泌具刺激性的斑蝥素，若斑蝥素与人体接触亦可引起水疱；拟步行虫可作为膜壳绦虫和美丽筒线虫的中间宿主，天牛和金龟子可作为猪巨吻棘头虫（*Macracanthorhynchus hirudinaceus*）和美丽筒线虫的中间宿主；有的甲虫食家畜尸体或粪便，可通过口器或肢体将这些地方的病原体机械性地搬运到其他地方，例如埋葬虫科（Silphidae）和阎虫科（Histeridae）的种类。

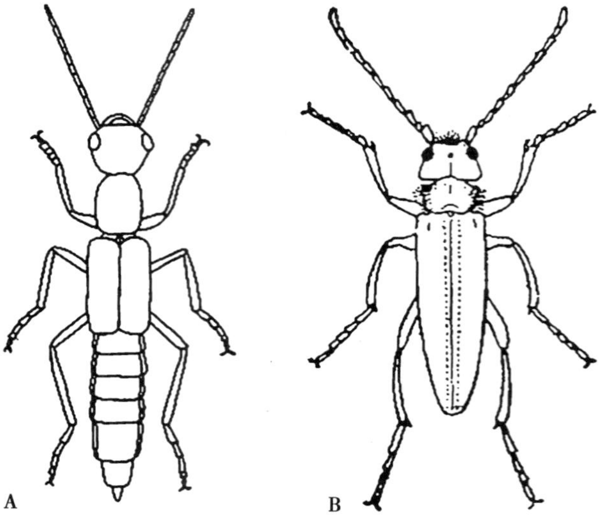

A. 隐翅虫；B. 芫菁。

图1-10 芫菁和隐翅虫形态示意图
（A仿Patton，重绘；B作者绘）

（7）鳞翅目（Lepidoptera）：体小型至大型，体和翅有密集鳞片。头略呈球形或半球形，触角多节，口器虹吸式；胸部胸节趋于愈合，足细长，前足胫节内缘常具净角器，有膜质翅2对；腹部呈圆筒形或纺锤形；发育为完全变态（图1-11）。该目昆虫有医学意义的种类很多，但主要分布在毒蛾科（Lymantriidae）、刺蛾科（Limacodidae）、枯叶蛾科（Lasiocampidae）、绒蛾科（Megalopygidae）和蛱蝶科（Nymphalidae）。此类昆虫的幼虫对人体的危害主要有三类：其一是引起皮炎和

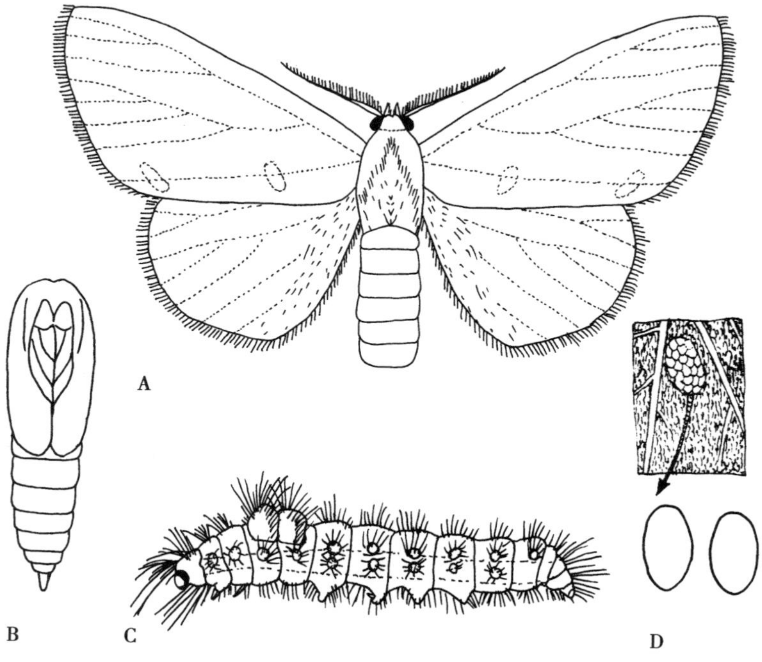

桑毒蛾各期：A. 成虫；B. 蛹；C. 幼虫；D. 卵。

图1-11 桑毒蛾各期形态示意图
（仿 丁锦华，改编重绘）

过敏反应；其二是作为某些蠕虫的中间宿主；其三是偶尔非特异进入人消化道内。某些蛾的幼虫（如桑毛虫、松毛虫、刺毛虫、毒毛虫）的毒毛或毒刺刺激人体皮肤能引起疼痛、剧痒、多形斑丘疹、红肿、疱疹、溃烂、皮炎，有的还可以导致关节痛、关节畸形、关节僵直及功能障碍。这些毛虫的毒刺和毒毛具有毒腺细胞和/或毒囊（图 1-12），毒刺和毒毛散落，接触人体，可导致皮炎或全身性过敏反应。谷蛾等某些小型的蛾类（如 *Aglossa dimidiata*，*Aphornia gularis*，*Asopia farinalis*，*Tinea granella*，*Tinea pellisnella*）可作为缩小膜壳绦虫的中间宿主。亦有该目昆虫个别种类的幼虫随食物进入人消化道仍能存活的报道。

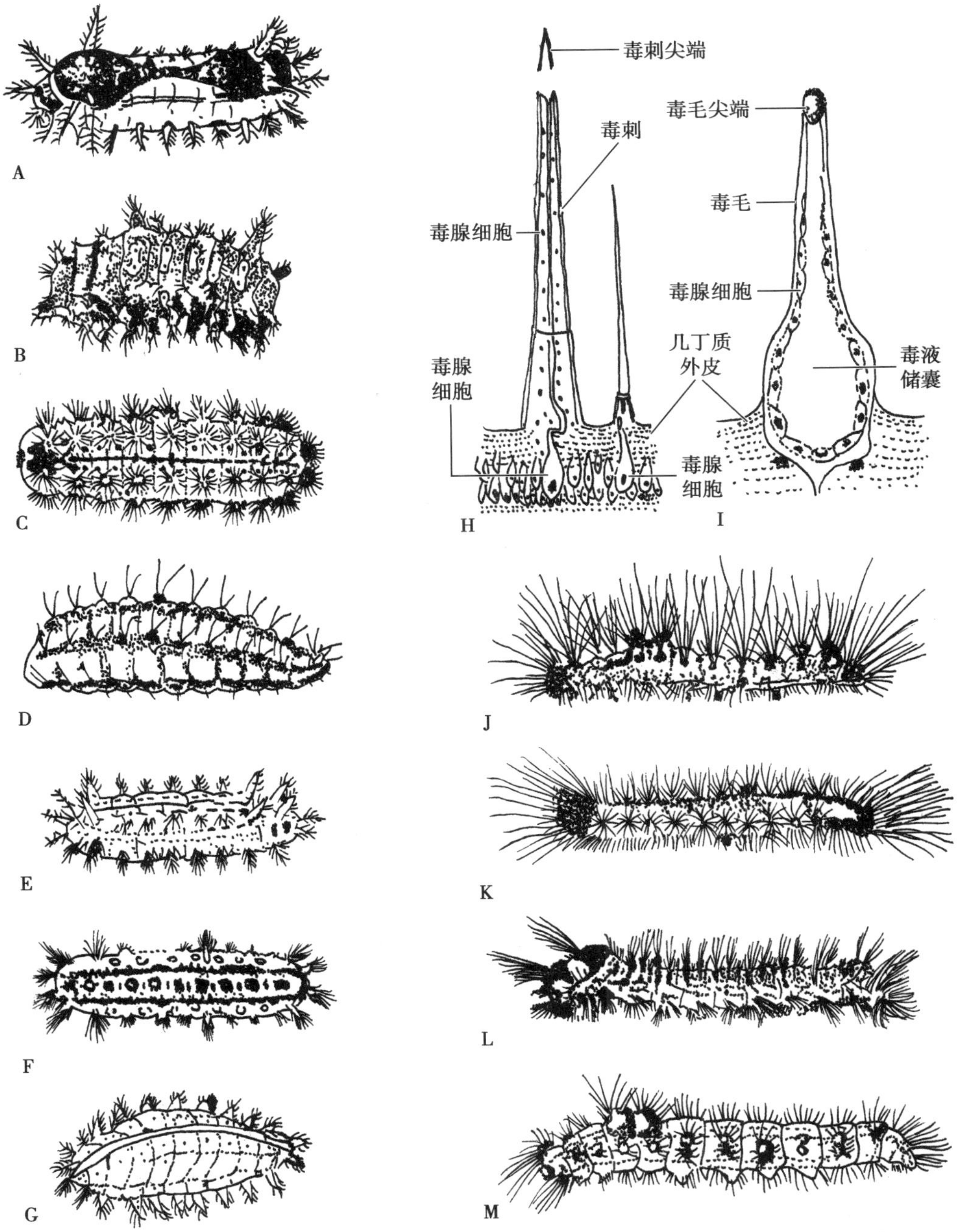

A. 黄刺蛾（*Monema flavescens*）幼虫；B. 中国绿刺蛾（*Parasa sinica*）幼虫；C. 窄黄缘绿刺蛾（*Parasa consocia*）幼虫；D. 长须小刺蛾（*Microleon longipalpis*）幼虫；E. 丽绿刺蛾（*Parasa lepida*）幼虫；F. 桑褐刺蛾（*Setora sinensis*）幼虫；G. 中国扁刺蛾（*Thosea sinensis*）幼虫；H. 毒刺构造；I. 毒毛构造；J. 毒毛虫（*Euproctis similis*）；K. 舞毒蛾（*Lymantria dispar*）毛虫；L. 赤松毛虫（*Dendrolimus spectabilis*）；M. 桑毛虫（*Porthesia xanthocampa*）。

图 1-12　桑毛虫、松毛虫、刺毛虫及其毒刺和毒毛结构图

（仿 徐岁南和甘运兴 等，改编重绘）

（8）膜翅目（Hymenoptera）：有膜质翅 2 对，后翅较小，无鳞片，其前缘有一排细钩，与同侧前翅相连接，亦有无翅者，口器咀嚼或嚼吸式，发育为完全变态（图 1-13）。该目的蜜蜂科（Apidae）、胡蜂科（Vespidae）、泥蜂科（Sphecidae）、蚁蜂科（Mutillidae）和蚁科（Formicidae）的某些种类以螫针刺人或以上颚咬人时，将唾液或毒汁注入人体，引起人体皮疹乃至全身反应，例如黄边胡蜂（*Vespa crabo*）、黄胡蜂（*Vespula vulgaris*）和果马蜂（*Polistes olivaceus*）能螫针刺人体，致人受伤，严重者会引起死亡；红火蚁（*Solenopsis invicta*）对人具有攻击性和重复蜇刺的能力，每次叮蜇时都从毒囊中释放毒液。人体被红火蚁叮蜇后有灼痛感，甚至会出现水疱和产生过敏性休克；某些蚂蚁可作为西里伯瑞列绦虫（*Raillietina Celehensis*）和双腔吸虫（*Dicrocoelium*）吸虫第 2 中间宿主和传播媒介。

在上述昆虫纲的这 8 个目中，以双翅目、蚤目、虱目以及蜚蠊目等具有重要医学意义。

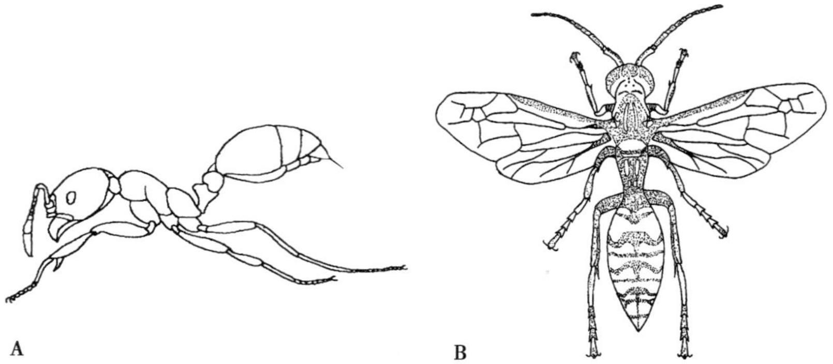

A. 红火蚁（*Solenopsis invicta*）；B. 普通长足胡蜂（*Polistes olivaceus*）。

图 1-13 红火蚁（*Solenopsis invicta*）和普通长足胡蜂（*Polistes olivaceus*）形态示意图

（A~B. 作者绘）

（9）直翅目（Orthoptera）：体小型至大型（图 1-14）。咀嚼式口器。触角长而多节，多为丝状。复眼发达，大而突出。前胸背板发达，常向背面隆起呈马鞍形，中、后胸愈合。翅 2 对，前翅窄长，加厚成革质，为覆翅，后翅膜质呈扇形，翅脉直。尾须发达，雌虫具发达的产卵器，雄虫具发声器。发育为半变态。与医学关系密切者为螽斯科（Tettigoniidae）的昆虫，有的种类[如中华草螽（*Conocephalus chinensis*）]可作为胰阔盘吸虫（*Eurytrema pancreaticum*）的第 2 中间宿主。

2. 蛛形纲（Arachnida） 虫体分为头胸部和腹部，或头胸腹愈合为躯体（idiosoma）（图 1-15）。无触角，

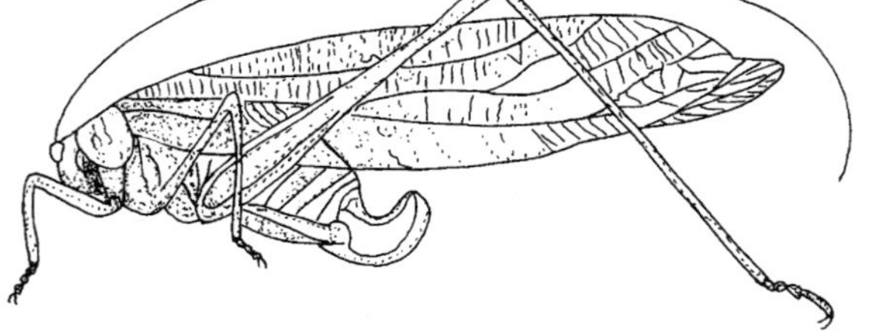

图 1-14 日本绿露螽（*Holochlora japonica*）形态示意图

（仿 周尧，重绘）

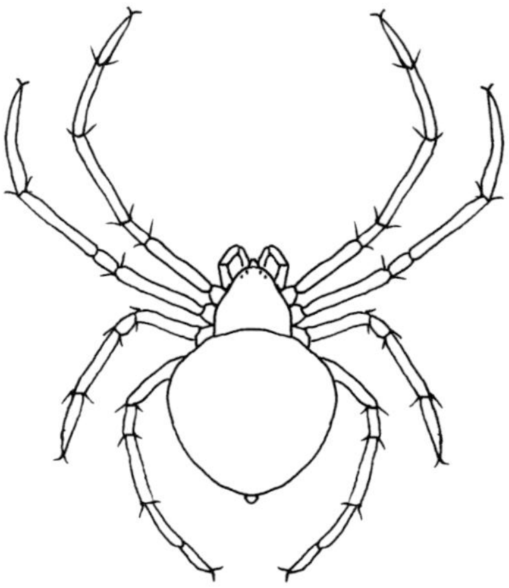

图 1-15 蜘蛛形态示意图

（作者绘）

无翅，仅具单眼（数目不超过 12 个）。螯肢位于口前方，2~3 节，钳状或非钳状；触肢（即须肢）2~6 节，钳状或足状；头胸部由 6 节组成，背面通常具有坚硬的背板一块，腹面有腹板一块或多块。腹部由 12 节组成，除蝎类外，大多数蛛形纲动物的腹部不再分成明显的两部分。成虫和若虫具足 4 对，幼虫足 3 对。足通常分为基节、转节、股节、膝节、胫节和跗节 6 节，跗节末端有爪。气门有或无，其着生位置和数目各类群不同。生活史可分为卵、幼虫、若虫和成虫四期。若虫与成虫形态相似，但生殖器官尚未发育成熟。若虫期期数因类群而异。蛛形纲隶属于螯肢亚门（Chelicerata），其中与医学有关的有蜱螨亚纲（Acari）、蝎亚纲（Scorpiones）和蜘蛛亚纲（Araneae）。

（1）蜱螨亚纲（Acari）：是蛛形纲中的重要类群，迄今全球已知的蜱螨约有 50 000 多种，隶属于 2 总目、6 目、125 总科、546 科、5 550 多属（Krantz 和 Walter，2009）。与医学关系密切的种类主要分布在蜱目（Ixodida）、中气门目（Mesostigmata）、绒螨目（Trombidiformes）和疥螨目（Sarcoptiformes）等。但有关医学蜱螨，长期以来人们习惯上按照蜱、革螨、恙螨、粉螨、疥螨、蠕形螨和其他螨类顺序进行描述，本书仍沿用这一习惯做法。

蜱螨亚纲中有些种类（蜱、革螨、恙螨等）（图 1-16）可传播病原体引起蜱螨媒性疾病，如森林脑炎（forest encephalitis）、肾综合征出血热、Q 热（Q fever）、回归热、莱姆病（Lyme disease）和恙虫病（tsutsugamushi disease）等。有些种类（疥螨、蠕形螨、粉螨）则可通过叮咬、吸血、毒害、寄生或致敏等引起蜱螨源性疾病，如疥疮（scabies）、蠕形螨病（demodicidosis）和粉螨过敏性哮喘（allergic asthma of acaroid mites）等。

（2）蝎亚纲（Scorpiones）：全球已记载约有 15 科、197 属、2 000 余种（图 1-17）。我国有蝎 50 多个种和亚种，隶属于 5 科 12 属，其中 30 多个种为我国特有种。蝎的体长 10~180mm，身体分为头胸部和腹部；腹部又分为具有 7 节的前腹部和 5 节的后腹部。躯体背腹扁平，体表被高度角质化的外骨骼覆盖，外骨骼厚薄不均，体背面厚于腹面，头胸部和后腹部厚于前腹部，触肢和螯肢厚于步足。头胸部的背面覆盖有愈合成一体的背甲，头胸部具 6 对附肢，头胸部腹面的前端为触肢的基节。后腹部的后部为尾部，尾部的最末为尾节，通常膨大成囊状，内具毒腺，尾节末端尖锐弯曲，具有一开口，蜇刺时可以释放毒液。成熟雄性往往小于雌性个体。蝎的尾端毒刺蜇人能引起蝎蜇伤，局部有烧灼感或剧痛、红肿、麻木和感觉过敏，蜇伤部位多见于手足。蝎刺蜇人引起的危害轻者仅出现局部症状，重者可引起全身症状，甚至死亡。

（3）蜘蛛亚纲（Araneae）：全球已记载的蜘蛛种类为 47 000 余种，分别隶属于 113 个科，4 073 个属。我国约有蜘蛛 69 科 735 属 4 000 余种。蜘蛛分头胸部和腹部，通过腹柄相连；无翅及触角；无复眼，有的可有单眼；成虫有步足 4 对；螯肢强壮，其尖端毒腺的开口，与内部的毒腺相连。在腹部末端有丝腺，通过 3~4 对纺绩器（spinneret）喷出蛛丝结网。有些蜘蛛可危害人畜，如穴居狼蛛（*Lycosa singoriensis*）、间斑寇蛛（*Latrodectus tredecimguttatus*）又名黑寡妇球腹蛛（*Latrodectus mactans*）（图 1-18）和虎纹捕鸟蛛（*Haplopelma huwena*）等均能伤害人畜。蜘蛛蜇刺人体能引起较复杂的临床症状，如皮肤坏死、神经毒性、细胞毒性、出血、水肿、炎症、血小板凝集和血液凝固等。

3. 甲壳纲（Crustacea） 虫体分头胸部和腹部，头胸部被覆坚硬的头胸甲，每个体节几乎都有 1 对附肢，且常保持原始的双枝形。头胸部有触角 2 对，高等甲壳类如虾、蟹等，都有步足 5 对，故称十足类（Decapoda），是甲壳纲中最高等的一类。虾类的头胸甲较柔软，腹部发达，具 5 对游泳足，触角细长如鞭；蟹类体型宽扁，少数窄长；头胸甲坚硬，前侧缘折向腹面，完全与口前板愈合，腹部退化。大多数种类营水生生活，用鳃呼吸。其中有些种类是某些蠕虫的中间宿主，例如软甲亚纲（Malacostraca）中某些类群（溪蟹、石蟹）是卫氏并殖吸虫（*Paragonimus westermani*）及斯氏并殖吸虫（*P. skrjabini*）的第二中间宿主，蝲蛄是卫氏并殖吸虫的第二中间宿主，沼虾是华支睾吸虫（*Clonorchis sinensis*）的第二中间宿主；桡足亚纲（Copepoda）中的剑水蚤属（*Cyclops*）、镖水蚤属（*Diaptomus*）中的某些种类是阔节裂头绦虫（*Diphyllobothrium latum*）、曼氏迭宫绦虫（*D. mansoni*）、棘颚口线虫（*Gnathostoma spinigerum*）及麦地那龙线虫（*Dracunculus medinensis*）的中间宿主。

节肢动物的分类系统随着分类学家对其研究的不断深入也在逐步更新之中，原来的甲壳纲现在又称为甲壳亚门，含有 6 个纲，其中与医学有关的有桡足纲（Copepoda）和软甲纲（Malacostraca）。桡足纲与医学有关的常见种类有剑水蚤（图 1-19）等；软甲纲与医学有关的常见种类隶属于真虾总目（Eucarida），如溪蟹、淡水虾和蝲蛄（图 1-20）等。

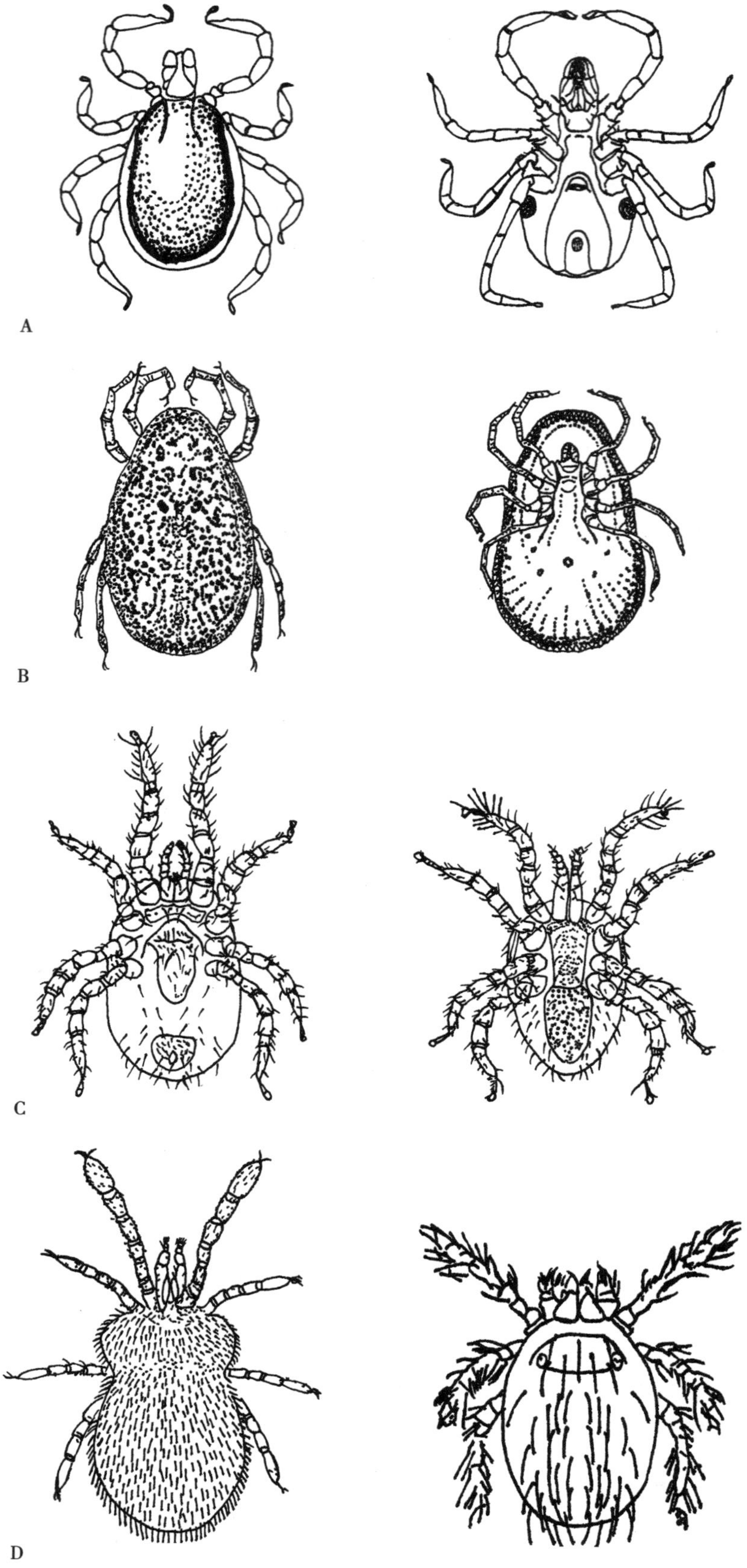

A. 硬蜱;B. 软蜱;C. 革螨;D. 恙螨。

图 1-16 蜱螨形态示意图
(A~B 仿 于心,重绘;C~D 仿 Hirst,重绘)

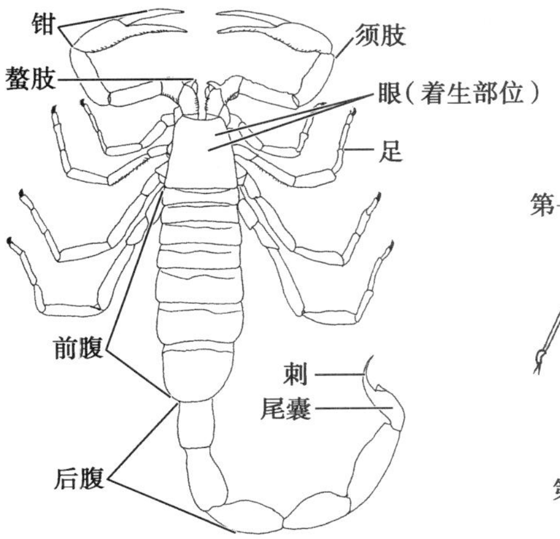

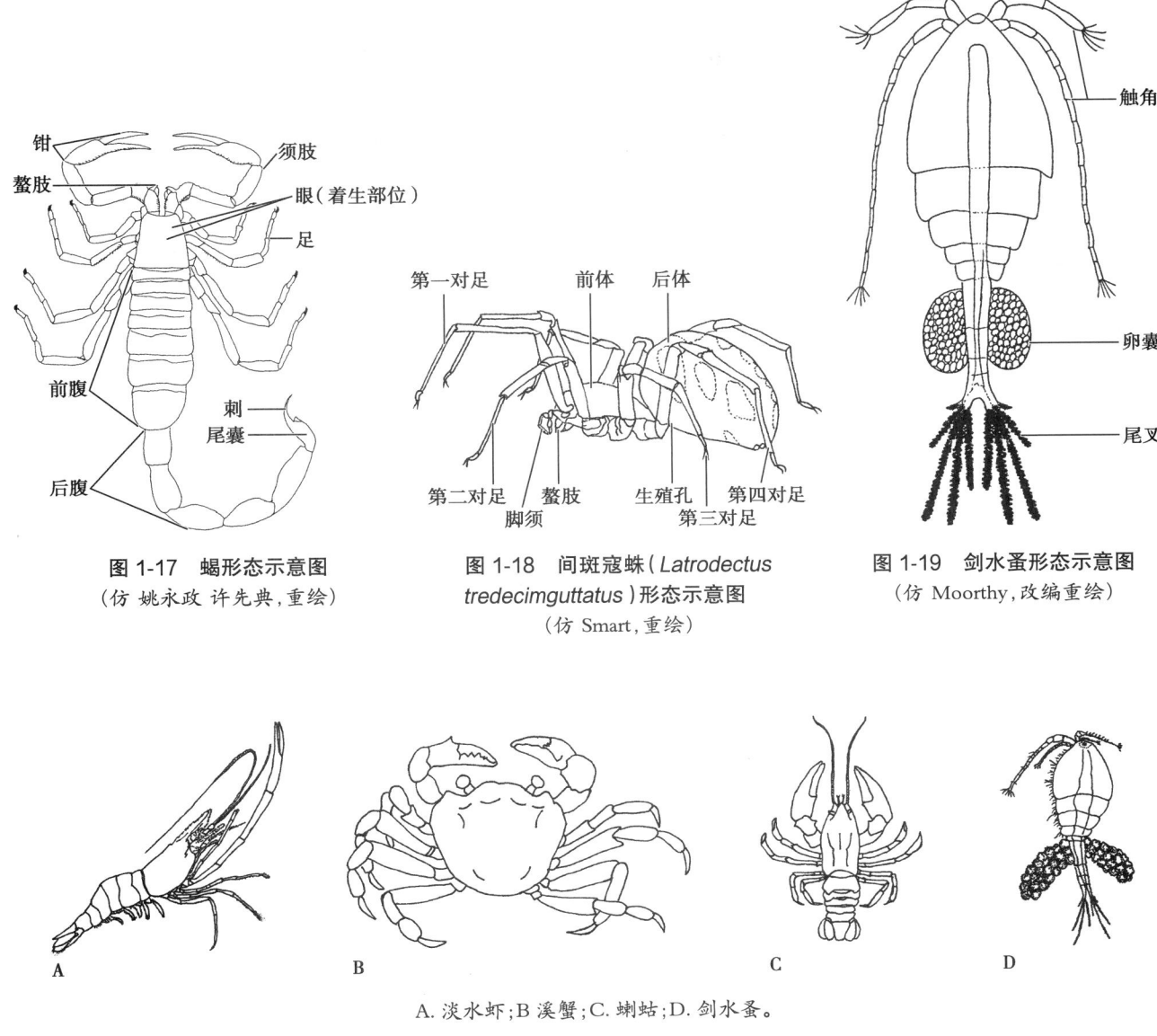

图 1-17　蝎形态示意图
(仿 姚永政 许先典,重绘)

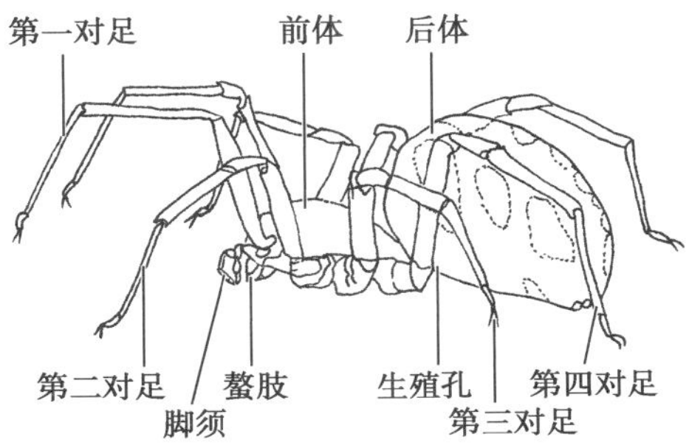

图 1-18　间斑寇蛛(*Latrodectus tredecimguttatus*)形态示意图
(仿 Smart,重绘)

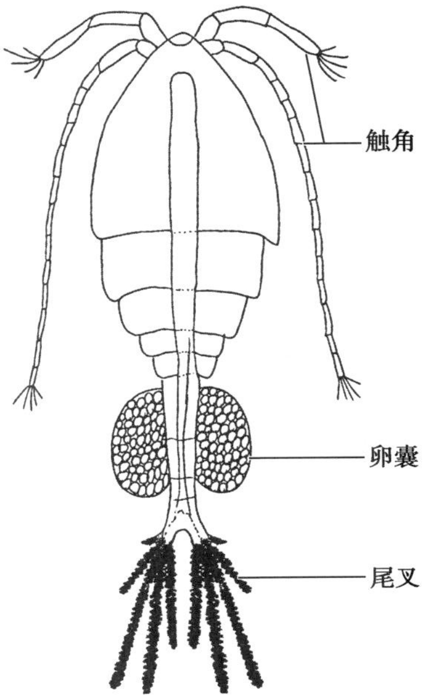

图 1-19　剑水蚤形态示意图
(仿 Moorthy,改编重绘)

A. 淡水虾;B 溪蟹;C. 蝲蛄;D. 剑水蚤。

图 1-20　淡水虾、溪蟹、蝲蛄、剑水蚤示意图
(A 仿 刘瑞玉,重绘;B 作者绘;C 仿 尹长民,重绘;D 仿 周大渭,重绘)

4. 唇足纲(Chilopoda)　虫体狭长,背腹扁平,分成头和躯干两部分。头部有触角 1 对、大颚 1 对、小颚 2 对,头部背面两侧有集合眼 1 对;虫体由 15~177 体节组成,躯干体节除最后 2 节外,其余体节各具步足 1 对。躯干部第一对足演变成颚足(毒爪),蜇人时,毒腺排出有毒物质伤害人体。唇足纲中的种类多数营陆生生活,无翅,以气门呼吸,爬行主动迅速,捕食性,常栖息于隐蔽潮湿瓦砾下或落叶堆等处。与医学有关的常见种类有蜈蚣(图 1-21)和蚰蜒等。

5. 倍足纲(Diplopoda)　体呈长管形,由头及若干形状相似的体节组成。头部有触角 1 对;虫体体节多达 25~100 个,第一体节称颈(collum),无足,接下来三节各具步足 1 对,此四节为胸部;胸部后面为腹部,每节有步足 2 对,气门 2 对。其体节内腺体分泌的物质常引起人体皮肤过敏。倍足纲的多数种类营陆生生活,无翅,植食性,常挖洞生活或栖息于落叶下。已证明 *Fontaria virginiensis* 可作为缩小膜壳绦虫的中间宿主。与医学有关的种类为马陆(图 1-22)。

6. 舌形虫纲(Pentastomida)　也称五口纲,曾认为舌形虫(Linguatula)是一类介于环节动物和节肢动物之间的寄生类动物,约有 90 种,是脊椎动物的体内寄生虫。在分类上曾归属于舌形动物门(Pentastoma),

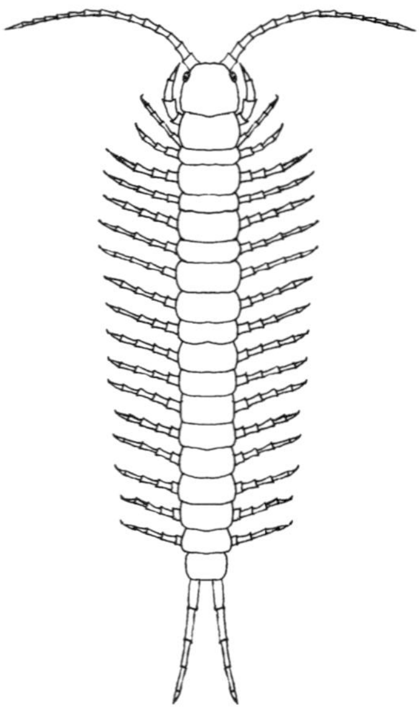

图 1-21 蜈蚣形态示意图
（作者绘）

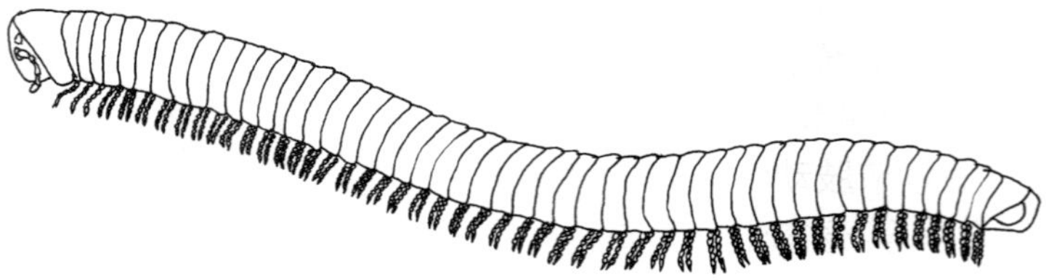

图 1-22 马陆形态示意图
（作者绘）

而今通过分子遗传学的研究和对精子结构的研究，现在认为隶属于甲壳亚门（Crustacea），但多数学者依然认同过去属于独立门的舌形虫纲。鉴于舌形虫纲在医学上有一定的意义，我们仍按传统观点，将其列入本书。

舌形虫头、胸、腹不能区分，口器简单突出，呈椭圆形，周围有钩 2 对，可伸缩，用以附着在寄主组织上。成虫体长几毫米至十几厘米，体软，扁而长，无色，透明，无足。雌雄异体，无呼吸系统、排泄系统和循环系统。幼虫有不分节的附肢 2 对，与医学有关的常见种类有腕带舌形虫（*Armillifer armillatus*）和锯齿舌形虫（*Linguatula serrata*）（图 1-23）等。

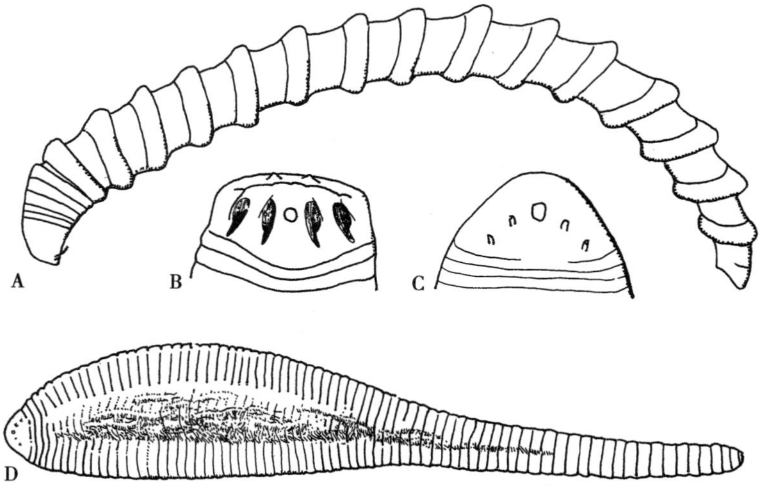

A. 腕带舌形虫（*Armillifer armillatus*）（♀）；B. 腕带舌形虫（♂）前端；C. 锯齿舌形虫（*Linguatula serrata*）成虫前端；D. 锯齿舌形虫成虫。

图 1-23 舌形虫形态示意图
（仿 Sambon，重绘）

三、研究内容

(一) 医学节肢动物学的研究内容

在医学节肢动物学的范畴内,其研究内容包括分类学、形态学、生物学、生理学、生态学、行为学、地理学、免疫学、与人类疾病的关系、流行病学与疾病控制等;研究方法涉及传统技术和现代技术,如标本采集与制作、饲养与孵育、人工感染、生化技术、细胞学技术、分子生物学技术、免疫学技术、疫苗技术、地理信息系统、全球定位系统、遥感、媒介节肢动物控制技术等。按照研究的类别可分为若干分支学科,纵向的分支学科包括医学昆虫和医学蜱螨以及其他医学节肢动物等。

1. 医学节肢动物的分类学　是研究医学节肢动物的基础。传统上,对节肢动物的分类主要依靠形态学方法。当今,形态学分类仍然是不可替代的分类学基础,但随着科学技术的发展,分类方法逐步结合了生态学和生理学的有关知识。此外,近些年来随着各学科之间的相互渗透,目前在医学节肢动物领域还应用了其他一些分类方法,如支序分类法、数值分类法、进化分类法等,这些方法与传统分类学方法各有优势,起到了互相补充的作用。在种下分类鉴定上,目前已能运用分子遗传学的手段进行分类,从而把医学节肢动物的分类学提升到了分子水平。分子分类学是对传统分类方法的很好补充,为分类学研究提供了许多新思路和新方法,具有很好的应用前景。

2. 医学节肢动物的生物学　是研究医学节肢动物的生命现象和生命活动规律的科学。研究内容包括:医学节肢动物机体的物质组成;细胞、组织、器官、系统;医学节肢动物的基本结构及其功能与调控;医学节肢动物的种类、发育、行为、起源和进化,以及它们与周围环境的关系等。研究医学节肢动物的生物学不仅在于揭示其生命的奥秘,更重要的是阐明医学节肢动物的生命活动规律,为控制医学节肢动物的种群数量、制订虫媒病的防制策略和防制措施提供科学依据。

3. 医学节肢动物的生态学　是研究医学节肢动物与周围环境相互关系的科学,研究对象涉及生物大分子、基因、细胞、个体、种群、群落、生态系统、景观和生物圈等。通常分为个体生态学、种群生态学、群落生态学和生态系统生态学若干分支。对医学节肢动物生态的深入研究,是为了掌握其发生、发展规律,探明其生态位和空间格局,找出其生存的有利和不利因素,针对薄弱环节,制定切实可行的防制措施。

现代医学节肢动物的研究,依据形态、结构、功能、生理、生化、遗传、进化、生境以及与疾病的关系等分化出了许多横向的分支学科。例如,针对病媒节肢动物进行了防制研究,成立了专门研究机构,专攻病媒节肢动物的地理区系、迁徙(迁移)规律、传病机制、检疫方法、虫媒病的流行病学、病媒和病原的控制、虫媒病的诊断与治疗,以及病原节肢动物的防治研究等。20 世纪 90 年代初产生了分子生态学,用分子生物学手段来研究和解决医学节肢动物的生态学问题,阐明生物大分子遗传变异在宏观尺度上的分布和动态,以及在生态系统和生物多样性中的作用,以探讨医学节肢动物的适应与进化。例如应用各种分子标记(如 RFLP、VNTR、RAPD、DNA 测序等)可以分析种群地理格局和异质种群动态、确定种群间的基因流、研究瓶颈效应对种群的影响以及确定个体间的亲缘关系等。

总之,随着科学技术的发展,各分支学科间不断地相互融合、相互渗透、相互促进,特别是近些年来生命科学在分子生物学、生物化学、分子遗传学、生物技术等领域取得的突破性进展,使得医学节肢动物的研究不断充实和丰富,并开拓了新的领域。

(二) 医学节肢动物学的研究成就

1. 国际医学节肢动物学的研究成就　纵观节肢动物学的研究进程,节肢动物在地球上生存的历史很长,三叶虫化石发现于古生代的中寒武纪,距今约有 6 亿年左右,无翅亚纲的昆虫约有 4 亿年或更长,而人类的出现仅有 100 多万年。人类的生产与生活活动给节肢动物带来了巨大的影响,人类在认识、探索和利用自然的过程中,与节肢动物之间形成了复杂而密切的关系。人类在 7 000 年前就已创作出采集野生蜂蜜的壁画,在 5 000 多年前就已会养蚕取丝。人类在公元前就发现了蜱螨和由其而引起的疾病。如在公元前 1550 年人类就发现了蜱热(tick fever),公元前 200 年,M Porcius Cato 记载了蜱对禽畜的危害。罗马博物学家 Pliny 在公元 77 年所著的《自然史》(*Nature History*)中,生动地描述了蜱的宿主及其吸血习性。人类虽然很早就发现了节肢动物,但真正意义上的研究开始于 18、19 世纪的欧洲。1735 年,瑞典学者林奈

(Linnaeus)在第 1 版的《自然系统》(*Systema Nature*)中就记述了许多昆虫,1758 年在这部巨著中记述的动物约 4 500 种,其中包括昆虫 2 000 种。1882 年意大利学者 Berlese 记载了当时在一些国家采集的螨类;1884 年英国 Michael 编写了英国的粉螨科和甲螨科两本专著。19 世纪末、20 世纪初,蜱螨学在欧洲开始发展成为一门近代科学,1929 年德国学者 Vitzthum 撰写了两本关于中欧螨分类的专著,Nuttal 写了蜱总科的专著,为蜱螨学的研究奠定了基础。19 世纪 50 年代蜱螨学开始成为一个独立的分支学科,自 1963 年首届国际蜱螨学大会在美国召开以来,目前已经在世界各地连续召开了 15 届会议,医学蜱螨学的研究目前已涉及形态、分类、生物学、生态学、致病机制以及防制措施等各个领域。除昆虫和蜱螨外,其他医学节肢动物的研究,如甲壳类动物、唇足类动物、倍足类动物和舌形虫等,国内外学者也都做了大量的研究工作,取得了世人瞩目的成就。

2. 我国医学节肢动物学的研究成就　回眸医学节肢动物学的研究历程,我国学者为此付出了辛勤劳动。早在 1909 年医学昆虫学虽已发展成为一门独立的学科,但由于我国经济落后,医学节肢动物学的研究仍举步维艰。到了 1938 年我国学者吴希澄才出版了《医学昆虫学》,这是我国第一本比较系统的医学昆虫学专著,对我国医学昆虫学的研究起到了很大的促进作用。1930—1950 年冯兰洲教授在医学昆虫学研究领域中作出了卓越的贡献,是我国医学昆虫学奠基人之一。1932 年冯兰洲教授在厦门疟疾流行区解剖微小按蚊、日月潭按蚊及中华按蚊,确定了中国疟疾的传播媒介是微小按蚊;1933 年冯兰洲在浙江湖州以淡色库蚊(现在称之为尖音库蚊淡色亚种(*Culex pipiens pallens* Coquillett,1898)、白纹伊蚊、骚扰阿蚊、常型曼蚊及中华按蚊吸食马来丝虫患者血液,证明了马来丝虫的主要虫媒是中华按蚊;1936 年冯兰洲与钟惠澜合作研究,在虱、蜱传播回归热螺旋体的机制方面有新的发现;1939—1941 年冯兰洲和钟惠澜证明中华白蛉在犬与犬、犬与人之间传播黑热病;1935—1941 年胡经甫出版的《中国昆虫名录》包含中国昆虫 25 目、392 科、4968 属,共 20 069 种,此书网罗全世界有关中国昆虫的记载,列出了每一虫种的分类地位、地区分布、同物异名和文献出处等,为研究中国昆虫提供了最基本的查考资料,是中国昆虫学研究的一个里程碑。

1941 年陆宝麟开始对中国蚊类的区系分类、生态习性、媒介关系以及综合治理等进行比较系统的研究,20 世纪 50 年代开始对蚊类的生殖营养循环和生理年龄进行研究,于 1974 年负责编写《中国动物志·昆虫纲·双翅目·蚊科》,该书于 1997 年出版,标志着我国蚊类区系分类研究已经达到了成熟阶段;1978 年他发现“埃及伊蚊”和“白纹伊蚊”是导致登革热暴发流行的媒介,提出了防制办法,有效地控制了登革热的流行。

何琦在 1934—1936 年研究了麻蝇分类;至 1940 年胡经甫已记载我国蝇类有 20 种;20 世纪 40 年代孟庆华与 Winfield 对山东济南及四川成都蝇类的分布、生态以及与传病的关系进行了调查研究。

1928 年伍连德等证明了印鼠客蚤和鼠疫的关系;1934 年伍长耀对鼠蚤的调查已有较完整的记载;1936 年柳支英发表了《中国蚤类目录》,该书列有蚤类 77 种;1986 年他出版的《中国动物志·昆虫纲·蚤目》列有蚤类 8 科 17 亚科 71 属 452 种和亚种;2007 年吴厚永出版的《中国动物志·昆虫纲·蚤目(上下卷)(第 2 版)》包括我国迄今已发现的蚤类 4 总科 10 科 74 属 649 种(亚种),并分别记述了各种蚤的鉴别特征、形态、宿主和地理分布等。

1949 年以来,我国在医学昆虫的区系调查、分类鉴定、生物学和传病关系等方面都有了长足的进展,取得了一个又一个辉煌成就,并有效控制了几种重要的虫媒病,如黑热病、疟疾、丝虫病、鼠疫、斑疹伤寒、森林脑炎及恙虫病等。我国学者姚永政和许先典(1956)合作出版了《实用医学昆虫学》,系统地介绍了医学昆虫专业知识;周大渭(1957)参照吴希澄《医学昆虫学》的内容,在上海卫生出版社再次出版了《医学昆虫学》,使得该书内容更加系统。20 世纪 80 年代以来,我国医学节肢动物学的研究更加繁荣,在媒介节肢动物控制和虫媒病的防治等方面都取得了新的进展和新的成就。特别是细胞生物学技术、分子生物学技术以及信息技术的日新月异,使得医学节肢动物学的研究前景更加广阔。我国学者在医学昆虫研究的历史中,积累了丰富的经验,创造了辉煌的业绩,成为人类的宝贵财富。目前,医学昆虫学的研究仍然集中在分类学、生物学、虫媒及其防制等学科领域,但随着科学技术的发展和各学科之间的相互渗透,新技术在昆虫学的研究中发挥了巨大的作用,如染色体分带技术及特征分析在研究昆虫种属鉴定及近缘种、种群演化、昆虫性别决定机制及染色体的种内多态现象上的应用；电子显微技术、GPS技术、同工酶技术、色谱技术、分子标记技术、分子系统学技术、PCR技术、核基因和线粒体基因组高通量测序技术、反义核酸技术、RNA干扰技术、噬菌体表面呈现技术、限制性片段长度多态性分析（restriction fragment length polymorphism，RFLP）、核酸序列分析、基因探针技术、扩增片段长度多态性技术（amplified fragment length polymorphism，AFLP）、基因芯片技术（gene chip）、基因组学研究和昆虫基因组文库构建以及生物信息学在医学昆虫学研究领域中应用相当广泛，极大地推动了昆虫的遗传背景、致病机制、生物利用等方面的实验研究，使医学昆虫学在分子水平上的研究取得了丰硕成果。

我国对蜱螨学的研究起步较晚。20世纪30年代，我国学者冯兰洲及钟惠澜发表了他们对回归热螺旋体在非洲钝缘蜱（*Ornithodorus moubata*）的实验感染和发育的研究；20世纪50~60年代，我国学者相继开展了对传播森林脑炎、斑疹伤寒、恙虫病、出血热等疾病的媒介蜱类、恙螨、革螨等的研究，从分类和区系调查到生活史研究、季节消长、与宿主的关系等以及对所传疾病的流行病学调查，积累了丰富的基础资料，为蜱类、恙螨、革螨的防制及其传播疾病的预防提供了科学依据；1963年在长春召开了首届全国蜱螨学术讨论会，此次会议为我国蜱螨学的研究指明了方向；20世纪70年代开始，对医学蜱螨学的研究不断深入和拓展，并开展了蠕形螨和尘螨的形态、生态、致病性、诊断、治疗和流行病学调查研究；20世纪80年代以来我国出版了大量的蜱螨学专著，如李隆术（1988）《蜱螨学》，忻介六（1989）《应用蜱螨学》，邓国藩（1989）《中国蜱螨概要》等（表1-1），对于蜱螨学的人才培养和科学研究等发挥了积极作用；1982年中国学者首次出席在英国爱丁堡举行的第6届国际蜱螨会议，标志着我国的蜱螨研究与国际接轨，也反映了我国蜱螨学发展之迅速；20世纪90年代以后，医学蜱螨学的研究更加深入、领域更为广泛，如蜱、螨细胞的培养；将细胞遗传学的研究方法应用于蜱类和革螨的染色体核型、分带及其系统演化的研究；利用同工酶技术对蜱螨进行分类研究及种类鉴定等。又如蜱、螨基因组的提取及其cDNA文库的建立；蜱类基因组多态性DNA的研究；恙虫立克次体在恙螨体内的基因序列的扩增、鉴定及克隆的研究等。更多新技术、新方法的应用使研究工作跨入了一个新台阶。2005年在“第八届蜱螨学学术讨论会”上，颁发了“首届中国蜱螨学贡献奖”，表彰了在我国蜱螨学研究领域中作出突出贡献的10位专家，预示着蜱螨学事业发展的蓬勃生机。2018年刘敬泽教授在第十五届国际蜱螨学大会当选国际蜱螨学大会执行理事，为中国蜱螨学工作者赢得了荣誉。

表1-1　中国重要的蜱螨学专著和译著（洪晓月，2012）

出版时间	作者和译者	书名	出版社
1966年1月	忻介六、徐荫祺	蜱螨学进展1965	上海科学技术出版社
1975年7月	译者未署名	蜱螨分科手册	上海人民出版社
1978年8月	邓国藩	中国经济昆虫志（第15册）蜱螨亚纲蜱总科	科学出版社
1980年3月	潘綜文、邓国藩	中国经济昆虫志（第17册）蜱螨亚纲革螨总科	科学出版社
1981年11月	王慧芙	中国经济昆虫志（第23册）蜱螨亚纲叶螨总科	科学出版社
1983年2月	忻介六、沈兆鹏译	储藏食物与房舍的螨类	农业出版社
1983年3月	陈国仕	蜱类与疾病概论	人民卫生出版社
1984年3月	忻介六	蜱螨学纲要	高等教育出版社
1984年11月	江西大学主编	中国农业螨类	上海科学技术出版社
1986年5月	匡海源	农螨学	农业出版社
1984年12月	温廷恒	中国沙螨	学林出版社
1988年11月	李隆术、李云瑞	蜱螨学	重庆出版社
1988年12月	忻介六	农业螨类学	农业出版社

续表

出版时间	作者和译者	书名	出版社
1989 年 2 月	忻介六	农业蜱螨学	复旦大学出版社
1989 年 6 月	邓国藩、王慧芙等	中国蜱螨概要	科学出版社
1991 年 5 月	邓国藩、姜在阶	中国经济昆虫志(第 39 册)蜱螨亚纲硬蜱科	科学出版社
1993 年 12 月	邓国藩等	中国经济昆虫志(第 40 册)蜱螨亚纲皮刺螨总科	科学出版社
1995 年 6 月	匡海源	中国经济昆虫志(第 44 册)蜱螨亚纲瘿螨总科(一)	科学出版社
1995 年 6 月	孟阳春、李朝品、梁国光	蜱螨与人类疾病 *	中国科学技术大学出版社
1995 年 10 月	洪晓月、张智强	*The Eriophyoid Mites of China*	Associated Publishers, USA
1996 年 2 月	梁来荣、钟江等译	生物防治中的螨类—图标检索手册	复旦大学出版社
1996 年 4 月	李朝品、武前文	房舍和储藏物粉螨 *	中国科学技术大学出版社
1997 年 2 月	金道超	水螨分类理论和中国区系初志	贵州科学技术出版社
1997 年 4 月	于心、叶瑞玉、龚正达	新疆蜱类志 *	新疆科技卫生出版社
1997 年 5 月	张智强、梁来荣	农业螨类图解检索	同济大学出版社
1997 年 5 月	吴伟南等	中国经济昆虫志(第 53 册)蜱螨亚纲植绥螨科	科学出版社
1997 年 12 月	黎家灿	中国恙螨:恙虫病媒介和病原体研究	广东科技出版社
1998 年	忻介六等	捕食螨的生物学及其在生物防治中的作用	SAAS, UK
2002 年	林坚贞、张智强	*Tarsonemidae of the World*	SAAS, UK
2005 年 1 月	匡海源等	中国瘿螨志(二)	中国林业出版社
2006 年 9 月	李朝品	医学蜱螨学	人民军医出版社
2009 年 4 月	吴伟南	中国动物志(无脊椎动物第 47 卷)植绥螨科	科学出版社
2010 年 6 月	张智强、洪晓月、范青海	*Xin Jie-Liu Centenary: Progress in Chinese Acarology*	Magnolia Press, New Zealand
2012 年 2 月	洪晓月	农业螨类学 *	中国农业出版社
2013 年 8 月	刘敬泽、杨晓军	蜱类学 *	中国林业出版社
2016 年 6 月	李朝品、沈兆鹏	中国粉螨概论 *	科学出版社
2018 年 6 月	李朝品、沈兆鹏	房舍和储藏物粉螨 *(第 2 版)	科学出版社
2020 年 11 月	李朝品、叶向光	粉螨与过敏性疾病 *	中国科学技术大学出版社
2021 年 12 月	陈泽、杨晓军	蜱的系统分类学 *	科学出版社
2021 年 12 月	刘冬	动物志·甲螨亚目卷 *	吉林教育出版社
2023 年 8 月	李朝品	蜱螨与疾病概论 *	中国科学技术大学出版社

* 作者增补。

我国幅员辽阔,中国动物地理分区横跨古北界和东洋界,古北界可进一步分为东北区、华北区、蒙新区和青藏区,东洋界分为西南区、华中区和华南区。地理环境千变万化,节肢动物种类复杂多样。近年来,随着我国经济发展和对外开放的进一步扩大,国际贸易的日益繁荣,各国之间人流物流往来频繁,这就使病媒生物的远距离跨境快速扩散成为可能,随之而来的就是虫媒病跨国传播的风险加大。目前全球约有 30 亿人直接受到虫媒传染病的威胁,每年新增虫媒传染病患者高达 400 多万,全世界所面临的医学节肢动物与虫媒病暴露的形势严峻,警示人们必须重视医学节肢动物的控制,提高虫媒病的防治意识,维护全球公共卫生安全。防治虫媒病控制医学节肢动物是重要的环节之一。就医学节肢动物防制而言,由于其适应环境的能力和繁殖力强、生态习性复杂、种群数量庞大，仅凭单一措施常难奏效，必须采取综合防制方可实现有效控制。世界卫生组织媒介生物学和控制专家委员会（WHO expert committee of vector biology and control）对综合防制的定义为："应用所有适当的技术和管理方法，以经济合算的方式，取得有效的媒介抑制"。陆宝麟（1990）结合我国实际情况及长期的实践经验，从医学节肢动物与生态环境和社会条件的整体观点出发，标本兼治以治本为主，遵循安全、有效、经济和简便的原则，因时因地制宜地对靶标生物，采用合理的环境治理、化学防治、生物防治或其他手段，组合成一套系统的防治措施，把靶标种群控制在不足为害的水平，并争取予以清除，以达到除害灭病和/或减少骚扰的目的。1949 年至今，我国的医学节肢动物综合防制（Integrated management for medical arthropods）取得了一个又一个可喜成就，已有效地控制了数种重要虫媒病，如黑热病、丝虫病和疟疾等。总之，医学节肢动物的研究正逐渐由宏观到微观、由观察到实验、由局部到整体的发展，医学节肢动物学与其他相关学科紧密结合、共同发展，必将为人类的健康做出更大的贡献。

第二节　医学节肢动物的区系

人们在对地球上的动物进行长期观察和研究中发现，同一区域内的动物种群分布与构成比较稳定，而不同区域中动物种类却不同。为了便于研究和描述，研究人员根据动物亲缘关系的近疏将其分布进行了人为的地理分区，即动物地理区（zoogeographic region / faunal region）。动物地理区的最高单位是界（realm），有北陆界、新陆界和南陆界，各界再分为区（region）、亚区（subregion）、地区（地方）（province）、分区（subprovince）等较低的几种单元。一般认为，动物的地理分布通常体现了动物对环境的适应历程，其地理分布的形成既受其该地域自然因素又要受到地球地质环境恶化的影响。因此，动物区系（fauna）是指在历史发展过程中，由于地理隔离所形成的而在现代生态条件下存在的许多动物类型的总体，是在历史因素和生态因素共同作用的结果。动物区系由许多分类位置明确并在地理分布上重叠的动物物种所组成。地球上的陆地被海洋所分隔，即使在同一个大陆内部，也常被山脉或沙漠等分隔而产生区域地理差异。这些被隔离的区域中的动物种群，在很长的地质时期内互无联系地进行着发展和演进，从而各自形成独立的动物区系。海洋环境条件相对陆地而言比较稳定。陆地自然环境复杂，气候多变以及存在着众多影响动物分布的阻限，致使动物分化激烈。根据这一特点可将全球划分为两个大的动物区域，它们分别是大陆动物区系和海洋动物区系。大陆动物区系划分的依据是根据脊椎动物的主要类群，海洋动物区系则是根据距离陆地的远近。全球大约 150 多万种的动物中，有 85% 以上的种类分布于陆地上。陆生动物的身体结构也较同类的海洋动物复杂而高等，但属于高级分类阶元的动物门类则不及海洋动物齐全。海洋里生活的动物不论在身体结构上还是在系统发生中的地位，都显示出它们比较简单及其原始性。

一、世界动物地理分区概述

早在 1912 年，地球物理学家韦格纳（Wegener）观察地球大陆分布时发现大西洋两岸，特别是非洲和南美洲海岸轮廓非常吻合，推论全球大陆在古生代石炭纪之前是一个整体，称为泛大陆（pangaea）。泛大陆周围是辽阔的海洋，在天体的引潮力和地球自转所产生的离心力作用下破裂成若干大小不一各自独立的大陆块，经历了上亿年的几度离合，终于逐步形成今日地球上大洲和大洋的分布格局。地球上的动物也随同地壳变化被隔阻而形成了不同的动物区系。

（一）大陆动物区系

大陆动物区系可分为三个基本区划。一是南陆界（Southern continental boundary），包括一个区即澳新区（大洋洲区）。二是新陆界（Neocontinental boundary），只包括新热带区一个区。三是北陆界（North continental boundary），包括古热带区（非洲区或埃塞俄比亚区）、东洋区（印度-马来西亚区）、新北区和古北区。

（二）海洋动物区系

这是从距离大陆远近来划分的一个动物区系。一般可分为：①沿海带：包括 6 个区，分别为印度-波利尼西亚区、热带大西洋区、北极区、北温带区、南温带区和南极区；②远海带：包括 4 个区，分别是北极区、大西洋区、印度-太平洋区和南极区；③深海带：实际上是根据海水的深浅划分出的一个带，它包括印度-太平洋区、大西洋区和北极区3个区。海洋动物区系的动物均为海洋生物，鸟类一般都划到大陆动物区系中。

动物（包括节肢动物）分布与区系形成，最初是从一个地点发生的，然后由发生地逐渐向四周扩展分布。种或某一类群最初的发生地点，称为发生中心或起源地。动物的现代分布区，一般都经过相当长的历史发展过程，往往地球上所发生的地壳运动、气候变迁以及人类活动等各种变化都直接或间接地对动物分布发生影响。

医学节肢动物的种群分布受许多种自然因素的制约，在漫长的演化过程中，节肢动物同样遵循着"适者生存"的法则，气候、雨量、地形地貌、海洋、河流、沙漠、植被种类、动物种类数量等都对其分布造成影响。节肢动物的种群在扩展分布区时，往往会遇到各种自然因素障碍和阻限，形成地区分布。譬如高大山脉是许多动物（包括节肢动物）扩展的阻限，致使喜马拉雅山南北两坡动物（包括节肢动物）的构成比差异很大；海洋和河流是陆栖动物扩展的阻限，所以在远隔大陆的海岛上，一般没有哺乳类和两栖类；沙漠也是许多动物和节肢动物扩展的阻限，主要是由于那里的生存条件极端恶劣，特别是高温和干燥的气候，对一般生物的生存都非常不利；气候和植被种类是最复杂的生态阻限，以至于不同的生态地理条件动物种类基本不同。此外，节肢动物的食物不足、生物链断裂、敌害的存在，以及种间竞争等都可影响节肢动物种群的分布。由于同一地区不同季节气候也会发生很大变化，因此，在同一地区不同季节节肢动物的分布也会发生较大的变化，即季节分布。不同节肢动物环境因素所起阻限作用的程度也不同。各种动物（包括节肢动物）克服阻限的能力也千差万别，有些动物（包括节肢动物）能够依靠自己的力量进行主动迁徙，也可依赖水流、风、生物和人类等外界因素进行被动迁移，从而克服地理因素的阻碍而分布到世界各地；另一些因缺乏主动迁徙的能力，或者说本身固有的散布倾向不强，又没有被动迁移的可能性，一旦遇到自然因素的阻隔，如海湾、不适宜的气候带，就能长期阻止它们的迁移。动物（包括节肢动物）种群的现代分布区，可能经过了多次变迁，发生中心并不一定在现在的分布区内，有的还可能相隔很远。例如哺乳类的管齿目现仅分布于非洲，而根据化石资料分析，它却发生在亚洲西南部。当然，种的发生中心，也可能与现代分布区相吻合，这种情况只有在一个种从出现直至现今，其分布区一直处于相对稳定的条件下才有可能。

医学节肢动物的种群分布受多种社会因素的制约，人类活动和人类的社会文明对动物（包括节肢动物）从某种意义上来说可能就是灾难，大量动物（包括节肢动物）在人类活动中被杀灭；或由于人类活动致其栖息地和食物链被毁坏而造成动物（包括节肢动物）被迫迁移，譬如人类砍伐、开掘、运输、战争、药杀都能致使动物（包括节肢动物）的灭亡或被动迁移。这种被动迁移也可能造成动物（包括节肢动物）分布和区系的硬性改变。由于这些原因，地球上现代动物（包括节肢动物）的分布不是普遍的，而是有区域性的。这些区域人们称之为动物区系或动物相（fauna）。动物区系的存在早在1867年就被人们注意到了，Wallace根据动物的分布特点，把动物分为6大区系或界，每个区系之内又可分为亚区和亚界。

（三）节肢动物的地理区划

节肢动物的地理区划与陆地动物地理区划一致，分为6大区系。各区的动物成分各有明显的特征，分别称为古北区（Palaearctic region）、新北区（Nearctic region）、旧热带区（Ethiopian region）、东洋区（Oriental region）、新热带区（Neotropical region）和澳洲区（Australian region）。现将各区的地理分布简述如下。

1. 北陆界古北区（Palearctic region） 包括整个欧亚大陆的欧洲、北非的撒哈拉沙漠以北和除南亚和东南亚部分地区外的整个亚洲，从面积范围来看，是各个区中最大的，但从物种方面来看，不及古热带区和东洋区丰富。也有将本区与本界中新北区合称为"全北区"的。古北区特有节肢动物包括舞毒蛾、莎草丝蟌、黄凤蝶、西方五月鳃金龟、斑蛾属的蛾类。北方-高山节肢动物虽种类少但数量多，如蚊、蚋、蝶等。古北区的多数节肢动物留在其孵化地附近繁殖，但也有相当多的种类有季节性迁飞的习性，春夏向北飞行，但没有冬季临近时向南返回的现象，例如：红纹丽蛱蝶，小苎麻赤蛱蝶。古北区气候寒冷，但人类活动营造了一个类似亚热带的气候，有些亚热带节肢动物就利用了这种人为环境在室内孳生。例如：美洲大蠊、澳洲大蠊、东方蜚蠊和德国小蠊。

2. 北陆界新北区（Neoarctic region） 包括墨西哥高原以北的整个北美洲和格陵兰岛。在气候上，这一区与古北区极为相似，这两个区的动物区系很相似，这也间接证实了东北亚和阿拉斯加曾有大陆桥的存在。新北区特有的节肢动物种类包括周期蝉、落基山蚱蜢、马铃薯甲虫、枞色卷蛾和甘蓝斑色蝽。新北区也有一些外来节肢动物种类，例如：玉米天蚕蛾、墨西哥棉铃象甲等。

3. 北陆界东洋区（Oriental region）　亦称“印度-马来西亚区”，几乎全部是亚洲的热带地区，包括东南亚少量的亚热带区，我国中南南部、华南和西南的部分地区。该区内的节肢动物种类也极其丰富。东洋区特有节肢动物种类包括排蜂、黄琼蚁、吸果夜蛾、大乌桕天蛾；拟态种类有枯叶蛱蝶、花螳螂等。

4. 北陆界古热带区（Paleotropical region）　亦称非洲区或埃塞俄比亚区，包括撒哈拉沙漠以南的整个非洲及阿拉伯半岛的南部。在生物地理学上，现在非洲区的北部被撒哈拉沙漠所隔离，而其他三面被海洋所隔离，但北部的沙漠存在的时间并不像分割新热带区和大洋洲区的海洋那么久。本区节肢动物的种类相当多，其特有种类包括舌蝇、非洲飞蝗、红翅蝗、撒哈拉大白蚁、纳米比亚沙漠上的拟步甲。

5. 新陆界新热带区（Neotropic region）　包括墨西哥热带平原、中美、加勒比海地区和整个南美洲。由于中美、南美大陆大部分地区有很丰富地降雨量，流经巴西、哥伦比亚、秘鲁和玻利维亚的亚马孙河形成了一个巨大的集水盆地地形，造就了世界上最大的、连续成片的热带雨林，节肢动物种类约占全球总数的一大半。本区内节肢动物物种非常丰富而又高度特有，例如：新斑蛱蝶科、纯蛱蝶科、翅展超过 30cm 的枭纹蛾、枭纹蝶、巨犀金龟、南美棕榈隐喙象甲、切叶子蚁、行军蚁。

6. 南陆界澳新区（Australasian region）　包括有澳大利亚、伊里安、新西兰、俾斯麦群岛、所罗门群岛和波利尼西亚群岛等，西面以华莱士线为界与北陆界的东洋区相邻。澳新区有各种蜘蛛，其中澳大利亚有一些毒性很大的蜘蛛（漏斗网蜘蛛），以及鸟翼蝶、澳弄蝶、蝙蝠蛾、达尔文澳白蚁、罗盘白蚁、会跳跃的牛头犬蚁。

二、我国节肢动物地理区划概述

中国陆地动物区划分属于世界动物地理分区的古北界与东洋界，两界在我国境内的分界线西起横断山脉北部，经过川北的岷山与陕南的秦岭，向东至淮河南岸，直抵长江口以北。中国动物地理区划把中国陆地动物分为东北区、华北区、蒙新区、青藏区、西南区、华中区、华南区，其中前 4 个区属于古北界，后 3 个区属于东洋界。中国海洋动物分属于世界海洋动物区系的北温带海动物区和热带海动物区，分为黄渤海区、东海区和南海区。

我国节肢动物地理区的划分一般分为 4 级，即 0 级、00 级、Ⅰ级和Ⅱ级，分别为区、亚区、地区和省，或为界、亚界、区和亚区。区是由于历史因素以及海洋、高山、沙漠的隔离而形成的，亚区的划分主要是根据极端温湿度的阻限作用，地区和省的划分主要根据地貌、温度带以及植被类型等来划分。

有关我国节肢动物地理区的区、亚区和地区等 3 级划分多数专家的意见大致相同，一般将我国划分为古北、东洋两区，古北区中划分 2 个亚区 4 个地区，东洋区中划分 1 个亚区 3 个地区，但省级的划分目前尚有较大分歧。

章士美教授在动物地理区划方面做了大量工作，推动了我国这项工作的开展。方三阳教授在《中国森林害虫生态地理分布》中将我国节肢动物地理区划分为 2 区 3 亚区 7 地区 21 省（表 1-2）。医学节肢动物地理区划与其比较可能会存在某些差异而不宜直接套用，但这一成果对医学节肢动物地理区划的研究却具有重要的参考意义。

中国大陆的动物区系分属于古北区和东洋区两个区，两区在中国的分野，以喜马拉雅山脉部分最为明显。北部自东北经秦岭以北的华北和内蒙古、新疆至青藏高原，与亚洲北部、欧洲和非洲北部同属于古北区，为旧大陆寒温带动物的现代分布中心地区；南部约在长江中、下游流域以南，与印度半岛、中南半岛、马来半岛及其附近岛屿同属于东洋区，为亚洲东部热带动物现代分布的中心地区。

古北区分为东亚亚区和中亚亚区，东亚亚区包括：①东北地区，即大兴安岭、小兴安岭、张广才岭、老爷岭、长白山地、松辽平原和新疆北端的阿尔泰山地。本区气候寒冷，冬季漫长，北部的漠河地区素有我国北极之称，夏季短促而潮湿。②华北地区，北邻东北区和蒙新地区，往南延伸至秦岭、淮河，东临渤海及黄海，西止甘肃的兰州盆地，包括西部的黄土高原、北部的冀北山地及东部的黄淮平原。本区位于暖温带，气候特点是冬季寒冷，夏季高温多雨。中亚亚区包括：①蒙新地区，东起大兴安岭西麓，往西沿燕山，阴山山脉、黄土高原北部、甘肃祁连山、新疆昆仑山一线，直至新疆西缘国境线。包括内蒙古高原、鄂尔多斯高原、阿拉善沙漠、河西走廊、柴达木盆地、塔里木盆地、准噶尔盆地和天山山地等。境内大部分地区为典型的大陆性气

表 1-2 中国森林害虫生态地理区划(方三阳,1993)

古北区	中国东北亚区	Ⅰ东北地区	ⅠA 兴安岭北部山地省
			ⅠB 长白山地省
			ⅠC 松辽平原省
			ⅠD 大兴安岭南部山地省
		Ⅱ华北地区	ⅡA 辽东和山东山地丘陵省
			ⅡB 黄淮平原省
			ⅡC 黄土高原和燕山太行山山地省
	中亚亚区	Ⅲ蒙新地区	ⅢA 东部草原省
			ⅢB 西部荒滩省
			ⅢC 高山山地省
			1. 阿尔泰山
			2. 天山
			3. 祁连山
			4. 贺兰山
			5. 阴山
		Ⅳ青藏地区	ⅣA 羌塘高原省
			ⅣB 青海藏南省
东洋区	中国缅甸亚区	Ⅴ西南地区	ⅤA 喜马拉雅省 1. 中段;2. 东段
			ⅤB 横断山脉省
		Ⅵ华南地区	ⅥA 滇南山地省
			ⅥB 闽广沿海省
			ⅥC 南海诸岛省
			ⅥD 海南岛省
			ⅥE 台湾省
		Ⅶ华中地区	ⅦA 西部山地高原省
			ⅦB 东部丘陵平原省

注:此表所说的"省"在意义上不同于国家行政所划分的省。

候,属草原和荒漠生态环境。寒暑变化大,昼夜和季节温差剧烈,雨量少而干旱。②青藏地区,包括青海(柴达木盆地除外)、西藏和四川西北部,是东由横断山脉、南由喜马拉雅山脉、北由昆仑山、阿尔金山和祁连山等所围绕的青藏高原,海拔平均在 4 500m 左右,是世界上最大的高原。气候是冬季漫长而无夏天的高寒类型。古北区的整体特点为寒冷而干燥,因此分布在古北界的蚊种以飞翔能力强、卵能抗寒抗干的种类占优势,例如骚扰蚊属(*Ochlerotatus*)。

中国范围内的东洋区包括:①西南地区,有四川西部、贵州西缘和昌都地区东部,北起青海和甘肃的南缘,南抵云南北部,即横断山脉部分,往西包括喜马拉雅山南坡针叶林以下的山地。境内多高山峡谷,横断山脉呈南北走向,地形起伏很大,海拔高度在 1 600~4 000 m 之间,自然条件的垂直差异显著。②华中地区,本区相当于四川盆地以东的长江流域地区。西半部北起秦岭,南至西江上游,除四川盆地外,主要是山地和高原,海拔大多在 1 000 m 以上,气候较干寒;东半部为长江中、下游流域,并包括东南沿海丘陵地区的北部,主要是平原和丘陵,大别山、黄山、武夷山等散布其间,气候温和,雨量充沛,丘陵低缓,平原广阔,河道和湖泊密布。③华南地区,处于我国的南部亚热带和热带地区,包括云南及两广的南部、福建东南沿海一带,以及台湾、海南岛和南海各群岛。自然环境复杂，气候炎热多雨。东洋区以温暖湿润为主要特点，因此蚊种以飞翔能力较弱，卵能在小型容器积水中孳生的种类占优势，例如伊蚊属中的覆蚊亚属（*Stegomyia*），并呈现出越往南种类越多的特点。其中能够传播疟疾的媒介蚊种主要有中华按蚊（*Anopheles sinensis*）、微小按蚊（*Anopheles minimus*）、嗜人按蚊（*Anopheles anthropophagus*）、大劣按蚊（*Anopheles dirus*）等；传播乙脑的媒介蚊种主要有三带喙库蚊（*Culex tritaeniorhynchus*）；传播登革热的媒介蚊种主要有埃及伊蚊（*Aedes aegypti*）、白纹伊蚊（*Aedes albopictus*）等。其中嗜人按蚊仅在中国发现，是北纬 34° 以南低山丘陵地区疟疾与马来丝虫病的主要媒介。

虽然节肢动物有区系之分，但有些种类却有着比较广泛的分布。例如乙型脑炎病毒的主要传播媒介三带喙库蚊是东洋区和古北区的广布种；拟态库蚊（*Culex mimeticus*）也广布于东洋区和古北区。

两大区动物常可相互渗透，形成广泛的过渡地带，两区之间的分界不易确定。根据大多数代表性动物的分布，这一界线大致相当于秦岭和淮河一线，是许多主要分布于热带、亚热带种类分布的北限。在中国范围内，古北区和东洋区动物区系在系统上的区域差异，通常反映在较低级分类系统——种、属的替代，但有时也有科的不同，可进一步划分为动物地理区。同一“区”的动物，在近代发展史上有密切关系，同时又与现代自然条件有较明显的联系，通常表现为对区域气候条件的适应。同一动物地理区内，地形和植被的地区变化往往导致区内动物组成的差别或亚种的分化。仁川伊蚊［*Aedes*（*Stegomyia*）*chemulpoensis*］是覆蚊亚属的古北界代表之一，但在我国的分布远伸入东洋界，最南达到北纬 26° 左右；致倦库蚊（*Culex pipiens quinquefasciatus*）是尖音库蚊在我国南方及东南亚广泛分布的一个亚种，其最北分布大致在北纬 30°~32° 之间，其与淡色库蚊（即尖音库蚊淡色亚种（*Culex pipiens pallens* Coquillett，1898）有一个重叠区，在重叠区内出现了中间类型。白纹伊蚊遍布整个东南亚区，是东南亚传播登革热和基孔肯雅热的次要媒介，也已传入美国、巴西等地。

以上是节肢动物区系的自然划分，但并不代表一个区系的节肢动物完全不能在另一个地区发生与生存。近年来，由于交通工具的迅速发展，经济的全球化，各个国家和地区之间的人员往来和货物交易也越来越频繁，这为节肢动物从一个地区输入到另一个地区提供了机会。例如埃及伊蚊被认为出自非洲，但在中国沿海南部也有这种蚊虫，从它的分布看来很有可能是由轮船输入而来的。在国际交通和运输上均有明确的条例和措施，以防止一个地区的节肢动物被携带至另一地区，在医学节肢动物方面尤为重要，因此对医学节肢动物的检疫已是现代各国非常重视的一个问题。

综上，正是由于地理区划造成节肢动物在各地的分布不同，因此节肢动物的地理区划在很大程度上影响着虫媒病的发生和传播。如疟疾虽然遍及世界各个国家，但传播疟疾的媒介按蚊则随地区而不同，如我国的南方山区主要由微小按蚊传播，而中部和北方平原地区则由中华按蚊传播；我国森林脑炎的重要媒介全沟硬蜱（*Ixodes persulcatus*）主要分布于东北和新疆；锥虫病的传播媒介舌蝇类，只分布于热带非洲一定的地理景观地区，因此该病仅见于非洲某些地区。由此可见，熟悉和掌握各种医学节肢动物的地理区划将对虫媒病的防制起到重要作用。但是随着国际贸易和旅游业的迅速发展，一个区系的节肢动物有可能在另一个地区生存、繁殖。例如非洲的冈比亚按蚊（*Anopheles gambiae*）发生于非洲，曾被带到南美洲的巴西，并造成了很大的危害。因此加强对医学节肢动物的检疫具有非常重要的意义。

（李朝品）

参考文献

［1］叶向光. 常见医学蜱螨图谱［M］. 北京：科学出版社，2020.

［2］李朝品，叶向光. 粉螨与过敏性疾病［M］. 合肥：中国科学技术大学出版社，2020.

［3］赵爽，何振毅，高云霞，等. 南海口岸截获输入性白纹革蜱（蜱目：硬蜱科）［J］. 寄生虫与医学昆虫学报，2020，27（1）：46-51.

［4］蒲英子，夏西超. 东亚钳蝎毒液透明质酸酶全基因序列的克隆和结构分析［J］. 基因组学与应用生物学，2020，39（02）：499-506.

［5］魏勇，何玉兰，郑学礼. RNAi 在抗蚊媒病毒感染中的研究进展［J］. 遗传，2020，42（2）：153-160.

[6] 李朝品. 医学节肢动物标本制作[M]. 北京：人民卫生出版社，2019.
[7] 张彦岭，朱鑫，杨治国. 洛阳市1起输入性皮肤利什曼病疫情流行病学筛查报告[J]. 中国血吸虫病防治杂志，2019，31(4)：418-422.
[8] 徐保海. 中国病媒生物名录与地理分布[M]. 福州：福建科学技术出版社，2019.
[9] 李朝品，沈兆鹏. 房舍和储藏物粉螨[M]. 2版. 北京：科学出版社，2018.
[10] 刘宪伟，朱卫兵，戴莉，等. 中国东南部地区的蜚蠊[M]. 郑州：河南科学技术出版社，2017.
[11] 郭天宇，许荣满. 中国境外重要病媒生物[M]. 天津：天津科学技术出版社，2017.
[12] 吴春红，梁刚，张红，等. 少棘蜈蚣最细粉小鼠急性毒性和大鼠3月慢性毒性研究[J]. 中药药理与临床，2017，33(5)：115-119.
[13] 蒋超，李军德，袁媛，等. 虻虫的PCR-RFLP鉴别研究[J]. 中国现代中药，2017，19(1)：16-20.
[14] 湛孝东，段彬彬，洪勇，等. 屋尘螨变应原Der p2 T细胞表位疫苗对哮喘小鼠的特异性免疫治疗效果[J]. 中国血吸虫病防治杂志，2017，29(1)：59-63.
[15] 湛孝东，段彬彬，陶宁等. 户尘螨Der p2 T细胞表位融合肽对哮喘小鼠STAT6信号通路的影响[J]. 中国寄生虫学与寄生虫病杂志，2017，35(1)：19-23.
[16] 李朝品，沈兆鹏. 中国粉螨概论[M]. 北京：科学出版社，2016.
[17] 陈汉彬. 中国蚋科昆虫[M]. 贵阳：贵州科技出版社，2016：1-673.
[18] 高玉峰，王光，张琦慧，等. 核酸检测技术在蝇类、蜚蠊携带病原体检测中的应用[J]. 中国国境卫生检疫杂志，2016，39(01)：69-71.
[19] 蔡邦华. 昆虫分类学[M]. 北京：化学工业出版社，2016.
[20] 熊光华，金长发，管立人. 中国的白蛉[M]. 北京：科学出版社，2016.
[21] 田奥. 新疆蛾类区系及物种多样性研究[D]. 石河子：石河子大学，2015.
[22] 李朝品. 医学蜱螨学[M]. 新北：合记图书出版社，2015.
[23] 丁奕然. 世界陆地动物地理分区新观点[J]. 生物学通报，2014，49(9)：6+63.
[24] 吴薇，夏德峰，郑炜，等. 宁波地区有瓣蝇类名录[J]. 湖北农业科学，2014，53(7)：1563-1566.
[25] 杨光大，肖嘉杰，龚世平，等. 我国蛇类常见寄生虫及其对人类健康的影响[J]. 蛇志，2014，26(1)：6-9.
[26] 赵镭，陈剑，楼毅，等. 中西药结合治疗儿童重度感染人舌形虫病的疗效观察[J]. 中草药，2013，44(18)：2585-2586.
[27] 郭勇嘉. 中国芫菁科区系分析与生物地理学研究(鞘翅目：拟步甲总科)[M]. 保定：河北大学，2014.
[28] 浦飞飞，尹松，王晓英. 蜘蛛毒素的生物学活性研究进展[J]. 中国药理学通报，2014，30(12)：1651-1654.
[29] 刘敬泽，杨晓军. 蜱类学[M]. 北京：中国林业出版社，2013.
[30] 朱琼蕊，郭宪国，黄辉，等. 云南省黄胸鼠体表恙螨地域分布分析[J]. 中国寄生虫学与寄生虫病杂志，2013，31(5)：395-399+405.
[31] 许荣满，孙毅. 中国动物志 双翅目 虻科[M]. 北京：科学出版社，2013.
[32] 吴观陵. 人体寄生虫学[M]. 4版. 北京：人民卫生出版社，2013.
[33] 赵莉，杨燕，史丽. 山东省变应性鼻炎患者变应原皮肤点刺试验结果分析[J]. 山东大学耳鼻喉眼学报，2013，27(03)：22-24.
[34] 梁海勇，李骞，陈金军. 蜘蛛毒素研究进展[J]. 检验医学与临床，2013，10(19)：2612-2613.
[35] 李朝品，高兴政. 医学寄生虫图鉴[M]. 北京：人民卫生出版社，2012.
[36] 张玲玲，陈家旭. 人体舌形虫病的临床与诊断研究进展[J]. 中国血吸虫病防治杂志，2012，24(2)：222-227.
[37] 洪晓月. 农业螨类学[M]. 北京：中国农业出版社，2012.
[38] 刘胜利. 动物虫媒病与检验检疫技术[M]. 北京：科学出版社，2011.
[39] 姜志宽，郑智民，王忠灿. 卫生害虫管理学[M]. 北京：人民卫生出版社，2011.
[40] 段海生，杨振琼，许国权，等. 湖北地区蝇科物种多样性及地理分布[J]. 昆虫知识，2010，47(4)：783-788.
[41] 李朝品. 医学节肢动物学[M]. 北京：人民卫生出版社，2009.
[42] 贾少波，岳丽蕊，陈建秀. 跳虫分类简介[J]. 生物学通报，2009，44(10)：21-22.
[43] 李朝品. 人体寄生虫学实验研究技术[M]. 北京：人民卫生出版社，2008.
[44] 李朝品. 医学昆虫学[M]. 北京：人民军医出版社，2007.
[45] 吴厚永. 中国动物志·昆虫纲·蚤目[M]. 2版. 北京：科学出版社，2007.
[46] 娄国强，吕文彦. 昆虫研究技术[M]. 成都：西南交通大学出版社，2006.
[47] 虞以新. 中国蠓科昆虫[M]. 北京：军事医学科学院出版社，2006.
[48] 刘凌云，郑光美. 普通动物学[M]. 北京：高等教育出版社，2005.

[49] 贺联印. 许炽熛. 热带医学[M]. 2版. 北京:人民卫生出版社,2004.
[50] 陆宝麟,吴厚永. 中国重要医学昆虫分类与鉴别[M]. 郑州:河南科学技术出版社,2003.
[51] 陈汉彬,安继尧. 中国黑蝇[M]. 北京:科学出版社,2003:1-448.
[52] 周立志,马勇,叶晓堤. 中国干旱地区啮齿动物物种分布的区域分异[J]. 动物学报,2002,48(2):183-194.
[53] 彩万志,庞雄飞,花保祯,等. 普通昆虫学[M]. 北京:中国农业大学出版社,2001.
[54] 陆宝麟. 中国动物志·昆虫纲·双翅目·蚊科[M]. 北京:科学出版社,2000.
[55] 虞以新. 中国蠓科昆虫研究的发展(双翅目)[J]. 寄生虫与医学昆虫学报,2000,(1):4-9.
[56] 贾尔德 R.D. 动物生物学[M]. 蔡益鹏译. 北京:科学出版社,2000.
[57] 北京农业大学. 昆虫学通论(上册)[M]. 2版. 北京:中国农业出版社,1999:1-108.
[58] 戴爱云. 中国动物志(节肢动物门 甲壳动物亚门 软甲纲 十足目 束腹蟹科 溪蟹科)[M]. 北京:科学出版社,1999.
[59] 尹文英. 中国土壤动物检索图鉴[M]. 北京:科学出版社,1998.
[60] 于心,叶瑞玉,龚正达. 新疆蜱类志[M]. 乌鲁木齐:新疆科技卫生出版社,1997.
[61] 冯平章,郭予元,吴福桢. 中国蟑螂种类及防治[M]. 北京:中国科学技术出版社,1997.
[62] 陆宝麟,陈汉彬,瞿逢伊,等. 中国动物志·昆虫纲·第八卷·双翅目·蚊科(上卷)[M]. 北京:科学出版社,1997.
[63] 陆宝麟,许锦江,俞渊,等. 中国动物志· 昆虫纲· 第九卷· 双翅目·蚊科(下卷)[M]. 北京:科学出版社,1997.
[64] 陈学新. 昆虫生物地理学[M]. 北京:中国林业出版社,1997.
[65] 张智强,梁来荣,洪晓月,等. 农业螨类图解检索[M]. 上海:同济大学出版社,1997.
[66] 范滋德. 中国动物志·昆虫纲·第六卷·双翅目·丽蝇科[M]. 北京:科学出版社,1997.
[67] 黎家灿. 中国恙螨:恙螨病媒介和病原体研究[M]. 广州:广东科技出版社,1997.
[68] 苏寿泜,叶炳辉. 现代医学昆虫学[M]. 北京:高等教育出版社,1996.
[69] 薛万琦,赵建铭. 中国蝇类[M]. 沈阳:辽宁科学技术出版社,1996.
[70] 孟阳春,李朝品,梁国光. 蜱螨与人类疾病[M]. 合肥:中国科技大学出版社,1995.
[71] 陆联高. 中国仓储螨类[M]. 成都:四川科学技术出版社,1994.
[72] 方三阳. 中国森林害虫生态地理分布[M]. 哈尔滨:东北林业大学出版社,1993.
[73] 邓国藩,姜在阶. 中国经济昆虫志(第40册),蜱螨亚纲:皮刺螨总科[M]. 北京:科学出版社,1993.
[74] 陈汉彬. 中国蚊类的区系分布和地理区划[J]. 贵阳医学院学报,1993,18(1):7-14.
[75] 范滋德. 中国常见蝇类检索表[M]. 2版. 北京:科学出版社,1992.
[76] 邓国藩,姜在阶. 中国经济昆虫(第39册)·蜱螨亚纲·硬蜱科[M]. 北京:科学出版社,1991.
[77] 陈汉彬,许荣满. 贵州虻类志[M]. 贵阳:贵州科技出版社,1991.
[78] 柳支英,陆宝麟. 医学昆虫学[M]. 北京:科学出版社,1990.
[79] 李隆术,李云瑞. 蜱螨学[M]. 重庆:重庆出版社,1988.
[80] 忻介六. 农业螨类学[M]. 北京:农业出版社,1988.
[81] 孟庆华. 中国蚊虫分类系统和检索表[M]. 北京:科学出版社,1986.
[82] 南开大学,中山大学,北京大学,四川大学,复旦大学. 昆虫学(上下册)[M]. 北京:高等教育出版社,1985.
[83] 马恩沛,沈兆鹏,陈熙雯,等. 中国农业螨类[M]. 上海:上海科学技术出版社,1984.
[84] 王遵明. 中国经济昆虫志·双翅目·虻科[M]. 北京:科学出版社,1983.
[85] 冯兰洲. 医学昆虫学[M]. 北京:科学出版社,1983.
[86] 陈国仕. 蜱类与疾病概论[M]. 北京:人民卫生出版社,1983.
[87] 陆宝麟. 中国重要医学动物鉴定手册[M]. 北京:人民卫生出版社,1982.
[88] 姚永政,许先典. 实用医学昆虫学[M]. 北京:人民卫生出版社,1982.
[89] 潘錝文,邓国藩. 中国经济昆虫志(第17册)·蜱螨目·革螨股[M]. 北京:科学出版社,1980.
[90] 邓国藩. 中国经济昆虫志(第15册)·蜱螨目:蜱总科[M]. 北京:科学出版社,1978.
[91] 陈心陶. 医学寄生虫学[M]. 2版. 北京:人民卫生出版社,1965.
[92] 徐岗南,甘运兴. 动物寄生虫学(上下册)[M]. 北京:高等教育出版社,1965.
[93] 郑作新,张荣祖. 中国动物地理区划与中国昆虫地理区划[M]. 北京:科学出版社,1959.
[94] 司马德. 医学昆虫鉴别手册[M]. 陆宝麟,等,译. 北京:科学技术出版社,1957.
[95] 周大渭. 医学昆虫学[M]. 上海:上海卫生出版社,1957.
[96] 吴希澄. 医学昆虫学[M]. 北京:中国科学公司,1938.
[97] LIU Z, GUO XG, FAN R, et al. Ecological analysis of gamasid mites on the body surface of Norway rats (Rattus norvegicus) in Yunnan Province, Southwest China [J]. Biologia, 2020, 75(9): 1325-1336.

[98] RÁDIS-BAPTISTA G, KONNO K. Arthropod venom components and their potential usage [J]. Toxins, 2020, 12(2): 82.
[99] TOBASSUM S, TAHIR HM, ARSHAD M, et al. Nature and applications of scorpion venom: an overview [J]. Toxin Rev, 2020, 39(3): 214-225.
[100] WILCOCK J, ETHERINGTON C, HAWTHORNE K, et al. Insect bites [J]. BMJ, 2020, 370: m2856.
[101] CHEN X, LI F, YIN Q, et al. Epidemiology of tick-borne encephalitis in China, 2007-2018 [J]. PLoS One, 2019, 14(12): e0226712.
[102] FU LL, ZHAO XY, JI LD, et al. Okadaic acid (OA): Toxicity, detection and detoxification [J]. Toxicon, 2019, 160: 1-7.
[103] LEE WS, WEBSTER JA, MADZOKERE ET, et al. Mosquito antiviral defense mechanisms: a delicate balance between innate immunity and persistent viral infection [J]. Parasit Vectors, 2019, 12(1): 165.
[104] LIMA-BARBERO JF, SÁNCHEZ MS, CABEZAS-CRUZ A, et al. Clinical gamasoidosis and antibody response in two patients infested with Ornithonyssus bursa (Acari: Gamasida: Macronyssidae) [J]. Exp Appl Acarol, 2019, 78(4): 555-564.
[105] SAEZ N J, HERZIG V. Versatile spider venom peptides and their medical and agricultural applications [J]. Toxin, 2019, 158: 109-126.
[106] WANG J, CHENG Y, SHI Z, et al. *Aedes aegypti* HPX8C modulates immune responses against viral infection [J]. PLoS Neglect Trop D, 2019, 13(4): e7287.
[107] LOWE R, BARCELLOS C, BRASIL P, et al. The Zika virus epidemic in Brazil: From discovery to future implications [J]. Int J Environ Res Public Health, 2018, 15(1): 96.
[108] DALY N L, WILSON D. Structural diversity of arthropod venom toxins [J]. Toxin, 2018, 152: 46-56.
[109] PENG PY, GUO XG, JIN DC. A new species of *Laelaps* Koch (Acari: Laelapidae) associated with red spiny rat from Yunnan province, China [J]. Pakistan J Zool, 2018, 50(4): 1279-1283.
[110] WALKER A A, ROBINSON S D, YEATES D K, et al. Entomo-venomics: The evolution, biology and biochemistry of insect venoms [J]. Toxicon, 2018, 154: 15-27.
[111] VON REUMONT BM, UNDHEIM EA, JAUSS RT, et al. Venomics of remipede crustaceans reveals novel peptide diversity and illuminates the Venom's biological role [J]. Toxins, 2017, 9(8): 234.
[112] ABBAR S, SCHILLING MW, PHILLIPS TW. Time-mortality relationships to control *Tyrophagus putrescentiae* (Sarcoptiformes: Acaridae) exposed to high and low temperatures [J]. J Econ Entomol, 2016, 109(5): 2215-2220.
[113] ERBAN T, KLIMOV PB, SMRZ J, et al. Populations of stored product mite *Tyrophagus putrescentiae* differ in their bacterial communities [J]. Front Microbiol, 2016, 12(7): 1046.
[114] PUGLISE JM, ESTEP AS, BECNEL JJ. Expression profiles and RNAi silencing of inhibitor of apoptosis transcripts in *Aedes*, *Anopheles*, and *Culex* Mosquitoes (Diptera: Culicidae) [J]. J Med Entomol, 2016, 53(2): 304-314.
[115] STENTIFORD GD, BECNEL JJ, WEISS LM, et al. Microsporidia-emergent pathogens in the global food chain [J]. Trends in Parasitol, 2016, 32(4): 336-348.
[116] BERON P. Comparative study of the invertebrate cave faunas of Southeast Asia and New Guinea [J]. Historia Naturalis Bulgarica, 2015, 21: 169-210.
[117] LIU Y, ZHOU Y, WU J, et al. The expression profile of *Aedes albopictus* miRNAs is altered by dengue virus serotype-2 infection [J]. Cell Biosci, 2015, 5: 16.
[118] PENG PY, GUO XG, SONG WY, et al. Analysis of ectoparasites (chigger mites, gamasid mites, fleas and sucking lice) of the Yunnan red-backed vole (Eothenomys miletus) sampled throughout its range in Southwest China [J]. Med Vet Entomol, 2015, 29(4): 403-415.
[119] CULVER DC, PIPAN T. Shallow subterranean habitats: ecology, evolution, and conservation [M]. Oxford: Oxford University, 2014.
[120] GAI Y, MA H, MA J, et al. The complete mitochondrial genome of *Scolopocryptops* sp. (Chilopoda: Scolopendromorpha: Scolopocryptopidae) [J]. Mitochondrial DNA, 2014, 25(3): 192-193.
[121] CHIPMAN AD, DOR N, BONATO L. Diversity and biogeography of Israeli geophilomorph centipedes (Chilopoda: Geophilomorpha) [J]. Zootaxa, 2013: 3652: 232-248.
[122] HAGSTRUM DW, KLEJDYSZ T, SUBRAMANYAM B, et al. Atlas of Stored-Product Insects and Mites [M]. St. Paul: AACC International Press, 2013.
[123] OLIVEIRA GA, LIEBERMAN J, BARILLAS-MURY C. Epithelial nitration by a peroxidase/NOX5 system mediates mosquito antiplasmodial immunity [J]. Science, 2012, 335(6070): 856-859.

[124] PIPAN T, CULVER DC. Convergence and divergence in the subterranean realm: a reassessment [J]. Biol J Linn Soc, 2012, 107(1): 1-14.

[125] EDWARDS DD, JACKSON LE, JOHNSON AJ, et al. Mitochondrial genome sequence of *Unionicola parkeri* (Acari: Trombidiformes: Unionicolidae): molecular synapomorphies between closely-related Unionicola gill mites [J]. Exp Appl Acarol, 2011, 54: 105-117.

[126] SMART J. A Handbook for the Identification of Insects of Medical Importance [M]. New Delhi: Daya Publishing House, 2011.

[127] ZHANG ZQ, HONG XY, FAN QH. Xin Jie-Liu centenary: progress in Chinese Acarology [M]. Zoosymposia, 2010, 4: 1-345.

[128] KRANTZ GW, WALTER DE. A Manual of Acarology [M]. 3rd ed. Lubbock: Texas Tech Univerity Press, 2009.

[129] HERBERT H. Ross. A Textbook of Entomology [M]. 3rd ed. John Wiley & Sons Inc, New York·London·Sydney, 2005.

[130] SMART J. A Handbook for the Identification of Insects of Medical Importance [M]. 2nd ed. London: British Museum (*Natural History*), 1948.

第二章

医学节肢动物的形态特征和分类

自然界中，节肢动物对环境的适应力很强，栖息地遍布全球整个生物圈（biosphere），生态位因种群而异，生活习性复杂多样，繁殖速度快，种群数量大，是动物界中的最大类群。节肢动物门（Arthropoda）约 20 个纲，与医学有关的包括昆虫纲（Insecta）、蛛形纲（Arachnida）、唇足纲（Chilopoda）、倍足纲（Myriopoda）、甲壳纲（Crustacea）、舌形虫纲（Pentastomida）等，其中最重要的是昆虫纲和蛛形纲。昆虫纲包含 2 个亚纲约 30 个目。2 亚纲分别为无翅亚纲（Apterygota）和有翅亚纲（Pterygota），与医学有关的主要分布于有翅亚纲，包括双翅目（Diptera）中的蚊、蝇、白蛉、蠓、虻及蚋，半翅目（Hemiptera）中的臭虫、锥蝽，鞘翅目（Coleoptera）中的隐翅虫、芫菁等，膜翅目（Hymenoptera）中的蜂、蚁，鳞翅目（Lepidoptera）中的一些有毒蛾类和蝶类，以及蚤目（Siphonaptera）、虱目（Anoplura）、蜚蠊目（Blattaria）及直翅目（Orthoptera）中的某些种类，其中又以双翅目、蚤目及虱目昆虫最重要。在蛛形纲中，与医学关系密切的是蜱螨亚纲（Acari）中的蜱类、革螨、恙螨、粉螨、疥螨和蠕形螨等。

第一节　节肢动物门的主要特征

形态学在辨识和研究节肢动物方面具有重要意义。节肢动物分类鉴定属、种主要依据其外部形态，因此形态特征是节肢动物分类鉴定的基础，在节肢动物分类鉴定上具有举足轻重的意义。通常情况下，节肢动物成虫的外部形态是鉴别种类的重要依据。然而，根据节肢动物的种类和获取标本的不同，内部结构亦可作为鉴定的依据。例如，雌蚊的受精囊（seminal receptacle）、库蚊属和按蚊属塞蚊亚属雌蚊的食窦甲（cibarial armature）或称口甲（buccal armature）、白蛉的咽甲（pharyngeal armature）、雌蚤的受精囊（spermatheca）等在医学节肢动物的鉴定上都具有实际意义。形态学不仅以成虫形态进行分类鉴定，节肢动物的各个发育期的形态亦可作为分类鉴定的重要依据，例如，恙螨幼虫期，蚊的卵期、幼虫期、蛹期，虱的卵期、若虫期的形态等在进行分类鉴定时都具有重要的意义。随着科学技术的进步，诸如蛋白质、同工酶、染色体和核酸序列分析等现代生物技术已用于物种鉴定，特别是在确定物种时具有明显的互补优势。尽管如此，节肢动物的形态学在进行物种分类鉴定时依然具有现实意义。

一、体壁特征

（一）体壁的构造

节肢动物的体壁是覆盖躯体和附肢的表面组织，具有一定的硬度，是气管和腺体等对外的开口处，功能相当于脊椎动物的骨骼，故称之为外骨骼（exoskeleton），也称为角皮（cuticle）。角皮是由含氮的多糖、几丁质（chitin）及无机盐硬化而成，其结构自外向内一般有表皮层（cuticula）、真皮层（epidermis）和基底膜（lamina）组成。表皮层自外向内又可分为上表皮（epicuticle）、外表皮（exocuticle）和内表皮（endocuticle）。上表皮是体壁的最外层自外向内依次为黏质层（cement layer）、盖质层（tectostracum layer）和表皮质层（cuticulin layer）。此外，体壁上还有皮腺细胞和各种毛（刚毛、微毛、腺毛、螯毛、感觉毛、鳞片和刺）等体壁衍生物。

(二) 体壁的功能

体壁具有保护身体，抵抗外来损伤，防止体内水分蒸发和接受刺激，为体内肌肉提供附着点等功能，并能与附着的肌肉一起产生强有力的活动。

外骨骼限制了身体的生长，因此节肢动物在发育过程中有蜕皮（ecdysis，molt）现象。蜕皮是背中线处破裂，个体从中钻出，身体迅速膨大，新表皮脱水鞣化变硬的一个复杂过程。蜕皮时上皮细胞分泌的几丁质酶和蛋白酶，能将旧外骨骼逐渐分解溶化，分泌产生新的表皮层。

二、呼吸器官

节肢动物在漫长的演化过程中，陆栖种类形成了高效的呼吸器官，即气管（trachea）。气管是体壁的内陷物，不会使体内水分大量蒸发，其外端有气门与外界相通，内端则在体内延伸，并一再分支，直至深入全身组织，与细胞直接接触，直接给组织供 O_2 和排出 CO_2，因此，气管是节肢动物高效的呼吸器官。陆生种类的呼吸器官不同种类虽然存在一定差异，但其 O_2 的输导全都借以气管。但水生种类仍以鳃或书鳃呼吸，也有些小型节肢动物，如剑水蚤、粉螨等靠体表呼吸。

三、简单的开管式循环系统

节肢动物的循环系统由具有多对心孔的管状心脏和由心脏前端发出的一条短动脉构成。血液通过这条动脉离开心脏进入血腔，泛流在身体各部分的组织间隙中直接浸润组织和器官，血腔中的血液由心孔流回心脏。这种开管式循环系统（open vascular system）的特点是血压低，如果附肢折断，可以避免大量出血死亡。节肢动物具有混合体腔（mixed coelom）是节肢动物在胚胎发育早期，以肠体腔形成中胚层和出现按节排列的体腔囊；但在以后的发育中，体腔囊形成的真体腔退化、断裂，形成围心腔、心脏、生殖管腔、排泄管腔等几个部分。此后进一步发育，围心腔壁消溶，可见消化管与体壁之间的空腔，所谓混合体腔实际上是由真体腔的一部分和囊胚腔混合在一起而形成。混合体腔内充满血液和体液，统称血淋巴（haemolymph），故混合体腔亦称血腔（haemocoel）。节肢动物的肠管浸在血腔的血液中，所吸收的养料可透过肠壁进入血液内，然后再随血流分送到身体各部分。

四、异律分节和身体的分部

节肢动物的身体由许多体节构成，体节之间形态结构发生明显差异，其构造和功能互不相同。除头端的顶节（acron）和尾端的尾节（telson，亦称肛节 anal segment）外，体部（tagmata）分节后，某些构造和功能相同体节愈合成体区，使得身体各部分有了进一步的分工，以完成不同功能，提高了节肢动物对环境条件趋避能力。例如昆虫分成头、胸、腹三部分，头部是感觉和摄食中心，胸部是运动中心，腹部是生殖和代谢中心。蜘蛛分头胸部和腹部，或头胸腹愈合为躯体（idiosoma）。蜈蚣分成头和躯干两个部分。

五、分节的附肢

节肢动物的附肢与环节动物的附肢疣足相比，发生了重大进化。节肢动物的每一体节几乎都有一对附肢，这对于增强运动能力十分重要。节肢动物体分节，附肢本身也分节，其内有发达的肌肉，与身体相连处也有活动的关节，十分灵活而且有力，具备了多种功能。例如附肢与节肢动物的感觉、运动、捕食、咀嚼、呼吸和生殖都有着密切的关系。

六、强劲有力的横纹肌

节肢动物的肌纤维为横纹肌，肌原纤维多，伸缩力强，同时肌纤维集合成肌肉束，其两端着生在坚厚的外骨骼上。通过外骨骼的杠杆作用，还调整和放大了肌肉运动，以增强效能。节肢动物的肌肉束往往按节成对排列，相互拮抗。每个体节有躯干肌和附肢肌两种，躯干肌包括一对背纵肌和一对腹肌，前者收缩时，促使身体伸直或向上弯曲，而后者收缩时，却使身体下弯。每只附肢一般有 3 附肢肌，可使附肢朝前后、上下、内外各种不同方位活动。

七、灵敏的感觉器和发达的神经系统

节肢动物的感觉器官包括:①视觉感受器,如单眼(simple eyes)(由角膜、角膜细胞、视杆、色素细胞等组成,功能是感受光的强弱等)和复眼(compound eyes)(由数目不等的小眼组成,小眼又由角膜、角膜细胞、晶体、视杆等组成,四周围以暗色素细胞,使小眼彼此隔离,免受折射光干扰,其功能是识别物体的形状、颜色、距离、运动、光线强弱等);②触觉感受器,如触角和感觉毛,用于感受环境变化和体内的刺激;③化学感受器是分布在体表的一些小凹陷,功能与觅食、求偶、产卵、寻找栖息地(宿主)的行为有关。

节肢动物的神经系统为链状神经系统,由一系列神经节所组成,通过纵横分布的神经纤维连接传递信息。其组成主要有食管上神经节(supraoesophageal ganglion)、食管下神经节(suboesophageal ganglion)和腹神经索(ventral nerve cord)。接受环境及体内的刺激,并对其产生反应,以调节节肢动物的行为。虽然节肢动物的中枢神经系统像环节动物一样,基本上仍然保持梯形,但神经节有十分明显的愈合趋势,这自然和体节的组合有关。神经节的愈合提高了神经系统传导刺激、整合信息和指令运动等的功能,更有利于陆栖生活。节肢动物头部内位于消化道上方的前 3 对神经节愈合为脑,分别形成前脑、中脑与后脑 3 部分,这比环节动物只由一对神经节演变成的脑自然要发达得多了,节肢动物处在消化道下方的头部后 3 对神经节也同样愈合,形成一个食管下神经节(咽下神经节)。

八、独特的消化系统和新出现的马氏管

节肢动物捕食、摄食以及碎食的结构都明显强于环节动物。一部分种类还有十分发达的中肠突出物,便于体内储存养料,这对于陆栖生活至关重要。昆虫虽无中肠突出物,却在肠道周围和体壁内面有许多脂肪细胞,代行养分储存的功能。对陆生动物来说,保存体内水分十分重要,绝大多数节肢动物都有 6 个直肠垫(rectal papillae),能从将要排出的食物残渣中回收水分,并将其输送到血体腔内,以维持体内水分的平衡。节肢动物具有独立排泄器官,如甲壳纲动物的触角腺(antennal gland)、颚腺(maxillary gland)和蛛形纲动物的基节腺(coxal gland)。随着代谢作用的兴旺,陆生节肢动物产生了新的排泄器官,即马氏管(Malpighian tube)。马氏管是由内胚层或外胚层形成的单层细胞的盲管,由中肠或后肠演化而来,开口于中后肠交界处,另一端游离在血腔中,吸收大量尿酸等蛋白质的分解产物、使之通过后肠,与食物残渣一起由肛门排出。昆虫纲(Insecta)、蛛形纲(Arachnida)、唇足纲(Chilopoda)和倍足纲(Diplopoda)种类的排泄主要通过马氏管。

第二节 医学昆虫的形态与结构

节肢动物门约有 20 个纲,其中与医学关系密切的节肢动物分属于以下 6 个纲,分别是昆虫纲、蛛形纲、甲壳纲、唇足纲、倍足纲和舌形虫纲。昆虫纲是世界上种类最多、种群数量最大、适应能力强的一类节肢动物,部分种类与人类经济和健康关系密切,也是医学节肢动物中最重要的组成部分。

昆虫纲分为两个亚纲,即无翅亚纲和有翅亚纲。无翅亚纲可分为石蛃目(Thysanura)和衣鱼目(Zygentoma)两个目,有翅亚纲可分为双翅目等 28 个目。在无翅亚纲的现存目中,石蛃目昆虫的上颚与头壳之间只有一个关节点,属"单髁类";衣鱼目昆虫及其他有翅昆虫(其中少数后生性无翅昆虫)的上颚与上颚之间有 2 个关节,属"双髁类"。石蛃目和衣鱼目昆虫的幼体除体型小、性器官未成熟外,均与成虫相似,幼体经多次蜕皮达到性成熟,属于表变态,在其进化中未显现过有翅的迹象,均无医学重要性。双髁类除衣鱼目外,均有翅,少数次生性无翅昆虫(如虱和蚤),发育过程中通常存在不同类型的变态现象。根据翅是否可以折叠到身体背面可分为古翅类(Paleoptera)和新翅类(Neoptera),前者包括蜉蝣目、蜻蜓目;后者包括其他昆虫。有翅昆虫根据幼虫期翅在体外还是在体内发育,分为外翅部(Exopterygota)和内翅部(Endopterygota)。外翅部昆虫幼期翅在体外发育,属不完全变态类(incomplete metamorphosis)(除蜉蝣目外)。其中,蜻蜓目与襀翅目幼期营水生生活,幼体在体形、取食器官、呼吸器官、运动器官及行为习性等方面均与成虫有明显的分化,这种幼体称为稚虫(naiad),其变态类型称为半变态类(hemimetamorphosis);直翅目、蜚蠊目、虱目、蜚蠊目、半翅目蝽类等幼体与成虫的区别在于翅和外生殖器尚未发育,通常称为若虫

(nymph),这种变态类型称为渐变态(paurometamorphosis);半翅目的粉虱、雄性蚧虫等,由幼期转为成虫期需经过一个不食不动类似蛹的虫龄,称为伪蛹,这种变态类型称为过渐变态,幼体也称为若虫。内翅类昆虫幼虫期的翅在体内发育,属完全变态类(complete metamorphosis),其幼体称幼虫(larva);鞘翅目、蚤目、鳞翅目、膜翅目、双翅目、毛翅目都属于完全变态,其中鞘翅目芫菁科甲虫幼虫的生活方式和形态也有明显的分化,其变态称为复变态(hypermetamorphosis)。蜉蝣目昆虫一生中需经过亚成虫(subimago)阶段,变态类型独特,称为原变态(prometamorphosis),幼体水生,也称为稚虫。

昆虫纲与医学有关的类群包括双翅目(Diptera)、蚤目(Siphonaptera)、虱目(Anoplura)、半翅目(Hemiptera)、鳞翅目(Lepidoptera)、鞘翅目(Coleoptera)、膜翅目(Hymenoptera)、蜚蠊目(Blattaria)和直翅目(Orthoptera),其中前5个目与医学关系更为密切。

一、医学昆虫的外部形态

由于不同种类的昆虫生活环境和生活方式各异,昆虫为了竞争生存空间以繁衍生息,虫体形态与构造有非常复杂的适应性变化,然而不同种群之间仍存在共同特征。

(一)一般形态

昆虫体躯左右对称,分头、胸、腹三部(图2-1),不同种类昆虫的大小和形态变化很大。昆虫的大小通常采用体长进行判定,体长在0.2cm以下为微小,0.2~0.5cm为很小,0.5~1cm为小型,1~3cm为中等,3~5cm为大型,5~8cm为很大,8cm以上为巨大,超过20cm为极大。头部的外形一般呈球形或扁球形,角皮坚硬,形成头壳。关于昆虫头部的构成,Goodrich(1879)、Tieys(1940)和Manton(1949)等学者基于昆虫的胚胎学和比较形态学认为:头部由6个胚胎附节融合而成(图2-2)。胸部由前胸、中胸和后胸3个体节组成,每节有足1对,后两节背侧各有翅1对,分别为前翅与后翅。但有些种类后翅退化(如双翅目),有些两对翅大部分退化(如半翅目的短翅型种类)或完全退化(如虱目,蚤目)。头、胸之间的颈区膜质,能缩入前胸。昆虫由11个体节和1个尾节(telson)组成,前8节侧面各有一气孔。不同种类的昆虫成虫腹部变异较大,较高级种类多有愈合现象,腹部仅保留3~4节或5~6节;成虫期腹部各节附肢消失,末端几节附肢特化成为外生殖器和尾须(cerci)。

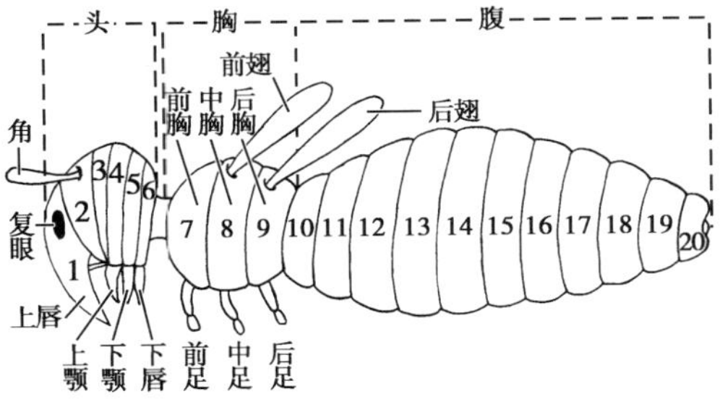

图2-1　昆虫外部构造模式图

(仿Patton和Cragg,重绘)

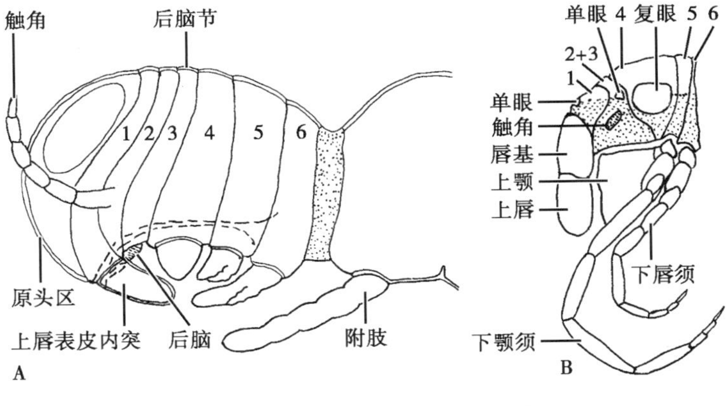

图2-2　昆虫头部6节分节学说

(A.仿Rempel,重绘;B.仿Kukalova-Peck,重绘)

(二)头部

头部是昆虫的第一个体段,是感觉与取食中心。头部着生复眼(compound eye)1对,有些昆虫还具有单眼(ocellus)1~3个;具有触角(antenna)1对;头部下方着生口器(mouth parts)(图2-3)。口器最原始的型式是咀嚼式口器(chewing mouthparts),包括上唇(labrum)1对、上颚(mandibles)1对、下颚(maxilla)1对、下唇(labium)和口前腔中的舌(hypopharynx)。

1. 眼(eye)

(1)复眼(compound eyes):昆虫成虫和不完全变态的若虫一般具复眼1对,着生在头部两侧上方,大多

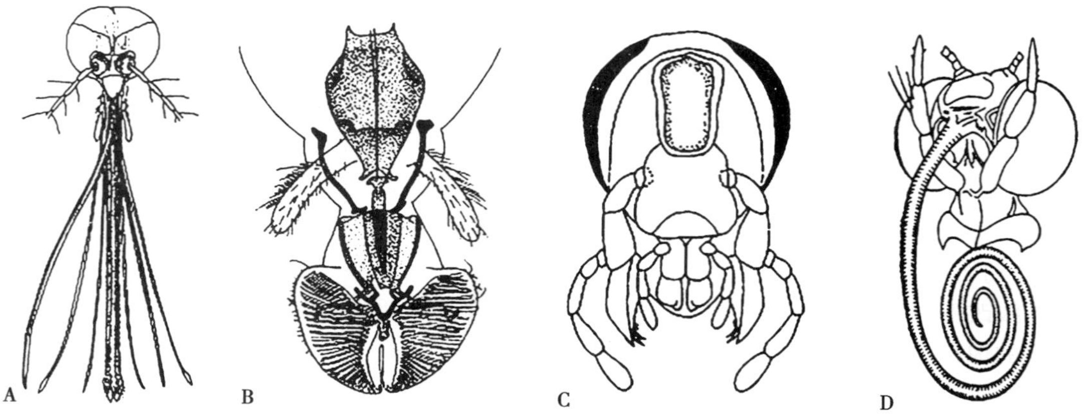

A. 刺吸式(蚊);B. 舐吸式(蝇);C. 咀嚼式(蜚蠊);D. 虹吸式(蝶与蛾)。

图 2-3 医学昆虫常见几种口器

[(A. 仿 姚永政;B. 仿 Mönning;C. 仿 Snodgrass 和 Imms;D. 仿 朱弘复),重绘]

呈卵圆形、圆形或肾形。复眼由许多小眼(ommatidium)组成,是主要的视觉器官(图 2-4)。复眼能感知物体的形状、距离、运动、一定的颜色、光的强度等。

复眼中的小眼面一般呈六角形或圆形。小眼的数目、大小和形状在各种昆虫中变异很大。例如家蝇的复眼由 4 000 个小眼组成,而蝶类、蛾类的复眼由 28 000 只小眼组成。小眼包括集光部分及感光部分。小眼的最外面盖有一层透明的双凸或平凸的角膜,由角膜细胞分泌形成,呈四方形或六角形,与其周围的角质层相连,因此不能活动。角膜的功能相当于一个晶体(图 2-5)。角膜之下为圆柱形或圆锥形的晶锥,由周围的晶锥细胞分泌形成,相当于第二晶体。围绕晶锥是一组初级色素细胞(或称远端色素细胞),以上这些结构构成集光部分。小眼的感光部分是一组位于晶锥下面的视网膜细胞。

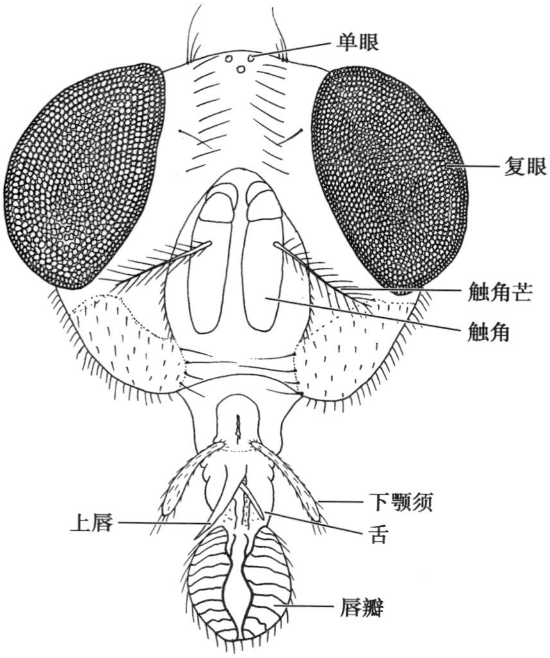

图 2-4 家蝇的复眼

(仿 Metcalf 和 Flint,重绘)

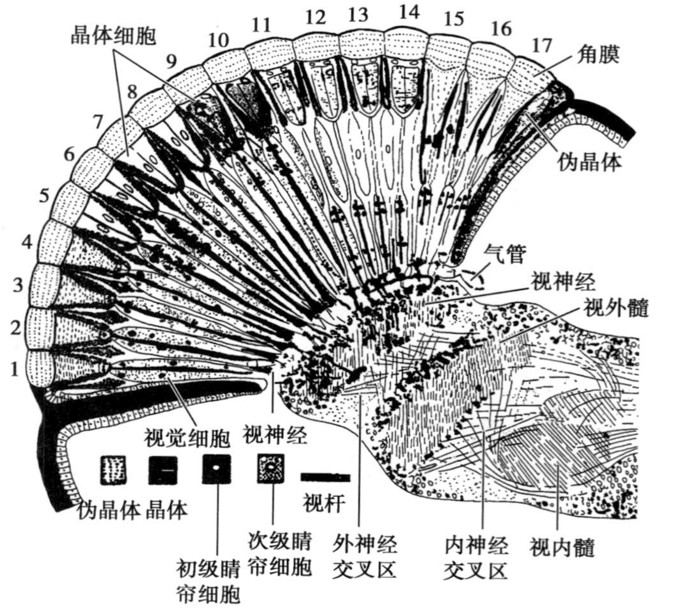

小眼 1~4 为软晶体的伪晶眼;5~8 为无晶眼;9~10 为具端部晶体的真晶眼;11~14 为具中央晶体的真晶眼;15~17 为具角质晶体的伪晶眼;1~10 为并列像眼;11~17 为重叠像眼,11 示白昼的调节。

图 2-5 昆虫复眼及视叶切面模式图

(仿 Weber,重绘)

视网膜细胞向心分泌许多小柱，并有许多微小的神经纤维，与树突的延伸物共同组成一感光结构，称为视杆（retinal rod）。视杆中有视觉色素，当被光线照射时，其分子结构发生变化，结果造成能量状态的改变。每个视网膜细胞向后伸出轴突，穿过基膜，离开小眼，汇集成视神经，并与视神经节相连。甲壳类的视网膜细胞中含有黑色或褐色色素颗粒，而昆虫在视网膜细胞周围另有色素细胞，它们构成近端的色素。

当光线落在小眼上，首先被角膜及晶锥集光，然后到达视杆，在视杆处视觉色素改变成感觉信息直接传递到脑。因此，每个小眼是一个光感受单位。某些节肢动物的复眼根据光线的强弱，色素细胞可以有不同程度的伸缩移动而形成像。在光线充足时，复眼产生的像称为并列像，如果复眼中的小眼越多，其图像也就越清晰，当光线改变时，会引起不同的小眼感受刺激，使许多节肢动物对物体的移动特别敏感；在光线微弱时，复眼产生的像称重叠成像，复眼在微弱的光线下也能看到物体。节肢动物中有的种类只能在光线充足时有视觉，只形成并列像，即单眼通过色素细胞在光学上各自独立，每个单眼有自己的视点。这种眼称为并置眼（apposition），也叫日行眼（diurnal eye），其特点为高分辨率，但图像暗，如蝶类等日行性节肢动物；另一些种类只在弱光时形成重叠像，即单眼并不完全光学独立，相邻的单眼所成的像重合。这种眼称为叠置眼（superposition），也叫夜行眼（nocturnal eye），其特点为对光敏感，见于蛾类等夜行性昆虫；有些昆虫的叠置眼，其来自单眼的图像重叠是由于神经错节造成的，因此称为神经性叠置眼（neuronal superposition），多见于双翅目昆虫。但更多的种类其复眼具有调节能力，光线强、弱时均能有视觉。

复眼内缘之间的距离常作为双翅目昆虫，特别是较高级双翅目昆虫性别区分的依据。在双翅目昆虫中，雄性的复眼常较雌性的大，甚至两个复眼在背面相接，称为接眼式（holoptic type）；雌性的复眼则相离，称为离眼式（dichoptic type）。

（2）单眼（ocellus）：多种无脊椎动物都具有单眼。单眼是简单、凸出、圆形的眼面，单眼本身并不能自己产生视觉，但可以增加复眼对于感光的敏锐性。单眼由视觉细胞、六角形角膜和圆锥形晶体组成（图 2-6）。

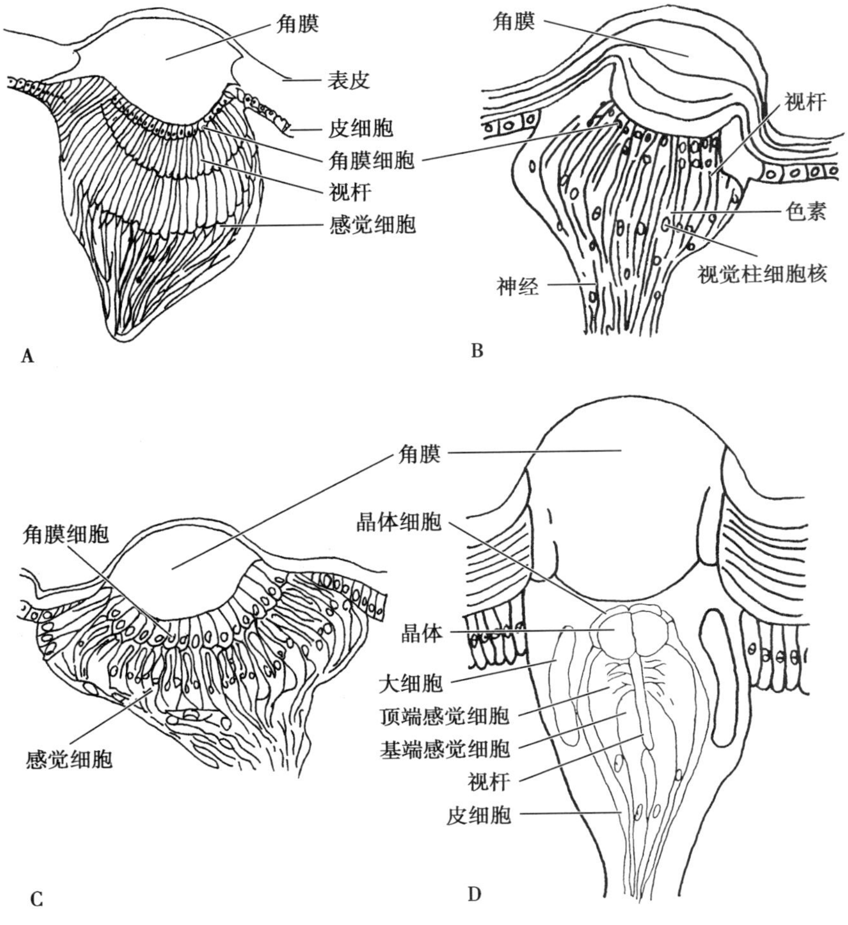

A~B. 背单眼；C~D. 侧单眼。

图 2-6　昆虫单眼纵切面示意图
（仿 彩万志等，重绘）

昆虫的单眼结构已比较完善，通常有很多能感光的视觉细胞，周围有色素，表面仅有 1 个双凸形的角膜。单眼一般分为 2 类(图 2-7)：①背单眼(dorsal ocelli)：为一般成虫和不全变态类若虫所具有，与复眼同时存在，一般不超过 3 个。位于额区上端两复眼之间，大多分布成倒三角形，称单眼三角区(ocellar triangle)。背单眼的有无、数目及着生位置等可作为分类特征，在半翅目与同翅目的分科中经常应用。②侧单眼(lateral ocelli)：多见于全变态类昆虫的幼虫，位于头部的两侧。侧单眼占据复眼的位置，替代复眼。所以它不会与复眼同时存在。侧单眼的数目在各类昆虫中变化很大，常为 1~7 对不等。

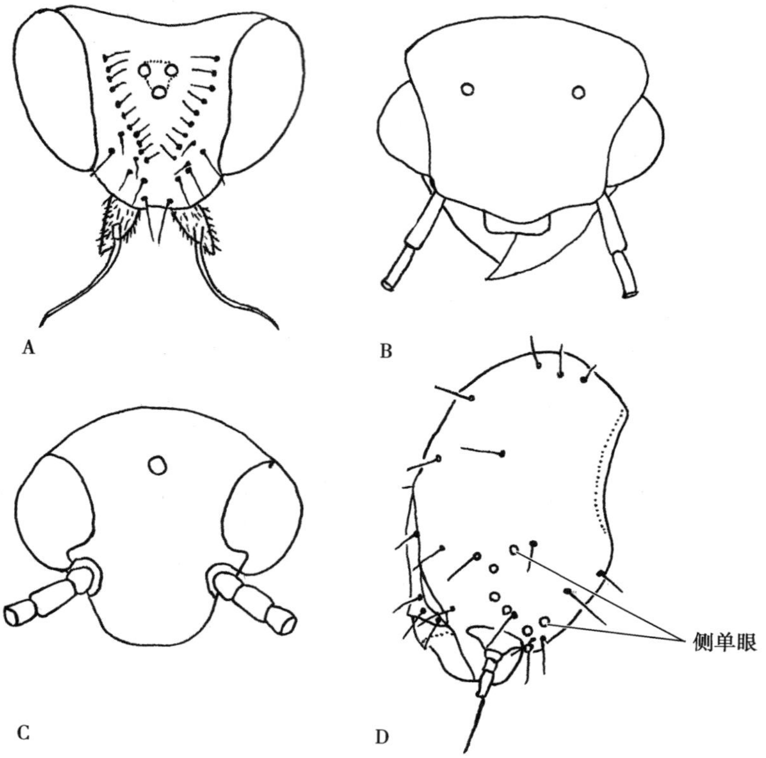

A~C. 视背单眼(前面观)；D. 视侧单眼(侧面观)。

图 2-7 昆虫单眼类型

(仿 彩万志等，重绘)

2. 触角(antenna) 昆虫大多有触角 1~2 对，一般着生在额区，有的位于复眼上方，有的位于复眼之间，着生在触角窝(antennal socket)内。触角具关节可以自由转动。昆虫触角的形态各异，但基本结构相同。不同的种类其触角功用可能有所不同，但已证明是感觉器官。触角基本上由 3 节组成(图 2-8)：①柄节(scape)：触角的第一节，基部与触角窝相连，通常粗短。触角窝边缘有个小突起，即支角突(antennifer)，与柄节相接，这是柄节基部的关节；②梗节(pedicel)：触角的第二节，较细小，里面常具有感觉器官，如雄蚊在这一节上具一特殊的感受器，称为江氏器(Johnston's organ)；③鞭节(flagellum)：或称棒节(clavus)，是触角的端节，包含几个至几十个亚节，鞭节在各类昆虫中变化很大，形成各种不同的类型。根据触角的形状、长度等可将触角分为 12 个基本类型：刚毛状、丝状、念珠状、栉齿状、锯齿状、球杆状、锤状、具芒状、鳃叶状、羽状、膝状及环毛状(图 2-9)。触角是昆虫的感觉器官，主要司嗅觉和触觉作用，有的也有听觉作用(如雄蚊)。触角的形状、分节数目、着生位置、长短比例等因种而异，因此触角常作为辨识昆虫种类和雌雄的重要特征，在昆虫分类时具有一定的意义。其中医学昆虫常见的触角类型为羽状、环毛状和具芒状。

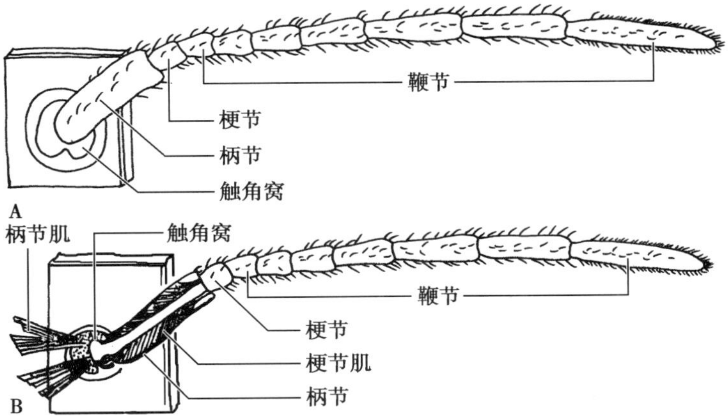

图 2-8　昆虫触角的基本构造模式图
（仿 彩万志和管致和，改编重绘）

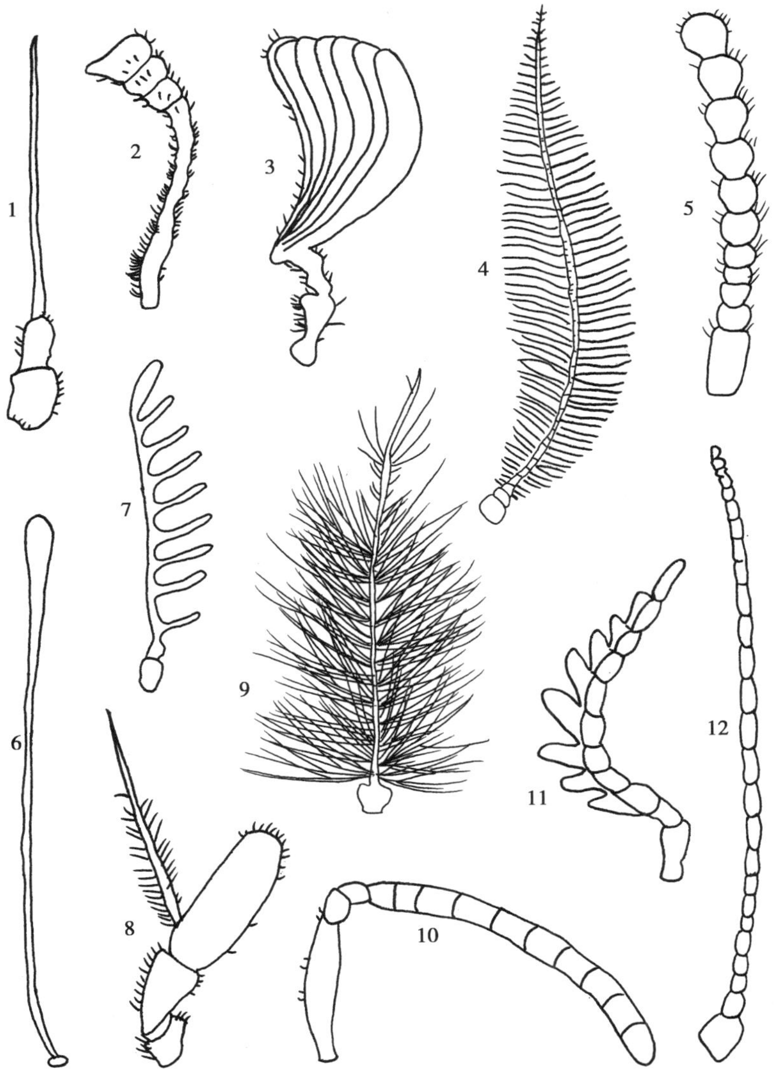

1. 刚毛状；2. 锤状；3. 鳃叶状；4. 羽状；5. 念珠状；6. 球杆状；7. 栉齿状；
8. 具芒状；9. 环毛状；10. 膝状；11. 锯齿状；12. 丝状。

图 2-9　昆虫触角的基本类型
（仿 周尧和管致和 等，重绘）

3. 口器(mouth parts) 口器是摄取食物的器官,又称取食器(feeding apparatus)。其基本构造相似,由头部后面的3对附肢和一部分头部联合组成(图2-10)。由于各种昆虫生活习性及取食方式的不同,因而发展成为各种不同形式的口器。一般来说,昆虫常见的口器有三种形式,即咀嚼式(chewing type)、吸取式(sucking type)和嚼吸式(chewing-lapping type)。吸取式口器又可分为四种类型,不吸血的昆虫为舐吸式(rasping-sucking type, sponging type, licking-sucking type)口器,吸血昆虫是刺吸式(piercing-sucking type)口器,还有虹吸式和刮吸式口器等;刺吸式口器又可分为刀刺式、针刺式和喙刺式口器等。从口器的演化来看,咀嚼式口器是比较原始的,所有别的口器类型都是由咀嚼式口器这一基本形式演变而来。

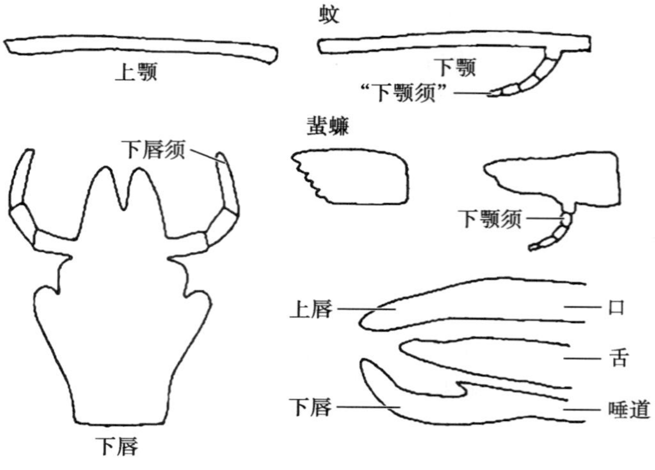

图2-10 昆虫口器图解
(仿Gordon等,重绘)

(1)咀嚼式口器(chewing mouthparts):由1片上唇(labrum)、1对上颚(mandible)、1对下颚(maxilla)、一个舌(hypopharynx)和1片下唇(labium)五部分组成(图2-11)。

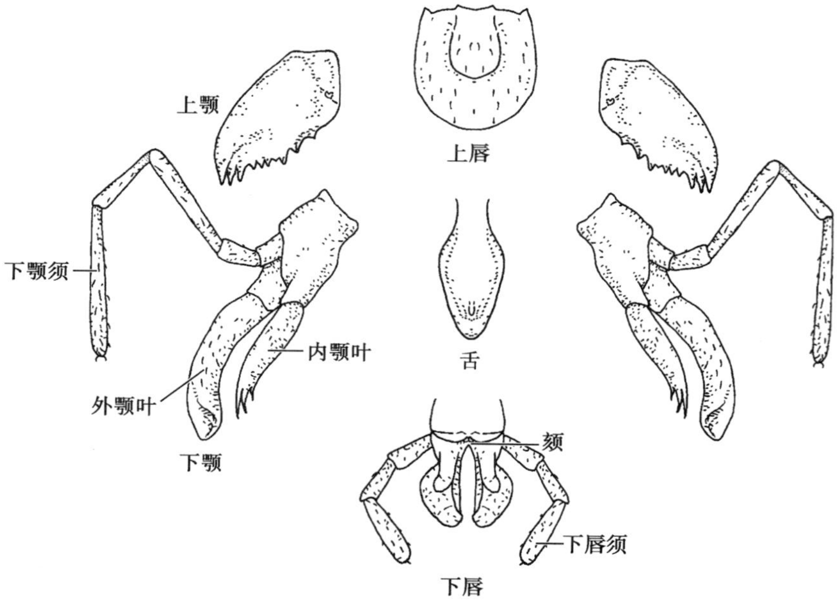

图2-11 昆虫的咀嚼式口器
(仿Roberts等,重绘)

1)上唇:是一长方形的片状结构,是口器的上盖,不是附肢,覆盖着上颚,其内壁有毛和味觉器称内唇(epipharynx),形成口腔顶部。这个构造往往与上唇紧接,因此,可将此两种构造合称为上内唇(labrum epipharynx)。

2)上颚:亦称大颚。位于上唇的下面,为一坚硬几丁质块,是头部的第2对附肢,由切齿叶和臼齿叶组成,用于切断和咀嚼食物。

3)下颚:亦称小颚。见于上颚之后,是头部的第3对附肢,分别由轴节(cardo)、茎节(stipe)、内颚叶(lacinia)、外颚叶(galea)和下颚须(maxillary palpus)5个部分组成。下颚须有嗅觉和味觉的作用。

4)舌:位于两片下颚之间,是一袋状结构,内有唾腺导管开口。舌壁上有细毛和感觉器,有味觉作用。

5)下唇:由头部第4对附肢愈合而成,分为后颏(postmentum)、前颏(prementum)、侧唇舌(paraglossa)、中唇舌（glossa）和下唇须（labial palpus）五部分。下唇形成口器的底板，下唇须有感触食物的功能。

昆虫真正的口位于唇基部与舌之间，而上唇与口器附肢在口外所围成的空腔称为口前腔（preoral cavity）。舌将口前腔分为两部分，即前面的食窦（cibarium）和后面的唾窦（salivarium）。唾管（或涎管）开口于唾窦，唾液由此流入口前腔，与正在咀嚼的食物混合，起一部分消化作用。许多昆虫有这种咀嚼式口器，如直翅目、鞘翅目成虫和幼虫、膜翅目成虫和鳞翅目幼虫等。

（2）舐吸式口器（sponging mouthparts）：舐吸式口器的一般情况是下唇发育得很粗壮，将上唇和舌都包围在里面，并伸长成喙（rostrum）（图 2-12）。上颚和下颚均退化，仅遗留下颚须（maxillary palp）。因此，这种口器没有咀嚼和刺割功能，但下唇的末端有一特别发达、形体很大而呈坐垫样的唇瓣（labellum），具有比较发达的假气管膜（pseudotrachea membrane）结构，可以吮吸食物。蝇属、丽蝇属、麻蝇属等蝇类的口器属于舐吸式口器。大多数具有这种口器的昆虫，往往可以通过机械方式传播微生物和/或寄生虫等病原体。

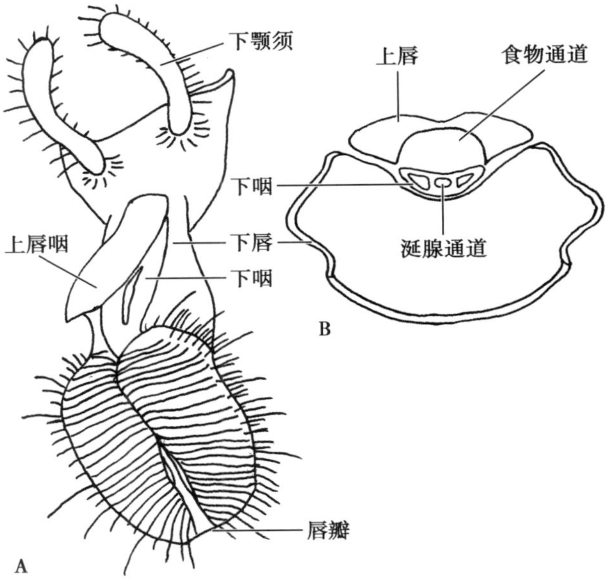

A. 口器整体观；B. 口器横切面。

图 2-12 昆虫的舐吸式口器

（仿 James 等，重绘）

（3）刺吸式口器（Piercing-sucking mouthparts）：刺吸式口器的细管部分变长，大多像一根细长的管子。管的外壁就是下唇，下唇延长成喙。管的内部大多含有上、下颚各 1 对，舌和上唇各 1 个。上颚与下颚的一部分特化成细长的口针（stylets）。食窦形成强有力的抽吸机构。具有这种口器的昆虫，在叮咬人或其他动物时，吸取或注入病原体使疾病广泛地传播。双翅目昆虫中的吸血昆虫，具有这种口器。半翅目、蚤目和虱目昆虫，也有类似的刺吸式口器。刺吸式口器又可分为三种：①针刺式口器（needle-like piercing mouthparts）：针刺式口器所具有的刺割器构造和刀刺式口器相似，不同的是这种口器的上颚、下颚、舌和上内唇均较长且细，因此这些刺割器与围在它们外面的下唇所组成的喙，也长而细，故能做较深入地刺吸。外表上看，这种针刺式口器只是一根细长的喙和一对下颚须。这种口器的下唇和下颚均无刺割功能。蚊的口器属于这种针刺式口器（图 2-13A）。②刀刺式口器（knife-like piercing mouthparts）：刀刺式口器的外表只可见到 1 个下唇和 1 对下颚须。在下唇里面包藏着扁平刀刃样的能撕割皮肤的上颚和下颚各 1 对，以及能钻刺皮肤的针样的舌和上内唇各 1 个。下唇本身没有刺割能力，但有保护这些刺割器官的作用。下颚须具感觉功能，没有刺割功能。如蠓、白蛉、虻、蚋的口器属于此种口器（图 2-13B）。③喙刺式口器（beak-like piercing mouthparts）：喙刺式口器没有上颚和下颚，但有下颚须。下唇内只有 1 个内唇和 1 个舌。当具有此种形式口器的昆虫叮咬人或其他动物时，整个喙包括下唇在内，一同刺入皮肤。因此具有这种形式的口器的昆虫，其下唇也具有钻刺能力。下唇沟在下唇内，舌和上内唇均位于此沟内，同时下唇尖端的唇瓣上有齿。具有这种口器的昆虫，可以通过生物方式传播微生物和/或寄生虫等病原体，例如舌蝇、螫蝇的口器（图 2-13C）。

（4）虹吸式口器（siphoning mouthparts）：虹吸式口器的喙由左、右下颚的外颚叶嵌合而成，每个外颚叶的横切面呈新月形，二外颚叶合在一起形成食物道。外颚叶由一系列的骨化环与膜质环相间紧密排列而成，因而可以卷曲伸展自如。下颚的轴节和茎节均已缩入头内，只在外面留 1 对不很发达的下颚须。上唇是一条很窄的横片。上颚已退化，只有少数较原始的蛾类才有上颚。下唇退化成三角形的小片，但下唇须发达，卷曲的喙被夹在两须之间。虹吸式口器的抽吸机构是由食窦和咽喉的前部联合而成，故称为食窦-咽喉唧筒，唧筒的扩肌分别着生在额神经节的前后方。鳞翅目成虫如蝶蛾属于此型口器（图 2-14）。

（三）胸部

昆虫胸部是昆虫的第 2 体段，由三节组成，即前胸（prothorax）、中胸（mesothorax）及后胸（metathorax）。

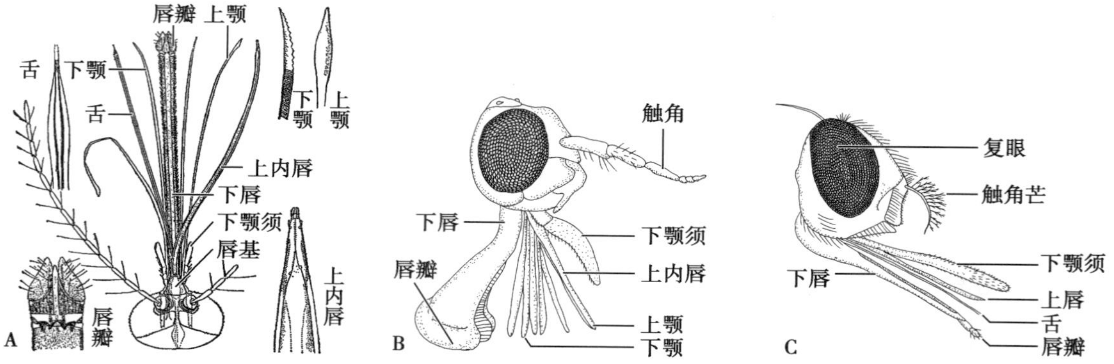

A. 蚊的针刺式口器;B. 斑虻的刀刺式口器;C. 舌蝇的喙刺式口器。

图 2-13 昆虫的刺吸式口器

[(A. 仿 马素芳;B~C. 仿 姚永政),重绘]

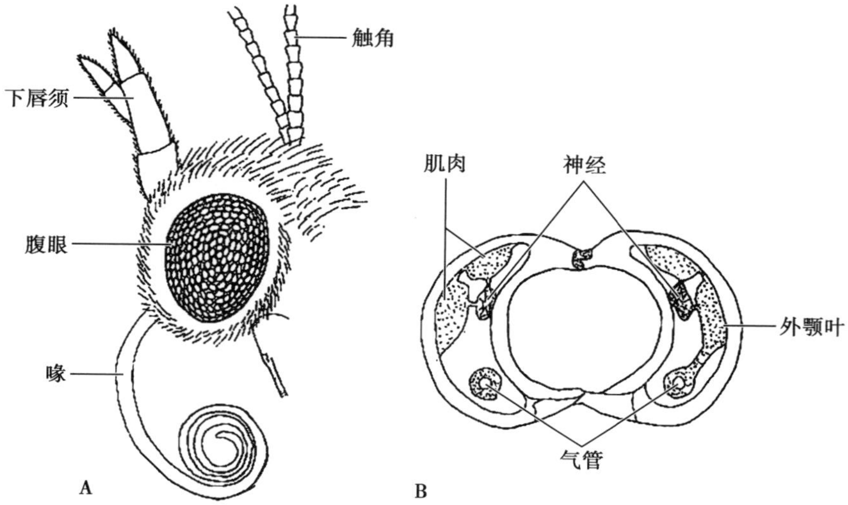

A. 鳞翅目成虫头部模式图(侧面观);B. 喙的横切面。

图 2-14 昆虫的虹吸式口器

[(A. 仿 彩万志等;B. 仿 Eidmann),改编重绘]

胸部覆盖有胸板,着生在胸部背面的有前胸背面的前胸背板(protergum)和中、后背面的端背片(acrotergite)、前盾片(prescutum)、盾片(scutum)和小盾片(scutellum);着生在胸部侧面的有基侧片(coxopleurite)、上基侧片(anacoxopleurite)和腹侧片(sternopleurite),这些骨片都是足基部的骨片,有翅昆虫在演化中将其演变为侧板;着生在具翅胸节腹面的有基腹片(basisternum)和小腹片(sternellum)等。胸的每个胸节各有一对足,分别称为前足(fore leg)、中足(median leg)及后足(hind leg),着生在各节侧、腹板间的膜质基节窝内,以关节与躯体相连。大多数昆虫在中、后胸上各有翅1对,即前翅(fore wing)和后翅(hind wing)。

1. 足(leg) 昆虫的胸足着生在侧板与腹板之间,基部由膜与体壁相连,形成基节窝(coxal cavity),是足基部可活动的部分。成虫典型的胸足一般分为6节,即基节(coxa,复数 coxae)、转节(trochanter)、股节(femur,复数 femora)、胫节(tibia,复数 tibiae)、跗节(tarsus,复数 tarsi)及前跗节(pretarsus,复数 pretarsi)(图 2-15)。基节与体壁构成关节;转节很小;股节粗大、肌肉发达;胫节细长,后缘常有距、刺等附

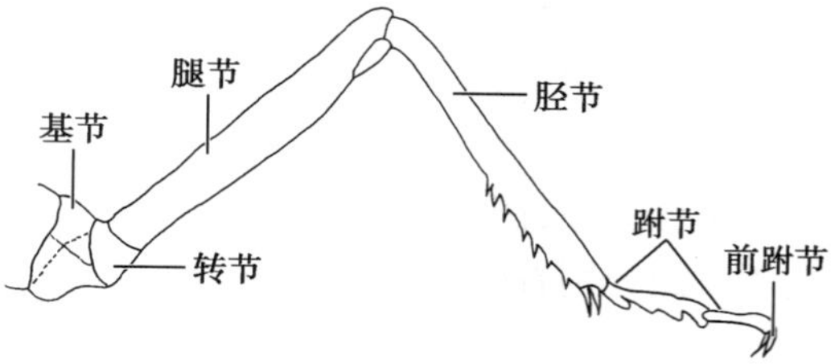

图 2-15 足的构造图解

(仿 管致和 等,重绘)

属物；跗节一般分为 2~5 小节，腹面有跗垫；前跗节在原始昆虫为一端爪，一般昆虫为一对爪，爪间有一爪垫（图 2-16）。昆虫的足主要适于步行，但随着生活方式的不同，某些足在形态及功能上发生变化，常见的类型有 8 种。

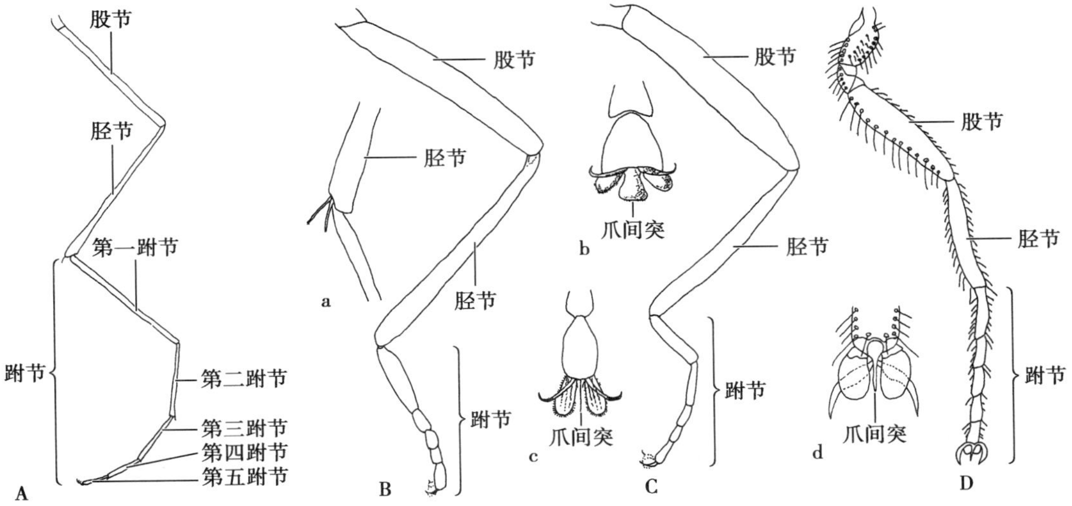

A. 蚊足；B. 虻（*Tabanus*）足；C. 麻蝇（*Sarcophaga*）足；D. 家蝇足；
a. 虻后足胫节；b. 盗虻足端（爪间突）；c. 麻蝇足端（爪间突）；d. 家蝇足端（爪间突）。

图 2-16　双翅目昆虫的足
（仿 Smart 等，改编重绘）

（1）步行足（walking leg）：各节外形细长、均匀，适于步行及疾走。步行时一侧的前、后足与对侧的中足为一组，两组相互交替移动与支撑身体，如蝇、蜚蠊等。

（2）跳跃足（jumping leg）：由后足特化形成，腿、胫节发达，特别是腿节粗壮，有发达的肌肉，可以控制胫节的屈伸，适于跳跃，如蚤。

（3）开掘足（digging leg）：一般由前足特化形成，足粗短，胫节宽扁，前缘具齿，适于在泥土中挖掘，如蝼蛄。

（4）捕捉足（grasping leg）：前足特化而成，其基节延长，腿节腹面有槽，胫节回折可嵌入其中如折刀状，如猎蝽。

（5）游泳足（swimming leg）：后足特化成浆状的构造，其胫节与跗节扁平，边缘有长毛，适于水中游泳，如龙虱、仰蝽等。

（6）携粉足（pollencarring leg）：后足特化而来，其胫节宽扁，两边有长毛构成花粉篮，第 1 跗节长扁，其上有成排横列的硬毛用以采集花粉，称花粉刷，如蜜蜂后足。

（7）抱握足（clasping leg）：前足的前 3 个跗节膨大成吸盘状，交配时用以抱握雌虫，如龙虱雄虫的前足。

（8）攀缘足（climbing leg）：跗节只有 1 节，跗节的爪向内弯时与胫节外缘的突起形成钳状，用以夹住寄主的毛发，如体虱等。

2. 翅（wing）　昆虫是节肢动物里唯一有翅的一类动物，也是整个动物界中最早获得飞行能力的动物。在各类昆虫中，翅有多种多样的变异，所以翅的特征成了分类和研究演化的重要依据。无翅亚纲的昆虫（通常包括 2 个目：石蛃目和衣鱼目。）皆原始无翅。昆虫中还有一些种类进化过程中，因适应其生活环境发生翅次生性退化，例如一些外寄生的种类如虱、蚤；蜚蠊目昆虫初始无翅，成体具翅；其他绝大多数的昆虫都具有 2 对翅分别着生于中、后胸，但蚊、蝇等的后翅退化为棒状平衡棒。

翅是由胸部侧板向外扩伸形成，胚胎时期它是双壁叶状囊，其构造和体壁相同，即具有表皮层、真皮层和基础膜，它与胸部的血腔相通，含有气管、神经纤维及血淋巴。昆虫的翅通常具有 3 缘 3 角，翅平展后，它的前面的边缘叫前缘（costal margin）；后面靠虫体的边缘叫后缘或内缘（inner margin）；在前缘与后缘之间的边缘叫外缘(outer margin)。在翅基部的角叫肩角(humeral angle);前缘与外缘的夹角叫顶角(apical angle);外缘与内缘的夹角叫臀角(anal angle)(图 2-17)。

原始种类的翅不能折叠,而较高等种类的翅静止时折叠在背部,为了适于翅的折叠和飞行,翅上发生一些褶线,因而将翅面划分成若干区域。翅基部具有腋片的三角形区称腋区(axillary region);腋区外边的褶称基褶(basal fold);腋区以外的区统称翅区,其上分布着翅脉(veins)。翅区由两条褶分为三个区,臀褶(vannal fold)把翅区分为前面的臀前区(remigium)和后面的臀区(vannal region 或 vannus)。臀前区的翅脉分布比较密而粗,也比较坚硬;而臀区的翅脉比较稀、细和软弱。低等、飞行较慢的昆虫,臀区多扩大成扇状,比较高等、飞行迅速的昆虫,臀区则不发达。在翅基部后面有一条轭褶(jugal fold),此褶后面的小区称轭区(jugal region 或 neala)(图 2-17)。

很多昆虫的翅是膜质而透明的,但不少昆虫在演化过程中,翅的质地也发生很大的变化,可作为分类的依据之一。昆虫常见的翅根据形状、质地和功能可分为 9 种类型。

(1)膜翅(membranous wing):膜质透明,翅脉明显,如蝇类的前翅和甲虫的后翅等。

(2)毛翅(piliferous wing):膜质翅上覆盖有大量的毛,半透明或不透明,如石蛾的翅。

(3)鳞翅(lepidotic wing):覆盖有大量的鳞片,多不透明,如蛾与蝶的翅。

(4)缨翅(fringed wing):膜质透明,翅脉退化,翅缘具缨状长毛,如蓟马的翅。

(5)复翅(tegmen,复数 tegmina):坚韧如革,多不透明或半透明,用以保护后翅,如蝗虫的前翅。

(6)半复翅(hemitegmen):臀前区革质,其余部分膜质,翅折叠时臀前区覆盖住臀区和轭区起保护作用,如多数竹节虫的后翅。

(7)鞘翅(elytron,复数 elytra):完全角质化,翅脉已看不到,坚硬,完全用于保护后翅和背部,如甲虫类的前翅

(8)半鞘翅(hemielytron,复数 hemielytra):亦称半翅,基部为革质,端部为膜质,如蝽的前翅。

(9)棒翅(halter):亦称平衡棒,呈棍棒状,用于感觉和平衡躯体,如蚊的平衡棒(图 2-18)。

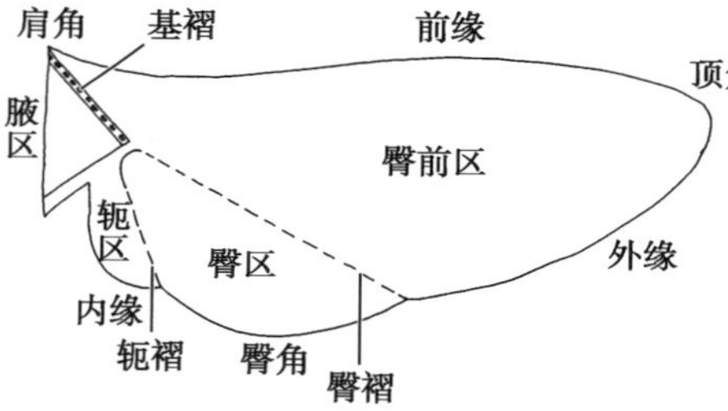

图 2-17 昆虫翅的基本结构
(仿 Snodgrass,重绘)

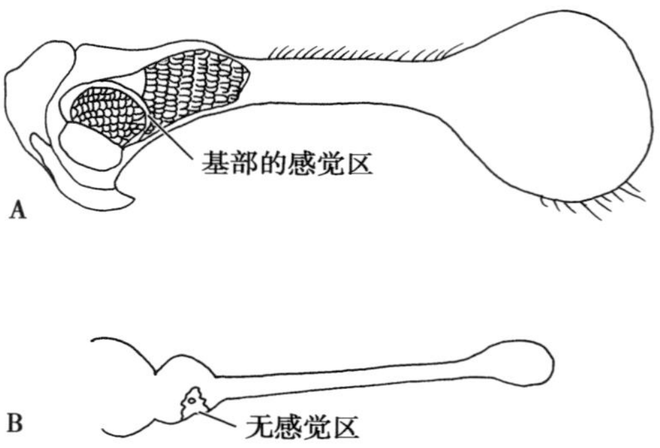

A. 双翅目昆虫平衡棒的结构;B. 家蝇的平衡棒。

图 2-18 昆虫平衡棒的结构
[(A. 仿徐岁南和甘运兴;B. 仿 Cordon 等),重绘]

在翅的两层薄膜之间纵横行走的条纹称为翅脉(veins)(图 2-19)。翅脉将翅膜分为大小不等的翅室(area cell),翅室有两种:有翅脉围绕的称为闭室(closed cell);而在翅缘部分不以翅脉为界的称为开室(open cell)。翅中翅脉数目和分布称为脉序(venation)。昆虫的脉序有无数的变化,是昆虫分类的重要依据之一。

由于昆虫脉序错综复杂,昆虫学家根据对化石和生存种类不同类群翅的脉序的分析比较,就试图推论出一个原始的基本脉序,称假想原始脉序(hypothetical primitive pattern of wing venation)(图 2-20)。早在 19 世纪末,Comstock 和 Needham(1898)广泛研究了不同类群的翅的气管分布后,将昆虫中多样化的脉序归纳成一个基本形式,并给各条翅脉以统一的名称,这就是分类学与形态学上称的康-尼氏脉序(Comstock and

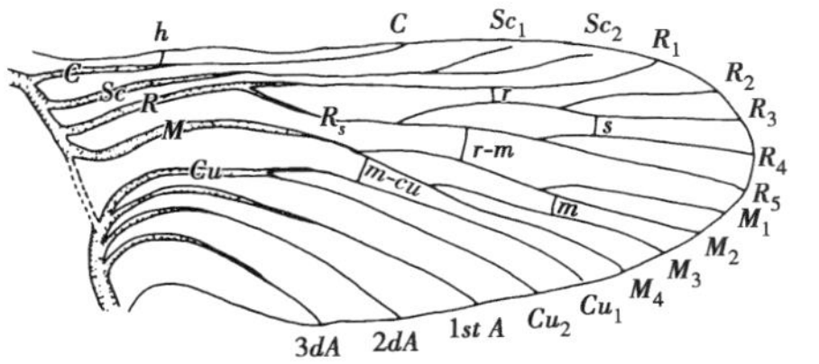

C. 前缘脉；Se. 亚前缘脉；R. 径脉；M. 中脉；Cu. 肘脉；A. 臀脉；h. 肩横脉；r. 径横脉；s. 径支横脉；r-m. 径中横脉；m. 中支横脉；m-cu. 中肘横脉；Rs. 径分脉。

图 2-19　昆虫翅脉模式图

（仿 Comstock，重绘）

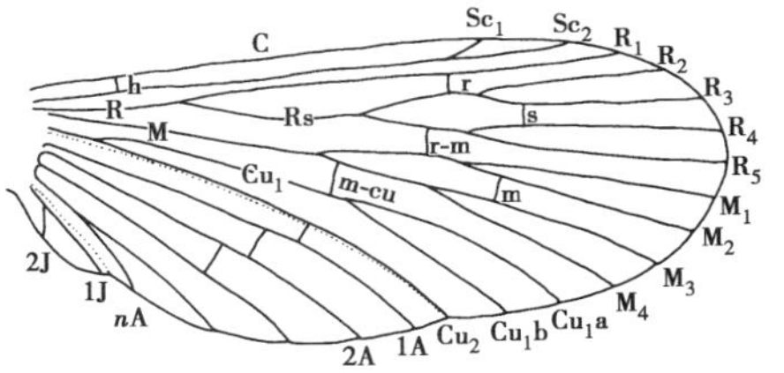

C. 前缘脉；Sc. 亚前缘脉；R. 径脉；Rs. 径分脉；M. 中脉；Cu. 肘脉；A. 臀脉；J. 轭脉；h. 肩横脉；r. 径横脉；s. 分横脉；r-m. 径中横脉；m. 中横脉；m-cu. 中肘横脉。

图 2-20　假想模式脉序图

（仿 Ross，重绘）

Needham system）。虽然后来经过许多学者（如 Tillyard、Lameere 等）的研究提出过异议，但至今仍沿用这一套翅脉的名称，翅脉分为纵脉与横脉两类。纵脉（longitudinal vein）是从翅基部通向翅边缘的脉，是在两个深入翅原基、起始于足气管的气管干的分支基础上产生的；横脉（cross vein）是横列在纵脉间的短脉，是由一条不规则的间脉分出，而不是由气管预先形成。纵脉主要有 6 条，即前缘脉（costa，C），缘下脉或称亚前缘脉（subcosta，Sc），径脉（radius，R），中脉（media，M），肘脉（cubitus，Cu）和臀脉（anal vein，A）。此外还有轭脉（Jugalis，J），是位于轭区内的两根短小的脉，称第一轭脉（1 J）和第二轭脉（2 J）。前缘脉是一条不分支的凸脉，一般形成翅的前缘；亚前缘脉位于前缘脉之后，是很少有的分支的凹脉；径脉通常是最强的翅脉，位于亚前缘脉之后，在翅中部附近先分为 2 支，前面的 1 支即是第一径脉 R_1 后面的 1 支为径分脉 R_s，通过两次分支形成 4 支，即 R_2、R_3、R_4 及 R_5；中脉位于翅的中部，径脉之后，有 4 个分支，由前而后分别为 M_1、M_2、M_3 及 M_4；肘脉在中脉之后，主干为凹脉，分成 2 支，称第一肘脉（Cu_1）和第二肘脉（Cu_2）。第一肘脉为凸脉，有时还可分成第一前肘脉（Cu_{1a}）和第一后肘脉（Cu_{1b}）。第二肘脉为凹脉，不分支；臀脉分布在臀褶之后的臀区内，通常有 3 条，分别称第一臀脉（1A）、第二臀脉（2A）和第三臀脉（3A），都是凸脉，但第二臀脉有时为凹脉。主要的横脉有翅基部前缘脉与亚前缘脉之间的肩横脉（humeral cross vein，h），第一径脉与径分脉之间的径横脉（radial cross vein，r），径分脉之间的分横脉（sectorial corss vein，s）径脉与中脉之间的径中横脉（radiomedial cross vein，r-m），中脉间的中横脉（medial cross vein，m），中脉与肘脉间的中肘横脉（mediocubital cross vein，m-cu），肘脉间的肘横脉（cubital cross vien，cu），以及肘脉与臀脉之间的肘臀横脉（cubital anal cross vein，cu-a），臀区发达，臀脉较多的昆虫臀脉间还具臀横脉（anal cross vein，a）。

翅关节（articulation）是翅活动的基础。昆虫的翅关节包括翅基部膜质区的几组翅基片（pteralia），包括肩片（humeral plate）、腋片（axillary plate）和中片（median plate）等（图 2-21）。翅的运动分为折叠与飞行，有了翅关节翅才能折叠与张开，因此翅关节（图 2-22）是昆虫飞行的重要条件。

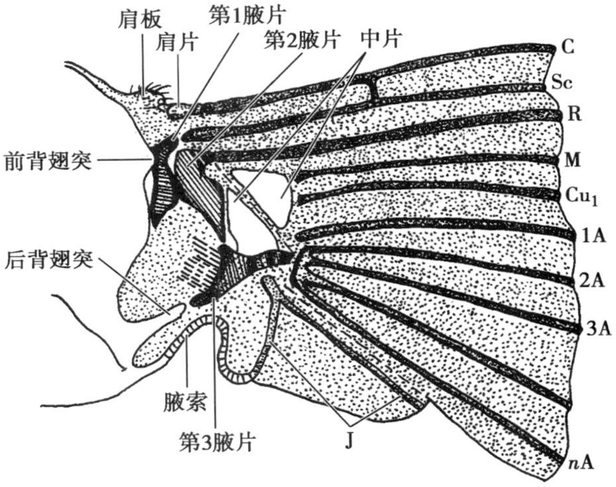

图 2-21　昆虫翅的关节示意图

（仿 Ross，重绘）

（四）腹部

昆虫腹部是昆虫的第 3 个体段，紧连于胸部之后，一般包括 9~11 体节和 1 个末节（尾节），其形状多种多样，通常呈纺锤形、圆筒形、球形、扁平或细长，构造上比头部和胸部简单。除原始昆虫腹部尚有附肢遗迹外，成虫一般腹部无足，仅最后数节有附肢特化形成的外生殖器（external genitalia）及尾须（cercus）。尾须

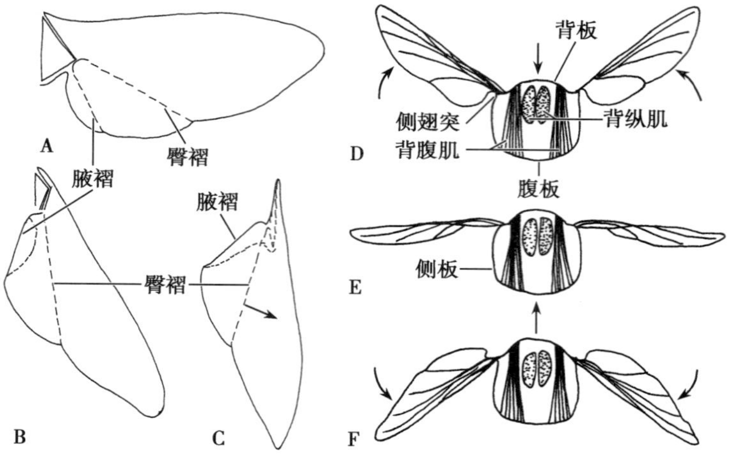

A. 翅平展;B. 沿翅腋区基部上拱,翅后收;C. 腋区、臀区折在臀前区下;D~F. 翅的上下运动。

图 2-22 昆虫翅的折叠及上下运动图解

(仿 Snodgrass,重绘)

通常是 1 对须状的突起,是由末腹节附肢演化而成的须状外突物,着生在第 11 腹节转化成的肛上板和肛侧板之间的膜上,存在于部分无翅亚纲和有翅亚纲的昆虫中,并且形状和构造变化较大。

昆虫着生生殖器官的体节称为生殖节(genital segment),生殖节前的各节称为生殖前节(pregenital segment),因节中有大部分的内脏器官,故又称为脏节(visceral segment),生殖节后的各节称为生殖后节(postgenital segment)(图 2-23)。生殖后节往往退化或变形。雌成虫的第 8 和第 9 腹节着生有产卵器(ovipositor)(图 2-24),雄虫第 9 腹节着生有交配器(intromitent)(图 2-25),通常隐藏于体内,交配时始伸出体外,主要包括阳具和抱握器两部分。肛门之上覆盖有一块三角形的肛上板(epiproct),两侧覆盖有 2 块肛侧板(paraproct)。

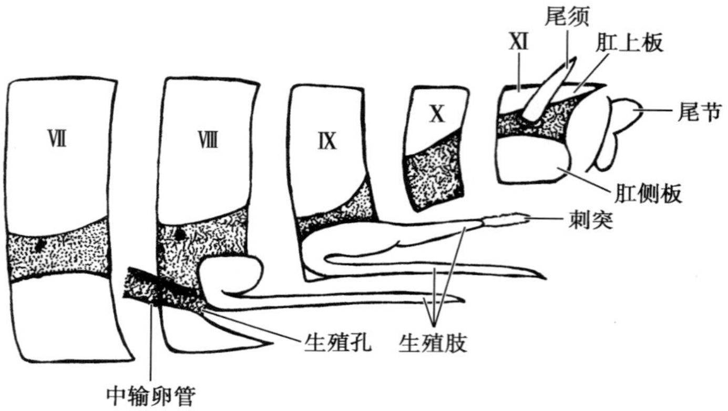

图 2-23 昆虫(♀)腹部末端结构模式图

(仿 Snodgrass,重绘)

腹部各节间着生有很发达的节间膜和侧膜。腹节可以借此节间膜和侧膜互相套叠,后一腹节的前缘常套入前一腹节的后缘内。故此腹节可以伸缩、扭曲并可膨大和缩小,对昆虫的呼吸、蜕皮、羽化、交配、产卵等活动有帮助。有些昆虫节间膜韧性较大,因此腹节可作较大的扩展和延伸。

(五) 体壁

昆虫体壁(integument)由表皮、真皮及基膜三层组成(图 2-26)。体壁外表面着生有刚毛(seta)、刺(spine)、鬃(bristle)、毛(hair)、鳞片(scale)和距(spur)等。这些构造脱落后留下瘢痕,可以看出鬃、毛等原来着生的位置。此外还有许多沟、缝、小凹窝或小孔(图 2-27),是感觉器或分泌腺口。

1. 表皮层(cuticle) 是由真皮细胞分泌的非细胞层,可分为上表皮(epicuticle)、外表皮(exocuticle)和内表皮(endocuticle)(图 2-28)。

2. 真皮层(epidermis) 是位于表皮与基膜之间的单细胞层,有些类群真皮细胞特化为腺细胞、毛原细胞、感觉细胞和绛色细胞,对控制正常生理功能具有重要意义。

3. 基膜(lamina or basement membrane) 为体壁的最内层,无细胞构造,与体腔中的血淋巴直接接触,对虫体内生理介质的渗透起一定的选择作用。

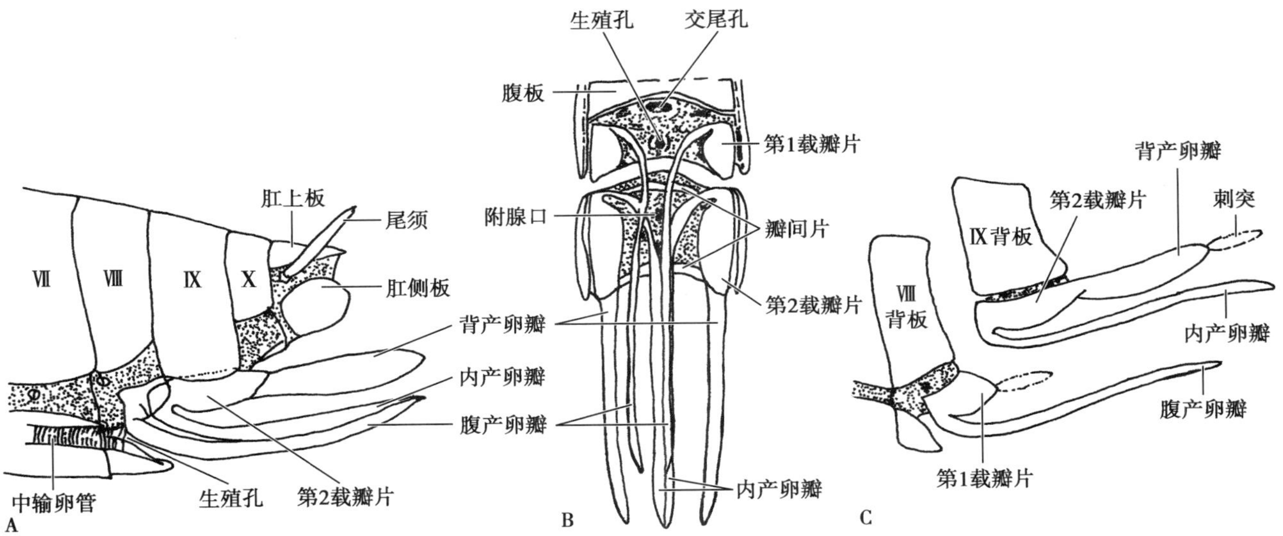

A. 腹部末端的侧面观;B. 腹部末端的腹面观;C. 两生殖节(已分开)的侧面观。

图 2-24　有翅亚纲昆虫产卵器的构造模式图

(仿 Snodgrass, 重绘)

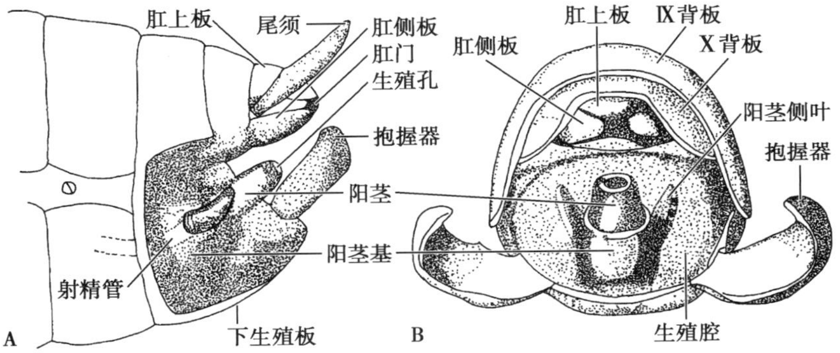

A. 腹末诸节侧面观(示生殖器和阳茎);B. 腹末端后面观。

图 2-25　有翅亚纲昆虫(♂)外生殖器的基本构造

[(A. 仿 Weber;B. 仿 Snodgrass), 重绘]

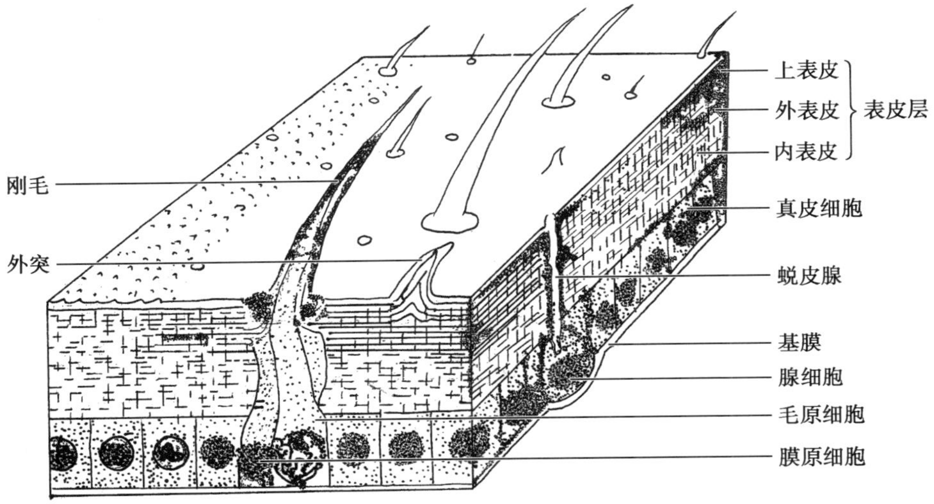

图 2-26　昆虫体壁构造示意图

(仿 Richards, 重绘)

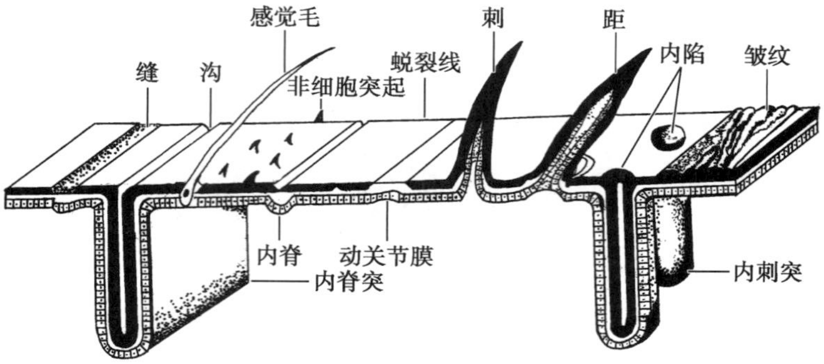

图 2-27 昆虫体壁上的沟与缝
（仿 彩万志等，重绘）

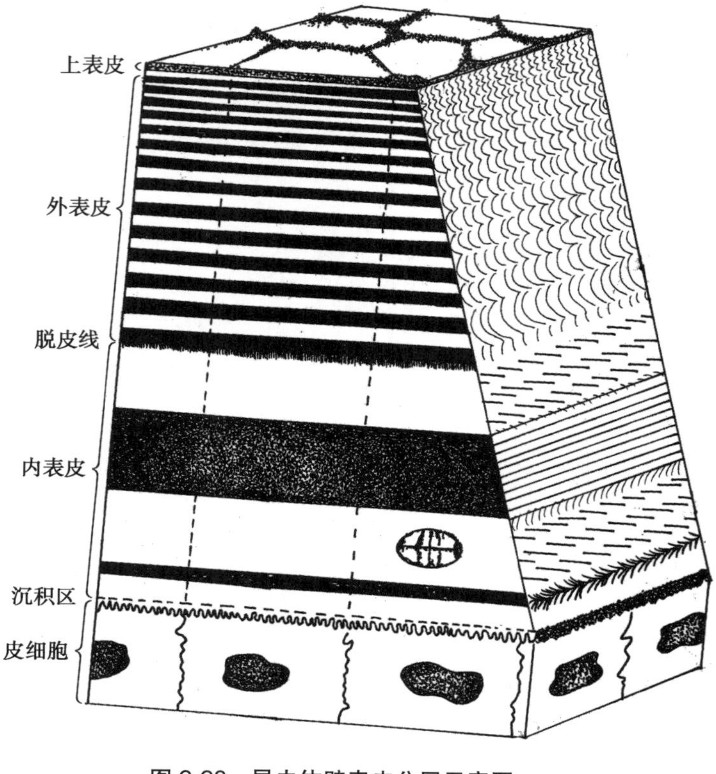

图 2-28 昆虫体壁表皮分层示意图
（仿 Caveney，重绘）

二、医学昆虫的内部器官

（一）消化系统

医学昆虫的消化系统比较完全，有前肠、中肠和后肠组成（图 2-29），主要功能是摄取、运送、消化食物和吸收营养物质、调控水盐平衡及排泄食物残渣等。

1. 消化道（alimentary canal） 消化道是一条不对称的管道，多为两端开口的直管，从口至肛门，纵贯于体腔中央，分为前肠、中肠和后肠。在前肠与中肠之间，有贲门瓣（cardiac valve），中肠与后肠之间有幽门瓣（pyloric valve）。前、后肠实际是外胚层的内翻，中肠来自内胚层，大部分的消化和吸收过程在中肠内进行。前肠在横断面上由内向外

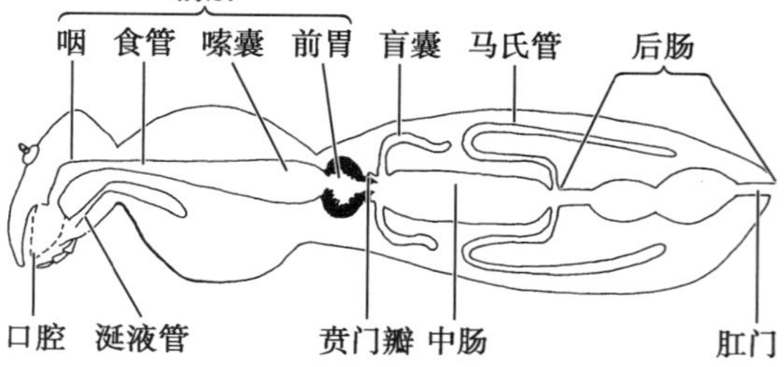

图 2-29 昆虫消化系统模式图
（仿 Robets 等，重绘）

依次为内膜、肠壁细胞层、底膜、纵肌、环肌和围膜。中肠在组织学上自内向外依次为围食膜、肠壁细胞层、底膜、环肌、纵肌及围膜。中肠肠壁细胞有3种类型，消化细胞、再生细胞和杯形细胞。后肠的组织结构基本与前肠相似，但肌肉层的排列不规则。各种昆虫由于取食方式和取食种类的不同，其消化道常发生不同程度的变异。一般来说，取食汁液的昆虫，消化道常有较多的回旋，长度超过其身体长度，而取食固体食物的昆虫其消化道一般较短，大致与体长相等。昆虫的消化道，主要是摄取、运送、消化食物及吸收营养物质，此外，还具有控制水分平衡和排泌作用的特殊功能。

（1）前肠（fore-gut）：包括口、咽（pharynx）、食管（oesophagus）、嗉囊（crop）和前胃（proventriculus）几部分。口腔之后就是咽，咽位于前肠的最前端，背面有许多束肌肉与头部的骨板相连，以控制咽腔的伸缩；咽通入一条细长的食管，食管后方扩大成嗉囊，各种昆虫的嗉囊形状不同，其主要功能是暂时贮存食物，很多昆虫在蜕皮或羽化过程中，嗉囊可以大量吸入空气使虫体膨胀，以帮助蜕皮；前胃形状变化很大，在咀嚼固体食物的昆虫中特别发达，如蜚蠊的前胃外壁包围有肌肉层，内壁有6个由内膜特化形成的齿状或板状突起，突起的下方还有前胃垫。前胃的作用除磨碎食物和过滤食物外，还可调节食物进入中肠的速度。蚤类的前胃是繁殖鼠疫耶尔森菌（*Yersinia pestis*）的场所。前肠和中肠间有一圈贲门瓣，由前肠末端的肠壁向中肠前端内褶而成，一般呈筒状或漏斗形，其作用是阻止中肠内的食物倒流入前肠，并调节进入中肠的食物量。前肠具有摄食、磨碎和暂时贮存食物的功能。

（2）中肠（mid-gut）：又称胃，一般是一条前后相似的管道。中肠与前肠以贲门瓣为界，很多昆虫中肠肠壁的前端常向外突出形成囊状的胃盲囊（gastric caeca），其数目和形状因昆虫种类不同而异，它的主要功能是增加中肠的表面积，有利于分泌消化酶和吸收营养物质，此外还有扩大容积和滞留共生物的作用，如半翅目昆虫的胃盲囊可成为细菌繁殖的场所。吸取式口器昆虫的中肠一般细而长，某些种类昆虫（如同翅目）的中肠弯曲地盘在体腔内，其前后两端和后肠的前端部分紧密地束缚在一起，包裹一层结缔组织围鞘而形成滤室。滤室的作用是能将食物中不需要的或过多的游离氨基酸、糖分和水分等直接经后肠排出体外。中肠的肠壁细胞能分泌一层围食膜，此膜将中肠中的食物与壁细胞隔离开来，以免食物擦伤肠壁，但可允许消化液和消化后的物质通过。围食膜一般仅存在于取食固体食物的昆虫中，而取食液体食物的昆虫多无围食膜。中肠能分泌各种蛋白酶、脂酶和糖类酶。中肠是食物进行消化作用和吸收营养的主要部位。

（3）后肠（hind-gut）：后肠是消化道的最后段，前端以着生马氏管处与中肠分界，后端开口于肛门。后肠是由外胚层演化而来，其组织结构基本与前肠相似，但肌肉层的排列不规则。后肠一般分为回肠（ileum）、结肠（colon）和直肠（rectum）三部分。后肠前端，即马氏管开口之处有幽门瓣，以控制未被消化的食物排入回肠；在回肠与直肠的交界处，有一圈由瓣状物形成的直肠瓣（rectal valve），以调节残渣进入直肠。许多昆虫的直肠常特化成卵圆形或有长形的垫状内壁或圆锥状突起，称直肠垫（rectal pads），垫上的内膜特别薄，主要功能是吸回残渣中的水分和无机盐类。大多数昆虫的后肠只具回肠和直肠两部分。回肠和结肠常为一段未特化的简单管道，也称前后肠或小肠。后肠的主要功能除了排除食物残渣和代谢废物外，还有吸回水分和无机盐类、调节血液渗透压和离子平衡的功能。

2. 唾液腺（salivary gland） 又称涎腺，位于中肠两侧的1对腺体（图2-30）。唾液腺是开口于口腔中的多细胞腺体，在胚胎发育过程中，由皮细胞内陷而成。按开口的位置，可区分为上颚腺（mandibular gland）、下颚腺（maxillary gland）和下唇腺（labial gland）。昆虫的唾液腺，以下唇腺最为普遍（少数鞘翅目昆虫无下唇腺），它们在多数昆虫中成为泡状腺体。并以一对腺管合并成一个公共的唾管，开口于涎窦（salivarium）的基部。在刺吸式口器昆虫中，如雌蚊、牛虻等，涎窦内陷成唾液泵（salivary pump），用以注射唾液进入寄主的组织。

唾液的主要功能是润滑口器、溶解食物和分泌消化酶，昆虫分泌消化酶的种类与食物有关。吸血昆虫的唾液中含有阻止血液凝固的抗凝剂。

（二）排泄系统

马氏管是昆虫的主要排泄器官，位于中后肠交界处，源自内胚层或外胚层的单细胞盲管，由肠壁向外突起而成，收集的废物入后肠随粪便排出体外。此外，在医学昆虫中脂肪体和围心细胞等也有排泄功能。

排泄系统作用主要是排除体内新陈代谢所产生的废物，使节肢动物体内保持正常的生理环境。这些

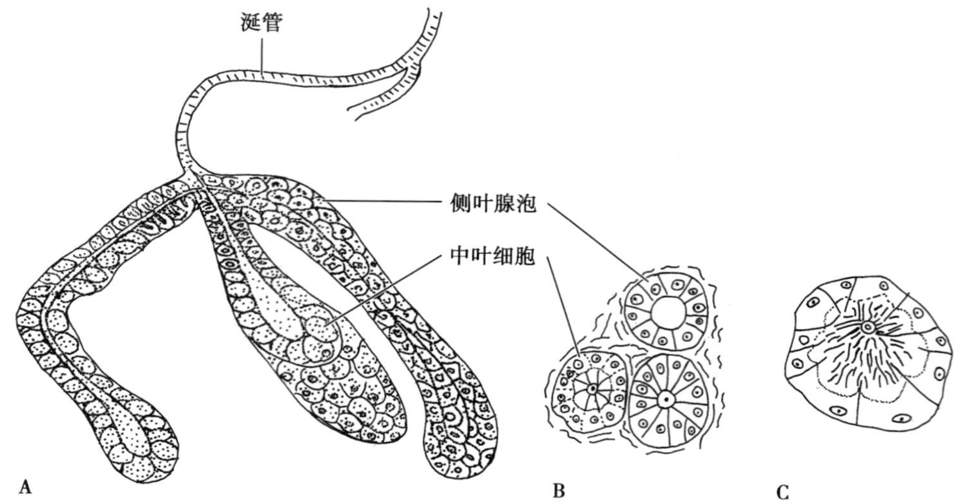

A. 涎腺；B. 腺细胞横切面；C. 腺细胞内含疟原虫孢子体。

图 2-30 蚊的涎腺

（仿 姚永政和许先典，重绘）

废物是由异化作用产生的 CO_2、尿酸、铵盐、水和无机盐等。除水分和无机盐外，大部分是节肢动物不需要的，如果积累过多，就会产生毒害作用。除 CO_2 可通过呼吸器官排出外，其余废物均由排泄器官（excretory organ）排出体外。

1. 马氏管 即“马尔比基氏管”（Malpighian tube），是由意大利解剖学家马尔比基发现而得名。来源于外胚层，是一种长形盲管，一端在中肠和后肠交界处通入消化管，另一端闭塞，浸浴在体腔的血淋巴中。马氏管是昆虫的排泄系统的主体，消化和排泄系统的体液循环马氏管发挥着主要作用(图 2-31)。

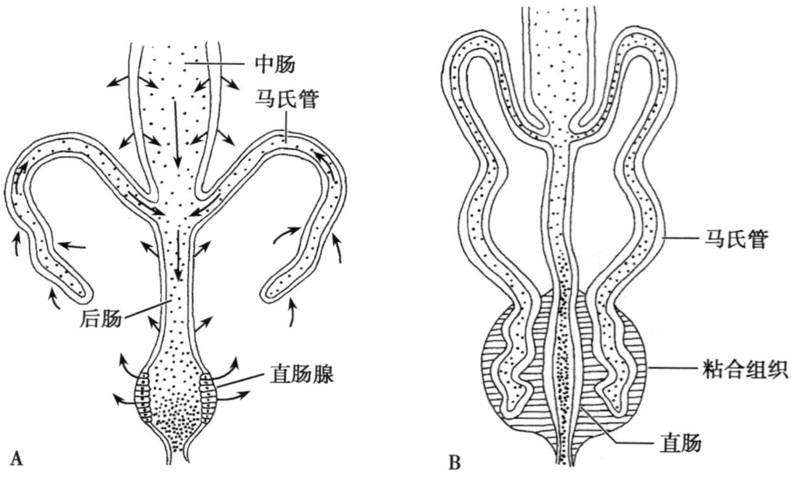

A. 箭头指示体液流向；B. 直肠与马氏管顶端密切关联。

图 2-31 昆虫消化和排泄系统的体液循环示意图

（仿 Wigglesworth，重绘）

马氏管的数目视种类而定，在各类昆虫中差异很大，基本数目为 6 条，一般常为偶数，2~300 条不等。例如蚤目和双翅目昆虫有 4 条马氏管，而直翅目昆虫的马氏管较多，可达 300 条以上。一般来说，数量多的，马氏管一般比较短，而数量少的则比较长，两者的总表面积差异不大。例如，美洲蜚蠊有 60 条马氏管，整个表面积约为 132 000mm^2，相当于每毫克体重具有排泄面积 412mm^2，而枯叶蛾（*Gastropacha* sp.）只有 6 条马氏管，但每根很长，总面积约为 209 000mm^2，相当于每毫克体重有排泄面积 500mm^2，与美洲蜚蠊接近。

根据马氏管解剖构造，可将其区分为 4 种基本类型(图 2-32)：①直翅目型：直翅目、革翅目、脉翅目及某些鞘翅目属于此类。马氏管的端部和基部在构造上未分化，管内排泄物全系液质。②鞘翅目型：鞘翅目及一些鳞翅目昆虫属于此类型。构造基本上和前一类相似，但马氏管的顶端与直肠结合，形成“隐肾”构造。③半翅目型：马氏管在形态和功能上可区分为两段，在端部水和溶质可以进入，在基部水分被吸收，溶液浓缩成为固体状而移至后肠，最后排出体外。④鳞翅目型：与上一种类型基本相似，不同处是顶端与直肠结合成“隐肾”结构。

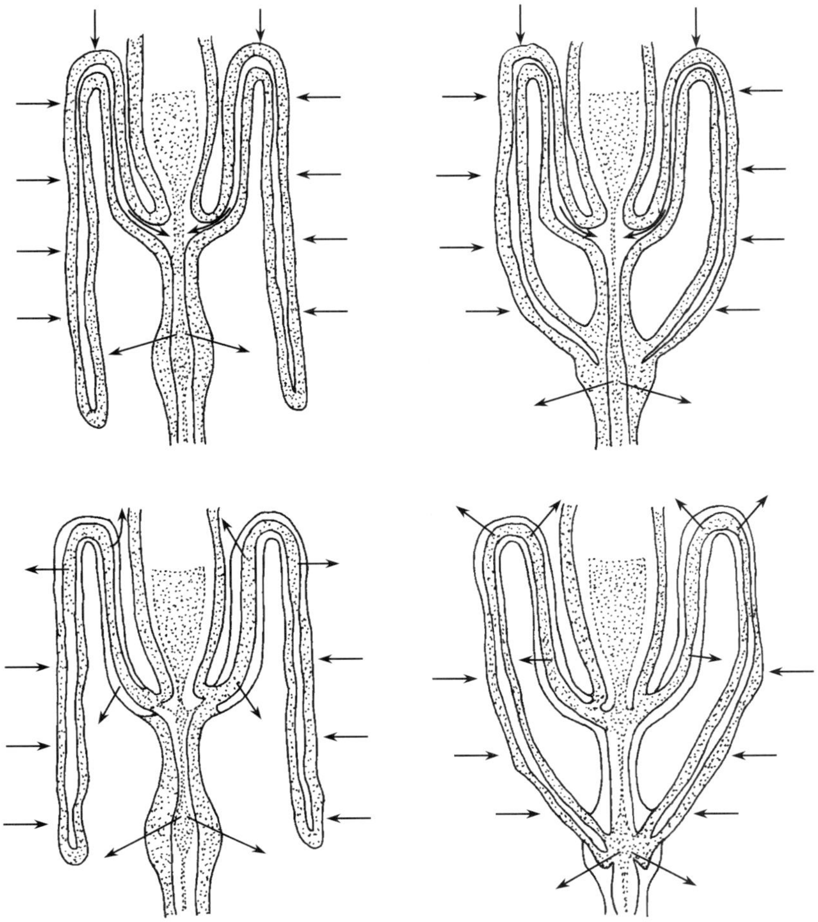

图 2-32　昆虫马氏管的主要类型

（仿 Wigglesworth，重绘）

马氏管由单层真皮细胞组成，外面为基膜，向管腔的一面具有缘纹，缘纹通常在基部呈刷状，在端部呈蜂窝状，真皮细胞的基膜高度内褶，可达整个细胞的 1/3，内质网在细胞的中部形成复杂的网络，且和线粒体伸入顶部的微绒毛内。

马氏管上常有一定的肌肉分布，如在鳞翅目、双翅目和半翅目中马氏管的基部有肌肉分布，膜翅目中有几条纵行的肌肉纤维沿马氏管的全长分布，鞘翅目的马氏管管壁内分布着呈网状的肌肉纤维，肌肉纤维可使马氏管在血腔中伸缩或扭动。另外在马氏管的最外层还有众多的微气管分布。

马氏管的功能相当于高等动物的肾脏。它的游离端浸浴在血淋巴中，从血液中吸收尿酸的钠盐和钾盐，由端部进入马氏管。这些溶液到达管基部时水分被吸收，再流到血淋巴中，以尿酸钠（钾）的状态排出。在特别需水的昆虫中，多以尿酸结晶排出，从而保持体内的水分。另外有些昆虫直肠内有一定数目的直肠垫或直肠突，例如蚤目昆虫的直肠有 6 个直肠突，它们与水分和盐类的运转有关。

2. 脂肪体（fat body）　是昆虫体内很重要的器官，有时可占血腔的大部分。系由多数脂肪细胞（fat cell）松散地联系在一起，形成不规则的葡萄状、块状、带状、多叶状组织，散布在体腔与各器官的间隙中，一般为黄、橙、白或淡绿色（图 2-33）。脂肪体有两个主要功能：一是贮存营养物质和暂时不需要的氮素代谢物；一是进行中间代谢和一些生化合成、转化反应等。当大量的尿酸沉淀于脂肪体细胞时，这些脂肪体细胞就叫尿酸盐细胞（urate cell or urocyte），此时脂肪体就作为贮存排泄器官（storage-excretory organs）。许多昆虫如双翅目库蚊、鞘翅目昆虫和鳞翅目的幼虫

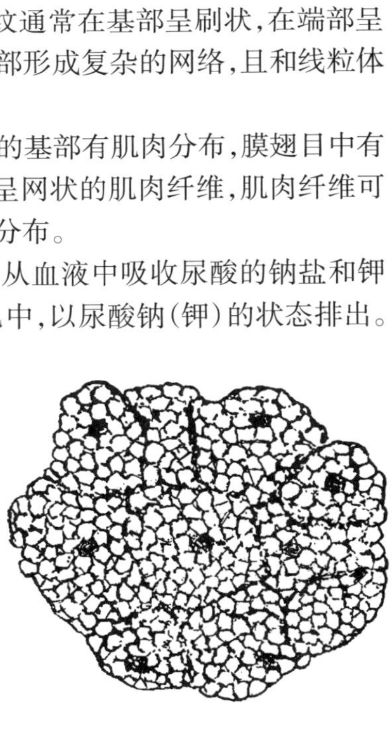

图 2-33　昆虫的脂肪体

（仿 Gordon 等）

等，它们以马氏管排泄的同时，也进行贮存排泄。脂肪体的多少与昆虫种类、虫态和营养条件等有关，在越冬前期，虫体内脂肪体的含量显著增加。

3. 围心细胞（pericardial cell） 也叫背肾细胞。与血细胞来源相同，是由中胚层细胞演变而来。围心细胞分布在心脏的表面或分散在背膈与翼肌的表面，不随血液、淋巴液流动，但能吸收血淋巴中不被马氏管吸收的胶体颗粒大分子物质，也有积贮排泄的作用，因此常称作“积贮肾”。

（三）循环系统

医学昆虫，像所有其他节肢动物一样，为开放式循环系统（open circulatory system），血液（通常称为血淋巴）大部分时间在体腔内自由流动，在体腔内血淋巴与所有内部组织和器官直接接触。体腔（body cavity or coelom）称为血腔（hemocoel），血液从心脏流出，经血管流至血腔，再经呼吸器官汇入围心腔，由心孔返回心脏（图 2-34）。昆虫在胚胎发育的早期，体腔囊按节排列，但以后的发育体腔囊不再扩大而是退化，幼体孵化后真体腔仅残留于生殖腺腔、排泄管腔，一部分移到身体背中央、左右体腔囊汇合，形成心脏和围心腔，不久围心腔膜消失，在消化道与体壁之间的初生体腔和次生体腔混合，故称混合体腔（mixed coelom），内含有血液，又称为血腔。医学昆虫的血液兼有哺乳动物血液及淋巴液的特点，因此也称“血淋巴”。医学昆虫的心脏和背血管在消化管的背面，血淋巴由后向前至头部，再由前而后进入血窦，又由血窦通过心孔复流入心脏。心脏能自主搏动，血流有一定方向，血淋巴只起运输养料的作用，而 O_2 和 CO_2 等的输导则全由气管完成。

医学昆虫的血腔称为血窦（图 2-35），是由肌纤维和结缔组织构成的膈膜（diaphragm）从纵向分隔而成的 2 个或 3 个小血腔。其中位于腹部背面、背血管下面的一层膈膜，称背膈（dorsal diaphragm），它将血腔分隔成背面的背血窦（dorsal sinus）和中央的围脏窦（perivisceral sinus）。背膈中含有的肌纤维，常呈扇形，排列在背血管各心室的两侧和每一腹节的背板之间。有些昆虫中，腹部腹板两侧之间还有一层腹膈（ventral diaphragm）纵隔其间，腹膈下面的血窦，称腹血窦（ventral sinus），腹神经索即纵贯其中。消化道、排泄器官、大部分的气管系统和生殖器官以及脂肪体等都位于围脏窦中。围脏窦与背血窦之间的通道，由背膈两侧的窗状膜细孔、前后翼肌间和背膈末端的孔隙构成，血淋巴可从围脏窦经孔隙流入背血窦中。腹膈两侧也有孔隙，作为腹血窦与围脏窦之间的通道。

昆虫腹部背侧的血管被分割成由阀门（口）隔开的小室，以确保血淋巴的单向流动。每一个腔室的壁上都有一对肌肉。这些肌肉的蠕动收缩迫使血淋巴从一个腔室流入到另一个腔室。在每个舒张期，开口打开，允许血淋巴从体腔流入。心脏的收缩率因物种而异，通常在每分钟 30~200 次的范围内。随着环境温度的下降，这一比率趋于下降，随着温度（或昆虫的活动水平）的上升，这一比率趋于上升。开放式循环系统的特点是血压低，血量大，并随着取食和生理状态的不同，其血液的组成变化很大。其主要功能是运输养料、

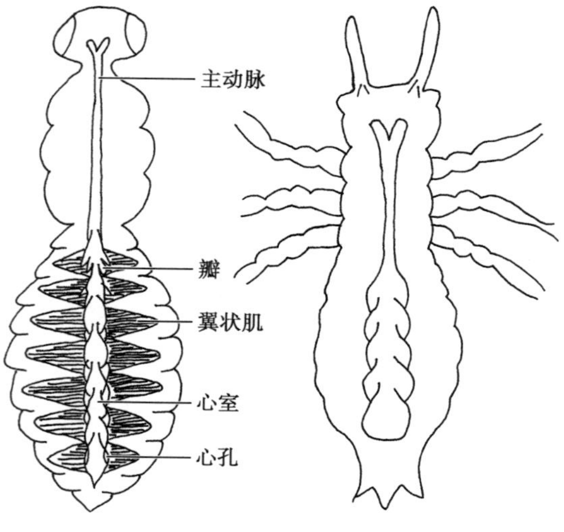

图 2-34 昆虫的循环系统和循环途径
（仿 姚永政和许先典，重绘）

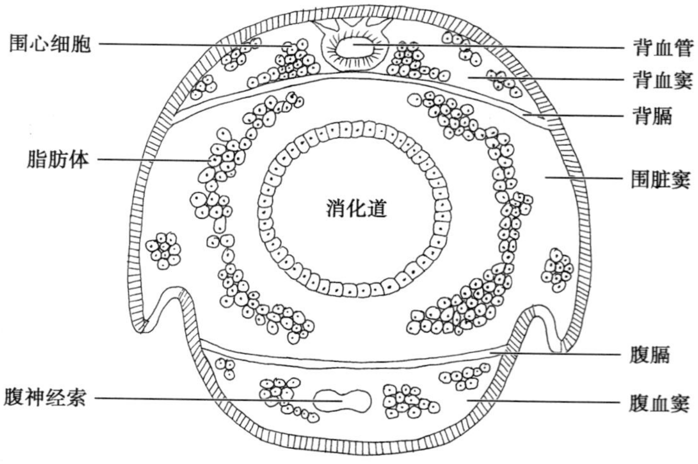

图 2-35 昆虫腹部横切面（示血窦）
（仿 Snodgrass，重绘）

激素和代谢废物,维持正常生理所需的血压、渗透压和离子平衡,参与中间代谢,清除解离的组织碎片,修补伤口,对浸染物产生免疫反应,以及飞行时调节体温等。昆虫的循环系统没有运输氧的功能,O_2 由气管系统直接输入各种组织器官内,所以昆虫大量失血后,不会危及生命安全,但可能破坏正常的生理代谢。

1. 循环器官(circulatory organ)　昆虫的循环系统主要包括推动血液流动的背血管和辅搏器,背血管,它的作用恰似一个泵,是推动血液在体内循环的主要器官。而背膈和腹膈也进行有节奏的收缩活动,使血液沿着一定方向流动。

(1)背血管(dorsal vessel):位于昆虫的背壁下方,纵贯于背血窦中央的一条管状器官,一般从腹部伸达头部,由肌纤维和结缔组织组成。分为前后两部分,前方部分为动脉(aorta),位于虫体背面中央线下,其长度相当于自腹部末端到头部的长度;后方部分叫作心脏,通常心脏是搏动部分(图 2-36)。

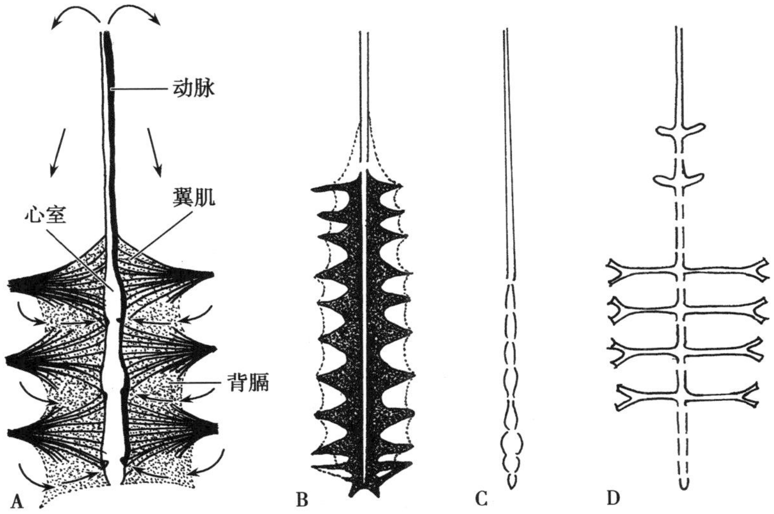

A. 基本结构;B. 直管型;C. 球茎型;D. 分枝型。

图 2-36　昆虫背血管基本结构与类型

[(A 仿 Snodgrass;B~D 仿 Romoser),重绘]

背血管的前段称动脉,是由中胚层来源的触角体腔囊发育而成,其直径较小,前端开口于脑及食管之间形成的血窦内,可使脑及咽侧体浸泡在血液中;后端与第一心室相连,经过胸腔,而达头腔,不分节。

心脏是背血管后段连续膨大的部分,每个膨大的部分称为 1 个心室(chamber),心室的数目随昆虫的种类而不同,一般为 4 个,多则 11 个(如蜚蠊),虱目昆虫则仅有 1 个心室。在每个心室的两侧,通常有 1 对心门(ostia),心门是血液进入心脏的开口,外观为一条垂直或斜的裂缝,其边缘向内折入,形成心门瓣(ostial valve)。心门瓣有 3 种类型,即简单的裂隙心门(双翅目幼虫);漏斗状心门(鞘翅目昆虫);心室内部的心室瓣,是心门向内特化而成,又称心室间瓣(寄生蝇)。有的昆虫心脏有后端心门(库蚊),有的具有发达的活瓣后端心门(寄生蝇),有的心脏具有分支血管(蜚蠊)。当心室收缩时,心门瓣关闭,迫使血液向前流动;当心室舒张时,心门瓣打开,血液从体腔进入心室,就这样,心室由后向前地依次收缩,促使血液在背血管内由后向前流动。心脏肌纤维的内外均裹有薄膜,通常在心脏外壁有放射状的肌纤维悬在背壁下,其腹面的背膈有来自背板两侧的扇状背横肌,亦称翼肌(alary muscle)。

背血管在构造上变化较大,医学昆虫大致有以下两个类型(图 2-36)。①球茎型:后段排列呈一连串球茎膨大,如直翅目和鞘翅目昆虫的背血管;②分枝型:在直管型的背血管上着生有成对的分支管,如蜚蠊的背血管。

(2)辅搏器(accessory pulsatory organ):是昆虫体内辅助心脏进行血液循环的结构,驱使血液流入远离躯体的部位。通常位于触角、翅和附肢的基部,由含肌纤丝的薄隔组成,有膜状、瓣状、管状、囊状等多种形状。昆虫常见的辅搏器(图 2-37)可以分为两类。①独立的辅搏器:常位于足及翅内,也可位于触角区。家蝇翅内中脉、肘脉与臀脉汇合处，各有4个和1个辅搏器；蜚蠊等也有此器官，借助该器官的搏动，使部分血液被吸入触角，进行循环；②直接或间接与背血管相连的辅搏器：牛虻、家蝇等有翅昆虫在胸部和足的基部有胸部辅搏器，它们的搏动和心脏的搏动不一致，借助于它们的搏动，使血淋巴在翅和足内循环。

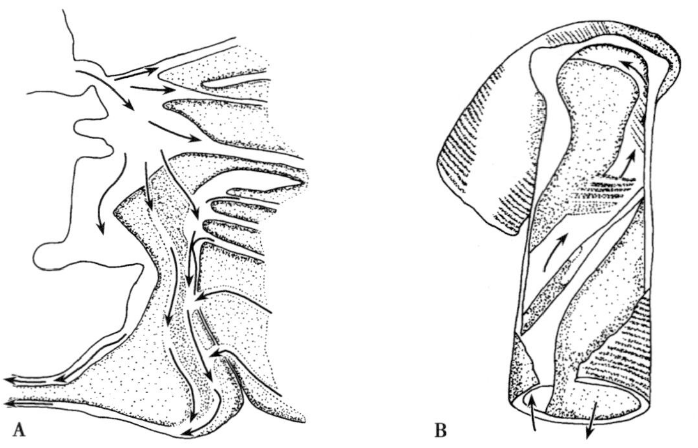

A. 翅基；B. 胫节。

图2-37 昆虫的辅搏器

[（A 仿 Clare 和 Tauber；B 仿 Debaisieux），重绘]

2. 造血器官及血液

（1）造血器官（hemopoietic organ）：是昆虫体内不断分化并释放血细胞的囊状构造，周围有膜包被，膜囊内有相互交织的类胶原纤维和网状细胞。膜翅目幼虫的造血器官存在于胸腹部脂肪体附近，鳞翅目幼虫的造血器官分布在翅芽周围。在产生血细胞时，先由网状细胞分化出干细胞，干细胞经多次分裂后形成细胞群，细胞群再进一步分化成不同类型的血细胞。造血器官除有补充血细胞的功能外，还有活跃的吞噬功能。

（2）血液：昆虫的血液也称血淋巴，包括血细胞（blood cell）和血浆（plasma）两部分，血浆约占97.5%，血细胞约占2.5%。其颜色除摇蚊幼虫因含血红素呈红色外，大多数为橙色、黄色、蓝绿色等。昆虫的血淋巴一般占虫体容积的15%~75%，血淋巴的比重在1.012~1.062之间。血淋巴的比重因雌雄不同有着显著差异，如蜚蠊雌虫为1.03，而雄虫为1.022；昆虫蜕皮时的血淋巴比重明显增加；血淋巴比重小者通常对药剂较为敏感。

血浆是一种浸浴着所有组织和细胞的循环液体，其中水分占85%左右，成分主要有：无机离子、血糖、血脂、氨基酸和蛋白质、酶类、氮素代谢物等。除神经组织外，其他组织器官的底膜对血浆中物质的通透几乎没有影响。细胞与血浆间频繁的物质交换，构成了血浆中复杂的物质体系和动态变化。越冬昆虫通常在血浆中储存足够的核酮糖、海藻糖或甘油，以备冬天御寒。

昆虫血淋巴以血浆为主，在血液中流动的血细胞数量很少，一般只占血淋巴总量的2.5%左右，是悬浮于血浆中或附着于组织表面的一类特殊的游离细胞。各种昆虫体内的血液量因种类、虫态和生理状态不同而有很大差异，一般软体幼虫含量较高。血细胞在胚胎发育中由中胚层细胞游离分化而来，在胚后发育的过程中，尤其是在受伤或感染的情况下，可通过有丝分裂进行补充，亦可通过造血器官或造血组织来补充。血细胞有多种形状及大小，昆虫的血细胞只相当于高等动物的白细胞，根据Wigglesworth（1939）的分类方法可将常见的血细胞分为：原血细胞、浆血细胞、粒血细胞、囊血细胞、球形血细胞、脂血细胞、伪足血细胞、类绛色细胞和虫形血细胞等9种类型（图2-38）。

1）原血细胞（prohemocyte）：最小的血细胞，直径在10μm以下，是一类普遍存在的椭圆形小血细胞。细胞核很大，位于中央，几乎充满整个细胞质，核质比一般为0.5~1.9，常可看到细胞分裂相；质膜无突起，胞质均匀。原血细胞无吞噬功能，但具有活跃的分裂增殖能力，并能转化为浆血细胞，主要功能是通过分裂来补充血细胞。

2）浆血细胞（plasmatocyte）：是一类形态多样的吞噬细胞，直径在12~17μm之间，典型的呈梭形，有圆形、卵圆形、纺锤形、星形和不规则形等，核呈球形并位于细胞中央，嗜碱性的细胞质中富含核糖体、线粒体、液泡等。在很多昆虫体内，浆细胞都是优势血细胞，可转化为粒血细胞，它的主要功能是吞噬异物，同时也参与包被和成瘤作用，是重要的防卫血细胞，在昆虫免疫中起重要作用。

3）粒血细胞（granulocyte）：直径为10~20μm，核小，位于细胞中央，细胞质内含有很多明显的、圆形、大小一致的嗜酸性颗粒和粗面内质网。粒血细胞可分化成其他类型的血细胞，它的主要功能是贮存代谢，此外还具有吞噬功能参与防卫作用。

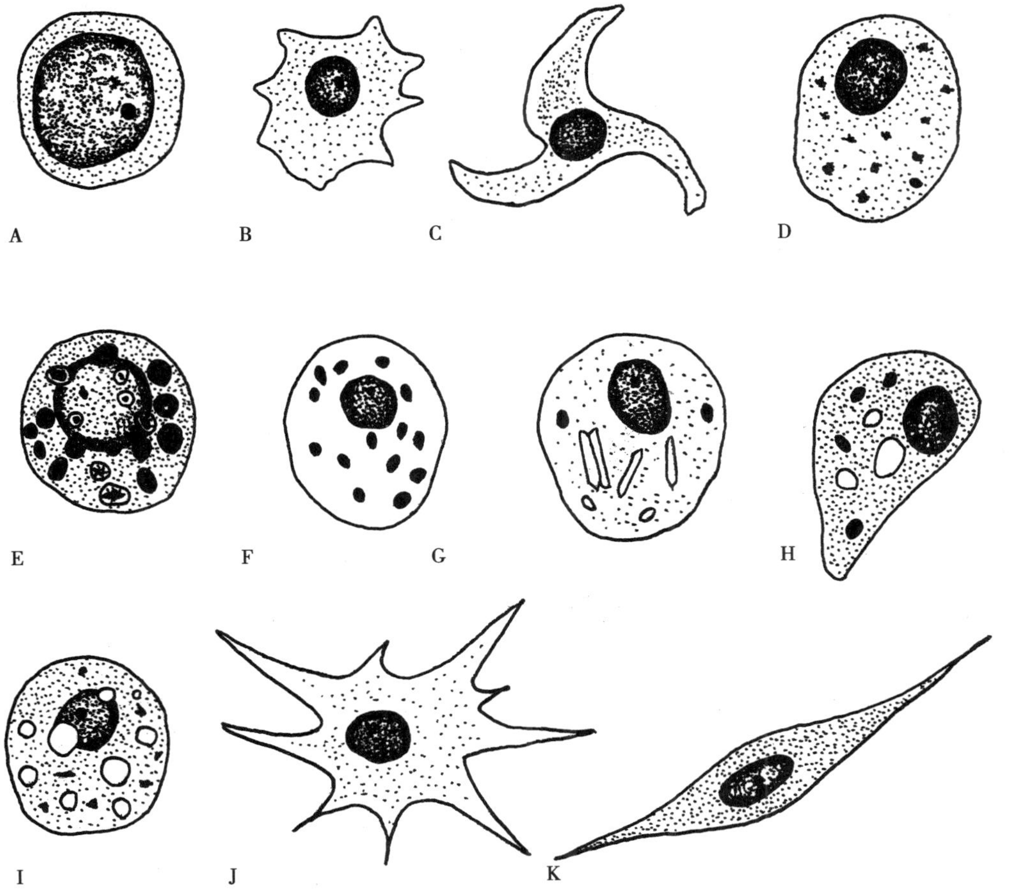

A. 原血细胞;B~C. 浆血细胞;D~F. 粒血细胞;G. 类绛色血细胞;H. 凝血细胞;I. 珠血细胞;J. 伪足血细胞;K. 虫形血细胞。

图 2-38 昆虫血细胞的基本类型

(仿 彩万志等,重绘)

4)囊血细胞(cystocyte):又叫凝血细胞(coagulocyte),是一类普遍存在的,非常脆弱的圆形或纺锤形细胞。具有一个小而圆的车轮状的细胞核。凝血细胞由粒血细胞发育而来,主要功能是凝血和防卫。

5)球形血细胞(spherule cell):又称珠血细胞(spherulocyte)。细胞呈球形,核小,常偏离细胞中央,且不易看清。细胞质含有大而显著的嗜酸性内含物和许多液泡,球形血细胞由粒血细胞发育而来,在脂肪形成和中间代谢中起作用。

6)脂血细胞(adipohaemocyte):细胞呈圆形或卵形。胞质内常含有脂类或类脂液滴。

7)类绛色细胞(oenocytoid):是一类细胞形状变异较大的血细胞,核小且偏离细胞中央,质膜无外突。细胞质内含有酪氨酸酶、糖蛋白和中性黏多糖等,主要功能是参与物质代谢和分泌作用。

8)伪足血细胞(podocyte):细胞大而扁,有 3~8 条胞质突起和一具刻点的核。

9)虫形血细胞(vermiform cell):细胞呈长细丝状。

昆虫血淋巴的功能相当于脊椎动物血液、淋巴液和组织液三者的功能,血细胞相当于脊椎动物的白细胞。血淋巴为组织细胞提供一个比较稳定的物理、化学环境,是合成与代谢的场所,也是细胞获取营养和排除废物的媒介。其功能主要有止血作用,对进入体内的病原物和寄生物产生免疫反应,对外源化合物进行解毒作用,阻止天敌捕食以及具有营养、运输和机械作用等功能。因绝大部分昆虫血液中不存在红细胞与血红蛋白,故血液循环不携带 O_2,与呼吸作用没有关系。

3. 血淋巴循环 昆虫的血液循环主要靠心脏和辅搏器的搏动以及膈膜和肌肉的运动来完成的。昆虫的循环系统虽然是开放式的,但血流仍有一定的方向,可分为背面、侧面和腹面三条主流。在背面,心脏舒张，血液由心孔进入心脏，心脏收缩把血液推向前方；在背血管中，血液是由后向前流动的，其中一部分血流经排血心孔和各体节侧血管，离开心脏进入体腔；其余部分进入头部体腔，分成两股，一股被触角辅搏器压入触角，从触角腹面进入，背面流出。另一股则在翅内循环，从前半部流入，后缘流出。在侧面，血液流入内脏和附属器官。具有腹膈的昆虫，由于腹膈的搏动使血流入腹血窦，大部分的血液则由前向后流回心脏。在腹面，血流经生殖器官、产卵器、口器等处回到心脏；足部的血液循环通过基部的辅搏器，并借助于足的运动和内部膈膜完成，从腹面流入，背面流出。

昆虫的血液循环在神经系统和体液激素的调节下进行。当循环功能发生障碍时，新陈代谢将不能正常进行，一些内脏器官就会受损，昆虫将会死亡。昆虫的血液循环速度因虫种、虫期、虫龄及生理状态的不同而异，如家蝇成虫约为 10 分钟，美洲大蠊为 3~6 分钟。

（四）呼吸系统

医学昆虫以气管（trachea）呼吸，气管是由体壁内陷而形成的管状构造，其外端由气门和外界相通，内端则在动物体内延伸，并一再分支，布满全身，最细小的分支一直伸入组织间，直接与细胞接触，气管除了可增加体壁与空气的接触面积之外，还可使体壁上的水分不易蒸发，因为空气在进入血液或组织以前，仍然是先溶解在体壁表面的一薄层水膜中（图 2-39）。有一些陆生的昆虫，其幼虫生活在水中，具有气管鳃，即鳃中含有气管，这是对水中生活的一种适应。医学昆虫的气管不但可直接供应 O_2 给组织，还可直接从组织向外排放 CO_2，因此气管是动物界高效的呼吸器官。

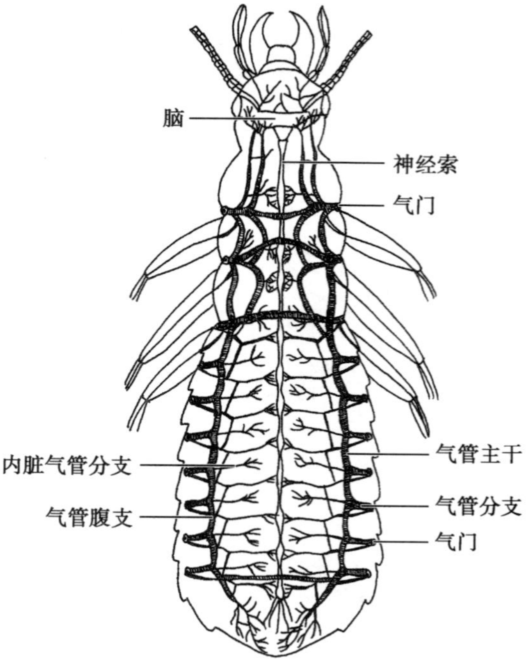

图 2-39 昆虫的呼吸系统
（仿 Ross 等，重绘）

昆虫的呼吸器官，是由外胚层内陷而成的管状气管系统。气管系统包括在昆虫体内呈现一定排列的管状气管以及分布于各组织细胞间的微气管（tracheole）和气管在虫体两侧的开口即气门（spiracle），此外还包括由气管转化成的气囊（air sac）等组织结构。

1. 气管（trachea） 气管是由体壁内陷而形成的分支管状结构，陆生节肢动物如昆虫、蜈蚣等的呼吸器官。气管上无毛细血管分布，可直接将 O_2 输送到组织细胞，同时组织细胞产生的 CO_2 也直接进入气管，经气门排出体外。气管是富有弹性的管状物，在活体中充满空气呈银白色，其组织结构与体壁大致相同，由底膜（basement membrane）、管壁细胞层（epithelium）和内膜（intima）组成，其中内膜以局部加厚的方式形成螺旋状的内脊，称为螺旋丝（spiral fiber 或 taenidium），螺旋丝可以增强气管的强度和弹性，防止被压扁，有利于气体交换（图 2-40）。气管中的管壁细胞也表现出周期性的脱皮活动，当昆虫蜕皮时，旧气管内膜在纵干没有螺旋丝的连接部位断裂，而后，旧的气管表皮沿气门随蜕皮一起脱去。

原始昆虫的每一体节都具有一对气门和分布在本节的独立气管系，随着昆虫的进化，各体节间出现了连接的侧纵干，侧纵干可使呼吸通风更为有效。从气门延伸入体内的一小段气管，称气门气管（spiracular trachea），由气门气管分出 3 条主要分支（图 2-41）。①背气管（dorsal trachea）：为经背面延伸的一支，分布于背面的体壁肌及背血管等处；②腹气管（ventral trachea）：为经腹面延伸的一支，分布于腹面肌肉及腹神经索，在有足及翅的体节，分支亦进入足与翅；③内脏气管（visceral trachea）：是向中央延伸的一支，分布于消化道壁，并进入脂肪体，在有生殖器官的体节，亦进入生殖腺和生殖管。

另外，昆虫体中还有连接各体节气管的纵干（图 2-42），如侧纵干连接所有的气门气管，构成气体的主要通道；背纵干连接各节的背气管；腹纵干连接所有的腹气管；内脏侧纵干连接所有的内脏气管。每一体节两侧的纵干，还可由横的连锁相互连接，例如，横于背血管背面的背气管连锁（dorsal tracheal commissure）和横于腹神经索腹面的腹气管连锁（ventral tracheal commissure），气管连锁普遍存在于鳞翅目幼虫体内。

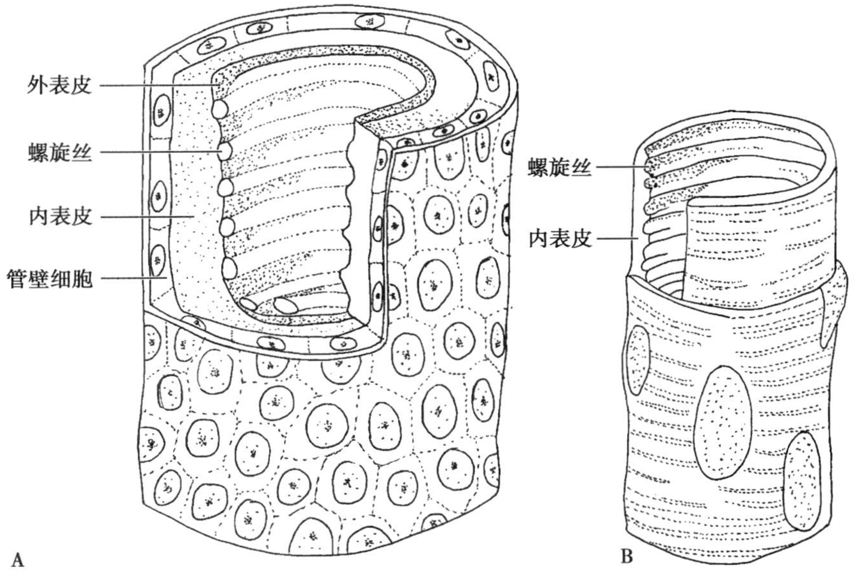

A. 靠近气门的器官;B. 气管分支。

图 2-40 气管的构造

(仿 Weber,重绘)

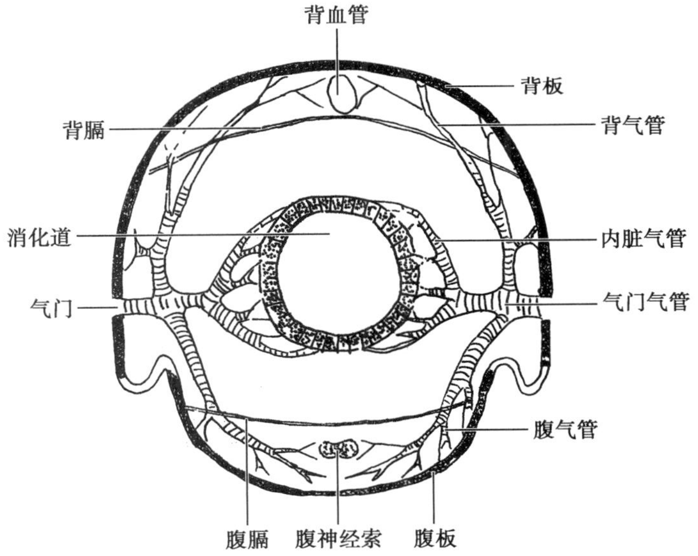

图 2-41 昆虫体节横切面(示体节内的气管分布)

(仿 Snodgrass,重绘)

水栖昆虫的呼吸器官发展成为气管鳃(tracheal gill),以摄取溶于水中的氧,有各种不同的形状。第一种为丝状,或略为叶状富有气管和微气管的气管鳃(如蚊、蚋等幼虫);第二种为气门片与1对或几对气门的气门室部分突出为长的气门鳃,它对水中或空气中的呼吸都能适应(如蚊科、蚋科、虻科均有此结构);第三种是管状或指状,有时可以翻转,内含血液的血鳃(如摇蚊幼虫)。

2. 微气管(tracheole) 昆虫的气管由粗到细,当分支到直径为2~5μm时则进入一个星形的端细胞(end cell),在其后又分为数支直径在1μm以下,末端封闭的微管即微气管(图2-43)。微气管虽细,但其内壁和气管一样仍具有直径约为0.025μm的螺旋丝。微气管的末端为肌肉纤维或其他组织,因其管壁极薄,易为气体透过。微气管不含几丁质,在蜕皮时不随外表皮一起脱落。

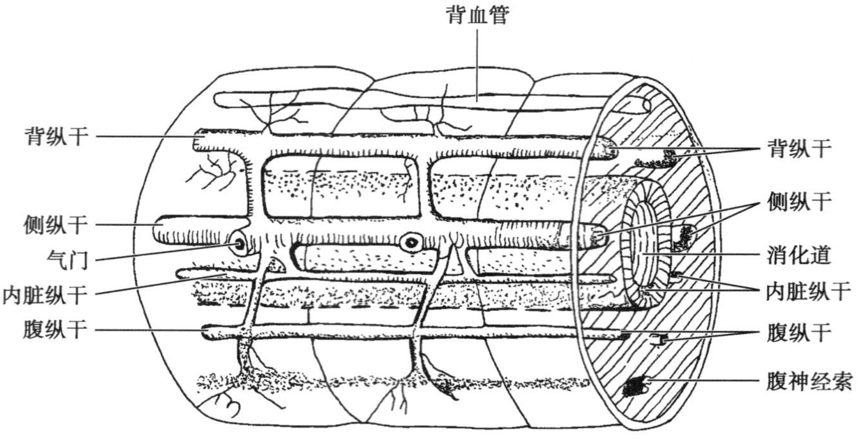

图 2-42 昆虫体躯侧面透射图（示气管干）
（仿 Snodgrass，重绘）

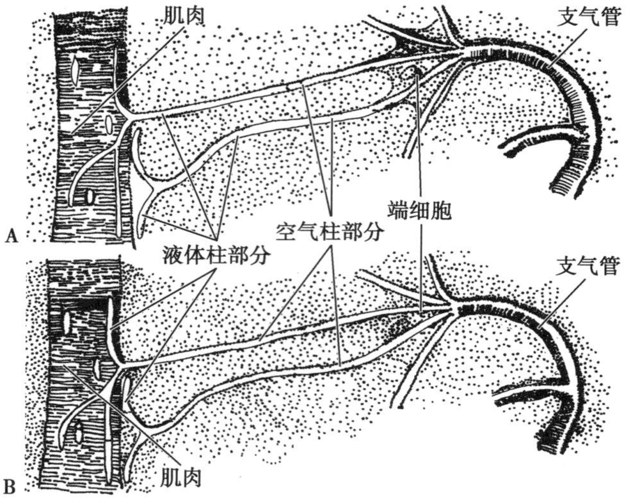

A. 静止状态；B. 运动状态。

图 2-43 微气管末端内液体和空气柱移动示意图
（仿 Wigglesworth，重绘）

3. 气门（spiracle） 昆虫气管在体壁两侧的开口及其附属结构，称为气门，昆虫的气门多位于昆虫的腹部两侧。由于昆虫没有肺，所以它们借助气门与外界空气交换 O_2 和 CO_2，气门的开合主要利用肌肉收缩的力量(图 2-44)。不同的昆虫种类，因其生活习性和环境的不同，气门的数目、位置和结构也相应地发生了变化。昆虫的气门通常位于胸部与腹部的背板与侧板之间的薄膜上。气门数最多为 12 对，一般成虫和幼虫多为 10 对，胸部 2 对，分别位于中胸和后胸的前端，腹部 8 对，分别位于第 1~8 腹节。一般情况下，直翅目为 10 对(胸部 2 对，腹部 8 对)，鳞翅目、双翅目为 9 对(胸部 2 对，腹部 7 对)，半翅目和同翅目为 10 对(胸部 3 对，腹部 7 对)，而同翅目介壳虫有气门 2 对。

根据昆虫气门的数目可将其分为 3 种类型：

（1）多气门型：至少有 8 对气门，包括 3 种类型：①全气门式（holopneustic）具有 10 对有效气门；②周气门式（peripneustic）具有 9 对有效气门；③半气门式（hemipneustic）具有 8 对有效气门。

（2）寡气门型：具有 1~2 对有效气门。包括 3 种类型：①两端气门式：具有 2 对气门，分别位于前胸和第 8 腹节，如双翅目蝇科、丽蝇科幼虫。②后气门式：有 1 对有效气门，位于腹部最后一节，如双翅目蚊科幼虫。③前气门式：只有 1 对有效气门，位于前胸，如蚊科的蛹。

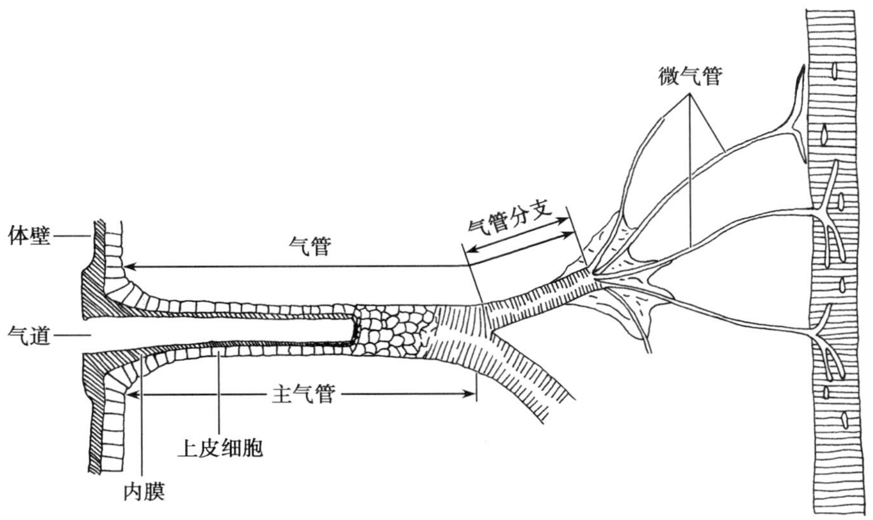

图 2-44　昆虫呼吸管开口示意图
（仿 Ross，重绘）

（3）无气门型：没有有效的气门。如双翅目摇蚊幼虫。

其实最简单的气门仅仅是气管在体壁上的一个开口，称气管口（tracheal orifice），它是体壁内陷形成气管后留下的原始孔，如无翅亚纲昆虫的胸部气门。但绝大多数昆虫的原始气管口，已陷入体壁再度内陷的气门腔（atrium）内，腔的外口称气门腔口（atrial orifice），气门腔口常围以一块特别硬化的骨片，称气门片（peritreme）。气门的另一附属结构是气门腺（spiracular gland），气门腺主要存在于水栖昆虫中，用以在气门表面分泌一层疏水性的物质，便于呼吸。具有气门腔的气门，常具有开闭机构（closing apparatus）来控制气体的进出，根据开闭控制气门部位的不同，可将气门分为两类：

1）外闭式气门：外闭式气门由唇瓣、垂叶和闭肌组成，这是一种具有关闭气门腔口机构的气门。唇瓣是一对卵圆形、基部相连的唇形活瓣，它包围在气门腔口的四周，两片活瓣可以相对地启合，用以关闭或开启气门口；在气门的内面，有一条起源于气门内面基节窝边缘突起上的闭肌，闭肌的上端连接于唇瓣基部的一块骨片——垂叶上。当闭肌收缩时，将垂叶下拉，使两片活瓣闭合，气门关闭；当闭肌松弛时，活瓣由于垂叶本身的弹性而张开，气门打开。很多昆虫的胸部气门属于这种类型，如蜚蠊目、半翅目等昆虫的气门。

2）内闭式气门：主要控制气门腔内气管口的大小，大多数昆虫的腹部气门常具有这种开闭机构。它由以下几部分组成：①筛板（filter apparatus）：是由细毛形成的刷状过滤结构，可用来防止灰尘、细菌和水的侵入；②闭弓（closing bow）：气门腔壁骨化成的半圆形弓；③闭带（closing valve）：闭弓相对一侧的气门腔壁特化成的柔软内壁；④闭杆：在闭弓和闭肌之间的骨片；⑤闭肌（occlusor muscle）：闭杆和闭带之间的肌肉；⑥开肌（dilator muscle）：闭杆上着生的肌肉。闭肌和开肌控制闭带活动，当闭肌收缩时，闭带被推向闭弓侧，气管口关闭；当闭肌松弛时，开肌收缩时，将闭带拉回，气管口开放。

4. 气门　对虫体内水分蒸发和体内气体流通起着调节作用，昆虫的气门较小，且有减少水分蒸发的构造。一般情况下，昆虫在正常呼吸过程中总是尽量减少气门开启，以便减少水分的蒸发。当气管内 CO_2 的浓度达到临界点时，气门即开启，使 CO_2 浓度降低；当气管中含氧量增加到一定程度时闭肌收缩气门即关闭。在闭肌收缩的间期，气门会因弹性而产生颤动性开闭，使管内气压回复，当 CO_2 逐步增加到临界点时，气门再次开启，形成 CO_2 间歇式爆发释放（in bursts）。这样既保障了气体交换的正常进行，又减少了水分的失散。

5. 气囊（air sac）　气管的某些部位膨大成囊状而成为气囊，常见于有翅亚纲昆虫中，如家蝇等快速飞行的昆虫，其气囊布满整个体腔。气囊容易随血压或躯体的运动而被压缩或扩张，主要功能是保证气管进行通风作用。对飞行昆虫或水栖昆虫来说，具有增加浮力的作用。此外，气囊的伸缩还可促进血液循环。气囊的存在，还有利于取食后的前肠或中肠进行膨大扩展；相反的，当某些器官退化或缩小时，气囊可占据空出的部位，这对内部器官发挥正常功能有着重要作用。

6. 气管系统的呼吸（气体的交换） 昆虫的呼吸是在管状的气管系统里进行的，气体在气管内的传送主要靠通风扩散作用，而在微气管与组织、细胞间则依靠扩散作用来完成。

（1）扩散作用：昆虫生命活动需要的 O_2，是借大气与气管间、气管与微气管间、微气管与组织间的 O_2 压力差，从大气中获取的。昆虫在休息时，微气管末梢充满体液，因此，气管内的气体只能到达体液之前，而不能透入组织；当组织活动时，由于新陈代谢的废物增多，使血液的渗透压增高，微气管内的体液就向外渗透，气管内的气体就随着液体外渗到达微气管末端，从而 O_2 向组织内扩散；由于代谢的作用，使组织内部消耗了 O_2，产生了 CO_2，因而使气管内 CO_2 的分压高于大气中 CO_2 的分压，则 CO_2 向气管外扩散，同时 CO_2 还可通过体壁扩散出来。

（2）通风作用：对于小型节肢动物来说，扩散作用就能够满足机体呼吸的需要，但对于大型节肢动物而言，其需 O_2 量增加，为了保证 O_2 迅速供应，CO_2 的迅速排出，就要利用通风作用。通风作用也叫换气运动，是指昆虫依靠躯体的收缩、扩张，帮助气体在气管系统内进行气体交换的一种形式，躯体的收缩运动是产生通风作用的主要动力，称之为呼吸运动。主要有以下 4 种方式：①仅背板运动，如鞘翅目、半翅目等；②背板和腹板同时运动，如直翅目；③左右和上下压缩同时进行，如鳞翅目、脉翅目等；④沿腹部长轴伸缩，如膜翅目和双翅目等。具有气囊的昆虫，气囊随着躯体的运动变化而收缩或扩张，类似风箱的作用，从而使气体排出或进入气囊和气管。

（五）神经系统和感觉器官

节肢动物的神经系统属于集中型链状神经系统，与环节动物基本相似，但随着节肢动物的异律分节以及体节数量的减少，常有一些前后相邻的神经节愈合成一个较大的神经节或神经团，神经系统已达到较高的水平，神经细胞更趋集中，形成了三个大的神经节。头部的神经节就是脑的雏形，胸部和腹部也各有一个神经节，并形成一条神经索。昆虫纲神经系统也为链状，属腹神经索型，来源于外胚层，支配着昆虫的一切生命活动。大致可分为中枢神经系统（central nervous system）、交感神经系统（sympathetic nervous system）和外周神经系统（peripheral nervous system）三部分（图 2-45）。昆虫的各种感觉器官（sense organ）发达，可感受各种外界环境因素的刺激，通过神经系统的调节，支配各器官对这些刺激发生反应，以协调昆虫的生命活动（图 2-46）。

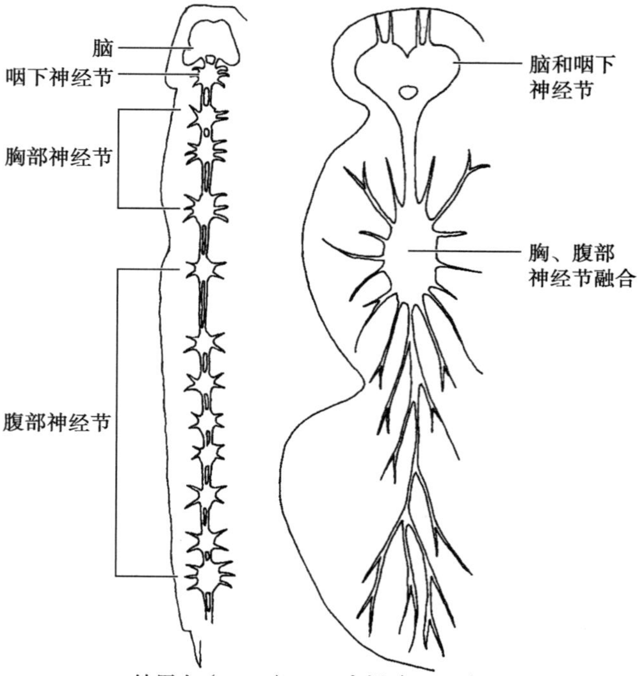

图 2-45 昆虫的神经系统
（仿 Richards，重绘）

1. 神经系统组成 昆虫的神经系统由神经细胞（又称神经元）、神经节和神经纤维等组成。神经元从形态上可分为单极神经元、双极神经元和多极神经元（图 2-47），从功能上可分为感觉神经元、运动神经元和联络神经元。神经节是卵圆形或多角形神经组织。神经纤维包括感觉神经纤维和运动神经纤维。

感觉神经元是传导体表或体内感觉器发放的神经冲动到中枢的神经元，包括双极感觉神经元和多极感觉神经元。

运动神经元是将中枢的神经冲动传至效应器的神经元。

联系神经元包括①蕈形体联络神经系：位于前脑，由 3 个神经区——冠区、柄区和根区组成。冠外部四周及内部有一群神经细胞球体，每一个细胞仅伸出一条神经纤维穿入冠区，伸至根区。在冠区和根区含有

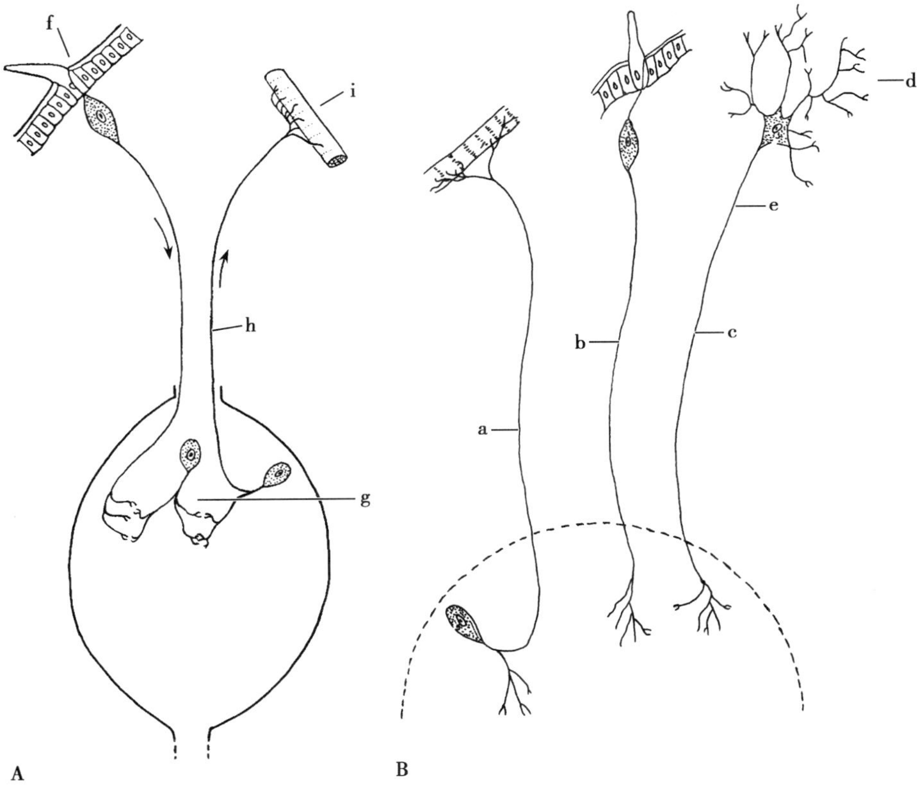

A. 神经元结构和类型；B. 神经传导途径。
a. 单极性神经原；b. 双极性神经原；c. 多极性神经原；d. 树状突；e. 轴状突；
f. 感觉神经元；g. 联络神经元；h. 运动神经元；i. 效应器。

图 2-46　神经元结构和类型与神经传导途径

（A~B. 仿 Wigglesworth，重绘）

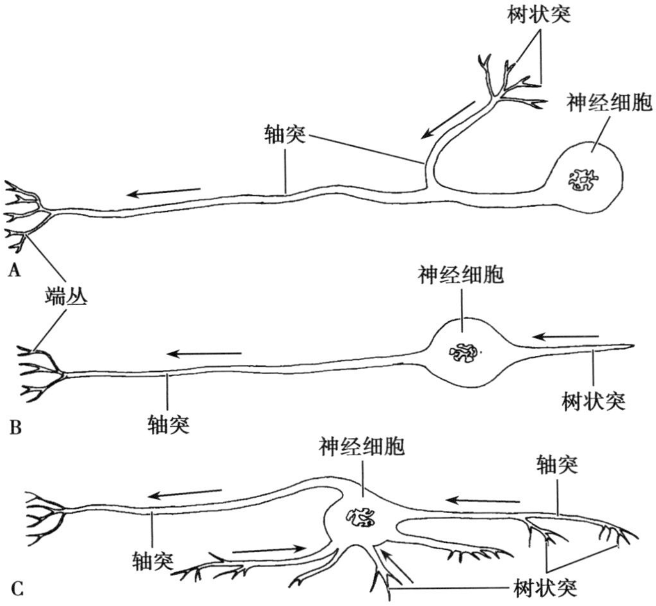

A. 单极神经元；B. 双极神经元；C. 多极神经元。

图 2-47　昆虫神经元的类型（箭头示传导方向）

（仿 Chapman，重绘）

这些神经的很多侧支,这些区域是蕈形体内的突触联系部位。②大神经系:多是“跨节联系神经元”系统。如美洲大蠊腹部的神经索中存在很多根从第 6 腹神经节内延伸到后胸神经节内的上升大神经纤维,有些直径较小的能直达脑内。特点是在整个长度内无分隔。在腹部第 6 复合神经节内大神经纤维与尾须神经纤维形成突触联系,另一端在后胸神经节内与运动神经元形成突触。主要功能是传导紧急信息,引起快速反应。

神经分泌细胞:广布于脑的一定区域和腹神经索的神经节内,能分泌激素的称为神经内分泌细胞。

(1)中枢神经系统(central nervous system):由位于头部的脑(brain)、食管下神经节(suboesophageal ganglion)及腹神经索(ventral nerve cord)三部分组成。连接前后神经节的神经,称为神经索(connective);横连的神经,称神经连索(commissure)。

1)脑:位于食管的上方,不仅为头部的感觉中心,也是神经系统中最主要的联系中心。由前脑(protocerebrum)、中脑(deutocerebrum)和后脑(tritocerebrum)三部分构成。脑是联系和协调的中心,它联系着头部所有感觉器官的神经纤维,以及口区、胸部和腹部的所有运动神经元,并调节内分泌腺体的分泌活动,从而调节昆虫的一切行动。

前脑(protocerebrum)占脑的大部分,为视觉神经中心。两侧有 2 个锥状的视叶(optic lobe),直接与复眼相连接,视叶包括 3 个联络中心,从外向内分别是视叶神经节层、视外髓和视内髓;中央有 3 条单眼柄(ocellar pedicel),分布神经至复眼与单眼,与背、侧单眼相连。前脑最为发达,在神经髓中含有 4 种由神经细胞和神经纤维束形成的脑体,包括一对蕈体(corpus pedunculatum)、一个脑桥体(pars intercerebralis)、一个中央体(corpus centrale)及一对脑腹体(corpus ventrale)。蕈体由大量小型的联络神经细胞球体及其神经纤维组成,每一个蕈体包括膨大的蕈体冠、较狭长的蕈体柄及分叉的蕈体根,蕈体是最重要的联络中心。

中脑(deutocerebrum)是触角的神经中心,位于前脑的后方,包括两个膨大的触角叶(antennal lobe)及由此发出的触角神经(antennal nerve)。不具备触角的节肢动物,其中脑相应缺如。

后脑(tritocerebrum)不发达,系由第一体节的一对神经节特化而成,是控制交感神经系统的部分。左右 2 叶分离,由食管下神经节索相连接(绕过食管的腹面),另由后方发出的围食管连索与食管腹面的食管下神经节相连。从后脑发出的主要神经有:与额神经节连接的额神经索,与上唇联系的上唇神经。

2)食管(咽)下神经节:位于头部食管(咽)的下方,由第 2、3、4 体节的 3 对神经节合并而成,是腹神经索的第 1 个复合神经节。其发出的神经主要通至上颚、下颚、下唇、舌、唾管及颈部肌肉等处,是口器和附肢运动与协调的神经中心。食管下神经节能显著地影响虫体的活动,并对胸部神经节的神经中心具有刺激作用。

3)腹神经索:位于消化管的腹面,包括胸部与腹部的一系列神经节和纵贯各神经节的神经索。在比较原始的昆虫中,2 条神经索多数是分离的,但在较高等的昆虫中,左右 2 条神经索非常靠近,或愈合在一起,从外表看似乎只有 1 条神经索,而此神经索由食管下神经节的后缘发出。胸部一般最多有 3 对神经节,分别位于前、中、后胸,发出的神经支配足与翅;腹部最多有 8 对神经节,通常腹部的最后 1 对神经节由腹部第 8~10 节合并而成,发出的神经支配腹部的肌肉和外生殖器。有翅亚纲比较低等的种类和很多全变态昆虫的幼虫期,可见到 11 对神经节。大多数昆虫胸部和腹部的神经节,常有不同程度的合并现象,如第 1 对腹神经节往往与后胸的神经节合并;腹部最末的神经节也至少由 3 对神经节合并而成。如家蝇的胸、腹部神经节甚至愈合成了一团块。

(2)交感神经系统(sympathetic nervous system):根据它们所联系的器官不同,可分为口道交感神经系统(stomodaeal sympathetic nervous system)、腹交感神经系统(ventral sympathetic nervous system)和尾交感神经系统(caudal sympathetic nervous system)三部分。由此发出的神经至消化道和心脏等器官,主要控制内脏器官的活动。

1)口道交感神经系统:包括额神经节(frontal ganglion)和后头神经节(occipital ganglion)及其发出的神经纤维,神经节中含若干运动神经元和感觉联络神经元,其神经纤维主要分布于消化道的前肠,部分分布于上唇肌、唾腺、咽侧体、心侧体和上颚肌。额神经节位于脑前方咽的背面,通过额神经索与后脑相连,额神经节后端延伸出 1 条迷走神经与脑下方或稍后的后头神经节相连;后头神经节为脑后方的 1 对神经节,各以1条后头神经节神经与脑相连,并以迷走神经的分支与额神经节相连。

2)腹交感神经系统:包括连于腹神经索各神经节上的横神经。其神经纤维分布到该节各气门,是各体节气门的控制中心。

3)尾交感神经系统:是由腹部末端神经节发出的神经,亦称内脏神经,分布于后肠和生殖器官。

(3)外周神经系统(peripheral nervous system):位于昆虫体壁下面,是由感觉神经元和运动神经元及其神经纤维所形成的神经网络。它们接受环境刺激,并传入中枢神经系统,再把中枢神经系统发出的指令传到运动器官,使运动器官对环境刺激做出相应的反应。外周神经系统在软体的幼虫中最为发达。

2. 感觉器官　昆虫体壁细胞衍生出各种感觉器官,是对来自周围环境和内部产生的刺激产生反应的结构,与神经系统一起控制和调节昆虫的行为。由于昆虫体壁上具有不同形状的表皮突起,因此感受器的类型也就各式各样。感受器是一种由真皮细胞在适当部位特化的能感受刺激的神经细胞,分布于体表各处,或是由许多相似的感觉细胞聚集形成感觉器官,但一种感受器只感受一种类型的刺激。根据刺激的性质不同,感受器可分为以下几种:机械感受器(司触觉、听觉)、化学感受器(司味觉、嗅觉)、光学感受器(司视觉)及温、湿度感受器等。昆虫必须依靠其身体的感觉器官才能接收外界环境条件的刺激,通过神经与反应器联系,然后才能做出适当的反应。

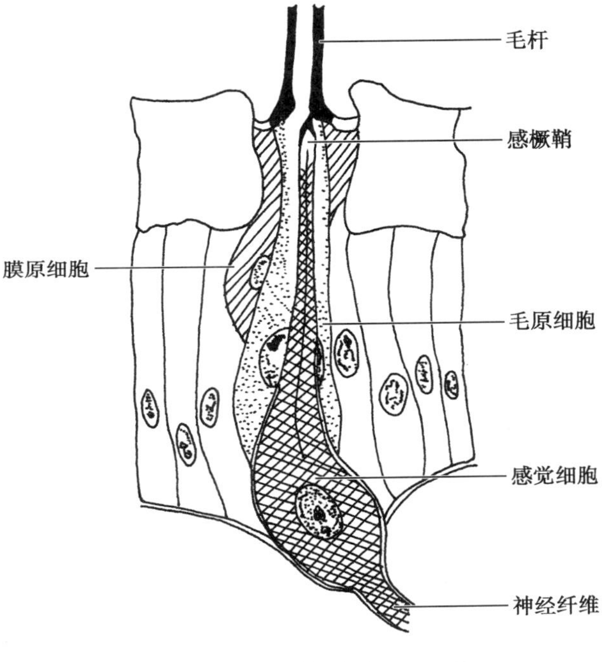

图2-48　毛状感触器的基本结构
(仿Snodgrass,重绘)

(1)机械感受器(mechanoreceptor):依据外部形状可分为毛状、钟状、板状、剑梢状、鳞状、锥状和坛状等多种形状的感受器。①毛状感触器(trichoid sensilla):它是一种分布最广、结构最简单的机械感受器。主要分布在口器、触角及附肢等处的表皮上,它向表皮之外伸出一角质毛,毛的下面与感觉细胞及神经相连,感觉细胞的外围有一毛原细胞(trichogen cell)及一膜原细胞(tormogen cell)。当受到刺激,毛弯曲或伸直,或位置发生改变都会引起神经的兴奋及传导,它甚至连微小的气流变动也能察觉(图2-48)。②钟形感受器(campaniform sensilla):分布在体表、附肢、翅基和平衡棒等处,表面无毛,特化成圆顶形且陷入表皮的凹处。水生昆虫可感受水的压力,陆生昆虫可感受气压的变化,也可感受表皮弯曲时的机械刺激(图2-49)。③剑梢感受器(scolophorous sensilla):由感觉细胞、冠细胞和鞘细胞组成。感觉细胞位于基部,中间为鞘细胞,顶端为连接于表皮下的冠细胞。感觉细胞具有特化的末梢,被包在鞘细胞顶端的部分是尖形中突的剑梢体。末端以顶丝穿过冠细胞伸达表皮(图2-50)。剑梢感受器可以单个存在,也可以若干个聚集在一起,如江氏器(Johnston's organ)、鼓膜听器等。剑梢感受器主要分布于触角、足和翅基部,能感受与其相连表皮所发生的张力变化,与昆虫的对称运动及飞行定向有关。此外,剑梢感受器还存在于昆虫的听觉器内,以感受声波的刺激。④毛板感受器(coxal hair-plate sensilla):分布在足、颚须和唇须等关节处,是许多毛状感受器的集合体,放电频率与关节屈伸时毛弯曲程度相关联,可感受节间膜折叠或关节移动的刺激,常为"位置"感受器。

1)本体感受器(proprioreceptors):也称张力感受器(stress receptors),主要感受体表的压力及张力的改变或部分结构位置的改变,其包括多种形态。如上面介绍的钟形感受器、毛板感受器和剑梢感受器均属此类。

2)听觉器(phonoreceptor):昆虫感受声波刺激的感受器,称为听觉器。听觉器在作用上与感触器没有严格的区别,只是它的感觉更为敏锐。昆虫具有三种类型的听觉器:听觉毛、庄氏器和鼓膜听器。①听觉毛(auditory hairs):是最原始的听觉器,为一种长而易动的毛状感受器,只有一个神经细胞与毛窝膜相连接,以

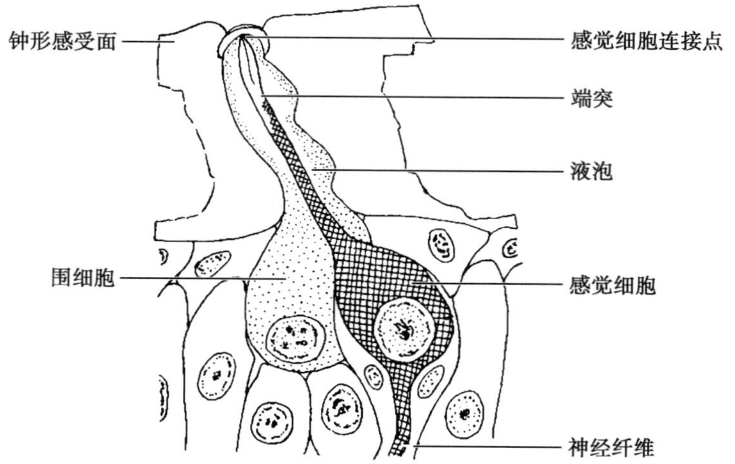

图 2-49 钟形感触器的基本结构
（仿 Newton，重绘）

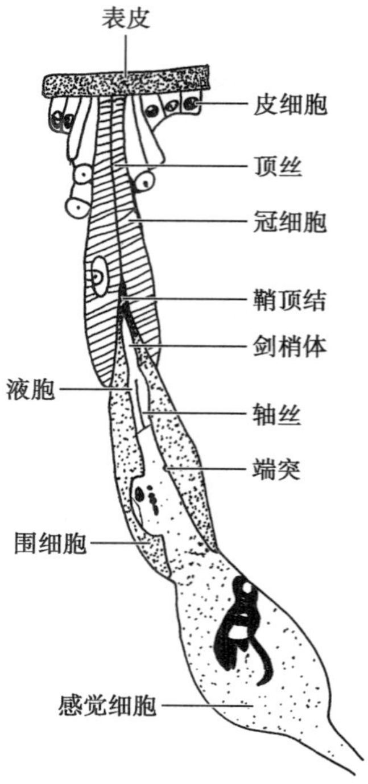

图 2-50 剑梢感受器的基本结构
（仿 Hess，重绘）

暴露在体外的部位感受低频率的声波，最适的感受频率在 400~1 500Hz。听觉毛也是一种感触器。如鳞翅目昆虫的幼虫躯体上即具有听觉毛。②江氏器（Johnston's organ）：江氏器由 Johnston 于 1855 年在雄性埃及伊蚊成虫触角的梗节中发现，目前已知大多数昆虫均具有。江氏器位于梗节中，在雄蚊中，约有 30 000 个剑梢感受器按三个方向排列，相连于梗节与鞭节连接的节间膜上。鞭节上有很密的长毛，音波可使其改变形状，并传至节间膜引起动作电位。江氏器是听器中最敏感的一种，雄蚊江氏器中的感觉细胞多达 15 000 个，几乎和人耳蜗中的感觉细胞一样多，听觉与人耳相当。③鼓膜听器（tympanal organ）：鼓膜听器普遍存在于具有发声功能的昆虫中，如鳞翅目成虫的鼓膜听器位于后胸或第 1 腹节上。鼓膜听器由听膜或鼓膜（tympanum）以及听体组成，该类听器基本构造在内陷于体壁的听膜或鼓膜下，连接着一组或数组由剑梢感受器组成的听体。

（2）化学感受器（chemoreceptor）：用来感受化学物质刺激的感受器，也称为感化器。它们在构造上高度特化，生理功能极度专一。这类感受器的表皮极薄，表面无毛，与昆虫的觅食、求偶、产卵、选择栖境、寻找寄主及社会性昆虫各型间协调等行为密切相关。如分布于触角、上颚须、下颚须、足和尾须等处的板形感受器和锥形感化器（图 2-51）。根据化学物质分子接触昆虫的途径，感化器分为嗅觉器和味觉器两种类型。嗅觉（olfaction）是由挥发性物质的分子所激发，可在一定的距离内发挥作用。而味觉（gustation）则是在直接接触液态或固态的物质分子后才能感受。

1）嗅觉器（olfactory organ）：能检测混合在空气中浓度极低的气态分子。空气中的气态分子通过扩散作用穿过微孔到达树突，当气体分子和位于膜上的受体蛋白结合时，产生感受器电位。嗅觉器多为毛状、板状或锥状，主要位于触角、下颚须和下唇须。例如，鳞翅目昆虫司嗅觉功能的感受器按照外部形态主要有毛形感器（trichodea sensilla）、锥形感器（basiconica sensilla）、腔锥形感受器（coeloconica sensilla）、耳形感器（auricillica sensilla）、媒介感器（intermediate sensilla）、巨大感器（giant sensilla）等。

2）味觉器（gustatory organ）：能检测液态分子。主要为毛状、锥状、栓状或板状，多位于口器上，也有位于跗节者，如蜜蜂、家蝇、粉蝶、峡蝶等。有的还着生于产卵器上，如姬蜂、小蜂、蟋蟀等。味觉器的部位多与取食和产卵有关。目前研究最多的是鳞翅目幼虫口器上最典型的味觉感受器即栓锥形感受器（styloconica sensilla）。

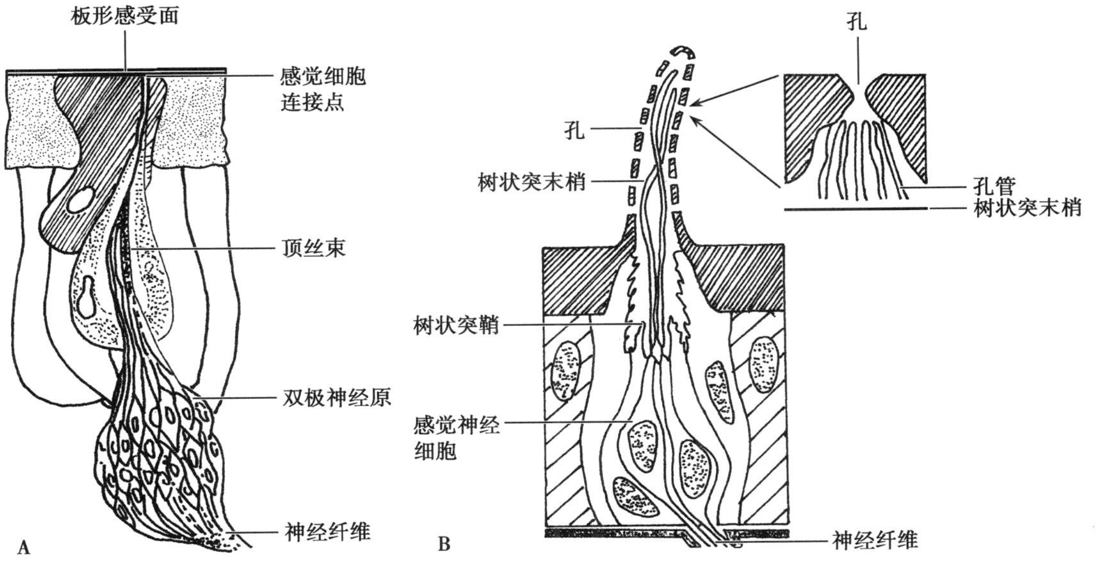

A. 板形感受器；B. 锥形感化器。

图 2-51　板形感受器和锥形感化器的基本结构

[（A 仿 Snodgrass；B 仿 Steinbrecht），重绘]

（3）视觉器（photoreceptor）：昆虫用来感受光波刺激的感受器，称为视觉器。其感觉细胞中的色素能对一定波长范围内的光谱（253~700nm）产生生物电位，传递给中枢神经系统引起视觉反应，其视觉中心分别位于视叶和单眼柄顶端内。昆虫有单眼和复眼两种感光器官，单眼又可分为背单眼和侧单眼两种。成虫和不全变态的若虫和稚虫才拥有复眼，而单眼可见于幼虫和成虫期。它们能识别物体的形状、姿态、运动、距离、颜色、光强度、偏振光以及光周期长度，它们对昆虫的觅食、求偶、避敌、休眠、滞育、决定行为和方向等都有重要作用。昆虫的眼没有调节能力，但昆虫复眼对光波的敏感范围比人眼宽，特别是对紫外光非常敏感，人们利用这一视觉特性制成黑光灯以诱捕害虫。

昆虫的视觉器差异很大，但都由集光部分和感光部分组成。集光部分是由特化的皮细胞及其分泌物形成的透明结构，包括角膜透镜（cornea）和晶体（crystalline body），其作用是传递和聚集光波；感光部分由感觉神经细胞集成的视杆（视觉柱）（retinula），其轴突集成的视神经（optic nerve），以及微气管构成的反光层（tapetum）所组成，此外角膜和视杆外面，还包围着色素细胞（pigment cell），其作用是感受光波能量和产生神经冲动。

（4）温、湿度感受器：温湿度感受器是昆虫感受环境温湿度变化的感觉器官。

1）温度感受器：昆虫是变温动物，其活动与功能受环境温度的影响和调节。昆虫常常能感觉到环境温度的微小变化。昆虫的温度感受器一般分布于整个躯体上，而以跗节和触角为多。感受器均由感觉细胞、鞘细胞和表皮突起三部分组成。同一感受器内的感觉细胞在功能上有所差别，如双层多微孔的感受器中有的对温度变化敏感，有的对化学物质刺激敏感，所以这种感受器是多功能的。蜱类的格氏器是一种温度感受器，位于足Ⅰ和足Ⅱ基节之间。

2）湿度感受器：有些昆虫对湿度的改变很敏感。蜜蜂、厩蝇等昆虫，能借触角上特殊的感受器找到相当远距离的水源。湿度和干燥感受细胞存在于同一感受器中，湿度和温度的变化可能引起感受细胞的离子和结构发生变化，而湿度感受细胞和干燥感受细胞一样，都具有温、湿度双重感受功能。

（六）内分泌系统

产生和分泌激素的组织和器官，称为内分泌器官。昆虫的内分泌器官分为两大类：①神经分泌细胞：分泌细胞存在于神经组织中，如脑神经分泌细胞、食管下神经节分泌细胞和各神经节的分泌细胞等；②腺体内分泌器官：此类内分泌器官完全呈现出腺体的构造，但无输出导管，如咽侧体、心侧体、前胸腺、生殖腺等。上述分泌细胞和器官形成统一的内分泌系统（图 2-52）。昆虫体内的各种内分泌活动，直接受到神经系统的

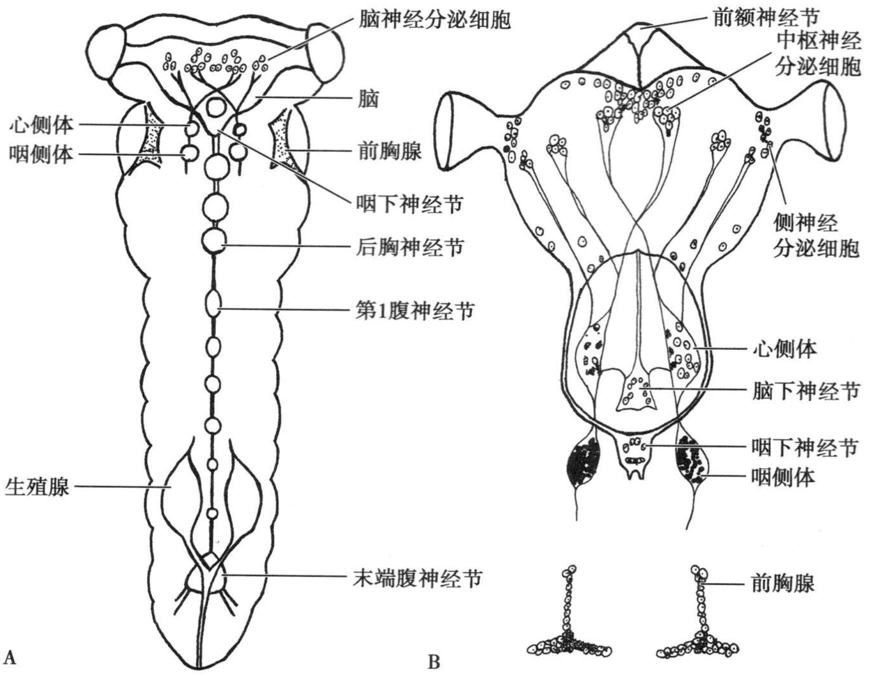

A. 模式结构；B. 头部和胸部内分泌器官中分泌细胞模式图。

图 2-52 昆虫内分泌系统的结构模式图

（仿 郭郛，重绘）

支配和调节，也间接受神经控制下内分泌器官所分泌的内激素的支配和调节。内分泌器官分泌的激素直接进入血液，并随着血淋巴循环抵达作用部位，对昆虫自身的生长发育、生理功能和代谢起调节作用。还有一些激素由细胞或腺体分泌后，释放到体外空气中，作为一种化学信息物质，引起同种或异种其他个体的行为反应，这种激素称外激素（pheromone）或信息素，对昆虫的发育和生殖等起调节控制作用，产生这种激素的腺体或细胞称外分泌腺（exocrine）。

1. 昆虫的主要内分泌器官及其内激素

（1）神经分泌细胞（neurosecretory cell，NSC）：指在神经细胞中，有一类体积较大，并有分泌功能的细胞，存在于脑、咽下神经节和其他胸、腹部神经节中，但主要为脑神经分泌细胞。脑神经分泌细胞一般位于前脑两叶近中沟的脑间部内，及脑间部的背面，可分为中央群神经分泌细胞（中枢神经分泌细胞）和侧群神经分泌细胞（侧神经分泌细胞）。昆虫的神经分泌细胞大多数是单极神经元，伸出的轴突组成成对的神经通道，并与心侧体和咽侧体相连接。昆虫的神经分泌细胞具有神经细胞和腺体细胞的双重特征。神经分泌细胞最突出的神经性质是能够传递神经脉冲，但是它不能把神经脉冲传递给其他神经元或效应器。

脑神经分泌细胞主要分泌促前胸腺激素（prothoracicotropic hormone，PTTH），又称促蜕皮素（ecdysiotropin），是第一个被发现的昆虫激素，旧称脑激素（brain hormone）。它是脑内神经分泌细胞产生的一种肽类激素，主要由前脑侧区的神经分泌细胞分泌。促前胸腺激素的效应是激活前胸腺，产生蜕皮激素，但不同组分存在某些种间专化性。另外，分子量不同的组分，对同种昆虫产生效应的时间也不相同。一般来说，小分子量的促前胸腺激素诱导蜕皮激素的低水平释放，使幼虫进入漫行期（wandering stage），停止取食，准备化蛹，发生皮层溶离。大分子量的促前胸腺激素引起蜕皮激素的第二次释放高峰，导致昆虫脱皮。促前胸腺激素的释放是由多种因素决定的，包括昆虫自身的生活节律和激素水平，以及光照周期和温度等环境条件的刺激。

咽下神经节的神经分泌细胞分泌滞育激素，调节昆虫的滞育。

（2）心侧体（corpus cardiacum，CC）：位于脑后方及背血管前端的两侧或上方，为乳白色的小球体，成对或融合成一个。其结构与神经节相同，内含有大量的神经分泌细胞，并有神经与咽侧体和后头神经节相连。

心侧体有贮存和释放促前胸腺激素的功能，其神经轴突除了直接向外开放，把分泌物排入血淋巴中，还可以通过咽侧体释放。心侧体能产生一种心侧体激素，影响心脏搏动以及消化道的蠕动；另外，心侧体还能加工神经激素和释放本身的分泌物，这些激素包括：利尿激素、抗利尿激素、心跳加速因子、脂肪动员激素、高血糖激素和蜕壳激素等。

（3）咽侧体（corpus allatum，CA）：起源于外胚层，位于咽（食管）的两侧，紧靠心侧体，通过神经与心侧体相连。大多数昆虫咽侧体的结构为卵圆形或球形。在半翅目昆虫中，左右两个常合并为一个中央腺（median gland）。在双翅目昆虫中，咽侧体、心侧体与前胸腺合并成一个环腺（ring gland）。

咽侧体受脑激素的刺激，主要分泌保幼激素（juvenile hormone，JH）。咽侧体产生的保幼激素是亲脂性的，在血淋巴中有较高的溶解度。在不同种类和不同虫期，保幼激素的结构和含量都不同，这显示出种的特异性。但在大多数情况下，昆虫成虫期只含有 JHⅢ（十六碳保幼激素）。保幼激素的主要功能是：保幼激素对成虫卵细胞的发育及昆虫的多型现象等生命活动起作用，因此，保幼激素又称促性腺激素；抑制成虫器官芽的生长和分化，从而使虫体保持幼期形态；能促进代谢活动及控制幼虫和蛹的滞育等生理作用；保幼激素与一定的蜕皮激素共同作用，可引起幼虫蜕皮；血液中保幼激素有刺激前胸腺的作用，即在昆虫幼期保幼激素存在的条件下，前胸腺不会退化。

（4）前胸腺（prothoracic gland）：也叫胸腺。一般位于头部和前胸两侧，是一对透明、带状的细胞群体。前胸腺腺体中有微血管分布，在腺体表面还有由咽喉下神经节和胸神经节发出的神经纤维。

前胸腺受脑激素刺激后可分泌蜕皮激素（前胸腺激素）（molting hormone，MH），又称蜕皮类固醇（ecdysteroid）或蜕皮酮（ecdysone）。蜕皮激素的合成和释放首先依赖于促前胸腺激素对前胸腺的激活，而高水平的保幼激素，则抑制促前胸腺激素的释放和蜕皮激素的合成。蜕皮激素的主要作用是在保幼激素协调下使昆虫脱皮；此外，蜕皮激素还具有激发体壁细胞中各种酶系的活性，激发蛋白质基质和酶系的合成及提高细胞呼吸代谢效率的作用，当蜕皮激素与细胞发生作用后，呼吸率立刻升高，随后线粒体的数量和体积都增大。当昆虫停止生长进入滞育状态时，蜕皮激素的滴度下降。

2. 昆虫的外激素（pheromone）　又称信息激素，是由昆虫体表（头部、胸部、足部和翅等）特化的腺体分泌到体外，并能影响同种其他个体的行为、发育和生殖等的一种化学物质。昆虫的主要外激素有：性外激素（sex pheromone）、性抑制外激素（sex inhibitory pheromone）、聚集外激素（aggregation pheromone）、踪迹外激素（trail pheromone）和警戒信息素（alarm pheromone）等。

（1）性外激素：是一种引起性活动的激素，当成虫在性成熟时由腺体分泌于体外，用以吸引同种异性个体，进行交尾活动或其他生理效应的一类挥发性化学物质。两性均可产生，但更普遍的是由成熟的雌虫产生，吸引雄虫前来交配，交配之后，不再分泌性外激素。到目前为止，已研究报道了 200 多种昆虫的性外激素，研究最多的是鳞翅目昆虫。蛾类主要由雌性分泌性信息素，蝶类则大部分是由雄性分泌。一般雌性分泌的性外激素，作用距离较远，引诱力较强。雄性昆虫分泌的性外激素引诱距离较近。各种昆虫的性外激素有专一性，现在已有若干种昆虫的性外激素的化学结构已经阐明，大多属于酮类、醇类和有机酸类，且已能人工合成，可用作性引诱剂，与黑光灯物理方法或杀虫剂相结合防治害虫。

（2）性抑制外激素：是由某些昆虫所分泌的一种能抑制性器官发育的激素，如蜂、蚁等昆虫。

（3）聚集外激素：是吸引同种的个体聚集并参加一系列活动的一种激素，如取食、交配、越冬等活动。分泌这种激素的腺体的部位尚不清楚。除了社会性昆虫（social insects），这种聚集常是暂时的，如蚊虫的婚飞聚集，某些瓢虫的越冬聚集；而社会性昆虫可以是永久性的，如蜂群里蜂王不断分泌聚集外激素，对蜂群产生强大的凝聚力。

（4）踪迹外激素：是社会性昆虫标记踪迹的一种激素，为个体间的一种通信工具。例如工蜂外出觅食时，其腹部第 7 节背面的腺体在食物源及归途中释放这种激素，以便引导群体中其他工蜂沿同一途径飞往食物源。很多个体重复这一行为，即使新出巢的成员也很容易沿相同路线飞行。

（5）警戒信息素：大多数社会性昆虫和某些聚集性昆虫在遇到危险时，能释放出一些招引其他个体来保卫种群的物质，称为警戒信息素。警戒信息素通常由上颚腺、杜氏腺等腺体所产生，其腺体往往与保卫器官联系在一起，如上颚、螯刺等。

种间信息素是引起异种个体产生反应的一种化学信息物质。如果释放出的激素对本种个体有好处则称为利己信息素，例如蜻蠊可以释放出一种恶臭物质，使其他种动物不再靠近，起到防卫功能。有的甲虫可释放氰化物、有机酸及苯醌等，也具有这种功能；有的昆虫释放出的激素对其他种个体有好处，则称为利他信息素。如有的昆虫产生一种气味会招来寄生物产卵或寄生。

（七）生殖系统

大多数昆虫雌雄异体，以两性生殖方式繁殖后代。昆虫的生殖系统（reproductive system）极为发达，是一个产生精子或卵子、繁殖种族的器官。生殖系统一般位于消化道背面或两侧，大都为两侧对称，生殖孔多开口于腹部末端。其中雄性生殖系统开口在第 9 腹节腹板上或其后方，雌性生殖系统开口于第 8 或第 9 腹节腹板后方。

1. 雌性生殖系统　在昆虫身体腹部两侧有 1 对起源于中胚层的卵巢（ovary），卵巢后边连接 1 对侧输卵管（lateral oviduct），汇合后通入一条起源于外胚层的中输卵管（common oviduct），中输卵管经阴道（vagina）或生殖腔，末端开口于昆虫腹部第 7~9 节腹面的生殖孔（genital pore）。此外，多数昆虫还有交配囊（bursa copulatrix）、受精囊（spermatheca）和 1 对附腺（accessory gland）连接到阴道或生殖腔内（图 2-53）。

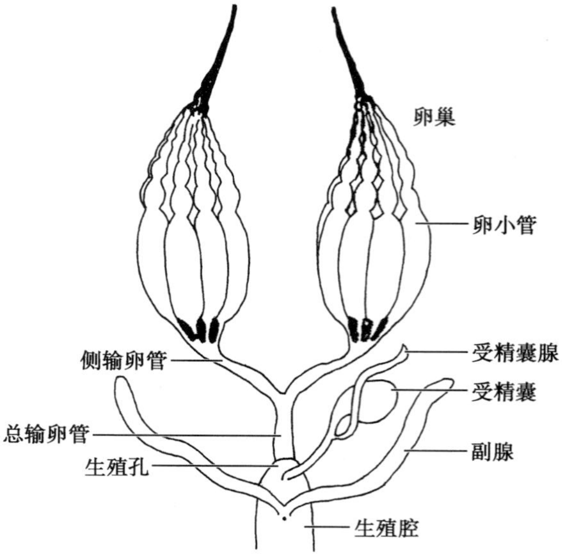

图 2-53　昆虫（♀）生殖系统结构模式图
（仿 Roberts 等，重绘）

（1）卵巢：是雌性生殖器官的主要组成部分，是卵子发生和发育的场所。卵巢由若干卵巢管（ovarian tube）组成。因昆虫种类不同，卵巢所含卵巢管的数目不一。少者仅 1~2 条，多者达 2 400 条，大多数为 4、6 或 8 条。

卵巢管可分为端丝（terminal filament）、卵巢管（egg tube）本部和卵巢管柄（pedicel）三部分。每条卵巢管端部均有一端丝，所有的端丝集合为一悬带或系带（ligament），附着在体壁、背膈等处，用以固定卵巢的位置。卵巢管本部是卵子发生和发育的部位，依卵子在其中的发育程度可分为生殖区（germarium）（原卵区）和生长区（vitellarium）（卵黄区）两部分。生殖区位于卵巢管本部的最前端，含有正在分裂时期的原始生殖细胞和由其产生的卵原细胞（oogonium），以及由卵原细胞发育成的卵母细胞（oocyte）。有些昆虫的卵原细胞还可分化成滋养细胞（nurse cell），在生殖区内形成的卵母细胞，向下移动进入生长区。由于卵母细胞数量增多并逐渐长大，以及每个卵母细胞四周包围着一层卵泡细胞（follicle cell），使生长区膨大成一系列由小而大的卵室（egg-chamber），其中的卵母细胞逐渐沉积卵黄，并由卵泡细胞分泌卵壳，最后形成成熟的卵。在卵巢管基部有卵巢管柄通入侧输卵管，当第 1 粒成熟的卵要产出时，密集在卵管塞的卵泡细胞溶解形成一通道，同时卵巢管柄上端细胞又形成一膈。根据卵母细胞在发育过程中获得营养的方式，可将卵巢管分为 3 种类型（图 2-54）。

1）无滋式（panoistic type）：卵巢管内没有卵原细胞分化出来的滋养细胞，称无滋式卵巢管。这种现象比较原始，卵巢管内卵母细胞积聚卵黄，主要依靠卵泡细胞吸收血液中的养料。系通过组成卵室的壁细胞从血淋巴直接摄取营养。直翅目和等翅目昆虫的卵巢管属于此类型。

2）多滋式（polytrophic type）：在卵巢管中卵母细胞与滋养细胞交替排列，滋养细胞由卵原细胞分化而成，或由卵泡细胞转化而来。当卵母细胞成熟后，滋养细胞内的物质已完全消耗，本身即退化，缩小成为卵母细胞前端的一小团残余物质。每个卵母细胞的周围都围有一定数量的营养细胞，这种卵巢管称多滋式，如双翅目、革翅目、虱目、脉翅目、鳞翅目和膜翅目昆虫。

3）端滋式（acrotrophic type）：卵原细胞在分化成卵母细胞的同时分化成滋养细胞。滋养细胞位于卵巢管端部，集中于生殖区内，以滋养丝与卵母细胞相连，供给卵母细胞早期发育时所需的营养，例如半翅目和鞘翅目中的肉食亚目昆虫具有端滋式卵巢管。

（2）输卵管：分为 2 条侧输卵管和 1 条中输卵管。每一条侧输卵管的前端与卵巢相连，后端汇合后与

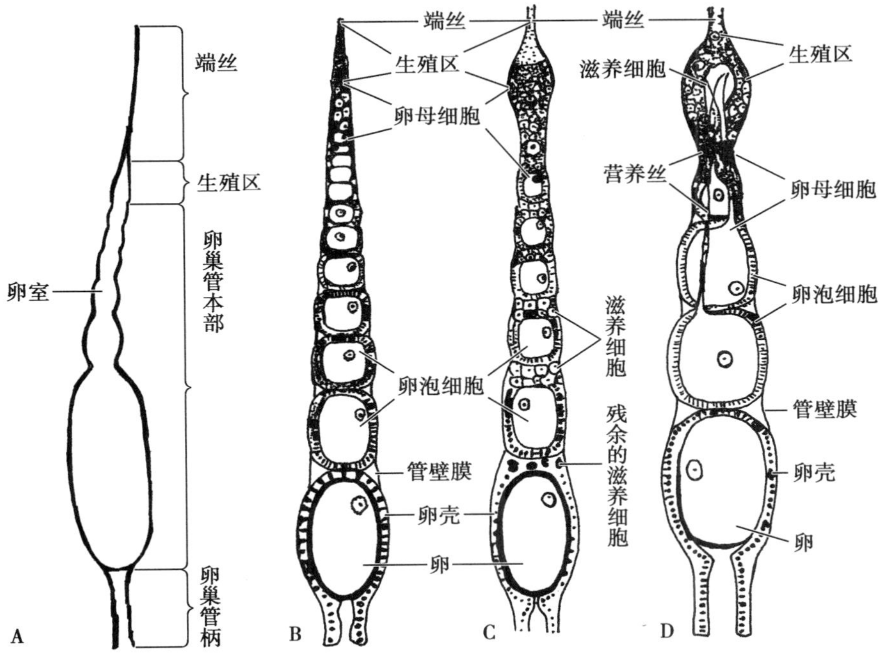

A. 基本结构;B. 无滋式;C. 多滋式;D. 端滋式。

图 2-54 昆虫卵巢管的结构与类型

[(A 仿 Snodgrass;B~C 仿 Weber),重绘]

中输卵管相连。侧输卵管由中胚层演变而来,其与卵巢管相连接处常膨大成囊状,称输卵管萼(calyx),卵巢管柄即开口其中,作为暂时贮存卵子之用。侧输卵管外常包围一层环肌和纵肌组成的肌肉鞘,用以伸缩排卵。侧输卵管的长短,因昆虫种类而异,其主要作用是卵子的通道。中输卵管由外胚层演变而成,其末端开口于第 8 腹节体壁内陷形成的生殖腔或阴道基端。

(3)生殖腔及其附属结构:生殖腔由第 8 腹板内陷形成,是雌、雄生殖器交配的地方。很多昆虫的生殖腔已演化成位于体内的管状通道,称阴道,开口于第 9 腹节,成为交配和产卵的孔道。生殖腔的附属结构有受精囊和雌性附腺。

1)受精囊:是由第 8 腹节腹板后缘的体壁内陷而成,一般是一个具有细长导管的表皮质囊,常具有附腺,即受精囊腺,其分泌的液体主要含有黏蛋白和黏多糖,为精子提供养分和能量,可保存精子。受精囊的形状、大小和结构,因昆虫种类不同而异。受精囊的导管开口于生殖腔上或阴道的背壁上。

2)雌性附腺:在雌性生殖道的出口处常有 1~2 对附腺,较低等昆虫的附腺开口于第 9 节腹板上,其他具阴道的昆虫则开口于阴道的出口处或其背壁上。雌性附腺中除受精囊腺以外,较为重要的腺体是开口于生殖腔的黏腺(colleterial gland),能分泌卵的保护物质,不但可以使虫卵黏着于物体上或形成卵块,还可以形成复被卵块的卵鞘。如蜚蠊黏腺由左右两侧的小管组成,左侧的能分泌结构蛋白质、多元酚氧化酶及草酸钙等,右侧的小管除分泌结构蛋白以外,还分泌原儿茶酸,当两侧管道中的分泌物混合时,原儿茶酸在多元酚氧化酶的作用下氧化成醌,并与蛋白质交联形成色暗坚硬的卵鞘。

大多数新羽化的昆虫成虫其生殖细胞尚未发育成熟,经过一段时间后交配受精,精子贮存于受精囊内,这以后卵细胞才发育成熟。滤泡细胞在成熟卵外形成卵壳,卵壳上有一个或多个小孔,卵由输卵管进入阴道时,精子由受精囊出来经卵孔进入卵,使卵受精。

2. 雄性生殖系统 在昆虫消化道背面或侧面,有 1 对起源于中胚层的睾丸或称精巢(testis),通常呈椭圆形或分裂成叶状,借气管和脂肪体固定。其后连接 1 对输精管,输精管后端膨大成贮精囊,两个管的末端汇合后形成射精管(ejaculatory duct),它由外胚层细胞形成,最后射精管末端形成阳茎,以雄性生殖孔开口在第 8~9 腹节上。在射精管的前端或输精管的基部常有若干来源于外胚层的附腺(accessory gland)(图 2-55)。

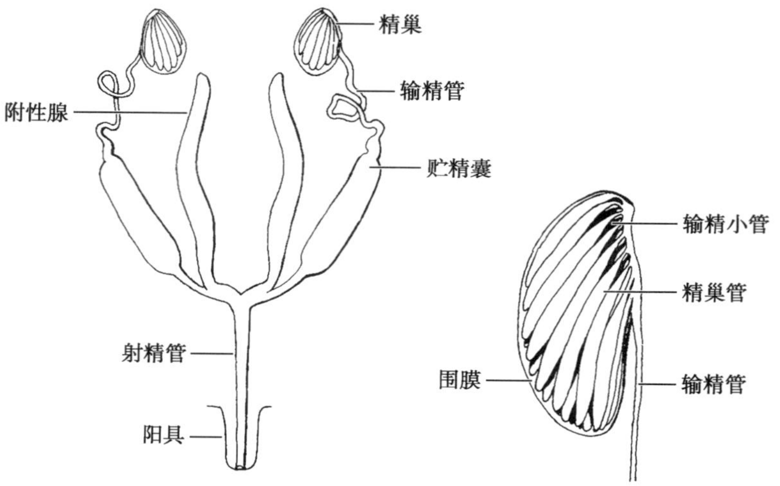

图 2-55 昆虫(♂)生殖系统结构模式图
(仿 Roberts 等,重绘)

(1)睾丸:有 1 对,是精子形成的地方。由许多睾丸卵泡(testis follicle)组成,小管的数目和形状因昆虫种类不同而各异,有的精巢小管之间是相互分开的,有的则结合在一起,外周被以围膜。根据生殖细胞在管内发育的情况,长形的精巢小管从顶部向基部可依次分为:①精原区:位于精巢管端部,其中原始生殖细胞行有丝分裂,分裂为精原细胞;②生长区:精原细胞在此区分裂为精母细胞并长大;③成熟区:精母细胞分裂成为 4 个精细胞,每个精细胞含有半数染色体;④转化区:在此区精细胞转化为精子。但很多昆虫的精巢小管的分区并不明显。

(2)输精管和贮精囊:从睾丸基端伸出的细长管道,称输精管,它是精子排向射精管的通道;两根输精管在下端联合成一根公共通道,与射精管连接。输精管下方稍膨大的部分是贮精囊,这是精子临时贮藏的地方,精子从精巢进入贮精囊后还能进一步发育。

(3)射精管:是由第 9 腹节后端的外胚层部分内陷形成的管道,相当于雌性的中输卵管。射精管开口于阳茎末端。射精管管壁细胞表面覆盖有表皮脂内膜,内膜中环肌和纵肌十分发达,形成很厚的肌肉层,能在排放精液或精包的前体物时产生很大的收缩力。

(4)雄性附腺:一般为 1 对,包括中胚层附腺(mesadenia)和外胚层附腺(ectadenia)两种。呈囊状或管状,大多开口于输精管与射精管相连接的地方。在不少种类昆虫的输精管和贮精囊中,甚至在射精管中,管壁细胞都具有腺性分泌能力。附腺的分泌物包括蛋白质、氨基酸、糖类和脂肪等多种成分,多数种类分泌的物质能在交配时形成精球(或精珠),组成精液,为精子提供营养基质和能量,使精子保持活性,还能在雌性生殖腔内形成交配栓塞,提高精子的利用效率。

一般当精子成熟后即行交配,大多数昆虫是以精包(spermatophore)的形式直接送入雌体阴道内,或送入专门的交配囊内。精包进入交配囊之后破裂,精子释放出来游动到受精囊内贮藏。无翅昆虫及低等的有翅昆虫,精包不直接送入雌性体内,而是像蛛形纲那样产于地面,然后由雌性自己送入体内。昆虫一生交配 1 次或多次,因种类而不同。

3. 外生殖器(genitalia) 是昆虫生殖系统的体外部分,主要作用是用以交配、受精和产卵,由腹部生殖节上的附肢特化而成。雌性的外生殖器称为产卵器(ovipositor);雄性的外生殖器称为交配器(copulatory organ)。

(1)产卵器:是昆虫用以产卵的器官,着生于第 8、9 腹节上。它是由第 8、9 腹节的生殖肢形成的,生殖孔即位于第 8、9 节间的节间膜上。产卵器一般为管状构造,通常由 3 对产卵瓣(valvulae)组成。第 1、2 对产卵瓣是附肢的端肢节,而第 3 对产卵瓣则是第 9 腹节附肢基肢节上的外长物。第 8 腹节的产卵瓣称第一产卵瓣(first valvulae)或腹产卵瓣(腹瓣)(ventral valvulae),其基部的生殖突基节称第一负瓣片(first valvifers);第 9 节上的称第二产卵瓣(second valvifers)或内产卵瓣(内瓣)(inner valvulae)及第二负瓣片

(second valvifers);在第二负瓣片上向后伸出的瓣状外长物,称第三产卵瓣(third valvulae)或背产卵瓣(背瓣)(dorsal valvulae)。

(2)交配器:一般发生在第9或第10腹节上,多数有翅亚纲雄性昆虫的交配器由两部分组成,即将精子输入雌体的阳具(phallus)及交配时挟持雌体的1对抱握器(harpagones)。阳具源于第9节腹板后的节间膜,阳具包括一个阳茎(aedeagus)和1对位于基部两侧的阳茎侧叶(parameres)。阳茎多是单一的骨化管状构造,是有翅昆虫进行交配时插入雌体的器官;阳茎基部两侧的阳茎侧叶,是由生殖肢演变而成的。抱握器大多属于第9腹节的附肢,多为第9腹节的刺突或肢基片与刺突联合形成。抱握器形状有宽叶状、钳状和钩状等。抱握器见于脉翅目、长翅目、半翅目、鳞翅目和双翅目昆虫中。交配器构造较为复杂多变,常作为鉴别昆虫某些近缘种的重要依据之一。

(八)运动系统

1. 外骨骼 节肢动物的体表覆盖着坚硬的体壁。体壁由内向外一般由底膜(basement membrane)、皮细胞层(epidermis)(上皮层)和角质层(cuticle)(表皮层)三部分组成。表皮层是体壁中非细胞结构的部分,具有保护内脏器官和防止体内水分散失的作用,而且体壁内面附着肌肉完成各种运动,因此体壁也称之为外骨骼(exoskeleton)。

外骨骼中的主要化学成分有三种:钙盐、蛋白质和多糖类几丁质。在内、外表皮中常纵贯着许多微细孔道(pore canal)。孔道的大小和数目随虫种而异,有些昆虫的孔道内基部还有孔道轴丝,在上皮层和内表皮间起加固作用。上表皮(epicuticle)位于最外层,覆盖于节肢动物的体表、气管壁及化学感受器表面。该层最薄,不含几丁质,主要成分是似蜂蜡的蜡质,分子排列紧凑而定向,使该层具有不透水性,这层常含有色素,色暗,多呈棕红色。外表皮(exocuticle)位于内表皮的外侧,较薄,其在蛋白质和多糖几丁质中沉淀有钙盐,或富含骨蛋白,是外骨骼中最坚硬的部分,一般在节间膜和其他膜质区由于此层不发达或不含外表皮,因而显得柔韧。内表皮(endocuticle)紧接上皮层,是外骨骼中最厚的一层,主要成分是蛋白质和几丁质的复合体,无色而柔软,具有延伸、弯曲等性能。

2. 肌肉 节肢动物的肌肉系统起源于中胚层,在胚胎发育过程中,当体腔囊开始扩大互相融合成整个体腔时,囊壁细胞分别在外胚层下形成体壁肌(skeletal muscle),在内胚层外形成内脏肌(visceral muscle)。

体壁肌至少有一端连接在体壁上,在连接处,肌纤维膜与体壁通过密集的微管团形成的附着纤维相连;体壁肌按肌原纤维的形状和排列方式,分为管状肌(tubular muscle)、束状肌(close-packed muscle)和纤维状肌(fibrillar muscle)三类;体壁肌一般按体节排列,有明显的分节现象,往往是伸肌和缩肌成对排列,相互起拮抗作用。内脏肌包裹于内脏器官之上,一般分为横向的环肌和纵向排列的纵肌。

节肢动物的肌肉是由横纹肌组成的,能迅速收缩。它们的排列与环节动物不同,并非由环肌、斜肌、纵肌组成的皮肌囊,而是由成束肌纤维组成的肌肉并附着在外骨骼的某些地方。当肌肉迅速而强有力收缩时,就会牵动外骨骼,从而产生敏捷的运动。

第三节 医学蜱螨的形态与结构

蜱螨隶属节肢动物门(Arthropoda)、蛛形纲(Arachnida)、蜱螨亚纲(Acari),与人类的生活、健康、经济等各方面都有十分密切的关系。蜱螨种类多,分布广,在形态特征和生活习性上差异很大,孳生生境和繁衍方式多种多样。医学蜱螨可通过叮刺、吸血、寄生、传病和引起变态反应等危害人体健康。例如:全沟硬蜱(*Ixodes persuleatus* Schulze,1930)能在人兽之间传播森林脑炎病毒(virus of forest encephalitis)引起森林脑炎(forest encephalitis);柏氏禽刺螨(*Ornithonyssus bacoti* Hirs,1913)叮刺吸血可造成局部皮肤损害并能传播汉坦病毒(Hantavirus)引起肾综合征出血热(hemorrhagic fever with renal syndrome);人疥螨(*Sarcoptes scabiei hominis* Hering,1834)寄生于人体皮肤表皮层内引起疥疮(scabies);屋尘螨(*Dermatophagoides pteronyssinus* Trouessart,1897)的排泄物、代谢产物、尸体都是很强的过敏原可以引起人过敏疾病,如过敏性皮炎(allergic dermatitis)、过敏性鼻炎(allergic rhinitis)以及过敏性哮喘(allergic asthma)等。

一、医学蜱螨的外部形态

(一) 一般形态

蜱螨是一类小型节肢动物,外形常呈圆形、椭圆形或蠕虫状,头、胸、腹连成一体形成体躯。通常蜱较大,螨较小(图 2-56,表 2-1)。成螨体长一般为 0.1~0.2mm,偶有数毫米者,幼、若螨则更小。蜱大多数体长在 2mm,大的可达 10mm 以上。目前已知蜱螨中最大的是痘疱钝缘蜱(*Ornithodoros acinus*),雌成蜱吸血后体长可超过 30mm,最小的是跗线螨科(Tarsonemidae)的伍氏蜂盾螨(*Acarapis woodi*),雄成体长约 0.09mm。

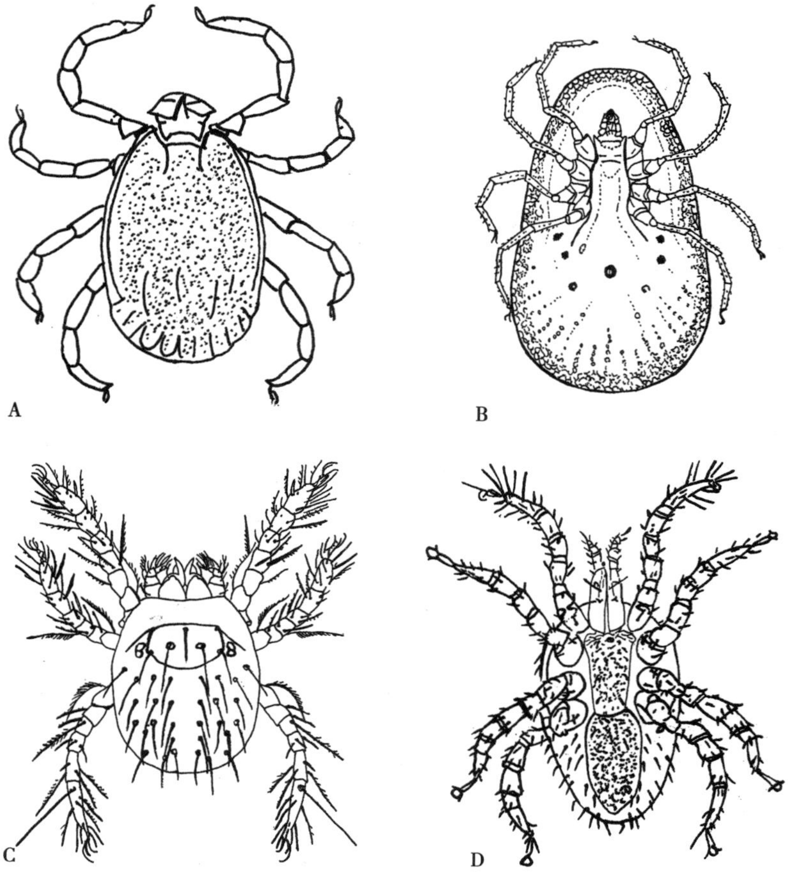

A. 硬蜱(背面);B. 软蜱(腹面);C. 恙螨幼螨(背面);D. 革螨(腹面)。

图 2-56 硬蜱、软蜱、恙螨幼螨和革螨

[(A. 仿于心;B. 仿徐岁南、甘运兴;C 和 D. 仿 Hirst),重绘]

表 2-1 螨与蜱形态区别

	蜱	螨
体形	一般较大,肉眼可见	一般较小,通常用显微镜观察
体壁	厚,呈革质状	薄,多呈膜状
体毛	毛少而短	多数全身遍布长毛
口下板	显露,有齿	隐入,无齿,或无口下板(自生生活螨类有齿)
须肢	分节明显	分节不明显,有的螨几乎不分节
螯肢	角质化	发育不充分,多呈叶状或杆状
气门	后气门在足Ⅲ或足Ⅳ基节附近	有前气门,中气门或无气门等
气门沟	缺如	常有

蜱螨体躯一般以围颚沟(circumcapitular suture)为界分为颚体(gnathosoma)和躯体(idiosoma)两部分。颚体构成螨体的前端部分,其上生有螯肢(chelicera)、须肢(palpus)和口下板(hypostome)等。躯体位于颚体的后方,是感觉、运动、代谢、消化和生殖等功能的中心,可再划分为着生有4对足的足体(podosoma)和位于足后方的末体(opisthosoma)两部分;足体又以背沟(sejugal furrow)为界,分为前足体(propodosoma)(足Ⅰ、Ⅱ体段)和后足体(metapodosoma)(足Ⅲ、Ⅳ体段)。末体(opisthosoma)位于后足体的后部,以足后缝(postpedal furrow)为界与后足体分开。有的学者把螨类的体躯分为前半体(proterosoma)和后半体(hysterosoma)。前半体包括颚体和前足体,后半体包括后足体和末体。有的学者把螨类的体躯分颚体、足体(前足体和后足体)和末体(足后体段);有的将其分为前体和末体两部分,前体包括颚体和足体(图2-57,表2-2)。蜱螨雌性个体一般大于雄性个体。蜱螨成虫与若虫均有足4对,而幼虫仅有足3对。

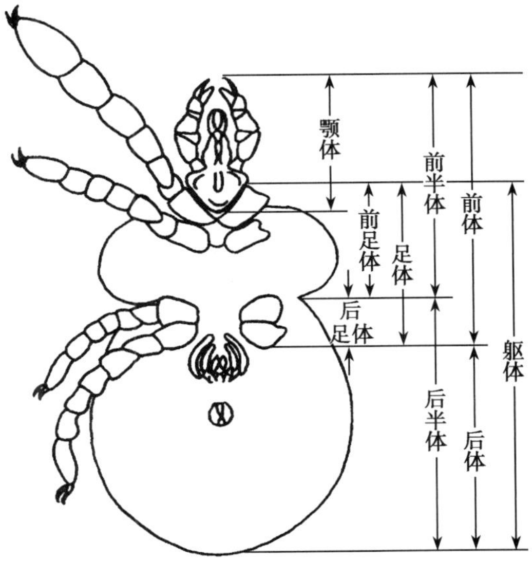

图 2-57　恙螨体躯分段
(仿 陈心陶,重绘)

表 2-2　粉螨体躯区分名称表

<table>
<tr><th>足前体段</th><th>足Ⅰ、Ⅱ体段</th><th>足Ⅲ、Ⅳ体段</th><th>足后体段</th></tr>
<tr><td rowspan="3">颚体
(gnathosoma)</td><td colspan="3">躯体(idiosoma)</td></tr>
<tr><td>前足体(propodosoma)</td><td>后足体(metapodosoma)</td><td rowspan="3">末体
(opisthosoma)</td></tr>
<tr><td colspan="2">足体(podosoma)</td></tr>
<tr><td colspan="3">前体(prosoma)</td></tr>
<tr><td colspan="2">前半体(proterosoma)</td><td colspan="2">后半体(hysterosoma)</td></tr>
</table>

(二)颚体

颚体(gnathosoma)一般位于躯体的前端,少数位于躯体前端腹面(如软蜱科 Argasidae)或颚基窝(camcrostome)内(如尾足螨科 Uropodidae),由颚基(gnathobase)、螯肢(chelicera)、须肢(palpus)、口下板(hypostome)和颚盖(gnathotectum)等构成(图2-58)。由于蜱螨的脑和眼都不在颚体上,二者都着生在后方的前足体上,因此颚体也被称为假头(capitulum)。蜱螨不同种类的颚体各具特征(图2-59),其背面有螯肢和口上板(epistome),两侧有须肢,腹面为口下板。颚体上着生有口器,位于螯肢的下方。颚体活动自如,由

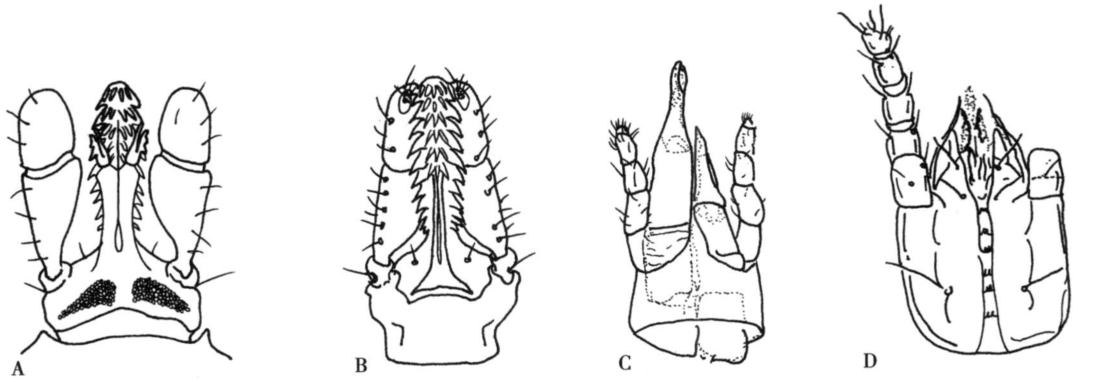

A. 硬蜱颚体背面;B. 硬蜱颚体腹面;C. 革螨颚体背面;D. 革螨颚体腹面。

图 2-58　硬蜱与革螨的颚体结构
(A~B. 仿 Smart;C~D. 仿 李隆术和李云瑞)

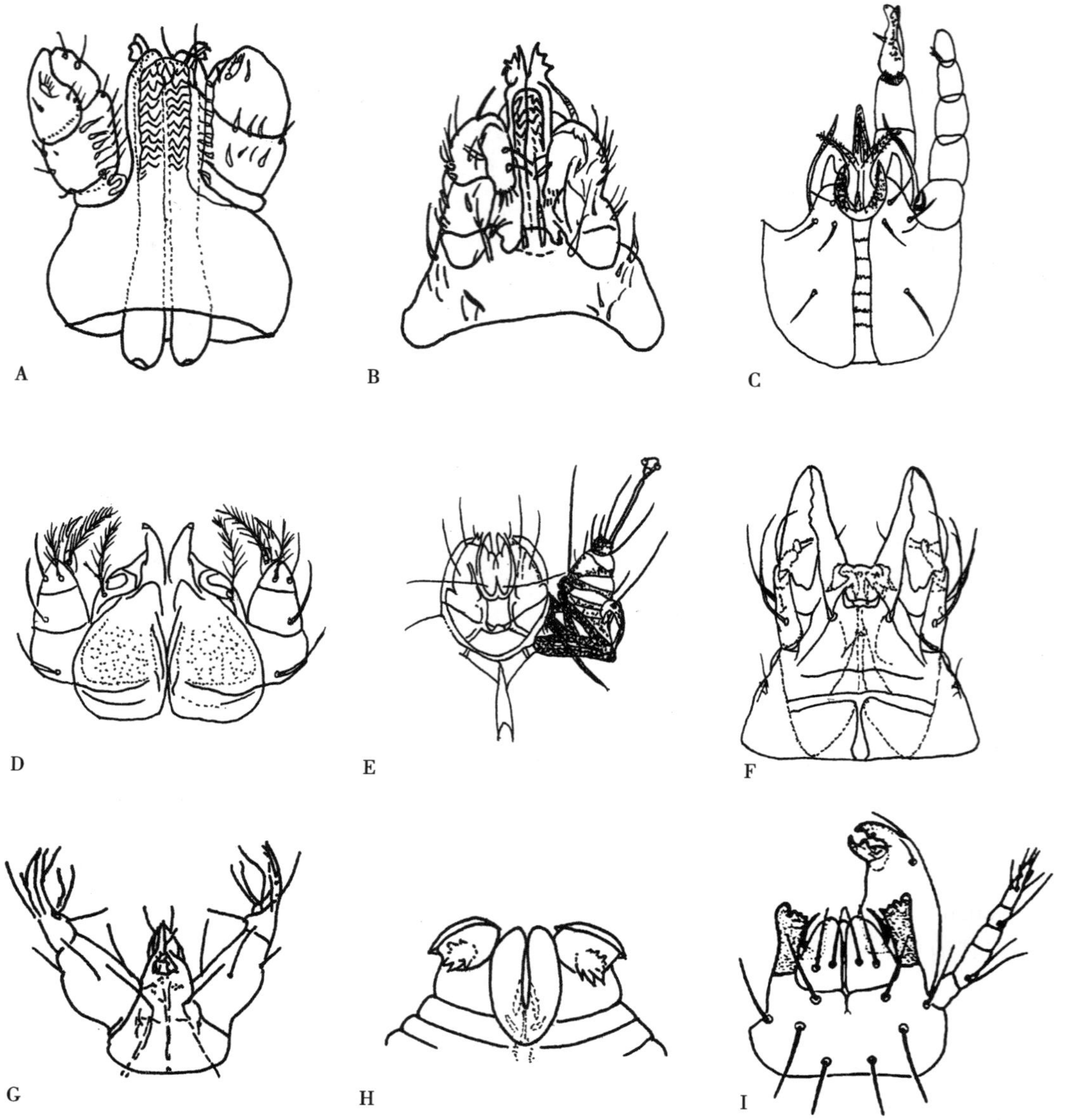

A. 硬蜱颚体腹面;B. 软蜱颚体腹面;C. 革螨颚体腹面;D. 恙螨幼虫颚体背面;E. 疥螨颚体腹面;F. 食甜螨颚体腹面;G. 肉食螨颚体背面;H. 蠕形螨颚体腹面;I. 甲螨颚体背面。

图 2-59 各类蜱螨的颚体类型

[(A. 仿 Matheson;B. C. 仿 李隆术和李云瑞;D. F. 仿 Krantz;H. 仿刘素兰;I. 仿 Krantz),改编重绘]

关节膜与躯体相连,并且部分可缩进躯体内。有些螨类的口器可因某种特殊的生活方式而发生变异。如薄口螨科(Histiostomidae)螨类的口器适于从液体或半液体食物中吸取小的食物颗粒。蜱螨的颚体常与躯体呈一定角度,以利于螯肢的顶端接触食物。螯肢和须肢的形态特征是分类的重要依据之一。

1. 螯肢(chelicera) 是颚体两对附肢中位于中间的一对,通常由螯基、中节和端节构成。螯基(chcliceral base)也称螯杆(cheliceral shaft),基部附着有收缩肌。中节(middle article)是螯肢的第二节,通常比较发达,其末端有不能活动的定趾(fixed digit);定趾末端通常为钩状,内侧有齿突。端节(distal article)亦称为动趾(movable digit),位于定趾的腹侧或外侧,定趾和动趾构成剪刀状结构,其内缘常具有刺或"锯齿"。大部分蜱螨的螯肢前端为钳伏,钳状螯肢是螯肢的原始形状,有把持与粉碎食物的功能。由于要适应不同的取食方式,蜱螨螯肢的形状变化很大(图 2-60),有的螯基与中节愈合,有的分成两个小节,有的没有定趾,有的钳状部分消失,有的变成尖利的口针。真螨总目中,多数类群的螯基与中节愈合;中气门目尾足螨总科的中节常分成两个小节。在绒螨目的一些类群中,例如缝颚螨股,螯肢基部常呈不同程度愈合,形

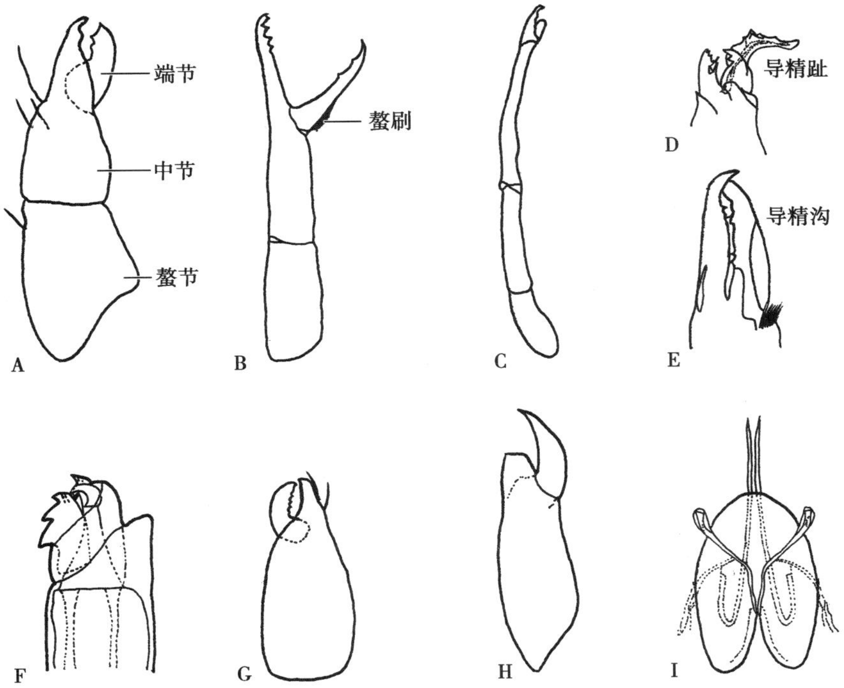

A. 节腹螨目;B~E. 中气门目;B. 皮刺螨亚目;C. 尾足螨总科;D. 皮刺螨亚目雄螨;E. 寄螨科雄螨;F. 蜱目;G~I. 绒螨目。

图 2-60 蜱螨的螯肢类型

[(A. 仿 Krantz;B~E,G,H 仿 Walter;F 仿 Balashov),重绘]

成口针鞘(stylophore)。甲螨亚目一些类群中,螯基内侧有一扁平的指状物,称为特氏器(Tragardh's organ)。此外,螯肢还有其他功能,如中气门亚目的植绥螨雄螨,动趾上生有导精趾,用以传递精包至雌性生殖孔。

2. 须肢(palpus) 位于螯肢外侧,构成颚体的侧面和腹面的部分,是颚体的第二对附肢,一般有 1~6 个活动节,即须转节(palptrochanter)、须股节(palpfemur)、须膝节(palpgenu)、须胫节(palptibia)、须跗节(palptarsus)、须趾节(palpal apotele)。须肢形状因种类而异(图 2-61),节腹螨目的须趾爪发达,位于跗节末端。巨螨目和中气门目的须趾节常退化为叉状爪或叉状毛。蜱螨有些类群须趾节退化消失,有些类群须肢胫节末端毛异常发达,与须跗节相对应形成拇爪复合体(thumb-claw complex),有些类群须肢退化变小,最多只有 2 节,趾节消失。须肢具趋触毛,具感觉和抓握食物的功能,有的是用于取食之后清洁螯肢。有些种类的雄螨在交配时用须肢抱持雌螨,因而雄螨须肢往往比雌螨的粗壮。须肢节数、各节刚毛数、形状以及刚毛的排列等常常用于蜱螨的分类。

3. 口下板(hypostome) 或称下头(infracapitulum),位于颚体中央下方,基部具有特殊排列的毛,通常被螯肢与须肢覆盖。蜱的口下板突出呈针状,并有倒齿(图 2-62),齿数与排列方式有分类意义。革螨亚目的大多数螨类口下板有一对称为基突(corniculi elongate)的角状突起。

4. 颚盖(gnathotectum) 又称口上板,是从颚基背壁向前延伸的部分(图 2-63),为膜状物,位于颚体背面的中央,前缘突出呈弧状、锯齿状、针状,或凹入,形状因种而异(图 2-64)。颚盖为覆盖颚体的膜质物,很多螨的颚盖由于透明,需用相差显微镜观察才能看到。

(三) 躯体

躯体(idiosoma)位于颚体的后方,多为囊状,背面观多椭圆形。有的似蠕虫状,例如瘦螨和蠕形螨。蜱螨躯体表皮有的较柔软,有的则形成不同程度的骨化板(图 2-65,图 2-66),在背面的称为背板或盾板,在腹面的骨化板根据所在位置分别称为胸板、腹板、生殖板、肛板等。例如叶螨科螨类的表皮柔软,背面无盾板;植绥螨科螨类的躯体背面覆盖着大型盾板;甲螨躯体全部覆盖着极坚硬的骨板。躯体表皮上有粗细不规则的皱纹,有时形成各种形状的刻点和瘤突。躯体背面与腹面均着生有各种形状的毛(图 2-67),例如刚毛状、分支状、棘状、羽毛状、栉状、鞭状、叶状和球状等(图 2-68,图 2-69)。躯体上主要的外部结构分别与运动、呼吸、交配、感觉和分泌功能有关。

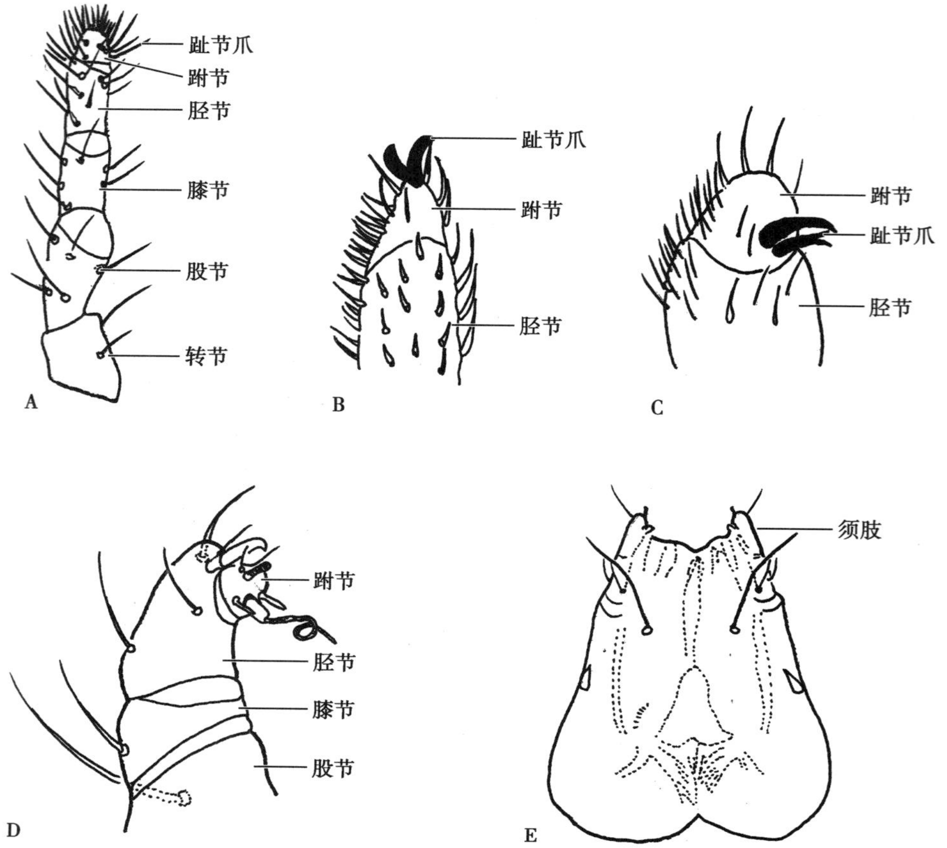

A. 中气门目;B. 节腹螨目;C. 巨螨目;D. 绒螨目叶螨科;E. 疥螨目粉螨科。

图 2-61 蜱螨的须肢类型

[(A,C,D. 仿 Krantz;B. 仿 Walter;E. 仿 Fan 和 Zhang),重绘]

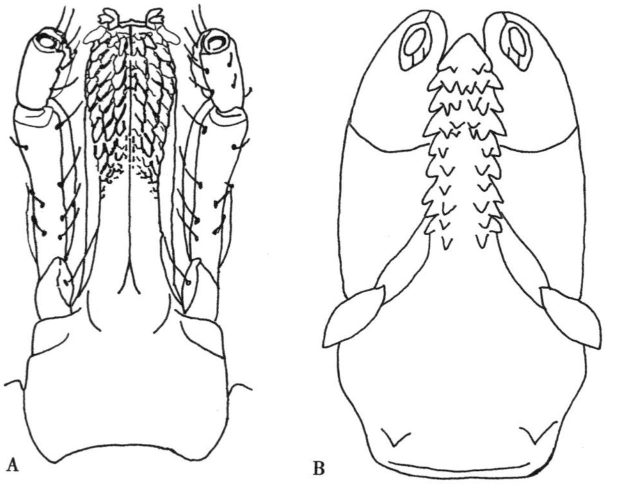

A. 希伯来花蜱(*Amblyomma hebraeum*);B. 一种硬蜱。

图 2-62 蜱的口下板形态

[(A 仿 Castellani 和 Chalmers;B 仿 Gregson),重绘]

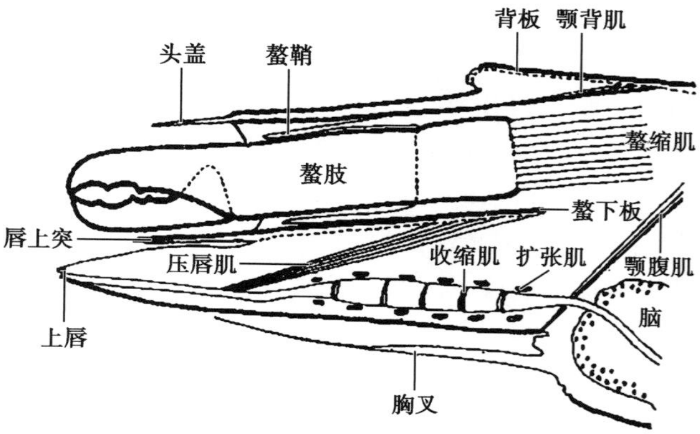

A. 侧面观;B. 侧面模式图。

图 2-63 革螨的颚盖结构示意

(仿 Evantz 和 Till,重绘)

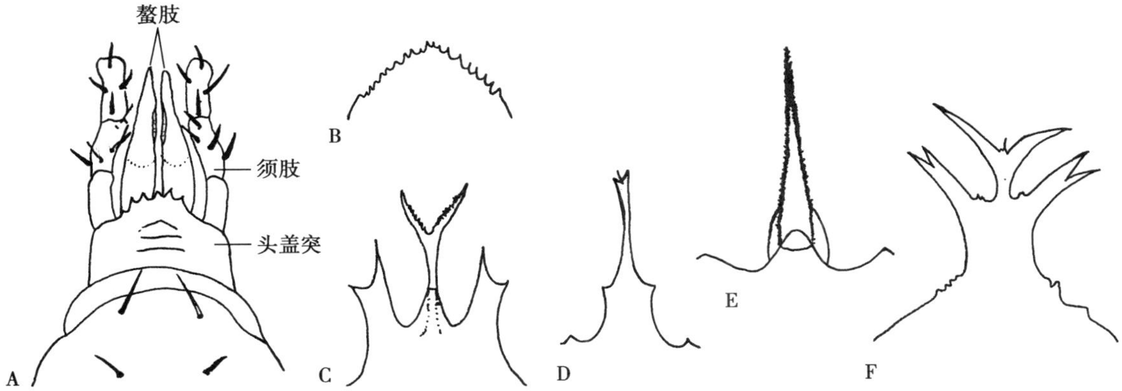

A. 粗柄偏革螨（*Pergamasus crassipes*）（♀）；B. 一种下盾螨（*Hypoaspis* sp.）（♀）；C. 横翼维螨（*Veigaia transisalae*）（♀）；D. 长毛地盾螨（*Geholaspis longispinosus*）（♀）；E. 黑腹犹伊螨（*Eviphis ostrinus*）（♀）；F. 三叉巨螯螨（*Macrocheies tridentnus*）（♀）。

图 2-64　革螨颚盖类型
（仿 Evans，重绘）

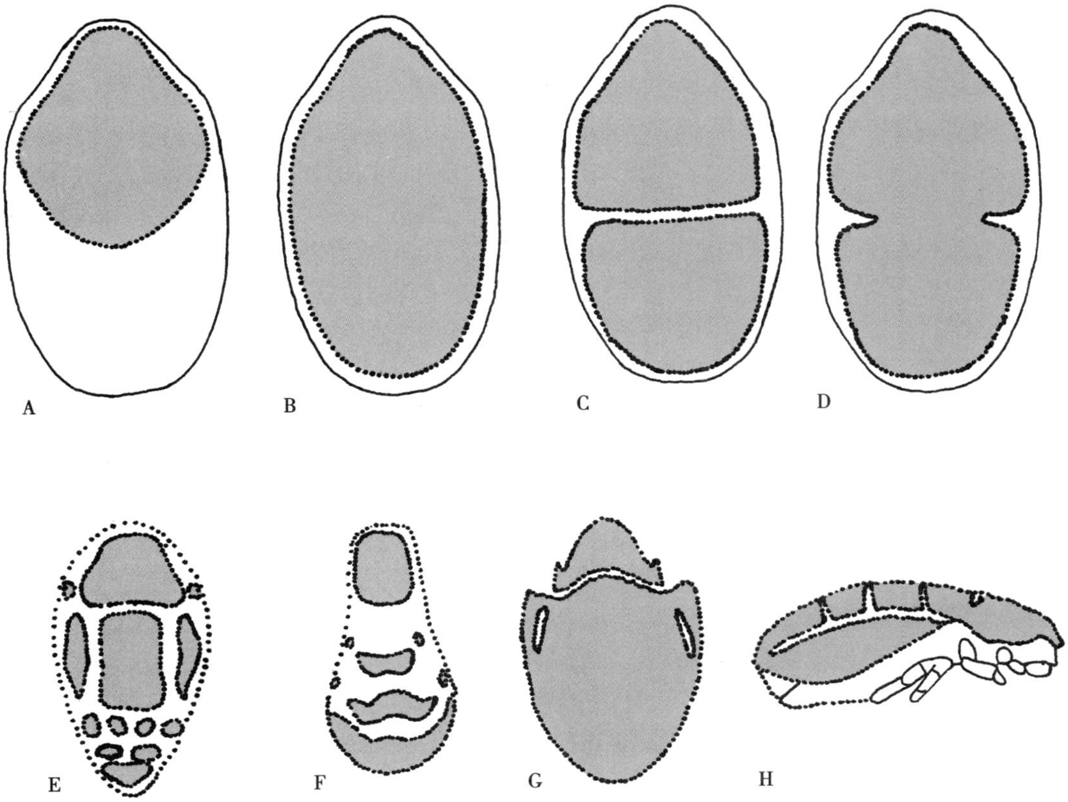

A，B. 蜱目（A. 硬蜱♀，B. 硬蜱♂）；C~D. 革螨亚目；E. 辐螨亚目；F~H. 甲螨亚目。

图 2-65　各类蜱螨的背板
（A~H. 仿 Evantz 和 Till，重绘）

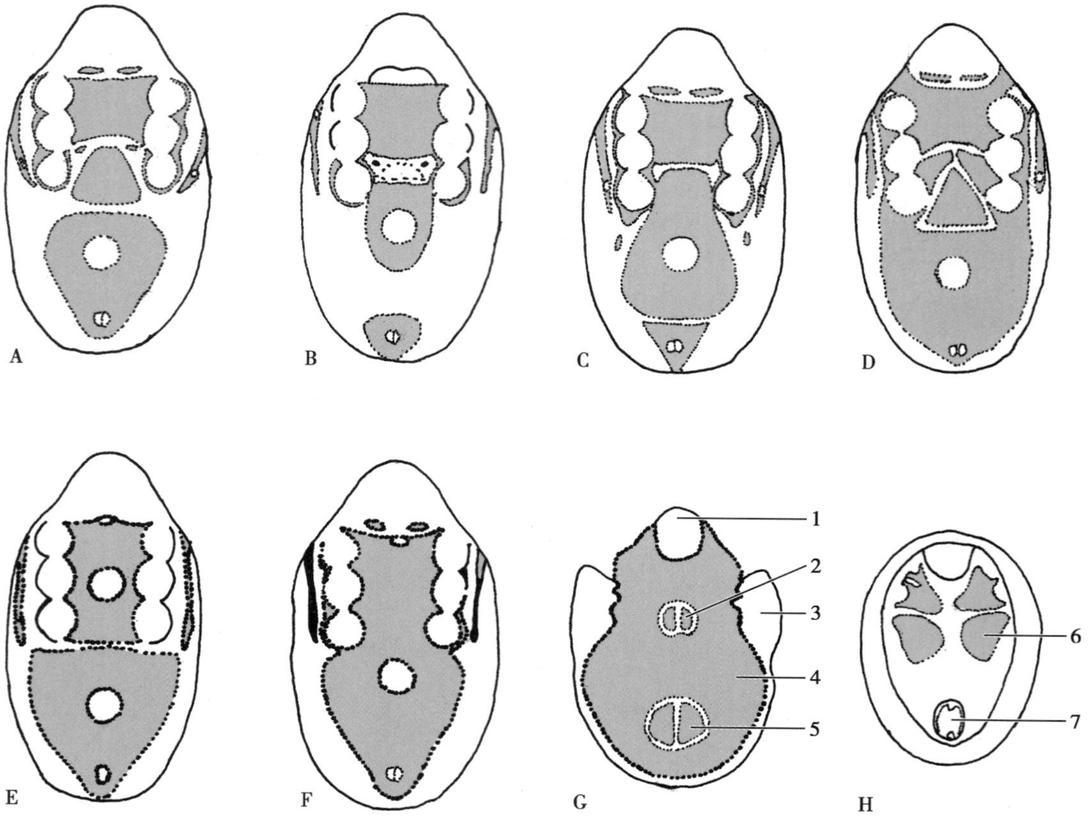

A~D. 革螨♀;E,F. 革螨♂;G. 甲螨:1. 假头窝,2. 生殖瓣,3. 翅形体,4. 腹板,5. 肛瓣;H. 辐螨:6. 基节,7. 殖肛瓣。

图 2-66 螨类腹面骨化情况

(A~H. 仿 Evantz 和 Till,重绘)

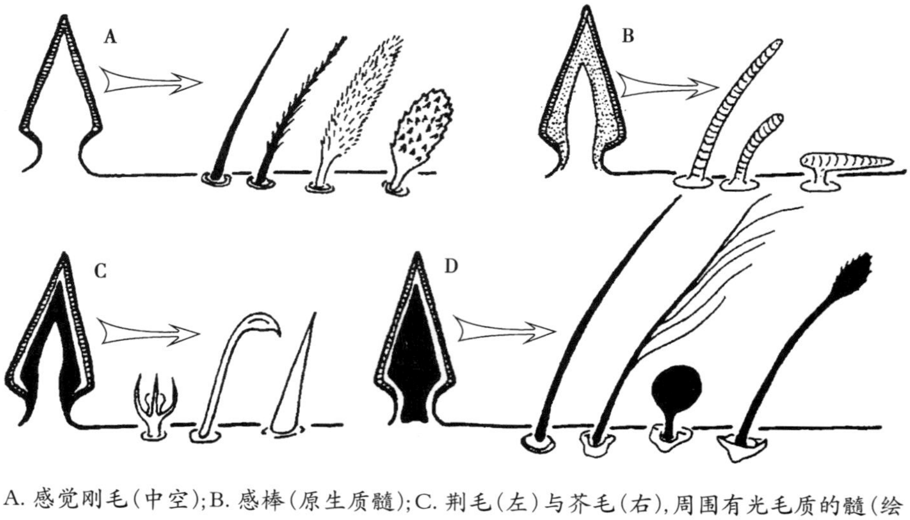

A. 感觉刚毛(中空);B. 感棒(原生质髓);C. 荆毛(左)与芥毛(右),周围有光毛质的髓(绘成黑色);D. 盅毛,有光毛质的髓。

图 2-67 蜱螨刚毛类型

(仿 Krantz 等,重绘)

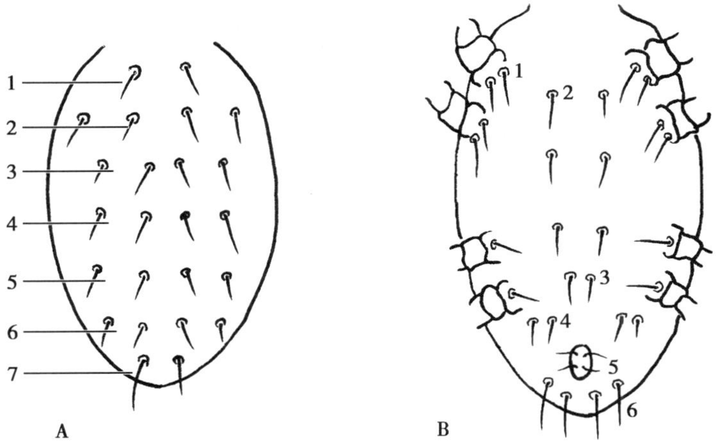

A. 背毛:1. 顶毛,2. 胛毛,3. 肩毛,4. 背毛,5. 腰毛,6. 骶毛,7. 尾毛;
B. 腹毛:1. 基节毛,2. 基节间毛,3. 前生殖毛,4. 生殖毛,5. 肛毛,6. 后刚毛。

图 2-68　螨类背毛和腹毛着生位置
(A,B. 仿李隆术和李云瑞,重绘)

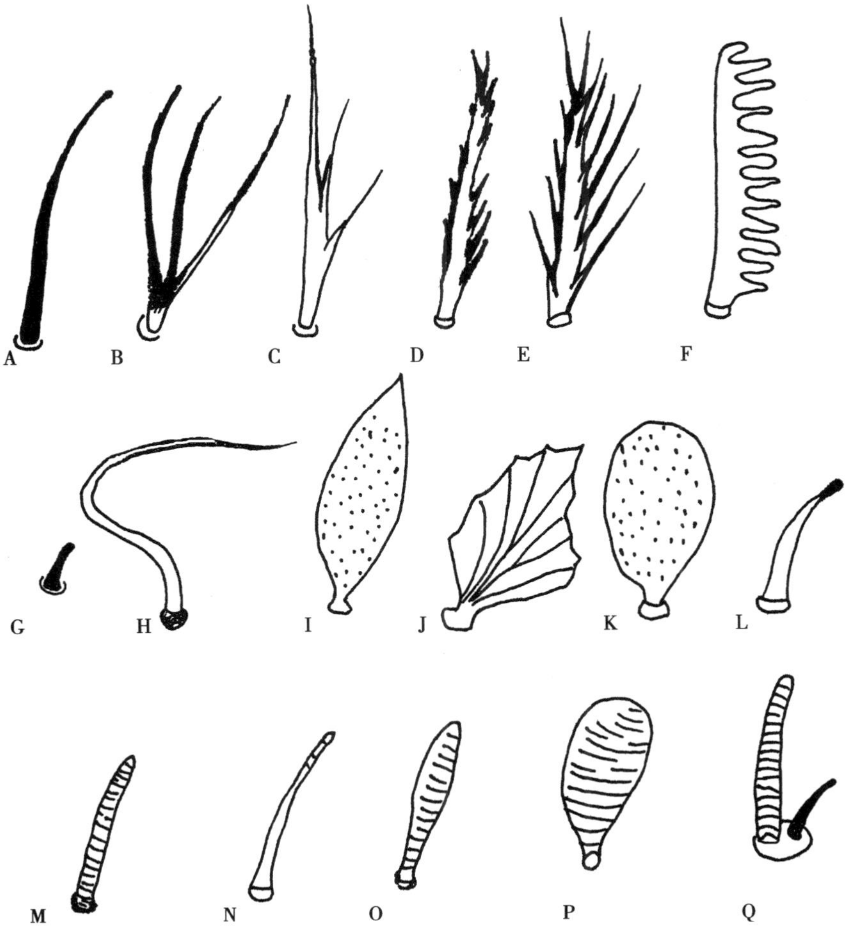

A~L. 为普通刚毛(A. 无枝毛,B. 叉毛,C. 分枝毛,D. 细枝毛,E. 羽状毛,F. 栉状毛,G. 微毛,H. 鞭状毛,I. 叶状毛,J. 扇状毛,K. 球状毛,L. 棘状毛);M~Q. 各种感觉毛。

图 2-69　蜱螨各种刚毛
(仿 忻介六,重绘)

1. 足(legs) 着生在足体腹面,通常分为7节,分别为基节(coxa)、转节(trochanter)、股节(femur)、膝节(genu)、胫节(tibia)、跗节(tarsus)和前跗节(pretarsus)。跗节末端有爪和爪间突(又称趾节)(图2-70,图2-71)。前跗节(pretarsus)末端的爪、爪间突和爪垫构成步行器(ambulacral organ),具爬行功能。一些类群的爪退化,爪间突变为爪状或吸盘状,代替爪的功能。第一对足常特化增长,司触觉或捕捉功能。蜱螨成虫和若虫有足4对,幼螨足3对,幼螨蜕皮后成为第一若虫时增加的一对足为足Ⅳ。蜱螨的足主要司运动功能,但多数种类的足Ⅰ不参与真正的步行,而是作为感觉器官。雄性的足Ⅰ在交配时有抱持雌性的作用。不同类群螨足的节数也不同,有的转节、股节再分成两节,有的节数减少;足上有形状各异毛,其排列方式称为毛序(chaetotaxy),毛的形状、数量与毛序因种而异。

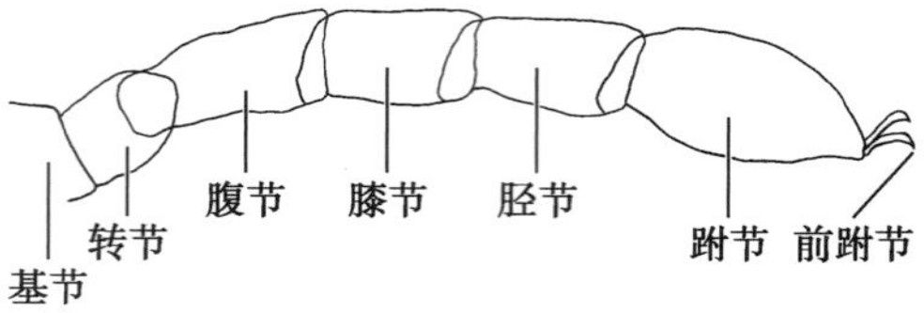

图2-70 足的构造
(仿 洪晓月,重绘)

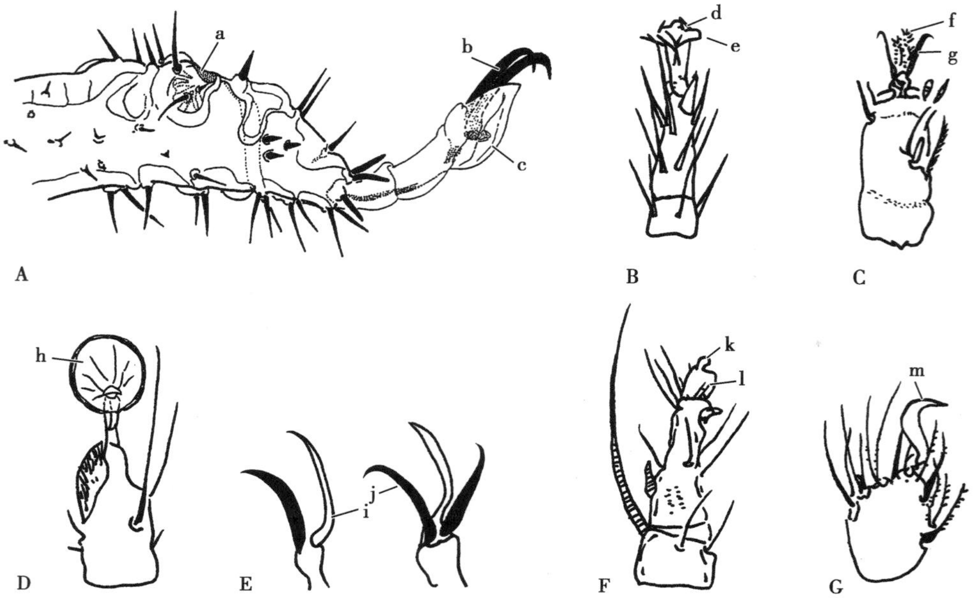

A. 蜱亚目(硬蜱)足Ⅰ跗节:a. 哈氏器,b. 爪,c. 爪垫;B. 革螨亚目(革螨):d. 爪垫,e. 爪;C. 辐螨亚目(薄螨):f. 爪间突;g. 爪;D. 辐螨亚目(肉食螨):h. 爪间突吸盘;E. 辐螨亚目(绒螨):i. 爪,j. 爪间突;F. 粉螨亚目(粉螨):k. 爪间突爪,l. 爪垫;G. 甲螨亚目(甲螨):m. 爪间突爪。

图2-71 蜱螨足跗节及趾节
[(A. 仿 Krantz;B~G. 仿 孟阳春),重绘]

2. 气门(stigma) 是气管在体壁上的开口,气门周围常有沟或板与其相关联。大多数种类躯体上有气门(图2-72),借此与外界相通。有些种类在躯体背面有4对气门,但无气门沟(peritreme);有些种类在足Ⅲ和足Ⅳ外侧有1个气门,并具向前方延伸的气门沟和围绕气门或气门沟的气门板(peritrematal shield)。蜱目(Ixodida)的气门位于足Ⅳ基节稍后方,革螨亚目(Gamasida)气门位于躯体中侧方,辐螨亚目(Actinedida)的气门位于螯肢基部或躯体"肩"上,甲螨亚目(Oribatida)的螨类气门间隙隐藏在基节区,且常有一对假气门器(pseudostigamatic organ),粉螨亚目(Acaridida)多数无气门。蜱类腹面有气门板(peritreme)1对,位于第4对足基节的外侧面,其形状因种而异。在气门板中部有一几丁质化的气门斑(macula),气门(stigma)呈半圆形,裂口即位于其间。气门的有无及其位置是种类鉴别的主要特征之一。

3. 外生殖器(genitalia) 雌螨的外生殖器是生殖孔(genital aperture)或交配囊,雄螨的外生殖器是阳茎。生殖孔(图2-73)的位置因种类而不同,雌螨生殖孔多数类群呈纵向,少数呈横向。寄螨目的生殖孔位于足Ⅳ基节之间或之前,真螨目的生殖孔位置多种多样,一般开口于足Ⅱ至足Ⅳ基节之间,蜱类生殖孔位于

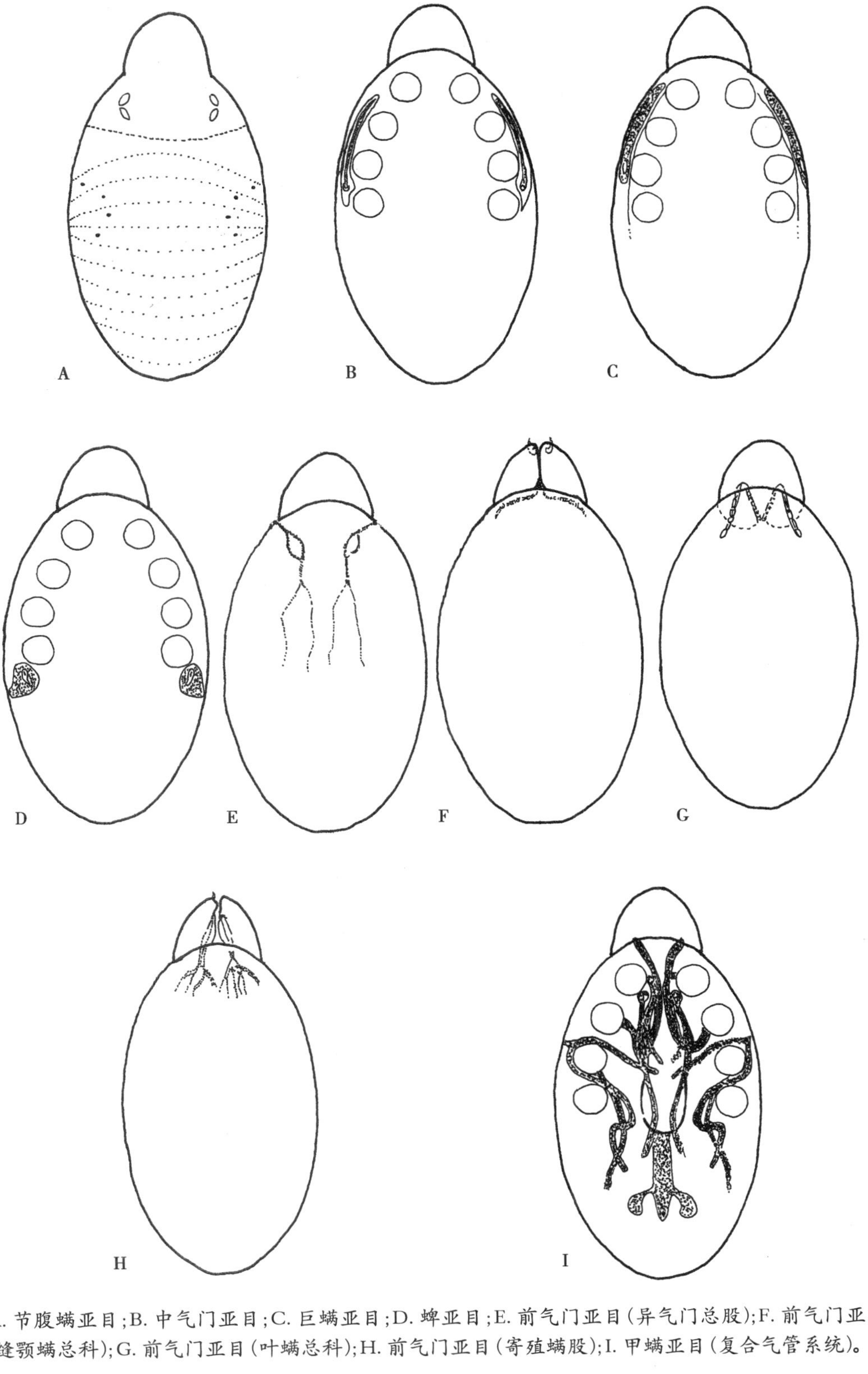

A. 节腹螨亚目；B. 中气门亚目；C. 巨螨亚目；D. 蜱亚目；E. 前气门亚目（异气门总股）；F. 前气门亚目（缝颚螨总科）；G. 前气门亚目（叶螨总科）；H. 前气门亚目（寄殖螨股）；I. 甲螨亚目（复合气管系统）。

图 2-72　蜱螨的气门类型

（A~I. 仿 Krantz 等，重绘）

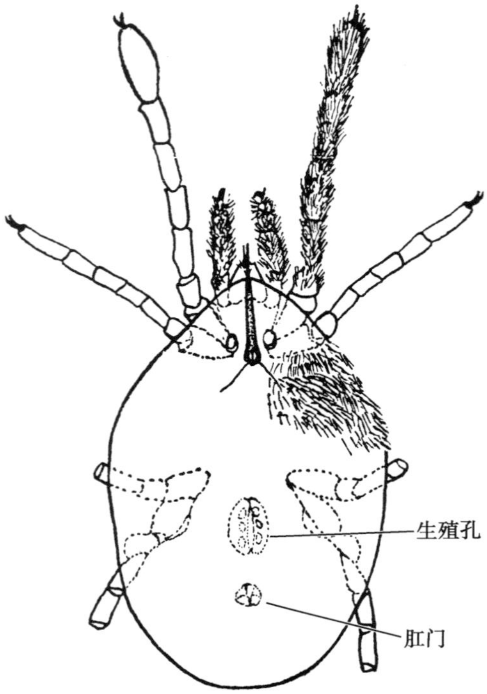

图 2-73 绒螨科的生殖孔和肛门
（仿 李隆术和李云瑞，重绘）

前部或靠中部，在生殖孔前方和两侧，有一对向后伸展的生殖沟。围绕生殖孔的板称为生殖板（genital shield），不同类群生殖板的数目和骨化程度常不同。生殖吸盘（genital acetabulum）亦称生殖乳突（genital papilla），是真螨目中生殖孔两侧的杯状或盘状突起。幼螨无生殖吸盘，若螨期随着发育阶段增加，生殖吸盘数逐渐显现，到第三若螨，生殖吸盘发育完成。典型的类群中，第一若螨有 1 对生殖吸盘，第二若螨有 2 对生殖吸盘，第三若螨有 3 对生殖吸盘；但在一些类群里，到第二若螨时生殖吸盘数已发育完整。交配器官（reproductive organ）是雌雄两性间进行传送和接收精子的构造。雄性蜱螨可通过阳茎直接将精子传送到雌性生殖器官；亦可由雄性将精包（spermatophore）放置在物体表面，雌性将精包纳入生殖器官。雌性蜱螨生殖器官由阴道（vagina）、输卵管（oviduct）、卵巢（ovary）以及子宫（uterus）组成；卵巢数量因类群而异，可以是 1 个、2 个或多个。雌性的外生殖器是生殖孔或交配囊，只有成螨有生殖孔，而在若螨期尚不明显。因此，生殖孔是区别成螨和若螨的标志。雌螨外生殖器的形态是重要的分类特征。雄性的外生殖器是阳茎，阳茎的形状和构造在种类鉴别上有重要意义。中气门亚目螨类的雄性没有阳茎，而有各种类型的交配囊，雌性有交配孔一对，位于躯体腹面足Ⅲ和足Ⅳ基节之间，精包从生殖孔转移到雄螨螯肢上的导精趾，然后压入雌螨的交配囊，导精趾和交配囊的形状在分类上具有重要意义。

4. 肛门（anal pore） 是消化道的末端出口。螨类的肛门通常位于腹面末端或近末端（图 2-73），蜱类的肛门位于躯体腹面后部正中，是由一对半月形肛瓣构成的纵裂口。由于种类不同，肛门的着生位置也有差别，有的肛门位于末端，有的位于末体腹面近后缘，有的位于躯体背面。肛门两侧有肛板（anal shield），周围通常有肛毛。

5. 感觉器官（sensory organ） 蜱螨躯体上着生多种刚毛，有些刚毛与螨类的感觉有关。除刚毛以外，蜱螨还具有眼、格氏器、哈氏器和琴形器等。螨类的眼是单眼，无复眼。大多数螨类（革螨亚目除外）有单眼 1~2 对，位于前足体的前侧。中气门亚目的螨类无眼，有时在足Ⅰ的步行器上有光感受器。无气门亚目螨类大多无眼。粉螨的格氏器（Grandjean's organ）是一种温度感受器，位于足Ⅰ基节前方紧贴体侧（图 2-74）。蜱的哈氏器（Haller's organ）是嗅觉器官，也是湿度感受器，位于足Ⅰ跗节背面（图 2-75），有小毛着生于表皮的凹处。跗感器（tarsal sensilla）类似哈氏器，位于中气门螨类足Ⅰ跗节背面末端。琴形器（lyrate organ）又称隙孔（lyriform pore），可能与分泌性激素有关，是螨类体表许多微小裂孔中的一种隙孔。

6. 体壁（integument） 是覆盖躯体和附肢的表面组织，通常由表皮层（cuticle）、真皮层（epidermis）和基底膜（lamina）组成（图 2-76）。体壁上还着生有皮细胞腺（图 2-77）和各种毛。

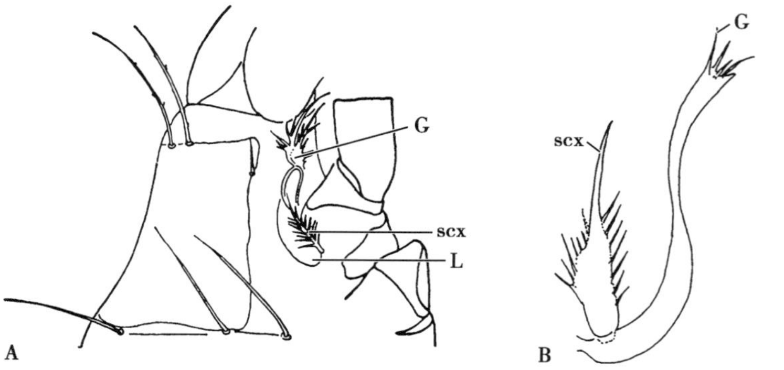

A. 薄粉螨（*Acarus gracilis*）右足Ⅰ区域侧面：G. 格氏器，scx. 基节上毛，L. 侧骨片；B. 粉螨基节上毛和格氏器：G. 格氏器，scx. 基节上毛。

图 2-74 粉螨的格氏器
（仿 李朝品和沈兆鹏，重绘）

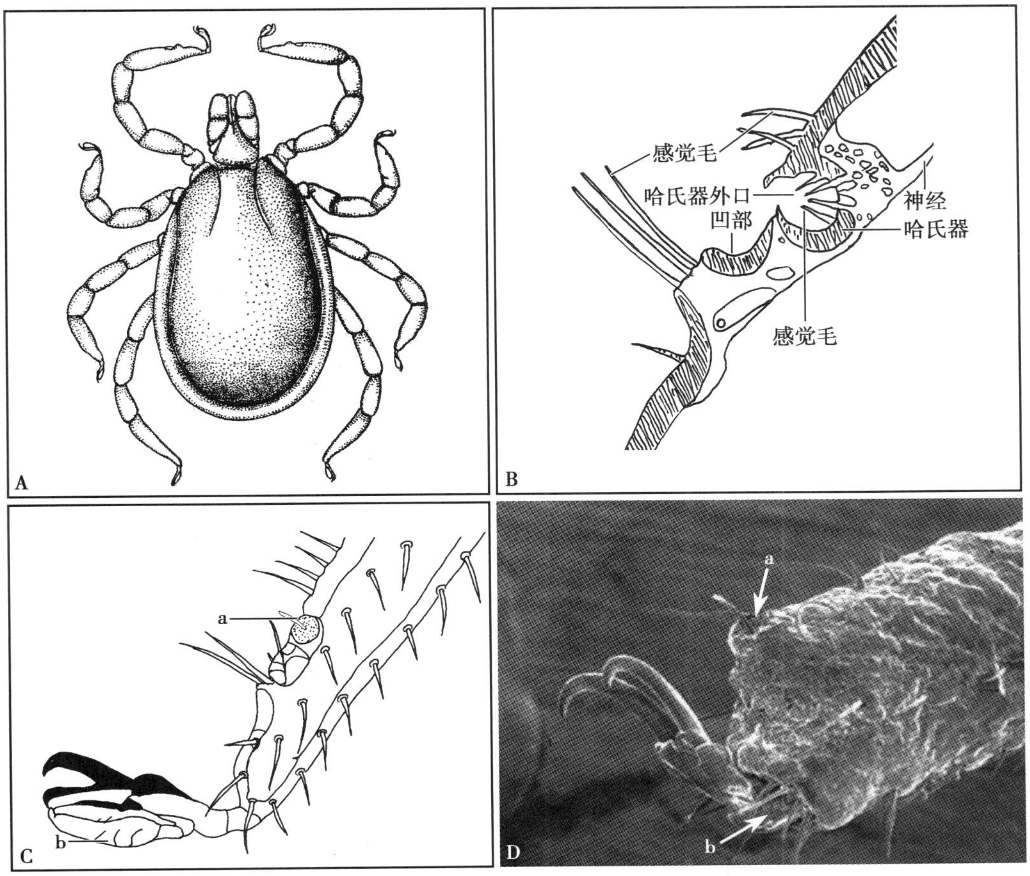

A. 硬蜱；B. 哈氏器纵切面；C. 哈氏器；D. 足Ⅰ跗节电镜照片（哈氏器）。
a. 哈氏器，b. 爪间突。

图 2-75　硬蜱的哈氏器

[（A. 仿 于心；B. 仿 徐芳南和甘运兴；C. 仿 李隆术和李云瑞）重绘；D. 引 Tyler Woolley]

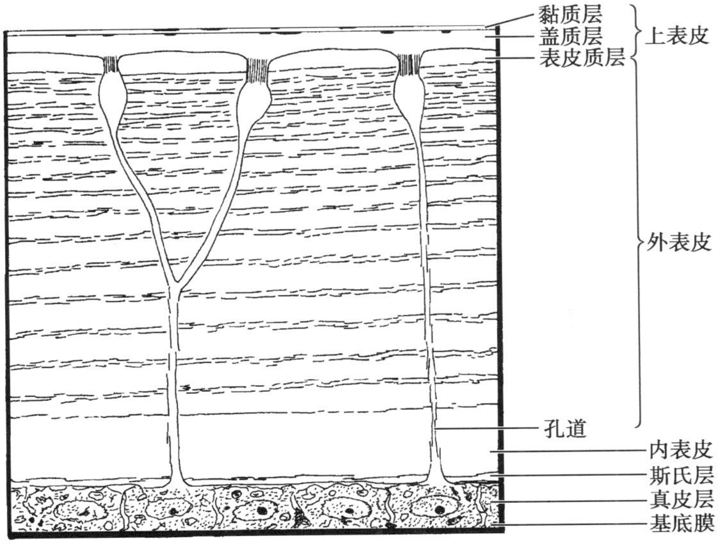

图 2-76　体壁横切面模式图

（仿 洪晓月，重绘）

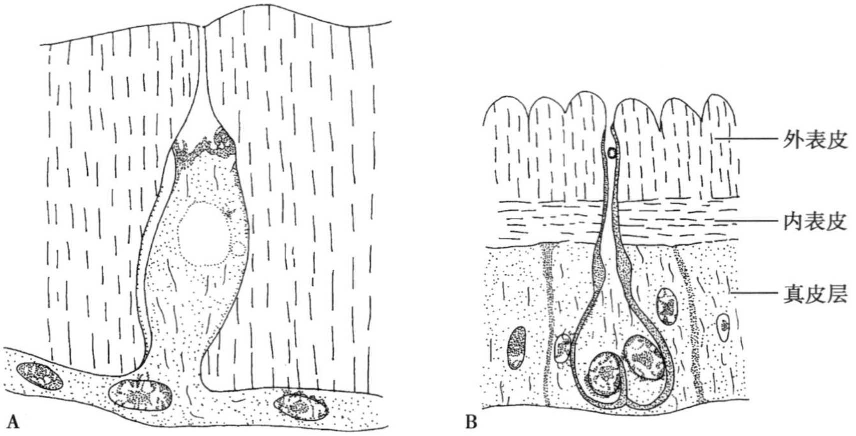

A. 巨螨目;B. 蜱目。

图 2-77 皮细胞腺的类型

(仿 Evans,重绘)

二、医学蜱螨的内部器官

蜱螨的内部器官(internal organ)浸在含有各种化学成分的无色体液内,体液在体腔内自由流动,这种体腔称为血腔(haemocoel)(图 2-78,图 2-79,图 2-80)。

(一) 消化系统(digestive system)

蜱螨消化系统分为前肠、中肠和后肠三部分。前肠包括口腔、咽、食管及一对唾腺;中肠主要是胃,容量非常大;后肠又称直肠,很短,有直肠盘及一对开口于直肠的马氏管(图 2-78,图 2-79)。

消化系统的各个消化器官共同为蜱螨的孳生提供营养。口腔通入食管,食管穿过脑进入胃,胃上有两个以上的胃盲囊(gastric caecae),增加消化面积,胃下面为一短的小肠(intestine),小肠后接后肠(hindgut),后肠上有 1~2 对马氏管,后肠后面为直肠腔(rectal cavity),下接肛门孔(anal aperture),有的肛门外围肛门板(anal shield),如革螨亚目的蜱喙螨科(Ixodorhynchidae)。某些辐螨亚目和蜱目的种类,胃和后肠之间没有联结,排泄物是由另外的排泄道通过腹面的尾孔(ventral uropore)排出。此外,没有消化的剩余物则积累在肠细胞中,再移至后背肠叶(postero-dorsal gutlo-bes),装满时在后背表皮处裂口排出,排出后表皮又愈合留下一处伤痕,这种行为称为裂排(schizeckeriosy)。

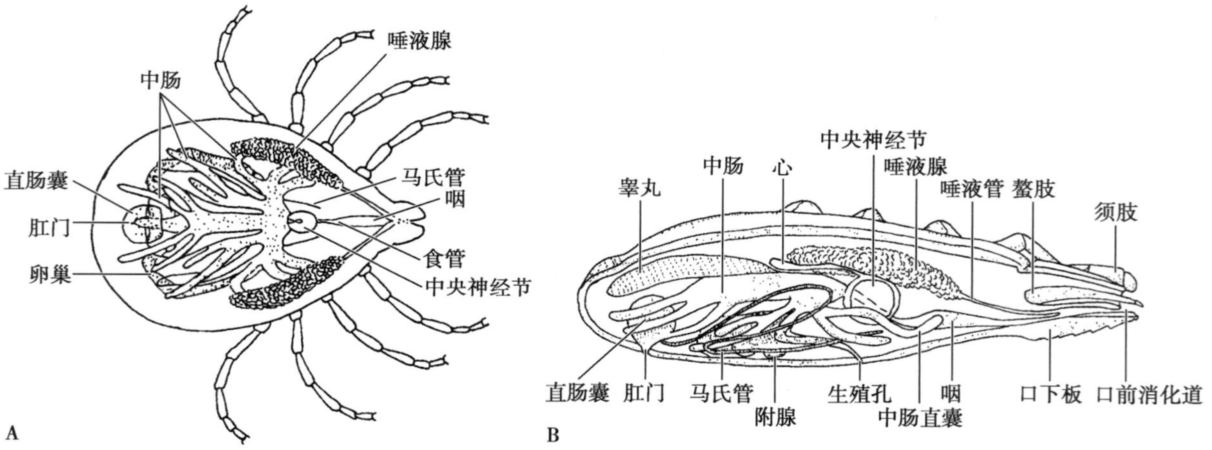

A. 硬蜱(♀)背面观;B. 硬蜱(♂)侧面观。

图 2-78 硬蜱内部解剖示意图

(A,B. 仿 Larry 等,重绘)

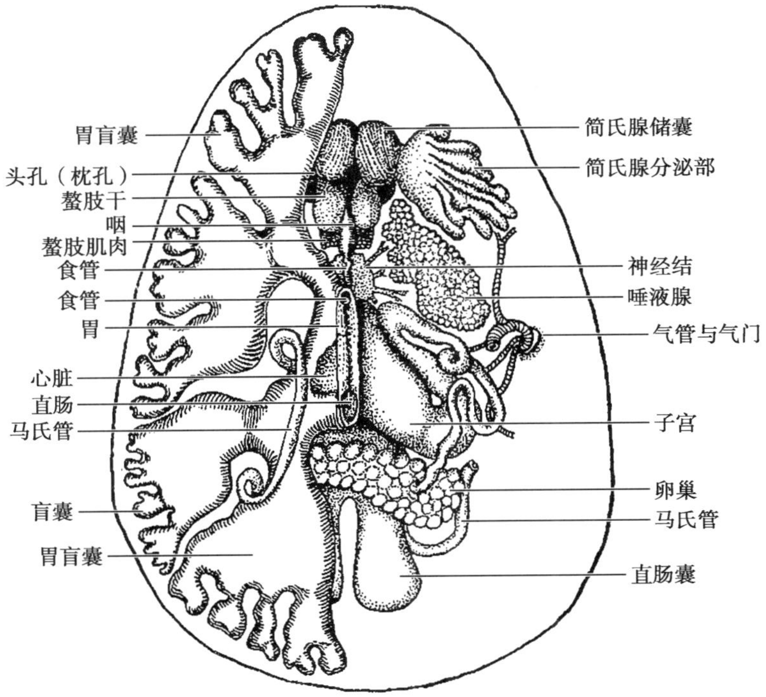

图 2-79　软蜱内部解剖示意图

（仿 Robinson 和 Davidson，重绘）

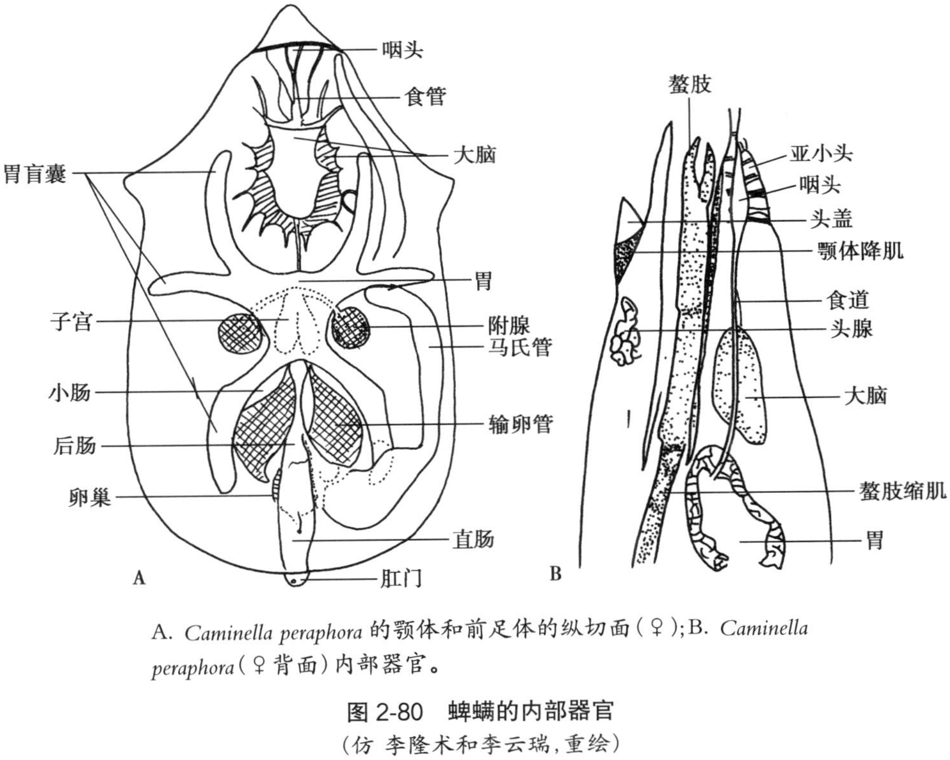

A. *Caminella peraphora* 的颚体和前足体的纵切面（♀）；B. *Caminella peraphora*（♀背面）内部器官。

图 2-80　蜱螨的内部器官

（仿 李隆术和李云瑞，重绘）

（二）循环系统（circulatory system）

体内背面有一扁平的具有心门的心脏，位于躯体前约 2/3 处，在胃之背侧，呈亚三角形，后端有心门，血淋巴从此进入心脏。心脏向前连接主动脉，在前端包围脑部，形成围神经血窦。由此再分 4 个动脉入各肢。通过背腹肌的作用，使血腔不断收缩和扩张，体液循环全身，起到送氧和营养以及排废的作用。

（三）排泄系统

皮肤有皮腺，与马氏管一样具有排泄作用。第一对足有基节腺（coxal gland）在吸血及交配时分泌黏液。基节腺由环节动物的后管肾演变而成，但肾口已次生性地封闭，共 1~2 对。位于前体部的两侧，为一薄壁的圆形囊，浸于血淋巴，从四周的血淋巴中收集废物，经过一条盘曲的管，开口于第 1 或第 1、3 对步足的基节。马氏管来源于外胚层，是一种丝状盲管，一端在中肠与后肠相接处开口，另一端闭塞，游离在体腔中。

（四）呼吸系统

有气孔 1 对，内连气管及分布于各组织中的支气管，通过气门进行气体交换和调节体内的水分平衡。若虫和成虫有较发达的气管系统。幼虫以体表进行呼吸，无气管系统。恙螨没有专门的呼吸器官。

（五）神经系统（nervous system）

中央神经系统位于体前端食管下面，包括大脑、食管上神经节和食管下神经节以及由此生出的一系列放射状神经，神经通向足、消化道、肌肉和外生殖器等。体背前方内面有神经节（dorsal ganglion），支持口器的活动。皮下有神经支持皮上的感觉毛接受外部的刺激。蜱具有一个中枢神经节或称为脑，位于Ⅰ、Ⅱ足基节的水平线。外围神经起于各神经节，分布至各器官。

（六）生殖系统（reproductive system）

蜱螨类雌雄异体，雄性有 1 对管状睾丸（testis），1 对输精管（vas deferens）和贮精管（seminal vesicle），最后汇合入射精管（ejaculatory ducts），副腺亦开口于射精管（图 2-81）；雌性具有单个卵巢（ovary），接输卵管（oviduct）入子宫中，阴道（vagina）开口于生殖孔（genital orifice），在阴道两侧有阴道副腺（vaginal accessory gland）（图 2-82）。雄螨睾丸在革螨亚目和蜱亚目的很多低等种类中睾丸不成对，而革螨亚目尾足螨科（Uropodidae）和粉螨亚目粉螨科（Acaridae）的螨类睾丸则成对。辐螨亚目的一些高等种类如赤螨科（Erythraeidae）螨类的睾丸则多个成束。睾丸中产生的精细胞（sperm cell）通过成对的或单一的输精管导入射精管。在输精管和射精管之间有附腺（accessory glands），保护精子顺利输至雌螨的受精囊（seminal

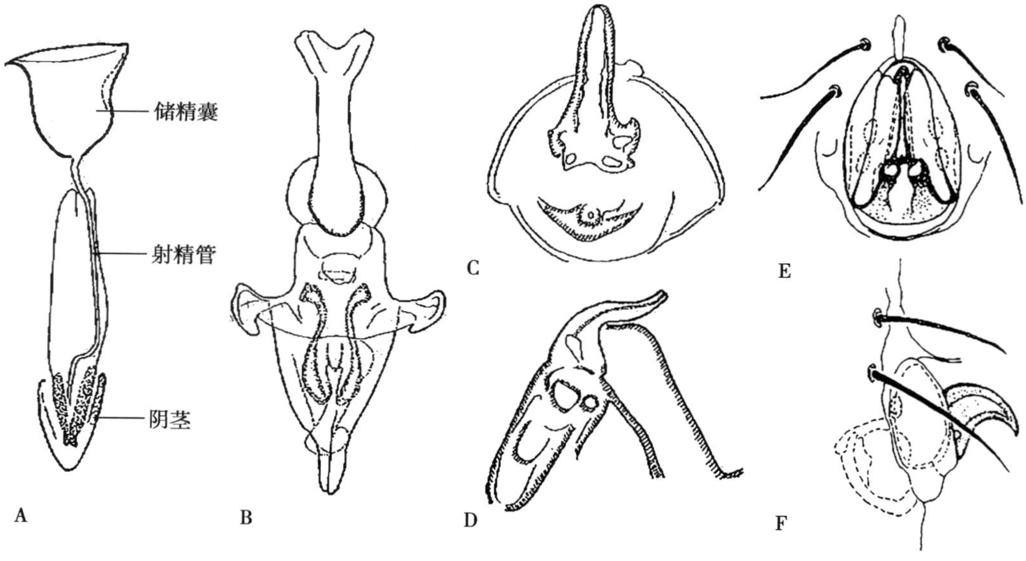

A. 叶螨科；B. 缝颚螨科；C. 粉螨科根螨属；D. 粉螨科食酪螨属；E. 食甜螨科（腹面观）；F. 食甜螨科（侧面观）。

图 2-81 螨类（♂）生殖器官

［（A，B. 仿 洪晓月；C，D. 仿 Fan 和 Zhang；E，F. 仿 李隆术和李云瑞），重绘］

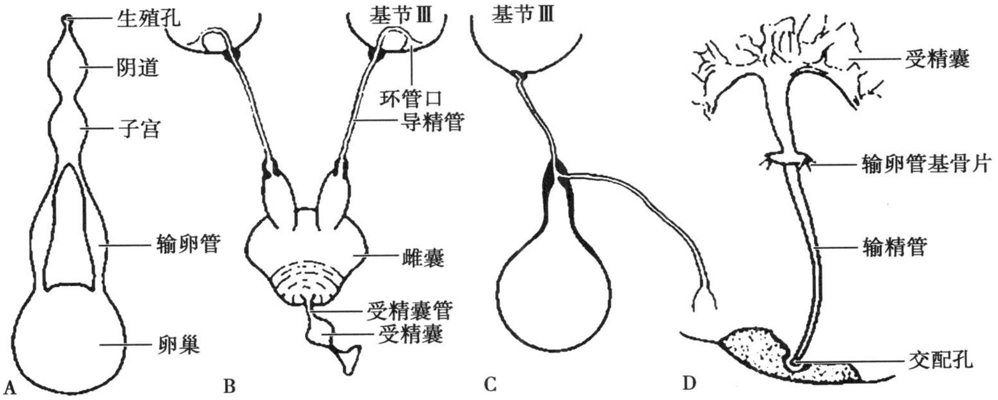

图 2-82　螨类(♀)生殖器官

[(A 仿 洪晓月;B,C. 仿 Evantz 和 Till;D. 仿 Fan 和 Zhang),重绘]

receptacle)。雌螨卵巢成对或单个。卵通过输卵管至不成对的子宫内(uterus),如革螨亚目和辐螨亚目的螨类,从子宫再进入阴道,阴道位于躯体腹面的中部或后部,外接生殖板。卵巢与受精囊(seminal receptacle)相连,而交配囊则开口入受精囊内。有些革螨亚目的雌螨,在足Ⅲ、Ⅳ基节间有受精器(coxal insemination)一对,每一外部开口与外生殖腔囊(sacculus vestibulus)相连,此腔由环状管(tubulus annulatus)通向雌生殖器。雄螨精子被放在外生殖腔囊,经过环状管至福氏囊(sacculus foemineus),再导入受精囊(囊角,cornu sacculus),与卵巢相连。综上所述,蜱螨的生殖系统,不同类群之间差异很大(图 2-83)。

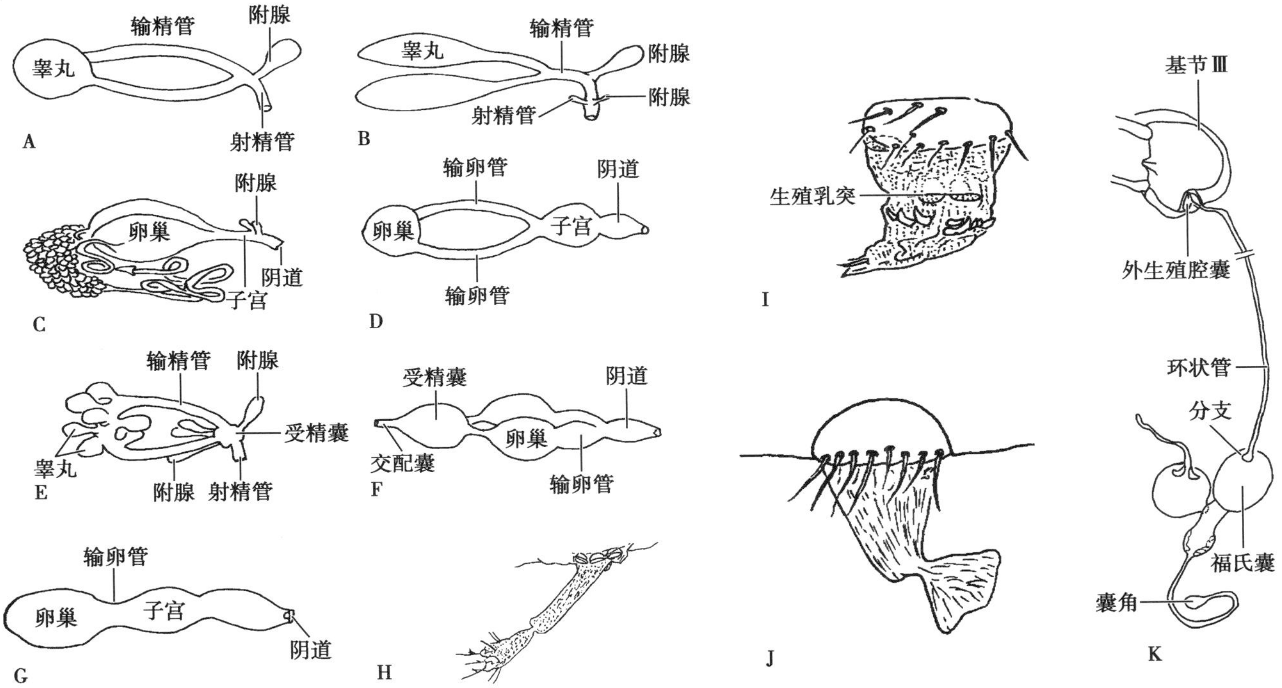

A. 寄螨科(雄螨);B. 尾足螨科(雄螨);C. 软蜱科(雌蜱);D. 雌螨生殖系统概图;E. 赤螨科(雄螨);F. 粉螨科(雌螨);G. 瘿螨科(雌螨);H. 隐爪螨属(*Nanorchestes*)产卵器;I. 一种甲螨(*Acaronychus tragardhi*)产卵器;J. 矮汉甲螨属(*Nanhermannia*)产卵器;K. 巨螯螨科(雌螨)。

图 2-83　蜱螨生殖系统类型

(仿 Krantz 和 Walter 等,重绘)

（七）腺体（glands）

蜱螨类的腺体多种多样，其分泌物对调节其生理功能有重要作用。寄螨目（Parasitiformes）的腺体比较简单，一般在前足体背区有一对唾液腺（salivary gland）通向口腔帮助消化。革螨亚目一些种类有一对球状腺通向胃盲囊。一些蜱类的头状体内有唾液腺，内含抗凝素，有助于吸血。软蜱科的基节腺（coxal gland）分泌物有平衡水分和控制离子浓度的作用。

真螨目（Acariformes）的腺体较复杂，除基节腺和唾液腺外，还有贯穿体侧的一对颚足沟（podocephalic canal），与 1~3 对颚足腺相连，将腺体的分泌物运至有关器官。甲螨亚目的这类腺体分泌与蜕皮有关的内分泌液。吸螨科（Bdellidae）的第三头足腺有分泌丝的功能。叶螨科（Tetranychidae）具成对的单细胞腺，其分泌物通向须肢尖端，借助须肢跗节毛变成丝。棉二点叶螨雌螨的管状基节腺（nephridia）能分泌性信息素吸引雄螨到雌螨的丝网中去。粉螨的末体腺（opisthonotal gland）能分泌报警外激素（alarm pheromones），如粉螨科、甜果螨科、麦食螨科。

第四节 其他医学节肢动物的形态特征

节肢动物（arthropod）种类繁多，其中与医学有关的节肢动物除昆虫纲（Insecta）、蛛形纲（Arachnida）外，还有甲壳纲（Crustacea）、唇足纲（Chilopoda）和倍足纲（Diplopoda）等。甲壳纲中多数种类生活于海洋，少数生活于淡水和陆地。躯体分头胸和腹两部分，触角 2 对，着生在头胸部前方，步足 5 对，着生在头胸部两侧。与医学有关的种类主要生活在淡水中，如湖泊、溪流、池塘和湿地等。甲壳纲(图 2-84）现在升格为甲壳亚门，包括 6 个纲，与医学有关的种类主要分布在软甲纲（Malacostraca）。唇足纲(图 2-85）中的种类多数营陆生生活，无翅，以气门呼吸，爬行主动迅速，捕食性，常栖息于隐蔽潮湿瓦砾下或落叶堆等处。虫体狭长，背腹扁平，分为头和躯体两部分，躯体由若干形状相似的体节组成。体节通常较倍足纲少，头部除口器外具触角 1 对，每个体节有步行足 1 对，第一体节步足内通毒腺，形似钳状(毒爪)，与医学有关的种类为蜈蚣和蚰蜒。倍足纲(图 2-86）中种类多数陆生生活，无翅，植食性，常挖洞生活或栖息于落叶下。虫体呈长管形，由头及若干形状相似的体节组成，体节多达 25~100 个，每个体节各有足 2 对。头部除口器外具触角 1 对，以气管呼吸，与医学有关的种类为马陆。就其物种的生态而言，我国幅员辽阔，所呈现的西高东低三级阶梯状地势地貌及其高原山地、丘陵地岗、平原盆地、河流湖泊，和由南至北不同地理纬度区间形成的热带、亚热带、温带、寒温带等气候带，如此造就和孕育了生物物种多样性和生态系统多样性。

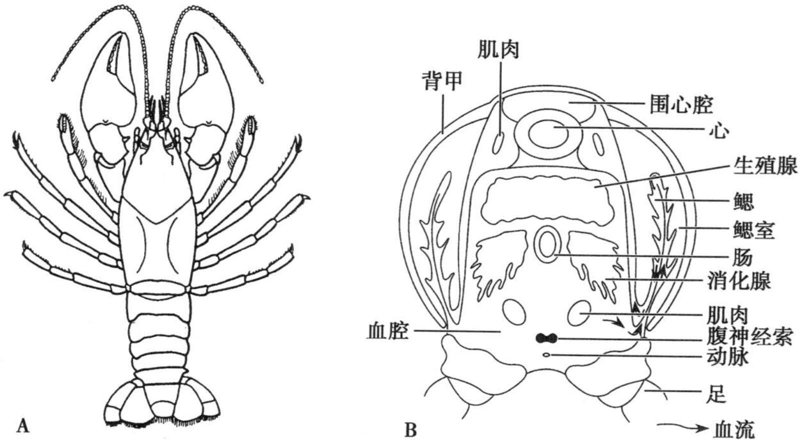

A. 蝲蛄形态示意图；B. 螯虾过胸横切面示意图。

图 2-84 甲壳纲动物

[（A. 仿 Ross 等；B. 仿 Jurd），重绘]

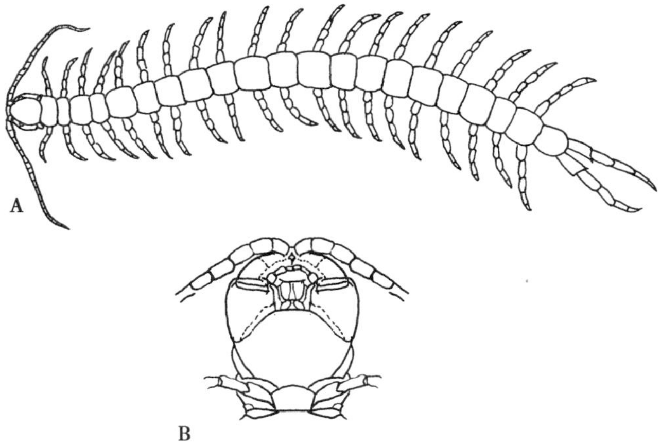

A. 虫体;B. 头部。

图 2-85　唇足纲动物(蜈蚣)形态示意图
(仿 Castellani 和 Chalmers,重绘)

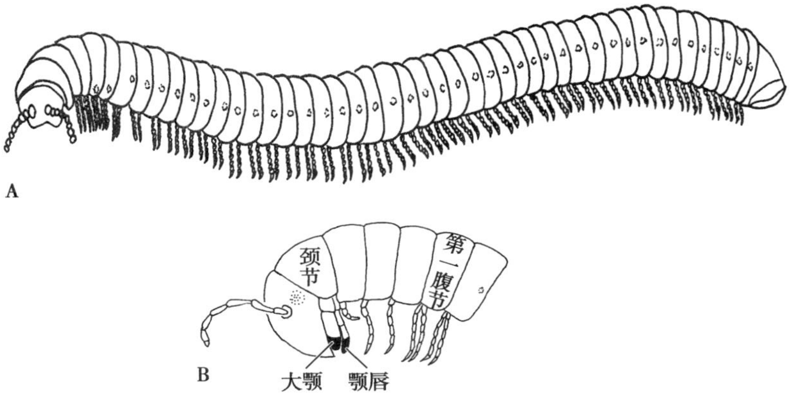

A. 虫体;B. 头部。

图 2-86　倍足纲动物(马陆)形态示意图
(仿 堵南山,重绘)

一、甲壳纲

甲壳动物身体分头胸部和腹部,体表具几丁质外壳(甲壳)。具典型的双肢型(biramous)附肢,头胸部前端有触角 1~2 对,步足 5 对。甲壳动物个体发育分为胚胎发育期(embryonal epoche)与胚后发育期(postembryonal epoche)两个阶段。胚胎发育期从受精卵初次卵裂,到孵化出幼体为止,这个发育期包括卵裂、原肠胚形成、中胚层发生直至幼体孵出并能适应于独立生活等若干过程。胚后发育期则从幼形动物起,直到个体发育至性成熟为止,这个发育期内,甲壳动物幼体的变化因不同种类而异,而绝大多数甲壳动物的胚后发育期都会发生变态(metamorphosis)。甲壳纲内的节肢动物中少数可作为医学寄生虫的中间宿主,诸如淡水蚤、淡水蟹、淡水虾和蝲蛄(图 2-87)等。绝大多数甲壳动物为水栖,以腮进行呼吸,多存在于江河、溪流、湖泊、沟渠、池塘、沼泽及其港汊的流动性水体之中,而桡足类(Copepoda)例如剑水蚤等物种则多数孳生于上述相对静止的水体之中。

甲壳纲动物主要形态特征为身体分头胸和腹两部分,具触角 2 对,着生在头胸部前方,有螯肢 1 对与步足 4 对,位于其头胸部两侧。体分节,共 21 节,分头部 6 节,胸部 8 节,腹部 6 节,尾部 1 节。胸部有些体节同头部愈合,形成头胸部,上被覆坚硬的头胸甲。每个体节几乎都有 1 对附肢,且常保持原始的双肢型。甲壳类具有两种类型的眼,即中眼(median eyes)与复眼(compound eyes)。中眼 1 个,是无节幼虫期所普遍具

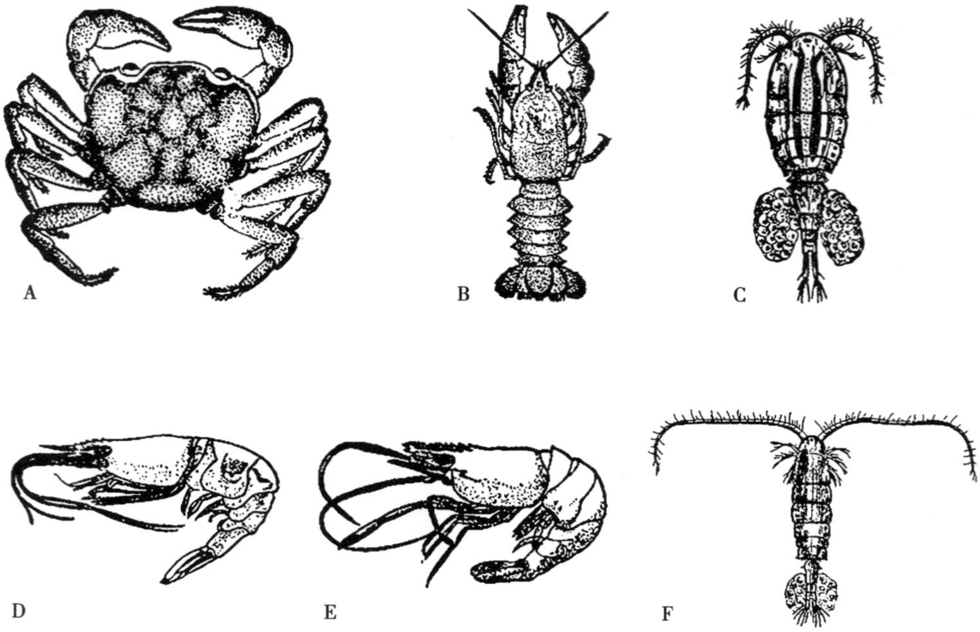

A. 溪蟹;B. 蝲蛄;C. 剑水蚤;D~E. 淡水虾;F. 镖水蚤。

图 2-87 甲壳纲与医学有关的常见种类

(A~B. 仿 陈心陶;D~E. 仿 唐仲璋等;C,F. 仿 Sars.)

有的,成体后或者存在,或者消失。在低等种类是成虫期仅有眼,如桡足类。有些则具中眼,中眼由 3~4 个具色素杯的小眼组成,小眼由少量的视觉细胞组成,一般没有晶体状结构。中眼的功能可能仅在于测知光源,使动物趋向于水的表层或底层。大多数成体具 1 对复眼,分别位于头的两侧。多数种类眼位于眼柄(peduncle)上,眼柄由 2~3 节组成,一般可以活动。眼的表面角膜有很大的凸度,其弧面可达 180°,再加上眼柄的运动,因此具有很大的视觉范围。复眼中的小眼数少的仅有 20 多个,多的可达 15 000 个。大多数甲壳类的复眼对强、弱光均有色素屏幕效应,生活在光照条件下的种类一般具有并列眼,而生活在深水及洞穴的种类则具有重叠眼。另外,从眼的结构研究表明,甲壳类的复眼能够识别物体的形状、大小及颜色变化。甲壳纲动物 5 对步足主要用来爬行,均单肢型,外肢完全退化而内肢发达,分为 5 肢节,连同原肢的 2 肢节,各步足共计 7 肢节,即底节(coxopodite)、基节(basipodite)、座节(ischiopodite)、长节(meropodite)、腕节(carpopodite)、掌节(propodite)和趾节(dactylopodite)。末端具螯或爪,司步行、取食、呼吸及防卫的功能。

甲壳纲动物消化道呈直管状,口位于前端腹面,前肠包括口、食管、膨大的贲门胃(cardiac stomach)及幽门胃(pyloric stomach)。幽门胃后为中肠,中肠的前端有一对或数对消化盲囊。中肠也是消化及吸收的场所。中肠经后肠以肛门开口在尾节腹面。甲壳纲的排泄器官为触角腺(antennal gland)和小颚腺(maxillary gland)。触角腺又称绿腺(green gland),由于腺体内的主要排泄物是近似尿酸的绿色鸟氨酸而得名。甲壳纲动物的排泄器官,位于大触角基部。内端有一盲囊,经由绿色的皮部和白色的髓部合成的腺质部分,与外端的一个大膀胱相接,其分泌物从大触角第一节腹面乳突上的一个开口排出;小颚腺又名壳腺(shell gland),1 对,生于前胸两侧,由末端囊和细长盘曲的肾管组成。甲壳动物的幼体既有触角腺,也有小颚腺,而成体只有其中之一。循环系统开放式,体腔即血腔,在血腔中有一心脏和腹部背侧中央的一支腹上动脉。呼吸器官为鳃(gill)或书鳃(book gill)。甲壳类的神经系统是链状神经,大多数甲壳类神经索是单链。如各种虾、蟹类胸腹部神经节常与食管下神经节合并成团块状,脑神经节也更集中。由脑发出神经到触角、眼,围咽神经环等。腹神经索中的每个神经节分出 3 对侧神经,其中前 2 对是运动与感觉神经,支配附肢与体节,最后 1 对是运动神经,支配体壁的肌肉。感觉器官包括复眼、平衡囊以及许多具有嗅觉、味觉和触觉作用的刚毛状附属器。甲壳类眼柄的视神经节内有一 X 器官（X-organ），分泌眼柄激素；还有一种 Y 器官（Y-organ）位于大颚肌基部，由食管下神经节支配，其分泌的激素可引起蜕皮，而眼柄激素有抑制或延迟 Y 器官分泌的作用。此外，眼柄激素还可影响色素的变化和视网膜远段色素运动的调节，还产生性腺抑制激素，调节性腺的发育。另外，甲壳类的围心器官和雄性素腺也是内分泌器官。甲壳动物生殖系统的精巢、卵巢通常是一对长形器官，位于胸部或腹部背面，或同时存在于胸腹部。精巢一对，背部靠近或愈合成一整块，一对输精管；卵巢的结构与位置相似于精巢，一对输卵管。

甲壳纲中的淡水蟹是卫氏并殖吸虫及斯氏并殖吸虫（*Paragonimus skrjabini*）的第二中间宿主，蝲蛄是卫氏并殖吸虫的第二中间宿主，沼虾是华支睾吸虫（*Clonorchis sinensis*）的第二中间宿主；桡足亚纲（Copepoda）中的剑水蚤属（*Cyclops*）、镖水蚤属（*Diaptomus*）中的某些种类是阔节裂头绦虫（*Diphyllobothrium latum*）、曼氏迭宫绦虫（*D. mansoni*）、棘颚口线虫（*Gnathostoma spinigerum*）及麦地那龙线虫（*Dracunculus medinensis*）的中间宿主。

二、唇足纲

唇足纲动物分头和躯干两部分，身体由15~177个体节组成。头部背面两侧有1对集合眼，每个集合眼包括若干单眼，头部有4对附肢，即触角1对、大颚1对和小颚2对。躯干部除第1对足变成颚足（亦称毒颚或毒爪）和末两节无足外，其余各节均有步足1对。此纲动物消化道为一直管，包括前、中、后肠，有1对大颚腺，具唾腺性质，肛门开口在末端。雌雄异体，雄性个体精巢1~24个，因种不同，位于消化道背面，有1对输精管，生殖孔1个，开口在生殖节的腹中线；雌性个体仅有单个的卵巢及输卵管，生殖孔1个，也开口在生殖节腹中线上。唇足纲动物营陆生生活，无翅，以气门呼吸。该纲类群分布广泛，多孳生于潮湿、阴暗、温暖及腐殖质多的石块瓦砾缝隙与成堆的腐烂植物叶茎丛中。例如蜈蚣，昼伏夜行，系典型的肉食性夜行节肢动物。蜈蚣属下物种在我国自然地理区划中的分布，目前在跨越北纬30度的华北地区南部还未见发现或报道，其种类多被局限于华南、华中和康滇区域的南部，而华中区的北半部只发现有少棘蜈蚣。影响其分布的主要因素为气候、地形、植被和土层等。

唇足纲动物螫人时，毒腺排出有毒物质伤害人体。与医学有关的常见种类有蜈蚣和蚰蜒（图2-88）等。

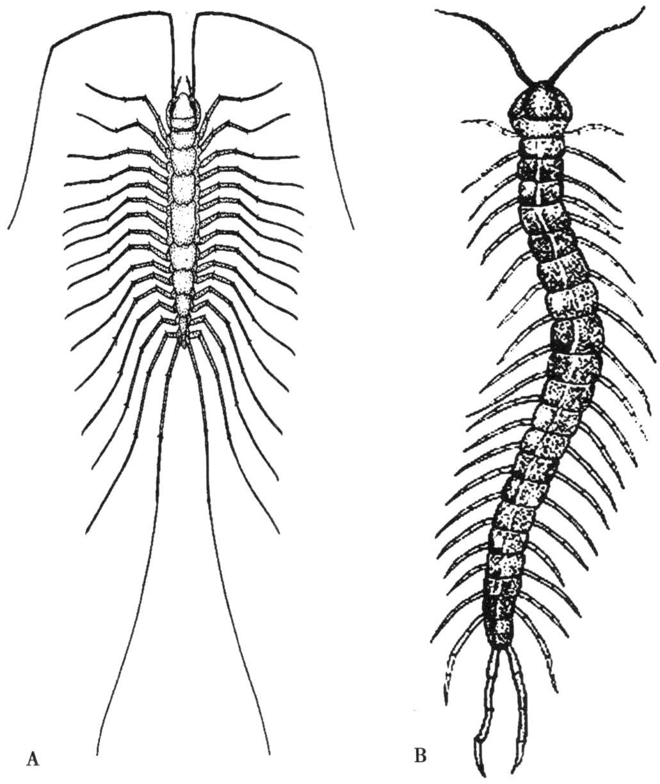

A. 蚰蜒（*Scutigera forceps*）；B. 蜈蚣（*Scolopendra morsitans*）。

图 2-88　唇足纲与医学有关的常见种类

（A. 仿 Ross；B. 仿 Hertwig）

三、倍足纲

倍足纲动物体呈长管形，分头和躯干两部分，身体由25~100个形状相似的体节组成。头部有触角1对；头部两侧有许多单眼集合成团，形似复眼。口器包括1片上唇、1对上颚和1对下颚，下颚已经愈合成一片称颚唇，有下唇的作用。第一体节称颈（collum），无足，接下来三节各具步足1对，此四节为胸部；胸部后面为腹部，每节有步足2对，气门2对。倍足纲动物消化道为一直管，有2对唾腺，开口在口腔内。中肠产生围食膜（peritrophic membrane）包围食物，使之不与肠壁细胞接触。雌雄异体，雄性个体有 1 对管状精巢，1 对输精管，1 对或 1 个生殖孔开口在第 3 体节附肢基部，第 7 体节的第 1 对附肢（有的种 2 对附肢）变成生殖肢（gonopods），用以将精子传递到雌性个体阴门处；雌性个体包括单个管状卵巢，1 个输卵管及 1 个子宫，但有 1 对阴门开口在第 3 体节，每个阴门内连有 1 个受精囊，接受雄性的精子。

倍足纲动物无翅，营陆生生活，行动迟缓，其适宜的栖息地多见于潮湿阴暗的地方，例如常见于孳生在石块、瓦砾、苔藓、地表厚实的落叶、树皮（枝）及草坪的表土或砖块之下。我国倍足纲物种的地理分布状况，常见的大型种类属于异蛩目（Spirostreptida）和山蛩目（Spirobolida），主要分布于长江以南暖热地区的竹林或森林里。在长江以北，除几种山蛩外大多属于带马陆目的小型种类。

倍足纲动物体节内腺体分泌的物质常引起皮肤过敏，与医学有关的常见种类有马陆（*Spilobolus marginatus*）（图 2-89）等。已证明 *Fontaria virginiensis* 可作为缩小膜壳绦虫的中间宿主。

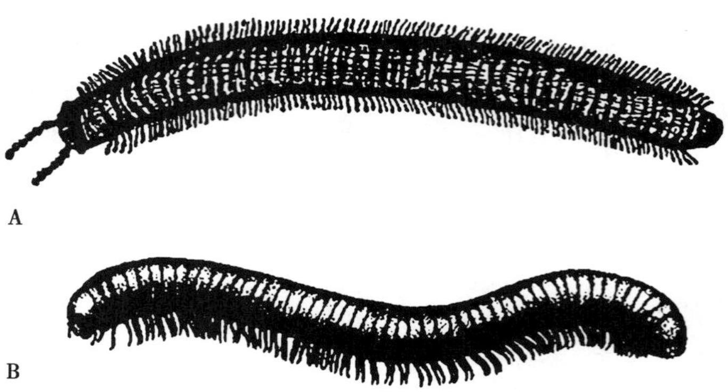

A. 马陆（*Julus maximus*）；B. 马陆（*Spilobolus marginatus*）。

图 2-89 倍足纲与医学有关的常见种类
（A. 仿 Hertwig；B. 仿彩万志）

四、舌形虫纲（Pentastomida）

曾有学者将舌形虫（pentastome）划归于节肢动物门；也有学者将其划归于舌形动物门（Pentastoma）的舌形虫纲（Pentastomida），认为舌形虫是一类介于环节动物和节肢动物之间的寄生类动物，而今通过分子遗传学的研究和对精子结构的研究，认为舌形虫属于甲壳亚门（Crustacea）。按照既往习惯本书仍将其列为舌形虫纲。

舌形虫纲是节肢动物中非常特殊的一类专性体内寄生虫（图 2-90）。成虫形态除舌形属（Linguatula）物种为舌形之外，其他属种多呈圆柱形，雌雄异体，雌大于雄，雄性虫体则更短而细长，体表由薄而富于弹性的几丁质角质层组成，活体状态下其内部器官近似半透明状态悬浮于充满液体的血腔中。例如锯齿舌形虫（*Linguatula serrata*），舌形，前端略宽而后端渐窄，背部稍隆起而腹面扁平，位于头胸部口周两侧生有 2 对略前后排列的小钩。虫体呈半透明状，具 90 个轮状腹环，沿中线可见分布有橙红色虫卵群。舌形虫成虫主要寄生在食肉类与草食类哺乳动物或爬行类动物的呼吸道，幼虫与若虫可见于包括人在内的多个目（纲）脊椎动物的内脏器官，导致舌形虫病及其幼虫移行症。自然界的蛇、犬、狐等不仅是舌形虫的终宿主，也是人类舌形虫病的保虫宿主。有统计显示计约 96% 的舌形虫广泛分布于热带、亚热带的爬行类与哺乳类动物终宿主体内。

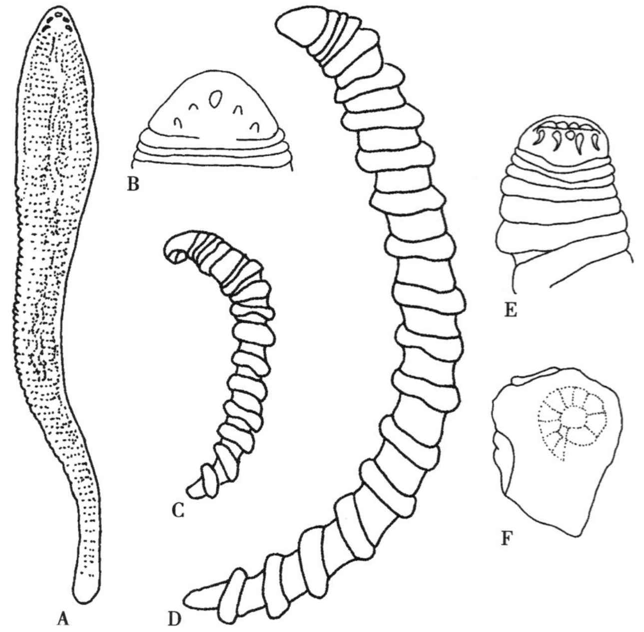

A. 锯齿舌形虫（*Linguatula serrata*）成虫；B. 锯齿舌形虫成虫头端；C. 腕带舌形虫（*Armillifer armillatus*）（♂）；D. 腕带舌形虫（♀）；E. 腕带舌形虫雌虫头端；F. 寄生于肝脏内的若虫。

图 2-90 舌形虫成虫和幼虫
（仿 徐岁南和甘运兴，重绘）

第五节 医学节肢动物的分类

医学节肢动物的分类遵循动物分类系统,根据物种之间相同相异程度与亲缘关系远近,使用不同等级的特征,将其由大而小分为界(Kingdom)、门(Phylum)、纲(Class)、目(Order)、科(Family)、属(Genus)、种(Species),按照*International Code of Zoological Nomenclature*(《国际动物命名法规》)命名。

医学节肢动物是身体左右对称三胚层的真体腔无脊椎动物,体表被有几丁质外骨骼,身体由许多体节组成,每一体节通常有一对有关节的附肢。有些体节特化形成诸如头(cephalon)、胸(thorax)、腹(abdomen)等部分。有医学重要性的节肢动物隶属于动物界、节肢动物门的昆虫纲、蛛形纲、甲壳纲、唇足纲、倍足纲和舌形虫纲等。

一、分类阶元

(一)分类阶元(category)

分类是认识客观事物的最基本的方法,所以生物分类就是认识生物的最基本方法。近代分类学诞生于18世纪,它的奠基人是瑞典生物学家Carolus Linnaeus(林奈)。林奈为分类学解决了两个关键问题:第一是建立了双名制,第二是确立了阶元系统。生物分类应用分类阶元(分类系统)来安排每一种生物,也就是说,每一种生物在生物分类系统中都有其特有的位置,占有一定的分类地位,可以按阶元查对检索,医学节肢动物当然也不例外。分类系统是按等级排列的,好像台阶一样,所以叫分类阶梯或分类阶元。分类阶元概括起来有七个字:界、门、纲、目、科、属、种。种是分类的基本阶元,是客观存在的实体,也是分类的实体;界、门、纲、目、科、属是分类学上的高级阶元,是在分类系统中必须具备的阶元,因此称之为主要阶元,即使在某一纲内只有一个种,它也必须有一个纲、目、科、属的系统。随着分类研究的发展,这七个字的分类阶元有时已经不能够满足物种类型众多而复杂的需求,于是分类层次不断增加,出现了次生阶元。主要阶元其下通常还可以加亚(Sub-)或次(Infra-),主要阶元其上通常还可以加总(Super-),目与纲之间可加入部(Cohort),科和属之间可以加入族(Tribe)。

分类单元(单数Taxon,复数Taxa)是分类工作中的客观操作单位,有特定的名称和分类特征,是指具体的分类群。分类阶元是由各分类单元按等级排列的分类体系(hierarchy)。

分类阶元

1. 界(Kingdom)
  2. 门(Phylum)
    亚门(Subphylum)
      总纲(Superclass)
        3. 纲(Class)
          亚纲(Subclass)
            部(Cohort)
              总目(Superorder)
                4. 目(Order)
                  亚目(Suborder)
                    总科(Superfamily)
                      5. 科(Family)
                        亚科(Subfamily)
                          族(Tribe)
                            亚族(Subtribe)
                              6. 属(Genus)
                                亚属(Subgenus)

7. 种(Species)

亚种(Subspecies)

有了分类系统,分类学就成为有效的信息存储系统。换句话说,提到一个种时,我们没有必要每次都描述这个种的所有特征。例如,鉴定出一种昆虫属于中华按蚊(*Anopheles sinensis*),只要写出学名,注出它所属的目(双翅目)、科(蚊科)、属(按蚊属),我们立即就知道它属于全变态、刺吸式口器、卵产在水面、幼虫与蛹生活在水中、雌虫吸血及传播疟疾等,对所研究的种的性质获得一些总体印象。由于有了分类系统,使分类学的预测功能成为可能。分类学能根据已有的研究去预测研究尚不完善的生物,例如,昆虫几乎总是先根据外部形态进行分类,一旦用形态特征把一种昆虫归于某一具体的分类单元,就可根据单元内其他研究较好的生物预测其生活史、内部构造和生理。

(二) 命名

列入阶元系统中的各级单元都有一个科学名称。分类工作的基本程序就是把研究对象归入一定的系统和级别,成为物类单元。所以分类和命名是分不开的。

命名法(nomenclature)涉及生物和生物类群的命名,以及命名所遵循的规则和程序。最初的命名法规是在林奈(Carolus Linnaeus)1758 年《自然系统》(*Systema Naturae*)第 10 版中对生物命名原则的基础上制定的,在过去的 200 多年中逐渐发展与完善,每隔若干年就可能要修订一次。生物命名法规包括植物命名法规和动物命名法规,两者相互独立,内容有所不同。我们现在使用的动物命名法规是 1999 年修订的《国际动物命名法规》(第 4 版),从 2000 年 1 月 1 日起开始实行。我们对节肢动物的命名时要严格遵循最新修订的《国际动物命名法规》。

1. 学名(scientific name) 是按照《国际动物命名法规》给予动物各级分类单元的科学名称。学名由拉丁语单词或拉丁化的单词所构成,大多数名称源于拉丁语或希腊语,通常表示命名动物或类群的某个特征,也可以用人名、地名等命名。

2. 命名方法

(1)单名法(nomen):属和属级以上的分类单位由一个拉丁词组成,即单名法。第一个字母必须大写。

(2)双名法(binomen):种的学名由两个拉丁词构成,第一个词为属名,第二个为种名。如中华按蚊(*Anopheles sinensis*)。在分类学著作中,很多时候学名后面还常常加上定名人的姓和定名年份,以示负责和纪念,如中华按蚊(*Anopheles sinensis* Wiedemann,1828),但它们都不是学名的组成部分,不包括在双名法内。

(3)三名法(trinomen):亚种的学名由属名、种名和亚种名三部分组成,即在种名之后再加上一个亚种名,就构成了三名法。如淡色库蚊(*Culex pipiens pallens* Coguillett,1898),pallens 是亚种名。

3. 学名的文法 高于属级的学名是拉丁化的名词,为复数、主格;属和亚属也是拉丁化的名词,但为单数、主格;种和亚种名可以是名词、形容词或动词的现在分词或过去分词,名词为主格或属格(形容词),形容词和分词必须与属名同性;种名在同一文章中再次出现时,其属名可以缩写。

4. 学名印刷时的字体 学名印刷时常用斜体,以便识别。属名的第一个字母须大写,其余字母小写,种名和亚种名全部小写;定名人用正体,第一个字母大写,其余字母小写。属级以上的名称是单元名,由一个拉丁词组成,第一个字母大写,排版时属名、种名用斜体,属级以上的阶元则用正体。

5. 一些分类阶元学名的固定词尾 常见分类阶元固定词尾见表 2-3。

表 2-3 常见分类阶元固定词尾

分类阶元	常用固定词尾	学名举例
目(Order)	-odea 或 -ptera	蜚蠊目 Blattaria 双翅目 Diptera
总科(Superfamily)	-oidea	蜱总科 Ixodoidea 蚊总科 Culicoidea
科(Family)	-idae	硬蜱科 Ixodidae 蚊科 Culicidae
亚科(Subfamily)	-inae	叶螨亚科 Tetranychinae 苔螨亚科 Bryobiinae
族(Tribe)	-ini	夜蛾族 Noctuini 蓝带蚊族 Uranotaeniini

6. 命名人及命名时间的引用　命名人和命名年份都不是学名的组成部分，在用到某一学名时，命名人可以引用也可忽略。属级以上学名的命名人一般不引用，但属和种的命名人一般都会引用，特别是在分类专著或论文中，命名时间写在命名人之后，以逗点相隔。命名人姓氏的缩写也不能随便书写，如"L."只表示是 Linnaeus（林奈）的缩写，其他以字母"L"开头的分类学家的姓氏不能再缩写成"L."。有时，命名人前后加括号，表示种的属级组合发生了变动，所以，命名人的括号不可随意添加或去掉。

7. 同名（homonym）　同一个学名，只能用于一种节肢动物，如果用作另一种节肢动物的名称，就成为同名，同名不被科学界承认。

8. 异名（synonym）　一种节肢动物只能有一个学名，以后任何人对该种节肢动物所定的其他学名都被视作异名，异名不被科学界所承认。当引用异名的时候，需要将异名前后加上方括号，并置于正名的后面。

9. 缩写和符号　常见缩写符号及其意义见表 2-4。

表 2-4　缩写符号及其意义

缩写符号	意义
sp.	"species"种单数的缩写，表示不能确定种名的未定种
spp.	表示多于一个的不能确定种名的未定种
ssp.	"subspecies"亚种的缩写，表示不能确定亚种名的未定亚种
nov.	拉丁语"novum"的缩写，表示"新"
sp. nov.	"species novum"的缩写，表示第一次发表的新种
gen. nov	"genus novum"的缩写，表示第一次发表的新属
gen. et. sp. nov.	表示第一次发表的新属、新种
et	表示"和"，当学名由两个人联合命名时两人之间加"et"
et al.	拉丁语"et alibi"的缩写，当命名人在三个以上时，可在第一人后面加上"et al."表示
s. str.	拉丁语"sensu stricto"的缩写，表示指名亚属，即亚属名与属名相同
?	? 表示有疑问或不确定 ? 放在属名前，表示属、种都可能有问题 ? 放在属名后，表示属名不能确定 ? 放在命名人后，表示种名不能确定
( )	当命名人前后加( )时，表示种的属级组合发生变动 在亚属名前后加( )，表示亚属
[ ]	很多节肢动物都存在异名，引用时要在异名前后加上[ ]，并置于正名之后

（三）模式

1. 模式标本　第一次用于描述和记载新种时所用的标本，即作为规定的典型标本。当一个分类单元被作为新种发表时，描述者必须指定一个或多个标本作为其模式，这些标本就是模式标本（type specimen/type specimens）。模式标本在分类学上非常重要，是学名成立的客观载体，称之为载名模式（name-bearing type）。属或亚属的模式是一个种，称为模式种（type species）。族、亚科、科和总科的模式是一个属，称为模式属（type genus）。目和纲没有模式，它们不受命名法规的严格约束。模式标本是建立一个新种的物质根据，通过模式标本可以提供鉴定节肢动物种类的参考标准。在鉴定种类的过程中，如果对原始记载发生疑问，可以与模式标本来核对，以避免误定。因此，模式标本必须妥善保管，以供长期参考使用。在发表新种时，必须指明模式标本存放地点，以备需要时进行查对。模式标本是全人类的宝贵财富。

2. 模式标本的类型

（1）正模式标本（holotype）：简称正模。记载和发表新种时所依据的单一模式标本称为正模，也叫主模式标本。

（2）副模式标本（paratype）：简称副模。如果依据多个标本记载、发表新种时，除指定其中一个作为正模外，其余被引用的标本称为副模。

（3）配模式标本（allotype）：简称配模。记载、发表新种时与正模一起使用的异性标本称为配模。

（4）综模式标本（syntype）：简称综模。记载、发表新种时依据一系列标本而未指定正模标本，这时全部模式标本被称为综模，也叫全模或合模式标本。

（5）等模式标本（isotype）：简称等模。是指与正模式标本同为一采集者在同一地点与时间所采集的同号复份标本。也叫同号模式标本或复模式标本。

（6）新模式标本（neotype）：简称新模。当正模式、等模式、综模式、副模式标本均有错误、损坏或遗失时，根据原始资料从其他标本中重新选定出来充当命名模式的标本。

（7）原产地模式标本（topotype）：当不能获得某种类的模式标本时，便从该物种的模式标本产地采集同种的标本，与原始资料核对，完全符合者可代替模式标本，称为原产地模式标本。模式标本产地（type locality）是指模式标本采集时所在的野生场所，狭义用法是指具体的地点，广义用法是指某地区、国家。

（8）后选模式标本（lectotype）：发表新分类群时，发表者未曾指定正模或正模已遗失或损坏时，由后来的作者根据原始资料，在等模式或依次从综模、副模、新模和原产地模式标本中，选定 1 份作为命名模式的标本，即为后选模式标本。

3. 模式标本的标签　模式标本的标签应注明产地、采集日期、寄主、采集者等信息。

（1）正模标本使用红色标签标注。

（2）配模标本使用蓝色标签标注。

（3）副模标本使用黄色标签标注。

（四）优先律（priority）

优先律是动物命名法规的核心，即一个分类单元的有效名称是最早给予它的可用名称。命名法规定，把 1758 年 1 月 1 日林奈（Linnaeus）的《自然系统》（*Systema Naturae*）第 10 版出版时间作为分类学和学名有效的起始日期。当一个种被两个或多个作者分别多次作为新种来记载、发表时，可能出现一个种有好几个名称的情况，这时就要用到优先律。即只有 1758 年 1 月 1 日以后所用的第一个学名才是有效的学名，之后所定的任何其他学名都称为异名。一个学名一经发表，若无特殊理由，不得随意更改。这样就保证了一个物种只能对应一个学名。当出现同名现象时，按照优先律原则，只有使用该学名的最早的种才有效，这样就保证了一个学名只能用于一个物种。

二、分类方法

现代生物学，是根据生物的相似程度和亲缘关系的远近，来对它们进行分类的。判断亲缘关系的远近，可以根据动物的外部形态和内部结构、它们在地球上的分布情况，以及构成它们身体的主要物质、蛋白质和携带遗传信息的物质、核酸的分子结构等来进行判断。

（一）分类特征（taxonomic character）

特征是节肢动物个体可能具有的任何性状。分类特征又称分类性状，是指分类学上所依据的形态学、生理学、生态学、遗传学和地理分布等指标。

1. 形态学特征（morphological character）　是分类学中最常用和最基本的特征，主要是外部形态特征(包括外生殖器)，还用到内部形态(如消化道、神经系统等)特征和胚胎学特征及胚后发育特征等。不同的物种或类群，其形态上有明显的差异；而同一物种或相同的类群，个体间的形态基本相似。实际上，绝大多数物种的描述都是根据选择的形态特征，虽然现代的分类趋向于借鉴其他类型特征，如遗传学、分子生物学、行为学的特征，但形态学特征仍是生物分类描述的最基本的内容。

2. 生理学与生化学特征（biochemical & physiological character）　包括代谢因子、血清、蛋白质、脂肪、糖和其他生理生化指标。同种雌雄个体间能通过性激素相互吸引自由交配，并能产出正常后代；而异种间杂交不育。

3. 生态学特征（ecological character）　包括栖境、寄主、食物、季节变异、寄生物、寄主反应、飞行、求偶、其他行为隔离机制和其他行为类型特征等。

4. 地理特征（geographic character）　主要包括生物的地理分布格局、种群的同域或异域关系等。

5. 遗传学特征（genetic character）　包括细胞、染色体、核酸、蛋白质和基因的遗传学特征。

根据所用的主要特征，有人把分类分为形态分类（morphological taxonomy）、化学分类（chemical taxonomy）、遗传分类（genetic taxonomy）、分子分类（molecular taxonomy）等。显然，随着科技的进步，分类学的手段也在不断变化。

（二）分类方法

根据生物的相似程度和远近亲缘关系，生物学上通常把生物分成七个不同的等级，按照从大到小的顺序来排列，它们分别是界、门、纲、目、科、属、种。这种分类不但使复杂多样的生物形成了一个非常完整的系统，而且便于我们认识和了解这个丰富多彩的生物界。但确定系统发育在实践中是很困难的，因为共同祖先早已灭绝，而且化石记录也不完全，所以物种之间的亲缘关系只能通过一定的方法来推断。由于所用分类思想的不同，出现了许多不同的观点，产生了不同的学派，其中最具代表性的有四个学派。

1. 传统分类学派　传统分类学（tradition taxonomy）代表较古老的观念与方法。较早期的分类学家虽完全支持并直接意识到进化理论，也觉得寻求系统发育关系是分类学者的天职，但由于缺乏统一的原则和方法，致使在实际工作中很难建立一个统一的、全面反映进化实际的系统发育关系，因此，分类学者常常根据自己对该类群的深入研究中得到的经验或直觉印象，建立不同的分类系统。这些系统并不一定要求反映系统发育实际，主要是为了分类实践中使用方便。由于没有统一的准则，理论依据也往往含糊不清，在世界范围内，目前在学术态度上明确支持这种观点的人已日渐减少，但在实际工作中仍占不小比例，该学派的现代代表人物是 R.E. Blsckwelder。

2. 进化分类学派　进化分类学（evolutionary systematics）是基于分支和趋异的结合，既考虑后代的分支，又考虑后代的发展，承认进化分类学实际上是支序分类方法和表征分类学方法的结合。它的基本目标是建立既代表生物的总体进化关系，又能使分类单元内生物的相似性最大的分类。它推断支序图的方式经常与支序分类方法十分相同。主要区别是对多分支较宽容，当没有足够的数据来得出可靠的支序图时，允许使用其他根据来推断系统发育。进化分类学家与支序分类学家最大差别是，它产生的分类单元可能是单系的，也可能是并系的，但不能是复系的。此学派的代表人物是 E. Mayr 和 G.G. Simpson 等。

单系（monophyly）是由一个共同祖先及其所有后裔组成的类群。

并系（paraphyly）是具有一个共同祖先，但不包括所有后裔的类群。即并系群包含一个共同祖先的部分（而非全部）后代。

复系（polyphyly）不包含所有分类单元共有的祖先的类群，是趋同相似性。

进化分类学建立分类系统时考虑所有的特征，但更强调某些主要特征。例如，昆虫的翅脉和外生殖器。其原因是这些特征被证明比其他特征在定义自然类群时更可靠。有些特征更普遍、稳定和保守，因此更有可能表示反映过去重要进化事件的衍征。

然而，分类中所用特征的选择是主观的，这困扰着分类学家。进化分类学有许多缺陷。例如，使用几个非常不同的标准（系统发育、趋异、适应水平）来定义具体的分类单元，以及在并系方法中固有的不一致。所有这些，再加上支序分类学方法的准确、实用、直观等优点，使得过去几十年进化分类学派已经极大地衰落了，而支序分类学崛起成为主导的学派。

3. 支序分类学派　支序分类的理论是由 W. Hennig 于 1955 年提出的，由于其方法论的严谨，理论中的许多部分越来越多地被分类工作者接受。支序分类学（cladistics）也称为系统发育系统学（phylogenetic systematics），是根据共同祖先，基于进化树的分支的一种生物分类方法。它严格基于确定生物祖先的分支点，根据其近裔共性（synapomorphies），而忽略从祖先遗传下来的祖征（plesiomorphies，祖先的特征状态），有共同祖先的生物被归入称为分支（clades）的分类群。和进化、系统学一样，分支学是基于生物进化历史，把生物分成有意义的类群和亚群的一种分类方法。

支序分类学试图根据分支事件（即物种分化）来推演系统发育的关系。生物共有的形态学、胚胎学、行为学、生理学、生物化学、遗传学、染色体学等衍征（apomorphy，衍生的特征或特征状态）越多，它们越可能是来源于共同的祖先。

分支可用支序图(cladogram)来代表。支序图是描绘物种从共同祖先分歧的分支图。它们表现共有特征的分布和起源。

支序分类学基于3个原则:①生物类群都是从一个共同的祖先演化而来的;②在每一个节点(种群的分歧),有2个后裔分支线;③进化导致某些特征随时间而改变。

支序分类学派工作时根据共同祖先的相对近度来进行归类。由于此学派强调系统发育中血缘关系的重要性,因此严格规定任何一个自然类群,不论其阶元级别的高低,均应源自同一祖先,即应该是一个单系群。支序分类学只承认单系群是有效的,因此,一个分类单元是否为单系群,就成为归类的标准。而在进化系统学中所接受的并系群以及复系群被拒绝为无效的。

随着科学技术的迅猛发展,现在多用计算机程序来完成支序分析。其中广泛应用的几个程序是Farris(1988)编写的Hennig 86、Swofford(1991)编写的PAUP(Phylogenetic Analysis Using Parsimony,简约系统发育分析)和David和Maddison(1992)编写的MacClade等,这些程序经过进一步完善,现在都有了新的不同的版本。支序分类学的理论和方法将在实际工作中发挥着越来越重要的作用。

支序分类学存在的一个关键问题是无法肯定哪些特征对于某个类群是独特的,并且是其最近的共同祖先也具有的,哪些特征是随后演化而来的。根据所使用的特征不同,有时会得到一个不同的共同祖先。这就说明尽管在努力构建比进化分类学更"客观"的系统,支序分类学家仍然存在着同样的主观性和任意性。

4. 数值分类学派 也称为表征分类学派。数值分类学(numerical taxonomy)也叫表征分类学(phenetics)。数值分类学派起源基于20世纪初植物分类学者Adanson的工作,至电子计算机技术发展后,由R.R. Sokal和H.A. PeterSneath二人加以发展,形成今日的体系。数值分类学是根据生物整体相似性来归类,所有特征都不加权,严格进行数理分析;分类不需要反映进化,因为独立演化出相似性的分类单元将被归在一起,即使它们无关。

其他学派在分类时给各种特征以不同的加权,数值分类学派认为这样做主观因素太大,是不科学的。他们通过分析大量的、同等权重的、不相关的特征来努力表达生物间的自然关系。通过大量的特征状态数值化以后,可以借助电子计算机的运算,求得各分类单元之间的相互关系,因而称为数值分类。又因此学派认为大量表征性特征可以反映近似程度,故又称为表征分类。所选取的特征数量通常是100~200,这样来保持取样误差较小。实际上是采集尽可能多的特征,最好是特征分布于各种不同的体段、组织、机体水平。数值分类学家提倡同等权重来避免分类学家故意选择(主观)"认为是"重要的特征的缺陷。但同等权重就是加权,即所有的特征都有相同的权重,并且,通过选择特征,人们的分析将总是有所偏差。数值分类学试图只使用生物经初步研究后选择的不相关特征,寻找单元特征,即那些不能再细分的特征。

数值分类学不做关于系统发育的假设,不做关于祖先的暗示,不做类群进化的陈述。但是,进化的考虑确实也进入了表征分析,人们必定比较同源特征。

就目前整个动物分类学界而言,虽然存在四种不同的分类学派,但在实际工作中,许多分类工作者常采取折中的态度,吸取各学派的优点和可取之处加以发展,从而促进分类学的进步。

随着科学技术的不断发展,许多新的技术、理论和方法逐渐渗透到古老的分类学研究领域,加速了该学科理论的发展,研究内容和研究方法发生了很大的变化。

自DNA分子结构清楚之后,分子生物学在近几十年迅速发展起来,并已渗透到动物分类学的领域。在今后相当长的时间内,分子分类学将蓬勃发展,但在系统发育关系的建立等诸多方面仍需与支序分类学、进化分类学等相互协作,互为补充。

另外,支序分类学和进化分类学仍将在动物分类学的研究中起着主导的作用,而且必将得到长足发展,形成更为科学的分类理论体系。

三、分类系统

节肢动物隶属于动物界(Animal Kingdom)、后生动物亚界(Metazoan Subkingdom),节肢动物门(Phylum Arthropoda)是种类最多、分布最广的无脊椎动物,至今在地球上已无处不在,占已知动物种数总数的约

85%,这与其形态结构和生理特性的高度特化有关。节肢动物在无脊椎动物中登陆取得巨大成功,绝大多数种类演化成为真正的陆栖动物。

由于节肢动物门动物种类繁多,对于某些类群目前还有待深入的研究和了解,另外还有一些新的类群不断被发现,因此节肢动物的分类系统迄今仍在"百家争鸣"。有学者根据体节的组合、附肢以及呼吸器官等暂将现存种类分为2亚门6纲,它们是原节肢动物亚门的有爪纲和真节肢动物亚门的肢口纲、蛛形纲、甲壳纲、多足纲和昆虫纲;也有将现存节肢动物分为有螯亚门和有颚亚门2个亚门的。也有学者将其分为3个亚门,即有鳃亚门、有螯亚门和有气管亚门。有鳃亚门包括三叶虫纲和甲壳纲,有螯亚门包括肢口纲、蛛形纲和海蜘蛛纲,有气管亚门包括原气管纲、多足纲和昆虫纲;近年来相当多的分类学家将之分成4个亚门,包括已灭绝的三叶动物亚门,和现存的螯肢动物亚门、甲壳动物亚门、单枝动物亚门。三叶动物亚门表现出最原始的特征,均生活在海洋中,除触角外,其余各体节均有双肢型附肢;螯肢动物亚门的肢口纲和蛛形纲头部的附肢、书鳃和书肺为同源,说明两纲比较接近;甲壳动物亚门过去作为一个纲即甲壳纲,因有大颚而被认为可能与多足纲、昆虫纲同源,但甲壳动物具2对触角且有其他各门所没有的无节幼体期,应为单独起源;单肢动物亚门与上述起源于海洋的亚门不同,似乎由陆地上演化而来,有触角和大颚,附肢基本上为单肢型,因而得名。但是由于单肢类的依据也不确切,这一分类阶元名现在亦已不用,近年来的研究表明,单肢亚门并不是一个自然的单系类群。Kukalova-Peck(1992)认为以"足分枝"的多少作为节肢动物主要分群的特征是错误的,她在研究了描记于俄罗斯乌拉尔山下二叠纪古翅类化石昆虫 *Uralia maculata* 后发现,*Uralia maculata* 的胸足不是单肢型,而是多肢型。此外,她又从触角、口器(特别是大颚)、翅、胸足和腹足等结构的比较形态学方面分别作了论证,结果不论是古生的还是现生的甲壳动物、螯肢动物和昆虫,都同样具有多肢型的、分节的足,不论是"双分枝"还是"单枝"都是次生的特征。因此,Kukalova-Peck(1992)认为"单肢亚门"并不是一个自然的分类群。有些学者把现生的节肢动物分为4亚门(Brusca&Brusca,2002;Miller&Harley,2005),即螯肢亚门(Chelicerata)、甲壳亚门(Crustacea)、六足亚门(Hexapoda)和多足亚门(Myriapoda)。另有一个三叶虫亚门(Trilobitomorpha),曾生活在古生代海洋中,现已全部灭绝,在分类系统中的位置固定不变(现生的4亚门+已灭绝的1亚门=5亚门)。在上述现生的4个亚门中,除螯肢亚门外,其余3类,仍有不同的意见。

螯肢亚门体分头胸部和腹部2部分。头胸部由6节组成,有螯肢、触肢和4对步足;腹部最多有12个体节及一尾节。包括肢口纲(Merostomata)(鲎)、蛛形纲(Arachnida)(蜘蛛、蝎、蜱和螨等)和海蜘蛛纲(Pycnogonida)(海蜘蛛)。

甲壳亚门不同类群的甲壳动物在形态、生活史等方面变化极大。头胸部常有一背甲;头部有第1触角、第2触角、大颚、第1小颚和第2小颚等5对附肢。包括浆足纲(Renupedia)、头虾纲(Cephalocarida)、鳃足纲(Branchiopoda)(卤虫、鲎虫、溞等)、软甲纲(Malacostraca)(虾、蟹、鼠妇、蝲蛄、钩虾等)和颚足纲(Maxillopoda)(藤壶、水蚤、介虫等)。

六足亚门类群的体分头、胸、腹三部。头部有触角、上唇、大颚、小颚和下唇等5对附肢;胸部3节,各有1对步足;第2、3胸节在有翅昆虫各有1对翅;腹部分节,无足。包括原尾纲(Protura)(蚖)、弹尾纲(Collembola)(跳虫)、双尾纲(Diplura)(康虮、铗虮)和昆虫纲(Insecta)。

多足亚门类群的体分头和躯干部:头部有触角、大颚、第1小颚(或愈合)和第2小颚(不同程度的愈合,或无)等4对附肢:躯干部长,由许多相同的节组成,各节有1~2对足。包括倍足纲(Diplopoda)(马陆)、唇足纲(Chilopoda)(蜈蚣,蚰蜒)、少足纲(Pauropoda)(蠋虫戋)和综合纲(Symphyla)(幺蚰)。

上述现生的4个亚门的节肢动物中含约16纲。亦有学者把节肢动物分为5个亚门20个纲,此不再赘述。总之,目前医学节肢动物的分类仍在发展之中,新种逐年增加,资料逐渐充实,分类系统不断更新、完善,尚存在很多问题有待解决。

尽管目前节肢动物分类系统仍存在很大差异,但其中与医学有关的节肢动物仍分布于昆虫纲(Insecta)、蛛形纲(Arachnida)、软甲纲(Malacostraca)、桡足纲(Copepoda)、倍足纲(Diplopoda)、唇足纲(Chilopoda)和舌形虫纲(Pentastomida)。

医学节肢动物学为应用节肢动物学的范畴,为了便于实际工作仍保留人们既往的应用习惯,本书继续沿用昆虫纲（Insecta）、蛛形纲（Arachnida）、甲壳纲（Crustacea）、唇足纲（Chilopoda）、倍足纲（Diplopoda）和舌形虫纲（Pentastomida）等类群分类格局。

为了查清和确定节肢动物的分类地位和种名，人们就编制了检索表（key）。检索表是物种分类鉴定的引导式特征区别表，是鉴定动物种类的工具。它广泛用于各分类单元的鉴定。

检索表的编制是用对比分析和归纳的方法，从不同分类单元的特征中选出比较重要、明显而稳定的特征，根据它们之间的相互绝对性状，做成简短的条文，按一定的格式排列而成。检索表常用格式有双项式、单项式和包孕式三种，每种格式各有特点。其中，以前两种最常见。但是，无论是哪一种格式的检索表，在使用时都必须从第一条开始查起，绝不能从中间查起，以免误入歧途。另外，由于检索表受文字篇幅限制，只列出少数几个主要特征，还有很多特征不能包括在内，所以在进行鉴定时，不能完全依赖于检索表，必要时须查阅有关分类专著与文献中的纲、目、科、属、种的全面特征描述。一个好的检索表应具有以下特征：①选用最明显的外部特征，区别点要非常确切和突出，性状绝对稳定，不允许含糊其词，如使用“较大、较小”等相对性状的词语；②性状要严格对称，不能重叠；③语言简明扼要。下面例举双项式和单项式检索表的格式。

双项式检索表格式如下：

1. 无翅……………………………………………………………………………………2
   有翅……………………………………………………………………………………3
2. 腹末有跳器……………………………………………………………………弹尾目
   腹末有1条中尾丝和1对尾须……………………………………………缨尾目
3. 口器刺吸式……………………………………………………………………………4
   口器咀嚼式……………………………………………………………………………5
4. 前翅为半鞘翅，后翅膜质；喙着生于头部前端……………………………半翅目
   前后翅均膜质，或前翅略加厚；喙着生于头部腹面后端……………………同翅目
5. 前翅皮质，后翅膜质；后足跳跃式，或前足开掘式…………………………直翅目
   前翅鞘质，后翅膜质……………………………………………………………鞘翅目

单项式检索表格式如下：

1(4)　无翅
2(3)　腹末有跳器……………………………………………………………………弹尾目
3(2)　腹末有1条中尾丝和1对尾须……………………………………………缨尾目
4(1)　有翅
5(8)　口器咀嚼式
6(7)　前翅皮质，后翅膜质；后足跳跃式，或前足开掘……………………………直翅目
7(6)　前翅鞘质，后翅膜质…………………………………………………………鞘翅目
8(5)　口器刺吸式
9(10)　前翅为半鞘翅，后翅膜质；喙着生于头部前端……………………………半翅目
10(9)　前后翅均膜质，或前翅略加厚；喙着生于头部腹面后……………………同翅目

双项式检索表的使用方法如下：①凡是检索表都分成若干条，每条分为上下两项，有时包含3~4项或更多，每项内容为虫体的一个特征或一部分特征，这些特征恰与其对应的另一项中所包含的特征是不一致的。②查阅时，先从第一条开始，根据每条前后两项中对应特征，对比手头标本符合哪一项，在完全符合的一项后面有一个名称，表示手头标本即属于这个范围，否则便有一个数字，则根据这一数字去找下面相应的条目，如为“4”，则表示继续查第4条，如此跟踪，直到有名称为止。③一个完整的检索表最后可以查到虫种名称，是根据纲、目、科、属、种依次编著检索表的。④检索表仅是指示手头标本可能属于哪一目，或哪一科，或哪一种，检索后，还必须查看种的描述是否与种的特征符合，以免检索表编写不全面，或者是尚未描写过

的新种。

单项式检索表的使用方法：每一步只面临一项，若手中标本与此项相符，则按括号外的数字次序查下去；若不符，则以括号内的数字为依据，寻找与括号内相同的数字，并以该项描述查阅下去。

四、分类技术

节肢动物分类学是研究节肢动物各分支学科的基础，它将为节肢动物学领域的所有研究提供基本信息，指引研究方向，因为对节肢动物的形态、生态、生理、生物化学、行为以及致病等的研究，都要先对研究对象进行准确鉴定，否则研究就会丧失客观性、可比性和重复性，从而丧失科学价值。传统的节肢动物分类通常是以外部形态作为主要依据，因为物种的演化和变异，最终必然表现在外部形态结构的变化上，且利用形态分类，方法简便易行，鉴定的种绝大多数都是正确的。但是仅仅依靠形态特征鉴别节肢动物种类，也常常带来某些弊端，如有时会将具有细微差异的近缘种或近似种误定为同一个种，特别是有时还会将同一种中的不同亚种误定为不同的种等，因而就有可能造成“同种异名”或“异种同名”等分类学上的混乱。

分类学是基础科学，又是综合其他自然科学研究成果的科学，它和其他自然科学领域的发展是密切相关的，所以其他科学的发展也为分类学的研究提供了新思路。随着现代科学技术的发展，特别是近年来随着分子生物学的迅猛发展，人们对蛋白质、DNA、RNA 等生命活动必不可少的物质的了解越来越多，它们对研究节肢动物系统发育问题所提供的信息也受到了分类学家的高度重视，因此分类技术也在不断地改进，例如，电镜技术、数学形态学技术、细胞核型及分带技术、mtDNA、核糖 DNA、同工酶、PCR 扩增技术、RFLP 和 RAPD 等技术，也正在应用于节肢动物的分类研究，使传统的分类技术有了质的飞跃。

形态分类法作为经典和传统的分类方法，仍是研究节肢动物分类最主要和不可或缺的手段，将继续发挥着重要作用。但现代新技术的发展催生了节肢动物分类新技术的问世，因而不断研发和利用新的分类技术，必将对节肢动物分类学的发展起到积极的促进作用。

（一）形态分类技术

传统的形态学鉴定方法目前仍是非常重要的，甚至是不可或缺的。就医学节肢动物的分类鉴定而言，现代的方法目前还难以代替传统方法，可能永远代替不了。在没有模式标本佐证，单靠现代分子生物学等方法进行分类学研究是极其困难的，进行物种鉴定甚至是不可能的。生物体的各种性状是生物体在漫长的生物进化过程中形成的，包括外部形态、内部结构以及各部分大小比例等。节肢动物形态学是进行节肢动物分类和鉴定的基础，形态学分类法主要是根据形态结构与功能相一致的原理，通过这些不同的性状将生物分门别类。在节肢动物的分类上主要采用的形态特征有：节肢动物的颜色和斑纹；口器的类型及其在个体发育中的变化；触角的类型；翅的有无、质地以及翅脉相；马氏管的数目；外生殖器及其他结构部位的形态特征；身体附属物类型及其大小等。同时，节肢动物的变态类型、生活史、宿主类型和范围以及地理分布等等都是重要的参考依据。形态分类主要是专业分类人员通过肉眼或借助放大镜、解剖镜、显微镜，甚至是电子显微镜等来观察标本的形态特征，再通过检索表等查出其所属种类。

1. 电镜技术　在节肢动物分类中的应用电子显微镜在节肢动物研究中的应用使形态学分类达到了超微结构水平，SEM、TEM 可以作为虫种鉴定的参考依据。洪健等（1999）经扫描电子显微镜观察虎凤蝶属（*Luehdorfia*）的 4 种虎凤蝶的雄性外生殖器发现，4 种虎凤蝶的抱握器、钩状突、阳茎、阳茎轭片的超微结构存在着差异，这些特征可作为鉴定的依据。韩凤英（2000）应用扫描电子显微镜和光学体视显微镜研究了蜻科（Libellulidae）12 属 12 种蜻蜓的阳茎，发现属、种间均有明显差异，认为蜻科阳茎第 3 节端部的若干附属物即：侧叶、中叶、后叶、内叶和角的形态及隐现程度在不同的属内各有其稳定性，是一项极有效的分类特征。

透射电子显微镜技术在形态学分类中的应用也越来越受到广泛的重视。杜喜翠等（2003）通过对螽斯总科（Tettigonioidea）不同类群以及青脊竹蝗（*Ceracris nigricornis*）精子超微结构的研究，发现蝗总科（Acridoidea）和螽斯总科精子超微结构具显著差异，说明精子超微结构在直翅目不同总科系统发育的探讨上也具有重要的意义。

2. 数学形态学技术 在节肢动物分类中的应用数学形态学(mathematical morphology)是一门新兴的图像处理与分析学科,其基本思想是用具有一定形态的结构元素去量度和提取图像中的对应形状以达到对图像分析和识别的目的。数学形态学是一门建立在严格数学理论基础上的学科,其基本思想和方法对图像处理的理论和技术产生了重大影响。事实上,数学形态学已经构成一种新的图像处理方法和理论,并且已经应用在多门学科的数字图像分析和处理的过程中,但在节肢动物学中的应用还很有限,迄今为止仅在昆虫的研究中有所报道,例如在害虫测报和防治上的应用。对昆虫数学形态学的研究简言之就是对昆虫体型特征进行数学抽象,建立描述昆虫体形特征的数学模型。

赵汗青等(2003)根据昆虫图像,对半翅目(Hemiptera)、鳞翅目(Lepidoptera)、鞘翅目(Coleoptera)的34种昆虫提取形状参数、叶状性、球状性等7项数学形态特征进行了统计分析,从而论证了各项数学形态特征在目级昆虫分类阶元上作为分类特征的可行性和可靠性,并从数学形态学角度对所涉及的同阶元昆虫类群的亲缘关系做了描述。结果表明,在作为目级阶元分类特征时,各项特征的可靠性依次为:(似圆度、偏心率、亮斑数)>(叶状性、球状性、圆形性)>形状参数。由这些特征的差异显著性可知,从数学形态特征角度讲,3个目的亲缘关系远近大小依次为:半翅目与鞘翅目>半翅目与鳞翅目>鳞翅目与鞘翅目;后又从总科角度对鳞翅目(Lepidoptera)和鞘翅目(Coleoptera)5个总科23种昆虫图像中提取的昆虫面积、周长等11项数学形态特征进行了统计分析。结果表明,在总科阶元上,11项特征的可靠性大小为圆形性>(面积、周长、横轴长、球形性、似圆度、偏心率)>(纵轴长、叶状性)>(形状参数、亮斑数)。从数学形态特征角度讲,夜蛾总科等3个总科的亲缘关系远近大小依次为夜蛾总科与凤蝶总科>蚕蛾总科与凤蝶总科>夜蛾总科与蚕蛾总科。由此可见,数学形态学在不同昆虫分类阶元上有一定的应用参考价值,并从数学形态学角度分析了同阶元昆虫之间的亲缘关系远近。

(二)数值分类法

数值分类法(numerical identification)是指以表型特征为基础,利用生物的大量性状数据(包括形态的、生理的、生化的,或是生态的、行为的、地理分布的等)按一定的数学模型,借助电子计算机运算得出结果,从而作出生物体的定量比较,客观地反映出分类群之间的关系。数值分类要求有足够的表达分类信息的大量数值,其所选用的性状来源广泛,通过对这些数值的运筹处理,揭示生物分类单元之间的关系。

数值分类的基本程式为:①以统筹的观点制定数值分类研究的课题;②选取分类证据。即选定运筹分类单位(简称“筹位”)和选取分类性状,筹位是由研究者选定的、秩级最低的基本分类单位;③性状编码和标度,编码和标度结果给出数据矩阵。选定筹位和性状后开列矩阵,通常自左而右开具t个筹位,自上而下开具n项性状,于是有n行t列。然后通过记分(scoring)和编码(coding)给每一元素赋以具体的数值使之能为计算机所识别。通过记分和编码得到的矩阵是原始数据矩阵,为了使之规格化常需进行标度(scaling),经变换标度后的数据矩阵用于计算相似性系数;④估计类似性。即根据原始数据矩阵或经变换标度数据矩阵计算相似性系数值;⑤建立分类结构。即在相似性系数方阵基础上以数学方法使筹位结合或划分成类聚(clusters)或组群(groups),称为成聚(clustering)。包括聚类分析和标位分析两大类方法;⑥结果表示和阐述。一般以分枝树状图表示结果,分为表示表相关系的表相图(phenogram)和表示分支关系的分支图(cladogram);⑦成果发表力求规范,请参阅Sneath和Sokal(1973)归纳的有关数值分类成果发表方面的要求。

罗礼溥等(2007)以云南省57种医学革螨作为分类单元,以形态特征为主列出60项分类性状特征来探讨云南省医学革螨不同属和种的亲缘关系。结果显示赫刺螨属和棘刺螨属单独从厉螨科中分离出来,其余种类的分类结果与传统的分类结果一致。

周静芋等(1996)以夜蛾科34种卵作为分类单元,对41个性状进行了数值分类研究,结果表明卵的形态特征可以作为夜蛾科分属的重要依据。

侯舒心等(2006)选取国内分布种类较多的10属52种恙螨,每种恙螨选取相互独立的48个形态特征,测定数据并将定性指标赋值,进行系统聚类分析,结果显示纤恙螨属与叶片恙螨属聚为一类、背展恙螨属与无前恙螨属聚为一类,其余6属恙螨各自归为一类。除纤恙螨属与叶片恙螨属、背展恙螨属与无前恙螨属外,数值分类属级聚类结果与经典形态分类相吻合,亚科级分类与经典形态分类一致。

（三）行为学方法

行为学方法就是根据节肢动物的性行为、交配姿势、昼夜活动节律、取食行为及鸣声等行为特征进行种类鉴别的一种方法。

据认为果蝇求爱歌的脉冲间隔（interpule interval，ipi）在种特异性配偶认识系统（specific mare recognition system，SMRS）中起着重要的作用。庚镇城等（1989）研究果蝇亚群（*Drosophila takahashii* species subgroup）中各物种求爱歌特征和种间亲缘关系，结果显示：在近缘种之间其求爱歌的 ipi 值，不论平均数或众数都相差甚远；而在 2 个亲缘关系较远的种，两者不能杂交，但其 ipi 的平均数在统计学上无差异，众数亦很相近。认为 ipi 值在不同果蝇种群或亚群的 SMRS 中的作用可能并不相同。

性行为是种间生殖隔离的根本体现，因此在节肢动物近缘种区分上可采用杂交测试，根据杂交成功率进行鉴别。温硕洋等（1997）对林氏果蝇（*Drosophila limi*）不同种群间交配后的生殖隔离机制进行了研究，结果表明，我国的各种群与缅甸所有种群均有不同程度的生殖隔离。

（四）细胞遗传学分类技术

细胞遗传学主要是从细胞学的角度，特别是从染色体的结构和功能，以及染色体和其他细胞器的关系来研究遗传现象，阐明遗传和变异的机制。利用细胞遗传学进行分类主要是通过对节肢动物的染色体数目与形态、染色体分组型式、性染色体位置，C-带带型及其组分、异染色质总含量以及染色体减数分裂行为模式等方面特征的比较分析，鉴别节肢动物的种类。在不同的类群中，染色体所反映的分类阶元存在不同的差别，有些在属级以上的阶元间才有差异，有些具有种间差异，另一些则可明显地表现出亚种或地理株之间的差异。但无论处于何种阶元水平，染色体在节肢动物近缘种的分类比较和谱系关系的建立上起重要作用。对物种进行核型及带型分析，使原来以形态学为依据的分类学提高到了一个新的水平。目前，细胞遗传学分类法在直翅目、半翅目、膜翅目等昆虫种类鉴定及亲缘关系分析上都有一定的应用。

1. 染色体核型分析　核型（karyotype）是指染色体组在有丝分裂中期的表型，是染色体数目、大小、形态特征的总和。在对染色体进行测量计算的基础上进行分组、排队、配对，并进行形态分析的过程叫核型分析。其研究和比较分析是细胞分类学工作的主要内容之一，一般将染色体数目的多少作为科级水平染色体进化的一项重要指标。

邓秋红等（2007）观察了国内黑腹果蝇种组 34 种果蝇的有丝分裂中期核型，系统地分析了黑腹果蝇种组 8 个种亚组之间的核型进化关系及种间亲缘关系。结果显示：从核型分化的角度可以将黑腹果蝇种组分为 5 个谱系，与 2004 年 Yang 等的观点基本一致，正好从核型进化的角度验证了 Yang 通过 DNA 序列分析所得到的结果。通过选取同一种果蝇的几个不同地域单雌系的核型分析，结果表明：同一种果蝇的核型存在地域差异。这种差异可能是由于不同生境造成，也可能是本身进化程度的差异，或是两种因素相互作用的结果。

2. 带型分析　染色体显带（chromosome banding）技术是 1968 年以后发展起来的一项细胞学技术，其用各种特殊的处理和染色方法使各条染色体显示出各自的横纹特征，即带型。其数目、部位、宽窄和着色深浅均具有相对稳定性，所以每一条染色体都有固定的带型。染色体带型是鉴别染色体的重要依据。带型研究提供的信息不断丰富原有的分析资料，使得分类学家们能够更加精确地比较分类单元之间的异同，进而研究近缘种之间、种内亚种之间、种内不同种群之间的细胞学特征，并对物种形成、分化等一系列问题进行探讨。目前有关节肢动物染色体分带的研究包括对一科内数属及一属内数种的比较，以显示其属、种内分类阶元的异同；对一较高分类阶元内不同种或亚种进行比较分析，以显示其种阶元的差异；还有对种群特别是对杂交后代种群的分析，以确立节肢动物的分类地位及亲缘关系。马恩波等（2001）应用染色体 C 带及银染核仁组成区定位分析方法对斑腿蝗科（Catantopidae）4 种昆虫进行了研究，结果表明，4 种蝗虫染色体数目一致，染色体分组型式相近，从染色体带型特征来看，属内具有共性，构成标志性带纹特点，且各物种 C 带带纹又存在明显差异。

此外在运用核型及带型特征进行分析的同时，在各类群亲缘关系及系统演化方面也运用了染色体的行为特征，尤其是减数分裂中染色体的行为，如细胞减数分裂的类型（是否为交叉型）、同源染色体的聚集形态、杂交后代细胞分裂时同源染色体的配对情况等。我国直翅目昆虫染色体行为分析研究较多，而其他类群研究较少。

（五）生化分类技术

20 世纪 70 年代以来，生物化学研究手段逐渐渗透到分类学的各个领域，这里主要介绍同工酶电泳技术和表皮碳氢化合物在节肢动物分类中的应用。

1. 同工酶电泳技术　同工酶是由不同基因位点或等位基因编码的多肽链的单体、纯聚体或杂聚体，其理化或生物性质不同而能催化相同化学反应的酶。生物的遗传变异是生物群体内多态等位基因存在的反映，是生物进化的先决条件，也是同工酶技术在研究生物分类及系统进化中得以应用的理论基础。同工酶电泳技术就是寻找酶和蛋白质的差异，根据酶带的变化推断出基因位点和等位基因的不同，计算出基因频率作为研究分类和进化的依据。通过基因频率的计算，即可得出各个物种之间的相似程度（或遗传距离）的值。20 世纪 70 年代以后，同工酶电泳技术广泛应用于节肢动物分类学研究中，在属、种鉴定及种间亲缘关系中是一项行之有效的方法。应用聚丙烯酰胺凝胶电泳技术区分和识别近缘种，它所依据的原理是具有生殖隔离的种类间无基因交流，各自保持独立的基因库，由电泳测得类群之间同一酶位点上不同等位基因的频率，根据种群遗传学原理即可判断它们之间是否发生过交配（基因交流），从而确定它们的分类地位。

由于 EST（酯酶）同工酶在昆虫体内含量高、组成复杂，且受不同基因的控制，因而 EST 同工酶谱比较复杂。李绍文等（1987）对膜翅目昆虫酯酶同工酶进行了比较研究，发现总科代表之间酶谱的差异大于总科内各属间的差异，属内各种间的酶谱比较接近。目前，同工酶电泳技术是昆虫分子系统学中常用的方法之一。很多研究表明，酯酶同工酶在较低级阶元中，具有分类鉴别特征，同一属内各种间的 EST 同工酶谱带相似程度明显高于不同属内各种间的相似程度；较高分类单元之间 EST 同工酶谱带相似程度低于较低分类单元之间的相似程度。阎一林（1987）对棉铃虫（*Heliothis armigera*）和烟青虫（*H. assulta*）的酯酶同工酶进行比较，认为用此方法可区分这两个近缘种。

2. 表皮碳氢化合物在节肢动物分类中的应用　碳氢化合物是昆虫表皮蜡层中的主要成分，碳数为 20~50、直链或支链、饱和或不饱和的长链烃类。据国内外研究报道，昆虫表皮碳氢化合物的组分和含量在种间存在差异，利用气相色谱技术或气谱-质谱联用技术对其进行分析，并以此为依据对昆虫进行分类鉴定，主要用于近缘种及种下类群的研究，也能有效地鉴别复组的亲缘种类。国外在半翅目、鞘翅目、膜翅目、直翅目、双翅目、同翅目、等翅目和蜚蠊目等 8 个目节肢动物中都做过这方面的研究，目前我国研究包括蚊、蚋、舌蝇等在内的重要传病媒介，已成为昆虫的生化分类方法之一。

崔可伦等（1991）利用气相色谱法分析昆虫的表皮碳氢化合物，对尖音库蚊复组中的淡色库蚊（*Culex pipiens pallens*，即尖音库蚊淡色亚种）和致倦库蚊（*C. quinquefasciatus*）进行了鉴别，并对白纹伊蚊（*Aedes albopictus*）的各个地理株进行了鉴定。后又分析了我国海南省不同地区不同季节大劣按蚊（*Anopheles dirus*）的饱和正构烷烃相对含量，显示其无显著性差异，提示海南省各地的大劣按蚊很可能是同一种。后研究证实海南的大劣按蚊实际上存在着一个按蚊种团（含有 6-7 个株），其中传播能力最强的 A 株。

Anyanwu 等（1994）应用气液色谱技术对所属冈比亚按蚊（*Anopheles gambiae*）复合体的两个种冈比亚按蚊（*An. gambiae*）和阿拉伯按蚊（*An. arabiensis*）的单个幼虫的表皮碳氢化合物特征进行分析，结果表明对这两种幼虫辨别的准确率可达 95%。

尽管昆虫表皮碳氢化合物作为一项生化特征用于昆虫分类鉴别，但是，同一个种在环境食料条件、生理条件等存在差异的情况下，这一生化特征是否能保持相对的稳定还需要更多的研究来确认。

（六）分子生物学技术

目前，应用于节肢动物系统演化及分类鉴定方面的分子生物学技术主要有：核酸序列分析技术、PCR、RFLP 技术、RAPD 技术、SSCP 技术、核酸分子杂交技术和线粒基因组测序等。

1. 核酸序列分析技术　包括 DNA 的序列分析和 RNA 的序列分析。DNA 核苷酸序列的测定常用双脱氧链末端终止法和化学法。物种的遗传多样性在本质上是 DNA 一级序列的多样性，DNA 测序在遗传多样性的研究中正在起着越来越大的作用。现在，双脱氧链末端终止法已经成为普通实验室可以测定的常规手段，且实验手段获得了很大改进，在医学节肢动物学领域的应用范围也扩大了。由于 DNA 测序多为重复性的操作，人们在不断地探索各种自动化的途径，目前 DNA 序列分析已能部分地自动化，使测序大大简化，提高了效率。

目前在医学节肢动物分子进化和分子系统学领域，应用核酸序列分析技术测定节肢动物特定 DNA 和 RNA 序列，以比较不同节肢动物类群个体的核苷酸顺序，据此推断不同节肢动物类群之间的演化关系，建立符合自然发育的分子系统谱系，是医学节肢动物系统发育方面的研究内容。在种内或近缘种的系统发育关系确定方面，通常用进化较快的 mtDNA 核苷酸片段，而对于科、属等高级阶元的系统发育研究中，通常用进化较慢的 rDNA 和 rRNA 核苷酸片段。现在许多昆虫特别是双翅目的果蝇、膜翅目的蜜蜂、直翅目的飞蝗等的 mtDNA 的序列已经很清楚了，由于 rRNA 在昆虫中分布广泛，易于分离，且 rRNA 属于慢速进化的基因，因此对不同昆虫 rRNA 的序列分析可以广泛地应用到科、属等高级阶元的系统发育研究。

近年来，核酸序列分析方法与 PCR 及 RFLP 技术相结合，在昆虫系统发育研究方面取得了一定成就。Chapco（1992）应用核酸序列分析方法对直翅目 11 种蝗虫的进化关系进行了研究。通过测定 DNA、RNA 的核苷酸顺序，对昆虫进行分类并构建其系统发育关系，有望在重要的农、林、医学昆虫鉴定上发挥作用。核酸测序技术与 RAPD-PCR 及 RFLP 相结合的综合分析方法，既快速又准确，是今后节肢动物分子系统学研究的重要方向。

2. PCR 技术　DNA 聚合酶链式应技术在分子生物学领域获得了广泛的应用，已经在很大程度上代替了传统的 DNA 克隆方法。利用 PCR 技术能够从复杂的 DNA 分子群体中选择性地复制一段特异的 DNA 序列，从而使某一 DNA 片段得到特异性的扩增，同时这一技术在节肢动物学领域也得到了广泛的应用。Nikonorov 等（1998）通过 PCR 扩增 mtDNA 基因间片段长度，可将生活在苏联乌拉尔河南部的欧洲黑蜂与生活在北部的高加索蜜蜂的杂交种分为 2 个亚种，片段长度为 350bp 是高加索蜜蜂，600bp 的是欧洲黑蜂。此外，PCR 技术常与 RAPD 技术结合应用，如 Kambhampati 等（1992）应用 RAPD-PCR 技术对蚊虫和蚜虫进行了分子系统学的研究。目前，根据特定的氨基酸序列，借助 PCR 技术和合成引物扩增基因片段作为探针构建不同昆虫的 DNA 库，得到完整的 cDNA 分子，是昆虫分子生物学领域的研究热点之一。

3. RFLP 技术　RFLP 即限制性片段长度多态性（restriction fragment length polymorphism）。其原理为限制性内切酶对序列的识别具有专一性，碱基的改变和染色体结构的变化导致生物个体或种群之间 DNA 片段酶切位点的变化，用限制性内切酶切割改变的 DNA，则产生长短、种类、数目不同的限制性片段，这些片段经聚丙烯酰胺凝胶电泳分离后，在凝胶上呈现不同的带状分布，具有差异的 DNA 片段可通过 Southern 杂交检测出来。

RFLP 的优点在于它能直接发现同源染色体上核苷酸碱基序列的差异，与传统的形态学和生物化学标记不同的是，RFLP 分析与基因表达无关。RFLP 数量多，受环境和遗传背景影响小，在发育过程中稳定。由于每个 RFLP 位点上的等位基因是遵循孟德尔遗传规律，因此 RFLP 标记可以用传统基因同样的方式进行遗传分析。可以把基因位点归入连锁群，在连锁群中的每个位点都至少可以和连锁群中的一个其他位点连在一起。在连锁群中标记之间的顺序和遗传距离都可以估算出来，产生一个 RFLP 连锁图。在连锁图上定位一个特定表型性状的基因，首先要在作图群体的个体中测量该性状。然后再寻找 RFLP 标记位点与性状之间的关系。只要是与探针片段有高度同源性的 DNA 片段就可以被检测出来。对于节肢动物来说，目前大多数 mtDNA 的限制性片段长度多态性研究都是在种内或近缘种间进行，而科、属等高级阶元间的分析较少。乔传令等（1996）对尖音库蚊（*Culex pipiens*）的限制性内切酶片段长度多态性进行实验研究，结果表明不同地理种群都有相同的单基因扩增，但扩增水平上有较大差异。

4. RAPD 技术　20 世纪 90 年代随着 RAPD（随机扩增多态性 DNA）技术在各个领域的广泛应用，DNA 分类法有了很大的发展，越来越受到人们的重视，已成为古典形态分类方法的重要补充。因此选择合适的引物，通过 RAPD 技术就可以较容易地把基因内部的差异显示出来，从而为准确确定物种的分类地位提供依据。基因多态性的研究，对于同一模板 DNA，用同一引物扩增既可能得到相同的带谱（模板基因组间可能具有同源性），也可能得到不同的带谱。仅在某一特定模板中出现的条带就可作为该模板的分子标记。事实上，不同基因组 DNA 总是有一定差异的，所以用 RAPD 就可以进行分子标记研究。理论上讲，在一定的扩增条件下，扩增的条带数取决于基因组的复杂性。对特定的引物，复杂性越高的基因组所产生的扩增条带数也越多。由于物种的进化本质上是基因组的进化，因而分子分类学可以在 DNA 水平更精确地甚至定量地分析物种的进化速度、遗传距离以及由此推断系统关系。RAPD 图谱比 RFLP 有一定的优点，人工合成的随机引物可以进行交换，比克隆 DNA 片段作为探针要容易和迅速得多。目前，RAPD 已成为节肢动物遗传图谱构建中的一种普遍方法。

杨银书等（2004）选用 5 条不同的多聚核苷酸单链引物对 7 种硬蜱［草原革蜱（*Dermacentor nuttalli*）、森林革蜱（*D. silvarum*）、青海血蜱（*Haemaphysalis qinghaiensis*）、具角血蜱（*H. cornigera*）、刻点血蜱（*H. punctata*）、龟形花蜱（*Amblyomma testudinarium*）、卵形硬蜱（*Ixodes ovatus*）］基因组 DNA 进行随机扩增，发现 7 种硬蜱基因组随机扩增产物均有各自独特的 DNA 条带，由此认为 RAPD 技术可以区分这 7 种硬蜱。

鲁成等（2002）利用 RAPD 技术对具有代表性的中国 11 个地区的野桑蚕进行随机引物扩增多态性 DNA 分析，结果表明不同地区间野桑蚕的遗传距离较大，同一地区不同个体野桑蚕的遗传距离也较大，均大于家蚕。

当前，RAPD 与 PCR 技术和 RFLP 技术相结合已广泛应用于医学节肢动物分类学、生态学等分支学科。

5. SSCP 技术　SSCP 称为单链构象多态性（Single-strand conformational polymorphism），它是基于 DNA 构象来检测 PCR 产物单链碱基微小差异的方法，因其检测敏感、快速和所需装置简便而在分子生物学各个领域广泛应用。SSCP 技术是依据 DNA 分子在不含变性剂的中性聚丙烯酰胺凝胶中电泳时，其迁移率除与 DNA 的长短有关外，更主要的是取决于 DNA 链所形成的构象。SSCP 方法自 1989 年由 Masato Orita 等人建立以来，就以其灵敏性广受关注。Coustaut 等认为可以用 SSCP 技术来区分黑腹果蝇（*Drosophila melanogaster*）和地中海果蝇（*Drosophila simulans*），而这两个近似种以前只能依靠雄外生殖器来鉴别；李石柱等（2003）应用 PCR-SSCP 分析多斑按蚊复合组（*Anopheles maculatus* complex）5 个成员种的 28S 编码区第 3 结构域的单链构象多态，结果显示电泳条带具有种特异性，可用于鉴别各蚊种。

6. 核酸分子杂交技术　核酸分子杂交即具有一定同源性的 DNA 单链分子或 DNA 单链分子与 RNA 分子，其互补的区段在去掉变性条件后能够复性形成双链 DNA 分子或 DNA/RNA 异质双链分子。核酸的分子杂交技术是目前分子生物学中应用最广泛的技术之一，这一技术不仅是分子克隆技术的重要组成部分，而且在基因的表达、调控和物种的亲缘关系研究中也发挥着重要作用。

核酸的分子杂交技术包括 Southern 分子杂交技术、Northern 分子杂交技术和原位杂交技术。应用核酸分子杂交技术检测昆虫的遗传多态性、DNA 同源性及 mRNA 的差异，进行昆虫近缘种和地理种群鉴别是当前昆虫系统学研究中常用的分子生物学技术。如 Collins 等（1987）用 DNA 探针杂交鉴定按蚊属近缘种类。牛玲玲等（1992）将 DNA 探针用于中华按蚊和嗜人按蚊的分类研究。

（七）计算机在节肢动物分类中的应用

1. 计算机模式识别自动分类技术　利用计算机进行自动识别是近几年随着计算机科学的发展而兴起的一项用于节肢动物特别是昆虫分类的新技术。

自动识别分类过程主要有以下 4 步：①图像的获取：通过各种图像输入设备将节肢动物的图像输入电脑，常用的图像输入设备有摄像机、CCD、数码相机、扫描仪等。②图像预处理：即图像压缩、噪声过滤、图像增强、图像分割、图像旋转、数字形态学处理等。③图像特征提取与筛选：针对选定的节肢动物的分类特征对采集的图像进行提取并筛选，这些特征包括周长、面积、长、宽、圆形度、长宽比、纹理、颜色、花纹等。④自动分类判别：主要是根据已建立起来的分类器和分类规则进行自动判别，通常分类器会以函数形式来表示。

数学形态学是进一步设计出自动识别系统的基础，目前主要应用于部分昆虫的自动识别。赵汗青等（2002）利用 11 项数学形态特征对 40 种昆虫实现了自动鉴别；于新文等（2003）对昆虫图像几何形状特征的提取及测量进行了研究，提取了 9 个直观易测的特征，采用判别分析方法对这些特征进行筛选得到 6 个具有判别意义的特征，并利用这 6 个特征对 3 种昆虫进行了识别，准确率均达到 100%。随着模式识别和人工智能的日臻完善，期望在不久的将来，能对大部分节肢动物实现计算机自动识别。

2. 多媒体计算机技术　20 世纪 90 年代以来，世界向着信息化社会发展的速度明显加快，而多媒体技术的应用在这一发展过程中发挥了极其重要的作用。多媒体计算机技术是指计算机综合处理多种媒体信息，如文本、图形、图像、音频和视频等，使多种信息建立逻辑连接，集成为一个系统并具有交互性。近年来，在昆虫分类工作中通过多媒体技术收集某个昆虫类群或种类各类特征的图像、图形、声音和文字等多方面的信息，通过计算机进行组合，真实而全面地反映类群或物种的特征，实现接近自然方式的信息交流以及事物接近真实状态的表达。其具有许多独特的优越性：①经显微摄像和数码相机获取的物种特征图像信息，将实体真实地呈现在读者面前，生动直观，再配以简单的文字说明，就可达到事半功倍的效果，无需复杂的描述。通过种间各种形态在接近真实情况下的比较，可以极大地减少错误的鉴定。②对于一些结构复杂的特征，如外生殖器的特征，可以通过立体多方位获得的视频信息，进行物种间的差异比较，从而避免过去仅凭单一平面特征图进行鉴定造成的误定。③通过多媒体软件制作技术和多媒体数据库软件，将获取的物种特征的图形、图像、声音等信息综合，通过可读写 CD-ROM 制作昆虫多媒体分类电子书籍，使过去枯燥的分类能够在声、像和文字并存的娱乐状态下完成。

3. 计算机互联网（Internet）技术　Internet 是一个覆盖全球的巨型网络，连接了无数的网络和计算机，是一个涵盖极广的信息库，通过它我们可以了解来自世界各地的信息，可以进行信息传播、通信联络、专题讨论和资料检索。在节肢动物分类中，常常会碰到某些种类极为相似，难以判断的情况，从而使其分类地位难以确定，这时我们就可以通过 Internet 请求专家的共同鉴定。并且可以查阅任何加入 Internet 的世界各著名自然博物馆，高等院校和科研机构，甚至可以利用个人的馆藏节肢动物模式标本，实现模式标本的远距离核对。通过 Internet 可以使节肢动物分类研究工作更加便捷、准确，使资源共享。

此外，我们还可以通过 Internet 将自己的研究结果传送到 Internet 上，同时也可通过远程登录查询同行的研究工作资料，节肢动物的模式标本资料，实现信息资源共享。我们也可以把遇到的节肢动物分类鉴定有关问题传送到 Internet 上，实现多地区、多专业、多人员共同参与物种鉴定的即时讨论，从而解决某些物种鉴定的现实问题。

（李朝品）

参考文献

[1] 陈泽，刘敬泽. 蜱分类学研究进展[J]. 应用昆虫学报，2020，57(5)：1-37.

[2] 苗广青，张琳. 中国莱姆病螺旋体 PD91 外膜蛋白 A 肽段的克隆表达及其免疫保护性的初步研究[J]. 中华微生物学和免疫学杂志，2020，40(3)：218-224.

[3] 倪寅凯，路喆鑫，赵金龙，等. Q 热立克次体感染性心内膜炎一例[J]. 中华传染病杂志，2020，38(3)：173-174.

[4] 李朝品. 医学节肢动物标本制作[M]. 北京：人民卫生出版社，2019.

[5] 杨露，朱长强，艾乐乐，等. 蜱携带重要人畜共患病毒研究概况[J]. 寄生虫与医学昆虫学报，2018，25(3)：181-192.

[6] 杨曜铭，杨明. 形态计量学在蚋类幼虫龄数研究中的应用[J]. 环境昆虫学报，2018，40(02)：380-389.

[7] 贾若，杨曜铭，寻慧，等. 兴义维蚋气管鳃形态发育过程的初步研究[J]. 贵州医科大学学报，2018，43(1)：1-6.

[8] 刘敬泽，杨晓军. 蜱类学[M]. 北京：中国林业出版社，2017.

[9] 王宇明，李梦东. 实用传染病学[M]. 4 版. 北京：人民卫生出版社，2017.

[10] 郭天宇，许荣满. 中国境外重要病媒生物[M]. 天津：天津科学技术出版社，2017.

[11] 蔡邦华，蔡晓明，黄复生. 昆虫分类学[M]. 北京：化学工业出版社，2017.

[12] 李朝品，沈兆鹏. 中国粉螨概论[M]. 北京：科学出版社，2016.

[13] 于志军，刘敬泽. 蜱传疾病及其媒介蜱类研究进展[J]. 应用昆虫学报，2015，52(5)：1072-1081.

[14] 李朝品，姜玉新，刘婷，等. 伯氏嗜木螨各发育阶段的外部形态扫描电镜观察[J]. 昆虫学报，2013，56(2)：12-218.

[15] 洪晓月. 农业螨类学[M]. 北京：中国农业出版社，2012.

[16] 李朝品. 医学节肢动物学[M]. 北京：人民卫生出版社，2009.

[17] 李隆术，朱文炳. 储藏物昆虫学[M]. 重庆：重庆出版社，2009.

[18] 杨慧，严善春，彭璐. 鳞翅目昆虫化学感受器及其感受机理新进展[J]. 昆虫学报，2008，51(2)：204-215.

[19] 侯舒心，郭宪国. 恙螨数值分类和属间系统发育关系的研究[J]. 中国病原生物学杂志，2008，3(4)：307-309.

[20] 李朝品. 医学昆虫学[M]. 北京：人民军医出版社，2007.

[21] 罗礼溥，郭宪国. 云南医学革螨数值分类研究(英文)[J]. 热带医学杂志，2007，7(1)：7-9.

[22] 王宇明，胡仕琦. 新发感染病[M]. 北京：科学技术文献出版社，2006.

[23] 李志勤,闫洪波,李成德. 昆虫分类的主要技术手段[J]. 河北林果研究,2006,21(4):398-403.
[24] 李朝品. 医学蜱螨学[M]. 北京:人民军医出版社,2006.
[25] 宋大祥. 节肢动物的分类和演化[J]. 生物学通报,2006,41(3):1-3.
[26] 方美玉,林立辉,刘建伟. 虫媒传染病[M]. 北京:军事医学科学出版社,2005.
[27] 王庆林,夏敏,杜瑞卿,等. 粗糙集理论在昆虫分类学上的应用[J]. 动物分类学报,2005,30(3):478-483.
[28] 刘凌云,郑光美. 普通动物学[M]. 北京:高等教育出版社,2005.
[29] 查玉平,骆启桂. 现代技术在昆虫分类中的应用[J]. 江西林业科技,2005,(1):34-36.
[30] 白海艳,史丽,铁军. 同工酶电泳技术在昆虫分类学研究中的应用[J]. 晋东南师范专科学校学报,2004,21(5):36-38.
[31] 刘建妮,舒德干,韩健,等. 澄江化石库中具眼睛的珍稀叶足动物及其在节肢动物起源上的意义[J]. 科学通报,2004,49(10):977-984.
[32] 刘素华,候惠芳,张红梅. 基于模糊理论的仓储物害虫的模式识别分类研究[J]. 计算机工程与应用,2004,12:227-228.
[33] 芦荣胜,石福明,黄原. 螽斯总科 Tettigonioidea 精子超微结构的研究[J]. 动物分类学报,2004,29(4):639-645.
[34] 杨银书,赵红斌,第五进学,等. 七种媒介硬蜱基因组随机扩增多态性 DNA 分析[J]. 中国寄生虫学与寄生虫病杂志,2004,22(4):223-226.
[35] 宋大祥,堵南山. 节肢动物[J]. 生物学教学,2004,29(8):1-4.
[36] 宋大祥. 无脊椎动物的生殖和发育[J]. 生物学通报,2004,39(3):1-4.
[37] 周龙. 储粮害虫智能检测方法的分析[J]. 粮食工程,2004,12(4):7-9.
[38] 魏文娟. 几种直翅目昆虫的细胞分类学研究——染色体核型及 C-带带型的比较分析[D]. 沈阳:东北师范大学,2004.
[39] 于新文,沈佐锐,高灵旺,等. 昆虫图像几何形状特征的提取技术研究[J]. 中国农业大学学报,2003,8(3):47-50.
[40] 尹文英. 从泛甲壳动物新假说评述节肢动物系统进化的研究进展[J]. 动物学研究,2003,24(1):11-16.
[41] 朱家颖,李正跃,肖春,等. 生物技术在昆虫分类中的研究现状与展望[J]. 江西农业大学学报,2003,25(5):766-771.
[42] 李石柱. 我国多斑按蚊复合体的分子鉴别及系统学研究[D]. 西安:陕西师范大学,2003.
[43] 杜喜翠. 螽斯总科 Tettigonioidea 精子超微结构的研究[D]. 重庆:西南农业大学,2003.
[44] 邱道尹,张成花,张红涛,等. 神经网络在储粮害虫识别中的应用[J]. 农业工程学报,2003,19(1):142-144.
[45] 沈佐锐,赵汗青,于新文. 数学形态学在昆虫分类学上的应用研究.Ⅲ. 在科阶元上的应用研究[J]. 昆虫学报,2003,46(3):339-344.
[46] 宋大祥,周开亚. 节肢动物高级阶元的系统发生[J]. 沈阳师范大学学报,2003,21:12-15.
[47] 张红梅,韩萍. 仓储物害虫分类识别中纹理特征的提取[J]. 计算机工程与应用,2003,(1):218-219.
[48] 陆宝麟,吴厚永. 中国重要医学昆虫分类与鉴别[M]. 郑州:河南科学技术出版社,2003.
[49] 赵汗青,沈佐锐,于新文. 数学形态学在昆虫分类学上的应用研究.Ⅰ. 在目级阶元上的应用研究[J]. 昆虫学报,2003a,46(1):45-50.
[50] 赵汗青,沈佐锐,于新文. 数学形态学在昆虫分类学上的应用研究.Ⅱ. 在总科阶元上的应用研究[J]. 昆虫学报,2003b,46(2):201-208.
[51] 黄小燕,郭勇,赵太飞. 数学形态学的储粮害虫彩色数字图像分割[J]. 计算机测量与控制,2003,11(6):467-469.
[52] 苏松坤,陈盛禄. RAPD 分子标记在蜜蜂遗传育种中的应用[J]. 福建农林大学学报(自然科学版),2002,31(2):251-254.
[53] 邱道尹,张红涛,陈铁军,等. 模糊识别技术在储粮害虫检测中的应用[J]. 农业系统科学与综合研究,2002,18(2):122-125.
[54] 张迎春,郑哲民. 6 种瓢虫的 RAPD 分析及在分类上应用的研究[J]. 西北大学学报(自然科学版),2002,32(4):409-412.
[55] 赵汗青,于新文,沈佐锐. 数字形态特征应用于昆虫自动鉴别的研究[J]. 中国农业大学学报,2002,7(3):38-42.
[56] 夏如兵. 建国以来中国昆虫学的主要成就及其发展动因[D]. 南京:南京农业大学,2002.
[57] 鲁成,余红仕,向仲怀. 基于 RAPD 分析的中国野桑蚕和家蚕遗传多样性和生态系统发育关系研究[J]. 昆虫学报,2002,45(2):198-203.
[58] 于新文,沈佐锐. 昆虫数字图像的分割技术研究[J]. 农业工程学报,2001,17(3):137-141.
[59] 王波涛,蔡安妮,孙景鳌. 生物图像识别技术及其应用[J]. 计算机工程与设计,2001,22(4):78-81.
[60] 尹文英. 有关六足动物(昆虫)系统分类中的争论热点[J],生命科学,2001,13(2):49-53.
[61] 陈品键. 动物生物学[M]. 北京:科学出版社,2001.
[62] 周永兴,陈勇. 感染病学[M]. 北京:高等教育出版社,2001,37-337.
[63] 娄永根,程家安. 昆虫的化学感觉机理[J]. 生态学杂志,2001,20(2):66-69.
[64] 徐昉,吕建明,沈宪章,等. 粮虫检测系统中图像处理的初步研究[J]. 郑州工业大学学报,2001,22(3):88-91.

[65] 徐昉,邱道尹,白旭光,等.利用图像处理技术检测粮仓害虫的研究[J].郑州工程学院学报,2001,22(1):78-81.

[66] 高明媛.昆虫表皮中碳氢化合物在昆虫分类中的应用[J].昆虫学报,2001,44(1):119-122.

[67] 彩万志,庞雄飞,花保祯,等.普通昆虫学[M].北京:中国农业大学出版社,2001.

[68] 谢寿安,袁锋,杨忠歧,等.现代生物技术在昆虫分类学研究中的应用[J].西北林学院学报,2001,16(1):92-96.

[69] 马瑞燕,杜家纬.昆虫的触角感器[J].昆虫知识,2000,37(3):179-183.

[70] 李清西.计算机在昆虫分类中的新用途[J].昆虫分类学报,2000,22(2):153-156.

[71] 吴厚永,赵彤言.中国医学昆虫学研究五十年[J].昆虫知识,2000,37(1):29-32.

[72] 徐昉,邱道尹,沈宪章.粮仓害虫的特征提取与分类的研究[J].郑州工业大学学报,2000,21(4):62-65.

[73] 贾尔德 R.D.. 动物生物学[M].蔡益鹏,译.北京:科学出版社,2000.

[74] 王之岭,沈佐锐,耿秉晋,等.植检害虫图文信息及鉴定辅助系统 PQ-INFORMIS 的研制与应用[J].植物保护学报,1999,26(3):219-223.

[75] 张凤元,刘瑞芹.模糊模式识别在螻的分类上的应用[J].河北大学学报自然科学版,1999,19(3):294-296.

[76] 张迎春,郑哲民,杨建雄,等.五种瓢虫酯酶同工酶的比较研究及其在分类上的应用[J].昆虫分类学报,1999,21(2):123-127.

[77] 戴爱云.中国动物志(节肢动物门甲壳动物亚门软甲纲十足目束腹蟹科溪蟹科)[M].北京:科学出版社,1999.

[78] 沈佐锐,于新文.昆虫数学形态学研究及其应用展望[J].昆虫学报,1998,(S1):140-147.

[79] 瞿礼嘉.现代生物技术导论[M].北京:高等教育和施普林格出版社,1998.

[80] 温硕洋,彭统序,谢力,等.林氏果蝇的生殖隔离研究[J].动物学研究,1997,18(1):99-103.

[81] 黎家灿.中国恙螨:恙螨病媒介和病原体研究[M].广州:广东科技出版社,1997.

[82] 乔传令,黄瑶.不同地区有机磷杀虫剂抗性库蚊复合组酯酶 BI 抗性的研究[J].昆虫学报,1996,39(3):225-231.

[83] 苏寿泜,叶炳辉.现代医学昆虫学[M].北京:高等教育出版社,1996.

[84] 周静芋,宋世德.夜蛾科卵的数值分类研究[J].昆虫分类学报,1996,18(2):145-148.

[85] 赵彤言,周方,陈立菌,等.尖音库蚊复合组(*Culex pipiens* Complex)生物分类学的研究:表皮碳氢化合物的气相色谱分析[J].寄生虫与医学昆虫学报,1996,3(1):37-44.

[86] 袁锋.昆虫分类学[M].北京:中国农业出版社,1996,1-6.

[87] 黄原.几种蝗虫酯酶同工酶的组织性别和个体变异的研究[M].昆虫学研究(第1辑).西安:陕西师范大学出版社,1995.

[88] 崔可伦.应用气相色谱法鉴别海南省大劣按蚊[J].中国寄生虫学与寄生病杂志,1992,10(4):283-285.

[89] 崔可伦,王木森,冼伟立,等.应用气相色谱法鉴别淡色库蚊与致倦库蚊.动物分类学报,1991,16(4):497-499.

[90] 赵铁桥.数值分类的基本原理和研究程式[J].昆虫分类学报,1983,3:189-202.

[91] 孟阳春,李朝品,梁国光.蜱螨与人类疾病[M].合肥:中国科学技术大学出版社,1995.

[92] 牛玲玲.DNA 探针用于中华按蚊和嗜人按蚊的分类研究[J].中国寄生虫学与寄生虫病杂志,1992,10(4):267-270.

[93] 柳支英,陆宝麟.医学昆虫学[M].北京:科学出版社,1990.

[94] 李隆术,李云瑞.蜱螨学[M].重庆:重庆出版社,1988.

[95] 闫一林,郭尧君,钦俊德.棉铃虫和烟青虫的酯酶同工酶比较[J].昆虫学报,1987,30(3):341-344.

[96] 朱弘复.动物分类学理论基础[M].上海:上海科学技术出版社,1987,1-122.

[97] 李绍文,孟玉萍,李举杯.膜翅目昆虫酯酶同工酶的比较研究[J].昆虫学报,1987,30(3):266-269.

[98] 南开大学,中山大学,北京大学,四川大学,复旦大学合编.昆虫学(上下册)[M].北京:高等教育出版社,1985.

[99] WEBER WEIDNER.昆虫学纲要[M].忻介六,刘钟钰,译.北京:高等教育出版社,1984.

[100] 王林瑶,张广学.昆虫标本技术[M].北京:科学出版社,1983.

[101] 赵铁桥.数值分类的基本原理和研究程式[J].昆虫分类学报,1983,3:189-202.

[102] 陆宝麟.中国重要医学动物鉴定手册[M].北京:人民卫生出版社,1982.

[103] 姚永政,许先典.实用医学昆虫学[M].北京:人民卫生出版社,1982.

[104] 司马德.医学昆虫鉴别手册[M].陆宝麟,等,译.北京:科学技术出版社,1957.

[105] APOSTOLOVIC D, MIHAILOVIC J, COMMINS SP, et al. Allergenomics of the tick *Ixodes ricinus* reveals important α-gal-carrying IgE-binding proteins in red meat allergy [J]. Allergy, 2020, 75(1): 1-4.

[106] DIAZ JH. Red meat allergies after lone star tick (*Amblyomma americanum*) bites [J]. Southern Med J, 2020, 113(6): 267-274.

[107] DOBLER G, KAIER K, HEHN P, et al. Tick-borne encephalitis virus vaccination breakthrough infections in Germany: a

retrospective analysis from 2001 to 2018 [J]. Clin Microbiol Infect. 2020, 26(8): 1090.

[108] FARBOD T, SAHAR A, MOHAMMAD JA, et al. Blackfly Fever and Dermatitis Caused by Simulium Kiritshenkoi: A Human Case Report in Iran [J]. BMC infectious diseases, 2020, 20(348): 1-4.

[109] GHANEM-ZOUBI N, PAUL M. Q fever during pregnancy: a narrative review [J]. Clin Microbiol Infect, 2020, 26(7): 864-870.

[110] JIA N, WANG J, SHI W, et al. Large-scale comparative analyses of tick genomes elucidate their genetic diversity and vector capacities [J]. Cell, 2020, 182: 1-13.

[111] MADISON-ANTENUCCI S, KRAMER LD, GEBHARDT LL, et al. Emerging tick-borne diseases [J]. Clin Microbiol Rev, 2020, 33(2): 1-34.

[112] MATTINGLY TJ, SHERE-WOLFE K. Clinical and economic outcomes evaluated in Lyme disease: a systematic review [J]. Parasit Vectors, 2020, 13: 341.

[113] NAYDEN C, HELGE K, ANJA W, et al. Blood parasites in vectors reveal a united blackfly community in the upper canopy [J]. Parasites & Vectors, 2020, 13(309): 1-8.

[114] SANCHEZ-VICENTE S, TAGLIAFIERRO T, COLEMAN JL, et al. Polymicrobial nature of tick-borne diseases [J]. mBio, 2019, 10(5): e02055-19.

[115] PARK Y, KIM D, BOORGULA GD, et al. Alpha-gal and cross-reactive carbohydrate determinants in the n-glycans of salivary glands in the lone star tick, *Amblyomma americanum* [J]. Vaccines, 2020, 8: 18.

[116] XU Z M, YAN Y J, ZHANG H S, et al. A serpin from the tick *Rhipicephalus haemaphysaloides*: involvement in vitellogenesis [J]. Vet Parasitol, 2020, 279: 109064.

[117] PUKHOVSKAYA NM, MOROZOVA OV, VYSOCHINA NP, et al. Tick-borne encephalitis virus in arthropod vectors in the Far East of Russia [J]. Ticks Tick Borne Dis. 2018, 9(4): 824-833.

[118] WANG X, RUAN Q, XU B, et al. Human African trypanosomiasis in emigrant returning to China from Gabon, 2017 [J]. Emerging Infect Dis, 2018, 24(2): 400-404.

[119] AKOTET MB, OWONO-MEDANG M, MAWILI-MBOUMBA DP, et al. The relationship between microfilaraemic and amicrofilaraemic loiasis involving co-infection with Mansonella perstans and clinical symptoms in an exposed population from Gabon [J]. Journal of Helminthology, 2015: 1-7.

[120] YIM CH, KO JH, LEE JH, et al. A pediatric case of thelaziasis in Korea [J]. Korean J Parasitol, 2016, 54(3): 319 -321.

[121] MORITA SI, BAYLESS KM, YEATES DK, et al. Molecular phylogeny of the horse flies: A framework for renewing tabanid taxonomy [J]. Syst Entomol, 2016, 41: 56-72.

[122] EUNJAE C, HYUNG W J, HYUN J P. Three-layered scaffolds for artificial esophagus using poly(ε-caprolactone) nanofibers and silk fibroin: An experimental study in a rat model [J]. J Biomed Mater Res A, 2015, 103(6): 2057-2065.

[123] HUSSENEDER C, DELATTE JR, KRUMBOLT J, et al. Development of microsatellites for population genetic analyses of Tabanus nigrovittatus (Diptera: Tabanidae) [J]. J MedEntomol, 2015, 51: 114-118.

[124] SUN H, TONG K P, KASAI S, et al. Overcoming super-knock down resistance (super-kdr) mediated resistance: multi-halogenated benzyl pyrethroids are more toxic to super-kdr than kdr house flies [J]. Insect Mol Biol, 2015, 25(2): 126-137.

[125] BALDACCHINO F, DUQUESNES M, MIHOK S, et al. Tabanids: Neglected subjects of research, but important vector of disease agents [J]. Infect Genet Evol, 2014, 28: 596-615.

[126] HAGSTRUM DW, KLEJDYSZ T, SUBRAMANYAM B, et al. Atlas of Stored-Product Insects and Mites [M]. St. Paul: AA CC International Press, 2013.

[127] RINKEVICH FD, DU Y, DONG K. Diversity and convergence of sodium channel mutations involved in resistance to pyrethroids [J]. Pestic Biochem Phys, 2013, 106(3): 93.

[128] SMART J. A Handbook for the Identification of Insects of Medical Importance [M]. New Delhi: Daya Publishing House, 2011.

[129] ZHANG ZQ, HONG XY, FAN QH, et al. Centenary: progress in Chinese Acarology [J]. Zoosymposia, 2010, 4: 1-345.

[130] KRANTZ GW, WALTER DE. A manual of Acarology [M]. 3rd ed. Lubbock: Texas Tech Univerity Press, 2009.

[131] ROSS HH. A Textbook of Entomology [M]. 3rd ed. John Wiley & Sons Inc. New York·London: Sydney, 2005.

[132] DAVIES ER, BATEMAN M, MASON DR, et al. Design of efficient line segment detectors for cereal grain inspection [J]. Pattern Recogn Lett, 2003, 24: 413-428.

[133] NOLDUS LP, SPINK AJ, TEGENBOSCH RA. Computerised video tracking, movement analysis and behaviour recognition in insects [J]. Comput Electron Agr, 2002, 35(2-3): 201-227.

[134] JURD RD. Instant Notes in Animal Biology [M]. London: BIOS Scientific Pubishers Limited, 1997.

[135] VIGNEAULT C, ROGER C, BOIVIN G. Study of the behavior of insects with the assiatance of computer vision [J]. Resume des Rechereches Centre de Rechereche et de Development en Horticulture, SaintJean sur Richelieu, Quebec, 1994, 23: 52-53.

[136] KEAGY PM, SCHATZKI TF. Machine eecognition of weevil damage in wheat radiographs [J]. Cereal Chem, 1993, 70(6): 696-700.

[137] KAMBHAMPATI S, BLACK WC, RAI KS. Random ampolified polymorphic DNA of mosquito species and populations (Diptera, Culicidae): Techniques, statistical analysis, and applications [J]. J Med Entomol, 1992, 29(6): 939-945.

[138] LOCKEY KH, METCALFE NB. Cuticular hydrocarbons of adult Himatismus species and a comparison with 21 other species of adult tenebrionid beetle using multivariate analysis [J]. Comp Biochem Physiol, 1988, 91B(2): 371-382.

[139] COLLINS FH. A DNA probe differentiates member species of the Anopheles gambiae complex [J]. Am J Trop Med Hyg, 1987, 37: 37-41.

[140] SMART J. A Handbook for the Identification of Insects of Medical Importance [M]. 2nd ed. London: British Museum (Natural History), 1948.

第三章
医学节肢动物的生物学

节肢动物生物学(biology)简单地说就是研究节肢动物个体生命规律的科学。主要包括生长发育、生殖、生命周期、各发育阶段的习性及行为特征等。医学节肢动物与人类的健康密切相关,通过学习节肢动物的生物学,了解节肢动物的行为习性及在发育过程中的薄弱环节,对于采取有效措施、抓住有利时机,积极进行防制或保护利用天敌开展生物防制,对保障人民生命健康具有重要意义。

第一节　生殖方式

节肢动物的生殖从不同的角度可以分为不同的类型,如按受精机制可分为两性生殖和孤雌生殖,按产生后代的个数可分为单胚生殖和多胚生殖,按生殖的个体可分为单体生殖和双体生殖,按进行生殖的虫态可分为成体生殖和幼体生殖,按产生后代的虫态可分为卵生(oviparity)和卵胎生(ovoviviparity)。下面仅介绍一些常见的生殖方式。

一、两性生殖

大多数节肢动物雌雄异体,进行两性生殖。两性生殖需要经过雌雄交配,雄性个体产生的精子与雌性个体产生的卵子结合(受精)后,成为受精卵,才能正常发育成新个体。两性生殖与其他各种生殖方式在本质上的区别是:卵通常必须接受了精子以后,卵核才进行成熟分裂(减数分裂);而雄虫在排精时精子已经减数分裂为单倍体生殖细胞。

两性生殖可分为卵生及卵胎生两类。卵生是指受精卵在母体外独立发育的过程,卵生的特点是在胚胎发育中,全靠卵自身所含的卵黄作为营养;而卵胎生是指受精卵在母体内孵化,然后直接从泄殖腔中生出后代个体来,但成长所需的营养来自受精卵的卵黄,卵胎生并非既会卵生又会胎生。这种卵胎生与哺乳动物的胎生不同,卵的胚胎发育并不吸取母体的营养,所需营养只靠卵本身的卵黄体供给,与母体没有物质交换关系,或只在胚胎发育的后期才与母体进行气体交换和有很少的营养联系。如麻蝇科、寄蝇科以及蝎目的一些种类的生殖方式就是卵胎生。由于卵在雌虫的体内发育成熟,避免了卵暴露在外界环境中可能遇到的种种危险,可以使后代生长发育的安全性得到更好的保障。

二、孤雌生殖

在节肢动物中,有些种类的卵不经过受精也能发育成正常的新个体,这种生殖方式称为孤雌生殖(parthenogenesis),也叫单性生殖。孤雌生殖大致可分为三种类型:经常性孤雌生殖、周期性孤雌生殖和偶发性孤雌生殖。

(一)经常性孤雌生殖(constant parthenogenesis)

也称永久性孤雌生殖,是指某些昆虫完全或基本上以孤雌生殖方式进行繁殖,这类昆虫一般没有雄虫或雄虫极少。这种生殖方式在某些昆虫中经常出现,而被视为正常的生殖现象。一般有两种情况:①后代全为雄性者称为产雄孤雌生殖。在膜翅目昆虫中,雌虫在排卵的时候并非所有的卵都是受精卵,还有些是未受精卵,前者发育成雌虫,因为很多膜翅目昆虫的雌虫,其染色体为双倍体,而雄虫则是单倍体。雄虫形成精子时是不经过减数分裂的。当精子同经减数分裂的卵核结合时就成了双倍体,所以就都发育成雌虫。后者发育成雄虫;②后代全为雌性者称为产雌孤雌生殖。有一些经常性孤雌生殖的昆虫,在自然情况下雄虫极少且无生殖能力,甚至尚未发现雄虫。这些种类的生殖多是进行纯粹的产雌孤雌生殖。例如竹节虫、粉虱、蓑蛾等;③产两性单性生殖(amphoterotoky):由未受精卵产生雄性和雌性的后代,这只在辐螨亚目中有报道。

(二) 周期性孤雌生殖(cyclical parthenogenesis)

即两性生殖和孤雌生殖随季节的变迁而交替进行,该类昆虫通常在进行 1 次或多次孤雌生殖后,再进行 1 次两性生殖,这种生殖现象又称为异态交替(heterogeny)或世代交替(alternation of generations)。周期性孤雌生殖也称循环性孤雌生殖。

(三) 偶发性孤雌生殖(sporadic parthenogenesis)

即在正常情况下行两性生殖,偶尔可能出现未受精卵发育成新个体的生殖现象,某些毒蛾和枯叶蛾等昆虫存在此类生殖方式,粗脚粉螨也能行孤雌生殖,孤雌生殖后代为雄性,肉食螨多为孤雌生殖,跗线螨也营孤雌生殖。某些革螨可以进行孤雌生殖,如巨螯螨(*Macrocheles* spp.)从孤雌生殖的卵发育为雄螨,可与其母螨交配。

孤雌生殖对节肢动物的广泛分布起着重要的作用,因为即使只有一个雌虫被偶然带到新的地区,就有可能在这一地区繁殖起来。当遇到不适宜的环境条件而造成大量死亡的时候,孤雌生殖的节肢动物也更容易保留它的种群。所以孤雌生殖是节肢动物在长期为生存而斗争的过程中适应环境的结果,它对节肢动物种群的繁盛起着很大的作用。

三、胎生

大多数节肢动物为卵生,但也有一些节肢动物的胚胎是在母体内完成发育的,母体产出来的不是卵而是幼体,此种生殖方式称为胎生。除了前面介绍过的卵胎生以外,根据幼体离开母体前获得营养方式的不同,还有以下三种类型的胎生。①腺养胎生(adenotrophic viviparity):是指胚胎发育所需养分也由卵供给,但幼体在母体内孵化后并不马上产出,而是仍寄居于母体的阴道膨大而成的“子宫”内,由母体的附腺(子宫腺)供给营养,直至幼体接近化蛹时才产出,刚产出的幼虫即在母体外化蛹,因而又常被称为蛹生(pupiparity)。如舌蝇、虱蝇科、蛛蝇科和蜂蝇科的某些种类;②血腔胎生(haemocoelous viviparity):是指一些没有输卵管的昆虫,当卵发育成熟后,卵巢破裂,卵释放于血腔内,胚胎发育在血腔中进行,胚胎直接利用血淋巴中的营养物质而发育。胚胎发育完成后,孵化出的幼体从母体的抱室开口爬出,或取食母体组织,最后破母体而出。如瘿蚊科的 *Miaster* 和 *Oligarces* 属等;③伪胎盘生殖(pseudoplacental viviparity):是指一些昆虫的卵无卵黄和卵壳,胚胎发育所需的养分,完全依靠一种称为伪胎盘的构造从母体吸取。构成伪胎盘的物质来自母体,或来自胚胎本身,或兼有上述两种成分。

四、多胚生殖

多胚生殖(polyembryony)为膜翅目某些寄生蜂类所特有的生殖方式,是指在一个卵内可产生两个或数百个、甚至多达 2 000~3 000 个胚胎,进而发育为多个新个体的生殖方式,称为多胚生殖。发生胚胎数量的多少,由寄主的承受能力决定。子代性别由所产卵是否受精而定,受精卵发育为雌虫,未受精卵则发育成雄虫,因此一个卵发育出来的个体,其性别是相同的。多胚生殖是对活体寄生的一种适应,它可以利用少量的生活物质在较短时间内繁殖较多的后代。

五、幼体生殖

即未达成虫阶段的幼虫就能进行生殖并繁殖后代的现象称为幼体生殖(paedogenesis)。幼体生殖产生的不是卵而是幼体,因此可以认为是胎生的一种形式;幼体生殖的母体在进行生殖时不需雄体参加,即卵不与精子结合，因此幼体生殖也可看成是孤雌生殖的一种。其成熟卵无卵壳，胚胎发育在囊泡中进行，孵化的幼体取食母体组织，继续生长发育，至母体组织消耗殆尽，破母体而出，营自由生活，这些幼体又以同样的方式产生下一代幼体。如瘿蚊（*Oligarce paradoxus*）在夏季产生雌、雄蛹，成虫羽化后交配产卵，行两性生殖，而其余季节则行幼体生殖，因而也是一种世代交替现象。但在两性生殖时，一个母体中只能产生雌性或雄性个体，而不能在同一个母体内同时产生雌、雄两性个体。

第二节 发育与变态

一、发育

研究节肢动物的个体发育通常以胚胎发育（embryonic development）为基点，即合子的第1次分裂标志着新个体胚胎发育的开始；把胚胎发育前的精、卵形成期叫胚前发育（pre-embryonic development）；把胚胎发育完成后到性成熟的过程叫胚后发育（post-embryonic development）。

（一）胚前发育

1. 卵（ovum） 对于卵生节肢动物而言，卵是个体发育的第1个虫态，又是一个表面不活动的虫态。卵子发生始于原卵区内卵原细胞的原始分裂所产生的卵母细胞，卵母细胞经过一段时间的营养物质的吸收与合成，组成卵黄物质的沉积接近尾声时，最外面的卵质层形成卵黄膜，并在其外面由卵泡细胞分泌和沉积一层卵壳，此后，卵发育成熟，卵泡囊破裂，卵从封闭的卵巢管柄进入有伸缩性的侧输卵管内。节肢动物的卵是一个大型细胞，最外面是起保护作用的卵壳（chorion），卵壳是卵泡细胞分泌的一个十分复杂的构造，多较厚而坚硬，但亦可薄或膜质能够伸缩，在胎生性的昆虫中，卵壳消失；卵壳里面的薄层称卵黄膜（vitelline membrane），围着原生质、卵黄及核。卵有基部与端部之分，其端部常有一个或若干个贯通卵壳的小孔，称为卵孔（micropyle），受精时精子可通过此孔进入卵内，因此卵孔又被称为精孔或受精孔，精孔附近常有各种各样的刻纹。大部分半翅目昆虫卵的端部还有称作卵盖（operculum 或 egg-cap）的结构；卵的基部常较粗，内部有生殖质负责以后发育过程中生殖器官的形成（图 3-1）。

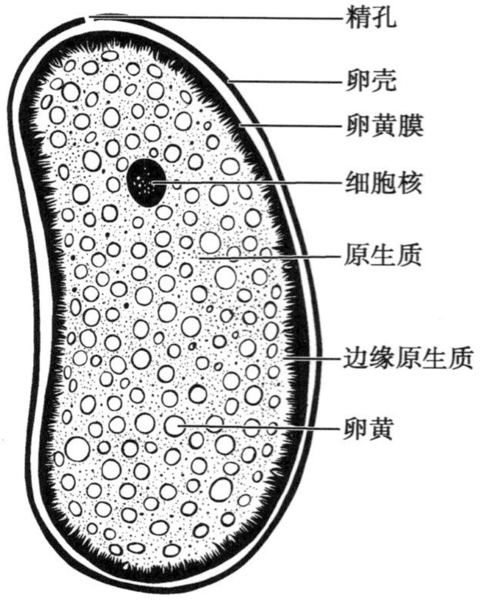

图 3-1 昆虫卵的模式构造
（仿 李照会）

2. 精子（sperm） 节肢动物的精子体小，不是子代载体。位于精巢小管顶端原精区里有许多原始生殖细胞围绕着一个源于中胚层的巨大端细胞（apical cell），原始生殖细胞分裂后分别产生一个新的原始生殖细胞和一个精原细胞，每个精原细胞被来源于中胚层的多个细胞所包围分别形成独立的育精囊（spermatocyst）。在生长区，育精囊中的精原细胞经6~8次分裂，可以产生64~256个双倍体的精母细胞（spermatocyte）。初级精母细胞在生长后期进行2次成熟分裂，使每一个初级精母细胞形成4个单倍体的精细胞（sperm cell）。在转化区或贮精囊中，精细胞逐渐变成各种各样的精子，包括细胞核物质的浓缩、鞭毛的出现等。昆虫的精子多以精子束（sperm bundle）的形式存在。一般情况下，同种的精子在大小形状上基本相似。在很多鳞翅目昆虫中同种蝶或蛾普遍存在着两类精子：具核精子（eupyrene sperm）或真精子（euspermatozoon）和无核精子（apyrene sperm）或副精子（paraspermatozoon）。具核精子具有生殖能力，无核精子则有辅助具核精子受精及营养功能。这种昆虫的精子在大小或结构上有两种情况的现象叫精子二型现象（sperm dimorphism）。大部分昆虫的精子长约300μm，分为头部和尾部，头部包括顶体（acrosome）和核（nucleus）两部分，尾部包括中心粒联体（centriolar adjunct）和鞭毛。

（二）胚胎发育

胚胎发育是指由受精卵开始卵裂到发育为幼虫为止的过程。卵生节肢动物的胚胎发育可分为卵裂、胚盘形成、胚带形成、胚膜形成、胚层形成、胚体分节、附肢形成等阶段，在发育过程中，有些发育阶段是同时进行的。

1. 卵裂及胚盘、胚带、胚膜和胚层的形成　大多数节肢动物雌雄异体，当成虫性成熟后，雌雄交配，雄虫以不同的方式把精子送入雌虫的体内，在中输卵管或阴道内精子使卵受精（fertilization），即雄性原核与雌性原核结合为合子（zygote）。合子的第 1 次分裂标志着新个体胚胎发育的开始。

雌雄成虫交配使卵受精，而后雌虫产卵，雌虫产卵的数量随种类而异，取决于种的遗传性，同时也受气候和食料等外界条件的影响。例如雌蝇一生可产卵 5~6 次，一次产卵数为 100~150 粒，最多可达 300 粒左右；日本沼虾一次产卵数百粒或数千粒；硬蜱一生仅产卵 1 次，一次数百至数千粒；软蜱一生产卵多次，一次产 50~200 个不等。

胚胎发育的整个过程是一系列复杂的变化。首先经过卵裂和胚盘的形成，胚盘形成以后细胞开始分化，位于卵腹面的胚盘细胞增厚变大成为以后发育成胚胎的细胞带，即胚带（germ band），而侧面与背面的胚盘细胞逐渐变薄形成胚膜（embryonic envelop）。接着，胚带从前到后沿中线内凹，其中凹陷的部分叫胚带中板（median plate），两侧的叫胚带侧板（lateral plate）。随着中板的内陷，侧板相向延伸而愈合成胚胎的外层（outer layer），同时中板两端也在腹面相遇并愈合，使中板成为双层细胞的里层（inner layer）。外层就是以后的外胚层（ectoderm）；里层进一步分化为中带与侧带，前者成为内胚层（endoderm），后者成为中胚层（mesoderm）。在胚层形成的同时胚胎开始分节，胚带的前端较宽的部分称为原头，其上发生上唇、口、眼、触角等；较狭窄的部分叫原躯（protocorm），由此发生颚叶、胸部和腹部。胚胎分节后，每个体节上发生一对囊状突起，其中一些突起延伸、分节形成附肢。不同的胚层形成不同的器官、系统。如体壁、消化道的前肠及后肠、马氏管、神经系统、呼吸系统、雄虫的射精管及雌虫的中输卵管、多种腺体等由外胚层形成；而肌肉系统、循环系统、脂肪体及部分生殖腺等由中胚层形成；内胚层仅形成中肠。胚胎发育中后期时，胚膜逐渐消失（图 3-2）。

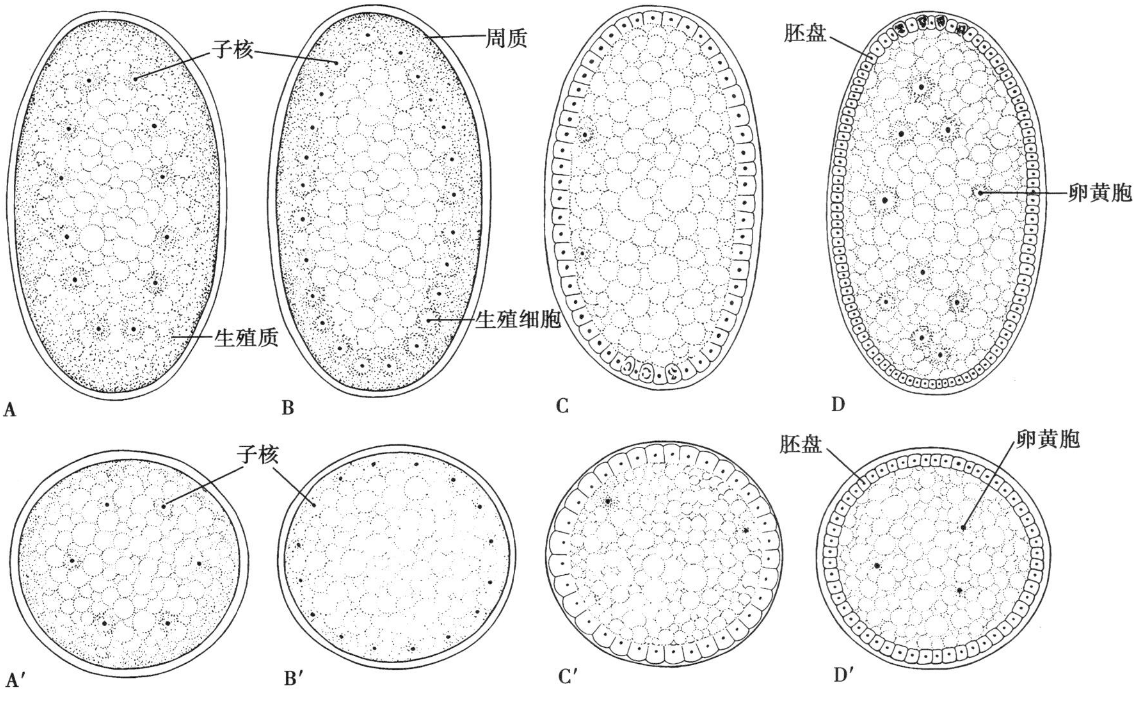

A~D. 纵切面　A′~D′. 横切面；A、A′. 合核分裂成若干子核；B、B′. 子核向周缘移动至周质；C、C′. 子核间出现细胞膜；D、D′. 胚盘形成。

图 3-2　胚带、胚膜和胚层的形成过程

（仿 李照会）

2. 胚体分节和附肢形成　在胚带伸长的同时，胚带逐渐出现分节，前端较宽的称为原头（protocephalon），以后发育形成上唇、口、眼、触角等。原头后部的胚带较窄，称为原躯（protocorm），它又分化出下唇节和前胸节，以后下唇节和原头合并为节肢动物的头部，多数节肢动物再自前胸节向后端分节，依次形成胸部和腹部各节。

胚胎出现分节后，每一体节的两侧各发生 1 个囊状突起，以后就发育为分节的附肢，按照胚体分节和附肢发生的顺序，可将节肢动物胚胎的外形发育分为 3 个连续的阶段，即原足期、多足期和寡足期。

（1）原足期（protopod）：节肢动物头胸明显分节，并发生附肢，但腹部尚未分节和发生附肢。

（2）多足期（polypod）：节肢动物腹部已经分节，并出现附肢。

（3）寡足期（oligopod）：又称消足期，腹部各节附肢有些又退化消失。

由于不同种类节肢动物卵内的卵黄含量不同，其幼虫则在不同的胚胎发育阶段孵化，因而出现了不同的幼虫类型。

3. 胚层分化和器官系统的形成　节肢动物的各种器官系统是在胚胎各发育阶段中陆续形成的。其中，外胚层形成体壁、多种腺体、绛色细胞、消化道的前肠及后肠、马氏管、神经系统、呼吸系统等；内胚层仅形成中肠肠壁细胞层；中胚层形成肌肉、循环系统（包括心脏和血细胞）及部分生殖腺等。

节肢动物的胚胎发育是其基因型（genotype）与外部环境综合作用的结果。光照、温度、湿度等物理因子，寄主、共生物等生物因子及其 DNA、RNA 等细胞因子等都会影响到胚胎发育情况。绝大多数节肢动物胚胎发育的基因控制仍在研究中。

（三）胚后发育

卵生节肢动物从卵中孵化而出至成虫的发育过程视为胚后发育。但对于胎生节肢动物而言，其完成胚胎发育与破卵而出的时间并不相同，因此有学者把胚后发育也叫卵后发育（postovarian development）。大多数节肢动物完成胚胎发育后脱卵而出的过程叫孵化（hatching 或 eclosion）。节肢动物的胚后发育很不相同，有直接发育型和间接发育型，间接发育者如昆虫有不同阶段的发育期和不同形式的幼体和蛹期。昆虫从幼虫到成虫经历蛹化、羽化及一系列蜕皮而实现一个较大的外形变化，同时内部器官与系统也进行着一系列的改变。我们把昆虫的胚后发育划分为以下几个时期：

1. 幼虫（若虫）期（larva stage）　不全变态类昆虫自卵孵化为若虫到变为成虫时所经历的时间，称为若虫期；全变态类昆虫自卵孵化为幼虫到变为蛹时所经过的时间，称为幼虫期。在节肢动物的胎后发育中，虫体的生长主要在若虫期及幼虫期进行，其生长呈周期性，生长速度惊人，但各器官的生长速率并不一致。当幼体生长到一定程度时，由于坚韧的体壁限制了它的生长，就必须脱去旧表皮，重新形成新表皮，这种过程叫作蜕皮（moulting）。蜕皮时，表皮细胞分泌一种酶，将几丁质溶解，使角质层破裂，个体钻了出来，并重新形成外骨骼。在新的外骨骼未完全硬化之前，个体得以生长，增大体积。所以正在迅速成长的节肢动物其蜕皮次数较多。不再继续长大时，蜕皮现象也就停止了。昆虫在变为成虫后，通常就不再蜕皮了。幼期伴随着生长的脱皮叫作生长蜕皮；而老熟幼虫或若虫脱皮后变为蛹或成虫的脱皮称之为变态蜕皮。节肢动物的生长和蜕皮一般是交替进行的，其蜕皮次数与种类、性别和生理状态有关。

昆虫在蜕皮前常不食不动，每蜕一次皮，虫体便显著增大，食量相应增加，形态也发生一些变化。幼虫和若虫从孵化到第 1 次蜕皮及前后两次蜕皮之间所经历的时间，称为龄期，在每一龄期中的具体虫态称为龄或龄虫。从卵孵化后至第 1 次蜕皮前称为第 1 龄期，这时的虫态即为 1 龄；第 1 次与第 2 次蜕皮之间的时期为第 2 龄期，这时的虫态即为 2 龄，往后依次类推。龄数和龄期长短与昆虫的种类相关，同种昆虫幼虫（若虫）期的分龄数及各龄历期，又可因食料等条件不同而常有区别。龄数和龄期长短通常是经过饲养观察而明确的。在获得各龄标本后，分别测定其头宽和体长，观察记载翅芽长短和体色等的变化，可作为区别龄虫的依据，其中头宽是区分幼虫龄别最可靠的特征。掌握幼虫（若虫）各龄区别和历期是进行昆虫防制必不可少的资料。节肢动物正在蜕皮时，是它生活中最脆弱的时期，易受伤害，因此在杀灭虫害时，也可利用这一良好的时机。

2. 蛹期（pupal stage）　全变态类昆虫的幼虫在获取足够的营养之后从一个自由活动的虫态变为一个不食不动的虫态的过程或现象叫蛹化（pupating 或 pupation）或化蛹。蛹是全变态昆虫由幼虫转变为成虫过程中所必须经过的一个虫期，是成虫的准备阶段。多数末龄幼虫在化蛹前，通常先停止取食，排出粪便，身体变短，颜色变淡，最后脱去幼虫表皮，呈现蛹的构造。全变态类昆虫内部器官的变化主要在蛹期进行。蛹期是昆虫生命活动中的一个薄弱环节，因为蛹难以逃避敌害和不良环境因子等的影响，也是昆虫防制的有利时机。

3. 成虫期（imago stage）　成虫是昆虫个体发育的最后阶段，其主要任务是交配、产卵、繁衍后代，本期实质上是昆虫的生殖时期。

（1）羽化：成虫从它的前一虫态脱皮而出的过程或现象叫羽化（emergence），即不完全变态昆虫末龄若虫蜕皮变为成虫或完全变态昆虫的蛹由蛹壳破裂变为成虫。全变态昆虫羽化前，蛹的颜色变深，羽化时，成虫靠体液的压力及身体的扭动使蛹皮沿胸部背中线及附肢黏附部位等处裂开。全变态以外的昆虫羽化前常先寻找适当的场所，胸足一般对称地固定在某一物体上，胸部与头部的表皮从背面中部裂开，成虫的头、胸部先伸出，然后全体脱出。

初羽化的成虫，一般身体柔软且体色浅，翅未完全展开，呈不活动状态。随后，身体逐渐硬化，体色加深。成虫吸入空气并借肌肉收缩使血液流向翅内，以血液的压力，使翅完全展开，方能活动和飞翔。各种昆虫的羽化，都有一定的时刻。成虫从羽化开始直到死亡所经历的时间，称为成虫期。

（2）性成熟和补充营养：某些昆虫羽化为成虫后，性器官就已成熟，即能交配和产卵。这类昆虫的成虫羽化后不需取食，一般口器退化或残留痕迹，寿命亦较短，仅数天或数小时，雌虫产卵后不久即死亡，如舞毒蛾等。但很多昆虫羽化为成虫时，性腺和卵还没有完全成熟，必须继续取食一段时间，获得营养物质并完成性腺和卵发育后，才能交配产卵。这种对成虫性成熟不可缺少的成虫期营养，称为补充营养。大多数昆虫，尤其是直翅目、半翅目、鞘翅目、鳞翅目夜蛾科等昆虫均需补充营养，达到性成熟后才能交配、产卵。补充营养的质量及充裕与否，对昆虫的繁殖率有很大的影响。在自然界中，蛾类获得补充营养的来源有开花的蜜源植物、腐熟的果汁、植物蜜腺及蚜虫、介壳虫的分泌物等。利用这些昆虫具有补充营养的特性，可设置糖、醋、酒混合液加毒杀剂诱杀，作为昆虫防制或预测昆虫发生期的主要措施之一。有些昆虫的性成熟还需一些特殊的刺激才能完成，如一些雌蚊、跳蚤必须经过吸血刺激才能达到性成熟。

（3）交配和产卵（copulation and oviposition）：成虫性成熟后，即行交配和产卵。交配的次数随各种不同而有差异。一般成虫寿命短的交配次数较少，寿命长的交配次数较多，但也有例外。

雌雄成虫从羽化到性成熟开始交配，所经时间，称为交配前期。雌成虫从羽化到第 1 次产卵所经时间，称为产卵前期。产卵前期的长短，除因昆虫种类不同外，同时还受气候、食料等环境条件的影响。雌虫由开始产卵到产完卵所经历的时间，称为产卵期。产卵期的长短，各种昆虫不同，随成虫的寿命长短而异，也受气候和食料等环境条件的影响。

二、变态

昆虫在胚后发育过程中，从幼虫发育为成虫，其体积不断增大，而且所有的外部形态、内部器官、生理、生活习性以及行为特征等都发生了变化，这种由幼虫期状态转变为成虫期状态的现象，称为变态（metamorphosis）。由于昆虫的进化程度不同，以及对生活环境的适应形成了不同的变态类型，主要有以下几种。

（一）增节变态

增节变态（anamorphosis）是昆虫纲中最原始的变态类型，无翅亚纲中的原尾目昆虫属于此种类型，其主要变态特点是幼虫与成虫体形相似，仅个体大小和性器官发育程度存在差异，腹部节数随脱皮次数的增加而增加。

（二）表变态

表变态（epimorphosis）也是较原始的变态类型，无翅亚纲中的弹尾目、双尾目和缨尾目昆虫属于此种类型，其主要变态特点是幼虫与成虫相比，除个体大小、性器官发育程度、触角及尾须分节等方面存在差异外，在外部形态上无明显差异，因此又称为无变态，此类变态的另一显著特点就是成虫达到性成熟后仍继续蜕皮。

（三）原变态

原变态（prometamorphosis）是有翅亚纲中最低等的变态类型，仅见于蜉蝣目昆虫。其主要变态特点是幼虫水生，成虫陆生，幼虫转变为成虫需经过一个亚成虫期。亚成虫与成虫相比，形态相似，性器官已发育成熟，但体色较浅、足较短、多静止，一般经过1至数小时再蜕皮变为成虫。

（四）完全变态（complete metamorphosis）

个体发育过程要经历卵、幼虫、蛹、成虫4个阶段。例如蚊、蝇、蛉、蚋、蠓、虻、蚤的发育就是这种完全变态。幼虫期不仅生殖器官没有分化，外形、内部器官以及生活习性等与成虫都截然不同，如鳞翅目幼虫为毛虫型（caterpillar type），没有复眼，腹部有腹足借以爬行，口器为咀嚼式，无翅。幼虫不断生长经若干次蜕皮（ecdysis）变为形态上完全不同的蛹，幼虫在化蛹蜕皮时，各器官芽形成的构造同时翻出体外。蛹再经过相当时期后羽化为成虫，幼虫组织器官的分解和成虫组织器官的重建均在蛹期内完成。因此，这类变态必须经过蛹的过渡阶段来完成幼虫到成虫的转变过程。

（五）不完全变态（incomplete metamorphosis）

此类变态又称直接变态（direct metamorphosis）。其特点是个体发育无蛹期，只经过卵、若虫和成虫3个发育阶段。一般分为3个亚型。

1. 渐变态 即幼龄期昆虫除较小和某些构造的缺少或发育不全，例如缺少翅基（elytron）或翅不充分发育，生殖器官未成熟外，其他形态极似成虫，而且生活习性也彼此相同。多种昆虫的发育有这样的变态，例如臭虫、锥蝽、蜚蠊的发育即为渐变态过程。

2. 半变态（hemi metamorphosis） 个体发育经历卵、稚虫、成虫3个阶段。特点主要是其幼体水生，成虫陆生；二者在体型、取食器官、呼吸器官、运动器官等方面均有不同程度的分化，以致成、幼体间的形态分化较显著。其幼体特称为稚虫（naiad）。由于稚虫适于水生生活的某些适应性构造在转变为成虫时全部消失，所以这些构造常被称为“暂时性构造”。常见的如蜻蜓目、襀翅目昆虫。

3. 无变态（ametabola） 即幼龄期的虫态除大小不同外，在形态上与成虫极似，生活习性也彼此相似。无翅昆虫，如虱的发育即为此种类型。

昆虫在胚后发育从幼期变态发育至成虫期过程中，两种主要变态类型幼虫的蜕皮、生长除受外界环境因素（如温度、湿度、光照和营养等）的影响外，主要还受保幼激素、蜕皮激素和脑激素的调节和控制。保幼激素能抑制成虫特征的出现，使昆虫组织器官保持幼期状态。而分泌保幼激素的咽侧体在大多数有翅亚纲昆虫中位于背血管的两侧、心侧体的下方，左右各1个，有时浮于食管上方两侧。一般来说，咽侧体分泌保幼激素的功能，是随着龄期的增加而逐渐减弱，即使在同一龄期内也有周期性的变化，以龄初的最多，龄末的最少。蛹初期基本不存在保幼激素，而后期又逐渐分泌。保幼激素还表现有其他作用：有促性腺激素作用，可促进卵巢发育和雄虫附腺发育，在成虫期大量分泌保幼激素；促代谢作用；参与控制幼虫和蛹的滞育等生理作用。蜕皮激素由位于前胸气门内侧气管上的前胸腺分泌，其作用主要是启动昆虫蜕皮，但它本身不能决定昆虫蜕皮后的发育方向，因此它的作用是同保幼激素联合协调进行的。一般在每龄幼虫的末期，特别是最后一龄幼虫的末期和化蛹的初期均大量分泌，以促进幼虫蜕皮化蛹或蛹羽化为成虫。昆虫在整个变态和生长发育过程中，保幼激素和蜕皮激素起着非常重要的作用。在这两种激素共同作用下，昆虫幼虫的组织、器官不断生长发育，当发育至最后一龄时，咽侧体相对减少甚或停止分泌保幼激素，此时在蜕皮激素作用下，幼虫组织开始分解，成虫器官芽迅速生长发育，蜕皮后变为蛹。蛹期咽侧体仍处于不活动状态，待成虫特征充分发育后，再蜕皮羽化为成虫。成虫期又以分泌可促进性器官发育的保幼激素为主。脑激素（又称活化激素）由位于前脑的脑神经分泌细胞所分泌，在幼虫蜕皮之前，血液内脑激素的含量增高到一定程度，就可促使前胸腺分泌蜕皮激素，幼虫开始进行蜕皮，故脑激素又称“促前胸腺激素”。这3种内激素在昆虫变态发育过程中，起着相互联系和相互抑制的作用，其中保幼激素和蜕皮激素都受脑激素所控制。它们在形成和分泌过程中相互依赖并相互作用，决定昆虫的形态、生长发育和变态，以及调节一般生理作用。

秦杰等（2020）在16℃、20℃、24℃、28℃、32℃这5个温度梯度下进行斯氏按蚊的饲养，比较分析不同温度下斯氏按蚊的产卵能力和生存时间。并在饲血前后不同时间点提取斯氏按蚊总RNA，利用RTqPCR 的方法检测按蚊卵黄蛋白原（Vg）分子转录水平。研究结果表明在 16℃的环境温度下斯氏按蚊停止繁殖，20℃的产卵率明显低于 24℃、28℃和 32℃（$P<0.05$），其余各组间的产卵率比较则无统计学差异。在 20~28℃温度范围内，随着环境温度升高斯氏按蚊的产卵时间逐渐缩短（$P<0.001$）、产卵数量逐渐增高（$P<0.05$，$P<0.01$）、生存时间逐渐延长（$P<0.05$，$P<0.01$）；当环境温度升至 32℃时，与 28℃比较，斯氏按蚊的产卵时间进一步缩短（$P>0.05$），但产卵数量明显减少（$P<0.01$），且生存时间明显缩短（$P<0.01$）。Vg 转录水平在 16℃下吸血前后始终处于基础低表达水平，其他各组在吸血后 24 小时显著升高，各温度间转录水平有统计学差异（$P<0.01$），且与产卵数量差异趋势一致。以上结果表明 28℃是斯氏按蚊繁殖和生存的最佳环境温度，其分子机制可能是通过温度影响卵黄蛋白原表达水平而实现的。

第三节　生活史

昆虫的卵（或若虫、幼虫、稚虫）从离开母体发育到成虫性成熟并能产生后代为止的个体发育史，称为一个世代（generation），简称为一代或一化，也称为生命周期（life cycle）。一个世代通常包括卵、幼虫、蛹及成虫等虫态。不全变态的节肢动物胎生而出的幼体为若虫（nymphiparity）；而全变态类胎生而出的幼体为幼虫（larva）（图 3-3）。

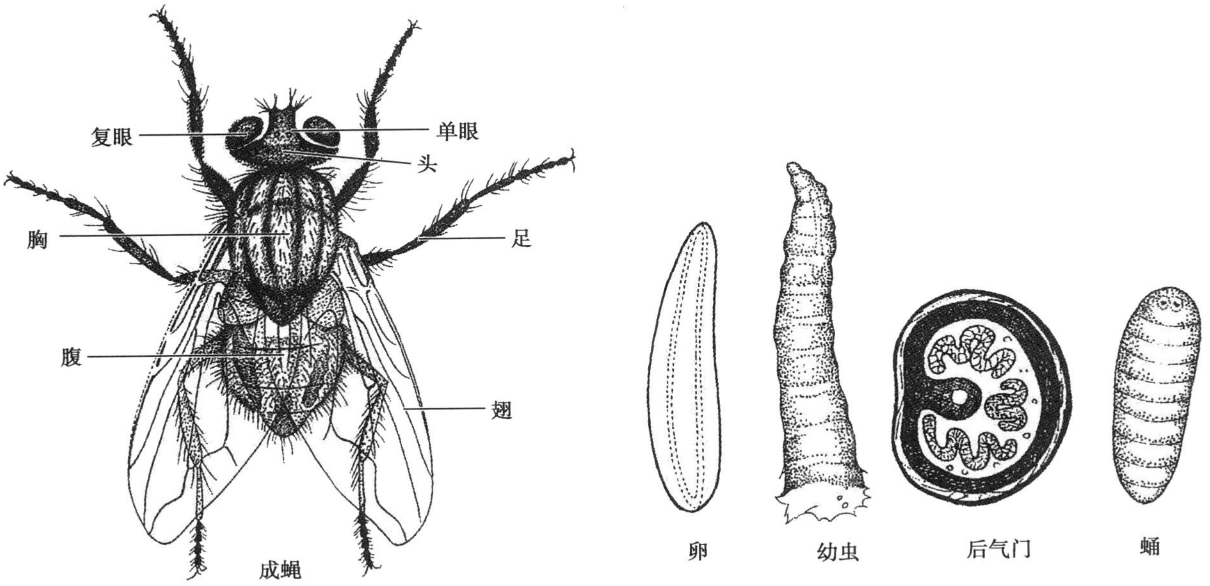

图 3-3　蝇生活史各期形态
（引自 李朝品）

广义的生活史是指节肢动物在一定时间内个体发育的全过程。节肢动物在一年中所产生的世代，确切地说即从当年越冬虫态（卵、幼虫、蛹或成虫）越冬后复苏起，至翌年越冬复苏前的发育全过程，称为年生活史或生活年史（annual life history）；而节肢动物完成一个生命周期的发育史称代生活史或生活代史（generational life history）。包括世代数、各世代的发生时间、与寄生的宿主的配合情况、各虫态的历期以及越冬虫态和场所等。研究节肢动物生活史，是掌握其生物学特性及制定防制策略必不可少的重要资料。为了清楚地描述节肢动物在一年中的生活史特征可采用各种图、表、公式来表达或用图表混合的形式来表达，其中表格法最为常用。节肢动物生活史表格主要有两种，第 1 种是以月份为列，以虫态为行，将各代各虫态发生的时间范围在表中标出。第 2 种是以月份为列，以代和虫态为行，用不同的符号或字母表示不同的虫态，并将各虫态发生的时间范围在表中标出，这种方法特别适合表达多化性节肢动物的生活史。

节肢动物一年发生的世代数的多少是受种的遗传性所决定的。一年发生 1 代的节肢动物，称为一化性

(univoltine),一年发生 2 代称为二化性(bivoltine),一年发生 3 代以上者,称为多化性(polyvoltine);还有些节肢动物则需两年或多年完成 1 代,称为部化性(partvoltine)。一年发生 1 代的节肢动物,其年生活史与世代的含义是相同的。一年发生多代的节肢动物,其年生活史就包括几个世代。多年完成 1 代的节肢动物,其生活史则需多年完成,而年生活史则只包括部分虫态的生长发育过程。

二化性和多化性节肢动物由于发生期及产卵期较长等原因而出现前后世代间明显重叠,此现象称世代重叠(generation overlapping)。多化性节肢动物一年发生代数的多少,与环境因素,特别是温度有关,所以同种节肢动物在不同地区一年发生的代数也有所不同,即具有不同化性的现象称之为局部世代(partial generation)。同种节肢动物每年发生世代数随地理位置的有效发育总积温或海拔高度不同而异,通常是随着纬度的降低而增加,随着海拔的升高而减少。

大部分节肢动物在全年发生经过中的各个世代,它们的各个相应虫态,不论在形态、食性和生殖方法上都是大致相同的,只是在发生期上有差别而已。但一些多化性节肢动物,其年生活史较为复杂,在一年中的若干世代间,存在着生殖方式,甚至生活习性的明显差异。通常总是两性世代和若干代的孤雌生殖世代相交替,即出现世代交替(alternation of generations)现象。

例如蜱的生活史包括卵、幼蜱、若蜱及成蜱等 4 个阶段。受精雌蜱吸血后离开宿主,经过一段时间才产卵,此段发育过程称产卵前期或孕卵期,需 1~4 周。卵产出后至胚胎发育形成幼蜱并从卵内孵出的过程称为卵期或孵化期,该期需 2~4 周。幼蜱孵出后需经过几天的休止期,才寻找宿主开始吸血,取食后即寻找适宜的环境,静止不动,进行蜕皮发育,此期称为蜕变期。经过一定天数的蜕变期,幼蜱经若蜱发育为成蜱。幼蜱和若蜱的形态及生活方式与成蜱相似,其发育过程为渐进的,与昆虫类的渐变态相仿。软蜱的若虫多期,如乳突钝缘蜱(*Ornithodoros papillipes*)的若虫为 3~6 期,有的可增至 8 期。从雌蜱开始吸血至下一代成蜱的蜕出,为蜱的一个生活周期,即一代(图 3-4)。

蜱类生活史的长短因种类不同而异,其发育一代所需时间较长,硬蜱在实验室适宜条件下,可自 6~7 周到 8~9 个月不等,在自然界可由 2 个月到 3 年,甚至 5 年不等。如,我国分布最广的微小牛蜱(*Boophilus microplus*)整个生活史在华北地区需 65~84 天,而嗜群血蜱(*Haemaphysalis concinna*)完成一代发育则需要

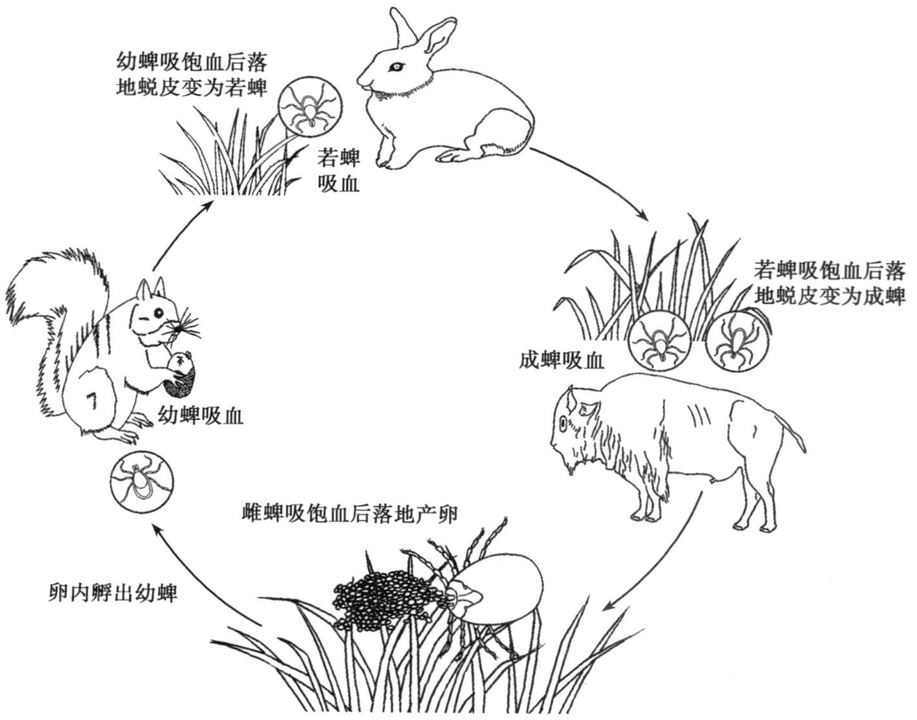

图 3-4 蜱生活史
(引自 李朝品)

2年。全沟硬蜱在我国北方林区最为常见，其在自然环境中完成一代生活史发育最低需要3年时间，如果幼蜱期在温暖季节后半段取食，或者因环境条件不适宜，整个生活史可以延长至5年。软蜱完成生活史所需时间差异更大，可由2.5个月到2年，有时常因条件不适可从3~4个月延长至15~18年之久。有报道，乳突钝缘蜱完成一个世代可由5个月至2年甚至25年之久。恙螨只有幼虫营寄生生活，其他各期均营自由生活，并在每个活动期前必须经过一个静止期，其生活史周期也较长，如地里纤恙螨，通常完成一代生活史需3个月左右；在自然界每年可完成1~2代，若在实验室培养条件下（温湿度适宜、足量食物）一年可传3~4代。成虫寿命的长短因种而异，一般为3个月到400余天，实验室恒温条件下饲养地里纤恙螨的寿命可长达2~3年，少数甚可达4~5年之久。其他螨类完成生活史均较快：如疥螨完成整个生活史需8~17天，人体蠕形螨完成一代生活史约需14.5天。粉螨发育一个世代，一般均在1个月以内，但所需时间常与环境的温湿度有关。例如，粗脚粉螨（*Acarus siro*）在适宜条件下，一周内螨数可增加7倍，而腐食酪螨（*Tyrophagus putrescentiae*）可增加12倍。椭圆食粉螨（*Aleuroglyphus ovatus*）平均生活周期为16天。革螨由卵发育至成螨时间少则5~7天，长则1个月以上，其寿命长短与生活史类型有关，寄生型的寿命较自由生活型长。

第四节 休眠与滞育

节肢动物在一年的发生过程中，在严冬或盛夏季节时，往往有一段生长发育停滞的日期，即所谓的越冬或越夏。这是节肢动物安全度过不良环境，长期演化所形成的有利于其种群延续的一种高度适应。从引起和消除这种现象的条件和本质来看，可以将这种停育现象划分为休眠（dormancy）和滞育（diapause）。

处于休眠和滞育状态的节肢动物呼吸代谢速度十分缓慢，耗氧量也大大减少，体内脂肪和碳水化合物含量丰富，但体内游离水却显著减少，某些酶系活性降低。因此，进入休眠与滞育状态的节肢动物，对寒冷、干旱、药剂等不良环境因素有较强的抵抗力。

一、休眠

休眠常常是由非致死的不良环境条件直接引起的。其中主要是温度，随着气温的降低，食物的减少，昆虫的体内便会产生一系列的生理变化，如体内脂肪和糖类等贮存物质的积累，水分含量的减少，呼吸缓慢，代谢降低，虫体处于暂时的静止状态，出现冬眠（hibernation）；另外，高温干旱也可以引起休眠，有一些节肢动物的夏蛰（aestivation）现象，就是由高温所引起的休眠。休眠是节肢动物对环境条件的一种适应性表现。如果不良因素消除，就可以恢复生长发育。具有休眠特性的节肢动物，有的要以特定的虫态休眠，有些则任何虫态均可休眠。如果把这类节肢动物饲养在温湿度适宜的条件下，再给以充足的食料，它们一年四季便都能进行繁殖。

二、滞育

滞育也可以说是环境条件引起的，但常常不是不利的环境条件直接引起的。因为在不利的环境条件还远未到来之前，昆虫就进入滞育了。而且一旦进入滞育，即使给以最适宜的条件，也不会马上恢复生长发育。所以说滞育已经具有一定的遗传稳定性，这是对重复出现的环境条件长期适应的结果。例如一种天蚕蛾（*Hyalophora cecropia*），夏末幼虫化蛹进入滞育，即使给它生长发育所需的一切条件，它仍将滞育半年到一年时间。在昆虫的不同发育阶段均可发生滞育，但凡有滞育特性的昆虫，都有各自固定的滞育虫态。滞育可分为兼性滞育（facultative diapause）和专性滞育（obligatory diapause）两种类型。按诱导和结束滞育的因素不同，昆虫的这两大类滞育尚可分成不同亚型。如在兼性滞育中有的仅受光周期的调节控制，可延缓发育速度，但并不停顿，称为寡兼性滞育；凡因某一因素（如光周期变化）诱导而发生滞育后，须有另一因素（如温度升高）的作用才能结束滞育的，称为双因素兼性滞育。专性滞育的诱导期有时很难认出，似与外界因素无关，仅取决于遗传性。有的滞育需要某种环境因素（如温度）的剧烈改变才能结束，称为单因素滞育。

1. 兼性滞育　昆虫在不同的地理分布区一年发生的世代数不同，也就是说，滞育可出现在不同的世代，其随地理环境、气候和食料等因素而变动。这些昆虫常在后期开始形成滞育的世代，有部分早发生的个体可继续发育为下一代,形成局部世代。

2. 专性滞育 又叫作绝对滞育。都发生在每年一代的昆虫中,不论南方或北方,都是一年一代,不论外界环境条件如何,只要到了各自的滞育虫态,都进入滞育。当不良环境条件尚未到来时,专性滞育的昆虫已经停止生长、发育,有的甚至在植物生长最茂盛的季节已进入滞育状态,如舞毒蛾。

据研究,光周期(photoperiod)的变化是引起滞育的主要因素,其次是温度和食料等。光周期是指一昼夜中光照时数与黑暗时数的节律,用光照时数来表示。一般冬季滞育的昆虫,均以短日照作为引起滞育的信息,长日照可引起滞育的百分率减少,通常光周期长于12~16小时,即可继续发育而不滞育,这样的昆虫属短日照滞育型,如边缘革蜱雌虫和嗜群血蜱幼虫在短日照下滞育;而一些在夏季进入滞育的昆虫,则以长日照作为滞育的信息,长日照条件下滞育的百分率增加,一般光周期小于12小时,就可以继续发育而不进入滞育,这样的昆虫属长日照滞育型,如蓖子硬蜱(*I.ricinus*)在长日照下发生滞育;另外还有一些昆虫属于中间型(交替型),当光周期过短或过长时均能引起滞育,仅在很窄的光周期范围内才不滞育,如蓖子硬蜱,若蜱在饱血前短日照、饱血后长日照后发生滞育。在自然条件下,光周期变化与温度的变化总是相关联的。试验研究证明,对短日照滞育型昆虫,适当的高温能抑制滞育的发生。而昆虫食料与滞育的关系,一般来说不如光周期那么重要,但也影响到滞育的进程和比例。

滞育昆虫在恢复发育前常需要一定时间和条件以完成特殊的生理变化,这段时间称为滞育进展期。此期的最适温度及其历时长短,和昆虫的地理分布有密切关系。分布在低温地区的昆虫其滞育进展期的适温比较低,时间比较长;分布在温暖地区的昆虫其滞育进展期的适温较高,并且历时较短。

目前研究认为滞育是和内分泌系统的分泌活动有关的。因为诱导滞育和解除滞育的环境因子,是通过内分泌的调节而发生作用。现已明确脑、前胸腺和咽侧体所分泌的激素,对昆虫滞育有调节作用。与昆虫滞育有关的内激素中,以脑激素最为重要,若脑神经的分泌细胞不活动,则昆虫处于完全滞育状态。以卵滞育的昆虫取决于成虫,当成虫接受外界刺激如光照时数的变化后传到脑,脑分泌细胞产生脑激素传到咽下神经节,活化其中的神经分泌细胞,产生滞育激素,作用于卵而引起滞育;以幼虫或蛹滞育的昆虫,则是由于脑分泌细胞停止活动,使前胸腺不分泌蜕皮激素而使幼虫或蛹处于滞育状态;以成虫滞育的昆虫主要是成虫缺少咽侧体分泌的保幼激素所致。

第五节 生活习性

节肢动物的生活习性是长期自然选择的结果,也是建立在神经反射活动基础上的一种对外来刺激所作的运动反应,是节肢动物对复杂外界环境所具有的主动调节能力。了解节肢动物的生活习性,对制定节肢动物防制策略和实施具体防制方法具有重要意义。节肢动物的生活习性包括节肢动物的活动和行为,是节肢动物生物学特性的重要组成部分,包括昼夜活动规律、食性、假死性、趋性、保护色、群集、扩散和迁飞等。

一、昼夜活动规律

在长期的进化过程中,节肢动物的活动形成了与自然界昼夜变化规律相吻合的生物钟节律。绝大多数昆虫的飞翔、取食、交配、产卵、孵化和羽化等活动均有其昼夜节律。这些都是种的特征,是对该种有利于生存、繁育的生活习性。例如蝶类、蝇、虻、虎甲、步甲等常于白天活动的昆虫称为日出性(昼出性)昆虫;而蛾类、蜚蠊、臭虫、蜈蚣等在夜间活动的昆虫称为夜出性昆虫;还有些昆虫只在弱光下活动,则称为弱光性昆虫,如蚊经常在黎明或黄昏时活动。以上昆虫昼夜活动规律表面上看似乎只受日光的影响,其实昼夜间湿度的变化、食物成分的变化、异性释放外激素的生理条件等都将影响节肢动物的昼夜活动规律。

由于自然界中昼夜长短是随季节变化的,所以许多昆虫的活动节律也有季节性。一年发生多代的昆虫,其各世代对昼夜变化的反应一般相同,这就明显地反映在迁徙、滞育、交配、生殖等方面。

二、食性

食性(feeding habits)就是取食的习性。节肢动物种类繁多,其对食物的要求也不尽相同。通常人们按照所取食物的性质，把它们分成植食性（phytophagous 或 herbivorous）、肉食性（carnivorous）、腐食性（saprophagous）、杂食性（omnivorous）和寄生性（parasitic）等几个主要类别。植食性和肉食性一般分别指以植物和动物的活体为食的食性，如鳞翅目的大多数昆虫，粉螨亚目的粉螨科（Acaridae）、食甜螨科（Glycyphagidae）等螨类为植食性，甲壳纲十足目、昆虫纲鞘翅目、巨螯螨科（Macrochelidae）、囊螨科（Ascidae）、肉食螨科（Cheyletidae）等螨类均为肉食性；而以动植物的尸体、粪便等为食的则均可列为腐食性，如金龟甲幼虫、舍蝇、麻蝇、伯氏嗜木螨（*Caloglyphus berlesei*）和刺足根螨（*Rhizoglyphus echinopus*）等；对于一些以非腐烂的动植物产品，包括粮食、食品、皮毛、植物纤维、动植物标本等为食料的节肢动物，一般统归为储物害虫、储粮害虫或仓库害虫，当然这些物品也有植物性和动物性之分，如粉螨；既吃植物性又吃动物性食物的属杂食性，例如蜚蠊；寄生性是指寄生在人畜体内外的节肢动物，以人畜的血液、组织等为食，如蚊类、吸血蝇类、蚤类，吸虱、蜱及人体螨类等。

在上述的食性分化基础上，还可以随食物范围的广狭，进一步分为多食性（polyphagous）、寡食性（oligophagous）和单食性（monophagous）三种类型。

对于医学节肢动物而言，其食性还可分为血食性和非血食性两类，血食性节肢动物与医学的关系更为密切，又可进一步分为单血食性与多血食性。单血食性节肢动物是指只刺吸一种宿主的血液，如人虱只刺吸人血，有较强的宿主特异性，仅在人与人之间传播疾病；多血食性节肢动物则可刺吸多种宿主的血液，宿主特异性低，如蚊、白蛉、蚤、蜱、螨等，除传播人类疾病外，还可传播人兽共患病。

节肢动物由于幼体发育的多样性，不同阶段的幼体和成体的食性是不同的。食性的转变与动物口器的大小、动物活动和捕食能力、消化器官的结构和功能、消化酶的分泌等都有密切关系。许多全变态的节肢动物其成虫的食物与幼虫完全不同，或根本不吃东西，但却能把卵产在它们下一代幼虫需要取食的食物上，以便新孵出来的幼虫能获得适宜的食物。例如寄生蜂将卵产在幼虫的寄主体内，一些蛾类将卵产在幼虫的食料植物上。昆虫对食物的选择基本上是遗传性决定的，是它的上代长期适应的结果。但试验证明食性是可以通过后天的训练来获得的。在自然界中也已经观察到，许多昆虫，哪怕是单食性昆虫在缺乏正常食物时，可以被迫改变食性。它们常常以大量的死亡来换取一个新的适应，而且要遗传到下一代。由此可见，昆虫的食性虽有它的稳定性，但也不是绝对的，也有着一定的可塑性。

三、假死性

假死性（play death）是指昆虫受到某种刺激或震动时，突然停止活动、或从停留处跌落下来呈“死亡”状态，稍停片刻后即恢复正常而离去的现象。鞘翅目的成虫如金龟子、象甲、叶甲以及鳞翅目的幼虫等都具有假死性。假死性是昆虫逃避敌害的一种适应性反应，对其自身是有利的。我们可以利用其假死性来采集标本或进行防制。

四、趋性

对刺激作出一定的反应是节肢动物得以生存的必要条件。趋性（taxis）就是所作出反应的一种方式。趋性是指动物对外界刺激（如光、温度、湿度和某些化学物质等）产生定向活动的现象，根据反应的方向可分为正趋性（趋向）和负趋性（背向）两类。趋性是一种无条件反射。根据刺激源可将趋性分为趋光性、趋化性、趋热性、趋湿性、趋声性、趋地性等，其中以趋光性和趋化性最为普遍和重要。

1. 趋光性（phototaxis）　是指节肢动物对光的刺激所产生的趋向或背向活动，趋向光源的反应，称为正趋光性；背向光源的反应，称为负趋光性。虽然不同种类对光照强度和光照性质的反应不同，但通过其视觉器官，均有一定的趋光性。一般夜间活动的昆虫如蛾类对灯光表现出正趋光性，特别是对黑光灯的趋性更强，但白天光照太强又躲起来了。有趋光性的昆虫对光的波长和光的照度也是有选择的，如蚜虫黑夜不起飞，白天起飞，而且光对它的迁飞有一定的导向作用。而蜚蠊经常生活在黑暗角落，见光就藏，具有负趋光性（背光性），大多数粉螨也具有负趋光性。此外，甲壳类也具有趋光性，游泳甲壳类随光线强弱在水体中作昼夜垂直分布的变迁。

2. 趋化性（chemiotaxis）　是指节肢动物通过嗅觉器官对一些化学物质的刺激所表现出的反应，称为趋化性。趋化性通常与觅食、求偶交配、避敌、寻找产卵场所等有关。如许多昆虫在未交配前由腺体分泌性外激素，引诱异性前来交配，有的雌虫分泌激素引诱雄虫前来交配，而有些昆虫则是雄虫分泌激素引诱雌虫；而某些人体外寄生虫如虱、蚤等就是通过对气味的趋化性找到寄主的。人们可根据节肢动物对于化学物质的趋性反应，应用诱杀剂、诱集剂和驱避剂来防制节肢动物，驱避剂多用于防制卫生昆虫方面，如涂抹皮肤用的避蚊油等。目前已有人工提纯或合成的性外激素，在测报和防制节肢动物中得到应用。

不论哪种趋性，往往都是相对的，对刺激的强度或浓度有一定程度的选择性。如人的体虱，是趋热性的，常生活于人的贴身内衣上，若人因发热致使体温超出正常体温范围时，体虱就会爬离人体，表现为负的趋热性，这也是虱扩散传播疾病的一种方式。当节肢动物同时遇到若干种温度时，总是向它最适宜的温度移动，而避开不适宜的温度。另外节肢动物对化学刺激也是相对的，如过高浓度的性引诱剂不但收不到性引诱剂的作用，反而成为抑制剂。因此，正确认识和利用节肢动物的趋性，将对提高节肢动物防制效率大有裨益。

五、保护色及拟态

在长期自然选择的作用下，节肢动物的颜色和形态逐渐形成与周围环境相适应的变化，主要包括保护色和拟态等。

（一）保护色（protective coloration）

是指某些动物具有同它的生活环境中的背景相似的颜色，这有利于躲避捕食性动物的视线而达到保护自己的效果。例如栖息在树干上翅色灰暗的夜蛾类昆虫。有许多还可随环境颜色的改变而变换身体的颜色。另外昆虫的保护色常连同外形、姿态也与背景相似联系在一起，往往获得更好的保护效果，如枯叶蛾、枯叶蝶等。枯叶蛾是枯黄色或橘黄褐色中等大小的蛾类，当它停息在枯枝上时，前翅顶角尖，似枯叶的顶尖，自前翅后缘中部有一条纵脉（线）伸向前翅顶角，恰似叶片之主脉。边缘呈锯齿状的后翅，一部分从前翅下方伸出，酷似枯叶边缘。静止时后翅肩角和前线部分突出，形似枯叶状。一对下唇须并列在一起伸向头的前方，更像离开枝条的叶柄。有的枯叶蛾翅面上还生有不同颜色鳞片形成的斑纹，像枯叶上的病斑。还有一些昆虫具有同背景环境形成鲜明对照的警戒色，如一些蛾类等具有色泽鲜明的斑纹，能使其袭击者望而生畏，不敢接近，这在鳞翅目、半翅目、鞘翅目和双翅目等昆虫中较为常见。另有些昆虫既具有同背景颜色相似的保护色，又具有同背景颜色形成鲜明对照的警戒色（warning coloration）。例如天蛾科中的蓝目天蛾（*Smerinthus planus*），在停息时以褐色的前翅覆盖腹部和后翅，这时与树皮颜色相似。当受到袭击时，突然张开前翅，展现出颜色鲜明而有蓝眼状斑的后翅，这种突然的变化，往往能把袭击者吓跑。

（二）拟态（mimicry）

又称生物学拟态（biological mimicry）。是指一种生物在形态、颜色、行为等方面模拟另一种生物或非生命体，从而使一方或双方受益的生态适应现象。生物的拟态是一种很有趣的自然现象，被认为是生物长期适应环境的必然结果。拟态在昆虫类和蜘蛛类中极为普遍，如蝇类和蛾类模仿蜜蜂和黄蜂，可逃避鸟类的捕食。拟态包括三方：模仿者（拟态者）、被模仿者（模型）和受骗者。这个受骗者可为捕食者甚或同种中的异性，在宿主拟态现象中，受骗者和被模仿者为同一物。在昆虫中，拟态的事例很多，从生物学意义上说，拟态可分为两种主要类型。

1. 贝氏拟态（Batesian mimicry） 是指模型对捕食性动物是不可食的，而拟态者则是可食的，结果是对拟态者有利，而对模型是不利的。例如君主斑蝶（*Danaus plexippus*）的幼虫因吃萝藦草而使得成虫血液中具有萝藦草中的一种有毒的糖苷，能使吃它的鸟呕吐；而“模拟”君主斑蝶的红斑蝶（*Limenitis archippus*）则是无毒的。如果没吃过君主斑蝶的鸟先吃过红斑蝶，那么以后君主斑蝶也会受到袭击；而吃了君主斑蝶的鸟以后就再也不敢吃这两种斑蝶了。双翅目昆虫“模拟”有螯刺的蜂，也属于这类。

2. 缪氏拟态（Mullerian mimicry） 是指拟态者和模型都是不可食的，捕食性动物不管首先捕食哪一种，以后两者就都不会受其害了。所以缪氏拟态是对模型和拟态者都有利的拟态。这类拟态在蜂类、蚁类中均可见到。

拟态是进化的产物，是生物适应环境的最为典型的例子，拟态在许多生态系统中起着十分重要的作用。

六、群集、扩散和迁飞

(一) 群集

同种节肢动物的大量个体高密度地聚集在一起的习性称为群集性(aggregation)。根据聚集时间的长短可将群集分为两种类型。

1. 暂时群集(临时性群集)　一般发生在生活史中的某一阶段或某一虫态,过后就分散。这种现象与昆虫对生活小区中一定地点的选择性有关,因为在它们群集的地方,可获得生活上的最大满足,而造成有限空间内昆虫个体大量繁殖或大量集中。但在其生活的一定时期或遇到生态条件不适合时,便会分散。如,天幕毛虫的低龄幼虫行暂时群集生活,大龄后即分散生活。

2. 长期群集(永久性群集)　是指节肢动物终生群集生活在一起,群集形成后往往不再分散,群集时间较长。多数节肢动物的永久性群集主要是由于视觉器或嗅觉器受到环境的刺激,以及生理功能所致,如求偶性的群舞;或因体内特殊的生理反应,并产生外激素的作用所造成的。

(二) 扩散

扩散(dispersal)是指节肢动物个体在一定时间内发生空间分布范围扩大的现象。扩散可以是经常性的或偶然的、小范围内的分散活动,扩散常使一种节肢动物的分布区域扩大,而对于害虫而言即形成所谓的虫害的传播和蔓延。根据扩散的原因可将扩散分为两类。①主动扩散:是指节肢动物由于取食、求偶、避敌等而"主动"但相对缓慢地形成的小范围空间变化;②被动扩散:是指由于水力、风力、动物或人类活动等外部因素而引起的几乎完全被动的空间变化。节肢动物的扩散主要受到自身生理状况、适应环境的能力及外界环境条件的限制,对多数节肢动物而言,地形、气候、生物和人类活动等都会直接或间接地影响着节肢动物的扩散与分布。

(三) 迁飞

迁飞(migration)或称迁移,是指某种节肢动物成群而有规律地从一个发生地长距离地转移到另一个发生地的现象。并非所有的节肢动物都存在迁飞习性,迁飞实际上是一种种群行为,是物种在进化过程中长期适应环境的遗传特性。节肢动物迁飞多种多样且极为复杂,可分为:到新的地区产卵,繁殖,随即死亡;到休眠地区越冬或越夏,又迁回到发生地产卵、繁殖;到一适宜地点取食,生活一段时间,又在同一季节迁飞回原来的地方或到另一发生地再繁殖新的一代。迁飞常发生在成虫的一个特定时期,即成虫羽化后期,雌成虫的卵巢尚未发育,大多数还没有交尾产卵。昆虫迁飞有助于其生活史的延续和物种的繁衍,是自然界中存在的一种普遍现象。

七、交配

蜱亚目、革螨亚目、辐螨亚目及甲螨亚目等以间接方式传递精子。其传递方式各不相同:蜱亚目用口器传递精子;革螨亚目则用螯肢将精子传递并压入生殖孔中;辐螨亚目及甲螨亚目雄螨通过产生有柄的精孢于物体上,再由雌螨自行拾起而完成精子的传递。雌雄革螨性成熟后,雄螨用导精趾将精孢置于雌螨生殖孔内进行受精,革螨为卵生,有的为卵胎生。恙螨雄螨性成熟后,即分泌出液线(fluid thread),接触空气后硬化并形成柄,精孢放于柄上。当与雌螨的外生殖器(genitalia)接触时,就被雌螨摘取,并在体内受精。经2~3周开始产卵,一生可产100~600个卵。辐螨亚目的其他螨及甲螨均产有柄精孢于物体上,由雌螨自行摘取。蒲螨为卵胎生,在母体内经历卵、幼虫、若虫直至成虫,故所产出的螨即为性成熟的雌、雄成虫,母体内发育成熟的雄螨先产出,并在母体膨大的末体上刺吸寄生;在后来产出的雌螨爬到母体生殖孔处时,雄螨便帮助拖拉使雌螨产出,一旦雌螨产出即行两性交配,进行有性生殖。一个雌性蒲螨可产200~300个下一代。

蜱螨一生交配次数有1~9次,还有10次的,由于雄螨个体发育比雌螨少蜕一次皮,有的当雌若螨还处在最后发育阶段,已有雄螨守候在旁,雌若螨最后一次蜕皮变成雌螨便立即交配,说明新雌成螨已性成熟。

节肢动物信息素是其种内或种间个体传递信息的调控物质,包括利它素、利己素、协同素、集合信息素、追踪信息素、告警信息素、疏散信息素、性信息素等。其中性信息素是由节肢动物某一个体分泌,被同种的异性个体感受器接受，并引起异性个体产生一定生殖行为反应的微量化学物质。节肢动物的性信息素在节肢动物的交配中发生主导作用，也是近些年的研究热点。

一般昆虫性信息素由昆虫性信息素分泌腺产生，腺体部位随昆虫种类不同而有所改变。如等翅目的低等白蚁（除原鼻白蚁属）性信息素外分泌腺均为腹板腺，高等白蚁中大白蚁亚科部分属、象白蚁亚科三脉白蚁属白蚁由腹板腺产生性信息素，其余大部分属均由背板腺分泌性信息素；鳞翅目雌性昆虫释放性信息素的腺体多位于腹部第 8~9 节节间膜上，而其雄性昆虫的分泌腺在腹部、翅膀、足、胸等部位均有分布，分布较广。昆虫性信息素分子主要通过空气中或水中扩散两种方式。一种是布朗运动式的扩散，一种是介质流动传导。由于分子在水中的移动的速度特别的缓慢，所以昆虫性信息素的主要传递介质是空气。昆虫接受性信息素通过化感器，包括触角和感觉毛等。通过化感器进入的性信息素分子与淋巴液中相对应的气味结合蛋白结合，而后被运送至感觉神经元膜上的气味受体，从而作出适当的反应，使整个有机体对环境具备更有效的适应性，同时产生相应的行为。目前可利用是运用性信息素诱杀求偶交配期的雄虫，使雌虫无法交配进而不能有效地繁殖后代（王亚红，2018），是一种新型的害虫防制技术。

（湛孝东）

参考文献

[1] 秦杰，于莎莎，王盼，等. 温度对斯氏按蚊繁殖能力和生存时间的影响[J]. 第三军医大学学报，2020，42(3)：241-245.

[2] 王亚红，奚道峰，杜君梅，等. 苹果金纹细蛾性信息素控害减药应用研究[J]. 中国植保导刊，2018，38(4)：44-47.

[3] 李照会. 园艺植物昆虫学[M]. 2 版. 北京：中国农业出版社，2011.

[4] 成菇. 蓖麻蚕的饲养管理[J]. 新农村，2008(5)：21.

[5] 曾冬琴，彭映辉，陈飞飞，等. 白纹伊蚊实验室饲养最佳营养方案[J]. 中南林业科技大学学报（自然科学版），2008，28(3)：144-146.

[6] 李朝品. 医学昆虫学[M]. 北京：人民军医出版社，2007.

[7] 夏如铁，孙兴全，孙越，等. 青凤蝶饲养方法初探术[J]. 生物学通报，2007，42(11)：49-50.

[8] 温小昭，邓钧华，吴海昌. 实验昆虫人工饲养技术与管理[J]，生物学通报，2007，42(7)：58.

[9] 李咏军，吴孔明，罗术东. 烟青虫人工大量饲养技术的研究[J]. 核农学报，2007，21(1)：75-78.

[10] 王雪梅，陈祥盛，李晓飞. 芫菁科昆虫的生物学特性及人工养殖研究概况[J]. 贵州农业科学，2007，35(2)：140-143.

[11] 梁梦媛，于洪春，刘杰，等. 甘蓝夜蛾人工饲料的研究[J]. 东北农业大学学报，2006，37(6)：771-774.

[12] 陈晓芸. 果蝇的饲养[J]. 生物学通报，2006，41(2)：51.

[13] 李朝品. 医学蜱螨学[M]. 北京：人民军医出版社，2006.

[14] 娄国强，吕文彦. 昆虫研究技术[M]. 成都：西南交通大学出版社，2006.

[15] 孙新，李朝品，张进顺. 实用医学寄生虫学[M]. 北京：人民卫生出版社，2005.

[16] 吴观陵. 人体寄生虫学[M].3 版. 北京：人民卫生出版社，2005.

[17] 王慧勇，李朝品. 粉螨系统分类研究的回顾[J]. 热带病与寄生虫学，2005，3(1)：58.

[18] 崔玉宝，李朝品. 蜱螨学网络资源简介[J]. 中国寄生虫学与寄生虫病杂志，2005，23(1)：59.

[19] 张继虎. 医学昆虫繁养技术[J]. 医学动物防制，2004，20(6)：339-341.

[20] 陆宝麟，吴厚永. 中国重要医学昆虫分类与鉴别[M]. 郑州：河南科学技术出版社，2003.

[21] 陈汉彬，安继尧. 中国黑蝇[M]. 北京：科学出版社，2003.

[22] 李超英，许兵红，艾予川，等. 家蝇室内连续饲养 6 代蛹期特征观察[J]. 医学动物防制，2003，19(7)：417-419.

[23] 夏如兵. 建国以来中国昆虫学的主要成就及其发展动因[D]. 硕士学位论文，2002.

[24] 陈品键. 动物生物学[M]. 北京：科学出版社，2001.

[25] 周永兴，陈勇. 感染病学[M]. 北京：高等教育出版社，2001.

[26] 王忠，马启龙，乔正强，等. 甘肃虫草寄主昆虫蝠蛾的全人工饲养技术[J]. 甘肃农业科技，2001，(7)：42-43.

[27] 傅强，张志涛，胡萃. 同翅目昆虫人工饲料饲养技术[J]. 昆虫知识，2001，38(2)：98-104.

[28] 王慧芙，金道超. 中国蜱螨学研究的回顾和展望[J]. 昆虫知识，2000，37(1)：36.

[29] 吴厚永，赵彤言. 中国医学昆虫学研究五十年[J]. 昆虫知识，2000，37(1)：29-32.

[30] 陈菊梅. 现代传染病学[M]. 北京：人民军医出版社，1999.

[31] 许隆祺,余森海,徐淑惠. 中国人体寄生虫分布与危害[M]. 北京:人民卫生出版社,1999.
[32] 黎家灿. 中国恙螨(恙螨病媒介和病原体研究)[M]. 广州:广东科技出版社,1997.
[33] 苏寿泜,叶炳辉. 现代医学昆虫学[M]. 北京:高等教育出版社,1996.
[34] 李朝品,武前文. 房舍和储藏物粉螨[M]. 合肥:中国科学技术大学出版社,1996.
[35] 孟阳春,李朝品,梁国光. 蜱螨与人类疾病[M]. 合肥:中国科学技术大学出版社,1995.
[36] 范滋德. 中国常见蝇类检索表[M].2 版. 北京:科学出版社,1992.
[37] 柳支英,陆宝麟. 医学昆虫学[M]. 北京:科学出版社,1990.
[38] 任淑仙. 无脊椎动物学(上、下册)[M]. 北京:北京大学出版社,1990.
[39] 徐肇玥,陈兴保,徐麟鹤. 虫媒传染病学[M]. 银川:宁夏人民出版社,1989.
[40] 李隆术,李云瑞. 蜱螨学[M]. 重庆:重庆出版社,1988.
[41] 忻介六. 应用蜱螨学[M]. 上海:复旦大学出版社,1988.
[42] 朱弘复. 动物分类学理论基础[M]. 上海:上海科学技术出版社,1987.
[43] 忻介六. 蜱螨学纲要[M]. 北京:高等教育出版社,1984.
[44] 忻介六,刘钟钰,译. 昆虫学纲要[M]. 北京:高等教育出版社,1984.
[45] 王林瑶,张广学. 昆虫标本技术[M]. 北京:科学出版社,1983.
[46] 姚永政,许先典. 实用医学昆虫学[M]. 北京:人民卫生出版社,1982.
[47] ANDERSON JF,MAQNARELLI LA. Biology of ticks. Infect Dis Clin North Am [J],2008,22(2):195-215.
[48] PETERSEN LR,ROEHRIG JT,HUGHES JM. West Nile virus encephalitis [J]. N. Engl. J. Med.,2002,347(16):1225.
[49] RICHARD DJ. Instant Notes in Animal Biology [M]. London:BIOS Scientific Pubishers Limited,1997.

第四章
医学节肢动物的生态学

生态学（ecology）是一门宏观的学科，旨在揭示种群、群落、生态系统、生物圈内生命系统的奥秘。生态学一词源于希腊文 Oikos，意为“家”，对动物而言指居住地，即动物生存过程中存在的生活环境。生态学的原意“生物生存竞争和自然选择”（natural selection），最早出现于达尔文所著《物种起源》一书。达尔文认为生物各具生活习性，对生存地的适应是自然界生物生命延续的体系。受达尔文进化学说的影响，德国动物学家 E. Haeckel 将其运用于动物生活的研究。1866 年，在其所著《生物普通形态学》（*Generelle Morphologie der Organismen*）一书中，首创了生态学一词。书中对生态学的解释是“动物在生活中和有机及无机环境的关系，尤其是以动物和动物或植物在生活过程中的互助（mutualism）或敌对的关系为甚”。但在该书出版后的若干年代中，生态学并未被人注意。1885 年，H.Reiter 在其所著《外貌总论》（*Die Consolidation der Physiognomik Graz*）中使用了“Okologie”一词。1896 年，丹麦植物学家 Warming 在他所著的《植物生态地理学》一书中又加以应用，此后，生态学一词被生物学家广泛采用。中国生态学家马世骏将生态学定义为“生态学是一门多学科性的自然科学，它研究生命系统与环境系统之间的相互作用规律及其机理”，此定义已被生态学界广为接受。

20 世纪以前，生态学是研究生物群体的宏观学科，处于描述阶段，积累了大量的资料。20 世纪中叶第二次世界大战以后，世界格局逐渐形成了和平与发展这一人类社会活动主题。食物、人口、能源、自然资源的开放利用和环境保护这五大社会问题受到了重视，这五大问题归结起来就是人类社会和环境之间相互关系的问题。研究这一关系的学科就是生态学。自然界不是一成不变的集合体，而是过程的集合体。这就规定了生态学是一门多学科性的自然科学，以研究生命系统与环境系统相互作用规律及其机制。它是在细胞、器官、个体、种群、群落、生态系统、复合系统 7 个水平上研究生命的奥秘，并派生出了许多专门的分支。先是以研究对象命名，如植物、动物、微生物、森林、草原、海洋、淡水等的生态学。这太广泛，难于更深入的阐述生态机制，进而出现了按组织水平划分的生态学，建立了分子、个体、种群、群落、景观等生态学的学术体系。在生态学与其他学科互相渗透的情况下，生态学几乎进入了所有学科，成为了研究各种生物与其存在环境关系的复合型学科，生态学也成为了各学科的分支学科。但研究工作的主流仍是应用生态学，如农业生态学、城市生态学、资源污染生态学、生物类的生态学等。研究方法，除了定时、定点的自然现象描述这基本方法外，广泛应用了实验方法研究分子生物学方面的问题，用数学模型和数量分析方法研究应用生态学方面的问题。动物生态学是这些门类的一个分支，专门研究动物与其生存环境关系的学科，研究对象是影响动物生存、繁殖等生命现象与环境中的物理因子（主要是气象如气温、湿度、光照、雨量、植被等），化学因子（气体、盐度、土壤元素、酸碱度）和生物因子（食物、能源、共生、寄生、天敌、栖境等）。节肢动物生态学的内容，基本上与一般动物生态学相同，是从发展变异的基础上出发，来研究自然界节肢动物和周围环境的关系。依据这一观点，节肢动物生态学主要是研究：①节肢动物个体生长繁殖、分布与环境的关系；②节肢动物群落的组织，种间关系及生存密度的稳定和变动；③种群的遗传性及在空间、时间上的存在状况及变动规律。

节肢动物生态学的研究内容，不仅是对节肢动物本身在生长地的生存、繁殖、活动及适应等的记述，或一地区节肢动物种类的记载，而且进一步研究：①节肢动物在一定生活条件下，由适应而形成的形态和生理特征，亦即种在一定环境内的变异现象；②了解节肢动物在环境条件变动下所产生的种群数量变动，并设法使有益种的数量增加和有害种的数量减少；③依据生物群落内节肢动物种群的形成和发展过程，拟订各种生物群落发生的测定方法；④直接动物种内、种间关系，以及它们在进化过程中的作用；⑤在人为改变自然环境后，节肢动物生存和数量的变动状况。

按其不同的生态组织水平可分为个体生态学、种群生态学、群落生态学。因分支学科间的相互交叉，节肢动物生态学还包括化学生态学、生理生态和分子生态学等。

个体生态主要研究的是环境因素对节肢动物生长发育和繁殖的影响。种群生态的研究对象是节肢动物的种群（population），即指一定地域内同种成员的集体。同种节肢动物个体之间不是相互孤立的，往往是有规律地组合成一个整体。同一种群的个体既没有形态上的显著差异，也不存在生殖隔离现象。种群是不断变动的，这种变动既关系到密度、空间分布、习性、虫龄组成、性比、健康状况等形式上的结构因素，也涉及诸如行为、产卵能力和死亡率等功能上的结构因素。一个种群内这一过程的总体称为种群动态。

节肢动物在自然界中的作用与人类的关系可从质和量两方面来分析。对它在什么环境条件下栖息，它的食性、行为如何？以及活动规律等的探讨，是从质的方面分析。而探讨它的种群大小在时间和空间上的变动，是从量的方面分析。医学节肢动物危害的程度，首先决定于这些节肢动物的数量，所以许多生态学家认为节肢动物种群动态是现代节肢动物生态学的中心问题。

群落生态的研究对象为栖息在相同地域内不同种节肢动物的总体。研究内容包括种间关系和人为作用下的生物群落演替规律。生活在一个群落中的不同种节肢动物，由于彼此间直接或间接存在着竞争、寄生、捕食，以及其他对抗性的生物学的关系，因而在个体数量上是相互制约的。所以群落中各成员之间往往保持一定的数量对比关系，虽然这种关系也不断改变，但总是符合各个种的要求。所以群落生态是节肢动物生态学中与个体生态密切相关联的一部分。

第一节　个体生态学

个体生态学主要研究环境因素与节肢动物生长、发育、繁殖、越冬、寿命、产卵、滞育、栖息、食性等生理行为的相互关系以及环境因素对这些生理行为的影响。生态因子分为生物（biotic）的和非生物（abiotic）的两大类，前者是指生活在同一环境中生物间的相互关系，主要指种间关系，如天敌（捕食者、寄生物）、病原微生物、食物等生物因素。后者则是指环境因素包括温度、湿度、光照、气流等。根据环境因素的作用将环境因素归纳为控制性因素（facultative factors）和灾变性因素（catastrophic factors），或反应因素（reactive factors）和非反应因素（non-reactive factors）；根据对节肢动物密度的影响而把环境因素分为密度制约因素（density dependent factors）和非密度制约因素（density independent factors）；从动物的分布和丰盛度角度可把环境划分为四个成分，即气候、食物、同种或异种其他动物及生活的场所。此外，从进化角度看动物与环境的关系，可将环境分为稳定因素和变动因素。如地磁、太阳辐射等稳定因素主要确定节肢动物的居住和分布；变动因素包括春夏秋冬、潮汐涨落等有规律的变动因素和风、降水、疾病和捕食者等无规律的变动因素，前者主要影响动物的分布，而后者则主要影响动物的数量。

但是从微观的角度来分析影响节肢动物生命活动的主要因素是适宜的温度、一定的水分、光和光照周期、风、食物、土壤和水域等。本节将从气候因素、生物因素、节肢动物居住地等方面介绍各种环境因素对节肢动物的影响。

一、气候因素

气候具有规律性，常用年、月平均温度及平均湿度等平均数据来表示，根据性质不同可分为海洋性气候、大陆性气候等。温度、光照、雨量、气压、气流、雪等条件的联合作用形成气候的综合效应，此效应决定着节肢动物的分布和节肢动物最一般的生态特征，同时还对土壤特性、水体大小、河流的形成、地表的植被、节肢动物取食的植物或其他寄主等，对节肢动物起间接作用。

（一）光照

光是一切生物所必需的，直接影响节肢动物的生命活动。光比温度、湿度更为稳定，对节肢动物具有信号作用，可协调节肢动物的生活周期。光是一种电磁波，在电磁波光谱中央附近有三个区：①红外线，②可见光波，③紫外光区。许多节肢动物对波长为 3 300~4 000nm 的紫外光有强的趋性，但因种类、性别或发育阶段不同，对光的趋性均可有差别。

由于长期适应光强度的变化，形成节肢动物自己的“生物钟”，即昼夜节律、生长发育、交尾产卵、取食和栖息等活动规律，并能影响节肢动物的体色、聚集行为。在食物短缺、过强光照或黑暗等不良环境下，节肢动物表现为生长发育的停滞现象，并形成节肢动物滞育的规律性。节肢动物滞育主要受光周期的变化影响，受影响程度因节肢动物种类而异。如蚊虫的滞育与光照长短有非常密切的关系，一般多是由短日照引起的。白纹伊蚊从四龄起，经短光照（8 小时）处理后，雌蚊产出的卵大部分发生滞育；淡色库蚊在 8 小时短光照条件下，雌蚊表现出拒绝吸血，卵巢不发育和脂肪聚集等滞育现象。在 25~30℃时，将光照时间延长至每日 17 小时，可阻止恶性白蛉和 *Ph. ariasi* 的滞育。

光对昆虫的影响还表现在影响昆虫的昼夜活动节律、交尾产卵及取食和栖息活动等，如蜚蠊一般都在夜晚取食，而蝇类的活动大多在白昼；蚊类等的吸血活动及交尾产卵在一日内也有一定的规律，如按蚊、多数库蚊及某些伊蚊等大都喜欢在夜晚吸血，而白纹伊蚊则多在白昼吸血和产卵。

群舞在蚊、蠓等某些种类的昆虫中是较为常见的现象，一般认为这种活动是这些昆虫交尾的前奏。它有一定的昼夜节律，也与光有关。如蚊类的群舞多出现在黄昏，而同体库蠓（*Culicoides homotomus*）的群舞与交配则可从黎明持续至黄昏，但有晨、昏两个高峰。

大多数种类的昆虫对光都有行为反应，向光或背光运动，即所谓的趋光性。有些昆虫的不同发育阶段对光的趋性也不相同。如家蝇幼虫对光表现出一种负趋光性行为，而成虫则相反。还应该说明的是，有些昆虫种类仅对特定波长的光有趋性反应。如蚊、蠓大多对紫外光有较强烈的趋性，诱蚊灯即据此原理制作的。此外光照过强或黑暗都可对昆虫产生不良影响。如丽蝇幼虫在强烈光照条件下，虫期延长可达 7 天之久。光还对昆虫的产卵行为有影响，如蚊虫对孳生水体的光照情况有明显的选择性，多数按蚊喜欢孳生在阳光充足而稍有遮阴的水中，但嗜人按蚊、微小按蚊则趋向于荫蔽的水体。而大多数粉螨具负趋光性，光的强度和方向的改变，能够影响到粉螨的活动。我们可利用粉螨负趋光这一特点来防制和分离粉螨，例如可以采用暴晒的方法去除谷物中的粉螨。

（二）温度

节肢动物是变温动物，自身无稳定的体温，因此其新陈代谢的速度在很大程度上受外界环境温度的影响。根据温度对节肢动物的影响大致可分为五个温区：致死高温区（45~60℃）、亚致死高温区（40~45℃）、适宜温区（8~40℃）、亚致死低温区（−10~8℃）、致死低温区（−40~−10℃）。在适宜温区节肢动物的发育速率最快，寿命最长，繁殖力最强；而在其他区发育速率受阻，甚至死亡。

温度是对节肢动物影响最为显著的环境因素之一。任何种类的节肢动物对环境温度的要求都有一定的范围，在此范围内节肢动物可以进行正常的生命活动；反之，超出了这个范围发育就会受到不利的影响。任何节肢动物在当环境温度降到某一点后，节肢动物的生长发育即告停止，只有当温度高于该点时节肢动物才开始发育，这一点的温度被称为节肢动物的发育起点温度。如印鼠客蚤（*Xenopsylla cheopis*）卵的发育起点温度为 11.3℃；幼虫为 13.3℃，蛹为 12.1℃。同时节肢动物为完成某个发育期必须满足一定的热量要求，一般用有效积温表示。如白纹伊蚊（*Aedes albopictus*）卵期的有效积温为 1 866.5℃·h；幼虫期为 2 592.24℃·h；蛹期为 866.54℃·h。另外温度对节肢动物的繁殖也有很大影响，主要表现为影响节肢动物性成熟、交配活动、产卵数目、虫卵的孵化率及产卵速度等。如中华按蚊在平均 17℃时完成一个生殖营养周期需要 96 小时，而在 29.5℃时仅需 60 小时；白纹伊蚊在平均 20℃时，每个雌蚊平均产卵数为 230 个，而在 30℃时可达到 400 余个。

骆昕（2018）观测了罗宾根螨（*Rhizoglyphus robini*）在不同温度下在不同食用菌寄主上的发育历期、发育起点温度及有效积温。结果表明，在实验温度范围内，罗宾根螨的发育历期随着温度的升高而先缩短后延长，在 25~31℃时发育历期较短，而在 12℃、43℃时，卵无法正常孵化均不能完成生活史；在最适温度下，罗宾根螨在香菇上的发育总历期最短，为 9.45 天 ± 1.83 天，在秀珍菇上最长，为 13.37 天 ± 1.83 天。温度是罗宾根螨生长过程中的重要影响因素。

(三) 湿度

节肢动物和其他陆生动物一样，一切新陈代谢都是以水为介质，故环境湿度可直接影响节肢动物的生长发育。随着相对湿度增加或降低，会影响节肢动物性成熟速度及节肢动物寿命的长短。

湿度可以直接影响节肢动物的生长发育速度，如方形黄鼠蚤松江亚种（*Citellophilus tesquorum sugaris*）在 25℃时，当环境相对湿度为 62% 时，完成一个生活周期平均需要 26 天，当相对湿度增加到 85% 时，约需 19 天，当相对湿度升高到 100% 时，则需 21 天左右。另外，相对湿度还可影响节肢动物卵的孵化及节肢动物的分布，如人虱的卵在 26℃、相对湿度 25% 时，孵化率约为 41%，当相对湿度达 75% 时，孵化率上升至 62%，当相对湿度继续升高至 95% 时，孵化率则下降到 39%。吕文涛（2008）研究了不同湿度对家食甜螨卵的孵化率和发育历期的影响。相对湿度为 50% 时，所有卵均不孵化，相对湿度升高到 60% 时有 32% 的卵可以成功孵化。随着湿度的升高，孵化率也在随之升高，相对湿度升高到 80% 时有 90% 以上卵粒孵化。恒温状态下家食甜螨的发育历期总体上随湿度的升高而缩短。在相对湿度分别为：60%、70%、80% 和 90% 4 个等级下，完整发育历期依次为 28.17 天 ± 1.70 天，22.86 天 ± 1.25 天，12.75 天 ± 0.52 天和 13.23 天 ± 0.33 天。湿度对家食甜螨各螨态发育速率的影响显著，除幼螨期外，其他各螨态的发育速率在各个湿度条件下均具有显著差异。

在自然界中温度和湿度总是并存，共同作用于节肢动物。评价温度与湿度的联合作用，常采用温湿度比值，即温湿度系数来表示。但需注意的是由于不同的温湿度组合可得出相同的温湿度系数，因此温湿度系数的作用必须限制在一定的温湿度范围内，不同温度及湿度的组合，各自的作用差异很大。为了研究其对节肢动物地理分布和发生量的影响，可根据一年或数年中各月温湿度组合来绘制气候图，从而反映其与节肢动物生长之间的关系。

(四) 风

风对节肢动物的影响是多方面的，如气候在很大程度上决定着大气的流动，即风力的大小，大风影响着节肢动物的地理分布和生活方式；小风则能改变环境的小气候，如温度、湿度、蒸发等，从而影响节肢动物的热代谢。小气候（microclimate）是指在大环境不适宜某些节肢动物生存时，它们却可在其中某个小环境中孳生，如在荒漠地带的沙鼠洞中就有白蛉孳生并可将该地带的自然疫源性内脏利什曼病传播给那些到该地带从事活动的人群。如在 1991 年海湾战争中，美军在伊拉克沙漠地带作战时就感染了内脏利什曼病。风对飞行的节肢动物类群影响较大，风级愈大，有翅的节肢动物活动就愈少，在北极的一些岛上，几乎每天都有暴风，飞行节肢动物已极为罕见。此外，节肢动物迁飞与滞育一样是对环境、时间、空间上的适应变动，也与风向有关。

(五) 气候的季节性与节肢动物的季节消长

低纬度地带，由于气候季节性变化不明显，热带雨林的大气压力、风及降雨量的变化很小，植物终年生长并结果，因此节肢动物生长、繁殖的季节性也不明显。但在高纬度地带，一年之中光、热、降水等变化很大，月平均温度的年变幅也较大。大多数节肢动物在冬季都会发生数量及种类上的骤减，而在夏秋季其数量和种类又会上升，如蚊、蝇等多数医学节肢动物均表现出明显的季节性消长。但因各种节肢动物对外界适应性有所不同，故不同种类节肢动物季节消长的幅度、周期等也有所不同。

二、生物因素

生物因素是指环境中的所有生物由于其生命活动而对某种生物（某种节肢动物）所产生的直接和间接影响，以及该种生物（节肢动物）个体间的相互影响。生物因素包括食物、各种病原微生物、捕食性和寄生性天敌等。与非生物因素相比，生物因素对节肢动物的作用有以下特点：

1. 作用于个体与群体的关系　生物因素在一般情况下，只影响节肢动物的某些个体。如在同一生境内，节肢动物获得食料的个体是不均衡的；只有在极个别的情况下，节肢动物种群的全部个体才能被其天敌所捕食或寄生。而非生物因素（温度、湿度等）对于节肢动物种群的群体所起的作用基本上是相同的。其中可能有某些个体因所处的小气候环境不同而略有差异，但并不显著。

2. 与种群密度的关系 生物因素对节肢动物影响的程度与节肢动物种群数量关系密切。如在一定空间范围内，节肢动物所取食的食物源愈丰富，节肢动物间彼此的竞争就愈小。

3. 单方面适应与相互适应的关系 非生物因素一般只是单方面对节肢动物发生影响，而生物因素对节肢动物的影响则是相互之间。如某种节肢动物的天敌数量增多，其种群数量将随之下降；节肢动物种群数量下降，势必造成其天敌的食物不足，天敌数量也随之下降，而又导致该种节肢动物种群数量的增多。

4. 涉及范围的关系 非生物因素对整个生物群落中的所有物种都发生作用，但引起的反应或产生的影响对各种节肢动物不尽相同。生物因素一般仅直接涉及两个种和与其密切相关的物种之间的关系。

（一）节肢动物与寄生植物的关系

1. 节肢动物对植物的选择与反应 植食性节肢动物都有其适宜的食物，但不同的食物对节肢动物产生的影响却不同。同一种植物的不同器官，对取食节肢动物的影响也不相同。

2. 寄主植物对节肢动物的适应 在研究节肢动物与寄生植物关系时，不仅要注意节肢动物对食物的选择和适应，还应注意植物本身的适应性问题。节肢动物对植物的选择可分为产卵的选择、取食的选择、营养的选择、特殊物质的选择等四个基本阶段。植物的抗虫性常表现为三种特性，即不选择性、抗生性和耐害性。

（二）节肢动物与微生物的关系

有些微生物可以作为节肢动物的食物，但是自然界中大量的病原微生物可使节肢动物致病，其中主要有三大类群，即病原真菌、病原细菌及病毒。

近年来，利用真菌治虫范例很多，白僵菌是一种典型的病原真菌。白僵菌在世界分布极广，欧、亚、非、澳、南美洲均有此菌的分布，我国的分布领域南自广东，北至黑龙江。目前，已利用白僵菌防制松毛虫等20余种害虫。

细菌的繁殖速度很快，种类众多，且节肢动物与细菌的接触机会很多，可以造成种群的大量发病。如苏云金杆菌即是一种广谱性病原细菌，可对至少150余种鳞翅目节肢动物有致病和毒杀作用。

病毒是一种最原始的生命形态。利用节肢动物病毒来防制节肢动物日渐增多，且新的节肢动物病毒不断被发现。利用病毒防制节肢动物尚为一种较新的防制方法，具有很大的发展潜力，我国已先后利用病毒防制桑毛虫、松毛虫、毒蛾等鳞翅目节肢动物，此外，对双翅目、膜翅目、鞘翅目等均有一定的作用。

互利共生现象在节肢动物中也较为常见，如虱体内的含菌体，它在若虫及雄虱体内终身存在。在雌性则大多于若虫最后蜕皮时，微生物离开含菌体，经输卵管壁进入卵中而侵入胚胎传至下一代，如在此之前将含菌体摘除，则会影响雌虱的寿命及繁殖，而当含菌体中微生物已移入输卵管后再将其摘除则对雌虱无大的影响，但如摘除若虫体内的含菌体及微生物，则其寿命会大大缩短。吸血蝽（*Rhodinius prolixus*）吸食鼠血后，即须依靠其肠道内细菌 *Nocardia thodnii* 来提供烟酰胺、泛酸、吡哆醇及维生素 B_1 等。德国小蠊则依赖其肠道的微生物提供固醇类物质，此外，研究表明专营吸血的昆虫，由于血液不是全营养食物，因此大都需体内共生微生物为它们提供所需的维生素等必需营养成分。

（三）节肢动物与其他动物的关系

1. 捕食者和被食者 捕食性节肢动物种类很多，一般比被食者个体大，幼虫和成虫期多能自由活动。在生物群落的整个能量流动中，捕食作用有重要意义；捕食者是被食者进化过程中的选择因素，可使被食者种群维持在适度状况，并对被食者物种的种群起着调节作用，被食者在捕食作用的长期影响下产生一系列的适应，主要表现在保护色、拟态、多态现象、机械和化学保护适应、防御等方面。

2. 寄生物与宿主 寄生与捕食常易混淆。其区别在于寄生节肢动物在发育的过程中仅仅吃掉一个宿主，而捕食节肢动物则需要吃掉多个个体才能成熟。寄生节肢动物是节肢动物中的一些种类，其生活史的一（或多）个时期或终身寄生于其他动物（宿主）的体内或体表，并以摄取宿主的营养物质来维持生存。寄生现象的起源大概是首先在空间上的发生联系，然后再发展到食物的联系，也可能通过捕食发展而来。如半翅目猎蝽属节肢动物为自由生活的捕食者，捕食各种节肢动物，但有一种猎蝽（*Reduvius personatus*）除捕食节肢动物外，还可吸人血。而温带臭虫则发展为暂时性的体外寄生物，完全以吸血为生。

三、土壤和水体因素

（一）土壤因素

土壤是节肢动物的重要居住场所。土壤是母岩、气候与生物共同作用下产生的自然体，是一切陆生动物赖以生存的基质。土壤包括物质的三种状态：即固体相（岩粒、土粒等）、液体相（水分）和气体相（O_2、CO_2等）。在土壤中可以呼吸到空气，同时又有水分。很多节肢动物都栖息于土壤中，有些类群甚至从不出现在土壤表面。研究土壤节肢动物及其居住条件，对了解节肢动物的进化途径很有意义。研究土壤节肢动物更应将土壤与节肢动物二者看成一个有机的整体，而节肢动物仅是生活在这个整体中不可分割的因素，它们之间彼此相互影响，相互制约。

土壤理化性质主要包括土壤的干湿程度、土壤成分、团粒结构、土壤的酸碱度、含盐量等，对节肢动物的种类和数量都有很大的影响。土壤水分的来源主要是降雨，土壤的干湿程度常影响土壤节肢动物的分布。按组成颗粒的大小及比例可将土壤分为砂土、壤土、黏土等类型，土壤机械组成主要影响节肢动物的种类及其活动状况。

土壤的酸碱度对一些节肢动物的生活影响也很大。有些节肢动物喜欢在酸性的土壤中生活，也有些节肢动物则喜欢生活在碱性的土壤中。土壤的其他化学特性，如含盐量等对节肢动物分布也有一定影响。有些节肢动物在含盐量超出其适应范围时，其生理功能就会发生改变，如是否产卵，产卵的选择性以及卵的成活率等。

如孳生在土壤中的蠓类，对土壤条件有很强的选择性，如细蠓（*Leptoconops*）一般喜在湿润砂质土壤中孳生，而吉塞细蠓（*Le. kerteszi*）的幼虫则在沙、泥和淤泥的混合土壤中孳生，蠛蠓（*Lasiohelea*）的幼虫孳生于有荫蔽的湿润疏松土质中等。

（二）水体因素

水体是水生节肢动物生活的环境且水生节肢动物是经济鱼类的食料之一。许多人兽共患病的媒介节肢动物，如蚊、蚋、蠓以及虻类的幼虫都须在水中发育。在中国这样一个多水域的国家，开展水生节肢动物的研究对生态学和生产实践均有重要意义。

水体温度主要具有高热容量、高融化潜热、蒸发热潜能、4℃时密度最大等特点。水域的温度一般比较稳定而均匀，由于水域中光和陆地上的状况是不同的，在这些因素的影响下，水中的动、植物定向活动，成千上万吨的生物夜以继日地有节奏地活动着。水中矿质的含量及水的 pH 值对节肢动物都有较大的影响。节肢动物不能在蒸馏水中生活，因为其中缺少各种矿质盐类。水生节肢动物种类的不同对水的 pH 值要求往往也不同。例如：按蚊要求弱酸性环境，而蚋幼虫则可生活在具有不同程度酸性环境的水域中。大多数蚊虫喜在平静的淡水中孳生，而巽他按蚊（*An. sundaicus*）、海滨库蚊（*Cx. sitiens*）则在盐水中孳生；有些蚊类，如按蚊很少在氨态氮含量高于 0.3μg/g 的水体中孳生，而淡色库蚊则喜欢在污水中孳生，在含氮量高于 2~3μg/g 的水中仍能很好生长，蚋则喜在清洁的流水中孳生。

四、食物因素

节肢动物和生活条件中营养的联系，是生态学的重要部分之一。所谓营养系指节肢动物取食有机或无机化合物，通过吸收和代谢以维持生命的延续和后代的繁殖。

节肢动物食物内的蛋白质、脂肪、碳水化合物、盐类、维生素等，与节肢动物的新陈代谢及生长繁殖都有密切关系。各种节肢动物各有其新陈代谢的特点，而节肢动物在特化食性上的适应，以酶的作用最为显著。例如：食鸟兽羽毛的节肢动物，消化道都含有角蛋白质分解酶，其作用在于消化羽毛上难以分解的角蛋白质；吸食蜜的蛾类，小肠中仅有蔗糖酶；吸吮哺乳动物血液的蚊、蚤、虱类，一般含有蛋白质分解酶和阻止血液凝结酶。酶是活动的，对外界环境变化易起反应；在节肢动物体内酶的活动与内分泌的生物体本身相联系，而内分泌由神经系统所控制。所以新陈代谢的功能，不仅适应于节肢动物取食的特点，而且和非生物因素相互成为一体。

节肢动物在久远的生活中，对于食料方面各有其特殊的选择，即所谓食物嗜选性（food preference），也就是说，食物内的含有物和节肢动物的生理要求是一个统一体。由于食物的来源有限，节肢动物在种内或种间对食物的竞争，在长期演化中形成了节肢动物能利用各种有机物质。

昆虫在长期进化过程中形成了对食物的特定要求。就医学昆虫来讲，它们的食性可分为吸血的与非吸血的，前者包括蚊、蠓、白蛉、虻、蚋和蚤的成虫等，后者包括多数蝇类和蜚蠊等。其中就吸血双翅目昆虫而言，雄性成虫则多以花蜜及植物汁液为食。还应注意的是，有些昆虫不同发育阶段对食物的要求也有很大差异。

对于大多蚊类幼虫来说，它们的食物来源较广，包括其孳生环境中的微生物、原生动物及其他浮游生物和单细胞藻类等。有的种类，如巨蚊属也捕食其他种类蚊的幼虫。由于蚊幼虫对水生环境的适应而形成了相应的取食方式，即借助其口刷的活动造成水流，使食物颗粒顺水流入口中。

蠓类幼虫以酵母菌、藻类及原生动物和土壤中的微小线虫、微型昆虫的幼虫等为食。而蝇类幼虫则以发酵和腐败的有机碎屑为食。蚤类幼虫则以其生存环境中的有机碎屑为食，同时成蚤在宿主巢内排出的大量血便颗粒更是多种蚤幼虫重要的食物和营养来源。虻类幼虫多数为肉食性，捕食昆虫幼虫、甲壳类、蚯蚓、蜗牛和其他软体动物，有些也以植物碎片为食。

吸血对一些种类的医学昆虫来说是至关重要的，因为它们某一特定的生理过程常以吸血为前提。就吸血双翅目昆虫而言，除少数具有自育性的种类外，其吸血一般都与它们的繁殖有关。以蚊虫为例，虽然成蚊仅饲以糖水也可正常生活，但不能产卵。雌蚊的吸血、胃血消化和卵巢发育密切相关。每次从吸血到产卵都有一定的周期性，称为生殖营养周环。再如，有些蜱类，如革蜱、血蜱、扇头蜱和牛蜱等，雄虫只有吸血后才能形成精子，因此在饥饿的条件下不能交配。而臭虫成虫产卵及若虫蜕皮之前至少需吸血一次，如不吸血或吸血不足均影响若虫的蜕皮。

对于螨类而言，不同螨种对食料有不同要求，根据食物来源不同可分为植食性的、捕食性的、寄生性、菌食性的和腐食性的。粉螨大都属于植食性、菌食性和腐食性螨类。植食性粉螨吮吸植物叶液，对农作物造成危害。而菌食性和腐食性粉螨以植物碎片、苔藓和真菌为食。如椭圆食粉螨为害各种谷物，特别是蛋白质和脂肪丰富且潮湿储藏物；嗜木螨多发生在腐烂或长霉的麦类、稻谷、花生、玉米和亚麻子中；食虫狭螨多发生于陈旧且含高水分的面粉及家禽饲料中，也可孳生在昆虫、水稻、碎米及草堆上；皱皮螨为害各种粮食及其制品、药品等；腐食酪螨除了孳生于腐败变质的食品谷物外，还常在食用菌培养料中被发现。而尘螨取食人体脱落的皮肤和毛发等。

单一食性的螨类当缺乏它所要选择的食物时，就会影响到其正常的生长发育。因此，可以利用螨类对食物有选择性的特点，在仓库里轮流存放不同品种的粮食，来抑制螨类的发生。

以上对影响节肢动物的各类环境因子作了简单的介绍，但是这里需要特别说明的是，环境因子间是相互联系、影响着的，它们综合在一起构成了节肢动物的生存环境而对其施加影响。同时在一定条件下，它们中必有一个或几个起着主导作用，即所谓的主导因子。这有两方面的含义，其一就因子而言，它们中的某一个发生变化会引起节肢动物生态关系的重大改变，也就是说，该因子对环境起主要作用，如温度就是这样一个因子；其二对节肢动物而言，由于某一因子的存在与否及数量的变化会对节肢动物的生长发育产生显著的影响，此点也不难理解，如在其他条件都适宜的情况下，食物的不足就会成为影响节肢动物的主导因子。此外，环境因子的作用具有阶段性，这在全变态昆虫中很容易找到例证，因为在这类昆虫中，由于成、幼期生活方式、生存环境有很大差异，所以影响幼期的因子对成虫的影响可能很小，甚至没有影响。还有生态因子是不可替代的，这是显而易见的，但在一定条件下，却存在着相互补偿作用，如埃及伊蚊幼虫在糖类食物缺乏时，通过摄取氨基酸来满足能量需求。

第二节　种群生态学

种群（population）是同一物种在一定空间和一定时间内所有个体的集合体，即种群是由同种个体所组成的，占有一定的空间，是同种个体通过种内关系组成的一个统一体或系统。在自然条件下，种群是构成物种（species）存在的基本单位，也是构成生物群落（biotic community）的基本组成单位。根据研究对象不同可将种群分为实验种群、自然种群，前者又分为单种种群和混合种群。一般来说，自然种群有三个基本特征：①空间特征，即种群具有一定的分布区域。②数量特征，每单位面积（或空间）上的个体数量及密度是变动的。③遗传特征，种群具有一定的基因组成，及系一个基因库，以区别其他物种，但基因组成同样是处于变动之中的。种群生态学（population ecology）是研究种群的数量、分布以及种群与栖息环境中的非生物因素与其他生物种群（如捕食者和猎物）之间的相互作用。

一、种群动态

种群动态（population dynamics）是种群生态学的核心问题，种群生态学就是要弄清密度变化规律，如何时为虫现期、高峰期和衰减期，以及产生的原因，环境因子（包括生物的和非生物因子）对种群密度的影响。概况来说即研究下列问题：①有多少（数量和密度）。②哪里多，哪里少（分布）。③怎样变动（数量变动和扩散迁移）。④为什么这样变动（种群调节）。由于自然种群与其环境因子的关系很复杂，这就要求不但在实验室的单因素或寡因素组合条件上观察实验种群，而且要进行现场自然种群的取样研究，更要用系统理论指导、分析所得到的观察资料，建立计算机模型，实现种群系统的仿真，即通过分解、观察、综合、建模、验证这5个相互依赖的过程，才能深入认识种群动态规律。

（一）种群的密度和分布

1. 种群的大小和密度　一个种群的大小（size）是一定区域内种群个体的数量，也可以是生物量或能量。种群的密度是单位面积、体积或单位生境中个体的数目，如粮食仓库中每平方粗脚粉螨的数量，也可以是每克面粉中腐食酪螨的数量。

2. 种群的数量统计　节肢动物种群的调查包括取样、计数、统计分析与估计等步骤。即采用适当的方法从节肢动物种群中抽取一定数量样本，然后分析样本所反映的种群密度特征，经一定的统计处理后，对种群的数量变化特征做出估计。

取样是节肢动物自然种群调查的基础，在取样时应注意下列因素：

（1）取样方法：各类节肢动物的栖息场所与生活习性不同，因此可以采用不同的调查、采集方法，以提高取样效率。节肢动物种群调查中常用直接采集计数、分离计数、间接指标计数及人造卫星遥测等技术。如可利用节肢动物的趋化、趋光等趋性来引诱节肢动物；对于一些小型节肢动物，可将节肢动物及其生境一并采回室内，然后再分离计数；若是某些难以直接被发现的节肢动物，也可以虫粪、虫网等残迹来间接计数。

（2）取样单位：在调查过程中根据调查目的、节肢动物的生活习性及发生数量，选取长度单位、面积单位、体积单位、时间单位、生境单位、网捕单位等取样单位。采用上述各种取样单位所获得的资料，均折合成单位面积内的节肢动物数量及被害率。

（3）取样设计：一般根据取样目的、节肢动物的密度与生活习性来设计具体取样方案，特别是要依据节肢动物的分布型来设计。在取样设计过程中，其基本要求是取样必须有一定的代表性，防止人为因素影响取样结果，使对节肢动物种群的数量估计能反映实际情况。

一般抽样设计的方法类型有简单随机抽样法、系统抽样法、分层抽样法、双重抽样法、逐次抽样法和分段抽样法等。

1）根据研究目的确定取样方案：取样的目的是估测种群密度，这里首先要确定估测值的准确度；即平均密度的估测与真值的误差百分率，通常有20%、10%，准确度水平的确定与研究目的有关。在一般的医学节肢动物调查和防制监测中，感兴趣的是相对密度的变化，例如，比较同一地区的不同时刻或不同地区间种群密度，以及防制前后种群密度的变化等准确度要求相对较低，而在种群动态模拟研究中，准确估测种群绝对密度是建立模型和估测种群参数的基础。虽然后者应用的取样方案得出信息和估测准确性很高，但费时费力，而相对密度估测则具有简便易行的特点。

2）随机化取样原则：通过取样得出的估测值都有一定的误差，这是取样本身所固有的，在对取样结果进行的统计分析中，估测样本变异度（即方差）要求随机化取样，而对于非随机化样本应加以调整。实际取样中大多采用固定线路取样，例如，对角线法、等距取样等，这种取样方法实际是代表性（representative）样本，而非随机化样本。在随机化取样中，总体中每个样本被取样的概率相同。具体做法是将总体中样本编号，然后利用随机数字表抽出几个不同的数码为样本编号。

3）分层取样：有的昆虫种类在环境条件不均一时，有向适宜环境聚集的习性。这时采用单纯的随机取样并没有考虑到这种聚集分布的特点，有一定的局限性，必须根据昆虫聚集分布的特点将大环境分成若干小环境，在统计学上称为“层”，然后在各层中进行随机取样，把各层的取样结果进行综合分析，可以较准确地反映整个环境中的种群密度，因此合理的分层是很重要的。对于不同环境是否需要分层，可先初步取样，用方差分析比较其均数，如果差异达到显著水平，就应该分层，否则不必分层。如果各层中取样数是按各类生境面积成比例确定的，则此取样即为按比例分层取样。

3. 种群的空间格局　种群的空间格局（spatial patterns）是指某一种群的个体在其生存空间的分布模式，是种群的重要属性之一，由物种的生物学特性和环境条件决定。由于自然环境的多样性，以及存在种内、种间竞争，每一种群在一定空间中都会呈现出特有的分布形式。种群在一个地区的分布方式，即个体如何在空间配置或种群在一定空间的个体扩散分布形式，称为种群的分布型。不同种节肢动物在不同条件下，种群内各个体的分布状况不同，这取决于该物种的生物学特性、种群密度及其宿主植物与其他环境条件的配置状况等多方面因素。

根据某种节肢动物种群内个体间的集聚程度与方式，种群的分布型可分为：均匀分布（uniform distribution）、随机分布（random distribution）和集群分布（aggregation distribution）。集群分布一般可分为核心分布型（contagious distribution）和负二项分布型（negative binomial distribution）。

空间格局的研究，可以提示种群的空间结构，以及种群下结构的状况，如有无个体群（colony）的存在，分布的基本成分是单个个体还是个体群等，这些问题对于了解种群的结构、动态和调节机制具有重要的理论意义。另一方面，种群的空间格局是取样技术的理论基础，可靠的取样资料对于医学节肢动物调查和监测是必不可少的，空间格局研究使我们可以确定何处取样，以及如何取样在不同允许误差，不同密度下的最适取样数，最适样方大小，以及按发生频数估测种群密度等。

空间格局可以表现在不同水平，如幼虫在整个地区的分布和在一个孳生地内的分布，在设计取样方案时，要考虑到种群在不同层次水平的分布格局。

（1）空间格局的研究方法：测定节肢动物种群空间格局的主要方法有两类：一类是样本频数分布与理论频次分布进行比较，通过卡方检验，确定该种群的空间格局是否符合理论分布；另一类是根据取样资料估测种群的聚集度。

1）理论分布的拟合：理论分布根据各分布型的概率公式计算理论概率和理论频数，再用卡方检验理论频次与实测频次间的吻合程度，差异不显著者可判断为符合该理论分布。在医学节肢动物研究中，最常用的理论分布为泊松分布与负二项分布。前者描述种群个体在空间呈随机分布，后者则概括了不同聚集度的聚集分布，是节肢动物空间分布中适合范围最广的一种理论分布。

① 泊松（Poisson）分布的拟合：泊松分布即所谓随机分布，每一个体在种群分布空间出现的机会是均等的，并且一个个体的存在并不影响其他个体的分布。在泊松分布下，在每个样方(或样本)中出现 r 个个体的理论频数为：

$$F'_r=N\frac{m^r}{r!}e^{-m}$$

式中，

m——种群均数，以样本均数估计；

N——样本总数。

将理论频数（F'_r）与实际频数（F_r）按下式计算 χ^2 值：

$$\chi^2=\sum\frac{(F'_r-F_r)^2}{F'_r}$$

χ^2 检验时要注意，N 要足够大，F 不小于 5，当 F'_r 小于 5 时，应将理论频次小于 5 的各项合并，合并后的 F'_r 要求大于 5。

② 负二项分布：其理论频数表达式为：

$$F'_r=N\frac{(k+r-1)!}{r!(k-1)!}q^{-k-r}p^r$$

式中，

$p=V/M-1$；

V——样本方差，$k=m/q$，$q=p+1$。

在英国剑桥地区，Service（1985）对 *Aedes cantans* 进行取样调查，并用计算机将取样结果与一些理论分布型进行比较，结果表明，随着虫龄的增长，其分布型也发生变化，很多取样资料的 3~4 龄幼虫的分布，可以用负二项分布来描述，而一龄幼虫，所测试的理论分布型均不能拟合。

2）聚集度测定：取样资料的方差和均数提供了种群空间分布的大量信息，很多测定聚集度的方法都是通过分析方差和均数的关系，其中以 Taylor（1961）幂函数法和 Iwao（1968）回归法应用最多。

① Taylor 幂函数法：Taylor 从大量的取样资料中总结出方差（V）与均数（m）的关系为：

$$V=am^b$$

参数 b 表示当平均密度增加时，方差的指数增长率。

当 lg a=0，b=1，v=m 时，种群在一切密度下随机分布；

当 lg a>0，b=1，v/m=a 时，种群在一切密度下均是聚集的，但聚集度不具密度依赖性；

当 lg a>0，b>1，V/m=am，种群在一切密度下均是聚集的，且聚集度随密度变化而变化；

当 lg a<0，b<1，密度越高种群分布越均匀。

② Iwao 回归法：平均拥挤度（m*）是 Lloyd（1967）提出的，即每个个体在一个样方中的平均其他个体数，指的是在一个样方内每一个体的平均拥挤程度。平均拥挤度强调的是个体的平均，而 m* 是样方的平均。均数受零样方的影响很大，在零样方多时，虽然有的样方中个体数很多，种内竞争激烈，但 x 很小，因此 m 难以真正反映生物因素的影响效应，而平均拥挤度不受零样方的影响，由于零样方不提供个体间相互作用的信息，在平均拥挤度计算中，零样方是无意义的。在抽样过程中，在有大量零样方发生的情况下，m 的效果更好。在随机取样中，m* 的计算公式为：

$$m^*=m+k$$

式中，

k——负二项分布中的参数。

Iwao（1968）发展了 Lloyd 的方法，应用线性回归方程来描述平均数 m 与平均拥挤度 m 的关系：

$$m=a+\beta m$$

截距 a 显示分布的基本成分，当密度趋于无穷小时，一个个体期望与 β 个其他个体生活在同一样方内；a=0 时，分布的基本成分是单个个体；a>0，说明个体间相互吸引，存在着个体群；a<0，则个体间互相排斥。斜率 β 表示基本成分的分布模式；β=1、>1 和<1 分别代表基本成分呈随机分布，聚集分布和均匀分布。

在以上介绍的方法中，理论分布拟合对种群空间格局提供的信息最多，但计算复杂，在拟合多种理论分布时，最好用计算机进行自动筛选；理论分布型与空间格局之间很难绝对地一一对应，同一取样资料可以与几个理论分布相拟合；取样方法，特别是样方大小也有很大影响；另外，随着种群密度变化，种群空间分布型也会发生变化。Taylor 和 Iwao 方法简便，特别是描述了取样方差随密度变化的趋势，因此可从估测的平均密度预测其变动范围，这是进行序贯取样的必要条件。另外，种群聚集度指数可确定资料代换方式。

（二）种群统计学

种群具有个体所不具备的各种的种群特征，这些特征多为统计学指标。种群统计参数包括初级种群统计参数（primary population parameters）和次级种群统计参数（secondary population parameters）。初级种群统计参数，即影响种群大小的 4 个种群基本参数：出生率（natality）、死亡率（mortality）、迁入（immigration）和迁出（emigration）。迁入和出生使得种群数量增加，迁出和死亡使得种群数量减少。次级种群统计参数，由初级种群统计参数导出。如年龄结构（age distribution）、性比（sexual ratio）、生命表（life table）和种群增长率等，共同决定着种群数量的变化。

1. 出生率和死亡率 出生率是一个广义的术语，是泛指节肢动物产生新个体的能力。出生率常分最大出生率（maximum natality）或称生理出生率（physiological natality）和实际出生率（realized natality）或称生态出生率（ecological natality）。最大出生率是指节肢动物种群处于理想条件下的出生率。在特定环境条件下种群实际出生率称为实际出生率。完全理想的环境条件，即使在人工控制的实验室也很难建立的，因此，所谓物种固有不变的理想最大出生率一般情况下是不存在的。但在自然条件下，当出现最有利的条件时，节肢动物表现的出生率可视为"最大的"出生率。

死亡率包括最低死亡率（minimum mortality）和生态死亡率（ecological mortality）。最低死亡率是节肢动物种群在最适的环境条件下，种群中节肢动物个体都是由年老而死亡，即节肢动物都活到了生理寿命（physiological longevity）才死亡。种群生理寿命是指种群处于最适条件下的平均寿命，而不是某个特殊个体可能具有的最长寿命。生态寿命是指种群在特定环境条件下的平均实际寿命。只有一部分粉螨个体能够活到生理寿命，多数死于捕食者、疾病和不良气候等。

节肢动物种群的数量变动首先决定于出生率和死亡率的对比关系。在单位时间内，出生率与死亡率之差为增长率，因而种群数量大小，也可以说是由增长率来调整的。当出生率超过死亡率，即增长率为正值时，种群的数量增加；如果死亡率超过出生率，增长率为负值时，则种群数量减少；而当生长率和死亡率相平衡，增长率接近于零时，种群数量将保持相对稳定状态。

2. 迁入迁出 扩散（dispersion）是大多数粉螨生活周期中的基本现象。迁入和迁出是粉螨的一种扩散行为。扩散有助于防止近亲繁殖，同时又是各地方种群（local population）之间进行基因交流的生态过程。

3. 年龄、时期结构和性比 由于种群是由许多个体所组成的，所以个体的状况不同，种群的组成也就不同。种群的组成特征主要有性比和年龄组配。

性比（sex ratio）：是种群中雌雄个体所含的比例。大多数节肢动物的自然种群中雌雄个体的比率常为1∶1。节肢动物性比常受环境因素的影响，有些节肢动物在食物短缺时，雌性比例便会下降。

年龄组配（age distribution）：是指不同年龄组的个体在种群内的比例或配置情况。种群的年龄结构与出生率密切相关，一般来说，若其他条件相等，种群中具有繁殖能力年龄的个体比例越大，种群的出生率就越高；反之，种群的死亡率就越高。

节肢动物大多经历离散的发育期，例如昆虫幼体的龄期。利用每一时期个体的数量，即时期结构，可以对种群进行有效的描述。

此外，对某些形态多型的节肢动物，其各型个体的比例也常是种群结构的一个重要指标。如有些节肢动物可分为两型：有翅型及无翅型，在营养与环境条件不利时，有翅型比例明显增加，即预示着该种群发生大规模外迁的可能性较大。

4. 生命表 Deevey（1947）首先将生命表（life table）的概念与方法引入动物生态学研究中。所谓生命表，是指按种群生长的时间或按种群的年龄（发育阶段）的程序编制的，系统记述种群死亡或存活率和生殖率的一览表，它最清楚、最直接地展示了种群死亡和存活过程，此表又称为 lx 表。相应的曲线称为"lx"曲线，是以存活数量的对数值为纵坐标，以年龄为横坐标，而将一个种群的死亡-存活情况绘成一条曲线。节肢动物生命表常分为年龄特征生命表（age specific life table）与时间特征生命表（time specific life table）两种主要类型。

（1）年龄特征生命表：又称为静态生命表，是生命表中最常用的形式，主要适用于世代重叠节肢动物种群。指在某恒定的环境条件下，从一些同龄的个体（一般是初生仔或初产卵）开始，分别记录这些同龄个体在时间过程中的死亡分布状况，从而所做出的"死亡年龄一览表"（age schedule of deaths，dx）。

（2）时间特征生命表：又称动态生命表，这类生命表主要适用于变动环境中的自然种群研究，它适用于分析不同的季节内各年龄组的存活状况，尤其适用于世代不重叠的节肢动物种群。

5. 种群增长率 自然条件下，种群总是与食物供应者、资源竞争者和捕食者及寄生物之间有着密切的关系，同时受其生存的物理环境中各种因素的影响，真正的单种种群非常稀少，基本上只存在于实验室内，通过对单种种群进行动态观察，理论及实验分析，有助于了解种群增长的普遍规律以及各种生物及物理环境因素对不同节肢动物的种群动态影响。

（1）简单生活史的单种节肢动物种群的实验观察：许多种节肢动物可以很方便地在小容器内饲养。可以通过人为设定实验条件，计数培养的节肢动物数量，观察在不变的环境条件下种群是如何发生变化的。这些实验可以在维持恒温恒湿的孵育箱内进行，同时还可以控制所有其他的环境变量，因此在种群研究中有其传统的地位。大多数节肢动物在周围环境条件稳定的情况下，其种群密度保持上升势头，但在达到一定水平后即处于相对稳定的动态平衡期，即种群密度不再上升。

（2）简单生活史的单种种群增长的理论分析

1）在"无限"环境资源中的增长：我们先假设一个理想种群在"无限"环境资源（食物和空间等）中的发展状况。如果在无限空间中此种群维持恒定的瞬时出生率（b）与瞬时死亡率（d），那么 b 与 d 之差为该种群的"内禀增长能力"（rm），如果 rm>0，种群无限增长；如果 rm<0，种群则迅速下降。另一个考察种群增长能力的指标是"周限增长率"（λ），λ 表示在每经过一个单位时间后，种群的净增长倍数。当 λ>1 时，种群无限上升；当 λ<1 时，种群则无限下降；当 λ=1 时，种群维持稳定。

2）在有限环境中的增长：在实际中，种群常在资源供应有限的条件下生长，种群内各个个体对资源的利用也存在竞争。当种群内个体数量不断增多时，种群密度也不断增大，对于有限的资源种内竞争随之加剧。种群就不能充分实现其内禀增长能力（rm）所允许的增长率，当种群量达到其资源供应的最大负荷量时，种群量将不再增加而维持一定的数量。

（3）复杂生活史或世代不重叠的单种节肢动物种群的实验观察及分析：对于具有复杂生活史并且每年仅有一个或数个相互分离世代的大多数节肢动物种群，用以上的观察分析方法不能确切地描述种群的变化，必须进一步分析种群生命表以及时滞效应对种群的影响。如前所述，若某因素所导致的死亡百分比随着种群密度的增长而增大，则称该因素为"密度制约"（density dependence），反之称为"逆密度制约"（inverse density dependent）的，如果死亡率与密度无关，称为"非密度制约"（density independence）。气候变化可以影响种群死亡率变化，但从平均值上分析，它们属非密度制约。

密度制约效应总是与种内或种间竞争相联系的。竞争的结果可以是存活个体数量或存活百分比的下降，或为个体增长速率、成虫体重与生育力的下降，即表现为种群增长率随密度增长而下降的总效应。对于单种节肢动物种群，可以通过观测种群内对于食物、巢穴及其他资源的竞争来观察密度制约效应。

在竞争中有两种极端类型的竞争现象，这两种类型为"争夺性"（contest）竞争与"分摊性"（scramble）竞争。在争夺性竞争中，每一个获胜的个体均能得到其所需的生存、繁衍资源，而失败者未能得到满足其存活或繁殖资源而最终被淘汰。随着竞争个体的增多，资源出现短缺情况，在竞争有限的资源过程中，失败者被淘汰后，由于在争夺性竞争中资源基本上未被浪费，所以竞争后的种群密度维持稳定。在分摊性竞争中，资源在所有竞争个体间的分摊是均等的，所以竞争者的获胜是不完全的，每个个体都能获得一定的资源，但这些资源对于某些个体来说又不足以维持其生存或繁衍的需要，以致这些资源被白白浪费。对于在均匀栖境中生活的节肢动物来说，当每个个体所摊得的资源（如食物）不足以维持生存时，死亡率将立即从 0% 上升至 100%。但是若种群中的某些个体比其他成员有更强的获得资源的能力，那么种群的死亡率就不会突然从 0% 上升至 100%。

（三）种群的增长模型

在自然条件下，种群增长与其他物种密切相关，不能孤立开来。只有在实验条件下，才能观察单种种群的增长，但对于种群动态研究，往往是从观察单种种群开始，以下介绍的几种增长模式均是单种种群在不同条件下表现出来的。

指数增长　在无限环境中，种群的增长不受资源条件的限制。在自然界中，真正观察到指数式增长的例子并不多，但在种群增长的某个时期，此时环境条件最适宜种群增长，可以近似地将其视为指数增长，例如蚊虫种群在初夏季节表现出的增长模式等。

根据世代重叠情况，数学模型上有两种类型：

1. 世代不相重叠种群的离散增长模型：假定种群没有迁入和迁出，不考虑年龄结构，则：$N_t= N_0\lambda^t$

式中，N_t 为 t 时刻的种群大小，N_0 为初始种群大小，λ 为种群有限增长率（finite rate of increase）。

λ>1，种群密度上升；

$\lambda=1$，种群密度稳定；

$0<\lambda<1$，种群密度下降；

$\lambda=0$，雌虫没有繁殖，种群在一代中灭绝。

2. 世代重叠种群的连续增长模型：如果世代完全重叠，种群数量以连续方式改变，此时可用微分方程来描述：

$$\frac{dN}{dt}=rN$$

其积分式为：$N_t= N_0e^{rt}$

式中，

r——种群瞬时增长率，如以 b、d 分别表示种群瞬时出生率和死亡率，则：

$$r=b-d。$$

3. 逻辑斯蒂增长模式：种群在有限环境下的增长模式，最简单的形式就是逻辑斯蒂增长（Logistic growth）。

由于环境资源的局限性，种群不可能长期地按指数式增长，当种群密度增加时，对资源（包括营养，空间等）竞争更加激烈，生存环境发生变化，制约了种群以指数模式增长。逻辑斯蒂模式假定：①设环境中存在一个允许最大种群数量，称为环境容纳量（carrying capacity），以 K 表示，当种群密度达到或超过 K 时，将不再增长：即 dN/dt=0；②假定密度对种群增长率的影响是最简单的，即影响程度随密度变化而按比例变化。按上述假设，种群在有限环境下的增长将不是 J 形，而是 S 形。

逻辑斯蒂方程的积分式为：

$$N_t=\frac{K}{1+e^{a-rt}}$$

将上式移项，取对数等处理后可化为直线方程：

$$\ln\frac{K-N_t}{N_t}=a-rt$$

参数 K 的估测，可用目测法直接从实验数据绘图上得出。另外还可应用三点法，即根据在逻辑斯蒂曲线上选择 3 个横轴上等距离的点来估计 K 值，这 3 个点取其间距最好尽可能大一些。

$$K=\frac{2P_1P_2P_3-(P_2)^2(P_1+P_2)}{P_1P_3-(P_2)^2}$$

式中，

P_i——i 点的观察值。

得出 K 的估值后，就可将 t 和 ln[（K–N）/N]进行回归分析，应用最小二乘法求得 r 和 a 的估值。

逻辑斯蒂模型优点在于数学形式简单，参数 r，K 具有明确的生物学意义。r 为每个个体的增长率；K 为空间被种群饱和时的密度；l/r 称为自然反应时间 T_R，表示当种群受干扰或返回平衡时所需要的时间。r 越大，增长越快，T_R 则越少。但此模型有局限性，特别是假定出生率和死亡率对密度变化的反应是即时的，甚至在低密度下也存在密度制约作用；另外，种群年龄分布必须稳定，这在自然种群条件下难以得到保证。

4. 种群增长的随机模型：前面介绍的模型都是确定性的，在给定的初始条件下，模拟结果是确定的。但很多生物中存在着变异性，如某种蚊幼虫的平均发育时间是 10 天，但个体间存在着差异，有的个体发育快，只需 7~9 天，有些个体则要 11~13 天等，随机模型更能反映出这种变异性质。

例如模拟一个群体的发育进程，根据观察值，先确定发育速率的分布类型，变异范围，根据分布类型和参数，用蒙特卡罗方法由计算机产生随机数来模拟群体中每个个体的发育速率，因此每次模拟的结果都是不同的，但均值相同。对于变异度大的种群，随机模型更为适合，特别是预测害虫发生峰期等时序变化。

二、种群调节

对医学节肢动物而言，种群调节泛指在来自种群外部及内部的各种因素作用下，种群的数量变动及其机制。引起种群数量变动的外部因素涉及气候因素、微生境因素及生物因素。此外，种群尚可通过其内部的一些调节机制来制约其数量的变动。狭义的种群调节常专指由于种群内部调节机制所引起的种群数量变动。

1. 气候因素对种群的调节作用　气候因素包括了温度、湿度、雨量及光照等要素，其对种群的调节作用多表现为非密度制约性(density independent)，即对种群的调节相对不受种群本身密度的制约。如剧烈的干旱、暴雨、洪水对蚊虫孳生地的大量破坏所造成的种群密度大幅度下降，并不是为了限制种群无限扩增的调节机制，无论原来的种群密度如何，都将受到巨大的打击。

气候因素中最显著的是温度。医学节肢动物是变温动物，对体温的调节能力较差，其体温基本上取决于周围环境的温度。每一种医学节肢动物都有一定的适温区，当环境温度超过此适温区范围时，就会导致种群增殖率及存活率下降，发育速度减慢，死亡率增加，最终导致种群密度降低。与温度类似，每种医学节肢动物都需要一定的湿度，其湿度的过高或过低都将影响其种群的发育速度、增殖率及存活率。

雨量的多少可以通过影响蚊类等医学昆虫孳生地的范围(增加或减少孳生地)或性质(如干旱年份，一些大型积水因水分蒸发丧失而变为小型积水等)对其种群数量产生影响。对蠓类、虻类中的部分种类，雨量可以通过改变其孳生地或栖息地的局部含水量调节其种群密度。光照在一定程度上也能对种群产生调节作用，日照过长或过短都有可能导致昆虫滞育的产生(尤以短日照所致滞育为多见)，处于滞育期的节肢动物，其种群的净增殖率等于零。此外，光照的过强或过弱都有可能直接影响昆虫的生长、发育或产卵，从而调节其种群密度。

气候因素对种群的调节作用是一个较复杂的综合过程，是温度、湿度、雨量及光照等要素间相互协调的结果。各种医学节肢动物种群数量的季节性消长在很大程度上包含了气候因素对种群的综合调节作用。国内外关于医学节肢动物种群季节消长的文献十分丰富，虽然绝大多数文献并未涉及种群调节理论的论述，但其研究结果都从不同的侧面直接或间接地反映了各种医学节肢动物种群随温度、湿度、雨量甚至光照的变化而变化的事实，在一定程度上反映了各气候要素对医学昆虫种群调节的综合效应。

2. 微生境因素对种群的调节作用　微生境是指医学节肢动物孳生或栖息的局部较狭小的生态环境，如蝇类幼虫孳生的粪堆及垃圾类，蚊类成虫栖息的局部阴暗、温暖及潮湿的狭小生境，以及蚤、虱、蜱、革螨、恙螨生存的各种宿主动物体表及巢穴环境等。微生境的变化将引起这些医学昆虫种群密度的变化。如水中的氯化物含量较高时，将对大多数蚊类种群产生不利影响；野外杂草、竹林等植被的破坏将导致一些野栖性蚊种的种群数量下降。对于体外寄生性节肢动物，其种群数量变化在很大程度上受着其宿主体表及巢穴环境状态的制约，如寄生于恒温动物(鸟类、哺乳类)的蚤类昆虫，其宿主的体表或巢穴环境为其提供了一个相对稳定的微生境，其种群数量的恒定与否取决于该微生境的稳定与否。当宿主死亡(体表温度下降)或患有发热性疾病(体表温度上升)时，因宿主体表微生境的温度变化超出了蚤类的适温范围，蚤类个体就会逐渐离开原来所寄生的宿主，导致在原宿主体表的种群数量下降。离开宿主的蚤类个体，有的将寻到新的宿主致使在新的宿主体表的种群数量增加；有的因找不到宿主而死亡。在虱类、蜱类、革螨及恙螨，也可见到类似的情形。

3. 生物因素对种群的调节作用　生物因素主要包括食物、捕食性天敌、寄生虫、病原微生物及种间竞争等几个方面，其对种群的调节作用通常表现为密度制约性效应，即调节作用受到种群本身密度的制约。

(1)食物：医学节肢动物为异养型生物，其自身不能直接利用环境中简单元素或化合物，必须靠取食环境中的有机质或其他生物才能维持其生命活动。食物对种群的调节作用具有密度制约性的效应，当环境中的食物短缺时，将导致种群的平均发育速度减慢、增殖率及存活率降低，死亡率增加，最终导致种群密度下降；当种群密度下降到一定的限度后，食物的短缺将得到缓解，种群密度又可慢慢地回升。对血食性节肢动物来说，宿主的类型(人或其他动物)、宿主的健康状态及宿主血源获得的难易程度都将直接或间接地影响其种群数量，如嗜吸某种特定动物血液的昆虫，若因其嗜好的宿主寻求困难而被迫取食其他动物血液甚至植物液汁时，其种群的发育、增殖、存活及寿命将受到不同程度的影响，近年国内在对中华按蚊的研究中证实了这一点。

（2）捕食性天敌：自然界医学节肢动物的天敌较多，能捕食蚊类幼虫的有鱼类、水螅、涡虫、蜻蜓的稚虫以及巨蚊幼虫等，蝙蝠、猫头鹰等尚能捕食蚊类成虫。目前捕食螨已经被广泛的应用于害螨的防制。李戎等（2020）比较了巴氏新小绥螨（*Neoseiulus barkeri*）、加州新小绥螨（*Neoseiulu californicus*）和智利小植绥螨（*Phytoseiulus persimilis*）不同释放密度对温室草莓二斑叶螨的防控效果。结果表明，释放巴氏新小绥螨60头/株、加州新小绥螨60头/株和30头/株，对二斑叶螨防治效果分别达到71.3%、83.9%和81.2%以上。释放智利小植绥螨16头/株2周后，对二斑叶螨防治效果达到70%以上。因此，当温室草莓上的二斑叶螨基数在10头/叶以下时，可以利用这三种捕食螨的4种密度释放来替代化学农药实施防制。

（3）致病生物：自然界中存在一系列对医学昆虫有害的寄生虫和微生物。寄生虫主要涉及原虫和蠕虫两大类。这些寄生虫和病原微生物通过直接的寄生、危害或分泌毒素对医学昆虫产生致病作用，从而调节其种群数量。在这些致病生物中，有的已用于蚊类等媒介昆虫的生物防制。

（4）种间竞争：在自然界，医学节肢动物是生物群落的一个部分，与其他生物种群或医学节肢动物各物种种群之间存在对食物、空间或宿主资源的竞争机制（即种间竞争），特别对于处于相同或相似营养层次的医学节肢动物各类群之间的竞争更是不可避免的。近年国内在对革螨群落不同种间的协调关系研究中所描述的负协调效应（群落内同处于优势种地位的两种革螨，在同一宿主体表甲物种出现时，乙物种倾向于不出现或少出现），在一定程度上包含了处于同一营养层次的两种革螨对同一宿主资源的竞争（郭宪国和顾以铭等，1990）。种间竞争的机制除了两种群间直接地争夺食物、孳生地、栖息地及宿主资源等外，还涉及了互相残杀、相互分泌抑制性物质进行相互干扰等行为。

4. 种群自动调节 种群自动调节涉及种内竞争、行为调节和遗传调节等机制，是一种内部调节过程。通过这种调节，在一定范围内可以保持种群数量的相对稳定，不至于无限扩增，也难以彻底灭绝。例如，按照理论推算，一对家蝇在一个季节里可繁殖500亿~1 910亿个个体。事实上，无论环境条件多么适宜，家蝇的实际繁殖量也难以达到这样的数目，这其中就存在一个种群的自动调节问题。

种内竞争是种内自动调节的一个重要方面，是指同一种群内不同个体间对食物、孳生地、栖息地及宿主资源的相互争夺。在一个限定的环境内，种群密度的增高将导致剧烈的种内竞争，竞争的结果限制了种群的进一步扩增。除了种内竞争外，医学节肢动物尚可通过一系列的行为或遗传调节机制调节其自身的数量。各种医学节肢动物对各种化学杀虫剂的行为抗性及遗传抗性，在一定程度上反映了种群的自动调节过程，保证了其种群不至于因杀虫剂的打击而彻底灭绝。

5. 种群综合调节理论 在自然状态下，医学节肢动物种群的数量变动是在一系列气候因素、微生境因素、生物因素及种群自动调节等机制的综合作用下完成的，并非是某单一因素作用的结果。在不同的具体种群，其主要调节因素及机制是不同的，其调节的效果也不相同。单纯从字面上理解种群综合调节是不难的，但在一个具体的种群调节中，究竟包括了哪些具体因素，何种因素是主要的，各种因素如何共同协调作用引起种群的数量变动，其深入的机制如何，还有待进行长期、细致的研究。

三、生活史对策

生物在生存斗争中获得的生存对策，称为生态对策（bionomic strategy）或生活史对策（life history strategy）。栖境特性可包括以下几个方面：①期限的稳定性（duration stability）：某特定地理地点，维持某种特殊栖境类型的时期长度。稳定性的意义取决于有机体世代的长短（T）与该栖境对有机体有利期（H）之间的比率（T/H）。②时间上的变异（temporal variability）：在有机体尚能生存的期限内，随着环境条件在时间过程中的变异，环境负荷量（K）亦随之变化。K的变异可以是周期性的，也可以是非周期性的。③空间上的变异性（spatial heterogeneity）：即栖境是成片的还是分割成不连续的小块。对于一种节肢动物来说，它的栖境也可定义为在它整个取食期间，漫游活动所能到达的地区。因此，节肢动物的运动范围大小，决定其栖境的宽广程度。上述三者对于种群生态对策的形成均有影响，其中以期限稳定性起着决定性的作用。

在不稳定的栖境中(T/H 近似于 1),种群的数量被压低,并在那个环境中种群维持在负荷量大的水平以下,因此,自然选择的作用使种群的繁殖能力 r 向着最高的水平发展。种群内个体常把较多的能量用于生殖,这样的一种生态对策称为 r 对策(r-strategy)。相反,对生活在环境负荷量 K 相对稳定的栖境中的动物来说,种群的死亡率通常由种群密度相关因素引起,生物间存在激烈竞争,种群内个体常把更多的能量用于生殖以外的其他活动。在此环境中生活的动物,常因有高的取食效率而在自然选择中被保存下来。这样的生态对策,即称为 K 对策(K-strategy)。

四、种间关系

在自然界中,节肢动物种群总是和其他物种种群联系在一起,彼此之间制约发展。现在就竞争、捕食及寄生这三种主要种间关系分析对种群变化的影响。

1. 种间竞争 种间竞争是发生在同一营养阶层个体间的相互关系。许多学者用不同节肢动物种的实验种群进行观察,同时得出这样的一般结论:当两个物种被迫竞争同一有限资源时,一般情况下,总有一个种的种群在竞争中被淘汰,而另一个种群得到发展。除非这两个物种在生态位选择上有差别,而实验环境也的确存在此种异质性,使得不同物种能各得其所地共同利用环境中的资源。在生态学上称这样的规律为:“竞争性辩斥原理”。

2. 捕食者与被食者的关系 与上述竞争关系不同,捕食者与被食者的关系是两个不同营养阶层之间的相互关系。若捕食者与被食者共同生活在一个有限的环境内,那么被食者的增长速率将会下降,其下降的量决定于捕食者的种群密度。反之,捕食者的增长速率也由被食者的种群密度所决定。不难发现,捕食者与被食者种群的增减均作周期性的波动,这是因为随着捕食者种群的增长,被食者种群逐步下降,当被食者种群降至某一数量时,捕食者种群因食物匮乏而下降,使被食者种群得以恢复,至被食者种群升至某较高密度时,捕食者种群又得以上升,如此往复,循环不息。又称之为“周期循环法则”。

3. 寄生物与宿主的关系 典型的“寄生物”(如寄生性原虫、线虫等)寄生于宿主体内,常使其寄主患病,但不一定使宿主死亡,但寄生性节肢动物的生活方式则不同,它们在宿主体内或体表产卵,幼虫在孵化后,从宿主的组织中摄取营养,直至发育成熟或成虫羽化,这种寄生方式往往导致宿主死亡。因此,它们更类似于捕食性节肢动物,这样的寄生性节肢动物被称为“拟寄生”(parasitoid),以表示与真正的“寄生物”有所区别,一般习惯通称为“寄生性节肢动物”或“寄生节肢动物”。因寄生节肢动物的生态学作用与捕食者相似,寄生物与宿主的关系类似于捕食者与被食者的关系,故寄生物和宿主种群的变化同样可以用“周期循环法则”来解释。

第三节 群落生态学

群落(community)是指在特定空间或特定生境下,生物种群有规律的组合,它们之间以及它们与环境之间彼此影响,相互作用,具有特定的形态结构与营养结构,执行一定的功能,这种多种群的集合称群落。也可以说,一个生态系统中具生命的部分即生物群落。医学节肢动物群落可定义为在一定地域或生境内多种与医学有关的节肢动物及其近缘种群的集合。医学节肢动物种类繁多,在进行群落研究时,可根据分类学家所熟悉的类群,进一步分为蚊群落、粉螨群落等。

一、群落的组成和结构

(一)群落的物种组成

群落中一般有一些重要的优势种(dominant species),是群落中的关键性物种。它们在群落中不仅占有较广泛的生态生境范围、利用较多的资源、具有较高的生产力,而且还具有较大容量的能量及个体数量密度高等特征。除优势种外,还有亚优势种(subdominant species),伴生种(companion species),偶见种或罕见种(rare species)等。 在群落生态结构研究中,经常将群落中的各物种按其重要性依次加以排列,这是有目的地对群落结构加以调整,使其向着对人类有利方向转变的一个基础。

(二)群落的结构

群落空间结构取决于两个要素,即群落中各物种的生活型和相同生活型的物种所组成的层片(synusia),它们可看作群落的结构单元。生活型(life form)是生物对外界环境适应的外部表现形式,同一生活型的生物,不但体态相似,而且在适应特点上也是相似的。层片作为群落的结构单元,是在群落产生和发展过程中逐步形成的。苏联著名植物群落学家 B.H. 苏卡乔夫(1957)指出:“层片具有一定的种类组成,这些种具有一定的生态生物学一致性,而且特别重要的是它具有一定的小环境,这种小环境是构成植物群落环境的一部分”。

1. 群落的垂直结构 大多数群落都有垂直分化或分层的现象,即在地面以上的不同高度或地面以下的不同深度分布着不同的物种。群落的垂直结构,主要指群落分层现象。以树林中节肢动物种群分布为例,食叶鳞翅目及同翅目节肢动物主要分布于树冠部分,鞘翅目、膜翅目节肢动物则以危害树干为主,而隐翅虫等主要出现在阴湿的地表枯枝落叶层。关于节肢动物种群的分布,则主要取决于生境小气候与食物的选择。

2. 群落的水平结构 群落的水平结构是指群落的配置状况或水平格局,有人称之为群落的二维结构。在自然群落中,种群间有着复杂的相互关系,从而使很多种群呈小片状(patch)分布,形成这种局部地区相对高密度的小片状分布原因如下:

(1)亲代的散布:如节肢动物产卵的选择性,由卵块孵化出来的幼体经常集中在一些较适宜于其生长的生态位中。

(2)环境的差异:由于土壤、温度、湿度、植被等环境因子的分布不均匀性,节肢动物种群便随着点片状的生境布局而有了相应的分布型。对一个群落结构来说,又会随着各物种生物学适应范围的差异而形成各物种复杂交错的小片状分布。

(3)种间的相互关系:由于节肢动物对某些植物的依赖性,使得某种节肢动物可能依赖于某一种植物而生存,也可能由于两个物种间的竞争作用、捕食及寄生的关系而相互排斥,这些种间关系均能导致小片状的分布型。

3. 群落的时间结构 群落中的物种,除了在空间上的结构分化外,在时间上也有一定的分化。自然环境因素都有着极强的时间节律,如光的周期性,温度和湿度的梯度周期变化等。在长期的自然选择过程中,群落中的物种也渐渐形成了与自然环境相适应的功能上的周期节律,从而形成了昼变相、季变相和年际变相等。如在农田里,白天与晚上的节肢动物群落结构显然不同,晚上鳞翅目夜蛾类交尾活动频繁,而在白天,蝇类、蝶类则成了群落中活动的主要物种。

二、群落的发展和演替

(一)群落的演替形式

群落演替是一个动态的过程,即随着时间发展,一些物种取代另一些物种,一个群落取代另一个群落的过程。在自然条件下,群落的演替遵循客观规律,一般是从先锋群落经过一系列演替阶段而达到中生性的顶极群落,然后通过不同途径往气候顶极或最优化的生态系统发展。演替是发生在时间和空间上的不可逆变化的发展过程,当第一个有强适应力的先驱物种侵入某一环境后,使土壤、小气候等条件发生变化,从而为第二个物种和第三个物种的进入创造了条件。而第二、三个物种在继续改变环境条件的同时,也可能会抑制,甚至排挤先驱的物种,导致群落的进一步改变。所以群落的演替是由构成群落的物种内因和环境外因共同作用的结果。变化过程中,种群间梯度的变化与环境梯度的变化交织在一起而形成了群落特征梯度的变化。从这个意义上说,演替就是时间上的生态群落的梯度。

(二)群落演替的理论

演替的机制理论有很多,但较有影响的主要有单元顶极理论(monoclimax theory)、多元顶极理论(polyclimax theory)、顶极-格局假说(climax pattern hypothesis)、初始植物区系学说(initial floristic theory)、忍耐作用说(tolerance theory)、适应对策演替理论(adapting strategy theory)、资源比率假说(resource ratio hypothesis)及等级演替理论(hierarchical succession theory)等几种。

（三）群落的多样性

生物多样性（biodiversity）是指生物中的多样化、变异性以及物种生境的生态复杂性，它包括植物、动物和微生物等所有种及其组成的群落和生态系统。生物多样性可以分为遗传多样性、物种多样性和生态系统多样性三个层次。

1. 多样性的定义　Fisher 等（1943）第一次使用种多样性这个名词时，所指的是群落中物种的数目和每一物种的个体数目。近几十年来关于多样性的讨论很多，总的来说种的多样性具有下列两种含义：①种的数目或丰富度（species richness）：指一个群落或生境中物种数目的多寡。②种的均匀度（species evenness or equitability）：指一个群落或生境中全部物种个体数目的分配状况，反映各物种个体数目分配的均匀程度。

2. 多样性的测定　测定多样性的方法很多，下面简单介绍几种具有代表性的常用公式。

（1）丰富度指数：主要有 Gleason（1922）指数和 Margalef（1951，1957，1958）指数。

1）Gleason 指数

$$D=S/\ln A$$

式中，

A——单位面积；

S——群落中的物种数目。

2）Margalef 指数

$$D=(S-1)/\ln N$$

式中，

S——群落中的总种数；

N——观察到的个体总数。

（2）多样性指数：多样性指数是反映丰富度和均匀度的综合指标。下面是两个最具代表性的计算公式。

1）辛普森多样性指数（Simpson's diversity index）：

$$D=1-\sum_{i=1}^{S}P_i^2$$

式中，

P_i——种 i 的个体数占群落中总个体数的比例；

S——物种数目。

辛普森多样性指数的最小值是 0，最大值是（1−1/s）。前一种情况出现在全部个体均属于一个种时，后一种情况出现在每个个体分别属于不同种时。

2）香农-威纳指数（Shannon-Weiner index）：

$$H=-\sum_{i=1}^{S}P_i\ln P_i$$

式中，

$P_i=N_i/N$——一个个体属于第 i 种的概率；

P_i——种 i 的个体数占群落中总个体数的比例；

S——物种数目。

香农-威纳指数包含两个因素：一是丰富度；二是均匀度。种类数目越多，多样性越大；同样，种类之间个体分配的均匀性增加，多样性也会随之提高。

3. 影响多样性的因素　关于决定多样性梯度的研究，人们提出很多学说，如进化时间学说、生态时间学说、空间异质性学说、气候稳定学说、竞争学说、捕食学说、生产力学说等。多样性的形成及其趋于增加的原因可以归结为群落自身发展演替的必然结果,同时外界的自然扰动因素也在不同程度上影响了多样性的变化。

三、群落的分类与排序

数量分类(numerical taxonomy)或称数值分类,是近几十年内发展起来的一门方法性边缘学科,其用途十分广泛。在医学节肢动物领域,数量分类已广泛用于了各类节肢动物的形态分类及亲缘关系的研究,但将其用于群落研究,近年才开始起步。

(一)群落相似性测定

在群落数量分类中,需要首先对拟分类的多个群落间的相似程度,即相似性(similarity)进行测定,其步骤如下。

1. 原始矩阵建立及标准化 设拟分类的群落数目为 n,用于分类的指标数目为 m,则原始矩阵(matrix)X′表示如下:

$$X'=x'_{ik}=\begin{matrix} x'_{11} & x'_{12} & x'_{13} & \cdots & x'_{1m} \\ x'_{21} & x'_{22} & x'_{23} & \cdots & x'_{2m} \\ \vdots & \vdots & \vdots & \vdots & \vdots \\ x'_{n1} & x'_{n2} & x'_{n3} & \cdots & x'_{nm} \end{matrix}$$

式中,

X'_{ik}——表示第 i 群落的第 k 个指标值,i=1,2,3,…n;k=1,2,3,…,m。

原始矩阵建立中,指标的选取至关重要,其是否得当,直接影响分类结果。

2. 相似系数及距离系数 表征群落相似性的指标实际上有两类,即相似系数(similarity coefficient)和距离系数(distance coefficient)。相似系数为真正的相似指标,数值越大,相似性越大;数值越小,相似性越小。距离系数实质上为相异指标,其数值越大,相似性越小;数值越小,相似性越大。基于数学上相似与相异是互补的概念,相似系数和距离系数都可作为测量相似性的定量指标,两者具有等同的效力。表征群落相似性的相似系数与距离系数很多,已用于医学节肢动物群落的有欧氏距离(Euldean distance)、相关系数及夹角余弦,其中欧氏距离属距离系数,其他两种属于相似系数。

(1)相关系数

$$r'_{ij}=\frac{\sum_{k=1}^{m}(x_{ik}-x_i)(x_{jk}-\bar{x}_j)}{\sqrt{\left[\sum_{k=1}^{m}(x_{ik}-\bar{x}_i)^2\right]\left[\sum_{k=1}^{m}(x_{jk}-\bar{x}_j)^2\right]}}$$

式中,

r'_{ij}——任意两个群落 i 与 j 之间的相关系数;

x_{ik}、x_{jk}——分别为 i、j 群落的第 k 项指标值;

x_i、x_j——分别为 i、j 群落各指标的均值;

m——各群落的指标数。

(2)夹角余弦:

$$\cos a_{ij}=\frac{\sum_{k=1}^{m}x_{ik}x_{jk}}{\sqrt{\left(\sum_{k=1}^{m}x_{ik}^2\right)\left(\sum_{k=1}^{m}x_{jk}^2\right)}}$$

式中,

cos a_{ij}——任意两个群落 i 与 j 之间的夹角余弦；

x_{ik}、x_{jk}——分别为 i、j 群落的第 k 项指标值；

m——各群落的指标数。

（3）欧氏距离：

$$D_{ij}=\sqrt{\sum_{k=1}^{m}(x_{ik}-x_{jk})^2}$$

式中，

D_{ij}——任意两群落 i、j 之间的欧氏距离；

x_{ik}、x_{jk}——分别为 i、j 群落的第 k 项指标值；

m——各群落的指标数。

（二）群落聚类分析

聚类分析（clustering analysis）是数量分类中的主要组成部分，又有系统聚类、动态聚类（逐步聚类）、模糊聚类、有序样品聚类（最优分割法）等多种类型。在群落数量分类中，模糊聚类具有特殊的应用价值。

1. 系统聚类分析　系统聚类分析（hierachical clustering analysis）是目前在群落生态以及其他各门学科的数量分类中应用最广泛的聚类方法，它包括了最短距离（shortest distance）法、最长距离（longest distance）法，类平均（group average）法、重心（centroid）法及中线法等多种具体方法。由于所涉及具体方法较多，其原理及计算过程较复杂，限于篇幅，仅对其基本思想及几种主要方法的类间距离定义作简要介绍。

（1）系统聚类的基本思想：虽然系统聚类中各种方法的原理及运算方法不完全相同，但其基本思想及大致步骤是一致的。在群落数量分类时，其基本思想及大致步骤是先将每个群落实体看成一类，计算它们之间的相似系数或距离系数（此时类间距离即群落间距离），选取距离最近（相似性最大）的两类群落 G_p 与 G_q 合并为一新类 G_r，然后计算此新类与其他任何一类 G_i 间的相似系数或距离系数，直至将其余各类的相似系数或距离系数计算完毕。然后在此基础上再重新选择距离最近（相似性最大）的两类归并为另一新类，并计算此新类与其他各类间的相似系数或距离系数，如此反复进行，直至全部群落都归并为一类为止。最后将整个聚类过程画成聚类树状图（dendrogram）或谱系图（phenogram），根据图形划分群落类群。

（2）类间距离定义：系统聚类中各类具体方法的差异在于对类间距离的定义不同。当距离最近的两类群落 G_p 与 G_q 归并为新类 G_r 后，设 D_{ip} 为任一类 G_i 与 G_p 之间的类间距离，D_{iq} 为任一类 G_i 与 G_q 之间的类间距离，此时最短距离法将任一类 G_i 与新类 G_r 之间的类间距离 D_{ir} 定义为 $D_{ir}=\min(D_{ip},D_{iq})$；最长距离法将 D_{ir} 定义为 $D_{ir}=\max(D_{ip},D_{iq})$；类平均法则将 D_{ir} 定义为 $D_{ir}=(D_{ip}+D_{iq})/2$。

在大多数情况下，随着并类的进行，类间距离逐渐加大（即后一级并类的类间距离大于前一级并类的类间距离），但重心法及中线法有时在并类时会出现后一级并类的类间距离反而小于前一级并类的类间距离，出现聚类图形逆转（reversals）的现象，这是这两种方法的严重缺陷。因此，目前这两种方法已较少被采用。

目前系统聚类分析方法的计算机软件很多，应用十分方便。但各种方法的名称很不统一，具体应用时应加以注意。

2. 模糊聚类分析　模糊聚类分析（fuzzy clustering analysis）是以模糊数学中的模糊集合理论为基础的一种分析方法。群落本身是一个边缘模糊的实体，同时群落中物种的多少、多样性指数的高低等指标也具有模糊性的特点，因此，模糊聚类分析在群落的数量分类中具有特殊的意义。模糊聚类的一般程序如下。

（1）选择聚类统计量：在原始矩阵建立及标准化的基础上，选择适当的相似系数（如相关系数、夹角余弦等）或距离系数（如欧氏距离等）作为聚类统计量，完成群落间的相似系性计算，建立相似矩阵。在以距离系数作为统计量时，在将其取值范围变换在[0,1]区间后，应按数学上互补的原理转换成相似系数。设 D_{ij} 为任意两类群落间的距离系数，则经互补转换后的相似系数 $r'_{ij}=1-D_{ij}$。

（2）建立模糊相似矩阵：有些相似系数（如相关系数）的取值范围在[-1,1]之间，在这种情况下，经过群落相似性计算后所建立的相似矩阵中就有可能出现负值，此时需将含有负值的相似矩阵改造成取值范围在[0,1]之间的模糊相似矩阵：

$$r_{ij}=1/2(1+r'_{ij})$$

式中，

r_{ij}——经改造后模糊相似矩阵中的元素；

r'_{ij}——改造前相似矩阵中的元素。

（3）构成模糊等阶关系：模糊聚类要求模糊相似矩阵满足自反性、对称性及传递性 3 个条件，而按上述步骤所求的模糊相似矩阵一般只满足前两个条件，不一定满足第三个条件，此时必须通过模糊相似矩阵褶积将其改造成为具有模糊等阶关系的模糊等阶矩阵，其矩阵中各元素按下式求得：

$$r^*_{ij}=(r_{i1}\wedge r_{1j})\vee(r_{i2}\wedge r_{2j})\vee\cdots\vee(r_{in}\wedge r_{nj})$$

式中，

r^*_{ij}——经褶积后矩阵中的元素；

r_{ij}——褶积前模糊相似矩阵中的元素。

（4）聚类：将模糊等阶矩阵中 r^*_{ij} 依大小顺序排列，沿着 r^*_{ij} 值自大而小的顺序绘制聚类树状图，然后根据实际需要选取适当的 λ 界限值进行分类。

3. 聚类分析在医学节肢动物群落研究中的应用　郭宪国、顾以铭（1992）在对思南县革螨群落进行研究时，用系统聚类分析中的类平均法等对不同生境区域鼠形动物体表革螨群落进行了分类（群落的相似性测定用欧氏距离），结果将室内生境与野外生境革螨群落明显分开，其中野外生境中海拔较高区域的革螨群落聚类顺序又明显推后，自成一类。

（三）群落排序分析

排序（ordination）分析除可对群落进行分类外，尚可以通过所研究群落在排序坐标中的位置研究群落间的相互关系，其基本思想是将拟分类的群落视为多维空间的多个质点，然后通过降低空间维数的办法，在保证最小畸变的前提下，用二维平面坐标或三维坐标等较少维数的简化空间来反映各质点的位置。排序分析包括了极点排序（polar ordination，PO）、主成分分析（principal component analysis，PCA）、主坐标分析（principal axes analysis，PAA）、对应分析（correspondence analysis）、判别分析（discrimination analysis）、典范分析（canonical analysis）及相互平均法（reciprocal method）等多种具体方法。限于篇幅，仅对其中的极点排序作简要介绍。

1. 极点排序的基本程序　极点排序是生态学中应用最早的方法，虽然在理论上不像主成分分析那样有严格的数学基础，但因其简便易行而且相对有效，现在仍被广泛采用。

（1）在计算相似系数（应根据互补原则转换为距离系数）或在距离系数的基础上，选取距离系数最大（相似性最小）的两群落 a 与 b 作为直角坐标系中 X 轴的两个端点，并令两者间距离为 L，然后找出其余任一群落 c 与群落 a 之间的距离系数 D_a 以及与群落 b 之间的距离系数 D_b，代入下式计算群落 c 在 X 轴上的排序坐标 X_c；

$$X_c=\frac{L^2+D_a^2-D_b^2}{2L}$$

（2）计算任一群落 c 与 X 轴的偏离值 H_c：

$$H_c=\sqrt{D_a^2-X_c^2}$$

（3）选取偏离值最大的群落作为 Y 轴的一个端点，记为 a'，再选取与 a' 的距离系数最大的另一群落作为 Y 轴的另一端点，记为 b'，最后按下式求取其余任一群落 c 在 Y 轴上的排序坐标 Y_c：

$$Y_c=\frac{(L')^2+(D'_a)^2-(D'_b)^2}{2L'}$$

式中，

L'——群落 a' 与群落 b' 之间的距离；

D'_a、D'_b——分别是群落 c 与群落 a'、b' 之间的距离系数。

（4）根据各群落在 X、Y 轴上的排序坐标，在直角坐标系中描点做图。

（5）排序效果检验首先计算各群落相互之间的排序间距 D：

$$D=\sqrt{(dx)^2+(dy)^2}$$

式中，

dx、dy——分别表示任意两群落在 X、Y 轴上的排序坐标差。

在上式计算的基础上，用各群落相互之间的排序间距与各群落之间的距离系数，通过统计学中的直线相关分析，求取相关系数 r，根据相关系数的大小及显著性检验的结果，判定排序效果的好坏，r 值越接近 1，其排序效果越佳。

2. 极点排序在医学节肢动物群落研究中的应用　郭宪国、叶炳辉等（1994）用极点排序对云南西部不同生境区域革螨群落进行了初步研究，结果表明，室内与室外农耕地生境革螨群落之间在排序坐标上相距甚远，形成了两大不同的群落类型。与此同时，在动物地理上属于东洋界华南区的室内及室外生境革螨群落与属东洋界西南区的相应革螨群落之间在排序坐标上的距离也比较远，反映了革螨群落在地理上的差异。

第四节　分子生态学

随着生态学研究的发展，20 世纪 90 年代初产生了一门新兴的生态学学科分支——分子生态学（molecular ecology）。分子生态学是用分子生物学手段来研究和解决生态学问题，阐明生物大分子遗传变异在宏观尺度上的分布和动态，以及在生态系统功能和生物多样性保育中的作用，并探讨节肢动物的适应与进化的分子生物学基础。

分子生态学，它一经产生就引起了人们的广泛重视。不同的学者从各自的研究背景出发，对分子生态学的概念有着不同的理解。Burke 等（1992）和 Smith 等（1993）分别在《分子生态学》（*Molecular Ecology*）的创刊号和第二期首卷的社论中解释了分子生态学的概念。这个概念认为分子生态学是分子生物学与生态学有机结合的一个很好界面。它利用分子生物学手段来研究生态学或种群生物学的方方面面，阐明自然种群和引进种群与环境之间的联系，评价重组生物体释放对环境的影响。向近敏等（1996）则将分子生态学与宏观生态学和微观生态学对应起来，认为分子生态学是研究细胞内的生物活性分子，特别是核酸分子及其分子环境关系的新兴学科。这个概念强调有生命形式的细胞内寄生物（如分子形式的病毒等）、有生物学活性的细胞和分子及其相关细胞的各种活性分子，直至分子网络相互作用的生理平衡态和病理失调态的分子机制，从而提出促进生理平衡和防止病理失调的措施和方法。它是在核酸和蛋白质等大分子水平上来研究和解释有关生态学和环境问题。它探讨基因工程产物的环境适应性和投放环境后所引起的物种与环境相互作用、种间的相互作用、种内竞争等生态效应，并利用分子生物学原理发展一套针对这些生物监测的规范化技术，促进遗传工程的健康发展。从分子生态学的发展历史来看，它与分子种群生物学、分子环境遗传学和进化遗传学的关系极为密切。这三个学科的研究手段均涉及 DNA 和同工酶等分子分析技术。由此可见，分子生态学是从分子水平上研究与生态学有关的内容，是使用现代的分子生物学技术方法从微观的角度来研究生态学的问题，是宏观与微观的有机结合，是围绕着生态现象的分子活动规律这个中心进行的，包含了在生物形态、遗传、生理生殖和进化等各个水平上协调适应的分子机制。所以，分子生态学更能从本质上说明生物在自然界中的生态变化规律。

一、分子标记的特征与分类

分子标记（molecular markers）是分子生态学中最为核心的内容，分子标记技术可以分析种群地理格局和异质种群动态，确定种群间的基因流，解决形态分类中的不确定性，确定基于遗传物质的谱系关系，还可以用来分析近缘种间杂交问题、近缘种的鉴定、系统发育和进化等问题，同时也为这些研究内容提供了新的方法和技术手段。

分子标记可以分成DNA水平和蛋白质水平的两种标记。一个理想的分子标记应具有以下特点:①进化迅速,具有较高的多态性;②在不同生物类群广泛分布,便于在种群内或种群间进行同源序列的比较;③遗传结构简单,无转座子、内含子和假基因等;④不发生重组现象;⑤便于实验检测和数据分析;⑥研究类群间的系统关系能够通过合理的简约性标准加以推断。

1. DNA水平的标记 分成间接方法和直接方法,其中间接方法包括:随机扩增多态性分析(random amplified polymorphic,RAPD)、限制性片段长度多态性(restriction fragment length polymorphism,RFLP)、直接扩增片段长度多态性(direct amplification of length polymorphism,DALP)、扩增片段长度多态性(amplified fragment length polymorphism,AFLP)和微卫星DNA(microsatellite DNA)等;直接方法是指核酸序列测定法。

2. 蛋白质水平的标记 同工酶电泳(isozyme electrophoresis)是较为常用的蛋白质水平的标记技术,同工酶(isozyme)是指催化相同的生化反应而酶分子本身的结构不相同的一组酶。同工酶虽然作用于相同的底物,但其分子质量、所带电荷及构型均不相同,故电泳迁移速率快慢不等。同工酶电泳技术就是根据这一特性对一组同工酶进行电泳分离,经过特异性染色,使酶蛋白分子在凝胶介质上显示酶谱,然后应用于系统发育分析。酶电泳法主要见于早期的系统学研究,该方法可利用的遗传位点数量少、多态性低,不能充分反映DNA序列蕴含的丰富遗传变异,并且由于酶易失活,必须活体取得,对于珍稀濒危生物的分子遗传学研究尤其不适合。目前这种标记技术已逐渐被DNA标记技术所取代。

近年来,随着核酸扩增和测序技术的迅速发展,利用DNA序列直接进行分子系统学、系统地理学、种群遗传学分析和物种分类鉴定等广泛应用。DNA直接测序法能够准确检测个体间碱基差异,是灵敏度最高的遗传多样性检测手段。对粉螨动物而言,DNA序列分析中常用的主要有线粒体DNA(mtDNA)和核DNA(nuDNA)。mtDNA作为分子系统学研究的遗传标记具有如下优势:①拷贝数多;②结构相对简单,缺乏内含子,无重复序列;③进化速度快;④母系遗传,不易发生重组。当然线粒体DNA也作为遗传标记存在一些问题(同样也是核基因标记的优点),如:①线粒体基因具有单倍体特性和母系遗传的特点,所以对小种群更加敏感;②线粒体基因组缺少重组,不能被解释为不同的遗传座位;③由于线粒体基因的母系遗传特性,如果雄性和雌性迁移和定居的能力不同时,当被用于基因流研究时,线粒体DNA可能会导致错误解释。而作为对mtDNA信息的重要补充,人们越来越多地采用nuDNA的核糖体内转录间隔区(ITS)作为分子标记。ITS标记不参与核糖体的形成,因此受到的选择压力小,进化速度快,可以提供比线粒体DNA更丰富的变异位点和信息位点,可进行未知种的鉴定和种群遗传分化等方面的研究。核基因中的微卫星标记作为第二代分子遗传标记,具有:①标记数量丰富,广泛分布于各条染色体上;②共显性标记,呈孟德尔遗传;③技术重复性好,易于操作,结果可靠等优点,在绘制遗传连锁图谱、遗传多样性检测、外源遗传物质的鉴定和基因定位及克隆等研究中得到广泛的应用。

二、分子标记在节肢动物学生态学研究中的应用

线粒体基因常被应用于节肢动物的分子系统学、物种鉴定及其分类地位的探讨。线粒体细胞色素C氧化酶亚基Ⅰ(cytochrome c oxidase subunitⅠ,COⅠ)是常用的分子标记。*COⅠ*基因为线粒体基因组的蛋白质编码基因,由于该基因进化速率较快,常用于分析亲缘关系密切的种、亚种的分类及不同地理种群之间的系统关系。Webster等(2004)运用*COⅠ*基因部分序列数据对粗脚粉螨与同属种小粗脚粉螨、静粉螨和薄粉螨(*Acarus gracilis*)4个种进行了分子系统学研究,结果表明利用*COⅠ*基因序列数据将粉螨属(*Acarus*)内4个种能显著地区分开,各自形成单系,且系统树的某些支系具有高的置信度。此外,研究也表明小粗脚粉螨与静粉螨关系更近,而薄粉螨处于支系拓扑结构的基部,表明与其他3种关系较远。

线粒体基因组序列还被用于探讨粉螨科(Acaridae)、目等阶元的系统发生关系。Yang等(2016)用13个线粒体蛋白质编码基因的联合序列分析真螨目(Acariformes)的系统发生关系,其结果支持真螨目(Acariformes)是单系群,并且其中的粉螨类也是一单系群,这与形态学划分的粉螨科作为单独一类群是相一致的。

核基因相比线粒体基因而言,具有进化速率慢、以替换为主及基因更保守等特点。因此,核基因分子标记常常应用于分析比较高级的分类阶元,如科间、属间、不同种间及分化时间较早的种间系统发生关系。

常用的核基因是 18S rDNA 和 rDNA 基因的第二内转录间隔区（second internal transcribed spacer，ITS2）。Domes（2007）等利用 18S rDNA 的部分序列研究无气门螨类的 4 个科 8 个种的系统发生关系，证实形态学定义的粉螨科的腐食酪螨、线嗜酪螨（*Tyroborus lini*）、椭圆食粉螨、粗脚粉螨和薄粉螨 5 个种聚集在一起，形成一个单系，然而有学者用 *ITS2* 基因序列数据对无气门螨类研究发现，粉螨科并未聚为一支，而是并系，在粉螨科内的椭圆食粉螨和腐食酪螨的系统发生地位并没有被很好地确定。

仅使用一个线粒体基因片段或核基因片段对生物进行分类均有其局限性，因为不同基因的进化速率不同，能够在系统树上的不同深度提供重要的系统进化信息，为了更好地解决系统进化的问题，应该综合运用不同类型基因如线粒体基因与核基因，或在基因组水平上分析生物种群的系统发育、分子进化，这也将成为分子系统学领域的一种必然发展趋势，可以帮助解决粉螨种群遗传学、种群生态学及系统进化等方面的问题。孙恩涛（2014）利用线粒体基因（*rrnL-trnw*-IGS-*nad1*）和核内核糖体基因 ITS 序列对国内分布的 7 个椭圆食粉螨（*Aleuroglyphus ovatus*）地理种群的遗传多样性和种群遗传结构进行分析，结果表明椭圆食粉螨种群间遗传分化显著，华北地区种群与华中和华南地区种群的遗传分化程度很高，遗传变异主要存在于种群内，而种群间的遗传分化相对较小。Yang 等（2010）利用线粒体 *CO*Ⅰ基因和核基因 *ITS2* 联合分析了无气门亚目的系统进化关系，结果发现利用核基因和线粒体基因 DNA 序列构建的系统进化树与传统的形态学分类是一致的。

第五节　节肢动物生态学理论的应用

生态学的理论被广泛运用于环境治理、园林管理、可持续发展战略等方面，就节肢动物而言，运用最多的就是益虫的饲养管理和害虫的防制等反面。下面做一简要叙述。

一、节肢动物防制的生态学基础

节肢动物防制是应用生态学理论指导生产实践的一个重要方面，对一个节肢动物的防制问题首先要了解：

1. 节肢动物种的遗传性及其对生活条件的适应幅度和种群发展达到危害临界线的机制。

2. 节肢动物在自然界与周围有关的生物和非生物环境相互联系形成生态系统，对节肢动物防制不仅要注意节肢动物群体或某一虫期的活动状况，更需了解节肢动物在生态系统内与各种因素的互相联系及其生存强度。

3. 节肢动物的生活环境呈季节性、地区性的不同和具有农业耕作制、作物品种等特点，因此害虫种群依时间、空间而有不同反应，并不是静止的一群个体。

二、害虫预测预报

在自然界节肢动物发生和繁殖的复杂性，主要在于节肢动物与物理环境及生物之间的相互关系。大气内光、温度、湿度的变动，节肢动物天敌的发生消长，寄主作物种类及栽培期的迟早和分布面积的广狭，节肢动物生存地的地貌条件等，均能影响害虫的发生期、发生量和分布等而使之产生差异。这种差异用生命表分析，积多年记录构成一个比较常态的种群变动模式，用以探测一地区年际害虫发生的种群变动，不仅指导适期用药，也为当地综合防制提供参考依据。

节肢动物对生活环境的反应，如对极端温、湿度的耐受力，发育适温和生存适温的关系，均随种的遗传性而不同。有很多种类的发育适温和生存适温相一致，这些种类在适温下发育快，繁殖也快；也有某些种的发育适温较生存适温稍高，这样就形成节肢动物发生快而种群密度升高较慢的现象。饲料植物种类、品种及季节性生长阶段的不同，常形成节肢动物发育的快慢和生存率的高低等。掌握有关基础知识，并进行测报技术研究，对害虫的发生期、发生量及分布等进行预测，在害虫防制上极为重要。

三、益虫饲养和管理上的生态学

益虫饲养，在我国已有久远历史，具有重要经济学意义。劳动人民在长期实践中，对益虫的生活习性和对环境条件的要求，积累了丰富经验。现时国内生产上的益虫种类有：白蜡虫、紫胶虫、角倍蚜、家蚕、柞蚕、蓖麻蚕、枫蚕、蜜蜂等。了解它们的生态学特性，对提高产量具有直接的关系。

四、环境监测

动物是生态系统研究和保护管理的重要生物类群，其中脊椎动物、土壤动物、昆虫及小型节肢动物是目前动物种群监测以及生物多样性监测的重要指示类群（肖文宏等，2020）。红外相机抓拍技术和 GPS 跟踪技术在脊椎动物监测中提供的物种信息和位置与运动数据准确、标准、高效，减少了对动物及其栖息地的影响。随着分子生物学技术的发展，分子技术如高通量测序也逐渐应用在土壤动物和昆虫等无脊椎动物的监测研究中。节肢动物多样性监测的新方法和新设施的开发研究在多样性监测工作中将被重视和鼓励，对无脊椎动物多样性的保护有着重要意义。

第六节 生态学研究的新进展

随着现代生物学技术的飞速发展，生态学研究的研究也日新月异，基因组学，蛋白质组学，生物信息技术、基因芯片技术、遥感技术、地理信息系统技术、全球定位技术等技术在生态学研究中都有应用，限于篇幅的限制，这里介绍几个热点的研究问题。

一、基因组学与蛋白质组学

基因组（genome）一词原意为 gene 与 chromes OME 的组合，表示一个生物种配子中染色体的总和。现在基因组一词常指细胞或生物体的全套遗传物质，如人类基因组包含 22 条染色体和 X、Y 两条性染色体上的全部遗传物质（核基因组）以及胞浆线粒体上的遗传物质（线粒体基因组）。基因组的结构主要指不同的基因功能区域在核酸分子中的分布和排列情况，基因组的功能是贮存和表达遗传信息。除了位于染色体上的基因组合和遗传信息所组成的这一主要基因组外，在细胞核之外还另外存在有另一类基因组，称为染色体外基因组，如原核生物的质粒，真核生物的线粒体基因组等。研究中发现，一种生物学功能不能只与一种或几种基因相对应起来进行研究，而是应该进行基因组水平上的整体研究。因此，一门新兴学科——基因组学（genomics）成为了当前生命科学的一个重要学科。基因组学主要研究内容是生物基因组的结构与功能，包括基因组作图、核苷酸序列分析、基因定位和基因功能分析等。目前基因组学包括三个不同的领域，即结构基因组学、功能基因组学和比较基因组学。结构基因组学是通过 HGP 的实施来完成的，其包括物理制图、遗传制图、基因组 DNA 序列测定和创建计算机分析管理系统。功能基因组学包括研究基因的表达及其调控模式，具体内容包括鉴定 DNA 序列中的基因、同源搜索设计基因功能、实验性设计基因功能和描述基因表达模式。比较基因组学涉及比较不同物种的整个基因组，以便深入了解每个基因组的功能和进化关系。研究一个物种基因的功能可以为另一物种中这一基因的同源物的功能提供有意义的信息。

在基因组时代，人们的目标是测定一种模式生物中所有基因或所有 DNA 的核苷酸序列；以此为基础，在后基因组时代，人们的目标是要研究在一定的生理条件下细胞内所有基因以及其所编码的所有蛋白质分子的行为。有人把这种注重“所有”的生物学研究模式称为高通量研究。应用于蛋白质“高通量”研究的技术主要有蛋白质组学和蛋白质芯片技术。

蛋白质组是澳大利亚学者 Williams 和 Wilkins 于 1994 年首先提出，源于蛋白质（protein）与基因组（genome）两个词的杂合，指一个细胞或一个组织基因组所表达的全部蛋白质。是对应于一个基因组的所有蛋白质构成的整体，而不是局限于一个或几个蛋白质。

蛋白质组学是指对一种细胞或一种组织在正常或异常条件下存在的所有蛋白质的定性和定量分析的研究思路，是指以蛋白质组为研究对象，从蛋白质整体水平上来认识生命活动规律的科学。简单地说，蛋白质组学研究包括两个方面的工作：一个方面是高效地将细胞或组织中的“所有”蛋白进行分离；另外一个方面是对高效分离的每一种蛋白质分子进行定性和定量的分析鉴定。蛋白质组学包括表达蛋白质组学、细胞谱蛋白质组学以及功能蛋白质组学。表达蛋白质组学又称为定量调节蛋白质组学，是在整体水平上研究生物体蛋白质表达的变化，对细胞或组织内蛋白质表达量化谱的反应，是目前蛋白质组学的研究重点。细胞谱蛋白质组学又称为结构蛋白质组学，研究蛋白质在细胞内行为、运输和相互作用，为研究蛋白质功能发挥作用。功能蛋白质组是由 Humphery-smith 于 1998 年总结了基因组当时研究结果后提出，是介于传统蛋白质研究和蛋白质组研究之间的层次，是以功能蛋白质组为对象的研究。基因组和蛋白质组虽然都属于整体的概念，但是蛋白质组是基因组的反映而不是一个基因组的直接产物。

1. **种群遗传结构研究**　群体遗传结构研究是探讨种内不同种群遗传表型多样性及群体动力学的基础，其结果可以为虫媒病的流行规律提供预测信息，并为转基因虫媒在自然种群中的驱动扩散提供重要的基础。张亚晶等根据已发表的埃及伊蚊和冈比亚按蚊等的防御素基因序列设计引物，提取中华按蚊总 RNA 并构建其基因组文库，通过 RT-PCR 扩增，将所得片段进行克隆、测序，并应用相关生物信息学软件对序列进行鉴定和分析，首次克隆出中华按蚊防御素基因全长 cDNA 序列和基因组序列，防御素基因组序列总长度为 2 256bp，全长 cDNA 序列大小为 324bp，开放读码框共编码 107 个氨基酸，成熟肽部分具有 40 个氨基酸残基。

2. **重建物种进化关系**　应用分子序列特征重建媒介物种的进化关系也是近年研究的热点问题之一，不同的分子特征可以重建不同阶元的系统发育关系。王修强、陈均远结合发育生物学研究探索节肢动物起源及早期演化的基因背景，认为附肢化过程与 *Hox* 基因分别参与附肢 D-V 轴和 P-D 轴的调控作用有关，头区化过程与原躯干前端体节形成机制的变化有关。张代臻、唐伯平等用节肢动物软甲纲 9 个目 53 个物种的 18sRNA 基因序列，分析节肢动物软甲纲 18sRNA 基因序列变异特点，并通过邻接法构建系统发生树，探讨软甲纲 9 个目的亲缘关系，发现软甲纲 9 个目共 53 个物种聚成 2 个较大的分支，且各分支的置信度均较高。吴平、张克云等采用多种分析方法对 40 种节肢动物的 18srRNA 基因全序列进行了分子系统学研究，结果表明，现生 4 个类群的系统发生关系为(多足类+螯肢类)(昆虫类+甲壳类)，且表现为辐射式分支形式；甲壳类的各个类群间也呈爆发式进行。线粒体基因顺序也是研究生物较高阶元系统发育的一种非常有用的工具，近些年来已经利用该类数据重建了鸟类、有袋类、棘皮动物、线虫等生物类群的进化关系。经研究发现六足动物和甲壳动物在基因排列上具有相似共享序列，而多足动物和甲壳动物具有相似共享排序，这和利用核 rRNA 基因得到的结果吻合，为节肢动物系统发育学分析提供了新的证据。

二、GPS 技术

GPS 技术是测绘科学三大高新技术（GPS、GIS、RS）之一，GPS 系统由 GPS 卫星星座(空间部分)、地面监控系统(地面控制部分)和 GPS 信号接收机(用户设备部分)等三部分组成。利用 GPS 技术可对节肢动物活动状态进行监控，地理信息系统对了解其活动规律、习性起到重要的作用。监控中心的计算机存入研究区域的地理信息(如电子地图、植被图、土壤图、森林图等)后，则在电子地图上可动态地显示所研究动物当前所在位置，并方便地实现节肢动物运行历史轨迹的重放，了解其在一定时期内其活动范围、活动环境，掌握其活动规律。

Anno 等（2000）利用 GPS 技术探讨印度尼西亚 Lombok 岛按蚊卵幼虫孳生场所、孳生密度与周围环境如季节、地表水的关系，结果获得大量准确的有关蚊卵幼虫孳生地理分布信息，揭示蚊虫的不同亚种与周围环境密切相关，提示 GPS 是一种理想的检测环境蚊虫种类、密度的有效方法。Cano 等（2006）为了解疟疾从一个国家到另一个国家的时间、空间分布规律，对伊蚊的孳生行为、孳生场所、活动范围、带毒种数进行系统研究，以 CDC 装置捕获成蚊，以 PCR 确定冈比亚按蚊蚊种，了解人群居住场所臭虫和冈比亚按蚊的孳生密度，共捕获 1 173 只按蚊，与疟疾传播有关的占 52.38%。Chansang 等（2007）对世界上主要的登革出血热流行地区进行研究，以便采取针对性控制措施，他们采用 GPS 和 GIS 相结合的方法监视登革出血热流行状况，采取整群抽取和分群抽样方法，从某一村庄选择一所房舍、一个容器采集含登革热病毒的未成熟蚊，以手提式 GPS 仪测定各参数，采用线性回归方法计算相互关系，蚊子聚集的场所，登革出血热带毒率高。

三、节肢动物与共生菌

节肢动物能与微生物形成密切关系，它们各自的生态功能及相互关系也常被共生微生物所影响。近年来，随着分子水平研究方法的进展，节肢动物中很多可遗传共生微生物（细菌、真菌等）被发现。共生微生物能够在营养、生殖、防御和解毒等方面给宿主带来显著影响，并与宿主形成竞争、互利或寄生等关系。节肢动物体内的含菌胞、肠道、血淋巴、唾液腺等常含有重要功能的共生微生物。

Erban（2016）等的研究表明寄生于腐食酪螨体内的 *Wolbachia* 菌会影响腐食酪螨的繁殖和种群的增长，从而导致不同种群的增长具有不变性，导致物种间的多样性比物种内的多样性更强。新的分子生物学手段和高通量测序技术的应用使得我们能够增加对宿主和共生微生物（即使处于低丰度）之间关系的了解。尝试总结节肢动物共生微生物的多样性及其关系、节肢动物和其共生菌解毒植物毒素等方面的研究，突出强调应以系统观思维来理解共生微生物、节肢动物间的功能关联，就将来值得研究的问题提出了建议。

目前，生态学本身正在向着更大尺度发展，如景观生态学、全球生态学、宏观生态学等，现有研究手段亟须融入新的技术手段（郭庆华等，2020）。不同地物因其物理性质和化学组成差异，所反射、吸收和发射的电磁波信息不同，遥感技术通过分析电磁波信息从而识别地物属性和特征，反演生态系统的组成以及能量流动和物质循环过程中的关键要素。随着遥感传感器和运载平台迅速迭代更新，遥感技术能够通过机器人、汽车、无人机、飞机和卫星等平台，搭载微波雷达、激光雷达、多/高光谱等各种传感器，实现对生态系统中生物和环境因子的高频次、长时序、多尺度的立体观测，为生态系统生态学开展物质循环和能量流动等研究提供翔实的观测资料。

（湛孝东）

参考文献

[1] 李戎，葛钊宇，刘星，等. 三种捕食螨对温室草莓二斑叶螨的防治效果[J]. 南方农业，2020，14（25）：15-19.

[2] 肖文宏，周青松，朱朝东，等. 野生动物监测技术和方法应用进展与展望[J]. 植物生态学报，2020（4）：409-417.

[3] 郭庆华，胡天宇，马勤，等. 新一代遥感技术助力生态系统生态学研究[J]. 植物生态学报，2020，（4）：418-435.

[4] 郑亚强，余清，莫笑晗，等. 斯氏钝绥螨对马铃薯上腐食酪螨的捕食效应研究[J]. 云南农业大学学报（自然科学），2017，32（2）：43-47.

[5] 郭晨林. 重金属铅胁迫下腐食酪螨种群生态学研究[D]. 南昌大学，2016.

[6] 李朝品，沈兆鹏. 中国粉螨概论[M]. 北京：科学出版社，2016.

[7] 孙恩涛，谷生丽，刘婷，等. 椭圆食粉螨种群消长动态及空间分布型研究. 中国血吸虫病防治杂志[J]，2016，28（4）：422-425.

[8] 姚宏武. 狂犬病与埃博拉病毒病的传播动态及其病原的系统发育地理学研究[D]. 中国人民解放军军事医学科学院，2016.

[9] 李朝品，沈兆鹏. 中国粉螨概论[M]. 北京：科学出版社，2016.

[10] 湛孝东，李朝品，席贻龙. 几种单头螨线粒体基因组提取方法的比较[J]. 中国医学创新，2015，12（18）：1-4.

[11] 孙恩涛. 椭圆食粉螨线粒体基因组测序及种群遗传结构的研究[D]. 安徽师范大学，2014.

[12] 杨小强. 基于线粒体 COI 序列的中国东南地区马六甲肉食螨的系统地理结构研究[D]. 南昌大学，2013.

[13] 魏丹丹. 书虱种群遗传多样性及线粒体基因组进化研究[D]. 西南大学，2012.

[14] 赵金红，孙恩涛，刘婷，等. 粉尘螨种群消长及空间分布型研究[J]. 齐齐哈尔医学院学报，2012，33（11）：1403-1405.

[15] 李一石. 应用蛋白质组学研究指导疾病诊断和临床用药[J]. 中国新药杂志，2011，20（13）：1179-1182.

[16] 袁明龙. 柑橘全爪螨种群遗传结构及全线粒体基因组序列分析[D]. 西南大学，2011.

[17] 黄晓磊，乔格侠. 生物地理学的新认识及其方法在多样性保护中的应用[J]. 动物分类学报，2010，35（1）：158-164.

[18] 张丽芳，刘忠善，瞿素萍. 不同温度下刺足根螨实验种群生命表[J]. 植物保护，2010，36（3）：100-102.

[19] 吕文涛. 家食甜螨生活史影响因素的研究[D]. 安徽理工大学，2008.

[20] 刘婷，金道超，郭建军. 腐食酪螨实验种群生命表[J]. 植物保护，2007，33（3）：68-71.

[21] 罗冬梅. 椭圆食粉螨种群生态学研究[D]. 南昌大学，2007.

[22] 吴太葆，夏斌，邹志文. 椭圆食粉螨线粒体 DNA COI 基因片段序列分析[J]. 蛛形学报，2007，16（2）：79-82.

[23] 夏斌,罗冬梅,邹志文. 普通肉食螨对椭圆食粉螨的捕食功能[J]. 昆虫知识,2007,44(4):549-552.

[24] 项贤领,席贻龙,胡好远. 镜湖萼花臂尾轮虫(Brachionus calyciflorus)种群遗传多样性的季节变化[J]. 生态学报,2007,27(6):2443-2448.

[25] 张涛. 腐食酪螨种群生态学研究[D]. 南昌大学,2007.

[26] 张代臻,唐伯平,张华彬. 节肢动物软甲纲 18sRNA 基因序列变异[J]. 广西科学,2007,14(4):415.

[27] 陶莉,李朝品. 腐食酪螨种群消长与生态因子关联分析[J]. 中国寄生虫学与寄生虫病杂志,2007,25(5) :394-396.

[28] 杨志松. 我国石鸡属鸟类系统地理结构及其种间杂交的研究[D]. 兰州大学,2007.

[29] 张亚晶,陈晓光,郑学礼,等. 中华按蚊防御素基因 cDNA 序列和基因组序列的克隆及鉴定[J]. 中国寄生虫学与寄生虫病杂志,2006,24(1):35.

[30] 胡婧,刘念,黄原. 节肢动物线粒体基因组研究进展与基因顺序分析[J]. 昆虫分类学报,2006,28(2):153.

[31] 刘婷,金道超,郭建军. 腐食酪螨在不同温度和营养条件下生长发育的比较研究[J]. 昆虫学报,2006,49(4):714-718.

[32] 陶莉,李朝品. 腐食酪螨种群消长及空间分布型研究[J]. 南京医科大学学报(自然科学版),2006,26(10):944-947.

[33] 王斌,曾明,章金刚. 蛋白质组学在药物研究中的应用[J]. 药品评价,2006,3(2):141-143.

[34] 项贤领. 臂尾轮虫种群遗传多样性及种间系统关系研究[D]. 安徽师范大学,2006.

[35] 朱雪莲,王志勇,陈明茹. 系统地理学的研究及其在鱼类上的应用[J]. 浙江海洋学院学报(自然科学版),2006,25(2):183-191.

[36] 张阳德. 生物信息学[M]. 北京:科学出版社,2004.

[37] 夏斌,龚珍奇,邹志文,等. 普通肉食螨对腐食酪螨捕食效能[J]. 南昌大学学报(理科版),2003,27(4):334-337.

[38] 邹志文,夏斌,龚珍奇,等. 纳氏皱皮螨消长及空间分布型研究[J]. 科学技术与工程,2003,3(6):565-567.

[39] 王修强,陈均远. 节肢动物早期演化的基因背景[J]. 科学通报,2003,48(22):2369.

[40] 沈浪,陈小勇,李媛媛. 生物冰期避难所与冰期后的重新扩散[J]. 生态学报,2002,22(11):1983-1989.

[41] 王静,李明,魏辅文,等. 分子系统地理学及其应用[J]. 动物分类学报,2001,26(4):431-439.

[42] 吴平,张克云,杨群. 18srRNA 基因在节肢动物系统进化研究中的意义[J]. 现代地质-中国地质大学研究生院学报,2000,14(3):355.

[43] 阎隆飞,孙之荣. 蛋白质分子结构[M]. 北京:清华大学出版社,1999.

[44] 苏寿泜,叶炳辉. 现代医学昆虫学[M]. 北京:高等教育出版社,1996.

[45] 郭宪国,叶炳辉. 医学节肢动物生态研究现状[J]. 大理医学院学报,1996,5(1):49-51.

[46] 李朝品,武前文. 房舍和储藏物粉螨[M]. 合肥:中国科技大学出版社,1996.

[47] 张艳漩,林坚贞,黄敬浩,等. 食用菌重要害螨——腐食酪螨的研究[J]. 福建省农科院学报,1992,7(2):91-94.

[48] ABBAR S,SCHILLING MW,PHILLIPS TW. Time-mortality relationships to control Tyrophagus putrescentiae (Sarcoptiformes: Acaridae) exposed to high and low temperatures [J]. J Econ Entomol,2016,109(5):2215-2220.

[49] ERBAN T,KLIMOV PB,SMRZ J,et al. Populations of Stored Product Mite Tyrophagus putrescentiae Differ in Their Bacterial Communities [J]. Front Microbiol. 2016,12(7):1046.

[50] QU SX,MA L,LI HP,et al. Chemosensory proteins involved in host recognition in the stored-food mite Tyrophagus putrescentiae [J]. Pest Manag Sci.,2016,2(8):1508-1516.

[51] QUE S,ZOU Z,XIN T,et al. Complete mitochondrial genome of the Mold Mite,Tyrophagus putrescentiae (Acari:Acaridae) [J]. Mitochondrial DNA A DNA Mapp Seq Anal,2016,27(1):688-689.

[52] YANG B,LI C. Characterization of the complete mitochondrial genome of the storage mite pest Tyrophagus longior (Gervais) (Acari:Acaridae) and comparative mitogenomic analysis of four acarid mites [J]. Gene,2016,1(576):807-819.

[53] ILIAS A,VONTAS J,TSAGKARAKOU A. Global distribution and origin of target site insecticide resistance mutations in Tetranychus urticae [J]. Insect Biochem Mol Biol,2014,48:17-28.

[54] KLIMOV PB,OCONNOR B. Is permanent parasitism reversible? critical evidence from early evolution of house dust mites [J]. Syst Biol,2013,62(3):411-423.

[55] BURGER TD,SHAO R,BEATI L,et al. Phylogenetic analysis of ticks (Acari:Ixodida) using mitochondrial genomes and nuclear rRNA genes indicates that the genus Amblyommais polyphyletic [J]. Mol Phylogenet Evol,2012,64(1):45-55.

[56] DARRIBA D,TABOADA GL,DOALLO R,et al. ModelTest 2:more models,new heuristics andparallel computing [J]. Nature Methods,2012,9:772.

[57] SUN JT,LIAN C,NAVAJAS M,et al. Microsatellites reveal a strong subdivision of geneticstructure in Chinese populations of the mite Tetranychus urticae Koch (Acari:Tetranychidae) [J]. BMC Genet,2012,13:8.

[58] COLLINS DA. A review on the factors affecting mite growth in stored grain commodities [J]. Exp Appl Acarol, 2012, 56(3): 191-208.

[59] EDWARDS DD, JACKSON LE, JOHNSON AJ, et al. Mitochondrial genome sequence of Unionicola parkeri (Acari: Trombidiformes: Unionicolidae): molecular synapomorphies between closely-related Unionicola gill mites [J]. Exp Appl Acarol, 2011, 54: 105-117.

[60] VAN LEEUWEN T, VAN NIEUWENHUYSE P, VANHOLME B, et al. Parallelevolution of cytochrome b mediated bifenazate resistance in the citrus red mite Panonychus citri [J]. Insect Mol Biol, 2011, 20(1): 135-140.

[61] WONG SF, CHONG AL, MAK JW, et al. Molecular identification of house dust mites and storage mites [J]. Exp Appl Acarol, 2011, 55(2): 123-133.

[62] YANG B, CAI J, CHENG X. Identification of astigmatid mites using ITS2 and COI regions [J]. Parasitol Res, 2011, 108(2): 497-503.

[63] YU MZ, ZHANG KJ, XUE XF, et al. Effects of Wolbachia on mtDNA variation and evolution innatural populations of Tetranychus urticae Koch [J]. Insect Molecular Biology, 2011, 20: 311-321.

[64] DABERT M, WITALINSKI W, KAZMIERSKI A, et al. Molecular phylogeny ofacariform mites (Acari, Arachnida): strong conflict between phylogenetic signal andlong-branch attraction artifacts [J]. Mol Phylogenet Evol, 2010, 56(1): 222-241.

[65] DERMAUW W, VANHOLME B, TIRRY L, et al. Mitochondrial genome analysis of thepredatory mite Phytoseiulus persimilis and a revisit of the Metaseiulus occidentalis mitochondrial genome [J]. Genome, 2010, 53: 285-301.

[66] LIAO EC, HO CM, TSAI JJ. Prevalence of Tyrophagus putrescentiae hypersensitivity in subjects over 70 years of age in a veterans' nursing home in Taiwan [J]. Int Arch Allergy Immunol, 2010, 152(4): 368-377.

[67] YUAN ML, WEI DD, ZHANG K, et al. Genetic diversity andpopulation structure of Panonychus citri (Acari: Tetranychidae), in China based on mitochondrial COI gene sequences [J]. J Econ Entomol, 2010, 103(6): 2204-2213.

[68] KRANTZ GW, WALTER DE. A Manual of Acarology. 3rd ed [M]. Texas Tech University Press: Lubbock, TX, 2009.

[69] LEE CH, PARK JM, SONG HY, et al. Acaricidal activities of major constituents of essential oil of Juniperus chinensis leaves against house dust and stored food mites [J]. J Food Prot 2009, 72(8): 1686-1691.

[70] RUIZ EA, RINEHART JE, HAYES JL, et al. Effect of geographic isolation on geneticdifferentiation in Dendroctonus Pseudotsugae (Coleoptera: Cureulionidae) [J]. Hereditas, 2009, 146: 79-92.

[71] UESUGI R, SASAWAKI T, OSAKABE M. Evidence of a high level of gene flow among apple trees in Tetranychus urticae [J]. Exp Appl Acarol, 2009, 49(4): 281-290.

[72] XIA B, LUO DM, ZOU ZW, et al. Effect of temperature on the life cycle of Aleuroglyphus ovatus (Acari: Acaridae) at four constant temperatures [J]. Journal of Stored Products Research, 2009, 45(3): 190-194.

[73] GISSI C, IANNELLI F, PESOLE G. Evolution of the mitochondrial genome of Metazoa as exemplified by comparison of congeneric species [J]. Heredity, 2008, 101: 301-320.

[74] HARPKE D, PETERSON A. 5.8S motifs for identification of pseudogenic ITS regions [J]. Botany, 2008, 86: 300-305.

[75] MASTA SE, BOORE JL. Parallel evolution of truncated transfer RNA genes in arachnid mitochondrial genomes [J]. Mol Biol Evol, 2008, 25: 949-959.

[76] VAN LEEUWEN T, VANHOLME B, VAN POTTELBERGE S, et al. Mitochondrial heteroplasmy and the evolution of insecticide resistance: non-Mendelian inheritance in action [J]. Proc Natl Acad Sci USA, 2008, 105(16): 5980-5985.

[77] PALYVOS NE, EMMANOUEL NG, SAITANIS CJ. Mites associated with stored products in Greece [J]. Exp Appl Acarol, 2008, 44: 213-226.

[78] ASPALY G, STEJSKAL V, PEKÁR S, et al. Temperature-dependent population growth of three species of stored product mites (Acari: Acaridida) [J]. Exp Appl Acarol, 2007, 42(1): 37-46.

[79] HUBERT J, STEJSKAL V, MUNZBERGOVA Z, et al. Toxicity and efficacy of selectedpesticides and new acaricides to stored product mites (Acari: Acaridida) [J]. Exp Appl Acarol, 2007, 42: 283-290.

[80] TAMURA K, DUDLEY J, NEI M, et al. MEGA4: molecular evolutionary genetics analysis (MEGA) software version 4.0 [J]. Mol Biol Evol, 2007, 24: 1596-1599.

[81] CHOUMET V, CARMI-LEROY A, LAURENT C, et al. The salivary glands and saliva of Anopheles gambiae as an essential step in the Plasmodium life cycle: a global proteomic study [J]. Proteomics, 2007, 7(18): 3384.

[82] BAZIN E, GLEMIN S, GALTIER N. Population size does not influence mitochondrial genetic diversity in animals [J]. Science, 2006, 312(5773): 570-572.

[83] HUBERT J, MUNZBERGOVA Z, KUCEROVA Z, et al. Comparison of communities of stored productmites in grain mass and grain residues in the Czech Republic [J]. Exp Appl Acarol, 2006, 39: 149-158.

[84] XU W, JAMESON D, TANG B, et al. The relationship between the rate of molecular evolutionand the rate of genome rearrangement in animal mitochondrial genomes [J]. J Mol Evol, 2006, 63: 375-392.

[85] SHAO R, BARKER SC, MITANI H, et al. Molecular mechanisms for the variation of mitochondrial gene content and gene arrangement among chigger mites of the genus Leptotrombidium (Acari: Acariformes) [J]. J Mol Evol, 2006, 63 (2): 251-261.

[86] HASSANIN A, LEGER N, DEUTSCH J. Evidence for multiple reversals of asymmetric mutational constraints during the evolution of the mitochondrial genome of Metazoa, and consequencesfor phylogenetic inferences [J]. Syst Biol, 2005, 54: 277-298.

[87] NOGE K, MORI N, TANAKA C, et al. Identification of astigmatid mites using the second internal transcribed spacer (ITS2) region and its application forphylogenetic study [J]. Exp Appl Acarol, 2005, 35 (1-2): 29-46.

[88] TJENSVOLL K, HODNELAND K, NILSEN F, et al. Genetic characterization of the mitochondrial DNA from Lepeophtheirus salmonis (Crustacea; Copepoda). A new gene organization revealed [J]. Gene, 2005, 353 (2): 218.

[89] BAGGERMAN G, BOONEN K, VERLEYEN P, et al. Peptidomic analysis of the larval Drosophila melanogaster central nervous system by two-dimensional capillary liquid chromatography quadrupole time-of-flight mass spectrometry [J]. J Mass Spectrom, 2005, 40 (2): 250.

[90] KALUME DE, OKULATE M, ZHONG J, et al. A proteomic analysis of salivary glands of female Anopheles gambiae mosquito [J]. Proteomics, 2005, 5 (14): 3765-3777.

[91] ARCÀ B, LOMBARDO F, VALENZUELA JG, et al. An updated catalogue of salivary gland transcripts in the adult female mosquito, Anopheles gambiae [J]. J Exp Biol, 2005, 208 (Pt 20): 3971.

[92] SHAO R, MITANI H, BARKER SC, et al. Novel mitochondrial gene content and gene arrangement indicate illegitimate inter-mtDNA recombination in the chigger mite, Leptotrombidium pallidum [J]. J Mol Evol, 2005, 60 (6): 764-773.

[93] DE MORAIS, GUEDES S, VITORINO R, et al. Proteomics of immune-challenged Drosophila melanogaster larvae hemolymph [J]. Biochem Biophys Res Commun, 2005, 328 (1): 106.

[94] HUBERT J, STEJSKAL V, MUNZBERGOVÁ Z, et al. Mites and fungi in heavily infested stores in the Czech Republic [J]. J Econ Entomol, 2004, 97: 2144-2153.

[95] VIERSTRAETE E, VERLEYEN P, BAGGERMAN G, et al. A proteomic approach for the analysis of instantly released wound and immune proteins in Drosophila melanogaster hemolymph [J]. Proc Natl Acad Sci USA, 2004, 101 (2): 470-475.

[96] PREDEL R, WEGENER C, RUSSELL WK, et al. Peptidomics of CNS associated neurohemal systems of adult Drosophila melanogaster: a mass spectrometric survey of peptides from individual flies [J]. J Comp Neuro1, 2004, 474 (3): 379-392.

[97] LEVY F, BULET P, EHRET-SABATIER L. Proteomic analysis of the systemic immune response of Drosophila [J]. Mol Cell Proteomics, 2004, 3 (2): 156.

[98] ALVAREZ I, WENDEL JF. Ribosomal ITS sequences and plant phylogenetic inference [J]. Mol Phylogenet Evol, 2003, 29 (3): 417-434.

[99] ZHANG ZQ. Mites of Greenhouses: Identification, Biology and Control [M]. Cambridge: CABI Publishing, 2003: 141.

[100] ZUKER M. Mfold web server for nucleic acid folding and hybridization prediction [J]. Nucleic Acids Res, 2003, 31: 3406-3415.

[101] GUEDES SDE M, VITORINO R, TOMER K, et al. Drosophila melarwgaster larval hemolymph protein mapping [J]. Biochem Biophys Res Commun, 2003, 312 (3): 545-554.

[102] VIERSTRAETE E, CERSTIAENS A, BAGGERMAN G, et al. Proteomics in Drosophila awlanogaster: first 2D database of larval hemolymph proteins [J]. J Biochem Biophys Res Commun, 2003, 304 (4): 831-838.

[103] SHAO R, BARKER SC. The highly rearranged mitochondrial genome of the plague thrips, Thrips imaginis (Insecta: Thysanoptera): convergence of two novel gene boundaries and an extraordinary arrangement of rRNA genes [J]. Mol Biol Evol, 2003, 20 (3): 362.

[104] SALOMONE N, EMERSON BC, HEWITT GM, et al. Phylogenetic relationships among the Canary Island Steganacaridae (Acari, Oribatida) inferred from mitochondrial DNA sequence data [J]. Mol Ecol, 2002, 11 (1): 79-89.

[105] SWOFFORD DL. Phylogenetic analysis using parsimony and other methods [M]. Sunderland: Sinauer Associates, 2002.

[106] TSUJINO F, KOSEMURA A, INOHIRA K, et al. Evolution of the A+T-rich region of mitochondrial DNA in the melanogaster species subgroup of Drosophila [J]. J Mol Evol, 2002, 55: 573-583.

[107] MACHIDA RJ, MIYA MU, NISHIDA M, et al. Complete mitochondrial DNA sequence of Tigriopus japonicus (Crustacea:

Copepoda) [J]. Mar Biotechnol(NY), 2002, 4(4): 406.

[108] BAGGERMAN G, CERSTIAENS A, DE LOOF A, et al. Peptidomics of the larval Drosophila melanogaster central nervous system [J]. J Biol Chem, 2002, 277(43): 40368-40374.

[109] ATHANASSIOU CG, PALYVOS NE. Distribution and migration of insects and mites in flat storage containing wheat [J]. Phytoparasitica, 2001, 29(5): 379-392.

[110] HINOMOTO N, OSAKABE M, GOTOH T, et al. Phylogenetic analysis of green and red forms ofthe two-spotted spider mite, Tetranychus urticae Koch (Acari: Tetranychidae), in Japan, based on mitochondrial cytochrome oxidase subunit I sequences [J]. Applied Entomology and Zoology, 2001, 36(4): 459-464.

[111] SIDENIUS KE, HALLAS TE, POULSEN LK, et al. Allergen cross-reactivity between house-dustmites and other invertebrates [J]. Allergy, 2001, 56: 723-733.

[112] SHAO R, CAMPBELL N J, BARKER SC. Numerous gene rearrangements in the mitochondrial genome of the wallaby louse, Heterodoxus macropus (Phthiraptera) [J]. Mol Biol Evol, 2001, 18(5): 858.

[113] COX CB, MOORE PD. Biogeography: an ecological and evolutionary approach [M]. 6th ed. Oxford: Blackwell Science Ltd. USA, 2000.

[114] KNUTSEN H, RUKKE BA, JORDE PE. Genetic differentiation among populations of the beetle Bolitophagus reticulates (Coleoptera: Tenebrionidae) in a fragmented and a continuous landscape [J]. Heredity, 2000, 84(6): 667-676.

[115] NAVAJAS M, FENTON B. The application of molecular markers in the study of diversity in acarology: a review [J]. Exp Appl Acarol, 2000, 24, 751-774.

[116] LAVROV DV, BOORE JL, BROWN WM. The complete mitochondrial DNA sequence of the horseshoe crab Limulus polyphemus [J]. Mol Biol Evol, 2000, 17(5): 813.

[117] BURGER G, ZHU Y, LITTLEJOHN TG, et al. Complete sequence of the mitochondrial genome of Tetrahymena pyriformis and comparison with Paramecium aurelia mitochondrial DNA [J]. J Mol Biol, 2000, 297(2): 365.

[118] HUTCHINSON DW, TEMPLETON AR. Correlation of pairwise genetic and geographic distance measures: inferring the relative influences of gene flow and drift on the distribution of genetic variability [J]. Evolution, 1999, 53(6): 1898-1914.

[119] JEFFREY L. Bore Animal mitochondrial genomes [J]. Nucleic Aci Research, 1999, 27(8): 1767.

[120] CRUICKSHANK RH, THOMAS RH. Evolution of haplodiploidy in dermanyssine mites (Acari: Mesostigmata) [J]. Evolution, 1999, 53: 1796-1803.

[121] AVISE JC. The history and purview of phylogeography: a personal reflection [J]. Molecular Ecology, 1998, 7: 371-379.

[122] NAVAJAS M, LAGNEL J, GUTIERREZ J. Species-wide homogeneity of nuclear ribosomal ITS2 sequencesin the spider mite Tetranychus urticae contrasts with extensive mitochondrial COI polymorphism [J]. Heredity, 1998, 80: 742-752.

[123] NORTON RA. Morphological evidence for the evolutionary origin of Astigmata (Acari: Acariformes) [J]. Exp Appl Acarol, 1998, 22: 559-594.

[124] THOMPSON JD, GIBSON TJ, PLEWNIAK F, et al. The ClustalX windows interface: flexible strategies for multiple sequence alignment aided by quality analysis tools [J]. Nucleic Acids Research, 1997, 24: 4876-4882.

[125] LOWE TM, EDDY SR. tRNAscan-SE: a program for improved detection of transfer RNA genes in genomic sequence [J]. Nucleic Acids Res, 1997, 25: 955-964.

[126] FU YX, LI WH. Statistical tests of neutrality of mutations [J]. Genetics, 1993, 133: 693-709.

[127] EVANS GO. Priciples of Acarology [M]. London: CABI Publishing, 1992.

[128] PUERTA L, FERNANDEZ-CALDAS E, LOCKEY RF, et al. Sensitization to Blomia tropicalis and Lepidoglyphus destructor in Dermatophagoides spp-allergic individuals [J]. Journal of Allergy and Clinical Immunology, 1992, 88(6): 943-950.

[129] FELSENSTEIN J. Confidence limits on phylogenies: an approach using the bootstrap [J]. Evolution, 1985, 39: 783-791.

[130] OCONNOR B. Acari: Astigmata [M]. In Parker, S. (ed.), Synopsis and Classification of Living Organisms. New York: McGraw-Hill, 1982: 146-169.

[131] ZUCKERKANDL E, PAULING L. Evolutionary divergence and convergence in proteins. In: Bryson V, Vogel HJ. (eds.), Evolving Genes and proteins [M]. New York: Academic Press, 1965: 97-166.

[132] KENT-JONES DW, AMOS AJ, ELIAS PS, et al. The micro-analytical test for purity in food with special reference to cereals [J]. Analyst, 1948, 73: 128-140.

第五章

医学节肢动物分子系统学和进化

瑞典著名分类学家 Linnaeus 1753 年出版的《植物种志》建立了动植物命名的双名法，1758 年建立了动物分类学的命名等级系统，为动物分类奠定了基础。1859 年 Darwin 发表《物种起源》一书，认为分类学必须建立在系统发育关系（phylogenetic relationship）或进化关系基础上，从此拉开了系统发育和进化研究的序幕。生物系统学（biosystematics）是关于生物多样性和生物学分类的学科，该学科试图从所用层面或从界（kingdom）到种（species）的各个阶元理解生物多样性的起源，并进行生物学分类。

节肢动物是动物界种类最丰富的一个类群，研究节肢动物的系统学和系统发育对了解生物进化历程及进化机制都有重要意义。因为外部形态特征等比较直观，容易获得，所以长期以来传统的节肢动物系统学和系统发育研究主要依赖于物种的形态解剖特征、生物学性状以及生物地理学信息等。这些分类依据在大多数情况下能清晰地反映一个物种的分类地位或系统发育关系。但随看学科的发展，也遇到了一些传统方法难以解决的困难：①有时对一些近缘种很难确定其分类地位，对于地理种群、生态型的研究更是如此，而寻找更精细的分类特征，如局部刚毛的形态、分布等，则容易将一些非遗传稳定的性状当作分类特征。②物种间可供比较的形态学性状有限，一些进化距离较远的类群难以统一分析，这对于高级分类阶元的研究尤为突出。③由于趋同进化（convergent evolution）的存在，不同类群的物种可能表现出相似的形态特征。以上问题大大制约了传统分类方法的运用，科学家们在不断寻找突破的方法。生物大分子(如核酸、蛋白质)是生命活动所必需的，其中核酸携带了生物的全部遗传信息，它们在漫长的生物进化过程中不断积累着变异，能够提供物种进化历史的精确信息。现代分子生物学技术的发展，使我们可以利用这些生物大分子的差异研究生物之间的进化关系，为分类学及系统发育研究提供了新的手段，可以从分子水平上阐明系统学和进化问题。一个新的学科——分子系统学（molecular systematics）应运而生。

利用分子信息进行进化分类研究有许多优点：①分子序列的信息代表了遗传本质，不受环境影响，不受标本个体发育状态和环境条件影响；②能够提供充分的可定量测度的进化信息；③不同类群间有较好的可比性，是一种比较理想的共同尺度；④能够反映生物进化的机制。

在 20 世纪 60 年代以前，动物分类学主要以形态和行为特征为依据。自蛋白质电泳技术发明以后，也被应用于分类学研究。Lewontin 和 Hubby（1966）证实蛋白质编码基因通常是多态的(2 个以上等位基因)，对这些蛋白质进行凝胶电泳可以发现具有相同功能的不同形式的蛋白质，即同工酶（isozyme）的存在。蛋白质电泳可同时分析来自 20~30 个个体的几个基因（Hames 和 Rickwood，1981），可用于杂合度（heterozygosity）、亲缘关系、地理变异、杂交以及 5 000 万年以内的系统发育研究。

20世纪60年代末期以来，研究单拷贝 DNA序列差异的DNA-DNA 杂交（DNA-DNA hybridization）技术被用于分子系统发育研究（Werman 等，1990）。DNA-DNA 杂交技术适合于种、属、科以及亲缘关系研究。限制性内切酶可用于分析 DNA 序列的差异。限制性片段长度多态性（restriction fragment length polymorphism，RFLP）分析是一项在限制性内切酶作用下，由产生或消除内切酶识别位点突变造成的种内 DNA 片段长度的变异程度的技术，不仅可提供有关核 DNA（nuclear DNA）或线粒体 DNA（mitochondrial DNA，mtDNA）的信息，而且可提供不同 DNA 序列差异程度的信息（Dowling 等，1990）。RFLP 分析既有效又相对经济，已应用于克隆种群、杂合度、亲缘关系、地理变异杂交以及5 000万年以内的系统发育研究。近些年来,由于在RFLP技术中引入了聚合酶链反应(polymerase chain reaction,PCR)技术,形成PCR-RFLP技术,使得RFLP技术更省时经济。

DNA测序(DNA sequencing)技术可使DNA某个特殊的序列用于系统发育分析,而且它所能检查的特征数量,从理论上说只受该生物DNA核苷酸数量的限制。DNA测序可用于组建某些基因或基因家族的系统发育、推测种内的谱系和建立种的系统发育。DNA序列数据多用于种内变异、隐种、地理变异、生殖行为和杂合度的研究。Berlocher(1984)以"昆虫分子系统学"(insect molecular systematics)为题首次介绍分子技术在昆虫系统学研究中的应用及其数据分析方法。20世纪80年代是分子生物学快速发展的时期,节肢动物分子系统学也不例外。本章将简要地介绍分子系统学方法及其在节肢动物系统学和进化研究中的应用。

第一节 分子系统学和分子进化

20世纪50年代以来,蛋白质和DNA测序技术为系统发生重建带来了曙光。DNA和蛋白质序列数据作为生物信息分子具有线性数字编码特征,并且能够建立位点之间的同源关系,逐渐成为系统发生和分子进化分析的主要数据来源。

一、分子系统学

分子系统学通过对生物大分子(蛋白质、核酸等)的结构、功能等的进化研究,来检测、描述并解释生物在分子水平的多样性及其演化规律的学科。生命系统从分子、细胞、个体、群体、种、群落和生态系统的不同层次表现多样性,其中分子层次上的多样性构成分子系统学的研究领域,具有最基本的意义。分子系统学的理论基础来源于生物系统学、分类学、遗传学、比较生物化学、分子生物学和进化论,其方法来源于免疫学、仪器分析、生物化学和分子生物学等。

生物系统学是生命科学中综合性很强的基础学科。Mayr和Ashlock(1991)将生物系统学定义为探索、描述并解释生物多样性及其分类和演化关系的学科。分类学(taxonomy)则是研究生物分类的原理、方法和实践的学科,包括分类(classification)、命名(nomenclature)、描述(description)和鉴定(identification)等内容(Post等,1992),二者的研究内容不同,但有一定交叉。生物系统学等于分类学加上生物间各种相互关系(主要包括表型关系、分支关系、遗传关系、系统发育关系、年代关系和地理分布关系)的总和。经过近几十年的发展,分子系统学逐渐形成了它本身的原理和分析方法。根据组成生物体分子的特点和分子多样性的研究对象,分子系统学的研究分为两大类:以小分子化合物为研究对象的称小分子系统学(micromolecular systematics),即过去文献中的化学系统学或生化系统学;以生物大分子为研究对象的称大分子系统学(macromolecular systematics),即目前文献中的分子系统学,这两类研究在原理、方法和数据性质上有很大区别。分子系统学主要是根据生物大分子和小分子化合物的分子信息构建物种的谱系,探讨物种种群的遗传结构、遗传多样性和系统与进化关系,从分子水平上揭示生物的多样性及其进化规律。根据分子多样性的研究范围还可区分成小进化(microevolution)研究和大进化(macroevolution)研究,前者属种群遗传学的内容,包括种内群体间分子多样性及相互关系的研究,后者是指种间及高级阶元间分子多样性及进化型式的比较研究。

二、分子进化

分子进化(molecular evolution)包括两个方面的研究内容:①分析核酸和蛋白质的进化及其这一进化过程的内在机制;②译解生物和基因的进化历史,或称分子系统发育(molecular phylogeny)。第一方面研究在于试图阐明引起分子进化上变化的原因及由此产生的结果,而第二方面研究则是利用分子作为一种工具来重现生物的进化历史。这两方面的研究紧密相关,因为系统发育的信息是决定分子特征进化序列所必需的,而分子变化的速率和形式等信息又是构建某类生物进化历史所必需的(Li和Goaur,1991)。

对不同基因的分析可以为许多生物类群提供在不同水平上(阶元)的系统发育分析资料。比如,核糖体基因(ribosomal genes)已广泛用于系统发育分析,因为它们有些区域高度保守。湛孝东(2019)选取了中国不同地理种群的腐食酪螨,通过对核糖体基因ITS序列的测序结果重建了系统发生树,基于贝叶斯分析法构建的聚类分析显示,来自9个不同地理种群的腐食酪螨的204个单倍型聚集为1个支系,即不同地理种群间的腐食酪螨遗传分化不显著。

第二节 分子系统学和进化研究的基本概念

在应用分子技术进行分类学和进化研究时还存在着几方面有争议的理论问题,如形态特征和分子特征到底哪个重要?对"同源"和"相似"术语的应用、进化速度的恒定性(即分子钟)以及DNA序列变化的中性理论等,下面分别加以简要论述。

一、分子和形态特征

在系统发育研究中经常遇到这样的问题,即形态特征与分子特征到底哪个更好?对两者进行比较时不难发现,形态变化和分子变化通常是独立的,是由不同的进化压力造成的,或者对进化压力产生不同的应答。Hlis和Morits(1990)认为究竟采用哪种方法解决某个问题时,其本质在于:①所选的特征是否能够解决这个问题;②所选特征是否有遗传学基础;③所用数据的收集和分析方法是否有可能同时利用形态和分子信息。这个观点被学界普遍接受。实际上形态特征和分子数据各有优点和局限性,这也是两者一直被沿用至今的原因。DNA序列数据的优点在于具有明确的遗传基础,其数据量的大小仅受基因大小的限制。形态数据的好处在于它可以从化石和保存的标本上得到,并可从个体发育角度进行解释。因此,形态和分子数据哪个更适用的争论大多数是无意义的。大量研究结果表明,形态特征和分子数据能够互相补充,将形态与分子数据结合起来比用单一方法更容易的描述和解释问题。

二、同源和相似

同源(homology)即"具有共同起源",它是比较生物学领域一个核心的概念,是系统学研究的基础(Reeck等,1987)。在讨论蛋白质和核酸序列比较时,"同源"常常被作为更为广义的概念在使用,当蛋白质和核酸序列相似时,它们被称之为"同源"。比较解剖学和形态学上将相似性(similarity)区分为同源和同功(analogy)。进化论的产生使这两个概念更有意义:同源是具有共同的祖先,而同功则是趋同演化的结果,即在系统树上不同分支独立地进化形成相同的特征过程。唯有同源性状之间的比较才有意义,才能建立正确的系统发育关系。

Reeck等(1987)指出,用"同源"来描述"相似"会造成三个方面的问题:①序列的相似性被称之为同源,但作比较的序列并不在进化上有亲缘关系,这种情况与同源的概念显然不一致;②当序列相似但进化起源不同的序列被称之为同源时,这会使读者误认为两者有共同的祖先;③相似性(称之为同源)会被用于支持进化上同源的假设。相似性是容易解释的,但建立的进化共同起源的同源则较难说明,特别是在化石证据缺乏的情况下,因此最好用"平均相似性"。

三、分子钟

在分子技术快速发展前,化石分析一直是判断现存生物祖先生活年代的惟一途径。节肢动物现存化石记录较多。Labandeira和Sepkoski(1993)从472篇文献中收集了1 263条昆虫化石记录,现存的30个目均有化石记录。据现有的记录和发现,泥盆纪(下)很少有昆虫化石,而3.25亿年前的石炭纪早期某个时期则出现了大量昆虫类群,并在石炭纪后期和二叠纪中期继续激烈增加。Baker(1952)记述,在泥盆纪的泥岩化石中发现螨类。

20世纪60年代开始,分子遗传学研究提出了"分子钟"(molecular clock)的概念,它假设核苷酸的替代以恒定速率发生,就像钟一样,因此它为时间计算提供了极好的方法,可用它来估计生物分歧的年代和进化历史，该概念对化石资料十分缺乏的现存生物类群的研究特别有用。分子钟基于这样一个假设：生命的基本过程，如DNA的复制和翻译、蛋白质合成、新陈代谢等在所有生物中都是相似的，操纵这些过程的蛋白质和核酸必须高度保守，在漫长的生物进化历史中，维持这些过程的基因核苷酸发生了替代，DNA和蛋白质序列发生了变化。但这些变化不是改变或改善这些基因的功能而是为保持它。因此，DNA编码的变化必须对这些功能影响很小或没有影响。比如，DNA序列产生了变化，但是，由于基因编码的简并，只是密码子的第3个核苷酸发生了变化，因此相对应的氨基酸残基仍没有发生变化。同样，如果氨基酸序列的变化发生在那些不影响蛋白质分子功能的区域，或者被相似的氨基酸替代，那么，编码序列变化不影响蛋白质的功能。

分子钟假说是在Zuckerkandl和Pauling（1965）检查了不同脊椎动物种类的血红蛋白和细胞色素C的氨基酸替代情况后提出的。他们发现分子进化的速度在所有的谱系中大致恒定，因此他们认为编码那些高度保守的大分子的序列可以用来测量生物间的进化距离（时间），这可以通过计数历史上积累起来的氨基酸变化数量而实现。继而推断和重建系统发育历史，也可以推断出导致现代物种的支系分化年代。

然而，不同蛋白质序列分析表明在不同蛋白质和不同谱系中变化速度存在差异。比如，细胞色素c在所有研究过的生物中有一个恒定"钟"行为，但是，铜锌超氧化物歧化酶（superoxide dismutase，SOD）则像一个飘忽不定的"钟"（Ayal，1986），将真菌和动物相比较，铜锌SOD的氨基酸平均替代率（每100个残基、每1亿年）最小是5.5个。当节肢动物与哺乳动物比较时，铜锌SOD的氨基酸平均替代率（每100个残基、每1亿年）是9.1个，当哺乳动物与其他动物比较时，铜锌SOD的氨基酸平均替代率是27.8个（Ayala，1986）。这样，如果要知道分歧的绝对年代，那么分子钟必须用其他独立产生的数据，如化石数据来校准。Wilson等（1987）指出，对那些具有丰富化石资料的物种的形态和分子数据分析减少了估计分歧年代的不确定性。有人认为分子钟在计算分歧的相对时间上比绝对时间更有用。

Moran等（1993）比较了一种蚜虫体内共生细菌和它的寄主蚜虫16S核糖体DNA（ribosomal DNA，rDNA）的序列，发现这两种生物的分子钟大致是恒定的。这种共生细菌生活在蚜虫体内的特殊细胞中，是母性遗传的，而且是寄主蚜虫生长和生殖所必需的，表明两者之间有着很长的进化历史。对共生细菌16S rDNA序列分析表明，在多样的蚜虫类群中一种细菌*Buchnera aphidicola*是特有的。*B. aphidicala*的系统发育与寄主蚜虫的系统发育相一致，表明目前内生共生细菌在蚜虫种类中的分布是由被细菌侵染的蚜虫祖先纵向遗传而造成。这些数据表明蚜虫和它们共生细菌的分化同时进行，因此存在共同物种分化（cospeciation），蚜虫化石记录使Moran等（1993）有可能对蚜虫和它们的共生细菌何时开始分化进行估计。并推测蚜虫和它们共生内生细菌关系大致始于1.6亿至2.8亿年前。

四、中性进化理论

分子进化的机制是另一个有争议的问题，争论的核心问题是分子进化的中性理论（Kimura，1983，1987）。中性理论认为对每个基因而言，所有可能的突变（等位基因）大部分是缺失的，因此它们被自然选择淘汰或维持在一个很低的水平上。形态、行为、生态特征的进化很大程度上受自然选择的制约，因为自然选择趋于选择有利的等位基因，而不利于缺失的等位基因。然而，许多突变可产生彼此等同的等位基因。这些突变不受自然选择的影响，因为这些突变对突变携带物种的适合性并不产生影响，也不对他们的形态、生理、行为产生影响。所以，中性理论认为，在进化过程中大多数核苷酸的替代是中性或几乎中性变化，是逐步地、随机地固定下来的，而不是达尔文选择理论的正面选择结果。由于随机遗传漂变（random genetic drift）作用，中性突变能在一个种群内传开，它们也可以在偶然情况下，以更高频率转移到下一世代（Kimura，1968，1983）。

中性理论是一些估测系统发育方法的理论（假设）基础，同时对分子钟假设产生影响。有关的争论自从Kimura在20世纪60年代发表他第一篇论文以来一直在进行。研究数据表明，许多蛋白质、染色体和核酸的变化确实受到自然选择的筛选，许多数据也同样支持分子变异确为中性的假设。那么到底有多少分子变量在选择上是中性或接近中性的？Moritz和Hillis（1990）建议每一个分子标记都要做有关的中性测验，同时指出由于大多数偏离中性的突变是与特定基因座联系的，因此，如果能对许多不同基因座进行研究，那么相对而言自然选择对分析影响较小。

第三节 节肢动物分子系统学的研究技术

分子研究方法在系统学和进化研究中日趋广泛，这可以从一些有关详细介绍分子研究方法及数据分析准则的论著中得到反映。Hillis 和 Moritz（1990）出版《分子系统学》（Molecular Systematics）一书，详细介绍了分析所用组织的取样、采集和贮存的准则、同工酶电泳、免疫技术、分子细胞学、DNA-DNA 杂交、限制性位点分析、核酸序列分析等技术，以及种间变异（分化）和系统发育组建的分析方法。Hewitt 等（1991）在《分类学的分子技术》（Molecular Techniques in Taxonomy）一书中详细介绍了生物分类学中所采用的分子方法和技术。Weir（1990）论述了应用分子和形态特征进行种群结构、系统发育组建及多样性研究的准则。Miyamoto 和 Cracraft（1991）介绍了 DNA 序列的系统发育分析。Gribskov 和 Devereaux（1991）详细介绍了核苷酸序列测序和分析方法。

Hagedorn 等（1990）编辑出版了第一本有关昆虫分子生物学的专著——《昆虫分子科学》（*Insect Molecular Science*）。Crampton 和 Eggleston（1992）编辑出版了第二本有关昆虫分子生物学的专著，书名也是《昆虫分子科学》，它是第一本真正意义上介绍分子技术在昆虫学科中应用的专著。Oakeshott 和 Whitten（1993）出版了《基础和应用昆虫学中的分子方法》（*Molecular Approaches to Fundamental and Applied Entomology*）一书，介绍了杀虫剂抗性分子遗传学、昆虫病毒遗传工程、昆虫系统发育分子方法、昆虫分子种群遗传学、性别决定和转基因技术的研究和应用。Hoy（1994）出版了《昆虫分子遗传学》（*Insect Molecular Genetics*）一书，对分子生物学在昆虫学中的应用进行了比较全面的介绍。

为了帮助昆虫学工作者熟悉和选择合适的分子研究技术从事自己有关的研究，Cook（1996）发表了《昆虫学家之"初学者"分子标记指南》一文，紧接着 Loxdale 和 Lushai（1998）也发表了类似的文章，题为《昆虫学的分子标记》，比较系统地介绍了昆虫学研究中的蛋白质和 DNA 标记，有关的技术包括：等位酶电泳（allozyme electrophoresis）、限制性片断长度多态性分析（RFLP）、mtDNA 和 rDNA 测序、微卫星（microsatellites）、DNA 随机扩增多态性（randomly amplified polymorphic DNA，RAPD）方法、扩增片断长度多态性（amplified fragment length polymorphism，AFLP）、荧光原位杂交（fluorescent in situ hybridiztion，FISH）、反向转录酶 PCR（reverse transcriptase-PCR）等方法。下面介绍几种在节肢动物分子系统学研究中常用的几种技术。

一、同工酶分析

同工酶是单个酶的多型体，是一种由成对多肽亚单位组成的复杂的蛋白质，亚基可为不同基因座编码。比如，蛋白质 Z 是由 2 个多肽亚基 A 和 B 组成的聚合体，那么蛋白质 Z 的 5 个同工酶可以表示为 AAAA，AAAB，AABB，ABBB 和 BBBB。同工酶可以催化同样的生化反应，但其最适反应条件有差别，如 pH 或底物浓度。它们具有不同的等电点，可以由凝胶电泳分离。

等位酶（allozyme）是指由同一基因座的等位型所编码产生的不同的蛋白质。等位酶是同工酶的亚单位，它们的电荷量和分子质量大小不同，因此，可以通过电泳分离。

同工酶或等位酶的分析步骤可分为 5 步：蛋白质提取、分离、染色、结果分析和应用。蛋白质比核酸更难操作，因为它更容易降解。蛋白质必须在 −70℃温度下保存，但即使在这样的温度条件下，一些蛋白质也会在数月中降解掉。蛋白质可在凝胶的电场中得到分离，蛋白质的分离带可通过染色而观察到（Murphy 等，1990；May，1992）。如果使用一般的蛋白质检测系统，那么只有那些数量大的蛋白质可以检测到，但如果使用特别的染色和缓冲液可以分离多达 50 种以上的酶（May，1992）。

蛋白质编码基因通常是共显性的，等位基因在杂合（heterozygous）生物体内均同时表达。如果假设同工酶数据反映了 DNA 编码序列的变化，那么就有可能将某一特定的表型与已知表型对应起来。在解释带型之前必须弄清酶的亚基数和在某一特定细胞或组织中的分布情况。

同工酶分析是节肢动物系统学、种群遗传学和进化研究中费用低而有效的方法。同工酶或等位酶分析所获得的数据只在分析基因组中编码这些同工酶的那一小部分基因进化时才有用，这些资料也可用于分析近缘的分类单元。但是，在一些昆虫中比如蚜虫和膜翅目昆虫中，等位酶的变异很小。因此，有必要应用其他一些分子技术。

Foley 等（1993，1994）利用同工酶研究了南太平洋地区传播疟疾和丝虫病的按蚊 *Anopheles punctulatus* 复合体种类组成时发现了新种，根据电泳特征进行了描述，并编制了电泳特征检索表。在研究按蚊属 *Anopheles* 中的 *Nyssorhynchus* 亚属时，同工酶可明确区分在南非 Amazonian 地区及其他北部地区有重叠分布的 3 种按蚊（Fritz 等，1995）。

二、分子细胞学

在分子细胞学研究技术上有 3 个重要的突破，使得分子细胞学进入分子进化研究时代。第一项技术是低渗处理后有丝分裂中期染色体扩散的发现，这使得染色体计数更精确，形态学研究更详细；第二项是染色体带型技术的发展，这使得有可能在同源染色体中鉴定特殊 DNA 类型；第三项技术是原位杂交技术的发展，这使得某种特定的 DNA 序列可以定位到染色体的某个区段。在节肢动物系统进化研究中运用比较多的是原位杂交技术和染色体带型技术。

1. 原位杂交技术　原位杂交技术包含对单链探针分子与目标 DNA 复性处理以形成双链 DNA。该技术在卫星 DNA（satellite DNA）、核糖体基因簇，或多线染色体（polytene chromosome）复制基因的定位上，甚至在定位有丝分裂中染色体上单拷贝 DNA 中很有效。染色体 DNA 在适当的条件下变性，以保证在复性时高效地与互补单链核苷酸探针结合形成杂交双链。由于染色体 DNA 与蛋白质和 RNA 结合在一起，因此原位杂交的有效性取决于染色体 DNA 变性的好坏、在固定和处理时有多少 DNA 丢失、在结合区是否有蛋白质存在等（Sessions，1990）。

2. 染色体带型　染色体的形态也是分类特征。在许多情况下，染色体可以通过它们相对大小、着丝粒和次生缢痕等特征进行区分。许多染色体，特别是某些昆虫的多线染色体，具有复杂的带型或其他标记，这些特性可用于种群的鉴定或近似种的区别。绝大多数种类可以通过用 Q、G 或 C 带技术获得特定的带型。

Q 带技术是最简单的带型技术，即对染色体样品用喹丫因芥子（quinacrine mustard）或喹丫因二氢氯化物（quinacrine dihydrochloride）处理后，染色体上会产生荧光带，在富含 AT 的区域最亮、Q 带仅在紫外线阅读机下可见，而且带型消失快。

G 带技术即对染色体样品用胰蛋白酶或 NaOH 处理，并在磷酸缓冲液中 Giemsa 染色，染色体会显现深淡交替的带型，深色带通常是富含 AT 的区域，与 Q 带大部分一致。

C 带技术有非常严格的萃取步骤，这一步骤会导致 DNA 的损失。染色体样品在高温下处理，然后在高温下于柠檬酸钠盐中培养，最后在高浓度的 Giemsa 中染色。C 带技术萃取了几乎所有的非 C 带染色质，仅留下结构性的异染色质（heterochromatin），这些异染色质通常含有高度重复的 DNA 序列。

细胞学数据可为系统发育分析提供与形态学特征、生物化学或行为学特征相独立的信息，它可以展示在形态学下不明显的关系或相似性。染色体大小、形态、数量和倍性（ploidy）表现了一个分类单元的遗传结构。带型研究展示了染色体上染色质（chromatin）构成情况，而 DNA 序列探针的原位杂交可以展示染色体更详细的构造，如空间构型、特异性 DNA 序列等。

三、DNA-DNA 杂交

DNA-DNA 杂交技术可以用来估计两个不同来源的单链 DNA 序列的差异程度，这项技术基于双链 DNA 分子的热稳定性。如果双链 DNA 分子的 2 个单链来源相同，即同源双链分子（homoduplex），那么它们在不同温度加热至 100℃的过程中可以产生 2 条单链，随后冷却复性，互补链可形成双链。如果双链 DNA 分子的 2 条链来源不同，那么，核苷酸序列的不同会降低冷却后复性形成互补的程度以及结合形成的异源双链分子（heteroduplex）的热稳定性。异源双链分子加热变性成单链的温度要比同源双链分子低（Werman 等，1990；Li 和 Graur，1991）。

DNA-DNA 杂交就是将两种不同来源的 DNA 变性后混合，然后慢慢冷却，以形成杂合的双链 DNA。试验条件(如盐浓度、温度、片段大小)决定杂合 DNA 分子中核苷酸的错配数。在高度严格条件下,不同种 DNA 仅在互配的序列上配对;在较宽松条件下,错配率就高。

DNA-DNA 杂交步骤如下:分离双链 DNA,并纯化以除去蛋白质和 RNA。将所得的 DNA(由单拷贝和重复多拷贝 DNA 片段组成)碎裂成短片段。通过产生 C_0t 曲线的步骤,测得单拷贝 DNA 的数量(Britten 等,1974),并用羟(基)磷灰石层析柱将单拷贝 DNA 与重复多拷贝 DNA 片段分开。因为在昆虫基因组中多拷贝 DNA 片段的数量比单拷贝 DNA 的变化大,必须去除。然后,从一个昆虫种中得到的单拷贝 DNA 片段用同位素标记(标记 DNA)与同种未标记的 DNA 片段(driver)杂交(即异源双链反应)。最后,将杂交所得的双链 DNA 在一系列不同温度下变性并测定不同温度下同源和异源双链 DNA 变性产生单链 DNA 的百分率。杂交双链 DNA 的热稳定性可用半数解链温度(median meltingtemperature)或 T_m 衡量。T_m 是指 50% 的杂交双链 DNA 变性成单链 DNA 时的温度而 $\triangle T_m$ 是指 50% 的同源双链 DNA 变性成单链 DNA 时的温度。比较 T_m 和 $\triangle T_m$ 就可估计 2 个不同种 DNA 的遗传距离。

DNA-DNA 杂交的不足之处在于:得到的数据是不同 DNA 间的遗传距离而不是特定的 DNA 序列;比较分析仅限于基因组中的单拷贝 DNA 区域;不同种类间单拷贝 DNA 数量的差异会导致遗传距离估计中出现错误;该技术需要使用放射性同位素和相对大量的 DNA(mg 量)。DNA-DNA 杂交主要测定单拷贝 DNA 的中性漂移(Werman 等,1990)。

四、限制性片段长度多态性分析

RFLP 分析技术可用于比较 DNA 序列,所得数据经转换可估计序列的趋异。DNA 经限制性核酸内切酶消化后所产生的 DNA 片段大小和数量可比较快速和廉价地提供有关序列趋异的信息(Dowling 等,1990)。这项技术可分析更多的基因座而不是整个 DNA 序列,虽然每个基因座所提供的信息比较不完全。RFLP 技术不仅可用于研究特异而重复的 DNA 序列,而且可研究 mDNA 变异(Lansman 等,1981)。它主要用于研究种群内和种群间变异、基因流水平、种群有效大小、亲缘关系和相似程度以及杂交区带(hybrid zone)。高级阶元的系统研究目前还很少应用 RFLP 技术。

已知的限制性核酸内切酶已达 1 400 多种,它们可在特定的识别序列中的某个特定位点将 DNA 切断(Brown,1991)。这种识别序列通常长 4~6bp,有时可达 12bp。限制性核酸内切酶的特异性是指 DNA 被同样的限制性核酸内切酶完全消化可得到同样的 DNA 片段集,即酶切结果可重复。DNA 序列通过重新排列、加成、缺失(deficiency)、特异碱基替代等的改变能导致限制性片段数量和大小的变化。

DNA 被某一限制性核酸内切酶消化后所产生的限制性片段可根据其大小在琼脂或聚丙烯酰胺凝胶电泳(polyacrylamide gel electrophoresis,PAGE)上得到分离,片段大小可根据事先加在同一凝胶上的标准 DNA 片段大小估计得到。凝胶上分离的片段可通过不同方法检测,包括标记探针 Southern 杂交方法和溴化乙锭(EtBr)染色(如果 DNA 片段事先经过 PCR 扩增)。采用何种检测方法依赖于凝胶上 DNA 量的多少。

EtBr 染色是最简单经济的方法,但敏感性较差,能检测的最少量是 2ng,因此 DNA 小片段只有在量多时才能检测到。DNA 探针可通过限制性核酸内切酶用 ^{32}P 标记过的核苷酸标记其末端。通过检测 ^{32}P 标记的量来测定 DNA 量,因此不受 DNA 片段的大小无关,所以它比 EtBr 更灵敏,1~5ng 的 DNA 很容易检测到。如果有引物,DNA 可先用 PCR 扩增,然后酶切并用 EtBr 染色。

如果 DNA 量少,那么可用放射性标记的 DNA 探针检测 DNA 片段。Southern 杂交技术灵敏度很高,可检测皮克(picogram)量的 DNA。DNA 片段长度少于 50bp 较难检测。Southern 杂交需要一个与目标 DNA 有足够相同序列的探针以形成稳定的杂合体,使用来自不同种(异源)的探针会使结果更难解释。

RFLP 分析可用于 mtDNA、单拷贝核 DNA 和重复序列,如 rDNA 或高变(hypervariable)序列的研究。高变序列的 RFLP 分析越来越普遍地应用于种群研究。高变序列是指前后重复排列的小卫星序列,散布整个基因组。不同种的小卫星序列通常不同,但一些种的超变区域含有与噬菌体 M13 中发现的相同的序列,这就意味着有可能发现某种通用(universa)探针。高度重复的 DNA 序列在节肢动物亚种内和亚种间存在差异。mtDNA 的 RFLP 分析可用于研究节肢动物种群的系统发育。

五、DNA 序列分析

DNA 序列分析是目前研究节肢动物的系统进化的主流方法，应用最广。DNA 序列信息可用于：①构建分子系统发育，评价特定基因或基因家族的进化；②评价种内进化；③构建不同物种的系统发育。DNA 序列信息可从单拷贝基因 mtDNA 和 rDNA 中获得。DNA 序列可用于大多数系统学问题的研究，小至种内变异，大到所有生物的系统发育。

DNA 序列用于系统学研究有赖于样品 DNA 的纯度和测序过程的保真性。对两条链都进行测序很重要，这样可以避免出错。对所获得的 DNA 序列资料要进行恰当的分析。研究得到的 DNA 序列可与已知序列或基因库如 GenBank 中的其他所有的序列联配（alignment）。这需要计算机分析，而且需要用一些规则系统来进行核苷酸序列的联配。主要有 3 种方法可比较序列的相似性：矩阵联配（matrix plots）、全球联配（global alignments）和当地联配（local alignments）（Hillis 等，1990）。联配和系统发育推测都包含假设和主观决定（Hillis 等，1990）。联配通常基于简约假设。简约（parsimony）是指序列联配基于这样的假设：从一个序列转移到另一个序列遵从变化数最少的原则。简约分析是生物进化研究很强大的工具，用于建立系统发育树、客观评价不同的假设以及研究进化的形式和过程。然而，简约分析存在着易犯错误的地方（Stewart，1993）。

科学家们认识到如果 DNA 序列资料能以某种方式被每个人所使用，那是最有用的。有鉴于此，目前遗传序列资料正在输入计算机并存储在 3 大数据库中：美国的 GenBank、欧洲的 EMBL 数据库和日本的 DNA 数据库（DNA Data bank）。当前系统学和系统发育研究中应用的 DNA 序列主要是单拷贝 DNA 序列、mtDNA 序列、或细胞核和线粒体核糖体 RNA（ribosomal RNA，rRNA）中的编码部分（Hillis 等，1990）。

李桃红（2019）以 16 种蚕蛾类昆虫作为研究对象，利用线粒体基因 COX1 的碱基序列作为分子标记对其系统发育信息进行分析。结果表明，COX1 基因序列具有明显的 AT 偏倚性，编码氨基酸的密码子有 26 个具有明显的使用偏好性，种群间的校正遗传距离在 0.003~0.177 之间，表明蚕蛾类昆虫的亲缘关系近。采用邻接法（NJ）和最大似然法（ML）构建系统发育树，其发育树的分支明显，大部分的节点支持率都很高，进一步说明了蚕蛾类昆虫的亲缘关系较近。

杨志俊等（2018）以核糖体第二核糖体内部转录间隔区（ITS2）作为分子标记，对粉尘螨、屋尘螨、腐食酪螨和热带无爪螨进行系统发育树分析。结果表明 4 种螨的 ITS2 序列长度为 316~487bp，种内基因遗传距离为 0.003 823~0.052 599，种间遗传距离为 0.187 440~0.534 699。系统发育分析表明屋尘螨与粉尘螨亲缘关系较近，腐食酪螨及热带无爪螨分别位于发育树的基部和中部，系统发育树结果与根据形态分类对应。

六、RAPD 技术

RAPD（随机扩增多态性 DNA）方法是 1990 年由 Williams 和 Welsh 两个研究小组同时发展起来的一项 DNA 分子水平上的大分子多态性检测技术。RAPD 技术的基础是 PCR，这一工作的理论依据是：不同物种的基因组中与引物相匹配的核苷酸序列的空间位置和数目都有可能不同，所以，扩增产物的大小和数量也有可能不同，这些差异可以通过凝胶电泳显示出来。这种扩增产物的多态性本身可以用于分类研究和系统推测，也可以和其他分子生物学技术（例如 DNA 杂交等）相结合。基于这种理论，Williams 将通常 PCR 扩增中使用的两个特定序列的引物改为单一的由 10 个碱基构成的随机序列引物，并运用大量不同序列的引物进行扩增，使 DNA 多态性充分展现。RAPD 具有简便、快捷等特点，使它迅速被用于基因组的多态分析，主要用于物种亲缘关系和系统分类的研究。

RAPD 技术一出现，就引起了广泛的注意，并在许多领域得到运用，因此也很快被应用到昆虫分类学的实践中。

Kambhampiti 等（1992）将 RAPD 技术用于盾纹伊蚊种团 5 个种及其种群的鉴定和区别。Ballinger-Crabtree 等（1992）将 RAPD 技术用于埃及伊蚊 *Aedes aegypti* 种下（亚种及种群）的分类。Adamson 等（1993）用 RAPD-PCR 技术研究了委内瑞拉的白蛉种类（毛蠓科 Psyadidas）同域分布隐种的区分。结果表明 *Lutzomyia youngi* 的鉴别性带是可重复和可靠的。Rhich 等（1993）用 RAPD-PCR 技术对库蠓属 *Culicoides*

种类进行了研究，但没发现种特异性带。

上述研究工作表明在节肢动物分类和系统演化的研究中运用RAPD技术有许多优点比如：①RAPD技术是一种对材料要求低、操作简便、成本相对较低的分子生物学方法。人们在采集节肢动物的时候，可以用简单常用的方法将标本固定下来，在做形态分类的同时分析标本之间的DNA分子多态的关系，从而为形态分类的结论提供有力的旁证或得出形态分类不能得出的结论。另外，RAPD技术能利用前人采集的标本进行DNA分子多态分析，这样可以极大地扩展节肢动物分类和系统演化的分子生物学研究范围，有助于建立正确和完善的分类体系、推测正确的系统树；②RAPD技术所需材料的量很少，便于对大量的小型节肢动物进行研究。在昆虫纲中，昆虫的体型变化很大，大到几十厘米小到不足1厘米。大型的昆虫，无论是做分类还是做其他分子生物学技术分析都比较便利。而很小的昆虫，则都不容易。但对于RAPD技术，几个细胞的DNA量就绰绰有余；③使用大量的RAPD引物，将使DNA分子多态性分析非常灵敏。由于RAPD技术可以对整个基因组做地毯式的多态分析，所以其灵敏程度可以与DNA序列分析相媲美，可分析的领域扩展到种内不同种群、不同生物型、不同品系、不同家系之间的关系，同时，RAPD技术还可以和其他DNA分子技术结合，进行其他方法的检测。这样，就大大扩展了分子生物学技术的应用范围，将对形态分类和系统推测产生很大的促进作用；④采用RAPD技术对不同种群、不同生物型、不同品系的个体进行广泛地多态分析以后，通过统计分析，从大量的引物中找出关键的引物，从不同的电泳谱带中找出关键的谱带，可以建立一套检索系统。对于一个不知道分类地位的标本可以用关键的引物进行PCR反应，根据得到的电泳图谱再进行统计分析，就可以基本准确地计算出这个标本的分类地位（主要在较小的分类单位内）。当然，希望得出的结果和统计方法是有密切的关系的，比如，检查一个标本的种间地位和种内地位所用的统计方法是不一样的。Black等（1992）在研究按蚊两个亚种间11个不同品系间的RAPD扩增产物电泳图谱以后，建立了一个数据库，然后用4种统计方法计算一些标本的分类地位，得出的结果令人满意，运用判别分析，种间计算正确率达100%，亚种间计算正确率达82%。用相似性指数分析，可以判断到种群水平。由此可见，RAPD技术不仅可以快速地检测DNA的多态性，还能够通过统计分析建立一套灵敏准确的检索系统这个特点尤其适合于种类繁多的节肢动物的研究。

从上述可以看出，RAPD技术在节肢动物分类和系统演化的研究中有着广泛的应用前景，而且它的前景随着技术和统计方法的完善将变得更加广阔。

第四节 节肢动物分子分析的研究内容

在分子系统学研究中运用的标记有mtDNA（线粒体DNA）、rDNA（核糖体DNA）、卫星DNA和细胞核DNA等。下面就目前应用较多的mtDNA、rDNA和卫星DNA的一些特征做一介绍。

一、mtDNA

mtDNA在进化研究中非常有用，一直应用于种群结构和基因流、杂交、生物地理学和系统发育关系的研究（Avise等，1987）。mtDNA拥有许多适合于进化和系统学研究的特性：①通过母系遗传；②基因顺序和组成总体上保守；③序列趋异的速率相对较快；④与细胞核基因组相比小得多。以上特性使得它很适合于种群历史和亲缘关系相近的分类单元间进化的研究（Gray，1989；Lansman等，1981；Simon等，1990；PashleyKe，1992）。节肢动物mtDNA进化速率在不同类群间、基因间和基因内都有差异，但平均水平要比单拷贝细胞核DNA（single-copy nuclear DNA，scnDNA）快1~2倍。在线粒体内，一些区域趋异快而另外一些区域则高度保守，使得不同区域适合于不同分类阶元的研究（Simon等，1991；Liu和Beckenbach，1992；Tamura，1992）。节肢动物mtDNA进化比人类mtDNA慢；而人类mtDNA进化比细胞核DNA快5~10倍（Powell等，1986）。

mtDNA在应用上也存在一些困难。在线粒体内缺乏重组的机会，因而，mtDNA基本上是单性遗传的单位。某些前后重复的序列的拷贝数，即异质性的变化要比以前知道的大。这可能是由于DNA复制错误造成的而不是遗传所致。节肢动物线粒体偶尔也会有双亲遗传，因此使得种群研究变得复杂（Lansman等，

1983;Kondo 等,1990;Matsuura 等,1991)。果蝇属种类的线粒体渗入现象可以解释为什么一些种类会有其近缘种的mtDNA(Aubert 和 Solignac,1990)。最后,在细胞中mtDNA要比细胞核DNA少得多,因此,分离和纯化相对困难些。

动物mtDNA是一个单环分子,长度为16~20kb,含有12~13个蛋白质编码基因、编码22个tRNA的基因和编码2个核糖体RNA亚单位的基因以及包括复制起点的非编码区(图5-1)(Gray,1989;Moritz 等,1987)。mtDNA缺乏内含子,基因间隔序列小或缺,节肢动物mtDNA中包含复制起点的控制区特别富含AT。随着测序技术的飞速发展,越来越多的节肢动物线粒体基因组被完整测序(Sun,2014;Yang,2016)。

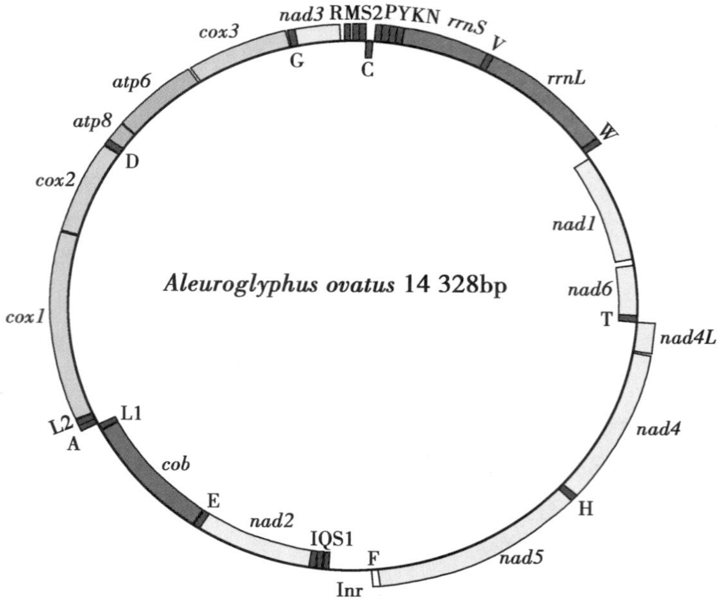

图5-1 椭圆食粉螨的线粒体基因组
(引自 Sun,2014)

二、rDNA

核糖体是主要的细胞器,担负着将信使RNA(messenger RNA,mRNA)转译成蛋白质,是合成蛋白质的"工厂"。它由rRNA和蛋白质组成。而rDNA是编码rRNA的基因。由于核糖体在所有的生物中都存在,而且有一个蛋白质的合成系统,因此rRNA常常用来推断物种间的进化关系。rRNA既含有保守区域又有变化大的区域,它既可充当慢生物钟又可作为快生物钟。

核糖体由大小两个亚基组成。在原核生物里,小亚基含有1种rRNA及20种左右的蛋白质;大亚基含有3种rRNA及30种左右的蛋白质;在真核生物里,小亚基含有1种rRNA及30种左右的蛋白质;大亚基含有3种rRNA及40种左右的蛋白质。真核生物除具有细胞质核糖体外,还有细胞器核糖体(在线粒体、叶绿体中)。在线粒体中存在2个rRNA基因,包括一个大的亚单位(16SRNA),它在组成上更接近于原核生物的核糖体(表5-1)。

表5-1 各种生物类群rRNA的沉降系数

	rRNA的沉降系数(S)		
	小亚基rRNA	内转录间隔区	大亚基rRNA
真核生物细胞器	12	5	16
原核生物	16	5	23
真核生物	18	5.8	28

rRNA基因以及与之相邻的间隔区合称为核糖体DNA,即rDNA。它是一种被透彻研究的基因。在典型的真核生物细胞里,rDNA有几十至数千个拷贝,它们在核仁区的细胞核染色体中是前后串行排列在同一位点上或排列在多个位点上(图5-2)。

每一个重复片段(重复转录单位)由一个前导启动区称为外转录间隔区(external transcribed spacer,ETS)、一个18S rRNA编码区、一个内转录间隔区(internal transcribed spacer,ITS)、一个28S rRNA编码区和一个基因间非转录间隔区(intergenic nontranscribed spacer segement,IGS),其中ITS区分成ITS-1和ITS-2,两者中间有个58S rRNA的编码区;ETS位于18S上游。在ITS和ETS中含有rRNA

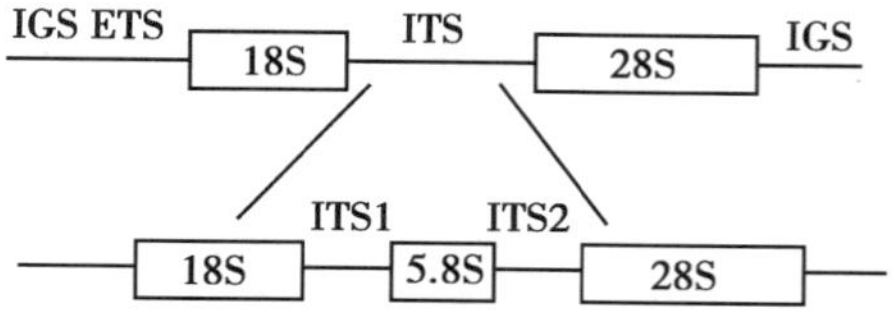

图5-2 真核生物核糖体DNA一个拷贝的结构图

基因的转录启动子;在非编码区 IGS 中有促进转录的增强子。

细胞核基因组的重复转录单位的不同区域进化速率不一样(Collins 等,1988)。因此,不同分类阶元的进化研究就必须对不同区域进行分析。一般情况下,非编码区(如 ETS、ITS、IGS)多态性程度高,而 IGS 的变异程度最高,因为这个区域在典型状态下含有许多 50 到几百个 bp 长度的重复区。

PCR 分析为隐种鉴定提供了一种相对快速而准确的方法。比如,IGS 区种特异性变异曾用来鉴别冈比亚按蚊复合体(Collins 等,1988,1993)。ITS 区域的特征目前常被用来鉴别近似种。赵文静(2016)使用杂鳞库蚊复组 ITS 序列构建分子发育树,结果显示各个种分别聚类,互为姐妹群,再次证明三者互为独立的种;环带库蚊和杂鳞库蚊聚类的分支最接近树的端部,三带喙库蚊分支最接近树的基部,提示三带喙库蚊最早发生分化,而杂鳞库蚊(环带库蚊)最晚发生分化。邹志文(2011)通过分析比较钝绥螨 ITS 基因片段,证明真绥螨属的尼氏真绥螨和卵圆真绥螨的分类地位较近,而小新绥螨属的 4 个种与钝绥螨属的 3 个种在构建系统发育树时未能明显地分为 2 支,其中胡瓜新小绥螨和东方钝绥螨的遗传距离最近。ITS 序列片段分析结果支持尼氏真绥螨和卵圆真绥螨现在的分类地位,而小新绥螨属与钝绥螨属似乎未达到属间差异,其分类地位有待进一步确定。

重复转录单位的编码区则相对变化小,可用于高级阶元或祖先类群的系统学研究。高度保守的区域是维持 rDNA 分子二级和三级结构所必需的(Simon 等,1991)。Cano 等(1992)从一个 2 500 万~4 000 万年的多美尼亚(非洲)琥珀中,用一个基于啤酒酵母 *Saccharomyces cerevisiae* 18S rRNA 序列的引物,分离并用 PCR 扩增了一种蜜蜂 *Proplebeia dominicana* 的 DNA,并对其 18S rRNA 的部分片段进行测序,而且将它与 2 种现存种蜜蜂 Plebeia jatiformis 和蜜蜂 *Plebeia frontalis* 的 18S rRNA 进行了比较,结果表明在 2 500 万~4 000 万年间,大约 7% 的碱基对被替代。

在许多节肢动物中,在 28S rRNA 中发现了 2 种逆转录因子,R1 和 R2,它们在黑腹果蝇的 rRNA 中首次发现。R1 和 R2 逆转录因子属于一个缺少长末端重复序列(long terminal repeat,LTRs)因子家族,在真菌、植物和动物种都有发现。因为 R1 和 R2 因子插入到 28S rRNA 基因的特异性位点,因此它们有可能编码自身的内切核酸酶,能够在 28S 基因的目标位点特异性地切开(Jakubczak 等,1991)。R1 和 R2 因子间间隔 74bp 的距离是高度保守的,但日本金龟子和眼菌蚊中例外。而且,双翅目、鳞翅目、膜翅目和鞘翅目 Coleoptera 种类的 R1 和 R2 因子阅读框之 DNA 序列均保守,有可能在所有昆虫中都相似(Burke 等,1993)。令人惊讶的是,大多数因子没有积累使它们失活的突变。研究过的 2 种昆虫,日本金龟子 *Popillia japonica* 和丽蝇蛹集金小蜂 *Nasonia vitripennis* 具有多个 R1 和 R2 因子家族,不同家族之间的序列相同率很低在同一种内存在常呈高度变异的 R1 和 R2 因子家族表明,每个插入家族在不消灭其家族的同时,维持自己的拷贝数,或者在不同种之间存在着广泛的 R1 和 R2 因子的水平转移。

三、卫星 DNA 和微卫星 DNA

卫星 DNA(satellite DNA)是一类高度重复序列 DNA。在介质氯化铯中作密度梯度离心(离心速度可以高达每分钟几万转)时,DNA 分子将按其大小分布在离心管内不同密度的氯化铯介质中,小的分子处于上层,大的分子处于下层。从离心管外看,不同层面的 DNA 形成了不同的条带。根据荧光强度的分析,可以看到在一条主带以外还有一个或多个小的卫星带。这些在卫星带中的 DNA 即被称为卫星 DNA,这种 DNA 的片段含有异常高或低的 G+C 含量,常会在主要 DNA 带附近相伴一个次带,其浮力密度曲线出现在主带的前面或后面。卫星 DNA 序列通常具有种特异性,这也许是它们进化得很快的缘故。卫星 DNA 可通过序列扩增、不等交换、点突变和基因交换而发生变化。在颈双缘姬蜂 *Diadrom collaris* 和东方旋小蜂 *Eupelmus orientalis* 中,卫星 DNA 各自不同,而且也与双缘姬蜂 *D. pulchellus* 和旋小蜂 *E. willett* 不同(Rojas-Rousse 等,1993)。整个属中所有种类的卫星 DNA 序列相同的情况很少。在大多数属中,卫星 DNA 序列可用于种类鉴别(Bachmann 等,1993)。

微卫星 DNA(micromolecular DNA),也称同向重复序列可变数(variable number of tandem repeats,VNTR)可用 RCR 扩增。Heath 等(1993)根据已发表的 NTR 序列设计引物,用于 PCR。他们扩增的片段显示在鱼和鸟的种内变异很小而种间有变异。Heah 等(1993)将这一扩增过程(技术)称之为小卫星 DNA (minisatellite DNA)定向扩增。

可变数量串联重复序列(variable number tandem repeats,VNTR)基因座可用于产生 DNAfp 图谱,用于近缘种群或种的进化研究。然而,DNA 基因指纹图谱并不提供有关等位基因频率分布的信息,这是因为无论是基因座的数量还是特异等位基因的鉴定都不是可直接观察的。Li 和 Chakraborty(1994)提供了一种可计算 Nei 氏标准和最小遗传距离的偏差校正估计值的方法,并显示 VNTR 数据和从基因座专化的等位基因频率中得到的数据具有相似的价值。

第五节 节肢动物分子系统学的研究方法

节肢动物具有极大的多样性和漫长的进化历史,这给系统学的研究带来困难。由于突变、高繁殖率、自然选择及随机事件,物种种群一直处在变化之中。几千年的逐渐变化会导致产生不同的物种。在一个支系中的变化称作系统物种形成(phyletic speciation)。物种形成的另一种形式是分支物种形成(cladogenic speciation),即一个物种的 2 个种群由于独立的突变、自然选择和遗传上分化并隔离。物种形成的其他形式包括杂交、多倍体(polyploid)、调节基因的修饰等。生物系统学家用以建立生物之间关系的“参数”是特征。特征可以是形态的、生理的、生态的、行为的、生物化学的或遗传学的。

目前学界有 3 种主要的方法可用来建立分类系统。哪个方法更客观或更合适或更具操作性的争论一直在进行。表相系统学(phenetic systematics)注重生物间的全面相似性,尽可能地包括所有特征,而且假设所有特征等权。在一些情况下,表相系统学所建立的分类系统确定反映了各分类单元间的系统发育,因为最相近的类群会拥有一个共同的最近祖先;但在另方面却并不能反映各类群间的系统发育,因为这有可能是趋同进化造成。分支系统学(cladistic systematics),也称发育系统学(phylogenetic systematics)则依据分支关系建立分类系统,不考虑特征变化的数量和速率,并且仅考虑单系类群(monophyletic)。进化系统学(evolutionary systematics)则既注重起源的顺序,又考虑分支以后进化变化的速率和数量。认为特征不是等权的,而是相应加权。在所有系统发育的组建中,其最大的困难是决定哪些特征状态(character state)是原始的或祖先的(plesiomorphic),哪些是衍生的(apomorphic)。

分类系统通常用树状的二分枝的图——树状图(dendrogram)来表示。依据表相信息所得的树状图称表相图(phenogram),它反映了分类单元间的相似性,而不反映其亲缘关系。依据分支信息所得的树状图称为分支图(cladogram),它反映了各分支的起源顺序及分支事件发生的时间。如果树状图既包含了表相信息,又包含了分支信息,那么这样的树状图就称系统发育树(phylogenetic tree),它不仅反映了分支的顺序,而且反映了发生变化的相对数量。关系相近的种就被归并成种团或属,属归成科、科归成目、纲和门(图 5-3)。

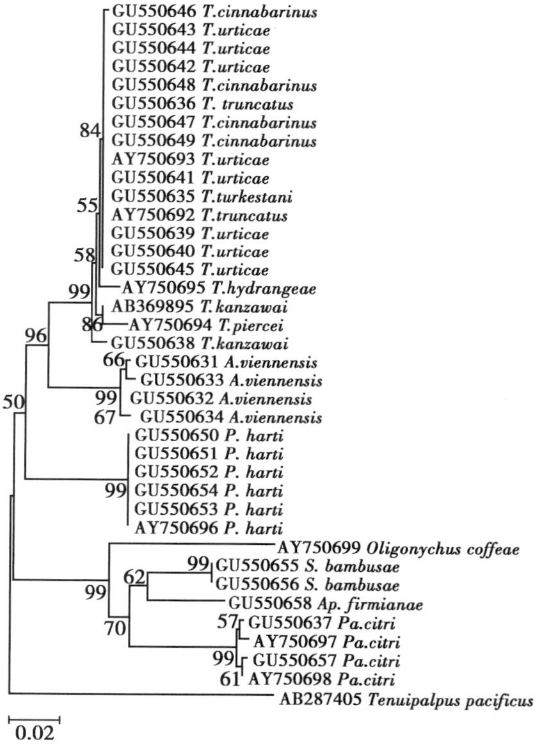

图 5-3 系统发育树

(引自 李国庆,2010)

一、种内变异

种内变异是指同种生物不同个体间的表型或遗传差异。种内变异广泛存在于自然界的各种生物类群中,是进化生物学和遗传学研究的核心主题之一。在群体遗传学和数量遗传学中,种内变异是最基本的概念，是整个学科理论体系的基石。此外，在保护生物学中，种内遗传变异的丧失被认为是某些野生物种濒危的重要原因。

种内变异的类型有个体变异、性别变异、年代变异、生态变异、地理变异、杂种基因变异和内生基因变异等。种内变异可能涉及生物性状的各个方面，既包括基因型水平的等位基因、DNA 序列等遗传变异，也包括表型水平的形态、发育、生理、生活史等由遗传和环境因素共同决定的功能性状变异。根据生物性状的数学特征，又可以分为质量性状（qualitative character）和数量性状（quantitative character）两大类。质量性状变异常常表现为不连续的离散值，而数量性状的变异则常常是连续的数值。在基因型或基因组层面，大多数性状属于离散性状，种内变异主要包括丰富度（rich-ness）和均匀度（evenness）两个方面。常用的测度指标包括：等位基因多样性（allelic diversity）、等位基因丰富度（allelic richness）、基因型丰富度（genotypic richness）、各种多样性指数（如 Simpson 指数、Shannon 指数等）、杂合度（heterozygosity）、多态位点百分率（percentage of polymorphic loci）、突变多样性和有效种群大小（mutational diversity and ef-fective population size）、核苷酸多态性（nucleotidediversity）等。在功能性状层面，质量性状变异同样可以利用各种多样性指数来估计，而数量性状变异一般采用平均值和方差（或变异系数）等统计参数来进行测度。在数量遗传学中，表型的方差（Vp）常常被分解为遗传方差（Ve）和环境方差（VE）2 部分，其中遗传方差还可以进一步分解为加性遗传方差（Va）和显性遗传方差（VD）等不同的方差成分，在此基础上可以计算遗传力（heritability）。然而这种方差剖分（variance partition）方法一般适用于遗传谱系已知或环境条件已知的实验群体。在大多数自然种群中，个体间的遗传关系是未知的，环境又表现出明显的异质性，很难进行这种定量剖分。在生态学研究中，度量种内变异和种间变异的相对大小可能更有意义。在遗传学和生态学相对独立的发展过程中，针对不同层面和类型的种内变异提出了不同的测度方法，当前还没有一个单独的指标可以取代其他指标。值得注意的是，不同的测度指标是对种内变异不同方面或特性（例如丰富度和均匀度）的度量，由于不同指标之间的关系是非线性的，利用不同指标测度和比较种内变异可能会得到不同的结果。例如，基于基因型的指标（如基因型丰富度）和基于基因组的指标（如杂合度）之间并不是简单的正比关系，当种群中基因型数量增加时，基因组的杂合度未必会增加，与此相似，对应的功能性状的遗传方差也未必会随之增加。生态学研究中常常会出现不一致的研究结果，至少一部分可能与采用不同的指标有关，这样的研究结果在某种程度上不能直接比较的。因此，研究者在解释实验结果、推导实验结论、构建理论框架时，要特别注意测度指标的影响。

Zhan 等（2020）以线粒体 COⅠ基因作为分子标记对采自中国的 9 个地理种群的腐食酪螨进行了种群遗传结构的研究，结果表明大部分地理种群之间存在一定的遗传分化（$P<0.05$），但种群内部变异占总变异的 63.85%。Mantel 检验结果显示，9 个腐食酪螨种群间的遗传分化指数与地理距离无显著相关性，表明地理隔离不是腐食酪螨种群遗传分化的重要原因。

二、序列分析方法

当得到核 DNA、mtDNA 或 rDNA 的 DNA 序列信息后，对序列进行分析可得到多种信息，包括蛋白质可能的结构、功能和特性。不同生物间的序列相似性可以作比较研究。对序列数据进行核对、组建和修正的工作通常要借助于一些计算机程序（Gribskov 和 Devereux，1991），例如 Clustal X、Malign、GCG 等。由于目前一些大型的 DNA 序列测序工作的开展，例如果蝇和人类基因组项目的开展，处理序列数据所必需的软件的发展也异常迅速（Weir，1990）。

三、系统发育组建

组建一个系统发育关系是一个基于不完全信息（数据）的推断过程。从许多可能的系统发育中选择一个或多个系统树，通常通过下列两种方法得到：①先确定一系列特殊步骤或规则，然后再来组建最合适的系统树；②先确定一个用以比较不同系统发育的标准，再确定哪个更好或两者一样好。一些组建系统发育方法是基于一些详细而明显的进化假设，而其他一些则不是。

系统树反映了进化过程，因此在种系统树和基因系统树之间有一定的差异。种系统树中的分支代表了种分化的时间,用于组建系统树的数据代表了物种全基因组中的单个区域。用基因组中一个小区域而组建的基因系统树与种系统树就可能不同。因为两个物种有可能带有在物种分化之间的基因,也有可能转位导致了物种分化以后基因的趋异。

系统发育通常可用两类系统树来表达:有根系统树(rooted tree)和无根系统树(unrooted tree)。一个有根系统树反映了物种或基因在系统树中的暂时序列;而无根系统树则表达了分类学之间的距离,并不反映谁先谁后。大多数的分析技术都得到一个无根的系统发育树,在这个系统树中最早的时间是没有确定的。

用于建立系统树的分子数据要么是离散的特征要么是相似性(或距离)特征。离散特征比如有 DNA 序列、等位酶频率、限制性酶切图谱数据等。距离数据表达了成对分类单元或分子间的关系。DNA 杂交数据直接提供有关距离信息。免疫学和核酸杂交方法直接提供相似性数据,而序列、限制性酶切图谐和等位基因数据必须经过转换才能成为距离数据。根据这些数值可通过许多方法来组建系统发育。下面简单介绍 3 种主要方法:距离距阵法(distance matrix method)、最大简约法(maximum parsimony method)和最大似然法(maximum likelihood method)(Swofford,1990)。

1. 距离矩阵法 是根据物种间计算出来的相互间距离而进行的。计算方法相对简单,其结果的质量依赖于距离测定的质量。聚类方法通常用来将分类单元归类而产生个表相图。聚类方法有多种,但最常用的方法是不加权组平均法(unweighted pair-group methold using an arithmetic average,UPGMA)。类群间的距离是指两个类群内所有成员成对距离的平均值。聚类结果可用树状图来表达,其中分支点是两个类群或两个序列间的中间点。一对序列间的距离是分支长度的总和。UPGMA 经常用于距离矩阵法,而且在各分支的核苷酸替代速率等同的情况下该方法计算很理想。几乎等同的核苷酸替代率(或分子钟运作)的假设是 UPGMA 方法关键所在。

在分子钟不合适的情况下,可用 Fitch-Margoliash 方法(Weir,1990)。如果有外群,那么可得到有根的系统树。最好的系统树具有最小的标准差。在分子钟运作的情况下,Fitch-Margoliash 方法和 UPGMA 法所获得的系统树相似。

2. 最大简约法 最大简约法注重每个种的特征状态而不是那些反映了不同特征状态差异的序列间的距离。这一方法将系统树上种间序列变化减少到最低数量,并假设变化速度是恒定的,通常得不到分支的长度。对于每一种可能的系统树,每一个节点的序列的求得都基于这样的假设,即两个序列通过最小的变化数量产生各自最近后裔所拥有序列,然后求得整个系统树的总变化数量,具有最少变化数量的系统树即为最简约的系统树。

简约法假设最好的系统树是最短的或特征状态变化数量最少,即分支最少的系统树。如果特征状态变化数量很大,简约方法会给出不精确的估计系统树,这是因为:①不能发现最短的系统树;②最短的系统树是一个不正确的系统树。在分类类群太多或数据缺乏系统发育信息时,就不可能得到最短的系统树。

3. 最大似然法 对 DNA 序列数据的分析依赖于遗传模式,并为统计分析提供基础。它比最大简约法和距离矩阵法更难计算(Wei,1990)。最大似然法先假设系统树的形式,再选择分支长度求得建树数据的最大可能。然后比较不同形式系统树的可能性,具有最大可能性的系统树被认为是最好的。

当分类单元增加时,可能的系统树数量会急剧增加,尤其应用最大似然法时这种情况更是如此。所以,如果 3 个物种进行比较,那么可能的系统树是 1∶4 个物种时,可能的系统树是 3∶6 个物种时,可能的系统树为 105∶8 个物种时,可能的系统树就达 10 395 个。最大似然法提供分支长度的一致估计,表明这些估计当数据增加时接近真实的值。为了估测某个推测的系统树是真实的可能性,可应用自举(bootstrapping)技术。这项技术通过替代对数据进行重复取样,以求得变量的估测值。

分析分子数据的方法目前仍在不断的发展中,每种方法都有各自的优缺点。DNA 序列数据量的急剧增加已使得难以应用最大似然法来分析这样的数据。最大似然法的计算规则是用于从成对的距离数据中建立系统树,它仅采用了数据的总和,因此许多信息丢失了。简约法运算很快,但也许是在进化速率很慢的情况下才比较适合。而且,分子数据和系统发育分析是复杂的,最好使用众多的计算机软件中的一种来处理。

四、常用的分析软件包

分子进化研究常用的一些统计分析方法,如系统发育树推断及可靠性检验等,目前已有相关的软件包可供使用。

1. PHYLIP PHYLIP(phylogeny inference package)由美国华盛顿大学的 Joseph Felsenstein 开发,在分子进化研究中用得最多,主要用于系统发育推断。在版本 3.5 中,共提供了 31 个独立的程序,包括了最大似然法、简约法、距离法、不变量法及其他一些非常有用的程序。软件以源程序形式提供,在多数微机上都能使用,其中有些程序应用自举技术(bootstrapping)估算置信区间。

2. PAUP PAUP 是由 Swofford 所编写的利用简约分析进行系统发育分析(phylogenetic analysis using parsimony)的软件包,目前亦有多个版本。该软件包中提供了简约分析用的多种模型其中包括了 Wagner、Fitch、Doll、Camin-Sokal 等,对系统发育分析结果亦可进行一些统计分析及自举检验。PAUP 具有 IBM-PC 和 Macintosh 两种文本供选择。

3. MEGA 分子进化遗传分析(molecular evolutionary genetics analysis,MEGA)是由 Kumar 等(1993)所编写的进行分子进化遗传分析的软件包。在版本 1.02 中,它能对 DNA,mRNA、氨基酸序列及遗传距离进行系统发育分析。在建树方法上,提供了目前最常用的 UPGMA、邻近法及最大简约法,对所获得树亦可进行自举检验及标准误估计可靠性检验。

4. RAPDistance RAPDistance 是由 Armstrong 等(1996)所编写的用来帮助记录和分析 RAP 数据的软件包。该软件提供了 18 种算法用来计算操作分类单元(operating taxonomic unit,OTU)间的遗传距离,其距离可保存成多种数据格式,以供其他分析软件如 PAUP,分类学家的数值分类(numerical taxonomy for systematists,NTSYS)、AMOVA 等使用。在系统发育树推断上,RAPDistance 提供了目前普遍反映较好的邻近法,对所产生的系统发育树可进行 PTP(permutation tail probability)分析。最新版本 1.04 可分析 20 个引物,RAPD 片段最多可达 250 个。

5. AMOVA 分子方差分析(analysis of molecular variance,AMOVA)是由 Exier(1993)编写用来进行分子遗传变异分析的统计软件包,可在 DOS 或 WINDOWS 环境下运行。该软件的最大优点是能利用一组数据分析不同等级水平,如不同地区、同一地区的不同种群及同一种群内不同个体间的遗传变异情况。目前该软件可对 DNA 序列、RAPD、微卫星及等位酶等类型的数据进行分析。

6. 其他常用软件 Henig86 是在 Wagner 和 Fitch 模式下进行简约分析的快速而有效的软件。MacClade 由 W. P. Maddison 和 D. R. Maddison 开发,是进行特征进化分析和检验系统发育假设的软件,方法与 PAUP 相似,仅用于 Macintosh 计算机。

BIOSYS-2 是应用聚类和 Wagner 法分析基因频率(gene frequency)的软件。

常用的还有 NTSYS(numerical taxonomy for systematics)可进行系统发育及多变量分析、NJTREE(用来重建系统树)、距离样点监测(distance plot monitor,DIPLOMO)用来比较距离矩阵等。

第六节 节肢动物系统发育的分子分析

节肢动物是高度多样而又古老的生物类群。甲壳纲 Crustacea 被认为是气管纲 Tracheata(=多足纲 Myriapoda+昆虫纲 nsects)的姐妹群。比较进化的甲壳纲发现于 6 亿年前的寒武纪,因此气管类被假设那个时期也已有了(Kukalova-Peck,1991)。Labandeira 等(1988)报道,一种来自泥盆纪早期的石蛃(石蛃目 Archaeognatha)与现代的石蛃类相似。泥盆纪以来显然发现节肢动物已生活于陆地上。2 个弹尾目的种类,包括 Rhyniella praecursor 也发现于下泥盆纪(4 亿年前)。这些弹尾目种类与现存的等节跳虫科 Isotomidae 和疣跳虫科 Neanuridae 相似,这表明早在奥陶纪(5 亿年前)陆生节肢动物就已开始分化。

在古生代后期的动物区系中发现了许多现存或灭绝的原始昆虫的目。在石炭纪(始于 3.6 亿年前)已存在许多灭绝或现存的昆虫。在二叠纪(始于 2.85 亿年前)的化石中,又发现了另外一些昆虫类群。三叠纪(2.45 亿年前),几乎所有现代昆虫目都存在于化石中,包括鳞翅目、毛翅目 Trichoptera 和膜翅目。到了侏罗纪(2.1 亿年前),现存许多昆虫科已存在。第三纪的昆虫(6 500 万年前)基本上是现代的,包括许多属,它们与现存的属无法区分。

Labanbeira 和 Sepkoski(1993)认为节肢动物目前极大的多样性是通过低灭绝率,而不是高进化率取得的。现代节肢动物的辐射多样化始于 2.45 亿年前,并在白垩纪被子植物扩张辐射过程中得到加强。目前现存的节肢动物是多样的、无数的和古老的生命类群,对它们系统学和系统发育研究需要结合化石记录、传统形态学数据和分子方法。

对节肢动物门的起源和系统发育,已有人用核糖体核酸序列进行了分析(Field et al,1988;Turbeville,1991)。rRNA 进化快的区域可用来构建门和界的系统发育,而变化慢的区域,比如 28S 基因的 D2 区域(324bp)可用来进行科一级的系统发育分析。

Field 等(1988)应用 18S RNA 基因序列,采用距离距阵法研究了动物界的分子系统发育,比较研究了 10 门 22 纲动物的 rRNA 序列,并将分子分支形式与从形态胚胎和化石数据中得出的分支形式进行了比较。18S RNA 序列数据分析结果表明,节肢动物并不与环节动物近缘,暗示节肢动物起源于更早的体节动物。

有一个假设,将节肢动物门作为一个单系来处理,将单支亚门 Uniramia 和甲壳纲合并成具颚纲 Mandibulata。根据这一假说,Uniramia(包括昆虫)、甲壳纲和具螯纲 Chelicerata 分别起源于节肢动物的某个祖先类群,节肢动物各类群间亲缘关系比与其他任何动物类群间的关系更接近(Briggs 和 Fortey,1989;Grosberg,1990)。

在基于 18S rRNA 序列的节肢动物系统树中,具螯纲的代表是马蹄蟹 *Limulus*,甲壳纲的代表是咸水虾 *Artemia*,Uniramia 的代表是果蝇属(*Drosophila*),多足纲的代表是旋马陆 *Spirobolus*。Field 等(1988)指出,在研究过的节肢动物种类有限的情况下,分子研究结果支持了节肢动物起源于单个而不是多个环节动物祖先的假使。

Turbeville 等(1991)应用更多的分类单元对节肢动物的亲缘关系进行了研究,他们对 5 种具螯类节肢动物以及甲壳动物、多足纲动物、昆虫、脊索动物(chordate)、棘皮动物(echinoderm)、环节动物、扁形动物(platyhelminth)各一种的 18S rRNA 部分序列进行了比较,并用 3 种分析方法:最大简约法、进化距离阵法和进化简约法,根据序列数据来推导系统发育。用最大简约法和距离阵法所得的结果支持了节肢动物单系和节肢动物内具螯类单系的观点。这一结论与形态特征的支序分析结果相一致。采用最大简约法,18S rRNA 部分序列数据不能解决非螯类节肢动物及具螯类内部的亲缘关系。然而,如果把体腔动物作为外群来分析的话,绝大多数的方法分析结果都支持节肢动物是一个单系的观点;大多数也支持具螯类是单系的观点。应用其他分子序列将有助于解决目前节肢动物进化研究中的遗留问题。

汪青青(2016)选取 88 条节肢动物酚氧化酶或血蓝蛋白序列和 3 条外群(马氏珠母贝,寄居蟹皮海绵,马来丝虫))序列,采用非加权组平均法(UPGMA)构建分子系统进化树。研究结果表明,进化树明显分为四大分支,3 个外群酚氧化酶序列分别独立为一个分支,节肢动物酚氧化酶家族序列聚为一大分支。节肢动物可分为三个分支,瓜实蝇、地中海果蝇、辣椒实蝇、桔小实蝇、铜绿蝇、嗜凤梨果蝇、黑腹果蝇、飞蝗、*Diabolocatantops pinguis*、豆荚草盲蝽、内华达古白蚁、台湾乳白蚁、中华蜜蜂、意大利蜜蜂、东南蓝莓蜜蜂、毕氏粗角蚁、切叶蚁、黑蚁、光肩星天牛、赤拟谷盗、孟氏隐唇瓢虫、瘤姬蜂、金凤蝶、烟草天蛾、黑脉金斑蝶、印度谷螟、桦尺蠖、家蚕、致倦库蚊、淡色库蚊、冈比亚按蚊、Melipona quadrifasciata 为一个分支;鞭蛛、巨鞭蝎、美洲鲎为一个分支;螯虾和 Eurydice pulchra 为一个分支。

第七节 分子遗传学和物种形成

生物学的一个中心问题是:进化的连续过程如何能产生形态上不连续的"物种"(Coyne,1992)。物种由相互可以交配繁育后代的种群组成,它们与其他种群在生殖上隔离。生殖隔离可分为受精前隔离(交配隔离、生境隔离等)和受精后隔离因子(杂种生活力低和不育)。生殖隔离,同选择和遗传漂变一起,产生和扩大了生活在同一地区物种间形态的差异(Dobzhansky,1937)。物理隔离(异域分布)通过自然选择或遗传漂变不可避免地导致进化上的改变,并且生殖隔离作为遗传变异的一个副产物得以进化。任何杂种生活力低的产生可能是由于趋异发育系统的发展。如果不完全隔离种群变成同域分布（生活在同一地区），那么生殖隔离可能得到增强，这样自然选择将固定那些减少种间杂交的等位基因。这种增强的隔离过程被称为“强化”（reinforcement），然而这种过程发生的频率到底有多高，目前还存在争议（Coyne，1992）。同样，对没有地理隔离而发生生殖隔离的同域物种形成也存在争议。

物种形成的遗传学基础被认为是由于不止 1 个基因的变化，但在大多数情况下数量是未知的。超过 2 个基因的变化被认为是产生生殖隔离的最低要求。基因组上一些片段的改变，比如倒位或易位（translocation），也能导致生殖隔离。生殖隔离最通常被认为是由多基因决定的。然而，有关于生殖隔离、或时间或空间隔离的遗传基础的研究还很少，因此，还不足以总结出物种形成中起作用的基因数量。

关于物种形成的许多问题尚属未知。比如与新的遗传因子，如重复序列、微生物感染或转位因子相比，传统基因的变异有何重要意义？“物种形成”基因的编码序列和非编码调控序列变化频率为多少？建立在多倍体或染色体重排上的生殖隔离发生频率如何？细菌如沃尔巴克氏体属 *Wolbachia* 感染引起的杂种不活性在多大程度上影响生殖隔离和杂种形成？如果转座因子、多倍体或感染性微生物引起了物种形成，那么它们是否在其寄主生物上产生没有显著遗传变化的快速改变？最后，选择与遗传漂变在物种形成上的相对重要性如何？

分子基因技术可能为上述的一些问题提供答案（Coyne，1992）。分子图谱能确定生殖隔离到底是以单一还是以复杂基因变化为基础的频率。物种形成中起重要作用的基因的克隆和描述可以为生殖隔离在分子水平上如何发生提供信息。黑腹果蝇基因组序列测定可以为分析其他节肢动物进化提供新方法。

第八节　分子系统学在医学节肢动物研究中存在的问题与展望

分子系统学是一门高度综合的新学科，它需要与许多其他学科相互渗透，共同合作才能较好的解决问题。医学节肢动物分子系统学的出现摆脱了过去主要依靠外部形态进行系统学研究的不足，极大地丰富了医学节肢动物研究的方法和内容。尤其是基于基因序列分析的分子分类方法具有简便、快速、信息量丰富等优点，是种、株鉴定的有力工具，应用于形态上难以区分的医学节肢动物分类方面，可以起到重要作用，但还存在着许多有待解决的问题：

1. 在分子系统学的研究中，核酸序列的选择应符合一定的条件，即该序列既具有保守性，又存在一定变异。因为有些序列的碱基数量相对有限，不可能准确地反应出系统进化的全部关系，有些基因序列在进化过程中由于各种原因造成其功能丧失或改变其功能。传统的形态学特征经常受环境的影响，新改变的特征就会成为新的性状，如果不用引起这种性状改变的基因作为标记，那么分子数据的结果就会与形态数据的结果相悖。

2. 在医学节肢动物分子系统学历史，核糖体 DNA（rDNA）和线粒体 DNA（mtDNA）是应用最广泛的两类分子。然而没有任何一种 DNA 分子可适用于所有阶元的分子系统学研究。当前分子系统学研究领域迫切需要一些有独立遗传特征，进化速率中等的基因，以便进行从科到纲的中层阶元之间的系统发育关系的研究。

3. 采用不同的分子特征数据所得结果可能有差异。因此，如何针对不同实验对象选择有效的核酸序列并获得分子数据，如何恰当地分析数据，特别是如何将形态学数据和所得到的分子数据整合在一起进行分析，这是医学节肢动物乃至整个分子系统学研究领域的一个重要命题。此外，除几类广为熟知的医学昆虫外，其余医学节肢动物的分子分类研究还很少，一方面是投入的人力还有限；另一方面也是分子系统学缺乏新的分析研究方法。

医学节肢动物的分子分类研究除存在以上不足外，还有自身体系的不完善等方面，这主要指基于本学科理论的聚类分析手段还不够多。医学节肢动物分子分类学发展的主要方向应该是：发掘新的方法，并且要着重于新的基因的研究；完善聚类分析手段，对于不同的分类阶元应该有不同的衡量尺度，尤其是种的界定。同时，还应注意到医学节肢动物分类以前较多依赖传统形态学，现在需要将形态与分子分类研究结合起来。因此，联合线粒体基因和核基因的序列分析方法是医学节肢动物分子系统今后发育研究的重要手段，分子数据与形态学的密切结合将是医学节肢动物分子系统学未来发展的主要方向。可以预见，医学节肢动物分子系统学结合传统分类学将会为在种、属水平上进一步理解医学节肢动物之间的进化过程。

（湛孝东）

参考文献

[1] 湛孝东. 腐食酪螨种群遗传分化的时空格局[D]. 安徽师范大学，2019.

[2] 李桃红，郭畅，刘朝良，等. 基于线粒体 COX1 基因的蚕蛾类系统发育分析[J]. 安徽农业大学学报，2019，46(3)：496-503.

[3] 杨志俊，易忠权，胡学锋，等. 4 种常见储藏物螨类 ITS2 基因片段序列以及系统发育分析[J]. 中国病原生物学杂志，2018，13(7)：729-739.

[4] 赵文静，张春林，陈汉彬，等. 基于 COⅠ与 ITS 序列的杂鳞库蚊复组（双翅目：蚊科）分子系统发育[J]. 环境昆虫学报，2016，38(4)：821-830.

[5] 汪青青，刘菲，王丹妮. 节肢动物中酚氧化酶家族的组成与进化[J]. 基因组学与应用生物学，2016，35(9)：2380-2384.

[6] 邹志文，陈芬，夏斌，等. 几种钝绥螨 ITS 基因片段的序列分析[J]. 中国农业科学，2011，44(23)：4945-4951.

[7] 李国庆，于明志，洪晓月. 基于核糖体 28S rRNA 对叶螨的鉴定及其系统发育分析[J]. 南京农业大学学报，2010，33(05)：49-54.

[8] 李朝品. 医学昆虫学[M]. 北京：人民军医出版社，2007.

[9] 李国清，谢明权. 高级寄生虫学[M]. 北京：高等教育出版社，2007.

[10] 刘会，李正西，李淑娟，等. 线粒体 DNA 序列在半翅目异翅亚目昆虫分子系统学上的应用[J]. 昆虫分类学报，2007，29(4)：265-274.

[11] 孙恩涛，张锡林，秦志辉. 大劣按蚊和斯氏按蚊核糖体基因内转录第二间隔区序列分析[J]. 中国人兽共患病杂志，2007，23(5)：445-459.

[12] 柳娟娟，杨建全，季清娥，等. 18S rDNA 的研究进展及其在膜翅目昆虫分子系统学中的应用[J]. 华东昆虫学报，2007，16(1)：18-25.

[13] 赵晓瑜，李继刚. 实用分子生物学技术[M]. 北京：化学工业出版社，2006.

[14] 李朝品. 医学蜱螨学[M]. 北京：人民军医出版社，2006.

[15] 张迎春，付景. 鞘翅目昆虫核酸分子系统学研究现状[J]. 昆虫知识，2006，43(2)：496-451.

[16] 马兰，黄原. 单拷贝核基因在昆虫分子系统学中的应用[J]. 昆虫知识，2006，43(1)：6-10.

[17] 李红梅. 蜻次目昆虫的分类与系统发育研究进展[J]. 仲恺农业技术学院学报，2006，1(4)：62-67.

[18] 孙新，李朝品，张进顺. 实用医学寄生虫学[M]. 北京：人民卫生出版社，2005.

[19] 吴观陵. 人体寄生虫学[M]. 3 版. 北京：人民卫生出版社，2005.

[20] 戴金霞. 线粒体 Cyt b 基因与昆虫分子系统学研究[J]. 四川动物，2005，24(2)：222-225.

[21] 卜云 郑哲民. COⅡ基因在昆虫分子系统学研究中的作用和地位[J]. 昆虫知识，2005，42(1)：18-22.

[22] 刘殿锋，蒋国芳. 核基因序列在昆虫分子系统学上的应用[J]. 动物分类学报，2005，30(3)：484-492.

[23] 刘建文，刘晓英，蒋国芳. 直翅目昆虫分子系统学研究新进展[J]. 昆虫知识，2005，42(5)：496-451.

[24] 魏文娟，任炳忠. 我国直翅目昆虫细胞分类学研究现状[J]. 昆虫知识，2004，41(2)：123-126.

[25] 刘建文，刘晓英，蒋国芳. 六足动物分子系统学研究进展[J]. 昆虫分类学报，2004，26(3)：234-240.

[26] 黄建华，陈斌，周善义. 蚁科昆虫分子系统学研究进展[J]. 广西师范大学学报(自然科学版)，2004，22(3)：91-96.

[27] 陈复生 付承玉 汪泰初. 动物线粒体基因分子系统学研究进展[M]. 安徽农业科学，2003，31(4)：596-598.

[28] 王备新，杨莲芳. 线粒体 DNA 序列特点与昆虫系统学研究[J]. 昆虫知识，2002，39(2)：88-92.

[29] 程家安，唐振华. 昆虫分子科学[M]. 北京. 科学出版社. 2001.

[30] 刘运强，鲁成，周泽扬. 家蚕线粒体 DNA 分子系统学研究展望[J]. 蚕学通讯，2000，20(4)：16-20.

[31] 苏寿泜，叶炳辉. 现代医学昆虫学[M]. 北京：高等教育出版社，1996.

[32] 黄原，周尧，袁锋. 昆虫小分子化合物的分子系统学研究综述[J]. 昆虫分类学报，1995，17(1)：9-14.

[33] ZHAN XD，XI YL，SUN ET，et al. Population genetic structure of Tyrophagus putrescentiae in China based on mitochondrial cytochrome oxidase subunit 1(COⅠ) gene sequences[J]. Bulletin of Insectology，2020，73(2)：201-208.

[34] SUN E，LI C，LI S，et al. Complete mitochondrial genome of Caloglyphus berlesei (Acaridae：Astigmata)：The first representative of the genus Caloglyphus[J]. Journal of Stored Products Research，2014(59)：282-284.

[35] WALTON C，SOMBOON P，O'LOUGHLIN SM，et al. Genetic diversity and molecular identification of mosquito species in the

Anopheles maculatus group using the ITS2 region of rDNA [J]. Infect Genet Evol, 2007, 7(1): 93-102.

[36] WONDJI CS, HEMINGWAY J, RANSON H. Identification and analysis of Single Nucleotide Polymorphisms (SNPs) in the mosquito Anopheles funestus, malaria vector [J]. BMC Genomics, 2007, 8: 5.

[37] OSHAGHI MA, YAAGHOOBI F, ABAIE MR. Pattern of mitochondrial DNA variation between and within Anopheles stephensi (Diptera: Culicidae) biological forms suggests extensive gene flow. Acta Trop, 2006, 99(2-3): 226-233.

[38] DJADID ND, GHOLIZADEH S, AGHAJARI M, et al. Genetic analysis of rDNA-ITS2 and RAPD loci in field populations of the malaria vector, Anopheles stephensi (Diptera: Culicidae): implications for the control program in Iran [J]. Acta Trop, 2006, 97(1): 65-74.

[39] GOSWAMI G, RAGHAVENDRA K, NANDA N, et al. PCR-RFLP of mitochondrial cytochrome oxidase subunit Ⅱ and ITS2 of ribosomal DNA: markers for the identification of members of the Anopheles culicifacies complex (Diptera: Culicidae) [J]. Acta Trop, 2005, 95(2): 92-99.

[40] ANNAN Z, KENGNE P, BERTHOMIEU A, et al. Isolation and characterization of polymorphic microsatellite markets from the mosquito Anopheles moucheti, malaria vector in Africa [J]. Mol Ecol Notes, 2003, 3(1): 56-58.

[41] EDGECOMBE GD, GIRIBET G, WHEELER WC. Arthropod phylogeny based on eight molecular loci and morphology [J]. Nature, 2001, 413(6852): 157-161.

[42] GARCÍA-MACHADO E, PEMPERA M, DENNEBOUY N, et al. Mitochondrial genes collectively suggest the paraphyly of Crustacea with respect to Insecta [J]. J Mol Evol, 1999, 49(1): 142-149.

[43] HWANG JS, LEE JS, GOO TW, et al. Molecular genetic relationships between Bombycidae and Saturniidae based on the mitochondria DNA encoding of large and small rRNA [J]. Genet Anal, 1999, 15(6): 223-228.

[44] DOWTON M, AUSTIN AD, ANTOLIN MF. Evolutionary relationships amony the Braconidae (hymenoptera: Ichmonoidea) inferred from partial 16S rDNA sequences [J]. Insect Mol. Biol, 1998, 7(2): 129-150.

[45] Pollock D D, WATT W B, RASHBROOK V K et al. Molecular phylogeny for Colias butterflies and their relatives (Lepiloptera: Pieridae) [J]. Ann. Entomol. Soc. Am, 1998, 91(5): 524-531.

[46] VOGLER AP, WELSH A, BARRACLOUGH TG. Molecular phylogeny of the Cicindela maritima (Coleoptera: Cicindelidae) group indicates fast radiation in western North America. [J]. Ann. Entomol. Soc. Am, 1998, 91(2): 185-194.

[47] DIETRICH C H, FITZGERALD S J, HOLMES J L, et al. Reassessment of Dalbulus leafhopper (Homoptera: Cicadellidae) phylogeny based on mitochondrial DNA sequences [J]. Ann. Entomo Soc. Am, 1998, 91(5): 590-597.

[48] VOGLER A P, WELSH A, HANCOCK J M. Phylogenetic analysis of slippage-like sequence variation in the V4 rRNA expansion segement in the tiger bettles (Cicindelidae) [J]. Mol. Biol. Evol, 1997, 14: 6-19.

[49] WHITING MF, CARPENTER JM. WHEELER QD, et al. The Strepsitera problem: phylogeny of the holometabolous insect orders inferred from 18S and 28S ribosomal DNA sequences and morphology [J]. Syst. Boil, 1997, 46: 1-68.

[50] BELSHAW R, QUICKE D L J. A molecular phylogeny of the Aphidinae (hymenoptera: Braconidae) [J]. Mol. Phylogenet Evol, 1997, 7: 281-293.

[51] DIETRICH C H, WHITCOMB R F, BLACK IV W C. Phylogeny of the grassland leafhopper genus Fleramia (Homoptera: Cicadellidae) based on mitochondrial DNA sequences [J]. Mol. Phylogenet. Evol, 1997, 8: 139-149.

[52] DOWTON M, AUSTIN A D. Evidence for AT-transversion bias in wasp (Symphyta: Hymenoptera) mitochondrial genes and its implications for the origin of parasitism [J]. Mol. Evol, 1997, 44: 348-405.

[53] GIVNISH T, SYTSMA K. Molecular Evolution and adaptive radiation [M]. Cambrige: Cambrige University Press, 1997.

[54] MUNSTERMANN LE, CONN JE. Systernactics of mosquito diesease vectors (Diptera, Culicidae) impact of molecular biology and cladistic analysis [J]. Ann. Rev. Entomol, 1997, 42: 351-369.

[55] VOGLER AP, WELSH A. Phylogeny of North American Cicindela tiger bettles inferred from multiple mitochondrial Mol [J]. Phylogent. Evol, 1997, 8: 225-235.

[56] ARMSTRONG J, GIBBS A, PEAKALL R, et al. Mitochondrial DNA introgression between Drosophila species [J]. Evolution, 1996, 44: 1272-1282.

[57] CHALWAZIS N, HAUF J, PEER Y D, et al. 18S ribosomal RNA genes of insects: primary structure of the genes and molecular phylogeny of the Holometabola [J]. Ann. Entomol. Soc. Am, 1996, 89: 788-803.

[58] COOK JM. A beginners guide to molecular markers for entomologists [J]. Antenna, 1996, 20: 53-62.

[59] FRITZ GN, BERMUDEZ H, SEAWRIGHT JA. Genetic differentiation and diagnostic loci of Anopheles nuneztovari, Antrinkae and An. rangeli (Diptera: Culicidae) [J]. Med. Entomol, 1995, 32: 663-672.

[60] HOWLAND DE, HEWITT GM. Phylogeny of the Coleoptera based on mitochandrial cytochrome oxidase I sequence data Insect Mol [J]. Biol, 1995, 4(3): 203-225.
[61] POLLOCK DD. Molecular evolutionary genetics of pierid butterflies. [D]. dissertation, Stanford University, Stand. CA, 1995.
[62] SAPPAL NP, JENG R S, HUBBES M, et al. Restriction fragment length polymorphisms in polymerase chainplified ribosomal DNAs of three Trichogramma (Hymenoptera: Trichogrammatidae) species [J]. Genome, 1995, 38: 419-425.
[63] WILKERSON RC, PARSONS TJ, KLEIN T A, et al. Diagnosis by random amplified polymorphic DNA poly action of four cryptic species related to Anopheles (Nyssorhynchus) albitarsis (Diptera: Culicidae) from Paraguay, Argentina and Brazil [J]. Med. Entomol, 1995, 32: 697-704.
[64] AVICE JC. Molecular marker, natural history and evolution [J]. New York: Chapman Hall, 1994.
[65] DOWTON M, AUSTIN A D. Molecular phylogeny of the insect order Hymenoptera: apocrita relationships [J]. Proc. Natl Acad. Sci.USA, 1994, 91: 9911-9915.
[66] FOLEY DH, MEEK SR, BRYAN H. The Anopheles punctulatus group of mosquitoes in the Solomon Islands and Van Foley survyed by allozyme electrophoresis [J]. Med. Vet. Entomol, 1994, 8: 340-350.
[67] HOY MA. Insect Molecular Genetics [M]. Academic Press, INC, 1994, 546.
[68] VANLERBERGHEMASUTTI F. Molecular identification and phylogeny of parasitic wasps species (Hymenoptera: Trichogrammatidae) by mitochondrial DNA and RAPD makers [J]. Insect Mol.Bio, 1994, 3(4): 229-237.
[69] VAN DE PEER Y, NEEFS JM, DE RIJK P, et al. Reconstructiong evolution from eukaryotic small-ribosomal-subunit RNA sequences: Calibration of the molecular clock [J]. Mol. Evol, 1993, 37: 221-232.
[70] WILKERSON RC, PARSONS TJ, ALBRIGHT DG, et al. Random amplified polymorphic DNA (RAPD) markers readily dis. tinguish cryptic mosquito species (Diptera: Culicidae: Anopheles) [J]. Insect Mol. Biol, 1993, 1: 205-211.
[71] ADAMSON RE, WARD RD, FELICIANGELI MD, et al. The application of random amplified polymorphic DNA for sandfly species identification [J]. Med. Vet. Entomol, 1993, 7: 203-207.
[72] BACHMANN L, SCHIBEL JM, RAAB M, et al. Satellite DNA as a taxonomic marker. Biochem. System[J]. Ecol, 1993, 21: 3-11.
[73] BALLARD JWO, OLSEN GJ, FAITH DP, et al. Evidence from 12S ribosomal RNA sequences that onychophorans are modified arthropods [J]. Science, 1993, 258: 1345-1348.
[74] BEARD C B, HAMM D M, COLLINS F S. The mitochondrial genome of the mosquito Anopheles gambiae DNA sequence, genome organization and comparison with the mitochondrial sequences of other insects [J]. Insect Mol. Biol, 1993, 2: 100-124.
[75] BURKE W D, EICKBUSH D G, XIONG Y, et al. Sequence relationship of retrotransposable elements RI and R2 within and between divergent insect species [J]. Mol. Biol, Evol, 1993, 10: 163-185.
[76] CAMERONS A. Multiple origins of advanced eusociality in bees inferred from mitochondrial DNA sequences [J]. Proc.Natl. Acad. Sci. USA, 1993, 90: 8 687-8691.
[77] CROZIER R H. CROZIER Y C. The mitochondrial genome of the honeybee Apis ellifera Complete sequence and genome organiza [J]. Genetics, 1993, 133: 97-117.
[78] FANG QW, BLACK IV C, BLOCKER HD, et al. A phylogeny of new world Deltocephalus-like leafhopper genera based on mitochondrial 16S ribosomal DNA sequences [J]. Mol. Phylogenet. Evol. 1993, 2: 119-131.
[79] FELSENSTEIN J. PHYLIP: Phylogeny Inference Package, Version 3.5, [J] Univ. Washington, Seattle, WA, 1993.
[80] FOLEY D H, BRYAN J H. Electrophoretic keys to identify members of the Anopheles punctulatus complex of vector mosquitoes in Papua Guninea [J]. Med. Vet. Entomol, 1993, 7: 49-53.
[81] FOLEY D H, PARU R, DAGORO H, et al. Allozyme analysis reveals six species within the Anopheles punctulatus complex of mosquitoes in Papua New Guinea [J]. Med. Vet. Entomol, 1993, 7: 37-48.
[82] GAWAL N J, BARTLETT A C. Characterization of differences between whiteflies using RAPD-PCR [J]. Insect Mol. Biol, 1993, 2: 33-38.
[83] HEATH DD, IWAMA G K, DEVLIN R H. PCR primed with UNTR core sequences yields species specific hypervariable probes [J]. Nucleic Acids Res, 1993, 21: 5782-5785.
[84] KUMAR S. TAMURA K, NEI M. MEGA: molecular evolutionary genetics analysis [J]. version 1.01. The Pennsylvani State University. U: ty Park, PA, 1993.
[85] LABANDEIRA CC, SEPKOSKI, JR JJ. Insect diversity in the fossil record [J]. Science, 1993, 261: 310-315.
[86] MORAN N A, MUNSON M A, BAUMANN P, et al. A molecular clock in endosymbiotic bacteria is calibrated using the insect hosts [J], Proc. Royal Soc. Lond. Brit, 1993, 253: 167-171.

[87] NARANG SK, KLEIN TA, PERERA OP, et al. Genetic evidence for the existence of cryptic species in the Anopheles albitarsis complex in Brazil: allozymes and mitochondrial DNA rest fragment length polymorphisms [J]. Biochem Genet, 1993, 31: 97-112.
[88] ORREGO C, AGUDELO-SILVA F. Genetic variation in the parasitoid wasp Trichogramma (Hymenoptera: Trichogram matidae) revealed by DNA amplification of section of the nuclear ribosomal Fa [J]. Entomol, 1993, 76: 519-524.
[89] PASHLEY DP, MCPHERON BA, ZIMMER EA. Systematics of holometabolous insect orders based on 18S ribosomal RNA [J]. Mol. Phylogenet. Evol, 1993, 2: 132-142.
[90] PASKEWITZ SM, NG K, COETZEE M, et al. Evaluation of the polymerase chain reaction method for identifying members of the Anopheles gambiae (Dipatera: Culicidae) complex in southern Africa [J]. Med. Entomol, 1993, 30: 953-957.
[91] PELANDAKAS M, SOLIGNAC M. Molecular phylogeny of Drosophila based on ribosomal RNA sequences [J]. Mol. Evol, 1993, 37: 525-543.
[92] RAICH TJ, ARCHER JL, ROBERTSON MA, et al. Polymerase chain reaction approaches to Culicoides (Diptera: Cerato pogonidae) identification [J]. Med. Entomol, 1993, 30: 228-232.
[93] ROJAS-ROUSSE D, BIGOT Y, PERIQUET G. DNA insertions as a component of the evolution of unique satellite DNA families in two genera of parasitoid wasps: Diadromus and Eupelnus (Hymenoptera) [J]. Mol, Biol. Evol, 1993, 10: 383-396.
[94] SCOTT JA, BROGDON WG, COLLINS FH. Identification of single specimens of the Anopheles gambiae complex by the polymerase chain reaction. Am [J]. Trop. Hyg, 1993, 49: 520-529.
[95] SPERLING FAH. Mitochondrial DNA phylogeny of the Papilio machaon species group (Lepidoptera: Papilionidae) Men [J]. Entomol. Soc. Can, 1993, 165: 233-242.
[96] STEWART CB. The powers and pitfalls of parsimony [J]. Nature, 1993, 361: 603-607.
[97] TARES S, CORNUET JM, ABAD P. Characterization of an unusually conserved Alu I highly reiterated DNA sequence family from the honeybee, Apis mellifera [J]. Genetics, 1993, 134: 1195-1204.
[98] TAYLOR MFJ, MCKECHNIE SW, PIERCE N, et al. The Lepidopteran mitochondrial control region: Structure and evolution [J]. Mol. Biol. Evol, 1993, 10: 1259-1272.
[99] THOMAS R H. HUNT J A. Phylogenetic relationships in Drosophila: A conflict between molecular and morphological data [J]. Mol. Biol. Evol, 1993, 10: 362-374.
[100] WHITE P S, DENSMORE III L D. Mitochondrial DNA isolation. In: Hoelzel A R ed. Molecular Genetic Analysis Population: A Practical Approach [M]. Oxford: IRL Press, 1992, 29-58.
[101] WILLIIAMS SM. ROBBINS LG. Molecular genetic analysis of Drosophila rDNA arrays [J]. Trends Genet, 1992, 8: 335-340.
[102] ZACHAROPOULOU A, FRISARKI M, SAVAKIS C, et al. The genome of the Mediterranean fruitfly Ceratitis capitata Localization of molecular markers by in situ hybridization to salivary gland polytene shromosomes [J]. Chromosoma, 1992, 101: 448-455.
[103] ALLEGRUCCI G, CACCONE A, CESARONI D, et al. Evolutionary divergence in Dolichopoda cave crickets: a comparison of single copy DNA hybridization data with allozymes and morphometric distances [J]. Evol. Biol. 1992, 5: 121-148.
[104] BALDRIDGE GD, FALLON AM. Primary structure of the ribosomal DNA intergenic spacer from the mosquito, Aedes al bopictus [J]. DNA Cell Biol, 1992, 11: 51-59.
[105] BALDRIDGE GD. DALTON MW. FALLON AM. Is higher-order structure conserved in eukaryotic ribosomal DNA intergenic spacers? [J]. Mol. Evol, 1992, 335: 514-523.
[106] BALLINGER-CRABTREE ME, BLACK IV WC, MILLER B B. Use of genetic polymorphisms detected by the random-amplified polymorphic DNA polymerase chain reaction (RAPD-PCR) for differentiation and identification of Aedes aegypti subspecies and population. Am [J]. Trop. Med. Hyg, 1992, 47: 893-901.
[107] BESANSKY NJ, PASKEWITZ SM, HAMM DM, et al. Distinct families of site-specific retrotransposons ocupy identical positions in the rRNA genes of Anopheles gambiae [J]. Mol. Cell Biol, 1992, 12: 5102-5110.
[108] BIGOT Y, LUTCHER F, HAMELIN MH, et al. The 28S ribosomal RNA-encoding gene of Hymenoptera: Inserted sequences in the retrotransposon-rich regions [J]. Gene, 1992, 121: 347-352.
[109] BLACK IV WC, DU TEAU NM, PUTERKA G J, et al. Use of the random amplified polymorphic DNA polymerase chain reaction (RAPD-PCR) to dectect DNA polymorphisms in aphids [J]. Bull. Entomol. Res, 1992, 82: 151-159.
[110] CACCONE A, GLEASON JM. POWELL JR. Complementary DNA- DNA hybridization in Drosophila [J]. Mol. Evol, 1992, 34: 130-140.
[111] CARMEAN J. KIMSEY LS, BERBEE M L. 18S rDNA sequences and the holometabolous insects [J]. Mol. Phylogenet Evol.

1992,1:270-278.

[112] CANO RJ. POINAR HM,ROUBIK DW,et al. Enzymatic amplification and nucleotide sequencing of portions of the 18s rRNA gene of the bee Proplebeia dominicana (Apidae:Hymenoptera) isolated from 25-40 million year old Dominican amber [J]. Med. Sci. Res,1992,20:619-622.

[113] COYNE J A. Genetics and specia [J]. Nature,1992,355:511-515.

[114] CRAMPTON JM,EGGLESTON P. Insect Molecular Science [M]. London:Academic Press,1992.

[115] DERR JN. DAVIS SK,WOOLLEY JB,et al. Variation and the phylogenetic utility of the large ribosomal subunit of mito. chondrial DNA from the insect order Hymenoptera [J]. Mol. Phylogenet. Evol,1992,1:136-147.

[116] DESALLE R. The phylogenetic relationships of flies in the family Drosophilidae deduced from mtDNA sequences [J]. MolPhylogenet. Evol,1992,1:31-40.

[117] FOREY PL. Cladistics:A Practical Course in Systematics [M]. Oxford:Oxford Univ. Press,1992.

[118] FRIEDLANDER TP,REGIER JC,MITTER C. Nuclear gene sequences for higher level phylogenetic analysis:14 promising candidates [J]. Syst. Biol,1992,41:483-490.

[119] HADRYS J,BALICK M,SCHIERWATER B. Applications of random amplified polymorphic DNA (RAPD) in molecular ecology [J]. Mol. Ecol,1992,1:55-63.

[120] KAMBHAMPATI S,BLACK IV WC,RAI K S. Random amplified polymorphic DNA of mosquito species and populations (Diptera:Culicidae) Techniques statistical analysis and applications [J]. Med. Entomol,1992,29:939-945.

[121] LIU H,BECKENHACH AT. Evolution of the mitochondrial cytochrome oxidase Ⅱ gene among 10 orders of insects Mol [J]. Phylogenet. Evol,1992,1:41-52.

[122] MITCHELL S E,NARANG S K,COCKBURN A F,et al. Mitochondrial and ribosomal DNA variation among members of theAnopheles quadrimaculatus (Diptera:Culicidae) species complex [J]. Genome,1992,35:939-950.

[123] PASHLEY D P,KE L D Sequence evolution in mitochondrial ribosomal and ND-1 genes in Lepidoptera:Implications for phylogenetic analyses [J]. Mol. Biol. Evol,1992,9:1061-1075.

[124] POST R J,FLOOK PK,WILSON M D. DNA analysis in relation to insect tax evolution and identification. In:Crampton JM. Eggleston P eds. Insect Molecular Science [M]. London:Academic Press,1992,21-34.

[125] SHEPPARD W S,STECK G J,MCPHERON B A. Geographic populations of the medfly may be differentiated by mitochondrial DNA variation [J]. Experientia,1992,48:1010-1013.

[126] TABACHNICK W J. Genetic differentiation among populations of Culicoides turiipemnis (Diptera:Cerato-pogonidae the North Amercan vector of bluetongue virus. Ann [J]. Entomol. Soc. Am,1992,85:140-147.

[127] TAMURA K. The rate and pattern of nucleotide substitution in Drosophila mitochondrial DNA [J]. Mol. BioL. Evol,1992,9:814-825.

[128] TAYLOR DB. HAMMACK L,ROHRDANZ RL. Reproductive compatibility and mitochondrial DNA restriction site analy sis of New World screwworm,Cochliomyia,from North Afrca and Central America [J]. Med. Vet. Entomol,1991,5:145-151.

[129] TURBEVILLE JM,PFEIFER DM,FIELD KG,et al. The phylonstatus of arthropods,as inferred from 18S TRNA sequences [J]. Mol. Biol. Evol,1991,8:669-686.

[130] XIONG B,KOCHER T D. Comparison of mitochondrial DNA sequences of seven morphospecies of black flies (Diptera:Simuliidae) [J]. Genome,1991,34:306-311.

[131] AZEREDO-ESPIN AML,SCHRODER RFW,HUETTEL MD,et al. Mitochondrial DNA variation in geographic populations of Colorado potato beetle,Leptinotarsa decemlineata (Coleoptera:Chrysomelidae) [J]. Experientia,1991,47:483-485.

[132] BALDRIDGE G D,FALLON A M. Nucleotide sequence of a mosquito 18S ribosomal RNA gene [J]. Biochem. Biophys. Acta,1991,1089:396-400.

[133] BROWER A V Z,BOYCE T M. Mitochondrial DNA variation in monarch butterflies [J]. Evolution,1991,45:1281-1286.

[134] CORMUETJM,GARMERY L,SOLIGNAC M. Putative origin and fuintergenic region between COI and COll of Apis mellifera L, mitochondrial DNA [J]. Genetics,1991,1128:393-403.

[135] DESALLE R,GRIMALDI D A. Morphological and molecular systematics of the Drosophilidae [J]. Ann. Rev. Ecol. Syst,1991,22:447-475.

[136] FALLON AM,BLAHNIK RJ,BALDRIDGE GD,et al. Ribosomal DNA structure in Aedes mosuitoes (Diptera:Culicidae) and their cell lines [J]. Med. Entomol,1991,28:637-644.

[137] FRITZ G N,NARANG S K,KLINE D L,et al. Daignostic characterization of Anopheles freeborn and An. herms by hybrid

crosses, frequences of polytene X chromosomes and rDNA restriction enzyme fragments [J]. Am. Mosq. ControlAsso, 1991, 7: 198-206.

[138] GRIBSKOV M, DEVEREUX J. Sequence Analysis Primer [M]. New York: Stockton Press, 1991.

[139] HARRISON RG, Molecular changes at speciation Rev [J]. Ecol. Syst, 1991, 22: 281-308.

[140] KUKALOVA-PECK J. Fossil history and the evolution of hexapod The Insects of Australia, Vol, I, 2ndEd [M]. Melbourne: Melboume Univ, Press, 1991, 141-179.

[141] MAYR E, ASHLOCK P D. Principles of Systematic Zoology, 2nd Ed [M]. NewYork: Mgraw-Hill, 1991.

[142] MIYAMOTO MM. CRACRAFT J. Phylogenetic Analysis of DNA Sequences [M]. Oxford: Oxford Univ Press, 1991.

[143] PORTER CH. COLLINS FH. Species-diagnostic differences in a ribosomal DNA internal transcribed spacer from the sib.ling species Anopheles freeborn and Anopheles herms (Diptera: Culicidae). Am [J]. Trop. Med. Hyg, 1991, 45: 271-279.

[144] POWELL JR. Monophyly paraphyly polyphyly and gene/species trees: An example from Drosophila[J]. Mol. Biol.Evol, 1991, 8: 892-896.

[145] SIMON C. Molecular systematics at the species boundary: Exploiting conserved and variable regions of the mitochondrial genome of animals via direct sequencing from amplified DNA. In: Hewitt G M, Johnston A W B, Young JP eds Molecular Techniques in Taxonomy [J]. Berlin: Springer-Verlag, 1991, 35-71.

[146] SIMON C, FRANKE A, MARTIN A. The polymerase chain reaction: DNA extraction and amplification. In: Hewitt GM, Johnston W, Young J P W eds. Molecular Techniques in Taxonomy [M]. Berlin: Springer. Verlag, 1991, 329-355.

[147] HEWITT GM, JOHNSTON AWB, YOUNG JPW. Molecular techniques in taxonomy [M]. Berlin: Springer-Verlag, 1991.

[148] JAKUBCZAK JL, W DBurke, EICKBUSH TH. Retrotransposable elements RI and R2 interrupt the rRNA genes of moe insects [J]. Proc. Natl. Acad. Sci. USA, 1991, 88: 3295-3299.

[149] KAMBHAMPATI S, RAI K S. Temporal variation in the ribosomal DNA bed spacer of Aedes albopictus (Diptera: Culicidae)[J]. Genome, 1991, 34: 293-297.

[150] MARTIN A, SIMON C. Differing levels of among-population divergence in the mitochondrial DNA of periodical cicadas related to historical biogeography [J]. Evolution, 1990, 44: 1 066-1080.

[151] MAXON L R, MAXON R D. Proteins Ⅱ: Immunological techniques. In: Hillis D M, Moritx C, eds. Molecular Sytematics [D]. Sinauer Assoc, Sunderland. MA, 1990, 127-155.

[152] KONDO R, SATTA Y, MATSUURA E T, et al. Incomplete meternal transmission of mitochondrial DNA in Drosophila [J]. Ge, 1990, 126: 657-663.

[153] MORITZ C, HILLIS DM. Molecular systematics: Context and controversies. In: Hillis D M, Moritz C eds. Molecular Systematics [D]. Sinauer Assoc. Sunderland, MA, 1990, 1-12.

[154] MURPHY R W, SITES JR. J W, BUTH D G, et al. Proteins Ⅰ: Isozyme electrophoresis. In: Hillis DM, Moritz C. Molecular Systematics [D]. Sinauer Assoc, Sunderland, MA, 1990, 45-126.

[155] POWELL JR, CACCONE A. The TEACL method of DNA- DNA hybridization: Technical considerations.) [J]. Mol. Evol, 1990, 30: 267-272.

[156] SATTA Y, TAKAHATA N. Evolution of Drosophila mitochondrial DNA and the history of the melanogaster subgroup Proc [J]. Natl. Acad. Sci. USA, 1990, 87: 9558-9562.

[157] SCHMITZ J, MORITZ RFA. Mitochondrial DNA variation in social wasps (Hymenoptera, Vespidae) [J]. Experientia, 1990, 46: 1068-1072.

[158] SESSIONS S K. Chromosomes: molecular cytogenetics. In: Hillis D M, Moritz C eds, Molecular Systematics [D]. Sinauer Assoc, Sunderland, MA, 1990, 156-203.

[159] SIMON C, PAABO S, KOCHER T D, et al. Eyn of mitochondrial ribosomal RNA in insects as shown by the polychain reaction. In: Clegg M T, O'Brien S J eds. Molecular Evolution. UCLA Symp [J]. Molec. Cell. Biol. New eries, Vol. 122. New York: A. R. Liss, 1990, 235-244.

[160] SWOFFORD DL, OLSEN GJ. Phylogeny reconstruction. In: Hillis D M, Moritz C eds. Molecular Systematics [D]. Sinauer Assoc. Sunderland. MA, 1990, 411-501.

[161] WEIR B S. Genetic Data Analysis [D]. Sinauer Assoc, Sunderland, MA, 1990.

[162] WERMAN SD, SPRINGER MS, BRITEEN RJ. Nucleic acids I: DNA-DNA hybridization. In: Hillis D M, Moritz C, eds. MolecularSystematics [D]. Sinauer Assoc, Sunderland, MA.1990, 204-249.

[163] AUBERT J, SOLIGNAC M. Experimental evidence for xpression of a chaperonin. Insect[J]Mol. Biol, 1990, 4: 23-29.

[164] CACCONE A,POWELL JR. Extreme rates and heterogeneity in insect DNA evolution.[J]. Mol. Evol,1990,30:273-280.

[165] COCKBURN AF,MITCHELL SE,SEAWRIGHT JA. Cloning of the mitochondrial genome of Anopheles quadrimaculatus Arch [J]. Insect Biochem. Physiol,1990,12:31-36.

[166] COLLINS F H,PORTER C H. COPE S E. Comparison of rDNA and mtDNA in the sibling species Anopheles freeborn and A. herms. Am [J]. Trop. Med. Hyg,1990,42:417-423.

[167] DOOLITTLE RF. Molecular Evolution:Computer Analysis of Protein and Nucleic Acid Sequences(Methods Enzymol.1990,Vol. 183)[M]. New York:Academic Press,1990.

[168] DOWLING TE,MORITZ C,PALMER JD. Nucleic acids Ⅱ:Restriction site analysis. In:Hillis D M,Moritx C eds Molecular Systematics [D]. Sinauer Assoc,Sunderland,MA,1990,250-317.

[169] GODDARD K,CACCONE A,POWELL JR. Evolutionary implications of DNA divergence in the Drasophila obscura group[J] Evolution,1990,44:1 656-1670.

[170] GRAY MW. Origin and evolution of mitochondrial DNA. Ann. Rev [J]. Cell Biol,1989,5:25-50.

[171] GROSBERG RK. Out on a limb:Arthropod origins [J]. Science,1990,250:632-669.

[172] HAGEDORN HH,HILDEBRAND JG,KIDWELL MG,et al. Molecular Insect Science [M]. New York London:Plenum Press, 1990:407.

[173] HILLIS D M. LARSON A. DAVIS S K,et al. Nucleic Acids Ill:Sequencing. In:Hillis D M,Moritx C eds. Molecular Systematics [D]. Sinauer Assoc,Sunderland,MA,1990,318-370.

[174] INNIS M A,GELFAND D H,SNINSKY JJ,et al. PCR Protocols:A Guide to Methods and Applications [J]. Academic, SanDiego,CA,1990.

[175] JAKUBCZAK JL,XIONG Y,EICKBUSH TH. Type Ⅰ(R1) and Type Ⅱ(R2) ribosomal DNA insertions of Drosophilamelanogaster are retrotransposable elements closely related to those of Bombyr mori [J]. Mol. Biol,1990,212:37-52.

[176] POWERS TO,JENSEN SG,KINDLER SD,et al. Mitochondrial DNA divergence among greenbug(Hymopteradae)biotypes[J]. Ann. Entomol. Soc. Am,1989,82:298-302.

[177] RAND DM,HARRISON RG. Molecular population genetics of mtDNA size variation in crickets [J]. Genetics,1989,121:551-569.

[178] ROEHRADANZ RL. Intraspecific genetic variability in mitochondrial DNA of the screworm fly(Cochliomyia homininear)[J]. Biochem. Genet,1989,27:551-569.

[179] AVERS CJ. Process and Pattern in Evolution [M]. New York:Oxfrod Univ. Press,1989.

[180] BLACK WC. MCLAIN DK,RAI KS. Patterns of variation in the rDNA cistron within and among world populations of a mosquito, Aedes albopictus(Skuse)[J]. Genetics,1989,121:539-550.

[181] BOYCE TM,ZWICK ME,AQUADRO CF. Mitochondrial DNA in the bark weevils:Size,structure and heteroplasmy [J]. Genetics,1989,123:825-836.

[182] BRIGGS DEG,FORTEY RA. The early radiation and relationships of the major arthropod groups [J]. Science,1989,246:241-243.

[183] HOWE CJ. WARD ES. Nucleic Acids Sequencing:A Practical Approach [M]. New York:IRL Press,1989.

[184] LABANDEIRA CC. BEALL BS,HUEBER F M. Early insect diversification Quebec [J]. Science,1988,242:913-916.

[185] PASTEUR N,PASTEUR G,BONHOMME F,et al. Practical Isozyme Genetics [D]. Chichester:Ellis Horwood,1988.

[186] CACCONE A. DESALLE R. POWELL JR. Calibration of the change in thermal stability of DNA duplexes and degree of base pair mismatch [J]Mol. Evol,1988,27:212-216.

[187] FEDERJ L,CHILCOTE CA,BUSH GL. Genetic differentiation between sympatric host races of the apple maggot fly Rhagoletis pomonella [J]. Nature,1988,336:61-64.

[188] FELSENSTEIN J. Phylogenies from molecular sequences:Inference and reliability [J]. Ann. Rev. Genet,1988,22:521-565.

[189] FIELD KG,OLSEN GJ,LANE DJ,et al. Molecular phylogeny of the animal kingdom [J]. Science,1988,239:748-753.

[190] KIMURA M. Molecular evolutionary clock and the neutral theory [J]. Mol. Evol,1987,26:24-33.

[191] MCCRACKEN A,UHLENBUSCH I,GELLISSEN G. Structure of cloned Locusta migratoria mitochondrial genome:Restricn mapping and sequence of its ND-1(URF- 1)gene [J]. Curr. Genet,1987,11:625-630.

[192] MORITZ C,DOWLING TE,BROWN WM. Evolution of animal mitochondrial DNA:relevance for population biology and systematics [J]. Ann. Rev. Evol. Syst,1987,18,269-292.

[193] NEI M. Molecular Evolutionary Genetics [M], New York: Columbia Univ. Press, 1987.

[194] HARRISON RG, RAND DM, WHEELER WC. mtDNA variation in field crickets across a narrow hybrid zone [J]. Mol. BiolEwol, 1987, 4: 144-158.

[195] REECK GR, DEHAEN C, TELLER DC, et al. "Homology" in proteins and nucleic acids: A terminology muddle and a way out of it [J]. Cell, 1987, 50: 667.

[196] SATTA Y, ISHIWA H. CHIGUSA SI. Analysis of nucleotide substitutions of mitochondrial DNAs in Drosophila melanogaster and its sibling species [J]. Mol. Biol. Evol, 1987, 4: 638-650.

[2197] TAUTZ D, TAUTZ C, WEBB D, et al. Evolutionary divergence of prers and spacers in the rDNA family of four Drosophila species [J]. Mol. Biol, 1987, 195: 525-542.

[198] UHLENBUSCH I. MCCRACKEN A. GELLISSEN G, The gene for the large (16S) ribosomal RNA from the Locusta migrator. Curr [J], Genet, 1987, 11: 631-650.

[199] WILSON A C, OCHMAN H, PRAGER E M. Molecular time scale for evolution [J]. Trends Genet, 1987, 3: 241-247.

[200] AVISE JC, AMOLD J, BALL RM, et al. Intraspecific phylogeography: The mitochondrial DNA bridge between population genetics and systematics [J]. Ann. Rev. Ecol. Syst, 1987, 18: 489-522.

[201] CACCONE A, SBORDONI V. Molecular evolutionary divergence among North American cave crickets. Ⅰ. Allozyme variation [J]. Evolution, 1987, 41: 1198-1214.

[202] CACCONE A. POWELL JR. Molecular evolutionary divergence among North American cave crickets. Ⅱ. DNA. DNA hybridization [J]. Evolution, 1987, 41: 1215-1238.

[203] CROES N CP, DOVER GA. Tsetse fly rDNA: An analysis ofand sequence. Nucl [J]. Acids Res, 1987, 15: 15-30.

[204] DESALLE R, FRIEDMAN T, PRAGER EM, et al. Tempo and mode of sequence evolution in mitochondrial DNA of Hawaiian Drosophila [J]. Mol. Evol, 1987, 26: 157-164.

[205] POWELL JR, CACCONE A, AMATO GD, et al. Rates of nucleotide substitution in Drosophila mitochondrial DNA and ne. clear DNA are similar [J]. Proc. Natl. Acad. Sci. USA, 1986, 83: 9090-909.

[206] AYALA FJ. On the virtues and pitfalls of the molecular evolutionary clock [J]. Heredity, 1986, 77: 226-235.

[207] CLARY DO, WOLSTENHOLME DR. The mitochondrial DNA molecule of Drosophila yakubu: Nucleotide sequence, gene organization, and genetic code [J]. Mol. Evol, 1985, 22: 252-271.

[208] EICKBUSH TH, ROBINS B. Bombyx mori 28S ribosomal genes contain insertion elements similar to the Type Ⅰ and Ⅱ elements of Drosophila melanogaster [J]. EMBO J, 1985, 4: 2281-2285.

[209] HSUCHEN CC. KOTIN R M, DUBIN DT. Sequences of the coding and flanking regions of the large ribosomal subunit RNA gene of mosquito mitochondria [J]. Nucleic Acids Res, 1984, 12: 7771-7785.

[210] BERLOCHER S H. Insect molecular systematics [J]. Ann. Rev. Entomol, 1984, 29: 403-433.

[211] KIMURA M. The Neutral Theory of Molecular Evolution [M]. Cambridge: Cambridge Univ. Press, 1983.

[212] LANSMAN RA. AVISE JC. HUETTEL MD. Critical experimental test of the possibility of "paternal leakage" of mitochondrial DNA [J]. Proc Acad. Sci. USA, 1983, 80: 1969-1971.

[213] FELSENSTEIN J. Numerical methods for inferring evolutionary trees [J]. Quart. Rev. Biol, 1982, 57: 379-404.

[214] HAMES BD, RICKWOOD D. Gel Electrophoresis of Proteins: A Practical Approach [M]. Oxford: IRL Press, 1981.

[215] LANSMAN RA. SHADE RO, SHAPIRO JF, et al. The use of restriction endonucleases to measure mitochondrial sequence relatedness in natural populations. Ⅲ. Techniques and potential applications [J]. MoL. Evol, 1981, 17: 214-226.

[216] SIBLEY CG, AHLQUIST JE. The phylogeny and relationships of the ratite birds as indicated by DNA-DNA hybridization. In: Scudder GG E, Reveal J L eds. Evolution Today [D]. Carnegie. Mellon Univ, Pittsburgh, PA, 1981, 301-335.

[217] DALY HV, DOYEN JT, EHRLICH PR. Introduction to Insect Biology and Diversity [J]. New York: McGraw Hill, 1978.

[218] NEI M. Estimation of average heterozygosity and genetic distance from a small number of individuals [J]. Genetics, 1978, 89: 583-590.

[219] WILSON AC, CARLSON SS, White TJ. Biochemical evolution [J]. Ann. Rev. Biochem. 1977, 46: 573-639.

[220] BRITTEN RJ, GRAHAM D E, NEUFELD B R. Analysis of repeating DNA sequences by reassociation [J]. Methods Enzymol, 1974, 29: 363-418.

[221] WHITE MJD. Animal Cytology and Evolution, 3rd Ed [M]. Cambridge: Cambridge Univ. Press, 1973.

[222] NEI M. Genetic distance between populations [J]. Am. Nat, 1972, 106: 283-292.

[223] MAYR E. Populations, Species, and Evolution [M]. Harvard Univ. Press, Cambridge, MA, 1970.

[224] KIMURA M. Evolutionary rate at the molecular level [J]. Nature, 1968, 217: 624-626.
[225] HENNIG W. Phylogenetic Systematics [M]. Urbana: Univ. Illinois Press, 1966.
[226] LEWONTIN R C, HUBBY J. A molecular approach to the study of genic heterozygosity in natural populations of Drosophila pseudoobscura [J]. Genetics, 1966, 54: 595-609.
[227] ZUCKERKANDL E, PAULING L. Evolutionary divergence and convergence in proteins. In: Bryson V, Vogel H J eds. Evolving Genes and Proteins [M]. New York: Academic Press, 1965, 97-166.
[228] MAYR E. Systematics and the Origin of Species [M]. New York: Columbia Univ. Press, 1942.
[229] DOBZHANSKY T. Genetics and the Origin of Species [M]. New York: Columbia Univ, Press, 1937.
[230] LOXDALE H D, LUSHAI G. Molecular marke omology [J]. Bull. Entomol. Res, 88: 577-600.

第六章

医学节肢动物的生理

医学节肢动物生理学是研究医学节肢动物的内部组织、器官、系统与整体功能规律的一门基础理论学科。千百年来，人们一直都在设法了解节肢动物是怎样生活的。最初从养蚕过程中知道了昆虫的变态，掌握了一些昆虫生理知识。随着近代生物学的发展，节肢动物生理学也逐渐得到发展和完善，相继形成了节肢动物形态学、分类学、生物学、解剖学和生态学等多门学科。了解医学节肢动物生命活动的必然程序与功能规律，以及发生发展的内在特性，对开展与提高医学节肢动物的防治都有一定的参考价值。

第一节 体壁

节肢动物的体壁是躯体和附肢最外面的一层组织，可决定节肢动物的体形和“种”的外部特征。由上皮细胞分泌构成的硬化上表皮和外表皮-外骨骼，可防止水分的过度蒸发，调节体温，表现物理色彩，阻止水分、无机离子、病原菌、杀虫剂的侵入。内骨骼则用于附着肌纤维，组成运动机构，未硬化的内表皮层对弯曲、伸缩起着重要的作用，有些上皮细胞可转化成各种感受器和腺体而接受外环境刺激，或分泌一些化合物调节节肢动物的行为，有些还可接受内激素的调节，定期蜕皮、变态与发育等。

一、体壁的结构及生理功能

具有坚厚的体壁是节肢动物的重要特征。体壁一般分三部分：上皮（epidermis）、基膜（basement membrane）、表皮（cuticle）。上皮是体壁唯一的细胞层，由单层多角形细胞构成。它向内分泌一层基膜，是无定形的颗粒结构，较薄。表皮是上皮向外分泌的一层非细胞结构，较厚。表皮从内向外还可分为内表皮、外表皮和上表皮。上表皮（epicuticle）极薄，0.1~1μm 厚，由蛋白质及脂类组成，在高等的种类还含有蜡质，使上皮层不透水。上表皮之内为外表皮（exocuticle），由几丁质与蛋白质结合的糖蛋白（glycoprotein）所组成。糖蛋白经过鞣化，分子结构变得更坚固，加之碳酸钙和磷酸钙的沉积，使外表皮骨化变硬。所以外表皮虽薄，但很坚硬。外表皮之内为很厚的内表皮（endocuticle），主要是由几丁质及少量蛋白质组成。这一层柔软而富有弹性。在整个表皮层还有一些细的管道穿透，是上皮细胞层中腺细胞输送分泌物的通道。内表皮之下才是上皮细胞层。表皮层中往往还有色素及其他代谢产物沉积，使体表呈现不同的颜色，此即生物色（biochromes）。有些种类上表皮的表面还有条纹、凹刻等结构，通过光线的折射呈闪光的色彩，此即结构色（schemochromes）。不少种类的体色是由生物色和结构色联合产生的结果。可见节肢动物的体壁具有很好的保护作用，既防止外界水分进入体内，又能防止体内水分的蒸发。因此，节肢动物特别是昆虫类能比其他无脊椎动物更加有效地适应广泛而复杂的陆地生活环境。

体壁的另一特点是，在有些部位向体内延伸，成为肌肉的附着点，其作用与脊椎动物的骨骼相似，故称外骨骼（exoskeleton），但来源不同，是由外胚层形成的，而脊椎动物的骨骼源自中胚层。

体壁的坚硬程度不是由于几丁质的存在，而是由于蛋白质在酶作用下的鞣化与硬化。坚硬的外骨骼会限制身体的生长，因此在进化中出现了周期性的蜕皮（ecdysis）现象。即当节肢动物的身体长到一定限度后，便蜕去旧表皮，重新形成新表皮，在新表皮未骨化变硬之前、大量吸水迅速扩大体积。每蜕皮一次、身体便快速生长一次。蜕皮过程如下：在旧表皮脱离之前，上皮细胞先分泌新的上表皮，同时也分泌出一种酶，将旧表皮的内表皮溶解，于是存在着新旧两层外骨骼。随后，沿身体的一定部位（通常是前端背中线）旧表皮裂开，个体从旧皮中脱出。此时，体表新的外骨骼仍很柔软，身体吞入空气或水分增加体内压力而扩大体积，得以生长。不久新表皮经鞣化而变硬，并不断增加厚度，身体的生长也就停止了。低等的节肢动物没有固定的蜕皮次数，终生都可进行；高等的种类，通常不同种类都有各自固定的蜕皮次数，幼体时蜕皮次数多，达到性成熟之后，通常不再蜕皮。

二、体壁的化学组成与代谢

体壁中主要的组成成分为蛋白质、几丁质、多元酚、脂类、色素、酶类与其他无机离子等。

1. 几丁质　是节肢动物体壁中含有的一种"含氮多聚糖"，占表皮干重的 25%~60%。表皮中，几丁质是以"几丁-蛋白复合体"形式存在的，所以，没有游离的几丁质，但易被分解为几丁质和蛋白质。

几丁质是一种无色、无定形的固体，不溶于水、稀酸、碱、醇、乙醇及其他有机溶剂，也不溶于浓碱液中，但在浓酸中不仅能溶解，还可水解为氨基葡萄糖及分子链较短的多糖和乙酸等。几丁质分子链是一个高分子量的多聚糖，由很多 2-乙酰氨葡萄糖单体以 3-1,4-配糖链连接而成，可认为是纤维素的衍生物，只是 C-2 位上的"-OH 基"被"NHCOCH3 基"替代。蜕皮激素直接参与几丁质的合成与降解过程。节肢动物生长调节剂可通过干扰几丁质生物合成与降解的不同过程，如抑制聚合或催化过程等都可影响到蜕皮，使新形成的表皮不能承受血淋巴压力与肌肉的牵拉，从而达到起到防治害虫的作用，现已广泛应用于医学害虫的防治。

2. 蛋白质　约占表皮干重的 50% 以上。通常未硬化的表皮所含蛋白质种类较多，蛋白质成分随节肢动物的发育阶段而变化。体壁蛋白质是很多不同蛋白质的混合体，含有最重要的蛋白质为多糖蛋白（几丁质与蛋白质分子以共价键结合的复合物）及橡胶胶质精。节肢动物体壁中的蛋白质分子中没有含硫的氨基酸。节肢动物表皮中，几丁质以纤维丝状存在，借共价键和非共价键与其周围的蛋白质或其他物质相联结。

3. 脂类　是上表皮中的主要组成成分，形成上表皮的蜡层，主要成分为蜡质，占表皮的 50%~75%，含有醇、碳氢化合物、脂肪酸、脂类，有些种类还含有醛、磷脂和少量其他成分。一些医学节肢动物成虫体表的碳氢化合物在近缘种的鉴别上有一定的分类作用。

4. 多元酚　多元酚是节肢动物表皮中角质精层和外表皮层硬化和暗化过程中起主要作用的化合物，主要为 3,4 二羟基苯酚。硬化步骤为：3,4 -二羟基苯酚通过孔道扩散至上表皮层，经"多元酚氧化酶"的催化作用，被氧化为相应的醌，然后向内扩散渗透，使表皮中的蛋白质鞣化，形成坚硬的角质精层和外表皮层。

5. 色素　主要在于皮细胞中，重要的为黑色素，是由酪氨酸或 3,4-羟基苯丙氨酸经过一系列化学反应形成的，常与蛋白质结合形成黑色素蛋白质。类胡萝卜素表现为黄色、橙色、红色等色彩，从植物性食料中取得。许多节肢动物的血淋巴中还有一种吡咯色素-内消旋胆绿素，这些色素常与一种蛋白质结合形成复合体。

6. 酶类　主要是与表皮硬化、鞣化有关的酪氨酸酶与多元酚氧化酶，此外，蜕皮液中还有蛋白酶、淀粉酶、转化酶与几丁质酶等。抗性家蝇的皮细胞内还含有一种能使 DDT 转化为 DDE 的脱氯化氢酶，在谷胱甘肽存在时可进行催化反应。

7. 其他　体壁中还包括许多无机离子。

三、蜕皮与鞣化的激素调控

1. 蜕皮的激素调控　蜕皮受到蜕皮激素和保幼激素的调控，首先受到前胸腺分泌的蜕皮激素的调节，以全变态昆虫为例，在幼虫到蛹的转化过程中，第一个蜕皮激素峰控制幼虫的发育方向，并诱导幼虫出现停食和漫游等一系列特殊行为，以后出现第二个蜕皮激素峰，激发一系列与表皮沉积有关的生化反应，包括皮细胞中 RNA 和蛋白质的合成，皮层溶离及新表皮沉积。保幼激素除了抑制幼虫发生变态以外，对前胸腺具有调控作用，并依据不同的发育状态而产生抑制或刺激作用，在前期可抑制前胸腺对促前胸腺激素的感受性，从而影响它的活力，使蜕皮激素的分泌受阻，后期可刺激脂肪体产生一种蛋白因子，再激发前胸腺分泌蜕皮激素，诱导蜕皮过程的发生。

2. 鞣化作用的激素调控　蜕皮激素启动蜕皮过程，促进多巴脱羧酶的形成，用腹部结扎的丽蝇幼虫试验证明，若腹部没有蜕皮激素，则不能诱导皮细胞合成多巴脱羧酶，因而表皮就不能鞣化。而大多数节肢动物还有另一种由神经分泌细胞产生的激素，即鞣化激素，能启动鞣化作用，活化血细胞中酪氨酸酶，并使酪氨酸进入皮细胞，在酶作用下转变为N-乙酰多巴胺；鞣化激素还能直接作用于皮细胞，增加多巴胺的穿透性，改变cAMP系统效应；鞣化激素还有维持新表皮可塑性的作用，使新表皮在硬化前能充分伸展，这对某些水栖节肢动物以及在基质内部或蛰居场所发育的种类来说，能控制鞣化作用发生的时间，延迟表皮的鞣化，使新羽化的成虫能在表皮硬化之前达到基质表面，这种可塑性对翅来说尤为重要，使它在羽化初期不受机械损伤。

第二节　消化与营养

医学节肢动物与高等动物一样，必须吸取糖类、脂类、蛋白质和维生素等基本营养物质来供其生长发育需要，很多节肢动物还能依靠共生物提供氨基酸和B族维生素等。节肢动物消化道的变异，取食的多样性，消化酶的种类，定向取食机制和特定的消化代谢过程，都反映了它们的生理适应性和特异性。

一、营养物质

医学节肢动物的营养与它的取食习性、体内消化酶系的特点以及自身合成的能力有关。其营养成分主要包括糖类、脂类、蛋白质及氨基酸、维生素、水分和无机盐等。

1. 糖类　糖类是医学节肢动物的重要能源物质，并可转化为氨基酸和脂肪。节肢动物对糖类的利用主要取决于对多糖及低聚糖的水解能力，也就是看它能否消化这类物质，并为肠壁细胞所吸收。医学节肢动物的成虫与幼虫均可利用多种类型的糖类，如麦芽糖、蔗糖、果糖、葡萄糖、半乳糖、甘露糖及海藻糖，但埃及伊蚊却不能利用半乳糖、甘露糖及海藻糖等。糖的利用还因节肢动物的发育阶段不同而异，如伊蚊幼虫能利用淀粉和糖原，而成虫则不能，幼虫期代谢缓慢，一般对糖类的需求量较少，至于成虫期进入飞行阶段，需要较多的糖类作为飞行能源。

2. 脂类　脂类是贮存能量的主要化合物，也是表皮和细胞膜的结构要素。主要为固醇类，其中85%为胆固醇，含有较高比例的不饱和脂肪酸。医学节肢动物一般不从食物中摄取脂肪，但却能高效率的利用脂肪，需要时，即可从蛋白质及糖类经转化反应合成自身的脂肪。胆固醇及其类似物则需从食物中获得。多数医学节肢动物的脂肪是以脂肪体的形式贮存，三酸甘油是脂肪贮存的主要类型。

3. 蛋白质及氨基酸　蛋白质可以在体内转化与贮存，也可经脱氨基作用及三羧酸循环等转化为糖类或脂肪，用于供应能量，是医学节肢动物肌肉、腺体、体壁及其他组织的主要组成成分。医学节肢动物所需的氨基酸分为必需和非必需两种，必需氨基酸不能自身合成，主要由食物供给，包括精氨酸、赖氨酸、亮氨酸、异亮氨酸、色氨酸、组氨酸、苯丙氨酸、甲硫氨酸、缬氨酸和苏氨酸等10种，但也存在种间差异，有些种类以另外数种氨基酸为必需，如几种双翅目昆虫需甘氨酸；德国小蠊属需丙氨酸；伏绳属则需脯氨酸，而它们都不需甲硫氨酸。这些氨基酸对医学节肢动物的正常生长、发育和卵子形成起着重要作用。非必需氨基酸可由其他营养成分进行转化和合成，如酪氨酸对节肢动物生长发育相当重要，可由必需的苯丙氨酸转化而来。

4. 维生素　维生素是医学节肢动物酶类的主要组成部分或辅酶分子的构成单元。维生素的缺乏会影响很多代谢过程，使生长发育受阻，组织和细胞发生病变。医学节肢动物对维生素的需要量虽然很少，但由于多数不能自身合成因此必须由食物来供给，尤其是B族维生素，主要包括硫胺、核黄素、烟酰胺、吡哆醇、叶酸和生物素等7种，多数在基本代谢中作为辅酶。在脂溶性维生素中，维生素A及其前体β-胡萝卜素与某些植食性节肢动物的体色有关。维生素E对医学节肢动物的生殖系统影响很大，如孟氏隐唇瓢虫产卵、家蟋蟀的精子形成以及麻蝇的生殖过程等。

5. 水分和无机盐　水分是生理代谢和生化反应不可缺少的介质，也是食物中包含的一种重要成分。医学节肢动物所需的水分量与其虫体散失水的速度、栖息环境特点、体壁的蜡性、呼吸和排泄机制的适应性有关。无机盐类是生理代谢所不可缺少的营养因素之一。如 K^+、Na^+、Ca^{2+}、Mg^{2+}等从蚊虫体内均可测出。主要作用为参与各种生化反应，有些离子（如 Fe^{2+}、Cu^{2+}）为酶或辅酶的组成部分，或对某些酶活性有激发作用（如 Ca^{2+}、Mg^{2+}、Mn^{2+}），调节血淋巴及组织液渗透压，保持离子平衡，适应酶系统的活性和生理代谢的需要。

二、食物的消化与吸收

医学节肢动物的食物范围非常广泛，包括腐烂的有机质、尸体、动植物组织以及它们的汁液和花蜜，甚至很难消化的毛发和蜡质等。食物在消化道内，首先进行物理消化，然后再进行化学消化。化学消化主要依靠唾液和肠内消化酶的作用。节肢动物中肠是分泌消化液和进行消化的主要场所，中肠肠壁细胞既能分泌消化酶，又具有吸收作用，所吞入的食物经过消化作用，使大分子降解或水解为较小的分子，转变为溶液状态后才能被吸收。

1. 消化酶及其作用　在中肠所分泌的消化液中消化酶为主要成分。一般来讲，所分泌的消化酶与其所取食的食物种类有关。杂食性节肢动物的消化液中所含酶种类较多，如蛋白酶、脂肪酶、淀粉酶、胰蛋白酶等；植食性节肢动物有淀粉酶、脂肪酶、糖酶、蛋白酶等，其中以糖酶为主；捕食类的蛋白酶活性最高，脂肪酶次之，糖类水解酶最少，而以花蜜为食的蛾类和蝶类主要含糖酶。如蓖麻蚕和黏虫幼虫期蔗糖酶含量都很高，蛹期不取食，故酶活性逐渐降低，但黏虫成虫吸取花蜜或植物汁液补充营养，故糖酶仍保留一定活性。

2. 消化液的酸碱度　节肢动物消化管内的 pH 与氧化还原电位都不同程度地影响到消化酶的活性与营养物质的吸收。大多数节肢动物中肠消化液的 pH 6~8，但不同种间及同种不同虫态间是不相同的，一般前肠的 pH 由食物的酸碱度所决定。消化管氧化还原电位的大小与消化液的 pH 以及氧化剂与还原剂的比值有关，它决定化学反应的能量与方向，不仅影响消化酶活性，还影响肠壁细胞的吸收作用，如伊蚊前中肠电位都是正值（800mV），德国小蠊从前肠到后肠的电位呈下降的现象，嗉囊为正 130mV，中肠为正 10~13mV，后肠为负 90~120mV。

3. 吸收过程　胃盲囊及一部分中肠细胞是水、离子及营养物质的主要吸收部位。消化产物在肠腔内形成“液流循环”，其中包括一部分中肠细胞的分泌循环，胃盲囊的吸收循环，直肠垫的吸收循环和马氏管的排泄循环。从前肠分期流入中肠的食物颗粒，经消化酶与消化液的消化作用形成液状营养物质后，可被中肠吸收细胞与胃盲囊细胞吸收，由中肠前段区域进入血液，形成吸收循环液流。吸收过多的 K^+与 H_2O 经后端的杯状细胞分泌再排入肠腔内形成分泌循环液流。水的吸收与 Na^+的主动输送相关，因为吸收细胞基部的基膜上有“钠泵”，可将 Na^+从细胞中抽吸入血液。细胞中 Na^+的减少可由细胞顶膜从肠腔中吸入补充。由于 Na^+的移动与输送，引起水分液流的移动，再由溶剂效应可带入吸收的分子。

吸血性成蚊因主要吸取血液与糖类，所以主要涉及蛋白质与糖的消化与吸收。蛋白质消化有两个步骤，蛋白质酶首先将血液蛋白质分子分解为较大的肽类（此酶也称内肽激酶），再被特殊的外肽激酶分解为单个氨基酸或双肽物质，然后在中肠被中肠细胞吸收进入血淋巴。

节肢动物在取食前先将唾液或消化液注入寄主组织或食物内，使食物受到初步消化，然后再吸入肠内，称为肠外消化。如植食性半翅目昆虫，唾液中含有低聚糖酶，能够初步消化食物中的低聚糖，然后吸入肠内进一步消化；肉食性半翅目昆虫的唾液含有透明质酸酶，能水解结缔组织中的黏多糖，起展布剂作用，有利于唾液内其他酶类渗入寄主组织。

三、食物的利用

节肢动物的营养要求取决于本身的生物合成与幼期营养积累的潜力。医学节肢动物利用食物进行消化吸收以后，一部分用来构成虫体和参与物质代谢，一部分用于能量代谢。综合这两方面，通常用利用食物的综合效率（overall efficiency）来评估，其中包括消化率、转化率和利用率三个指标。

1. 消化率　消化率（AD）是指取食量与利用量之间的比例，利用量由吃下的食物除去粪便来计算。因为节肢动物的粪便中除去不消化的食物以外，还有较多的排泄物，因此计算得到的消化率只是一个近似值，公式为：

$$消化率(AD)=\frac{取食量(mg)-排粪量(mg)}{取食量(mg)}\times 100\%$$

2. 转化率 转化率（ECD）是指在一定时间内被消化的食物，吸收后转化为虫体组织的百分率，公式为：

$$转化率(ECD)=\frac{体重增加(mg)}{取食量(mg)-排粪量(mg)}\times 100\%$$

3. 利用率 利用率（ECI）是指利用摄取的食物来构成虫体的能力，实为消化率和转化率的乘积（EGI=AD×ECD），公式为：

$$利化率(ECI)=\frac{体重增加(mg)}{取食量(mg)}\times 100\%$$

第三节 循环与防卫

节肢动物的循环系统属开放式，这种开放式循环系统的最大特点是血压低、血量大，并随着取食和生理状态的不同而变化。节肢动物没有单独的淋巴液，仅有一种循环体液，兼有哺乳动物血液和淋巴液的某些特点，因此又称“血淋巴”。

一、血淋巴的理化性质

1. 血淋巴的总量 血淋巴是由血细胞和血浆组成的。不同种的节肢动物或同一种节肢动物的不同虫期，体内血淋巴的总量常不相同。血淋巴的总量常因生理状态而异，而且可被许多因素影响发生改变。一般幼虫期血淋巴含量比较丰富，不活动种类比活动种类的含量高。节肢动物有较大的自动调节血液容积的能力，主要由组织液与血液间的平衡、马氏管排泄水分与直肠壁吸收水分的机制所致。

2. 血淋巴的颜色和比重 血淋巴的颜色因种类、性别和食物的性质不同而有所变化，常见者有黄色、橙红色、淡褐色或黄绿色等，主要是虫体内所含的色素不同所致。血淋巴的比重较水的比重略大，在1.012~1.062之间。因性别不同，血淋巴的比重也有差异。蜕皮时，血淋巴的比重明显增加。血淋巴比重小者通常对药剂较为敏感。

3. 血淋巴的pH值 血淋巴略偏碱性，一般pH 6.5~8.0，如家蝇成虫pH 7.2-7.6，美洲大蠊pH 7.6~8.0。血淋巴的pH值虽会受来自酸性或碱性代谢产物的影响而发生变化，但由于节肢动物血淋巴常有一定的缓冲能力，所以pH的变动一般是较小。

4. 血淋巴的渗透压 渗透压的大小是与比重相关的，因为两者皆依赖于含水量的多少。血淋巴渗透压一般高于人的血浆。由于各种节肢动物间血淋巴中化学物质的浓度不同，故渗透压也有差异。节肢动物能调节血淋巴的渗透压，如在失水时血淋巴总量降低，随之溶质的浓度也降低，故渗透压仍保持稳定；当取得水分时，则出现可逆的现象。有些节肢动物在越冬时，由于甘油的积累，血淋巴的渗透压表现有一定的升高。

二、血淋巴的化学组分

1. 水分 血淋巴中水分含量一般在70%~90%。随着节肢动物发育期的不同，水分含量亦有变化，一般越冬虫态的含水量较低。

2. 糖类 在多数医学节肢动物血淋巴中含有一定量的还原糖，其中主要为葡萄糖和果糖，因为多数具有较强飞行能力，这些还原糖可直接提供其能量。海藻糖的含量也很高，是虫体能量的主要来源；海藻糖由于海藻糖酶的作用，将其水解为葡萄糖而被组织细胞吸收和利用；海藻糖还参与蜕皮时体壁新表皮几丁质的合成。在血淋巴中仅有少量的糖原存在。甘油在血淋巴的冰点降低中起主要作用，是节肢动物抗寒的适应行为。

3. 含氮化合物 由于血淋巴是虫体内进行中间代谢的重要场所，所以含有多种酶类，如淀粉酶、蛋白酶、酯酶、磷酸酶和转氨酶，此外，还有酪氨酸酶和海藻糖酶。血淋巴中非蛋白质含氮化合物较蛋白质含氮化合物的含量高，以游离氨基酸及尿酸为主。游离氨基酸一般为血淋巴中非蛋白质含氮化合物的35%~65%。组成蛋白质的20种氨基酸都曾在医学节肢动物血淋巴中发现。

4. 脂类 血淋巴中总的脂肪含量一般为1.5%~5.5%，常以油滴的形式存在。血淋巴中脂肪的含量随代谢状况而改变，一般在准备越冬时虫体血淋巴中脂肪含量常较高，而过冬以后含量有所下降。虫体内的脂类是借血淋巴由中肠输送到脂肪体贮存的。

5. 有机酸 主要有机酸属于三磷酸循环酶类的基质，如苹果酸、延胡索酸、琥珀酸、草酰乙酸和α-酮戊二酸等。

6. 无机盐类 血淋巴中除了钠、钾含量较高外，还含有高浓度的钙、镁、硫，并具有一定数目的微量元素，如铁、锌、铜、铝、铅、镉等。血淋巴中含磷量也很高，少数以无机盐形式存在，多数以有机磷化合物形式出现，在血淋巴中起一定缓冲作用。

7. 色素 许多色素给予血淋巴以特定的颜色，如摇蚊幼虫血淋巴含血红素呈红色。节肢动物血淋巴中的色素可以是由食物中得来的。

8. 激素 在节肢动物生长发育的不同阶段，血淋巴内常含有不同的激素。脑神经分泌激素被认为是由血细胞运载抵达靶组织的。此外，蜕皮激素和保幼激素也是由血淋巴中的血蛋白和脂蛋白运送的。

三、血淋巴的生理功能

节肢动物的血淋巴含有几种类型的血细胞，血浆中溶有呼吸色素，在低等的一些甲壳动物和节肢动物中含血红蛋白，其他多数种类含血清蛋白。其功能主要包括：

1. 止血作用 医学节肢动物的止血作用是靠血细胞与周围的血浆形成凝结小岛逐渐向外扩张，或细胞产生丝状伪足互相交织成网状，或两者兼而有之。但血凝愈伤作用较慢，因为节肢动物血压比大气压低，一般不会发生创口过分流血现象，加之表皮既能阻滞绝大多数伤口的失血，而御敌时放出的血淋巴常可因肌肉松弛而从开口回吸，故血淋巴凝结太快反而不利。

2. 吞噬功能和免疫作用 血淋巴可以产生各种抗体，以抵抗微生物的侵犯，血细胞多有吞噬作用，不但可吞食外来的病原微生物和其他侵入体内的物质，而且能吞噬医学节肢动物在蜕皮及变态时的分解组织。血淋巴还可保护虫体免受多细胞寄生虫的危害，当寄生虫进入虫体后，吞噬性细胞即包围之并形成鞘囊，使寄生虫不能继续发育。

3. 解毒作用 各种外源毒物（如杀虫剂、生物毒素等）进入血腔后，与蛋白质（如凝集素）和非专一性酯酶相结合，使有毒物质分解，因而钝化失毒。有的可能被血细胞摄入，通过胞质中的各种酶进行降解或贮存在脂滴内，减少体内的有效浓度。

4. 保护和防御作用 某些医学节肢动物在遇到敌害时，可以突破表皮弱点或通过特有的开口流出血淋巴以抗拒敌害，这些血淋巴中多含有刺激性、腐蚀性或具有避忌作用的物质，使天敌厌恶而免遭捕食，起到保护和防御作用。

5. 合成酶类 血细胞还合成蛋白酶和肽酶，它们能控制血淋巴中的蛋白质和肽类的水解，增加血浆氨基酸的供应，或进行渗透压调节。血细胞膜上含有海藻糖酶，能水解和吸收血液中的海藻糖，用于体内黏多糖、糖蛋白以及贮存糖原的合成。血细胞中的溶酶体不仅能消化异物，其中磷酸酶还可调节糖原的降解，释放贮存的糖类。血细胞还可积累大量脂滴，合成和释放非专一性酯酶，进行解毒代谢作用，并参与脂类以及某些激素的代谢。

6. 形成结缔组织 有些节肢动物体内的结缔组织（如真皮细胞基膜、脂肪体的外膜、肌鞘、神经鞘的外膜-神经片层等）除由和它们相关联的细胞及纤维细胞分泌形成外，很多是由血细胞分泌形成的，尤其是浆血细胞和粒血细胞，通过提供营养或直接分泌间质，参与结缔组织的形成。

7. 调节体内水分　医学节肢动物自食物中吸收的水分，大部分贮存于血淋巴中，故血淋巴的含水量很高，但其变异幅度很大，如生活在干燥环境中的节肢动物，常从血淋巴中获得水分以进行正常的生理活动，血淋巴因而变得比较黏稠。

此外，血淋巴还具有一定的中间代谢作用，它是虫体内进行各种中间代谢的场所，如蛋白质的合成、营养物质的转移等。在血淋巴中还发现了酚类化合物，说明其参与酚类代谢活动，在节肢动物表皮的硬化和黑化中起重要作用。

四、血淋巴在体内的循环

1. 心脏搏动　心脏搏动自心室开始，由后而前交替收缩和扩张。心舒前，体腔内血淋巴因心翼肌的收缩和背血窦的扩张而使血淋巴集中在心脏附近，心舒后，心门瓣打开，血从心门瓣进入心室，心室收缩时，心门瓣关闭防止血倒流，同时前一心室扩张，血被挤入前一心室，如此连续动作，形成收缩波浪，推动血淋巴前进。节肢动物的心搏受交感神经控制，与之有联系的传递物质有乙酰胆碱、儿茶酚胺、5-羟色胺、神经激素和某些氨基酸。节肢动物心搏的传动速度因虫种、性别、发育阶段、生理代谢的强弱、环境条件和化学毒物的影响而变化，一般为 1~44.5mm/s。

2. 血淋巴的循环　节肢动物血液在体腔内的流动具有一定的方向和规律，导致血液定向流动主要是心脏和搏动器的搏动形成的定向推动力，其次为隔膜的波动。背血窦的血淋巴由于心缩或心舒的抽吸作用，经心门吸入心室，再由心脏的波状蠕动，不断推向前流，通过大动脉流入头部，由此血淋巴再向侧后方回流。当血淋巴流经胸部时，一部分即运行于翅内。当血淋巴流经相应的部位时，借助辅助搏动器官，血淋巴即在触角和腿的部分运行。节肢动物内脏的蠕动及身体的活动亦有助于血淋巴在体内的运行。

3. 血液循环的生理功能　节肢动物循环系统的主要功能是运输养料、激素和代谢废物，维持正常生理所需的血压、渗透压和离子平衡，参与中间代谢，清除解离的组织碎片，修补伤口，对侵入物产生免疫反应以及飞行时调节体温等，节肢动物循环系统没有运输氧的功能，O_2 由气管直接输入各种组织器官内，所以节肢动物大量失血，可能会破坏正常的生理代谢，但不会直接威胁它的生命安全。

第四节　排泄与水盐平衡

医学节肢动物要维持正常的生命活动，需要一个适宜的内部环境，因此必须及时清除体内的代谢废物和某些有毒或多余的物质，并保持体内渗透压系统的稳定，这些都是通过排泄作用和水、盐平衡调节来实现的。

一、排泄的方式和过程

节肢动物不同类群的排泄器官不甚相同，一种是由后肾管演变而成的腺体结构，收集代谢废物，如甲壳纲的触角腺和小颚腺，蛛形纲的基节腺以及原气管纲的肾管等；另一种是管状结构，如蜈蚣、蜘蛛、昆虫类的马氏管。甲壳类的代谢产物主要是氮及少量的尿酸。含氮废物的排除则是通过鳃和体壁的扩散而排出。触角腺的主要功能在于维持和调节体内离子浓度和液体压力的平衡。昆虫纲的马氏管是排泄系统的主体，其分泌的原尿，在直肠内回吸水和盐分后，最后才成为尿，并与粪便一起排出体外。以吸血蝽象为例，马氏管顶端部分的排泄液呈微碱性（pH 7.2），基端部分呈微酸性（pH 6.6），说明尿酸可能是以尿酸氢钾或尿酸氢钠溶液分泌入马氏管腔内（图 6-1）。当含有尿酸氢钾的溶液从顶端部分渗入马氏管时，与尿液中 CO_2 结合形成碳酸氢钾和游离的尿酸，马氏管基部的管壁细胞进行水分的重吸收，使溶于水中的碳酸氢钾和水、无机盐一起回入血液，此时不溶于水的尿酸则从尿液中以结晶态沉淀。结晶态的尿酸达到一定量时，开始由马氏管进入后肠，再经直肠到肛门排出体外。由马氏管基端进入血液的碳酸氢钾，再度遇到尿酸时，又形成尿酸氢钾，后者又可被马氏管的顶端部分吸收而入管腔。因此在马氏管的排泄过程中，一定量的水和碳酸氢钾可以不断地从血液内携出尿酸，最后排出体外，而管腔内的水和碳酸氢钾则被得到循环利用。尿酸氢钾或碳酸氢钾在进出管壁细胞时，必然要通过细胞膜，因此细胞膜的渗透性在这里起了重要作用。医学昆虫的马氏管对各种物质，如氨基酸类、糖类、尿素、尿酸盐等均表现自由渗透性，都是按照浓度梯度的差异进入马氏管腔。马氏管内也存在 K^+ 的主动运输机制。有些节肢动物没有马氏管，排泄功能改由其他器官担任，如蚜虫以消化管作为主要排泄器官。

体壁的排泄主要是对在呼吸代谢过程中形成的 CO_2 和 H_2O，经由体壁薄膜和气门排出体外。节肢动物蜕皮时，几丁质、蜡质、一部分氮素化合物及无机钙盐等随蜕皮脱去，也具有定期排泄的意义。皮细胞腺分泌的胶质、丝、蜡质、毒汁及信息素等，都具广义的排泄作用。

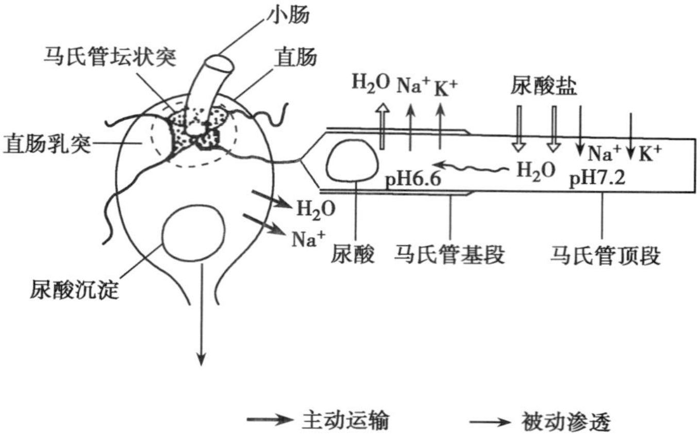

图 6-1 吸血蝽象马氏管内水和无机盐流行情况与尿酸排泄、沉积的关系图解

此外，在医学节肢动物中还可见到围心细胞、脂肪体等其他排泄器官。围心细胞主要功能在于分离血液中暂时不需要的物质，而这些物质又是马氏管不能吸收的，所以常称作“积贮肾”。脂肪体是节肢动物体内（尤其是幼虫）的一个显著器官，其功能主要有：①贮存营养物质和暂时不需要的氮素代谢物；②进行中间代谢和解毒代谢，以及迅速供应糖类和化学合成、转化反应等。

二、排泄的主要产物

1. 含氮代谢物　大多数节肢动物排泄的含氮代谢物主要是尿酸，约占排出氮素废物的 80%~90%。以尿酸为主要排泄物对要求保水的陆栖节肢动物和生活在干燥环境中的节肢动物具有重要作用，因为尿酸分子含氢原子的百分率比任何其他动物的氮素排泄物为小，在代谢过程中形成尿酸分子时，消耗水少。此外，游离尿酸或尿酸铵盐在水中的溶解度很小，排泄时不需伴随很多水分。除尿酸外，尿素及尿酸的降解物尿囊素和尿囊酸也可能存在于排泄物中，且量很少，但鳞翅目的蛹便中，尿囊酸可占 25%。游离氨在生物体内是有毒的，作为排泄物，它多见于水栖节肢动物，而在陆生节肢动物中比较少，且易挥发而不被发现。医学节肢动物的尿中，还有黄嘌呤、次黄嘌呤、嘧啶、色氨酸衍生物、肌酸、肌酸酐以及蛋白质等其他含氮代谢物。

2. 糖和脂类　有些医学节肢动物的尿液中含有不同形式的糖（如单糖和二糖），它们并非来自血淋巴，而是来自消化道中过剩的食物，如同翅目昆虫通过滤室产生的蜜露，就含有大量单糖和多糖。尿中的脂类有脂肪酸和保幼激素等。

3. 离子和无机盐　原尿中的离子和水，既有作为多余物质排除的成分，也有因排泄需要而参与液流循环的，其中以 K^+、Na^+、Cl^- 为主，也有 Ca^{2+}、Mg^{2+}、Mn^{2+}、PO_4^{3-}、SO_4^{2-} 和少量其他离子。此外，尿中还可有 Ca^{2+}、Mg^{2+}等与草酸、磷酸和碳酸形成的固体盐类。

三、水、盐平衡调节

节肢动物的水、盐含量在不同种类之间差异很大，但不管是陆栖的还是水栖的，它们在环境中或食物中的水、盐变化时，对此引起的渗透压变化都有一定的调节能力，无论是血淋巴还是细胞质，渗透压都能够保持相对稳定。这种调节作用在昆虫纲主要是靠直肠和马氏管的水、盐调节能力来控制血淋巴渗透压的。昆虫的直肠，尤其是直肠垫有高度发达的梯状连接-线粒体复合系统（或侧膜堆），具有很大的回吸能力，如沙漠蝗能从直肠中回吸水分，直到肠腔中渗透压是血淋巴中的 3 倍为止。直肠的 pH 也不同于肠道的其他部位，它具有频繁的离子交换功能，质子不断进入肠腔，并回吸 Na^+、K^+和水，Cl^- 也能主动运出肠腔，水随这些离子而移动，还会带动其他溶质，使糖、氨基酸和其他有营养价值的物质得到回收。鞘翅目昆虫的隐肾复合体具有比一般直肠更大的水分回吸能力，如黄粉甲依靠隐肾回吸粪便和排泄物中的水分，使它能在食物含水量只有 15%，相对湿度为 50% 的条件下生活，可在不吸取游离水的情况下，完成从卵到成虫的发育。一些双翅目幼虫、蜉蝣稚虫及毛翅目幼虫，利用突出在体表的表皮翼突，从水中吸取离子，如蚊子幼虫的肛乳突就是一种表皮翼突，其细胞结构与马氏管的分泌细胞很相似，能够主动吸收 Na^+和 Cl^-。取食也是调节水、盐的重要对策，如蝗虫和伏蝇在血淋巴渗透压稍微下降时，就会诱导嗉囊排空，产生取食欲望，通过取食来提高血淋巴渗透压。

不同种类的节肢动物，排泄系统的功能有显著差异，但其水、盐平衡的调节都是在利尿激素和抗利尿激素的协同作用下调控的。

第五节 呼吸与能量代谢

医学节肢动物从环境中所摄取的能量，除一部分是物理能（光、热等）外，大部分是食物中贮存的化学能。这些化学能通过呼吸作用，以特定形式有效地释放，为生命活动提供所需能量。其呼吸作用和一般动物相同，包括两个方面：即吸入 O_2 排出 CO_2，与环境间进行气体交换；利用吸入的 O_2，氧化分解体内的能源物而产生高能化合物 ATP 及热量，进行能量代谢。

一、呼吸

绝大多数节肢动物的气体交换过程通过气管系统进行，一般陆生节肢动物和多数水生节肢动物的气管系统，在体壁的特定部位形成气门开口，构成开放式气管系统。开放式呼吸系统为节肢动物剧烈运动时惊人的耗氧量提供了保障。少数节肢动物不具功能性气门，原有气门已经封闭或形成特化的气管鳃进行气体交换。在气管系统中产生的通风作用，可以确保节肢动物高强度活动时所需的 O_2 供应。

1. 体壁呼吸　有些节肢动物没有气管系统，或仅有不完整的气管系统，气体交换经体壁直接进行，如弹尾目昆虫。很多寄生性昆虫的幼虫，体内虽有气管网，但无气门，整个体躯浸浴在寄主的体液或组织中，以柔软的体壁吸取溶解在寄主血液中的氧。大多数水生节肢动物，也都用体壁吸取溶解在水中的 O_2。排出的 CO_2 则靠扩散作用进入水中，对陆栖节肢动物来说，体内的部分 CO_2 也由体壁的薄膜部位扩散出体外。

2. 气门和气管呼吸　这是绝大多数陆栖节肢动物的呼吸方式。陆生节肢动物在长期进化过程中，形成了控制气门的开闭结构，使它们在开放气门时不致面临失水死亡的危险。节肢动物依靠气管系统的通风和扩散作用，使体内各组织直接吸取大气中的氧气和排出二氧化碳。O_2在气管内的输入绝大多数通过气门，并输送到气管的最小分支，再进入有关细胞。大多数幼虫、蛹、小型昆虫，整个气管系统的 O_2 输送只需气体本身的扩散作用即可达到。气体扩散作用依气体浓度梯度进行。O_2 经由气管、支气管再通过微气管壁进入组织中。当氧消耗到一定程度，气管内氧浓度（氧分压）较体外为低时，大气中的 O_2 就可向气管内扩散。CO_2 的输出，也同样依靠扩散作用进行。因为当 O_2 消耗的同时，虫体内的 CO_2 浓度（CO_2 分压）则比大气中高得多，所以气管内的 CO_2 就较容易地经气门扩散到体外。

对于躯体较大、行动活泼或飞行的节肢动物，气体交换除了扩散作用以外，还有两种方式协助：一种是被动的吸引换气法，在气门活动的短期内，积聚下来的 CO_2 突然释放出去，形成一个气管内压循环，此时空气就通过气门吸入；另一种为积极的骨骼肌机械换气法，主要依靠节肢动物气门开闭的控制、腹部的伸缩运动、气管的弹性来完成。例如，气管空气中 O_2 的浓度和组织中 CO_2 的积累能调节印鼠客蚤（*Xenopsylla cheopis*）的气门运动，当 O_2 耗尽 CO_2 浓度趋高时，气门就较长时间地打开，其原因可能是 CO_2 的局部作用或者腹神经索的神经节进行调控。饥饿、水分平衡与温度变化，以及创伤也能影响气门控制。但过多的气门运动会造成大量水分散失，减少水分散失可通过减少换气运动或使用气门闭合装置来完成，以防止或减少水分通过气门孔扩散。腹部的伸缩运动也有利于机械换气。此外，胸部肌肉运动、心脏搏动、肠的蠕动均与呼吸动作有关。这些呼吸动作也受 O_2 的缺失和 CO_2 的积累刺激所引起，并且受到局部的体节初级神经中枢和次级肠节神经中枢的神经控制。

微气管与组织之间的呼吸交换主要取决于微气管组织的生理状态。如果布满微气管的组织是处于静止状态，则微气管的末梢常充满着液体，因此微气管的 O_2 只能到达液体上面，无法扩散到组织中。当组织处于活动状态时（如肌肉收缩），由于代谢产物的增多（如乳酸、碳酸）提高了血液的渗透压，使微气管内的液体向管外渗出，管内液体上面的气体也随之扩散到微气管末梢和管外，进而向组织细胞扩散，以供应氧化

代谢所需的 O_2。如果 O_2 充足，代谢产物完全被氧化，血液的渗透压则又恢复原状，微气管末梢又重新充满液体。

3. 气泡和气膜呼吸　这是水生节肢动物的一种特殊呼吸方式，常称作“物理性鳃呼吸”。一部分水生节肢动物的幼虫或成虫的气门减少，腹部末端常形成长的呼吸管，上面有气门开口，气门周围因分泌有油质或生有拒水毛，呼吸时常以体末端倒悬于水面上，利用分泌油质或拒水毛打破水的表面张力，从空气中直接吸氧，如水蝎、蜂蝇和蚊幼虫等；另一些种类的节肢动物能利用气泡和气膜进行呼吸，并与气门形成一相通的贮气构造。由于对氧气的使用，导致气泡中氧的分压下降，当气泡中氧的分压低于水中氧的分压时，水中的氧便会扩散进气泡，又由于在水和空气两相之间，氧气的渗透系数是氮气的 3 倍以上，因此，在同一时间内，从水中扩散进气泡的氧气含量便大于从气泡中扩散出去的氮含量，可使气泡的体积在一定时间内不致缩小，其中氧的含量也不会减少，以保持物理性鳃的作用。

4. 气管鳃呼吸　无气门的水生节肢动物，呼吸交换是在体表，通过特殊呼吸器，即鳃的薄表皮进行的。如蜉蝣目和蜻蜓目的稚虫，气管鳃内分布有丰富的气管，利用气管鳃和水中氧的分压差来摄取氧气。

5. 寄生昆虫的呼吸方式　与水生昆虫相类似，寄生昆虫的呼吸方式通常依靠体壁的渗透作用从寄主体液或组织中摄取氧，或以气门穿透寄主的体壁从大气中获取氧。大多数寄生的双翅目幼虫或膜翅目幼虫，虫体或者寄生于宿主的气管干上，或者以某些特殊的结构（如气片）与大气相通，有些在宿主体壁或气管上打孔。无气门种类的寄生昆虫，气体交换是通过表皮层下丰富的气管来进行的。

二、能量代谢

医学节肢动物通过呼吸来获得能量和维持正常的生化环境。糖、脂和氨基酸等各种能源物质按照特定的代谢途径，产生可供虫体生命活动所需的各种能量。能源物质经过氧化分解、电子传递及磷酸化过程将分子中贮藏的化学能转变成可供机体直接利用的高能磷酸键能及热能。最重要的能量代谢发生在脂肪体和肌肉中。前者是能源物质合成和贮存的重要场所，后者则是利用能源物质产生能量的动力车间。蛋白质、脂肪及糖类的分解代谢途径是复杂而不相同的，但三羧酸循环及呼吸链就是蛋白质、脂肪及糖类的代谢产物最后共同进行的氧化过程。这是一般动物的呼吸代谢过程，节肢动物基本上与此相同，但飞翔是节肢动物的一个特征，与之相关的产生了相应的生理适应，即特殊的能量供应，因而使能量供应的呼吸代谢也发生了特殊性的改变。

在飞行时，翅的振动每秒达数百次，意味着飞行肌每秒收缩数百次，必然消耗大量的能量。在飞行肌中，乳酸不是糖酵解过程的最终产物，多数葡萄糖在到达丙糖磷酸酯的水平时，发生了一个转变，结果有大量的 α-甘油磷酸酯积累在肌肉内，同时还原型辅酶Ⅰ（NADH）被 α-甘油磷酸去氢酶（α-GPⅠ）氧化为辅酶Ⅰ（NAD）。α-甘油磷酸酯在肌质中积累后，穿过线粒体膜进入线粒体内，被第二个 α-GPⅠ催化，使其重新氧化为二羟丙酮磷酸酯（DHAP），后者又穿透线粒体膜进入肌质，形成甘油磷酸酯循环。在肌细胞线粒体内，NADH 氧化的速率是比较缓慢的，但 α-甘油磷酸酯的氧化速率十分迅速，可以立即进入到线粒体的呼吸链中，因此是线粒体中主要的底物，具有最高的活性，是唯一足以解释节肢动物飞行时高呼吸率的氧化物质。在静止或活动较小时，α-甘油磷酸酯循环就处于抑制状态，基本能量由三羧酸循环供应，只有在飞行时有能量供应的需要才被激活。

飞行的节肢动物利用的能源有两大类型，家蝇等维持短期飞行，利用的是糖；蝴蝶、蝗虫等长期而较缓慢地飞行时，利用的是脂肪。这两类昆虫的飞行肌及其中的线粒体都不同。节肢动物利用脂肪作为能源，虽然只在一部分节肢动物中如此，但这与脊椎动物的情况是不大相同的。为了取得脂肪酸，势必同时产生甘油，因此，一方面是脂肪酸进入三羧酸循环，另一方面是甘油成为甘油磷酸酯。但是这一甘油磷酸酯是变成 DHAP，逐步降解成为丙酮酸，也进入三羧酸循环，同一般动物一样，而不是启动甘油磷酸酯循环。

在飞行的能量供应中，丙酮酸的氧化作用可能占一定成分。家蝇胸肌的糖解过程的最终产物不仅有 α-甘油磷酸酯，而且也有丙酮酸。在美洲大蠊的胸肌中，糖解过程中产生的 α-甘油磷酸酯的量与丙酮酸的量相等。但丙酮酸的氧化似乎与脯氨酸的氧化有关联，脯氨酸由于穿透了线粒体膜，形成了在线粒体内草酰乙酸的前体，促进了丙酮酸的整个氧化过程，达到了高速率。因此在飞行一开始，丙酮酸不是立即被利用，因为它不能进入三羧酸循环，而要通过脯氨酸的刺激才开始。而且脯氨酸经过一个两步的氧化过程，变成L-谷氨酸，进一步在线粒体内氧化为三羧酸循环的物质，这是节肢动物飞行时呼吸的一个特点。异柠檬酸的氧化作为节肢动物飞行的能源又是一个特点。

第六节　肌肉与运动

节肢动物的肌肉不形成皮肤肉囊，而是脱离表皮形成独立的肌束，并附着在外骨骼的内表面或骨骼的内突上，成为横纹肌，靠收缩牵引骨板产生运动。肌束常成对地起相互拮抗作用。节肢动物通过肌肉系统维持其基本形态，通过肌肉的收缩来实现节肢动物的一切活动和行为，如爬行、游泳、跳跃、飞行等，有利于完成织网、交配、产卵以及防御和捕食等生命活动。

一、肌肉的主要类型

肌肉系统起源于中胚层，在胚胎发育过程中，当体腔囊开始扩大互相融合成整个体腔时，囊壁细胞分别在外胚层下形成体壁肌，在内胚层外面形成内脏肌。

体壁肌至少有一端连接在体壁上，在连接处，肌纤维膜与体壁通过密集的微管团形成的附着纤维相连，有的附着纤维穿过皮细胞和原表皮中的孔道到达上表皮层，形成半桥粒连接，它们能抗蜕皮液的分解，直到蜕皮时才与上表皮层分离。附着纤维还常常向内延伸，形成内突的肌腱（图6-2）。体壁肌按肌原纤维的形状和排列方式，分为管状肌（tubular muscle）、束状肌（close-packed muscle）和纤维状肌（fibrillar muscle）3类。

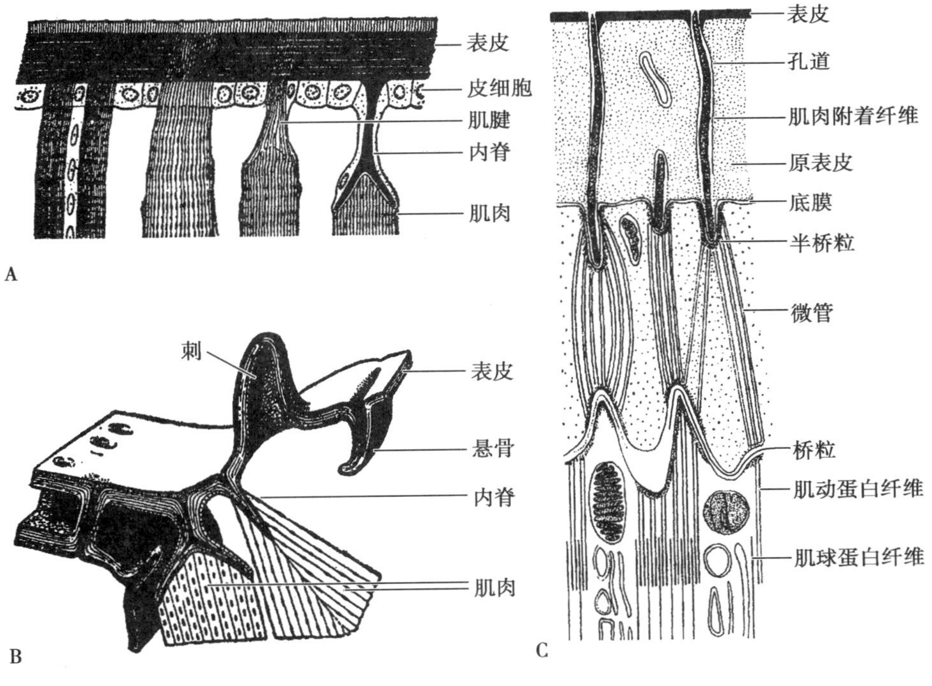

A. 肌肉结构；B. 肌肉与体壁连接形式；C. 细微结构。

图6-2　昆虫肌肉与体壁连接形式及其细微结构

（仿 Snodgrass 和 Caveney）

1. 管状肌　管状肌的肌纤维较粗、呈管状，核和肌浆位于中央，沿中轴呈纵向排列，肌原纤维和线粒体呈放射状相间排列（图6-3A、B）。

2. 束状肌　束状肌的肌纤维和线粒体位于中区，细胞核和肌浆位于外周的肌膜下方，如鳞翅目成虫的胸肌，金龟甲的足肌（图6-3C-F）。

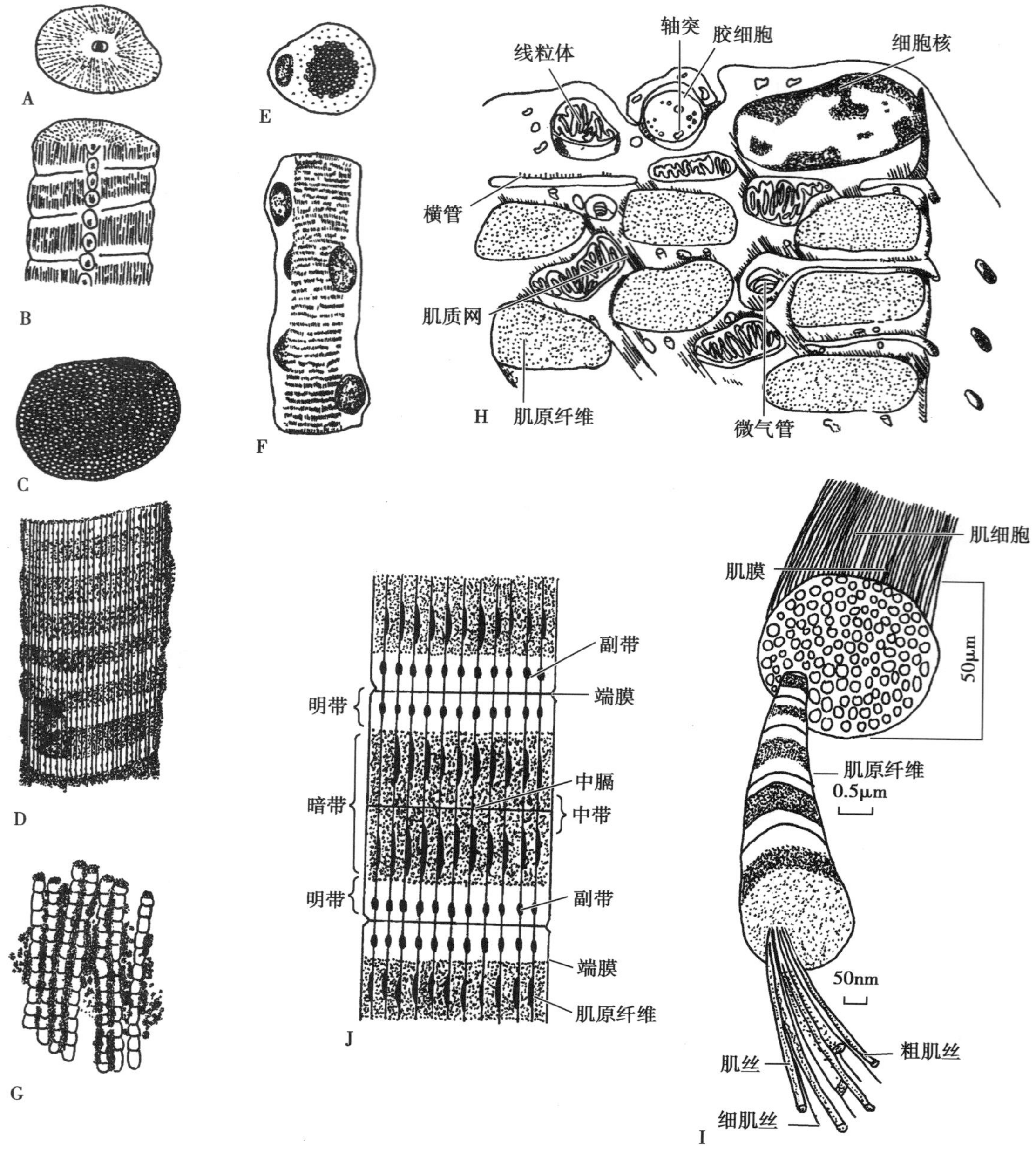

A. 管状肌(横切面);B. 管状肌(纵切面);C. 薄肌浆束状肌(横切面);D. 薄肌浆束状肌(纵切面);E. 厚肌浆束状肌(横切面);F. 厚肌浆束状肌(纵切面);G. 纤维状肌;H. 肌细胞的细微结构;I. 肌细胞内的肌原纤维;J. 横纹肌纤维模式图。

图 6-3 昆虫肌肉的类型和组织

(A-G. 仿 Snodgrass;H. 仿 Pringle;J. 仿 Wigglesworth)

3. 纤维状肌 纤维状肌的肌原纤维的直径较粗,细胞核和线粒体都位于肌原纤维之间,肌膜不明显,沿着肌原纤维周围内陷很深,如蜜蜂的间接翅肌(图 6-3G)。

二、肌肉的组织结构

肌肉是肌细胞的总称,肌肉运动就是肌细胞活动的表现。因肌细胞呈细长的纤维状,故又称肌纤维(muscle fiber)。肌纤维是一个大型的多核细胞,外面包有肌膜(sarcolemma),肌膜上有微气管分布,由肌膜垂直内陷分化成的许多横向小管构成肌肉的横管系统(T 管系统),肌膜两侧有内负外正的跨膜静息电位,可以传递神经脉冲。在肌原纤维之间，有许多纵行的小管网络，构成纵管系统，它们由内质网分化而来，因此又称肌质网。它们与横管系统连接，是贮存释放、再摄取启动肌丝收缩离子的主要场所。肌原纤维间还有排列整齐的大型线粒体即肌粒，是肌原纤维收缩时 ATP 的直接供应者。线粒体附近还有穿过肌膜的微气管，为线粒体氧化代谢提供充足的氧气。内脏肌的肌纤维通常是单核的，而体壁肌大多是多核的(图 6-3H)。

肌原纤维(sarcostyle)是肌细胞特化的功能细胞器，这种细胞器由粗细两组蛋白肌纤丝聚合而成，在偏光显微镜下呈现出明暗相间的带状构造，使整个肌纤维呈现分段现象，因此节肢动物的肌纤维亦称横纹肌(striated muscle)。在明带中部有一薄膜横贯其间，肌原纤维就连结于此膜上，此薄膜称端膜(telophragma)或 Z 膜，两相邻端膜之间的部分构成了肌小节(sarcomere)，肌小节是肌细胞进行收缩的基本单位。肌小节包括暗带(anisotropic，A 带)和两端明带的各 1/2 所构成的部分。在暗带中央，还有一小段颜色较淡的区域，称中带(mediandisc)或 H 带。H 带中央又可分出一条横向的暗线称 M 线，有的节肢动物在 Z 膜与 A 带之间还有 N 带(副带)(图 6-3J)。

在节肢动物的暗带部分，粗肌丝和细肌丝相间排列，并有一定的数量比，而在明带中，仅有细肌丝。

三、肌肉的收缩机制

在肌原纤维中，粗肌丝和细肌丝按照一定的方式结合，通过蛋白质的变构作用，引起细肌丝在粗肌丝间滑动，产生肌肉收缩活动。

1. 细肌丝　肌原纤维中的细肌丝主要由肌动蛋白组成，肌动蛋白有两种形式：一种是单个球状分子，称为肌动球蛋白；另一种是它的聚合形式呈串珠状，称为纤维状肌动蛋白。细肌丝就是由两条纤维状肌动蛋白相互缠绕形成的。在缠绕的凹槽内，还镶嵌着两种重要的蛋白质：一种是呈纤丝状的原肌球蛋白，每一个原肌球蛋白分子与 7 个肌动蛋白球分子结合，能阻止肌动球蛋白横桥的形成；另一种是肌钙蛋白，在细肌丝上每隔 7 个肌动蛋白球分子就有一个肌钙蛋白，它是一种调节蛋白，能与 Ca^{2+}结合改变整个分子构型，使肌动蛋白能与肌球蛋白结合形成肌动球蛋白横桥。

2. 粗肌丝　肌原纤维中的粗肌丝由单一的肌球蛋白(myosin)分子聚合而成。肌球蛋白是一种原纤维蛋白，其分子呈杆状，分子尾部是一对经螺旋组成的肽链，多个肽链再聚合成粗肌丝的主干。分子头部呈球状膨大的部分由 4 根较短的肽链组成，并有规律地裸露在粗肌丝主干，表面形成外突。外突有两个中心，一个是肌动蛋白结合中心，能与肌动蛋白结合形成一以横桥连结的肌动球蛋白；另一个是 ATP 酶活性中心，它在形成肌动球蛋白横桥时，分子构象发生变化而被激活，水解 ATP，释放能量，从而改变肌动球蛋白横桥的角度。

3. 肌肉收缩及滑行学说　肌丝滑行学说认为肌小节无论是被拉长或者在主动或被动缩短的情况下，粗肌丝、细肌丝的长度都不变，只是细肌丝在粗肌丝之间滑行。由于粗肌丝的长度不变，A 带的宽度也不会变。又由于肌小节两侧的细肌丝向 A 带的中间滑行，导致 H 带的宽度变小，直至消失，甚至出现细肌丝重叠的新带区。随着粗细肌丝的相对运动，粗肌丝两端接近 Z 膜，有时还可穿过 Z 膜，进入相邻的肌小节，成为超收缩(supercontraction)现象(图 6-4A)。

引起肌丝滑行的动力是肌动球蛋白横桥键角的改变，当肌膜的兴奋由横管系统传入肌质网时，肌质网便释放出大量的 Ca^{2+}，Ca^{2+}的浓度取决于肌纤维的兴奋程度。Ca^{2+}与肌钙蛋白结合后，便解除肌动蛋白上对肌球蛋白结合位点的抑制，从而形成肌动球蛋白横桥(图 6-4B)。与此同时，Ca^{2+}激活了肌球蛋白头部 ATP 酶活性，水解 ATP 产生的能量引起肌球蛋白头部构型发生变化，使横桥末端产生摆动，从而拉动细肌丝沿粗肌丝移动(图 6-4C)。在高浓度 Ca^{2+}存在的情况下，收缩便会继续下去。当收缩结束后，纵管系统膜上的离子泵利用水解 ATP 的能量将 Ca^{2+}主动吸回。因此，在肌肉收缩过程中，主要有两个耗能过程即肌纤维分子变构和 Ca^{2+}的移除。

四、肌肉收缩的调控

肌肉的收缩是由肌膜去极化引起的，这大多由分布在肌膜上的运动神经释放化学递质进行调控。但也

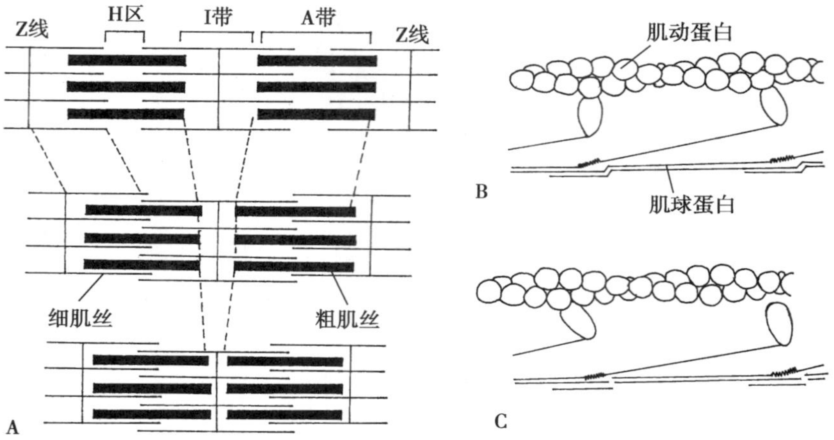

A. 肌小节的变化；B. 肌动蛋白的变化；C. 肌动蛋白的变化。

图 6-4 昆虫肌肉收缩时肌小节及肌动球蛋白桥的变化

（仿 Huxlesy）

有一些肌肉没有神经分布，它们能自发地产生收缩。此外，肌肉的收缩还受到激素、血淋巴的离子组成和机械张力的调控。

1. 肌纤维上的神经分布　节肢动物肌肉上的神经呈多点式分布，即每条肌纤维都与运动神经末梢形成多个突触联结，运动神经末梢与肌肉的连接点又称运动终板（terminal lamella）。在高等动物体内，一条肌纤维与运动神经仅形成一两个运动终板，依靠具有良好电激应性的肌膜，可将终板电位按全或无的方式传遍整条肌纤维，引起整体兴奋。但节肢动物肌膜的电激应性较差，终板电位的传递是分级的(传播距离按指数级衰减)，通常只能形成局部兴奋，不能作远距离传递。因此，节肢动物肌纤维的兴奋是由分布在其上的许多终板形成的局部兴奋综合而成。节肢动物不同肌纤维上的运动终板间隔通常是一定的，一般在 10~100μm 之间。节肢动物的运动神经元除了在每条肌纤维上形成多个运动终板外，每一运动终板内的神经末梢还产生大量分支，这样，整条肌纤维就形成了一个能同时兴奋的运动单位。

节肢动物的运动神经元分为兴奋性和抑制性两类，兴奋性神经又分为快神经、慢神经及一些中间类型。在高等动物的一条肌肉中，通常分布数十乃至数百个神经元，分别控制一部分纤维，形成多个运动单位，可产生不同的收缩强度。在中等强度的持续收缩过程中，还可因某些运动单位的疲劳而进行调换。但在节肢动物的一条肌肉中，肌纤维通常仅接受一个或少数几个运动神经元的控制。在蝗虫的前足基节肌上，只有一个快运动神经元，整条肌肉属于一个运动单位。而在后足胫节的屈肌上，有 6 个运动神经元，其中包括 2 个快神经元、2 个慢神经元和 2 个中间类型的神经元。在这种情况下，节肢动物的中枢神经系统通过调整参与的运动单位数量和种类来控制收缩强度。

2. 肌膜-神经的突触调控　运动神经元的末端以大量分支与肌纤维膜形成突触联系，并通过神经递质调节肌肉的兴奋。如蝗虫后足缩爪肌上分布有两个兴奋性神经元，它们的分支产生 400~5 000 条神经末梢，每个末梢与肌纤维形成 5~30 个突触。因此，两个神经元与该肌肉大约形成 10^5 个突触。突触由神经末梢伸入肌纤维膜表面凹槽内，与肌膜的突起形成间隙联结。这些神经末梢大都是裸露的，无鞘细胞覆盖。

兴奋性神经释放的递质是 L-谷氨酸，一次神经冲动所释放的递质通常足以引起肌膜的去极化，但慢神经一次神经冲动仅释放少量的递质囊泡，一般不足以使肌膜去极化，必须由连续的脉冲作用，才能释放足够的递质囊泡，使肌膜产生兴奋；抑制性神经的化学递质，为 γ-氨基丁酸，使肌肉不产生兴奋或降低其兴奋性。

3. 其他因子的调节作用　肌肉的兴奋性还受到激素、体液化学成分和机械张力的影响。它们不仅影响自发活动的肌肉，也影响受神经支配的肌肉。后肠素能增加后肠的活动，同时对骨骼肌和心肌也有促进收缩的作用。另外，有些节肢动物的心脏没有神经分布，但附近却有大量的神经分泌轴突，这些轴突可以释放神经激素以及乙酰胆碱或 5-羟色胺等调节心肌的活动。节肢动物的肌肉不同于神经，没有鞘细胞包围，肌纤维周围的结缔组织对血淋巴中的离子没有阻隔作用，因此血淋巴中离子组成的变化，直接影响肌膜外侧离子组成的变化，从而改变肌纤维的电兴奋性。

4. 肌肉的收缩特性 肌肉接受一次有效刺激所引起的收缩过程，称为单收缩；在一次单收缩结束前又接受新的刺激，产生连续收缩的过程称为复合收缩。单收缩包括3个时期：潜伏期、收缩期和松弛期。在复合收缩过程中，如果在前一个单收缩的潜伏期或收缩的初期就接受了下一次刺激肌肉不经松弛期而进行的收缩，叫完全紧张性收缩；如果后一次刺激引起的收缩发生在上一次收缩的松弛期，则肌肉收缩后稍有松弛就又进行收缩，此类收缩称不完全紧张性收缩。

行紧张性收缩的肌肉称紧张性收缩肌或称慢收缩肌。紧张性收缩肌对单个神经脉冲不敏感，反应迟钝。但在一连串脉冲作用下，通过刺激叠加作用，能产生很大的紧张性收缩。刺激消失后，通常需要较长时间才能恢复到松弛状态，节肢动物体内收缩频率与神经脉冲不一致的异步飞行肌，以及大多数脏肌都属于这一类。与紧张性收缩肌相对应的是相位性收缩肌，又称快收缩肌。它对单个神经脉冲敏感，并迅速做出全或无的反应，全反应产生快速收缩，随后立刻恢复到松弛状态，以便接受下个脉冲。这类肌肉的收缩常伴有明显一致的肌体运动，收缩频率与动作神经脉冲一致的同步飞行肌、跳跃肌等都属于这一类。快收缩肌与慢收缩肌的差异主要在于肌纤维内肌质网的发达程度。在慢收缩肌中，肌质网很少，只有经过一连串的脉冲作用才能释放出足够的 Ca^{2+}，引起最大程度的收缩。而在收缩结束后，肌纤维又需要较长的时间，才能移除这些 Ca^{2+}，使肌肉达到静息状态。而在快收缩肌中，肌质网发达，大都呈网管状包围着肌原纤维，在接受脉冲以后，能快速释放大量的 Ca^{2+}，同时回收 Ca^{2+}的速度也快，所以能使肌肉产生快速收缩。

肌肉在机械收缩过程中，只有少部分能量用于牵动负荷，绝大部分以热能形式散失。节肢动物利用肌肉收缩产生热能来提高体温是调节体温的一种重要手段。

第七节 生殖与发育

节肢动物的生殖方式多样，包括无性生殖和有性生殖，除少数甲壳动物外，多为雌雄异体，生殖腺来自残存的体腔囊，生殖导管来自体腔管，有的附肢特化为外生殖器。水生低等种类多体外受精，高等陆生种类多体内受精。生殖方式除两性生殖外，还有孤雌生殖、幼体生殖和多胚生殖。

一、生殖

绝大多数节肢动物雌雄异体，等翅目、被翅目、半翅目、双翅目存在雌雄同体现象。有的雌雄同体节肢动物不具备自体受精的能力，生殖活动仍需要异体受精完成，称为非功能性雌雄同体（副雌雄同体、退化性雌雄同体）。真正意义上的功能性雌雄同体，分为自体受精和异体受精两类。根据参加生殖活动的个体数，生殖方式可分为单体生殖和双体生殖，前者包括雌雄同体的自体受精和孤雌生殖，后者包括两性生殖和雌雄同体的异体受精。从精子来源的角度，可分为两性生殖和孤雌生殖。根据每个卵形成的子代个体数，可分为单胚生殖和多胚生殖。根据进行生殖活动个体的虫态，可分为成体生殖和幼体生殖。按子代个体脱离母体的虫态，可分为卵生和胎生。但大多数节肢动物为双体、两性、单胚、成体、卵生的生殖方式，一般称为两性生殖。其他生殖方式可视为对特殊环境的适应。

1. 两性生殖 两性生殖（gamogenesis）可分为卵生（oviparous）和卵胎生（ovoviviparous），绝大多数节肢动物通过雌雄虫交配，雄虫将精子输入雌体，卵受精后产出体外，发育形成新个体，此为卵生。少数节肢动物受精卵在母体内孵化，形成子代幼虫后从母体产出，这种生殖方式为卵胎生。生殖活动包括寻找配偶、求偶、交配受精、受精形成合子、产卵（或幼体）等过程。

（1）交配受精：性成熟的雌雄个体通过嗅觉、视觉和触觉反应感受异性个体信息，完成择偶后，产生交配行为。交配行为发生与否，受节肢动物生理状态和环境等多方面影响。多数节肢动物交配发生在黄昏，有的种类刚羽化雄虫延迟对雌虫的响应时间，有的雌雄羽化时间存在差异，以避免同一批卵发育的雌雄个体进行近亲交配。交配地点的选择与子代幼虫的取食有关，植食性节肢动物多在幼虫寄主植物附近交配，这些植物的气味能刺激性信息素的释放，寄生性节肢动物常在寄主密集的场所产卵，使幼虫孵化后可迅速发现寄主。刚羽化的多音天蚕雌蛾不产生性行为，当触角接触栎叶后，激发中枢神经系统活动，腹部末端才释放性信息素。交配次数因种而异，有的一生交配1次，有的交配多次。有些节肢动物精液中含有的雄性附腺分泌物有关闭交配行为、开启产卵行为的功能，这类物质称为交配因子（mating factor）。也有的节肢动物交配后形成抑制再次交配的机械障碍。多数节肢动物交配行为的开启与关闭主要依赖于雌雄虫之间信息联系。性成熟个体释放性信息素启动交配行为，交配后交配因子阻止性信息素的合成和释放，干扰雌雄虫的信息联系，阻止再次交配的发生，如抑制作用保持则不再进行交配，抑制作用削弱性信息素恢复释放，则交配行为重新活化。

节肢动物的受精方式有间接受精和直接受精两类：间接受精是指雄虫将含有精液的精包排在体外特定场所供雌虫拾取，雌雄虫并不接触或虽接触但无真正的交配行为，如蜉蝣和蠼螋。直接受精是雄虫通过交配将精子输入雌虫体内，竹节虫和蟋蟀以精包直接受精，精包在射精管顶端或雄虫交配器内形成后，再转移到雌虫体内。吸血蝽和鞘翅目的某些种类的精包在精包囊内形成，交配时精包囊插入雌虫的交配囊内，根据交配囊的大小，精包囊形成相应的精包，精包形成后精包囊再缩回雄虫体内。毛翅目、鳞翅目、膜翅目、鞘翅目、双翅目的一些种类，雄性附腺分泌物和精子，顺序射入阴道或交配囊，形成一定形状的精包。

双翅目、膜翅目的一些种类，精包结构简化或不形成精包，雄性附腺分泌物与精子同时或稍后注入雌虫体内，形成交配塞，阻止精液流失。以精包受精的种类一般每交配1次形成1个精包，少数能产生几个精包。交配后雌虫体内精子转移到受精囊。那些前端有开口的精包，精液从开口逸出。完全封闭的精包则需要破壁以释放精子，破壁的工具或是交配囊内壁的刺突，或是交配后位于交配囊内壁和精包体之间的来源于内阳茎内的角状器。破壁的动力则是交配囊壁的收缩。不以精包受精的种类，交配后精子直接依据化学刺激移向受精囊。半翅目的臭虫、花蝽、猎蝽和捻翅目等节肢动物，存在特殊的血腔受精（刺伤受精）现象。臭虫雌虫无外生殖器，在第4腹节的边缘有一不对称的缺刻，缺刻下面有特化的表皮细胞形成的伯氏器（Berlese's organ），这是雄虫阳茎受精的靶标。阳茎刺穿伯氏器并将精子释放到雌虫血淋巴中，然后精子穿透卵管壁，进入卵内完成受精作用。多余的精子被血细胞吞噬消解作为雌虫营养。

（2）受精与合子形成：交配后雌虫获得发育成熟的精子，转移贮存在受精囊内，当发育完成的卵经过受精囊开口时，由于肌肉或血淋巴的压力作用使受精囊内精子释放，精子由于趋化性而抵达卵表受精孔（卵孔），并成批地通过卵孔进入卵内，同时精子分泌形成一个受精膜将卵孔封闭，阻止多余的精子进入。精子入卵时卵核处于第1次成熟分裂（初级卵母细胞原核减数分裂形成一个次级卵母细胞原核和第1极体）的中期，当精子通过卵黄进入后，其中有一个精子接近卵细胞核，刺激处于停滞状态的卵核开始进行第2次成熟分裂，即次级卵母细胞原核进行有丝分裂形成一个成熟卵（雌性原核）和一个第2极体。一般情况下第1极体不再分裂，卵内形成一个雌性原核和2个极体。若第1极体经有丝分裂形成2个极体，则卵内共形成4个单倍体核（一个雌性原核和3个极体），只有一个发育成为雌性原核，为原生质膜包被。另3个单倍体核（极体）一般被迅速消化吸收。接近雌性原核的精子尾部脱落，中片变为中心粒，头部转变为单倍体的雄性原核。而其他进入卵内的精子则被消化吸收。雌、雄原核由于原生质流动而相互接近并最终合并，形成个2倍体核（合子），受精作用即告完成。受精作用正常完成的前提包括精子从受精囊释放与卵从卵巢管排出的同步性以及精子对卵孔定位的准确性。在不同节肢动物中都形成了较为精确的适应机制，如果蝇卵在排入阴道后可调节位置，使卵孔对准受精囊口，蝗虫可通过受精囊壁肌肉收缩控制精子释放。有些节肢动物在受精时对精子仍有选择性，果蝇有长、短两种类型的精子，参与受精的为长型精子。

2. 几种特殊生殖方式

（1）孤雌生殖：生殖过程没有雄虫参与，卵不经受精发育形成新个体的现象，称为孤雌生殖（parthenogenesis）（单性生殖），可以为卵生或卵胎生。孤雌生殖卵成熟分裂时染色体行为分为以下3种：①单倍体—双倍体型：卵母细胞发生正常减数分裂，受精卵具有完整的双倍染色体，发育为雌性；未受精卵为单倍体，发育为雄性。雄虫形成精子时不发生减数分裂，形成与父本数量相同的单倍体精子。卵受精后恢复为双倍染色体，再发育为雌性个体。此现象在膜翅目和一些小型昆虫中常见。②无性型：卵母细胞成熟发育过程中，不发生减数分裂，子代与母体遗传物质相同，均发育为雌性。在蓟蝶、蚜虫、象甲和叶蜂等昆虫中存在。③自体融合型：减数分裂正常发生，但之后雌性原核和极体核融合或2个分裂核融合，完成染色体的加倍。其子代个体为雌性。在鳞翅目蓑蛾、直翅目、竹节虫和蚧虫中都有这种情况。

根据出现的频率，孤雌生殖分为兼性孤雌生殖和专性孤雌生殖，前者也称为偶发性孤雌生殖（sporadic parthenogenesis），即大多数情况下进行两性生殖，偶尔出现不受精卵发育为新个体的现象。在膜翅目、鳞翅目、缨翅目、半翅目、竹节虫目等均存在。后者一般没有雄虫或只有少数无生殖能力的雄虫，所产的卵不需受精而发育为新个体，至少在某个世代如此。专性孤雌生殖有如下 4 种类型。

1）经常性孤雌生殖（constant parthenogenesis）：在膜翅目、半翅目、缨翅目、鳞翅目、鞘翅目、竹节虫目、虱目均存在，如一些叶蜂、瘿蜂、小蜂、竹节虫、粉虱、蚧虫、蓟马、蓑蛾等，完全或几乎完全采用孤雌生殖的方式。

2）周期性孤雌生殖（cyclical parthenogenesis）：两性生殖和孤雌生殖随季节变化，交替进行，形成异态交替。主要存在于蚜虫和瘿蜂中，瘿蜂中存在两性世代（有性世代）和孤雌生殖世代（无性世代）交替发生的现象，蚜虫则为一个两性世代后连续发生多个孤雌生殖世代。在冬季来临前产生雄蚜，进行交配，产受精卵越冬。而在春季到秋季没有雄蚜，都以孤雌生殖繁殖产生雌性后代，只有到秋末产性蚜时才形成雄蚜。

3）幼体生殖（paedogenesis）：属于孤雌生殖的特殊类型。节肢动物的母体外形为幼虫，但生殖系统已经发育成熟，并采用孤雌生殖方式进行繁殖。一些瘿蚊在幼虫期体内即产生子代幼虫，子代幼虫以母体内组织为发育的营养，新一代幼虫从母体孵化时往往已将母体食尽，发育完成后脱离亲代残骸。进行幼体生殖的世代无蛹期，一般在进行若干代幼体生殖后，幼虫化蛹，蛹羽化获得雌雄虫行两性生殖。形成一个两性生殖世代（有性世代）和若干个幼体生殖世代（无性世代）交替的现象。

4）地理性孤雌生殖（geographical parthenogenesis）：一种节肢动物的两个变型中一个行两性生殖，另一个行孤雌生殖。如一种蓑蛾在中欧和西亚的变型行孤雌生殖，而在意大利和法国行两性生殖。

（2）多胚生殖（polyembryony）：一粒卵在胚胎发育过程中形成 2 个以上胚胎，称为多胚生殖。存在于膜翅目和捻翅目的内寄生昆虫。行多胚生殖的卵在成熟发育过程中，极体均不消失，而是集中在卵的一端继续分裂，逐渐发展成为包在胚胎外的滋养羊膜（营养膜），胚胎通过羊膜直接从寄主吸取所需要的营养。位于卵另一端的卵核也继续分裂，形成若干子核，每子核发育为一个胚胎。一粒卵形成的胚胎数量因种类而有很大变化，一种寄生黑赤瘿蚊的细蜂一粒卵只形成 2 个胚胎，而寄生鳞翅目幼虫的金小蜂一粒卵产生 2 000 多个胚胎。

（3）胎生（viviparity）：胚胎发育期在母体内度过，以幼虫或若虫的方式自母体产出。胎生现象在蚜虫、捻翅目和双翅目较多见。根据幼虫在母体内的营养方式分为 4 种。

1）卵胎生（ovoviviparity）：胚胎发育所需营养由卵供给，卵在母体内孵化，幼虫孵化后不久就产出母体。缨翅目、蜚蠊目、双翅目、鞘翅目的部分种类有卵胎生现象，如家蝇、肉蝇、寄绳、蜚蠊、蓟马、蚧虫等。

2）腺养胎生（adenotrophie viviparity）：胚胎发育的营养由卵供给，但幼虫在母体内孵化后并不马上离开母体，而在母体阴道膨大形成的“子宫”中，由由母体的附腺（子宫腺）继续供给营养，经两次蜕皮形成老熟幼虫后，方从母体产出，产出体外后不久便化蛹，故也称蛹生。为部分家蝇、虱绳、朱绳、蜂蝇所具有。

3）血腔胎生（haemoeoelus viviparity）：捻翅目、双翅目、鞘翅目的一些种类，生殖系统无输卵管，卵发育成熟后卵巢破裂，将卵释入血腔。卵不具卵壳，通过包围在外的营养膜从母体血淋巴内获得营养。捻翅目的幼虫完成发育后，从母体的生殖孔逸出。双翅目和鞘翅目的一些幼体生殖种类缺乏生殖孔，幼虫化蛹前咬破母体体壁而出。

4）伪胎盘胎生（pseudoplaeental viviparity）：卵无卵黄或很少，没有卵壳，发育中胚胎靠伪胎盘构造作为从母体内吸收营养的通道。在蚜虫、寄蝽、鼠螋、蝠螋、蜚蠊等节肢动物中存在。

二、发育

（一）胚胎发育

胚胎发育（embryonic development）是从卵细胞核分裂开始到形成子代幼虫的发育过程。除孤雌生殖外，多数节肢动物的胚胎发育以合子的第 1 次分裂为标志，包括卵裂和胚盘形成，胚带、胚膜、胚层形成，胚胎分节与附肢形成，器官系统分化，以及胚动、背面封合和胚膜消失等阶段。

1. 卵裂和胚盘形成 卵裂分为完全卵裂(total cleavage)和表面卵裂(superficial cleavage)。完全卵裂指卵内全部物质分裂为大致相同大小的两个子细胞的卵裂方式。如弹尾目昆虫发育的初期(图6-5A、B、C)及寄生性半翅目与膜翅目昆虫中,其中有些小蜂总科昆虫甚至进行完全卵裂。表面卵裂指卵内物质非均等分裂,细胞分裂主要在卵的外层进行,称表面卵裂,大多数昆虫的卵裂属于此类。卵裂初期核多位于卵的近中部,其迁移到卵黄表面的时间随种类而异,有些种类在64个子核期(6次分裂后)子核就已达周质,有些种类直至1 024个子核时才嵌入周质内。子核进入周质后逐步形成围绕卵黄的单细胞层,即胚盘(blastoderm)(图6-6)。弹尾目昆虫大约在32个子核期前后卵裂由完全卵裂转变为表面卵裂(图6-5DEF)。卵裂时,并非所有的子核都迁往周质,少数子核留在卵黄间成为供给胚胎营养的卵黄(vitellophages)。胚盘形成后,细胞分裂时还可产生一些卵黄胞,并由周缘向卵黄内移动。前一种卵黄胞为初生卵黄胞,后一种为次生卵黄胞。在胚盘形成过程中,卵基部生殖质分化出生殖细胞。当发生生殖器官时,这些生殖细胞即转移到生殖器官中。

2. 胚带、胚膜、胚层形成 胚盘形成后,细胞开始分化,位于卵腹面的胚盘细胞逐渐增厚,成为以后发育成胚胎的细胞带即胚带(germ band)。胚盘的其余部分细胞则逐渐变薄,形成胚膜(embryonic envelop)。胚带由前往后沿中线向里凹陷,凹陷部分称胚带中板,两侧的为胚带侧板。随着胚带中板的不断内陷,胚带侧板则相向延伸而愈合为胚胎的外层,同时中板两端也在腹面相遇并愈合,使中板成为双层细胞的里层。里层形成还有另外两种方式:一种是在胚带中板内陷时,胚带侧板就相向延伸,终至愈合并覆盖在中板之外,称为长复式胚层分化;另一种是胚带中板向里分裂出一群细胞而形成里层,原来的胚带就是外层,即以后的外胚层(ectoderm)。里层则进一步分化为中带和侧带,前者成为内胚层(endoderm),后者成为中胚层(mesoderm),称之为内裂式胚层分化。在胚层形成时,多数节肢动物的整个胚胎向里陷入,胚膜两端逐渐伸向胚胎的腹面进而愈合,在胚胎的腹面形成两层胚膜,外面的胚膜称浆膜(serosa),里面的胚膜称羊膜(amnion),胚膜与羊膜间的腔称为羊膜腔(amniotic cavity),腔内充满着保护胚胎的液体,称为羊水(amniotic fluid)(图6-7)。

3. 胚胎分节与附肢形成 胚层形成的同时,胚胎就开始分节。在多数节肢动物中,中胚层最先分节,然后外胚层上出现横沟。胚带的前端较宽部分称原头,发生上唇、口、眼、触角等器官。原头外的部分称原

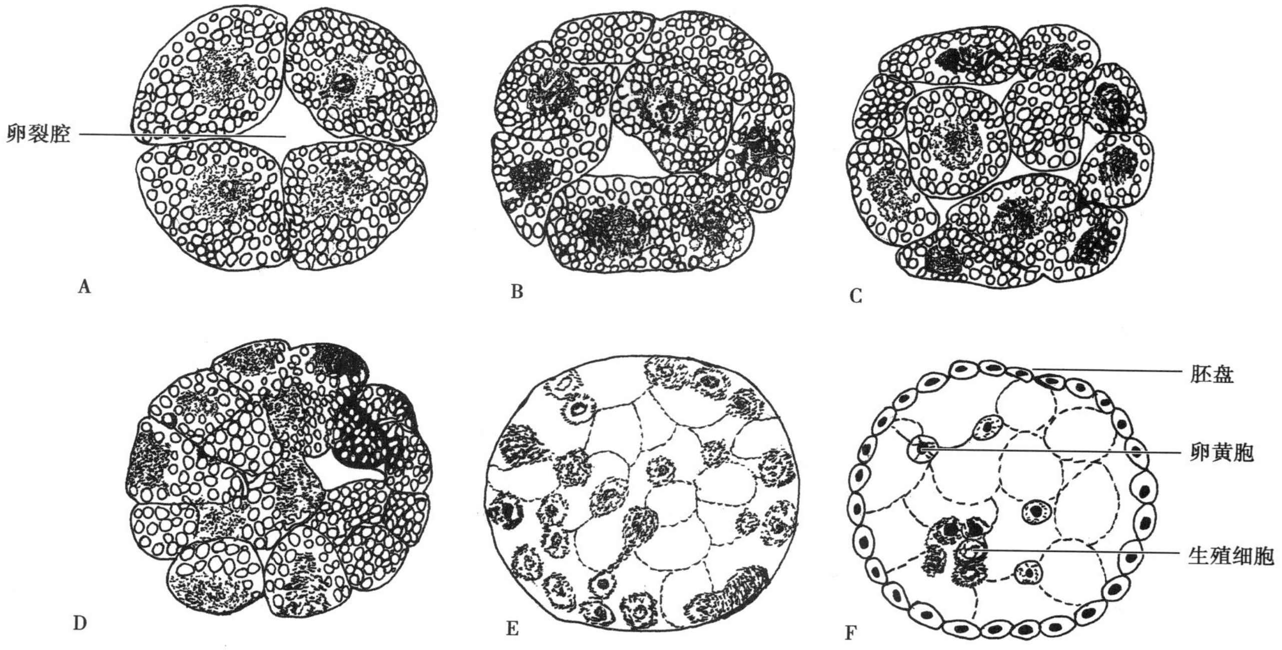

A. 8细胞期;B. 16细胞期;C. 32细胞期;D. 64细胞期;E. 子核向边缘移动;F. 胚盘形成初期。

图6-5 弹尾目昆虫(*Isotoma cinera*)的卵裂及胚盘形成

(仿 Philiptschenko)

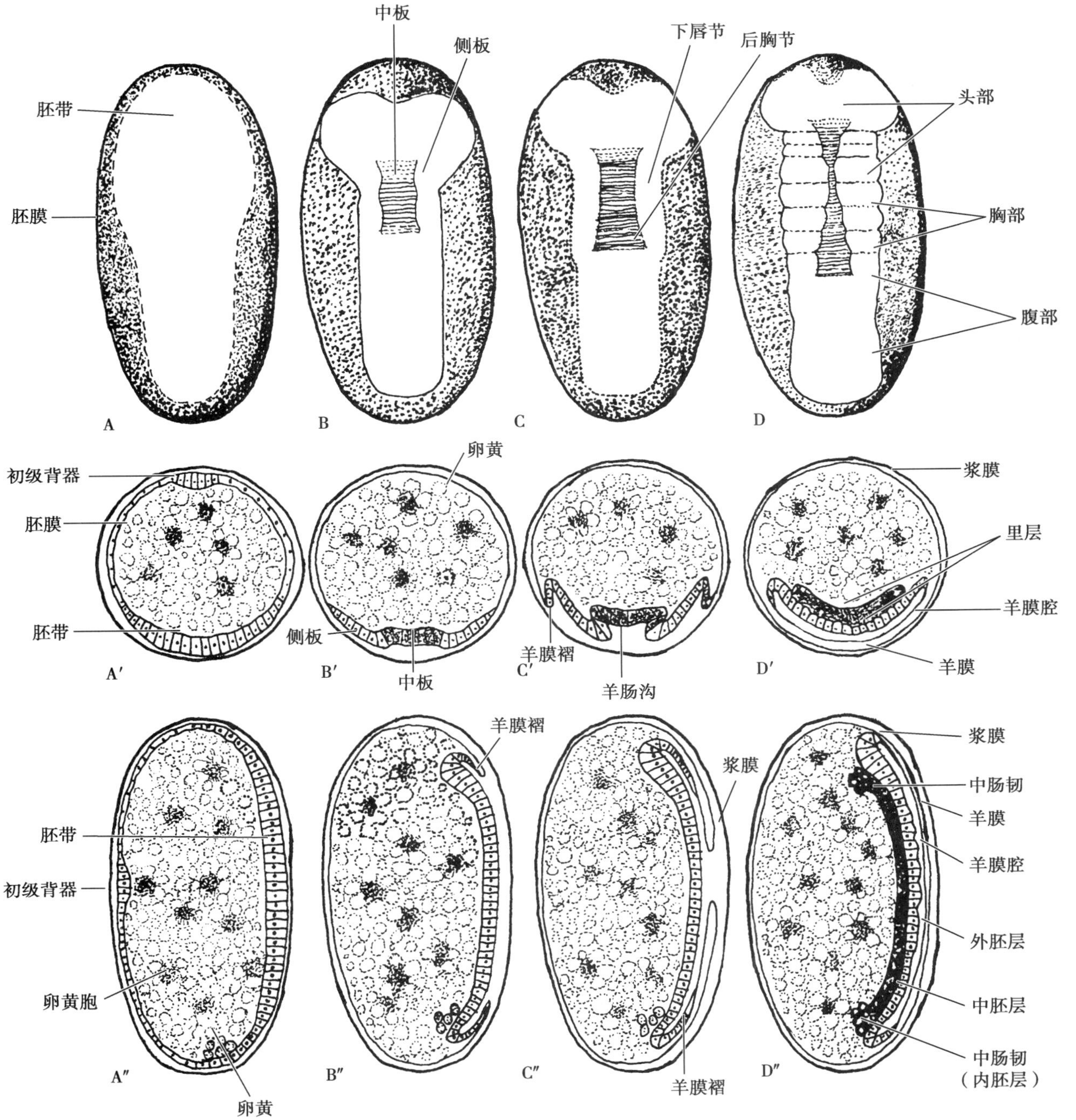

A-A′. 合子分裂成若干子核；B-B′. 子核向周缘移动至周质；C-C′. 子核间出现细胞壁；D-D′. 胚盘形成；A-D. 纵切面；A′-D′. 横切面；A″-D″. 纵切面。

图 6-6　表面卵裂昆虫胚盘的形成
（仿 管致和）

躯，发生颚节、胸部和腹部。多数节肢动物原躯的分节是由前向后发生的，但一些甲虫则由胸部向头部和腹部两端进行。在胚胎发育中期，颚节同原头合并成节肢动物的头部。胚胎分节后，在每一个体节上各发生一对囊状突起，其中一些突起延伸、分节形成附肢。附肢的形成也是由前而后，根据分节和附肢发生的次序，胚胎发育在分节以后可分为原足期、多足期和寡足期 3 个阶段。原足期仅头与胸部出现分节并形成附肢，而腹部尚未分节和形成附肢（图 6-8）。多足期的胚胎，其腹部也明显分节，且每一腹节具一对附肢。寡足期的胚胎有明显的分节，但腹部附肢除外生殖器，其他都退化消失，仅留有头胸部的附肢。完全变态昆虫

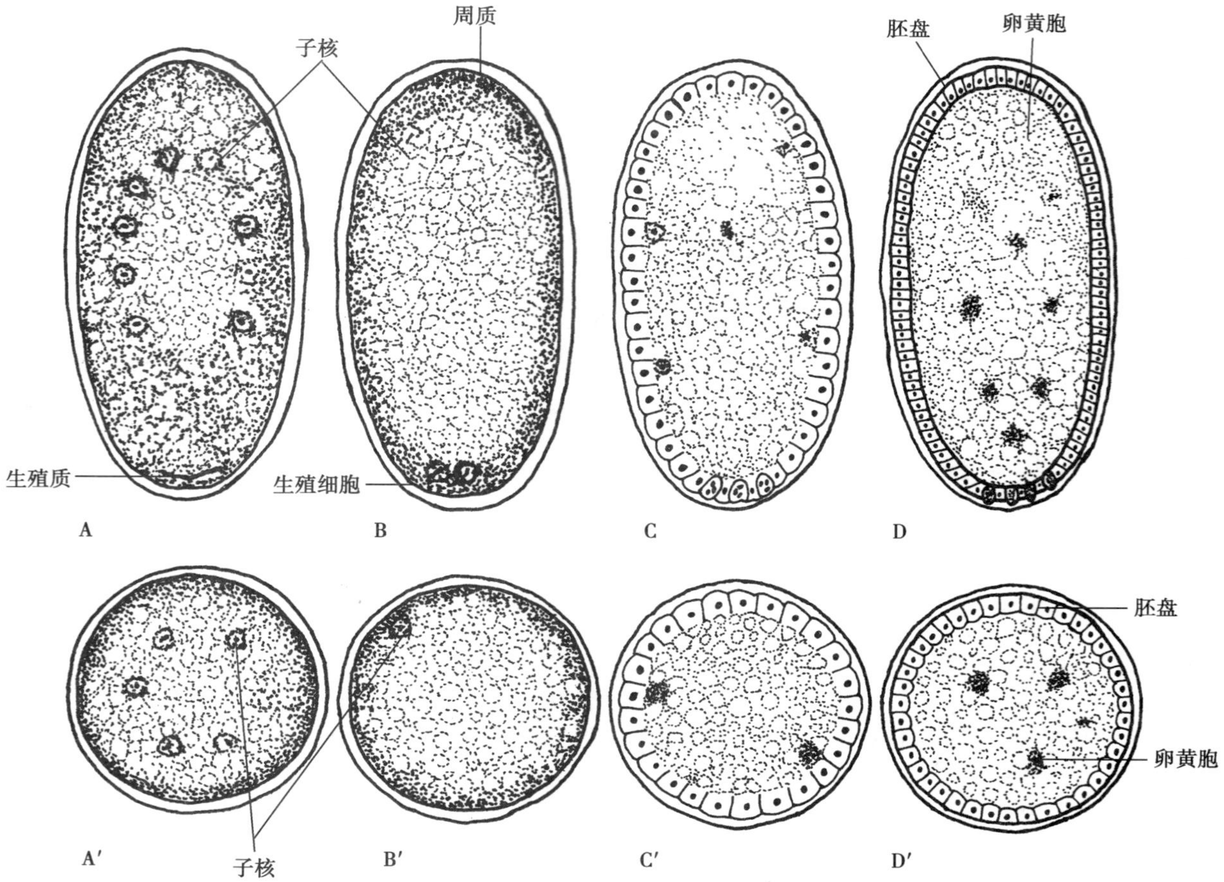

A-A′. 胚带形成；B-B′. 胚膜（浆膜）和中板形成；C-C′. 中板两侧相向伸长，浆膜下包；D-D′. 羊膜形成和胚层发生；A-D. 腹面观；A′-D′. 横切面。

图 6-7 胚带、胚膜及胚层的形成
（仿 管致和）

幼虫类型与胚胎分节终止阶段有关，卵黄含量很少，胚胎分节终止于原足期，形成原足型幼虫。卵黄含量较多，胚胎分节终止于多足期，幼体为多足型。卵黄含量丰富，胚胎分节终止于寡足型，形成寡足型幼虫。若虫的胚胎发育则可认为是跨越了全变态昆虫的幼虫和蛹两个虫态阶段。

4. 器官系统分化 器官系统均由不同的胚层形成，其中外胚层形成体壁、消化道的前肠及后肠、马氏管、神经系统、呼吸系统、雄虫的射精管及雌虫的中输卵管、多种腺体、绛色细胞等，中胚层形成肌肉系统、循环系统、脂肪体及部分生殖腺等，内胚层仅形成中肠。

（1）体腔：在体节分化时，大部分体节的左右侧带内各发生 1 个空腔，称体腔囊。同时，在里层中带下面出现 1 个空腔，称神经上窦。随着体腔囊和神经上窦的不断膨大，神经上窦与左右体腔囊相遇并沟通，同时前后体节体腔囊间的横壁也逐渐变薄消失直至沟通，形成节肢动物的体腔（coelom）。

（2）消化系统：胚胎分节的同时消化系统开始分化，胚胎前后两端的外胚层分别内陷成 1 管状构造，前端的为口，后端的为肛道，分别发育成消化道的前肠和后肠。中肠形成较晚，由来源于中带并分别集中于口道和肛道末端的细胞群，分别称为前中肠韧和后中肠韧的细胞分裂产生，先是前、后中肠韧的细胞分裂形成两条细胞带，沿着卵黄的侧腹面相向增长会接，同时两边又向背面增长，最后在背面愈合成同口道和肛道前后相接的管状肠道即中肠。临近孵化前，中肠与前后肠间的隔壁消失并沟通成消化道。一些不自由取食的寄生蜂幼虫，中肠与后肠到化蛹时才沟通。唾腺则由外胚层内陷而成。

（3）马氏管：马氏管（Malpighian tubules）虽生长在中肠与后肠的交接处，但它来源于肛道，所以源于外胚层。

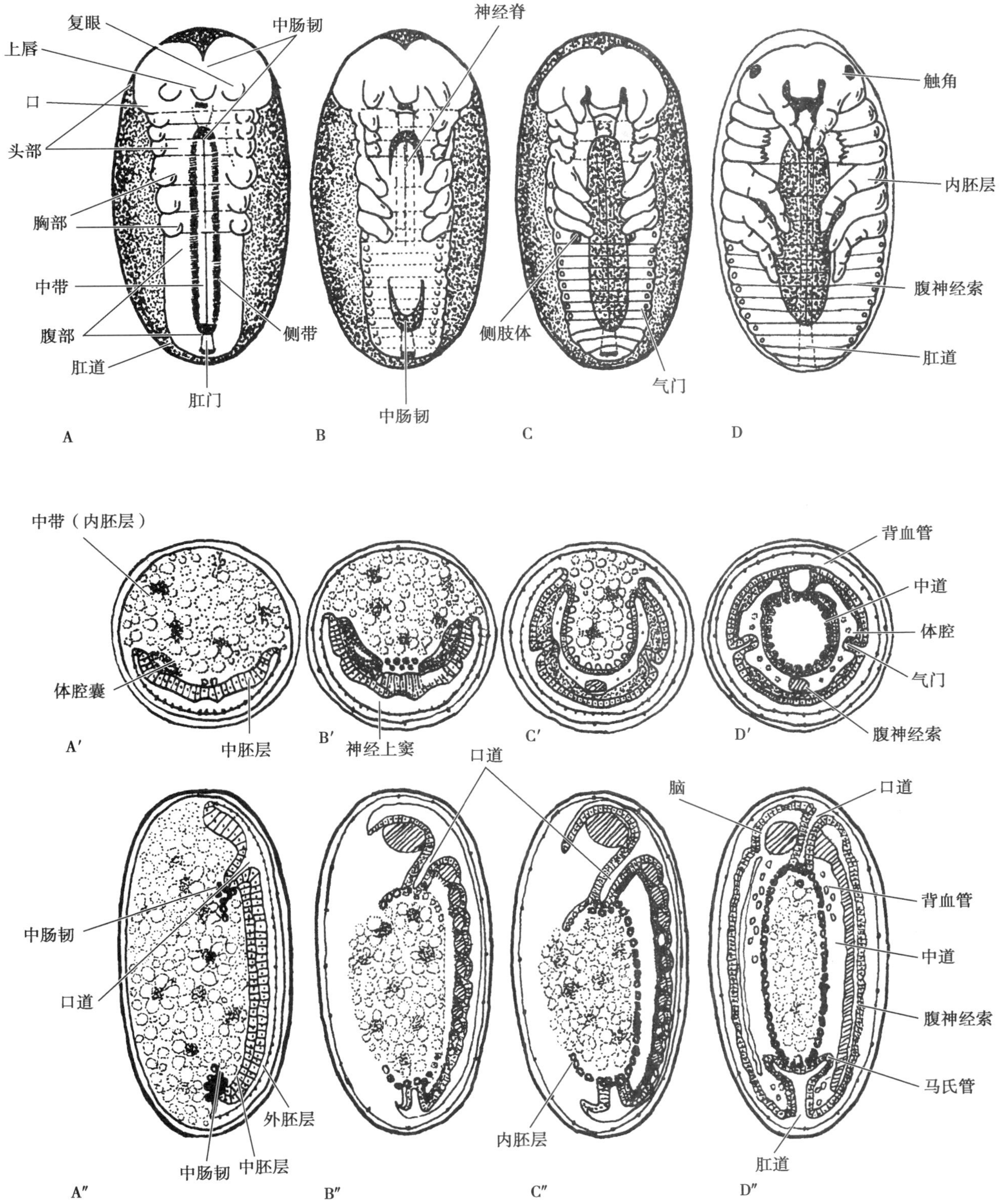

A-D. 腹面观；A′-D′. 横切面；A″-D″. 纵切面。

图 6-8　胚胎附肢发生至成熟
（仿 管致和）

（4）气管系统：由气管和支气管组成，各体节的外胚层从两侧向内凹陷形成气管，在这些凹陷向内深入的同时，也不断向体的背面和腹面以及前后方向分支形成许多支气管，前后体节的气管最后接通形成气管纵干，而最初外胚层内陷口成为气门。

（5）循环系统：由心脏、血管和血细胞组成。随着体腔囊向背面扩展，位于其外侧背与腹壁相接处的大核细胞即心母细胞逐渐成为新月形，凹面相对，当胚胎背合时成对的新月形细胞在背中线处相互愈合成1纵管，即心脏。心脏前方的大血管则由头部的体腔囊向后增长而成，最后与心脏相接成为背血管。血细胞由体腔囊内侧壁的分散细胞形成，来源于中胚层。

（6）神经系统：在口道与肛道形成之前，外胚层在腹面中线凹陷成1条纵沟，称神经沟。在神经沟两侧的外胚层分化出小型体壁细胞和大型神经母细胞，神经母细胞分裂增长，在神经沟的两侧形成神经脊，并按体节形成一系列神经节，神经节间部分则形成神经索，最后整个神经系统与体壁分离而处于体腔内。感觉器官也是由外胚层细胞特化而成。感觉神经即由这些细胞所产生，向内增长进入神经节内。运动神经由腹神经索内的神经元发生，向外延伸并分布入肌肉组织内。

（7）生殖系统：早在胚盘形成之时，位于卵基端的生殖质就分化出生殖细胞。羊膜形成时，生殖细胞处于胚带与卵黄之间，以后随着胚胎的发育而逐渐向前移动，并分成两群，分别进入由体腔囊所形成的生殖脊内，成为生殖腺。生殖脊的后端形成侧生殖管（即雌性的侧输卵管和雄性的输精管），分别同外胚层内陷而成的中生殖管（即雌性的中输卵管和雄性的射精管）相接通。生殖器官的附腺多来源于中生殖管，所以一般也属于外胚层构造。

5. 胚动、背面封合和胚膜消失　在胚胎发育过程中，胚胎位置出现移动即胚动（blastokinesis），以便充分利用卵内的营养物质。胚动包括从卵的腹面向背面的反向移动和从背面向腹面的顺向移动。蜚蠊目、革翅目和等翅目等长胚带昆虫的胚动幅度小，而蜻蜓目、直翅目和半翅目等短胚带昆虫的胚动幅度较大。

随着胚胎发育的进展，胚带两侧围绕卵黄不断向背面扩展，胚胎部分越长越大，非胚胎部分越来越小，最后胚胎的两侧在背中线封合，形成一个完整的胚胎，这一过程称背面封合（dorsal enclosure）。在胚胎发育进入中后期时，浆膜和羊膜从各自的愈合处破裂，背合时逐渐被牵引到胚胎的背面，陷于卵黄中成为背器。背合末期，背器也逐渐解离并为卵黄吸收，这时胚膜完全消失，胚胎发育即完成（图6-9）。鳞翅目等少数昆虫的胚膜不消失，并有少部分卵黄夹于两膜间，有些种类的初孵幼虫常取食卵壳作为最初的营养。

（二）胚后发育

节肢动物从卵中孵化而出至羽化为成虫的发育过程称为胚后发育（postembryonic delopment）。对于卵胎生节肢动物而言，完成胚胎发育与破卵而出的时间并不相同，因此有人将胚后发育称为卵后发育（postovarian development）。胚后发育是胚胎发育的继续，是幼期节肢动物发育为具有典型节肢动物特征的成虫的阶段，因而又将胚后发育称为卵外胚胎发生（postovarian embryogenesis）。胚后发育是节肢动物取食、生长的主要时期，是形态发生的重要阶段。体积增大是生长的结果，体形的改变则通过孵化、蛹化、羽化及一系列蜕皮而实现。

1. 生长与蜕皮　节肢动物虫体生长主要在若虫期或幼虫期进行，具有生长速率高、周期性生长和各器官生长速率不一致等特点。胎后发育生长期间生长和蜕皮交替进行，在正常的情况下，节肢动物幼体每生长到一定时期就要蜕皮一次，刚蜕皮时虫体生长迅速，随之逐渐变慢，临近下1次蜕皮最慢。蜕皮后虫体各部分生长速率也不同，头壳等骨化程度较高的部位，其大小在同1龄期内较为稳定，随龄数增加大致呈一定的函数关系，据此可推算幼虫的龄数和龄期。初孵幼虫也称1龄幼虫，随虫体的生长，原有的旧表皮阻碍增强，到一定时期就要蜕皮1次，每次蜕皮就增加1龄，相邻两次蜕皮之间的间隔为前一龄幼虫的龄期。脱下的旧表皮称为蜕（exuvia）或蜕皮壳。节肢动物蜕皮次数因种类、性别、生理状态而异，根据蜕皮的性质，可将蜕皮分为3类。①生长蜕皮：幼期伴随着生长的蜕皮，蜕皮前后个体形态没有明显变化。②变态蜕皮：老熟幼虫或若虫蜕皮后变为蛹或成虫的蜕皮，蜕皮前后个体形态显著变化。③生态蜕皮：因环境条件改变后所增加的那部分蜕皮。

2. 孵化、蛹化、羽化及成虫期营养

（1）孵化：大多数节肢动物完成胚胎发育后脱卵而出的过程或现象称为孵化（hatching，eclosion）。幼虫

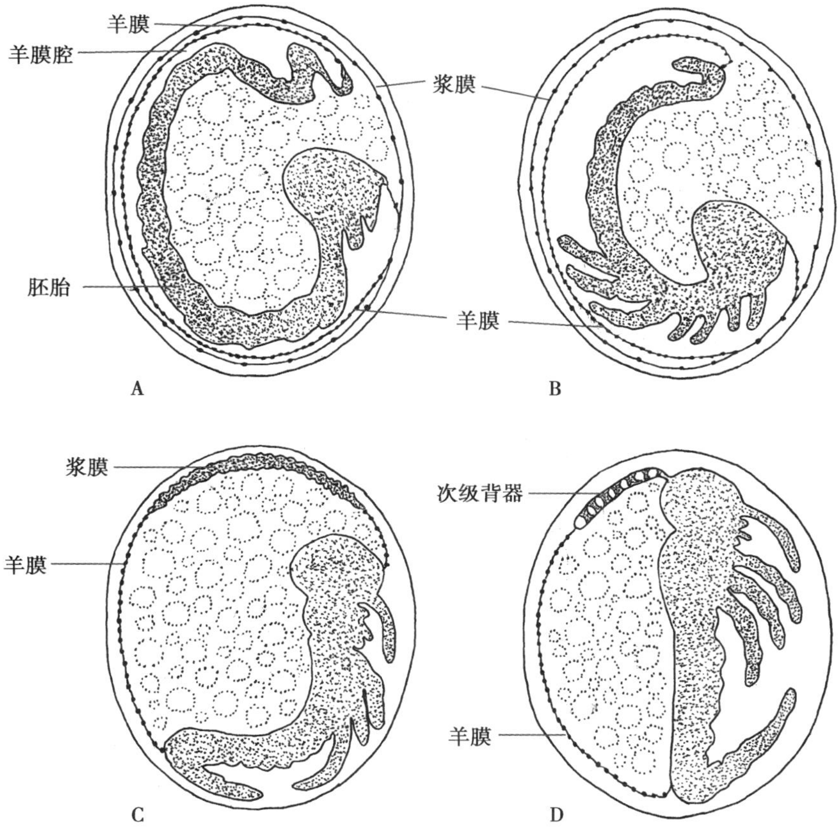

图 6-9　胚动的过程
（仿 Johannsen 和 Butt）

破卵方式多样，大多靠内部张力与肌肉活动产生的压力借特殊破卵器刺破卵壳或顶开卵盖，鳞翅目幼虫则用上颚直接咬破卵壳而出。从卵里孵出后到取食之前的幼虫叫初孵幼虫，它们或停留在卵上一段时间或马上分散活动，当它们取食或吞吸空气或水后体积明显大于初孵幼虫。有些种类还具有取食自己卵壳或同类卵粒的习性。

（2）蛹化：全变态类昆虫的幼虫在获取足够的营养之后从一个自由活动的虫态变为一个不食不动的虫态的过程或现象叫蛹化（pupating，pupation）或化蛹。

多数末龄幼虫在化蛹前，通常先停止取食，排除消化道内残留物，同时四处爬行（漫游）寻找隐蔽安全的化蛹场所，然后吐丝做茧或营造土室，随之虫体缩短、体色变淡或消失，活动减弱，准备化蛹。此时的虫体称为前蛹或预蛹（prepupa），从末龄幼虫停止取食到化蛹前的发育历期为前（预）蛹期。前蛹期内，幼虫的表皮已经部分脱离，成虫的翅和附肢等已经翻出体外，只是被末龄幼虫表皮所覆盖。自化蛹到羽化为成虫经历的时间，称为蛹期。除越冬蛹外，一般蛹期 1~2 周。

（3）羽化：成虫从其前一虫态蜕皮而出的过程称为羽化（emergence）。不完全变态昆虫的末龄若虫（或稚虫）在羽化前，寻找适当场所，以胸足攀附在物体上，不久即开始蜕皮。体壳从胸部开裂，成虫头部先从裂口外伸，然后虫体脱出。同时翅芽由幼期的反转状态（前翅芽位于后翅芽下方）变为正常，静止一段时间完成体壁和翅的伸展硬化后，即完成羽化过程。完全变态昆虫的蛹临近羽化时，颜色加深，成虫以躯体和附肢的扭动增加体内血淋巴对蛹壁的压力，促进蛹体沿胸部背中线和附肢黏附部位开裂，成虫脱出。有些昆虫在隐蔽场所或蛹体外有保护物，羽化还伴随脱离隐蔽场所和保护物的过程。在树干、卷叶内化蛹的蛾类，羽化前常扭动蛹的腹部，在蛹腹节上刺列的帮助下，移动到虫道口或末龄幼虫制作的羽化孔口，有时蛹体半露出洞外，以便羽化后成虫飞离。脉翅目、毛翅目、长翅目、鳞翅目、小翅蛾和毛顶蛾等，蛹具有发达的上颚（强颚蛹），可先破茧再羽化。家蚕、柞蚕等的成虫则可分泌溶解茧丝的液体，将茧的一端溶解穿孔而出。一些蛹和成虫不具备破茧或活动能力的种类，由末龄幼虫制作逃逸构造，供成虫羽化后逃逸。

（4）成虫期营养：有些节肢动物形态和生理成熟基本一致，成虫羽化时生殖系统已发育成熟，羽化后直接进入生殖阶段。这类节肢动物成虫期短，不取食或很少取食，成虫期生命活动所需营养全部来源于幼虫期的积累，可以根据幼期发育情况（幼虫或蛹的重量等）预测产卵量。另一些节肢动物羽化时虽然获得了成虫形态，但生殖系统等内部器官还没有发育成熟，羽化后还需要进一步的成熟发育，这些羽化后发生的发育过程，称为后变态发育。幼虫期营养贮存一般不能满足后变态发育需要，成虫羽化后，需继续取食以完成生殖系统等的发育，这种完成成熟发育所需的成虫期营养称为补充营养。即补充幼虫期营养储备的不足。有补充营养习性的节肢动物，成虫寿命长，卵孕育和产卵时间也长。直翅目、半翅目以及吸血昆虫等，都有补充营养习性。有些昆虫能否进行生殖对补充营养有很强的依赖。此外，有的昆虫还需要经过迁飞或寄主转换才能达到性成熟。

3. 器官变化　不全变态类昆虫若虫与成虫十分近似，在若虫向成虫的转变中，无论是内部构造还是内部器官只要通过一系列渐进的改变就能变为成虫。而对全变态类的昆虫从幼虫变为成虫却要经过十分复杂的变化。

（1）外部结构变化：在全变态昆虫中，幼虫的外部构造，包括体壁、所有附肢等都要换为成虫的相应构造，并且要发生在幼虫期看不见的成虫的翅与外生殖器，但是成虫的器官并不是在幼虫相应外部构造的基础上发展而成，而是由器官芽或称成虫盘（maginal discs）的细胞群发育而成（图 6-10）。

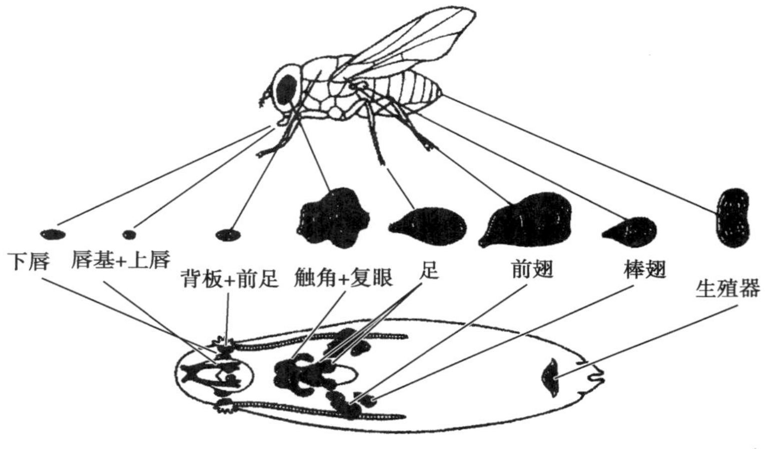

图 6-10　果蝇的器官芽
（仿 Alberts 等）

不同昆虫器官芽及同种昆虫的不同器官芽出现的时期不尽相同，如双翅目昆虫胚胎发育的晚期就可出现器官芽；一种蛱蝶（*Vanessa* sp.）的翅芽在第 1 龄幼虫期出现，而足的器官芽到第 4 龄幼虫期才出现。器官芽在幼虫发育后期迅速生长，在蛹期脱离包裹层，外凸并扩展，一块块组成成虫。

（2）内部变化：全变态类昆虫内部器官的变化主要在蛹期进行。其变化主要包括幼虫的组织解离（histolysis）及成虫的组织发生（histogenesis）两方面，两者相互衔接，渐进取代。

内部器官的变化程度随种类与器官而异，一般低等的全变态昆虫组织解离的程度较小，而在高等的各目昆虫中，特别是在膜翅目和双翅目昆虫中变化较大。在各类器官中，背血管、中枢神经系统及气管系统等对生命有重大作用的大部分构造往往不经过组织解离和彻底破坏而直接参与成虫相应构造的组建；而像皮细胞层、消化器官、部分肌肉及腺体等常需重新形成需要改变或重新形成的器官和组织同外部器官一样，在幼虫体内已存在着它们的器官芽，但这些器官芽仅为各相应部位上的一堆细胞，它们的分裂与分化形成了成虫的器官。组织的解离主要通过吞噬细胞的吞噬作用及自动解离（自溶）而进行，解离后溶于血液中的物质多半成为组建新器官新组织的营养物质。

（3）成虫形态分化：雌雄虫除第一性征（外生殖器）外，还存在其他稳定的形态特征区别。这种现象称为性二型（sexual dimorphism）（图 6-11），这类形态特征称为第二性征。第二性征有时十分明显，如蚧虫、蓑蛾和某些尺蛾的雄虫有翅，雌虫无翅。大部分蛾类雄虫触角羽毛状，雌虫触角丝状。也有些昆虫第二性征较细微，如国槐尺蛾雄蛾后足腿节端部小于胫节基部，马尾松毛虫雄蛹触角发达、所在部位粗糙。除性二型外，在同一性别昆虫中还可分化成具有不同形态和生殖功能的个体类型，担负不同的职能，称为多型现象（polymorphism）（性多型）。多型现象在白蚁等社会性昆虫中较为普遍。

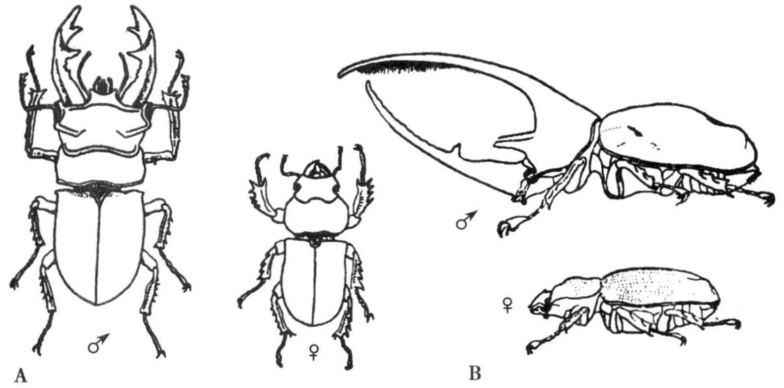

A. 锹甲（*Lucanus cervus*）成虫背面观；B. 锹甲（*Dynastes neptunus*）成虫侧面观。

图 6-11 锹甲的雌雄二型现象

（引自 嵇保中、刘曙雯、张凯）

第八节 神经与感觉

节肢动物的神经组成较为简单，但仍具有多数动物神经系统的结构特点和变化规律。对神经及感觉生理的了解，有利于节肢动物杀虫剂的研制和开发，也可加深对节肢动物行为的认识，从而采用更为有效的防治措施。

一、神经系统

节肢动物的神经系统主要组分是神经元。神经元高度分化，并具有接受和产生生物电信号的功能，是节肢动物神经系统的结构和功能单位。神经系统包括中枢神经系统和外周神经系统，中枢神经系统主要由神经元聚集而形成，包括有脑、食管下神经节和腹神经节等，外周神经系统则由相应的神经纤维组成，分别分布于口道、腹尾脏器和体壁下面。

1. 生物电及其传播

（1）生物电现象：生物电是生物活组织中普遍存在的一种现象，发生在细胞膜内、外（又称膜电位），由离子运动所决定。由于不同的生理状态，透过膜的离子种类及数量差异，引起了不同的膜电位。静息状态下，由于细胞膜仅对 K^+具有较高的通透性，因此，静息膜电位（resting membrane potential）与 K^+平衡电位接近。对可兴奋性细胞（神经元和肌细胞）而言，体内外因素可改变细胞膜对 K^+的通透性，使膜处于超极化或去极化状态，当膜去极化达到一定的阈值时，膜通透性发生剧烈的改变，膜电位随之出现急剧的逆转，产生动作电位（action potential）。动作电位发生期间，膜的兴奋性也呈一定规律性变化，尤其是膜电位恢复过程中的后电位极易改变，对离子和药物也较敏感，与新型杀虫剂的作用机制有关。

（2）感受器电位：节肢动物的感觉细胞是一类特殊的神经元，多来源于上皮组织，分感觉区（含树突区）和传导区（含轴突区），感觉细胞树突多伸入到感受器之中。当刺激作用于感受器后，感觉区将产生一个局部反应，可记录到一个与刺激强度变化呈正相关的感受器电位（receptor potential），该电位具有总合效应，并可根据膜的电学特性作电紧张性扩散。此外，在传导区，胞体与轴突相连接处存在一段兴奋性较高（兴奋阈值较低）的区域，称为轴丘（axon hillok）。当感受器电位扩散到该处时，极易引起膜的去极化而产生动作电位，并沿轴突向感觉中枢传入(即感觉传入)。不同类型的节肢动物感受器对刺激的反应特征存在差异，有些感受器对刺激的适应性较快，仅在高频、快速刺激变化时出现感受器电位的明显变化，并伴着动作电位，而在维持刺激期间，无明显的感受器电位变化和神经发放，这类感受器为位相型感受器(phase receptor)。有些感受器则对刺激的适应性较慢，称为紧张型感受器(tonic receptor)，往往对低频、缓慢地变化产生反应，并在刺激期间产生持续的神经发放。此外，还有些感受器具有前二者的反应特征，称为位相-紧张型感受器(phase-tonic receptor)，在给予刺激时，开始出现明显的感受器电位，以后电位下降至一个较稳定的水平，其神经发放也随之呈相应的变化。

(3)局部电流学说：神经纤维是生物电传播的途径，主要由轴突组成。轴突的膜电阻、轴浆电阻和膜电容等电学特性决定着神经冲动沿轴突传播的方式和速度。神经冲动沿神经的传播是通过已兴奋膜与邻近未兴奋膜之间存在的局部电流来完成，局部电流存在于冲动(即动作电位)之前，可受到神经阻遏因素(如可卡因、热、冷或压力等)的影响。动作电位为“全或无”式传导，无衰减，其信噪比较大，可保证生物信息的完整性，此外，组成简单和一些粗大轴突的出现，也加快了节肢动物信息的传导速度。

(4)突触传递：突触是神经元之间形成的特殊结构。突触传递(synaptic transmission)在节肢动物神经系统的信息传播及处理方面具有重要的作用，也是杀虫剂作用的一个重要环节。根据突触的结构和传递机制，可分化学突触和电突触二类，但比较常见的为化学突触。典型的化学突触包括突触前膜、突触后膜和突触间隙3部分。神经冲动传导至突触前神经末梢时，突触前膜去极化，膜外的Ca^{2+}内流，突触小泡被启动，并与突触前膜融合，神经递质释放。神经递质在突触间隙中随机扩散，约半数被酶降解，仅部分与突触后膜和前膜的受体结合，另有少量被前膜重摄取利用。神经递质与突触后膜的受体结合后，可引起受体构型发生改变，产生突触后电位，突触后电位是一种局部反应，具有总合效应，并可沿神经膜呈递减性扩散即电紧张性扩散。化学突触的结构特点决定了其传递有明显的方向性。节肢动物的神经组成比较简单，突触的数量相对较少，因此，信息的传递也较快。

2. 神经系统的信息处理　神经系统的主要功能是接受各种生物信息，并进行整合(即解码和再编码)，根据不同的感觉传入协调效应器的功能，对环境变化作出相应的反应。整合功能不仅可通过突触传递实现，而且神经元的胞体、轴突及树突膜均具有一定的整合特征。中枢神经系统输出信息不仅取决于感觉输入的信息量，也与神经元内在的功能特征有关。对生物信息的处理方式则视神经元的联络形式而异，如汇聚(convergence)、辐散(divergence)、正馈(feed forward)和反馈(feed back)等(图6-12)。汇聚是由多个神经元将信息传入同一个下级神经元，各种传入信息的度、位相、时程等将对下级神经元的功能产生综合性影响，此类传递多见于感觉的传入通道。辐散是由同一神经元将信息传递给多个下级神经元或效应器，使下级神经元或效应器能产生同步的活动，此类传递在神经传出途径中多见。正馈和反馈则多为中枢神经系统中各种神经元相互协调功能的联络方式，一般需有第三个中间神经元的存在，正馈是信息传递过程中，先对下级神经元发生影响(电紧张作用)，然后传递给信息；而反馈则是下级神经元或效应器通过传入纤维将信息返回上级神经元，从而加强(正反馈)或减弱(负反馈)上级神经元的活动。除此之外，轴突和树突分支膜上进行的信息整合在节肢动物神经系统中也非常重要，其过程主要通过神经末梢膜的极化状态和兴奋性的变化来进行，如前一次刺激引起的膜兴奋，其后电位可为下一次兴奋的产生提供背景，而不同突触的局部反应也存在着总合效应。

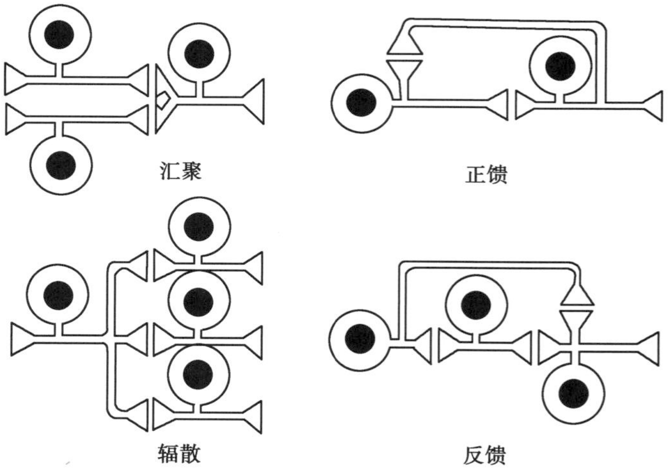

图6-12　昆虫中枢神经系统的神经元联络形式

3. 运动过程中的神经控制　节肢动物的肌肉多为双重运动神经支配，神经末梢并行分布于整个肌肉表面，并以一定的间隔与肌纤维形成多个运动终板。其中，快兴奋性轴突兴奋时释放的神经递质较多，诱发较大的终板电位和强而快的肌紧张，而慢兴奋性轴突释放的神经递质较少，只诱发小的去极化，其终板电位有总合效应，可引起缓慢平滑肌的收缩。

节肢动物的兴奋性运动神经元为胆碱能递质，只能引起局部的终板电位，而无传导性的动作电位发生。每个神经末梢的神经冲动仅诱发单个局部的肌纤维收缩，而多个运动终板的同步活动才引起肌肉的收缩活动。此外，节肢动物的某些肌肉还存在着第三套神经系统，其神经递质为Y-氨基丁酸，可引起肌纤维的超极化，抑制慢兴奋性轴突引起的去极化，促使肌纤维松弛。

不同类型的神经纤维在节肢动物的各种行为活动中起着不同的作用，各神经元之间的功能协调，保证了节肢动物有节律的规则运动，如爬行即为不同足及不同节段在伸、屈运动相互协调而产生的结果。爬行中的肌收缩主要受慢兴奋性运动神经元和抑制性运动神经元的支配，伸肌的慢兴奋性轴突与屈肌的慢兴奋性轴突交替产生神经发放，从而产生肢体的伸屈运动。在伸或屈肌收缩前，屈或伸肌的抑制性轴突也产生神经发放，从而加速屈或伸肌的松弛，骨骼肌中的本体感受器及其他感觉传入则可帮助控制运动神经元的神经发放频率和时程。节肢动物快兴奋性轴突只在昆虫跳跃和作快速肢体动作时才出现神经发放，在快兴奋性轴突产生发放之前，节肢动物的伸、屈肌慢兴奋性轴突的活动多有增强。

飞行是另一种常见的节肢动物运动，涉及直接和间接飞行肌的节律性收缩，常因失去了与支持物的接触，而由足跑节等处的机械感觉传入诱发。飞行肌中，仅同步收缩的肌纤维受神经支配，其收缩频率和强度与运动神经元的活动水平有关，基本节律则由中枢神经系统的指令性神经元决定，机体的各种感觉传入对维持飞行肌运动神经元的活动水平也发挥了一定的作用。节肢动物的其他活动，如口器、呼吸管的运动、幼虫在水中的游动及陆地上的爬行等也与神经支配的节律性肌肉收缩有关。

二、感觉

节肢动物体内外存在许多特殊的结构（感受器），主要司感觉功能，将体内外环境的变化编码成一系列的生物信号，并传入感觉中枢。

1. 机械感受器　根据存在的部位，机械感受器（mechanical receptor）可分为3类：①在体表形成，主要接受空气、水等流动因素或接触压力的刺激，如毛状感受器或触觉毛；②在体壁下形成，接受经体壁传递的压力刺激，如钟形感受器；③在机体内部形成，接受重力或肌肉运动引起的刺激，即为本体感受器（proprioceptive organ）。机械感受器一般由一至数个感觉细胞和若干鞘细胞组成（图6-13），其功能主要与结

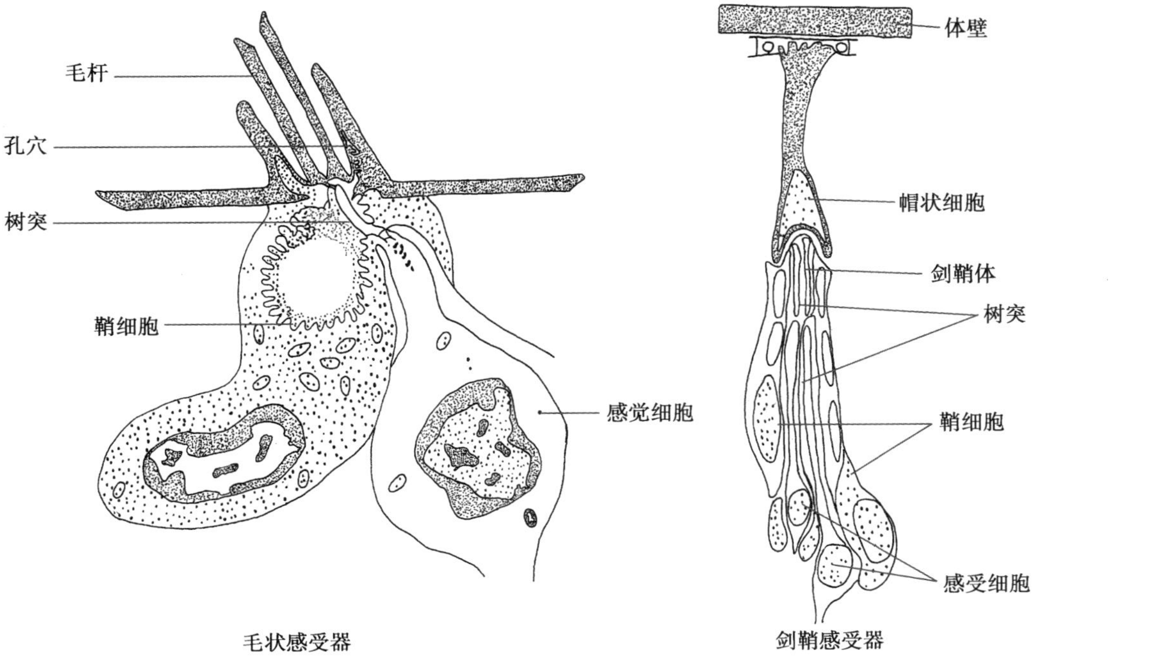

图6-13　昆虫机械感受器示意图

构特点、位置及复杂的反应特性有关。

毛状感受器（sensillum chaetica）或触觉毛（tactile hair）常作为节肢动物分类的标志，尤其在头、关节等处，或单个或成群排列。毛状感受器分位相型和紧张型二类，对一定方向和频率的刺激产生反应。钟形感受器（campariform sensillum）在节肢动物触角、附肢、翅基部及双翅目节肢动物平衡棒上较多见，对压力所致的体壁变形极为敏感，其感觉传入对节肢动物活动形式及运动速度有一定的影响。剑鞘感受器（chordotonal sensillum）极广泛地存在于节肢动物的腿、触角、触须、翅基部和蚊幼虫呼吸管等处，是节肢动物重要的一类本体感受器。若干个剑鞘感受器可组成节肢动物的亚属器官，鼓膜器官和江氏器。江氏器（Johnston's organ）在蚊科和摇蚊科雄性成虫中尤为发达，并具有听觉功能，但多数节肢动物的江氏器仅与触角的位置及运动的控制有关。鼓膜器官和亚属器官也可感知不同频率的振动，但是对医学节肢动物的研究意义不大。与其他机械感受器不同，牵张感受器有一个具有多极游离树突的神经元，其神经末梢广泛分布于机体的组织和肌肉，尤其在肌肉表面数目较多。虽然结构上有一定的差异，但功能类似于其他本体感受器，可同步活动也可非同步活动。

2. 化学感受器　化学感受器（chemical receptor）在启动和调节节肢动物的求偶、生殖、寻找食物和宿主、逃避等行为中起着重要的作用，其分布多集中于节肢动物口器、触角、触须、尾器及足附节等处。化学感受器的基本组成相近，主要由感受细胞和鞘细胞组成（图 6-14），但外形结构上有较大差别。根据组织学结构曾分为毛状化学感受器、板型感受器、锥形感受器和腔锥感受器，但在同类化感器之间也有较明显差异。化感器的外形结构特征也是某些节肢动物分类的一个重要标志。

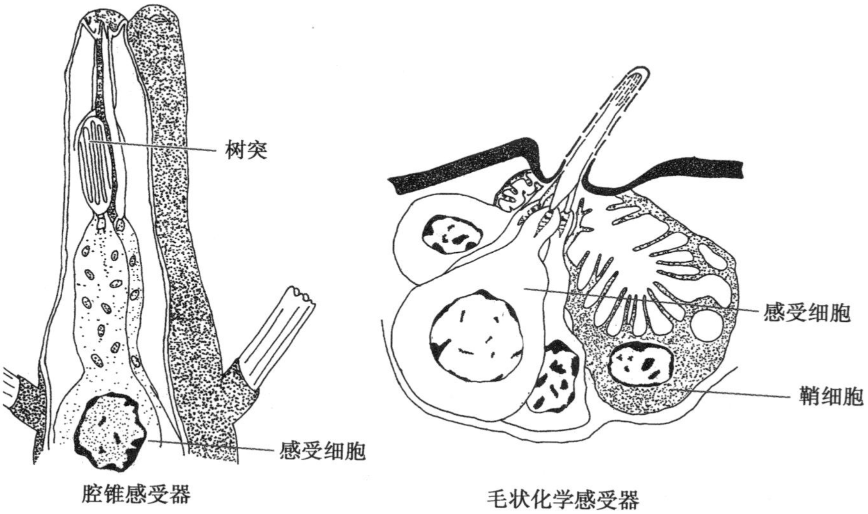

图 6-14　昆虫化学感受器示意图

根据化学感受器的功能特点，可分为嗅觉感受器和味觉感受器或称接触性化学感受器两大类。嗅觉感受器主要分布于节肢动物触角和足 I 钳节等处，而口器、口甲、尾器及足钳节上多数化感器则为味觉感受器。多数节肢动物的化学感受器结构并无明显的性别分化特征。对化学感受器的功能测定可采用行为观察、电生理技术等方法，该研究将为节肢动物引诱剂和驱避剂的开发提供参考依据。

3. 光感受器　外界环境中的不同波长光及光照强度对节肢动物的生长和活动也存在明显的影响，在不同的生活期，多数节肢动物都具有特定形式的光感受器，其位置也比较固定。如全变态昆虫的幼虫和蛹期多存在侧单眼，可感知一定的色彩和紫外线，并可形成视觉。背单眼是某些昆虫成虫最简单的一种光感受器，具有聚光、感光功能。最重要的光感受器是复眼，由大量的小眼相邻排列而成，小眼纵轴形成一定的夹角，使整个复眼可接受立体信息。小眼存在两个功能部分，即远端的屈（聚）光结构和近端的感光结构（图 6-15）。屈（聚）光结构主要由角膜、角膜晶状体、晶锥和虹膜色素细胞组成。

小眼感光结构即网膜层紧贴屈光结构，多由 8 个小网膜细胞组成，其中，六个为外周小网膜细胞（R1~R6），二个为中央小网膜细胞（R7~R8）。在复眼的不同区域，随虫种和性别可产生小眼分化特征上的

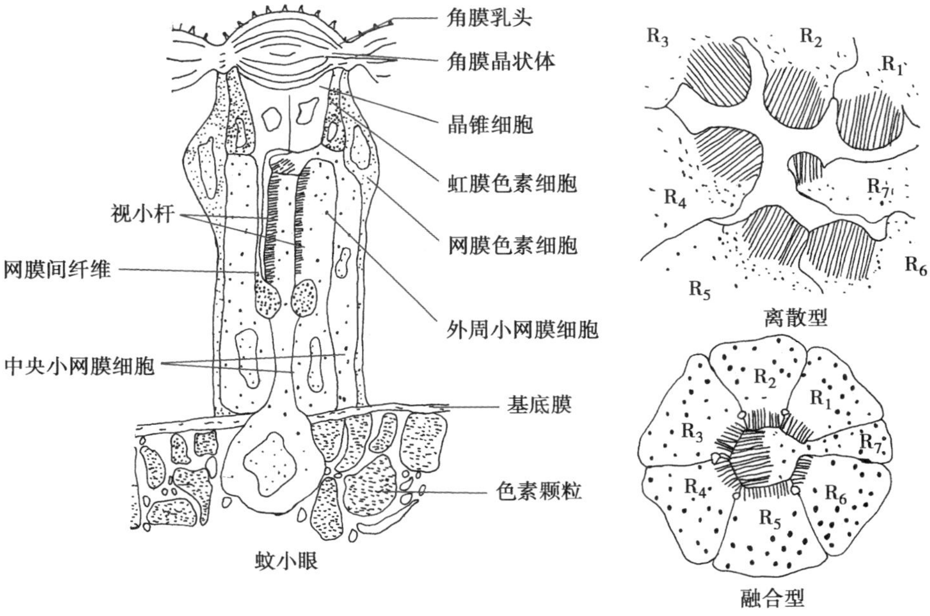

图 6-15　昆虫小眼及视杆结构示意图

差异。小眼视杆结构有二个类型（图 6-15），即离散型和融合型，前者可见于蝇、虻类，后者主要见于蚊类，不同形式视杆的小网膜细胞在轴突投射方式上存在差别，信息的加工和处理也不相同。视觉主要起着反馈调节的作用，从而保证节肢动物在空中的正常飞行，并能准确地跟踪和寻找一定的目标，视觉与节肢动物的着陆等行为也有关。此外，对节肢动物视觉光电转换机制的探讨也一直是仿生学研究较受重视的一个领域。

4. 其他感受器　已有研究表明，蚊类触角还存在对温度敏感的感受器，此类感受器同时含有分别对冷和热敏感的感觉细胞，其感觉传入到同一中枢，并形成功能拮抗，其他节肢动物的行为实验也表明环境温度的变化对节肢动物行为有明显影响。节肢动物的温度感受器电位为位相紧张型反应，其感觉传入多引起节肢动物向有利生存的温度环境移动。此外，在节肢动物的触角和尾器上还存在对环境湿度敏感的感受器。

第九节　变态与滞育

胚后发育是节肢动物取食、生长的主要时期，也是形态发生的重要阶段。在胚后发育过程中需经历从幼虫期改变为成虫状态的变态现象。同时，胚后发育过程中温度、食物等环境因素深刻地影响着生物的生长发育和行为。滞育是虫体生长发育相对停滞的状态，是节肢动物作为变温动物，对环境变化的自主调节适应能力的表现。

一、变态

医学节肢动物的胚后发育，幼虫期发育为成虫，所有的外部形态、内部结构、生理、生活习性以及行为和本能上的一切变化过程的总和，称为变态（metamorphosis）。变态是昆虫纲最明显的特征之一，包括原幼虫的组织器官分解破坏的旧组织分解和成虫组织器官在器官芽存在的组织原基上逐步生长发生两个同时发生、相互交替的过程。这个过程不仅与生态环境中的多种因素有密切联系，而且受体内内分泌的调节和控制，主要有脑神经分泌细胞，前胸腺和咽侧体。前者分泌脑激素，活化咽侧体使之分泌保幼激素。保幼激素又可活化前胸腺，使之分泌蜕皮激素。保幼激素和蜕皮激素协同作用通过不同浓度促使昆虫周期性地蜕皮、生长而发生变态，最终发育为成虫。

根据不同种的节肢动物在生活史过程中经过复杂的形态和内部结构以及生理变化的程度，医学节肢动物变态可分为以下几类：

1. 表变态（epimorphosis）　在胚后发育中仅仅是个体增大、性器官逐渐成熟及附肢节数的变化，而其他生物学特性并无明显区别，故表变态，又称为无变态。此类变态在性成熟的成虫期仍能继续蜕皮。如衣鱼目昆虫的幼虫为原型幼虫（也称为若虫），幼体从卵中孵化出来后已基本具备成虫特征。

2. 原变态（prometamorphosis） 蜉蝣目昆虫的幼虫为过渡型幼虫（一般称稚虫），水生，腹部具有附肢演变而来的气管鳃，幼虫到成虫经历“亚成虫期”。“亚成虫”与成虫相似，仅体色较浅，足较短，呈静止状态，在较短时间静伏后蜕皮羽化为成虫，这类变态称为原变态。

3. 不完全变态（incomplete metamorphosis） 不完全变态个体发育经过卵、幼虫、成虫 3 个阶段，翅在幼虫的亚成虫体外发育。又可分为渐变态、半变态和过渐变态。

（1）渐变态（paurometamorphosis）：幼虫为同型幼虫（若虫），成、若虫除个体大小、翅和性器官发育程度等明显差异外，其他皆类似。见于半翅目、直翅目昆虫。

（2）半变态（hemimetamorphosis）：幼虫为亚同型幼虫（稚虫），稚虫水生，具有一些适应水生的特殊器官，如气管鳃，直肠鳃等。成、稚虫间具有明显的形态和习性差异。见于蜻蜓目。

（3）过渐变态（hyperpaurometamorphosis）：若虫在变为成虫前有 1 个不食不动的类似蛹的虫态，比渐变态稍复杂。如缨翅目昆虫和半翅目的蚧虫。

4. 完全变态（complete metamorphosis） 个体发育经过卵、幼虫、蛹、成虫 4 个虫态。幼虫为稚虫异型幼虫，在体型、内外部构造、栖境及习性等与成虫有明显差异，翅在体内发育。成、幼虫之间经历蛹期，这类变态称为完全变态。见于鳞翅目、鞘翅目等昆虫类群。

5. 复变态（hypermetamorphosis） 除具备完全变态的基本特征外，各龄幼虫间形态和生活方式出现明显差异，称为复变态。如芫菁初龄幼虫自由活动取食，为衣鱼式幼虫；而当进入蝗虫卵营寄生生活时则变为蛴螬型幼虫。

二、滞育

有一些节肢动物在生活史的某一虫态，不论环境条件适宜与否都要停止生长发育或生殖，经过一段时期或受某一因子刺激后，才重新恢复发育，这种规律性发生在节肢动物某一世代的某一虫态的生长发育停滞称为滞育。滞育不是由极端环境条件直接诱发的应激反应，而是对定期储蓄的极端环境长期适应的结果。滞育发生于节肢动物个体发育的一定阶段，早在不利环境来临之前，某些季节信号，如光周期变化的信号，就会诱导滞育发送。滞育不同于休眠，一般认为休眠是由不良环境直接诱发的生长发育的停滞状态，当不良环境消除后，就可恢复生长发育。深度的长时间休眠主要发生在冬季（冬眠）和夏季（夏蛰或夏眠）。滞育是比休眠更深的新陈代谢受抑制的生理状态，具有一定的遗传稳定性，不同节肢动物都各有固定的滞育虫态。

滞育在各个发育阶段均可发生，但不同虫态的发生频率存在差异：卵期滞育约占节肢动物总数的 40%，蛹期约占 30%，幼虫和成虫约占 30%。卵期滞育可发生在卵胚胎发育的早、中、后期。幼虫滞育一般发生在最末两龄，并且一般限于 1 个幼虫龄期，也有的节肢动物幼虫滞育可发生在几个龄期。蛹是常见的滞育虫态。而粉螨科的有些螨类各个发育期都能发生滞育，如粗脚粉螨和害嗜鳞螨在低温干燥的不良环境中，若螨可变为休眠体。

1. 滞育类型 有些节肢动物发育到一定阶段即进入滞育，称为专性滞育（obligatory diapause）。多化性节肢动物发生滞育的世代和个体百分率等可以不同，称为兼性滞育（facuitative diapause）。按诱导和结束滞育的因素不同，上述两类滞育还可分成不同亚型。如兼性滞育中有的仅受光周期的调节，可延缓发育速度，但并不停顿，称为寡兼性滞育；凡因某一因素（如光周期变化）诱导而发生滞育后，须有另一因素（如温度升高）的作用才能结束滞育的，称为双因素兼性滞育。专性滞育的诱导期有时很难辨别，似与外界因素无关，仅取决于遗传性。有的滞育需要某种环境因素（如温度）的剧烈改变才能结束，称为单因素滞育。

2. 滞育阶段 滞育一般分为 3 个阶段：滞育前期（prediapause）、滞育期（diapause）、滞育后期（postdiapause）。滞育前期分为滞育诱导（induction phase）和滞育准备（preparation phase）两个阶段。滞育诱导指不利环境条件到来之前，环境诱导信号被特定的敏感时期昆虫感受，其中光周期是最重要的诱导信号。滞育准备阶段往往紧接在诱导阶段之后或与诱导阶段部分交叉重叠。滞育诱导后导致一些特异性基因在滞育准备阶段表达，神经内分泌和代谢过程出现变化，为进入滞育做准备。滞育期分为滞育进入、滞育维持、滞育解除三个阶段。滞育进入指发育开始逐步减缓直至发育停滞。节肢动物进入滞育时期因种而异，可以发生在胚胎期、幼虫期、蛹期和成虫期。就某个虫种而言，进入滞育的时期相对固定。进入滞育期后，即使提供适当条件，依然保持发育停滞状态，标志虫体已进入滞育维持期。随时间的增加，滞育强度逐步下降，对滞育打破的敏感性逐步增加。在此期间，有许多基因依然在工作，调控滞育维持的状态。滞育解除是滞育后期某些因子作用的结果，自然条件下通常低温是多数节肢动物打破滞育的主要因素。热带地区的夏季滞育节肢动物，变化的光周期被认为是滞育打破的关键因子。滞育后期指滞育打破后，虫体对环境的适应，如环境条件适宜，个体马上恢复发育；如环境条件不利于恢复发育，节肢动物个体则表现为滞育打破后的静止。例如，家蚕卵的滞育在冬季（1月份）已经被打破，由于低温抑制了发育，因而外在表现是依然滞育，一旦春天温度回升，家蚕卵很快恢复发育。

3. 滞育的调节和控制 节肢动物的滞育受激素的调节和控制，如家蚕在长日照和高温的刺激下，咽下神经节产生滞育激素，使雌蛾产滞育卵。一般认为节肢动物脑激素缺乏可促使幼虫、蛹及晚期胚胎的滞育；脑激素和保幼激素缺乏，可促使成虫滞育；鳞翅目中家蚕等雌蛹咽下神经节分泌的激素能促使胚胎期进入滞育。

（赵金红）

参考文献

[1] 马雯，何云川，王新谱. 不同虫口密度Q型烟粉虱成虫对番茄幼苗生理指标的影响[J]. 农业科学研究，2020，41(03)：7-11.

[2] 李新宇，马卫华，李立新，等. 中华蜜蜂PLA2基因的生物信息学分析及响应高温胁迫的表达模式[J]. 环境昆虫学报，2020，42(05)：1060-1067.

[3] 姜宏健，刘曙雯，嵇保中，等. 多巴胺对昆虫生殖的调控[J]. 中国科学：生命科学，2020，50(03)：296-310.

[4] 姜宏健，张磊，嵇保中，等. 昆虫体内的酪胺：合成、降解与生理功能[J]. 生命科学，2020，32(05)：501-514.

[5] 徐刚，叶恭银. 昆虫多巴胺及其受体的研究进展及展望[J]. 昆虫学报，2020，63(01)：104-122.

[6] 解鸿青，李聪慧，崔诗遥，等. 昆虫脂动激素及其受体调控能量动态平衡的研究概述[J]. 蚕桑通报，2020，51(02)：7-10+13.

[7] 孙毅，秦通. 蜱类化学感应和神经生理学研究进展及其对药物研发的启示[J]. 寄生虫与医学昆虫学报，2019，26(02)：124-134.

[8] 莫建初，王成盼，尉吉乾. 昆虫外周嗅觉系统研究进展[J]. 江西农业大学学报，2019，41(01)：50-57.

[9] 嵇保中，刘曙雯，张凯. 昆虫学基础与常见种类识别. 3版. 北京：科学出版社，2019.

[10] 孙龙龙，宋唯伟，侯文华，等. 昆虫神经元标记方式的研究进展[J]. 华中昆虫研究，2018，14(00)：57-63.

[11] 吴基楠，何大东，龚子慧，等. 昆虫自动识别研究进展[J]. 华中昆虫研究，2018，14(00)：140-149.

[12] 李朝品. 中国粉螨概论[M]. 北京：科学出版社，2016：120.

[13] 钱雪，王冬梅，李爽，等. 始红蝽呼吸代谢的季节变化及对温度的适应性[J]. 生态学报，2016，36(20)：6602-6606.

[14] 江幸福，张蕾，程云霞，等. 粘虫蛾飞行过程中体温及呼吸强度变化[J]. 植物保护学报，2015，42(06)：1020-1024.

[15] 李照会. 园艺植物昆虫学[M]. 2版. 北京：中国农业出版社，2013.

[16] 彩万志，庞雄飞，花保祯，梁广文，宋敦伦. 普通昆虫学[M]. 6版. 北京：中国农业出版社，2008.

[17] 李朝品. 医学节肢动物学[M]. 北京：人民卫生出版社，2009：96.

[18] 嵇保中，刘曙雯，张凯. 昆虫学基础与常见种类识别[M]. 3版. 北京：科学出版社，2019：64.

[19] 陈汉彬，安继尧. 中国黑蝇[M]. 北京：科学出版社，2003.

[20] 苏寿泜，叶炳辉. 现代医学昆虫学[M]. 北京：高等教育出版社，1996.

[21] 王荫长. 昆虫生理生化学[M]. 北京：中国农业出版社，1994.

[22] 李隆术，李云瑞. 蜱螨学[M]. 重庆：重庆出版社，1988.

[23] 忻介六. 应用蜱螨学[M]. 上海：复旦大学出版社，1988.

[24] BAR-SHMUEL N，BEHAR A，SEGOLI M. What do we know about biological nitrogen fixation in insects? Evidence and implications for the insect and the ecosystem [J]. Insect Sci，2020，27(3)：392-403.

[25] PESONEN M，VAHAKANGAS K. Chloropicrin-induced toxicity in the respiratory system [J]. Toxicology Letters，2020，323：10-18.

[26] AGACHE I, LAU S, AKDIS CA, et al. EAACI Guidelines on Allergen Immunotherapy: House dust mite-driven allergic asthma [J]. Allergy, 2019, 74(5): 855-873.

[27] BLOW F, DOUGLAS AE. The hemolymph microbiome of insects [J]. J Insect Physiol, 2019, 115: 33-39.

[28] SEN-MIAO Tong, MING-GUANG Feng. Insights into regulatory roles of MAPK-cascaded pathways in multiple stress responses and life cycles of insect and nematode mycopathogens [J]. Appl Microbiol Biotechnol, 2019, 103(2): 577-587.

[29] CARBONE J, YABO A, OLIVA D. Characterization and modelling of looming-sensitive neurons in the crab Neohelice [J]. J Comp Physiol A Neuroethol Sens Neural Behav Physiol, 2018, 204(5): 487-503.

[30] DE GIER S, VERHOECKS K. Insect (food) allergy and allergens [J]. Mol Immunol, 2018, 100: 82-106.

[31] MWANGI MN, OONINCX D G AB, STOUTEN T, et al. Insects as sources of iron and zinc in human nutrition [J]. Nutr Res Rev, 2018, 31(2): 248-255.

[32] MATTHEWS PGD, GREENLEEe KJ, VERBERK WCEP. The limits of respiratory function: External and internal constraints on insect gas exchange [J]. J Insect Physiol, 2018, 106(Pt 3): 153-154.

[33] REN M, NIU J, HU B, et al. Block of Kir channels by flonicamid disrupts salivary and renal excretion of insect pests [J]. Insect Biochem Mol Biol, 2018, 99: 17-26.

[34] SCHEYS F, VAN DAMME JM, DE SCHUTTER K, et al. Evolutionarily conserved and species-specific glycoproteins in the N-glycoproteomes of diverse insect species [J]. Insect Biochem Mol Biol, 2018, 100: 22-29.

[35] DYAKOVA O, NORDSTROM K. Image statistics and their processing in insect vision [J]. Curr Opin Insect Sci, 2017, 24: 7-14.

[36] WOJDA I. Temperature stress and insect immunity [J]. J Therm Biol, 2017, 68(Pt A): 96-103.

[37] BEREZHKOVSKIIi AM, SHVARTSMAN SY. Diffusive flux in a model of stochastically gated oxygen transport in insect respiration [J]. J Chem Phys, 2016, 144(20): 204101.

[38] BORGMANN A, BUSCHGES A. Insect motor control: methodological advances, descending control and inter-leg coordination on the move [J]. Curr Opin Neurobiol, 2015, 33: 8-15.

[39] BURNETT KAREN G, BURNETT LOUIS E. Respiratory and Metabolic Impacts of Crustacean Immunity: Are there Implications for the Insects? [J]. Integrative and comparative biology, 2015, 55(5): 856-868.

[40] WEIHRAUCH D, ODONNELL MJ. Links between Osmoregulation and Nitrogen-Excretion in Insects and Crustaceans [J]. Integr Comp Biol, 2015, 55(5): 816-829.

[41] FSICHER K, WALTON S. Parasitic mites of medical and veterinary importance--is there a common research agenda? [J]. Int J Parasitol, 2014, 44(12): 955-967.

第七章 医学节肢动物的生化

生物化学已渗透到了医学节肢动物学研究的各个领域，包括认识医学节肢动物生命现象的基础研究和指导医学节肢动物及虫媒病控制的应用研究。医学节肢动物的生化研究所涉及的生化成分主要包括糖类、脂类及脂肪酸、蛋白质及氨基酸、表皮碳氢化合物、酶、激素等，本章主要介绍上述成分在医学节肢动物中的基础生化研究。

第一节 糖

糖是生物体的构成成分和主要的供能物质，存在于医学节肢动物的细胞核、质、膜，以及肌肉、脂肪体、血淋巴及支持组织中。

一、糖的分布和种类

糖是含有多羟基的醛或酮及其衍生物或多聚物，按照水解情况，可分为以下 3 种类型：

1. 单糖　不能分解为更简单的糖分子的多羟基醛或酮的化合物，其分子式可用$(CH_2O)_n$表示，n=3~7。最简单的是丙糖(甘油醛、二羟丙酮)，最常见的是己糖，如葡萄糖、果糖，其次是戊糖，如核糖、脱氧核糖等。其中葡萄糖分布最广、最重要，存在于节肢动物血淋巴中。核糖和脱氧核糖是细胞中核酸的组成成分，在核酸分子中以 β-呋喃糖的形式存在。节肢动物血淋巴中含有少量果糖，与葡萄糖共同构成血淋巴中的还原糖。

食物中的糖类经动物消化后的终产物主要是葡萄糖，也有少量的果糖、半乳糖、甘露糖等单糖。不同单糖被动物吸收后，在酶的催化下可以相互转化。各种单糖都可以转化为葡萄糖或其磷酸酯，从而进入葡萄糖的代谢途径。

2. 低聚糖　低聚糖是含有 2~10 个单糖残基的糖，亦称寡糖。根据单糖残基的数目分别称为二糖(双糖)、三糖、四糖等，其中双糖是最为重要的寡糖。医学节肢动物中的重要双糖是海藻糖，另外还有麦芽糖、乳糖、蔗糖和纤维二糖。海藻糖主要存在于医学节肢动物的血淋巴中，其中的浓度高达哺乳动物血糖量的数倍至 10 倍以上。糖以海藻糖形式存在于血淋巴中是医学节肢动物的一个重要生化特征。

低聚糖常与蛋白质结合成为糖蛋白，有的与脂类结合为糖脂。这种结合物经常在细胞的外表面出现，成为细胞的标志物，故各种细胞具有“个性”，是细胞“识别”、细胞免疫、细胞特异反应的决定因子。

3. 多糖及其衍生物　由 10 个以上的单糖残基所组成的糖称多糖。多糖完全水解后形成多个分子的单糖。医学节肢动物体内重要的多糖为糖原，重要的多糖衍生物为几丁质。①糖原：是糖类贮存的主要形式，主要贮藏于脂肪体，少量存在于血淋巴、肌肉及其他组织中。糖原是由多个葡萄糖分子通过 α-1,4-葡萄糖苷键连结而成，支链处是 α-1,6-葡萄糖苷键，直链约含 12~18 个葡萄糖分子，可完全水解生成葡萄糖。②几丁质：不仅是节肢动物外骨骼的重要构成成分，也是气管、消化管及生殖管道的主要成分。是高分子含氮多糖物质，其结构类似纤维素，由无分支的链状 β-(1,4)-2-乙酰氨基-2-脱氧-D-葡萄糖组成，分子量很大，无色无定型固体，不溶于水、稀酸、稀碱、酒精、乙醚等溶剂，其分子结构式如图 7-1 所示。

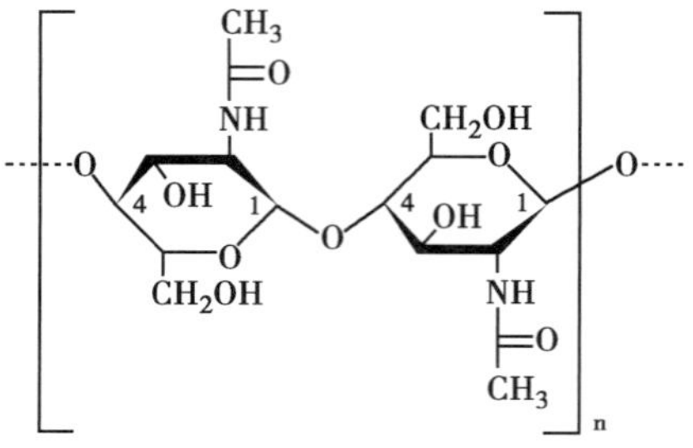

图 7-1 几丁质的分子结构式

二、糖的代谢

糖类是医学节肢动物的重要能源物质，主要来自食物中的单糖、体内贮存的糖原和海藻糖。

1. 糖原的合成代谢 糖原的合成部位是脂肪体，葡萄糖由血淋巴转移至脂肪体细胞内，在葡萄糖激酶的催化下，葡萄糖与三磷酸腺苷（ATP）反应，生成葡糖-6-磷酸及二磷酸腺苷（ADP）。葡糖-6-磷酸在磷酸葡萄糖变位酶的催化下，转变为葡糖-1-磷酸。葡糖-1 -磷酸与三磷酸尿苷在二磷酸尿苷-葡萄糖焦磷酸化酶的催化下生成二磷酸尿苷-葡萄糖，同时放出焦磷酸。

在糖原合成酶的催化作用下，二磷酸尿苷-葡萄糖分子中的葡萄糖转移到糖原引物的非还原端的葡萄糖残基上，并通过 α-1,4-糖苷键连接，每发生一次反应，则使糖原引物上增加一个葡萄糖残基。重复上述反应，使糖原分子中以 α-1,4-糖苷键相连的直链逐渐延长，当延长至 12~18 个葡萄糖残基时，则在分支酶的作用下，将直链末端的 6~8 个葡萄糖残基转移给相邻的糖链末端，并以 α-1,6-糖苷键与直链中的葡萄糖残基相连，从而形成新的分支，然后各分支再延长，再分支，如此通过大量葡萄糖单位的积聚组成高分子的，且具有分支结构的糖原。

2. 糖原的分解代谢 糖原一般分解为葡萄糖后开始被细胞同化利用。首先在磷酸化酶的催化下，在糖原分支的非还原端，将葡萄糖残基间的 α-1,4-糖苷键磷酸分解，生成一分子葡糖-1-磷酸。此反应不消耗能量，生成的葡糖-1-磷酸则可在磷酸葡萄糖变位酶（与糖原合成中的酶相同）的催化下转变为葡糖-6-磷酸。葡糖-6-磷酸是糖代谢各条途径的交汇点，在所有组织中它都可以再合成糖原或进行各种分解代谢。葡糖-6-磷酸在葡糖-6-磷酸酶的作用下水解为葡萄糖和无机磷酸。葡萄糖在细胞内的分解代谢途径主要有 3 条。

（1）糖无氧分解：糖无氧分解是在胞液中进行的，其过程和一般生物一样，首先生成丙酮酸，此阶段亦称为糖酵解，然后在无氧条件下，丙酮酸还原生成乳酸。同时通过底物水平磷酸化生成高能磷酸化合物 ATP，释放出能量。一分子葡萄经无氧分解后，通过底物水平磷酸化可净产生 2 个 ATP，如果由糖原降解而来，则可净产生 3 个 ATP。无氧分解中消耗的 ADP 和 Pi 由耗能场所水解 ATP 再生，但 NAD^+必须由 NADH 氧化再生。

医学节肢动物的大部分肌肉（如腿肌和体壁肌），线粒体含量较少，糖代谢即是无氧酵解，消耗的 NAD^+ 通过丙酮酸的还原而再生。这类肌肉剧烈运动时，常积累大量乳酸，乳酸释放进入血淋巴后，由脂肪体或肌肉本身，通过缓慢的基质循环，重新氧化或合成其他的化合物。由于能量释放不能被有效利用，所以无氧分解的供能效率很低，一分子葡萄糖仅能提供 2~3 个 ATP。

（2）糖有氧分解：在有氧条件下，葡萄糖被彻底氧化成 CO_2 和水，同时释放大量 ATP 的过程。首先在胞液中葡萄糖生成丙酮酸，此阶段所包括的反应与上述糖酵解过程完全相同。有氧情况下，生成的丙酮酸进入线粒体，在丙酮酸脱氢酶系催化下氧化脱羧生成乙酰辅酶 A（乙酰 CoA），此反应不可逆。乙酰 CoA 进入三羧酸循环完全氧化分解生成 CO_2 和 H_2O。此循环仍是在线粒体内进行的。一分子葡萄糖通过有氧氧化共产生 38 个 ATP。

在节肢动物的飞行肌中，还存在一种供应飞行所需能量的"α-磷酸甘油酯循环"途径，以及葡萄糖与磷酸通过酶的作用，直接形成 α-磷酸甘油酯和丙酮酸等快速反应机制。飞行肌通常具有丰富的气管和线粒体，糖代谢是有氧酵解进行，消耗的 NAD^+由磷酸甘油酯直接循环再生，并将脱下的 H^+送入线粒体呼吸链，进行氧化磷酸化生产 ATP，酵解产生的丙酮酸也直接进入线粒体进行三羧酸循环。这种有氧酵解过程，虽然直接供能与无氧酵解相同，但没有无效积累，脱下的 H^+和产生的丙酮酸均进入线粒体，继续氧化供能，不仅供能效率高，而且也不产生氧欠。这也是节肢动物能进行持续飞行的原因。

（3）磷酸戊糖途径：节肢动物的脂肪体内，有一部分糖通过戊糖循环进行糖类氧化，其情况与高等动物相似，能提供脂类合成以及解毒代谢中所需的还原型辅酶Ⅱ（$NADPH_2$）以及核酸合成所需的 5-磷酸核糖，也是各种单糖相互转化的一条重要途径。一分子磷酸葡萄糖，经过磷酸戊糖循环彻底氧化成 6 分子 CO_2，12 分子 $NADPH_2$。$NADPH_2$ 可以经过基质循环，将一对氢送入呼吸链产生 ATP。这是一种提供还原力的糖类利用途径。

3. 海藻糖的合成与分解　与糖原合成相似，在脂肪体细胞内，葡萄糖-1-磷酸和二磷酸尿苷葡萄糖在葡萄糖磷酸海藻糖合成酶的催化下生成海藻糖-6-磷酸，后者在磷酸酶的催化下生成海藻糖，然后输送到血淋巴中，再通过血淋巴转移至组织中，在海藻糖酶的催化作用下生成二分子葡萄糖。

4. 几丁质合成　血淋巴中的海藻糖分解为葡萄糖，葡萄糖进一步变为果糖-6-磷酸，通过胺化作用生成 6-磷酸葡萄糖胺，通过乙酰化作用生成 6-磷酸-N-乙酰葡萄糖胺，然后与 UDP 结合，生成尿核苷二磷酸-N-乙酰葡萄糖胺，在有微量的乙酰葡萄糖胺存在的情况下，由几丁质合成酶催化发生聚合作用，生成几丁质。

5. 甘油的代谢　糖无氧酵解生成的磷酸二羟丙酮，在 α-磷酸甘油脱氢酶的催化下生成 α-磷酸甘油，此过程是可逆的，后者在磷酸酶的催化下生成甘油，甘油在甘油激酶的作用下又可形成 α-磷酸甘油。

三、糖的功能

糖除了参与构成细胞外，其主要作用是作为供能物质氧化供能。糖的无氧酵解虽然产能不多，但当节肢动物飞翔时，所需能量大增，糖的分解加快，造成氧气的供应不足，此时肌肉活动就需依靠糖无氧酵解过程供应一部分能量。糖的有氧分解过程产生 38 个 ATP，是体内产生 ATP 的主要代谢途径，而 ATP 是为生命活动直接提供能量的最重要物质。1 摩尔葡萄糖彻底分解为 CO_2 和 H_2O 时共放出能量约 2 867.5kJ，生成的 38 个 ATP 共贮存能量 1 270.7kJ，约占总释放能量的 44%。通过磷酸戊糖途径可产生 5-磷酸核糖，这是体内产生核糖的主要途径，5-磷酸核糖则是合成核酸的重要原料，同时体内的核糖也可通过磷酸戊糖途径进行分解或转变为其他物质，该途径是体内 $NADPH_2$ 的重要来源，具有许多重要生物学功能，例如在脂肪酸和胆固醇等生物合成中都需大量的 $NADPH_2$。多数节肢动物血淋巴中的海藻糖水解为葡萄糖后可被组织细胞吸收利用，但利用海藻糖并非仅为一般的代谢目的，同时还合成几丁质。昆虫表皮的某些重要物理性质，如弹性、韧性等主要是由于几丁质的存在造成的，同时几丁质还与表皮阻止水分散失有关。许多昆虫体内都积蓄甘油，尤其是滞育昆虫，有的昆虫所积蓄的甘油甚至高达其体重的 20% 以上。当昆虫滞育解除时，甘油浓度很快降低。甘油在血淋巴的冰点降低中起重要作用，昆虫在越冬时，由于甘油的积累，增加了昆虫抗寒能力，同时血淋巴渗透压有一定的升高。

第二节　脂类及脂肪酸

脂类是脂肪酸与醇（甘油、鞘氨醇、胆固醇等）形成的脂类及其衍生物，是脂肪和类脂的总称，是组成细胞的必要成分。同时也是重要的供能物质，并能够促进节肢动物的生长，存在于医学节肢动物的细胞膜和细胞器膜、表皮、血淋巴和脂肪体中。

一、脂类及脂肪酸的种类和分布

脂类根据其化学成分可分为以下 3 类：

1. 单纯脂　脂肪酸与醇构成的酯，主要包括：①中性脂（真脂）：脂肪酸与甘油构成的甘油三酯。脂肪体是节肢动物贮存脂肪的主要场所，在血淋巴内总的脂肪含量一般为 1.5%~5.5%。还有的贮存于卵内、油腺及其分泌物中。②蜡：脂肪酸与高分子一元醇构成的酯。主要存在于体壁上表皮中，如在黄粉甲和吸血蝽上表皮中的蜡为白色或黄色晶体，还存在于节肢动物蜡腺及其分泌物中。

2. 复脂　除脂肪酸与醇外，还有其他成分构成的酯。主要存在于细胞膜、细胞器膜、血淋巴、上表皮、某些腺体及其分泌物中。主要包括：①磷脂：含磷酸及有机碱性氮化物的脂，如卵磷脂等。②糖脂：含糖及有机碱性氮化物的脂，如脑苷脂。③脂蛋白：由甘油醇、固醇、酯、磷脂等和蛋白质结合而成脂蛋白。

3. 衍生脂　可溶于脂类溶剂的脂类水解产物和其他类脂物质。主要存在于血淋巴、脂肪体、性引诱物质和追踪物质等信息素和激素中。主要包括：①脂肪酸：分为饱和脂肪酸、单不饱和脂肪酸和多不饱和脂肪酸。如油酸、亚油酸、亚麻酸、花生四烯酸等。②脂肪族的高分子醇:如蜂蜡醇。③固醇:又称甾醇,是一种环戊烷多氢菲的衍生物,如胆固醇。④异戊间二烯化合物:如萜烯类化合物。

二、脂类及脂肪酸的代谢

医学节肢动物的脂类代谢与脊椎动物的脂类代谢很相似,主要不同点是缺乏固醇合成系统。脂类在脂肪体内主要以甘油三酯的形式存在,而在血淋巴中以甘油二酯,附着在特殊的血淋巴脂蛋白上进行运输。

(一)脂类的合成代谢

1. 由乙酰辅酶A合成棕榈酸 脂肪酸的生物合成是在胞质中进行的,但合成的原料乙酰辅酶A是在线粒体中由丙酮酸氧化脱羧生成。由于乙酰辅酶A的衍生物不能通过线粒体内膜,需在线粒体内与草酰乙酸缩合成柠檬酸,柠檬酸穿过线粒体膜进入到胞质,再裂解成乙酰辅酶A和草酰乙酸。乙酰辅酶A经过羧化作用生成丙二酸单酰辅酶A。生成的丙二酸单酰辅酶A在丙二酸单酰辅酶A-ACP转酰基酶的催化下,将酰基转给脂酰基载体蛋白(ACP),生成丙二酸单酰-ACP。同时乙酰辅酶A也与酰载体蛋白反应生成乙酰-ACP。然后,乙酰-ACP与丙二酸单酰-ACP缩合,再经一系列反应生成丁酰-ACP。生成的丁酰-ACP又可与丙二酸单酰-ACP作用,经一系列反应而生成乙酰-ACP,再重复此过程,每重复一次增加2个碳原子,经过7次重复,直至生成16碳的棕榈酰-ACP为止,最后棕榈酰-ACP水解生成游离的棕榈酸和ACP。

在脂肪酸合成中所需要的氢都是由$NADPH_2$供给的,由上式可见,每生成1分子棕榈酸需14分子$NADPH_2$。在乙酰辅酶A由线粒体转移至胞液内的过程中,在苹果酸转变为丙酮酸时是产生$NADPH_2$的。每转移一个乙酰辅酶A生成一个$NADPH_2$,生成一分子棕榈酰须8个乙酰辅酶A,故可提供8分子$NADPH_2$其余6个$NADPH_2$由磷酸戊糖途径提供。由此可见,糖代谢可提供脂肪酸合成所需的全部原料。

2. 其他脂肪酸的生物合成 在酶系催化下,棕榈酸通过延长作用或去饱和作用可生成各种脂肪酸。延长作用是每次加上2个碳原子,如棕榈桐酸可加上2个碳原子形成硬脂酸;去饱和作用是饱和脂肪酸的氧化脱氢,如硬脂酸氧化脱氢生成油酸。但去饱和作用只能生成含一个双键的脂肪酸,而不能生成含2个或2个以上双键的脂肪酸,这些脂肪酸只能从食物中获得,或是由食物中获得的亚油酸和亚麻酸在体内衍生而来。

3. 甘油三酯的合成 在ATP参与下,脂肪酸生成脂酰辅酶A,再在磷酸甘油脂酰基转移酶的催化下与α-磷酸甘油作用生成磷脂酸,水解变为甘油二酯,脂酰辅酶A和甘油二酯再由甘油二酯脂酰基转移酶的催化下生成甘油三酯。甘油二酯若与胆碱、肌醇等其他分子在酶的催化下再一次酯化则生成甘油磷脂。

(二)脂类的分解代谢

促进脂类分解代谢的激素称脂解激素,此激素作用于脂肪体,使腺苷酸环化酶活化,加速cAMP的生成,蛋白激酶在cAMP的作用下使脂肪酶活化,释放出甘油和脂肪酸。

1. 甘油的代谢 甘油在甘油激酶的催化下与ATP反应,生成α-磷酸甘油和ADP。α-磷酸甘油可在磷酸酶的催化下水解成甘油和磷酸,还可与脂肪酸合成甘油二酯,同时可在α-磷酸甘油脱氢酶的作用下转变成磷酸二羟丙酮。磷酸二羟丙酮是糖酵解途径的一个中间产物,可以沿着糖酵解途径转变为丙酮酸,丙酮酸再氧化脱羧生成乙酰CoA,然后进入三羧酸循环氧化为CO_2和H_2O,并释放出能量。

2. 脂肪酸的分解 脂肪酸分解的主要方式有β-氧化、α-氧化和ω-氧化,其中最重要的是β-氧化途径。β-氧化是指脂肪酸在一系列酶的催化下,先在胞质中活化生成脂酰辅酶A,生成的脂酰辅酶A在肉碱载体的帮助下进入线粒体,再通过脱氢、加水、再脱氢和硫解四步反应,从β-碳位上硫解下一分子乙酰CoA,重复上述四步反应,直到所有的脂酰辅酶A全部分解为乙酰CoA。其次是α-氧化,所谓α-氧化是脂肪酸的α-碳原子的氧化,每氧化一次减少一个碳原子,所以α-氧化的产物有CO_2和三碳化合物的生成。再次是ω-氧化,是指脂肪酸的最后一个碳原子由甲基氧化成羧基,脂肪酸变成二羧酸以后可以从两端进行β-氧化,其产物还是乙酰CoA。不饱和脂肪酸的氧化也主要是β-氧化,但由于具有双键,所以除了β-氧化的全部酶外,还需要异构酶参加,其中异构酶为几何异构,差向异构为光学异构。差向异构酶将顺式双键生成反式双键,使顺式羟基变成反式羟基,最后的产物也是乙酰CoA。

脂肪酸氧化的主要产物乙酰CoA的代谢去路主要有:①进入三羧酸循环(TCA)被彻底氧化成CO_2和

H_2O，并提供能量；②进入乙醛酸循环（GAC）转化成糖，乙醛酸循环有两个关键的酶即异柠檬酸裂解酶和苹果酸合成酶。

现以棕榈酸为例来计算氧化一分子脂肪酸可产生多少ATP。由于每进行一次β-氧化可生成乙酰CoA、$FADH_2$ 和 $NADH_2$ 各一分子。棕榈酸是16碳酸，共需经7次β-氧化过程。每分子 $NADH_2$ 经氧化后可产生3个ATP，而每分子 $FADH_2$ 则产生2个ATP，故7分子 $NADH_2$ 和 $FADH_2$ 共产生35个ATP。每分子乙酰CoA经三羧酸循环氧化为 CO_2 和 H_2O 时可产生12个ATP，则8分子乙酰CoA可产生96个ATP。以上总共产生35+96=131个ATP。但是在脂肪酸活化时要消耗两个高能键，相当于2个ATP，因此，彻底氧化一分子的棕榈酸净生成129个ATP。已知一分子的棕榈酸彻底氧化为 CO_2 和 H_2O 后，共释放出化学能9 781.2kJ，以每个高能磷酸键的能量为33.4kJ计算，则贮存于ATP中的能量为33.4×129=4 308.6kJ，其余以热能形式散失。可见脂肪酸氧化时的能量效益约为44%，即和糖分解代谢的能量效益差不多（图7-2）。

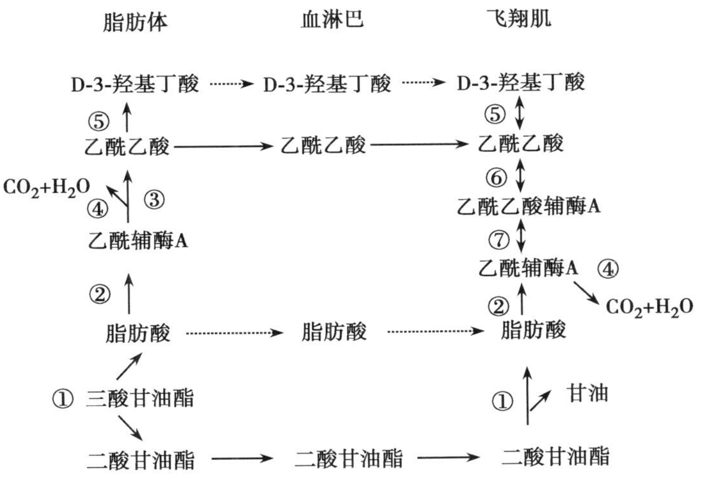

①酯酶；②β-氧化；③甲羟戊二酸辅酶A途径；④三羧酸循环；⑤3-羟基丁酸脱氢酶；⑥3-氧代辅酶A转移酶；⑦硫代乙酰辅酶A。

图7-2　脂肪在昆虫体内的利用途径

三、脂类及脂肪酸的功能

脂类在节肢动物体内有多种功能：①脂类是组成细胞的必要成分，是膜的组成成分。②脂肪是氧化供能和贮存能量的重要物质。③卵磷脂有促进节肢动物生长的作用。④滞育昆虫在准备越冬时血淋巴脂类含量较高，既作为能源贮存，又增加了抗寒能力。⑤长链脂肪酸与飞行及营养提供有关，如 C_{20} 脂肪酸为蚊虫生命活动的必需脂肪酸。⑥节肢动物表皮的蜡质层含脂量与其抗药性有关。如抗性烟青虫幼虫比非抗性系幼虫表皮中脂类含量高，对DDT的渗透性较低，家蚕和二化螟等昆虫表皮中的脂肪酸，尤其是辛酸和癸酸有抵抗真菌侵袭的作用。⑦节肢动物体内的脂类还有协助脂溶性维生素A、维生素D、维生素E、维生素K吸收的功能。

第三节　蛋白质及氨基酸

蛋白质是以氨基酸为基本组成单位，通过肽键相互连接而成的复杂的高分子含氮化合物，是节肢动物虫体的重要组成成分和生命的物质基础，普遍存在于节肢动物的表皮、肌肉、血淋巴、脂肪体及腺体分泌物中。

一、蛋白质及氨基酸的种类和分布

（一）蛋白质的种类和分布

在酸、碱和酶的作用下，蛋白质被水解为胨、肽，最后生成氨基酸。按其化学组成可分为单纯蛋白质和结合蛋白质两大类。单纯蛋白质是指基本上只有氨基酸组成的蛋白质，结合蛋白质则是由蛋白质部分和非蛋白质部分——辅基结合而成。按照蛋白质结合辅基的不同，分为核蛋白、糖蛋白、脂蛋白、磷蛋白、色蛋白和金属蛋白等。按理化性质，特别是溶解度、热凝性质、盐析等的差异，又可把蛋白质分为清蛋白、球蛋白、谷蛋白、硬蛋白、组蛋白和精蛋白等。

蛋白质普遍存在于节肢动物的表皮、肌肉、血淋巴、脂肪体及腺体分泌物中，尤其在可食用节肢动物体内含量极高，是一个微型营养库，如蜜蜂干体蛋白质含量高达81%，苍蝇为79%，蟋蟀76%，蝴蝶为71%，白蚁干物质有 80% 是蛋白质和脂肪，黄粉虫幼虫、蛹和成虫，蛋白质含量分别为 51%、57%、和 60%。①表皮：表皮各层的主要成分是蛋白质，约占表皮干重的一半。如美洲大蠊表皮中含 44% 的蛋白质，天牛幼虫表皮中含 63% 的蛋白质。②肌肉：肌原纤维中的蛋白质为肌原纤维特有蛋白，称收缩蛋白，占肌原纤维中总蛋白的 2/3，其中 54% 为肌球蛋白，21% 为肌动蛋白，1 0% 为原肌球蛋白，在骨骼肌中还有肌红蛋白。③血淋巴：多数节肢动物血淋巴中蛋白质含量比人或其他脊椎动物血液中的含量低，但比其他无脊椎动物体液内的蛋白质含量高。如直翅目血淋巴中平均含量 0.01mg/ml，鳞翅目为 0.02mg/ml，鞘翅目为 0.03~0.04mg/ml，膜翅目为 0.05mg/ml，人为 0.072mg/ml，甲壳动物为 0.02~0.03mg/ml。血淋巴中含有卵黄原蛋白和卵黄磷蛋白、脂蛋白、结合保幼激素的蛋白、贮存蛋白、血红蛋白、色素蛋白等。④脂肪体：专一性的血淋巴蛋白以颗粒形式贮存于脂肪体中。⑤腺体分泌物：如下唇腺，一般分泌蛋白质，遇空气即硬化成丝。

（二）氨基酸的种类和分布

医学节肢动物血淋巴中游离氨基酸主要来源于食物，也可自身转化、合成。医学节肢动物血淋巴氨基酸库中主要有丙氨酸、精氨酸、天冬氨酸、谷氨酸、甘氨酸、组氨酸、异亮氨酸、亮氨酸、赖氨酸、苯丙氨酸、脯氨酸、苏氨酸、酪氨酸和缬氨酸等 14 种，还存在一些稀有氨基酸种类，如氨基丁酸、亚砜蛋氨酸、乌氨酸和瓜氨酸，甘氨酸是卵黄蛋白的一种主要氨基酸。

医学节肢动物血淋巴中游离氨基酸含量极高，占血淋巴中非蛋白质总量的 50%~85%。哺乳动物血浆中游离氨基酸含量约为 0.5mg/ml，而一般昆虫的含量为 2.93~24.3mg/ml。这是昆虫的一个主要生化特征。血淋巴中游离氨基酸的种类、含量是蛋白质合成与降解之间平衡的结果，且受多种因素影响，不同虫种、株游离氨基酸种类与含量不同，同一个体发育阶段，食物、毒素及寄生虫寄生等情况的变化也可影响游离氨基酸的种类和含量。

二、蛋白质及氨基酸的代谢

医学节肢动物体内不断发生蛋白质的合成和分解。蛋白质分解代谢首先在酶的催化下水解为氨基酸，而后各氨基酸进行分解代谢，或转变为其他物质、或参与新的蛋白质合成。因此氨基酸代谢是蛋白质分解代谢的中心内容。在组织蛋白酶的作用下，组织蛋白分解成为氨基酸；食物中蛋白质经消化成为氨基酸后被吸收入体内；机体还能自身转化、合成一些氨基酸，所有这些氨基酸共同组成氨基酸代谢库。这些氨基酸可以合成组织蛋白质，以满足机体生长、更新和修补的需要；许多氨基酸是合成各种重要含氮生物活性物质的原料，包括某些激素、核酸中的嘌呤和嘧啶、血红蛋白中的亚铁血红素等；不用于合成蛋白质及其他含氮活性物质的氨基酸，则在细胞内进行分解代谢。

氯基酸的分解代谢

组成蛋白质的基本氨基酸有 20 种，20 种氨基酸的化学结构除了侧链 R 基团不同外，均有 α-氨基和 α-羧基，因而在代谢上有共同之处。氨基酸在体内的分解代谢实际上就是氨基、羧基和 R 基团的代谢。氨基酸分解代谢的主要途径是脱氨基生成氨和 α-酮酸，其次是脱羧基生成 CO_2 和胺。R 基团部分生成的酮酸可进一步氧化分解生成 CO_2 和 H_2O，并提供能量，也可经一定的代谢反应转变生成糖或脂在体内贮存。

1. 脱氨基作用　脱氨基作用是指氨基酸在酶的催化下脱去氨基生成 α-酮酸的过程。这是氨基酸在体内分解的主要方式。其脱氨基的方式主要有氧化脱氨、转氨基、联合脱氨基和非氧化脱氨基等，其中联合脱氨基是最主要的脱氨基方式。

（1）氧化脱氨基作用：是指在酶的催化下氨基酸在氧化脱氢的同时脱去氨基，生成 α-酮酸和氨的过程。此过程所涉及的酶是 L-氨基酸氧化酶和 L-谷氨酸脱氢酶。L-氨基酸氧化酶以 FMN 为辅基，催化许多 L-氨基酸的氧化脱氨基作用；L-谷氨酸脱氢酶催化 L-谷氨酸发生氧化脱氨基作用，其辅酶是 NAD^+，催化 L-谷氨酸脱去氨基生成 α-酮戊二酸和氨。

（2）转氨基作用：是指在转氨酶催化下将 α-氨基酸的氨基转移给另一个 α-酮酸，生成一种新的 α-氨基酸，而原来的氨基酸则转变成相应 α-酮酸的过程，是氨基酸脱氨的重要方式。除甘氨酸、赖氨酸、苏氨酸和脯氨酸不参加转氨基作用，其余均可由特异的转氨酶催化转氨基。不同的转氨酶催化不同的转氨反应，大多数转氨酶，优先利用 α-酮戊二酸作为氨基的接受体，生成谷氨酸。如丙氨酸氨基转移酶（ALT），可催化丙氨酸的氨基转移给 α-酮戊二酸生成谷氨酸，故也称谷丙转氨酶（GPT）。

（3）联合脱氨基作用：是体内最主要的脱氨基方式，主要有 2 种形式的联合脱氨基，一是转氨基偶联氧化脱氨基：即各种氨基酸先与 α-酮戊二酸进行转氨基作用，将氨基转移给 α-酮戊二酸，生成谷氨酸，而本身则转变为相应的 α-酮酸。生成的谷氨酸在 L-谷氨酸脱氢酶的作用下进行氧化脱氨基作用，生成 α-酮戊二酸和氨。二是转氨基偶联嘌呤核苷酸循环：由于骨骼肌和心肌组织中 L-谷氨酸脱氢酶的活性很低，不能通过上述形式脱氨，但其含丰富的腺苷酸脱氨酶，能催化腺苷酸加水、脱氨生成次黄嘌呤核苷酸（IMP）。

（4）非氧化脱氨基作用：某些氨基酸还可以通过非氧化脱氨基作用将氨基脱掉。如丝氨酸可在丝氨酸脱水酶的催化下生成氨和丙酮酸，苏氨酸在苏氨酸脱水酶的作用下，生成 α-酮丁酸，再经丙酰 CoA，琥珀酰 CoA 参加代谢，半胱氨酸可在脱硫化氢酶的催化下生成丙酮酸和氨，天冬氨酸可在天冬氨酸酶作用下直接脱氨生成延胡索酸和氨。

2. 脱羧基作用　部分氨基酸可在氨基酸脱羧酶催化下进行脱羧基作用，生成相应的胺，胺在体内可经胺氧化酶作用，进一步分解生成氨和相应的醛和酸。氨对人体来说是有毒的物质，在体内主要合成尿素排出体外，还可以合成其他含氮物质（包括非必需氨基酸、谷氨酰胺等），少量的氨可经尿直接排出。脱羧酶的辅酶为磷酸吡哆醛。脱羧基作用虽然不是体内氨基酸分解的主要方式，但可生成有重要生理功能的胺，如 γ-氨基丁酸、组胺、5-羟色胺、牛磺酸和多胺等。

3. 某些个别氨基酸的代谢

（1）转化合成某些氨基酸：如三化螟幼虫体液中含鸟氨酸，越冬代幼虫体液中鸟氨酸消失，脯氨酸明显增加。

（2）酪氨酸代谢和蛋白质鞣化：有些昆虫化蛹前血淋巴中的酪氨酸经羟基化反应，生成多巴（双羟苯丙氨酸），多巴通过一种多巴脱羧酶和铁离子发生脱羧基作用，生成多巴胺，以乙酰辅酶 A 作为乙酰基供体，在转乙酰酶的作用下，进行乙酰化反应，生成 N-乙酰多巴胺。化蛹时，原酚氧化酶被酶活化剂所活化，并将 N-乙酰多巴胺氧化为邻位苯醌，随即进行表皮蛋白质的网状聚合，即蛋白质分子侧链因醌的加入连接在一起，生成骨质蛋白。同时血淋巴中的酪氨酸还可发生分解作用，脱掉氨基生成 4-羟丙酮酸，进一步还原为 4-羟苯乳酸，最后生成 4-羟苯丙酸。

（3）黑色素的合成：血淋巴酪氨酸经由上述代谢途径生成多巴醌，经一系列氧化反应合成黑色素。

（4）尿酸的合成：大量尿酸是由蛋白氮重新合成的，甘氨酸、天冬氨酸和谷氨酰胺分别参与尿酸前身物的有关部分。

（5）脯氨酸氧化作用：脯氨酸在昆虫体内往往作为能源物质，在脯氨酸脱氢酶的作用下，脯氨酸生成谷氨酸，在转氨酶的作用下，谷氨酸与丙酮酸进行转氨基作用，本身转化为 α-酮戊二酸，酪氨酸也可在谷氨酸脱氢酶的作用下生成 α-酮戊二酸，α-酮戊二酸进入三羧酸循环，产生 ATP。

三、蛋白质及氨基酸的功能

（一）蛋白质的功能

1. 蛋白质除了作为生命的结构物质外，更重要的是具有极为重要的生物学性质，在体内执行着各种各样的生物学功能。蛋白质以共价键或非共价键与几丁质相连接，构成表皮的主要成分。表皮蛋白质鞣化形成高分子脂蛋白等，这些均与表皮硬度及水分保持有关。表皮特殊部位的弹力蛋白保证了某些节肢动物具有较高的飞行和弹跳能力。

2. 肌球蛋白除了作为构成肌原纤维的主要蛋白质外，同时还具有 ATP 酶活性，当粗细肌丝通过横桥互相接触时，粗肌丝的肌球蛋白酶解释放 ATP 酶，ATP 在 ATP 酶的参与下进行去磷酸化，释放能量，以供肌丝滑动所需。同时肌球蛋白容易与肌动蛋白结合成肌动球蛋白复合物，该复合物有弹性和收缩性，与肌肉收缩有关。肌钙蛋白作为钙离子的受体，使原肌球蛋白能吸附钙离子，引起肌纤维兴奋、收缩。

3. 血淋巴中许多蛋白质是作为脂肪、糖类和激素运输的载体，从脂肪体中接受脂类等通过血淋巴输送到需要的部位，包括卵巢、肌肉等，如蝗虫血淋巴中所分离的甘油三酯载体蛋白。血淋巴中某些脂蛋白还与昆虫保幼激素结合，使保护保幼激素不因血淋巴酯酶的存在而失活，如在烟草天蛾幼虫血淋巴中提纯的保幼激素结合蛋白，在离体条件下，结合蛋白的存在能增效保幼激素对成虫器官的生物学作用，并减少激素被表皮和脂肪体组织降解。血淋巴中的蛋白还参与抗菌作用。

4. 蛋白质是生殖必需物质。卵黄原蛋白经血淋巴转移到卵内积累，供胚胎发育之需。幼虫时期，蛋白质水平在每龄期上升，每次蜕皮时下降。在成虫中蛋白质水平随节肢动物的生殖周期而被动。

5. 蛋白质作为贮存蛋白存在于血淋巴和脂肪体内，如丽蝇蛋白在昆虫生长、发育、繁殖，尤其是蜕皮变态时作为氨基酸和能量来源合成新的蛋白质。血淋巴中的蛋白质消失的过程是有选择的，被贮存起来的蛋白质在成虫分化时使用。如蜚蠊中一个幼虫特异血蛋白在每次蜕皮前浓度升高，在蜕皮时及蜕皮后浓度很快下降。

6. 蛋白质也可作为酶催化体内各种代谢反应，作为激素调节体内各种代谢过程，参与防御功能。

（二）氨基酸的功能

1. 多种氨基酸为节肢动物正常生长和营养代谢所必需的。多数节肢动物仅能利用 L 型氨基酸，许多有营养价值的氨基酸 D 型异构体是有毒的，仅在少数节肢动物中能被利用。如丝氨酸的 D 型异构体对红头丽蝇、果蝇和伏蝇有毒，亮氨酸和色氨酸 D 型异构体对果蝇有毒。

2. 参与形态变异。如酪氨酸参与蛋白质鞣化，与表皮形成与硬化有关，参与合成黑色素，对节肢动物具有保护作用。

3. 参与渗透压的调节。如丝氨酸、脯氨酸的积累是蚊幼虫血淋巴渗透压增加的原因之一。丙氨酸、精氨酸、甘氨酸、亮氨酸、丝氨酸、脯氨酸和天冬酰胺等参与埃及伊蚊血淋巴渗透压的调节，随着外部渗透压的增加，血淋巴氨基酸浓度随之增加。

4. 可作为能源物质。如脯氨酸可作为能源物质贮存，尤其是飞翔昆虫。

5. 对节肢动物卵巢的发育具有一定作用。如蚊虫，当缺少组氨酸、蛋氨酸及胱氨酸时，开始尚能少量产卵，以后便不能产卵。家蝇卵巢发育的必需氨基酸是精氨酸、异亮氨酸、缬氨酸、赖氨酸、苯丙氨酸、苏氨酸、色氨酸，如缺少其中任何一种，则卵巢发育不完全，不能产卵。

6. 某些氨基酸还可合成脂肪。如谷氨酸是节肢动物体内氨基酸代谢转氨作用的中心。

此外，有的节肢动物经组织解离产生的游离色氨酸可用于视色素的合成；滞育节肢动物在一年的最冷时期血淋巴含高浓度丙氨酸，与抗寒能力的增加有关；衣蛾可排泄胱氨酸，可能是其排出硫的一种方式。

第四节 表皮碳氢化合物

医学节肢动物表皮的碳氢化合物是由上皮细胞分泌形成的碳原子数为 20~50、直链或支链、饱和或不饱和的长链烃类，可防止体内水分过量蒸发和外部水分的侵入，主要存在于上表皮的蜡层。

一、主要成分

节肢动物表皮蜡层由复杂的混合物组成，包括碳氢化合物、相应链长的醇或醛、饱和或不饱和的脂肪酸及由饱和醇和饱和酸形成的酯(即蜡质)，有些种类还有固醇和固醇酯。碳氢化合物是表皮蜡层中的主要成分，且种类和含量具有种特异性，即使在亲缘关系很近的种之间也有明显差异。如几种蜚蠊的表皮脂类中的碳氢化合物就呈现出种间差异，马德拉蜚蠊（*Leucophaea maderae*）及东方蠊（*Blatta orientalis*）的碳氢化合物基本相似，主要含有正 27 烷烃、3、11 和 13-甲基衍生物。而澳洲大蠊（*Periplaneta australasiae*）、褐色大蠊（*P. brunnea*）和烟色大蠊（*P. fuliginosa*）主要的碳氢化合物为 13-甲基-25 烷烃和正 23 烷烃以及 3 和 11-甲基衍生物。澳洲大蠊和烟色大蠊的雄虫表皮中，还含有顺-9-烯-23 烯烃。美洲大蠊（*P. americana*）含有的碳氢化合物组分又与上述 3 种显著不同，主要为顺-6、9-二烯-27 烯烃。日本大蠊（*P. japonica*）的表皮脂类也有其特异性，它们不包含上述碳氢化合物，但含有 38% 的顺-9-烯-29-烯烃。

二、生理意义

医学节肢动物表皮蜡层主要由碳氢化合物组成，其内层的蜡质分子同下面的角质精层形成化学结合，具有很强的疏水性，可防止体内水分过量蒸发和外部水分的侵入。这种化学结合同角质精层共同完成重要的生理功能：①隔离原表皮层和旧表皮层，允许蜕皮，允许蜕皮因子和旧表皮的消化产物通过，但阻止蜕皮液通过，并对蜕皮液表现出很强的抵抗性，不致被其溶化，起到保护新分泌产生的表皮层的作用，不过有时也让蜡质和水分通过；②决定虫体体表上刻纹、微刺、刚毛、鳞片等的形成，以及气管和微气管的模式；③决定虫体表面的化学性质；④限制躯体过度生长。

三、在分类上的应用

节肢动物表皮烷烃化学性质稳定，对于死亡成虫及针插标本均可用于此项分析，并且不受虫龄、性别、地理起源等因素的影响。通过分析表皮碳氢化合物不同组分和含量来比较、区分和鉴定形态上相同或相似的种、亚种以及进行种下分类具有重要意义。1969 年 Moore 首先报道了一种白蚁（*Nasutitermes exitiosus*）的表皮碳氢化合物的组成，为 C_{24}~C_{43} 的烷属烃类。早期利用表皮碳氢化合物作分类鉴别研究多在双翅目昆虫种进行，如 Carlson 等根据表皮碳氢物中 26 碳烷、13-甲基 31 碳烷和 2-甲基 39 碳烷的相对丰度的差异，将冈比亚按蚊复合体（*Anopheles gambiae species complex*）中两个形态上无法辨别的近缘种 *An. gambiae* 和 *An. arabiensis* 进行了区分。除双翅目外，还对等翅目、膜翅目、蜚蠊目、直翅目、鞘翅目、半翅目、同翅目等进行了研究。

此外，表皮碳氢化合物还用于系统发育关系的研究，如 Lockey 等研究了拟步甲虫 22 个种，根据表皮碳氢物各组分含量的统计分析结果，构建了 22 个种的系统发育关系树，得出碳氢化合物特征越相近的种亲缘关系越相近；利用表皮碳氢化合物鉴别幼虫的研究亦有成功报道。Sutton 等对 *Caribbean* 与 *Mediteranean* 果蝇幼虫的表皮碳氢化合物进行分析，根据其中的两个主要成分区别 3 龄幼虫，准确率为 100%。

应用表皮碳氢化合物这一指标作为分类特征，对一些重要医学节肢动物的近缘种、亚种等的分类研究具有其独特优势。如不受实验样品的限制，干燥标本、新鲜标本或冷冻标本都可进行分析；不受龄期、性别的影响，弥补了一些生化遗传方法必须用雌性或雄性活体的缺陷。但仍应结合传统的形态分类方法和生化、遗传、分子生物学等方法，进行综合研究，使分类学进一步发展。

第五节 酶

自然界中的医学节肢动物种类繁多，其代谢过程中的酶也有所不同。本节列举了某些医学节肢动物的基本物质代谢（如三羧酸循环、氨基酸代谢）中的酶名称及其分布，并介绍了节肢动物所特有的酶，如保幼激素酯酶、海藻糖酶、蜕皮酮氧化酶以及某些解毒酶等。

一、消化酶

医学节肢动物体内的消化酶可由中肠的柱状细胞和唾腺分泌。一般认为，节肢动物所具有的消化酶种类越多，其能利用的食物种类也就越多。如杂食性昆虫产生消化蛋白质、脂肪和糖类的各种酶；肉食性昆虫主要产生脂酶和蛋白酶；取食胶原蛋白多的铜绿蝇幼虫则产生大量的胶原酶。唾腺产生的消化酶与食物的性质密切相关。吸血昆虫唾腺内只有少数几种消化酶；取食花粉的昆虫只有蔗糖酶；取食含大量脂肪的植物种子的昆虫，唾腺中则含有脂酶；还有的昆虫唾腺中含有多种毒素，如透明质酸酶、磷酸二酯酶、磷酸酯酶 A_2、明胶酶以及抗凝素，它们能使被猎物迅速麻痹、心脏收缩停止、流血，直至死亡。

（一）糖酶（carbohydrases）

根据底物糖苷键的性质和连接形式，5 种消化性糖苷酶都具有水解寡糖苷和葡萄糖苷的能力，如 α-糖苷酶（水解麦芽糖、蔗糖、海藻糖、松三糖、棉子糖、水苏糖）、β-糖苷酶（水解纤维二糖、龙胆二糖、甲基 β-葡萄糖苷）、α-半乳糖苷酶（水解蜜二糖、蜜三糖、水苏糖）、β-半乳糖苷酶（水解乳糖）和 β-呋喃果糖苷酶（水解蔗糖、棉子糖）等，均普遍存在于一些医学节肢动物体内。除了广谱性 α-糖苷酶以外，还含有一种特殊的 α-海藻糖酶。

几丁质酶系包括几丁质酶和几丁质二酶，前者把几丁质分解为几丁质寡糖或几丁质二糖，后者把几丁质分解成几丁质单糖。在所有节肢动物蜕皮期间,除少数种类外,几丁质酶必须存在于蜕皮液内。

(二) 蛋白酶(protein-digesting enzymes)

主要有内肽酶和外肽酶两类。内肽酶水解蛋白质肽链内部的一些肽键,如胰蛋白酶、糜蛋白酶及弹性蛋白酶等均属于内肽酶。这些酶对不同氨基酸组成的肽键有一定的专一性。外肽酶主要有羧基肽酶 A 和羧基肽酶 B,它们自肽链的羧基末端开始,每次水解掉一个氨基酸残基,对不同氨基酸组成的肽键也有一定的专一性。医学节肢动物还含有氨基肽酶和二肽酶,氨基肽酶从肽链的氨基末端逐个水解释放出氨基酸,最后生成二肽,二肽再经二肽酶水解,最终生成氨基酸。

(三) 脂酶(lipase)

医学昆虫中肠是脂肪消化和吸收的主要场所。食物中的甘油三酯和胆固醇只有被脂酶或脂酶的复合体水解才能双向出入肠壁。中肠的碱性环境有利于甘油酯的乳化和吸收。脂酶按作用位点分为一脂酶、二脂酶和三脂酶。但是医学节肢动物不能合成固醇,食物中的固醇类脂必须经过固醇酯酶水解成固醇和脂肪酸之后才能吸收。

二、三羧酸循环中的酶

三羧酸循环中的酶已在线粒体的内膜和基质中发现。离体条件下,只有那些能进入线粒体内膜的化合物才能进入三羧酸循环,例如丽蝇的线粒体只能氧化外源性的丙酮酸和脯氨酸。医学昆虫中三羧酸循环的酶见表 7-1。

表 7-1 医学昆虫参与三羧酸循环的酶及其存在组织

酶	昆虫	存在组织
柠檬酸合成酶	亚热带粘虫(*Prodenia eridania*)	幼虫
	红头丽蝇(*Calliphora erythrocephala*)	飞翔肌
	美洲大蠊(*Periplaneta americana*)	脂肪体
	各种昆虫	神经组织
顺乌头酶	亚热带粘虫(*Prodenia eridania*)	幼虫
	美洲大蠊(*Periplaneta americana*)	脂肪体
	黑腹果蝇(*Drosophila melanogaster*)	大部分组织
异柠檬酸脱氢酶	亚热带粘虫(*Prodenia eridania*)	幼虫
	铜绿蝇(*Lucilia cuprina*)	幼虫
	美洲大蠊(*Periplaneta americana*)	飞翔肌、脂肪体
	秋家蝇(*Musca autumnalis*)	飞翔肌
	热带飞蝗(*Locusta migratoria*)	神经组织
α-酮戊二酸脱氢酶系	亚热带粘虫(*Prodenia eridania*)	幼虫
	反吐丽蝇(*Calliphora vomitoria*)	飞翔肌
琥珀酸硫激酶	反吐丽蝇(*Calliphora vomitoria*)	飞翔肌
琥珀酸脱氢酶	铜绿蝇(*Lucilia cuprina*)	幼虫
	红头丽蝇(*Calliphora erythrocephala*)	飞翔肌
	热带飞蝗(*Locusta migratoria*)	表皮
延胡索酸酶	亚热带粘虫(*Prodenia eridania*)	幼虫
苹果酸脱氢酶	铜绿蝇(*Lucilia cuprina*)	幼虫
	果蝇(*Drosophila virilis*)	成蝇
	热带飞蝗(*Locusta migratoria*)	飞翔肌
	美洲大蠊(*Periplaneta americana*)	脂肪体

三、氨基酸代谢中的酶

医学节肢动物体内氨基酸可直接来自食物，也可从蛋白质消化过程中得到。脂肪体是氨基酸代谢的主要场所。医学昆虫中氨基酸代谢中的酶见表 7-2。

表 7-2　医学昆虫中氨基酸代谢中的酶及其存在组织

酶	昆虫	组织
谷氨酸脱氢酶	蚱蜢（*Schistocerca gregaria*）	脂肪体、飞翔肌
	美洲大蠊（*Periplaneta americana*）	脂肪体线粒体、飞翔肌线粒体
	麻蝇（*Sarcophaga barbata*）	飞翔肌线粒体
	日本丽金龟（*Popillia japonica*）	飞翔肌线粒体
	马铃薯甲虫（*Leptinotarsa decemlineata*）	脂肪体、飞翔肌
	各种昆虫	飞翔肌、神经组织
谷草转氨酶	蚱蜢（*Schistocerca gregaria*）	脂肪体、飞翔肌、马氏管
	亚洲飞蝗（*Locusta migratoria*）	脂肪体、飞翔肌、马氏管
	麻蝇（*Sarcophaga barbata*）	飞翔肌线粒体
	美洲大蠊（*Periplaneta americana*）	脂肪体细胞质、飞翔肌线粒体
	各种昆虫	飞翔肌、神经组织
谷丙转氨酶	蚱蜢（*Schistocerca gregaria*）	脂肪体、飞翔肌、马氏管、中肠
	美洲大蠊（*Periplaneta americana*）	脂肪体细胞质、飞翔肌线粒体
	黑腹果蝇（*Drosophila melanogaster*）	脂肪体
	果蝇（*Drosophila virilis*）	飞翔肌
	麻蝇（*Sarcophaga barbata*）	飞翔肌线粒体
	日本丽金龟（*Popillia japonica*）	飞翔肌线粒体
	马铃薯甲虫（*Leptinotarsa decemlineata*）	飞翔肌、脂肪体
	各种昆虫	飞翔肌、神经组织
鸟氨酸转氨酶	巨尾阿丽蝇（*Aldrichina grahami*）	脂肪体、飞翔肌、马氏管、中肠
谷氨酸合成酶	亚洲飞蝗（*Locusta migratoria*）	中肠
	麻蝇（*Sarcophaga barbata*）	飞翔肌细胞质
谷氨酸脱羧酶	麻蝇（*Sarcophaga barbata*）	飞翔肌线粒体

四、蜕皮酮代谢中的酶

（一）蜕皮酮氧化酶

蜕皮酮氧化酶又称为蜕皮激素氧化酶，属于氧化-还原酶类，它催化蜕皮酮的类固醇 C-3 上羟基的不可逆氧化反应，反应式为：蜕皮酮+$O_2$$\rightleftharpoons$3-脱氢蜕皮酮+$H_2O_2$

蜕皮酮氧化酶已经从红头丽蝇的蛹中提取并成功地纯化了 2 000 倍以上，分子量为 240 000。在脂肪体和消化管（包括马氏管）的匀浆中均检测出很高的酶活性，1g 蛹脂肪体的酶活性 1min 足以转化 3.6×10^{-6}mol/L 的蜕皮酮，与消化管的酶活性相似。在丽蝇的卵及胚胎中亦检测到非常高的酶活性，幼虫 3 龄期活性低，然后到蛹期活性又变高，成虫期酶的活性呈现性二型现象，有生殖能力的雌虫酶活性大约比雄虫高 2 倍。

（二）蜕皮酮 20-单氧酶

蜕皮酮 20-单氧酶使蜕皮酮转化为 20-羟基蜕皮酮，该酶的催化过程需要 NADPH 和分子氧，反应式为：蜕皮酮+O_2+NADPH+$H^+$$\rightleftharpoons$20-羟基蜕皮酮+$H_2O$+$NADP^+$

蜕皮酮 20-单氧酶对其类固醇有一定的专一性，可使类固醇除 C-20 外其他位置羟基化，该酶系存在于烟草天蛾、红头丽蝇等昆虫的线粒体中。

五、血淋巴中的酶

医学节肢动物的血淋巴中有多种酶，一般以复合的同工酶形式存在于血淋巴中。

（一）海藻糖酶

海藻糖酶能将海藻糖水解为葡萄糖。伏蝇血淋巴中有两种特定的酶——同工酶 A 和同工酶 B。同工酶 A 局限于中肠和血淋巴中，最适 pH 为 4.5，对底物海藻糖的 Km 是 1.5~1.9mmol，分子量为 115 000~117 000。同工酶 B，存在于头部、肌肉和直肠突，最适 pH 为 5~5.5，对于海藻糖的 Km 为 3.1~3.5mmol，分子量为 78 000~90 000。血液中海藻糖酶的活性主要来自中肠，其生理意义是，如果葡萄糖以简单地扩散形式穿过中肠壁运送，这时血淋巴中的海藻糖在海藻糖酶的作用下能水解为葡萄糖进入中肠，以补偿中肠葡萄糖的不足。

（二）保幼激素酯酶

保幼激素酯酶可以专一地水解结合到它的载体蛋白上的保幼激素，这对变态蜕皮是必需的。保幼激素酯酶主要有两种，一种由普通的酯酶组成，可以水解游离的保幼激素，但当保幼激素和其他蛋白质结合在一起时则不能被水解，该酶可被 10^{-4}mol/L 二异丙基氟磷酸酯完全抑制；另一种酯酶对抑制作用不敏感，既可以水解游离的保幼激素，又可以水解与蛋白质结合的保幼激素。这种专一性的保幼激素酯酶沉降系数为 4.98s，扩散系数为 $6.4\times10^{-7}cm^2/s$，分子量为 670 000，仅出现在末龄幼虫的特定时间。

（三）原酚氧化酶和酚氧化酶

酪氨酸的代谢在节肢动物蜕皮的鞣化过程中起着重要作用，原酚氧化酶和酚氧化酶可催化酪氨酸的氧化反应，使血液和表皮变黑，最后黑色素沉淀。原酚氧化酶和酚氧化酶已在果蝇和红头丽蝇中提取并纯化。果蝇中有三种原酚氧化酶，其中两种都能氧化 L-多巴（3,4-二经基苯丙氨酸），不能氧化酪氨酸，具有相似的电泳迁移率，称为多巴氧化酶。第三种酶既能氧化酪氨酸，又能氧化多巴，电泳迁移率不同于前两种，称为酪氨酸氧化酶。红头丽蝇三龄幼虫的晚期血淋巴中有两种原酚氧化酶，其中一种能氧化 L-多巴和 L-酪氨酸，另一种只能催化 L-多巴的氧化，不催化 L-酪氨酸的氧化。

六、解毒酶

医学节肢动物解毒酶是一类异质酶系，对分解大量的内源或外源有毒物质、维持正常生理代谢起着重要作用。

（一）多功能氧化酶（MFO）

主要由细胞色素 P450，NADPH-细胞色素 C 还原酶和黄素蛋白组成，其所催化的反应是把氧分子中的一个氧原子与底物结合，另一个氧原子被还原成水。长期在光亮中饲养的节肢动物，这种酶的含量较少，而黑暗条件下饲养的节肢动物则含量较多，且其含量在节肢动物的不同发育阶段亦有差异，卵及蛹期几乎不含此酶，幼虫随蜕皮而有所波动，蜕皮时含量最低，成虫期含量最高。

（二）羧酸酯酶

羧酸酯酶是节肢动物体内重要的水解酶之一，它不仅能水解羧酸生成的酯，而且还能水解氨基酸和磷酸生成的酯。羧酸酯酶结合有机磷化合物的作用远大于胆碱酯酶，降低了有机磷杀虫剂与胆碱酯酶的结合，使节肢动物免于中毒。例如美洲大蠊消化管组织匀浆中羧酸酯酶对敌百虫的亲和力比胆碱酯酶大 23 倍。

（三）谷胱甘肽-S-转移酶

可以催化亲核性的谷胱甘肽与各种亲电子外源化学物的结合反应。许多外源化学物在生物转化第一相反应中极易形成某些生物活性中间产物，它们可与细胞生物大分子重要成分发生共价结合，对机体造成损害。谷胱甘肽与其结合后，可防止发生此种共价结合，起到解毒作用。谷胱甘肽-S-转移酶有多种形式，根据作用底物不同，至少可分为下列 5 种：谷胱甘肽-S-烷基转移酶、谷胱甘肽-S-芳基转移酶、谷胱甘肽-S-芳烷基转移酶、谷胱甘肽-S-环氧化物转移酶、谷胱甘肽-S-烯烃转移酶。

七、同工酶

同工酶（isozyme）存在于同一种属生物或同一个体中能催化同一种化学反应，但酶蛋白的分子结构、理化性质和生化特性（Km、电泳行为等）存在明显差异的一组酶。它们由不同位点的基因或等位基因编码的多肽链组成。

根据同工酶分子结构及免疫学性质等特点，目前用于同工酶分离技术的方法主要有电泳、层析、酶学及免疫学等方法，其中电泳法最为常用。同工酶的染色方法有原染色法、荧光染色法、放射染色法、电子传递染色法和酶连锁染色法。其原理是利用酶活性的特异性，在染色液中加入底物和酶活性所需的因子，通过酶促反应生成有色物，显示酶带，以便观察、记录和分析结果。

近年来，医学节肢动物同工酶的研究日益增多。我国对蜱、螨、虱、蜚蠊、臭虫、蚊、蝇、蠓、蚤等医学昆虫的多种同工酶进行了研究。Cicolani 等（1981）在两种形态学上不易区分的亲缘种革螨的标本中，发现 α-磷酸甘油脱氢酶（α-GPDH）和谷草转氨酶（GOT）具有鉴定酶的性质，从而使所有的标本得到鉴定。国内应用圆盘电泳对 5 种革螨的酯酶同工酶、苹果酸脱氢酶同工酶和乳酸脱氢酶同工酶的研究表明，不同种属革螨的同工酶谱具有明显的差别。国内学者刘群红、张浩（2001）应用等电聚焦电泳（IEFE）方法研究腐食酪螨（*Tyrophagus putrescentiae*）和粉尘螨（*Dermatophagoides farinae*）的酯酶同工酶和蛋白质，并将两者进行了比较。已经报道的同工酶主要有：酯酶（EST）、乳酸脱氢酶（LDH）、苹果酸脱氢酶（MDH）、异柠檬酸脱氢酶（ICDH）、葡糖-6-磷酸脱氢酶（G-6-PD）、磷酸甘油脱氢酶（GPD）、碱性磷酸酶（APH）、酸性磷酸酶（ACP）、过氧化物酶（POD）、辛醇脱氢酶（ODH）、已糖激酶（GK）、正丁醇脱氢酶及次黄嘌呤脱氢酶等。

第六节　激素

医学节肢动物激素（hormones）是由其内分泌器官或其他组织器官所分泌的具有高度活性的微量化学物质，散布于节肢动物体内，经血液运送到作用部位，以调节和控制节肢动物本身的生长、发育、变态、蜕皮、生理、生殖及行为活动等。已知的节肢动物激素种类繁多，按化学性质可分为 3 大类：①蛋白质类，包括肽类，如脑激素、滞育激素、激脂激素等；②甾醇类，如蜕皮激素；③萜烯类，如保幼激素。激素对某一生理过程起调节作用时，常常由几种激素共同组成内分泌调节系统，例如，脑激素-蜕皮激素-保幼激素调节系统共同控制昆虫的变态过程。一般分为两类，内激素和外激素。

一、内激素

内激素是指节肢动物分泌在体内的化学物质，用以调节其发育和变态的进程。节肢动物最显著的一个特点是他们有一个坚硬的外壳。昆虫中，这种坚硬的表皮限制了幼虫的生长，因此，必须在蜕皮期形成新表皮，蜕去旧表皮。蜕皮的开始过程就涉及三种激素：促前胸腺激素、蜕皮激素、保幼激素。在蜕皮后期用羽化激素和催鞣激素进行调节。

（一）脑激素

脑激素种类繁多，均为肽类，通常通过调节其他激素的分泌水平来发挥作用。因此又称为“促激素”。

脑激素主要有作用于前胸腺和咽侧体两类。作用于前胸腺的是一对相互拮抗的激素，促前胸腺激素（PTTH）和抑前胸腺激素（PTSH），其中 PTTH 使前胸腺处于活化状态，加速合成和分泌蜕皮素。PTSH 则抑制前胸腺的活性，使其细胞恢复静止状态。作用于咽侧体的脑激素也为一对拮抗激素，咽侧体静止激素（AS）和咽侧体活化激素（AT），控制保幼激素的合成与分泌。

促前胸脉激素（prothoracotropic hormone，PTTH）是脑内神经分泌细胞产生的一种肽类激素，主要由前脑侧区神经分泌细胞分泌。

1. 家蚕 PTTH 的一级结构　第一个提纯并进行氨基酸测序的促前胸腺激素是从家蚕脑内提纯的。至今，已将家蚕 PTTH 的基因和氨基酸序列完全弄清（图 7-3 及图 7-4）。PTTH cDNA 从 5′-端依次编码信号肽（28 个氨基酸）、2kD 肽（p 2K，21 个氨基酸）、6kD 肽（p 6K，57 个氨基酸）、PTTH 亚基（109 个氨基酸）。各肽段间以 2~3 个碱性氨基酸（Lys、Arg）相连接，是翻译后蛋白水解酶的作用部位。因而，PTTH 首先在细胞内翻译成一前体，即由 224 个氨基酸组成的前原 PTTH（pre-PTTH），再经蛋白水解酶裂解，释放出功能性 PTTH。降解产生的 p 2K 和 p 6K 肽段与调节咽侧体细胞合成保幼激素有关。每个 PTTH 亚基含有 7 个 Cys 残基。Cys 残基均参与二硫键的形成，且是活性所需。天然 PTTH 分子由一个链间二硫键连接的二个相同亚基组成，每一亚基内有三个二硫键。41 位氨基酸是天冬酰胺，是亚基糖基化位点，与生物活性无关。

在许多昆虫中，发现了具有 PTTH 活性的提取物，如果蝇属和烟草天蛾。用免疫亲和层析纯化出的烟草天蛾的 PTTH 为 25.5kD，也是由二个相同的 16.5kD 亚基组成的二聚体，但其氨基酸序列不同于家蚕 PTTH，而与视黄醇结合蛋白有较大的相似性。现在还不清楚，PTTH 是一组具有相同功能的不同氨基酸序列的蛋白质，还是一组具有不同多肽组成而具有不同生物功能的相关蛋白。

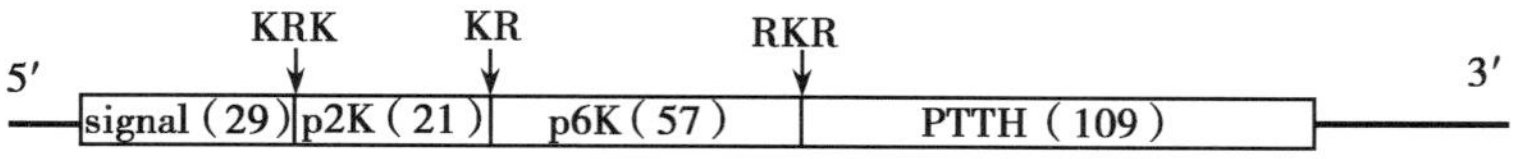

图 7-3 家蚕前原 PTTH 亚基 cDNA 结构示意图

注：所编码的各区（信号序列、2kD、6kD 和 PTTH 亚基）用框代表，括号数字示各肽段氨基酸数，箭头示蛋白水解部位的氨基酸残基组成

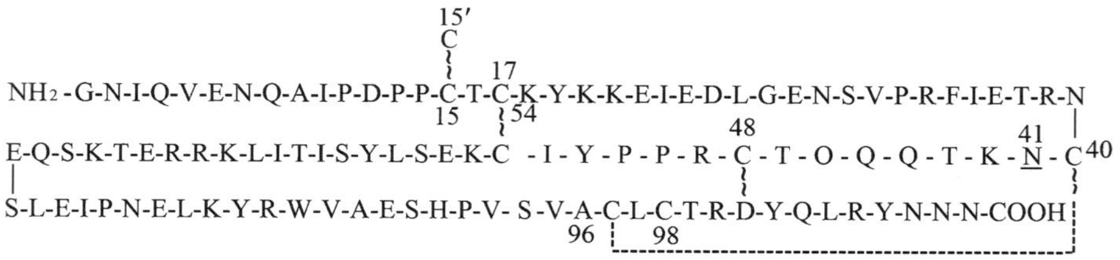

图 7-4 家蚕 PTTH 亚基的氨基酸组成序列

注：~~ 表示二硫键位置；数字表示氨基酸位置；15′表示与另一亚基相连的二硫键位置；41 位表示糖基化位点

2. PTTH 的合成 用家蚕 PTTH 单克隆抗体，经免疫组织化学研究发现，仅脑部二对背侧神经分泌细胞群能分泌 PTTH。同时发现，免疫反应物沿着细胞体的轴突经脑部中线到对侧的心侧体和咽侧体，表明 PTTH 是经此轴到咽侧体再释放到血淋巴的。用家蚕 PTTH cDNA 为探针的原位杂交也表明，仅在脑部背侧神经分泌细胞中能找到 PTTH mRNA，表明 PTTH 仅在这些细胞中合成。在轴突运输过程中，前体 PTTH 降解释放的 p 2K 和 p 6K 可能调节咽侧体的分泌活性。在烟草天蛾中也得到类似结果。PTTH 的合成受内外环境影响，其释放机制可能与胆碱能途径有关。

3. PTTH 的主要功能 ①激发其他内分泌器官分泌有关激素；②与其他分泌器官相互作用，可产生其他激素；③影响蛋白质的合成，刺激各种 RNA 的合成作用。

（二）蜕皮激素

蜕皮激素（molting hormone，MH）是一类在植物、节肢动物和无脊椎动物中发现的多羟基$\triangle^7$6-甾酮类物质，又称蜕皮甾醇（ecdysteroid）或蜕皮酮（eddysone）由前胸腺在促前胸腺激素的作用下分泌。

1. MH 的结构 20 世纪 50 年代科学家从家蚕蛹中纯化获得两种活性物质，能诱导节肢动物蜕皮，因而被称为 α-蜕皮激素和 β-蜕皮激素（20-羟蜕皮酮）。除上述两种外，还有 26-羟基蜕皮酮和 20,26-二羟基蜕皮酮。蜕皮激素无“种”的特异性。α-蜕皮素容易转化为 β-蜕皮素，β-蜕皮素与甲基蜕皮酮（甲壳纲动物的蜕皮激素）完全相同（图 7-5）。

2. MH 的合成 MH 的主要来源于前胸腺。分泌有周期性和专一性，一般蜕皮前分泌少，蜕皮后分泌多。MH 是以胆固醇作为骨架来合成的。但昆虫本身并不能合成胆固醇，而是直接或间接从植物中得到。大多数是以谷固醇为起点物质而进行再加工的。 胆固醇经一系列中间步骤在前胸腺中合成 α-蜕皮激素，

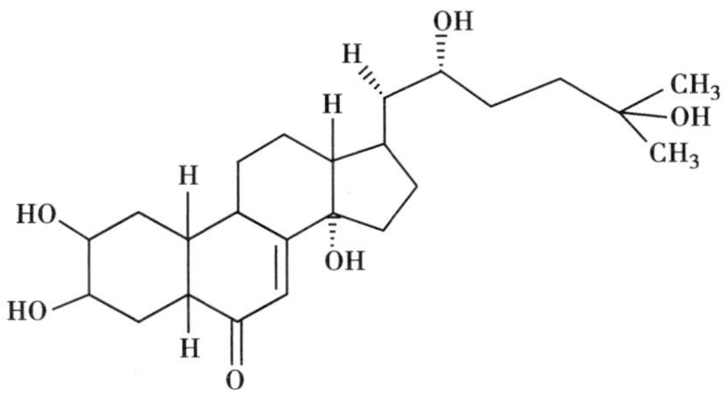

α-蜕皮素

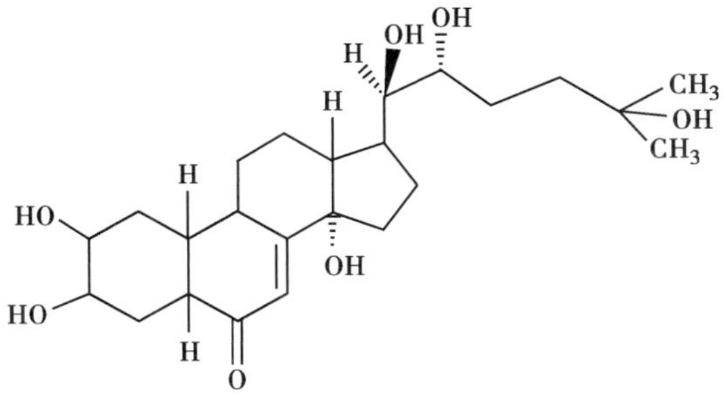

β-蜕皮素

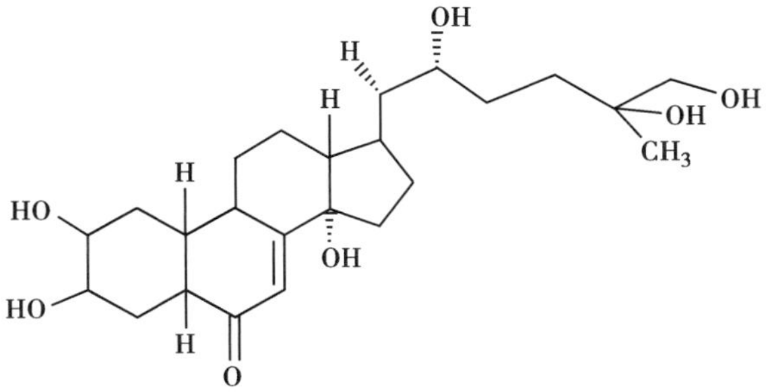

26-羟蜕皮素

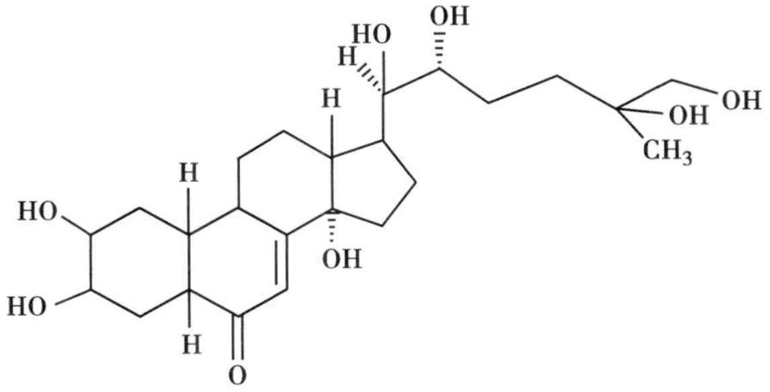

20,26-二羟蜕皮素

图 7-5　蜕皮激素的结构

然后再合成 β-蜕皮激素，蜕皮酮转化为 20-羟基蜕皮酮，催化此反应的酶为蜕皮酮 20-加单氧酶，此酶存在于消化管、脂肪体和卵巢中(图 7-6)。β-蜕皮激素的活性比 α-蜕皮激素高得多。所以有人认为 β-蜕皮激素是调节节肢动物蜕皮的主要激素。

3. MH 的主要功能　①MH 主要直接作用于来源于外胚层的组织，如皮细胞、前肠和后肠细胞、气管细胞、成虫器官芽的表皮部分及神经系统等；②MH 的效应是激发蜕皮过程，但它本身不能决定蜕皮后的发育方向，因此它的作用是同保幼激素联合协调而进行的；③MH 还具有激发体壁皮细胞中酶系活动和激发蛋白质基质(如细胞色素)及酶类合成的作用，并有增高细胞呼吸代谢的作用；④MH 可引起幼虫、蛹的滞育；⑤MH 有增高细胞呼吸代谢的作用。

(三) 保幼激素

保幼激素(juvenile hormone，JH)由昆虫的咽侧体受到促前胸腺激素的刺激而分泌，是一种能够使幼虫保持幼龄状态的激素，具有拮抗蜕皮激素的作用。

1. JH 的结构　JH 是一种倍半萜类化合物，现已知有 5 种保幼激素，即 JH 0、JH Ⅰ、JH Ⅱ、JH Ⅲ和 4-甲基 JH Ⅰ(4-Me- JH Ⅰ)。从节肢动物不同发育期来看，卵期主要是 JH 0，幼虫期主要为 JH Ⅰ、JH Ⅱ，雌成虫体内含有 JH Ⅱ，JH Ⅲ。在同一种节肢动物中，咽侧体分泌细胞可能只分泌一种 JH(图 7-7)。

2. JH 的合成　JH 主要由咽侧体分泌，分泌有周期性。一般蜕皮前分泌少，蜕皮后分泌多。JH 分泌过量，产生超龄幼体(畸形)。JH 在生物体内合成可用葡萄糖、乙酯类或者蛋氨酸作为保幼激素骨架的前体。保幼激素在酯酶作用下形成保幼激素酸，或经环氧化物水解酶的作用变成保幼激素二醇，经过耦合作用，最后排出体外。保幼激素能长期储存于靶器官中不变，或者储存于脂肪体细胞的油滴中(图 7-8)。

3. JH 的主要功能　①幼虫期，主要抑制成虫器官芽的生长和分化，从而使虫体保持幼期状态；②成虫期，保幼激素成为促性腺激素，促使成虫性器官的成熟；③保幼激素有刺激前胸腺的作用，使前胸腺不会退化；④保幼激素还表现有其他作用，如摘除成虫的咽侧体，卵细胞就退化，卵子停止发育(故又称促性腺激素)；对蚜虫等昆虫的多型现象和鳞翅目幼虫丝腺的发育有控制作用；能促进代谢活动；参与控制幼虫和蛹的滞育等生理作用。

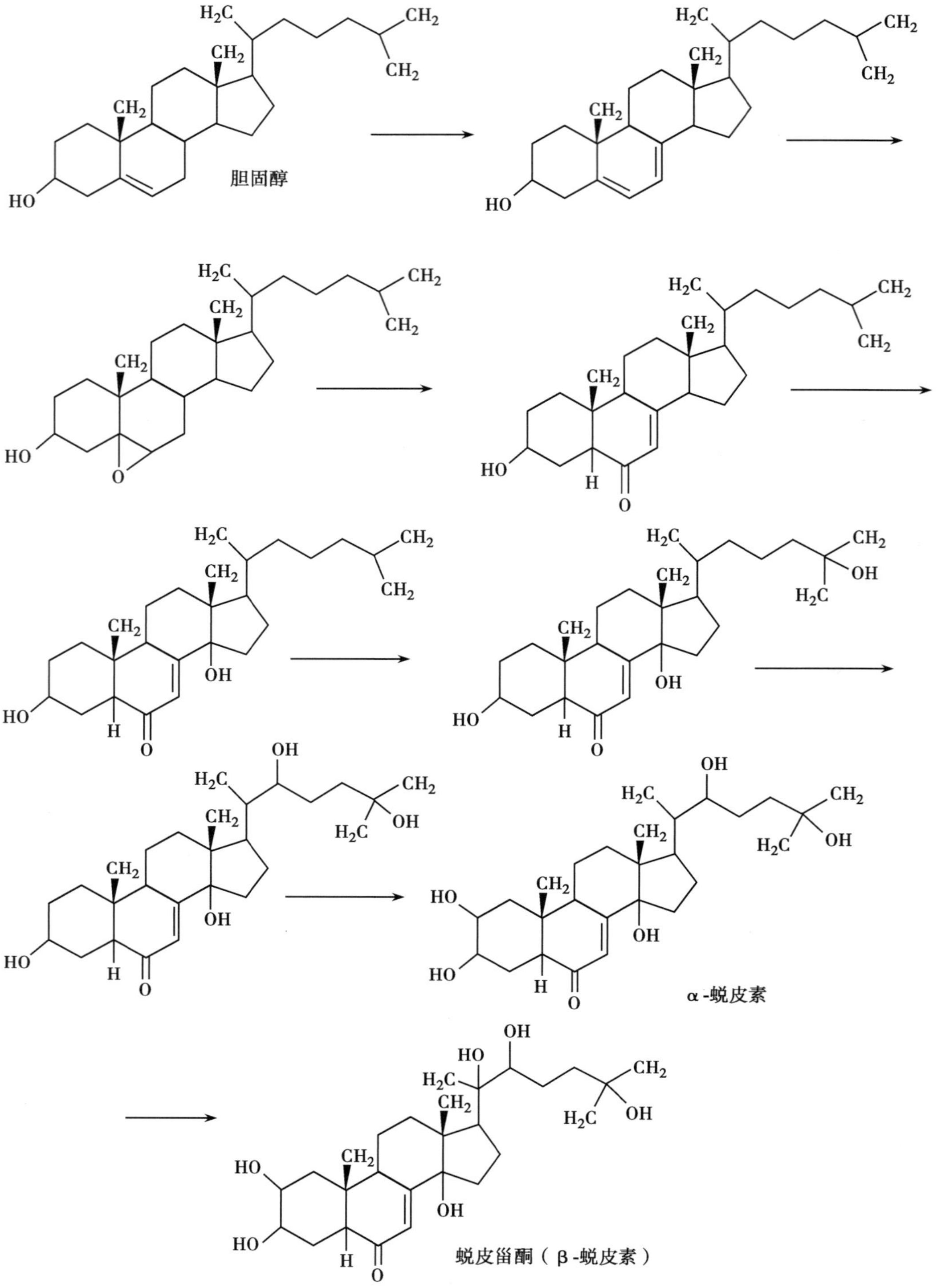

图 7-6 蜕皮激素的合成

（四）羽化激素

由大脑中区神经分泌细胞产生，贮藏在心侧体中，是一种约 9 000Da 的蛋白质。激素的作用与迅速向成虫转化有关，调节成虫态从蛹壳或末龄幼虫旧壳中羽化出来。

（五）鞣化激素

激发节肢动物蜕皮后表皮的鞣化，由一种神经分泌细胞分泌。主要是由胸、腹神经节释放，一种约 40 000Da 的蛋白质。

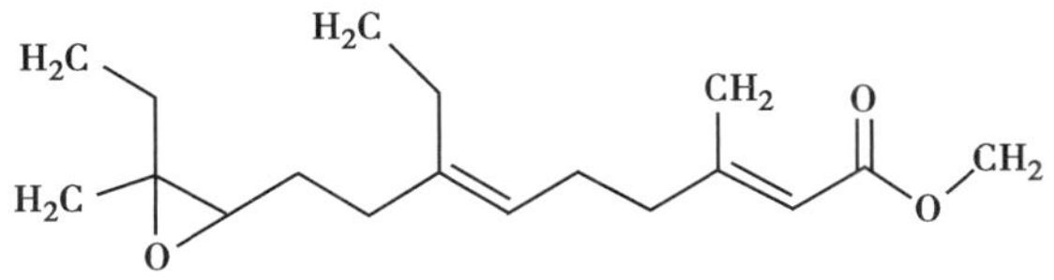

保幼激素-Ⅰ

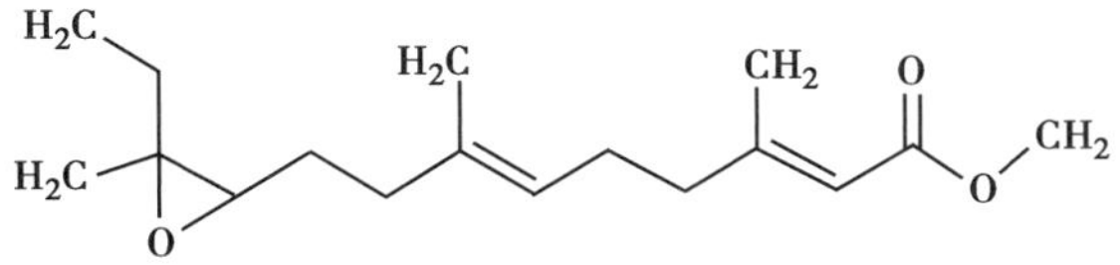

保幼激素-Ⅱ

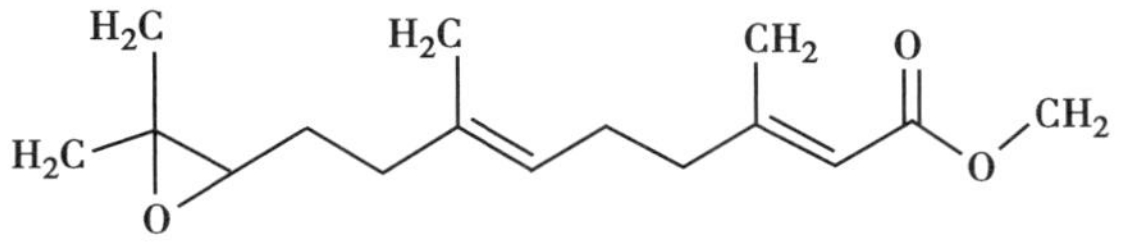

保幼激素-Ⅲ

图 7-7　保幼激素的结构

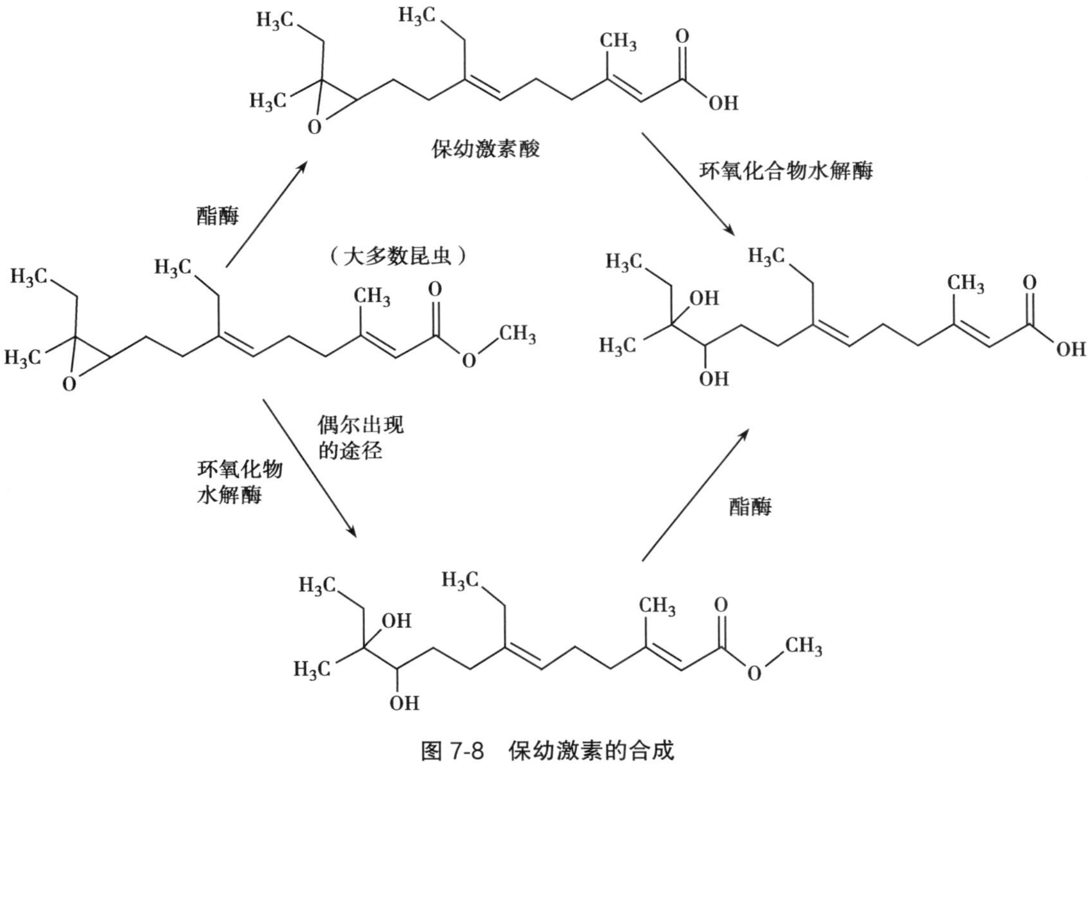

图 7-8　保幼激素的合成

（六）利尿激素（DH）和抗利尿激素（ADH）

控制泌尿活动，有利于维持内环境的稳定。

（七）激脂激素（AKH）

又称脂肪动员激素，可激活脂肪的氧化代谢、抑制脂肪体中蛋白质和脂肪酸的合成，提高骨骼肌或心肌的兴奋度，刺激保幼激素调控蛋白的合成等。

二、外激素

外激素（pheromone）又称信息激素（mesages），是由节肢动物特殊腺体分泌到体外并引起同种其他个体行为反应的化学物质。

（一）信息素的类型

节肢动物信息激素种类较多，根据作用性质不同可分为种内信息素和种间信息素两类。

1. 种内信息素　主要有踪迹信息素、报警信息素、聚集信息素、性信息素和标志信息素。

（1）踪迹信息素：有些节肢动物在其爬过的路上常常留下信息素，以示其行动的踪迹，使同伴追踪寻迹而来告知它的同伴，当它们发现新的食物源或新巢域时，同伴们寻踪依迹而至。如白蚁的示踪物质来源器官是腹部下方第4、5腹节间的腹板腺。当白蚁在地面行走时，估计1mm长的道路，释放出0.01μg的示踪信息素。示踪信息素在道路上存留时间约100秒，然后逐渐消失。

（2）报警信息素：又称告警信息素，是当某一个体受到敌害攻击侵扰时，能发出一种特殊的化学信号物质，使同伴得到信号以后，引起警觉或逃避。如蚜虫受到敌害侵袭时，从腹管中放出微量化学物质，警告同伴离开；蜜蜂的告警信息素由大颚腺产生的2-庚酮和螯腺产生的异戊基乙酸酯混合组成。当外敌侵害蜂巢时，执勤工蜂一齐向外敌进攻，直到外敌消除方才安静下来。

（3）聚集信息素：是节肢动物依靠分泌物招引同种其他个体前来一起栖息、共同取食、攻击异种对象，从而形成种群聚集的信息素。如飞蝗在虫口密度过高时会释放聚集信息素诱导其他飞蝗的生理变化，产生聚集型，进行集体迁飞。

（4）性信息素：一般由专门腺体分泌于体外，能影响同种异性个体产生寻偶行为和相应的生理反应。性信息素化学结构的碳原子数为10~21，大多数属于脂类化合物，碳原子数多为偶数，均有双键。挥发性较好，但扩散速度又不过快，一般为雌性个体释放，吸引雄性个体。如家蚕的性信息素是蚕醇，蚕醇溶于脂类物质，经过微绒毛上的质膜，传递到外表皮上孔道而散放于空气中。

（5）标志信息素：有些节肢动物生活在一定领域中，或接触过一些物质后常留下一种特殊的标记物质，如某种特殊气味，借以告知同种其他同性个体，排斥它们进入该处，保持其领域不受同类中同性个体的侵犯，使它们不在该处栖息、交配、产卵等。如雌性苹果实蝇与樱桃实蝇产卵在果实上以后，在果实上遗留下一种高度稳定、有极性、水溶性的物质。虽然这种化合物不驱逐其他雌雄蝇，但能抑制其他雌蝇产卵于这一果实上。

2. 种间信息素　主要有利己素、利他素和协同素。

（1）利己素：是能引起其他物种个体行为反应的化学物质，其行为对释放者有利。按作用可分为：①驱避物质，如蝽类臭腺排出的醛或酮化合物；②逃避物质；③毒性物质，如蜂毒（肽类）和瓢虫受攻击时放出生物碱；④引诱物质，如花粉香中含有的能引诱蜜蜂采蜜的物质，为反-2，顺-12-十三碳三烯酸。

（2）利他素：是由一种能引起其他物种个体行为应的化学物质，对接收者有利。这类物质在动植物体内普遍存在，如蚜虫粪便（蜜露）中的信息素为捕食天敌（瓢虫、蚜蛉）提供信息；植物次生代谢产物为害虫寻找到寄主提供信息，如十字花科蔬菜上芥子油能引诱菜粉蝶产卵、取食，使昆虫找到寄生植物和被捕食和寄生的猎物。利他素在昆虫取食、产卵、寻找寄主等过程中起十分重要的作用。

（3）协同素：是能引起其他物种个体行为反应的化学物质，这一反应对释放者和接收者均有利。如蚜虫为蚂蚁提供蜜露，蚂蚁保护蚜虫，使蚜虫与蚂蚁互利共栖。

（二）信息素的研究方法

信息素是节肢动物生存和生活的一种有效的化学通信物质，能引起发育和行为的变化，如集群、驱逐、忌避、招引、交配等。近年来，昆虫信息素的研究方法取得了飞速发展。这些技术主要包括昆虫信息素的提取方法、生物测定技术、触角电位、单细胞电生理技术、质谱等。从昆虫体内获得信息素的方法基本上包括冷捕法、溶剂抽提法和吸附捕集法。生物测定，是利用活体或部分器官受刺激后所显示的行为特征或电生理实验反应来判断信息的存在与否。目前最常用的昆虫信息素生物测定法有实验室行为测定法、触角电位技术、田间诱捕实验和风洞实验技术。触角电位技术是利用应用生理学方法，研究昆虫触角内嗅觉感受细胞生理功能的一项专门技术，它的特点是对昆虫触角给予气味刺激后，使其嗅觉感受细胞发生电位差变化。而气相色谱与电生理仪的联用，大大提高了对昆虫性信息素的分析能力，缩短了研究周期。

（三）信息素的应用

在生态系统中，生物与生物、生物与无机物间都存在着复杂的化学联系。生物群落的组成及其种群间的数量关系已不能完全依靠能流作出解释，不论是定性或定量分析均不能忽视信息流这一重要因素。昆虫信息素的应用前景十分广阔。信息素可用于种的鉴定。如螨类个体微小，有些螨具有性多型现象，用传统的形态分类鉴定区分近缘种通常很困难，由于性信息素具有种的特异性，可以用它选择性的识别不同种类。尤其对于同地域分布的近缘种，性信息素不失为一种有效的分类鉴别手段。节肢动物发散信息素腺体的发育，信息素量的微小和化学感受器（包括嗅觉器）的发达，以及行为上的配合与适应，对适应复杂多变的环境起很大作用。人们也可模拟和合成信息素以防治害虫，如通过定期检查捕获的害虫数目，准确掌握虫灾情况，有效预防，及时消灭；作为防治害虫的新武器，在田间释放过量的人工合成性引诱剂，干扰雌雄虫的正常联系，使之无法交尾等；利用趋避信息素使害虫远离食物；利用信息素和其他生物农药组合使用使害虫不育或感染病毒，从而达到事半功倍的防治效果。此外，还可利用聚集信息素进行害虫的测报等。信息素具有灵敏度高、选择性强、对天敌无害、不造成环境污染等优点，相信随着信息素化学研究的日益完善，以及随着人们对绿色农产品、绿色药物的要求日益强烈，节肢动物信息素的利用将会更加受到关注。

三、激素的作用机制

昆虫的生长、蜕皮、变态、滞育等许多生理活动都具有明显的周期性。现已证明，这些生理现象都是受昆虫激素调节控制的。

（一）昆虫生长发育的激素调控

昆虫的生长、蜕皮、变态等生理活动是受脑激素、蜕皮激素和保幼激素的协调控制的。一般认为，昆虫的脑接收外界环境与内在刺激后，引起脑神经分泌细胞活动，释放出脑激素，活化咽侧体及前胸腺，从而分泌保幼激素和蜕皮激素。由于保幼激素的作用，幼虫不断地生长发育，保持幼虫状态；而蜕皮激素的作用，则引起若虫或幼虫蜕皮。在幼虫时期保幼激素和蜕皮激素同时存在，共同起作用时，幼虫蜕皮仍然作为幼虫而生长，在这两种激素的协同作用下，昆虫的幼期生长发育便可完成。当幼虫到最后一龄时，咽侧体停止分泌保幼激素或分泌量很少，此时，前胸腺照常分泌蜕皮激素，因而发生变态，出现蛹或成虫。如果蜕皮激素单独起作用，昆虫便发育为成虫。如果体内除蜕皮激素外，尚有少量保幼激素，就表现出蛹的特征。在成虫时期保幼激素又行分泌，对卵的成熟和胚胎发育起作用。

（二）昆虫滞育的激素调控

昆虫滞育受两种方式的内分泌调节，一种是滞育虫态（龄）具有滞有激素，另一种是缺少某些激素。家蚕的卵滞育是由于雌蛾的咽下神经节分泌的滞有激素进入卵内，使产出的卵不能进行胚胎发育，以幼虫、蛹或成虫滞育的昆虫是由于缺乏某些激素。环境条件变化的信号传入脑中，抑制脑神经分泌细胞的分泌活动，从而影响咽侧体前胸腺等分泌激素。在促进胸腺激素、蜕皮激素、保幼激素等含量极低甚至不存在时，便停止生长发育进入滞育。同时，造成成虫生殖腺发育受阻，还会导致成虫生殖滞育。经过滞育阶段的昆虫逐渐恢复对外界刺激的敏感性后，有利信号可启动神经分泌细胞活动和内分泌腺的分泌活动，从而解除滞育。

（三）昆虫迁飞的滞育调控

当昆虫体内缺乏蜕皮激素和保幼激素或其含量极低时，使成虫生殖腺停止发育，便发生迁飞行为。由于体内含有丰富的脂肪体，卵巢和精巢尚未成熟，迁飞距离可达上千千米。迁飞开始后，保幼激素水平逐渐上升，卵巢开始发育，迁飞即可停止。

（赵金红）

参考文献

[1] 刘娜娜，崔玉宝，叶林华，等. 高通量组学技术在尘螨研究中的应用进展[J]. 中国寄生虫学与寄生虫病杂志，2020，38(05)：642-646.

[2] 刘孝贺，孙丽娜，张怀江，等. 昆虫化学感受蛋白研究进展[J]. 农学学报，2020，10(06)：22-26.

[3] 刘一博，刘俊峰，马烨，等. 昆虫化学通讯之谜[J]. 应用昆虫学报，2020，57(05)：1056-1063.

[4] 王海洋，李梦茹，程鹏，等. 外泌体在寄生虫及媒介病毒中的研究进展[J]. 中国人兽共患病学报，2020：1-8.

[5] 毕思敏，王平阳，赵巧玲. 昆虫眠性调控相关基因的研究进展[J]. 蚕业科学，2019，45(01)：122-133.

[6] 孙毅，秦通. 蜱类化学感应和神经生理学研究进展及其对药物研发的启示[J]. 寄生虫与医学昆虫学报，2019，26(02)：124-134.

[7] 汪梅子，金小宇，周源琳，等. 昆虫神经肽抑咽侧体素及其类似物的研究进展[J]. 农药学学报，2019，21(03)：255-272.

[8] 嵇保中，刘曙雯，张凯. 昆虫学基础与常见种类识别[M]. 3版. 北京：科学出版社，2019：96.

[9] 林玉平，郑琳琴，曹时珍，等. 粉尘螨滴剂舌下含服治疗小儿哮喘的临床疗效[J]. 深圳中西医结合杂志，2018，28(23)：99-101.

[10] 刘伟，刘杨，王桂荣. 昆虫嗅觉可塑性研究进展[J]. 环境昆虫学报，2018，40(06)：1201-1209.

[11] 沈张飞，解鸿青，时连根. 家蚕中调控胚胎滞育的滞育激素及其受体研究概况[J]. 昆虫学报，2018，61(11)：1340-1349.

[12] 卢芙萍，陈青，伍春玲，等. 42℃极端高温胁迫对木薯单爪螨(*Mononychellus mcgregori*)保护酶及热激蛋白基因表达的影响[J]. 热带作物学报，2017，38(05)：919-925.

[13] 李晓童，时连根. 家蚕神经肽及其受体的功能和信号转导机制研究进展[J]. 昆虫学报，2016，59(07)：759-766.

[14] 李照会. 园艺植物昆虫学[M]. 2版. 北京：中国农业出版社，2013.

[15] 彩万志，庞雄飞，花保祯，等. 普通昆虫学[M]. 6版. 北京：中国农业出版社，2008.

[16] 李小珍，刘映红. 食料对南亚果实蝇解毒酶活力的影响[J]. 昆虫学报，2007，50(10)：989-995.

[17] 李朝品. 医学节肢动物学[M]. 北京：人民卫生出版社，2009：96.

[18] 嵇保中，刘曙雯，田铃，等. 保幼激素生物合成研究进展[J]. 生命科学，2007，19(1)：90-96.

[19] 陆宝麟，吴厚永. 中国重要医学昆虫分类与鉴别[M]. 郑州：河南科学技术出版社，2003.

[20] 陈汉彬，安继尧. 中国黑蝇[M]. 北京：科学出版社，2003.

[21] 刘群红，张浩. 两种粉螨的酯酶同工酶和相关蛋白质电泳的研究[J]. 锦州医学院学报，2001，22(3)：8.

[22] 高明媛. 昆虫表皮中碳氢化合物在昆虫分类中的应用[J]. 昆虫学报，2001，44(1)：119-122.

[23] 李毅平，龚和. 昆虫促前胸腺激素研究进展[J]. 生命的化学，1998，18(2)：28-31.

[24] 苏寿泜，叶炳辉. 现代医学昆虫学[M]. 北京：高等教育出版社，1996.

[25] 柳支英，陆宝麟. 医学昆虫学[M]. 北京：科学出版社，1990.

[26] M. 罗克斯坦. 昆虫生物化学[M]. 北京：科学出版社，1988.

[27] 杜家纬. 昆虫信息素及其应用[M]. 北京：中国林业出版社，1988.

[28] 李隆术，李云瑞. 蜱螨学[M]. 重庆：重庆出版社，1988.

[29] 忻介六. 应用蜱螨学[M]. 上海：复旦大学出版社，1988.

[30] 忻介六，刘钟钰译. 昆虫学纲要[M]. 北京：高等教育出版社，1984.

[31] 姚永政，许先典. 实用医学昆虫学[M]. 北京：人民卫生出版社，1982.

[32] 郭郛. 昆虫的激素[M]. 北京：科学出版社，1979.

[33] CHEVRETTE M G，CARLSON C M，ORTEGA H E，et al. The antimicrobial potential of Streptomyces from insect microbiomes [J]. Nat Commun，2019，10(1)：516.

[34] MUTHUKRISHNANN S，MERZENDORFER H，ARAKANE Y，et al. Chitin Organizing and Modifying Enzymes and Proteins Involved In Remodeling of the Insect Cuticle [J]. Adv Exp Med Biol，2019，1142：83-114.

[35] RANE R V，GHODKE A B，HOFFMANN A A，et al. Detoxifying enzyme complements and host use phenotypes in 160 insect species [J]. Curr Opin Insect Sci，2019，31：131-138.

[36] SANTOS C G，HUMANN F C，HARTFELDER K. Juvenile hormone signaling in insect oogenesis [J]. Curr Opin Insect Sci，2019，31：43-48.

[37] SENJI LAXME R R,SURANSE V,SUNAGAR K. Arthropod venoms:Biochemistry,ecology and evolution [J]. Toxicon,2019,158:84-103.

[38] BRAINSTORM C,ANTTILA V,BULIK-SULLIVAN B,et al. Analysis of shared heritability in common disorders of the brain[J]. Science,2018,360(6395):eaap8757.

[39] WALKER A A,ROBINSON S D,YEATES D K,et al. Entomo-venomics:The evolution,biology and biochemistry of insect venoms [J]. Toxicon,2018,154:15-27.

[40] VILLARROEL C A,JONCKHEERE W,ALBA J M,et al. Salivary proteins of spider mites suppress defenses in Nicotiana benthamiana and promote mite reproduction [J]. Plant J,2016,86(2):119-131.

[41] RANE R V,WALSH T K,PEARCE S L,et al. Are feeding preferences and insecticide resistance associated with the size of detoxifying enzyme families in insect herbivores? [J]. Curr Opin Insect Sci,2016,13:70-76.

[42] DAIMON T,SHINODA T. Function,diversity,and application of insect juvenile hormone epoxidases (CYP15) [J]. Biotechnol Appl Biochem,2013,60(1):82-91.

[43] JINDRA M,PALLI S R,RIDDIFORD L M. The juvenile hormone signaling pathway in insect development [J]. Annu Rev Entomol,2013,58:181-204.

[44] ZhANG G,WANG H,SHI J,et al. Identification and characterization of insect-specific proteins by genome data analysis [J]. BMC Genomics,2007,8:93.

[45] ZhANG L M,LENG Y J. Eighty-year research of phlebotomine sandflies (Diptera:Psychodidae) in China (1915-1995). Ⅱ. Phlebotomine vectors of leishmaniasis in China [J]. Parasite,1997,4(4):299-306.

第八章
医学节肢动物的毒素及危害

医学节肢动物种类繁多，对人体的危害可分为直接危害和间接危害两大类。直接危害通常指某些医学节肢动物通过骚扰、蜇刺、吸血、毒害、寄生等方式危害人群，间接危害指某些医学节肢动物可以携带病原体在人和动物之间传播疾病即虫媒病。

本章主要涉及世界范围内有重要医学意义的节肢动物的种类、分布以及毒害作用。毒害是指由于某些医学节肢动物具有毒腺，其分泌的毒液通过口器叮咬、蜇器注入、接触毒毛、虫体喷出等方式进入人体而使人受害，如毒蜘蛛、蝎类、松毛虫等。毒液对人体的伤害程度轻重不等，轻者仅产生短暂的局部刺激，如皮肤红、肿、疼痛等，严重者可出现头晕、发热、恶心等全身症状，甚至导致患者死亡。

第一节　节肢动物毒素的毒性及毒素对人体的伤害

一、昆虫纲

医学昆虫与人类的关系密切，可在人类的衣食住行上形象地概括为“四同多侵”，即同衣（虱等）、同食（蝇、蟑螂等）、同住（蚊、蚤、臭虫等）、同行（蚋、蠓等）及各类侵袭伤害人类的节肢动物。医学昆虫对人体造成伤害的方式往往不尽相同，包括蜇刺、骚扰、毒害、过敏反应等。

某些昆虫具有毒腺、毒毛或者体液具有毒性，接触或攻击人类时，对人体产生不同程度的影响。轻者产生短暂刺激，局部出现红、肿、热、痛，重者出现全身症状，甚至死亡。其危害途径、方式、致病特点如下：

昆虫毒毛、毒刺接触皮肤。桑毛虫幼虫有大量微小的毒毛，呈针箭形，中心有管腔，内贮毒液。老熟幼虫毒毛常脱落，随风飘扬，落到暴露的皮肤或晾晒的衣服上，均可接触到皮肤，毒液外溢引起局部刺痒烧灼感，重者波及全身。常见颈部、胸部、上腹部出现水肿性斑丘疹和丘疱疹。假如指甲搔抓可将沾染的毒毛带到身体其他部位，偶可累及眼睑、结膜、角膜等、甚至呼吸道。毒液中含有组胺、5-羟色胺等。毒毛提取物可诱致机体产生 IgG，这些蛋白酶特别是血管舒缓素酶（kallikreinase）是诱致临床症状的主要因素。刺蛾科幼虫俗称“洋辣子”“八角”，体表覆盖枝刺和毒毛，内有毒液，毒毛进入皮肤立即疼痛难忍，奇痒无比，有烧灼感，随后出现丘疹，由小变大，甚者融合成片，出现水疱，有的即使丘疹、水疱消失后皮肤恢复正常，皮肤仍有瘙痒，用手抓皮肤后，立即出现刺痛，有的虽局部无痒感，不慎患处被触碰，刺痛也会马上诱发，影响工作、劳动、学习和休息。马尾松毛虫是枯叶蛾科中危害最严重的一种，毒液是致病的主要因素。

昆虫毒素中含有大量功能复杂多样的生物活性物质，根据它们的分子量可将其分为三种不同的类型：第一类由蛋白组成，包括多种酶，如透明质酸酶、磷脂酶和神经磷脂酶等；第二类由分子量为 10kD 或更小的肽组成，它们包括数种神经毒素和溶解细胞物质；第三类由小分子量物质，如自由氨基酸、生物胺、神经递质、杂环复合物和生物碱等。

不同种类的昆虫毒素理化性质不同，包括简单的碳水化合物，如乙醇、乙醛、酮、羧酸，杂环化合物如酚及苯醌（蜚蠊目、直翅目、异翅目）；又有复杂的多肽、毒蛋白和酶类（膜翅目、鞘翅目）。许多昆虫毒素靶向神经系统和神经肌肉离子通道，因此迅速影响被注射毒素的动物的行为和其他行动模式。黄蜂、蜜蜂、苍蝇、甲虫和蚂蚁产生丰富的通道活性毒素，其中一些具有针对特定离子通道的作用，而另一些则作用于多种类型的通道。蜂毒明肽以钙激活钾通道为靶标，而钙激活钾通道又能控制神经肽的释放。蜂毒肽是意大利蜜蜂毒液中的一种两亲性小肽，含有26个氨基酸，具有疏水性的N端和亲水性的C端，其与蜜蜂毒液的过敏性有很大关系。蜂毒肽破坏细胞膜的磷脂，导致细胞膜的溶解。猎蝽的唾液含有毒素，这些毒素针对它们的昆虫猎物的电压门控钙通道。某些甲虫（*Diamphidia nigroonata*）产生diamphotoxin，这是一种溶血肽毒素，常用于某些原始部落的箭毒，其他甲虫则产生类似性质的毒蛋白。现对重要种类的毒性及毒素对人体造成的伤害叙述如下。

（一）蜚蠊目

该目的一些种类可携带多种病原体，如寄生蠕虫虫卵、原虫包囊以及细菌、真菌、病毒等，可传播多种疾病。另据国外报道，美洲大蠊（*Periplaneta americana*）所分泌的黄尿烯酸和犬尿烯酸等物质能致畸和致癌。

（二）半翅目

臭虫夜晚吸血骚扰，致局部皮损，奇痒难忍，影响休息和睡眠。有时还可导致剧烈过敏反应，出现丘疹样荨麻疹，甚至还有臭虫抗原导致过敏性哮喘的报道；在个别情况下，臭虫体液接触眼睛可致角膜炎和虹膜睫状体炎。猎蝽科的锥蝽属（*Triatoma*）在吸食人血的同时可以传播锥虫病。而其他几个水生的肉食性种类（负子蝽科、潜蝽科）偶然可以叮咬人体，所致的剧痛及麻木，可持续数小时。半翅目昆虫大多具有臭腺，能发散出某种恶臭的分泌物，臭腺分泌的气味物质主要是碳链中等长度且没有支链的脂肪族物质，即酸、醛、酮、醇和酯等。研究表明，正十三碳烷是蝽蟓后胸的臭腺和若虫腹部的臭腺分泌物的主要成分。

（三）膜翅目

1. 蚁科　几乎全部蚁科昆虫都具有蜇刺及分泌毒液的能力，但其中大部分不袭击人类，但仅个别种类可对人体造成较严重的伤害。一些热带的种类如*Paraponera clavata*、*Myrmecia pilosa*等的蜇刺可导致剧痛，其强度比大黄蜂或蜜蜂厉害得多，并可导致发热、炎症甚至麻痹等。蚂蚁用毒素捕获猎物、自我防御和相互交流。因此，蚂蚁的不同亚科，如猛蚁亚科、切叶蚁亚科都拥有复杂的毒素混合物。这些物质中许多为具有溶血活性和细胞毒性的抗菌肽。

猛蚁（*Pachycondyla goeldii*）的毒腺中表达三类具有抗菌活性和杀虫活性的肽，分别被称为ponericin G，W和L类。ponericin家族的所有成员具有广谱抗菌活性，与melittin、cecropin和dermaseptin相比较有很小的最小抑菌浓度值，ponericin W1-6对马红细胞和绵羊红细胞有很强的溶血活性。澳大利亚蚂蚁（*Myrmecia pilosula*）的毒液溶细胞活性在1964年首先被报道。从红胡须蚁（*Pogonomyrmex barbatus*）毒液中分离的barbatolysin对红细胞显示了更强的毒性，用分子筛测定的分子量为3.5kDa，序列中含有大量的组氨酸、甘氨酸、没有赖氨酸、精氨酸和亮氨酸。

在蚁类中最早知道的毒素是甲酸（蚁酸）。另外，从毛蚁（*Dendrolasius fulginosus*）中分离出的臭蚁素（Dendrolasin），阿根廷蚁（*Iridomyrmex humilis*）分离出的虹蚁素（Iridomyrmecin）和胸蚁醛（Dolichodial）等防御性物质，对被捕食动物或其他蚁类有毒害及趋避作用。

火蚁毒素的主要成分是一种生物碱的混合物，是由一个顺式和/或反-2甲基-6n-烷基哌啶组成。毒液有溶血，溶解细胞，抗微生物和杀虫的特性。有3或4种小分子量蛋白可导致变态反应，通常火蚁用上颚附着在猎物的皮肤上，弓起身体，用螯针向受害者注入毒液，蜇后立即出现疼痛，并发生荨麻疹样风团和耀斑样病损，并伴随疼痛、瘙痒、烧灼感，一般在45分钟内消退，但可形成无菌性脓疱，并在30~70小时内破溃。有时病变区被感染而可导致脓毒症。有的病人只有水肿，红斑和瘙痒性病变，而不发生脓疱。多次叮咬可引发过敏性休克。Hoffman等从进口火蚁毒素中分离得到磷脂酶Soli 1。Soli 1是重要过敏原，与对其他膜翅目昆虫毒素过敏患者的IgE抗体有交叉反应。

蚂蚁蜇伤可用抗组胺药、冷敷止痛和局部皮质类固醇等对症治疗。强烈的刺痛应该用口服皮质类固醇（泼尼松，30毫克/天）治疗。对蚂蚁叮咬的过敏反应应与对蜜蜂叮咬的过敏反应给予同样的治疗。

2. 蜜蜂，马蜂，黄色胡蜂，大黄蜂　蜜蜂和黄蜂是有毒的群居昆虫，它们用位于腹部的毒刺注射毒液。这种毒液会引起局部反应（丘疹有中度疼痛和炎症）和全身现象（有多处刺痛，导致肌红蛋白尿、肾衰竭、心力衰竭和死亡)。过敏反应可进展为过敏性休克。蜜蜂、黄蜂、大黄蜂的毒素有许多相同性,与其他有毒素的昆虫不同,具有高度发达的毒器——毒囊、毒腺和末端带钩的螫针。它们毒素的组成与其他动物毒素也有所不同,是由酶、生物原胺、碱基多肽和激肽素组成的复杂混合物。如黄蜂、胡蜂有透明质酸酶、磷脂酶 A_1、磷脂酶 A_2、磷脂酶 B,蜜蜂有水解蛋白酶和碱性磷酸单酯酶。

由于透明质酸酶、磷脂酶 A_2 分子量较高,通常被认为是导致过敏的变应原。蜜蜂和群居性胡蜂毒液磷脂酶 A_2 是糖蛋白,一般以单体形式存在,且有很强的溶血活性,该酶在体外能诱导血小板聚集,在体内能诱导血栓形成。

磷脂酶 A_1 通常与过敏反应和炎症有关,但是磷脂酶 A_1 和磷脂酶 A_2 间没有序列相似性,Santo 等从巴西黄蜂(*Polybia paulista*)毒液中分离纯化了磷脂酶 A_1,该酶对洗涤红细胞有溶血活性,并能和巴西黄蜂过敏病人血清中的 IgE 结合。Yang 等人从大胡蜂蜂毒中分离出含有磷脂酶样活性的蛋白 magnifin,其与其他胡蜂过敏原磷脂酶 A_1 的序列非常相似。但与一般磷脂酶不同的是,该酶在体外能诱导血小板聚集,在体内能诱导血栓形成。

蜂毒含有不同的生物活性物质。除透明质酸酶、磷脂酶、神经毒素外,其中,研究得最清楚的溶细胞多肽之一是意大利蜜蜂(*Apis mellifera*)毒液的主要组分 melittin。*Megabombus pennsylvanicus* 毒液的溶细胞肽 BombolitinI-V 是 5 个结构相关的十七肽,它们构成了蜂毒干重的 25%。与来自胡蜂和蜜蜂毒液的溶细胞肽一样,bombolitins 能裂解红细胞,增强磷脂酶 A_2 活性和导致组胺释放。BombolitinI-V 有与 melittin 一样的溶血活性,比肥大细胞脱粒肽的组胺释放能力强 5 倍。肥大细胞脱粒肽有许多生物活性,包括溶血、肥大细胞脱颗粒、组胺释放、促进磷脂酶 A_2 释放、活化 GTP 结合蛋白等。*Vespa basalis* 毒素中的肥大细胞脱粒肽 B 和拥有磷脂酶 A_1 活性的致命蛋白有协同溶血效果。

许多作用于谷氨酸受体的多肽神经毒素从昆虫毒腺中被报道。如 α、β、γ、δ-philanthotoxin,是从欧洲狼蜂(*Philanthus triangulum*)毒液分离的 4 种神经毒素,都属于 Acylpolyamines 类。一些毒素能与涉及突触颗粒穿梭的特定蛋白结合,影响神经递质释放。如首次在韩国黄夹克黄蜂(*Vespula lewisii*)毒素中发现的肥大细胞脱粒肽(mastoparan)便是该种类型毒素的典型代表,它们通过 G-蛋白导致磷脂酶 A2、磷脂酶 C、鸟苷酸环化酶活化和磷脂酰肌醇解体,从而对信号转道产生影响。除肥大细胞脱粒肽外,其他毒素也作用神经递质。如东方胡蜂(*Vespa orientalis*)中有溶血磷脂酶活性的 orientotoxin 也能封锁神经递质从突触前神经膜释放。

黄蜂和大黄蜂有激肽素,能使血压改变、平滑肌收缩、增高脉管的通透性,产生痛觉。组胺、5-羟色胺和乙酰胆碱被认为是导致疼痛的物质,黄蜂及胡蜂有 5-羟色胺、乙酰胆碱。

从埃及泥蜂的毒液中分离出的多胺类毒素,它能迅速致猎物瘫痪。该毒素作用于几个重要的阳离子通透性配体门控离子通道(LGIC),特别是 L-谷氨酸门控离子通道和烟碱型乙酰胆碱受体。针对蜜蜂或黄蜂叮咬的治疗可以包括抗组胺药物和局部皮质类固醇,但严重的毒性需要对症治疗。适当的治疗包括全身皮质类固醇、抗组胺药物和千分之一的肾上腺素。

胡蜂蜇刺后,如毒液较少,只导致局部损害,表现为局部红肿,伴有水疱、刺痛、瘙痒感、发热等症状。一次性刺入大量毒液可产生荨麻疹,嘴唇、眼睑、咽喉水肿,吞咽困难,腹痛,腹泻,恶心,呕吐,血压下降等症状,严重者可发生多器官功能衰竭或过敏性休克,甚至死亡。

(四)鳞翅目

本目中部分蛾类和蝶类,其幼虫体上有毒毛,人畜与之接触,导致皮炎。主要类群包括蛱蝶科(Nymphalidae)、绒蛾科(Megalopygidae)、刺蛾科(Limacodidae)、天社蛾科(Thaumetopoeidae)、毒蛾科(Lymantriidae)、灯蛾科(Arctiidae)、天蚕蛾科(Saturniidae)、夜蛾科(Noctuidae)、闪蛾科(Morphoidae)、枯叶蛾科(Lasiocampidae)等。其中最常见的是刺蛾科的种类,数量最多的是毒蛾科的种类,而为害最严重的则是枯叶蛾科中的松毛虫。

刺蛾科的幼虫有许多枝刺和毒毛,枝刺长而尖,刺管内有毒液从毛基下的毒腺细胞分泌出来,尖端极易折断,可刺入皮肤,同时毒液发生作用。其毒液成分包含组胺和两种蛋白类物质。

毒蛾科的种类几乎全部都生有毒毛,尤其是黄毒蛾属(*Euproctis*)的种类,如桑黄毒蛾(*E. silimis*)、茶黄毒蛾（*E. pseudoconspersa*）等。桑黄毒蛾的幼虫（桑毛虫）的毒毛内含淡黄色弱碱性有毒液体，毒液主要为组胺（Histamine）、酶等成分，组胺是 2-（4-咪唑）乙基胺，为组胺酸的脱羧物，毒毛对人体的致病性就是通过毒毛内含有的毒液对皮肤的原发性刺激作用。组胺的生物活性很强，可以使毛细血管和小动脉扩张，毛细血管通透性亢进，血液成分渗出管外，导致局部水肿；同时，组胺可以刺激感觉神经末梢，从而使表真皮交界处的感觉器官和浅层皮肤产生奇痒感。

松毛虫的毒毛和毒素首先导致接触部位的急性皮炎，时有痒感。另外，可引起骨关节持续性疼痛，骨质疏松，晚期出现骨质增生、关节僵直、畸形等；有些患者的四肢非关节部位出现肿块等。临床上分为皮肤型、骨关节型、肿块型、混合型等，其中骨关节型最为常见。

（五）鞘翅目

1. 甲虫 甲虫会被人造灯光吸引，进入家庭或大量聚集在路灯下，在温暖、多雨的月份也经常在玉米和豆类作物中发现甲虫。芫菁科（Meloidae）和拟天牛科（Oedemeridae）的一些甲虫能产生斑蝥素（Cantharidine），其化学成分为单萜烯类，成虫体液内约含 1%。斑蝥素是一种强的发泡剂，极容易深入皮肤。当甲虫偶然被惊吓或被接触时，这种毒素可从足的关节处分泌出来，患者皮肤可出现灼烧、刺痛感，继而出现酷热感或无痛性水疱。水疱破裂可导致继发感染，其内的液体污染附近的皮肤可出现卫星小疱。如甲虫被吞食，毒素可引起恶心、呕吐、腹泻、腹肌痉挛等症。

2. 隐翅虫科 隐翅虫的毒素为青腰虫素（Penderin），是一种毒蛋白，测定 pH 为 1~2 呈高度酸性，可溶于乙醚、氯仿、酒精及苯，不溶于水。其成分、结构和功能尚待进一步研究。隐翅虫并非蜇刺人体，而是虫体在人皮肤上爬行时会从虫体关节腔中分泌出体液（也富含青腰虫素）；当虫体被打死碾碎时，则毒液大量溅出，可导致广泛的病灶。患处皮肤可出现红斑、丘疹，迅速化脓而形成红斑脓疱性损害，红斑排列成单条或多条线状，同时患处有痒及烧灼感，重者有剧痛伴有高热及淋巴结肿大、头晕、头痛，医学上称为“隐翅虫皮炎”。有些患者可能出现全身症状，如恶心、呕吐和发热。皮肤由红斑和瘙痒，有烧灼感和水疱，演变成无菌脓疱、溃疡和结皮。这些表现大约在一周内消失，留下残留的红斑。治疗应从用肥皂和清水对受影响区域进行密集清洗开始。在皮损部位使用高锰酸钾（1∶40 000，或 4L 水中 1 片），每天两次，配合皮质类固醇乳膏使用。如果有继发感染，则有必要使用全身抗生素。

3. 皮蠹科 皮蠹科的甲虫是重要的经济害虫，可危害储藏的粮食及其他材料。其中一些种类，如谷斑皮蠹（*Trogoderma granarium*）等也被认为是一类潜在的危害公众健康的甲虫，因为它们的幼虫脱落的刚毛，对一些人来说是强烈的过敏原。

二、蛛形纲

（一）蜘蛛目

世界上约 4 万种蜘蛛几乎都是有毒的，但大多数蜘蛛的毒牙太短或很脆弱而难以刺入皮肤，不会对人体造成伤害。其中约 180 种可以叮咬人体，真正有毒害的仅数种。目前，仅对少数蜘蛛的毒素有较详细研究，如黑寡妇蛛、悉尼漏斗网蛛、香蕉蛛、隐居褐蛛等。

不同蜘蛛分泌的蜘蛛毒素不同，可根据蜘蛛毒素的化学成分主要分为五类，分别是无机盐类及小的有机化合物、线性多肽、富含二硫键的蜘蛛毒素多肽、酶类、突触前的神经毒素；而根据其相对分子质量大小主要分为多肽类成分、蛋白质成分、小分子物质。同时，根据其生物学活性可将蜘蛛毒素蛋白分成能以协同方式发挥作用的 5 组：神经毒素、辅助毒素、蛋白酶、蛋白酶抑制剂和功能未知的毒素。神经毒素作为蜘蛛主要的武器特异性作用于神经系统，杀死猎物或使之瘫痪；辅助毒素通过促进神经毒素与靶标的结合而增强神经毒素的作用；蛋白酶抑制剂可保护神经毒素和辅助毒素免遭蛋白酶降解；蛋白酶能裂解毒素前体使之成为有活性的成熟毒素，或帮助消化和利用猎物。

蜘蛛成分中作用于靶细胞膜上的各种离子通道，如钾、钙、钠、酸敏感通道等，主要是多肽毒素中含量较多的神经毒素。其小分子物质主要分为无机盐、三磷酸腺苷、氨基酸、核苷酸、单胺类以及多胺类。现已从蜘蛛毒液中分离纯化得到 α-latrotoxin（α-LTX），α-latrocrustatoxin（α-LCT），α-Latroinsectotoxin（α-LIT），δ-Latroinsectotoxin（δ-LIT），PhTx3-4 几种多肽类毒素，其中 α-LIT 仅作用于昆虫。J-ACTXS 毒素是从悉尼漏斗网蜘蛛的毒液中分离出来的，它由 36 或 37 个氨基酸残基组成。

毒素相关蛋白质成分中以黑寡妇蜘蛛（*Latrodectus tredecimguttatus*）中发现的 Latrotoxin 最著名。它可以通过三种方式作用于细胞膜：一是能通过钙离子依赖的方式结合突触前膜外生蛋白，激活某种信号通路，从而释放突触小泡；二是在其作用的细胞膜形成一种非特异性的孔道，使其允许钙离子和一些谷氨酸、乙酰胆碱等小分子量物质通过，进而引起对靶细胞的伤害；三是与蛋白偶联受体结合，并通过蛋白信号通路促使突触小泡大量释放神经递质。还有研究表明，黑寡妇蜘蛛的神经毒素通过插入细胞膜的磷脂双分子层激活相应的受体，导致神经递质释放增多，诱导肥大细胞发生胞吐现象，另外 LTX 毒素能与细胞膜上的受体结合，对胰岛 β 细胞分泌 Ca^{2+}离子进行调节，导致磷酸肌酸降解和降解产物积累。Li 等从间斑寇蛛卵粒提取物中分离纯化出两种活性蛋白，分别命名为 Latroeggtoxin-Ⅰ和 Latroeggtoxin-Ⅱ。腹腔注射时 Latroeggtoxin-Ⅰ能使小鼠产生一系列中毒症状。电生理实验表明，该蛋白质能以可逆的方式完全阻断离体小鼠膈神经-膈肌标本的神经肌肉传导，提示该蛋白具有较强的哺乳动物毒性。将 Latroeggtoxin-Ⅱ通过腹腔注射小鼠和蜚蠊，可以使实验动物特别是蜚蠊显示一系列中毒症状，包括精神萎靡、运动迟缓和对外界刺激反应迟钝等。膜片钳实验结果表明，Latroeggtoxin-Ⅱ能特异性抑制大鼠背根神经节细胞的 TTX-R 型 Na^+离子通道，抑制作用具有剂量效应，而对 TTX-S 型 Na^+通道无明显作用。

另外来源于黑寡妇蜘蛛毒素中的 latroinsectotoxins（LIT）α、β、γ、δ 和 ε 有选择性的杀虫作用，其杀虫作用是通过影响突触前神经递质的释放，其作用机制与 LTX 影响神经递质释放的机制类似。

最早从蜘蛛毒液中分离的 hanatoxin-Ⅰ（HaTx1）是一种可以抑制钾离子通道多肽毒素，它对 Kv2.1 钾离子通道表现出很高的亲和性，而对 Kv1、Kv3 钾离子通道没有作用，对于 Kv4 只有较弱的抑制作用。HWTX-1 是从我国的虎纹捕鸟蛛中纯化的多肽毒素，它能有效地阻断小鼠膈神经膈肌接头传递，对胆碱能和肾上腺素能神经递质的释放有抑制作用。PhTx3-4 毒素来源于罗纳栉蛛属蜘蛛毒液，能够同时抑制非钙通道依赖和钙通道依赖性的突触体摄取谷氨酸。褐蛛或提琴蜘蛛毒液的酶活性大于黑寡妇蛛毒液，但尚未分离出它们毒液中可导致特征性坏死的全序列组分。多形核白细胞的浸润在坏死病变的局部脉管炎的病理生理学中起着主要作用，但其机制仍尚未完全阐明。

黑寡妇蜘蛛咬伤通常导致针刺样剧痛，随后患肢出现钝痛，有时麻木疼痛，同时腹部或肩，背，胸部出现痉挛痛和某种程度的强直。伴随的症状包括烦躁，焦虑，出汗，头痛，眩晕，上睑下垂，眼皮水肿，皮疹和瘙痒，呼吸窘迫，恶心，呕吐，流涎，体虚无力以及受伤部位皮肤温度升高。重症成人患者通常可合并血压和脑脊液压力升高。褐蛛或提琴蜘蛛咬伤可立即导致烧灼感或轻微疼痛，也可无痛，然而在 30~60 分钟内可出现局部疼痛。被咬部位可出现红斑和瘀斑及瘙痒，也可发生全身瘙痒。伤口部位可形成水疱，其周围为不规则的瘀斑样病变，类似“牛眼”；中央的水疱逐渐变大，其内充满血液，然后破裂形成溃疡，其上形成一层焦痂，最后焦痂脱落，可出现一大片组织缺损，可能深达肌肉。疼痛可能很剧烈并累及整个受伤区域。可出现的全身症状和体征有：恶心和呕吐，畏寒，出汗，溶血，血小板减少及肾功能衰竭等，但罕见死亡病例。

（二）蝎目

全世界记录的蝎类 1 400 多种，多数对人是无害的，仅有钳蝎科的不到 25 种的毒液可以危及人的生命。据报道，至少有 7 种来自副杀牛蝎属（*Parabuthus*）的物种在防御情况下会喷射毒液，这种喷射毒液的情况在其他属中未见报道。当毒液接触捕食者敏感组织，例如眼部组织，会立即导致疼痛和暂时失明。蝎毒注入体内通常仅导致局部疼痛和轻微肿胀，中央可见蜇伤斑点，内有钩形毒刺，局部麻木，起水疱，甚至坏死。淋巴管炎和区域性淋巴结肿，伤口周围皮肤温度上升和触痛。蜇伤 1~2 小时后有头晕、头痛、流延、流泪、畏光、恶心、呕吐、出汗、呼吸急促，口、舌肌强直性麻痹、斜视、全身肌肉痉挛疼痛，严重时出现惊厥、昏迷、呼吸停止。少数患者有脉缓、寒战、血压升高、尿量减少等。蝎子蜇伤最可怕的并发症是心律失常、休克和肺水肿，这些并发症即使在有药物治疗或者急救措施时也可能会导致死亡。有报道认为，褐尾蝎蜇刺 6 岁以下儿童和高血压患者可致死。死亡的主要原因是急性肺水肿和心血管休克。

轻度患者的治疗是使用 2% 利多卡因进行麻醉（成人 3~4ml，儿童 1~2ml；间隔 30~60 分钟给药，最多可重复施用 3 次）。也可使用口服止痛药进行止痛。在主要发生在中度和重度患儿中，需要使用静脉注射抗蛇毒血清（antivenom serum）治疗。

蝎类的毒液是一种复杂的混合物，成分包括：血清素、儿茶酚胺、蛋白酶等引起局部反应的物质和导致全身症状及体征的几种多肽类神经毒素。在毒液中，最受重视的是两类。其中之一是小的神经毒性蛋白，它识别可兴奋细胞膜上的离子通道和受体，因此对不同的生物体有毒性。另一种是抗菌肽，是古代先天性免疫的重要防御分子。

蝎毒液储存在蝎尾中的毒液囊内，其中神经毒素多肽成分最为丰富，也是蝎毒液中导致死亡和麻痹效应的主要活性物质，在不同蝎子的毒液囊中的含量会有较大差异，从 10%~70% 不等。蝎毒的神经毒素能导致疼痛的产生。α-钠毒素 AmmⅧ和 AaHⅡ通过作用于河豚毒素（TTX）敏感的钠离子通道而导致痛觉过敏。来自东亚钳蝎的 α-like 毒素 BmKM1 也可以导致炎性疼痛，并可降低背根神经节神经元的兴奋性阈值。来自巴西钳蝎（*Tityus serrulatus*）的多肽毒素 TS8 可选择性作用于 Kv4.2 通道，小鼠足底注射 TS8 可诱导明显的痛觉过敏，降低痛阈值。

钠离子通道蝎毒素是蝎毒液中引起动物麻痹或致死的主要成分。钠离子通道蝎毒素属于长链蝎神经毒素，含有 58~76 个氨基酸残基，大部分含有 4 对二硫键，也有少量成员含有 3 对二硫键。该毒素主要是通过调节电压门控钠离子通道来发挥作用的。根据它们作用于钠离子通道的位点不同和钠离子通道门控的影响不同，将其分为 2 类，即 α 类和 β 类。α-钠离子通道蝎毒素主要在新世界蝎中发现，而 β-钠离子通道蝎毒素主要在旧世界蝎中发现。钠离子通道的 α 亚基上现在已经鉴定了至少 7 个与各种神经毒素相互作用的位点。其中，蝎毒液中的 α-钠离子通道蝎毒素和 β-钠离子通道蝎毒素分别作用于位点 3 和 4。这两个位点分别位于 α 亚基的 domain Ⅳ和 domain Ⅱ上，但都分布在相应结构域上 segment3 和 segment4 之间的 loop 区域。该区域上含有数组酸性氨基酸残基。因此有学者认为，钠离子通道蝎毒素与钠离子通道的结合分为两个步骤：第一步为识别阶段，主要是通过离子通道表面的酸性氨基酸残基和钠离子通道蝎毒素表面的碱性氨基酸残基的静电作用；第二步为相互作用阶段，主要是通过钠离子通道蝎毒素和钠离子通道的芳香氨基酸残基之间的更强的疏水作用。α-钠离子通道蝎毒素作用于 Na_v 的位点 3，能够减缓或抑制钠电流的快速失活。根据对哺乳动物或昆虫药理学的偏好，α-钠离子通道蝎毒素分为 3 类：经典 α-钠离子通道蝎毒素，特异作用于哺乳动物；类 α-钠离子通道蝎毒素，对哺乳动物和昆虫都可以作用，但不能够结合大鼠脑突触体；昆虫 α-钠离子通道蝎毒素，特异作用于昆虫。β-钠离子通道蝎毒素作为 Na_v 的门控调节剂，作用于 Na_v 的位点 4，可以改变 Na_v 的电压依赖性激活。与 α-钠离子通道蝎毒素类似，β-钠离子通道蝎毒素也可以分为 3 类：哺乳动物 β-钠离子通道蝎毒素；昆虫 β-钠离子通道蝎毒素；类 β-钠离子通道蝎毒素，对哺乳动物和昆虫都可以作用。根据序列相似性及注射到黑蝇幼虫所导致的症状，又可以将昆虫 β-钠离子通道蝎毒素细分为两个亚类：兴奋型昆虫 B、钠离子通道蝎毒素（excitatory insect-specific toxin），可以导致黑蝇幼虫快速的收缩性瘫痪，这种效应是可逆的；抑制型昆虫 β-钠离子通道蝎毒素（depressant insect-specific toxin），在造成黑蝇幼虫短暂性的缓慢收缩性瘫痪后，还可以造成短时间松弛性的麻痹。

钾离子通道蝎毒素是蝎毒液中存在最为广泛的一类毒素，钾离子通道蝎毒素能特异性地与钾离子通道相互作用，所以被认为是研究钾离子通道序列及功能特征可以分为 5 大类：α-钾离子通道蝎毒素（α-KTx）、β-钾离子通道蝎毒素（BKT）、7-钾高子通道蝎毒素（y-KTX）、8-钾离子通道蝎毒素（S-KIX）和离子通道蝎毒素（K-KTx）。其中 α-钾离子通道毒素成员数目最多，同时也是研究最为深入的一类钾离子通道蝎毒素家族，其氨基酸序列一般由 23-39 个残基组成，并由 3~4 对二硫键稳定其空间结构。α-钾离子通道蝎毒素现已鉴定超过 30 个亚家族，它们都拥有 CSaβ 模体，并大多通过位于 β 折叠片区上的功能域与电压门控钾离子通道 Kv1.x 通道孔区过滤器周围的氨基酸残基相互作用来达到抑制效果。另外，还有些 α-钾离子通道蝎毒素与 KCal.1、KCa2.x 和 KCa3.1 等钾离子通道家族成员相互作用。β-钾离子通道蝎毒素是一类氨基酸序列较长的钾离子通道蝎毒素，一般由超过 60 个氨基酸残基组成，分子内含有 3 对二硫键。这类长链的钾离子通道蝎毒素一直以来研究较少，故也曾被称为 orphan 毒素。β-钾离子通道蝎毒素依据其序列特征大致也可分为三类：钳蝎科来源的 β-钾离子通道蝎毒素类似肽家族、非钳蝎科来源的 scorpine 类似肽家族和序列特异的 heterogeneous 家族。β-钾离子通道蝎毒素类似肽家族在 *Androctonus*、*Mesobuthus* 和 *Tityus* 中都有发现。研究发现，β-钾离子通道蝎毒素类似肽在选择性抑制电压门控钾离子通道的同时也具有一定的抑菌活性。scorpine 类似肽大多来源于非钳蝎科的毒液，如从 Iurida 和 Scorpionidae 的蝎种毒液中都曾分离到这种长链钾离子通道蝎毒素，它们一般具有较强的抗菌和溶血活性。heterogeneous 家族的 β-钾离子通道蝎毒素功能尚未明确，只知道其能抑制心肌细胞上的瞬时外向电流，且对电压门控钾离子通道抑制活性较弱。γ-钾离子通道蝎毒素的成员数仅次于 α-钾离子通道蝎毒素，它们能特异性地作用于 Kvl1.x 通道家族，是钾离子通道 Turret 区的阻断剂。k-钾离子通道蝎毒素是近年来新发现的钾离子通道蝎毒素，其氨基酸序列由 22~27 个氨基酸残基组成，分子内含有 2 对二硫键。它与其他上述三类钾离子通道蝎毒素在氨基酸序列和三维结构上都极为不同，可能是在进化过程中趋同进化出了能与钾离子通道相互作用的功能位点。δ-钾离子通道蝎毒素是 2013 年陈宗运等人从蝎毒液中发现的一类全新钾离子通道蝎毒素，它们的典型特征是含有 Kunitz 型模体的结构域。

氯离子通道蝎毒素：蝎毒液中的氯离子通道蝎毒素由 35~38 个氨基酸组成，含有 4 对二硫键，不同于含有 3 对二硫键的短链钾离子通道蝎毒素和含有 4 对二硫键的钠离子通道蝎毒素。但是，氯离子通道蝎毒素与钠离子通道蝎毒素和钾离子通道蝎毒素类似，其结构核心也是一个 CSαβ 模体。氯离子通道蝎毒素的一级结构呈现 50%~74% 的保守性，其成员主要包括 11、Ammp2、13、14、15、15A、peptideslBs、chlorotoxin，Lqh-8/6、PBITx1、BnKCT、Bs-8 和 Bs14 等。其中，从五线滑尾蝎（*Leiurus quinquestriatus*）毒素中纯化的一个 36 肽的 chlorotoxin，其不但能够从胞质面阻断小鼠小肠上皮的氯离子通道，还能够特异地结合于脑胶质细胞瘤中病变了的氯离子通道。因此 chlorotoxin 是研究药物开发的首选对象。研究证实，chlorotoxin 可以高效、特异性地与人神经胶质瘤细胞特异表达的氯离子通道结合，正在被开发应用于治疗人神经胶质瘤的临床药物。他们也证明 chlorotoxin 抑制瘤细胞繁殖是通过抑制 MMP-2 的酶活性和降低 MMP-2 在细胞膜上的表达量而实现的。

钙离子通道蝎毒素：从蝎毒液中也分离鉴定了一些特异作用于钙离子通道的毒素，如来自于帝王蝎（*Pandinus imperator*）的 IpTxA、IpTxi 和来自于阔掌蝎（*Scorpio palmatus*）的 maurocalcine（MCa）。其中 IpTxA 和 MCa 为单链碱性分子，含有 33 个氨基酸残基和 3 对链内二硫键（Cys3-Cys17、Cys10-Cys21、Cys16-Cys32），二者呈现出 82% 的序列同源性。IpTxi 为异源二聚体，分子质量 15kDa，大亚基由 104 个氨基酸残基组成，含有 4 对二硫键，通过 100 位半胱氨酸残基与小亚基共价结合，而小亚基仅由 27 个氨基酸残基组成。另外，从我国马氏正钳蝎（*Mesobuthus martensii*）分离到了钠离子通道蝎毒素 BmKAS 和 BmKAS-1。它们由 66 个氨基酸残基组成，含有 4 对二硫键。BmKAS 和 BmKAS-1 不但可以选择性增强骨骼肌肌浆网 Ryanodine 受体 / 钙离子通道对兰尼碱的结合，而且可与哺乳动物和昆虫兴奋细胞的钠离子通道结合。来自黑粗尾蝎（*Parabuthus transvaalicus*）蝎毒的 kurtoxin 由 63 个氨基酸残基组成，含 4 对二硫键。kurtoxin 不但可以和钠离子通道的位点 3 结合从而减慢钠离子通道的失活，而且 kurtoxin 也是电压依赖的 T 型钙离子通道的抑制剂。

小阳离子蝎毒抗菌肽：首次被分离得到的短链抗细菌蝎毒素多肽是从非洲蝎子（*Opisthacanthus madagascarienis*）的毒液中得到的，为 IsCT 和 IsCT2，这两条多肽均只含有 13 个氨基酸残基，有 78% 的同源性，其 C 端都被酰胺化。这两条肽的前体肽都由 N 端的信号肽、中间的成熟肽和 C 端的前导序列组成，且其前导序列中含有剪切信号序列 Gly-Arg-Arg 或者 Gly-lys-Arg。这两条肽对革兰氏阳性菌和革兰氏阴性菌都有广谱的抗菌活性，最小抑菌浓度为 0.6~16μmol/L，并且溶血活性很低，在 100μmol/L 的浓度下只有 10% 的溶血率。结构检测显示它们在模拟的膜环境中（40% 和 70% 的 TFE）可以形成螺旋结构。

某些蝎毒素也具有导致癫痫的作用，而海马是其导致癫痫作用的主要靶标。研究发现，BmKM1 可诱导大鼠海马神经元 Na_v 的失活，从而诱导癫痫的发作；大鼠单侧侧脑室注射蝎毒素 BmKαV，可促进大鼠大脑皮层内源性的谷氨酸释放，导致癫痫样放电和惊厥相关的行为变化；而来自巴西钳蝎（*Tityus serrulatus*）的（rTityustoxin-Kα，TsTx）显微注射于大鼠海马部位，也能够诱导癫痫持续状态，继而发展为癫痫。蝎毒素能够直接或间接作用于神经递质受体，影响神经递质的释放。TsTx 可通过影响胞内钙含量，作用于大鼠前额皮层中多巴胺的释放。同时，蝎毒素还对免疫系统具有调节作用，这是在蝎蜇伤病中首次被发现的。蝎毒液能激活补体系统，诱导白细胞趋化作用，在一些严重的蝎蜇伤病例中，可引发全身性炎症反应，并导致多器官功能衰竭甚至死亡。

先前的研究证实，每一个物种的毒液中通常可能含有 100 多种不同的肽，质量从 1 000~9 000Da 不等。

据保守估计，现存的2 200多种蝎的毒液中，至少含有10万种蝎毒液肽。而现在报道的大约只有几百种，不到其中的1%。随着基因组学、转录组学和蛋白质组学技术的发展，针对世界上不同区域分布的蝎物种，在蝎毒素的产生、性质、功能与进化及其应用基础方面取得了突飞猛进的发展。面对数量越来越多的蝎毒素多肽，在不同水平上全面系统地开展蝎毒素结构与功能的研究仍是将来一项长期的基础性工作。

（三）蜱螨目

蜱螨对人体的危害包括两大类，一类是由蜱螨叮咬、吸血、毒害、寄生和/或致变态反应等所引起的疾病，一般称其为蜱螨源性疾病，如疥疮，螨性哮喘。另一类是由蜱螨传播病原体所引起的疾病，如森林脑炎，蜱传回归热，莱姆病，Q热，恙虫病，一般称其为蜱螨媒性疾病。

1. 叮咬和吸血　蜱吸血量大，饱血后虫体可胀大几十倍甚至100多倍；另外，一些以啮齿类动物和鸟类为正常宿主的螨类，偶尔亦可攻击人类，如鸡皮刺螨（*Dermanyssus gallinae*）、柏氏禽刺螨（*Ornithonyssus bacoti*）、囊形禽刺螨（*Ornithonyssus bursa*）、毒厉螨（*Laelaps echidninus*）等。蜱螨在叮刺吸血时多无痛感，但由于螯肢、口下板同时刺入宿主皮肤，可造成局部充血、水肿、急性炎症反应，还可导致继发性感染。

2. 疥疮　疥疮是一种由疥螨引起的皮肤病，影响着全世界数百万人，并导致较高的发病率和不适感。疥疮是由挖洞的螨虫和产卵引起的，而不是咬伤。它通常有强烈的，微小的，红色的，多个区域的瘙痒，特别是在指蹼周围的手上。在慢性病例中，它可能导致角化过度（结痂或疥疮），加上继发性细菌感染，可能导致肾脏（肾小球肾炎）和心脏（风湿热）疾病。在野生哺乳动物群体中，疥疮可能会导致群体中的孤立死亡，甚至大量死亡。在牛、山羊、绵羊和猪等家畜中，疥疮可能导致农业生产力下降（如牛奶产量、生长率）。疥疮是皮肤屏障受损的结果，与皮肤中的物质、螨虫诱导的炎症和免疫反应，以及经常与疥疮感染相关的细菌感染有关。

3. 毒害作用　由于蜱螨的叮刺及分泌的毒素注入体内而受毒害。如恙螨幼虫叮咬后，含有消化酶类物质的涎液注入皮下组织，使宿主的局部皮肤组织出现凝固性坏死，出现炎症反应；有些硬蜱叮咬后，偶有因其唾液分泌的毒素作用在宿主的神经肌肉接头处，阻断乙酰胆碱递质的释放，导致传导阻滞，使宿主产生上行性肌肉麻痹，可导致呼吸衰竭而死亡，称为蜱瘫痪（tick paralysis）。

4. 致敏作用　由于蜱螨本身及其分泌物、蜕皮和尸体为过敏原而引起的过敏反应。如尘螨、粉螨引起的哮喘、鼻炎等；粉螨、尘螨、革螨、蒲螨、肉食螨、跗线螨等导致的螨性皮炎（acarodermatitis）。螨类最常见的皮肤表现，如恙螨、疥螨和蠕形螨导致的瘙痒性丘疹，是由免疫球蛋白 Eedriven TH2 反应导致，在世界各地都能见到。另外，永久性寄生螨类如疥螨（*Sarcoptes scabiei*）可导致一种有剧烈瘙痒的接触传染性皮肤病，即疥疮（scabies）。

三、唇足纲

（一）蜈蚣

据文献记载，在偏远农村，人畜被蜈蚣咬伤十分常见。全球每年有大约9万人因为被蜈蚣咬伤而送医。蜈蚣致伤的中毒症状有疼痛、烧灼感、痒、红斑、充血、发炎、发疱、皮下出血、水肿、表皮坏死和脱皮，严重者有头痛、恶心、呕吐、发热、心率和呼吸不规则、淋巴炎、组织坏死、昏迷和痉挛等，甚至导致死亡。蜈蚣毒素也会导致横纹肌溶解症、急性肾功能不全和蛋白尿，甚至心肌梗死。然而，大多数蜈蚣毒液会产生短暂的症状，可以持续几天，但不需要急性治疗。仔细观察伤口可发现有2个针刺样创口，每个创口由蜈蚣的一对大颚所致，凭这一特点可与蜘蛛咬伤的伤口区别。蜈蚣的咬伤部位需用肥皂和水清洗，并进行冷敷。可使用全身镇痛剂来控制疼痛。

蜈蚣毒素依种类而异，目前已知成分为神经毒素，心脏毒素，肌肉毒素，组胺类，溶血蛋白，蚁酸，酪氨酸等物质。

酯酶：从柬埔寨黄蜈蚣（*Scolopendra morsitans*）的粗毒提取物中分离出了几种非特异性的酯酶，包括4种α-萘基乙酸阳性酯酶、3种酸性磷酸酯酶和4种碱性磷酸酯酶。虽然酯酶的活性不确定，但是酯酶被认为和在毒液注入时引起内源性嘌呤的释放相关，进而作为复合毒素导致一系列的药理学作用，包括低血压引发的血流速度减慢。在墨西哥蜈蚣（*S. viridis*）中首次发现了有磷酯酶A2（PLA2）活性的Scol/Pla，该酶含有 5 对二硫键并且有着很高的酶活性。而在巴西蜈蚣中未发现明显的 PLA2 活性,同样在缅甸巨人少棘蜈蚣(*Scolopendra* sp.)中也未发现明显的 PLA2 活性。可能的解释是在漫长的进化过程中酶的结构和功能发生了修饰、变化,进而导致酶活性减弱,甚至消失。

蛋白酶:在柬埔寨黄蜈蚣毒颚提取液中发现至少 3 种不同的蛋白酶,同时在同一种蜈蚣中也发现了内肽酶和外肽酶,具有溶解纤维蛋白活性,但是不具有溶解纤维蛋白原的活性。从越南巨人蜈蚣中分离纯化的两个酶,分别具有酪蛋白水解、明胶水解和纤维蛋白原水解活性,而且活性都可以被 1,10-邻二氮菲所阻断。这说明与大多数蛛形纲毒素不同,蜈蚣毒液的酶大多是金属蛋白酶。金属蛋白酶和蜈蚣致伤后的皮肤损伤、红肿、水疱、肌坏死和炎症反应相关。除了金属蛋白酶和非金属蛋白酶,在蜈蚣毒液中也发现了丝氨酸蛋白酶。蜈蚣毒液中蛋白水解酶活性不是很强,这可能是由于它们在切除前体多肽,产生成熟毒素的过程中发挥作用。

其他酶:在蜈蚣中发现了 3 个糖苷水解酶家族,它们分别是几丁质酶、溶菌酶和透明质酸酶,但是它们并不是存在于所有的物种中。几丁质酶的功能可能是帮助对节肢动物的消化。溶菌酶消化细菌细胞壁肽聚糖中的 β-1,4-糖苷键,因此,可以用来杀灭细菌。透明质酸酶由于可以增强毒素成分的病理学影响而被称为“扩散因素”。Malta 等在越南巨人蜈蚣和方板耳孔蜈蚣中发现了很强的透明质酸酶活性,而巴西蜈蚣毒液透明质酸酶活性较弱。谷氨酰转肽酶(GGTs)是一个广泛存在的酶家族,主要调节氧化应激反应。Liu 等在哈氏蜈蚣毒素中也发现多种糖苷水解酶。葡萄糖脱氢酶在发现的蜈蚣毒素中含量都很高。

肌肉毒素:蜈蚣毒液中含有许多肌肉毒素,包括低相对分子质量的肌肉毒素 LMWM 和肌肉毒素 PLA2。LMWM 可能会导致肌纤维膜破裂和随后的血清肌酸激酶的增加,从而导致肌坏死。LMWM 也常与电压门控的钠离子通道结合导致骨骼肌肌纤维膜去极化与收缩,从而致使骨骼肌麻痹。

心脏毒素:Gomes 等从哈氏蜈蚣中分离到了一个受热易分解的、酸性的心脏毒素,被命名为 Toxin-S,它对大鼠、豚鼠、兔子和蟾蜍离体心脏的作用呈现浓度依赖关系。在哺乳动物中,Toxin-S 会引起血管收缩、高血压、增加血管通透性,以及减缓平滑肌收缩,但是不会引起骨骼肌收缩和溶血现象。Mohamed 等将很少量的柬埔寨黄蜈蚣螯牙提取物作用于兔回肠肌,引起了回肠肌有节律的三相收缩。

神经毒素:神经毒素是节肢动物毒液中最重要的毒素成分,它能够使得猎物快速麻痹。蜈蚣毒液注入蟑螂、家蝇和蟋蟀体内后,能使它们瞬时麻痹。Rates 将越南巨人蜈蚣毒液提取物纯化后注入家蝇体内,引起了躁动、翅膀和腿的快速运动,以及唾液分泌等,但是对于家蝇不致死。Stankiewicz 等使用电刺激的方法获取蜈蚣毒素液 SC1,该神经毒素能导致美洲大蠊的巨轴突产生一个急性电流。Liu 等通过转录组和蛋白质组学技术在哈氏蜈蚣中鉴定了一些神经毒素,如 SSD609 对 KCNQ1 有抑制作用,IC50 小于 500nmol/L;SSD559 神经毒素对大鼠背根神经节钾通道有明显的抑制活性,其 IC50 小于 10nmol/L;SSD1052 可以轻微抑制大鼠背根神经节的钙离子通道。Yang 等通过转录组、cDNA 文库克隆等方法在少棘蜈蚣中纯化出一系列的针对电压门控的钠通道、钾通道钙通道的毒素,如 μ-SLPTXS-sm1a 可以特异性地抑制大鼠背根神经节的敏感性钠通道;κ-SLPTX-Ssm1a、κ-SLPTX-Ssm2a 和 κ-SLPTX-Ssm3a 可以特异性地抑制大鼠背根神经节的钾通道;ω-SLPTX-Ssm1a 可以特异性地抑制大鼠背根神经节的钙通道。之后,又在同种蜈蚣中发现了一个特异性抑制 Nav1.7 的神经毒素 μ-SLPTX-Ssm6a,通过动物疼痛模型试验证明 μ-SLPTX-Ssm6a 具有和吗啡相似的镇痛效果。

细胞毒素:蜈蚣毒液中的细胞毒素大多缺乏半胱氨酸、相对分子质量低、阳离子化程度高、等电点(PI)大于 8.75。在多种蜈蚣,如方板耳孔蜈蚣、缅甸巨人少棘蜈蚣、多棘蜈蚣、柬埔寨黄蜈蚣、越南巨人蜈蚣、巴西蜈蚣和少棘蜈蚣等分别发现了对红细胞和其他培养细胞的毒性。从少棘蜈蚣毒液中分离出的 scolopendrin I 能够杀死多种革兰阳性菌、革兰阴性菌和真菌,但 scolopendrin I 只有抗菌活性而没有溶血活性和红细胞聚集活性。scolopin-1 和 scolopin-2 则既具有抗菌活性,也具有溶血活性,并能够诱导肥大细胞释放内源性的组胺。

LDLA 结构域蛋白:蜈蚣毒素中发现了大量的蛋白质都含有低密度脂蛋白受体 A 重复结构域。含有低密度脂蛋白受体(LDLA)结构域的蛋白有着一个 β 发夹结构和一系列的 β 转角。虽然对于 LDLA 结构域蛋白的功能还不清楚,但是它们的丰度和多样性表明其对于蜈蚣毒有着重要的意义。

非蛋白毒液成分：Mohamed 等指出蜈蚣毒液成分除了蛋白质成分外，还有三酸甘油酯、磷脂质、游离脂肪酸、胆固醇、胆固醇脂和鲨烯以及 Na、K、Ca、P、Zn、Ca、Fe、Mg 等元素和精氨酸、丝氨酸、脯氨酸等氨基酸。Chahl 和 Kirk 在蜈蚣毒素中分离出了均能引起疼痛的组胺和 5-羟色胺。5-羟色胺、乙酰胆碱、组胺和激肽一起通过增加细胞膜的通透性，导致疼痛并且加速毒素的扩散。5-羟色胺能增加血管的通透性，这对于心脏毒素的功能有增强作用。由于体内的 5-羟色胺和组氨含量不足以引起剧烈的反应，所以，蜈蚣毒液中存在类似于 scolopin-1 和 scolopin-2 的毒素，通过脱颗粒肥大细胞引起内源性 5-羟色胺和组氨释放。

（二）蚰蜒

蚰蜒蜇人时会引起刺痛，但因其毒性不强不会危害人体。

四、倍足纲

马陆（千足虫）由于生活习性所致，不会主动攻击人类，因此被认为是无害的。它们是有毒动物，在按压或压碎时会释放毒素，但个别热带种类在被动防御时，其分泌物可对人体造成伤害。据美国 DPMIAC 等部门在 2002 年公布的资料记载，*Spirobolida*、*Spirostreptus* 和 *Rhinocrichus* 属的个别种，其分泌物可以喷射到 80cm 以上的距离。马陆的分泌物含有醛、苯醌、酚，或是氰化物的前体等成分。这种毒液可刺激皮肤，有灼烧感，引起皮肤和黏膜炎症，可导致接触部位的黑褐色过度色素沉着，严重的可出现明显的红斑，疱疹和坏死，接触后立即使用酒精和乙醚处理。如毒液注入眼内可导致严重的结膜反应甚至失明，眼部接触后应立即清洗。此外，向泽初在 2005 年报道 1 例 1 岁 8 个月的患儿误食鲜活马陆致口唇过敏性水肿的个案。

五、甲壳纲

贝类麻痹性毒素（paralytic shellfish poisoning toxins，PSP）是由毒甲藻或产毒微生物产生，通过食物链蓄积于贝类或一些鱼类的以石房蛤毒素（saxitoxin）为基本骨架的一类衍生化合物。根据化学结构特征，PSP 毒素主要有石房蛤毒素（saxitoxins，STXs）、膝沟藻毒素（gonyatoxins，GTXs）和磺酰甲氨酰基类化合物（ctoxins，简称 CTXs）等三大类毒素化合物。目前已发现的 PSP 毒素多达 30 种以上。PSP 毒素最初发现于贝类软体动物中，因此习惯上将该毒素称为麻痹性贝毒，但是随着研究的不断深入，发现这种贝毒不仅存在于产毒藻类、贝类，还广泛存在于一些螃蟹体内。其中毒性最强的要数扇蟹科（Xanthidae）中的铜铸熟若蟹（*Zosimus aeneus*）、颗粒扁足蟹（*Platypodia granulosa*）、花纹爱洁蟹（*Atergatis floridus*）。林华娟等人对铜铸熟若蟹毒液的研究表明虽然蟹个体间的总毒量有明显差异，但是毒量最低也均超过 3.7 万 MU/只，按照成人中毒致死量 5 000MU 计，一只 50g 左右的铜铸熟若蟹即可导致 7 人中毒致死，说明铜铸熟若蟹为一种超剧毒的扇蟹，可称其为霸王毒蟹。东帝汶曾报道一成年男性在食用铜铸熟若蟹数小时内死亡的案例，来自同一顿饭的第二个尚未食用的铜铸熟若蟹样本的总毒性为 162.8μg STxeq/100g 组织（包括 GTX2、GTX3、NEO、dcstx 和 stx）；在受害者的肠道内容物、血液、肝脏和尿液中发现了这些相同的毒素。

第二节　有毒节肢动物的主要种类及其分布

一、昆虫纲

昆虫纲（Insecta）种类繁多，目前已描述的超过 100 万种，而预计地球上可能存在 3 000 万种昆虫。有些种类如双翅目、虱目、蚤目的昆虫与人关系密切，是许多重要疾病的传播媒介，如蚊、蝇、白蛉、跳蚤等。而以毒液或毒毛形式直接危害人体的昆虫主要集中于以下几个目。

（一）蜚蠊目（Blattaria）

蜚蠊（Blatta）俗称蟑螂（Cockroaches）。体长 2~90mm，体色各异，可呈淡灰色、棕褐色或红褐色。虫体背腹扁平，头小而向前下倾斜，口器为咀嚼式且发达，复眼发达呈肾形。前胸背板宽大（扁平），覆盖头之大部。前后翅发达，亦有退化或消失者，前翅革质，后翅膜质。有 3 对形态相同强劲而有力的爬行足，适于疾行。蜚蠊有家栖和野栖型，家栖型种类较少，但与人类关系密切，主要种类及分布如下：

蜚蠊科（Blattidae）

Blatta orientalis 世界性分布

Periplaneta americana 美洲

P. fuliginosa 美洲

姬蠊科（Phyllodromiidae）

Blatella asahinae 世界性分布

B. germanica 世界性分布

Supella longipalpa 世界性分布

（二）半翅目（Hemiptera）

半翅目昆虫，虫体扁平，体形大小依虫种而异。口器为刺吸式，常为4节，可弯向头的下后方，取食时则向头的前下方伸出。触角分3~5节。单眼两个或缺如。前胸背板发达。多数有翅两对，前翅为半鞘翅，基部为革质，而端部为膜质；后翅膜质。多数有臭腺，臭腺孔常开口于后胸侧板近中足基节处。多为植食性，少数为肉食性。主要种类及分布如下：

臭虫科（Cimicidae）

Cimex hemiperous 热带地区

C. lecturlaris 世界性分布

猎蝽科（Reduviidae）

Arilus cristatus 美洲

Arilus spp. 美洲

Panstrongylus spp. 美洲中部和南部

Reduvius personatus 美洲

Rhodnius spp. 美洲中部和南部

Triatoma spp. 美国西南部，墨西哥，美洲中部和南部

划蝽科（Corixidae）世界性分布

负子蝽科（Belostomatidae）世界性分布

潜蝽科（Naucoridae）世界性分布

仰蝽科（Notonectidae）世界性分布

（三）膜翅目（Hymenoptera）

膜翅目昆虫头大，复眼发达，具变形的咀嚼式口器。中胸发达，腹部第一节并入胸部，第二节缩小成“细腰”。翅两对膜质，有些类群的翅脉显著退化；后翅小于前翅。雌虫有发达的锯齿状或针状的产卵器，并在雌虫腹部末端通常有一蜇刺。蚂蚁蜇咬十分常见，尤其是农村地区。某些物种由于其毒液的毒性或引起过敏反应而导致严重并发症。毒性最大的蚂蚁是子弹蚁，是拟猛蚁亚科拟猛蚁属 *Paraponera* 的一种身长可达几cm，颜色深。主要种类及分布如下：

蚁科（Formicidae）

Myrmecia pilosa 澳大利亚

M. gulosa 澳大利亚

M. pyriformis 澳大利亚

Pachycondyla sennaarensis 中东

Paraponera clavata 美洲中部和南部

Pogonomyrmex spp. 美国西南部，墨西哥，美洲中部和南部

Solenopsis invicta 美国南部，墨西哥，美洲中部和南部

S. richteri 美国南部，墨西哥，美洲中部和南部

Tetramorium caespitum 欧洲

胡蜂科（Vespidae）世界性分布

Dolichovespula maculata 北美

Vespa crabo 欧洲，北美

Vespula maculifrons 美洲

V. squamosa 美洲

蚁蜂科（Mutillidae）世界性分布

蜜蜂科（Apidae）

Apis mellifera 世界性分布

Bombus spp. 世界性分布

条蜂科（Anthophoridae）

Xylocopa spp. 世界性分布

（四）鳞翅目（Lepidoptera）

鳞翅目昆虫体和翅均密被鳞毛，虹吸式口器，由下颚的外颚叶特化形成，上颚退化或消失，发育为完全变态，幼虫俗称毛虫（caterpillar），外表光滑或有密集的细毛，侧气门，咀嚼式口器，一般有能收缩的圆锥形腹足（Proleg）5 对，少数退化或无。绝大多数为植食性，很多种类为农业和林业害虫。蛹一般为无颚被蛹。本目中部分蛾类和蝶类，其幼虫体上有毒毛，人畜与之接触致患皮炎，它们广泛分布于森林、果园、桑田、茶场等生态系统。主要种类及分布如下：

刺蛾科（Limacodidae）

Calcarifera spp. 澳大利亚

Doratifera spp. 澳大利亚

Euclea spp. 北美洲

Isa textula 北美洲

Latoia consocia 亚洲

Parasa indetermina 北美洲

Parasa spp. 美洲，亚洲，新西兰

Phobetron pithecium 美洲

Sabine stimulea 北美洲

毒蛾科（Lymantriidae）

毒蛾科幼虫体表上有毒针毛及大小不等的刚毛。毒针毛的基部尖而锐利，表面有许多小棘突起，容易自幼虫体表脱落。人体皮肤直接接触幼虫或接触幼虫体表脱落的毒毛，均可引起皮炎。有的幼虫毒毛还可随风飘扬而落入眼、呼吸道中，引起结膜炎、角膜炎或呼吸道炎症。幼虫体表上的刚毛虽没有相连的毒腺，但当它们与皮肤接触后，往往折断并残留于皮内，也可对机体造成一种机械性刺激。

Euproctis chrysorrhoea 欧洲

E. flava 日本

E. pseudoconspersa 亚洲，澳大利亚

E. silimis 日本

枯叶蛾科（Lasiocampidae）

马尾松毛虫（*Dendrolimus punctatus*）　中国、日本、越南

巨绒蛾科（Megalopygidae）

Megalopyge opercularis 美洲北部

Megalopyge spp. 美洲

天蚕蛾科（Saturniidae）

Adeloneivia spp. 美洲中部和南部

Automeris io 美洲

Automeris spp. 美洲

Cerodirphia spp. 美洲南部

Dirphia spp. 美洲中部和南部

Hemileuca maia 美国东南部

Hemilueca spp. 美国西南部，墨西哥

Hylesia alinda 科兹美岛，墨西哥，委内瑞拉，秘鲁

H. iola 美洲南部

H. Lineate 美洲南部

H. Metabus 委内瑞拉

H. urticans 美洲南部

Hyperchiria spp. 墨西哥至南美

Leucanella spp. 美洲中部和南部

Lonomia achelous 委内瑞拉

L. obliqua 巴西

Molippa spp. 墨西哥至美洲南部

天社蛾科（Thaumetopoeidae）

Anaphae venata 非洲

A. panda 非洲

（五）鞘翅目（Coleoptera）

鞘翅目昆虫通称甲虫（beetles）。口器咀嚼式，触角 10 或 11 节，形状变化很大。前翅角质，无翅脉；后翅较大、薄膜质，用于飞翔。该目是昆虫中最大的一个目。主要种类及分布如下：

芫菁科（Meloidae）

Epicauta spp. 美洲

Lytta spp. 澳大利亚，欧亚大陆，美洲北部

Mylabris spp. 亚洲，澳大利亚，欧洲，中东地区，新西兰

拟天牛科（Oedemeridae）

Thelyphassa lineata 世界性分布

隐翅虫科（Staphylinidae）

隐翅虫科的隐翅虫会产生毒隐翅虫毒素（岬毒素）和其他毒素，这些毒素对皮肤和黏膜有很强的刺激性。

Paederus fusceps 亚洲

Paederus brusiliense 南美洲的巴西

Paederus colombinus 委内瑞拉

皮蠹科（Dermestidae）

Trogoderma granarium 世界性分布

二、蛛形纲

蛛形纲（Arachnida）在节肢动物门中仅次于昆虫纲，据《Grzimek's 动物界百科全书》的记述，大约有 60 000 多种。多数学者认为蛛形纲可分为 11 个目，其中与人类健康关系密切的有蜘蛛目（Araneae）；蝎目（Scorpiones）；蜱螨目（Acari）。包括常见的蜘蛛（spiders）、蝎子（scorpions）、蜱（ticks）、螨（mites）等。

（一）蜘蛛目的有毒种类及分布情况

蜘蛛目包括 3 个亚目、105 科，约 40 000 种。我国记载的约有 3 000 种，剧毒蜘蛛有 10 多种。世界上可危害人类健康的包括下列种类：

栉足蛛科（Ctenidae）—“香蕉蜘蛛”

这类蜘蛛体型大、极具攻击性。咬人之前会采取攻击姿势，并能跳出 20cm，有时会无缘无故地发起攻

击。该类叮咬经常发生在家庭中，叮咬产生的疼痛剧烈，在叮咬部位发生不连续的炎症反应。由于毒液作用于钠离子通道，大量神经递质释放，导致动脉高压。患者可出现高血压、恶心、呕吐、阴茎异常勃起、心律失常、肺水肿、休克和死亡。

由叮咬所致的疼痛可以通过神经阻滞麻醉来控制(最多三次连续注射约 4ml 不含肾上腺素的利多卡因，半数用于儿童)。当需要抗蛇毒血清(antivenom serum)时，如儿童和表现出全身症状和体征的虚弱个体，所需安瓿的数量取决于受害者的状况。可静脉注射 2~10 安瓿，每瓶含 5ml 血清。

Phoneutria fera 南美

P. ochracea 南美

球蛛科(Theridiidae)—“黑寡妇蛛”

黑寡妇蛛的毒液会导致肌肉疼痛，感觉异常，肌肉挛缩，流口水，恶心、呕吐、动脉低血压、休克，有时甚至死亡。根据症状的严重程度，治疗需要 1~2 安瓿抗蛇毒血清(antilatrodectic serum)。也用苯二氮卓类促进肌肉松弛。

Latrodectus antheratus 巴拉圭，阿根廷

L. apicalis 加拉帕戈斯群岛

L. atritus 新西兰

L. bishopi 美国东南部

L. Cinctus 佛得角，南非

L. Corallinus 阿根廷

L. Curacaviensis 小安的列斯群岛，美洲

L. Dahli 欧州南部，非洲北部，中东地区

L. Diaguita 阿根廷

L. Erythromelas 斯里兰卡

L. Geometricus 美国南部，南非，东南亚

L. Hasselti 东南亚，澳大利亚，新西兰，日本，菲律宾，帝汶岛，新几内亚

L. Hesperus 北美西部，以色列，新加坡

L. Hystrix 南欧，非洲北部，中东

L. Indistinctus 纳米比亚，南非

L. Karrooensis 南非

L. Katipo 新西兰

L. Lilianae 西班牙

L. Mactans 北美南部，南非

L. Menavodi 马达加斯加，科摩罗群岛

L. Mirabilis 阿根廷

L. Obscurior 佛得角，马达加斯加

L. Pallidus 佛得角，利比亚，俄罗斯，伊朗，非洲，中东地区，土耳其

L. Quartus 阿根廷

L. Renivulvatus 非洲

L. Reviensis 以色列

L. Rhodesiensis 南非

L. Tadzhicus 塔吉克斯坦

L. Tredecimguttatus 地中海沿岸，沙特阿拉伯，埃塞俄比亚，南非，中亚

L. Variegates 智利，阿根廷

L. Variolus 北美北部

刺客蛛科(Sicariidae)—“褐隐士蛛”

这类蜘蛛常生活于阴暗、多尘的环境，不主动攻击人类。叮咬后可出现局部症状，包括烧灼感或中度疼痛。几个小时后，该部位疼痛剧烈出现苍白、发绀和红斑，形成典型的大理石斑块。斑块也可能有出血性水疱。大约 7 天内出现完全坏死，导致皮肤深层附着一层变黑且不敏感的焦痂。焦痂的展开发生在大约一个月后，留下一个广泛而深的溃疡，底部有颗粒，边缘凸起。这些溃疡可能类似于由皮肤黏膜利什曼病、皮肤结核、鳞状细胞癌和孢子丝菌病引起的溃疡，溃疡可能需要几个月才能愈合。其毒液中的鞘磷脂酶 D 能破坏血管壁和红细胞膜的稳定性。导致大范围的皮肤坏死与溶血，并伴随急性肾衰竭的风险（约 5% 患者出现）。

治疗取决于感染的阶段，抗蛇毒血清（antiaracnidic serum）的使用没有确定的时间表。中度病例（无溶血的全身变化）可能需要 5 安瓿，重度病例（有溶血）可能需要多达 10 安瓿。当有坏死而无溶血时，可以使用砜类药物（口服 100~300mg/d），其作用是阻断中性粒细胞滞育和抑制坏死的扩展。口服皮质类固醇的给药有争议，但在一些方案中有所说明。在后期，大面积、愈合缓慢的溃疡可以用皮肤移植物来治疗。

Loxosceles laeta 南美

L. parrami 南非

L. reclusa 北美落基山脉东侧（North America east of the Rocky Mountains）

L. Rufescens 地中海沿岸，澳大利亚

L. Rufipes 澳大利亚

L. Spinulosa 非洲

L. Speluncarum 南非

Loxosceles unicolor 加利福尼亚

六纺蛛科（Hexathelidae）—“漏斗网蜘蛛”

这是一类具有攻击性的大型蜘蛛，其毒液与钠离子通道作用，导致大量神经递质释放。被感染后，可导致动脉高血压/低血压、肺水肿、颅内高压和死亡。感染可以用特异性抗血清治疗。

Atrax robustus—悉尼漏斗网蛛 澳大利亚

Atrax formidabilis 澳大利亚

Hadronyche cerberea 澳大利亚

H. infensa 澳大利亚

H. modesta 澳大利亚

H. versuta 澳大利亚

漏斗蛛科（Agelenidae）

Tegenaria agrestis 欧洲，美国

捕鸟蛛科（Theraphosidae）

Harpactirella lightfooti 南非

刺客蛛科（Sicariidae）

Sicarius spp. 津巴布韦，南非，中南美洲，加拉帕戈斯群岛

巨蟹蛛科（Heteropodidae）

Palystes natalius 南非

灯蛛科（Lamponidae）

Lampona cylindrata 澳大利亚

L. murina 澳大利亚

米图蛛科（Miturgidae）

Cheiracanthium brevicalcaratum 澳大利亚

C. fulcatum 南非

C. inclusum 美国，加拿大西南部

C. japonicum 日本

C. mildei 地中海沿岸，美国

C. mordax 澳大利亚，太平洋中部和西南部，美国的部分地区含夏威夷

C. punctorium 欧洲

其他有潜在危险的蜘蛛

Argiope spp.（Araneidae，garden spiders）世界分布

Phidippus spp.（Salticidae，jumping spiders）世界分布

Lycosa raptoria（Lycosidae，wolf spider）南美

（二）蝎目的有毒种类及分布情况

蝎子生活在炎热的气候中，每年都会造成大量的人身伤害。现生蝎目全世界已记录 16 科，155 属，约 1 279 种。蝎子多数体长 30~90mm，由前体和后体组成。前体相对短而宽，覆盖头胸甲；多数物种的头胸甲密布颗粒和脊；头胸甲中央具有 1 对中眼，前侧缘具有 2~5 对侧眼（洞栖种类眼退化）。螯肢短小，3 节。触肢较长，6 节，胫节的不动指和可动指呈钳状。步足 4 对，7 节（基节、转节、腿节、膝节、胫节、前跗节和跗节）。蝎后体分为前腹部和后腹部。前腹（也称为中体）7 节，各节宽而短，与头胸部紧密相连，腹面的胸板下方着生两片生殖板覆盖生殖孔上；后腹（也称为后体）5 节，柱状，第Ⅴ节末端具肛门和囊状尾节。其尾部最后一段长有毒刺，蝎毒储存在蝎尾节的毒液囊内，毒液囊通过导管与尾刺通道相连。蝎毒液通过刺入人体和动物体内发挥作用，其毒液促进神经毒素和神经递质的释放，从而对中枢和外周神经系统的产生影响。被毒刺攻击后，会造成剧烈的局部疼痛（伴有轻微炎症）、心动过速/心动过缓、大量出汗、流涎、腹部绞痛、体温过低、动脉收缩/高血压、瞳孔放大/缩小、肺充血、心律失常、阴茎异常勃起和急性肺水肿。发生在儿童和虚弱的人身上，严重者可致死亡，死亡的主要原因是急性肺水肿和心血管休克。有毒种类及分布如下：

钳蝎科（Buthidae）

钳蝎科已报道 92 属（其中 1 属已灭绝）1 057 种，是蝎目中最大的科。钳蝎科在世界上广泛分布，除了南极洲和新西兰外，在热带、亚热带和温带的部分地区均有发现。钳蝎科物种的个体小到中等，三角形胸板（个别属的胸板五边形）。该科的许多属后体强而有力，同时触肢细弱（如 *Androctonus*、*Apistobuthus* 和 *Parubuthus* 属等）；有些属雄性个体具有长的附肢（如 *Centruroides*、*Lychas*、*Isometrus* 及相近的属）。许多物种黄色或者褐色（或这两种颜色的深浅变化），有的物种花纹复杂（*Lychas* 和 *Isometrus*），有的呈多种颜色（*Centruroides* 和 *Uroplectes*）。钳蝎科物种的体长在 20~120mm。钳蝎科部分物种毒性很强，但已报道的对人有致命威胁的不超过 20 种。

Androctonus amoreuxi 非洲北部

A. australis 中东，非洲北部

A. bicolor 非洲北部

A. crassicauda 中东

Buthus occitanus 地中海沿岸，非洲北部

Centruroides elegans 墨西哥（哈利斯科）

C. exilicauda 美国（亚利桑那、加利福尼亚、犹他州），墨西哥

C. limpidus 墨西哥

C. noxius 墨西哥

C. suffusus 墨西哥

Compsobuthus acuticarinatus 埃及

Hottentata saulcyi 伊朗

Leiurus quinquestriatus 西南非，中东地区

Mesobuthus eupeus 伊朗，中国（内蒙古、新疆），蒙古

M. tamulus 印度

Odontobuthus doriae 伊朗

Palamneits swammerdami 伊朗

Parabuthus granulatus 南非
P. transvalicus 南非
Tityus bahiensis 巴西
T. serrulatus 巴西
T. trinitatis 特立尼达岛
Hemiscorpiidae
Hemiscorpius lepturus 伊朗
蝎科(Scorpionidae)
Opistophthalmus glabifrons 南非

(三)蜱螨目的有毒种类及分布情况

蜱螨的系统分类至今尚存在很多争议,尤其是目以上的分类地位很不统一。多数学者倾向于将蜱、螨划为蛛形纲的一个亚纲—蜱螨亚纲,并由3个总目构成,目前已描述记载的蜱螨约48 200种。

1. 蜱类(Ticks) 蜱是专性寄生的节肢动物,分类上归属于蜱总科(Ixodoidea),其中与人类关系密切的种类分布于以下2个科。

硬蜱科(Ixodidae)Hard Ticks
Amblyomma americanum 美国中东部,墨西哥
A. cajennense 美国南部,墨西哥,美洲中南部
A. hebraeum 非洲中部和南部
Boophilus spp. 世界性分布
Dermacentor andersoni 美国西部,加拿大
D. marginatus 欧洲,亚洲西部
D. nuttalli 欧洲东部,亚洲北部
D. occientalis 美国西部,墨西哥
D. silvarum 欧洲,亚洲北部
D. variablis 美国,墨西哥
Haemaphysalis concinna 欧洲,亚洲
H. leachi 非洲,亚洲
H. spinigera 印度,东南亚
Hyalomma asiaticum 亚洲
H. anatolicum 欧洲,亚洲,印度,非洲
H. marginatum 非洲,亚洲,欧洲,印度
Ixodes holocyclus 澳大利亚,巴布亚新几内亚
I. pacificus 美国西部,墨西哥
I. persulcatus 欧洲中东部,亚洲北部
I. ricinus 非洲北部,欧洲,亚洲北部
Ixodes scapularis 美国中部和东部,墨西哥
Rhipicephalus appendiculatus 非洲中南部
R. sanguineus 世界性分布
软蜱科(Argasidae)Soft Ticks
Ornithodoros coriaceus 美国西部,墨西哥
O. hermsi 美国西部,加拿大
O. moubata 非洲
O. rudis 美洲中部和南部
O. talaje 美国南部和西部,墨西哥,美洲中南部

O. turicata 美国,墨西哥

2. 蟎类(Mites)　蟎类归属于寄蟎总科(Parasitoidea)、恙蟎总科(Trombidioidea)、跗线蟎总科(Tarsonemoidea)、肉食蟎总科(Cheyletoidea)、疥蟎总科(Sarcoptoidea)、痒蟎总科(Psoroptoidea)、粉蟎总科(Acaroidea)等。一些种类可以自由生活,部分种类专性寄生生活。

恙蟎科(Trombiculidae)Chigger Mites

Leptotrombidium spp. 亚洲,澳大利亚

Eutrombicula(*EuEutrombicula*)*alfreddugesi* 北美洲南部

T. autumnalis 欧洲

T. splendens 北美洲南部

疥蟎科(Sarcoptidae)Scabies Mites

疥疮是由体表疥蟎(*Sarcoptes Scabiei*)引起的一种疾病,在世界各地的人类和其他哺乳动物中具有很高的发病率。寄生于各种寄主物种的疥蟎在形态上很难区分。因此,目前还不清楚寄生在不同哺乳动物宿主上的疥蟎是不同的物种,还是同一种蟎虫的不同品系。有些疥蟎可以永久寄生于多个宿主物种,有时会发生不同寄主的暂时性交叉感染现象,有些可持续 10 周以上。

Sarcoptes scabei(scabies)世界分布

蚍蟎科(Pyroglyphidae)Dust Mites

Dermatophagoides farinae 世界分布

D. pteronyssinus 世界分布

肉食蟎科(Cheyletiellidae)Chicken Mite

Dermanyssus gallinae 世界分布

巨刺蟎科(Macronyssidae)Bird and Fowl Mites

Ornithonyssus bacoti 世界分布

O. bursa 世界分布

O. salvarium 世界温带地区

厉蟎科(Laelapidae)Spiny Rat Mite

Laelaps echidnina 世界分布

皮刺蟎科(Dermanyssidae)House Mouse Mite

Liponyssides sanquineus 世界分布

蒲蟎科(Pyemotidae)Straw Itch Mite

Pyemotes tritici 世界温带地区

粉蟎科(Acaridae)Grain and Flour Mite

Acarus siro 世界分布

三、唇足纲

唇足纲(Chilopoda)节肢动物又称百足虫、蜈蚣(Centipedes)。身体长而扁,长度一般在 10~100mm 之间。头部有 4 对附肢,触角 1 对,大颚 1 对,小颚 2 对,躯干部除第一对足变成颚足(亦称颚肢)和末两节无足外,其余各节均具步足 1 对,位于体侧。头部背面两侧有一对集合眼。唇足纲动物的主要特征是头部后面第一躯干节的附肢变异发展成的一对巨大的颚肢(maxilliped),覆盖住口器的大部分,毒腺开口于颚肢的末爪。蜈蚣属夜行性食肉动物,呈世界分布,以亚热带和热带地区种类居多。常生活在阴暗潮湿的环境中,如石块、树皮、落叶层下,草丛和洞穴内。

唇足纲包括 6 个目,其中有 5 个现存目:地蜈蚣目(Geophilomorpha)、蜈蚣目(Scolopendromorpha)、杯蜈蚣目(Craterostigmomorpha)、石蜈蚣目(Lithobiomorpha)、蚰蜒目(Scutigeromorpha),已报道的蜈蚣约 3 300 种。

有毒种类及分布:

蜈蚣目(Scolopendromorpha)

蜈蚣是肉食性节肢动物,也有分节的身体,但每节只有一对步足。第一段有两个来自第一对步足的大突起,它们可以将含有腺体的毒液注射到动物的躯干上,并可用于防御或捕捉猎物。有些蜈蚣可达 25cm 长,蜈蚣咬伤会引起剧烈疼痛,并伴有局部红斑和水肿。部分患者出现头痛、不适、焦虑和头晕。

蜈蚣科(Scolopendridae)

Scolopendra spp. 世界性(亚热带)

Scolopendra subspinipes mutilans(少棘蜈蚣)

Scolopendra subspinipes japonica(日本模棘蜈蚣)

Scolopendra morsitans(赤蜈蚣)

Scolopendra gigantea(产于南美巴西的巨蜈蚣)

耳孔蜈蚣亚科(Otostigmidae)

Otostigmus spp. 世界性分布(热带)

Otostigmus aculeatus Haase,1887 多刺耳孔蜈蚣

Otostigmus astenus Kohlrausch,1881 方板耳孔蜈蚣

Otostigmus scaber Porat,1876 糙耳孔蜈蚣

盲蜈蚣科(Cryptopidae)

Scolopocryptops rubiginosus(锈红棘盲蜈蚣)

蚰蜒目(Scutigeromorpha)

蚰蜒科(Scutigelidae)

Thereuopoda clumifera(花蚰蜒)

Thereuopoda tuberculata(褐条蚰蜒)

四、倍足纲

倍足纲(Diplopoda)节肢动物又称马陆或称千足虫(Millipedes)。其体长一般为 2~280mm,身体呈长圆筒形,分头部和躯干部,绝大多数体节都具 2 对步足,所以称为倍足类。有些种类从躯干部第五节开始,每节有一对臭腺(repugnatorial glands),各开孔于体节左右两侧,臭腺的分泌物可以保护马陆自身不受自然界敌害的侵袭,并具有一种独特的臭气;而无臭腺的如球马陆(Glomerida)可以把身体卷曲成球形,以坚固的背板抗拒敌害的攻击,其体内可以形成一种生物碱—马陆素(Glomerin),具有较强的毒性。生殖腺位于第 2 步足的后方。雄性蠕形下纲马陆可通过第 7 体节上特化的步足———生殖(gonopods)来传送精子。生殖肢的形态是物种鉴定中非常重要的特征。雄性五带下纲马陆身体末端的步足特化,用以抱握雌性和传递精子。

马陆行动缓慢,性喜阴暗潮湿,通常为食碎屑者(detritivore),通过取食各种腐烂的有机碎屑为生,常栖息于树皮、落叶、石头或苔藓下面,洞穴中较常见,在热带和温带森林中具有极高的生物多样性和生物量,是这些地区土壤生态系统中的重要组成部分,并对物质循环起着积极的作用。此外,也有相当种类栖息于洞穴环境中。部分种类可生存于一些极端环境,如沙漠,苔原甚至水下等。世界上马陆超过 12 000 种,呈世界性分布,以热带和温带丛林环境的物种较为丰富。可以对人体产生毒害的种类主要分布在以下 3 个科。

Family Rhinocrichidae

Rhinocricus lethifer 海地

Rhinocricus latespagor 海地

Rhinocricus padbergi 巴西

山蛩虫科(Spirobolidae)

Julus spp. 印度尼西亚

Spirobolus spp. 坦桑尼亚

Tylobolus spp. 加利福尼亚

旋马陆科（异蛩科）（Spirostreptidae）

Orthoporus spp. 墨西哥，美洲中部和南部

Polyceroconas spp.（=*Salpidobolus* spp.）巴布亚新几内亚

Spirostreptus spp. 印度尼西亚

五、甲壳纲

甲壳纲（Crustacea）动物大多数水生，用鳃呼吸，体一般分为头胸部和腹部，有2对触角。头胸部具发达的甲壳，称头胸甲。低等种类体多细小，体节多，数目不定，一般有胸肢而无腹肢；高等种类体节少，数目恒定，20~21节，每节有1对附肢。甲壳纲种类较多，但内部的分类和亲缘关系还不很清楚、且争论很大。

桡足类（Copepoda），无头胸甲，第1对触角发达，用以游泳。胸肢6对，第1对成颚足，用以攫取，后5对游泳。与医学有关的水蚤多属于剑水蚤属（*Cyclops*）、镖水蚤属（*Diaptomus*）、真剑水蚤属（*Eucyclops*），已经证实多种水蚤可作为阔节裂头绦虫（*Diphyllobothrium latum*）、曼氏裂头绦虫（*D. monsoni*）、麦地那龙线虫（*Dracunculus medinensis*）、棘颚口线虫（*Gnathostoma spinigerum*）的中间宿主。但未见它们直接危害人体的报道。

高等甲壳类如虾、蟹等，都有5对步足，故称十足类（Decapoda），是甲壳纲中最高等的一类。虾类的头胸甲较柔软，腹部发达，具5对游泳足，触角细长如鞭。蟹类头胸甲坚硬，腹部退化，折在头胸部腹侧。可作为肝吸虫（*Clonorchiasis sinensis*）中间宿主的包括米虾（*Caridina nilotica gracilipes*）、沼虾（*Macrobrachium superbum*）；可作为肺吸虫（*Paragonimus westermani*）中间宿主的有拟蝲蛄属（*Cambaroides*）的几个种，溪蟹科（Potamoidae）的20余种。但亦未见其直接危害人体的报道。

有研究表明贝类麻痹性毒素（PSP毒素）存在于扇蟹科（Xanthidae）中的铜铸熟若蟹（*Zosimus aeneus*）、颗粒扁足蟹（*Platypodia granulosa*）、花纹爱洁蟹（*Atergatis floridus*），以上毒蟹先后在日本、菲律宾、中国台湾和澳大利亚等热带亚热带礁石海域得到证实和研究。

（孙恩涛）

参考文献

[1] 蒲英子，夏西超. 东亚钳蝎毒液透明质酸酶全基因序列的克隆和结构分析[J]. 基因组学与应用生物学，2020，39(02)：499-506.

[2] 蒋玄空，陈会明. 中国倍足纲分类研究进展[J]. 贵州科学，2018，36(05)：56-61.

[3] 刘子超，杨黎江，李文辉. 蜈蚣毒素研究最新进展[J]. 现代中药研究与实践，2017，31(02)：82-86.

[4] 吴春红，梁刚，张红，等. 少棘蜈蚣最细粉小鼠急性毒性和大鼠3月慢性毒性研究[J]. 中药药理与临床，2017，33(05)：115-119.

[5] 吴文澜，李钟杰，李军波，等. 蝎毒素药用价值研究进展[J]. 中国中药杂志，2017，42(17)：3294-3304.

[6] 李文鑫. 蝎生物学与毒素[M]. 北京：科学出版社，2016.

[7] 罗雷，杨仕隆，赖仞. 蜈蚣毒素研究进展[J]. 生命科学，2016，28(01)：27-32.

[8] 赵丹. 少棘蜈蚣毒素的基因克隆、原核表达及纯化研究[D]. 国防科学技术大学，2015.

[9] 浦飞飞，尹松，王晓英. 蜘蛛毒素的生物学活性研究进展[J]. 中国药理学通报，2014，30(12)：1651-1654.

[10] 梁海勇，李骞，陈金军. 蜘蛛毒素研究进展[J]. 检验医学与临床，2013，10(19)：2612-2613.

[11] 薛俊哲，刘高强. 昆虫毒素的研究与应用[D]. 湖北农业科学，2012，51(08)：1524-1527.

[12] 林华娟，长岛裕二，章超桦，等. 铜铸熟若蟹中麻痹性毒素成分的分离和鉴定[J]. 水产学报，2011，35(10)：1540-1546.

[13] 姜璐璐，曹艳华，王诗敏，等. 蜈蚣毒素的研究进展[J]. 西北药学杂志，2009，24(06)：517-520.

[14] 徐学清，马冬莹，赖仞. 昆虫纲膜翅目毒素研究进展[J]. 中国天然药物，2009，7(03)：175-180.

[15] 李朝品. 医学昆虫学[M]. 北京：人民军医出版社，2007.

[16] 李朝品. 医学蜱螨学[M]. 北京：人民军医出版社，2006.

[17] 向泽初. 误食马陆(千脚虫)致口唇过敏性水肿1例报告[J]. 蛇志，2005，17(2)：97-98.

[18] 朱明生,戚建新,宋大祥.中国蝎目名录(蛛形纲:蝎目)[J].蛛形学报,2004,13(2):111-118.
[19] 宋志顺,宋大祥,朱明生.唇足纲和蜈蚣目多足动物的系统分类[J].辽宁师范大学学报(自然科学版),2004,27(1):69-72.
[20] 贺联印,许炽熛.热带医学[M].2版.北京:人民卫生出版社,2004.
[21] 王建辉,谷维娜,朱宝成.蜘蛛多肽毒素研究进展[J].蛛形学报,2002,11(2):99-106.
[22] 宋大祥.蜘蛛目科名(拉汉)一览表[J].河北师范大学学报(自然科学版),1994,S1:16-19.
[23] 吴刚,冉永禄,凌沛深,等.蜈蚣(Scolopendra subspinipes mutilans L. Koch)毒的化学组成和生物活性[J].生物化学杂志,1992,8(2):144-149.
[24] 柳支英,陆宝麟.医学昆虫学[M].北京:科学出版社,1990.
[25] 钱锐.有毒昆虫及昆虫毒素的应用[J].昆虫知识,1988(5):305-307.
[26] 宋大祥.蜘蛛的分类[J].四川动物,1985(2):37-41.
[27] 宋大祥.蜘蛛的分类(续)[J].四川动物,1985(3):37-42.
[28] 姚永政,许先典.实用医学昆虫学[M].北京:人民卫生出版社,1982.
[29] G.哈贝尔梅尔.有毒动物和动物毒素[M].罗迪安,译.北京:科学出版社,1981.
[30] RADIS-BAPTISTA G,KONNO K. Arthropod Venom Components and Their Potential Usage [J]. Toxins (Basel),2020,12(2):82-85.
[31] FU LL,ZHAO XY,JI LD,et al. Okadaic acid (OA):Toxicity,detection and detoxification [J]. Toxicon,2019,160:1-7.
[32] KACHEL HS,BUCKINGhHAM SD,SATTELLE DB. Insect toxins-selective pharmacological tools and drug/chemical leads [J]. Current Opinion in Insect Science,2018,30:93-98.
[33] WALKER AA,ROBINSON SD,YEATES DK,et al. Entomo-venomics:The evolution,biology and biochemistry of insect venoms [J]. Toxicon,2018,154:15-27.
[34] VON REUMONT BM,UNDHEIM EAB,JAUSS RT,et al. Venomics of Remipede Crustaceans Reveals Novel Peptide Diversity and Illuminates the Venom's Biological Role [J]. Toxins (Basel),2017,9(8):234-258.
[35] HADDAD JUNIOR V,AMORIM PC,HADDAD JUNIOR WT,et al. Venomous and poisonous arthropods:identification,clinical manifestations of envenomation,and treatments used in human injuries [J]. Revista da Sociedade Brasileira de Medicina Tropical,2015,48(6):650-657.
[36] NISANI Z,HAYES WK. Venom-spraying behavior of the scorpion Parabuthus transvaalicus (Arachnida:Buthidae) [J]. Behavioural Processes,2015,115:46-52.
[37] VON REUMONT BM,BLANKE A,RICHTER S,et al. The first venomous crustacean revealed by transcriptomics and functional morphology:remipede venom glands express a unique toxin cocktail dominated by enzymes and a neurotoxin [J]. Mol Biol Evol,2014,31(1):48-58.
[38] HADDAD V JR,CARDOSO JL,LUPI O,et al. Tropical dermatology:Venomous arthropods and human skin:Part Ⅱ. Diplopoda,Chilopoda,and Arachnida [J]. J Am Acad Dermatol,2012,67(3):347-355.
[39] PAREDES I,RIETJENS IM,VIEITES JM,et al. Update of risk assessments of main marine biotoxins in the European Union [J]. Toxicon,2011,58(4):336-354.
[40] UNDHEIM EA,KING GF. On the venom system of centipedes (Chilopoda),a neglected group of venomous animals [J]. Toxicon,2011,57(4):512-524.
[41] RUIMING Z,YIBAO M,YAWEN H,et al. Comparative venom gland transcriptome analysis of the scorpion Lychas mucronatus reveals intraspecific toxic gene diversity and new venomous components [J]. BMC Genomics,2010,11(1):452-466.
[42] DANIEL MANZONI DE ALMEIDA,MATHEUS DE F,FERNANDES-PEDROSA,et al. A New Anti-loxoscelic Serum Produced Against Recombinant Sphingomyelinase D:Results of Preclinical Trials [J]. American Journal Tropical Medicine And Hygiene,2008,79(3):463-470.
[43] JAMES H DIAZ. The Evolving Global Epidemiology,Syndromic Classification,Management,and Prevention of Caterpillar Envenoming [J]. American Journal Tropical Medicine And Hygiene,2005,72(3):347-357.
[44] JAMES H DIAZ. The Global Epidemiology,Syndromic Classification,Management,and Prevention of Spider Bites [J]. Am J Trop Med Hyg,2004,71(2):239-250.
[45] C MACFARLANE. Human and animal bites and venomous stings [J]. Trauma,2001,3(1):17-24.
[46] FET V,SISSOM WD,LOWE G,et al. Catalog of the Scorpions of the World (1758-1998) [M]. New York Entomological Society,2000.

[47] MASAHISA ORI, HIROYOSHI IKEDA. Spider Venoms and Spider Toxins. Jounal of Toxicology [J]. Toxin Reviews, 1998, 17(3): 405-426.

[48] JEFFREY BORKAN, ELLIS GROSS, YAEL LUBIN, et al. An Outbreak of Venomous Spider Bites in a Citrus Grove [J]. The American Journal of Tropical Medicine and Hygiene, 1995, 52(3): 228-230.

[49] NORMAN I. Platnick: Advances in Spider Taxonomy, 1988-1991 [M]. The New York Entomological Society, New York, 1993.

[50] ERWIN, TERRY L. Tropical forests: their richness in Coleoptera and other arthropod species [J]. The Coleopterists Bulletin, 1982, 36: 74-75.

[51] YVONNE C MEINWALD, JERROLD MEINWALD, THOMAS EISNER. 1,2-Dialkyl-4(3H)-Quinazolinones in the Defensive Secretion of a Millipede (Glomeris marginata) [J]. Science, 1966, 154(3747): 390-391.

[52] T EISNER, HE EISNER, JJ HURST, et al. Cyanogenic Glandular Apparatus of a Millipede [J]. Science, 1963, 139(3560): 1218-1220.

[53] MURRAY S BLUM, J PORTER WOODRING. Secretion of Benzaldehyde and Hydrogen Cyanide by the Millipede Pachydesmus crassicutis (Wood) [J]. Science, 1962, 138(3539): 512-513.

第九章
生物和理化因素对医学节肢动物的影响

医学节肢动物通过骚扰、吸血、刺蜇、寄生等方式损害人体,还可携带病原体,传播多种疾病,危害人类健康。病原体在节肢动物体内的寄生和繁衍会影响节肢动物的组织结构和生理功能。本章主要探讨虫媒病原体对医学节肢动物的影响,如疟原虫和丝虫对蚊虫的影响,利什曼原虫对白蛉的影响,鼠疫杆菌对蚤类的影响,锥虫对蝇的影响等。

在医学节肢动物的预防和控制环节(环境防制、物理防制、化学防制、生物防制、遗传防制和法规防制等的综合防制措施)中,由于生物防治是通过利用生物或其代谢产物控制医学节肢动物,此方法特异性强,对生物无害,又不污染环境,已广泛用于虫媒病的防控中。本章将从细胞水平和分子水平,研究包括病毒、细菌、真菌、寄生虫等生物防治因子对医学节肢动物的致病过程和致病机制,为医学节肢动物的控制及生物防治因子的常规生产和基因工程生产提供指导作用。

由于医学节肢动物具有生态特性,本章还将分述环境因素中的物理因素(温度、湿度、光照、射线、pH、土壤质地等)和化学防治中的多种化学合成杀虫剂(有机氯、有机磷、氨基甲酸酯、拟除虫菊酯、昆虫生长调节剂、昆虫驱避剂和引诱剂)对节肢动物的生长、发育、繁殖、寿命、取食、栖息、越冬等的影响。

第一节　虫媒病原体对医学节肢动物的影响

虫媒病(insect-borne diseases)是以节肢动物为传播媒介的一类传染病。节肢动物与虫媒病原体间的相互影响是非常复杂的。病原体在媒介节肢动物体内的生存和发育,可引起节肢动物相关组织器官的形态改变和功能变化,甚至对虫媒病的传播产生深刻的影响。

一、对唾腺及吸血活动的影响

虫媒病原体感染可使某些昆虫的唾腺受损,继而影响到其叮咬吸血活动。

(一) 疟原虫对按蚊的影响

早期的研究观察到大劣按蚊(*Anopheles dirus*)感染食蟹猴疟原虫(*Plasmodium cynomolgi*)后部分唾腺受损。重度感染的蚊虫可见唾腺变黑,呈黑灰色到绿色,部分腺体溶解,并有大量细菌的存在,有些蚊虫仅残留唾腺的导管。由于唾液有助于蚊虫刺入血管,因而这种病理学改变使得蚊虫吸血时间延长。实验发现,感染疟原虫的蚊虫或唾液减少的埃及伊蚊(*Aedes aegypti*),较未感染的蚊虫吸血时间延长。随着疟原虫子孢子的成熟,唾腺中腺苷三磷酸双磷酸酶(apyrase)的活性减少 1/3。正常情况下,这种酶的活性主要在子孢子的侵入处。因此作者认为,即使感染蚊虫和未感染蚊虫产生的唾液量相同,但由于疟原虫感染影响到唾腺产物的质量,从而降低了媒介蚊虫刺入血管的能力,使叮咬吸血过程延长,同时也潜在地增加了与感染宿主接触的频度。Rossignol 等(1986)还观察到,感染疟原虫的蚊虫,由于唾腺功能损害及吸血能力下降,引起叮咬率变化。他们将一只麻醉的豚鼠暴露于蚊虫 5 分钟,比较感染鸡疟原虫(*Plasmodium gallinaceum*)的埃及伊蚊和未感染蚊虫的叮咬率,结果表明,感染蚊虫的叮咬趋势明显增加。同时作者认为,如果限定蚊虫与宿主的接触时间，感染蚊虫在饱血前将会增加攻击的次数，同时也增加了病原体传播的机会。

（二）利什曼原虫对白蛉的影响

Beach 等（1985）发现，感染利什曼原虫的白蛉吸血活动有改变。让实验室饲养的杜博斯基白蛉（*Phlebotomus duboscqi*）叮咬感染硕大利什曼原虫（*Leishmania major*）的小鼠，然后白蛉再叮咬正常小鼠，饲养 21 天后发现，消化管前部有原虫感染的白蛉，其叮咬行为、吸血量和吸血时间都受到影响，在 15~20 分钟内叮咬 3 次以上其吸血量仍很少，甚至吸食不进血；仅有中肠感染未扩散到消化管前部的白蛉，多在 10 分钟内经 1~2 次叮咬而吸饱血。

（三）鼠疫杆菌对媒介蚤类的影响

鼠疫杆菌在其媒介蚤类前胃形成的菌栓影响其血食的吸取。鼠疫杆菌具有在蚤体内定植和形成生物膜的独特能力，从而阻塞了其前肠、前胃的一部分。蚤在吸食含有鼠疫杆菌的血液后，鼠疫杆菌在蚤的胃肠道内经过一段适应期，既开始繁殖。蚤的前胃形成黏稠度很高的细菌团块，最终导致其前胃堵塞。这样一来，蚤吸食的血液不能经过前胃进入其后边的胃和中肠，故蚤仍处于饥饿状态，加剧了吸血活动。由于菌栓的形成，蚤吸食的血液连同前胃中的部分鼠疫菌返吐出来，接种于动物皮肤内，从而使动物感染鼠疫，提高了蚤类大量传播鼠疫的可能性。Chouikha 和 Hinnebusch（2012）研究发现，生物膜的形成是蚤类传播鼠疫的关键。鼠疫杆菌离开温血哺乳动物时，所经历的温度下降触发鼠疫杆菌合成稳定的细胞外生物膜基质（extracellular biofilm matrix，ECM），使其黏附在前胃，阻止蚤类吸入的食物——血液进入其消化道，致其挨饿，而蚤则会进一步加速取食行为，从而促使细菌向未受感染的宿主传播。

（四）锥虫对刺舌蝇的影响

Molyneux 和 Jenni（1981）的研究指出，锥虫（*Trypanosoma*）感染可影响刺舌蝇（*Glossina morsitans*）和奥斯汀舌蝇（*Glossina austeni*）口器的感觉功能，从而影响其取食行为，使其在饱食前叮咬次数增加。研究发现，感染锥虫的舌蝇，其取食行为不同于未感染舌蝇，感染舌蝇的叮咬频繁，取食活跃。作者认为这一取食行为的变化，与感染舌蝇唇部的机械感受器功能受损有关。然而，Moloo（1983）通过 7 项吸血活动指标的观察表明，刺舌蝇感染活动锥虫（*Trypanosoma vivax*）、刚果锥虫（*Trypanosoma congolense*）和布氏锥虫（*Trypanosoma brucei*）后，其吸血活动未受到明显影响。

（五）拉克罗斯病毒对三列伊蚊的影响

拉克罗斯病毒（La Crosse virus）感染已被证明可以操纵其主要媒介三列伊蚊（*Aedes triseriatus*）的吸血行为。Grimstad 等（1980）在研究三列伊蚊感染拉克罗斯病毒的过程中，观察了 20 株三列伊蚊叮咬吸血过程的变化，并记录了每只雌蚊再次叮咬吸血的次数和吸血量。结果表明，感染拉克罗斯病毒的雌蚊与同株未感染的雌蚊比较，叮咬次数增加，而饱血蚊虫数量减少。例如，在一组感染性试验中，21% 的雌蚊一次叮咬获得部分血食，79% 的雌蚊多次叮咬，仅获得部分血食；相反，在未感染蚊虫，52% 的雌蚊一次叮咬即可获饱食，48% 的雌蚊多次叮咬而饱食。Jackson 等（2012）研究发现，感染拉克罗斯病毒的三列伊蚊与未感染病毒的蚊虫相比，吸血量明显减少；同时还观察到，感染拉克罗斯病毒的三列伊蚊叮咬次数是未感染三列伊蚊的 2 倍。通过减少吸血量，并增加再吸血的次数，可能通过三列伊蚊导致拉克罗斯病毒的水平传播增强。

二、对飞行肌及飞行活动的影响

（一）丝虫幼虫对蚊虫的影响

丝虫幼虫寄生于蚊虫，可损害蚊虫的飞行肌纤维，使其结构异常和飞行能力下降。某些丝虫幼虫在蚊虫胸肌纤维内寄生，在此期间幼虫的长度增加了近 10 倍，其生长发育所需物质均来自肌纤维。丝虫幼虫的寄生可引起蚊虫胸部肌纤维退行性改变，这些变化势必影响蚊虫的飞行能力。Berryetal 等（1986）研究发现，埃及伊蚊感染彭亨布鲁丝虫（*Brugia pahangi*）后 7 天，轻度感染的蚊虫（<10 条/蚊）自发飞行活动增加，而 8~10 天时，这一活动又减弱。蚊虫的飞行能力与感染的丝虫幼虫密度呈负相关；中度感染（>20 条/蚊）的蚊虫 8 天后不能持续飞行；而重度感染者（>30 条/蚊）不能飞行。

丝虫幼虫主要寄生于蚊虫背纵肌纤维，少数寄生于背腹肌纤维。常型曼蚊（*Mansonia uniformis*）感染亚周期型马来丝虫（*Brugia malayi*）后，部分被寄生的肌纤维及未被寄生的肌纤维结构均有异常。在丝虫幼虫发育过程中,大部分被寄生的肌纤维仅出观轻度损害。在埃及伊蚊,主要表现为细胞核增大;在常型曼蚊,则主要表现为线粒体增大,少数纤维出现完全变性。当丝虫幼虫完成发育移行至血腔时,完全变性的纤维明显增多。发育正常的丝虫幼虫对蚊虫造成的损害比发育不良或死亡的幼虫更为严重,成熟幼虫移行时往往造成蚊虫肌纤维的严重损害。Beckett(1973)研究表明,不同蚊种的飞行肌,其受损害程度有所不同,亚周期型马来丝虫感染的常型曼蚊,飞行肌纤维受损害的比例较高,损害程度较重,所以在感染后蚊虫的死亡率较高;而埃及伊蚊飞行肌的受损害程度较轻。寄生有彭亨布鲁丝虫的东乡伊蚊(*Aedes togoi*),胸肌表现为肌纤维杂乱、断裂、线粒体减少、崩解、肌糖原减少,最终导致肌纤维完全溶解。但这些变化仅限于个别被寄生的纤维,邻近的纤维仍保持正常排列。被丝虫幼虫寄生的肌纤维所受的损害,可能是由于丝虫幼虫在肌纤维内存活、运动及发育过程中摄取肌纤维线粒体所致。除丝虫幼虫在肌组织中穿行造成的机械性损伤外,有人还观察到在丝虫幼虫发育阶段,大部分未被寄生的肌纤维也受到影响,这一现象可能与丝虫幼虫的局部毒素作用有关。在某些情况下,丝虫幼虫在肌纤维内完成第二次蜕皮,蜕下的角皮也可能是一种刺激物,但在发育成熟的幼虫移行时,未被寄生的纤维也出现出严重的变性。Beckett(1973)研究发现,埃及伊蚊和常型曼蚊对肌纤维崩解的反应不同,前者有大量巨噬细胞来清除坏死碎片,而后者几乎没有巨噬细胞的活动,大部分坏死的肌纤维仍留在肌纤维膜内,小部分由溶酶体溶解。肌纤维崩解的不同反应可能是常型曼蚊死亡率较高的原因之一。

(二)疟原虫对蚊虫的影响

蚊虫感染疟原虫后的飞行活动也有变化。Sinton 和 Shute 引证荷兰卫生署疟疾委员会的一份报告,报告称在 1932—1933 年间,荷兰北部的沃尔默(Wormerveer)村疟疾流行呈局限性,这可能与蚊虫感染疟原虫后,导致其飞行能力降低和飞行范围缩小有关,这一现象的出现有着重要的流行病学意义。Rowland 和 Boersma(1988)用声学运动记录仪,对斯氏按蚊(*Anoeles stephensi*)感染约氏疟原虫(*Plasmodium yoelii*)后,在未加任何人工干预情况下的自然飞行活动进行了 17 天的监测。结果发现,血食后第 1~2 夜,感染蚊虫和对照组蚊虫活动量都很低,到第 3 夜开始活跃。妊娠期间,感染蚊虫日均活动量略低于对照组蚊虫,但两组的差异不显著。感染后第 5~8 天,被寄生蚊虫的活性与对照组相似。从第 8~11 夜开始至第 16 夜,感染组蚊虫的飞行活动明显降低,在吸血后第 10 天、12 天、13 天和 16 天的夜间的活动量仅为对照组蚊虫的 2/3,两组蚊虫活动量差异显著,此期正值卵囊发育达最大体积,最需营养之时。血食后第 3 夜起,受试蚊虫出现 2 个活动高峰,分别发生在黄昏末和午夜,发育到蚊虫产卵阶段,这 2 个高峰更为明显,对照组有部分蚊虫在黎明时较活跃,而感染组蚊虫无此趋势。作者认为,原虫与宿主间的营养竞争和寄生虫所引起的组织学损害,可能是感染蚊虫飞行活动下降的原因。

Schiefer 等(1977)用实验飞行仪器检测斯氏按蚊感染食蟹猴疟原虫后的飞行活动变化。实验用 4 日龄的斯氏按蚊吸食感染和未感染疟原虫恒河猴的血,于感染后第 6~12 天进行观察。作者通过观察和分析蚊虫的 19 种飞行变量发现:大多数感染蚊虫在疟原虫发育 12 天以后出现飞行活动下降,表现为飞行距离、飞行速度、初始飞行距离和最大飞行距离降低;未感染蚊虫则呈现较高的飞行活动能力。作者认为,飞行能力下降可能与疟原虫的重度感染有关。感染有疟原虫的蚊虫对其飞行活动的影响可能是直接的,也可能与飞行中作为能量来源的糖减少有关。

三、对中肠及马氏管结构及功能的影响

(一)对中肠的影响

Klein 等(1986)观察到大劣按蚊感染食蟹猴疟原虫后,尤其在感染后 9~20 天,重度感染蚊虫的中肠及其他腹部器官部分溶解,大量细菌侵入;轻度感染蚊虫未见明显改变。

(二)对马氏管的影响

某些丝虫幼虫寄生于蚊虫的马氏管。蚊虫感染丝虫幼虫后,马氏管的结构和功能均出现异常。早期研究观察到,丝虫幼虫进入蚊虫的马氏管细胞后,破坏细胞质和细胞膜,仅留下完整的细胞核,这样一来就会造成一个假象:马氏管好像是由不规则的多形核细胞组成。当丝虫幼虫发育至感染期时,细胞发生崩解,丝虫幼虫被包围在一层薄膜形成的囊袋内。如果蚊虫是重度感染,其马氏管可被完全毁损。犬恶丝虫

(*Dirofilaria immitis*)感染可导致蚊虫马氏管微绒毛缘(溶质-水结合的重要场所)超微结构的变化。

Bradley 等(1984)观察到,带喙伊蚊(*Aedes taeniorhynchus*)感染犬恶丝虫后,微丝蚴进入其马氏管细胞内。在发育早期,丝虫幼虫(filarial larvae)位于细胞质内,被一界限不清的透明带围绕。含有前幼虫细胞的超微结构与未感染细胞及正常蚊虫细胞不同。感染细胞顶端微绒毛变小,微绒毛的体积、微绒毛中线粒体所占的体积百分比及线粒体本身的体积均明显变小。Palmer 等(1986)用光学显微镜和透射电镜观察了感染犬恶丝虫的埃及伊蚊(黑眼利物浦株)马氏管超微结构的病理特征。感染 2 天后,马氏管基底细胞顶端微绒毛内的线粒体减少,含有许多泡状结构;感染 4 天后,顶端微绒毛内的线粒体消失,基底细胞胞质受到破坏;感染 6 天后,基底细胞胞质完全崩解,细胞明显胀大;至 8~10 天,基底细胞靠管壁侧的质膜皱褶消失。当丝虫幼虫通过质膜进入管腔时,顶端微绒毛被破坏。大量丝虫幼虫寄生将严重地破坏蚊虫的排泄系统,导致蚊虫死亡。

丝虫幼虫寄生不仅破坏马氏管的组织结构,亦可导致马氏管的功能异常。感染犬恶丝虫的带喙伊蚊和四斑按蚊(*Anopheles quadrimaculatus*)马氏管的排泄率显著降低,这可能与蚊虫能量代谢受到干扰有关,进而导致马氏管离子和液体输送减慢。另外,蚊虫对丝虫幼虫的入侵也会出现抵御性反应。如盐泽伊蚊(*Aedes sollicitans*)能使寄生于马氏管的犬恶丝虫幼虫产生"黑变病"反应,即在丝虫幼虫体内及体表发生黑色素沉积。Bradley 和 Nayar(1985)发现,进入蚊胃的微丝蚴可干扰围食膜的形成和血液的正常消化,导致蚊虫死亡。感染期幼虫移行至下唇时,可导致相应部位的损伤。

四、对生殖力的影响

(一) 丝虫幼虫对媒介宿主的影响

蚊虫感染丝虫幼虫后,其产卵活动可能受到影响。Javadian 和 Macdonald(1974)研究发现,对布鲁属(*Brugia*)丝虫易感的埃及伊蚊,在摄入彭亨布鲁丝虫微丝蚴阳性和阴性血食后,其产卵情况有所不同。在第二次血食后,感染蚊虫的产卵量明显下降。对匐行恶丝虫(*Drofilaria repens*)易感的埃及伊蚊,在摄入匐行恶丝虫微丝蚴后,其产卵量比吸食阴性血食者也明显降低,且这种差别在第一次血食后即可出现,在第二次血食后更加明显。Christensen(1981)也发现三列伊蚊在感染犬恶丝虫后,蚊虫的产卵量下降,且当感染虫数增多时,产卵量下降明显。黄炯烈和何桂铭(1988)观察中华按蚊(*Anopheles sinensis*)感染马来丝虫微丝蚴后产卵量的变化,当微丝蚴密度低于 1.36 条/μl 时,产卵量未见减少;当微丝蚴密度高于 2.69 条/μl 时,第二次产卵量的下降具有显著性差异,且随感染度上升而出现继续下降的趋势;当微丝蚴感染密度是 ≥5.42 条/μl,第一次产卵量的下降具有显著性差异。

关于丝虫幼虫感染影响蚊虫产卵量的说法不一。Courtney 等(1985)认为,感染蚊虫第一次产卵量的降低是由于吸血量较少,而不是发育的丝虫幼虫的直接影响。他观察了 3 组蚊虫摄取感染性血和正常血的吸血量,发现蚊虫感染性血的吸血量为 0.76~0.99μl,正常血的吸血量则为 1.25~1.49μl。第二次摄取正常血食的吸血量,在感染蚊虫(1.51~1.78μl)和未感染蚊虫(1.48~1.64μl)之间无显著差别。因此认为,第二次血食后感染蚊虫产卵量下降,是由于蚊虫感染丝虫幼虫所致,而可能与吸血量多少无关。但 Nayar 和 Nayar 和 Bradlney(1987)观察到,感染有犬恶丝虫的带喙伊蚊和四斑按蚊,第一次和第二次的吸血量相等,且蚊虫发育的卵母细胞数量没有明显差异,这一结果提示:蚊虫的吸血对提供卵母细胞的成熟和马氏管中丝虫幼虫的发育所需营养是充足的。目前,丝虫幼虫对蚊虫媒介宿主生殖力影响的确切原因尚待进一步研究。

但也有不少研究对丝虫幼虫感染影响媒介宿主生殖力的说法持否定意见。卢艳如和苏寿泜(1991)观察了感染马来丝虫幼虫后的中华按蚊生殖力的变化。微丝蚴密度为 50 条/20μl、100 条/20μl、150 条/20μl 时,对蚊虫的生殖力基本上没有影响,在第一、二、三生殖营养周期蚊虫产卵量未见下降,甚至产卵量有所增加(P>0.05);微丝蚴密度为 200 条/20μl 时,对蚊虫生殖力有一定程度的影响,在第一、二、三生殖营养周期的蚊虫的产卵量高于对照蚊虫组(P<0.05)。作者分析其原因可能是:①丝虫幼虫寄生在蚊虫的胸肌纤维内,侵入卵巢者甚少;②丝虫幼虫发育所需的营养及能量来自胸肌纤维的线粒体,所吸取血液足可供给卵巢发育所需营养;③丝虫幼虫感染是一种"生物性刺激",可使蚊虫的机体处于"兴奋"状态,一定数量的丝虫幼虫感染会使某些器官功能增强,如生殖力增强,产卵量增加;④蚊虫由于物种延续的需要,对丝虫感染的

适应性逐渐增加，能承受一定数量的丝虫幼虫感染。当然，若进入蚊虫体内的丝虫幼虫过多，超出了蚊虫的耐受限度，则产卵量下降，这一耐受限度随蚊虫及丝虫的种类不同而不同。另外，丝虫幼虫感染并不影响蚊虫的产卵规律、卵的孵化率及生殖营养周期，感染蚊虫的生殖营养均是协调的。

(二) 疟原虫对媒介宿主的影响

研究发现，蚊虫感染疟原虫后，其生殖力发生变化。研究发现，疟原虫孢子生殖期对感染蚊虫生殖力的影响。作者采用埃及伊蚊鸡疟模型，研究埃及伊蚊感染鸡疟原虫后，原虫发育初期(血食后 2~3 天)、卵囊发育期(血食后 6~7 天)和子孢子进腺体后，分别对蚊虫的第一、二、三生殖营养周期的影响。结果表明，疟原虫对蚊虫的生殖力并无显著影响。感染蚊虫和未感染蚊虫第一生殖营养周期(原虫发育初期)的产卵数差别不大于 25%，在卵囊发育完成后的差异也相似，在子孢子进腺体后，对蚊虫的生殖能力也无影响，全部实验组与对照组均无统计学差异。感染的卵囊数和蚊虫产卵数量之间无任何相关性。两组之间唯一可能与原虫作用有关的是，在感染蚊虫中，发育的卵数比在对照组中的变异幅度增加。

五、对寿命的影响

(一) 丝虫幼虫对蚊虫寿命的影响

多数学者认为，丝虫幼虫寄生可增加其媒介宿主节肢动物的死亡率，且死亡率的增加与所摄入的微丝蚴数量呈正相关，丝虫幼虫在节肢动物体内的发育和移行是导致这一现象出现的原因。早期研究观察到，感染有丝虫幼虫的蚊虫，其死亡高峰可能发生在两个时期：第一个时期是蚊虫摄入感染性血食后 24 小时之内，是微丝蚴的迁移所致；第二时期在发育后期，是发育成熟的丝虫幼虫向血腔移行所造成。黄炯烈和何桂铭(1988)研究发现，中华按蚊感染马来丝虫幼虫后，蚊虫死亡高峰发生在感染后 1~12 天；蚊虫死亡率上升的主要原因，可能与微丝蚴穿过胃壁的迁延、幼虫在胸肌内发育，以及成熟幼虫离开胸肌的迁延所致，造成了蚊虫组织损伤和营养损失，以及可能的病理反应等因素的综合作用；成熟的幼虫在中华按蚊血腔内的活动对存活似无影响。有时第一个死亡高峰缺如，如 Wharton(1957)研究发现，长须曼蚊(*Mansonia longipalpi*)感染马来丝虫微丝蚴后 24 小时内的死亡率与摄取阴性血食者没有显著性差异；然而从感染后第 8 天开始，蚊虫感染微丝蚴密度越高，其死亡率也越高。卢艳如和苏寿泒(1991)的实验结果与上述情况较为一致。中华按蚊感染马来丝虫微丝蚴，蚊虫死亡率的增高与所摄入的微丝蚴密度(200 条/20μl)有关。感染后 1~3 天的死亡率甚低，蚊虫死亡较多集中在感染后 11~15 天。说明感染初期微丝蚴穿破胃壁所造成的损害远小于成熟幼虫移行所造成的损害。

有些蚊虫能够耐受较高密度的丝虫幼虫感染。如 Christensen(1978)研究发现，感染 347 条/μl 犬恶丝虫微丝蚴的三列伊蚊，虽然在感染后前 16 天内蚊虫的死亡较为明显，但仍有 66% 的蚊虫存活到足以使丝虫幼虫发育成熟；而感染 62 条/20μl 微丝蚴的蚊虫死亡率未见增加。卢艳如和苏寿泒(1991)也观察到，感染 50 条/20μl、100 条/20μl、150 条/20μl 马来微丝蚴的中华按蚊的寿命不受影响($P>0.05$)，其中感染 100 条/20μl 者甚至有所延长($P<0.01$)，感染 200 条/20μl 者寿命缩短($P<0.01$)。说明除重度感染外，一般密度的微丝蚴感染并不影响蚊虫的死亡率。

除了微丝蚴密度及丝虫种属差异对蚊虫死亡率影响外，有人研究蚊虫遗传特性对其死亡率的影响。据 Townson(1974)观察，给埃及伊蚊饲以含彭亨布鲁丝虫微丝蚴感染的血食，7 天后的存活情况取决于基因 fm 或它的等位基因 F 的存在。基因型为 fm/fm 的个体，感染彭亨布鲁丝虫微丝蚴后的表现敏感，从感染后第 7 天开始死亡率升高；基因型为 F/F 或 F/fm 的个体，感染后的表现不敏感，从感染后第 7 天开始，死亡率与对照组蚊虫相比无显著性差异。摄入微丝蚴后的 24 小时内，蚊虫存活情况与表现型上的敏感与否无直接关系。

(二) 疟原虫对蚊虫寿命的因素

Gad 等(1979)认为，吸入血中疟原虫的密度及环境温度也是影响感染蚊虫寿命的因素。作者用含有不同浓度伯氏疟原虫(*Plasmodium berghei*)的小鼠血(按小鼠的疟原虫血症分为三组：0.5%~1%，3%~4%，6%~7%)感染斯氏按蚊，并将蚊虫分别放在 21℃和 25℃条件下饲养。实验发现，在 21℃条件下感染后 14 天，0.5%~1% 疟原虫血食组的蚊虫死亡率为 60.1% ± 11.3%，3%~4% 血食组的蚊虫死亡率为 62.2% ± 3.1%，而6%~7%血食组的蚊虫死亡率为64.6%±5.1%。在25℃条件下于感染后14天,0.5%~1%疟原虫血食组的蚊虫死亡率为64.1%±5.2%,3%~4%血食组的蚊虫死亡率为88.5%±8.2%,而6%~7%血食组的蚊虫死亡率为86.5%±5.2%。6%~7%血食组疟原虫于吸血后14天,25℃条件下蚊虫的死亡率(86.5%±5.2%)明显高于21℃条件下蚊虫的死亡率(64.6%±5.1%)。吸血后14天(孢子增殖期)的死亡率较吸血后前3天增加。Klein等(1986)观察到了大劣按蚊感染食蟹猴疟原虫后对生存率的影响。当蚊虫体内的疟原虫卵囊数<10时,感染组蚊虫与未感染组蚊虫的存活率无显著差异。然而,当蚊虫体内的疟原虫卵囊数为10~40、41~70或≥71时,两组间蚊虫的存活率有显著差异。在最初8天期间,两组蚊虫每天存活率无显著差异。在9~30天,当蚊虫体内的疟原虫卵囊数≥41时,两组蚊虫存活率有显著性差异;当蚊虫体内的疟原虫卵囊数≥40、41~70或≥71时,随着卵囊数的增加,蚊虫的存活率降低;当蚊虫体内卵囊数≥71时,蚊虫体内细菌数量超多,而且中肠和唾液腺遭到严重破坏。但Freier和Friedman(1987)观察到,埃及伊蚊感染鸡疟原虫后,蚊虫寿命没有明显影响。

六、对血淋巴生化和理化特性方面的影响

(一)对血淋巴糖代谢的影响

实验表明,蚊虫经血食感染疟原虫后,血淋巴中糖含量显著低于未感染蚊虫。Homewood(1977)证实,红内期疟原虫要消耗大量葡萄糖。Schiefer等(1977)认为,感染食蟹猴疟原虫的斯氏按蚊飞行能力显著下降,可能是由于作为飞行能量的糖不足所致。Mack和Vanderberg(1978)报道,成熟的子孢子能直接利用外源性葡萄糖作为能量来源。Mack等(1979)对感染伯氏疟原虫和正常血食后不同时期的斯氏按蚊血淋巴中糖含量做了比较,发现未感染蚊虫血食后的海藻糖和葡萄糖含量较羽化时有较大的增长,以后逐渐下降;而感染蚊虫血食后的血淋巴中糖含量则升高很少。从总糖量来看,未感染蚊虫呈逐渐下降趋势,而感染蚊虫则是逐渐增加的。疟原虫的脂类合成也有赖于蚊虫宿主。除作为能源外,血淋巴中的糖也被蚊虫用来进行脂类合成。这样一来,生长中卵囊对脂类的需求(形成卵囊及子孢子的膜系统),也是使感染蚊虫血淋巴中糖类物质被大量消耗的一个重要原因。根据对不同时期的观察发现,蚊虫在感染疟原虫后18天,血淋巴中糖的含量已基本上升到未感染蚊虫的水平,而这时疟原虫已基本结束了在蚊虫体内的发育过程,不再消耗大量的糖类物质合成新膜。同时,Mack等认为,感染蚊虫血淋巴中糖水平下降的可能原因是:①疟原虫干扰了蚊虫的正常代谢活动;②疟原虫引起感染蚊虫摄食量下降;③疟原虫直接利用糖及其代谢中间产物。

(二)对血淋巴氨基酸的影响

虫媒病原体寄生于蚊虫体内,可引起蚊虫组织和血淋巴中游离氨基酸的显著变化。Mack等(1979)对感染伯氏疟原虫前后的斯氏按蚊血淋巴游离氨基酸进行分析比较,研究发现,吸食正常鼠血后,游离氨基酸总量增加60%~70%,以后一直保持相对稳定;而吸食感染疟原虫鼠血后,游离氨基酸总量仅增加15%~25%;与正常蚊虫相比,感染蚊虫血淋巴中的精氨酸含量显著增加,缬氨酸和组氨酸含量显著减少,而差异最显著的是甲硫氨酸,它存在于新羽化及正常血食后各期蚊虫血淋巴中,但感染蚊虫中各个时期均检测不到甲硫氨酸。由于这一现象在给予正常血食补充之后可观察到,因此认为甲硫氨酸是被疟原虫所利用。黄复生等(1990)观察食蟹猴疟原虫感染对大劣按蚊血淋巴和胃水解物氨基酸的影响,发现感染后第10天,蚊虫血淋巴内甲硫氨酸、异亮氨酸、亮氨酸、鸟氨酸和赖氨酸含量明显低于对照组。魏鸣和王菊生(1991)观察到,中华按蚊感染间日疟原虫(*Plasmodium vivax*)后血淋巴游离氨基酸总量于血食后持续减少,第18天又增加,但均较非感染蚊虫低;感染蚊虫血淋巴中的组氨酸、天冬氨酸、赖氨酸、谷氨酸明显减少,丙氨酸、缬氨酸、亮氨酸于吸血后第5天和12天明显减少;鸟氨酸于吸血后第5天和12天消失,第18天又出现;蛋氨酸量一直在减少,且于血食后第12天消失;仅谷氨酰胺于感染血食后5天较非感染蚊虫明显增加。李凤舞等(1993)观察到,感染鸡疟原虫的白纹伊蚊(*Aedes albopictus*),其血淋巴中多数游离氨基酸含量高于对照组蚊虫,仅脯氨酸和羟脯氨酸的含量低于对照组蚊虫。感染约氏疟原虫的斯氏按蚊血淋巴中的丝氨酸、谷氨酸、亮氨酸、组氨酸和脯氨酸含量显著高于正常对照组蚊虫;缬氨酸、异亮氨酸、赖氨酸和苏氨酸含量低于正常对照组蚊虫。多数学者认为:引起这些变化的一个重要原因是由于疟原虫寄生的直接影响。寄生于蚊虫体内的疟原虫,其营养物质主要来源于蚊虫的血淋巴。Gooding(1966)证明,疟原虫动合子发育依

赖消化蚊虫血食提供营养。有人在卵囊的体外培养中发现，随着卵囊的生长，培养基中的20多种氨基酸出现不同程度的减少，表明疟原虫在发育过程中利用了这些氨基酸。此外，寄生于蚊虫体内的疟原虫还可分泌一些蛋白水解酶，分解蚊虫体内的蛋白，利用其氨基酸合成并转化为自身蛋白，进行其他营养代谢。

丝虫幼虫在蚊虫体内发育的营养物质也主要来自蚊体。Ando等（1980）在体外培养犬恶丝虫微丝蚴时发现，培养8天内，培养基中的异亮氨酸、丝氨酸、缬氨酸、苯丙氨酸和甲硫氨酸略有减少；天冬氨酸、亮氨酸、苏氨酸、脯氨酸和谷氨酰胺显著减少；甘氨酸增加，说明丝虫幼虫生长发育需要摄取环境中的氨基酸，同时还可利用糖合成氨基酸。王菊生等（1995）观察了感染马来丝虫微丝蚴的中华按蚊于感染血食后第5天和第12天血淋巴中20种游离氨基酸的变化。结果显示，非感染的中华按蚊氨基酸总量于血食后第5天，比刚羽化后未吸血蚊虫增加37%，以后一直维持在增加水平，但第12天增加量稍减，为21.9%；而感染马来丝虫的中华按蚊，血淋巴中游离氨基酸总量在血食后第5天，比刚羽化时明显减少25.9%，但12天又增加至29.0%。两组蚊虫各种氮基酸变化多与其总量变化一致。而感染蚊虫与非感染蚊虫比较，有15种氨基酸含量具有显著性差异（$P<0.05$）。谷氨酸胺、酪氨酸于血食后12天前一直明显增加；甘氨酸、苏氨酸、蛋氨酸于血食后12天含量显著增加；天门冬氨酸在血食后5天含量减少，12天增加；谷氨酸、丝氨酸、精氨酸、丙氨酸、缬氨酸、亮氨酸、赖氨酸血食后12天前的含量均减少。鸟氨酸血食后5天消失，12天有再次出现；苯丙氨酸血食后12天前一直未检出。

（三）对血淋巴理化性质的影响

Mack 和 Vanderberg（1978）发现，感染伯氏疟原虫的斯氏按蚊血淋巴理化性质的改变。感染蚊虫于血食后第4天，血淋巴体积减小，第11天恢复正常。感染后第4天和第11天，pH增高，渗透压降低及比重下降，苹果酸和无机磷酸从血淋巴中消失。

七、对杀虫剂敏感性的影响

有研究发现，蚊虫感染疟原虫后，对杀虫剂敏感性有所提高。感染鸡疟原虫的埃及伊蚊与4%二二三杀虫剂的药纸接触30~50分钟，观察不同感染度和不同发育时期的蚊虫接触杀虫剂后死亡数。结果表明，在孢子生殖初期及完成后期的两组蚊虫，在杀虫剂的作用下，死亡率和对照组无差异，即杀虫剂和疟原虫对蚊虫的致病作用之间无相关性。在卵囊发育阶段，感染蚊虫对杀虫剂的敏感性虽提高不大，但与对照组蚊虫在统计学上有明显差异，这可能是因为在卵囊生长和子孢子形成阶段，原虫总生物量增大并进行旺盛的物质代谢，引起了蚊虫体内的病理变化，由此可能导致蚊虫对杀虫剂敏感性升高；而原虫发育初期及完成期的总生物量小，摄入量和代谢产物均少或代谢产物能排入蚊虫的肠腔而不进入体腔，所以对蚊虫影响不大。Rasnitsyn 和 Zharova（1985）研究发现，埃及伊蚊在感染鸡疟原虫前1小时接触DDT，蚊虫对鸡疟原虫的易感性略有下降，但在感染鸡疟原虫前24小时接触DDT，不影响蚊虫对鸡疟原虫的易感性。

第二节 生防生物及其代谢产物对医学节肢动物的影响

医学节肢动物的生物防治因子有病毒、细菌、真菌、原虫、线虫及寄生蜂和捕食性螨类等。从细胞水平和分子水平，研究这些生物防治因子及其代谢产物对医学节肢动物的影响，研究对医学节肢动物的致病过程和致病机制，为医学昆虫的控制及生防因子的常规生产和基因工程生产提供指导作用。

一、病毒

以昆虫为宿主的病毒称昆虫病毒，一般认为昆虫是这些病毒真正的宿主。由于这些病毒与昆虫已建立了平衡关系，即能在昆虫体内增殖，但一般对昆虫不表现致病性。我们这里是指狭义上的昆虫病毒，是以昆虫为宿主并对昆虫有致病性的病毒。实践证明，昆虫病毒作为控制医学昆虫的手段具有一些独特的优点：宿主特异性高，能杀灭害虫，但不影响害虫的天敌；不污染环境，对人畜安全；后效作用明显，不仅病虫本身就是病毒生产的“小工厂”，而且有些情况下，病毒还可经卵传递进而杀灭次代害虫，这是任何化学杀虫剂所办不到的；同时昆虫病毒制剂生产容易，使用方便，成本低廉，适于推广。

（一）核型多角体病毒

核型多角体病毒（nuclear polyhedrosis virus，NPV）是昆虫病毒中发现最早，研究较为详细的一类病毒。在多种鳞翅目（Lepidoptera）（320 种）、膜翅目（Hymenoptera）（23 种）、双翅目（Diptera）（25 种）、鞘翅目（Coleoptera）、直翅目（Orthoptera）、脉翅目（Neuroptera）和毛翅目（Trichoptera）昆虫中发现。双翅目昆虫的核型多角体病毒大部分侵入肠管皮膜组织，而膜翅目昆虫的核型多角体病病毒侵入组织仅限于中肠皮膜组织。核型多角体病毒感染发生在幼虫期，大部分以幼虫态发病，末期感染则蛹期发病，没有成虫期发病的情况。但如果环境污染病毒，则携带病毒的成虫可引起垂直传播。

NPV 可在昆虫体内许多不同组织细胞内寄生、增殖，并在细胞内形成多角体。敏感宿主的幼虫感染 NPV 后，初期不表现明显的外部病征。发病后往往体色变黄，发白，行动异常，逐渐丧失食欲，最后体内组织液化，皮肤脆弱易破，流出脓汁样的体液。在血腔内，最初侵入气管皮膜组织、脂肪组织、肌肉和真皮等，随着病势进展，病毒在血细胞、神经、生殖巢和丝腺等几乎所有组织中增生。在中肠圆筒细胞内很少能形成多角体，但血腔内组织的细胞核中形成多数的多角体。最早观察到细胞学变化是核内染色质凝集成块，核仁增大，数目增多，焦宁（pyronin）染色性很强。稍后，核仁对焦宁的好染性减弱，而核周围细胞质内焦宁好染性增强，据此推测刚合成的 RNA 已从核仁转移至细胞质内。此时，细胞核开始胀大，原来已凝集 2~3 个的染色质块，集中于核中央，形成病毒发生基质（virogenic stroma）。在病毒发生基质部分，孚尔根阳性物质逐渐增多，即病毒 DNA 正在加速合成。在病毒发生基质的周围，有均一淡染部分，即环状带（ring zone）。稍后，环状带出现很小的多角体。据观察，这种小型多角体直径只有 0.2~0.4μm，称为“原多角体”（prepolyhedra），是多角体发育的早期阶段。这种未成熟的多角体易被多种染料着色，但随着多角体长大成熟，逐渐失去好染性。从多角体形成开始，核中央的病毒发生基质变小，当核内充满成熟多角体时，病毒发生基质消失。最后，核膨大，破裂，细胞亦随之崩解而释放到体液中。因此，感染 4~5 天后，体液呈乳白色。病虫不久出现食欲减退和行动不活泼等症状，移行到植物体上部而停止运动，虫体逐渐软化，爪失去握持力，仅以 1~2 个爪附着在植物体上，特征是松弛无力地倒挂着死亡。病虫体内组织完全溶解，变黑褐色。从感染到死亡的时间，因病毒感染剂量和环境温度而异，一般为 1~2 个星期。病毒侵入宿主细胞，通常为变性到坏死，但也有在变性前细胞肥大、分裂的例子。感染了核多角病毒的沼泽大蚊（*Tipula paludosa*）血细胞数增加 100 倍，细胞肥大约 2 倍，其后形成病毒发生基质。此外，还有感染了核型多角体病毒的黑翅蕈蝇肠管上皮细胞肥大等例子。由于不同组织或同一组织的不同细胞病毒感染先后不同，所以在切片中一般可看到不同阶段的细胞学变化。

（二）质型多角体病毒

质型多角体病毒（cytoplasmic polyhedrosis virus，CPV）主要是鳞翅目昆虫的病原体，可感染伊蚊、库蚊、松毛虫、桑毛虫等医学昆虫，而双翅目和膜翅目昆虫不容易分离到。这种病毒的宿主范围比核型多角体病毒的广泛，往往能超越科的范围感染。

因 CPV 寄生部位与 NPV 不同，质型多角体病的外部病征与核型多角体病很不相同。质型多角体病发病初期，一般外部病征并不明显，随着病势发展，昆虫生长缓慢，病毒末期逐渐发现虫体的体形变小，食欲减退，行动不活泼等症状；头、胸、腹三部的大小不成正常比例，有时刚毛特长，有时出现明显的体色变化，但尸体的皮肤完好，体壁不易破裂。感染 CPV 死亡的马尾松毛虫（*Dendrolimus punctatus*），体躯缩短，有时弯曲，肛门常黏着粪便。虫种不同，感染的龄期不同，病征有差异，一般经 7~20 天死亡。

自然状态下 CPV 感染是由幼虫食下多角体、在肠管内溶解的多角体把病毒粒子释放出来而引起的感染。病毒侵入宿主中肠上皮细胞后，在细胞质内出现病毒发生基质。在多角体形成之前，病毒发生基质即已出现。多角体形成初期，病毒发生基质增多，而多角体形成的后期，病毒发生基质即行退化。随着病毒的发生基质产生、增多与退化，其中蛋白质和 RNA 的含量也发生相应的变化。当病毒粒子增殖数量较多时，病毒发生基质附近开始形成多角体。被 CPV 感染的四斑按蚊中肠上皮细胞内，可见线粒体极度增大的现象。充满多角体的细胞变形或崩解，脱落在中肠腔内。这些崩解脱落的细胞随虫粪排出，成为传染源。这时中肠因为多角体的存在而变白，某些昆虫可通过半透明的皮肤看到变色的中肠，中肠变白一般从后端开始，逐渐向前部扩展。由此推想，病毒最初入侵中肠后端的皮膜细胞，在此增殖后，侵入前部皮膜细胞。

(三) 颗粒体病毒

颗粒体病毒(granulosis virus,GV)仅从鳞翅目的89个昆虫种中发现。例如感染松毛虫的幼虫,感染性组织主要是肠管皮膜和脂肪组织。此外,病毒亦能在真皮、气管皮膜、马氏管内增值。GV感染后,首先是幼虫食欲不佳,行动迟缓,腹部肿胀,最后停止取食。染病幼虫体壁逐渐变色,常出现染色斑点。幼虫体色改变时,行动变得迟缓,而且逐渐变得虚弱,呆滞,软弱无力。病程继续发展,由于大量包涵体形成,血淋巴变混浊,呈乳白色。由于其他病菌合并感染,病虫也可出现泻痢病征,死后虫体呈黑色。因感染颗粒体病致死的幼虫,死后内部组织液化,但一般情况下体壁完整。

GV感染的主要部位是脂肪体及体壁的真皮细胞,有时气管皮膜也被侵染。最早出现的细胞病变是脂肪体细胞增生,脂肪体的体积变大。与此同时,细胞核膨大,染色质经过核破裂(karyorhexis)与核溶解(karyolysis),一部分分布在核膜内侧,核仁大多数消失。细胞核继续膨大,直到占据细胞的大部分,核外是许多脂肪球。此时,细胞本身体积也增大。稍后,膨大了的细胞核内可见淡染的无数颗粒体,集聚成云块状。病变进一步发展,引起核膜破裂,核与质的内容物混合,整个细胞内充满颗粒体,周边是脂肪球及少数染色质残屑和部分解体的病毒发生基质。最后,细胞膜破裂,无数颗粒体与其他细胞内容物一起被释放到血液中。真皮细胞和气管皮膜细胞亦可看到相似的病理学变化,但时间上往往稍迟。由于被感染的真皮细胞膨大,病虫体壁增厚10倍以上,形成无数皱褶,伸向体腔。

(四) 虹彩病毒

虹彩病毒(iridovirus)为DNA病毒,最初是从带喙伊蚊分离出来的,目前也从鳞翅目(75种)、双翅目(35种)、鞘翅目(14种)、膜翅目、直翅目和半翅目(Hemiptera)的昆虫中分离出来,虹彩病毒的宿主范围很广。其最大特点之一是病毒粒子呈周期性间隔的异常整齐地排列而形成的晶格平面并互相重叠,产生Bragg反射,当有斜射光线照射时呈现蓝色或紫色虹彩,故该病毒称为虹彩病毒。侵入途径有经口、皮、卵巢三种。接种后,此病毒在虫体内的增殖,首先主要发生在脂肪组织的细胞质内。病重时,也可侵入其他组织,被感染的组织发橙黄色的虹彩,或发蓝绿色的虹彩。野生屑皮伊蚊(*Aedes detritus*,*Ochlerotatus detritus*)三龄幼虫接种伊蚊虹彩病毒后,病征出现的时间,因接种方法而异。虹彩病毒经口接种的感染率低,经皮接种的感染率高,但在自然条件下从伤口侵入的机会少。注射接种10天即出现虹彩病征,而经口接种后20天才出现虹彩病征。幼虫死亡一般在出现典型病征后2周开始。注射接种的死亡率为34.2%,而经口接种的只有8%。曾用超薄切片研究伊蚊虹彩病毒进入带喙伊蚊消化管后的变化。发现病毒粒子在中肠前部肠腔内很快降解,同时发现伊蚊围食膜与其他昆虫的结构不同,其表面无孔,因此病毒不易通过伊蚊的围食膜。据此推测,这可能是经口接种伊蚊虹彩病毒感染率低的原因之一,老龄健康幼虫如果经口感染病毒,残存至成虫,次代病毒感染率很高。大蚊同类相残是主要传播方式。患病幼虫生存50~90天,成为次代健康幼虫的感染源。在蜕皮时,几丁质膜软化变弱,病毒有可能通过肠壁进入血液,侵染脂肪组织。还有另一种可能,即病毒经肠腔碱性胃液作用,游离出感染性核酸,通过围食膜和中肠壁而侵染脂肪组织。据报道,带喙伊蚊还可发生经卵传递,感染的孵化幼虫于4龄期死亡,尸体成为新的感染源。根据母体卵巢内存在病毒粒子的事实,认为病毒不仅通过卵表面附着传递给次代,而且还能通过卵内传给次代。

二、细菌

昆虫病原细菌有芽孢杆菌科、肠细菌科、假单胞杆菌科、链球菌科、立克次体和类菌质体等。按昆虫病原体的特性和致病所需要的条件如侵染剂量、侵染部位、对寄生的专性化和作用的特定方式分为:专性病原细菌、产生晶体的芽孢杆菌和兼性病原细菌及潜性病原细菌。这种分类似可突出产生晶体的芽孢杆菌,但产晶体的苏云金杆菌亦属兼性,兼性病原细菌中的球形芽孢杆菌中的有毒菌株也能产生晶体,因此大致昆虫病原细菌可划分为专性、兼性、潜在病原细菌3类:①专性昆虫病原细菌是一类专性寄生的芽孢杆菌。在自然界,仅在特定的昆虫体内增殖,不能腐生,因为增殖必须具备特殊条件,所以不能在人工培养基上生长。专性昆虫病原细菌对特定的昆虫有很强的致病力,自然界中寄主范围较窄,经口容易传染,如日本金龟子芽孢杆菌和天幕毛虫芽孢杆菌;②兼性昆虫病原细菌是一类可在昆虫体外的环境中增殖,因为增殖不需要特殊条件，所以能够用人工培养基培养，包括产孢和不产孢的杆菌。兼性昆虫病原细菌的宿主范围较广，可在寄主宿主消化道内增殖，损伤组织，并侵入血腔内产生毒素，造成宿主染病死亡。某些细菌在孢子形成时产生毒素，如果这种毒素进入消化管内，即使细菌不增殖也能引起中毒，这类细菌包括引起细菌性中毒病的苏云金杆菌及其变种以及能引起灵菌败血病的黏质沙雷菌等；③潜在昆虫病原菌多为腐生菌，普遍存在于昆虫的消化道中。在自然界昆虫以外的场所增殖，就容易培养这一点来说与兼性病原体相似，不同的是毒素和酶的产生数量少，因而不能入侵血腔内给宿主造成危害。如果通过例外的方法侵入血腔内时，则增殖活跃，引起败血症。潜在昆虫病原菌能够寄主的昆虫种类很多，不是特定昆虫种的病原体。能引起家蚕细菌性败血病和细菌性肠道病的一些细菌就属于这一类。其中，芽孢杆菌科的许多细菌是重要的昆虫病原体，其在感染昆虫体内或在病死昆虫体内形成芽孢，长期以活性状态残留在环境中。孢子因为菌种的不同，有的发芽困难，有的发芽容易。寄生昆虫体内的病原细菌导致宿主死亡的直接原因，有生理饥饿、毒素中毒、水分代谢异常和机械的组织破坏。芽孢杆菌属为好气性或者兼性嫌气性。金龟甲芽孢杆菌和苏云金芽孢杆菌分别为专性和兼性病原体的代表细菌，可用于害虫防治。

（一）苏云金杆菌

苏云金杆菌（*Bacillus thuringiensis*，Bt）是当前研究最多、发展最快、已应用于杀蚊、蚋的生物杀虫剂，目前全世界约有苏云金芽孢杆菌杀虫剂 100 多个品种。它是一种革兰氏染色阳性、需氧的芽孢杆菌。在孢子形成期间可产生伴孢晶体（parasporal inclusion），这些晶体所含的蛋白质对鳞翅目、双翅目、鞘翅目的幼虫均具有很高的毒性作用。根据营养细胞鞭毛抗原的血清学反应及其他特性，苏云金芽孢杆菌可划分为 40 个血清种和 54 个血清种亚型。到目前为止，已发现苏云金芽孢杆菌伴孢晶体蛋白至少对脊椎动物中 4 个门和节肢动物门中 9 个目的有害生物有活性。到目前为止已有 30 多种 Bt 变种，其中，苏云金杆菌以色列变种（*Bacillus thuringiensis* var. israelensis，Bti）是目前用于蚊虫防治的重要微生物菌株。它是 1976 年 Goldberg 和 Margalit 从以色列有蚊虫的泥塘中分离出来的，1978 年，经 de Barjac 鉴定，属于血清型 14 的新变种（Bt H-14）。这个变种与 Bt 其他变种不同，对蚊和蚋的幼虫毒杀作用特别明显。

1. 致病作用　Bti 寄生的宿主发病过程因菌株和昆虫的组合不同而不同，但多因结晶蛋白引起的中毒症和因细菌增殖引起的败血症两症并发。Bti 对所有的主要病媒蚊种的幼虫均有毒杀作用。通过室内外的试验结果表明，Bti 用于蚊虫幼虫的使用浓度低，毒杀作用快。研究发现，1μg/g，经 3 小时，一、二龄幼虫死亡达 80%~90%，三、四龄幼虫死亡 30%~60%；经 24 小时，各龄幼虫死亡均在 90% 以上。致倦库蚊（*Culex quinquefasciatus*）幼虫取食 Bti 之后，出现一系列的病态反应。感染初期，蚊虫外部症状不明显；感染中后期，蚊虫幼虫受触动时反应不敏感，有些幼虫头胸向下弯曲，静止时与水面的角度变大，并出现死前痉挛；解剖感染后期的幼虫发现，由于消化管细胞的破坏，消化管失去了健康幼虫的弹性和韧性，在感染的地方容易被拉断。幼虫死后一段时间，可透过体壁看见胃盲囊部位或中肠后部出现黑褐色。组织病理变化发生于胃盲囊、中肠前段及中肠后段肠壁细胞。中肠不同位置细胞的病变有所不同，中肠前段肠壁的感染初期是细胞脱落，随着感染加深，细胞脱落逐渐减少，肠壁细胞膨胀，以致细胞质膜破裂瓦解。中肠后段肠壁的前部分细胞，感染初期细胞膨胀，至感染中、后期，细胞随之脱落，肠壁可因细胞脱落及瓦解而出现细胞空缺。中肠后段肠壁，最初的病理变化是细胞脱落，随着感染过程的发展，取不同时间的切片，可观察到组织病变的过程。

仇序佳（1983）在电子显微镜观察了 Bti 对尖音库蚊致倦亚种（*Culex pipiens* quinquefasciatus）、白纹伊蚊和骚扰阿蚊（*Armigeres subalbatus*）3 种幼虫中肠上皮细胞的病变。蚊幼虫摄食 Bti 后，很快中毒，处理 10 分钟，中肠上皮细胞的线粒体出现形态异常，以后线粒体及内质网被破坏；处理 20 分钟，部分幼虫便陆续出现死亡。经尸解观察，在幼虫体腔内没有发现菌体，中肠组织和脂肪体组织却完全崩解，而围食膜完整无损。

吴秋雁（1984）在电镜下发现，白纹伊蚊和骚扰阿蚊的幼虫取食 Bti 菌液后 10 分钟，中肠上皮细胞内的细胞器即出现病变，最明显的是线粒体出现电子极度致密状态，靠近细胞基部的线粒体尤为明显，部分线粒体膨胀，内嵴不规则而形成较大的空间，个别线粒体外膜破裂，致密的基质外溢。同时，基部的内褶也开始消失。此时还可以观察到细胞质的粗面内质网膜模糊不清，上面的核糖体开始脱离。16 小时后，中肠上皮细胞的微绒毛出现萎缩和瓦解，微绒毛旁的线粒体遭到破坏，部分微绒毛甚至空缺。此时各种细胞器进一步瓦解，线粒体电子密度增加，有的内嵴破坏，有的外膜完全消失，基质四散；细胞质粗面内质网膜断裂，上面的核糖体游离。位于肌纤维间的线粒体亦明显瓦解。另外，还可见细胞核膨胀，染色质远离核膜，基部细胞质出现许多大的空泡。

2. 致病机制 鳞翅目幼虫食入孢子和结晶蛋白，则毒素在肠管内作用数分钟后引起摄食停止。接着随中肠皮膜组织损伤而出现各种障碍，甚至幼虫死亡。孢子在消化液 pH 9 以上的昆虫肠管内几乎不发芽，但肠管损伤的结果，引起微酸性体液和碱性消化液的 pH 平衡化，肠管内 pH 降低后开始发芽增殖。

苏云金杆菌杀死宿主昆虫主要靠芽孢及毒素。在敏感昆虫吞食苏云金杆菌的芽孢后，芽孢在昆虫肠道中迅速萌发并增殖，引起肠道麻痹，最后穿透肠壁进入血液，引起昆虫败血症而中毒死亡。菌体本身的繁殖可导致害虫的死亡，而昆虫能在短时间内死亡往往是苏云金杆菌产生的毒素所致。到目前为止，已从苏云金杆菌各变种中曾分离出几种毒素，分为两大类：一类为内毒素，即伴孢晶体内所含毒素；另一类是外毒素，是细菌在生长过程中分泌在菌体外的代谢产物，包括 α-外毒素、β-外毒素、γ-外毒素和 δ-内毒素。研究较多的是 β-外毒素和 δ-内毒素。

α-外毒素，这种毒素是一种可溶性酶类，即磷脂酶 C，又称叶蜂毒素。为营养型细胞从肠管损伤部位侵入血腔所产生，有助于侵入昆虫血腔和促进增殖。这种毒素不为苏云金杆菌所特有，蜡状芽孢杆菌也产生。这种毒素能够影响到许多细胞，首先影响到磷脂膜，造成细胞的破裂或坏死，使昆虫肠道中的细菌易于进入体腔，从而破坏了宿主昆虫的正常防御机制。试验证明，磷脂酶作用的最适 pH 是 6.6~7.4，与叶蜂消化道内的 pH 基本一致，因而对这种叶蜂有明显的致病作用。相反，用产生磷脂酶的细菌感染其他昆虫的时候，发现有抵抗能力的昆虫，其中肠内的 pH 偏碱性，显然昆虫消化道的碱性条件对菌体的生长和磷脂酶的活性是一个限制因素。

β-外毒素也称热稳定毒素，是苏云金杆菌的一些变种在营养型细胞增殖期所分泌的一种热稳定性好、可溶于水，经高温高压处理后仍能保持毒性的物质。它是一种广谱杀虫毒素，对直翅目、等翅目（Isoptera）、鳞翅目、鞘翅目、半翅目、膜翅目和双翅目等多种昆虫，数种螨类和线虫类具有杀虫作用。这些昆虫对这种毒素都有感受性，在变态过程中发生畸形，或到休眠期死亡，或不能化蛹。深入研究表明，β-外毒素作为 ATP 类似物而起作用，妨碍 ATP 生成腺嘌呤核苷磷酸和腺苷焦磷酸酶促反应的酶，从而抑制 RNA 合成。这种外毒素虽可用于生物防治，但从其作用机制看，估计对哺乳动物是有害的，因此实用有困难。目前，在欧美使用的苏云金杆菌制剂，为不生产 β-外毒素的变种。

γ-外毒素是一种未确定的酶类，目前了解还不多，对昆虫是否有毒性也未被证实。研究表明，苏云金杆菌杀虫变种和亚毒变种（H6 型）不产生 α-外毒素，然而，它们产生对磷脂发生作用的物质，这种物质的作用尚未鉴定，它能使蛋黄琼脂培养基澄清（就是说这种菌生长在浑浊的卵黄琼脂平板上，其结果菌落的外围出现一圈透明带，足以证明对磷脂发生了作用）。至于这种作用能否发生于虫体尚未证实，其分子结构仍然不详。

δ-内毒素，即苏云金杆菌的晶体毒素，是在形成芽孢时形成的蛋白质晶体，位于芽孢之旁，所以又称伴孢晶体毒素。它是苏云金杆菌的一种最重要的毒素，也是苏云金杆菌杀虫剂的主要成分。δ-内毒素存在于伴孢晶体内，因此也有晶体毒素、晶体蛋白、杀虫晶体蛋白和毒性晶体蛋白之称。δ-内毒素的毒性依赖于产生毒素的苏云金杆菌变种以及昆虫宿主的种类而异。根据其作用特点，可分为 4 个主要类别：鳞翅目特异的；鳞翅目和双翅目特异的；鞘翅目特异的；双翅目特异的。研究发现，在鳞翅目特异的 δ-内毒素中，通过序列同源性比较，发现有 6 个不同的型，分别命名为 CryIA（a）、CryIA（b）、CryIA（c）、CryIB、CryIC 和 CryID。对 5 种鳞翅目昆虫的实验表明，这 6 个型具有不同的杀虫谱。Bti 产生的苏云金杆菌 δ-内毒素对鳞翅目的幼虫无毒性，属于双翅目特异类型。据研究，Bti 的伴孢晶体由分子量大小约 28kD、65kD、128kD 和 135kD 的几种主要蛋白质所组成。晶体蛋白以原毒素（protoxin）的形式存在，在敏感昆虫幼虫中肠的碱性 pH 作用下，溶解释放出活性毒素。释放出的活性毒素，可溶解哺乳动物红细胞和产生对蚊虫幼虫的毒性作用。其中 28kD 蛋白的存在与溶血和蚊虫幼虫毒性有关。Herrero 等（2001）认为，δ-内毒素的杀虫机制要经过溶解、酶解活化、与受体结合、插入和孔洞或离子通道形成等 5 个环节。组织病理学研究表明，Bti 的 δ-内毒素最初作用在昆虫的中肠上皮细胞。其与可溶性毒素接触后，细胞的死亡是由于质膜破裂、脓肿、空泡化、细胞质内含物丧失和细胞溶解，上皮细胞破裂导致幼虫瘫痪和在短期内死亡。目前，苏云金杆菌 δ-内毒素作用的分子机制尚不清楚，但有证据表明，δ-内毒素是由决定宿主特异性的结合区和破膜的溶解区所构成。

（二）球形芽孢杆菌

球形芽孢杆菌（*Bacillus sphaericus*）是环境中普遍存在的腐生性细菌。自 20 世纪 60 年代，在美国从刺切脉毛蚊（*Culiseta incidens*）四龄幼虫分离到第一株对蚊虫幼虫致病的菌株以来，已陆续分离到一些有毒株，大多数菌株对昆虫没有毒性，但从中也发现了一些对蚊虫有高毒性的菌株，已知约有 40 株球形芽孢杆菌具有杀蚊虫幼虫的作用。迄今为止，研究最多的是球形芽孢杆菌 1593、2362 和 2297 株。作为控制蚊虫的微生物杀虫剂，球形芽孢杆菌比 Bit 更为有利，因前者在环境中的持效时间更长，因此可更长期地控制蚊虫幼虫的种群。基于这一点，球形芽孢杆菌已被世界卫生组织推荐为控制蚊虫的微生物杀虫剂。Bar 等（1991）已成功地把 Bti 的 δ-内毒素基因克隆进球形芽孢杆菌 2362 株内，产生一个稳定的转化体（transformant）。转化体具有稳定的、中度抗伊蚊的毒性作用，比原来的球形芽孢杆菌 2362 株抗伊蚊幼虫的作用约大 10 倍，同时又有持效期长的优点。

1. 致病作用　球形芽孢杆菌能抗许多蚊虫种。通常来说，按蚊属和库蚊属的蚊虫种具有高度敏感性，而对伊蚊的作用较差，不仅因蚊虫种而变化，而且还因球形芽孢杆菌的不同株而变化。致倦库蚊第二期幼虫接触球形芽孢杆菌（含 0.005mg/L 原始粉剂）48 小时后，有 58% 死亡。停止接触后，在羽化前死亡率可累积到 84%。存活的幼虫化蛹期延长。对照组 6 天龄的幼虫有 84% 已化蛹，而处理组存活的幼虫只有 25% 化蛹。成蚊寿命在处理组与对照组之间也有显著的差别。营养的贮存在两组间也有显著的差别。球形芽孢杆菌主要损害是中肠上皮细胞的破裂。组织的损害随毒素的进入和溶解而出现。中肠细胞肿胀，形成许多细胞溶酶体（cytolysosome），蚊虫幼虫取食毒素后 4 小时就可死亡。但在较低的剂量下需 48 小时才能出现较高的死亡率。

2. 致病机制　球形芽孢杆菌是能形成孢子的杆菌，具有两类毒素，一种来自营养细胞，是一种在生长期产生的蛋白质；另一种毒素来自于伴孢晶体，分子量分别为 42kD 和 51kD 的蛋白质，并且只有当 2 种蛋白质在一起时才产生毒性。这种毒素对多种蚊虫幼虫具有杀灭作用，可在碱性条件下抽提出来。毒素被某些蛋白酶激活成细胞毒性蛋白，其分子量减少了 3kD。活化的毒素已被证明对敏感蚊虫种的培养细胞具有溶细胞作用。但对不敏感蚊种、鳞翅目昆虫及哺乳动物的培养细胞则无作用。在光镜下观察所培养的致倦库蚊细胞出现肿胀、变圆。电镜下观察，经粗提毒素作用 5 分钟后固定的细胞，一些线粒体出现基质浓缩和嵴变宽，内质网也轻微胀大。毒素作用 10 分钟，线粒体浓缩和嵴的增宽进展迅速，内质网明显胀大。毒素作用 1 小时，高尔基体变大，分泌泡肿胀，胞浆密度减少。随着细胞的肿胀，内质网进一步增宽，线粒体明显固缩，嵴显著扩张。核膜未见明显的改变，核肿胀，染色质常呈周边分布，细胞内出现很大的空泡。在一些细胞内，空泡的体积为细胞体积的 1/4 或更多。毒素处理 2 小时，大多数的细胞均肿胀，胞浆密度大为减少，而且有许多细胞已被溶解。纯化毒素的作用效果与粗提毒素相同。研究结果表明，球形芽孢杆菌的杀蚊虫幼虫毒素作用迅速，5 分钟内即可见线粒体出现改变，10 分钟内出现显著的变化。细胞膜结构的快速变化导致处理 5 分钟即出现细胞脱落现象。许多超微结构改变相似于鳞翅目昆虫细胞经苏云金杆菌 δ-内毒素作用后所出现的改变，而不同于 Bti 毒素处理的蚊虫细胞出现改变，出现球形内质网结构的形成，核仁浓缩，核周间隙扩张，细胞迅速溶解。

（三）蜡状芽孢杆菌

蜡状芽孢杆菌（*Bacillus cereus*）是土壤、牛奶、植物叶上等广泛分布的细菌，也从发病的昆虫幼虫中分离得到。此菌的一个变种（*B. cereus* var. juroi）产生的外毒素有杀蚊虫幼虫的作用。此菌没有伴胞晶体，故不产生 δ-内毒素。这类细菌被健康的昆虫经口摄取后，出现致病性，其程度因菌株不同而不同。在鳞翅目、鞘翅目和膜翅目中都能发现有易感性昆虫，任何一个种都因肠管内条件适合细菌增殖和酶的产生，所以推测这些细菌产生的磷酸酯酶 C 是致病性的原因。蜡状芽孢杆菌有些菌株产生对哺乳动物有毒性的溶血毒素，如果用来防治害虫，安全性是有问题的。

三、真菌

在自然条件下，昆虫致病真菌约有750种，是昆虫病原生物中最大的类群之一，人类有计划利用病原微生物来防治害虫最早也是以真菌开始的。寄生在蚊虫类的真菌包括雕蚀菌属（*Coelomomyces*）、链壶菌属（*Lagenidium*）、蚊菌属（*Culicinomyces*）、绿僵菌属（*Metarrhizium*）、白僵菌属（*Beauveria*）以及弯颈霉属（*Tolypocladium*）等；寄生在蚋的真菌包括棒孢霉属（*Corynespora*）；寄生于蝇的真菌包括尖孢虫霉［*Entomophthora apiculata*（Thaxter）Gustafs］以及堪萨虫霉（*Entomophthora kansana*）；寄生在虻类的真菌包括绿僵菌属以及虫霉属（*Entomophthora*）的 *Entomophthora tabanivora*；寄生在蚤类的真菌包括雕蚀菌属、绿僵菌属以及白僵菌属。

（一）雕蚀菌属真菌

雕蚀菌属真菌的种类很多，在自然界中分布甚广，是蚊虫幼虫最常见的寄生真菌。目前报道的寄生于蚊虫幼虫的雕蚀菌已超过70种。雕蚀菌生活史的特征是微尘虫（*Orthoperidae*）为中间宿主。接合子侵入幼虫体内，在血腔中发育成不定形的菌丝体。这种菌丝体一般附着在组织上，但也有成为碎片在体液中浮游。菌丝缺少细胞壁和横隔膜（septum），2~3天后菌丝先端成圆形，最后游离在体液中，形状一般是卵形。刚游离后就包在从菌丝而来的膜内，但在体液中成熟，形成两层的细胞壁。典型的感染蚊虫或其幼虫的血腔内充满休眠孢子囊，体色变成黄至褐色。条件好时，沿着孢子囊长轴方向发生裂缝，释放2种游动孢子（zoospore）。游动的孢子侵入中间宿主体内，发育成菌丝体，这种菌丝体不形成孢子而形成配子。在宿主体内或体外通过异体配子结合形成2根鞭毛的合子。在寄生过程中，除真菌产生的毒素对蚊虫幼虫有致病作用外，其菌丝可消耗蚊虫幼虫的脂肪体。在自然条件下，如蚊群一旦受到侵袭，90%以上蚊虫因受感染死亡。三带喙库蚊（*Culex tritaeniorhynchus*）幼虫感染印度雕蚀菌（*Coelomomyces indica*）后，虫体肿胀，活动缓慢，对外界抵抗力降低，各龄幼虫虽可蜕皮，但在蜕皮过程中即行死亡。

（二）链壶菌属真菌

链壶菌目（Lagenidiales）的大链壶菌（*Lagenidium giganteum*）在1935年从微尘虫和蚊虫幼虫中分离出来，发现对库蚊、伊蚊和按蚊的幼虫显示强致病性。大链壶菌是一种兼性寄生真菌。链壶菌的菌丝有分枝，偶有分隔，菌丝成熟后，从菌丝上长出细长的放出管，伸出宿主体外。放出管呈直线状，其先端膨大成球形顶囊，在顶囊内形成许多有2根侧生鞭毛的动孢子。动孢子呈梨形，释出后，顶囊消失。动孢子为一次游动性，脱掉鞭毛，发育成休眠孢子。由于大链壶菌能引起蚊虫幼虫大量死亡，并且在适宜条件下，每3天循环一次，并有一个能抵抗不良环境的休眠期，被认为是最有前途的真菌生物防治因子。当游动孢子附着在蚊虫幼虫表皮时，在其上发芽，从头部或第一胸节等表皮薄弱部分侵入血腔内。在侵入部位引起特征性的黑化（melanization）。与侵入有关的酶，包括在菌丝内发现的蛋白质分解酶和脂质分解酶，但没有发现几丁质酶。无隔膜的菌丝在体液中迅速增殖，2~3天后充满血腔致幼虫死亡。菌丝不侵入组织，致死原因可能是由于菌丝消耗了宿主代谢物，造成生理饥饿状态。感染末期，虫体内的菌丝分段为卵形、球形或不定形，其中一部分成为孢子囊和生殖细胞。宿主死后，孢子囊用细管伸出皮肤，并将未分化的原生质送入其先端的小囊泡（visicle），在其中分化为成熟的游动孢子，后者由于小囊破裂而释放水中。与雕蚀菌不同的是，链壶菌不需要中间宿主，它可以直接侵入蚊虫幼虫。实验表明，大链壶菌的游动孢子附着在冈比亚按蚊（*Anopheles gambiae*）幼虫胸部背面的数量比附着在埃及伊蚊和尖音库蚊（*Culex pipiens*）的数量多得多。然而，芽管穿过冈比亚按蚊幼虫的表皮时，可引起强烈和扩张性的黑化，把真菌包裹起来，使蚊虫幼虫50%免于死亡。虽然只有少数游动孢子附着和穿过埃及伊蚊和尖音库蚊幼虫的表皮，但这两种蚊虫幼虫约有99%获得感染。埃及伊蚊幼虫在侵入部位出现的黑化作用较慢、较弱和较为局限，且通常无抗真菌感染的作用。

（三）虫霉属真菌

虫霉属（*Entomophthora*）几乎包括了虫霉目（Entomophthorales）中的绝大部分昆虫病原真菌，数量超过100种。这些致病真菌在世界各地引起多种昆虫病流行，对抑制某些昆虫起了很大作用。它们可以侵染很多目的昆虫，如双翅目、半翅目、鳞翅目、鞘翅目和直翅目等。幼虫、蛹和成虫均可被侵染，但以成虫最易感染。蚊、蝇、螨均是其最重要的寄主宿主。蝇虫霉（*Entomophthora muscae*）是家蝇（*Musca domestica*）的寄生菌,除感染家蝇外,还可以感染双翅目中的很多种昆虫,如绿蝇属(*Lucilia*)和丽蝇属(*Calliphora*)中的各个种。此菌在接触寄生宿主后,24 小时内孢子发芽,随后穿透蝇的外骨骼,芽管长进蝇的体腔,真菌的胞浆流向芽管,随后分裂成菌丝段。感染 24~48 小时,菌丝段在蝇体腔内不断增殖。感染 48~72 小时,菌丝段不断消耗寄主蝇的血淋巴和一些内部器官。感染虫霉属真菌 72~96 小时,寄主蝇的腹部出现乳白色。感染 96~144 小时,菌丝段消耗寄主蝇翅膀的肌肉,随后蝇死亡。真菌继续繁殖,分生孢子梗在寄主蝇体节间膜处从外骨骼长出。分生孢子梗在顶端长出单个孢子,当其成熟时,孢子从分生孢子梗中射出,可感染另一个宿主。

(四) 半知菌类真菌

半知菌纲(Deuteromycetes)中有许多是昆虫病原真菌。作为医学昆虫的生物防治因子,包括绿僵菌属、白僵菌属、棒孢霉属以及弯颈霉属,较为重要的是绿僵菌属真菌和白僵菌属真菌。

1. 绿僵菌属真菌 绿僵菌分布范围广,对昆虫寄生广谱的特点,常被用来防治多种害虫。绿僵菌与寄生宿主昆虫表皮接触后,分生孢子的芽管先端形成附着胞(appressorium),为比分生孢子大 2~3 倍的卵形细胞,分泌黏液,固着在表皮上。同时还分泌表皮分解酶,溶解与附着胞接连表皮的蜡层。附着胞伸出侵入丝(peg),在上表皮上钻一小孔,到达外表皮时,侵入丝先端沿表皮层平行的方向膨大成平板状,其末端伸长成菌丝状,从这里形成的菌丝段,因物理压力逐渐侵入内侧的表皮层,终于到达真皮层。在真皮层中,菌丝与菌丝段分裂、增殖形成菌落,然后侵入血腔中。脂肪组织为病菌的重要寄生部位。现已证明,该菌可产生多种毒素,统称为破坏素,而且由于菌丝段在体液内增殖而阻碍体液循环,菌丝引起机械性组织破坏以及生理饥饿等,这些均可成为寄主宿主昆虫的直接死因。宿主昆虫死亡后,菌丝开始腐生阶段的旺盛繁殖。这时,与消化管内的细菌区系发生竞争,在高温条件下,少数情况下细菌占优势,侵入体内所有组织。因菌丝夺取体内水分,尸体逐渐硬化成干瘪状。在干燥条件下或使菌丝不能生育的低温下,尸体保持原状。但如果放置在接近饱和湿度的高温条件下,则体内的菌丝从表皮薄的节间膜部和气门部伸出,覆盖整个尸体。充分发育的菌丝将分生孢子梗伸出,形成分生孢子。分生孢子量多时,该菌种呈特有的颜色。林立辉和付廷荣(1987)研究发现,致倦库蚊幼虫感染绿僵菌后,中毒及死亡较快。如 F028 株,蚊虫幼虫感染前几小时就出现中毒反应,表现为活动迟缓,继之浮在水面,用解剖针触之无反应,之后陆续死亡。蚊虫第 1 天死亡率为 93.3%,第 2 天为 100%。当天死亡的虫体用显微镜观察,体内除大量孢子外,未见有菌丝生长。蚊虫幼虫在如此短时间内致死,可能主要是孢子毒素所致。

2. 白僵菌属真菌 白僵菌在自然界分布极为广泛,宿主范围也十分宽广,可侵染近 500 种昆虫,是世界上研究最多,应用最广的一种真菌杀虫剂。白僵菌可侵染蚊虫幼虫及松毛虫等。白僵菌侵入寄生宿主的方式主要是通过穿透表皮而进入体内:真菌借机械压力和酶分解而将表皮突破。对表皮起作用酶的种类和其作用机制,用白僵菌做过研究,发现这种真菌产生的分解酶、脂肪分解酶和几丁质分解酶一起,作用于大蜡螟幼虫的表皮,则表皮完全被分解。可是任何一种酶单独作用时,虽引起变性,但不能使之分解。表皮的硬度取决于几丁质的基础构造,而蛋白质和脂质保护着这个构造。特别是蛋白质如果没有因为酶的作用而被分解,则几丁质分解酶不能发挥作用,故不能引起表皮的分解。分生孢子附着于寄生宿主外表时,如条件适宜就开始萌发,生出芽管,同时分泌几丁质酶溶解昆虫表皮,便于芽管侵入。但少数情况也可从消化管或气孔侵入虫体。在昆虫体内,菌丝形成长 6~10μm 圆筒形孢子(即柱状体)。这种圆筒形孢子自行生长到 20~30μm,内部形成 2~3 个隔膜,并发芽长成新的菌丝,菌丝又可形成新的圆筒形孢子。如此反复增殖,使昆虫血淋巴中充满了这种孢子,因而影响血淋巴的循环。另外,菌丝还分泌一定量的草酸钙结晶,降低了血淋巴的酸度。由于病原真菌大量吸取昆虫体液养分,分泌白僵菌毒素(beauvericin),破坏组织,损害机体,严重地干扰了昆虫的代谢活动,最终导致死亡。刚死的昆虫身体柔软,之后逐渐发硬变为僵虫。在适宜条件下,死虫表面可有一层白粉状分生孢子出现。解剖病死虫体,发现脂肪组织全被破坏,在马氏管、气管及各种肌肉中都可发现菌体。

3. 蚊菌属和弯颈霉属 在 1972 年,美国和澳大利亚分别从实验室,在不同按蚊种体内分离出蚊菌属真菌,后来证实这 2 个菌株是同一种菌,为棒孢灭蚊霉(*Culicinomyces clavosporus*)。该菌属于半知菌类,可用固体和液体培养基培养,固体培养可产生大量分生孢子,除寄生于多种蚊虫幼虫和成虫外,也侵染蚋、蠓蚊、摇蚊、蠓及水蝇等,但不寄生于白蛉、水蛇和蛇科幼虫。研究发现,该菌对蚊虫的侵染温度在15~27.5℃之间,30℃以上不能感染。研究表明,该菌对人有益,且对动物无害。

弯颈霉属中的大多数真菌是在土壤中营腐生生活,然而有4种是寄生于昆虫的,其中柱孢弯颈霉(*Tolypocladium cylindrosporum*)寄生于蚊虫。研究发现,这也是一种能够人工培养的半知菌,在30~33℃温度下能使蚊虫感染,因此在热带也有应用的可能性。

四、原虫

(一)微孢子虫

微孢子虫门(Microsporidia,Microspora)是一类细胞内专性寄生的真核生物。报道发现的微孢子虫超过200属、1 500多种。微孢子虫的寄主范围广,包括原生生物、节肢动物和脊椎动物以及人类。昆虫微孢子虫病的发生十分普遍,微孢子虫是自然界中调控昆虫种群密度的重要因素之一,其寄主覆盖昆虫纲所有目的700多种,任何发育阶段都能感染微孢子虫。目前已鉴定的微孢子虫中,有近70个属以昆虫为其主要寄主,其中42个属寄生双翅目昆虫,已命名的1 000余种微孢子虫中约600种以昆虫作为主要寄主。昆虫微孢子虫病的传播有水平传播和垂直传播2种途径:水平传播的主要方式是经口感染;垂直传播的主要方式是经卵感染。从感染昆虫释放出的病原体从环境残存性看主要是孢子,而孢子的体外释放,则取决于微孢子虫对寄主组织的亲和性。环境中的理化、生物等因素能够影响昆虫微孢子虫病传播和发生的程度。病原体孢子到达感受性宿主的方式,包括同类相残和经卵传递等直接接触传染,以及通过物理和生物媒介(如寄生蜂)的间接接触传染。已有一些研究证实,微孢子虫经口感染的昆虫发病慢,从感染到死亡的时间,因感染时期和感染数量而不同,但一般比昆虫正常的寿命稍短。野外昆虫的经口感染一般是通过昆虫间的同类相残实现的。驯养的家蚕主要通过蚕座内传染进行水平传播。微孢子虫同时也能通过一些膜翅目拟寄生物的产卵活动而传播。某些对寄主微孢子虫易感的拟寄生物,也可能将寄主的微孢子虫传至自己的子代。病原微孢子虫的传播以及随后的食下传染过程,可能会受到寄主昆虫唾液或丝腺分泌的影响。在大多数寄主昆虫中,垂直传播是由母体介导的,微孢子虫通过母体的产卵传递至子代的传播途径,称为经卵传染。经卵传染成为主要(或是唯一的)传播方式的宿主-寄生物关系。在这种情况下,原虫对宿主几乎没用危害,或者仅对雄虫有致病性。经卵传递的微孢子虫导致宿主在幼虫期死亡。例如四斑按蚊体内的按蚊拟泰罗汉孢虫(*Parathelohania anophelis*)可经卵传递,在雄幼虫的血细胞和脂肪组织内增殖,直到幼虫末期导致宿主死亡。卵巢传染是微孢子虫垂直传播的最普遍模式,但病原体侵入卵的确切机制尚未探明。昆虫的微孢子虫经父本垂直传播至次代的情形十分罕见,只在小孢子属的枞色卷蛾微孢子虫(*Nosema fumiferanae*)和谷螟微孢子虫(*Nosema plodiae*)2个种中有报道。组织病理学研究发现,从感染组织到部分损伤,直到全部组织充满微孢子虫各种发病阶段的组织病理改变,均因宿主和微孢子虫的组合不同而异。组织机械损伤如果不能通过新分裂、分化的细胞得到修复,使组织和器官功能受到影响时,可造成宿主死亡。微孢子虫的增殖主要在细胞质中进行。感染细胞内的线粒体增加,被用来为微孢子虫提供能量。体液中的裂殖体和孢子被血细胞吞噬,即在血细胞内继续发育。少数情况,血细胞在感染组织表面聚集而形成小节(nodule),中心部黑色素化,此外,覆盖黑色素的孢子群在组织中或表皮下可以看到,这些一连串的现象被认为是炎症反应。微孢子虫寄生的细胞往往变大。另外,微孢子还可侵染唾腺、围心细胞及神经组织;在其病虫体内的卵细胞、侧输卵管、中输卵管中均发现有微孢子的子孢子,产卵量下降约50%,孵化率极低,取食量下降,随着微孢子在寄主体内不断增殖,使寄主的生理功能等遭到破坏而死亡。

(二)顶复门原虫

顶复门原虫是一类专性细胞内寄生原虫,与医学昆虫有关的主要是孢子纲(Sporozoa)中的簇虫亚纲的一些虫种。如裂殖簇虫类,已从鞘翅目、鳞翅目、半翅目和双翅目等昆虫中发现。寄生组织有脂肪体、消化管、马氏管和真皮等,因原虫的种类而异。能引起显著病害的只限于侵入脂肪组织的一些种,因为簇虫的裂体生殖使昆虫脂肪体细胞崩解,失去贮藏营养的功能,以致休眠、蛹化和羽化时成为畸形,出现死亡。蚊兰氏原虫(*Lankesteria culicis*)是著名的无头簇虫,寄生于埃及伊蚊和白纹伊蚊的肠道和马氏管内。幼虫食入孢子后,小芽体从孢子中脱出侵入中肠皮膜细胞,即在其中成长。滋养体从破损宿主细胞进入肠腔内继续生长。如果蚊虫蛹化，雌雄滋养体进入血腔，在马氏管细胞内连接，形成球状配子母细胞囊（gametocyst）。每个配子母细胞囊含有 1 500~2 000 个柠檬形的成熟孢子。冲破孢囊的被膜，孢子通过马氏管进入肠管，被排泄出体外。体外的孢子在 27℃保持 5 个月以上的活性，成为感染源。关于对宿主的有害作用，认为虽然对幼虫期的中肠皮膜细胞有损伤，但对幼虫并无明显的不良影响，或许损伤部位由于再生细胞的分化而被修复。刚变成虫的感染个体，虽然马氏管发生损伤，但成虫化 10~12 天后外观仍很正常。感染雌性成虫的寿命比非感染个体缩短数日到数周，可是感染雄性成虫的寿命反而稍有延长。球虫类是细胞内寄生物，滋养体成熟后也留在细胞内，和簇虫类不同的是形状较小。已经从仓库害虫和蚤、水生的鞘翅目和双翅目昆虫等分离出来。

（三）鞭毛虫和纤毛虫

鞭毛虫（Mastigophora）仅少数寄生于医学昆虫。大部分昆虫寄生性鞭毛虫寄生在肠管内，很少对宿主造成危害。90% 的宿主属于双翅目和半翅目。脊椎动物的病原体锥虫（*Trypanosoma*）和利什曼原虫（*Leishmania*），其生活史的一部分在吸血性昆虫体内完成。一般这些锥虫不危害其介体昆虫，但有少数例外。如长红锥蝽（*Rhodnius prolixus*）的若虫，对感染让氏锥虫（*Trypanosoma rangeli*）的哺乳动物吸血，锥虫通过锥蝽肠壁侵入血腔内的多数组织，宿主因为休眠异常，体液量增加，排泄受阻等原因而死亡。较重要的是蛇滴虫属（*Herpetomonas*）和短膜虫属（*Crithidia*）的一些鞭毛虫。如家蝇蛇滴虫（*Herpetomonas muscarum*）可感染 9 种昆虫，主要为蝇类。这种鞭毛虫通常寄生于蝇的幼虫、蛹和成虫的中肠，很少寄生于后肠。在垂死和已死的家蝇幼虫血腔内可发现大量的蛇滴虫。一般来说，鞭毛虫引起的昆虫病害症状轻微，不易察觉，寄主很少死亡。但在少数情况下，鞭毛虫可破坏肠壁，侵入血腔增殖，由此引起肠内细菌的侵入，以致宿主因败血症而死亡。

纤毛虫（Ciliophora）大多数营自生生活，只有少数为昆虫兼性病原体。梨形四膜虫（*Tetrahymena pyriformis*）虫数少时，可作为埃及伊蚊幼虫的食料；虫数多时，表现出致病性，可造成埃及伊蚊幼虫的死亡。茎叶四膜虫（*Tetrahymen stegomyiae*）能够侵袭伊蚊幼虫。纤毛虫的孢囊附着在蚊虫幼虫的表皮上，然后破表皮而侵入血腔内，侵入部位出现黑化。血腔内的纤毛虫主要在脂肪体内增殖，数日内使昆虫宿主死亡。目前，梨形四膜虫侵袭媒斑蚊（*Culex tarsalis*）、摇蚊四膜虫（*Tetrahymena chironomi*）侵袭羽摇蚊（*Chironomus plumosus*），其纤毛虫的侵入途径不明。

（四）线虫

线虫根据食性可分为 3 类：腐生线虫、植物寄生线虫和动物寄生线虫。专性寄生在昆虫身体上的线虫已有 1 000 多种。线虫寄生后，因为对组织的损害，毒性物质的产生，废物的排出等原因，宿主出现体色变化和躯体膨大、发育延迟、变态异常、生殖能力降低等病征。但一般寄生危害轻，不引起宿主死亡。

在昆虫肠管内共生的线虫大多数是小杆线虫类，一般和宿主有共生和共栖的关系。就是说，以肠内细菌作为食物，不危害昆虫组织，部分生活史在肠管内完成。但有些情况下可侵入鞘翅目、膜翅目和鳞翅目昆虫的血腔内，如斯氏线虫科（Steinernematidae）的新线虫（*Neoaplectana carpocapsae*）/小卷蛾斯氏线虫（*Steinernema carpocapsae*）使肠内潜在菌侵入宿主血腔，引起败血症。线虫取食尸体内的细菌并重复数代，不久离开尸体进入土壤或水中，寄生新宿主内。这种线虫有可能用人工培养基进行大量生产。

植物寄生性的茎线虫类和叶线虫类中，有的能从昆虫皮肤侵入血腔内产卵，并在其中进行幼虫发育。虽然很少成为致死的原因，但往往使鞘翅目和双翅目昆虫的生殖能力降低。

索科（Mermithidae）线虫是专性寄生性线虫，现已有 50 多个属内的 200 多个种被描述。索科线虫有很大的生物防治潜力，有效、安全，通常不寄生于脊椎动物，而主要以昆虫为宿主。它们大多以感染期幼虫侵入宿主体腔，以寄生期幼虫营寄生生活，引起昆虫宿主出现一系列病理变化，主要表现为行动迟缓、食欲减退。有时被索科线虫寄生的昆虫会产生形态上的变化，表现为腹部肿胀；有时由于线虫大量摄取营养，导致宿主生殖腺发育不全，甚至完全丧失生殖功能。当线虫从宿主体腔脱出时，造成宿主体液大量流失，最终导致宿主死亡。如寄生于蚊虫幼虫体内的索科线虫，其成虫产卵于水底，孵化后，线虫幼虫寻找并侵入蚊虫幼虫体内。在宿主体内生长一段时间后，通常在蚊虫幼虫化蛹之前，从寄生的胸外表钻出而进入水中营自由生活，然后蜕皮变为成虫。患病的蚊虫幼虫发育迟缓，由于体液过度丧失而迅速死亡。大量研究表明，某些种类蚊虫，在遭受索科线虫侵染后，其感染率可高达100%，因而它们在自然控制某些蚊虫的数量上起着重要作用。

Grewal 等（1993）的研究表明，昆虫致病性蝼蛄斯氏线虫（*Steinernema scapterisci*）作为害虫的生物防治因子具有很大的潜力。这种线虫与致病杆菌属（*Xenorhabdus*）的细菌有共生关系。当线虫进入昆虫血腔后，把携带的细菌释放出来，杀死昆虫和提供线虫繁殖的最适条件。这种线虫细菌复合体迅速杀死昆虫，以致不能导致形成密切的、高度适应的宿主寄生虫关系。这种快速致死性，使得线虫的宿主范围很广，几乎涉及昆虫所有的目。

五、其他

除应用上述昆虫病原体防治医学昆虫外，近年来，利用昆虫的天敌来防治害虫，其中重要的有寄生蜂和捕食性螨类。

（一）寄生蜂

寄生蜂是昆虫天敌中一个非常重要的类群，我国有寄生蜂3万种左右，较为重要的是姬蜂科（Ichneumonidae）和俑小蜂亚科（Spalangiinae）中的一些种类。

1. 姬蜂　只寄生于昆虫的幼虫和蛹，因此只有全变态类昆虫可作为其宿主。有的姬蜂营体外寄生，有的营体内寄生。营体内寄生的姬蜂可把卵产入昆虫宿主的卵内、幼龄幼虫内、老龄幼虫或蛹内。雌蜂产卵时通常先用产卵器刺伤宿主，使宿主永久麻痹，以致不能伤害寄生蜂的卵或幼虫。昆虫宿主不能发育长大，最后被寄生蜂幼虫吃光致死。

2. 蝇蛹寄生蜂　蝇蛹寄生蜂产卵于蝇类幼虫体壁或蛹体内，幼虫孵化后逐渐取食消耗蝇幼虫体内及蛹内物质，从而使蝇蛹致死。不同蜂种在同一蝇蛹内寄生数量不同，一般为1~15头。此外，梁国栋和薛瑞德（1987）研究发现，不同蜂种的宿主范围和最适宿主种类不同。蝇蛹寄生蜂的寄生过程一般包括寻找宿主、敲击、啮孔、吸食和产卵。如丽蝇蛹集金小蜂（*Nasonia vitripennis*）羽化后，在弱光条件下交配，4~5天后便开始寻找宿主。一般喜嗜3~5天龄蝇蛹。找到合适的蛹后，便用触角敲击数次，然后用腹部末端敲击数十次，再用产卵管在蛹体上刺一小孔，并吸食蛹的渗出液，然后将产卵管插入吸食孔或洞内产卵。从找到宿主至产卵离开，所需时间10分钟到1小时。

（二）螨类

国外曾报道家蝇巨螯螨（*Macrocheles muscaedomesticae*）在实验室捕食家蝇和厩腐蝇（*Muscina stabulans*）的卵和幼虫，使其数量降低83.6%和75.5%；在自然条件下使蝇幼虫降低95.6%。美国的牛粪或鸡粪中生长有大量家蝇巨螯螨，可使蝇幼虫致死，使蝇卵死亡86%~99%。在我国，对家蝇巨螯螨和江苏巨螯螨（*Macrocheles jiangsuensis*）的研究表明，这两种螨均有很强的捕食丝光绿蝇（*Lucilia sericata*）早期幼虫、卵和褐尾麻蝇（*Sarcophaga fuscicauda*）早期幼虫的能力，从而控制了蝇的数量。当蝇幼虫投入饲养管后，螨立即变得活跃，迅速爬上蝇幼虫，并用螯肢敏捷地刺入其表皮，透过蝇幼虫体壁，可见螨螯钳不断开闭搜刮其组织液。雌螨、雄螨和若虫均善于捕食。螨对蝇卵也迅速趋向，螯肢多自卵一端刺入卵壳，也见从其他部位刺入，吸取其内容物。1天后，饲养管中滤纸上都是蝇幼虫的遗骨及空卵壳。

第三节　理化因素对医学节肢动物的影响

节肢动物的生命活动与周围环境密切相关。环境因素影响节肢动物生长、发育、繁殖、寿命、取食、栖息、越冬等生理行为。环境因素主要为物理因素，包括温度、相对湿度、光照、雨量、食物等。此外，化学因素也对节肢动物的生长发育等生命活动有重要的影响，主要为天然或化学合成的杀虫剂，包括有机氯、有机磷、氨基甲酸酯类、拟除虫菊酯类、昆虫生长调节剂、驱避剂及引诱剂等化学制剂。

一、物理因素

（一）温度

温度是节肢动物生命活动的必需条件，因为节肢动物是变温动物，受外界温度影响较大，外界环境温度高低往往直接或间接地影响到虫体的新陈代谢速度。在自然进化的过程中，节肢动物已经适应温度的变化，并且形成了长期的协同适应机制，如滞育、化蛹场所的选择、行为、抗冻耐热的分子机制、物候学等。每种节肢动物都有一定的适温范围（optimum range），在适温度范围内寿命最长，生命活动最旺盛。温度过高或过低，则发育迟缓，繁殖停滞，甚至死亡。根据温度对节肢动物的影响大致可以分为5个温区，即致死高温区、亚致死高温区、适宜温区、亚致死低温区和致死低温区。一般情况下，节肢动物在5~15℃以上开始活动，25~30℃为生长发育的最适温度，38℃以上虫体昏迷甚至死亡。一般在0℃时虫体失去活动力，在-15℃大多数虫体将会冻僵而死。

温度也可直接影响节肢动物的繁殖，主要表现为影响其性交配活动、生殖营养周期、产卵数目、虫卵孵化率以及卵发育成熟速度等。生殖营养周期（gonotrophic cycle）系指雌虫吸血、卵巢及卵发育到产卵的整个过程，包括饱吸血液、胃血消化与卵巢内部卵的发育成熟并产出三个阶段，如中华按蚊，在平均温度17℃时完成一次生殖营养周期需96小时，而在29℃仅需60小时；白纹伊蚊在平均温度20℃时，每只雌蚊平均产卵约230粒，而在30℃时产卵约403粒；人虱卵在温度低于24℃或高于37℃时不能孵化。温度对节肢动物的摄食、吸血和寿命也有很大影响，如蚊虫在低于15℃时基本不吸血。在20℃时白纹伊蚊的平均寿命约为41天，而在30℃时约为25天。这表明节肢动物的寿命在适宜温区内随温度上升而缩短。温度除直接影响节肢动物的生长、发育等生命活动外，也可影响节肢动物体内病原体的发育和繁殖。如在16℃时，间日疟原虫在蚊虫体内难以发育为子孢子，而在25℃时，只需11天就完成孢子增殖。

（二）湿度

不同生活环境中的昆虫对水分的要求程度不一样，昆虫对水分多少的适应性导致昆虫在陆地上呈地带性分布。环境中湿度的大小常取决于温度，温度、湿度对昆虫的作用是综合性的。湿度主要是相对湿度，通过影响节肢动物水分的平衡和代谢，进而对节肢动物的生长、发育等生命活动施加作用。大多数虫种都要求较高湿度，对相对湿度的要求也有一定范围，且因种类及发育阶段不同而异。湿度与节肢动物的关系可分为适宜、有害或致死。湿度和温度是协同发挥作用的。如在相对湿度70%~80%的条件下，雌蚊在16~17℃时开始吸血，并可完成卵巢发育和产卵；但当相对湿度下降到50%以下，蚊虫即停止吸血，加快死亡。家蝇卵在湿度低于90%时则不能孵化。方形黄鼠蚤松江亚种（*Citellophilus tesquorum* sungaris）在25℃、相对湿度62%时，完成一个生活周期需要26天左右；当相对湿度增加到85%时，约需19天；而当相对湿度达到100%时，则约需21天。在含水量低于9.8%的培养粉中，粉尘螨存活难，随着含水量增加，其密度逐渐增加，在含水量为12.0%~12.3%的培养粉中达到高峰，此后，若含水量再增加，螨的密度反而下降。

降水可直接影响大气的湿度和土壤的含水量，间接对节肢动物的生长和发育产生作用。降雨对节肢动物的直接作用取决于其强度、频率和延续的时间。暴雨能将树木上的害虫冲刷掉。适时的降雨常促使虫卵的整齐发育而导致种群的增长，冬季降雨可引起许多越冬节肢动物死亡，但降雪则可提高其生存率。不同的湿度与温度混合在一起，也会对节肢动物产生影响，包括对他们的发育时期、死亡率、存活率、生殖率的影响；适温范围会因湿度的变化而偏移，适宜的湿度也会因温度变化而偏移；在一定的温湿度范围内、相应的温湿度组合也可以产生近似的生物效应。

（三）光照

光照在自然界有非常稳定的昼夜及季节周期性变化规律，经过长期进化，节肢动物形成了与之相适应的节律性生命活动。光照主要影响节肢动物的行为活动。节肢动物的越冬行为除与温度下降有关外，光照也是节肢动物越冬行为的主要影响因素。越冬是节肢动物对冬季气候变化的一种生理性适应，温度下降导致蚊虫的活动受到抑制或发育停止。越冬表现有两种方式：一种是静止（quiescence），仅由于冬季短日照与低温度的不良环境的影响而产生的一种暂时性生理状态，一旦环境条件改变，即可恢复生长发育；另一种是滞育（diapause），是生长发育停滞程度较深的生理状态，由节肢动物体内的激素所控制，是对环境条件长期适应的结果。光照是导致滞育的首要因素，光照的长短与节肢动物的滞育有非常密切的关系。例如，白纹伊蚊从4龄幼虫起，经8小时短日照处理后，雌蚊产出的卵大部分发生滞育现象；淡色库蚊（*Culex pipiens pallens*）雌蚊日照时间短于13小时就开始滞育越冬。越冬的机制主要受光照、温度、物种的遗传性以及蚊虫体内分泌调节等诸多因素的影响。光照还影响节肢动物的昼夜活动、交配产卵、取食及栖息活动等。例如,昼行性节肢动物和夜行性节肢动物,其活动和觅食时间分别在白天或夜间进行,如蜚蠊(Blattaria)、按蚊、库蚊、伊蚊的部分蚊虫种等都喜欢在夜间活动、吸血、觅食;白纹伊蚊则多在白天吸血、产卵;蝇、虻等也多在白天活动、觅食。某些昆虫交配前的群舞(group dancing)活动(交配的前奏)与光照有关,如蚊虫群舞多在黄昏,而库蠓(*Culicoides*)则从黎明到黄昏。多种昆虫对不同强度的光照都有不同的行为反应,即分为趋光性和避光性两类。

(四) 食物

食物是节肢动物生长、发育、繁殖等生命活动所需能量和营养的直接来源,是否有充足适宜的食物是影响其分布和数量的重要因素。节肢动物在长期进化过程中形成了对食物的特定要求,不同种类的节肢动物对食物有明显的选择性,而且幼期和成虫的食性也不同。就医学节肢动物而言,其食性可分为血食性和非血食性两类,前者以各种动物包括人的血液为食,与医学关系密切,如蚊、白蛉、蠓、虻、蚤的成虫等;非血食性的以植物汁液、微生物、腐败物为食,如多数蝇类、蜚蠊等。一般情况下,单血食性虫种的传病范围窄,而多血食性的传病范围广。如人虱只吸人血,仅在人群间传播疾病;蚊、蚤、蜱等可刺吸多种动物和人的血液,传播疾病的种类多,除传播人类疾病外,还可传播人兽共患性疾病,危害性更大。吸血双翅目昆虫的雄虫多以花蜜及植物汁液为食;有些蜱类,雄虫只有吸血后才能形成精子,因此在饥饿状态下不能交配。有的昆虫在不发育阶段对食物种类需求也不同。

(五) 土壤

土壤与节肢动物的关系十分密切,它即能通过生长的植物对节肢动物发生间接的影响,又是一些节肢动物生活的场所。有的节肢动物终生生活在土壤中,或仅个别发育阶段或时期在土壤外生活和活动,如蝼蛄、金针虫、蛴螬、地蛆等。和大气温湿度一样,土壤温湿度也可影响节肢动物的生存,生长发育和繁殖力。土壤温度来源于太阳辐射热和土壤中有机质腐烂产生的热。土壤类型、物理性质以及土表植被情况,都会影响土温的高低。土栖节肢动物在土中的活动,常常随着土层温度的变化而呈现出垂直方向的变化。秋季土壤表层温度随气温下降而降低时,节肢动物向土壤下层移动,气温变化愈低,潜伏愈深;春季天气渐暖,土表温度也逐渐回升,节肢动物则逐渐向上层移动。土壤湿度包括土壤水分和土壤空隙内的空气湿度,这主要取决于降水量和灌溉。土壤空气中的湿度,除表土层外,一般总是处于饱和状态,因此土栖节肢动物不会因土壤湿度过低而死亡。土壤温度还影响着土栖节肢动物的分布。土壤含水量与地下害虫的活动有密切关系。土壤理化性质主要包括土壤成分、通气性、团粒结构、土壤的酸碱度、含盐量等,对节肢动物的种类和数量都有很大的影响。土壤的质地和结构与地下害虫的分布和活动关系密切。土壤酸碱度对一些节肢动物的生活影响也很大。土壤含盐量是影响东亚飞蝗发生的重要因素。

(六) 射线

早在 20 世纪 30 年代,Koidsumi 提出利用辐射作为水果和蔬菜的检疫处理措施。Balock 等又提出,用 60Coγ 射线杀灭柑橘小实蝇(*Bactrocera dorsalis*)作为检疫处理方法。已进行过辐射处理试验的害虫涉及鞘翅目(13 科)、鳞翅目(15 科)、同翅目(Homoptera)(7 科)、双翅目(4 科)、缨翅目(Thysanoptera)(2 科)等翅目(1 科)和蜱螨目(Acarina)(5 科),共约 150 种。从总体上看,鳞翅目的害虫对辐射具有较高的耐受性,一般 300~500Gy 使试虫不育,对其他 6 个目的害虫的辐射不育剂量一般在 100~500Gy 之间。

1. 对中肠的影响　γ 射线对昆虫的消化系统中肠组织一般影响很大。一定剂量辐射后可引起中肠组织离解,破坏再生细胞从而破坏上皮组织,引起柱状上皮细胞及其核肿大,产生排列无序的泡状物,基膜和鞘肌松散,最终导致试虫死亡。53Gy γ 射线处理杂拟谷盗(*Tribolium confusum*)有再生胞窝增多现象,其增加量随剂量的升高而逐渐下降。500Gy 和 700Gy 分别处理 5 天和 12 天,其柱状上皮细胞及其核肿大并产生排列无序的泡状物,这些泡状物剥落入中肠腔中,基膜和鞘肌松散。

2. 对生殖系统的影响　经辐射处理后昆虫一般表现为绝育、畸形和死亡,造成这些结果的直接原因是对生殖细胞的破坏,从而导致染色体发生突变,影响生殖细胞的正常发育,导致绝育或畸形。辐射处理后的不育与射线对生殖细胞的影响密切相关。处理后生殖细胞活力下降,出现发育不正常,甚至彻底抑制生殖细胞的产生等,最终导致发育延迟、不育或死亡等现象。用 γ 射线处理嗜人锥蝇(*Cochliomyia hominivorax*)

蛹，1Gy 使几乎所有的初级精母细胞死亡溶解，余下的核形成多核聚集，然后，原卵发生早熟，接着卵黄腺中的卵母细胞发生融合，这可能与泡滤间组织和卵泡上皮的屏障消失或移位有关。

二、化学因素

对医学节肢动物有影响的化学因素即对节肢动物有毒的化学药物。根据化学药物的不同作用方式分为杀虫剂、引诱剂、驱避剂。常用剂型有粉剂、油剂、水悬剂、水颗粒剂、烟剂、缓释剂等。其给药途径包括吞食、吸入、接触等。药物作用机制包括胃毒、神经毒、抑制生长发育等，进而诱杀、毒杀或驱避节肢动物。

（一）杀虫剂

常用的杀虫剂包括有机氯、有机磷、氨基甲酸酯类、拟除虫菊酯类和昆虫生长调节剂等。其主要作用于节肢动物的神经系统、消化系统和循环系统的引起昆虫的中毒或死亡。

1. 杀虫剂引起昆虫的一般病理　改变杀虫剂作用于昆虫所发生的病理变化主要是组织病理学（histopathology）变化，即用显微镜观察受影响的昆虫组织与细胞的细胞病理学（cytopathology）损害。

通过观察除虫菊酯作用于红足黑蝗（*Melanoplus femurrubrum*）成虫与黄粉虫（*Tenebrio molitor*）幼虫的神经组织病理变化，研究杀虫剂对昆虫神经组织损害。这种伤害多见于脑、食管下神经节、胸神经节、腹神经节及连索（connective）。研究同时也观察到，莹蚊属（*Chaoborus*）的幽蚊（*Chaoborus crystallinus*，*Corethra plumicornis*）典型的病理变化是神经节和轴突产生空泡；受毒害的家蝇脑部神经节完全被破坏。中毒昆虫消化管的前部与后部，很少出现组织的变化，大多数病理变化发生在中肠，上皮通常是表现病理变化最明显的组织。在昆虫肠组织中所见到变化，与其所使用的毒物及其有关昆虫种类的不同而不同。有的上皮被完全破坏，如接触杀虫剂的人虱上皮细胞呈明显的空泡化和细胞核的膨大，有的则没有明显的变化。

循环系统中毒的病变，包括心脏功能和血细胞数量变化等。中毒昆虫常常发生失血，导致虫体脱水，这可能与肠上皮的破坏和呕吐有联系。同时，血容量减少，常伴随血细胞数量减少，进而巨核细胞减少或消失，其细胞核明显空泡化和退化。此外，还可以注意到心脏功能的变化，如烟碱中毒，开始是心脏搏动加速，然后逐渐减弱，并有间隙停顿。

2. 不同杀虫剂引起昆虫的病理改变

（1）有机氯：有机氯杀虫剂可直接影响神经传导，使节肢动物中毒死亡，具有广谱、长效、毒性低等优点。但因其在自然界中降解缓慢、污染环境、病媒节肢动物易产生抗药性和在人、动物和植物体内积蓄不易排出等原因，已逐渐被其他杀虫剂取代。常用的此类杀虫剂有滴滴涕（dichlorodiphenyl trichloroethane，DDT）、六六六（hexachlorocyclohexane）、林丹（lindane）等。DDT 是有机氯中最具有代表性的杀虫剂，也是研究得最多和最详尽的。DDT 使节肢动物所引起的组织改变与处理方法有关，接触处理与以口服处理有显然不同的效果，后者对于消化管有更大的影响。下面以 DDT 为例简述有机氯对虫体引起的病理作用。

1）虫体神经系统的病理改变：给药途径用接触处理方法时，主要的组织改变发生在神经系统内。在 DDT 中毒昏迷的家蝇成虫体内，可见神经及肌肉都有组织病理改变。脑及胸神经节内的神经元细胞核发生退化，神经纤维部分溶解；肌细胞内的核缩小，染色质聚集成团在一起。

用 DDT 处理美洲大蠊（*Periplaneta americana*）及蜜蜂时，结果发现其神经节及脑神经细胞的组织变化，在击倒的虫体中，高尔基体开始分裂，外表不及正常的齐整，并且一般较大；在昏迷的虫体中，高尔基体进一步破裂，颗粒变细小而数量增多，在少数情况下已不易辨认，这种情况在蜚蠊中更为显著；在死亡的虫体中，高尔基体完全消失，或已成为极细小的颗粒。

2）虫体消化系统的病理改变：用 DDT 口服处理蜜蜂，60% 中毒蜜蜂的中肠内有一大气泡，前肠与后肠大小正常，但颜色变成深褐色（正常为赤褐色）。解剖消化管时，特别容易折断。组织切片观察，有气泡的中肠与没有气泡的中肠有少许不同。有气泡的中肠直径大，表皮完全伸展而失去其波浪形，同时表皮细胞层特别薄，表皮细胞的形状也有很大的改变，有些表皮细胞为不规则形状；同时在气泡所在的中肠部位，找不到围食膜，但在中肠的腔内有许多染色较深的颗粒。中肠的前部与后部虽没有像中部那样伸展，但是表皮的波浪形已消失，细胞内的分泌颗粒多有增加，许多表皮的柱状细胞因分泌而像黏液细胞，细胞内有许多空泡聚在核的周围，细胞质染色较浅。在没有气泡的消化管内，组织改变较小，近乎正常状态。细胞内发生空泡及分泌增加，可能是 DDT 影响了消化管的代谢过程。DDT 虽然是神经毒剂，但主要的作用是引起肌肉收缩，使体内肝糖等物质被消耗。由以上的细胞改变来看，药物作用体现在两个方面：一方面是体内物质由于神经刺激及肌肉加强收缩而消耗；另一方面是消化管的代谢过程受影响，不能吸入养分，因而促成昆虫的死亡。关于在中肠内发生的气泡，可能是由于 DDT 影响了胃神经系统的前额神经节，这一神经节是控制吞食作用的，在 DDT 的刺激下，过多地吞咽空气造成了空泡的形成。

3）对其他器官和组织的病理改变：昆虫的心脏跳动主要还是肌肉本身的自主收缩，但也受到神经的调节，心率在一定程度上与神经活动是有关联的。DDT 对于心跳几乎没有影响，只是在进入麻痹后，心跳才逐渐变弱，并且隔一定时间后停止。但将 DDT 注射入黑腹果蝇（*Drosophila melanogaster*）幼虫体内后，在 20 秒钟内就产生反应，心率加快，同时体壁的肌肉连续强烈收缩，这些收缩一直持续到死亡。这些差别可能是不同昆虫的心肌阈不同，也可能是神经的调节机制不同。

DDT 对于昆虫生殖系统也有影响。家蝇经 DDT 处理后，卵细胞的数量减少，四周的滤泡细胞退化，但是这种影响只发生一次。再度处理时，家蝇即有了适应能力。在抗性家蝇的形成过程中，可以看到第 1~4 代产卵数减少，此后产卵数逐渐恢复到正常，由于毒剂作用时间的不同，卵巢小管有不同程度的退化，出现两种情况：①小剂量 DDT 刺激了神经细胞，促使未成熟的卵细胞早期排出而进入到输卵管中，有时产卵已中止，而卵细胞被排出一半，停止在卵巢小管的下部，最终破裂而直接落入体腔内；②高剂量 DDT 促使神经系统感应到卵巢的神经退化，因而卵巢也发生退化，同时也有抑制产卵作用。

（2）有机磷：有机磷杀虫剂可抑制虫体内的乙酰胆碱酯酶（acetylcholinesterase，AChE）的活性，使之神经兴奋失常，发生痉挛而死亡，具有广谱、高效速杀性能，较易水解和降解，可减少环境污染，但有些种类可能引起人、畜中毒。用作卫生杀虫剂的有美曲膦酯（trichlorphon）、马拉硫磷（malathion）、辛硫磷（phoxim）、杀螟松（sumithion）；世界卫生组织推荐使用的室内滞留喷洒的杀虫剂有机磷类中的马拉硫磷、辛硫磷、杀螟松和甲嘧硫磷；敌敌畏（dichlorvos，DDVP）有强烈熏杀作用，这类杀虫剂主要用于室外公共场所、垃圾箱及垃圾处理场等，我国应用最普遍的有机磷杀虫剂是敌敌畏。

1）虫体神经系统的病理改变：使用大多数化学杀虫剂时，昆虫中毒的外部特征基本上是相同的，主要出现神经系统受到损害，表现为痉挛、颤动，各种肌肉的完全麻痹。在有机磷杀虫药剂急性中毒的情况下，可以引起神经系统发生组织改变。其中以双氟磷酸酯（bis fluerophosphate，BEPO）和异丙基甲基氟磷酸酯/甲氟磷酸异丙酯（diisopropyl phosphorofluoridate）为最严重，产生的改变为脊髓及周围神经的髓鞘发生退化。以三邻甲苯基磷酸酯（tri-o-cresyl phosphate，TOCP）（一种毒性较低的神经毒剂）处理美洲大蠊，发现虫体发生麻痹时，神经的双折射现象逐渐消失，证明细微结构已被破坏。

2）虫体消化系统的病理改变：有机磷杀虫药剂引起昆虫消化系统的组织病理改变的研究报道不多。用对硫磷（parathion）（E605）饲食蜜蜂后，解剖时仅发现中毒蜜蜂的消化管颜色较正常略浅，组织切片中的改变也较轻微，上皮细胞层保持其波浪形，柱状细胞内可以看出许多黏液细胞，只有少数细胞似乎由于分裂而落入腔内。细胞质染色均匀，极少空泡发生，在再生细胞内，细胞核四周似有空泡。条纹边也正常，围食膜不破裂，但染色较深。肌层及基膜均无改变。

3）对其他器官和组织的病理改变：有机磷杀虫药剂和其他杀虫药剂一样，对心跳的影响包括：①对肌肉的直接影响；②通过神经活动改变引起的间接影响；③通过其他生理影响，如细胞呼吸抑制，氧供应减少等所引起的间接影响。一般性杀虫剂，这些影响也可能同时发生。有机磷杀虫剂一般使心率略为增加，然后引起停顿。以 E605 注射到蜚蠊体内，有微小的刺激作用，但是影响了心脏舒张，最终在心脏收缩期时停止。焦磷酸四乙酯（tetraethyl pyrophosphate，TEPP）处理蜚蠊时也得到同样结果。

昆虫呼吸，在正常情况下维持一定的平衡；但在有机磷杀虫药剂作用下，呼吸频率增加或降低。出现这种情况可能与下列因素有关：①控制呼吸的肌肉收缩的改变，这种情况下一般反应迅速而易见；②呼吸酶的改变，这种情况反应迟缓，逐渐显现。在多种杀虫剂中，呼吸的改变先增加而后降低，也有些杀虫药起初不引起改变，而后发生作用。有机磷杀虫药剂也是神经毒剂，因此对呼吸的影响与其他神经毒剂一样。如用 TEPP 注射入蜚蠊体内时，呼吸率立即增加，在 3 小时内为正常的 3 倍，然后随昆虫呼吸肌的麻痹而下降，直至死亡。有机磷杀虫剂对于昆虫生殖功能影响不大，但有报道，内吸剂能降低昆虫产卵数。

（3）氨基甲酸酯：氨基甲酸酯（carbamate）类杀虫剂的毒理机制同有机磷杀虫剂。特点是速效、高效、残效长，且不污染环境，对有机氯和有机磷杀虫剂具有抗药性的害虫也有效，但缺点是不广谱。

第一个商品生产的氨基甲酸酯类杀虫剂是西维因（carbaryl，sevin），常用的有残杀威（propoxur，suncide）、噁虫威（bendiocarb，ficam）、二氧威（dioxacarb，famid）等。目前使用的残杀威，主要为触杀剂，并具胃毒和熏杀作用，常用于灭蝇，也可用混杀威（landrin），但无熏杀作用。

1）虫体神经系统的病理改变：氨基甲酸酯对神经传导的作用，与其他杀虫药剂基本相同，其毒理机制是以化合物分子整体与胆碱酯酶结合，抑制其活性，与有机磷不同，其水解后抑制作用降低，故毒性较有机磷低。用氨基甲酸酯处理蜚蠊神经柱第六腹节的神经节上，引起一连串的放射及后放现象，随着浓度的加大，完全阻滞神经传导。与其他杀虫剂一样，需要完整的反射弧才能发生作用。氨基甲酸酯对神经节处理而引起足的痉挛后，假如将足神经由神经节处切断，痉挛现象立即停止。处理蜚蠊的胸神经节，立即引起肢足的颤抖；将神经柱切断，略为改变痉挛的程度；将足神经在神经节基部切断，痉挛立即停止。总之，氨基甲酸酯类杀虫剂直接影响神经传导，先促进神经传导，然后阻抑。主要作用部位在腱突，主要现象是连串的冲动放射，直到逐渐衰弱而消失。

2）虫体生殖系统的病理改变：氨基甲酸酯对昆虫的生殖能力有一定影响，在果蝇食物中加入甲基氨基蝶呤（methylaminopterin）及氨基蝶呤（aminopterin），幼虫生长发育迟缓，死亡率增加，产卵量减少。

（4）拟除虫菊酯：拟除虫菊酯（pyrethroids）为第三代杀虫剂。拟除虫菊酯是根据天然除虫菊干花中有效杀虫成分-具有环内烷羧酸酯结构的除虫菊素合成的一系列杀虫剂，其机制是干扰电位依赖 Na^+通道闸门开闭的动力学，使得 Na^+通道延迟关闭，引起重复后放和突触传递阻断。它们大多对害虫具有强烈的触杀作用，现已成为家庭、畜舍及仓贮害虫的理想药剂，并适合于多种公共卫生场所。主要产品包括丙烯菊酯（allethrin）、胺菊酯（tetramethrin）、苄呋菊酯（chrysron，resmethrin）、二氯苯醚菊酯（permethrin）、溴氰菊酯（deltamethrin）等。溴氰菊酯用以浸泡蚊帐，可以控制室内蚊虫密度，达到控制疟疾的目的。

1）虫体神经系统的病理改变：拟除虫菊酯对于神经的毒效反应在神经的组织病理改变上。短嘴蚊属（*Brachyrostris*）的羽蚊幼虫，在拟除虫菊酯中毒之后，神经节及神经柱的纤维中发生空泡。空泡的发生实际上不在细胞内部，而在细胞或纤维之间。但是，用低剂量处理时，就没有空泡的形成，因此，这种现象可能是高剂量引起的极度中毒情形。黄粉虫幼虫在拟除虫菊酯中毒后，后脑、咽下神经节、胸神经节及神经柱内都发生损伤现象。主要表现在组织的解体及大量空泡的产生，细胞内虎斑体的分解。在脑内病理改变最大，神经节次之，而神经纤维内的改变最小。

单独用拟除虫菊酯处理，家蝇击倒 4 小时后，所有神经细胞的细胞核染色质集结，致核周围出现一个空圈，脑内神经纤维多已破坏，不仅纤维之间有空隙，且纤维本身发生解体，同时有许多大、不规则及染色深的纤维成为波浪状的曲线。在复眼系统第一、第二突触板（synaptic plate）之间，有一群神经细胞（neurocyte）成为前神经节团（anterior ganglion mass），这些细胞的核十分清楚，并可看到核内染色体集结现象，甚至于核膜破裂。胸神经节及眼的网膜也产生同样的现象。在后脑到口器基部有一对肌肉，在拟除虫菊酯处理的家蝇中，这些肌肉中的细胞核集结成为小柱状，同时细胞质内出现很多空泡。另一个显著变化，就是横纹变得不明显。在脑附近的脂肪细胞病理改变最明显的是脂肪细胞彼此分离，这可能与细胞收缩有关。下唇腺、马氏小管、中肠表皮细胞内也都产生类似的现象。

单用拟除虫菊酯增效剂时，也有组织病理改变，但性质完全不同。在脂肪细胞的核内清晰可见染色体溶解而不集结，染色颗粒还存在，但整个细胞轮廓不清，有时，看上去像一团小空泡。对于肌组织的改变也有不同。细胞核内出现空泡，染色体不集结，横纹也不消失。

当将拟除虫菊酯加增效剂一同使用时，细胞核同时发生集结与溶解现象，实际上就是 2 种组织病理改变叠加作用。用各种增效剂与拟除虫菊酯合用，家蝇主要的组织病理改变与上述情况大致相同：①神经纤维分裂与溶解；②神经中的其他细胞解体；③大脑细胞中出现空泡。拟除虫菊酯单独使用时，主要产生第一种改变，外加有一部分细胞内出现空泡。有些增效剂单独使用时，就出现第二或第三的病理改变。增效剂与拟除虫菊酯合用时，出现神经纤维及某些细胞的分裂解体。对于肌肉来说，病理改变同样也有 3 种情况：①细胞核内染色体集结；②克劳氏膜及横纹的染色变深而突出；③核膜破裂解体。拟除虫菊酯单独使用时，只产生第一种情形；增效剂只出现第二种情形；拟除虫菊酯加增效剂合用时，3 种情况的组织改变同时发生。高浓度的增效剂可杀死家蝇，其神经纤维分解及神经细胞内出现空泡，但在没有拟除虫菊酯使用的情况下，细胞核染色体集结。在肌肉中，仅克劳氏膜颜色变深，清晰可见。

据研究，将拟除虫菊酯注射到蜚蠊胸节第一对气孔内，神经发生以下改变：0.5~2.5 小时内，神经轴柱的蛋白质退化，神经鞘正常；3.5~7 小时内，轴柱的蛋白质已退化为正常值的一半，但神经鞘正常；12~14 小时，神经鞘开始变质退化；24 小时，神经轴柱及鞘均退化，但尚无组织病理改变；24 小时后，出现典型组织病理改变，神经纤维内出现空泡，染色质集结及溶解等。上述的退化即是指双折射现象的消失，因为双折射现象是正常神经微细构造的特征，该现象消失，表示结构已遭破坏。

2）对其他器官和组织的病理改变：拟除虫菊酯对于肌肉所引起的改变。对羽蚊幼虫用拟除虫菊酯处理 15 分钟，肌细胞内即出现空泡；在 24 小时后，上皮细胞内也出现空泡，并与表皮脱离。因此认为拟除虫菊酯也是肌肉毒剂。

经拟除虫菊酯处理后的蝇，有“假死”现象。拟除虫菊酯对昆虫运动器官的损坏是暂时的、局部的，可以恢复。家蝇在中毒后 10~15 分钟进入“假死”状态，其中 50%~60% 的家蝇经 5~10 小时复活。复活的家蝇 20~30 小时又死亡。随着杀虫剂浓度的降低，复活家蝇的比例增加。“假死”可以说明大部分昆虫在一定时间内能抵抗杀虫剂的毒害，能较快地恢复到正常状态。如果毒物继续进入昆虫的机体，就会使昆虫死亡。

拟除虫菊酯对心脏起抑制作用。蜚蠊经处理后，可使心跳变弱，并在收缩时停止。杀虫剂加生理盐水处理家蝇心脏，用浓度 0.01% 时，心跳变弱，频率减低，有时出现停顿。中毒昆虫的心跳虽然变得衰弱，但一直持续很久。

关于拟除虫菊酯对昆虫生殖力的影响，以往报道的不多，因为这不是致死的重要因素。用不致死剂量的拟除虫菊酯处理家蝇幼虫时，恢复后的幼虫显然衰弱无力，其后发育受影响，蜕皮时期迟缓，并且增加一次蜕皮，形成的蛹体积小，雌虫产卵数也大量地减少。

（5）昆虫生长调节剂：昆虫生长调节剂（insect growth regulators，IGRs）是一类人工合成的昆虫激素模拟物或抗激素类物质，通过阻碍或干扰节肢动物的脑神经肽和咽侧体激素分泌，进而影响病媒节肢动物的正常发育而致死亡。昆虫生长调节剂具有专一性强、毒性低、不污染环境的特点，且杀虫机制复杂，相比化学杀虫剂而言，害虫不易产生抗药性，且持续抑制作用强。昆虫生长调节剂主要包括保幼激素类似物（juvenile hormone analog，JHA）、几丁质合成抑制剂（chitin synthesis inhibitors）和蜕皮激素类似物（moeting hormone analogue，MHA）等。

1）保幼激素类似物：保幼激素类似物通过阻碍和终止幼虫的滞育、抑制幼虫的变态和蜕皮、阻碍成虫的羽化等过程，影响害虫的生殖和滞育，造成害虫死亡。近期开发的品种有吡丙醚（pyriproxyfen）、苯（双）氧威（fenoxycarb）、烯虫酯（methoprene）和烯虫乙酯（hydroprene）等，主要防治同翅目、双翅目及蜚蠊目等卫生害虫。

2）几丁质合成抑制剂：几丁质合成抑制剂能够抑制昆虫几丁质合成酶的活性，几丁质生物合成受阻，新表皮难以形成，昆虫的蜕皮、化蛹等过程被抑制，最终使昆虫死亡。目前已经广泛商业化使用的几丁质合成抑制剂有除虫脲（diflubenzuron）、氟虫脲（flufenoxuron）、氟啶脲（chlorfluazuron）、氟铃脲（hexaflumuron）、杀铃脲（triflumuron）等。

3）蜕皮激素类似物：蜕皮激素类似物通过降低昆虫幼虫血淋巴中蜕皮激素的浓度，无法完成蜕皮过程，新表皮不能骨质化和暗化，中毒的昆虫排出后肠，血淋巴和蜕皮液流失，导致虫体脱水，表皮皱缩，最终死亡。目前，已报道的植物性蜕皮甾酮有 100 多种，但对害虫的防治效果不佳。研究者从昆虫体内分离并鉴定结构的蜕皮激素物质已达 15 种以上，现已开发出抑食肼（dibenzoyl-1-tert-butylhydrazine，RH）、虫酰肼（tebufenozide）、氯虫酰肼（halofenozide）、甲氧虫酰肼（methoxyfenozide）、环虫酰肼（chromafenozide）和呋喃虫酰肼（fufenozide，JS118）等双酰肼类化合物。

（二）引诱剂和驱避剂

驱避剂和引诱剂，是由植物产生或人工合成的化合物制剂，对节肢动物无杀虫性能，但有驱避或引诱功能，在病媒节肢动物的防制方面具有独特作用。

驱避剂中的驱蚊油（dimethyl phthalate），主要成分为邻苯二甲酸二甲酯，对蚊、蝇、蜱、蝎等都有驱避效力；避蚊胺（diethyltoluamide，DEET）主要成分为 N，N-二乙基-间-甲苯酰胺，对一般吸血昆虫，特别对蚊虫有较好驱避作用，其驱避时间达 4~5 小时。引诱剂中的三甲基胺对蝇类及茴香醛、亚油酸、亚麻酸等对蜚蠊均有引诱作用。引诱剂配合杀虫剂使用，可提高毒杀效率。

化学防制方法因见效快、使用方便、适应大规模应用等优点，目前仍然是防制病媒节肢动物的主要手段。但杀虫剂的大量使用，易引起环境中严重的残留污染，易导致节肢动物种群产生耐药性或抵抗力，即抗药性（insecticide resistance），且这种抗药性可通过个体遗传，因此，限制了化学防制措施的应用。为了避免和延缓抗药性的产生和发展，合理和安全使用杀虫剂是非常重要的环节。包括：①合理计划和适当使用新的杀虫剂，在使用杀虫剂前后，有计划地测定靶标昆虫对杀虫剂的敏感性，以利于杀虫剂的选择或及时发现抗性；②有计划地轮换使用杀虫剂或混合使用 2 种不同毒杀机制的杀虫剂，包括使用增效剂，可以延迟对杀虫剂抗性的产生；③使用杀虫剂时应该在许可范围内使用足够剂量，以延迟抗性产生。

（杨凤坤　刘爱芹）

参考文献

[1] 杨文文，高欢欢，翟一凡，等. 两种昆虫生长调节剂对黑腹果蝇和斑翅果蝇的生物活性[J]. 植物保护学报，2019，46（5）：1029-1035.

[2] 熊强，李为众，童严严，等. 昆虫生长调节剂的研究现状及其在白蚁防治中的应用进展[J]. 中华卫生杀虫药械，2018，24（3）：288-291.

[3] 石旺鹏，季荣. 昆虫病原微孢子研究与应用[J]. 中国生物防治学报，2017，33（1）：11-17.

[4] 陈丽芳，邵东华，段景攀，等. 温度对昆虫的影响[J]. 内蒙古林业科技，2015，41（2）：58-62.

[5] 李广，冉会来，张俊玲，等.4 种杀虫剂对淡色库蚊幼虫的药效对比试验[J]. 中国媒介生物学及控制杂志，2012，23（1）：63-65.

[6] 王伟明，周华云，刘耀宝，等. 江苏省疟疾疫情预警系统的建立Ⅰ温度对中华按蚊体内间日疟原虫发育的影响[J]. 中国血吸虫病防治杂志，2012，24（5）：581-584.

[7] 柳泽鑫，区余端，苏志尧，等. 土壤质地和 pH 值对节肢动物多度的影响[J]. 中南林业科技大学学报，2010，30（7）：154.

[8] 王菊生，魏鸣，顾以铭，等. 蚊血淋巴研究——Ⅱ. 马来丝虫微丝蚴感染对中华按蚊血淋巴游离氨基酸的影响[J]. 寄生虫与医学昆虫学报，1995，2（1）：46-49.

[9] 蒲蛰龙. 昆虫病理学[M]. 广州：广东科技出版社，1994：155-156.

[10] 李凤舞，陈佩惠，卞英华，等. 三种蚊虫血淋巴游离氨基酸的研究. 中国寄生虫病防治杂志，1993，3（3）：203-206.

[11] 卢艳如，苏寿泜. 中华按蚊感染马来丝虫幼虫后生殖力、生殖营养周期及寿命变化的实验研究[J]. 中国寄生虫学与寄生虫病杂志，1991，9（1）：24-26.

[12] 魏鸣，王菊生. 蚊血淋巴研究——Ⅰ. 非感染与感染间日疟原虫中华按蚊血淋巴游离氨基酸动态[J]. 中国媒介生物学及控制杂志，1991，2（1）：1-6.

[13] 黄复生，祁兆平，周成贵，等. 感染食蟹猴疟原虫的大劣按蚊血淋巴和胃水解物氨基酸分析. 中国寄生虫学与寄生虫病杂志，1990，8（4）：284-286.

[14] 梁国栋，薛瑞德. 蝇蛹寄生蜂的调查与考查方法[J]. 医学动物防制，1990，6（2）：32-34.

[15] 黄炯烈，何桂铭. 中华按蚊感染马来丝虫后产卵力及存活率的变化[J]. 中国寄生虫学与寄生虫病杂志，1988，6（2）：90-92.

[16] 林立辉，付廷荣.14 株绿僵菌对蚊幼虫、家蝇、蟑螂的毒力试验[J]. 环境昆虫学报，1987（3）：47-51.

[17] 吴秋雁. 蚊幼虫感染苏云金杆菌以色列变种后病理的研究[J]. 昆虫学报，1986，（1）：37-42；125-126.

[18] 仇序佳. 苏芸金杆菌以色列变种 ONR-60A（WHO/CCBC 1897）菌株的研究进展[J]. 应用昆虫学报，1983（5）：47-49；39.

[19] 蒲蛰龙，刘炬，庞义. 苏云金杆菌以色列变种（*B. thuringiensis* var.israelensis）毒杀蚊幼虫的初步研究[J]. 中山大学学报（自然科学版），1980（4）：125.

[20] STANWAY R R，BUSHELL E，CHIAPPINO-PEPE A，et al. Genome-scale identification of essential metabolic processes for targeting the plasmodium liver stage [J]. Cell，2019，179（5）：1112-1128.

[21] YANG F, CHAN K, BREWSTER C C, et al. Effects of La Crosse virus infection on the host-seeking behavior and levels of two neurotransmitters in *Aedes triseriatus* [J]. Parasit Vectors, 2019, 12(1): 397.

[22] SPYROU M A, TUKHBATOVA R I, WANG C C, et al. Analysis of 3800-year-old *Yersinia pestis* genomes suggests Bronze Age origin for bubonic plague [J]. Nat Commun, 2018, 9(1): 2234.

[23] STENTIFORD G D, BECNEL J J, WEISS LM, et a1. Microsporidia-emergent pathogens in the global food chain [J]. Trends Parasito, 2016, 32(4): 336-348.

[24] CHOUIKHA I, HINNEBUSCH B J. Yersinia-flea interactions and the evolution of the arthropodborne transmission route of plague [J]. Curr Opin Microbiol, 2012, 15(3): 239-246.

[25] JACKSON B T, BREWSTER C C, PAULSON S L. La Crosse virus infection alters blood feeding behavior in *Aedes triseriatus* and *Aedes albopictus* (Diptera: Culicidae) [J]. J Med Entomol, 2012, 49(6): 1424-1429.

[26] BECNEL J J. Transmission of viruses to mosquito larvae mediated by divalent cations [J]. J Invertebr Pathol, 2006, 92(3): 141-145.

[27] HERRERO S, OPPERT B, FERRE J. Different mechanisms of resistance to *Bacillus thuringiensis* toxins in the Indianmeal moth [J]. Appl Environ Microbio, 2001, 67(3): 1085-1089.

[28] GREWAL P S, GAUGLER R, SELVAN S. Host recognition by entomopathogenic nematodes: Behavioral response to contact with host feces [J]. J Chem Ecol, 1993, 19(6): 1219-1231.

[29] BAR E, LIEMAN-HURWITZ J, RAHAMIM E, et al. Cloning and expression of *Bacillus thuringiensis* israelensis delta-endotoxin DNA in *B. sphaericus* [J]. J Invertebr Pathol, 1991, 57(2): 149-158.

[30] ROWLAND M, BOERSMA E. Changes in the spontaneous flight activity of the mosquito *Anopheles stephensi* by parasitization with the rodent malaria *Plasmodium yoelii* [J]. Parasitology, 1988, 97(2): 221-227.

[31] FREIER J E, FRIEDMAN S. Effect of *Plasmodium gallinaceum* infection on the mortality and body weight of *Aedes aegypti* (Diptera: Culicidae) [J]. J Med Entomol, 1987, 24(1): 6-10.

[32] NAYAR J K, BRADLEY T J. Effects of infection with *Dirofilaria immitis* on diuresis and oocyte development in *Aedes taeniorhynchus* and *Anopheles quadrimaculatus* (Diptera: Culicidae) [J]. J Med Entomol, 1987, 24(6): 617-622.

[33] BERRY W J, ROWLEY W A, Christensen B M. Influence of developing *Brugia pahangi* on spontaneous flight activity of *Aedes aegypti* (Diptera: Culicidae) [J]. J Med Entomol, 1986, 23(4): 441-445.

[34] GARDNER J M, PILLAI J S. *Tolypocladium cylindrosporum* (Deuteromycotina: Moniliales), a fungal pathogen of the mosquito *Aedes australis*. I. Influence of temperature, pH and salinity on the growth and sporulation of the fungus in the laboratory [J]. Mycopathologia, 1986, 96(2): 87-90.

[35] KLEIN T A, HARRISON B A, GROVE J S, et a1. Correlation of survival rates of *Anopheles dirus* A (Diptera: Culicidae) with different infection densities of *Plasmodium cynomolgi* [J]. Bull World Health Organ, 1986, 64(6): 901-907.

[36] PALMER C A, WITTROCK D D, CHRISTENSEN B M. Ultrastructure of malpighian tubules of *Aedes aegypti* infected with *Dirofilaria immitis* [J]. J Invertebr Pathol, 1986, 48(3): 310-317.

[37] ROSSIGNOL P A, RIBEIRO J M, SPIELMAN A. Increased biting rate and reduced fertility in sporozoite-infected mosquitoes [J]. Am J Trop Med Hyg, 1986, 35(2): 277-279.

[38] BEACH R, KIILU G, LEEUWENBURG J. Modification of sand fly biting behavior by *Leishmania* leads to increased parasite transmission [J]. Am J Trop Med Hyg, 1985, 34(2): 278-282.

[39] BRADLEY T J, NAYAR J K. Intracellular melanization of the larvae of *Dirofilaria immitis* in the malpighian tubules of the mosquito, *Aedes sollicitans* [J]. J Invertebr Pathol, 1985, 45(3): 339-345.

[40] COURTNEY C C, CHRISTENSEN B M, GOODMAN W G. Effect of *Dirofilaria immitis* on blood meal size and fecundity in *Aedes aegypti* (Diptera: Culicidae) [J]. J Med Entomol, 1985, 22(4): 398-400.

[41] RASNITSYN S P, ZHAROVA A N. Effect of mosquito contact with DDT and their susceptibility to the causative agent of malaria [J]. Parazitologiia, 1985, 19(4): 287-289.

[42] BRADLEY T J, SAUERMAN D M Jr, NAYAR J K. Early cellular responses in the Malpighian tubules of the mosquito *Aedes taeniorhynchus* to infection with *Dirofilaria immitis* (Nematoda) [J]. J Parasitol, 1984, 70(1): 82-88.

[43] ROSSIGNOL P A, RIBEIRO J M, SPIELMAN A. Increased intradermal probing time in sporozoite-infected mosquitoes [J]. Am J Trop Med Hyg, 1984, 33(1): 17-20.

[44] MOLOO S K. Feeding behaviour of *Glossina morsitans* morsitans infected with *Trypanosoma vivax*, *T. congolense* or *T. brucei* [J]. Parasitology, 1983, 86(Pt1): 51-56.

[45] CHRISTENSEN B M. Observations on the immune response of *Aedes trivittatus* against *Dirofilaria immitis* [J]. Trans R Soc Trop Med Hyg, 1981, 75(3): 439-443.

[46] MOLYNEUX D H, JENNI L. Mechanoreceptors, feeding behaviour and *Trypanosome* transmission in *Glossina* [J]. Trans R Soc Trop Med Hyg, 1981, 75(1): 160-163.

[47] ANDO K, MITSUHASHI J, KITAMURA S. Uptake of amino acids and glucose by microfilariae of *Dirofilaria immitis* in vitro [J]. Am J Trop Med Hyg, 1980, 29(2): 213-216.

[48] GRIMSTAD P R, ROSS Q E, CRAIG G B Jr. *Aedes triseriatus* (Diptera: Culicidae) and La Crosse virus. Ⅱ. Modification of mosquito feeding behavior by virus infection [J]. J Med Entomol, 1980, 17(1): 1-7.

[49] GAD A M, MAIER W A, PIEKARSKI G. Pathology of *Anopheles stephensi* after infection with *Plasmodium berghei* berghei. I. Mortality rate [J]. Z Parasitenkd, 1979, 60(3): 249-261.

[50] MACK SR, SAMUELS S, VANDERBERG JP. Hemolymph of *Anopheles stephensi* from noninfected and *Plasmodium berghei*-infected mosquitoes. 3. Carbohydrates [J]. J Parasitol, 1979, 65(2): 217-221.

[51] CHRISTENSEN B M. *Dirofilaria immitis*: effect on the longevity of *Aedes trivittatus* [J]. Exp Parasitol, 1978, 44(1): 116-123.

[52] de BARJAC H. A new variety of *Bacillus thuringinesis* very toxic to mosquitoes: *B. thuringiensis* var. israelensis serotype 14 [J]. C R Acad Hebd Seances Acad Sci D, 1978, 286(10): 797-800.

[53] MACK S R, VANDERBERG J P. *Plasmodium berghei*: energy metabolism of sporozoites [J]. Exp Parasitol, 1978, 46(2): 317-322.

[54] HOMEWOOD C A. Carbohydrate metabolism of malarial parasites [J]. Bull World Health Organ, 1977, 55(2-3): 229-235.

[55] SCHIEFER B A, WARD R A, ELDRIDGE B F. *Plasmodium cynomolgi*: effects of malaria infection on laboratory flight performance of *Anopheles stephensi* mosquitoes [J]. Exp Parasitol, 1977, 41(2): 397-404.

[56] COUCH J N, ROMNEY S V, RAO B. A new fungus which attacks mosquitoes and related Diptera [J]. Mycologia, 1974, 66(2): 374-379.

[57] JAVADIAN E, MACDONALD W W. The effect of infection with *Brugia pahangi* and *Dirofilaria repens* on the egg-production of *Aedes aegypti* [J]. Ann Trop Med Parasitol, 1974, 68(4): 477-481.

[58] TOWNSON H. The development of *Brugia pahangi* in male *Aedes aegypti* of "refractory" genotype [J]. Ann Trop Med Parasitol, 1974, 68(2): 239-240.

[59] BECKETT E B. Some quantitative aspects of flight muscle damage in mosquitoes infected with filarial larvae [J]. Ann Trop Med Parasitol, 1973, 67(4): 455-466.

[60] GOODING R H. Physiological aspects of digestion of the blood meal by *Aedes aegypti* (Linnaeus) and *Culex fatigans* Wiedemann [J]. J Med Entomol, 1966, 3(1): 53-60.

[61] WHARTON R H. Studies on filariasis in Malaya: observations on the development of *Wuchereria malayi* in *Mansonia* (*Mansonioides*) *longipalpis* [J]. Ann Trop Med Parasitol, 1957, 51(3): 278-296.

第十章
医学节肢动物的抗感染免疫

节肢动物是地球上出现最早、种类最多的动物类群。据估计,地球上 2/3 的动物属于节肢动物,而且几乎可以在任何生态环境中生存,并长期暴露于各种病原体,然而只有在少数情况下才导致节肢动物感染。在漫长的进化过程中,节肢动物显然已形成了一套有效的防御体系。除了特殊的行为、拟态、保护色以及保护机体的物理性屏障外,还具有清除体内异物的免疫系统、酶解系统以及防止被猎食者捕食的化学防卫毒素,借助生物化学的手段,保卫机体,稳定机体的内环境,形成了一套完整的防御系统,能有效地抵御各种病原体的入侵性攻击。

免疫是机体识别和清除体内异物,维持内环境稳态的一种生理反应。节肢动物免疫系统与高等动物的免疫系统具有相似的生理功能,包括免疫防御(immune defence,清除体内病原体、防止感染)、免疫稳定(immune homeostasis,清除体内衰老和损伤的细胞,维持机体的生理平衡)和免疫监视(immune surveillance,清除体内变异产生的异常细胞,虽然这点在节肢动物体内知之甚少,但目前尚未发现节肢动物有肿瘤)。节肢动物免疫系统作为对生命周期短的小型生物的适应,与高等动物相比有明显的不同。首先,传统观点认为节肢动物免疫系统没有明显的记忆功能(最新的研究提示,部分节肢动物可能也具备免疫记忆功能),不能形成高等动物一次感染、终身免疫的生理现象;其次节肢动物免疫系统专一性不强,一种异物诱导可能

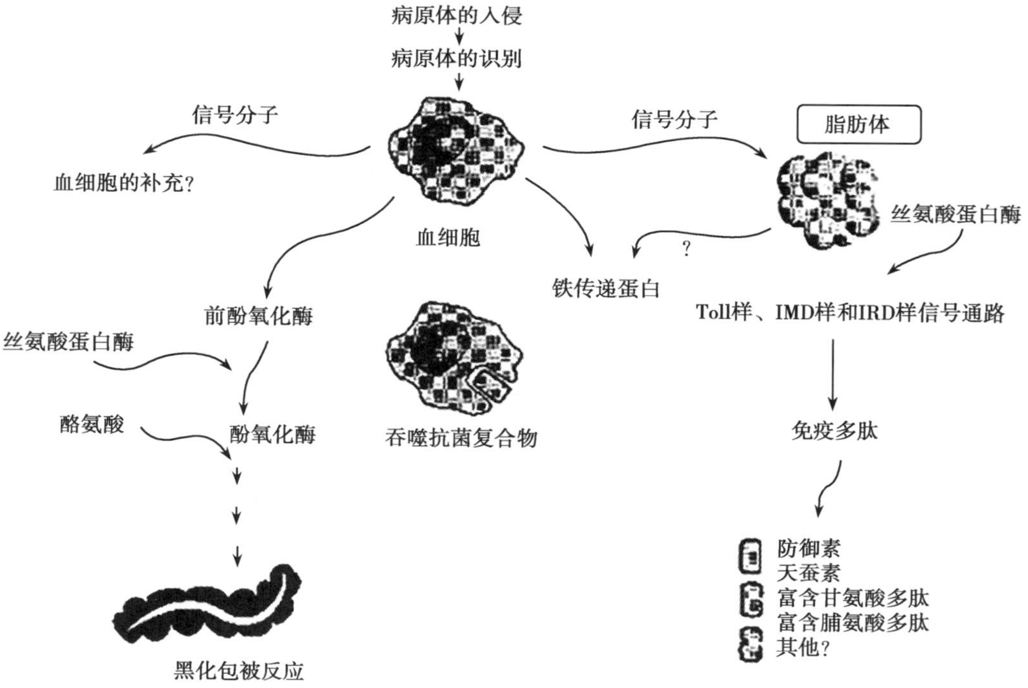

图 10-1 节肢动物抗感染免疫反应

产生对多种异物的免疫反应。节肢动物的这种免疫类似于高等动物的先天性免疫（innate immunity），而没有明显的获得性免疫（adaptive immunity）。与脊椎动物一样，在相应的免疫反应激活前，节肢动物首先必须识别入侵的病原体；然后血细胞附着在病原体表面，直接吞噬病原体，或聚集在病原体周围形成结节（nodule），或形成血细胞囊包被病原体；期间同时可激活丝氨酸蛋白酶级联反应从而诱导产生黑色素沉积在病原体周围；或诱导节肢动物脂肪体产生相应的抗菌肽、含硫酯蛋白1（thioester-containing protein 1，TEP1）等效应分子。通过以上各种天然免疫反应，杀死入侵的病原体（图10-1）。

第一节　医学节肢动物的免疫系统

节肢动物的免疫系统与高等动物相似，也包括阻止异物入侵的体壁、消化道等物理性屏障，体腔内具吞噬、包被和凝结的细胞免疫和多种具有免疫功能的抗菌肽组成的体液免疫。但节肢动物没有高等动物分化如此明显的免疫器官。节肢动物的免疫组织器官主要是血淋巴和造血器官。节肢动物的体腔即血腔，所有的器官均浸浴其间。节肢动物的血细胞来自胚胎发育时的中胚层细胞，在个体发育过程中，血细胞的增补依赖于血细胞的分裂分化和造血器官中增殖释放的血细胞。节肢动物的血细胞没有高等动物输送氧的红细胞，大都与免疫功能有关。外源异物侵入可以刺激血细胞数量增加，但不产生特异性效应细胞和记忆细胞。细胞免疫主要包括吞噬、包被成瘤和凝集作用。节肢动物体液免疫与高等动物有明显差异，主要是没有抗体和补体系统。但近年来研究发现许多具有免疫功能的多肽类物质，其中不少具有高等动物免疫分子类似的功能（如TEP1等类补体效应分子），它们主要由血细胞和脂肪体合成，并与血细胞一起组成节肢动物体内免疫的功能体系。

一、昆虫的免疫细胞

昆虫的血细胞来源于中胚层细胞。利用光镜、染色甚至电镜对昆虫血细胞进行分类已有很久历史，但一直没有彻底弄清楚各种昆虫血细胞的具体种类。目前利用抗体的研究已获得一些进展，但在昆虫中还尚未发现血细胞类型特有的标志性抗原。一般认为原血细胞是昆虫体内最基本的血细胞，具有分裂增殖的功能，其他血细胞均由其分化而来。粒细胞和浆细胞是免疫反应中最重要的血细胞，其形态、功能均有明显不同。它们通过循环运动接触异物，而后通过特异的功能分子识别结合而产生防御反应，对不同的侵入物或异物形成吞噬、凝集成瘤或包被作用。

（一）昆虫血细胞种类

昆虫的循环系统是开放式的，其体腔称为血腔，内含多种血细胞。传统鉴定血细胞类型的方法主要根据细胞形态学、组织化学和功能学特征进行鉴定。常见的昆虫血细胞有原血细胞（prohemocyte）、小球血细胞（spherule cell）、类绛色细胞（oenocytoid）、粒细胞（granular cell）和浆细胞（plasmatocyte）5种（图10-2）。其中，粒细胞和浆细胞是鳞翅目 *Pseudoplusia includens* 的幼虫血腔中的主要循环细胞，大约占50%，并且具有黏附异物的能力；小球血细胞可能具有运输表皮成分的作用；类绛色细胞的胞浆内含有前酚氧化酶前体，可能在黑化反应中起重要作用；原血细胞被认为是分化为其他细胞的干细胞。由于昆虫种类繁多，进化程度不一，因此不同种昆虫的血细胞之间存在一定程度的差异。例如，果蝇的幼虫血腔中主要含浆细胞，另外还有板样细胞（lamellocyte）和结晶细胞（crystal cell），其中板样细胞具有黏附异物的能力，而结晶细胞无黏附能力，但含前酚氧化酶前体，形态上类似于其他昆虫的类绛色细胞。

瑞典于默奥大学惠康桑格研究所和美国国立卫生研究院（NIH）的研究人员使用单细胞测序技术从携带病原体的冈比亚按蚊和埃及伊蚊中收集并测序分析了8 500多个免疫细胞，以准确了解每个细胞中打开了哪些基因，并为每种独特的细胞类型设定了特定的分子标记。然后分析这些数据，以确定血细胞分化谱系和种群变化。根据这些数据，研究人员发现免疫细胞的类型至少是以前所见类型的两倍，并确定了一种新的蚊血淋巴细胞类型，即巨细胞（megacyte）。基因沉默实验表明，巨细胞在免疫引发的血细胞分化中起作用，还可以启动对疟原虫的进一步免疫反应，因此可能参与了蚊的免疫反应（图10-3）。

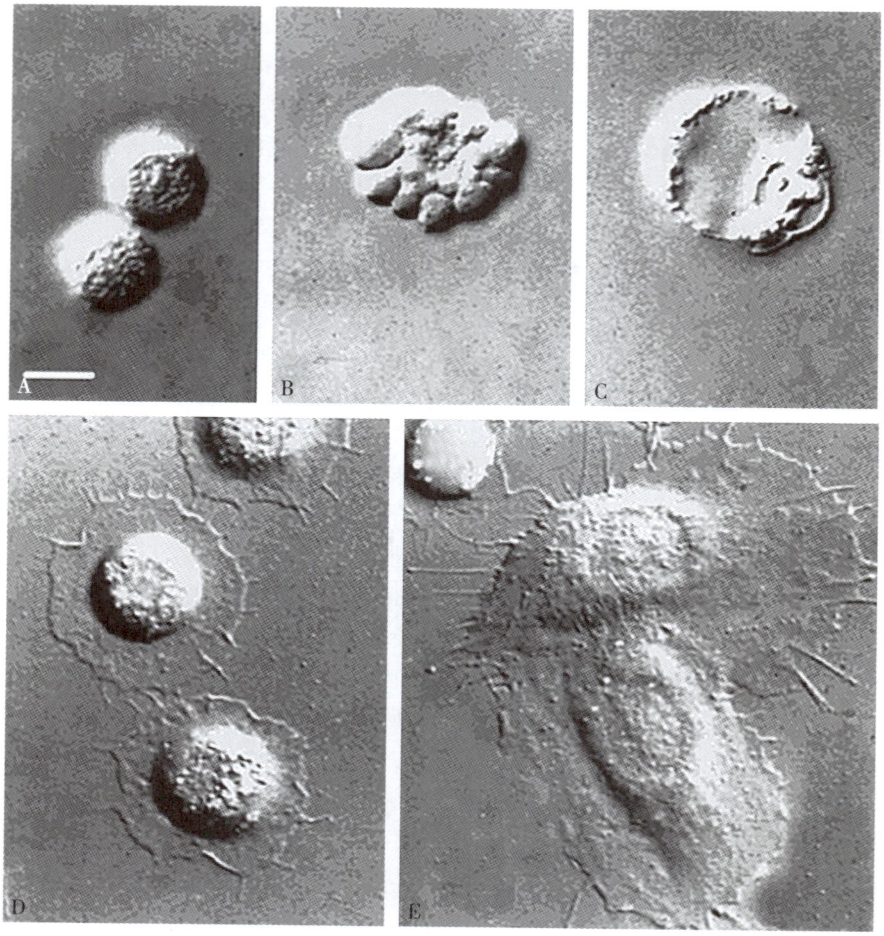

A. 原血细胞 prohemocytes；B. 小球血细胞 spherule cell；C. 类绛色细胞 oenocytoid；D. 粒细胞 granular cells；E. 浆细胞 plasmatocytes（标尺为 50μm）。

图 10-2 相差显微镜下的鳞翅目 *Pseudoplusia includens* 血腔中的 5 种血细胞

（引自 Lavine）

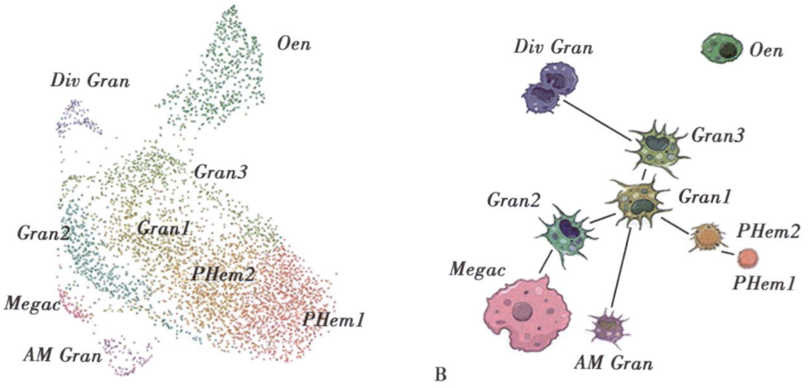

A. 冈比亚按蚊的血淋巴细胞族群分类：粒细胞（granulocyte）可进一步分为基础平衡状态细胞（Gran 1）、吸血活化状态细胞（Gran 2）和疟原虫感染活化状态细胞（Gran 3）；原血细胞（Prohemocytes）可分为 PHem1 和 PHem2 细胞，后者似乎是 PHem1 细胞和 Gran 1 细胞的中间状态；Oen 为类绛色细胞（oenocytoids）；Div Gran 为分裂粒细胞（dividing granulocytes）；Megac 为巨细胞（megacytes）；AM Gran 为抗微生物粒细胞（antimicrobial granulocytes）；B. 不同血淋巴细胞间的网络关系：分裂粒细胞（Div Gran）与 Gran3 粒细胞相关联，后者继而与 Gran1 粒细胞相关联，Gran1 粒细胞还和 Gran2 粒细胞关联，Gran2 粒细胞继而与巨细胞（Megac）关联，Gran1 粒细胞则与抗微生物粒细胞（AM Gran）直接关联。

图 10-3 冈比亚按蚊的血淋巴细胞种类

（引自 Raddi）

（二）昆虫血细胞的免疫功能

侵入昆虫体内的病原体，其病原体相关分子模式（pathogen associated molecular patterns，PAMPs）与血细胞膜上的模式识别受体（pattern recognition receptors，PRRs）结合后可激活血细胞，启动血细胞介导的细胞免疫反应，如血细胞吞噬、结节形成和包被病原体。

吞噬作用（phagocytosis）通常发生在少量小型寄生物的侵入之后，是一种受体调节的免疫反应，由粒细胞和浆细胞完成。粒细胞和浆细胞可能通过受体介导的内吞作用直接吞噬细菌或小颗粒物质。某些物质，如前酚氧化酶系统成分，类似于哺乳动物的补体因子和 α 巨球蛋白可结合革兰氏阴性菌，调理血细胞对细菌的吞噬。其吞噬过程涉及细胞内微管的形成，因而细胞分裂抑制素 B（cytochalasin B）可抑制吞噬作用。微生物源的一些多糖因子和昆虫体内前酚氧化酶活化过程可以刺激血细胞吞噬作用，可能是受体识别和调理的重要活性分子来源。成瘤作用是当大量小型微生物侵入后，导致血细胞、血浆物质及异物凝集，而后被血细胞包被的免疫过程。最终结节形成（nodule formation）和包被（encapsulation）均需要多细胞的参与。如果入侵的病原体数量较多，多种血细胞聚集在病原体周围形成结节；如果入侵的病原体是寄生虫等大颗粒而无法被血细胞直接吞噬时，血细胞会聚集在寄生虫周围包被病原体，并产生黑色素，导致黑化反应。

显然在细胞免疫过程中，除了识别信号外，黏着分子也是一个重要因子。目前已发现许多昆虫血细胞黏着分子，它们均具有 Arg-Gly-Asp（RGD）的氨基酸序列结构，这是整合蛋白家族的特征结构，与其他生物细胞黏着分子尤其是粘连蛋白的结构完全一致。而血素、脂载体和血细胞凝集抑制剂则是阻止血细胞凝集的调节因子。这两类正反调节因子是平衡细胞免疫功能的保证。

昆虫血细胞免疫反应受到许多控制正常生理的内源因子的调控。一般来说，昆虫蜕皮变态期间是最易受感染的时期。在长期的演化过程中，昆虫可利用蜕皮激素调节免疫反应，增强细胞吞噬能力。例如，果蝇蛹发育期间浆细胞变成片状的包被细胞，用 20-羟基蜕皮酮处理果蝇血细胞，能刺激果蝇提高其对异物的吞噬率。此外，昆虫血细胞的免疫功能还受其他内源因子的影响。抑制十二烷酸的合成，会降低烟草天蛾清除血淋巴中细菌及成瘤作用的能力。由于哺乳动物体内氧化二十碳四烯酸和其他多烯酸都具有红细胞趋性，因而推测十二烷酸在昆虫体内也可能具有血细胞趋性。在美洲蜚蠊和大蜡螟体内发现 5-羟色胺和章鱼胺等生物胺都能增加细胞吞噬作用和成瘤作用，以清除血淋巴中微生物。由于生物胺受体多与腺苷酸环化酶相耦联，因而推测这一过程可能是通过环腺苷酸调节的。昆虫中还可能存在类似脊椎动物细胞激动素的活性物质，它可以直接调节血细胞和其他免疫细胞的功能。目前已在无脊椎动物中发现，而昆虫中浆细胞破裂因子在某些昆虫中最可能发挥这一作用。

二、昆虫免疫系统对外源异物的识别

对异物的识别是免疫系统的重要一环。昆虫没有抗原-抗体识别机制，但利用异源物进行的移植试验表明，昆虫也同样具有识别异物的监视机制。目前较清楚的主要是类似于高等动物对非胸腺依赖性抗原的识别，也就是对侵入微生物细胞表面特有的物质进行识别，如肽葡聚糖（peptidoglycan）、脂多糖（lipopolysaccharide）和 β-1,3-葡聚糖（β-1,3-glucans）。给家蚕和烟草天蛾注射细菌或肽葡聚糖，均能有效诱导脂肪体合成溶菌酶（lysozyme）、天蚕素（cecropins）和类免疫球蛋白（hemolin）等血淋巴抗菌蛋白，说明昆虫脂肪体上具有识别肽葡聚糖的受体。另一类能刺激合成血淋巴抗菌蛋白的细菌胞壁物质是脂多糖。从昆虫血淋巴中分离出几种能与脂多糖专一结合的血淋巴蛋白，它们可以起到识别革兰氏阴性菌的作用。在蜚蠊血淋巴中分离到的两种凝集素（lectin）均能与脂多糖结合，它们都是由 10~30 个相同亚基组成的聚合体，亚基分子量在 28~30kD 之间，在氨基酸序列上与脊椎动物识别微生物的 C 型凝集素类似。在家蚕体内粒细胞表面有一种分子量为 11kD 的表面蛋白，可与脂多糖形成特异结合，这种结合与该类细胞一种抗菌蛋白天蚕素的基因表达有关。在地中海实蝇幼虫体中发现某些血细胞膜表面有分子量为 47kD 的脂多糖联结蛋白。这种联结与胞间蛋白磷酸化有关，可能是血细胞识别脂多糖和信息传递的渠道。β-1,3-葡聚糖是真菌细胞壁的重要组成，目前已从家蚕和小龙虾体内分离获得专一性结合蛋白，对其 cDNA 序列分析发现，这些蛋白的结合可能启动针对真菌的酚氧化酶级联反应。

此外，在昆虫体内还发现一些与外源物质结合从而启动免疫反应的其他活性因子，包括凝集素、血素等。凝集素是一种可和细菌表面寡聚糖相结合的蛋白质，由于其多个结合位点的存在，可以导致靶细胞的聚合。这类蛋白质已在多种昆虫中发现并分离，通常是多聚体（分子量 70~150kD）。在家蚕中分离到较特别的凝集素，这个蛋白类似于高等动物血小板凝集因子，其合成的前体为 343kD，而后转化成 280kD 的成熟蛋白，内含哺乳动物甘露糖结合蛋白的相似片段，可由注入肽葡聚糖、脂多糖和大肠杆菌刺激合成，在家蚕变态发育时也出现。在天蚕蛾和烟草天蛾体内分离到的血素，是一种含有重复免疫球蛋白序列的蛋白质，分子量为 47kD，一般血淋巴中含量极低，注入细菌后可激发其合成并使之达到 1~7mg/ml 的浓度。这种蛋白黏着到细菌或细胞表面，可刺激血细胞的吞噬。在果蝇体内也发现与哺乳动物吞噬细胞受体活性类似的蛋白质，可以调节血细胞的吞噬作用。因此，昆虫虽然没有抗体—抗原识别机制，但仍有一些类似高等动物辅助细胞对异物识别或免疫细胞对非胸腺依赖性抗原的识别机制，依赖体内特定受体蛋白与异物的结合，启动免疫反应。此外，昆虫血细胞也同样具有清除衰老细胞或其碎片的功能，具备识别正常细胞和异常细胞的功能。但目前尚未报道昆虫血细胞具有类似高等动物血细胞的表面复合体。

三、昆虫天然免疫的基因调控

（一）免疫基因的诱导与组织特异性表达

昆虫大多数免疫基因在病原体入侵前是不表达的，而仅当诱导处理后方能被高表达；也有部分免疫基因在正常昆虫体内能低水平表达，如防御素、类免疫球蛋白、溶菌酶和蜜蜂肽等基因，其中溶菌酶基因在虫体内尚能高水平表达。大多研究表明，昆虫免疫基因诱导表达产物在处理后 1 小时至数小时即可检测到，但这种可检测时间长短因基因种类而异。有一类免疫基因在细菌处理后 4~8 小时，其表达产物即可达到高峰，如家蚕天蚕素 B 基因、黑腹果蝇椤蚕素和天蚕素基因和双翅肽基因以及麻蝇椤蚕素和天蚕素基因；另一类则在诱导处理后 36~48 小时方能达到表达高峰，而这之前一直保持低水平表达，如惜古比天蚕、蜜蜂的所有抗菌肽基因以及家蚕的椤蚕素和 lebicin 基因。

昆虫免疫基因表达还与昆虫发育阶段和生理状态有关。如果蝇天蚕素 A1 和 A2 基因能在幼虫和成虫期被高效诱导表达，天蚕素 B 和 C 基因主要在蛹期被诱导；而果蝇天蚕素基因在无菌饲养的幼虫或成蝇中则不能诱导表达；又如麻蝇肽（sapecin）mRNA 能在幼虫中诱导表达，也能在胚胎和蛹中瞬间表达。有些昆虫免疫基因诱导表达呈双峰模式，即可检测到 2 个表达峰值。如，天蚕素和类免疫球蛋白基因在惜古比天蚕中的表达以及天蚕素在果蝇 mbn-2 细胞中的表达均是如此。当以脂多糖诱导时，果蝇 mbn-2 细胞中天蚕素 mRNA 表达分别在处理后 1 小时和 14~16 小时达到峰值。可见脂多糖可能不仅诱导了免疫基因，而且还可能诱导了受体信号分子或转录因子基因，进而反过来调控脂多糖对抗菌肽免疫基因的诱导。有些昆虫免疫基因并非是诱导表达的，而是在虫体内自身表达的。如果蝇雄性特异性的雄性肽（andropin）基因和地中海实蝇雌雄特异性实蝇肽（ceratotoxin）基因的表达不能被虫体损伤或细菌侵入诱导，但能被交配所促进。果蝇被注射细菌后不仅不能诱导其溶菌酶 7 种基因的表达，反而导致其中几个基因表达中止。昆虫免疫基因转录、表达具有组织特异性，这种特异性随基因种类而异，其中大多在脂肪体中转录、表达。同种抗菌肽不同基因转录、表达也具有组织特异性，如果蝇溶菌酶的基因。

（二）昆虫免疫基因启动子元件（promoter element）

昆虫免疫基因表达的诱导与组织特异性调控似乎是转录水平的诱导。理解这种调控方式的机制关键是要鉴定有关的顺式调控元件。鉴定出这种顺式作用元件可采用下列 3 种方法：第一，比较表现有诱导与组织特异性基因的启动子区域，并找到共有的序列基序；第二，鉴定脊椎动物免疫基因的重要顺式调控序列基序，并探讨这种基序参与昆虫免疫调控的可能性；第三，通过构建启动子报告基因的重组基因，鉴定与这种基因表达有关的重要序列，并分析这种重组基因在转染测定和转基因动物中的表达情况。这些方法的成功运用已使研究人员找到了与昆虫免疫基因调控有关的序列基序。

果蝇的天蚕素 cecA1、cecA2、cecB 和 cecC 基因的近侧上游区均有 40bp 的保守区。这种保守区含有 3 个间断的序列基序，即区域 1（R1）、κB 基序和 GATA 基序。果蝇的双翅肽基因上游也同样有天蚕素基因的 40bp 保守区。双翅肽基因与天蚕素基因主要的不同是保守区内 κB 基序序列不同，也正因如此，转录因子 Rel 因子与这两种基因启动子结合的特性是不同的。果蝇这 5 种抗菌肽基因中的 κB、GATA 和 R1 基序在基因调控中是相当重要的。κB 和 GATA 基序在 cecA1 基因正常表达中是必要的；κB 基序和 R1 基序一半序列（GAAANN）对双翅肽基因表达同样也是必要的。惜古比天蚕、家蚕和麻蝇的抗菌肽基因近侧启动子区域中常伴随着 GATA 或 R1 等 2 种基序或其中 1 种，其中 R1 基序有时较短，即 GAAANN 基序。3 种基序的序列和取向是变化的，但其紧密邻近性（proximity）则反映了它们与转录因子结合时是相互影响的。

麻蝇的麻蝇素ⅡA 的 3 种基因 200bp 的上游区也具有高度同源性，含数个 κB 和 GATA 基因元。麻蝇结合半乳糖的凝集素基因也有 κB 基序且该基序对基因诱导是必要的。凝集素基因上游和内含子含有一长链富含 A 或 T，该长链与基因表达水平有关。最近研究表明，酵母中的聚脱氧腺苷：脱氧胸苷〔poly（dA：dT）〕作为一种普遍存在的启动子元件通过增强转录因子结合其附件序列而能刺激转录。从这点来看，凝集素基因中邻近 κB 基序的富含 A 或 T 长链对基因转录可能是重要的。家蚕的天蚕素 B1 和 B2 基因上游区和编码区也具高度同源性，它们均能被脂多糖诱导。在其近启动子区均含有 LSP 应答的 κB 基序和 IL-6 调控元件（CTGGGA）；其 3 个 GATA 基序邻接 κB 基序。

（三）转录因子（transcription factor）

免疫基因组织特异性表达是转录因子分布于特定组织所致的结果，这些转录因子主要是 Rel 家族转录因子及其之外的 DNA 结合因子。隶属 Rel 家族蛋白的转录因子之一，即 κ 基因结合核因子（nuclear factor κ-gene binding，NFκB）。它最先在哺乳动物成熟 B 淋巴细胞中发现。当它与免疫球蛋白 κ 轻链蛋白基因上的 κB 基序（GGGACTTTCC）结合时，可增强该基因的表达。随后发现 NFκB 存在于多种细胞中，参与急性期反应蛋白基因的表达调控或调节细胞因子和受体的可诱导性表达。NFκB 通常以非活性前体形式存在于细胞质，结合 3 种不同的蛋白亚基，即 50kD 的 DNA 结合蛋白（p50），65kD 的效应蛋白（P65）和抑制蛋白 IκB（inhibitor-κ binding）。NFκB 的结合制约其向核内转移，当受到细胞外刺激时这种制约将能解除。如在淋巴细胞中，肿瘤坏死因子（INF）和白细胞介素 1（IL-1）与跨膜受体的结合会引起 IκB 的磷酸化而从 NFκB 复合体上解离，此时活化的二聚体 p50 和 p65 就能移至核内，它们作为反式作用因子与基因启动部位特定的基序专一结合而增强基因的转录。

昆虫免疫基因表达同样涉及某些类似于 NFκB 的转录因子。最先在惜古比天蚕体内发现了昆虫免疫基因 κB 结合因子。CIF 隶属 Rel 蛋白家族，分子质量为 65kD 的同型二聚体（homodimer），能专一地结合在 κB 基序上。当用脂多糖等免疫基因诱导物处理后，才能在脂肪体细胞核内和胞浆提取物中发现有活性的 CIF。果蝇有 3 种编码 Rel 家族蛋白的基因已被鉴定，即背侧蛋白基因（dorsal，dl）、背侧相关免疫因子基因（dorsal-related immunity factor，Dif）和 Relish 基因（Rel）。这 3 种基因表达物即 Dorsal、Dif 和 Relish 蛋白均有与免疫基因启动子区 κB 基序结合的活性，参与果蝇天蚕素和双翅肽基因的表达调控。

麻蝇凝集素转录调控因子已从麻蝇 NIA-Sape-4 细胞中分离获得，即脱氧腺苷或胸苷结合蛋白（A/T binding protein，ATBP）。它能与凝集素基因上游区和内含子中的 poly（dA 和 dT）核苷酸结合，其变性分子质量为 53kD，自然分子量为 430kD，是由 50kD 亚基组成的八聚体。ATBP 基因也已克隆，其 cDNA 编码产物中含有 2 个锌结构单位、1 个酸性功能区、2 个富含谷氨酰胺的功能区和 1 个谷氨酰胺连缀（glutamine-run）。此外在免疫家蚕幼虫脂肪体核提取物中，也检测到了 3 种细菌诱导的 DNA 结合活性因子，然而目前对核结合因子结合特异性尚不了解。

四、昆虫体液免疫分子及其功能

昆虫体液免疫依赖血淋巴中的抗菌肽和蛋白等效应分子。它们主要由脂肪体、血细胞、围心细胞、马氏管、中肠以及损伤或受感染时的真皮细胞合成，发挥不同的作用。

（一）昆虫体液免疫分子种类

昆虫体液免疫因子可分为两大类：一类是正常虫体内本身存在的先天因子，如凝集素（lectin）、类免疫球蛋白（hemolin）和前酚氧化酶（prophenoloxidase）等；另一类是经人工或自然诱导后产生的后天性免疫因子，如抗菌肽（蛋白）和抗真菌肽（antifungal peptides）等。

（二）昆虫体液免疫分子的功能

目前发现昆虫的抗菌活性物质的作用机制主要表现在四个方面：酶促水解破坏微生物的细胞壁；直接

插入细胞膜破坏膜结构及其通透性；抑制微生物的物质代谢，尤其是外膜组分的合成，阻止细胞分裂繁殖；代谢产生细胞毒性物质，使外源物被杀死或钝化。

1. 水解破坏微生物细胞壁 典型的溶菌酶（lysozyme）作用。这种酶为昆虫体内的正常组分，但可受异物诱导而大量增加。它主要通过水解细菌胞壁物质黏多糖中的N-乙酰葡萄糖胺和N-乙酰胞壁酸之间的β-1，4键发挥抗菌作用。目前已从家蚕、烟草天蛾和果蝇等昆虫中克隆出了溶菌酶的基因，所有的这些溶菌酶的分子量均为14kD，其序列与鸡蛋清溶菌酶相似。但在不同的昆虫中，溶菌酶所起的作用可能有一定差异。研究发现家蚕体内溶菌酶极易受细菌诱导，且主要由脂肪体合成，而果蝇体内的则不受细菌诱导，主要由中肠细菌合成，起正常的消化作用。

2. 直接破坏细胞膜的通透性 在昆虫体内分离到的许多抗菌肽大都具有直接破坏微生物细胞膜结构、影响胞膜通透性的作用。如在双翅目、鞘翅目、膜翅目和蜻蜓目昆虫中发现的昆虫防御素（insect defensins）为29~34个氨基酸的多肽，内含6个半胱氨酸，在分子内形成3个二硫桥。利用磁共振研究发现，分子的N端有一个环，紧接着为短α螺旋，并通过二硫桥与C端的β片层结构相连，形成α-β复合结构。其主要作用是通过聚合形成插入膜内的通道裂解革兰氏阳性菌的内膜。天蚕素是另一类不同结构的抗菌肽，最初在天蚕蛾中分离得到，分子量为4kD，对革兰氏阴性和阳性菌具有广泛活性。目前在鳞翅目和双翅目昆虫中均有报道，均为立体结构相似的阳离子多肽，并在分子内形成2个脂水两亲的螺旋区，这种两亲性分子与细胞膜相互作用是破坏膜结构，进而溶解细菌的主要原因。

3. 阻止细胞分裂增殖 在鳞翅目、双翅目等昆虫体内分离到的20~28kD的抗菌蛋白，可以由细菌诱导产生。从其基因序列分析，这些蛋白属于肉毒素Ⅱ家族（attacin/sarcotoxinⅡfamily），它们主要通过抑制外膜蛋白的合成、阻止革兰氏阴性菌的细胞分裂和繁殖。另外，仅在双翅目昆虫中分离到的分子量为9kD的抗菌肽——蝇素（diptericins），其结构序列与肉毒素碳端的富甘氨酸区相似，仅对部分革兰氏阴性菌起作用，其作用机制也是抑制外膜蛋白的合成。

4. 代谢毒物的杀伤与钝化作用 昆虫酚氧化酶是一个重要的免疫防御因子。最初发现，由于酚氧化酶将酪氨酸代谢并氧化成醌，醌类再聚合形成黑色素沉积在伤口或包被的异物周围，形成黑化反应。随后对多种昆虫的研究证实，黑化反应是一个重要的免疫防御反应。其一是酚氧化反应过程有利于产生各种过氧化自由基和羟自由基，这些物质表现出极强的细胞毒性，可以直接杀死侵入的微生物。其二是氧化产生的醌类和黑色素，可使蛋白质鞣化，因而可钝化微生物，阻止其在体内扩散蔓延。此外，酚氧化酶及其活化过程的产物，在免疫过程中还可能存在识别和启动其他免疫过程的作用。

近年来，由于酚氧化酶在多种昆虫中的分离纯化，使其功能研究取得很大进展。该蛋白以前酚氧化酶形式存在于血液和血细胞中，在有的昆虫中发现表皮和中肠细胞中也存在。前酚氧化酶经专一性丝氨酸蛋白酶水解一段肽链而活化。前酚氧化酶正常情况下在昆虫体内以二聚体形式存在，含有2个大约为80kD的亚基。昆虫中的亚基有不同的类型，不同类型亚基的序列40%~50%是相同的，它们在昆虫体内形成异性二聚体。在分子生物学水平研究酚氧化酶分子序列发现，它属于一个包括节肢动物血蓝素蛋白（hemocyanins）和昆虫血淋巴6亚基血浆蛋白（hexameric hemolymph proteins）在内的超基因家族，每个酚氧化酶亚基内含有2个与血蓝蛋白酮结合部位相对应的保守序列。这些区域的水解将会导致分子与其他配体的共价结合，还可能是酚氧化酶在凝集过程中表现出黏着作用的原因。

第二节 昆虫抗病原体的免疫效应机制

与高等动物相比，昆虫有其独特的免疫系统和免疫机制，其免疫系统非常类似于脊椎动物的天然免疫（innate immunity），具有识别和清除体内异物的能力。然而与脊椎动物不同，昆虫免疫无明显的记忆能力，而且缺乏免疫的专一性。昆虫对病原体的侵入主要产生体液和细胞免疫。细胞免疫主要依赖血细胞对外来抗原或异物的吞噬（phagocytosis）和包被作用（encapsulation），是由浆细胞或粒细胞完成的。体液免疫不同于高等动物，主要区别在于昆虫无T和B淋巴细胞，无免疫球蛋白及完整的补体系统，缺乏特异的抗原-抗体反应。人们用现代分子生物学手段对昆虫的体液免疫进行了广泛的研究，现在一般认为昆虫的体液免疫系统是以抗菌肽、抗病毒因子、凝集素、溶菌酶和蛋白酶抑制剂等，配合多功能的血细胞建立的一个开放完整的防御体系。

一、昆虫先天性免疫防御信号通路

先天性免疫对于宿主防御病原体感染的作用重大。目前已经知道的先天性免疫系统主要有以下几大类成分：细菌识别蛋白、抗菌多肽、丝氨酸蛋白酶、蛋白酶抑制剂、其他蛋白酶如酚氧化酶以及血淋巴调节蛋白。在过去的数年里，人们主要以果蝇和蚊作为模式昆虫开展了一系列研究。随着对昆虫免疫系统知识的迅速积累，人们发现昆虫体内至少存在四条控制机体先天免疫反应的信号通路：Toll 信号通路、Imd 信号通路、JAK-STAT 信号通路和 JNK 信号通路（图 10-4）。Toll 信号通路通过活化的 Rel1 蛋白进入细胞核中，启动靶标基因的表达，主要调节对革兰氏阳性菌和真菌的免疫应答，活化细胞和诱导产生抗菌肽。Imd 信号通路则通过活化的 Rel2 蛋白进入细胞核中，启动靶标基因的表达，主要调控抗革兰氏阴性菌物质的合成和体液免疫反应。JAK-STAT 信号通路通过活化的 STAT 蛋白进入细胞核中与 STAT 结合域相结合，启动激活一氧化氮合成酶（NOS）等靶标基因的表达，参与调控昆虫的生长发育和免疫反应。JNK 信号通路是一种丝裂原活化蛋白激酶（MAPK）通路，Jun-n 末端激酶（JNK）是这个信号级联反应核心的 MAP 激酶，由 MAPK 激酶（半对称的，在 D. melanogaster 中）激活 JNK 磷酸化 Jun 和 Fos 转录因子，产生 Jun/Fos 二聚体（AP-1 复合物）激活靶基因的转录，目前我们对 JNK 信号在昆虫免疫中作用的认识还比较有限，可能参与了昆虫抗病原体入侵的天然免疫反应。每条通路有其对应的关键启动分子、下游转录分子、免疫效应分子以及免疫抑制分子，种类繁多，作用复杂。

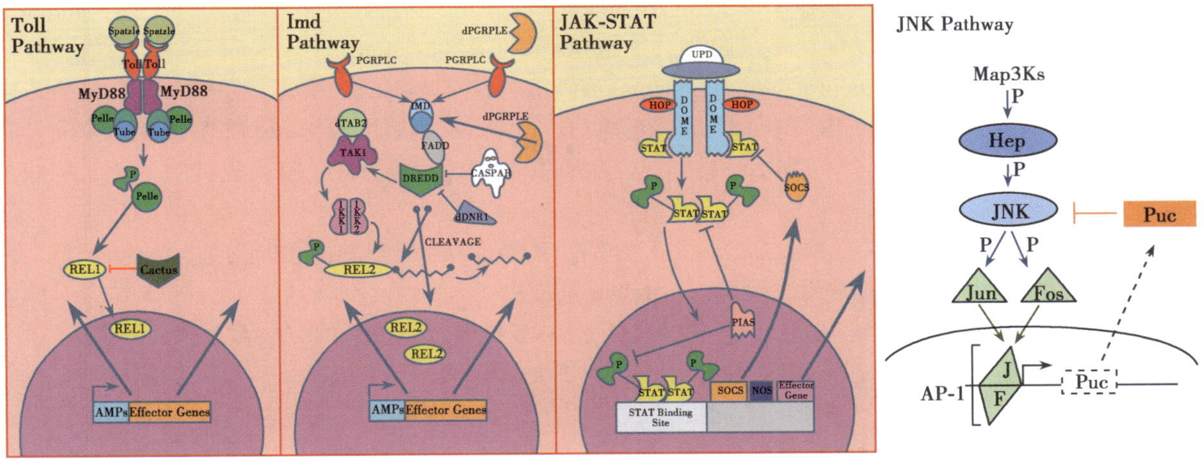

图 10-4　昆虫免疫防御应答的 Toll、Imd、JAK-STAT 和 JNK 信号通路示意图

（引自 Clayton 和 Garver）

（一）病原相关分子的识别

在微生物中存在一些与其生命活动所必需的保守结构——病原体相关分子模式（PAMPs），它们在宿主中并不存在，是特异性激活先天性免疫系统的配体，信号通路中的跨膜蛋白 Toll 和 IMD 均不能直接识别这些分子。因此，信号通路只有在能特异性识别病原相关分子模式的蛋白参与下才能被激活。

通过遗传学分析，人们鉴定了果蝇和硬蜱中存在一系列介导这种特异性识别的蛋白，细胞因子样的多肽 spätzle 便是其中之一，果蝇基因组中有 6 种编码这种蛋白的基因，在其缺失时免疫攻击不能激活果蝇内 Toll 信号通路和防御素的表达。Spätzle 的前体不具有生物活性，结构上与哺乳动物的神经营养蛋白相似。经蛋白裂解酶剪切后得到分子量为 12kD 的羧基端多肽片段 C106，即成熟的 spätzle 蛋白。成熟的 spätzle 以二聚体形式与两个 Toll 受体的细胞外区段结合，激活 Toll 受体及其介导的信号通路。目前鉴定了两个与 spätzle 切割有关的基因。这两个基因分别编码肽聚糖识别蛋白（peptidoglycan recognition proteins，PGRPs）

和革兰氏阴性菌结合蛋白（Gram negative bacteria-binding protein，GNBP）。当病原体侵入时，通过 PGRP-SA 和 GNBP-1 复合物与病原物 PAMPs 结合而触发淋巴液中一系列酶解反应，产生成熟的 spätzle 蛋白。PGRPs 和 GNBP 缺失后都能导致 Toll 信号通路激活受阻；当二者共同被大量表达时，Toll 通路的激活可以不依赖攻击。因而它们可能在激活导致 spätzle 切割的蛋白裂解中存在协作。

与 Toll 通路显著不同的是人们对激活 Imd 通路的受体与配体仍知之甚少，Imd 信号通路的新组分 PGRP-LC 已被鉴定，其跨膜区可能充作 Imd 信号通路的受体。然而，就革兰氏阴性菌感染与抗菌肽基因激活而言，PGRP-LC 基因突变分析显示其并不比 Imd 通路中的其他功能缺少的突变体有更显著的效果。另外，血淋巴 PGRP-LE 在激活抗菌肽表达时在 Imd 通路上游发挥作用。因此，PGRP-LC 不是活化 Imd 通路的唯一上游组分，但却可能与其他受体 / 辅助受体分子一起作为识别复合体的一部分而发挥作用。

此外，在发育期相邻细胞上的亮氨酸丰富的胞外结构域的同亲性和异亲性反应可能作为活化信号通路的模式，能通过其他的分子模式激活 Imd 通路而非 Toll 通路；鼠中 PGRPs 基因被敲除后对低度致病性革兰氏阳性菌的杀灭力降低。因此，从遗传学角度来看，PGRPs 在感染识别中的作用可能类似于哺乳动物的 TLRs（Toll-like Receptors）。

（二）Toll 信号通路

Toll 信号通路最早是在果蝇胚胎发育早期参与基因筛选的过程中被发现的。对果蝇 Toll 信号通路的认识不仅改变了对果蝇免疫系统的理解，也改变了对其他昆虫免疫系统（甚至哺乳动物）的理解。在果蝇中，Toll 通路对于胚胎发育和免疫至关重要。Toll 通路由革兰氏阳性细菌或真菌诱导，激活细胞免疫，产生抗菌肽（AMPs）。目前发现，Toll 样受体（Toll like receptor，TLR）属于Ⅰ型跨膜受体蛋白，广泛存在于昆虫中。已从果蝇基因组中发现了 8 个 TLR 基因；冈比亚按蚊基因组中发现了基因 Toll-1 至 Toll-11。TLR 受体蛋白位于脂肪体细胞膜上，其胞外区段（extracellular domain）由富含亮氨酸的重复序列（leucine rich repeats domain，LRR）和半胱氨酸结构域所组成。细胞内胞浆区段（cytoplasmic domain）由 3 个结构域组成，分别为 Toll/IL-1R（Toll/IL-1-receptor homology domain，TIR）结构域、PEST 结构域、羧基端抑制性结构域（C-terminal inhibitory domain）。TIR 结构域与哺乳动物 IL-1 受体的胞浆区段同源，调节 TLR 受体间杂合或纯合二聚体的形成，以及 TLR 与含 TIR 结构域的接受蛋白的结合。果蝇 TLR 家族成员的 TIR 结构域高度保守。

Toll 受体可以识别细菌、脂多糖（LPS）等，接连激活 Tube、Pelle 等细胞内信号分子。NF-κB 是一种调控免疫应答的转录调控因子，通常为二聚体，与 Relish 家族中其他成员一样，其分子的 N-末端含有 300 个氨基酸组成的 Relish 同源结构域（RHI）。它和抑制因子 I-κB 结合，以无活性形式存在于细胞浆中。当 Toll 信号传导通路上游分子活化后，使I-κB磷酸化，I-κB 与NF-κB解离，NF-κB被活化后进入细胞核与κB结合，就会调控抗菌肽基因的表达。果蝇的 NF-κB/Rel 家族因子已发现 3 种：Dorsal，DIF（dorsal-related immunity factor）和 Relish。果蝇的 I-κB 为 Cactus。

Toll 受体的细胞外区域含有丰富的亮氨酸重复序列，其细胞内结构域与白介素 1（IL-1）的受体相应部分有很大的相似性，该区域通常被称为 TIR 域。发生真菌或革兰氏阳性菌感染时，活化的丝氨酸蛋白水解酶使 spätzle 裂解。spätzle 蛋白具有 L-半胱氨酸端，提示它能形成半胱氨酸结构域。spätzle 作为一个无活性的前体被分泌，需要胰蛋白家族中至少 4 个丝氨酸蛋白酶的蛋白级联反应来激活。通过前体的重组体形式与 C-端活性片段的表达和纯化来激活 Toll 通路。Toll 借助它的 TIR 域与细胞浆内两种蛋白（MyD88 和 Tube）间相互作用将信号传入细胞内，MyD88 和 Tube 都带有 TIR 域和死亡域（dead domain，DD）。死亡域是蛋白内一个类似死亡受体或衔接子蛋白的保守区域，它能介导蛋白与蛋白间的相互作用，它在此通路中具有重要作用。MyD88 尚具有与 Toll 相似的 TIR 结构域，可能参与结合 Toll。果蝇 MyD88 与哺乳动物细胞内的 MyD88（Myeloid differentiation primary response gene 88）同源，而 Tube 在哺乳动物细胞内没有同源物。MyD88 可以转导信号到另一个含 DD 蛋白分子的 Tube，Tube 又能通过接头受体 DD 间相互作用激活丝氨酸/苏氨酸激酶 Pelle，于是 DmMyD88，Tube 和 Pelle 基于 Toll 蛋白传来的信号在细胞浆内形成复合体，缺失这些蛋白而无法形成复合体的果蝇不能抵御革兰氏阳性菌和真菌感染。信号从该复合体传给可诱导的 NF-κB/Rel 家族顺式激活子，该激活子在细胞浆中与 Rel 蛋白的抑制子 Cactus 蛋白形成复合体。信号促使蛋白激酶磷酸化 Rel 蛋白,Cactus 从蛋白复合体上脱离,并被蛋白酶体所降解,磷酸化 Rel 蛋白被转运到细胞核调节靶基因表达。Toll 通路中的两种 Rel 蛋白分别为 Dorsal 和 DIF,前者在背腹轴形成过程中介导 Toll 信号传递,后者是成虫遭受真菌和革兰氏阳性菌感染时 Toll 信号传递的主要介质。Dorsal 在幼虫中能替代 DIF,而 DIF 在胚胎中弥补 Dorsal 的不足。

尽管 Toll 通路在抗革兰氏阳性菌和真菌感染中的确切作用仍不十分清楚,但它的确增加了各种抗菌肽的表达,因为 Toll 通路的活化提高了成百上千基因的表达且加强了细胞免疫功能。此外,果蝇基因组还包含有 8 个编码跨膜受体的相关基因,它们胚胎发育多样且处于动态的表达模式也表明了在发育中的作用。DmMyD88 与 Toll 特异性反应但不与 Toll 家族中的其他大多数成员结合,以及在细胞培养实验中除 Toll-5 和 Toll-9 外都不能激活果蝇抗菌肽表达的事实表明,其他 6 个 Toll 相关基因在宿主防御中没有发挥作用。此外,在胚胎和幼虫发育过程中果蝇的 Toll 蛋白显示了复杂的阶段和组织表达特异模式,而不像哺乳动物 TLRs 仅在免疫效应细胞中表达。

在蚊中,Toll 通路的分子机制已经得到了很好的研究。Rel 1 是一个 NF-kB 转录因子,是果蝇的 Toll 通路上起中心调控作用的 Dorsal 同源物。Rel 1 有两种亚型,分别为 Rel 1-a 和 Rel 1-b,可被幼虫或雌蚊的感染性损伤激活。在一项基于埃及伊蚊的研究中,RNA 干扰技术(RNAi)被用来产生两种不同的转基因蚊。在其中一个实验中,Rel 1 被过度表达,而在另一个实验中 Rel 1 被破坏了。结果显示,Rel 1-a 同源域的过度表达导致 Rel 1-b 也过度表达,这表明 Rel 1-a 的 Rel 同源域实际上是调节 Rel 1-a 和 Rel 1-b 的转录激活。这种调节机制需要更进一步详细地研究。另一种作为 Rel 1 负调节器的分子 Cactus,则是通过抑制 Rel 1 的活性来帮助病原体生存。RNAi 介导的 Cactus 沉默可以增强抗菌肽 DEF(defensin)基因的表达,从而增强埃及伊蚊对其体内登革病毒的抑制作用。在另一项实验中,沉默 Cactus 的表达也可降低按蚊体内的病原体感染强度。当 Rel 1 和 Cactus 在蚊中同时被沉默时,蚊更容易被病原体感染。

(三) Imd 信号通路

Imd 通路是另一种重要的信号通路,在昆虫天然免疫系统中起着重要的作用。与 Toll 通路一样,Imd 通路也是首次在果蝇中被发现和研究,并被发现在昆虫和哺乳动物的免疫系统中起着重要作用。该通路与 Toll 通路在诱导免疫应答方面存在分子重叠。在对果蝇变异体的抗菌肽基因表达研究中发现了一种隐性变异,该变异使抗细菌活性肽的诱导性表达受到损害,引起抗细菌能力减低,这种变异被称为免疫缺陷(Immune deficiency,Imd)。Imd 通路主要控制抵御革兰氏阴性菌感染的抗菌肽和防御素的表达,在按蚊抗恶性疟原虫和伊蚊抗病毒免疫反应中也发挥着重要作用。Imd 基因编码分子量为 30kD 具有死亡结构域的蛋白质 Imd,它与哺乳动物的受体相互作用蛋白(receptor-interacting protein,RIP)高度相似。细菌感染激活 Imd 通路的分子成分很保守。目前已知参与此通路的分子有 Imd、转化生长因子激活激酶(transforming growth factor-activated kinase,dTAK1)、果蝇 fas 相关死亡域蛋白(drosophila fas-associatedprotein with death domain,dFADD)、DmlKKγ、DmlKKβ 等。

与其他免疫信号通路一样,Imd 信号通路的活化从识别入侵的病原体开始,由特定基因编码的宿主模式识别分子结合病原体。在 IMD 信号通路中,模式识别受体可以是 PGRP-LC 或者是 PGRP-LE。Imd 通路是通过 PGRP-LC 直接对非自体物质进行识别,把感染信息传递到免疫应答细胞。Imd 通路对于革兰氏阴性菌肽聚糖的多聚体和单体都很敏感。昆虫 PGRP-LC 受体通过肽聚糖特殊的肽序列进行识别,进而诱导 Imd 基因表达 Imd 蛋白,从而激活 Imd 信号通路。PGRP-LE 被证实是结合到 DAP 型而不是 LYS 型的肽聚糖上。Imd 信号通路受一氧化氮和磷脂酶 A2 脂肪酸所影响。

诱导抗菌肽基因表达的关键是由果蝇基因组 Relish 基因编码的 Rel 因子的细胞核定位。与 Toll 通路中的 Rel1 一样,另一个属于同一家族的分子 Rel2 在 Imd 信号通路中起中心作用,调控抗菌肽 cecropin1 等效应分子的表达。Rel2 基因通过选择性剪接产生两种亚型蛋白:全长(Rel2-F)蛋白和较短的(Rel2-S)蛋白。较短的 Rel2-S 缺乏抑制性锚蛋白重复序列和死亡域。基因敲除实验表明,与只对革兰氏阴性细菌有反应的果蝇中发现的 Relish 相比,按蚊 Rel2 的两种亚型分别对革兰氏阳性菌和革兰氏阴性菌进行免疫防御。Rel2-F 还调节了疟原虫在蚊媒体内的感染强度。该因子由 N 端 Rel 同源域(RHD)和 C-端带有锚蛋白重复的 I-κB 样抑制域组成,该 I-κB 样抑制域经常充当 RHD 的抑制子。信号级联激活导致 Relish 蛋白被内源性裂解酶在其 caspase 位点切割，I-κB 样抑制域残留于细胞浆内，RHD 转位到细胞核启动目的基因转录。果蝇内的 IKK 信号复合体等价物由与哺乳动物 IKK 和 IK 亚单位相关的蛋白组成。其发挥作用的机制可能是：信号促使 IKKβ 激酶被直接磷酸化后，复合体调节蛋白裂解酶对 Relish 切割。IKK 复合体上游的 4 种蛋白被突变时都导致果蝇对革兰氏阴性菌感染抵抗力和抗菌肽基因表达下降，这 4 种蛋白分别是 PGRP-LC、含有死亡域的蛋白 Imd 和 dFADD、caspase-8 同源物 DREDD、有丝分裂原活化蛋白 3（MAP3）激酶 dTAK1。

C-末端带有死亡域的 Imd 蛋白与哺乳动物受体反应蛋白（RIP）的死亡域有序列相似性。在哺乳动物中，RIP、FADD 和 caspase-8 在 TNFR 信号通路中作为调节分子对 NK-κB 激活与细胞凋亡均为必需；在果蝇中，Imd 能通过同型 DD 与 dFADD 反应，dFADD 与 DREDD 反应。目前已发现的遗传学证据显示，革兰氏阴性菌感染后可形成 Imd/dFADD/DREDD 复合体，Imd 位于 dFADD 和 DREDD 上游，而 dFADD 位于 DREDD 上游。然而，该复合体究竟如何将信号传入细胞导致 IKK 信号等被激活仍不得而知，这很有可能是由 dTAK1 蛋白来完成的。dTAK1 与哺乳动物 MAP3 激酶 TAK1 有相似的结构，TAK 蛋白在信号级联传递中位于 IKK 复合体上游，但遗传学研究表明其发挥功能时位于 Imd 下游、dIKKβ 和 dIKKγ 上游，并且已有报道提示完整的激酶域对于 dTAK1 激活抗菌肽基因表达非常必要。

目前对 DREDD 在 Imd 通路中的确切作用仍有争议，有人认为该分子可以直接切割 Relish，这一推论为如下观察结果所支持：①Relish 加工发生于 caspase 靶位点；②dFADD 在免疫沉淀实验中与 DREDD 反应；③从遗传学角度讲，Relish 发挥功能时位于 IKK 复合体下游。然而，目前在体外没能用纯化的 DREDD 和 dIKKβ 磷酸化的 Relish 重现切割反应，这表明可能存在如下模式：一旦发生免疫攻击，dFADD 便激活 DREDD，而与 caspase-8 的结构相似 DREDD 将活化下游其他 caspase 蛋白切割磷酸化的 Relish。有如下事实支持这一模式：Imd 通路的活化能为病毒的 caspase 抑制子 p35 所封锁，但 p35 不抑制 DREDD 的活性。

将 Imd 信号通路与哺乳类 TNFR1 信号通路间发挥调节作用的组分相联系，即 Imd 和 RIF，dFADD 和 FADD，DREDD 和 caspase-8，果蝇和哺乳类 IKK 复合体亚单位 dIKKβ 和 dIKKγ，发现它们之间存在很大结构相似性，且这种相似性为下列发现所加强。Imd 基因的过表达诱导了 Relish 依赖的抗菌肽基因的表达和细胞凋亡，其等价于 TNFR1 通路中 RIP 在 NF-κB 激活和凋亡中的双重作用，尽管有必要深入了解 Imd 通路在凋亡调节中的作用，但这些数据表明 Imd 和 TNFR1 信号级联进化保守。

还有一种蛋白，Caspar，它作为 Rel2 的负调节因子，类似于 Cactus 制约 Rel 1 的功能。多项研究表明，Caspar 作为 Imd 通路的负调控因子发挥作用，通过沉默 Caspar 基因可以增强蚊对疟原虫的免疫反应。Rel2 转录因子的基因过表达完全可以抵抗实验室培养的冈比亚按蚊、斯氏按蚊和淡色按蚊中的恶性疟原虫。一项关于冈比亚按蚊的研究显示，感染恶性疟原虫可通过 PGRP-LC 受体激活冈比亚按蚊 Imd 信号通路，提示 Imd 通路在按蚊抗疟原虫感染免疫中发挥着重要作用。沉默抑制因子 Caspar 从而过度活化 Imd 通路，结果表明 TEP1、FBN9 和一个富含亮氨酸的重复家族成员（LRRD7/APL2）是抗疟原虫的关键效应分子。另一种富含亮氨酸的重复家族成员 APL1A 被证实参与了由 Rel 2 控制的冈比亚按蚊的抗疟原虫效应。Imd 通路的一个显著特征是其活化作用，这是由蚊中肠内源性菌群调控的。这些细菌在蚊的发育、消化、营养和繁殖中发挥着生理作用。最近的研究发现蚊的肠道菌群对蚊免疫系统有着重要影响。关于埃及伊蚊的研究显示，埃及伊蚊通过吸血感染登革病毒后，蚊肠道菌群、免疫系统和登革病毒三者之间存在复杂的交互作用。这种三者之间的相互作用可能不仅仅局限于蚊感染登革病毒，也可能在虫媒传播病原体过程中存在的普遍特征。

（1）Toll：当病原体侵入时，通过 PGRP-SA 和 GNBP-1 复合物与病原物 PAMPs 结合而触发血淋巴中一系列丝氨酸蛋白酶解，裂解 spätzle 产生成熟的 spätzle 蛋白。成熟的 spätzle 与 Toll 受体的细胞外区段结合，然后 Toll 借助胞内的 TIR 域使 MyD88/Tube/Pelle 形成三聚体。信号从该复合体传给可诱导的 NF-κB/Rel 家族顺式激活子，信号促使蛋白激酶磷酸化 Rel 蛋白（Dorsal 与 DIF），Cactus 从蛋白复合体上脱离，磷酸化 Rel 蛋白被转运到细胞核内。

（2）Imd：在病原体入侵的诱导下，PGRP-LC 与病原体 PAMPs 结合，激活 Imd，引起胞内信号级联反应，最终激活 Relish 等 NF-κB 转录因子作用和效应分子的表达。

（四）JAK-STAT 信号通路

JAK（Janus kinase）-STAT（signal transducer and activator of transcription）通路最早在果蝇中被鉴定是由于其在胚胎卵裂中的作用。该通路中的 4 种主要组分是：3 个配体（Unpaired：Upd、Upd2 与 Upd3）、1 个细胞膜上的受体（domeless，dome）、1 个 Janus 激酶（JAK）Hopscotch（Hop）与 1 个 STAT（STAT92E）。虽然成员简单，却参与了果蝇的体节生成、性别决定、免疫反应、血细胞生成、眼睛细胞的增生及分化，以及中枢神经、后肠与气管的发育。

JAK-STAT 信号传递的基本过程可概括为：①受体与其相应配体结合；②受体和 JAKs 发生聚集，邻近的 JAKs 相互磷酸化而被活化；③JAKs 的 JH1 结构域催化 STATs 上相应部位的酪氨酸残基磷酸化，同时 STATs 的 SH2 功能域与受体中磷酸化的酪氨酸残基作用而使 STATs 活化；④STATs 进入核内同其他一些转录因子相互作用从而调控基因转录（图 10-4）。JAK-STAT 信号通路是由 Upd 与 Dome 受体胞外末端的结合，然后构象修饰，如受体二聚体的二聚，导致 Janus 激酶与受体二聚体的磷酸化。激活的 Janus 激酶然后磷酸化受体二聚体的 c 端，产生 STAT 蛋白的结合囊。STAT 蛋白随后与这些囊袋结合并被 JAK-dome 复合体磷酸化，导致 STAT 蛋白的激活和二聚反应，后者进一步转移到细胞核中，转录调控靶基因的表达。

在果蝇体内除这 4 种组分外至少还有 3 类细胞降解蛋白同源物存在，它们在哺乳动物中调节 JAK-STAT 信号通路，包括两种负调控蛋白：活化的 STAT 和细胞因子信号的抑制子和一种作用信号蛋白的接头分子，这两个不同的转录产物都起源于 STAT92E 位点的双启动子，一些剪接体编码截断形式的 STAT92E，如 ΔSTAT92E 缺乏 N-末端 133 个氨基酸，是 JAK-STAT 信号通路的主要负调控子。Upd 是一种带有信号序列和 N-末端糖基化位点的分泌蛋白，重组的 Upd 诱导磷酸化和 Hop 活化，故 Upd 是果蝇中激活 JAK-STAT 通路的配体，而激活的 JAK-STAT 通路的受体则由 Dome 编码，该受体是跨膜蛋白，仅与白血病抑制因子受体有一定同源性，Dome 通过 Hop 和 STAT92E 传递信号。Hop 为 120kD 的蛋白，与人的 JAK 最相似，两者间有 27% 的同源性，但在激酶和激酶样结构域中有更高的同源性，并且果蝇基因组内没有其他 JAK 蛋白。

STAT92E 为 83kD 的蛋白，与人的 STATs 最相似，总共有 37% 的相似性，STAT92E 含有 SH 域和 DNA 结合域。一个 C-末端酪氨酸残基被发现在所有的STAT样蛋白中存在，该残基在体外活化通路中被磷酸化。昆虫免疫反应中涉及 JAK-STAT 通路的证据来自对冈比亚按蚊（*Anopheles gambiae*）的研究，对 Anopheles STAT（aSTAT）的细胞核定位的免疫组化分析表明：JAK-STAT 通路活化的标志是活化的 STAT 转运到细胞核定位并激活靶基因；利用细菌（大肠杆菌和黄体微球菌）感染冈比亚按蚊，结果显示 STAT 蛋白向细胞核移位。在没有被免疫攻击的蚊中，aSTAT 在细胞浆和细胞核中都有；但在被免疫攻击的蚊中 aSTAT 仅存在于细胞核。对埃及伊蚊的研究结果显示，沉默抑制蛋白激活 STAT 的基因表达可导致登革病毒在蚊肠道中的复制减少，而敲除 Dome 受体或 Hop 蛋白（JAK 的同源物）则导致中肠病毒复制增强。与此相似，STAT92E 在有免疫攻击时便进入脂肪体细胞的细胞核，并且这种转位在 JAK 活性（hopM38/hopMSV）降低的动物体内消失，而对带有 JAK 功能获得性突变的果蝇都能明显检测出活化的 STAT 存在于细胞浆和细胞核中。这些结果表明：在昆虫细胞中存在 STAT 的活化依赖 JAK。

TEP1 也是 JAK-STAT 基因家族中的一部分，其编码含硫酯的蛋白，与补体 C3/α2 巨球蛋白超家族成员有显著相似性，在幼虫和成虫中 TEP1 均被低水平表达，而免疫攻击后其在脂肪体中的表达量显著增加。在 Toll 受体功能获得性突变的果蝇 Toll10B 中，TEP1 进行组成性表达。与此相反，在 Hop 功能缺失的幼虫中 TEP1 的表达显著下降，这些研究表明 TEP1 可能是 JAK-STAT 通路的靶基因；而 TEP1 在 Toll10B 中的组成性表达可被 hop 功能缺失突变所抑制，表明 Toll 通路可能在 JAS-STAT 通路上游发挥作用。此外，最新的研究发现，TEP1 的表达也受 Imd 和 Toll 及 JNK 等信号通路的调控。

totA 为编码一个多肽的基因，该多肽由幼虫脂肪体产生，在免疫攻击等情况下在血淋巴中的表达会增加，在对带有 hop（hopM38/hopMSV）功能缺失的成蝇攻击中证实 totA 表达需要 JAK 活性。序列分析表明：在 totA 序列中至少存在 4 个 STAT 结合位点，这表明 STAT 可能直接参与了 totA 基因的转录，故用 totA 作为 JAS/STAT 活化的标记有助于进一步鉴定 JAK/STAT 通路的活化状态。

（五）JNK 信号通路

JNK 通路是一种丝裂原活化蛋白激酶（MAPK）通路，从哺乳动物到昆虫高度保守，然而，我们对 JNK 信号在昆虫免疫中的作用认识还很有限。在脊椎动物中介导 JNK 信号传导的基因，在果蝇和冈比亚按蚊中已被鉴定出几个同源基因。Jun-n 末端激酶（JNK）是这个信号级联的核心的 MAP 激酶，由 MAPK 激酶（半对称的，在 *D. melanogaster* 中）激活。JNK 磷酸化 Jun 和 Fos 转录因子，产生 Jun/Fos 二聚体（AP-1 复合物）激活靶基因的转录。JNK 信号是由 pucked（puc）调控的，puc 是一种磷酸酶，通过去磷酸化 JNK 来抑制该信号通路。puc 是负反馈环的一部分，因为 puc 的转录受 JNK 通路调控。

冈比亚按蚊的先天免疫系统通过多种分子机制限制疟原虫的感染。例如，寄生虫入侵中肠会触发上皮细胞硝化反应，从而促进类似互补系统的激活。我们发现，通过抑制 Hep、JNK、Jun 或 Fos 的表达来抑制 JNK 通路，可显著增强疟原虫感染；而通过沉默折叠的抑制因子过度激活这个级联，则有相反的效果。JNK 途径通过两种协调反应来限制感染。它诱导两种酶（HPx2 和 NOX5）的表达，增强中肠上皮细胞对疟原虫感染的硝化反应，并调控两种关键免疫效应因子（TEP1 和 FBN9）的表达。此外，冈比亚按蚊 L3-5 株经基因筛选为疟原虫感染耐受株（R），其 JNK 通路基因、中肠基因和血细胞效应基因均呈现过表达状态。基因沉默实验证实，该级联反应在很大程度上介导了该蚊系对寄生虫的抵抗表型特征。综上所述，这些研究揭示 JNK 通路是冈比亚按蚊限制疟原虫感染的关键调控因子，并确定了几个介导这些反应的效应基因。

二、昆虫获得性免疫

获得性免疫也称特异性免疫，其识别的基础是克隆化的特异性抗原受体，它们均与信号传导分子组合为膜复合物并仅见于免疫活性细胞，可与对应抗原分子上某些特定结构——抗原决定簇或表位（epitope）选择性识别结合。

通常认为昆虫缺乏获得性免疫，但研究显示，蟑螂和大黄蜂进化出抵御某种微生物的长期保护机制——尽管生物学家还未证实这种保护机制的进化原因。如将可溶性蛋白——蜂毒素注入美洲大蠊，可诱导产生抗体样功能的免疫蛋白。注射后 2 周活性达高峰，持续时间较久（>56 天），有特异性，可被动转移给无免疫力的蟑螂，存在“免疫记忆”现象，即第二次攻击时，活性高，出现早，持续久。免疫血淋巴与相应的攻击抗原可呈现凝胶沉淀阳性反应，如将该免疫血淋巴经胰蛋白酶预处理，沉淀反应活性消失。用 SDS-PAGE 分析，获得 6 种不同分子量的蛋白质。这些免疫蛋白与蜚蠊的性别和虫龄有关。因此认为美洲大蠊似乎有脊椎动物的某些免疫功能。大黄蜂的试验也表明其防御具有长期性，且具特异性。

果蝇实验提示，它们能够巧妙地改变自身的免疫细胞去对付不同类型的微生物。首先，向果蝇注射非致死剂量的肺炎链球菌；1 周后，重复注射正常致死剂量的肺炎链球菌。这些果蝇不仅没有死亡，反而与对照组正常果蝇存活时间相似。后续实验中发现，接种非致死剂量肺炎链球菌可刺激果蝇产生针对肺炎链球菌的特异性免疫反应，接种过的果蝇对致死剂量的其他类型微生物入侵则没有抵抗性；而且，果蝇在其后半生中一直保留了这种免疫性。如果将果蝇的巨噬细胞封闭处理，它们就不再有抵抗细菌的功能，说明这些细胞从属于果蝇的获得性免疫反应。

由果蝇体内的 Dscam（DS 细胞黏附分子，是免疫球蛋白 Ig 家族的成员）在每一个神经细胞内制造的蛋白质都不尽相同，以起到区分各个神经细胞的作用。运用可以识别此类蛋白质的抗体，在果蝇的血淋巴中、脂肪体细胞表面以及相关免疫细胞中均找到了这些蛋白质。通过微阵列研究表明，昆虫的免疫系统应用了种类颇为繁多的 Dscam 蛋白质。借助 RNA 干扰技术，确定了果蝇的 Dscam 基因表达，并发现血淋巴细胞可以吞噬近 30% 的细菌。在另一个试验中发现，昆虫体内产生的 Dscam 与埃希大肠杆菌有不同的亲缘关系；这很可能表明，Dscam 的变体适应于特定的病原体。虽然要确定 Dscam 的免疫功能仍需要做很多工作，这些发现仍可以说明这些基因可以和原始抗体一样，引导细胞清除特定的病原体。这个令人振奋的发现说明，昆虫的免疫系统在向适应性免疫系统的进化过程中“是早期的一步”。适应性免疫系统可以记忆并更为有效地对感染作出反应。

对冈比亚按蚊的研究结果也提示蚊具有免疫记忆功能。研究者发现，疟原虫动合子在穿过蚊胃壁时，可导致蚊中肠内的菌群与肠上皮细胞的直接接触，从而启动长久且强烈的抗细菌免疫反应，诱导蚊血淋巴细胞中的原血细胞分化为粒细胞，对疟原虫再感染产生明显的抑制作用，最终导致疟原虫在蚊体内的卵囊数量显著下降。将疟原虫预感染处理的不含细胞的按蚊血淋巴注入正常蚊体后，可诱导该按蚊的粒细胞（granulocytes）和类绛色细胞（oenocytoids）相对含量明显增多，而原血细胞（prohemocytes）数量减少；血淋巴细胞总数量不受影响，但循环血淋巴细胞数量减少；同时导致疟原虫再感染时按蚊的感染率和感染度均明显下降。如果将疟原虫预感染处理的含细胞的按蚊血淋巴注入正常蚊体后，可诱导该按蚊的粒细胞（granulocytes）数量增多，原血细胞（prohemocytes）数量减少，而类绛色细胞（oenocytoids）不受影响，疟原虫再感染时依然可以受到显著的抑制。

关于昆虫免疫是否有特异性目前还有争议，但有很多试验显示昆虫免疫也有特异性，并能持续一段时间。尽管昆虫和脊椎动物的免疫系统的特异性有不同，但二者都是在进化过程中，面对类似的选择压力所作出的一种选择，将有可能产生出有比较的结果。

三、昆虫体液免疫反应

昆虫体液免疫因子可分成两大类：一类是正常虫体内本身存在的先天因子，如凝集素（lectin）、类免疫球蛋白（hemolin）和前酚氧化酶（prophenoloxidase）等；另一类是经人工或自然诱导后产生的后天性免疫因子，如抗菌肽（蛋白）和抗真菌肽（antifungal peptides）等。相比之下，现今对后一类因子的研究与认识更为详尽。

（一）抗微生物肽或多肽

1. 分类　抗微生物肽或多肽（antimicrobial peptide or polypeptide）主要由脂肪体合成，也有由血细胞合成，主要为抗菌肽。昆虫抗菌肽的产生，是在外界因素诱导下发生的生物效应。这些诱导因子既可以是致病性的细菌，也可以是一些不造成感染的物理和化学因素，如超声波、射线、生理盐水、聚肌胞核苷酸等。不同的诱导源作用后，都能在昆虫血淋巴中检测到相似的抗菌肽，抗菌肽是非专一性的免疫应答产物（表 10-1）。

表 10-1　可诱导昆虫产生抗菌肽的诱导源和所诱导的昆虫

诱导源	供试昆虫
大肠杆菌	家蚕、美洲大蠊、蓖麻蚕、柞蚕
铜绿假单胞菌	蓖麻蚕、美洲大蠊
金黄色葡萄球菌	柞蚕、美洲大蠊
巨大芽孢杆菌	果蝇、柞蚕、蓖麻蚕、棕色鳃角金龟
Poly I:C	家蝇
2,5-寡核苷酸	绿蝇
小鼠肝癌细胞	蜜蜂、柞蚕、蓖麻蚕
超声波	粉甲、家蚕、蓖麻蚕、柞蚕
$^{60}Co\gamma$ 射线	棕色鳃角金龟、美洲大蠊
生理盐水	铜绿丽金龟、苹毛丽金龟、美洲大蠊

迄今为止从不同生物体内诱导的抗菌肽已不下 200 种，仅从昆虫体内分离获得的就多达 170 余种。根据抗菌肽的结构，可将其分为 4 类：

（1）单链无半胱氨酸（Cys）的抗菌肽：由无规则卷曲连接的两段 α-螺旋组成的肽，该类包括天蚕素（cecropins）、蛙皮素（magainins）等，是第一类从鳞翅目（Lepidoptera）和双翅目（Diptera）昆虫中诱导分离的抗菌肽，它的分子量为 4kD，带正电荷。这类多肽没有半胱氨酸残基，C-端经常被酰胺化，具有两个 α-螺旋，这两段螺旋通过一小段直链肽连接，对革兰氏阳性菌和革兰氏阴性菌均有显著的抑制活性。

（2）富含半胱氨酸的肽类（cysteine-rich peptides）：富含半胱氨酸的肽类，分子量从 2kD 到 6kD，二硫键的数目从 1 个到 4 个。如昆虫防卫素就属于这类多肽，它具有 6 个半胱氨酸残基，形成 3 个分子内二硫键，主要对革兰氏阴性菌起作用。昆虫防卫素因其氨基酸序列与哺乳动物防卫素相似而得名，广泛存在于昆虫纲中。

（3）富含脯氨酸的肽类（proline-rich peptides）：这类肽主要对革兰氏阴性菌起作用，但其中也有一些肽对革兰氏阳性菌和真菌有活性。富含脯氨酸的抗菌肽最先从蜜蜂中分离获得，即蜜蜂肽（apidaecin）。现今已在膜翅目、双翅目和半翅目等 8 种昆虫分离获得 22 种该类抗菌肽，其氨基酸序列已明确。根据氨基酸序列，可知蜜蜂肽与红尾碧蝽金属肽（metalnikowin）氨基酸序列明显不同，而果蝇肽（droscin）与有些蜜蜂肽（如白斑脸胡蜂 *Vespula maculata* 蜜蜂肽）序列相似性达 65%，与红蝽 *Pyrrhocoris apterus* 的红蝽肽（pyrrhocoricin）相似性达 68%。可见果蝇肽似是膜翅目和半翅目的中介体。有一些富含脯氨酸的肽类是 O-糖基化的，例如果蝇抗菌肽（drosocin）。O-糖基化对于从贪食蚁（*Myrmecia gosa*）中分离的两种富含脯氨酸的抗菌肽达到最大活力至关重要；O-糖基化也可使果蝇抗菌肽（drosocin）和红蝽抗菌肽（pyrrhocoricin）具有最大活力。O-糖基化一般发生在 THr-11 残基上。因此推测，O-糖基化可能对增强抗菌肽的活力具有重要作用。

（4）富含甘氨酸的肽类（glycine-rich peptides）：富含甘氨酸的抗菌肽分子量变异比较大，从 8kD 到 24kD，对革兰氏阴性菌起作用。它的分子质量较大，也因为如此，难以人工合成，进而至今对其结构与作用机制尚了解甚少。此类肽包括从鳞翅目和双翅目中得到的天蚕抗菌肽（attains）、麻蝇肽（sarcotoxins Ⅱ）和双翅抗菌肽（diptericins）。

2. 抗菌肽的基因表达调控　昆虫抗菌肽的基因表达调控与哺乳动物基本相同。首先在许多的抗菌肽基因的上游区域，发现了类似哺乳动物基因转录因子（NF-κB）结合部位的碱基序列。同时也分离到结合活性均类似于 NF-κB 的活性蛋白。如天蚕蛾和果蝇的免疫基因上游均有 NF-κB 结合调控的碱基序列，在天蚕蛾体内还发现一种核蛋白，被称为天蚕蛾免疫反应因子（CIF），其功能及分子大小与 NF-κB 相似，同时可被细菌感染而诱发合成。在果蝇中，除了发现一种可直接与 NF-κB 调控区碱基序列相结合调节免疫基因表达的因子外，还发现一种可与特定膜受体（Toll）相结合的调控因子（dorsal）。Toll 是一个与高等动物白介素Ⅰ受体相类似的膜受体，dorsal 首先与另一蛋白因子形成复合体，当与受体 Toll 结合时，复合体解离释放出一个蛋白因子，而后 dorsal 进入膜内，与 NF-κB 结合区的碱基序列结合，发挥转录因子的作用。目前有不少报道认为，这一机制控制果蝇体内天蚕素基因转录的启动。此外，果蝇体内蝇素基因除了具有 NF-κB 结合序列外，还存在一个与哺乳动物基因相同的序列位点 GAAANN。在哺乳动物体内，干扰素调控因子（IRFI）可以与这一位点结合，调控基因的转录。在果蝇脂肪体和血细胞中发现了一个 45kD 的多肽，可以与这一位点结合。这种结合在细菌感染时明显加强，而且这一蛋白与 IRFI 的多克隆抗体有交叉反应。因此，昆虫抗菌肽基因表达调控可能涉及多个机制。目前发现的两种均类似于哺乳动物的白介素和干扰素调控机制。这也说明昆虫体内同样存在多种免疫调节因子。目前这方面研究将进一步揭示昆虫的免疫调节体系。

研究昆虫免疫防御有利于有害生物和媒介昆虫的治理以及人类对抗菌物质的开发利用。近几年来，已从鳞翅目和双翅目昆虫中分离出了大量的抗细菌蛋白和肽类活性物质。随着研究的深入，对其他目昆虫尤其是微生物侵染压力不同的各种昆虫的研究，将会提供更丰富的昆虫免疫知识，目前也已开始研究昆虫抗真菌类物质。但总的来说，由于昆虫种类和生物学的复杂性，虽然习惯上认为昆虫的免疫系统较简便，但越来越多的研究提示，不同昆虫的免疫机制实则非常复杂。血细胞类型的标记分子及功能分子的单克隆抗体筛选、昆虫免疫识别、黏着和细胞毒杀机制、免疫细胞和组织间的通信机制和信号物质以及免疫活性物质基因表达的调控等方面的研究，都将会是这一领域的研究热点，并成为知识成果不断涌现的重要前沿。

3. 作用机制　抗菌肽是通过什么机制来发挥作用的呢？一般认为是带正电荷的抗菌肽通过静电作用吸附到细胞膜上，然后其疏水区域插入膜中，多个抗菌肽聚合在膜上形成离子通道，造成物质泄漏和细胞死亡。天蚕素 A 在低浓度下可改变脂质体的膜电化学梯度，同样浓度下也可改变革兰氏阴性菌的膜离子梯度，但引起细胞内容物的释放则需要更高的浓度。但蛙的一种抗菌肽 Buforin U 没有裂解细胞膜，而是穿过膜，结合到 DNA、RNA 上，快速导致细菌死亡。用 D 型氨基酸合成的天蚕素和 mellitin 的对映体有抗菌活性，而果蝇抗菌肽和蜜蜂抗菌肽（apidaecin）的对映体则没有抗菌活性。据此推测果蝇抗菌肽和蜜蜂抗菌肽要发挥作用，需要与相应的受体相结合。因此，抗菌肽的作用方式是多种多样的。

随着显微技术、模型理论、染色技术、圆二色谱、NMR 等研究手段的进步，关于抗菌肽作用机制的研究也逐步深入全面，由此得出的结论也开始多样。在众多观点中，存在两种主流意见：直接作用于细胞膜和细胞内杀伤作用。

（1）作用于细胞膜：一种观点认为抗菌肽直接破坏膜的稳定性并产生穿孔或裂解，引起内容物泄漏，致细胞死亡。由于抗菌肽均具有两亲性特征，使得其带正电荷的分子与细胞膜磷脂分子上的负电荷形成静电吸附而结合在细胞的磷脂膜上，随后抗菌肽分子的疏水端插入细菌细胞膜中，进而牵引整个分子进入质膜，扰乱质膜上蛋白质和脂质原有的排序，再通过抗菌肽分子间的相互位移而聚合形成跨膜离子通道，胞质外流，细胞因不能维持生命活动所需的胞内渗透压而死亡。在这种作用机制中，根据抗菌肽/膜质相对比值及作用方式形成了 3 种假设模型。

1）桶板模型（barrel-stave model）：当抗菌肽/膜质相对比值高时，抗菌肽分子可以直接垂直插入细胞膜层，通过彼此之间的作用聚集成簇并呈现桶板状插入双层膜，在膜上围成一中间有内腔的桶状结构，肽段的疏水区与膜脂区结合而亲水区围成孔洞的内壁（图 10-5）。借助中子散射技术及 X-射线衍射测得上述孔道由 3~11 个彼此平行的 α-螺旋结构的肽分子围成，其内外径分别约为 1.8nm 和 4.0nm。迄今发现的唯一采用此种模式的抗菌肽只有丙甲菌素（alamethicin）。

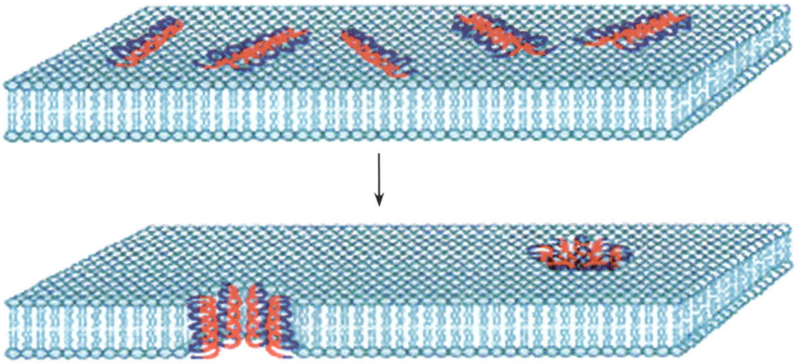

图 10-5　桶板模型

2）毯式模型（carpet model）：当抗菌肽/膜质相对比值较低时，抗菌肽分子平行于膜表面排列，其本身的阳性电荷使之与膜中的磷脂头部相吸引，呈地毯状覆盖于膜表面。随着抗菌肽分子的增多，直至触发浓度（即当肽饱和了膜表面），它采取与表面活性剂类似的方式作用于膜分子，通过形成一个个胶质粒子的机制使细胞膜瓦解（图 10-6）。研究证明，采用这种抗菌机制的有天蚕素、melittin（蜂毒肽、蜂毒素）和 caerin 等。

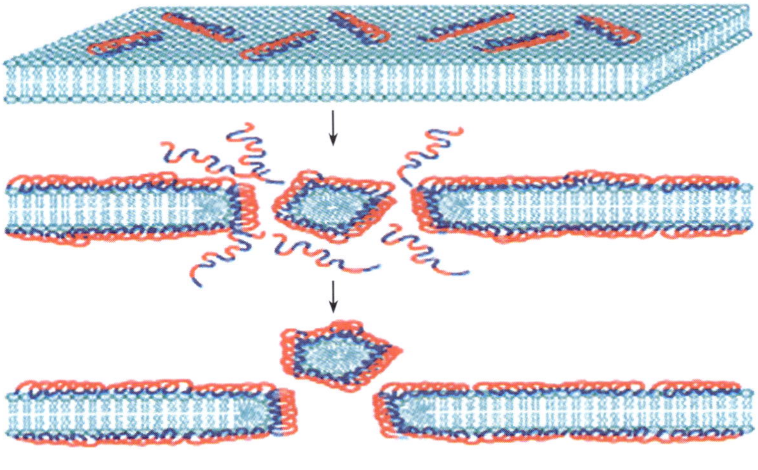

图 10-6　毯式模型

3）超环面模型（toroidal model）：某些抗菌肽插入细胞膜后，可引导脂质单层顺着形成的孔道方向发生弯曲，使磷脂头部排列于外而亲水端包藏于内，最终向外弯曲排列的磷脂头部与已插入的同样极性的抗菌肽分子交错排列，共同构成超环面结构的空腔壁（图 10-7）。研究证明，蜂毒肽也可以采用该机制杀伤微生物。尽管由抗菌肽作用细胞产生的胞膜损伤足以引起细胞死亡，然而近年来的一些观察发现，某些抗菌肽在没有造成细胞膜破损、胞质外流的前提下，对微生物也有明显的抑制作用。由此引起了关于抗菌肽作用于细胞的第 2 种机制的探讨。

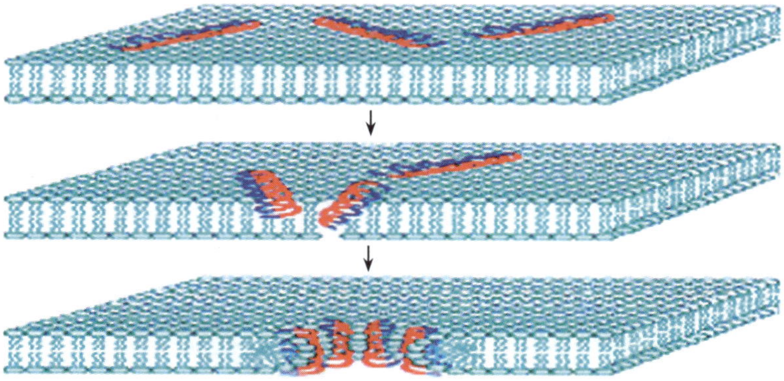

图 10-7 超环面模型

（2）细胞内杀伤作用：某些抗菌肽可以穿越膜结构进入胞质，定位于细胞内相应位点，阻碍或抑制细胞组分的合成，从而对细胞造成杀伤。随着研究的不断深入，多种抗菌肽的细胞内作用靶点开始陆续被发现（图 10-8）。如富含 Pro 的短链抗菌肽家族在细胞内作用于不同位点，发挥多种作用。红蝽素、果蝇素、apidaecin 可以特异性地结合于 DnaK、Hsp，而非特异性地结合到 GroEL 上；红蝽素能够降低 ATPase 与 DnaK 的再结合；果蝇素、apidaecin 都可以结合于 DnaK 的肽结合袋上，使它的多螺旋盖处于永远关闭状态，从而阻碍促伴侣蛋白的正确折叠。

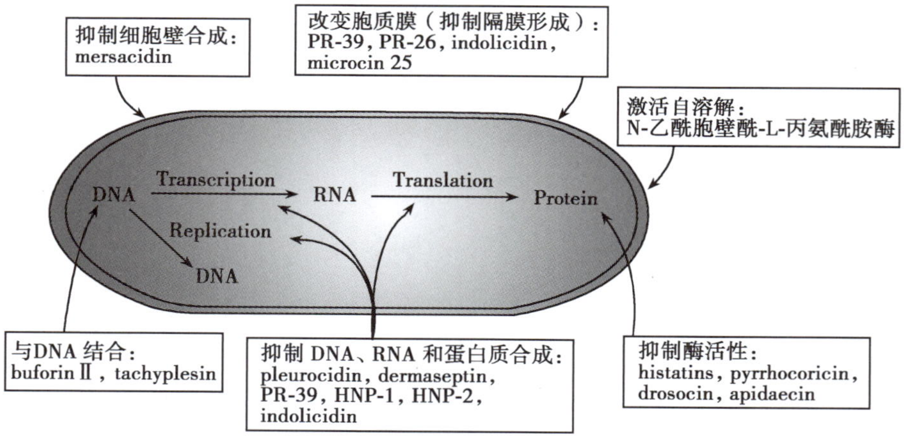

图 10-8 不同种类抗菌肽作用于大肠杆菌的特异位点

（二）酚氧化酶

酚氧化酶是以前酚氧化酶（pro-phenoloxidase，PPO）的形式存在于昆虫血淋巴、表皮及中肠中。当昆虫受到外界微生物的入侵和伤害时，通过特异性丝氨酸蛋白酶的级联反应（PPO 级联）而使前酚氧化酶裂解成酚氧化酶（PO），参与机体的免疫防御反应。PO 氧化成酪氨酸、多巴和多巴胺等物质形成黑色素。在氧化过程中，形成包被的细胞层中产生了具有细胞毒性的醌，醌也有利于杀死包被的微生物。PO 有三种形式：颗粒型 PO（granular type PO）、漆酶型 PO（laccase type PO）和损伤型 PO（injury type PO）。颗粒型 PO 在正常发育过程中通过合成黑色素而改变昆虫的体色；漆酶型 PO 则参与了新表皮的硬化反应；损伤型 PO 在昆虫受到伤害时通过合成具有细胞毒性的醌而对入侵微生物产生杀伤作用。这三种 PO 都是以无活性的前体形式存在的。在天然状态下，PO 以二聚体形式存在，有的是由两个相同亚单位构成的同二聚体，有的是由两个不同亚单位构成的异二聚体。

现在对 PO 的研究已经深入到分子生物学水平。研究发现，昆虫血淋巴中的 PPO 与节肢动物的血蓝蛋白具有同源性。最近从家蚕（Bombyx mori）的表皮和血淋巴中分离了前酚氧化酶的两种同工型，分别命名为 F-型和 S-型，它们在非变性聚丙烯酰胺凝胶电泳中的迁移率有细微的差别。F-型和 S-型的前酚氧化酶是同源的，它们均由两个亚基构成，其中一个亚基只有 5 个氨基酸残基不同，没有发生糖基化和磷酸化等修饰作用；表皮中的 PPO 是由血淋巴中的 PPO 经真皮细胞层转运而来的。在冈比亚按蚊（*Anopheles gambiae*）的基因组中，发现由 6 个基因编码前酚氧化酶的亚单位，在其中一个基因的上游区域有蜕皮激素作用的顺式作用元件和 NF-κB 的作用元件，蜕皮激素对基因的转录有促进作用。

PPO 活化形成 PO 的机制一直在研究之中。现一般认为是通过特异性丝氨酸蛋白酶级联反应被活化的。特异性丝氨酸蛋白酶在昆虫体内也是以无活性的酶原形式存在的。当细菌和真菌入侵昆虫时，细菌或真菌的细胞壁成分——肽聚糖、β-1，3-葡聚糖分别能与昆虫体内的肽聚糖识别 / 结合蛋白、β-1，3-葡聚糖识别 / 结合蛋白发生特异性结合而活化 PPO。细菌细胞壁的脂多糖（LPS）也可启动 PPO 级联反应。前酚氧化酶活化酶（pro-PO-activating enzyme，PPAE）已从家蚕、烟草天蛾、蟮蛄、黑腹果蝇、金星叶大蚕蛾中分离出 PPAE，并对其作用方式进行了研究：在蛋白辅因子的协同下，通过限制性蛋白质水解作用，使 PPO 裂解释放出一小分子肽而转变为 PO，推测 PPAE 即丝氨酸蛋白酶。昆虫的 PPO 通过两种不同的激活机制，一种是酚原的蛋白裂解；另一种是去污剂或变性剂的激活。有人认为一些化学因子如脂类、十二烷基磺酸钠（SDS）等去污剂及乙醇、2-丙醇等有机溶剂也可调节 PPO 活化。它们通过与 PPO 结合，使 PPO 构象发生变化，暴露其活性位点，从而活化 PPO。

节肢动物酚氧化酶具有多种功能：①参与黑色素形成。PO 是黑色素形成的关键酶，由黑化反应形成的色素沉着对机体起到保护作用，黑色素通过愈合伤口和包被病原体，在节肢动物的防御反应中起重要作用。节肢动物可以诱导黑色素合成酶活性的改变，如虾的褐变是由于酚氧化酶催化内源性物质形成黑色素所致。②通过硬化反应来硬化角质。PO 是唯一参与角质硬化的酶，PO 产生的醌与角蛋白及甲壳质相互作用，最终交联形成角质，高度硬化的角质能阻断微生物和异物的入侵。③伤口的愈合。当昆虫受伤时，损伤部位出现深红色素区，这是由于 PPO 被蛋白水解酶激活形成 PO，将酚氧化成醌，最终形成黑色素所致。黑色素沉淀可防止血淋巴流失，阻止入侵的微生物乘机进入，起保护作用。④酚氧化酶是昆虫防御细胞的标志酶，在宿主的防御反应中可作为非自身识别系统发挥免疫功能。⑤参与虫卵卵壳的形成。

节肢动物同其他的无脊椎动物一样，缺乏脊椎动物体内起特异性免疫反应的相应分子（免疫球蛋白、T 细胞受体和 MHC），但存在着可诱导的防御系统，如前酚氧化酶转变成酚氧化酶就是通过识别特异性的微生物分子而实现的一种诱导反应。如斯氏按蚊血淋巴中 PO 活性变化与约氏疟原虫卵囊黑化在时间上一致，卵囊黑化是一种黑化包被反应，能通过血细胞和（或）蛋白质多酚物质组成包囊，有效隔离或杀死寄生虫，表明 PO 在宿主的防御反应中可作为非自身识别系统发挥免疫作用。大劣按蚊血淋巴酚氧化酶与约氏疟原虫卵囊黑化关系的研究同样证明了 PO 的免疫保护作用。将犬恶丝虫（*Dirofilaria immitis*）微丝蚴接种到蚊体内，发现血细胞和整个血淋巴中 PO 活性显著增强，说明与黑色素包囊反应有关的 PO 活性的增强与血细胞相关联。

（三）溶菌酶

溶菌酶（lysozyme）本身就存在于昆虫体内，但也可诱导产生，是最先从昆虫血淋巴中纯化的抗菌因子。它通过水解细胞壁肽聚糖中 N-乙酰葡糖胺和 N-乙酰胞壁酸之间的 β-1，4 糖苷键，而起到杀菌作用。尽管它能抗 G^+细菌，但近年也有人认为它的主要作用不是直接杀死细菌，而是除去其他抗菌肽作用后剩下的细胞壁质囊（murein sacculus）。

（四）凝集素

凝集素（lectin，agglutinin 或 hemagglutinin）具有两个明显特点：①它是一种蛋白质或糖蛋白，不是酶或抗体；②有专一性与糖基结合的位点。自 1952 年最先报道鳞翅目幼虫血淋巴中存在凝集素活性之后，现在鳞翅目、双翅目、鞘翅目、直翅目和蜚蠊目 20 余种昆虫中已分离纯化到凝集素。昆虫凝集素大多由脂肪体合成，也有由血细胞合成的。例如，脂肪体是甜菜夜蛾（Spodoptera exigua）血淋巴凝集素的主要合成场所，家蚕血淋巴中的凝集素是在血细胞上合成的。

（五）类免疫球蛋白

昆虫类免疫球蛋白（hemolin）是一种昆虫的蛋白质，属于免疫球蛋白超家属（immunoglobulin superfamily，IgSF），可以分泌形式或膜表面形式存在。平时表达量低，但遭受细菌感染时表达量将大幅度提高。现今仅从惜古比天蚕蛾和烟草天蛾中分离获得，在果蝇、按蚊中尚未发现。它是昆虫先天性免疫因子，也可由注射细菌脂多糖（lipopolysaccharide，LPS）或肽聚糖（peptidoglycan）诱导合成。功能是识别细菌或调控抗菌反应，也可能调控血细胞对异物和自身物质的黏附作用，还能起调理素的作用。

1. 性质与结构　惜古比天蚕和烟草天蛾的类免疫球蛋白性质与结构相似，均系碱性蛋白，分子质量约 48kD。该蛋白前体中有一由 18 个氨基酸残基组成的信号序列，分泌至血淋巴时则被丢失；成熟的类免疫球蛋白含有 395 个氨基酸残基。这两种昆虫的类免疫球蛋白氨基酸序列也已测定，其同源性达 62%。昆虫类免疫球蛋白与哺乳动物免疫球蛋白家族蛋白相似，含有 4 个功能区，这些功能区类似于神经细胞黏着分子（neural cell adhesion molecules，NCAM）的免疫球蛋白功能区。其中第三个功能区均连接着天冬酰胺的推定糖基的位点（a putative Asn-linked glycosylation site）。惜古比天蚕的类免疫球蛋白第一功能区氨基酸末端也有附加的共有糖基化位点。烟草天蛾幼虫类免疫球蛋白中有能与伴刀豆凝集素（concanavalin A，ConA）结合的碳水化合物，而在惜古比天蚕蛹、烟草天蛾蛹或成虫中分离到的类免疫球蛋白则无此碳水化合物。这种差异也反映了类免疫球蛋白翻译后的修饰是受发育调控的。圆型二色性质谱（circular dichroism spectroscopy）分析表明，类免疫球蛋白二级结构以反平行 β 链为主，α 螺旋很少。每一功能区约含 90~100 个氨基酸残基，且均有两个保守的色氨酸残基，以形成功能区间的二硫键。半胱氨酸残基邻近序列是功能区最为保守的区域，而功能区末端与中间区域是多变的。功能区Ⅱ最大，而功能区Ⅳ最小，这两种功能区内两个半胱氨基残基间各有 58 个和 45 个氨基酸残基。

昆虫类免疫球蛋白氨基酸序列与黑腹果蝇和烟草天蛾的神经胶质蛋白（neuroglian）相似。其中神经胶质蛋白系神经系统发育过程中有关的细胞黏着蛋白（cell adhesion protein，CAP），它有 6 个类免疫球蛋白功能区和 5 个纤维连接蛋白（fibronectin）功能区。这两种蛋白序列同源性达 36%~38%。最近，根据对与类免疫球蛋白相似的神经细胞黏着分子结构序列的分析结果，认为将类免疫球蛋白功能区归属于缩短的 V-like 功能区，比之前将其归为 C-like 功能区更为恰当。

2. 功能　昆虫类免疫球蛋白不仅具有黏着血细胞和参与体液免疫与细胞免疫反应功能，而且可能也存在于哺乳动物白细胞和内皮细胞表面进行胞间信号传递。隶属于免疫球蛋白家族的 CAP 在中性粒细胞和淋巴细胞聚集于炎症位点过程中发挥重要作用。鉴于昆虫类免疫球蛋白结构与 CAP 的相似性，推测类免疫球蛋白在昆虫抗菌反应过程中具有调节血细胞黏着的作用。昆虫类免疫球蛋白通过与血细胞表面蛋白结合，而阻止血细胞凝结。

昆虫类免疫球蛋白因应答细菌表面分子而被诱导合成，也说明这种蛋白在抗菌反应过程中有着特异的功能。该类免疫蛋白的作用可能类似于一种识别细菌表面抗原的抗体，即调理素（opsonin）。它与细菌和白细胞表面结合能促使血细胞与细菌结合，进而刺激血细胞的吞噬作用（phagocytosis）。例如烟草天蛾类免疫球蛋白能提高血细胞对大肠杆菌的吞噬作用；惜古比天蚕类免疫球蛋白就能提高血细胞和果蝇肿瘤样血细胞 mbn-z 对酵母菌的吞噬作用。研究还表明类免疫球蛋白对大肠杆菌表面糖基的结合表现有特异性，它能与来自大肠杆菌碘化的 LBS 结合，若加入脂质 A（lipid A）时，则抑制这种结合；而加入 KDO 糖或相当于 LPS 核心的糖类时，却不影响这种结合。

四、昆虫细胞免疫

昆虫的血细胞来自胚胎发育时的中胚层细胞，在虫体发育过程中，血细胞的增补依赖于原血细胞的分化和造血器官中增殖释放的血细胞。昆虫的血细胞没有高等动物输送氧的红细胞，大都与免疫功能有关。外源异物侵入可以刺激血细胞数量增加，但不产生特异性效应细胞和记忆细胞。细胞免疫主要包括吞噬、包被成瘤和凝集作用。

（一）昆虫血细胞的种类

昆虫的各血细胞类型都起源于原血细胞，而每种细胞类型的增殖、发育都在虫体血循环或造血器官中完成。

1. 果蝇幼虫的血细胞型　果蝇幼虫的血循环中含有三种不同类型的血细胞（图 10-9A），包括有吞噬作用的浆细胞、含有 PO 的结晶细胞以及能形成包裹囊的板样细胞。浆细胞占血循环中成熟细胞的 90%~95%。在体外，浆细胞具有强黏附作用，吞噬病原体、衰亡细胞和其他实体。浆细胞的分子标记涉及细胞外基质蛋白、过氧化氢酶和一种未表明特征的表面标记 P1 抗原。结晶细胞为非黏附细胞，约为血细胞数量的 5%；在免疫反应中，表达酚氧化酶级联反应的活性成分导致黑色素形成。板样细胞是在蜕皮期间或遭遇外来免疫攻击时，由浆细胞快速分化而成，因此在正常幼虫血循环中缺乏该类细胞。板样细胞为大型、扁平的黏附细胞，与 Jun 激酶信号和 L1 抗原相关，主要功能是对入侵寄生物起包裹作用。

2. 其他昆虫的血细胞型　其他昆虫的不同血细胞通常命名为粒细胞、浆细胞、类绛色细胞和小球细胞等（图 10-9B）。这些血细胞名称已广泛用于命名不同种类昆虫的血细胞，涉及鳞翅目、双翅目（果蝇除外）、直翅目、蜚蠊目、鞘翅目、膜翅目、半翅目和弹尾目。

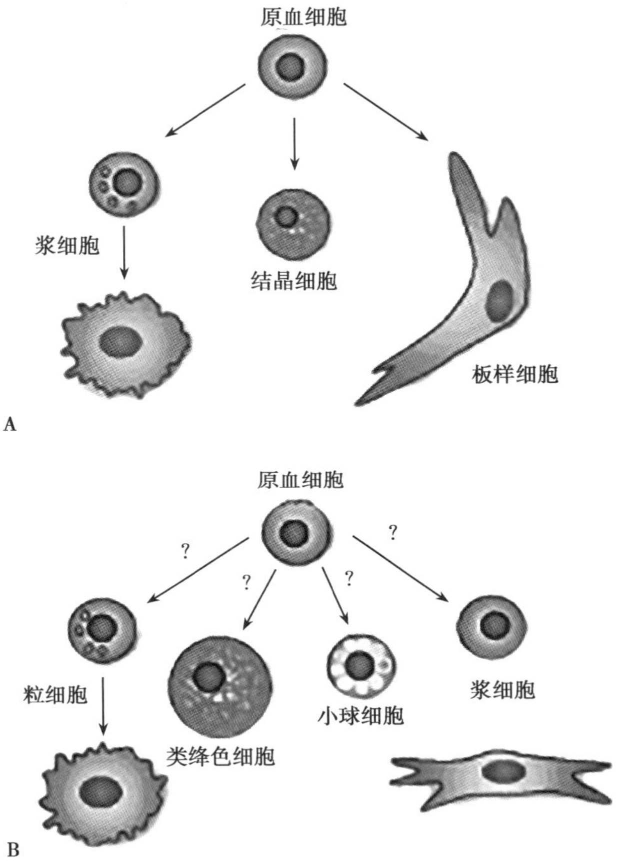

A. 果蝇幼虫的血细胞型；B. 其他昆虫的血细胞型。

图 10-9　昆虫不同的血细胞类型和分化、增殖的相关谱系
（仿绘 Strand）

在鳞翅目中，粒细胞通常是最丰富的血细胞类型（图 10-9B），具有对外来物的强黏附作用，并对称性伸展，执行吞噬功能。还发现烟草天蛾受到不同程度的免疫攻击后，粒细胞将分化成更大的颗粒样细胞，称为“超吞噬细胞”（hyperphagocytic cell）。浆细胞通常在外来物表面形成不对称伸展，主要形成包裹的血细胞。非黏附细胞包括类绛色细胞和小球细胞，前者在酚氧化酶级联反应中起作用，而后者是虫体表膜成分角皮层的潜在来源。对鳞翅目昆虫的研究还表明存在少量称为前血细胞的循环血细胞，与果蝇相同被认为是原血细胞。Castillo 等利用形态学、抗原和功能分子标记技术综合鉴定埃及伊蚊和冈比亚按蚊的幼虫、成虫时期的血细胞，认为血循环系统含有三种主要的血细胞类型：粒细胞、类绛色细胞和原血细胞。粒细胞为圆形、大小一致，具有强的黏附、吞噬作用，为两种蚊中最丰富的细胞类型。类绛色细胞、原细胞数量低于血细胞总数的 10%。类绛色细胞仅是构成酚氧化酶（PO）的细胞，而免疫攻击后，粒细胞介导 PO 的活化表达。原血细胞被推定为原始祖细胞，但系谱关系不能被实验确定。在蚊的循环血细胞中是否存在于胚胎层或由此而成的造血器官尚不清楚。

（二）昆虫血细胞的生成和分化

1. 昆虫血细胞的生成　第一时期产生在胚胎期的中胚层头或背部；第二时期产生在幼虫或蛹期由中胚层分化的造血器官。对果蝇的研究显示其造血组织为淋巴腺，在胚胎发育时期，位于前背部的两侧。到3龄幼虫期，每个淋巴腺由圆心细胞分开一个前端主要裂片和几个后部的副裂片组成。初级裂片包括3个区：①一个后部信号中心区（posterior signaling center，PSC），含单一数量的前原祖细胞（pre-prohemocytes），该类细胞不表达任何成熟的标记，包括转录因子Stat和Collier；②一个髓状区，含休眠原祖细胞（prohemocytes），但缺乏表达成熟的标记；③一个中心区，含浆细胞和结晶细胞。第二裂片的原血细胞在外胚层分化成主要血细胞，并在3龄后期释放，而且移植研究指出胚胎组织的循环血细胞还继续在幼虫期分化。

2. 昆虫血细胞的分化和增殖　早期在胚胎第二裂片的原血细胞是外胚层分化的主要血细胞。在3龄后期释放出，蜕变期后随淋巴腺退化。胚胎组织的循环血细胞可继续在幼虫期分化、增殖。鳞翅目昆虫的造血器官成对位于接近成虫翅盘的中、后肠，幼虫维持循环血细胞同样涉及胚胎分化、生成血细胞的增殖以及造血器官释放出其他类型的血细胞，即昆虫循环血细胞的双重起源。抗原标记和Bradu标签对*S. frugiperda*和*P. includens*幼虫期研究指出，整个血细胞类型在血循环中除类绛色细胞外都能增殖，每个昆虫血细胞数量极度增加在最后一龄期。在*S. frugiperda*每一龄期数量达30万个细胞。这些细胞含有最初的原血细胞和浆细胞。在烟草天蛾和家蚕的研究中有同样的报道。对不同种类昆虫的研究表明在损伤或感染等应急反应中，循环血细胞的数量可快速改变，原固定组织的血细胞能迅速进入血循环，促进循环血细胞数量增加。

（三）昆虫细胞免疫的表现

1. 血细胞数量和种类的变化　不同种的昆虫、不同的发育阶段或日龄均可影响血细胞数量、种类的变化。当蚊龄增加时，蚊体内血细胞总数明显减少并影响其对微丝蚴的免疫反应。14日龄以上埃及伊蚊和*Ae. trivittalus*接种犬恶丝虫微丝蚴后的黑化反应明显减少，可能是由于老龄蚊血细胞数减少、活化酚氧化酶或其前体的作用降低等缘故，这说明龄期和免疫功能之间呈负相关。通过放射性核素［3H］-胸苷标记表明，埃及伊蚊接种微丝蚴后血细胞总数增加，是循环血细胞有丝分裂的结果；进食后不同时间，红猎蝽各种血细胞的比例有变化，但浆细胞和粒细胞是优势血细胞。德国小蠊在整个发育期间，粒细胞数是增加的。

2. 表面生化特点的变化　昆虫体内不同的血细胞参与不同的防御反应，且有不同的生化特点。用荧光标记凝集素染色和Percoll密度梯度离心的迁移率分析，反吐丽蝇参与吞噬作用的主要血细胞为联结大豆凝集素的细胞，参与包被和结节形成的主要是纯化的类凝血细胞（thrombiocytoid）。埃及伊蚊接种犬恶丝虫微丝蚴后，连接麦胚凝集素血细胞的比例较对照组至少高5倍，在接种微丝蚴24~36小时，其比例可达44%，表明寄生虫可影响血细胞表面生化特点的改变。但对*Aeds trivittalus*影响不明显，感染组和对照组都有近1/4的血细胞对凝集素显示阳性，提示该蚊有较多天生具免疫力的血细胞，其黑化、包被、杀伤微丝蚴的作用迅速而有效。

3. 免疫识别　任何昆虫免疫反应的基础是有识别非自身的、外来异物的能力。以前研究表明昆虫完全缺乏对同种(异体基因)的识别。对密切关联的异种移植的识别也很弱。寄生虫就利用昆虫免疫识别系统的“盲点”而存活。

（1）异物表面特性：异物表面的生化特性如电荷、疏水能力等可影响昆虫的识别。表面的纯电荷和疏水性影响血细胞包被的程度，蜚蠊血细胞对中性表面异物的反应比有电荷者要小；某些鳞翅目昆虫和蝗虫血细胞不能包被表面阳性电荷的异物。由于蝗虫不能识别很多异种移植物，常作为多种寄生虫的自然或实验宿主，然而这种电荷相互作用不能解释锥蝽和蝗虫对*T. rangeli*锥虫的不同反应，即这两种昆虫血细胞有相同的纯表面电荷，但只有蝗虫能清除其血腔中的锥虫。

（2）凝集素：对血淋巴凝集素在昆虫免疫中的作用一直有不同看法，因以前研究常用的是纯化的血淋巴而非纯化的蛋白质，近年来已鉴定并纯化了其成分。大多数昆虫血细胞和组织中有凝集素，从粘虫（Spodoptera）血淋巴中分离的特异性半乳糖凝集素能增强真菌孢子和血细胞的联系，并将其清除。有些昆虫如Extatosoma血淋巴凝集素的识别能力通过血细胞和受试红细胞之间形成“分子桥”来表达。纯化后蜚蠊血淋巴凝集素主要为特异性半乳糖,能介导血细胞反应。琼脂球与含半乳糖的糖蛋白结合后引起的血细胞包被反应比对照组强。血淋巴凝集素还可影响抗寄生虫反应。蝗虫血淋巴在体外能凝集各种锥虫,在活体内很快被清除,但血淋巴不能凝集和包被长膜壳绦虫的六钩蚴。骚扰阿蚊雌蛹和短日龄成蚊血淋巴凝集素滴度高,而 8 日龄成蚊则较低。微丝蚴黑化很少见;在加入外源性 PHA-P 后,血凝素滴度增高,引起黑化和包被。但 N-乙酰氨基半乳糖可抑制其反应,这说明血凝素可能是寄生线虫和昆虫前酚氧化酶系统之间的介导物之一。

(3)不同种类移植物对免疫识别的影响:过去认为昆虫缺乏排除同种移植物的能力。Howcroft 等观察到美洲大蠊不仅有抗同种移植物的反应,而且可排斥异种移植物。在注射能诱致包被反应的生物性或非生物性物质如 Blaberus craniifer 角皮组织和 6B-琼脂糖凝胶球后,可激活美洲大蠊免疫系统,移植其体内的东方蠊角皮有一半以上被排斥。说明活化的美洲大蠊免疫系统可非特异性地识别曾接触过的组织为“自身”组织。

4. 血细胞的防御反应　小剂量微生物或颗粒入侵后常被吞噬。在多种昆虫,浆细胞是参与吞噬的主要细胞,细胞内含有溶酶体酶,并可产生广谱的抗菌蛋白等。大量微生物或寄生虫侵入时,血细胞在局部可形成结节将其包围。如入侵异物过大,不能被单个细胞吞噬则只能被多层细胞包围形成囊状体,这与结节形成不易区分。

受刺激或活化的血细胞附着到异物或相互附着、堆积并产生包被作用,在包被过程中,黑色素(melanin)沉积在异物表面,它是从酪氨酸代谢中产生的某些儿茶酚胺衍生物和其他生物胺。很多资料表明,血细胞是影响黑化的因素之一。在易感宿主体内,疟原虫很少受到包被,但食蟹猴疟原虫在冈比亚按蚊抗性株体内引起包被。如疟原虫经药物作用后,也会引起蚊血细胞的趋附。埃及伊蚊接种犬恶丝虫微丝蚴后,在虫体或附近有血细胞溶解反应并有黑色素形成。寄生虫的黑化是昆虫免疫反应特点之一。猪巨吻棘头虫感染甲虫后,很多血细胞附着在棘头体囊胞表面,一些穿过囊胞,附着在虫体皮层,引起皮层受损,最后使部分感染性棘头体变性。血细胞在阻止血淋巴大量流失及异物入侵方面发挥重要作用,任何损伤均可刺激循环血细胞数量的增加,表皮或基膜受损后,血细胞很快在伤口聚集,在伤口愈合中起化学导向作用。

(四)影响细胞免疫的因素

1. 不同种、株的细菌和寄生物　培养的蜚蠊(*Leucophaea maderae*)浆细胞和凝固细胞(coagulocytes)与 3 株不同致病力的蜡样芽孢杆菌(NCTC2599,NCIB3329,B1)孵育 1 小时后,血细胞吞噬能力明显下降;以致病力最强的 B1 株影响最大,用紫外线杀死杆菌后 3 株杆菌间无明显差异;3 株杆菌均可释放磷脂酶 C,但分泌量有差异。这说明,杆菌对血细胞杀伤和抗吞噬作用是由于磷脂酶 C 或其他毒素所引起的。刺舌蝇体内接种活大肠杆菌、*Enterobacter cloacae* 和 *Acineto-bacter calcoaceticus* 可导致血淋巴中 70kD 和 17kD 蛋白的明显增加,而活枯草杆菌及藤黄细球菌影响很弱,布氏锥虫也无此作用。接种活锥虫于舌蝇血腔,血细胞总数无变化,但锥虫消失很快,48 小时后仅剩 1%。

2. γ-射线　埃及伊蚊接种犬恶丝虫微丝蚴后产生黑化与包被反应。伊蚊经 6 000rad 照射后 1 天接种微丝蚴,免疫反应明显下降,但 6 天后仍能对 69 条微丝蚴产生反应,血细胞数增加,与对照组相似,这说明外源 γ-射线不能明显影响蚊体内与黑化包被有关血细胞的增殖,但可使血细胞酚氧化酶活性明显下降,其免疫力下降可能与控制这些酶类合成或活化的基因受到干扰有关。

3. 遗传　用对寄生黄蜂(*Leptopilina boulardi*)卵产生不同细胞反应的 2 株黑腹果蝇幼虫作为模型进行杂交试验的结果说明,果蝇有多基因系统,果蝇的酚氧化酶由 3 个酶元组成,由不同的基因编码。利用近交抗性和易感亲代株进行杂交,遗传学结果表明,果蝇包被能力的差异是常染色体遗传的,反应表型显示完全显性,既无性连锁也无母体效应;杂交结果提示单个主要分离位点(single major segregating locus)伴有两个等位基因和抗性呈完全显性的等位基因,并有胞浆因子和较小的修饰基因在主位点上作用。总之对昆虫免疫反应的遗传学机制尚需作进一步研究。

五、蚊抗疟原虫感染免疫

疟疾是世界上主要的传染病之一,在全世界人群中具有很高的发病率和死亡率。2021 年疟疾新发病例仍高达 2.47 亿人,已连续六年呈上升趋势;非洲的疟疾病例数占了全球的 95%。2021 年全球 61.9 万人死于疟疾(其中 96% 在非洲,76% 是 5 岁以下的儿童)(World Malaria Report 2022)。随着疟原虫多药抗性株的出现与迅速扩散、蚊媒对杀虫剂抗性的增加,以及目前尚无有效的抗疟疫苗,疟疾的控制工作仍面临严峻的挑战,因此迫切需要发展新的疟疾防控策略。20 世纪 90 年代初,WHO 提出了“遗传改造蚊媒”的疟疾防治新策略,即通过转基因手段,把蚊虫抵抗疟原虫感染的相关基因转入蚊基因组,使其稳定遗传并在自然种群中扩散,以期减少甚至阻断蚊虫的传播。研究疟原虫-蚊媒相互关系的分子机制,尤其对按蚊阻断疟原虫感染的免疫机制的研究,是实现这种新策略的首要工作。

(一) 蚊抗疟原虫感染免疫特点

1. 按蚊抵御疟原虫感染的现象　经遗传选育的两个冈比亚按蚊抗性株,一个株系可通过黑化包被反应杀死侵入按蚊的疟原虫动合子及早期卵囊,另一个株系可将侵入蚊中肠的动合子溶解。在疟原虫易感蚊株中,也可见到尚未明确的机制使移行发育的疟原虫明显减少,如摄入蚊胃的配子体细胞中仅有少部分可发育为动合子,仅少部分动合子能穿过胃上皮细胞后继续发育为卵囊,成熟子孢子从卵囊内释放出来后亦仅有少部分子孢子能进入唾液腺。其机制尚未明确,推测可能是蚊免疫系统识别了移行发育中的疟原虫并启动了抗疟原虫感染的防御反应,从而导致在蚊期发育过程中的疟原虫部分或完全丧失。

2. 按蚊先天性免疫防御反应的激活　与烟草天蛾、家蚕和果蝇等普通昆虫一样,按蚊缺乏特异性 T、B 淋巴细胞介导的获得性免疫,而主要依靠天然免疫系统识别结合病原体成分后激活免疫反应并将入侵的病原体清除或杀死。包括主要依赖细胞包被、吞噬或结节形成等为基础的细胞反应和主要依赖抗菌肽、NO 或前酚氧化酶级联反应等为基础的体液反应。按蚊能识别和区分不同的病原体并激活其不同的免疫防御反应,分别用细菌与疟原虫感染冈比亚按蚊时,可诱导产生不同的免疫因子谱。Aderem 等证实按蚊可通过特异性的受体识别病原体后激活细胞的吞噬作用,大量血细胞也可包被在较大病原体周围包裹病原体,启动黑化包被反应将其杀死,如疟原虫在不易感按蚊体内发育过程中的卵囊黑化(图 10-10)。

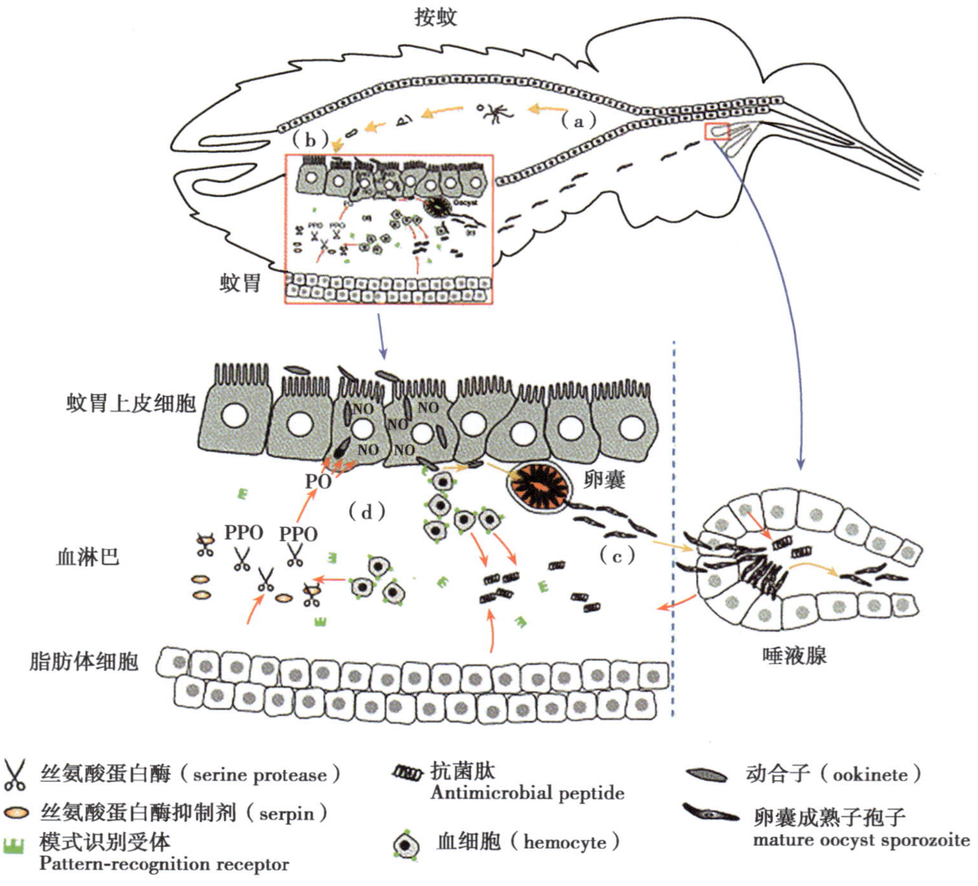

图 10-10　按蚊抗疟原虫的黑化反应

激活宿主抗入侵病原体的免疫防御反应,首先需要监测到病原体的存在并能区别它是否为异己。现在比较普遍的观点认为:按蚊与其它昆虫一样识别和区分不同病原体时遵循模式识别理论,即宿主通过相应的模式识别分子识别/结合病原体的相关成分而得以区分不同病原体,从而激活相应的免疫防御反应。免疫识别是通过两个冲突机体(宿主和病原体)基因组编码的产物介导,快速有效的识别机制有助于保护宿主,但逃避识别的机制将有利于病原体生存。

现已清楚按蚊等昆虫先天性免疫系统进化了病原体识别机制,能识别病原体生存所必需的保守分子,如肽聚糖、脂多糖、革兰氏阴性菌与阳性菌的磷酸、RNA 病毒的双链 RNA 和酵母细胞壁的甘露聚糖等,这些分子在进化过程中具有高度的保守性。当按蚊体内相应受体与病原体表面分子结合后,经激活不同的信号转导途径并调控多个效应基因的转录与表达,从而启动相应的免疫防御反应。当血细胞膜上的受体与病原体分子相互作用后,可激活细胞内的信号转导途径并促进细胞的吞噬作用;血淋巴中的一些可溶性受体与病原体相应分子结合后可活化丝氨酸蛋白酶(serine protease,Sp)级联反应,随后可进一步激活血淋巴、中肠和表皮等组织的前酚氧化酶(PPO)到酚氧化酶(PO)的反应(图 10-11)。

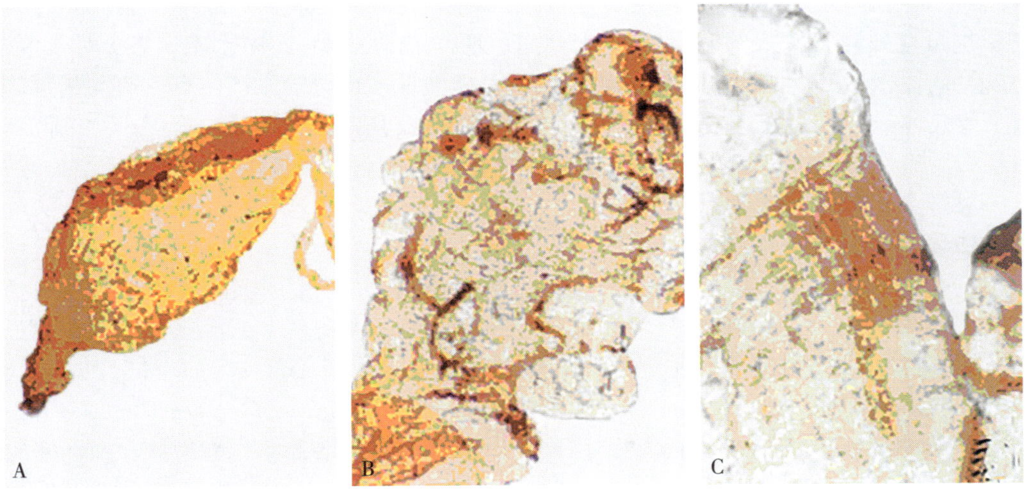

A. 未感染约氏疟原虫,PPO 分布于中肠内的循环管道内部;B. 约氏疟原虫感染大劣按蚊后 3 天,PPO 聚集后集中分布于中肠组织间隙;C. 约氏疟原虫感染大劣按蚊后 5 天,PPO 聚集成条索状分布于中肠组织间歇。

图 10-11　约氏疟原虫感染大劣按蚊后 PPO 在蚊中肠的分布情况(免疫组化染色 × 40)

疟原虫感染按蚊时可诱导蚊局部上皮细胞或整体的一组免疫效应基因的转录与表达。按蚊识别疟原虫可发生在动合子入侵或穿过蚊胃上皮细胞时期。已知疟原虫有效激活按蚊免疫反应是在血餐后 24 小时,即动合子开始穿越蚊胃上皮细胞,此时不但能检测到蚊胃局部一氧化氮合酶(NOS)、防御素、革兰氏阴性菌结合蛋白(gram-negative bacteria-binding protein,GNBP)等免疫因子的上调,而且还能检测到蚊中肠外的组织中相关免疫因子的上调;对于抗性株冈比亚按蚊来说,动合子穿过蚊胃上皮细胞时,能激活按蚊抵御疟原虫感染的特异性免疫防御反应-PPO 级联介导的疟原虫卵囊黑化包被反应;而基因敲除动合子活力相关成分 CTRP(circumsporozoite-and TRAP-related protein)后,不但能抑制动合子入侵蚊胃,还能抑制蚊胃局部免疫因子的上调。因此,按蚊可能首先识别入侵的动合子并激活免疫防御反应,动合子入侵蚊胃壁时也可被渗透到蚊胃壁组织的血淋巴成分进一步识别。此外,子孢子从卵囊内释放出来经血腔进入唾液腺期间,可与血淋巴中的血细胞和免疫相关成分直接接触,有可能被宿主识别并激活防御反应,因此仅有少部分子孢子能进入唾液腺。

3. 蚊先天性免疫反应的类型　按蚊及昆虫对病原体感染的防御反应主要依赖其先天性免疫系统的识别及其激活,而缺乏类似于哺乳动物获得性免疫的特异性防御反应。因此,昆虫免疫反应不能像哺乳动物那样分为主要由细胞介导的细胞免疫反应以及主要由抗体介导的体液免疫反应。但是,昆虫免疫反应也主要是由免疫相关细胞与体液成分构成,可相应地分为主要由免疫相关细胞直接参与的细胞反应和主要由免疫活性物质介导的体液反应。如主要依赖细胞包被、吞噬或结节形成等为基础的细胞反应,以及依赖抗菌肽、NO 或 PPO 级联反应等为基础的体液反应。

昆虫血细胞可直接参与 3 种细胞防御反应:吞噬作用、包被和结节形成。活化的血细胞可直接吞噬入侵的细菌等微小病原体并将其杀灭;而细胞包被反应主要是针对入侵的较大病原体,大量血细胞包围在病原体周围,包裹病原体进行黑化反应;结节形成是由退化的血细胞、外源性物质与黑化残片等构成的一种无定形结构。其中,细胞吞噬是消除入侵病原体所必需的反应,很可能是先天性免疫系统的进化而形成的针对外源性物质入侵的获得性免疫。吞噬作用可能涉及一个复杂的细胞处理过程,通过特异性的受体识别、黏附和吞噬,并激活细胞内的级联反应来破坏吞噬的病原体。

在按蚊及昆虫抗病原体感染的免疫中,除以细胞反应为基础的防御机制外,与免疫相关的体液成分介导的体液反应也发挥了重要作用。如血淋巴成分识别病原体后迅速出现的凝集反应,不但能有效抑制病原体的扩散,还有助于血细胞吞噬病原体,但这种现象在按蚊抗疟原虫感染的防御反应中尚未观察到。然而,以 PPO 级联反应为基础介导的卵囊黑化反应是按蚊抗疟原虫感染的最主要免疫机制。此外,诱导生成的免疫活性物质也可有效防御侵入的病原体。如 NO、防御素、抗菌肽等,其中已确定 NO 对入侵按蚊胃的疟原虫动合子以及病原微生物等均具有明显的杀伤效应。体液反应可分为系统防御反应与局部防御反应:系统防御反应主要是通过诱导脂肪体或血细胞表达免疫活性肽及其前体物质等防御因子,并释放到血腔运送到相应组织经激活后即可发挥防御效应;局部防御反应指与入侵病原体直接接触的上皮组织或细胞合成防御因子,并且主要与局部防御反应相关。

(二)按蚊重要免疫识别分子和免疫效应分子

免疫系统的基本功能是“自己”与“非己”识别,也是免疫学研究的根本问题。先天免疫的非己识别对于按蚊非常重要,因为按蚊缺乏特异性 T、B 细胞介导的免疫。现在基本证实这种“非己”识别是因为存在某些特异性的、可溶的或与细胞膜结合的模式识别受体(pattern recognition receptors,PRRs),也称为模式识别蛋白(pattern recognition proteins,PRPs)或模式识别分子(pattern recognition molecules,PRMs)。虽然它们没有高等动物 B 细胞和 T 细胞系统显著的特异性,但可以识别或结合那些微生物表面保守的、而在宿主中又不存在的病原相关分子模式(pathogen associated molecular patterns,PAMPs),如脂多糖(LPS)、肽聚糖(peptidoglycans)和甘露聚糖(mannans)等。识别后,这些分子通过激活存在于血淋巴的蛋白酶和利用细胞内信号转导途径而引起免疫反应。PRRs 还可以作为促进吞噬的调理素,也可以是凝集、黑化或其他蛋白质修饰级联反应等免疫过程的起始因子。

1. 肽聚糖识别蛋白(peptidoglycan recognition proteins,PGRPs) 肽聚糖识别蛋白在激活昆虫的免疫反应中起到了重要和多样化的作用。目前在冈比亚按蚊已经鉴定了这个家族 7 种不同的基因,其中 3 种属于短(S)亚家族编码分泌蛋白 PGRP S1,S2,S3;另外 4 种属于长(L)亚家族编码跨膜蛋白和细胞内蛋白 PGRPLA、LB、LC、LD,但是这些识别基因与疟原虫识别和黑化的关系尚未明确。果蝇属有 13 种 PGRP 基因,这些基因主要参与体液免疫反应并且针对不同的入侵微生物引发不同的反应,其中 PGRP-LC 参与对革兰氏阴性菌的吞噬反应。果蝇属 PGRP 基因的研究为哺乳动物先天免疫机制的探讨提供了很好的模型,微阵列分析证实一些亚型在不同种属间有差异表达,如 PGRP-LC2 可被疟原虫和细菌诱导,而 PGRP-LC3 仅为细菌所诱导。近来发现 PGRP 与抗生素 T7 溶解酵素有 18% 同一性和 33% 相似性。在按蚊基因组中有 3 个短亚家族成员(S1、S2、S3)。长型 PGRP 基因(即 PGRP-LA 到 LE)要比短型 PGRP 复杂得多。它们都有 1 个长的转录本,在许多情况下有几种剪接类型,没有一种长型基因编码典型单一蛋白。PGRP-LA、LC、LD 有 1 个推定的跨膜区域,表明它们可能编码膜蛋白。PGRP-LE 有高电荷的 N 端结构域与 PGRP 结构域相连,但没有明显的信号肽或跨膜域。PGRP-LB 只编码 1 个 PGRP 结构域,与其相连的是相对较长的 5′ 非翻译区。长型基因的剪接方式不同于短型基因,它们的剪接方式多样化。如 PGRP-LA,不同的剪接类型编码不同的蛋白质。第一个肽聚糖识别蛋白是在家蚕的血淋巴中发现的,它能与肽聚糖结合并能够激活酚氧化酶级联反应。在果蝇中,分泌型 PGRP-SA 是激活介导对革兰氏阳性菌起免疫反应的 Toll 信号转导系统的必需成分，但对真菌不起作用。研究表明，两种 PGRP-LC 异构体作为 Imd 免疫信号途径的受体，导致对革兰氏阴性菌起作用的某些抗菌肽表达，这使得多年来一直不清楚的 Imd 途径的 PRR 问题得以解决。果蝇培养细胞基因组范围的 RNAi 扫描表明，PGRP-LC 在对革兰氏阴性菌的吞噬作用中也起关键作用。

2. 革兰氏阴性菌结合蛋白（Gram negative binding proteins，GNBPs） 革兰氏阴性菌结合蛋白可以结合革兰氏阴性菌、能增强依赖NFB基因诱导结合脂多糖、β-1,3-葡聚糖，可能在免疫应答中参与信号调节。GNBP 与脂多糖（LPS）和 β-1,3 葡聚糖有很高的亲和性，但对肽聚糖和 β-1,4 葡聚糖和几丁质没有亲和性。在不同的昆虫中，包括家蚕和冈比亚按蚊，GNBP 都可以被细菌感染所诱导。果蝇的 GNBP-1 具有可溶的和细胞膜糖基磷脂酰肌糖锚定（glycosylphosphatidylinositol-anchored）的两种形式，在对细菌 LPS 反应的先天免疫信号转导中起重要作用。蚕蛾和按蚊的 GNBP 基因在免疫反应中被诱导上调，而果蝇的基因在特定的发育阶段是组成性表达。Dimopoulos 等采用 DD-PCR 技术从冈比亚按蚊体内筛选到 GNBP 基因。按蚊基因组中包括 6 种 GNBP 基因，与已知的家蚕和果蝇的基因同源，显示出 2 个不同的序列组（亚家族 A 和 B）。亚家族 A 包括所有已知的果蝇和家蚕以及 2 种按蚊的序列（GNBPA1，2）。按蚊的 GNBPA1，2 与果蝇的 GNBP3 基因为直系同源。亚家族 B 是按蚊特有的（GNBPB1、2、3、4），其中的 3 个成员紧密串联在染色体 13E 亚区。这种蛋白在蚊的整个生活史周期都有表达，但其表达具有组织特异性，定量 RT-PCR 技术显示血餐后 24 小时在蚊的胸部和唾液腺有 GNBP 的大量转录。这个时间点也正是动合子穿越蚊中肠上皮时间。Rachida 等还发现按蚊在疟原虫配子体感染后，GNBP 在蚊胃中的表达变化较大，在血餐后 14 小时和 48 小时它的表达增高，诱导幅度为 3~37 倍。而在血餐后 24 小时，GNBP 的表达轻度地增高，而在其他组织中强烈表达，说明 GNBP 在其他组织中的表达具有配子体特异性。目前不清楚 GNBP 的转录是由受体介导的对疟原虫的免疫识别，还是动合子穿越中肠所造成的损伤所致。

3. C 型凝集素（C-type lectins，CTL） C 型凝集素家族中有两个基因 CTL4 和 CTLMA2（甘露糖结合凝集素 2），一种是存在于血淋巴中的可溶性凝集素，可以同病原分子等表面的糖基决定簇结合，从而导致病原或异物的凝集；另一种凝集素分子存在于细胞膜表面，血细胞可以通过凝集素分子与异物分子表面结合，以便对异物分子进行吞噬或包围，它们对疟原虫在蚊体内的迁移发育有重要的影响。这些细胞外蛋白质都是 Ca^{2+}依赖性的，并且具有约 130 个残基的糖识别结构域（CRD）和 18 个高度保守的残基，其中包括 4 个半胱氨酸。某些昆虫 C 型凝集素显示出对 LPS 的亲和性，在体壁受伤或某特异性阶段含量增加，这表明凝集素在免疫和发育中起作用。它们通过与糖蛋白或糖脂相互作用凝集细胞或沉淀糖缀合物的糖蛋白。一般来讲，根据序列相似性，凝集素可分为 7 组（Ⅰ~Ⅶ）。在果蝇（24/34 成员）和按蚊（17/22 成员）第Ⅶ组占绝对优势，它具有单个的 CRD 而没有侧翼辅助结构域，它们都具有 1 个 QPD 3 肽基序，被认为优先与半乳糖结合（CTLGA 亚族），而 1 对显示有 EPN 基序（CTLMA 亚族）与甘露糖结合。CTL 与暴露于细胞外液中的细胞膜上多糖或游离于胞液中的糖蛋白，以细胞黏附、细胞与细胞间的相互作用等方式，识别病原体从而激发蚊的先天性免疫应答。在实验中发现，CTL4 和 CTLMA2 中任何一个基因功能性敲除都会导致入侵动合子大量的黑化。敲除 CTL4 的疟原虫平均黑化率是 97%，敲除 CTLMA2 的疟原虫平均黑化率是 53%。而且在相当一部分中肠片段中，每个疟原虫都被黑化包被。与此形成强烈对比的是，对照中疟原虫的平均黑化率仅有 0.1%。这些数据说明 CTL4 和 CTLMA2 有类似的功能，能够抑制蚊媒对疟原虫的黑化，从而对疟原虫发育起到一定的保护作用。进一步发现 CTL4 是分泌于血淋巴中的凝集素，它对疟原虫的数目也有一定的抑制作用。但是 CTL4 最主要的功能与 CTLMA2 一样，支持疟原虫逃避蚊媒的先天性免疫，减少黑化反应，提高蚊媒的易感性。

4. 含硫酯蛋白（thioester-containing proteins，TEPs） 冈比亚按蚊基因组含有 19 个 TEP 分子。其中 4 对基因有单倍型特征（TEP1-TEP16，TEP5-TEP17，TEP6-TEP18 和 TEP8-TEP19），因此，可能表明具有多态性变异而非紧密相关但不同的基因。所以，冈比亚按蚊的 TEP 家族可归并为 15 个成员。TEP1 是蚊体内典型的含硫酯蛋白并且目前研究比较清楚。TEP1 是由蚊血细胞分泌到血淋巴中的一个急性时相糖蛋白，含有分泌蛋白特征的信号肽样疏水的 N 端片段和保守的硫酯基序，C 末端含有与果蝇相似的特征性的半胱氨酸区域。最值得关注的是 TEP 分子在疟原虫与蚊的相互作用中所起的作用。疟原虫仅在哺乳动物宿主体内完成其生活史的一部分，从入侵肝细胞开始，然后进入血循环并且在红细胞内增殖。除此以外，疟原虫必须完成在蚊体内的有性生殖生活史。在蚊的肠腔完成有性生殖后,疟原虫转变为动合子并穿越中肠上皮。在中肠上皮和基底膜之间动合子转变为卵囊,通过减数分裂以增殖。10 天后,卵囊破裂并释放子孢子入血淋巴再入侵唾液腺,然后随蚊吸血进入下一轮生活史。最近在成蚊体内的 TEP1 分子基因敲除实验表明,在蚊抗疟原虫的免疫反应中该分子起到了重要的作用。在易感蚊体内,通过敲除 TEP1 分子可以导致中肠卵囊数量 5 倍的增加。蚊抗疟原虫作用是由 TEP1 分子与动合子表面分子直接结合所介导的。而解释说明硫酯在 TEP1 与疟原虫表面分子的结合中所起的作用以及 TEP1 抗疟原虫的分子机制对于研究 TEP 家族的进化和功能有着非常重要的意义。

5. FBN(Fibrinogen-like) 按蚊的 FBN 具有凝集细菌和增强防御素抗菌活性的作用。已经从冈比亚按蚊的免疫器官或组织中分离出几个编码羧基末端含有纤维蛋白原样结合域的基因。其中 AgFBN-1,2 和 5 在血淋巴和脂肪体细胞中高度表达,AgFBN-5 在蚊胃中也有一定的表达。在脊椎动物中羧基末端含有纤维蛋白原样结合域的蛋白能够加强细胞的吞噬作用,也能以类似甘露糖结合凝集素的方式激活补体途径。

6. ICHIT(a chitin-binding-related protein) 该多肽有一个类似信号肽的区域,同时含有一个由 174 个苏氨酸残基组成的黏蛋白样结构域。这种结构域与冈比亚按蚊和埃及伊蚊的几丁质酶的几丁质结合域有很大的相似性。它是由免疫应答诱导蚊胃特异基因编码的多肽,含有由黏蛋白样结合域分开的两个几丁质结合域,可能与结合微生物表面的几丁质或与围食膜相关。ICHIT 基因在按蚊感染疟原虫配子体后的表达亦具时间性。血餐后 14~24 小时在蚊胃中强烈表达,诱导的幅度为 6~24 倍,然后表达逐渐下降;但在其他组织中表达趋势正好相反,血餐后 14~48 小时表达逐渐增高。这样的调节可能与在胃中的早期诱导与转移和在其他组织中持续应答相关,说明这个途径可以促进病原体的清除。ICHIT 编码的带有几丁质结合域和黏蛋白区域的蛋白也参与了防御机制,并与微生物的调理作用有关。

7. 清道夫受体(scavenger receptor,SR) 具体丰富的多样性,含有多重结构域的跨膜或分泌受体,在先天免疫和发育中起重要作用。它有 3 个不同的亚家族,可以识别多种配体,有助于细菌和凋亡细胞的清除。它们识别修饰的低密度脂蛋白(LDL),多重的多阴离子配体和细胞壁成分,因此可帮助内吞细菌和清除凋亡细胞。一般认为该家族有 3 个主要的类群 A、B 和 C。SCRA 蛋白质与巨噬细胞有关,具有胶原和卷曲螺旋状的与多阴离子结合的结构域。该亚族的有些成员具有富含半胱氨酸结构域的清除受体(scavenger receptor cysteine-rich,SRCR),可结合革兰氏阳性菌和阴性菌。果蝇蛋白 Tequila/ GRAAL 和按蚊的 SCRA SP1(以前称 Sp22D,血细胞内含量丰富)还具有多个几丁质结构域(CBD)和 1 个与凝集及激活丝氨酸蛋白酶有关的 C 端结构域(SP)。SCRA SP2 也相似,但没有 CBDs。SCRAL,具有人类 Lox 蛋白(含铜的胺氧化酶,可以将胺转化成活性醛)的赖氨酰氧化酶结构域。有众多成员的 B 亚族(SCRB)代表了受体 CD36 家族,该受体家族与多重配体和疟原虫感染的红细胞吸收有关。按蚊中的 15 个基因和果蝇中的 12 个基因属于这一家族。例如果蝇中的 Croquemort,是一个介导凋亡小体结合和吞噬作用的巨噬细胞受体。第 3 个亚族(SCRC)包括 4 个果蝇的成员,每个成员都具有 2 个补体控制蛋白(CCP)结构域和 MAM 结构域(Merrin A5 antigen and PRTP Mu),以及 1 个生长调节素 B 样(BO)结构域。有 3 个成员已经被描述为 dSR-CⅠ、CⅡ和 CⅢ,并被认为其功能是先天免疫和吞噬作用的模式识别受体,CCP 和 MAM 在体外可与细菌结合。巨噬细胞特异性 dSR-C Ⅰ可以识别广阔范围内的多阴离子受体,很像哺乳动物的 SCRA 同源体。该亚族在按蚊只有 1 个成员,与 dSR-CⅠ和 dSR-CⅡ相似,但令人惊奇的是在 N 端和 C 端各有 1 个跨膜结构域。

8. 抗微生物肽(antimicrobial peptide,AMP) AMP 也叫抗菌肽,是一种小的多肽,具有明显的正电荷,在血细胞、脂肪体和上皮细胞中产生,对任何病原体或外源性物质通过信号通路接收到的信号作出反应。在上述细胞中合成后,AMP 被运输到血淋巴,达到更高的浓度,然后被运输到作用部位。根据结构、功能和特异性可对 AMP 进行分类。在埃及伊蚊,已经鉴定了五个不同的种类,分别是 defensin、cecropin、gambicin、diptericin 和 attacins。冈比亚按蚊也存在这些 AMP。所有这五类 AMP 都显示出对抗不同特定病原体的活性。Defensin 是蚊体内主要的免疫诱导肽,对革兰氏阳性菌和革兰氏阴性菌具有抗菌活性,在埃及伊蚊感染丝虫病时也可以看到其表达。然而,对冈比亚按蚊的研究结果显示,defensin 没有显示抗疟原虫活性,而 cecropin a(cecA)可以限制疟原虫感染。利用重组 DNA 技术构建了冈比亚按蚊吸血后过表达

cecA 的转基因株系，在感染伯氏疟原虫后，该转基因蚊体内的疟原虫卵囊数量比非转基因蚊减少了 60%。Gambicin 也显示出抗微生物/疟原虫的活性，gambicin 基因沉默后冈比亚按蚊体内的伯氏疟原虫的数量增加。此外，一项对 Aag2 细胞的研究表明，沉默 JAK-STAT 通路的关键成分导致 gambicin 抗细菌感染活性降低，提示免疫信号通路在 AMP 产生中的重要作用。

9. 活性氮（RNS）/活性氧（ROS）　活性氮和活性氧是蚊免疫反应中两个非常重要的效应分子。当疟原虫感染冈比亚按蚊抗性株后，ROS 水平增加；而口服抗氧化剂可以减少疟原虫的黑化作用。ROS 可攻击蚊中肠内的疟原虫动合子，在蚊抗疟原虫免疫反应中发挥了重要的作用。。此外，ROS 还可通过黑化作用和溶菌作用发挥对入侵病原体的免疫杀伤作用。抗性株冈比亚按蚊 L3-5 持续生活在氧化应激下可促进伯氏疟原虫在穿过中肠上皮时的动合子黑化。而易感株冈比亚按蚊 G3 株则通过氧化应激诱导的裂解机制杀死疟原虫动合子，并通过抑制过氧化氢酶（过氧化氢转化为氧气和水的酶）来维持这一机制。RNS 是由一氧化氮合酶催化 L 精氨酸进行氧化时产生的自由基。编码按蚊一氧化氮合酶的是一种具有 18~22 个转录本的单拷贝基因，其中三种可由疟原虫感染诱导表达，另一种则是由细菌感染诱导表达。一氧化氮合酶和血红素过氧化物酶 2（HPX2）在疟原虫感染时由中肠上皮细胞诱导表达。HPX2 是硝化介质，过氧化氢为 HPX2 保持活性提供氢来源，通过促进中肠硝化而增强 RNS 毒性。这种硝化作用的另一个组成部分是 NADPH 氧化酶 5。

自 20 世纪 90 年代开始，先天免疫识别研究进展很快，这些模式识别分子的共同特征是配体的不专一性，一种模式识别分子可以引起不同的免疫防御反应。关于模式识别受体的研究工作还有待于进一步深入，最具挑战性的是研究这些 PRR 怎样与病原体结合从而激活免疫防御反应。PRR 可能不是简单地与 PAMP 结合，可能会引起两者的某些构象变化，从而导致一系列的级联反应。另外还有其他的模式识别分子有待发现，特别是对寄生虫等的分子识别机制。RNA 干扰技术对于鉴定模式识别分子的功能将是一个非常有用的工具，开展模式识别分子的研究，实际上是研究先天免疫系统识别“自己”与“非己”的本质，这对深入了解媒介按蚊的先天免疫功能与调节机制、对免疫学研究的完整性和学科发展具有重要的理论意义。

（三）黑化包被反应

1. 黑化现象　按蚊黑化包被疟原虫的现象最早在 1898 年由 Ross 首次发现，而后 Garnham 发现在寒冷季节野生株按蚊经常黑化包被疟原虫；这一现象同样出现在不适宜感染疟原虫的按蚊。20 世纪 80 年代，Collins 采用遗传学方法，成功筛选出对食蟹猴疟原虫（*Plasmodium cynomolgi*）和多种人疟原虫不易感的抗性株冈比亚按蚊，其中包括恶性疟原虫（*Plasmodium falciparum*）、间日疟原虫（*Plasmodium vivax*）和卵形疟原虫（*Plasmodium ovale*）3 种。抗性株冈比亚按蚊能黑化包被绝大多数疟原虫，阻断疟原虫在蚊体内的发育（图 10-12）。然而，对于按蚊对入侵疟原虫的黑化包被反应的作用，目前存在一定的争议。尽管大部分研究认为，黑化包被反应在按蚊杀伤入侵疟原虫中发挥了重要作用，但也有研究认为，不易感株冈比亚按蚊对入侵疟原虫的黑化包被反应可能仅仅发挥了清除作用，即该反应只是针对已被蚊免疫系统杀死的疟原虫，并未发挥对入侵疟原虫的杀伤作用。值得一提的是，不同按蚊针对同一种疟原虫产生的黑化包被反应可能

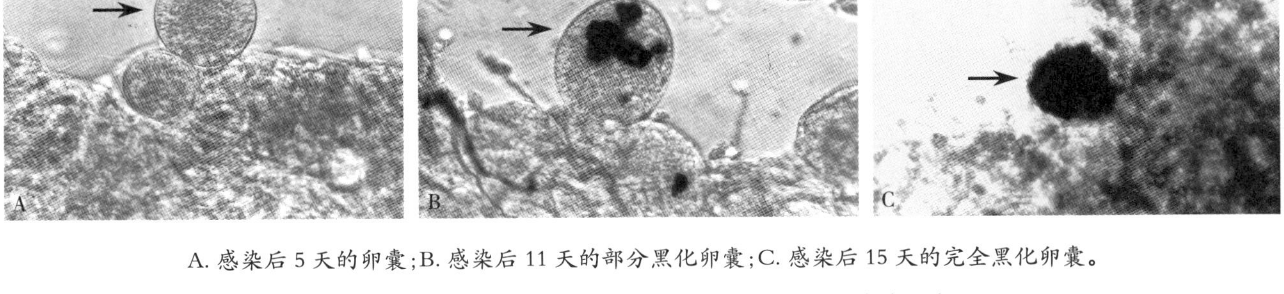

A. 感染后 5 天的卵囊；B. 感染后 11 天的部分黑化卵囊；C. 感染后 15 天的完全黑化卵囊。

图 10-12　大劣按蚊感染后不同时期的约氏疟原虫卵囊形态

并不相同，因此发挥的作用可能也存在差异；比如，冈比亚按蚊能够对入侵的约氏疟原虫早期卵囊产生黑化包被反应，而大劣按蚊则是对入侵的约氏疟原虫晚期卵囊产生黑化包被反应。

研究发现，按蚊对疟原虫的黑化包被反应类似于对注入其血腔内 CM-sephadex 磁珠（carboxymethyl-sephadex beads）的黑化包被反应。抗性株冈比亚按蚊能黑化注入其血腔内的 CM-sephadex 磁珠，而易感株冈比亚按蚊体内的 CM-sephadex 磁珠几乎不被黑化或者只是微弱黑化。冈比亚按蚊黑化包被疟原虫和黑化包被 CM-sephadex 磁珠可能有共同的遗传学机制。利用对疟原虫和 CM-sephadex 磁珠均产生抗性的冈比亚按蚊与易感的冈比亚按蚊交配，产生的子代 F1 对疟原虫和 CM-sephadex 磁珠的黑化包被反应存在明显的相关性，其相关系数达 0.74（$P<0.01$）。提示疟原虫和 CM-sephadex 磁珠的黑化与冈比亚按蚊的至少一个主要基因有关。目前多利用抗性株和易感株冈比亚按蚊对 CM-sephadex 磁珠的不同黑化反应来探讨按蚊黑化包被疟原虫的机制。

2. 黑化包被反应的重要分子

（1）调控黑化反应过程的分子：丝氨酸蛋白酶（SP）是介导按蚊及昆虫先天性免疫反应的一种关键酶，血淋巴凝集、免疫活性肽的合成和黑化病原体以及体内许多重要生理功能的实现均需要依赖 SP 的活化并激活特异性的蛋白质。因此，昆虫体内 SP 的种类众多，是一个巨大的蛋白酶家族，如黑腹果蝇就拥有 199 种 SP 相关基因。SP 具有细胞外的功能，通常以小囊状的形式分泌到细胞外，除具有一个潜在的病原体分子识别结合区域外，其 N-末端为催化激活调控区，而 C-末端为催化区。由于 SP 具有多个亚基，亚基之间的变化可能与免疫相关的信号转导和级联反应的活化相关。目前，在按蚊中已确定了多种与免疫反应相关的 SP，多数酶经血细胞表达并以酶原形式存在于血淋巴中，识别/结合入侵的病原体分子后即可激活，活化的 SP 可导致特异性的免疫防御机制的激活，启动并调控蚊的多种防御反应。如 SP 与细菌 LPS 或真菌 β-1,3-半乳糖特异结合后被激活，活化的 SP 可使凝集酶原裂解形成凝集素，凝集素聚集成凝胶样的凝块捕集并限制病原体的扩散和发展。活化的 SP 也可进一步激活 PPO 级联反应并黑化病原体，还可利用其细胞外酶的特性使 spatzle 蛋白裂解并形成一个跨膜的通道受体配基，随后激活细胞内信号转导途径，调控免疫效应基因的转录并表达免疫活性肽及其前体物质。

从冈比亚按蚊血淋巴中分离出 5 种新的 SP cDNAs，其基因序列均相似，参与脊椎动物和无脊椎动物防御反应。SP14A、SP14D2 和 SP22D 在细菌注射后转录丰度有变化。伯氏疟原虫感染冈比亚按蚊后可诱导 SP14A、SP14D2 和 SP14D1。冈比亚按蚊的 SP14A、SP14D1 和 SP14D2 可作为 PPO 的活化分子，在黑化包被疟原虫中发挥重要作用。而 Sp22D 是一种具有病原体结合域的大分子蛋白酶，可在 3 种免疫功能组织（中肠上皮、脂肪体和血细胞）中表达，免疫攻击后 SP22D 基因表达增加。SP14A、SP14D1 和 SP14D2 均是含有 clip 域的 SP，细菌或疟原虫感染可使这些蛋白酶转录丰度发生变化，其基因定位于与寄生虫黑化有关的染色体区域。SP18D 也是具有 clip 域的 SP，类似于烟草天蛾的 SP，但免疫攻击后其 mRNA 丰度无变化。硬蜱 SP cDNAs 有两个单拷贝 HLSG1 和 HLSG2 基因，其大小分别为 1.2kb 和 1.0kb，其开放性阅读框编码的两种多肽分子量预计为 37.7kD 和 31.2kD。吸血可诱导 HLSP1 和 HLSP2 的 mRNA 转录，而且除了中肠和唾液腺外，蜱的其他组织也有表达。甲虫类 Rhyzopertha dominica 昆虫中肠中存在胰凝蛋白酶和 SP，成熟胰凝蛋白酶分子量为 23.7kD，具有 SP 活性位点。纹皮蝇幼虫纯化的 SP hypodermin B 的分子量为 23kD，氨基酸构成和 N-末端序列提示 Hypodermin B 与胰蛋白酶家族中的 SP 和另外两种 SP 即 hypodermin A 及皮蝇胶原酶具有同源性。Hypodermin A 是皮蝇幼虫的一种 SP，离子交换柱层析（ion-exchange chromatography）提纯后的分子量为 27kD，序列分析提示其结构与 H. lineatum 和其他胰蛋白酶家族成员具有同源性。

（2）PPO 级联反应：PPO 级联反应介导的黑化现象在按蚊及昆虫中非常普遍，包括卵壳与几丁质的硬化和色素沉着，以及创伤愈合和包被入侵的病原体等。PPO 激活后转变成具有活性的 PO，可催化酪氨酸羟基化为二羟基苯基丙氨酸，二羟基苯基丙氨酸和多巴胺又可氧化为它们各自的苯醌，这个活性的苯醌可介导蛋白交联和聚合成黑色素层固定病原生物而参与防御反应。其中疟原虫卵囊黑化是抗性株冈比亚按蚊的最主要表型，也是抗疟原虫感染最主要的特异性免疫防御机制。Paskewitz 等发现黑化最早出现在动合子面向血淋巴侧，表明黑化反应的关键成分主要存在于血淋巴中，但黑化部位缺乏血细胞提示是体液反应。目前认为血淋巴中的黑化成分也是通过模式识别受体结合到靶表面开始，经激活 Sp 级联反应后进一步活化 PPO 级联反应。PPO 是介导黑化反应的一种关键酶，根据黑化反应的多种功能提示在昆虫基因组中可能拥有大量的 PPO 基因。其中在冈比亚按蚊中已克隆多个 PPO 基因，并证实在按蚊不同发育期均有不同的 PPO 基因表达，但具体是哪种或几种 PPO 基因参与了黑化疟原虫的反应及其相关分子机制尚未阐明。已知大劣按蚊可黑化约氏疟原虫卵囊，在卵囊黑化期间可见大劣按蚊胃内局部 PPO 含量明显增加并长时间维持在较高水平，表明胃内局部 PPO 含量增加与卵囊黑化相关，在吸血感染约氏疟原虫时可诱导大劣按蚊 PPO4 基因转录明显增强，提示 PPO 可经免疫诱导表达并补充到级联反应中促进黑化反应的进行。此外，PPO 级联介导的黑化反应中生成的一些中间产物如活性苯醌与自由基等，不仅可直接杀伤靶病原体，而且对昆虫也具有毒性，甚至可导致宿主潜在性的无明显特点的致死性黑化。因此，PPO 级联反应也是一个精密的调控过程。

3. 按蚊黑化包被疟原虫相关基因的定位和克隆　微卫星基因（microsatellite loci）在真核生物的基因组中含量非常丰富，突变及其引起的等位基因的多态性也很高，通过 PCR 技术能敏感地检测出等位显性基因。对基因组 DNA 相对较少的按蚊来说，利用微卫星位点作为标记进行遗传学分析更体现其优越性。目前多采用微卫星基因进行按蚊黑化包被疟原虫相关基因的定位和克隆。通过对抗性株和易感株的冈比亚按蚊交配产生的子代 F1 雌蚊与易感株雄蚊回交，获得 7 种不同的回交家族。用食蟹猴疟原虫 B 株感染子代冈比亚按蚊，大约在吸血感染后 7 天，通过计算发育为正常卵囊的疟原虫数，分别判断其为感染表型还是包被表型，然后采用 PCR 技术扩增常染色体微卫星基因，进行基因型分析，最后用 Mapmaker QTL 软件分析包被相关的微卫星标记。结果发现，1 个主要和 2 个次要的特性定量位点与冈比亚按蚊黑化包被疟原虫有关，分别称为疟原虫包被基因 Pen1、Pen2 和 Pen3。其中 Pen1 离第 2 条染色体右臂（2R）上的微卫星基因 H175 1.5cM（分摩），与 60% 的黑化包被表型有关；Pen2 位于第 3 条染色体左臂（3L）上的微卫星基因 H758 8.0cM 处，与 19% 的黑化包被表型有关，而 Pen3 位于第 2 条染色体右臂的微卫星基因 H135 4.0cM 处。对冈比亚按蚊黑化 CM-sephadex 磁珠的表型进行遗传学分析发现，只有 1 个特性定量位点与表型明显相关，位于第 2 条染色体右臂微卫星基因 H157 和 H46 的 1 个长 13.7cM 的间隙内，能解释 44% 的黑化表型。因为 Pen1 也是位于这个间隙内，所以 Pen1 可能是决定黑化包被疟原虫和黑化 CM-sephadex 磁珠的主要基因。Cornel 认为，采用 PCR 方法用最靠近 Pen1 的微卫星基因筛选人工细菌染色体（bacterial artificial chromosome，BAC）冈比亚按蚊基因组文库，能获得足够多邻近的、重叠的特异 DNA 克隆，重组这些重叠单位，可能获得新的更精确的微卫星基因。总之，目前克隆的包含 Pen1 的染色体间隙还相当大，需要发展新技术对其进行精确定位和功能分析。

（四）其他先天免疫反应

利用 DD-PCR 技术在按蚊体内分离鉴定了一个表达抗菌肽的基因 gambicin，包含 616bp，其阅读框编码一条 81 个残基的多肽。Gambicin 和已知的按蚊抗菌肽基因缺乏同源性，在按蚊胃内呈现优势表达，并在疟原虫自然感染的早期和晚期可被诱导表达。体外实验显示 gambicin 表达的成熟抗菌肽能有效杀伤革兰氏阴性和阳性菌，并且对真菌也具有杀伤力，其氧化型比非氧化型活性更强。显然 gambicin 基因的表达产物可使按蚊感染疟原虫后对其他细菌的入侵产生抗性，有利于疟原虫在按蚊内的存活和发育。

研究发现疟原虫感染早期（1~3 天）和晚期（10~21 天），不但斯氏按蚊中肠和唾液腺局部以及其他组织的 NOS 转录明显增强，而且 NOS 酶活性、血淋巴中 NOS 产物 NO_2 和 NO_3（nitrite nitrate）也明显增高。在饲料中加 NOS 作用底物 L2 精氨酸，能明显地降低斯氏按蚊的疟原虫感染率；反之，加 NOS 抑制剂则能显著增加其感染率。因此认为，按蚊诱导产生的 NO 能在一定程度上抑制体内疟原虫的发育。另外，蚊胃上皮细胞还可裂解入侵的部分动合子，但其具体机制尚不清楚。

按蚊抗疟原虫感染的免疫反应与蚊体内疟原虫的增殖之间可能存在一种微妙的平衡调节。如严重的感染可致蚊媒死亡，也可诱导强烈的自然选择并出现抗性蚊媒种群，而过低的感染则不能完成疟疾的传播。因此，疟原虫易感株按蚊也很可能由于其先天免疫反应调控体内寄生的疟原虫负荷，使其保持在一定水平并与蚊的易感性相关。研究按蚊抗疟原虫免疫与疟原虫逃避或抑制按蚊防御反应的机制，不但有助于阐明疟原虫与蚊媒相互作用的关系，也是制定有效的疟疾蚊媒控制策略的前提。冈比亚按蚊与恶性疟原虫全基因组图谱的顺利完成，为全面探讨疟原虫与蚊媒相互作用的关系带来了新的机遇。通过研究按蚊抗疟原虫免疫机制以及寻找免疫抗性基因是实现 WHO 提出的基因操纵蚊媒新策略的基础。

在长期的进化过程中，昆虫产生出一套由细胞免疫和体液免疫组成的独特免疫系统。随着对昆虫分子生物学研究技术的发展，研究结果显示，昆虫具有复杂的免疫反应，在病原体识别、信号转导途径及效应机制等方面与哺乳动物均高度相似，这些防御机制有着共同的进化起源。昆虫与哺乳动物之间存在进化上的保守性，因此一个在果蝇中被广泛研究，并有重要功能的同源基因，可在哺乳动物中采用同样方法进行分离并研究其功能。控制果蝇发育表型的基因同样也可用于分析并阐明该基因的功能。通过鉴定果蝇与哺乳动物类似的突变型可找到并分离哺乳动物中控制这些突变表型的新基因，对遗传疾病、肿瘤、细胞周期及信号转导研究将起指导作用。

越来越多的研究表明昆虫的天然免疫具有特异性，不仅有免疫记忆，还能改变自身的免疫细胞去对付不同类型的微生物。天然免疫在抗感染和诱导获得性免疫反应中起着重要作用。天然免疫细胞中的信号通路在获得性免疫信号通路中的保留，使天然免疫信号的转导成为免疫学研究的前沿领域。在受不同的病原体感染后会激活 2 个信号通路产生不同种的抗菌肽，如 Drosomycin 主要受 Toll 通路调节，主要由 G^+ 菌和真菌诱导产生，而 Diptericin 主要由 G^- 菌诱导产生，几乎完全受 Imd 调控。通过对果蝇脂肪体产生的 7 种抗菌肽成分的研究，可能为 Toll 通路和 Imd 通路的综合作用。Toll 和 Imd 在功能上是互相补充的，它们激活的特异性也不是很严格，并代表了蚊受感染后免疫反应的 2 种不同方式。在不同的昆虫物种中，这些反应通路的作用是否严格不变还不是很清楚。在脊椎动物中这些通路的明显相似部位都为受体感受器（TLR）和肿瘤坏死因子（TNF）通路，因此推测这些通路是进化的根源。由于果蝇、冈比亚按蚊以及家蚕等全基因组测序工作的完成，使其成为昆虫的细胞学和分子学的研究热点，成为先天免疫研究的模式物种。昆虫全基因序列解密为推断昆虫的免疫基因与哺乳动物免疫基因家族的一致性提供了丰富的信息。通过对昆虫如果蝇的免疫信号级联反应的功能分析，也为进一步比较双翅类昆虫在免疫反应中的相似性和差异性提供重要的线索。阐明昆虫感染病原体后的信号通路机制及活化因子，对了解昆虫抵抗病原微生物的侵袭机制，增强机体抗感染能力具有很重要意义。

研究昆虫免疫防卫有利于有害生物和媒介昆虫的治理以及人类对抗菌物质的开发利用。近几年来，人们已从鳞翅目和双翅目昆虫中分离出了大量的抗细菌蛋白和肽类活性物质。随着研究的深入，其他目的昆虫，尤其是对微生物侵染压力不同的各种昆虫的研究，将会提供更丰富的昆虫免疫知识，目前也已开始研究昆虫抗真菌类物质。血细胞类型的标记分子及功能分子的单克隆抗体筛选、昆虫免疫识别、黏着和细胞毒杀机制、免疫细胞和组织间的通信机制和信号物质以及免疫活性物质基因表达的调控等方面的研究，都将会是这一领域的研究热点，并成为知识成果不断涌现的重要前沿。

第三节 医学节肢动物抗感染免疫的研究进展

一、RNA 干扰介导的抗病毒感染免疫反应

RNA 干扰（RNA interference，RNAi）是指由双链 RNA（dsRNA）诱发的具有高度保守的小 RNA 片段可高效特异性降解同源 mRNA 的现象，是转录后水平的基因沉默（posttranscriptional gene silencing，PTGS），通过降解病毒双链 RNA 产生小 RNA（small RNAs），从而抑制病毒复制来控制病毒感染，是昆虫最为强大的抗病毒天然免疫防御体系。RNAi 途径主要有三种类型小 RNAs：①small interference RNAs（siRNAs）；②microRNAs（miRNAs）；③piwi-interaction RNAs（piRNAs）。Hess 等研究发现在感染了登革病毒的埃及伊蚊中检测到病毒特异性 siRNAs、piRNAs 和 13~19nt 的小 RNAs。RNAi 具有高度的序列特异性，严格按照碱基互补配对原则与同源基因的 mRNA 结合并进行降解，从而实现针对目的基因的精准沉默；RNAi 具有高效抑制基因表达的特性，表型可达到缺失突变体表型的程度；RNAi 还具有可遗传性和可传播性，RNA 干扰效应能稳定遗传给下一代，也可穿过细胞界限，传播给其扩散所到之处的其他细胞乃至整个机体。利用 RNAi 特性发展的 RNAi 技术可广泛地应用于基因功能的探索、传染性疾病和恶性肿瘤的治疗领域。

(一) siRNA 在昆虫体内的抗病毒作用

siRNA 途径可分为内源性通路和外源性通路，是昆虫 RNAi 通路中主要的抗病毒反应参与者。内源性 siRNA 一般由细胞内基因双向转录形成的部分互补配对或由 RNA 依赖性 RNA 聚合酶（RNA dependent RNA polymerase，RDRP）进行的 RNA 链复制等形成的 dsRNA 经剪切修饰而产生，在生物体不同生长发育时期发挥调控作用。外源性 siRNA 一般是由转基因技术导入或病毒感染细胞后产生的双链 RNA（double-stranded RNA，dsRNA）复制中间体与 Dicer-2-R2D2 复合物（由一种叫作 Dicer-2 的 RNase Ⅲ酶和 R2D2 的相关蛋白组成）结合，经过 Dicer-2 核糖核酸内切酶剪切成长度约为 21~25nt 的双链小 RNA 分子。细胞内 siRNA 通过与 AGO、TRBP 和 PACT 等蛋白分子结合形成 RNA 诱导的沉默复合物（RNA-induced silencing complex，RISC），siRNA 的随从链被降解，引导链通过碱基互补配对的方式找到靶基因的 mRNA 或同源的病毒 RNA，然后 RISC 中的内切酶 Argonaute-2（Ago2）蛋白降解其 mRNA 或病毒 RNA，阻止翻译表达或病毒复制（图 10-13）。

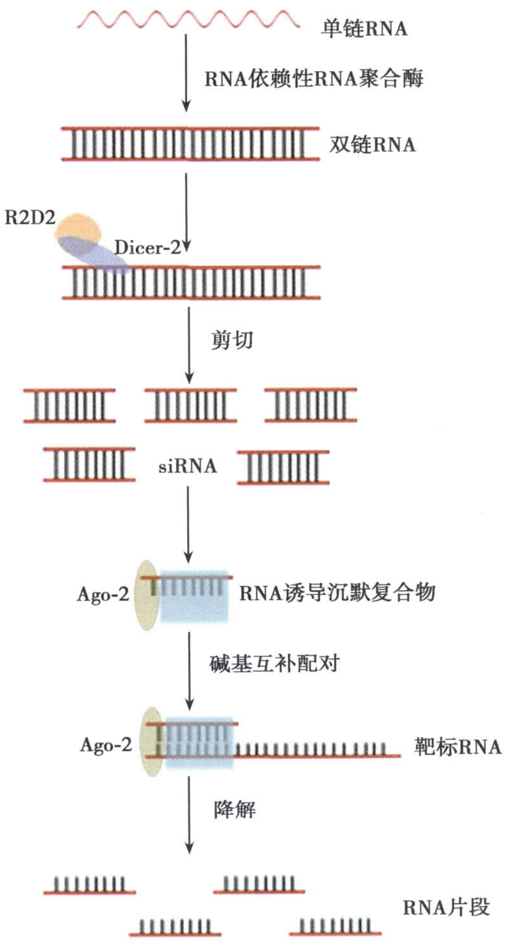

图 10-13 siRNA 的生物合成和作用机制
（引自 魏勇）

Li 等首次在冈比亚按蚊（*Anopheles gambiae*）细胞系中验证了 siRNA 的抗病毒作用，并表明其抑制效应依赖于 Ago-2 蛋白。Sánchez-Vargas 等研究发现沉默埃及伊蚊（*Aedes aegypti*）siRNA 通路会增加蚊虫体内登革 2 型病毒的复制，这表明 siRNA 通路在蚊虫体内病毒复制过程中发挥抑制作用。Wu 等将合成的针对登革病毒膜糖蛋白前体基因的 siRNA 转染蚊 C6/36 细胞，发现可以降低病毒载量，提高细胞存活率。Caplen 等的研究也表明，在 C6/36 细胞中表达登革病毒基因组的 dsRNA 可以降低登革病毒的复制。Adelman 等对埃及伊蚊胸腔注射了含登革病毒膜糖蛋白前体基因的 dsSIN（double subgenomic Sindbis）病毒，限制了登革病毒的 RNA 在头部组织、唾液腺和中肠中的积累，推测可能是通过 RNAi 机制抑制了病毒在伊蚊中的复制。Hess 等发现埃及伊蚊感染登革病毒-2 血清型时产生特异性 siRNAs，在登革病毒感染初期，中肠中 Dicer-2 和 Ago2 转录水平明显升高，但在感染后期水平基本持平。将 siRNA 通路中的元件 Dicer-2 和 Ago2 基因沉默会增加病毒复制，缩短病毒外潜伏期。Khoo 等通过转基因技术破坏埃及伊蚊中肠的 siRNA 通路，发现这样会增加中肠内辛德毕斯病毒（SINV）的复制和播散率。Basu 等通过基因敲除抑制埃及伊蚊 Dcr-2 酶的表达，发现蚊虫体内抗辛德毕斯病毒的免疫反应下降；另外，Dcr-2 基因突变型的埃及伊蚊较野生型的蚊虫体内具有显著增加的黄热病病毒复制水平。多项研究表明，在敲除 siRNA 通路的相关成分后，成蚊体内或培养的蚊虫细胞系中的病毒复制水平会显著升高。成蚊或不同细胞系感染蚊媒病毒后会导致该病毒来源的 siRNA（virus-derived small interfering RNA，vsiRNA）产生。Myles 等研究表明 vsiRNA 对蚊虫体内抗甲病毒感染具有重要调控作用。能够表达 dsRNA 结合蛋白和病毒 RNA 沉默抑制因子（viral suppressors of RNA silencing，VSRs）的重组甲病毒感染埃及伊蚊和冈比亚按蚊后，蚊虫体内的 vsiRNA 显著下降，从而导致病毒复制量和蚊虫死亡率显著增加。

蚊媒病毒在受到蚊虫宿主先天免疫消除的同时，也在不断进化适应宿主的生理环境，并对抗媒介蚊虫的抗病毒免疫途径。通过鉴别蚊媒病毒基因组中编码的病毒 RNA 沉默抑制因子（VSRs），了解病毒蛋白对蚊虫免疫途径的拮抗作用，将有助于理解蚊媒病毒在蚊虫体内长期感染和传播的机制，并应用于蚊媒病的防控。布尼亚维拉病毒（Bunyamwera virus，BUNV）S 片段上的非结构蛋白（non-structure proteins，NSs）是 VSRs，NSs 缺陷性 BUNV 在 Dcr-2 缺陷性的蚊虫细胞系中的复制水平要高于在正常蚊虫细胞系中的复制水平，NSs 缺陷性 BUNV 在埃及伊蚊体内的感染能力要低于野生型 BUNV。Kakumani 等通过体外实验证明登革热病毒（DENV）NS4B 蛋白能够干扰 Dicer 对 siRNA 的加工处理过程。哺乳动物细胞中的基因沉默实验显示 NS4B 蛋白的跨膜结构域 3（transmembrane domain 3，TMD3）和 TME5 参与 VSRs 抑制病毒增殖的活性，其具体机制目前尚不明确。Samuel 等研究发现在 Dcr-2 缺陷性的蚊虫细胞系中表达黄病毒衣壳蛋白（yellow fever virus capsid，YFC）的 SINV 与不表达 YFC 的 SINV 的增殖能力和毒力相似，并且验证了 YFC 作为 VSRs 拮抗 siRNA 途径。YFC 对 siRNA 途径拮抗作用可能是非特异性结合双链 RNA（dsRNA），干扰 Dicer 产生 vsiRNA。虽然 VSRs 有多种不同的蛋白，但它与 dsRNA 非特异性结合是探讨其拮抗作用的主要内容。

（二）miRNA 在昆虫体内的抗病毒作用

miRNAs 是一类内源性非编码小 RNA，通过降解 mRNA 或抑制 mRNA 翻译来调控靶基因转录后表达水平，在多种代谢过程中对靶基因的转录后调控发挥重要作用。与 siRNA 途径相似，miRNA 途径也始于 dsRNA 剪切成小的双链 RNA，其中一条引导链加载到 RISC 中，然后 RISC 中 Ago-2 蛋白降解靶基因的 mRNA 或同源的病毒 RNA。编码 miRNA 的基因在宿主 RNA 聚合酶Ⅱ的作用下转录形成初始转录本 pri-miRNA，然后在 Drosha RNase 的作用下生成具有茎环结构的 miRNA 前体（pre-miRNA）。pre-miRNA 在输出转运蛋白 5（exportin-5）的协助下转运到胞质，在 Dicer 酶的作用下被剪切成 21~25nt 的双链 miRNA。然后双链解旋，其中一条结合到 RISC，形成非对称 RISC 复合物（asymmetric RISC assembly）。该复合物结合到目标靶 mRNA 上，阻断该基因的翻译过程。miRNA 与 siRNA 途径的主要区别在于所发生的亚细胞结构位置和所参与的效应蛋白分子。siRNA 的转录、剪切和加工过程主要发生在细胞质中；而在 miRNAs 途径中，pre-miRNA 形成之前的过程均是在细胞核内完成，pre-miRNA 输出到细胞质后，由 Dicer-1 进一步加工至成熟的 miRNA，并加载到 RISC 中发挥 RNA 干扰作用（图 10-14）。

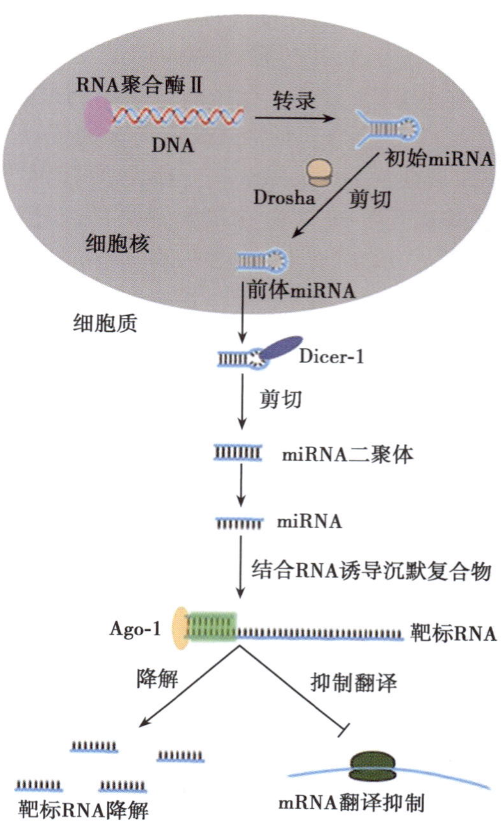

图 10-14　miRNA 的生物合成和作用机制
（引自 魏勇）

现有研究表明，宿主 miRNAs 可与 RNA 病毒相互作用，调节病毒的复制。miRNA 可以与病毒 RNA 基因组直接结合，介导宿主 miRNA 的表达，引起宿主转录组的改变。一方面可以稳定病毒 RNA 从而增强复制，另一方面也可能导致抗病毒效应活性的增加，导致病毒复制的减少。

多种蚊媒病毒均利用宿主 miRNA 通路来逃避宿主的抗病毒免疫反应，从而增加病毒复制和致病力。Hussain 等在西尼罗河病毒（WNV）RNA 序列的 3′ 端非编码区发现了类似 miRNA 的小 RNA 片段，并通过 Northern 印记杂交的方法检测到感染 WNV 的埃及伊蚊和白纹伊蚊（*Aedes albopictus*）细胞系中存在一种病毒来源的成熟 miRNA，命名为 KUN-miR-1。KUN-miR-1 通过上调转录因子 GATA4 的表达来促进病毒在蚊虫细胞内的增殖。Hussain 等通过二代测序技术发现感染登革 2 型病毒（DENV-2）的埃及伊蚊体内含有 6 种病毒来源的 miRNA 样的小 RNA，称为 vsRNA 1~6；其中 vsRNA5 已证实与病毒增殖有关。蚊虫体内 miRNA 通路关键分子的功能丧失性突变将有助于鉴定其分子特性，并确定 KUN-miR-1 和 DENV-2-vsRNA 1~6 的生物发生机制和抗病毒免疫机制。

当蚊虫感染蚊媒病毒后体内会出现多种 miRNA 差异性表达。Su 等利用含 DENV-2 的血餐以及不含 DENV-2 的血餐分别喂食白纹伊蚊，鉴定蚊虫中肠内差异性表达的 miRNA，相比于喂食不含 DENV-2 血餐的白纹伊蚊，一共有 43 个 miRNA 上调，4 个 miRNA 下调；并且上调的 miRNA 中 aal-miR-4728-5p 瞬时转入

C6/36 蚊虫细胞后能够增强 DENV-2 在细胞内的复制。Su 等再次利用含 DENV-2 的血餐喂食白纹伊蚊，将感染上 DENV-2 与未感染上 DENV-2 的白纹伊蚊中肠内 miRNA 进行差异性分析，发现感染上 DENV-2 的白纹伊蚊中肠内有 15 个 miRNA 上调，2 个 miRNA 下调。其中 miR-1767 和 miR-276-3p 能够增强 DENV-2 在 C6/36 细胞内的复制，而 miR-4448 抑制 DENV-2 在 C6/36 细胞内的复制。Liu Yanxia 等利用 Illumina RNA 测序技术检测 DENV-2 感染后的白纹伊蚊 miRNA 表达，共鉴定出 103 个已知的和 5 个新的候选 miRNAs。分析后发现，感染后有 52 个 miRNAs 明显下调，18 个明显上调。其中，上调的 miR-34-5p 靶向 Toll 通路信号蛋白 REL-1，下调的肽聚糖识别蛋白 LE 和 AMP 防御蛋白 miR-87 靶向 Toll 通路，提示 miR-34-5p 和 miR-87 可能参与了抗 DENV 病原体和免疫应答。Hussain 等对感染 DENV-2 的埃及伊蚊的小 RNA 进行深度测序，从中获得了病毒小 RNAs（vsRNAs）。6 个 vsRNAs 定位到病毒基因组的 5′ 和 3′ 端 UTR 区域的茎环结构。将合成的 vsRNAs 抑制剂转染到蚊细胞中，然后用 DENV 感染，发现一种 vsRNAs 抑制剂存在的情况下，病毒复制显著增加，命名为 DENV vsRNA-5。ENV-vsRNA-5 通过靶向非结构蛋白-1（NS1）来抑制 DENV-2 复制。最近，Yen 等在尝试开发抗 DENV 感染和传播的转基因伊蚊。通过人工引入抗病毒 miRNA 基因，靶向 DENV-3 非结构蛋白 NS2B、NS3 和 NS5，发现在埃及伊蚊中，DENV-3 的传播率降低了 94.16%（从 23.61% 降至 1.38%），说明其能够有效地降低 DENV-3 的传播，但对于野生种群还不适用。

（三）piRNA 在昆虫体内的抗病毒作用

除 siRNA 外，人们也开始关注 piRNA 在蚊抗病毒免疫反应中的重要性。piRNA 是 24~30 核苷酸长度的小 RNA，从单链 piRNA 前体（pre-piRNA）加工而成。与 siRNAs 和 miRNAs 相比，piRNAs 不需要与 Dicer 结合形成复合物。piRNA 途径可在 siRNA 途径缺陷的条件下进行抗病毒免疫，是 RNAi 介导的抗病毒免疫应答的相互补充（图 10-15）。

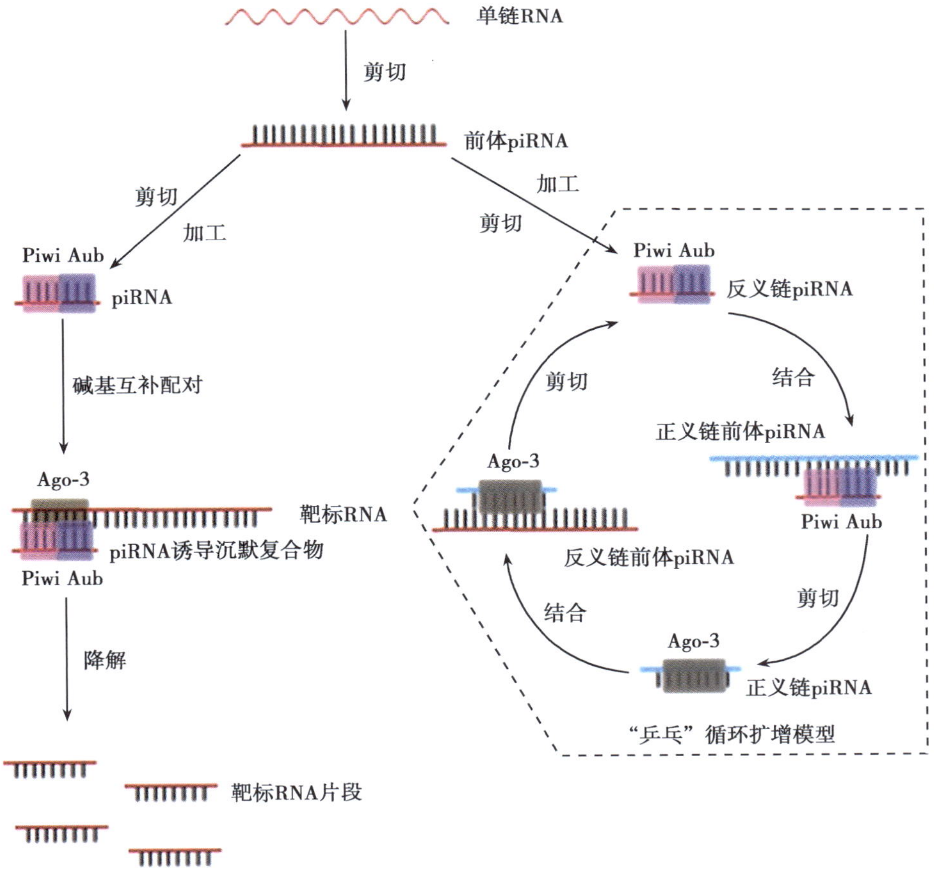

图 10-15　piRNA 的生物合成和作用机制
（引自 魏勇）

piRNA 基因簇主要分别在转座子和重复序列等区域；piRNA 的 3′ 端会出现甲基化修饰，可能与其稳定性或功能有关。piRNA 的生成涉及 3 种 PIWI 蛋白，包括 Piwi、Aub 和 Ago-3，共同形成 piRNA 诱导的沉默复合物（piRNA-induced silencing complex，piRISC）。对于 piRNA 的生成，目前提出了“乒乓”循环扩增模型，piRNA 从转录前体物中循环扩增。反义链 piRNA 与 Aub 和 Piwi 结合形成具有核酸酶活性的 piRNA 复合物（piRNA complex，piRC），piRC 能结合正义链前体 piRNA 并将其剪切加工成具有成熟 5′ 端的前体 piRNA，然后该正义链前体 piRNA 经 Zuc 等酶剪切 3 末端形成成熟的正义链 piRNA；反之，正义链 piRNA 与 Ago-3 结合形成 piRC，然后以同样的方式形成反义链 piRNA。piRNA 途径在生殖遗传、配子形成、胚胎发育、基因转座、基因沉默和病毒增殖等方面均有调控作用。

蚊虫或蚊虫细胞系感染蚊媒病毒后，能够产生一类依赖“乒乓”模型的病毒来源的 piRNA（virus derived piRNA，vpiRNA），这些 vpiRNA 不同于以往研究中来源于重复序列元件或 piRNA 簇的 RNA。Morazzani 等在感染有基孔肯亚热病毒（CHIKV）的埃及伊蚊和白纹伊蚊体内检测到 vpiRNA。Miesen 等用 SINV 感染埃及伊蚊细胞系后，通过免疫沉淀反应和小 RNA 的 Northern 免疫印迹检测到了 Ago-3 和 Piwi-5 蛋白特异性富集的 vpiRNA。通过对这类 vpiRNA 测序分析，显示反义链 vpiRNA 倾向于与 Piwi-5 结合，而正义链 vpiRNA 倾向于与 Ago-3 结合，这也表明了这两种蛋白在“乒乓”模型中的作用机制。抑制 vpiRNA 在 siRNA 途径缺陷的蚊虫细胞系中表达，将会加重受病毒感染细胞的病变程度，这体现了 piRNA 途径在 siRNA 途径缺陷的蚊虫细胞系中的抗病毒作用。

Schnettler 等通过深度测序检测到塞姆利基森林病毒（SFV）来源的 piRNA，敲除 Piwi-4 基因后会导致 Aag2 埃及伊蚊细胞内 SFV 复制增加，表明了 piRNA 途径在抗病毒免疫中的重要作用。Jaclyn 等利用深度测序技术对感染 DENV-2 的埃及伊蚊 Aag2 细胞和白纹伊蚊 C6/36 细胞产生的病毒特异性小 RNAs（virus-specific small RNAs，vsiRNAs）进行鉴定分析，通过长度及极性分析，发现埃及伊蚊的 vsiRNAs 是由长 RNA 经过 Dicer2 裂解而来，而 C6/36 细胞中发现 Dicer2 的活性非常低，表明其 vsRNAs 的产生可能是其他机制。而埃及 Aag2 细胞小 RNAs 的综合分析中，发现了 miRNAs 和病毒 piRNAs。Wang 等基于深度测序技术鉴定和分析感染 DENV-2 的白纹伊蚊蚊体和中肠的小的非编码 RNA，尤其是 piRNA 家族。并采用生物信息学技术检测 PIWI 蛋白家族成员及其表达谱。研究发现，在蚊体及中肠均检测到病毒诱导的 piRNA，将 DENV 感染后差异表达的宿主 piRNAs 称为病毒诱导的宿主内源性 piRNAs（vepiRNAs）。分析发现，vepiRNAs 在蚊的全身组织中大量存在，但在中肠中很少。在鉴定的 11 个 PIWI 家族基因中，只有 Piwi5-7 和 Ago3 在中肠中被检测到。piRNA 的生物发生，几乎需要所有的 PIWI 蛋白激活，中肠中 vepiRNAs 的低水平和 PIWI 基因的不完全表达提示缺乏必要的 PIWI 蛋白是中肠 vepiRNA 缺乏的一个原因。Miesen 等建立了埃及伊蚊 Aag2 细胞感染 DENV-2 后的 sRNAs 文库，其中包括了大量 piRNAs 大小范围内的病毒解码序列。通过敲除 PIWI 蛋白，发现 Piwi5、Ago3 和 Piwi6 是 Aag2 细胞中产生 vpiRNAs 的原因。Piwi5、Ago3 和 Piwi6 的下调会使 vpiRNA 水平降低，Piwi5 和 Ago3 被敲除后，DENV-2 piRNAs 几乎完全缺失，表明这两种蛋白对 Aag2 细胞中 vpiRNA 的产生至关重要。

二、昆虫不同天然免疫分子间的调控网络

昆虫与病原体之间相互作用的多样性机制反映出免疫系统的复杂性，以往单纯地认为昆虫天然免疫受体通过特异性识别外来生物的不同的信号机制触发不同的免疫反应。目前的研究表明不同的天然免疫受体除了能感知不同的病原微生物的危险信号外，彼此之间还能够相互调节或协同作用，以形成复杂的调控网络在天然免疫中发挥独特的功能。

（一）信号通路交互作用

由于胞外的刺激，信号转导基于多条信号通路形成网络，交互导致恰当的免疫反应。这种相互作用可能出现在通路的每个阶段，或者识别阶段，或者信号转导阶段，甚至最后反应阶段。

针对特定的病原相关分子模式，不同的肽聚糖识别蛋白表现强烈的偏好，但不是独有的。另外，这些病原体可能与其他蛋白识别模式作用而归为一致。果蝇血淋巴的特定可溶性肽聚糖识别蛋白不仅识别金黄色葡萄球菌和革兰氏阳性菌的肽聚糖，还识别鸟嘌呤核苷酸结合蛋白，激活 Toll 信号转导通路。结果导

致抗菌肽的合成，如果蝇霉素。另外，膜结合的 PGRP 和可溶的 PGRP 识别肽聚糖并激活 Imd 通路。其他 PGRPs 可能也微弱识别革兰氏阳性菌的肽聚糖，或者结合低亲和力的革兰氏阴性菌的肽聚糖和脂多糖以及磷壁酸。

如果没有激活的受体的专一性，初始信号不能保证特异性传出。另外，从胞膜到胞质的信号转导不需要跟随信号通路，但它可能通过非特异的胞内通路改变途径，这些胞内通路有 Src 家族，MAPK，ERK，p38 和 JNK。在许多通路中，这些酶有重叠和互补的功能。这些酶可能调节脂肪体和血细胞的胞内信号网络，而不是在确定的通路中参与独特的信号转换。这样最终产物在不同物种和组织中也不同。果蝇在响应革兰氏阳性菌的免疫反应中，通过 Toll 途径合成果蝇霉素；但是在响应革兰氏阴性菌的免疫反应中，通过 Imd 途径诱导合成双翅毒素、攻击素和天蚕素。然而，据报道金黄色葡萄球菌可能诱导合成天蚕素，大肠杆菌可能诱导合成果蝇霉素，这些结果进一步证明了两种通路的交互作用。在果蝇中，JAK/STAT 通路是 Imd 途径的支路，应对革兰氏阴性菌免疫时被激活。针对相同的初始刺激，抗菌肽杀菌不是仅有的最后反应。可能触发其他体液免疫或细胞免疫反应，也揭示了固有免疫的胞外反应网络。最新研究发现，JNK 还可通过调控冈比亚按蚊的蜕化类固醇激素 20-羟基蜕皮激素（ecdysteroid hormone 20-hydroxyecdysone，20E）来调控冈比亚按蚊的产卵。雄蚊通过交配将 20E 转给雌蚊，对雌蚊吸血后产卵至关重要。利用 RNA 干扰技术阻断 JNK 通路可抑制交配后雌蚊的产卵，而激活 JNK 通路则可诱导雌蚊产卵。JNK 这一功能将蚊应激反应与其繁殖能力联系了起来。

（二）免疫反应交互作用

脂肪体和血细胞是昆虫先天免疫的主要场所，包含多种识别方式，允许细胞响应胞外刺激，如细胞因子和病原相关分子。这些刺激信号最终激发脂肪体内抗毒肽和抗菌肽的合成分泌、血细胞发生黏连、细胞因子分泌、黑化、吞噬、结瘤和包被作用。针对病原体，血细胞触发所有这些细胞反应和体液反应，它们相互合作破坏病原体的入侵。地中海果蝇的吞噬作用始于血细胞表面的整合素 β 亚基和大肠杆菌结合。整合素将信号传递到 FAK/Src 和细胞分裂素激活蛋白激酶通路。信号转导导致丝氨酸蛋白酶分泌，将无活性的酚氧化酶原转变为有活性的酚氧化酶以及起始黑化反应，同时触发吞噬和结瘤的形成。虽然这些反应都有特异性，但彼此合作。任何一步的制约都会阻止其他反应的进行。非生物乳胶滴和脂多糖的吞噬作用不依赖酚氧化酶原的激活。

酚氧化酶原激活系统包括模式识别蛋白、丝氨酸蛋白酶、酚氧化酶原和作为监控因子的蛋白酶抑制剂。前酚氧化酶由血细胞合成并分布在胞质和血细胞表面。前酚氧化酶激活系统由脂多糖和肽聚糖触发。酚氧化酶催化酪氨酸形成 3，4-二羟基苯丙氨酸（多巴）。多巴在酚氧化酶作用下形成多巴醌，多巴醌在多巴色素转换酶和酚氧化酶作用下形成黑色素。多巴也能在多巴脱羧酶作用下形成多巴胺。多巴脱羧酶存在于伤口愈合，寄生虫防御，表皮硬化和黑化作用中。由酚氧化酶催化多巴胺导致二羰基苯乙胺形成，最后交联使蛋白质黑化。昆虫细胞因子和生长抑制肽能提高多巴脱羧酶基因的表达。

黑化是受伤或病原物入侵后，无血细胞的血淋巴和血细胞表面黑化形成的过程。多巴脱羧酶是将黑化和吞噬联系在一起及相互促进的关键酶。果蝇和 *Armigeres subalbatus* 的黑化反应能提高多巴脱羧酶的活性。黑化是抵御细菌的决定性过程，有报道说黑化和吞噬某些方面有联系。病原体可能被黑化过程产生的有毒代谢物杀死。吞噬作用途径的基于多巴脱羧酶的黑化反应是独特的。这两种不相关的过程共享的底物有酪氨酸、多巴和多巴胺，共享的酶有酚氧化酶和多巴脱羧酶。

结瘤是很多血细胞聚集包裹大量细菌，酚氧化酶和多巴脱羧酶是此过程的关键酶。尽管结瘤是由凝集素介导，但其分子机制尚未完全被阐明。黑化和结瘤拥有共同的底物和酶。吞噬和结瘤与黑化不同，是因为分支点的底物使吞噬与结瘤不同。

先天免疫是一项既有趣又令人兴奋的研究。它进化上保守的机制让昆虫成为先天免疫研究的最佳工具。免疫反应和相关信号通路的研究揭示了信号通路之间的协作以及关键组成部分。同时各种信号通路之间的相互作用，不仅增加了昆虫免疫的复杂性，而且对于揭示生命抵御外来物质的机制起到了巨大的研究价值。同时，对昆虫天然免疫的复杂网络结构及机制的深入研究也将有望为研究免疫相关疾病，如病毒感染、变态反应、自身免疫性疾病以及肿瘤等的临床干预和治疗提供新的理论依据和思路。

三、表观遗传学与昆虫固有免疫的关系

表观遗传学是研究基因的核苷酸序列不发生改变的情况下，基因表达的可遗传变化的一门遗传学分支学科。表观遗传的现象很多，已知的有 DNA 甲基化（DNA methylation）、组蛋白修饰、核小体的动态重组、能量依赖的染色体重塑、基因组印记（genomic imprinting）、母体效应（maternal effects）、基因沉默（gene silencing）、核仁显性、休眠转座子激活、非编码 RNA 和 RNA 编辑（RNA editing）等。表观遗传学是近年研究热点，且研究表明，子代生长发育以及进化信息不仅取决于亲代基因组中的遗传信息，外环境变化也对子代产生重要影响，即通过 DNA 表达过程中外围环境的改变而对 DNA 的表达产生影响，包括 DNA 甲基化、组蛋白修饰和 RNA 编辑等。DNA 序列上的主要表观修饰包括胞嘧啶的 5-甲基化和 5-羟甲基化，此外羟基化、甲酰化和羧化修饰也同时被发现。在 DNA 折叠形成染色质的过程中，先和组蛋白结合形成核小体，组蛋白的游离氨基末端上可以进行乙酰化、甲基化、瓜氨酸化、磷酸化等多种类型的修饰，从而发挥表观修饰调控的功能。DNA 和组蛋白上发生的表观修饰共同构成了一个调控网络，调控染色质的松散程度，形成常染色质或异染色质，进而改变了启动子、增强子序列与转录因子、RNA 聚合酶等结合的难易程度，从而沉默或者激活相关基因的表达。表观修饰能随着环境的变化发生适应性改变，这和表观修饰酶及其相应的结构域密切相关。主要的表观修饰酶包括乙酰化酶、去乙酰化酶、甲基化酶和去甲基化酶等。这些表观修饰酶根据组织微环境的改变进行相应修饰，暴露或者隐藏相关结构域，影响转录复合体的形成，最终调控基因表达产物以适应微环境的变化。

昆虫不同细胞表型的维持以及与外界环境相互作用应答与昆虫个体的生理和病理反应过程密切相关，表观因素在昆虫天然免疫调控中起着重要作用。有些表观修饰能够增强天然免疫应答以抵御病原体，而有些表观修饰则能负反馈抑制天然免疫应答以防止过度活化诱导的组织损伤。另外，表观修饰在调节天然免疫应答的二次强化“驯化免疫”（trained immunity）和天然免疫预激活过程中也起着重要作用。一些病原体能通过作用于某些特定表观修饰位点来逃避天然免疫攻击。另外，有些炎症性或自身免疫性疾病的发生也和染色质修饰酶的失调密切相关。

（一）DNA 甲基化与昆虫固有免疫的关系

DNA 甲基化是最早被发现与抑制基因表达相关的表观遗传学机制，主要参与机体的防御机制，沉默基因组中大部分外源序列，它是指基因组 CpG 二核苷酸的胞嘧啶 5′碳位在 DNA 甲基化转移酶（DNA methylation transferase，Dnmt）的作用下结合甲基基团的过程，其中 CpG 表示相邻胞嘧啶和鸟嘌呤通过一个磷酸基团相连接。基因组中富含 CpG 的片段称为 CpG 岛（CpG island），主要位于基因的第一外显子区和启动子区域。DNA 甲基化普遍发生在胞嘧啶的 N-4 位、腺嘌呤的 N-6 位、鸟嘌呤的 N-7 位和胞嘧啶的 C-5 位等。DNA 双螺旋结构的大沟内分布着大量甲基基团，与 DNA 结合蛋白结合，甲基通过吸引或排斥 DNA 结合蛋白发挥抑制作用。

作为一种普遍存在于真核生物中重要的表观遗传学标记，DNA 甲基化在动植物生长发育过程中发挥重要作用。昆虫由于其明显的表型分化以及较小的基因组，逐渐成为研究 DNA 甲基化功能的重要生物学材料。近几年来，对于 DNA 甲基化的功能研究已经广泛开展。然而在昆虫中，DNA 甲基化及其功能是否保守、如何建立有效的研究系统评价 DNA 甲基化的作用一直存在争议。病原菌侵入宿主后，宿主的基因表达会发生广泛的变化，特别是与免疫系统、生长和存活有关的基因表达。表观遗传机制被认为是通过多种机制参与这些变化的调控。DNA 甲基化是 DNA 甲基转移酶（DNMT）的重要表观遗传过程之一，它改变靶基因的表达。已有研究工作，从棉铃虫的转录组数据中鉴定出了两个可能的 DNMT 序列（即 DNMT1 和 DNMT2），这两个序列与家蚕的同源序列具有高度的相似性。DNMT1 和 DNMT2 的结构域结构显示了 DNMTs 的独特模式，突出了这些基因在不同昆虫中的保守功能。为了观察这些基因是否在细菌感染中起作用，研究者们通过将苏云金杆菌和黏质沙雷菌细胞注射到血淋巴中，对棉铃虫五龄幼虫进行了攻击。RT-qPCR 检测 DNMTs 的转录水平。结果表明，DNMT1 和 DNMT2 在注射细菌的幼虫中的表达水平增加。注射热灭活菌也能诱导 DNMTs 的表达，但低于活菌。为了确定这些基因在细菌感染过程中是否起作用，他们将 DNMTs 抑制剂 5-氮胞苷（5AZA）注射到幼虫体内，24 小时后，细菌细胞也被注射到幼虫体内，并分析了处

理和对照昆虫的细菌复制和幼虫死亡率。结果发现5-AZA降低了细菌的复制和注射细菌的幼虫的死亡率，而不考虑致病细菌的种类。有趣的是，5-AZA处理后，抗菌肽（AMPs）的表达水平也受到调节。综上研究表明，在细菌感染后，棉铃虫体内DNMTs的上调可以调节AMPs，从而阻断了昆虫与细菌之间的相互作用。

（二）组蛋白乙酰化修饰与昆虫固有免疫的关系

组蛋白乙酰化修饰是一个可逆的过程，由组蛋白乙酰化酶（histone acetyltransferase，HAT）和组蛋白去乙酰化酶（histone deacetylase，HDAC）催化完成。组蛋白的乙酰化有利于DNA和组蛋白八聚体解离，使核小体结构松弛，促进各种转录因子和协同转录因子与相应的DNA序列发生特异性结合，激活基因的转录。

亲代通过传递只有亲代才遇到的对病原体的获得性抗性来投资子代，这种现象被称为跨代免疫启动（trans-generation immunity priming，TGIP）。TGIP的例子在动物界很普遍。雌性脊椎动物通过向其后代传递抗体来实现TGIP，但是无脊椎动物性别特异性TGIP的机制尚不清楚，尽管越来越多的证据表明昆虫中存在雄性特异性和雌性特异性TGIP。Jasmin Gegner等利用烟草角虫（*Manduca sexta*）研究昆虫的性别特异性TGIP，发现用非致病性大肠杆菌或沙雷菌（*Serratia entomophila*）喂养幼虫会触发感染宿主的免疫反应，并伴随着DNA甲基化和组蛋白乙酰化的变化。母体TGIP是通过细菌结构从肠腔转位到卵细胞而介导的，导致编码免疫相关效应分子和酶的基因在F1代幼虫中进行特殊的转录重编程，而这些分子和酶参与调节组蛋白乙酰化和DNA甲基化。亲代的微生物暴露史不仅影响了子代的部分性别特异性，似乎还能通过调节组蛋白乙酰化和DNA甲基化干扰宿主体内的TGIP。

（三）非编码RNA与昆虫固有免疫的关系

非编码RNA（non-coding RNA）是近年发现的一种可转录但不能被翻译为蛋白质，且具有特定功能的RNA。参与基因调控的非编码RNA主要分为两类：一类为短链非编码RNA，包括siRNA、miRNA、piRNA，其在基因组水平调控基因表达并可介导信使RNA降解，抑制翻译过程；另一类为长链非编码RNA（long non-coding RNA，lncRNA），其在染色体水平发挥顺式调节作用，参与染色质修饰与转录调节，且调控网络广泛与复杂。近年有关非编码RNA调控机制研究中，miRNA的研究较为充分和深入。现知其通过与靶基因的3′-UTR区的完全或者不完全互补结合，引起mRNA降解或蛋白质翻译抑制，从而发挥负性调节作用，参与细胞多种功能。而lncRNA的研究相对较少，目前已知其机制包括基因印记、染色质重塑、细胞周期调控、剪接调控、mRNA降解和翻译调控等，lncRNA通过这些作用机制在不同水平调控基因表达。

研究表明，非编码RNA对昆虫天然免疫应答具有重要的调控作用。例如miRNAs在影响果蝇免疫信号的强度和（或）持续时间方面起着重要作用。最近的研究表明，miR-310家族参与Toll介导的免疫应答，miR958直接靶向Toll和Dif基因，负调控Toll信号通路，miR-964通过抑制抗菌肽基因Drosomycin（Drs）的表达来调节Toll信号通路。

随着表观遗传领域研究的兴起，天然免疫应答反应的表观调控机制将逐步理清。然而，该领域还存在很多未知的难题。一些新的表观修饰机制如羟甲基化等是否参与天然免疫应答调控尚不清楚。不同的病原体如何激活相应的表观修饰酶从而特异性启动某些特定的表观修饰？ 这些表观修饰又是通过何种机制发生的？ 不同的表观修饰机制是否发挥协同或拮抗的作用？ 未来以表观遗传组学为研究手段进一步揭示炎症信号如何由内到外以及由外到内的传递，特异性介导表观修饰的改变，又通过这些表观修饰来影响关键基因，如转录因子的表达，从而调控先天免疫的特异性功能将有可能成为研究的亮点之一。

（王 英 张锡林 于莎莎）

参考文献

[1] 魏勇，何玉兰，郑学礼. RNAi在抗蚊媒病毒感染中的研究进展[J]. 遗传，2020，42(2)：153-160.
[2] 曹雪涛. 医学免疫学[M]. 北京：人民卫生出版社，2015.
[3] 郑维豪，林志强，卓敏，等. 抗流感病毒小RNAs研究进展[J]. 遗传，2012，34(5)：526-532.
[4] 李曼，曹晓梅，陈薇. 昆虫抗菌肽的生物学特点及药物研发进展[J]. 生物技术通讯，2007，18(4)：706-710.
[5] 周琼. 昆虫免疫进化的研究进展[J]. 福建农业学报，2007，22(4)：448-452.

[6] 卢新民,叶恭银. 昆虫的 NF-κB 信号通路[J]. 细胞生物学杂志,2006,28(4):561-565.

[7] 邱宗文,张锡林. 按蚊抗疟原虫感染的先天性免疫防御反应[J]. 中国寄生虫学与寄生虫病杂志,2006,24(5):370-374.

[8] 徐学清,赖仞. 昆虫先天性免疫信号通路研究进展[J]. 生命科学研究,2006,10(1):7-11.

[9] 姚玉淑,秦志辉,张锡林. 按蚊感染疟原虫免疫应答的信号通路及活化因子[J]. 国外医学寄生虫病分册,2005,32(3):110-114.

[10] 蔡国斌,何立,蒋明森. 寄生虫酚氧化酶的研究进展[J]. 中国寄生虫病防治杂志,2004,17(3):184-185.

[11] 李志强,陈国生,王茂先. 昆虫体液免疫的分子生物学生命的化学[J],2003,23(5):348-351.

[12] 程家安,唐振华. 昆虫分子科学[M]. 北京:科学出版社,2001.

[13] 王荫长. 昆虫生物化学[M]. 北京:中国农业出版社,2001.

[14] RADDI G, BARLETTA ABF, EFREMOVA M, et al. Mosquito cellular immunity at single-cell resolution [J]. Science, 2020, 369 (6507): 1128-1132.

[15] SOUTH A, SHAW W R, WERLING K L, et al. JNK signaling regulates oviposition in the malaria vector *Anopheles gambiae* [J]. Sci Rep, 2020, 10(1): 14344.

[16] BARADARAN E, MOHARRAMIPOUR S, ASGARI S, et al. Induction of DNA methyltransferase genes in Helicoverpa armigera following injection of pathogenic bacteria modulates expression of antimicrobial peptides and affects bacterial proliferation [J]. J Insect Physiol, 2019, 118: 103939.

[17] GEGNER J, BAUDACH A, MUKHERJEE K, et al. Epigenetic Mechanisms Are Involved in Sex-Specific Trans-Generational Immune Priming in the Lepidopteran Model Host *Manduca sexta* [J]. Front Physiol, 2019, 10: 137.

[18] LEE W S, WEBSTER J A, MADZOKERE E T, et al. Mosquito antiviral defense mechanisms: a delicate balance between innate immunity and persistent viral infection [J]. Parasit Vectors, 2019, 12(1): 165.

[19] MUKHERJEE D, DAS S, BEGUM F, et al. The Mosquito Immune System and the Life of Dengue Virus: What We Know and Do Not Know [J]. Pathogens, 2019, 8(2): 77.

[20] RAMIREZ JL, MUTURI EJ, BARLETTA A, et al. The *Aedes aegypti* IMD pathway is a critical component of the mosquito antifungal immune response [J]. Dev Comp Immunol, 2019, 95: 1-9.

[21] WANG J, CHENG Y, SHI Z, et al. *Aedes aegypti* HPX8C modulates immune responses against viral infection [J]. PLoS Neglected Tropical Diseases, 2019, 13(4): e7287.

[22] ALCALA A C, PALOMARES L A, LUDERT J E. Secretion of Nonstructural Protein 1 of Dengue Virus from Infected Mosquito Cells: Facts and Speculations [J]. Journal of Virology, 2018, 92(14): e00275-18.

[23] COBAN C, LEE M, ISHII K J. Tissue-specific immunopathology during malaria infection [J]. Nat Rev Immunol, 2018, 18(4): 266-278.

[24] FUJIKI J, NOBORI H, SATO A, et al. Single Amino Acid Mutation in Dengue Virus NS4B Protein Has Opposing Effects on Viral Proliferation in Mammalian and Mosquito Cells [J]. Japanese Journal of Infectious Diseases, 2018, 71(6): 448-454.

[25] KUMAR A, SRIVASTAVA P, SIRISENA P, et al. Mosquito Innate Immunity [J]. Insects, 2018, 9(3): 95.

[26] KUMMERER B M. Establishment and Application of Flavivirus Replicons [J]. Adv Exp Med Biol, 2018, 1062: 165-173.

[27] LAURETI M, NARAYANAN D, RODRIGUEZ-ANDRES J, et al. Flavivirus receptors: diversity, identity, and cell entry [J]. Front Immunol, 2018, 9: 2180.

[28] LIM E X Y, LEE W S, MADZOKERE E T, et al. Mosquitoes as suitable vectors for alphaviruses [J]. Viruses, 2018, 10(2): E84.

[29] LOWE R, BARCELLOS C, BRASIL P, et al. The Zika virus epidemic in Brazil: From discovery to future implications [J]. Int J Environ Res Public Health, 2018, 15(1): 96.

[30] TSAI J, LIU C, TSAI W, et al. Seroprevalence of dengue virus in two districts of Kaohsiung City after the largest dengue outbreak in Taiwan since World War II [J]. PLoS Neglected Tropical Diseases, 2018, 12(10): e6879.

[31] YEN P S, JAMES A, LI J C, et al. Synthetic miRNAs induce dual arboviral-resistance phenotypes in the vector mosquito *Aedes aegypti* [J]. Commun Biol, 2018, 1: 11.

[32] WANG Y, JIN B, LIU P, et al. piRNA Profiling of Dengue Virus Type 2-Infected Asian Tiger Mosquito and Midgut Tissues [J]. Viruses, 2018, 10(4): 213.

[33] BARLETTA A B, NASCIMENTO-SILVA M C, TALYULI O A, et al. Microbiota activates IMD pathway and limits Sindbis infection in *Aedes aegypti* [J]. Parasit Vectors, 2017, 10(1): 103.

[34] JUPATANAKUL N, SIM S, ANGLERO-RODRIGUEZ Y I, et al. Engineered *Aedes aegypti* JAK/STAT Pathway-Mediated Immunity to Dengue Virus [J]. PLoS Negl Trop Dis, 2017, 11(1): e5187.

[35] PANG T, MAK T K, GUBLER D J. Prevention and control of dengue-the light at the end of the tunnel [J]. Lancet Infect Dis, 2017, 17(3): e79-87.

[36] TROBAUGH D W, KLIMSTRA W B. MicroRNA Regulation of RNA Virus Replication and Pathogenesis [J]. Trends Mol Med, 2017, 23(1): 80-93.

[37] VARJAK M, MARINGER K, WATSON M, et al. *Aedes aegypti* Piwi4 is a noncanonical PIWI protein involved in antiviral responses [J]. mSphere, 2017, 2(3): e00144.

[38] ZHANG R, ZHU Y, PANG X, et al. Regulation of Antimicrobial Peptides in *Aedes aegypti* Aag2 Cells [J]. Front Cell Infect Microbiol, 2017, 7: 22.

[39] AMIT I, WINTER DR, JUNG S. The role of the local environment and epigenetics in shaping macrophage identity and their effect on tissue homeostasis. Nat Immunol, 2016, 17(1): 18-25.

[40] BARREAUX A M, BARREAUX P, KOELLA J C. Overloading the immunity of the mosquito *Anopheles gambiae* with multiple immune challenges [J]. Parasit Vectors, 2016, 9: 210.

[41] HARR J C, GONZALEZ-SANDOVAL A, GASSER S M. Histones and histone modifications in perinuclear chromatin anchoring: from yeast to man [J]. EMBO Rep, 2016, 17(2): 139-155.

[42] GOIC B, STAPLEFORD K A, FRANGEUL L, et al. Virus-derived DNA drives mosquito vector tolerance to arboviral infection [J]. Nature Communications, 2016, 7: 12410.

[43] LIU P, DONG Y, GU J, et al. Developmental piRNA profiles of the invasive vector mosquito *Aedes albopictus* [J]. Parasit Vectors, 2016, 9(1): 524.

[44] MIESEN P, IVENS A, BUCK A H, et al. Small RNA Profiling in Dengue Virus 2-Infected Aedes Mosquito Cells Reveals Viral piRNAs and Novel Host miRNAs [J]. PLoS Negl Trop Dis, 2016, 10(2): e4452.

[45] MIESEN P, JOOSTEN J, VAN RIJ R P. PIWIs go viral: arbovirus-derived piRNAs in vector mosquitoes [J]. PLoS Pathog, 2016, 12(12): e1006017.

[46] NETEA M G, JOOSTEN L A, LATZ E, et al. Trained immunity: A program of innate immune memory in health and disease [J]. Science, 2016, 352(6284): aaf1098.

[47] PUGLISE J M, ESTEP A S, BECNEL J J. Expression profiles and RNAi silencing of inhibitor of apoptosis transcripts in *Aedes*, *Anopheles*, and *Culex* Mosquitoes (Diptera: Culicidae) [J]. J Med Entomol, 2016, 53(2): 304-314.

[48] SAMUEL G H, WILEY M R, BADAWI A, et al. Yellow fever virus capsid protein is a potent suppressor of RNA silencing that binds double-stranded RNA [J]. Proc Natl Acad Sci USA, 2016, 113(48): 13863-13868.

[49] WEAVER S C, COSTA F, GARCIA-BLANCO M A, et al. Zika virus: History, emergence, biology, and prospects for control [J]. Antiviral Res, 2016, 130: 69-80.

[50] WUERTH J D, WEBER F. Phleboviruses and the type I interferon response [J]. Viruses, 2016, 8(6): 174.

[51] BASU S, ARYAN A, OVERCASH JM, et al. Silencing of end-joining repair for efficient site-specific gene insertion after TALEN/CRISPR mutagenesis in *Aedes aegypti* [J]. Proc Natl Acad Sci USA, 2015, 112(13): 4038-4043.

[52] BECKHAM J D, TYLER K L. Arbovirus infections [J]. *Continuum* (*Minneap Minn*), 2015, 21: 1599-1611.

[53] GACKOWSKI D, ZARAKOWSKA E, STARCZAK M, et al. Tissue-specific differences in DNA modifications (5-hydroxymethylcytosine, 5-formylcytosine, 5-carboxylcytosine and 5-hydroxymethyluracil) and their interrelationships [J]. PLoS One, 2015, 10(12): e0144859.

[54] LIU Y, ZHOU Y, WU J, et al. The expression profile of *Aedes albopictus* miRNAs is altered by dengue virus serotype-2 infection [J]. Cell Biosci, 2015, 5: 16.

[55] NANDETY R S, KUO Y W, NOURI S, et al. Emerging strategies for RNA interference (RNAi) applications in insects [J]. Bioengineered, 2015, 6(1): 8-19.

[56] SCREATON G, MONGKOLSAPAYA J, YACOUB, et al. New insights into the immunopathology and control of dengue virus infection [J]. Nat Rev Immunol, 2015, 12(15): 745-759.

[57] XIE X, ZOU J, PUTTIKHUNT C, et al. Two distinct sets of NS2A molecules are responsible for dengue virus RNA synthesis and virion assembly [J]. J Virol, 2015, 89(2): 1298-1313.

[58] YIN J, LEAVENWORTH J W, LI Y, et al. Ezh2 regulates differentiation and function of natural killer cells through histone methyltransferase activity [J]. Proc Natl Acad Sci USA, 2015, 112(52): 15988-15993.

[59] HUSSAIN M, ASGARI S. MicroRNA-like viral small RNA from Dengue virus 2 autoregulates its replication in mosquito cells [J]. Proc Natl Acad Sci USA, 2014, 111(7): 2746-2751.

[60] MESSINA J P, BRADY O J, SCOTT T W, et al. Global spread of dengue virus types: mapping the 70 year history [J]. Trends in microbiology, 2014, 22(3): 138-146.

[61] SCHUSTER S, ZIRKEL F, KURTH A, et al. A unique nodavirus with novel features: mosinovirus expresses two subgenomic RNAs, a capsid gene of unknown origin, and a suppressor of the antiviral RNA interference pathway [J]. J Virol, 2014, 88(22): 13447-13459.

[62] CLAYTON A M, DONG Y, DIMOPOULOS G. The Anopheles Innate Immune System in the Defense against Malaria Infection [J]. Journal of Innate Immunity, 2014, 6(2): 169-181.

[63] GANDHI N S, TEKADE R K, CHOUGULE M B. Nanocarrier mediated delivery of siRNA/miRNA in combination with chemotherapeutic agents for cancer therapy: current progress and advances [J]. *J Control Release*, 2014, 194: 238-256.

[64] XIAO X, LIU Y, ZHANG X, et al. Complement-Related proteins control the flavivirus infection of *Aedes aegypti* by inducing antimicrobial peptides [J]. PLoS Pathog, 2014, 10(4): e1004027.

[65] BHATT S, GETHING P W, BRADY O J, et al. The global distribution and burden of dengue [J]. Nature, 2013, 496(7446): 504-507.

[66] DASH AP, BHATIA R, SUNYOTO T, et al. Emerging and re-emerging arboviral diseases in Southeast Asia [J]. J Vector Borne Dis, 2013, 50(2): 77-84.

[67] ENGEL P, MORAN N A. The gut microbiota of insects - diversity in structure and function [J]. FEMS Microbiol Rev, 2013, 37(5): 699-735.

[68] GARVER L S, DE ALMEIDA O G, BARILLAS-MURY C. The JNK pathway is a key mediator of *Anopheles gambiae* antiplasmodial immunity [J]. PLoS Pathog, 2013, 9(9): e1003622.

[69] SMITH J D, ROWE J A, HIGGINS M K, et al. Malaria's deadly grip: cytoadhesion of *Plasmodium falciparum*-infected erythrocytes [J]. Cell Microbiol, 2013, 15(12): 1976-1983.

[70] GARVER L S, BAHIA A C, DAS S, et al. Anopheles Imd pathway factors and effectors in infection intensity-dependent anti-Plasmodium action [J]. PLoS Pathog, 2012, 8(6): e1002737.

[71] OLIVEIRA G A, LIEBERMAN J, BARILLAS-MURY C. Epithelial nitration by a peroxidase/NOX5 system mediates mosquito antiplasmodial immunity [J]. Science, 2012, 335(6070): 856-859.

[72] RAMIREZ J L, SOUZA-NETO J, TORRES C R, et al. Reciprocal tripartite interactions between the *Aedes aegypti* midgut microbiota, innate immune system and dengue virus influences vector competence [J]. PLoS Negl Trop Dis, 2012, 6(3): e1561.

[73] DONG Y, DAS S, CIRIMOTICH C, et al. Engineered anopheles immunity to Plasmodium infection [J]. PLoS Pathog, 2011, 7(12): e1002458.

[74] HESS A M, PRASAD A N, PTITSYN A, et al. Small RNA profiling of Dengue virus-mosquito interactions implicates the PIWI RNA pathway in anti-viral defense [J]. BMC Microbiol, 2011, 11: 45.

[75] HORTON A A, WANG B, CAMP L, et al. The mitogen-activated protein kinome from *Anopheles gambiae*: identification, phylogeny and functional characterization of the ERK, JNK and p38 MAP kinases [J]. BMC Genomics, 2011, 12: 574.

[76] HILLYER J F, ESTEVEZ-LAO T Y. Nitric oxide is an essential component of the hemocyte-mediated mosquito immune response against bacteria [J]. Dev Comp Immunol, 2010, 34(2): 141-149.

[77] RODRIGUES J, BRAYNER F A, ALVES L C, et al. Hemocyte differentiation mediates innate immune memory in *Anopheles gambiae* mosquitoes [J]. Science, 2010, 329(5997): 1353-1355.

[78] SABIN LR, HANNA SL, CHERRY S. Innate antiviral immunity in *Drosophila* [J]. Curr Opin Immunol, 2010, 22(1): 4-9.

[79] ANSTEY N M, RUSSELL B, YEO T W, et al. The pathophysiology of vivax malaria [J]. Trends Parasitol, 2009, 25(5): 220-227.

[80] GARVER LS, DONG Y, DIMOPOULOS G. Caspar controls resistance to *Plasmodium falciparum* in diverse anopheline species [J]. PLoS Pathog, 2009, 5(3): e1000335.

[81] MARMARAS V J, LAMPROPOULOU M. Regulators and signalling in insect haemocyte immunity [J]. Cell Signal, 2009, 21(2): 186-195.

[82] MEISTER S, AGIANIAN B, TURLURE F, et al. *Anopheles gambiae* PGRPLC-mediated defense against bacteria modulates infections with malaria parasites [J]. PLoS Pathog, 2009, 5(8): e1000542.

[83] MITRI C, JACQUES J C, THIERY I, et al. Fine pathogen discrimination within the APL1 gene family protects *Anopheles gambiae* against human and rodent malaria species [J]. PLoS Pathog, 2009, 5(9): e1000576.

[84] SALEH MC, TASSETTO M, VAN RIJ RP, et al. Antiviral immunity in *Drosophila* requires systemic RNA interference spread [J].

Nature, 2009, 458 (7236): 346-350.

[85] KANG S, HONG Y S. RNA interference in infectious tropical diseases [J]. Korean J Parasitol, 2008, 46 (1): 1-15.

[86] KIM C H, PARK F W, HA N C, et al. Innate immune response in insects: recognition of bacterial peptidoglycan and amplification of its recognition signal [J]. BMB REPORTS, 2008, 41 (2): 93-101.

[87] STRAND M R. The insect cellular immune response [J]. Insect Science, 2008, 15 (1): 1-14.

[88] XI Z, RAMIREZ J L, DIMOPOULOS G. The *Aedes aegypti* toll pathway controls dengue virus infection [J]. PLoS Pathog, 2008, 4 (7): e1000098.

[89] DING S W, VOINNET O. Antiviral immunity directed by small RNAs [J]. Cell, 2007, 130 (3): 413-426.

[90] LAMPROU I, MAMALI I, DALLAS K, et al. Distinct signalling pathways promote phagocytosis of bacteria, latex beads and lipopolysaccharide in medfly haemocytes [J]. Immunology, 2007, 121 (3): 314-327.

[91] ARBOUZOVA N I, ZEIDLER M P. JAK/STAT signalling in Drosophila: insights into conserved regulatory and cellular functions [J]. Development, 2006, 133 (14): 2605-2616.

[92] BANGHAM J, JIGGINS F, LEMAITRE B. Insect Immunity: The Post-Genomic Era [J]. Immunity, 2006, 25 (7): 1-5.

[93] FROLET C, THOMA M, BLANDIN S, et al. Boosting NF-kappaB-dependent basal immunity of *Anopheles gambiae* aborts development of *Plasmodium berghei* [J]. Immunity, 2006, 25 (4): 677-685.

[94] MOITA L F, VRIEND G, MAHAIRAKI V, et al. Integrins of *Anopheles gambiae* and a putative role of a new beta integrin, BINT2, in phagocytosis of *E. coli* [J]. Insect Biochem Mol Biol, 2006, 36 (4): 282-290.

[95] BIAN G, SHIN S W, CHEON H M, et al. Transgenic alteration of Toll immune pathway in the female mosquito *Aedes aegypti* [J]. Proc Natl Acad Sci USA, 2005, 102 (38): 13568-13573.

[96] GARCIA-LARA J, NEEDHAM AJ, FOSTER SJ. Invertebrates as animal models for *Staphylococcus aureus* pathogenesis: a window into host-pathogen interaction [J]. FEMS Immunol Med Microbiol, 2005, 43 (3): 311-323.

[97] MAVROULI M D, TSAKAS S, THEODOROU G L, et al. MAP kinases mediate phagocytosis and melanization via prophenoloxidase activation in medfly hemocytes [J]. Biochim Biophys Acta, 2005, 1744 (2): 145-156.

[98] MEISTER S, KANZOK S M, ZHENG X L, et al. Immune signaling pathways regulating bacterial and malaria parasite infection of the mosquito *Anopheles gambiae* [J]. Proc Natl Acad Sci USA, 2005, 102 (32): 11420-11425.

[99] SHIN S W, KOKOZA V, BIAN G, et al. REL1, a homologue of Drosophila dorsal, regulates toll antifungal immune pathway in the female mosquito *Aedes aegypti* [J]. J Biol Chem, 2005, 280 (16): 16499-16507.

[100] STRONACH B. Dissecting JNK signaling, one KKKinase at a time [J]. Dev Dyn, 2005, 232 (3): 575-584.

[101] AGAISSE H, PERRIMON N. The roles of JAK/STAT signaling in Drosophila immune responses [J]. Immunol Rev, 2004, 198: 72-82.

[102] BLANDIN S, SHIAO S H, MOITA L F, et al. Complement-like protein TEP1 is a determinant of vectorial capacity in the malaria vector Anopheles gambiae [J]. Cell, 2004, 116 (5): 661-670.

[103] BULET P, STOCKLIN R, MENIN L. Anti-microbial peptides: from invertebrates to vertebrates [J]. Immunol Rev, 2004, 198: 169-184.

[104] FIELD L M, LYKO F, MANDRIOLI M, et al. DNAmethylation in insects [J]. Insect Mo1 Bio1, 2004, 13 (2): 109-115.

[105] LEHANE M J, AKSOY S, LEVASHINA E. Immune responses and parasite transmission in blood-feeding insects [J]. Trends in Parasitology, 2004, 20 (9): 433-439.

[106] OSTA M A, CHRISTOPHIDES G K, KAFATOS F C. Effects of mosquito genes on Plasmodium development [J]. Science, 2004, 303 (5666): 2030-2032.

[107] RABEL D, CHARLET M, EHRET-SABATIER L, et al. Primary structure and in vitro antibacterial properties of the *Drosophila melanogaster* attacin C Pro-domain [J]. The Journal of Biological Chemistry, 2004, 279 (15): 14853-14859.

[108] RIBEIRO J M, CHARLAB R, PHAM V M, et al. An insight into the salivary transcriptome and proteome of the adult female mosquito *Culex pipiens quinquefasciatus* [J]. Insect Biochemistry and Molecular Biology, 2004, 34 (6): 543-563.

[109] FOLEY E, O'FARRELL PH. Nitric oxide contributes to induction of innate immune responses to gram-negative bacteria in Drosophila [J]. Genes Dev, 2003, 17 (1): 115-125.

[110] HETRU C, TROXLER L, HOFFMANN JA. *Drosophila melanogaster* antimicrobial defence [J]. J Infect Dis, 2003, 187 (2): 327-334.

[111] HOFFMANN J A. The immune response of Drosophila [J]. Nature, 2003, 426 (6962): 33-38.

[112] MEISTER M, LAGUEUX M. Drosophila blood cells [J]. Cell Microbiol, 2003, 5 (9): 573-580.

[113] SHIN SW, KOKOZA V, LOBKOV I, et al. Relish-mediated immune deficiency in the transgenic mosquito *Aedes aegypti* [J]. Proc Natl Acad Sci USA, 2003, 100(5): 2616-2621.

[114] STOVEN S, SILVERMAN N, JUNELL A, et al. Caspase-mediated processing of the Drosophila NF-kappaB factor Relish [J]. Proc Natl Acad Sci USA, 2003, 100(10): 5991-5996.

[115] WERNER T, BORGE-RENBERG K, MELLROTH P, et al. Functional diversity of the Drosophila PGRP-LC gene cluster in the response to lipopolysaccharide and peptidoglycan [J]. J Biol Chem, 2003, 278(29): 26319-26322.

[116] AVILA A, SILVERMAN N, DIAZ-MECO MT, et al. The Drosophila atypical protein kinase C-ref(2)p complex constitutes a conserved module for signaling in the Toll pathway [J]. Mol Cell Biol, 2002, 22(24): 8787-8795.

[117] BOUTROS M, AGAISSE H, PERRIMON N. Sequential activation of signaling pathways during innate immune responses in Drosophila [J]. Dev Cell, 2002, 3(5): 711-722.

[118] CHOE KM, WERNER T, STOVEN S, et al. Requirement for a Peptidoglycan Recognition Protein (PGRP) in Relish activation and antibacterial immune responses in Drosophila [J]. Science, 2002, 296(5566): 359-362.

[119] DE GREGORIO E, SPELLMAN P T, TZOU P, et al. The Toll and Imd pathways are the major regulators of the immune response in Drosophila [J]. EMBO J, 2002, 21(11): 2568-2579.

[120] HOFFMANN J A, Reichhart JM. Drosophila innate immunity: an evolutionary perspective [J]. Nat Immunol, 2002, 3(2): 121-126.

[121] LAVINE MD, STRAND MR. Insect hemocytes and their role in immunity Insect [J]. Insect Biochem Mol Biol, 2002, 32(10): 1295-1309.

[122] TAKEHANA A, KATSUYAMA T, YANO T, et al. Overexpression of a pattern-recognition receptor, peptidoglycan-recognition protein-LE, activates imd/relish-mediated antibacterial defense and the prophenoloxidase cascade in Drosophila larvae [J]. Proc Natl Acad Sci USA, 2002, 99(21): 13705-13710.

[123] YU X Q, KANOST M R. Binding of hemolin to bacterial lipopolysaccharide and lipoteichoic acid: An immunoglobulin superfamily member from insects as a pattern-recognition receptor [J]. Eur J Biochem, 2002, 269(7): 1827-1834.

[124] LEVASHINA E A, MOITA L F, BLANDIN S, et al. Conserved role of a complement-like protein in phagocytosis revealed by dsRNA knockout in cultured cells of the mosquito, *Anopheles gambiae* [J]. Cell, 2001, 104(5): 709-718.

[125] MICHEL T, REICHHART J M, HOFFMANN J A, et al. Drosophila Toll is activated by a gram-positive bacteria through a circulating peptidoglycan recognition protein [J]. Nature, 2001, 414(6865): 756-759.

[126] CHUN J, MCMASTER J, HAN Y, et al. Two-dimensional gel analysis of haemolymph proteins from Plasmodium-melanizing and-non-melanizing strains of *Anopheles gambiae* [J]. Insect Mol Biol, 2000, 9(1): 39-45.

[127] MA C, KANOST M R. A beta1, 3-glucan recognition protein from an insect, *Manduca sexta*, agglutinates microorganisms and activates the phenoloxidase cascade [J]. J Biol Chem, 2000, 275(11): 7505-7514.

[128] PASKEWITZ S M, REESE-STARDY S, GORMAN M J. An easter-like serine protease from *Anopheles gambiae* exhibits changes in transcript abundance following immune challenge [J]. Insect Mol Biol, 1999, 8(3): 329-337.

[129] SATOH D, HORII A, OCHIAI M, et al. Prophenoloxidase-activating enzyme of the silkworm, *Bombyx mori* [J]. J Biol Chem, 1999, 274(11): 7441-7453.

[130] FIRE A, XU S, MONTGOMERY M K, et al. Potent and specific genetic interference by double-stranded RNA in *Caenorhabditis elegans* [J]. Nature, 1998, 391(6669): 806-811.

[131] LEMAITRE B, NICOLAS E, MICHAUT L, et al. The dorsoventral regulatory gene cassette spatzle/Toll/cactus controls the potent antifungal response in Drosophila adults [J]. Cell, 1996, 86(6): 973-983.

[132] FEHLBAUM P, BULET P, MICHAUT L, et al. Insect immunity. Septic injury of Drosophila induces the synthesis of a potent antifungal peptide with sequence homology to plant antifungal peptides [J]. J Biol Chem, 1994, 269(52): 33159-33163.

[133] NUSSLEIN-VOLHARD C, WIESCHAUS E. Mutations affecting segment number and polarity in Drosophila [J]. Nature, 1980, 287(5785): 795-801.

第十一章
节肢动物与过敏反应

节肢动物遍布全球，与人类接触的机会密切而频繁。无论它的毒液、鳞屑、分泌物、排泄物、虫卵、蜕皮、死后虫体的分解产物或由虫体散发的特殊气味，均可成为人类致敏的过敏原。过敏反应是指已产生免疫的机体在再次接受相同抗原刺激时所发生的组织损伤或功能紊乱的反应。过敏反应的特点是发作迅速、反应强烈、消退较快；一般不会破坏组织细胞，也不会引起组织严重损伤，有明显的遗传倾向和个体差异。过敏常常发生在一部分相对固定的人群中，因为是具有过敏体质的人，属于由遗传而来的先天免疫功能异常。具有这种体质的人，发生过敏性的可能将伴随终生。节肢动物诱发人体过敏反应的抗原称为节肢动物的过敏原，过敏原是过敏发生的必要条件。

第一节　致敏节肢动物的种类和过敏原性

致敏节肢动物的种类主要有尘螨，粉螨，蟑螂和其他节肢动物。节肢动物的分泌物、排泄物、蜕下的皮壳及死亡的虫体、躯体碎屑及鳞毛、粪便、虫卵，以及自身散发的气味，均可成为吸入性过敏原。目前过敏原浸液的制备尚需标准化，并向过敏原疫苗发展。

一、过敏原种类和过敏原性

过敏原（allergen）可以是完全抗原（如微生物、螨虫、寄生虫、花粉、异种动物血清等），也可以是半抗原（如药物和一些化学制剂）。有时变性的自身成分作为自身抗原，也可引起过敏反应的发生。常见的节肢动物过敏原如下。

（一）粉螨过敏原

粉螨（flour mites）隶属于真螨目（Acariformes）、粉螨亚目（Acaridida）。并在该亚目下设 7 个科，即粉螨科（Acaridae）、脂螨科（Lardoglyphidae）、食甜螨科（Glycyphagidae）、食渣螨科（Chortoglyphidae）、果螨科（Garpoglyphidae）、麦食螨科（Pyroglyphidae）和薄口螨科（Histiostomidae）。粉螨个体微小，生境广泛，大多孳生于房舍和储藏物中，例如室内尘埃，沙发、卧具、空调和粮食、干果、储藏中药材等。目前全球已记述的粉螨约有 27 科 430 属 1 400 种，其中我国约有 150 种。粉螨引起的人体疾病主要包括过敏性疾病和非特异性浸染。过敏患者过敏的严重程度与粉螨暴露呈正相关，而且在粉螨过敏原中尘螨的过敏原性较强，约有 60%~80% 的过敏性疾病患者对尘螨过敏，其中约有 80% 婴幼儿哮喘和 40%~50% 成人哮喘由尘螨引起。粉螨的排泄物、分泌物、卵、蜕下的皮屑和死螨分解物等均具过敏原性，但其中排泄物（螨的粪粒）过敏原性最强。早在 1662 年，Helmont 就提出了接触尘埃可诱发哮喘的假说，Leeuwenhoek（1693）在给皇家学会的信中也有房屋内有螨类孳生的描述。Kern（1921）和 Cooke（1922）也提出过敏性哮喘和过敏性鼻炎与屋尘（house dust）中的特殊抗原有关。Dekker（1928）在过敏性哮喘患者的床铺灰尘中检获了尘螨和食甜螨，并认为螨是非常重要的哮喘诱因，并推测至少 60% 的过敏性哮喘由螨引起。Ancona（1932）提出食酪螨和食甜螨等均可诱发过敏性哮喘。Voorhorst（1962）在 Boezeman 的帮助下从屋尘中找到尘螨。Voorhorst 和

Oshima（1964）首次提出屋尘中过敏原的主要成分来源于室内尘土中的尘螨，指出尘螨螨体及其代谢产物均是过敏原。Miyamoto（1968）等发现尘土过敏原的活性与尘土中螨的数量呈正相关。McAllen（1970）提出屋尘螨是一种重要的过敏原，且活性很高，仅需 0.05~1μg 就可诱发特异性者发生哮喘。Romagnani（1972）研究证实了屋尘、屋尘螨和粉尘螨之间的关系。Tovey 等（1981）报道，尘螨过敏原主要来源于尘螨的排泄物，其次为发育过程中蜕下的皮屑（壳）等。Le Mao（1983）用免疫电泳和放射免疫电泳分析了尘螨提取物的过敏原成分。Heymann（1989）运用生化和分子生物学技术证实了 Der f 1 和 Der f 2 是粉尘螨的主要过敏原。张豪等（2009）根据 Der f 6 基因已知序列，设计 1 对引物，通过对纯培养的粉尘螨提取总 RNA，采用 RT-PCR 方法扩增出 Der f 6 基因片段，PCR 产物克隆入 pMD18-T 载体，转化大肠埃希菌（*E.coli* Top10），经 PCR 和酶切鉴定并测序。同时构建重组质粒 pET24a-Der f 6，构建的重组质粒 pET24a-Der f 6 经 PCR、酶切和测序鉴定后，再转化至 *E.coli* BL21（DE3），IPTG 诱导表达。用 SDS-PAGE 和 Western blotting 鉴定其表达效果，用亲和层析柱纯化重组质粒 pET24a-Der f 6 表达产生的组氨酸重组蛋白。结果表明 Der f 6 基因在 *E.coli* Bl21（DE3）中获得良好的表达，所得重组蛋白相对分子质量（Mr）为 31 000，与理论值一致，经亲和层析纯化后，SDS-PAGE 结果显示单一条带。该蛋白以尘螨过敏患者血清进行 Western blotting，结果表明具有良好的 IgE 结合活性。朱永烽等（2006）对粉尘螨 6 类过敏原（Der f 6）进行克隆表达、纯化及免疫学特性鉴定。

（二）尘螨过敏原

尘螨（dust mites）隶属于真螨目（Acariformes）、粉螨亚目（Acaridida）、麦食螨科（Pyroglyphidae）、尘螨亚科（Dermatophagoidinae）、尘螨属（*Dermatophagoides*）。常见的尘螨有粉尘螨（*Dermatophayoides farinae*）、屋尘螨（*Dermatophayoides pteronyssinus*）和小角粉螨（*Dermatophagoides microceras*）。屋尘螨孳生于人居住的卧室、起居室以及理发室、教室中，以枕巾、被褥、软垫椅、毛毯、地毯、旧衣、长毛玩具上较多见。在人类居住的室内灰尘中，存在着许多螨类，每克灰尘中有 10~2 000 只，螨类大量的分泌物、排泄物、蜕下的皮壳及死亡的虫体均可成为过敏原，引起外源性超敏反应。现代医学已证实尘螨是最强烈的过敏原，80% 的过敏性疾病由尘螨引起。据调查，人群的尘螨过敏率一般在 10% 左右，也有高达 40%，但发病与否与人的过敏体质有关，所以患者往往有家族史或个人过敏史。过敏体质的人吸入尘螨过敏原后，机体产生较多的对尘螨特异性的 IgE 抗体，引起Ⅰ型超敏反应。自 20 世纪 80 年代以来，国内外对尘螨抗原性进行了深入研究，通过对各种尘螨抗原的层析分离，用单克隆抗体技术从尘螨过敏原浸液中已提取了三组纯化抗原：①DerⅠ组：包括 Der pⅠ、Der fⅠ和 Der mⅠ。该组抗原为糖蛋白，分子量为 24 000~25 000Da，遇热不稳定。该组纯化抗原有非常相似的氨基末端和共同的抗原簇，其 cDNA 顺序也已清楚，并证实该组抗原具有交叉抗原性。有研究发现 80% 的尘螨过敏性哮喘患者有针对 Der pⅠ组的特异性 IgE，从而证实该组纯化抗原是引起尘螨过敏性哮喘的重要致敏原。②DerⅡ组：纯化的 Der pⅡ和 Der fⅡ是分子量为 15 000Da 的糖蛋白，该组抗原之间具有交叉抗原性。已证实 90% 以上的尘螨过敏性哮喘患者血清中有 DerⅡ特异性 IgE，并认为 DerⅡ组纯化抗原是目前已知的尘螨抗原的主要抗原成分。③Der Ⅲ组：该组纯化抗原的分子量为 29 000Da，针对 Der Ⅲ的羊单克隆抗体已制成，临床研究显示 16% 的尘螨过敏性哮喘患者血清中含有 Der Ⅲ特异性 IgE。

（三）蟑螂过敏原

蜚蠊（cockroach）俗称蟑螂，属网翅目（Dietyoptera）、蜚蠊亚目（Blattaria）。蜚蠊体表和肠道内能携带多种致病菌、病毒、霉菌和寄生虫卵。通过吃、吐、排泄的方式，以及在食物和衣服上爬行等传播多种疾病。蜚蠊在人体上爬行可致皮炎，被咬伤或蜚蠊分泌物可引起过敏。Rosenstreich 等（1997）报道，476 例儿童哮喘中，蟑螂皮试阳性率为 36.8%，居第一位，尘螨和猫皮屑分别为 34.9% 和 22.7%。Kattan 等（1997）报道了 1 528 例儿童哮喘，蟑螂抗原皮试阳性率为 35%，螨 31%。据我国广州、南京等地的检测结果，蟑螂过敏原皮试阳性率分别为 56.7%、63.75%。

（四）其他节肢动物过敏原

节肢动物的躯体碎屑、鳞毛、粪便、蜕皮、虫卵，以及自身散发的气味，均可成为吸入性过敏原，此类节肢动物有螨、蝇、蚕、蛾、蝶、蝗虫、白蚁、蜉蝣等。其表现以呼吸道过敏反应为主。

二、过敏原浸液的制备与标准化

我国自20世纪70年代初起对尘螨过敏开始研究，温廷桓教授在国内率先研制了尘螨浸液并将其应用于临床诊断和特异性脱敏治疗。之后，我国粉螨与过敏性疾病的研究工作在全国陆续开展。北京协和医院、沈阳二〇二医院等也相继开展粉尘螨浸液制备工作。

（一）过敏原浸液的制备

过敏原浸液是指通过适当的溶剂从螨体提取的具有过敏原活性成分的制剂，这种制剂在临床上通常用作粉螨过敏的实验诊断和脱敏治疗，在实验室则作为进行粉螨过敏教学和科研的实验制剂。1997年WHO日内瓦会议统一用“过敏原疫苗”代替“过敏原提取物”。但无论赋予什么名称，事实上粉螨过敏原浸液就是粉螨螨体的浸出液。

1. 粉螨的收集与清洁　提取粉螨过敏原浸液需要大量的粉螨。将采集到的粉螨进行分检，以获得某种目标粉螨。分检方法可采用直接分离法、振筛分离法、电热集螨法和光照驱螨法等。若获得的目标螨太少，可根据实际需要选择适当的饲养方法进行人工饲养，以获得大量的目标粉螨。将获得的粉螨置于清水中用摇床反复轻轻振荡清洗数遍，除去体躯上的附着物后，再用丙酮清洗、灭活、脱脂3次，37℃恒温干燥，三次称重为同样重量时，密闭贮存备用。

2. 粉螨过敏原浸液提取液的配制　提取液常用的是碳酸氢钠-盐水提取液，其配方为：氯化钠5.0g，磷酸氢钠2.75g，石炭酸（结晶酚）4.0g，蒸馏水1 000ml。此外还有0.125mol/L碳酸氢铵（NH_4HCO_3）溶液、磷酸缓冲盐溶液（PBS液）和PBST液（含0.05%Tween-20的PBS液）等提取液。

3. 粉螨过敏原浸液的提取

（1）提取：取上述清洁干燥后的粉螨在研钵中粉碎，称取1.0g，按照1∶50（m/v）加入无菌提取液，冰水浴中超声粉碎（200V，5min）后，置于恒温震荡仪（4℃，100r/min）中提取48~72小时后，提取液离心（4℃，2 500r/min，30分钟）取上清液。

（2）透析：上清液放入透析袋内，用夹子扎紧袋口。用上述配制该过敏原时所用的提取液为溶媒。每4小时或6小时更换一次溶媒，直至溶媒的颜色不再改变，通常换4~6次溶媒即可完成。透析最好在0~4℃内进行，若在室温下进行，则需在透析液表面放0.1%的甲苯，以延缓细菌的生长。

（3）酸碱度校正：过敏原浸液的酸碱度会影响诊疗——过酸或过碱性的过敏原浸液用于皮肤试验，易出现假阳性反应；而如果用于脱敏治疗，则会加剧患者注射时的疼痛感，故需用氢氧化钠或盐酸纠正酸碱度至7.0。

（4）浓缩：可采用真空冷冻干燥等方法对其浓缩，其目的是获得量小而有效的成分。一般均浓缩成原来容量的1/10（即50ml浓缩成5ml）。

（5）灭菌：过敏原活性成分不耐热，故不可用高压灭菌或任何加热方法处理，可采用0.22μm针头式过滤器进行物理灭菌。

（6）蛋白测定：Bradford蛋白浓度测定试剂盒或BCA蛋白浓度测定试剂盒测定粉螨过敏原浸液蛋白浓度，以便后续试验配制所需的定量浓度。

（7）保存：分装后–20℃冰箱储藏，可减少蛋白解冻次数，延缓蛋白变性。

（8）毒性试验：将所提粉螨过敏原浸液配制成一定量的浓度注入小鼠体内，并在规定时间内观察小鼠的反应，其目的是研究粉螨过敏原浸液的剂量-反应关系，为保证临床使用安全。

4. 过敏原浸液的标准化常用的测定方法有以下几种

（1）总氮单位测定：总氮单位过敏原成分主要存在于蛋白质中，故可以从总氮量的测定间接反映其蛋白质含量。1总氮单位（total nitrogenunit，TNU）即0.000 01mg氮。过敏原浸液的总氮随存放时间增长而下降。

（2）蛋白氮单位测定：蛋白氮单位引起过敏反应的过敏原主要是蛋白质，所以测定蛋白氮比总氮更有意义。1蛋白氮单位（protein nitrogen unit，PNU）为0.000 01mg蛋白氮。一般新配制的过敏原浸液，其蛋白氮约占总氮量的40%。过敏原浸液长期存放后，其蛋白氮可逐渐转变为非蛋白氮。

（3）重量比容积法：重量比容积法将一定量脱脂的干材料用一定容积的浸液浸出，以 1∶10、1∶100、1∶1 000 等方式表示，即为重量比容积法（W/V）。这种表示法简单方便，缺点是不够精确。如前所述，非同一批量的浸液，虽 W/V 相同，但其 TNU 和 PNU 却可以有相当大的差别。

（4）Noon 单位测定：1Noon 单位（Noon unit）即包含于 0.000 001g 花粉中的过敏原有效成分，即 1g 花粉中含有 100 万 Noon 单位。Noon 单位与 W/V 可互相转换。例如 1∶100（W/V）花粉浸液 100ml 中含有 1g 花粉，相当于 100 万 Noon 单位；因此 1ml 1∶100（W/V）浸液含有 1 万 Noon 单位。

（二）过敏原浸液标准化

由于制定过敏原浸液的大部原料均来自于不同地区的大自然，因而每批原料和原料之间其活性不可能没有差异。要保证过敏原的组分、浓度和生物学活性基本恒定，不是一件简单的事。要想达标，原材料的来源要受到严格的控制，制备过程要规范，但最关键的问题是需要设定一个统一的标准。总之，过敏原浸液是缺少一种既简单又令人完全满意的标准化方法。标准化常规使用的方法各具优缺点，一般多采用重量容积比和蛋白氮含量为标准。但有时同一种花粉过敏原的两种浸液虽含有同量的蛋白氮，然而它们的生物活性却显著不同。所以在标准化问题上既要考虑其蛋白氮含量，又应注意到它的生物学活性。

过敏原浸液是浸出物，里面包括有用的成分和无用的杂质。过敏原浸液的标准化，其目的一是在于减少过敏原浸液成分和质量的变化；二是为了使最终产品能够达到安全、有效和精确的较高水平。然而要想使过敏原浸液的标准化，达到十全十美，也不是件容易的事。不过，新的方法学和技术学方面的发展可以不断地改进其标准化。过敏原疫苗标准化的改进有利于临床人员，可以使他们易于区分什么是过敏反应。更重要的一点则是过敏反应患者免疫治疗的成功取决于过敏原的质量和标准化。

目前，国外过敏原浸液逐渐向过敏原疫苗（allergenic vaccine）过渡。所谓过敏原疫苗是指纯化了的过敏原。它可以是单一的过敏原成分，能够测定分子量；也可以是只含多种有效过敏原成分，不含无用杂质的制剂。欧洲和美国过敏原标准化标准曾有所不同，目前已经逐渐一致，WHO 推荐的过敏原标准基本来自“美国和欧洲过敏反应协会”认可的意见书。WHO 和 IUIS 注意到过敏原用于诊断和治疗的关键是标准化，20 世纪 80 年代开始着手这项工作，第一种国际标准过敏原就选定和制备了户尘螨浸液（疫苗），1985 年正式公布为“第一种国际标准过敏原”（WHO First International Standard：Dermatophagoide spleronyssinus extract 1985，NTBSC 82/518），含 100 000Ⅲ（国际单位），Der p 1 为 12.5μg，Der p 2 为 0.4μg。与此同时还有对应的人抗户尘螨血清（antiserum Der-matophagoictes pteronyssinus human，NTBSC 82/528）。美国 FDA 尘螨疫苗参考品有户尘螨 FDAE-1-D p，其含 Der p l 46μg/ml 和 Der p 2 25μg/ml；粉尘螨 FDAE-l-Df 含 Der f l 3.5μg/ml 和 Der f 2 16μg/ml。

国际上现用的制剂有些已达到疫苗的标准，但浸液也未退出历史舞台。医院过敏反应科所用的浸液种类庞杂，有些连有效成分还未搞清楚，要一下都转为疫苗，不是一朝一夕就能达到的。目前我国所用的都还是过敏原浸液，短期内还不可能转变为过敏原疫苗。但是，过敏原疫苗的应用是必然的趋势。

当前，国际上对过敏原“标准化”的权威要求和定义包括如下三个方面：①过敏原的组成达到最佳并且一致；②主要致敏蛋白质含量一致；③总的过敏原效价一致。各国所用的螨苗的单位有所不同，过去主要采用 Noon 单位计量，即重量容积比（w/v），现用者渐少；目前美国多采用过敏原单位（allergic unit，AU），而欧洲多采用生物活性单位（biological unit BU）。丹麦 ALK 公司采用标准质量（standard quality，SQ）；法国 Stallergnes 公司将已标准化的过敏原用反应指数（index of reactivity，IR）表示，未标化的过敏原为浓度指数（index of concentration，IC）等。基本上都控制在母液蛋白含量 10.2 左右，再用免疫化学进行特征鉴定，测定生物活性加以调节成商品螨苗。根据最新 WHO 意见书，在螨苗中应含有与 IgE 结合率高的组分过敏原 5~20μg，如户尘螨 Der p 1、粉尘螨 Der f 2（IgE 结合率都为 80%~100%）等，才是有效治疗剂量。

第二节　节肢动物过敏的免疫应答

节肢动物过敏反应是节肢动物感染所致的一类过敏反应，通常是由节肢动物的排泄物、分泌物和死亡虫体的分解产物所致。临床表现为皮肤瘙痒、皮疹、荨麻疹、血管神经性水肿、支气管哮喘等。如尘螨引起的过敏性哮喘、过敏性鼻炎、过敏性皮炎等。严重者可因全身小血管扩张而引起过敏性休克。

一、过敏反应的免疫学物质基础

过敏反应的发生首先需要过敏原的刺激，当抗原进入机体，刺激机体的免疫系统，由免疫细胞增殖、活化，受抗原刺激的细胞产生抗体（Ab）、细胞因子，或由迟发型过敏反应性T细胞介导过敏反应。

（一）过敏原

凡能引起过敏反应的抗原称为过敏原，过敏原包括完全抗原和半抗原，过敏原按其来源分类可分为三类。

1. 异种过敏原　各种微生物、寄生虫和节肢动物均可成为过敏原。细菌是最早认识的过敏原，1890年Koch以结核菌素注射患有结核的人和豚鼠即发现：麻风杆菌、布氏杆菌等均可引起传染性过敏反应；乙型链球菌由于与人某些组织有共同抗原，可引起Ⅱ型过敏反应，乙型链球菌刺激机体产生的抗体与抗原结合形成免疫复合物可引起Ⅲ型过敏反应；由真菌引起的过敏性肺泡炎，在职业性过敏反应中引起许多国家和地区的重视。节肢动物的毒液、唾液及其分泌物亦可成为过敏原，尘螨、原虫等多种寄生虫均可成为过敏原而引起过敏反应。由食物过敏原引起过敏多见于发生过敏性胃肠炎，亦有出现皮肤过敏的表现。异种过敏原还有很多，药物（如青霉素）、花粉、各种工业粉尘、禽兽皮毛、羽毛等都可成为过敏原。

2. 同种异体过敏原　同种异体过敏原主要有两大系统，一类是红细胞抗原，包括ABO血型系统、Rh血型系统等，Rh血型引起的新生儿溶血症，ABO血型引起新生儿溶血症等，在临床上ABO血型不符引起的输血反应是Ⅱ型过敏反应。第二类是人类白细胞抗原（HLA）或称组织相容性抗原。由于HLA不同可引起移植排斥反应和移植物抗宿主排斥反应，异体免疫细胞等输入也可成为过敏原。

3. 自身过敏原　自身组织细胞在正常情况下，不刺激机体产生免疫应答。Burnet的克隆选择学说认为，在胚胎发育中，免疫活性细胞通过基因突变和交换，能形成多种多样识别各种抗原的细胞克隆，胚胎期当自身组织细胞与相应细胞克隆接触后，这些克隆被破坏或处于抑制状态，即成为“禁忌”细胞株。但有两类自身抗原可以成为过敏原。如隐蔽的自身抗原，这类抗原正常情况下与血流和免疫系统相对隔绝的组织成分；改变的自身抗原，是指机体自身组织因病原微生物感染、电离辐射、药物等影响，自身组织的分子结构改变，形成或暴露出新的抗原决定簇，从而刺激机体产生免疫应答。

（二）过敏反应效应细胞

参与免疫应答的细胞都与过敏反应有关，本章仅就几种过敏反应效应细胞进行介绍。

1. 巨噬细胞（macrophage，Mφ）　巨噬细胞寿命较长，在体内可存活数月至数年，巨噬细胞体积较大，外形不规则，膜表面皱丰富，内含溶酶体和吞噬泡，能主动吞噬杀伤病毒、细菌和寄生虫，并能与淋巴细胞相互作用，巨噬细胞有多种受体，其中主要包括IgG-Fc受体、C3b受体、MAF受体和MIF受体等。因此它除了吞噬抗原和递呈抗原外，还参与炎症反应，包括分泌IL-1、TNF和溶细胞蛋白酶，还能分泌多种炎症因子，如前列腺素、补体和凝集因子等。所以巨噬细胞在过敏反应中也是重要的效应细胞，介导组织损伤、细胞破坏等。

对过敏性哮喘的研究证实，在过敏原引起的速发性反应中，肥大细胞在晚时相反应或支气管反应状态中的作用并不突出，而巨噬细胞和嗜酸性粒细胞可能更为重要。部分肺泡巨噬细胞表面还具有IgE的Fc受体（IgE-FcR），哮喘患者外用血单核细胞IgE-FcR和补体的表达增加，这种肺泡巨噬细胞表面携带CD23能被IgE活化，释放多种介质，如白三烯C4（LTC4）和前列腺素D2（PGD2）等。哮喘患者接受局部抗原激发后，活化巨噬细胞分泌机制，从而产生介质参与气道炎症反应。巨噬细胞释放趋化因子吸引中性粒细胞、嗜酸性粒细胞、T细胞，过敏性哮喘患者呼吸道这类细胞数量增加。巨噬细胞释放的PDGF、PAF、IL-8等亦是淋巴细胞趋化因子，肺泡巨噬细胞参与对嗜酸性粒细胞的调节，释放介质直接引起哮喘症状。

2. 嗜酸性粒细胞（eosinophil，Ep）　嗜酸性粒细胞具双核，胞浆内含有粗大而折光很好的颗粒，在伊红染色下呈樱红色。嗜酸性粒细胞在正常人血液中的含量为80~360/mm^3，平均为250/mm^3，它占白细胞总数的0~3%。

嗜酸性粒细胞大量存在于胸腺、胸导管及淋巴结内。对其在免疫应答中的作用，一种认为对人体有保护作用,它的下降由于大量消耗了拮抗免疫应答中产生的各种介质与有害因子;另一种认为在抗原的激发下,嗜酸性粒细胞亦参与反应。它的耗损是由于免疫应答时对组织的损伤。嗜酸性粒细胞的运动平时没有规律,但体内出现某些病变时,嗜酸性粒细胞常受某些趋化因子的作用聚集到过敏反应的部位。在哮喘炎症中嗜酸性粒细胞浸润最为显著,其数量和主要碱性蛋白含量都升高。嗜酸性粒细胞浸润是哮喘呼吸道的特征性改变,也是哮喘与其他呼吸道病变的主要不同,因此可将哮喘看作慢性嗜酸性粒细胞性支气管炎,其释放大量白三烯 C4 和 PAF 等活性介质,导致哮喘病理生理改变。

将过敏患者嗜酸性粒细胞匀浆,打碎其细胞膜,提取它的上清液,可抑制白细胞释放组胺,现已证明嗜酸性粒细胞产生组胺酶、芳基硫酸酯酶、磷酯酶等,可灭活组织胺、白三烯和血小板激活因子等。因此认为嗜酸性粒细胞是一种调节过敏反应的细胞。标本中嗜酸性粒细胞检查,如果嗜酸性粒细胞密集,表示过敏发作严重或在急性期。分泌物嗜酸性粒细胞检查可诊断标本来源部位有无过敏性病变,可鉴别过敏与感染,可了解标本采集时患者发病的轻重程度,了解标本采取时过敏或感染所处的病期。

某些过敏反应性疾病与嗜酸性粒细胞增多有关,而这种增多又与哮喘的呼吸器官功能障碍有关。Frigas 用放射免疫分析法检查呼吸道疾病中碱性蛋白,证明哮喘患者碱性蛋白含量高。碱性蛋白可活化人嗜碱性位细胞和肥大细胞释放组胺,也刺激风团样皮肤反应,因此认为嗜酸性粒细胞通过各种途径引起支气管哮喘的炎症和损伤,也可参与炎症性皮肤病,如慢性荨麻疹,在血管神经性水肿中嗜酸性粒细胞也参与致病作用。

3. T 淋巴细胞(T cell) T 细胞是免疫活性细胞,在免疫应答与过敏反应中都是细胞免疫和迟发型过敏反应的效应细胞。在迟发性过敏反应中,$CD4^-CD3Leu3^-$的 T_D(T_{DTH})细胞可通过释放多种淋巴因子引起炎症损伤,而 $CD1CD8^+CD11^-$的 Tc 细胞可直接损伤组织细胞。对 T 细胞调节 Ig 同种型表达中 IgE 的表达研究较为深入,IgE 特异性 T 细胞通过分泌 IgE 结合因子(IgE-BF)特异性调节 IgE 分泌。IgE-BF 包括 IgE 增强因子和 IgE 抑制因子,两者可由同一 T 细胞产生,对 IgE 应答来说,Th2 亚群是特异性辅助细胞,Th1 亚群是特异性抑制细胞。研究 T 细胞对 B 细胞产生 IgE 影响中,将 B 细胞置于 IL-4 的培养液中培养时,B 淋巴细胞不产生 IgE,当 T 细胞与 B 细胞放置在一起培养时,IL-4 才能诱导 B 细胞合成分泌 IgE。因此认为 IgE 产生取决于二个信号,第一个信号是 T 细胞与 B 细胞的直接接触,第二个信号是 T 细胞释放各种细胞因子。

活化的 T 细胞释放各种细胞因子,是导致嗜酸性粒细胞浸润哮喘气道的重要原因,$CD4^+$细胞分泌具有趋化和活化其他淋巴细胞功能的细胞因子,促进淋巴细胞在气道黏膜聚集、母细胞化和分裂,活化 T 细胞分泌集落刺激因子,使得嗜酸性粒细胞黏附功能增加,生存时间延长,产生嗜酸性粒细胞趋化因子等。

T 细胞的两个亚群 T 辅助细胞 Th1/Th2 细胞在生理状态下通过彼此产生的细胞因子相互制约,保持一种平衡状态,维持机体免疫系统的免疫防御和识别非已的功能。一旦这一平衡被破坏,机体将产生过敏反应性疾病和一些自身免疫性疾病等。有学者认为儿童早期与病原微生物接触的减少,破坏了机体内平衡,使机体处于 Th2 功能占优势,易于对过敏原产生超常的免疫应答,诱发过敏反应性疾病。

4. 肥大细胞(mast cell,MC)与嗜碱性粒细胞(basophil) 肥大细胞和嗜碱性粒细胞是Ⅰ型过敏反应发生所不可缺少的细胞,这两种细胞具有 IgE 的 Fc 受体,它们能与特异 IgE 结合,使机体处于致敏状态,当相应过敏原与结合在肥大细胞和嗜碱性粒细胞表面的 IgE 再次结合时,即可激发这些细胞脱颗粒,同时释放多种生物活性物质,从而引起一系列临床症状。

肥大细胞存在于机体许多器官中,以前一直认为肥大细胞起源于未分化的间充质细胞,近些年资料表明,肥大细胞主要起源于造血干细胞。肥大细胞目前已知至少可分为两个亚群,一群主要位于肠道和肺脏黏膜,称为黏膜肥大细胞(MMC),这群细胞形态较小,寿命小于 40 天,IgE-Fc 受体数目在 2×10^3,胞内颗粒数目较少;另一群普遍存在于结缔组织中,称为结缔组织肥大细胞(CTMC),这群细胞形态较大,寿命大于 40 天,其 IgE-Fc 受体数目较多(为 3×10^4)。由于肥大细胞具有 IgE 受体,当 IgE 与肥大细胞结合,致使机体致敏。肥大细胞亦可与 IgG4 结合,但其亲和力较低。肥大细胞在慢性炎症中的作用称为迟发反应,实验表明肥大细胞脱颗粒引起Ⅰ型过敏反应在几分钟之内出现,30~60 分钟内消除,而迟发性过敏反应在过敏反应发生后的 4~8 小时出现,其临床特征为:不规则红斑、水肿、疼痛,迟发反应发生时,可出现哮喘、鼻炎和伴有荨麻疹的外周血管浸润及呼吸道的炎症改变。

用抗原刺激完整的大鼠肥大细胞，产生了 IgE 受体表面暴露的 α 成分快速磷酸化，而 β 成分不受影响。实验证明肥大细胞活化涉及下列因素：①二酰基甘油水平的改变；②钙通道的改变；③蛋白质的磷酸化；④磷脂的甲基化；⑤cAMP 水平的变化，而 α 成分快速选择性磷酸化直接为肥大细胞的活化提供了信号。有研究显示肥大细胞可表达 Toll 样受体，它主要位于宿主与外界环境的接触面（如皮肤、肺和黏膜表面），当过敏原与 IgE 的 FcεRⅠ受体结合时它们被激活。

嗜碱性粒细胞存在于血液中，约占循环中白细胞总数的 0.5%~1%。在光学显微镜下，嗜碱性粒细胞与肥大细胞难以区别，它们表面标志大体相同，因而有人提出，结缔组织中的肥大细胞可能是由血液中嗜碱性粒细胞衍生而成的。但是由于肥大细胞寿命较长，脱颗粒后可于胞内再次形成颗粒，而嗜碱性粒细胞寿命较短（2 天），不能再次形成颗粒，电镜观察发现，两种颗粒的结构也存在某些差异。尽管如此，由于其表面标志相同，在介导过敏反应中通过脱颗粒，释放生物活性介质而引起过敏反应的效应是具有共同的生物学作用。有学者研究显示尘螨免疫治疗中，支气管反应性的下降与嗜碱性粒细胞释放能力的下降相关，这也反过来说明了过敏反应的发生中嗜碱性粒细胞脱颗粒效应起着重要作用。

二、免疫应答

（一）免疫应答的基本过程

机体的免疫系统受抗原刺激后，参与免疫的细胞对抗原分子进行识别，抗原递呈细胞对抗原进行处理和递呈，淋巴细胞的活化、增殖和分化，导致免疫效应产生，此过程称为免疫应答。淋巴细胞在抗原刺激诱导下，可形成由 B 淋巴细胞介导的体液免疫和 T 淋巴细胞介导的细胞免疫。正常情况下，发挥免疫保护作用，维持机体的生理平衡，在一定条件下亦可形成免疫耐受，机体对抗原产生异常的免疫应答，可造成免疫损伤，发生过敏反应和自身免疫病等。

免疫应答基本过程可人为划分为三个阶段。

1. 感应阶段　感应阶段又称抗原识别和递呈阶段，是免疫细胞识别抗原分子，即抗原分子与免疫细胞相互作用阶段，包括抗原进入、抗原递呈细胞对抗原的摄取和加工。在感应阶段，巨噬细胞在加工处理抗原时亦被激活，其生物活性的增强可合成并分泌多种单核因子，如白细胞介素-1（IL-1）有促进 T 细胞活化增殖，调节 B 细胞及激活中性粒细胞的功能；前列腺素有抑制 T、B 细胞增殖分化，免疫酸性蛋白对体液免疫和细胞免疫都有强烈的抑制作用等以调节免疫应答。巨噬细胞递呈抗原给 T 细胞时还受 MHCⅡ类抗原的限制。

2. 增殖和分化阶段　增殖和分化阶段又称反应阶段。是 T、B 淋巴细胞接受抗原后，活化增殖，分化成熟为浆细胞和致敏淋巴细胞的阶段。成熟的 Th 细胞接受抗原递呈细胞递呈的抗原和分泌的 IL-1 刺激后，该细胞表达 IL-1 受体，接受 IL-1 的作用，进入 G1 期的 Th 细胞随即表达 IL-2 受体，并迅速增多，继之自分泌 IL-2 等 T 细胞因子。IL-2 与 Th 细胞表面 IL-2 受体结合，胞内 DNA 开始合成，于是 Th 细胞即行增殖，细胞膜上重新出现同样抗原受体（TCR）。Th 细胞活化中，Ts 细胞亦出现活化增殖，Th 与 Ts 细胞活化后产生多种 T 细胞因子。

B 细胞的增殖与分化由于 TD 抗原与 TI 抗原的表面抗原决定簇差异，TD 抗原的刺激需 T 细胞辅助，而 TI 抗原则可直接摄取。B 细胞在接受 IL-2、IL-4、IL-5 等因子作用中进入 S 期，此时 B 细胞可多次分裂而大量增殖，最后在 IL-4、IL-5、IL-6、IFN-γ 等作用下进行分化成熟，并转化为浆母细胞，进一步发育为分泌抗体的浆细胞。

3. 效应阶段　效应阶段是指浆细胞合成分泌抗体，致敏淋巴细胞释放淋巴因子或发挥特异性细胞杀伤作用，产生免疫保护或引起免疫损伤的阶段。

抗体的主要免疫效应表现在如下几方面：①直接效应，如抗毒素中和毒素作用，抗病毒抗体中和病毒；②免疫复合物效应，抗原抗体复合物可激活补体系统引起一系列免疫效应；③免疫调理和促进 K 细胞杀伤作用，通过 Ig 的 Fc 段与细胞上 Fc 受体结合而增强吞噬，促进对靶细胞的杀伤；④参与免疫病理效应，包括 IgE、IgG4 与Ⅰ型过敏反应，IgG、IgM、IgA 等参与Ⅱ、Ⅲ型过敏反应。T 细胞介导的免疫效应有两种基本形式，一是迟发型过敏反应 T 细胞（T_{DTH}），通过分泌淋巴因子引起以单核细胞浸润为主的炎症反应；二是细胞毒 T 细胞（Tc/CTL）起特异性杀伤作用。表达效应既有 T 细胞，又有单核吞噬细胞系统如巨噬细胞以及其他粒细胞，近年发现介导细胞免疫包括 NK 细胞、K 细胞等。

（二）抗原递呈细胞及递呈抗原

抗原递呈细胞（antigen presenting cell，APC）亦称辅佐细胞，以巨噬细胞为主，包括树突状细胞、并指状细胞、郎格汉斯细胞等。辅佐细胞对抗原的摄取以吞噬抗原、吞饮可溶性抗原、被动吸附抗原和借助巨噬细胞表面的 IgG-Fc 受体结合免疫复合物等四种方式。当辅佐细胞摄取、加工处理抗原后，将有效抗原决定簇转运至细胞表面，此时的巨噬细胞称为抗原激活的巨噬细胞，此细胞可通过直接表面接触与抗原特异性 Th 细胞相互作用，将抗原递呈给 Th 细胞。以巨噬细胞为主的辅佐细胞表面有高浓度的 MHCⅡ类抗原，在抗原递呈过程中细胞间的相互作用受 MHCⅡ类抗原的限制。MHC 限制性是 T 细胞受体（TCR）在识别 APC（抗原提呈细胞）或者靶细胞上的 MHC 分子所提呈的抗原肽时，既要识别抗原肽，也要识别自身 MHC 分子的多态性部分，此现象即 MHC 限制性。辅佐细胞表面具有抗原决定簇，同时必须表达 T 细胞识别为自身的 MHC 分子，此时抗原递呈才能完成。巨噬细胞在递呈抗原的作用中，细胞表面一些蛋白分子促进细胞间的黏附，增强或促成抗原递呈给 Th 细胞，也促进 Th 与 APC 黏附。较重要的细胞表面分子有细胞间黏附分子 1（ICAM-1）和白细胞/淋巴细胞功能协同抗原 3（LFA-3）。除上述辅佐细胞外，B 细胞、脑星形细也是 APC，而且在体液免疫的再次应答中，可能 B 细胞作为 APC 的作用更为重要。

（三）抗体产生规律及 IgE 的异常

抗体是 B 细胞接受抗原刺激后分泌的具有免疫功能，即能与相应抗原特异性结合的免疫球蛋白。根据 Ig 重链恒定区肽链抗原性不同，可将 Ig 分为 IgG、IgM、IgA、IgD 和 IgE 五类。

1. 抗体产生的一般规律　初次应答：抗原首次进入机体须经一定的潜伏期（诱导期）才能在血液中出现抗体，特点是抗体浓度低、维持时间短、抗体滴度很快下降，此称为初次应答。许多因素如抗原的免疫原性、剂量、性状、注射途径、用于注射的动物种类等均影响抗体的初次应答。多数抗原所引起的初次应答中，开始出现的抗体是 IgM，当 IgM 高峰下降时，IgG 才出现，IgA 出现最晚，常在 IgM 和 IgG 出现后 2 周至 1~2 月才能在血液中测出，含量亦少。IgE 在血清中仅含 0.01~0.9mg/100ml，在过敏性疾病患者血清中 IgE 含量可显著增高。IgE 的合成早期研究证实受 T 细胞控制；又有研究表明，IL-4 在体外能诱导 LPS 刺激的小鼠 B 细胞产生 IgG，同时 IL-5、IL-6 有协同诱导 IgE 合成的作用，体内应用抗 IL-6 抗体后强烈地抑制由 IL-4 诱导的 IgE 产生。再次应答：当抗体下降期再次给以少量同样抗原免疫，则发现潜伏期明显缩短，抗体滴度上升快，且维持时间长，称之为再次应答。再次应答所需潜伏期短是因为 B 细胞第一次受抗原刺激后分化过程中，部分细胞不进行分化而进入休止状态，但细胞内仍保留抗原的免疫信息，此为记忆 B 细胞。记忆 B 细胞如再次受到同样抗原的刺激，便很快增殖分化成为浆细胞而产生抗体。再次应答产生的抗体主要为 IgG，也包括其他类型 Ig 的产生。

2. IgE 的异常　IgE 在正常人血清中含量极低，在过敏性疾病患者血清中含量较高，已经证明，许多过敏性疾病 IgE 含量升高，哮喘、荨麻疹等患者 IgE 含量远远高于正常人。而高 IgE 综合征是少见的原发性免疫缺陷病，其临床特点为患者对葡萄球菌的抵抗力降低，同时具有湿疹、哮喘等过敏表现，因此常表现葡萄球菌脓肿和湿疹，血清 IgE 含量是正常人的 8~20 倍，中性粒细胞趋向功能障碍。

（四）T 细胞因子

在免疫应答中，不同 T 细胞亚群均可产生一些细胞因子，在细胞因子的作用下，对免疫应答起到免疫调节或在免疫效应中发挥作用。这里简要介绍主要的 T 细胞因子。

1. Th 细胞与 Ts 细胞产生的细胞因子　IL-2，即 T 细胞生长因子（TCGF），具有促进 T/B 细胞增殖，维持活化 T 细胞在体外长期增殖，代替 T 细胞促进 B 细胞产生抗体的作用。

IL-3，又名多克隆刺激因子（multi-CSF），促进造血多能干细胞定向分化、增殖。

IL-4，即 B 细胞生长因子 1（BCGF1）、B 细胞刺激因子 1（BSF1）、B 细胞分化因子 γ（BCDF-γ），具有促进 B 细胞增殖、分化，增强 IgG 或 IgE 的分泌。

IL-5，亦称 B 细胞生长因子 2（BCGF2），促进 B 细胞增殖，增加 IgA 合成；又名 T 细胞替代因子（TRF），促进嗜酸性粒细胞分化。

IL-6，称 β_2 干扰素（IFN-β_2）或 B 细胞刺激因子 2（BSF2），促进 T、B 细胞活化、增殖和分化，刺激巨噬细胞生长。

IL-17，可诱导 IL-6 产生，促进人成纤维细胞上细胞间黏附分子表达。可通过释放 C-X-C 因子和速激肽，成为连接活化的 T 淋巴细胞和中性粒细胞的纽带。

IL-25，可诱导 IL-4、IL-5 和 IL-13 基因表达，表现出血清 IgE、IgG 和 IgA 升高，血液中嗜酸性粒细胞增加。

γ 干扰素，即免疫干扰素（IFN-γ），具有促进 B 细胞分化、增殖及产生抗体、增强 NK 细胞活性的作用。

T 细胞抑制因子（TSF），抑制 Th 细胞活性。

2. T_D 细胞释放的淋巴因子　被激活的 T_D（T_{DTH}）细胞释放多种淋巴因子发挥免疫效应。

主要作用于巨噬细胞的淋巴因子：巨噬细胞趋化因子（MCF）是多肽类，能吸引巨噬细胞 Mφ 向抗原存在部位移动，有利于发挥吞噬功能；巨噬细胞移动抑制因子（MIF）是一种糖蛋白，在炎症或迟发型过敏反应中使局部巨噬细胞停留、聚集于炎症部位；巨噬细胞活化因子（MAF）是糖蛋白，活化 Mφ 内的酶系统，增加溶酶体形成，促进细胞氧化代谢，增强对引起迟发型过敏反应的致病因子的杀伤能力。

促进淋巴细胞作用的淋巴因子：包括 IL-2、IL-3、IL-4、IL-5 等，还有脂蛋白成分的有丝分裂因子，可非特异使淋巴细胞分裂，扩大细胞免疫应答，转移因子（TF）是多肽，多核苷酸小分子物质，可使 T 细胞致敏，形成更多效应淋巴细胞，扩大细胞免疫效应。

作用于靶组织细胞的淋巴因子：淋巴毒素（LT），是一种蛋白质，对淋巴细胞以外的靶细胞有缓慢的细胞毒作用，皮肤反应因子（SRF）又称炎症因子，作用于血管内皮细胞，增强血管通透性，它与炎症渗出、皮肤反应、组织修复等有关，还有 IFN-γ 等。

众多研究显示螨性哮喘患者 IgE 显著升高。王旻在探讨对屋尘螨过敏的变应性鼻炎患者中过敏原皮肤试验反应强度同血清特异性和总 IgE 水平的研究中，发现过敏原皮肤试验反应结果同血清屋尘螨的特异性 IgE 水平有相关性，在变应性鼻炎的诊断中有重要作用，变应性鼻炎患者血清总 IgE 水平明显高于健康对照组，其在疾病诊断中有参考价值，但通过血清总 IgE 水平对过敏原皮肤试验结果和特异性 IgE 水平进行预测的意义不大。陈锦龙通过实验探讨尘螨过敏性哮喘患者血清免疫球蛋白 IgE、IgG 亚类的临床意义，结果提示尘螨过敏性哮喘患者体内除特异性 IgE 增高同时，IgG1、IgG4 也增高，这可能与哮喘发作有关。陈萍等研究表明尘螨过敏性哮喘患者巨噬细胞可有效呈递抗原，且 CD86 单抗通过阻断激活 $CD4^+$ T 淋巴细胞的共刺激信号而抑制 IL-24、IL-25 的产生。乌维秋等实验显示螨过敏性变应性鼻炎患者 IgE 明显升高，患者淋巴细胞 CD23 的表达与之显著正相关，在该病的发病机制中具有重要作用。张荣波等研究表明粉尘螨性哮喘患者外周血中 B 细胞受到活化增殖，免疫功能失调表现为 Th2 型优势反应，Th1 型反应似有抑制作用。

三、过敏反应与免疫遗传

（一）免疫系统的遗传载体

免疫的功能是机体在进化过程中逐步发展和完善起来的识别和排除抗原性异物的生理功能。这种功能像机体其他功能一样是受遗传支配的。免疫遗传学主要是研究免疫现象的遗传本质和免疫应答过程的基因调控，其范畴很广泛，包括编码主要组织相容性抗原的基因复合体、免疫应答过程中细胞间相互作用的基因调控、抗体多样性的遗传机制、补体生物合成的基因支配、血型抗原、免疫系统进化基因控制以及遗传性免疫病的发生机制等。

免疫应答受染色体上基因控制，这类基因位于人第 6 对染色体短臂上的主要组织相容性复合体（MHC）上，这些基因群在小鼠称为 H-2 系统，人类的称为 HLA 系统。抗体多样性的遗传控制与 Ig 合成基因库及其基因转换重组有关。已知 B 细胞内有三组编码 Ig 分子的基因库，即 κ 基因库控制合成 κ 型轻链，人的 κ 型基因库存在于第 2 号染色体上；λ 基因库控制合成 λ 型轻链，λ 基因库位于第 22 号染色体上，重链（H）基因库编码 H 链，其基因库位于第 14 号染色体上，Ig 的结构基因由这三组独立的连锁群体所组成。Ig 每条肽链的合成，至少涉及两个基因（V 和 C 基因），即至少两个基因编码一条肽链。

补体成分的染色体定位研究说明它们常常与染色体上相邻DNA片段连锁遗传。现知与补体激活调节有关的一组成分，CR1、CR2、CR4bp和DAF有高度同源性，与第1号染色体长臂950kb的DNA片段连锁遗传。另外，编码C6、C7、C8、C9攻膜成分的基因也在第1号染色体，连锁于另一区。关于编码C1、C4、B因子的基因它们在MHC上，即在MHCⅠ类抗原和MHCⅡ类抗原基因之间。C3基因定位于第19号染色体。

（二）主要组织相容性复合体

主要组织相容性复合体（major histocompatibility complex，MHC），MHC由多位点组成，各种动物的MHC有不同名称，如人的MHC为HLA，小鼠的MHC为H-2。这些不同的MHC都有共同的特征，与种内的移植排斥反应、免疫应答、免疫调节以及与疾病的易感性有关，编码的抗原具有高度的多态性。

1. HLA复合体　人类的MHC为HLA复合体，其基因编码的抗原也称为人类白细胞抗原（human leucocyte antigen，HLA），它存在于第6对染色体上。目前已公认HLA复合体共有7个连锁的基因位点，主要包括HLA-A、B、C三个位点，以及E、F、G、H、K和L位点。根据编码分子的特性不同，可将整个复合体的基因分成三类：Ⅰ类、Ⅱ类和Ⅲ类基因。HLA-A、B、C为Ⅰ类基因位点，其基因产物为Ⅰ 类抗原；D/DR、DQ、DP为Ⅰ类基因位点，其基因产生为Ⅰ类抗原；HLAⅡ类抗原包括HLA-DP、HLA-DQ、HLA-DR。非经典的HLAⅠ、Ⅱ类有HLA-F、E、H、X、DN、DO、DM等。HLAⅠ类几乎分布于身体全部细胞表面，Ⅱ类主要是定位于巨噬细胞和B淋巴细胞表面的糖蛋白。介于Ⅰ、Ⅱ类基因位点之间的区域为Ⅲ类基因位点，其编码的产物为C2、C4、B因子等补体成分和肿瘤坏死因子等，亦称Ⅲ类抗原。HLAⅠ、Ⅱ类每个位点均有多个不同等位基因的替代形式，表现出HLA抗原系统的极端多形性。

2. MHC编码的抗原在细胞上的分布和作用　Ⅰ类抗原：HLAⅠ类抗原包括HLA-A、HLA-B、HLA-C抗原，广泛分布于白细胞等所有的有核细胞表面及血小板上。这些抗原分子均为糖蛋白，由α、β两条链组成。Ⅰ类抗原的作用在移植排斥反应中是诱导产生免疫应答的主要抗原，并作为CTL（Tc）识别靶细胞的标志之一，诱导CTL直接杀伤靶细胞，参与对病毒感染细胞、化学修饰的宿主细胞杀伤和溶解。Ⅱ类抗原：HLAⅡ类抗原包括HLA-D/DR、DQ、DP抗原。Ⅱ类分子分布较为局限，仅表达于B细胞、巨噬细胞及其他抗原递呈细胞、胸腺上皮细胞、血管内皮细胞等。活化的T细胞、内皮细胞、精子细胞等在经诱导后可表达。Ⅱ类抗原与免疫调节有关，在免疫应中起着极其重要的调节作用，在抗原递呈中参与细胞间的相作用，即MHC限制性。另外Ⅱ类抗原在同种异型反应中可引起混合淋巴细胞反应，与移植物抗宿主反应有关。

（三）免疫遗传与过敏反应病

根据目前国际公认的已查出的148个HLA的抗原分型与某些疾病密切相关。

1. HLA与过敏反应　通过人群和家族大量调查与分析发现，某些疾病与HLA抗原出现频率、遗传模式的分布、免疫异常有关，如疱疹性皮炎患者中HLA-B3、D_W3增高；天疱疮患者HLA-B13、B7、B_W38、A10、A26、DR_W4频率增高。

2. 编码补体基因缺陷与疾病　C1INH为一单链分子，由478个氨基酸残基组成，分子量为104kDa，由478个氨基酸残基组成，分子量为140kDa，链内有两对二硫键。C1抑制物（C1INH）其先天缺陷可导致产生一种常染色体显性遗传病即遗传性血管神经性水肿。C1INH基因位于第11对染色体P11.2-g13亚区。在正常人的C1INH基因中已发现一种多态性，这种多态性具有两个等位基因，分别产生0.7Kb和0.4Kb两条杂交带。又有研究表明C1INH缺陷有调节基因和结构基因的缺陷。患C1-INH缺乏症患者，使用IFN-γ可增加C1INH的血浆水平，IFN-γ的作用可被组胺所阻断。编码C2、C4的基因位于MHCⅠ、Ⅱ类基因之间，其编码C4基因可产生两种同种型C4A和C4B，估计只有60%的人口中有4个功能性C4基因，这就使C4部分缺失为人类最常见的免疫缺陷。

有研究显示遗传过敏性皮炎患者的尘螨检测阳性率达56.3%~61.1%，说明尘螨是诱发遗传过敏性皮炎的主要过敏原。朱万春研究表明是个体特异性是螨过敏性哮喘患者患病的重要因素。邢志敏等实验也说明了螨过敏性鼻炎患者是否发病虽与螨抗原水平有关，但关键取决于个体特异性，存在显著的遗传素质差异性。

（陈建平）

第三节 节肢动物过敏的特异性免疫诊断

节肢动物的致敏途径与节肢动物过敏的特异性免疫诊断有关，而节肢动物过敏的特异性免疫诊断除依靠病史、临床表现及实验室检查外，还应特别注意机体的免疫状态和致敏原或过敏原的检测。

一、医学节肢动物致敏途径

（一）蛰刺致敏及毒素反应

节肢动物的唾液或毒液通过蛰咬而进入人体，这是节肢动物蛰刺致敏最重要的方式，此类蛰刺和注射药物引起致敏的原理一样。通过蛰咬进入人体的致敏原可分为两类。

一类是节肢动物的唾液，如蜱、螨、臭虫、蚂蚁、跳蚤等的致敏均是由于节肢动物在咬人时，通过口部的吮吸管排出唾液进入皮肤而造成的，所引起的临床表现主要为皮肤的反应，包括丘疹性荨麻疹、湿疹、脉管炎、淋巴管炎、蜂窝织炎等。

另一类是对节肢动物的毒液过敏。此类毒液并非贮存在虫体口器的吮吸管中，而是存在于尾部的毒囊内。如蜜蜂的尾部带有毒囊。当蜜蜂蜇人后，毒囊即由尾部脱落，排毒管刺入皮肤。毒囊壁有肌性组织，当毒囊脱离虫体后，即出现节律性的收缩，逐渐将毒液挤入受蛰者体内。毒囊含有酸腺和碱腺，主要分泌组胺、5-羟色胺、乙酰胆碱、多肽神经毒、激肽、多肽溶血毒、磷脂酶 A、磷脂酶 B、玻璃酸酶（透明质酸酶）等，其中磷脂酶 A 和 B 为重要的抗原物质。受蛰后，90% 的患者表现为Ⅰ型过敏反应，主要在头面部、颈及四肢出现红肿疼痛，并向四周扩散。此类过敏严重者可出现心悸、出汗、血压下降等即刻休克反应，甚至于短期内死亡；轻者可引起延缓的血清病样反应等。症状的轻重与虫种、受蜇部位以及患者的致敏程度等有关。

（二）吸入致敏

节肢动物的躯体碎屑、鳞毛、粪便、蜕皮、虫卵，以及自身散发的气味，均可成为吸入性致敏原，此类节肢动物有：螨、蝇、蚕、蛾、蝶、蝗虫、蟑螂、白蚁、蜉蝣等。其表现以呼吸道反应为主。

（三）接触致敏

接触致敏是由人体与节肢动物的虫体、排泄物或其他产物的直接接触引起的，多数发生在皮肤上，其表现与接触性皮炎无异，其中较多见的为对蚕丝的接触性皮炎。这是由于蚕丝含有两种胶质蛋白，一种为丝蛋白（fibroin），另一种为黏蛋白（sericin），具有较高的抗原性。但此类患者多数对加工后的丝线丝绸之类并不产生反应。有人认为，某些顽固性特应性皮炎是因为对螨类的接触致敏而引起的。另外，隐翅虫身体的隐翅素也可致皮炎。

节肢动物的毒毛、毒刺接触皮肤也可引起过敏反应。例如桑毛虫幼虫有大量微小毒毛，呈箭针形，中心有管腔，内贮毒液。老熟幼虫毒毛常常会脱落，随风飘扬，若落到暴露的皮肤或晾晒的衣服上，均可触刺皮肤，导致毒液外溢从而引起局部刺痒烧灼感，重者可波及全身。常在颈部、胸部、上腹部出现水肿性斑丘疹和丘疱疹。若指甲搔抓可将沾染的毒毛带到身体其他部位，偶可累及眼睑、结膜、角膜等处，甚至是呼吸道。

松毛虫胸部有毒毛，从 3 龄开始出现，形如钢针挺直，近端易折，毛内空腔充有毒液；4 龄末始有毒性，至 5、6 龄时毒性更强，活虫毒毛和虫尸与人体皮肤接触均可致病，引起接触部位的局部急性炎症。关节持续性肿痛是最常见症状，多为下肢单个小关节；晚期骨质增生，关节僵直畸形、导致功能障碍等。发病程度取决于接触部位和接触数量。

（四）食入致敏

一般将节肢动物作为食物食入而引起过敏反应者甚少见，在我国南方有食用蚕蛹而致敏者，但有时在偶然的场合可以食入节肢动物的某些产物而引起过敏反应。曾有一例因食入蟑螂粪便沾染的食物而引起过敏反应者。此外不少节肢动物如蚊及白蛉等的幼虫生活在水中，造成水质污染，饮用此水者亦可被致敏而产生皮肤或胃肠症状。

（五）机械损伤

昆虫通过口器刺破皮肤吸血或像木签一样的毒毛和毒刺损伤皮肤，均可造成机械的损伤，如蚊、蠓、虱、臭虫及毒蛾等。

刺蛾科幼虫俗称“洋辣子”“八角毛”，体表密生支刺和毒毛，内有毒液，刺毛进入皮肤立即疼痛难忍，奇痒无比，有烧灼感，随后出现丘疹，由小变大，甚者融合成片，出现水疱，有的即使丘疹、水疱消失后皮肤已恢复正常，仍时时作痒，用手抓之触之，立即出现刺痛，有的虽局部无痒感，不慎患处被触碰，刺痛也会马上诱发，影响工作、劳动、学习和休息。

（六）异物反应

有些蜱类等昆虫的口器留在皮肤内，可引起持久的肉芽肿性丘疹或结节反应。丘疹脓疱性酒糟鼻、肉芽肿样酒糟鼻都与蠕形螨寄生有关，患者血清有抗蠕形螨抗体，肉芽肿可能是过敏反应所致，也可能与T细胞功能受抑制有关。

（七）寄生组织

有些疥螨、毛囊虫等钻营在人体皮肤角质层、毛囊孔，引起疾病；蝇的幼虫寄生在人体不同部位而发生蝇蛆病；潜蚤钻入人体，寄生皮下，造成潜蚤病。

如误食了由蝇卵或幼虫污染的食物，幼虫损害肠黏膜，可发生恶心、呕吐、腹痛等症状，其严重程度取决于幼虫种类、数量和所在的部位。若成虫产卵或幼虫于肛门、尿道口或阴道口附近，进入腔道则会引起相应的症状。

（八）继发感染

细菌随昆虫叮咬或搔抓进入伤口，可引起脓疱疮、疖、淋巴管炎等。

节肢动物的繁殖常有一定的季节性与地区性，一般繁殖以春夏为主，其中蚊蝇以5~8月为最盛，主要引起皮肤症状；对蛾类鳞屑敏感者则常在夏秋发病，表现为呼吸道过敏反应。节肢动物过敏反应的地区性与当地的气候，卫生条件，经济生活状况有关。经济优越，居处卫生状况良好者此病相对较少。但从另一方面看，在一些经济发达国家，人们往往喜好旅游，住宅常建在郊外或乡村，并有花园，因此受节肢动物蛰咬的机会亦不少。贺骥等研究显示过敏性哮喘大学生患者的宿舍和无过敏性哮喘患者的宿舍尘螨孳生密度存在差异，但当尘土中尘螨过敏原的浓度达到致敏的水平时，是否发病可能还取决于个体特异性。

二、临床表现与诊断

（一）过敏反应病的临床表现

过敏反应可发生于机体的任何部分，鼻及上呼吸道黏膜的致敏机会较多，故发病率较高。过敏反应的临床表现与患者有无过敏体质、反应类型、活性介质的成分与量的影响、过敏原的质量、接触途径、病损部位及环境条件（如职业或季节）等因素有关。例如，有显性或隐性家族史者，其发病率较高，症状也重；反之，则发病率低，症状也轻；花粉病常与季节有关，青少年过敏反应较活跃，进入老年后则渐趋缓解。

过敏反应病的临床表现差异较大。各具不同的特征。但因均属异常免疫反应，亦具共同点，主要有：

1. 特应性　过敏反应病多见于过敏体质的患者，而相同的过敏原在非过敏体质者常无反应。值得注意的是同一患者可以有多种过敏反应病，60%~70%的患者兼有两种或两种以上过敏反应病；50%的患者有阳性家族史，血缘近亲中常有多人发病。因此，特异反应性发病是其特征之一。

2. 发作性　多数过敏反应病具有发作性的临床特征，尤其是Ⅰ型过敏反应最为典型，常在接触过敏原数秒、数分钟或数小时后突然发病，来势迅猛，症状显著，但症状消失也快。Ⅱ、Ⅲ、Ⅳ型过敏反应病的发作性特点不明显。

3. 反复性　过敏反应病还具有反复发作的特点。大多数患者有频繁的反复发作史，如过敏反应性鼻炎1日内可以有数十次发作，每次发作症状相似，具有重复性。复发次数少的过敏反应病，也可在数月或数年发作一次。反复发作的原因可能是再次接触变态原，也可能与患者的机体状态有关。多次复发可加重病情，病理改变也可能变为不可逆的器质性损害。

4. 可逆性　过敏反应在早期往往具有可逆性。一次发作后可以自行缓解，或出现相当时间的静止期，此时患者与常人无异。所有症状与体征完全消失，不留痕迹。即此种病变为功能性可逆病变。但是，若长期反复发病，或是Ⅱ、Ⅲ、Ⅳ型过敏反应病，常产生不可逆的器质性损害，如枯草热患者出现鼻息肉样变，花粉症伴发支气管哮喘等。

5. 其他　过敏反应病还具抗原的多源性，临床表现多样性，以及治疗上的顽固性等特点，亦应引起注意。

（二）Ⅰ型过敏反应病的临床表现

Ⅰ型过敏反应属于速发型过敏反应，也称过敏型过敏反应，发病率最高，是常见的过敏反应类型，它是由 IgE 介导的过敏反应。临床上最常见的例子有过敏反应性鼻炎、支气管哮喘、湿疹、荨麻疹、血管性水肿、过敏性休克、速发型的血清和药物过敏反应等。其特点为：

1. 过敏原分为外源性或内源性，种类繁多，并可以数种抗原同时存在。如常见的节肢动物过敏原有屋尘螨、粉尘螨等，且可同时并存。

2. 好发于呼吸、消化、皮肤等系统。由于过敏原多数为外源性，呼吸、消化和皮肤系统最易接触，故发病较频。

3. 发病快、消失快。典型的Ⅰ型过敏反应病多在接触过敏原后数秒或数小时突然发病，起病数分钟或数小时后，一切临床症状消失，不留任何痕迹，一如常人。例如，过敏反应性鼻炎可突然发病，喷嚏涟涟、清涕长流、鼻阻塞，数分钟后一切症状消失，又如急性荨麻疹患者在数分钟内可有皮疹、风团遍布全身，但经 1~2 小时后皮疹即渐消散，其他如过敏性头痛、过敏性肠炎、血管神经性水肿等，亦是“来得快，去得急”。

4. 发病有一定季节性。节肢动物的繁殖常有一定的季节性，因此节肢动物过敏原出现有时令性，一般繁殖以春夏为主，其中蚊蝇以 5~8 月为最盛，蛾类鳞屑敏感者则常在夏秋季发病。

5. 病理变化以毛细血管扩张，通透性增加、渗出、水肿、平滑肌痉挛、腺体分泌亢进和嗜酸性粒细胞增多为主，是由于活性物质组胺、慢反应物质、缓激肽、5-羟色胺等作用于靶组织所引起。临床表现为水肿、瘙痒、皮疹、气喘、流液等症状。

（三）Ⅱ型过敏反应病的临床表现

Ⅱ型过敏反应是细胞毒型过敏反应，也称溶细胞型过敏反应（cytolytic type allergy），抗体为 IgG 和 IgM，抗原为外源性或自身细胞成分（autoantigen）。抗原抗体反应（常有补体参加）导致细胞溶解。常见有血小板减少性紫癜、粒细胞减少症、溶血性贫血、新生儿溶血，以及血型不合所致的输血反应等，其临床特点为：

1. 起病缓慢，无一定时间规律。一般在接触抗原后一周以上发病。

2. 临床主要表现为溶血、出血、贫血、紫癜、黄疸、继发性感染等。

3. 常损害血液的有形成分，导致红细胞、白细胞或血小板减少，有时三者均减少。

（四）Ⅲ型过敏反应病的临床表现

Ⅲ型过敏反应是抗原抗体复合物型过敏反应或免疫复合物型，较常见，造成的损害是不可逆的，往往迁延难治，预后较差。其临床特点为：

1. 起病缓慢，常有较长时间的潜伏期。一般在接触抗原后数月或数年，或于接触异种血清后 1~2 周发病。

2. 病变好发于肾脏、中小动脉周围、心瓣膜、关节周围、关节囊、淋巴组织等，故临床表现为蛋白尿、尿中出现红、白细胞、管型等；皮内或皮下结节；发热、淋巴结肿痛、关节痛、心悸等，或软组织坏死、肉芽组织增生等。

（五）Ⅳ型过敏反应病的临床表现

Ⅳ型过敏反应是延缓型或迟发型过敏反应，是细胞介导的过敏反应。它的发生不需要抗体参与，而是由抗原与致敏的 T 淋巴细胞直接作用，释放出各种淋巴因子而导致组织破坏。典型的例子是结核菌素样反应。其临床特点为：

1. 病情发展快慢不一，多数发生在接受抗原 24 小时后，少数可于接触抗原后数分钟内发病。组织移植的排异反应多在数周或数月之后。

2. 病变发生的部位常在皮肤、中枢神经系统等处。

3. 常见的临床表现为皮肤红肿、痒、皮疹、渗出，肌张力降低、多发性感觉或运动神经麻痹，甲状腺功能减低，眼部红肿、畏光、疼痛及视力下降等。

（六）过敏反应在呼吸系统的临床表现

过敏反应发生在呼吸、消化系统和皮肤最常见，尤其是在呼吸系统。例如过敏反应性鼻炎临床表现为打喷嚏、流清涕、鼻痒、鼻塞、头痛、失嗅等，检查可见鼻黏膜水肿、鼻息肉或息肉样变，过敏反应性咽喉炎表现为咽痒、异物感、干咳、咽痛、声嘶、呼吸困难等；支气管哮喘早期表现为刺激性咳嗽，气管内痒感、咳黏液痰等，逐渐发展为哮喘、呼吸困难等。

（七）过敏反应在消化系统的临床表现

消化系统的过敏反应多与食物有关，因病变部位不同而有不同的临床表现，如：

1. 过敏反应在上消化道的唇部则表现为局部水肿、皮疹、渗出等，在口腔及咽喉部则表现为黏膜溃疡、出血、水肿、咽痛、异物感等。食道过敏反应往往被忽视，主要表现为黏膜水肿、溃疡、分泌物增多、平滑肌痉挛等，可有吞咽梗阻感、反胃、疼痛等。

2. 过敏反应在胃肠的临床表现主要是黏膜水肿、充血、溃疡、分泌物增多、出血、平滑肌收缩等，有胃痛、腹痛、食欲减退、腹泻，甚至胃肠出血、呕吐等表现。

（八）过敏反应在皮肤及其他部位的临床表现

过敏反应在皮肤的发生率占全身第一位，其临床特点为形态多样、时起时消、不留痕迹的皮疹。皮疹常为对称性，并与呼吸道、消化道过敏反应并发。表现为皮肤潮红、划痕试验阳性、皮下水肿、出血、紫癜、色素沉着、溃疡、渗出、苔藓化等。皮肤水肿、瘙痒、充血、丘疹等，亦可能是过敏性休克等严重反应的前驱症状，应高度注意。

过敏反应可以发生在人体的任何部位，故其临床表现极为复杂。例如，过敏反应在心血管系统可以表现为毛细血管通透性增加、血浆渗出、血循环量降低，造成过敏性休克等，亦可出现心肌水肿、传导阻滞、心律失常等；过敏反应在泌尿系统可以出现肾绞痛；尿频、尿急、夜尿增多，或蛋白尿、血尿等；过敏反应还可以在血液系统、生殖系统、神经系统、运动系统和眼、耳等感觉器官发病，出现相应的临床表现（表 11-1）。

表 11-1 各型过敏反应病的临床特征

	Ⅰ型	Ⅱ型	Ⅲ型	Ⅳ型
型别	速发型	细胞毒型	抗原抗体复合物型	迟发型
反应时间	数秒至数小时	数天	数周至数月	数天至数月
免疫类型	体液免疫为主	体液免疫为主	体液免疫为主	细胞免疫为主
病变性质	多为可逆性	多为不可逆性	多为不可逆性	多为不可逆性
临床表现	发病来去急骤或有季节性，表现为肿、痒、喘、皮疹、绞痛、流液等	发病较缓，常见为贫血、出血、溶血、紫癜、黄疸等	发病缓慢，出现尿蛋白、红细胞、白细胞，皮下结节、关节痛等	发病快慢不一，表现为红肿、痒、疹、神经麻痹等

第四节 节肢动物过敏的流行病学

通过了解疾病的流行现状和疾病的地区、时间、人群分布特点及其影响因素，可帮助我们对影响疾病的发生发展和转归的流行因素进行控制，从而达到预防和控制疾病的目的。近年来，慢性呼吸系统疾病、过敏反应性疾病的发病率呈上升趋势，与节肢动物过敏原暴露、全球气候变化、环境污染的影响等密切相关。

一、过敏原的环境污染

来自韩国的研究表明，过敏反应性疾病的尘螨阳性率在首尔、仁川、济州岛等地分别为 52.29%、24.58%、5.89%，粉尘螨/屋尘螨为 31.40%/32.56%，粉尘螨/屋尘螨地域间的阳性率差别显著。该研究进一步证明生活在污染严重的仁川地区儿童，与生活在污染相对较轻的济州岛的儿童相比，过敏性鼻炎和哮喘的发病率更高。

过敏性紫癜的发生与环境污染、患者生活的地域、自然环境等有关，而且环境污染可导致病情诱发或加重。一些观察性研究发现山西、内蒙古等有煤烟污染的省份发病率明显高于其他省份；而在一些沿海城市，空气质量较好，本病的发生较少。常克等对过敏性紫癜患儿居住地空气质量参照“中国环境监测总站”所公布近期该地区空气质量报告以及居住地附近工厂情况进行大致评估，将患儿居住地的空气质量分为优或良，监测到大部分患儿居住地空气质量为轻度污染、中度污染甚至重度污染，认为环境因素与过敏性紫癜的发生有相关性，随着社会的进步，人们生活和居住环境的日新月异，外界刺激变化多端、层出不穷，然而小儿适应新生事物的能力较差，异气、异物等外界刺激影响机体，产生过敏反应，容易诱发过敏性紫癜。环境因素包括接触过敏原、环境烟草烟雾、空气污染及地域环境。大量的流行病学资料都证明了接触过敏原和过敏性紫癜患病率之间的紧密联系，环境烟草烟雾是指吸烟者呼出的烟气及少量烟草燃烧所产生的烟尘。吸入环境烟草烟雾被称为“被动吸烟”。有证据表明，被动吸烟会造成过敏性紫癜的患病率升高，经常暴露在烟草烟雾中的儿童过敏性紫癜患病率远高于对照组。烟气中含有 4 500 种物质，其中的多环芳烃、一氧化碳、二氧化碳、氮氧化物等都与过敏性紫癜关系密切。大量的研究表明，出生前及出生后的环境烟草烟雾暴露均可以导致肺功能降低、增加呼吸道感染、哮喘等的发生。大气中非抗原物质，主要包含二氧化硫、二氧化氮、臭氧、悬浮颗粒物及金属离子等，这些均可引起免疫系统的变化，增加过敏性紫癜患者对抗原的敏感性，容易引发过敏性紫癜并使症状加重。

空气中的臭氧、一氧化氮、酸雨、悬浮颗粒与哮喘症状和哮喘的急性发作或加重有显著的关系。这些刺激性气体和颗粒绝大部分来自工业生产。因此，在工业发展过程中如果没有注意环境保护，就可能导致空气中刺激物浓度的增高，家电的大量生产和使用更直接影响人们的生活环境。而且在工业发展过程中，往往动用农田、山坡、森林、荒野，污染河流和水源，这就可能破坏自然生态的平衡，破坏自然界的净化系统。在农业发展过程中，化学肥料、农药、除草剂（如百草枯等）的使用，不但对使用者的气道造成直接的刺激，而且还成为污染空气、污染食物的重要成分。以百草枯为例说明农业发展与气道炎症损伤的关系。百草枯能够产生一种强烈的氧自由基，在低浓度情况下即可刺激气道，引起气道阻力的增高，甚至导致肺水肿、肺动脉压力的增高，也会诱发过敏性疾病。空气污染物包括 NO_X、SO_2、粉尘、可吸入颗粒物和挥发性有机化合物等。Ouyang 等指出橡木花粉暴露于 SO_2 及 NO_2 中会导致自身结构破坏，花粉粒数量明显增加，从而增加致敏个体过敏性气道疾病的患病率。Wang 等报道 SO_2 浓度与成人过敏性鼻炎患病率呈正相关。Teng 等研究 PM2.5 和 PM10 与成人过敏性鼻炎患病率显著相关。儿童过敏性鼻炎患病率的报道显示，女童过敏性鼻炎患病率与 NO_2 浓度呈正相关，而男童未发现此结果。综上所述，空气污染物中总悬浮颗粒、SO_2 和 NO_2 与儿童过敏性鼻炎患病率增加有关，适当地对儿童气道采取防护措施，使其减少与空气污染物的接触是减少儿童过敏性鼻炎患病率的有效途径。但是户外空气污染并不是西方各国哮喘流行的根本原因，因为近几十年来户外空气污染已经得到有效的治理。哮喘在最严重的空气污染过去之后才开始升高。

二、过敏原的检测

明确过敏原对于过敏性疾病的治疗是非常重要的。下面介绍几种常用的体内检测方法。

（一）皮肤试验（skin test）

皮肤试验将某些生物性或化学性抗原皮内注入或涂敷于受试者皮肤，以观察局部皮肤对其反应程度的试验。广泛用于测定对药物是否过敏，寻找过敏原，以及检测机体免疫反应性，如结核菌素试验，青霉素皮试等。皮肤试验早在 19 世纪就被用来检测一些过敏性疾病的过敏原。1865 年，为了检测花粉是否为过敏性鼻炎的致病原因，Blackley 在自己身上进行了皮肤试验。皮肤试验于 20 世纪初开始广泛应用，Rufus I. Cole 对一位荞麦过敏患者进行皮肤划破（scaification）试验；Oscar Schlosss 对一名鸡蛋过敏的儿童进行了皮肤划痕（scratch）试验。在随后的短短几年时间内，皮肤试验在全球范围内广泛应用于临床过敏性疾病的检测。根据受试抗原的给定方法不同，皮肤试验可分为划痕试验、点刺试验、皮内试验和斑贴试验。

1. 划痕试验（scratch test）

（1）划痕试验的原理：划痕试验是所有皮肤试验中最古老和最简单的方法，也是皮肤科常用、安全的检查方法。常用于荨麻疹特异性皮炎、药物性皮炎和食物过敏的辅助诊断。其原理是过敏原进入真皮内，可与已结合在肥大细胞表面的 IgE 抗体特异性结合产生的免疫效应反应，肥大细胞脱颗粒释放组胺等炎性介质，使局部血管扩张，渗出增加，最后出现风团和红晕反应，临床根据风团和红晕反应的变化确定患者是否对某种过敏原过敏。

（2）划痕试验的操作步骤：在上臂外侧或背部皮肤酒精消毒后，用针尖在皮肤上划 1 条或 2 条 0.5~1cm 长的划痕，划痕深度以不出血为限，将粉螨过敏原提取物滴于其上，轻轻擦去，并设一组阴性对照（即不加任何过敏原提取物）。若在试验部位出现较大反应，应将粉螨过敏原提取物立刻拭去，以防过敏原提取物继续被吸收而引起机体更多的不良反应。受试前 2 日应停用抗组胺类药物，妊娠期尽量避免检查。但是有过敏性休克史者，禁止实施皮肤划痕试验。

试验 20 分钟后观察结果，将观察到的最终结果与风团大小进行比较，阴性为无红斑或风团，与阴性对照组相同；可疑为水肿性红斑或风团直径小于 0.5cm；弱阳性为风团有红晕，直径等于 0.5cm；中阳性为风团红晕明显，直径为 0.5~1.0cm，无伪足；强阳性为风团有显著红晕及伪足，直径大于 1cm。划痕试验为阴性时，不能证明其不存在过敏性，应继续观察 3~4 日，必要时，3~4 周后重复试验，或者改用皮内试验及其他方法明确诊断。

2. 皮肤点刺试验（skin prick test，SPT）

（1）点刺试验的原理：皮肤点刺试验是一种既简便又具有较高特异性的试验方法，已被国际过敏反应学界广泛采用，尤其适应于儿童过敏原的检测。其原理是让微量可疑过敏原进入皮肤，如果皮肤肥大细胞上有相应的 IgE，则过敏原与之结合，经过一系列的变化，肥大细胞脱颗粒释放组胺等炎性介质，这些介质使局部血管扩张，渗出增加，最后出现风团和红晕反应，临床根据风团和红晕反应的变化确定患者的过敏原及机体的敏感状态和脱敏的疗效。点刺试验前应当询问患者过敏史，对高敏患者应准备好休克抢救措施。点刺试验可能产生局部过敏反应，但全身性不良反应发生率极低，处理时一般无需用药，可在 1 小时内自行缓解。点刺试验的禁忌证有：严重影响全身状态的疾病、试验部位发生病理变化、怀孕期、接受 β 受体阻滞剂或 ACE 抑制剂治疗者、肾上腺素禁忌证等。

（2）点刺试验的操作步骤：最先是 Pepys（1975 年）发明的，方法是在患者前臂曲侧面消毒的皮肤上，自上而下依次将粉螨过敏原［1∶100（w/v）蛋白含量 1mg/ml］点刺液、阴性对照（生理盐水）、阳性对照（组胺）各一小滴（比针头大即可），滴在消毒后的皮肤上，液滴之间距离不小于 3cm，防止点刺后的红晕互相融合干扰结果观察。每一液滴正中用一次性消毒过敏原点刺针一支，不同的液滴需更换新的点刺针，垂直轻压点刺针尾部，绷紧皮肤，避开血管，点刺针透过液滴垂直刺破皮肤（刺破皮肤但不出血，使针尖下面有少量点刺液进入皮肤），立即将针提起弃去。点刺 2~3 分钟后拭去皮肤上的残留点刺液，注意不要交叉污染。点刺 10~15 分钟后观察结果，测量粉螨抗原点刺液、阴性对照、阳性对照的点刺部位产生风团的面积并记录。临床上，目测比较风团面积是判定点刺试验结果的最简便方法，以阴性对照风团或红晕面积做校正，比较粉螨抗原与阳性对照风团或红晕的面积，若粉螨抗原风团和红晕面积为阳性对照面积的 25% 以上，即可判断该患者对粉螨抗原过敏。

（3）点刺试验引起假阳性反应的常见原因：尽管点刺试验的操作简单，安全性好，特异性高，可同时测定多种过敏原，并且痛苦小容易被患者（包括婴幼儿）接受，已成为过敏性疾病的常用诊断方法，但在试验中也会出现假阳性（即阴性对照出现阳性结果），可能的原因有：①点刺时用力过度，导致皮肤出血；②阴性对照与阳性对照液或粉螨抗原混合造成的干扰；③皮肤划痕症及荨麻疹的影响。试验前先对患者做简单的皮肤划痕症试验，并询问患者有无荨麻疹病史。皮肤划痕症试验是指用钝圆针用力划皮，观察皮肤是否出现三联反应。三联反应是指：3~15 秒出现红线条；15~45 秒红线条两侧出现红晕；1~3 分钟隆起成苍白或淡红色风团性线条。如果皮肤具此三联反应并且观察 3~5 分钟依然不消退，称为皮肤划痕症阳性。

（4）点刺试验引起假阴性反应的常见原因：点刺试验中出现假阴性（即阳性对照出现阴性结果）的可能原因有：①抗组胺药物的干扰，受试者在试验前至少 3 天停用所有抗组胺药物，如果服用了息斯敏，则点刺试验前需停药至少 1 周；②皮质激素类药物的影响，试验前 1 天不应使用全身性皮质激素，并避免在点刺试验部位使用皮质激素油膏；③点刺针未刺破表皮，阳性对照液未进入皮肤。

3. 皮内试验（intracutaneous test，ICT）

（1）皮内试验的原理：当高度怀疑患者对某种药物可能过敏但点刺检测结果呈阴性时，需要再用皮内试验进行过敏诊断，是传统的皮试方法。皮内试验原理是将稀释的抗原注射至皮内，一般用于药物过敏的诊断。其优点是皮内试验具有更高的灵敏度，可以用来寻找被其他方法遗漏掉的过敏原。因此皮内试验适用于皮肤灵敏度较低的患者。但是皮内试验的特异性较差，具有更高的风险性，因此并不是过敏性疾病的首选检测方法。

（2）皮内试验的操作步骤：由于皮内试验的灵敏度很高，因此通常需要使用稀释的粉螨过敏原进行试验，螨过敏原 1：20 000（w/v）蛋白浓度 0.02mg/ml。用一次性 1ml 无菌塑料注射器和皮内针头，在前臂曲侧消毒皮肤上操作，注入粉螨过敏原浸液的皮肤试验量 0.02ml，形成一个直径 3mm 的皮丘，不应有出血。皮肤试验前应将注射器内的气泡完全排出，以防止空气注入皮内出现假阳性反应。同时常规要在过敏原皮丘的上方（近心端）相距 5cm 处做一不含受试抗原的稀释液为阴性对照，并在螨过敏原皮丘下方相距 5cm 处做一组胺为阳性对照液。15~20 分钟后观察反应风团和红晕大小，确定阳性强度。传统的方法是测其平均直径。平均直径 D 是风团或红晕的最大长径 a，及与其垂直的最大横径 b 的平均值（D=a+b/2）。试验结果根据测量产生风团的大小判断，常以 mm 为单位。ICT 反应平均直径>5mm 为阳性，小于此值为阴性。仅有红晕反应，红晕直径>20~30mm，仍可视为阳性反应。如果点刺试验呈阳性，就不需要进行皮内试验了。

（3）皮内试验中出现假阳性结果的可能原因有：①皮试液本身的原因：如皮试液有非特异刺激物。②患者的原因：有皮肤划痕症。③操作者的原因：手法较重，注射量较大，或注入了小气泡。

（4）皮内试验中出现假阴性结果的可能原因有：①皮试液的抗原性低或失效。②患者的皮肤反应性差：如老年人、过敏性休克或哮喘大发作之后的一段时间皮肤反应性差。③试验前用过抗组胺药：由于不同药物的药效学和药代动力学不一致，药物对皮试抑制作用的强度和持续时间也不同，如短效的抗组胺药（一般要每天 3 次给药），停药时间应在 24~48 小时；中效抗组胺药（如氯雷他定）需停药 48 小时；长效抗组胺药（如阿司咪唑）需停药 3 周以上。皮质激素对皮肤试验的迟发相反应有抑制作用，膜保护剂、黄嘌呤衍生物（如茶碱）、β-肾上腺素能受体激动剂理论上都对皮试有影响，但实际工作中影响不大，除了观察皮试 15~20 分钟后的速发反应外，如有条件还应观察皮试几小时后发生的迟发相反应，如过敏性支气管肺曲霉病患者，先出现速发反应，消退后出现迟发反应，这在诊断上是颇有帮助的。

（5）皮内试验和点刺试验的比较：皮内试验与点刺试验各有其优缺点，两者均为临床常用的过敏反应特异性诊断方法，在临床应用中应结合患者情况扬长避短，选择适当的适应证，在儿科过敏性疾病的诊断中，点刺试验多为首选的体内过敏反应特异性诊断方法。

4. 斑贴试验（patch test）

（1）斑贴试验的原理：与点刺试验和皮内试验来检测 IgE 介导的Ⅰ型过敏反应不同，斑贴试验原理是用来检测 T 细胞介导的Ⅳ型（迟发型）过敏反应。斑贴试验用来检测与皮肤接触的物质是否能导致接触性皮炎（contact dermatitis），接触性皮炎分为两种：刺激性接触性皮炎（irritant contact dermatitis）和过敏性接触性皮炎（allergic contact dermatitis）。刺激性接触性皮炎是由于皮肤过量的长时间接触刺激物引起的，不涉及免疫系统的参与。过敏性接触性皮炎是因为接触过敏原引起的，发生过程涉及免疫系统的参与，所有接触过敏原的区域都会出现皮疹，在避免接触过敏原后皮疹消失。过敏性接触性皮炎属于 T 细胞介导的Ⅳ型超敏反应，即迟发型超敏反应。

（2）斑贴试验的操作步骤：斑贴试验是将受试抗原直接贴敷于皮肤表面检测皮肤的反应性。受试抗原如为软膏，可直接涂抹在皮肤上；如为固体，可与蒸馏水混合或浸湿后涂抹在皮肤上；如为水溶液，可浸湿纱布后敷贴在皮肤上。尽管有些严重的过敏患者在贴敷后 24 小时即出现反应，一般至少固定 48 小时后观察局部皮肤的炎症情况。在病历上记录下斑贴试验的过敏原和位置。告诉受试者保持斑贴试验局部皮肤的干燥，避免剧烈运动，48 小时后判读结果。有时需要再贴上斑贴，进行第二次和第三次的判读结果，以检测更迟发的反应。阳性反应说明患者对受试抗原过敏，但是应排除其他因素所导致的假阳性；阴性结果表明患者对受试抗原不过敏。

5. 影响皮肤试验的因素　皮肤试验结果会因不适当的操作和对结果不恰当的解释产生假阳性或者假阴性。即使皮肤试验结果呈阳性，也不一定说明症状由 IgE 介导的过敏引起，没有症状的患者也可能出现阳性结果。因为任何检测方法都会有假阳性和假阴性的现象。因此对皮肤试验结果的正确解释需要临床医生结合患者病史及临床体征进行综合分析。

过敏原浸液的质量对于皮肤试验非常重要，应该尽可能使用通过生物学方法进行标准化且已标明生物学单位或者浓度的粉螨过敏原。也可以采用纯度高、组分明确的重组过敏原。

皮肤试验结果阳性并不表示受试者对粉螨抗原过敏，但有一定的预测价值。Settipane 和 Hagy 报道了他们对 903 位大学新生为期 7 年的跟踪研究。与预期一样，皮肤试验结果有阳性有阴性。研究发现并不是所有阳性结果的学生都有过敏性疾病（过敏性鼻炎或者哮喘），但是皮肤试验阳性的学生在随后 4 年发展为过敏性疾病的概率明显高些。随着时间的推移，在阳性组和阴性组之间的预测价值减小，可能由于之前未被检测到而之后发展成为过敏性疾病的属于遗传性过敏。

阳性检测结果对于确定过敏性疾病是有帮助的。然而皮肤试验结果呈阴性，尤其在两种方法（如点刺试验和皮内试验，或者与某种检测 SIgE 的体外试验）都呈阴性的情况下，可以确定该患者不是由某种抗原引起的。当然不同种的抗原也会有不同判定结果。有些抗原的结果稳定且容易判定，如花粉、粉螨和动物皮屑；而另外一些抗原（如食物）的结果却不容易判定。食物过敏检测显得较为复杂，因为机体可能与食物消化的中间产物反应或者通过其他一些机制反应而不能被皮肤试验所检测到。

皮肤试验的响应需要因人而异。对于孕妇，需要进行包括实验结果的真实性及治疗意义的考虑。虽然皮肤试验本身是无害的，但过强的反应会影响胎儿。医生需要注意受试抗原的稳定性和浓度，并且能够处理过强的反应，包括过敏反应。试验时以组胺作为阳性对照，以生理盐水或者不含抗原稀释液作为阴性对照。皮肤试验要在正常的皮肤上做，抗组胺药物、抗抑郁药及一些镇痛药物可抑制风团和红晕反应，因此在皮肤试验之前应当停药 3~7 天甚至 10 天以上。皮肤试验结果的记录应在加入抗原后 15~20 分钟进行。

皮肤试验反应可能因受试者年龄不同而有差异，老人和婴儿的反应性差。在色素沉积较多的皮肤上，实验结果较难判定。皮肤试验不要在有损伤的皮肤上进行，以避免与试验反应混淆。肾衰竭、癌症、糖尿病以及脊髓损伤等慢性疾病患者的皮肤敏感性会较正常人差。尽管短期使用皮质类固醇药物不影响皮肤灵敏性，但是长期使用的患者皮肤灵敏性会变差。

（二）激发试验

有时皮肤试验和血清 IgE 检测的结果可能与临床病史以及其他一些发现不一致。如果临床病史提示患者可能对某种抗原过敏，而 IgE 检测结果与之相矛盾时，体内激发试验可能是证明患者敏感性的合适方法。皮肤试验结果呈阳性而血清 IgE 检测呈阴性的情况可能是因为大量 IgE 结合在细胞表面受体上，导致游离在血清中含量降低。而相反的情况（皮肤试验结果呈阴性而血清 IgE 检测呈阳性），这些患者的激发试验却呈阳性。

由于可能存在较大的诱发全身性过敏反应，激发试验应该在能够保障急诊抢救的条件下完成。常用的激发试验有眼结膜、鼻黏膜及支气管激发试验。眼结膜激发试验是指将粉螨抗原稀释后滴在眼结膜上，观察有无眼痒、流泪和充血等阳性表现。鼻黏膜激发试验是将浸有粉螨抗原的标准大小滤纸放于一侧鼻黏膜上，也可采用定量喷雾器喷入一侧鼻腔内，另一侧鼻腔作为空白对照，观察是否出现鼻痒、鼻塞、喷嚏、流清涕、鼻黏膜苍白、水肿等表现。

支气管激发试验（bronchial challenge test）在临床上较为常用，用来进行哮喘的诊断。让患者直接吸入雾状药物（如组胺等）观察患者的反应，通过刺激物的量化测量及相应的反应程度，判断气道反应性的高低程度。支气管受到药物刺激后，平滑肌痉挛，支气管口径变窄。因直接测定支气管的口径比较困难，通常是以某些肺功能指标在药物刺激前后的变化来间接反映支气管口径的变化。最常用的肺功能指标为：最大呼气流量、肺总阻力以及比气道传导率等。支气管激发试验是判断支气管哮喘较为敏感的试验，其结果与患者过敏史、临床症状和放射性过敏原吸附试验的结果之间有较好的相关性，在哮喘的病因诊断、疗效评估等方面具有重要作用，受到国内外的重视。但需要一定的检测条件及技术，并且容易引起患者的严重发作，导致临床应用受到限制。

三、过敏原的世界分布

疾病的分布特征与一定地域空间的自然环境、社会环境等多种因素密切相关。如地理、地形、地貌、气温、风力、日照、雨量、植被、物产、微量元素等自然条件，以及社会环境中的政治、经济、文化、人口密度、生活习惯、遗传特征等。疾病在不同地区的分布特征反映出致病因子在这些地区作用的差别，根本的原因是疾病的危险因素的分布和致病条件不同所造成的。

从现有的报道来看，粉螨过敏性疾病的分布在全球范围内有一定的地域性差异。哮喘是一种世界性疾病，哮喘患病率的高低与人种、民族、遗传基因、地理位置、气候、自然环境、工业化、城市化、居室环境、生活水平、饮食习惯和医疗卫生管理体系有密切关系。哮喘流行病学研究的结果反映着遗传因素、致病因素、诱发因素、环境因素等综合因素对哮喘发病的影响。

ISAAC 的研究表明，世界各地 13~14 岁的儿童哮喘患病率差异很大，最高苏格兰达 36.7%，最低印度为 1.6%，澳大利亚、新西兰、英国、爱尔兰、美国、加拿大、秘鲁、哥斯达黎加和巴西等国达到 20% 以上，而中国、印度尼西亚、阿尔巴尼亚、格鲁吉亚、罗马尼亚、俄罗斯、希腊和印度等国家患病儿童的比例均在 6% 以下。但亚洲地区城市化后支气管哮喘患病率比过去有所增加，有明显的地域性。还有一些研究表明，哮喘的严重程度分布也存在明显的地域差异，哮喘导致的劳动力丧失在菲律宾高达 46.6%，韩国仅为 7.5%。我国和越南报道的大多数哮喘患者存在严重的哮喘发作史。

我国近年来进行了一些较大规模的调查，如我国儿科哮喘协作组对 0~14 岁儿童哮喘患病率进行了调查，由于我国地域辽阔，海拔高度东西相差数千米，哮喘患病率的调查结果也相差甚大，如 1988—1990 年我国儿童哮喘的流行病学调查显示，西藏高原平均海拔 3 658m，气候干燥，空气稀薄，哮喘患病率只有 0.11%，是我国最低的地区，而福建省位居我国东南沿海，海拔低于 50m，属亚热带气候，其哮喘患病率高达 2.03%。与西藏相邻的四川盆地，气候温暖潮湿，哮喘患病率为 1.95%，两地的患病率相差近 20 倍。我国南北方过敏性疾病发生有一定的差异，北方地区气候干燥，有利于花粉的散播，霉菌和花粉则是引起过敏性紫癜的首要诱因，中部地区则介于南方和北方之间，螨和花粉均是重要诱因。一些研究显示过敏性紫癜患者中对尘螨过敏的占 5%~25%，南方高于北方。

ISAAC 对湿疹的研究中显示，湿疹的总患病率为 1%~20%，且逐年增长。如同哮喘一样，湿疹的流行也呈现地域性变化，在西欧、澳大利亚和新西兰发病率较高，而在东欧、地中海地区和东南亚患病率较低。过敏性鼻炎患病率研究情况显示，对成年人调查发现，锡林郭勒及科尔沁草原、乌鲁木齐、聊城等患病率较高，而广州、合肥、阜康等城市患病率较低。对儿童调查发现，武汉、北京、长沙等城市患病率较高，而石河子、广州、上海等城市患病率较低，表明粉螨过敏性疾病的分布存在地域性差异。

第五节　节肢动物过敏反应性的防治

要预防或治疗节肢动物过敏反应这类疾病，首先需要找出致病过敏原，当患者能完全离开过敏原后，这类疾病可以完全治愈。过敏反应科能够根据患者的症状和体征，帮助患者明确是否是过敏性疾病，并找出导致其过敏的相应过敏原，制订科学合理的治疗方案，通过避免接触致敏原、药物治疗等方法，就可以起到良好的预防和治疗效果。

一、医学节肢动物引起过敏反应的诊断与防治

过敏反应（allergy）是免疫反应的一个类型，是由奥地利医学家 Clemens Von Pirquet 于 1906 年首先提出，是指人体与异己的抗原物质接触后发生的不正常的免疫反应，也可看作是由异常的免疫作用导致的对机体不利的病理生理反应。过敏反应与正常的免疫反应不一样，其反应对机体不但不起保护作用（prophylaxis），相反，由于过度剧烈的反应而导致机体发生生理功能的紊乱或组织的损伤。它与免疫反应一样具有特异性，即只有特异性的抗原才能引起特异性的过敏反应。这类抗原物质即为过敏原（allergen），又称过敏原或致敏原。医学节肢动物遍布全球，与人类接触的机会密切而频繁。无论它的毒液、鳞屑、分泌物、排泄物、虫卵、蜕皮、死后虫体的分解产物或由虫体散发的特殊气味，均可成为人类致敏的过敏原。

对过敏反应现象，过去只能按接触致敏物后发生反应的快慢. 把过敏反应分为速发型（immediate type）和延缓型（delayed type）或称迟发型两大类。1964 年，Gell 和 Coombs 提出了一种新的过敏反应分型法，即

将过敏反应分为速发型、细胞毒型、免疫复合物型和延缓型四型。这个分型法既涉及发病的时间因素，又深入考虑到了发病机制和病理过程，因而为大多数学者所公认。

过敏反应病的临床诊断除了依靠病史，临床表现及实验室检查外，还应特别注意机体的免疫状态和致敏原的确定，具体如下述：

（一）病史

病史是诊断的基础和重要依据。过敏反应虽因病变分型而有不同的临床表现，但其基本病理变化均是毛细血管扩张、通透性增高、平滑肌痉挛、分泌功能亢进、嗜酸性粒细胞增多，以及血管内凝血、溶细胞反应、血管炎等，故临床表现以渗出，水肿较多见，其次是哮喘、肠绞痛等，尤其是Ⅰ型过敏反应病。

过敏反应的发病通常经历致敏、发敏两个阶段，因此，病史中对致敏物常有接触 - 再接触的线索，所以，查找致敏物是诊断的关键，尤其对治疗有指导意义。

患者的阳性既往史、职业环境密切接触史和家族史，对确定诊断有重要参考价值。田崇明对安徽淮南地区不同职业人群中常年性变应性鼻炎患者对尘螨的过敏情况的调查结果显示工作中密切接触中药材的常年性变应性鼻炎患者皮肤点刺试验阳性率达 77.5%；工作中密切接触粮食的常年性变应性鼻炎患者阳性率达 60.9%；而纺织车间工人中常年性变应性鼻炎患者阳性率为 31.2%，差异均有统计学意义。说明不同职业中常年性变应性鼻炎患者对尘螨的过敏情况与职业环境有关，应加强对特定职业人群的劳动保护。

（二）体格检查

主要应注意两点，一是过敏反应是全身性疾病，应做全面的全身检查。例如支气管哮喘常伴有过敏反应性鼻炎。二是不同的病理过程产生不同的临床症状与体征，并据此判断病变的类型。例如，渗出、水肿、分泌物增多、平滑肌痉挛等，多见于Ⅰ型过敏反应；多种皮肤反应、接触性皮炎等，多系Ⅳ型过敏反应。

（三）实验室检查

实验室检查可提供重要的诊断资料，尤其是机体的免疫状态和致敏物的测定更具重要意义。例如，白细胞检查和嗜酸性粒细胞计数有助于鉴别过敏反应与感染；X 线检查有助于鼻窦和肺部疾病的发现；分泌物中嗜酸性细胞计数和免疫球蛋白测定、肺功能检查、活体组织检查，以及各种免疫功能的检测等，都对诊断有帮助。

（四）致敏物体内检测试验

过敏反应的致敏物（过敏原）多种多样，同一患者可以查出多种致敏物，而有的患者则查不出明确的致敏物，但致敏物的发现，无疑对诊断、治疗与预防具有指导作用。常用的检测方法有：

1. 皮肤试验　试验时，抗原抗体反应在皮肤局部引起炎症，表现为红晕、风团、丘疹、疱疹甚至溃疡。方法简单，目前常用的有：

（1）斑贴试验（patch test）：将测试抗原与皮肤接触，24~48 小时除去抗原，4~24 小时内观察皮肤反应，多用于接触性皮炎患者。

（2）划痕试验（scratch test）：将抗原浸液滴在皮肤上，并作皮肤划痕，20 分钟内出现风团为阳性反应。多用于检测即刻过敏反应病。

（3）皮内试验（intracutaneous test）：应用极小量的抗原浸液（0.01~0.02ml）作皮内注射，观察即刻及延缓反应。一般抗原浸液浓度为 1：100（W/V），花粉浸液为 1：1 000 或 1：10 000。即刻反应在注射 15~20 分钟后观察，阳性反应为风团、红晕，并伴痒感。延缓反应在数小时或 1~2 天出现，为局部充血、水肿和浸润性病变，有时可有组织坏死。

（4）点刺试验（prick test）：在皮肤上滴 1 滴浸液，用针尖轻轻挑刺皮肤后，1~2 分钟拭去浸液，15~20 分钟后观察反应，出现红晕和风团为阳性。本法假阳性少，反应轻微，有取代皮内试验之趋势。

2. 黏膜试验　黏膜试验具有吸收快、反应轻、简单易行等优点。万一出现剧烈反应，可以立即冲洗，去除抗原。方法有：

（1）结膜试验（conjunctival test）：将浸液滴入结膜囊内，观察即刻反应。阳性反应是眼刺痒感、流泪和结膜充血。

（2）鼻腔内试验（nasal test）：将抗原或浸液喷入鼻腔（或置入），使之与鼻黏膜接触。阳性反应一般在一分钟左右即出现鼻痒、喷嚏、流清涕等症状，可见鼻黏膜充血、水肿，分泌物中嗜酸性细胞增多。为避免假阳性反应，可同时用非致敏物作对照试验。

（3）支气管试验（bronchial test）：将支气管哮喘的可疑致敏物（如尘螨）浸液吸入支气管内，可诱发即刻反应——支气管哮喘，故具特异性。

（4）直肠试验（rectal test）：常用作检查食物性致敏物。方法是在直肠镜检下，将浸液与直肠黏膜接触。阳性反应为局部黏膜充血水肿，分泌物增多，并含较多嗜酸性粒细胞。

3. 激发试验　即人为地模拟自然发病条件，以小剂量致敏原引起一次较轻微的发病，用以确定致敏原。当皮肤黏膜试验阴性时，可用此方法。实际上，前述的鼻腔内试验、支气管试验、结膜试验、直肠或舌下试验等，也都是激发试验。激发试验的结果较可靠，但有引起全身反应的危险，故应特别注意抗原剂量的控制，并做好急救准备。

（五）体外试验

主要包括血清特异性 IgE 检测、血清总 IgE 测定、特异性 IgA 的测定、特异性 IgG 测定、嗜碱性粒细胞释放能力的体外检测、细胞活性物质如嗜酸性粒细胞阳离子蛋白的测定、类蛋白酶的测定、相关细胞因子和黏附分子的测定及有关炎症介质如组胺、白三烯和前列腺素代谢产物的测定等。

据 Geller（1990）报道，在巴西里约热内卢进行的大样本调查中，对 1 410 例哮喘/鼻炎患者中 1 219 例进行了多种抗原皮肤试验，结果皮试阳性率以屋尘（74.08%）和螨（62.43%）最高。据 Kang 等（1993）的报道，对芝加哥市 680 例患特应症的居民进行了包括皮试，总 IgE、特异性 IgE 检测，气传过敏原阳性反应率达 85%，其中 592 例接受皮试的患者中，屋尘阳性率居首位（76%），蟑螂占第二位（48%），依次为豚草花粉（45%）、其他花粉（42%）、猫皮屑（40%）、尘螨（24%）。Rosenstreich 等（1997）报道，476 例儿童哮喘中，蟑螂皮试阳性率为 36.8%，居第一位，尘螨和猫皮屑分别为 34.9% 和 22.7%。Kattan 等（1997）报道了 1 528 例儿童哮喘，蟑螂抗原皮试阳性率为 35%，螨 31%。我国广州、南京等地的结果，蟑螂过敏原皮试阳性率分别为 56.7%、63.75%。可见，不同地区、不同对象、不同人群，过敏原排序结果也存在很大差异。王金德等研究显示蟑螂抗原在所采用的 14 种抗原中，前四位的分别是屋尘螨、粉尘螨（均为 89.6%）、蟹（34.9%）和蟑螂（28.7%）。对现有资料进行分析发现，引起过敏性哮喘、过敏性鼻炎的过敏原，以屋尘螨、粉尘螨居多，蟑螂亦居前列。

二、医学节肢动物引起的过敏反应的预防

我国广大医务工作者在党和政府的领导下，认真遵循“预防为主”的方针，为过敏反应病的预防做了大量工作。过敏反应病是世界性难治疾病之一。在临床进一步开展过敏反应病的预防工作，对控制和减少过敏反应病有着极其重要的意义。从过敏反应病的发病机制来看，减少过敏原数量，降低过敏原水平，减少机体暴露机会，提高机体对致敏物的免疫耐受力，是预防过敏反应病最根本最有效的方法。对于节肢动物过敏反应病的预防关键在于防护。单纯采取防护措施，防止节肢动物叮咬及避免接触其分泌物，就能有效地降低节肢动物过敏反应病的发病率。对有节肢动物过敏反应史的人尽可能避免到节肢动物多的室外活动，住房最好在高层，远离树木花草，不宜使用吸引节肢动物的化妆品及香料，以减少受节肢动物袭击的机会，防止节肢动物过敏反应病的发生。在家中适宜地方安置机械通气热度回收系统可以显著减少湿度和尘螨过敏原浓度，和高效吸尘器联合使用能增加预防效果。对于毒隐翅虫的预防，根据其趋光性的特点，可将发病较多的室内照明的荧光灯改用为白炽灯照明，以减少毒隐翅虫趋光入室的密度。方宗君等研究控制尘螨孳生对螨过敏性哮喘发病影响的实验结果显示综合除螨措施不仅能降低居室尘螨密度，且能明显减少哮喘发作。

有学者提出过敏反应性皮肤病的三级预防措施，即初级预防主要于胎儿期，致敏前的干预；二级预防主要于新生儿期，致敏后发病前的干预；三级预防主要于致敏原致敏和出现疾病首发症状后，干预过敏反应过程。

世界过敏反应组织亦将过敏反应性疾病的预防分为如下三级：

1. 初级预防　包括起病前防止疾病发生的一切措施。典型的例子是主动预防免疫接种。就过敏反应

而言，主要集中在过敏原、刺激物的排除。

2. 二级预防 是指在临床表现前的潜伏期内尽早发现疾病。对于过敏反应性疾病，就是对大组人群进行筛查，发现致敏者，以便只针对确实有发病危险的人们采取清除战略。

3. 三级预防 包括防止疾病加重或晚期后遗症的一切措施。就过敏反应而言，包括职业咨询，如对哮喘或接触性皮炎患者，可能要改变职业或工作场所；以及针对门诊或住院湿疹患者的康复计划，包括在海平面或高原进行气候疗法等。

三、医学节肢动物引起过敏反应的治疗

过敏反应性疾病治疗包括药物治疗、免疫治疗、中草药及疫苗。

（一）药物治疗

药物治疗主要是指依靠药物来切断或干扰过敏反应发生、发展的某个环节，从而减轻生理功能紊乱或组织损伤。研究表明一些过敏反应性疾病与机体免疫失调或自身免疫有关，故免疫调节剂与免疫抑制剂在其治疗中也占有一定地位。同时针对速发相和迟发相的药物开发是抗过敏反应药物的发展趋势。药物治疗适用于各型过敏反应，且见效快，短期内可缓解急性症状，简单方便，不需查明过敏原，但药物治疗属对症治疗，且进展较缓慢，有些药物有较多的毒副作用。临床上抗过敏反应药物较多，常用的有糖皮质激素如布地奈德、抗组胺药如西替利嗪、过敏反应介质阻释剂如色甘酸钠、抗白三烯药物如扎鲁司特、钙盐类如葡萄糖酸钙及神经肽等药物。

（二）免疫疗法

1. 免疫疗法（immunotherapy）定义 是指一切利用免疫学手段进行的治疗方法，本文免疫疗法特指针对 IgE 介导的Ⅰ型过敏反应的治疗。

2. 免疫疗法的可能机制 封闭抗体理论认为过敏原反复刺激机体免疫系统产生大量封闭抗体 IgG，此种抗体能与再次进入机体的过敏原结合，从而阻止过敏原与反应素 IgE 结合，防止过敏反应的发生；微休克理论认为小剂量的过敏原多次进入机体，可与肥大细胞及嗜碱粒细胞上的 IgE 抗体结合，细胞每次均释放出小剂量的组胺等生物活性物质，使机体能及时通过体液中的组胺酶等予以分解，大量消耗了体内的抗体，而不至于引起机体的损害，从而防止了过敏反应的发生；免疫抑制理论认为反复注射的特异性抗原可刺激胸腺，抑制免疫细胞产生特异性 IgE 抗体，免除或减轻过敏反应。总之，免疫疗法在不同的患者可能通过不同的机制发挥治疗作用。但在多数情况下，起决定作用的可能不是单一的因素。

3. 免疫疗法的要点 针对患者的过敏原是免疫疗法的要点，从患者能耐受的剂量开始，按渐增剂量的方法进行注射或通过其他途径给药。关键在于恰当地选择用于免疫治疗的抗原物质以及按合理的方法给药。世界卫生组织以及 1998 年在伯明翰召开的欧洲过敏反应和临床免疫学学会代表大会上肯定地指出Ⅰ型过敏反应有进行特异性免疫疗法适应证，尤其对吸入致敏物明确的Ⅰ型过敏反应有确切疗效。

4. 免疫疗法是针对Ⅰ型过敏反应性疾病的病因疗法 免疫疗法有预防发作的效用，是药物对症治疗所无法相比的。只要免疫疗法有效，其效果就比较持久，故免疫疗法在过敏反应性疾病的治疗中有着极其重要的地位。但是，免疫疗法的前提是查明过敏原，就目前的诊断手段还不能为每一个过敏反应性疾病查明过敏原；有的虽已查明过敏原，但不能进行免疫注射治疗，如有毒的物质；也有的个体反应性过于强烈，进行免疫治疗有一定的危险性。这些患者均不能进行免疫治疗。同时免疫疗法疗程过长，部分患者难以坚持。这些因素都限制了免疫治疗在临床上的广泛应用。

5. 免疫疗法分类

（1）特异性治疗：包括过敏原免疫疗法即脱敏疗法、过敏原基因疫苗、IgE 多肽疫苗如 Omalizumab 及 T 细胞表位肽免疫治疗等。

特异性免疫治疗（脱敏治疗）是世界卫生组织推荐唯一可以影响过敏性疾病基础机制，从而改变其自然进程的治疗方法。目前脱敏治疗已在世界范围内广泛应用，它是将该过敏原制成过敏原提取液，通过渐增剂量反复给患者注射，使患者对该过敏原的耐受能力提高，从而达到再次暴露于该过敏原后不再发病或虽发病但症状大大减轻的目的。脱敏治疗总有效率约 85.6%，其中显效 28.8%，即在发病季节不发病或症状很

轻不需用平喘药物；好转 56.8%，即在发病季节仍有发病，但发病次数或强度较往年减轻 5 成以上，平喘药物用量减少；无效 14.3%；即发病情况与往年相似或好转不足五成者。匡荣等通过动物实验研究显示粉尘螨滴剂舌下给药 4~5 周能抑制Ⅰ型过敏反应的发生。李雅莉等通过对霜天蛾过敏性哮喘患者注射霜天蛾过敏原浸液进行脱敏治疗，结果取得较好的临床疗效，增强了患者的细胞免疫和体液免疫功能，改善肺通气功能，降低气道高反应性。

（2）非特异性治疗：包括抗 IgE 受体治疗、FcεR 靶向治疗及细胞因子治疗等。

（三）中草药

中药黄芩自古以来常用于现代所称的过敏性疾病，有确切效果。其主要有效成分为黄芩苷和黄芩苷原，其作用机制为阻止肥大细胞释放组胺、5-羟色胺等过敏反应介质。临床上常用的抗过敏的中草药有：防己、苍耳、苦参、艾叶、徐长卿、地肤子等。

（四）疫苗

目前对于过敏性疾病的特异性免疫治疗，主要是针对过敏性鼻炎、过敏性哮喘和特异性皮炎等。在 1997 年，在日内瓦召开的过敏原免疫治疗工作组会议上，WHO 公布了文件“Allergen immunotherapy”: Therapeutic vaccine for allergic disease，成为全球过敏性疾病的治疗指南。鉴于关于过敏原的标准化研究进展迅速，会议提出用过敏原疫苗（allergy vaccine）代替过敏原提取物（allergy extract），以说明其作为疫苗的免疫学特征，并纳入药品管理和注册范围。过敏原的选择除了从天然致敏物进行生产提取外，利用基因工程重组技术生产的重组过敏原疫苗（重组蛋白疫苗、多肽合成疫苗等）及 DNA 疫苗等也得到了进一步的应用。

1. 天然过敏原疫苗　自 1911 年 Noon 和 Freeman 首次用花粉过敏原治疗该花粉所致的过敏性鼻炎取得成功，至今已有一百多年的历史。早期的疫苗主要采用的是过敏原提取液，即提取虫体或者代谢培养基的浸液，进一步纯化得到粗制的过敏原混合物，即过敏原粗提液。尽管该方法制作成本低、混合过敏原的致敏性高，但由于过敏原粗提液是直接从天然原料中取得，不同批次的原材料之间很难保持一致，难以实现疫苗的标准化。此外，该方法在保留过敏原活性的同时并不能将一些不相关的物质去除，导致在生产和治疗方面存在许多局限性。免疫治疗的成功与否在很大程度上取决于过敏原制剂的质量和标准化。过敏原制品的剂量或主要过敏原含量必须标定后，才能使特异性免疫治疗达到治疗的安全性和有效性。用低剂量过敏原进行免疫治疗通常达不到临床效果，而过敏原剂量过高则可能会引起过强的不良反应。因此，在 1997 年，WHO 提出用过敏原疫苗代替过敏原提取物，并提出了对过敏原疫苗进行标准化的要求：①明确过敏原的构成组分；②对过敏原纯化；③保持过敏原中各组分的比例恒定；④稳定总效价；⑤批次间效价保持稳定。目前，标准化的过敏原疫苗已经逐步取代了传统的过敏原混合物，在临床上得到了越来越广泛的应用，其有效性和安全性也得到了进一步验证。目前，由浙江我武生物科技股份有限公司生产的产品粉尘螨舌下滴剂“畅迪”已成功获得国家药品监督管理局（SFDA）的批准进入市场，成为了我国第一个经过标准化规范生产的舌下脱敏尘螨疫苗。通过随机、双盲、安慰剂对照试验证实舌下含服该疫苗可明显改善过敏性鼻炎患者的症状，并可减轻轻、中度过敏性哮喘患者的症状，此外，该疫苗的安全性也较高。

2. 重组过敏原疫苗　过敏原疫苗标准化技术的进展促进了特异性免疫疗法在过敏性疾病治疗方面的应用。由于天然提取的过敏原疫苗虽然最大限度地按照疫苗的标准化要求进行制备，但在保留过敏原活性的同时还是不能去除不相关物质，易产生新的过敏反应。利用桦树花粉过敏原提取液对患者进行特异性免疫治疗，发现提取液里含有的其他物质使 29% 的患者诱发了新的过敏反应，机体产生了新的 IgE，因此，学者们一直在试图寻找疗效更好、安全性更高的替代疫苗。

随着分子生物学技术的发展，一些重要的过敏原基因已被克隆和鉴定，从而研制出了重组过敏原疫苗，并已开始进入临床试验。所谓重组过敏原，就是利用基因工程技术从原有的生物（如粉螨、花粉植物）中克隆得到过敏原蛋白的基因片段，然后将其克隆到一定的表达载体，转入宿主细胞（如大肠埃希菌、哺乳动物细胞）中进行蛋白质表达，再分离和纯化蛋白质，最终获得高纯度的重组过敏原蛋白组分。制备重组过敏原有两种方法：一种方法是不改变原过敏原（天然型过敏原）的结构，只是采用分子克隆技术，在各种表达载体中表达提取的过敏原，这种方法获得的过敏原保留了原过敏原的所有特性和功能，且提高了过敏原的纯度和质量;另一种方法是改变原过敏原的结构,仅表达其部分结构,如免疫原性序列、T 细胞活性表位序列等,而不保留酶活性结构等其他结构。重组过敏原蛋白是纯化的抗原,抗原成分均一、质量可控制、易实现生产和制备的标准化,且该重组过敏原蛋白具有高度的敏感性、特异性和低免疫原性等优点,在保证临床免疫治疗的有效性同时,也保证了治疗的安全性,使之在临床上能更好地用于对过敏性疾病的诊断和治疗。目前国内外已广泛开展这方面的研究,一些应用重组过敏原的免疫治疗已经进入了临床试验阶段。应用重组过敏原疫苗进行体外血清学试验的结果表明,它和相应的天然过敏原提取物一样安全、有效,且由于重组过敏原疫苗制剂性能稳定、纯度高,实验的标准化也得到了提高。但重组的天然型过敏原蛋白仍有可能保留了能诱发 IgE 应答的某些表位,且有些过敏原的免疫原性较低,在机体内诱导阻断性 IgG 抗体的能力也较低。

为解决重组天然过敏原的致敏性(IgE 应答)和免疫性(IgG 应答)问题,学者们利用基因工程重组技术对过敏原的结构进行定向改造。过敏原的一个 B 细胞免疫优势表位通常由几百个氨基酸组成,而利用基因工程重组技术可在保留 T 细胞表位活性的同时,将关键的几个氨基酸进行免疫修饰就可以破坏 IgE 识别表位,抑制机体产生 IgE,从而降低临床上治疗过敏性疾病导致过敏反应的风险,同时,通过这种方法改造后的过敏原与天然型过敏原相比,与 IgE 的结合力明显降低,同时又可诱导阻断性 IgG 抗体的产生。有研究报道,通过对乳胶过敏原蛋白 Hev b 6.01 的半胱氨酸残基进行突变,得到的突变体较从乳胶过敏患者血清中提取的过敏原相比,与 IgE 的结合能力显著降低。有学者分别用粉尘螨 1 类过敏原 Der f 1 T 细胞表位疫苗和屋尘螨 2 类过敏原 Derp 2 T 细胞表位疫苗对哮喘小鼠进行特异性免疫治疗,结果显示,2 种疫苗均能够显著降低哮喘小鼠脾细胞培养和 BALF 中 IL-13 水平,同时有效的提升 IFN-γ 水平,与哮喘组相比 Der f 1 和 Der p 2 T 细胞表位疫苗均能使 Th 1/Th2 恢复平衡,有效地治疗了哮喘小鼠的肺部炎症;且可显著降低特异性 IgE 抗体,同时有效提升保护性抗体 IgG2a 水平,从而为过敏性疾病提供一种新型的表位疫苗。另有学者成功构建了可表达经 MHC 通路的编码 Der p 1 的 3 段 T 细胞表位的重组 pET-28a-TAT-IhC-Der p 1-3T 载体,纯化的 TAT-IhC-Der p 1-3T 具有较强的 IgE 结合能力,为后续经 MHC 通路的特异性免疫治疗奠定基础。

此外,利用基因工程重组技术还可设计获得杂交过敏原(hybrid allergen)蛋白,即将不同过敏原的重要抗原表位(如T细胞抗原表位)融合表达在一条多肽链上,使它们在产生免疫原性的同时又不能和IgE结合,在增强免疫治疗效果的同时也增加了治疗的安全性。有学者报道,将三种不同的蜂毒蛋白主要过敏原融合表达在一条多肽链上,其致敏性大大降低;同时根据动物模型实验研究发现,该融合蛋白也可减缓小鼠对蜂毒蛋白的过敏性反应。

除了利用基因工程重组技术制备重组过敏原疫苗之外,利用多肽合成技术制备多肽疫苗开辟了另一个新兴领域。其主要原理是依据过敏原蛋白抗原中的某段抗原表位(氨基酸序列),通过生物技术或化学合成方法制备能引起保护性免疫应答的多肽。近年来,逐渐开展了评价合成肽疫苗的临床试验。Norman 等用不同剂量的猫过敏原 Fel d 1 肽段治疗猫过敏症患者,结果显示,经大剂量 Fel d 1 肽段注射后,患者的鼻部和肺部的过敏症状得到改善。虽然目前的临床试验证实了含有免疫优势表位的肽段可减轻患者的过敏症状,但仍不能保证其在过敏反应的迟发阶段是否存在副作用,抑制效应会存在多久,并且在其序列选择、临床疗效等方面还有待于进一步研究。研究报道,应用 ProDer f 1 多肽疫苗对小鼠哮喘模型进行特异性免疫治疗,发现该疫苗在一定程度上可有效减轻粉螨性哮喘小鼠的肺部炎症和哮喘症状,为粉螨性过敏性疾病的治疗提供了新思路。最近有学者,用 DCP-IhC-ProDer f 1 嵌和肽疫苗对哮喘小鼠进行特异性免疫治疗,发现该疫苗可明显改善哮喘小鼠的炎症情况,认为该疫苗发挥免疫治疗作用可能是通过抑制 JAK2/STAT3 信号通路的活化发挥免疫作用。相信在未来,多肽疫苗以其低致敏性、安全性等优势,在过敏性疾病的临床治疗方面得到很好的应用。

3. DNA 疫苗　半个世纪前,学者们提出了 DNA 疫苗的概念。DNA 疫苗又称核酸疫苗或基因疫苗,是将编码免疫原或与免疫原相关蛋白的基因片段插入到带有真核启动子的表达质粒 DNA 上,再经一定途径进入动物体内,被宿主细胞摄取后转录和翻译表达出抗原蛋白,刺激机体产生非特异性和特异性免疫应答,从而起到免疫保护作用。DNA 疫苗具有许多优点:①DNA 接种的载体如质粒,结构简单、理化性质稳定,且提纯质粒 DNA 的工艺简便,适于批量生产;②DNA 疫苗的质粒纯度较高,仅编码目的蛋白而不会翻译出无关的病毒或细菌蛋白；③DNA 疫苗不含蛋白质组分，避免了机体对载体蛋白本身的免疫应答而产生的过敏反应；④DNA 分子稳定，可制成冻干疫苗，便于运输和保存。

Raz 等于 1996 年首次提出利用 DNA 疫苗对过敏性疾病进行免疫治疗的理念，并通过研究认为 DNA 疫苗可能在过敏性疾病的免疫治疗中具有潜在的应用前景，以后陆续有学者在各种动物模型上进行 DNA 疫苗的免疫治疗研究，以证明 DNA 疫苗的有效性和可行性。有学者将构建的 Der p 1 质粒经肌内注射小鼠体内后，成功在小鼠体内检测到抗 Der p 1 的抗体，提示转入的质粒在小鼠体内进行了有效表达，具有免疫原性，成功地刺激小鼠对 Der p 1 产生了特异性抗体。此外，还发现小鼠经过 DNA 疫苗免疫后，对尘螨刺激诱发的气道炎性反应显著下降，嗜碱性粒细胞的数量及 Th2 细胞分泌的细胞因子的含量都显著下降。也有学者利用尘螨粗提液对小鼠进行刺激建立哮喘模型，然后将编码 Der p 1 和 Der p 2 的质粒经肌内注射入小鼠体内，观察用 DNA 疫苗对小鼠哮喘进行免疫治疗的疗效，结果显示，尘螨过敏原质粒 DNA 疫苗可有效抑制尘螨致敏导致的小鼠气道过敏性炎症反应。另有学者用真核表达载体将来源于屋尘螨 1 类过敏原的嵌合基因 R8，成功表达于 HEK293T 细胞中，并且通过小鼠哮喘模型评估了嵌合基因 R8 分子作为 DNA 疫苗的疗效，结果显示，R8 分子可纠正过敏性炎症导致的 Th1/Th2 失衡，并刺激了调节性 T 细胞（Treg）的增殖，R8 构建体的免疫作用也降低了小鼠血清 IgE 的产生，该研究表明，嵌合基因 R8 分子可作为特异性免疫治疗过敏性哮喘的潜在 DNA 疫苗。

DNA 疫苗不仅可以诱导机体产生保护性中和抗体，而且由于其表达过敏原蛋白的时间较长，能够强化 B 细胞和 T 细胞的记忆，故可引起持久的体液和细胞免疫应答。DNA 疫苗在机体内合成的过敏原蛋白较外来蛋白抗原所引起的过敏反应副作用少且症状轻。此外，可将编码不同过敏原的基因构建在同一质粒中，或将不同抗原基因的多种重组质粒联合应用，从而制备多价疫苗和混合疫苗。尽管 DNA 疫苗有许多优点，但也存在一些问题。首先是 DNA 疫苗应用的安全性问题，当外源 DNA 疫苗导入到体内，被宿主细胞摄取后 DNA 分子可能会整合到细胞内的染色体中，引起基因突变，细胞转化及癌变，从而诱发肿瘤；其次是在新的环境中，DNA 疫苗表达的外源抗原被提呈后，可能不诱导适当的免疫应答，甚至产生免疫耐受。DNA 疫苗作为一种新型免疫制剂，尽管目前已在各种动物模型上验证了它的有效性，但尚未见在临床上用于人体的报道，主要可能是因为 DNA 疫苗的安全性、特异性及具体的作用机制还不是很清楚，还需要学者们进一步研究。随着分子生物学技术的不断进步，我们相信在不久的将来，DNA 疫苗将作为临床上防治过敏性疾病的重要方法。

此外，尚存在某些特殊的治疗措施。如过敏反应性皮炎可予紫外线照射治疗；过敏反应性鼻炎可行微波热凝、激光照射及鼻内选择性神经切断术等。

（胡景岑　柳建发）

参考文献

[1] 崔玉宝. 尘螨与过敏反应性疾病[M]. 北京：科学出版社，2018.
[2] 刘志刚. 尘螨与过敏性疾病[M]. 北京：科学出版社，2015.
[3] 李朝品. 医学昆虫学[M]. 北京：人民军医出版社，2007.
[4] 李朝品. 医学蜱螨学[M]. 北京：人民军医出版社，2006.
[5] 乔秉善. 过敏反应学实验技术[M]. 2 版. 北京：中国协和医科大学出版社，2002.
[6] 顾瑞金. 过敏反应病诊断治疗学[M]. 北京：北京医科大学、中国协和医科大学联合出版社，1998.
[7] 陈德宇. 过敏反应病学[M]. 成都：四川科学技术出版社，1995.
[8] LOCKEY R F，BUKANTZ S C，LEDFORD D K. Allergens and allergen immunotherapy [M]. United States：Clin Allergy Immunol，2008.62-113.
[9] 于青青，唐隽，王跃建，等. 佛山市中小学生变应性疾病的流行病学调查分析[J]. 临床耳鼻咽喉头颈外科杂志，2019，33(10)：970-974.
[10] 豆莉，姜彦斌，马建丽. 兰州市儿童支气管哮喘的特点及相关危险因素的调查研究[J]. 中国初级卫生保健，2019，33(08)：56-58+70.

[11] 林新鎏,郑振宇,任霞,等. 环境暴露在过敏性疾病中的重要作用[J]. 中华临床免疫和过敏反应杂志,2019,13(04):276-282.
[12] 于春燕,班文芬,谢丽,等. 贵州省黔南州农村布依族 0~24 月龄婴幼儿过敏性疾病患病率及危险因素调查[J]. 现代预防医学,2018,45(23):4289-4293.
[13] 卢兵,万君,姜文锋,等. 基于过敏原的过敏性疾病分子诊断研究进展[J]. 实用医学杂志,2018,34(21):3525-3527.
[14] 皮静婷,宋林. 重庆地区变异性鼻炎患者吸入性过敏原谱分析[J]. 临床耳鼻喉头颈外科杂志,2018,32(1):64-68.
[15] 钟顺平,李薇,郭锦均,等. 东莞市 845 例儿童过敏性疾病过敏原构成分析[J]. 数理医药学杂志,2018,31(05):703-705.
[16] 马思远,娄鸿飞,王成硕,等. 北京地区可疑过敏性鼻炎病人吸入性过敏原特征分析[J]. 首都医科大学学报,2017,38(05):671-676.
[17] 钟文辉,陈陆飞,阮冠宇,等. 福州地区过敏性鼻炎儿童 705 例过敏原检测结果分析[J]. 福建医药杂志,2017,39(04):102-104+126.
[18] 陶宁. JAK2/STAT3 信号通路在 DCP-IhC-ProDer f1 嵌合肽疫苗特异性免疫治疗中作用的探讨[D]. 芜湖:皖南医学院,2017.
[19] 湛孝东,段彬彬,洪勇,等. 屋尘螨过敏原 Der p 2 T 细胞表位疫苗对哮喘小鼠的特异性免疫治疗效果[J]. 中国血吸虫病防治杂志,2017,29(1):59-63.
[20] 湛孝东,段彬彬,陶宁,等. 户尘螨 Der p 2 T 细胞表位融合肽对哮喘小鼠 STAT6 信号通路的影响[J]. 中国寄生虫学与寄生虫病杂志,2017,35(1):19-23.
[21] 王洪江,李培华,孙光明. 徐州地区变应性鼻炎患者过敏原分布特点及结果分析[J]. 吉林医学,2016,37(04):919-920.
[22] 王学艳,孔瑞,张曼. 过敏性疾病常见过敏原及特异性诊断方法[J]. 医学与哲学(B),2015,36(07):11-14+18.
[23] 王敏,肖志荣,赵斯君,等. 1 000 例临床诊断变应性鼻炎儿童皮肤点刺试验结果分析[J]. 临床医学工程,2015,22(11):1536-1537+1540.
[24] 王霞,隋克毅. 驻马店地区变应性鼻炎患者过敏原谱分析[J]. 临床医学,2015,35(07):95-96.
[25] 尧荣凤,姜培红,许国祥,等. 过敏原检测对湿疹、过敏性鼻炎和哮喘患者的意义[J]. 检验医学,2015,30(05):457-460.
[26] 齐景翠,赵玉林,李伟亚,等. 郑州地区变应性鼻炎患儿过敏原谱分析[J]. 临床耳鼻咽喉头颈外科杂志,2015,29(5):404-406.
[27] 刘毅. 浅谈过敏原检测在儿童过敏性紫癜中的应用[J]. 世界最新医学信息文摘,2015,15(20):66+75.
[28] 周慧,徐明锋,黄雪琴,等. 湛江地区变应性鼻炎过敏原种类分析[J]. 中国现代医药杂志,2015,17(7):16-19.
[29] 王强,邱金红,顾苗,等. 南通地区变应性鼻炎 749 例过敏原检测分析[J]. 交通医学,2014,28(05):528-529.
[30] 朱毅. 湖南省石门县变应性鼻炎患者皮肤点刺试验分析[J]. 中国耳鼻咽喉颅底外科杂志,2014,20(06):545-547.
[31] 周晶,阎萍,张丹,等. 上海南部 5 843 例变应性鼻炎患者过敏原皮肤点刺试验过敏原的初步分析[J]. 临床耳鼻咽喉头颈外科杂志,2014,28(02):102-107+112.
[32] 于斌,郭培京,杨红蓉. 血清学检测过敏原对过敏性紫癜的防治意义[J]. 山西医药杂志,2013,42(12):1434-1435.
[33] 张铭,武阳,袁烨,等. 家庭环境和生活方式对武汉地区儿童过敏性湿疹患病率的影响[J]. 科学通报,2013,58(25):2542-2547.
[34] 赵莉,杨燕,史丽. 山东省变应性鼻炎患者过敏原皮肤点刺试验结果分析[J]. 山东大学耳鼻喉眼学报,2013,27(03):22-24.
[35] 湛孝东,陈琪,郭伟,等. 芜湖地区居室空调粉螨污染研究[J]. 中国媒介生物学及控制杂志,2013,24(4):301-303.
[36] 张景龙,张红. 过敏性紫癜 153 例过敏原生物共振技术检测结果分析[J]. 山西医药杂志,2009,38(09):831-832.
[37] 张豪,詹希美,吴瑜,等. 粉尘螨第五组主要过敏原(Derf 5)的克隆表达、纯化及免疫原性鉴定[J]. 热带医学杂志,2009,9(10):1130-1133.
[38] 茅松,刘光陵,夏正坤,等. 粉尘螨滴剂治疗儿童过敏性紫癜疗效观察[J]. 实用医学杂志,2009,25(18):3130-3131.
[39] 胡传翠,李朝品. 尘螨与变应性疾病的研究进展[J]. 医学综述,2009,15(07):1054-1056.
[40] 王艳玫. 常见过敏反应疾病过敏原分析及对策[J]. 广西医学,2008,30(9):1396-1397.
[41] 王巍,魏庆宇. 尘螨引起的过敏反应性疾病及其防治进展[J]. 辽宁中医药大学学报,2008,10(6):65-66.
[42] 田崇明,张荣波. 淮南地区常年性变应性鼻炎对尘螨过敏情况的调查[J]. 中国医药导报,2008,5(4):108-109.
[43] 刘凤云. 进食蚂蚱致过敏反应 1 例[J]. 医学理论与实践,2008,21(3):286.
[44] 李国华,文珠,胡国柱. 细胞因子与过敏性支气管哮喘[J]. 实用临床医学,2008,9(2):130-132.
[45] 李润祥,龚业青,肖常青,等. 过敏反应性皮肤病常见过敏原检测结果分析[J]. 中国麻风皮肤病杂志,2008,24(5):362-363.

[46] 邓正泊. 过敏反应患者过敏原体外检测分析[J]. 检验医学与临床,2007,4(9):901-902.
[47] 朱万春,诸葛洪祥. 居室粉螨抗原与螨过敏性哮喘相关性研究[J]. 陕西医学杂志,2007,36(9):1238-1242.
[48] 张荣波,胡东,李庆,等. 粉尘螨过敏性哮喘患者外周血淋巴细胞亚型分析[J]. 现代预防医学,2007,34(1):22-24.
[49] 陈锦龙,杨晓君. 尘螨过敏性哮喘患者特异性抗体的检测及其临床意义[J]. 2007,7(3):358,364.
[50] 荣光生,刘思文,高忻. 皮肤点刺试验在过敏反应病诊断中的应用评价[J]. 中国现代实用医学杂志,2007,6(7):1-3.
[51] 王旻,马有祥. 屋尘螨过敏的常年性变应性鼻炎患者皮肤试验同 IgE 的关系[J]. 中国耳鼻咽喉头颈外科,2006,13(2):110-112.
[52] 朱永烽,刘志刚,高波. 粉尘螨 6 类过敏原(Derf6)的克隆表达、纯化及免疫学特性鉴定[J]. 中国寄生虫学与寄生虫病杂志,2006,24(4):241-246.
[53] 匡荣,康桦,张劲松,等. 粉尘螨滴剂对Ⅰ型过敏反应的影响[J]. 中国药学杂志,2006,41(4):265-268.
[54] 张忠芳,何韶衡. 蟑螂过敏原引发哮喘的作用机制[J]. 广东医学,2006,27(2):284-286.
[55] 张忠芳,何韶衡. 过敏反应疾病免疫治疗机制的研究进展[J]. 广东医学,2006,27(9):1410-1412.
[56] 岑柳仙. 过敏反应性疾病中的嗜酸性粒细胞及细胞因子研究现状[J]. 海南医学,2006,17(8):150-151.
[57] 喻楠,王建军,张晓鸣,等. 1 844 例过敏反应性皮肤病血清过敏原特异性 IgE 抗体分析[J]. 宁夏医学院学报,2006,28(5):396-398.
[58] 王向东,张罗,周兵,等. 呼吸道变应性疾病免疫治疗的机制[J]. 中国耳鼻咽喉头颈外科,2005,12(6):399-402.
[59] 刘日明,吴健民,崔天盆,等. TLR4 受体 Asp299Gly、Thr399lle 基因多态性对变应性哮喘的发病及 IgE 水平的影响[J]. 中华微生物学和免疫学杂志,2005,25(2):94-97.
[60] 唐巍然,游雪甫,蒋建东. 免疫 T 细胞在过敏反应中的研究进展[J]. 国外医学药学分册,2005,32(2):97-101.
[61] 梁桂珍,李放娟,侯穗波,等. 1 625 例过敏反应性疾病过敏原检测结果分析[J]. 实用临床医学,2005,6(7):14-16.
[62] 黄素碧,杨兴华,张鸿,等. 快速脱敏法治疗 185 例过敏反应疾病[J]. 西部医学,2005,17(4):343.
[63] 乌维秋,查文清,王欢,等. 螨过敏性变应性鼻炎血清 CD_{23} 与 sIgE 的相关性研究[J]. 中国中西医结合耳鼻咽喉科杂志,2004,12(6):298-300.
[64] 刘光辉,祝戎飞,王忠喜. 尘螨过敏原疫苗对过敏反应性哮喘的脱敏作用[J]. 医药导报,2004,23(8):543-545.
[65] 张红芳,钱建新,陈燕峰. 血清特异性 IgE 检测在过敏反应性疾病的作用和意义[J]. 皮肤病与性病,2004,26(4):5-6.
[66] 陈萍,兀威,马壮,等. 尘螨过敏性支气管哮喘患者肺泡巨噬细胞表面 CD86 的表达及抗 CD86 单抗对其炎性细胞因子生成的作用[J]. 中华结核和呼吸杂志,2004,27(5):302-305.
[67] 陈谱,何韶衡. 过敏反应性疾病中肥大细胞的特异性激活标志物[J]. 实用儿科临床杂志,2004,19(2):141-143.
[68] 陈谱,何韶衡. 过敏反应性疾病中嗜酸性粒细胞特异性激活标志物[J]. 中华儿科杂志,2004,42(8):637-639.
[69] 贺骥,江佳佳,王慧勇,等. 大学生宿舍尘螨孳生状况与过敏性哮喘的关系[J]. 中国学校卫生,2004,25(4):485-486.
[70] 殷爱华. 引起过敏反应的常见过敏原及脱敏疗法[J]. 医学理论与实践,2004,17(9):1041-1042.
[71] 谢华,何韶衡. IL-17,18,23,25 在过敏反应性疾病中的作用[J]. 中国病理生理杂志,2004,20(10):1942-1946.
[72] 王红玉,郑劲平,吴瑞卿,等. 广州市 9~11 岁儿童哮喘及特应性疾病现况调查[J]. 广东医学,2003(07):754-755.
[73] 邢志敏,栗建林,王旻,等. 居室内尘螨抗原浓度与螨过敏常年性变应性鼻炎的关系[J]. 临床耳鼻咽喉科杂志,2003,17(9):547-549.
[74] 李雅莉,孙秀珍,张洁,等. 霜天蛾过敏性哮喘患者特异性免疫治疗的效果评价[J]. 西安交通大学学报(医学版),2003,24(3):237-238,254.
[75] 崔玉宝,李朝品,王健. 粉尘螨浸液免疫治疗螨性哮喘患者的免疫功能观察[J]. 中国寄生虫病防治杂志,2003,16(5):305-307.
[76] 腾鸿,梁宗安. 哮喘治疗的新靶点[J]. 中国呼吸与危重监护杂志,2003,2(1):52-53.
[77] 冷炜,温廷桓. 关于过敏原浸液的标准化[J]. 中国药事,2002,16(5):307-310.
[78] 方宗君,蔡映云,王丽华. 控制尘螨孳生对螨过敏性哮喘患者发病的影响[J]. 中华结核和呼吸杂志,2001,24(11):685-689.
[79] 王金德,许以平,曹兰芳,等. 过敏性哮喘患者蟑螂抗原皮肤反应性调查[J]. 上海第二医科大学学报,2001,21(1):47-49.
[80] 孙廷泉,董玉玲,董淑贞,等. 142 例遗传过敏性皮炎过敏原检测及免疫治疗分析[J]. 皮肤病与性病,2001,23(3):6.
[81] 丁勇,吴春云,孙葳,等. 广州市支气管哮喘流行病学调查[J]. 中国现代医学杂志,2000,22(10):31-33+117.
[82] 马丹,许以平,胡炳熊,等. 粉尘螨过敏性哮喘免疫治疗中嗜碱性粒细胞释放能力变化的观察[J]. 华中医学杂志,1998,22(2):79-80.

[83] 白亚来,张波,段昕所. 过敏性接触性皮炎皮损部位细胞 HLA-DR 和 CD45Ro 抗原的表达[J]. 北京医科大学学报,1998,30(2):140-142.

[84] 齐敦魁,路鸥,路步炎,等. 昆虫与过敏反应[J]. 皮肤病与性病,1994,16(2):20-21.

[85] 孙秀珍,李玉馥,王聪霞. 蛾与过敏性哮喘关系的临床研究[J]. 陕西医学杂志,1992,21(7):387-388.

[86] 李明华,张洪亮,叶世泰. 尘螨过敏性哮喘[J]. 国外医学呼吸系统分册,1992,12(3):120-122.

[87] 刘耀琼,欧阳汉炎,黄德恩. 毒隐翅虫引起学生过敏性皮炎的调查分析[J]. 华南预防医学,1992,18(3):133-134.

[88] 赖乃揆,陈小右,贺紫兰,等. 蟑螂过敏原诱发哮喘的研究[J]. 广州医学院学报,1991,19(2):23-26.

[89] 殷凯生,王凯萍,姚静宜,等. 蟑螂与过敏性哮喘关系的临床研究[J]. 南京医科大学学报,1988,8(1):13-15.

[90] 曾昭训,张挺勋,孙素云. 蜂蜇伤致过敏性休克和哮喘发作 5 例报告[J]. 中国临床医生,1987,5:21.

[91] YAZICI S,GUNES S,KURTULUS-COKBOZ M,et al. Allergen variability and house dust mite sensitivity in pre-school children with allergic complaints [J]. Turk J Pediatr,2018,60(1):41-49.

[92] CALDERON M A,LINNEBERG A,KLEINE-TEBBE J,et al. Respiratory allergy caused by house dust mites:What do we really know [J]. J Allergy Clin Immunol,2015,136(1):38-48.

[93] BARNES P J. Scientific rationale for using a single inhaler for asthma control [J]. Eur Respir J,2007,29(3):587-595.

[94] KIM CW,HONG CS. Allergy to miscellaneous household arthropods [J]. Protein & Peptide. 2007,14(10):982-991.

[95] RAMOS JD,VALMONTE GR,DE GUIA RM. Recombinant proteins and peptides as diagnostic and therapeutic reagents for arthropod allergies [J]. Protein Pept Lett,2007,14(10):992-1002.

[96] WOODFOLK JA. Cytokines as a therapeutic target for allergic diseases:a complex picture [J]. Curr Pharm Des,2006,12(19):2349-2363.

[97] ALI F R,OLDFIELD WL,HIGASHI N,et al. Late asthmatic reactions induced by inhalation of allergen-derived T cell peptides [J]. Am J Respir Crit Care Med,2004,169(1):20-26.

[98] ROMAGNANI S. Immunologic influences on allergy and the TH1/TH2 balance [J]. J Allergy Clin Immunol,2004,113(3):395-400.

[99] FLICKER S,VALENTA R. Renaissance of the blocking antibody concept in type Ⅰ allergy [J]. Int Arch Immunol,2003,132:13-24.

[100] LEUNG DY,SAMPSON HA,YUNGINGER JW,et al. Effect of anti-IgE therapy in patients with peanut allergy [J]. N Engl J Med,2003,348(11):986-993.

[101] RONCAROLO MG,GREGORI S,LEVINGS M. Type 1 T regulatory cells and their relationship with $CD4^+CD25^+$T regulatory cells [J]. Novartis Found Symp,2003,252:115-131.

[102] PULLERITS T. Cytokine modulation for anti-allergic treatment [J]. Curr Pharm Des,2002,8:1845-1853.

[103] TAKAI T,OKUMURA K,RA C,et al. Expression of humanized Fab fragments that recognize the IgE-binding domain of human Fc(epsilon)RIalpha in COS and CHO cells [J]. J Biochem(Tokyo),2001,129(1):5-12.

[104] KATTAN M,MITCHELL H,EGGLESTON P,et al. Characteristics of inner-city children with asthma:the national cooperative inner-city asthma study [J]. Pediatr Pulmonol,1997,24(4):253-262.

[105] ROSENSTREICH D L,EGGLESTON P,KATTAN M,et al. The role of cockroach allergy and exposure to cockroach allergen in causing morbidity among inner-city children with asthma [J]. N Engl J Med,1997,336(19):1356-1363.

[106] KANG B C,JOHNSON J,VERES-THORNER C. Atopic profile of inner-city asthma with a comparative analysis on the cockroach-sensitive and ragweed-sensitive subgroups [J]. J Allergy Clin Immunol,1993,92(6):802-811.

[107] GELLER M. Respiratory atopy in Rio de Janeiro [J]. Ann Allergy,1990,64:171-173.

第十二章
医学节肢动物对人类的危害与防制

医学节肢动物可通过吸血、蜇刺、骚扰、致敏和寄生等方式直接危害人体，也可通过机械性和生物性方式传播各种病原体，包括细菌、病毒、螺旋体、立克次体、衣原体、原虫和蠕虫等，引起各种疾病，间接危害人体。由医学节肢动物传播的疾病称为虫媒病（arbo-disease），在传染病中具有重要地位。医学节肢动物的防制是预防和控制各种虫媒病的重要手段，要做好这一工作，不仅要掌握其生态学特点，更必须结合本地实际情况，采取正确的防制方针或策略，才能收到良好的效果。20 世纪 50 年代以来，我国一直主张采用综合防制措施，并已有效地控制了几种重要虫媒病，即从媒介与生态环境、社会条件的整体观点出发，标本兼治以制本为主，遵循安全（包括对环境无害）、有效、经济、简便的原则，因地、因时制宜的对防制对象采用各种合理手段和有效方法，组成一套系统的防制措施，把防制对象的种群数量降低到不足以传播疾病的地步。

第一节　医学节肢动物对人类的危害

一、对人类健康的危害

医学节肢动物对人类健康的危害包括两大类，一类是节肢动物直接的骚扰、蜇刺、寄生和过敏反应等，称直接危害；另一类是间接的作为媒介传播病原体，引起虫媒传染病，称间接危害。

（一）直接危害

医学节肢动物本身对人体的直接危害包括：骚扰、蜇刺、叮咬、吸血、毒害、致敏和寄生等。

1. 骚扰和吸血　多种节肢动物如蚊、白蛉、蠓、蚋、虻、蚤、臭虫、虱、蜱、螨等都能叮刺吸血，在其种群数量高峰季节常常侵袭人体，造成骚扰，影响工作和睡眠。

蚊与人类关系极其密切，凡有人类的地方几乎都有蚊类活动。人被蚊叮咬后的反应各不相同，有的无明显反应，有的会出现严重过敏反应、瘙痒和丘疹。蚊虫在夏天一般 3 天吸血一次。在卫生条件比较差的住房、床具、家具等处，蚤、虱往往充斥其间，夜间咬噬人体，吮吸血液，令人彻夜难眠，严重干扰人们休息；若被长期叮刺吸血，可引起过敏反应、化脓、伤口溃烂，甚至贫血、神经过敏与失眠等。在自然状态下，尚未证实臭虫能传播疾病，但由于它嗜吸人血，并在屋里大量繁殖，夜晚频繁侵袭人体，妨碍睡眠，影响身体健康，造成一种严重的骚扰。

蠓类主要广泛分布于我国南方，大都在野外活动，但亦可侵入室内叮刺、骚扰。吸血蠓叮刺可引起皮炎，一般有红斑、丘疹、肿胀与水疱等表现。虻叮刺吸血无严格的宿主特异性，虻叮刺宿主后可引起剧痛，产生大片红肿及全身性症状，由于叮刺时分泌抗凝物质且刺破处较大，常有流血不止现象。有些锥蝽，如吸血锥蝽（*Triatoma sanguisuga*）可侵入室内叮人吸血，引起剧痛，局部可出现肿胀和硬结。

2. 蜇刺和毒害　由于某些节肢动物具有毒腺、毒毛或者体液有毒，蜇刺时通常分泌毒液注入人体而使人受害，轻者可有短暂的刺激，局部产生红、肿、痛，重者可引起全身症状，甚至死亡。据其危害方式、途径及致病特点分为以下 3 种：

（1）毒毛、毒刺接触皮肤：鳞翅目（*Lepidoptera*）毒蛾科（Lymantriidae）中所有种类的幼虫都生有毒毛。毒毛与人、畜的皮肤、眼睛或器官等接触，可发生相应部位的炎症反应。桑毛虫二龄后幼虫有大量微小毒毛，呈箭针形，中心有管腔，内贮毒液。老熟幼虫毒毛常脱落，随风飘扬，若落到暴露的皮肤或晾晒的衣服上，均可触刺皮肤。一般在接触毒毛后5~10分钟内局部即有反应，常以剧烈刺痒开始，越抓越痒，痒处也越来越多。继而出现水肿性皮疹，小似针尖，大至绿豆或黄豆大。皮疹多发生于皮肤暴露部位，包括颈、肩、上胸、上背和上肢等部位。若指甲搔抓可将沾染的毒毛带到身体其他部位，偶可累及眼睑、结膜、角膜等处、甚至呼吸道。毒液中含有组胺、5-羟色胺等。毒毛提取物中的蛋白酶特别是血管舒缓素酶（kallikreinase）是诱致临床症状的主要因素。

马尾松毛虫俗称"松蛾"，3~6龄幼虫均着生有毒毛，毒毛一旦与人的皮肤接触后，尖端刺入皮肤，后端极易脱落而与虫体分离，毒毛折断时，毒液即外流。局部皮肤可出现多型性斑丘疹（粟粒状或荨麻疹样），呈簇状或片状密集分布；或呈散在的斑丘疹。活虫毒毛和虫尸与人体皮肤接触亦可致病，引起接触部位的局部急性炎症。关节持续性肿痛是最常见症状，多为下肢单个小关节；晚期可出现骨质增生，关节僵直畸形、功能障碍等。发病程度取决于接触部位和接触数量。

（2）经口器或蜇器叮刺将毒液注入皮下：蜂类有高度特异性的毒器，以供贮存和射出毒素用。蜂类蜇人后，毒囊尾部脱落，蜂刺针刺入皮肤，其肌性组织出现节律性收缩，将毒液挤入受蜇者体内。蜂刺针与酸腺、碱腺（即杜氏腺）相连，而酸腺又与贮藏毒液的毒囊相连，毒液主要含有组胺、5-羟色胺、乙酰胆碱、多肽神经毒、激肽、多肽溶血毒、磷脂酶A、磷脂酶B、玻璃酸酶（透明质酸酶）等，其中磷脂酶A和B为重要的抗原物质。受蜇后，毒液量每次0.02~0.005μl，被刺部位的血管通透性增高，立即肿胀、出血、局部皮肤温度升高2~6℃。健康人一次接受10只蜂蜇，只能引起局部反应；如200~300只蜂蜇可致中毒，出现心血管紊乱症状，如呼吸困难、面色青紫、脉搏加快、抽搐、麻痹等；如同时遭500只蜂蜇，则可致死。死因不仅与毒素的毒性有关，其产生的过敏反应也是重要的致死因素。

某些蜱的毒液含有强烈毒素，叮刺后能使宿主产生上行性肌肉麻痹；毒素作用在神经肌肉接头处阻断乙酰胆碱递质的释放，导致传导阻滞发生瘫痪，称蜱瘫痪。

（3）虫体喷出或压碎虫体溢出毒液：芫菁科甲虫可喷一种发泡剂，射到身上可致皮炎。我国南方荔蝽的分泌液可致人在短时间（1~2天）内失明。

毒隐翅虫能导致线状皮炎并在一定地区流行。毒素有3种：毒隐翅虫素、拟毒隐翅虫素和毒隐翅虫酮。其卵、幼虫、蛹和除翅以外的成虫各部都有毒素，成虫毒素主要源于血淋巴。线状皮炎是虫体毒素与人体皮肤接触所致，多出现在毒隐翅虫发生季节。夜晚虫被灯光引诱进入室内，在人皮肤周围爬行，若有意、无意压碎虫体，毒液溢出而致病，以头颈部、双臂等裸出部位最常见，所致皮炎大多呈线状或条状，轻者出现红斑，重者有灼痛感、起疱甚至局部淋巴结肿大。如接触眼睑、结膜、角膜可引起相应临床症状。

3. 致敏　吸血性医学节肢动物种类繁多，多是间断或周期性叮刺宿主，医学节肢动物用口器刺入皮肤吸血，满足自身生长发育、繁殖所需，同时其具有抗原性的各种物质（如唾液、分泌物等异性蛋白）还可通过各种途径进入宿主体内引起人体过敏反应。

（1）抗原特点：医学节肢动物的涎腺、分泌物、排泄物和脱落的表皮都是异源性蛋白，其中涎腺分泌物是重要抗原，内含毒素、抗凝素、溶血素、血管活性胺、各种酶类等。蚊涎腺可分泌凝集素、α-淀粉酶、抗凝血剂、抗TNF、溶菌因子、腺苷三磷酸双磷酸酶（apyrase）、D7（特异性雌蚊蛋白质）、糖苷酶（glycosidase）、组胺、血管舒张素等。节肢动物蜕下的皮（几丁质碎片）也具有很强的抗原活性。摇蚊细胞外的游离血红蛋白是一种主要的变应原，有单体型和同型二聚体，并具有高度多态性。

（2）变态反应：医学节肢动物叮刺引起的变态反应多局限于皮肤，但经吸入、接触各种过敏原而致的变态反应则多以全身症状为主，如过敏性哮喘、过敏性皮炎和过敏性休克等。野外大量羽化的水栖节肢动物，如毛翅目、蜉蝣目的蜕皮或其残体颗粒可诱发季节性的过敏反应，尘螨及肺刺螨属的螨类亦是广泛分布的强烈过敏原，引起的过敏性疾病严重危害人体健康。因此，变态反应学已成为医学中的一个分支。

1）蚊：蚊叮刺宿主引起Ⅰ型变态反应，亲细胞性的IgGl和IgE可能起作用。白纹伊蚊反复叮刺豚鼠后，引起Ⅰ、Ⅳ型变态反应及局部皮肤大量嗜酸性粒细胞浸润。致倦库蚊叮人后，间接血凝试验（IHA）检测IgG

是主要抗体，正常成人和丝虫病患者均有此抗体，其水平取决于人的年龄和被叮刺频率。

2）摇蚊：摇蚊（*Chironomid midge*）成虫期和幼虫期均具较强变应原性。实验研究表明，摇蚊匀浆蛋白是引起鼻炎、结膜炎和支气管哮喘的主要变应原成分。患者特异性 IgE 明显升高并伴有 IgG1、IgG4 升高，但特异性 IgG4 升高与 IgE 升高和皮试反应之间无明显相关性，变态反应以 IgE 介导的Ⅰ型变态反应为主。我国也存在摇蚊过敏的变态反应疾病，太湖德永摇蚊可能是太湖沿岸重要的变应原之一，与特异性 IgE 介导的速发型变态反应有关。

3）蝇：扰血蝇（*Haematobia irritans exigua*）吸血导致宿主产生抗体的水平与叮刺强度有关，2 周后血中嗜酸性粒细胞数增加。用 SDS-PAGE 分离蝇涎腺匀浆蛋白，免疫印迹可见特异性免疫反应带，说明涎腺成分是诱致免疫反应的主要抗原。研究发现 60 例毛翅蝇过敏患者血清中存在高滴度特异性 IgG2 及 IgG4，经免疫治疗后，特异性 IgE 及 IgG4 水平下降，而且绝大多数患者的临床症状也随之缓解；少数 lgE 及 IgG4 水平不下降者，其病情也多未见减轻。

4）锥蝽：长锥蝽（*Triatoma protracta*）叮刺人引起Ⅰ型变态反应，放射免疫法测出患者 IgE 水平增高；叮刺豚鼠后，血内嗜酸性粒细胞和嗜碱性粒细胞数量增加，前者能调节宿主的Ⅰ型变态反应，后者是抗性的主要效应细胞。

5）蚋：带蚋（*Simulium vittatum*）涎腺可刺激宿主产生 IgG、IgE 和 IgM，通过免疫印迹发现抗体可识别分子量为 26 000~67 000Da 的涎腺抗原成分，但从被叮刺小鼠血清中识别的抗原较少，这表明免疫原性较弱或缺乏。

6）虱：对鼠虱（*Polyplax serrata*）易感和抗拒的小鼠研究发现，从感染后第 2 周开始，持续 8 周，抗拒株小鼠肥大细胞数量是易感株的 2 倍。受染鼠淋巴细胞在体外对 ConA、细菌脂多糖反应下降，说明其免疫功能已有改变。

7）蚤：在美国佛罗里达地区，48 名猫蚤提取物皮试阳性者中有 16 人的血清与猫蚤提取物放射变应原吸附试验（RAST）呈阳性，其中 6 人含特异性 IgE，在其房间灰尘中发现蚤变应原，说明猫蚤变应原分布很广。

8）蜚蠊：瑞士 110 名有慢性非季节性哮喘和鼻炎的人群中有 10 人对德国小蠊（*Blattella germanica*）、*Trogoderm aggustum* 的 RAST 呈阳性，说明蜚蠊也可引起变态反应，但较少见。近期美国的研究发现蜚蠊过敏原在城市儿童中的影响较尘螨和宠物更加深远。

9）尘螨：尘螨致病早已被一些学者所注意，但直至 1964 年，荷兰学者 Voorhorst 等提出了尘螨是屋尘中重要的过敏原成分之后，才受到了国际医学界的重视。此后，世界各地相继有报道，共同肯定尘螨是一种分布广泛的强烈过敏原，可引起尘螨性哮喘、过敏性鼻炎和遗传性过敏皮炎，严重危害人类健康，尤对儿童为甚。在外环境尘螨抗原的刺激下，机体产生较多的特异性抗体 IgE，此种抗体可渗入呼吸道黏膜并与相应抗原在肥大细胞和嗜酸性细胞表面相结合，使之成为致敏组织。当机体再次吸入尘螨性抗原后，在钙离子参与下，导致肥大细胞溃破和嗜酸性颗粒脱粒，促其释放组胺、嗜酸性细胞趋化因子、缓激肽（bradykinin）、胰舒血管素（kallikkein）和过敏性慢反应物质（SRS-A）等生物活性物质。这些化学介质作用于细支气管和毛细血管平滑肌，从而引起一系列变态反应性病变。这一过程属典型的Ⅰ型变态反应。

（3）免疫反应对医学节肢动物的影响：嗜人瘤蝇（*Cordylobia anthropophage*）侵入人体皮肤使患者产生免疫力，再次侵入的幼虫几日内死亡，这是局部细胞免疫而非循环抗体所致，嗜酸性粒细胞增高起重要作用。

4. 寄生　有些医学节肢动物可侵入人体使人类受害，如蝇类幼虫侵入皮肤、眼和胃肠道等组织或器官中引起蝇蛆病，疥螨侵入皮内引起疥疮等。

（1）蝇蛆：某些蝇类幼虫侵袭组织引起人畜受害，称为蝇蛆病（myiasis）。蝇卵或蛆常随食物、皮肤伤口而进入人体内，危害不同的组织器官。如果误食由蝇卵或幼虫污染的食物，幼虫损害肠黏膜，可发生恶心、呕吐、腹痛等症状，其严重程度取决于幼虫种类、数量和所在的部位。某些蝇幼虫需要特定的宿主和寄生部位才能发育为成熟 3 龄幼虫，如牛皮下蝇和纹皮蝇 1 龄幼虫钻入人皮肤而致皮下爬行性蝇蛆病；狂蝇 1 龄幼虫寄生于人眼、鼻、口腔中，虽不能发育成熟，但其机械刺激可引起相应的临床症状。国内多发生于西藏、青海、新疆、内蒙古、华北等地的牧区。人体蝇蛆病在临床上常以蝇蛆的寄生部位命名，目前国内已报道的蝇蛆病以眼蝇蛆病最多，其次为皮肤蝇蛆病。

1）眼蝇蛆病：主要由羊狂蝇（*Oestrus bovis*）和鼻狂蝇（*Rhinoestrus*）的1龄幼虫所致，少数由金蝇（*Chrysomyia*）、家蝇（*Musca*）等幼虫引起。根据发病机制及病变程度，可分为眼外蝇蛆病和眼内蝇蛆病，前者可出现结膜充血或角膜混浊、痒、刺痛、流泪及畏光等症状，眼内蝇蛆病多因蝇蛆经结膜囊侵入眼的深部组织，症状较严重，常导致视力减退或失明。

2）胃肠蝇蛆病：致病的为家蝇、厕蝇、腐蝇、金蝇、丽蝇等属的蝇蛆。多因蝇卵或幼虫随污染的食物或饮水进入人体而导致寄生。多数患者有消化道功能紊乱、食欲减退、恶心、呕吐、腹痛、腹泻或肠炎等症状。可根据粪便排出或呕吐出的蝇蛆作诊断。

3）皮肤蝇蛆病：主要由纹皮蝇（*Hypoderma lineatum*）和牛皮蝇（*Hypoderma bovis*）的1龄幼虫引起。主要症状为间歇性和反复发作的移行性疼痛，同时伴有条索样、肿块样病变或匐行疹。病变部位常有刺痛、钻痛、酸胀和虫爬瘙痒等感觉。亦有神经痛或局部麻痹现象。皮下组织可见虫体断面，真皮及皮下组织内有大量嗜酸性细胞、浆细胞等浸润，外周嗜酸性粒细胞高达20%~40%。感染纹皮蝇的牛有较高的抗胶原酶滴度，用伊维菌素治疗后，抗胶原酶抗体滴度下降。此外，绿蝇、金蝇等属幼虫侵入皮肤创伤处寄生可引起创伤蝇蛆病。

4）口腔、耳、鼻咽蝇蛆病：多由金蝇、绿蝇和麻蝇等属的幼虫引起。常因这些器官的分泌物有臭味而招致蝇产卵或排蛆。严重时蝇蛆可穿透软颚与硬颚，鼻中隔、咽骨遭破坏，甚至引起鼻源性脑膜炎。

5）泌尿生殖道蝇蛆病：致病的为麻蝇、绿蝇、金蝇、厕蝇等属的幼虫，可引起尿道炎、膀胱炎与阴道炎等。

（2）潜蚤：潜蚤寄生引起潜蚤病（tungosis），是沙蚤（*sand flea*）或潜蚤（*chigoe*）寄生在人或动物皮下而引起的疾病。雌蚤依其锐利的头部钻入宿主皮下并使整个身体埋于宿主的皮肤内而形成结节。穿皮潜蚤（*Tunga penetrans*）侵袭的部位常在人体足趾之间、足指、甲沟处、足指甲下和足底的皱纹之间。被侵袭部位常表现为剧痒和红肿，且常并发淋巴结炎和脓肿。

（3）疥螨：疥螨寄生于人体皮肤表层引起一种慢性传染病，称疥疮（scabies）。其致病作用主要表现为两方面，一是机械刺激出现皮损，系因疥螨在皮肤角质层挖道所引起；二是毒素作用，由疥螨的排泄物和分泌物引起人体的过敏反应。剧烈瘙痒是疥疮最突出的症状。

（4）蠕形螨：蠕形螨寄生于人体引起蠕形螨病（demodicidosis），其是一种小型永久性的寄生螨类，主要寄生于哺乳动物及人的毛囊和皮脂腺或内脏等组织中，可引起皮炎、睑腺炎和动物内脏等病变。不仅影响人类健康，而且能引起家畜和珍贵动物发生蠕形螨病，严重时可导致动物死亡。

（二）间接危害

医学节肢动物携带病原微生物或寄生虫，在人和动物之间传播并致病，这种由医学节肢动物传播的疾病称为虫媒病，传播虫媒病的医学节肢动物称为媒介节肢动物，简称虫媒。根据病原体与医学节肢动物的关系，将医学节肢动物传播疾病的方式分为机械性传播和生物性传播两大类。

1. 机械性传播 医学节肢动物对病原体仅起着携带、输送的作用，病原体在媒介体表或体内，其数量和形态均不发生变化，但保持其活力，病原体只是机械地从一个宿主传给另一个宿主，或从某一污物如宿主带“病原菌”的粪便，被输送到宿主的食物、炊具上，造成食物的污染和病原体传播。如苍蝇和蟑螂等嗜秽医学节肢动物在人畜动物的粪便、伤口、脓疮、黏膜、分泌物、排泄物、垃圾等介质上摄食活动可将病原体传给人。

2. 生物性传播 在传播病原体的过程中，医学节肢动物与病原体之间具有特异的生物性关系，病原体可在一定种类的医学节肢动物体内发育繁殖至感染期。从病原体侵入媒介节肢动物体内，到具有感染力的过程所需要的时间称为外潜伏期（extrinsic incubation period）。外潜伏期的长短，与病原体本身的生物学特点、媒介节肢动物种类、易感性以及周围环境因素，尤其是温度和湿度密切相关。病原体进入适宜的媒介节肢动物体内后，可经过多种不同形式的变化。通常根据病原体在媒介节肢动物体内的发育与繁殖的情况，将病原体与医学节肢动物媒介的关系分为四类。

（1）发育式：病原体在媒介节肢动物体内，虽有生活史的循环变化，但并不繁殖，即病原体在媒介医学节肢动物体内仅有形态结构及生理生化特性变化，没有数量增加。例如丝虫在蚊体内，其微丝蚴在蚊胃内发育成感染期幼虫后对人才具有感染性。

（2）繁殖式：媒介节肢动物成为病原体的增殖场所，只有数量的增加，但无形态变化。如病毒、立克次体、细菌、螺旋体等。这些病原体必须在其易感媒介节肢动物体内增殖至一定数量时，才具传播能力，例如登革热病毒在蚊虫体内、鼠疫杆菌在蚤体内、回归热螺旋体在虱体内的繁殖等。

（3）发育繁殖式：病原体在媒介节肢动物体内，不但经过生活史的循环变化，而且大量繁殖，即既有形态的变化，又有数量的增加。例如疟原虫在蚊体内，杜氏利什曼原虫在白蛉体内的发育繁殖。

（4）经卵传递式：某些病原体特别是病毒和立克次体不仅在媒介节肢动物体内繁殖，而且侵入雌虫的卵巢，经卵传递，以致下一代也具有感染性。例如硬蜱体内的森林脑炎病毒，蚊体内的日本脑炎病毒，软蜱体内的回归热疏螺旋体。有的医学节肢动物的幼虫能感染病原体，但不传播，发育成为成虫再经卵传递至下一代幼虫才具有传播能力，例如恙螨幼虫感染恙虫东方体。因而一次感染了媒介，可产生众多的感染后代，起着更大的传播作用。

医学节肢动物对人体健康的最大危害是传播疾病，它们不但能在人与人之间传播，也能在动物与动物之间、以及动物与人之间传播。有的医学节肢动物寿命很长，且能长期保存病原体，如乳突钝缘蜱能保存回归热病原体长达 25 年。因此，医学节肢动物既是某些疾病的传播媒介，又是病原体的长期贮存宿主，对保持自然疫源性疾病的长期存在起着重要的作用。

3. 我国重要的虫媒病　我国重要的虫媒病（表 12-1）。

表 12-1　我国重要的虫媒病

病种	病名	病原体	我国重要传播媒介
病毒病	乙型脑炎	乙型脑炎病毒	三带喙库蚊
	森林脑炎	森林脑炎病毒	硬蜱、革螨
	登革热	登革病毒	埃及伊蚊、白蚊伊蚊
立克次体病	流行性斑疹伤寒	普氏立克次体	人虱
	鼠型斑疹伤寒	莫氏立克次体	印鼠客蚤
	Q 热	伯氏立克次体	硬蜱、软蜱
细菌病	鼠疫	鼠疫杆菌	印鼠客蚤、方形黄鼠蚤
螺旋体病	虱媒回归热	俄拜氏疏螺旋体	人虱
	蜱媒回归热	包柔螺旋体	钝缘蜱
	莱姆病	伯氏包柔螺旋体	篦子硬蜱
原虫病	疟疾	疟原虫	中华按蚊、嗜人按蚊、微小按蚊、大劣按蚊
	黑热病	杜氏利什曼原虫	中华白蛉、中华白蛉长管亚种
蠕虫病	马来丝虫病	马来布鲁线虫	中华按蚊、嗜人按蚊
	班氏丝虫病	班氏吴策线虫	致倦库蚊、淡色库蚊

（1）病毒性疾病：虫媒病毒是一类由吸血节肢动物传播，能引起人畜病症的病毒，常见的传播媒介为蚊、蝇、白蛉、蠓，其他吸血节肢动物如虻、蚋、螨等也可传播病毒。全世界目前有虫媒病 500 余种，其中 100 余种对人畜致病。目前我国已经证实并发生过流行的虫媒病毒有 4 种，它们是乙型脑炎病毒、登革热病毒（1~4 血清型）、森林脑炎病毒和新疆出血热病毒。近年又分离到可引起发热反应的一些新虫媒病毒，如基孔肯亚病毒、辛德毕斯病毒（Sindbis virus）等。带病毒医学节肢动物叮咬人畜时将含病毒的涎液注入皮下，涎液内病毒含量很高。病毒首先在叮咬的局部繁殖，并在血管内皮、淋巴结等网状内皮细胞继续繁殖。被感染的人中有许多人并不出现任何症状，此为隐性感染。有些人感染后经过 7~10 天潜伏期出现症状，表现

为显性感染，即为发病。其中一部分表现为一过性发热，病情不再发展而自愈，有的患者则由于病毒侵犯了重要的组织器官而出现严重的症状。发热是虫媒病毒感染最早出现的症状，几乎所有虫媒病毒感染后均可出现发热，表现为一过性发热，也可突然高热持续不退。大部分患者感染后为一过性发热并自愈。虫媒病毒感染发热后可出现皮疹，小红点状或斑丘疹，有些患者发疹后即可自愈。虫媒病毒引起的皮疹，组织病理学可见有毛细血管内皮肿胀，血管水肿及单核细胞浸润，出血性瘀点斑但不伴有炎症。有些患者可能出现神经系统症状，表现发热及头痛，随后有脑炎症状及脑膜刺激症状。目前全世界已经证实有25种虫媒病毒可引起脑炎，在我国已经证明能引起脑炎的虫媒病毒主要为乙脑和森林脑炎病毒。虫媒病毒感染发热后有出血倾向，在我国已经证实能引起出血的病毒有登革病毒和新疆出血热病毒，出血热患者严重者可有内脏出血。

1）流行性乙型脑炎（epidemic encephalitis B）：又称日本乙型脑炎（Japanese B encephalitis），病原体为流行性乙型脑炎病毒（Japanese B encephalifis virus）简称乙脑病毒。乙脑病毒存在于受染人或动物的血液中，必须借吸血媒介昆虫叮咬才能传播。蚊是本病的主要传播媒介，可以分离到病毒的常见蚊种有三带喙库蚊、淡色库蚊、东乡伊蚊等，我国以三带喙库蚊最为重要。当人受到带病毒的蚊叮咬后，乙脑病毒进入人体，在血管内皮细胞、淋巴结、肝、脾等吞噬细胞内增殖，并经血液循环到达脑部而引起炎症。该病是以脑实质炎症为主的中枢神经系统急性传染病，广泛流行于亚洲的大部分地区，在我国主要分布在兰州～长春连线以南广大地区内，仅东北北部、青海、新疆及西藏等地未见本病报道。本病的主要症状为高热、嗜睡明显，意识模糊甚至深昏迷、浅反射消失等。重症者可周身高热、抽搐不止、脑水肿、呼吸或循环衰竭等，本病的病死率高，部分患者留有后遗症。本病有严格的季节性，80%~90%的病例都集中在7月、8月、9月三个月内，这与蚊孳生、繁殖、活动及病毒在蚊体内发育繁殖均需要一定的气温条件有关。流行高峰与每年平均气温有密切关系，平均气温接近20℃时，开始有病例出现；平均气温25℃时，就有出现流行的可能；平均气温30℃左右，病例骤然增多，出现流行高峰。另外，气温和雨量与本病的流行也有密切关系。消灭蚊子孳生地、扑灭越冬蚊和新生成蚊是预防乙脑的关键。在流行季节前，应对易感者进行预防注射，可有效地降低发病率。3~6岁的小儿最易得病，人体接种疫苗可提高对乙脑病毒感染的抵抗力，对预防发病也有良好效果。

2）登革热（dengue fever）和登革出血热（dengue hemorrhagic fever）：病原体为登革病毒（dengue virus），抗原上分四个血清型，在人体内引起两种不同症状的疾病，即登革热和登革出血热，严重者伴有循环衰竭，称登革休克综合征（dengue shock syndrome），病死率较高。传播媒介为埃及伊蚊和白纹伊蚊。登革病毒存在于患者的血液中，伊蚊吸吮患者血液后病毒即在其体内生长繁殖，8~12天后即能传播本病。因此，本病流行于夏末初秋、气候潮湿、蚊子繁殖的季节，且传播迅速、发病率高，患者多数为青壮年。典型登革热的潜伏期一般为2~7天，起病急骤，畏寒高热，达40℃左右，伴有剧烈头痛及眶后痛、背痛、肌肉与关节疼痛。患者衰竭，颜面潮红，眼睑浮肿和结膜充血，发病初期全身可见斑丘疹。重型登革热(特别是并发脑膜炎病例)，病死率达90%以上，应高度重视。该病在非洲、美洲、地中海东部、东南亚和西太平洋等100多个国家、地区呈地方性流行，且有明显上升趋势。在我国主要发生于广东、广西和海南等地区。

3）黄热病（yellow fever）：病原体为黄热病病毒（yellow fever virus），是由蚊传播的急性传染病，因黄疸为一突出症状而命名。其是一种自然疫源性疾病，传播媒介为埃及伊蚊。有城镇型和丛林型两种流行模式，丛林型黄热病为原发性自然疫源性疾病，疫区范围大至数百至数千平方公里；而城镇型则是人与人之间经伊蚊传播，采取积极的灭蚊措施后流行易于控制。该病传染源是人或灵长类动物黄热病病毒感染者(包括早期患者)，是通过伊蚊叮咬感染者，再叮咬易感者而实现传播的。感染了病毒的伊蚊可终生带毒，并可经卵传给后代。可传播本病的伊蚊主要是埃及伊蚊，此外，还有辛普森伊蚊、非洲伊蚊、黄头伊蚊和泰氏伊蚊等13种蚊。黄热病潜伏期3~6天不等。发病突然，主要症状有发热、头痛、背痛、全身肌肉痛，还可出现虚脱、恶心和呕吐。人群对这种病普遍易感，疫区本地居民病死率低于5%，新进入疫区者或在流行期间可高达30%~40%，重症患者预后不良，即使在恢复期，仍有发生心功能不全而导致死亡的可能。该病主要流行于非洲、南美洲及中美洲，年发病90万例，年死亡3万人。亚洲国家包括我国未有该病流行报道，但由于存在适宜的灵长类动物宿主及易感蚊种，被视为危险地区，列为海关卫生检疫的主要对象。

4）蜱媒脑炎（tick borne encephalitis）：包括分布于亚洲和东欧的森林脑炎（远东亚型），分布于欧洲的西方蜱媒脑炎（中欧亚型）和双波脑膜脑炎。病原体分别为森林脑炎病毒（forest encephalitis virus）、西方蜱媒脑炎病毒（*Encephalophilus occidentalis*）和双波脑膜脑炎病毒（diphasic febrile meningoencephalitis virus）。该组病的传染源是带病毒的蜱、宿主动物及其乳品。传播途径主要经蜱叮咬传播，也可经皮肤和黏膜伤口感染，实验室已证明，还可经气溶胶感染。中国的蜱媒脑炎，即森林脑炎，又称俄罗斯春夏脑炎（Russian spring-summer encephalitis）。媒介兼病毒贮存宿主蜱种结构为全沟硬蜱、嗜群血蜱、日本血蜱和森林革蜱。主要贮存宿主为野生温血动物。我国的森林脑炎4月开始出现，6月病例较多，7月后减少。发病季节与蜱的活动季节密切相关。感染后经7~21天的潜伏期，出现高热，一般在39℃以上，意识障碍，肩胛肌、上肢瘫痪。该病死亡率高达25%，轻者一般在发病1~2周后恢复，其中一部分留有神经系统的后遗症。该病目前尚无有效的特异疗法，对高危人群可进行预防接种，并加强个人防护，预防蜱叮咬。

（2）细菌性疾病：鼠疫（plague）是一种借鼠蚤传播的烈性自然疫源性传染病，世界卫生组织（WHO）将其规定为国境检疫传染病，《中华人民共和国传染病防治法》将其列为甲类传染病。其病原体是鼠疫杆菌，又称鼠疫耶尔森菌（*Yersinia pestis*），主要贮存宿主是鼠类动物。传播媒介为蚤类，我国多为印鼠客蚤，致痒蚤也可起媒介作用。自然感染鼠疫的啮齿动物是鼠疫的主要传染源，其中以黄鼠属和旱獭属最为重要。人间鼠疫的主要传播途径一般是先由野鼠传给家鼠，再由染疫的家鼠通过鼠蚤将鼠疫杆菌传播给人，即为鼠—蚤—人的传播方式。当蚤类吸入带有鼠疫杆菌的血液后，病原菌在其前胃棘上大量繁殖并形成菌栓，病蚤再次叮咬健康人时，因入胃途径被含菌血栓堵塞，血液不能进入肠道而反流和呕吐，使病原菌从伤口进入人体引起感染发病。偶可因瘙痒而将蚤打扁压碎，蚤体内的病原菌也可经皮肤伤口侵入。

鼠疫杆菌毒力的强弱与其所含的内毒素及多种毒力因子有关，其中以内毒素最为重要。毒素能破坏色氨酸对辅酶Ⅰ、Ⅱ的合成代谢，使单核-吞噬细胞系统中毒、脑磷脂部分发生改变，微血管通透性增加。人群对鼠疫普遍易感，无性别年龄差别，病后可获持久免疫力，预防接种可获一定免疫力。各型患者均可成为传染源，以肺型鼠疫患者最为重要。败血性鼠疫患者早期有传染性，腺鼠疫患者仅在脓肿破溃后或被蚤吸血时才起传染源作用。临床上患者发病急骤，伴突然寒战、高热、体温上升至39~40℃，同时出现头痛、头晕、呼吸急促、脉搏细速、脸面潮红或苍白，有时发绀，眼结膜极度充血。

（3）原虫性疾病：

1）黑热病（Kala-azar）：又称内脏利什曼病（visceral leishmaniasis），病原体是杜氏利什曼原虫（*Leishmania donovani*），经白蛉传播的慢性地方性传染病。杜氏利什曼原虫属锥虫科利什曼原虫属的细胞内寄生鞭毛虫。与人体致病有关的四种利什曼原虫在形态上无差异而在致病性与免疫学特性上有很大的差异，热带利什曼原虫和墨西哥利什曼原虫引起皮肤利什曼原虫病（即“东方疖”）；巴西利什曼原虫引起鼻咽黏膜利什曼原虫病；杜氏利什曼原虫主要寄生于内脏网状—内皮系统，引起黑热病。我国主要有杜氏利什曼原虫。

黑热病的传染源除患者外，犬类也能感染利什曼原虫而成为保虫宿主。我国的主要传播媒介是中华白蛉，在国内广泛分布，分家栖型和野栖型，前者分布于华东、华北和陕西关中平原地区；后者分布在陇东南、陕北、川北、辽西和冀东等山丘地区。家栖型白蛉一般在盛夏出现，而野栖型白蛉则从晚春至早秋都有活动。临床上患者起病3~6个月后，黑热病的典型症状逐渐明显，主要是长期不规则发热和脾脏进行性肿大。全身乏力、消瘦、夜间盗汗、咳嗽、常伴有齿龈出血，皮肤干而粗糙，头发易脱落。随着病程的进展，脾脏由轻度肿大逐渐变为中度或极度肿大，可以超过脐线，早期质地较柔软，晚期转为坚硬，无触痛。肝脏肿大较脾脏为晚也不如脾肿显著，一般在肋下2~4cm，无压痛。患者一般男性多于女性，潜伏期长短不一，而且大多逐渐起病，很难获知可靠的发病日期，据我国各地报道，全年都可有黑热病发生。本病曾流行于长江以北的16个省、市、自治区的广大农村，在积极开展灭蛉与普查普治相结合的防治工作后，本病在我国已基本消灭。近几年，仅在西北地区尚有少数病例报道，这些患者绝大多数散发于荒漠和山丘地区。主要预防措施是治疗患者和捕杀病犬。同时在白蛉活动季节喷洒DDV，敌百虫等药物以杀灭白蛉。

2）疟疾（malaria）：病原体是疟原虫，自然传播媒介是按蚊。寄生于人体的疟原虫共有5种，即间日疟原虫（*Plasmodium vivax*）、三日疟原虫（*Plasmodium malariae*）、恶性疟原虫（*Plasmodium falciparum*）、卵形疟原虫（*Plasmodium ovale*）和诺氏疟原虫（*Plasmodium knowlesi*）。疟原虫侵入人体后经血流侵入肝细胞内寄生、发育、增殖，成熟后又侵入红细胞内发育、增殖，使红细胞定时的、成批的破裂而发病。疟原虫在宿主体内寄生，各种疟原虫对不同成熟程度的红细胞有不同的选择：间日疟原虫多侵犯网织红细胞，三日疟原虫多侵犯较老的红细胞，而恶性疟原虫则似无选择性。

患者及带虫者血中出现配子体后，即有传染性，发作次数愈多，传染性愈强，其传染性随病程延长而增加。间日疟传染期为 2~5 年甚至 10 年，恶性疟为 1~3 年，三日疟为 3~50 年。疟区的传染源主要来自当地居民带虫者，非疟区则主要来自疟区的人员及去过疟区的居民。传播疟疾的按蚊种类很多，可传播人疟的有 60 余种。据其吸血习性、数量、寿命及对疟原虫的感受性，在我国中华按蚊、大劣按蚊、嗜人按蚊、米赛按蚊、萨氏按蚊、微小按蚊、杰浦尔按蚊及昆明按蚊等 8 种为主要传疟媒介按蚊。人被有传染性的雌性按蚊叮咬后即可受染。疟疾俗称“打摆子”，多发于夏秋两季，临床症状为周期性的发冷、发热，出汗、脾肿大与贫血。典型的疟疾发作者，一般可明显地划分为三个阶段：第一为发冷期：怕冷，虽盖厚被，仍寒战不休，面色苍白、唇甲发绀、肢体厥冷；此期可持续 10 分钟至 1 小时左右，随着体温急剧上升而进入发热期。第二为发热期：高热（可达 39~41℃）、面色潮红，伴头痛、口渴、呼吸困难；此期持续时间可达 4~8 小时。第三为出汗期：高热后，突然大汗淋漓，体温随即下降至正常，脉静身安，酣然入睡；此期持续时间可达 2~3 小时。疟疾除可导致贫血、肝脾肿大外，尚可引起脑型疟疾、肺型疟疾、胃肠型疟疾等而危及人的生命。间日疟、卵形疟常有复发。恶性疟发热不规则，常侵犯内脏，引起凶险发作。

3）非洲锥虫病（African trypanosomiasis）：又名昏睡病（Sleeping sickness），是一种严重的人畜共患疾病。病原体为布氏冈比亚锥虫（*Trypanosoma gambiense*）与布氏罗德西亚锥虫（*Trypanosoma rhodesiense*）。舌蝇通过叮咬锥虫感染的人或畜，再叮咬易感者而传播此病，人类对此病普遍易感。非洲锥虫病潜伏期长短不一，因病原体不同而异。感染布氏罗德西亚锥虫潜伏期 2~3 周，感染布氏冈比亚锥虫潜伏期可达数月甚至数年。本病早期，在舌蝇叮刺的原始部位出现初疮，并有发热、剧烈头痛、失眠、淋巴结增大（尤其是颈后）、贫血、局部水肿和皮疹。晚期身体消瘦、嗜睡，并有中枢神经系统的体征。病程可长达数年，也可在数月之内死亡，如不及时治疗常常危及患者生命。

非洲锥虫病的分布与舌蝇分布密切相关，在非洲大陆北纬 15°到南纬 90°之间。这种节肢动物大小似蜜蜂，主要见于湿热的丛林、灌木丛、大草原与河谷地带。锥虫的天然宿主为非洲羚羊、狮、牛等。布氏冈比亚锥虫是否有天然储存宿主尚难确定，因为病程呈慢性，且有无症状带虫者。布氏罗德西亚锥虫病患者主要为猎人、渔民和采蜜工。外地前往非洲的旅行者也多感染此型锥虫病。而布氏冈比亚锥虫病的主要传染源为患者及感染者，患者主要为儿童和妇女。牛、猪、山羊、绵羊、犬等动物可能是储存宿主，主要传播媒介为须舌蝇（*Glossina palpalis*）、拟寄舌蝇（*Glossina tachinoides*）。这类舌蝇在沿河边或森林的稠密植物地带孳生。布氏罗得西亚锥虫病的传染源为动物及人，主要传播媒介为刺舌蝇（*Glossina morsitans*）、淡足舌蝇（*Glossina pallidipes*），这类舌蝇孳生在东非热带草原和湖岸的矮林地带及植丛地带，嗜吸动物血，在动物中传播锥虫，人因进入这种地区而感染。为了预防非洲锥虫病，旅行者最好不去舌蝇多的地方。有感染风险的旅行者，应在暴露的皮肤上涂含有避蚊胺（二乙甲苯酚胺，deet）的驱避剂，并穿着色彩与背景环境调和的长袖厚上衣和长腿厚裤。在不断做出控制努力之后，2009 年全球报告病例数量 50 年来首次降到 1 万例以下，2018 年报告发生了 977 例新发病例，达到 80 年前开始系统收集全球数据以来的最低水平，但危险人群估计仍有 6 500 万人。

4）美洲锥虫病（American trypanosomiasis）：病原体是枯氏锥虫（*trypanosoma cruzi*），属粪源性传播锥虫，是枯氏锥虫病即恰加斯病（Chaga's disease）的病原体，主要分布于南美和中美，故又称美洲锥虫病，是一种自然疫源性疾病。

野生哺乳类动物及家畜为本病传染源。分离到枯氏锥虫的哺乳类动物已超过 150 种。传播媒介为猎蝽科的吸血虫种，特别是锥蝽属，可栖息于人房内，多夜间吸血。主要虫种为骚扰锥蝽（*Triatoma infestans*）、长红锥蝽（*Rhodnius prolixus*）、大全圆蝽（*Panstrongylus megistus*）、泥色锥蝽（*Triatoma sordida*）等。这些节肢动物叮咬了血内有枯氏锥虫的人或动物后，锥虫即被吸入锥蝽体内。这些锥虫在锥蝽体内经过 8~12 天的发育繁殖，即可随粪便排出。锥蝽多咬人的面部，其粪便内的锥虫很容易被涂布到人的眼结膜、口鼻黏膜和叮咬造成的皮损处从而使人感染此病。人类对此病普遍易感，但年幼者病症往往更严重。美洲锥虫病潜伏期5~14天不等，如经输血感染则为30~40天。该病一般在儿童呈急性病症，慢性病症一般暮年才出现。急性患者呈不规则发热，全身不适，淋巴结及肝脾肿大。感染部位的炎性反应（锥虫结节）可持续8周。在急性病例中单侧或双侧眼睑水肿（Romana's征）者，占相当大的比例。患者出现心肌炎和脑膜脑炎常可危及生命。慢性后遗症包括有心肌损害、心脏扩大、心律失常，累及消化道还可出现食管扩张和巨大结肠。

据WHO 2020年公布的数据，全球有600万~700万人感染枯氏锥虫，大多数在拉丁美洲。但由于过去几十年人口流动增加，大多数受感染的人生活在城市环境（城市化），在美国、加拿大、许多欧洲国家以及一些非洲、东地中海和西太平洋国家发现的病例越来越多。锥蝽的典型栖息地是坯泥结构的房屋或棕榈茅棚，特别是墙或屋顶有缝隙或裂口的建筑，它们只在晚上才出来叮咬人，因此最可靠的防止感染枯氏锥虫的办法是避免在有锥蝽侵扰的房屋内过夜。

（4）蠕虫性疾病

1）丝虫病（filariasis）：病原体是丝虫。寄生在人体的丝虫有8种。常见的虫种有马来布鲁线虫（*Brugia malayi*，简称马来丝虫）、班氏吴策线虫（*Wuchereria bancrofti*，简称班氏丝虫）、罗阿罗阿线虫（简称罗阿丝虫）及旋盘尾线虫（简称盘尾丝虫），前二者分布广泛，以热带地区为多见，成虫寄生在脊椎动物终宿主的淋巴系统、皮下组织、腹腔、胸腔等处，雌虫为卵胎生，产出带鞘或不带鞘的微丝蚴（microfilaria），幼虫在中间宿主蚊体内发育；后二者见于非洲及南美洲。

我国传播丝虫病的蚊媒有10多种。班氏丝虫的主要传播媒介为淡色库蚊和致倦库蚊，次要媒介为中华按蚊。马来丝虫的主要媒介为嗜人按蚊和中华按蚊，东乡伊蚊是我国东南沿海地区的传播媒介之一。当这些中间宿主吸血时，成熟的感染期幼虫即自中间宿主体内逸出，经皮肤侵入终宿主体内发育为成虫。马来丝虫和班氏丝虫寄生在人体淋巴系统，引起淋巴管的发炎和阻塞。早期临床表现为反复发作的急性淋巴管炎，晚期马来丝虫可引起下肢象皮肿，班氏丝虫除引起下肢象皮肿外，还可引起其他部位如阴囊、乳房等部位象皮肿，还可引起乳糜尿。成虫所产生的微丝蚴晚间出现于患者末梢血液中，被蚊媒吸吮后发育为感染期幼虫再次叮咬时传播给他人。温度、湿度、雨量、地理环境等自然因素既影响蚊虫的孳生、繁殖和吸血活动，也影响丝虫幼虫在蚊体内的发育。如微丝蚴在蚊体内发育的适宜温度为25~30℃，相对湿度为70%~90%，气温高于35℃或低于10℃，微丝蚴在蚊体内即不能发育，因此，丝虫病的感染季节主要为5~10月。班氏丝虫病分布极广，但主要在亚洲。马来丝虫病仅流行于亚洲。过去在我国山东、河南、江苏、上海、浙江、安徽、湖北、湖南、江西、福建、台湾、贵州、四川、广东及广西均有本病。由于开展大力普查普治工作，现在本病在我国已基本消灭，但仍需注意疫情的监测工作。

罗阿丝虫寄生在患者皮下组织，微丝蚴被斑虻属蝇吸吮后，在其体内发育为感染期幼虫；临床表现为游走性皮下肿块，局部有痛感。盘尾丝虫寄生在人体暴露部位的皮下组织，形成固定的结节，以头部为常见，所产生的微丝蚴随淋巴液散布至附近组织，在眼部附近寄生时可引起失明，故又称为“河盲症”（river blindness），病变附近皮肤刮片检查可找到微丝蚴。蚋属为其中间宿主及传播媒介。

2）结膜吸吮线虫病（thelaziasis）：是由结膜吸吮线虫寄生于眼结膜囊内所引起的一种疾病。寄生于人眼内的吸吮属线虫仅有两种，即结膜吸吮线虫（*Thelazia callipaeda*）和加利福尼亚吸吮线虫（*Thelazia californiensis*）。人体病例于1917年首见于我国北京及福建，迄今在我国报道的病例已达200余例。因本虫多发现于亚洲地区，故又称东方眼虫。雌虫在终宿主眼眶内产出幼虫，幼虫在人眼的分泌物中被中间宿主冈田绕眼果蝇吸食，在蝇体内发育为感染期幼虫。当蝇再叮食其他宿主眼分泌物时，把感染期幼虫传给他人。

感染结膜吸吮线虫的犬、猫等是人体感染的主要传染源。蝇类为本虫的中间宿主。临床上可出现眼部的炎症反应，有些症状很重，但视力一般无障碍。故加强对动物宿主的管理及防治、搞好环境卫生，防蝇灭蝇，注意个人卫生，特别注意儿童眼部的卫生，即可防止本病的传播。

3）美丽筒线虫病（gongylonemiasis）：病原体是美丽筒线虫（*Gongylonema pulchrum*），成虫常寄生在反刍动物及猪的食道、咽部和口腔黏膜下，偶尔可寄生于人体。本病是一种虫媒传播的人兽共患病，主要传染源是牛、羊、猪或其他家畜。与人体感染有关的中间宿主要为屎甲虫和蜚蠊，螳螂等亦可作为其中间宿主。人可因食入中间宿主而感染本病，如把蝗螂、蝗虫用盐水浸泡后，以锅炒过即吃，或在火中稍烤半生不熟时吃，也可由于饮了污染有感染期幼虫的生水或吃了污染的食物而感染。临床上可以引起轻重不同的症状，轻者仅有局部刺激症状，如瘙痒、异物感、虫爬感等，重者还可有舌颊麻木、僵硬、活动受限，吞咽困难等表现。本病的主要治疗方法是挑破寄生部位黏膜取出虫体，症状即可消失。预防的主要措施是消灭和禁食甲虫、蝗虫、蜚蠊等节肢动物，注意饮食卫生，不饮生水等。

4）猪巨吻棘头虫病（macracanthohynchosis）：病原体是猪巨吻棘头虫（*Macracanthorhynchus hirudinaceus*），寄生于人或动物肠道引起肠道病变。此病属人兽共患寄生虫病之一。本虫以甲虫类昆虫作为中间宿主及传播媒介，如金龟、天牛（包括幼虫）、水甲和油葫芦等。我国目前查明的主要有大牙锯天牛（*Dorysthenes paradoxus*）、曲牙锯天牛（*Dorysthenes hydropicus*）和棕色鳃金龟（*Holotrichia titanus*）等 33 种甲虫，其成虫阶段的感染率可高达 62.5%。猪是本病的重要传染源。人因误食了含活感染性幼虫的甲虫而受到感染，但人不是猪巨吻棘头虫的适宜宿主，故在人体内棘头虫大多不能发育成熟和产卵。临床上感染后 2~3 月发病者占大多数。腹痛为首发症状，脐周或右下腹出现持续性腹痛并有阵发性加重。棘头虫病的流行具有明显的地域性和季节性，在辽宁大牙锯天牛于每年 7 月中旬至 8 月上旬羽化为成虫，儿童捕食后，经 30~70 天发病。因此，病例多在 9 月中下旬出现；而山东则在 6~8 月间患病的较多。猪巨吻棘头虫的感染也与人们的生活习惯有关，故禁食甲虫，改变炒食金龟或天牛幼虫的习惯是预防本病最有效的方法。

5）微小膜壳绦虫病（hymenolepiasis nana）：病原体是微小膜壳绦虫（*Hymenolepis nana*），又名短膜壳绦虫，寄生于人体肠道引起微小膜壳绦虫病，亦可寄生于鼠体。微小膜壳绦虫可经中间宿主传播，印鼠客蚤、犬蚤、猫蚤、致痒蚤等多种蚤类以及甲虫、粉虫均可作为其中间宿主。患者是本病主要传染源，偶而吞入含有微小膜壳绦虫幼虫的中间宿主而感染。临床上潜伏期约 1 个月，轻者无明显症状，重者可出现酷似十二指肠溃疡的症状。微小膜壳绦虫呈世界性分布，在温带和热带地区较多见。国内各地的感染率一般低于 1%，唯新疆的乌鲁木齐、伊宁和喀什三市稍高。各年龄都有受感染记录，但以 10 岁以下儿童感染率较高。注意环境卫生和个人卫生、消灭鼠类、蚤类是预防本病的重要措施。

6）缩小膜壳绦虫病（hymenolepiasis diminuta）：病原体是缩小膜壳绦虫（*Hymenolepis diminuta*），又称长膜壳绦虫，是鼠类常见的寄生虫，偶然寄生于人体。中间宿主包括蚤类、甲虫、蟑螂和鳞翅目节肢动物等 20 余种，以大黄粉虫、谷蛾、具带病蚤和印鼠客蚤多见。鼠类或人食未煮熟的污染感染期幼虫的谷面等食物，或直接误食这些昆虫而感染。感染者一般无明显的临床症状，或仅有轻微的神经和胃肠症状，如头痛、失眠、磨牙、恶心、腹胀和腹痛等。严重者可出现眩晕、精神痴呆或恶病质。防治原则与微小膜壳绦虫相同，只是在预防措施上更应注意严格粮食仓库管理、消灭仓库害虫和灭鼠等。

7）复孔绦虫病（dipylidiasis）：病原体是犬复孔绦虫（*Dipylidium caninum*），是犬和猫的常见寄生虫，偶可感染人体引起复孔绦虫病。犬栉首蚤、猫栉首蚤和致痒蚤均可成为犬复孔绦虫的中间宿主，犬、猫等动物多由于舐毛，吞食其体表感染蚤而受染。人的偶然感染乃因与犬、猫密切接触，误食感染的蚤；或感染蚤被犬、猫嚼碎，感染期幼虫混于唾液内，当犬或猫舐玩婴、幼儿面部时，使之受染。本病潜伏期长短不明，感染后 5 周即可发病。临床上可无明显症状，或有食欲减退，消化不良，腹部不适，间有腹痛、腹泻甚而由于脱落孕节爬出肛门导致肛门瘙痒及烦躁不安等症状。犬复孔绦虫广泛分布于全世界各地，犬和猫的感染率很高，狐和狼等也有感染；但人体复孔绦虫病比较少见。全世界至今报道仅 200 例左右，患者多为 6 月龄至 3.5 岁婴幼儿，并有一家人同时受感染的报道。我国仅有数例报道，散在北京、辽宁、广东、四川、山西、山东和福建等地。注意环境卫生，加强对犬、猫管理，同时予以灭蚤和驱虫是预防本病的关键。

（5）其他疾病

1）地方性斑疹伤寒（endemic typhus）：又称鼠型斑疹伤寒（murine typhus），病原体为莫氏立克次体（*Rickettsia mooseri*），是经鼠蚤传播的急性传染病。家鼠是地方性斑疹伤寒的主要传染源，通过鼠蚤在鼠群中传播流行。立克次体在蚤中肠上皮细胞内繁殖，人被叮咬或蚤粪污染受损皮肤而获感染。潜伏期一般为 8~14 天，起病大多较急，几乎所有病例均有发热，体温多缓慢上升，于第 1 周末达高峰，一般为 39~40℃。患者自潜伏期末 1~2 天直至退热后数日均有传染性，而以发病 1 周传染性最强。灭鼠、灭蚤为预防本病的最重要措施。

2）流行性斑疹伤寒（epidemic typhus）：又称虱传斑疹伤寒或典型斑疹伤寒，病原体是普氏立克次体（*Rickettsia prowazekii*）。患者是本病的唯一传染源，人虱是传播媒介，以体虱为主，头虱次之，阴虱亦可。当受染的虱吸吮人血时，同时排泄带有病原体的粪便于皮肤上，立克次体可通过被虱叮咬的伤口或破损的皮肤而侵入。临床上多急性起病、稽留型高热、剧烈头痛、皮疹与中枢神经系统症状，病程 2~3 周。人普遍易感，患病后可产生一定的免疫力。本病流行与人虱密切相关，故北方寒冷的冬季较易发生。战争、灾荒及卫生条件不良易引起流行。预防本病的关键是患者及密切接触者应尽早采用各种物理、化学方法进行灭虱，或接种斑疹伤寒疫苗以降低发病率。

3）虱媒回归热（louse-borne relapsing fever）：病原体为回归热包柔螺旋体（*Borrelia recurrentis*），是一种周期性发作的急性传染病，传播媒介为人体虱。病原体随患者血液被虱吸入后 5~6 天即穿过胃壁进入血腔，并大量繁殖，不进入消化道也不进入组织，其传染方式很特别，靠虱体被碾碎后体液中的病原经受损皮肤进入人体。

4）蜱媒回归热（tick-borne relapsing fever）：病原体为疏螺旋体属（*Borrelia*），由软蜱科钝缘蜱叮咬，蜱的基节液、粪便污染伤口传播。人群普遍易感，重型病例可致死亡。我国蜱媒回归热病例仅记载于新疆，由乳突钝缘蜱传播。

5）战壕热（trench fever）：又称五日热（quintan fever 或 five-day fever）、胫骨热（shin bone fever），病原体为五日热立克次体（*Rickettsia quintana*），是通过体虱为媒介所传播的急性发热性疾病。人体感染方式也与流行性斑疹伤寒相似，只是立克次体只能在人虱胃内或上皮细胞表面繁殖，不侵入细胞内。本病症状与流行性斑疹伤寒相似而较轻，但病程较长。预防主要是及时发现和隔离患者并灭虱。

4. 虫媒病的流行病学特点　媒介节肢动物的地理分布及季节消长与某种虫媒病流行地区以及流行季节相一致，因此虫媒病的发生和流行一般具有下列两个特点：一是在空间上的地方性；二是在时间上的季节性。

（1）地方性：虫媒传染病的地理分布常具有一定的地方性或地区性。这种地方性乃与下述因素有关：

1）生活史中需要医学节肢动物为媒介或中间宿主，则该寄生虫病的地理分布与其媒介节肢动物的分布一致。例如冈比亚锥虫病及罗得西亚锥虫病与舌蝇的分布一致，仅见于非洲，恰加斯病与锥蝽的分布一致，仅见于中、南美洲。在上述地区，分别存在舌蝇或锥蝽生长、发育、繁殖的良好条件。因而，冈比亚及罗得西亚锥虫病主要见于非洲，恰加斯病主要见于美洲。

2）存在特定种类的保虫宿主。例如，黄鼠仅见于我国东北草原地区，因此，黄鼠鼠疫亦仅限于该区。

值得注意的是，全球气候变暖的趋势导致生态系统发生了很大的变化，许多病媒的分布范围不断扩大，如以前仅在热带地区传播的虫媒病频频出现在亚热带、甚至是温带地区，像白纹伊蚊之前仅存在于北纬 20°中国与缅甸接壤地区，目前其活动、分布范围已经达到北纬 40°，向北温带地区推进了约 3 000km；一些先前从未出现疟疾或蚊媒疾病的高海拔地区也开始出现相应的虫媒或已发生此类疾病。

（2）季节性：虫媒病的流行季节与有关节肢动物的季节消长相一致，节肢动物是变温动物，其孳生、生活、繁殖受制于环境条件，特别是温度、湿度、光照和降水量等气候因素，对其种群的发生和增加具有密切关系。一般虫媒病的发生常紧随虫媒数量的增加而暴发流行，二者的季节消长基本上一致，虫媒数量增加在前，疾病暴发在后，这是因为在生物性传播中，病原体在节肢动物体内需要经历一个外潜伏期。如人感染黑热病，往往是在经历一个白蛉季节之后。我国东北林区森林脑炎主要由全沟蜱传播，全沟蜱每年 3 月末或 4 月初出现，5 月中旬达高峰，以后渐下降，8 月便很少见；患者常由 4 月末开始出现，5 月份病例数开始增多，一般在 6 月上旬或中旬达高峰，以后渐下降，7 月后患者即少见。另外，人畜由虫媒感染病原体以后至发病也有一个内潜伏期。虫媒最适宜的增殖季节和种群数量高峰随虫种而不同，因此它们大量传病的季节亦不同。例如一般蚊虫大量发生于夏秋，蚊媒病高峰也常见于夏秋。如温度、湿度、雨量、地理环境等自然因素既影响蚊虫的孳生、繁殖和吸血活动，也影响病原体在蚊体内的发育。如间日疟原虫的流行季节与中华按蚊或嗜人按蚊的活动季节一致；如微丝蚴在蚊体内发育的适宜温度为 25~30℃，相对湿度为 70%~90%；气温高于 35℃或低于 10℃，微丝蚴在蚊体内即不能发育。因此，丝虫病的感染季节主要为 5~10 月。

随着全球暖化，一些原本不能越过冬季存活的虫媒，也在温暖的条件下生存，在春天来临时提前出现活动高峰，致使其繁衍季延长，从而导致虫媒病的流行时间也随之延长，例如Hsieh和Chen基于多阶段理查兹模型对气候变化对台湾地区登革热暴发的影响进行了分析，结果表明近年来台湾地区逐年增多的夏季登革热大暴发一直持续到早冬，可能与该地区近年的秋季持续变暖，更适合传播媒介的繁殖有关。气候变暖导致的极端气候事件，如飓风、洪水等会触发某些虫媒病的暴发流行，如疟疾的传播可因厄尔尼诺所致的高温而增加。气候变暖不仅改变了虫媒的地理分布、增加了虫媒的繁殖速度与侵袭力，还缩短了病原体的外潜伏期，提高了虫媒病疫情频发的概率，其防控难度将不断增加。

某些虫媒传染病有明显的职业特点。如森林脑炎多见于伐木工人及进入林区的人员。虫媒病的发病还可有年龄上的差异：在乙型脑炎流行区，病例多见于儿童，而在新发地区，各年龄组均可发病。

（3）自然疫源性：虫媒病的自然疫源性，是指病原体、特异性媒介和储存宿主（动物）三者无限期地存在于自然界中，这些病原体在自然条件下，即使没有人类的参与亦可以通过媒介（吸血节肢动物）感染宿主（主要是野生脊椎动物，尤其是鸟类和兽类）造成流行，并长期在自然界循环延续其后代。人的感染和流行，对其长期在自然界保存来说，不是必要的，这种现象称为自然疫源性。

自然疫源性具有重要的医学-生物学意义。第一，它可用于流行病学预测。人们可根据某种地形、某种地理条件中存在一定的生物群落，来预测有无某种自然疫源性疾病存在的可能。例如，我国东北地区，森林脑炎的地区分布与硬蜱、尤其是全沟蜱的分布相吻合，而原始的针阔叶混交林是本病的原始自然疫源地。因此，在开发任何原始的针阔叶混交林以前，应查明是否存在森林脑炎的自然疫源地，以便及时采取措施做好预防工作。第二，可指导人们从事经济开发活动，避免导致新的自然疫源地的形成。自然疫源性也可能解释了某些人类疾病的起源及演化问题。

二、对公共卫生的威胁

目前已经发现至少586种媒介（医学节肢动物）可以传播病毒，主要媒介为蚊虫和蜱虫。已知300种蚊虫可以传播虫媒病毒，其中以伊蚊和库蚊为主，分别传播115种和105种虫媒病毒。已知25种蠓虫可传播虫媒病毒，主要是库蠓和蠛蠓。此外白蛉、蚋、蝽、虱、螨、虻、臭虫等均可传播虫媒病毒。传播媒介种类繁多、分布广泛，这也是虫媒病毒在全世界广泛分布的原因。全世界已发现300余种蚊传虫媒病毒，分布于南极和北极以外的所有大陆地区。在人与人之间、动物与人之间、动物之间传播病原体引起人/畜或人畜共患疾病是医学节肢动物的重要危害之一，目前已发现100余种虫媒病毒可引起人/畜或人畜共患疾病。与人/畜疾病最为密切的虫媒病毒主要集中在披膜病毒科、黄病毒科、布尼亚病毒科和呼肠孤病毒科4个科。恙虫病、流行性斑疹伤寒等立克次体与埃里克体病，鼠疫、土拉弗氏菌病等细菌病，莱姆病、蜱传回归热等螺旋体病以及疟疾、黑热病、丝虫病、结膜吸吮线虫病等寄生虫病均由虫媒传播。虫媒病传播情况复杂，无国界之分，流行规模不断扩大，不仅在热带贫困地区流行，同时也在美国或欧洲等许多发达国家或地区流行，每年全球受这些疾病威胁健康或导致死亡的人群数以万、亿计，引起极大经济损失和公共卫生负担。

在17世纪至20世纪初，鼠疫、疟疾、登革热、黄热病等虫媒病是人类致病及死亡的主要疾病，其发病比其他疾病发病的总和还多，给人类带来巨大灾难。在我国，虫媒病年发病率占到传染病发病率的5%~10%，且因虫媒病死亡的人数占到传染病死亡人数的30%~40%。我国，虫媒病占法定报告传染病的近1/3；其中，甲类传染病有鼠疫；乙类传染病有肾综合征出血热、流行性乙型脑炎、登革热、钩端螺旋体病和疟疾；丙类传染病有流行性/地方性斑疹伤寒、黑热病、丝虫病；另外还有一些没有列入法定报告传染病，包括莱姆病、恙虫病、森林脑炎、新疆出血热、巴尔通体病等。可见，在传染病的预防控制中，此类疾病占有非常重要的地位。有些虫媒病一旦进入一个地区，只要有合适的传播媒介和环境，就会立即定居并且扩散开，成为该地的常见传染病，因而在全球化的大背景下，即使在我国暂未被列入法定报告的虫媒病也应该引起公共卫生监管部门、机构的重视。

随着快速的无节制城市化、国际旅行和贸易的大幅增加、耕种方法的变化以及气候变化及随之发生的其他环境变化等，病媒在全世界蔓延，越来越多的人面临风险。影响全球公共卫生的重要虫媒传播病原体如下：

（一）西尼罗病毒

西尼罗病毒（West Nile virus，WNV）是西尼罗病（West Nile disease，WND）的病原体，主要传播媒介为库蚊。鸟为扩大宿主（amplifying host），人等哺乳动物为终极宿主（dead-end host）。一般的传染途径是蚊叮咬感染 WNV 的鸟后，再叮咬人或动物时将 WNV 传染给人和其他动物。多数人感染 WNV 无临床症状，少数表现为西尼罗热、西尼罗病毒性脑炎或西尼罗病毒性脑膜脑炎。

1937 年从乌干达西尼罗河地区一位妇女体中首次分离出来 WNV。1953 年，尼罗河三角洲区域的鸟类（乌鸦和鸽子）中首次发现该病毒。WNV 在自然中以蚊—鸟—蚊传播循环而存在下来。除蚊叮外，鸟类还可以通过多种途径感染，但不同物种在维持传播循环方面的可能性也各不相同。库蚊属通常被认为是 WNV 的主要病媒。WNV 通过纵向传播（成虫到卵）在蚊的群体中生存。鸟类是 WNV 的宿主，乌鸦科（鸦科）的鸟类尤其易感，已在 250 多种死亡和濒临死亡的鸟类中检测出该病毒。在欧洲、非洲、中东和亚洲，WNV 感染引起的鸟类死亡很罕见。1997 年以色列出现了一种能够导致多种鸟类出现脑炎和麻痹症状继而死亡的毒力更强的毒株。在美洲，也发现该病毒对鸟类具有高致病性。

人群中主要的一次 WNV 流行传播发生在 1950 年的以色列；20 世纪 50 年代，该病毒传入南亚地区的印度并造成当地西尼罗热流行；20 世纪 90 年代，WNV 传入欧洲，造成多次西尼罗热流行。1999 年，在突尼斯和以色列流行的一种 WNV 病毒输入纽约并造成大规模惊人疫情，随后数年中，它蔓延至美国，并扎根于从加拿大到委内瑞拉的广大区域。过去 50 多年中，全世界许多国家均报告过 WNV 引起的人类感染。据 WHO 的记载，WNV 甚至在天寒地冻的俄罗斯和加拿大都有过疫情暴发。WHO 将西尼罗脑炎列为当前全球重大流行病之一。

1999 年 8 月下旬，来自皇后区北部一家医院的传染病医生联系了纽约市卫生部，报告了两名脑炎患者。在调查中，纽约市卫生部最初确定了一组六名脑炎患者，其中五名患者有严重的肌肉无力需要呼吸支持，调查认为可能是圣路易斯脑炎病毒所致。截至 9 月 28 日，纽约市（25 个病例）以及周围两个县共报告了 37 起脑炎病例和 4 起死亡案件。8 月底发病的一例患者具有曾经在 1999 年 6 月前往非洲的旅行史；在潜伏期间，其余病例患者均未到达已知 WNV 流行的地区。在这次暴发之前和同时，当地的健康人员观察到纽约市鸟类，尤其是乌鸦的死亡数量明显增加。9 月初，Bronx 动物园的工作人员注意到一只鸬鹚，两只人工繁殖的智利白鶳和一只亚洲野鸡的死亡。在动物园对鸟类进行的尸检显示出不同程度的脑膜脑炎和严重的心肌炎。来自纽约州的鸟类和乌鸦的病理学组织标本被送到疾病预防控制中心（CDC）。9 月底，CDC 在基于人类、禽类和蚊子样本中病毒的鉴定后最终证实暴发的真正原因为 WNV。根据进化树分析，纽约 1999 年的病毒株与以色列流行株为同一来源。

从 1999 年到 2015 年，美国共报告了 43 437 例确诊和可能的 WNV 病例，其中包括 20 265 例神经侵袭性病变。最大的三次暴发发生在 2002 年、2003 年和 2012 年，神经侵袭性病变的发病率也较前升高，其中大约一半为脑炎病例，后遗症比较严重。1999 年前 WNV 的流行大多表现为一过性，即仅出现个别病例感染或局部流行，且疾病流行后间隔几年才有新的病例出现，呈现“间断性”流行。WNV 在 1999 年进入美国后蔓延至全美国，每年发生疾病流行，由此可见，WNV 感染在美国已成为一种虫媒病毒病的地方性流行。WNV 在美国的疫情（1999—2012）显示出媒介传播病原体输入并扎根于现有生存地之外的地方会带来严重的公共安全问题。这场历时近 20 年的可怕瘟疫让美国，也让全世界开始关注虫媒病毒，虫媒病毒的研究开始变得专业化、系统化。由于 WNV 动物疫情的出现先于人间病例，因此建立积极的动物卫生监测系统发现鸟类和马中的新病例，对兽医和人类公共卫生主管机构提供早期预警至关重要。西尼罗病毒感染目前仅有用于马的兽用疫苗，安全可靠的人用疫苗仍在研发中。

我国广泛存在能传播 WNV 的媒介蚊种，而我国周边国家都出现过 WNV 感染病例，加之全球人员流动性强、候鸟迁徙、蚊虫媒介的广泛分布及其分布区的不断扩大都可导致 WNV 传入我国并流行的风险较大。我国在 2011 年新疆维吾尔自治区喀什地区的尖音库蚊标本中首次分离到 WNV，同时在当地 1 例病毒性脑炎患者急性期与恢复期血清中检测到具有 4 倍以上差异的 WNV 中和抗体，提示 WNV 可能在当地有流行，但是迄今为止国内无人感染 WNV 的病例报道。随后在我国上海的一项调查显示，采集的 14 种、95 只鸟中有 5 只鸟的血清标本中存在 WNV 中和抗体；另一项调查显示，采集的 367 只家养犬和 309 只家养猫中 5%

(17/367)家养犬和15%(46/309)宠物猫中存在WNV中和抗体阳性。

(二)登革病毒

登革病毒(dengue virus,DENV)1~4型是登革热和登革出血热的病原体。主要传播媒介是埃及伊蚊和白纹伊蚊。病毒通过已感染雌蚊的叮咬传染给人类。蚊通常在吸食被感染人血液时获得病毒。经过4~10天潜伏期后,被感染的蚊终生均能传播病毒。埃及伊蚊起源于非洲,白纹伊蚊起源于亚洲,飞行距离较近,但随着交通工具及轮胎贸易,随后数十年迅速向世界各地扩散。亚洲登革热的病媒白纹伊蚊已经传播到北美和超过25个欧洲国家,很大程度上是由于国际废旧轮胎(伊蚊的繁殖场所)贸易和货物(如幸运竹)流动造成的。白纹伊蚊适应性极强,在欧洲较冷的温带地区也可生存,其传播是因为能够适应低于冰点的温度、冬眠和在微生境中找到隐蔽处。

登革热是全球蔓延最快的病媒生物传播疾病。1950年,登革出血热在菲律宾、泰国等地首次暴发,从此,登革热从一种致死率不高的普通病症演变成为了一种烈性的、引起死亡的恐怖疾病。WHO的数据表明,从1960年至2010年,登革热人数增长了30倍。1970年登革热仅出现在9个国家,而现在已经有128个国家发现病例,其中美国、东南亚和西太平洋地区为重灾区。2008年,美洲、东南亚和西太平洋区域有120多万登革热病例。2010年法国和克罗地亚首次报告出现了登革热地方传播情况,另有三个欧洲国家发现了输入性病例。2012年,在葡萄牙马德拉岛发生的登革热疫情造成2 000多人患病,在葡萄牙大陆以及欧洲其他10个国家发现了输入性病例。2014年,日本报道了约80例病例,这是70年来日本首次暴发登革热疫情。2015年为近年来登革热疫情最严重的一年,仅美国就有235万人感染登革热,其中10.2万人为重症登革热,共造成了1 181人死亡;印度德里暴发了自2006年以来最严重的疫情,病例数达1.5万多例。2016年病例数超过334万,美洲区域2016年报告的病例数超过238万例,仅巴西就有150万人感染,是2014年感染人数的3倍;西太平洋区域报告了超过37.5万例疑似登革热病例,其中菲律宾报告了17.6万例,马来西亚10万例;所罗门群岛宣布暴发疫情,疑似病例超过7 000例;在非洲区域,布基纳法索报告了局部登革热疫情,发现1 061例可能病例。2017年,只有巴拿马、秘鲁和阿鲁巴登记发生的病例数出现上升,同时记录发生的严重登革热病例也减少了53%。导致这种下降的确切因素仍然不为人所知。在2017—2018年病例数量下降之后,2019年病例数量急剧增加;在西太平洋区域,澳大利亚、柬埔寨、中国、老挝人民民主共和国、马来西亚、菲律宾、新加坡和越南观察到的病例数量都增加了,美洲区域的部分国家也观察到了病例数增加。WHO认为,气候变化是全球登革热扩散的主要原因。2019年,WHO公布的世界十大健康威胁里,登革热位列第九,排在艾滋病之前。随着全球化进程的不断推进,全球范围内人流、物流更加频繁,交通工具更为便捷,在一定程度上有利于媒介伊蚊和登革病毒的不断扩散和传播。

我国20世纪40年代即有登革热发生和流行报道;1980年和1986年海南岛发生两次大流行,发病人数分别达到40多万和10多万。2005—2015年我国登革热病例达59 334例,96.8%以上的登革热病例发生在广东、云南、福建和浙江省,其中广东省登革热病例最多,占87.6%。2014年广东省发生大流行,报告登革热病例45 189例,为1995—2018年来最高,发病率达290.83/10万,全年报告新发病例数是1978—2013年累计报告病例数的2.4倍,其中广州病例数为11 309例,广州启动了突发公共卫生事件三级应急响应机制。2017年我国山东省暴发了登革热疫情,2018年湖南省成新的本地暴发省份,登革热疫情在我国逐渐由南方沿海地区向内地蔓延,流行区域不断扩大,伊蚊逐渐北上,预示我国登革热流行区域不断扩展,风险人群不断增加。2019年中国大陆28个省(自治区、直辖市)报告登革热病例共22 599例,发病率为1.63/10万,报告病例数仅次于2014年的登革热大暴发,显著高于2018年(5 136例);其中13个省(自治区、直辖市)发生了登革热本地病例,境内感染病例16 794例(占病例总数的74.31%),境外输入病例5 805例(占25.69%);临床诊断病例10 170例(45.00%),确诊病例12 429例(55.00%),病死率为0.01%;2019年全国登革热病例分布范围显著增加,共有550个县(区)报告境内感染病例,其中290个县(区)发生本地病例,而1 066个县(区)报告境外输入病例,两者均为历年最高。当前我国142个县(区)的1.68亿人口处于登革热的高风险区。但有研究表明,我国大陆登革热疫情没有本土化,仍是境外输入引起登革热本地流行,即近空间距离的疫情影响更甚。

气候变化等因素对我国伊蚊分布区产生一定程度的影响,以埃及伊蚊为例,近年来我国云南省的埃及伊蚊分布区呈快速扩大趋势：2002年仅发现于瑞丽市，2008年分布区为瑞丽市、芒市和勐腊县，2014年分布区扩大到8个县（市），2019年最新分布区达到10个县（市）及曾发现埃及伊蚊分布的澜沧县和临沧市；但广东和海南省的埃及伊蚊分布区有所缩减；全国范围来说，埃及伊蚊分布已扩展到北纬24°左右。当前白纹伊蚊高度适生区集中于海南、台湾、广东、广西、云南和福建等省（自治区）的269个县（区）。有研究表明，基于目前的气象数据，未来气候变化将导致我国媒介伊蚊适生区分布范围明显向高纬度地区扩展。预计在最低增温情景下，白纹伊蚊高度适生区到2050年达400个县（区）；在最高增温情景下，白纹伊蚊高度适生区在2050年增加333个县（区）。气候变化导致局部地区降雨增多、极端天气增加，小积水密集，利于伊蚊的孳生；加之气候变暖，蚊虫活动时间加长，更利于登革病毒的传播。

传播登革热的埃及伊蚊飞行距离较近，因此疾病容易在人口密度较大的城镇暴发。随着城市化进程不断推进，大量人口涌入城市，造成城市局部地区的人口密度增高、住房拥挤，更易受到媒介伊蚊叮咬，显著增加登革热传播风险。城市化进程中部分居民区配套设施跟不上，导致卫生条件差，水源管理不当，蚊虫控制不及时，易造成媒介伊蚊的孳生。

随着“一带一路”倡议的实施，作为“一带一路”沿线国家和地区的重要传染病，登革热输入引起本地传播及二代病例发生不断增多，对我国生物安全、公共安全和人群生命安全构成严重威胁。

对登革热/重症登革热没有特异治疗办法，也还没有确认有效的疫苗，登革热对公共健康提出巨大的挑战，需要各国、多部门的协作，加强实验室合作网络支持和病媒控制培训，促进临床管理和诊断、开发新工具用于蚊虫控制等。

（三）基孔肯亚病毒

基孔肯亚病毒（Chikungunya virus，CHIKV）是基孔肯亚出血热的病原体。埃及伊蚊曾被认为是其唯一传播媒介；2009年报道CHIKV宿主结合蛋白基因发生突变，导致CHIKV可以感染白纹伊蚊，自此白纹伊蚊也成为CHIKV的传播媒介，CHIKV得以更广泛的传播；非洲伊蚊亦是主要传播媒介。CHIKV以“人-蚊-人”的方式循环。基孔肯亚出血热大多发生在非洲、亚洲和印度次大陆。然而，2015年发生的一起大型疫情殃及美洲区域的若干国家。CHIKV于1952年首次在坦桑尼亚南部尼瓦拉州（Newala）发现，20世纪60年代以后，基孔肯亚出血热东移至东南亚地区。1963年在印度首次暴发，之后本病多次发生于热带非洲以及亚洲的印尼、菲律宾、泰国、越南、缅甸和印度等地。仅1965年在印度马德拉斯的一次流行中，200万人口中就有30万患者。人感染数量在非洲已多年相对比较低，但在1999—2000年间，在刚果民主共和国发生了一次大暴发，2007年加蓬发生了一次暴发。

近几年，基孔肯亚出血热在非洲和亚洲再次暴发，导致数百万人发病，且传播范围具有超出现有分布范围的趋势，即向中美洲、南美洲以及美国南部和中国等地区扩散。在亚洲、非洲、欧洲以及美洲的近60个国家，已经确认有基孔肯亚出血热。2005年以来，印度洋岛屿、非洲及印度基孔肯亚出血热的流行与暴发与人口流动带来的远距离传播有关。自2005年2月起，基孔肯亚出血热大范围流行发生在印度洋各群岛。欧洲很多输入性病例与这次流行有关，大多数病例是在2006年，当时印度洋的流行正值高峰。自2005年起，印度、印度尼西亚、马尔代夫、缅甸和泰国已经报告了超过190万病例。2007年，欧洲报告了首次传播，是意大利东北部的一次局部性暴发，这次疫情暴发记录了197例病例，确认了由白蚊伊蚊传播导致暴发在欧洲是完全有可能的。2013年12月，法国报告了法属圣马丁岛两例经实验室确诊的本地基孔肯亚出血热病例。2014年10月，法国证实在法国蒙彼利埃市发生了4例基孔肯亚出血热本地感染病例。此后，在WHO美洲区域超过43个国家和地区确认发生了本地传播。截至2015年4月，加勒比岛屿、拉丁美洲国家和美利坚合众国已记录137.98万例以上基孔肯亚出血热疑似病例。该病在同期还造成了191例死亡。加拿大、墨西哥和美国也记录了输入病例。2014年美洲通报的疑似病例总数为100多万例。2015年，美洲国家向泛美卫生组织区域办事处通报了693 489例基孔肯亚出血热疑似病例和37 480例确诊病例，其中哥伦比亚负担最重，共出现了356 079例疑似病例。2016年，共向泛美卫生组织区域办事处报告发生了349 936例疑似病例和146 914例实验室确诊病例；报告病例数量最多的国家是巴西（265 000例疑似病例）、玻利维亚和哥伦比亚（分别为19 000例疑似病例）。2016年，在出现1 000多起疑似病例后阿根廷首次报告发生基孔肯亚出血热本土传播；在撒哈拉以南非洲地区，肯尼亚报告了一起基孔肯亚出血热疫情，造成了1 700多例疑似病例。2017 年,巴基斯坦继续应对 2016 年开始的疫情。调查显示,任何年龄均可感染 CHIKV 发病,但新老疫区有差异。在新疫区或输入性流行区,所有年龄组均可发病;在非洲和东南亚等长期流行地区,儿童发病较多。

1987 年云南西双版纳发现基孔肯亚出血热患者,并从其血液中分离出病毒。2008 年,我国首次从 2 例斯里兰卡回国的输入性病例血清标本中检出 CHIKV。1986—2001 年期间,陆续从云南省和海南省的蝙蝠、蚊虫体内分离到 CHIKV;1983—2007 年,相继从发热患者、健康人及动物(蝙蝠等)血清中检测到 CHIK 抗体。2008 年起,广东和浙江省开始陆续出现散在的 CHIK 输入性病例。2010 年 10 月,广东省东莞市发生了我国首起基孔肯亚出血热社区聚集性疫情,为我们敲响了警钟。

作为 CHIKV 的主要传播媒介,我国白纹伊蚊已从长江以南地区扩散至黄河以北地区。凡有伊蚊存在地区,当伊蚊达到一定密度且自然条件适合时,如有 CHIKV 传入,就可能引起流行或暴发。随着旅游业和对外贸易的迅速发展,我国输入性病例的增多将会进一步增加基孔肯亚出血热暴发或流行的风险。目前对基孔肯亚出血热既无疫苗,也无特异的疗法。基孔肯亚出血热疫情的暴发或流行可能会对我国造成严重的公共卫生问题并带来巨大的经济损失,因此,应该提高警惕,积极吸取国外防控基孔肯亚出血热的经验和教训,提高应对能力和做好防控措施。

(四)寨卡病毒

寨卡病毒(Zika virus,ZIKV)主要通过热带和亚热带地区受感染的伊蚊属蚊虫叮咬传播。伊蚊一般在白天叮咬人,叮咬高峰为清晨和傍晚/晚间。埃及伊蚊是寨卡病毒的主要传播媒介,其他如雅普群岛的 Hensilii 伊蚊、波利尼西亚伊蚊、白纹伊蚊几种伊蚊可能也是寨卡病毒的传播媒介。我国主要有白纹伊蚊和埃及伊蚊。ZIKV 也可在怀孕期间通过性接触、输血和输入血液制品以及器官移植从母亲传给胎儿。感染 ZIKV 后大多数感染者并没有症状,或症状较为轻微,包括发热、皮疹、结膜炎、肌肉和关节疼痛、不适或头痛。怀孕期间发生 ZIKV 感染可能使出生婴儿患有小头症和其他先天性畸形,统称为先天性寨卡综合征。ZIKV 感染还与妊娠期间发生的其他并发症相关,包括早产和流产。成人和儿童感染 ZIKV 可能面临罹患神经系统并发症的更大风险,这包括吉兰-巴雷综合征、神经病和脊髓炎。

ZIKV 于 1947 年首次在乌干达通过丛林黄热病监测网络在恒河猴中被发现,随后于 1952 年在乌干达和坦桑尼亚联合共和国的人类中做出确认。20 世纪 60~80 年代,在非洲和亚洲发现了少数散在人间感染病例,患者通常带有轻微病症。2007 年前,全世界仅报告 14 例散发性病例,因其临床表现温和,没有暴发的报告。2007 年在雅浦岛(密克罗尼西亚联邦)报告发生了首起有记载的寨卡病毒病疫情。2007 年在西太平洋密克罗尼西亚的雅普群岛上第 1 次出现在非洲和亚洲以外的暴发。在之后的 10 余年里,病毒迅速扩展到其他地区,导致几个太平洋岛屿出现暴发疫情。2013—2014 年在法属波利尼西亚南太平洋地区发生较大的 ZIKV 流行传播,并首次报道了严重并发症和非病媒传播病毒。巴西在 2015 年 3 月报告了许多皮疹患者,很快被确定为 ZIKV 感染,2015 年 7 月被发现该病毒与吉兰-巴雷综合征有关;2015 年 10 月,巴西报告称 ZIKV 感染和小头症之间存有关联;巴西的这次寨卡病毒病疫情造成约 150 万人感染。寨卡病毒病之所以能够快速蔓延扩大,主要有以下几方面原因:一是传染源主要是患者及无症状感染者;二是传播途径主要包括蚊媒叮咬传播、性传播及垂直传播等;三是主要传播媒介为埃及伊蚊,白纹伊蚊也可传播该病毒。尽管在过去 60 年里,非洲和亚洲都有关于 ZIKV 传播的记录,但只有在法属波利尼西亚和巴西暴发疫情后,人们才意识到 ZIKV 的传播和严重疾病后果的可能性。2016 年 2 月,WHO 宣布导致巴西集中出现一系列新生儿小头畸形病例和其他神经系统疾病这一情况构成了应该受到国际关注的公共卫生健康紧急状况,这是 WHO 发布的人类史上第四次国际公共卫生紧急事件,也是半个多世纪以来首次发现与人类出生缺陷有关的重大传染病。目前非洲、美洲、亚洲和太平洋地区已有寨卡病毒病疫情记录,共有 86 个国家和地区报告出现了经由蚊子传播的 ZIKV 感染证据。世卫组织/泛美卫生组织和合作伙伴们 2016 年 7 月制定了寨卡战略应对计划,将进一步注重预防和管理寨卡病毒感染造成的医学并发症。

我国首例寨卡病毒病病例为输入性病例,2016 年 2 月 2 日从委内瑞拉回江西省赣州市。截至 2017 年 5 月 23 日,中国大陆共报告 25 例输入性寨卡病毒病确诊病例,其中 2016 年报告 24 例,2017 年报告 1 例。我国输入省份以广东省最多,占输入病例总数的 60.0%,以入境检疫和健康随访发现较多,均为 9 例,各占

36.0%;其他病例为入境后就医时发现(7 例,占 28.0%)。提示有国际空港口岸的城市所在省份以及对外旅游或商务、劳务往来人员较多的省份尤要做好检疫、防控;出入境检疫人员要防好第一道关口,做好来自疫区人员的检疫检测。我国目前虽未出现寨卡病毒本地传播,但研究表明在中国贵州地区采集的野外致倦库蚊和骚扰阿蚊中能够分离出 ZIKV;目前也没有相关疫苗上市,人群对寨卡病毒缺乏免疫力,普遍易感;中国周边的东南亚地区已经有 ZIKV 感染病例的报道,尤其是与中国毗邻的越南,近年来 ZIKV 感染病例有上升趋势且已经造成小头症患者。因此,中国大陆有 ZIKV 暴发流行的风险,加强中国出入境监测及公众防控意识显得尤为重要。从既往我国伊蚊监测情况来看,5 月起云南、海南、福建、浙江等省份蚊媒密度呈上升趋势,6~10 月为我国各地蚊媒活动的活跃时期,输入后发生局部传播的可能性增大,所以一方面在节假日前后各重点省份入境口岸要做好归国人员体温筛查等工作,以防止疫情输入;另一方面在我国蚊媒活跃季节应加强南方重点省份蚊媒监测和控制工作,同时做好发生本地传播疫情的各项应对准备,防止疫情输入后本地传播疫情的发生。

(五) 流行性乙型脑炎病毒

流行性乙型脑炎病毒(epidemic encephalitis B/Japanese Encephalitis virus,JEV)感染引起的流行性乙型脑炎(乙脑)也称日本脑炎,因有记载的第一例乙脑感染发生在 1871 年的日本而得名。乙脑是一种经虫媒传播的病毒性人兽共患病,可影响人类。目前已知的乙脑蚊媒有库蚊、按蚊、伊蚊、阿蚊(*Armigeres*)和曼蚊(*Mansonia*)共 5 属 30 余种,我国有 20 余种,包括三带喙库蚊、淡色库蚊、中华按蚊、致倦库蚊、白纹伊蚊、骚扰阿蚊(*Armigeres subalbatus*)和凶小库蚊(*Culex modestus*)等。嗜人库蚊将病毒从增殖宿主(主要是猪和水禽)传播至人类。孳生于水塘和水稻田中的三带喙库蚊是最重要的病媒蚊种,其易感性是淡色库蚊、白纹伊蚊等媒介的数百倍以上。感染 JEV 的蚊虫终生具有传染性,能带病毒越冬,在翌年再感染动物和人,可见媒介蚊虫不仅是乙脑的传播媒介,而且是 JEV 的储存宿主。近年来多项研究表明,蠓亦是除蚊类外重要的 JEV 传播媒介。自然界约有 60 多种动物可感染 JEV,以猪、牛、马、羊、骡、犬等家畜动物为主要感染者或储存宿主,其中猪数量多、分布广、繁殖快,病毒血症水平较高,且维持时间长,是乙脑传播最重要的宿主动物和传染源。野生动物和野鸟是自然疫源地的储存宿主。鸟类也是乙脑有效的病毒血症扩增宿主。此外,多项研究表明蝙蝠在 JEV 保存和扩散中具有重要作用。一般情况下 JEV 的传播需要以下几个条件:一是足够多数量的蚊虫媒介;二是要有一定数量的储存扩增宿主;三是媒介和动物宿主活动的范围内的有未免疫人群。乙脑作为一种蚊虫传播的重要传染病,主要对儿童健康威胁较大,而且乙脑的病死率较高,可达 25%~30%,幸存者中有一半会留有神经系统后遗症。

乙脑几乎在所有亚洲国家都有发生,无论其位于温带、亚热带或热带;偶可侵入原先没有这种地方性动物病传播的地区,如远离澳大利亚大陆的托雷斯海峡群岛。全球有近 30 亿人口生活在乙脑流行区,这些流行区每年新生儿约 7 000 万,虽然发患者数不是很多,但是由于乙脑的危害性和致死率较高,已经成为国际公共卫生问题。各国及同一国内各地区间,乙脑的年发病率相差甚大,低者不到 10/10 万,高者可超过 100/10 万。印度北部、印度中南部部分地区、尼泊尔南部地区,以及东南亚一些未开展疫苗接种的地区(如柬埔寨),乙脑呈周期性流行。虽然乙脑病例多数发生于农村地区,但在城郊和城市中心也可发生传播。在温带地区,乙脑传播期通常始于 4 月或 5 月,并可持续至 9 月或 10 月。在热带和亚热带地区,乙脑传播的季节性变化不明显,或可在雨季加剧。在多数亚洲国家,每隔 2~15 年可发生一次大规模的乙脑暴发。在新近输入乙脑病毒的区域,所有年龄段的人群都可受到影响,但血清学调查表明,大多数生活在乙脑流行区的人在 15 岁以前被感染。在高发地区,乙脑病例中有一半为 4 岁以下儿童,几乎所有病例都在 10 岁前发病。在一些乙脑呈地方性流行的区域,随着儿童期乙脑疫苗接种的广泛实施,乙脑病例的年龄分布出现了变化,大龄儿童和成人在乙脑病例中所占的比例越来越高。在日本和韩国等国家以及在中国的部分地区,过去数十年间乙脑的发病率大幅度下降,这主要归功于乙脑疫苗的广泛使用。社会经济状况的改善、生活方式和控制措施(如生猪养殖集中化)的改变以及杀虫剂的使用也都促成了发病率的下降。

我国是乙脑高流行地区,根据 WHO 估算,每年约有 6.8 万乙脑病例来自于 24 个国家或地区,其中一半的病例来自中国。河南、安徽、陕西、湖北、湖南、江苏、江西、海南等都是发病率较高的地区,这与我国地域广阔、水稻种植面积大、各地养猪较为普遍、三带喙库蚊等媒介分布广泛有密切关系。虽然我国乙脑疫区分布较广，发病数也较多，但人群发病率不是最高的国家。乙脑于1978年被我国列为乙类传染病，2004年纳入网络直报管理，2007年建立了全国乙脑监测信息报告管理系统。2010—2018年中国共报告流行性乙型脑炎确诊病例13 746例，年均发病率为0.112/10万，年报告发病率在0.046/10万（2015年）~0.188/10万（2010年）之间；在报告病例中，死亡587例，年均病死率为4.27%。

目前还没有针对乙脑的特效抗病毒治疗药物，接种疫苗是预防感染乙脑最有效的保护措施。1988年，中国科学家获得了JEV SA14-14-2减毒株系，并以之制备了减毒活疫苗。这种疫苗的保护效果更好，保护时间更长。SA14-14-2减毒活疫苗已加入国家计划免疫程序，对全国儿童进行预防接种。目前SA14-14-2减毒活疫苗是流行国使用最广泛的乙脑疫苗，已获得WHO资格预审，将在世界更大范围内投入使用。前些年，随着疫苗接种、防蚊灭蚊等相关措施的不断落实，我国乙脑疫情得到有效控制，乙脑发病率呈现下降趋势，但是最近几年乙脑发病又有抬头的趋势，与乙脑是一种自然疫源性疾病，病原体可长期存在相适应的生态环境中，还可随着气候条件的变换和农业开发以及有灌溉工程技术支持的密集型水稻种植等传入新的地区有关，应引起有关方面的关注。

（六）鼠疫杆菌

鼠疫杆菌又称鼠疫耶尔森菌（*Yersinia pestis*），是鼠疫的病原体，于1894年香港鼠疫流行时被发现，是一种动物源性细菌，通常可在小哺乳动物及其跳蚤上发现，它通过跳蚤在动物之间传播。人类感染的途径是：染病跳蚤叮咬；在未加保护的情况下接触传染性体液或受感染物质；吸入肺鼠疫患者的呼吸道飞沫/微粒。鼠疫这个古老的传染病，曾经在人类历史上的三次大流行，造成的死亡总人数接近1.7亿人。尤其是第二次大流行后，生存危机迫使人们对鼠疫的防控从蒙昧开始走向理性，催生了现代公共卫生制度，在这一过程中，卫生立法、设立专业卫生机构及隔离检疫等措施成为现代公共卫生制度的开端。在15—16世纪黑死病多次侵袭欧洲，但死亡率及严重程度逐渐下降。直到20世纪70年代之后，鼠疫流行才有所控制，呈散发流行状态。第三次鼠疫大流行是1894年暴发的，至20世纪30年代达最高峰，波及亚洲、欧洲、美洲和非洲的六十多个国家，死亡达千万人以上；此次流行传播速度之快、波及地区之广，远远超过前两次大流行；疫区多分布在沿海城市及其附近人口稠密的居民区，家养动物中也有流行。其中印度最严重，死亡900万人。这也是人类第一次认识肺鼠疫，肺鼠疫可以通过人传人。20世纪70—80年代，全世界每年报告鼠疫病例约1 000例。20世纪90年以来，鼠疫疫情有上升趋势，如1989—2003年，全球25个国家报告鼠疫病例38 310例，其中2 845例死亡；2010—2015年全球共报告3 248例鼠疫，其中584例死亡。鼠疫可以说是对人类历史文明进程影响最大的传染病之一。

除大洋洲以外，所有大陆都存在鼠疫，凡是在鼠疫自然疫源地与人类共存的地方都有人类鼠疫风险，其自然疫源地分布在亚洲、非洲、美洲的60多个国家和地区。鼠疫多由疫区借助交通工具向外传播，形成外源性鼠疫，引起流行、大流行。目前认为，第二次黑死病大流行是由于蒙古军队南征北战，将其带到整个欧亚大陆；清末的第三次鼠疫大流行则是随着英国工业革命以来的海洋贸易路线传遍全球。船舶、集装箱等可能携带鼠类等染疫动物，带菌蚤类传播媒介可能附着于衣物及纺织品等被带入他国或地区，甚至被鼠疫耶尔森菌污染的食品、饮用水也可能被带入他国或地区，直接或间接引起本土鼠疫流行。过去50年中，鼠疫的地理分布发生了变化。20世纪50年代鼠疫主要是在亚洲，美洲也有一些病例；20世纪60年代早期，鼠疫在美洲疫情活跃，在非洲也开始出现；20世纪60年代后期和70年代早期，越南出现一次大的鼠疫流行；从20世纪80年代开始，非洲鼠疫的病例数呈迅速增加的趋势，而且这种趋势仍在持续。目前流行最广的3个国家是刚果民主共和国、马达加斯加和秘鲁。在马达加斯加，几乎每年流行季节（9月至次年4月）都有腺鼠疫报道。世卫组织旨在通过保持监测和支持有风险的国家制定防范计划来预防鼠疫疫情。由于动物宿主的种类因地区而异，并影响向人类传播的风险和条件，世卫组织为印度次大陆、南美洲和撒哈拉以南非洲地区制定了具体指南。

我国曾经是世界上鼠疫严重流行的国家之一，历史上曾多次暴发、流行。有记载的事件包括明末大鼠疫、1894年香港鼠疫、1910年东北大鼠疫和1949年张家口鼠疫。其中1894年香港鼠疫流行规模较大，造成两三千人死亡。1910年由西伯利亚传入的东北大鼠疫不仅流行于东北三省，而且传播到河北、山东等地。当时也是世界大流行发生的时候，东北三省感染鼠疫死亡者6万余人，病死率远低于其他国家。这主要归功于当时的东三省防疫总医官伍连德，通过调查首次确认了此次暴发流行的是肺鼠疫，不同于以往的腺鼠疫，随后主要采取了三种措施防治：一是隔离，建立医院收治患者，保证患者不与其他人接触，控制疫区人员流动，居民彼此隔离，尽量不要出门；二是戴口罩，当时中国还没有口罩，伍连德设计了一种极其简单的双层纱布囊口罩，即用两层纱布，内置一块吸水药棉，戴上它就可以隔离病患；三是借助政府的压力，推行焚烧死者遗体。这三种措施实施下来，仅 67 天，就控制住了鼠疫传播。新中国成立后，鼠疫得到有效控制，但由于我国目前在多个省区仍然存在着不同种类型的鼠疫自然疫源地，近些年一直有散发病例发生，因此，我国对鼠疫防控工作也一直没有放松。

目前，我国有 12 个鼠疫疫源地，分别是内蒙古高原长爪沙鼠疫源地、滇闽居民区黄胸鼠疫源地、青藏高原喜马拉雅旱獭疫源地、天山山地灰旱獭-长尾黄鼠疫源地、青藏高原青海田鼠疫源地、新疆准噶尔盆地荒漠大沙鼠疫源地、锡林郭勒高原布氏田鼠疫源地、滇西山地齐氏姬鼠-大绒鼠疫源地、帕米尔高原长尾旱獭疫源地、松辽平原达乌尔黄鼠疫源地、呼伦贝尔高原蒙古旱獭疫源地和甘宁黄土高原阿拉善黄鼠疫源地，疫源地面积已超过 150 万 km^2，局灶性疫情时有发生，防治任务仍然艰巨。1950—2010 年间，南方家鼠疫源地和西部旱獭疫源地的主要地位交替出现，可见南方家鼠和西部旱獭疫源地在我国鼠疫发生中占有重要的地位。2004—2019 年我国人间鼠疫发病数为 68 例，死亡数为 27 例；分布于青海、西藏、甘肃、云南、内蒙古和四川这些省份。其中以青海（35 例）最多，西藏（13 例）次之。目前我国鼠疫疫情的特点是新的疫源地不断出现，现有疫源地扩大，宿主动物种类增加；旧的疫源地间隔多年复发；远距离传播风险增大，向人口稠密区和城市靠近；鼠疫杆菌的基因型改变和宿主动物的活动范围的增大导致疫源地扩大。便利交通条件、旅游业的发展与鼠疫菌感染较长的潜伏期导致其远距离传播风险增大。人们捕杀贩卖具有经济价值的宿主动物进入人口稠密区和城市，使得鼠疫向这些地区靠近。全球气候变化对鼠疫的发生流行造成多方面的影响，让疫源地及其周边区域的人群处于高危状态。因此，我们还需要加大科学研究的力度，以提升我国在鼠疫防治方面的整体水平。如加大对鼠疫菌基因型与毒力变化的研究，防止毒力强的鼠疫菌流行；研发新型监测技术，以便能够及时、快速与准确地监测鼠疫疫情；研发更为快速准确的诊断技术和更高效安全的鼠疫疫苗。通过这些措施，能够更好地防治鼠疫。

（七）疟原虫

疟原虫是疟疾的病原体，共有五种疟原虫会导致人类疟疾，其中恶性疟原虫和间日疟原虫危害最大，疟原虫通过被感染的雌性按蚊叮咬传播给人类。有 400 多种不同种的按蚊，大约 30 种是主要的疟疾病媒。非洲病媒物种生命周期长且特别喜欢叮咬人类，是世界上大约 90% 的疟疾病例发生在非洲的主要原因。疟疾流行全球大部分地区，热带地区最严重。疟疾最严重时期，全球每年约有 7 亿人感染疟疾，约 700 万人死亡。1955 年，世界卫生大会发起全球性根除疟疾项目，比全球性根除天花项目还要早 4 年。目前，全球有 91 个国家流行疟疾，每年约 2.16 亿新病例。疟疾与艾滋病、结核病被认为是当前全球最重要的三大公共卫生问题。WHO 从 2007 年起将 4 月 25 日定为世界防治疟疾日。

据 2019 年 12 月发布的最新的《世界疟疾报告》显示，2018 年发生 2.28 亿例疟疾病例，2017 年则为 2.31 亿例。2018 年的疟疾死亡人数估计为 40.5 万人，2017 年为 41.6 万人；2018 年，恶性疟原虫导致世卫组织非洲区域估计疟疾病例的 99.7%，东南亚区域病例的 50%，东地中海区域病例的 71%，西太平洋区域病例的 65%。间日疟原虫是肆虐世卫组织美洲区域的主要寄生虫，导致疟疾病例的 75%。2018 年，非洲区域占疟疾病例的 93% 和疟疾死亡病例的 94%，其中六个国家占全球疟疾病例的一半以上：尼日利亚（25%）、刚果民主共和国（12%）、乌干达（5%），以及科特迪瓦、莫桑比克和尼日尔（各占 4%）。在坦桑尼亚首都多多马和当地最大的城市达累斯萨拉姆，每 1 000 人中就有超过 200 人罹患疟疾。大多数疟疾病例和死亡发生在撒哈拉以南非洲。然而，世卫组织的东南亚、东地中海、西太平洋和美洲区域也危机四伏。五岁以下的儿童是最易受疟疾影响的群体；2018 年，全球疟疾总死亡人数的 67%（27.2 万人）为五岁以下儿童。在人们对疟疾的免疫力低下或毫无免疫力的地区，如果气候及其他环境突然变得有利于传播，可能会出现疟疾疫情。当免疫力低下的人为了求职或者作为难民进入疟疾密集传播的地区，也会出现疫情。

2000—2014 年期间，全世界与疟疾相关的死亡人数减少了 40%，据估计，从 74.3 万人减至 44.6 万人。2000 年以来，疟疾控制方面的进展主要得益于扩大了病媒控制干预措施的可及性，特别是在撒哈拉以南非洲。然而，这些成果因按蚊对杀虫剂出现的耐药性而岌岌可危。2010—2016年间，在有数据的76个疟疾流行国中，61国已经发现能够抵抗杀虫剂的按蚊。根据最新发布的《世界疟疾报告》，2010—2018年期间，73个国家报告，四种常用杀虫剂中，至少有一种出现了耐药性；在27个国家，所有主要杀虫剂类别都报告有蚊虫耐药性。另一方面，恶性疟原虫对氯喹、磺胺多辛-乙胺嘧啶等前几代药物的耐药性在20世纪70和80年代广泛出现，大湄公河次区域已经出现包括青蒿素在内的耐多药现象；这些破坏了疟疾控制的努力，近年来疟疾防治也陷入了停滞不前的局面。2014—2018年期间，全球在减少新发感染方面没有任何成果。2018年疟疾所致死亡人数与前一年几乎相同。为了防止病媒控制核心工具的影响被削弱，WHO强调，所有存在疟疾传播的国家迫切需要制定和实施有效的杀虫剂耐药性管理战略，同时需要定期监测药物疗效，以便为疟疾流行国家的治疗政策提供信息，并确保及早发现和应对耐药性问题。2015年5月世界卫生大会通过的世卫组织《2016—2030年全球疟疾技术战略》为所有疟疾流行国家提供了一个技术框架。该框架用于指导和支持区域和国家规划，以控制和消除疟疾。这项战略确定了宏伟但切实可行的全球目标，包括：到2030年将疟疾病例发病率至少降低90%；到2030年将疟疾死亡率至少降低90%；到2030年至少在35个国家中消除疟疾；在所有已无疟疾传播国家中防止再次出现疟疾。2018年3月，世卫组织发布了疟疾监测、监督和评估参考手册。该手册提供了关于全球监测标准的信息，并指导各国努力加强监测系统。在全球范围内，消除疟疾的网络正在扩大，越来越多的国家正朝着零疟疾的目标迈进。2018年，27个国家报告本地病例少于100例，而2010年为17个国家。根据WHO规定，宣布“消除疟疾”的条件之一是连续三年没有本地病例，并具备完善的监测应急系统。过去十年中，有10个国家经WHO认证为无疟疾：摩洛哥（2010年）、土库曼斯坦（2010年）、亚美尼亚（2011年）、马尔代夫（2015年）、斯里兰卡（2016年）、吉尔吉斯斯坦（2016年）、巴拉圭（2018年）、乌兹别克斯坦（2018年）、阿尔及利亚（2019年）和阿根廷（2018年）。目前全球共有38个国家和地区获得了该项认证。

我国20世纪50—70年代，曾三次暴发大范围疫情，最严重的一次出现在1970年，当年全国疟疾发病人数达2 400万人，以当时人口来计算，发病率接近3%。河南省和安徽省尤其严重，每十个人中就有超过一个人出现症状。20世纪六七十年代的科学攻关和青蒿素的发现为中国抗击疟疾打下基础，1980年前后，随着改革开放加速、公共卫生系统等基础设施不断完善，《疟疾监测方案》《疟疾防治管理办法》等相关举措相继出台，中国疟疾防治体系渐渐成形，发病数开始稳定下降。1986—2000年间，我国进入疟疾的控制阶段，发病率从每十万人34.6人下降到2人。2010年《消除疟疾行动计划2010—2020年》的颁布，中国正式启动疟疾消除阶段，目标要在2020年实现全国消除。2017年，中国首次实现零本地病例报告的重大突破，至今已连续3年无本土原发蚊传疟疾病例报告。截至目前，中国的24个有疟疾本土流行的省份中已有8个省份通过了消除疟疾的认证，包括上海、重庆、浙江、江西、江苏、广东、福建和山西。拥有14亿、近世界五分之一人口的中国，从疟疾肆虐到接近消除，无疑是世界瞩目的公共卫生成就。

漫长的国境线另一侧，有不少国家是疟疾重灾区；“一带一路”的推进，中国与非洲的国际合作交往不断密切，如何避免输入性病例可能引起的本地暴发便成了目前中国抗疟的重要任务。我国近年每年约有3 000例输入性病例，其中约八成来自非洲、二成来自东南亚，这对巩固疟疾消除成果、甚至对预防消除疟疾后的“死灰复燃”工作造成很大威胁。此外，因为多数缺乏对于疟疾的免疫，中国在非居民感染疟疾更加凶险，死亡率也更高。对于旅居国外，尤其是疟疾高发地区的中国公民的健康教育也日益重要。疟疾药物抗性，以及按蚊对杀虫剂的抗性问题等都是巨大挑战，需要得到关注。

（八）丝虫

班氏丝虫、马来丝虫和盘尾丝虫是对人类危害最为严重的三种丝虫。前两者引起淋巴丝虫病，严重的可造成永久性残疾，被WHO列为世界第二位致残病因；传播媒介包括普遍分布在城市和半城市地区的库蚊、主要分布在农村地区的按蚊和主要存在于太平洋岛屿的伊蚊。盘尾丝虫可引起盘尾丝虫病，严重者可出现失明，传播媒介是蚋，也称黑蝇。根据对受淋巴丝虫病影响的人群的全球基线估计，有2 500万男性患有鞘膜积液，还有1 500多万人患有淋巴水肿，至少有3 600万人长期伴有这些慢性疾病表现。2018年，全世界49个国家的8.93亿人仍受到淋巴丝虫病的威胁。《全球疾病负担研究》估计，2017年全世界有2 090万例流行性盘尾丝虫病感染：1 460万感染者患有皮肤病，115万出现视力丧失。

消除淋巴丝虫病可避免人们遭受不必要的痛苦，促进减贫。1997 年第 50 届世界卫生大会通过“消除作为一个公共卫生问题的淋巴丝虫病”决议。WHO 于 2000 年发起了“全球消除淋巴丝虫病规划”，提出每年在存在感染的地区或区域对所有符合条件的人群进行大规模治疗，从而阻断感染传播；通过提供推荐的基本护理措施来减轻淋巴丝虫病带来的痛苦；蚊虫控制作为 WHO 支持的一项补充战略。WHO 推荐用于消除淋巴丝虫病的预防性化疗策略是大规模给药；大规模给药需要每年向所有风险人群施用一剂药物；这些药物对成虫的效果有限，但可有效降低血液中微丝蚴的密度，防止寄生虫传播到蚊虫。从 2000 年到 2018 年，共提供了 77 亿次治疗，使 68 个国家中 9.1 亿多人至少接受了一次治疗，大大减少了在许多地方的传播；WHO 控制策略的落实，使得 5.97 亿人不再需要获得预防性化疗。

1893 年前后，在非洲与南美洲赤道附近的河流两岸村庄发现盲人以及视力存在问题的成年人，其中不少人深受皮肤病的困扰；20 世纪 70 年代，WHO 工作人员在西非赤道地带的一些河流两侧村子中，发现其总人口约十分之一，以及约一半的 40 岁以上男子都是盲人；直到 1926 年前后，才确定这些病症是河里生长的黑蝇及其传播的盘尾丝虫导致的。盘尾丝虫病主要发生在热带地区，99% 以上被感染者生活在撒哈拉以南非洲 31 个国家，也在巴西、委内瑞拉（玻利瓦尔共和国）和也门传播。1995 年启动了非洲盘尾丝虫病控制规划，其主要策略是建立可持续的社区指导伊维菌素治疗，并酌情使用对环境友好的方法进行病媒控制。在非洲盘尾丝虫病控制规划的最后一年（2015 年），超过 1.19 亿人接受了伊维菌素治疗，许多国家中，盘尾丝虫病发病率大大降低。非洲盘尾丝虫病控制规划结束时，乌干达 80 多万人和苏丹 12 万人已不再需要伊维菌素治疗。2017 年，在实施社区指导伊维菌素用药战略的非洲地区，有超过 1.45 亿人获得了治疗，占全球需要治疗人数的 70% 以上。美洲消除盘尾丝虫病规划始于 1992 年，目标是通过每年两次大规模伊维菌素治疗到 2015 年在整个美洲消除盘尾丝虫导致的眼部病变并阻断盘尾丝虫病传播。该地区所有 13 个流行区在 2006 年就都实现了 85% 以上的覆盖，截至目前，其中 11 个流行区已经阻断了传播。目前消除该病的努力主要针对生活在巴西和委内瑞拉（玻利瓦尔共和国）的亚诺玛米人。WHO 还于 2017 年成立了盘尾丝虫病技术咨询小组，目的是向世卫组织提供关于制定未来政策和指南以及所需研究重点的建议，以促进规划、实现消除目标。数十年来，通过成功实施盘尾丝虫病消除活动，WHO 证实盘尾丝虫病已在哥伦比亚、厄瓜多尔、墨西哥和危地马拉得到消除。到 2017 年底，又有委内瑞拉玻利瓦尔共和国、乌干达和苏丹三个国家停止群体性服药，并在至少一个传播区域完成了 3 年治疗后监测；180 万人生活在不再需要为盘尾丝虫病采取群体性服药的地区。

中国曾是世界上受到淋巴丝虫病危害最严重的国家之一。在新中国成立后，中国政府高度重视丝虫病的防治，将其列入重点疾病防治规划，经过 50 余年深入、持久的努力，至 2006 年实现了全国消除丝虫病的目标。我国大陆地区山东、河南、江苏、安徽、湖北、上海、浙江、江西、福建、广东、海南、广西、湖南、贵州、四川和重庆等 16 个省、自治区、直辖市的 864 个县（市）有淋巴丝虫病的流行，共有感染者 3 099.4 万，其中 2 559.4 万为微丝蚴血症者，无明显症状但可作为传染源，反复发作急性淋巴结/淋巴管炎、淋巴水肿/象皮肿、乳糜尿及鞘膜积液等临床表现者 540 万人。1956 年发布的《一九五六年到一九六七年全国农业发展纲要》颁布，意味着我国防治丝虫病工作的全面启动。基于淋巴丝虫病与其他虫媒传染病的不同之处：微丝蚴在蚊体内只发育不繁殖；进入人体的感染期幼虫也不繁殖，需发育至成虫并雌雄交配后才产出微丝蚴。而抗丝虫药物乙胺嗪吸收快、排泄快，对微丝蚴和成虫均有良好的杀灭作用，且流行于我国的两种淋巴丝虫均无储存宿主，因此，我国确定了采取乙胺嗪治疗以消灭传染源为主导的防治策略。通过试点研究，确认了该策略的防治效果与采取消灭传染源与防治蚊媒相结合的措施效果相近，均可使人群的微丝蚴率降至 1% 以下，符合当时我国国情。1979—1981 年，国家卫生部先后举办了 10 期全国性的丝虫病专业培训班，编写出版《丝虫病防治手册》，协调防治药物乙胺嗪和普查用显微镜的生产和供应；组织调查组分 3 批对 14 个省份的防治效果进行考核调研。这些举措大大促进全国基本消除丝虫病的步伐。1983 年，我国丝虫病流行最严重的山东省率先实现全省基本消除丝虫病。到 1994 年，全国 864 个流行县、市中，855 个平均微丝蚴检出率为 0.1%，其余亦在 1% 以下，均达到基本消除丝虫病标准，同时发现蚊媒体内丝虫幼虫自然感染率逐渐下降。在这期间，我国的防治机构通过纵向监测、综合分析得出，在残存微丝蚴血症者多为低密度的情况下，班氏丝虫病传播的临界值为人群微丝蚴率为 1.7%，马来丝虫病为 2.3%。这个结论为确定以开展系统监测作为我国从控制到消除丝虫病阶段的对策提供了理论依据。1980—2004 年,全国共建立了 82 个纵向监测点,其中 45 个监测点进行了长期有效的观察。1995—2006 年,16 个丝虫病流行省(自治区、直辖市)相继通过省级消除丝虫病评审。2006 年我国向 WHO 递交了《中国消除淋巴丝虫病国家报告》,2007 年 5 月 9 日,WHO 宣布确认中国消除丝虫病。在此之后,我国还部署了对遗留的慢性丝虫病患者的关怀照料工作及消除后疫情监测工作。我国消除淋巴丝虫病的成就和经验受到国际上的高度评价和重视。我国实施的阻断淋巴丝虫病传播的策略和技术措施也被 WHO 认同并广为推介。

(九) 利什曼原虫

利什曼原虫感染所致的黑热病,是一种严重危害人类生命和健康的人兽共患寄生虫病,是世界卫生组织的重要目标疾病之一。作为传播媒介的白蛉,隶属于昆虫纲、双翅目、毛蠓科、白蛉亚科,在全球分布广泛,有 90 多种白蛉可传播利什曼原虫。库蠓也是利什曼原虫的媒介之一。根据不同种类的利什曼原虫在人体的寄生部位和临床表现,主要可分 3 种类型:①原虫寄生于人体的内脏(脾、肝、骨髓、淋巴结)而引起的内脏利什曼病,又称黑热病,如不治疗,会导致超过 95% 的病例死亡,大多数病例发生在巴西、东非和印度。据估计,全世界每年有 5 万至 9 万黑热病新发病例,只有其中的 25%~45% 报告给 WHO。该病仍然是可能暴发并导致死亡的主要寄生虫疾病之一。2018 年,在向 WHO 报告的新病例中,95% 以上发生在 10 个国家:巴西、中国、埃塞俄比亚、印度、伊拉克、肯尼亚、尼泊尔、索马里、南苏丹和苏丹;②原虫寄生于人体皮肤组织而引起的皮肤利什曼病,约 95% 的皮肤利什曼病发生在美洲、地中海盆地、中东和中亚。2018 年,85% 以上的皮肤利什曼病新发病例发生在 10 个国家:阿富汗、阿尔及利亚、玻利维亚、巴西、哥伦比亚、伊朗伊斯兰共和国、伊拉克、巴基斯坦、叙利亚和突尼斯。每年全世界估计有 60 万~100 万新发病例发生;③原虫先侵犯人体的皮肤组织,经过一段时间后,再侵入鼻、咽等部位的软组织,破坏该处的黏膜,为皮肤黏膜利什曼病,超过 90% 的皮肤黏膜利什曼病例发生在多民族玻利维亚、巴西、埃塞俄比亚和秘鲁。利什曼病在热带传染病中发病率高居第 2 位、病死率排在第 4 位,流行于 4 大洲 88 个国家,但主要是东半球国家,受威胁的总人数约为 3.5 亿,目前全球每年有 70 万—100 万新发病例出现,每年死亡约 7 万人。

有许多资料表明,利什曼病在人类间的流行史颇为久远,危害人类有几百年历史,但利什曼原虫是 1903 年首先分离、发现的。利什曼病的流行病学取决于寄生虫和白蛉物种的特征、传播区域的当地生态特征、过去和现在的人口暴露情况以及人类行为。已经发现包括人类在内的 70 种动物属于利什曼原虫的天然宿主。1984—1994 年间黑热病曾在苏丹西尼罗河省暴发流行,在 28 万居民中造成 10 万人死亡。近年来有蔓延之势并在局部地区暴发,例如 2010 年南苏丹的黑热病暴发、2016 年在中东地区肆虐的皮肤利什曼病。WHO 已把黑热病列为再度回升的一种寄生虫病。一些原有利什曼病流行或散发的国家,因饥荒或战乱而引起难民及军队大范围的流动,由于易感人群进入疫区,引起该病的暴发;东半球广袤的荒漠和某些沟谷地带以及西半球的热带雨林中,一些野生动物体内有利什曼原虫寄生,人类因从事农业生产或由于城镇化而移居该类地区,原来寄生于动物体内的利什曼原虫通过白蛉的刺叮吸血而传播给人,使利什曼病在人群中形成流行;HIV 的传播使人体的免疫力下降,从而对利什曼原虫更为易感,在人群无机会接受抗 HIV 治疗的一些国家内,内脏利什曼病的发病率上升,患者死亡率升高;全球可传播利什曼病的白蛉有数十种,其中绝大多数具有野栖或近家栖的习性,住房和家庭卫生条件差(如缺少废物管理、污水外流)会增加白蛉的繁殖和栖息场所,难以对其进行有效的防制,白蛉更容易接触到人;住房条件拥挤也会吸引白蛉,因为在这些地方有大量血液供白蛉食用,在室外或地上睡觉等行为也会增加风险;膳食中缺少蛋白质-热能、铁、维生素 A 和锌,会增加感染发展为典型疾病的风险;皮肤和内脏利什曼病的流行常常与无免疫力人群迁移到正处于传播周期的地区有关;职业暴露和大面积砍伐森林也是重要因素;温度、降雨和湿度变化对病媒和保虫宿主有很大影响,会改变其分布,影响其生存和种群规模,温度小幅波动会对白蛉体内的利什曼原虫前鞭毛体的生长周期产生深刻影响,使寄生虫在从前不流行该病的地区传播起来。

我国发现白蛉 34 种,其中 4 种为内脏利什曼病的主要传播媒介。①中华白蛉:在我国分布很广,以长江以北为主要流行区,除新疆、甘肃西部和内蒙古的额济纳旗外,均为优势蛉种;②中华白蛉长管亚种:国内分布仅见于新疆,在南疆的老居民区内为优势蛉种,为当地内脏利什曼病的主要传播媒介。③吴氏白蛉:主要分布在我国西北地区广大荒漠内。为新疆塔里木和内蒙古额济纳旗内脏利什曼病的主要传播媒介。

④亚历山大白蛉：分布于我国新疆天山山麓和甘肃河西走廊西部荒漠，是当地的优势蛉种。新疆的吴氏白蛉，甘肃、四川等地的中华白蛉均为野栖、野生型，当地山区、沙漠等环境适宜白蛉栖息，难以控制，使这些地区黑热病长期流行成为可能。由于在平原地带的居民点已很难查见中华白蛉，故输入性内脏利什曼病在当地传播的可能性很小。

我国黑热病一般分为人源型、犬源型和野生动物源型。中华人民共和国成立初期，我国华北平原的苏北、皖北、豫东、山东、冀中南、湖北江汉平原的北部和陕西关中平原是我国内脏利什曼病的主要流行区，人群的发病率高。经过大规模防治，至20世纪60年代即已控制了该病在上述诸省的流行，1983年达到了WHO关于疾病消除的标准。进入21世纪以来，仅在陕北黄土高原与关中平原相衔接地带的韩城市曾出现数例内脏利什曼病患者，其余省仅有输入性病例。目前，我国黑热病主要流行于中西部的新疆、甘肃、四川等省、自治区。新疆主要为南疆的喀什地区伽师县，四川主要为川北的黑水、茂县、九寨沟等县，甘肃主要为陇南的文县、武都和舟曲等。新疆主要以野生动物源型为主，部分地区流行人源型；而甘肃、四川及其他流行区以犬源型为主。2005—2015年，我国共报告黑热病3 994例，27个省份的336个县有病例报告，其中人源型、犬源型和野生动物源型分别为607例、1 069例和1 204例，报告病例数居前3的分别为新疆、甘肃和四川，三个省/自治区合计报告病例数占全国的95.29%。这十年间，人源型和犬源型黑热病病例数呈下降趋势，野生动物源型病例数在2008年、2015年出现暴发现象。全国报告的病例以10岁以下儿童占比最多。

我国周边的印度、孟加拉国、巴基斯坦和尼泊尔均有流行，以印度最为严重。近年来由于人口流动的加剧，经济开发和生态环境的变化，使部分地区黑热病的发病率呈上升之势，并有可能向原流行区输出病例，造成黑热病在这些地区死灰复燃，再度流行，如不予高度重视，可能导致前功尽弃。

随着全球化进展，国际交通、贸易和旅游业的发展，病媒生物及其携带的病原体可借助出入境交通工具、集装箱、货物等在国际口岸间传播。频繁的国际交往为病媒生物的输入、输出提供了便利条件，使原本局限于一定地域范围内的虫媒传染病突破国境或自然地理的界限，在全球范围内广泛传播与流行，对输入国的卫生安全特别是口岸地区的卫生安全造成重大威胁。我国国家市场监督管理总局为规范国境口岸病媒生物监测，有效防止病媒生物及其传播的虫媒传染病经国境口岸传入传出，科学预警虫媒传染病的发生、发展和流行，维护国门生物安全，还制定了《国境口岸病媒生物监测规定》。查清输出国或地区，尤其是边境地区吸血昆虫种类、密度、季节消长及其携带虫媒病毒种类与疾病关系等不仅可以提高本国在虫媒病毒性疾病的应对能力，同时也有利于虫媒病毒及虫媒病毒性疾病的国际联防联控。加强口岸检疫、卫生防疫部门技术人员对虫媒病毒国内外流行趋势、吸血昆虫形态学鉴定、标本采集与运输方法的理论知识以及相关实验室技术的培训，建立系统、全面的病媒生物监测网络以及加强国际间合作，才能在全球化形势下较好的控制虫媒病。

三、对经济、文化发展的影响

WHO《2017—2030年全球病媒控制对策》指出，疟疾、登革热、淋巴丝虫病、恰加斯病、盘尾丝虫病、利什曼病、基孔肯亚出血热、寨卡病毒病、黄热病、日本脑炎、血吸虫病以及其他媒介传播疾病（如蜱传疾病），是人类主要的媒介传播疾病，这些疾病约占全球传染病负担的17%，每年造成70多万人死亡，全球80%以上的人口生活在至少具有一种重大病媒传播疾病风险的地区，半数以上的人口面临两种或更多的风险。

许多虫媒病都有很久的历史，甚至伴随人类文明、发展进程，甚至在很大程度上改变了人类历史的演进方向。虫媒病对社会造成的经济负担是巨大的。这些虫媒病通过直接医疗费用和间接成本（如生产力和旅游业的丧失）来阻碍经济发展。对于流行国家的政府来说，这些经济负担包括病媒控制活动和病例管理的费用。对于家庭而言，这涉及个人保护措施和/或治疗的支出，以及由于生病或照顾生病家庭成员而导致的生产力下降或工作停工带来的收入损失。从宏观经济的角度来看，病媒传播疾病与经济发展较慢有关，而病媒控制干预措施则是公共卫生投资回报最高的，有效的控制方案可以减少疾病，促进经济发展。有研究显示，2011—2020年间因挽回生产力损失而获得的总经济效益由淋巴丝虫病所致的约105亿美元，由血吸虫病所致的约55亿美元，由盘尾丝虫病所致的约11.9亿美元。

(一)疟疾

疟疾可能早在50万年前就存在于早期人类当中。法国科学家在非洲的研究确切表明,至少2万年前,现代智人在撒哈拉以南的祖先就已经产生疟疾抗体。考虑到智人的历史也不过两三万年,可以说,从一开始,疟疾就与人类文明如影随形。现代学者根据文献记载,判定不少名人曾遭疟疾戕害,其中有古希腊的亚历山大大帝、第一次攻占罗马的蛮族西哥特人首领阿拉里克、文艺复兴初期的意大利大诗人但丁、近代英国资产阶级革命领袖克伦威尔等。英国著名历史学家卡特赖特的著作《疾病改变历史》书中提到公元前1世纪,疟疾在罗马附近的低湿地区流行,并在公元79年酿成大流行,传染范围先是局限在意大利,而后罗马的蔬菜供应地坎帕尼亚死七人,继而整个地区都被抛荒。欧洲人从15世纪发现美洲新大陆开始迅速对美洲进行殖民,但是对近在咫尺的非洲,欧洲人的殖民则要晚得多,一直到19世纪才大范围展开,有学者认为其中部分归因于疟疾。由于对疟疾认识不清,欧洲人长期没有有效的治疗疟疾方法,而非洲大陆又被认为是疟疾的发源地。直到1870年,欧洲人才控制了非洲大陆的10%,而且殖民地局限于沿海地区。到了19世纪有了提纯的奎宁用以医治疟疾后,欧洲人才打开了非洲内陆的大门,从而几乎在很短时间内控制了全非。中国古代气候较为炎热,长江以南地区丛林和水网密集,疟疾多发,特别是岭南和云贵地区尤为严重。当时的医疗条件不足,疟疾长期无法得到有效遏制,致使对长江以南地区的开发也迟迟无法起步。直到东晋时期,由于南北朝的对立,军事和经济压力的存在,南方各王朝才不得不顶着疟疾的威胁,对长江以南进行大规模开发。饶是如此,岭南地区的开发也要推迟到宋代了,而云贵地区直到明清时期才得到有效开发,疟疾可谓“功”不可没。

疟疾在历史上对许多国家的经济、发展造成重大影响。罗马帝国时期疟疾曾多次流行,特别是公元前1世纪的疟疾大流行对罗马帝国国力造成沉重打击。1698年,苏格兰倾举国之力实施“达连计划”,准备在巴拿马建立海外殖民地。但苏格兰人没有想到的是,当地潮湿的热带环境中隐藏着疟疾这个“隐形杀手”。缺乏经验的苏格兰殖民者毫无防备,大批工人被疟疾击倒,“达连计划”最终以惨败收场,苏格兰整个国家几乎破产。

在中国,1693年康熙皇帝得了疟疾,病情严重,法国传教士洪若翰进献奎宁,治愈了康熙帝的疟疾,由此金鸡纳树皮制作的特效药也在中国传播开来。滇越铁路是中国西南地区的第一条铁路,参与修建滇越铁路的工人数大概有30多万人,因患疟疾而死者约20万人。繁华市镇云南思茅1919年开始疟疾流行,使原本七八万人口的市镇,到1949年时仅剩944人。1938年和1948年,这里暴发了两次恶性疟疾,每两个人中就有一个患病死亡,整个地区政府机构运行近于瘫痪。

2016年,埃塞俄比亚归因于疟疾的伤残寿命调整年(disability adjusted life year,DALY)为365 900年,占埃塞俄比亚总DALY的0.78%,占全球疟疾DALY的1%;归因于疟疾的过早死亡损失寿命年(YLLs)和健康寿命损失年(YLD)分别约为332 100年和35 200年。2017年,巴西归因于疟疾的DALY为3.4年每10万人。2017年全球导致过早死亡损失寿命年(YLLs)最高的十类疾病中,疟疾也归于其中。

疟疾会造成医疗卫生支出增加、劳动力减少、观光业损失,非洲每年估计因疟疾损失120亿美元,GDP损失超过1.3%。WHO的调查数据显示,从1965年到1990年,比起非疟疾国家,疟疾国家的经济发展每年人均降低0.25%~1.3%,不受疟疾影响国家的人均国内生产总值比起受疟疾影响较重的国家高出5倍多。2011年的一项研究指出,在巴西被称为“亚马孙心脏”“森林之城”的玛瑙斯市,每例疟疾住院患者直接的医疗支出平均为211.64美元,平均为一个家庭1/4的收入。在中国,以2014年经济水平或物价来看,每例疟疾患者一次住院治疗平均需要930美元。疟疾发病率总体减少估计为撒哈拉沙漠以南非洲政府节省了9亿美元的疟疾病例管理费用。

2016年,全球疟疾流行国及国际伙伴共投入约2.7亿美元控制与消除疟疾。用于疟疾药物研究与开发的资金从2017年的2.28亿美元增加到2018年的2.52亿美元,为历史最高水平。从2005年至2014年间,用于WHO疟疾控制与消除计划的经费由960万美元增至2.5亿美元,但每年仍有5.1亿美元的资金缺口。想要实现到2030年将疟疾病例发病率至少降低90%,到2030年将疟疾死亡率至少降低90%,到2030年至少在35个国家中消除疟疾,在所有已无疟疾传播国家中防止再次出现疟疾的WHO全球疟疾技术战略,WHO估计每年抗疟总资金要提升到6.5亿美元。这之间的缺口仍让抗疟之路走得艰辛。

（二）鼠疫

鼠疫曾经在人类历史上的三次大流行，造成的死亡总人数接近 1.7 亿人。第一次鼠疫大流行从 6 世纪中叶开始至 8 世纪消失，在欧亚夺走上亿条生命。疫情起源于埃及的西奈半岛，542 年开始在君士坦丁堡暴发。当时的君士坦丁堡是全世界范围内人口最多的城市，很多来自亚洲、非洲、欧洲的商队、船队在此聚集。第二次世界性鼠疫大流行从 14 世纪 20 年代开始，沿着地中海沿岸迅速传播，短短 7 年间先后在意大利、西欧、北欧、俄罗斯及中东暴发，到 400 年后即 1 800 年左右才逐渐停止，欧洲人口的平均寿命由暴发前的 30 岁大幅下降至 20 岁，而整场瘟疫共造成全球 7 500 万人和 30%~50% 的欧洲人口死亡，并且在未来的三个世纪里，成为阻碍欧洲人口增长的最大障碍，是人类历史上最严重的瘟疫之一。

尽管大流行造成的人类损失是可怕的，但长期的经济影响并不总是如此。通过研究 500 多年的税收记录，研究者发现鼠疫期间及之后，欧洲大部分地区的经济不平等急剧下降。对家庭账户和庄园记录的分析显示，14 世纪初至 15 世纪末期，英国的实际工资增长了近两倍，人们生活水平普遍提高。这是因为很多工人死于鼠疫，劳动力需求增加，工人的突然短缺提高了劳动者相对于地主的议价能力，并导致了封建经济的崩溃；随着业主的去世，大量房产进入市场，许多继承人将土地卖给了以前从未拥有过土地的人，比如农民，无形中促进了劳动力的流动和农业的商业化。由于人均收入的增长和经济的兴盛，各国政府的财政收入都有了较高的增长，战争需要和贸易需求同时促进了交通基础设施的大力发展。由鼠疫引起的高收入导致了更多在城市生产的制成品的消费上，从而导致了更高的城市化率。这场瘟疫有效地将欧洲部分地区从低工资、低城市化的均衡状态，推到了一条更适合商业、然后是工业经济发展的道路上。17 世纪，鼠疫开始再次肆虐欧洲大陆，有学者认为，这些暴发的影响在欧洲各地差异很大。例如，尽管英格兰和威尔士至多有十分之一的人口死于鼠疫，但可能有超过 40% 的意大利人死于鼠疫。在意大利人口停滞不前、城市化率大幅下降的同时，尽管出现了大流行，但西北欧仍继续从增长和城市化中受益。意大利各州的财政能力严重受损，意大利北部的纺织业也是如此，北欧和南欧走上了截然不同的经济发展道路。

1896 年，英国的海上贸易，让鼠疫很快传入印度的港口重镇孟买。通过印度的铁路系统，鼠疫很快传入印度西部和北部的大城市，一直到今天的孟加拉国境内。鼠疫造成 1 000 万人死亡，据统计在这次鼠疫之后的 30 年里，又有 1 250 万印度人死于鼠疫。在被殖民的印度人眼中，瘟疫是文化入侵的殖民者带来的。孟买和蒲内等印度大城市的鼠疫暴发，英国殖民者的隔离等措施，严格地控制、排查和交通管制，甚至拆除房屋和趁机盘剥百姓等，英国军队参与的鼠疫防控，激起了蒲内一些民族主义者的抵抗，在疫情、谣言和仇恨的无序社会中，最终演变成反抗控制的暴力活动。接下来，伴随着鼠疫，印度独立运动遍地开花，最终走上了独立之路。

1855 年鼠疫在我国云南发生，当时内忧外患中的清王朝，忙于镇压如烈火燎原一般的太平天国运动，因而它并没有引起清政府足够的注意；疫情逐渐蔓延，广东南部的廉州（今广西北海、钦州等）、雷州和高州等在 1890 年以前已受到传染；1891 年，鼠疫在距离广州不到 300km 的吴川县流行；1894 年香港发生暴发鼠疫。随着海洋贸易，鼠疫从广东和香港等传到世界各地，被认为是世界第三次鼠疫大流行的起源。在这次大流行中，云南死亡约 150 万人，人口近减半。同时，云南今天民间的很多文化习俗也因此而塑造。当时防治鼠疫的手段，也没有医药，人们恐慌与无奈，把原因归结于“鬼神”。在广州大约有 11 万人口死于此次鼠疫，当时的西医没有有效的治疗办法，无非是简单的缓解症状，如割开肿块、冰敷降温等，甚至连症状也缓解不了。香港的这次鼠疫暴发在华人居住多、居住条件差的太平山。香港制定了“香港治疫章程”，概括为清洁、隔离两个措施。很多香港居民在患病后，因不愿“客死他乡”而选择离开香港回到广东老家，大量人口纷纷逃离香港，共计约 8 万人，几乎占当时香港总人口的 1/3，而香港的商业也因此而凋敝多年。但香港的举措仍然显示出了政府的统筹与作为，并由此引发晚清地方城市效仿，做出相应改革措施以应对瘟疫。

（三）盘尾丝虫病

盘尾丝虫感染可引起皮肤损害，但其最严重的危害是其幼虫在眼内到处移动，造成机械性损伤和过敏反应，引起角膜、虹膜、视网膜及脉络膜等炎症，最终可导致失明，即河盲症。从 1970 年至今，大约有三分之一居住在西非河边村落里的人在成年之前有可能变成盲人。在那里的孩子用绳索引导瞎了的成年人的情形经常可见，可见在这里失去视力是生活的一部分。因为这里是盘尾丝虫的媒介——黑蝇（蚋）喜欢的栖息地，这里丰富、快速流动的河流能够带来充足的氧气，满足蚋卵发育所需。蚋叮咬使人获得感染。本是河流旁边土地肥沃，人们逐河而居，逐渐形成村落，但因为蚋的叮咬导致的河盲症，村落中以农业维生的人非但没能衣食无忧，反而最终都只能抛弃这片故土。世界卫生组织楼前有不少雕像，其中有一座非洲人的雕像，一位男童和一位成年男性，男童牵着目盲的中年男人行走，似乎要走进世卫组织大楼寻求帮助。这个雕像就是在提醒人们关住非洲地区的健康与卫生问题，其中主要就是河盲症。

2004 年 WHO 的研究估计，全球归因于盘尾丝虫所致死亡及残疾的 DALY 为每年将近 100 万年，其中河盲症占据一半。根据《全球疾病负担研究》做出的估计，2017 年全世界有 2 090 万例流行性盘尾丝虫病感染：1 460 万感染者患有皮肤病，115 万出现视力丧失；99% 以上被感染者生活在 31 个非洲国家；拉丁美洲和也门也有小块流行区。

无法消灭盘尾丝虫就依然不能根除问题，科学家们决定消灭传播媒介蚋。这一行动自 20 世纪 50 年代就开始了，双对氯苯基三氯乙烷（Dichlorodiphenyltrichloroethane，DDT）当时刚刚被发明出来，但黑蝇很快就对 DDT 等杀虫剂有了抗药性。直到日本微生物家大村智和爱尔兰裔美国寄生虫学家威廉·坎贝尔通过试验确定伊维菌素对于盘尾丝虫蚴的杀伤力非常有效和安全，从而打破对盘尾丝虫病防控的僵局。因为河盲症的高发地区，几乎都是极贫地区。对于那里的人来说，就算是救命药，定价再低，需要它的人都依旧买不起。当时生产伊维菌素的默沙东首席执行官罗伊·瓦格洛斯博士实施了大胆的捐赠计划，主动承担生产成本和科研经费并承诺：只要患者有需求，无论需要多少、用多久，默沙东都会免费提供这款新药。但抛开不菲的制药成本不说，光是这免费药如何送到真正需要人的手里都是个问题，因为那些极其贫穷的地区卫生条件很差也罢，就连像样的马路都没有。默沙东与 WHO、世界银行和非政府组织建立合作关系，多方合力进行药品分发及运送等。这一送就送了 30 年之久，累计人数已经超过 10 亿。从 1987 年到 2003 年的 16 年时间中，有统计表明，默克公司捐赠了超过 7 亿片伊维菌素药片。通过媒介控制、辅以大规模分发伊维菌素，使得 4 000 万人免遭感染，防止 60 万人失明，确保 1 800 万儿童不会一出生就受到该病和失明的威胁。另外，还有 2 500 万公顷撂荒耕地再度有人居住并恢复农业生产，每年能够养活 1 700 万人。

（四）登革热

世卫组织三个区域的会员国定期向秘书处报告年度病例数量。报告病例数从 2010 年的 220 万增加到 2016 年的 334 万。WHO 估计 50 万例严重登革热患者每年需要住院治疗，且估计每年有 2.5% 的病例死亡。然而，许多国家已将病例死亡率降至不到 1%，并且在全球范围内，从 2010 年至 2016 年病例死亡率下降了 28%，通过国家层面的能力建设使病例管理得到显著改善。对全球 141 个有登革热传播的国家和地区登革热发病和经济负担估算显示，2013 年共有 58.40 亿有症状的登革病毒感染，登革热的年度全球总费用为 8.9 亿美元。登革热在东南亚中造成的经济和疾病负担高于包括日本脑炎、上呼吸道感染和乙肝在内的 17 种其他疾病。2017 年越南、泰国和哥伦比亚登革热住院病例住院总费用分别为 200、141 和 385 美元。在赞比亚，通过环境管理、检查住房和 DDT 喷洒以及每周昆虫和流行病学监测进行病媒控制使得死亡率降低了 89%，每减少一例死亡就节省 858 美元，每避免一次临床病例的发生就节省 22.10 美元；针对登革热，初步估计通过病媒控制避免每例伤残调整生命年成本为 1 992~3 139 美元。

基于我国传染病监测系统资料，对我国登革热疾病负担进行的系统分析显示，2010—2019 年我国登革热标化的 DALY 总计为 2.71 人年/100 万，在 2014 年达到峰值（1.35 人年/100 万），其余年份均 <1 人年，明显低于巴西（22 人年/100 万）、墨西哥（65 人年/100 万）和菲律宾（535 人年/100 万）的水平，原因可能是近年来中国登革热的发病水平低于上述国家。2010—2019 年间我国登革热疾病负担有如下特点：①各年份的 DALY 负担均与发病例数呈正比，因中国登革热死亡数较少，总 DALY 负担中 YLL 负担的贡献较小，疾病负担主要归因于 YLD；②男性与女性疾病负担水平基本一致，男性略高于女性；③归因于登革热的疾病负担在每个年龄段均有分布，主要集中在 15 岁~、30 岁~、45 岁~3 个年龄段，占比达到 85% 以上。中年人群对于疾病负担贡献较大，该年龄段发病可能会导致误工进而造成劳动力损失，这意味着这一部分病例除个人负担外还可能会造成沉重的社会负担。

新加坡一直是登革热疫情的受害地，因此新加坡已经积累了丰富的应对登革热疫情的经验。不仅仅是发达的医疗条件,更是日常的防患未然的措施,那就是:灭蚊。新加坡政府会专门进行灭蚊工作,这在世界上独树一帜。新加坡还专门出台法规要求居民灭蚊,比如确保自己的房屋和周围环境(如走廊和花园)没有积水。如果在检查中被发现家中有伊蚊滋生处,就要被处罚款,累犯还会被处监禁。这些措施很有成果,新加坡灭蚊工作一直推进地很顺利,登革热风险也就相对较低。然而,新冠病毒的出现打破了这一平衡。新冠病毒在全球加速蔓延,新加坡也不例外——截至 2020 年 8 月 3 日,仅仅有 570 万人口的新加坡新冠肺炎确诊总病例数已经达到 52 825 例,近百分之一的人感染。而为了防治新冠,当地也出台了严格的管理政策,结果就是大量的当地人减少了外出,这使得灭蚊工作也受到影响,于是伊蚊开始滋生。不仅如此,由于大量居民长时间居家,给伊蚊的扩散提供了场所,因此出现了大量的家庭中内部传染。加之当年最活跃的登革热 3 型已经有数十年没有在新加坡占据主导,民众缺乏免疫,感染基数大,传播快。新加坡暴发了史上最严重的登革热疫情。根据新加坡国家环境局公布的最新数据,截至 2020 年 7 月 27 日,新加坡国内已经有超过 20 600 例登革热病例。登革热的暴发叠加新冠肺炎疫情,将给新加坡经济带来更为严峻的挑战。7 月 14 日,新加坡公布的第二季度初步经济数据显示,经济萎缩超过 40%,已经陷入其 1949 年以来最严重的经济衰退。

四、对军事的影响

(一) 对军队战斗力影响

军队由于担负任务的特殊性,广大官兵经常深入各种自然疫源地,感染虫媒病的风险极大。虫媒病严重影响战时军人健康,虫媒病的流行一定程度影响了军队战斗力、从而影响战争进程乃至国家衰亡。

1. 疟疾　历史总是少不了战争的身影,在疟疾流行地区、流行季节作战,军事家们不但要与看得见的敌人战斗,也要与疟疾这个“看不见的敌人”战斗。《汉书》和《后汉书》中在对岭南与云贵地区用兵的记载中,汉武帝征伐闽越时,屡屡出现“兵未血刃而病死者什二三”;东汉马援率八千汉军,南征交趾,然而“军吏经瘴疫死者十四五”。清乾隆年间数度进击缅甸都因疟疾而受挫,有时竟会“及至未战,士卒死者十已七八”。清朝中期第二次清缅战争时期,清军 3 000 人的伤亡中竟有 1 500 人是病故,比战死者还多了 400 人。1698 年苏格兰倾举国之力实施“达连计划”,准备建立海外殖民地,殖民者派出的大批工人却被当地潮湿的热带环境中隐藏着疟疾这个“隐形杀手”击倒。最终“达连计划”惨败,苏格兰议会最终接受了英格兰的合并计划,苏格兰作为独立国家的历史就此告终。

即便到了近现代,疟疾仍然是士兵们最可怕的“敌人”之一。第二次世界大战时,太平洋战场大都处于热带,正是疟疾的“主场”,而参战的美日士兵主要来自温带,对疟疾毫无抵抗力。日军由于后勤和医疗保障水平远落后于美国,因此疟疾造成的伤亡也远超美国。第一次世界大战时期的德国被切断了从亚洲获取奎宁的渠道,只能投入大量人力物力,通过化学合成抗疟药物,先后研制了米帕林、帕马喹等药物。第二次世界大战时期,日军攻占了奎宁产量占全世界 95% 以上的印度尼西亚,甚至狂言:只要所有日本士兵都有奎宁在手,不必打仗,美军就会全部死于疟疾。美国人也迅速行动起来,一边用德国之前的配方生产米帕林,另一边开发出伯氨喹等新型药物。战争结束后,这些药品立刻被投入到全球的防治疟疾工作中。1966 年 7 月至 1970 年 12 月间,美军海军陆战队平均每天有 173 人因患疟疾丧失战斗能力。越南战争期间,美越同时发现,由于疟原虫出现抗药性,传统抗疟药物失去作用。美国投入大量人力物力,开发出新药甲氟喹,但它的副作用很大,难以作为一线药物。在战线的另一边,中国为了支持越南人民的抗美斗争,也开始了自己的药物开发工作。以屠呦呦为代表的中国科学家从青蒿中分离出青蒿素,随后开发出一系列抗疟药物,成为当今世界的抗疟主流药物。

2. 鼠疫　鼠疫流行与战争状态相关,这是因为战争造成人口大量流动与集结,增加了人群接触与感染的机会,便于把一种地方病扩散到大军所到之处。灾害、饥荒又迫使鼠类为觅食而扩大活动范围,容易把本来活动于野外的野鼠、鼠蚤和病原菌传向人间。西方历史学家证明,14 世纪欧洲的“黑死病”大暴发,主要与蒙古军人在中亚的活动有关。在传入欧洲之前,鼠疫已在北中国地区流行了相当长的一段时间。1346 年,已经分建成四大汗国之一的金帐汗国开始进攻黑海港口城市卡法(现乌克兰境内)。有学者认为,蒙古铁骑驰骋欧亚大陆,重要的不仅是军事上的征服,而是生态的巨大扰动。大量的人口往来穿梭草原,大批的物质南下北上，人与草原上的各种啮齿动物有了更多的亲密接触，蚤类也找到更多的寄主。于是，带有鼠疫菌的老鼠或者跳蚤，或躲藏在马车上的谷堆里，或夹杂在战士们的皮袄里，随着蒙古战士的马队到达各地。也可能是广泛分布的、散在的鼠疫自然疫源地，在战场、在宿营地、在避难所，人与染疫的鼠蚤有更多的接触，随着战事的进展和军队的移动，区域性的动物鼠疫流行转变为跨区域的人间疫情。宋元战争军队流动让鼠疫大范围传播，文天祥部队和元兵都曾携带鼠疫。1856—1937 年期间，在我国云南出现了自杜文秀起义与清朝政府镇压间的战争以来，致使战后 82 年间除有两年未见记载，鼠疫流行连续出现 80 年之久，其中尤以 1856—1900 年间流行最为剧烈。这也成为全球第二次鼠疫大流行的源头。20 世纪 60 年代，静止多年的越南鼠疫伴随战争再度猖獗，也证实了鼠疫流行与战争的密切相关性。而由于美国军方做了充分的调研，并给入越军队接种了鼠疫疫苗，使其军人发病率（仅 8 人发病）远远低于越南士兵和民众。

有学者根据《三国志》等历史资料，分析曹操兵败赤壁的主要原因为军营中传染疾病，所以曹操烧船自退，于是与传统的“北方士兵，不习水战”而败的传统说法有异。根据当时病状、病程、人群易感性、死亡率等分析，所传染的病种应为鼠疫。上海交通大学历史学教授曹树基根据华北地区明朝末年地方志以及一些明代人的记录，在其论文《鼠疫流行与华北地区社会的变迁》中提出了明末大瘟疫实际就是鼠疫，近十年后，他又提出“老鼠亡明”的观点。明朝万历年间的华北鼠疫大流行使区域经济和社会的发展陷于停滞，崇祯鼠疫则在风起云涌的起义浪潮中加速了它的传播和扩散。从崇祯六年到崇祯十七年间鼠疫流行，发源地大致在山西的兴县，然后到大同，再到潞安。接着，鼠疫传到陕西的榆林等地。崇祯十四年时，大疫传到河北大名府、顺天府等地。崇祯十六年，北京也发生大疫。当时政府不但未采取有效的防治措施，还变本加厉地增加赋税，这期间掀起民间起义浪潮，其中包括李自成带领的队伍。驻在北京的明朝军队也无法幸免于这次瘟疫，当李自成的五十万大军于崇祯十七年开到北京城外时，北京的明朝军队名义上十来万，大疫过后，少了一半，并且士兵多数非常虚弱。李自成的军队之所以能够如此迅速地抵达北京，也是鼠疫间接地摧毁了明朝其他地方的防御系统，因而这支更多由各地灾民组成的队伍才能顺利到达北京。但李自成进驻北京短短数十天后，他的军队也感染了鼠疫，使本就不强大的战斗力遭受创击，被清军击败。

3. 虱媒传染病 虱媒传染病包括流行性斑疹伤寒、战壕热和虱性回归热，尽管病原体不同，但均由人虱传播。拥挤、不卫生、营养差、贫困、机体衰弱常与它们的流行相关，而战争往往导致这些情况的出现，因而虱媒传染病也在人类历史上对战争产生了影响，甚至影响胜败，其中斑疹伤寒也被认为是头号战争疾病之一。斑疹伤寒曾使德意志皇帝马克西米利安二世的军队溃不成军。1566 年，他正率领着八万将士准备在匈牙利与苏莱曼一世作战，驻扎于科马罗姆的军营中暴发了斑疹伤寒。该疾病来势猛烈而又致命，导致马克西米利安二世不得不放弃针对土耳其人的军事行动。1632 年，为了争夺纽伦堡这一战略目标，瑞典国王古斯塔夫·阿道尔弗斯与德国将领华伦斯坦各自率领军队在这里对阵，但斑疹伤寒和坏血病致使 1.8 万名士兵殒命，于是双方为了逃出传染病的魔爪，匆匆撤离了这一城市。1643 年，查理一世在牛津遭遇了艾塞克斯率领的议会军队，双方率领的军队各自约有两万人。由于双方的军中均暴发了斑疹伤寒，查理一世不得不放弃了进军伦敦的计划。据记载，拿破仑大军在迈入俄国国境前，斑疹伤寒就已经在悄无声息地蔓延，入侵开始后，伴随着严重的头疼、衰弱疲劳、高热和身体疼痛，拿破仑的士兵更多死于伤寒，而不是俄国人。随着被感染的拿破仑大军逐渐深入俄国，每天都有近 6 000 新患者。拿破仑军队的军医也对此病束手无策，他们完全没有察觉到，在拥挤的帐篷和营地中，虱子已经把疾病无声无息地传播开来。1812 年 6 月，拿破仑携 60 万大军东征俄国，11 月撤离时却只剩不到 5 万，拿破仑决定全部撤离俄国，而疾病与寒冬结伴而至，使拿破仑的撤退大军几乎全军覆没。整场遭遇让拿破仑心力交瘁，深受打击。之后不到一年半的时间，在法国敌人联军的打击下，巴黎沦陷，拿破仑帝国覆灭，进而直接改写了欧洲近代史。第一次世界大战期间，斑疹伤寒在俄罗斯造成 300 万人死亡，在波兰和罗马尼亚造成更多死亡。在西部战线为军队建立了除虱站点，但这种疾病肆虐了东部战线，仅塞尔维亚就有 15 万人丧生。死亡人数通常是被感染者的 10% 至 40%，这种疾病是护理人员的主要死亡原因。在第二次世界大战期间，德军在 1941 年入侵苏联的巴巴罗萨行动中遭到了斑疹伤寒的袭击。1942 年和 1943 年，斑疹伤寒重创了法属的北非、埃及和伊朗。在纳粹集中营斑疹伤寒流行导致大量囚犯死亡。战后欧洲通过新发现的 DDT 的广泛使用来灭虱，从而使数百万难民和流离失所者幸免于难，避免了更大规模的流行。

4. 恙虫病　恙螨幼虫多在孳生地附近活动，当宿主与其接触时，即可迅速爬至宿主体上。恙虫病全年均可发病，但以 3~10 月多见，其中 6~9 月为发病高峰期。恙虫病东方体主要分布于整个亚洲环太平洋地区。恙虫病在韩国、中国、日本、巴基斯坦、印度、泰国、马来西亚和澳大利亚的热带区域（北部）具有地方流行性。流行区形成传统的“恙虫病三角”。恙虫病是一种典型的自然疫源性疾病，本病与军队关系很大，当军队进入流行区未做好预防工作时，可在短期内大批发病。国内主要发生区域为东南沿海各省及西南地区，近年来该病疫区不断扩大的趋势。部队于流行季节在疫区活动时如不注意防护易受感染。如在杂草丛生处训练、作战、潜伏、设营、构筑工事、开荒、割草、伐木、开会、坐卧休息等；在草地、灌木上放置衣服、武器或装具等；用杂草、灌木作伪装，或用未经处理的杂草垫铺；在有草的江、河、溪边洗衣和晾晒衣服；住民房时，户内有带恙螨的动物、农作物、杂草等；用手直接接触带有恙螨的死鼠。这些情况下均有机会获得感染。

恙虫病东方体的传播可能发生在边界清晰的“螨岛”，该“螨岛”由小至数平方米的灌丛植被的局限性区域组成。螨虫以植被为食，螨岛的湿度和温度条件对于恙螨及其小型啮齿类动物宿主的繁殖都是理想的。人们进入这些螨岛时，恙螨叮咬引起疾病传播的风险可能极高。例如，50 多年前进行的一项研究发现，几乎所有在昆士兰接受训练时在一小块地理区域扎营的澳大利亚士兵都发生了恙虫病。相反，在附近地区扎营的士兵没有一人发生该疾病。

第二次世界大战期间，该病在缅甸和锡兰的部队中严重流行。在 1944 年之前，没有有效治疗该病的抗生素。1942—1945 年期间，美军在东南亚地区感染恙虫病者 6 685 例，病死 243 例。该病也是第二次世界大战后驻日美军的一个问题，在驻伊豆七岛的部队被称为“七智通热”，在千叶县被称为“初家热”。第二次世界大战提供了一些数据表明该疾病是太平洋战区所有大洋洲不发达地区的地方病。麦克阿瑟的传记中指出，恙虫病是造成新几内亚战役中双方的一系列非战斗减员的原因之一。在盟军有基地的地方，他们可以清除并削减植被，或将 DDT 用作预防性区域屏障疗法，从而减少了由螨虫和壁虱引起的前线部队的病害率。

5. 利什曼病　第二次世界大战期间，驻扎在伊拉克和伊朗的美军有数千人罹患利什曼病；1982—2001 年，部署在埃及、阿富汗和巴西等地的美军均有不同程度的利什曼病流行。2003 年 3 月，美军发动伊拉克战争时，为减少伤亡，在士兵的保护上煞费苦心：头盔、夜视镜、防弹背心，甚至连军靴也都改进了，新的军靴设计可以减少士兵脚踝的扭伤。美军只顾防备伊军的子弹，却忽略了伊拉克沙漠苍蝇（其实指的就是白蛉），它们叮咬人类，其中有些可以传播利什曼病。而当军事行动展开时，很多美军部队匆忙之下顾不上携带杀虫剂和蚊帐，许多士兵被叮咬从而感染利什曼虫。美军在进入基地的同时派出了以昆虫学家为主的疾病防控专家，并在当地开展了为期 2 年的研究，旨在制定有效的利什曼病防控措施。随行的昆虫学家发现，520 战区白蛉密度较大；夜间较多官兵受到白蛉叮咬，1.5% 的雌蛉体内有利什曼原虫感染。依据上述信息，快速确定了当地存在较高的利什曼病流行风险，并实施了为期 5 个月的“利什曼病防控计划”，战争期间的防控效果良好，驻扎的官兵无利什曼病。

虫媒病危害平时官兵健康，近年来随着军事训练科目、强度、频度发生变化，远洋护航、国际维和、国际人道主义救援等境外非战争军事行动增多，广大官兵频繁深入训练基地、边防岛礁等重要军事地域和境外陌生环境，接触病媒生物机会大大增加；而国内外新发传染病的不断发现，军队也出现多种新发传染病。目前我国依托《军队传染病疫情报告信息系统》包含虫媒病在内的病媒生物性疾病有 19 种。建立健全军队病媒生物监测体系，系统掌握重要军事地域各类主要病媒生物的生态学、病原学、抗药性等基本信息，对有效控制病媒生物密度，防控病媒生物性疾病对广大官兵的健康危害有非常重要的价值，是平战时保护官兵健康、维护部队战斗力的重要手段。美国也正在实施一项被称为“保护战士抵御带病菌昆虫工程”的计划。据悉，这项军事计划已经全面执行，其重点是尽快研制和批量生产效果最佳、特别适合美军在战场上使用的杀虫剂、治疗医药和各种防护设备。

（二）病媒昆虫作为生物武器

包括医学节肢动物在内的病媒生物也可被作为生物战剂载体，从而成为破坏对方部队作战力的工具。目前世界上可能用于生物武器载体的媒介生物主要有传播疾病的医学节肢动物、鼠类及其他媒介生物。

蝇、蚤、蚊、蜱都可作为一些病原体的传播体，使士兵或普通人员染病。1346 年，在蒙古金帐汗国军队进攻黑海港口城市卡法，用抛石机将患鼠疫而死的人的尸体抛进城内，从而引发了一场流行性鼠疫，这是西方社会有记录以来第一次细菌战。

在第二次世界大战中，侵华日军在我国不同地区成立了"关东军防疫给水部"（731 部队），本部设在哈尔滨的平房，实际上是在从事惨绝人寰的生物武器研究。731 部队生产了大量鼠疫菌和携带鼠疫菌的跳蚤，先后多次出动飞机撒布感染鼠疫菌的老鼠和跳蚤，以及污染鼠疫菌的麦子和谷物等，造成我国浙江、江西、湖南和黑龙江 4 省 12 个县（市）连续 12 年次的人间和鼠间鼠疫流行，共发病 1 814 人，死亡 1 666 人。1940 年秋，日本侵略者为配合其在华中地区的侵略战争，由 731 细菌部队战犯石井四郎率领，在 10 月 4—27 日期间，先后两次分别在宁波、衢县两地，军投大量染有鼠疫菌的跳蚤。其后，自 10 月下旬开始，两地相继流行人间鼠疫。宁波的鼠疫在 1941 年间被控制，而衢县的鼠疫则向浙赣沿线其他县份蔓延传播，引起不同程序的人间鼠疫流行。1942 年 7~8 月间，731 部队在配合其侵略军撤退的同时，又在浙赣铁路沿线的衢县、金华、龙游、玉山一带地面撒布了染有鼠疫菌的跳蚤，更加剧了该地区鼠疫的流行。从此，历史上从未有过鼠疫流行的地区变成了人为鼠疫的疫源地。

美国在第二次世界大战期间也有庞大的生物武器研究计划，涉及病毒、细菌、真菌和毒素的武器化研究。美军在侵略朝鲜的战争中，为了挽救战场上的失败，公然践踏国际公约法，大规模实施媒介生物战。1952 年美军用飞机在朝鲜伊川东南部、平康地区、北汉江以东撒放了大量的带有传染病菌的各种昆虫，包括跳蚤、蜘蛛、蚊子、苍蝇、蚂蚁和蚱蜢，其中许多是朝鲜从未见过的，检验证实这些昆虫带有鼠疫、霍乱、炭疽杆菌及其他传染病病菌。同年美国在中国的东北丹东、宽甸等地投撒携带炭疽杆菌的黑蝇、狼蛛、家蝇及标本虫，不到一个月的时间，即发生患病死亡的病例。在其后的 20 年中，美国为研制媒介生物武器耗资 7 亿美元，在狄特里克堡建立了新的实验室，1 个月内培养了 1.3 亿只新一代感染了黄热病病毒、疟原虫、登革病毒的蚊子，1 周内繁殖 50 亿只染有鼠疫的跳蚤、染有土拉弗菌病的蜱和染有霍乱、炭疽、痢疾的苍蝇，并在越南战争期间进行试验，受试者均被感染。

媒介生物战剂随风飘散，可造成大面积污染区，特别是飞机投掷的各种媒介生物可在相当大的范围内活动，扩大传播。由于媒介生物绝大多数携带的是活的微生物，只要极少数致病微生物进入机体，就能使人发病；媒介生物战剂成本低，据联合国专家估计，以每平方千米杀伤面积的成本计算，化学武器需 600 美元，核武器需 800 美元，常规武器需 2 000 美元，生物武器仅需 1 美元。但生物武器进入人体有一定的潜伏期，潜伏期的长短随生物战剂的种类和入侵的数量、机体免疫能力的强弱有关，不能立即发生效应。媒介生物战剂多为活的微生物，在生产、保存、运输以及在使用上都会受到一定的限制。鉴于国际形势的变化，局部战争和武装侵略不断发生，恐怖袭击事件有增无减，积极加强对生物武器的防范工作，对保卫国家安全，人民利益，保障社会主义建设具有重要意义。

第二节 医学节肢动物的防制

医学节肢动物的防制是医学节肢动物学的主要研究内容之一，也是医学节肢动物研究的最终目的。针对医学节肢动物的防制存在两种不同的观点，过去主张灭绝（extinction），而实际在地球上，有该物种生存的条件，用人类的活动灭绝一种动物（大型动物）则有可能，而像节肢动物（如蚊、蝇）是不太可能的，不应该、也是没有必要；现在主张控制（control），即将有害物种控制到人类可以忍受的程度，不致有危害即可。

从 20 世纪 40 年代开始，由于发现了 DDT 的高效杀虫性能，继之许多有机杀虫剂的不断发展和广泛应用，使得医学节肢动物的防制和虫媒病的控制取得了重要的进展。但是，随着杀虫剂长期、大量使用，医学节肢动物的抗药性越来越普遍，杀虫剂对环境污染及其对生态平衡的影响也越来越严重。由此，人们不得不寻求更加科学有效的防制途径和策略。对于绝大多数医学节肢动物来说，要想达到有效控制的目的，凭借单一措施往往很难奏效，必须遵循害虫综合治理（integrated pest mana-gement，IPM）的原理，从媒介与生态环境和社会条件的整体观点出发，采取综合治理的方法，降低媒介节肢动物的种群数量或缩短其寿命，将其控制在不足以传播疾病的程度。

医学节肢动物的综合防制方法包括环境治理、物理防制、化学防制、生物防制、遗传和法规防制等六方面。

一、环境治理

环境治理指根据媒介节肢动物的生态和生物学特点，通过改造、处理媒介节肢动物的孳生地环境或消灭其孳生场所，造成不利于媒介节肢动物生长、繁殖和生存的条件，而达到防制的目的。这是防制媒介节肢动物的治本办法，也是应用最早的医学节肢动物防制方法之一，其具体内容包括：①环境改造，如基础卫生设施的改造和修建，阴沟、阳沟和臭水沟的改造等。②环境处理，例如，翻盆倒罐、清除蚊孳生地，或对蚊类孳生地进行水位波动、间歇灌溉、水闸冲刷，以及垃圾、粪便、特殊行业废弃物的无害化处理等。早在20世纪初，南美不少城市就是通过清除城市型黄热病媒介埃及伊蚊的孳生场所，从而消灭了当地这一可怕的疾病。国内1952年，北京市开始采取堵塞树洞、翻缸倒罐等措施以后，基本消灭了仁川伊蚊。③改善人群居住条件，搞好环境卫生，以减少或避免人-媒介-病原体三者的接触机会，从而减少或防止虫媒病的传播。

环境治理是医学节肢动物生态学的实际应用，也是提高和巩固化学防制、防止媒介节肢动物孳生的根本措施。环境治理既需要发动群众，又要有专业人员和设备来保证。我们必须加大宣传，提高对环境治理的认识，有计划、有步骤地促进这一措施的应用和发展，从而从根本上进行媒介节肢动物的防制。同时加强人居环境的建设，还有利于提高我国现代化水平，促进和谐社会的建设，对我国当前的经济建设和转型也有着非常重要的意义。

二、物理防制

物理防制指利用机械力、热、光、声、放射线等物理学的方法捕杀、隔离或驱走节肢动物，使它们不能伤害人体或传播疾病。例如，用蚊蝇拍打杀蚊蝇，用开水烫蝇蛆，粘蝇纸粘蝇，装纱窗纱门以防蚊蝇进入室内，食物加盖纱罩防蝇和蟑螂接触；用热水及蒸气喷浇床板、缝隙灭臭虫及体虱，利用灯光、声波和紫外线诱杀、诱捕或驱避医学节肢动物等都是广泛应用的有效方法。

三、化学防制

化学防制指使用天然或合成的对医学节肢动物有毒的物质，以不同的剂型，通过不同的途径，毒杀、驱避或诱杀医学节肢动物。人类与媒介生物作斗争的过程中，化学防制是一种重要的手段。虽然化学防制存在媒介节肢动物抗药性和环境污染问题，但它具有使用方便、见效快、效果佳而且具有合适的残效，适于大量生产，成本较低，既可大规模应用，也可小范围喷洒等优点，所以仍然是目前对病媒综合防制中的主要手段。但使用前必须了解有关医学节肢动物的食性、栖性、活动和对杀虫剂的敏感性，选择最佳杀虫剂，最简单和有效的方法进行灭虫工作。

杀虫原药一般不能直接使用，需要加工成各种剂型或制剂。

(一) 常用杀虫剂分类法

1. 按杀虫剂的化学类型不同，分为无机杀虫剂及有机杀虫剂。
2. 按杀虫剂杀灭的对象不同，分为灭蝇剂、灭蚊剂、灭螨剂、灭虱剂等。
3. 按杀虫剂的剂型不同，分为粉剂、可湿性粉剂、悬浮剂、乳油与乳剂、喷射剂、气雾剂、热烟雾剂、烟剂等。
4. 按进入虫体的途径和作用不同，分为触杀剂、熏杀剂、胃毒剂、驱避剂等。

(二) 杀虫剂的作用

1. 触杀作用　将杀虫剂直接喷洒在医学节肢动物经常活动的场所或栖息的物面上，使节肢动物接触后毒剂透过角质进入体内接受到致死剂量而死亡。
2. 熏蒸作用　利用药物熏蒸后产生的气体，经呼吸系统进入医学节肢动物体内，产生毒杀作用。
3. 胃毒作用　将杀虫剂喷洒在医学节肢动物喜吸食的植物的茎、叶、果实和食饵的表面或混合在食饵中，当医学节肢动物吸食这些植物或食饵时，就将药物一同摄进消化道里。药物在消化道内分解吸收，使虫体中毒而死。

4. 烟雾作用 利用物理、化学原理，使液体或固体杀虫剂转变为烟雾状态而起杀虫作用称烟雾杀虫法。发生烟雾的药剂称烟雾杀虫剂，其发生装置称烟雾发生器。杀虫剂转变为烟雾状态后，可通过医学节肢动物的呼吸系统渗入虫体而产生毒杀作用。

5. 驱避作用 有些药物的作用能使吸血节肢动物回避，因此当人或畜体上涂有这种药物或衣裤上浸泡这种药物时，即可避免医学节肢动物的侵袭，免受其害。具有这种作用的药物称为驱避剂、忌避剂或避虫剂。

6. 诱虫作用 有些药物作用与驱避剂相反，有引诱医学节肢动物的作用。当医学节肢动物聚集时，可以捕杀或毒杀之。具有引诱作用的药物称为诱虫剂，诱虫剂与胃毒剂混用，甚为有效。

（三）杀虫剂常见使用方式

1. 控制和消灭成虫的方法

（1）室内滞留喷洒法：指选用杀虫剂后，按不同理化性质配制成有效浓度和剂型装入各种类型喷雾器中，对家栖性的害虫，在它们常栖的场所，如人的住房、牲畜舍内墙面及室内的大型家具背、底面进行药物喷洒，当侵入室内的医学节肢动物（主要是吸血蚊虫）栖息在这样处理的表面时因接触杀虫剂而中毒死亡。滞留喷洒主要用于防制疟疾蚊媒，对杀灭白蛉也有良好效果，是防制内脏利什曼病的重要措施之一，此外，对于侵入室内的蝇、蚤、蜚蠊等也可收到不同程度的防制效果。滞留喷洒常用肩负式压力喷雾器来进行，可使用油剂、乳剂、水悬剂或胶悬剂。做滞留喷洒时，药剂的浓度可根据喷洒的对象和吸湿程度而定。吸湿性强的泥土墙可用较低的浓度，吸湿性低的如木板墙可用较高的浓度。

（2）空间喷洒法：吸血医学节肢动物常侵入室内吸血和停栖，有的害虫则长期藏息于毛发、衣着、被服、室内什物或动物窝中。根据害虫进室活动的时间如晨曦和黄昏，选用有接触毒的立杀效果的杀虫剂。在室内或野外，把杀虫剂直接喷射到空中，使防制对象沾着药剂雾粒而中毒死亡。它与上述滞留喷洒不同的是直接毒杀节肢动物，多用于防制、毒杀室内节肢动物，如蝇、蚊。空间喷洒具有快速杀虫作用，但一般无残效，或仅有很短残效。它适于蚊媒病，尤其适用于如登革热等流行时做紧急灭蚊处理。可用手推、手持或车载的各种压缩喷雾器、弥雾机、气雾发生器、热雾机等，以及小规模使用的气雾罐等喷洒工具，既可在地面进行，也可做空中喷洒。喷雾技术根据应用喷洒量分为高容量、低容量及超低容量喷雾，而超低容量喷雾技术是一种新型的喷雾方法，其利用一个特制的雾化喷头，将高浓度的杀虫剂通过离心分散或高速气流的冲击作用，雾化成微小均匀的雾粒，喷洒到靶标节肢动物或靶标物体。超低容量喷洒具有省药、效高、省时、减少污染等优点，尤其适用于紧急控制或预防某些蚊媒病毒病的流行，可在短期内处理较大区域。适用于家庭、宾馆、临时工地宿舍、营地、仓库等场所。在我国，用作超低容量喷洒的杀虫剂主要有马拉硫磷、杀螟松、辛硫磷。超低容量喷洒的主要缺点是无残效，易受风力等气象条件的影响，以及费用较大，尤其是空中喷洒对医学节肢动物的效果欠佳。适合空间喷洒的杀虫剂以拟除虫菊酯为最佳，因其具有立杀、低毒、无恶臭、不损坏什物等优点。

（3）撒布粉剂法：为杀虫剂的最早应用方式之一。早期，人们就通过水面撒布巴黎绿粉毒杀按蚊。粉剂现多用于处理家庭医学节肢动物，如蚊蠓孳生场所、灭虱、灭蚤等。粉剂可直接撒布，或用各种喷粉器在地面或空中喷粉。由于粉剂不易通过皮肤吸收，所以一些低毒或中毒的杀虫剂，如 DDT、倍硫磷等可以使用于人体灭虱，或家畜杀灭体外寄生虫。

（4）烟剂熏杀法：将杀虫剂、可燃物质、助燃剂和降温剂等几种成分混合而成各种类型徐缓释放的药雾散布空间，使害虫接触药物致死。以胺菊酯（0.8g）、辛硫磷（4g）加硫磺粉（2.4g），或以胺菊酯加巴砂或加“二氯”配制成烟熏剂，这种方法对杀灭空房、地下室、牲畜房栖息的害虫均适用。国外亦曾风行过浸透杀虫药液的灭虫纸、灭虫袋或杀虫袋，蚊香等杀灭害虫。我国常用的烟剂有六六六、敌百虫、敌敌畏粉状和块状烟剂以及杀虫烟罐等。但住室经常有杀虫剂的污染（如有机磷类杀虫剂），则有损健康，应予控制使用。

（5）毒饵诱杀法：蝇、臭虫等害虫以恶臭物或食物为食料，因此常从污物上携带致病原直接污染人们的食物和餐具而传播疾病。为此，可择其喜爱的食物中加入杀虫剂作为诱饵。如臭鱼、腐败食物中掺入敌百虫、敌敌畏，放入诱蝇笼，可毒杀入笼的蝇。对一些在小容器水体中孳生的蚊类，水中加入适量的有味而其喜爱的物质如米泔水，可引诱多种库蚊成蚊产卵，因接触药物而致死，从卵孵出的幼虫亦一并受到毒杀。这类诱蚊产卵容器中加入敌敌畏（1%），就能达到目的。使用时应注意安全，防止畜、禽饮用中毒。

2. 杀灭幼虫的方法

（1）化学杀虫剂法：选择对幼虫敏感的杀虫药物喷洒其孳生地是常用的方法。对蚊幼虫常用的化学杀虫剂施用方法有喷洒、喷粉、浸泡、滴漏。杀虫固体块（将杀虫剂混入石膏、塑料等载体内）放入水底或漂浮于水面，由于内含的杀虫药释放缓慢而延长杀虫时间。

（2）放养吞食幼虫的鱼类灭蚊法：水稻田、洼水、水坑、池塘是蚊类的重要孳生地。化学杀虫剂容易引起公害，导致害虫产生抗药性。在水稻田孳生地于插秧后5~7天放养食蚊鱼如鲢鱼、白鱼、青鱼鱼苗是一种经济简单的灭蚊方法。洼坑、沟渠、小面积积水坑等不易放养家鱼的水体，则可放养柳条鱼、斗鱼等小型鱼，利用它们吞食蚊幼虫的习性消灭蚊虫。这些鱼类对外界抵抗力强、繁殖快，且有显著灭蚊效果。

（3）稻田科学管水，防止蚊幼虫孳生：在插秧前稻田经过耙平整地、挖沟排水，减少洼坑、按水稻需水量，合理灌排，缩短蓄水期，稻田相间干湿易抑制蚊幼虫的孳生发育。

（四）常用的化学杀虫剂

1. 有机氯类　该类杀虫剂化学结构简单，合成方便，价格低廉，同时具有广谱、高效、长效、对哺乳动物低毒等优点，如DDT、六六六、林丹、狄化剂等，曾在我国疟防工作中发挥过重大作用。这类化合物杀虫谱广，对多种卫生害虫均有效，以触杀和胃毒作用为主，有的可用于熏蒸。但由于广泛、大量使用，不少节肢动物产生了抗药性，且在自然界中降解迟缓、污染环境，并可在人、畜肝和脂肪中蓄积，引起慢性中毒，现已逐渐被有机磷和其他杀虫剂所替代。2002年5月，我国已明令禁止使用此类杀虫剂。

2. 有机磷类　该类杀虫剂自20世纪40年代以来，品种、产量迅速增加，居当代杀虫剂首位。其具有广谱杀虫、高效速杀性能，常兼有触杀、胃毒与熏杀作用，对医学节肢动物的杀灭作用强大而快速，也较少引起医学节肢动物产生抗药性。有机磷杀虫剂在自然界较易水解或生物降解，因而可减少残留和污染，在碱性条件下，均易分解失效。有些具有内吸作用，可通过植物根茎进入茎叶内毒杀害虫，但也可通过动物体表进入体内，引致人畜中毒。

（1）马拉硫磷（malathion）：本品是具有触杀、胃毒和熏蒸作用的非内吸性杀虫剂和杀螨剂。又名马拉松或4049，是一种杀虫范围较广、残效期长、对人畜毒性很低的杀虫剂。纯品为琥珀色透明状液体，难溶于水，可溶于有机溶媒及植物油中。WHO推荐以滞留喷洒、空间气溶胶喷雾、热烟雾及毒饵来防制苍蝇，以喷洒剂和粉剂来防制蟑螂，还可以防制鼠蚤、人蚤、臭虫、人虱、蜘蛛和螨。室内灭蚊、蝇的滞留喷洒剂量一般为$2g/m^2$，其残效作用可保持1~3个月。因曾发生过中毒事件，故应注意妥善储存。

（2）杀螟硫磷（fenitrothion）：本品是具有触杀和胃毒作用的非内吸性杀虫剂。具有杀虫范围广、残效期长、对人畜毒性较低等优点。不溶于水，可溶于有机溶媒，遇热易分解。WTO推荐用于滞留喷洒灭蚊、灭蚊蚴、灭蝇，空间气溶胶喷雾及热烟雾灭蚊，配成喷洒剂、气雾剂、毒饵及微胶囊剂防制蟑螂、粉剂防制鼠蚤。室内、外用0.25×10^{-6} 0.25ppm浓度，能全部杀死蚊、蝇等，持效7天。用烟熏灭蚊剂量为$0.5g/m^3$，效果为90%。

（3）甲基嘧啶磷（pirimiphos-methyl）：本品是具有触杀和熏杀作用的广谱杀虫剂，有渗透作用。稻草色液体。WHO推荐以滞留喷洒、空间喷雾和热烟雾用于室内灭蚊，用滞留喷洒灭蚊蚴，以滞留喷洒及空间喷雾防制苍蝇，以喷雾剂和粉剂防制蟑螂，以粉剂防制鼠蚤、人蚤，以滞留喷洒和喷粉防制臭虫，以滞留喷洒防制螨。

（4）敌敌畏（dichlorphos，DDVP）：本品是具有熏蒸、触杀和胃毒作用的速效杀虫剂和杀螨剂。为无色油状液体，稍带芳香，略溶于水，对温血动物有较高毒性，对节肢动物主要是神经毒，使节肢动物神经功能失常，肌肉收缩紧张，不协调而痉挛，生理功能完全失常而死亡。对蚊、蝇、蚤、虱、臭虫、蟑螂等均有较好毒杀作用，也有较强的胃毒和触毒作用，家蝇对之最敏感。表面应用$0.1g/m^2$，10~15分钟内家蝇即全部死亡。WHO推荐以热烟雾和空间喷雾灭蚊，滞留喷洒、空间喷雾和毒饵灭蝇，以粉剂和喷洒剂灭蟑螂。

3. 氨基甲酸酯类　该类杀虫剂是20世纪50年代末发展起来的有机合成杀虫剂。迄今在品种、数量及吨位上，已处于当代三大杀虫剂的第 2 位，仅次于有机磷杀虫剂。其特点是击倒快、残效长，对人、畜的毒性一般较有机磷杀虫剂低，在动物体和土壤中，亦能较快地代谢为无害物质，不造成体内的积蓄，不污染环境。有的品种对有机氯及有机磷杀虫剂有抗性的害虫也有效。常用种类有残杀威（propoxur），为广谱杀虫剂，主要对蚊、蝇、蟑螂有卓效，以触杀为主，并具胃毒和熏蒸作用；仲丁威（Fenobucarb，BPMC），具有触杀和熏蒸作用，对蚊蝇有良好的效果，但其分解产物有毒性，故现已逐渐停止使用。

4. 合成拟除虫菊酯类 目前，家庭卫生杀虫剂中所含的药物成分除少数有机磷和氨基甲酸酯外，主要为安全性高、杀虫效果好的菊酯类。其具有广谱，高效，击倒快，许多品种残效短(即对光不稳定)，毒性低，生物降解快，对上述三类杀虫剂有抗性的害虫有效等特点。此类杀虫剂里，包括天然除虫菊酯和合成拟除虫菊酯。前者是除虫菊花中所含的除虫菊素，它对害虫有强烈的触杀和胃毒作用，其蒸气有熏蒸和驱赶作用；后者的化学结构和前者类似，而且具有化学性质稳定、残效较长的优点。

目前常用的品种有二氯苯醚菊酯（permethrin）、丙烯菊酯（allethrin）、胺菊酯（tetramethrin）、溴氰菊酯（deltamethrin）、氯氰菊酯（cypermethrin）、顺式氯氰菊酯（alphamethrin）等。

5. 昆虫生长调节剂 昆虫生长调节剂的作用不是直接杀死昆虫，而是在昆虫发育时期阻碍或干扰其正常发育，抑制表皮几丁化，阻碍内表皮形成，使昆虫不能正常蜕皮，导致死亡或阻止生殖。其特点是毒性低、对人畜安全、活性高、用量少、易在环境中降解，不造成环境污染，能防制抗性昆虫。不足之处是只局限于昆虫某一特定的发育阶段，且作用缓慢。

昆虫生长调节剂包括保幼激素类似物和蜕皮激素类似物。如代表种类之一的敌灭灵。敌灭灵属发育抑制剂，具抗蜕皮激素生物活性，抑制体内几丁质合成而使昆虫变态受阻。灭蝇使用浓度为 1~10μg/g，浓度越高，化蛹率越低。作用于二龄幼虫效果优于三龄幼虫，持效达 1 个月。对三龄末幼虫无效果。目前，此类杀虫剂有噻嗪酮(扑虱灵)、灭幼脲、抑食肼、氟铃脲、除虫脲等。

6. 驱避剂（repellent） 驱避剂又叫避虫剂，本身无杀虫作用，但挥发产生的蒸气具有特殊的使节肢动物厌恶的气味，能刺激节肢动物的嗅觉神经，使节肢动物避开，从而防止节肢动物的叮咬或侵袭。使用最多的驱避剂为驱蚊剂，主要将其制成液体、膏剂或冷霜直接涂于皮肤上，也可制成浸染剂，浸染衣服、纺织品或防护网等。常用驱蚊剂有邻苯二甲酸二甲酯（dimethyl phthalate，DMP）、避蚊胺（deet）、驱蚊灵（dimethylcarbate）等。驱蚊灵以柠檬、桉油渣为原料制成，不仅有较好的防护效果，而且在炎热气候下，无油粘之弊。

7. 其他杀虫剂 另外一些杀虫剂的杀虫有效成分不一样，各有特色，而且又具有不同的杀虫作用机制。现在经常使用的这类品种有：病虫散(井杀单)、稻得利(单吡啉)、菜喜、吡虫啉、仲丁威等。也有将微生物的活体或者代谢产物作为杀虫剂的有效成分，这就是微生物源杀虫剂，这类制剂不但可以灭菌杀虫，还可以除草和杀鼠。这类制剂不但环境友好，而且选择性特别高。在美国，现登记在册的微生物源的农药有接近百种，占所有生物农药的约三分之一，目前应用的主要包括病毒源、细菌源、抗生素类、真菌源以及线虫源类。

(五) 媒介节肢动物对杀虫剂的抗药性

媒介节肢动物的抗药性（insecticide resistance）是指对某种杀虫剂原本敏感的医学节肢动物种群，经过一个时期接触这种杀虫剂之后，该种群对此杀虫剂产生的耐性或抵抗力。医学节肢动物的抗性不是种的特征，而是种群的表现。媒介节肢动物可对一种杀虫剂产生抗性，也有同时对多种杀虫剂产生抗性，称作多重抗性（multiple resistance）或交叉抗性；还有对一种杀虫剂具抗性的医学节肢动物，同时对另一尚未接触过的杀虫剂也具有抗性，称作交互抗性（cross resistance）。多重抗性是媒介节肢动物对多种杀虫剂的抗性机制不同，如抗美曲磷酯的淡色库蚊（*Culex pipiens pallens*）经溴氰菊酯多次处理后，又对溴氰菊酯产生抗性；交互抗性的特征是医学节肢动物对多种杀虫剂的抗性机制相同，如抗马拉硫磷的家蝇（*Musca domestica*）第一次接触到美曲磷酯（metrifonate，敌百虫）、倍硫磷等就产生抗性。

在第二次世界大战以后，随着有机合成杀虫剂的广泛应用，昆虫抗药性迅速发展蔓延，到目前为止，除了舌蝇以外，几乎所有重要医学昆虫类别以及疾病媒介种类都有抗性种群发生。抗药性的出现导致用药量的提升和继后的严重环境残留污染。因此，在完善杀虫剂使用的同时，杀虫剂抗性管理（insecticide resistance management，IRM）成了化学防制必须重视的一个方面。

1. 抗性的标准　长期以来，测报群体抗性水平的标准均采用半数致死量（LD_{50}）和半数致死浓度（LC_{50}）。WHO于1976年提出一种以区分剂量衡量群体抗性水平的标准方法，该方法以敏感品系$LC_{99.9}$×2剂量作为区分剂量，确定死亡率98%~100%为敏感（S级），80%~98%为初级抗性（M级），80%以下为抗性（R级）。此标准因能比较准确地反映群体抗性水平，且能预报群体中高抗个体的频率，因而在世界范围内被广泛采用。我国亦将此标准稍加修改后用于现场抗性调查和抗性划分。

2. 抗性的影响因素　媒介节肢动物对不同杀虫剂的抗性效果不同。对于同一种杀虫剂，医学节肢动物产生的抗性及其水平也受到诸多因素影响，包括虫体自身因素和外界环境因素两个方面。

（1）虫体自身因素：媒介节肢动物不同种或同种不同生理状态下，对杀虫剂产生的反应不同。该方面屡有报道，但具体原因尚待进一步研究。①不同虫种及品系（或种群）：在相同条件下，不同媒介虫种对同一杀虫剂的抗性差异很大。国内学者朱昌亮（1996）在室内使用溴氰菊酯同时选育淡色库蚊和中华按蚊10代，淡色库蚊的抗性高达529倍，而中华按蚊仅在第4代时达3倍抗性，随后逐渐下降至处理起点水平上波动；②不同性别：性别对杀虫剂抗性的影响是明显的。家蝇雄虫对二氯苯醚菊酯的LC_{50}为雌虫的50%~80%，羽化初期差别最小，雌虫产卵前差别最大，以后几乎相同。提示除个体虫种等因素外，抗性水平还与生理状况有关；③不同发育阶段：杀虫剂对医学节肢动物卵的毒效较差或无效，可能是因为缺少靶标作用部位。幼虫或若虫的抗性水平则随着虫龄增加而增加，不同幼期的抗性差别可能与虫体含水量有关，还可能与表皮增厚有关。无论虫体处于哪一龄期，蜕皮时尤易受杀虫剂的毒杀作用而死亡。

（2）外界环境因素：杀虫剂的使用剂量，使用时间及有效期内的温度、湿度和营养等诸多外界因素可以影响抗性的形成和发展，其中最为重要的是杀虫剂剂量和温度。①剂量：一般认为，对杀虫剂的抗性基因与敏感基因是同一位点上的一对等位基因，使用高剂量杀虫剂去除抗性杂合子可以延缓抗性的发展。然而，Tabashni（1990）的模拟研究结果表明，在以基因扩增为机制的抗性中，因不同抗性水平基因的存在，较高剂量杀虫剂去除了低抗性个体，使高抗性个体的频率上升较快，反而使高水平抗性产生更快。该方面尚需作进一步深入研究；②温度：杀虫剂处理时与处理后的温度对抗性水平的影响较大。温度影响杀虫剂的穿透速率，也影响虫体的解毒过程。一般来说，在适宜温度下，节肢动物对杀虫剂的抗性形成较慢。

3. 抗性的机制　关于抗性形成有几种学说，其中被广泛接受的是先期适应（preadaptation）学说。该学说认为，医学节肢动物抗药性是一个先期适应现象，由选择形成的。在医学节肢动物自然种群中本身存在着很广泛的多态性（polymorphism），各个体间对杀虫剂的敏感性不同，杀虫剂在抗性形成过程中并没有改变节肢动物，只是起了筛选作用，即将抗药性低的个体淘汰，而抗药性较高的个体存活下来。这样一代代地选择，最终出现了抗性的群体。抗性的形成过程实际上就是抗性基因积累和加强的过程。昆虫杀虫剂抗性的产生是昆虫与不良环境因素长期协同进化的结果。通过自身靶标突变、解毒酶系活性提高和表皮结构和成分的改变，减少或降低杀虫剂等不良因素的影响，是昆虫适应环境不断进化的重要方式。

4. 抗性的治理　由于抗性产生因素是多方面的，为了对付抗药性问题，通常采取下列措施。

（1）合理计划和适当使用新启用的杀虫剂：在使用杀虫剂之前和之后，有计划地测定靶标昆虫对使用杀虫剂的敏感性，具有重要意义。因为这有利于挑选使用的杀虫剂和及时发现抗性的产生。

（2）有计划地轮换或混合使用杀虫剂：轮换或混合使用两种不同毒杀机制的杀虫剂，包括使用增效剂，可以延迟对杀虫剂抗性的产生。换用的杀虫剂要注意有无交互抗性。与此相联系的是，在大规模使用杀虫剂时，在使用之前和使用之后，有计划地测定靶标医学节肢动物对使用杀虫剂的敏感性，具有重要意义。因为这有利于挑选使用的杀虫剂和及时发现抗性的产生。

（3）使用杀虫剂时应该在许可的范围内使用足够的剂量（高杀死剂量）：高杀死剂量是指采用有效剂量将媒介医学节肢动物种群中99%个体杀死，该剂量可使抗药性基因频率降至最低，在自然选择下使抗药性基因逐渐漂失。该措施被提倡，并于防制实践中广泛应用。

而当媒介种群抗药性频率很低时，提倡采用低剂量杀虫剂处理。该处理一方面不会杀死大量的敏感医学节肢动物，从而保持种群对杀虫剂的敏感性；另一方面还可影响媒介医学节肢动物的行为、发育速度、生殖能力和寿命等，从而降低种群密度。

（4）加强对抗性的研究：利用先进技术对一些虫种遗传基因进行分析，并对标志基因进行鉴定，从而探测抗性基因在染色体图谱上的情况；以及应用核素标记杀虫剂、色谱及分光光度分析技术等方法的改进，研究杀虫剂解毒或酶抑制的微量技术。

（5）尽量采用综合防治措施：一方面，同一杀虫剂尽可能防制多种医学节肢动物，例如抗疟中采用室内滞留喷洒杀虫剂毒杀侵入室内的媒介按蚊，也兼有防制室内蚤、蟑螂等家庭节肢动物的效果。另一方面，根据具体情况，采用多种防制措施，不单靠杀虫剂。

（六）合理、安全使用杀虫剂

杀虫剂的效果除本身的毒杀作用和制剂的性质外，各种杀虫剂只有合理使用，才能获得良好效果。使用不当，甚至滥用，不仅造成浪费，还可加速抗药性的产生，降低防制效果，也增加了杀虫剂的环境污染。各种杀虫剂及其剂型，都具有不同性能，各自适用于特定的场合和目的。例如敌敌畏是很好的熏杀剂，适宜在室内或密闭场所熏杀媒介医学节肢动物，不宜用作滞留喷洒，也不宜用于水中毒杀蚊虫幼虫。因而在实际防制工作中，应尽可能把杀虫剂应用于最适宜的时机和场所，并使用最适当的剂量，即现在要求的精确使用杀虫剂。

（七）杀虫药剂的环境污染

杀虫药剂在杀灭医学节肢动物的同时，必然对环境造成污染。杀虫剂中的有机氯、有机磷也会按照生物地化循环规律进行转移与流动，因此也会对其他生物（包括人畜）造成影响。杀虫剂的危害主要是由于其自身的以下特征所造成的。

1. 化学稳定性　多数杀虫剂毒性成分稳定不易分解，会对环境造成长久的污染。
2. 扩散机制　可通过空气或水的移动而散布。
3. 广谱毒性　其毒性成分对多种生物都有毒害作用。
4. 毒性累积作用　其有机成分很难溶于水，却易溶于脂肪。因此，通过食物链的传递，会在人或畜的脂肪组织中造成累积，即所谓生物浓缩现象（bioconcentration）。

（八）杀虫剂使用注意事项

由于杀虫剂对人和动物大多有毒性，在住宅内或畜舍内作滞留喷洒或室外处理水体等均可能引起人、鱼和牲畜的中毒。在施用杀虫剂时要注意安全操作：

1. 操作时须戴口罩，穿工作服，尽量避免皮肤与药物接触。
2. 室外喷洒时，要站在上风。
3. 室内喷洒时，须先将食物、食具等搬出室外或遮盖防护，以防止药物污染。
4. 工作结束后应用肥皂洗手、沐浴、更换衣服。
5. 喷洒后如有药液剩余，应妥为保存，不要随便放置，更不能倒入江河，避免发生意外事件。
6. 在喷洒过程中，如发生腹痛、呕吐、大量出汗、流泪等症状，应服解毒片，并去医院治疗。

（九）杀虫剂的进展和展望

随着杀虫剂的应用越来越广泛，人类对杀虫剂的认识也越来越深刻。目前，人们已经不再一味强调“杀死”而是注重“调节”，理想的杀虫剂应是“生物合理杀虫剂”（biorationl insecticides），即对害虫高效，对环境、对非靶标生物安全的杀虫剂。

杀虫剂的发展经历以下几个阶段：

1. 低效　无机农药，如砷制剂、汞制剂。
2. 安全低效　天然杀虫剂，持效期短，对环境安全，但有些品种对哺乳动物高毒。
3. 高效高残留　有机氯杀虫剂，高残留，不易代谢。
4. 高效低残留　有机磷、氨基甲酸酯杀虫剂，在环境中易代谢降解，但对大多数哺乳动物有高的急性毒性。
5. 高效低毒低残留　大多为类天然产物杀虫剂，如类除虫菊酯、类烟碱杀虫剂等以及一些偶然合成筛选出的与天然产物作用机制相同的杀虫剂。
6. 高效高选择性低毒低残留　医学节肢动物生长调节剂，不但对哺乳动物安全，对天敌亦有选择性。

可见，随着人们对环境保护重视程度的增强及医学节肢动物抗药性的发展，需要不断更新杀虫剂品种。

近年来，高毒、高残留杀虫剂对环境的危害已被人们所认识，同时随着生活水平的提高，健康意识的增强，人们越来越崇尚天然产品、无污染食品等。因此，世界各国杀虫剂研究工作者都在致力于开发高效、低毒、低残留的新型杀虫剂。杂环化合物是新型杀虫剂发展的主流，近十年来在世界杀虫剂专利中，大约有90%是关于杂环化合物的，其中以含氮杂环最为重要，而在该类化合物中，吡唑类化合物是近年来发展最为迅速的领域之一。随着人们对其结构与活性关系的研究日益深入，发现含吡唑环的化合物结构与活性关系上有一定的规律。根据近年来的专利和文献报道，吡唑环连接有如下几类基团：芳基、酰胺、磺酰脲、磺酰基等，绝大多数具有生物活性的吡唑衍生物从其结构上可以进行分类，为针对性进行杀虫剂新品种的开发提供参考。

四、生物防制

生物防制（biocontrol）是通过利用某种生物（天敌）或其代谢物来消灭另一种有害生物的防制措施，其特点是对人、畜安全，不污染环境。该措施并不是一种新的防制手段，早在19世纪初期，就有通过在水中放养柳条鱼（*Gambusia affinis*）来捕食水体中孳生孑孓的事例。近年来，由于滥用杀虫剂，导致杀虫剂的污染越来越重，同时随着媒介医学节肢动物抗药性的逐渐增强，使得生物防制的研究有逐渐加强的趋势。这一防制手段越来越受到WHO相关机构的重视，特别是得到医学节肢动物学界的关注。

在采用生物防制措施以前，既要充分考虑到医学节肢动物生态学和种群动态的变化情况，还应考虑所要释放或放养天敌的生物学特性及天敌对目标生物与非目标生物产生的影响和自身数量变化、存活情况等。在自然界中，医学节肢动物和它的天敌或捕食者、寄生物与宿主之间是相互制约的，并保持一定的动态平衡。若没有其他干扰因素，天敌减少媒介节肢动物则相应增多；反之，天敌增多媒介节肢动物相应减少，但最终媒介节肢动物和它的天敌之间将要达到一个稳定的状态，相对平衡。而生物防制就是要打破形成的这种相对平衡，通过增加天敌的种类和（或）数量，遏制医学节肢动物的数量，以达到降低医学节肢动物危害的目的。但对于病原体而言，则相当于是一种生物杀虫剂（biocide）。

增加天敌的数量一般采用两种方法：①增加原有天敌的数量，在医学节肢动物的孳生地和活动场所释放，从而降低医学节肢动物的数量，抑制其增长的趋势。如有些地区螟虫危害严重，可以通过释放大量的赤眼蜂来达到有效的防制目的。这种方法在农业上最常用。②从外地引入新的天敌，增加当地天敌的种类，改变当地生物群落的结构。如上面所述，水体中放养柳条鱼捕食水体中孳生的孑孓即是应用此种方法。

目前生物防制主要在蚊类方面应用较多，蚊类的生物防制也代表了生物防制在其他方面的研究水平和现状。现用于医学节肢动物生物防制的生物主要有两类。

（一）捕食性生物

指医学节肢动物的天敌，如鱼、蜻蜓、剑水蚤、水生甲虫、捕食性蚊虫等，利用天敌捕食或吞食有害生物来达到有效防制目的。这类生物的食性相当广泛，没有专一性。目前发现捕食性生物的种类很多，但能够实际推广利用的却很少，如研究证明有200多种鱼类可以吞食蚊幼虫，但能够真正推广利用的只有少数种类。

（二）致病性生物

致病性生物种类较多，包括寄生性生物和病原微生物，主要有病毒、细菌、真菌、原虫、线虫、寄生蜂等。其特点是人畜安全、不污染环境、多数有较长的持续抑制作用。但人工培养和在外界自然繁殖需要一定的条件，且灭虫缓慢特异性又高，在实际应用中受到一定的限制。但由于昆虫对化学杀虫剂的抗药性及化学杀虫剂对环境容易污染，因而有人认为发展生物防制是一个新的途径。

病毒是一种重要的媒介医学节肢动物致病体，在医学节肢动物防制中有大量应用，如从库蠓体内分离出奥柔普西热（*oropouche fever*）病毒、多种蚊的体内分离出乙脑病毒（*epidemic encephalitis B*）等，并发现虹色病毒可以使库蠓幼虫死亡，起到一定的生物防制效果，但从病毒作为媒介节肢动物致病体的角度来看，其在生物防制中没有得到很广泛的应用。

细菌以苏云金杆菌（*Bacillus thuringiensis*）和球形芽孢杆菌（*Bacillus sphaericus*）作为医学节肢动物致病体的代表。苏云金杆菌可划分为40个血清种和54个血清型亚种。到目前为止，已发现苏云金杆菌的伴胞晶体至少对节肢动物门中9个目的有害生物有活性。苏云金杆菌血清型H-14对蚊、蚋、白蛉幼虫有速效，无残留作用，但对蠓类和家蝇幼虫无效。其作用机制主要是它的芽孢产生有毒蛋白质（5-内毒素）的伴胞体，当其被目标生物食入时，会使目标生物的肠道表皮破坏脱落，最终死亡。苏云金杆菌作为一种对人类安全无毒、对环境无污染的高效生物杀虫剂，在害虫防治中发挥着显著作用。球形芽孢杆菌是一种普遍存在于土壤或水域中的产芽孢菌，其中部分菌株具杀虫性能。其杀虫谱比苏云金杆菌窄。一般而言，库蚊对它最敏感，按蚊次之，多数伊蚊种类对它不敏感。球形芽孢杆菌在污水中有较长持效，适用于防治污水库的淡色库蚊和致倦库蚊。其作用机制主要是菌株可以产生毒素蛋白，当芽孢被蚊蚴吞食时毒素蛋白可释放溶解，引起中肠上皮细胞崩溃，导致蚊蚴死亡。

真菌在各类媒介节肢动物中寄生种类较多，就现有研究资料来看，蚊体内寄生的真菌种类最多，其中有大链壶菌（*Lagenidium giganteum*）、绿僵菌（*Metarhizium anisopliae*）及蚊菌属（*Culicinomyces*）等。此外，虻菌（*Tabanomyces*）可以寄生在虻类，森林芽孢杆菌（*Bacillus moritai*）也对家蝇有一定的控制作用。

线虫中以索虫科（Mermithidae）线虫为代表，其中有许多寄生于水生双翅目节肢动物，如蚊类。而索虫科线虫中的罗索虫属（Romanomermis）在生物防制方面最有前景，以其中的灭蚊罗索虫为例，现在已经对灭蚊罗索虫的生活史有了非常深入的研究，在实验室里以五带库蚊（*culex quinque fasciatus*，又名致倦库蚊，*culex pipiens fatigans*）作为其人工培养的宿主。研究发现灭蚊罗索虫不仅对人畜安全，而且对非目标生物也无副作用。同时发现盐度对它的寄生有限制作用，NaCl 的浓度在 0.015~0.03mol/L 时，就会大大地降低其寄生能力。释放灭蚊罗索虫，可以将其寄生前期的幼虫与沙混合后撒布或将其在地面和空中进行喷洒。

五、遗传防制

遗传防制也是一种新的医学节肢动物有效防制手段。广义而言，遗传防制是使用各种方法处理以改变或移换节肢动物的遗传物质，以降低其繁殖势能或生存竞争力，从而达到控制或消灭一个种群的目的。

遗传防制可以通过两种途径来实现。一种是人工大量释放超过自然种群的经过绝育的雄虫与自然种群的雌虫交配，产生未受精卵，从而使种群的数量得到有效控制。另一种是用雌雄生殖细胞的胞质不亲和性（不育）、杂交不育、染色体倒位、性畸变、半致死因子等遗传学现象，培育有遗传缺陷的所要防制的医学节肢动物，从而达到替换或防制自然种群之目的。

第一种途径又包括三种医学节肢动物绝育的方法，即杂交绝育、照射绝育、化学绝育。

1. 杂交绝育　通过强迫两种近缘种团和复合种杂交，因其染色体配对异常，可导致后代中雌虫正常而雄虫绝育。在美国的库拉索岛，采用释放绝育雄蝇的方法，曾成功地防治了危害牛群的嗜人锥蝇。

2. 照射绝育　经射线照射来破坏染色体而使其绝育，但不影响它的存活。如在美国等地对羊皮锥蝇（*Cochliomyia hominivorax*）的防制即采用此方法。

3. 化学绝育　采用的是化学不育剂，属于影响能育性的化合物。可以用其处理幼虫、蛹和成虫。如用三胺硫磷（thiorepa）浸泡云斑库蠓的雄蛹后，与未处理的雌虫进行交配，试验结果发现羽化的雄虫无生殖力者占 90.8%~99%。

近年胞质不育和染色体易位也用于医学节肢动物绝育。

1. 胞质不育　也称胞质不相容，指精子进入卵细胞的原生质内受到不亲和细胞质的破坏，精子核不能实际与卵核结合，使之成为不育卵。最早发现于尖音库蚊，其中的细胞内共生菌沃尔巴克氏体是导致该现象的原因。利用沃尔巴克氏体诱导宿主产生胞质不相容的现象，将其导入到传播致病微生物的蚊子体内，让感染沃尔巴克氏菌的雄蚊与野外未感染的雌蚊交配，使其所产的蚊卵不能孵化，逐步缩减蚊子种群。

2. 染色体易位　通过两个非同源染色体的断裂，断片相互交换配偶，使正常的基因排列发生改变。此法在蚊类的研究中应用最多，可通过照射使成蚊或蛹的染色体易位，从而能够使下一代部分出现不育，以控制其数量。

遗传防制在媒介医学节肢动物中对蚊类和舌蝇做的试验较多。从整个遗传防制的原理来看好像很简单，但实际应用中还存在许多要解决的问题，即使这些不育雄蚊在控制蚊子种群数量上表现出色，但是其产业化还有很多工作要做，比如确保感染蚊子的沃尔巴克氏菌不会感染人类或其他生物，以及验证对蚊子种群控制是否能减少寨卡病毒病、登革热等疾病发生率。

六、法规防制

指利用法律或条例规定，防止媒介医学节肢动物的传入，对某些重要害虫实行监管，或采取强制性措施消灭某些害虫的工作。这通常包括检疫、卫生监督和强制防治三方面。

随着国际交往的增加，特别是贸易的发展，媒介昆虫、保虫宿主以及病原体可以通过人员、交通运输工具和进出口货物及包装等传入或输出。因此海关的检疫是一件非常重要的工作。政府必须制定和改进有关的法规条例，责成边境、港口和机场等卫检部门或其他执法机构，进行认真的检疫、卫生监督和强制防治三个方面的工作，必要时采取消毒、杀虫、灭鼠等具体措施，使重要虫媒病的病媒、宿主动物及病原体拒国门之外，使除害灭病工作走向法制化。

法律措施和效力在许多国家所证实。如登革热曾在新加坡严重流行，为防止此病，政府规定各家各户的屋前屋后不准有埃及伊蚊的孳生地，违者重罚处理。现新加坡已基本上不出现登革热流行。

（黄　艳　余新炳）

参考文献

[1] 陈奕，易波，劳旭影，等. 浙江省宁波市登革热疾病经济负担研究[J]. 中国媒介生物学及控制杂志，2020，31(4)：385-388.
[2] 陆金华，张子龙，张宏，等. 寨卡病毒病的流行病学及防控策略分析[J]. 中国国境卫生检疫杂志，2020，43(5)：369-371.
[3] 牟笛，崔金朝，殷文武，等. 2015—2018年我国登革热暴发流行病学特征分析[J]. 中国流行病学杂志，2020，41(5)：685-689.
[4] 徐朦，刘小波，宋秀平，等. 基于伤残调整寿命年的2010—2019年中国登革热疾病负担评估研究[J]. 中国媒介生物学及控制杂志，2020，31(5)：509-512.
[5] 林垚，洪珊，蓝青萍，等. 东南亚地区寨卡病毒的流行及结构蛋白分子进化特征分析[J]. 中国生物制品学杂志，2019，32(9)：958-964.
[6] 刘楠，高永利，谢紫阳，等. 我国流行性乙型脑炎临床流行病学研究现状[J]. 西北国防医学杂志，2019，40(6)：362-370.
[7] 任炳忠，李嘉新. 病媒害虫的研究现状[J]. 吉林农业大学学报，2019，41(4)：379-388.
[8] 邓兵，杨惠，杜志辉. 关于构建军队病媒生物监测体系必要性的讨论[J]. 中华卫生杀虫药械，2018，24(3)：217-221.
[9] 管立人，高春花. 利士曼病及其防治[J]. 中国寄生虫学与寄生虫病杂志，2018，36(4)：418-428.
[10] 梁国栋. 虫媒病毒——重要的被忽略的热带传染病病原体[J]. 中国热带医学，2018，18(1)：1-5.
[11] 高景鹏，彭恒，马雅军. 美军的虫媒病防控策略及其对我军的启示[J]：以利什曼病防控为例. 第二军医大学学报，2017，38(7)：918-922.
[12] 郑灿军，薛垂召，伍卫平，等. 我国2005-2015年黑热病报告病例流行特征分析[J]. 中华流行病学杂志，2017，38(4)：431-434.
[13] WHO. 全球病媒控制对策2017-2030 [C]. 2017.
[14] 王华，吴晓东，陈义平，等. 气候变化对虫媒病影响的研究现状[J]. 现代生物医学进展，2016，16(25)：4989-4991.
[15] 梁国栋. 我国西尼罗病毒和Tahyna病毒的发现与流行[J]. 微生物与感染，2016，11(2)：66-71.
[16] 张海林. 新发和再肆虐虫媒病毒病是当前面临的重要公共卫生问题[J]. 中国媒介生物学及控制杂志，2011，22(2)：101-102.
[17] 李旦，金立群. 蚊媒病毒研究概况与进展[J]. 中国病原生物学杂志，2009，4(1)：53-55.
[18] 李朝品. 医学昆虫学[M]. 北京：人民军医出版社，2007：1-417.
[19] 李朝品. 医学蜱螨学[M]. 北京：人民军医出版社，2006：1-182.
[20] 汪明. 人畜共患寄生虫病危害与公共卫生意义[J]. 动物保健，2006，8：16-17.
[21] 王桂清，姬兰柱，张弘，等. 中国植物源杀虫剂研究进展[J]. 中国农业科学，2006，39(3)：510.
[22] 傅桂明，莫建初. 我国城市主要蝇类及其危害与防制[J]. 浙江预防医学，2005，4：51.
[23] 孙新，李朝品，张进顺. 实用医学寄生虫学[M]. 北京：人民卫生出版社，2005：1-608.
[24] 王宁，薛振祥. 杀螨剂的进展与展望[J]. 现代农药，2005，4(2)：1.
[25] 王旭东，孟庆龙. 世界瘟疫史[M]. 北京：中国社会科学出版社，2005.
[26] 朱淮民. 新现和再现虫媒病及其媒介[J]. 国外医学寄生虫病分册，2005，32(3)：125-128.
[27] 符友丰. 曹操兵败赤壁原因何在[J]. 医古文知识，2004，1：26-27.
[28] 付志毅. 城市蝇类的环境防制[J]. 青岛医药卫生，2004，02：127.
[29] 黄清臻，邵新玺. 媒介生物与生物战剂[J]. 中华卫生杀虫药械，2004，10(4)：208-211.
[30] 李国武，郭萍. 城镇蚊类防制[J]. 医学动物防制，2004：1-50.
[31] 王鲁豫，赵王翟. 媒介生物在生物恐怖中的作用及防范策略[J]. 中国媒介生物学及控制杂志，2004，15(3)：238-240.
[32] 吴观陵. 人体寄生虫学[M]. 3版. 北京：人民卫生出版社，2004：797-803.
[33] 张铃敏，任晓燕，赵双星. 不同种群致倦库蚊对有机磷杀虫剂敏感性测定[J]. 昆虫天敌，2004：1-18.

[34] 方美玉,林立辉. 我国热带重要虫媒病毒病的流行病学及综合防制研究[J]. 中华流行病学杂志,2003,24(9):839.
[35] 王环宇,梁国栋. 我国虫媒病毒研究 10 年回顾[J]. 中国公共卫生,2003,19(4):473.
[36] 胡志君,杨敬,赵卫,等. 我国两株 2 型病毒基因组的全序列分析[J]. 中国病毒学,2002,17(1):21.
[37] 林立丰,徐振声. 病媒生物控制的现状及对策[J]. 华南预防医学,2002,28(4):1-3.
[38] 彭文明,李晓英,黄如统. 五种虫媒病毒生物学性状的研究[J],中国人兽共患病杂志,2002,18(6):76.
[39] 汪诚信. 有害生物防制(PCO)手册[M]. 武汉:武汉出版社,2002:122-142.
[40] 徐丽宏,梁国栋. Colti 病毒属研究进展[J]. 中国病毒学,2002,17(4):385.
[41] 彩万志. 普通昆虫学[M]. 北京:中国农业大学出版社,2001:1-382.
[42] 黄文丽,张海林,王静林,等. 云南辛德毕斯病毒的生物学性状研究[J]. 中国病毒学,2001,16(2):97.
[43] 李典谟. 昆虫与环境[M]. 北京:中国农业科技出版社,2001:385-454.
[44] 吕新军,付士红,杨益良,等. 我国新分离虫媒病毒的初步鉴定[J]. 病毒学报,2001,17(2):112.
[45] 林立辉,刘建伟,方美玉,等. 粤东潮州市一起登革热暴发流行的调查[J]. 传染病信息,2001,14:173.
[46] 许荣满. 我国虫媒病及其防制进展[J]. 中华卫生杀虫药械,2001,7(3):3.
[47] 赵春生,白志军,彭翼飞,等. 我国南方人鼠虫媒病毒血清流行病学调查[J]. 中国公共卫生,2001,17:64.
[48] 周永兴,陈勇. 感染病学[M]. 北京:高等教育出版社,2001:37-337.
[49] 李蕾,梁国栋,赵柄文,等. 辛德毕斯病毒结构蛋白基因对宿主细胞影响的初步研究[J]. 中华实验和临床病毒学杂志,2000,14(3):218.
[50] 林立辉,黄兆鹏,白志军,等. 广东登革热媒介白纹伊蚊孳生容器类型及防制效果研究[J]. 解放军预防医学杂志,2000,18:261.
[51] 林立辉,方美玉,陈翠华,等. 白纹伊蚊传播登革病毒的媒介效能研究[J]. 中国媒介生物学及控制杂志,2000,11:173.
[52] 林立辉,方美玉,陈翠华,等. 白纹伊蚊经口感染、刺叮传播和经卵传递登革病毒的实验研究[J]. 中国人兽共患病杂志,2000,16:25.
[53] 张青文. 昆虫遗传学[M]. 北京:科学出版社,2000. 174-191.
[54] 赵文忠,周国林,何海怀,等. 海南岛两株甲病毒基因组 3′末端核甘酸序列的克隆与分析[J]. 中华实验和临床病毒学杂志,2000,14(3):213.
[55] 北京农业大学. 昆虫学通论(上册)[M]. 2 版. 北京:中国农业出版社,1999:1-108.
[56] 陆宝麟. 蚊虫综合治理[M]. 北京:科学出版社,1999:1-256.
[57] 苏寿泜,叶炳辉. 现代医学昆虫学[M]. 北京:高等教育出版社,1996:32-123.
[58] 薛万琦,赵建铭. 中国蝇类[M]. 沈阳:辽宁科学技术出版社,1996:1-2425.
[59] 自登云,陈伯权,俞永新. 虫媒病毒与虫媒病毒病. 昆明:云南科学技术出版社,1995:1-27.
[60] 柳支英,陆宝麟. 医学节肢动物学[M]. 北京:科学出版社,1990:1-504.
[61] 徐肇玥,陈兴保,徐麟鹤. 虫媒传染病[M]. 银川:宁夏人民出版社,1989:1-430.
[62] 姚永政,许先典. 实用医学节肢动物学[M]. 北京:人民卫生出版社,1982:1-18.
[63] GRUCHALLA RS,PONGRACIC J,PLAUT M,et al. Inner City Asthma Study:relationships among sensitivity,allergen exposure,and asthma morbidity [J]. J Allergy Clin Immunol,2005,115(3):478-485.
[64] WORLD HEALTH ORGANIZATION. Monitoring and Epidemiological Assessment of the Programme to Eliminiate Lymphatic Filariasis at Implementation Level[R]. 2005,WHO/CDS/CPE/CEE/2005.50.
[65] ETERSEN LR,ROEHRING JT,HUGHES JM. West Nile virus encephalitis [J]. N Engl J Med,2002,347(16):1225.
[66] BRUISTEN S M,CAIRO I,FENNEMA H,et al. Diagnosing Genital ulcer disease in a clinic for sexually transmitted diseases in Amsterdam,the Netherlands [J]. J Clin Microbio1,2001,39(2):601.
[67] FANG MY,ZHAO WZ,JIANG LH,et al. Molecular epidemiology study of dengue virus in Guangdong province [J]. US Chin J Microbiol Immunol,2001,3:1.
[68] EDWARDS JF. Mosquito feeding-induced enhancement of Cache Valley virus (Bunyaviridae) infection in mice [J]. J Med Entomol,1998,35:261.
[69] PFEFFER M,KINNEY RM,KAADEN OR. The alphavirus 3′-nontranslated region:size heterogeneity and arrange-ment of repeated sequence elements [J]. Virology,1998,240:100.
[70] FANG MY,CHEN HS,CHEN CH,et al. Detection of flaviviruses by reverse tramscriptase-polymerase chain reaction with the universal primer set [J]. Microbiol Immunol,1997,41:209.
[71] PFEFFER M,PROEBSTER B,KINNEY RM,et al. Genus-specific detection of alphaviruses by a semi-nested transcription-polymerase chain reaction [J]. Am J Trop Med Hyg,1997,57(6):709.
[72] ZHANG LM,LENG YJ. Eighty-year Research of Phlebotomine sandfies (Diptera:Psychodidae) in China (1915-1995) Ⅱ[J]. Phlebotomine vectors of leishmaniasis in China. Parasite,1997,4(4):299.

第十三章

医学节肢动物与自然疫源性疾病

人类的某些疾病是动物源性疾病，这类疾病的病原体在自然界的动物间传播，在一定条件下可以传播给人，这类疾病称为自然疫源性疾病（natural focal diseases），如鼠疫、森林脑炎等。很多自然疫源性疾病是通过媒介动物传播给人类的，多种无脊椎动物可以作为其传播媒介，并且绝大多数自然疫源性疾病的病原体只能通过吸血节肢动物作为媒介传播，医学节肢动物在自然疫源性疾病的传播过程中起着重要作用，如流行性乙型脑炎和黄热病是通过蚊虫吸血传播，森林脑炎是通过蜱吸血传播等。它们在带有病原体的动物或者人身上吸血取食时，感染相应的病原体，当再次叮咬健康动物或人时，将其体内的病原体传递给健康动物或人。通过骚扰、刺蜇、吸血、毒害、寄生和传播病原体等方式危害人与动物健康的节肢动物，称为医学节肢动物（medical arthropod），医学节肢动物携带病原体造成疾病在人和/或动物之间相互传播，由医学节肢动物传播病原体而引起的疾病称为虫媒病（vector borne diseases，或 arthropod-borne diseases，arbo-diseases）。吸血的医学节肢动物可以通过吸血活动传播自然疫源性疾病，在自然疫源性疾病占有重要地位；有些医学节肢动物（如剑水蚤、蟹、虾等）可以作为某些寄生蠕虫的中间宿主而传播寄生虫病。能够传播疾病的节肢动物也称为病媒节肢动物（vector arthropod，或媒介节肢动物），常见种类主要分布于昆虫纲、甲壳纲和蛛形纲等。

自然疫源性疾病在早期人类出现之前已经存在，只是在 1 万年前当人类开始集体生活时才发生流行。在公元前 430 年的希腊，当斯巴达人侵入乡村后，大量的游牧部落拥入雅典，造成人口密度过大与食物短缺，导致了瘟疫的传播。在埃及北部发生的跨过地中海的瘟疫现已证实为裂谷热（Rift valley fever），是一种由蚊虫传播的病毒性自然疫源性疾病。公元前 3 世纪，我国的医生就指出了人恙虫病和恙虫叮咬的关系，恙虫病这个病名也可以说明这一点。鼠疫是典型的自然疫源性疾病，病原体是鼠疫杆菌（*Yersinia pestis*），由蚤类传播而在小型哺乳动物，主要是啮齿动物间流行，因而疫源地可长期存在；人类和家栖鼠进入疫源地活动时，接触带菌动物或被带菌蚤类刺叮而感染发病，从而传入乡村、城镇，造成家栖鼠间和人间鼠疫流行。人由医学节肢动物蚤类传播的感染开始时为腺鼠疫，但当进入患者血液而引起败血症后，可经肺部通过呼吸道感染而进入肺鼠疫流行，形成严重的疫情。起源于亚洲西南部的黑死病（鼠疫），约在 1347 年通过亚洲船队带到西西里岛，之后席卷欧洲，90% 以上城市居民死亡，整个中世纪欧洲有 1/3~2/3 的人死于黑死病，在全世界造成了大约 7 500 万人死亡。因此，自然疫源性疾病对人类健康危害极大。

第一节　医学节肢动物的判定

一种节肢动物是否能成为某种疾病的传播媒介，首先在于其本身的形态、生理、生态等方面具有与该种病原体及其宿主相适应的特性。当一种由节肢动物传播的自然疫源性疾病在人群中流行时，一般认为必须具备以下条件才能判断为医学节肢动物。

一、生物学证据

（一）医学节肢动物与人发生密切接触

节肢动物本身可以作为食物（如淡水蟹等）或污染食物，或节肢动物刺吸人血或组织液，以嗜吸人血者最为重要。许多重要虫媒病都是通过节肢动物吸血而传播，吸血频率高的医学节肢动物，传病的机会更多。

（二）医学节肢动物是当地的优势种或常见种

节肢动物至少有一定的种群密度，以增加与易感宿主的接触机会，而不是罕见的种类。

（三）医学节肢动物有较长的寿命

节肢动物的寿命应能够保证病原体在医学节肢动物体内完成生长发育或繁殖所需的时间。例如传播疟原虫的按蚊，其寿命至少应长于子孢子发育成熟并在唾液腺（涎腺）中出现所需的时间。

二、流行病学证据

医学节肢动物的地理分布和季节消长与所传疾病的流行区和流行季节相一致，该节肢动物数量出现高峰与易感宿主动物发病率的高低相一致，该节肢动物的生态习性和感染人群的生活活动相适应。在疾病流行季节，采取针对该节肢动物的防制措施降低其密度后，疾病的发病率也相应下降。

三、病原学证据

（一）自然感染的证据

在流行季节和流行地区，采集到的可疑节肢动物在实验室分离到自然感染的病原体，或查获病原的感染期。节肢动物传播的寄生虫病，须在其体内查到寄生虫的感染阶段，如传播疟疾的按蚊唾液腺（涎腺）内的子孢子，库蚊或按蚊口器中的丝虫感染期幼虫，并殖吸虫病的传播媒介—溪蟹体内的囊蚴等。蜱媒病毒脑炎病毒可经蜱变态、经卵或经精细胞传递。

（二）实验感染的证据

实验证明病原体能在节肢动物体内生存、发育或发育繁殖到感染期，并能传染给易感的实验动物，这种节肢动物称为易感节肢动物，节肢动物的这种能够支持某种病原体发育或繁殖到具有感染性的生理特性称为易感性（susceptibility），没有这种特性的节肢动物称为非易感节肢动物，不可能成为某种疾病的生物性传播媒介。实验感染不仅可证实医学节肢动物对病原体的易感性，还可测定易感性的程度。

符合以上几个条件的节肢动物，可以初步判断为某种疾病在某一地区的传播媒介；有时不能完全符合上述条件或在时间上不允许取得全部证据，也可以通过综合分析做出初步判断，采取相应的措施。同一种虫媒病的传播媒介，在不同地区可能相同，也可能不同。在同一个地区的一种虫媒病，其传播媒介可能只有一种，也可能有几种。当有几种传播媒介存在时，又分为主要传播媒介和次要传播媒介。如在我国班氏丝虫病的传播媒介主要是淡色库蚊（*Culex pipiens pallens*）和致倦库蚊（*C. quinquefasciatus*），其次是中华按蚊（*Anopheles sinensis*）；马来丝虫病的主要传播媒介为中华按蚊和嗜人按蚊（*An. anthropophagus*）；在我国东南沿海地带及岛屿，东乡伊蚊（*Aedes togoi*）是 2 种丝虫病的传播媒介。判断媒介需要做大量深入细致的工作，其中包括医学节肢动物和病原体的正确鉴定，媒介传播疾病的方式及传播机制，流行病学或病原体的分型（例如登革热）等。在判断传播媒介和主要传播媒介时，应有充分的调查研究并取得足够的证据，综合上述几方面的资料并加以分析和论证。

2007 年河南省信阳市某医院收治了 3 例有发热、消化道症状伴出血倾向的原因不明患者，此后陆续发现了以发热伴血小板、白细胞减少为主要临床特征的大量患者，被命名为发热伴血小板、白细胞减少综合征（又称发热伴血小板减少综合征）。患者主要出现在 4~10 月，4~5 月正是河南的采茶季节。所有患者都有在浅山区或丘陵地带活动或居住史，部分患者发病前 2 周有被蜱叮咬史。河南省疾病预防控制中心进行了系列调查研究，流行病学调查及实验室检测结果提示该病可能存在未知病原体，符合两类疾病的流行病学和临床特点，一是虫媒出血热病毒类，二是无形体病或立克次体类病（Xu 等，2011）。随后采用宏基因组学分析策略，寻找发热伴血小板减少综合征的未知病原体，对 2009—2010 年河南省信阳地区发热伴血小板、白细胞减少综合征患者的血清标本进行相关病毒的 RT-PCR 检测和 IFA 血清学检测,包括立克次体、登革热病毒(dengue fever virus)、日本流行性脑炎病毒(Japanese encephalitis virus)、基孔肯亚病毒(Chikungunya virus)、东方马脑炎病毒(eastern equine encephalitis virus)、西方马脑炎病毒(western equine encephalitis virus)、克里米亚-刚果出血热病毒(Crimean-Congo hemorrhagic fever virus)、裂谷热病毒(Rift Valley fever virus)、白蛉热那不勒斯萨宾病毒(sandfly fever Naples Sabin virus)、汉坦病毒(Hantavirus)等,结果均没有发现与发热伴血小板、白细胞减少综合征的密切关联性。通过对典型患者血清样本的 DNA 随机扩增和高通量测序,结果分析发现了一个可疑病毒序列片段,该序列与布尼亚病毒同源性 36%,以此建立了 PCR 检测方法,对患者标本进行布尼亚病毒检测,阳性率为 78.24%(223/285),将患者血清标本接种于 Vero 细胞系中培养,分离病毒,全基因组测序并进行间接免疫荧光检测和电镜观察,结果显示与新布尼亚病毒分离株(登录号 HQ141600.1)相似度 >99%,是一种新型布尼亚病毒,表明信阳地区发热伴血小板、白细胞减少综合征的病原体是新布尼亚病毒。

刘洋等(2012)对河南省发热伴血小板减少综合征流行地区蜱的种类分布、季节消长和有关吸血媒介携带新布尼亚病毒情况进行了调查,在河南省信阳和济源市,采用人工布旗法采集游离蜱,采用体表捕捉法采集寄生蜱,并进行分类鉴定,分析蜱的种群密度和季节消长规律。采集牛虻(16 组 38 只)、虱(16 组 224 只)、蚊虫(17 组 238 只)、蜱(77 组 825 只)等吸血节肢动物,通过 RT-PCR 方法进行新布尼亚病毒核酸检测。结果在信阳、济源两个地区共采集蜱 12 388 只,隶属于 2 个科 5 个属 6 个种。在信阳市采集蜱 622 只,分为 2 个科 3 个属 3 个种,分别为拉哈尔钝缘蜱 2 只(0.32%),长角血蜱 451 只(72.51%),微小牛蜱 117 只(18.81%);在济源市采集蜱 11 766 只,分为 1 个科 4 个属 5 个种,长角血蜱 7 718 只(65.60%),小亚璃眼蜱 164 只(1.39%),其他蜱种(如残缘璃眼蜱、微小牛蜱、血红扇头蜱等)共 710 只(6.03%),其中长角血蜱在两个地区均有分布,为河南省绝对优势种。3~10 月份均为蜱的活动期,平均密度为 160 只/(人工·h),其中 5~7 月份为活动高峰期,平均密度分别为 278 只/(人工·h)、209 只/(人工·h)、542 只/(人工·h)。提取 RNA,通过 RT-PCR 检测布尼亚病毒,有 11 个组的蜱为阳性,3 个组的牛虻呈阳性,虱和蚊虫均为阴性。结果表明,在河南省流行区,蜱和牛虻体内可以携带布尼亚病毒,可能是发热伴血小板减少综合征的传播媒介。在河南省发病地区还对医院病案进行了病历搜索,发现在 2006 年、2005 年及以前也有此种病例发生,但多被诊断为急性胃肠疾患、白血病、再障和重症肝炎等,由于误诊误治,诊疗费用高达 4 万~5 万元。2010 年的“河南蜱病事件”是新布尼亚病毒致发热伴血小板综合征自发现以来大量发病首次公开报道。目前,在我国河南、湖北、山东、江苏、安徽、浙江、辽宁等省都有病例报道,且越来越多省份和地市也陆续发现了类似病例,说明该病早就存在且分布广泛、危害严重,已经受到了卫生行政部门和各级政府及社会的广泛关注,2010 年原卫生部下发了《发热伴血小板减少综合征防治指南(2010 版)》,并将该病纳入法定报告乙类传染病进行报告管理,新布尼亚病毒病得到了有效控制。由此可见,对一种新现自然疫源性疾病的病原体分离、鉴定及其传播媒介判定的研究,对该疾病的治疗和防控具有重要意义。

第二节 医学节肢动物与自然疫源性疾病

许多自然疫源性疾病可以通过医学节肢动物进行传播,病原体包括病毒、细菌、立克次体、螺旋体、寄生虫等,由医学节肢动物进行传播的自然疫源性疾病称为虫媒自然疫源性疾病(insect-borne natural focal disease),如蚊虫传播的流行性乙型脑炎和登革热,跳蚤传播的鼠疫,白蛉传播的黑热病,恙螨传播的恙虫病,蜱传播的巴贝斯虫病和发热伴血小板减少综合征(新布尼亚病毒病)等都是危害严重的自然疫源性疾病。还有一些节肢动物可以作为某些寄生虫的中间宿主,在寄生虫的生活史过程中起着重要作用,可见医学节肢动物传播的虫媒自然疫源性疾病在自然疫源性疾病中占有重要地位。

一、自然疫源性与自然疫源地

(一) 自然疫源性学说

1. 自然疫源性学说 20 世纪 30 年代末,巴普洛夫斯基在远东地区蜱传脑炎的病原学和流行病学调查的基础上，结合前人的经验，提出了疾病的自然疫源性学说。他指出，自然疫源性是媒介传播性疾病的一种生物学现象，即病原体、其特异性传播媒介和动物贮存宿主三者在其世代更迭过程中，无限期存在于自然环境中，无论是在它们以往的进化过程中或是在进化的现阶段，都能够不依赖于人而存在。病原体在自然条件下，即使人类不参与，也可通过媒介传给动物宿主（主要是野生脊椎动物）造成流行，而使疾病在动物间长期流行或携带病原体长期循环延续。这种疾病的根源（疫源地）存在于自然界中，而且未被人类触动过，在过去的历史时期或者现代时期，被人类有意识或无意识的活动所改变，人在一定的季节进入这个区域，被携带有病原体的吸血节肢动物叮咬而感染该病原体，成为新的宿主。人的感染和流行，对其长期在自然界的保存和维持来说并非不可缺少的，这种现象称为自然疫源性。

2. 自然疫源地与生态系统　存在自然疫源性疾病的地域称自然疫源地（natural epidemic focus）。具体来讲，自然疫源地是指在自然条件下能保证动物传染源的生存，能保证病原体在动物体内繁殖和循环的地区。传染病的病原体在一定的条件下向周围播散，其播散的范围称为疫源地，通常把范围较小的疫源地或单个疫源地称为疫点（epidemic site），而把范围较大的疫源地或连成片的若干个疫源地称为疫区（epidemic area）。自然疫源地是一种特定的生态系统（ecosystem），感染性疾病或寄生虫病的自然疫源地是某一特定地理景观区域中的一个生境或地段，在这种特定的生态系统中，生物群落成员之间的种内关系和种间关系，保证了疾病自然疫源地的病原体在成员之间不间断的循环。由于病原体不间断的循环，自然疫源地才能得以维持。病原体、媒介和宿主动物都是一定地理景观中特定生物群落的成员。如果这一特定生物群落的相对平衡被打破，导致宿主动物和媒介的数量下降，甚至完全消失，病原体也即随之消失，自然疫源地也将不复存在，例如森林脑炎的自然疫源地的特点是在一定的气候季节，一定的植被、土壤及适宜的微小气候中栖息的蜱作为媒介、体内贮存森林脑炎病毒的啮齿动物。在这样的地理景观中，蜱、森林脑炎病毒、啮齿动物形成特定的生物群落，病原体得以在蜱和啮齿动物间循环。森林被砍伐后，植被、土壤、光照等一系列自然因素都随之发生显著改变，导致啮齿动物和蜱类的种群数量大幅度下降，原来的森林脑炎自然疫源地也随之消失。

3. 自然疫源地与地理景观

某些自然疫源性疾病比较明显的与一定的地理景观相关联。如内脏利什曼病分布在华北、华中、西北和青藏地区，地形包括平原、丘陵、山地、高原和荒漠。平原流行区海拔一般在 50~400m；丘陵山地和荒漠流行区都在 1 000m 以上。调查发现山区海拔在 1 200~1 600m 范围内，白蛉密度和患者数量随海拔高度增加而增加；在海拔 1 600~2 300m 范围内，白蛉密度和患者数逐渐减少；海拔 2 300~2 800m 能捕捉到白蛉，但未发现患者和病犬。土壤类型是影响媒介白蛉分布的重要自然因素。中华白蛉主要分布在碱性土壤的长江以北地区，以酸性土壤为主的江南地区则罕见。野生白蛉与土壤的关系更加明显。地理上相隔甚远但土壤类型大致相同的地带，其主要蛉种相同，如新疆阿克苏与内蒙古额济纳旗的疏林胡杨荒漠（草甸土）主要蛉种都是吴氏白蛉；新疆温宿与甘肃酒泉的山麓砾质荒漠（棕漠土），主要蛉种都是亚历山大白蛉。荒漠被开垦，土壤和植被结构改变，则白蛉减少甚至消失。白蛉是内脏利什曼病的传播媒介，疫源地的分布在很大程度上取决于白蛉的分布，根据流行区的地理景观和白蛉分布特点，利什曼病疫源地分为 3 种类型，①平原型　分布在华北、华中地区和新疆疏附平原，地势平坦，多为冲积或侵蚀平原，海拔一般在 50m 以下，小部分为丘陵。②山丘型　分布在华北的黄土高原和冀北地区，以及青藏高原的川西北青东南高原，海拔都在 1 000m 以上，丘陵起伏，沟壑纵横，多为未耕山地，村落散在。③荒漠型　分布在新疆塔里木盆地的塔里木河两岸，甘肃河西走廊嘉峪关以西和阿拉善高平原的内蒙古额济纳旗。开垦前均为无人荒原。

4. 自然疫源地的类型

（1）基础自然疫源地：病原体种群的存在是自然疫源性疾病发生不可缺少的要素，因此任何一处占据有足够的空间和地域并具备适宜的生态环境和生物群落，能保证病原体在其中不断循环繁衍的自然疫源地都可称为基础自然疫源地。基础自然疫源地都具有一定的地理景观特征，具备有利于特定病原体种群生存和繁衍的生态条件，组成其中的生物群落的各物种的种群数量必须达到维持疫源地稳定所需的最低限度。有的基础自然疫源地的界限明确，集中于一个特定的区域内，属于界限明确型基础疫源地；有的则没有明确的地理或地标性界限，为弥散型基础疫源地。

同一个地理景观内可以同时有两三种疾病自然疫源地。同一个具体的疫源地可包含不同疾病的病原体;如果在疫源地内有几种媒介,这种疫源地称为多媒介疫源地。两三个疾病同时在一起的疫源地称为联合疫源地,例如,土拉伦菌病与鼠疫、利什曼病和蜱传回归热等。在有几种动物宿主存在时,这种自然疫源地称为多宿主的自然疫源地。

(2)原发型疫源地:在历史上人类未曾到达或基本未曾涉足、完全没有受过或基本未曾受过人类活动影响的原始地区(如原始森林、荒漠、荒原等)的自然疫源地称作原发型疫源地。在这种疫源地内,病原体只在其宿主和媒介动物中不断地循环、繁衍,当有人类因各种原因而偶然进入这一地区时,就可能受到感染甚至参与到保存病原体的循环中。原发型自然疫源地一般都存在着许多基础疫源地,在动物病流行的间歇期,基础疫源地的数目可能逐渐减少,但到动物病再次暴发流行时,则又可能波及整个自然疫源地,并重新形成若干新的基础疫源地。对鼠疫、蜱传脑炎、利什曼病等一些已经了解较多的自然疫源性疾病,相对而言能够较容易地发现并界定其原发型疫源地的范围。而对登革热、弓形虫病、血吸虫病等自然疫源性疾病,虽然流行已经很久,但是因近年来研究逐渐深入,提高了对疾病的认知,才被确定为具有自然疫源性的疾病,已经较难发现其原发型疫源地的存在了。

(3)继发型疫源地:因受人类活动影响而形成的自然疫源地称作继发型疫源地。人类由于生产、生活的需要,不断地开垦荒地,或兴修水利、建房筑路,饲养家禽、家畜,从而在或大或小的范围内改变了一个地区原来的自然面貌和生态环境。这种改变可能使某种自然疫源性疾病的原发型疫源地面积缩小甚至彻底消失;也可能相反,使原有的原发型疫源地面积扩大甚至形成新的继发型疫源地。在继发型疫源地内,吸血媒介的吸血对象不仅是各种野生大型或小型动物,还有家畜、家栖鼠类、麻雀等。病原体不仅在野生动物中循环,而且也在家畜、家禽和与人居关系密切的野生动物中循环。所谓"与人居关系密切的野生动物",又称为"伴人动物",是指一些过去曾是野生动物,后来迁入有人类经济活动的地区并依靠人类的活动而生存的动物,如家栖鼠类、麻雀等。继发型疫源地常见于牧区和广大的熟垦区,例如,村镇型蜱传回归热、流行性乙型脑炎等的疫源地。

人类活动对原发型疫源地的破坏可能导致以下 4 种结果:①原发型疫源地中的宿主动物携带着病原体(可能还有其媒介动物)向周围地区扩散,在适应新环境的过程中可能又会有新的宿主动物与媒介参与进来从而形成继发型疫源地;②环境改变导致的宿主动物携带着病原体及媒介动物的外迁影响到家畜或新的动物群体,进而发生病原体主要宿主的转移,形成与原来的疫源地内容不同的继发型疫源地;③原有生态环境的改变导致周围地区其他类群的动物"入侵",与"土著种"共享同一生态空间,随着时间的推移逐渐改变了原有的生物群落结构,从而形成了内容不同的继发型疫源地;④人为地、不经意地将自然疫源地中携带有病原体的动物和/或媒介生物引入到具有对该病原体高度易感的动物和人群的地区,从而导致这种疾病的迅速传播,甚至形成新的继发型疫源地。例如黄热病病毒存在于于非洲和中、南美洲的热带森林中,主要宿主为几种树栖的灵长类(Primates)猴科(Cercopithecidae)动物,非洲疫源地的主要媒介为非洲伊蚊(*Aedes africanus*),中、南美洲的主要媒介为简辛吸血蚊(*Haemagogus janthinomys*)和某些煞蚊属(*Sabethes* sp.)的蚊虫。当携带有病原体的猴子来到林边村庄盗食村民的香蕉、芋头等作物时,会受到生活在村庄附近的某些吸血蚊虫的叮咬而使这些蚊虫获得感染,后者又会将病原体传染给人;或当人们进入森林从事狩猎、采伐等生产活动时,也会因受媒介蚊虫的叮咬而直接获得感染并带回病原体,再进一步传染给其他人,从而形成城镇型黄热病的流行。随着交通运输便捷、人员物资交流频繁、经济日益全球化的迅速发展,对人类的经济活动可能造成的某些自然疫源性疾病继发型疫源地产生的危险需提高警惕。

5. 自然疫源性疾病　自然疫源性疾病包括原始的和后来扩展的两种,且后者定义不甚严格,但当前我国对该概念的使用已远远超出其原始定义的范围,按照原始定义,自然疫源性疾病必需同时既是人兽共患病,又是一种狭义的媒介生物性疾病。媒介生物性疾病与人兽共患病及按原始定义的自然疫源性疾病三者之间的关系可以概括为:媒介生物性疾病与自然疫源性疾病是整体与部分的关系,后者是前者的一部分;媒介生物性疾病与人兽共患病的关系是绝大部分重叠的关系。在这三个概念中,目前在世界范围内应用最多的是人兽共患病,其次是媒介生物性疾病,自然疫源性疾病的概念目前仅在俄罗斯与我国使用。狭义的媒介生物性疾病其传染病流行的三个环节中的生物性传播因素,是有关的医学节肢动物;广义的媒介生物即世界卫生组织所定义的，包括人兽共患病的脊椎动物和无脊椎动物的终宿主和中间宿主以及动物贮存宿主；当前世界范围内广泛接受的媒介生物性疾病的概念为由医学节肢动物、鼠类和软体动物起主要传播作用的传染病。自然疫源性疾病的病原体有多种，包括病毒、立克次体、衣原体、螺旋体、细菌、寄生原虫、寄生蠕虫等。本章主要阐述医学节肢动物传播的自然疫源性疾病。

任何传染病都是由特异病原体引起的，这些病原体已经成为一定宿主的固有寄生物。而每种病原体能够寄生于哪些宿主，是在长期进化过程中形成的。有些病原体在自然进化的现阶段只能感染人类，极难感染其他动物，这类传染病只在人间传播，为人类所特有，与动物无关，如天花、麻疹、霍乱、白喉等；有些病原体只能感染动物，不能使人类致病，这类传染病是动物特有的，与人类无关，如猪瘟；还有些病原体即可感染人类、也可感染其他动物（包括家养动物、家畜、野生动物等）引起人兽共患病（zoonosis，复数为 zoonoses），亦称为动物源性疾病（zoonotic diseases），病原体可以从动物传染给人而导致人类疾病，如鼠疫杆菌可在鼠类等 11 种啮齿动物中寄生，也可感染人类；钩端螺旋体可感染多种野生动物、家畜以及人类；汉坦病毒从动物（主要是鼠）传播给人体引起的多器官损害的肾综合征出血热（hemorrhagic fever with renal syndrome，HFRS，简称“出血热”），这些都属于自然疫源性疾病。

自然疫源性疾病一般在动物中传播，当人进入这一地区时，如果不明情况，没有采取适当的预防措施，就能感染这些疾病，有的还能在人群中继续传播，形成流行。如内脏利什曼病原先是某些野生动物源性疾病，在生物进化过程中从野生动物传到犬类，随后传给人类。人的感染可来自患者和病犬，亦可源自野生动物。新中国成立以后首先在塔里木盆地的荒漠地区发现有该病的自然疫源地存在。该地区原属人迹罕至的原始荒漠，气候干燥，年降水量不足 50mm，地面满布古老的胡杨林和灌木丛，适合于各种野生动物和白蛉等吸血昆虫的生长繁殖。1958 年新疆生产建设兵团在塔里木盆地进行垦荒造田，移民中有不少儿童发病，后经流行病学调查证实当地为内脏利什曼病的自然疫源地。1969—1970 年，在内蒙古额济纳旗荒漠区的驻军人员中，发生内脏利什曼病的流行。该地区的地形和生态环境与塔里木疫源地颇为相似，附近的居民点亦偶有幼儿感染本病，经调查证实亦为内脏利什曼病的自然疫源地。20 世纪 70 年代后，在新疆吐鲁番的煤窑沟发现内脏利什曼病自然疫源地的存在，属于沟谷地形，原为荒无人烟的地带，1966 年陆续有人迁入，自 1968 年开始陆续发现患者。

随着人口增长与经济发展，人类的经济活动对自然疫源地也有很大的影响，如在原来无人居住的存在自然疫源地的地区进行垦荒、水利建设等破坏或改变原有的生物群落，使病原体赖以生存、循环的宿主、媒介发生了改变，进而导致自然疫源性的增强、减弱、甚至消失，也有可能产生新的疫源地。如近 60 年来，我国人民在进行农业生产、水利施工、垦荒建设和抗洪救灾等时，曾经多次遭受到自然疫源性疾病——鼠疫的严重威胁；如呼伦贝尔高原高山草原蒙古旱獭鼠疫疫源地，由于长期大量捕捉旱獭，这块疫源地在我国部分已经熄灭。养猪业的发展，水稻种植面积的增加，扩大了乙型脑炎的流行区域。登革热原发生在东南亚地区，随着现代交通工具的发展，媒介扩散和人群流动，使地方性流行区扩大到美洲加勒比海地区。在某些人群居住地区建立森林带或各种动物园，在一定程度上为各种自然疫源性疾病的传播提供了条件。

在实践过程中，自然疫源地学说也得到了进一步的发展和完善，自然疫源地的研究不仅阐明了某些疾病流行的原因和规律，且为疾病的防治提供了理论和实践依据。我国已查明许多自然疫源性疾病的疫源地，危害严重的如鼠疫、肾综合征出血热、内脏利什曼病等。

（二）形成自然疫源地的基本因素

自然疫源地是由病原体（pathogen）、宿主（host）和媒介（vector）在特定的自然环境中构成的特殊生态系统，传播媒介中绝大多数是节肢动物（尤其是吸血节肢动物），其病原体生活史不需要人的参与，只要这个地区具有该病的动物传染源、医学节肢动物及适宜病原体传播的条件，就能在这个地区的节肢动物和野生脊椎动物间反复循环繁殖着，形成自然疫源地。病原体、医学节肢动物及对病原易感的野生脊椎动物在适应当地的自然环境条件中相互依存，形成自然疫源地的生物群落，病原体对宿主而言是有害的，但其危害程度达不到造成宿主种群消失的程度，病原体对媒介的损害程度相对而言更轻一些，有的甚至观察不到有什么损害。三者保持着相对平衡，一旦这个相对平衡被破坏，就会导致自然疫源地的改变，甚至消失。

1. 宿主　自然疫源性疾病病原体的宿主主要是脊椎动物宿主（特别是野生动物），是构成自然疫源地的主体与核心，是病原体赖以生存的主要场所，是自然疫源性疾病的传染源。这种动物可长期携带病原体，不出现或仅出现亚临床表现。鸟类可以是鹦鹉热、蜱传脑炎、东部马脑炎、西部马脑炎等自然疫源性疾病病原体的贮存宿主，由于鸟类的迁徙能力较强，常可携带某种自然疫源性疾病的媒介（吸血节肢动物）远徙他处，因此在自然疫源地的扩散方面起着一定的作用。一些食肉类动物（主要是犬科的狼、狐，猫科的猞猁以及一些鼬科的动物）虽可感染某些自然疫源性疾病，这种感染多来自于它们所捕食的小型动物（如啮齿动物），而且食肉类动物在自然界中的种群数量相对较少，因此它们作为自然疫源性疾病宿主的意义并不十分重要。目前已经明确在自然疫源性疾病中，绝大部分疾病的主要宿主或宿主之一是啮齿动物，这些自然疫源性疾病包括：蜱传脑炎、肾综合征出血热、玻利维亚出血热、拉沙热、阿根廷出血热、委内瑞拉马脑炎、淋巴细胞脉络丛脑膜炎、狂犬病、Q 热、恙虫病、地方性斑疹伤寒、蜱媒回归热、钩端螺旋体病、鼠疫、土拉弗朗西斯菌病、沙门菌病、结核杆菌病、李斯特菌病、鼠咬热、弓形虫病、皮肤利什曼原虫病、旋毛虫病、广州管圆线虫病、血吸虫病等。有些脊椎动物在某些自然疫源性疾病的保存中起着一定的作用，如爬行类的某些蜥蜴可以作为森林脑炎的宿主，两栖类的蝾螈是阔节裂头绦虫的二期和三期幼虫的中间宿主。除脊椎动物外的个别无脊椎动物也可能作为某些自然疫源性疾病病原体的宿主，例如钉螺是日本血吸虫的中间宿主。节肢动物中的蜱类和蚊类，尤其是前者，不但是重要的媒介，而且已经明确，它们还是多种自然疫源性疾病病原体的宿主，在某些自然疫源地的保存中有着特殊的重要意义。

宿主还可以在宿主的免疫力、交叉保护性免疫、宿主的数量、宿主的多样性、病原体的排出与扩散等 5 个方面影响虫媒病毒（arthropod-borne virus，arboviruses）传播的生态学。根据宿主在病原体的长期贮存中所起的作用，可将宿主分为主要宿主、次要宿主、偶然宿主、终宿主、中间宿主、保虫宿主和转续宿主等类型。

（1）主要宿主：一种自然疫源性疾病可能有多种动物充当病原体的宿主，但其中必有主要宿主。一般来说，主要宿主是自然疫源地的优势种群。虽然其数量有季节性变化、甚至有不同年份或月份的差异，但这种数量的变化正好符合自然疫源性疾病的周期性和季节性。成为病原体主要宿主的动物除其本身数量、寿命因素外，更取决于它对病原体的易感性（感受性）、敏感性以及自身的一系列生态学特点。易感性是指对病原体的感受能力，它们必须容易感染（接受）病原体并形成传染过程，这个过程可以是有症状的，也可以是基本无症状、对健康没有造成明显损害的感染。敏感性是指机体对病原体的反应程度，低敏感性的个体感染病原体后可以没有任何反应，成为“健康带菌（毒/虫）”，即便有反应也比较轻微，症状不明显或较轻，而且不会导致死亡；高敏感性的个体在感染了同一种病原体后却可能发生强烈反应，产生严重症状，直至死亡。主要宿主对病原体必须有一定程度的易感性和中等程度的敏感性。作为主要宿主的动物，种群中必须有一部分个体对病原体是低敏感性的，或者说具有较强的耐受性。这样才能使病原体在种群中保存下来，并不断地循环、繁衍下去。但也有例外，如土拉菌病的宿主动物，只要易感性高，而不管敏感性高低都可成为主要宿主，因为媒介蜱可以长期保存病原体，宿主只要将大量病原体传给蜱就可以了，弥补了敏感性高而寿命不长的高易感性宿主动物的不足。易感性与敏感性两者相比，易感性是首要的，是作为病原体贮存宿主的先决条件。

在一个自然疫源地中不同种类的宿主动物所起的作用既决定于其本身的条件，也受其他因素的影响。疫源地可以有一种主要宿主，也可以有一种以上主要宿主。例如，新疆北天山山区的鼠疫疫源地，在玛纳斯县以东只有灰旱獭（*Marmota baibacina*）起到主要宿主的作用，而在沙湾县以西的疫源地中，除灰旱獭外，长尾黄鼠（*Spermophilus undulatus*）也是主要宿主之一；在美国落基山脉西部鼠疫疫源地中，毕氏黄鼠（*Spermophilus beecheyi*）和加州田鼠（*Microtus californicus*）同为主要宿主；在我国中部地区的许多地方，褐家鼠（*Rattus norvegicus*）、黑线姬鼠和猪可以是同一地区钩端螺旋体病的主要宿主。引起肾综合征出血热的汉坦病毒可感染多种啮齿动物，根据传染源的种类不同，在我国存在有姬鼠型、家鼠型和姬鼠与家鼠混合型 3 种疫区。

（2）次要宿主：参与病原体的保存、循环以及疾病的传播，但不起决定性作用。但次要宿主如果数量大量增加，在流行中所起的作用有时并不亚于主要宿主、甚至超过主要宿主，成为疾病在人间流行的主要传染源，造成较大规模的流行。例如小黄鼠鼠疫自然疫源地，主要宿主是小黄鼠，次要宿主是小家鼠，有时小家鼠的数量增加时，其参与流行，所起的作用可以超过小黄鼠。特别是一些家栖和野栖的两栖性次要宿主，由于与人的接触机会多，对人的危害更大。

（3）偶然宿主：偶然参与疾病流行，在一些情况下，人也可以是偶然宿主，但对自然疫源性疾病病原体的贮存不起作用。例如猫等食肉小兽可以偶然感染鼠疫、土拉菌病等；人可偶尔感染曼氏迭宫绦虫、犬复孔绦虫等。

（4）终宿主、中间宿主、保虫宿主和转续宿主：根据寄生虫对宿主的选择性和寄生阶段等因素，可将宿主分为终宿主、中间宿主、保虫宿主和转续宿主。

1）终宿主（definitive host）：寄生虫成虫或有性生殖阶段所寄生的宿主，如血吸虫成虫寄生于人体并在人体内产卵，故人是血吸虫的终宿主。

2）中间宿主（intermediate host）：寄生虫的幼虫或无性生殖阶段所寄生的宿主。有两个中间宿主的寄生虫，则依序称为第一、第二中间宿主。如华支睾吸虫的第一中间宿主为某些种类的淡水螺，第二中间宿主是某些淡水鱼类。

3）保虫宿主（亦称储存宿主，reservoir host）：某些寄生虫不仅寄生于人体，还可寄生于某些脊椎动物。后者在一定条件下可将其体内的寄生虫传播给人。在流行病学上将这些脊椎动物称为保虫宿主或储存宿主。例如华支睾吸虫（*Clonorchis sinensis*）的成虫可寄生于人体，又可寄生于猫，猫即为该虫的保虫宿主或储存宿主。

4）转续宿主（paratenic host 或 transport host）：某些寄生虫的幼虫侵入非正常宿主后不能发育至成虫，但能存活并长期维持幼虫状态。只有当该幼虫有机会侵入其正常宿主体内时，才能发育为成虫。此种非正常宿主称为转续宿主。例如，卫氏并殖吸虫（*Paragonimus westermani*）的正常宿主是人和犬等动物，野猪是其非正常宿主，即为其转续宿主。

2. 病原体　人类疾病的病原体有 1 000 多种，其中多半是动物源性的，新现和再现传染病（emerging and reemerging infectious diseases）的病原体有 100 多种。自然疫源性疾病的病原体包括细菌、病毒、立克次体、衣原体、螺旋体、真菌、寄生虫等。我国发现的 43 种自然疫源性疾病中有 14 种自然疫源性疾病被列入国家法定传染病，其中甲类传染病有：鼠疫；乙类传染病：禽流感（人感染高致病性 H5N1 禽流感、人感染 H7N9 禽流感）、流行性出血热（出血热）、狂犬病、流行性乙型脑炎（乙脑）、登革热、炭疽、布鲁氏菌病（布病）、钩端螺旋体病（钩体病）、血吸虫病、疟疾；和丙类传染病：斑疹伤寒、黑热病、包虫病。

在长期的进化过程中，这些病原体不仅适应于在宿主体内生存、繁殖，也适应了宿主间转移，在宿主死亡或产生免疫之前，病原体必须从体内移排出，从而使其可以长期存在下去。如果病原体只停留在一个宿主体内，就可能会随着宿主的死亡而死亡，或宿主产生免疫力而将其消灭。病原体的排出途径决定了病原体的定位和可能的传播条件。定位于血液、淋巴系统中的病原体没有自然排出的途径，必须由吸血节肢动物将其吸出后才能造成传播。

由于长期进化的结果，人和动物对各种病原体有不同的感受性，有许多自然疫源性疾病，动物感染后多呈隐性感染，而人常常表现出明显的临床症状，如汉坦病毒，鼠类感染后并无明显的症状，而人类感染后则引起肾综合征出血热。病原体侵入人体后能否致病，取决于病原体的侵入门户与定位、病原体的特性和数量等因素。病原体侵入宿主并能存活或初步繁殖的部位称为侵入门户。病原体侵入机体的特性包括传染力、致病力和毒力。

（1）传染力（infectivity）：指病原体在易感宿主体内定居、发育、繁殖，引起感染的能力。传染力大小通过引起感染所需要的最小病原体的数量（最小感染量）来衡量。在人群中，可通过易感者在暴露于病原体后发生感染的比例来测量病原体的感染力。

（2）致病力（pathogenicity）：指病原体进入宿主后引起临床疾病的能力。致病力的大小取决于病原体在体内的繁殖速度、组织损伤的程度以及病原体能否产生特异性毒素。

（3）毒力（virulence）：指病原体感染机体后引起严重病变的能力。毒力和致病力的差别在于毒力强调的是疾病的严重程度，可用病死率和重症病例比例来表示。

3. 媒介　媒介是自然疫源地存在的必不可少的因素。多数自然疫源性疾病的传播媒介是吸血节肢动物，包括昆虫纲（Insecta）中的双翅目（Diptera）、蚤目（Sipho-naptera）、半翅目（Hemiptera）和虱目（Anoplura）

的一些昆虫以及蛛形纲（Arachnida）蜱螨亚纲（Acarina）的一些蜱、螨，如昆虫纲的蚊、蚤、虱、蝇、蠓、虻、蚋、白蛉，蜱螨亚纲的蜱、革螨、恙螨等。也有些自然疫源性疾病例如血吸虫病则以水生钉螺为传播媒介。有些以节肢动物为媒介的疾病，如Q热和苏格兰脑炎，也可以通过感染病原体羊的奶和奶制品传染给人。依据对病原体的自然循环和贮存所起的作用不同，分为主要媒介和次要媒介。

（1）主要媒介：主要媒介大多是疫源地中主要宿主的体外寄生虫，它们应该是当地媒介类动物中具有感染和传播病原体能力的优势种群，在维持自然疫源性疾病的自然界循环中起主导作用。例如传播森林脑炎和莱姆病的全沟硬蜱，病原体可从卵经各变态期传递到成虫，而这种蜱一般需要3年才能完成一个世代，有时甚至可延长到4~5年，能在这样长的时间里将病原体一直保存在媒介体内，对疫源地的保存具有非常重要的意义。某些双翅目昆虫，虽然有的种类种群数量很大，在当地可能是优势种或者是优势蚊种之一，并能攻击宿主吸血，但它们不具备感染和传播某种特定病原体的能力或只稍具这种能力，也不能成为主要媒介。例如致倦库蚊（*Culex pipiens quinquefasciatus*）在广东、海南等地虽也是优势蚊种之一，却不是当地登革热流行的主要媒介。登革热病毒能进入致倦库蚊胃中，却无法通过其中肠屏障（midgut barrier）到达血腔，从而不能最终聚集于唾腺，所以不能成为登革热的有效媒介。

（2）次要媒介：有些媒介动物可能由于种群数量偏少（非优势种）或由于本身的生活习性、生理功能所限，虽然能够传播病原体，但保存病原体的能力不强，对维持自然疫源地的长期存在仅起次要作用。如森林脑炎，全沟硬蜱为主要媒介，蜱叮咬是主要传播途径，已证明嗜群血蜱、日本血蜱、森林革蜱和鼠蚤可作为传播媒介，但在维持森林脑炎自然疫源地及森林脑炎在人群中的流行起次要作用。根据我国对鼠疫的研究，发现我国自然感染鼠疫杆菌的有蚤、蜱、螨类的58种医学节肢动物，但主要是蚤类。同一个自然疫源地的某种自然疫源性疾病的主要媒介可能有一种或一种以上，不同自然疫源地的同一种自然疫源性疾病的主要媒介可能相同，也可能不同，需要进行周密的调查研究。

二、自然疫源性疾病流行的基本环节

流行过程（epidemic process）是传染病在人群中发生、蔓延的过程，表现出群体的发病特点。它的发生必须具备传染源、传播途径和易感人群三个基本环节，因为这三个环节是构成传染病在人群中流行的生物学基础，缺乏任何一个环节，传染就不可能发生。同样，三个环节孤立存在，也不能使疾病的传播。所以三个环节必须同时并存、相互联系，才能构成自然疫源性疾病在人群中的流行。流行过程在人群中无论在时间和空间上都是错综复杂的，不是纯粹的生物学现象，其过程常常会受到社会因素及自然因素的影响。若能正确认识各种传染病流行过程的规律性，及时采取有效措施，阻断三个环节中的任何一个，即可阻止传染病的流行，从而达到控制消灭传染病的目的。

（一）传染源

传染源（source of infection）是指体内有病原体生长繁殖并能排出病原体的人和动物。包括传染病患者、病原携带者和受感染的动物。

自然疫源性疾病发生于自然疫源地，本质上是野生动物间流行的疾病。病原体侵入宿主体内发育、繁殖后，必须能排出体外才能成为传染源。宿主感染后可以通过多种途径向体外排出病原体，如粪便、尿液、唾液、乳汁以及鼻腔、生殖器或溃疡的分泌物均可携带病原体，再通过一定的媒介感染另一个易感宿主。在宿主血液、淋巴系统中的病原体不能自然排出体外，医学节肢动物吸血后才可造成传播。也有的宿主体内的病原体没有排出途径，只能通过虫体被压碎后才能释放出来，如虱传播回归热螺旋体。自然疫源性疾病多以野生动物为主要传染源。人类作为传染源的较少，因为在通常情况下人与人之间不会引起传播。但也有例外，如鼠疫经鼠蚤传给人后，发展成肺鼠疫，可经空气飞沫在人间传播。

人类罹患以动物为传染源的疾病统称为人兽共患病（zoonosis），又称动物源性传染病（zoonotic infectious diseases），是19世纪德国病理学家Rudolf Virchow提出的，zoonosis由希腊文的zoon（意为动物）与疾病的后缀-osis缀和而成，说明是由动物传染给人类的疾病。人兽共患病是约在1万年前伴随着人类文明的开始而出现的，约有75%的人类传染病是人兽共患病，人兽共患病具有重要的公共卫生意义，可对社会与经济造成严重影响。1959年经联合国世界卫生组织（WHO）和世界粮农组织（FAO）专家组织的研究，定义为“在脊椎动物和人之间自然地传播着的疾病与感染”，即人类和脊椎动物由共同的病原体引起的在流行病学上有关联的疾病。日本学者译为“人兽共通病”。在我国，曾译为传人动物病、动物源性疾病、动物性传染病、人兽互通病、人畜共患病等，目前以“人兽共患病”和“人畜共患病”应用的较多。

人兽共患病是生物源性的传染病，以多种生物如细菌、立克次氏体、病毒、真菌及寄生虫等为病原，并以不同的方式在脊椎动物之间和脊椎动物与人之间相互传播。多数人兽共患病病原体的宿主特异性不强，因而能在多种动物体内寄生。人兽共患病可以是脊椎动物的疾病传染于人，也可以是人类的疾病传染给脊椎动物。

依据病原体的生活史类型，人兽共患病可分4类：①直接人兽共患病（direct zoonoses）：直接由已受感染的脊椎动物传给易感的脊椎动物，通过接触或接触污染物，也可通过传播媒介机械性传播。病原体在传播过程中没有或很少有繁殖及发育的变化。如狂犬病、旋毛虫病、布鲁氏菌病等；②循环人兽共患病（cyclozoonoses）：为了完成病原体的生活史，需一个以上的脊椎动物宿主，但不需无脊椎动物宿主。如人体带绦虫病、棘球绦虫病及舌形虫（Pentastomida）感染；③媒介人兽共患病（metazoonoses）：生物性地借助无脊椎动物传播，即病原体在媒介体内增殖或发育，或两者兼有。这类疾病很多，如虫媒病毒感染、鼠疫及血吸虫病等；④污染人兽共患病（saprozoonoses）：具有一脊椎动物宿主及一非动物的发育处所或储集处所。在此，有机物质（包括食物）、土壤及植物均为非动物的。如犬弓首线虫等引起的各种幼虫移行症及一些真菌病均属此类。

也可根据人兽共患病的贮存宿主（reservoir hosts）和传播方式，将其分为以下4类：①以动物为主的人兽共患病（anthropozoonosis）：即由脊椎动物传给人。疾病主要在野生动物间流行，病原体在野生动物间保持其世代延续，贮存宿主为野生脊椎动物，疫源地存在于野生动物间，人因偶尔进入这些疫源地而感染疾病，如野鼠型鼠疫、森林脑炎等；②以人为主的人兽共患病（zooanthroponosis）：即由人传给动物。疾病主要在人间流行，病原体主要在人间保持其世代延续，偶尔可由人传给动物。如人型结核、阿米巴病等；③人兽并重的人兽共患病（amphixenosis）：即疾病在人间和动物间均有流行、既可由动物传给人、亦可由人传给动物。病原体在人间和动物间均可保持世代延续，疫源地在人间和动物间均存在，如血吸虫病等；④真性人兽共患病（euzoonosis，orthozoonoses）：这类病原体的生活史必须在人与动物体内协同完成，缺一不可，如牛带绦虫病、猪带绦虫病等。

由此可见，自然疫源性疾病的含义与人兽共患病有所不同，前者是以病原体生存境地的一定地理景观为基点，起初主要是针对虫媒传染病而言，随着研究和实践的不断深入，传播途径早已由虫媒性扩展到非虫媒性，病原体也由微生物扩展到寄生物；后者则是从宿主及储存宿主的角度提出，范围较广，内容包含了自然疫源性疾病。

人兽共患病的病原体是动物的寄生物，人只是偶然受到感染。但由于人与动物处于不同的进化阶段，所以当人感染了这些病原体后，其传染过程、传播方式及流行过程与动物感染后并不完全相同。啮齿动物感染森林脑炎等病毒后往往没有症状，不易被人所知，而人感染后则可表现出严重的临床经过。动物感染鼠疫后有症状，但与人感染后症状不同，而且在人与动物间及人间的传播方式不同。比如鼠患鼠疫后表现为淋巴系统受累和致死性败血症，不发生肺鼠疫，而人感染后则发生肺鼠疫、腺鼠疫及败血症。肺鼠疫在人间通过空气飞沫传播可以引起肺鼠疫流行。

受感染的动物作为传染源的流行病学意义，一方面取决于人和受染动物的接触机会和接触的密切程度以及受感染动物的种类和数量；另一方面取决于是否有传播条件和传播媒介是否存在；此外，还与人们的卫生知识和生活习惯等因素有关。

动物源性传染病患者作为传染源的意义一般不大，因为在通常情况下，人与人之间不会引起传播。但也有例外，如鼠疫经鼠蚤传给人后，发展为肺鼠疫，则可经空气飞沫在人间传播。值得注意的是近年来新发现的传染病，其病原体大多数来自家畜和野生动物。例如，欧美一些国家许多在大城市生活的人愿意到野外或森林中度假，增加了与野生动物接触机会，致使莱姆病的发病率有逐年增多的趋势。

人兽共患病中病原体为寄生虫的称为人兽共患寄生虫病（parasitic zoonoses），亦称为寄生虫性动物源性疾病或动物源性寄生虫病（zoonotic parasitic diseases）。在人迹罕至的原始森林和荒漠地区，这些寄生虫病可以一直在脊椎动物之间互相传播，不需要人的参与，人类偶然进入该地区后，脊椎动物体内的寄生虫可通过一定途径传播给人，如荒漠型黑热病。这类不需要人的参与而存在于自然界的人兽共患寄生虫病常具有明显的自然疫源性，这类地区称为原发性自然疫源地。有些人兽共患寄生虫病，还可存在于人群居住和生产活动的地区，它们可以在动物与动物之间、人与人之间以及动物与人之间互相传播，如并殖吸虫病等，这类地区称为继发性自然疫源地。寄生虫病的这种自然疫源性不仅反映了寄生于人类的寄生虫绝大多数是由动物寄生虫进化而来的，同时也说明某些寄生虫病在流行病学和防治方面的复杂性。

（二）传播途径

传播途径（route of transmission）指病原体从传染源体内排出后并侵入新的易感者机体之前在外界环境中停留和转移所经历的全过程。病原体由传染源体内排出并进入易感者体内之前，在外环境中必须依附于一定的媒介物（如空气、食物、水、蝇、日常生活用品等），这些参与病原体传播的媒介物称为传播因素。各种疾病在传播过程中所借助的传播因素可以是单一的，也可以是多因素的。一般有以下几种。

（1）经空气传播（air-borne transmission）：包括 3 种方式：经飞沫传播、经飞沫核传播、经尘埃传播。经空气传播的传染病多具有随季节性特点，一般以冬、春两季多见。疾病的流行多有周期性特点，如肺鼠疫。疾病的流行强度往往与人们的居住条件、人口密度、人群中易感人口所占的比例及卫生条件等因素密切相关。

（2）经水传播（water-borne transmission）：包括 2 种方式：①经饮水传播：饮用水源通过各种方式遭受污染，如水源被某些寄生虫的感染期污染，人可因饮水而感染，如饮用被隐孢子虫卵囊污染的水可感染隐孢子虫。又如自由生活在水中的剑水蚤，可以作为曼氏迭宫绦虫、阔节裂头绦虫的和麦地那龙线虫的中间宿主，人因饮生水误食剑水蚤而感染。经饮水传播的寄生虫病称为水源性寄生虫病（water-borne parasitic disease），其特点是病例分布与供水范围相一致，不同年龄、性别、职业者均可发病等；②经疫水传播：是指通过接触含有病原体的疫水所引起的传播，如接触含血吸虫尾蚴的疫水可感染血吸虫，经接触疫水传播的疾病患者均具有疫水接触史，发病不仅有地区性和季节性，而且有职业上的差别。

（3）经食物传播（food-borne transmission）：食物传播的作用与病原体的特性、食物的性质、污染的程度、食用方式及人们的生活习惯等因素有关。

食物传播主要有两种情况，①食入感染病原体的节肢动物，这些节肢动物常常是病原体的宿主之一。如感染并殖吸虫囊蚴的淡水蟹、蝲蛄，当人们食入这些不熟或半熟的蟹或蝲蛄时就能引起感染。犬复孔绦虫（*Dipylidium caninum*），是犬和猫的常见寄生虫，人仅偶然感染引起复孔绦虫病。人体感染是由于与猫、犬接触时误食带有似囊尾蚴的蚤类引起，犬栉首蚤、猫栉首蚤和致痒蚤是其重要的中间宿主。类似的传播方式还可见于微小膜壳绦虫（*Hymenolepis nana*）、缩小膜壳绦虫（*Hymenolepis diminuta*）、克氏假裸头绦虫，一些昆虫（如蚤类、面粉甲虫、赤拟谷盗等）可以作为它们的中间宿主，人因误食含有似囊尾蚴的中间宿主而感染。猪巨吻棘头虫（*Macracanthorhynchus hirudinaceus*）的主要终宿主是家猪和野猪，分布广泛，中间宿主为鞘翅目昆虫（甲虫），成虫寄生于终宿主的小肠内，虫卵随粪便排出，虫卵被甲虫的幼虫吞食后，棘头蚴逸出，穿破甲虫肠壁进入血腔，发育为棘头体。棘头体发育至感染性棘头体需 3~5 个月。感染性棘头体在甲虫的整个变态过程（幼虫、蛹、成虫）中可存活 2~3 年，人因食入含有感染性棘头体的甲虫而感染。感染者主要是有生食或半生食金龟子与天牛习惯的儿童；②食入被病原体污染的食物 如食物在生产、加工、运输、贮存、销售等各个环节中，如果卫生设施不良及管理不当，就易致使食物的污染而导致某些疾病的发生与流行。

经食物传播的传染病的流行特征是同批患者有共同分享某一食物的历史，而未进食该食物者不发病。如某种或某些食物被大量污染，则在用餐者中可出现暴发或流行；禁止食用该食物后，暴发或流行则自然平息。如旋毛虫病暴发流行时，常常有共聚餐史。

（4）经接触传播（contact transmission）：包括直接接触传播和间接接触传播。通过接触带有病原体的排泄物、分泌物及其污染的物品等，可经破损的皮肤、黏膜而感染。如疥螨可经直接接触患者皮肤而传播；鹦鹉热（psittacosis）多因接触鸟类或羽毛制品而感染；体虱传播斑疹伤寒；牛皮蝇幼虫引起的皮肤蝇蛆病。再如，结膜吸吮线虫主要寄生于犬、猫、兔等动物的眼结膜囊内，偶尔寄生于人的眼部，此虫属卵胎生，雌虫直接产幼虫于结膜囊内，当中间宿主蝇类舔食终宿主眼部分泌物时而被吸入蝇体内，经 2 次蜕皮发育为感染期幼虫后进入蝇的口器。当蝇再次舔吸人或其他动物眼部时，感染期幼虫自蝇口器逸出并侵入宿主眼部，经15~20天发育为成虫。此外，还有羊狂蝇幼虫引起的眼蝇蛆病等。经直接接触传播大多引起散在的病例发生，病例的多少与接触的频繁程度有关。

（5）经节肢动物传播（arthropod-borne transmission）：是指通过蝇、蚊、虱、蚤及蜱、螨等节肢动物作为媒介所造成的传播，又称为虫媒传播（vector-borne transmission 或 vector transmission）。这些节肢动物是通过机械携带作用及吸血活动而成为传播媒介的。那些定位于血液、淋巴系统中的病原体没有自然排出的途径，必须由吸血节肢动物将其吸出动物体后才能造成传播。此种传播方式多属于生物性传播，即当病原体进入节肢动物体内后，必须经过一段时间繁殖或完成其生活周期中某一阶段才具有传染性，所需的这段时间称为外潜伏期（extrinsic incubation period），外潜伏期的长短，与病原体本身的生物学特点、节肢动物种类及其易感性以及周围环境因素，尤其温度和湿度密切相关。这种传播方式具有生物学的特异性，其特点是一种病原体只能通过一定种属的节肢动物媒介进行传播，如按蚊传播疟疾，只有按蚊属的若干种才是传播疟疾的重要媒介。

经吸血节肢动物传播的疾病很多，除了我们熟悉的鼠疫、疟疾、丝虫病、黑热病、流行性乙型脑炎、登革热等疾病外，还包括200多种虫媒病毒性传染病。经蜱传播的伯氏疏螺旋体（*Borrelia burgdorferi*）引起的莱姆病（Lyme disease，LD）是一种新发现的人兽共患病，在世界范围内于人和动物中广泛流行，且发病率呈现上升趋势。多数自然疫源性疾病均可通过多种途径传播，如鼠疫、肾综合征出血热均可通过节肢动物叮咬、呼吸道、消化道以及破损的皮肤黏膜等途径感染。其中节肢动物在自然疫源性疾病的传播中，起着非常重要的作用，有的甚至是主要作用。

巴贝虫病是近年来新发现的一种重要的蜱传人兽共患血液寄生虫病，对人体致病的巴贝虫主要有田鼠巴贝虫（*Babesia microti*）和类田鼠巴贝虫（*Babesia microti*-like）、分歧巴贝虫（*Babesia divergens*）、猎户巴贝虫（*Babesia venatorum*）、邓肯巴贝虫（*Babesia duncani*）和类邓肯巴贝虫（*Babesia duncani*-type）、牛巴贝虫（*Babesia bovis*）等。巴贝虫感染人体后主要临床症状为发热、头痛、寒战、肌痛和疲劳等，严重时可导致死亡。蓖子硬蜱被认为是其主要传播媒介，白足鼠、白尾鹿等是巴贝虫的主要宿主。至2019年，我国已报道173例人体感染田鼠巴贝虫的病例，主要分布在黑龙江、浙江、广西、福建、河南和云南，以广西和河南报道的病例最多。患者主要表现表现主要为发热和贫血。乔岩等（2015）通过巢氏PCR对田鼠巴贝虫感染者居住地周边121人进行调查，发现感染率高达33.06%（40/121），且均为无症状感染者。Jiang等（2015）在黑龙江省的牡丹江森林中心医院对近2个月内有蜱叮咬史的患者，通过PCR、测序、镜检和/或动物接种后分离虫体，发现48人感染有猎户巴贝虫。Zhou等（2013）在云南中缅边境发现田鼠巴贝虫感染率为1.8%（8/449），另发现1例合并感染间日疟原虫，1名合并感染恶性疟原虫。

（三）易感人群

人群作为一个整体对传染病的易感程度称为人群易感性（herd susceptibility）。人群易感性的高低取决于这个群体中易感个体所占的比例及机体的免疫程度。人群易感性是以人群中非免疫人口占全部人口的百分比来表示的；相反，人群免疫性（herd immunity）是以人群中具有免疫力的人口占全部人口的百分比来衡量的。

易感人群是指对某种病原体缺乏免疫力或免疫力低下而处于易感状态的人群。除了某些遗传的原因，如西非黑人因红细胞膜上无Duffy血型抗原而不感染间日疟原虫及遗传性疾病镰状细胞性贫血患者不感染恶性疟原虫外，所有未感染过寄生虫的人，不论男女老幼、种族肤色，对寄生虫一般都是易感的。人体感染寄生虫后，除对少数虫种可产生消除性免疫外，多数为带虫免疫，当寄生虫从人体消失后，这种免疫力便逐渐消失而重新处于易感状态。易感性还与年龄有关，流行区儿童的免疫力一般低于成年人，非流行区的人进入流行区后也会成为易感者。

三、影响自然疫源性疾病流行过程的因素

构成传染病的流行过程必须具备传染源、传播途径、易感人群这三个环节，其流行过程受到许多因素的制约，归纳起来，影响流行过程的因素主要有自然因素和社会因素。这两种因素通过作用于三个流行环节

而发挥其促进或抑制传染病流行的作用。

（一）自然因素对流行过程的影响

自然因素包括气候（温度、雨量、光照等）、地理、土壤、动物及植物等，这些因素对传染病流行过程的影响十分复杂，其中以气候条件与地理环境对动物传染源，尤其是野生动物传染源的影响最为显著。地理环境和气候条件既可直接影响病原体在外界环境中的生长发育，也可通过影响生物种群（中间宿主及医学节肢动物）而间接影响病原体发育。作为野鼠鼠疫传染源的旱獭，栖息在高山、草原；而作为肾综合征出血热传染源的黑线姬鼠，则栖息在潮湿、多草地区。同时，动物繁殖与活动与气候因素关系更为密切。如黄鼠有冬眠，多在春夏之交繁殖，秋季密度达到高峰，从而决定了黄鼠鼠疫及其引起人间鼠疫流行季节为4~10月份。有许多自然疫源性疾病的地区分布及时间分布特点均与这些因素有关。如森林脑炎的传染源在森林地区，其自然疫源地也在森林地区。气候与地理因素对传播途径也有明显的影响，一些经昆虫媒介途径传播的传染病主要受其媒介昆虫的季节消长、活动能力，以及病原体在媒介昆虫体内的发育、繁殖等因素影响，而这些影响因素均受到有关自然因素（温度、湿度等）的制约。如传播疟疾的按蚊在温带地区冬季停止活动，所以在我国大部分地区冬季不可能有疟疾的传播；乙脑流行的季节高峰在夏秋季节，也与传播的媒介蚊虫的活动特点息息相关。自然因素还可影响医学节肢动物的分布、孳生、繁殖和活动，如温暖潮湿的气候既适合于蚊虫的生长和繁殖，也适合于蚊虫吸血活动，增加传播疟疾和丝虫病机会，因而在我国南方是高疟区，而东北的黑龙江则很少有疟疾；丝虫病则主要流行于黄河以南诸省。

有些病原体在其生活史过程中需要中间宿主或医学节肢动物的存在，这些中间宿主或医学节肢动物的存在与否，决定了这些疾病能否流行。如并殖吸虫的中间宿主川卷螺和溪蟹主要孳生于山涧溪流中，因而并殖吸虫病主要流行于山区或丘陵地带。

影响虫媒病传播的因素除了虫媒栖息地的改变、贮水场所及灌溉方式的改变、环境及气候变化外，杀虫剂的发展与媒介药物抗性的出现、国际贸易的全球化与贸易量的增加，旅游业的发展等，也可导致虫媒病的扩散。在荷兰，气候变化与虫媒病发生率的改变有关，气候变化可影响蜱的数量进而可导致莱姆病与立克次体病发生率的增加；随着气候进一步变暖，白纹伊蚊（*Aedes albopictus*）可能会在荷兰定居，还有可能将白蛉输入荷兰，从而有可能导致虫媒病毒（西尼罗病毒、登革热病毒）及利什曼病的传播。

自然因素还能影响易感者的受染机会，尤其在遭受战争、内乱、自然灾害（如洪水、地震等）的时候，由于人们正常的生活秩序遭到破坏，饮食卫生、饮水卫生、环境卫生和居住条件均得不到保障，机体的抵抗力下降，因此较容易造成多种自然疫源性疾病的流行。

（二）社会因素对流行过程的影响

社会因素包括人类的一切活动，如社会制度、生活条件、居住环境、人口流动、医疗条件、经济状况、文化水平、卫生和风俗习惯、宗教信仰、生产方式和生活习惯以及社会安定程度、战争等。在战争年代，人民贫困，生活条件与健康状况很差，无法抵御病原体的侵袭，因而传染病的流行十分广泛，再加上人们的不良卫生习惯和饮食习惯，更助长了传染病的流行。如在云南省疟疾为患，在唐朝白居易“新丰折臂翁”诗中提及“闻道云南有泸水，椒花落时瘴烟起，大军徒涉水如汤，未过十人二三死”。所谓瘴烟乃指瘴气，1935年林木梁城与姚永政等证明为恶性疟。在云南思茅县，1925年全县有40 000人，因疟疾流行，至1949年全县仅剩下1 000人。

在1949年后，我国大力开展了多种传染病的普查和普治工作。随着社会的稳定，经济的发展，医疗卫生的进步、疾病预防控制体系的完善以及人民群众科学、文化水平的提高，在许多地区一些传染病已被控制。如随着全民预防性服用抗疟药和纱门、纱窗及蚊帐的普遍应用等措施，疟疾在我国多数省区已被基本控制；丝虫病已被消除。

人类的经济活动对自然疫源地也有很大的影响，这是因为人类的生产或生活活动，使之与某种野生动物或家畜接近，或因生产或旅行进入一定的自然疫源地，均有可能通过一定的途径感染某些自然疫源性疾病。

黑热病在20世纪50年代流行于我国18个省（自治区、直辖市）的525个县（市），全国约有患者53万人。经过大规模防治，发病率明显下降，1958年我国宣布基本消灭黑热病。但实际上，在我国中、西部地区自20世纪60年代至今，新病例不断出现，2015—2018年全国16个省份的177个县共报告内脏利什曼病1 194例，病例主要分布于新疆（669例）、甘肃（271例）和四川（79例）等3个省。其中73个县属于流行区，共报告本地感染病例1 064例，其余104个县属于非流行区，共报告输入性病例130例。新疆伽师县（497例）和甘肃省舟曲县（94例）、宕昌县（49例）和武都区（71例）为主要流行县，报告病例数占全国总病例数的59.5%（711/1 194）。2015—2018年，甘肃、山西、陕西和河南等4省共有9个县出现内脏利什曼病复燃，报告本地感染病例25例。我国内脏利什曼病复燃县数近年呈快速增加趋势，复燃县主要分布于甘肃、山西、陕西、四川和河南等5省的内脏利什曼病历史疫区，复燃原因与犬只数量增加有关。20世纪50代，全民灭犬运动使得不少农村犬只一度几近灭绝，但野栖型白蛉一直未得到有效控制，山区地带仍存在自然疫源地，利什曼原虫在野生动物间循环。随着我国快速工业化和城市化，农村留守老人和小孩需要养犬看家护院，随着农村养犬数量飙升，利什曼原虫通过中华白蛉（*P. chinensis*）从野生动物传播到家犬，导致历史疫区再次复燃。另外，四川省也出现了输入性病犬引起内脏利什曼病复燃的报道。因此，犬源型内脏利什曼病流行区应加强群众健康教育宣传，控制犬只数量，捕杀病犬和流浪犬的管理，及时清除犬源型内脏利什曼病传染源，严控病犬输出，防止流行范围快速蔓延。此外，随着我国经济社会快速发展，人口流动日益频繁，非流行区输入性内脏利什曼病病例日益增多。自非疫区进入黑热病疫区经商、打工或旅游的这些流动人口中，已发现不少黑热病患者，这些患者是在疫区感染，返乡后发病。仅新疆、甘肃、四川、陕西和内蒙古5个省已有50个非疫区县（市）发现因在白蛉活动季节内去疫区居住而感染的病例，如四川省1990年全省发病人数117人，其中就有27人是在黑热病疫区汶川县打工感染的流动人口。四川省1990—2000年流动人口患黑热病者累计99例，散发于43个县（市）内。目前，因各地医务人员对黑热病缺乏认识，诊断和治疗水平低，往往误诊误治，导致患者病情加重，甚至死亡，因此有关卫生防疫部门应引起重视。我国内脏利什曼病呈低度流行状态，但流行区范围正逐渐扩大。如新疆1990年一位部队干部在拜城感染了黑热病，到乌鲁木齐一家大医院就诊时被当作恶性组织细胞症治疗，造成了死亡。四川省20世纪90年代黑热病病死率为0.44%。另外，我国东部和中部地区如江苏、安徽、湖北、河南等省也有因在疫区打工、经商、旅游而感染黑热病者，因误诊误治而致死亡的报告。

2017年，河南省郑州市某医院报告了一名来自洛阳市的内脏利什曼病患者，他就职于一家石油天然气公司，在乌兹别克斯坦务工后归国，患者自述项目工程上多名员工有与其类似症状，工程即将结束，员工已开始分批陆续回国。洛阳市疾病预防控制中心组织人员对该公司的乌兹别克斯坦工程归国人员进行了利什曼病专项筛查，随后在员工中也发现利什曼原虫感染情况，患者皮损处组织培养物中查见大量活跃的前鞭毛体，基因测序分析确定为硕大利什曼原虫。这些输入病例，其周围环境中如有合适的媒介白蛉，就有可能作为传染源而形成新的疫区。作为自然疫源性疾病，黑热病对当地居民健康和西部经济发展仍是一大威胁。

温血动物对狂犬病病毒易感，许多动物包括野生动物和家畜均可成为该病的传染源；随着人民经济收入的增加，宠物养殖者增多，被犬猫等动物咬伤、抓伤的人数不断增加，因此，近年来在我国某些地区狂犬病又呈现出流行趋势；从1998年开始至今，国内狂犬病发患者数再度呈持续、快速回升之势，2005年全国报告2 537例，2006年报告发病数则达3 279例，上升了28.48%。

社会因素不仅可以扩大传染病的流行，而且也可以制止传染病的发生、蔓延，甚至消灭。如对传染病患者进行隔离、治疗，不仅可防止其传播，并可消除其传染性；通过杀虫措施，可以切断传播途径；通过预防接种可以提高人群免疫力，以控制传染病的传播和流行。

由于多数自然疫源性疾病是由医学节肢动物传播的，医学节肢动物的地理分布和季节消长直接影响某种自然疫源性疾病的发生和流行。所以自然疫源性疾病的流行具有一定的区域性和季节性。但地理环境改变后，自然疫源性疾病的分布也随之发生改变，如在印度，随着环境的改变，曾被认为在城市流行的登革热已从城市向农村扩散。

自然因素和社会因素和二者常相互作用，共同影响传染病的流行。影响欧洲人兽共患病流行的主要包括气候变化、人类行为的改变、动物及人类的迁移等。蜱传脑炎（tick-borne encephalitis，TBE）目前在欧洲仍然是严重流行的虫媒病，在中欧和东欧的发病率在1992—1993年增加了2~30倍，蜱传脑炎的再现与苏联解体和东欧剧变有明显关系，近年来在爱沙尼亚、拉脱维亚、立陶宛、斯洛文尼亚及捷克，蜱传脑炎的发病率明显升高，但在不同国家，其发病在时间和空间上具有差异。如拉脱维亚独立后，失业人员的增多与居民收入的减少导致了居民从有感染蜱的森林中采集野生食物的危险行为明显增加，且未接种抗蜱传脑炎疫苗。1970—2005年的农业和工业数据表明，该国生物与非生物环境、社会经济状况的明显变化，导致感染蜱的数量及人与感染蜱接触的机会增多，如农田的荒废使野生动物（包括啮齿动物）宿主的种群数量增加，蜱的数量也相应增多。

四、医学节肢动物传播的重要自然疫源性疾病

自然疫源性疾病属于生物源性的感染性疾病，它以病毒、细菌、立克次体、螺旋体、寄生虫等作为病原，以各种不同的方式在野生动物之间自然传播着。许多自然疫源性疾病可以通过医学节肢动物进行传播，如病毒性疾病：流行性乙型脑炎、森林脑炎、新疆出血热、黄热病、狂犬病、白蛉热、登革热等，还有布尼亚病毒引起的裂谷热（rift valley fever，主要在非洲）、甲病毒引起的脑炎（主要在美洲）、新布尼亚病毒引起的发热伴血小板减少综合征等；立克次体疾病：恙虫病、Q 热、地方性斑疹伤寒、地中海斑点热（纽扣热）、落矶山斑点热、亚洲立克次体热、人粒细胞无形体病等；螺旋体病：回归热、莱姆病等；细菌病：鼠疫、土拉菌病等；原虫病：皮肤利什曼病、黑热病、睡眠病、弓形虫病、巴贝斯虫病等；蠕虫病：并殖吸虫病、棘头虫病、结膜吸吮线虫病、裂头绦虫病等。

在新发现的传染病病原体中许多是自然疫源性疾病病原体，尤其是虫媒病毒性疾病（arboviral diseases）还在不断被发现。如苏联1969年以前仅发现7种虫媒病毒，1969—1984年积累到37种，1985—1990发现69种。现全世界已发现500余种虫媒病毒，有100余种可以引起人兽共患病。虫媒病毒病呈世界性分布，大多数虫媒病毒只分布于一个地区或一个洲，但可因人群的流动、宿主和媒介的迁移而传播到异地。目前已经证实的传播媒介达586种，主要媒介为蚊和蜱。全世界已发现的蚊虫有3 000种，我国已发现400余种，300种蚊虫可以传播虫媒病毒。116种蜱可传播虫媒病毒。全世界已知的蜱达800种，隶属于3个科，硬蜱（700种），软蜱（100种），纳蜱（仅1种）。因此，硬蜱和软蜱在传病中意义最大。蜱传病毒多引起较严重的发热及脑炎，如森林脑炎等。蜱传疾病在2008—2020年期间增加了一倍，其地理分布也在扩大。蜱传疾病在儿童和老年人中发病率较高。在过去的几年里，新的病原体被发现，基因的改变也帮助了病原体的和蜱的传播（Sanchez-Vicente 等，2020）。25种蠓可传播虫媒病毒，蠓现有60个属，传播病毒的主要是库蠓（24种）和蠛蠓。白蛉，全世界报道有500种，我国有30种，在我国主要传播黑热病，尚未从我国白蛉体内分离到病毒。蚋，全世界1 200种，我国50种，未见我国从蚋分离到病毒的报道。此外，蝽、虱、螨、臭虫、虻等都可传播虫媒病毒。

目前虫媒病毒仍然在世界各地引发严重传染病，特别是近20年来全世界发现的30余种新出现的传染病病原，许多属于虫媒病毒。已经证实在我国存在与流行的虫媒病毒有5种：乙型脑炎病毒、森林脑炎或称春夏季脑炎病毒、新布尼亚病毒、新疆出血热病毒和登革热病毒1~4血清型。我国幅员辽阔，地理景观复杂，地跨寒、温、热三带，存在多种媒介昆虫，适宜多种虫媒病毒的生存。近年来在我国又相继分离到多种新的虫媒病毒，这些病毒的分子结构、致病性，地域分布、与疾病的关系等正在被逐步阐明。认识这些病毒以及这些病毒与人类疾病的关系，对于采取防治措施抵御新发传染病对人类的危害具有重要意义。

据现有数据统计，2004—2015年我国发生自然疫源性疾病110万例，分布在2807（98.2%）个区县。患病数量最多的疾病是疟疾，有42.6万例，其次是布鲁菌病，有39.5万例，肾综合征出血热，有15.4万例。根据1991—2006年全国鼠疫、肾综合征出血热（HFRS）、狂犬病、流行性乙型脑炎（乙脑）、钩端螺旋体病（钩体病）、布鲁菌病（布病）、登革热、疟疾等重点自然疫源性疾病的疫情监测资料，1991—2006年全国共报告上述8种自然疫源性疾病1 859 295例，死亡39 028例，发病比例由20世纪90年代初期的7%左右降至2%，下降近70%，死亡比例则由50%降至目前的40%左右，所占比重依然较大；疫情主要集中在我国南方温带和亚热带地区，呈现出南多北少的特点。全球气候变暖、媒介和宿主动物入侵与耐药性、生态环境变化以及畜牧养殖业和其相关产品加工产业的高速发展等是目前影响自然疫源性疾病疫情的主要因素。

病毒性脑炎的虫媒病毒见表13-1。由医学昆虫传播的常见虫媒病见表13-2。

表 13-1 病毒性脑炎的虫媒病毒

病毒	媒介	地理分布
披膜病毒科,甲病毒属		
东方马脑炎病毒	蚊	美洲
西方马脑炎病毒	蚊	美洲
委内瑞拉马脑炎病毒	蚊	美洲
Everglades 病毒	蚊	美国佛罗里达州
黄病毒科,黄病毒属		
Ilheas 脑炎病毒	蚊	美洲
乙型脑炎病毒	蚊	亚洲
圣路易脑炎病毒	蚊	美洲
墨累谷山谷热病毒	蚊	澳大利亚
Rocio 脑炎病毒	蚊	巴西
西尼罗脑炎病毒	蚊,蜱	非洲,欧洲
Rio Bravo 脑炎病毒	蚊,蜱	北美洲
中部欧洲脑炎病毒	蜱	欧洲
春夏季脑炎病毒	蜱	亚洲
跳跃病脑炎病毒	蜱	英国,以色列
Negishi 脑炎病毒	蜱	日本
波互森脑炎病毒	蜱	美国,亚洲
布尼亚病毒科病毒		
Ilesha 脑炎病毒	蚊	非洲
加利福尼亚脑炎病毒	蚊	北美洲
Jamestown Canyon 脑炎病毒	蚊	北美洲
La Crosse 脑炎病毒	蚊	北美洲
Snowshoe hare 脑炎病毒	蚊	北美洲
裂谷热脑炎病毒	蚊	非洲
Toscana 脑炎病毒	白蛉	欧洲
Bhanja 脑炎病毒	蜱	非洲,亚洲,欧洲

表 13-2　常见虫媒病一览表

节肢动物类群	病原体	传播的疾病	节肢动物与病原体、人之间的关系
昆虫纲 Insecta			
按蚊属 *Anopheles* 中华按蚊 *Anopheles sinensis*、冈比亚按蚊 *Anopheles gambiae*、达氏按蚊 *Anopheles darlingi*、五斑按蚊 *Anopheles maculipennis*、米赛按蚊 *Anopheles messeae*、雷氏按蚊 *Anopheles lesteri*、大劣按蚊 *Anopheles dirus*、微小按蚊 *Anopheles minimus*、斯氏按蚊 *Anopheles stephensi*	疟原虫（*Plasmodium*）	疟疾（malaria）	刺吸人血时子孢子随唾液进入人体
库蚊属 *Culex* 尖音库蚊淡色亚种 *Culex pipiens pallens* 致倦库蚊 *Culex quinquefasciatus* 按蚊属 *Anopheles* 中华按蚊 *Anopheles sinensis*	班氏吴策线虫（*Wuchereria bancrofti*）	班氏丝虫病（filariasis bancroftian）	刺吸人血时感染期幼虫经吸血的伤口或正常皮肤钻入人体
按蚊属 *Anopheles* 中华按蚊 *Anopheles sinensis*、雷氏按蚊 *Anopheles lesteri* 伊蚊属 *Aedes* 东乡伊蚊 *Aedes togoi* 曼蚊属 *Mansonia*	马来布鲁线虫（*Brugia malayi*）	马来丝虫病（filariasis malayan）	刺吸人血时感染期幼虫经吸血的伤口或正常皮肤钻入人体
按蚊属 *Anopheles*，库蚊属 *Culex*，伊蚊属 *Aedes*	犬恶丝虫（*Dirofilaria immitis*）	犬恶丝虫病	刺吸人血时感染期幼虫经吸血的伤口钻入人体
伊蚊属 *Aedes* 埃及伊蚊 *Aedes aegypti*、非洲伊蚊 *Aedes africanus*、辛浦森伊蚊 *Aedes simpsoni*、白纹伊蚊 *Aedes albopictus* 煞蚊属 *Sabethe* 趋血蚊属 *Hemagogus*	黄热病毒（Yellow fever virus）	黄热病（yellow fever）	刺吸血时病原体随唾液进入人体
伊蚊属 *Aedes* 埃及伊蚊 *Aedes aegypti*、白纹伊蚊 *Aedes albopictus*	登革病毒（dengue virus）	登革热（dengue fever）	刺吸血时病原体随唾液进入人体
库蚊属 *Culex* 环跗库蚊 Culex tarsalis、 伊蚊属 *Aedes* 白束伊蚊 *Aedes albifasciatus*	西方马型脑炎病毒（Western equine encephalitis virus）	西方马脑炎（Western equine encephalitis，WEE）	刺吸血时病原体随唾液进入人体

续表

节肢动物类群	病原体	传播的疾病	节肢动物与病原体、人之间的关系
库蚊属 *Culex* 尖音库蚊 *Culex pipiens*、致倦库蚊 *Culex quinquefasciatus*	圣路易斯型脑炎病毒（Saint Louis encephalitis virus，SLEV）	圣路易脑炎（Saint Louis encephalitis，SLE）	刺吸血时病原体随唾液进入人体
脉毛蚊属 *Culiseta* 黑尾脉毛蚊 *Culiseta melanura* 伊蚊属 *Aedes* 烦扰伊蚊 *Aedes sollicitans* 库蚊属 *Culex* 环跗库蚊 *Culex tarsalis*	东方马脑炎病毒（Eastern equine encephalitis virus）	东方马脑炎（Eastern equine encephalitis，EEE）	刺吸血时病原体随唾液进入人体
库蚊属 *Culex* 三带喙库蚊 *Culex tritacniorhynchus*、尖音库蚊淡色亚种 *Culex pipiens pallens*、致倦库蚊 *Culex quinguefasciatus*	乙脑病毒（Japanese Encephalitis virus）	流行性乙型脑炎（epidemic encephalitis B）或日本脑炎（Japanese encephalitis）	刺吸血时病原体随唾液进入人体
库蚊属 *Culex* 单纹库蚊 *Culex univittatus*、尖音库蚊、*Culex pipiens*、*Culex tritacniorhynchus*、致倦库蚊 *Culex quinquefasciatus* 少数为伊蚊属 *Aedes* 和按蚊属 *Anopheles*	西尼罗病毒（West Nile virus）	西尼罗热（West Nile Fever）	刺吸血时病原体随唾液进入人体
伊蚊属 *Aedes* 埃及伊蚊 *Aedes aegypti*、非洲伊蚊 *Aedes Africana*	基孔肯亚病毒（Chikungunya virus）	基孔肯亚出血热（Chikungunya hemorrhagic fever，CHIK）	刺吸血时病原体随唾液进入人体
伊蚊属 *Aedes* 埃及伊蚊 *Aedes aegypti*、刺扰伊蚊 *Aedes vexans*、叮马伊蚊 *Aedes caballus*、曼氏伊蚊 *Aedes mcintoshi* 库蚊属 *Culex* 尖音库蚊 *Culex pipiens*、致倦库蚊 *Culex fatigans*、三带喙库蚊 *Culex tritaeniorhymchus*	裂谷热病毒（Rift Valley fever virus）	裂谷热（Rift Valley fever，RVF）	刺吸血时病原体随唾液进入人体
伊蚊属 *Aedes* 埃及伊蚊 *Aedes aegypt*、白纹伊蚊 *Aedes albopictu*、非洲伊蚊 *Aedes africanus*、黄头伊蚊 *Aedes luteocephalus*	寨卡病毒（Zika Virus）	寨卡病毒病（Zika virus disease，ZVD）	刺吸血时病原体随唾液进入人体
骚蚊属 *Psorophora* *Psorophora confinnis* 伊蚊属 *Aedes* 带喙伊蚊 *Aedes taeniorhynchus*、盐泽伊蚊 *Aedes sollicitans*	委内瑞拉马脑炎病毒（Venezuelan equine encephalitis virus）	委内瑞拉马脑炎（Venezuelan equine encephalitis）	刺吸血时病原体随唾液进入人体

续表

节肢动物类群	病原体	传播的疾病	节肢动物与病原体、人之间的关系
警觉伊蚊 *Aedes vigilax*、南盐沼蚊 *Aedes camptorhynchus*、環喙家蚊 *Culex annulirostris*、埃及伊蚊 *Aedes aegypti*	罗斯河病毒(Ross River virus, RRV)	罗斯河热(Ross river fever)	刺吸血时病原体随唾液进入人体
库蚊属 *Culex*、伊蚊属 *Aedes*、按蚊属 *Anopheles*	辛德比斯病毒(Sindbis virus, SINV)	辛德比斯脑炎(Sindbis encephalitis)	刺吸血时病原体随唾液进入人体
白蛉属 *Phlebotomus* 中华白蛉 *P. chinensis* 长管白蛉 *P. longiductus* 亚历山大白蛉 *P. alexandri* 斯氏白蛉 *P. smirrnovi* 静食白蛉(巴氏白蛉)*P. Papatasi* 鲁蛉属 *Lutzomyia* 长须鲁蛉 *Lu. Longipalpis* 爱沙鲁蛉 *Lutzomyia ayrozai* 安氏鲁蛉 *Lu. Anduzei* 黄背鲁蛉 *Lu. Flaviscutellata*	利什曼原虫(*Leishmaniasis*)	利什曼病(leishmaniasis)	刺吸血时前鞭毛体随唾液进入人体
鲁蛉属 *Lutzomyia* 疣肿鲁蛉 *Lu. verrucarum* 秘鲁鲁蛉 *Lu. Peruensis*	杆菌状巴尔通体(Bartonella)	巴尔通体病(bartonellosi)/奥洛亚热(Oroya fever)/卡里翁氏病(Carrion's disease)	刺吸血时病原体经皮肤感染
白蛉属 *Phlebotomus* 静食白蛉 *P. papatasi*、恶毒白蛉 *P. perniciosus* 庇氏白蛉 *P. perfiliewi*	白蛉热病毒(sandfly fever sicilian virus)/托斯卡纳病毒(Toscana virus, TOSV)	白蛉热(sandfly fever, phlebotomus fever, papatasi fever)或称三日热(Three-day fever)	刺吸血时病原体经皮肤感染
舌蝇属 *Glossina* 须舌蝇 *Glossina palpalis*、刺舌蝇 *Glossina morsitans*	布氏冈比亚锥虫(*Trypaonosoma brucei gambiense*),布氏罗得西亚锥虫(*T.b.rhodesiense*)	非洲锥虫病(African sleeping Sickness)(trypanosomiasis)	刺吸血时病原体随唾液进入皮下
果蝇属 *Amiota* 冈田绕眼果蝇 *Amiota okadai*、变斑纵眼果蝇 *Amiota rypanoso*	结膜吸吮线虫(*Thelazia callipaeda*)	吸吮线虫病(东方眼虫病)(thelaziasis)	蝇舐吸眼部时感染期幼虫直接侵入眼部
家蝇属 *Musca*、果蝇属 *Drosophila*、厕蝇属 *Fannia* 夏厕蝇 *Fannia canicularis*、本氏厕蝇 *Fannia benjamini*、吸吮厕蝇 *Fannia thelaziae*	加州吸吮线虫(*Thelazia californiensis*)	加州吸吮线虫病(California sucking nematode disease)	蝇舐吸眼部时感染期幼虫直接侵入眼部

续表

节肢动物类群	病原体	传播的疾病	节肢动物与病原体、人之间的关系
家蝇属 *Musca* 家蝇 *Musca domestica*、 螫蝇属 *Stomoxys* 厩螫蝇 *Stomoxys calcitrans*	蝇柔线虫（*Habronema muscae*）、小口柔线虫（*Habronema microstoma*）、大口德拉西线虫（*Drascheia megastoma*）	马胃线虫病	通过家蝇舔舐伤口或厩螫蝇吸血传播
虱蝇 *Pseudolynchia*	鸽血变原虫（*Haemoproteus columbae*）	家禽的鸽血变原虫病	通过虱蝇吸血传播
环裂亚目 Cyclorrhapha（蝇）	细菌（bacteria），阿米巴（amebae）	痢疾［细菌性（bacillary dysentery）、阿米巴性（amoebiasis）］	机械性携带病原体传播
库蠓属 *Culicoides*	欧氏曼森线虫（*Mansonella ozzardi*）	曼森线虫病（mansonelliasi）	刺吸血时病原体经叮咬伤口感染
库蠓属 *Culicoides*	常现曼森线虫（*Mansonella perstans*）	常现曼森线虫病（mansonelliasis perstans）	刺吸血时病原体经叮咬伤口感染
库蠓属 *Culicoides*	链尾曼森线虫（*Mansonella streptocerca*）	链尾丝虫病（streptocerciasia）	刺吸血时病原体经叮咬伤口感染
库蠓属 *Culicoides*	颈盘尾丝虫（*Onchocerca cervicalis*）、网状盘尾丝虫（*Onchocerca reticulata*）、吉氏盘尾丝虫（*Onchocerca gibsoni*）、圈形盘尾丝虫（*Onchocerca armillata*）	家畜盘尾丝虫病	经库蠓吸血叮咬传播
库蠓属 *Culicoides* 巴拉库蠓 *Culicoides paraensis*	奥罗普格病毒	奥罗普格热（Oropouche fever）	经库蠓吸血叮咬传播
库蠓属 *Culicoides*	裂谷热病毒（Reft Valley virus）	裂谷热（Reft Valley fever）	经库蠓吸血叮咬传播
库蠓属 *Culicoides*	舒尼病毒（Shuni virus）	舒尼病毒病（Shuni virus disease）	经库蠓吸血叮咬传播
库蠓属 *Culicoides*	刚果-克里米亚热病毒（Congo-Crimean haemorrhagie virus）	刚果-克里米亚热（Congo-Crimean haemorrhagie fever）	

续表

节肢动物类群	病原体	传播的疾病	节肢动物与病原体、人之间的关系
库蠓属 *Culicoides*	水疱性口炎病毒(vesicular stomatitis virus)	水疱性口炎(vesicular stomatitis)	蠓叮咬吸血可将病毒传播给易感动物,人类可通过与病畜分泌物接触而感染
库蠓属 *Culicoides*	非洲马瘟病毒(African horse sickness virus)	非洲马瘟(Infection with African horse sickness virus)	经蠓吸血叮咬传播
库蠓属 *Culicoides*	赤羽病病毒(Akabane virus)	赤羽病(akabane disease)	经蠓吸血叮咬传播
库蠓属 *Culicoides*	兰舌病毒(bluetongue virus)	兰舌病(bluetongue)	经蠓吸血叮咬传播
库蠓属 *Culicoides*	乙脑病毒(encephalitis B virus)	流行性乙型脑炎(Epidemic encephalitis B)	经蠓吸血叮咬传播
库蠓属 *Culicoides*	柯氏住白虫(*Leucocytozoon caulleryi*)	家禽住白细胞原虫病(Leucocytozoonosis)	经库蠓吸血叮咬传播
库蠓属 *Culicoides*	土拉弗朗西斯菌(*Francisella tularensis*)	土拉菌病(tularemia)(野兔热)	人因接触野生动物或病畜而感染
斑虻属 *Chrysops* *Chrysops discalis* 虻属 *Tabanus*	土拉弗朗西斯菌(*Francisella tularensis*)	土拉菌病(tularemia)	吸血时病原体经皮肤感染
黄虻属 *Atylotus*、瘤虻属 *Hybomitra*、虻属 *Haematopota*	炭疽杆菌(*Bacillus anthracis*)	炭疽(anthrax)	吸血时病原体经皮肤感染
斑虻属 *Chrysops* 静斑虻 *Chrysops silaceus*,分斑虻 *Chrysops dimidiatus*,特色斑虻 *Chrysops distinctipennis*,长角斑虻 *Chrysops longicornis*,	罗阿丝虫(*Loa loa*)	罗阿丝虫病(loiasis)	叮咬时感染期幼虫经皮肤感染
斑虻属 *Chrysops*	马传染性贫血病病毒(equine Infectious anemia virus)	马传染性贫血病(equine Infectious anemia)	因被虻类叮咬而感染
蚋属 *Simulium*	盘尾丝虫(*Onchocerca volvulus*)	盘尾丝虫病(onchocerciasis)	蚋叮咬时感染期幼虫经皮肤感染
蚋属 *Simulium*	欧氏曼森丝虫(*Mansonella ozzardi*)	欧氏曼森线虫病(mansonelliasi ozzardi)	蚋叮咬时感染期幼虫经皮肤感染

续表

节肢动物类群	病原体	传播的疾病	节肢动物与病原体、人之间的关系
蚋属 *Simulium*	喉瘤盘尾丝虫（*Onchocerca gutturosa*）	牛盘尾丝虫病	通过蚋吸血叮咬传播
蚋属 *Simulium*	沙氏住白虫（*Leucocytozoon sabrazesi*）	家禽住白细胞原虫病（Leucocytozoonosi）	通过蚋吸血叮咬传播
印鼠客蚤 *Xenopsylla cheopis*，其他啮齿类蚤	鼠疫耶尔森菌（*Yersinia pestis*）	鼠疫（plague）	人因被蚤类叮咬而感染
印鼠客蚤 *Xenopsylla cheopis*	莫氏立克次体（*Rickettsia mooseri*）	地方性斑疹伤寒（endemic typhus）	人因接触蚤粪污染皮肤伤口或黏膜而感染
犬栉首蚤 *Ctenoce phalides canis*	土拉弗朗西斯菌（*Francisella tularensis*）	土拉菌病（tularemia）（野兔热）	人因被蚤类叮咬而感染
犬栉首蚤 *Ctenoce phalides canis*	莫氏立克次体（*Rickettsia mooseri*）	鼠型斑疹伤寒（murine typhus）	人因被蚤类叮咬而感染
印鼠客蚤 *Xenopsylla cheopis*	黏液瘤病毒（Myxoma virus）	兔黏液瘤（myxomatosis）	人不易感，但可能因被蚤类叮咬而感染
印鼠客蚤 *Xenopsylla*，犬栉首蚤 *Ctenoce phalides canis cheopis*	复孔绦虫（*Dipylidium*）	复孔绦虫病（dipylidiasis）	食入含活似囊尾蚴的蚤而感染
印鼠客蚤 *Xenopsylla*，犬栉首蚤 *Ctenoce phalides canis cheopis*	微小膜壳绦虫（*Hymenolepis nana*）	微小膜壳绦虫病（Hymenolepiasis nana）	食入含活似囊尾蚴的蚤而感染
印鼠客蚤 *Xenopsylla*，犬栉首蚤 *Ctenoce phalides canis cheopis*	缩小膜壳绦虫（*Hymenolepis diminuta*）	缩小膜壳绦虫病（hymenolepiasis diminuta）	食入含活似囊尾蚴的蚤而感染
人虱 *Pediculus humanus*	普氏立克次体（*Rickettssia prowazekii*）	流行性斑疹伤寒（epidemic typhus）	人因接触虱粪或压破虱体，立克次体污染皮肤伤口或者黏膜而感染，也可经呼吸感染
人虱 *Pediculus humanus*	五日热罗卡里马体（Rochalimeaquintaa）	战壕热（trench fever）	人因接触虱粪或压破虱体，立克次体污染皮肤伤口或者黏膜而感染，也可经呼吸感染
人虱 *Pediculus humanus*	回归热螺旋体（*Borrwlia recurrentis*）	虱传回归热（louse-borne relapsing fever）	压破虱体后，立克次体污染皮肤伤口或者黏膜而感染
锥猎蝽属 *Triatoma* 锥蝽属 *Panstrongylus*	克氏锥虫（*Trypanosoma cruzi*）	美洲锥虫病（Chagas'disease）（American trypanosomiasis）	锥蝽吸血时，病原体随锥蝽粪经皮肤伤口或者黏膜而感染

续表

节肢动物类群		病原体	传播的疾病	节肢动物与病原体、人之间的关系
	粉甲虫属 *Tenebrio* 拟谷盗属 *Tribolium*	缩小膜壳绦虫（*Hymenolepis diminuta*）	缩小膜壳绦虫病（hymenolepiasis diminuta）	甲虫为膜壳绦虫中间宿主，人因误食了带有似囊尾蚴的昆虫而感染
	粉甲虫属 *Tenebrio* 拟谷盗属 *Tribolium*	微小膜壳绦虫（*Hymenolepis nana*）	微小膜壳绦虫病（hymenolepiasis nana）	甲虫为膜壳绦虫中间宿主，人因误食了带有似囊尾蚴的昆虫而感染
	拟谷盗 *Tribolium*	克氏假裸头绦虫（*Pseudanoplocephala crawfordi*）	假裸头绦虫病（pseudanoplocephalosis）	拟谷盗为克氏假裸头绦虫中间宿主，人因误食了带有似囊尾蚴的拟谷盗而感染
	蜚蠊 Blattaria	细菌（bacteria），阿米巴（amebae）	痢疾［细菌性（bacillary dysentery）、阿米巴性（amoebiasis）］	机械性携带传播
	天牛 Cerambycidae、金龟子 Scarabaeoidea	猪巨吻棘头虫（*Macracanthorhynchus hirudinaceus*）	猪巨吻棘头虫病（macracanthorhynchosis）	天牛为其中间宿主，人因误食了含活感染性棘头体的甲虫而受到感染
	中华螳螂 *Paratenodera sinensia* 和薄翅螳螂 *Mantis religiosa*	美丽筒线虫（*Gongylonema pulchrum*）	筒线虫病（Gongylonemiasis）	螳螂是其中间宿主，人食入含囊状体的昆虫而感染
	心结蚁属 *Cardiocondyla* 裸心结蚁 *Cardiocondyla nuda*	西里伯瑞列绦虫（*Raillietina Celehensis*）	瑞列绦虫病（raillietinosis）	虫卵能在心结蚁属蚂蚁体内发育为似囊尾蚴，人可能因误食这种蚂蚁而导致感染
	蜻蜓 *Libellula*、*Cordula*	卵圆前殖吸虫（*Prosthogonimus ovatus*）、透明前殖吸虫（*Prosthogonimus pellucidus*）等	家禽前殖吸虫病（prosthogonimiasis）	家禽因啄食蜻蜓而感染
	蚂蚁 *Formica*	矛形双腔吸虫（*Dicrocoelium lanceatum*）	双腔吸虫病（dicrocoeliasi）	人和家畜因误食蚂蚁而感染
	中华草螽 *Conocephalus chinensis*	胰阔盘吸虫（*Eurytrema Pancreaticum*）	阔盘吸虫病（eurytrimiasis）	草螽是其中间宿主，人体可能因误食了含活囊蚴的草螽而感染
蛛形纲 Arachnida				
	全沟硬蜱 *Ixodes persulcatus* 等	森林脑炎病毒（Tick-borne encephalitis virus，TBEV）	森林脑炎（TBE）	病原体在蜱肠细胞和其他组织内繁殖，并经期传递，经卵传递，人兽因被蜱叮刺而受染

续表

节肢动物类群	病原体	传播的疾病	节肢动物与病原体、人之间的关系
网纹革蜱 *Dermacentor reticulatus*、边缘革蜱 *Dermacentor marginatus*	鄂木斯克出血热病毒	鄂木斯克出血热（Omsk hemorrhagic fever）	病原体在蜱肠细胞等组织内繁殖，并经期传递，经卵传递，人因被蜱叮咬而受染，蜱为媒介并兼贮存宿主
硬蜱属 *Ixodes* 蓖子硬蜱 *Ixodes ricinus*、全沟硬蜱 *Ixodes persulcatus* 等 牛蜱属 *Boophilus*	巴贝虫（*Babesia*）	巴贝虫病（babeseosis）	病原体在蜱肠细胞、卵巢等组织中繁殖，垂直传递，人经蜱的叮咬而受染
硬蜱(肩突硬蜱、全沟硬蜱 *Ixodes persulcatus*、蓖子硬蜱 *Ixodes ricinus* 等) 血蜱属 *Haemaphysalis* 嗜群血蜱 *Haemaphysalis concinna*	伯氏包柔氏螺旋体(伯氏疏螺旋体)（*Borrelia burgdorferi*）	莱姆病（Lyme disease）	病原体在蜱肠内繁殖，人被蜱叮咬而受染
蓖子硬蜱 *Ixodes ricinus* 等	苏格兰脑炎病毒（louping ill virus）	苏格兰脑炎（Scotland encephalitis）	病原体在蜱体内繁殖，人因被蜱叮刺而受染
蓖子硬蜱 *Ixodes ricinus*	鲁氏立克次体（*Rickettsia rutchkouskyi*）	阵发性立克次体病（Paroxysmal rickettsiosis）	病原体在蜱体内繁殖，人因被蜱叮咬而受染
硬蜱属 *Ixodes* 蝙蝠硬蜱 锐缘蜱属 *Ornithodoros* 蝙蝠锐缘蜱	伊塞克湖病毒（Lake iseck virus）	伊塞克湖热（Lake iseck fever）	经蜱叮刺传递
硬蜱属 *Ixodes* 紫环硬蜱	澳大利亚立克次体（*Rickettsia*）	北昆士兰蜱媒斑疹伤寒（tick-borne typhus）	人被带菌硬蜱叮咬而受染
硬蜱属 *Ixodes* 肩突硬蜱 *Ixodes scapularis*、蓖籽硬蜱 *Ixodes ricinus*、全沟硬蜱 *Ixodes persulcatus* 等	嗜吞噬细胞无形体（*Anaplasma phagocytophilum*）	无形体病（human granulocytic anaplasmosis，HGA）	蜱叮咬携带病原体的宿主动物后再叮咬人，病原体可随之进入人体
硬蜱科 Ixodidae 及软蜱科 Argasidae 各属；血厉螨、血革螨属等革螨	贝氏立克次体（*Rickettsia burneti*） ［贝氏柯克斯体（Coxiella burnetii）］	Q 热（Q-fever）	病原体在肠细胞及其他组织内繁殖，并经期传递，经卵传递，人因被蜱叮咬、蜱粪污染或形成气溶胶进入呼吸道而受染，但一般多因接触感染性动物而受染，蜱、革螨为媒介和贮存宿主

续表

节肢动物类群	病原体	传播的疾病	节肢动物与病原体、人之间的关系
硬蜱科 Ixodidae 及软蜱科 Argasidae 各属，及革螨的一些种	北亚立克次体又名西伯利克次体（*Rickettsia sibirica*）	北亚蜱媒斑点热（North-Asian tick-borne typhus）又名西伯利亚蜱媒斑疹伤寒（Siberian tick typhus）	病原体在肠细胞及其他组织内繁殖，并经期传递，经卵传递，人因被蜱叮咬、蜱粪污染而受染，但一般多因接触感性动物而受染，蜱、革螨为媒介和贮存宿主
硬蜱科 Ixodidae 及软蜱科 Argasidae 各属 安氏革蜱（*Dermacentor andersoni*）、变异革蜱（*D.variabilis*）	立氏立克次体（*Rickettsia rickettsii*）	落矶山斑点热（rock mountain spotted fever）	病原体在蜱肠细胞及其他组织内繁殖，并经期传递，经卵传递，人因被蜱叮咬而受染
硬蜱科 Ixodidae 各属及钝缘蜱属 *Ornithodoros*	康诺尔立克次体（*Rickettsia. conorii*）	纽扣热（boutnnncuse）[马塞热（Marscillcs fevers）]	病原体在蜱肠细胞及其他组织内繁殖，并经期传递，经卵传递，人因被蜱叮咬而受染
革蜱属 *Dermacentor*、牛蜱属 *Boophilus*	伯纳特立克次体（Q 热立克次体）（*Rickettsia burneti*）/贝纳柯克斯体（*Coxiella burneti*）	昆士兰热（Queensland fever），Q 热	人因被蜱叮咬而受染
革蜱属 *Dermacentor* 安氏革蜱 *Dermacentor andersoni* 等	科罗拉多蜱传热病毒（Colorado tick fever virus）	科罗拉多蜱传热（Colorado tick fever）	人因被蜱叮咬而受染
革蜱属 *Dermacentor* 安氏革蜱 *Dermacentor andersoni*、森林革蜱 *Dermacentor silvarum* 等 硬蜱属 *Ixodes* 谷氏硬蜱 *Ixodes cookei*、马氏硬蜱 *Ixodes marxi*、棘须硬蜱 *Ixodes spinipalpusm*、全沟硬蜱 *Ixodes persulcatus*、 血蜱属 *Haemaphysalis* 长角血蜱 *Haemaphysalis longicornis*	波瓦桑病毒（powassan virus）	波瓦桑脑炎（powassan encephalitis）	病原体在蜱组织中繁殖、并经期传递，人因被蜱叮刺而受染
革蜱属 *Dermacentor*、血蜱属 *Haemaphysalis*、硬蜱属 *Ixodes*	斑疹热组立克次氏体（*Rickettsia*）	日本斑疹热（Japanese spotted fever）	人因被蜱叮咬而受染
花蜱属 *Amblyomma* 革蜱属 *Dermacentor* *Dermacentor reticulatus* 血蜱属 *Haemaphysalis* 硬蜱属 *Ixodes* *Ixodes ricinus*	土拉弗朗西斯菌（*Francisella tularensis*）	土拉菌病（tularemia）（野兔热）	病原体在蜱肠和马氏管内繁殖，垂直传播，人经蜱叮咬或蜱粪污染伤口而受染

续表

节肢动物类群	病原体	传播的疾病	节肢动物与病原体、人之间的关系
花蜱属 *Amblyomma*、扇头蜱属 *Rhipicephalus*、血蜱属 *Haemaphysalis*	非洲立克次体属（*Rickettsia africae*）	南非蜱媒立克次体病/南非蜱咬热（African tick-bite fever，ATBF）	病原体在蜱组织繁殖，并经期传递，经卵传递，人因被蜱叮咬而受染
花蜱属 *Amblyomma* 缤纷花蜱 扇头蜱属 *Rhipicephalus* 跗突扇头蜱	内罗毕绵羊病病毒（Nairobi sheep disease virus）	内罗毕绵羊病（Nairobi sheep disease）	人被带毒硬蜱叮咬引起感染，并能经期传递，经卵传递
花蜱属 *Amblyomma*、硬蜱属 *Ixodes*、革蜱属 *Dermacentor*	埃立克体（*Ehrlichia*）	埃立克体病（ehrlichiosis）	人被蜱叮咬而受染
血红扇头蜱 *Rhipicephalus sanguineus*	埃立克体（*Ehrlichia*）	人埃立克体病（human ehrlichiosis）	人因被蜱叮咬而受染
扇头蜱属 *Rhipicephalus*、血蜱属 *Haemaphysalis*、花蜱属 *Amblyomma*、牛蜱属 *Boophilus*、璃眼蜱属 *Hyalomma*	立克次体（*Rickettsia*）	南欧斑疹热（spotted fever）	人因被蜱叮咬而受染
璃眼蜱属 *Hyalomma*	克里米亚-刚果出血热病毒	克里米亚-刚果出热（Crimean-Congo hemorrhagic feve）	病原体在蜱肠细胞等组织内繁殖，并经期传递，经卵传递，人因被蜱叮咬而受染，蜱为媒介并兼贮存宿主
钝缘蜱属 *Ornithodoros*	伊朗疏螺旋体（*Borrelia*）	蜱媒回归热（tickborne recurrens；spirochaetosi）	病原体蜱肠外（卵巢、涎腺、基节腺等）多种器官组织中繁殖，经卵传递多代，人经蜱叮咬或经基节液污染而受染。蜱并为贮存宿主
硬蜱属 *Ixodes*、花蜱属 *Amblyomma*、革蜱属 *Dermacentor*、血蜱属 *Haemaphysali*	埃立克体（*Ehrlichia*）	人埃立克体病（human ehrlichiosis）	人由蜱叮咬传播
硬蜱属 *Ixodes*、花蜱属 *Amblyomma*、革蜱属 *Dermacentor*、血蜱属 *Haemaphysali*	发热伴血小板减少综合征布尼亚病毒（severe fever with thrombocytopenia syndrome bunyavirus，SFTSV）/淮阳山病毒（Huaiyangshan virus，HYSV），新型布尼亚病毒	发热伴血小板减少综合征（severe fever with thrombocytopenia syndrome）	人由蜱叮咬传播
距刺血蜱 *Hemaphysalis spinigera* 为主要媒介，其次是斑鸠血蜱 *Hemaphysalis turturis*	凯萨努尔森林病毒（kyasanur forest disease virus）	凯萨努尔森林病（Kyasanur forest disease）	人由蜱叮咬而传播

续表

节肢动物类群	病原体	传播的疾病	节肢动物与病原体、人之间的关系
革螨：血红异皮螨 *Allodermanyssus sanguineus*、柏氏禽刺螨 *Ornithonyssus bacoti* 和毒厉螨 *Laelaps echidninus*	螨型立克次体（*Rickettsia akari*）	立克次体痘（rickettsial pox）	人被幼螨或成螨叮咬而感染，或通过食入被螨污染的食物也可传播，病原体能经卵传递与经期传递
革螨：柏氏禽刺螨 *Ornithonyssus bacoti*	卡氏拟棉鼠丝虫（*Litomosoides carinii*）	拟棉鼠丝虫病	当媒介螨吸血时，微丝蚴即进入螨胃，一段时间后进入血腔，在血腔或脂肪体内发育。当阳性螨叮咬宿主时，感染期幼虫即从被螨口器刺破的皮肤伤口钻入皮下而感染
革螨：柏氏禽刺螨、格氏血厉螨 *Haemolaelaps glasgowi*、上海真厉螨 *Eulaelaps shanghaiensis*、厩真厉螨 *Eulaelaps stabularis*、鼠颚毛厉螨 *Tricholaelaps myonysognathus* 和鸡皮刺螨等	汉坦病毒（Hantavirus，HV）	肾综合征出血热（Hemorrhagic fever with renal syndrome，HFRS）	本病为多途径传播，其中动物源性传播为主要传播途径，包括通过伤口、呼吸道和消化道传播等。革螨可通过叮刺吸血活动传播病原体，并有经期传递和经卵传递的能力
革螨：敏捷厉螨 *Laelaps agilis*、柏氏禽刺螨、血红异皮螨、阿尔及利亚厉螨 *Laelaps algericus* 和鼷鼠赫刺螨 *Hirstionyssus musculi* 等	淋巴细胞脉络丛脑膜炎病毒（Lymphocytic choriomeningitis virus，LCMV）	淋巴细胞脉络丛脑膜炎（Lymphocytic choriomeningitis，LCM）	病毒可通过乳液、唾液、尿和机械方式传播。直接接触感染动物的尿或被尿污染的媒介物可成为最主要的传播方式；吸入或黏膜接触病毒是最常见的感染途径。其中革螨可能通过叮咬活动参与本病的循环
革螨：克氏真厉螨 *Eulaelaps kolpakovae*、黄鼠血革螨 *Haemogamasus citelli*、鼷鼠赫刺螨和子午赫刺螨 *Hirstionyssus meridianus* 等	布鲁氏杆菌（*Brucella*）	布氏杆菌病（Brucellosis）	该病原体最主要的传播途径为直接接触皮肤而感染，也可通过呼吸道黏膜、眼结膜和性器官黏膜发生感染。媒螨可能通过叮咬传播病原体
革螨：柏氏禽刺螨、土耳克厉螨 *Laelaps turkestanicus* 和脂刺血革螨 *Haemogamasus liponyssoides*	钩端螺旋体（*Leptospira*）	钩端螺旋体病（Leptospirosis）	本病的主要传播方式是人与污染的水源间接接触，也可经胎盘、消化道、直接接触及其他方式传播。革螨可能通过叮咬、吸血活动传播病原体
革螨：鸡皮刺螨	鹦鹉热嗜衣原体（*Chlamydia psittaci*）	鹦鹉热（Psittacosis）	该病的主要感染途径是禽鸟类吸入随粪便干末、尘埃四处飞扬的衣原体，还可通过消化道、皮肤侵入和吸血昆虫叮咬感染。鸡皮刺螨可能通过叮咬传播病原体

续表

节肢动物类群	病原体	传播的疾病	节肢动物与病原体、人之间的关系
革螨：西密肺刺螨 *Pneumonyssus simicola* 和窦氏肺刺螨 *Pneumonyssus duttoni*	西密肺刺螨（*Pneumonyssus simicola*）和窦氏肺刺螨（*Pneumonyssus duttoni*）	肺螨病（Pulmonary acariasis）	引起人肺螨病的种类比较复杂，其中以粉螨及跗线螨最为多见。螨类侵入呼吸道并寄生于组织及细支气管，或因其蜕皮或虫体死亡后被吸入呼吸系统而引起该病。肺刺螨属的一些物种可能与该病发病有关。
小盾纤恙螨 *Leptotrombidium scutellare*	汉坦病毒（Hantavirus）	肾综合征出血热（hemorrhagic fever with renal syndrome）	本病为多途径传播，病原体在螨体内繁殖，并经期传递，经卵传递，可叮刺传播，恙螨经卵传递，有媒介和贮存宿主
纤恙螨 *Leptotrombidium* 地里纤恙螨 *Leptotrombidium deliense*、小盾纤恙螨 L.scutellare、高湖纤恙螨 *L.kaohuense*	恙虫立克次体（*Rickettsia tsutsugamushi*）	恙虫病（tsutsugamushi disease）/丛林斑疹伤寒（scrub typhus）/恙虫热斑疹伤寒	病原体在螨肠细胞等组织中繁殖，经卵传递，人经恙螨幼虫叮咬而受染
甲螨	扩张莫氏绦虫（*Moniezia expansa*） 多头绦虫（*Multiceps multiceps*） 黄鼠栉帮绦虫（*Ctenotaenia citelli*） 梳状莫斯绦虫（*Mosgovoyia pectinata*） 立氏副裸头绦虫（*Paranoplocephala ryjikovi*） 横转副裸头绦虫（*Paranoplocephala transversaria*）	绦虫病（cestodiasis）（扩张莫氏绦虫病、多头绦虫病、黄鼠栉帮绦虫病、梳状莫斯绦虫病、立氏副裸头绦虫病、横转副裸头绦虫病等）	人误食虫卵而受感染
蒲螨 *Pyemotes*	赫氏蒲螨（*Pyemotes herfsi*） 麦蒲螨（*Pyemotes tritici*）	谷痒症（grain itch）	人接触含有蒲螨的谷物、粮制品和草制品等，被蒲螨叮咬所致
跗线螨 *Tarsonemus*	人跗线螨（*Tarsonemus hominis*） 谷跗线螨（*Tarsonemus granarius*）	肺螨病（pulmonary acariasis） 肠螨病（intestinal acariasis） 尿螨病（urinary acariasis） 组织螨病（organic acariasis）	人接触螨而感染

续表

节肢动物类群		病原体	传播的疾病	节肢动物与病原体、人之间的关系
	肉食螨 *Cheyletus*	普通肉食螨（*Cheyletus eruditus*） 特氏肉食螨（*Cheyletus trouessarli*） 阳罩单梳螨（*Acaropsis sollers*）	肺螨病（pulmonary acariasis） 荨麻疹（urticaria） 过敏性疾病（allergic disease）	人接触螨而感染
	叶螨	二斑叶螨（*Tetranychus urticae*） 柑橘全爪螨（*Panonychus citri*） 苹果全爪螨（*Panonychus ulmi*）	过敏性疾病（allergic disease）	人接触螨而感染
甲壳纲 Crustacea				
	剑水蚤属 *Cyclops*	裂头蚴（spargana）	裂头绦虫病（sparganosis）	病原体经口或皮肤黏膜侵入
	剑水蚤属 *Cyclops* spp	麦地那龙线虫（*Dracunculus medinensis*）	龙线虫病（dracunculiasis）	剑水蚤是其中间宿主，人饮用被剑水蚤污染的水而感染
	剑水蚤属 *Cyclops*	棘颚口线虫（*Gnathostoma spinigerum*）	颚口线虫病（gnathostomiasis spinigerum）	剑水蚤是其第一中间宿主，淡水鱼类是其第二中间宿主，人误食了含活的第 3 期幼虫的鱼类而感染
	剑水蚤属 *Cyclops* 镖水蚤属 *Diaptomus*	阔节裂头绦虫（*Diphyllobothriasis latum*）	阔节裂头绦虫病（diphyllobothriasis latum）	剑水蚤是其第一中间宿主，淡水鱼是其第二中间宿主，人误食了含活裂头蚴的鱼而感染
	剑水蚤属 *Cyclops* 镖水蚤属 *Diaptomus*	曼氏迭宫绦虫（*Spirometra. mansoni*）裂头蚴	曼氏裂头蚴病（sparganosis mansoni）	剑水蚤是其第一中间宿主，人误食了含活原尾蚴的剑水蚤而感染
	淡水蟹、蝲蛄	卫氏并殖吸虫（*Paragonimus westermani*），斯氏并殖吸虫（*P. skrjabini*）	并殖吸虫病（paragonimiasis）	淡水蟹为第二中间宿主，人误食了含活囊蚴的淡水蟹而感染
	沼虾	华支睾吸虫（*Clonorchis sinensis*）	华支睾吸虫病（Clonorchiasis）	淡水虾可能是其第二中间宿主，人误食了含活囊蚴的淡水虾而感染
倍足纲 Diplopoda				
	Fontaria virginiensis	缩小膜壳绦虫（*Hymenolepis diminuta*）	缩小膜壳绦虫病（hymenolepiasis）	已证明 *Fontaria virginiensis* 是缩小膜壳绦虫的中间宿主，人误食了含活似囊尾蚴的 *Fontaria virginiensis* 而感染

第三节 医学节肢动物传播病原体的机制

某些节肢动物可在人和/或动物之间传播病原体，由节肢动物传播疾病称为虫媒病（arbo-disease，insect-borne disease）。能传播虫媒病的节肢动物称为医学节肢动物（medical artoropodology），即媒介节肢动物（entomophilous arthropad），简称虫媒（insect vector）。病原体以节肢动物为媒介，传播给有感受性的脊椎动物或者人。

一、医学节肢动物传播病原体的方式

依据传播过程中病原体和医学节肢动物的关系，媒介生物对病原体的传播可分为机械性传播和生物性传播两种方式，前者是暂时性的，只起到一种载体的作用，后者在媒介与病原体之间已具某种相适应的特异性联系。

1. 机械性传播 机械性传播中，病原体不涉及在医学节肢动物体内的发育和/或增殖的生物学过程，虫媒对病原体的传播仅起着机械性携带、运输的作用，是一种非特异性传播，病原体在节肢动物体内或体表，其形态和数量均不发生变化。如一些肠道传染病病原体，如伤寒杆菌、痢疾杆菌等可以在苍蝇、蟑螂等体表和体内存活数天。节肢动物通过接触、反吐和粪便排出病原体，污染食物或餐具，感染接触者（图 13-1）。

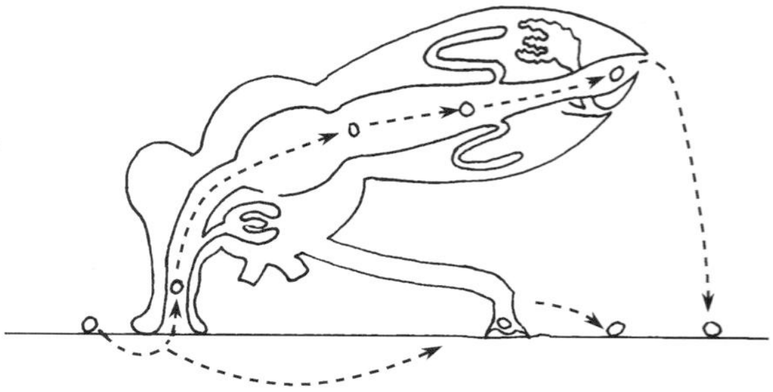

图 13-1 机械性传播
（仿 李朝品）

2. 生物性传播 主要通过医学节肢动物吸血活动而传播，这类疾病很多，如虫媒病毒感染、鼠疫、疟疾、黑热病等。病原体可以通过医学节肢动物吸血时直接将病原体注入人体（如虫媒病毒、鼠疫、疟疾、黑热病的传播等），或经医学节肢动物叮刺的伤口、皮肤主动钻入宿主体内（如丝虫等）。病原体需要在医学节肢动物体内发育和/或增殖，经过一段时间的发育或完成其生活周期中的某阶段后，医学节肢动物才具有传染性。根据病原体在节肢动物体内的发育与繁殖的情况，通常将病原体与节肢动物媒介的关系分为 4 类。

（1）发育式：病原体在节肢动物体内完成其生活史的发育阶段，但没有繁殖过程，即病原体在节肢动物体内仅有形态结构及生理生化特性等变化，在数量上没有增加，有时甚至由于发育过程中一定比例的病原体死亡而数量下降。如丝虫微丝蚴进入蚊胃后，经过脱鞘进入胸肌成为腊肠期幼虫、感染前期幼虫、感染期幼虫，然后进入蚊喙才具感染性。但在幼虫发育过程中幼虫数量只会因死亡而减少，不会增加（图 13-2）。

（2）繁殖式：病原体的形态在节肢动物体内没有明显变化，但经过繁殖后其数量增多。例如黄热病毒、登革病毒在蚊虫体内；恙虫病立克次体在恙螨体内、鼠疫杆菌在蚤体内、回归热螺旋体在虱体内的繁殖等（图 13-3）。

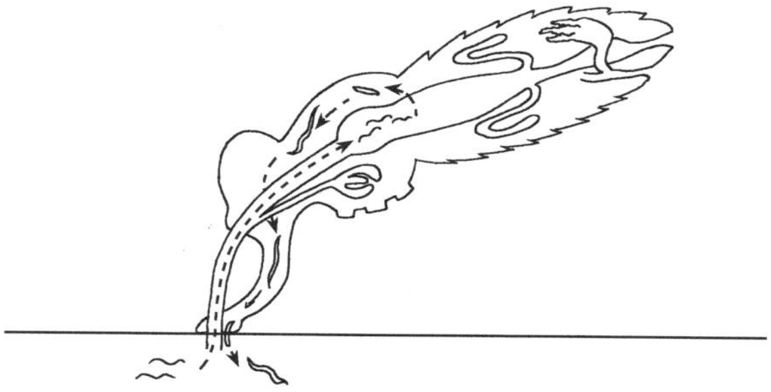

图 13-2 发育式
（仿 李朝品）

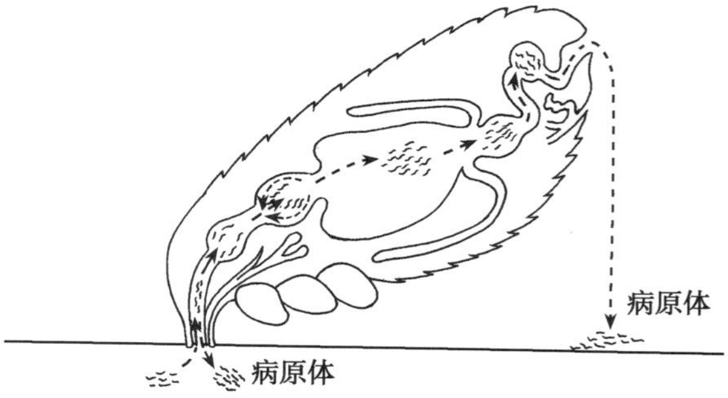

图 13-3 繁殖式
（仿 李朝品）

（3）发育繁殖式：病原体在节肢动物体内，必须经历发育和繁殖两个过程，它们不仅因有发育阶段而发生形态上的变化，而且在数量上也因繁殖而增加。即病原体在节肢动物体内既发育又繁殖，既有形态改变又有数量增加的传播。处于发育阶段的病原体，在到达感染期前对人无感染性，它们完成发育阶段和繁殖并到达感染部位之后，才能传染给人。例如疟原虫，在按蚊体内雌、雄配子体经受精作用形成合子后，发育成动合子、卵囊，在卵囊阶段发生孢子增殖，形成数以千计的子孢子，并且在子孢子侵入到唾液腺后，通过感染蚊的吸血才能使人感染（图 13-4）。

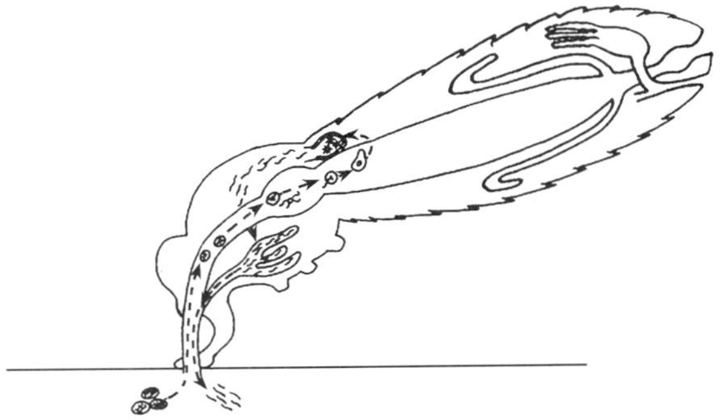

图 13-4 发育繁殖式
（仿 李朝品）

有些病原体在节肢动物体内的阶段不能明确地列入上述类型。例如利什曼原虫在白蛉体内主要表现为数量的增加，其实也有发育的过程，应归入发育繁殖式。

（4）经卵传递式：某些病原体特别是病毒和立克次体不仅在医学节肢动物体内繁殖，而且侵入卵巢，经卵传递到下一代或数代并使之具有感染性，使下代个体或下数代个体生来就具传播病原体的能力。病原体的这种传递方式多见于蜱螨类。例如恙螨幼虫叮刺宿主感染了恙虫病立克次体后，病原体经成虫产卵传递给下一代幼虫并具感染性。森林脑炎、蜱媒出血热、Q 热等病原体均能经卵传递（图 13-5）。昆虫媒介也有经卵传递病原体的例子，如乙型脑炎病毒和登革病毒在蚊媒中也可以经卵传递。有些节肢动物长期携带病原体，实际上成了贮存宿主，起到长期持续保持病原体的作用。如流行性乙型脑炎和黄热病病毒可在蚊体内保持 3~4 个月或更久。例如传播森林脑炎和莱姆病的全沟硬蜱病原体可从卵经各变态期传递到成虫，而这种蜱一般需要 3 年才能完成从卵、幼虫、若虫、成虫的一个世代，有时甚至可延长到 4~5 年，在这样长的时间里病原体一直保存在媒介体内，对疫源地的保存具有非常重要的意义。

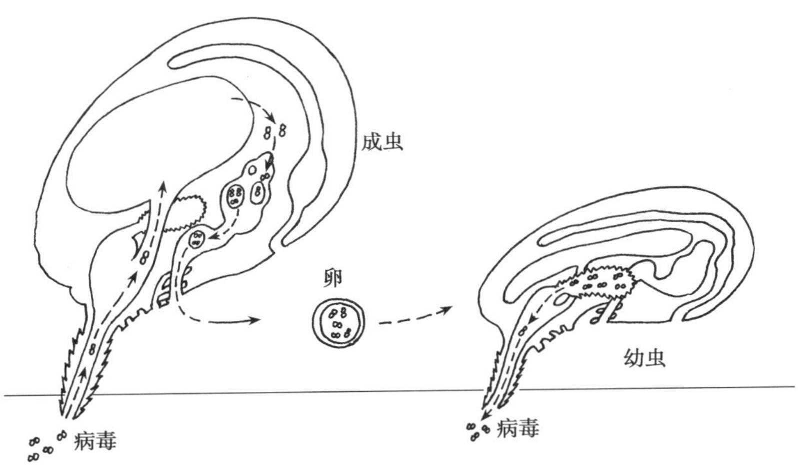

图 13-5 经卵传递式
（仿 李朝品）

二、医学节肢动物传播病原体的机制

1. 媒介能量（vectorial capacity） 又称为媒介效能，是 Garrett-Jones（1964）研究媒介按蚊传播疟疾时，根据实验室和野外测定的昆虫学有关数据（叮人率、人血指数、日存活率、生殖营养周期、病原体的外潜伏期等），用数学模型分析评价媒介传播能力的综合指数，表示一个病例通过媒介在 1 天中传播的新病例数；反映的是一种作为媒介的节肢动物在感染了某种病原体并将其传播给一种脊椎动物宿主的过程中，所有相互作用的各种因素的综合效应。媒介能量在评估一种特定媒介的相对重要性时是很有用的，它包括两方面的意义：①从生理学方面讲，媒介病原体和宿主的各种内在因素决定着一种媒介在感染病原体方面的能量，这些内在因素包括病原体对媒介和宿主的毒力大小，媒介对病原体的感受性和敏感性，媒介体内可以控制病原体发育的各种生理因素以及病原体对敏感动物的感染力等；②从生态学方面讲，重要的生态因素包括医学节肢动物的种群数量、密度和生存期限，媒介对宿主的选择性和特异性，媒介的摄食频率和摄食类型，以及媒介种群迁徙扩散的范围等。

2. 媒介的吸血习性　自然疫源地中医学节肢动物对宿主的依存程度是两者在长期进化过程中相互适应的结果，取决于媒介的摄食习性与宿主动物的活动情况。医学节肢动物选择宿主的偏嗜性（host preference）是其摄食习性的一个重要方面。不同种类的媒介，其偏嗜域（preferential range）的宽窄大不相同，例如尖音库蚊指名亚种（*Culex pipiens pipiens*）几乎只吸鸟血，而中华按蚊（*Anopheles sinensis*）可以吸牛血、马血、鸡血和人血，偏嗜牛血。我国鼠疫疫源地的媒介蚤多为寡宿主型，例如谢氏山蚤（*Oropsylla silantiewi*）是旱獭的专嗜寄生蚤；方形黄鼠蚤（*Citellophilus tesquorum*）为黄鼠的专嗜寄生蚤；沙土鼠的寄生蚤则多属于客蚤属（*Xenopsylla*）。当然，这种专嗜性不是绝对的，在一定条件下可以发生宿主间的转移，例如"鸟鼠同穴"现象在我国西北地区较常见，因此在旱獭身上常可检到通常寄生于鸟类的角叶蚤属（*Ceratophyllus*）的蚤。宿主转移或寄生蚤的交换在鼠疫的流行病学上具有重要意义。

医学节肢动物与宿主的接触频度受周围环境因素影响较大，尤其是温度。温暖的天气可增加媒介与宿主的接触，寒冷的天气降低了媒介动物的活动性，因而也就减少了与宿主的接触机会。这一点在双翅目昆虫媒介中表现尤为明显，如蚊虫一般温度低于 15℃时不吸血，40℃时蚊虫可致死，一般适宜于吸血的温度为 26~35℃。穴居啮齿动物的寄生蚤由于常年生活在温湿度相对稳定的小气候环境中，与宿主的接触（吸血活动）主要受自身生理需求的影响。蚊虫和蠓的某些种类存在自育生殖（autogeny）现象，即不必寻找宿主吸血其卵巢也能发育成熟。这一特性有利于其种群的保存，客观上也增加了媒介与人群之间的接触机会。

媒介吸血行为发生的时间（白天或夜晚）和场所（室内或户外）也是其传播疾病的重要因素。以蚊虫为例，埃及伊蚊多孳生于居室内及庭院中的盛水容器中，常于室内叮人吸血；白纹伊蚊主要孳生于人居附近、竹林场院的小型积水容器中，常于室外寻觅宿主。这两种传播登革热的媒介伊蚊都是在白天活动的蚊种。三带喙库蚊是夜间吸血，具有晨昏两个活动高峰，它们很少侵入室内，兼吸人畜血液，偏吸牛、马、猪、犬等血液，是我国流行性乙型脑炎的主要传播媒介。

3. 传播机制　传播是指病原体不断更换其宿主的过程。任何传染病的病原体侵入机体后均有其特殊的定位，并在此完成其本身的生长繁殖。病原体的这种特殊定位是在长期进化中形成的，也是病原体在宿主体内最适宜生存的部位。病原体作为一个生物种，为延续其种属，往往不可能在宿主体内的定位地点无限期地停留及繁殖下去。在长期进化过程中，病原体已适应了从一个宿主转移到另一个宿主的过程。

（1）病原体的传播过程：每种病原体的传播机制都有各自的特点，但概括起来大致可分为 3 个阶段：第一阶段是指病原体自宿主体内排出的过程；第二阶段是指病原体在外界环境中停留的时期；第三阶段是指病原体侵入新的易感者体内的过程。传播过程中的第一阶段与病原体在宿主体内的定位有关。病原体在宿主体内的定位主要有 4 大场所，即肠道、呼吸道、血液及体表（包括皮肤黏膜），所以病原体的排出也主要是随呕吐物及粪便、呼吸道分泌物、皮肤黏膜渗出物排出或经吸血节肢动物吸出。可见病原体在宿主体内的定位决定了它被排出的方式。传播过程中的第二阶段直接受第一阶段的制约，间接受病原体在体内定位的影响，例如由肠道排出的病原体多污染地面或水，也可能被蝇或手所携带。第三阶段同样和病原体的定位有关，如定位肠道的病原体多是通过粪-口途径传播的，而定位呼吸道的病原体多是通过空气飞沫、飞沫核及尘埃传播的。

（2）病原体传播的 2 个关键环节：一是从宿主中获得病原体，二是经一定的发育和/或繁殖后再传给下一个脊椎动物宿主或人。前者一般都通过吸血来完成，后者有多种形式。多数虫媒病病原体通过具感染性的医学节肢动物吸血、叮咬传递给新宿主。病原体在媒介昆虫体内发育/或繁殖后，侵入唾液腺，当昆虫叮咬或吸血时，病原随唾液侵入宿主，使宿主获得感染，这种情形较多见，如按蚊传播疟原虫，蜱传播回归热螺旋体，库蚊传播乙型脑炎病毒，伊蚊传播登革病毒和恙螨传播恙虫病立克次体等，病原体都是随医学节肢动物的唾液侵入宿主的。杜氏利什曼原虫前鞭毛体在白蛉消化道的胃内发育和繁殖，到感染后第 7 天，大量增殖的前鞭毛体逐渐充满前胃、食道和咽部，并随着感染时间的延长，大量的前鞭毛体趋向于集中在口腔、喙，此时吸血，前鞭毛体即可随唾液注入宿主皮肤。蚤类传播鼠疫杆菌的方式最为特别，鼠疫杆菌在蚤前胃棘间增殖并积聚到一定数量时形成菌栓而致消化道阻塞，称为栓塞蚤；当栓塞蚤再次吸血时，血液不能通过已阻塞的消化道进入胃，饥饿的蚤连续吸血的努力使血液不断冲刷菌栓把鼠疫杆菌带入人体，而不能达到吸血目的，栓塞蚤还可以吸食多个宿主，引起更多的新感染。丝虫在蚊宿主胸肌中发育成感染期幼虫后，即具运动能力，经血腔向全身各部位迁移，其中大部分感染期幼虫集中到蚊喙，当蚊吸血时，幼虫从口器逸出到达宿主皮肤，并经蚊虫叮咬吸血的皮肤伤口侵入宿主。

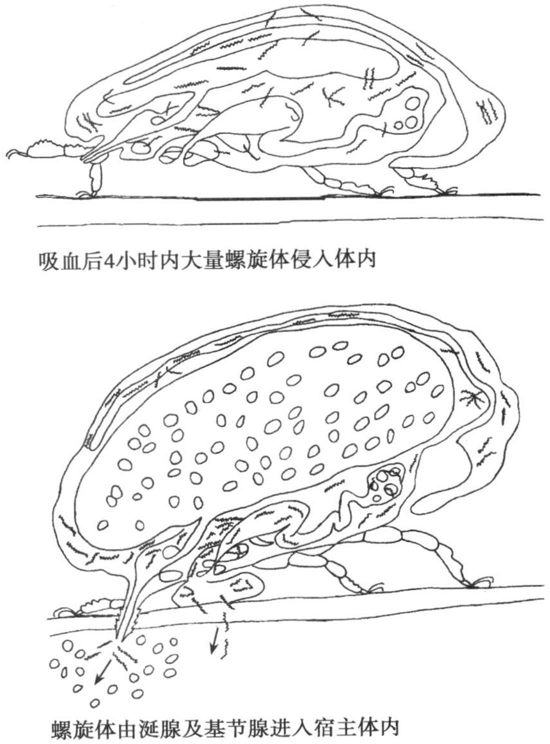

吸血后4小时内大量螺旋体侵入体内
螺旋体由涎腺及基节腺进入宿主体内

图 13-6 软蜱（*Ornithodoros moubata*）体内的回归热螺旋体

（仿 Burgdorfer）

流行性斑疹伤寒的病原体普氏立克次体在虱胃上皮细胞内繁殖，被侵犯的上皮细胞破裂后，病原体随昆虫的粪便排出，并污染了皮肤伤口或黏膜、眼结膜而侵入人体。由蚤传播的鼠型斑疹伤寒，是由莫氏立克次体引起的急性传染病，其传播方式与虱媒流行病斑疹伤寒相似。虱媒回归热螺旋体在虱的体腔内繁殖，既不感染唾液腺以便在吸血时离开媒介，又不感染消化道使病原可随粪便排出，因此没有任何正常的出路。只有当人抓获这种带病原体的虱，继而压碎致死时，病原体才有机会随体液逸出，污染皮肤伤口或结膜并侵入宿主，这种传播方式也称为"压碎"。此外，有一些病原体从蜱的基节腺随腺体分泌液逸出至皮肤，经宿主皮肤伤口感染，如软蜱传播的地方性回归热（endemic relapsing fever）（图 13-6）。当蜱吸血接近饱食时，基节腺分泌最为旺盛。

吞食某些携带病原体的节肢动物，也可能引起感染，如一些甲虫和蚤类可以作为微小膜壳绦虫的中间宿主，这些昆虫幼虫吞食微小膜壳绦虫卵，六钩蚴在其消化道内孵出，穿过肠壁，进入血腔，发育为似囊尾蚴，昆虫经变态发育为成虫，似囊尾蚴仍存活。人和鼠因吞食含有活似囊尾蚴的昆虫而感染。

媒介对病原体的敏感性是评价媒介能量的关键指标。这种敏感性的高低因媒介和病原体的种类不同而异，与病原体的毒力以及媒介对病原体的各种生理屏障密切相关。例如埃及伊蚊（*Aedes aegypti*）和白纹伊蚊（*Ae. albopictus*）吸血后，虽能形成围食膜（peritrophic membrane），但登革病毒仍能穿过其肠上皮细胞进入蚊虫的血腔并最终聚集于唾腺，但病毒却无法通过致倦库蚊的中肠屏障（midgut barrier）到达血腔，致使后者不能成为登革热的有效媒介。

4. 蚊媒病毒的传播机制　近年来，多种新发及再现蚊媒病毒性传染病，如寨卡病毒病、登革热和病毒性乙型脑炎等对人类的健康产生了严重威胁。随着免疫学、分子生物学等技术在蚊媒病研究中的应用，对蚊媒病毒的传播和获取机制有了一些新的认识，有助于进一步了解新现和再现蚊媒病毒病，为今后预防疾病提供了一条途径 。蚊虫可以传播上百种虫媒病毒，主要传播给脊椎动物宿主，是许多人类疾病的病原。这些虫媒病毒通过蚊在不同的宿主之间维持并循环着。蚊在吸取一个已经感染病毒宿主血时获取病毒，当再次吸血时，将体内获取的病毒传播给下一个新宿主，在不同的宿主之间自然地维持着一个生命周期。为了在不同的宿主环境中生存并维持循环，蚊传播的虫媒病毒利用了复杂的方法，包括破坏免疫系统，劫持宿主某些因子，以及利用肠道微生物等（Yu，2019）。

（1）破坏免疫系统增强获取病毒的能力：媒介节肢动物从感染宿主的血液中吸取病毒，并获得感染，其获取病毒的能力对病原体能否成功传播起着重要作用。当病原微生物进入昆虫肠道，只有穿过昆虫宿主的肠道屏障-围食膜，才能与肠道表皮细胞接触，经过肠道表皮细胞进入昆虫血腔中发育繁殖。昆虫肠道也具有和哺乳动物类似的先天性免疫，可以抑制病原微生物的侵入。病原体只有突破这道先天性免疫屏障，才能发育繁殖，然后再传播。研究发现蚊虫的吸血特性，能抑制其对病毒的先天免疫，有助于感染虫媒病毒。通过特异性抑制剂阻断 GABAA 受体，dsRNA 干扰 GABA，激活 GABAergic 通路，均显著地削弱了虫媒病毒的复制，增加 GABA，能促进虫媒病毒对蚊的感染率，蚊虫的胃血消化将血液蛋白中的谷氨酸转化成 GABA。饲喂补充谷氨酸，能够促进蚊对病毒的获取量，可能与 GABAergic 系统被激活有关。表明蚊的吸血活动，能激活 GABAergic 系统，抑制了肠道的天然免疫对病毒的抑制，从而促进了虫媒病毒的复制（Zhu 等，2017）。

（2）非结构蛋白-1（NS1）促进病毒的易感性：虫媒病毒的生活史包括病毒在脊椎动物宿主和医学节肢动物之间的转移过程，医学节肢动物从被感染的哺乳动物宿主获得病毒是这一过程中至关重要的一步。研究发现黄病毒的非结构蛋白-1（NS1）可以大量分泌于宿主血清中，有助于蚊子从感染者身上获得黄病毒，在蚊虫获取病毒方面起着重要作用。将 α，β 干扰素受体缺陷（interferon alpha and gamma receptor-deficient）小鼠（AG6）感染登革病毒（DENV）和日本脑炎病毒（JEV），其血清中 NS1s 的存在促进了蚊虫对虫媒病毒的获取，因为 NS1s 可以克服肠道对病毒的免疫屏障。表明黄病毒利用在脊椎动物阶段产生的 NS1 蛋白质，加强了媒介对病毒的获取量，这可能是黄病毒进化适应多种宿主环境的结果（Liu et al，2017）。

研究人员还发现宿主体内的 NS1 决定了埃及伊蚊通过吸血从脊椎动物宿主获取寨卡病毒（ZIKV）的能力。对 ZIKV 的系统发生研究揭示，ZIKV 在进化过程中形成非洲系和亚洲系 2 个系，2015 年暴发流行在美洲的 ZIKV 临床分离株属于亚洲系，对蚊虫的易感性比 2010 年从柬埔寨分离的 FSS13025 株更强。进一步分析发现，这个流行株的 NS1，188 位的丙氨酸突变为缬氨酸，使得血清中 NS1 的量比 FSS13025 株更大，增加了蚊虫对 ZIKV 的感染性。表明 ZIKV 的进化，使其 NS1 蛋白自发突变，导致 NS1 作用增强，促进了 ZIKV 对蚊的易感性和感染率，可能是导致 ZIKV 流行株在人群中大范围快速传播的原因（Liu，2017）。

（3）肠道黏质沙雷菌增强病毒的易感性：虫媒病毒在“宿主-蚊虫”之间传播循环。蚊虫通过吸血获取病毒感染，在这个过程中，蚊虫将血液与病毒一起吸入肠道中。因此，蚊子的肠道组织是病毒首先接触并感染的器官，同时也是抵抗病毒感染的第一道生理屏障，最终决定蚊虫对病毒的易感性。蚊虫肠道栖息着大量的肠道微生物，某些肠道微生物通过分泌蛋白质、小分子等多种方式直接或间接影响病原体感染蚊肠上皮层的过程，进而调控了病原体在蚊虫体内的复制传播。某些肠道微生物有助于媒介昆虫对虫媒病毒的获取，而有些则有抑制作用。研究人员从蚊肠道中鉴定出黏质沙雷菌（*Serratia marcescens*），证明是病毒有效感染蚊虫的关键因子。该细菌通过分泌 SmEnhancin 蛋白降解蚊虫肠道细胞表面的黏蛋白层，从而提高病毒在肠道细胞中的感染能力。研究人员还采集了不同地区野外来源的伊蚊，检测肠道中黏质沙雷菌定殖情况，发现肠道中有黏质沙雷菌定殖的野生伊蚊对登革病毒更易感，给伊蚊饲喂黏质沙雷菌可增强蚊虫对登革病毒的易感性。用抗生素去除埃及伊蚊肠道黏质沙雷菌后，可以明显抑制登革病毒对蚊虫的感染（Wu，2019）。

此外，蚊子肠道的微生物群还可以利用 c 型凝集素逃避抗菌肽（AMPs）的杀菌作用，肠道菌群促进了 c 型凝集素的表达，覆盖细菌表面的 c 型凝集素，能够降低抗菌肽活性，抵消了肠道免疫，以实现稳态，从而有助于虫媒病毒的传播（Pang 等，2016）。研究人员还发现一种双氧化酶（Duox），可以通过调节网络信号通路，实现蚊虫肠道的稳态（Xiao 等，2017）。肠道的稳态有利于蚊虫对虫媒病毒的获取。

（4）宿主血液成分对媒介易感性的影响：宿主血液成分及其代谢产物可以调节蚊对虫媒病毒的易感性。人血清中铁离子浓度能影响埃及伊蚊对登革热病毒的易感性，血液中铁含量与埃及伊蚊感染对登革热病毒的易感性呈负相关。通过小鼠-蚊实验动物模型研究表明，增加铁离子浓度能降低蚊的感染率和病毒载量，降低铁离子浓度能促进蚊对登革热病毒的敏感性；以缺铁小鼠血喂饲的蚊子，呈现出较高的病毒感染率，反之则大大降低蚊子对病毒的感染率和获得低的病毒载量。血清中的铁离子（而不是与血红素结合的铁离子）被蚊子代谢途径利用，促进肠道上皮细胞产生活性氧，活性氧能杀死肠道中的微生物，从而抑制了其对登革热病毒的感染。所以，人体内铁的缺乏状态可能会导致媒介对登革热病毒更易感，从而促进登革热的传播与流行（Zhu 等，2019）。

此外，在含有寨卡病毒感染宿主的尿液或者病毒污染的水中饲养的埃及伊蚊幼虫与蛹可以获得病毒感染，并能够通过吸血感染小鼠 C57BL/6（AG6），且被感染的 AG6 小鼠排出的含有 ZIKV 病毒的尿液，还能引起蚊幼虫与蛹的感染。表明含有 ZIKV 的尿液污染的水环境，可以感染蚊虫幼虫阶段，并传播寨卡病毒（Du 等，2019），提示含有 ZIKV 的尿液污染的水环境，也可能是一种传染源。

第四节　虫媒病的流行病学特点

医学节肢动物传播虫媒病的流行一般具有地方性和季节性的特点，还与人类活动、行为等密切相关。

一、地方性

由于病原体只在特定的生物群落中循环，而特定的生物群落只在特定的区域存在，因而使虫媒病有明显的地方性（endemic），例如鼠疫的典型自然疫源地是草原、半荒漠和荒漠地区等。森林脑炎病原体在硬蜱与小型兽类间循环，而这个循环存在于北半球寒温带森林。莱姆病的流行需要人、感染的媒介及感染的宿主存在，但影响其流行的唯一不变的环境因素是需要有森林的存在。新疆出血热的病原体在璃眼蜱与小型兽类间循环，这个循环存在于南北疆胡杨、红柳荒漠地带。

不同地方的自然因素决定昆虫种类的自然地理区系分布特点。如舌蝇类是非洲锥虫病（昏睡病）的传播媒介，其分布局限于热带非洲一定的地理景观地区，因此该病仅流行于非洲某些地区。另外，不同地方的自然因素（尤其是温度、湿度）影响了病原体在媒介昆虫体内的发育，所以决定了虫媒病的分布及其严重性，如气温在 16℃以下间日疟原虫不能发育，在 18℃以下恶性疟原虫孢子增殖期不能完成，故间日疟和恶性疟的宏观分布分别以夏季月最高气温 15.6℃ 和 20℃等温线来划分。

二、季节性

由于自然疫源性疾病病原体的宿主是野生的脊椎动物，多以节肢动物为媒介，因此医学节肢动物随季节消长的变化规律决定了自然疫源性疾病在动物间或人间流行的季节性（seasonal）。人只有在一定的季节，进入疾病的自然疫源地区域内，在这些区域内有处于攻击宿主动物状态、而又有饥饿的吸血媒介存在时才会患上动物的这种自然疫源地性疾病。处于攻击宿主但又处于饥饿状态的媒介必须是在这之前曾经对携带病毒的野生动物吸血时获得该病病原体。这些因素就决定于该种疾病的季节性，因为媒介在自然界，通常不是整年都活动，而是只在一年内比较暖和的季节才活动。如乙脑的流行与媒介三带喙库蚊的季节变化一致，发生在夏秋季节。森林脑炎的流行与媒介全沟硬蜱的季节消长相关，主要发生在 5~8 月，6 月为流行高峰。新疆出血热患者集中于 3 月下旬至 6 月初，与亚洲璃眼蜱活动季节一致。恙虫病流行季节与媒介恙螨的季节变化相关，地理纤恙螨为媒介的恙虫病发生在夏秋季节，小盾纤恙螨为媒介的恙虫病发生于秋冬季节。节肢动物的生长、发育、繁殖受自然环境因素的影响，尤其受温度的影响最为显著。例如，大多数蚊类发育和活动的温度范围为 10~35℃，适宜的温度为 20~30℃，若低于 10℃时，就要滞育而进入越冬状态。在温带地区，蚊类活动是在气候温暖的夏季和秋季，以蚊为传播媒介的疾病也是在夏、秋季节发生和流行。人虱在冬春季最多，较易扩散，因此，由虱传播的疾病如回归热、流行性斑疹伤寒在春秋两季盛行。一般虫媒病的发生常随虫媒数量的增加而增加甚至暴发流行，两者的季节消长基本上一致，虫媒数量增加在前，疾病发生在后，这是因为在生物性传播中，病原体在昆虫体内需要经历一个外潜伏期，病原体经虫媒传播感染人体后至发病还需要有一个内潜伏期，由外潜伏期和内潜伏期组成了疾病的潜伏期。外潜伏期仅见于生物性传播的虫媒病。温度也间接影响病原体在节肢动物体内的发育和繁殖，温度低于 15~16℃疟原虫不能在蚊体内发育，在 30℃ 以下时随着温度的上升而加快疟原虫在蚊体内的发育，超过 32℃疟原虫发育反而减慢；当外界温度达到 37.7℃ 时，各种疟原虫的均不能形成卵囊，蚊体内的疟原虫可在数小时内死亡。所以，温度影响疟原虫在蚊体内的发育，也就决定了疟疾传播季节的长短。

三、患患者群的职业与年龄分布特点

许多自然疫源性疾病存在于偏远、蛮荒之地，或人迹罕至的高山、大漠、原始森林中，不同职业与不同年

龄人群接触自然疫源地的机会不同，感染和患病的概率就会有明显的差异，因此，自然疫源性疾病具有明显的职业与年龄分布特点。经常从事野外活动和工作的人员（野外勘探队员、农民、牧民、林业工人）相对于其他人员有更多的机会接触某些特定的自然疫源性疾病。如伐木工人易得森林脑炎；发热伴血小板减少综合征主要集中在气候湿润的山区和丘陵地带的农村，感染者主要是放牧人员和茶农，因为他们有更多的机会被携带布尼亚病毒的蜱叮咬。现在农村的青壮年和男性多数都外出务工，村里留守的主要是中老年人，并且女性偏多，所以感染者以中老年人和女性为多，因为男性和青壮年的暴露机会相对较少；1955 年在内蒙古大兴安岭地区的图里河和陕西宝鸡秦岭北坡修筑宝成铁路的铁路工人暴发了肾综合征出血热，黑线姬鼠（*Apodemus agrarius*）为主要传染源；石油工人常在沙漠中作业，则有较多机会感染利什曼病，如 2017 年我国某石油天然气公司在乌兹别克斯坦务工归国员工中，发现多名员工感染了利什曼原虫，患者典型皮损处组织在 NNN 培养基培养第 8 天，涂片镜检，查见大量活跃的前鞭毛体，用利什曼原虫属特异性引物 K13A/K13B 和 L5.8S/LITSR 分别进行 PCR 检测，基因测序结果显示与硕大利什曼原虫相应序列（GenBank 登录号：EU370906.1 和 FN677342.1）的同源性分别为 90% 和 98%（张彦岭等，2019）。此外，如果实验室研究人员未采取安全有效的防护措施，也有可能感染自然疫源性疾病，如我国天津地区曾发现同一实验室 9 名全体人员因实验动物而感染肾综合征出血热。

四、与人类活动和行为密切相关

人类活动和行为可以影响自然生态环境，尤其是大规模的生产性开发活动，可影响人类与自然疫源性疾病病原体的接触机会。例如成规模的兴修水利、修建铁路、垦荒、森林开采、兴建城镇、铺设石油和天然气管线等，都可能改变原来的自然面貌，若这些地区原来是自然疫源性疾病的疫源地，病原体赖以生存和循环的生物群落的组成和结构的改变，就可能导致自然疫源性疾病的增强、减弱或消失，也可能形成新的（以前当地不存在的）自然疫源性疾病疫源地。如我国内蒙古东北部呼伦贝尔高原以蒙古旱獭（*Marmota babac*）为主要宿主动物的鼠疫自然疫源地，这里曾是鼠疫疫区，东北地区发生于 20 世纪初的两次鼠疫大流行均源于此地。然而，近半个世纪以来，由于过度的放牧使大片的草场不同程度地沙化，旱獭的栖息地逐年缩小，加之无节制的狩猎使旱獭的数量急剧减少，目前这一地区仅在陈巴尔虎旗和新巴尔虎右旗还能发现很少量的蒙古旱獭呈零星的岛状分布，其他地方已经见不到旱獭的踪迹了。与此相应的是，这里自 20 世纪 50 年代中期以来就再也没有从动物中分离到过鼠疫杆菌，可以认为这里的鼠疫疫源地已经基本上“健康化”。

第五节　虫媒病的控制

虫媒病的预防和控制工作包括两部分内容：一是制定预防与控制策略和措施，二是虫媒病监测。两者相辅相成，缺一不可。虫媒病预防与控制策略和措施的制订，需要以虫媒病监测提供的信息为依据，而疾病预防与控制策略和措施是否有效，则需要通过虫媒病监测来评价。

一、虫媒病的预防策略

在疾病的预防中，预防策略和措施要同等考虑。策略是根据具体情况而制订的指导全局的工作方针，是预防疾病的战略。措施是指导预防疾病的各种具体方法，是战术问题。策略与措施二者不同，但关系密切。缺乏有效的措施或不考虑措施的可行性，制定的策略无法落实而达不到目的；而缺乏策略思想指导下的措施，在实施后往往事倍功半，收效甚微。只有在正确、合理的策略指导下，采取有效、可行的措施，才能以最少的投入取得最大的预防控制效果。预防策略与措施的制订一般遵循以下原则：贯彻预防为主、从实际出发的原则；以影响健康的主要问题为出发点；以全球卫生战略为依据。

二、虫媒病的预防措施

虫媒病的预防是指在尚未出现疫情之前针对可能受病原体威胁的人群，或可能存在病原体的环境、物品、动物、媒介昆虫等所采取的措施。具体措施包括经常性预防措施和预防接种。

1. 改善卫生条件　虫媒病的预防不仅与疾病预防与控制工作有关，而且还涉及环境卫生、食品卫生、个人卫生和消毒、杀虫、灭鼠等综合性卫生措施。20 世纪 60 年代和 70 年代，我国在围湖造田中，多个农场曾发生出血热流行，经大力灭鼠大幅度降低鼠密度后，有效控制了流行；20 世纪 80 年代开始，在全国范围内开展创建灭鼠达标活动中，涌现出大量灭鼠先进单位，积累了许多在不同场所不同的灭鼠方法，取得了满意的效果。食源性传染病所造成的危害已成为一个严重的社会问题。因此，必须改善城乡卫生状况，保持饮水卫生，加强食品卫生监督，实施粪便和污物管理与无害化，以改善城乡卫生面貌。这是预防传染病的根本性措施。

2. 健康教育　通过健康教育可以提高人们的健康知识水平和自我保健能力，促使人们改变不良的行为和习惯，是国内外公认的一种低投入、高收益的措施。

3. 免疫预防　是将生物制品接种到人群，使机体产生对传染病的特异性免疫力，保护易感者，预防传染病的发生与流行，是预防、控制甚至消灭传染病的一种特异性预防措施，是消灭传染病的重要手段之一。

4. 国境卫生检疫　为了防止传染病由国外传入和国内传出，在一个国家国际通航的港口、机场、陆地边境和国界江河口岸设立国境卫生检疫机构，对出入国境的人员、交通工具、货物、行李和邮件等实施医学检查和必要的卫生处理，这种综合性措施称为国境卫生检疫。空运、海运及陆运网络的发展已延伸到世界的各个角落，快速运送旅客及货物的同时，也可将病原体及媒介比以前任何时间更快速地输送到世界各地。新现的传染病可感染人类、家养动物、家畜及野生动物，对人类健康、动物贸易及生物多样性可造成严重影响。在新现的人类传染病中，75% 是动物源性的，野生动物是种间传播的重要传染源，因野生动物贸易引起的人兽共患病暴发已在全世界导致了严重的经济损失。在西欧国家，一些外源性虫媒病再次输入的危险性正在增加，如在所有南欧国家均是利什曼病的流行区，每年大约有 700 例本地患者（如果将土耳其包括在内，每年的本地患者则达 3 950 例），估计每例有症状的患者伴有 30~100 例无症状的带虫者，家犬的血清抗体阳性率达 25%，其他国家或地区的居民与犬均有可能通过在西欧国家的旅游而感染利什曼病。因此，如不加强口岸检疫，可引起媒介、虫媒病原的扩散及虫媒病的大流行。

我国规定检疫的虫媒病有鼠疫和黄热病，其检疫期限分别为鼠疫 6 天、黄热病 6 天。当国境口岸发现国家规定检疫的传染病患者，应立即隔离治疗，发现可疑者应将其留验。凡来自国外的船舶、飞机、列车等交通工具，都应依法接受检查。对来自检疫传染病疫区或发现有啮齿动物或媒介昆虫的交通工具，应实施消毒、杀虫、灭鼠或其他卫生处理。对来自疫区的行李、货物、邮件等物品以及已被检疫传染病污染或可能成为传播媒介者应进行医学检查，实施消毒、灭鼠、杀虫等处理。

目前，我国对自然疫源性疾病的防治应采取综合性的防治措施，在监测工作中重点加强预警监测、免疫接种和防制策略的效果评价以及媒介生物和宿主动物综合治理等的研究。

三、虫媒病的控制措施

发生虫媒病疫情后，为了及时有效地控制疫情，消除传染病在人群中继续传播和流行的危险，所采取的措施，包括控制传染源、切断传播途径和保护易感人群等。

（一）控制传染源

1. 对传染病患者的处理措施

（1）早发现、早诊断、早报告、早隔离、早治疗：控制传染源，防止传染病继续传播，早发现、早诊断的基础是向群众进行卫生宣传教育，普及医学知识，提高医务人员的业务水平和责任感。

（2）传染病报告：传染病报告是疫情管理的基础，是控制传染病的重要措施，也是国家法定的制度，迅速、全面、准确的传染病报告可使卫生防疫机构及时掌握疫情，及时制订控制和消灭疫情的策略和措施。我国法定报告的传染病有 35 种，分为甲、乙、丙三类。甲类传染病属于传染性强，传播速度快，人群普遍易感的烈性传染病，包括 2 种，其中之一鼠疫是通过虫媒传播的。乙类传染病包括 24 种，其中肾综合征出血热、流行性和地方性斑疹伤寒、流行性乙型脑炎、黑热病、疟疾、登革热是虫媒病。丙类传染病包括 9 种。甲类传染病为强制管理的传染病，乙类传染病为严格管理的传染病，丙类传染病为监测管理的传染病。

凡从事医疗、保健、疾病预防与控制的工作人员均为法定报告人。法定报告人发现甲类传染病患者、病原携带者和疑似患者时，城镇于 6 小时内、农村于 12 小时内以最快的通信方式向当地疾病预防与控制机构报告，同时填报疫情报告卡。发现乙类传染病患者、病原携带者和疑似患者时，城镇于 12 小时内、农村于 24 小时内向当地疾病预防与控制机构报出传染病报告卡；在丙类传染病监测区内发现丙类传染病患者时，应当在 24 小时内向当地疾病预防与控制机构报出疫情报告卡。发现传染病暴发、流行时，应以最快的通信方式向当地疾病预防与控制机构报告疫情。省级政府卫生行政部门接到发现甲类传染病和发生传染病暴发、流行的报告后，应于 6 小时内报告国务院卫生行政部门。对疑似患者应尽快确认或排除，并发出订正报告。患者死亡、治愈、形成带菌者或有后遗症时，要做转归报告。

2. 对病原携带者的处理措施　应做好登记、随访，指导他们养成良好卫生习惯。在饮食、服务行业及托幼机构工作的病原携带者应暂时脱离工作岗位。疟疾的病原携带者严禁做献血员。

3. 对接触者的处理措施　指曾接触传染源而有可能受感染者，都应接受检疫。检疫期限应从最后接触之日算起相当于该病的最长潜伏期。处理措施包括应急接种和药物预防、医学观察、隔离或留验等。

4. 对动物传染源的处理措施　由于自然疫源性疾病具有广泛的宿主性，而且自然条件下可在动物间循环而得以保存，因此要彻底消灭储存宿主十分困难。人们曾经认为，鼠疫是一门“昨天”的科学，鼠疫领域的基本问题已经解决，只要按照既定的方向不懈努力，人类就能够像消灭天花一样，在全世界的范围内消灭鼠疫。然而，这一努力持续了几十年，鼠疫不但仍然存在，而且在全世界的范围内再次愈演愈烈，表明控制鼠疫传染源的任务非常艰巨。

储存宿主中最重要的是鼠、獾、狐等野生动物。对一些患病的动物，除了有经济价值、珍贵的禽、兽，一般不进行治疗，以扑杀为宜。对一些不能扑杀的感染动物应当采取隔离措施。

啮齿动物（鼠类）是多种自然疫源性疾病、尤其是虫媒传染病的贮存宿主和多种医学节肢动物的重要宿主，在防治这类自然疫源性疾病时，应将防鼠灭鼠工作放在首要位置。鼠类的防治方法包括采用环境治理和机械的方法防鼠，使用器械及各种物理方法扑杀、使用化学药物毒杀（毒饵、熏蒸剂等）和生物灭鼠等。灭鼠工作实施过程中应注意以下几点。

（1）消灭主要传染源的鼠类：每个疫源地区域可能存在有几种甚至几十种鼠类，它们的形态、生态和数量各不相同，流行病学意义有很大差别。为了取得防治某种自然疫源性疾病的良好效果，首先应针对作为该病主要传染源的鼠类采取有效的防治措施，将其种群密度压制到不足为害的水平，在此前提下也要兼顾到其他鼠种的防治。

（2）快速降低鼠密度：只有迅速降低作为主要传染源的鼠类的种群密度才能有效降低染疫鼠的数量，减少其对人群的威胁。由于鼠类的繁殖能力非常强，只有迅速压低其种群密度才能减少其繁殖基数，取得较好的流行病学控制效果。在鼠类的种群密度很低且维持时间较长时，鼠的染疫率（带毒率、带菌率、带虫率）也会下降。另一方面，残余鼠密度的高低直接关系到其繁殖基数和回升速度。就家栖鼠类而言，当按捕获率计算的种群密度低于 1% 时，则需要较长时间才能使种群数量恢复到较高水平。为有效地控制鼠源性自然疫源性疾病的流行，应按规定监测鼠密度及鼠的染疫率，当鼠的染疫率高于一定值时，应及时组织灭鼠。

（3）灭鼠的范围：灭鼠应以疫点周围为主，其范围需根据该种鼠类的生态习性和活动范围决定，并适当兼顾居民区。对首发和多发疫点、场院、粮库及草垛周围食品行业的生产车间和仓库、下水道等鼠密度高的场所、高危人群集中地区，如位于严重疫点附近的野外工棚等，均应作为重点的灭鼠地点。

（4）灭鼠与防鼠紧密结合：一个地区某种鼠类种群密度的高低与其栖息环境和食物条件密切相关。如果只灭鼠而不采取防鼠措施，原来的食物条件和栖息环境不改变，则鼠密度在因灭鼠而下降后又会因鼠类极强的繁殖能力很快恢复到原有的水平。因此，应在做好环境卫生、采取各种方法断绝鼠粮、改善建筑结构等防鼠措施的基础上开展灭鼠工作。防鼠应是一项经常性的工作。

为了提高灭鼠的效果和保障人畜安全，应提倡使用慢性灭鼠剂。

（二）切断传播途径

消灭医学节肢动物以切断传播途径，是控制虫媒传染病措施的重点。采取“媒介综合治理”，即从媒介及其环境和社会条件的整体观点出发，根据本标兼治而以治本为主，以及有效、经济、简便和安全，包括环境无害原则，因地和因时制宜地对媒介综合采用合理的环境治理、化学防治、生物防治或其他有效手段，组成一套系统的防治措施。把防治的媒介种群控制在不足为害的水平，并争取予以清除，以保护易感人群，从而达到除害灭病或减少骚扰的目的。

医学节肢动物的寿命是多数节肢动物媒介传播病原体的决定性因素，这是由于多数病原体传播之前在医学节肢动物宿主体内存在有外潜伏期，病原体的发育期占媒介预期寿命（expected lifespan）的重要部分，如在媒介种群中只有小部分的长寿者能够传播病病体。因此，能够缩短媒介预期寿命的一些生物因子如专性胞内菌（*Wolbachia*）、昆虫致病性真菌及浓核病毒（densoviruses）为虫媒病的生物防治提供了新的工具，最近的研究表明昆虫致病性真菌在实验室及现场均可有效地杀灭传播疟疾的按蚊的雌性成虫。

分子生物学的发展为蚊媒的防治提供了新的途径，昆虫不育技术（Sterile insect technique，SIT）为虫媒防治提供了新的思路，但传统的 STT 能够损伤雄蚊，使其在自然界中和野生雌蚊的交配能力受到影响（减弱）。最近，研究人员通过遗传修饰（genetically modified）不育技术，培育了携带显性致死基因（release of insects carrying a dominant lethal，RIDL）的埃及伊蚊（*A. aegypti*），弥补了 SIT 的局限性，经过 RIDL 技术培育的蚊虫，释放到自然界中以后，能更好地适应环境（Qsim 等，2017）。还可以通过在媒介种群中引入携带显性致死基因或病原体抗性基因等蚊媒控制效应基因的人工品系，有效降低目标种群的数量或进行种群替代，从而阻断蚊媒对病原微生物的传播（Seirin 等，2013；Onishchenko 等，2019；Wise de Valdez 等，2011）。

（三）保护易感人群

可以通过健康教育、预防接种或口服预防药物、个人防护、群防群治等综合手段来预防人体感染。

1. 做好宣传教育工作　要经常向常住疫源地或与疫源地邻近的群众宣讲自然疫源性疾病的存在方式、传播途径、感染发病后的临床表现及基本防治方法，使群众了解其危害和平时应注意的事项。

2. 预防接种或口服预防药物　一些虫媒病毒病的疫苗已经在虫媒病毒的预防中起到很好的作用（Dobler 的，2001）。根据病种和流行强度，对辖区可能受染人员及必须进入疫区的人员，进行应急预防接种或服药，即接种可疑存在的虫媒传染病疫苗或口服预防药物。

3. 做好个人防护　采取相应措施，防止吸血节肢动物叮咬，如杀灭蚊虫、蜱、螨等，可以有效预防虫媒病。

在野外林区、草地生产施工的作业人员，要做好个人防护，如扎紧裤脚、袖口、衣领、穿着长裤，暴露部位要涂擦防护用品，必要时戴防护用具。

因工作需要进入自然疫源地时，事先要搞好勘察。指导进入人员有针对性地采取预防措施，必要时要对作业区域进行标记，用杀虫剂杀灭媒介昆虫。作业过程中，应随时摘掉爬到衣服上的蜱，有蜱叮咬时，用杀虫剂杀死吸血蜱，被叮咬者视情况服用预防药物。返回住地时应及时更换衣服，进一步检查有无蜱叮咬，必要时对衣物和工具作消毒、杀虫处理。

加强家畜、家禽管理，提倡圈养，防止人、畜混住。饲养人员要做好个人防护，定期进行身体检查，不要在疫区放牧。发现病畜时，视病种迅速报告当地防疫部门和有关机构，并酌情将病畜予以隔离治疗或采取处死、深埋、焚烧等手段进行无害化处理。

近年来随着经济建设的发展，常涉及野外活动，如探险、地质勘探、修筑铁路及开发新的旅游区等，在施工、作业或旅游人员需要进入情况不明地区时应做好集体防护。选择暂驻地、露营地时，应选择在向阳通风无杂草的地域，搞好内部及周边环境的治理，做好防鼠及消毒灭虫工作；临时通过或作业休息时应尽量减少在草丛坐卧，不得在草丛摆放衣物。对来自疫区人员进行医学观察，必要时予以留验，服药预防。

此外，在虫媒病的预防方面，卫生保健人员、临床医生、疾病预防控制人员、兽医及生物安全官员等应加强合作，国际组织、政府机构与研究机构亦应开展全球性合作研究。

四、虫媒病的监测

疾病监测是指长期、连续、系统地收集疾病的动态分布及其影响因素的资料，经过分析将信息上报和反馈，以便及时采取干预措施并评价其效果。最早的监测工作是对疾病的发生和死亡进行观察，故称疾病监测，但随着监测内容的扩大，也有人称为流行病学监测（epidemiological surveillance），但现在西方国家一般都称为公共卫生监测（public health surveillance）。

世界卫生组织（WHO）规定的国际监测的传染病包括流行性感冒、脊髓灰质炎、疟疾、流行性斑疹伤寒和回归热5种。我国根据具体情况又增加了登革热，共规定了6种监测传染病。除流行性感冒、脊髓灰质炎外，其余4种都是虫媒传染病。

近年来，蜱传播虫媒病的感染人数有增多趋势，流行范围逐渐扩大，越来越多地受到各国政府和卫生部门的高度重视，美国、英国、意大利和中国等，已经加强了对自然疫源地蜱种及蜱携带病原体的监测研究，为预防蜱传虫媒病的传播和流行奠定了基础（Cocchio等，2020；Holding等，2020）。

在我国南方部分地区（云南、海南）的恶性疟问题终是心腹之患，与之接壤的邻国（缅甸、老挝、越南等）仍呈高度流行态势，输入病例引起暴发、流行的条件仍然存在。对此，我们一刻也不能放松。在嗜人按蚊分布的多个省、区中，疟疾的点状暴发时有发生。全国实际年发病数应为报告病例数（约3万例）的10倍或更多。疟疾作为蚊传疾病，因受全球气候变暖、人群流动、疟原虫对抗疟药及蚊虫对杀虫剂产生抗性等因素影响，均可使疟疾卷土重来，甚至大的暴发流行，这在国外已屡见不鲜。因此，加强对输入性传染源、流动人口及蚊媒的监测对疟疾的防制是非常重要的。

在我国丝虫病的防治工作中，对传染源和蚊媒的监测是其重要环节。在基本消灭丝虫病的地区积极开展了纵、横向结合的主动监测系统，是我国消除丝虫病的主要策略和认证依据。WHO在其制定的丝虫病停止干预措施后直至消除认证的监测方案，已基本采纳了我国实施的纵、横向结合的主动监测系统的经验。

自然疫源性疾病的监测工作，要引进新的技术和理念如遥感技术、地理信息技术、分子生物学技术等，特别是对一些对人类威胁严重的自然疫源性疾病，要加强对自然疫源地的监测，建立快速有效的疫情监测网络和由监测点组成的监测系统，监测点不仅要监测人间的疫情发生情况，还应对宿主动物和医学节肢动物的种群、密度、季节消长、活动规律以及携带病原体或感染情况进行监测，以便及时采取切实有效的控制措施。在国际交往频繁、旅游事业高度发达、人员和物资流动迅猛的今天，加强各地监测信息的交流，对防止虫媒病的传入或蔓延具有重要作用。

地理信息系统（geographical information system，GIS）是以地理空间数据库为基础，在计算机软、硬件的支持下，对空间相关数据进行采集、管理、操作、分析、模拟和显示，并采用地理模型分析方法，适时提供多种空间和动态的地理信息，为地理研究和地理决策服务而建立起来的计算机技术系统。地理信息系统密切相关的还有遥感技术（remote sensing techniques，RST）和全球定位系统（global positioningsystem，GPS），遥感是远距离测量目标物体某些特征的一种技术，通过接收目标物体反射辐射源的信号，确定目标原位置、纬度、颜色、生物景观、温度、表面结构与湿度等；全球定位系统是借助地球轨道卫星确定地球表面某一点的准确地理位置。通过遥感技术对环境（如温度、湿度、陆地植被类型及媒介的密度）的变化进行分析，可对媒介的栖息地进行鉴定和分类。在过去25年，遥感技术已用于蚊、蜱、蚋、舌蝇及白蛉等节肢动物传播的虫媒病的研究，并已被成功应用在莱姆病、疟疾和丝虫病等媒介传播疾病的控制工作中，为探索病因、预测疾病高危区域以及制订预防措施提供科学依据，为媒介传播疾病的研究提供了一个新工具。

五、虫媒病引发突发公共卫生事件应急处理措施

近30多年来，新发、再现传染病及不明原因疾病的暴发和流行以及其他突发公共卫生事件（如生物恐怖）的不断出现，已愈来愈受到各国政府的重视及媒体和公众的关注。特别是2002年11月在部分国家和地区暴发的SARS疫情，及2019年底暴发流行的新冠病毒感染疫情，对公众身体健康和生命安全造成了严重威胁，并对经济、社会、公众心理、政治等方方面面造成严重冲击。国务院总理温家宝于2003年5月9日签署国务院第376号令，公布施行《突发公共卫生事件应急条例》，标志着我国进一步将突发公共卫生事件应急处理工作纳入到了法制化的轨道，为今后及时、有效地处理突发公共卫生事件建立起“信息畅通、反应快捷、指挥有力、责任明确”的法律制度。

突发公共卫生事件是指突然发生，造成或者可能造成社会公众健康严重损害的重大传染病疫情、群体性不明原因疾病、重大食物和职业中毒以及其他严重影响公众健康的事件。包括暴发疫情、新发或不明原因疾病流行、人畜共患病动物间流行或暴发。由虫媒病（尤其是虫媒病毒病）引发的突发公共卫生事件已有

多起，已经引起国际和地方组织、各级政府高度重视。国际和地方组织、各级政府的高度重视对于虫媒病防控至关重要。重视加强传染病防控体系和网络建设，加强预警机制建设，加强传染病报告和信息全球共享机制建设，信息公开透明化，全球防控一体化。

公共卫生事件的应急工作具有以下特点：①突发公共卫生事件来势迅猛，常在人们猝不及防的情况下发生，事先难以预知。特别是不明原因或者新发传染病引起的突发疫情，极易造成社会的不稳定。一旦发现，必须尽快予以应急措施；②突发公共卫生事件的应急具有社会性，需要公众和社会的大力支持，强调多部门配合、国内外合作；③突发公共卫生事件的应急工作必须具备法律依据和支持，同时也受到法律的制约和限制；④必须有足够的技术保障。

虫媒病突发公共卫生事件的应急措施应当包括以下几条。

（1）突发公共卫生事件应急工作应当遵循预防为主、常备不懈的方针，贯彻“统一领导、分级负责、反应及时、措施果断、依靠科学、加强合作”的原则。

（2）《突发公共卫生事件应急条例》重申，突发公共卫生事件发生后，国务院设立全国突发事件应急处理指挥部，由国务院有关部门和军队有关部门组成，国务院主管领导人担任总指挥，负责对全国突发事件应急事件的统一领导、统一指挥。同时各省级政府也要成立突发事件应急处理指挥部。因而从法律上明确突发事件应急工作是政府的职能，而不仅是卫生行政部门的事，进一步强调了在政府的领导下，各相关部门在各自的职责范围内做好突发事件应急处理的有关工作。政府的职能体现在突发事件应急工作的全过程。

（3）加强卫生人力资源建设和储备，建立突发应急反应体系。提高疾病预防控制人员的业务素质，打造一支适应新形势下突发事件应急的卫生队伍。

（4）加强国际交流，充分利用国际先进的技术方法和手段，服务于我国的疾病防治工作。

（5）开展对我国新发传染病流行状况的调查，建立有效的传染病实验室监测系统，及时快速地预警或发现新发传染病暴发或流行的先兆。

（6）加强疾病监测工作的管理，确保疫情报告网络畅通，在疫情或可疑病例出现时能够及时上报，为防治和决策提供准确信息，便于及时采取措施。

（7）开展群众性宣传教育工作，提高我国公众应对突发公共卫生事件的能力。

（8）积极开展以除害灭病为中心的爱国卫生运动，杀虫灭鼠，促进各项卫生措施的落实。

在本章第1节中曾经介绍过的新布尼亚病毒流行病学和病原学研究，就是近年我国对虫媒病引发突发公共卫生事件应急处置的成功案例。2007年5月，河南省信阳市某医院在10天内收治了3例以发热、腹痛、腹胀、恶心、呕吐、消化道出血、转氨酶升高为主要症状的病例，当地医院诊断为急性胃肠炎，治疗效果不佳。其中1位患者的家属由于受SARS流行病学理念的影响，3例病例症状雷同且同一时间在一家医院就诊，遂向疾病预防控制机构进行了报告。河南省疾病预防控制中心主导了对病例的调查，经过调查和分析发现有以下特点：①急性起病、发热，体温高于37.5℃；②白细胞、血小板减少；③谷柄转氨酶和谷草转氨酶生高，尿蛋白阳性（显示多脏器损伤）。这些特征提示上述病例并非一般胃肠疾患，为了查明病因，调查人员根据上述临床特点，建立了病例定义，并在光山县以及邻近的罗山、新县、商城、浉河等信阳市多个县区的医疗机构主动搜索类似病例，至6月下旬收集到49例病例，死亡8例，经过实验室检测，多数病原检测阴性唯无形体在部分患者有血清学和DNA检测阳性的证据，结合患者均分布在丘陵和浅山区、多为中老年人、部分患者发病前有蜱叮咬史的流行病学特点和上述的临床特征遂考虑疑似无形体病，在总结分析有关该病前期研究结果的基础上，制订了疑似无形体病的“诊疗规范”和“监测方案”，以河南省卫生厅的指令建立了疾病监测系统，要求各医疗机构对符合病例定义标准的病例及时报告，研究团队还培训了当地各医疗机构的有关医务人员，当年河南省共发现79例病例，其中死亡10例。邻近省份也发现有类似病例，2008年2月当时的国家卫生部在河南省出台的规范性文本基础上也印发了《人粒细胞无形体病预防控制技术指南（试行）》，要求在全国范围内报告。

持续进行的系列研究，发现无形体血清学阳性率极低（2007年的79例患者的血清标本经无形体血清学和核酸检测仅18例阳性，阳性率为22.7%），且始终未分离出病原体，研究人员遂考虑其他致病病原的可能性，根据前期建立的病原假设，有两类病符合其流行病学和临床特点，一类是虫媒出血热病毒类；另一类是无形体病或其他立克次体类病。2009 年底，研究人员采取宏基因组学分析策略，通过高通量测序发现未知病原体基因片段，获得可能感染的病原体信息，进一步通过特异扩增验证并指导病原体分离培养的技术路线。通过对典型病例血清样本的 DNA 随机扩增结果分析，发现了一个可疑病毒序列片段，该序列与布尼亚病毒同源性 30% 左右，以此建立了 PCR 检测方法，对病例标本进行了检测，阳性率达 50% 以上，所以锁定了此病毒，继之建立了病毒培养方法并培养出了一种新的病毒，归属于布尼亚病毒科白蛉病毒属，命名为新布尼亚病毒，所致疾病为新布尼亚病毒感染所致发热伴血小板减少综合征，简称新布尼亚病毒病。

在病原发现的过程中，研究人员也建立了免疫学和核酸检测的方法，同时也初步研究得出了该病临床特点、流行特征和危险因素。新病毒确认后，研究人员对患者血样进行病毒分离、病毒核酸和抗体动态变化观察，结合流行病学和临床特点，证明了新布尼亚病毒与发热伴血小板综合征之间的致病关系。因病部患者有被蜱叮咬史，所以在流行区对蜱及其他吸血节肢动物进行调查研究，采用 RT-PCR 检测新布尼亚病毒，蜱和牛虻呈现阳性，证明蜱可能是传播媒介。随后又发现新布尼亚病毒还可以“人传人”，是通过含有病毒的血液及分泌物传播的。

2010 年媒体公开报道了“河南蜱媒病事件”引起的新布尼亚病毒致发热伴血小板综合征，引起全国各级政府和有关部门的高度重视，目前，在我国河南、湖北、山东、江苏、安徽、浙江、辽宁等省都有该病的病例报道，且越来越多省份和地市也陆续发现了类似病例，2010 年，原卫生部下发了《发热伴血小板减少综合征防治指南（2010 版）》，并将该病纳入法定报告乙类传染病进行报告管理。新布尼亚病毒引起的新布尼亚病毒致发热伴血小板综合征得到有效控制。

新布尼亚病毒为我国学者首次发现的新发传染病，国内外无现成资料、经验可查询与借鉴，发现之初对该病及其病原缺乏基本的认识，更无从谈起发病机制、疾病进程及转归、诊疗规范、发病危险因素、传播途径、传播媒介、高危人群、预防控制措施与策略等，更无检测方法、诊疗技术，也无有效的药物及控制措施的指导，致使该病误诊误治，导致疫情不能得到有效控制，且病死率较高。

在国家和各省政府和有关部门的高度重视和领导下，河南省疾病预防控制中心和中国疾病预防控制中心通过开展发热伴血小板综合征病原学和流行病学特征研究，明确病原，分析其生物学特征，确证新布尼亚病毒与发热伴血小板减少综合征之间的致病关系、建立实验室检测方法，阐明该病临床特点、流行传播规律和发病危险因素。初步制订出发热伴血小板减少综合征的诊疗规范和预防控制指南，直接指导该病的诊断治疗、预防控制工作实践，对于提高治愈率、降低病死率、降低发病率，直至最终完全控制该病，保障流行区居民健康，维护社会稳定有重要作用。新布尼亚病毒是我国学者在生物学物种分类地位上首次发现的，显示了我国在新发虫媒病的发现与研究领域的能力。

（崔　晶　王中全）

参考文献

[1] 周正斌，李元元，张仪，等. 2015—2018 年我国内脏利什曼病疫情分析[J]. 中国寄生虫学与寄生虫病杂志，2020，38（3）：339-345.

[2] 丁晓彤，余卓渊，宋海慧，等. 基于信息熵的中国自然疫源性疾病分布特征研究[J]. 地球信息科学学报，2019，21（12）：1877-1887.

[3] 张彦岭，朱鑫，杨治国. 洛阳市 1 起输入性皮肤利什曼病疫情流行病学筛查报告[J]. 中国血吸虫病防治杂志，2019，31(4)：418-422.

[4] 黄长形. 新发与再现自然疫源性疾病[M]. 北京：人民卫生出版社，2019.

[5] 李立明. 流行病学[M]. 3 版. 北京：人民卫生出版社，2015.

[6] 段义农，王中全，方强，等. 现代寄生虫病学[M]. 2 版. 北京：人民军医出版，2015.

[7] 吴观陵. 人体寄生虫学[M]. 4 版. 北京：人民卫生出版社，2013.

[8] 刘洋，黄学勇，杜燕华，等. 河南发热伴血小板减少综合征流行区蜱类分布及媒介携带新布尼亚病毒状况调查[J]. 中华预防医学杂志. 2012，（6）：500-504.

[9] 刘太浩，王华义. 735 例动物致伤流行病学分析[J]. 上海预防医学，2008，20（4）：172-173.

[10] 吴光华,姜志宽. 流行性出血热与鼠的防控[J]. 中华卫生杀虫药械,2008,14(2):80-83.
[11] 王祖郧,魏柏青,张珊珊,等. 中国自然感染鼠疫杆菌的蚤、蜱、螨与虱类[J]. 中国人兽共患病学报,2007,23(3):307-309.
[12] 尹萍,李志军. 实验室人员因动物实验感染流行性出血热九例[J]. 中华劳动卫生职业病杂志,2007,25(7):428-429.
[13] 李朝品. 医学昆虫学[M]. 北京:人民军医出版社,2007.
[14] 李镜辉,李贵昌,刘京利. 媒介与媒介生物性疾病[J]. 国际医学寄生虫病杂志,2007,34(1):7-12.
[15] 罗成旺,刘起勇. 自然疫源性疾病流行因素分析及对策[J]. 中国媒介生物学及控制杂志,2007,18(4):293-297.
[16] 王春生,杜占森,杨修军,等. 长春地区首次发现莱姆病疫源地[J]. 中国卫生工程学,2005,4(3):158-160.
[17] 朱淮民. 新现和再现虫媒病及其媒介[J]. 国外医学寄生虫病分册,2005,32(3):125-128.
[18] 孙新,李朝品,张进顺. 实用医学寄生虫学[M]. 北京:人民卫生出版社,2005.
[19] 范明远. 世界新发现的斑点热. 预防医学论坛,2005,11(1):119-126.
[20] 唐家琪. 自然疫源性疾病[M]. 北京:科学出版社,2005.
[21] 梁国栋. 虫媒病毒是我国亟待加强的研究领域[J]. 中华实验和临床病毒学杂志,2005,19(4):305-306.
[22] 王陇德. 我国疾病预防控制工作面临的挑战及举措[J]. 国际医药卫生导报,2004,(13):5-10.
[23] 周晓农,吴晓华,贾铁武,等. 虫媒传染病的监测和应急管理[J]. 中国寄生虫学与寄生虫病杂志,2004,22(3):176-178.
[24] 贺联印,许炽熛. 热带医学[M]. 2 版. 北京:人民卫生出版社,2004.
[25] 梁国栋. 虫媒病毒与虫媒病毒病[J]. 中国人兽共患病杂志,2004,20(9):34.
[26] 张启思,鲁志新,韩光红. 我国重要自然疫源地与自然疫派性疾病[M]. 沈阳:辽宁科学技术出版社,2003.
[27] 陆宝麟. 西部开发中的虫媒病传播问题[J]. 寄生虫与医学昆虫学报,2003,10(4):212-217.
[28] 李承毅,虞以新. 地理信息系统在虫媒病及其媒介防制中的应用[J]. 中华卫生杀虫药械,2001,7(3):6-10.
[29] 俞永新. 流行性乙型脑炎的全球流行动态及控制策略[J]. 中国公共卫生,2000,16(6):567-569.
[30] 自登云,陈伯权,俞永新. 虫媒病毒与虫媒病毒病[M]. 昆明:云南科技出版社,1995.
[31] 姚永政,许先典. 实用医学昆虫学[M]. 2 版. 北京:人民卫生出版社,1982.
[32] COCCHIO S,BERTONCELLO C,NAPOLETANO G,et al. Do We Know the True Burden of Tick-Borne Encephalitis? A Cross-Sectional Study [J]. Neuroepidemiology,2020,54(3):227-234.
[33] DOBLER G,KAIER K,HEHN P,et al. Tick-borne encephalitis virus vaccination breakthrough infections in Germany:a retrospective analysis from 2001 to 2018 [J]. Clin Microbiol Infect,2020,26(8):1090.
[34] HOLDING M,DOWALL SD,MEDLOCK JM,et al. Tick-Borne Encephalitis Virus,United Kingdom [J]. Emerg Infect Dis,2020,26(1):90-96.
[35] MADISON-ANTENUCCI S,KRAMER LD,GEBHARDT LL,et al. Emerging Tick-Borne Diseases [J]. Clin Microbiol Rev.,2020,33(2):e00083.
[36] ONISHCHENKO GG,SIZIKOVA TE,LEBEDEV VN,et al. The use of transgenic mosquitoes for prevention of spread of arboviral diseases [J]. Vopr Virusol,2019,64(3):101-104.
[37] SANCHEZ-VICENTE S,TAGLIAFIERRO T,COLEMAN JL,et al. Polymicrobial nature of tick-borne diseases. mBio,2019,10(5):e02055-e020519.
[38] PUKHOVSKAYA NM,MOROZOVA OV,VYSOCHINA NP,et al. Tick-borne encephalitis virus in arthropod vectors in the Far East of Russia [J]. Ticks Tick Borne Dis,2018,9(4):824-833.
[39] JIANG JF,ZHENG YC,JIANG RR,et al. Epidemiological,clinical,and laboratory characteristics of 48 cases of "Babesia venatorum" infection in China:a descriptive study [J]. Lancet Infect Dis,2015,15(2):196-203.
[40] HUANG XY,HU XN,MA H,et al. Detection of new bunyavirus RNA by reverse transcription-loop-mediated isothermal amplification [J]. J Clin Microbiol,2014,52(2):531-535.
[41] HUANG X,LIU L,DU Y,et al. The evolutionary history and spatiotemporal dynamics of the fever,thrombocytopenia and leukocytopenia syndrome virus(FTLSV) in China [J]. PLoS Negl Trop Dis,2014,8(10):e3237.
[42] SEIRIN LEE S,BAKER RE,GAFFNEY EA,et al. Modelling Aedes aegypti mosquito control via transgenic and sterile insect techniques:endemics and emerging outbreaks [J]. J Theor Biol,2013,331:78-90.
[43] ZHOU X,LI SG,CHEN SB,et al. Co-infections with Babesia microti and Plasmodium parasites along the China-Myanmar border [J]. Infect Dis Poverty,2013,2(1):24.
[44] WILKE ABB,MARRELLI MT. Genetic control of mosquitoes:population suppression strategies [J]. Revista do Instituto de Medicina Tropical de Sao Paulo,2012,54:287-292.
[45] WISE DE VALDEZ MR,NIMMO D,BETZ J,et al. Genetic elimination of dengue vector mosquitoes [J]. Proc Natl Acad Sci

USA,2011,108(12):4772-4775.
[46] XU B,LIU L,HUANG X,MA H,et al. Metagenomic analysis of fever,thrombocytopenia and leukopenia syndrome (FTLS) in Henan Province,China:discovery of a new bunyavirus [J]. PLoS Pathog,2011,7(11):e1002369.
[47] CATTERUCCIA F,CRISANTI A,WIMMER EA. Transgenic technologies to induce sterility [J]. Malaria Journal,2009,8(Suppl 2):S7.
[48] KLASSEN W. Introduction:development of the sterile in-sect technique for African malaria vectors [J]. Malaria Journal,2009,8 (Suppl 2):11.
[49] BERAN GW. Disease and destiny-mystery and mastery [J]. Prev Vet Med,2008,86(3-4):198-207.
[50] COOK PE,MCMENIMAN CJ,O'NEILL SL. Modifying insect population age structure to control vector-borne disease [J]. Adv Exp Med Biol,2008,627:126-140.
[51] DUJARDIN JC,CAMPINO L,CAÑAVATE C,et al. Spread of vector-borne diseases and neglect of Leishmaniasis,Europe [J]. Emerg Infect Dis,2008,14(7):1013-1038.
[52] GREER A,NG V,FISMAN D. Climate change and infectious diseases in North America:the road ahead[J]. CMAJ,2008,178(6): 715-722.
[53] KILLILEA ME,SWEI A,LANE RS,et al. Spatial dynamics of lyme disease:a review [J]. 3:Ecohealth,2008,5(2):167-195.
[54] NICOLETTI L,CIUFOLINI MG,FORTUNA C,et al. Arboviruses in Italy [J]. Parassitologia,2008,50(1-2):109-111.
[55] RAHAMAT-LANGENDOEN JC,VAN VLIET JA,REUSKEN CB. Climate change influences the incidence of arthropod-borne diseases in the Netherlands [J]. Ned Tijdschr Geneeskd,2008,152(15):863-868.
[56] SPARAGANO OA,DE LUNA CJ. From population structure to genetically-engineered vectors:new ways to control vector-borne diseases? [J]. Infect Genet Evol,2008,8(4):520-525.
[57] SUMILO D,BORMANE A,ASOKLIENE L,et al. Socio-economic factors in the differential upsurge of tick-borne encephalitis in Central and Eastern Europe [J]. Rev Med Virol,2008,18(2):81-95.
[58] WEISS LM. Zoonotic parasitic diseases:emerging issues and problems. Int J Parasitol,2008,38(11):1209-1210.
[59] ANTONIJEVIĆ B,MADLE-SAMARDZIJA N,TURKULOV V,et al. Zoonoses–a current issue in contemporary infectology [J]. Med Pregl,2007,60(9-10):441-443.
[60] BEYRER C,VILLAR JC,SUWANVANICHKIJ V,et al. Neglected diseases,civil conflicts,and the right to health [J]. Lancet, 2007,370(9587):619-627.
[61] CHILDS JE,RICHT JA,MACKENZIE JS. Introduction:conceptualizing and partitioning the emergence process of zoonotic viruses from wildlife to humans [J]. Curr Top Microbiol Immunol,2007,315:1-31.
[62] CLERI DJ,RICKETTI AJ,VERNALEO JR. Fever of unknown origin due to zoonoses[J]. Infect Dis Clin North Am,2007,21(4): 963-996.
[63] GREGER M. The human/animal interface:emergence and resurgence of zoonotic infectious diseases [J]. Crit Rev Microbiol, 2007,33(4):243-299.
[64] KALLURI S,GILRUTH P,ROGERS D,et al. Surveillance of arthropod vector-borne infectious diseases using remote sensing techniques:a review [J]. PLoS Pathog,2007,3(10):1361-1371.
[65] MARANO N,ARGUIN PM,PAPPAIOANOU M. Impact of globalization and animal trade on infectious disease ecology [J]. Emerg Infect Dis,2007,13(12):1807-1809.
[66] MAYNARD NG,CONWAY GA. A view from above:use of satellite imagery to enhance our understanding of potential impacts of climate change on human health in the Arctic [J]. Alaska Med,2007,49(2 Suppl):38-43.
[67] MERIANOS A. Surveillance and response to disease emergence [J]. Curr Top Microbiol Immunol,2007,315:477-509.
[68] PHEREZ FM. Factors affecting the emergence and prevalence of vector borne infections (VBI) and the role of vertical transmission (VT) [J]. J Vector Borne Dis,2007,44(3):157-163.
[69] ROSENBERG R. Plasmodium vivax in Africa:hidden in plain sight? [J]. Trends Parasitol,2007,23(5):193-196.
[70] SMITH KF,SAX DF,GAINES SD,et al. Globalization of human infectious disease [J]. Ecology,2007,88(8):1903-1910.
[71] VICTOR TJ,MALATHI M,ASOKAN R,et al. Laboratory-based dengue fever surveillance in Tamil Nadu,India [J]. Indian J Med Res,2007,126(2):112-115.
[72] VOROU RM,PAPAVASSILIOU VG,Tsiodras S. Emerging zoonoses and vector-borne infections affecting humans in Europe [J]. Epidemiol Infect,2007,135(8):1231-1247.
[73] YIANNAKOULIAS NW,SVENSON LW. West Nile virus:strategies for predicting municipal-level infection [J]. Ann N Y Acad

Sci,2007,1102:135-148.
[74] HAYES EB,GUBLER DJ. West Nile virus:epidemiology and clinical features of an emerging epidemic in the United States [J]. Annu Rev Med,2006,57:181-194.
[75] IVERS LC,RYAN ET. Infectious diseases of severe weather-related and flood-related natural disasters [J]. Curr Opin Infect Dis,2006,19(5):408-414.
[76] KANZOK SM,JACOBS-LORENA M. Entomopathogenic fungi as biological insecticides to control malaria. Trends Parasitol, 2006,22(2):49-51.
[77] ROGERS DJ,RANDOLPH SE. Climate change and vector-borne diseases [J]. Adv Parasitol,2006,62:345-381.
[78] TATEM AJ,ROGERS DJ,HAY SI. Global transport networks and infectious disease spread [J]. Adv Parasitol,2006,62:293-343.
[79] CATTERUCCIA F,BENTON JP,CRISANTI A. An Anopheles transgenic sexing strain for vector control [J]. Nature Biotechnology,2005,23(11):1414-1417.
[80] de La ROCQUE S,MICHEL JF,BOUYER J,et al. Geographical Information Systems in parasitology:a review of potential applications using the example of animal trypanosomosis in West Africa [J]. Parassitologia,2005,47(1):97-104.
[81] HARRUS S,BANETH G. Drivers for the emergence and re-emergence of vector-borne protozoal and bacterial diseases [J]. Int J Parasitol,2005,35(11-12):1309-1318.
[82] KHASNIS AA,NETTLEMAN MD. Global warming and infectious disease. Arch Med Res,2005,36(6):689-696.
[83] KUNO G,CHANG GJ. Biological transmission of arboviruses:reexamination of and new insights into components,mechanisms, and unique traits as well as their evolutionary trends [J]. Clin Microbiol Rev,2005,18(4):608-637.
[84] MALONE JB. Biology-based mapping of vector-borne parasites by Geographic Information Systems and Remote Sensing [J]. Parassitologia,2005,47(1):27-50.
[85] WOOLHOUSE ME,Gowtage-Sequeria S. Host range and emerging and reemerging pathogens [J]. Emerg Infect Dis,2005, 11(12):1842-1847.
[86] Feldmann H,Czub M,Jones S,Emerging and re-emerging infectious diseases [J]. Med Microbiol Immunol,2002,191(2):63-74.
[87] WOOLHOUSE ME. Population biology of emerging and re-emerging pathogens [J]. Trends Microbiol,2002,10(10 Suppl):S3-S7.

第十四章
虫媒病的实验诊断

实验室检测和诊断是虫媒传染病确诊的主要手段。由于很多虫媒传染病都具有潜伏期，或以隐性感染、非典型性或无临床症状等形式出现，仅靠临床诊断很难进行确诊，只有通过实验室方法才能确诊。实验室检测和诊断是发现虫媒传染源最重要的方法。患者、病原携带者或隐性感染者以及储存宿主都是非常重要的传染源。在传染病暴发或散发时，通过实验室方法能够找到可疑的传染源，因为在传染病流行或暴发的过程中，传染源和被感染者的病原体特性基本一致，通过病原分离和鉴定、血清学分型、病原体基因组分析、噬菌体分型和抗药性分析等方法，能够快速确定传染关系的存在。通过实验室检测和诊断方法，可以确定各种传播因素的作用。从疑似具有病原体传播作用的各种因素，如水源、空气、昆虫等样品中分离获得某种病原体，对判断它们在传播上的作用具有很大的价值。例如，从水中分离病毒、细菌或检查大肠杆菌值来判断水被粪便污染的程度；应用增殖反应等来判断外界物品中是否存在病原体。但从样品中查到病原体时，还需要根据流行病学调查、分析的结果，判断该传播因素在整个流行过程中所起的传播作用。实验室检测和诊断是确定易感人群的易感性的重要方法之一。通过其他方法虽然也可以确定某种传染病的易感人群的易感性，但通过各种血清学方法测定易感人群血清中抗体的阳性率和平均效价等，则具有快速、准确、敏感和特异等特点，是其他方法不能比拟的。实验室检测和诊断在虫媒传染病暴发和扑灭过程中具有重要的意义。虫媒传染病暴发时，进行病原学检查，特别是在暴发的早期从患者体内分离到病原体对确诊非常重要。在确定疫源地是否被消灭时，也需要通过实验室方法查明感染者的病原携带状态以及环境或物品中的病原体存在情况。实验室检测和诊断是虫媒传染病流行病学监测的重要方法。在传染病监测中，实验室工作主要涉及病原微生物和血清学的常规检验及分析，如判断感染率、确定病原体的致病作用和抗药性、查找并确定传染源和传播途径、查明外界物品污染状况及污染范围，以及对预防接种效果及安全性评价等。

第一节　病原学检查

一、虫媒寄生虫病的病原学检查

病原学检查是确诊虫媒寄生虫病或感染的重要方法和依据，它以检查寄生虫病原体为确诊的依据，常用方法有血液检查、其他体液检查、活组织检查、寄生虫体外培养及动物接种。其中血液检查是最常用的病原学检查。

（一）血液检查

通过血液检查诊断的虫媒寄生虫病包括疟疾（malaria）、丝虫病（filariasis）、弓形虫病（toxoplasmosis）、黑热病（Kala-azar）等。

1. 厚薄血膜染色法检查疟原虫　疟原虫（*Plasmodium*）的不同形态特征是确诊疟疾的重要依据。可通过患者血液、骨髓、组织液涂片查找疟原虫进而确诊疟疾。显微镜检查血涂片疟原虫仍然是目前疟疾诊断和虫种鉴别的主要方法。取患者耳垂或指尖等部位外周血，涂片、吉姆萨或瑞氏染色后镜检疟原虫。血涂片有厚、薄2种，各有其优缺点：厚血膜用血量可达10~20μl，疟原虫较集中，检出率高，但染色过程中红细胞溶解，看不到红细胞的变化，虽然疟原虫形态清晰，但胞质和胞核形成一定程度的固缩，不利于虫种鉴别，而且对厚血膜中疟原虫形态不熟悉的检验者来说也较易漏检。薄血膜红细胞和疟原虫形态完整、清晰，容易识别和鉴定疟原虫种，但因用血量少，原虫密度低时容易漏检。在同一张载玻片上可分别制作厚、薄血膜各1份，以便根据不同需要加以检查。通常先查厚血片可以较快查到疟原虫作出确立诊断而后再查薄血片确定虫种。恶性疟原虫（*Plasmodium falciparum p. f*）患者外周血中一般仅能查见环状体和配子体，且在发冷期及发作6小时内，血内疟原虫较多，易于查出；间日疟原虫（*Plasmodium vivax p. x*）、三日疟原虫（*Plasmodium malariae p. m*）和卵形疟原虫（*Plasmodium ovale p. o*）患者外周血中，红内期各发育期疟原虫均可检出。荧光素吖啶橙染色也较简便快速，但看不到疟色素。疟疾初发时原虫血症较低，需在48~72小时内反复涂血片镜检，以提高原虫检出的阳性率。对于血检阴性，但临床表现酷似疟疾者，应多次采血镜检，连查数天。

涂制血膜用的载玻片使用前需经洗涤液洗涤，再用蒸馏水冲洗，在95%乙醇中浸泡，擦干或烤干后使用。使用一次性采血针，1人1针以免交叉感染。

洗涤液配制：常用玻璃器皿的洗涤液为铬酸洗液，含工业浓硫酸100ml、重铬酸钾80g、水1 000ml。先用冷水将重铬酸钾溶化，用玻璃棒搅拌同时加入浓硫酸。

（1）采血：用75%乙醇棉球消毒患者耳垂或指尖，右手持采血针，刺破皮肤，用消毒干棉球擦去第一滴血，迅速用载玻片蘸取血滴。血膜应尽快制作，以防凝固。间日疟原虫宜在发作后数小时采血，恶性疟在发作初期采血可见大量环状体，晚期滋养体以后的发育阶段在外周血液中不易查见，1周后可见配子体。

（2）薄血膜涂片：薄血膜是由单层的血细胞构成，细胞与细胞间分散不重叠。每个患者至少准备2个薄血膜。

取洁净载玻片，在其后端滴一小滴血。取另一载玻片（推片），让其一端与血滴接触，使血滴沿两块载玻片交界线迅速扩散。两块载玻片成30°~45°角，向前快速推动推片。理想的薄血膜应是一层均匀分布的血细胞，血细胞间无空隙且血膜末端呈扫帚状。

（3）厚血膜涂片：厚血膜中的血液成分（包括寄生虫）较同样面积薄血膜更集中（约30倍），所以厚血膜能更有效地检出寄生虫，提高检出率。但是厚血膜不利于寄生虫形态的观察，主要由于厚血膜染色过程中血细胞被溶解，故不适用于疟原虫虫种的鉴别。若在厚血膜中观察到疟原虫，须再观察薄血膜以鉴别虫种。

滴2~3滴新鲜血液（不加抗凝剂）至载玻片上以制备厚血膜涂片。用推片的一角混合血滴并旋转涂抹，使其抹成直径约1.5cm大小的圆形血膜。继续搅拌30秒防止纤维蛋白丝形成，以免影响染色后寄生虫的观察。血膜的厚度要求透过厚血膜刚刚能够看到印刷品上的字体。将载玻片平放，完全干透。室温下，血膜完全干透需30分钟到数小时，若要缩短干燥时间（<30分钟），可以用风扇或吹风机（冷风）加速血膜的干燥。在加速干燥过程中，应避免用热风固定血膜。

在现场调查中，需在同一载玻片上同时制作厚血膜和薄血膜各一个，两种血膜中只要有一个呈阳性就能作出诊断。

（4）固定与染色：滴加数滴甲醇于血膜上，使甲醇在载玻片上迅速散开，或将血膜浸入100%甲醇中固定。如厚、薄血膜涂在同一玻片上，应先将厚血膜溶血，再与薄血膜一同固定、染色。溶血：滴加蒸馏水于厚血膜上，待血膜呈灰白色，将水倒去，晾干。

临床实验室常用的染色液为吉姆萨染剂（Giemsa's stain）和瑞氏染剂（Wright's stain）：①吉姆萨染色法。吉姆萨染液染色效果良好，血膜褪色较慢，保存时间较久，但染色时间较长。染液配制：吉姆萨染剂粉1g，甲醇50ml，纯甘油50ml。将吉姆萨染剂粉置于研钵中，加少量甘油充分研磨，持续滴加甘油，直至50ml甘油加完为止，倒入棕色玻璃瓶中。然后分几次用少量甲醇冲洗钵中的甘油染粉，倒入玻璃瓶，直至50ml甲醇用完为止，塞紧瓶塞，充分摇匀，置65℃温箱24小时或室温内1周后过滤，备用。染色方法：用pH为7.0~7.2的缓冲液，将吉姆萨染液稀释。比例为15~20份缓冲液加1份吉姆萨染液。将稀释后的吉姆萨染液滴于已固定的薄血膜和厚血膜上，室温下染色20~30分钟，用缓冲液或自来水冲洗，注意不可直接对着血膜冲洗，血涂片阴干后镜检；②瑞氏染色法。瑞氏染液染色方法简便快速，适用于临床检验。但血片较易褪色，保存时间不长，因此多用于临时性检验。染液配制：瑞氏染剂粉 0.1~.5g，甲醇 97ml，甘油 3ml。将瑞氏染剂加入甘油中充分研磨后，加少量甲醇，研磨后倒入瓶内，再分几次用甲醇冲洗研钵中的甘油溶液，倒入棕色玻璃瓶内，直至甲醇用完为止。摇匀，24 小时后过滤待用。一般 1~2 周后再过滤。染色方法：瑞氏染剂含甲醇，血膜无须先固定。快速滴加足量的染液覆盖全部厚、薄血膜上，以防甲醇挥发染液干涸在血膜上。30~60 秒后用滴管滴加等量的蒸馏水，轻轻摇动载玻片，使蒸馏水与染液混合均匀，此时出现一层灿铜色浮膜（染色），3~5 分钟后用水缓慢地从载玻片一端冲洗，阴干后镜检；③镜检。在检查薄血膜过程中，有时遇见与疟原虫形态类似的物体，应注意区别排除。如单个血小板附于红细胞上，易误认为环状体或成长中的滋养体。成堆的血小板误认为成熟的裂殖体。血小板的形状多样，或呈圆形，卵圆形，有时呈不规则多角形，其长径约为红细胞的 1/4、1/3。血小板中央部常呈紫红色颗粒状结构，周边部分着色浅，但不如疟原虫紫红色胞核与浅蓝色胞质分得清楚。此外，还有染色液沉淀颗粒以及偶有细菌、霉菌、尘粒、白细胞碎片重叠于红细胞上，很像环状体和成长中的滋养体。但这些物质大多呈一种颜色，如细调显微镜焦距，可以看出它们与红细胞不在同一水平面上。厚血膜中疟原虫比较集中（一个视野可见到的细胞数约相当于 20 个薄血膜视野），但厚血膜经溶血后，红细胞轮廓已消失，原虫皱缩变形，虫体比薄血膜中的略小，有的原虫胞质着色很深，胞核模糊不清，初学者较难识别。检验人员必须经过一段时间的严格训练，在充分掌握薄血膜中各种疟原虫的形态特征后，才能认清厚血膜中的疟原虫。当厚、薄血膜涂在同一片时，应先在检查厚血膜上的疟原虫，如鉴定虫种有困难，可再仔细观察薄血膜，以提高镜检效果。

2. 微丝蚴血检法　淋巴丝虫（filaria）微丝蚴经淋巴系统进入血液循环，从血液中查见微丝蚴是诊断丝虫病的确切证据，病原学检查可取外周血液涂片镜检。临床实验室常用的检查方法有：新鲜血检查法、厚血膜法、浓集检查法。除从外周血中检查微丝蚴以外，还可从慢性丝虫患者的体液中查见微丝蚴。

（1）取血：①采血时间。微丝蚴在周围血液循环中出现有一定规律，不同的虫种或同一虫种的不同型间有所差异。由于班氏吴策线虫（*Wuchereria bancrofti*）和马来布鲁线虫（*Brugia malayi*）两种丝虫微丝蚴具有明显的夜现周期性，故宜在晚间取血。班氏吴策线虫微丝蚴在夜间 10 时至次晨 2 时外周血内较多；马来布鲁线虫微丝蚴出现于外周血的高峰时间是夜间 8 时至次晨 4 时。如白天检查，可用药物［乙胺嗪（Diethylamine）］将内脏毛细血管中的微丝蚴诱出至外周血液后取血；②血样类型。用于检查微丝蚴的样本分为末梢血液和静脉血 2 种。

（2）新鲜血检查微丝蚴法：针刺取末梢血 1~2 滴于载玻片上，在血滴上加 1~2 滴生理盐水混合，盖上盖玻片，在低倍镜下检查，可观察微丝蚴卷曲摆动情况，但该方法不能确定虫种，制成的血膜不宜过厚，以防影响查找微丝蚴。

（3）厚血膜法：①厚血膜制作。在患者耳壳处用 75% 酒精棉球进行消毒，待干后，用三棱针快刺耳垂，轻压挤出三大滴血液（约 $60mm^3$ 血量），立即滴于干净的玻片上，另外，用一块清洁玻片的角接触血滴均匀涂成长方厚血膜（长 2cm，宽 1.2cm），将血片平放，晾干后，把血片放于清水内溶血 5~10 分钟，干后用甲醇固定 1 分钟，随即用硼砂美兰（meilan borax）或吉氏染液着色，尔后镜检。如玻片不干净，涂片不均匀，有气泡，干后不久即溶血；如染色时间过长和染色水洗冲力过大时，均易导致血膜脱落，查不到微丝蚴。镜检时切勿将棉花纤维和水中自由生活的线虫，误认是微丝蚴；②厚血膜染色。待厚血膜干燥，浸入蒸馏水中溶血 15 分钟，溶血后血膜应为灰白色。若镜检发现微丝蚴，待血膜晾干后固定、染色。

吉姆萨染色或瑞氏染色（方法同疟原虫染色）。

德氏苏木精染色（Delafield hematoxylin stain）：德氏苏木精染液是一种染细胞核的优良染色剂，并可使细胞中不同的结构呈现不同的颜色，可以更好地鉴别虫种。染色方法：将溶血、固定的厚血膜置于已稀释的德氏苏木精溶液中染色 10~15 分钟，在 1% 盐酸乙醇中分色 1~2 分钟，用蒸馏水洗涤 1~5 分钟，至血膜呈蓝色，再用 1% 伊红染色 0.5~1 分钟，以水洗涤 2~5 分钟，晾干后镜检。

（4）活微丝蚴浓集法：当患者血液或体液中的微丝蚴数量较少，用常规取材方法所制作的标本未查见微丝蚴，而临床上高度怀疑为丝虫病，可对所取样本进行浓集后检查。在离心管内加入半管蒸馏水、血液 10~12 滴，再加生理盐水混匀，离心（3 000r/min）3 分钟，取沉渣镜检。或无菌抽取静脉血 1ml，置于盛有 0.1ml 3.8% 枸橼酸钠的试管中（枸橼酸钠兼有抗凝和溶血作用）摇匀，加蒸馏水 9ml。待红细胞溶解后离心

(3 000r/min)2 分钟,弃去上清液,再加蒸馏水重复离心一次,取沉淀涂片镜检。

(5)海群生(乙胺嗪)白天诱出法:白天给患者口服海群生 50~100mg,待 15 分钟后体内微丝蚴密度会上升,此时立即取血镜检。2 小时后微丝蚴密度会下降,以致影响检查效果。此法适宜于夜间取血困难者,但这对低感染度的患者容易造成漏诊。

(6)成虫检查法:此法适合于淋巴系统炎症发作患者,或在治疗后出现淋巴结节的患者。即用注射器直接从结节内抽出成虫或取下结节剥离组织检查成虫。

(7)病理检查:将患者可疑结节取下,制成病理切片镜检,观察切片有无虫体,或在结节中心周围查看有无典型丝虫性病变。

3. 荧光染色检查血液中寄生虫　荧光素能与细胞中的核酸相结合,可用于血液中寄生虫的检测。血液用荧光染料[如吖啶橙(acridine orange)等]染色,并在荧光显微镜、激光共聚焦显微镜或装有干涉滤光片的光镜上检查。细胞核中的 DNA 呈绿色,细胞质中 RNA 呈橙红色,可判断血液中寄生虫的存在,该方法可用于检查弓形虫病和黑热病。

厚、薄血膜吖啶橙染色法是在涂制好的厚血膜上直接滴加吖啶橙染液,薄血膜须用甲醇固定后再滴加吖啶橙染液,染色 1~2 分钟后加盖玻片,荧光显微镜下观察,检查血涂片中的寄生虫。

(二)其他体液检查

1. 尿液检查　尿液检查可查见丝虫微丝蚴、弓形虫滋养体等。

(1)离心沉淀法:留取中段尿,采集尿液过程中应避免粪便的污染;防止表面活性剂、消毒剂等干扰性化学物质的混入。取新鲜尿液 3~5ml,置清洁干净的离心管中,2 000r/min,离心 3~5 分钟,取沉渣镜检。

(2)乳糜尿(chyluria)检查:乳糜尿呈不同程度的乳白色,严重的似乳汁。乳糜由脂肪微粒组成,利用其溶解乙醚的特性,在乳糜尿中加入等量乙醚,用力振荡,使脂肪溶于乙醚,吸去脂肪层,加水稀释 10 倍,以 2 000r/min 离心 3~5 分钟,取沉渣镜检。

2. 脑脊液检查　在脑脊液中能查杜氏利什曼原虫(*Leishmania donovani*)无鞭毛体、弓形虫滋养体等。

采集脑脊液一般采用腰椎穿刺术获得。必要时,可从小脑延髓池或侧脑室穿刺获得。抽取脑脊液分别放入 3 个保温无菌的试管中,尽量避免凝固和混入血液。加盖后进实验室检查。弓形虫脑脊液样本要求室温存放。

(1)沉淀法:将穿刺收集的脑脊液放置于小试管中,待自然沉淀后,取管底沉淀滴于载玻片上,加盖玻片镜下观察,观察时光线不能太强。也可取脑脊液接种到培养基中,于 37℃中培养 3~5 天后观察。

(2)离心法:将穿刺收集的脑脊液放置尖底离心管,以 1500r/min,离心 5 分钟,取沉淀做涂片后先用低倍、高倍镜检。

(3)吉姆萨染色法:取急性期患者的脑脊液经离心后,沉淀做涂片,经吉姆萨染色后,镜检弓形虫滋养体。

3. 痰液、胸腹水检查　该法适用于弓形虫检查。取各种痰液或胸腹水直接涂片,发现弓形虫速殖子即可确诊。

(三)活组织检查

许多虫媒寄生虫的幼虫或成虫可在人体的组织中寄生,从身体病变组织中取组织进行活组织形态学检查,为诊断提供可靠依据。寄生虫活组织检查主要有骨髓穿刺检查、淋巴结穿刺涂片法、皮下及肌肉活组织活检、肠黏膜活检及肺组织活检。

1. 骨髓穿刺检查　该法主要检查杜氏利什曼原虫无鞭毛体,检出阳性率为 80%~90%。一般常作髂骨穿刺,嘱患者侧卧,暴露髂骨部位。视年龄大小,选用 17~20 号带有针芯的干燥无菌髓道穿刺针,从髂前上棘后约 1cm 处刺入,当针尖触及骨面时,再慢慢地钻入骨内 0.5~1.0cm,即可拔出针芯,接一支 2ml 干燥注射器,抽取骨髓液。取少许骨髓做涂片,甲醇固定,同薄血膜染色法染色,油镜检查。

2. 淋巴结穿刺涂片法　组织内寄生的某些虫媒原虫由于抗寄生虫治疗后淋巴结内原虫消失慢,又常是复发的病灶,故该方法常用于评价疗效和追踪观察。一般穿刺多选表浅、肿大的淋巴结。主要用于不明原因的淋巴结肿大,如用于利什曼原虫检查,淋巴结穿刺检出率为46%~87%。

选择适于穿刺的部位,取肿大较明显的淋巴结穿刺。检查利什曼原虫一般选择腹股沟部位,选取的淋巴结不宜过小,且应远离大血管。

以左手示指和拇指固定淋巴结,右手持10ml干燥注射器,将针头直接刺入淋巴结内,深度依淋巴结大小而定,然后边拔针边用力抽吸,利用空针的负压将淋巴结内的液体和细胞成分吸出。固定注射器活塞,拔出针头后取下注射器。充气后将针头内吸取的液体排到载片上均匀涂片后镜检。

3. 脾脏或皮肤的结节穿刺检查 该法主要适用于杜氏利什曼原虫检查。穿刺患者的脾脏或皮肤的结节等处,制成涂片,然后用瑞氏或吉氏染剂染色,置于显微镜下检查。脾脏穿刺阳性率较高,可达90%~99%,但易造成脾损伤,引起内出血,必须谨慎。

4. 组织切片检查 该法适用于弓形虫检查。取患者浅表小淋巴结制成淋巴结病理切片,于镜下检查,发现弓形虫速殖子即可确诊。组织切片若用普通苏木精-伊红染色法(hematoxylin-eosin staining,HE)染色,则较难确认虫体,因其形态多变且不典型,采用特异标记识别(免疫荧光法或酶法等)可提高准确性,如用亲和素-生物素-过氧化物酶复合物法标记,可使虫体着色清晰,易于鉴别。慢性弓形虫病患者的活组织切片内,可能检见的是弓形虫包囊而非速殖子。

(四)利士曼原虫培养法

1. 取材 标本来自患者的骨髓、淋巴结、肝、脾内组织液。骨髓取自髂骨和腰椎棘突处,培养阳性率为80%~90%。淋巴结内组织液培养阳性率为71.8%,淋巴结穿刺在各种穿刺中最为安全且简便易行,患者痛苦小。而肝、脾穿刺液虽含虫体数多,阳性率高达90%~99%,但易损伤组织,不宜作为常规标本采集方法。

2. 操作方法 取自患者骨髓或淋巴结的穿刺物,立即注入NNN培养基(Novy-MacNeal Nicolle medium)中,将培养管置于20~25℃温箱中培养。如果接种的虫体数量较多,3天后就可见到前鞭毛体,一般要在接种后7~10天才出现显著生长,偶尔2~3周后才查见前鞭毛体。所以,接种虫体后应观察1个月左右,如仍查不到前鞭毛体,则可确定阴性结果。该法比涂片法更为敏感。

(五)动物接种法

常规进行的寄生虫病原学诊断,有时会因感染度低或标本取材部位的差异等原因导致漏检。通过动物接种方法可增加虫体密度,有助于获得阳性结果。

1. 杜氏利什曼原虫动物接种 取患者骨髓或淋巴结穿刺物,或皮肤型黑热病患者的皮肤刮取物,加适量无菌生理盐水稀释后腹腔接种仓鼠或BALB/c小鼠,每鼠接种0.5ml,1~2个月后处死接种的动物,取脾、肝或骨髓印片或涂片,瑞氏或吉姆萨染色后镜检无鞭毛体。

2. 刚地弓形虫(*Toxoplasma gondii*)动物接种 所有的实验动物均能被刚地弓形虫感染,通常使用大白鼠和小白鼠。大白鼠为慢性感染,适合保存虫株,而在小白鼠腹腔液中弓形虫大量繁殖,导致小白鼠几天内死亡。

分离弓形虫一般用体液(最好离心后取底层液),取患者脑脊液、淋巴结组织液或死亡不久的畸胎儿脑组织液0.5~1ml,注射于体重18~25g健康小白鼠腹腔内,2~3周后抽取小鼠腹腔液涂片检查,可见滋养体集于腹腔巨噬细胞内,少数散于细胞外。被接种小鼠必须是无自然感染者。若虫株毒力低,小鼠不易发病,应盲传3代以上,并检查小鼠脑内有无弓形虫包囊存在。亦有建议用组织培养法,用地鼠肾单层细胞分离弓形虫,据称优于小白鼠接种法。

一般认为,涂片或组织切片寻找弓形虫敏感性较差,检出率较低,而组织培养或动物接种法检测弓形虫操作复杂,费时长,都不利于本病的早期快速诊断,临床应用较少,而多用血清免疫学检查。

二、虫媒病毒病的病原学检查

一般来说,大多数虫媒病毒病的症状为发热、皮疹、关节痛、出血热、休克甚至病毒性脑炎等,严重的可以引起死亡。但是,一些虫媒病毒病却以无临床症状、非典型性、隐性感染或临床表现比较复杂等形式出现,仅根据其临床表现和流行病学资料是很难诊断的,只有根据特异性的实验室诊断病毒的分离鉴定和血清学抗体检测才能确诊。

病毒分离是诊断虫媒病毒性疾病，尤其是新病毒病最常用、最重要的手段，也是最后确诊的方法。病料采集方法、样品的种类、采集样品的时间、样品的运送和保存方式以及病毒分离的方法和操作步骤等，是病毒分离成功与否的关键。

虫媒病毒病是虫媒病毒在吸血节肢动物体内繁殖，并通过其叮咬将病毒传播给人的疾病。节肢动物在虫媒病毒传播过程中起着贮存宿主和传播媒介的作用。某些节肢动物可以终生带毒，并能通过产卵或交配，垂直传播或水平传播。病毒感染人后，可引起短期的病毒血症，这一时期从血液中分离到病毒的可能性较大。继而病毒通过血液向全身组织器官扩散，并在靶器官内增殖，引起病变，此时从靶器官也能分离到病毒。病毒血症期，机体产生抗体，这将影响病毒的分离。因此，选择适宜的样品和合适的采集时间对病毒分离至关重要。

为获得满意的病理材料，在采集时，应根据患者的临床表现、流行病学资料等及早、准确地采集患者有价值的标本，如血液、脑脊液、咽拭子、水疱液、活检及尸检组织等。同时还应注意采集患者的双份血清及其生活环境可能接触过的节肢动物（蚊、蜱、白蛉、蠓、螨等）、家畜、啮齿动物、蝙蝠、鸟类和野生动物等的样品，为准确、全面确诊，找出传播媒介和贮存宿主，弄清疫病流行规律提供诊断材料。

（一）样品采集

由于虫媒病毒是通过吸血的节肢动物叮咬敏感的脊椎动物而传播疾病的，病毒必须能在节肢动物体内繁殖，经过一定的内潜伏期，叮咬吸血又将病毒传给新宿主或易感人群（使人体出现全身性发热、出疹、关节炎及脑炎等症状）以及隐性感染者或带毒者。因此，常通过采集咽拭子、血液、脑脊液、水疱液、活体组织、相关的媒介节肢动物等用于虫媒病毒的分离。当然，样品也应根据疾病的临床表现，流行病学资料提供的初步诊断而定。通常，疾病早期应采集血液，晚期则以病变器官组织为主。例如，肺及上呼吸道感染时，应采集鼻咽部分泌物和拭子等；有中枢神经系统症状时，应及早采集脑脊液；有水疱时，则应采集水疱液。对诊断不明的疾病应多方面、多部位采集样品。

1\. 采集血液　血液是分离病毒常用的标本，但它受时间的影响很大。在疾病的潜伏期末和急性期（最好是发病后 2~3 天），有较高滴度的病毒血症，此时病毒分离率最高。在急性期即使有抗体出现，但其滴度在开始时很低，不会影响病毒分离。潜伏期会影响病毒血症，潜伏期长的疾病，如乙型脑炎（Japanese Encephalitis B）、白蛉热（sandfly fever）等，其病毒血症期持续时间很短，抗体出现早，可使病毒的感染性丧失，所以很难从血中分离到病毒。而潜伏期短的疾病，如登革热（Dengue fever）、黄热（yellow fever）、西尼罗河热（West Nile fever）、东方马脑炎（Eastern equine encephalitis）、西方马脑炎（Western equine encephalitis）等，病毒血症持续时间较长，血液中分离病毒相对较容易。因此，血液样品的采集应越早越好。

少数病毒的病毒血症期可持续较长时间，如科罗拉多蜱热（Colorado tick fever）。科罗拉多蜱热病毒（Colorado tick fever virus）进入机体后，感染造血细胞，由于病毒在红细胞内，逃避抗体或宿主其他免疫防治的作用，所以其引起的病毒血症可达数周或数月。病毒分离可用全血或红细胞（去血浆）分离。

多数病毒分离可用全血标本，分离时最好采用床前接种法迅速接种细胞或动物。如果不能，可于血中加入少量肝素（0.01%）或不加肝素，将全血研磨后接种细胞或动物；而登革热、基孔肯亚出血热等可直接用急性期的血清接种。为防止血清的毒性作用，可将血清作适当稀释后再接种。在出血热类病毒分离中，还可用由于疾病而引起的出血来分离病毒，如克里米亚-刚果出血热（Crimean-Congo haemorrhagic fever）常用鼻出血来分离病毒。血液标本的采集一般用高压干燥的注射器抽取患者前臂的静脉血 3ml 左右，装入无菌小瓶内。采集过程需保持无菌。标本放于液氮中或-30℃以下冰箱中保存备用，应尽早做病毒分离。从血中分离病毒，还应考虑到血中是否有交叉抗体存在，如登革热要考虑到其他黄病毒（yellow fever virus）或异型登革抗体先期存在的可能。

进行血液学分析，细菌、病毒或原虫培养，通常用全血样品，样品中加抗凝剂。抗凝剂可用乙二胺四乙酸（EDTA）、0.1% 肝素或枸橼酸钠（3.8%~4% 的枸橼酸钠 0.1ml，可抗 1ml 血液）。采血时应直接将血液滴入抗凝剂中，并立即连续摇动，充分混合。也可将血液放入装有玻璃珠的灭菌瓶内，振荡脱纤维蛋白。

2\. 采集脑脊液　脑脊液样品对于诊断中枢神经系统疾病很有意义，但仍需在疾病早期（第二期早期）采集，因为晚朞脑脊液中可有抗体 IgM 存在，不利于病毒分离。但从脑脊液中分离病原体对于不同的疾病可有不同的结果，如从蜱传脑炎（Tick-borne encephalitis）、乙型脑炎、墨累谷脑炎（Murray Valley Encephalitis）、裂谷热（Rift Valley fever）、圣路易斯脑炎（Saint Louis encephalitis）等患者的脑脊液中则较易分离到病毒。由于脑脊液标本来源容易，所以应尽量采集以分离病毒。用无菌法采集脑脊液，放入无菌小瓶内，液氮或-30℃以下冰箱保存备用。

3. 采集尸检组织　尸检脑组织特别是死亡早期的患者脑组织，分离病毒的分离率较高。乙型脑炎、委内瑞拉马脑炎（Venezuelan equine encephalitis）、圣路易斯脑炎、东方马脑炎、西方马脑炎、加利福尼亚脑炎（California encephalitis）、墨累谷脑炎、蜱传脑炎等虫媒病毒性脑炎都可采集脑组织标本，通常选取大脑皮质、脑干、中脑、海马部及脑桥等。脑组织最好在死亡 6 小时内采集，因脑组织容易液化，6 小时以后病毒随细胞溶解而死亡，并且脑组织容易被污染。

以无菌手术用延髓穿刺法、眼眶穿刺法和病理解剖等手段采集脑组织。采集的脑组织放入无菌小管内或放入装有无菌 50% 缓冲中性甘油盐水中，用低温采样箱冷藏，带回实验室，立即进行病毒分离。如果不能立即进行，则应放液氮或-70℃以下冰箱保存。

肝组织是分离黄热病毒（yellow fever virus）、裂谷热病毒（Rift Valley fever virus）较好的材料。克里米亚刚果出血热、登革热可采集肝、脾、肾、淋巴结、骨髓、视丘下部、肾上腺、膜腺、肠壁和胃黏膜等组织分离病毒。采集脏器组织应越早越好，一般不超过 24 小时，保存方法和运送方式与脑组织的相同。

4. 咽拭子　委内瑞拉马脑炎病毒（Venezuelan equine encephalitis virus）、韦塞尔斯布朗病病毒（Wessel Brown disease virus）可从咽部分泌物中分离到。为了防止标本干燥，将采集样品后的无菌棉拭子立即放入装有 2ml。无菌汉克斯（Hank's）液或磷酸盐缓冲液（PBS）小管中。样品冷藏带回实验室，贮存于液氮或-70℃以下冰箱内。

5. 水疱液样品　辛德毕斯病毒（Sindbis virus）可由水疱液中分离到。用无菌注射器吸出水疱液或挑破后用无菌棉拭子吸取水疱液，放入无菌小瓶中，冷藏运到实验室，贮存于液氮或-30℃以下冰箱内。

6. 媒介节肢动物　在疾病传播过程中，流行病学意义较大的节肢动物有蚊、蜱、白蛉、蠓等，其他还有螨、蝇等。

（1）蚊：蚊是大多数虫媒病毒的传播媒介，在病毒自然循环中起着重要的生物学媒介作用。所以，蚊虫的病毒分离对发现新病毒和弄清疾病的传播媒介有重要意义。蚊类病毒分离率为 10%~20%，比脑组织分离率略低。但由于样品来源较为容易，且是流行病学调查中不可缺少的内容，所以在虫媒病毒病研究中蚊虫病毒的分离很重要。

（2）蜱：蜱是虫媒病毒的主要传播媒介之一，其流行病学意义仅次于蚊。黄病毒属中有 26.5% 的病毒是由蜱传播。主要的有蜱传脑炎亚组、科罗拉多蜱热、克里米亚刚果出血热等。

（3）白蛉：白蛉可传播白蛉热等疾病。采集白蛉可于 5~9 月，特别是 6 月和 8 月，在野外阴湿洞穴、缝隙泥土、人房、畜舍内挥网捕捉，野外还可用人帐诱捕法捕捉。分类鉴定后，分装于小管，注明种属，液氮或低温冰箱保存。

（4）蠓：从蠛蠓（*La. townswillensis*）和库蠓（*Culicoides*）中曾分离到乙型脑炎病毒（Japanese encephalitis virus），从帕拉库蠓（*Culicoides paracoides*）中分离出奥罗普切病毒（Oropuchin virus）。蠓于 4~10 月出现，高峰期在 5~6 月。采集可于人房、畜舍、水体岸边或湿地土壤，采用挥网捕捉、人诱和灯光诱捕的方法。分类鉴定后，分装于小管，注明种属，液氮保存。

（5）螨：西方马脑炎病毒、马亚罗热病毒（Mayaro virus）都曾从螨中分离出来。幼虫活动高峰期 6~8 月，多滋生于鼠类活动频繁区和杂草丛生的潮湿地面。螨可从捕获的鼠类身上找到。分类鉴定后，分装于小管，注明种属，液氮保存。

7. 动物脏器　许多人兽共患虫媒病毒病的流行过程中，啮齿动物、蝙蝠、蛇、鸟类及部分家畜可作为贮存宿主和易感动物，如乙型脑炎病毒。45% 的甲组虫媒病毒传播与鸟类有关，啮齿动物是大多数黄病毒科病毒（Flaviridae）、部分布尼安病毒（Bunia virus）、委内瑞拉马脑炎病毒的主要贮存宿主。从蝙蝠脏器中曾分离到东方马脑炎病毒；灵长类动物是黄热病毒的主要贮存宿主。有几种布尼安病毒曾从有袋动物中和家畜中分离到，所以动物脏器的病毒携带情况对研究虫媒病毒在自然界的贮存循环有重要意义。捕捉患者生活环境中的有关动物，经分类鉴定后，无菌采集其主要脏器（如肝、脾、脑、肺、肾、淋巴结等）和血液标本，贮存于无菌小瓶内，注明种属来源，液氮或-70℃以下冰箱保存。

（二）样品的处理

1. 血液标本 血液样品在接种前应加入适量的抗生素（500U/ml 青霉素、500μg/ml 链霉素），4℃作用 4 小时，3 000r/min 离心 30 分钟，接种上清液。

2. 脑脊液、水疱液 样品中应加 500U/ml 的青霉素、500g/ml 的链霉素，4℃作用 4 小时，离心后取上清液接种。

3. 咽拭子 在标本中加入 1 000U/ml 青霉素、1 000μg/ml 链霉素，4℃过夜，3 000r/min 离心 30 分钟，接种上清液。

4. 凝血块和组织材料 将凝血块和组织材料研磨成匀浆，加入适量的病毒稀释液（含 500U/ml 青霉素、500μg/ml 链霉素的水解乳蛋白 Hank's 液，其 pH 不低于 7.0），使之成为 10%~20% 的组织悬液，4℃放置 4 小时，3 000r/min 离心 30 分钟，接种上清液。

5. 蚊虫 分类鉴定后的蚊虫按每一蚊种 30~100 只为一组，弃去脚和翅，放入乳钵内用无菌生理盐水洗 3~5 次，然后研磨成匀浆，用上述含 1% 小牛血清的病毒稀释液稀释成 10% 的悬液，在标本中加入 1 000U/ml 青霉素、1 000μg/ml 链霉素，4℃作用 4 小时，2 000r/min 离心 15 分钟，接种上清液。

6. 蜱 分类鉴定后按每一蜱种 20 只为一组，放入乳钵内用无菌生理盐水洗 3~5 次，也可用 75% 乙醇或 1% 的硫柳汞浸泡 10~30 分钟。然后用无菌生理盐水洗 1 次，用剪刀剪碎，加入适量无菌海沙，仔细研磨，用含 1% 小牛血清的病毒稀释液稀释成 10% 的悬液，在标本中加入 1 000U/ml 青霉素、1 000μg/ml 链霉素，4℃作用 4 小时，2 000r/min 离心 15 分钟。接种上清液。

白蛉、蠓、螨的处理同蜱。

（三）病毒分离方法

常用的分离方法有动物接种和组织培养两种，其他还有鸡胚培养分离法、噬斑分离法和蚊分离法。

1. 动物接种分离法 不同的病毒有不同的敏感动物，所以在分离病毒时应首选一种对大多数虫媒病毒都敏感的实验动物，如小白鼠。乳小白鼠（最好是 3 日龄）对大多数虫媒病毒敏感，而且来源方便、经济，试验操作简单，易管理，所以被认为可以广泛地应用于虫媒病毒的分离和其他试验。接种时应选用健康的 3 日龄小白鼠，每份标本接种鼠数不少于 5 只，接种方法通常采用脑、腹联合接种，用 0.25ml 注射器脑内接种 0.02ml，腹腔接种 0.03ml。每天观察两三次，连续观察 2~3 周。凡是接种后 24 小时内死亡的小白鼠均弃之，视为非特异死亡。小白鼠发病的潜伏期在初次分离时可因病毒量小而延长。小白鼠发病可表现出离乳、离群、竖毛、肢体软弱、麻痹、颈项强直等症状。凡发现小白鼠开始发病时，应仔细观察，以防母鼠将之食入。当发病小白鼠濒死时处死、解剖，取其脑、肝、脾、肺、肾等脏器，再接种乳小白鼠，待其发病规律稳定时收集毒种保存并鉴定。标本材料一般盲传两三代。

2. 组织培养分离法 分离病毒常用单层细胞培养。一种虫媒病毒只能在几种有限的细胞中生长繁殖，并产生细胞病变。不同的虫媒病毒有不同的敏感细胞，并产生其特征性的细胞病变（CPE）。因此，分离病毒时，选择合适的敏感细胞至关重要。

接种方法：将处理好的标本接种于长成单层的细胞管，每份标本接种 2 只细胞管，每管接种 0.1~0.2ml 标本悬液，吸附 1 小时，加 0.8~0.9ml 的维持液。如果发现标本悬液对细胞的毒性较大，即接种后 24 小时内可使细胞皱缩脱落，此时应在吸附后倒弃接种液，加入 1ml 维持液。培养过程中应注意培养管液体 pH 的变化，如降低到 7.0 以下，应更换维持液，或调整 pH。细胞病变要每天观察 1 次，接种后 24 小时内出现类似细胞病变的现象应视为非特异变化。对细胞病变不明显或不出现的可做红细胞吸附试验或免疫荧光试验等检查是否有病毒增殖。一般标本盲传两三代。

3. 鸡胚培养分离法 鸡胚对大多数病毒均较敏感，其病毒繁殖量较高，而且鸡胚来源方便、经济，管理方便。具体方法为：取 7~9 日龄鸡胚 5~6 只，接种部位为绒毛尿囊膜、卵黄囊、羊膜腔、尿囊腔等，接种量为 0.8~1ml，接种后置 36~38℃培养，观察 10 天左右。接种后 1~2 天死亡者弃之，作为非特异死亡。观察期间内无死亡者，取其鸡头，制成悬液盲传二代，仍不死亡者作阴性处理。血管模糊、活动少或不活动的鸡胚可判定为已死亡，取其传代并作鉴定。

（1）绒毛尿囊膜接种：选用10~12日龄鸡胚，在胚胎附近略近气室处，选择血管较少的部位，用蛋壳开窗器或电烙器在卵壳上开出或烙出一个直径3~4mm的烤焦圈或窗孔，用碘酊和乙醇消毒后，小心用刀尖撬起卵壳，造成卵窗，但不可损伤壳膜。在气室端中央也钻一个小孔。随后用针尖轻轻挑破卵窗中心的壳膜，切勿损伤其下的绒毛尿囊膜。滴加1滴灭菌生理盐水于刺破处。用橡皮乳头紧贴于气室中央小孔上吸气，造成气室内负压，使卵窗部位的绒毛尿囊膜下陷而形成人工气室，此时可见滴加于壳膜上的生理盐水迅速渗入。用1ml注射器滴入两三滴接种物于绒毛尿囊膜上。最后用透明胶纸封住卵窗，或用玻璃纸盖于卵窗上，周围涂以熔化的石蜡密封。气室中央的小孔可用石蜡密封住。鸡胚在接种后，横卧于孵卵箱中，不许翻动，保持卵窗向上。绒毛尿囊膜接种的另一种方法是在气室端的卵壳上开一个小口，并小心地用灭菌眼科镊子撕去一小片内壳膜，切勿损伤其下的绒毛尿囊膜，随即滴入接种物，最后用透明胶纸封闭开口。

（2）尿囊腔接种：选用10~11日龄的鸡胚，画出气室和胚位，在气室接近胚位处涂抹碘酊和乙醇进行消毒后，用钢锥穿一小孔，随后将注射器针头沿此小孔插入0.5~1cm处（避开血管），注入0.1~0.2ml接种物。最后用石蜡封口，并置孵卵箱中孵育。每天翻卵并检卵一次。24小时内死亡者废弃。但如上述，东方马脑炎和西方马脑炎病毒常可在接种后的15~24小时内致死鸡胚。另一个方法是在胚位附近没有血管处穿孔并注入接种物，但此时必须将气室端稍向下倾，否则接种液甚至尿囊液可能从针孔中回溢出来。蜡封的方法同前。

（3）卵黄囊接种：主要用于虫媒披膜病毒（togaviridae）以及鹦鹉热衣原体（*Chlamydophila psittaci*）和立克次体（Rickettsia）等的分离和增殖。选用6~8日龄鸡胚，画出气室和胚胎位置后，垂直放置在固定卵座上，用碘酊和乙醇消毒气室端，以钢锥在气室中央锥一小孔，用灭菌注射器吸取含病毒悬液，沿气室端所穿小孔刺入约3cm，注入0.1~0.5ml接种物于卵黄囊内。随后用熔化的石蜡封孔，置孵卵箱内继续孵育，每天翻卵1~2次。24小时内死亡者废弃，但东方马脑炎和西方马脑炎病毒可能在接毒后15~24小时内致死鸡胚。

（4）羊膜腔接种：在由病料初次分离病毒时，羊膜腔接种法比尿囊腔接种法敏感。但此法操作技术比较困难，鸡胚也易受伤致死。选用11~12日龄的鸡胚，按绒毛尿囊膜接种法造成人工气室，撕去卵壳，并刺破绒毛尿囊膜血管较少的部位，用钝端镊子沿此破孔插入，夹起羊膜囊，注入0.1~0.2ml接种物。由于不易判断接种物是否被正确地注入羊膜腔内，故可将已经吸取了接种物的注射器的活塞稍微回抽，使注射针芯内含一个气泡，注射时将气泡和接种物一起注入。将卵适当倒转，即可清楚地看到气泡是否在羊膜腔内，以判定注射是否正确另一个方法是在气室端中央开一个1~2cm直径的圆孔。用灭菌镊子揭去卵窗部位的卵壳和壳膜，并滴加1滴灭菌液状石蜡于内层壳膜上，使其透明。

如将卵置于灯上观察，看得更加清楚。随后用灭菌弯头眼科镊子，刺破内层壳膜和绒毛尿囊膜（避开血管），并轻轻夹起羊膜使之呈伞状，并在直视下将注射针头插入羊膜腔内，直到碰着鸡胚或看到胚胎突然向后退缩，证明针头已经到达羊膜腔内，即可进行接种。接种病毒后的鸡胚，一般放于37℃孵育。除接种马脑炎病毒外，在24小时内死亡的鸡胚均视作非特异死亡而废弃。培养时间也随病毒种类而异。根据接种途径的不同，收获相应的材料：①绒毛尿囊膜接种者，收获接种部位绒毛尿囊膜并注意观察病变；②尿囊腔接种者，收获尿囊液（5~8ml），并于收获前将鸡胚直立放置于4℃冰箱30分钟以上，冻死胚胎，防止出血；③卵黄囊接种者，收获卵黄囊或胚体；④羊膜腔接种者，收获羊水（0.5~1ml）。

（5）鸡胚静脉接种：选择10~11日龄、发育良好的无特定病原（SPF）鸡胚，在照蛋灯上标记静脉位置和开孔区，用开孔器开窗备用。在无菌条件下，每份样品接种5个鸡胚，每个鸡胚静脉接种0.1ml，接种后用擦镜纸封口，置33.5℃培养。逐日观察并记录，24小时内死亡的鸡胚为非特异性死亡，将48小时后死亡的鸡胚置4℃冰箱保存，于接种后第6天同未死亡鸡胚一起收毒。收毒时，在无菌条件下，用碘酒、酒精棉球对鸡胚气室处进行消毒，凿开蛋壳，按常规方法剪破壳膜、尿囊膜、羊膜后，取出胚体，置于平皿中，在每个胚体上取若干组织块（有病变时，取病变组织），置于组织捣碎器或乳钵中研磨后，按1∶5加入含青霉素2 000U/ml、链霉素2 000g/ml的乳糖蛋白胨缓冲肉汤（BLP），置4℃冰箱浸提4小时，当日使用，剩余样品置-70℃保存备用。

4. 噬斑分离法　将处理好的样品悬液接种于长成单层敏感细胞三四瓶，每瓶接种 0.5~1ml 样品悬液，接种后放于 37℃温箱吸附 1~2 小时，弃去病毒液，覆盖第一层琼脂，2~3 天后覆盖第二层琼脂，置于 37℃培养观察 10 天，若无噬斑显示，以阴性处理。若出现噬斑时，可挑斑保存于病毒稀释液中继续传代至稳定，然后做鉴定。

5. 蚊分离法　利用饲养的健康蚊进行病毒分离，其优点是病毒可长时间保存在蚊体内，蚊饲养较实验动物容易，数量大，缺点是必须经常了解蚊体内是否确已带毒。具体方法是：用喂食法，即在喂食时将分离样品按一定浓度混合于食物中，让蚊吸食时吸入病毒。还可使用胸腔注射法，将分离标本通过定量注入蚊胸腔，或将所制的样品悬液接种小白鼠腹腔后，定时让蚊叮咬以吸入病毒。然后将蚊饲养一段时间让病毒在蚊体内繁殖，取蚊研磨进行病毒分离。其中巨蚊、白纹伊蚊和埃及伊蚊胸内接种是分离登革病毒很敏感的方法。

以上几种病毒分离的方法各有其优缺点，小白鼠的方法很敏感，易掌握。传代次数越多，病毒毒力越强，很有利于分离病毒。但由于小白鼠本身存在多种病毒性疾病，如脱脚病（病原为鼠痘病毒），动物选择不当，往往会影响结果。金黄地鼠肾细胞（BHK-21）分离虫媒病毒是近年来发展起来的方法。C6/36 蚊细胞（C6/36）对蚊媒病毒更敏感，是蚊媒病毒分离首选的细胞。蚊细胞对蚊媒病毒的分离率比用小白鼠分离高。

用鸡胚分离病毒手续简便，鸡胚中不仅脑组织，而且肝、肾、肌肉等都含有大量病毒；但其敏感性不如小白鼠。

噬斑技术对乙型脑炎等病毒很敏感，即使病毒含量较小，也能在琼脂覆盖的单层细胞上显示出病毒所产生的噬斑。

（四）主要虫媒病毒病的病原学检查

1. 登革热

（1）标本的采集：在流行季节可采集患者的血液标本，死亡患者可采肝、脾、淋巴结分离病毒，传播媒介白纹伊蚊和埃及伊蚊也可分离病毒。在流行病学检测中，可采集蚊虫标本分离病毒，蚊虫分类鉴定后按每一蚊种 5~30 只分为一组，放入乳钵内用无菌生理盐水洗 3~5 次，然后研磨成匀浆，用病毒稀释液稀释成 10% 的悬液，按青霉素 1 000U/ml，链霉素 1 000μg/ml 加入标本中，4℃放置 4 小时，2 000r/min 离心 15 分钟。接种上清液。标本必须注意低温运送及时接种。

（2）细胞接种分离病毒：C6/36 细胞为登革病毒分离的常用细胞，一般血标本做适当稀释 1∶40~1∶100 接种 C6/36 细胞，观察 7 天，当有病毒感染时，出现细胞病变，表现为细胞圆缩，颗粒增多，融合成片，最后碎裂死亡。如无明显细胞病变可盲传三代。蚊子标本研磨后，需按 1∶10 稀释接种。其他常用细胞还有非洲绿猴肾细胞（Vero）、BHK-21 等。

（3）乳小白鼠分离病毒：每只乳鼠脑内接种全血或 1∶20 血清 0.02ml，48 小时内死亡者作非特异性死亡处理。存活乳鼠观察 7~10 天。也可用细胞培养阳性液接种。1~3 日龄乳鼠脑内接种 0.01~0.02ml/只，未发病则盲传三代。期间如发病，表示有病毒感染。发病乳鼠表现：活动差，拒奶，抽搐，麻痹，侧卧至死亡。

上述方法检出病毒后，尚需鉴定其种类和型别。可用单克隆抗体免疫荧光法、血凝抑制试验和中和试验等方法进行病毒鉴定。也可按分子生物学方法进行基因诊断、克隆、测序。

2. 流行性乙型脑炎（日本脑炎）

（1）标本的采集和处理：①血液标本：乙脑的病毒血症持续时间很短，很难从血液中分离到病毒。无菌采集后应当低温或液氮保存备用；②脑脊液标本：较易分离到病毒，应在疾病的早期采样。因晚期脑脊液中可有抗体 IgM 存在，不利于病毒的分离。无菌操作采集脑脊液后低温或液氮保存备用；③尸检组织标本：尸检组织特别是死亡早期的患者脑组织，分离病毒的阳性率较高。最好在死亡 6 小时内采集，因为脑组织容易液化，病毒随细胞溶解而死亡。标本采集后，立即进行病毒分离。如不能立即进行，则应放液氮或 -30℃以下保存；④蚊虫标本：蚊虫中病毒分离阳性率 10%~20%，是流行病学调查中不可缺少的内容。晚间用电动吸蚊器捕捉，低温冷冻 1 小时后分类鉴定。然后进行病毒分离或者放入液氮或低温冰箱贮存备用。

（2）病毒分离：常用的分离方法有动物接种和细胞培养两种，其他还有鸡胚培养分离法、蚀斑分离法和蚊子分离法。①动物分离法：乳小白鼠接种标本，如为脑组织或蚊虫，则经研磨，离心取上清液；如为血液或脑脊液，可直接接种。每份标本接种鼠数不少于5只。接种方法通常采用脑腹联合接种，用0.25ml注射器脑内接种0.02ml，腹腔接种0.2ml，每天观察2~3次，连续观察2~3周。凡是接种后48小时内死亡的小乳鼠均弃之，视为非特异死亡。乳鼠发病的潜伏期在初次分离时可因病毒量小而延长。一旦出现厌乳、离群、耸毛、肢体麻痹、回旋试验阳性等症状视为发病。待发病乳鼠濒死时处死，解剖，取脑等脏器，再接种乳小白鼠，待其发病规律稳定时收集病毒保存并鉴定。标本材料一般盲传3代。②细胞接种分离病毒：C6/36细胞为乙脑病毒分离的常用细胞，一般血标本做适当稀释1∶40~1∶100接种C6/36细胞，接种后24小时内出现类似细胞病变的现象应视为非特异变化。观察7天，当有病毒感染时，出现细胞病变，表现为细胞圆缩、颗粒增多、融合成片，最后碎裂死亡。如无明显细胞病变可盲传三代。蚊标本研磨后需按1∶10稀释接种。其他常用细胞还有Vero、BHK-21等。

（3）病毒鉴定：上述方法检出病毒后，尚需鉴定其种类。可用单克隆抗体免疫荧光法、血凝抑制试验和中和试验等方法进行病毒鉴定。也可按分子生物学方法进行基因诊断、克隆、测序。

3. 森林脑炎（蜱传脑炎）

（1）标本采取：①病尸的脑组织：在第10病日内死亡的病例均有可能从脑组织中分离到病毒，之后分离率越来越低。为了提高分离率，应争取在死亡之后12小时内解剖，取脑干部的脑组织用于分离。所采取的标本要尽快送实验室接种，若不能立即接种，应将标本冷冻保存；②患者血液：患者早期血液（1周以内）能分离出病毒，但分离率较脑组织低。可在采血的同时分离血清，取早期和恢复期的双份血清作抗体检测，恢复期抗体效价高于早期的4倍以上则有诊断价值；③脑脊液：脑脊液的病毒分离率低于血液，用于诊断不太适用；④蜱：所捕获的蜱送入实验室后首先应进行分类编组，每10~50只为一组，再用含抗生素的生理盐水（青霉素1 000U/ml，链霉素1 000μg/ml）反复冲洗三次，然后研磨制成悬液，低速离心后取上清用于接种。因蜱死后体内的病毒浓度迅速下降，故应争取尽快接种。

（2）病毒分离：①乳鼠分离：生后2~4日龄的乳小白鼠是分离森林脑炎病毒最敏感的动物。一般以脑、腹联合接种（脑内0.02ml，腹腔0.05ml）效果较好。多以鼠脑悬液接种后连续传代，乳小白鼠仍不发病者记为阴性。小白鼠的潜伏期一般为7~14天，连续传代后潜伏期可缩短至3~4天。乳鼠发病的初期症状多为拒奶，逐渐出现后肢麻痹、前肢麻痹、颤抖，随后趋向死亡另外，出生后3~4周的小白鼠也可用于分离（脑内注射0.03ml，腹腔0.2ml），但效果不如乳鼠好，进行鼻腔、腹腔、皮下接种的小白鼠也能因脑炎致死，但依此次序小白鼠的易感程度下降。经鼻腔和脑接种的潜伏期较短，皮下接种潜伏期较长，腹腔接种介于其中。经不同途径接种所引起的症状相同。用小白鼠分离病毒时，初代小白鼠的潜伏期很不一致，其中未发病鼠容易把已发病的濒死鼠或刚死鼠吃掉，故发现病鼠后应立即分缸饲养；②鸡胚分离：森林脑炎病毒在鸡胚中发育良好，一般可选择7日龄前后的鸡胚，将病毒悬液接种于卵黄囊，剂量为0.2~0.5ml/只，接种后置37℃孵育72~96小时。鸡胚耐受抗生素的能力较强，污染严重的标本悬液加青霉素2 000U/ml、链霉素2 000μg/ml对鸡胚的生长基本无影响，所以特别适用于污染严重的标本。分离病毒时先接种鸡胚，后再用小白鼠传代，较直接接种小白鼠能获得更好的效果。病毒在鸡胚中广泛发育，其中脑组织和肌肉的病毒含量最高。适应于鼠脑的病毒悬液接种于鸡胚卵黄囊后，经24小时在鸡胚的皮肤、胃、肝和脑均出现病毒，48小时后在横纹肌（包括心肌）广泛的出现病毒，脑内病毒含量也增高。大部分鸡胚在第45天死亡。鼠脑病毒接种于鸡胚的尿囊或羊膜腔时，病毒发育同样良好；③细胞分离：鸡胚成纤维细胞及猪肾细胞能使脑内接种小白鼠不发病的微量病毒培养成功，并能产生病变及空斑。所以这两种细胞比小白鼠更敏感。羊肾细胞与小白鼠的敏感性大体相同，也可用于分离病毒。

4. 黄热病　接种Vero细胞、C6/36细胞或乳鼠，观察病变情况，分离病毒。采集的血清或组织标本应迅速送检。24小时以内转运冷藏即可；超过24小时应保存在-20℃或以下，无条件者也应冷保存。拟做病理检查的肝组织应用含10%甲醛的生理盐水浸泡。

5. 西尼罗病毒病

（1）乳小白鼠接种分离法：患者血液或脑脊液标本，可直接接种3日龄乳小白鼠。接种方法通常采用每只乳鼠脑内接种0.02ml，每天观察2~3次，连续观察2~3周。凡是接种后48小时内死亡的小乳鼠均弃之，视为非特异死亡。一旦出现拒乳、离群、耸毛、肢体麻痹、回旋等试验阳性症状视为发病。待发病乳鼠濒死时，解剖，取脑等脏器，再接种乳小白鼠，待其发病规律时收集病毒保存并鉴定。标本材料一般盲传 3 代。

（2）细胞接种分离病毒：Vero、C6/36 细胞可用于病毒分离，一般血标本做适当稀释 1 : 40~1 100 接种细胞，接种后 24 小时内出现类似细胞病变的现象应视为非特异变化。观察 7 天，当有病毒感染时，出现细胞病变，表现为细胞圆缩，颗粒增多，融合成片，最后碎裂死亡。如无明显细胞病变可盲传三代。蚊标本研磨后需按 1 : 10 稀释接种。

上述方法检出病毒后，尚需鉴定其种类。可用单克隆抗体免疫荧光法、血凝抑制试验和中和试验等方法进行病毒鉴定。也可按分子生物学方法进行基因诊断、克隆、测序。

6. 流行性出血热（epidemic hemorrhagic fever）

（1）标本的采集：在流行季节可采集患者早期的血液标本，分离血清备用或直接接种动物或细胞，血块研磨制成悬液接种，或除菌过滤后接种。动物标本也可分离病毒，如黑线姬鼠、褐家鼠等啮齿动物。无菌解剖取肺，冰冻切片，免疫荧光法等检查病毒抗原，其阳性肺组织研磨成 10% 悬液（含 2% 小牛血清及青、链霉素的 Eagle 液），冻融 2~3 次，2 000~3 000r/min，离心 15~20 分钟，取上清液备用。

（2）细胞接种分离病毒：Vero-E6 细胞为分离病毒的常用细胞，其他细胞还有人胚肺二倍体细胞（2BS）、人肺腺癌细胞（A549）、大白鼠肺细胞（RL）等。取血清标本或动物标本接种已长成单层的细胞培养瓶中，37℃吸附 2 小时后，用 Hank's 液洗涤 3 次，加含 1%~2% 小牛血清 pH7.4 的 Eagles 维持液，置 37℃培养。每天观察细胞形态及细胞病变，一般 3 天左右更换维持液一次。20 天后刮取少量细胞作滴片，免疫荧光法检出阳性后，继续培养至 50% 以上细胞感染时，再传代培养。传代材料可用感染细胞同其维持液经冻融后的悬液或仅用感染细胞维持液；检查阴性时可盲传 3 代，仍为阴性者弃之。随传代次数增加，细胞出现特异性免疫荧光时间提前。传代稳定后，每代间隔时间可在 7~14 天。

（3）动物接种分离病毒：用 2~4 日龄小白鼠乳鼠或幼龄长爪沙鼠；也可用 2~4 日龄大白鼠乳鼠及金黄地鼠等分离病毒。可用多途径或单途径接种，以皮下、腹腔接种为多，也可脑内和肺内接种。小白鼠乳鼠采用脑内与腹腔接种，脑内接种量 0.02~0.03ml/ 只。接种后置负压隔离器内饲养观察。3 天内死亡者作为非特异死亡废弃。感染后 7~14 天乳鼠可能发病（后肢瘫痪、抽搐或散窝，行动不稳等）。濒死前解剖取脑，不发病者可在 14~20 天处死取肺进行免疫荧光检查。检查阳性者继续传代；阴性者可制成悬液，盲传 3 代仍为阴性弃之。

（4）病原体鉴定：经细胞和动物分离到能稳定传代的病毒后，尚需鉴定其种类。采用血清学方法进行鉴定。可用单克隆抗体免疫荧光法、血凝抑制试验和中和试验等方法进行病毒鉴定。也可按分子生物学方法进行基因诊断、克隆、测序。

7. 新疆出血热（Xinjiang hemorrhagic fever）

（1）标本的采集和处理：用于分离新疆出血热病毒的标本有：感染的人或动物的血液、尸体脏器组织（肝、肾、脾、淋巴结等）或野生动物脏器组织、节肢动物（在疫区捕获的亚洲璃眼蜱）等。①血液。急性期患者血液是分离病毒的最好材料，发病 9 天以前患者的血液，病毒分离阳性率很高，出血期患者所排出的血液如鼻血等，也可作病原体分离；也可用家畜（如绵羊）血液作为分离标本，但盲目性大，成功率低。无论采取人或动物血液，均应严格无菌操作。血液标本可用肝素抗凝或凝固后的血块均可，或在凝固前不加抗凝剂直接接种；②脏器组织。本病死亡病例或动物尸体脏器，也是分离病毒的有用材料。最好在死后 6 小时内采取标本。如不能及时制备悬液及接种，应放置在低温冰箱或 50% 中性甘油中暂时保存。脏器标本通常研磨制成 10%~20% 悬液，经低速离心后用上清液接种（动物鸡胚或细胞）；③节肢动物。从疫区捕获的亚洲璃眼蜱，包括幼虫、稚虫或成虫（吸饱血液的蜱待血消化后再分离）以及卵（需孵化后），用乙醚处死清洗、消毒后研磨成 10% 悬液，低速离心后取上清液接种动物或细胞，以分离病毒。

所有标本如不能马上接种，均应注意防止污染，放置低温保存（4℃下保存不应超过 2 天）。脏器标本应置于 50% 中性甘油中冰瓶运送。

（2）病毒分离：①动物接种。取 1~4 日龄新生小白鼠乳鼠、新生大白鼠乳鼠或金黄地鼠乳鼠，常规用脑、腹联合接种，分别为 0.01~0.02ml 和 0.03~0.05ml，于接种后观察 14~21 天。乳鼠一般于接种后 4~10 天发病，长者 14 天左右，连续传代后潜伏期缩短（约 5 天）。感染鼠早期精神亢奋、共济失调，后拒食衰竭而死。发病乳鼠待处于濒死时，无菌解剖取脑、肝及脾等组织，经含糖肉汤无菌试验阴性者研磨制成10%悬液，用于继续传代。鼠脑可短期保存于50%中性甘油中或真空干燥长期保存，保护剂用脱脂牛奶；②鸡胚接种。用7日龄鸡胚、卵黄囊接种0.25ml。鸡胚一般于接种后3~4天死亡，胚体多有充血现象，取其胚体及卵黄囊制成10%悬液继续传代；③细胞接种。按常规方法制备的小白鼠肾及地鼠肾细胞单层，弃去培养液，每瓶加10%病毒悬液使之覆盖细胞表面，置37℃吸附1小时后，补加维持液继续培养48小时换液一次，而后按照维持液pH的变化，每3~4天换液一次，直至病毒收获。Vero-E6细胞用10%（乳鼠脑）病毒悬液接种后72小时，消化，然后再分瓶培养72小时，再用同样病毒悬液接种，48~72小时后即可收获较高的病毒滴度。上述细胞均不产生明显的细胞病变，用细胞维持液接种乳鼠可证明病毒的繁殖，或将细胞制成涂片用间接免疫荧光观察。

8. 辛德毕斯病毒病（Sindbis virus disease）

（1）标本的采集：及细胞接种对初期感染Sindbis病毒患者或疑似病例的血清，还有蚊虫标本均可用于Sindbis病毒的分离。标本应该低温存放，接种时血清应做适当稀释，而蚊虫标本需研磨制成混悬液（1∶10），以备接种。

在流行季节采取患者早期血标本（5天内）进行细胞接种，常用细胞为C6/36、Vero、BHK-21等，当有病毒感染时，出现细胞病变，表现为细胞圆缩，颗粒增多，融合成片，最后碎裂死亡。

（2）乳鼠接种：用稀释后的血清或病毒悬液接种2~4日龄乳小白鼠（脑内0.02ml），每天观察发病情况，由于病毒在乳鼠大脑中的复制非常迅速，一般在感染后24~48天就会达到繁殖高峰期，动物也在感染后3~4天因脑炎而死亡。在发现乳鼠表现脑炎症状时，即说明病毒已经大量地繁殖。

（3）空斑试验（双层法）：Sindbis病毒接种敏感细胞后可产生大小不同的空斑，根据其空斑大小、形状以及空斑抑制试验可以鉴定病毒的型别，同时也可测定病毒的感染力和中和能力。培养C6/36、BHK或Vero细胞长至单层，再用不含血清的维持液冲洗单层细胞；以不含血清的维持液将病毒连续10倍稀释，选择适当稀释度的病毒悬液接种单层细胞，于37℃作用1小时，取不含中性红的营养琼脂，融化后降温到43~45℃，加到单层细胞上（C6/36置28~33℃、BHK或Vero置37℃培养）。24小时后，再加含中性红的营养琼脂，用黑纸或黑布盖住细胞瓶，48小时后即可发现蚀斑，测量空斑大小。

（4）病毒鉴定：使用Sindbis病毒的特异性单克隆抗体进行病毒的鉴定。也可用多克隆抗体与其他同属病毒进行交叉试验，以鉴别其他病毒感染的可能。

9. 基孔肯亚出血热　在流行季节采取患者早期血标本（5天内）进行细胞接种，常用细胞为C6/36、Vero、BHK-21等，当有病毒感染时，出现细胞病变，表现为细胞圆缩，颗粒增多，融合成片，最后碎裂死亡。

患者早期血标本可接种乳小白鼠（1~2日龄），每只乳鼠脑内接种0.02ml，发病乳鼠表现拒奶、活动差、双下肢麻痹，严重时抽搐、侧卧死亡。

上述方法分离到病毒后，可用单克隆抗体免疫荧光法及中和试验等方法鉴定病毒；也可采用基因诊断、克隆、测序进行鉴定。

10. 罗斯河病毒病（Ross River virus disease）

（1）细胞接种分离法：流行季节采取患者早期血标本（5天内）进行细胞接种，常用细胞为C6/36、BHK-21等，当有病毒感染时，细胞可出现病变，如细胞聚集，颗粒增多，融合成片，最后细胞碎裂死亡。

（2）乳鼠脑内接种分离法：早期血标本接种乳小白鼠（1~2日龄），每只乳鼠脑内接种0.02ml，观察数天，如发病，乳鼠离群、拒奶、双下肢麻痹、活动差，严重时可抽搐，侧卧死亡。

上述方法分离到病毒后，可用单克隆抗体免疫荧光法及中和试验等方法鉴定病毒；也可采用基因诊断、克隆、测序进行鉴定。

11. 东方马脑炎　早期患者的血液和脑脊液中可有病毒存在，但不易分离成功。用死者的脑组织接种小白鼠脑或鸡胚，均可分离出病毒。也可接种Vero细胞或C6/36细胞进行病毒分离。

12. 西方马脑炎　用尸体脑组织标本分离病毒阳性率较高，脑脊液中也可检出病毒。Vero细胞、C6/36细胞均可用于西方马脑炎病毒的分离。用乳小白鼠脑内接种也可分离病毒。

三、虫媒细菌性疾病的病原学检查

(一) 鼠疫(plague)

采淋巴结穿刺液、脓、痰、血、脑脊液等进行检查。一切可疑患者均需作细菌学检查，对疑似鼠疫的尸体，应争取病理解剖或穿刺取材进行细菌学检查。20 世纪 50 年代以来，一直应用常规的"四步检查法"。

(1) 涂片检查：用上述材料作涂片或印片，可找到革兰氏染色阴性、两端浓染的短杆菌。50%~80% 阳性。

(2) 细菌培养：检材接种于普通琼脂或肉汤培养基。血培养在腺鼠疫早期阳性率为 70%，晚期可达 90% 左右。败血症时可达 100% 阳性。

(3) 动物接种：将标本制成生理盐水乳剂，注射于豚鼠或小白鼠皮下或腹腔内，动物于 24~72 小时死亡，取其内脏作细菌检查。

(4) 噬菌体裂解试验：用鼠疫噬菌体加入已检出的可疑细菌中，可看到裂解及溶菌现象。

(二) 土拉弗氏菌病(Frencisella tularensis)

检查标本：可采取患者的血液，淋巴穿刺液，局部溃疡渗出液，脓样分泌物，野生动物的尸体及其感染动物的脏器，吸血昆虫，污染的食物、水源等。

(1) 直接镜检：用于被检材料含有大量细菌时，如患者的局部病灶渗出物、感染动物的脏器及野生动物的尸体等。直接涂片与动物脏器压片时，待干燥后用 3% 盐酸酒精固定 5 分钟，也可用酒精、乙醚等量混合固定 5 分钟，自然干燥后进行染色。培养物制片时，可先制成 1%~3% 甲醛盐水悬液涂片，干燥后放入乙醇中固定 15 分钟，进行染色和镜检。

(2) 培养分离：本菌培养分离的阳性率不高。主要用于自毙野生动物和实验动物的检查。对蚊、蜱等昆虫的检查不易成功。取患者的血液培养，在菌血症期间即发病后 7 天左右采血为宜。

接种的组织材料必须经过研磨制成悬液，加入适量抗生素，再行培养。

土拉杆菌对卵黄培养基较敏感，传代菌种 48~96 小时培养可见菌苔，初代分离时可推迟到 1~2 周，培养 3 周无菌苔视为阴性结果。

用于土拉杆菌培养的主要培养基(供参考)：①卵黄培养基：按蛋黄与盐水(pH7.0~7.2)6∶4 混合，每支试管分装 4~5ml，放入 80℃的血清凝固器内，经 1 小时使蛋黄凝固。制备好的培养基需放置 37℃、24 小时作无菌试验后再使用，或于 4℃保存、备用；②Francis 培养基：肉浸液(猪肝汤更好)100ml，葡萄糖 1.0g，胱氨酸 0.1g，琼脂 1~2g，混合后 10lb、15 分钟灭菌，待冷却至 45℃，加 10ml 脱纤维兔血，分装于试管或平皿中备用；③选择培养基(林万明等 1983 年提出一种选择性培养基)，制备方法如下：取赫氏消化液 9ml(按原液每毫升含 880mg 氨基氮计算)，加蒸馏水 100ml，氯化钠 0.5g，葡萄糖 1g，胱氨酸 0.1g，待溶解后，调 pH7.4~7.5，加琼脂 1.8g，10lb、15 分钟高压灭菌，冷却至 48~50℃时，先加入先锋霉素 1 号 40U/ml，多黏菌素 E100U/ml，同时加新鲜脱纤维兔血 5ml，摇匀倒入平皿中备用。该培养基能抑制大肠杆菌、绿脓杆菌、普通变形杆菌和葡萄球菌等 23 种杂菌。实验感染死亡之小鼠腐败 9 天仍能检出土拉弗氏菌。

标本可直接接种：①卵黄培养基；②Francis 培养基；③普通琼脂培养基。如果标本能在①②种培养基中生长，可考虑为土拉杆菌感染，如在①③培养基中生长可排除土拉杆菌。

(3) 动物实验：为接种土拉杆菌的一种敏感可靠的方法。感染动物一般用小白鼠，对土拉杆菌敏感性极高，皮下或腹腔注射少量菌即可引起动物发病或死亡。小白鼠一般在感染后 5~10 天内发病死亡(1~2 天死亡多为其他细菌感染所致)。死亡后立即在无菌条件下解剖，取心血、肝、脾组织直接接种卵黄培养基和做印片进行革兰氏染色和荧光抗体染色。死亡动物的脏器可出现明显的病理改变：接种局部炎症浸润，淋巴结肿大，充血变硬，肝、脾大充血变性。从肝、脾等脏器制备的压印片，染色后镜检可见大量成堆排列的细菌。培养在卵黄培养基上，经 18~24 小时生长良好。实验动物中豚鼠也比较敏感，发病较小白鼠慢，但病理变化明显，肝、脾大并有大量可见的白色坏死结节。切面呈淡黄色干酪性变。

实验动物必须单独饲养，每天观察两次，生存的小白鼠要观察 15d，豚鼠要观察 25d。接种动物时，先将标本材料加适量生理盐水(0.5ml)混合后注射，如为脾等组织块，必须先在乳钵中研磨，按 1∶5 加入盐水制成悬液，小白鼠皮下接种 0.5ml，豚鼠皮下接种 1ml。检查蜱、蚊等昆虫时，可 10~50 只为一组，先用酒精浸洗 2 次，再用加入双抗的盐水浸洗 3 次，放入体内研磨加入适量盐水接种动物。检查污染的水源，必须集菌后注射小白鼠或豚鼠。

经过培养分离到的土拉杆菌，应具有下列特征：①在卵黄培养基和 Francis 培养基上培养生长良好，菌落典型；②染色涂片为革兰氏阴性小球杆菌；③普通琼脂培养基上不能生长；④可凝集抗土拉杆菌的特异血清，荧光抗体染色阳性；⑤接种小白鼠或豚鼠能引起发病死亡，具有典型病理改变，并能再从感染动物中分离到土拉杆菌。

四、其他虫媒病的病原学检查

（一）虫媒立克次体病（arboviral rickettsiosis）与埃立克体病（ehrlichiosis）

1. 恙虫病（tsutsugamushi disease）

（1）病原的常规染色观察：患者血液或接种动物脏器、鸡胚卵黄囊膜以及感染细胞等涂片，都可通过常规吉氏和马氏染色法进行染色，光学显微镜观察。吉氏染色的恙虫病立克次体呈暗红色或蓝紫色，马氏染色法则把它染成蓝色，有别于其他立克次体的红色。

（2）病原分离培养：恙虫病的实验室诊断方法中，病原分离方法最可靠，阳性率也不低。所采用的方法有小白鼠接种、鸡胚卵黄囊接种和组织细胞培养等。

由于小白鼠对恙虫病立克次体很敏感，一般腹腔接种方法的分离成功率很高。每份标本接种小鼠 3~4 只，每只腹腔接种 0.5~1ml，其中 1~2 只小鼠在病重期剖取脾肾研磨成悬液后传代，腹膜涂片镜检；另 1~2 只留作恢复期（一般 28 天）采血检测特异抗体。在病原数量少、毒力弱时，小白鼠常有不发病的情况，此时可采用免疫法进行攻毒保护试验，即用已知毒株攻击接种后不发病小鼠，如其不发病死亡，而对照组却死亡，即可定论。

恙虫病立克次体在鸡胚卵黄囊中能很好增殖，但其初次接种鸡胚往往不能适应，因而初代分离很少应用。在病原进一步鉴定、制备抗原疫苗或作其他研究时，可用鸡胚卵黄囊繁殖恙虫病立克次体。

恙虫病立克次体分离的另一个有效方法是组织细胞培养，常用的原代细胞有地鼠肾细胞，地鼠、猴、家兔、大白鼠等动物的睾丸细胞，鸡胚细胞和羊膜细胞等。常用的传代细胞有宫颈癌细胞系（Hela）、小鼠成纤维细胞（L929）、Vero-E6、猴肾细胞系（BSC-1）、非洲绿猴肾细胞（BSC-40）等。目前，恙虫病立克次体组织细胞分离培养以 L929 和 Vero-E6 两种细胞为主。最近建立了一项小瓶玻片细胞培养分离法，即在小培养瓶内加入直径 12mm 的圆形盖玻片，可在接种后 48~72 小时直接取出玻片染色镜检，以确定是否有病原感染。

恙虫病立克次体的分离培养，要注意病料标本的采集处理。一般可用患者血液或剖检材料的肝、脾、肾，选用多种材料混悬液检查效果更好。

（3）PCR 检测病原特异基因：病原经分离后通过 PCR 检测 58ku 和 56ku 蛋白基因进行恙虫病立克次体的鉴定和分型研究。

2. 流行性斑疹伤寒（epidemic typhus） 该病病原学诊断方法临床不常用，主要用于流行病学调查。于发热期（最好 5 病日以内）抗生素使用前采集患者血液，取 3~5ml 接种于雄性豚鼠腹腔，7~10 天豚鼠发热，阴囊发红，取其睾丸鞘膜和腹膜刮片或取脑、肾上腺、脾组织涂片染色镜检，可在细胞浆内查见大量立克次体。亦可将豚鼠脑肾上腺、脾等组织制成悬液接种鸡胚卵黄囊分离立克次体。目前病原体的分离培养已逐渐采用各种组织培养技术进行。

3. 鼠型斑疹伤寒（murine typhus） 在抗生素治疗前采取发热期患者血液，接种入雄性豚鼠腹腔内，接种后 5~7 天动物发热阴囊因睾丸鞘膜炎而肿胀，鞘膜渗出液涂片可见肿胀的细胞浆内有大量的病原体。然后用特异性抗体做间接免疫荧光试验加以鉴定。一般实验室不宜进行豚鼠阴囊反应试验，以免实验室工作人员和感染动物间扩散。

4. Q 热（Q fever） 过去多采用实验动物分离法，现多采用细胞培养分离法，也可用鸡胚卵黄囊培养分离法。

（1）实验动物分离法：将 Q 热患者血液或其他组织标本悬液接种豚鼠。将发病豚鼠的脏器印片，经过免疫荧光染色，阳性则可确诊，但阴性结果也不能排除 Q 热的可能性。

（2）细胞培养法：可用 Vero 细胞等培养。接种有盖玻片的平底培养管或培养孔内，CO_2 培养箱内孵育 3 天，将细胞培养盖玻片作免疫荧光鉴定，阳性则可确诊，阴性应结合其他方法综合判断。

5. 斑点热（spotted fever）　在应用抗生素前取急性发热期患者血液，接种雄性豚鼠腹腔，如体温 >40℃，有阴囊红肿表示有立克次体感染，应进一步将分离株接种鸡胚或细胞培养，并用免疫荧光试验等加以鉴定。由于斑点热群内各成员有抗原交叉，应注意新分离株种的鉴定，这不仅有助于对患者进行确切的诊断，而且也可为发现和判明新的疫源地病种提供依据。

6. 猫抓病（cat scratch disease）

（1）涂片检查：采集可疑患者肿胀的皮肤、淋巴结或结膜活检标本，革兰氏染色或镀银染色，在显微镜下观察可查见巴尔通体。病变淋巴结呈肉芽肿样炎性改变，中心可有脓液形成，内见大量白细胞；后期可见明显的网状内皮细胞增生。

（2）病原体培养：样品接种新鲜血或巧克力琼脂平板，二氧化碳孵箱中培养 6 周。阳性率低，不能作为常规的检查方法。血清学检测阳性的患者血标本培养和组织标本培养常为阴性。感染猫的血标本阳性率较高。

7. 战壕热（Trench fever）　取患者血液或研磨的组织悬液接种于脑心浸液双相琼脂或血琼脂、巧克力琼脂等，也可同时接种于人脐静脉内皮细胞（ECV304）。为获得更好的分离效果，可将收集于试管（含抗凝剂聚茴香脑磺酸钠和皂素）内的血液标本先经溶血、离心处理，或在含 EDTA 的试管中 −85℃冷冻 24 小时后再接种。接种物在 35℃、5% CO_2 环境下培养，待长出菌落后做生化检测，分析其细胞脂肪酸和 16S rRNA 基因序列等加以鉴定。后者亦可对患者组织标本直接作出鉴定。对于战壕热、巴尔通体性菌血症或心内膜炎患者血培养，由于巴尔通体生长缓慢，往往培养 1 周后仍不见生长，某些自动化培养系统（如 BACTEC460 瓶）未获得阳性生长，应继续培养至 4 周，并取培养液作吖啶橙染色和强化革兰氏染色（革兰氏强化液含坚固绿和酒石黄，沙黄染色延长至 5 分钟），如发现菌体则转种于固体培养基培养，进一步做鉴定。

8. 埃立克体病　从可疑患者或动物标本中分离出埃立克体，是诊断埃立克体病的金指标。一般采用对病原敏感的动物或细胞株接种感染标本进行病原体分离。

多数埃立克体可通过体外细胞系分离培养。查菲埃立克体（Ehrlichia）、犬埃立克体（Canine Ehrlichia）和鼠埃立克体（Rat Ehrlichia）常用狗肾恶性组织细胞增生症细胞（DH82），人粒细胞埃立克体（Human Granulocyte Ehrlichia）和马埃立克体可用人前髓细胞（HL-60），腺热埃立克体（Adenothermic Ehrlichia）和立氏埃立克体用小鼠淋巴瘤细胞（P388D1），尤因埃立克体（Ewing Ehrlichia）可用犬的原代粒细胞在体外分离培养。

此外，埃立克体可用实验动物来分离。C3H/HeJ 小鼠对查菲埃立克体和人粒细胞埃立克体敏感，ddY 小鼠对腺热埃立克体敏感，CF-1 小鼠对立氏埃立克体敏感。对多种埃立克体敏感的犬，是比较理想的病原体分离实验动物。

由于病原体分离鉴定需要一定时间和比较严格的实验条件，一般只作为鉴别诊断的重要依据之一。

（二）虫媒螺旋体感染性疾病

1. 莱姆病（Lyme disease）　从莱姆病患者及感染动物的血液、脑脊液、关节滑液、组织以及媒介昆虫等都可以进行伯氏疏螺旋体（*Borrelia burgdorferi*）分离培养。通常将标本用 pH7.2 的 PBS 制成悬液接种在 BSK 培养基（barbour stoenner-kelly medium）中，33~35℃培养，观察看有无螺旋体生长。

但是，由于莱姆病患者菌血症期短而且血液中伯氏疏螺旋体数量少，病原体生长缓慢，分离病原体很困难，阳性率很低，阴性结果并不能否定诊断，要结合流行病学及临床特征综合分析判断。

2. 蜱传回归热（Tick borne relapsing fever）　在患者血中查到螺旋体即可确诊。一般从患者耳垂采血，做成厚滴片，吉氏染色后镜检，发作期或间歇期的血中均可查到螺旋体，但由于血中螺旋体数量很少，结果常为阴性。对镜检阴性的可疑患者可抽血直接接种敏感动物，做豚鼠腹腔注射或小白鼠腹腔（或尾静脉）注射，1~3 天后，再采动物血涂厚滴片，吉氏染色后暗视野检查螺旋体，连续 10 天查不到者方可定为阴性，有报道吖啶橙染色检查血标本比吉氏染色更敏感。亦可在洗去吉氏染料后，再用单宁橘黄浸片 15 分钟以提高分辨效果。也有实验以瑞氏法染色后，再用196结晶紫浸染10~30s以改善效果。

动物接种操作麻烦，难以常规采用。国外有用快速的定量血沉棕黄色层分析法（QBC）和体外Kelly培养基（MKM）培养法做快速诊断。QBC检查是将患者血55~65μl加入包被有吖啶橙的QBC管中，混匀，加盖，离心后荧光显微镜下观察血浆与白细胞交界面的标本。此法操作简便，快速，只需10分钟，且比厚滴片法敏感100倍，尤其适用于厚滴片法阴性的可疑患者。体外培养是将血标本接种于MKM培养基置33℃培养，5~7天后可见螺旋体生长。

第二节 免疫学检测

一、间接血凝试验

间接血凝试验（IHA）是将抗原（或抗体）包被于红细胞表面，成为致敏的载体，然后与相应的抗体（或抗原）结合，从而使红细胞拉聚在一起，出现可见的凝集反应。常用的红细胞为绵羊或人（O型）红细胞，作为抗原或抗体的载体。新鲜红细胞能吸附多糖类抗原，但吸附蛋白质抗原或抗体的能力较差。致敏的新鲜红细胞保存时间短，且易变脆、溶血和污染，只能使用2~3天。为此一般在致敏前先将红细胞醛化，可长期保存而不溶血。常用的醛类有甲醛、戊二醛、丙酮醛等。红细胞经醛化后体积略有增大，两面突起呈圆盘状。醛化红细胞具有较强的吸附蛋白质抗原或抗体的能力，血凝反应的效果基本上与新鲜红细胞相似。如用两种不同醛类处理效果更佳。也可先用戊二醛，再用鞣酸处理。醛化红细胞能耐60℃的加热，并可反复冻融不破碎，在4℃环境中可保存3~6个月，在-20℃的环境中可保存1年以上。

操作方法如下：

1. 致敏红细胞　将4℃保存的醛化红细胞，用pH7.2的PBS洗1~2次，并用此PBS配成2.5%红细胞悬液，与等量的1:20 000鞣酸混合，置于37℃水浴20分钟，不断摇动，进行鞣化。离心后弃上清液，用pH7.2的PBS洗一次，以pH6.4的PBS配成10%红细胞悬液。每份悬液加等量适当稀释的抗原液，悬于37℃水浴箱中30分钟（每5分钟振动一次），经2 000r/min离心5分钟，弃上清液。沉淀的红细胞用含有1%健康兔血清的pH7.2的PBS洗2次，充分洗去游离的抗原或抗体，再用含1%健康兔血清的pH7.2的PBS配成2%致敏红细胞悬液，加0.1%叠氮钠防腐。储存于4℃或减压冻干备用。冻干以后的致敏红细胞其凝集效价不变，亦无自凝现象，在4~6℃可保存6个月。

2. 微量血凝试验　在微量血凝板上，将标本倍比稀释，每孔含稀释血清0.025ml，同时设不含标本的稀释液为对照孔。每孔加入0.5%致敏红细胞悬液0.025ml，充分混匀，置室温1~2小时，即可观察结果。

3. 结果判定　根据血细胞在孔底的沉淀型而定。

++++：100%红细胞凝集，凝集颗粒均匀地分布在整个孔底，呈薄膜状。

+++：75%红细胞凝集，孔底红细胞呈液滴状，凝集边缘不整齐。

++：50%红细胞凝集，孔底形成环状，周围有凝集颗粒，但不成膜状。

+：25%红细胞凝集，孔底形成一个小团，但小团边缘不整齐，周围有少量凝集。

-：红细胞完全不凝集，红细胞在孔底形成小团，小团边缘整齐，周围无凝集颗粒呈明显阳性反应（+）的最高稀释度为该血清的滴度或效价。

反向间接血凝试验的操作和判断与间接血凝试验一样，反向间接血凝试验仅仅是用抗体致敏红细胞来检测组织悬液或细胞培养液中的抗原。

IHA用于多种寄生虫病的检测，操作简便，特异性和敏感性高，适宜于寄生虫病的辅助诊断和现场流行病学调查。现已用于诊断疟疾、黑热病、弓形虫病、新疆出血热、恙虫病、流行性斑疹伤寒、鼠疫、土拉弗菌病、莱姆病等。

二、间接血凝抑制试验

诊断试剂为抗原致敏的颗粒载体及相应的抗体，用于检测标本中是否存在与致敏抗原相同的抗原。

检测方法为将标本先与抗体试剂作用，然后再加入致敏的载体，若出现凝集现象，说明标本中不存在相同抗原，抗体试剂未被结合，因此仍与载体上的抗原起作用。如标本中存在相同抗原，则凝集反应被抑制。同理可用抗体致敏的载体及相应的抗原作为诊断试剂，以检测标本中的抗体，此时称反向间接凝集抑制试验。

操作方法参考间接血凝试验（以流行性乙型脑炎为例）：①抗原制备：病毒经接种 3 日龄乳鼠后，无菌采取鼠脑在乳仓鼠肾细胞（Baby Hamster Syrian Kidney，BHK）上增殖收毒，经 3 000r/min 离心 30 分钟，上清液转入超速离心机，30 000r/min 离心 2 小时，弃去上清液，病毒沉淀收集；②血凝价的测定：U 形板第一排的 1~12 孔中放入 0.025ml 稀释液，并在第 1 孔中加入抗原 0.025ml，自第 1 孔开始倍比稀释至第 11 孔，第 12 孔作为红细胞对照。然后在 1~12 孔中平均滴入稀释液 0.025ml，混合 30 秒，最后在全部的孔中加入 0.3% 的红细胞悬液 0.05ml，并在振荡器上振荡混合，室温下静止小时。最后判定完全凝集的最后 1 孔的稀释倍数为该抗原的血凝价，在实验时使用 8 个单位；③被检血清的处理：采用丙酮法处理后的血清已是 10 倍稀释的血清；④血凝抑制（HI）试验：在 U 形板上自 1~12 孔中放入 0.025ml PBS。在第 1 孔中加入 0.025ml 已处理好的被检血清，并倍比稀释至第 11 孔，第 12 孔依然是血清对照。在第 1~11 孔中各加入 8 单位抗原，第 12 孔加 PBS，振荡后 4℃静止 18 小时。在全部孔中加入 0.3% 红细胞 0.05ml，振荡后 37℃静止 1 小时。完全阻止血凝的最高稀释倍数为 HI 效价，血清必须是 HA 阴性，试验才能成立。

该方法用于诊断疟疾、黑热病、弓形虫病、新疆出血热、恙虫病、流行性斑疹伤寒、鼠疫、土拉弗菌病、莱姆病等。

三、酶联免疫吸附试验（ELISA）

（一）ELISA 的原理

ELISA 的基础是抗原或抗体的固相化及抗原或抗体的酶标记。结合在固相载体表面的抗原或抗体仍保持其免疫学活性，酶标记的抗原或抗体既保留其免疫学活性，又保留酶的活性。在测定时，受检标本（测定其中的抗体或抗原）与固相载体表面的抗原或抗体起反应。用洗涤的方法使固相载体上形成的抗原抗体复合物与液体中的其他物质分开；再加入酶标记的抗原或抗体，也通过抗原抗体反应而结合在固相载体上。此时固相上的酶量与标本中受检物质的量呈一定的比例。加入酶反应底物后，底物被酶催化成为有色产物，产物的量与标本中受检物质的量直接相关，故可根据呈色的深浅进行定性或定量分析。由于酶的催化效率很高，间接地放大了免疫反应的结果，使测定方法达到很高的敏感度。

（二）ELISA 的类型

ELISA 可用于测定抗原，也可用于测定抗体。在这种测定方法中有三个必要的试剂：①固相的抗原或抗体，即“免疫吸附剂”（immunosorbent）；②酶标记的抗原或抗体，称为“结合物”（conjugate）；③酶反应的底物。根据试剂的来源和标本的情况以及检测的具体条件，可设计出各种不同类型的检测方法。用于临床检验的 ELISA 主要有以下几种类型。

1. 双抗体夹心法　双抗体夹心法是检测抗原最常用的方法。操作步骤如下：将特异性抗体与固相载体联结，形成固相抗体，洗涤除去未结合的抗体及杂质；加受检标本，保温孵育，标本中的抗原与固相抗体结合，形成固相抗原抗体复合物，洗涤除去其他未结合物质；加酶标抗体，保温孵育，固相免疫复合物上的抗原与酶标抗体结合，彻底洗涤未结合的酶标抗体，此时固相载体上带有的酶量与标本中受检抗原的量相关；加底物显色，固相上的酶催化底物成为有色产物，通过比色，测知标本中是否有相应的抗原及其量。

2. 间接法测抗体　间接法是检测抗体常用的方法。其原理为利用酶标记的抗抗体（抗人免疫球蛋白抗体）以检测与固相抗原结合的受检抗体，故称为间接法。操作步骤如下：将特异性抗原与固相载体联结，形成固相抗原，洗涤除去未结合的抗原及杂质；加稀释的受检血清，保温孵育，血清中的特异抗体与固相抗原结合，形成固相抗原抗体复合物，经洗涤后，固相载体上只留下特异性抗体，血清中的其他成分在洗涤过程中被洗去；加酶标抗抗体，可用酶标抗人免疫球蛋白以检测总抗体，但一般多用酶标抗人 IgG 检测 IgG 抗体，固相免疫复合物中的抗体与酶标抗体结合，从而间接地标记上酶，洗涤后，固相载体上的酶量与标本中受检抗体的量是正相关；加底物显色，通过测 OD 值，判定标本中是否有相应的抗体及其量。

本法主要用于对病原体抗体的检测而进行传染病的诊断。间接法的优点是只要变换包被抗原就可利用同一酶标抗抗体建立检测相应抗体的方法。

3. 竞争法测抗体 该方法的原理是标本(血清)中的抗体和一定量的酶标抗体(二抗,一般为单克隆抗体)竞争与固相抗原结合。标本中抗体量越多,结合在固相上的酶标抗体越少,因此阳性反应呈色浅于阴性反应。如果抗原为高纯度的,可直接包被固相。例如,抗原中会有干扰物质,直接包被不易成功,可采用捕获包被法,即先包被与固相抗原相应的抗体,然后加入抗原,形成固相抗原。洗涤除去抗原中的杂质,然后再加标本和酶标抗体进行竞争结合反应。竞争法测抗体有多种模式,可将标本和酶标抗体与固相抗原竞争结合,抗 HBc-ELISA 一般采用此法。另一种模式为将标本与抗原一起加入固相抗体中进行竞争结合,洗涤后再加入酶标抗体,与结合在固相上的抗原反应。抗 HBe 的检测一般采用此法。

(三) ELISA 操作规范

ELSA 检测涉及实验室人员、场所、仪器、试剂、耗材、操作等方面。参与 ELISA 检测的人员分为负责人以及技术员;检测场所共分为样品处理区域、ELISA 操作区域、ELSA 结果测定区域;ELISA 检测试剂和耗材包括 ELISA 板、标准抗原或标准抗体(血清)、酶标记物、反应底物等;ELISA 操作包括包被、封闭、稀释、洗涤、加样、检测、数据分析等方面。针对不同的检测目的,各 ELISA 检测步骤和要求各不相同。这里只作共性方面的规范操作介绍。

(1) 准备:预先拟定详细计划,并在纸上注明各个步骤的细节问题,检查所需的仪器是否完好,试剂耗材是否齐备,操作场所是否洁净,以避免在操作的过程中出现问题和耽搁时间;在设计时,应注意设置阳性对照、阴性对照、酶标记物对照、空白对照,以便于解读结果或排除故障。

(2) 包被:包被步骤往往是影响 ELISA 检测特异性最大的环节。在包被抗原时,除了要求包被的抗原有很高的纯度之外,还要确保包被用水、包被液容器、滴头的洁净。

(3) 封闭:一般要求每孔所加的封闭液比任何其他步骤所加的液体都要多,防止出现非特异性吸附,除非特殊情况,一般来说 5% 的脱脂乳(溶解在 PBST 中)封闭效果最好。

(4) 加样:必须确保加样的准确,这可以通过观察加样液体在滴头中的位置、透过加样后的 ELSIA 观察白纸上规则的表格、观察加样后 ELISA 板边缘孔中液体的高度等方法,确定加样是否准确;加样后,轻轻敲动 ELISA 板,使加样液体均匀分布在 ELISA 板中。

(5) 反应条件:尽可能在室温下进行反应,使得各孔的反应温度一致;建议用保鲜膜包裹 ELISA 板,防止水分蒸发;如果静置反应,则相隔 10 分钟左右轻轻敲动 ELISA 板。同一种 ELISA 检测(目的、试剂、步骤都相同),尽可能保持每次操作的每一步条件保持一致,但是终止反应步骤除外。

(6) 洗涤:在手工洗涤之前,轻捷而快速去掉 ELSA 板中的液体,迅速置于不掉粉尘的吸水纸上吸干余液;洗涤时要避免串孔;用机器洗涤,要亲自检查,确保洗涤效果;洗涤后,如果不立即加上液体,应倒置 ELISA 板,防止水分蒸发引起参与反应的大分子结构破坏。

(7) 加底物:在加底物之前,应先启动 ELISA 阅读仪;加完底物后置于阴暗处,每隔 1 分钟观察一次,以便掌握最佳终止时间。确定最佳终止时间一般依靠阳性对照、阴性对照和空白对照的颜色深浅。

(8) ELISA 反应操作完毕:ELISA 板显色情况可以冻存方式暂时保存,如不保存则在水槽中轻轻倾去液体,然后轻轻放在塑料袋中,随垃圾运走,防止 ELISA 底物污染实验室。

四、免疫荧光法

免疫荧光技术是一种组织化学和免疫学方法相结合的技术,其原理是用荧光素与某些特异的免疫球蛋白以化学的方法相结合,但不影响其免疫学特性,然后用此结合物染色标本,使标本中的抗原与其结合物特异地结合,再用荧光显微镜观察。标本上发荧光的部位即表示存在某种特异的抗原。因此应用此种方法可以检测标本中抗原的存在。

(一) 荧光素

目前常用的荧光素有三种:异硫氰酸荧光素(FITC)、丽丝胺若丹明(RB200)和四甲基异硫氰酸若丹明(TMRITC)。

（二）荧光抗体的制备、纯化

目前市面上有各种荧光抗体出售，这里不做介绍。

（三）抗原标本的制备

制备抗原标本的方法较多，这里介绍常用的3种。

1. 压印片　病原感染的组织块用无菌刀切开，用无菌棉球吸干创面的血液，然后以清洁玻片轻压创面，使玻片上黏涂上一层组织细胞。如需要较厚的抗原片，可用感染组织创面擦拭玻片，将标本吹干，用无水冷丙酮固定10~15分钟，存-20℃备用。

2. 细胞抗原片的制作　①培养C6/36、BHK、Vero细胞单层；②将感染病原的鼠脑研磨成浆，以维持液10^{-1}稀释后，离心取上清液，稀释成10^{-2}悬液，加入培养好的细胞中，终浓度为10^{-3}，也可以取细胞病原培养液10^{-1}稀释于培养好的细胞中；③当细胞出现"+"病变时，准备把细胞转移到抗原片上；④换出维持液，重新加入适量生长液；⑤滴抗原片，将抗原片放入储水的罩中保持湿度；⑥在33℃或37℃，5% CO_2培养过夜；⑦0.005mol/L PBS pH7.0洗涤3次吹干，此步一定要干燥好，否则染色过程中易脱落细胞；⑧在-20℃中冷丙酮固定半小时后吹干，贴上标签，包片放-20℃冰箱保存备用。

3. 组织切片标本　是组织学和细胞学中最常用的制片方法，主要有冰冻切片和石蜡切片两种。

（1）冰冻切片：此法是将组织冰冻后，用冰冻切片机在-20℃左右低温下切片。

（2）石蜡组织切片：本法的优点是比较容易制备薄而均匀的标本，组织结构清晰，蜡块保存时间较长，适用于一般比较稳定的抗原组织。如用低温石蜡切片也适用于某些不稳定的抗原如病毒抗原。

（四）荧光抗体染色技术

荧光抗体染色方法有多种：直接法、间接法及补体法等。这里介绍最常用的两种方法。

1. 直接法　①取制好的标本用0.005mol/L PBS液冲洗一次吹干；②滴加相应的免疫荧光抗体，使抗体铺满细胞，但严格避免相互串孔。将玻片放在湿盒内，置37℃温箱孵育30~60分钟；③用PBS液漂洗2次，每次5分钟。再用清水漂洗5~10分钟；④吹干后，在荧光显微镜下观察。

2. 间接法　①取适量的血清或已知单克隆抗体用生理盐水倍比稀释；②把不同稀释度的抗体加在抗原片上（加一抗）；③在37℃湿盒中30~60分钟；④PBS轻洗两次，每次5分钟，再用清水漂洗5~10分钟；⑤取出后吹干，加二抗（IgG或IgM抗体、0.02%伊文思蓝以1∶10稀释），二抗要针对一抗的种类而定，如羊抗人，羊抗鼠抗体等；⑥在37℃湿盒中30~60分钟；⑦ PBS轻洗二次，每次5分钟，再用清水漂洗5~10分钟；⑧吹干后，用荧光显微镜观察。

3. 结果判断　凡于荧光显微镜下观察到细胞内（胞核或胞浆）出现呈颗粒状或弥散状分布的发荧光的结构物，而在对照组织中不能发现者，即可判为阳性结果。

五、胶体金技术

免疫胶体金技术是以胶体金作为示踪标志物应用于抗原抗体的一种新型的免疫标记技术。胶体金免疫层析技术（gold immunochromatography assay，GICA）是一种将胶体金标记技术、免疫检测技术和层析分析技术等多种方法有机结合在一起的固相标记免疫检测技术。具有便捷、快速、准确和无污染等特点被广泛应用医学检测和临床诊断，成为目前进行快速诊断的主要方法之一。可用于检测弓形虫病、鼠疫、流行性乙型脑炎、西尼罗病毒病、Q热等多种虫媒病。

（一）胶体金技术原理

胶体金是由氯金酸（$HAuCl_4$）在还原剂如白磷、抗坏血酸、枸橼酸钠、鞣酸等作用下，聚合成为特定大小的金颗粒，并由于静电作用成为一种稳定的胶体状态，称为胶体金。胶体金在弱碱环境下带负电荷，可与蛋白质分子的正电荷基团形成牢固的结合，由于这种结合是静电结合，所以不影响蛋白质的生物特性。

胶体金除了与蛋白质结合以外，还可以与许多其他生物大分子结合，如SPA、PHA、ConA等。根据胶体金的一些物理性状，如高电子密度、颗粒大小、形状及颜色，加上结合物的免疫和生物学特性，因而使胶体金广泛地应用于免疫学、组织学、病理学和细胞生物学等领域。

（二）胶体金的制备

根据不同的还原剂可以制备大小不同的胶体金颗粒。常用来制备胶体金颗粒的方法如下。

1. 枸橼酸三钠还原法

（1）10nm 胶体金粒的制备：取 0.01%$HAuCl_4$ 水溶液 100ml，加入 1% 枸橼酸三钠水溶液 3ml，加热煮沸 30 分钟，冷却至 4℃，溶液呈红色。

（2）15nm 胶体金颗粒的制备：取 0.01%$HAuCl_4$ 水溶液 100ml，加入 1% 枸橼酸三钠水溶液 2ml，加热煮沸 15~30 分钟，直至颜色变红。冷却后加入 0.1mol·L^{-1} K_2CO_3 0.5ml，混匀即可。

（3）15nm、18~20nm、30nm 或 50nm 胶体金颗粒的制备：取 0.01%$HAuCl_4$ 水溶液 100ml，加热煮沸。根据需要迅速加入 1% 枸橼酸三钠水溶液 4ml、2.5ml、1ml 或 0.75ml，继续煮沸约 5 分钟，出现橙红色。这样制成的胶体金颗粒则分别为 15nm、18~20nm、30nm 和 50nm。

2. 鞣酸-枸橼酸钠还原法

A 液：1%$HAuCl_4$ 水溶液 1ml 加入 79ml 双馏水中混匀。

B 液：1% 枸橼酸三钠 4ml，1% 鞣酸 0.7ml，0.1mol/L K_2CO_3 液 0.2ml，混合，加入双馏水至 20ml。

将 A 液、B 液分别加热至 60℃，在电磁搅拌下迅速将 B 液加入 A 液中，溶液变蓝，继续加热搅拌至溶液变成亮红色。此法制得的金颗粒的直径为 5nm。如需要制备其他直径的金颗粒，则按表 14-1 所列的数字调整鞣酸及 K_2CO_3 的用量。

表 14-1 鞣酸-枸橼酸钠还原法试剂配制表

金粒直径/nm	A 液/ml		B 液/ml			
	1%$HAuCl_4$	双馏水	1% 枸橼酸三钠	0.1mol/L K_2CO_3	1% 鞣酸	双馏水
5	1	79	4	0.20	0.70	15.10
10	1	79	4	0.025	0.10	15.875
15	1	79	4	0.002 5	0.01	15.987 5

（三）胶体金标记蛋白的制备

胶体金对蛋白的吸附主要取决于 pH，在接近蛋白质的等电点或偏碱的条件下，二者容易形成牢固的结合物。如果胶体金的 pH 低于蛋白质的等电点时，则会聚集而失去结合能力。除此以外胶体金颗粒的大小、离子强度、蛋白质的分子量等都影响胶体金与蛋白质的结合。

1. 待标记蛋白溶液的制备　将待标记蛋白预先对 0.005mol/L pH7.0 NaCl 溶液中 4℃透析过夜，以除去多余的盐离子，然后 100 000g 4℃离心 1 小时，去除聚合物。

2. 待标胶体金溶液的准备　以 0.1mol/L K_2CO_3 或 0.1mol/L HCl 调胶体金液的 pH。标记 IgG 时，调至 pH9.0；标记 McAb 时，调至 pH8.2；标记亲和层析抗体时，调至 pH7.6；标记 SPA 时，调至 pH5.9~6.2；标记 ConA 时，调至 pH8.0；标记亲和素时，调至 pH9~10。

3. 胶体金与标记蛋白用量之比的确定　①根据待标记蛋白的要求，将胶体金调好 pH 之后，分装 10 管，每管 1ml；②将标记蛋白（以 IgG 为例）以 0.005mol/L pH9.0 硼酸盐缓冲液做系列稀释为 5~50μg/ml，分别取 1ml，加入上列金胶溶液中，混匀。对照管只加 1ml 稀释液；③5 分钟后，在上述各管中加入 0.1ml 10%NaCl 溶液，混匀后静置 2 小时，观察结果；④结果观察，对照管（未加蛋白质）和加入蛋白质的量不足以稳定胶体金的各管，均呈现出由红变蓝的聚沉现象；而加入蛋白量达到或超过最低稳定量的各管仍保持红色不变。以稳定 1ml 胶体金溶液红色不变的最低蛋白质用量，即为该标记蛋白质的最低用量，在实际工作中，可适当增加 10%~20%。

4. 胶体金与蛋白质（IgG）的结合　将胶体金和 IgG 溶液分别以 0.1mol/L K_2CO_3 调 pH 至 9.0，电磁搅拌 IgG 溶液，加入胶体金溶液，继续搅拌 10 分钟，加入一定量的稳定剂以防止抗体蛋白与胶体金聚合发生沉淀。常用稳定剂是 5% 胎牛血清（BSA）和 1% 聚乙二醇（分子量 20kD）。加入的量：5%BSA 使溶液终浓度为 1%；1% 聚乙二醇加至总溶液的 1/10。

5. 胶体金标记蛋白的纯化

（1）超速离心法：根据胶体金颗粒的大小，标记蛋白的种类及稳定剂的不同选用不同的离心速度和离心时间。

用 BSA 做稳定剂的胶体金—羊抗兔 IgG 结合物可先低速离心（20nm 金胶粒用 1 200r/min，5nm 金胶粒用 1 800r/min）20 分钟，弃去凝聚的沉淀。然后将 5nm 胶体金结合物用 6 000g，4℃离心 1 小时；20~40nm 胶体金结合物，14 000g，4℃离心 1 小时。仔细吸出上清，沉淀物用含 1%BSA 的 PBS 液（含 0.02%NaN_3），将沉淀重悬为原体积的 1/10，4℃保存。如在结合物内加 50% 甘油可贮存于 -18℃保存一年以上。

为了得到颗粒均一的免疫金试剂，可将上述初步纯化的结合物再进一步用 10%~30% 蔗糖或甘油进行密度梯度离心，分带收集不同梯度的胶体金与蛋白的结合物。

（2）凝胶过滤法：此法只适用于以 BSA 作稳定剂的胶体金蛋白结合物的纯化。将胶体金蛋白结合物装入透析袋，在硅胶中脱水浓缩至原体积的 1/10~1/5。再经 1 500r/min 离心 20 分钟。取上清液加至 SephacrylS-400（丙烯葡聚糖凝胶 S-400）层析柱分别纯化。层析柱为 0.8cm×20cm，加样量为床体积的 1/10，以 0.02mol/L PBS 液洗脱（内含 0.1%BSA，0.05%NaN_3，pH 8.2 者用 IgG 标记物），流速为 8ml/h。按红色深浅分管收集洗脱液。一般先滤出的液体为微黄色，有时略混浊，内含大颗粒聚合物等杂质。继之为纯化的胶体金蛋白结合物，随浓度的增加而红色逐渐加深，清亮透明，最后洗脱出略带黄色的为标记的蛋白组分。将纯化的胶体金蛋白结合物过滤除菌、分装，4℃保存。最终可得到 70%~80% 的产量。

6. 胶体金蛋白结合物的质量鉴定

（1）胶体金颗粒平均直径的测量：用支持膜的镍网（铜网也可）蘸取金标蛋白试剂，自然干燥后直接在透射电镜下观察。或用醋酸铀复染后观察。计算 100 个金颗粒的平均直径。

（2）胶体金溶液的 OD_{520}nm 值测定：胶体金颗粒在波长 510~550nm 之间出现最大吸收峰值。用 0.02mol/L pH8.2 PBS 液（含 1%BSA，0.02%NaN_3）将胶体金蛋白试剂作 1∶20 稀释，OD_{520}=0.25 左右。一般应用液的 OD_{520} 应为 0.2~0.4。

（3）金标记蛋白的特异性与敏感性测定：采用微孔滤膜免疫金银染色法（MF-IGSSA）。将可溶性抗原（或抗体）吸附于载体上（滤纸、硝酸纤维膜、微孔滤膜），用胶体金标记的抗体（或抗原）以直接或间接染色法并经醋酸银显影来检测相应的抗原或抗体，对金标记蛋白的特异性和敏感性进行鉴定。

六、中和试验

中和试验（neutralization test）是病毒学中的重要试验之一。病毒感染机体以后，可以产生针对该病毒的保护性抗体，即中和抗体，它能特异地和病毒结合，使病毒不能吸附于敏感的细胞，或结合后抑制其卷入和脱衣，使该病毒失去感染力。一种病毒只能被相应的免疫血清所中和，而且中和一定量病毒的感染力必须有一定效价的免疫血清。中和试验的基本原则是先将血清与病毒在试管中混合使一定量的病毒被特异血清（抗体）中和；再将此"中和物"接种于易感宿主（小白鼠、鸡胚或细胞）观察其死亡或细胞病变情况；最后，根据对照组与试验组 LD_{50} 之差求出"中和指数"。

中和试验是以测定病毒的感染力为基础，所以试验必须在组织培养细胞、鸡胚或动物等活体内进行。同时必须选用对病毒敏感的动物、细胞或鸡胚等。中和抗体效价的判断是以比较病毒与中和抗体结合后的残存感染力。因此必须设对照试验。

中和试验主要应用于：①鉴定病毒，它具有较高的特异性，应用已知病毒的免疫血清与未知病毒作中和试验，可以鉴定病毒的种属。②可以测定免疫血清的效价和疫苗接种后的免疫反应。③测血清，尤其是双份血清的抗体滴度，如有 4 倍升高，可以诊断疾病。④应用分析病毒的抗原性。

中和试验常用的有两种方法：一种是固定病毒用量（100TCD2）与等量一系列倍比稀释的血清进行中和试验；另一种是固定血清用量与等量一系列 10 倍稀释的病毒进行中和试验。

下面分别介绍这两种方法。

(一) 固定病毒稀释血清法

细胞病变抑制法

(1) 首先测定病毒的半数致死量($TCID_{50}$):将病毒作10倍系列稀释,接种微量细胞板,每稀释度接种4孔(管),33~37℃(根据细胞不同设置不同的温度)培养逐日观察病变情况,并记录。最后根据能使50%细胞产生病变计算$TCID_{50}$。见表14-2。

表14-2 $TCID_{50}$的计算

病毒稀释度	病变孔数/接种数	细胞病变分布		累计		比数	病变百分比
		(+)孔	(-)孔	(+)↑	(-)↓		
10^{-3}	4/4	4	0	9	0	9/9	100
10^{-4}	3/4	3	1	5	1	5/6	83
10^{-5}	2/4	2	2	2	3	2/5	40
10^{-6}	0/4	0	4	0	7	0/7	0

$$距离比例=\frac{高于50\%的细胞病变百分数-50}{高于50\%的细胞病变百分数-低于50\%的细胞病变百分数}$$

$$距离比例=\frac{83-50}{83-40}=0.7$$

距离比例与高于50%细胞病变稀释度的对数(log)相加即为$TCID_{50}$($10^{-4.7}$)。由此得出100 $TCID_{50}$约等于$10^{-2.7}$。

(2) 用标准病毒免疫腹水中和未知病毒:免疫腹水(或抗血清)2倍系列稀释与定量的病毒悬液(100CD)等量混合,37℃水浴放置1小时后,每稀释度培养4孔细胞,逐日观察细胞病变并记录。

(3) 对照:正常腹水加病毒对照,方法同前。

(4) 用未知病毒免疫腹水中和标准病毒:方法同前。

根据细胞病变计算50%血清(腹水)中和终点,即能保护50%细胞不产生病变的血清稀释度(表14-3)。

表14-3 50%血清(腹水)中和终点计算

血清稀释度	病变孔数/接种数	细胞病变分布		累计		比数	病变百分比
		(+)孔	(-)孔	(+)↓	(-)↑		
1∶4($10^{-0.6}$)	0/4	0	4	0	16	0/16	0
1∶8($10^{-0.9}$)	0/4	0	4	0	12	0/12	0
1∶16($10^{-1.2}$)	0/4	0	4	0	8	0/8	0
1∶32($10^{-1.5}$)	1/4	1	3	1	4	1/5	20
1∶64($10^{-1.8}$)	3/4	3	1	4	1	4/5	80
1∶128($10^{-2.1}$)	4/4	4	0	8	0	8/8	100

能保护50%的细胞不致病变的血清稀释度在1∶32~1∶64之间,具体计算如下:

$$距离比例=\frac{50\%-低于50\%的病变率}{高于50\%的细胞病变率-低于50\%的细胞病变率}=\frac{50-20}{80-20}=0.5$$

低于 50% 病变率血清稀释度的对数+距离比×稀释系数的对数：

$$-1.5+0.5\times(-0.3)=-1.5+(-0.15)=-1.65$$

–1.65 的反对数 =1/45。即 1∶45 稀释的血清可保护 50% 细胞不产生病变，1∶45 即为其中和效价。空斑形成抑制法病毒感染敏感的细胞后，3~5 天可在敏感细胞内繁殖并破坏周围的细胞，当细胞染色时，死细胞不能染色而出现空斑。病毒特异的中和抗体可抑制相应病毒形成空斑。做法大致与细胞病变抑制法相同。先将病毒作 10 倍系列稀释后按病毒蚀斑试验法接种细胞板，测定病毒的空斑形成单位（PFU）。以 2 倍系列稀释的抗体与定量病毒（100PFU）等量混合后，37℃水浴作用 1 小时，接种细胞板，进行空斑测定。另取 100PFU 病毒与 2 倍系列稀释的正常腹水（血清）混合，同法作对照。根据血清各稀释度的空斑数，按 Reed 及 Muench 法计算，与对照板相比，能减少空斑数 50% 的血清稀释度即为其终点（表 14-4）。

表 14-4　50% 空斑抑制终点计算

血清稀释度	空斑数		平均空斑数	出现空斑的百分比	空斑抑制的百分比
	1 孔	2 孔			
1∶8（$10^{-0.9}$）	0	0	0	0	100
1∶16（$10^{-1.2}$）	0	1	1	1	99
1∶32（$10^{-1.5}$）	7	9	8	11	89
1∶64（$10^{-1.8}$）	19	25	22	30	70
1∶128（$10^{-2.1}$）	37	48	43	58	42
1∶256（$10^{-2.4}$）	58	62	60	81	19
1∶512（$10^{-2.7}$）	70	76	73	99	1
对照	68	80	74		

对照为取 100PFU 病毒接种 2~4 孔，不加抗体中和。

$$距离比例=\frac{高于\ 50\%\ 空斑百分数-50}{高于\ 50\%\ 空斑百分数-低于\ 50\%\ 空斑百分数}=\frac{70-50}{70-42}=0.7$$

$$\begin{aligned}50\%\ 空斑抑制终点&=高于\ 50\%\ 稀释度的对数+距离比\times 稀释系数的对数\\&=-1.8+0.7\times(-0.3)=-1.8+(-0.21)\\&=-2.01=1:102（血清稀释度）\end{aligned}$$

（二）固定血清稀释病毒法

常用乳小白鼠测定，病毒滴度的终点是以动物的半数致死量（LD_{50}）计算。

1. 测定乳鼠的 LD_{50}　将发病乳小白鼠脑组织制成 10 倍系列稀释液，每稀释度分别接种 4~6 只乳鼠，0.02ml/只脑内，逐日观察，记录动物死亡数，计算 LD_{50}（表 14-5）。

$$距离比例=\frac{高于\ 50\%\ 死亡百分数-50}{高于\ 50\%\ 死亡百分数-低于\ 50\%\ 死亡百分数}$$

将高于 50% 死亡率稀释度的对数（log）与距离比例相加，即为 LD_{50}。

$$LD_{50}=\frac{83-50}{83-17}+6=0.5+6=6.5$$

即 $10^{-6.5}$ 病毒稀释液可使 50% 的小鼠死亡。

表 14-5 LD_{50} 的计算

病毒稀释度	接种鼠数	活鼠	死鼠	累计总数		死亡比	死亡率/%
				活鼠↓	死鼠↑		
10^{-4}	5	0	5	0	15	15/15	100
10^{-5}	5	0	5	0	10	10/10	100
10^{-6}	5	1	4	1	5	5/6	83
10^{-7}	5	4	1	5	1	1/6	17
10^{-8}	5	5	0	10	0	0/0	0

2. 中和试验 根据 LD3 测定的结果选择病毒稀释度范围。①先将病毒作 2×10 稀释(即每克鼠脑病毒加维持液 4ml),研磨制成悬液,2 500r/min 离心 10 分钟,上清作 10 倍系列稀释;②实验组:将不同稀释度之病毒液各取 0.2ml,分别与 0.2ml 免疫腹水(免疫血清)混合;③对照组:将不同稀释度之病毒液各取 0.2ml,分别与 0.2ml 正常腹水(血清)混合;④混合好后放 37℃水浴作用 1 小时,每个稀释度脑内接种小白鼠 4~6 只,观察 14 天,记录死亡情况。

3. 观察结果及计算方法

(1)观察结果:每天观察至少两次,共两周,记录注射完毕两天以后的发病及死亡数。

(2)计算方法:按 Reed 及 Muench 法分别计算对照组和实验组的 LD_{50},求出二者差数,此差数的反对数即为抗体的中和指数。举例说明如下:

对照组(病毒+正常血清)LD_{50}=5.6

试验组(病毒+免疫血清)LD_{50}=2.2

两者的差数 =3.4

3.4 的“反对数” =2 500

2 500 即为抗体的中和指数。

(3)中和指数结果判断:一般情况下,当中和指数大于 50 时,表示腹水(血清)有中和抗体,10~50 为可疑,小于 10 则无中和能力。需进行标准病毒免疫腹水中和未知病毒与未知病毒免疫腹水中和标准病毒的交叉中和实验,才能准确地分析和判断结果。

固定血清稀释病毒法结果举例见表 14-6,表中试验血清 1 有中和抗体,试验血清 2 为可疑,试验血清 3 无中和能力。

表 14-6 固定血清稀释病毒法结果举例

	试验血清 1	试验血清 2	试验血清 3
对照组 LD_{50}	5.6	5.6	5.6
试验组 LD_{50}	2.2	4.1	4.8
二者的差数	3.4	1.5	0.8
中和指数(以整数计算)	2 500	32	6

附“反对数表 14-7”。查法:“小数点后面第一位”在“反对数表”上首“十位”项内找。如上例“3.4”即“十位”项内的“4”垂直线下面的数字即是。小数点前 1=10 位;2=100 位;3=100 位;4=10 000 位。因此,3.4 的反对数(即真数)=2 512;而若 1.5 的反对数则为 31.6,即将在查到的“3 162”的十位前加上“小数点”(.)=31.6 或“32”。

表 14-7　反对数表

十位 \ 个位	0	1	2	3	4	5	6	7	8	9
0	1 000	1 259	1 585	1 995	2 512	3 162	3 981	5 012	6 310	7 943
1	1 023	1 288	1 622	2 042	2 570	3 236	4 074	5 129	5 457	8 128
2	1 047	1 318	1 660	2 089	2 630	3 311	4 169	5 248	6 607	8 318
3	1 072	1 349	1 698	2 138	2 692	3 388	4 266	5 370	6 761	8 511
4	1 096	1 380	1 738	2 188	2 754	3 467	4 365	5 495	6 918	8 710
5	1 122	1 413	1 778	2 239	2 818	3 548	4 467	5 623	7 080	8 913
6	1 148	1 445	1 820	2 291	2 884	3 631	4 571	5 754	7 244	9 120
7	1 175	1 480	1 862	2 344	2 951	3 715	4 677	5 888	7 413	9 333
8	1 202	1 514	1 905	2 399	3 020	3 802	4 786	6 026	7 586	9 550
9	1 230	1 549	1 950	2 455	3 090	3 890	4 898	6 166	7 763	9 772

七、免疫组织化学技术

免疫组织化学又称免疫细胞化学，是指带显色剂标记的特异性抗体在组织细胞原位通过抗原抗体反应和组织化学的显色反应，对相应抗原进行定性、定位、定量测定的一项新技术。它把免疫反应的特异性、组织化学的可见性巧妙地结合起来，借助显微镜（包括荧光显微镜、电子显微镜）的显像和放大作用，在细胞、亚细胞水平检测各种抗原物质（如蛋白质、多肽、酶、激素、病原体以及受体等）。

许多虫媒病病原体在常规病理检查中不易发现，尤其是虫媒病毒。通过免疫组化方法则可明确发现病原体抗原部位以及定量，如流行性乙型脑炎病毒、登革热病毒、西尼罗病毒、东方马脑炎病毒等。

（一）免疫组化技术的基本原理

抗体与抗原之间的结合具有高度的特异性。免疫组化正是利用这一特性，即先将组织或细胞中的某些化学物质提取出来，以其作为抗原或半抗原去免疫小鼠等实验动物，制备特异性抗体，再用这种抗体（第一抗体）作为抗原去免疫动物制备第二抗体，并用某种酶（常用辣根过氧化物酶）或生物素等处理后再与前述抗原成分结合，将抗原放大，由于抗体与抗原结合后形成的免疫复合物是无色的，因此，还必须借助于组织化学方法将抗原抗体反应部位显示出来（常用显色剂 DAB 显示为棕黄色颗粒）。通过抗原抗体反应及显色反应，显示细胞或组织中的化学成分，在显微镜下可清晰看见细胞内发生的抗原抗体反应产物，从而能够在细胞或组织原位确定某些化学成分的分布、含量。组织或细胞中凡是能作抗原或半抗原的物质，如蛋白质、多肽、氨基酸、多糖、磷脂、受体、酶、激素、核酸及病原体等都可用相应的特异性抗体进行检测。

（二）免疫组织化学染色方法

1. 按标记物质的种类　如荧光染料、放射性同位素、酶（主要有辣根过氧化物酶和碱性磷酸酶）、铁蛋白、胶体金等，可分为免疫荧光法、放射免疫法、酶标法和免疫金银法等。

2. 按染色步骤　可分为直接法（又称一步法）和间接法（二步、三步或多步法）；与直接法相比，间接法的灵敏度提高了许多。

3. 按结合方式　可分为抗原-抗体结合，如过氧化物酶-抗过氧化物酶（PAP）法和亲和连接，如卵白素-生物素-过氧化物酶复合物（ABC）法、链霉菌抗生物素蛋白-过氧化物酶连接（SP）法等，其中 SP 法是最常使用的方法。

（三）免疫组化操作流程

免疫组织化学的全过程包括：①抗原的提取与纯化；②免疫动物或细胞融合，制备特异性抗体以及抗体的纯化；③将显色剂与抗体结合形成标记抗体；④标本的制备；⑤免疫细胞化学反应以及显色反应；⑥观察结果。

1. 脱蜡和水化 脱蜡前，应将组织芯片在室温中放置 60 分钟或 60℃恒温箱中烘烤 20 分钟。①组织芯片置于二甲苯中浸泡 10 分钟，更换二甲苯后再浸泡 10 分钟；②无水乙醇中浸泡 5 分钟；③95% 乙醇中浸泡 5 分钟；④70% 乙醇中浸泡 5 分钟。

2. 抗原修复 用于福尔马林固定的石蜡包埋组织芯片。

（1）抗原热修复：①高压热修复在沸水中加入 EDTA（pH8.0）或 $0.01mol \cdot L^{-1}$ 枸橼酸钠缓冲溶液（pH6.0）。盖上不锈钢高压锅的盖子，但不进行锁定。将玻片置于金属染色架上，缓慢加压，使玻片在缓冲液中浸泡 5 分钟，然后将盖子锁定，小阀门将会升起来。10 分钟后，去除热源，置入凉水中，当小阀门沉下去后打开盖子。本方法适用于较难检测或核抗原的抗原修复；②煮沸热修复电炉或者水浴锅加热 0.01mol/L 枸橼酸钠缓冲溶液（pH6.0）至 95℃左右，放入组织芯片加热 10~15 分钟。③微波热修复在微波炉里加热 0.01M 枸橼酸钠缓冲溶液（pH6.0）至沸腾后将组织芯片放入，断电，间隔 5~10 分钟，反复 1~2 次。适用的抗原有：AR、Bax、Bcl-2、C-fos、X-jun、C-kit、C-myc、E-cadherin、Chromogranin A、Cyclin、ER、Heat shock protein、HPV、Ki-67、MDMZ、p53、p34、p16、p15、P-glycoprotein、PKC、PR、PCNA、Ras、Rb、TopoismeraseⅡ等是以高温，高压对常规固定的石蜡切片进行抗原修复或复原的一种非蛋白酶消化以提高抗原抗体阳性检测的一种方法和技术手段。甲醛和蛋白水解交联过程中氨基酸侧链上的某些基团（抗原决定簇）如咪唑、吲哚等基团受到影响，通过 120℃高温或强碱处理后，可使交联打开。

（2）酶消化方法：常用 0.1% 胰蛋白酶和 0.4% 胃蛋白酶液。胰蛋白酶使用前预热至 37℃，切片也预热至 37℃，消化时间约为 5~30 分钟；胃蛋白酶消化 37℃时间为 30 分钟。适用于被固定遮蔽的抗原，其中有：Collagen、Complement、Cytokeratin、C-erbB-2、GFAP、LCA、LN 等。

3. 免疫组织化学染色

（1）SP 法：①脱蜡、水化；②PBS 洗 2~3 次，每次 5 分钟；③3%H_2O_2（80% 甲醇）滴加在 TMA 上，室温静置 10 分钟；④PBS 洗 2~3 次，每次 5 分钟；⑤抗原修复；⑥PBS 洗 2~3 次，每次 5 分钟；⑦滴加正常山羊血清封闭液，室温 20 分钟，甩去多余液体；⑧滴加Ⅰ抗 50μl，室温静置 1 小时或者 4℃过夜或者 37℃静置 1 小时；⑨4℃过夜后需在 37℃复温 45 分钟；⑩PBS 洗 3 次，每次 5 分钟；⑪滴加Ⅱ抗 40~50μl，室温静置，或 37℃静置 1 小时；⑫Ⅱ抗中可加入 0.05% 的 Tween-20；⑬PBS 洗 3 次，每次 5 分钟；⑭DAB 显色 5~10 分钟，在显微镜下掌握染色程度；⑮PBS 或自来水冲洗 10 分钟；⑯苏木精复染 2 分钟，盐酸酒精分化；⑰自来水冲洗 10~15 分钟；⑱脱水、透明、封片、镜检。

（2）SABC 法：①脱蜡、水化；②PBS 洗两次各 5 分钟；③用蒸馏水或 PBS 配制新鲜的 3%H_2O_2，室温封闭 5~10 分钟，蒸馏水洗 3 次；④抗原修复；⑤PBS 洗 5 分钟；⑥滴加正常山羊血清封闭液，室温 20 分钟。甩去多余液体；⑦滴加Ⅰ抗，室温 1 小时或者 4℃过夜或者 37℃，1 小时（4℃过夜后在 37℃复温 45 分钟）；⑧PBS 洗 3 次，每次 2 分钟；⑨滴加生物素化二抗，20~37℃作用 20 分钟；⑩PBS 洗 3 次，每次 2 分钟；⑪滴加试剂 SABC，20~37℃作用 20 分钟；⑫PBS 洗 4 次，每次 5 分钟；⑬DAB 显色：DAB 显色试剂盒或者自配显色剂显色（镜下掌握显色程度）；⑭蒸馏水洗，苏木素复染 2 分钟、盐酸酒精分化；⑮脱水、透明、封片、镜检。

由于免疫组化具有特异性强、灵敏度高等显著特点，且能将形态研究与功能研究有机地结合在一起，所以，这门新技术已被广泛地应用于生物学和医学研究的许多领域。

在病理学研究中，免疫组化技术的作用和意义更为重要。以肿瘤研究为例，在免疫组化技术出现以前，对肿瘤的诊断和分类还局限于细胞水平，而引入免疫组化技术后，则使研究的深度提高到了生物化学水平、分子水平。

第三节 分子生物学检测

随着分子生物学和分子化学的飞速发展，对病原微生物的鉴定已不再局限于对它的外部形态结构及生理特性等一般检验上，而是从分子生物学水平上研究生物大分子，特别是核酸结构及其组成部分。在此基础上建立了众多检测技术，如 PCR、RT-PCR、FQ-PCR、核酸探针、DNA 芯片技术、高通量测序等。

一、PCR 和 RT-PCR

聚合酶链反应（polymerase chain reaction，PCR）是一种对特定的核酸片段在体外进行快速扩增的方法。该方法一改传统分子克隆技术的模式，不通过活细胞，操作简便，在数小时内可使几个拷贝的模板序列甚至一个 DNA 分子扩增 10^7~10^8 倍，有效提高了 DNA 的获得率。因此，现已广泛应用到分子生物学研究的各个领域。

（一）PCR 技术的原理

PCR 是体外酶促合成特异 DNA 片段的新方法，主要由高温变性、低温退火和适温延伸三个步骤反复的热循环构成，即在高温（95℃）下，待扩增的靶 DNA 双链受热变性成为两条单链 DNA 模板；然后在低温（37~55℃）情况下，两条人工合成的寡核苷酸引物与互补的单链 DNA 模板结合，形成部分双链；在 *Taq* 酶的最适温度（72℃）下，以引物 3 端为合成的起点，以单核苷酸为原料，沿模板以 5′→ 3′方向延伸，合成 DNA 新链。这样，每一双链的 DNA 模板，经过一次解链、退火、延伸三个步骤的热循环后就成了两条双链 DNA 分子。如此反复进行，每一次循环所产生的 DNA 均能成为下一次循环的模板，每一次循环都使两条人工合成的引物间的 DNA 特异区拷贝数扩增一倍，PCR 产物得以 2 的指数形式迅速扩增，经过 25~30 个循环后，理论上可使基因扩增 10^9 倍以上，实际上一般可达 10^6~10^7 倍。例如，假设扩增效率为“X”，循环数为“n”，则二者与扩增倍数“y”的关系式可表示为：$y=(1+X)^n$。扩增 30 个循环即 n=30 时，若 X=100%，则 $y=2^{30}$=1 073 741 824（$>10^9$）；而若 X=80% 时，则 $y=1.8^{30}$=45 517 159.6（$>10^7$）。由此可见，其扩增的倍数是巨大的，将扩增产物进行电泳，经溴化乙啶（EB）染色，在紫外灯照射下（254nm）一般都可见到 DNA 的特异扩增区带。

（二）PCR 分类

针对 DNA 模板的 PCR 和针对 RNA 模板的 PCR：针对 DNA 模板的 PCR 无须逆转录的步骤，而针对 RNA 模板的 PCR 需要逆转录步骤。所以后者往往又叫逆转录 PCR 或 RT-PCR。RT-PCR 的加样工作有的分为两步，有的只有一步。两步法 RT-PCR 先加样做逆转录（RT），然后用 RT 的产物作为模板，再次加样进行 PCR。一步法 RT-PCR 就是把 RT 和 PCR 需要的东西一次性加好。两者各有利弊。

普通 PCR 和荧光 PCR：普通 PCR 通常需要通过核酸电泳来观察 PCR 结果，而荧光 PCR（real-time PCR）是利用荧光信号来判断 PCR 结果。相对普通 PCR 而言，荧光 PCR 因为省去核酸电泳这个步骤，而可以避免核酸电泳所带来的核酸污染和致癌物质 EB 污染的问题，也具有实时、定量的优点。

荧光 PCR 一般分为荧光染料型 PCR 和荧光探针型 PCR。前者通过 SYBR Green Ⅰ等荧光染料来判断 PCR 结果，如果 PCR 反应体系没有 DNA 大量扩增，则荧光染料大部分呈游离状态，不发出荧光；如果 PCR 反应体系有 DNA 大量扩增，则荧光染料能够结合到扩增的 DNA 上，并发出荧光。这种荧光 PCR 特异性不是很强，一般通过制作熔解曲线来增强其特异性。

荧光探针型 PCR 常用的是 TaqMan 检测模式。这种模式除了引物是特异性的之外，检测体系还含有一段人工合成的两头都标记有荧光物质的核酸探针。此探针一般只结合到特异性 PCR 扩增产物上，并且这种结合在 PCR 扩增过程中，会被 Tag DNA 聚合酶降解，在降解之前探针两头标记的荧光物质相互抵消而不发出荧光，降解之后这种抵消作用随即消失而发出荧光。

套式 PCR（nested PCR）：需要扩增两次，第二次扩增的片段是第一次扩增片段的部分。套式 PCR 的目的是提高检测的灵敏度，但是往往会带来难以消除的核酸污染。

多重 PCR（multiplex PCR）：多重 PCR 的检测体系有两对或两对以上的引物，可以同时对多个基因进行扩增。多重 PCR 可以节约时间、劳动量和成本，但增加了非特异性扩增的概率，难以取得比较好的扩增效果。

（三）PCR 操作规范

为保证 PCR 检测技术的灵敏度、准确性和稳定性，应考虑如何防止 PCR 产物污染，如何防止模板 RNA 降解；如何防止试剂的失效；如何防止 PCR 反应不稳定。同时也要规范实验室人员、场所、仪器、试剂、耗材、操作等方面。各组 PCR 检测场所共分为试剂保存区域、样品初步处理区域、核酸提取区域、PCR 加样区域、

PCR运行区域、凝胶电泳区域、凝胶电泳观察区域、数据处理区域等；各组的检测试剂和耗材包括核酸提取、核酸扩增和核酸检测等试剂和耗材；各组PCR检测操作包括引物稀释、核酸提取、PCR加样、反应体系检测、数据分析等方面。

1. 区域管理 ①PCR检测试剂保存区域为PCR检测专用的4℃冰箱和-20℃冰箱，或-20℃冰柜内专用的一个空间，此区域不得和其他试剂存放区域交叉。PCR检测人员负责此专用区域的低温运行状况检查、除霜、清点、整理、清洁和记录等工作；②样品初步处理区域必须保证能够及时地灭活可能含有的危险病原，有相应的生物安全设施；③与PCR检测无关的物品不得放在专用的核酸提取区域和PCR加样区域；④检测人员负责样品处理区域、核酸提取区域、PCR加样区域、扩增区域和凝胶电泳区域水电安全、卫生与整理等工作，每次检验前必须检查这些工作区域是否整洁，每次试验结束必须清理干净这些工作区域，每天下班前必须检查一遍这些区域水电开关，每周必须彻底打扫两次这些区域；⑤PCR检测中RNA的提取区域与RT（或一步法RT-PCR）加样区域为同一区域，普通PCR和RT-PCR的加样区域和核酸提取区域分开。PCR产物的检测区域远离核酸提取区域和PCR加样区域，并且未经负责人许可，不得在核酸提取区域和PCR加样区域打开PCR产物，也不得将PCR产物、与PCR产物接触的手套、移液器、采样盒等物品，从检测区域带回核酸提取区域和PCR加样区域；操作人员离开检测区域必须洗手；从检测区域带出离心管架也必须洗涤后方可重新使用；⑥凝胶电泳区域和凝胶电泳观察区域由专人负责，有明显的EB污染警示和防止EB污染警示，既要保证高效运转，又要保证安全运转；⑦仪器专用化，即PCR检测区域的仪器只用于PCR检测，不用于其他试验。用于检测的PCR仪器和移液器的操作应当严格遵守各自的使用说明，并进行及时登记，如果发现异常情况，及时做好标识，并向相关负责人报告。使用仪器之前应当了解仪器的使用方法，并在仪器使用预订栏目预订好，以免使用时间上发生冲突；⑧核酸的提取、PCR加样、PCR产物检测分别用不同的一套移液器并在这些移液器上做上相应的标记，如“核酸提取专用”。

2. 防止RNA酶污染的关键点 ①所有RNA相关试验（RNA沉淀、RNA的溶解、RT、一步法RT-PCR等）所需的成分都必须在无菌环境下配制，并尽可能预先一次性混合和分装好，防止RNA酶和细菌（分泌RNA酶）污染；②实验室RNA酶的使用要严格与PCR检测业务在操作区域、移液器、电泳区域等方面划清界限；③所有与RNA有关的操作（包括耗材的准备）过程中，操作者需扎紧头发，戴口罩和帽子，穿洁净的工作服，并勤换手套。口罩、帽子、工作服需常洗常换，保持干净；④所有与RNA有关的操作（包括耗材的准备）过程中，操作者应避免说话，尤其是对着操作的物品或台面说话；避免中断操作接听手机或电话等其他事务；手指不要接触离心管口的内壁，尽可能用镊子替代手去取用东西等。

3. DEPC使用以及RNA操作有关材料的准备 ①原装的DEPC的瓶子开启前，需使瓶子达到室温；②原装的DEPC的瓶子开启后，需分成小份贮存，每份1ml贮存于1.5ml的高压离心管中，盖紧管子，并用封口膜封口，做上标记，贮存于4℃冰箱。保存和使用应当做好详细记录；③0.1%的DEPC水溶液用两个非常洁净的专用玻璃瓶（可以当盛水容器，也可当盛溶液的容器）和纯净水配制。避免DEPC接触到Tis或其他胺类化合物以及巯基类化合物，以免降解；④RNA操作所用的玻璃瓶应该为带有刻度（100ml）的、有螺旋盖子的标准玻璃瓶。瓶体和盖子被彻底清洗后，浸泡在0.1%的DEPC水溶液（盛于专用的塑料容器）中，37℃放置1小时，或者室温下过夜。用火焰消毒的镊子取出，弃去水；盖上用火焰消毒的双层锡箔纸后，干烤；然后做上RNA专用的标记并放在特定的区域保存；⑤RNA操作所用的离心管、PCR管原始包装等应当保存在干净的柜子中，并做上RNA专用记号。用火焰消毒的镊子小心取出这些离心管、PCR管、玻璃瓶盖，将离心管放在专用的洁净三角烧杯（1 000ml）中，其高度不超过1 000ml的刻度；将PCR管放在专用的、洁净的500ml三角烧杯中，其高度不超过500ml的刻度；将玻璃瓶盖子彻底洗净后放在专用的、洁净的100~200ml三角烧杯中，其高度不超过烧杯的2/3；再在烧杯中加入纯水，摇晃以淹没管子或盖子的各个部分；最后根据水的体积加入0.1%水体积的DEPC，37℃放置1h，或者室温下过夜。弃去水，再将管子中残余的水摇晃出来，弃去，盖子用火焰消毒双层锡箔纸后高压消毒，高压后做上RNA专用的标记并放在特定的区域保存；⑥RNA操作所用的滴头的原始包装应当保存在干净的柜子中，并做上RNA专用记号。所用的滴头盒也应当标记上RNA专用，并一直保持洁净，在盒盖侧面的上部钻两个孔径为2mm的孔。用火焰消毒的镊子小心取出这些滴头，装入专用的滴头盒中，装满后，用透明胶带密封滴头盒，只露出上面两个小孔。用专用的

50ml。注射器吸入 0.1% 的 DEPC 水溶液后从滴头盒上小孔注入滴头盒中，摇晃，使 DEPC 水溶液分布均匀，37℃放置 1 小时，或者室温下过夜。然后弃去其中溶液，戴手套用专用的 50ml 注射器加入用 DEPC 处理的水 20ml，盖上盖子，摇晃淋洗后弃去水，再重复用 DEPC 处理的水洗 2 次，用已经高压灭菌过的妥善保存的纸包裹好，做上明显的标记，高压消毒；⑦操作过程中所使用的水，首先用上述处理的玻璃瓶收集纯水，加入 0.1% 水体积的 DEPC，盖上盖子，37℃放置 1 小时，或者室温下过夜。然后略微松开盖子，包裹上两层微波炉保鲜膜，正向放在高压锅内高压灭菌。高压灭菌后，旋紧盖子，放在超净台中。无菌情况下，用上述 DEPC 处理的滴头分装到已经放在采样盒中 DEPC 处理的 1.5ml 离心管中，每管 1ml 水，做上 RNA 专用的标记并放在特定的区域保存；⑧取用以上处理的耗材，打开后应当放在超净台中，取用时尽量用镊子而不是手。

4. RNA 提取和 RT 或 RT-PCR　①预先拟定详细计划，并在纸上注明各个步骤的细节问题，检查所需的仪器是否完好、耗材是否齐备，以避免在操作的过程中出现问题和耽搁时间；②RNA 提取和 RT：RNA 提取和 RT 时，须穿上工作服，戴上帽子和口罩，并勤换手套；避免说话，尤其是对着操作的物品或台面说话；避免中断操作接听手机和电话等其他事务；手指不要接触离心管口的内壁，尽可能用镊子替代手去取用东西 RNA 提取进入洗涤阶段之后，需使用 DPC 处理的或购买的具有一定资质厂家生产的无 RNA 酶的水、滴头和有关耗材；RNA 提取后最好紧接着开始 RT 或一步法 RT-PCR；如需冻存提取的 RNA 或 RT 产物，则考虑进行分装冻存，以避免以后反复冻融取用；有关操作步骤按照试剂盒说明书进行；③RT 或 RT-PCR 加样：加样应遵循一定顺序，原则是先加缓冲保护的成分（水与 PCR 缓冲液），之后加通用的成分（如镁离子、dNTP），再加可以反复冻融的成分。其余的成分最后加。一般顺序是：水→ PCR 缓冲液→镁离子→ dNTP →酶→引物→模板。

5. PCR 操作

（1）准备：预先拟订详细计划，并在纸上注明各个步骤的细节问题，检查所需的仪器是否完好，耗材是否齐备，以避免在操作的过程中出现问题和耽搁时间。一般在加样前，打开 PCR 仪，调出或编辑所要运行的程序。

（2）加样：PCR 加样需在规定的位置。加样应遵循一定顺序，原则是先加缓冲保护的成分（水与 PCR 缓冲液），之后加通用的成分（如镁离子、dNTP），再加可以反复冻融的成分。其余的最后加。通常顺序是：水→PCR 缓冲液→镁离子→dNTP →酶→引物→模板。

（3）预混合；运行良好的 PCR 体系可以将有关试剂预先混合在一起，这样既节省操作步骤和时间，又可防止加样带来的偏差。除了现配现用之外，酶不能和其他试剂预混合在一起，预混合的试剂保存前要有详细的记录。

（4）标记：做好标记。如果操作中出现一些错误或偏差，及时记录下来。如果是荧光定量 PCR（FQ-PCR），不能在反应管上做标记，只能通过其他方式进行标记。

（5）运行：在运行过程中，操作者需观察前 2 个循环是否正常，以后每隔 20 分钟至少观察 1 次。如果出现故障，应当及时处理或报告，并做相应的记录。

6. PCR 产物凝胶电泳　①PCR 产物凝胶电泳应当遵守核酸凝胶电泳相关规定，以避免 EB 污染；②进行凝胶电泳时，应当换上专用的工作服，既防止 EB 污染，又可防止将 PCR 产物带回实验室；③PCR 产物凝胶电泳整个过程中，需防止阳性产物扩散。因此，一般是将载样缓冲液加到 PCR 管中混匀，而不是将 PCR 产物吸出来放到台面上进行混匀。电泳后凝胶取出观察时所用的手套丢弃前应当放到另外一个手套中并扎紧放到垃圾桶里，凝胶观察后不再重复使用，应用手套扎紧放到垃圾桶中；④电泳加样：先加 DNA 标样（marker），再加 PCR 产物。DNA 标样加在中间某个孔；如果 PCR 电泳发现产物很少或没有，而 DNA 标样也很微弱则首先考虑是否是电泳问题。

二、荧光定量 PCR

荧光定量 PCR（FQ-PCR，也称 Tag Man PCR）是在常规 PCR 基础上加入荧光标记探针来实现其定量功能的。与普通 PCR 相比，FQ-PCR 具有许多优点：封闭反应，无须 PCR 后处理；特异性强，灵敏度高；采用对数期分析，摒弃终点数据，定量准确定量范围宽，可达到 10 个数量级；仪器在线式实时检测，结果直观，避免人为判断；可实现一管双检或多检；操作安全，缩短时间，提高效率。目前已被应用于病原体测定、肿瘤基因检测、免疫分析、基因表达、突变和多态性研究等多个领域。

（一）原理和方法

FQ-PCR 的工作原理是利用 Taq 酶的 5′→ 3′外切酶活性，在 PCR 反应系统中加入一个荧光标记探针。该探针可与引物包含序列内的 DNA 模板发生特异性杂交，探针的 5′端标以荧光发射基因 FAM（6-羧基荧光素，荧光发射峰值在 518nm 处），靠近 3′端标以荧光猝灭基团 TAMRA（6-羧基四甲基若丹明，荧光发射峰值在 582nm 处），探针的 3′端被磷酸化以防止探针在 PCR 扩增过程中被延伸。当探针保持完整时，猝灭基团抑制发射基团的荧光发射。发射基团一旦与猝灭基团发生分离，抑制作用被解除，518nm 处的光密度增加而被荧光探测系统检测到。复性期探针与模板 DNA 发生杂交，延伸期 Taq 酶随引物延伸沿 DNA 模板移动，当移动到探针切断，猝灭作用被解除，荧光信号释放出来。模板每复制一次，就有一个探针被切断，伴随一个荧光信号的释放由于被释放的荧光基团数目和 PCR 产物数量是一对一的关系，因此用该技术可对模板进行准确定量。试验结束后，通过计算机分析，可直接给出定量结果。

（二）TaqMan 定量 PCR 引物和探针的设计、合成与优化

自 20 世纪 90 年代 TaqMan 探针诞生以来，虽然荧光探针（引物）不断有新的技术出现，但是作为一种经典的定量 PCR 技术，TaqMan 探针技术仍然是许多试验研究人员进行定量检测的首选，这主要是因为相对于 SYBR 荧光染料，TaqMan 探针具有序列特异性，只结合到互补区，而且荧光信号与扩增的拷贝数具有一一对应的关系，因此特异性强、灵敏度高，条件优化容易；相对于杂交探针，TaqMan 探针只要设计一条探针，探针设计较便宜方便，而且也能完成基本的定量 PCR 要求。当然 TaqMan 定量方法由于还是要合成和标记探针，也给试验操作带来了挑战。一般 TaqMan 定量 PCR 试验过程为：目的基因查找比对→探针与引物设计→探针与引物合成→配制反应体系→反应参数→重复试验，优化条件→获得曲线数据，比对标准曲线→再重复验证。

1. 寻找和确定目标片段　在第一步目的基因查找比对过程中可以利用 NCBI GenBank 序列以及 DNA Star 等软件完成目的 DNA 或者 RNA 的查找与比对。这在分析测序报告的时候相信很多人操作过，这一步需要注意的就是要保证所分析的序列在一个 contig（叠连群，即染色体的一些区域中毗邻 DNA 片段重叠的情况）内。

2. 引物和探针设计

（1）总体原则：先选择好探针，然后设计引物使其尽可能靠近探针。所选序列应该高度特异，尽量选择具有最小二级结构的扩增片段—这是因为二级结构会影响反应效率，而且还会阻碍酶的扩增。建议先进行二级结构检测，如果不能避免二级结构，那么就要相应提高退火温度。扩增长度应不超过 400bp，最好能在 100~150bp 内，扩增片段越短，有效的扩增反应就越容易获得。较短的扩增片段也容易保证分析的一致性。保持 GC 含量在 20%~80%，GC 富含区容易产生非特异性反应，从而会导致扩增效率的降低，以及出现在荧光染料分析中非特异信号。为了保证效率和重复性，应避免重复的核苷酸序列，尤其是 G（不能有 4 个连续的 G）。将引物和探针互相进行配对检测，以避免二聚体和发卡结构的形成。

（2）引物设计原则：序列选取应在基因的保守区段。避免引物自身或与引物之间形成 4 个或 4 个以上连续配对，避免引物自身形成环状发卡结构。典型的引物核苷酸个数为 18~24 个。引物需要足够长，保证序列独特性，并降低序列存在于非目的序列位点的可能性。但是长度大于 24 个核苷酸的引物并不意味着更高的特异性。较长的序列可能会与错误配对序列杂交，降低了特异性，而且比短序列杂交慢，从而降低了产量。Tm 值为 55~65℃（因为 60℃核酸外切酶活性最高），GC 含量为 40%~60%。引物之间的 Tm 相差避免超过 2℃。引物的 3′端避免使用碱基 A，并且避免出现 3 个或 3 个以上连续相同的碱基。为避免基因组的扩增，引物设计最好能跨两个外显子。TaqMan 探针技术要求片段长度为 50~150bp。引物末端（最后 5 个核苷酸）不能有超过 2 个的 G 和 C。

（3）探针设计原则：探针位置尽可能地靠近上游引物；探针长度应为 15~45bp（最好是 20~30bp），以保证结合特异性；检测探针的 DNA 折叠和二级结构；Tm 值为 65~70℃，通常比引物 Tm 值高 5~10℃（至少要 5℃），GC 含量为 40%~70%；探针的 5′端应避免使用 G 鸟嘌呤，因为 5′G 会有猝灭作用，而且即使是被切割

下来还会存在猝灭作用；整条探针中，碱基 C 的含量要明显高于 G 的含量，G 含量高会降低反应效率，这时就应选择配对的另一条链作为探针；为确保引物探针的特异性，最好将设计好的序列在 blast 中核实一次，如果发现有非特异性互补区，建议重新设计引物探针。

（4）TaqMan MGB 探针设计：探针的 5′端避免出现 G，即使探针水解为单个碱基，与报告基团相连的 G 碱基仍可猝灭基团的荧光信号；Tm 值应为 65~67℃；尽量缩短 TaqMan MGB 探针，但探针长度不少于 13bp。尽量避免出现重复的碱基，尤其是 G 碱基；应避免出现 4 个或 4 个以上的 G 重复出现。原则上 MGB 探针只要有一个碱基突变，MGB 探针就会检测到（MGB 探针将不会与目的片段杂交，不产生荧光信号）。因此，在进行 SNP 检测时，为了检测到突变子，即 TaqMan MGB 不与目的片段杂交，不产生荧光信号，探针目的片段产生荧光信号检测将探针的突变位点尽量放在中间 1/3 的地方。为了满足这些要求，探针的突变位点可向 3′端移动，但突变位点至少在离 3′端 2 个碱基的前方（即确保探针的后两个碱基是绝对的保守），以进行 SNP 检测。反过来，若要进行同类检测，找的是保守片段区，探针中不应有突变位点。若探针即便是只有 13bp，探针仍不完全保守。有几个突变，突变位点也应靠近探针的 5′端，这样，即便是突变，探针也可与目的片段杂交，产生荧光信号。另一种方法是设计简并探针，也可达到即使是突变，仍可检测到突变。

3. 反应条件的优化与扩增　一般的定量 PCR 反应体系与普通 PCR 其实也差不了多少，只是要加入 TaqMan 探针，另外不同的就是分步法的不同。其中需要注意的是：扩增酶最好选用热启动酶；引物和探针的浓度需要进行优化，有人建议从 50nmol/L 开始，在 50~900nmol/L 优化，一般为 200nmol/L（注意探针需要避光保存）。

Mg^{2+} 和酶量也需要进行优化，酶的推荐反应浓度是 1.25~1.5U（50μl）。

DNA 模板的添加量通常在 100ng 以下，因不同种类的 DNA 模板中含有的靶基因的拷贝数不同，必要时可进行梯度稀释，确定最佳的 DNA 模板添加量。如果欲进行 2 Step RT-PCR 反应的第二步 PCR 扩增反应，第一步的 RT 反应液作为 DNA 模板时的添加量不要超过 PCR 反应液总体积的 10%。

另外循环参数虽然在引物和探针设计完之后也就确定了，但是有时也需要进行优化。

4. 定量与结果分析　在进行数据分析的时候，通常用不同浓度的标准样品的 Ct 值来产生标准曲线，然后计算相对方程式。方程式的斜度可以用来检查 PCR 的效率，对于 100% PCR 效率来说，一个理想的斜率是 3.32。最佳的标准曲线是建立在 PCR 的扩增效率为 90%~100%（100% 意味着在每个循环之后，模板的总数将增加为前一次的 2 倍）的基础上。所有标准曲线的线性回归分析需要存在一个高相关系数（$R^2 \geqslant 0.99$），这样才能认为试验的过程和数据是可信的。使用这个方程式我们可以计算出未知样本的初始模板量。大多数定量 PCR 仪都有这样一个软件，它可以从标准曲线中自动地计算出未知样本的初始模板量。

荧光 PCR 的定量分为绝对定量和相对定量，研究人员需要根据自己的试验目的来选择。绝对定量是指将未知样品与标准曲线相比较进行分析，一般标准品就是一个已知绝对浓度的 DNA 样品，要注意的是绝对定量分析的准确性是相对标准品的准确性而言的。相对定量是指两个或更多的基因互相进行比较，其结果是一个比率，没有确切的数字被检测到。另外由于不同的样品在反应过程中存在着一定的差异，因此除了要制作标准曲线来进行定量外，还需要设计表达水平相对较为稳定的内参基因来对结果进行标准化。actin 和三磷酸甘油醛脱氢酶（glyceraldehydes-3-phosphate dehydrogenase，GAPDH）是两种较常用的管家基因，另外还有 cyclophilin、18S rRNA、phosphoglyserokinase、beta-microglobulin、beta-glucronidase、hypoxanthine ribosyl transferase、transferring receptor 等。要注意这些基因可以被反应条件所影响，在设计定量表达研究时，保证初始对照基因的质量是必要的一步，而且严谨的研究人员会通过对一系列内参基因定量结果取几何平均数来对定量数据进行标准化。

在进行试验结果观察时，主要注意以下问题：曲线拐点清楚，指数期明显，扩增曲线整体平行性极好，基线平，无上扬现象，低浓度样本扩增曲线指数期明显；曲线指数期斜率反映了扩增效率，斜率越大说明扩增效率越高，进而，扩增效率越高，试剂灵敏度表现会越好；基线图上的基线也就是阴性样本的扩增曲线，平直或略微下降是好试剂的表现，阴阳性清楚，不易误判，如果有上扬趋势，有可能造成阴性标本误判；曲线与曲线间平行性非常好，说明各反应管扩增效率相近，外标准定量建立在每管扩增效率样的假定基础上，所以扩增效率越相近，定量的重复性和准确性就越好，而扩增效率相近与否，反应在扩增曲线图上就是曲线的平行性；低浓度曲线指数期明显，一方面不易出现假阴阳性误判，另一方面说明灵敏度高。

三、核酸分子探针技术

核酸探针（nuclear acid probe）是将已知核苷酸序列DNA片段用同位素或其他方法标记，加入已变性的被检DNA中，在一定条件下即可与该样品中有同源序列的DNA区段形成杂交双链，从而达到鉴定样品中DNA的目的，这种能认识到特异性核苷酸序列有标记的单链DNA分子就称为核酸探针或基因探针。核酸探针以其敏感、特异、简便、快速的特点成为世人瞩目的生物技术革命的新产物，已逐步应用于病原微生物的检测。

根据核酸探针中核苷酸成分的不同，可将其分为DNA探针或RNA探针，一般大多选用DNA探针；根据选用基因的不同分为两种，一种探针能同微生物中全部DNA分子中的一部分发生反应，它对某些菌属、菌种、菌株有特异性，另一种探针只能限制性同微生物中某一基因组DNA发生杂交反应，如编码致病性的基因组，它对某种微生物中的一种菌株或仅对微生物中某一菌属有特异性。这类探针检测的基因相当保守，包括大部分rRNA，因为它既可能在一种微生物中出现，又可代表一群微生物。选择探针的原则是只能同检测的细菌发生杂交反应，而不受非检菌存在的干扰。

核酸探针技术是目前分子生物学中应用最广泛的技术之一，是定性或定量检测特异RNA或DNA序列的有力工具。核酸探针可用以检测任何特定病原微生物，并能鉴别密切相关的毒（菌）株和寄生虫。目前，各种常见虫媒病毒病的诊断和研究都已应用到核酸探针技术。

（一）核酸探针的种类

1. 按来源及性质划分　按来源及性质划分可将核酸探针分为基因组DNA探针、cDNA探针、RNA探针和人工合成的寡核苷酸探针等几类。作为虫媒病诊断，较常使用的是基因组DNA探针和cDNA探针。其中，前者应用最为广泛，它的制备可通过酶切或聚合酶链式反应（PCR）从基因组中获得特异的DNA后将其克隆到质粒或噬菌体载体中，随着质粒的复制或噬菌体的增殖而获得大量高纯度的DNA探针。将RNA进行反转录，所获得的产物即为cDNA。cDNA探针适用于RNA病毒的检测。cDNA探针序列也可克隆到质粒或噬菌体中，以便大量制备。将mRNA标记也可作为核酸分子杂交的探针。但由于来源极不方便，且RNA极易被环境中大量存在的核酸酶所降解，操作不便，因此应用较少。用人工合成的寡聚核苷酸片段作为核酸杂交探针应用十分广泛，可根据需要随心所欲合成相应的序列，可合成仅有几十个bp的探针序列，对于检测点突变和小段碱基的缺失或插入尤为适用。

2. 按标记物划分　按标记物划分有放射性标记探针和非放射性标记探针两大类。放射性标记探针用放射性同位素作为标记物。放射性同位素是最早使用，也是目前应用最广泛的探针标记物。常用的同位素有32P、3H、35S。其中，以32P应用最普遍。放射性标记的优点是灵敏度高，可以检测到pg级；缺点是易造成放射性污染，同位素半衰期短、不稳定、成本高等。因此，放射性标记的探针不能实现商品化。目前，许多实验室都致力于发展非放射性标记的探针。目前应用较多的非放射性标记物是生物素（Biotin）和地高辛（digoxigenin）。二者都是半抗原。生物素是一种小分子水溶性维生素，对亲和素有独特的亲和力，两者能形成稳定的复合物，通过连接在亲和素或抗生物素蛋白上的显色物质（如酶、荧光素等）进行检测。地高辛是一种类固醇半抗原分子，可利用其抗体进行免疫检测，原理类似于生物素的检测。地高辛标记核酸探针的检测灵敏度可与放射性同位素标记核酸探针的检测灵敏度相媲美，而特异性优于生物素标记，其应用日趋广泛。

（二）核酸探针的标记

1. 放射性同位素标记法　常将放射性同位素如32P连接到某种脱氧核糖核苷三磷酸（dNTP）上作为标记物，然后通过切口平移法标记探针。切口平移法（nick translation）是利用大肠杆菌DNA聚合酶Ⅰ（*E. coli* DNA polymerase Ⅰ）的多种酶促活性将标记的dNTP掺入到新形成的DNA链中去，形成均匀标记的高比活DNA探针。其操作方法如下：①取1μg DNA溶于少量无菌双蒸水中，加入5μl距离大约10×切口平移缓冲液（0.5mol/L Tris-HCl，pH7.2；0.1mol/L $MgSO_4$；1mmol/L二硫苏糖醇；500μg/ml牛血清白蛋白），加入除标记物外的其他三种 dNTP 溶液，20mmol/L 溶液各 1μl；②加入 10μl 标记物溶液，加入无菌双蒸水至终体积为 46.5μl，混匀，加入 0.5μl 稀释的 DNase I 溶液，混匀；加入 1μl（约 5 单位）*E.coli* DNA polymerase I，混匀；③置 14~16℃反应 1~2 小时。

2. 非放射性标记法 可将生物素、地高辛连接在 dNTP 上，然后用酶促聚合法掺入到核酸链中制备标记探针。也可让生物素、地高辛等直接与核酸进行化学反应而连接上核酸链。其中，生物素的光化学标记法较为常用。其原理是利用能被可见光激活的生物素衍生物-光敏生物素（photobiotin），光敏生物素与核酸探针混合后，在强的可见光照射下，可与核酸共价相连，形成生物素标记的核酸探针。可适用于单、双链 DNA 及 RNA 的标记，探针可在-20℃条件下保存 8~10 个月以上。具体操作方法如下：①将双链 DNA 变性或用 NaOH 处理形成缺口，单链 DNA 或 RNA 无须处理，将核酸样品溶于水；②暗室下在微量离心管中加入 10μg DNA，1mg/ml 光敏生物素 20μl，加水至 50μl，混匀；③冰浴中打开离心管盖，在 300~500W 灯下照射 10 分钟（液面距灯泡 10cm）；④加入 100μl Tris-HCl（0.1mol/L），pH8.0，加入 100μl 2-丁醇抽提两次，离心，弃上层；⑤乙醇沉淀核酸探针；用 70% 乙醇漂洗真空抽干，备用。

除上述标记法外，探针的制备和标记还可通过 PCR 反应直接完成。

（三）核酸杂交

杂交技术有固相杂交和液相杂交之分。固相杂交技术目前较为常用，先将待测核酸结合到一定的固相支持物上，再与液相中的标记探针进行杂交。固相支持物常用硝酸纤维素膜（nitrocellulose filter membrane，简称 NC 膜）或尼龙膜（nylon membrane）。

固相杂交包括膜上印迹杂交和原位杂交。前者包括三个基本过程：①通过印迹技术将核酸片段转移到固相支持物上；②用标记探针与支持物上的核酸片段进行杂交；③杂交信号的检测。

用探针对细胞或组织切片中的核酸杂交并进行检测的方法称之为核酸原位杂交。其特点是靶分子固定在细胞中，细胞固定在载玻片上，以固定的细胞代替纯化的核酸，然后将载玻片浸入溶有探针的溶液里，探针进入组织细胞与靶分子杂交，而靶分子仍固定在细胞内。例如。可用特异性的细菌、病毒的核酸作为探针对组织、细胞进行原位杂交，以确定有无该病原体的感染等。原位杂交不需从组织中提取核酸，对于组织中含量极低的靶序列有极高的敏感性，在临床应用上有独特的意义。

近年来液相杂交技术有所发展。液相杂交与固相杂交的主要区别是不用纯化或固定的靶分子，探针与靶序列直接在溶液里作用。液相杂交步骤有所简化，杂交速度有所提高，增加了特异性和敏感性，但与临床诊断所要求的特异性和敏感性还有一定的距离。

各种杂交技术中，膜上印迹杂交技术应用最为广泛，它由以下三个基本过程组成。

1. 核酸印迹技术

（1）斑点印迹（dot-blot）：将待测核酸样品变性后直接点样在膜上，称之为斑点印迹。为使核酸牢固结合在膜上，通常还将点样后的膜进行 80℃真空烘烤 2h。应用斑点印迹技术，可在一张膜上同时进行多个样品的检测，操作简便、快速，在临床诊断中应用较广。适合进行特定基因的定性及定量研究，但不能鉴定所测基因的分子量。

（2）Southern 印迹（Southern blot）：这是指将 DNA 片段经琼脂糖凝胶电泳分离后转移到固相支持物上的过程。

常规处理如下，先用限制性内切酶对 DNA 样品进行酶切处理，经琼脂糖凝胶电泳将所得 DNA 片段按分子量大小分离，接着对凝胶进行变性处理，使双链 DNA 解离成单链，并将其转移到 NC 膜或其他固相支持物上，转移后各 DNA 片段的相对位置保持不变。用探针与经 Southern 印迹处理的 DNA 样品杂交，可鉴定待测 DNA 的大小、进行克隆基因的酶切图谱分析、基因组基因的定性及定量分析、基因突变分析及限制性片段长度多态性分析（RFLP）等。

Southern 印迹的操作方法有三种：①毛细管转移（或虹吸印迹）。进行毛细管转移时，DNA 片段由液流携带从凝胶转移到固相支持物表面。安放装置时，在转移槽中央的平台上由下到上依次叠放变性凝胶、滤膜、一叠干的吸水纸巾；凝胶与转移缓冲液通过一纸桥连接；滤膜上的纸巾吸水而产生并维持毛细管作用，液体由于毛细管作用抽吸通过凝胶，并将 DNA 片段携带聚集在滤膜上。DNA 片段的大小和琼脂的浓度决定了转移的速度。小片段 DNA（<1kb）在 1 小时内可从 0.7% 琼脂糖凝胶上几乎定量转移，而大片段 DNA 的转移较慢且效率较低，如大于 15kb 的 DNA 片段需要 18h 而转移尚不完全；②电转移。利用电场的电泳作用将凝胶中的 DNA 转移到固相支持物上，可达到简单、迅速、高效的目的。一般 2~3 小时内可转移完毕。电转法不宜采用 NC 膜，因为 NC 膜结合 DNA 依赖高盐溶液，而高盐溶液在电泳过程中会破坏缓冲体系，使 DNA 损伤。一般使用化学活化膜和正电荷修饰的尼龙膜。此外，电转过程中转移体系的温度升高，需使用循环冷却水。商业化的电转仪一般附有冷却设备，也可在冷室中进行。具体操作时，按仪器使用说明安装电转装置，将变性凝胶夹在转移膜内平行电极内侧的多孔板之间，排出夹层间气泡，加入转移缓冲液并通电进行电转；③真空印迹法。这是近年来发展起来的一种简单、快速、高效的 DNA 和 RNA 印迹法。其基本原理是利用真空作用将转膜缓冲液从凝胶上层的容器抽到下层，凝胶中的核酸片段将随缓冲液移置到凝胶下面的固相支持物上。这一方法的最大优点是快速高效，可在转膜的同时进行 DNA 的变性与中和，30 分钟至 1 小时可完成，适合检疫工作的要求。已有商业化的真空转移仪提供，可按商品使用说明进行操作。

Southern 印迹后的滤膜仍需进行固定处理，对 NC 膜可用 80℃真空烘烤 2 小时，对尼龙膜还可用短波紫外线（波长 254nm）照射几分钟。

（3）Northern 印迹（Northern blot）：Northern 印迹是指将 RNA 片段变性及电泳分离后，转移到固相支持物上的过程。RNA 样品经 Northern 印迹后进行杂交反应可鉴定其中特异 mRNA 分子的量与大小。

Northern 印迹的方法与 Southern 印迹基本相同，可参照进行。但 RNA 的变性方法与 DNA 不同。DNA 样品可先通过凝胶电泳进行分离，再用碱处理凝胶使 DNA 变性。而 RNA 不能用碱变性，因为碱会导致 RNA 水解。因此，在 Northern 印迹前，须进行 RNA 变性电泳，在电泳过程中使 RNA 解离形成单链分布在凝胶上，再进行印迹转移。

RNA 变性电泳的原理，是用一定剂量的乙二醛-二甲基亚砜，或甲醛和甲基氢氧化汞等处理 RNA 样品和凝胶，使双链 RNA 在电泳过程中变性而完全解离形成单链。

2. 杂交反应的基本过程　杂交反应包括预杂交、杂交和漂洗几步操作。预杂交的目的是用非特异性 DNA 分子（鲑精 DNA 或小牛胸腺 DNA）及其他高分子化合物（Denhart′s 溶液）将待测核酸分子中的非特异性位点封闭，以避免这些位点与探针的非特异性结合。杂交反应使单链核酸探针与固定在膜上的待测核酸单链在一定温度和条件下进行复性反应的过程。杂交反应结束后，应进行洗膜处理以洗去非特异性杂交以及未杂交的标记探针，以避免干扰特异性杂交信号的检测。膜洗净后，将继续进行杂交信号的检测。

以放射性标记探针与固定在 NC 膜上的核酸进行杂交为例，杂交反应操作如下：

①配制所需试剂。SSC 溶液（20×）：3mol/L NaCl，0.3mol/L 柠檬酸钠；Denhardt′s 溶液（50×）：聚蔗糖 5g，聚乙烯吡咯烷酮 5g，牛血清白蛋白（BSA）5g 加水至 500ml；预杂交液：6×SSC，5×Denhardt′s 溶液，0.5%SDS，100mg/ml 经变性或断裂成片段的鲑精 DNA；②将含靶核酸的 NC 膜漂浮于 6×SSC 液面，使其由下至上完全湿润，并继续浸泡 2 分钟；③将湿润 NC 膜装入塑料袋中，按 0.2ml/cm^2 的量加入预杂交液，尽可能挤出气泡，将袋封口，置 68℃水浴 1~2 小时或过夜；④将双链探针做变性处理使成单链，即于 100℃加热 5 分钟，然后立即置冰浴使骤冷；⑤从水浴中取出杂交袋，剪去一角，将单链探针加入，尽可能将袋内空气挤出去，重新封口，并将杂交袋装入另一个干净的袋内，封闭，以防放射性污染；⑥将杂交袋浸入 68℃水浴，温育 8~16 小时；⑦取出杂交袋，剪开，取出滤膜迅速浸泡于大量 2×SSC 和 0.5%SDS 中，室温振荡 5 分钟，勿使滤膜干燥；⑧将 NC 膜移入盛有大量 2×SSC 和 0.1%SDS 溶液的容器中，室温漂洗 15 分钟；⑨将 NC 膜移入一盛有大量 0.1×SSC 和 0.5%SDS 溶液的容器中，37℃漂洗 30 分钟至 1 小时；⑩将 NC 膜移入一盛有新配制 0.1×SSC 和 0.5%SDS 溶液的容器中，68℃漂洗 30 分钟至 1 小时；⑪取出滤膜，用 0.1×SSC 室温稍稍漂洗，然后置滤纸上吸去大部分液体，待用做杂交信号的检测。

3. 杂交信号的检测　当探针是放射性标记时，杂交信号的检测通过放射自显影进行。即利用放射线在 X 线片上的成影作用来检测杂交信号。操作时，在暗室内将滤膜与增感屏、X 线片依序放置暗盒中，再将暗盒置于−70℃曝光适当时间，取出 X 线片，进行显影和定影处理。

对于非放射性标记的探针，则需将非放射性标记物与检测系统偶联，再经检测系统的显色反应来检测杂交信号。以地高辛的碱性磷酸酶检测反应为例，地高辛（Dig）是一种半抗原，杂交反应结束后，可加入碱性磷酸酶标记的抗 Dig 抗体,使之在膜上的杂交位点形成酶标抗体 Dig 复合物,再加入酶底物如氮蓝四唑盐(NBT)和 5-溴-4-氯-3-吲哚酚磷酸甲苯胺盐(BCIP),在酶促作用下,底物开始显蓝紫色。其基本反应程序类似 ELISA,杂交信号的强弱,通过底物显色程度的深浅、有无来确定。

四、DNA 芯片技术

DNA 芯片(又称基因芯片)技术是指通过微矩阵技术将高密度 DNA 片段阵列采用特殊的手段,将 DNA 分子以一定的顺序或排列方式使其附着在如玻璃片固相表面,以荧光标记的 DNA 探针,借助碱基互补杂交原理,进行大量的基因表达及监测等方面研究的最新革命性技术。DNA 芯片技术的特点是自动化程度高、灵敏度高、效率高、能同时进行大规模的搜索式研究,而且成本低、污染小、操作空间小。

随着越来越多的微生物基因组序列的公布,比较基因组学研究逐渐成为微生物研究的热点。比较基因组学研究可以提供非常丰富的信息,指导后续的功能基因验证等工作,如比较同一个致病菌致病力不同菌株的基因组序列,可以推断一些与致病力密切相关的基因。

利用 DNA 芯片进行虫媒病的诊断是目前芯片在医学中的主要应用之一。可同时进行多种虫媒病原体及多分检测样本高通量检测的目的。

(一) DNA 芯片技术的原理

DNA 芯片技术的基本原理是将大量探针分子固定于固相支持物上,然后与标记的样品进行杂交,通过检测杂交信号的强弱来判断样品中靶分子的数量。它基于荧光标记的靶序列与多重限定的探针杂交,而探针在固相支持物上有指定的位点。荧光标记的片段结合于它们的配体上,发射光的强度可通过氩离子激光估计。

(二) DNA 芯片操作的步骤

DNA 芯片技术主要包括四个主要步骤:芯片制备、样品制备、杂交反应和信号检测和结果分析。

1. 芯片制备 制备芯片主要以玻璃片或硅片为载体,采用原位合成和微矩阵的方法将寡核苷酸片段或 cDNA 作为探针按顺序排列在载体上。芯片的制备除了用到微加工工艺外,还需要使用机器人技术。以便能快速、准确地将探针放置到芯片上的指定位置。

2. 样品制备 生物样品往往是复杂的生物分子混合体,除少数特殊样品外,一般不能直接与芯片反应,有时样品的量很小。所以,需将样品进行提取、扩增,获取其中的蛋白质或 DNA、RNA,然后用荧光标记,以提高检测的灵敏度和使用者的安全性。

3. 杂交反应 杂交反应是荧光标记的样品与芯片上的探针进行的反应产生一系列信息的过程。选择合适的反应条件能使生物分子间反应处于最佳状况中,降低生物分子之间的错配率。

4. 信号检测和结果分析 杂交反应后的芯片上各个反应点的荧光位置、荧光强弱经过芯片扫描仪和相关软件可以分析图像,将荧光转换成数据,即可以获得有关生物信息。基因芯片技术发展的最终目标是将从样品制备、杂交反应到信号检测的整个分析过程集成化以获得微型全分析系统(micro-total analytical system)或称缩微芯片实验室(laboratory on a chip)。使用缩微芯片实验室,就可以在一个封闭的系统内以很短的时间完成从原始样品到获取所需分析结果的全套操作。

五、高通量测序

高通量测序技术(high-throughput sequencing)又称"下一代"测序技术("next-generation" sequencing technology),以能一次并行对几十万到几百万条 DNA 分子进行序列测定和一般读长较短等为标志。高通量测序使得对一个物种的转录组和基因组进行细致全貌的分析成为可能,所以又被称为深度测序(deep sequencing)。

高通量测序技术包括:基因组重测序、De novo 测序、外显子测序、转录组测序、小 RNA 测序、ChIP-Seq 测序、CHIRP-Seq 测序、CLIP-Seq 测序、宏基因组测序。

通过高通量测序可以快速对虫媒传染病的传染源进行分型及进化分析,从而监控重大虫媒传染病;同时也可以更好地帮助人们理解虫媒病病原(尤其是虫媒细菌)耐药机制,为药物开发提供新靶标。

（一）常见的测序平台

1. Illumina Solexa 测序技术 Illumina 公司的第二代测序仪最早由 Solexa 公司研发，利用其专利核心技术“DNA 簇”和“可逆性末端终结”，实现自动化样本制备和大规模并行测序。Illumina 公司于 2007 年初花费 6 亿美金巨资收购了 Solexa。2010 年初，Illumina 将其第二代测序仪 Genome Analyzer IIx 升级到 HiSeq 2000。

HiSeq 2000 含有两张 Flow cell，可同时运行或者只运行其中一张。读长为 100nt，同时支持 Fragment、Pair-end 和 Mate-Paired 文库。每次运行最多可产生 200GB 的数据量（读长为 2×100nt）。目前，更新一代 Illumina 公司测序仪 HiSeq 2500 测序仪也已上市销售。

2. Roche 454 测序技术 454 公司可谓第二代测序技术的奠基者。2005 年底，454 公司推出了革命性的基于焦磷酸测序法的高通量基因组测序系统 Genome Sequencer 20 System。这一技术的建立开创了边合成边测序（sequencing by synthesis）的先河，被 Nature 杂志以里程碑事件报道。之后，454 公司被罗氏诊断公司以 1.55 亿美元收购。一年后，他们又推出了性能更优的第二代基因组测序系统 Genome Sequencer FLX System（GS FLX）。2008 年 10 月，Roche 454 在不改变机器的情况下，推出了全新的测序试剂 GS FLX Titanium，全面提升了测序的准确性、读长和测序通量。

目前，Roche 454GSFLX Titanium 每次运行能产生 100 万条序列，平均读长能达到 400nt，且第 400 个碱基的准确率能达到 99%。一次运行所需时间为 10 小时，能获得 4 亿~6 亿个碱基的序列信息。

3. ABI SOLiD 测序技术 过去 20 年，美国应用生物系统公司（ABI）在一代测序方面一直占据着垄断地位。第二代测序技术出现以来，ABI 公司不甘落后，迅速赶上，于 2007 年底推出了 SOLiD 第二代测序平台。2010 年末又发布了最新产品 SOLiD 5500xl 测序平台。

SOLiD 全称为 Supported Oligo Ligation Detection，它的独特之处在于它以四色荧光标记寡核苷酸的连续连接反应为基础，而没有采用传统的边合成边测序技术。连接反应没有 DNA 聚合酶合成过程中常有的错配问题，而 SOLiD 特有的“双色球编码技术”又提供了一个纠错机制，这样设计上的优势使得 SOLiD 在系统准确性上领先于其他平台。

目前最新款 SOLiD 5500xl 含有两张微流体芯片（microfluidic flow chip），每张芯片含有 6 条相互独立的运行通道（running lane）。每条 Lane 都能运行相对独立的测序反应，这样的设计使得 SOLiD 5500xl 测序平台极具灵活性。最大测序读长 75nt，同样支持 Fragment、Pair-end 和 Mate-Paire 文库。单次运行能得到的最大数据量为 300Gb（使用最新设计的 nano-beads）。测序的系统准确性能达到 99.99%。

（二）高通量测序技术的应用

随着第二代测序技术的迅猛发展，科学界也开始越来越多地应用第二代测序技术来解决生物学问题。比如在基因组水平上对还没有参考序列的物种进行重头测序（de novo sequencing），获得该物种的参考序列，为后续研究和分子育种奠定基础；对有参考序列的物种，进行全基因组重测序（resequencing），在全基因组水平上扫描并检测突变位点，发现个体差异的分子基础。在转录组水平上进行全转录组测序（whole transcriptome sequencing），从而开展可变剪接、编码序列单核苷酸多态性等研究；或者进行小分子 RNA 测序（small RNA sequencing），通过分离特定大小的 RNA 分子进行测序，从而发现新的 microRNA 分子。在转录组水平上，与染色质免疫共沉淀（ChIP）和甲基化 DNA 免疫共沉淀（MeDIP）技术相结合，从而检测出与特定转录因子结合的 DNA 区域和基因组上的甲基化位点。

第二代测序结合微阵列技术而衍生出来的应用——外显子测序或目标序列捕获测序技术（targeted resequencing）。目前，科学家们认为外显子组测序比全基因组重测序更有优势，不仅仅是费用较低，更是因为外显子组测序的数据分析计算量较小，与生物学表型结合更为直接。这项技术首先利用 Agilent 或 Nimblegen 公司提供的微阵列技术合成大量寡核苷酸探针，这些寡核苷酸探针能够与基因组上的特定区域互补结合，从而富集到特定区段，然后用第二代测序技术对这些区段进行测序。该项技术应用最多的是人全外显子组捕获测序。

目前，外显子组测序开始广泛应用于寻找疾病的候选基因上。内梅亨大学的研究人员使用这种方法鉴定出 Schinzel-Giedion 综合征中的致病突变，Schinzel-Giedion 综合征是一种导致严重的智力缺陷、肿瘤高发以及多种先天性畸形的罕见病。他们使用外显子组测序技术结合生物信息学分析，将关注点聚焦于全部四位患者都携带变异体的 12 个基因，最终将候选基因缩小至 1 个。此外，贝勒医学院基因组测序中心也计划对 15 种以上疾病进行研究，包括脑癌、肝癌、胰腺癌、结肠癌、卵巢癌、膀胱癌、心脏病、糖尿病、自闭症及其他遗传疾病，以更好地理解致病突变以及突变对疾病的影响。在 2010 年的 Science 杂志年度十大科学突破评选中，外显子组测序名列其中。

第四节　其他检查

（一）血凝和血凝抑制试验

该方法适用于检查登革热、流行性乙型脑炎、森林脑炎、流行性出血热、黄热病、新疆出血热、辛德毕斯病毒病、东方马脑炎、西方马脑炎。

1. 血凝和血凝抑制试验的原理　有些虫媒病毒具有凝集红细胞的能力，称为病毒的血凝，利用这种特性设计的试验称红细胞凝集（HA）试验（即血凝试验），以此来推测被检材料中有无病毒存在，是否是特异性的，但病毒的凝集红细胞的能力可被相应的特异性抗体所抑制，即红细胞凝集抑制（HI）试验（即血凝抑制试验），具有特异性。通过 HA-HI 试验，可用已知血清来鉴定未知病毒，也可用已知病毒来检查被检血清中的相应抗体和滴定抗体的含量。

2. 血凝试验和血凝抑制试验实例　现以流行性乙型脑炎病毒为例介绍血凝试验和血凝抑制试验的基本方法。

（1）血凝试验：在 96 孔血凝板上测定。取感染鼠脑制备的血凝素或感染细胞培养液，用 pH9.0 硼酸缓冲盐水（BBS）2 倍稀释（1∶10~1∶1 280），即先取 BBS（pH9.0）25μl 从第 2 孔加到第 12 孔，然后取血凝素抗原 50μl 加入第 1 孔，从第 1 孔取出 25μl 倍比稀释到第 11 孔，再加 BBS（pH9.0）液 25μl 从第 1 孔加到第 12 孔。

每孔加入 PBS（pH6.4）配制的 0.5% 红细胞 50μl，摇匀，37℃孵育 45 分钟，观察结果。

判读结果："++++" 底层凝集红细胞呈帽状均匀铺于管底；"+++" 基本同上，但边缘较薄；"++" 红细胞于管底形成一个环状，四周有小凝集块；"+" 红细胞于管底形成一个小团，但边缘不光滑不整齐；"–" 红细胞于管底形成一个小团，边缘光滑整齐。以 "++++" 为一个血凝单位，"++" 为血凝试验阳性，出现 "++++" 的抗原稀释度的 8 倍作为血凝抑制的血凝抗原。

（2）血凝抑制试验：按前述方法测定血凝单位。①血清处理：人血清 56℃30 分钟灭活；②去除非特异性抑制素：取上述血清用 BBS 稀释成 1∶5，与 25% 高岭土 BBS 悬液等量混合，室温 20 分钟，不时摇动。2 000r/min 离心 20 分钟，上清液即 1∶10 的稀释血清；③天然凝集素的去除：取上述血清，加入 30% 红细胞（与血凝试验一致的动物红细胞），摇匀，放 37℃水浴 30 分钟（亦可 4℃过夜），上清液用于试验；④正式试验：用 BBS 将血清作 2 倍系列稀释，每孔 25μl，并设血清对照；在每一个血清稀释度中加 4 单位或 8 单位血凝抗原 25μl，并设抗原对照。振匀，室温或 37℃，1 小时，让病毒和血清充分结合；每孔加入 0.5% 红细胞 PBS50μl，37℃或室温放置 1~2 小时；⑤结果与意义：以完全抑制红细胞凝集时的血清最高稀释度为终点效价。双份血清出现有意义的增长（恢复期血清滴度高于急性期血清 4 倍以上），具有辅助诊断价值。

（二）空斑试验

病毒接种敏感细胞后可产生大小不同的空斑，根据其空斑大小、形状以及空斑抑制试验，可以鉴定病毒的型别，同时也可测定病毒的感染力和中和能力。

空斑试验方法（双层法）：①培养 C6/36、BHK 或 Vero 细胞长至单层；②用不含血清的维持液冲洗单层细胞；③以不含血清的维持液将病毒连续 10 倍稀释，选择适当稀释度的病毒悬液接种单层细胞；④37℃作用 1 小时，取不含中性红的营养琼脂，熔化后降温到 43~45℃，加到单层细胞上；⑤C6/36 置 28~33℃、BHK 或 Vero 置 37℃培养；⑥24 小时，再加含中性红的营养琼脂，用黑纸或黑布盖住细胞瓶；⑦如是甲病毒，48 小时后，可发现蚀斑。黄病毒则需 72h 以上；⑧测量空斑大小（表 14-8、表 14-9）。

表 14-8 双层法空斑试验第一层琼脂成分

单位：ml

试剂	体积
2×Eagle	50
血清	10
7.5% $NaHCO_3$	2
3% 谷氨酰胺	1
双抗（青、链霉素）	1
3% 琼脂	33

表 14-9 双层法空斑试验第二层琼脂成分

单位：ml

试剂	体积
2×Eagle	50
血清	8
7.5% $NaHCO_3$	2
0.1% 中性红（neufral red）	5
双抗（青、链霉素）	1
3% 琼脂	33

（三）电子显微镜观察病毒颗粒大小及形态

1. 细胞培养物标本制备（切片标本） 将病毒液加入长成单层细胞之培养瓶内，观察细胞病变出现“+”时，将细胞消化（C6/36 直接吹）、吹下，2 000r/min×10 分钟离心，弃上清，细胞团加入 2.5% 戊二醛固定液适量后送检。

2. 鼠脑及组织块标本制备 病毒接种 1~3 日龄乳鼠，轻微发病后取脑或相关组织剪成米粒大小数块放于试管内，加入 2.5% 戊二醛固定液适量后送检。

2.5% 戊二醛固定液的配制：0.2mol/L 二甲砷酸钠（或 0.2mol/L 磷酸缓冲液）50ml，双蒸水 40ml，25% 二醛（市售原装液）10ml，三液混合后 4℃冰箱存放。

（四）病毒在蚊、蜱等媒介体内的繁殖情况

一些虫媒病毒能在蚊、蜱等媒介体内繁殖，并经卵传给下一代，通过这个试验也有助于病毒的鉴定。以蚊虫感染为例：

1. 材料 ①蚊：采集野外蚊在 25~28℃、相对湿度（RH）80%±5%、光照 10~14h/d 的养蚊室饲养七代以上；②成虫饲料：供血动物为小白鼠，并饲以 10% 葡萄糖；③新分离病毒；④1~3 日龄乳小白鼠。

2. 方法

（1）蚊经口感染和传播病毒实验：①病毒在蚊体内的感染力。用 10^2 稀释的病毒液经脑内接种 1~3 日龄乳小白鼠，于接种后第 2 天（24 小时）开始，每天取 2 只乳鼠血，测定其对细胞的半数感染量（$TCID_{50}$）。以 $TCID_{50}$ 感染滴度最高的发病天数之乳小白鼠作为供毒鼠，用饥饿 24~48 小时的羽化 2~5 天龄蚊叮咬供毒鼠，30 分钟后，挑出已吸血的蚊饲养于蚊笼，仅喂食 10% 葡萄糖水。吸血后的蚊留一部分继续饲养产卵，一部分做实验。从吸血后 24 小时开始，每天各取 15~20 只蚊（共取 30d），以含 1 000U 青霉素和 1 000μg 链霉素的生理盐水洗涤三次，加生长液适量研磨离心，取上清接种敏感细胞，测定其 $TCID_{50}$，观察病毒在蚊虫体内的感染力。同时滴片进行间接免疫荧光测定（IFA），观察该病毒是否为所传之病毒；②蚊传播病毒试验。吸供毒鼠血的蚊分别在饲养的第 5、10、15、20、25、30、35 天，分七次让其叮咬健康乳小白鼠 5 只/次（受

毒鼠),逐日观察乳鼠发病情况,计算 LD_{50},检测蚊传播病毒的能力。

(2)蚊经卵传递病毒试验:经口感染病毒的雌蚊经饲养繁殖后,留部分子一代幼虫分笼继续饲养繁殖,留部分子一代羽化成虫后(未进食或只吸食糖水)研磨,离心取上清接种敏感细胞,测 $TCID_{50}$,观察蚊经卵传递病毒的情况。

(梁韶晖 闫宝龙)

参考文献

[1] 梁韶晖. 医学寄生虫学[M]. 北京:高等教育出版社,2013:321-323.

[2] 刘胜利. 动物虫媒病与检验检疫技术[M]. 北京:科学出版社,2011:161-162.

[3] 汪世平. 医学寄生虫学[M]. 北京:高等教育出版社,2009:315-318.

[4] 李朝品. 医学节肢动物学[M]. 北京:人民卫生出版社,2009:1505-1511.

[5] 李朝品. 医学昆虫学[M]. 北京:人民军医出版社,2007:325-346.

[6] 李镜辉,李贵昌,刘京利. 媒介与媒介生物性疾病[J]. 国际医学寄生虫病杂志,2007,34(1):7-12.

[7] 方美玉,林立辉,刘建伟. 虫媒传染病[M]. 北京:军事医学科学出版社,2005:432-437.

[8] 孙新,李朝品,张进顺. 实用医学寄生虫学[M]. 北京:人民卫生出版社,2005:432-456.

[9] 周晓农,吴晓华,贾铁武,等. 虫媒传染病的监测和应急管理[J]. 中国寄生虫学与寄生虫病杂志,2004,22(3):176-178.

[10] 于学东. PCR 检测鼠疫耶尔森氏菌研究进展. 微生物学免疫学进展[J],2003,(31):37-42.

[11] 许荣满. 我国虫媒病及其防制进展[J]. 中华卫生杀虫药械,2001,7(3):3-6.

[12] 吴光华,杨佩英,唐家琪. 八种重要传染病的防治[M]. 北京:人民军医出版社,2001.129-160.

[13] 赵春生,白志军,彭翼飞,等. 我国南方人鼠虫媒病毒血清流行病学调查[J]. 中国公共卫生杂志,2001,(17):64-66.

[14] 于恩庶,陈香蕊. 中国恙虫病研究[M]. 香港:亚洲医药出版社,2000:192-210.

[15] 彭文伟. 现代感染性疾病与传染病学[M]. 北京:科学出版社,2000:2603-2609.

[16] 毕德增. 中国斑疹伤寒流行概况[J]. 疾病监测.1999,(14):15-16.

[17] 张健之. 中国斑点热群立克次体媒介和宿主的初步研究[J]. 中国人兽共患病杂志.1999,(15):85-87.

[18] 瞿俊辉,杨瑞馥,车凤翔,等. PCR 和 Southern Blot 检测土拉弗氏菌气溶胶[J]. 微生物学免疫学进展,1998,(26):35-39.

[19] 潘华,马玉海. 埃立克体——人和动物的病原[J]. 中国人兽共患病杂志,1997,(13):118-120.

[20] 卢开柏,陆家海. 实验性家兔蜱传回归热病理形态学观察[J]. 中国兽医学报,1996,(16):404-406.

[21] 自登云,陈伯权,俞永新. 虫媒病毒及虫媒病毒病[M]. 昆明:云南科技出版社,1995.48-163.

[22] 李其平. 东方马脑炎病毒研究进展[J]. 地方病通报,1995,10(4):112-114.

[23] 梁国栋,李其平,何英,等. 我国首次分离到辛德毕斯病毒[J]. 病毒学报,1993,(9):55-59.

[24] REYNOLDS M G, KREBS J S, COMER J A, et al. Flying squirrel-associated typhus, United States [J]. Emerg Infect Dis, 2003, (9): 1341-1343.

[25] KRAMER L D, WOLFE T M, GREEN E N, et al. Detection of encephalitis viruses in mosquitoes (Diptera: Culicidae) and avian tissues [J]. J Med Entomol, 2002, (39): 312-323.

[26] MARIANNEAU P, GEORGES-COURBOT M C, DEUBEL V. Rarity of adverse effects after 17D yellow-fever vaccination [J]. Lancet, 2001, (358): 84-85.

[27] PETERSEN L R, ROEHRIG J T. West Nile virus: A reemerging global pathogen [J]. Emerg Inf Dis, 2001, (7): 611-614.

[28] DUMPIS U, ASOKLIENE L, BEKTIMIROV T, et al. Tick-borne encephalitis [J]. Clin Infect Dis, 1999, (28): 882-890.

[29] LANCIOTTI R S, LEWIS J G, GUBLER D J, et al. Molecular evolution and epidemiology of dengue-3 viruses [J]. J Gen Virol, 1994, (75): 65-75.

第十五章
节肢动物入侵与异境疾病传入

生物入侵(biological invasion)指生物由原生存地经自然或人为途径侵入到另一新环境,对被入侵地环境的生物多样性、农林牧渔业生产以及人类健康造成危害,并引起经济损失或生态灾难的过程。鉴于生物的群落是一个动态稳定的系统,对于特定的生态系统与生境来说,任何非本地的物种都可称作为外来物种,但由于近年来人类活动的影响,物种的迁移速率大大提高,由于被入侵地天敌缺乏等原因造成外来物种种群的定殖与暴发式增长,从而对本地物种的生态平衡造成巨大威胁。此类对当地生态环境造成严重危害的外来物种被称为外来入侵种(invasive alien species,IAS),包括原生地过去或现在的自然分布范围及扩散潜力以外的种、亚种或种下分类单元,以及其所有可能存活继而繁殖的部分、配子或繁殖体。

外来入侵目前被认为是生物多样性的主要威胁之一,造成全世界每年的经济损失超过 3 000 亿美元。国际自然保护联盟(International Union for Conservation of Nature,IUCN)目前已建立全球入侵物种数据库(Global Invasive Species Database,GISD),包括外来入侵种名录及超过 500 种生物入侵案例,1999—2013 年该联盟组织专家发布并更新 100 种目前世界各地危害较严重的外来入侵种(网址:http://www.issg.org),以强调生物入侵带来的生态和经济损失。如美国每年因外来生物入侵造成的环境损失达 584 亿美元,直接经济损失达 785 亿美元;印度每年因外来生物造成的环境损失为 250 亿美元,直接经济损失达 910.2 亿美元。

节肢动物体型微小,便于藏匿,生境适应性强,不但善于在气候变化中自然迁移,还利于在日益频繁的世界贸易和人员往来中随交通工具、货物或人员跨境传播。据中国外来入侵物种数据库显示,截至 2020 年 9 月我国现有记录的 754 种入侵生物中,外来入侵节肢动物 130 种,占入侵物种总数的 17.2%,占入侵动物物种数的 48.7%。进入 21 世纪以来,新发外来入侵物种的类群中入侵节肢动物数量最多,约占总数的 60%。外来入侵节肢动物不但会对我国的生态和农林业造成重大影响,由于部分种类为多种病原体的宿主,还会对我国的人民生命健康造成威胁。

第一节　对本地生态系统及公共卫生的影响

外来物种由于不同的生物特性对本地生态系统产生的胁迫也不同,既可能影响本地的营养流打破原有的生态平衡,使系统向入侵种有利的方向演化,也可能通过竞争、捕食、拮抗、寄生等物种间相互作用调控本地生态系统,从而对本地生物多样性格局以及生态系统功能造成不同程度的影响。某些入侵生物可能携带并传播病原体,在其传入后导致疾病流行,严重影响当地人民的生命健康。

一、入侵种对本地生物多样性的影响

一般认为外来有害生物由于缺少天敌等原因会侵占本地物种的生存空间,挤占其他物种的生态位,或携带侵入地没有抗体的病原微生物,从而导致本地物种濒危或灭绝,降低本地生物多样性。有的外来物种还与本土近源种杂交,干扰和污染本土物种的遗传多样性。据美国野生动物联盟(National Wildlife

Federation）2015 年统计，大约 42% 受威胁或濒危物种面临的风险是由入侵物种造成的。入侵植物加拿大一枝黄花在与本土植物竞争时会释放多种化学物质来影响本土植物的生态过程，有研究表明该物种的入侵导致上海地区多种本土物种局部消失。夏威夷群岛 1827 年发现第一种蚊子，随后 20 世纪初该蚊种从进口笼养鸟中感染了禽类疟疾并成为其媒介，如今夏威夷群岛海拔 1 500 米以下蚊虫活动范围内所有的夏威夷本土特有鸟类已灭绝，由于气候变暖、栖地扩散，高海拔地区的本土鸟类目前也面临着严重的灭绝风险。美国为了控制烟草天蛾而引进的寄生蜂导致另一种同属的天蛾（*Manduca blackburni*）濒临灭绝。为促进泥沙沉积保护河堤而从美国引进的互花米草，由于缺少天敌已成为整个上海崇明地区海滩的优势，不但导致鱼类、贝类因缺乏食物大量死亡，水产养殖业遭受致命创伤，生物链的断裂又直接影响了以小鱼为食的鸟类的生存，造成了严重的环境问题。1979 年从辽宁丹东侵入我国的美国白蛾近二十年栖地不断扩大，先后在山东、陕西、河北、上海等地出现并危害当地的林业及园林绿化，它们的四龄幼虫可危害 300 多种植物，严重影响本地的生态平衡和生物多样性。松材线虫病被称为“松树癌症”，由寄生在天牛体内的松材线虫所致，该线虫自 20 世纪 80 年代从日本传入我国，30 多年来疫情已传播扩散至全国 18 个省 588 个县级行政区，发生面积达 974 万亩，累计因该病损失的松树达数十亿株。不但影响了以松树为主的景观，而且对生态环境造成严重的破坏。

二、入侵物种对本地公共卫生的影响

外来物种入侵以后，会迅速进行繁殖与扩张，如果某些入侵生物成为传播病原的媒介，在其传入后会形成大面积的疾病流行，严重影响人类健康和生存。如入侵动物福寿螺是卷棘口吸虫、广州管圆线虫等寄生虫的中间宿主，某入侵成功导致我国广州管圆线虫成为新发传染病。1984 年广东徐闻县报道我国大陆首例广州管圆线虫病原学确诊病例后，近年来病例有增多的趋势，且分布范围逐渐扩大，部分地区甚至出现局部暴发。2006 年北京市发生一起因食用福寿螺而引起的广州管圆线虫病暴发，累计病例达 160 例，是目前我国大陆报道的最大的广州管圆线虫病案例。在我国南方地区入侵的红火蚁叮咬对人们的生命安全构成威胁，红火蚁用上颚钳住人的皮肤，以腹部末端的螯针对人体连续叮蜇，叮蜇后有如火灼伤般疼痛感，其后会出现烧伤样的水疱，如水疱或脓包破掉，不注意清洁卫生还容易引起细菌二次感染。少数人对毒液中的毒蛋白过敏，会产生过敏性休克，有死亡的危险。由亚洲侵入欧洲和北美洲的白纹伊蚊近几十年来不断扩张其栖息地，也让其所到之处变成了登革热、西尼罗病等虫媒传染病的高危区，2019 年，法国拉响白纹伊蚊害红色警报的省份已达 51 个，比 2018 年增加了 9 个，很快即将扩张至法国 70% 的领土。白纹伊蚊携带的病原体，如西尼罗病毒已在美国大部分大陆上有发现。2012 年，美国有 5 500 多例西尼罗病毒病例，造成 286 人死亡，专家估计，由于气候变暖、降水的改变更利于蚊类医学节肢动物的孳生，不但会导致更多的西尼罗病病例，也会使病毒传播到目前尚未受到其影响的北部地区。

第二节 群落可入侵性

虽然生物入侵普遍存在于地球的各类生态系统中，但这些生态系统遭受生物入侵的程度并不相同。群落可入侵性（commanity invasibility）是指群落易受外来物种入侵的程度，一般用于全面评价某群落或地区易遭受生物入侵的程度。

一、群落的可入侵性及影响因素

近百年来生态学家们从观察、推测到应用生态实验和模拟模型尝试解释生物入侵的一般规则，提出很多假说。Elton 在 1958 年提出的群落物种丰富度假说，此假说主张多样性增加了生态系统对生物入侵的抵御能力，该假说提出后曾一度得到大家认可，但是随着技术手段的更新完善越来越多的野外观察和实验结果对这一假说并不支持。同时代的空缺生态位假说、逃离生物限制假说、迁移前后干扰假说等也并不完善而且存在诸多争议。近年来在新的研究数据支持下又出现了植物群落资源波动假说、天敌逃避假说、群落生态学假说等。

影响可侵入性的因素，归纳起来主要包括入侵过程、入侵种特征、本地种和生态系统对入侵的抵抗性等三个方面。

生物入侵是从有机体在本地范围扩散至新区域开始的，入侵过程一般认为包括入侵或引入，定居，繁殖或建立新种群，适应或归化，扩散和暴发。随着世界贸易的加强，越来越多的物种被引入新的环境，许多有机体在到达新环境的途中死亡，其他在新区域引入后的有机体，因诸多物理或生物因素的缘故，大多在很短的时间里消亡。经过此阶段，只有少数有机体能够偶然存活下来并开始繁殖后代。当外来物种顺利抵达新生境后，由于入侵种群只包括原物种中群里的少数群体或个体，导致新生境下的入侵群体遗传多样性很低，其种群的适合度也相对较低，且由于与原种群的隔离，尽管种群内个体数量增加却无法获得更多的遗传多样性，这种现象称为奠基者效应（founder effects）。当入侵的外来物种种群通过适应性进化克服了新生境的环境屏障和各种不利因素，该入侵种群才能有机会进入进一步的暴发和扩散。当外来种群逐渐适应新生境并达到一定的分布范围后，即可通过自身力量（如动物迁徙、植物无性繁殖等）、环境因素（气流、水流等）或介质传播（动物或人类的运动）等多种方式进行传播与扩散。将生物入侵的过程结合物种丰度模型，某区域中外来种的丰度取决于外来种引入的数量和外来种的存活率，但该模型的问题是到达某一群落中外来物种的数量在现实中几乎不可能获得，因此难以确定该群落中有多少物种引入又有多少物种定居失败。当按照此模型认为一个地方比另一个地方易于遭受生物入侵时，也许只是因为计算了可被发现的已经存活的外来种。另外外来物种的存活受多方面因素的影响，可能影响因素之间还存在相互作用。比如，外来种入侵后与本地种的竞争，既与外来物种自身的特征有关，也跟本地物种的特征有关，同时还受到干扰水平的影响。

入侵潜力（invasion potential）是外来物种的特征之一，指物种所具有的内在入侵能力，受干扰程度以及物种抗干扰的能力。外来种自身的特性对其引入、生存、适应和扩展极为重要，适应性和耐性强的物种也许具有较大的入侵潜力。有的外来种在不利于生存的条件下可以维持自身的存活，一旦生长条件适宜将从少量迅速扩增，伺机暴发。如完全变态的昆虫可以在卵期或蛹期藏匿在交通工具中完成长途跨境传播。快速产生大量后代的繁殖能力也是外来物种成功入侵的一个重要因素，外来物种的繁殖和传播特性是影响其在入侵地扩展的一个重要因素。

外来种在新环境的定殖直至暴发扩散，除以上两个原因外，与本地种和本地群落对入侵种的抵抗性也有关系。如果群落为外来种提供了适宜的可栖息生境，特别是有利于外来种群发展各阶段（如昆虫藏匿空间、成年个体繁殖交配等）的生境条件，并且外来种在发展过程中较少受到与本地种的竞争、天敌捕食等生物限制时，外来种就会逐渐扩张并发生大规模的暴发。因此，在对群落可侵入性进行比较时，本地种和生态系统对入侵的抵抗性也是不可忽视的重要因素。生态系统对入侵的抵抗性常常与群落结构、营养水平及生态系统内生物之间的相互作用等相关，如果物种间相互关系强、生态系统趋于稳定，则认为其对外来物种的入侵和定殖具有抵抗或减缓作用。

二、口岸截获的主要种类

近年来，我国国境口岸在船舶、航空器、集装箱等多种载体内截获大量输入性医学节肢动物，除常见且引起关注的一些种类外，还有一些国内未分布的外来物种。防止境外有害生物传入威胁我国生物多样性的同时，阻止外来物种及其所携带的病原体威胁我国人民健康安全是国门安全的重要组成部分。

（一）口岸截获的部分双翅目医学节肢动物

双翅目是昆虫纲中种类最多的目，其种类繁多，适生生境多样，与人类关系密切，某些吸血性类群刺吸血液会传播疾病还会引起家畜贫血。双翅目中不少种类是传播细菌、寄生虫、病毒、立克次体等病原体的媒介，例如蚊会传播疟疾、丝虫病、黄热病、登革热等；白蛉可传播白蛉热、黑热病等；虻传播丝虫病、炭疽以及马的传染性贫血；库蠓的一些种类为多种病毒的中间宿主；蚋的一些种在非洲、美洲和大洋洲传播人畜的盘尾丝虫病；蝇除机械地携带各种病原体外，某些种类的幼虫还可引起人畜的蝇蛆症。

口岸的入境船舶、航空器、集装箱查验中多次截获双翅目的医学节肢动物，主要种类列举如下。

1. 口岸截获的主要蚊类

（1）埃及伊蚊（*Aedes aegypti* Linnaeus，1762）：分布，国外：全世界热带地区和部分亚热带地区；国内：台湾、广东、海南、云南、福建等。

医学重要性：埃及伊蚊是城市型黄热、登革热和登革出血热、基孔肯亚出血热、寨卡等虫媒病的重要传播媒介。

（2）白纹伊蚊（*Aedes albopictus* Skuse，1894）：分布，国外：遍布整个东南亚区及美国、巴西等地；国内：海南、辽宁、河北、山西、陕西、山东、河南、江苏、浙江、湖北、江西、湖南、福建、台湾、广东、四川、贵州、云南、安徽、西藏。

医学重要性：白纹伊蚊是登革热、基孔肯亚热、西尼罗病、黄热病、乙型脑炎等虫媒传染病的传播媒介。

（3）背点伊蚊（*Aedes dorsalis* Meigen，1830）：分布，国外：俄罗斯、蒙古国、日本、北美、中欧、北非；国内：河北、辽宁、吉林、黑龙江、浙江、安徽、江苏、台湾。

医学重要性：背点伊蚊体内曾分离出西马脑炎病毒和加利福尼亚脑炎病毒，能机械传播土拉伦斯菌。

（4）刺扰伊蚊（*Aedes vexans* Meigen，1830）：分布，国外：全世界、东洋界、太平洋岛屿、南部非洲及危地马拉等。国内：黑龙江、吉林、辽宁、内蒙古、宁夏、甘肃、河北、陕西、山东、河南、江苏、安徽、浙江、湖北、福建、广东、广西、四川、贵州、云南、西藏。

医学重要性：刺扰伊蚊是东马脑炎、西马脑炎等虫媒病的传播媒介；亦曾从该种伊蚊分离到乙型脑炎病毒。

（5）须喙按蚊（*Anopheles barbirostris* Van der Wulp，1884）：分布，国外：东洋界，包括印度、斯里兰卡、泰国、缅甸、柬埔寨、越南、马来西亚、印度尼西亚和尼泊尔；国内：广东、海南、云南、浙江、安徽、广西、四川、贵州。

医学重要性：须喙按蚊主吸牲畜血，非我国蚊媒病的传播媒介；在印度尼西亚部分地区是淋巴丝虫病传播媒介之一；在印度西孟加拉地区有日本乙型脑炎病毒自然感染。

（6）冈比亚按蚊（*Anopheles gambiae* Giles，1902）：分布，国外：非洲撒哈拉沙漠以南地区；国内：未见分布。

医学重要性：冈比亚按蚊是非洲地区疟疾的传播媒介。

（7）杰普尔按蚊（*Anopheles jeyporiensis* James，1902）：分布，国外：孟加拉国、缅甸、柬埔寨、印度、老挝、尼泊尔、泰国、越南；国内：安徽、浙江、江西、福建、台湾、广东、广西、四川、贵州、云南、海南。

医学重要性：杰普尔按蚊是疟疾、丝虫病等虫媒传染病的传播媒介。

（8）米赛按蚊（*Anopheles messeae* Falleroni，1926）：分布，国外：古北界北部、包括欧亚大陆和地中海地区；国内：内蒙古、吉林、新疆、黑龙江、辽宁。

医学重要性：米赛按蚊为欧洲及北亚地区疟疾的转播媒介之一。在我国该蚊嗜吸动物血，曾被怀疑是新疆疟疾的传播媒介。

（9）伪威氏按蚊（*Anopheles pseudowillmori* Theobald，1910）：分布，国外：印度、尼泊尔、泰国、越南；国内：云南、广西。

医学重要性：伪威氏按蚊是疟疾的传播媒介。

（10）萨氏按蚊（*Anopheles sacharovi* Favre，1903）：分布，国外：欧、亚大陆北部及地中海地区，俄罗斯、意大利、科西嘉、希腊、叙利亚、以色列、伊拉克、伊朗、澳大利亚、塞浦路斯、前南斯拉夫、土耳其、黎巴嫩、约旦；国内：新疆。

医学重要性：萨氏按蚊是中东和地中海地区疟疾的传播媒介。

（11）中华按蚊（*Anopheles sinensis* Wiedemann，1828）：分布，国外：越南、老挝、柬埔寨、苏门答腊、马来西亚、泰国、缅甸、印度、日本、朝鲜、尼泊尔；国内：我国除青海、新疆外，广布全国各省份。

医学重要性：中华按蚊是疟疾的重要传播媒介。

（12）骚扰阿蚊（*Armigeres subalbatus* Coquillett，1898）：分布，国外：缅甸、印度、日本、朝鲜半岛、柬埔寨、马来西亚、巴基斯坦、菲律宾、斯里兰卡、泰国、越南；国内：除黑龙江、吉林、辽宁、内蒙古、宁夏、青海、新疆和山东外，广布全国各省份。

医学重要性：骚扰阿蚊主要吸血骚扰，叮咬吸血时，痒痛异常。

（13）二带喙库蚊（*Culex bitaeniorhynchus* Giles，1901）：分布，国外：世界性分布、广布于古北区、东洋区、非洲区和澳洲区；国内：除陕西、青海外，广布全国各省份。

医学重要性：二带喙库蚊是疟疾的传播媒介。能实验感染流行性乙型脑炎病毒，怀疑可传播乙型脑炎病毒，但至今尚未见有可靠的流行病学资料。

（14）白雪库蚊（*Culex gelidus* Theobald，1901）：分布，国外：印度、巴基斯坦、越南、柬埔寨、马来西亚、新加坡、印度尼西亚、巴布亚新几内亚、菲律宾、泰国、缅甸、尼泊尔、斯里兰卡、日本等；国内：浙江、广东、海南、云南、台湾、广西、湖北、湖南、四川、贵州。

医学重要性：白雪库蚊是乙型脑炎的传播媒介。此外还证实能传播鸟疟。

（15）贪食库蚊（*Culex halifaxia* Theobald，1903）：分布，国外：广布于古北界、东洋界、埃塞俄比亚界和新热带界，包括马来西亚、印度、斯里兰卡、泰国、印度尼西亚、菲律宾、巴布亚新几内亚、俾斯麦群岛、所罗门群岛、澳大利亚、尼泊尔、俄罗斯、日本等；国内：除黑龙江、吉林、内蒙古、山西、宁夏、青海、新疆和西藏外，广布全国各省份。

医学重要性：贪食库蚊曾有实验室感染报告斑氏丝虫的微丝蚴、可在其体内发育为成熟幼虫。

（16）凶小库蚊（*Culex modestus* Ficalbi，1889）：分布，国外：广布于欧洲南部、阿尔及利亚、巴勒斯坦、伊拉克、巴基斯坦、摩洛哥、伊朗、俄罗斯、日本；国内：河北、黑龙江、吉林、辽宁、内蒙古、宁夏、甘肃、青海、新疆、山东、山西、浙江、江苏、安徽、河南、湖南、四川。

医学重要性：有报道在青海等地的凶小库蚊种群中分离出辽宁病毒。

（17）淡色库蚊（*Culex pipiens pallens* Coquillett，1898）：分布，国外：朝鲜半岛、日本；国内：黑龙江、吉林、辽宁、内蒙古、河北、山东、山西、河南、陕西、宁夏、甘肃、江苏、浙江、安徽、湖北等。

医学重要性：淡色库蚊是乙型脑炎、北方地区斑氏丝虫病的传播媒介。可自然感染马来丝虫。

（18）致倦库蚊（*Culex pipiens quinquefasciatus* Say，1823）：分布，国外：全球热带和亚热带地区，包括印度、孟加拉国、斯里兰卡、缅甸、泰国、越南、柬埔寨、老挝、马来西亚、新加坡、印度尼西亚、菲律宾和日本等地；国内：上海、江苏、安徽、河南、陕西、西藏以及这些地区以南的我国广大地区。

医学重要性：致倦库蚊是斑氏丝虫病、西马脑炎和圣路易脑炎等虫媒传染病的传播媒介。

（19）三带喙库蚊（*Culex tritaeniorhynchus* Giles，1901）：分布，国外：东洋界和古北界的广布种、巴基斯坦、印度、孟加拉国、斯里兰卡、缅甸、泰国、柬埔寨、越南、马来西亚、新加坡、印度尼西亚、菲律宾、日本、朝鲜半岛、俄罗斯、中东和东非；国内：除新疆和西藏外，广布全国各省份。

医学重要性：三带喙库蚊是乙型脑炎的重要传播媒介，曾分离出登革病毒、可感染基孔肯亚病毒和马来丝虫。是鸟疟原虫的自然传播媒介。

（20）迷走库蚊（*Culex vagans* Wiedemann，1828）：分布，国外：古北区；国内：除青海、陕西、新疆外，广布全国各省份。

医学重要性：迷走库蚊有人工或自然感染班氏丝虫的报道。

（21）常型曼蚊（*Mansonia uniformis* Theobald，1901）：分布，国外：塞俄比亚、东洋和澳洲区，东到俾斯麦群岛、日本；国内：除黑龙江、吉林、辽宁、内蒙古、宁夏、青海、新疆、贵州、西藏外，广布全国各省份。

医学重要性：常型曼蚊是马来丝虫病、新几内亚班氏丝虫病的传播媒介。

2. 口岸截获的主要蝇类

（1）黄粪蝇（*Scathophaga stercoraria* Linnaeus，1758）：分布，国外：欧洲、亚洲、非洲、北美洲；国内：全国分布。

医学重要性：黄粪蝇可机械携带肠道传染病病原体。

（2）横带花蝇（*Anthomyia illocata* Walker，1857）：分布，国外：朝鲜、日本、菲律宾、泰国、尼泊尔、斯里兰卡、印度、印度尼西亚、加里曼丹、澳洲区；国内：吉林、辽宁、内蒙古、河北、北京、陕西、四川、山东、江苏、上海、河南、湖北、湖南、浙江、福建、台湾、广西、广东。

医学重要性：横带花蝇可机械传播肠道传染病病原体。

（3）夏厕蝇（*Fannia canicularis* Linnaeus，1761）：分布，国外：朝鲜、蒙古国、日本、俄罗斯、全北区、非洲区、新热带区、澳洲区；国内：黑龙江、吉林、辽宁、内蒙古、新疆、青海、甘肃、西藏、河北、北京、天津、山东、河南、江苏。

医学重要性：夏厕蝇可携带痢疾杆菌等病原体，幼虫可引起蝇蛆症。

（4）元厕蝇（*Fannia prisca* Stein，1918）：分布，国外：俄罗斯、朝鲜、日本、马来西亚；国内：黑龙江、甘肃、吉林、辽宁、河北、北京、山西、陕西、山东、河南、江苏、上海、浙江、四川、湖南、江西、云南、贵州、福建、广西、广东、台湾。

医学重要性：元厕蝇住区蝇类，可机械携带多种肠道传染病病原体、寄生虫卵。

（5）绯胫纹蝇（*Graphomya rufitibia* Stein，1918）：分布，国外：印度尼西亚、斯里兰卡、印度、巴基斯坦、印度、日本、澳大利亚；国内：吉林、辽宁、陕西、河北、北京、天津、山东、河南、江苏、上海、浙江、湖北、江西、云南、福建、台湾、广东、海南。

医学重要性：绯胫纹蝇可机械携带传播肠道传染病病原体。

（6）家蝇（*Musca domestica* Linnaeus，1758）：分布，世界性分布、除北美极北地区、智利最南部、青藏高原海拔较高地区外均有分布。

医学重要性：家蝇与人的饮食和食具接触频繁，可携带多种病原体，与疾病传播有密切关系。

（7）台湾家蝇（*Musca formosana* Malloch，1925）：分布，国外：尼泊尔、泰国、印度、马来西亚、斯里兰卡；国内：海南、台湾。

医学重要性：台湾家蝇为住区蝇类，可携带多种病原体。

（8）市蝇（*Musca sorbens* Wiedemann，1830）：分布，国外：日本、朝鲜、韩国、泰国、柬埔寨、缅甸、蒙古国、俄罗斯、阿塞拜疆、夏威夷、非洲等；国内：河北、山西、内蒙古、辽宁、江苏、浙江、安徽、福建、江西、山东、河南、湖北、湖南、广东、广西、海南、四川、云南、陕西、甘肃、新疆、台湾。

医学重要性：市蝇可携带痢疾杆菌等多种病原体。

（9）狭额腐蝇（*Muscina angustifrons* Loew，1858）：分布，国外：朝鲜、日本、俄罗斯；国内：黑龙江、吉林、辽宁、山西、河北、陕西、山东、河南、安徽、江西、广西。

医学重要性：狭额腐蝇为住区蝇类，可机械携带肠道传染病病原体。

（10）肖腐蝇（*Muscina assimilis* Fallén，1823）：分布，国外：俄罗斯、欧洲、北美、叙利亚、西班牙、日本；国内：黑龙江、吉林、辽宁、内蒙古、山西、河北、北京、新疆。

医学重要性：肖腐蝇为住区蝇类，可机械携带肠道传染病病原体。

（11）牧场腐蝇（*Muscina pascuorum* Meigen，1826）：分布，国外：朝鲜、日本、蒙古国、俄罗斯、西亚、南亚北部、北非、北美；国内：黑龙江、吉林、辽宁、内蒙古、河北、山东、新疆、江苏、云南。

医学重要性：牧场腐蝇可传播肠道传染病。

（12）厩腐蝇（*Muscina stabulans* Fallén，1817）：分布，国外：古北区、新北区、新热带区、澳洲区、南非、肯尼亚、东洋区局部；国内：北京、天津、河北、山西、内蒙古、辽宁、吉林、黑龙江、上海、江苏、浙江、山东、河南、四川、云南、西藏、陕西、甘肃、青海、新疆。

医学重要性：厩腐蝇可携带脊髓灰质炎病毒、口蹄疫病毒及多种肠道病原菌。

（13）厩螫蝇（*Stomoxys calcitrans* Linnaeus，1758）：分布，除极北纬度地区外，世界性分布。

医学重要性：厩螫蝇成虫可携带天花病毒、脊髓灰质炎病毒、口蹄疫病毒、马传贫血病毒、普通变形杆菌、霍乱弧菌、副伤寒杆菌B、伤寒杆菌、痢疾杆菌、鼠疫杆菌、土拉伦杆菌、肺炎双球菌、炭疽杆菌、牛流产杆菌、出血性黄疸螺旋体、痢疾原虫、苏拉锥虫、小口马胃丝虫、大口马胃丝虫等。

（14）裸芒综蝇（*Synthesiomyia nudiseta* Wulp，1883）：分布，国外：日本、印度、非洲、大洋洲、北美、南美；国内：辽宁、上海。

医学重要性：裸芒综蝇可传带粪源性病原体。

（15）绯颜裸金蝇（*Achaetandrus rufifacies* Macquart，1843）：分布，国外：日本、越南、东洋区、澳洲区、澳大

利亚；国内：河南、安徽、江苏、上海、浙江、江西、福建、福州、广西、广东、海南、云南。

医学重要性：绯颜裸金蝇幼虫可致人、畜蝇蛆症。

（16）巨尾阿丽蝇（*Aldrichina grahami* Aldrich，1930）：分布，国外：俄罗斯、朝鲜、日本、巴基斯坦、美国、印度；国内：全国。

医学重要性：巨尾阿丽蝇可携带多种肠道病原体。

（17）螳丽蝇（*Calliphora augur* Fabricius，1775）：分布，国外：澳洲；国内：未见分布。

医学重要性：螳丽蝇可致绵羊蝇蛆症或其他禽畜和人类的创伤性蝇蛆症。

（18）宽丽蝇（*Calliphora nigribarbis* Smellen van Vollenhoven，1863）：分布，国外：日本、朝鲜、俄罗斯；国内：黑龙江、吉林、辽宁、内蒙古、河北、陕西、台湾、四川、西藏。

医学重要性：宽丽蝇可机械携带肠道传染病病原体。

（19）幽暗丽蝇（*Calliphora stygia* Fabricius，1781）：分布，国外：澳大利亚、新西兰。国内：未见分布。

医学重要性：幽暗丽蝇可传播消化道疾病。

（20）红头丽蝇（*Calliphora vicina* Robineau-Desvoidy，1830）：分布，国外：蒙古国、日本、印度、巴基斯坦、俄罗斯、欧洲、北非、北美、美国、澳大利亚、新西兰。国内：全国。

医学重要性：红头丽蝇可机械携带和生物传播脊髓灰质炎病毒、口蹄疫病毒、痢疾杆菌、破伤风杆菌、霍乱弧菌和蠕虫病和蛔虫病等多种传染病病原体。

（21）反吐丽蝇（*Calliphora vomitoria* Linnaeus，1758）：分布，国外：朝鲜、日本、蒙古国、俄罗斯、印度北部、阿富汗、欧洲、加那利群岛、新北区。国内：除海南省外，广泛分布于全国各省份。

医学重要性：反吐丽蝇可机械携带肠道传染病病原体。

（22）大头金蝇（*Chrysomya megacephala* Fabricius，1784）：分布，国外：朝鲜半岛、日本、越南、泰国、马来西亚、孟加拉国、印度尼西亚、菲律宾、东洋区及毛里求斯、巴布亚新几内亚及新不列颠、新赫布里底群岛、澳大利亚及大洋洲、西非、南美洲等；国内：全国。

医学重要性：大头金蝇可携带多种传染病病原体。

（23）肥躯金蝇（*Chrysomya pinguis* Walker，1858）：分布，国外：朝鲜半岛、日本、越南、泰国、菲律宾、马来西亚、印度尼西亚、印度、斯里兰卡、孟加拉国；国内：辽宁、内蒙古、北京、山西、山东、河南、陕西、甘肃、宁夏、安徽、江苏、上海、浙江、江西、湖北、湖南、四川、贵州、福建、台湾、广东、海南、广西、云南、西藏。

医学重要性：肥躯金蝇可机械携带多种传染病病原体，幼虫可致蝇蛆症。

（24）合肛优丽蝇（*Eucalliphora latifrons* Hough，1848）：分布，国外：分布于美国西北部、阿拉斯加、科罗拉多州、夏威夷等，墨西哥以及加拿大的安大略省；国内：广州番禺多次捕获。

医学重要性：合肛优丽蝇为住区蝇类，可机械携带多种肠道传染病病原体。

（25）瘦叶带绿蝇（*Hemipyrellia ligurriens* Wiedemann，1830）：分布，国外：朝鲜、日本、印度、斯里兰卡、印度尼西亚、菲律宾、泰国、新加坡、澳洲；国内：陕西、河南、江苏、上海、浙江、四川、湖南、江西、云南、福建、台湾、广西、广东、海南。

医学重要性：瘦叶带绿蝇为住区蝇类，可机械携带多种肠道传染病病原体。

（26）铜绿蝇（*Lucilia cuprina* Wiedemann，1830）：分布，国外：朝鲜、日本、印度、马来西亚、印度尼西亚、斐济岛、夏威夷、北美、南美；国内：全国。

医学重要性：铜绿蝇是引起绵羊蛆症的主要蝇种。

（27）巴浦绿蝇（*Lucilia papuensis* Macquart，1842）：分布，国外：朝鲜、日本、老挝、印度、斯里兰卡、泰国、马来西亚、印度尼西亚、菲律宾、澳大利亚、巴布亚新几内亚、新赫布里底群岛；国内：河南、陕西、甘肃、安徽、上海、江苏、南京、浙江、四川、湖北、江西、云南。

医学重要性：巴浦绿蝇为住区蝇类，可机械携带多种肠道传染病病原体。

（28）丝光绿蝇（*Lucilia sericata* Meigen，1826）：分布，国外：古北区、新北区、非洲区、东洋区、澳洲区、新热带区；国内：全国。

医学重要性：丝光绿蝇为住区附近及野外常见种，幼虫可致人、畜蝇蛆症。

（29）伏蝇（*Phormia regina* Meigen，1826）：分布，国外：朝鲜、日本、俄罗斯、冰岛、阿拉斯加、墨西哥、澳洲区、夏威夷群岛；国内：黑龙江、吉林、辽宁、新疆、甘肃、内蒙古、陕西、河北、北京、天津、山东、河南、江苏、安徽、青海、宁夏、山西。

医学重要性：伏蝇可携带脊髓灰质炎病毒，幼虫引起羊蝇蛆症。

（30）伪粗野粉蝇（*Pollenia pseudorudis* Rognes，1985）：分布，国外：北欧、北美、俄罗斯、西南亚、印度、巴基斯坦、北非、新西兰；国内：新疆。

医学重要性：伪粗野粉蝇为住区蝇类，可机械携带多种传染病病毒。

（31）新陆原伏蝇（*Protophormia terraenovae* Robineau-Desvoidy，1830）：分布，国外：日本、俄罗斯、欧洲、北美、加拿大、格陵兰岛、阿拉斯加；国内：黑龙江、吉林、辽宁、新疆、青海、甘肃、西藏、内蒙古、北京、河南、江苏、上海、宁夏、河北、山西、四川。

医学重要性：新陆原伏蝇可携带脊髓灰质炎病毒，幼虫引起蝇蛆症。

（32）叉丽蝇（*Triceratopyga calliphoroides* Rohdendorf，1931）：分布，国外：俄罗斯、日本、朝鲜、蒙古国；国内：宁夏、北京、天津、河北、山西、内蒙古、辽宁、吉林、黑龙江、安徽、江苏、上海、浙江、福建、江西、山东、河南、湖北、湖南、四川、贵州、云南、陕西、青海。

医学重要性：叉丽蝇为住区蝇类，可机械携带肠道传染病病原体。

（33）红尾粪麻蝇（*Bercaea cruentata* Meigen，1826）：分布，国外：朝鲜、日本、蒙古国、俄罗斯、欧洲、西南亚洲、北非、亚速尔群岛、马德拉群岛、加那利群岛、印度、尼泊尔、热带非洲、夏威夷、北美、南美；国内：北京、天津、河北、山西、内蒙古、辽宁、吉林、黑龙江、上海、江苏、浙江、山东、河南、湖南、广东、四川、云南、陕西、甘肃、青海、宁夏、新疆。

医学重要性：红尾粪麻蝇幼虫可引起肠伪蛆症。

（34）砖形弯刀麻蝇（*Blaesoxipha plinthopyga* Widemann，1830）：分布，国外：墨西哥、美国、巴哈马、巴西、哥斯达黎加、古巴、多米尼加、萨尔瓦多、危地马拉、圭亚那、牙买加、墨西哥、尼加拉瓜、巴拿马、波多黎各、危地马拉、美属维京群岛、夏威夷群岛；国内：未见分布。

医学重要性：砖形弯刀麻蝇暂无相关研究。

（35）棕尾别麻蝇（*Boettcherisca peregrina* Robineau-Desvoidy，1830）：分布，国外：朝鲜、日本、尼泊尔、泰国、菲律宾、印度、斯里兰卡、马来西亚、印度尼西亚、伊里安、澳大利亚、新不列颠、萨摩亚、吉尔伯特群岛、斐济群岛、夏威夷群岛、塞舌尔群岛。国内：黑龙江、吉林、辽宁、内蒙古、河北、山西、山东、河南、陕西、宁夏、甘肃、安徽、广西、云南、西藏。

医学重要性：棕尾别麻蝇为住区常见蝇类，可机械携带肠道传染病病原体，幼虫可引起肠伪蛆症。

（36）黑尾黑麻蝇（*Helicophagella melanura* Meigen，1826）：分布，国外：朝鲜、日本、蒙古国、俄罗斯、中亚、西伯利亚及远东、外高加索、阿富汗、伊朗、伊拉克、土耳其、巴勒斯坦、叙利亚、埃及、阿尔及利亚、加那利群岛、突尼斯、毛里塔尼亚、欧洲、克什米尔、印度、马来西亚、北美；国内：黑龙江、吉林、辽宁、内蒙古、河北、北京、天津、山西、山东、河南、陕西、宁夏、甘肃、青海、新疆、安徽、江苏、上海、浙江、江西、湖北、湖南、四川、贵州、福建、台湾、广东、海南、广西、云南、西藏。

医学重要性：黑尾黑麻蝇为住区常见蝇类，可携带肠道传染病病原体及寄生虫卵。

（37）短角亚麻蝇（*Parasarcophaga brevicornis* Ho，1934）：分布，国外：朝鲜、日本、泰国、缅甸、马来西亚、澳大利亚、俄罗斯；国内：辽宁、河北、北京、山东、河南、江苏、湖北、四川、浙江、福建、广东、广西、云南。

医学重要性：短角亚麻蝇可机械携带肠道传染病病原体。

（38）酱亚麻蝇（*Parasarcophaga dux* Thomson，1869）：分布，国外：朝鲜、日本、泰国、缅甸、印度尼西亚、菲律宾、印度、斯里兰卡、美国、澳大利亚、巴布亚新几内亚、萨摩亚；国内：黑龙江、吉林、辽宁、内蒙古、河北、山东、河南、宁夏、甘肃、安徽、江苏、浙江、湖北、四川、福建、台湾、广东、广西、云南。

医学重要性：酱亚麻蝇为住区常见种类，可机械携带肠道传染病病原体，幼虫可致蝇蛆症。

（39）白头亚麻蝇（*Parasarcophaga albiceps* Meigen，1826）：分布，国外：朝鲜、日本、缅甸、印度、巴基斯坦、斯里兰卡、越南、菲律宾、印度尼西亚、巴布亚新几内亚、所罗门群岛、澳大利亚、俄罗斯、欧洲；国内：黑龙江、吉林、辽宁、内蒙古、河北、山西、山东、河南、陕西、宁夏、甘肃、四川、江苏、湖北、江西、浙江、福建、台湾、广东、广西、云南、西藏。

医学重要性：白头亚麻蝇的幼虫可致水牛蝇蛆症。

（40）红尾拉麻蝇（*Ravinia striata* Fabricius，1794）：分布，国外：朝鲜、日本、蒙古国、阿富汗、尼泊尔、巴基斯坦、印度、俄罗斯、伊朗、也门、沙特阿拉伯、伊拉克、叙利亚、黎巴嫩、巴勒斯坦、埃及、突尼斯、利比亚、阿尔及利亚、乍得、加那利群岛、马德拉群岛、摩洛哥、亚速尔群岛、欧洲；国内：黑龙江、吉林、辽宁、内蒙古、河北、北京、天津、山西、山东、河南、陕西、宁夏、甘肃、青海、新疆、江苏、湖南、四川、贵州、云南、西藏。

医学重要性：红尾拉麻蝇可机械携带肠道传染病病原体。

（41）凯氏酪蝇（*Piophila casei* Linnaeus，1758）：分布，世界性分布。

医学重要性：凯氏酪蝇的幼虫可致蝇蛆症。

3. 口岸截获的主要蠓类

（1）荒川库蠓（*Culicoides arakawai* Arakawa，1910）：分布，国外：东南亚各国、印度、日本等；国内：北京、河北、山西、辽宁、吉林、黑龙江、上海、江苏、浙江、安徽、福建、江西、山东、河南、湖北、湖南、广东、广西、海南、四川、贵州、云南、陕西、台湾。

医学重要性：荒川库蠓是鸡住白球虫病的媒介。

（2）环斑库蠓（*Culicoides circumscriptus* Kieffer，1918）：分布，国外：突尼斯、土耳其、比利时、德国、挪威、以色列、保加利亚、阿塞拜疆、欧亚大陆、北非、印度、日本、老挝、泰国；国内：北京、天津、河北、山西、内蒙古、辽宁、吉林、黑龙江、江苏、浙江、福建、山东、河南、湖北、广东、广西、海南、四川、西藏、甘肃、青海、宁夏、新疆。

医学重要性：环斑库蠓对人畜刺叮骚扰。

（3）原野库蠓（*Culicoides homotomus* Kieffer，1921）：分布，国外：日本、马来西亚、泰国、柬埔寨；国内：宁夏、河北、内蒙古、辽宁、吉林、黑龙江、江苏、浙江、福建、山东、湖北、广东、广西、四川、云南、西藏、台湾。

医学重要性：原野库蠓对人畜刺叮骚扰。

（4）尖喙库蠓（*Culicoides oxystoma* Kieffer，1910）：分布，国外：印度；国内：北京、天津、河北、山西、内蒙古、辽宁、吉林、黑龙江、上海、江苏、浙江、安徽、福建、江西、山东、河南、湖北、湖南、广东、广西、海南、四川、贵州、云南、西藏、陕西、宁夏、台湾。

医学重要性：尖喙库蠓对人畜刺叮骚扰，是牛羊蓝舌病的传播媒介。

（5）海神蠛蠓（*Lasiohelea cymodocea* Yu，Li et Nie，2003）：分布，新种，截获于来自菲律宾的船舶上。

医学重要性：海神蠛蠓暂无相关研究。

（6）台湾蠛蠓（*Lasiohelea taiwana* Shiraki，1913）：分布，国外：马来西亚、老挝、越南；国内：江苏、浙江、安徽、福建、江西、山东、湖北、湖南、广东、广西、四川、贵州、云南、台湾。

医学重要性：在台湾蠛蠓中曾分离出日本乙型脑炎病毒。

（7）丰硕细蠓（*Leptoconops grandis* Carter，1921）：分布，国外：澳大利亚；国内：未见分布。

医学重要性：丰硕细蠓暂无相关研究。

（二）口岸截获的部分蜚蠊目医学节肢动物

蜚蠊目医学节肢动物是一类古老的昆虫，一些住区种类和人类的关系十分密切，其体内外可机械携带大量的病原体，如痢疾杆菌、变形杆菌、腺病毒、脊髓灰质炎病毒、蛔虫卵、蛲虫卵等引起人类疾病，此外蜚蠊的排泄物和尸体等还会引起人类的变态反应。口岸截获的该类医学节肢动物多来自于交通工具和集装箱，偶尔也见于邮包或者旅客携带的行李，主要检疫物为粮食、水果、废旧纸张、原木等。部分种类列举如下：

1. 德国小蠊（*Blattella germanica* Linnaeus，1767） 分布，国外：世界性分布；国内：北京、天津、山东、黑龙江、吉林、辽宁、河北、江苏、福建、江西、湖南、湖北、广东、广西、云南、贵州、四川、重庆、陕西、内蒙古、浙江。

医学重要性：德国小蠊可携带肠道致病菌、病毒、霉菌及蛔虫卵等传染病病原体。

2. 宾夕法尼亚稀蠊（*Parcoblatta pennsylvanica* De Geer，1773） 分布，国外：美国、加拿大；国内：未

见分布。

医学重要性：宾夕法尼亚稀蠊暂无相关研究。

3. 褐带皮蠊(*Supella longipalpa* Fabricius，1798)　分布，国外：非洲地区；国内：台湾，大陆口岸有监测记录。

医学重要性：褐带皮蠊暂无相关研究。

4. 东方蜚蠊(*Blatta orientalis* Linnaens，1758)　分布，国外：世界性分布；国内：北京、广州、新疆、云南、广东、江苏、浙江、新疆。

医学重要性：东方蜚蠊可携带肠道致病菌、病毒、寄生虫卵等传染病病原体。

5. 美洲大蠊(*Periplaneta americana* Linnaeus，1758)　分布，国外：世界各地；国内：北京、重庆、上海、江苏、辽宁、浙江、福建、安徽、江西、广东、广西、湖北、云南、贵州、四川、天津、河北、吉林、新疆、湖南、中国台湾。

医学重要性：美洲大蠊可传播痢疾、伤寒等传染病，其排泄物含有致癌物质。

6. 澳洲大蠊(*Periplaneta australasiae* Fabricivs，1775)　分布，国外：世界性分布；国内：重庆、广东、深圳、福建、广西、山东、江苏、四川、云南、贵州、台湾。

医学重要性：澳洲大蠊可携带肠道病毒、黄曲霉菌、骨髓灰质炎病毒、蛔虫卵等传染病病原体。

7. 褐斑大蠊(*Periplaneta brunnea* Burmeister，1838)　分布，国外：广布于热带、亚热带地区；国内：福建、中国台湾、广州、广西、贵州、香港。

医学重要性：褐斑大蠊可机械携带肠道致病菌、病毒、霉菌及蛔虫卵等传染病病原体。

8. 黑胸大蠊(*Periplaneta fuliginosa* Serville，1839)　分布，国外：日本、美国；国内：天津、重庆、浙江、上海、广东、江苏、北京、辽宁、福建、江西、湖北、湖南、贵州、四川、台湾。

医学重要性：黑胸大蠊可携带肠道病毒、黄曲霉霉菌、骨髓灰质炎病毒、蛔虫卵等传染病病原体。

9. 日本大蠊(*Periplaneta japonica* Karny，1908)　分布，国外：世界性分布；国内：云南、贵州、福建、江西、广东、东西、台湾。

医学重要性：日本大蠊可携带肠道致病菌、病毒、寄生虫卵等传染病病原体。

10. 方斑巨蠊(*Archimandrita tessellata* Rehn，1903)　分布，国外：危地马拉、哥斯达黎加、巴拿马、哥伦比亚；国内：未见分布。

医学重要性：方斑巨蠊暂无相关研究。

11. 古巴绿蠊(*Panchlora nivea* Linnaeus，1748)　分布，国外：美国、西印度群岛、美洲中部和南美洲；国内：未见分布。

医学重要性：古巴绿蠊暂无相关研究。

12. 苏里南蔗蠊(*Pycnoscelus surinamensis* Linnaeus，1758)　分布，国外：南美洲、非洲、欧洲和东南亚；国内：福建、广东、广西、山东、青海。

医学重要性：苏里南蔗蠊可携带大肠杆菌等病原体，传播鸡线虫病。

13. 马德拉蜚蠊(*Rhyparobia maderae* Fabricius，1781)　分布，国外：非洲；国内：未见分布。

医学重要性：马德拉蜚蠊暂无相关研究。

(三) 口岸截获的部分蜱目医学节肢动物

蜱目医学节肢动物通过对宿主的刺叮造成失血、变态反应或病原体传播。口岸截获的该类医学节肢动物多来自于进口的动物皮张，也有少量由人员携带入境的报道。

1. 龟形花蜱(*Amblyomma testudinarium* Koch，1844)　分布，国外：日本、印度、东南亚；国内：江苏、浙江、福建、台湾、广东、海南、云南。

医学重要性：龟形花蜱可携带人单核细胞埃立克体、发热伴血小板减少综合征病毒等传染病病原体。

2. 白纹革蜱(*Dermacentor albipictus* Packard，1869)　分布，国外：加拿大、美国、墨西哥及中美洲国家；国内：未见分布。

医学重要性：白纹革蜱可携带莱姆病病原体伯氏疏螺旋体、边缘无形体、类弗朗西斯内共生菌等人畜传染病病原体。

3. 安氏革蜱（*Dermacentor andersoni* Stiles，1908） 分布，国外：加拿大、美国、墨西哥等；国内：未见分布。

医学重要性：安氏革蜱是科罗拉多蜱热、波瓦桑脑炎、落基山斑点热等虫媒传染病的传播媒介。

4. 草原革蜱（*Dermacentor nuttalli* Olenev，1928） 分布，国外：俄罗斯、蒙古国、朝鲜；国内：河北、内蒙古、辽宁、吉林、黑龙江、陕西、甘肃、青海、宁夏、新疆。

医学重要性：草原革蜱可携带土拉菌病、布鲁氏菌、伯纳特立克次体、古尔图病毒、北亚斑点热立克次体、伯氏疏螺旋体和巴贝虫病等传染病病原体。

5. 网纹革蜱（*Dermacentor reticulatus* Fabricius，1794） 分布，国外：英国、德国、俄罗斯、吉尔吉斯斯坦、哈萨克斯坦；国内：内蒙古、山西、陕西、新疆。

医学重要性：网纹革蜱是斑点热、森林脑炎、鄂木斯克出血热立克次体和土拉弗朗西斯菌病等虫媒传染病的传播媒介，是马、牛巴贝斯虫病的传播媒介。

6. 森林革蜱（*Dermacentor silvarum* Olenev，1931） 分布，国外：俄罗斯、蒙古国、朝鲜；国内：河北、山西、内蒙古、辽宁、吉林、黑龙江、陕西、甘肃、宁夏、新疆。

医学重要性：森林革蜱是森林脑炎的传播媒介，可自然感染斑点热立克次体、土拉弗朗西斯菌和伯氏疏螺旋体等传染病病原体，是马贝倍吸虫病的传播媒介。

7. 长角血蜱（*Haemaphysalis longicornis* Neumann，1901） 分布，国外：日本、朝鲜、俄罗斯远东地区、澳大利亚、新西兰及南太平洋岛屿；国内：北京、河北、山西、辽宁、吉林、黑龙江、江苏、浙江、安徽、福建、山东、河南、湖北、四川、贵州、陕西、甘肃、台湾。

医学重要性：长角血蜱可自然感染布氏疏螺旋体、发热伴血小板减少综合征病毒等传染病病原体。

8. 亚洲璃眼蜱（*Hyalomma asiaticum* Shulze，1929） 分布，国外：蒙古国、中亚地区；国内：内蒙古、吉林、陕西、甘肃、宁夏、新疆。

医学重要性：亚洲璃眼蜱是新疆出血热的传播媒介。

9. 锐跗硬蜱（*Ixodes acutitarsus* Karsch，1880） 分布，国外：日本、尼泊尔、印度、缅甸；国内：湖北、云南、西藏、甘肃、台湾。

医学重要性：锐跗硬蜱可自然感染伯氏疏螺旋体、土拉弗朗西斯菌。

10. 卵形硬蜱（*Ixodes ovatus* Neumann，1899） 分布，国外：日本、印度、尼泊尔、缅甸、泰国；国内：福建、湖北、四川、贵州、云南、西藏、陕西、甘肃、青海、台湾。

医学重要性：卵形硬蜱可自然感染森林脑炎病毒、巴贝西原虫。

11. 肩突硬蜱（*Ixodes scapularis* Say，1821） 分布，国外：加拿大、墨西哥、美国东北部和中西部；国内：未见分布。

医学重要性：肩突硬蜱是莱姆病、无形体病、巴贝丝虫病等虫媒传染病的传播媒介。

12. 血红扇头蜱（*Rhipicephalus sanguineus* Latreille，1806） 分布，国外：日本、印度等亚洲国家及欧洲、非洲、大洋洲、美洲；国内：河北、山西、辽宁、江苏、福建、山东、河南、广东、海南、贵州、西藏、陕西、甘肃、新疆、台湾。

医学重要性：在血红扇头蜱体内曾检出伯氏疏螺旋体和Q热立克次体，可引起蜱瘫，可自然感染新疆出血热病毒、牛螺旋体等传染病病原体。血红扇头蜱是牛双芽巴贝吸虫病的传播媒介。

13. 微小扇头蜱（*Rhipicephalus microplus* Canestrini，1888） 分布，国外：日本、东非、南非、印度、东南亚、澳大利亚、中美洲、南美洲；国内：除吉林、黑龙江、青海、新疆外，广布全国各省份。

医学重要性：微小扇头蜱可引起蜱瘫，可自然感染Q热立克次体、新疆出血热病毒传染病病原体。微小扇头蜱是狗巴贝吸虫病的传播媒介。

（四）口岸截获的部分螨类医学节肢动物

蜱螨亚纲中与医学有关的螨类主要包括革螨、恙螨、粉螨等。

1. 格氏血厉螨（*Haemolaelaps glasgowi* Ewing，1925） 分布，国外：日本、朝鲜、俄罗斯、欧洲、美洲、

大洋洲;国内:全国。

医学重要性:格氏血厉螨是肾综合征出血热、淋巴细胞脉络丛脑膜炎、森林脑炎、蜱传斑点热、Q热、土拉弗朗西斯菌病的传播媒介。格氏血厉螨叮咬人体引起皮炎。

2. 纳氏厉螨(*Laelaps nuttalli* Hirst,1915) 分布,国外:朝鲜、日本印度、俄罗斯、非洲、美洲、大洋洲等;国内:吉林、黑龙江、上海、江苏、浙江、福建、江西、湖北、湖南、广东、广西、海南、四川、贵州、云南、香港、台湾。

医学重要性:纳氏厉螨暂无相关研究。

3. 太原厉螨(*Laelaps taingueni* Grochovskaya et Nguyen-Xuan-Hoe,1961) 分布,国外:朝鲜、日本、印度、俄罗斯、非洲、美洲、大洋洲;国内:吉林、黑龙江、上海、江苏、浙江、福建、江西、湖北、湖南、广东、广西、海南、四川、贵州、云南、香港、台湾。

医学重要性:太原厉螨暂无相关研究。

4. 粉尘螨(*Dermatophagoides farinae* Hughes,1961) 分布,国外:几乎遍及全世界;国内:北京、上海、安徽、江苏、河南、辽宁、广东、广西、福建、四川等。

医学重要性:粉尘螨普遍存在于全球人类居住和工作的室内环境中,代谢产物是强烈的变态原,可引起过敏性鼻炎、慢性哮喘、特应性皮炎和慢性荨麻疹等。

5. 家食甜螨(*Glycyphagus domesticus* De Geer,1778) 分布,国外:几乎遍及全世界。国内:全国。

医学重要性:家食甜螨以上皮细胞碎片为食,是重要的过敏原。

(五)口岸截获的部分蚤目医学节肢动物

蚤目医学节肢动物身体侧扁且细小,不易发现,口岸多从入境截获的其他生物体表获得。

1. 人蚤(*Pulex irritans* Linnaeus,1758) 分布,国外:世界性分布。国内:全国。

医学重要性:人蚤是鼠疫的重要传播媒介,是犬复孔绦虫、缩小膜壳绦虫和微小膜壳绦虫的中间宿主。

2. 犬栉首蚤(*Ctenocephalides canis* Curti,1826) 分布,国外:俄罗斯、巴基斯坦、伊朗、土耳其、朝鲜、日本、蒙古国、印度次大陆、斯里兰卡、欧洲、澳洲、南美洲、中美洲、墨西哥南部及西印度群岛;国内:内蒙古、辽宁、吉林、黑龙江、上海、江苏、浙江、福建、广东、广西、海南、新疆、台湾。

医学重要性:犬栉首蚤是犬复殖绦虫的中间宿主。

(六)口岸截获的部分半翅目医学节肢动物

半翅目的医学节肢动物有臭虫科昆虫和猎蝽科昆虫。前者通过叮咬引起变态反应,后者锥猎蝽亚科中的一些种类是美洲锥虫病的重要媒介。目前我国口岸尚无截获猎蝽科昆虫的报道。

1. 温带臭虫(*Cimex lectularius* Linnaeus,1758) 分布,国外:北美、欧洲、澳大利亚;国内:长江以北各省份和华中地区多见。

医学重要性:温带臭虫会引起人类的变态反应,可能携带并传播乙型肝炎病毒。

2. 热带臭虫(*Cimex hemipterus* Fabricius,1803) 分布,国外:热带和亚热带国家;国内:南方诸省,往北至湖南衡阳、贵州遵义、四川成都一线的热带和亚热带地区。

医学重要性:热带臭虫会引起人类的变态反应。

第三节 入侵物种的主要入侵途径及扩散机制

随着不断发展的世界贸易和国际旅游的增加以及不断出现的新型载体,增加了全世界物种之间的交流机会,外来物种的传入途径日趋多样化,提高了生物入侵的风险。针对不同的传入途径及外来物种来源进行防控是有效控制入侵物种的重要手段。

一、主要的入侵途径

入侵途径(invasion pathway)主要包括自然扩散、无意引进、有意引进三大类。由于生境适应等原因生物的自然扩散能力相对有限,绝大多数远距离生物入侵都与人类活动直接或间接有关。

1. 自然扩散 自然扩散指通过气流、水流或昆虫、鸟类传带，使植物种子、动物幼虫、卵或微生物发生自然迁移并定殖而造成生物危害的传入方式。这种入侵属于生物种群的自发性扩散，在我国一些陆路口岸中，两国相邻口岸的医学节肢动物种群和密度相近，且自然环境和群落构成相似，生物迁徙入境极为便利。如云南省位于我国西南边陲，国境线长，口岸较多，与缅甸、老挝、越南等登革热高发的东南亚国家接壤，具有典型的热带和亚热带气候特征，适合蚊虫的大量孳生繁衍，自 2002 年首次在瑞丽市姐告口岸捕获埃及伊蚊以来，相继在芒市、勐腊、勐海、景洪等县（市）发现埃及伊蚊，说明该伊蚊已逐步在云南省入侵定殖。

2. 有意引进 有意引进指人类出于发展农业、林业和渔业或其他方面的需要，有意识引进非本地区的动植物品种的传入方式，由于这些外来物种被改变了原有的生存环境和食物链，在缺乏天敌制约的情况下泛滥成灾。如之前我国为补充猪饲料来源引入的水白菜和观赏植物凤眼莲现已泛滥成灾。随跨境电商的兴起，邮包或快递包裹也成为外来生物入境的方式，如有人通过邮寄的方式将境外一些“另类宠物”引进国内，作为宠物饲养或贩卖获利，其中不乏多种医学节肢动物，如口岸曾破获以玩具报关包裹内部却为活体蜚蠊的案例，也从邮包中截获过方斑硕蠊、古巴绿蠊、利比亚金蝎等节肢动物。

3. 无意引进 无意引进是指在人类未知的情况下，外来生物伴随着进出口贸易、航空、海轮或入境旅游等被引入新生境造成生物入侵危害的传入方式。这种方式虽然是人为引进的，但在主观上并没有引进的意图。医学节肢动物和其携带的病原体也可随同国际贸易往来和国际旅游等活动而入侵我国。

二、外来生物通过口岸入侵的主要途径

依照全球入侵物种数据库统计，随跨境交通运输无意引入外来生物的途径有：集装箱/散货夹带、航空器、船舶、机械设备、国际邮包、人员携带或行李夹带、船舶压舱水、船舶/船体结垢、汽车、钓鱼/捕鱼水产养殖设备、有机包装材料等，依靠此类方式成功实现生物入侵的生物种类约占总数的 26.7%。

（一）航空器、船舶、火车等跨境交通工具

航空器、船舶、火车等跨境交通工具随着人类活动的日益频繁也成了医学节肢动物入侵的良好载体。医学节肢动物可被灯光、食物、水等引诱进入交通工具，或被货物、包装、孳生物、土壤中等无意夹带，或由于越冬繁殖、栖息的需求，进入交通工具，实现成功入侵。蚊、蝇、蜚蠊等医学节肢动物已多次在船舶或航空器上被截获。

（二）集装箱

集装箱运输是以集装箱作为单位进行货物运输的一种现代化的物流方式，它适用于海洋、铁路及国际多式联运等，是一种新型、简便、迅速、安全、经济先进的现代化运输方式。按照集装箱不同承载货物将其分为 7 类：木质包装、化工品、动植物产品、机电产品、废物原料、矿物产品及空集装箱。上海口岸对近年集装箱及货物上截获的病媒生物分析发现，动植物产品、废物原料和空集装箱携带入侵医学节肢动物较多，为主要风险类型，尤以空集装箱入侵医学节肢动物疫情较为严重，占上海口岸医学节肢动物截获量的 50% 以上。

（三）压舱水

压舱水是指为控制船舶横倾、纵倾、吃水、稳性或应力而加装到船上的水及沉淀物质。无论是为了保证船舱在航行过程中安全而注入船舶压载舱中的海水还是压载舱中的沉淀物，都有可能含有外来生物。据统计，全球商业贸易的 80% 是由国际航运完成的，每年大约有 100 亿吨压舱水随着船舶被移送到世界各地。压舱水中环境极差，虽然一般浮游生物在船舱中的生存能力有限，但孢囊抗性极强，在极端严酷的环境条件也能生存，因而孢囊能够通过压舱水远距离传播，并入侵新的海域。对渤海湾海域已发现的 17 种外来浮游植物进行分析，其中绝大多数由船舶压舱水引入，也有研究显示我国沿海赤潮发生频率增加，与船舶压舱水引入的外来赤潮生物密切相关。

（四）国际邮包、人员携带和行李

外来生物还会随着国际邮包、人员携带或行李夹带入境。天津、上海等口岸均从境外旅游归来的旅客身上，发现活的蜱虫，造成蜱虫寄生在旅客身体上被动携带入境。旅客行李或携带的动植物产品内也会夹带各种外来生物，如有口岸在行李内截获鼠、蜚蠊、臭虫等案例，或从旅客携带的香肠中孵化出威洛默尔尻麻蝇，从截获的穿山甲片上发现蜱虫等。

三、入侵物种的定殖及扩散

外来物种的成功入侵并不是一蹴而就，有些物种可能是经过一种以上的途径侵入，也可能在时间上、地点上多次传入，最终成功入侵并迅速发展。例如，棉叶珊瑚花入侵澳大利亚的种群是由不同来源地多次传入或者是由遗传多样性丰富的来源地多次反复传入而形成的。

入侵物种进入某地后首先需要定殖，定殖是指到达新环境的外来物种经历生物因子以及非生物因子筛选后存活下来并形成新的种群，是外来生物成功入侵的重要步骤。定殖压力（propagule pressure）也称为外来物种繁殖压力，是指从引入地向入侵地引入时可繁殖个体的数量、引入频率、组成以及引入种的遗传多样性等，它决定了外来物种的入侵能力，如多次引入某种外来生物的个体会较单次引入的物种更容易建立本地种群并具有较高的入侵能力。外来物种通常都是以小种群引入，这种小种群由于种群规模过小或者过于分散难以监测，一般处于亚监测水平之下，具有很大的隐蔽性和危险性。在外来物种暴发前，这些小种群都处于潜伏期阶段，潜伏期的长短随着物种与环境而发生变化。精确发现小种群是外来物种入侵控制的重要一环。

外来物种经历长时间的扩增积累后逐渐代替其他本土物种的生态位转为本地种群。当外来物种的扩散面积达到一个阈值后，就有可能发生爆炸式的扩散，可能导致一些本土物种被快速侵占生态位以致灭绝。入侵物种扩散的原因和方式很多，气候的变化、传播媒介、群落的演替等都给外来物种的入侵扩散提供机会。原产于亚马孙流域的福寿螺在 1981 年被引入到广东后，最终传播到了野外定殖，并大量繁殖，给广东、福建等地造成极大的经济损失。1912 年，德国首次报道发现中国特有的大闸蟹，如今大闸蟹已成为德国地区唯一淡水蟹种。19 世纪巴西胡椒被作为观赏植物引入美国，20 世纪 60 年代早期野外还很少见该物种，如今在佛罗里达它们已经占据了 28 万英亩的面积。2004 年我国广东首次发现红火蚁，十几年间迅速从沿海地区侵入内地，2020 年江西省的赣州、新余等地已有多起红火蚁咬伤人的案例。

第四节 传入疾病的传播和流行

随着全球经济一体化和人类交往的日益频繁，各类交通工具、国际航行船舶、集装箱、国际邮包以及出入境人员携带的行李成为输入性医学节肢动物迁移及传播传染病的重要载体。加入世界贸易组织以来，我国出入境人员和货物数量每年平均以超过 10% 的速度增长，从出入境人员中检出的传染病人数和种类也呈上升趋势。在过去 30 年内，随着全球气候变暖虫媒孳生，医学节肢动物的栖息环境不断扩大，疟疾、登革热、黄热病、鼠疫、锥虫病、利什曼病等危害人类健康的虫媒传染病的暴发和流行时有发生。

一、传入虫媒病的主要种类

目前，我国国境口岸监测及截获的 600 余种医学节肢动物中可传播疾病的种类有 400 余种。虫媒病的暴发和流行，不但与当地的地理、气候因素有关，也与当地的医学节肢动物种类有关。由于医学节肢动物的生物特性不同，会机械性或生物性传播病原体，按其传播的病原体种类主要类别如下：

（一）虫媒病毒性疾病

登革热和登革出血热、流行性乙型脑炎、森林脑炎、黄热病、西尼罗病毒病、流行性出血热、新疆出血热、基孔肯亚病、罗斯河病毒病、东方马脑炎、西方马脑炎等。

（二）虫媒立克次体与埃立克体病

恙虫病、流行性斑疹伤寒、鼠型斑疹伤寒、Q 热、斑点热、战壕热、埃立克体病等。

（三）虫媒细菌性疾病

鼠疫、土拉弗氏菌病等。

（四）虫媒螺旋体性疾病

莱姆病、蜱传回归热、虱传回归热等。

（五）虫媒原虫性疾病

疟疾、黑热病、美洲锥虫病、非洲锥虫病等。

（六）虫媒蠕虫性疾病

马来丝虫病、班氏丝虫病等。

二、传入疾病的扩散途径及流行

人类活动的影响使得当今全球生态系统发生了很大的变化，环境恶化及交通与物流的便捷，为医学节肢动物繁殖、传播、扩散提供便利条件，同时也将其携带的虫媒病带到世界各地。据 WHO 统计，经病媒生物传播的疾病占全部传染病的 17% 以上，每年导致 70 多万人死亡。虫媒病可能由寄生虫、细菌或病毒等病原体引起，由于不同医学节肢动物的生态特性和不同病原体的传播特征，各种虫媒病的流行和扩散途径也不尽相同。

（一）口岸检疫虫媒传染病

检疫传染病是指《中华人民共和国国境卫生检疫法》中明确规定的鼠疫、霍乱、黄热病以及国务院确定和公布的其他传染病，其中鼠疫和黄热病为虫媒传染病。在国境口岸发现检疫传染病、疑似检疫传染病，或者有人非因意外伤害而死亡并死因不明的，国境口岸有关单位和交通工具的负责人，应当立即向国境卫生检疫机关报告，并申请临时检疫。国境卫生检疫机关对检疫传染病染疫人必须立即将其隔离，隔离期限根据医学检查结果确定，对检疫传染病染疫嫌疑人应当将其留验，留验期限根据该传染病的潜伏期确定。因患检疫传染病而死亡的尸体，必须就近火化。

1. 鼠疫　鼠疫（plague）也叫作黑死病，是由鼠疫耶尔森菌引起的自然疫源性烈性传染病，是《中华人民共和国传染病防治法》规定的甲类传染病之一，是《中华人民共和国国境卫生检疫法》规定的三大检疫传染病之一。鼠疫发病急，病死率高，临床表现主要为高热、严重的毒血症症状、淋巴结肿痛、出血倾向，肺部特殊炎症等。传染源主要是啮齿动物，蚤是其中主要的传播媒介。

该病为典型的自然疫源性疾病，在人间流行前，一般先流行于鼠类及其他野生啮齿动物之间，借助蚤（人蚤、印鼠客蚤、同形客蚤等）叮咬而传给人。鼠疫通常有腺型、肺型和败血症型三种。病原体可借飞沫传播，也可通过直接接触受染动物或被病兽咬伤而感染。各型患者均可成为传染源，肺鼠疫患者可借飞沫传播，造成人间肺鼠疫大流行。败血性鼠疫患者早期的血有传染性。腺鼠疫仅在脓肿破溃后或被蚤吸血时才起传染源作用。人普遍易感，病后可获持久免疫。鼠疫传染性强、死亡率高，未经治疗的腺鼠疫病死率达 50%~70%。败血症型接近 100%。鼠疫分布呈明显的地方性（分布于北纬 45°和南纬 35°之间），人类历史上曾有过数次毁灭性的鼠疫大流行。随着人类卫生条件不断改善和对鼠疫的科学认识不断加深，鼠疫目前总体处于平稳状态，但世界范围内的鼠疫自然疫源并未缩小，除澳洲外各大洲均有分布，再加上经济差异造成各国的卫生条件参差不齐，一些疫源地还连续发现零星暴发，因此现在还不能排除世界上局部地区，特别是贫困地区暴发鼠疫的可能性。1949 年后，我国国内人间鼠疫已得到基本控制，但仍有散发的情况，近年来在中蒙边境及我国内蒙古有零星鼠疫个案报道。

2. 黄热病　黄热病（yellow fever）是由黄热病毒引起的急性传染病，伊蚊是其主要传播媒介，1907 年被《国际卫生公约》列为国际检疫传染病，是《中华人民共和国国境卫生检疫法》规定的检疫传染病之一。临床特征为急性发热剧烈头痛，相对缓脉，黄疸、出血倾向及蛋白尿等。

黄热病在美洲和非洲的 44 个热带国家流行，其中非洲 33 个国家，南美洲 11 个国家。根据流行病学特点，黄热病可分为城市型黄热病和丛林型黄热病。丛林型是原发性自然疫源地，而城市型则由于人类活动从前者扩散而致。埃及伊蚊是城市型黄热病重要的传播媒介，以人-伊蚊-人的方式循环。丛林型的传播媒介较复杂，包括非洲伊蚊、辛普森伊蚊、趋血蚊属、煞蚊属等，以猴-蚊-猴的方式循环，人因进入丛林被蚊虫叮咬而感染。人类记载的第一次黄热病流行发生在 1648 年的墨西哥的尤卡坦半岛，17—19 世纪该病通过交通运输、人员流动传入北美和欧洲，成为美洲、非洲及欧洲部分地区最严重的传染病之一，曾造成人群大量死亡及部分社会活动瘫痪。我国目前尚未发现本土黄热病例，随着贸易及旅游发展，黄热病的传染源和媒介很可能传入我国，我国南方部分地区分布有该病的传播媒介，一旦传入即有潜在的流行风险。

（二）口岸监测虫媒传染病

监测传染病，是指《中华人民共和国国境卫生检疫法》中明确规定的，由国务院卫生行政部门确定和公布的传染病。对患有监测传染病的人、来自国外监测传染病流行区的人或者与监测传染病人密切接触的人，国境卫生检疫机关应当区别情况，发给就诊方便卡，实施留验或者采取其他预防及控制措施，并及时通知当地卫生行政部门。各地医疗单位对持有就诊方便卡的人员，应当优先诊治。其中重要的虫媒传染病如下：

1. 疟疾　疟疾（malaria）是由按蚊传播的疟原虫引起的一种虫媒传染病。临床主要表现为间歇性发冷、发热、出汗、脾大和贫血。重症疟疾患者可引起脑、肝、肾等脏器损害，并可引起循环系统、呼吸系统甚至多脏器功能衰竭，造成死亡。疟疾是世界卫生大会曾经召开专门会议研究讨论其预防与控制措施的传染病之一，是《中华人民共和国传染病防治法》规定的乙类传染病。

全球400多种按蚊中，有67种可自然感染疟原虫，在疟疾传播中起重要作用的有27种。我国现有按蚊50多种，其中13种可自然感染疟原虫，5种为主要传疟媒介，即中华按蚊、雷氏按蚊、微小按蚊、大劣按蚊、日月潭按蚊，此外广布东南亚的重要传播媒介多斑按蚊也应值得注意。寄生于人类的疟原虫共有四种：恶性疟原虫、间日疟原虫、三日疟原虫、卵形疟原虫，不同种类疟原虫的潜伏期、复发间隔的长短、对药物的敏感性、对按蚊的易感性、致病力和宿主对原虫的免疫力等不同。疟疾在全球范围内的流行仍很严重，在所有虫媒传染病中致死率最高，约40%的世界人口生活在疟疾流行区域。疟疾是非洲大陆上最严重的疾病，约有5亿人口生活在疟疾流行区，每年全球约有1亿人有疟疾临床症状，其中90%的患者在非洲大陆，每年死于疟疾的人数超过200万。亚洲东南部、中部也是疟疾流行猖獗的地区。1949年前每年我国疟疾病人数约3 000万。经过几十年防治，目前我国疟疾病例以输入性疟疾为主，但因人口流动频繁，对疟疾的防治仍不可放松。截至2020年4月，我国已经连续3年无本土疟疾病例报告，2019年境外输入2 673例，死亡19例，死亡病例均为从非洲国家输入，虫种为恶性疟原虫。

2. 登革热和登革出血热　登革热（dengue fever）和登革出血热（dengue hemorrhagic fever）是由登革病毒引起的，经蚊媒传播的急性虫媒传染病。本病传播迅速、发病率高、季节性强，是《国际卫生条例（2005）》附件2列举的国际关注传染病之一，是《中华人民共和国传染病防治法》规定的乙类传染病。

登革热主要表现为高热、头痛、肌肉、骨关节剧烈酸痛、皮疹、淋巴结肿大、白细胞减少等，病死率较低。登革出血热是登革热的一种严重的临床类型，以高热、休克、出血、皮疹、血液浓缩、血小板减少等为主要特征，病死率高，是东南亚地区儿童住院和死亡的主要原因之一。有学者认为初次感染登革病毒的人，临床上表现为典型登革热，不发生出血和休克；再次感染异型登革病毒时，病毒在血液中与原有的抗体结合，形成免疫复合物，激活补体，引起组织免疫病理损伤，临床上呈现出血和休克。登革热和登革出血热的传播途径均是经过伊蚊叮咬时将登革病毒传染给人或动物，形成人-蚊-人的传播链。目前已知9种伊蚊可传播本病，其中埃及伊蚊和白纹伊蚊是传播登革病毒的主要媒介。本病呈世界性分布，尤其在热带和亚热带地区。东南亚地区多发，其次是北非、非洲赤道地区、南非北部、澳洲、地中海地区、太平洋岛屿、加勒比海岛屿等地，广泛分布于100多个国家和地区，全球1/3以上人口受到威胁。据世界卫生组织估计，每年发病5 000万至1亿人次，其中有50万例发展成为登革出血热，约25 000人死亡，近年来在亚、非、南美的热带地区发病率呈上升趋势，成为继疟疾之后最重要的热带病。我国广东、广西、海南、福建及中国台湾地区亦有发生。

3. 流行性回归热　回归热（relapsing fever）是由回归热螺旋体经虫媒传播引起的急性传染病。根据传播媒介不同，可分为虱传回归热（流行性回归热）和蜱传回归热（地方性回归热）两种类型。流行性回归热临床特点为周期性高热伴全身疼痛、肝脾大和出血倾向，重症可有黄疸；地方性回归热临床特点相似但病情较轻。

流行性回归热以体虱和头虱为传播媒介。当体虱吸入病例的血液后，回归热螺旋体在体液内可以生存20余天，此时体虱咬人并不传染螺旋体，当虱子被压碎，螺旋体由体腔内溢出，接触破损的皮肤，即可造成感染。流行性回归热在非洲、南美洲和亚洲各国均有发生和流行，并见于世界各地。1949年前，流行性回归热在我国几乎年年发生和流行，经过积极治疗和发动群众采取灭虱措施，1950年以后我国流行性回归热得到了较好的控制，呈现逐渐下降趋势，1989年以后已绝迹。地方性回归热以较蜱为传播媒介，其流行地区遍及世界各地，多散发或小流行。我国目前偶在新疆、山西等地发生该病。

4. 流行性斑疹伤寒 流行性斑疹伤寒(epidemic typhus)又称虱传斑疹伤寒,是普氏立克次体通过体虱传播的急性传染病,是《中华人民共和国传染病防治法》规定的丙类传染病。临床特点是急性起病、稽留型高热、剧烈头痛、皮疹与中枢神经系统症状。流行性斑疹伤寒在北方寒冷的冬季较易发生,战争、灾荒及卫生条件不良时容易引起流行。虱是本病的传播媒介,以体虱为主,头虱次之。当虱叮咬病患时,病原体随血液进入虱肠,侵入肠壁上皮细胞内增殖后胀破细胞溢入肠腔,随后随虱粪便排出,或因虱体被压碎后散出。病原体通过因瘙痒的抓痕侵入人体,虱粪中的病原体偶尔也可经呼吸道或眼结膜感染。流行性斑疹伤寒呈世界性发病。在1918—1922年间,苏联和东欧有病例3 000万例,死亡约300万例。近年来,流行性斑疹伤寒的发病已大为减少,主要见于非洲,尤以埃塞俄比亚为多。我国1949年后由于人民生活改善与防疫措施加强,已基本得到控制,仅在寒冷地区的农村或郊区有散发或小流行。

(三)其他重要虫媒传染病

1. 西尼罗热 西尼罗热(West Nile fever)是由西尼罗病毒感染引起的急性虫媒传染病。鸟类是该病毒的储存宿主,库蚊、伊蚊、曼蚊等亲鸟类蚊类是本病的主要传播媒介。人和动物被蚊叮咬而感染。人和其他哺乳动物感染后不产生高滴度的病毒血症,多表现为隐性感染。发病者常常出现发热、头痛、皮疹、淋巴结肿大等症状,严重时表现为无菌性脑膜炎,甚至死亡。近几十年来,西尼罗热在世界范围内的流行区域不断扩张,1999年以前广泛分布在东半球的非洲、中东地区、欧亚大陆和澳洲,1999年传入美国并出现大流行后,现已传入中美洲。我国本土尚未发现西尼罗病毒感染引起的疾病,但随着国际交流的日益频繁,同样面临着该病输入的威胁。

2. 裂谷热 裂谷热(Rift Valley fever)又称作里夫谷热,是裂谷热病毒所引起的一种人畜共患病,临床表现为发热、头痛、疲劳、关节、肌肉疼痛,有时会有恶心、呕吐,部分患者会出现结膜炎及畏光的现象,严重者可能会导致出血、休克、脑炎或肝炎,甚至死亡。裂谷热病毒主要感染羊、牛、骆驼等家畜,三带喙库蚊和刺扰伊蚊是该病毒的主要传播媒介,人类主要因蚊子或其他可吸血昆虫的叮咬而患病,亦可能因接触到患畜的血液、体液、受到污染的肉类或乳品而患病。含有裂谷热病毒的实验室标本亦可能经由空气微粒传播。该病多于东非及南非畜养绵羊和牛的地区发现,但在非洲撒哈拉多数国家和马达加斯加亦可见该病毒的踪迹。裂谷热病毒会在雨季或是局部的洪水之后,蚊虫种群暴发造成动物中的大流行时导致生活在附近的人类发生该病流行。我国本土尚未发现该病病例。

3. 基孔肯亚出血热 基孔肯亚出血热(Chikungunya hemorrhagic fever)是一种因感染基孔肯亚病毒导致的虫媒传染病,临床表现为发热和严重关节痛。其他症状包括肌肉疼痛、头痛、恶心、疲劳和皮疹。非人灵长类动物是本病的储存宿主,主要通过伊蚊叮咬传播。该病虽然病死率很低,但在蚊媒密度较高地区易形成大规模暴发和流行。传染源为患者和隐性感染者。人群对基孔肯亚病毒普遍易感,人感染病毒后可获得持久免疫力。基孔肯亚出血热的地理分布与媒介伊蚊的地区分布相关,在非洲次撒哈拉地区、东南亚地区、印度洋沿岸及岛屿、西太平洋地区的热带或亚热带地区呈地方性流行。2006年,马尔代夫、毛里求斯、马达加斯加、塞舌尔、法属留尼旺岛、马来西亚、印度尼西亚以及印度等国家和地区曾报道基孔肯亚出血热暴发疫情。近年来我国云南、广西等地区也不断报告有基孔肯亚出血热的输入性病例。

4. 寨卡病毒病 寨卡病毒病(Zika virus disease)是由寨卡病毒引起的一种病毒性疾病,主要通过蚊子叮咬传播,埃及伊蚊为主要传播媒介,其他伊蚊属蚊虫也可能传播该病毒。临床症状包括发热、皮疹(多为斑丘疹)、关节痛、肌肉痛、结膜炎等,另外少见的症状包括腹痛、恶心、呕吐、黏膜溃疡和皮肤瘙痒,一般症状较轻,2~7天自愈,重症和死亡病例少见。寨卡病毒还可由怀孕的母亲在怀孕或生产过程中传播给胎儿或婴儿,造成新生儿小头畸形。目前我国的寨卡病毒病均为输入性病例。

5. 流行性乙型脑炎 流行性乙型脑炎(epidemic encephalitis B)又称日本脑炎,是由乙脑病毒引起的虫媒传染病,是我国夏秋季流行的主要传染病之一。本病主要分布在亚洲地区,经蚊类叮咬传播,多见于夏秋季节,主要症状为高热、头痛、呕吐、昏睡、痉挛等。重症者可出现脑水肿、呼吸或循环系统衰竭而死亡,重型患者愈后往往留有后遗症。

我国能传播该病的蚊类很多,已被证实的有库蚊属、伊蚊属、按蚊属等,主要传播媒介为三带喙库蚊,由于我国饲养猪的数量极大,猪对乙脑病毒的自然感染率高,因此自然界总保持着大量的易感猪,构成

"猪-蚊-猪"的传播环节。蚊虫感染后，病毒在蚊体内增殖，可终身带毒，甚至随蚊越冬或经卵传代，因此除作为传播媒介外，蚊也是该病毒的储存宿主，此外蝙蝠也可作为该病毒的储存宿主，目前我国除新疆、西藏、青海外，其余各地均有病例发生，年发病人数 2.5 万，重型乙脑病死率仍在 10% 左右。人群对乙脑病毒普遍易感，感染后出现典型乙脑症状的只占少数，多数人为临床上难以辨别的轻型感染，但可获得免疫力，成人多因隐性感染而免疫，通常流行区以 10 岁以下的儿童发病较多，但因儿童计划免疫的实施，近来报道发病年龄有增高趋势。病后免疫力强而持久，罕有二次发病者。

6. 流行性出血热 流行性出血热（epidemic hemorrhagic fever）又称肾综合征出血热，是一种由流行性出血热病毒引起的，以发热、休克、充血、出血和急性肾衰竭为主要表现的自然疫源性疾病。临床表现主要为"三红三痛"等症状，"三红"即颜面红、颈红和胸红，"三痛"即头痛、腰痛、眼眶痛。流行性出血热流行广，病情急，病死率高，危害极大，是《中华人民共和国传染防治法》规定的乙类传染病。

小型啮齿类动物是流行性出血热病毒的贮存宿主和传染源，如黑线姬鼠、褐家鼠等。传播途径包括呼吸道传播、消化道传播、接触传播、垂直传播和虫媒传播。啮齿动物在感染流行性出血热病毒后，其体内病毒随尿液、粪便、唾液及血液排出，当人接触被带毒动物排泄物污染的食物、气溶胶及带毒动物叮咬可引发感染；啮齿动物体表寄生的螨类叮咬人后也可引发感染。本病主要分布在亚欧地区，欧洲在北欧的斯堪的那维亚半岛及巴尔干半岛，亚洲包括俄罗斯及朝鲜半岛、日本等地。我国 20 世纪 50—80 年代报告病例逐渐上升，80 年代高达 10 万例。通过防鼠灭螨改善农民住房条件等措施，20 世纪 90 年代以来发病人数有所下降，目前除青海和新疆尚未发现病例外，其余省市、自治区均有病例报告。

7. 克里米亚-刚果出血热 克里米亚-刚果出血热（Crimean-Congo hemorrhagic fever）是由克里米亚-刚果出血热病毒引起的，经蜱传播的自然疫源性传染病，在国内首次先发现于新疆巴楚故又称新疆出血热。本病以皮肤、黏膜和内脏出血为主要病变特征，临床表现与其他型出血热相似，但肾脏的损伤较为轻微。患者入院时多呈重症，病死率达 50%。

该病分布广泛，主要分布于非洲、中东、东南欧和亚洲的干旱地区，主要见于无树的大平原、半沙漠地带及丘陵地区。人群的感染通常是被带毒的蜱类叮咬所致，发热期患者可通过血液及其分泌物、排泄物将病毒直接传播给人。多种蜱类医学节肢动物，尤其是璃眼蜱属是该病的重要传播媒介和储存宿主，研究者已从亚非欧三大洲的 29 种蜱中分离出该病毒。1944 年在克里米亚有过暴发性流行后，在高加索和中亚等广大地区也发现本病。非洲于 1956 年首先在扎伊尔发现该病病例，现扩散至 40 多个国家和地区。我国新疆、云南、青海、海南等地均有该病的报道。

8. 莱姆病 莱姆病（Lyme disease）是一种由伯氏疏螺旋体引起，经硬蜱传播的虫媒传染病。该病通常以具有特征性的扩展性皮损伴流感样或脑膜炎样症状起病，以后出现神经、心脏或关节病变，其神经系统损害以脑膜炎、脑炎、脑神经炎、运动和感觉神经炎最为常见。

莱姆病呈世界性分布，特别是在北半球分布广泛。全球已有 50 多个国家报道均有莱姆病发生，其中以美国最多，病例遍及 49 个州。现已查明有 30 多种野生哺乳动物（鼠、鹿、兔、狐、狼等）、49 种鸟类及多种家畜（狗、牛、马等）可作为莱姆病的动物宿主。硬蜱为本病的主要传播媒介，除蜱以外，有人发现蚊和厩蝇也可以传播本病。狗和鼠类之间可以通过尿液直接传染。在流行地区，马和狗有较高的感染率。人群对该病普遍易感，通常在夏季和早秋发病，可发生于任何年龄，男性略多于女性。发病以青壮年居多，与职业相关密切，以野外工作者、林业工人感染率较高。我国于 1985 年首次在黑龙江省林区发现该病病例。对我国 29 个省（自治区、直辖市）进行莱姆病血清学调查显示所有 29 个地区的人群均存在不同程度的莱姆病感染，黑龙江省牡丹江林区的调查显示林区人群的患病率为 1%~4%，部分地区人群中有典型莱姆病病例存在。

9. 利什曼病 利什曼病（leishmaniasis）是由利什曼原虫引起的寄生虫病。目前已知 20 多种利什曼虫属原生动物寄生虫均可引发利什曼病，有 90 多种白蛉可传播利什曼属寄生虫。因临床表现不同，可分为内脏利什曼病、皮肤利什曼病及皮肤黏膜利什曼病三种。内脏利什曼病又称黑热病，临床主要表现为长期不规则的发热、脾大、贫血、消瘦、白细胞减少和血清球蛋白的增加，如不予当的治疗，患者大都在得病后 1~2 年内因并发其他疾病而死亡。皮肤利什曼病是最常见形式，在身体暴露部位主要引发溃疡等皮肤病变，会留下终生疤痕和严重残疾，约 95% 的皮肤利什曼病发生在美洲、地中海盆地、中东和中亚。皮肤黏膜利什曼病导致鼻腔、口腔和喉咙黏膜部分或全部损毁，超过 90% 的皮肤黏膜利什曼病例发生在多民族玻利维亚国、巴西、埃塞俄比亚和秘鲁。

利什曼原虫通过被感染的雌性双翅目医学节肢动物白蛉叮咬传播。利什曼病的流行病学取决于寄生虫和白蛉物种的特征、传播地点的生态特征、过去和现在的人口暴露情况以及人类行为。已经发现包括人类在内的约 70 种动物属于利什曼原虫的天然宿主。利什曼病的分布与砍伐森林、建筑大坝、灌溉项目和城市化等环境变化也有关系，本病呈全球性分布，波及亚、欧、非及拉美四大洲，据世卫组织估计每年有 70 万~100 万新发病例出现。1949 年前我国长江以北的 16 个省份曾广泛流行，包括辽宁、河北、北京、山东、江苏、安徽、河南、湖北、陕西、山西、四川、甘肃、青海、宁夏、内蒙古和新疆等均曾有本病的流行。新中国成立后开展大规模防治工作，到 1958 年已基本控制了本病的流行，但在新疆、甘肃、陕西、四川尚有局部的流行。近十余年来，自非流行区进入过疫区的人群中也有发现黑热病病例，他们在疫区感染后返回原籍后发病，如果当地有适宜的白蛉种类作为媒介，即具潜在的传播风险。

10. 锥虫病　锥虫病（trypanosomiasis）是由锥虫感染所致的原虫感染性疾病因致病病原体不同，可分为非洲锥虫病和美洲锥虫病两种。

非洲锥虫病又称睡眠病，是由布氏锥虫引起的一种人兽共患原虫病，传播媒介为舌蝇（采采蝇），临床表现以长期不规则发热伴中枢神经系统受损为主，如不及时治疗会导致死亡。本病仅流行于非洲大陆，在 36 个撒哈拉以南非洲国家流行。20 世纪早期非洲发生了几次流行，到 20 世纪 60 年代中，该病几乎消失，但由于放松了监测，过去的 30 多年中该病在一些地区死灰复燃。世界卫生组织的努力以及国家控制规划和非政府组织的努力阻止了该病的流行，2009 年报告数字 50 年来首次降到 1 万例以下，2018 年记录病例达 977 例，我国目前尚无相关本土和输入性病例报道。

美洲锥虫也称恰加斯病，是由克氏锥虫引起的一种人兽共患原虫病，传播媒介为锥蝽属昆虫，至少四十余种吸血锥蝽可能造成本病传播。临床上可引起心脏、消化道及外周神经系统改变，已成为拉丁美洲的严重公共卫生问题。在拉丁美洲，克氏锥虫主要通过接触受感染的吸血锥蝽的粪便/尿液传播。这些携带寄生虫的锥蝽，通常生活在农村或郊区劣质房屋的墙壁或屋顶裂缝中，它们白天藏匿，晚上变得活跃，吸食哺乳动物的血液。锥蝽通常会咬噬皮肤暴露的区域，且会在被咬的地方排便/排尿，当人不自觉地将其粪便或尿液抹到叮咬处、眼睛、口腔或任何皮肤破损处时，寄生虫便进入人体。食用经克氏锥虫污染的食物也会造成感染。本病曾局限于美洲大陆，主要流行于中美洲和南美洲 18 个国家，由于过去几十年人口流动增加，使这一疾病向世界各地扩散至欧洲、澳大利亚、日本等地区。我国尚本土地感染的病例报道，目前仍为非流行区，但有近缘的锥蝽媒介存在，尚无传播人畜疾病的报道，具有潜在的感染和传播风险。

11. 丝虫病　丝虫病（filariasis）是因感染丝虫目线虫引起的寄生虫病，已知传播媒介为 4 属 30 余种如中华按蚊、微小按蚊、淡色库蚊和致倦库蚊等。寄生于人体的丝虫共有 8 种：班氏丝虫、马来丝虫、盘尾丝虫、罗阿丝虫、常现丝虫、链尾丝虫、欧氏丝虫及帝汶丝虫。我国流行的有班氏丝虫病和马来丝虫病，均属淋巴丝虫病。淋巴丝虫病主要临床表现早期为淋巴管炎、淋巴结炎，晚期为象皮肿、乳糜尿等。我国 1950 年丝虫病患者大约 3 000 万人，经大规模防治后，1988 年全国有病人约 400 万，主要分布于江西和安徽，到 1994 年我国的丝虫病已经基本消灭。

第五节　入侵物种的检疫

随着全球经济一体化进程，各国间的贸易和人员流动日渐频繁，大量医学节肢动物可轻易突破国境的界限，在世界范围内广泛传播，同时导致一些虫媒传染病的扩散与流行。输入性医学节肢动物及其携带的病原体不但威胁我国口岸卫生安全还增大了传入虫媒病扩散和流行的风险，严重威胁我国人民生命健康。有的国家为保护本国的经济政治利益，以输入性病媒防控作为非关税技术壁垒，如美国曾以富贵竹的含水包装中发现蚊幼虫为由禁止从中国进口富贵竹，加拿大因某航空公司的国际航班上出现蜚蠊而拒绝该公司所有航班入境。

为了有效遏制输入性病媒生物及其传播的虫媒病的扩散流行，保护健康的贸易环境，WHO 和许多国家都制定了严格的法律，如《国际卫生条例 2005》明确规定国际交通工具和集装箱应保持无病媒生物状态，对来自蚊媒传染病受染地区的飞机到达时需持有有效灭蚊证书。我国的《中华人民共和国国境卫生检疫法》及其实施细则将口岸输入性病媒生物作为重要防控对象，是口岸传染病监测与控制的基础性工作。输入性病媒生物监测是国境口岸卫生检疫执法的重要职责和工作内容之一，不仅有效防止虫媒传染病及其传播媒介的跨境传播，也是履行我国作为《国际卫生条例（2005）》缔约国义务的重要体现。

一、现场主要的查验技术

现场查验是抵御外来医学节肢动物的第一道防线，作为保障国门生物安全的具体措施之一，输入性病媒生物的查验对现场卫生检疫人员也提出了更高的技术要求，不但要求现场人员必须掌握不同类型交通工具（包括集装箱和邮包）的结构特点、不同医学节肢动物的生态特征、节肢动物采集和个人防护的基本知识等，还要在作业过程中严格遵守相关规定、积极有效沟通，避免发生纠纷误会或安全事故。

（一）出入境船舶查验技术

船舶作为大批货物运输的载体，结构复杂，适合医学节肢动物滋生的小环境复杂多样，为各类医学节肢动物栖息孳生提供了条件。为保证出入境船舶医学节肢动物检测顺利开展，防止与港口及附近区域已有的种类混淆，出入境船舶上采集输入性医学节肢动物时需遵循以下原则：①采集蚊、蝇、蠓等医学节肢动物应在检疫锚地进行，距陆地距离不少于 1 000m 减在船舶靠泊后 1 小时内进行；②采集蜚蠊类节肢动物和可能携带蜱螨蚤等的啮齿类病媒生物可在锚地停泊或在码头靠泊期间进行；③必须在入境船舶抵达后 12~24 小时内登轮进行；④必须在白天进行；⑤必须有船方人员陪同进行；⑥采集的标本必须经船方陪同人认可；⑦采集记录表必须经船长签字、盖章。

各类医学节肢动物在船舶上的栖息环境不同、生活习性不同，因此需要采用不同的监测手段。

1. 出入境船舶蚊类医学节肢动物监测方法　输入性蚊类在入境船舶上有明显栖息分布特点，它们主要栖息于船舶生活区外特定场所，以后甲板、货舱、生活区周围等阴凉避风墙壁表面 1m 以下高度部位以及室外积水场所和容器等。现场人员应在登轮后在船方陪同下，对出入境船舶按照一定顺序进行监测查验，当发现阳性指征时应及时拍照取证并记录。

依照蚊类的生态学特点，其查验分为成蚊监测与蚊幼（卵）监测。

（1）成蚊监测：当发现蚊类静止在墙面或其他器物表面时，开启电动吸蚊器，然后打开吸蚊器前盖，自该蚊栖息位置的下方或侧面滑动接近，距蚊类 5cm 左右时快速滑动吸捕，并迅速盖上前盖，关闭吸蚊器电源开关。发现其他蚊类时提前开启吸蚊器，防止已捕获的蚊类逃逸，然后再次重复上述步骤采集。若采集位置过低无法直接目视观察，如箱柜底下、绞缆机底座等，也可将吸蚊器提前打开，直接伸入下方扫动吸捕。每次 15~20 分钟，计算密度，单位为只/（人工·小时）。如时间允许尽可能多地采集标本数量。采用冷冻或熏蒸杀死，装入纸盒或塑料瓶内，做好记录和标记，送样至相关实验室。

（2）蚊幼虫（卵）监测：在蚊幼虫的孳生场所发现蚊幼虫或蚊卵时，用水勺捞取或用吸管吸取蚊幼虫和蚊卵，也可用捞网捞取，装入携带的水桶或水瓶内（如允许，收集孳生场所的原水加入），送样至相关实验室制作标本、孵育或进行分子鉴定；或将蚊幼虫用 50~60℃的热水杀死，虫体伸直后放入盛有 75% 的酒精瓶内。做好采集记录和样品标记。

2. 出入境船舶蝇（虻）类医学节肢动物监测方法　输入性蝇类在入境船舶上的分布特点为多集中在后甲板的垃圾容器或栏杆周围、生活区附近及货舱周围。虻类体型与分布特点相近，故一并描述。

依照蝇类医学节肢动物的生态学特点，其查验分为成虫监测与幼虫（蛹）监测。

（1）成蝇（虻）监测：根据成蝇（虻）处于的位置，采取网捕或者吸蚊器法。

1）网捕法：发现蝇（虻）后用昆虫网网捕成虫。在昆虫网口距静止或飞行的成虫 10~20cm 时，快速向目标挥网，捕获后再用力连续挥网 2~3 次，使其集中到网底部。用手扎住网底部上方的位置（当采集虻时注意叮刺）快速将网底部置于毒瓶（塑料袋）内或用杀虫剂喷网底部，杀死后用镊子捡出放于样品管内；或将网底置于网口上方，手持大试管自网口伸入将蝇类套进大样品管内，封口，自网内取出，将样品管放入冰箱内。每次 15~20 分钟，计算密度，单位为：只/（人工·h）。做好采集记录和样品标记，送样至相关实验室进行鉴定和检测。

2）电动吸蚊器法：在室外气温较低（气温一般在 10℃以下）时，蝇类活动受限或基本不活动时，此时可采用电动吸蚊器吸捕法直接吸捕采集。

（2）幼虫（蛹）监测：在船舶上的垃圾堆周围或其他幼虫（蛹）孳生地发现蝇或虻的幼虫（蛹）时，可直接用镊子夹取装入样品管，送至相关实验室饲养或制作标本；或将其用 80℃的热水杀死，虫体伸直后放入盛有 75% 酒精的样品管内，做好采集记录和样品标记，送样至相关实验室进行检测。

3. 出入境船舶蠓（蚋）类医学节肢动物监测方法　因该两类医学节肢动物，体型较小，采集方式相近，故一同表述。

（1）电动吸蚊器法：在生活区窗户内面发现活蠓（蚋）后，启动电动吸蚊器，打开前盖，直接罩住吸捕。具体方法参考成蚊监测采集。

（2）网捕法：采集者手持为蠓（蚋）特制的 60 目纱昆虫网网柄，伸直胳膊呈倒 8 字形挥网，以 50 次/min 的频率挥网 5 分钟为一计数单位。挥网结束后用力快挥三四次使捕获的昆虫集中至网底，并迅速将网置于毒瓶（塑料袋）内约 5 分钟，随后倒在白纸上或白色搪瓷盘内捡取，将捡取的蠓类放入盛有 75% 酒精样品管内，蚋类用软纸包好放入样品管内，做好采集记录和样品标记，送样至相关实验室进行鉴定和检测。

（3）粘捕法：仔细检查船舶生活区内驾驶台、餐厅、房间等舷窗内侧面，发现活蠓时用棉签或牙签蘸取 75% 酒精粘捕采集，放入装有 75% 酒精样品管内，做好采集记录和样品标记，送样至相关实验室进行检测。

（4）灯罩内直接采集：可在船方协助下拆下船上的灯罩，将灯罩内的干标本直接倒在白纸上或白色搪瓷盘内捡取，将捡取的蠓类放入盛有 75% 酒精样品管内，蚋类用软纸包好放入样品管内，做好采集记录和样品标记，送样至相关实验室鉴定。也可妥善包装后送样至相关实验室再进行捡取。

4. 出入境船舶蜚蠊类医学节肢动物监测方法　出入境船舶上的蜚蠊类媒介主要集中在生活区，厨房、餐厅、垃圾容器周围、食品库等。夏季时也应检查后甲板区对外开放的仓库间、理货房等。

（1）目测法：蜚蠊活动高峰时，手持强光手电筒照明，对船舶上蜚蠊可能侵害场所进行检查，并计数发现的蜚蠊数量（包括成虫和若虫），以及蜚蠊的活卵鞘和空卵鞘壳、尸体、粪便或粪迹等蜚蠊侵害阳性指征，每次 3 分钟。计算密度，单位为：只/（人工·h）。

（2）药激法：使用杀虫剂对船舶上蜚蠊可能栖息、侵害的场所缝隙进行喷洒，观察喷药 5 分钟内激出的蜚蠊数（只/房），计算侵害率。

（3）诱捕法：对船期允许的船舶可采用诱捕法进行蜚蠊监测。用新鲜面包屑/饵料作为诱饵，在船舶上可能的蜚蠊活动场所布放诱捕盒/诱捕器，每个点布放 3~5 个诱捕盒，放在背光隐蔽处或置于蜚蠊出没的地方，晚放晨收，并计算蜚蠊密度（只/盒）。

（4）粘捕法：用新鲜面包屑/饵料作为诱饵，在船舶上可能的蜚蠊活动场所布放粘市售统一规格粘蟑纸（17cm×10cm），晚放晨收，并计算蜚蠊密度（只/张）。

5. 出入境船舶蜱类医学节肢动物监测方法　蜱类是很多宿主的寄生虫，会叮刺在宿主动物体表或散落在宿主动物的栖息地。以此将采集方法分为两类。

（1）宿主体表蜱类的采集：当在船舶上捕获啮齿类病媒生物时，将其置于密封的白布袋内送样至相关实验室，冷冻或麻醉处死后沿毛根推进检查全身采集。

在船舶上携带或运输的狗、猫、牛、羊等宿主的体表用小镊子拨开体毛，沿毛根推进检查，当发现寄生的蜱类时，用镊子夹住其口器根部，轻轻摇动，然后顺势摘下，放入装有 75% 酒精样品管内，做好采集记录和样品标记，送样至相关实验室进行鉴定和检测。

（2）宿主动物栖息地蜱类采集法：在船舶上携带或运输的狗、猫、牛、羊等宿主的栖息地或窝附近仔细检查铺草上、栏杆底部、角落等重点部位，将发现的蜱类用镊子放入装有 75% 酒精样品管内，做好采集记录和样品标记，送样至相关实验室进行鉴定和检测。

6. 出入境船舶螨类医学节肢动物监测方法

（1）宿主体表寄生螨类监测：螨类体型微小，且寄生在宿主体表，当捕获啮齿类病媒生物时寄生性螨类需在实验室进行采集。

1）啮齿类病媒生物为宿主：当在船舶上捕获啮齿类病媒生物时，将其置于密封的白布袋内送样至相关实验室，冷冻或麻醉处死后置于白色搪瓷盘内，用梳子梳鼠体毛，仔细检查落于搪瓷盘内的螨虫。另外在体视显微镜下在其体表捡螨（宿主的耳、生殖器、后腿、胸部、鼻腔、肛门等为重点必检部位），如发现恙螨部位连同皮肤剪下，放在小培养皿内（皿边缘涂上甘油，防止螨类逃逸）。用毛笔将恙螨蘸入盛有 75% 酒精的样本管内，计数和计算鼠体螨指数（只/鼠），制作玻片标本鉴定。

2）其他宿主：如旅客携带的宠物猫、狗等，应由主人协助安抚，检查其体表寄生螨，注意防止咬伤。

（2）游离螨监测法：用除螨仪/其他收集设备采集船舶上的灰尘或尘土，用白搪瓷盘盛水飘浮螨虫，用昆虫针挑拣水面螨虫计数，制作玻片标本鉴定。

7. 出入境船舶蚤类医学节肢动物监测方法　蚤类体型微小，一般寄生在宿主体表或散落在宿主生活环境中，将捕获啮齿类送至实验室进行蚤类的采集或在船舶的公共场所、起居室进行游离蚤的采集。

（1）宿主体表寄生蚤类监测：当在船舶上捕获啮齿类时，将其置于密封的白布袋内送样至相关实验室，冷冻或麻醉处死后置于白色搪瓷盘内，将宿主体表的蚤类用梳子刷入盘中，然后用 75% 酒精将鼠体浸湿，从头到尾由背向腹，逆毛向梳刷鼠体毛，重点篦刷鼠腹部、腋窝、鼠溪、耳后部，用毛笔蘸取或用昆虫针轻拨放入盛有 75% 酒精的样本管内，同时注意捡取白布袋内面可能粘有的蚤类，做好记录和样品标记，制作玻片标本鉴定种类。

需要做鼠疫细菌学检验或其他需要时，需检取活蚤。首先要检查相关人员的个人防护，将刚刚捕杀（或毒杀、自毙）可能染有活蚤的啮齿类放置在盛有水的白瓷盘内的厚木板上（注意水面不超过木板上面），用梳子刷体毛。然后将体表刷出的蚤和落入水面的活蚤蘸取到样品管内，进行饲养或细菌学检验。

（2）游离蚤监测方法：采用粘蚤纸粘捕法进行监测。夜间在船舶的公共场所、起居室等蚤类可能活动的场所布放粘蚤纸粘捕游离蚤，每个房间按 15~20m^2 布放粘蚤纸 5 张，小于 15m^2 的按居室面积相应减少粘蚤纸张数。晚放晨收，粘捕的蚤总数与有效蚤纸数之比，即为游离蚤指教（只/张）。

8. 出入境船舶臭虫类监测方法　当进行查验时，可先询问被监测船舶上的人员已发现臭虫活动和被叮咬情况。记录臭虫活动阳性房间数和采集的臭虫成若虫数量，分别计算臭虫侵害率（%）、密度（只/间）。

（1）人工小时法：在被监测船舶的房间内选择臭虫栖息活动的场所，如床铺下面、墙壁缝隙、橱柜和抽屉内部等，用手电筒照明，借助放大镜检查。发现臭虫后用镊子采集，置于装有 75% 酒精的样品管内。记录每个场所每人 1 小时内捕获到的臭虫数量，计算密度，单位为：只/（人工·h）。

（2）单位面积法：在被监测船舶的房间内选择床铺、地板或墙壁等平面，记录每平方米表面发现或捕捉的臭虫、虫迹（虫粪、蜕皮、血迹等）数量，计算臭虫成若虫密度，单位为：只/m^2。

（3）床板震动法：在监测船舶的房间内，将床板移至室外甲板上或干净的物体表面。将床板抬至离地 1m 高度处松手，让床板自由落下，连续进行多次，记录掉落臭虫的数量。直至 3 次以上掉落的臭虫数量为 0。计算臭虫成若虫密度，单位为：只/床板。

（4）粘捕法：将臭虫粘纸（市售，胶面规格为 17cm×10cm）放置于船舶上臭虫经常栖息活动的地点，如床、沙发、家具周围，每 15m^2 房间放 10 张，不足 15m^2 的单独房间按 15m^2 计算，大于 15m^2 房间按 15m^2 计算。臭虫粘纸放置 12 小时，晚放晨收，计录捕获的臭虫数量和种类，计算臭虫粘捕率、侵害率、密度、密度指数。

（5）吸尘器法：在监测船舶的房间内，用便携式吸尘器在臭虫栖息活动的地点，如床、沙发、家具周围等处连续工作 20 分钟，将集尘盒密闭后，收集和记录臭虫和蜕皮的数量，计算捕获臭虫侵害率、密度、密度指数。

除上述查验监测方法外，还可在对船舶实施喷洒杀虫剂处理后直接用镊子捡取被杀死的医学节肢动物，放入样品管，做好记录和样品标记，送样至相关实验室进行后续步骤。

（二）出入境航空器医学节肢动物监测方法

航空器在口岸停留时间较短，应在其抵达空港后立即进行监测。需要时可在旅客离开或货物卸空后实施。对来自虫媒传染病受染地区或有受染或受染嫌疑的航空器应实施远机位查验监测。对航空器进行查验时，可先询问该航空器的机组、机务、地勤人员或旅客等，了解飞行途中有无发现输入性医学节肢动物的情况，对有发现但未得到有效控制的航空器要进行重点巡查。

1. 出入境航空器蚊（蠓、蚋）类医学节肢动物监测方法　航空器空间相对船舶较小，可在客舱和货舱内以及舱壁、座椅、行李架、储物柜、台面下面等处，借助挥动布巾等方式驱赶惊扰可能藏匿其中的成蚊、蠓等，以利查验。航空器中此类媒介的监测方法首选使用电动吸蚊器进行，可参考出入境船舶监测中的成蚊监测和出入境船舶蠓（蚋）类医学节肢生物监测方法。

2. 出入境航空器蝇类医学节肢动物监测方法　航空器中的蝇类也可在客舱和货舱内以及舱壁、座椅、行李架、储物柜、台面下面等处挥动布巾以驱赶藏匿其中的蝇类。除参考出入境船舶蝇类媒介监测方法的网捕法监测成蝇外，如航空器停留时间允许，还可在舱内悬挂粘蝇纸，高度距舱内地面 2m，舱高度不足 2m 的，贴在舱顶部。定期检查粘在粘蝇纸上的蝇类，并用镊子将其放入样品管，做好记录和样品标记，送样至相关实验室进行后续的鉴定和检测。

3. 出入境航空器蜚蠊类医学节肢动物监测方法　蜚蠊类媒介在航空器中多出现在配餐间、餐食柜、杂物柜、垃圾箱等地，可参考出入境船舶蜚蠊类媒介监测方法中的目测法、诱捕法和粘捕法进行操作。

4. 出入境航空器体表寄生虫类医学节肢动物监测方法　寄生性的蚤类、蜱类、螨类等医学节肢动物在航空器中多寄生于输入性啮齿动物体表，其监测方法同船舶上一致。游离的蚤类、螨类和臭虫可参考船舶监测方法进行。游离蜱可使用布旗在航空器地面或物体表面来回拖拉，每个来回检查 1 次，将粘在布旗上的蜱用摄子捡取装如盛有 75% 酒精的样品管内，做好记录和样品标记。

（三）出入境列车或汽车医学节肢动物监测方法

入出境列车的车厢较多，在口岸停留时间较短，故应在入境之后、离境之前立即进行查验。在开展列车鼠类、蜚蠊监测和控制之前，应督导列车组和车站彻底清理列车上的剩余的食品和水（包括饮用水和卫生用水），移除各类垃圾、提高监测与控制工作成效。对来自虫媒传染病受染地区或有受染或受染嫌疑的出入境列车应在适当场所实施重点监测查验。

列车医学节肢动物监测重点部位主要包括餐车（或售货车）、软/硬卧铺车、行李车、货车、乘务室、卫生间、盥洗室及硬软座车厢的四角等部位。监测人员登车后，关闭车门，按照不同监测方法的要求从每节车厢的一端仔细检查至另一端，尤其是对上述重点部位应进行重点检查，防止遗漏。对货运列车应连同货物同时检查，如所载货物影响检查，则应在卸货后立即进行检查。

对列车进行医学节肢动物监测时，可询问列车司乘人员或旅客，了解运行途中有无发现医学节肢动物的情况，对有发现但未得到有效控制的车厢进行重点巡查。

采用目测法使用强光手电对列车车厢的所有部位有序地以肉眼进行全面检查，可能栖息或藏匿蚊、蝇、蠓等双翅目的场所可借助挥动布巾等方式驱赶惊扰，以利查找。

如目测法发现医学节肢动物侵害的证据可根据不同医学节肢动物种类和环境采用相应的方法进行监测。各类医学节肢动物的具体监测方法与操作步骤与船舶和航空器基本相同，可参考出入境航空器医学节肢动物监测方法的内容进行操作。

（四）出入境集装箱、货物医学节肢动物监测方法

出入境集装箱来源广、数量大、所载货物种类繁多，在口岸停留时间较短，应在入境之后在有防止医学节肢动物逃逸设施的场所尽快进行监测。对来自受染地区、装载废旧物或其他易于携带医学节肢动物的高风险货物的重点集装箱需在隔离区内进行监测采集。在开箱检查前，需做好充分的防逃逸措施（如：在箱门外罩上昆虫防逃逸网、在箱门口设置防鼠板等）防止逃逸。对经熏蒸、有异味的集装箱应在进行散毒、药物残留测定达到安全阈值后再进行监测检查。对来自虫媒传染病流行区的人境集装箱，应在进行卫生处理后，再进行监测检查。

易于携带输入性医学节肢动物的散装货物可参照集装箱监测方法实施监测。监测应在卸货前实施预检查。为防止医学节肢动物逃逸，必要时应先予卫生处理后再予检查。

（五）出入境邮包、快件及旅客行李中医学节肢动物监测方法

邮包快件入境后或旅客携带行李有夹带医学节肢动物嫌疑时，应在指定的有防止医学节肢动物逃逸设施的场所或地点尽快实施查验。对存在传染病风险的快件及邮包，应做好个人防护，在符合生物安全要求的场所或地点实施查验。

二、实验室主要的检疫鉴定技术

快速准确地确定输入性医学节肢动物种类及其携带病原体的情况不但可以帮助判断口岸生物入侵风险、保护我国人民生命健康，也是解决相关贸易纠纷和贸易壁垒的重要环节。

（一）输入性医学节肢动物形态鉴定

形态鉴定是用肉眼或显微镜对医学节肢动物的外部形态特征或解剖特征采用观察、测量、比较、核对、分析等手段，根据其特有特征的组合，结合文献资料作出鉴定的一种方法。对于大多数形态基本完整具有明显鉴别特征的医学节肢动物样本，形态鉴定周期短，操作简单且方便直观，是口岸工作中传统也是基础的鉴定方法。输入性医学节肢动物的形态鉴定技术与本地物种鉴定在技术上一致，此处不再赘述，一些国内未分布的种类由于在截获地缺乏参比标本和参考资料，形态鉴定难度较大。医学节肢动物的形态学鉴定主要以成虫的外部形态特征为依据，因此存在一定的局限性，主要举例如下。

1. **无法完成肢体残缺个体的鉴定**　形态鉴定样本需要涉及该物种的多个形态特征，要求样本有一定的完整性。国境口岸经常会面对已残破的样本，导致鉴定特征缺失，相关专业人员无法完成鉴定工作。

2. **无法完成非成虫态个体的鉴定**　医学节肢动物中昆虫纲的多属于变态昆虫，不同发育阶段有不同的外部形态和分类特征，当某些阶段无特异的形态特征或缺乏相关研究文献资料时，无法进行形态学鉴定。

3. **无法完成某些雌性个体的鉴定**　某些种类如麻蝇的雄性外生殖器为种类鉴定的金标准，因此导致雌虫无法进行准确的鉴定。

4. **表型可塑性和遗传变异性增加了形态鉴定的难度**　当表型可塑性和遗传变异性导致的生物个体形态特征差异被用来进行物种鉴定时，会导致错误的形态学鉴定结果。

5. **对专业这员的依赖性大**　形态鉴定需要相关专业人员对样本种类有丰富的专业知识和经验，由于动物分类学的学科特点使得专业人员往往集中于某一属种的研究，在面对种类繁多跨度较大的样本时需要多个专业人员的合作，一些具有丰富经验和专业积累的专业工作者退休或流失，也使得口岸的形态学鉴定工作面临巨大的挑战。

6. **输入性的种类鉴定困难**　由于截获国缺乏输入性医学节肢动物的参考文献和参比样本，也由于参考文献的语言限制，导致鉴定困难。

7. **数据共享性差**　对于存在鉴定困难的样本，如需要求助专家的指导，有时需要将样本长途邮寄，费时费力，而且在运输过程中，有可能造成样本的进一步破损。

（二）输入性医学节肢动物分子生物学鉴定

由于形态鉴定对专业技术人员要求高、无法鉴定隐存的分类单元、不同发育阶段、残缺昆虫个体、雌性昆虫等局限性，尤其是输入性种类由于缺少参考资料和参比标本无法准确快速鉴定的问题，需要一种更加具有效率的物种鉴定体系来为口岸一线服务。

Tautz 于 2002 年提出分子分类的概念，即以 DNA 序列为基础建立物种识别体系，利用序列的差异进行种级阶元分类，并与林奈命名系统一一对应。通过提取目标样本的 DNA，选用相对保守又有足够变异且长度适中的基因，测序后利用生物信息学软件统计分析序列差异，利用已有数据库进行物种鉴定。近年来已逐渐成为口岸采用的形态鉴定外重要的医学节肢动物种类鉴定方式。

2003 年 Herbert 提出的 DNA 条形码技术近年来在大批科研人员的努力下逐渐发展成了全球性的物种鉴别系统和成熟的技术操作流程，可相对快速地进行物种鉴定、外来种识别、残体标本种类鉴定等，已在口岸实验室成为主要的分子鉴定技术。DNA 条形码技术在动物的物种鉴定中一般选用线粒体细胞色素氧化酶亚基Ⅰ（cytochrome coxidaseⅠ，COⅠ）作为物种鉴定的基因片断。Hebert 等对动物界包括脊椎动物和无脊椎动物共 11 门 13 320 种的 *COⅠ* 基因序列进行比较分析。除刺胞动物 Cnidaria 外，98% 的物种种内遗传距离差异小于 1%，很少超过 2%，而种间平均遗传距离差异可达到 11.3%，说明 *COⅠ* 可以作为很好的物种鉴定的分子靶标。

1. DNA 条形码的操作流程主要有以下几个步骤：

（1）标本采集：在保证生物安全的情况下采集样品，并做好采集记录和送检记录。

（2）基因组 DNA 的提取：在尽量保持样本形态完整的基础上，采用样本的一部分组织，进行基因组 DNA 的提取，可采用试剂盒或实验室配制的试剂进行提取。

（3）DNA 条形码标准基因的 PCR 扩增：使用通用引物对。

LCO1490：5′-GGTCAACAAATCATAAAGATATTG-3′

HCO2198：5′-TAAACTTCCAGGGTGACCAAAAAAT-3′

采用合适的扩增体系和条件以提取的基因组 DNA 为模板进行目的片段的扩增。但该对引物对不同类别的医学节肢动物扩增效率不一，可适当调整引物序列或者配合使用其他的基因片段。

（4）PCR 产物纯化及 DNA 测序：纯化 PCR 产物，测序并进行序列拼接与质量评估。

（5）序列比对与结果判定：将拼接后的序列结果提交至数据库进行比对，以 98% 以上相似性的最优匹配结果作为分子鉴定的结果。

2. DNA 条形码相关数据库 2007 年 5 月，加拿大圭尔夫大学正式筹建了生命条形码数据库系统 BOLD（barcode of life data system，网址：www.boldsystems.org），目前已更新至第四版，其中不但包括物种的序列信息，也包括完整的物种描述、标本图片、地理分布等信息。截至 2020 年 9 月，该系统共收录 170 多万条记录，其中包括 22.4 万种动物信息、6.9 万种植物信息、2.3 万种真菌及其他物种信息。

GenBank 核酸序列数据库，是美国国家生物技术信息中心（NCBI）维护下的数据库（网址：www.ncbi.nlm.nih.gov），它与日本 DNA 数据库（DDBJ），欧洲分子生物学实验室（EMBL）每天交换数据，保证数据实时更新。当 BOLD 内匹配不成功或相似性太低时，可通过该数据库的 BLAST 工具进行匹配，相似序列会按照评分高低、序列相似度对进行排序。

除以上两个在 DNA 条形码应用中较常用的数据库外，研究人员根据不同的需要还建立了特定类群的条形码数据库，如，对于蚊类这种重要的医学媒介，建立了蚊类条形码数据库（mosquito barcode initiative，网址：http://barcodeoflies.ning.com/group/mosquitobarcoding），该数据库旨在为蚊类鉴定提供全球性的可操作系统，计划收集 80% 已知蚊类（3 200 种）的条形码，且每个种类至少 5 个样本，优先对已知媒介蚊类及其近缘物种进行采集。此外还有鱼类、鸟类、两爬类和极地生物等相关数据库。

中国的生命条形码信息管理系统由中科院开发（网址：www.barcodeoflife.cn），该库收录来源于 BOLD 的所有公开数据，可以便捷地获取来源于 BOLD 的公开数据，并管理自己的 DNA 条形码数据。农业农村部建立的外来入侵物种数据库中设置了中国主要外来入侵昆虫 DNA 条形码识别系统（网址：http://chinaias.cn/lxxPart/DNAcode.aspx），目前可查询和提交蓟马、实蝇等外来入侵昆虫的条形码信息。另外还建立了渔业、濒危植物等类群的 DNA 条形码数据库，为世界范围内的数据共享作出积极贡献。

（三）计算机辅助人工智能鉴定

随着信息技术的飞速发展和计算机的广泛运用，利用计算机自动鉴定物种图像的原理和方法不断发展，并有不少人将之付诸物种鉴别的实践中，可在时间和空间上方便地满足不同领域和行业对于物种鉴定的需求。该方法主要是在考虑传统形态学分类学所积累的各类判别特征的基础上，结合计算机自身的计算特点来进行判别，即用计算机所使用的数学特征来描述分类学家的形态特征，并利用人工智能不断模拟学习建立相关算法，逐步建立一个动态且成熟的鉴定系统。识别鉴定的过程基本可分样本获取、获取图像、特征提取、分类器设计、识别、输出。该方法设备简单，对口岸操作人员没有专业和经验的限制，随着计算机技术的发展和终端设备的普及应用，该方法在国境口岸的应用有一定的发展空间。

（四）输入性医学节肢动物携带病原体的鉴定方法

医学节肢动物所携带的病原体种类多样，包括病毒、细菌、立克次体、螺旋体、原虫等，随着分子生物学技术的迅速发展，口岸实验室以聚合酶链式反应、核酸杂交、克隆测序等为基础的核酸检测技术已成为输入性医学节肢动物携带病原体鉴定工作中的重要手段，与生理生化鉴定、微生物培养法、饱和盐水浮聚法等方法一同成为口岸检测常用方法，简略介绍如下，详细方法参见第十四章。

1. 细菌类病原的鉴定　将医学节肢动物样本先进行物种鉴定后适当分组，将分组后的样本研磨匀浆，进行增菌培养。随后可利用核酸检测技术以纯化的菌体基因组 DNA 为模板，PCR 扩增 16S rRNA 等基因，对获得的基因片段进行测序，随后比照数据库对其进行种类鉴定。随着测序技术的发展，下一代测序技术

（next-generation sequencing）在鉴定细菌性病原体中的应用也越来越广泛。对于细菌基因鉴定不能获取确切结果的种类也可以结合进行细菌生理生化鉴定。

2. 病毒类病原的鉴定 目前针对口岸常见的病毒类病原体，如登革病毒、基孔肯亚病毒、乙脑病毒、寨卡病毒等的检测多利用荧光 PCR 法对病毒核酸进行鉴定，该检测方法具有敏感性高、特异性强等特点，能够对待检样本进行快速、高效筛查，但该方法由于是"试错式"检测，或存在漏检的风险，尤其对未知的病原体不适用，全基因组测序对于鉴定未知病原体具有非常大的优势，但对实验条件和技能要求高，并且成本也高。

3. 寄生虫的鉴定 对蝇类、蜚蠊等可能携带寄生虫卵（包囊）的医学节肢动物，还可进行饱和盐水浮聚法进行检测。对于蚊类传播的疟原虫等原虫的检测，多以血涂片进行形态学或者生化检测为主。另外以基因序列分析为基础的分子生物学鉴定手段也是经常使用的方法。

三、现场的主要检疫处理措施

卫生处理是口岸检疫机构对受到感染、污染或携带了感染或污染源，可能构成公共卫生危害的出入境行李、货物、集装箱、交通工具、物品、邮包和骸骨在口岸采取的消毒、灭鼠、除虫、除污措施，使其保持无感染或污染源，是阻止传染病和医学媒介生物经国境传入传出的重要措施。其中，消毒主要清除传染性病原体，常用的方法有化学法和物理法，常用消毒剂有含氯类消毒剂、过氧化物类消毒剂、醛类消毒剂、烷基化气体和碘类消毒剂；除虫消除的风险因子主要是医学节肢动物，常用的方法有化学法、物理法、生态法、激素法、生物法等；除鼠是主要用来消除啮齿类病媒生物常用的方法有物理法、化学法、生物法。除污是指消除传染性病原体或有毒物质，常用的方法有吸附，溶解和清洗，喷洒浸泡等。由于蜱螨蚤等寄生性医学节肢动物多通过其啮齿类宿主传播，故对不同交通工具中的除鼠措施一并介绍。

（一）出入境船舶现场的主要检疫处理措施

船舶运输由于运能大、成本低、平均运输距离长等优势在国际贸易中一直占有重要的地位，有统计显示全球 80% 以上的货物贸易由水路作为载体进行。同时船舶一般运输时间长、空间相对封闭，船体庞大构造复杂，易于病媒生物滋生和藏匿，因此对出入境船舶的检疫处理是维护口岸生物安全的重要一环。

1. 出入境船舶现场的除虫处理 当发现入境船舶有来自世卫组织确定的受染地区并发现医学节肢动物的船舶、被传染病污染并发现有医学节肢动物的船舶、发现医学节肢动物超过标准的船舶等情况时，应对船舶进行除虫处理。

除虫的前期准备包括具备资质的专业技术人员、合适的药物和器械用具。相关人员根据拟杀灭节肢动物的种类及虫患情况，制订除虫计划（包括除虫范围、时间、方法，药物器械）和除虫处理决定并告知船方，签发检验检疫处理通知书，要求船长指定 1~2 名船员配合除虫工作。根据虫情虫患检查结果，划定除虫区域选择合适方法，随后实施除虫，具体方法有滞留喷洒、空间喷洒、毒饵除虫、熏蒸除虫、物理除虫等。除虫完毕后，及时清扫、清点，必要时采集医学节肢动物样本送实验室鉴定及病原体检测。随后进行结果判定，除虫合格的，签发《船舶卫生处理证书》，除虫效果判定为不合格的船舶，应分析原因，重新进行除虫，直至合格为止。

2. 出入境船舶现场的除鼠处理 当对出入境船舶进行除鼠处理时，前期准备除具备资质的专业技术人员、合适的药物和诱饵、器械用具外，还应包括防护和急救用品，配制毒饵、投放毒饵、收集毒饵的器械，封舱、投毒、测毒、测量、照明器材，警示标志、物品，熏蒸用试验动物，收集死鼠的钳子和塑料袋，盛装活鼠的布袋，杀灭鼠体外寄生虫的杀虫剂等。另外要书面通知船方除鼠安全注意事项和需要船方配合的事项；如实施熏蒸除鼠应向有关部门办理熏蒸手续。

除鼠处理前还应进行鼠患检查和评估，对入出境船舶进行全面检查，特别是易于藏匿鼠类的场所，重点查找鼠粪、鼠道、鼠足迹、鼠尾迹、鼠咬痕、鼠尿渍、鼠洞、鼠巢、活鼠、死鼠等能够证明鼠类存在的一切指征。随后根据鼠患程度和入出境船舶状况选择除鼠方法实施除鼠。一般使用的方法有鼠夹法、鼠笼法、粘鼠板法、毒饵法、熏蒸法。其中，染有鼠疫、染有鼠疫嫌疑的入出境船舶应首选熏蒸除鼠，不应实施鼠夹除鼠，若不具备熏蒸条件而实施毒饵除鼠时，应先行或同时灭蚤。实施除鼠后，需按相应规定的方法进行鼠类监测，符合鼠类控制指标的为达标。未达标的,应查找原因,重新实施除鼠,直至达标。

(二)出入境航空器现场的主要检疫处理措施

航空器以其快速机动的特点,近些年逐渐成为远程旅客运输的重要方式,同时也适宜运输贵重物品、鲜活货物和精密仪器等。航空器价值昂贵、设备复杂,对其进行检疫处理时应充分考虑不同机舱位置、不同病媒生物的特点选择合适方法。

1. 出入境航空器现场的除虫处理 当发现出入境航空器有来自检疫传染病疫区、被检疫传染病污染的、发现有与人类健康有关的医学节肢动物的情形之一时,应实施除虫处理。当对出入境航空器进行除虫处理时,前期准备包括具备资质的专业技术人员,电子击拍器、电触式灭蚊、灭蝇器等器械用具,防护用品和医疗急救用具、药品等。根据不同的除虫对象、虫患程度及机舱的不同位置选择喷洒除虫、毒饵除虫、蒸熏除虫、物理除虫等方法进行除虫。除虫后采集医学节肢动物样本,送实验室鉴定。除虫后对结果进行判定,若未发现有活的医学节肢动物判定为除虫合格,否则为不合格,应查明原因,重新除虫,直至合格为止。

2. 出入境航空器现场的除鼠处理 当出入境航空器进行检疫时发现有轻度鼠患、被判定为鼠疫染疫航空器或需对航空器进行预防性除鼠工作情形之一时,应实施除鼠处理。对出入境航空器进行器械除鼠处理时,前期准备应包括具备资质的专业技术人员、合适的药物和诱饵、器械用具、防护和急救用品等。采用晚放晨收的办法,一次布放时间不应少于12小时。如果时间允许,可以鼠笼、鼠夹捕杀,放上诱饵后先不引发,两天后再引发,以提高捕获率。当对鼠疫染疫航空器实施器械除鼠时,建议用鼠笼和粘鼠板。除鼠后用粉迹法检测除鼠效果,时间不少于12小时,观察鼠迹,阴性为合格;阳性为不合格。对判定为不合格的,继续进行除鼠处理,直至合格为止。

当检验检疫工作人员在对出入境航空器实施检疫查验过程中发现活鼠或新鲜鼠迹,或入境航空器到达时或起飞前,机组人员、旅客或地面工作人员报告航空器上发现活鼠或新鲜鼠迹,并经检验检疫人员核实后,应启动应急处置进行检疫处理。在妥善进行应急响应、控制现场后,对航空器进行卫生处理。检疫处理步骤如下:①向发现鼠患的航空器机长签发《检疫处理通知书》,并附具体处理方案。除鼠方案应得到机长或航空公司地面代理全过程配合;②除鼠前清理航空器内的所有食品、饮用水及机上垃圾;③首选鼠夹、鼠笼、粘鼠板等器械除鼠方法;④器械除鼠效果不佳,经航空公司书面申请,在确保安全的情况下,可选择熏蒸除鼠;⑤做好航空器除鼠工作记录,填写《航空器除鼠工作记录》;⑥采用粉块法、鼠迹法和食饵盗食法等综合评估航空器除鼠效果。若粉块阳性率和盗食率均为零,且没有发现新鲜鼠粪等鼠迹,判定为除鼠效果良好,航空器鼠患已消除。若发现新鲜鼠粪或粉块阳性率和盗食率任一项大于零,且排除其他生物可能,判定为航空器除鼠效果不佳,鼠患未消除,应继续除鼠。经效果评价合格后,向航空器发放《航空器除鼠结果告知书》;⑦对航空器及货物进行除虫、消毒处理。在卫生处理结果合格后,允许航空器出境。若卫生处理结果不合格,应按照相关规范继续进行卫生处理,合格后,方许出境。

(三)出入境列车现场的主要检疫处理措施

列车较之航空运输运送量大、速度快、成本较低,又不像船舶一样受气候条件限制,且由于列车环境条件相对稳定,适合医学节肢动物的藏匿与跨境传播。列车运行时空间相对狭小、人员密度高,故检疫处理时应充分考虑各种车厢情况因地制宜进行处理。

1. 出入境列车现场的除虫处理 当出入境客运列车有被检疫传染病污染的、来自检疫传染病疫区的、发现检疫传染病染疫或染疫嫌疑的、发现有与人类健康有关的医学节肢动物、不符合出入境客运列车医学节肢动物控制要求的情形之一时,应实施除虫处理。

对出入境列车进行现场除虫处理的准备工作包括具备资质的专业技术人员、合适的除虫药剂、器械用具、防护用品和病媒昆虫检查、采集、评价用品。每列车选取餐车、软卧(软座)、硬卧、硬座共五节车厢,没有餐车、软卧或硬卧车,可用其他车厢代替。不足五节车厢或客运列车有染疫嫌疑时,可进行全车监测。根据客运列车车厢状况、医学节肢动物种类、虫患程度、化学除虫剂的特性,选择合适的除虫方法(如染疫或染疫嫌疑列车应选择速杀药剂,选用空间喷洒法和热烟雾法,以包围式施药方式实施除虫)。除虫完毕对列车开展医学节肢动物监测,除虫效果判定为合格的,签发除虫证书,填写记录。除虫效果判定不合格的,应分析原因,重新进行除虫,直至合格。

2. 出入境列车现场的除鼠处理　当对出入境列车进行除鼠处理时，前期准备应包括具备资质的专业技术人员、合适的药物和诱饵、器械用具及防护和急救用品。除鼠处理前还应进行鼠患检查和评估，依据鼠患程度选择合适的方法进行除鼠，如列车被判定为鼠疫受染、受染嫌疑的入出境列车和来自鼠疫受染地区需要除鼠的入出境列车，或发现入出境列车中有死因不明鼠类，或具有中度以上鼠患，或有鼠且有严重的寄生性医学节肢动物，或不能使用器械或毒饵除鼠或使用器械或毒饵除鼠不佳时，推荐使用熏蒸法除鼠。当该列车来自非鼠疫采染地区且鼠患属轻度，或餐车、行李车中载有含脂肪性食品和含水分的食品，或其他不便使用蒸熏法除鼠的或不具有蒸熏条件，则宜采用毒饵或器械除鼠。实施除鼠后，需按相应规定的方法进行鼠类监测，除鼠效果达到无鼠为合格；除鼠效果判定不合格的，应查找原因改进后重新进行除鼠，直至再次检查合格。

（四）出入境集装箱及其货物的主要检疫处理措施

集装箱运输，是指以标准化集装箱这种大型容器为载体，将货物集合组装成集装单元，并且以此为基础逐步实现全球范围内的船舶、港口、航线等多种运输方式互联，并可完全机械化的通过大型装卸机械和大型载运车辆进行装卸、搬运作业和完成运输任务的一种新型、高效率和高效益的运输方式。对其进行的检疫处理时应充分考虑装载货物种类、集装箱类型等因素采用多种检疫处理方式。

1. 出入境集装箱及其货物的除虫处理　当出入境的集装箱符合来自虫媒传染病疫区的集装箱及其货物、被传染病污染或可能被污染的集装箱及其货物、发现与人类健康有关的医学节肢动物的、载有废旧物品或有碍公共卫生物品的集装箱及其货物、输入国要求有熏蒸证书或卫生处理证书的、载有国家指定必须实施卫生处理物品的集装箱及其货物的、情况之一时，应对集装箱本身及其内的货物进行除虫处理。对出入境集装箱进行现场除虫处理的准备工作包括具备资质的专业技术人员、合适的除虫药剂、器械用具和防护用品等。选定除虫方法时应考虑不同集装箱的特征选择合适的方法，如实箱应采用熏蒸除虫法；空箱或开顶箱可用喷洒除虫法或熏蒸除虫法；框架箱应采用喷洒除虫法。集装箱除虫完毕后，经检查箱体内及货物中处理对象全部死亡或未发现，为处理合格；仍有处理对象存活，为处理不合格。对处理不合格的集装箱须再次实施除虫处理，直至其符合要求为止。

2. 出入境集装箱及其货物的除鼠处理　当出入境集装箱及其货物有被判定为鼠疫染疫或染疫嫌疑的、来自鼠疫疫区的、装载废纸或纺织废料的、检疫查验发现鼠征的情形之一时，应对其进行除鼠。对出入境集装箱进行现场除鼠处理的准备工作包括具备资质的专业技术人员、合适的药剂、器械用具和急救药械等。由于集装箱空间狭小封闭，熏蒸除鼠有鼠虫兼杀、防止开箱后鼠蚤逃逸的优点，应作为出入境集装箱及其货物除鼠的首选方法。对不宜用熏蒸剂熏蒸的集装箱及其货物除鼠时宜用毒饵除鼠。毒饵除鼠宜用急性药物，在时间条件允许时可用慢性药物。除鼠后符合要求的为除鼠合格，否则为除鼠不合格；判定为除鼠不合格的应继续除鼠，直至合格为止。

（五）出入境散货的主要检疫处理措施

散货是指通过运载工具（船舶、航空器、列车以及其他车辆）运载的非集装箱装载的货物。主要为粮食、矿石、水泥、原油、废钢铁等块状、粒状、粉状以及液态的大宗货物。

1. 出入境散货的除虫处理　出入境散货的除虫方法主要以喷施或熏蒸的化学方法为主，物理方法（如焚烧、干热空气、煮沸、冷冻或拍打、诱捕、网捉）为辅。对出入境散货进行除虫处理前的准备工作包括具备资质的专业技术人员、合适的药剂、器械用具和急救药械等。处理前应先判断可能会有的医学节肢动物种类和数量，并根据货物的面积、体积（容积）或数量、质量采取合理有效的除虫方法进行处理。除虫结束后，清点药物器械，做好除虫记录，样本送实验室鉴定。处理后医学节肢动物的杀灭率应不低于99%，相关密度指数应不超过20。符合该判定为除虫合格，否则为除虫不合格，需查找原因，重新进行除虫，直至除虫合格为止。

2. 出入境散货现场的除鼠处理　对出入境散装货物实施检疫查验时发现的鼠患，应根据现场的自然条件、所载货物的交通工具结构、卫生条件、来自国家或地区、鼠的种类以及货物种类等资料来判断鼠患程度和选择除鼠方法。对出入境集装箱进行现场除鼠处理的准备工作包括具备资质的专业技术人员、合适的药剂、器械用具和防护用品等。

当入出境散装货物有被判定为鼠疫染疫或染疫嫌疑的交通工具装载的和来自鼠疫疫区需要除鼠的散装货物、发现货物中有死因不明鼠类或自毙鼠的散装货物、具有中度以上鼠患、有鼠且有严重的寄生医学节肢动物、不能使用器械、毒饵除鼠或使用器械、毒饵除鼠效果不佳的散装货物情形之一时，宜采用蒸熏法除鼠。当出入境散装货物有来自非鼠疫疫区且鼠患属轻度、散装的含脂肪性的食品和含水分的食品、其他不便使用蒸熏法除鼠的或不具有蒸熏条件、情形之一的宜采用器械或毒饵除鼠。进行除鼠处理后，除鼠效果达到无鼠的判定为除鼠合格，否则为除鼠不合格，需查找原因，继续除鼠，直至除鼠合格为止。

国境口岸卫生处理工作是检验检疫执法把关的重要内容和重要环节，是对出入境医学节肢动物处理的重要一环，是为防止疫病的传播和扩散，保障人体健康，而采取的有效手段和措施。高效、环保、快速、经济、安全是今后口岸卫生处理的基本要求和未来发展方向，对医学节肢动物的有效查验与准确处理是有效防止传染病传出传入的重要基础工作。

（张晓晨　岳巧云）

参考文献

[1] 李蔚民. 国门生物安全[M]. 北京：科学出版社，2020.

[2] 张丽，丰俊，夏志贵，等.2019 年全国疟疾疫情特征分析及消除工作进展[J]. 中国寄生虫学与寄生虫病杂志，2020，38(2)：133-138.

[3] 赵爽，何振毅，高云霞，等. 南海口岸截获输入性白纹革蜱(蜱目：硬蜱科)[J]. 寄生虫与医学昆虫学报，2020，27(01)：46-51.

[4] 聂维忠，贺骥. 入境国际航行船舶携带输入性蚊类采集方法[J]. 中国国境卫生检疫杂志，2020，43(01)：14-16.

[5] 蒲阿敏，张贝贝，贾鹏，等. 渤海湾外来浮游植物物种及其入侵途径分析[J]. 农业资源与环境学报，2020，37(04)：477-483.

[6] 田珊珊，陈兴华，顾健.2016-2017 年乌拉斯台口岸鼠类及其体表寄生蚤调查[J]. 中国国境卫生检疫杂志，2018，41(02)：106-108.

[7] 李国春，张弢，李晓冬. 一起船舶携带输入性褐带皮蠊的案例分析[J]. 口岸卫生控制，2018，23(2)：57-59.

[8] 徐海根，强胜. 中国外来入侵生物[M]. 北京：科学出版社，2018.

[9] 郭文秀，高艳菲，田峰.2016 年满洲里口岸地区病媒生物携带病原体调查[J]. 中国国境卫生检疫杂志，2017，40(06)：410-412.

[10] 赵丹云，孙毅，陈卫军，等. 天津口岸首次截获随人入境外来蜱的形态学及分子鉴定[J]. 中国国境卫生检疫杂志，2016，39(04)：256-259.

[11] 高玉峰，王光，张琦慧，等. 核酸检测技术在蝇类、蜚蠊携带病原体检测中的应用[J]. 中国国境卫生检疫杂志，2016，39(01)：69-71.

[12] 裘炯良，孙志，王军，等. 人工神经网络在外来医学媒介生物输入风险评估中的应用研究[J]. 中华卫生杀虫药械，2016，22(05)：456-460.

[13] 李俊成，李德昕，聂维忠，等. 中国口岸输入性医学媒介生物防控体系的建立[J]. 检验检疫学刊，2012，22(02)：1-5.

[14] 鞠瑞亭. 近十年中国生物入侵研究进展[J]. 生物多样性，2012，20(05)：581-611.

[15] 姚宝龙，虞天华，邓耀华. 上海口岸入境集装箱媒介生物输入性风险研究[J]. 中国预防医学杂志，2011，12(05)：458-460.

[16] 傅仁龙，陈海婴，柳小青. 蜱媒疾病的传播媒介研究进展[J]. 中华卫生杀虫药械，2011，17(05)：392-397.

[17] 王新谱，杨贵军. 宁夏贺兰山昆虫[M]. 银川：黄河出版传媒集团宁夏人民出版社，2010.

[18] 吴大军，李可，秦斌，等. 国境口岸入境货物卫生处理初探[J]. 口岸卫生控制，2009，14(01)：3-5.

[19] 梁铬球，薛万琦，张春田，等. 两种入侵广州的丽蝇——宽额丽蝇与红头丽蝇[J]. 环境昆虫学报，2009，31(04)：392-394.

[20] 陈英玉，周向阳. 生物入侵对生态环境的影响及对策[J]. 青海大学学报，2008，26(02)：25-29.

[21] 耿震，万康林. 莱姆病流行病学研究新进展[J]. 中国病毒病杂志，2007，9(02)：158-160.

[22] 聂维忠，李德昕，汪仁杰. 2000-2006 年秦皇岛港入境船舶携带输入性医学媒介生物情况的监测分析[J]. 口岸卫生控制，2007，12(5)：15-17.

[23] 黄迪，宋记泉，叶杰. 广东省江门市褐云玛瑙螺和福寿螺广州管圆线虫感染情况调查[J]. 预防医学论坛，2007，13(11)：966-968.

[24] 廉国胜，杨泽，柯明剑，等. 中国大陆口岸蜚蠊监测中首次发现褐带皮蠊[J]. 中国国境卫生检疫杂志，2018，41(02)：152.

[25] 王丕玉，周红宁，吴超. 云南省登革热媒介埃及伊蚊的分布调查[J]. 中国媒介生物学及控制杂志，2006，17(6)：507-508.

[26] 万方浩,郑小波,郭建英.重要农林外来入侵物种的生物学与控制[J].北京:科学出版社,2005.
[27] 方美玉.虫媒传染病[M].北京:军事医学科学出版社,2005.
[28] 韩磊,唐青,赵秀芹,等.巴楚县2002年新疆出血热疫情的血清学证实[J].中华流行病学杂志,2002,23(03):179-181.
[29] 徐金记.上海口岸截获外来媒介生物实物图谱[M].上海:第二军医大学出版社,2001.
[30] 梁桂洲.国际间航行交通工具鼠类生物学监测与防制对策[J].中国国境卫生检疫杂志,2000,23(4):216-220.
[31] 张海林,米竹青,张云智.白纹伊蚊垂直传播乙型脑炎病毒的研究[J].病毒学报,1996(01):42-47.
[32] 费守华,胡修元,黄耕诚,等.我国室内蜚蠊分布及主要种类生活习性的调查研究[J].中国媒介生物学及控制杂志,1990,1(02):86-90.
[33] WANG L,XU Y J,ZENG L,et al. Impact of the red imported fire ant *Solenopsis invicta*Buren on biodiversity in South China:A review [J]. J Integr Agric,2019,18(4):788-796.
[34] ROUGET M,ROBERTSON M P,WILSON J R U,et al. Invasion debt:quantifying future biological invasions [J]. Divers Distrib,2016,22(4):445-456.
[35] BIERE A,TACK A J M. Evolutionary adaptation in three-way interactions between plants,microbes and arthropods [J]. Functional Ecology,2013,27(3):646-660.
[36] RATNASINGHAM S,HEBERT P D N. A DNA-based registry for all animal species:the barcode index number(BIN)system[J]. PLoS One,2013,8(7):e66213.
[37] JARIĆ I,CVIJANOVIĆ G. The Tens Rule in invasion biology:measure of a true impact or our lack of knowledge and understanding? [J]. Environ Manage,2012,50(6):979-981.
[38] NAEEM S,KNOPS J M H,TILMAN D,et al. Plant diversity increases resistance to invasion in the absence of covarying extrinsic factors [J]. Oikos,2010,91(1):97-108.
[39] RATNASINGHAM S,HEBERT P D N. BOLD:The Barcode of Life Data System(www. barcodinglife. org) [J]. Mol Ecol Notes,2007,7(3):355-364.
[40] LODGE D M,WILLIAMS S,MACISAAC H J,et al. Biological invasions:recommendations for US policy and management [J]. Ecol Appl,2006,16(6):2034-2054.
[41] ARMSTRONG K F,BALL S L. DNA barcodes for biosecurity:invasive species identification [J]. Philos Trans R Soc Lond B Biol Sci,2005,360(1462):1813-1823.
[42] LOCKWOOD J L,CASSEY P,BLACKBURN T,et al. The role of propagule pressure in explaining species invasions [J]. Trends Ecol Evol,2005,20(5):223-228.
[43] HEBERT P D N,RATNASINGHAM S,DEWAARD J R. Barcoding animal life:cytochrome coxidase subunit 1 divergences among closely related species [J]. Proc Biol Sci,2003,270:S96-S99.
[44] SHEA K,CHESSON P. Community ecology theory as a framework for biological invasions [J]. Trends Ecol Evol,2002,17(4):170-176.
[45] SAKAI A K,ALLENDORF F W,HOLT J S,et al. The Population Biology of Invasive Species [J]. Annu Rev Ecol Syst,2001,32(1):305-332.
[46] LEVINE J M. Species diversity and biological invasions:Relating local process to community pattern [J]. Science,2000,288:852-854.
[47] WILLIAMSON M,FITTER A. The varying success of invaders [J]. Ecology,1996,77(6):1661-1666.

第十六章

医学节肢动物的应用

在经济迅速发展的21世纪中，人类面临更为严峻的人口剧增、资源匮乏和环境污染的压力与挑战，开辟新资源，走可持续发展道路是产业发展的必由之路。节肢动物作为地球上最大的未被充分利用的资源宝库而备受关注，在新世纪，现代生物技术革命必将对节肢动物资源的研究和利用产生深远的影响，必将进入以高科技、高收益为特点的多层次、综合性利用阶段。

节肢动物是地球上动物中最丰富和多样化的种类。它既能给人类带来巨大的威胁，成为我们生存的竞争对手，如传播多种疾病、危害各类作物和建筑等；又能为人类带来显著的利益，如蜜蜂、家蚕等益虫。节肢动物种类占自然界动物已知种类的70%以上，世界上约有150万种，中国节肢动物资源十分丰富，物种丰富，是大自然赐给我们的宝贵财富，约有15万种以上。节肢动物繁殖力强、生物量大，属于再生资源。随着人们对自然界认识的加深，逐渐发现除一些古老的资源节肢动物外，还有大量的资源节肢动物值得开发、繁殖和利用。

中国资源节肢动物极为丰富，不仅在农业生产和医药保健方面有重要的作用，在工业生产及国际、国内贸易方面也发挥着重要作用，如中国的蚕丝、蜂蜜、五倍子等出口量均居世界首位。

药用节肢动物是中国中医药宝库中的重要组成部分，据记载，有药用价值的节肢动物有300余种，冬虫夏草是与人参、鹿茸齐名的三大补品之一，其他如地鳖虫、九香虫、斑蝥、蚂蚁等，可用以治疗多种疾病，尤其是一些疑难病症。近年来，对一些重要种类(如冬虫夏草、蝙蝠蛾、蚕、蜜蜂、蚂蚁等)的研究取得了可喜的成果，有许多药物及滋补食疗产品问世，仅常见节肢动物补益药酒就有上百种，用于补益健身、治疗风湿、跌打损伤、皮肤病、抗癌等。

绚丽多彩的蝶、蛾及甲虫等在中国种类繁多，许多色彩艳丽、造型独特的种类是古今人们观赏的宠物珍品，也是国际贸易的珍品。现今一些工艺美术家，用各种蛾、蝶、甲虫配制成优美的工艺品，受到国内外收藏家和普通老百姓的青睐。

随着高新技术的应用，节肢动物虫体及其分泌物和各种提取产物作为医药、保健食品、工业新材料等方面将进一步向广度和深度拓展。目前节肢动物药用大多处于虫体直接入药的初级阶段，常用节肢动物种类很少，这显然与庞大的节肢动物种类数量很不相称。

面对石化产品资源的枯竭、环境污染、经济发展迫切要求走可持续发展的道路。节肢动物的生物高分子和低分子是可再生资源，多方面用途有待开发。蚕丝除衣着外，其他用途十分广泛，用相对分子量100~500时，可用于食品、保健品，相对分子量10 000时，可用于化妆品等，分子量60 000以上可作为人工皮肤、细胞附着增殖膜、酶固化膜，将丝心蛋白和丝胶蛋白硫酸化，可作抗血凝固剂等。

随着科学的发展，节肢动物资源在国民经济建设中是前景广阔的可持续发展的产业化资源。随着现代科学技术的迅猛发展以及人们对节肢动物的认识与利用程度的加深，对资源节肢动物利用的注意力将不再是传统的资源节肢动物产业，而是由静态的利用进入动态的综合利用，研究利用的范畴也愈来愈广泛。人们对节肢动物的利用开始深入研究虫体结构、功能、行为、节肢动物的巢穴构造以及与环境的关系等，启示人们创造出新的产品、仪器，甚至建筑，为民所用。

许多国家都在开展节肢动物的基础和生产的技术研究，其开发领域相当广泛，主要有：利用节肢动物生产优质高蛋白质；食用节肢动物及食疗保健品的开发；利用节肢动物培养细胞及大量培养节肢动物细胞的装置的研究；从节肢动物体中提取工业及医药用品；药用节肢动物的开发；绢丝节肢动物的开发；用绢丝节肢动物生产生理活性物质；害虫天敌利用的研究。

由于各种节肢动物源生物活性物质具有独特的功能和特性，在许多领域内都有较广泛的用途，节肢动物源生物活性物质的开发利用将是 21 世纪节肢动物学研究的一个重要方向。可以预见，节肢动物作为世界还未被充分开发利用的资源，将是一个充满活力、前景诱人的巨大资源宝库，将为人类文明和繁荣作出较大的贡献。开发利用节肢动物的丰富的活性物质，主要包括蛋白质、脂肪、激素类物质、几丁质、维生素、矿质元素等。这些物质普遍存在于节肢动物体内或节肢动物的一些分泌物中，具有广泛的潜在应用价值。含有丰富活性物质的节肢动物在 21 世纪将成为人类重要的工业原料、生物材料、医药资源和蛋白质资源，节肢动物生物活性物质的开发具有很大的潜力和空间。

节肢动物生物活性物质的开发前景：

在功能食品方面——人们对日常饮食的要求越来越高，越来越讲究科学合理，营养要求丰富、全面、均衡。而节肢动物所含的这些生物活性物质正好符合这些要求，这些物质可以利用生物技术和生物化学等方法加以提取、合成及利用，生产节肢动物功能食品。随着人们对节肢动物功能食品知识的增加、观念的更新，以及新技术的应用，将会有越来越多的人接受节肢动物功能食品。因此，节肢动物功能食品将会有广泛的发展前景。

在药用方面——节肢动物的活性物质很多可以用于医药，如节肢动物抗菌物质、节肢动物酶等，在医学上应用十分广阔。节肢动物体入药只是节肢动物作为药物资源利用的初级阶段，随着高新技术，尤其是生物技术的应用，节肢动物作为药物利用将有重大突破。就像发现青霉素一样，也许某一天一些疑难病症的治疗药物可能在数以千万计的节肢动物材料中发现，节肢动物将成为 21 世纪最具活力和潜力的药物资源。

其他方面——伴随着高新技术实践的不断深入，节肢动物信息激素将在害虫管理中发挥越来越大的作用。节肢动物行为和功能的利用将进一步产业化。节肢动物虫体具备各种奇妙功能，一直是仿生学的重要对象。节肢动物卓越的感觉接收器是生物传感器、智能机器人、机器调节系统的优良模型。鳞片着生方式及其在不同温度下角度的迅速变化对宇航器外壳的设计有很好的参考价值。

节肢动物基因宝库开发的成果将大大推动整个生命科学的前进步伐。以果蝇和家蚕为代表的节肢动物的许多基因已经得到深入研究，例如性别决定基因群、行为调控基因群。家蚕丝腺中几种蛋白基因和卵壳蛋白基因的表达调控仍将是研究的热点。已经克隆的神经肽基因、抗菌肽基因、荧光素酶基因等已展示其应用前景。

节肢动物生物反应器和转基因节肢动物将成为支柱产业之一。以杆状病毒为载体在节肢动物细胞和虫体中表达外源基因系统是 20 世纪 80 年代发展起来的真核表达系统，由于具有表达产量高、对外源基因容量大、表达产物后加工过程较大肠杆菌表达系统安全、成本低廉等优势，因而杆状病毒-节肢动物（细胞）表达系统成为生物工程中得到规范应用的四大表达系统之一。外源基因表达的产物能被节肢动物细胞内的酶系统正确切割、修饰（糖苷化、磷酸化），并被分泌到细胞外，易于提取，可以克服目前大量使用的大肠杆菌表达系统的固有缺点，是有前途的产业，世界上已有数百家大学和研究单位进行研究和开发。

此外，在法医学、军事领域应用也越来越广泛，不能忽视节肢动物作为生物武器的作用，永远记住历史的经验和教训。

第一节　节肢动物在医药领域中的应用

随着现代科学技术的迅猛发展以及人们对节肢动物的认识与利用程度的加深，资源节肢动物利用的注意力将不再是传统的资源节肢动物产业，而是由静态的利用进入动态的综合利用，研究利用的范畴也愈来愈广泛。蚕、蜂与白蜡虫是中国著名的三大养殖节肢动物。白蜡虫［*Ericerus pela*（Chavannes）］俗称蜡虫，白蜡（*Cera chinensis*，也称虫白蜡）即白蜡虫的分泌物，为中国特产。中国放养蜡虫，始于 9 世纪前，宋、元间已有正确翔实的文献记载，至明时大盛，川滇、湖广、江浙均有养殖。在清朝及民国时期中国西南仍有大规模养殖，成为一种生产节肢动物化工产品的“节肢动物工厂”。

一、节肢动物在营养保健、食品开发的应用

我国是研究利用节肢动物资源历史最悠久的国家，从《神农本草经》开始，关于节肢动物资源的研究利用已有大量文字记载，家蚕、蜜蜂、五倍子、紫胶虫等是中国节肢动物研究利用的成就和象征，也是中国传统“创汇农业”的主体。通过营养分析，全世界已确定出 3 650 余种节肢动物可供食用，《中国药用动物志》（1982）已记述药用节肢动物 145 种，这些研究成果为节肢动物资源的研究利用奠定了坚实的基础。日本 1992 年节肢动物产品的技术市场产值就已达 2 600 亿日元，自 1993 年开始实施“节肢动物计划”，主旨是有效开发利用节肢动物的各种功能。该项计划分为四个大的范畴：节肢动物性工业医药新材料、节肢动物自身特性的利用、寄主在节肢动物内微生物的利用及节肢动物培养细胞的计划。该项计划 1993 年预算为 1.8 亿日元，2000 年的基础研究费用预算为 7.7 亿日元。预计 10 年后将达到 8 000 亿日元，40 年后将达到 55 000 亿日元。

（一）节肢动物在营养保健品应用

我国对中华蜜蜂的饲养历史可以上溯到东汉以前，至 20 世纪初引进西方蜜蜂时，中华蜜蜂的饲养量约为 20 万群。1949 年，中华蜜蜂和西方蜜蜂饲养量约为 50 万群，年产蜂蜜 0.8 万吨。1949 年后，由于注重了养蜂新技术及优良蜂种的研究与推广，1991 年，我国蜜蜂饲养量达到 754 万群，蜂蜜产量约为 20.8 万吨。1990 年起，我国的蜂王浆产量达到 1 000 吨以上，占世界总产量的 80%。另外还生产蜂花粉约 2 000 吨，蜂胶约 250 吨，蜂蜡 3 000 吨，皆居世界第一位，从而推动了蜂产品加工业的发展和商品化，如以王浆为原料的双宝素、北京蜂王精、王浆冻干粉，以花粉为原料的前列康、花粉精，以蜜蜂幼虫为原料的蜂王胎制品，以及以蜂毒为原料的蜂毒注射液等。在美国现有饲养的 400 多万群蜜蜂中，每年有超过 100 万群被农场主租用为上百种农作物授粉。美国每年蜜蜂直接生产的蜂产品价值约 1.4 亿美元，而利用蜜蜂为农作物授粉，使农作物增产的价值达 150 亿美元以上，是蜂产品的 100 多倍。

其他节肢动物保健品，如冬虫夏草别名虫草、冬虫草、夏草冬虫。根据最近的分类系统，冬虫夏草隶属于真菌界（Fungi）、子囊菌门（Ascomycota）、子囊菌纲（Ascomycetes）、粪壳菌亚纲（Sordariomycetidae）、虫草属（Cordyceps）、肉座菌目（Hypocreales）、麦角菌科（Clavicipitaceae）。麦角菌科真菌冬虫夏草菌［*Cordyceps sinensis*（Berk.）Sacc.］寄生在蝙蝠蛾科节肢动物幼虫上的子座及幼虫尸体的复合体。作为一种传统、名贵中药，冬虫夏草最初在《本草备要》中就有记载：“冬虫夏草，甘平，保肺益肾，止血化痰，已劳咳。冬在土中，行如老蚕，有毛能动至夏则毛出土上，连身俱化为草。若不取，至冬复化为虫。”此后清代吴仪洛的《本草从新》中也有类似的描述。另外在《本草用法研究》《本草纲目拾遗》《金川琐记》《柑园小识》等文章古籍中也有关于冬虫夏草的功用描述。冬虫夏草具有保肺益肾，止血化痰，抑劳咳等功用。现代医学研究表明，冬虫夏草还具有增强机体免疫、抑制肿瘤、抗衰老、抗炎症等作用，对乙型肝炎、肾衰竭等有特殊疗效。蝙蝠蛾属 Hepialus 节肢动物是名贵中药冬虫夏草的主要寄主，在国外尚未发现分布，系我国特产。主要分布于我国四川、云南、青海、西藏等省区海拔 3 000m 以上的高寒山区。其野外自然生活周期长达 4 年或 4 年以上，幼虫期很长（4 年左右），成虫期相对较短。由于天然冬虫夏草有严格的寄生性，且要求特殊的生态地理环境，加之生长缓慢、周期长、产孢量少、自然更新力低下，野生资源十分有限。寄生在蝙蝠蛾科节肢动物虫草蝙蝠蛾幼虫上的菌座（子实钩与虫体的复合物）。在徐昆的《柳崖外篇》上载有“户冬虫夏草，一物也，冬则为虫，夏则为草，虫形似老蚕，色微黄，草形似韭叶，较细。入夏，虫以头入地，尾自成草，杂钻于蔓草润露伺，不知其为虫也。交冬，草渐萎黄，虫及出地，蠕蠕而动，其尾尤簌簌然，带草而出，益随气候转移，理而然者”。的确是对虫草的真实写照。这给冬虫夏草蒙上了一层神奇的色彩，这究竟是怎么回事呢？是何原因促成冬虫夏草出现这些变化呢？经过研究，原来冬虫夏草是虫和菌的复合体。菌是麦角菌科的冬虫夏草真菌。虫草主产于青海、西藏、四川、云南、贵州等地，并以个体饱满、色泽光亮、菌座粗壮者为上品。蝙蝠蛾的分布：冬虫夏草寄主蝙蝠蛾分布于我国青藏高原一带，其分布具有区域分布和垂直分布的特点。它的每一种群在我国都有特定的地理位置和分布格局；蝙蝠蛾的垂直分布范围较大，在海拔 2 200~5 000m 都

有，而以海拔 4 000m 左右分布最多，其中尤以西藏垂直分布的范围最大，四川和云南垂直分布范围接近，青海和甘肃的垂直分布范围较窄。研究发现寄主节肢动物除成虫外的其他虫态都营土栖生活，其生态分布与地形、地貌、海拔、气候、植被、土壤等众多因素有关，尤其与土壤小气候和食物分布关系最为密切，蝙蝠蛾几乎都分布在高山草甸、亚高山草甸或高寒灌丛中，栖息土壤类型多为高山草甸土或亚高山草甸土。95% 的蝙蝠蛾种类分布区域十分狭窄，常常是不同的地区或者不同的山脉形成完全不同的种类，甚至是同一山脉不同的坡向和海拔形成完全不相同的种类，而且同一海拔的不同种类其垂直分布范围也不相同。到目前为止，国内在冬虫夏草中共发现并鉴定蝙蝠蛾属节肢动物达 50 余种，其中，四川发现 12 种、云南发现 20 种、青海发现 9 种、西藏发现 14 种、甘肃发现 3 种；另外在产区，还发现少量种类的类蝙蝠蛾属、二岔蝠蛾属、栉蝠蛾属、丽蝠蛾属节肢动物，这些节肢动物也可能与冬虫夏草的寄主有关。冬虫夏草含有 18 种氨基酸，不仅含量丰富，而且比例适当，其活性物质配合了核苷类、维生素、有机酸、微量元素和其他多种成分，促使冬虫夏草发挥绝佳的补益功效。虫草多糖，可增加脾脏营养性血流量，促进脾脏实质组织增生，有助于核酸和蛋白质代谢，从而增强人体免疫功能、造血能力和抗辐射，是一种有奇妙功效的抗癌、防癌药材。

而九香虫 *Aspongopus chinensis* Dallas，属半翅目兜蝽科昆虫，是我国特有种。主产区为贵州、云南、四川与广西。属常用昆虫类中药材及保健食品，具有较高的药用和营养价值。对九香虫营养成分的分析，其干燥虫体的粗蛋白、粗脂肪、微量元素、维生素、氨基酸含量进行了测定。结果指出，九香虫粗蛋白质含量达 44.3%，检出其中含精氨酸、赖氨酸、丙氨酸、苏氨酸、甘氨酸、缬氨酸、丝氨酸、脯氨酸、异亮氨酸、亮氨酸、甲硫氨酸、组氨酸、苯丙氨酸、谷氨酸、天门冬氨酸、胱氨酸、酪氨酸、色氨酸等 18 种氨基酸。其中 8 种人体必需氨基酸占总氨基酸总量的 29.9%，加上 FAO/WHO 模式下的酪氨酸和胱氨酸则可达 42.38%；儿童生长发育必需的组氨酸和精氨酸含量达 11%；鲜味氨基酸天冬氨酸、谷氨酸、丙氨酸与甘氨酸含量达 15.5%。因此，九香虫既能提供人体必需的氨基酸也代表良好的口感。粗脂肪占干物质量的 53.0%，油脂中含有 12 种脂肪酸，不饱和脂肪酸含量占总油脂的 57.1%，有十四碳一烯酸（C14：1）、软脂油酸（C16：1）、油酸（C18：1）、亚油酸（C18：2）、芥酸（C22：1）与二十二碳二烯酸（C22：2）计 6 种，其中亚油酸和二十二碳二烯酸为人体不能合成的脂肪。微量元素中，Fe 的含量相对较多，达到 202.5mg/kg，其次为 Zn，68.37mg/kg；Cu 的含量相对较少，为 19.12mg/kg，符合人体对微量元素的分配要求。As 盐的含量 2.1mg/kg，略超我国食品中 As 的最高允许限量。九香虫中并含有维生素 A、维生素 E、维生素 B_1 和维生素 B_2 等维生素，且维生素 A 含量较高。

（二）节肢动物在食品开发应用

全世界食用节肢动物有 3 000 多种，覆盖所有的 33 个目，在中国被食用的节肢动物就超过 177 种。近年来，由于人口、资源问题日益突出和人们营养意识的提高，节肢动物食品越来越受到消费者、节肢动物学者和营养学者的关注。

1. 节肢动物营养成分概述　其营养价值高、蛋白质含量丰富、饲育简单和食物转换率高、微量元素丰富等特点是经济节肢动物蛋白资源作为食品开发的最大优势。有研究证实，节肢动物不仅能够满足人类对优质蛋白的需求，还能提供大量不饱和脂肪酸，并富含诸如铜、铁、镁、锰、磷、硒、锌等矿物质以及维生素 B_2、生物素、叶酸等元素。

（1）节肢动物蛋白及氨基酸：蛋白资源是节肢动物的主要价值体现，如鳞翅目、鞘翅目、半翅目、膜翅目等目的昆虫蛋白含量都在 30% 以上。但不同种类的经济昆虫在蛋白成分比例上差别较大，如鞘翅目昆虫的平均蛋白含量为 40.69%，但不同亚目如原鞘亚目、菌食亚目、肉食亚目、多食亚目等的蛋白含量从 8.85% 到 71.10% 不等，相差悬殊。这种差异不仅与种属相关，还和节肢动物所在栖息地和饲育方法密切相关。在营养成分已确认的近百种经济昆虫中，大部分昆虫的粗蛋白含量均大于 40%，黄粉虫成虫、蝉成虫、中华稻蝗等的粗蛋白含量甚至高于 60%，显著高于猪肉、牛肉、大豆等常见食物蛋白。此外，经济昆虫蛋白质的氨基酸配比合理，必需氨基酸的含量大多在 35%~50% 之间，较为接近 WHO/FAO 提出的理想蛋白质的氨基酸比例。经济昆虫的必需氨基酸和非必需氨基酸比例决定了其与已有的主食品种具有很好的营养成分互补性。已有的饲育实验证实，经济昆虫在蛋白质净利用率（netprotein utilization，NPU）和蛋白质功效比值

（protein efficiency ratio，PER）2 个关键指标上优于传统的大豆蛋白，可以作为小鼠等哺乳类动物的优质氨基酸来源。后续的用蝇蛆喂食肉鸡的实验也获得了类似的结果。

（2）节肢动物脂肪和脂肪酸：脂肪是节肢动物的第二大营养成分。与节肢动物蛋白相似，其脂肪含量存在较大种属差异性，从直翅目的 13.41% 到鞘翅目的 33.40%，含量不等。这种差异性与昆虫迁移、繁殖、飞行等过程密切相关，随生活史的变化而变化。在已发现的经济昆虫中，鳞翅目幼虫的脂肪含量较高，最高可达 70% 以上。经济昆虫的脂肪酸构成与鱼油较为相似，不饱和脂肪酸含量较高，多不饱和脂肪酸/单不饱和脂肪酸比例和牛肉相近。饱和脂肪酸在昆虫脂肪中的比例从 30.83% 到 41.97% 不等，包括软脂酸和硬脂酸两大类。随着各类浅海鱼类资源保护条例的设立，各类不饱和脂肪酸如多烯脂肪酸在未来将存在较大的供需缺口，富含不饱和脂肪酸的经济昆虫提供了一个更好的脂肪酸来源。此外，经济昆虫脂肪中存在的一些奇数脂肪酸如十五碳脂肪酸、十七碳脂肪酸等往往具有抗癌、抗炎等药理学活性，因此对昆虫体内奇数脂肪酸的分离纯化是目前经济昆虫研究的一个热点。

（3）节肢动物矿物质和维生素：矿物质和维生素是维持节肢动物机体生理功能所必需的微量元素。节肢动物含有钾、钠、钙、铜、铁、锌、锰、磷等矿物质且部分昆虫的钙、铁、锌等元素含量较高。如家蚕幼虫体内钾的质量、高钙的质量高达 1 020mg/kg，蜜蜂体内锌的含量达 63mg/kg，白蚁体内铁的含量高达 3 320mg/kg，黄粉虫中锌的含量为 105mg/kg，硒元素的含量超过 4mg/kg。蝇蛆幼虫中钙、铁和锰含量分别为 5 000mg/kg、38.94mg/kg、30.60mg/kg。中亚林蚁中镍的含量达到 1.22mg/kg。不同种类的经济昆虫在矿物质含量上存在种属差异性，平均每 100g 的昆虫虫体可能无法完全提供人体每天必需的各类微量元素，但有超过 1 900 种的昆虫都是可食用的，挑选不同种类的经济昆虫并进行营养学的搭配足以满足人类对各类微量元素的需求。维生素是人和动物为维持正常的生理功能而必须从食物中获得的一类微量有机物质，在人体生长发育过程中发挥着重要的作用。昆虫体内的维生素 A、维生素 B_1、维生素 B_2、维生素 D、维生素、维生素 C 等含量较高，如家蚕幼虫体内富含维生素 A、维生素 E 和维生素 B_7，含量分别为 2 739.90μg/kg、514.50μg/kg、1 445.10μg/kg，蜜蜂卵的维生素 C 的含量为 163.80μg/kg，家蝇幼虫体内的维生素 E 含量为牛奶的 15 倍。

（4）节肢动物糖类：节肢动物体内糖类很丰富，除糖原、葡萄糖、果糖外，节肢动物血液中还含有大量的海藻糖，具有保健功效。节肢动物体表含有大量的几丁质（chitin），其主要成分为乙酰氨基葡萄糖，又称甲壳素。可溶性甲壳素称为壳聚糖或聚氨基葡萄糖。一般虫体表几丁质含量在 5%~15% 之间。壳聚糖具有膳食纤维的功能。试验证明，人体摄入壳聚糖后，它几乎不被消化吸收，因此它属于膳食纤维一种，具有膳食纤维的部分保健功能，如能促进消化道蠕动，吸附有毒物质，降低腹压及肠内压，预防肠癌的发生；并且可以降低血液中的胆固醇含量，降低血压等。

2. 节肢动物在食品产业发展现状

（1）节肢动物原型食品：昆虫原型食品是开发利用可食用昆虫的主流方式之一，通过简单的烹饪后，食用昆虫原型早在 3 000 多年前，中国就已经有食用昆虫的习惯，至今大部分地区仍保留此习惯。如蚂蚁菜肴、油炸蚕蛹、油炸蝎子。我国山东人吃豆天蛾幼虫，粤人视龙虱为珍品，云南人则对蚂蚁感兴趣；北京、天津地区的人们喜爱吃油炸蝗虫；东北、四川和湖南一带的人们喜欢吃天牛幼虫；江苏、浙江地区的人们偏爱吃蝉蛹；江苏省灌云县是全国豆丹最大集散地和反季节豆丹养殖基地，2018 年年销产活体豆丹约 10 万吨。在我国，蝗虫食用也有着悠久的历史，唐代就有食用蝗虫的记录，《农政全书》记载："唐贞元年，夏蝗，民蒸蝗、曝、扬去翅而食之"，在古代蝗灾之年，人们将蝗虫收集起来食用，以度饥荒，那只是把吃蝗虫作为一种充饥的需要，而现在，人们则把食用蝗虫作为一种美食来享用。在山东，蝗虫早已成为高级餐厅的美味佳肴；天津自古以来就有把蝗虫作为小吃食用的传统，广西山区仫佬族一年一度的六月初二"吃虫节"则户户设宴，家家都作出各种节肢动物大餐，蝗虫自然也在其食用之列，他们作出了"油炸蝗虫""腌酸蚂蚱"等蝗虫佳肴。

泰国是昆虫养殖较早的国家，拥有世界最先进的蟋蟀养殖体系。泰国人食用的昆虫最初为蟋蟀，后来逐渐扩展到蚱蜢、天牛、竹虫以及各种蝶类幼虫。目前，泰国国内注册的蟋蟀养殖场有 2 万家，是世界上蟋蟀养殖场最多的国家，主要分布在泰国东北地区。1996—2011 年，泰国蟋蟀养殖场每年的平均产量在 7 500 吨，总经济收入约 3 000 万美元。在泰国，昆虫食品的消费主体是当地居民，人们不仅可以买到即食的油炸类昆虫食品，还可以购买新鲜活虫自己烹饪。如今，泰国每年需从柬埔寨、老挝、缅甸、中国进口超过800吨的食用昆虫来补充国内需求缺口。墨西哥人用蝇卵烹制鱼子酱，已成为一道名菜；西方人把蚯蚓肉与牛肉混合制成汉堡，味道鲜美可口，价格也比普通汉堡贵；法国人把蚂蚁、蜂蛹制成巧克力，在法国巴黎的"节肢动物餐厅"里，可以吃到"油炸苍蝇""蒸蛆"等苍蝇食品。辣椒拌水蟒、盐蚂蚁是美国的流行食品。印度尼西亚人爱吃烘烤的蝴蝶。德国人把节肢动物加工成罐头出口，年产节肢动物罐头产品达8 000吨；日本人食蝗虫时喜欢"佃煮"和"油炸"，日本每年都要从我国进口上百吨的速冻中华稻蝗用以制作各种高级的食品。墨西哥素有"节肢动物之乡"的美称，在该国，可供食用的蝗虫有20多种，以Sphenarium属的数量最多、分布最广，市场销售的多是该属的蝗虫。在泰国，人们视蝗虫为飞虾，"油炸飞虾"是泰国人最喜食的蝗虫佳品，并已成为受泰国人青睐的大众化保健品。该国政府早在1983年就作出明文规定，对危害作物的蝗虫只能人工捕捉，严禁喷施农药杀虫，以利于人们食用。美国人的吃法更趋于现代化，他们作出了"油炸蚂蚱""蝗虫蜜饯"等繁多的花样。澳大利亚市场上有许多用塑料包装的昆虫原型食品，在食物不易获得期间作为食品销售。此外，在发生自然灾害时，政府也会提供含有昆虫的食物包。

（2）改变形态的节肢动物食品：改变形态的节肢动物食品通常是将节肢动物研磨成粉末加入其他食品中，以肉眼无法直接看到的形态存在中国湖北省利用食品加工技术从危害林木的舟蛾体内提取食用油。韩国国立农业科学院农村振兴厅表示，2017年韩国已经有34家食用昆虫主题咖啡厅，提供含有昆虫粉的意大利面、酱料、面包、奶昔等食品。在墨西哥，最负盛名的鱼子酱并不是以鱼子为主要食材，而是由一种蝇卵加工制作而成。

此外，墨西哥人还制作一种以蚯蚓肉和牛肉为原材料的汉堡，将节肢动物加工成饼干、面包之类的零食产品。法国昆虫餐厅通过改变昆虫原有的形态，将昆虫融入日常饮食，制作出甲虫馅饼、蜂蛹巧克力和蚂蚁巧克力。

（3）昆虫蛋白质食品：昆虫蛋白质食品是指利用昆虫含有的丰富优质的蛋白质和氨基酸，通过提取和加工，制作的食品中国是最早掌握养蚕技术的国家，夏代以前就出现家蚕养殖。20世纪80年代，中国昆虫食品产业化逐步发展起来，经过几十年的不断努力，中国婴幼儿食品营养研究中心通过分析蚕蛹体内的营养物质，研制出蚕蛹蛋白粉，生产出幼儿高蛋白饼干。韩国Edlble公司将可持续性蛋白质来源做成食品，以黄粉虫、蚕、蟋蟀为原料生产能量棒。美国昆虫零食公司SixFoods主打一款蛋白质含量是普通玉米片3倍的ChirpsChips蟋蟀脆片，目标是让昆虫这种物美价廉的蛋白质来源成为人们日常饮食的选择。目前，该公司已经获得了密歇根大学罗斯商学院Social Ventutre Fund的融资。

根据能否人工养殖，食用节肢动物开发可以分为三类：①尚不能进行人工养殖、完全来自天然资源的食用节肢动物：如蝉、中华稻蝗、蜻蜓稚虫、玉米螟、金龟子幼虫、螳螂等；②可进行部分人工养殖的节肢动物：如蚁蛉、蚂蚁、菜青虫等；③可大量进行人工养殖的节肢动物：如蜜蜂、蝇蛆、家蚕、黄粉虫、蝙蝠蛾、蝼蛄等。

随着科技的进步，人类饮食文明的发展，对食品的选择更加严格，由过去的温饱型向美味、营养、保健型发展。因此由原来的直接食用昆虫整体如：油炸蚱蜢、炸蝗虫、炸知了若虫、蜻蜓汤等，发展到食用经过加工的食用昆虫产品如：蚁子酱、蚂蚁保健滋补酒、中华地鳖胶囊、冬虫夏草口服液、虫草补酒、蜂王浆口服液以及各种昆虫食品罐头和各种昆虫粉制成的面点等。节肢动物开发研究最多并已形成一定规模的生产项目主要是提取节肢动物营养素，特别是利用节肢动物生产营养保健品。应用最多的节肢动物是蚕蛹、蚕蛾、蜜蜂、蚂蚁、白蚁、黄粉虫等，其产品主要有蛋白粉、复合氨基酸、节肢动物酒、节肢动物茶、节肢动物糕点、节肢动物几丁质等。节肢动物蛹不仅含有人体必需的9种氨基酸和蛋白质成分，且极易吸收，有巨大的发展空间，节肢动物菜最大特色是鲜香，节肢动物蛹菜规模化生产是继蔬菜、禽蛋之后的一项新兴产业。

此外，还可开发节肢动物在食品工业的应用，如昆虫中抗菌肽具有种类多，来源广，抗菌作用高，抗菌谱广，无毒副作用等优点在食品中能抑制食品中微生物的生长，杀灭食物中的多种革兰氏阴性细菌和革兰氏阳性细菌等致病菌。传统的食品添加剂和防腐剂主要以山梨酸、苯甲酸及其盐类等化学合成剂为主，这类化合物长期食用能对人体造成危害。故抗菌肽可作为良好的食品防腐剂或者添加剂加以开发利用。国内有研究发现天然蚕蛹抗菌肽防腐液处理后的鲜猪肉在室温下能贮藏七天。天然蚕蛹抗菌肽防腐液对导致鲜猪肉腐败的乳酸菌和微球菌几乎全部抑制，并抑制葡萄球菌。还有研究发现枯草芽孢杆菌所产抗菌肽可用于防腐剂等，从五倍子提取的倍酸、单宁酸可制造用于油脂、肉类、乳品长期保存的油脂抗氧化剂和鲜果、蔬菜的保鲜剂、酒类澄清剂、啤酒以及食用单宁系列产品；总体来说抗菌肽可用于防止食品发酵过程中的杂菌污染；可以用于罐装食品的防腐剂，延长其质保期等。

二、节肢动物活性成分在临床药理中的应用

我国医药史上早就有节肢动物毒素的应用记载，已发现有毒素的节肢动物种类700多种，节肢动物毒素具有60多种。其中蜜蜂毒用于治疗风湿、肠炎、心血管疾病已有百年历史，蜣螂毒有镇惊止痛之功效，斑蝥毒素有治疗原发性肝癌的作用。蜂毒用于治疗风湿、类风湿关节炎、红斑狼疮、脉管炎、高血压等疾病；蚂蚁、蜚蠊等都有很高的药用价值。21世纪利用生物化学技术研究节肢动物毒素的成分、结构、药理，进而提取、人工合成或通过生物技术来生产医药节肢动物毒素，并应用于临床。

（一）提取节肢动物毒素，开发抗肿瘤新药

近年来，抗癌药用昆虫的研究逐渐受到学者的广泛重视，研究表明，节肢动物活性成分在治疗癌症的同时，还具有减小不良反应及综合调理的特点。

1. 芫菁类　芫菁类入药的主要是南方大斑蝥和黄黑小斑蝥等种类的干燥体，其主要成分斑蝥素和斑蝥素衍生物。斑蝥是隶属于鞘翅目芫菁科（Meloidae）的一类节肢动物，广泛分布于世界各地，因其体内含有斑蝥素（cantharidin）而具有重要的药用价值。当芫菁科节肢动物成虫受到攻击时，会从腿节间放出黄色黏稠液体，用于防御，此液体就是含有斑蝥素的血淋巴液。芫菁科节肢动物目前世界已知119属2 500余种，我国目前已知15属130余种。其中绝大多数种都含有斑蝥素，但是含量因种类及其地理分布的不同而有很大的差异。传统中医中药学认为斑蝥外用能蚀死肌、敷疥癣恶疮，内服可攻毒、逐瘀散结、抗肿瘤，在中医中应用已2 100年。药典中称其性辛热；有大毒；归肝、胃、肾经；破血消，攻毒蚀疮，引赤发泡。用于瘕肿块，恶疮死肌。欧洲过去常用斑蝥素做堕胎剂、起泡剂和除皮肤上的疮、疣、瘤等，还用其来做催欲剂，西班牙芫菁还因此而扬名。已经开发的斑蝥素抗癌药物有复方斑蝥胶囊、爱迪注射液等，抗乙肝药物有肝宁等，其他药物还有尤斯洛（斑蝥素软膏），用于治疗尖锐湿疣等皮肤病毒病。抗癌作用是斑蝥素最主要的药理功用。据现代考证《本草纲目》中记述的4种斑蝥分别是指不同属芫菁的成虫，即："斑蝥"指斑芫菁属（*Mylabris*）、"葛上亭长"指豆芫菁属（*Epicauta*）、"芫菁"指绿芫菁属（*Lytta*）和地胆指短翅芫菁属（*Meloe*）。迄今为止仅有2种被纳入国家药典之中。隔离饲养的中华豆芫菁（*Epicauta chinensis*）成虫分析结果表明，该虫的斑蝥素含量与"国家药典"入典药用节肢动物眼斑芫菁（*My labris cichorii*）近似，达到了国家药典规定的入药标准。

目前对其抗肿瘤药理研究发现，其对原发性肝癌、贲门癌、食管癌、消化道肿瘤等癌症，尤其对原发肝癌有效。除抗癌外，尚有治疗病毒性慢性乙型肝炎、白血病、狂犬病、皮肤病毒和真菌性疣、瘤的功能，还有壮阳、升高白细胞等疗效。其抗癌机制是首先抑制癌细胞的蛋白质合成，降低癌毒激素水平及影响癌细胞的核酸代谢，继而抑制癌细胞的生长和分裂，最终导致癌细胞凋亡。也有学者认为斑蝥素对肝癌细胞剧烈和致死的毒性，是通过抑制其线粒体的能量系统而引起的。还可引起细胞周期阻滞，斑蝥素可影响有丝分裂原激活蛋白激酶（MAPK）信号通路，引起细胞周期G2/M的阻滞。虫草素能提高大肠癌细胞中p21WAF1蛋白水平，激活JNK信号转导通路，引起细胞阻滞。蜂毒素可分别使肝癌细胞BEL-7402、HepG2阻滞于S期与G1期，使SGC-7901细胞阻滞于G2/M期。具有抗肿瘤细胞侵袭和转移作用，斑蝥素可下调NF-KB（P65）蛋白表达及FAK磷酸化水平，上调FAK表达，调控肿瘤侵袭转移相关基因VEGF的转录表达，减少肿瘤侵袭和转移的发生。还可调控细胞凋亡相关的信号通路如线粒体途径，去甲斑蝥素可通过线粒体途径诱导前列腺癌细胞凋亡。可调节信号转导通路中的关键酶，斑蝥素可通过抑制脂肪酸β-氧化、抑制电子传递链中复合体成分以及ATP合成酶基因表达、抑制在细胞内能量代谢中易位酶的表达，诱导癌细胞凋亡。近年来，已陆续合成了毒、副作用较小的同类药物，如斑蝥酸钠、羟基斑蝥胺、甲基斑蝥胺及去甲斑蝥素等。

2. 蜂类　蜂类是指膜翅目蜜蜂科、胡蜂科等种类的昆虫，其体内的蜂毒及体外分泌物蜂胶均可入药，对白血病和肝癌细胞的增殖具有抑制效果。蜂胶乙醇提取液（EEP）可改善免疫功能低下小鼠的体液免疫功能。斑蝥酸钠具有升高白细胞的作用。

3. 美洲大蠊　美洲大蠊（*Periplaneta americana*），俗称“蟑螂”，具有抗病毒、抗肿瘤、抗菌、增强机体免疫力等作用。美洲大蠊精制物 CⅡ-3 及 HFDT1 可以增强荷瘤小鼠免疫器官功能、增强外周血免疫细胞数量与免疫球蛋白水平。

4. 蛴螬　蛴螬为鳃金龟科昆虫大黑鳃角金龟的干燥幼虫。可用于淤痛、破伤风、喉痹、目翳等病症，与其他中药配伍治疗各种腹腔肿瘤、喉癌、子宫癌、卵巢癌等，对人胃癌 MGC-803 细胞株具有诱导凋亡作用。

5. 家蝇幼虫　家蝇（*Musca domestica*）果蝇、绿蝇、麻蝇和家蝇血淋巴中存在多种活性物质，研究证明家蝇体内的血淋巴对一些细菌、病毒、肿瘤、真菌和寄生虫等具有杀伤抑制作用。家蝇幼虫血淋巴可以抑制肝癌细胞线粒体的能量合成。

6. 其他　抗肿瘤昆虫　如 20 世纪 70 年代末发现蟑螂油有一定的抗癌作用，对其抗癌机制研究证明其能直接杀灭 S-180 癌细胞，并能提高机体的免疫能力。从独角蜣螂中提取的蜣螂毒素对实体瘤，如W -256 癌瘤，有较高的活性。此外，菜粉蝶、眼蝶科、蛱蝶科的一些蝶类均有抗癌活性；蚂蚁、蜜蜂、胡蜂等体内也有抗癌活性成分；对浙山蛩抗癌作用的研究，显示出其在抗癌方面值得开发。有些种类可调控细胞凋亡相关的信号通路抑制蛋白激酶活性，干扰其信号转导途径虫草素通过激活腺苷 A3 受体和激活 Wnt 信号通路中糖原合成激酶（GSK-3β）抑制人早幼白血病细胞的生长；细胞膜途径，柞蚕抗菌肽 D 可使细胞内钙离子外流，抑制细胞生长。家蝇幼虫血淋巴可使细胞膜的通透性增高。

节肢动物是天然的药物宝库，其在治疗恶性肿瘤中应用较多，但大多数的抗肿瘤机制尚不明确。采用药物化学方法筛选、分离抗肿瘤活性成分，并采用分子生物学技术研究其抗肿瘤信号转导机制，是抗肿瘤新药筛选的重要手段，但其靶向性有待深入研究，在未来研发阶段，可根据其抗肿瘤机制，对活性成分进一步改进，增加靶向性功能，减小或避免损害正常细胞组织，发挥节肢动物在抗肿瘤中的优势，使其在肿瘤治疗中发挥重要作用。

（二）开发心血管疾病治疗药物

蜂毒是由多肽、酶类及生物胺和其他物质组成的复杂混合物，磷脂酶 A2 是其主要的作用成分之一，具有抗凝血作用和溶血作用，对心血管有强烈的作用；对神经系统作用显著，具有调节神经系统紧张度，使大脑皮质活动正常，调节物质代谢，从而促进神经系统的恢复等作用；还可增强抗炎免疫活性，对其组分进行分离，可收集到溶血多肽、神经毒多肽等单一组分产品，为蜂毒系列产品开发准备了原料，斑蝥素可通过抑制血管平滑肌细胞的增生、迁移、炎症，抑制血管成形术后血管内膜增生和再狭窄。斑蝥素对脂多糖诱导的大鼠血管平滑肌细胞的增殖和迁移具有显著抑制作用，与其对 NF-κB 等水平的调节有关；斑蝥素可显著抑制血管平滑肌细胞增殖和迁移，其机制可能与下调 MMP-9 蛋白表达水平有关。蟑螂提取物通过调节线粒体通路减缓脂多糖诱导的心肌损伤。此外，蚁狮的提取物能明显缓解血栓的形成，并具有收缩外周血管效应和舒张心房肌的作用；地鳖虫体内总生物碱至少含 17 种氨基酸，其中 7 种是人体必需氨基酸，还含有多种挥发油。药理研究表明，地鳖虫总生物碱能使心脏缺血得以纠正，对心脏缺氧有保护作用。

（三）开发利用节肢动物独特的免疫系统和免疫机制

采用物理的、化学的、生物的方法，在碧蛴、柞蚕、麻蝇等虫体细胞内诱导产生抗菌肽、抗菌蛋白、凝集素、免疫肽等，用于生产广谱抗菌、抗病毒、抗肿瘤生物制剂。当前在昆虫中已发现了大量的抗菌肽，昆虫抗菌肽不但具有广谱的杀菌作用，同时对一些肿瘤细胞、病毒、原虫和真菌等亦有较强的抑杀作用。抗菌肽对人体细胞的攻击有选择性，其对人体正常的 B 淋巴细胞无任何不良影响，而这正是目前使用的肿瘤化疗药所不具备的特性。昆虫抗菌肽极有可能成为抗生素、抗病毒素以及抗肿瘤药的新来源，属天然产物，不易产生抗药性。如近年来，人们以诱导后的 5 龄家蚕和滞育柞蚕蛹为材料，分别开发生产了五龄丸和柞蚕素 2 种药物，临床试验表明，五龄丸和柞蚕素治疗乙型肝炎和肾炎效果明显，能有效改善患者的蛋白代谢，提高免疫力，且未发现任何的毒副作用。

（四）开发抗菌、抑菌药物

抗菌肽是最具有发展前景的现有抗生素替代品。抗菌肽由于抗菌机制独特，能够单独使用发挥抗菌功效，也可以和抗生素一起使用发挥协同作用。1972 年，瑞典科学家 Boman HG 首先发现抗菌肽。以惜古比天蚕（*Hyalophora cecropia*）蛹作材料，注射蜡状芽孢杆菌（*Bacillus cereus*）诱导而产生抗菌肽（cecropins）。

以后从家蚕、柞蚕、蓖麻蚕及多种节肢动物中均分离到抗菌肽。很多节肢动物体内能诱导和产生抗生物质(抗菌蛋白、抗菌肽、溶菌酶、防御素等),这些抗菌物质具有较强的杀菌作用和较广的抗菌范围,而且分子量小,理化性质稳定,天然抗菌肽来源极为有限,化学合成的成本很高,不适于大规模生产,可以通过转基因工程导入植物培育抗病虫品种,也可以通过基因工程,细胞工程和发酵工程工厂化生产节肢动物抗菌物质,制成基因药物。转基因植物自交后得到的同质后代的新遗传性状稳定遗传的特点,因此将具有临床应用价值的抗菌肽在中药植株中表达,有可能作为中药材的一种有效成分,增强中药的抗炎活性而提高药效,可用于中药新产品的开发,同时省去了下游加工成本。

节肢动物抗菌肽是一类碱性多肽,已分离并测定其氨基酸序列一级结构的达数十种。抗菌肽对革兰阴性及阳性细菌均有较强的杀灭作用。抗菌肽的杀菌机制主要是作用于细菌的细胞膜,破坏膜的稳定性并产生穿孔现象,细胞质外溢而达到杀菌的目的。对菌体的鞭毛引起收缩而停止运动。抗菌肽进一步渗入细菌内破坏其细胞器及引起代谢紊乱,最后,细菌的内容物泄出胞外而死亡。抗菌肽与细菌细胞膜表面的静电吸附是抗菌肽裂解细菌的第一步;而随着疏水末端的插入、抗菌肽分子的相互位移,最终聚合形成离子通道,是抗菌肽裂解细菌的关键。节肢动物抗菌肽是由细胞中核糖体合成的一类碱性多肽,它具有分子量小、热稳定性和水溶性好、无免疫原性等特点,根据氨基酸组成和结构特点大致分为5类:①天蚕素类(cecropins):由31~39个氨基酸残基组成,分子内由两性的α-螺旋结构,不含Cys,不具有二硫键,强碱性的N2端区域,C端一半为中性疏水区,等电点为8.9~9.5,100℃加热仍保持一定的活性,不易被胰蛋白酶、胃蛋白酶水解,目前已在鳞翅目和双翅目节肢动物中分离出20多种天蚕素类似物。②昆虫防御素(insect defensins):由38~43个氨基酸残基组成,其结构与动物和某些植物的defensins相似,分子中含有6个Cys,分子内有二硫键,可形成两亲性α-螺旋结构,分布广泛,迄今为止已报道昆虫纲就有15大类,30多种防御素,主要杀死革兰阳性菌,而对革兰阴性细菌、真菌及真核细胞几乎无效,不引起血细胞溶血效应。③富含脯氨酸或精氨酸的多肽,这类抗菌肽目前已在双翅目、膜翅目、半翅目、鞘翅目中发现,含有15~34个氨基酸残基,与某些哺乳动物的抗菌多肽(R39、Bac5、Bac7)相似,是2~4kD富含Pro或Arg的多肽,主要抑制革兰氏阴性菌,抗菌机制不清;分子中PRP及PRPP结构对抗菌活性有重要意义。④富含甘氨酸的抗菌肽(glycine-rich peptides):这类抗菌肽是近几年才从天蝇、麻蝇中发现的,其一级结构中富含Gly,分子量为8~30kD,推测此类抗菌肽中含量很高的Gly对提高肽链的弹性及广谱抗菌等可能起重要作用。⑤抗真菌肽(anti-fungal peptides,AFP):首先从麻蝇中分离出一种AFP,随后又发现了与AFP相似的holotricin,此分子也富含Gly和His,两者分子质量相近,但氨基酸序列无同源性。此外还发现既抗细菌又抗真菌的节肢动物抗菌肽Metchnikowin和Thanatin。昆虫抗菌肽不仅具有高效杀菌能力、抗菌谱广、无副作用、无耐药性等特点,而且对病毒、原虫及癌细胞也有杀伤作用。随着越来越多的科学工作者投入对抗菌肽的研究,所以抗菌肽必将成为抗生素的优质替代品。

此外,通过对洋虫的生物特性及药理活性的研究表明,洋虫醚提取物腹腔注射能明显抑制巴豆油引起的小白鼠耳郭炎症,大白鼠皮下注射1次洋虫醚提取物可显著抑制烫伤引发的炎症,说明洋虫醚提取物可增强体液免疫和细胞免疫作用;抑菌试验表明,洋虫醚提取物还对常见致病菌如金黄色葡萄球菌、铜绿假单胞菌、大肠杆菌等有抑制作用。苍耳蠹虫的外敷治疗体表急性化脓性感染性疾病的实验研究表明,其可促使局部中性粒细胞、吞噬细胞渗出、增生,增强患者的免疫能力,从而起到解毒排脓、消肿止痛及生肌的作用;蚂蚁的药理作用为抗炎、镇静、护肝、平喘、解痉等;九香虫有行气止痛、温中壮阳等功能,其药理作用主要是抗菌作用;蚁狮具有明显的抗炎消肿作用,可治疗多种炎症。

(五)开发代谢性疾病防治药物

部分节肢动物对于代谢性疾病具有一定的药理作用。蚕丝提取物可以改善2型糖尿病小鼠的葡萄糖代谢,对2型糖尿病小鼠有潜在的改善作用,可显著降低NF-κB、IL-6和TNF-α水平,减少炎症反应;显著提高SOD和GSH水平,提高抗氧化能力;使胰岛面积和胰岛素阳性β细胞数明显增加,与胰岛素有关的INSR、IRS等表达水平升高,使胰岛素水平增强;AMPK和GLUT4被激活,调节糖代谢;G6PC和PEPCK水平降低,GCK水平升高以促进糖酵解,调节糖酵解与糖异生的平衡。

拟黑多刺蚁的乙醇提取物石油醚部位能降低高尿酸血症小鼠的尿酸水平,抑制微晶型尿酸钠引起的大鼠足跖肿胀，抑制由二甲苯引起的小鼠耳廓肿胀，具有抗痛风性炎症、镇痛作用，其主要成分为不饱和脂肪酸。其降低高尿酸的作用机制为抑制肝脏中尿酸的生成，促进肾脏中尿酸的排出，对高尿酸血症大鼠肾起保护作用。

（六）开发骨关节保护药物

部分昆虫的活性成分如蜂毒肽和蝎子多肽对关节炎具有抑制和关节保护作用。蜂毒肽具有抗炎作用，可抑制关节的炎症，可降低血清中 TNF-α、IL-17A 浓度，升高 IL-10 浓度，下调 Th-17 细胞比例，上调 Treg 细胞比例，调节胶原诱导关节大鼠模型 Th-17/Treg 平衡，减少滑膜增生，抑制炎性细胞浸润，延缓骨和关节软骨破坏。蜂毒肽还能通过抑制 NF-κB 信号转导途径的激活以起到对骨关节炎关节软骨的保护作用。蝎子毒肽 IBTX 对类风湿性关节炎大鼠有一定治疗作用，IBTX 可作为成纤维样滑膜细胞上的阻断剂，阻断通道的表达，治疗类风湿性关节炎。

（七）开发神经类疾病防治药物

拟黑多刺蚁是一种传统的可食用昆虫，很久以前就已经把它作为一种重要成分用在保健食品中，拟黑多刺蚁对于神经类疾病也有显著的药理活性。拟黑多刺蚁可以显著改善大鼠抑郁行为，可抑制抑郁大鼠小胶质细胞及星形胶质细胞激活，抑制 NF-κB 信号通路，下调前额皮层炎症因子白细胞介素 1β 和肿瘤坏死因子 α，以及吲哚胺 2,3-双加氧酶基因表达水平，可明显提高抑郁症大鼠血清、海马组织、大脑皮质的 5-羟色胺、去甲肾上腺素水平及超氧化物歧化酶的活性。

此外，蜂王浆、蚕、蝎子和九龙虫的活性成分对精神性疾病具有显著药理作用。蜂王浆可减少阿尔茨海默病兔子胆固醇水平、改善 Aβ 病理状态、增强神经元的代谢活性；可显著降低自然衰老大鼠大脑皮质、下丘脑的 GABA 水平。蚕（僵蚕）富含蛋白提取物，其具有抗癫痫作用，可通过对 PI3K/AKT 信号通路的调节，对 H_2O_2 诱导的氧化损伤的细胞具有抗氧化和抗凋亡作用。蝎子毒汁可抑制小鼠脊髓突触谷氨酸释放，对神经性疼痛有一定的治疗作用。九龙虫具有抗衰老作用，其机制为九龙虫的活性成分可以提高心脏和肝脏抗氧化能力，九龙虫抗衰老作用还可能通过改善卵巢氧自由基及调控凋亡相关蛋白表达而实现。

（八）其他作用

部分药用节肢动物的活性成分对肝细胞具有一定的药理活性，对于肝脏有保护作用。蜂胶提取物可通过对细胞因子的影响抑制对乙酰氨基酚诱导的肝细胞坏死；蜂胶乙醇提取物可以降低体内的氧化应激程度，提高机体自身抗氧化能力，从而很好地降低顺铂诱导的肝、肾损伤；蟑螂提取物通过抑制 TGF-β1 表达和减少肝脏 TIMP-1 水平，对大鼠肝纤维化具有一定的治疗作用。还有部分节肢动物的活性成分对于肾脏疾病和肾脏保护具有一定的药理作用。蟑螂提取物通过对 JAK2/STAT3 信号通路的调节，对肾纤维化具有一定的治疗作用；蚕蛹油可有效保护大鼠庆大霉素诱发的肾脏伤害，其机制可能为降低氧化压力的产生，进而减缓肾脏的氧化性伤害。部分药用昆虫的活性成分对皮肤损伤、皮炎等具有一定的药理活性。蟑螂提取物通过对 NF-κB、细胞外信号调节激酶信号的调节，对皮肤损伤起治疗作用，拟黑多刺蚁活性组分对右旋糖酐及磷酸组胺的血管通透性增高具有显著的缓解作用，并具有抗炎、镇痛作用，其机制可能与升高机体的 SOD 活性有关。部分药用昆虫的活性成分通过影响免疫性功能而对免疫性疾病具有一定的药理作用。蜂产品—蜂毒肽通过上调 Th1 细胞比例、IFN-γ 浓度，促进 Th1/Th2 细胞向 Th1 方向分化对 T 细胞起免疫调节作用。拟黑多刺蚁的活性组分对系统性红斑狼疮大鼠具有一定的治疗作用。部分药用昆虫具有抗炎或调控肠道微生物的作用，对胃肠道相关疾病具有药理活性和胃肠道保护作用。蟑螂通过肠道屏障、固相微生物群调控的调节对右旋糖酐硫酸钠诱导的溃疡性结肠炎具有一定的治疗作用；蟑螂提取物通过抗炎作用及对成纤维细胞存活能力的影响，对溃疡性结肠炎患者病灶具有一定的防治保护作用。另外，五倍子为主组成的五倍子汤内服治疗慢性胃炎、消化性溃疡、急慢性胃炎、十二指肠球部溃疡、糜烂性胃炎等病症，效果明显；在农林业上，单宁酸和倍酸可用来抑制植物细菌和病毒对农林作物的感染和用作木材防腐剂。九龙虫的活性成分对呼吸系统疾病具有一定的防治作用。九龙虫可降低慢性支气管炎模型大鼠体内 SP 水平，可有效治疗慢性支气管炎，与其调节体内神经肽有关。

三、节肢动物在中医临床的应用

（一）节肢动物入药治疗疾病

我国中医使用节肢动物类药物治疗疾病已经有两千多年的历史。早在《神农本草经》中就有关于土鳖虫、桑螵蛸等九种昆虫入药的记载。《唐本草》中收录了蜂子、白僵蚕及蜻蜓等多种昆虫类药物。《本草纲目》和《本草纲目拾遗》中记录了多达88种昆虫类药物。临床上常用的药用昆虫有蚂蚁、蟹子、蜈蚣、土蜂、水蛭、虻虫、土鳖虫、蜘蛛、僵蚕、斑蝥、蟑螂、蟾蜍、壁虎、全蝎、蜂房大部分昆虫类药物具有活血化瘀、通经达络、消痈散肿的功效，可用于治疗内外妇儿各科疾病。

历史上，节肢动物入药主要是通过中药处方，与其他药材配伍，达到治病的疗效。“七珍丹”就是用僵蚕与全蝎、竹黄等制成，用于医治小儿惊风抽搐、乳食停滞；用于医治血滞经闭、血瘀成块的“大黄虫丸”中用到了蛴螬、虻虫及地鳖虫；桑螵蛸配乌鸡、人参、当归等，共20味药材制成的“乌鸡白凤丸”可治妇人瘦弱，经血不调，崩漏带下等症；治疗腹痛、积聚痞块、胸肋胀满等症的“阿魏化痞膏”用了蜣螂、阿魏、全川乌等24味药材。

节肢动物蜕皮激素以促蜕皮激素为代表，甲壳蜕皮激素以蜕皮甾酮为代表，这些节肢动物蜕皮激素有促进人体蛋白质合成，排出体内胆固醇，降低血脂和抑制血糖上升等作用。斑蝥可用来治疗痈疽、顽癣、恶疮、口眼歪斜等，现代用斑蝥或其提取物内服或外用治疗急慢性肝炎、肝硬化、小儿病毒性肝炎。蜂毒、蛤蚧、冬虫夏草等均可用于治疗呼吸系统疾病，并证明有确切疗效。蜈蚣、全蝎有祛风、定惊之功效，药理研究发现其有抗惊厥作用，故用于癫痫病的治疗效果良好。蚂蚁可用于治疗神经衰弱，用其治疗类湿性关节炎证明疗效确切。近年来，蚂蚁在治疗结缔组织疾病方面显示的作用已被人们所重视。五倍子、羌螂、蛴螬等均可用于妇科疾病的治疗。露蜂房、蜈蚣用于治疗淋巴结炎效果很好，全蝎治疗脉管炎、静脉炎效果显著。用全蝎、斑蝥外贴穴位、露蜂房口服的方法治疗急性扁桃体炎均有良效。蜘蛛可用于治疗鼻息肉，蜘蛛、全蝎、蜂房可用于治疗中耳炎。用五倍子外搽，或蟑螂配蛞蝓可用于治疗梅毒病。

蝗虫药名蚱蜢，又名阜螽。《本草拾遗》中，陈藏器作为两药列入。李时珍将其合二为一，列于《本草纲目》虫部第四十一卷，并曰：“此有数种，东呼之为蚱蜢，谓其瘦长善跳，窄而猛也。”。蝗虫作为中药，其性味辛、甘、温。具有止咳平喘，定惊止抽，解毒透疹，消肿止痛，滋补强壮等功效。在治疗小儿急慢支、支气管哮喘、百日咳、疳积咽喉肿痛、疹出不畅等疾病方面有很好的效果。药用时可内服，具体方法为：煎汤，5~10只，或煅存性研末。也可外用，研末撒或调敷。

随着中药现代化研究和动物药研究的不断深入，九香虫已成为治疗多种疾病，特别是某些疑难病症的重要药物。如抗菌作用，九香虫有很强的抗菌作用，体外实验中，对金黄色葡萄球菌、伤寒杆菌、甲型副伤寒杆菌等具有抗菌效应。研究表明九香虫血淋巴及其离心上清液均有明显的抗菌活性，并用凝胶过滤法从九香虫血淋巴蛋白中分离提纯获得一种主要小分子肽，对大肠杆菌和金黄色葡萄球菌都有抑菌作用。其次有抗癌作用采用半夏、天龙、九香虫、白术等组成复方香龙散方，通过血清药理学方法，发现香龙散可诱导人胃癌细胞凋亡，主要是作用于癌细胞的DNA复制期。徐波研制了中药癌通克方（含全蝎、土元、九香虫、大黄、人参、灵芝、黄芩等），实验结果表明，中药癌痛克可通过抑制HepG2细胞增殖或诱导其凋亡而发挥抗癌作用。中药九香岩痛宁（由鼠妇、九香虫、元胡等组成），研究表明该药能提高小鼠痛阈，降低腹腔PGE2的含量，有明显的镇痛作用。止痛灵（由木香、九香虫等组成），医疗对比观察证明有明显的解痉止痛效应，疗效优于阿托品，而副作用少于阿托品。然而，对于所有节肢动物中药来说，有效成分的分析及药理作用的测定工作还刚刚开始。因此，传统的、经验的、不确定的缺少定量定性分析的我国中医药，在世界上还没有被广泛地接受，这肯定是一个重要的原因。因此，中药特别是昆虫类中药如要在我国和世界上得到进一步发展，一定要向西药学习，走成药的道路。第一，做好有效成分的分析　鉴定及药理测定工作；第二，把各种有效成分分别提取出来，制成多种多样的剂型，使其使用更加方便；第三，对民间中医要经过一定的正规培训，严格实行行医资格的认定工作。只有这样我们的中医才能面向世界、走出国门与世界接轨。

（二）节肢动物贴敷穴位治疗疾病

运用节肢动物贴敷穴位治疗疾病，是在祖国传统医学经络学说基础上发展起来的中医外治方法之一，临床实践中已有很多疾病应用昆虫制剂贴穴外治，达到了治疗的目的，且经济简便，疗效确切，使用安全，渗透性好，容易吸收，作用时间长，过敏性及毒副作用少，深受患者的欢迎。清代外治专家吴尚先《理瀹骈文》称："外治之理，即内治之理，外治之药，亦即内治之药；所异者，法耳！"也就是说昆虫贴穴外治，虽然给药途径和方法与内治不尽相同，但其治疗疾病的原理是一致的。昆虫药源丰富，取之不尽，用之不竭　因此开发山区药用昆虫资源，越来越受到医学和昆虫学者的重视。昆虫贴穴外治产生疗效，主要是穴位与经络有着密切关系，可反映病症，协助诊断穴位接受刺激，使药物通其经脉，调其气血，阳阴归于平衡，脏腑趋于和调，达到扶正祛邪治病目的。人体治病的穴位，常用的有 361 个，其中已有 72 穴常用于昆虫贴治经穴之外，还有不在经脉上的，称为经外奇穴，常用有 71 个，已有 10 穴常用于昆虫贴疗。另外还有一种以痛为输的阿是穴，又称天应穴，此穴无定位，是在痛处取穴，治疗局部病变亦常用于昆虫贴疗。昆虫贴穴外治，在中国源远流长，早在明代龚廷贤《万病回春》中就有治"小儿泻不止，五倍子、陈醋稀熬成膏贴脐上"的记载　所用五倍子，就是昆虫角倍蚜的虫瘿为药，贴敷的脐就是任脉经的神网穴。至清代《慈禧光绪医方选议》所列贴穴膏药，很多配有虫药，如贴头止痛膏就配有土鳖虫、蝼姑、僵蚕三种虫药贴太阳穴止痛。特别是清末外治专家吴尚先的《理瀹骈文》，更详述了穴位贴药外治，广泛应用了僵蚕、蝉蜕、五倍子蜂房等多种虫药贴穴外治泄泻、痢疾、膨胀、难产、水肿等疾病。该书集外治之大成，被誉为"外治之宗"。现代黄宗助《实用中草药外治法大全》等，继承和发展了中国传统医学经络渝穴贴药外治，增加有近百余种贴穴昆虫。现已知贴穴外治的昆虫，有 8 目 20 科 110 余种，其中有的以成虫的雌虫体为药，如土鳖虫；有的以幼虫为药，如金龟子幼虫挤蜡；有的以卵为药，如螳螂卵鞘，药名"桑螵蛸"；有的以虫排泄物为药，如家蚕幼虫粪，药名"蚕沙"；有的以昆虫代谢产物为药，如炸蝉的蜕壳，药名蝉蜕；有的以昆虫尸体或尸体长出的菌体产物为药，如家蚕幼虫感染白僵菌病的僵尸，药名"白僵蚕"，蝙蝠蛾幼虫感染虫草菌病虫尸头部生出菌体一并入药，药名"冬虫夏草"；有的以昆虫分泌物为药，如蜂蜡，紫胶虫的胶(药名"紫草茸")；有的以昆虫毒素为药的，如斑蝥的斑蝥素。单用或复方贴穴外治，现已广泛用于内外、妇、儿、五官、骨伤等科及传染病百余病症。有的贴穴昆虫还可兼治多种疾病，如五倍子贴敷神阙穴，主治泄泻，并兼治盗汗、遗精、遗尿等，应用很广。斑蝥贴穴可治 20 余种疑难病症，消炎止痛效果奇特，治疗风湿关节炎效果显著，还可外治癌症。现已知昆虫用于贴穴外治的良方达 121 个，现将贴穴昆虫名称、药名、入药部位、功用、贴穴部位等简述如下

1. 蜚蠊目　功用：破癖化积，消肿抗癌。解毒复方贴敷穴位：璇玑穴治食管癌；中脘穴治胃癌；膏肓、膺窗穴治肺癌；太乙、府舍穴治肠癌；乳根穴治乳腺癌；府舍膈俞穴治白血病；期门穴治肝癌。鳖蛛科的中华地鳖等以雌性成虫入药，药名"地鳖""土鳖""土元"。性味：咸寒有小毒。功用：逐癖破积，通络理伤复方贴敷穴位：太阳穴治头痛；心俞、肝俞、关元穴治高血压；肾俞、脾俞穴治腰痛痹症；腰眼穴治腰痛，风门、膈俞、阳陵泉、足三里、合谷、大椎、曲池穴治风湿性关节炎；神阙穴治腹痛、小儿脐风、子宫肌瘤；阿是穴治腰脊痛。

螳螂目：螳螂科的广腹螳螂以卵鞘入药，药名"桑螵蛸"。性味：甘咸平。功用：补肾、固精复方贴敷神阙穴治遗尿、小便失禁、白带。

2. 直翅目　蝼蛄科的非洲蝼蛄以成虫入药，药名"蝼蛄""土狗"。性味：咸寒。功用：利水消肿，通便，清热解毒。贴敷穴位：复方贴太阳穴治头痛；神阙穴治腹胀，攒竹、鱼腰、四白下关治三叉神经痛。

3. 同翅目　蝉科的黑炸蝉以羽化成虫时蜕壳入药，药名"蝉蜕"。性味：甘咸凉。功用：散风热、宣肺、定痉。复方贴敷穴位：膻中上脘、定喘，风门穴治支气管哮喘；神阙穴治小儿慢惊风、难产。

黑翅红蝉、褐翅红蝉、短翅红蝉以成虫入药，药名"红娘子"。性味：苦、辛平，有毒。功用：攻毒、通癖、破积。复方贴敷穴位：归来、水道穴治下腹痛，命门、肾俞、气海、阳关俞穴治腰痛；关元俞、上修、次修穴、治慢性盆腔炎。绵蚜科的角倍蚜以虫瘿入药，药名"五倍子"。性味：酸、平。功用：敛肺涩肠，止血解毒。贴敷穴位：复方贴足三里、天枢、关元、脾俞、大肠俞、关元椎穴治小儿消化不良；颊车、下关穴治腮腺炎；肺俞、膻中穴治支气管炎。

4. 鞘翅目　以成虫带毒素入药，药名"斑蝥"。性味：辛寒，有毒。功用：攻毒，逐癖。抗癌贴敷穴位：单用贴太阳穴治麻木；天柱、曲池、阳池、肾俞、膝眼、解溪、阿是穴治扭伤；印堂穴治鼻炎；大椎穴治疟疾；足三里穴治食管癌，胃癌，复方贴内关穴治结膜炎，鼻炎；少商、合关穴治咽喉痛；肩井、天宗、巨骨、肩贞、曲池、条口、肩前穴治肩周炎；大椎、身住、神门、命门穴治疟疾；环跳阳陵、绝骨、解溪、肾俞、次腮、委中外关穴治痹

症;肺俞、天突、风门定喘、丰隆、中府、膻中穴治支气管炎、支气管哮喘;足三里、腹哀、阳陵、日月、阴陵、脾俞,穴治肝炎;列缺穴治扁桃体炎;下关太阳、颊车地仓穴治面神经炎;

5. 鳞翅目 家蚕蛾科的桑蚕以虫粪入药。药名"蚕沙"。性味:甘辛、温。功用:祛风除湿,活血定痛复方贴敷穴位:阿是穴治头痛、肺炎;神阙穴治痢疾、闭经、霍乱、痛经;腰眼、丹田、命门穴治流产。

6. 膜翅目 马蜂科以蜂巢入药。药名"蜂房"。性味:甘平有毒。功用:祛风攻毒、杀虫。蜜蜂科以酿制的蜜蜂入药。药名:蜂蜜。性味:甘平。功用:补中润燥、止痛解毒。复方贴敷神烟穴,治腹痛血晕失声、难产。以分泌脂肪物入药,药名:蜂蜡。性味:甘淡、平。功用:收涩、止痛、解毒。复方贴敷神阙穴治痢疾、腹痛;太阳穴治角膜炎。

7. 双翅目 以雌成虫入药。药名"蛇虫"。性味:苦凉、有毒。功用:通经。复方贴敷三阴交穴治闭经;章门、膈俞穴治腹中痞结。

四、节肢动物在生物组织工程的应用

组织工程是利用生命科学和工程学的原理及技术,构建、培育活组织,研制生物替代物,以修复或重建组织器官的结构,维持或改善组织器官功能的一门新兴的边缘学科。近年来,随着生命科学、工程学、生物材料学等多门学科的发展,组织工程的研究与应用越来越广泛,对于临床中缺损或丧失组织的再生与重建具有重大意义。种子细胞、生物支架材料、生长因子、构建组织和器官的方法和技术以及临床应用等是组织工程研究的主要内容。

(一) 几丁质

甲壳素(chitin)又名甲壳质、几丁质、蟹壳素等,广泛存在于低等动物,如节肢动物、甲壳动物的体壳中,为一种生物高分子。甲壳素是一种可再生的丰富的天然资源,据估计自然界每年生物合成的甲壳素多达100亿吨,是20世纪没有被充分利用的天然资源之一。由于其用途广泛,甲壳素的开发应用受到了国际社会的高度重视,其应用范围也从纺织、造纸扩展到了食品、环保、医药、农林业、轻工业、生物工程等领域。

目前市面上的甲壳素产品基本上都来源于虾、蟹壳,而节肢动物甲壳素资源尚未开发。其实,节肢动物的体壁中甲壳素的含量高出虾、蟹壳数倍,加之节肢动物是世界上种类最多的生物类群,已知的种类超过了150万种,为地球上最大的优势动物种类,据估算,节肢动物的总生物量超过了地球上所有动物总生物量,但被人类利用的节肢动物资源却很少,只占节肢动物种类的万分之一左右,可以认为节肢动物是当今地球上未被利用的最大生物资源。

医用几丁聚糖是从虾或蟹壳中通过生物提取的几丁质经脱乙酰基后成为几丁聚糖(壳多糖,壳聚糖,chitosan)。几丁聚糖是高分子量的匀聚糖,吸湿性较强,具有黏附性,通透性和防静电性。自然界中几丁聚糖是罕见的带正电荷的有机纤维,具有良好的生物相容性、降解性和吸附性,已证实有调脂、降压、降糖的作用。近年来,几丁聚糖的抗动脉粥样硬化(AS)作用越来越受到人们的重视;几丁聚糖抑制纤维细胞生长、修复内皮细胞、促进生理性愈合的功能,在降低再狭窄(RS)方面亦受到关注。几丁质、几丁聚糖可以预防肌腱粘连并促进肌腱愈合,对解决肌腱损伤后粘连的形成这一问题提供了一条途径。

一般认为甲壳素/壳聚糖具有抗菌性能是由于壳聚糖是碱性多糖,它可形成质子化铵盐,这种铵盐可吸附带负电的细胞壁,使壳聚糖吸附在细胞膜表面形成一层高分子膜,改变了细胞膜的选择透过性,扰乱了细菌正常的新陈代谢,导致细胞质壁分离,从而起到抑菌杀菌作用。

止血的应用研究:由于壳聚糖在生物体内可以被质子化,它可以和许多带负电的生物大分子如黏多糖、磷脂及细胞外基质蛋白发生静电作用而形成血栓,从而起到止血作用。壳聚糖止血性质还与其分子量、脱乙酰度、质子化程度和结晶度等有关。高度有序的分子链、三维结构赋予了甲壳素优良的止血能力。利用这种特性,甲壳素和壳聚糖可制备成多种剂型,包括溶液、粉末、涂层、膜状和水凝胶等,根据不同的伤口类型和治疗需要,各种形式的止血材料均表现出有效的止血效果。除溶液以外,其他应用形式的壳聚糖必须要有较高的分子量,这样才能保证壳几丁聚糖具有止血、促进血管内皮生长、使肌原纤维代替胶原纤维的作用,在体内可被完全吸收。

生物组织工程材料应用方面的研究:因为壳聚糖对人体安全无毒和可生物降解的特性,现在已经制成了缝合线、人造皮肤、骨组织修复、神经组织修复、止血剂等。医用几丁聚糖已先后应用于骨科、手外科、普外科、妇产科，用来预防术后组织粘连、肌腱粘连、关节粘连、神经粘连、肠粘连等。在临床医学中几丁聚糖以其独特的生物学特性，已广泛用于制造人工皮肤、可吸收缝线、止血材料、防粘连剂、药物载体等。

天然的细胞外基质替代物（细胞支架）的研究：可用作软骨组织工程载体材料的天然生物材料有：藻酸盐、几丁质、壳聚糖、胶原、纤维蛋白、蚕丝蛋白水凝胶、松质骨、骨基质等。壳聚糖是几丁质经脱N-乙酰基后加工而成的一种氨基多糖，它和关节软骨基质中氨基多糖（GAG）结构很相似，具有良好的生物相容性和生物可降解性，其降解产物无免疫原性，无毒性，无致突变及致死性突变。软骨细胞能够在支架上黏附、伸展、增殖和发挥正常功能。

在药物缓释载体剂型和作为药物载体的应用：药物载体剂型包括壳聚糖纳米粒、壳聚糖膜、壳聚糖微球、壳聚糖片剂、壳聚糖微胶囊等。壳聚糖作为药物载体的应用包括壳聚糖作为结肠靶向载体，壳聚糖作为治疗慢性病的药物缓释载体，壳聚糖作为抗肿瘤药物载体，基因运载工具等。

（二）蚕丝

近年来在组织工程研究中利用丝纤维进行支架材料制备，进而细胞培养和体内植入检测生物相容性方面的研究。采用丝纤维蛋白制备的三维多孔性支架材料能够支持干细胞的黏附、增殖以及在体内的分化，最终促进体内组织的修复，从而应用于组织工程研究中的骨组织、关节、软骨以及皮肤等领域。蚕丝和蜘蛛丝作为两种主要的丝纤维蛋白，在组织工程和生物医学领域具有独特的研究意义。目前从蚕茧（*Bombyx mori* silkworm）收集的蚕丝是研究蚕丝生物材料的主要来源，也是目前国内外研究报道比较多的一个领域。

蚕丝水解蛋白对组织无毒性、无致敏和无刺激作用，与胶原蛋白一样，对体外培养的动物细胞有良好的吸附作用，对维持细胞功能也有重要作用。Aoki H等用蚕丝蛋白水凝胶相性分离形成蚕丝蛋白水凝胶海绵，用其负载软骨细胞进行培养，结果比使用胶原能更好地形成软骨组织。

蚕丝韧带：蚕丝主要由丝素和丝胶组成，每根蚕丝由2根平行单丝靠丝胶黏合而成。单丝中间为丝素纤维，外围为丝胶。丝素是一种纤维状蛋白质，主要由甘氨酸、丙氨酸和丝氨酸组成，难溶于水。丝胶则是一种球状蛋白质，易溶于水。由于具备优良的机械性能，蚕丝很久以前就被用做手术缝合线材料，过去由于丝素提纯方法不足，缝线中的残余丝胶经常导致一些生物相容性问题。近年来，随着丝素提纯方法的进步，丝胶几乎完全去除，制得的丝素抗原反应极小，蚕丝在组织工程领域得到更广泛应用。

1. 骨组织工程　骨组织是人体的主要支撑，用于骨组织的替代材料需要有良好的力学性能。首次尝试将丝素蛋白支架应用到鼠头盖骨创伤模型的研究中，证明了丝素蛋白可用于骨组织重建，且具有良好的力学稳定性。在多孔丝素海绵中混入丝素微粒，将原来不足50KPa的压缩模量增加到了2.2MPa；将丝素微粒改进为微蚕丝纤维后，可使材料的弹性模量增加到13MPa，这种材料可应用于扁骨的再生。对于需要抗压的骨组织，蚕丝材料也能通过加工达到所需的力学要求。在兔子中实验也显示在其腿骨中植入水溶蚕丝蛋白制成的多孔支架，四周后就有新骨长出。成人软骨组织的自我修复能力较弱，软骨缺损的修复是临床关注的热点，透明质酸和蚕丝的复合物支架对于关节软骨的修复有明显的帮助，蚕丝基质能很好地满足软骨细胞的粘附和生长，这些研究有非常大的临床和商业价值。研发了一种用于猪腱骨修复的支架材料，其不仅有助于软骨的再生，还可以有效地延缓关节炎的发生。蚕丝不仅能单独应用，还可以与多种材料混合制备成复合物，应用在骨和软骨组织工程中。用丝素蛋白、明胶、壳聚糖、羟基磷灰石制成的混合型支架可有效提高大鼠成骨细胞系和大鼠骨髓来源干细胞的成骨分化；多孔丝素/石墨烯复合物可用作骨组织工程的载药支架；羟基磷灰石-丝素/壳聚糖复合支架在人类骨修复医疗中也有很好的应用。

2. 肌腱和韧带组织工程　肌腱和韧带在结构上比较相似，都属于高密度结缔组织，二者损伤是临床上最常见的运动系统损伤之一，依靠传统外科手术很难完全恢复其功能，而通过组织工程可对受损部位进行功能重建。组织工程支架材料需要具有再生活力的种子细胞以及具有与正常人体肌腱组织相接近的力学性能。丝素蛋白对细胞有良好的吸附作用，且能促进细胞增生、分化及腱骨愈合；丝素纤维力学性能也与肌腱相近，还可增加力学刺激进一步强化组织的腱性分化，这些优点对肌腱和韧带损伤的治疗至关重要。利用多根蚕丝制备组织工程十字韧带，并将其用于前交叉韧带的重建再生。目前蚕丝蛋白支架还不能做到完全承载肌腱负载所需的强度，可通过在支架中加入多种填充物来提高支架的性能，如加入外源性间质衍生因子用于修复大鼠损伤的跟腱，使其肌腱具有更强的力学特性。另有研究表明复合支架更有利于胶原沉积，其力学性能更接近于正常组织。蚕丝海绵复合支架可用于重建前交叉韧带，并在腱骨结合处形成类似天然腱骨结合处的韧带结构。将明胶与丝素纤维交联后植入大鼠皮下，四周后发现其力学性能提高，炎性反应降低，表明其适用于韧带组织工程。在蚕丝支架上用磷酸钙修饰后修复兔前交叉韧带能恢复 80% 的力学性能。蚕丝支架在肌腱韧带重建中的应用也存在问题，蚕丝支架材料降解速度与新组织形成速度的匹配是难点。蚕丝降解速度慢可以为细胞提供较长时间的支持，但如果降解速度过缓，会因为占用空间而阻碍组织的再生。因此，降解时间节点的把握是研究这类材料应该关注的重点。

3. 血管组织工程　组织工程对人工血管材料的功能有很高的要求，需要具有良好的顺应性、适当的抗凝血性和抗拉强度。丝素蛋白中特殊的氨基酸排列结构使其具有抗凝血功能，而且与合成材料相比，具有更好的生物相容性，用于人造血管更有利于内皮化。用蚕丝纤维制造的人造血管能够阻止血液的渗透，从而避免了早期的血栓症。以蚕丝编织物为芯层的丝素蛋白多孔管状支架可模拟天然血管组织结构，具有良好的力学性能。研究表明丝蛋白支架能够帮助血管内皮细胞的体外增殖，促进类前微血管结构的发生，为微血管化组织工程提供技术基础。用氯磺酸处理过的丝素蛋白通过静电纺丝技术制成丝素纳米支架，该支架抗凝血性显著增强，而且细胞对支架的黏附能力增强，细胞增殖较好。目前，大口径人工血管的临床使用已趋于成熟，但防止小口径人工血管形成血栓仍然是重点，需要进一步研究和改进。

4. 皮肤组织工程　丝素蛋白的氨基酸组成与人体皮肤的角朊相似，丝素蛋白可作为真皮替代物用作皮肤组织修复。丝素蛋白/软骨素/透明质酸三维支架可用于皮组织的重建。研究发现冻干法制作的针织蚕丝三维结构的力学性能更好，可用于临床皮肤修护。丝胶的力学性能较差，降解快，在以往很长一段时间都未引起关注。随着科技的进步，丝胶蛋白的优点开始逐渐展现，比如良好的水溶性、更低的免疫原性以及独特的原位荧光性、抗氧化活性和酪氨酸酶抑制作用等性能。丝胶逐渐成为新型天然材料，其在皮肤组织工程中的应用也受到关注。采用聚己内酯（PCL）、丝胶通过静电纺丝技术制得一种三维多孔支架，丝胶蛋白的加入增强了人皮肤成纤维细胞在材料上的黏附和增殖，用该技术制备的共混纳米纤维支架更有利于人表皮角质化细胞和成纤维细胞的增殖。以丝胶为基质的支架材料能很好地促进成纤维细胞的生长，且能够帮助伤口愈合，重建皮肤表皮。

5. 神经组织工程　神经损伤修复在临床治疗上可用自体神经移植，但可能伴随组织继发畸形、手术次数多等问题。异体或异种神经受自身免疫反应的限制，更难以在临床上使用。因此，组织工程化神经在临床上的应用具有重要意义。神经系统的特殊性要求植入物必须有很好的生物相容性和抗压能力，还要求植入物最终能很好地降解。丝素具有很好的柔韧性，自身的物理性能与自体神经十分接近。单一丝素蛋白作为修复神经损伤材料不能很好地构建有利于缺损神经修复的微环境，复合材料支架是目前比较热门的选择，可以弥补单一生物材料自身的不足。比如胶原蛋白和丝素蛋白复合可以弥补胶原蛋白力学性能较差和丝素蛋白降解速度慢的缺陷。在蚕丝/胶原支架上培养施万细胞和脂肪衍生干细胞构建组织工程神经导管，其治疗效果与自体神经移植物相似。蚕丝/水凝胶复合物也能加速施万细胞的附着和增殖，且没有明显的细胞毒性，是外周神经治疗很好的备选材料。使用蚕丝/金纳米复合材料修复坐骨神经，在屈伸、跳跃等运动功能上均有良好表现。蚕丝/壳聚糖支架不仅对大鼠坐骨神经有修复作用，还能使大鼠骨骼肌受神经系统的支配。聚左旋乳酸（PLLA）/丝素支架能改善神经再生功能。

6. 其他组织工程　除上述组织外，蚕丝还在乳腺、宫颈、肝脏、食管、牙齿、眼睛等组织工程领域中有一定的研究，充分说明了蚕丝作为生物医用材料所具有的良好生物相容性和可设计性，能满足组织工程领域不同方向的需求。现代医用生物敷料与传统敷料相比能够提高创面愈合的质量、避免创面粘连减轻患者痛苦、降低感染。丝素蛋白具有易塑性、透气透氧性好、安全无毒及对伤口具有治愈作用等特点，因此，蚕丝可作为修复皮肤创伤的表面敷料。部分丝素敷料良好的修复效果已在临床应用中得到证实。常用的有膜、凝胶、海绵、纳米纤维等多种丝素敷料类型。丝素凝胶有较高的分子透过性和柔软性，在创伤修复中能促进细胞的迁移和生长。丝素蛋白可以与多种材料混合制备成复合膜，彼此取长补短使敷料的综合性能更佳，能兼顾防止细菌感染、创面粘合性好、刺激性小、柔软性好和促进伤口细胞生长等优点。如壳聚糖/丝素纳米纤维膜、甲壳素/丝素蛋白纤维复合医用生物敷料等，具有保质期较长、细胞增殖活性好、伤口愈合速度快等优点，能满足不同类型创伤的治疗。研究表明在丝素蛋白溶液中加入药用植物活性成分，制备出丝素/芦荟胶复合膜，将其用于修复糖尿病模型小鼠的全层皮肤损伤，且具有明显的效果。目前，在临床上已投入使用的还包括治疗压疮的蚕丝敷贴、蚕丝蛋白创面敷料等。在临床上开发出工艺简单、修复效果显著、降解速率可控的新型蚕丝创伤敷料是未来发展的方向。

7. 止血材料　常用止血材料主要包括纤维蛋白胶类、壳聚糖类、可吸收明胶海绵类及 α-氰基丙烯酸酯类。这些材料具有血液相容性较差、可能诱发免疫反应、降解产物可诱发炎症反应等缺点，导致其在临床上的使用不尽如人意。新型的止血材料要具有良好的生物相容性、无毒无刺激、较小的炎症反应及良好的透氧透水性等特点。丝素蛋白的生物学特性为开发蚕丝蛋白材料在止血方面的应用奠定了基础。但是单一的丝素蛋白止血材料止血效果欠佳，与其他材料复合能达到更佳的止血效果。丝素蛋白/聚丙交酯乙交酯（PLGA）（1∶2）的混合膜可作为慢性伤口止血材料。将丝素蛋白和明胶制成双层止血材料，与商业止血材料相比，其能明显减小伤口面积，促进伤口愈合及外皮的形成。在蚕丝蛋白表面用蜡涂层改性处理，制备无粘连止血材料能有效止血，减轻伤口疼痛及降低伤口再次受伤的风险。

五、在生物医药基础研究的应用

（一）节肢动物杆状病毒表达系统的应用

节肢动物杆状病毒表达系统具有安全性高，对外源基因克隆容量大，重组病毒易于筛选，具有完备的翻译后加工修饰系统和高效表达外源基因的能力等特点，现已成为基因工程四大表达系统（即杆状病毒、大肠杆菌、酵母、哺乳动物细胞表达系统）之一。近年来，节肢动物杆状病毒表达系统的发展很快，节肢动物杆状病毒表达系统 BEVS 现已成功表达了近千种高价值蛋白。随着杆状病毒载体的不断改进，该系统获得重组病毒的概率已从最初的 0.1%~1% 提高到现在的 80%~90% 以上，并且出现了一些新的宿主或扩大的节肢动物杆状病毒载体和高水平表达重组蛋白的节肢动物细胞系。杆状病毒载体将在未来药物研发、疫苗生产、基因治疗、重组杆状病毒杀虫剂等领域得到广泛应用。

在节肢动物体内导入外源基因，用于生产疫苗或新型的抗生素。随着生物工程的发展，已成功地将蚕体作为载体，导入外源基因，用于生产乙肝疫苗；也可用物理或化学的方法在蚕体内诱导产生抗菌蛋白、凝集素、免疫肽等，开发出新的抗菌、抗肿瘤制剂。节肢动物体内的一些特殊性质的酶、激素、色素、蛋白质都可能通过生物技术，如：细胞离体培育、克隆技术、基因导入等，实现工厂化生产，得到医学或其他特殊目的的产物。

（二）节肢动物作为医学基础研究模式生物的应用

应用最广泛的是果蝇，由于其生命周期短，繁殖力强，易于饲养，有利于进行各种试验和观察。以果蝇为研究对象发表的科学论文不下数 10 万篇，比任何其他动物都多。如此大量的文献，在推动人类进入“基因化的 21 世纪”的过程中，功不可没。

果蝇在节肢动物分类学上属于双翅目、环裂亚目、无瓣类，是蝇类中的一个科。果蝇科目前在全世界已知 3 000 余种，我国已知 500 多种，分别隶属于 2 个亚科 30 个属，仅从属的总数就占全世界果蝇总属数的 1/2。

现在黑腹果蝇的基因组测序已经完成，有基因 13 601 个。在果蝇的基因图谱中，可以找到 2/3 的人类致病基因，科学家利用果蝇研究各种与人相关的问题和疾病，例如，发育缺陷、酗酒、老化、时差、记忆、睡眠、寿命、癌症、毒瘾、老年失智、选择能力等。小小果蝇成为科学家揭示生命奥秘的途径之一。

至少 20 次获得诺贝尔奖与应用果蝇等作为研究材料有关。摩尔根（Thomas Hunt Morgan）1904 年就开始用果蝇进行遗传学实验研究，建立世界上第一个果蝇实验室，利用果蝇研究发现染色体在遗传学中发挥重要作用，从白眼突变的雄果蝇中发现性连锁现象，从而相信染色体上带有分离的遗传单位。之后，他创立了系统的基因理论，获得 1933 年诺贝尔生理学或医学奖。美国遗传学家墨勒·赫尔曼·约瑟夫（Hermann Joseph Muller），因用果蝇研究 X 射线对基因遗传的影响，开创了突变细胞遗传学的先河，获得 1946 年诺贝尔生理学或医学奖。瑞士化学家缪勒（P.H.Muller），1933 年起从事杀虫剂研究，6 年后发现 DDT 有极好的杀虫效果。当时正值第二次世界大战最紧张的时刻，后方的粮食生产和前线的卫生防疫，都急需安全有效的杀虫药剂，巴塞尔嘉基公司在1942年将DDT投放市场后，立即在农村、兵营受到欢迎，当时公众普遍认为这是“投向节肢动物世界的原子弹”。1944年人虱传播的斑疹伤寒袭击意大利的拿波勒斯，DDT大显身手。通过扑灭虱子，阻断了疫病的流行。据WHO报告，1948—1970年，由于DDT的使用，有10亿人免受疫病的痛苦，有5 000万人摆脱了死亡。因发现DDT及其衍生物对苍蝇等节肢动物有剧烈毒性而获得1948年诺贝尔生理学或医学奖。但是，现在DDT已在世界范围内停产、禁用。通过研究它的潜在危害，DDT被人类定性为具有致癌、致畸、致突变作用的环境诱变剂。这是诺贝尔基金会及其发明者始料不及的，至今还有人质疑，这项诺贝尔奖是不是发错了。Karl von Frisch，Konrad Lorenz和Nikolaas Tinbergen利用蜜蜂等材料发现动物个体和群居模式的组织和诱导，获1973年诺贝尔生理学或医学奖。Richard J.Roberts和Phillip A.Sharp在果蝇中发现割裂基因，获得1993年诺贝尔生理学或医学奖。1995年Edward B.Lewis，Christiane Nüsslein-Volhard和Eric F.Wieschaus利用果蝇研究早期胚胎发育的遗传控制，揭开了胚胎如何由一个细胞发育成完美的特化器官，树立了科学界对动物基因控制早期胚胎发育的模式，获得诺贝尔生理学或医学奖。Arvid Carlsson，Paul Greengard和Eric Kandel发现神经系统的信号转导，很多研究内容都是利用果蝇完成的，获得2000年诺贝尔生理学或医学奖。Roderick MacKinnon从果蝇中克隆钾离子通道基因，进行离子通道的结构和力学研究，是2003年诺贝尔化学奖获得者之一。

我国果蝇研究在20世纪30年代初就由摩尔根的学生李汝祺带到中国的燕京大学、清华大学和北京大学等，以后谈家桢等也相继回国带到浙江大学和复旦大学等学校。

六、节肢动物化学信息物质的应用

在自然界，节肢动物与节肢动物、节肢动物与植物之间的联系在很大程度上是依靠化学物质传递信息。例如节肢动物求偶、寻找食物、定向栖息场所、搜索寄主、受到侵扰时向同伴告警等过程中都存在着化学物质的作用，节肢动物种间作用的化学生态是极其多样和复杂的，它们不但受到来自寄主，而且也受到来自寄主的食物或其他有关生物的化学物质影响。

节肢动物的化学生态学形成于20世纪80年代初期，因此节肢动物化学信息物质，尤其是节肢动物外激素的研究，还是一个崭新的领域，它的发展方兴未艾，节肢动物化学信息物质以其微量、高效、无污染、与农药兼容等特点而成为当前世界各国节肢动物学家研究的热点问题，它们的应用非常广泛。前些年，主要研究性信息素、聚集信息素等种类。近年来，对利己素、利他素、互利素等他感化合物的研究更加深入，例如Braks-MAH等（2001）用嗅觉测量仪研究了人汗是一种冈比亚按蚊的利他素，他们通过实验发现时间长的汗比新鲜的汗更能吸引按蚊，证明了人汗中的两种主要成分是氨（ammonia）和乳酸（L-lactic），其中氨是按蚊最主要的利他素成分，乳酸是具有辅助作用的非必需成分。

七、观赏工艺节肢动物产业（蝴蝶、甲虫类）

蝶类作为观赏品，全世界每年贸易额约为1亿美元。我国台湾省每年创汇近2 000万美元。1只珍贵的金斑喙凤蝶可值2万美元，1只双尾褐凤蝶价值6万元人民币，用数以千万计的蝴蝶翅制作的各种画面，也很昂贵。巴布亚新几内亚1983年开展养蝶业研究，建立起节肢动物农场和有关的贸易机构，既鼓励扶持村民养蝶，又采取措施保护蝶类栖息环境，促使蝶类种群增加。近几年，我国也在这方面获得很大进展。

第二节 节肢动物在科学、人文研究领域中的应用

一、在解决基本科学问题的应用

节肢动物种类繁多、数量巨大，与人类关系密切，因此，其研究历来受到学术界广泛关注。尤其是各种现代生物学研究技术与方法的蓬勃发展，使昆虫学研究进入了一个全新的时代。如转录组测序在基因组未知的昆虫中广泛应用，开启了以非模式昆虫展开基本科学问题研究的方便之门。

包括激素信号转导途径、细胞自噬与凋亡、干细胞增殖与分化、先天免疫的分子机制、生物演化等。在飞蝗散居型和群居型分子机制研究中发现，神经可塑性调控基因的差异表达是两型转变和聚群的重要分子机制。在褐飞虱中发现，胰岛素受体1（insulin receptor，InR1）通过PI（3）K-Akt途径决定长翅，而胰岛素受体2（InR2）抑制InR1-PI（3）K-Akt途径的功能而导致形成短翅，揭示了昆虫翅型控制的关键基因。激素调控昆虫发育是昆虫学领域的基本科学问题之一，经过几十年的研究，取得了大量研究成果，目前昆虫激素的研究前沿是激素之间的相互作用机制及信号转导途径，如蜕皮激素（20E）与保幼激素（JH）间的相互作用，以及20E与胰岛素间的相互作用。在棉铃虫 Helicoverpa armigera 中研究发现，20E通过上调磷酸酶PTEN表达，抑制胰岛素途径，促进转录因子FoxO入核启动20E途径基因转录。在家蚕中发现，低浓度20E促进家蚕翅盘发育，JH通过促进转录因子 Krüppel homolog 1 表达维持幼虫状态。除了已经阐明的20E核受体途径外，现在研究发现20E还存在细胞膜受体介导的信号转导途径，已经在棉铃虫中鉴定到两种7次跨膜的G蛋白偶联受体（G-protein-coupled receptor，GPCR）参与20E信号转导途径。果蝇中研究证明，多巴胺受体（dopamine receptor，DR）可以结合20E类似物，命名为 Drosophila melanogaster dopamine/ecdysteroid receptor（DmDopEcR）。近年的研究鉴定了JH的细胞内受体，极大地推动了JH的研究进展。最近还有研究表明，JH也可能存在细胞膜受体，可能是单次跨膜的受体型酪氨酸激酶（receptor tyrosine kinase，RTK），但还不知道是哪种RTK介导了JH的细胞膜信号途径。

二、在诺贝尔文学奖的创作中的应用

法国小说家萨特（J.P.Sartre）于1943年写成剧本《苍蝇》，因该作品思想丰富、充满自由气息和探求真理精神，对我们的时代产生了深远影响，获得1964年诺贝尔文学奖。英国小说家戈尔丁（W.Golding）1954年发表长篇小说《蝇王》获得巨大声誉。这部小说探索人性的寓意，描写了一群没有成人带领的孩子在危险时刻作出恐怖的行为。于1983年获得诺贝尔文学奖。《蝇王》现在是英美大中学校文学课程的必读书目。

三、应用于空间科学研究

从1987年至今，我国已多次把果蝇、家蝇等蝇类送上太空。蝇类进入太空的目的分两个方面：首先是了解空间各种条件（包括微重力、微磁场、宇宙辐射、超真空及无昼夜节律变化等）对生物的作用及影响，探明生物可能受到的伤害，以及考虑对人类应采取的有效防护措施。其次为利用空间条件对生物造成的特殊作用，以促进工农业生产和解释生命科学中的一些现象。

第三节 节肢动物在法医学中的应用

一、法医（法学）昆虫学

法医昆虫学（forensic entomology）是介于法医学和昆虫学的交叉学科，主要用于刑事案件中被害人死亡时间的推断（postmortem interval，PMI）。利用昆虫学破案在13世纪我国古代法医学《洗怨集录》早有记载，曾记载通过苍蝇集中落在一把作案用的镰刀上而确定了杀人凶手的案例，这也是第一次有明确文字记载的法医昆虫学案例报告。

自20世纪80年代以来，一门利用昆虫生长发育规律为法医学提供线索的新兴学科——法医昆虫学在国际上得到了迅速发展。欧洲2002年成立法医昆虫学协会，促进欧洲各国法医昆虫学发展，并要求达到高标准的资质能力。法医昆虫学主要通过在尸体上发现昆虫的种类、发育状况、生物学特性，估计尸体的死亡时间，应用于刑事案件的侦破。目前已经发现尸体可吸引数百种医学节肢动物，主要是蝇类、甲虫类（Coleoptera）及其幼虫，还有螨类、等足目（Isopoda）、Opiliones等。

随着世界经济一体化进程，各国的经济水平都有了很大的发展。然而，与经济发展伴行的刑事犯罪与恐怖主义亦随之泛滥。犯罪形式的多样性和高科技也使得侦查手段日新月异，DNA技术用于个体识别、激光共聚焦显微镜用于笔迹判断、计算机网络安全监护等高新技术日益得到应用。法医昆虫学即是在这

种背景中逐渐得到重视与长足发展，截至目前在世界范围内已经有三个国际性的法医昆虫学组织，分别为欧洲法医昆虫学会、北美法医昆虫学会、南美法医昆虫学会。法医昆虫学的发展也已经从基础数据调查上升到技术的规范性与标准化、证据法律学地位、法医昆虫学教育、计算机数据库智能判断系统等。然而，在世界范围内法医昆虫学研究方兴未艾，我国的法医昆虫学基础研究与现场应用尚处于初级阶段，目前我国多所医科与公安院校已陆续开展了法医昆虫学的研究。但是，比之国际上的研究水平而言，我国相关的法医昆虫学数据尚不够充分，公安机关应用案例十分有限。

二、主要研究内容

法医昆虫学研究的主要内容是对在尸体内、尸体表面或尸体附近采集到的节肢动物标本，经检验、鉴定、分类，明确节肢动物种类或确定某一节肢动物生长发育状态，根据该节肢动物在尸体上的生态群落演替（the constitution and succession of insect community），帮助法医推断死亡时间、死亡方式、死亡现场。进而澄清案件事实真相，揭露犯罪，证实无辜。

法医昆虫学的研究对象是与尸体有关的医学节肢动物（嗜尸性节肢动物，sarcosaphagous insects），主要包括：①尸食性昆虫（necrophagous insects）如双翅目（Diptera）中的蝇类；②杂食性昆虫（polyphagia insects）如鞘翅目（Coleoptera）的甲虫类、蚁类、蜂类等；③寄生类昆虫（parasitical insects）如螨类；④其他昆虫如蜚蠊目（Blattaria）中的蜘蛛、蟑螂，重足目（Diplopoda）中的蜈蚣等。

尸食性蝇类往往是致死案件的最早“目击者”，成蝇可在尸体上产卵并发育，可利用其生活史来推断尸体死亡时间、地点及死亡原因，这是近20年来法医昆虫学研究的重要内容。关于尸食性蝇类在法医昆虫学方面应用的成功案例国内外均有报道。辨认节肢动物的种属是推断PMI的首要步骤。辨认种属的方法以往大多是应用蛆虫的形态学方法。然而在蛆虫较小时形态较难辨认，往往通过培养幼虫向成虫的发育来鉴别节肢动物的种系，此方法虽然判断准确但耗时长。此外，随着网络技术发展，目前，国内关于昆虫的网站已经具有一定的数量，且各具特点。其中具有一定影响力的有：中国科学院昆明动物研究所（http://www.kiz.ac.cn/zyfw/kxsjk/dwsjk）；蓝色动物学（http://www.blueanimalbio.com）；台湾昆虫谱（http://gaga.biodiv.tw）；昆虫标本数据库（http://www.yellowman.cn）；昆虫网（http://insect.sppchina.com；https://www.insect-sale.com）等，还建立了刑事科学技术法医昆虫标本数字化网络库，该库是将刑事案（事）件现场勘查中采集到的实体昆虫标本转化为数字信息，存储于数据化网络标本库中，库中的信息包括：标本编号、目名、拉丁学名、中文名、产地信息图片等字段。拍摄的法医昆虫标本以种为单位，选取保存完好、特征明显、具有代表性的优质标本进行拍摄。拍摄时分别从昆虫背面和腹面两个角度进行拍摄。将拍摄到的法医昆虫影像资料，按照昆虫分类学的基本要求，进行法医昆虫数字化网络标本库分类，共分纲，目，科，种四个阶元。数据库依托福建农林大学植物病虫害数字化网络标本库网站（http://210.34.81.90/index.do），建立单独的法医昆虫目录，在目录中有法医昆虫名录中各目、科、种昆虫标本影像图片。网站管理员可以利用后台管理系统完成法医昆虫标本数据的录入和发布工作，并且在物种分类地位发生变动后，快速地进行数据更新，前台主要用来展示数据库的信息，包括文字、图像等多种数据类型。利用数据库检索标本资料，用于刑事侦查昆虫证据是命案现场重要的线索，应该被视为与血痕、指纹、毛发和纤维同样重要的物证。在刑事侦查工作中，经常会遇到对命案现场、或者非正常死亡的现场勘查，而对于在现场出现的腐败尸体（尸块），其死亡时间的推断成为了刑事侦查侦破的关键。由于腐败尸体（尸块）已经无法应用传统方法推断死亡时间，而昆虫不仅能直接取食尸体、而且还可以帮助各种微生物进入尸体，加快其崩溃，因此利用法医昆虫可以弥补这一技术的空白。刑事科学技术法医昆虫数字化网络标本库提供树形图、缩略图两种浏览方式和拉丁学名搜索功能。在法医昆虫目录下，每个物种均有独立的二维码，网络环境下通过扫描二维码可以把数据快速存储到手机，方便刑事科学技术人员查找使用数据、构建知识树和记忆，有助于对现场发现的昆虫进行自主比对，从而为刑事侦查提供方向。1994年Sperling等提出通过PCR扩增蛆虫线粒体的特异性序列，并结合DNA测序的方法来进行蝇蛆各属的识别。2000年Vincent等报道，应用PCR方法扩增蛆虫细胞染色体基因组及线粒体基因组的特异性序列结合测定的方法，进行尸体上节肢动物的种属识别，取得较满意的结果。2003年Schroeder等用聚合酶链反应——限制性片段长度多态性（PCR-RFLP）方法，可以迅速准确地区分人类尸体上的丽蝇幼虫，有助于勘查人员迅速作出 PMI 的推断。2010 年 Pomorski 应用高分辨率熔解曲线（high resolution melting，HRM），针对性选择法医昆虫种属鉴定最常用的线粒体 DNA 多态性区域 16SrDNA 和 COI 作为研究对象，并设计了具有蝇类特异性的引物序列，经多次前期试验证实了该引物扩增产物的特异性。一旦某未知昆虫样本应用这两种引物扩增获得了特异性产物，则可以确定该样品属于蝇类，因而获得蝇类种属的初步分类，该方法检测过程简单、快速、闭管操作，从扩增到检测结果仅需 3~4 个小时。通过节肢动物学证据推断 PMI 时，对死亡 1 个月的尸体约可精确到某天，而对于 PMI 在 6 个月的尸体可精确至某周。

目前法医昆虫学方法已被认为是腐败尸体死亡时间推断最有效的方法。除此之外，法医昆虫学亦可用于死亡地点、死者中毒情况甚至死者身份的判别。日常临案工作常见的为嗜尸性、嗜血性节肢动物。由于其在现场取食尸体组织，叮吸当事人的血液，因而扩增其胃肠道（即嗉囊）中未消化的人的 DNA、线粒体 DNA，则可望成为谋杀、强奸等案件以及用于死亡时间推断的节肢动物是否与被害人尸体相关中个体识别的直接证据。嗉囊作为节肢动物的食物储存器官而非消化器官，故而没有蛋白水解酶的分泌。虽然节肢动物在吞噬食物时其唾液中有少量蛋白酶，但这种预消化对宿主 DNA 的降解很少。故而对嗉囊内容物中的宿主 DNA 进行提取、扩增则成为个人识别的理想底物。

法医临案中常见的蚊为蚊科（Diptera：Culicidae）的吸血蚊，最初常用免疫学方法通过对血型的检验进行个体识别的粗筛以及确定被蚊吸食的脊椎动物的种系。随后的研究发现，用 PCR 方法从蚊食入的血液中扩增宿主 DNA，其吸食血液后的消化时间在 0、8、16、24、32 小时与宿主 DNA 的成功扩增率在逻辑回归曲线上呈明显的负相关，且宿主 DNA 扩增的成功率在吸食后 12~24 小时下降得最快。

在尸体腐败的后期软组织因腐败而逐渐软化、液化直至完全溶解消失，最后仅剩下骨骼（即白骨化）。在白骨化时先前寄生于尸体上的蝇蛆大部分已迁徙他处，现场仅留下少数的嗜骨性甲虫。法医检案中常见的是露尾甲幼虫 Omosita spp（Coleoptera：Nitidulidae）。由于白骨化时骨中的核 DNA 大部已降解完毕，因而线粒体 DNA 则成为宿主识别的重要标志。Dizinno 等（2002）从在野外已暴露数月的人肋骨上获得露尾甲幼虫 Omosita spp（Coleoptera：Nitidulidae），而后成功地运用 PCR 技术获得了与死者母亲相符的线粒体 DNA，从而确认了死者的身份。由此可见在尸体达到白骨化时，在无其他方法证明尸体身份时，通过嗜骨性甲虫嗉囊内容物则可进行死者个体识别。

由于法医昆虫学在腐败尸体死亡时间推断上的独特优势，使其在近年来得到了长足发展，尤其是欧洲地区，几乎欧洲各国最高警察系统都有专门的法医昆虫学实验室用于日常的案例分析。并且研究的广度与深度得到拓展，法医昆虫学逐渐与分子生物学、毒理学、电子计算机技术及电镜技术等学科与高端技术融合，使其在刑事侦查和司法鉴定中日益受到重视。

在证据的有效性方面，法医昆虫学取样标准化和职业资格认证在法律完善的国家似乎已势在必行。昆虫学证据在法庭上能否被采纳日益受到重视，这关系到法医昆虫学的存在和发展，对证据收集和法庭辩论焦点特别重要。近来《一个收集昆虫学证据的教学 DVD 光盘》（Kimbirauskas 等）是一个指导法医调查人员如何进行节肢动物学证据标准化取样的 DVD 光盘，它的内容包括法医昆虫学的基本概念、尸体腐败不同阶段出现的节肢动物、节肢动物活动与发育的影响因素。它对采集节肢动物学证据的装置、节肢动物的采集和保存方法等也都一一做了详细的演示。这样一个 DVD 光盘对于节肢动物学证据走上法庭是极为必要的。Hall《案例处理：法医昆虫学证据的争论观点》指出，当法医昆虫学证据在法庭上被引用时，由于存在部分是预测的情况，因而常常成为争论是否接受这一证据的核心问题。

三、法医昆虫毒理学

蝇类的生长发育受多种生态因子如温度、湿度、昼夜温差、光照、雨量、种群大小等影响，其中与温度的关系极为密切。积温的测定是研究温度对变温动物生长发育影响的主要手段。近年发现某些药物或毒物会明显改变一些法医昆虫的生长发育，若不考虑药物或毒物对法医昆虫生长发育的影响，死者死亡时间（PMI）的推断就会产生偏差。随着现代微量分析技术在法医昆虫体内药物或毒物分析、检测上的应用，逐渐形成了法医昆虫毒理学（forensic entomotoxicology）这一新兴学科。法医昆虫毒理学是法医昆虫学和毒理学相结合的一门新兴学科的分支。

近年来，与毒品有关的死亡案例越来越多，由于尸体腐烂，无法以常规法医学手段推断 PMI，此时则可借助法医昆虫毒理学知识来推断是很有效的方法。如 Zou 研究氯胺酮对丝光绿蝇生长发育的影响，发现对照组和处理组有显著差异，并且呈现剂量-时间依从性的关系。Oliveira 等研究并发现解痉药丁溴东莨菪碱浓度越高，对大头金蝇幼虫生长发育抑制越显著。而 Rumiza 等研究结果均显示马拉硫磷对大头金蝇生长发育有抑制作用。另外，Tabor 等研究了乙醇对典型食尸性蝇类伏蝇生长发育的影响，发现取食乙醇的幼虫生长时间明显延长等。

证实利用昆虫进行尸体内毒物分析的可行性后，不少学者相继利用蝇、蛆、蛹壳、甲虫等嗜尸性昆虫检出包括药物、金属毒物和杀虫剂在内的多种有机复合物。其中，以药物的研究为最多，包括抗抑郁药、巴比妥类、地西泮、阿片类、吩噻嗪类及一些临床合成药物，其次是杀虫剂和金属毒物。目前，关于毒（药）物对嗜尸性昆虫生长发育的影响和利用嗜尸性昆虫进行毒（药）物定性分析，已逐步成为共识。关于法医昆虫毒理学定量分析，有学者通过动物实验证明动物尸体组织与嗜尸性昆虫体内药物浓度存在明显相关性。其中，Bourel 等通过酶解放射性免疫测定，发现遗留的干燥嗜尸性昆虫蛹壳、成虫和皮蠹中吗啡含量与培养基药物浓度相关，并由此推测昆虫遗骸，尤其是蛹壳也可以作为毒（药）物定量分析样本的最后选择。有关分析结果可以帮助推断死亡原因，修正死后间隔时间。

第四节 节肢动物与仿生学

节肢动物种类千差万别，结构与功能各异，精巧的节肢动物结构对仿生学技术的发展起到了很大的促进作用，模仿节肢动物的结构和功能而创造出奇妙的高科技产品已成为仿生学中的一个重要研究内容。国际仿生科技如火如荼，面对这个宝库，在 20 世纪 90 年代，许多国家就已在仿生学上作了精心、长期的计划准备。在美国，有一项长期研究计划与发展仿生科技紧密相关，其优先发展先进制造（如模拟与仿真、生物技术）、先进材料和先进军事装备。在德国，其研究和技术部已就“21 世纪的技术”为题，在适应电子技术、仿真材料、生物传感器等投入相当大的人力和财力。此外，英国、日本、俄罗斯等国都制定了相应的中长期规划，准备在仿生学研究领域展开源头竞争。10 多年后的今天，这些国家的仿生研究成果颇丰，而且被迅速转化为相关产品，应用于经济、军事和人类事业，创造了巨大的经济效益。

目前世界上通过对节肢动物触角、眼、翅等结构与功能的研究，已研制出了机器人等产品。日本筑波大学已成功地研制出根据嗅觉寻找目标的机器人，节肢动物脑神经功能与工业应用等研究内容，在 21 世纪可能取得重大突破，并应用于医学、军工等行业。仿生技术在我国的国家安全和经济建设中具有重大需求，包括研制微型飞行器等军事应用，对提高竞技体育水平，以及微机械和微器件制备、环境监测、灾害监控、气象预报和通信导航等多种民用场合也有重要实用意义。

一、节肢动物飞行与航空、航天仿生

节肢动物是最早出现、数量最多，体积最小，机动性最好的飞行者。其翅膀运动的雷诺数（Re）很小，在 10~10 000 之间。将其翅膀在风洞的定常流条件下进行实验，结果表明，在此 Re 数范围，翅膀产生升力的能力很低。例如，果蝇翅膀的最大升力系数只有约 0.6，蜻蜓翅膀的只有约 1.0，不够平衡节肢动物的重量，更不能提供机动飞行所需的附加气动力。显然，节肢动物是利用非定常流来产生高升力的（这里的高升力是相对平常条件下的升力来说的）。人们对节肢动物产生高升力的机制，所需功率及飞行的动力学问题十分感兴趣。这主要是因为：①生物学家研究节肢动物的生物学问题时，需要了解飞行中气动力的产生与能量的消耗及稳定性与控制对节肢动物的生态学、生理学、微观和宏观的进化等方面的影响；②工程专家从仿生学的角度，希望了解节肢动物是如何利用“新奇”空气动力学原理及控制原理的。

成蝇的后翅退化成一对平衡棒。当它飞行时，平衡棒以一定的频率进行机械振动，可以调节翅膀的运动方向，是保持蝇身体平衡的导航仪。科学家据此原理研制成一代新型导航仪——振动陀螺仪，大大改进了飞机的飞行性能，可使飞机自动停止危险的滚翻飞行，在机体强烈倾斜时还能自动恢复平衡，即使是飞机在最复杂的急转弯时也万无一失。应用在火箭和高速飞机上，保证了飞行的稳定性并实现了自动驾驶。

人造卫星在太空中由于位置的不断变化可引起温度骤然变化，有时温差可高达两三百度，严重影响许多仪器的正常工作。科学家们受蝴蝶身上的鳞片会随阳光的照射方向自动变换角度而调节体温的启发，将人造卫星的控温系统制成了叶片正反两面辐射、散热能力相差很大的百叶窗样式，在每扇窗的转动位置安装有对温度敏感的金属丝，随温度变化可调节窗的开合，从而保持了人造卫星内部温度的恒定，解决了航天事业中的一大难题。

蜻蜓通过翅膀振动可产生不同于周围大气的局部不稳定气流，并利用气流产生的涡流来使自己上升。蜻蜓能在很小的推力下翱翔，不但可向前飞行，还能向后和左右两侧飞行，其向前飞行速度可达72km/h。此外，蜻蜓的飞行行为简单，仅靠两对翅膀不停地拍打。科学家据此结构基础研制成功了直升机。飞机在高速飞行时，常会引起剧烈振动，甚至有时会折断机翼而引起飞机失事。蜻蜓依靠加重的翅膀在高速飞行时安然无恙，于是人们仿效蜻蜓在飞机的两翼加上了平衡重锤，解决了因高速飞行而引起振动这个令人棘手的问题。

跳蚤的跳跃本领十分高强，航空专家对此进行了大量研究，英国一飞机制造公司从其垂直起跳的方式受到启发，成功制造出了一种几乎能垂直起落的鹞式飞机。

二、节肢动物导航与偏振导航定位仿生

生物经过数亿年的进化，逐渐形成了约数百万种生物，这些生物形态和能力各异，但是它们的共同点是具备了与生长环境相适应的组织、器官和结构，这为人类的技术创新提供了无限的想象空间。例如，在撒哈拉沙漠中，有一种叫cataglyphis的蚂蚁具有惊人的导航定位本领。这种大脑仅有0.1mg的蚂蚁可以到距离巢穴数百米的地方进行觅食，一旦发现合适的猎物，它们能够以一条直线路径准确返回老巢，而它们的旅途却是身体长度的数千倍，在沙漠中既没有什么地标可以参照，干燥的环境又使它们不可能利用什么气味导航，同时它们也不具备发达的大脑进行判断。与蚂蚁相比，蜜蜂和蟋蟀的导航本领毫不逊色。据计算一只蜜蜂酿制1kg的蜜，必须采集200万朵花儿的粉，来回飞行4.5km×105km，但是它却从来不会迷路。这些节肢动物神奇的导航能力很早就引起了科研人员的兴趣。早在20世纪初期，Pieron、Cornetz和Santschi等人就开始探讨它们在导航过程中是如何感知和计算的，初步得知它们是利用太阳的偏振光进行导航的。随着精密实验仪器飞速发展和加工工艺水平不断提高，科研人员对这些具有偏振敏感性节肢动物的神经组织结构和行为生理学的研究取得了重大突破，同时模仿节肢动物偏振视觉的计算机视觉也取得了很大进步。

著名瑞士生物神经学家Wehner从20世纪60年代开始对节肢动物的偏振视觉导航进行研究。研究发现，沙蚁能够利用天空的偏振模式图进行导航定位是因为在天空中存在一个偏振光的模式图，同时它本身具有对太阳光偏振方向极其敏感的视觉神经系统。神经生物学研究同时表明，蜜蜂、蟋蟀等节肢动物与沙蚁具有非常相似的偏振视觉系统。这个系统分为视网膜层与神经中枢层两个层次，前者对太阳偏振光在天空中的强度和方向分布模式进行感知，后者对其响应结果进行综合处理计算。复杂环境中的导航定位能力对于动物和机器人来说是至关重要的，很多节肢动物通过天空中的偏振光模式图来获取方向信息。偏振视觉是通过这些节肢动物眼睛背部区域一些特殊结构的复眼来实现的，这些复眼中包含有对于偏振光方向极度敏感的感光器。受到节肢动物偏振光罗盘导航的启发，在移动机器人Sahabot上构建的偏振罗盘获得成功应用。

蜜蜂复眼的每个单眼中相邻地排列着对偏振光方向十分敏感的偏振片，可利用太阳准确定位。科学家据此原理研制成功了偏振光导航仪，已广泛用于航海事业中。

三、节肢动物复眼视觉与成像仿生

脊椎动物包括人类的单眼与节肢动物的复眼之间最重要的区别之一就是节省空间的问题，像节肢动物这样的小动物不能允许身上有像单眼这样的庞大结构，也无法承受它的重量，因此它们的视觉器官发生了改变，完全适应这种特殊的需要。

节肢动物眼是一种复眼，通常由数百个透镜帽形状的被称为小眼（ommatidia）的视觉单位组成。例如，蜻蜓的每只眼睛由3万个这样的结构组成。每个视觉单位通过透镜将光线导入，然后光线呈圆锥状进入一

个被称为感杆束的通道，感杆束中含有感光细胞。这些感光细胞与视觉神经细胞相连而产生影像。家蝇的复眼，有多达 4 000 个小眼组成，蜜蜂也拥有 5 000 只小眼，甚至蚊子也有复眼，苍蝇和瓢虫也列入复眼动物行列。

小眼被并排紧密置于凸起中为节肢动物创造出一个大范围的视觉区域。每个单位的朝向略有不同，这种蜂窝结构的眼睛产生一个镶嵌影像，这种影像虽然分辨率比较低但却非常适于探测移动物体。研究人员首先制造出一个微型可再度使用有 8 700 个凹痕的模具。然后在这个布满麻窝的半球被注满环氧树脂，当环氧树脂被紫外线照射时，会发生反应从而形成一种具有各种化学特性的更为坚硬的物质。在低温下烘焙后可以将它从模具中取出。经过这种处理便可获得一个针头大小的圆屋顶，在它的表面有 8 700 个蜂窝形格式的凸起。每个凸起的功能相当于一个透镜，可以将光线会聚至下面的物质上。

一段时间后，会聚的光线与树脂发生反应形成一圆锥体，从而将光线导入结构的更深处。当光线继续在树脂中烧灼出一条道路时，形成被称为波导管的一个微小的与节肢动物眼中感杆束类似的通道。光线与聚合体的反应改变了物质的光学特性，这意味着所有进入波导管的光线沿着它的长度被引导进来。结果便形成一个覆有透镜的微型树脂圆屋顶，其中穿通有完美排列的可以将光线导入穿越圆屋顶中心的光线导管。当光线穿射透镜随之产生一个光线通道后，研究人员相信通过这种最初形成于节肢动物眼睛的结构可以获得图像。虽然节肢动物仅仅是由单个细胞发育而来，但它们却能生长和创造出这种美丽的视觉系统。弄明白大自然在没有使用昂贵的制造工艺的情况下是如何创造出这种层层叠加而井然有序的结构。最终生物工程人员想出一个相对造价低廉和较为容易的方法来创造人造眼，这种眼睛部分采用模拟自然的方法，此有助于阐明节肢动物是如何发育成这样的复杂视觉系统。

另外，它可被附置于类似数字照相机中的成像传感器上组成一个完备的成像设备。这可使人造眼应用于微型全方位监视设备，超薄照相机以及高速运动传感器上。此外，它还可应用于医学中，像内脏成像，将这种具有无线通信功能的微型系统吞服后，利用这种装置获得其身体内部的影像，然后再将它们发送到体外。据认为，这项工作还可以为盲人研发出人造视网膜，这是科学工作者未来的目标。

成蝇的复眼包含 4 000 个可独立成像的单眼，能看清几乎 360°范围内的物体。在蝇眼的启示下，人们制成了由 1 329 块小透镜组成的一次可拍 1 329 张高分辨率照片的蝇眼照相机。模仿蝇类复眼光学系统的这一结构和功能特点，制成一种新型光学元件——“蝇眼透镜”。用它做镜头制成的蝇眼照相机，一次就能照出千百张相同的照片。蝇眼照相机已经用于印刷制版以及复制电子计算机的微小电路，大大提高了工效和质量，在军事、医学、航空、航天上被广泛应用。美国科学家研发出一种可应用于超薄照相机上的人造节肢动物眼。这种微凹状人造节肢动物眼含有密集安装于一个针头大小面积上的 8 500 个六角形透镜。

现代电视技术根据节肢动物单复眼的构造特点，造出了大屏幕彩电，又可将一台台小彩电荧光屏组成一个大画面，且可在同一屏幕上任意位置框出某几个特定的小画面，既可播映相同的画面，又可播映不同的画面。科学家根据节肢动物复眼的结构特点研制成功的多孔径光学系统装置，更易于搜索到目标，国外已在一些重要武器系统中应用。根据某些水生节肢动物的组成复眼的单眼之间相互抑制的原理，制成的侧抑制电子模型，用于各类摄影系统，拍出的照片可增强图像边缘反差和突出轮廓，还可用来提高雷达的显示灵敏度，也可用于文字和图片识别系统的预处理工作。

目前还可利用这种复眼结构开发仿生相机，整个仿生复眼照相机的直径不过 1.5cm，180 个小球相当于动物的“小眼”，整个相机的视角可达 160°。其基本构造是在一块弹性的塑料薄膜上，集成了 180 个微型透镜，即“小眼”。这些小眼并非单独制造，而是同塑料薄膜一起形塑出来的，薄膜经水压调控可形成 160°的半球形状。在薄膜之下，每个小眼都连接着自己的导线和光感元件，三者“合作”，在半球形状的薄膜上呈阵列分布，接收光线，处理成像。该相机的景深几乎是无限的，还有 160°大视角，清晰度高，还能和动物一样辨识快速移动的物体。仿生复眼照相机并不会用来照相和采风，在不久的将来，或许能在医学、监视设备、军事领域大有作为。“最直接可应用的实例就是胃镜。不像现在的胃镜只能直达病灶，复眼照相机如果放入胃里，就能多方位、多角度观察。”不仅如此，脑电、心电的监测，甚至微创手术中，复眼照相机都有应用的可能。复眼照相机还能制造成更先进的监视设备。多数非圆形监视器的视角范围小，且影像质量差。“就像动物的复眼有‘放慢’‘定格’的功能，用上复眼照相机的监视设备，能在追查肇事者和肇事车辆时帮上大忙。”其实,科学家们并不只满足于复眼照相机,他们正在致力于开发一种柔性电子器件。“想让那些硬梆梆的电子器件变得柔软、轻便,从而适应各种具有复杂外表曲面的场合。”研发初衷很简单:传统刚性平板型半导体电子器件,不能实现在任意曲面上的高精度传感与驱动功能,尤其是不能胜任生物组织和器官的高精高敏监测与传感需求,因此,“柔性”材料和器件的研发也就成了必然。

四、节肢动物触角与气体分析仿生

节肢动物触角是一种感觉器官,其生理功能随昆虫种类不同有所差别,但概括起来有以下几方面。触觉作用:昆虫触角上有许多毛状感受器,主要接受与外界物体接触而形成的刺激,通过触角上的神经,把刺激传到中脑的触觉神经中枢,对刺激产生反应。例如,工蚁的视力一般很差,当它们在觅食的路上相遇时,用触角彼此抚摸头部,靠触觉而相互辨识的。嗅觉作用:昆虫触角上分布有许多化学物质感受器,包括板形,锥形腔锥和毛状感受器等,例如蜜蜂的一根触角上竟有嗅感器达 3 000 个以上。昆虫触角上的这些嗅觉器,使昆虫能嗅到各种化学物质从不同距离散发出来的气味,借以觅食聚集,求偶和寻找产卵的场所。昆虫嗅觉器官分辨气味的能力比人的灵敏得多,有的达到分子水平例如,埋葬虫科的埋葬虫,触角呈球棒状其上生有大量的感觉毛,可使昆虫从很远的地方就能发现正在腐烂的动物尸体,据柯林斯等报道,舞毒蛾的雄蛾,可在两英里外感受到雌蛾性信息素的气味。又如蚂蚁是根据自己蚁群的特殊气味来辨识同伙的,如有外来蚁侵入,它们就群起而攻之,直到把外来者咬死为止。味觉作用:昆虫触角上分布有许多味觉感受器,包括毛状感器和锥形感器如马铃薯卿的毛状感受器,每一根感觉毛连有五个感觉细胞,电生理方法测定表明在功能上有的对糖敏感,有的对盐类敏感,而有的对植物碱敏感。又如把几只蟑螂放在纱罩下,在其内放上沙糖和木屑各一小堆,可以看到蟑螂不时用触觉碰碰糖,又碰碰木屑,最后爬过来吃糖,而不去吃木屑。如果将它的触角切去,则它爬来爬去,似乎分辨不出哪是能吃的了。足见其触角是司味觉作用的。听觉作用:很多昆虫的触角起着声波接受器的作用,位于触角第二节梗节上的江氏器,几乎所有的昆虫都有。尤以蚊科,特别是雄蚊最发达。它能感受声波和辨别音调的刺激,蚊子婚飞时常根据一定频率的音调找到配偶,即使相隔 36m 之遥,周围的噪声大到雷鸣般的程度,也能找到另一蚊子进行交配。这种听觉的灵敏度之高和抗干扰力之强,实令人叹服。特殊作用:有的昆虫触角还具有一些特殊的功能,如工蜂发现蜜源时,通过跳舞(跳园舞或摆尾舞)发出信息,动员其他工蜂去采蜜时,被动员的工蜂跟随在后,伸出触角,一再接触舞蹈者用以表示接受信息,几分钟后便开始离巢飞向目标。又如水龟虫的触角是用来帮助呼吸的。跳蚤的雄虫利用触角抱握雌虫的腹部以便于进行交配。仰椿在仰泳时,展开触角有平衡身体的作用。蚩蚊幼虫则用触角来捕捉猎物。有的昆虫触角上还分布有弦音器官,能感受与其相连部分所发生的张力(紧张程度)的变化,这与昆虫的对称运动及飞行时定向有关。昆虫触角结构和功能的统一及其在昆虫生命活动中所表现出的感受功能的高效性,给人们以极大的启示。如蝇的嗅觉特别灵敏并能对数十种气味进行快速分析且可立即作出反应。科学家根据蝇嗅觉器官的结构,把各种化学反应转变成电脉冲的方式,制成了十分灵敏的小型气体分析仪,目前已广泛应用于宇宙飞船、潜艇和矿井等场所来检测气体成分,使科研、生产的安全系数更为准确、可靠。飞蛾也有着敏锐的嗅觉,飞蛾灵敏的嗅觉来自它的本能。在交配期,蛾类会发出引诱异性的细微气味,最远可能超过 180m。为了能成功交配,蛾类的嗅觉就越来越发达。凭借这种特性,飞蛾有望成为未来的“反恐精英”,它们经过训练后可以用来检测爆炸品、毒品等物品。昆虫的许多行为是受信息激素影响的。性信息素的感受器主要位于触角上。目前已知约有 250 余种昆虫有性诱现象,其中 80 多种昆虫的性诱素已被分离提纯,有近 30 种性诱素已可人工合成,19 种已商品化。这种仿生合成的性诱素对诱杀害虫和进行虫情预报上都发挥了很大的作用。

五、节肢动物色彩与伪装仿生

节肢动物体表具有丰富多彩的颜色,从红色到紫色,几乎覆盖了整个可见光波段,甚至囊括了我们人类肉眼看不到的紫外及红外波段。造成这种现象的原因除了昆虫体壁表面和内部的微观结构外,一个重要的因素就是昆虫色素昆虫体表色素通常在表皮细胞合成,或在被修饰的表皮细胞中发现,但是大多数情况会在体表骨化的过程中合并到外骨骼。昆虫表皮(cuticle)内或皮细胞层(epidermis)下方各种色素分子是造成体壁成色的原因之一。这些色素分子具有高度共轭双键或者 π 电子系统，共轭分子是强有力的发色团，整个共振系统里的共价电子是自由共享的，这使得它们很容易吸收入射的太阳电磁能，仅用很小的能量就可以激发电子从基态到激发态的转化，从而发出亮丽的颜色。色素分子的性质决定了其吸收光的波长，如粉蝶白色鳞片中有一种纯粹的紫外吸收色素，黄色、橘色、红色鳞片中的黄喋呤或次黄蝶呤是紫外光或蓝光的吸收色素。如果表皮是透明的，显示的则是脂肪体和血淋巴的颜色。根据现有的文献资料统计，昆虫中共有 9 大类色素，且均为天然色素。按照其来源可分为：

（1）昆虫自身合成的色素，包括黑色素（melanin）、蝶呤（pterin）、眼色素（ommochrome）、胆色素（bilin）、凤蝶色素（papiliochrome）、蒽醌类色素（anthraquinone）、蚜色素（aphin）；

（2）从植物中摄取的色素，有类胡萝卜素（carotenoid）以及类黄酮（Flavonoid）等。根据其在不同溶液中的溶解性，可分为水溶性和脂溶性色素。根据其产生的不同颜色，可分为黑色、红色、橙色、黄色、绿色和蓝色色素。

五彩的蝴蝶锦色粲然，如重月纹凤蝶，褐脉金斑蝶等，尤其是萤光翼凤蝶，其后翅在阳光下时而金黄，时而翠绿，有时还由紫变蓝。科学家通过对蝴蝶色彩的研究，为军事防御带来了极大的裨益。在第二次世界大战期间，德军包围了彼得格勒，企图用轰炸机摧毁其军事目标和其他防御设施。苏联节肢动物学家施万维奇根据当时人们对伪装缺乏认识的情况，提出利用蝴蝶的色彩在花丛中不易被发现的道理，在军事设施上覆盖蝴蝶花纹般的伪装。因此，尽管德军费尽心机，但彼得格勒的军事基地仍安然无恙，为赢得最后的胜利奠定了坚实的基础。根据同样的原理，后来人们还生产出了迷彩服，大大减少了战斗中的伤亡。

山兰凤蝶是澳大利亚的一种常见蝶，其雄性种翅膀颜色为异常亮丽的蓝色，但周边镶嵌有黑色；其黑色部分越黑，其蓝色部分就越艳丽。科学家发现，这种蝴蝶不只是通过化学方式，更是通过物理方式即一种特别的化学手段来使其黑色部分更黑，其包含黑色素的微细鳞片结构能够“捕捉”住光，由此创造出一种比黑色还要黑色的“超黑”。英国国家物理实验室的化学工程师理查德-布朗用一种凹状镍磷合金膜衣料制造出与山兰凤蝶相似的“超黑”。据认为，“超黑”将成为今后的流行色，其最大用途将是在光学设备上。

六、节肢动物发光与光学仿生

萤火虫可将化学能直接转变成光能，且转化效率 100%，而普通电灯的发光效率只有 6%。人们模仿萤火虫的发光原理制成的冷光源将发光效率提高十几倍，大大节约了能量。萤火虫的发光物质引起科学家莫大的兴趣，萤火虫发出的光源是冷光源，我们现在使用的荧光灯就是根据萤火虫的发光原理发明出来的。目前科学家已经能从萤火虫的发光细胞里提取出荧光素和荧光酶，并人工合成冷光。这种冷光源得到了广泛的应用，如在含有瓦斯的矿井中做照明灯；在弹药库中作提示灯；由于冷光不会产生磁场，它又可作水下作业的发光灯，用作清除水雷的照明灯。太空中如有任何微细生物存在，而它们又含有腺苷磷酸的话，哪怕是千分之一克的腺苷磷酸，在太空的火箭即可侦察到。

七、节肢动物巢穴与建筑构造仿生

蜂巢由一个个排列整齐的六棱柱形小蜂房组成，每个小蜂房的底部由 3 个相同的菱形组成，这些结构与近代数学家精确计算出来的——菱形钝角 109°28′，锐角 70°32′完全相同，是最节省材料的结构，且容量大、极坚固，令许多专家赞叹不止。人们仿其构造用各种材料制成蜂巢式夹层结构板，强度大、重量轻、不易传导声和热，是建筑及制造航天飞机、宇宙飞船、人造卫星等的理想材料。

八、节肢动物翅与仿生

（一）翅脉与数控技术仿生

鳞翅目昆虫的前翅基本为三角形，主翅脉从三角形的最长边出发分叉延伸，这种分叉延伸方式的好处是可以通过较短的微通道来覆盖翅膀的大部分区域。数控机床主轴系统的冷却套为一种圆环形结构，为了提高系统整体的散热效率，增强其温度场分布均匀性，可借鉴昆虫翅脉结构设计了一种拥有仿生流道的主轴系统。该设计依照鳞翅目昆虫前翅翅脉结构的特点，引入形态相似的分形流道散热结构，将冷却套中的分叉式流道结构依照昆虫翅脉型流道设置，在指定的区域内分布与翅脉相似的流道，并可以在需要加强散热的区域调整流道和增加分叉，以增强散热冷却效果。该冷却结构的特点是：流道由中部的直流道段和两侧的环形分形流道段组成；冷却液入口和冷却液出口分布在冷却套结构的上方和下方中部，两侧的环形分形流道结构对称分布，由若干多级直流道组成。冷却液从入口流入后由直流道段向左右方流动进入两侧分形流道，然后汇聚到下方的直流道段的出口流出。将仿生学应用于数控机床主轴系统冷却系统结构设计，设计了一种新型基于鳞翅目昆虫翅脉仿生流道的冷却结构。在数值传热学相关理论的基础上建立了流固耦合传热数值模型，并通过 Fluent 有限元软件对基于传统螺旋形流道和昆虫翅脉仿生流道的 2 种冷却结构进行流固耦合仿真对比分析，发现虽然后者的冷却液流速与前者相比几乎相同，但是后者的流道压降比前者低了很多，能耗自然也要小得多。同时，昆虫翅脉仿生流道加热面的最大和最小温度都较低，散热效果更佳；其温差也较低，且温度场分布几乎对称，均温性能更佳。分析结果说明，新型昆虫翅脉仿生流道冷却结构与传统的螺旋形流道结构相比，在散热效果和流动特性方面都存在优势，可应用于解决数控机床主轴系统冷却结构的散热问题。

（二）翅表疏水性与超疏水材料仿生

疏水性是指物体表面对水具有排斥能力的性能。超疏水性则是指物体表面与水接触时所形成的接触角大于 150°时的疏水性能。由于超疏水材料在工农业生产、国防建设及人们日常生活中具有极其广阔的应用前景，寻求、开发和研制具有高性能的新型疏水材料一直是科学家们所关注的课题，也是多年来仿生学领域研究的热点之一。

翅是昆虫重要的飞行器官，也是重要的保护器官，很多昆虫的翅表具有非光滑的微纳米结构，是其具有超疏水性能的基础。中国科学院动物研究所梁爱萍研究员领导的研究组利用光学视频接触角测量仪及环境扫描电子显微镜（ESEM）技术对多种蝉类昆虫翅表水滴的静态接触角及纳米结构进行了观察、测量和比较，并利用 X 射线光电子能谱仪（XPS）检测了部分种类翅表的化学组成成分。研究发现，蝉类昆虫翅表疏水性呈现出很大差别，翅表疏水性的强弱是由其表面的纳米级形貌结构（主要为乳突）和化学成分（主要为蜡质类）共同作用的结果。翅表乳突形状不同则疏水性不同，结构均一的翅表疏水性较强；乳突基部直径、基部间距及乳突高三种参数对翅表的疏水性起很大作用，乳突基部直径 141nm±5nm、基部间距 46nm±4nm 及乳突高 391nm±24nm 的翅表表现出最强的疏水性能。水滴在翅表的滑动实验表明，疏水性较强的翅表水滴容易滚离，当翅表的蜡质遭到破坏后，疏水的翅表则变为亲水。本项研究的结果为仿生超疏水和自清洁材料的设计和开发提供了基本数据和参考。

（三）翅结构与温度调节仿生

蝴蝶翅膀上的鳞片会自动变换校对来调节温度。气温低时，鳞片平铺是阳光垂直射入，气温升高时，鳞片自动张开，通过减小照射角度吸收较少的热量。科学家们受它的启发，将人造卫星的控温系统制成了百叶窗式，在每扇窗的转动位置安装有对温度敏感的金属灶，随温度变化可调节窗的开合，从而保持了人造卫星内部温度的恒定。蝴蝶翅膀的功能还很有可能被应用在电脑芯片上，电脑芯片的发展趋势是运行质量高、容量大，厚度却越来越薄，所以芯片的有效散热性能就变得越来越重要。科学家就想利用蝴蝶翅膀的绝妙散热功能，研制出在长时间运行状态下能保持恒温的电脑芯片。

九、节肢动物黏附与黏附力学仿生

较多节肢动物如蜘蛛、苍蝇、蚂蚁等动物及昆虫，它们能够在垂直的物体表面停留及爬行，研究动物及昆虫这种特殊的能力，对我们研究爬壁机器人等，都将具有很重要的意义。如德国科学家 Kesel 等利用原子力显微镜（AFM）扫描电镜（SEM）对跳跃蜘蛛的脚部进行了观察，他们发现蜘蛛的脚部生长有适合于粗糙表面行走的趾骨爪，分布在脚趾的边缘，但在光滑的表面，它们则利用脚部刚毛来实现吸附，刚毛生长在脚趾的中间部位，每个刚毛刷子的末端又长有很多个细小的绒毛。对大苍蝇刚毛的接触行为进行了原子力显微镜的研究，目的是观察大苍蝇刚毛与光滑表面的接触方式结果发现，脚垫上只需要 1/3 的刚毛与光滑的玻璃面接触就足以支撑苍蝇的体重。他们进一步讨论了苍蝇末端刚毛的排列方向，发现作用在脚垫上的力的方向与刚毛的排列方向最接近，目的是使得铲状的末端与表面达到最优接触，另外在接触面上释放神秘的液体通过滑移运动，使得液体从末端方向流出，并在刚毛与基底之间优化液体膜厚度，从而引起了很多力学家及生物学家的关注，仿生黏附力学因此成为一个日益受到关注的重要领域，具有很强的应用前景。

十、仿生节肢动物应用于军事项目

（一）节肢动物的结构对武器原理的影响

甲虫自卫时，可喷射出具有恶臭的高温液体“炮弹”，以迷惑、刺激和惊吓敌害。科学家将其解剖后发现甲虫体内有3个小室，分别储有二元酚溶液、过氧化氢溶液（双氧水）和生物酶。二元酚和双氧水流到第三小室与生物酶混合发生化学反应，瞬间就成为100℃的毒液，并迅速射出。这种原理已应用于军事技术中。第二次世界大战期间，德国纳粹为了战争的需要，据此机制制造出了一种功率极大且性能安全可靠的新型发动机，安装在飞航式导弹上，使之飞行速度加快，安全稳定，命中率提高，英国伦敦在受其轰炸时损失惨重。美国军事专家受甲虫喷射原理的启发研制出了先进的二元化武器。这种武器将两种或多种能产生毒剂的化学物质分装在两个隔开的容器中，炮弹发射后隔膜破裂，两种毒剂中间体在弹体飞行的8~10秒内混合并发生反应，在到达目标的瞬间生成致命的毒剂以杀伤敌人。它们易于生产、储存、运输，安全且不易失效。

（二）节肢动物间谍窃取情报

最新资料表明，节肢动物和小动物目前正在被一些国家当成最新式的间谍工具。当甲虫、飞蛾、老鼠，甚至鲨鱼的身上安装电子窃听装置后，它们就成了最经济和安全的“间谍”。

早在20世纪60年代，美中央情报局就曾用苍蝇运载窃听器，进行过情报活动。他们把一种安装在硅片上小如针头的微型集成电路做成超微型的窃听装置粘在苍蝇背上，便可以监听到20m以内的对话，并能将其传送到约1 600m外的接收站。当然，中情局对苍蝇并不仁慈，他们会在苍蝇出发前让它吸入适量的神经毒气，因此当苍蝇通过房门上的钥匙孔或通风设施到达窃听目标如戒备森严的办公室或会议室后，这种毒气能在预定时间内发挥效力，就会毒发身死，跌落在墙角或桌角旁，而它所携带的窃听装置也就不致受到苍蝇翅膀振动颤音的干扰而影响窃听效果，房间里的声音就会点滴不漏地收录下来，传送出去，完成窃听任务。

蜻蜓、飞蛾也都可能充当间谍。美军研究人员设想，利用电子遥控或全球定位系统，在100m外把节肢动物送到离具体目标5m以内的地方。一旦到达目标，这些节肢动物将无限期停留在那里，或者一直停留到获得新的指示为止；而且能向情报机构发回来自有关传感器（包括气体传感器、麦克风、视频传感器等）的数据。这样节肢动物搜集情报的能力得到空前的提高。

在越南战争时期，美国还曾用飞机把臭虫撒在丛林中，用它来发现军队。臭虫对人体的汗味特别敏感，当它嗅着汗味爬到越军官兵身上吸血时，它背上的超微型发射器就发出信号，美军的轰炸机就按着臭虫发出的信号进行轰炸。

（三）反恐作战中的“先遣兵”

2005年美国媒体就曾披露说，美国正在发展反恐特异部队——节肢动物反恐部队。据悉，这支由节肢动物组成的部队主要包括甲虫、蟑螂、金龟子等物种，在反恐怖作战中将承担侦察、定位和引导任务，是反恐作战的“先遣兵”。

其中，甲虫将是这支部队的“排头兵”。甲虫类节肢动物身体外部裹着一层“铁甲硬壳”，耐蚀耐晒，生命存活力和适应力极强，完全能满足反恐作战的特殊需要。同时，体积小的特点也使其在担当先遣“谍兵”时，不易被敌方发现、怀疑和捕捉，是最可信赖的“隐形杀手”。更为重要的是，甲虫遇到温度变化，尤其高温变化时反应灵敏，因而在反恐火炮的攻击中所起的作用可能超过无人侦察机。某些甲虫是热反应的“天才”，比如远在50km甚至更远的地方发生森林火灾，它都能敏锐地侦察到，从而早早拔脚远逃。

蟑螂虽然可能传染伤寒、霍乱等疾病，但由于其具有“无孔不入”的特点，也被训练成孜孜不倦的“无形间谍”。美军认为，如果为蟑螂创造良好的条件，那么它既可能深入恐怖分子的餐桌宴席传播病毒，也可能进入重要恐怖分子头目藏身地进行全方位侦查、探测、猎取恐怖分子的情报并及时反馈重要信息。同时，蟑螂的逃窜速度快、嗅觉能力强，很难被恐怖分子发现和捕捉。因此，美军准备把蟑螂训练成反恐作战的

"主战兵种"。

同时生物学家认为,几乎所有节肢动物类都会发射性外激素,以吸引同类聚集在一起。因此,当"节肢动物战士"承担"先遣兵"任务时,可以召唤同类形成群体,从而能够很好地隐蔽自己。

基于节肢动物的这些优点,美军对反恐节肢动物部队寄予厚望。通过在节肢动物背部安装特殊的"微型传感器",利用节肢动物与生俱来的习性,并加以长期训练,这些节肢动物反恐战士在未来必将发挥更大的作用。

(四)虫形飞机

虫形飞机(entomopter)是一类特殊的微型飞行器(micro air vehicle,MAV),它不是简单地由普通飞机微型化制成,而是一类高度集成化的智能机器人。因此,该类飞行器又被称为飞行机器人(flying robot)、机器虫(roboti bug)、微机械飞虫(micromechanical flying insect 简称 MFI)、多型电机虫(multimodal electromechanical insect)等。按照虫形飞机的最权威学者美国佐治亚技术研究所 Robert Michelson 博士等(1997)的定义,虫形飞机指用人造肌肉技术制造的能短距离平飞并定位着陆的机器人化微型飞行器,广义的虫形飞机即体积像节肢动物一样大小的飞行器。

这些机器虫在空中飞行,不仅肉眼很难发现,就是雷达探测器也很难探测到,即使被"看"到也很可能被认为是一只普通的节肢动物,甚至飞入房间、停在墙上也不会引起人们的注意。虫形飞机由于体小质轻,使用非常方便,能完成大型武器不能完成的多种任务,如可以用其在街道密集、高楼耸立的城市作战,对特定目标进行监视、监听和跟踪,甚至像一只蜜蜂钻入到指挥部、情报室内窃听军事机密,收集视觉、化学和生物情报,然后把这些准确的情报送回操作者手中;可以在倒塌的建筑中寻找幸存者;也可用于清扫战场;检测有毒化学物品;必要时,它还可以携带高能炸药同敌军指挥部或机要处所同归于尽。此外,它们还可以用作雷达干扰器,当虫形飞机飞至雷达附近时,能对雷达进行有效的干扰。一些发达国家军方为此投入了大量的人力物力,以期取得战争的主动权。

此外,虫形飞机还可用于野外勘察、环境监测和保护、科学探险等方面,如可以让它们监视和消灭害虫或为农作物授粉,跟踪野生动物群,巡逻牧场,监控道路交通,飞落在烟囱上测量废气排放量,监测溢出化学物的浓度、监视犯罪团伙等。另外,虫形飞机在医学上的用途更大,负责研制机器蝇的科学家设想用苍蝇大小的虫形机器人可以利用最小入侵手术技术(minimal invasive surgery techniques)在人的体腔内施行手术。虫形飞机将会给科学研究和人们的生活带来极大的方便。

因为这种飞行器与无线电遥控飞机模型完全不同,需要能自主飞行。澳大利亚国立大学的一个科研小组在仿生学的基础上,通过对几种节肢动物的研究已经研制出虫形飞机,它们有着蜻蜓的灵活敏捷,定位像蜜蜂一样准确。科学家根据蜻蜓、蝇子、蜜蜂等节肢动物的复眼构造研制出了一个电子复眼模型,电子复眼通过测量紫外光和绿光的分布来保持水平飞行,从而解决在火星过于稀薄的大气中如何平稳飞行的问题。而导航问题的解决则得益于对蜜蜂的研究,火星上没有 GPS,也没有可以判断方向的磁场,所以地球上常用的导航方法到了火星上便失去了作用,而蜜蜂是使用天空中的磁偏振图形、陆地标志、飞行距离相结合来导航的。这个研究小组计划在 2003 年研制出成熟的、有实用价值的导航传感器,在 2004 年对这种小型飞机做最终测试。并计划让这些虫型飞机在 2007 年探测火星 Marineris 峡谷的岩石结构。

第五节　节肢动物在人工智能领域的应用

目前世界上通过对节肢动物触角、眼、翅等结构与功能的研究,已研制出了根据嗅觉寻找目标的机器人等产品,节肢动物脑神经功能与工业应用等研究内容,在 21 世纪可能取得重大突破,并应用于医学、军工等行业。

一、仿节肢动物功能性智能

节肢动物的视觉与脊椎动物相比是比较低级的,眼体不够灵活,焦距一般也固定。但在漫长的进化过程中,它们却具有敏锐发现物体的能力。Srinivasan MV 等对蚱蜢的凝视机制、蜜蜂飞过管道的导航行为、采蜜时的定心能力进行研究，分别得出了物体范围确定方法、狭长通道导航技术和障碍密集环境中的路径规划算法。

在发展移动通信，特别是实现全球漫游时，利用卫星通信实现无线中继是不可缺少的手段。因为在人烟稀少的边远地区或广阔的海洋和天空，除了卫星通信就难以实现移动通信的中继。利用卫星组成覆盖全球的通信系统，可以采用地球同步卫星或低地球轨道卫星。若采用地球同步卫星，只要在地球同步轨道上布置3颗彼此相隔120°的静止卫星，就可以实现全球通信。但这种方式要求卫星大、复杂且轨道高，使传输损耗加大。因此人们更倾向于使用低地球轨道卫星。这种方式虽然需要的卫星数量较多，但发射容易，可降低发射费用，更重要的是因为传输损耗小，可使接收终端小型化。所以现在提出的实现全球移动通信的方案几乎都使用低地球轨道卫星。然而这又带来了一个新的问题，即对从一个卫星到另一个卫星的切换需要加以调度。因此优化一组卫星对一组地面站的广播时间，即卫星广播调度问题成了低地球轨道卫星通信系统中必须解决的重要问题。

果蝇的刚毛构成了它的部分外围神经系统。这种神经系统在胚胎和幼虫生长期间通过细胞的自组织逐渐形成。每个细胞对它的邻近细胞发送一个信号“我要构成刚毛”；同时它也从它的邻近细胞聆听这样一个信号。当它从邻近细胞的信号所听到声音越大时，它所产生的信号越小。换言之，声音大的信号将禁止声音小的信号，两个或多个相邻细胞里的相同水平信号的作用结果是不稳定的，且结果只有一个细胞连续产生高水平信号，邻近的其他细胞的信号将被禁止。具有高水平信号的细胞最终构成了刚毛，而邻近的其他细胞放弃原有愿望构成表皮骨骼。这种过程可确保没有两根刚毛直接相邻，从而产生灵敏的刚毛分布模式和鲁棒的皮骨骼模式。提出基于果蝇刚毛分化自组织机制的卫星广播调度新方法，该方法生长出了这种问题的优化解。为增加自组织计算的鲁棒性引入了随机竞争排序技术，对不同大小问题的计算测试表明该方法能快速一致地产生极好的结果。

微扑翼飞行器（flapping-wing micro air vehicles）是一种模仿节肢动物或鸟类飞行的新概念飞行器。微扑翼飞行器的主要特点是将举升、悬停和推进功能集于一个扑翼系统，可以用很小的能量进行长距离飞行，同时具有较强的机动性。自然界的飞行生物无一例外采用扑翼飞行方式。根据仿生学和空气动力学研究结果可以预见的是，对于翼展小于15cm的微型飞行器，扑翼飞行比固定翼和旋翼飞行更具优势。

扑翼飞行的机制完全不同于传统的固定翼和旋翼飞行，相比较起来要复杂得多，人们对这一领域的认识目前还很不完善。目前国内外对扑翼飞行的研究多是从试验或仿生学的角度对节肢动物或鸟类的飞行机制进行研究。对节肢动物飞行的仿生模拟基础上，建立了简化的二维扑翼气动模型，对低雷诺数下扑翼运动的非定常空气动力学问题进行了流场仿真，解释了扑翼运动获得高升力的原因。

鸟类和蝙蝠等飞行动物通过翅上肌肉收缩改变翅骨排列、羽毛位置和翅膜松紧，这些控制涉及复杂的反馈系统和神经控制，从工程应用来说，在一个很轻翅上实现如此多的功能，采用目前技术实现难度相当大。与此不同，节肢动物翅膀是翅筋和薄膜结构，肌肉力施加在翅膀根部，翅膀的结构和各组成元件材料特性决定了翅膀怎样在力的作用下改变形状。因此节肢动物翅膀仿生相对比较容易些。但是，节肢动物翅膀经过了上亿年进化，依靠目前材料和技术要完全模仿是非常困难的，需要提取精髓并进行简化。

尽管人们十分期望了解柔性对微型仿生飞行机器人飞行的影响，但迄今为止探讨该问题的文献还很少。少数生物学家对自然界节肢动物翅膀柔性进行研究，认为翅膀的柔性变形对于升力产生有很大影响。在节肢动物翅膀运动机制研究中，多假定翅膀是刚性翅，而在微型仿生飞行机器人研究中，也极少对柔性翅的柔性进行系统的研究。从自然界节肢动物和小鸟的飞行可以看出，自然界节肢动物翅膀柔性在提高气动效率和飞行稳定性方面具有很大优势，因而翅的柔性仿生研究将成为目前微小型仿生飞行机器人的重要方向。以节肢动物翅膀为基础，进行了柔性翅的仿生机械设计，并重点对其柔性进行了分析和实验研究，结果表明，柔性翅的展弦比和前缘梁刚度对升力有较大的影响，其中变刚度前缘梁和大展弦比有益于升力的产生。

韩国建国大学根据蝗虫的后腿结构设计了仿蝗虫跳跃机器人，跳跃高度约71cm，为其自身高度的14倍，跳跃距离约100cm，为其自身大小的20倍。近年来，智能驱动与仿生材料的发展为仿生跳跃机器人设计提供了新的思路。采用材料与驱动一体化的设计思路，利用智能材料的变形实现驱动成为一个新的研究方向。如韩国首尔国立大学利用新型形状记忆合金弹性驱动器代替跳蚤肌肉储存和释放能量，运用四杆机构模拟跳蚤的腿部结构，设计了一种仿生跳蚤机器人，取得了成功。该样机质量仅 1.1g，身长 2cm，跳跃高度却可达其自身高度的 30 倍。

二、仿节肢动物控制性智能

节肢动物没有存贮、规划、控制全身各部分运动的中心控制系统，是根据身体各部分的不同反应，将一些局部看来漫无目标的动作合成为有意义的生物行为，它的运动简单，却很灵活。基于节肢动物智能产生的行为主义控制方法，机器人的运动由一系列同时发生的简单动作或"能力"组成，通过自组织实现系统的复杂行为，这种"无思考智能"具有即时性和自组织的特点，在非结构化环境中具有良好的适应性。著名的应用行为控制理论的机器人有 MIT 的 Brooks 的"genghis"六足机器人、"阿蒂拉-I"机器人、"Hannibal"六足机器人、瑞士洛桑大学的"克伯拉"机器人以及美国 Los Alamos 国家实验室的"Vbug"系列机器人等。

微型六足仿生机器人的运动原理：六足纲节肢动物（蟑螂，蚂蚁等）在步行时把 6 条足分为两组，以一边的前足，后足与另一边的中足为一组，形成一个三脚架支撑虫体，因此在同一时间只有一组的 3 条足起行走作用：前足用爪固定物体后拉动虫体前进，中足用以支撑。

随着机器人工作环境和工作任务的复杂化，要求机器人具有更高的灵活性、可靠性、准确性、稳定性以及更强的适应性。依据上述要求，仿照生物的各种功能的机器人应运而生。作为移动机器人的平台，步行机器人与轮式机器人相比较最大的优点就是步行机器人可以适合各种复杂的地形，可以用于工程探险或军事侦察等危险的人类无法亲自完成的工作。而六足机器人以其步态的稳定性，对环境的适应性在整个步行机器人中占有很大的比重，因此对仿生六足机器人的研究具有很重要的意义。六足机器人旨在为多机器人协作、机器人导航、机器人 CPG 算法的研究提供一个良好的试验平台。仿节肢动物机器人应具备良好的灵活性，根据周围环境的变化准确地接收上位机指令，快速实现前进、转弯及停止等基本动作。

三、仿节肢动物群体性智能

在上文中提到的人工智能发展的特点中，人工智能是从聚焦"个体智能"到基于互联网络的群体智能。群体智能是源于对蚂蚁、蜜蜂等为代表的社会性昆虫的群体行为的研究，最早被用在细胞机器人系统的描述中。它具有分布式无中心的控制，并且群体自组织性。

在自然界中，集群的方式可以让简单的生物展现出惊人的复杂性、效率甚至创造力。在人工智能领域，可以通过这种方法产生一种新的智能，像超级专家一样"共同思考"。通过随机扩散搜索、蚁群优化、粒子群优化等算法，群体智能已应用在了无线通信、医疗、无人驾驶、艺术创作等方面。

如今，Unanimous A.I. 公司就在致力于研究群体智能，希望能够将数百人的知识、智慧、洞察以及知觉通过算法连接起来。该公司研制的 SWARM 平台等软件可以通过实时闭环控制系统将分布式网络组织成"人群"，能够聚集人类参与者的集体智慧以得出意见。除了比赛和票选等预测活动，该群体智能方法还应用到了医疗领域，其诊断肺炎的准确率比单独工作的放射科医生团队高出 22%。

随着科学技术的发展，机器人面临更加复杂的作业环境，如机器人生产线、柔性加工工厂、消防、无人作战机群等。一些作业单个机器人往往难以完成，需要多个机器人协作。多机器人系统是模仿蚂蚁、蜜蜂以及人的社会行为而衍生的一种仿生系统，通过个体之间的合作完成某种社会性行为。群体仿生的目的在于通过群体行为增强个体智能，提高系统整体工作效率，减少局部故障对整体的影响。从 1996 年开始的机器人世界杯足球赛是典型的多机器人系统，球队中的机器人通过相互作用产生系统的"组行为"，从而表现出"组智能"，实现团体功能。P.Flocchini 通过对多机器人的布局行为和聚结功能的研究，分析了多机器人系统分布式合作及组智能产生的机制。Michael JB. 和 Kube CR 等研究了群居节肢动物的组队收集食物和合作搬运物体的行为，验证了群居节肢动物的社会性行为是自组织的结果。

移动机器人在进行工作时，往往要求根据某一准则（如行走路线总长度最短、能量消耗最少等），在工作空间沿一条最优（或近似最优）的路线行走，人们提出了路径规划的可视图法、人工势场法等。

蚂蚁算法是近几年问世并逐步引起重视的一种新的仿生算法，已陆续应用于一些不同的学科领域。

作为通用型随机优化方法，它吸收了节肢动物王国中蚂蚁的行为特征，有时也称为蚂蚁系统（ant system）。节肢动物世界中的蚂蚁在搜索食物时，能在其走过的路径上释放一种信息激素（hormone），使得一定范围内的其他蚂蚁能够觉察到并影响其行为。当某些路径上通过的蚂蚁越多，留下的信息素轨迹（trail）也越多，以致信息素强度增大，后来的蚂蚁选择该路径的概率也越高。这种选择过程被称为蚂蚁的自催化行为（autocatalytic behavior）。蚂蚁算法是一种来自大自然的随机搜索寻优方法，是生物界的群体启发式行为，现已经陆续应用到组合优化、通信等多个领域。蚂蚁算法的正反馈性和协同性使其可用于分布式系统，隐含的并行性更使其具有极强的发展潜力。

四、仿节肢动物形态智能

为了提高机器人适应家庭复杂的运动环境，节约机器人的制造成本，安保机器人采用蜂窝型躯体、仿生昆虫六足关节式的机械结构。蜂窝型躯体的机器人在大量节省制造材料的条件下增大安保机器人的肢节空间，也可以使得安保机器人具有很好的运动稳定性和适应性。仿生昆虫六足关节式结构运用了动物形态仿生学的理念，这样安保机器人在运动稳定性上可进一步提高。安保机器人智能感知控制系统实现对安保机器人的每个足尖点准确地控制，为此研发小组在机器人的六足上各安装了一台低成本的小型直流发电机，此外，为了安保机器人能快速地感应复杂环境，安装了多个足端压力传感器。但是为了减少生产成本，提高产品在市场上竞争力，这种家庭安保机器人的足端压力传感器只能使用普通电阻材料，工作温度范围为 -25℃至 65℃。

五、仿极小飞行节肢动物鲁棒性智能

据军事宇航网站 2019 年月 7 日报道，美国研究人员目前正关注极小飞行昆虫的发展演变，希望能由此研究提升 AI 计算能力——减少训练次数，提升计算效率，降低功耗。DARPA 于 2019 年 1 月 4 日发布了关于微观仿生鲁棒性 AI 网络（Micro-BRAIN）项目的征求意见书。在 Micro-BRAIN 这个项目中，DARPA 正寻求利用新的方法理解微小昆虫上的综合感觉和神经系统，并研发可映射到计算机硬件上的原型计算模型，以模仿昆虫的功能。自然环境迫使这些小昆虫在维持自身基本功能的同时，尽量缩小体积和提高能效（一些昆虫身体结构极其紧凑，只有几百个神经元）。另外，小昆虫所具备的经验主观性能力在逐渐增强，这种能力可将原本简单的查找表响应方式变为基于 AI 的问题解决方式。通过这种研究，有可能发现新的问题推断、预测、归纳和抽象能力和解决复杂问题的全新方法。该研究的终极目标是理解小型生物系统在自然条件下极端的 SWaP 需求条件下形成的计算规则、计算架构和神经元细节，并将帮助确定新的计算范式提升 AI 能力——大幅减少训练次数并降低功耗。Micro-BRAIN 项目的第一阶段将为期 6 个月，描绘模型昆虫中央智能系统的输入/输出通道，以理解信号传递中物理交互过程。项目第二阶段会持续一年时间，主要将涉及新型 AI 计算硬件工作。

六、节肢动物体机器人——无人领域内的“新战士”

在机械虫的研究方面，首屈一指的是美国军方。他们研究大到可以对其远程控制的老鼠，小到可以用电池操纵的甲虫。研究者们将电极植入老鼠脑中，从而控制它们的行动。这些老鼠被训练出来专门去嗅特殊的气味，如人体或者爆炸物。然后，摄像机将它们完成任务的情况发送到控制者手中。因为老鼠个头大，可以携带摄像机和其他工具，但正是因为个头大，也特别容易被发现，美国已停止对老鼠研究的资金支持。出于这种考虑，美国国防高级研究项目署将研究重点转到节肢动物上，如飞蛾和甲虫，这些节肢动物做起间谍来更为隐蔽。

美国开发新的“依据节肢动物体机器人”项目，起因于国防部高级研究计划局 2003 年的一项失败计划。据美军新闻处提供的消息称，那项耗资 300 万美元的研究计划主要是训练蜜蜂寻找地雷。科学家们在浸了糖水的海绵上涂上炸药，吸引蜜蜂把这种味道当作可能的食物来源。研究人员的起初设想是，将微型无线传感器粘在蜜蜂的背部以探测它们的行动，并希望根据其自然搜索行动发现有害物质，但由于蜜蜂经常忙于寻找食物或者交配，这些本能的行动使它们不能忠实履行职责，这项计划最终被迫流产。基于这次失败的经验教训，研究人员开始转而研制如今所谓的“依据节肢动物体机器人”。

研究人员的基本构想是：在节肢动物还处于蛹阶段时把超轻的微型控制器装置置入节肢动物体内，从而使“微控制器”随着节肢动物器官的生长而逐步融为一体。当节肢动物长大成熟后，科学家就可以通过操纵微控制器来影响节肢动物行为，进而使它们全心全意为军事服务。控制节肢动物运动的方法可能是传感操纵，也可能是对节肢动物进行直接的肌肉干预或神经干预。传感操纵很可能是专门针对某些物种的，而直接控制节肢动物肌肉或大脑的技术也许更为通用。

研制“依据节肢动物体机器人”的关键技术问题是如何为“微控制器”提供动力。由于节肢动物本身运动时会产生热量和机械动力，科学家计划利用这部分能量为微载荷提供动力，从而不需要在节肢动物体内安装电池或其他动力系统。虽然该项目仍需依赖节肢动物本身的生理能力，从严格意义上讲只能算是“半机器人”。按照美军的计划，这项研究的目标是把节肢动物变成“可用来畅通无阻地进入人类无法进入或对人类有害的地区，执行各种微型无人飞行器任务的可预见装置”。

随着近年来生物技术研究的深入发展，科学家发现一些节肢动物类物种有极强的“危险预警”和“准确定位”能力，因此除了改造、训练节肢动物参与具体作战行动外，也正在研究如何在水下信息战场上利用节肢动物的这些特性以报知或定位威胁信息。

美军发现节肢动物在环境出现微妙变化的瞬间，能够发出信息素即外激素。这种由体表腺细胞所分泌出的一种极易挥发的化学物质，可以用作探测的“情报因素”。同时，节肢动物外激素中还包括聚集外激素、告警外激素、追踪外激素等，它们对空气、气温等变化有很好的预警作用。据美国能源部太平洋西北国家实验所研究人员透露，他们非常希望发现包括各种虫体和海藻在内的海洋生物，对水中危险物质的预警和定位的准确度。他们不但在研究利用陆上节肢动物的预警能力，还在致力于开发水中生物的“预警”作用。

弗吉尼亚联邦大学生物学家研究节肢动物水下探测能力，并得出结论——“一些节肢动物的探测能力比起人造探测器来说，更加彻底、快捷和稳定。”美国军方也试图利用节肢动物的探测能力，开发出更加廉价、高效的水下节肢动物探测器。分析人士认为，美军要使节肢动物空军向水下飞，是为了防范美国航母编队所惧怕的某些国家的潜艇舰队。

飞蛾是一种食物需求极少的生物，它可以飞到任何地方去。也许要不了多久，一只飞蛾就会飞向巴基斯坦北部的山区，飞进一个可疑的恐怖分子训练营。然而，这却不是一只普通的飞蛾，而是美国军方正在研制的“电子飞蛾”。当它还是一只蛹时，体内就被置入了一枚微型电子芯片，孵化后的飞蛾整个神经系统都可以受到遥控。

“电子飞蛾”是美国国防部“国防高级研究规划局”（DARPA）最雄心勃勃的机器人计划之一。由于“电子飞蛾”外表和普通飞蛾没有任何区别，所以它不会在敌方引起任何怀疑，“电子飞蛾”可以将拍摄到的录像情报和其他信息传回美军的电脑中。遥控“电子飞蛾”是美军很快就会用于战场上的实用科技之一。美军希望这种“电子飞蛾”能够在不久的将来被派上战场，神不知鬼不觉地搜集敌方的情报。

七、机械节肢动物机器人

从机械鸟到机械节肢动物，并非体积缩小那么简单，它需要跨越巨大的技术障碍，能量供给就是现实难题。它不是将传统机器人或飞行器尺寸缩小就可以搞定，因为涉及的节肢动物仿生学技术是一个重大的工程挑战。直到近年，专家们才能完整解释节肢动物飞行的原理。康奈尔大学研究人员解释蜻蜓如何通过调整两翼，从而在飞行中节省能量。这一研究对机械节肢动物的开发有着重大意义，因为两翼的设计是对于能量支持的考量。即使所有技术障碍被一一克服，但是机械节肢动物间谍的飞行器还存在其他风险，例如它们很容易被飞鸟吃掉，也可能被蜘蛛网缠住，就算你给它们装上奔腾芯片，当一只鸟高速冲过来时，它也只能束手就擒。

美国国防部高级研究规划局的最终目标是开发出能够飞行300英尺以上的机械虫，以抵达被侦察目标，并一直待到操纵者“命令”其离开为止。照此发展下去，墙上停落的苍蝇同样可能就是一名间谍。尽管美国政府从未公开承认成功研制出机械节肢动物“间谍”，然而美国政府资助的研究小组致力于开发携有电脑芯片的活体节肢动物。此类节肢动物可被施行远程控制，从事无人能及的间谍活动。由美国国防部高级研究规划局资助的研究小组正进行机械节肢动物的研究，它并非将机器人制成节肢动物形状，而是通过在节肢动物体内植入芯片，将活体节肢动物改造成半机器人。研究人员计划将电脑芯片置入蛾的蛹体内，待其发育成健康的成体飞蛾后，节肢动物的部分神经与电脑芯片自然结合，以达到被军事人员控制飞行的目的。

一旦开发成功，机械节肢动物将在各个领域派上大用场。除了充当间谍工具，机械节肢动物可以跟踪疑犯，可以引导导弹精确打击目标，还可以在倒塌的废墟中寻找生还者。机械节肢动物的研发工作仍然面临很多高难度的技术障碍，由此大多数专家认为机械节肢动物的研发技术还未走向成熟。美国官方公布的数据显示，2007 年一年时间内，美国微型飞行器已登记在册的飞行时间就达 16 万小时，这比 2006 年增加了 4 倍。美国军方最近警告，如果不尽快出台有关微型飞行器的飞行规则，大量增加的无人飞行器会使军方空域混乱不堪，甚至蕴含潜在危险。这个领域的门槛并非高不可越，造成了大量业余爱好者进入其中，也给官方的管理工作带来挑战。

蟑螂的逃跑速度非常快，因为它六条腿的分布形式允许其绕过障碍物快速运动。在美国斯坦福大学的校园里，这只呆头呆脑的机器“大蟑螂”是斯坦福大学仿生机器人科研小组共同研制的，常在草坪上以极快的速度奔跑。美国麦吉尔大学的机器蟑螂每秒可行走 3m。科研人员表示，新一代操控灵活的仿蟑螂机器人是完全可以用来从事搜寻、援救等任务。比如，在发生爆炸的现场，这种可以灵敏活动的“蟑螂”机器人就能以最快的速度跨越障碍搜寻受害者。

节肢动物是动物界中最早获得飞行能力的类群，它以高超的飞行技巧时常使自认为是万物之灵的人类自叹不如。能制造出像节肢动物一样大小并有相同飞行能力的飞行器，是人们长期以来的梦幻，然而随着科学技术的发展，虫形飞机“机器蝇”这一梦幻正在逐步变为现实。这种飞机只有普通家蝇大小，直径 5~10mm，样子也像蝇。这种虫形飞机重约 43mg。有以下几个方面用途：

1. 用于军事方面　这种人工苍蝇有一套完整的窃听收发装置，它能像真蝇那样寻觅着带有人体特殊气味的目标，叮在不易被人发觉的地方进行窃听，甚至像一只蝇钻入到指挥部情报室内窃听军事机密。它的飞行方向还可以用无线电遥控，使其在完成窃听任务后返回基地。可以用它在街道密集、高楼林立的城市作战，对特定目标进行监视，监听和跟踪；可以在塌陷的建筑中找寻幸存者，也可检测有毒化学物品；必要时可携带高能炸药同敌人指挥部同归于尽。此外还可用雷达干扰器等。

2. 用于科学研究方面　虫形飞机还可用在野外勘察、环境监测和保护、科学探险等方面，如可让它们监测和消灭害虫，或为农作物授粉，跟踪野生动物群，巡逻牧场，监控道路交通，飞落在烟囱测量废气排放量，监测溢出化学药物的浓度，监视犯罪团伙等。

3. 用于医学方面　以蝇大小的虫形机器人用最小入侵手术技术在人的体腔内实施手术。

第六节　节肢动物在生物安全的应用作为生物武器的作用

人类社会长期面临生物威胁，特别是传染性疾病和生物武器的威胁。在长期的历史进程中，人类一直在与各种传染性疾病进行斗争，鼠疫、霍乱、麻疹、天花等传染性疾病曾经给人类社会造成巨大损失。传染性疾病是人类最早接触到的生物安全问题，也是早期生物安全的主要内容之一。而与传染性疾病类似，另一个有着悠久历史的生物安全问题是生物武器。

在医学界，媒介生物被解释为在传播人与人之间或人与动物之间的疾病中起作用的有机体。媒介生物恐怖是恐怖分子用携带具有传染性、致病性微生物或毒素的媒介生物作为恐怖袭击武器，通过一定的方式进行攻击，以造成烈性传染病的暴发、流行，污染水源和食品等，导致人群失能和死亡，引发人心恐慌，社会动荡，以达到其罪恶的政治目的。美国世贸大厦遭撞击固然可怕，但毕竟不会威胁到整个人类的生存，而生物恐怖攻击的危害则是全球性、无法估量和难以控制的。“生物恐怖”已经成为一种新战争样式。世界卫生组织和国际社会认为，目前战略规模使用生物武器的可能性不大，战术使用是有可能的，在相当长时期内，生物武器的最大威胁是被恐怖组织所利用。生物恐怖主义已打破了军民界限，公众的生物防御应受到全球普遍关注。早期,媒介生物作为武器技术只是掌握在个别国家的手中,但是,随着社会的发展,世界上一些恐怖组织也渐渐掌握了生物武器技术,并运用在恐怖活动中。由于生物武器造价低廉,技术难度不大,研制隐蔽性强,几乎可以在任何地方研制和生产(包括在家中),因此也被称为“穷人的原子弹”。

战争和恐怖行动时使用微生物、生物和化学武器已有较长的历史。生物武器是由生物战剂(即致病微生物及其生物毒素)和相应的施放工具组成的一种特殊武器,如装有生物战剂的炮弹、航空炸弹、火箭弹、导弹和航空撒布器等。常见的生物战剂包括:细菌、病毒、毒素和真菌,有液体和固体两种形态。将带有病菌的动物装在容器内,用飞机或导弹投射到目标地域,容器破裂,放出带菌的动物。1972 年生物武器国际会议提出生物武器战剂的概念:“任何形式和数量的微生物或生物制剂或毒素,不论其来源及生产方法,只要不是出于正当的预防和保护或其他和平目的,均属于生物武器战剂。”这个定义也包括节肢动物和毒素,同时医学节肢动物经常作为生物武器战剂的载体。如蝇、蚤、蚊、鼠、蜱等都可作为一些病原菌的传播体,携带生物战剂,使人员染病。

目前世界上可能用于生物武器的媒介生物主要有传播疾病的医学节肢动物、鼠类及其他媒介生物。携带的主要病毒有 25 种,细菌有 13 种,其中危险性和毒性最大、传染性最强的仍然是鼠疫、天花和炭疽。

理想的生物武器具有以下优势:效果稳定可靠,只需要很小剂量就可以发挥作用,潜伏期短并且能够预测,用于攻击以前没有感染过此类疾病的目标,对方没有可行的治疗方法,易于批量生产,可以可靠地储存和运输。

一、有害媒介生物的种类及携带的病原微生物种类

有害媒介生物种类繁多,常见的节肢动物有蚊、蝇、蜚蠊、臭虫、虱子、跳蚤、蚂蚁等,此外还包括蠓、蚋、虻、蜱、恙螨、白蛉等。鼠类常见有 10 多种,如小家鼠、褐家鼠、黄胸鼠、黑线姬鼠、大仓鼠、黑线仓鼠、沙鼠、田鼠、黄鼠、松鼠等。媒介生物可携带大量的细菌、病毒、立克次体、生物毒素、衣原体真菌等,是藏匿和快速传播疾病的途径。细菌类主要有鼠疫杆菌、霍乱弧菌、炭疽杆菌、类鼻疽杆菌、野兔热杆菌、布鲁菌等。病毒类有天花病毒、黄热病毒、委内瑞拉马脑炎病毒、森林脑炎病毒、乙型脑炎病毒、登革病毒、埃博拉病毒、裂谷热病毒等。立克次体类有 Q 热立克次体、立氏立克次体、普氏立克次体等。生物毒素类主要有肉毒杆菌毒素、葡萄球菌肠毒素等;其次还有鸟疫衣原体、真菌等。

二、媒介生物疾病的传播方式及侵入人体途径

媒介生物性疾病可经过消化道、皮肤侵入人体。

经医学节肢动物叮咬吸血或机械携带而传播的传染病

1. 经医学节肢动物的机械携带而传播:如蝇、蜚蠊携带肠道传染病病原体,后者一般只能存活 2~5 天。当它们觅食时接触食物、反吐或随其粪便将病原体排出体外,使食物污染,人们吃了这种被污染的食物或使用这些食具时而被感染。

2. 经吸血节肢动物传播:指吸血医学节肢动物叮咬患病宿主,使病原体随宿主的血液进入医学节肢动物肠腔或体腔内经过发育及/或繁殖后,才能感染易感者。经吸血医学节肢动物传播的疾病为数极多,其中除包括鼠疫、疟疾、丝虫病、流行性乙型脑炎、登革热等疾病外,还包括 200 多种传染病。

医学节肢动物的孳生繁殖和活动受自然条件的制约,因而它的媒介作用也受后者的影响。所以医学节肢动物传播的传染病其发病一般均具有地区性和季节性升高特点。

3. 鼠类是通过其体外寄生虫叮咬、排泄物污染、机械性携带以及直接咬人等方式传播多种疾病,如鼠疫、恙虫病、钩端螺旋体病、森林脑炎、肾综合征出血热、地方性斑疹伤寒、野兔热等。

三、媒介生物武器危害的作用特点

(一) 面积效应大

在各种武器中,生物武器的影响范围最大,媒介生物战剂随风飘散,可造成大面积污染区,特别是飞机投掷的各种媒介生物可在相当大的范围内活动,扩大传播。由于媒介生物绝大多数携带的是活的微生物,

只要极少数致病微生物进入机体，就能使人发病。据世界卫生组织出版的《化学和生物武器及其可能使用效果》介绍，一架战略轰炸机所造成的有效杀伤面积：100 万吨当量级的核武器为 300km^2；15 吨的神经毒剂为 600km^2；10 吨生物战剂为 10 万 km^2。威吓人数多。由于人类对一些病毒没有免疫力，因此很容易相互传染。如目前全世界的人都已丧失天花免疫力。美国早在 1972 年就已停止接种这一疫苗，加上一般天花病毒的免疫期只有 10 年。所以全世界的人都已不再具备天花病毒的免疫能力。只要恐怖分子投放少量的天花病毒，就能制造一场人间灾难。

（二）危害时间长

多数媒介生物战剂在外界环境中对各种不利条件有较强的抵抗力，有的战剂可在土壤或节肢动物体内长期生存，遗留有害作用，即使多年的朽尸也可成为传染源。

（三）致病力及传染性强

媒介生物携带多数病原体引起的疾病都具有极强传染性，在人群中即使引起少数人发病也能造成时间上持续进行、空间上不断扩大的传染病，少量病菌进入人体就可以引起发病或死亡。一旦烈性传染病在一个地区流行，具有很大的威胁性。不但能在人体内大量繁殖，而且不断污染周围环境。有的传染病在潜伏期和健康带菌者都很难发现，它们的活动可互相传播，引起流行。

（四）使用容易，易隐蔽，不易发现

媒介生物战剂在使用时常采取隐蔽手段或与其他武器结合使用，故不易及时察觉。传播途径多样，可以通过气溶胶、牲畜、植物、信件、媒介节肢动物等生物方法进行传播。有潜伏期，不易早期发觉。如肉毒毒素中毒的潜伏期仅数小时，而布鲁菌病则长达数周。潜伏期短的，发病迅速，使人不易防御。如天花病毒在施放喷洒 2 周后，第一个传染者才会出现发热、疼痛等非典型症状。等到确诊时，被感染者已经成几何级数增长。只要把 100kg 的炭疽芽孢通过飞机、巡航导弹或老鼠携带等方式散播在一个大城市，就可能使 300 万市民感染毙命，对释放者自身的威胁却较小。

（五）具有渗透性，难于防护

媒介生物战剂随空气传播，一切不密闭的、没有空气滤过设施的工事、建筑物都能受到侵袭。坚固的军事工事和装甲坦克能经受强大火力的轰击，却抵挡不住生物战剂的侵袭。实施者一般多十分隐蔽，施放方式多种多样，人只要在含有 10 个/L 生物战剂颗粒里呼吸几分钟，进入肺泡中的气溶胶粒子很容易通过毛细血管进入血液而引起感染。

（六）生产成本低，具有自我增殖能力

媒介生物战剂所需原料多来源于农牧产品，比较丰富，成本较低，另外还具有生命力，极少量就能大量繁殖引起疾病。据联合国专家估计，以每平方千米杀伤面积的成本计算，化学武器需 600 美元，核武器需 800 美元，常规武器需 2 000 美元，生物武器仅需 1 美元。据 2001 年北大西洋公约组织评估，如果要造成 1km 范围内 50% 的人员伤亡，常规武器需要花费 9 000 美元，核武器需要 4 000 美元，化学战剂需要 3 000 美元，而生物战剂所需不到 5 美元。

（七）不能立即发生效应

生物武器进入人体有一定的潜伏期，潜伏期的长短随生物战剂的种类和入侵的数量、机体免疫能力的强弱有关。若在潜伏期内及时采取紧急预防措施，减轻疾病的严重程度，甚至可以阻止发病。因此，潜伏期较长的病原体应用于战术目的，就不能不受到一定的限制。

（八）生物恐怖的现实威胁

生物恐怖攻击活动会使国家突然出现大量病员，给医疗单位造成巨大压力，如药品短缺、医院床位紧张等，有些治疗困难或无法治愈。并造成巨大的经济损失和公众心理恐慌，引起社会、政治、经济动荡。生物武器裁军相关公约对在非战争中使用，包括恐怖组织使用的约束力小。

四、生物恐怖的局限性

（一）自然条件的限制

生物战剂气溶胶在施放喷洒时就损失了 95%，施放后，除生物战剂气溶胶的扩散受气象和地形等条件

影响外，生物战剂本身还受太阳辐射和温湿度的影响使其自然衰亡，这不仅限制了施放的时机，也限制了生物战剂在外界存活的时间。世界卫生组织顾问委员会的报告材料中指出，估计各种生物战剂气溶胶每分钟的衰亡率是：病毒 30%，立克次体 10%，细菌 2%，炭疽芽孢 0.1%。美军条令记载其部队安全进入生物武器袭击地区的时间：晴朗的白天，施放后 2 小时可以进入；夜晚或阴天，施放后 8~18 小时可进入。这也可以说明，一般生物战剂在自然条件下起致病作用的时间是不长的。

（二）卫生防疫措施的作用

人员的免疫状况、个人防护器材配备和训练程度，显著影响生物战剂的作用。免疫保护的程度因生物战剂的种类而不同，一般减毒的活疫苗和类毒素对相应的病毒和毒素攻击的保护力，比菌苗对细菌攻击的保护力效果好。细菌中土拉热的活菌苗的保护力比鼠疫、炭疽活菌苗为好，在一般情况下，前者的免疫有效期是5~6年，后者只有半年到1年。适时、正确地戴防毒面具或防护口罩，可有效防止生物战剂经口鼻侵入。

（三）生物战剂不能立即发生杀伤作用

生物战剂的作用与其武器不同，不是由物理化学因素或机械作用迅速发生杀伤作用，而是病原体进入人体后，经过与人体组织相互作用的过程，破坏了人体的正常生理状态而引起疾病。即使是毒素（美国列入化学战剂），不论量多大，进入人体后也要经过 30 分钟以上才能发病。也就是说，生物战剂所致传染病都有一定时间的潜伏期，我们可在此期间内采取有效的措施，以防止或减少生物武器的危害作用。

总之，生物武器虽然有其危害作用，但是效应受多种因素的影响，自然环境难于长时间储存。媒介生物战剂多为活的微生物，在生产、保存、运输以及在使用上都会受到一定的限制。一般来说，在寒冷季节不宜利用节肢动物和小动物传播病原体；在烈日下或有上升气流时，不宜喷洒气溶胶；在逆风情况下，生物武器使用不当反有危害施放者自身的危险。由于有很大的局限性，因此是完全可以防护的。

五、生物恐怖的防护

生物恐怖的防护措施主要包括：

（一）监测

监测的目的是及时发现和判断是否使用了生物战剂，提出紧急预防措施及进一步调查的办法。监测工作需要由专业队伍来做，一旦发现，还要进行详细的调查。平时应掌握国内外的有关情况，如研究生物战剂的趋势、装备和贮存方面的情报，国内医学地理、疫情历史和现状的资料等，做到心中有数。

对可疑现场的监测：

1. 空情　如用飞机施放，注意敌方飞机活动的情况。飞机名称、航向和高度，特别注意有无低空盘旋，低飞后形成烟雾，投下不炸或炸声很小的炸弹或容器，查清施放方式、喷雾还是投生物弹或容器，记录施放的时间，施放时的气象条件，如晴阴、温度、风力和风速等。

2. 地情　在现场观察空投实物及残迹，如浅小的弹坑，特殊的弹片或容器，在其附近遗有粉末、液滴或大量节肢动物、杂物等。根据具体情况，判断污染范围，划定污染区。生物战剂气溶胶的污染范围，可根据施放方式，空中线源、地面线源、施放器材。生物弹、喷雾装置的大小和数量，结合风力风向，判断其污染范围及杀伤率。节肢动物的污染范围，可根据其分布及活动范围来断定。

3. 虫情　节肢动物或动物出现反常现象，有季节反常，如雪地上发现苍蝇；场所反常，如山坡上发现大量蛤蜊；种类的反常，出现当地原来没有的动物；密度反常，节肢动物密集成堆及节肢动物带菌反常或耐药性反常等。

4. 疫情　突然出现当地没有的或罕见的传染病。疾病出现的季节反常，如虫媒脑炎再现在冬季。传播途径异常，如经呼吸道感染了肠道传染病（肉毒中毒）或虫媒传染病等。流行特征异常，如未发现鼠间鼠疫就出现了人间鼠疫。在同一地区发现多种异常的传染病或异常的混合感染。在出现反常的敌情后，突然发生大量相同症状的患者或病畜，从患者、病畜或尸体分离出的致病微生物与投放物分离者相同。当发现了上述情况时，应向就近上级政府或军事领导机关报告，有关部门应立即派人进行现场调查，除应组织扑灭防止节肢动物逃散外，原则上全部或部分保护现场，并报告省以上上级机关或军事领导机关及时组织调查，发现传染病立即报告上级卫生行政部门，切实执行关于《中华人民共和国传染病防治法》的有关规定。平时应建立健全疫情报告网，由各级卫生防疫机构掌握疫情统计资料。在发生生物战时，要广泛发动群众，由军政机关保证用确实、快速、机密的通信和交通工具，由专门人员进行疫情报告。

（二）生物恐怖事件的判断

将监测和调查所得到的各种材料去粗取精、去伪存真、由此及彼、由表及里的周密分析得出准确的判断。首先应周密分析反常现象，在实际工作中可遇到一些自然界的反常或传染病流行的反常现象，往往很难和敌人使用生物武器的迹象相区别。例如，在某一地区突然出现大量密集的节肢动物，而当地气温并未突然上升在这种情况下更应该慎重处理。在实际工作中，对一次敌投的空情、地情、虫情和疫情等都有确实证据，并完全能够相互联系，就能肯定敌人使用了生物武器，明确了实际情况。但由于敌人隐蔽使用，往往消灭容器痕迹，气溶胶一般不易发现，所以很难碰到一套完整的线索。因此，我们必须把所得到的材料，逐项核实，不放弃任何对判断有意义的线索，加以连贯分析。找出各种迹象间的相互关系，查明敌人使用了生物武器，并暴露其全部真相。

（三）采集标本送检

根据监测，采集各种投放物、被污染的物体、患者、尸体或动物等标本，送检验机构进行微生物学检验，以确定生物战剂的种类，进行针对性防护措施。采样注意以下事项：做好个人防护，不可用手直接采样，采完后应将防护服装或外衣、采样工具等进行消毒处理，对可疑受染的采集人应进行医学观察。外界标本应在消毒、杀虫及灭鼠之前采样，患者标本应在投药之前采样。盛标本的容器应经过蒸煮并保持干燥、清洁，注明采集地点、时间、标本数量、采集人姓名和单位等。为防止标本变质，应立即送检。暂不能送检时，应注意放在阴凉处或用保存液保存。病毒或立克次体标本可用 50% 中性甘油生理盐水保存，病理标本浸泡在 10% 甲醛溶液（福尔马林）中。为防止扩大传染，应将标本严密包装后再送检。

（四）做好检疫工作，及时处理污染区及疫区

凡遭受生物战剂污染的地区称为污染区，凡是发生烈性传染病流行的地区为疫区。检疫是对污染区和疫区进行卫生管理及疫情监督，其目的是早期发现患者，迅速隔离治疗，防止疫情蔓延，保证防疫措施落实。实施检疫应根据污染区或疫区的具体情况、生物战剂的种类和施放方式等，分别采用不同的措施。

可疑受生物武器攻击时的检疫。当发现可疑受到生物武器攻击时，应对可疑现场采取保护措施，对接触人员进行随访观察，立即进行调查及检验，尽快作出判断。

遭受生物武器攻击后的检疫。已确认受到生物武器攻击时，应根据作战情况，请示部队首长，报告该地地方党委，作出决定后，立即封锁污染区。封锁措施：决定封锁后，在通往污染区的道口设警戒和检疫哨卡，限制人员和物资出入。如因军事或其他需要通过时，应报告主管首长或领导批准，进行登记。进入时做好防护，离去时进行卫生处理在污染区内进行杀虫、灭鼠和消毒，应重点检查污染区的粮食和水源，如已污染，须经彻底消毒后才能食用。对患者进行隔离和治疗。对受污染人员进行紧急处理，如医学观察或留验、预防接种或服药预防等。如果查明敌人只使用了细菌毒素或传染性较差的病原体，即可解除封锁。但对患者、病畜及带菌者必须加强治疗和必要的限制。如查明敌人使用了鼠疫、霍乱、天花等烈性病病原体，或发生上述病症时，应继续封锁，并应将封锁区分为若干个大小封锁圈，大圈以发生患者的连队驻地、自然村或城镇一部分街道为单位，小圈以患者所在班排或所住庭院、房舍为单位。各封锁圈之间应完全隔离往来，对患者进行隔离治疗，对生物战剂受染者及患者密切接触者进行隔离留验。解除封锁的条件是对污染区或疫区进行必要的卫生处理，如对敌投物进行彻底的消毒或扑灭；根据情况进行了必要的杀虫、灭鼠；对小隔离圈进行终末消毒，并从最后一例患者算起，经过一个最长潜伏期（鼠疫 9 天，霍乱 5 天，天花 16 天）仍无新的患者发生，报请批准封锁的主管部门解除封锁。

（五）消毒

在受到生物战剂的污染后，对于污染的地区通常需要进行彻底的消毒。下面简单介绍几种主要传染病的消毒措施。

1. 炭疽　接种疫苗、皮毛消毒，患者隔离治疗。排泄物用含氯消毒剂消毒，有效氯 12 000mg/L。痰液、脓液、唾液等分泌物可用过氧乙酸（1%）或含氯消毒剂（含有效氯 5 000mg/L）消毒。餐具消毒，首选水中加碳酸钠（1%）煮 30 分钟，或 0.5% 过氧乙酸，或有效氯 5 000mg/L 浸泡 30 分钟。用具家具，用 0.5% 过氧

乙酸或有效氯 5 000mg/L 擦拭 2 次，使其维持湿润，作用 30 分钟。纸类、文字资料，用环氧乙烷气体消毒，800~1 000mg/L，RH60%，55℃，作用 6 小时。室内空气终末消毒，用 3g/ml（即 0.5% 过氧乙酸 20ml，将其置于搪瓷或玻璃容器内加热蒸发熏蒸，或用超低容量气溶胶雾化器将其喷雾室内空气中，作用 2 小时。患病动物处死、焚烧，畜舍墙和地面用 1% 过氧乙酸或有效氯 1 200mg/L，水泥地面 200ml/m^2，土质地面 500ml/m^2 喷雾消毒，作用 2 小时注意灭鼠、灭蝇、灭蟑。消毒人员做好个人防护。

2. 鼠疫 防鼠灭鼠、防蚤灭蚤。及时用磺胺类或环丙沙星治疗。对患者痰液、脓性分泌物及排泄物做随时消毒。含氯消毒剂：有效氯 2 000~5 000mg/L，作用 2 小时。过氧乙酸：0.5%，作用 1 小时。各种物品可用有效氯 500mg/L，或 0.2%~0.5% 过氧乙酸擦拭消毒，作用 10 分钟。光滑表面可用高强度紫外线消毒 ≥7 000μW/cm^2，照射 30 秒。餐具煮沸 20 分钟。手和皮肤，0.2%~0.4% 过氧乙酸，搓洗或浸泡 3 分钟。用环氧乙烷 450mg/L，RH 60%，50℃，作用 6 小时。尸体用过氧乙酸或有效氯 2 000mg/L 浸棉堵塞后送火化。

3. 天花 接种痘苗，患者居室应严格进行空气消毒，可用循环风紫外线消毒器作随时消毒，0.5% 过氧乙酸 20ml/m^3，直至患者痂皮完全脱落为止。患者衣被可用 500mg/L，或 0.2% 过氧乙酸浸泡，作用 30 分钟。地面墙面可用有效氯或二氧化氯 1 000mg/L，或 0.5% 过氧乙酸消毒，水泥地面 200ml/m^2，土质地面 500ml/m^2 喷雾消毒，作用 30 分钟。

我国生物防护研究具体需要关注：①建立大通量病原菌监测方法，及时对我国的大气、水源、土壤、食物、生物制品进行病原菌的检测；②开展重要致病性病原菌基因组结构和功能的研究，从可能用于生物武器的病原基因组结构和功能的研究中，发展防御传染病的新技术、新方法；③研制新型民用自用疫苗，提高用于反生物恐怖疫苗的质量；④研制针对可能用于生物武器的病原菌的新型药物，克服病原菌的抗药性和变异性。

六、WHO 对全球疾病突发警报和反应

WHO 通过全球疾病突发警报和反应网络继续对疾病的暴发进行监视。该网络系统于 2000 年 4 月正式启动，并连接了世界上现有的 72 个网络，其中多数有诊断特殊因子和处理危险病原体的能力、设备，通过该网络可实现专业知识和技能方面的资源共享，以保持国际社会对疾病暴发的不懈警惕以及随时作出反应的能力。

网络的 4 大任务：

1. 收集疾病情报和发现疾病。
2. 核实传言、报告。
3. 立即发出警报。
4. 快速反应。

国际协调：对于大规模国际援助的协调工作。针对最近乌干达的埃博拉病毒暴发就抽调了来自 22 个网络合作伙伴的 120 名人员，得到了 WHO 的进一步帮助。WHO 的一项行动草案制定了有关的警报、证实过程、通信、反应的协调、紧急撤离、研究和与媒体的关系的标准程序。WHO 和全球疾病突发的警报和反应网络准备为蓄意制造的和自然发生的暴发提供及时的实际援助。

授权采取行动：在世界卫生大会决议（WHA54、14）于 2001 年获得通过后，WHO 可以使用除了官方通报以外的疑似暴发和疫情信息；主动积极、高度信任地同各国合作，以证实暴发报告，对其进行调查和控制。并对制定防止其扩散的国际措施作出建议（WER，2001，76，40，314-316）。

七、世界各国对生物恐怖的应对

目前全世界至少有 15 个国家制订了生物战计划，一些发达国家始终在加紧生化武器技术和生化武器的研究。尤其是一些恐怖组织，想方设法窃取和自行研究生化武器技术，这使得国家生物恐怖袭击发生的可能性大大提高。

为了更为有效应对生物恐怖，1999 年，美国疾病预防控制中心（CDC）召开了一个专家会议，研究生物病原体应对清单。其判断标准为病原体引起大规模疾病的能力，病原体通过气溶胶或其他方式播散的能

力，病原体在人群中传播的能力，人员的易感性等。美国CDC列出3类可能用于生物武器的病毒、细菌和毒素。第1类需要公共卫生和医疗系统随时准备应对的有6种/组，包括天花、炭疽杆菌、鼠疫、肉毒杆菌和病毒性出血热；第2类包括：布氏菌病、威胁食物安全组（如沙门菌属）、Q热、病毒性脑炎、威胁水安全组（如霍乱、隐孢子虫等）等；第3类指新出现的传染病，如汉坦病毒等。第1类疾病/病原很容易散布或通过人与人传播，病死率高并可造成主要的公共卫生影响，可能引起公众恐惧和社会秩序紊乱，需要公共卫生系统采取特殊行动。因为这类疾病/病原可以构成对国家安全的威胁，必须高度重视，即使罕见，公共卫生系统和初级医疗保健人员也必须随时准备对付这类疾病/病原。第2类疾病/病原比较重要，相对容易散布，发病率中等，病死率低，需要加强对这类疾病/病原的诊断和监测能力。第3类病/病原包括新出现的各种传染病，可能通过生物工程改造在将来引起大规模的传播，一般容易获取，容易生产和散布，具有潜在的高发病率和高病死率以及造成主要的公共卫生影响。

为了快速鉴别威胁病原体，生物恐怖实验室应对网络（laboratory response network，LRN）于1999年8月产生，它由CDC负责，其主要合作者包括美国联邦调查局（FBI）和美国公共卫生实验室协会（APHL）。LRN建立之初的目标是提高国家公共卫生实验室的基础设施及检测能力以应对生物恐怖的威胁，随后其功能不断扩增，在2003年增加了检测化学恐怖物质的内容，现在LRN的任务包括应对生物恐怖、化学恐怖和其他的公共卫生事件。

21世纪生物医学将成为国家安全的前沿，“生物国防”概念首先由前苏联进攻性生物武器计划研究所主任、国家生物国防中心教授Alibek博士于1999年6月提出，美国科学家联盟（FAS）于“9·11”以后，开始重视生物武器和生物恐怖主义问题。2002年布什总统签署“公共卫生安全以及生物恐怖主义的警戒和应对法”，其目的是为了对生物恐怖主义以及其他公共卫生突发事件的应对作好准备。2003年布什总统提出生物盾（BioShield）10年计划，资助60亿美元。美国正在建立以国家传染病中心以及疾病控制和预防中心（CDC）为核心的国家、州、县应对公共卫生突发事件以及生物恐怖主义的信息中心，卫生相关部门建立了公共卫生突发事件顾问委员会。

核心是尽快开发应对生物恐怖袭击所需的下一代药物、疫苗、设备，建立国家战略储备，当遭受生物、化学、放射性恐怖袭击时，能保障迅速向全国提供安全、有效、数量足够的药物、疫苗和医疗设备。

《生物盾计划》目标：以新的机制将研究人员、医学科学家、生物医药专家、医药企业组织起来，在应对生物恐怖袭击手段方面获得更大突破，同时使美国医学研究和药物开发登上新的台阶。

高等院校成为生物国防研究的重要力量。在美国，不少国家级实验室就设在高校，拥有大量高水平的专家，成为发展生物国防的重要力量。如约翰-霍普金斯大学医学院成立了生物国防战略民间研究中心，并设立自己的网站（http://www.hopkins-biodefense.org），也称为临床医生生物国防网络。伊利诺斯大学成立了国家生物国防和最新传染病中心；斯坦福大学受NIH委托，在2003年公布了国家过敏性疾病和传染病研究院2004财政年度关于生物国防研究项目的资助指南；圣路易斯大学成立了生物恐怖主义研究中心；密歇根大学启动防备生物恐怖主义创新计划，建立了研究和培训基地；得克萨斯理工大学建立了生物国防、法律和公共政策研究中心。

由于生物恐怖主义袭击已经是现实的社会问题，必须对全体公民进行反恐教育，要让公民掌握必要的自救手段。美国政府建立了一个反恐教育官方网站：www.ready.gov，对认识生物武器、化学武器、核武器、辐射威胁、爆炸的威胁进行直观教育，并且展示如何制作急救包和制定自救计划。

制定《生物盾计划》是美国强化国防科研、抢占战略制高点的重要举措。

《生物盾计划》本质上是在生物、化学、放射性武器领域通过政府行为强化研究开发、支持科研成果转化、保障新产品试制和规模化生产的国防和国土安全计划，是美国政府借生物反恐，谋求自身绝对安全、稳固唯一超级强国地位的战略性举措。

美国自己正是生物、化学、放射性武器的最大拥有国，实施《生物盾计划》可以达到三个目的：①确保美国拥有应对生物恐怖主义袭击和未来战争中能可靠防御生物战、化学战、核战的能力。②以有效防御对方使用同类武器报复性反击作为保障，扩大自己在未来战争中使用生物、化学、放射性武器主动攻击的可靠性。③某些科研成果可以在生物和医药领域产生突破，成为带动下一波经济成长的新增长点。

八、我国应对生物安全问题的主要措施

我国科技部在 2002 年的一份研究报告中说，从 1960 年到 2000 年，全世界已发生过的有据可查的生物恐怖袭击有 120 多起。以美国 2001 年的“炭疽事件”为标志，生物恐怖的幽灵第一次盘旋在了 21 世纪的上空。生物恐怖不再是危言耸听，而是人类必须面对的现实。

中国属于发展中国家，加之幅员辽阔，人口众多，与经济、技术发达的西方国家相比，生物安全存在的隐患更大，对经济社会发展的影响更为突出，基于此，从我国实际出发，努力寻求解决生物安全问题的有效途径时不我待，势在必行。

1. 积极参与国际合作　生物安全问题的跨国性、突发性、不确定性和长期性以及生物安全学的科学性，决定了解决生物安全问题的策略应是系统的、全方位的。应在全球范围内建立一个综合性生物安全体系，加强国际合作，进而增进全球化时代的国家安全。

2. 逐步建立健全生物安全法规体系。

3. 加快建立生物安全评估机制　所谓安全评估，是指在发展生物技术、进行生物技术的应用和市场化推广，以及在进行特定生物、生物技术产品转移和贸易的过程中，基于生物安全国际法所确立的安全性标准，对相应的活动进行评估，以最大限度地避免因该活动而可能产生的风险。如环境生物安全性考虑的是对可能引起环境危害或灾害的环境生物种群、群落及其生物技术，从发生源、传播途径、暴发模式及相关生物技术的研究、开发、生产到产品实际应用整个过程中的环境安全性控制方针、对策、标准、方法、途径、评估、预测等问题，进行系统探察、研究和技术开发；着重对环境生物体及相关技术活动本身或产品，如基因工程技术活动等及其产品可能对人类和环境的不利影响及其不确定性和风险性进行科学评估和预警，采取必要的措施加以管理和控制，力求在经济持续发展的同时，保障人体和生态环境的安全健康。

4. 尽早建立生物安全问题的监测和快速反应体系　为了能够及时控制任何生物安全问题的暴发，我们必须建立良好的快速反应体系，一旦安全问题被监测到，能够迅速组织专家进行鉴定、研究、制定控制计划，采取相应的控制措施，并能够迅速提供保证这一系列行动的经费等。力求避免短期突击性的做法，真正体现社会公益性的国家能力建设。

5. 加强实验室的安全建设与管理　自生物实验室诞生以来，实验室安全问题时有发生，轻则导致实验人员感染，重则造成病原外泄、疫病的流行和蔓延，甚至导致生物灾难的发生。人们在实践中往往注重的是实验室的硬件建设，却忽略了实验室的正确使用和规范化管理，因此，建立健全完善的生物安全操作规程和规范化管理制度并严格执行是非常必要的。我国政府于 2004 年 5 月 28 日正式颁布了《实验室生物安全通用要求》条例，属于强制性国家标准，就实验室生物安全管理和实验室的建设原则作了规定，同时还规定了生物安全分级、实验室设施设备的配置、个人防护和实验安全行为等方面内容。这标志着我国实验室安全管理和实验室生物安全认可工作已步入科学、规范的发展阶段。

九、抗日战争期间侵华日军和抗美援朝战争期间美军的细菌战

有专家认为，今后战争中，用播撒媒介节肢动物等生物方法进行细菌战的可能性仍存在，如蚊、蝇、虱、蚤等。这些节肢动物和动物与人类关系密切，并且能够大规模的繁殖。媒介节肢动物传播的疾病如鼠疫、野兔热、Q 热、病毒性出血热、病毒性脑炎等仍然可以作为生物武器使用。

（一）抗日战争期间侵华日军的细菌战

1940—1944 年，侵华日军哈尔滨“731”细菌部队、长春“100”细菌部队、广州波字“8604”细菌部队、南京荣字“1644”细菌部队在中国大规模制造生物战剂，多次在浙江、湖南、山东、内蒙古等地用生物武器屠杀中国居民，犯下了使用细菌武器杀人的滔天罪行。

其中在石井四郎主持下，扩建了一个规模很大的生物武器研究所，命名为“关东军防疫给水部队”，后改为“731 特种部队”，至 1940 年该部队编制达 3 000 人，其真正任务是制造致命性生物武器。其生产能力，每月可生产 300kg 乳浆状浓稠鼠疫杆菌菌液、500~600kg 炭疽菌或者 1 000kg 霍乱弧菌。生产跳蚤由 3~4 个月生产 45kg 到每月生产 200kg（每千克可含 300 万个跳蚤）。他们研究设计的细菌炸弹有三种类型：磁制

气雾弹(装料主要是鼠疫杆菌和炭疽杆菌)、钢壳榴霰弹(装料主要是炭疽芽孢)、钢制空中炸弹。1939年,日本向蒙古挑衅,当受到苏蒙军队的反击溃退时,用伤寒、霍乱菌等污染水源进行了细菌战。1940年,"731部队"通过飞机在我国宁波撒布染有鼠疫杆菌的跳蚤,在当地引起鼠疫流行,发病99人,死亡98人。以后又在常德等地多次进行细菌战。

日军还研制了播散鼠疫跳蚤的泥土炸弹和用老鼠来引发鼠疫的研究。日军在1939—1945年间就多次在中国投放生物武器。将预先感染鼠疫的蚤类用飞机直接投放或制成专用炸弹投放。1945年8月,随着苏联红军进入东北,日军的大规模饲养计划中断。为了毁灭罪证,日军屠杀人体实验对象并放火烧毁平房的实验工厂,造成疫鼠逃出。随后立即导致哈尔滨平房及周边地区鼠疫大流行。

(二)抗美援朝战争期间美军的细菌战

在研制生物武器的角逐中,美国更是"后来者居上",从1941年开始,即有计划地着手相关研究的部署,1943年在陆军部下面设立了"生物作战委员会"。第二次世界大战结束后,更积极网罗德、日法西斯细菌战罪犯,增加拨款,利用日本细菌战犯及其技术,开始了大规模的细菌武器研究和生产,不断扩充和增设新的研究机构。早在1950年12月,美军就曾在黄海道等地布撒过天花病菌,1951年又多次在中朝军队被俘人员中秘密地进行细菌性能试验。1952年上半年,侵朝美军在中国东北和朝鲜北部的广大地区内开始野蛮地使用细菌武器。从1952年1月至1953年7月期间,在中朝境内散布细菌的事件即达2 943起,严重破坏了国际公约。

1951年以后,朝鲜战争进入了相持阶段。战争双方都无法迅速战胜对方,但是双方都希望在战场上获得巨大胜利,以加重谈判的砝码,掌握朝鲜战争的主动权。美军从1951年8月实施"绞杀战"一再受挫后,于1952年1月底,在继续进行其"绞杀战"的同时,又以制造疫区、残害朝中军民、削弱我军有生力量为目的,秘密地在朝鲜战场实施了大规模的细菌战。1952年1月,美国便动用了生物武器,1月28日,在中国人民志愿军控制的铁原、外远和龙沼洞等地区先后发现带有细菌的节肢动物。1月29日—2月17日,又在伊川、铁原、市边里、朔宁、平康、金华等地,多次发现美军布撒带菌节肢动物及鼠雀一类小动物。经检验查明:美军布撒的节肢动物和鼠雀等动物中带有鼠疫杆菌、霍乱弧菌、伤寒杆菌、痢疾杆菌、脑膜炎双球菌等共达十余种。美军将这些毒菌经过人工培殖,附在苍蝇、蚊子、跳蚤、蚂蚁、蜘蛛、鼠、兔、鸟等动物身上,或附在树叶、棉花、食品、宣传品等杂物上,制成细菌弹,由飞机投掷布撒,或由火炮发射布撒,并多以污染水源、交通枢纽与居民集中点为目标。其危害对象除我军人员及居民以外,还包括家禽、牲畜及农作物。3月以后,美军布撒细菌的范围日益扩大,遍及朝鲜北方的7个道44个郡。因朝鲜西部地形宽阔、人口多又为我主要交通运输线所在地,因此,美军布撒的地域又以朝鲜西部为重点。

美军在朝鲜战场实施细菌战的同时,又把细菌战的范围扩大到中国东北,据不完全统计,美军飞机曾侵入中国丹东、抚顺、凤城、宽甸、集安等地,其中,部分飞机布撒了多种带菌节肢动物。当时担任美军远东司令部化学兵主任的罗斯柴尔德准将认为,在防止中国发动和扩大战争方面,细菌武器具有重要的威慑作用,建议用细菌武器袭击中国。美军在中国东北境内使用细菌武器的事例很多,以下仅举两例:一是宽甸事件。1952年3月12日,辽宁省宽甸县的居民发现入侵的8架美军飞机中有一架投下一个光亮的圆筒状物体。当地居民包括学生立即组织起来进行搜寻,找到许多该地不曾见过的黑蝇和蜘蛛等节肢动物。后经检验,发现上述节肢动物都带有致病的炭疽杆菌。二是甘南事件。1952年4月5日早晨,甘南县4个村子的村民起床后都发现村子周围有一些将死或已死的老鼠,村民们联想到夜间曾听到一架飞机从上空飞过,加上在这个季节出现这种动物是十分反常的,随即采取了火烧坑埋等措施。后对其中一只老鼠检验,发现了带有强烈致病的鼠疫杆菌。

同年2月28日,中国外交部抗议美国飞机在38°线中国50军上空投放细菌弹。中国外交部声明:从2月29日起至3月5日止,美军出动飞机68批、448架次先后侵入中国东北领空,并在抚顺、新民、安东、宽甸、临江等地投放了大量的带菌动物和节肢动物,投入的媒介节肢动物包括:蚂蚁、甲虫、蟋蟀、跳蚤、蝇类、蝗虫、虱子、花蝇和石蝇。经过防疫部队的检疫,这些节肢动物和动物带有以下致命病毒:鼠疫杆菌、霍乱菌、炭疽菌、伤寒菌、脑膜炎菌、痢疾菌,也有家禽、猪霍乱和植物炭疽菌。美国使用的病菌所带来的疾病几乎是当时人类最致命的疾病,也是中国和朝鲜无法完全防疫和治疗的疾病,死亡率极高。用于污染水源、交通枢纽和居民稠密区。这些细菌病毒不仅直接杀伤士兵与和平居民，同时也给民众带来了极大的心理恐慌。

美国在朝鲜战争中实施了大规模的长时间的细菌战。美国人的所作所为与日本“731部队”如出一辙，他们利用Uzi炸弹投掷带菌的节肢动物、植物和蛤蟆等小动物细菌弹专门由高级军官投掷，他们选择在大规模的轰炸之后的时机投掷，因为这是朝鲜人和中国人将要抢救伤员的时间和地点，这样不仅伤员感染病菌，医务人员和返回的百姓都会感染细菌。细菌感染过的家禽、动物、粮食、糖果等被美国人放到人口集中的地区，以便杀伤更多的饥饿的平民。凡使用了感染物的人，大多口吐鲜血，三两天内必然毙命。

美军所实施的细菌战，曾给中朝军民造成了一定危害，使朝鲜历史上早已绝迹的鼠疫、霍乱等烈性传染病又发生。1952年2月20日至3月9日，在朝鲜北方的居民中，有13人被传染患了霍乱，其中9人死亡。2月25日至3月11日，朝鲜安州郡一个600人的村庄，就有50人患了鼠疫，其中有36人死亡。3月份，在我志愿军中，患鼠疫者16人，患脑炎与脑膜炎者44人（死亡16人），患其他急性病症者43人（死亡22人）。

中共中央和中央军委高度重视美军发动的细菌战，立即组织力量，调集医药器材。要求部队“各级领导干部和机关，必须把防疫工作当作目前部队工作中的首要任务”。3月初，成立了以邓华为主任委员，朴一禹（朝鲜政府）、韩先楚、吴之理（志愿军卫生部长）为副主任的总防疫委员会。从国内调来以在上海初建的军事医学科学院宫乃泉院长为首的专家27人与中央卫生部派出的专家16人共43人，包括细菌学、昆虫学、寄生虫学、化学、病理学、流行病学等学科，组成志愿军防疫检验队，第一批入朝，参加战斗。在志愿军后勤部卫生部，组建一个基地检验队，在靠近三八线处组建前线检验队，在东、中、西线兵团司令部驻地，由卫生部的防疫大队、军、师化验、检验组成战场防疫、检验系统；另有11个检验站共同组成一整套监视敌机和现场进行节肢动物、动物的鉴定、细菌学检验；在7个传染病医院对烈性传染病进行检验隔离、临床治疗，并协助检验系统对死亡病例进行解剖和病理检查。迅速果断的防治措施，使疫情很快得到控制，但是仍有384名志愿军疫病患者，其中126人死亡。

另外，我们还要注意转基因技术在节肢动物应用所引起的生物安全问题。成功转基因的昆虫种类已扩展到双翅目、鳞翅目、鞘翅目、膜翅目等的很多昆虫，并且极有可能应用于其他更多的昆虫种类。随着研究的不断深入，转基因昆虫已广泛应用于人类生产生活的很多领域，但与此同时，转基因昆虫使用的抗生素、载体、目的基因等的安全性、大量饲养以及环境释放对生态环境带来的风险等也是人们一直在关注的问题。目前，各国政府已相继对转基因昆虫进行规范和管理，以使转基因昆虫的风险性降到最低，并促进其健康发展。转基因昆虫的生物安全性主要涉及以下几个方面：

1. 抗生素抗性基因的转移　近年来，人们越来越广泛地关注抗生素对环境造成的污染及其生态毒性。动植物长期滥用抗生素的直接后果，就是可能诱导其体内产生抗生素抗性基因，该基因极有可能会在环境中传播和扩散，对人类健康和环境安全构成威胁。抗生素抗性基因作为一种新型环境污染物，已成为21世纪威胁人类健康的最大挑战之一。转基因昆虫中的抗生素抗性基因是随着目的基因一同导入的非必须基因，对昆虫自身和环境安全都具有潜在的威胁。昆虫肠道共生物是该基因转移到其他生物体内的有效通道，转移后会导致病原菌对抗生素产生抗性。目前，抗生素抗性已引发了严重的医学问题，很多致人类疾病的病原菌已对大部分抗生素产生了抗性。大量释放转基因昆虫无疑会加重这一医学问题，因此，从转基因昆虫中去除抗生素抗性基因是解决良策。

2. 载体基因的转移与转座子的不稳定性　在转基因昆虫中，载体基因也是随目的基因一同导入的非必须基因，也可能通过转基因昆虫的肠道共生物转移到其他生物体内。用于昆虫遗传转化的载体主要包括转座子载体、病毒载体和共生菌载体。其中转座子载体是目前昆虫遗传转化中最常用的载体。对于转基因昆虫来说，稳定的转座子载体是非常必要的，因为转基因昆虫将被释放到环境中去，只有转化后的基因不发生转移才能保证昆虫种群的稳定。然而随着研究的不断深入，已发现了一些转座子不稳定的例子，如Horn等在果蝇和赤拟谷盗中发现了piggyBac转座子整合后再次转移的现象。在目前用于转基因昆虫的转座子当中，piggyBac转座子是应用最广泛、稳定性相对较高的转座子，应用该转座子已成功转化了多种昆虫。但这些昆虫一旦被释放到野外，对相关物种和环境将带来不可估量的影响。解决这一问题的途径是寻找并最终解决影响转座子不稳定的因素。

3. 目的基因的水平转移 目的基因垂直转移，即目的基因在昆虫种群中传播，是转基因昆虫的最终目标，然而事实上在垂直转移过程中也可能会出现水平转移，即目的基因转移到其他生物体当中。目的基因水平转移的发生主要与载体基因的转移有关。防止这种转移最安全的措施是在昆虫长久释放之前去除与目的基因连锁的载体基因，降低目的基因水平转移的可能性。

4. 转基因昆虫增加基因水平转移的风险 比较基因组研究发现，昆虫种间基因水平转移的现象是普遍存在的，且多发生于转座因子。例如P因子已经在过去50年中由南美果蝇群体侵入到了黑腹果蝇群体；mariner转座因子在果蝇科的Drosophila属和Zaprionus属间发生了转移。研究发现，细菌共生物是基因水平转移的重要途径，除此之外昆虫病毒也是潜在的有效载体。虽然转基因生物在新环境中定居的可能性很小，但转基因昆虫的大量释放可能会增加基因水平转移的风险。

5. 转基因昆虫对生态系统的破坏 转基因昆虫生活习性、栖息环境、寄主范围等的改变都会对生态系统产生影响，而这种影响在实验室条件下是很难评估的；昆虫在自然生态系统中有着非常重要的地位，是生物链中重要一环，它的改变势必造成连锁反应甚至破坏生物多样性和生态平衡。因此，有必要建立一套切实可行的评估体系，对转基因昆虫的种群稳定性及其生存、繁殖和分布，在群落中对其他种类的影响，释放的时机和布局等进行严格的评估。人类必须对转基因昆虫的生态环境安全性进行认真的预测和分析，并在实验室进行相关特征的适合度和稳定性测试，特别是在环境释放之前要进行温室和田间中间试验，系统进行环境安全评价，在试验阶段要进行严格的监控，防范转基因昆虫对环境的污染。同时，应继续探索和研究外源基因在昆虫体内的作用机制，以降低乃至避免释放转基因昆虫可能带来的风险。

（张 健 黄复生）

参考文献

[1] 李莎，宋淑敏，晏仁义，等. 九香虫及相似品的多糖组成分析[J]. 中国现代中药，2019，21(9)：1273-1278.

[2] 逯春玲，乔歌，王殿波. 三种昆虫类药材总多糖含量比较分析[J]. 辽宁中医杂志，2017，44(3)：574-576.

[3] 方莲花，杜冠华. 中药斑蝥毒的历史认识与评价[J]. 中药药理与临床，2018，34(5)：150-152.

[4] 陈伊凡，胡福良. 蜂蜜抗癌作用机理[J]. 蜜蜂杂志，2014，34(12)：9-10.

[5] 朱宏，梁良. 全蝎组织提取物抗肿瘤活性的研究[J]. 中华中医药学刊，2014，32(12)：3039-3041.

[6] 陈杰，刘新光，涂植光. 去甲斑蝥素诱导人皮肤鳞状细胞癌A431细胞凋亡作用[J]. 中药新药与临床药理，2017，28(3)：283-286.

[7] 陈琪，刘欣，王智传. 蜂毒肽对人肝癌细胞SMMC-7721迁移与侵袭的影响[J]. 毒理学杂志，2018，32(6)：472-475.

[8] 朱晓舟，孔桂美，孙国壮. 蜂毒素体外抑制小鼠结肠癌CT-26细胞的实验研究[J]. 时珍国医国药，2018，29(3)：535-538.

[9] 张凯，顾丹今，刘阿慧. 新疆黑蜂胶对结肠癌大鼠模型中调节性T细胞的影响[J]. 免疫学杂志，2018，34(4)：294-300.

[10] 邱立强，徐昌武，李雯静. 斑蝥素对血小板衍生生长因子BB诱导血管平滑肌细胞增殖和迁移的机制研究[J]. 中华老年心脑血管病杂志，2019，21(1)：58-62.

[11] 许晓燕，夏嫱. 昆虫抗菌肽免疫调控作用及机制研究进展[J]. 医学研究生学报，2020，33(7)：771-776.

[12] 杨静，贾如涵，李文慧. 抗菌肽改良设计及抗炎作用的研究进展[J]. 中国生物工程杂志，2018，38(1)：57-61.

[13] 佳欣，郭姗，赵瑞君. 家蝇幼虫抗菌肽粗提物对人肝癌HepG2细胞凋亡、钙离子浓度及线粒体膜电位变化的影响[J]. 寄生虫与医学昆虫学报，2017，24(1)：41-47.

[14] 高绿纹. 实用有毒中药临床手册[M]. 北京：学苑出版社，1994：173.

[15] 杨仓良. 毒剧中药古今用[M].. 北京：中国医药科技出版社，1993：282.

[16] 侯梦婷，胡家香，刘爱军. 世界昆虫食品产业发展现状及问题研究[J]. 世界农业，2019，4(3)：13-19.

[17] 董洁，穆利霞，廖森泰，等. 部分食用昆虫不同发育时期主要营养成分与活性物质研究[J]. 蚕业科学，2014，40(4)：0737-0742.

[18] 蒋三俊，曾郴林. 中国昆虫贴穴外治概论[J]. 湖南农业大学学报，1995，21(5)：509-513.

[19] 李晶晶，党奇峰，程晓杰. 壳聚糖羟丁基衍生物的制备及性质[J]. 吉林大学学报，2011，49(5)：958-963.

[20] 叶崇军，李冰，孟艳. 全天然丝胶蛋白的提取及酶解条件的筛选[J]. 中国蚕业，2015，36(4)：44.

[21] 马艳,李智,代方银. 蚕丝及蚕丝织物的改性研究综述[J]. 蚕业科学,2016,(6):1106.
[22] 施李杨. 羟基磷灰石-丝素/壳聚糖复合支架的制备及性能研究[J]. 杭州:浙江大学,2014.
[23] 卢晨,张捷,王亚飞,等. 蚕丝蛋白微球制备方法的研究进展[J]. 纺织科技进展,2016(9):1.
[24] 李林昊. 基于蚕丝蛋白静电纺丝复合纳米纤维的构建及其相关应用研究[M]. 重庆:重庆大学,2015.
[25] 胡道明. 法医昆虫标本的数字库建立与应用[J]. 武夷科学.2018,34:151-155.
[26] 杨静波,刘龙,王江峰. 应用 mtDNA 序列分析技术鉴定嗜尸性蝇类种属的研究进展[J]. 刑事技术,2019,44(1):60-65.
[27] 王禹,王江峰. 法医昆虫学标准化应用及我国主要嗜尸性昆虫应用数据[J]. 法医学杂志,2018,34(5):468-474.
[28] 晏磊,关桂霞,陈家斌,等. 基于天空偏振光分布模式的仿生导航定向机理初探[J]. 北京大学学报(自然科学版),2009,45(4):616-620.
[29] 陈立,潘宜春,郑凯. 相控阵雷达的发展[J]. 舰船电子工程,2009,179:13-17.
[30] 秦杰. 仿生微流道散热器结构优化及流动散热特性研究[J]. 成都:电子科技大学机械电子与工程学院,2012:1-33.
[31] 何鹏兴,叶海燕,郑哲民. 转基因昆虫的研究进展[J]. 陕西师范大学继续教育学报,2005(S1):293-296.
[32] 唐勇,雷炎. 美实验室绝密研发生化武器[J]. 当代兵器,2006,40-41.
[33] 黄晨燕,郑茹萍,章明华,等. 昆虫转基因技术应用研究和展望[J]. 农业技术与装备,2017,329(5):11-12.
[34] 孙明霞,殷海玮,王京霞,等. 昆虫色素研究进展[J]. 应用昆虫学报,2020,57(2):298-309.
[35] LIANG HUANG,SHICHAO BI,JIANHUI PANG,et al. Preparation and characterization of chitosan from crab shell (Portunus trituberculatus) by NaOH/urea solution freeze-thaw pretreatment procedure [J]. Int J Biol Macromol,2020,15:147931-147936.
[36] DE QUEIROZ ANTONINO RSCM,LIA FOOK BRP,DE OLIVEIRA LIMA VA,et al. Preparation and Characterization of Chitosan Obtained from Shells of Shrimp (Litopenaeus vannamei Boone)[J]. Drugs,2017;15(5):141.
[37] EUNJAE CHUNG,HYUNG WOO JU,HYUN JUNG PARK. Three-layered scaffolds for artificial esophagus using poly (ε-caprolactone) nanofibers and silk fibroin:An experimental study in a rat model [J]. J Biomed Mater Res A,2015;103(6):2057-2065.
[38] CHU FJ,JIN XB,MA HY. Anti-diarrhea effects and identification of Musca domestica larvae low molecular weight peptides (LMWP)[J]. Journal of Pharmaceutical and Biomedical Analysis,2019,173:162-168.
[39] HONG JH,KIM SH,LEE YC. The Ethanol Extract of Holotrichiadiomphalia Larvae,Containing Fatty acids and Amino acids,Exerts Anti-Asthmatic Effects through Inhibition of the GATA-3/Th2 Signaling Pathway in Asthmatic Mice [J]. Molecules,2019,24:852.
[40] KHUSRO A,AARTI C,BARBABOSA-PLIEGO A,et al. Venom as therapeutic weapon to combat dreadful diseases of 21st century:A systematic review on cancer,TB,and HIV/AIDS [J]. Microbial Pathogenesis,2018,125:96-107.
[41] XU MD,LIU L,WU MY,et al. The combination of cantharidin and antiangiogenic therapeutics presents additive antitumor effects against pancreatic cancer [J]. Oncogenesis,2018,7(11):94.
[42] KIM DH,HWANG JS,LEE IH. The Insect Peptide CopA3 Increases Colonic Epithelial Cell Proliferation and Mucosal BarrierFunction to Prevent Inflammatory Responses in the Gut [J]. J Biol Chem,2016,291(7):3209-3223.
[43] LEE JH,SEO M,LEE HJ. Anti-Inflammatory Activity of Antimicrobial Peptide Allomyrinasin Derived from the Dynastid Beetle,Allomyrina dichotoma [J]. J Microbiol Biotechnol,2019,29(5):687-695.
[44] KHADDOUJ B,AUTHIER H,PRAT M. P17,an Original Host Defense Peptide from Ant Venom,Promotes Antifungal Activities of Macrophages through the Induction of C-Type Lectin Receptors Dependent on LTB4-Mediated PPA Rγ Activation [J]. Front Immunol,2017,8:1650-1664.
[45] ZDYBICKA-BARABAS A,ST CZEK S,PAWLIKOWSKA-PAWL GA B. Studies on the interactions of neutral Galleria mellonella cecropin D with living bacterial cells [J]. Amino acids,2019,51(2):175-191.
[46] KOEHBACH J. Structure-activity relationships of insect defensins [J]. Front Chem,2017,5(12):45.
[47] WU Q,PATO KA J,KU A K. Insect Antimicrobial Peptides,a Mini Review [J]. Toxins,2018,10(11):461-477.
[48] CHOWANSKI S,ADAMSKI Z,LUBAWY J. Insect Peptides-Perspectives in Human Diseases Treatment [J]. Curr Med Chem,2017,24(29):3116-3152.
[49] PARVY JP,YU Y,DOSTALOVA A. The antimicrobial peptidedefensin cooperates with tumour necrosis factor to drive tumour cell death in Drosophila [J]. eLife,2019,8:e45061.
[50] EIVAZZADEH-KEIHAN R,KHALILI F,ALIABADI HAM,et al. Alginate hydrogel-polyvinyl alcohol/silk fibroin/magnesium hydroxide nanorods:A novel scaffold with biological and antibacterial activity and improved mechanical properties[J]. Int J Biol Macromol,2020,S0141-8130(20):34168-34174.
[51] QIAN Z,BAI Y,ZHOU J,et al. A moisturizing chitosan-silk fibroin dressing with silver nanoparticles-adsorbed exosomes for

repairing infected wounds [J]. J Mater Chem B, 2020, 8(32): 7197-7212.
[52] BADRAN AH, GUZOV VM, HUAI Q, et al. Continuous evolution of Bacillus thuringiensis toxins overcomes insect resistance [J]. Nature, 2016, 533(7601): 58-63.
[53] CAI MJ, DONG DJ, WANG Y, et al. G-protein-coupled receptor participates in 20-hydroxyecdysone signaling on the plasma membrane [J]. Cell Commun Signal, 2014a, 12: 9.
[54] CAI MJ, ZHAO WL, JING YP, et al.20-Hydroxyecdysone activates Forkhead box O to promote proteolysis during Helicoverpa armigera molting [J]. Development, 2016, 143(6): 1005-1015.
[55] DING R, WEYNANS K, BOSSING T, et al. The Hippo signalling pathway maintains quiescence in Drosophila neural stem cells [J]. Nat Commun.2016, 7: 10510.
[56] GAO F, SHEN XZ, JIANG F, et al. DNA-guided genome editing using the Natronobacterium gregoryi Argonaute [J]. Nat Biotechnol, 2016, 34: 768-773.
[57] KAYUKAWA T, NAGAMINE K, ITO Y, et al. Kruppel homolog 1 inhibits insect metamorphosis via direct transcriptional repression of Broad-complex, a pupal specifier gene [J]. Biol. Chem, 2016, 291(4): 1751-1762.
[58] ZIANNI MR, NIKBAKHTZADEH MR, JACKSON BT. Rapid discrimination between Anopheles gambiae s.s. and Anopheles arabiensis byHigh-Resolution Melt(HRM) analysis [J]. J Biomol Tech, 2013, 24(1): 1-7.
[59] KOTZ Z, VILLET MH, WELDON CW. Effect of temperature on development of the blowfly, Lucilia cuprina (Wiedemann) (Diptera: Calliphoridae) [J]. Int J Legal Med, 2015, 129(5): 1155-1162.
[60] ANEL GR, FRANCISCO J. Design of artificial appositioncompound eye with cylindrical micro-doublets [J]. Optics Review, 2011, 18(1): 184-186.

第十七章

医学节肢动物研究的回顾与展望

节肢动物属于动物界节肢动物门，是无脊椎动物中最大的门类。它的历史悠久，据化石考证：在距今5亿年前的“寒武纪”时代，地球上就已有节肢动物存在。得克萨斯大学奥斯汀分校的研究人员发表在*Historical Biology*上的一项新研究表明，他们发现了世界上最古老的虫子。这个千足虫化石是在苏格兰的克雷拉岛上发现的，距今已经有4.25亿年历史，比任何已知的昆虫或蛛形纲动物化石都要古老，为昆虫和植物的起源和进化提供了全新的证据，它们的进化速度已经远远超过了世界上一些科学家对它们进化速度的预估，仅仅利用了4 000万年就从湖泊环绕的群落进化到了复杂的森林生态系统。

中国昆虫化石主要产于晚侏罗世至早白垩世及新近纪地层的页岩中，如冀东、鲁西、辽西的上侏罗统-下白垩统浅绿褐色致密页岩中的拟蜉蝣、裂尾虾、蜻蜓、蜜蜂等。辽宁抚顺煤田古近系下部岩层中琥珀里的蚊、蠓、蝇、蚁等；山东临朐古近系下部纸状硅藻页岩中的蚊、蝇、蚁、蛾等。昆虫化石中以保存于琥珀中的昆虫最为珍贵。

陕西铜川和新疆克拉玛依昆虫群中全变态昆虫的数量众多、种类丰富，发现距今约2.37亿年的昆虫化石，证实了全变态昆虫和水生昆虫在约2.37亿年前的三叠纪中、晚期经历了快速辐射和多样化。化石对于研究远古地形、地貌、气候，生物发展的脉络，具有极其重要的研究价值。

张志军等人在《自然科学进展》(中英文版)上记述了一类产于宁夏晚石炭世纳缪尔期(距今约3亿年前)的大型昆虫化石。这一化石属于蜻蜓类，双翅展开后最大宽度可达0.5m。这是中国已发现的最大的昆虫化石，亦是世界上最大型的昆虫之一。据有关资料，世界上最大的昆虫化石发现于北美的二叠纪地层，其双翅展开可达0.7m左右。

蟑螂是这个星球上最古老的昆虫之一，曾与恐龙生活在同一时代。根据化石证据显示，原始蟑螂约在4亿年前的志留纪出现于地球上。我们发现的蟑螂的化石或者是从煤炭和琥珀中发现的蟑螂，与你家橱柜中的并没有多大的差别。亿万年来它的外貌并没什么大的变化，但生命力和适应力却越来越顽强，一直繁衍到今天，广泛分布在世界各个角落。

它的种类繁多，约有100多万种，占地球上目前已知动物种类的80%以上。它的适应性强，分布很广，地球上各类生态环境中均有节肢动物生长。它与人类关系密切，有的对人类有益，如蚕、蜜蜂等；有的对人类有害，如蚊、蝇等。凡能危害人类健康的节肢动物称为医学节肢动物(medical arthropod)。

节肢动物学作为一门独立的学科可从17世纪算起，至今学科的世界发展已有300多年的历史。尤其是20世纪50年代以来，随着科学技术的飞速发展，世界医学节肢动物学的研究也有了飞速的进展，从理论到技术都出现了惊人的飞跃。这种飞跃是多方面的，其中最突出的是生物化学、分子生物学技术引入医学节肢动物学的研究，新理论、新技术的创立，防制新策略、新措施的运用，诸如：医学节肢动物的“细胞培养法”、“分子染色技术”、“蛋白质分析改良法”、“单克隆抗体技术”、“基因克隆技术”、“转基因技术”、“分子杂交技术”等都引入了医学节肢动物学的研究领域，促使医学节肢动物学的研究一跃发展到了细胞和分子水平。

第一节 世界医学节肢动物研究历程

节肢动物学是人类在长期认识自然与改造自然的历史过程中对昆虫知识不断积累的结果。大约在7 000年前,西班牙和土耳其已有关于人类采集野生蜜蜂蜂蜜的壁画;至少在5 000年前,中国人就开始了养蚕;2 000多年前,中国人就记载了自然界食物链的现象;1 600多年前,中国橘农便用黄獠蚁防治柑橘害虫。

1610年或更早,伽利略用显微镜观察了昆虫的运动器官和感觉器官。17世纪中叶,由于显微镜在欧洲的广泛应用,使得人们能够对昆虫的外部形态和内部结构进行较详细地观察。1668年,Malpighi发表了他对家蚕的解剖研究成果;同年,Swamrnerdam也发表了其节肢动物研究的处女作,他们两人的研究被后人称为节肢动物器官精确解剖的开始,其优美的图示对其后的学者影响甚大。17世纪末期,Ray还清楚地提出了与现代相似的种的概念,在欧洲还建立了一些自然历史博物馆。

18世纪初,一大批有才干的人士开始了节肢动物学的研究工作。荷兰人Lyonet进行了非常精细的一种鳞翅目幼虫解剖,标出体壁肌1 647条、头部肌肉228条、内脏肌2 186条等;同期,德国人Roesel,法国人Reaumur、瑞典人De Geer等的著作中不仅描述了节肢动物的形态,而且还详细地记述了多种节肢动物的生活史、习性等,这些论著图文并茂,引起了广大公众的关注。

1758年,瑞典自然科学家林奈发表了著名的《自然系统》(第10版),在这部巨著中,他对自然界4 500种左右的动物(约包括2 000种节肢动物)统一用双名法命名,并提出了界、门、纲、属、种等分类阶元,不久分类学便脱颖而出。第1个杰出的昆虫分类学家应该是林奈的学生Fabricius,其第1部著作《昆虫系统》(*Systema entomo-logica*)发表于1775年,其后又有许多专著问世,他第一次对全世界的昆虫区系做了研究,命名了大量的昆虫分类阶元。1780年,世界上第1个昆虫学会——伦敦昆虫学会成立,它标志着昆虫学家队伍初具规模。

19世纪,欧美各发达国家的节肢动物学蓬勃发展,不仅出现了大量的专业人员,而且涌现出许多业余昆虫学家。此期,规模不一的昆虫学会相继成立,世界上第1个昆虫学专业期刊——《伦敦皇家昆虫学会会刊》(*Transactions of Royal Entomo-logical Society of London*)也于1807年问世。研究内容除传统的昆虫形态学、生物学及分类学外,已开始注意昆虫生理学和昆虫生态学的问题。农、林业的飞速发展对此期的昆虫学研究起到巨大的推动作用,出现了美国Riley、Howard等著名的经济昆虫学家。1859年,达尔文《物种起源》一书的出版对昆虫学研究产生了深远影响,昆虫学家们开始从进化角度分析昆虫的起源与演化。此外,昆虫知识的传授也逐渐成为大学教育的内容,1866年Mudge首次在美国堪萨斯大学开设昆虫学课程;1881年世界上第1个大学昆虫学系在Comstock教授的主持下于美国康乃尔大学诞生;至此,昆虫学人才的培养逐步走向正规。

20世纪是昆虫学发展的黄金时期。20世纪30年代以前,昆虫学的主体为昆虫分类和农业昆虫学;此期,分类学家们一方面大量收集标本,发现与命名新阶元。如世界齿爪盲蝽研究简史齿爪盲蝽亚科(Deraeocorinae)隶属于半翅目异翅亚目(Hemiptera:Heteroptera)盲蝽科(Miridae)。由于体型较小、多数种类不易采集、标本容易损坏(附肢极易脱落、腹部柔软易被挤毁)等原因在早期昆虫分类学的经典著作中很少被提及。齿爪盲蝽亚科昆虫多数种类为捕食性,主要捕食蚜虫、木虱等小型昆虫和螨类,少数种类为植食性。根据已有的记载,齿爪盲蝽亚科昆虫分布很广,具有世界性分布,喜潮湿阴凉的环境,在林下、林中、田间较为常见,多数种类以成虫或卵过冬。18—19世纪的研究:齿爪盲蝽的分类学研究与世界动植物分类学研究同步进行。科学史上最早记载齿爪盲蝽的著作是Linnaeus1758年的*SystemaNaturae*的第10版,该书中记载了欧洲广布种*Deraeocoris rubber*(Linnaeus,1758)其原名为Cimex rubber Linnaeus。但直到18世纪末,对齿爪盲蝽的研究甚少,只限于Linnaeus和Fabricius等的研究,他们共记载5种,即*D. rubber*(Linnaeus,1758)、*D. trifasciatus*(Linnaeus,1767)、*D. olivaceus*(Fabricius,1777)、*D. schach*(Fabricius,1781)和*D. scutellaris*(Fabricius,1794)分别置于Cimex属和Lygaeus属。到19世纪后对盲蝽科的分类学和生物学研究有了很大的发展,研究范围从欧洲大陆逐渐向世界各地扩展,在此期间,Wolff,Reuter,Distant等分类学家对盲蝽的种类进行了大量的记述和探讨。随着盲蝽科整个类群的研究，齿爪盲蝽的分类阶元也频繁发生改变，最早 Douglas 和 Scott 在 1865 年出版的 *The British Hemiptera* 中将其定为科级阶元 Deraeocoridae，同时记述了 Deraeocoris 和 Pantilius 两个属的共 14 种齿爪盲蝽。但随着分类学研究的深入，Douglas 和 Scott 当时所给出的整个系统不合理，未被广泛采用。随后 Reuter 对古北界及世界其他地区的种类进行了研究，即中国、俄罗斯的西伯利亚、中亚、东南亚、澳大利亚及美洲等地区的种类；Distant 在 1910 年研究了亚洲的印度及中美洲、南美洲不同国家的种类；Poppius 则描述了东南亚及非洲地区的种类。与此同时，芬兰的 Reuter 提出了将足部的前跗节构造用于盲蝽科亚科级单元主要分类特征的建议，使盲蝽科分类学研究又进入了一个新的阶段。20 世纪的研究半翅目异翅亚目（Hemiptera：Heteroptera）昆虫的分类学研究到 20 世纪后有了很大的进展，如雄性外生殖器结构作为多数盲蝽科种类的主要分类特征，使其种类鉴定更为准确可靠，打破了以往的模糊不清，理顺了争议种类的订正。Carvalho 在 1957 年曾把盲蝽科分为 6 个亚科 24 族，分别为盲蝽亚科（Mirinae）、合垫盲蝽亚科（Orthotylinae）、细爪盲蝽亚科（Cylapinae）、盲蝽亚科（Phylinae）、单室盲蝽亚科（Bryocorinae）和齿爪盲蝽亚科（Deraeocorinae），解决了一部分 Reuter 系统中亚科地位不明的属的归属问题。到 1976 年，Schuh 利用电镜扫描技术根据盲蝽科各亚科足部前跗节的基本构造，把盲蝽科分为以下 6 亚科：单室盲蝽亚科（Bryocorinae）、树盲蝽亚科（Isometopinae）、叶盲蝽亚科（Phylinae）、撒盲蝽亚科（Psallopinae）、细爪盲蝽亚科（Cylapinae）、盲蝽亚科（Mirinae），在此系统中齿爪盲蝽降到族级阶元（Deraeocorini），成为盲蝽亚科（Mirinae）的一个族。在 1995 年，Schuh 和 Slater 再次将盲蝽科的亚科级分类系统进行了修订，分为 8 亚科即合垫盲蝽亚科（Orthotylinae）、齿爪盲蝽亚科（Deraeocorinae）、细爪盲蝽亚科（Cylapinae）、单室盲蝽亚科（Bryocorinae）、盲蝽亚科（Mirinae）、树盲蝽亚科（Isometopinae）、叶盲蝽亚科（Phylinae）、撒盲蝽亚科（Psallopinae），齿爪盲蝽重新变回一个单独的亚科级阶元，此观点得到了 Kerzhner 和 Josifov 等学者的赞同，并沿用至今。Schuh 的 *Plant bugs of the world* 一书中较完整的记载了世界盲蝽科名录，其中包括了齿爪盲蝽亚科 6 个族 127 属 694 种，即柄眼齿爪盲蝽族 Saturniomirini：5 属、16 种；齿爪盲蝽族 Deraeocorini：56 属、373 种；短角齿爪盲蝽族 Termatophylini：9 属、28 种；沟齿爪盲蝽族 Clivinemini：16 属、84 种；苏齿爪盲蝽族 Surinamellini：9 属、63 种；透齿爪盲蝽族 Hyaliodini：21 属、130 种。对于古北界的盲蝽科种类 Kerzhner 和 Josifov 在 1999 年进行了全面的补充和修订，他们在 *Catalogue of the Heteropteraof the Palaearctic Region* 中共记录了古北界盲蝽科 5 族 18 属 121 种，即齿爪盲蝽族 Deraeocorini：10 属、101 种(包括中国 5 属、35 种)；短角齿爪盲蝽族 Termatophylini：3 属、9 种(包括中国 1 属、2 种)；沟齿爪盲蝽族 Clivinemini：1 属、2 种(包括中国 1 属、1 种)，苏齿爪盲蝽族 Surinamellini：3 属、3 种(包括中国 2 属、2 种)；透齿爪盲蝽族 Hyaliodini：1 属、6 种(包括中国 1 属、2 种)，其中我国分布 5 族 10 属 42 种。进入 21 世纪之后，分类学者们陆续发现齿爪盲蝽亚科昆虫的新种、新属，并记述发表。

另一方面，根据形态、化石及生物学等特征建立了一些分类系统。如根据化石对节肢动物口器的进化进行研究，在近 4 亿年的演化历程中，伴随着环境的变迁，节肢动物不断获取新的生态位，不同的生活环境和食性促进了口器家族的繁盛。美国学者 Labandeira 将节肢动物口器分为 34 个现生和 2 个化石类型。早泥盆纪，最早的昆虫实体化石出现在泥盆纪。一直以来，苏格兰赖尼地区（3.96 亿~4.07 亿年）的弹尾虫 Rhyniella 被定为最古老的六足动物。但 Engel 等认为它的上颚较短，为三角形，这一特征与现在有翅昆虫极为相似，因此将其定位为有翅昆虫。弹尾目昆虫的口器为内口咀嚼式，内缩在头囊中，相似的口器见于原尾目、双尾目，这 3 个目又统称为内口纲，归为广义的昆虫纲。原尾虫和弹尾虫中的少数种类发展出内口刺式口器，上唇向前延伸成喙，上颚也为细长的针状。在加拿大加斯佩地区早泥盆纪地层中发现一批破损的植物碎片，上有明显的以咀嚼和刺吸两种方式破坏的痕迹，并且还有植物应激产生的细胞团，很可能就是具有刺式口器的原尾虫或弹尾虫所为。同样产自加斯佩地区的化石(约 3.9 亿年)是真正的昆虫，它的口器为咀嚼式，特殊的是上颚仅有一个与头部垂直的后关节，只能磨碎食物，相对于其他种类的双关节上颚，单关节为原始性状义的昆虫纲。单关节为原始性状翅目群最引人注目。它们的飞翔能力一般，翅膀为原始的古翅，但成虫和幼虫具有的坚硬刺吸式口器却相当进化。这种口器内含 5 个由 1 对上、下颚和舌演化而来的连锁口针。喙的长度从 0.6mm 到 32mm 不等，在坚硬程度、大小、形状上也出现了分化。分化的主要原因是取食对象的不同。它们可以钩取并吸食植物的孢子，也可以吸取植物维管组织内部或外露的汁液。

Labandeira 等研究过一块具有 3 个口针遗迹的矿化辉木属植物化石，该化石产于美国伊利诺盆地的晚宾夕法尼亚纪地层。通过对现代半翅目和古网翅目口针长度、宽度、刺入方式、取食部位以及植物应激反应组织的比较，判断植食者应属于古网翅目。二叠纪末期气候变冷，蕨类植物逐渐被裸子植物所代替。古网翅类群原始的翅、过大的体积、适宜取食植物的灭绝都使其走向灭亡。

早二叠纪，这一阶段出现了真正的半翅目昆虫。它们有着灵活的刺吸式口器，下唇延长，将上下颚演化而来的 4 个口针包裹其中。多为植食性，也有一些低等类群保持了原始的捕食食性。若虫口器类似于成虫。同翅目是与半翅目关系最近的类群。最早的同翅目也起源于原始的半翅类，现生种类同样具有四口针的刺吸口器，且多分为 3 节。出现在二叠纪 Permocicada 属就拥有这种 3 节式的喙，中等唇基突起上有着一组横向的嵴状物，可起到食窦扩张肌的作用。活跃在二叠纪到晚白垩纪的啮虫 Permopsocina 亚目拥有发达的后唇基，短而渐尖的喙状头，顶端为咀嚼口器，区别于该目的其他种类。现生种类可能起源于侏罗纪，有着发达的唇基，但头部不延长，口器归于研体-研杵型咀嚼口器。蓟马的口锥具有不对称的特点。右上颚退化，但左上颚基部庞大，具有缩肌，左上颚和下颚的内颚叶变成 3 个口针，可刺破物体表面。出现在二叠纪到白垩纪的 Lophioneuina 类群口锥对称，右上颚发育正常，有学者认为它是介于啮虫目和缨翅目之间的类型。

晚三叠纪—早侏罗纪，经过二叠纪末的大绝灭事件，整个三叠纪，地球处于恢复阶段。在三叠-侏罗之际，昆虫纲的面貌已类似于现今。这一阶段双翅目的繁盛使口器家族有了许多新成员。长角亚目的成虫多具有刺吸或刺舔式口器，区别仅在于喙的长度和口针数目。如蚊科的六口针刺吸口器，口针分别来自上下颚、上唇和舌；一些吸血蠓的单口针；细蚊科下唇端部的唇瓣；还有一些种类的成虫口器退化或不取食，如摇蚊。大蚊科成虫头部延长成喙，口器位于末端，退化，基本不取食。一些种类的水生幼虫口刷口器的上唇左右两边有显著的刚毛，适宜滤掉水中的杂质，如蚊科和蚋科的幼虫。虻类多为刺舔式口器，上唇长而尖，上颚刀状、外颚叶坚硬细长，舌成为针状，下唇将它们包裹在一起，并在端部形成大的唇瓣，适宜取食蜜露、液体或脊椎动物血液，如晚侏罗的鹬虻。也有一些种类没有唇瓣，为简单的刺吸式，如食虫虻类。蝇类幼虫的口器十分退化，外观仅见 1 对口钩。取食时利用这一高度骨化的次生构造刮食物，然后吸收汁液和固体碎屑。成虫的口器称为吸喙，端部带唇瓣，表面有纵沟和环沟，类似于气管，又有拟气管之称，可吸食表面的液体。

晚侏罗纪—早白垩纪，这段时间正是被子植物从无到有直至繁盛的时期，昆虫对应被子植物的特征发展出了高度适应取食花蜜、花粉的口器类型：嚼吸式和虹吸式。膜翅目高等类群具有的嚼吸式口器，上颚与标准咀嚼口器相同，发达而坚硬，可用来咀嚼花粉或筑巢；中唇舌显著延长，下颚包裹其外形成可吸食液体的喙，不取食时就分开，折弯于头下。鳞翅目在侏罗与白垩之交出现，现生大部分成虫种类都拥有虹吸式口器。这种口器的显著特点是有一条能卷曲和伸展的喙，可取食花管中的花蜜。喙由左右外颚叶嵌合而成，上颚退化。但小翅蛾科的上颚依然有咀嚼功能，外颚叶也不形成喙管，仍为咀嚼式口器。舟蛾科出现在新生代，喙管末端渐尖，而且上有针刺状突起，可用来刺破植物表面，归为虹吸口针式。鳞翅目幼虫多为下口式，咀嚼口器，上颚发达，下唇、下颚和舌形成复合体，尖端有下唇和舌构成的吐丝器。潜叶和钻蛀类的上颚不发达，头也为前口式。产自我国辽西晚侏罗纪地层中的一批喜花虻类喙长为 3~5mm 不等，末端无唇瓣，如侏罗原网翅虻，猜测它们有取食花蜜的习性，其口器特殊，似乎不属于 34 种类型之中。虹吸咀嚼式口器在鞘翅目的芫菁和大花蚤科中分别演化出来，它们的下颚须或者是外颚叶融合，可能在中白垩纪就已经灭绝了。虱目和蚤目均出现在新生代，其中虱目口器类似于蓟马，有 3 个口针，特点是在口孔内侧具齿，取食时口齿翻出，固定在猎物上，口针刺入；蚤目拥有刺吸口器，3 个口针分别来自内唇和内颚叶。管状口针式口器在始新式才出现，主要分布在舌蝇科和虱蝇科中，特点是下唇须延长形成保护口针的鞘。这些口器按功能可大致分为 6 类：咀嚼、刺吸、舔吸、虹吸、嚼吸和退化。1 个目可以有多种口器类型，如双翅目成幼虫；相同的口器又可在亲缘关系很远的类群中独立演化出来，如啮虫和长翅目的喙状咀嚼口器。这说明环境对于口器形成的重要性。环境可促进口器的形成，口器也可反映环境。昆虫口器化石对古环境的恢复有着重要的指示意义。作为一个从水、陆、空全方位与环境接触的大类群，通过口器的形态我们可以看到食性以及由此折射的环境变迁；各种口器在昆虫中分布情况的动态变化还暗示着环境区系组成的改变。

另外,20世纪应用昆虫学则开始分支为经济昆虫学和医学昆虫学,前者以农、林、仓库害虫的防治为主,天敌昆虫与资源昆虫的应用也逐渐被重视。20世纪30年代是基础昆虫学学科分化的重要年代。1931年,Chapman出版了《动物(特别是昆虫)生态学》;1934年,Wigglesworth出版了世界上第1本《昆虫生理学》;1935年,Snodgrass出版了至今仍被视为经典的《昆虫形态学原理》;这些著作的出版是各分支学科成熟的重要标志之一。20世纪40年代以后,随着数学、物理、化学等学科的发展与渗透,以及电子显微镜、电子计算机等先进仪器和设备的应用,昆虫学进入了一个飞速发展的时期,交叉学科、分支学科不断出现,至20世纪90年代,昆虫学的基本方向和范围大体形成。

自1994年2月27日美国科罗拉多州立大学建立了世界上第1个昆虫学Internet站点(http://www.colostate.edu)后,昆虫学站点雨后春笋般涌现,为昆虫学教学、科研等提供了极大的方便。20世纪末期,昆虫学网络教学也逐渐开展。20世纪末,昆虫分子生物学的研究成为热点,对于家蚕丝腺中几种蛋白基因和卵壳蛋白基因的表达调控的研究将大大推动整个生命科学的发展。尽管目前已得到研究的基因数量还不多,但已克隆的神经肽基因、抗菌肽基因、荧光素酶基因等,有些已展示了其较好的应用前景。例如,把昆虫抗菌肽基因转入植物中获得了抗病植株,将昆虫利尿激素(DH)基因、保幼激素酯酶(JHE)基因、促前胸腺激素(PTTH)基因重组到杆状病毒基因组中,可以缩短病毒杀虫致死时间。

近年来开始研究的转基因昆虫还应用于害虫基因防治、害虫天敌和其他益虫的改良、医药有用蛋白质的生产。有许多分子生物学家正在从事有关昆虫转基因方面的研究,已经发现了许多可用于转基因的转座子。转基因昆虫也已问世。例如,利用果蝇的P因子构建的一种复合转座子已将活化乙醇脱氢酶基因转入果蝇的基因组。利用Mino因子,成功地将果蝇热休克蛋白基因启动子控制下的白眼基因转入地中海实蝇(*Ceratitis capitata*)基因组。

我国是世界上最悠久的文化古国,千百年来我国劳动人民在与自然作斗争的过程中,有很多伟大的创造和发明,这是我国人民极其宝贵的文化遗产,也是人类文明史上的卓越贡献。单就节肢动物的研究方面也已有很多历史贡献。其中对医学节肢动物的研究,在古代、近代和现代均有大量的成就和记载。在医学节肢动物的发现、描述、致病、防制和利用等方面均积累了丰富的经验,创建了辉煌的业绩,这也是中华民族文化史上极其光辉的一页。

第二节 我国古代医学节肢动物的记述

中国是世界上最早进入农耕生活的国度之一。大约在两万年前中国已有了原始农业,到了距今六七千年前的仰韶文化时期,原始农业已初具规模。古代中国人在长期的农牧业生产实践中积累了丰富的昆虫知识,早在节肢动物学这门学科建立以前,我国劳动人民就已经在害虫防治和益虫利用等方面对世界做出了重大贡献。

中国对农业害虫防治的文字记载已有3 000多年。至少在2 600年以前,人们已根据害虫的取食部位把植食性害虫分为螟、䘃、蟊、贼4类;《周礼秋官》中记载有农民已利用草木灰和石灰防治害虫;在《神农本草经》已有用汞治人虱和用砒治虫蠋(按:蠋指鳞翅目幼虫)的记载;公元前707年就已开始较详细记载蝗灾的发生;战国时期已把耕作技术与害虫防治结合起来;2 000多年前已使用砷剂与汞剂毒杀害虫;公元29年已有了治虫法规;公元713年,政府专门设立治蝗官吏;大约在宋代,一整套包括法规防治、人工防治、农业防治、生物防治、物理防治措施等的蝗虫综合治理体系已经形成。《齐民要术》则有用艾以治衣鱼、衣蛾、守瓜等的记载。利用植物性杀虫剂也已见于周礼"以莽草熏之""嘉草熏之"的防除人体害虫和仓库害虫的记载(按:嘉草即襄荷;莽草为一种木兰科植物);《神农本草经》有用藜芦、牛扁治疥癣、牛虱及小虫的记载。利用天敌昆虫治虫,见于文字记载的已有1 600年之久。嵇含的《南方草木状》中曾记载,利用黄掠蚁防治柑橘害虫的情景:"交趾人以席囊蚁鬻于市者,其巢如薄絮,囊皆连枝叶;蚁在其中并巢同卖;蚁赤黄色,大于常蚁。南方柑橘若无此蚁,则其实皆为群蠹所伤,无复一完者矣。"我国在千年前已使用硫、铜等制剂及有毒植物,以喷洒、涂抹等方法治虫,而欧美用杀虫药剂始于1768年,距今仅200余年。

益虫利用上,中国更是远超他国。距今7 000年的河姆渡遗址出土的盅形雕器上绘有蚕纹;5 200年前,中国人已经能养蚕纺纱。从出土文物考证，在浙江吴兴钱山漾的新石器时代遗址中已有丝织品，经测定，距今为 4 728 年±100 年，树轮校正的年代为 5 288 年±135 年。室内养蚕最早的文字记载见于西周初年的农事诗："春日载阳，有鸣仓庚，女执懿筐，遵彼微行，爰求柔桑"；"蚕月条桑，取彼斧，以伐远扬，猗彼女桑"（郭沫若译："春天里天气好的时候，黄鹂儿在叫，姑娘们提着深深的篮子，走上窄狭的小路，要去采嫩的桑叶了"；"养蚕的月份桑树抽了条，我们要拿起斧头去砍桑条了，嫩桑的叶子是多么柔软啊。"）距今有 3 000 年了。在几千年的饲养过程中，人们对蚕的生活习性有了全面的认识，积累了丰富的知识，养蚕技术不断提高，并出版了大量有关养蚕栽桑的专门著作。养蚕技术在公元前 12 世纪时已传到朝鲜，公元 2 世纪第 1 次传到日本，6 世纪传到土耳其，7 世纪传到埃及、阿拉伯及地中海沿岸国家，8 世纪传到西班牙，13 世纪传到意大利。

养蜂取蜜的历史虽然有据可考的历史只有 3 000 多年，养蜂亦见于历史记载。在《礼记内则》中有"子事父母，枣栗饴蜜以甘之"的话，证明在 3 000 年前人类已经食蜜。而饲养蜜蜂，则见于明刘基著《郁离子》，其中详细记载战国时灵邱丈人养蜂收利的情形，距今已有 2 000 年。但昆虫史学家周尧（1980）认为中国养蜂的历史应该比养蚕更早。食用昆虫、药用昆虫的利用均有 2 000 多年的历史；1 600 年前，我国南方橘农就已开始了生物防治实践；公元 948—950 年间，隐帝承祐就下令禁捕取食蝗虫的鸲鹆。古代为人类所利用的昆虫除家蚕、蜜蜂外，还有柞蚕（公元前 1200 年《尔雅》）、樗蚕（1902 年《野蚕录》）、天蚕（17 世纪）、白蜡虫（元代）、紫胶（公元 265—289 年《吴录》）、五倍子（公元 980 年《太平广记》以及药用昆虫、食用昆虫等。

此外，在玩虫的育赏方面中国人独树一帜。春秋战国时期就有人畜养螽斯；唐代天宝年间斗蟋之风已经盛行；唐代都市长安大街上每年夏天都有人叫卖鸣蝉；《宋稗类钞》中记载当年民间有人驯养蚂蚁列队打仗的绝技；清代宫廷中有被称为"把式"的专门人员冬季在地窖里饲养蟋蟀、蝴蝶等观赏昆虫供权贵们玩乐。

害虫的防治、益虫的利用、玩虫的养育等都必须对相应的昆虫有深入的了解，古代中国人在数千年前就已对家蚕、蝗虫、蟋蟀的形态和生活史等有正确的认识，特别是在家蚕的化性、孤雌生殖、病害的防治及蝗虫的生活习性的观察与利用等方面都有较科学的记载。《考工记》中已经明确记述了昆虫具有内、外骨骼及不同的发音方式。我国对昆虫的形态、变态、食物链等的研究记述也都远在欧美之前。昆虫保护色的记载是在公元 1 世纪的著作中，单性生殖现象在公元 659 年苏恭对土鳖的研究，寇宗对斑衣蜡蝉的研究，李时珍对斑衣蜡蝉、狗蝇的研究，均有正确的形态描述。在《淮南子》中已有蚊、蝉、蜻蜓等生活史记述。《庄子》中已有昆虫食物链的生态现象记述。

关于中国古代昆虫学史，周尧（1957，1980）、邹树文（1981）有较详细的汇总。17 世纪以来，一些国外昆虫学家开始研究中国昆虫的分类与生物学；其中最为突出者是英国人 E.Donovan，1798 年，他在英国伦敦出版了两本关于中国昆虫的著作，一本是《昆虫学图说》第一部分亚洲昆虫概览第一卷"中国的昆虫"，一本是《中国昆虫的自然历史》。

据考古发现在山西西荫村出土的新石器时代化石中有半个"经人工割裂的茧"（李济《清华研究丛书》，1927 年），由此证明：中国养蚕发明在远古（新石器时代），距今约 6 700 年前就已有养蚕的历史了。而到公元前 3 000 年青铜器时期，殷代殷墟中甲骨文字证明，当时已有"女蚕"官职及"祀蚕"典礼，证实养蚕业已经成为很发达的专业了。在甲骨文中有"蜜"字，《诗经》"周颂"中有"莫予荓蜂，自求辛螫"；《礼记》"内则"中也有"子事父母枣栗饴蜜，以甘之"等记载，证实蜜蜂的养殖距今已有 5 000 多年的历史了。我国劳动人民对有害节肢动物一直进行着不懈的斗争。远在 3 000 多年前，我国就已开始防除危害农业的害虫，从诗经"小雅"一首歌谣"去其螟螣，及其蟊贼，毋害我田稺……秉畀炎火"中可以证明，3 000 多年前我国人民便已经有了治虫的思想。人们经历过与各种虫害的长期斗争，掌握了重要害虫的生活规律，并发明了防治害虫的方法，积累了丰富的经验。对危害人们身体健康的医学节肢动物，古代的诗人、文学家、本草学家均有比较深刻的认识，我国古代的医学书籍、文学著作对其形态、生活习性、危害及防制等都有详细的记述；在浩如烟海的史书和专著中，更是蕴藏着蚊、蝇、虱、蚤、蜱、螨等医学节肢动物的宝贵资料。

一、有关蚊类的记述

在商、殷时代的甲骨文及青铜器铭中，已有古体“疟”字的记载，那时就已有传播疟疾的蚊虫。蚊的记载见于《夏小正》中：“八月丹鸟羞白鸟”。其中丹鸟为萤，白鸟为蚊，羞为馐，吃的意思。在汉代刘安《淮南子》叙述蚊曰：“孑孓为蚊。”说明蚊子是孑孓蜕化而成的。汉代高诱注解《淮南子》时说：“孑孓：蛣蟩，水上倒跂虫。”指出了蚊幼虫——孑孓在水上的停留状态。东方朔谓蚊为：“长喙细身，昼匿夜行，嗜肉恶烟，常所拍扪。”范仲淹曾有：“饱去樱桃重，饥来柳絮轻”的诗句。这些对蚊的形态、吸血活动及吸血时被人们用手打死的情况观察得很真切。唐代孟琯《岭南异物志》中描述：“岭南有树，如冬青，实生枝间，形如枇杷子，每熟即拆裂，蚊子群飞，唯皮壳而已，土人谓之蚊子树。”描述蚊子也有食植物叶果的食性。宋代陆佃《埤雅》中记载“艾蒿熏杀蚊子”。宋代苏轼《物类相感志》描述：“浮萍乾焚、烟熏蚊虫则死”、“荆叶逼蚊子”“麻叶可逼蚊子”。描述了用浮萍、荆叶、麻叶均可烟熏蚊虫的驱杀方法。《东坡志林》中描述：“湖中有蚊，有豹脚者尤毒。”宋代罗愿“尔雅翼”描述：“足有文彩，黑白相间，惨于常蚊。”“豹脚”“足有文彩”都是指伊蚊，现已证实伊蚊为传播流行性乙型脑炎的媒介，所以当时已知伊蚊“毒”“惨”。“尔雅翼”中又述：“蚊者，恶水中孑孓所化”，对蚊生活史中变态发育过程观察描述的很准确。明代李时珍《本草纲目》中描述：“蚊处处有之，冬蛰夏生、昼伏夜飞，细身利喙，咂人肤血，大为人害，产子于水中为孑孓虫，仍变蚊也。”将蚊的形态、生活史、生态及与人的关系描述得很形象。清初《广雅疏正》书中解释“倒跂虫”时称：“案倒跂虫，今止水多生之，其形头大而尾锐。行者，掉尾之首，左右回环；止则尾浮水面，首反在其下，故谓之倒跂虫。将为蚊，则尾端生足，蜕于水面，故蚊出焉”。这是在实践中观察蚊幼虫孳生在水中的情况。

二、有关蝇类的记述

蝇的名称最早见于《尔雅》之中，时称青蝇。《诗经·小雅》中的一首“青蝇”的诗：“营营青蝇，止于樊，岂弟（正直）君子无信谗言。营营青蝇，止于棘，谗人罔极，交乱四国。营营青蝇，止于榛，谗人罔极，构我二人。”这篇诗中对青蝇喜在樊、棘、榛等植物上活动的习性详细观察记载，并把说人坏话的人比作青蝇，说明当时人们已知青蝇对人有害。汉代许慎《说文解字》中写道：“蛆，蝇乳肉中虫也。”当时已肯定了蛆是蝇的幼虫。汉代范晔《后汉书·杜根传》记载杜根“……诈死三日，目中生蛆……”这事发生在东都洛阳，极可能是丝光绿蝇引起，这是蝇蛆症的最早记载。晋代付咸《青蝇赋》写道：“幸从容以闲居，且游心于典籍，览诗人之有造，刺青蝇之营营。无纤芥之微用，信作害之不轻，既反白而为黑，恒怀蛆以自盈。秽厚美之鲜洁，虫嘉肴之芳馨，满堂室之薨薨，孰闺寓之得清。”可见，那时人们已厌恶蝇的骚扰和污染食物并使佳肴生蛆之类的危害。隋代巢元方《诸病源候论》中写道：“夫金疮久不搓，及裹敷不如法，疮内败坏，故生虫也。”指出了皮肤蝇蛆症。段成式《酉阳杂俎》中“虫篇”有蝇生活习性的观察，写道：“长安秋多蝇，成式蠹书，常日读百家五卷，颇为所扰，触睫隐字，殴不能已，偶拂杀一焉，细观之，翼甚似蜩，冠甚似蜂，性察于腐，嗜于酒肴，按理首翼。其类有苍者声雄壮，负金者声清聒，其声在翼也，青者能败物，巨者首为火，或曰，大麻蝇茅根所化也。”其中苍者可能指丽蝇或阿丽蝇，负金者可能指绿蝇，青者可能指大头金蝇。唐代杜甫诗中有：“况乃秋后转多蝇”之句，与南方家蝇在四川的季节高峰相符。宋代李石《续博物志》写道：“物腐则生蛆、蛆化为蝇、蝇自生蛆、蛆又生蝇，岂有穷乎！”阐明了蝇生活史中幼虫和成虫相互关系及在适宜孳生场所中无限繁殖的过程。宋代陆佃《埤雅》中记载：“苍蝇声雄壮，青蝇声清聒，其声皆在翼，青蝇首赤而大，背若负金，苍蝇又其大者，肌色正苍，今谓之麻蝇。”对青蝇、麻蝇描述极形象真实。宋代欧阳修曾在他的《憎蝇赋》中提到：“又忌赤头，号为景迹，一有沾污，人皆不食。”这说明宋代仁宗时已有忌食大头金蝇污染食物的卫生常识了。宋代宋慈所著《洗冤集录》中首次记载了我国古代借助蝇破案的最早记录。宋代罗愿《尔雅翼》“释虫”卷二十七也有青蝇、苍蝇的记载。明代皇甫汸在《解颐新语》中：“今有养蚕者，苍蝇也寄卵于蚕之身，久之其卵化为蝇，穴茧而出，”说明蝇蛆也寄生在蚕体内。明代李时珍《本草纲目》中写道：“蝇，处处有之，夏出冬蛰，喜暖恶寒，蛆入土中化为蝇，如蚕之化为蝶也。”对蝇的生活习性和生活史描述得更真实。公元1641年间，《颖上县志》中写道：“四月大疫，土民死者过半，青蝇大如枣，飞蔗无日，丁尽户绝者无数。”指出了蝇与瘟疫的关系，也写出了危害程度的惨烈。1756年，赵学敏《本草纲目拾遗》中记载：“……人出遇之，即触人面，不论何处被其触者，亦不甚疼，顷觉眼眶四周出细蛆，攒食睛膏，疼不可忍。”这是眼蝇蛆症的记载。清初，汪期年在所著的《瘟疫汇编》中说：“忆昔年入夏，瘟疫大行，有红头青蝇，千百为群，凡入人家，必有患瘟疫而亡者。”已了解蝇能传播瘟疫疾病。刘奎在《除秽》中写道：“凡瘟疫之流行，皆有秽恶之气以鼓铸其间，试观入瘟疫之乡，是处动有青蝇千百为群，且其鼻最灵，人所不用闻而蝇先闻之；故人粪一抛而青蝇顿集，以是知青蝇所聚之处，皆疫邪秽气之所钟也。”指出了蝇与瘟疫间的相互联系，并从中点明了青蝇的危害。这也是我国古代最初的流行病学描述。

三、有关蚤类的记述

早在《说文》和《夏小正》中对蚤已有记载，当时称跳蚤，以后跳蚤的名称散见于古籍中。宋代李石《续博物志》中指出：“採芸香置席下能去蚤、虱。”指出了芸香可防除跳蚤及虱子。清代陈元龙在《格致镜原引》中引录《山堂肆考》写道：“蚤，啮人虫也，黑色善跳。俗云蚤生积灰，赤有雌雄，雄小雌大，俗称疙蚤。”“……故三月蚤多，四五月蚤少。”正确描述了蚤的形态与生态。清代赵学敏在《本草纲目拾遗》中记载：“蚤因湿土而生，夏时土干亦不甚患。”明确指出蚤类孳生需要一定的湿度。清代诗人师道南曾作《鼠死行》诗：“东死鼠，西死鼠，人见死鼠如目虎。死鼠不几日，人死如折堵。……人死满地人烟倒，人骨渐被风吹老。田禾无人收，官租向谁考。……”跳蚤叮刺人、鼠传播鼠疫。在人类历史上，欧洲、亚洲、非洲都曾暴发过人间鼠疫的大流行，死亡人数数以万计，造成人间的大悲剧。师道南亲临云南滇西一带鼠疫大流行的现场，目睹人死亡的惨状，写下了《鼠死行》，赋诗后不几日也染鼠疫而死。由此可见，跳蚤传播鼠疫对人类的危害是多么严重。

四、有关虱类的记述

早在《说文》和《夏小正》中。《神农本草经》中写道：“雄黄杀毒虫虱身痒。”指出雄黄能灭虱。汉代刘安《淮南子》中载有：“汤沐具，而虮（稚虱）虱（成虱）相吊。”这是主张常用热水洗澡以防生虱的早期文献。晋代葛洪《抱朴子》中写道：“头虱黑着身而白，身虱白着头变黑，所渐然也。”指出了头虱、体虱的区别。也指出了两类虱为一种虱的变态。明代李时珍《本草纲目》也对虱有描述，并指出：“虱畏水银、银珠、百部、菖蒲、虱建草、水中竹叶”，总结这些药物可以灭虱。还指出“苦楝花铺席下可杀蚤、虱”。《积德堂》方：“头上生虱，银末浸醋，日日梳头，又包银末纸以卷复烧之，清茶洗下烟子，揉以包头，一夜至旦虱尽死。”《摘玄方》：“头上生虱，水银和蜡烛油揩之一夜即死”。这些都是杀灭虱的药物和方法。我国古代关于阴虱的记载，如宋代《夷坚志》中记载有：“今人阴毛多生阴虱，痒不可当。”《医宗金鉴》内有：“前阴毛际内，由欲后失洗不洁，搏滞生虫。”指出阴虱所处部位以及传播途径。

五、有关蜱类的记述

许慎《说文解字》中：“螕啮牛虫也。”吕忱《字林》中亦称“螕啮牛虱也。”明确指出蜱（即螕）是牛身上吸血的寄生虫。明代李时珍《本草纲目》卷四十虫部记有“牛虱”（即蜱）在该条中写道：“牛虱生在牛身上，状如蓖麻籽。有黑白两色，啮血满腹时自坠落地也。”并在卷十九草部中记有：“牛扁”又称“扁特”“扁毒”，“疗牛虱甚效”。描述了蜱形态、危害习性及杀蜱药物。

六、有关螨类的记述

（一）恙螨

恙螨在我国古代称之为沙虱，恙虫病我国古代称沙虱毒、沙虱候或沙病。张揖《广雅》“十释虫”中对恙螨已有描述。晋代葛洪《抱朴子》中记载有：“沙虱水陆皆有，其新雨及晨暮前，跋涉必着人。”及“唯烈日草燥时稍稀耳”。明确地指出了恙螨幼虫的活动及侵袭人体的时间。雨水及洪水能扩散恙螨幼虫的分布，因而增加了人们感染恙虫病的机会。《抱朴子》中还写道：“沙虱初著人，便入皮里，其所在如芒刺之状，小犯大痛。”指出了被沙虱叮咬的情况。葛洪在所著《肘后备急方》中称：“皮上正赤，如小豆、黍米、粟米，以手摩赤上，痛如刺。”这是恙虫病的初期症状；《肘后备急方》中还写道：“三日之后，令百节强，疼痛寒热，赤上发疮。”所谓“赤上发疮”就是现代医学所称的焦痂，在恙虫病的临床诊断上有着极其重要的意义。隋代巢元方《诸病源候论》记述：“沙虱形如疥虫，钻入皮肤，三日后，百节疼痛，赤上发疮。”写出了恙螨的形态和恙虫病（沙虱候）的病状。从唐代王焘著《外台秘要》，到明代李时珍著《本草纲目》中都继承葛洪的叙述著作，略增补了对沙虱及沙虱病的特征性描述。在葛洪之前所发现描述的医学节肢动物中，均没有与疾病关系联系起来，葛洪首次将病媒节肢动物与所传疾病联系起来，这是世界上发现的第一种虫媒性疾病，是世界医学史和医学节肢动物史上一项伟大的成就。

（二）疥螨

在殷周时期的甲骨文里就有关于疥疾的卜辞，那时已知疥疮这种疾病对人的危害。北齐贾思勰《齐民要术》中写道：“腊月猪油加熏黄涂之，即去。”介绍了治疗羊疥疾的疗方和效果。隋代巢元方《诸病源候论》中已有记载：“干疥者，但痒搔之，皮起作干痂。温疥者，小疮皮薄，常有汗出，并皆有虫，人往往以针头挑得，状如水内瘤虫。”指出了疥疮的症状及用针头挑出疥螨虫，观察记述了它的形状。隋代苏恭《唐新修本草》记载：“硫黄可以治疥杀虫。”唐代陈藏器《本草拾遗》中写道：“水银粉杀疮疥癣虫。”宋代冠宗爽《本草衍义》中写道：“藜芦末治马疥癣。”可见历代对疥螨的治疗均有所研究。

七、有关其他医学节肢动物的记述

（一）蚂蚁

早在《夏小正》中已有记述：“十二月玄驹贲。”玄驹即为蚂蚁（也作玄蚼），贲即为堆积的意思，即蚂蚁入蛰。《大戴礼记》中写道：“玄蚼者，蚁也。”汉代杨雄《方言》中写道：“齐鲁之间谓之蚼蟓，梁益之间谓之玄蚼，幽燕谓之蚁蛘。”指出了蚂蚁在不同地区有不同称谓。唐代陈藏器《本草拾遗》中写道：“岭南有独脚蚁，一足连树根下，止（只）能动摇，不能脱去……”记述了蚂蚁的一个品种——独脚蚁。明代李时珍《本草纲目》中写道：“蚁处处有之，有大小黑白黄赤数种。穴居卵生，其居有等，其行有队，能知雨候，春出冬蛰。壅土成封，曰蚁封，以及蚁蛭、蚁塿、蚁冢，状其如封蛭塿冢也。其卵名蚳，山人掘之，有至斗石者。古人食之，故内则周官馈食之豆，有蚳醢也。”对蚂蚁的种类、生活习性、生理特征、食蚁的习俗描绘得非常真切。

（二）蟹类

早在《尔雅》一书中，将蟹类称作“蜎”“蛭”等，证实我国古代就注意到了对甲壳动物的观察及资源的利用。晋朝崔豹《古今注》和张华《博物志》中就出现了蟹类的名称和形态描述。明朝李时珍《本草纲目》中更有多种甲壳类动物入药的记载。

此外，我国古代学者还对蜈蚣、蝎、马陆及舌形虫等都有记载和描述。

第三节　我国近代医学节肢动物学的研究

从 19 世纪中叶至 20 世纪中叶的 100 余年间，我国的昆虫学从无到有，大体上经历了孕育、初创、发展、抗战及战后恢复 5 个时期。

一、孕育时期（1840—1910 年）

19 世纪末期至 20 世纪初期，绝大多数的病原寄生物及其生活史均已研究清楚，并对虫媒病采取了预防和化学治疗，其传播媒介的研究也发展很快。由于当时我国正处于封建势力的压迫和帝国主义的侵略之下，文化和科学技术的发展受到严重影响，医学节肢动物的科学研究还处在萌芽时期，主要是由外籍医生做一些零星的调查研究工作。鸦片战争以后，西学东渐，西方昆虫科学和中国古代害虫防治经验相融合，使中国近代昆虫科学事业进入一个新阶段。1859 年，上海《英国亚细亚学会杂志》发表了《过去 13 个世纪上海邻区飞蝗降落现象》，这是应用近代昆虫学研究中国蝗虫的早期论文。1865 年清政府创办新式军用企业江南机器制造总局（简称“江南制造局”）于上海，该局附设翻译馆（广方言馆），在其刊印的《格致汇编》上，登载介绍西方昆虫学知识的《说虫》《虫学略论》等文章。1877 年 Manson 在厦门证明致倦库蚊为班氏丝虫的传播媒介；1894 年，Blanford 在宁波的鼠耳上发现盲潜蚤（*Tunga caecigena*），当时被误认为穿皮潜蚤（*T.penetrans*）。在这一时期，我国医学节肢动物的研究成果较少。秉志于 1915 年发表了“疟蚊研究”一文，他是我国近代最早从事医学节肢动物研究的学者。1816 年，刁信德在《中华医学杂志》上发表了“蚊与蝇为人之巨敌”的论文；将当时所知蚊、蝇传播疾病的情况介绍给了国内。

1897 年上海农学会（维新派倡导农学的团体）出版《农学报》，陆续刊印近代农业昆虫方面的译文达 94 篇，从昆虫学概论，到水稻、果树、蔬菜、茶树、家禽、卫生害虫，以至于昆虫采集、饲养、生物防治及益虫保护、法规治虫、农药及杀虫植物、除虫器具等，都做了广泛介绍；罗振玉的《创设虫学研究所议》阐述了建立昆虫学研究机构的重要意义与设想，只可惜未被清政府采纳。

中国的昆虫学教育肇始于 19 世纪末。在 1897 年创办的浙江蚕学馆教育大纲中，即设有害虫论课程。1903 年清政府制定各级学堂教育章程，规定高等农业学堂设昆虫学、养蚕学课程，中等及初等农业学堂设虫害课，近代昆虫学开始纳入各级学堂的教学内容。1865 年法国传教士在北京中南海天主教堂内设立自然博物馆，陈列昆虫标本数千号。1883 年，震旦博物院成立于上海，亦收藏昆虫标本。1906 年清政府工商部在三贝子花园（今北京动物园）成立农事试验场。1908—1909 年，邹树文和秉志先后赴美留学，在康奈尔大学攻读和研究昆虫学。

二、初创时期（1911—1932 年）

1912 年，东吴大学成立博物系，同年邹树文在美国杂志上发表《某些鳞翅目幼虫的被毛的同源性》。1915 年，秉志在中国人自办的科学杂志上发表昆虫学论文。1915 年，邹树文学成归国，先后执教于南京金陵大学和北京农业专门学校。20 世纪 20 年代初，东南大学（南京）农科设病虫害系，聘请张巨伯和胡经甫等中国最早的一批留学归国的昆虫学者任教。其师生和这一时期归国的研读昆虫学的留学生，成为创立和开拓中国近代昆虫学的先导。

1911 年，北京中央农业试验场设立病虫害科；我国医学节肢动物的系统研究始于 1920 年，那时我国学者陆续组建相关研究机构，开始对医学节肢动物学进行系统的研究。例如，1920 年，北京协和医院设置了寄生虫学科；1921 年，北京静生生物调查所成立；1922 年，在南京设置了江苏昆虫局卫生处；1924 年，在杭州成立了浙江昆虫局，并附设了蚊蝇研究室；其后，江西、湖南、广东和河北诸省也一度成立了昆虫局或昆虫研究所，1928 年，杭州热带病研究所、卫生试验所成立。同时，在上海相继成立了雷斯德（Lester）医学研究所、上海自然科学研究所；在南京成立了卫生实验院寄生虫学系等。上述研究机构是我国当时医学节肢动物防制工作的研究中心，对医学节肢动物学的研究和发展作过重大贡献。在此期间，我国涌现出许多著名的医学昆虫学家，其中最著名的有北京协和医学院寄生虫学家冯兰洲教授，于 1929—1950 年间在医学节肢动物研究领域作出了最卓越而富有创造性成绩，贡献极大。

初创时期，中国昆虫学有了自己的先行者和较稳定的研究与教学机构。在蝗虫、棉花害虫、水稻害虫和桑树害虫等的防治方面取得了一些成果，注意调查和利用天敌，开创利用杀虫植物防治害虫。1926 年，第 1 架仿制喷雾器成功；1931 年，自制第 1 架万能喷雾器出厂；1928 年，江苏昆虫局首次采用熏蒸方法处理由美国引进的棉花种子 100t 左右；1929 年，实业部成立上海商品检验局；1932 年，公布商品检验法。这些均为中国近代昆虫学的发展奠定了基础。

三、发展时期（1933—1936 年）

1933 年，中国农村复兴委员会制定的《中国植物病虫害防治计划草案》，是中国近代植物保护学史上的第 1 个病虫害防治研究规划。其中计划研究的害虫对象有蝗虫和螟虫等主要稻虫、麦类及其他谷菽害虫、棉虫、桑蝗、园艺害虫、仓库害虫、松毛虫和白蚁等，以及药剂与药械、昆虫分类、全国虫害损失统计和植物检疫。这一规划，大部分得到逐步实施。

1933 年 6 月，中央农业实验所病虫害系成立，负责研究全国的作物病虫害问题。这一时期的研究范围涉及稻螟、棉花害虫、仓库害虫、果树害虫、蔬菜害虫、松毛虫、烟草蚜虫和甜菜害虫等；结合飞蝗、稻螟和仓库害虫，开展昆虫生态学、害虫猖獗学研究，试行蝗患和螟灾预测；以改进松毛虫防治技术为重点，开拓天敌昆虫调查与生物防治方法研究。

1935 年，胡经甫撰写的《中国昆虫名录》6 卷开始出版，这是一部集中国昆虫分类研究成果的巨著。1934 年，中央农业推广委员会主持编撰《中国农业文库》，其中由吴福桢编写的昆虫篇包括害虫防治通论和重要农业害虫两部分，为普及害虫防治知识，起了积极作用。

四、抗日战争时期（1937—1945 年）

1937 年 7 月 7 日，日本帝国主义者向中国发动大规模侵略战争。南京政府西迁四川，中央农业实验所、中央研究院及部分高等院校迁移西部，分散于西北、西南各地；敌占区各省的科研、教育组织，转入敌后，从而形成了一个多部门、多学科纵横交错的工作环境。

中国刚刚兴起的昆虫学事业受到无情的摧残，很多科研项目被迫中断，仅有的几份昆虫学期刊大部分停刊。

五、战后恢复时期（1945—1949 年）

1945 年 8 月，日本帝国主义投降，战时西迁的机关、学校迁回原址，中央农业实验所迁回南京，与昆虫学研究相关的机构也逐步恢复，对外科学文化交流也得以恢复。1945 年，重庆政府选派的 10 余名赴美专门学习昆虫学的学者回国；全国恢复了蝗患旬报制度，滴滴涕及砒素剂等农药应用于害虫防治；1948 年，在南京召开了全国病虫防治讨论会。这一时期，新兴杀虫剂滴滴涕在中国仿制成功，鱼藤精乳剂研发成功，使农药商品化生产水平大大提高。

中国近代昆虫学的研究工作，是在半封建半殖民地的社会制度下逐步开展起来的。由于历史条件的限制，进展缓慢，且不平衡。

六、对重要医学节肢动物研究贡献如下

（一）蚊类研究

我国学者在疟原虫感染的研究方面取得了很大成就。1929 年，冯兰洲教授与 Hindele 在济南运用人工试验方法进行大量研究，证明中华按蚊和帕氏按蚊是间日疟原虫的传播媒介。1932 年，冯兰洲在厦门疟疾流行区解剖了微小按蚊、日月潭按蚊以及中华按蚊，证明微小按蚊是当地疟疾传播的最重要的媒介，而日月潭按蚊则为次要媒介。同年，冯兰洲在上海吴淞和苏州地区解剖中华按蚊，结果查到了疟原虫的卵囊，证明中华按蚊是当地疟疾传播的媒介。1934 年姚永政与吴征鉴在南京解剖中华按蚊获得 0.1% 有疟原虫囊合子的天然感染。又以中华按蚊饲吸间日疟、恶性疟及三日疟病人血液，获得 23.1% 的间日疟人工感染，恶性疟、三日疟未获得感染。1936 年，冯兰洲在广西龙胜解剖微小按蚊、日月潭按蚊，证明微小按蚊体内有疟原虫子孢子自然感染，日月潭按蚊胃壁内有自然感染的卵囊。1936 年，林梁成、刘经邦与姚永政在云南思茅，解剖微小按蚊、日月潭按蚊，分别查见有囊合子的自然感染。1942 年，Sweet、冯兰洲、周钦贤、许世钜在云南遮放地区解剖微小按蚊、中华按蚊、库态按蚊、多斑按蚊、小溪按蚊、日月潭按蚊、环纹按蚊、迷走按蚊、浅色按蚊、华丽按蚊、乌头按蚊、棋斑按蚊及巨型按蚊贝氏亚种，结果发现仅微小按蚊体内有卵囊或子孢子。1943 年，姚永政、吴征鉴与卑育森在云南芒市解剖微小按蚊、日月潭按蚊、中华按蚊、多斑按蚊、环纹按蚊、须喙按蚊、库态按蚊、菲律宾按蚊、华丽按蚊、浅色按蚊及迷走按蚊，前三种查出有囊合子或孢子体的自然感染，其余均无感染。

我国学者在丝虫感染的研究方面亦取得了很大成就。1926 年，李宗恩证明在自然情况下采到的淡色库蚊体内含有丝虫腊肠蚴。1930 年冯兰洲在上海吴淞解剖了中华按蚊和淡色库蚊，获得自然感染蚊体的班氏丝虫各期幼虫；1931 年冯兰洲在厦门解剖了致倦库蚊，获得了班氏丝虫各期幼虫的自然感染；1933 年冯兰洲又在浙江湖州用淡色库蚊、白纹伊蚊、骚扰阿蚊、常型曼蚊和中华按蚊刺吸马来丝虫患者血液，仅在常型曼蚊和中华按蚊体内发现成熟幼虫，其中的一只中华按蚊体内有 59 条之多，这是马来丝虫的传播媒介在我国的首次报道。1933—1938 年，上海雷斯德研究所胡梅基对于蚊与班氏丝虫、马来丝虫感染之间的关系进行了一系列的研究，作出了很大贡献。

（二）蝇类研究

1923年，杨帷义、尤其伟、赵才标等在沪、宁线一带开展了灭蝇工作，并报道了麻蝇、红头蝇、大头金蝇等苍蝇的幼虫孳生于粪缸中，而小型苍蝇（家蝇）的幼虫孳生于垃圾中，这是我国学者对蝇类孳生习性的最早研究报道，也是我国灭蝇工作的初始阶段。1927年，陶善敏发表了“北美若干种丽蝇科早期幼虫的研究”，这是我国学者最早的丽蝇科分类著作。1927年，周建人邀请英国学者W.S.Patton来我国考察，并将其1926年发表的“中国医学及兽医学上重要的吸血节肢动物”一文译成中文，其中提及丝光绿蝇、大头金蝇以及两种丽蝇，这是国人第一次将这方面的外文著作译成中文。1929年，姚寻源等在北京大头金蝇体内检出痢疾杆菌。1933年，Hoeppli及屈荫杰，实验证实大头金蝇、丝光绿蝇幼虫在泌尿器和肠内有相当长时间生活的可能性。1934—1936年，何畸在胡经甫教授的指导下开展了我国蚊、蝇的调查研究，撰写了“丽蝇等三属及一新种”一文，为我国学者对丽蝇科系统分类的最早研究。1935年，黄震在福建沙县进行了包括大头金蝇和丝光绿蝇在内的与卫生条件有关的粪类习性蝇种调查。1938年，何畸在从事疟疾流行病学研究的同时，也对麻蝇和丽蝇分类进行了研究。1938—1949年间，孟庆华与Winfield合作，对山东济南及四川成都蝇类分布、生态与传病关系进行了调查研究，发表了“丝光绿蝇生活史”等论文。1940年，周钦贤报告在我国北平从公厕内采集250只大头金蝇，其中80%~100%带大肠杆菌、从消化道内检出痢疾杆菌占8%，并以感染试验证明痢疾杆菌和伤寒杆菌可以在蝇体内存活5~6天；同年，胡经甫总结20世纪30年代中期以前我国丽蝇科种类为28种（不包括台湾蝇种）。根据历年来国内外学者如：何畸（1936）、Enderlein（1936）、Senior-White、Aubertin et Smart（1940）、Seguy（1935、1943、1946、1948、1949）和Villeneuve（1933、1937、1942）的报道，Hennig（1941）总结了我国41种蝇，在1949年前，我国见诸报道的蝇类累计为86种。1943年卢婉卿与冯兰洲报告大头金蝇可由粪滴中散布阿米巴痢疾的包囊；1943年，张奎在四川成都解剖检验各种蝇类，查出大头金蝇、丝光绿蝇及麻蝇肠内容物中有寄生虫的包囊（包括阿米巴及贾第虫）及虫卵（包括蛔虫、鞭虫及钩虫）。1944年，孟庆华报告，在成都地区棕尾别麻蝇幼虫的孳生地广泛，半稀人粪及腐肉为最适宜的孳生物质。1945年，陈耀真报告，在成都查见1例8个月女孩的右眼感染丝光绿蝇的幼虫，在结膜囊内取出蝇蛆1条。1953—1955年，冯兰洲与马素芳、邓国藩等通过西北与东北的调查发现了壮丽污蝇、牛皮下蝇、纹皮下蝇以及各种胃蝇等导致家畜蝇蛆症，通过广泛的调查研究，认识了一些医学节肢动物与人虫媒病及人畜虫媒病的关系。

（三）白蛉研究

1935—1938年，姚永政、孙志成、祝海如和吴征鉴在淮阴王石鼓庄、窑汪乡、刘家洼等地开展调查研究，证明中华白蛉体内有自然感染的人体黑热病病原体——杜氏利什曼原虫的前鞭毛体，并获人工实验感染成功，从而确认中华白蛉是我国黑热病的传播媒介。1939—1941年，冯兰洲和钟惠澜试验证明：中华白蛉可在人与人之间（人源型或平原型）、犬与人之间（犬源型或山丘型）、野生动物与人之间（野生动物型或荒漠型）传播黑热病；同时，在犬与犬之间也可通过白蛉传播黑热病，并详述了杜氏利什曼原虫在白蛉消化道内存活、繁殖及传播过程。1943年，何观清、祝海如和表贻瑾报告：以感染利什曼原虫鞭毛体的中华白蛉饲咬4只田鼠后，其中1只于饲咬后6个月时，解剖发现肝脏涂抹标本中有利什曼原虫。说明中华白蛉能把杜氏利什曼原虫传给田鼠使其患黑热病。

（四）蚤类研究

1928年，伍连德等在内蒙古通辽证明印鼠客蚤与鼠疫的关系，指出印鼠客蚤能传播鼠疫。1934年，伍长耀对鼠蚤的调查已有了较为完整的记载。1936年，柳支英发表了《中国蚤类目录》，共收录77种。1939年，柳支英发表的《中国蚤类志》中对我国及蒙古的75种（含变种和亚种）蚤类均作了简明描述，并编制了分类检索表。1940年，胡经甫的《中国昆虫名录》（第五册）列有我国及蒙古蚤类96种（含变种和亚种）。1943年，李震修在成都进行了蚤类调查研究。同年，李贵真在贵阳开展了鼠蚤调查。1946年，甘怀杰和李淑宝在重庆进行了蚤类调查。1947年，赵修复在福建进行了蚤类调查。他们在蚤类研究中均作出了贡献。

（五）盲蝽研究

在20世纪40年代之前中国盲蝽科昆虫（包括齿爪盲蝽亚科）的研究均为国外半翅目分类学者根据收藏于世界各大博物馆馆藏的中国标本记述的。如Reuter在1903年的*Capsidae Chinenses et Thibetanae*一文中根据巴黎博物馆及其他收藏中的中国标本的研究共记述盲蝽科4属10种，其中就有对采自中国的齿爪盲蝽标本，定名为Alloeotomus chinensis，成为我国最早的有关齿爪盲蝽昆虫的描述。1915年芬兰学者Poppius根据赫尔辛基博物馆、巴黎博物馆以及德国昆虫研究所的收藏对我国台湾地区的盲蝽科昆虫进行研究，其中包括齿爪盲蝽4种，这也是研究我国齿爪盲蝽亚科分类的较早文献。20世纪40年代到至今，国内学者记载齿爪盲蝽的资料最早见于1935年胡经甫的 *Catalogus Insectorum Sinensium*，共记述中国齿爪盲蝽3属8种。后来肖采瑜先生对该亚科昆虫进行了进一步研究，1941年，他发表了首篇关于中国盲蝽科的文章 *Some new species of Miridaefrom China*，该文中记述了中国盲蝽科11种，其中齿爪盲蝽4种。后来，他又在 *A List of Chinese Miridae*（*Hemiptera*）*with keysto subfamilies*，*tribes*，*genera and species* 一文共记载中国盲蝽科60属143种，其中包括齿爪盲蝽亚科2属11种。1983年肖采瑜、任树芝等发表了齿爪盲蝽亚科的3新属，拟束盲蝽属Apilophorus、棒角盲蝽属Cimidaeorus和显领盲蝽属Paranix及7新种。自从1990年开始，南开大学的郑乐怡、马成俊和刘国卿等对我国齿爪盲蝽亚科进行研究，记述了不少的种类，如1991—1995年郑乐怡等记述了2中国新纪录种；1997—1998年马成俊和郑乐怡共记录了4新种；2002年马成俊和刘国卿，共发表了9新种、1新纪录种；2004年郑乐怡和马成俊发表文章共记载5种，其中包括2新种和1新异名；此外2005—2007年，许静杨和刘国卿先后记述了3新种。内蒙古师范大学能乃扎布、齐宝瑛等对蒙古高原齿爪盲蝽亚科昆虫进行了较为深入的研究，先后发表了齿爪盲蝽亚科昆虫的新种、新纪录种及其他相关文章。他们1987—1998年间在多篇文章中陆续记录内蒙古齿爪盲蝽亚科昆虫，包括3新种、1新纪录属、10新纪录种。1999年能乃扎布先生主编的《内蒙古昆虫》一书中共记录了内蒙古齿爪盲蝽亚科昆虫13种。2006年，齐宝瑛等发表的《中国大陆齿爪盲蝽属的分类修订》中记述了1新种和1原有种的修订，还编制了37种齿爪盲蝽的分类检索表。2007年他又记述了1新种。另外，2003年齐宝瑛、郑哲民等对盲蝽科的分类系统进行研究后详细阐述了齿爪亚科昆虫的分类地位。2006年以来，乌云高娃对内蒙古齿爪盲蝽亚科昆虫种类、分布及区系分析进行了详述。

（六）其他研究

1. 虱 1935年，胡经甫记载了中国大陆4种虱。1936年，冯兰洲与钟惠澜合作，仔细观察、研究了回归热螺旋体在虱体内以及中非回归热螺旋体在毛白钝缘蜱（*Ornithodorus moubta*）体内的发育过程，证明回归热螺旋体能够始终存在于人体虱或蜱的体内。然而，这种螺旋体却不能传至下一代虱体；且雌、雄性人体虱均不能通过交配互相传染回归热螺旋体，并指出：Nicolle等认为回归热螺旋体在虱体内可能存在一个不可见的超微特殊颗粒型阶段的假设是错误的。

2. 蟹 对于甲壳纲蟹的研究，沈嘉瑞于1930年开展了我国蟹类的研究工作，并赴浙江沿海专门从事蟹类的采集工作；伍献文于1934年调查了广西3个蟹种，1935年又发表了云南1个新种；1940年，沈嘉瑞还确立了香港溪蟹一新种。

书籍的编撰方面：1933年，李凤荪、吴希澄出版了《蚊虫防治法》。1938年，吴希澄出版了我国第一部比较系统地研究医学昆虫的专著《医学昆虫学》，这是我国第一本比较系统的医学昆虫专著。其他有关著作在前面相应部位已写出。

以上研究成果和著作都对我国医学节肢动物学的研究作出了重要贡献。

第四节 我国现代医学节肢动物学的研究

1949年以来，我国医学昆虫学的研究突飞猛进，虫媒病的调查研究工作也迅速、有计划地展开。因此，除害灭病工作进展迅猛，许多虫媒病很快地得到了控制，真可谓硕果累累，成就辉煌。

一、医学昆虫分类区系的研究

医学昆虫分类区系的研究是开展医学昆虫调查研究工作的基础，也是制定昆虫防制策略及其工作方案重要依据。以往，主要是以昆虫的形态特征为基础进行分类的；20世纪80年代，我国出版了《中国医学动物鉴定手册》；90年代，相继出版了《医学昆虫学》（柳支英、陆宝麟）、《实用医学昆虫学》（第2版，姚永政、许先典)。进入21世纪,又出版了《中国重要医学昆虫分类与鉴别》(陆宝麟、吴永厚)、《医学昆虫学》和《医学蜱螨学》(李朝品)等多部研究医学昆虫的专著。随着科学技术的迅猛发展,昆虫学家逐步运用生理学、生态学的有关知识,对医学昆虫进行分类、特别是种下分类。此后,不少学者又采用分子生物学、遗传学等方法对昆虫进行分类、鉴定,使昆虫分类工作提高到分子水平,甚至基因水平。

(一)蚊类分类区系的研究

我国已知的蚊有18属、48个亚属、380多种及亚种,为新中国成立前记载蚊种数(145种)的2倍多。我国学者对它们的地区分布进行了详细调查研究,在东洋界有全部18属、约300种蚊的分布,占我国蚊种的77.29%;在古北界只有9属、约70种及亚种,仅占我国蚊种的18.56%;广布种为5属16种,占我国全部蚊种的4.15%。其中,对赫坎按蚊种团(*Anopheles hyrcanus* group)、微小按蚊种团(*An.Minimus* group)及尖音库蚊复合组(*Culex pipiens* complex)的研究成果更为可观。特别值得一提的,是将嗜人按蚊(*An.lesteri anthropophagus*)从过去的中华按蚊(*An.sinensis*)中单独地分出来,成为一个独立虫种,这对疟疾的防治意义重大。叶炳辉、蓝明扬等分别采用同工酶和等电聚焦、细胞培养的方法对蚊种进行鉴定。《中国蚊虫分类系统和检索表》、《蚊类-按蚊亚科》以及一些地方志如《贵州蚊类志》《云南蚊类志》《四川蚊类志》的出版,都对我国蚊类的区系分类研究发挥了重要作用。20世纪90年代,瞿逢伊等运用电镜观察、染色体分析及同工酶技术,对蚊系统发育(系统树)进行数值分析,认为蚊科是有较强适应能力、高度进化的类群,新热带可能是现存蚊虫的发源地。陈汉彬、仇锦波等通过对不同纬度地区尖音库蚊复组及其构成比的调查,确认在我国北纬36°以北只有淡色库蚊分布,在我国北纬30°以南只有致倦库蚊分布;在北纬30°~36°之间,不仅有淡色库蚊和致倦库蚊分布,而且还存在其中间型。1997年,《中国动物志·昆虫纲·双翅目·蚊科》(上、下卷)出版,这是我国近一个世纪中蚊科区系分类研究的结晶;它标志着我国蚊类研究已进入成熟阶段。

在蚊虫防制方面,我国早在20世纪70年代就倡导蚊虫的综合治理(integrated mosquito management)。我国学者特别是陆宝麟教授等,他们在除害灭病的工作实践中,通过多年悉心研究,结合医学昆虫的生态特点,阐明了综合治理蚊虫的含义、原则、基础以及方法学等,强调蚊虫的防制与自然环境、社会条件的统一,并以生态(环境)防制为基础,合理运用各种手段或不同的方法组合、包括向水体泼洒苏云金杆菌H-14,将蚊虫控制在不足以造成危害的水平。这样,就极大地提高了对蚊虫防制的理论水平与实际效果。现在,媒介防制都已趋向于综合治理,这也是世界卫生组织强调的防制策略的重大转变;我国学者对这一转变和发展作出了重要贡献。

(二)蝇类分类区系的研究

与医学关系密切的蝇主要是有瓣蝇类。目前,我国已基本摸清了有瓣蝇类的常见虫种及其分布情况。我国已知虫种及亚种为4 200多种,其中与医学关系密切的有瓣蝇类近2 000种,它们分别隶属于花蝇科(Anthomyiidae)、丽蝇科(Calliphoridae)、厕蝇科(Fanniidae)、胃蝇科(Gasterophilidae)、舌蝇科(Glossinidae)、皮蝇科(Hypodermatidae)、蝇科(Muscidae)、狂蝇科(Oestridae)、麻蝇科(Sarcophagidae)等。在20世纪80年代,确认了我国家蝇(*Musca domestica*)的两个亚种即家蝇指明亚种(*M.d.domestic*)和舍蝇(*M.d.vicina*)在我国的地区分布差异:前者仅分布于新疆,而后者则分布于我国的绝大部分地区。同时,还证实可致蝇蛆病的蛆症白氏金蝇(*Chrysomyia bezzana*)仅分布于青海省,而在其他地区记录的仅为其近缘种而已。此外,在一些海拔较高或生境特殊的地区发现了不少新种、新记录。在蝇类的分类与鉴定方面,范滋德做了大量卓有成效的工作,他成功地编撰了《中国常见蝇类检索表》(1992,第2版)。1997年,《中国动物志·昆虫纲·双翅目·丽蝇科》出版,标志着我国蝇类分类区系研究同样已达到了国际先进水平。

(三)白蛉类分类区系的研究

迄今为止,我国已发现的白蛉亚科内的虫种有40多种,它们分属于分布于古北界的白蛉属(Phlebotomus)、司蛉属(Sergentomyia)、秦蛉属(Chinius)及分布于东洋界的鲁蛉属(Lutzomyia)、斑蛉属(Brumptomyia)、瓦蛉属(Warileya)。研究发现:白蛉类在我国的区系分布呈现一定的规律;我国最重要的蛉种——中华白蛉(*P.chinensis*)与长管白蛉(*P.longiductus*)存在明显的地理隔离,前者主要分布于古北界、北纬33°以北,而后者在我国仅分布于新疆地区。此外,现已将硕大白蛉吴氏亚种(*P.major wui*)提升为吴氏白蛉（*P.wui*）。在白蛉研究工作中，我国熊光华、冷延家等多位学者做了很多较为深入的研究。

（四）蚤类的区系研究

我国的蚤类有650种（亚种），隶属于10科75属；虫种数为新中国成立前的8倍多，约占世界已知种类的1/4；其中多半是近半个世纪以来命名的新种。1986年，柳支英、吴厚永对其中的400多种蚤的区系分布作了较为全面的分析、讨论，并列举了分布在我国古北界和东洋界以及中亚亚界、青藏区、青海藏南亚区的145种蚤，与蒙新区西部荒漠亚区的124种蚤通过列表的方式作比较、说明，强调该二区蚤的虫种明显地多于其他亚区；而古北界的蚤种又远远地多于东洋界；从地理历史、区域大小及自然开发等5个方面进行了较为系统的分析研究。此外，还对我国古北界、东洋界的蚤类区与其他各界区系间的关系进行了深入的探讨。同年，出版了《中国动物志·昆虫纲·蚤目》蚤类巨著，全面总结、介绍了我国蚤类区系分布的研究成果。一些医学昆虫地方志，如《新疆蚤目志》《青藏高原蚤目志》，对我国蚤类区系分类的研究都起了很大的推动作用。

（五）吸虱的分类区系研究

1999年，我国学者金大雄在《中国吸虱的分类和检索》一书中，对中国吸虱的分类、分布和寄生宿主等做了系统的记述，在吸虱目下分为11科22属96种。在我国，寄生于人体的吸虱为虱科（Family Pediculidae）和阴虱科（Family Phthiridae）2科9属25种（包括8个新种）。其中最重要的虫种为人虱［含人体虱（*Pediculus humanus humanus*）与人头虱（*P.humanus capitis*）两个亚种］和耻阴虱（*Pthirus pubis*）二种。

（六）蜚蠊的分类区系研究

我国已知蜚蠊虫种253种，其中室内的蜚蠊类和近似虫种有19种。包括常见虫种为褐斑大蠊、美洲大蠊、澳洲大蠊、日本大蠊、东方蜚蠊及德国小蠊等。

（七）蠓类分类区系的研究

蠓俗称“小咬”，我国的已知蠓类有4亚科39属1 015余种，其中吸血蠓类只有3个属，不足500种。我国学者虞以新等在吸血蠓类研究工作中成绩卓著。

（八）蚋类分类区系的研究

蚋俗称“黑蝇”，目前我国的蚋类近210种。我国对蚋类的研究虽然起步较晚，但自20世纪80年代以来研究进展较快。2002年，陈汉彬、安继尧为我国的蚋类研究出版了第一本专著《中国黑蝇（双翅目：蚋科）》，它标志着我国对蚋类研究已经达到了一个新的阶段。

（九）虻类分类区系的研究

我国的虻类近440种。1975年，刘维德即制作了《中国虻科常见属检索表》，其中，以虻属的虫种为最多，亦最广。

（十）蜱类分类区系的研究

1949年后，中国科学院（上海）昆虫研究所在《中国蜱类名录》的基础上，率先在全国进行了对蜱类的调查。20世纪80年代，出版了《中国经济动物志·蜱螨目·蜱总科》。我国的蜱类已知有2个科11属120多种，分布于古北界和东洋界。其中，硬蜱属（*Ixodes*）和扇头蜱属（*Rhipicephalus*）多在北方；革蜱属（*Dermacentor*）和璃眼蜱属（*Hyalomma*）几乎都分布在北方；钝缘蜱属（*Ornithodoros*）仅见于北方；而花蜱属（*Amblyomma*）和盲花蜱属（*Aponomma*）则仅见于南方。

（十一）螨类分类区系的研究

《中国恙螨》《中国经济昆虫志》（第40册）比较详细地记述了我国恙螨和革螨的种类及其分布情况。目前，已查明我国有恙螨534多种、革螨230多种；此外，我国还有人体蠕形螨2种和1亚种、人疥螨1种，具有重要医学地位的粉螨约20种。尤其值得注意的是，在几百种恙螨中，约半数为我国发现的新种，并首次制作了我国81种纤恙螨的分布图及其检索表；提出采用恙螨子代的幼虫群体形态进行种间和种下分类，对恙螨分类区系的研究作出了极为重要的贡献。我国学者徐荫琪、孟阳春、温廷桓及王敦清等很多学者，都在螨类研究方面作出了很大贡献。2007年，李朝品教授主编的《医学蜱螨学》出版，则更为全面、系统地介绍了医学蜱螨的形态学、分类学、生物学、生态学，危害、控制方法和研究技术等内容，为蜱螨等节肢动物的研究将发挥积极作用。

二、昆虫生物学的研究

近半个世纪以来，由于科学技术的迅猛发展，特别是分子生物学研究的巨大成就，使昆虫生物学研究在医学昆虫学中处于领先地位。

（一）蚊类的生物学研究

全国各地广泛开展了对蚊类的调查研究，对一些重要蚊种的生物学基本特点、自然种群动力学、生命表特征进行了深入探讨。苏寿泜、曲传智首先采用数学生态学原理和数学模拟方法，对中华按蚊的生命表特征加以探讨；继而对淡色库蚊、埃及伊蚊、三带喙库蚊等虫种的实验种群、自然种群动力学予以观察，同时利用生命表分析、预测、预报蚊的种群变化趋势。王仁赉、薛瑞德、苏晓庆、苏天运等研究了某些库蚊滞育的形态学、生理学和生化学指标以及生态因素。在对蚊虫的抗药性研究方面，上海昆虫研究所做了大量工作，郑建中、缪建吾等还采用染色体检测技术，对我国多种蚊虫进行了核型分析。

随着细胞生物学的迅速发展，叶炳辉、潘李真、蓝明扬、彦林等研究不同蚊种的细胞系的生物学和生化学特点，从而为蚊虫细胞的基因工程研究打下了基础。此外，在蚊虫自育现象的实验研究方面也取得了一些成果。

（二）蝇类的生物学研究

新中国成立初期，何琦等在大连进行了蝇类季节消长的调查研究；接着，全国各地也逐步展开这项工作。如孟庆华等和冯兰洲分别在成都、北京对蝇类的越冬情况进行了观察，对蝇的生理、生化以及生态方面作了较为深入的比较研究；并在成都和雅安发现越冬期蝇羽化的现象。

在20世纪60年代，我国学者开展了蝇类不育的研究，观察了家蝇卵的发生和变化过程、卵巢发育过程中DNA含量的变化、蛹期卵巢管和成虫期卵巢卵室中的RNA和DNA含量的变化以及蝇卵在发育过程中磷脂含量的变化情况等。对我国常见蝇类的卵泡数观察、家蝇囊胚形成前的早期发育过程、蛹期精巢的组织学特点的研究等都取得了不少研究成果。

（三）白蛉类的生物学研究

在防治黑热病的过程中，我国对于白蛉的生物学和生态学研究取得了长足的进展。例如，将我国的广布种——中华白蛉按其生态特点区分为平原型、山丘型和荒漠型，它们的栖性、地理分布、季节消长、生殖和活动规律等都有所不同。因此，它们传播疾病、危害人或畜类的严重程度也不一样。

（四）蚤类的生物学研究

为了控制鼠疫的传播，保障人民健康，我国学者积极开展了蚤类生物学研究，并取得了很大成绩。为了弄清蚤类的离尸活动和叮刺、吸血行为，早在20世纪50年代就在东北吉林草原进行现场试验，证明7.7%的方形黄鼠蚤松江亚种在黄鼠死后15分钟离体；6小时后有77.7%离体；21小时后即全部离体。20世纪60年代，发现印鼠客蚤叮刺小白鼠的吸血活动有早、晚两个高峰，呈现明显的双峰曲线；在野外曲线的变化主要受地面温度、光照强度及植被密度的影响。因此，蚤类的叮刺、吸血活动随季节的改变而发生节律性的变化。新疆学者则对寄生于长尾黄鼠的方形黄鼠蚤阿尔泰亚种的种群动态变化开展调研，结果发现该种群于4月份开始产卵，6~7月份为产卵高峰期，9月份即出现新一代成虫。此外，他们还研究了寄生于天山旱獭大长须山蚤的种群、产卵及吸血等特点；观察了致痒蚤和印鼠客蚤的种群结构特征。

（五）蜚蠊的生物学研究

我国学者对蜚蠊生物学特性的观察较为深入。多年来，全国防制蟑螂、臭虫科研专题协作组从全国各地采集了大量室内蜚蠊标本，共鉴定16种，其中有国内新记录1种。协作组和一些疾病预防控制部门对澳洲大蠊、褐斑大蠊、日本大蠊、美洲大蠊、东方蜚蠊及德国小蠊等6种室内主要蜚蠊和一国内新记录蜚蠊的生长、发育、繁殖、季节消长、活动规律、越冬等生活习性进行了较长时间的详细观察，并撰写了相关专题报告。

（六）蜱、螨类的生物学研究

早在20世纪80年代，孟阳春等首次采用电生理技术观察了革螨跗节感器的嗅觉功能；此后，又采用聚丙烯酰胺凝胶电泳和等电聚焦法对革螨的同工酶、蛋白质、糖及脂肪进行电泳分析。这是我国首次对螨类进行的系列研究。运用电镜和计算机技术对蜱螨所做的微细结构和行为研究，不仅为预测虫害、制定综合治理决策提供了更加坚实的基础，而且使我国在该领域的研究跻身于国际先进的行列。

三、医学节肢动物传病作用的研究

医学节肢动物除了其本身可对宿主造成损害而外，绝大部分虫种还可传播疾病、引起各种各样的虫媒病。在这方面，我国学者也有许多新的研究成果。

（一）蚊类传播的疾病

在我国，蚊类传播的疾病有疟疾、丝虫病、流行性乙型脑炎、登革热及黄热病等。特别是中华按蚊，为按蚊的广布种，从我国的南方到北方，都有自然感染疟原虫的研究报道；虽然感染率较低，但因其种群数量大，故仍然是我国广大平原地区间日疟呈低度传播、流行的主要媒介。嗜人按蚊是中华按蚊的亲缘种，主要分布在南方山区和丘陵地区，是我国在北纬34°以南、东经100°以东的最重要的传疟蚊种；微小按蚊则分布在北纬33°以南的山区、丘陵地带，而在我国北纬25°以北，其传疟作用较小。不过，这两种按蚊都是我国恶性疟传播、流行的罪魁祸首。大劣按蚊为我国海南岛的山林及山麓地区恶性疟的重要传播媒介，为典型的野栖蚊种。此外，中华按蚊和嗜人按蚊也是马来丝虫病的传播媒介；嗜人按蚊、微小按蚊和大劣按蚊是传播班氏丝虫病的次要媒介。淡色库蚊和致倦库蚊是传播班氏丝虫病的主要媒介，而东乡伊蚊则可传播上述两种丝虫病。在我国，三带喙库蚊和白纹伊蚊是传播流行性乙型脑炎的重要媒介，后者还是传播登革热的重要媒介；而埃及伊蚊则是黄热病、登革热、寨卡等虫媒病的主要媒介。

（二）蝇类传播的疾病

蝇类可传播100多种细菌性疾病及10多种寄生虫病，除了传播消化道传染病外，还可传播皮肤病（如天花）、眼病（如结膜吸吮线虫病）及呼吸道疾病等其他多种传染病。有些地区，研究人员已从家蝇、丝光绿蝇等虫体内检出了乙型肝炎表面抗原。当然，最为严重的是蝇类（如舌蝇，Glossina spp or tsetse）在非洲还可传播锥虫病。近年来，日本学者还在蝇体内分离出禽流感病毒。

（三）白蛉类传播的疾病

在我国，中华白蛉是传播杜氏利什曼病（黑热病）的主要媒介。通过调研，业已证明在华东、华北以及陕西关中等平原地区传播、流行的为人源型黑热病；而在西北、川北以及东北、辽西等地传播、流行的为犬源型黑热病；前者由家栖型中华白蛉传播，而后者则由野栖型中华白蛉传播。新疆地区的黑热病与上述地区的有所不同，南疆地区的由长管白蛉传播，而在塔里木盆地荒漠区和内蒙古的额济纳旗散发存在的黑热病则是由吴氏白蛉传播的。亚历山大白蛉是甘肃西部荒漠地区黑热病的传播媒介；而在甘肃的河西走廊和酒泉湖区，黑热病的传播媒介为蒙古白蛉和亚历山大白蛉；在新疆的克拉玛依和次准噶尔荒漠区，亚历山大白蛉、蒙古白蛉及吴氏白蛉是黑热病的主要传播媒介，而高加索白蛉则是次要媒介。

（四）蚤类传播的疾病

调查表明，在我国东北的自然疫源区，其贮存宿主以黄鼠为主，主要媒介是方形黄鼠蚤松江亚种，但二齿新蚤在当地啮齿动物之间的鼠疫传播中具有重要地位。在我国西北地区，例如甘肃的西南部直至青海的一些自然疫源地，喜马拉雅山旱獭为主要贮存宿主，主要媒介是斧形盖蚤与长须山蚤。新疆的鼠疫自然疫源地与青海类似，长须山蚤为寄生于天山旱獭体表的优势虫种。在我国，印鼠客蚤是传播家鼠鼠疫和人腺鼠疫的主要媒介；尤其是我国南方，调查表明：印鼠客蚤是当地传播鼠疫的主要虫种，鼠疫在黄胸鼠、褐家鼠和小家鼠之间均存在传播或流行。也有学者把我国南方疫区划分为3个类型，即①热带气候型。主要媒介是印鼠客蚤，全年均可传病。②亚热带气候型。主要媒介同上。③温带气候型。其中，印鼠客蚤和不等单蚤均为云南鼠疫传播的主要媒介，但不等单蚤也是当地传播鼠疫的蚤种之一。

此外，在20世纪90年代，从西藏的鼠疫流行区捕获的斧形盖蚤、长须山蚤及腹窦纤蚤的体内分离出鼠疫杆菌。

（五）臭虫传播的疾病

据估计，臭虫可能传播41种疾病。有人曾在臭虫体内检测到普氏立克次体（*Rickettsia prowazekii*），故臭虫可能传播流行性斑疹伤寒。在自然条件下，在臭虫体内人们还曾检测到引起Q热的伯氏立克次体

(*R.burneti*)、引起布鲁菌病的地中海布鲁杆菌(*Brucella melitensis*)、引起美洲锥虫病的克氏锥虫(*Trypanosoma cruzi*)、引起丝虫病的班氏丝虫(*Wuchereria bancrofti*)和马来丝虫(*Brugia malayi*)。此外,还检测到回归热螺旋体、鼠疫杆菌等多种病原体,但均未能在自然条件下传播疾病。值得一提的是,臭虫在乙型肝炎的传播中也可能起到一定的作用。

(六) 蜚蠊传播的疾病

据调查,在蜚蠊虫体表分离到肠道致病菌、EL-Tor 弧菌、寄生虫卵及多种病毒(包括 HbsAg)和真菌。所以,尚不能排除蜚蠊的传病作用。

(七) 蜱类传播的疾病

自 20 世纪 50 年代开始,我国学者曾经在新疆和东北林区采集到的全沟硬蜱、嗜群血蜱、日本血蜱、森林革蜱以及边缘革蜱的体内分离出森林脑炎病毒。经研究,确认森林脑炎的主要传播媒介为全沟硬蜱。1950 年,冯兰洲在北京证明了白纹璃眼蜱为牛焦虫的传播媒介。1951 年,冯兰洲与黄克俊等证明了在山西鸡群中回归热的存在,并证明鸡回归热的传播媒介为波斯锐缘蜱。在 20 世纪 90 年代,还在云南的卵形硬蜱体内分离到森林脑炎病毒。研究证明:新疆出血热的主要传播媒介是亚东璃眼蜱;南疆村镇型蜱媒回归热的传播媒介是乳突钝缘蜱;北疆荒野型蜱媒回归热的传播媒介是特突钝缘蜱。此外,人们还在铃头血蜱、亚东璃眼蜱以及微小牛蜱的体内分离到 Q 热贝纳柯克斯体(*Coxiella burnetii*)。

在 20 世纪七八十年代,人们又发现了由蜱传播的一种疾病——莱姆病在我国东北林区传播、流行,其病原体为伯道疏螺旋体(*Borrelia burgdorferi*),俗称莱姆病螺旋体。我国学者曾从 20 个省份的莱姆病患者、动物以及多种蜱体分离到病原体。目前,我国大约有 5 亿人受到莱姆病的威胁;已有 29 个省份陆续报道了莱姆病病例。调查表明:在北方疫区,莱姆病的主要传播媒介是全沟硬蜱;在南方疫区,莱姆病的主要传播媒介是血蜱(如嗜群血蜱、二棘血蜱)。

(八) 螨类传播的疾病

1949 年以来,不少学者对恙虫病的传播媒介进行了研究,证明该病的主要传播媒介是地理纤恙螨,其次要传播媒介为小盾纤恙螨。同时,还证明,寄生在家鼠以及野鼠体表的革螨携带有城镇型和/或乡村型流行性出血热病毒,并存在遗传型传播(如经卵传递)现象。

在20世纪70年代末期以来,我国学者在蠕形螨及尘螨对人致病作用的研究方面同样取得了累累硕果。另外,在 20 世纪 80 年代,张恩铎等学者还曾在黑龙江地区的一些人群的呼吸系统、消化系统、泌尿系统、静脉血、脑脊液及皮肤部位检测到螨,从而提示如何防制不同环境中螨类对人体的侵害,也俨然是一个不可忽视的问题。

四、我国医学节肢动物的防制研究

新中国成立后,开展了以除四害为中心的病媒防制活动。在长期防制病媒实践的基础上,我国学者提出了综合治理的原则和策略,即从环境治理入手,开展化学防制、物理防制、生物防制、遗传防制和法规防制,并取得了辉煌的战果。例如,在 20 世纪 60 年代,由蚤类传播的鼠疫和白蛉传播的黑热病很快就得到了控制;在 20 世纪末,按蚊传播的疟疾也由新中国成立前年发病 3 000 万例减少到 1998 年的 3 万例左右。蝇类、蜚蠊、人虱、蜱、螨等医学节肢动物都得到了有效控制,有力地保障了人民的健康。尤其是在蚊虫的综合治理方面,我国医学昆虫工作者做了大量工作;在蚊对化学药物产生抗性的研究方面,我国学者也做了大量的研究工作,取得了许多新的进展。

第五节 医学节肢动物学研究展望

我国具有幅员辽阔、生物多样性的明显优势,给医学节肢动物研究工作者大显身手提供了很好的舞台。20 世纪 50 年代以来,医学节肢动物新种、新记录层出不穷,大大推动了医学节肢动物分类区系研究的发展,为进一步开展医学节肢动物研究奠定了雄厚基础。特别是随着我国改革开放的步伐不断加快、资源开发不断有新进展,人口流动加大,生态发生巨大变化,对医学节肢动物与人类疾病关系的研究亦显得越来越重要。为有效地防治虫媒病，保障人类的生命与健康，保证我国经济建设的持续发展，我们必须运用现代科学技术手段，采取综合措施，加大投入，更好地研究了解优势媒介和潜在媒介节肢动物的发生、发展规律，阻断虫媒病在人与人、特别是动物与人之间的传播与流行；同时还要注意研究那些不具备宿主特异性的种类的媒介效能。近些年来，不少人喜欢玩赏动物，犬、猫等成批地大量转运，与人关系十分密切，在它们身上寄生的医学节肢动物都可能充当一些病原生物的贮存宿主和传播者，把遥远地方发生的动物源性虫媒病传播给人。另外，在传统医学节肢动物学中较少涉及或不受重视的医学节肢动物，如隐翅虫、桑毛虫、松毛虫、茶毛虫、杨毛虫、荔蝽以及黄蜂、毒蝎、蜈蚣、穴居狼蛛、红背蜘蛛等均可致过敏；尤其是一些螨类还可引起肺螨病、肠螨病、肾螨病。所以，深入探讨这些医学节肢动物的危害程度、传病规律以及综合防制策略和控制措施，仍是医学节肢动物学工作者长期、重要的任务。

研究虫媒病病毒在人工培养条件下与媒介及其细胞之间的相互关系，以及卵传病毒的定量、影响媒介特异性和媒介竞争因素等问题，应当引起普遍重视；特别是对虫媒病病原体侵入媒介的感染途径、媒介节肢动物中肠的屏障作用对病原体的影响，以及病毒复制、感染屏障的演化等，也都需要一一加以深入探讨。

信息素（pheromones）是各类医学节肢动物种群互通信息的一种重要激素，它对择偶、寻找宿主，以及在不同条件下生存具有化学信息作用。因此，今后应在如何控制这一化学通信系统方面进一步开展研究，以提高对医学节肢动物的防制效果。如果人们能操纵这个化学通信系统，那将是对医学节肢动物的一种潜在防制方法。我们在这一方面需要更全面地、更深入地开展研究。

21 世纪是生命科学的世纪，是医学科学大发展的世纪，医学节肢动物学发展的机遇与挑战并存。而今，科学技术日新月异，为医学节肢动物学的发展提供了新的平台，环境资源开发、利用以及由此而带来的生态变化；某些虫媒病有加重的趋势，甚至过去在人体没有发现过的虫媒病也浮现出来了，这一切都给医学节肢动物学工作者提出了新问题、新课题。我国医学节肢动物学的研究已进入了一个崭新的时期，医学节肢动物学及其工作者们都必将以新的姿态迎来新的发展。分子生物学及其相关技术的引用可以从分子水平研究媒介节肢动物的生物学特性和传病规律，给病媒节肢动物科学研究的进展注入新的活力。

传播媒介的正确鉴别是医学节肢动物分子生物学研究的最基础的内容，传统的鉴别方法在遇到形态相似的近缘种时，常会混淆和出现错误，运用分子生物学特征鉴别可为解决上述难题提供帮助。在这方面已建立了冈比亚按蚊、刻点按蚊、五斑按蚊、赫坎按蚊、大劣按蚊复合体等蚊种的蚊媒复合体的分子鉴定方法及库蠓 PCR 鉴别的理想靶序列，建立标准的分子鉴别方法是今后研究的重点之一。

生化及分子生物学技术的发展给医学节肢动物生长发育的激素调控研究带来了巨大的动力，调控医学节肢动物生长发育的三大激素的化学特性已经得到了鉴定，它们各自的生理功能也已基本确定，在作用机制研究方面，目前已成功的分离克隆了蜕皮激素受体并鉴定出许多蜕皮激素诱导的基因，实验证明蜕皮激素受体磷酸化对受体与配体和 DLXA 的结合以及蜕皮激素受体诱导的基因转录起着重要作用，这在医学节肢动物蜕皮与变态的研究方面作出了巨大贡献。可以断言促前胸腺激素和保幼激素受体以及传递途径中的关键因子，这些棘手的研究问题将会在不远的将来会取得新的突破。

在转基因研究方面，WHO 于 20 世纪 90 年代就提出了基因操纵控制蚊媒的新策略，即通过转基因手段把蚊虫抵抗疟原虫感染的基因转入蚊基因组，使其稳定遗传并在自然种群中驱动扩散，从而减少或阻断蚊虫的传疟效能，这方面已有冈比亚按蚊基因组在 *Science* 上公开发表，转基因斯氏按蚊在实验室培育成功，并取得了可喜的进展，但今后在更多传疟按蚊以转基因手段控制疟疾传播等方面需要进一步地进行研究。基因组编辑技术的兴起与发展对研究昆虫基因功能起到至关重要的作用，昆虫中最早的基因组编辑策略是通过对黑腹果蝇 *Drosophila melanogaster* 转座子（Pelements）的使用得以实现，通过将线性模板以同源重组的方式插入到果蝇的相应染色体当中，从而制作大量的转基因果蝇品系，这为果蝇遗传学与基因组学的发展提供巨大助力。锌指核酸酶（zinc-finger nucleases，ZFNs）、转录激活样效应因子核酸酶（transcription activator-like effector nucleases，TALENs）以及利用细菌适应性免疫系统改造开发出的 CRISPR/Cas（clustered regularly interspaced short palindromic repeats/CRISPR-associated proteins）基因组技术可以通过在基因组的特定位点引入双链断裂缺口（double-strand breaks，DSBs）的方式来实现基因敲除（knockout）或外源基因的敲入（knockin），从而实现基因的高效精确编辑。这些技术几乎可以适用于所有生物，引起所有生物学者的高度关注。特别是 CRISP R/Cas 系统仅依赖结构简单且易合成的导向 RNA(guide RNA,gRNA)以及细菌自身的核酸酶就能发挥基因编辑功能,其简便性、实用性、通用性使 CRISPR/Cas 系统迅速超越 ZFNs 和 TALENs,成为当下应用最广泛的基因组编辑技术。

果蝇作为昆虫中的模式物种,是新技术在昆虫中应用的首选。但是果蝇中转基因品系构建技术成熟,研究编码基因功能的方法包括 RNAi 或 Cas9 介导的基因敲除都效率很高,因此 dCas9 在果蝇编码基因转录抑制方面的应用目前还未见报道。借助于高通量测序技术的发展与普及,昆虫非编码 RNA 的鉴定与研究工作也进入黄金阶段。长非编码 RNA(LncRNA)作为非编码 RNA 的重要成员,可以通过转录依赖或非依赖方式调控基因表达。目前研究 LncRNA 的策略主要是通过过表达、敲除、RNAi 和反义寡核苷酸(antisense oligonucleotides,ASO)处理等来实现,但是这些策略均有很明显的缺点,不能有效揭示 LncRNA 的功能(Ghosh 等,2016)。CRISPRi 系统为 LncRNA 研究提供可能,dCas9 融合转录抑制因子 KRAB 已被证明可以有效降低人细胞中 LncRNA 转录水平(Gilbert 等,2014),研究人员通过在果蝇细胞和虫体中引入 dCas9-KRAB 系统,可以有效抑制 LncRNA roX 的转录,并发现 dCas9 蛋白经人密码子优化与果蝇密码子优化后的抑制转录效果相近。相对于 Cas9 在果蝇 LncRNA 研究中的应用(Wen 等,2016),虽然 dCas9 避免了切割 DNA 对周围编码基因转录的影响,但 dCas9 的 DNA 占位作用仍可能对周围的编码基因产生影响。

结合 Gal4-UAS 系统构建基因过表达品系,可以在果蝇虫体内实现功能(gain-of-function),但无法模拟内源基因转录水平上调对虫体的影响。由 dCas9 融合高效转录激活因子复合物构建的 dCas9-VPR 系统可以靶向上调内源基因的表达。dCas9-VPR 系统首先在果蝇细胞中有效上调了包括 wingless 在内的多个基因的转录水平,且人密码子优化的 dCas9-VPR 效果更佳。研究发现,单一 gRNA 足以保证内源基因的激活,但是 gRNA 需靶向内源基因转录起始位点的上游。dCas9-VPR 系统引起转录激活也为寻找转录因子下游靶标基因提供实用工具,与转录组高通量测序相结合,研究人员在果蝇细胞中试验了 Snail 和 Twist 两个转录因子,鉴定出大量下游假定靶标。随后研究人员首次进行了 dCas9-VPR 系统在果蝇虫体中的实验,结合 Gal4-UAS 系统制作出了体内整合表达 dCas9-VPR 和 gRNA 的转基因品系,实验结果与前人研究中直接过表达该基因的表型一致,首次证明了 dCas9-VPR 在昆虫活体中可以使用。果蝇虫体功能丧失(loss-of-function)研究可以利用现有大量 dsRNA 品系资源来实现,而用于功能获得研究依赖自身基因内源上调的果蝇品系资源却根本不存在。Norbert Perrimon 团队在成功验证了 dCas9-VPR 在果蝇中可行后,他们发起了果蝇内源基因激活项目,通过构建大量 gRNA 和 dCas9-VPR 品系为果蝇功能获得研究提供资源。dCas9 融合表观调控因子亦可调控靶标基因转录。Renkawitz 团队在研究启动子结合因子 CP190 时发现,CP190 可以招募组蛋白乙酰转移酶 Gcn5 参与染色质构象变;Gcn5 通过组蛋白乙酰化激活内源基因转录,研究人员发现 dCas9 系统融合 CP190 或 Gcn5 都可以激活 eve 基因的表达,这一结果为 dCas9 融合表观调控因子调控基因表达提供了新的思路和方向。dCas9 系统除了可以直接参与转录调控,研究人员根据其精确结合靶向 DNA 的特性在果蝇中开发出染色质纯化技术(Cas9 locus-associatedproteome,CLASP),可以帮助实现基因表达调节因子的鉴定,这为基因表达调控的分子机制研究提供了强有力的分子工具。

最近单细胞测序技术也应用于蚊血细胞研究,针对两种主要的传播疾病的蚊子——冈比亚按蚊(*Anopheles gambiae*)和埃及伊蚊(*Aedes aegypti*),收集了它们的 8 500 多个血细胞(hemocyte,相当于白细胞)展开详细分析,以单个细胞的分辨率绘制出了第一份蚊子免疫细胞图谱,发现了过去从未见过的新型免疫细胞和细胞状态。还观察了被疟原虫感染的蚊子,第一次在分子层面上研究了蚊子的免疫反应,并确定涉及这一过程的细胞类型和信号通路。在这份细胞图谱中,科学家们可以知道每个血细胞打开了哪些基因,并通过识别细胞表达的特异性蛋白,给不同类型的细胞打上专门的分子标记。以往,通过形态观察只能区分出 3 种血细胞;而新的方法揭示,按蚊和伊蚊的免疫细胞类型实际上都更为多样,至少是以前所见的 2 倍。尤其值得注意的是,比较两种蚊子的免疫细胞类型发现,按蚊体内有一类独特的免疫细胞是伊蚊没有的。而这两种蚊子传播的疾病并不相同,按蚊是疟疾的主要传播者,而伊蚊传播登革热、黄热病和寨卡病毒等。因此,不同类型的免疫细胞可能是参与不同疾病传播过程的关键。研究人员把按蚊体内发现的罕见免疫细胞命名为巨细胞(megacyte),因为它们个头相对巨大。这些细胞的特点是大量表达一种转录因子“脂多糖诱导肿瘤坏死因子”(LL3)。进一步实验显示,人为去除这种关键分子后,按蚊的“免疫启动”过程会受到影响——而这是蚊子感染疟原虫后一种必不可少的免疫反应。此外，研究人员还在蚊子的循环系统、肠道及其他部位追踪了各类免疫细胞的位置和数量，并观察在蚊子吸血、感染疟原虫后，这些细胞的状态有何变化。他们发现，特定类型的免疫细胞会为了应对感染而增加数量，其中一些还会发展为其他免疫细胞。可以看到，蚊子似乎对疟原虫之类的寄生虫有一个恰到好处的免疫反应：既能有效地对抗感染，使之不会杀死蚊子，又没有强烈到消灭寄生虫。这份细胞图谱带来的信息，将为进一步研究提供宝贵资源，我们或许能设法修改蚊子的免疫反应，从而防止蚊子把疾病传给人类。

群体遗传结构研究是探讨种内不同群体遗传表型多样性及群体动力学的基础，其结果可为虫媒病的流行规律提供预测预报信息，并为转基因虫媒在自然群体中的驱动扩散提供重要基础。该方面在分子生物学研究方法中已有成绩，今后更应大力发展。

应用分子序列特征重建媒介节肢动物物种进化关系也是研究和发展的热点之一，传病媒介节肢动物对杀虫剂产生抗药性并迅速扩散也是虫媒病难以控制的主要难点，在这方面大力进行抗性基因研究也很重要。

在医学节肢动物防制方面，国内外大量研究资料表明：产孢子的细菌，如苏云金杆菌以色列变种、球形芽孢杆菌是大规模用于防治蚊类和蚋类的重要生物因子。开发其他生物因子（如真菌），以控制医学节肢动物具有广阔的前景；在这一方面也应进行广泛、深入的研究。

值得一提的是，有些医学节肢动物还存在对人类有益的一面，有的种类甚至具有很高的药用价值，可作医药应用解除人类的病患；有的种类还具有丰富的营养价值，可充当人类的美味佳肴。例如，蝇蛆富含蛋白质，有些蝇的体内还富含抗菌肽，有的甚至含有抗癌物质等，我们可不断探索如何科学地利用这些资源来为人类的健康服务。此外，有的可作为科学研究中的实验材料，也有的则可应用于法医学研究。由此可见，只要我们广泛探索，深入研究，许多医学节肢动物也可成为人类的宝贵资源。

从 20 世纪以来至今对人类影响最大、发展最快的科学技术就是互联网，互联网的蓬勃发展必将为医学节肢动物学知识的普及发挥积极的作用。未来医学节肢动物学必将与有关学科更密切地结合起来。如与应用数学、生物化学、免疫学、统计学、电子计算机、分子生物学等新技术相结合，将在医学节肢动物的演化、区系分布、生态生理、病理以及综合防治等研究中取得突飞猛进的发展。

（黄复生　张　健）

参考文献

[1] 周晓. 中国早期昆虫学研究史[M]. 北京：科学出版社，1957：27-78.
[2] 冯兰洲. 医学昆虫学[M]. 北京：科学出版社，1983：29-31.
[3] 孟春杨，李朝品，梁国光. 蜱螨与人类疾病[M]. 合肥：中国科学技术大学出版社，1995：1-5.
[4] 苏寿泜，叶炳辉. 现代医学昆虫学[M]. 北京：高等教育出版社，1996：1-10.
[5] 湛孝东，段彬彬，洪勇，李朝品. 屋尘螨变应原 Derp2T 细胞表位疫苗对哮喘小鼠的特异性免疫治疗效果[J]. 中国血吸虫病防治杂志，2017（01）：59-63.
[6] 孙新，李朝品，张进顺. 实用医学寄生虫学[M]. 北京：人民卫生出版社，2004：62-64.
[7] 潘卫庆，汤林华. 分子寄生虫学[M]. 上海：上海科学技术出版社，2004：18-20.
[8] 刘同先，康乐. 昆虫学研究进展与展望[M]. 北京：科学出版社，2005：1-112.
[9] 李朝品. 医学昆虫学[M]. 北京：人民军医出版社，2007：60-67.
[10] 苏寿泜，叶炳辉. 现代医学昆虫学[M]. 北京：高等教育出版社，1996：1-11.
[11] 陈汉彬，陆宝麟. 中国尖音库蚊复组的研究[J]. 贵阳医学院学报，1983，8（1）：1-13.
[12] 吴厚永，赵彤言. 中国医学昆虫研究五十年[J]. 昆虫知识，2000，37（1）：31-32.
[13] 陈锐，寇增强，温红玲. 我国常见蜱传疾病的流行病学研究进展[J]. 中华实验和临床病毒学杂志，2020，1：102-106.
[14] 仇锦波，余兆丰，陈顺志等. 苏云金杆菌对尖音库蚊复组幼虫毒杀效果的初步观察[J]. 中国寄生虫学与寄生虫病杂志，1987，5（2）：144.
[15] 仇锦波. 不同地理株尖音库蚊复组雄蚊尾器的光学镜和扫描电镜观察[J]. 昆虫分类学报，1991，8（1）：47-53.
[16] 程睿，范娜，鲁晓晴，王斌，梁国栋. 白蛉传播的病毒及其与疾病关系的研究进展[J]. 中国热带医学，2018，10：1070-1075.

[17] 黄建可,杨寿旺. 中国主要蝇类携带致病菌情况与防制原则[J]. 口岸卫生控制,2009,14(2):52-55.
[18] 杨子京,尹家祥. 我国蚤传自然疫源性疾病流行现状[J]. 包头医学院学报,2015,2:143-144.
[19] 裘明华,陈健行. 中国医学昆虫研究发展概况[M]. 除四害科技集刊. 总第八集,1990,3-10.
[20] 胡修元. 全国除四害防治蟑螂、臭虫科研专题组 10 年(1978~1988)工作总结[C]. 全国除四害优秀论文集,1990.
[21] 中国昆虫学会蜱螨专业委员会[C]. 蜱螨通讯. 1988(9):9.
[22] 吴恙,周腾飞,赖泽钿,等,陈晓光. 蚊虫组学研究进展[J]. 环境昆虫学报,2020,42(4):789-797.
[23] 魏勇,王佳甜,郑学礼. SNP 在蚊虫种群遗传和蚊媒病控制中的应用[J]. 中国公共卫生杂志,2019,11:36:27.
[24] 魏勇,何玉兰,郑学礼. RNAi 在抗蚊媒病毒感染中的研究进展[J]. 遗传,2020,42(2):153-160.
[25] 付士红,宋颂,李晓龙,等. 从致倦库蚊和骚扰阿蚊标本中分离寨卡病毒的比较研究[J]. 病毒学报,2019,3:385-395.
[26] 刘倩倩,吴炳耀,孙立新. 转基因技术在蚊虫防治中的应用进展[J]. 中国国境卫生检疫杂志,2018,01:66-68.
[27] 曲传智,郭泓平. 蚂蚁·人类[M]. 郑州:河南医科大学出版社,1998.
[28] 魏舸,王四宝. 按蚊肠道微生物及其在阻断疟疾传播上的应用[J]. 生物资源,2017,04:240-246.
[29] 张阳,邓晓东,费小雯. 生物策略在控制伊蚊传播疾病的应用[J]. 基因组学与应用生物学,2019,4:1599-1607.
[30] 曲传智,张荣光,苏天增. 郑州中华按蚊自然种群生殖、存活和种群繁衍规律的研究[J]. 河南医科大学学报,2000,35(5):402-406.
[31] HANSEN OLP, SVENNING JC, OLSEN K, et al. Species-level image classification with convolutional neural network enables insect identification from habitus images[J]. Ecol Evol, 2019, 10(2):737-747.
[32] REHM P, BORNER J, MEUSEMANN K, et al. Dating the arthropod tree based on large-scale transcriptome data. Mol. Phylogenet [J]. Evol, 2011, 61:880-887.
[33] LEGG DA, SUTTON MD, EDGECOMBE GD. Arthropod fossil data increase congruence of morphological and molecular phylogenies [J]. Nat. Commun, 2013, 4:2485.
[34] ANGELINI DR, KAUFMAN TC. Comparative developmental genetics and the evolution of arthropod body plans [J]. Annu Rev Genet, 2005, 39:95-11.
[35] MARK BENECKE. A brief history of forensic entomology [J]. Forensic Science International, 2001, 120:1-2.
[36] MATTHEWS BJ, DUDCHENKO O, KINGAN SB. Improved reference genome of Aedes aegypti informs arbovirus vector control [J]. Nature, 2018, 563(7732):501-507.
[37] LIU P, JIN B, LI X. Nix is a male-determining factor in the Asian tiger mosquito Aedes albopictus [J]. Insect Biochemistry and Molecular Biology, 2020, 118:103311.
[38] SEVERO MS. "Unbiased classification of mosquito blood cells by single-cell genomics and high-content imaging" [J]. Proc Natl Acad Sci U S A, 2018, 115(32):E7568-E7577.

第二篇

昆虫纲

昆虫纲（Insecta）是动物界最大的一个纲，是动物界最繁盛的类群。近年的研究表明，地球上的昆虫可达1 000万种，约占全球生物多样性的一半。目前已经被命名的昆虫在100万种左右，占动物界已知种类的2/3以上。昆虫纲种类的个体数量有时非常大，其个体通常较小，分布极广，从赤道到两极，从高山到海底，几乎分布于地球上的各个角落。部分种类与人类关系密切。

科学意义上的昆虫成虫期具有以下特征：①体躯由若干环节组成，这些环节集合成头、胸、腹3个体段；②头部是取食与感觉的中心，具有触角和口器，通常还有复眼和单眼；③胸部是运动与支撑的中心，具有3对足，一般还有2对翅；④腹部是生殖与代谢的中心，其中包括生殖系统和大部分内脏，无行走用途的附肢。昆虫在生长发育过程中，通常要经过一系列内部与外部形态的变化才可变成性成熟的个体。

按照新的分类体系，广义的昆虫纲称为六足亚门（Hexapoda），分为4个纲：原尾纲（Protura）、弹尾纲（Collembola）、双尾纲（Diplura）和昆虫纲（Insecta）。狭义的昆虫纲包括30个目，可分为单髁亚纲（Monocondylia）［包括石蛃目（Archaeognatha）］和双髁亚纲（Dicondylia）。双髁亚纲中除衣鱼外，均属于有翅昆虫，包括全部有翅昆虫和次生的无翅昆虫，存在不同类型的变态现象，包括28个目，如：虱和蚤，与医学有关的类群均属有翅部（表Ⅱ-1）。

表Ⅱ-1　常见医学昆虫的种类（吴观陵，2005）

目	科	属	种
蜚蠊目（Blattaria）	蜚蠊科（Blattidae）	小蠊属（*Blattalla*）	德国小蠊（*Blattalla germanica*）
虱目（Anoplura）	虱科（Pediculidae）	人虱属（*Pediculus*）	人体虱（*Pediculus humanus humanus*）
			人头虱（*Pediculus humanus capitis*）
	阴虱科（Pthiridae）	阴虱属（*Pthirus*）	耻阴虱（*Pthirus pubis*）
半翅目（Hemiptera）	臭虫科（Cimicidae）	臭虫属（*Cimex*）	温带臭虫（*Cimex lectularius*）
			热带臭虫（*Cimex hemipterus*）
		细臭虫属（*Leptocimex*）	包氏细臭虫（*Leptocimex boueti*）
	猎蝽科（Reduviidae）	锥蝽属（*Triatoma*）	骚扰锥蝽（*Triatoma infestans*）
鞘翅目（Coleoptera）	隐翅虫科（Staphylinidae）	毒隐翅虫属（*Paederus*）	毒隐翅虫（*Paederus* sp.）
蚤目（Siphonaptera）	蚤科（Pulicidae）	蚤属（*Pulex*）	致痒蚤（*Pulex irritans*）
		客蚤属（*Xenopsylla*）	印鼠客蚤（*Xenopsylla cheopis*）
	角叶蚤科（Ceratophyllidae）	黄鼠蚤属（*Citellophilus*）	方形黄鼠蚤（*Citellophilus tesquorum*）
		山蚤属（*Oropsylla*）	谢氏山蚤（*Oropsylla silantiewi*）

续表

目	科	属	种
双翅目（Diptera）	蚊科（Culicidae）	按蚊属（*Anopheles*）	中华按蚊（*Anopheles sinensis*）
			微小按蚊（*Anopheles minimus*）
			雷氏按蚊（*Anopheles lesteri*）
			大劣按蚊（*Anopheles dirus*）
			杰普尔按蚊（*Anopheles jeyporiensis*）
		库蚊属（*Culex*）	淡色库蚊（*Culex pipiens pallens*）
			致倦库蚊（*Culex pipiens quinquefascia*）*tus*
			三带喙库蚊（*Culex tritaeniorhynchus*）
		伊蚊属（*Aedes*）	白纹伊蚊（*Aedes albopictus*）
			仁川伊蚊（*Aedes chemulpoensis*）
			埃及伊蚊（*Aedes aegypti*）
	毛蠓科（Psychodidae）	白蛉属（*Phlebotomus*）	中华白蛉（*Phlebotomus chinensis*）
	蠓科（Ceratopogonidae）	库蠓属（*Culicoides*）	同体库蠓（*Culicoides homotomus*）
		铗蠓属（*Forcipomyia*）	台湾铗蠓（*Forcipomyia taiwana*）
	蚋科（Simuliidae）	原蚋属（*Prosimulium*）	毛足原蚋（*Prosimulium hirtipes*）
		蚋属（*Simulium*）	北蚋（*Simulium subuariegatum*）
	蝇科（Muscidae）	蝇属（*Musca*）	舍蝇（*Musca vicina*）
			市蝇（*Musca sorbens*）
		腐蝇属（*Muscina*）	厩腐蝇（*Muscina stabulans*）
		螫蝇属（*Stomoxys*）	厩螫蝇（*Stomoxys calctitrans*）
	丽蝇科（Calliphoridae）	阿丽蝇属（*Aldrichina*）	巨尾阿丽蝇（*Aldrichina grahami*）
		绿蝇属（*Lucilia*）	丝光绿蝇（*Lucilia sericata*）
		金蝇属（*Chrysomyia*）	大头金蝇（*Chrysomyia megacephala*）
	麻蝇科（Sarcophagidae）	黑麻蝇属（*Bellicria*）	黑尾黑麻蝇（*Bellicria melanura*）
	虻科（Tabanidae）	斑虻属（*Chrysops*）	广斑虻（*Chrysops vanderwulpi*）
		虻属（*Tabanus*）	华虻（*Tabanus mandarinus*）
鳞翅目（Lepidoptera）	毒蛾科（Lymantriidae）	黄毒蛾属（*Euproctis*）	桑毛虫（*Euproctis similis*）
	枯叶蛾科（Lasiocampidae）	松毛虫属（*Dendrolimnus*）	茶毛虫（*Euproctis pseudoconspersa*）
			马尾松毛虫（*Dendrolimnus puncatatus*）

典型的昆虫生活史是从受精卵到成虫期。卵孵化时胚胎发育尚不完善，故需经过一个胚后发育阶段，即经幼虫和蛹或者经若虫发育为成虫。所有的外部形态、内部结构、生理功能、生活习性以及行为和本能上的一切变化过程的总和，称为变态（metamorphosis）。从生理学角度来看，变态包括旧组织的分解（histolysis）和新组织发生（histogenesis）两个过程，该过程紧密联系着生态环境中的各种因素。根据不同种的昆虫在一生过程中经过复杂的形态和内部结构，以及生理变化的程度，变态分为主要两类：①不完全变态类（incomplete metamorphosis）在这种变态中除了卵期外，若虫期的形态、生态习性等与成虫相似，但体积小，性器官尚未发育。有的昆虫的若虫无翅，经数次蜕皮后，翅才发生。若虫与成虫的生活习性相同。例如：臭虫、虱。②完全变态类（complete metamorphosis）自卵孵化为幼虫后，经过数次蜕皮至成熟幼虫，再由成熟幼虫发育为蛹，最后由蛹羽化为成虫。从取食生长时期的幼虫向繁殖期的成虫转变，大部分器官都经历彻底

的改造，出现一个特殊的外表休止期，即蛹。幼虫形态与成虫迥然不同，其生活习性亦有明显差异。例如：蚊、蝇和白蛉等。

昆虫一般为卵生（oviparity）。但也有些昆虫卵在母体生殖腔道（卵巢、输卵管和子宫）中发育得很快并孵出幼虫，幼虫可从副腺分泌物里获得营养。在这种情况下，雌虫产出的是幼虫，所以称为卵胎生（ovoviviparity）。卵为胚胎发育阶段，所有昆虫的胚胎发育到一定阶段，生理上尚未完全成熟即产出，因此出现一个胚胎后发育的阶段（幼期）。幼期是昆虫的生长时期，取食、生长和贮藏营养，为完成发育创造条件，最后发育为蛹，蛹再羽化为成虫。成虫是繁殖阶段，交配、产卵和延续后代。幼体破卵壳而出的过程称为孵化（hatching）。幼体的生长过程需蜕皮几次，在两次蜕皮之间的阶段称为龄期，两次蜕皮之间的虫态称为龄。幼虫变为蛹的过程称为化蛹（pupation）。蛹内成虫破蛹而出的过程称为羽化（emergence）。

各种昆虫卵的大小及形状均不一样，通常呈卵圆形或纺锤形。每次产卵的数量随虫种、母体营养状态、经产次数而异。一个健康的库蚊产下的卵筏中有250~500个卵，而美洲大蠊每次只产十几个卵，藏在一个卵荚中。从卵中孵出的幼体，如果仅体型较小，其他形态和成虫相似，此种幼期的虫体称为若虫。幼虫化蛹时，虫体裸露的蛹称为裸蛹，如果幼虫的外表皮硬化变成硬壳，幼虫围在里面成蛹，则称为围蛹。

昆虫的发育与变态受内分泌的控制，其分泌激素的主要组织有脑神经分泌细胞、前胸腺和咽侧体。脑神经分泌细胞受环境因子的影响，进行周期活动分泌脑激素。脑激素主要是结晶性多肽，可活化咽侧体，使之分泌保幼激素；又可直接活化前胸腺，使之分泌蜕皮激素。保幼激素和蜕皮激素是直接调节昆虫生长、成熟的两类激素，这两类激素协同作用，使昆虫蜕皮、长大而发生变态。幼虫成熟时，保幼激素的分泌量减少或停止，此时在蜕皮激素起主要作用的前提下，成虫的器官发育。多数昆虫到蛹后期或羽化后不久，前胸腺开始衰退，生殖腺开始成熟，咽侧体又开始活动。这时分泌的激素有促性腺作用，并影响代谢，与卵巢的发育和卵内卵黄的积累有关。

第十八章

蚊

蚊隶属双翅目(Diptera)、长角亚目(Nematocera)、蚊科(Culicidae),是重要的一类医学昆虫。目前,全世界已记录的蚊类分2亚科41属187亚属3 500余种;我国已知蚊类,已达21属59亚属400余种或亚种,其中按蚊、库蚊、伊蚊三属的蚊种超过半数以上。

蚊与人类关系密切,凡有人的地方几乎都有蚊的活动。其北界可达北极圈,南界为大陆各洲的南端。主要分布在热带、亚热带和温带地区。蚊不仅吸血骚扰人类,更重要的是传播许多严重的蚊媒传染病,对人类的危害极大。主要的蚊媒传染病包括:①病毒性疾病:黄热病、登革热、基孔肯亚出血热、寨卡病毒病、裂谷热、流行性乙型脑炎、西尼罗河热、东方马脑炎和西方马脑炎等。②原虫性疾病:疟疾。③蠕虫性疾病:丝虫病。

在国际交往日益频繁,交通日趋发达的情况下,蚊通过交通工具从一个国家输入另一个国家而引起疾病的传播,屡有报道,导致蚊媒及其传播的疾病剧增。当前,我国和国际交往不断发展,国内没有的蚊种和其传播的疾病也有可能传入我国,值得我国研究者和海关工作者注意,加强检疫和防蚊措施。

双翅目昆虫分科检索表

1. 触角6节或以上,下颚须3节或5节。幼虫多为全头型[长角亚目(Nematocera)]……2
   触角常为3节,下颚须1节或2节。幼虫多为半头型或无头型……12
2. 中胸背板有明显的V形横沟;足细长……大蚊科(Tipuloidae)
   中胸背板无V形横沟……3
3. 单眼3个,若单眼消失,则足基节长……4
   无单眼或2单眼……8
4. 前缘脉绕过翅顶端,第2基室开放;触角各节具环状毛或马蹄形附器……瘿蚊科(Cecidomyiidae)
   前缘脉终止于径脉R_{4+5},第2基室关闭;触角无上述特征……5
5. 第1基室与第2基室分离,并在端部关闭;爪垫与中垫发达……毛蚊科(Bibionidae)
   第1基室与第2基室愈合,或第2基室向翅缘开放(部分蕈蚊除外);爪垫弱……6
6. 胫节无端距;前缘脉在翅顶前终止,与径脉R一样深色……粪蚊科(Scatopsidae)
   胫节有端距;前缘脉终止于翅端,翅脉均黑色……7
7. 两复眼在触角上方通过1条狭窄的眼桥相接;中脉M主干与分支近乎等长;中胸侧板各骨片裸露……尖眼蕈蚊科(Sciaridae)
   两复眼在触角上方不接触;中脉M分支长于主干;中胸侧板各骨片具微毛……蕈蚊科(Mycetophilidae)
8. 翅阔,中脉M 4支,无横脉;体短且体表被鳞毛,休息时翅呈屋脊状……毛蠓科(Psychodidae)翅狭长,中脉M不多于3支;体细长……9
9. 前缘脉绕过翅顶;全身被鳞片;喙远长于唇基……蚊科(Culicidae)
   前缘脉末端刚好在R_{4+5}抵达翅缘处,若不明显则径脉R_3分支并有r-r副横脉,使R_{2+3}与R_{4+5}

之间的第3基室关闭……10
10. 触角极短,约与头等长;翅宽,后方的翅脉很弱……蚋科(Simuliidae)
触角长于头部并明显具毛;翅狭窄,后方的翅脉不变弱……11
11. 后胸背板常有纵沟;翅中脉不分支;两性无功能性上颚……摇蚊科(Chironomidae)
后胸背板常无纵沟;翅中脉分为2支;雌虫上颚叶片状……蠓科(Ceratopogonidae)
12. 触角第3节有时呈现分节痕迹或具端刺。幼虫半头型,被蛹,羽化时直裂……短角亚目(Brachycera)
触角3节(或更少),第3节背面具芒。幼虫无头型,蛆形,羽化时环裂……环裂亚目(Cyclorrhapha)

(彭　恒　马雅军)

第一节　形态学

蚊属于完全变态昆虫,其幼虫期生活于水中,经过卵、幼虫及蛹,最后从蛹羽化为可以飞翔的成蚊,转为陆上生活。掌握蚊生活史各期基本的形态特征,有利于在现场采集时初步判别蚊属。

一、外部形态

(一)蚊的形态鉴别特征

蚊虫的外部形态是分类鉴别的重要依据。蚊与其他双翅目昆虫在形态上的主要区别是:①喙细长,比头部长数倍,适于吸食液体食物,属刺吸式口器;②翅脉特殊,翅脉与翅缘覆有鳞片;③足细长,被以鳞片;④幼虫胸部比头部和腹部宽大且不分节。身体其他部分,如头、胸部以及多数种类的腹部也有鳞片。体表覆盖鳞片的形状和颜色不同,形成不同的体色、斑点、条纹等,可作为分类鉴别特征。

1. 按蚊属(*Anopheles*)主要鉴别特征

(1)成蚊:①雌蚊和雄蚊的触须和喙约略等长,但雄蚊的末端两节膨大,向外曲折,并且仅第四节(末端第二节)生有丛毛;②小盾片的后缘呈圆弧状,后缘毛均匀分布;③多数种类腹节背板无鳞片,如有鳞片,也不会紧密地覆盖全节;④翅多分布有黑、白斑;⑤除了极少数的种类(如库态按蚊)以及在严寒时越冬的雌蚊,栖息时(停落姿态)身体与喙成一直线,与停落面形成一个45°左右的斜角。

(2)蛹:呼吸管短而末端膨大似漏斗,有裂隙;尾鳍毛及副尾鳍毛前后排列。

(3)幼虫:①部分腹节具1对掌状毛;②无呼吸管,有1对气门;③浮在水面时,身体和水面平行。

(4)卵:呈舟形,两侧有浮囊,单个散在浮于水面。

2. 库蚊属(*Culex*)主要鉴别特征

(1)成蚊:①雌蚊触须甚短,短于喙之半,雄蚊则比喙长;②小盾片的后缘呈三叶状,后缘毛分布在凸叶上;③食窦弓内凹,一般具弱中突;④翅鳞通常全部暗色,有些种类可杂有暗鳞而形成麻点或杂有密集的淡鳞形成斑点或条纹;⑤栖息时身体与喙成一角度,与停落面平行。

(2)蛹:呼吸管细长,口小,无裂隙;尾鳍毛及副尾鳍毛(或缺一)并列。

(3)幼虫:呼吸管细长,有2对呼吸管毛;静止时头倒垂于水面下,与水面成角度。

(4)卵:圆锥形,无浮器,单次所产卵聚集成筏,浮于水面。

3. 伊蚊属(*Aedes*)主要鉴别特征

(1)成蚊:①喙细直,不带侧扁,末端也不膨大;②雌蚊触须长不及喙的一半,雄蚊触须比喙略长或短;③两前胸前背片远离,中胸盾片通常覆盖窄鳞,后背片光裸;④无气门鬃,但有气门后鬃(除艾蚊亚属外);⑤翅多无明显白斑,但在暗鳞中可杂生有白或淡色鳞,或前缘脉基部有白斑;多数纵脉6长,末端终止处明显超过纵脉5分叉水平;⑥前足和中足跗节1比其余4节总和为短,跗节4比跗节5长;⑦栖息时身体与喙成一定的角度,与停落面平行。

(2)蛹:呼吸管管口呈三角形,无裂隙;仅具尾鳍毛。

(3)幼虫:①头有下颚缝,触角不分节;②呼吸管粗短,有梳齿,具1对呼吸管毛1-S(有的具少数不明显附生毛),位于基部 1/3 之后;③腹刷 4-X 至少具 3 对毛;④倒垂于水面下,与水面成角度。

(4)卵:多呈橄榄形,无浮器,产出后单个分散,沉于水底。

以上三属蚊各发育期的主要鉴别特征见图 18-1。

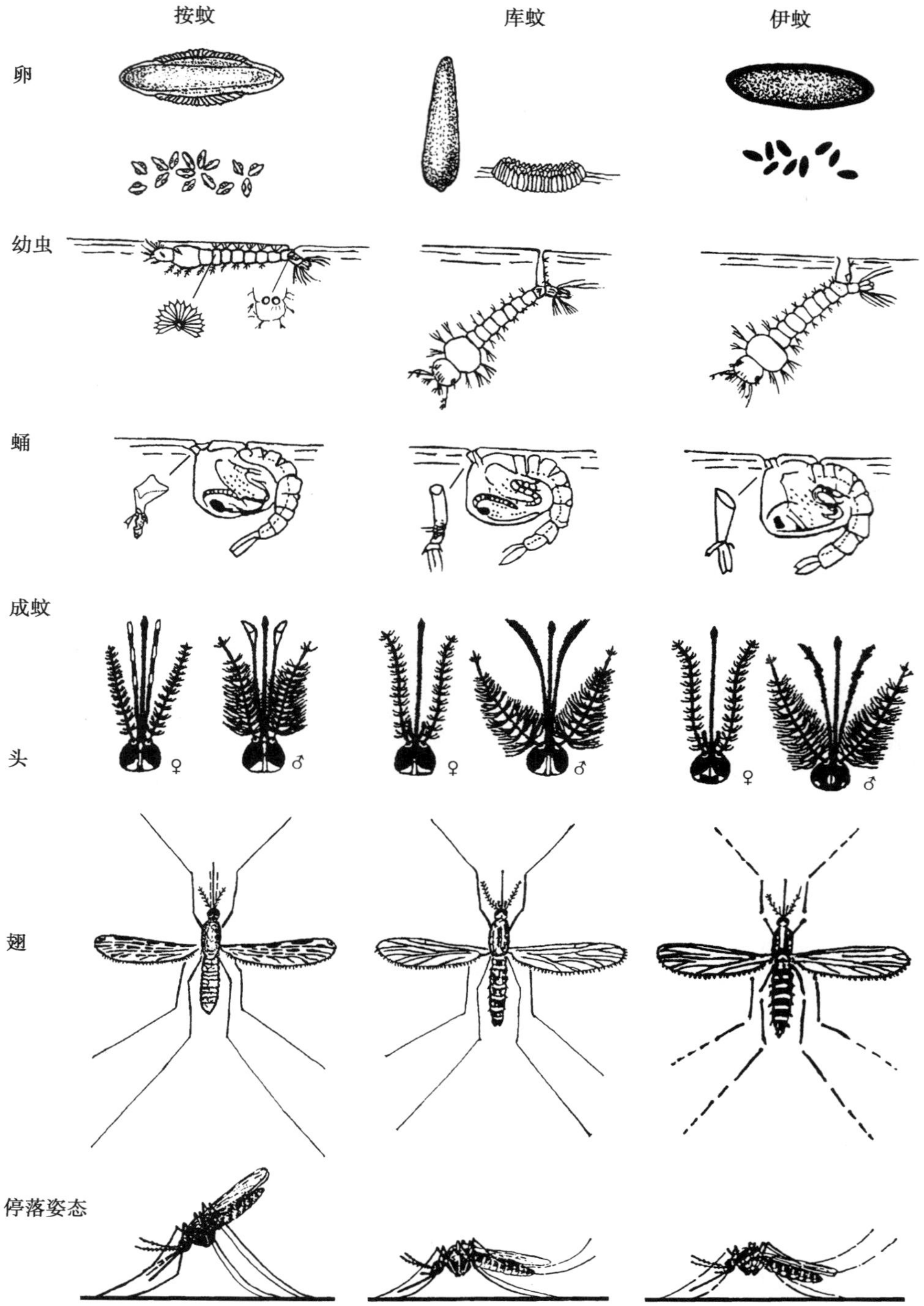

图 18-1　按蚊、库蚊与伊蚊属不同发育阶段主要鉴别特征

(二)蚊科各虫期的形态特征

1. 成蚊　体小,体长 1.5~12.5mm,躯体分头、胸、腹三部分(图 18-2),胸部附有足三对,翅一对。体灰褐色、棕褐色或黑色带白斑、白环。

(1)头部:近似球形,其上两侧有一对很大的复眼。头部有一对触角、一对触须和一根突出于头前的长喙(图 18-3)。

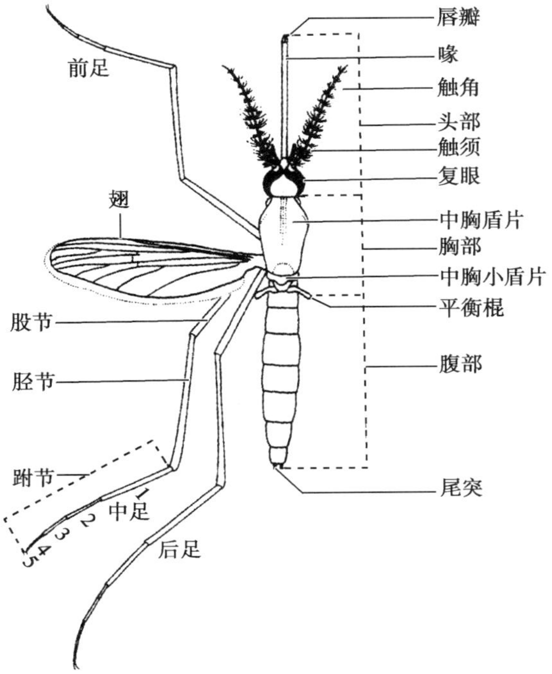

图 18-2 成蚊形态

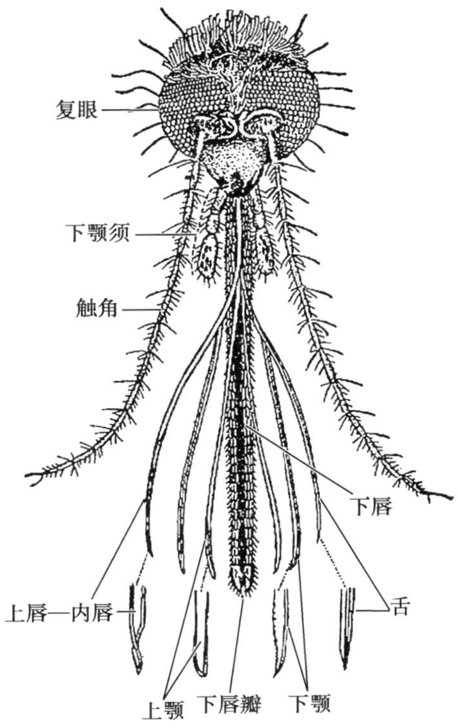

图 18-3 成蚊头部结构

1)头壳:两复眼之间及其前方区域称作额(forehead)。额前端突起的三角形区域为唇基,在其后面的额部位于两个触角基部之间,比较凹入,两侧为着生触角的窝孔。在额后复眼之间及其稍后区域为头顶,头顶之后为后头。复眼两侧之前为颊,底面部分统称为口下硬骨片。

2)触角:位于额部,雌蚊的触角有 15 节,雄蚊有 16 节。从基部起第一节称柄节,第二节称梗节,第三节之后的各节均称为鞭节。柄节呈窄环状,十分短小,被梗节覆盖;梗节成球形,梗节内部为江氏器,由前具橛感器、放射状具橛感器和后具橛感器三部分组成,以放射状具橛感器最为发达。具橛感器(scolopophores)又称剑鞘感受器,由感觉神经元、感橛细胞、冠细胞和鞘细胞构成。感觉神经元位于基部,它的树突被冠细胞与具橛细胞及鞘细胞形成的剑鞘体所包围,其树突末端终止于冠细胞。而冠细胞与真皮相连接,所以感觉神经元可以通过特化的树突末梢感受来自刺激部位的信息。江氏器是蚊较为发达的听觉器官,能够感受近距离的声音。雄蚊江氏器中具橛感器排列成内外两圈,还有 3 个具橛感器从梗节一直延伸至鞭节。鞭节细长,每节均于基部从毛窝中发出一圈较长毛,称为轮毛。雌蚊轮毛短而稀,雄蚊轮毛长而密,据此可分辨雌雄。轮毛与听觉有关,能感受低频率的声波及气流给予的压力。雄蚊触角对雌蚊的振翅声特别敏感,而对同类雄虫或其他昆虫的振翅声却无动于衷。雌蚊触角除了轮毛外,还有另一类短毛,它从鞭节的不同部位发出,没有毛窝,基本上均匀地分布在每一鞭节上,是蚊的主要接受器,对空气中化学物质变化产生反应,尤其是对二氧化碳和湿度的变化最敏感,以此可寻找吸血对象。

3)触须:位于喙的两侧,共有 5 节,通常能见到的只有 4 节。其形状随性别和种类而有不同。库蚊属和伊蚊属雌蚊的触须比喙短,而雄蚊触须则比喙长。按蚊属雌雄两性触须大多与喙接近等长,但雄蚊末端两节膨大呈棒状。有些按蚊的触须上具黑白鳞片交错组成的环或星斑,从末端至基部依次称为端白环、亚端白环、基白环,端黑环、亚端黑环和基黑环。白环的数目,宽窄以及与黑环之间的比例均为分类的重要特征。

4)喙:喙由唇基向前下方伸出,雌蚊通常为刺吸式口器。由上唇、舌各一个、上颚和下颚各一对,共同组成细长的针状结构,包藏在鞘状下唇之内。上唇细长,腹面凹陷构成食物管的内壁。舌位于上唇之下,和上颚共同把开放的底面封闭起来，构成食物管。舌的中央有一条唾液管。上颚末端较宽如刀状，其内有细锯齿 25~30 个，是蚊吸血时用于切割皮肤的工具。下颚末端较窄呈细刀状，有粗锯齿 13~15 个，是随着皮肤切开后，起锯刺皮肤的作用。当雌蚊叮刺吸血时，针状结构喙刺入皮内，下唇在外，具有保护与支持刺吸器的作用。雄蚊的喙因上颚、下颚短小，舌与上唇融合，故不能吸血。

（2）胸部：由前胸、中胸和后胸三节组成，前胸和后胸退化缩小，中胸最为发达。各胸节腹面均有一对细长而分节的足，中胸具翅一对及前气门一对，后胸有一对平衡棒和一对后气门（图 18-4）。

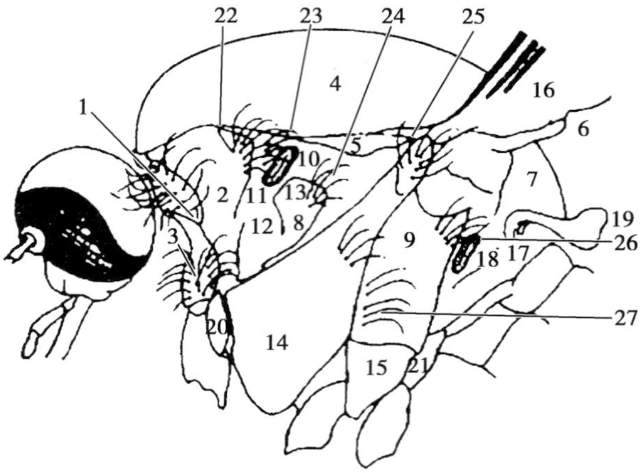

1. 前胸前背片；2. 前胸后背片；3. 前胸侧板；4. 中胸盾片；5. 中胸侧背片；6. 中胸小盾片；7. 中胸后背片；8. 中胸前侧片上部；9. 中胸后侧片；10. 前气门区；11. 气门下区；12. 亚气门区；13. 气门后区；14. 中胸腹侧板；15. 中胸基后片；16. 前翅；17. 后胸背板；18. 后气门；19. 平衡棒；20. 前足基节后区；21. 后胸基后片；22. 前胸后背鬃；23. 气门鬃；24. 气门后鬃；25. 翅前鬃；26. 中胸上后侧鬃；27. 中胸下后侧鬃。

图 18-4 成蚊胸部侧面观

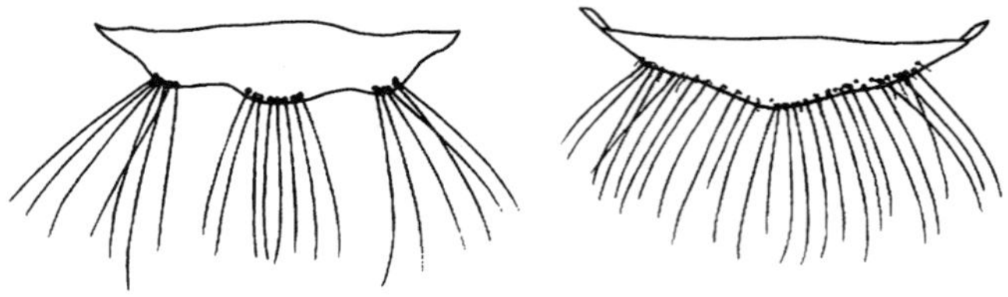

图 18-5 库蚊属与按蚊属小盾片

（仿 陆宝麟等）

1）前胸：由前胸背板、前胸侧板和前胸腹板组成。前胸背板分为前胸前背片和前胸后背片；前胸侧板位于前足基节上方；前胸腹板为盾形骨片，位于两前足基节之间。前胸侧板上的毛，称前胸侧毛。

2）中胸：由中胸背板、中胸侧板和中胸腹板组成。中胸背板几乎占胸背全部，由前到后分别分为盾片、小盾片及后背片三部分。盾片占中胸背板的大部分，其两侧缘的纵条为中胸侧背片。盾片覆盖鳞片的形状和颜色不同，可形成特殊的纹饰。库蚊属和伊蚊属小盾片的后缘呈三叶状，后缘毛着生在凸叶上；按蚊属和巨蚊属则呈圆弧形，后缘毛均匀分布（图 18-5）。

后背片一般光裸。中胸侧板占胸侧的大部分，其前上方近前胸处有中胸气门（亦称前气门），由中胸前侧片、中胸后侧片和基后片组成。气门鬃、气门后鬃、中胸下后侧鬃等上的鬃毛和鳞片均为分类的重要依据。中胸前侧片分上下两部分，上部包括气门后区和气门亚区，下部与腹板并合，称为腹侧板；中胸后侧片呈长方形，位于翅下方；基后片位于中足和后足之间。中胸腹板已退化。

3）后胸：由后胸背板、后胸侧板和后胸基后片组成。后胸背板呈狭横带状，位于中胸后背片与腹节之间，两侧有一对平衡棒；后胸侧板为中胸后侧片后的三角形区域，其前方为后胸气门（亦称后气门）。后胸基后片位于后足基节之上。

4）足：各胸节腹面有一对足，分前足、中足、后足三对足，各足依次分为基节、转节、股节、胫节和跗节五部分。其中，跗节又分五个小节，末端具有一对爪，但雄性按蚊的前足仅有一个爪。库蚊除爪外还有一对发达的爪垫。足上的白斑、白环、纵条等是区分蚊种的特征之一。

5）翅：一对，位于中胸背板两侧，翅窄而长，膜质。翅基的后部有两个片状构造，即腋瓣与翅瓣（squama and alula）。翅缘分前、后缘，其交界处为翅尖。后翅退化为平衡棒。翅脉分纵脉和横脉。纵脉共 6 根，分为前缘脉、亚前缘脉、径脉、中脉、肘脉和臀脉，横脉是纵脉之间的连接脉，重要的横脉有膊横脉、分横脉、前横脉和后横脉。翅脉和后缘都有鳞片。翅脉上覆盖鳞片的形状及颜色深浅不同，在多数按蚊、少数库蚊和伊蚊中，翅鳞可密集形成暗斑、白斑或全暗，也可因有淡色、白色或黄色鳞杂生在深色鳞中形成麻点。翅端和翅后缘的长鳞片称为翅缝（fringe），翅缝的淡色部分称翅缝白斑（或缝斑）。翅上的白斑或缝斑是蚊种鉴别的重要特征（图 18-6）。自前缘脉基端至翅尖（不包含縫鳞）的长度为翅长，翅长通常作为体长的指标，翅长

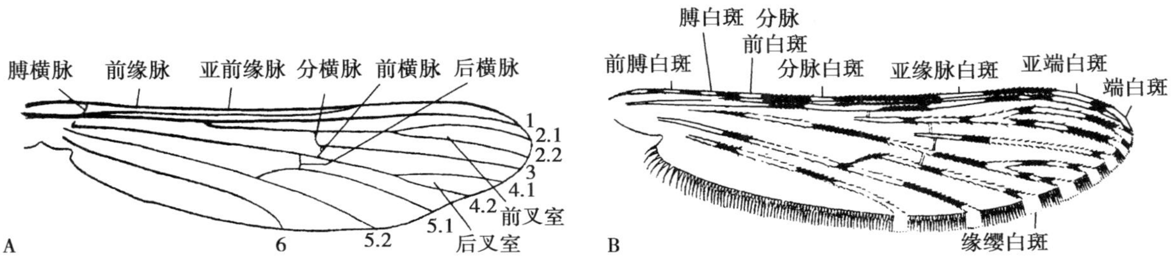

A. 示脉序；B. 示白斑名称。

图 18-6 蚊翅结构

（仿 陆宝麟）

小于 3mm 者叫小型蚊，大于 6mm 者为大型蚊，介于两者之间的称中型蚊。

（3）腹部：蚊的腹部由 11 节（腹节Ⅰ～Ⅺ）组成，外观通常显示八节。腹节Ⅰ的背板退化，背面观不易见。雄性腹节Ⅱ～Ⅷ和雌性腹节Ⅱ～Ⅶ发育完全，各节具有一背板和腹板，两者间由侧膜连接，侧膜上各有一对气门。腹节Ⅷ～Ⅺ特化为外生殖器，统称尾器。

雌蚊尾器相较雄蚊简单，主要包括：腹节Ⅷ背板（Ⅷ-T）和腹板（Ⅷ-S）；腹节Ⅸ背板（Ⅸ-T）较小，其后为一对尾突（cercus，Ce）；腹节Ⅸ腹板退化，形成后生殖叶（post-genital lobe，PGL）；在Ⅷ-S 和 PGL 间为外生殖腔，其周缘环绕的骨片有上阴唇（upper vaginal lip，UVL）、上阴片（upper vaginal sclerite，UVS）、下阴唇（lower vaginal lip，LVL）、阴岛片（insula，I）、受精囊隆凸（spermathecal eminence，SE）以及受精囊（spermathecal capsule，SC）等构造（图 18-7），其形态、大小、数量或有无，均为区分雌蚊种、属和亚属等分类单元的重要特征。

雄蚊在羽化后的几小时内，自腹节Ⅷ及以后各节作了 180°的扭转，使尾器各节与腹节Ⅰ～Ⅶ的背腹倒置。雄蚊尾器构造相当复杂，主要包括腹节Ⅷ、腹节Ⅸ、抱肢、小抱器、载肛片、阳茎等（图 18-8，图 18-9）。

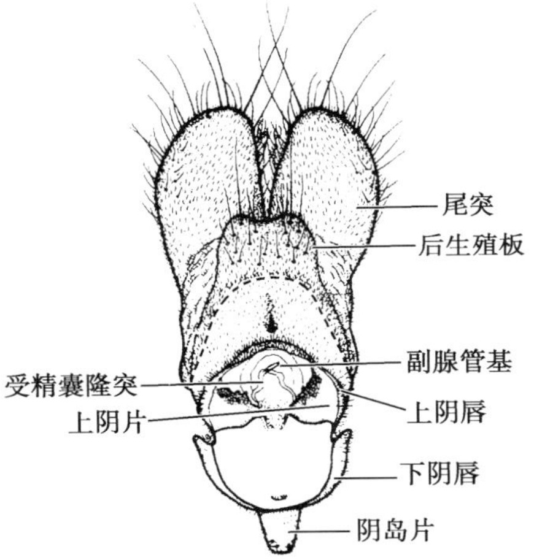

图 18-7 埃及伊蚊雌性（♀）尾器

（仿 Reinert）

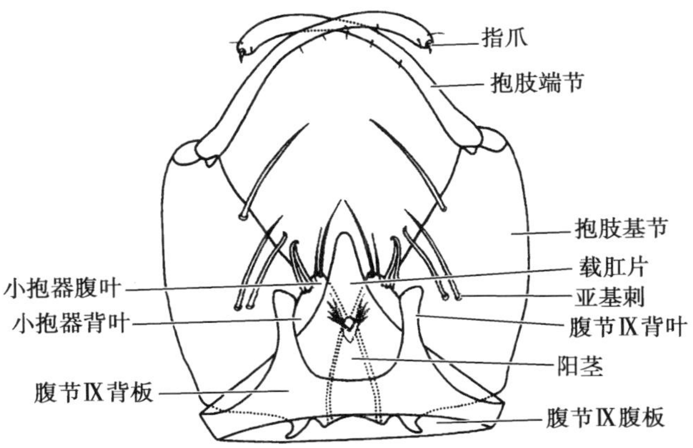

图 18-8 按蚊雄性（♂）尾器

（仿 陆宝麟等）

1）抱肢（抱握器，harpes）：为位于腹节Ⅸ下部的一对钳状构造的生殖肢，是特化的附肢，因其在交尾时有抱握的功能，故名抱肢。每一抱肢由抱肢基节和抱肢端节构成。抱肢基节粗壮中空，具有不同的瘤状突起，如背基内叶（基叶 lobe）、端叶（apical lobe）和亚端叶（subapical lobe）等，表面常生有形态特殊的鳞片、粗刺或刚毛可供鉴别参考。如按蚊亚属有亚基刺 2 根，个别蚊种有 3 根，内刺 1 根或 2 根。按蚊属和伊蚊属的抱肢基节内侧或阳茎的两侧生有小抱器（claspettes）。小抱器在库蚊亚属可分为背叶（外叶）和腹叶（内叶），具棍状或棘状刺。

2）载肛片（或肛节，proctiger）：由第Ⅹ节变成，直肠通于其内成为肛门（肛孔）。载肛片大部分属膜质叶片，如按蚊。但库蚊族多数属载肛片两侧或侧腹面形成骨化构造的肛侧片，其形状差异较大。如库蚊属肛侧片的顶端形成刺冠（crown），两侧还有侧突；伊蚊属则形成高度几丁质化的钩状结构。

3）阳茎（aedeagus）：为几丁质结构，位于生殖器中线，射精管通入此处。背面观察呈一直管，侧面观则呈弯曲；其基部扩大作叉状；末端可平滑、具叶片或锯齿状突起等结构。蚊类阳茎的构造差异很大，常视蚊种而不同。按蚊属较简单，为一管状结构。库蚊属则较复杂，如库蚊属的阳茎每侧分为内叶、中叶、外叶等，其基部还有阳基侧突或称阳茎叶（paramera）及阳基内突（basal apodeme）等。

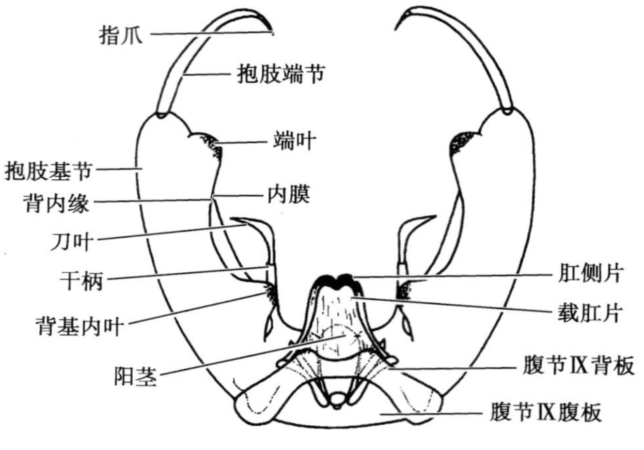

图 18-9 伊蚊雄性（♂）尾器
（仿 陆宝麟等）

雄蚊尾器是鉴别蚊种的重要依据。按蚊雄尾器的抱肢基节背基内叶不发达，仅有粗大的亚基刺；载肛片为膜质叶片；阳茎结构简单，管状，末端通常有叶片；小抱器发达，分为背叶（外叶）和腹叶（内叶）（图 18-8）。伊蚊雄尾器抱肢基节的背基内叶和端叶常发达，并常生有粗刺或各种形状的刚毛；载肛片两侧具骨化的肛侧片；小抱器多数发达，末端长臂状或刀叶状（图 18-9）。库蚊雄尾器的抱肢基节仅有发达的亚端叶，其上常有棒状或叶片状毛着生；具骨化的肛侧片，其末端形成刺冠；阳茎复杂，两侧骨化分支多；无小抱器。

2. 蛹 外形呈逗点状，分头胸部和腹部两部分，前者膨大，后者弯曲狭长。

（1）头胸部：是头和胸的合并体，外披几丁质层。头两侧有一对复眼，其后是单眼。胸部有一对呼吸角。按蚊属的呼吸管为漏斗状，基部较小，开口较大且有裂隙；库蚊属的呼吸管为细长的管状，开口小且无裂隙；伊蚊属的呼吸管长短不一，有斜向或三角形开口，无裂隙。

（2）腹部：细长，分节，前Ⅰ-Ⅷ节明显可见，Ⅸ~Ⅹ节不发达，各节之间有节间膜，因而腹部能伸屈摆动。第Ⅰ腹节背面有树状毛丛（dendroid hair），有助于蛹体漂浮水面。腹节背板后缘侧角处有侧后毛，腹部末端有一对扁平的尾鳍，尾鳍的形态具有分类特征，每鳍有 1 个中肋，各肋端都有 1 根直或呈钩状的尾鳍毛和一较短的副鳍毛，按蚊的两鳍毛一前一后，库蚊的两鳍毛并列（图 18-10）。第Ⅸ腹节的中叶，可用以区别蛹的性别，雄性中叶大，其中部的缺刻也深（图 18-11）。

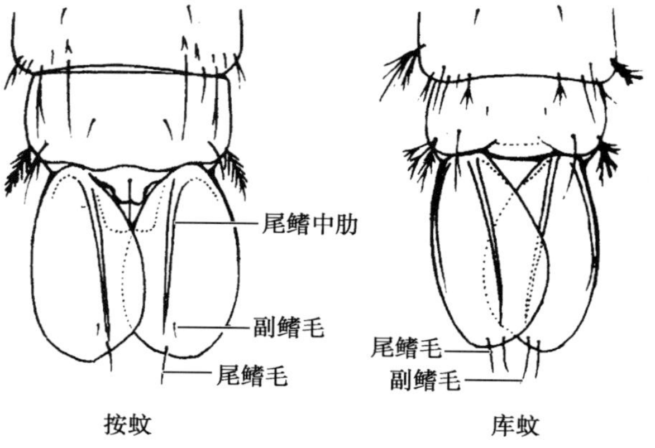

图 18-10 按蚊与库蚊蛹体末节特征
（仿 陆宝麟）

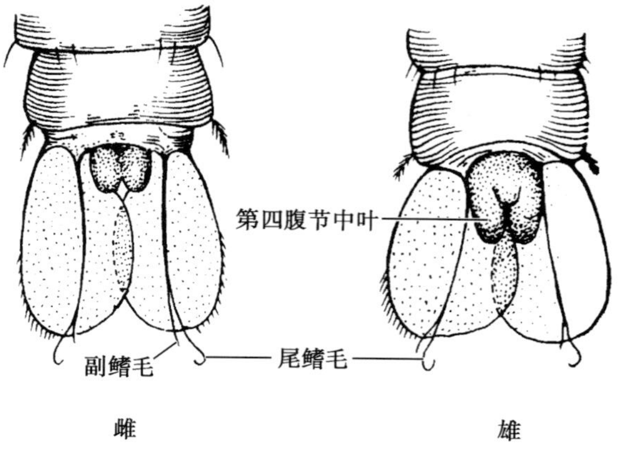

图 18-11 雌性与雄性按蚊蛹比较
（仿 陆宝麟）

3. 幼虫 幼虫在发育过程中分为Ⅰ~Ⅳ龄，各龄幼虫除体型大小外，毛序（chaetotaxy）可有变化，包括幼虫头部及各体节鬃毛的排列和分支数量等分类特征，可随幼虫发育龄期不同而不断变化。发育成熟的Ⅳ

龄幼虫形态特征较为稳定，有恒定的毛序，是分类鉴定龄期。幼虫躯体分头、胸、腹三部分。

（1）头部：即头壳，呈梨形而略扁。头壳主要由三块骨片构成。背面中部为额唇基（frontoclypeus）和两侧的上头片（epicranial plates），构成头壳的侧面和腹面下唇板两侧的区域。额唇基与上头片之间有上头缝，幼虫蜕皮时就在此处开裂，亦称蜕裂线。额唇基前端的狭条为前唇基，上唇附着于此。上头片上生有触角、单眼和复眼。触角一般不分节，生有一分支或单支的触角毛，其位置和形状因种类而不同。触角的尖端有两个感觉器，即透明突和指状突。单眼是小眼，为幼虫眼；复眼为大眼，是成虫眼，在二龄幼虫末期才出现（图 18-12~图 18-14）。

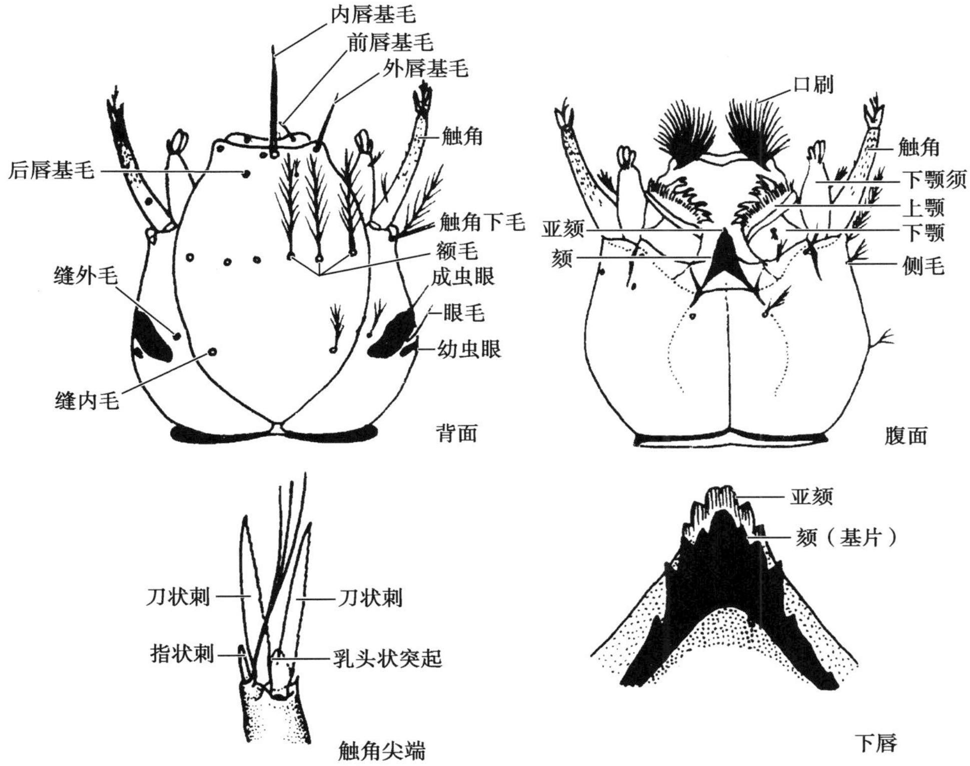

图 18-12 按蚊幼虫头部

（仿 陆宝麟）

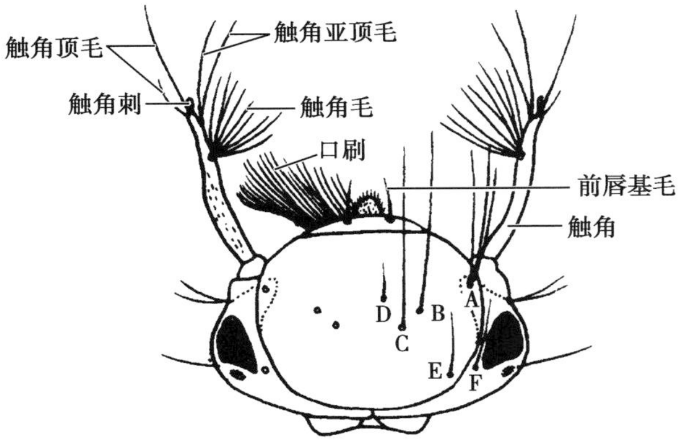

A. 外额毛；B. 中额毛；C. 内额毛；D. 后唇基毛；E. 缝内毛；F. 缝外毛。

图 18-13 库蚊幼虫头部背面

（仿 陆宝麟）

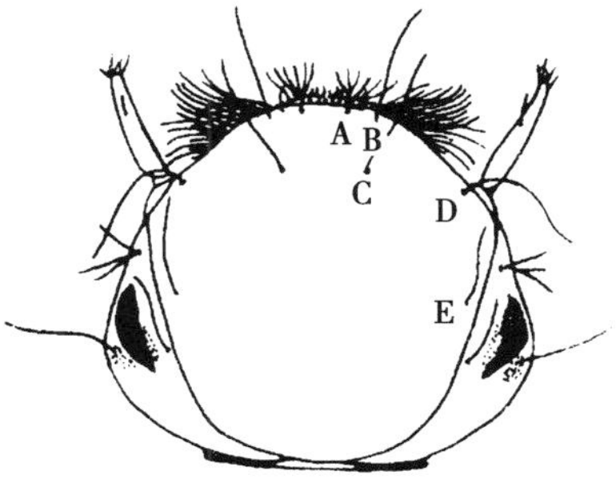

A~E. 额毛

图 18-14 伊蚊幼虫头部背面

（仿 陆宝麟）

1）头毛：幼虫头壳上生有许多成对而整齐排列的毛，有些在鉴定上很重要。特别是按蚊的唇基毛和库蚊的额毛。

唇基毛：四对，着生在前唇基的前缘为前唇基毛；在后唇基的前缘有毛二对，即内唇基毛和外唇基毛。上述毛在按蚊比较明显，在库蚊族只有一对外唇基毛，且往往很短。在后唇基的后方有一对后唇基毛或后额前毛，在库蚊称为D毛。各毛之间距离及位置，简单或分支（数量和形状）以及相互间长度的比例等，在分类上都很重要。

额毛：三对，分为外额毛、中额毛、内额毛，又称A、B、C毛。在按蚊中此类毛多呈羽状分支，库蚊常呈刷状分支。A、B、C、D各类毛在库蚊属幼虫的分类上十分重要，A毛多位于额片的外前方靠近触角基部处，D毛则位于内前方，为一分支简单的小毛。B、C两毛的位置变化较大，B毛都在C毛的前方或外侧。

缝毛：位于头盖缝内后额上的一对，称为缝内毛或后额毛，在缝外头盖片上者为缝外毛。其分支数常随蚊种而异。

眼毛：在眼的附近每侧一根，很小而简单。

触角下毛：又称触角基毛。在按蚊，此毛向前伸出位于近触角基部的下方，较触角毛长而粗，极相似额毛。

侧毛：在触角下毛的后方，较小。

2）触角：呈圆柱形，位于头部前方侧面。触角上有触角毛一根，其位置和形状（分支与否）因种而异。触角的尖端有一根顶毛和二个感觉附器，即指状或粗短的乳头状突起；亚端部有二根亚顶毛，按蚊的亚顶毛形成一对刀状的刺。

3）口器：幼虫口器位于头部腹面，上唇的两侧各有一簇口刷，是一般幼虫的取食器官。前唇基的前方为上唇，两侧有细毛密集的口刷，迅速摆动以摄取水中的食物。上颚有咀嚼功用，下颚能从流入口内的水中搜集一些微小的食物。下颚的外侧有触须一对，触须的顶端具叶状附器。下唇位于头部下面的正中，包括颏与亚颏。颏又称下唇主节，为一几丁质化最强的黑色三角形骨质，具有顶齿1个，两侧并具有锯齿状构造。齿的数目在库蚊属分类上甚为重要。亚颏常具顶齿二个。

（2）胸部：比头略宽，由前胸、中胸和后胸融合为一，无分界线。胸部有多种成对的、有一定排列方式和形状的毛或毛簇，常以序号命名用于分类。每一胸节上的毛均以号码表示，从背面中央自内向外再延至腹面从外向内按序编号（图18-15）。这在按蚊幼虫的分类上很重要，主要有：

1）前胸偏中毛（submedian prothoracic hairs）：即前胸1、2、3号毛，又称肩毛。以2号毛最长，羽状分支，毛根有一个几丁质结节。1号毛分支或不分支，其毛根的结节，也可与2号毛的结节连合；3号毛除少数蚊种具分支外，如簇足按蚊（*Anopheles interruptus*），一般均短小简单，毛根无结节。

2）前中后胸侧毛（pleural hairs）：即前、中、后胸的9~12号毛。从同一结节生出，各形成独立的毛组成前后两排，其中9、10两毛较为粗大，11号毛最小。胸侧毛是区别亚属及组群的重要特征。

3）中胸1号毛：是一根粗大的羽状毛，位于后胸1号毛之前，又称指标毛。

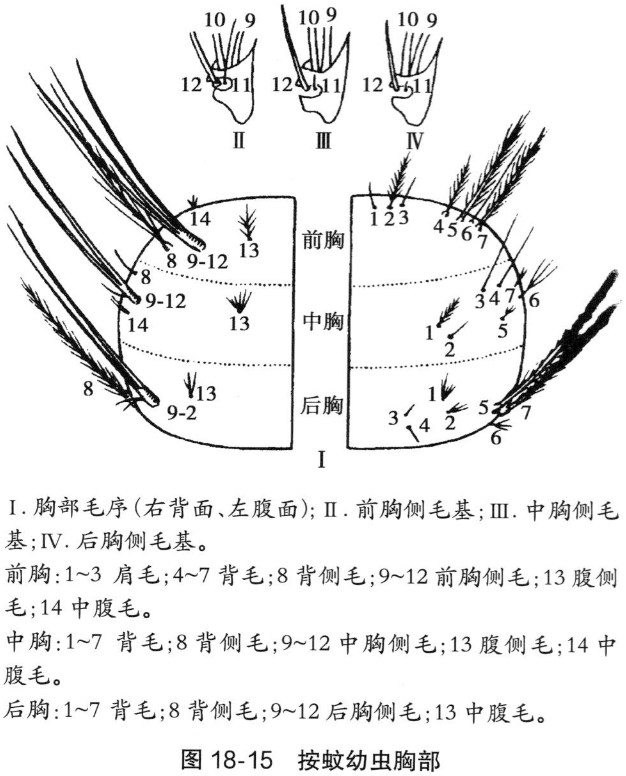

Ⅰ. 胸部毛序（右背面、左腹面）；Ⅱ. 前胸侧毛基；Ⅲ. 中胸侧毛基；Ⅳ. 后胸侧毛基。

前胸：1~3 肩毛；4~7 背毛；8 背侧毛；9~12 前胸侧毛；13 腹侧毛；14 中腹毛。

中胸：1~7 背毛；8 背侧毛；9~12 中胸侧毛；13 腹侧毛；14 中腹毛。

后胸：1~7 背毛；8 背侧毛；9~12 后胸侧毛；13 中腹毛。

图18-15 按蚊幼虫胸部

（仿 陆宝麟）

4）后胸棕状毛：亦称1号毛。位于后胸两侧，其形状同腹部棕状毛，唯叶片无顶刺。后胸棕状毛发育与否常因蚊种而异。

（3）腹部：分Ⅹ节，前Ⅰ~Ⅶ节结构简单而类似，后3节变化较大，构成尾节。按蚊腹节Ⅰ~Ⅶ各节背面近基缘有一椭圆形的几丁质板称前背片，近中部有一块圆形小片称后背片。腹节Ⅷ和Ⅹ比较复杂，腹节Ⅸ退化。腹节Ⅰ~Ⅶ的1号毛和某些腹节的侧毛（6、7号毛）具有分类价值。腹节Ⅷ的背面有一气门器，包括气孔和乳突各一对。腹节Ⅹ有尾鞍，其上主要结构包括侧毛、尾毛、尾刷及肛鳃等（图18-16）。

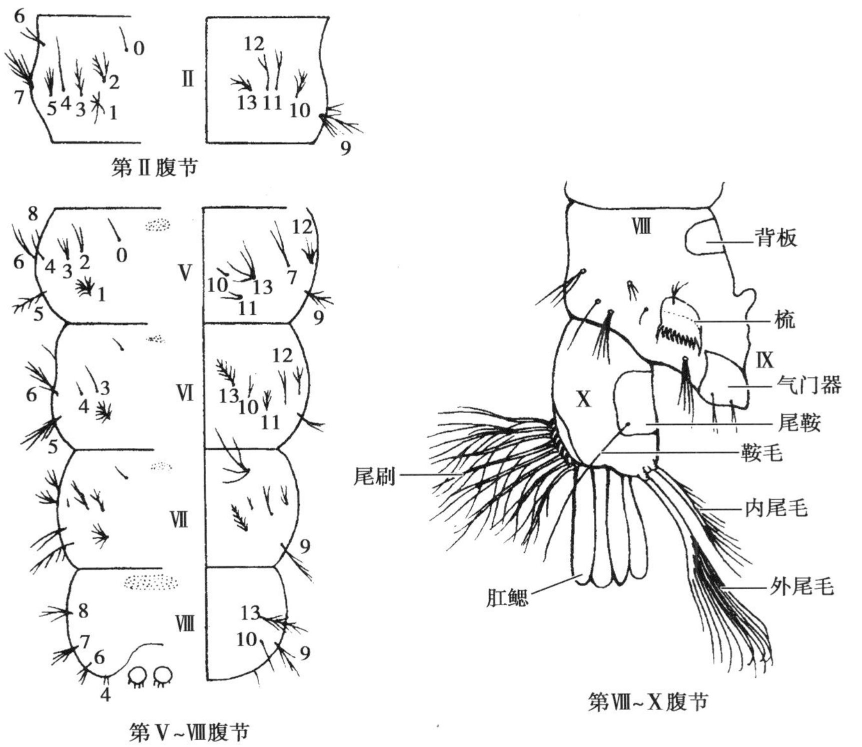

图18-16　按蚊幼虫腹部的毛

（仿　陆宝麟）

库蚊亚科的幼虫腹部无棕状毛，腹节Ⅷ两侧中部有栉，由若干栉齿组成。栉齿之后有弧形排列的五根或五簇毛。腹节Ⅷ的背面是呼吸管，其上主要结构包括呼吸管毛、梳齿等。腹节Ⅹ与按蚊幼虫的结构基本相同，但形状有较大的不同。

1）背板：按蚊的Ⅰ~Ⅷ节，每节背面中央的前方，各有一个椭圆形前背板，其形状大小，为分类特征之一。它的后方有一个圆形的后背片，有时第Ⅰ、Ⅱ节和第Ⅷ节上无后背片。

2）腹毛：同胸毛一样，幼虫腹部的毛也用数字编号，其中较重要的为1号毛、侧毛和0号毛。1号毛在按蚊属中即各节的掌状毛（palmate bristle），又称“浮毛”或“棕状毛”，位于腹节背面的两侧。第Ⅰ~Ⅱ的掌状毛可以是一般分支毛，但在第Ⅲ~Ⅶ腹节者均甚发达，具12~24个叶片。叶片的数目、形状及每一片尖端部顶刺的形状都是分类的特征。库蚊属无掌状毛。腹侧毛主要指6~7号毛，在按蚊及库蚊族中前Ⅶ节都有，其形状及分支可作鉴定用。在按蚊属的第Ⅱ~Ⅶ腹节背面的“0”号毛，按其不同的位置，是区别微小按蚊（*An. minimus*）和瓦容按蚊（*An. varuna*）的重要依据。

3）末端构造（第Ⅷ~Ⅹ节）：按蚊在第Ⅷ腹节的背面有1个气门器（气孔器），包括气孔和乳突各1对，第Ⅸ腹节不发达，每侧有1个似三角形的梳（pecten）。梳的后缘具一行弯曲的梳齿，其齿数及齿的长短与排列，均为区别蚊种的特征。第Ⅹ腹节较小，背面有尾鞍（saddle），并有鞍毛一对，其末端位于肛门周围，有四个肛鳃（anal gills），其背面具内尾毛（inner caudal hair）和外尾毛（outer caudal hair）；腹面具密而长的尾刷（ventral brush）或尾鳍。蚊的腹尾刷又分为鳍毛（cratal tufts）与前鳍毛（precratal tufts）。库蚊族第八节上有一呼吸管，管的端部有一对气孔及五个瓣状构造。管的近中部两侧有一对或数对呼吸管毛，毛的上方靠近呼吸管的基部有一排梳齿，其数目和形状是鉴别蚊种的重要特征。靠近呼吸管基部的第Ⅷ腹节上还有7、

8、9、10、13 等五个毛群（pental hairs），及一排或数排栉齿（comb），这些毛及栉齿的大小、形状、数目都与分类有关。第Ⅷ节的下后方为第Ⅸ、Ⅹ腹节，其背面有鞍状板及毛一对。

（4）幼虫龄期的鉴别：按蚊主要根据颈宽与前胸宽的比例。例如，第Ⅰ龄：颈宽大于前胸宽；第Ⅱ龄：颈与前胸等宽；第Ⅲ龄：颈宽小于前胸宽，尾鳍毛数在十六对以内；第Ⅳ龄：颈宽小于前胸宽，尾鳍毛数在十六对以上。

4. 卵　蚊卵一般宽约 0.2mm，长 0.5~1.0mm，大多数呈椭圆形，分前后端及背、腹面，卵的前端有卵孔，为精子进入卵内的通道，腹面（上面）较平，背面（下面）微凸。有卵壳，卵壳由三层组成，从外到内依次为外卵壳、内卵壳和卵黄膜。外卵壳脆弱而透明，表面具有花纹、突起等，内卵壳厚、深黑色、硬而不透明。常见的按蚊、库蚊和伊蚊属卵有明显的区别（图 18-17）。

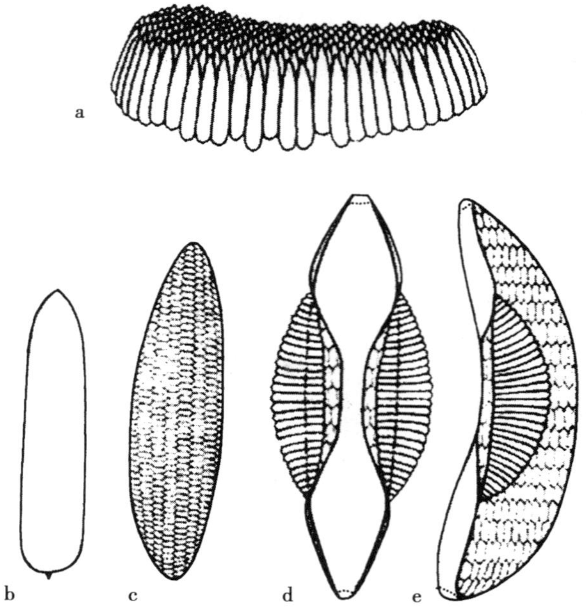

a、b. 库蚊卵；c. 伊蚊卵；d、e. 按蚊卵。

图 18-17　三种常见蚊属卵的形状
（仿 Eldridge）

（1）按蚊卵：一般为船形，单个浮于水面，腹面向上略凹，背面向下凸起。卵腹面中央不被外卵壳包绕的间隙部分称甲板（deck）。壳外膜在卵的两侧向外凸出成为浮囊（float），上有横纹称为肋（ribs）。浮囊的外形和结构、卵壳表面的网纹或突起，以及甲板的宽窄等特征，在分类学上有重要意义。

（2）库蚊卵：圆锥形，前端钝圆，后端稍窄，从蚊体产出时卵前端向下，竖立彼此粘连集成卵块漂浮在水面，卵孔在前，呈黑色圆锥状凸出。

（3）伊蚊卵：呈橄榄形，卵壳外膜有粒状透明突起，内含空气，有漂浮作用。但在卵产出后不久，壳外膜腐烂而卵沉入水底。卵壳上有多角形的纹饰，透明后清晰可见。卵孔的周围与按蚊相似，也有一盘状的构造。

二、内部结构

成蚊体内有消化、生殖、呼吸、排泄、循环、神经系统及脂肪体。

（一）消化系统

消化道是从头部的口开始，纵贯虫体中央，终于腹部末端的管状器官。主要分为三部分：前肠，主要有贮存食物的功能；中肠，在此进行大部分食物的消化作用；后肠，主要是作为排出食物残渣的管道。消化系统由消化道和与消化相关的唾腺所组成（图 18-18）。

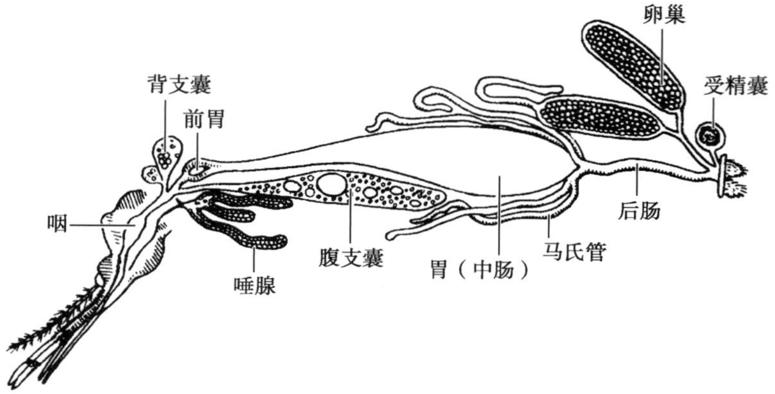

图 18-18　雌蚊消化系统及生殖系统

1. 前肠　前肠是从口到中肠的一条管状通道，依次分为口腔、咽和食管几部分，前肠末端有特化为球形的前胃，有明显的分段现象。前肠的组织学结构与体壁相似，即肠壁细胞层（真皮细胞）向内分泌有几丁质的内膜，细胞层外方为一层基膜，基膜外为一纵肌层，最外为一环肌层。

（1）口腔：较短，后接咽。

（2）咽：位于头部，是吞食食物的通道，咽分前咽[又称食窦泵（cibarial pump）]和后咽[又称咽泵（pharyngeal pump）]。雌蚊咽部附着强大的扩肌，特化成唧筒状，当雌蚊吸血时，咽泵能迅速地扩张和收缩。食窦泵在唇基下方，呈槽形，由背板和腹板组成，其上有司味觉的感觉乳突。食窦泵的外框有骨质化的侧杆构成，侧杆向后延伸形成侧突，并与咽泵连接。

（3）食管：细长，与咽和前胃相连。

（4）支囊：包括一个大的腹支囊（ventral diverticulum）和两个小背支囊（dorsal diverticulum），位于食管的后端球形前胃的背面和腹面。支囊入食管处有环状括约肌，当蚊虫吸血时，各支囊的入口关闭，血液进入胃内；当蚊虫吸取水和其他液体时，支囊入口开放，胃入口关闭，水分等液体流入支囊。支囊是水和糖的储存处，作调节体液浓度之用。

（5）唾液腺：在前胸内有一对唾液腺（salivary gland），每一唾液腺分三叶，每叶有一小唾液腺管，最后汇合成总腺管，通入舌内。唾液腺能分泌和储存唾液。唾液中含有多种酶，例如抗凝血素、溶血素、凝集素等。抗凝血素可以阻止宿主血液的凝结，有助蚊吸取血液；溶血素破坏吸入胃内的红细胞；凝集素使血细胞相互黏附在一起。当蚊虫吸血时，唾液也随之进入人或动物的组织，引起组织局部血管扩张、血流增多。唾液的其他成分因蚊种而异。

2. 中肠　因为消化作用主要在中肠进行，所以中肠又称作“胃”。中肠前端连接前胃，后接马氏管（Malpighian tubes），是消化道最发达部分。其前部细，后部吸血后可膨大。食物的消化和吸收均在中肠进行，经消化后的简单物质以液质状态被吸收。中肠肠壁由上皮细胞和薄层肌肉结构组成，其中部分上皮细胞为腺细胞，分泌脂肪酶、蛋白酶等消化酶以促进食物的消化和吸收。另外，蚊虫吸血后其中肠前端的上皮细胞能分泌一种由几丁质、蛋白质、蛋白多糖等成分组成的物质，在血块周围形成完整的膜状物，即围食膜（peritrophic membrane）。消化液和消化产物可透过此膜。围食膜具有保护中肠上皮细胞免于机械磨伤，以及抵御病原微生物及其他有害物质损伤的生理功能。如蚊在刺叮吸血中获得的病原体，随血食在围食膜内消化吸收，若围食膜破裂，病原体可能从围食膜内释放出来，并移行发育传播，否则封闭的围食膜连同血食残渣和病原体一起可经肛门排出。中肠后端与五条马氏管相通，马氏管盲端悬浮于腹腔中。

3. 后肠　是消化道的最后部分，马氏管开口之后的一段狭小细肠，其末端膨大形成直肠。后肠的组织结构与前肠相似，具有一层几丁质内膜，但较薄，且能透过水分，肌肉层排列较不规则，内层为环肌，外层为纵肌。消化后的食物残渣及马氏管内的排泄物经直肠由肛门排出体外。后肠除了排泄消化残渣废物外，还有吸收水分及盐类的作用。直肠是进行选择性吸收和行酸化作用的部位。直肠内有六个直肠乳突（rectal papillae），具有吸收水分和盐类的作用，以保持体内正常含水量。

（二）生殖系统

1. 雄蚊生殖器官　包括一对睾丸，每个睾丸内有许多小精管，其远端有生殖细胞形成精子囊，发育成熟的精子破囊而出进入输精管，两条输精管汇合成射精管通入阳茎，射精管还附有副腺，包括1对卵形腺和1个中央腺。腹末端体外有1对抱握器（图18-19）。

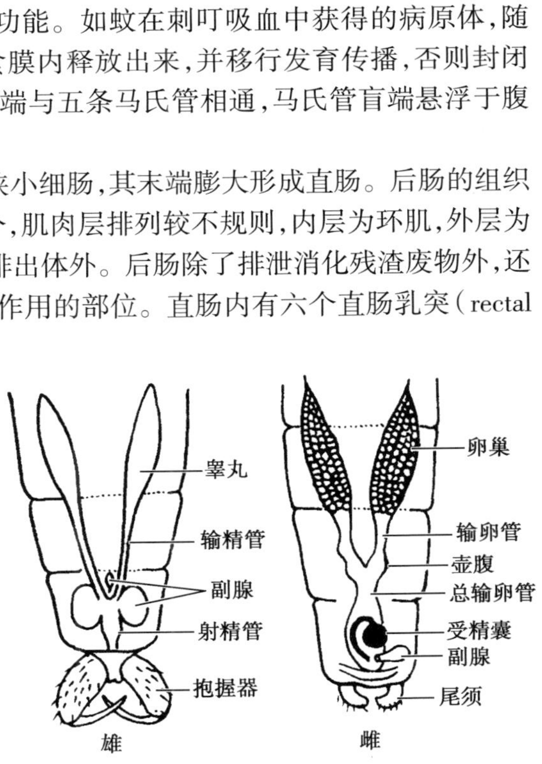

图18-19　按蚊成蚊生殖系统

2. 雌蚊生殖系统　包括卵巢、输卵管、受精囊及副腺等。卵巢1对，长椭圆形，每对卵巢含有几十至几百个以上的卵小管，外披单层细胞膜。两侧卵巢卵小管汇合通入输卵管，两侧输卵管汇合为总输卵管，开口于生殖腔。在总输卵管的远端有受精囊(库蚊属三个,按蚊属一个)、一个或二个副腺,均开口于生殖腔(图 18-19)。副腺分泌黏性物质,可将卵互相黏连成卵块(如库蚊)。受精囊则用于储存精子,当卵经总输卵管到达阴道时,精子进入受精孔而受精。雌蚊每排卵一次,在卵巢小管上就留下一个膨大部,所以可根据卵巢小管上膨大部的数目多少,判断雌蚊的生理龄期。

(三) 排泄系统

代谢的最终产物一般集聚于血淋巴中,它们的移除主要由马氏管-后肠-直肠系统起作用。排泄系统将完成排除代谢废物、保持盐类和水分平衡的双重作用。马氏管是蚊的主要排泄器官。马氏管由一层大的腺细胞组成,腺细胞的内侧有一层基膜,外侧即向肠腔的一侧,有明显的条纹。马氏管呈长形细管,顶端盲闭,浸浴在血淋巴中,血淋巴液中代谢废物由马氏管管壁细胞过滤后,经管腔输入后肠。马氏管基部有肌肉分布,使马氏管能伸缩或扭动;在马氏管外层分布有许多微气管,显示其具有高度的代谢活性。此外,心脏两旁的围心细胞(pericardial cell)也具有排泄作用,对血液内的许多盐类均具有自由渗透性,还兼有调节体液渗透,保持虫体水盐平衡的作用。

(四) 呼吸系统

蚊气体交换由气管系统进行,其特点是将氧气直接送到组织中去,而不像高等动物那样需要由血液来传送。气管系统分为气门、气管和微气管三部分。

1. 气门　气门是气管在体壁上的开口。蚊共有十对气门,二对分布在胸部(中胸和后胸),八对在腹部。气门与气管主干相连,通向头部、胸部肌肉与腿及腹部的各器官组织。气门对虫体内水分的蒸发和体内的气体流通起着调节作用。气门的开放或关闭与外界因素有关,温度升高可增加气门开放和关闭的节奏,温度降低可使节奏变缓;而大气中氧的含量越多,气门关闭的时间越久;反之,气门关闭的时间就越短。因此在熏杀时,选较高温度进行可提高杀虫效果。气门的开关还受所在体节神经控制。

2. 气管　气管是蚊体内气体流动的通路,是气体扩散的场所。气管在每个体节中有三条,背面的气管分布到背部肌肉和心脏;腹部的气管分布到腹部肌肉和腹神经索;中部气管分布到消化道、脂肪体和生殖腺。纵向气管是次生的。因头部和前胸没有气门,因此头部和前胸的气管皆由中胸进入。气管内的上表皮没有护蜡层和蜡质层,外表皮和内表皮局部特化形成螺旋丝,沿着气管壁呈螺旋状伸展,保证气管腔能经受一定压力使气管保持圆筒状,不致瘪陷,利于气体的流通。

3. 微气管　气管分支到直径为 2~5μm 时则进入星形的管顶细胞,在其后又分为数支直径约 1μm 以下的微气管。微气管虽细,但其壁上仍有螺旋丝。微气管末端终于肌肉纤维或其他组织(图 18-20)。微气管壁极薄,易于气体透过,通常其顶端常被溶有气体的溶液充满。微气管不含几丁质,在蜕皮时不脱落,这点不同于气管。卵巢表面的微气管其末端卷曲与否,可用以鉴别经产蚊与未产蚊。

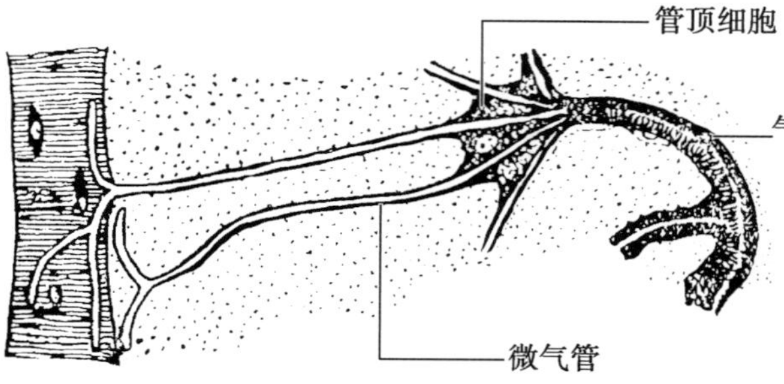

图 18-20　分布于肌肉上的微气管
(仿 Wigglesworth)

虫体内气体交换借扩散作用进行,所需氧气借大气与气管间、气管与微气管间、微气管与组织间的压力差而获得。体内二氧化碳的浓度远较氧的浓度大,二氧化碳扩散速度为氧的 20~30 倍,易于透过组织,因而虫体能自然的排出二氧化碳。在气体交换方面,血淋巴一般不起作用。蚊幼虫的呼吸管,上面有气门开口,气门周围分泌有油质或生有拒水毛。呼吸时以体末端倒悬于水面上,利用分泌的油质或拒水毛打破水的表面张力,从空气中直接摄取氧。当灭除幼虫时,若在水面覆以一层油质,孑孓因拒水毛不能打破水的表膜而使其窒息死亡。

(五) 循环系统

循环系统为开放式的,即血淋巴自由运行在体腔内各器官和组织之间,只是在一定的部位血淋巴才在专一的循环管道内流通。血淋巴由血浆和血细胞组成,主要藉以简单的心脏使其在体内进行循环。血淋巴是一个运送营养物质和代谢废物的内部介质。蚊循环器官比较简单，背血管是主要循环器官，位于躯体背壁下方，纵贯于背血窦中央的一条管状器官，其前段在胸部为主动脉，前端开放，后段在消化道背面，膨大成心脏，末端封闭。除背血管外，还有使血淋巴能在附肢中循环的辅助性的搏动器官。由于心脏收缩舒张作用，将血淋巴不断推送向前流，通过大动脉流入头部，由此血淋巴向侧后方回流，流经胸部到腹部。当血淋巴流经胸部时，一部分运行于翅内；血淋巴流经相应的部位时，借助辅助搏动器官，可进入触角和腿的部分运行。虫体内脏的蠕动及身体的活动亦有助于血淋巴在体内的运行。

（六）神经系统

主要为中央神经系统，由一系列神经节所组成，通过纵横分布的神经纤维连接来传递信息，可分为中枢神经系统（central nervous system）及交感神经系统（sympathetic nervous system）两部分。

中枢神经系统包括食管上神经节（supraoesophageal ganglion）、食管下神经节（suboesophageal ganglion）、胸神经节和腹神经节。食管上神经节即脑，位于头部背侧，食管上方；食管下神经节有神经丛与脑相连；胸部神经节融合为 1 个，腹部的神经节未融合。腹神经索（ventral nerve cord）将胸部、腹部各体节的神经节及其神经索连接为一体。

交感神经系统亦称内脏神经系统，包括与脑直接连接的食管交感神经节与神经纤维，负责前肠、中肠、心脏等内脏的信息传递；以及与腹神经索各神经节连接的腹交感神经，负责气门、后肠、生殖器官等信息传递。

中枢神经系统和交感神经系统都有输入神经（感觉神经）和输出神经（运动神经）分布于虫体各部，包括具有视觉、触觉、听觉、味觉、嗅觉功能的器官及附肢等，对外环境各种理化刺激作出快速的行为反应，对虫体不同生理状态起调控作用。此外，神经系统还具有一定的神经内分泌功能，部分神经细胞对内分泌起到联系和调节作用，称为神经分泌细胞。

（七）脂肪体

解剖蚊虫时，特别是越冬雌蚊，可见到一种浮动的小圆细胞，即脂肪体细胞。脂肪体细胞主要分布在腹部与胸部，黏附于体壁和分散在整个体腔内，为大细胞组成的多叶体，含有脂肪滴、糖原和蛋白质颗粒。平时，脂肪体提供卵巢发育及产卵所需要能量；在越冬时期，它可以维持蚊的生命。越冬成虫的脂肪体增加很快，主要由血淋巴形成，另一部分也可由碳水化合物形成。另外，幼虫内脏外层富有呈浅绿色的脂肪组织。从幼虫脂肪体到成虫脂肪体，可以通过幼虫脂肪体细胞作部分调整，继续发育为成虫脂肪体；或幼虫脂肪体细胞自溶，由成虫脂肪体前体细胞组建成新细胞而来。

（李艳文）

第二节 分类学

蚊科的分类研究起源于 18 世纪，现代生物分类的奠基人 Linnaeus 在其著作 *Systema Naturae* 中首次对尖音库蚊（*Culex pipiens*）进行了描述，由此拉开了蚊科分类研究的历史帷幕，经过两个多世纪众多学者的努力，形成了较为完善的蚊科分类系统。近年来，细胞遗传学、分子生物学、电子显微镜等技术方法的蓬勃发展，为蚊虫分类提供了新的思路，传统的蚊科分类系统也迎来了重大变革。

一、蚊科分类系统

21 世纪以来，多位学者对蚊科分类系统进行了研究，具有代表性的是 Wilkerson 等（2015；2020）传统复合分类，Rattanarithikul 等（2005，2006，2007，2010）和 Reinert 等（2009）的属阶元分类，以及 Harbach（2018）、Foster 和 Walker（2019）等的分类。本书的分类主要采用 Wilkerson 等（2020）分类系统，蚊科分为按蚊亚科（Anophelinae）和库蚊亚科（Culicinae）2 亚科 11 族 41 属 187 亚属 3 650 种左右，我国为 2 亚科 10 族 21 属 59 亚属 400 种左右（表 18-1）。蚊科各属、亚属、系、组、种等命名均遵循《国际动物命名法规》（第 4 版，2007），各属与亚属名称缩写参考 Reinert（2009）、Wilkerson 等（2020）和在线世界蚊虫分类名录，合理规避不同蚊种拉丁学名汉译后与传统命名存在同名或重名现象，删除同种异名，规范了新增加的亚属汉译名。

表 18-1 世界蚊科分类系统一览表 *

亚科/族	属	亚属	词源内涵	世界种数量	中国种数量
1. 按蚊亚科(Anophelinae)	按蚊属(*Anopheles*, *An.*)	按蚊亚属(*Anopheles*, *Ano.*)	anophel-:“希” anöphelēs,无用的、累赘的。	206	32
		贝曼蚊亚属(*Baimaia*, *Bmi.*)	以 Visut Baimai 命名。	1	0
		塞蚊亚属(*Cellia*, *Cel.*)	以 Angelo Celli 命名。	233	28
		克莉蚊亚属(*Christya*, *Chr.*)	以 Cuthbert Christy 命名。	2	0
		凯尔蚊亚属(*Kerteszia*, *Ker.*)	以 Kálmán Kertész 命名。	12	0
		脊脚蚊亚属(*Lophopodomyia*, *Lph.*)	loph-:“希” lophos,鸟冠;podo-:pous,脚(下同);myi-:myia=雅典语 mya,蝇(下同)。	6	0
		刺蚊亚属(*Nyssorhynchus*, *Nys.*)	nysso:“希” 扎,戳,刺伤之;rhynch-:rhynchos:嘴、鼻(下同)。	43	0
		胸蚊亚属(*Stethomyia*, *Ste.*)	stethos:“希” 胸。	5	0
	皮蚊属(*Bironella*, *Bi.*)	皮蚊亚属(*Bironella*, *Bir.*)	以 Lajos Bíró 命名。	2	0
		布鲁蚊亚属(*Brugella*, *Bru.*)	以 Steffen Lambert Brug 命名。	3	0
		新皮蚊亚属(*Neobironella*, *Nbi.*)	neo-:“希” neos,新的(下同);Bíró。	3	0
	夏蚊属(*Chagasia*, *Ch.*)	—	以 Carlos Chagas 命名。	5	0
2. 库蚊亚科(Culicinae)					
(1)鳞足蚊族(Aedeomyiini)	鳞足蚊属(*Aedeomyia*, *Ad.*)	鳞足蚊亚属(*Aedeomyia*, *Ady.*)	aedes-:“希” aēdēs,不快的、可憎的(下同)。	6	0
		异鳞蚊亚属(*Lepiothauma*, *Lpi.*)	lep-:“希” lepis,所有格 lepidos,鳞(下同);thauma:奇异的,希奇的。	1	0
(2)伊蚊族(Aedini)	伊蚊属(*Aedes*, *Ae.*)	华美蚊亚属(*Abraedes*, *Abr.*)	abr-:“希” habros,优美、华美。	1	0
		蛛蚊亚属(*Acartomyia*, *Acy.*)	acar-:“希” akari,蜱螨、蛛形。	3	0
		伊蚊亚属(*Aedes*, *Aed.*)	aedes:“希” 不快的、可憎的。	12	4
		伊状蚊亚属(*Aedimorphus*, *Adm.*)	aedil-:“拉” aedilis,古罗马掌管公共工程的官吏;morph-:“希” morphē,形状。	67	5
		艾斯蚊亚属(*Alanstonea*, *Ala.*)	以 Alan Stone 命名。	2	0
		斑蚊亚属(*Albuginosus*, *Alb.*)	albug-:“拉” albugo;albuginosus,白色斑点的(下同)。	9	0
		艾蚊亚属(*Ayurakitia*, *Ayu.*)	以 Luang Ayurakit Kosol 命名。	2	1

续表

亚科/族	属	亚属	词源内涵	世界种数量	中国种数量
		阿兹蚊亚属(*Aztecaedes*, *Azt.*)	以 Aztec 人或 Empire 命名。	1	0
		贝尔蚊亚属(*Belkinius*, *Blk.*)	以 John N. Belkin 命名(下同)。	1	0
		双叉蚊亚属(*Bifidistylus*, *Bif.*)	bi-:“拉” bis 的结合形式，二倍、双等;find-:“拉” findo(词根 fidi),分开了的、裂开了的;styl-:“希” stylos,有尖之物,桩。	2	0
		伯利蚊亚属(*Borichinda*, *Bor.*)	以 Thanom Borichinda 命名。	1	0
		博蚊亚属(*Bothaella*, *Bot.*)	以 Botha de Meillon 命名。	6	3
		布哈蚊亚属(*Bruceharrisonius*, *Brh.*)	以 Bruce A. Harrison 命名。	9	4
		蟹洞蚊亚属(*Cancraedes*, *Can.*)	cancer-:“拉”,所有格 cancris,又 canceris,螃蟹、疮。	10	1
		卡塔蚊亚属(*Catageiomyia*, *Cat.*)	cata-:“希” 来自 kata，向下、较低(下同);ge-:ge=ga=gaia,土地,变为 geios,土地的。	28	0
		塔斯蚊亚属(*Catatassomyia*, *Cts.*)	tass:“希” tassö,布置。	1	0
		环喙蚊亚属(*Christophersiomyia*, *Chr.*)	以 Rickard Christophers 命名。	5	1
		库切蚊亚属(*Coetzeemyia*, *Coe.*)	以 Maureen Coetzee 命名。	1	0
		科蚊亚属(*Collessius*, *Col.*)	以 Donald H. Colless 命名。	10	6
		科内蚊亚属(*Cornetius*, *Cor.*)	以 Michel Cornet 命名。	1	0
		达尔蚊亚属(*Dahliana*, *Dah.*)	以 Christine Dahl 命名。	3	0
		丹蚊亚属(*Danielsia*, *Dan.*)	以 Charles Wilberforce Daniels 命名。	3	1
		木斯蚊亚属(*Dendroskusea*, *Dsk.*)	dendr-:“希” dendron，树、棍(下同);Skuse：见 skusea(下同)。	5	0
		双角蚊亚属(*Diceromyia*, *Dic.*)	dicer-:“希” dikerös,有双角的。	8	0
		多布蚊亚属(*Dobrotworskyius*, *Dob.*)	以 Nikolai V. Dobrotworsky 命名。	7	0
		唐蚊亚属(*Downsiomyia*, *Dow.*)	以 Wilbur G. Downs 命名。	30	6
		箭阳蚊亚属(*Edwardsaedes*, *Edw.*)	以 Frederick Wallace Edwards 命名。	3	2
		伊佩蚊亚属(*Elpeytonius*, *Elp.*)	以 E.L. Peyton 命名。	2	0
		纷蚊亚属(*Finlaya*, *Fin.*)	以 Carlos Juan Finlay 命名。	36	1
		弗蚊亚属(*Fredwardsius*, *Fre.*)	以 Frederick W. Edwards 命名。	1	1

续表

亚科/族	属	亚属	词源内涵	世界种数量	中国种数量
		乔治蚊亚属(*Georgecraigius*,*G.*)	以 George Brownlee Craig 命名。	3	0
		地斯蚊亚属(*Geoskusea*,*Geo.*)	ge-:“希” gē,土地、地球;Skuse。	10	0
		贾蚊亚属(*Gilesius*,*Gil.*)	以 George Michael James Giles 命名。	2	1
		裸额蚊亚属(*Gymnometopa*,*Gym.*)	Gymn-:“希” gymnos, 裸体的;metop-:metōpon,眉、面貌。	1	0
		滨蚊亚属(*Halaedes*,*Hal.*)	hali-:“希” hals,海。	3	0
		喜蚊亚属(*Himalaius*,*Him.*)	Himala-:Himalayan,喜马拉雅山脉的。	2	1
		霍金蚊亚属(*Hopkinsius*,*Hop.*)	以 G. H. E. Hopkins 命名。	7	2
		华德蚊亚属(*Howardina*,*How.*)	以 Leland Ossian Howard 命名。	34	0
		胡蚊亚属(*Huaedes*,*Hua.*)	以 Stephen M. K. Hu 命名。	3	0
		呼蚊亚属(*Hulecoeteomyia*,*Hul.*)	hyl-:“希” hylē=多利斯语 hyla,木(hylikos-误译为 huleco-);eteos:纯正的、诚实的。	18	8
		印第蚊亚属(*Indusius*,*Ind.*)	以 Indus Valley 或 River 命名。	1	0
		等蚊亚属(*Isoaedes*,*Isa.*)	is-:“希” isos,相等的,相似的。	1	0
		赫阿蚊亚属(*Jarnellius*,*Jar.*)	以 J. Hal Arnell 命名。	5	0
		连蚊亚属(*Jihlienius*,*Jih.*)	以 Jih Ching Lien(连日清博士)命名。	3	3
		奈蚊亚属(*Kenknightia*,*Ken.*)	以 Kenneth Knight 命名。	12	4
		柯姆蚊亚属(*Kompia*,*Kom.*)	以 W. H. W. Komp 命名。	1	0
		细蚊亚属(*Leptosomatomyia*,*Lep.*)	lept-:“希” leptos,瘦的、小的、弱的(下同);som-:sōma,所有格 sōmatos,身体(下同)。	1	0
		莱武蚊亚属(*Levua*,*Lev.*)	以 Viti Levu Island 命名。	1	0
		路尼蚊亚属(*Lewnielsenius*,*Lew.*)	以 Lewis T. Nielsen 命名。	1	0
		罗兰蚊亚属(*Lorrainea*,*Lor.*)	以 Lorraine Belkin 命名。	5	0
		陆蚊亚属(*Luius*,*Lui.*)	以 Lu Baolin(陆宝麟院士)命名。	1	1
		麦克蚊亚属(*Macleaya*,*Mac.*)	以 William Sharp Macleay 命名。	11	0
		歌蚊亚属(*Molpemyia*,*Mol.*)	molp-:“希” molpē,歌。	3	0

续表

亚科/族	属	亚属	词源内涵	世界种数量	中国种数量
		霉蚊亚属(*Mucidus*,*Muc.*)	muced-:“拉”来自 muceo,长霉;-idus:形容词词尾,以指示性质或状态(下同)。	15	1
		新黑蚊亚属(*Neomelaniconion*,*Neo.*)	mela-:“希” melas,阴性 melania,黑(下同);-ion:圆或使用的祖先名称的词尾(下同)。	28	1
		夜蚊亚属(*Nyctomyia*,*Nyc.*)	nyct-:“希” nyx,所有格 nyktos,夜。	2	0
		骚扰蚊亚属(*Ochlerotatus*,*Och.*)	ochler-:“希” ochlēros,困难的、骚动的;-tatos:形容词最高级词尾。	199	28
		旁蚊亚属(*Paraedes*,*Par.*)	para-:“希”词头,在旁边、离开。	9	0
		派翠蚊亚属(*Patmarksia*,*Pat.*)	以 Elizabeth Nesta Marks(又 Patricia Marks)命名。	13	0
		波利蚊亚属(*Paulianius*,*Pln.*)	以 Renaud Paulian 命名。	8	0
		彼马蚊亚属(*Petermattinglyius*,*Pet.*)	以 Peter Frederick Mattingly 命名。	5	0
		花蚊亚属(*Phagomyia*,*Phg.*)	phag-:“希” phagö,吃。	16	4
		聚细蚊亚属(*Polyleptiomyia*,*Pmt.*)	poly-:“希”多的,中性、单数;lept-:瘦的、小的、弱的。	2	0
		普麦蚊亚属(*Protomacleaya*,*Pro.*)	prot-:“希” prötos,第一、原始的;Macleay。	40	0
		伪斑蚊亚属(*Pseudalbuginosus*,*Pal.*)	pseud-:“希” pseudos,假的(下同);albuginosus,白色斑点的。	1	0
		伪阿蚊亚属(*Pseudarmigeres*,*Psa.*)	armiger:(中世纪)骑士的扈从、乡绅(下同)。	6	0
		拟斯蚊亚属(*Pseudoskusea*,*Psk.*)	Skuse。	4	0
		兰帕蚊亚属(*Rampamyia*,*Ram.*)	以 Rampa Rattanarithikul 命名。	4	0
		赖蚊亚属(*Reinertia*,*Rei.*)	以 John F. Reinert 命名。	1	0
		鼻蚊亚属(*Rhinoskusea*,*Rhi.*)	rhin-:“希” rhis,所有格 rhinos,鼻;Skuse。	4	0
		乡蚊亚属(*Rusticoidus*,*Rus.*)	rustic-:“拉” rusticus,乡下的。	9	0
		塞卢蚊亚属(*Sallumia*,*Sal.*)	以 Maria Anice Mureb Sallum 命名。	2	0
		盾蚊亚属(*Scutomyia*,*Sct.*)	scut-:“拉” scutum,矩圆的楯。	9	1
		斯蚊亚属(*Skusea*,*Sku.*)	以 Frederick A.A. Skuse 命名(下同)。	4	0

续表

亚科/族	属	亚属	词源内涵	世界种数量	中国种数量
		覆蚊亚属(*Stegomyia*,*Stg.*)	steg-:“希” stegos,盖子、屋顶。	132	21
		田中蚊亚属(*Tanakaius*,*Tan.*)	以 Kazuo Tanaka 命名。	2	1
		特瓦蚊亚属(*Tewarius*,*Tew.*)	以 Satish C.Tewari 命名。	4	0
		范索蚊亚属(*Vansomerenis. Van.*)	以 E. C. C. van Someren 命名。	3	0
		扎沃蚊亚属(*Zavortinkius*,*Zav.*)	以 Thomas J. Zavortink 命名。	11	0
		未分亚属		28	5
	阿蚊属(*Armigeres*,*Ar.*)	阿蚊亚属(*Armigeres*,*Arm.*)	armiger:扈从、乡绅。	40	8
		厉蚊亚属(*Leicesteria*,*Lei.*)	以 George Frederick Leicester 命名。	20	13
	耳蚊属(*Eretmapodites*,*Er.*)		eretm-:“希” eretmon,桨;-ites:-itēs,指示与……有关或相似(下同)。	51	0
	吸蚊属(*Haemagogus*,*Hg.*)	泊蚊亚属(*Conopostegus*,*Con.*)	conop-:“希” kōnōps,所有格 kōnōpos,蚋、蚊。	4	0
		吸蚊亚属(*Haemagogus*,*Hag.*)	haem-:“希” haima,所有格 haimatos,血。	24	0
	领蚊属(*Heizmannia*,*Hz.*)	领蚊亚属(*Heizmannia*,*Hez.*)	以 C. L. Heizmann 命名。	34	18
		无鬃蚊亚属(*Mattinglyia*,*Mat.*)	以 P. F. Mattingly 命名。	6	3
	毛顶蚊属(*Opifex*,*Op.*)	赝斯蚊亚属(*Nothoskusea*,*Not.*)	noth-:“希” nothos,伪造者、似真的;Skuse。	1	0
		毛顶蚊亚属(*Opifex*,*Opi.*)	opifer:“拉” 有帮助的。	1	0
	骚蚊属(*Psorophora*,*Ps.*)	格雷蚊亚属(*Grabhamia*,*Gra.*)	以 Michael Grabham 命名。	16	0
		堇蚊亚属(*Janthinosoma*,*Jan.*)	ianth-:“希” ianthinos,紫色的;som-:sōma,身体。	23	0
		骚蚊亚属(*Psorophora*,*Pso.*)	psor-:“希” psōra,癣、疥疮、坏血病;phoras:负荷、具有。	10	0
	尤蚊属[*Udaya*(*Ud.*)]	—	以 Udaya Sandhinand 命名。	3	3
	奇阳蚊属(*Verrallina*,*Ve.*)	哈蚊亚属(*Harbachius*,*Har.*)	以 Ralph E. Harbach 命名。	13	0
		新麦蚊亚属(*Neomacleaya*,*Nma.*)	Macleay。	52	2
		奇阳蚊亚属(*Verrallina*,*Ver.*)	以 George Henry Verrall 命名。	30	1
	泽蚊属(*Zeugnomyia*,*Ze.*)	—	zeug-:“希” zeugos,成对之物、负重兽的轭。	4	0
(3)库蚊族(Culicini)	库蚊属(*Culex*,*Cx.*)	阿卡蚊亚属(*Acalleomyia*,*Aca.*)	Acalle:希腊神话中 Minos 之女。	1	0

续表

亚科/族	属	亚属	词源内涵	世界种数量	中国种数量
		卡林蚊亚属(*Acallyntrum*, *Acl.*)	Acallyn:疑似人名;trum:"拉",指手段或用具的词尾。	8	0
		稚蚊亚属(*Aedinus*, *Ads.*)	haedinus:kid's or of a kid,幼仔。	4	0
		热带库蚊亚属(*Afroculex*, *Afc.*)	afr-:"希",同"拉" afer,非洲的(下同)。	1	0
		戒蚊亚属(*Allimanta*, *Alm.*)	Allimanta:"西" despacio,当心、留神。	1	0
		阿诺蚊亚属(*Anoedioporpa*, *And.*)	anoedio:"葡";porpac-:"希" porpax,所有格 porpakos,环、圈。	12	0
		包蚊亚属(*Barraudius*, *Bar.*)	以 P. J. Barraud 命名。	4	2
		贝蚊亚属(*Belkinomyia*, *Bel.*)	Belkin。	1	0
		卡罗蚊亚属(*Carrollia*, *Car.*)	以 James Carroll 命名。	18	0
		库蚊亚属(*Culex*, *Cux.*)	culex:"拉",见 culic-,所有格 culicis,蚊、蚋、小蝇(下同)。	200	24
		库状蚊亚属(*Culiciomyia*, *Cui.*)	culic-:"拉" culex,蚊、蚋、小蝇(下同)。	54	17
		真黑蚊亚属(*Eumelanomyia*, *Eum.*)	eu-:"希",以辅音开始的词根之前用之,良好、真实、佳美。	77	12
		基茨蚊亚属(*Kitzmilleria*, *Kit.*)	以 James Blaine Kitzmiller 命名。	1	0
		毛管蚊亚属(*Lasiosiphon*, *Las.*)	lasi-:"希" lasios,多毛的、蓬松的;sipho-:siphōn,所有格 siphōnos,管子、虹吸管。	1	0
		簇角蚊亚属(*Lophoceraomyia*, *Lop.*)	loph-:"希" lophos,鸟冠、颈项;cer-:keros,所有格 keratos,角、弓(下同)。	112	17
		梅蚊亚属(*Maillotia*, *Mai.*)	以 François Clément Maillot 命名。	9	1
		黑蚊亚属(*Melanoconion*, *Mel.*)	melania, "希" 黑;con-:konis,konios 多尘的。	160	0
		毫蚊亚属(*Micraedes*, *Mca.*)	micr-:"希" mikros,小的(下同)。	8	0
		微库蚊亚属(*Microculex*, *Mcx.*)	micr-:"希" 小的。	33	0
		新库蚊亚属(*Neoculex*, *Ncx.*)	neo-:"希" 新的。	26	2
		尼卡蚊亚属(*Nicaromyia*, *Nic.*)	以古巴 Nicaro 命名。	1	0
		麻蚊亚属(*Oculeomyia*, *Ocu.*)	ocule-:"拉" oculeus,多眼的。	19	3

续表

亚科/族	属	亚属	词源内涵	世界种数量	中国种数量
		欺蚊亚属(*Phenacomyia*,*Phc.*)	phenac-:"希" phenax,所有格 phenakos,骗子手、冒充者。	3	0
		植沼蚊亚属(*Phytotelmatomyia*,*Phy.*)	phyt-:"希" phyton,树、植物、枝条,或者动物、生物;telm-:telma,所有格 telmatos,沼、池。	4	0
		西利蚊亚属(*Sirivanakarnius*,*Sir.*)	以 Sunthorn Sirivanakarn 命名。	1	0
		劫蚊亚属(*Tinolestes*,*Tin.*)	tin-:"希" teinö,伸长;lest-:lēstēs,强盗。	3	0
		未分亚属		7	0
	獉蚊属(*Deinocerites*,*De.*)	—	din-:"希" deinos,可怖的、有权势的、伟大的。	18	0
	伽蚊属(*Galindomyia*,*Ga.*)	—	以 Pedro Galindo 命名。	1	0
	路蚊属(*Lutzia*,*Lt.*)	岛路蚊亚属(*Insulalutzia*,*Ilt.*)	insula:"拉" 海岛。	1	0
		路蚊亚属(*Lutzia*,*Lut.*)	以 Adolfo Lutz 命名。	2	0
		后路蚊亚属(*Metalutzia*,*Mlt.*)	meta-:"希" 在后面。	6	2
(4)脉毛蚊族(Culisetini)	脉毛蚊属(*Culiseta*,*Cs.*)	异西蚊亚属(*Allotheobaldia*,*All.*)	allo-:"希" allos,不同的;Theobaldia:以 Frederic V. Theobald 命名。	1	0
		澳西蚊亚属(*Austrotheobaldia*,*Aut.*)	austr-:"拉" auster,南方的(下同)。	1	0
		森林蚊亚属(*Climacura*,*Cli.*)	Climac-:"希" klimax,顶点的。	6	1
		小脉毛蚊亚属(*Culicella*,*Cuc.*)	culic-:"拉",蚊、蚋、小蝇。	14	1
		脉毛蚊亚属(*Culiseta*,*Cus.*)	culic-:"拉" 蚊、蚋、小蝇。	13	5
		新西蚊亚属(*Neotheobaldia*,*Net.*)	neo-:"希" 新的;Theobald。	3	0
		帝蚊亚属(*Theomyia*,*Thm.*)	theos:"希" 神。	1	0
		未分亚属		2	0
(5)费蚊族(Ficalbiini)	费蚊属(*Ficalbia*,*Fi.*)	—	以 Eugenio Ficalbi 命名。	8	2
	小蚊属(*Mimomyia*,*Mi.*)	鳞腋蚊亚属(*Etorleptiomyia*,*Eto.*)	et-:"希" elos,一年;lept-:瘦的、小的、弱的。	7	1
		英格蚊亚属(*Ingramia*,*Ing.*)	以 Alexander Ingram 命名。	21	1
		小蚊亚属(*Mimomyia*,*Mim.*)	mim-:"拉" mimus,小的。	18	2
(6)霍蚊族(Hodgesiini)	霍蚊属(*Hodgesia*,*Ho.*)	—	以 Aubrey Hodges 命名。	11	1

续表

亚科/族	属	亚属	词源内涵	世界种数量	中国种数量
（7）曼蚊族（Mansoniini）	轲蚊属（*Coquillettidia*，*Cq.*）	澳曼蚊亚属（*Austromansonia*，*Aus.*）	Austr-："拉" 南方的。	1	0
		轲蚊亚属（*Coquillettidia*，*Coq.*）	以 Daniel William Coquillett 命名。	44	3
		喙带蚊亚属（*Rhynchotaenia*，*Rhy.*）	taen-："希" tainia，带子，变为 "拉" taenia（下同）。	13	0
	曼蚊属（*Mansonia*，*Ma.*）	曼蚊亚属（*Mansonia*，*Man.*）	以 Patrick Manson 命名。	15	0
		拟曼蚊亚属（*Mansonoides*，*Mnd.*）	oides："新拉"="希"-o+eidas，指形状的相似或类似（下同）。	10	3
（8）直脚蚊族（Orthopodomyiini）	直脚蚊属（*Orthopodomyia*，*Or.*）	—	orth-："希" orthos，直的；pod-：脚。	36	4
（9）煞蚊族（Sabethini）	类蚊属（*Isostomyia*，*Is.*）	—	isos："希" is，相等的，相似的。	4	0
	约贝蚊属（*Johnbelkinia*，*Jb.*）	—	Belkin。	3	0
	金蚊属（*Kimia*，*Km.*）	—	以 Tran Thi Bach Kim 命名。	5	1
	亮蚊属（*Limatus*，*Li.*）	—	limatus："拉" 磨光了的。	9	0
	钩蚊属（*Malaya*，*Ml.*）	—	出自 Malay Peninsula。	12	3
	毛蚊属（*Maorigoeldia*，*Mg.*）	—	Maōri：指新西兰毛利人；Goeldia：以 Emilio Augusto Goeldi 命名（下同）。	1	0
	葱蚊属（*Onirion*，*On.*）	—	来源于 "希" Oneiros，梦神。	7	0
	鲁蚊属（*Runchomyia*，*Ru.*）	栉戈蚊亚属（*Ctenogoeldia*，*Cte.*）	cteno-："希" kteis，梳子，栉；Goeldi。	2	0
		鲁蚊亚属（*Runchomyia*，*Run.*）	runch：柯林斯英语词典，苏格兰和英格兰语 the white charlock，芥菜的一种。	6	0
	煞蚊属（*Sabethes*，*Sa.*）	戴维蚊亚属（*Davismyia*，*Dav.*）	以 Nelson C. Davis 命名。	1	0
		佩顿蚊亚属（*Peytonulus*，*Pey.*）	以 E.L. Peyton 命名。	12	0
		煞蚊亚属（*Sabethes*，*Sab.*）	Sabeth：疑似人名。	18	0
		煞状蚊亚属（*Sabethinus*，*Sbn.*）	inus："拉"，加在名词词干之后，以形成形容词的词尾，意为属于、相似。	6	0
		拟煞蚊亚属（*Sabethoides*，*Sbo.*）	oides："新拉"，指形状的相似或类似。	4	0
	希蚊属（*Shannoniana*，*Sh.*）	—	以 R. C. Shannon 命名。	3	0
	局限蚊属（*Topomyia*，*To.*）	宫城蚊亚属（*Miyagiella*，*Myg.*）	以 Ichiro Miyagi 命名。	1	0

续表

亚科/族	属	亚属	词源内涵	世界种数量	中国种数量
		丽蚊亚属(*Suaymyia*, *Sua.*)	suay:“泰”美丽的。	21	12
		局限蚊亚属(*Topomyia*, *Top.*)	top-:“希”topos,一地方。	44	11
		未分亚属		2	0
	丑蚊属(*Trichoprosopon*, *Tr.*)		trich-:“希”thrix,所有格 trichos,毛发(下同);prosop-:prosōpon,脸、假面具(下同)。	13	0
	杵蚊属(*Tripteroides*, *Tp.*)	多鳞蚊亚属(*Polylepidomyia*, *Pol.*)	lepid-:“拉”lepidus,美丽的、整洁的、温雅的。	19	0
		星毛蚊亚属(*Rachionotomyia*, *Rah.*)	rachi-:“希”rhachia,巉岩、峭壁、山脉;not-:nōtos,背部。	14	4
		颚刺蚊亚属(*Rachisoura*, *Rac.*)	r(h)ach-:“希”rhachis,针,刺;-ura:“拉”用以造成抽象名词的记尾。	28	0
		毛鳞蚊亚属(*Tricholeptomyia*, *Tri.*)	trich-:“希”毛发;lept-:瘦的、小的、弱的。	9	0
		杵蚊亚属(*Tripteroides*, *Trp.*)	treis:“希”等于“拉”tri,三;ptero-:羽毛,翅。	52	7
	怀蚊属(*Wyeomyia*, *Wy.*)	安图蚊亚属(*Antunesmyia*, *Ant.*)	以 P. C. A. Antunes 命名。	3	0
		始蚊亚属(*Caenomyiella*, *Cae.*)	caen-:“希”kainos,新、最近的;myi-:myia=雅典语 mya,蝇(下同)。	1	0
		克鲁蚊亚属(*Cruzmyia*, *Cru.*)	以 Oswaldo Cruz 命名。	4	0
		癸蚊亚属(*Decamyia*, *Dec.*)	deca-:“希”deka,十。	6	0
		树蚊亚属(*Dendromyia*, *Den.*)	dendr-:“希”,树、棍。	6	0
		联己蚊亚属(*Dodecamyia*, *Dod.*)	dodec-:“希”dōdeka,十二个。	1	0
		殊蚊亚属(*Exallomyia*, *Exm.*)	exallo-:“希”exallos,迥然不同。	3	0
		末蚊亚属(*Hystatomyia*, *Hys.*)	hystat-:“希”hystatos,最后的。	9	0
		富鳞蚊亚属(*Menolepis*, *Men.*)	meno-:“希”menos,富有的,强大的;lep-:鳞。	1	0
		渺蚊亚属(*Miamyia*, *Mia.*)	mi-:见“希”mei,meion,较少、较小,是 mikros,小的比较级;myi:蝇。	8	0
		努蚊亚属(*Nunezia*, *Nuz.*)	以 M. Núñez Tovar 命名。	3	0
		音蚊亚属(*Phoniomyia*, *Pho.*)	phonio-:“希”Phōnē,声音。	22	0

续表

亚科/族	属	亚属	词源内涵	世界种数量	中国种数量
		颜蚊亚属(*Prosopolepis*,*Prl.*)	prosop-:“希”脸、假面具;lep-:鳞。	1	0
		尼法蚊亚属(*Spilonympha*,*Spi.*)	spil-:“希”spilos,斑点的、污点的;nymph-:“拉”nympha,河海草地森林的女神。	7	0
		叔蚊亚属(*Triamyia*,*Tra.*)	tria-:“希”trias,第三号。	2	0
		怀蚊亚属(*Wyeomyia*,*Wyo.*)	wye:“英”Y-型。	35	0
		蚋蚊亚属(*Zinzala*,*Zin.*)	zinzala:“拉”蚋。	2	0
		未分亚属		27	0
(10)巨蚊族(Toxorhynchitini)	巨蚊属(*Toxorhynchites*,*Tx.*)	非洲蚊亚属(*Afrorhynchus*,*Afr.*)	afr-:非洲的;rhynch-:嘴、鼻。	19	0
		钩喙蚊亚属(*Ankylorhynchus*,*Ank.*)	ankyl-:“希”ankylos,弯的,曲的。	4	0
		林蚊亚属(*Lynchiella*,*Lyn.*)	以 Félix Lynch Arribálzaga 命名。	20	0
		巨蚊亚属(*Toxorhynchites*,*Tox.*)	toxo-:“希”toxon,弓。	58	11
(11)蓝带蚊族(Uranotaeniini)	蓝带蚊属(*Uranotaenia*,*Ur.*)	伪费蚊亚属(*Pseudoficalbia*,*Pfc.*)	pseud-:“希”假的;Ficalbia。	153	20
		蓝带蚊亚属(*Uranotaenia*,*Ura.*)	uran-:“希”ouranos,天;taen-:带子。	123	8
总计	41	187		3 656	408

注:* 本表未收录蚊类化石种和亚种,“拉”代表“拉丁语”、“葡”代表“葡萄牙语”、“泰”代表“泰国语”、“西”代表“西班牙语”“希”代表“希腊语”、“新拉”代表“新拉丁语”、“英”代表“英语”。

在新的蚊科分类系统中，按蚊亚科分类系统变化不大，变化最大的主要是库蚊亚科，原巨蚊亚科无论从取食植物液汁的食性来说，还是从巨大体型来看，是比较原始的类群，应单独列为一个亚科，但基于线粒体DNA（mitochondrial DNA，mtDNA）系统发生树研究结果显示，原巨蚊亚科的巨蚊属（*Toxorhynchites*）与库蚊亚科的煞蚊属（*Sabethes*）高度同源，两者为姐妹群，故撤销了巨蚊亚科，将其归入库蚊亚科。

原霍蚊属（*Hodgesia*）从煞蚊族（Sabethini）分离出来，成立新的霍蚊族（Hodgesiini）。

原轲蚊族予以撤销，原轲蚊属（*Coquillettidia*）移入曼蚊族（Mansoniini），原小蚊属（*Mimomyia*）划入费蚊族（Ficalbiini），因此共有11个族[我国无鳞足蚊族（Aedeomyiini）]。

我国蚊科在原有的18个属基础上新增了金蚊属（*Kimia*）、路蚊属（*Lutzia*）和奇阳蚊属（*Verrallina*）3属；并增加了以我国蚊虫分类学家陆宝麟院士命名的陆蚊亚属（*Luius*）和台湾连日清博士命名的连蚊亚属（*Jihlienius*），分为2亚科21属59个亚属，蚊属数约占世界总属数的1/2，亚属数量约占世界亚属总数的32%，蚊种数量不及世界总量的15%。

以下是基于雌性成蚊外部形态特征的我国蚊科分属检索表。

我国蚊科分属检索表（雌蚊）

1 触须与喙近乎等长；小盾片圆弧形，缘毛分布均匀……**按蚊属（*Anopheles*）**

触须显著短于喙；小盾片弧状或三叶状，缘毛分布不均匀……2

2（1） 体大型；喙末端明显变细并向下弯曲呈钩状；翅后缘肘脉第二分支（Cu_2）末段具浅凹口……**巨蚊属（*Toxorhynchites*）**

体小-中型；喙至多略微弯曲；翅后缘肘脉无凹口……3

3（2） 中胸盾片具显著的银白宽鳞形成的正中纵条……4

中胸盾片无显著的银白宽鳞形成的正中纵条……6

4（3） 喙末端显著膨胀而上翘，并有4根特长的钩状毛……**钩蚊属（*Malaya*）**

喙末端稍许膨胀，无典型钩状毛……5

5（4） 前足跗节2比跗节3短，节3-5有时向后弯曲……**局限蚊属（*Topomyia*）**

前足跗节2等于或超过跗节3，节3-5不向后弯曲……**金蚊属（*Kimia*）**

6（3） 翅第二臀脉（2dA）末端终止处不超过或仅略超过肘脉（Cu）分叉处；上腋瓣光裸……7

翅第二臀脉（2dA）末端终止处明显超过肘脉（Cu）分叉处；上腋瓣具毛……8

7（6） 纵脉R_{2+3}、R_2、R_3末端有凹陷的羽鳞；R_{2+3}长度与前叉室（R_2）柄等长或略短；翅膜有微毛……**霍蚊属（*Hodgesia*）**

纵脉R_{2+3}、R_2、R_3末端无凹陷的羽鳞；R_{2+3}长度比前叉室（R_2）柄长；翅膜微毛不明显……**蓝带蚊属（*Uranotaenia*）**

8（6） 具气门鬃……9

无气门鬃……10

9（8） 翅径脉基部腹面有短的细毛；喙与前足股节等长或略短……**脉毛蚊属（*Culiseta*）**

翅径脉基部腹面无细毛；喙通常等于或超过腹长……**杵蚊属（*Tripteroides*）**

10（8） 前胸前背片特大，左右两片在中胸盾片前几乎相接；中胸盾片覆盖带金属光泽的宽鳞……**领蚊属（*Heizmannia*）**

前胸前背片小，左右两片显著分离；中胸盾片通常覆盖窄鳞……11

11（10） 前足跗节和中足跗节1明显比跗节2~5总和长……**直脚蚊属（*Orthopodomyia*）**

前足跗节和中足跗节1比跗节2~5总和短……12

12（11） 有气门后鬃……13

无气门后鬃……17

13（12） 翅鳞宽而不对称，并杂有白鳞……**曼蚊属（*Mansonia*）**

翅鳞较窄且对称……14

14(13)　后足跗节 2~4 具明显的基白环;翅腋瓣仅具少量短缝毛或光裸……………………**尤蚊属(*Udaya*)**
　　　后足跗节 2~4 有或无基白环;翅腋瓣具长毛……………………………………15
15(14)　喙带侧扁而略向下弯……………………**阿蚊属(*Armigeres*)阿蚊亚属(*Armigeres*)**
　　　喙细直,不带侧扁……………………………………16
16(15)　头顶平覆窄鳞或宽鳞;腹部第Ⅷ节细而近乎全部缩入第Ⅶ腹节内;跗节一致暗色或具白环……………………**伊蚊属(*Aedes*)(部分)**
　　　头顶平覆宽鳞;腹部第Ⅷ节宽,未缩入第Ⅶ腹节内;跗节无白环或白斑……………………**奇阳蚊属(*Verrallina*)**
17(12)　翅瓣具宽鳞或光裸……………………**小蚊属(*Mimomyia*)**
　　　翅瓣具窄鳞……………………………………18
18(17)　触角鞭节 1 至少为鞭节 2 的 2 倍长……………………**费蚊属(*Ficalbia*)**
　　　触角鞭节 1 约与鞭节 2 等长……………………………………19
19(18)　气门后区具宽鳞……………………………………20
　　　气门后区通常无鳞……………………………………21
20(19)　气门后区平覆黑鳞和白鳞;触须约为喙长的 0.4~0.7……………………**阿蚊属(*Armigeres*)厉蚊亚属(*Leicesteria*)**
　　　气门后区仅有白鳞;触须不超过喙长的 0.4……………………**伊蚊属(*Aedes*)(部分)**
21(18)　跗节无爪垫……………………**轲蚊属(*Coquillettidia*)**
　　　跗节末端有发达的叶瓣状爪垫……………………………………22
22(21)　中胸下后侧鬃至多只有 3 根……………………**库蚊属(*Culex*)**
　　　中胸下后侧鬃超过 4 根……………………**路蚊属(*Lutzia*)**

二、按蚊亚科(Anophelinae)

按蚊亚科分为按蚊属(*Anopheles*)、皮蚊属(*Bironella*)和夏蚊属(*Chagasia*),共计 522 种。

按蚊属是本亚科最大的属,共有按蚊亚属(*Anopheles*)、贝曼蚊亚属(*Baimaia*)、塞蚊亚属(*Cellia*)、克莉蚊亚属(*Christya*)、凯尔蚊亚属(*Kerteszia*)、脊脚蚊亚属(*Lophopodomyia*)、刺蚊亚属(*Nyssorhynchus*)、胸蚊亚属(*Stethomyia*)8 亚属,计 509 种,约占按蚊亚科总数的 97.5%。

皮蚊属已知有皮蚊亚属(*Bironella*)、布鲁蚊亚属(*Brugella*)和新皮蚊亚属(*Neobironella*),共 3 亚属 8 种,主要分布于澳洲界。夏蚊属已知仅 5 种,分布于新热带界,上述两属种类无医学重要性。

按蚊属(*Anopheles*)

我国仅按蚊亚属和塞蚊亚属,共 61 种(表 18-2)。按蚊亚属共分为 2 个派(宽角派、窄角派)、3 个系(按蚊系、丛股系、吸喙蚊系)、8 个种团,其中与医学关系密切的赫坎按蚊种团,共计 33 种,其中新收录 2 种,删除与凉山按蚊(*An. liangshanensis*)同物异名的昆明按蚊(*An. Kunmingensis* Dong et Wang,1985)。塞蚊亚属共分为迈蚊系、新塞蚊系、新迈蚊系、带热蚊系,8 个种团,共 28 种,其中新收录 1 种。

表 18-2　我国按蚊属种类名录

亚属	派系	种团	种名	拉丁学名
按蚊亚属(*Anopheles*)				
	宽角派(Laticorn section)			
	吸喙蚊系(Myzorhynchus series)			
		须喙按蚊种团(*An. barbirostris* group)		
			须喙按蚊	*An.*(*Ano.*)*barbirostris* van der Wulp,1884
			须荫按蚊	*An.*(*Ano.*)*barbumbrosus* Strickland et Chowdhury,1927
			傅氏按蚊	*An.*(*Ano.*)*freyi* Meng,1957
			朝鲜按蚊	*An.*(*Ano.*)*koreicus* Yamada et Watanabe,1918

续表

亚属	派系	种团	种名	拉丁学名
		赫坎按蚊种团(*An. hyrcanus* group)		
			银足按蚊	*An.*(*Ano.*)*argyropus*(Swellengrebel,1914)
			比伦按蚊 *	*An.*(*Ano.*)*belenrae* Rueda,2005
			克劳按蚊	*An.*(*Ano.*)*crawfordi* Reid,1953
			海拉尔按蚊 *	*An.*(*Ano.*)*hailarensis* Xu et Luo,1998
			黑河按蚊	*An.*(*Ano.*)*heiheensis* Ma,1981
			赫坎按蚊	*An.*(*Ano.*)*hyrcanus*(Pallas,1771)
			贵阳按蚊	*An.*(*Ano.*)*kweiyangensis* Yao et Wu,1944
			雷氏按蚊	*An.*(*Ano.*)*lesteri* Baisas et Hu,1936
			凉山按蚊	*An.*(*Ano.*)*liangshanensis* Kang,Tan et Cao,1984
			最黑按蚊	*An.*(*Ano.*)*nigerrimus* Giles,1900
			小洁按蚊	*An.*(*Ano.*)*nitidus* Harrison,Scanlon et Reid,1973
			带足按蚊	*An.*(*Ano.*)*peditaeniatus*(Leicester,1908)
			中华按蚊	*An.*(*Ano.*)*sinensis* Wiedemann,1828
			类中华按蚊	*An.*(*Ano.*)*sineroides* Yamada,1924
			许氏按蚊 *	*An.*(*Ano.*)*xui* Dong,Zhou,Dong et Mao,2007
			八代按蚊	*An.*(*Ano.*)*yatsushiroensis* Miyazaki,1951;现更名为近黑按蚊 *An. pullus* yamada,1937
	窄角派(Angusticorn section)			
	按蚊系(Anopheles series)			
		艾氏按蚊种团(*An. aitkenii* group)		
			带棒按蚊	*An.*(*Ano.*)*claviger*(Meigen,1804)
			艾氏按蚊	*An.*(*Ano.*)*aitkenii* James,1903
			孟加拉按蚊	*An.*(*Ano.*)*bengalensis* Puri,1930
			花岛按蚊	*An.*(*Ano.*)*insulaeflorum*(Swellengrebel et Swellengrebel de Graaf,1920)
			棕毛按蚊	*An.*(*Ano.*)*palmatus*(Rodenwaldt,1926)
		库状按蚊种团(*An. culiciformis* group)		
			宽鳞按蚊	*An.*(*Ano.*)*sintonoides* Ho,1938
		林氏按蚊种团(*An. lindesayi* group)		
			贝氏按蚊	*An.*(*Ano.*)*baileyi* Edwards,1929
			林氏按蚊	*An.*(*Ano.*)*lindesayi* Giles,1900
			勐朗按蚊	*An.*(*Ano.*)*mengalangensis* Ma,1981
		五斑按蚊种团(*An. maculipennis* group)		
			米赛按蚊	*An.*(*Ano.*)*messeae* Falleroni,1926
			萨氏按蚊	*An.*(*Ano.*)*sacharovi* Favre,1903
	丛股系(Lophoscelomyia series)			
		亚洲按蚊种团(*An. asiaticus* group)		
			簇足按蚊	*An.*(*Ano.*)*interruptus* Puri,1929

续表

亚属	派系	种团	种名	拉丁学名
塞蚊亚属（Cellia）				
	迈蚊系（Myzomyia series）			
		邪恶按蚊组（*An. funestus* group）		
			乌头按蚊	*An.*（*Cel.*）*aconitus* Dönitz，1902
			瓦容按蚊	*An.*（*Cel.*）*varuna* Iyengar，1924
			库态按蚊	*An.*（*Cel.*）*culicifacies* Giles，1901
			溪流按蚊	*An.*（*Cel.*）*fluviatilis* James，1902
			微小按蚊	*An.*（*Cel.*）*minimus* Theobald，1901
			杰普尔按蚊	*An.*（*Cel.*）*jeyporiensis* James，1902
	新迈蚊系（Neomyzomyia series）			
		腹簇按蚊种团（*An. kochi* group）		
			腹簇按蚊	*An.*（*Cel.*）*kochi* Dönitz，1901
		白踝按蚊种团（*An. leucosphyrus* group）		
			贝曼按蚊 *	*An.*（*Cel.*）*baimaii* Sallum et Peyton，2005
			大劣按蚊	*An.*（*Cel.*）*dirus* Peyton et Harrison，1979
			高砂按蚊	*An.*（*Cel.*）*takasagoensis* Morishita，1946
		棋斑按蚊种团（*An. tessellatus* group）		
			棋斑按蚊	*An.*（*Cel.*）*tessellatus* Theobald，1901
	新塞蚊系（Neocellia series）			
		环纹按蚊种团（*An. annularis* group）		
			环纹按蚊	*An.*（*Cel.*）*annularis* van der Wulp，1884
			菲律宾按蚊	*An.*（*Cel.*）*philippinensis* Ludlow，1902
			雪足按蚊	*An.*（*Cel.*）*nivipes*（Theobald，1903）
		詹氏按蚊种团（*An. jamesii* group）		
			詹氏按蚊	*An.*（*Cel.*）*jamesii* Theobald，1901
			伪詹氏按蚊	*An.*（*Cel.*）*pseudojamesi* Strickland et Chowdhury，1927［原阔鳞按蚊 *An.*（*cel.*）*ramsayi* Covell，1927］
			美彩按蚊	*An.*（*Cel.*）*splendidus* Koidzumi，1920
		多斑按蚊种团（*An. maculatus* group）		
			达罗毗按蚊	*An.*（*Cel.*）*dravidicus* Christophers，1924
			多斑按蚊	*An.*（*Cel.*）*maculatus* Theobald，1901
			塞沃按蚊	*An.*（*Cel.*）*sawadwongporni* Rattanarithikul et Green，1987
			卡瓦尔按蚊	*An.*（*Cel.*）*karwari*（James，1903）
			帕氏按蚊	*An.*（*Cel.*）*pattoni* Christophers，1926
			斯式按蚊	*An.*（*Cel.*）*stephensi* Liston，1901
			伪威氏按蚊	*An.*（*Cel.*）*pseudowillmori*（Theobald，1910）
			威氏按蚊	*An.*（*Cel.*）*willmori*（James，1903）
	带热蚊系（Pyretophorus series）			
		劳氏按蚊种团（*An. ludlowae* group）		

续表

亚属	派系	种团	种名	拉丁学名
			无定按蚊	*An.* (*Cel.*) *indefinitus* (Ludlow, 1904)
			劳氏按蚊	*An.* (*Cel.*) *ludlowae* (Theobald, 1903)
			浅色按蚊	*An.* (*Cel.*) *subpictus* Grassi, 1899
			迷走按蚊	*An.* (*Cel.*) *vagus* Dönitz, 1902

按蚊属的鉴别特征：雌蚊喙一致暗色，触须与喙接近等长。中胸盾片中央通常有明显纵条。小盾片圆弧状，缘毛均匀分布。翅鳞有或无白斑。腹部无鳞片或鳞片较少。雄蚊触角除末两节外，轮毛发达。触须末二节膨大呈棒状，通常折向外侧。卵船形，除个别种类外均有浮囊。幼虫无呼吸管，头长大于头宽，胸部通常具明显的凹器。腹节Ⅲ~Ⅴ有掌状毛，节Ⅷ无栉齿。尾鞍不完全。

按蚊属常见雌蚊分种检索表

1 前缘脉全部暗色；或者前缘脉和 $R\text{-}R_1$ 黑斑数量均不超过 4 个…………按蚊亚属（*Anopheles*）2

前缘脉和 $R\text{-}R_1$ 黑斑数量超过 4 个以上……………………塞蚊亚属（*Cellia*）15

2（1） 翅鳞全暗；前胸前背片无鳞……………………3

翅有明显黑白斑；前胸前背片有鳞片……………………6

3（2） 头顶竖鳞末端特别宽；触角鞭节 1 具暗鳞……………………库状按蚊（*Culiciformis*）种团宽鳞按蚊［*An.*（*Ano.*）*sintonoides*］

头顶竖鳞长而窄，只在末端稍许扩张；触角鞭节 1 有或无鳞…………艾氏按蚊（*Aitkenii*）种团 4

4（3） 腹节Ⅳ淡色……………………棕毛按蚊［*An.*（*Ano.*）*palmatus*］

腹节全暗……………………5

5（4） 小盾前区有细刚毛……………………花岛按蚊［*An.*（*Ano.*）*insulaeflorum*］

小盾前区显著光裸……………………孟加拉按蚊［*An.*（*Ano.*）*bengalensis*］

6（2） 后足股节端部具长鳞簇，其基部黑色，末端白色……………………亚洲按蚊（*Asiaticus*）种团簇足按蚊［*An.*（*Ano.*）*interruptus*］

后足股节端部无长鳞簇……………………林氏按蚊（*Lindesayi*）种团 7

7（6） 后足股节近基部无白环；前缘脉无分脉前白斑……………………8

后足股节近基部有白环；前缘脉有膊白斑和分脉前白斑…………林氏按蚊［*An.*（*Ano.*）*lindesayi*］

8（7） 唇基两侧均有暗鳞；触角鞭节 4~8 基部具淡鳞……………………9

唇基两侧无鳞；触角仅鞭节 1 基部具淡鳞……………………须喙按蚊种团（*Barbirostris*）14

9（8） 后足跗节既有基白环，又有端白环……………………10

后足跗节仅有端白环……………………13

10（9） 翅前缘脉基部有明显的膊白斑；肘脉基暗斑较短，其与臀脉（1A）基暗斑水平距离超过自身长度；肘脉（Cu_2）缘缨白斑明显……………………小洁按蚊［*An.*（*Ano.*）*nitidus*］

翅前缘脉基部无膊白斑；肘脉基暗斑较长，其与臀脉（1A）基暗斑水平距离不及自身长度；肘脉（Cu_2）有或无缘缨白斑……………………11

11（10） 肩横脉无鳞簇；臀前域通常有淡鳞；径脉 $R\text{-}R_1$ 基部 1/3 和亚端暗斑上通常覆盖淡鳞……………………带足按蚊［*An.*（*Ano.*）*peditaeniatus*］

肩横脉有暗鳞簇；臀前域通常有暗鳞；径脉 $R\text{-}R_1$ 基部 1/3 和亚端暗斑上偶有淡鳞…………12

12（11） 后足跗节 4 暗环宽，长度至少为该跗节的 3/5；肘脉 Cu_2 端暗斑比臀脉端暗斑短……………………最黑按蚊［*An.*（*Ano.*）*nigerrimus*］

后足跗节 4 暗环窄，长度不及该跗节 1/2；肘脉 Cu_2 与臀脉上的端暗斑通常等长……………………银足按蚊［*An.*（*Ano.*）*argyropus*］

13(9) 肘脉 Cu_2 通常无缘缨白斑;翅前缘脉基段 1/3 一致暗色;中足基节无明显的淡鳞簇;
腹节Ⅱ~Ⅶ侧膜无 T 形暗斑……雷氏按蚊[*An.*(*Ano.*)*lesteri*]
肘脉 Cu_2 通常有缘缨白斑;翅前缘脉基段 1/3 有分散淡色鳞;中足基节有明显的淡鳞簇;
腹节Ⅱ~Ⅶ侧膜有 T 形暗斑……中华按蚊[*An.*(*Ano.*)*sinensis*]

14(8) 翅仅径脉 R_{4+5} 末端有窄的缘缨白斑;腹节Ⅱ~Ⅶ背板中央及两侧近后缘有分散的淡鳞……
……须喙按蚊[*An.*(*Ano.*)*barbirostris*]
翅端从径脉 R_{4+5}-中脉 M_1 末端有宽的缘缨白斑;腹节背板无白鳞……
……须荫按蚊[*An.*(*Ano.*)*barbumbrosus*]

15(1) 前胸侧板无鳞片;后足跗节 5 全白(斯氏按蚊除外)……新塞蚊系(*Neocellia*)16
前胸侧板有鳞片;后足跗节 5 至少部分暗黑……23

16(15) 后足股节、胫节和跗节 1 有白斑点……17
后足股节、胫节和跗节 1 无白斑点……21

17(16) 后足跗节 3~5 全白……詹氏按蚊(*Jamesii*)种团 18
后足跗节 3~5 非全白……19

18(17) 触须亚端白环与端白环近乎等长;肘脉基柄有 2 个黑斑……美彩按蚊[*An.*(*Cel.*)*splendidus*]
触须亚端白环不及端白环的一半或更窄;肘脉基柄只有 1 个黑斑……
……詹氏按蚊[*An.*(*Cel.*)*jamesii*]

19(17) 后足跗节 5 全暗……斯氏按蚊[*An.*(*Cel.*)*stephensi*]
后足跗节 5 全白……多斑按蚊种团(*Maculatus*)20

20(19) 触须端黑环约为端白环的 1/3 宽以上;腹节仅Ⅶ~Ⅷ背板有密集的淡色鳞……
……多斑按蚊[*An.*(*Cel.*)*maculatus*]
触须端黑环窄,通常不及端白环的 1/4 宽;腹节Ⅱ~Ⅷ背板有密集的铲状淡色鳞……
……威氏按蚊[*An.*(*Cel.*)*willmori*]

21(16) 触须有 4 个白环;后足跗节 3~4 仅有端白环……卡瓦尔按蚊[*An.*(*Cel.*)*karwari*]
触须仅有 3 个白环;后足跗节 3~5 全白……环纹按蚊(*Annularis*)种团 22

22(21) 肘脉大部黑色,分叉处有黑斑……环纹按蚊[*An.*(*Cel.*)*annularis*]
肘脉大部淡色,分叉处无黑斑……菲律宾按蚊[*An.*(*Cel.*)*philippinensis*]

23(15) 触须具 4 个或更多白环;前胸前背片有鳞片……新迈蚊系(*Neomyzomyia*)24
触须具 3 个白环;前胸前背片无鳞片……26

24(23) 喙一致暗色;后足胫节与跗节 1 关节处有显著的宽白环……大劣按蚊[*An.*(*Cel.*)*dirus*]
喙端部色淡;后足胫节与跗节 1 关节处只有窄白环……25

25(24) 腹节Ⅱ~Ⅶ腹板各有一对突生的黑鳞簇;后足跗节 3~5 有宽的基白环和端白环……
……腹簇按蚊(*Kochi*)种团腹簇按蚊[*An.*(*Cel.*)*kochi*]
腹节无鳞片;后足跗节 1~4 只有窄的端白环……
……棋斑按蚊(*Tessellatus*)种团棋斑按蚊[*An.*(*Cel.*)*tessellatus*]

26(23) 足全暗,或部分跗节有窄的端白环或背白斑;腹节Ⅶ-Ⅷ和尾须无鳞片……
……迈蚊系(*Myzomyia*)27
部分跗节有基白环和端白环;腹节Ⅶ~Ⅷ和尾须至少有少量鳞片……
……带热蚊系(*Pyretophorus*)30

27(26) 中胸盾片有显著的矩形白鳞片;前足跗节 1 端白环的长度约为其直径的 2 倍……
……杰普尔按蚊[*An.*(*Cel.*)*jeyporiensis*]
中胸盾片除前端外,只有刚毛或毛状鳞;前足跗节 1 端白环长度不及其直径宽……28

28(27) 触须亚端黑环比端白环宽;翅臀前域大多具暗鳞,R_{4+5} 除基部外通常暗色……
……库态按蚊[*An.*(*Cel.*)*culicifaces*]

触须亚端黑环与端白环等长或稍短；翅臀前域全白或有少量灰黑色鳞片，R_{4+5} 基部和端部通常有暗斑……29

29(28) 喙前段 1/3 淡黄色；臀脉在端半部处有 2 个黑斑，末端有缘缨白斑……乌头按蚊[*An.*(*Cel.*) *aconitus*]

喙一致暗色或前段腹面有一淡色斑；臀脉在端半部处只有 1 个长黑斑，末端无缘缨白斑……微小按蚊[*An.*(*Cel.*) *minimus*]

30(26) 喙通常在亚端部有一淡黄斑；触须端白环约为端黑环的 3~4 倍宽……迷走按蚊[*An.*(*Cel.*) *vagus*]

喙深褐色，末端可有淡色鳞；触须端白环不及端黑环的 2.5 倍宽……浅色按蚊[*An.*(*Cel.*) *subpictus*]

三、库蚊亚科(Culicinae)

(一)伊蚊族(Aedini)

属单系类群，蚊科最大的族，共有伊蚊属(*Aedes*)、阿蚊属(*Armigeres*)、耳蚊属(*Eretmapodites*)、吸蚊属(*Haemagogus*)、领蚊属(*Heizmannia*)、毛顶蚊属(*Opifex*)、骚蚊属(*Psorophora*)、尤蚊属(*Udaya*)、奇阳蚊属(*Verrallina*)和泽蚊属(*Zeugnomyia*)10 个属，78 个亚属，1 292 种。我国共 5 属 33 亚属 166 种，除伊蚊属、阿蚊属、领蚊属、尤蚊属外，原伊蚊属中的奇阳蚊亚属提升为属，即奇阳蚊属。

1. 伊蚊属(*Aedes*)

伊蚊属是蚊科中最大的一个属，约 960 种(表 18-1)，占世界蚊虫总量的 26% 以上，但一直以来伊蚊属分类就争议不断或反复修订，以传统的复合分类可将我国原伊蚊属由 14 个亚属变更至 27 个亚属，共 118 种(表 18-3、表 18-4)，其中：新增 1 个亚属：布哈蚊亚属(*Bruceharrisonius*)、科蚊亚属(*Collessius*)、丹蚊亚属(*Danielsia*)、唐蚊亚属(*Downsiomyia*)、弗蚊亚属(*Fredwardsius*)、贾蚊亚属(*Gilesius*)、喜蚊亚属(*Himalaius*)、霍金蚊亚属(*Hopkinsius*)、呼蚊亚属(*Hulecoeteomyia*)、连蚊亚属(*Jihlienius*)、奈蚊亚属(*Kenknightia*)、陆蚊亚属(*Luius*)、花蚊亚属(*Phagomyia*)、盾蚊亚属(*Scutomyia*)、田中蚊亚属(*Tanakaius*)。

表 18-3 我国现有伊蚊属亚属及其变化特点

序号	亚属	现有种类数量	变化特点
1	伊蚊亚属(*Aedes*, *Aed.*)	4	保持不变
2	伊状蚊亚属(*Aedimorphus*, *Adm.*)	5	除白点伊蚊移入弗蚊亚属外，其余蚊种保持不变
3	艾蚊亚属(*Ayurakitia*, *Ayu.*)	1	保持不变
4	博蚊亚属(*Bothaella*, *Bot.*)	3	新收录褐盾伊蚊和海伦伊蚊 2 种
5	布哈蚊亚属(*Bruceharrisonius*, *Brh.*)	4	新增，分别由原纷蚊亚属金条伊蚊组 4 种移入，原金条伊蚊台湾亚种(*Ae. aureostriatus taiwanus*)与金条伊蚊实为同一种
6	蟹洞蚊亚属(*Cancraedes*, *Can.*)	1	保持不变
7	环喙蚊亚属(*Christophersiomyia*, *Chr.*)	1	保持不变
8	科蚊亚属(*Collessius*, *Col.*)	6	新增，由原纷蚊亚属乳点伊蚊组整体移入
9	丹蚊亚属(*Danielsia*, *Dan.*)	1	新增，由原纷蚊亚属白带伊蚊组移入，白带伊蚊米基尔亚种(*Ae. albotaeniatus mikiranus* Edwards, 1922)，现将该亚种升入种阶
10	唐蚊亚属(*Downsiomyia*, *Dow.*)	6	新增，由原纷蚊亚属白雪伊蚊组整体移入
11	箭阳蚊亚属(*Edwardsaedes*, *Edw.*)	2	删除与平坝伊蚊同物异名的安图伊蚊

续表

序号	亚属	现有种类数量	变化特点
12	纷蚊亚属(*Finlaya*,*Fin.*)	1	本亚属变动最大,仅保留斑翅伊蚊1种,亚同伊蚊移入尤蚊属,余者分别移入12个新建的亚属:布哈蚊亚属、科蚊亚属、丹蚊亚属、唐蚊亚属、贾蚊亚属、喜蚊亚属、霍金蚊亚属、呼蚊亚属、连蚊亚属、陆蚊亚属、花蚊亚属和田中蚊亚属
13	弗蚊亚属(*Fredwardsius*,*Fre.*)	1	新增,最早为覆蚊亚属的白点伊蚊,再次由伊状蚊亚属移出
14	贾蚊亚属(*Gilesius*,*Gil.*)	1	新增,由原纷蚊亚属异形伊蚊组移入
15	喜蚊亚属(*Himalaius*,*Him.*)	1	新增,由原纷蚊亚属金条伊蚊组移入
16	霍金蚊亚属(*Hopkinsius*,*Hop.*)	2	新增,由原纷蚊亚属汉城伊蚊组移入
17	呼蚊亚属(*Hulecoeteomyia*,*Hul.*)	8	新增,原纷蚊亚属除金线伊蚊亚组整体移入外,还将异形伊蚊组的云南伊蚊归入本属,另外新收录赖氏伊蚊1种
18	连蚊亚属(*Jihlienius*,*Jih.*)	3	新增,分别由原纷蚊亚属白带伊蚊组功果伊蚊和单环伊蚊组整体移入
19	奈蚊亚属(*Kenknightia*,*Ken.*)	4	新增,移入原纷蚊亚属异形伊蚊组中的异形伊蚊,同时新收录3种
20	陆蚊亚属(*Luius*,*Lui.*)	1	新增,由原纷蚊亚属白带伊蚊组移入。
21	霉蚊亚属(*Mucidus*,*Muc.*)	1	保持不变
22	新黑蚊亚属(*Neomelaniconion*,*Neo.*)	1	保持不变
23	骚扰蚊亚属(*Ochlerotatus*,*Och.*)	28	除原黄背伊蚊(*Ae. flavidorsalis*)与白色伊蚊同物异名删除外,其余蚊种基本保持不变
24	花蚊亚属(*Phagomyia*,*Phg.*)	4	新增,由原纷蚊亚属阿萨姆伊蚊组整体移入
25	盾蚊亚属(*Scutomyia*,*Sct.*)	1	新增,由原覆蚊亚属白线伊蚊组整体移入
26	覆蚊亚属(*Stegomyia*,*Stg.*)	21	仅将白线伊蚊组移出至盾蚊亚属,其余保持不变,新收录1种
27	田中蚊亚属(*Tanakaius*,*Tan.*)	1	新增,由原纷蚊亚属东乡伊蚊亚组移入。
28	未分亚属	5	撤销原纷蚊亚属异形伊蚊组和类朝鲜伊蚊组
	合计	114	

表 18-4 我国伊蚊属种类名录

序号	亚属	中文种名	拉丁学名
1	伊蚊亚属	灰色伊蚊	*Ae.*(*Aed.*)*cinereus* Meigen,1818
2		北海道伊蚊	*Ae.*(*Aed.*)*esoensis* Yamada,1921
3		那坡伊蚊	*Ae.*(*Aed.*)*mubiensis* Luh et Shih,1958
4		佐佐伊蚊	*Ae.*(*Aed.*)*sasai* Tanaka,Mizusawa et Saugstad,1975
5	伊状蚊亚属	白盏伊蚊	*Ae.*(*Adm.*)*alboscutellatus*(Theobald,1905)
6		刺管伊蚊	*Ae.*(*Adm.*)*caecus*(Theobald,1901)
7		中线伊蚊	*Ae.*(*Adm.*)*mediolineatus*(Theobald,1901)
8		条足伊蚊	*Ae.*(*Adm.*)*pallidostriatus*(Theobald,1907)
9		刺扰伊蚊	*Ae.*(*Adm.*)*vexans*(Meigen,1830)
10	艾蚊亚属	佩顿艾蚊	*Ae.*(*Ayu.*)*peytoni*(Reinert,1972)

续表

序号	亚属	中文种名	拉丁学名
11	博蚊亚属	褐盾伊蚊	*Ae.* (*Bot.*) *brownscutumus* Dong, Zhou et Dong, 1999
12		爱氏伊蚊	*Ae.* (*Bot.*) *eldridgei* Reinert, 1973
13		海伦伊蚊	*Ae.* (*Bot.*) *helenae* Reinert, 1973
14	布哈蚊亚属	阿氏伊蚊	*Ae.* (*Brh.*) *alektorovi* Stackelberg, 1943
15		金条伊蚊	*Ae.* (*Brh.*) *aureostriatus* (Doleschall, 1857)
16		克氏伊蚊	*Ae.* (*Brh.*) *christophersi* Edwards, 1922
17		金肩伊蚊	*Ae.* (*Brh.*) *hurlbuti* Lien, 1967
18	蟹洞蚊亚属	澎湖伊蚊	*Ae.* (*Can.*) *penghuensis* Lien, 1968
19	环喙蚊亚属	白背伊蚊	*Ae.* (*Chr.*) *ibis* Barraud, 1931
20	科蚊亚属	棘刺伊蚊	*Ae.* (*Col.*) *elsiae* (Barraud, 1923)
21		羽鸟伊蚊	*Ae.* (*Col.*) *hatorii* Yamada, 1921
22		乳点伊蚊	*Ae.* (*Col.*) *macfarlanei* (Edwards, 1914)
23		宁河伊蚊	*Ae.* (*Col.*) *ningheensis* Lei, 1989
24		单棘伊蚊	*Ae.* (*Col.*) *shortti* (Barraud, 1923)
25		北部伊蚊	*Ae.* (*Col.*) *tonkinensis* Galliard et Ngu, 1947
26	丹蚊亚属	白带伊蚊	*Ae.* (*Dan.*) *albotaeniatus* (Leicester, 1904)
27	唐蚊亚属	侧白伊蚊	*Ae.* (*Dow.*) *albolateralis* (Theobald, 1908)
28		银雪伊蚊	*Ae.* (*Dow.*) *alboniveus* Barraud, 1934
29		东瀛伊蚊	*Ae.* (*Dow.*) *nipponicus* La Casse et Yamaguti, 1948
30		类雪伊蚊	*Ae.* (*Dow.*) *niveoides* Barraud, 1934
31		新雪伊蚊	*Ae.* (*Dow.*) *novoniveus* Barraud, 1934
32		大森伊蚊	*Ae.* (*Dow.*) *omorii* Lien, 1968
33	箭阳蚊亚属	安汶伊蚊	*Ae.* (*Edw.*) *imprimens* (Walker, 1860)
34		平坝伊蚊	*Ae.* (*Edw.*) *pingpaensis* Chang, 1965
35	纷蚊亚属	斑翅伊蚊	*Ae.* (*Fin.*) *poicilius* (Theobald, 1903)
36	弗蚊亚属	白点伊蚊	*Ae.* (*Fre.*) *vittatus* (Bigot, 1861)
37	贾蚊亚属	美腹伊蚊	*Ae.* (*Gil.*) *pulchriventer* (Giles, 1901)
38	喜蚊亚属	金背伊蚊	*Ae.* (*Him.*) *gilli* (Barraud, 1924)
39	霍金蚊亚属	白条伊蚊	*Ae.* (*Hop.*) *albocinctus* (Barraud, 1924)
40		汉城伊蚊	*Ae.* (*Hop.*) *seoulensis* Yamada, 1921
41	呼蚊亚属	金线伊蚊	*Ae.* (*Hul.*) *chrysolineatus* (Theobald, 1907)
42		台湾伊蚊	*Ae.* (*Hul.*) *formosensis* Yamada, 1921
43		哈维伊蚊	*Ae.* (*Hul.*) *harveyi* (Barraud, 1923)
44		日本伊蚊	*Ae.* (*Hul.*) *japonicus* (Theobald, 1901)
45		朝鲜伊蚊	*Ae.* (*Hul.*) *koreicus* (Edwards, 1917)
46		赖氏伊蚊	*Ae.* (*Hul.*) *reinerti* Rattanarithikul et Harrison, 1988
47		石穴伊蚊	*Ae.* (*Hul.*) *saxicola* Edwards, 1922
48		云南伊蚊	*Ae.* (*Hul.*) *yunnanensis* (Gaschen, 1934)

续表

序号	亚属	中文种名	拉丁学名
49	连蚊亚属	钟氏伊蚊	*Ae.* (*Jih.*) *chungi* Lien, 1968
50		功果伊蚊	*Ae.* (*Jih.*) *gonguoensis* Gong et Lu, 1986
51		单环伊蚊	*Ae.* (*Jih.*) *unicinctus* Edwards, 1922
52	奈蚊亚属	类异形伊蚊(董学书,2010)	*Ae.* (*Ken.*) *dissimilierodes* Dong, Zhou et Dong, 2002
53		异形伊蚊	*Ae.* (*Ken.*) *dissimilis* (Leicester, 1908)
54		哈氏伊蚊(董学书,2010)	*Ae.* (*Ken.*) *harbachi* Reinert, 1990
55		拟异形伊蚊(董学书,2010)	*Ae.* (*Ken.*) *paradissimilis* Rozeboom, 1946
56	陆蚊亚属	冯氏伊蚊	*Ae.* (*Lui.*) *fengi* Edwards, 1935
57	霉蚊亚属	类霉伊蚊	*Ae.* (*Muc.*) *scatophagoides* (Theobald, 1901)
58	新黑蚊亚属	窄翅伊蚊	*Ae.* (*Neo.*) *lineatopennis* (Ludlow, 1905)
59	骚扰蚊亚属	白色伊蚊	*Ae.* (*Och.*) *albineus* Séguy, 1923
60		里海伊蚊	*Ae.* (*Och.*) *caspius* (Pallas, 1771)
61		丛林伊蚊	*Ae.* (*Och.*) *cataphylla* Dyar, 1916
62		普通伊蚊	*Ae.* (*Och.*) *communis* (de Geer, 1776)
63		黑海伊蚊	*Ae.* (*Och.*) *cyprius* Ludlow, 1920
64		屑皮伊蚊	*Ae.* (*Och.*) *detritus* (Haliday, 1833)
65		橙色伊蚊	*Ae.* (*Och.*) *diantaeus* Howard, Dyar et Knab, 1913
66		背点伊蚊	*Ae.* (*Och.*) *dorsalis* (Meigen, 1830)
67		真憎伊蚊	*Ae.* (*Och.*) *euedes* Howard, Dyar et Knab, 1913
68		刺痛伊蚊	*Ae.* (*Och.*) *excrucians* (Walker, 1856)
69		黄色伊蚊	*Ae.* (*Och.*) *flavescens* (Müller, 1764)
70		六齿伊蚊	*Ae.* (*Och.*) *hexodontus* Dyar, 1916
71		撮毛伊蚊	*Ae.* (*Och.*) *implicatus* Vockeroth, 1954
72		侵袭伊蚊	*Ae.* (*Och.*) *intrudens* Dyar, 1919
73		哈萨克斯坦伊蚊	*Ae.* (*Och.*) *kasachstanicus* Gutsevich, 1962
74		拉萨伊蚊	*Ae.* (*Och.*) *lasaensis* Meng, 1962
75		白黑伊蚊	*Ae.* (*Och.*) *leucomelas* (Meigen, 1804)
76		长刀伊蚊	*Ae.* (*Och.*) *longifilamentus* Su et Zhang, 1988
77		长柄伊蚊	*Ae.* (*Och.*) *mercurator* Dyar, 1920
78		肥大伊蚊	*Ae.* (*Och.*) *pionips* Dyar, 1919
79		黑头伊蚊	*Ae.* (*Och.*) *pullatus* (Coquillett, 1904)
80		刺螫伊蚊	*Ae.* (*Och.*) *punctor* (Kirby, 1837)
81		类溪边伊蚊	*Ae.* (*Och.*) *riparioides* Su et Zhang, 1987
82		色达伊蚊	*Ae.* (*Och.*) *sedaensis* Lei, 1989
83		短柄伊蚊	*Ae.* (*Och.*) *sergievi* Danilov, Markovich et Proskuryakova, 1978
84		新疆伊蚊	*Ae.* (*Och.*) *sinkiangensis* Hsiao, 1977
85		叮刺伊蚊	*Ae.* (*Och.*) *sticticus* (Meigen, 1838)
86		警觉伊蚊	*Ae.* (*Och.*) *vigilax* (Skuse, 1889)

续表

序号	亚属	中文种名	拉丁学名
87	花蚊亚属	阿萨姆伊蚊	*Ae.*(*Phg.*)*assamensis*(Theobald,1908)
88		竖鳞伊蚊	*Ae.*(*Phg.*)*khazani* Edwards,1922
89		黑翅伊蚊	*Ae.*(*Phg.*)*melanopterus*(Giles,1904)
90		显著伊蚊	*Ae.*(*Phg.*)*prominens*(Barraud,1923)
91	盾蚊亚属	白线伊蚊	*Ae.*(*Sct.*)*albolineatus*(Theobald,1904)
92	覆蚊亚属	埃及伊蚊	*Ae.*(*Stg.*)*aegypti*(Linnaeus,1762)
93		白纹伊蚊	*Ae.*(*Stg.*)*albopictus*(Skuse,1895)
94		吕宋伊蚊	*Ae.*(*Stg.*)*alcasidi* Huang,1972
95		圆斑伊蚊	*Ae.*(*Stg.*)*annandalei*(Theobald,1910)
96		仁川伊蚊	*Ae.*(*Stg.*)*chemulpoensis* Yamada,1921
97		尖斑伊蚊	*Ae.*(*Stg.*)*craggi*(Barraud,1923)
98		环胫伊蚊	*Ae.*(*Stg.*)*desmotes*(Giles,1904)
99		黄斑伊蚊	*Ae.*(*Stg.*)*flavopictus* Yamada,1921
100		缘纹伊蚊	*Ae.*(*Stg.*)*galloisi* Yamada,1921
101		类缘纹伊蚊	*Ae.*(*Stg.*)*galloisioides* Liu et Lu,1984
102		马来伊蚊	*Ae.*(*Stg.*)*malayensis* Colless,1962
103		马利伊蚊	*Ae.*(*Stg.*)*malikuli* Huang,1973
104		中点伊蚊	*Ae.*(*Stg.*)*mediopunctatus*(Theobald,1905)
105		新缘纹伊蚊	*Ae.*(*Stg.*)*neogalloisi* Chen et Chen,2000
106		新白纹伊蚊	*Ae.*(*Stg.*)*novalbopictus* Barraud,1931
107		类黄斑伊蚊	*Ae.*(*Stg.*)*patriciae* Mattingly,1954
108		叶抱伊蚊	*Ae.*(*Stg.*)*perplexus*(Leicester,1908)
109		伪白纹伊蚊	*Ae.*(*Stg.*)*pseudalbopictus*(Borel,1928)
110		西托伊蚊	*Ae.*(*Stg.*)*seatoi* Huang,1969
111		西伯利亚伊蚊	*Ae.*(*Stg.*)*sibiricus* Danilov et Filippova,1978
112		亚白纹伊蚊	*Ae.*(*Stg.*)*subalbopictus* Barraud,1931
113	田中蚊亚属	东乡伊蚊	*Ae.*(*Tan.*)*togoi*(Theobald,1907)
114	未分亚属	黄线伊蚊	*Ae. crossi* Lien,1967
115		类朝鲜伊蚊	*Ae. koreicoides* Sasa,Kano et Hayashi,1950
116		金叶伊蚊	*Ae. oreophilus*(Edwards,1916)
117		北京伊蚊	*Ae. peipingensis* Feng,1938
118		辛氏伊蚊	*Ae. sintoni*(Barraud,1924)

原纷蚊亚属曾是伊蚊属中最大的亚属，约有200余种，但新的分类系统仅保留冠氏伊蚊组(Kochi)36种，我国也仅剩下外表形态比较特殊的斑翅伊蚊(*Ae. poicilius*,翅有白斑)1种，原亚同伊蚊(*Ae. subsimilis*)移入尤蚊属，其他均移入新的亚属。原华蚊亚属(*Sinoaedes*)予以撤销，该属中的滇西伊蚊(*Ae. occidentyunnanensis*)移入领蚊属。

鉴别特征：雌蚊喙细直，一致暗色或有白环或纵条。触须较短。头顶平覆窄鳞或宽鳞，竖鳞多在后头。

中胸盾片一般覆盖窄鳞，或有条纹或斑点等鳞饰。小盾片三叶状，具窄鳞或宽鳞。无气门鬃，有气门后鬃(除艾蚊亚属外)。中胸侧板具鳞簇。有翅前鬃、腹侧鬃和中胸上后侧鬃。翅鳞一致暗色或杂生有淡色鳞，腋瓣有毛状缘缨；翅膜有微毛；除蟹洞蚊亚属外，臀脉末端超过肘脉分叉处；径脉 R_2 室长超过柄长 R_{2+3}。股节通常有淡色区。跗节一致暗色或具白环。腹背板一致暗色，或有基白带、基侧白斑等；腹节Ⅷ或细而缩入节Ⅶ内，尾突细尖或宽短。雄蚊腹节Ⅸ背板发达或作带状，通常有明显的侧叶。抱肢基节有背基内叶，抱肢端节末端或近末端常有指爪。多数种类小抱器发达。

幼虫下颚缝完全或至少自前缘伸达幕骨后臂。呼吸管短粗，梳齿外仅 1 簇毛，位于基段 1/3 之前。栉齿仅 1 列。腹毛 4-Ⅹ(腹刷)至少 3 对毛。肛节未被尾鞍环绕。

我国伊蚊属常见雌蚊分亚属分种检索表

1 无气门后鬃……艾蚊亚属(*Ayurakitia*)佩顿伊蚊[*Ae.*(*Ayu.*)*peytoni*]

有气门后鬃……2

2(1) 股节具窄白环或白斑……3

股节通常无白环……5

3(2) 体表多突生鳞簇；翅膜在 r-m 和 Rs、R_{4+5}、M_{3+4} 处有雾斑……霉蚊亚属(*Mucidus*)

体表正常；翅膜在 r-m 和 Rs、R_{4+5}、M_{3+4} 处无雾斑……4

4(3) 翅有明显白斑；中胸盾片仅在中部有 1 对小白斑；后足跗节 4 全部黑色……纷蚊亚属(*Finlaya*)斑翅伊蚊[*Ae.*(*Fin.*)*poicilius*]

翅全暗或只有淡色鳞；中胸盾片有 3 对白点；后足跗节 4 至少 3/4 白色……弗蚊亚属(*Fredwardsius*)白点伊蚊[*Ae.*(*Fre.*)*vittatus*]

5(2) 头顶平覆窄鳞，或至多两侧有宽鳞域……6

头顶平覆宽鳞……34

6(5) 腹节Ⅷ狭长，缩入腹节Ⅶ内；尾须狭长……7

腹节Ⅷ宽，不缩入腹节Ⅶ内；尾须短而宽……21

7(6) 有下后侧鬃……新黑蚊亚属(*Neomelaniconion*)窄翅伊蚊[*Ae.*(*Neo.*)*lineatopennis*]

无下后侧鬃……8

8(7) 无翅前结节下鳞簇……骚扰蚊亚属(*Ochlerotatus*)9

有翅前结节下鳞簇……16

9(8) 跗节无白环……10

跗节有白环……13

10(9) 翅有淡色鳞……11

翅鳞一致暗色……12

11(10) 腹节Ⅱ~Ⅵ背板基带后无淡鳞……丛林伊蚊[*Ae.*(*Och.*)*cataphylla*]

腹节Ⅱ~Ⅵ背板基带后有许多散生淡鳞……盾皮伊蚊[*Ae.*(*Och.*)*detritus*]

12(10) 中胸腹侧板鳞簇伸达前角，后侧片鳞簇达下缘……普通伊蚊[*Ae.*(*Och.*)*communis*]

中胸腹侧板鳞簇不伸达前角，后侧片鳞簇不达下缘……侵袭伊蚊[*Ae.*(*Och.*)*intrudens*]

13(9) 跗节 2~3 基部有宽白环，或仅有跨关节窄白环……14

跗节 2~3 有跨关节宽白环……15

14(13) 中胸盾片鳞一致棕黄色；有中胸下后侧鬃……黑海伊蚊[*Ae.*(*Och.*)*cyprius*]

中胸盾片鳞一致赤铜色；无中胸下后侧鬃……黄色伊蚊[*Ae.*(*Och.*)*flavescens*]

15(13) 中胸盾片背中线上有白鳞窄纵条……里海伊蚊[*Ae.*(*Och.*)*caspius*]

中胸盾片背中线和侧缘有棕鳞形成的宽纵条和缘纹……背点伊蚊[*Ae.*(*Och.*)*dorsalis*]

16(8) 侧背片光裸；跗节爪具齿……箭阳蚊亚属(*Edwardsaedes*)安汶伊蚊[*Ae.*(*Edw.*)*imprimens*]

侧背片通常有鳞片；跗节爪简单……伊状蚊亚属(*Aedimorphus*)17

17(16) 中足和后足跗节 1~3 有基白环或基背白斑……18
中足和后足跗节全暗……19
18(17) 中足和后足股节前面褐色;翅仅前缘脉基段有一小白斑;小盾片覆盖白窄鳞和宽鳞……刺管伊蚊[*Ae.*(*Adm.*)*caecus*]
中足和后足股节前面杂生有淡色鳞;翅前缘脉和径脉基段杂生有淡色鳞;小盾片具白窄鳞……刺扰伊蚊[*Ae.*(*Adm.*)*vexans*]
19(17) 中胸盾片有 2~3 条淡色纵条;中胸腹侧板有翅前结节下鳞簇,前胸侧板具窄鳞……20
中胸盾片无淡色纵条;中胸腹侧板翅前结节下无鳞簇,前胸侧板具宽鳞……白盏伊蚊[*Ae.*(*Adm.*)*alboscutellatus*]
20(19) 翅前缘脉和亚前缘脉基部 1/3 有淡色鳞;中足和后足股节前面无白纵条……中线伊蚊[*Ae.*(*Adm.*)*mediolineatus*]
翅前缘脉和亚前缘脉鳞片深褐色,径脉 R1 杂生有少量淡色鳞;中足和后足股节前面有白纵条……条足伊蚊[*Ae.*(*Adm.*)*pallidostriatus*]
21(6) 腹板有明显的橙色鳞区;跗节全暗……贯蚊亚属(*Gilesius*)美腹伊蚊[*Ae.*(*Gil.*)*pulchriventer*]
腹板无橙色鳞区;跗节部分具白环……22
22(21) 触须末端具淡色鳞;中胸盾片具较窄的正中和亚中纵线……23
触须末端暗色;中胸盾片具较宽的正中和亚中纵线或白斑……32
23(22) 后足跗节 1~3 具基白环……呼蚊亚属(*Hulecoeteomyia*)24
后足跗节 1~3 既有基白环,又有端白环……30
24(23) 喙一致暗色……25
喙腹面有淡色区……27
25(24) 触角末端有白鳞;中足股节前面和背面近末端无白斑……石穴伊蚊[*Ae.*(*Hul.*)*saxicola*]
触角末端深褐色;中足股节前面和背面近末端有白斑……26
26(25) 亚气门区无鳞簇;后足股节近末端白斑形成完整的白环,基部和亚端部各有一长淡色纵区……日本伊蚊[*Ae.*(*Hul.*)*japonicus*]
亚气门区有鳞簇;后足有明显的膝白斑,基部 3/5 除背面外白色……朝鲜伊蚊[*Ae.*(*Hul.*)*koreicus*]
27(24) 侧背片和亚气门区有乳白宽鳞……28
侧背片和亚气门区无鳞片……29
28(27) 中足股节仅基段有淡色纵条;中足胫节基段纵条不足该节的 1/3……台湾伊蚊[*Ae.*(*Hul.*)*formosensis*]
中足股节有纵贯全长的淡色纵条;中足胫节基段纵条超过该节的 1/3……赖氏伊蚊[*Ae.*(*Hul.*)*reinerti*]
29(27) 喙淡色区明显扩展到两侧,至少背面可见……金线伊蚊[*Ae.*(*Hul.*)*chrysolineatus*]
喙淡色区通常仅扩展到两侧,背面很少见到……哈维伊蚊[*Ae.*(*Hul.*)*harveyi*]
30(23) 中足股节有完整或不完整的窄纵条;无下后侧鬃……科蚊亚属(*Collessius*)31
中足股节无窄纵条;有下后侧鬃……田中蚊亚属(*Tanakaius*)东乡伊蚊[*Ae.*(*Tan.*)*togoi*]
31(30) 腹节Ⅱ~Ⅵ背板除基白带外,中部有一对乳白斑;后足跗节 5 全白……乳点伊蚊[*Ae.*(*Col.*)*macfarlanei*]
腹节Ⅱ~Ⅵ背板仅有基白带;后足跗节 5 深褐色……棘刺伊蚊[*Ae.*(*Col.*)*elsiae*]
32(22) 后足跗节既有基白环,又有端白环……布哈蚊亚属(*Bruceharrisonius*)金条伊蚊[*Ae.*(*Brh.*)*aureostriatus*]
后足跗节仅有基白环……33
33(32) 中胸盾片有淡黄色形成的正中纵线、亚中纵线和后亚中纵线……

……陆蚊亚属(*Luius*)冯氏伊蚊[*Ae.*(*Lui.*)*fengi*]
中胸盾片前部3/5覆盖淡黄色窄鳞,后部褐色,形成不明显的4条纵线……
……喜蚊亚属(*Himalaius*)金背伊蚊[*Ae.*(*Him.*)*gilli*]
34(5) 前胸侧板和中胸后侧片无鳞簇;臀脉1A终止处仅略超过m-cu分叉处……
……蟹洞蚊亚属(*Cancraedes*)澎湖伊蚊[*Ae.*(*Can.*)*penghuensis*]
前胸侧板和中胸后侧片具鳞簇;臀脉1A终止处远超过m-cu分叉处……35
35(34) 头顶沿眼后缘有中央三角形的银白宽鳞斑;小盾片中叶基部具银白宽鳞,后端具黑宽鳞……
……博蚊亚属(*Bothaella*)36
头顶沿眼后缘无中央三角形的银白宽鳞斑;小盾片中叶不呈此状……37
36(35) 中胸腹侧板具2根鬃;前胸后背片后缘具2~3根黑鬃……爱氏伊蚊[*Ae.*(*Bot.*)*eldridgei*]
中胸腹侧板具3根以上鬃;前胸后背片后缘有3~5根鬃……海伦伊蚊[*Ae.*(*Bot.*)*helenae*]
37(35) 喙有完整或不完整的中白环……38
喙一致暗色……39
38(37) 中胸盾片前部3/5覆盖白窄鳞,后部鳞片褐色;小盾片各叶具宽鳞……
……环喙蚊亚属(*Christophersiomyia*)白背伊蚊[*Ae.*(*Chr.*)*ibis*]
中胸盾片覆盖褐色细鳞和窄鳞,前端和小盾前区杂有白窄鳞;小盾片各叶具窄鳞……
……丹蚊亚属(*Danielsia*)白带伊蚊[*Ae.*(*Dan.*)*albotaeniatus*]
39(37) 跗节全暗……40
跗节有白环……46
40(39) 气门后区有鳞簇……伊蚊亚属(*Aedes*)灰色伊蚊[*Ae.*(*Aed.*)*cinereus*]
气门后区无鳞簇……41
41(40) 眼后缘有宽白鳞簇;前胸后背片密覆银白宽鳞;侧背片覆盖银白宽鳞;中胸盾片前端1/4无白色纵条……奈蚊亚属(*Kenknightia*)42
眼后缘具窄鳞;前胸后背片银白宽鳞少;侧背片光裸;中胸盾片前端1/4以上具完整的白色区……唐蚊亚属(*Downsiomyia*)43
42(41) 中胸盾片前突部分光裸;翅前区有窄的金黄色鳞斑;翅前具长的金黄色刚毛……
……哈氏伊蚊[*Ae.*(*Ken.*)*harbachi*]
中胸盾片前突部分具鬃;翅前区无鳞斑;翅前刚毛色暗……异形伊蚊[*Ae.*(*Ken.*)*dissimilis*]
43(41) 中胸腹侧板有翅前结节下鳞簇……44
中胸腹侧板无翅前结节下鳞簇……类雪伊蚊[*Ae.*(*Dow.*)*niveoides*]
44(43) 前胸后背片有白色宽鳞……东瀛伊蚊[*Ae.*(*Dow.*)*nipponicus*]
前胸后背片通常无鳞,偶尔有几片淡白鳞……45
45(44) 中胸盾片至少斑间暗色区前部有白色区;小盾前区覆盖白鳞……
……侧白伊蚊[*Ae.*(*Dow.*)*albolateralis*]
中胸盾片前部白色区被正中暗斑分隔成两大侧斑,伸达翅基;小盾前区通常无淡色鳞
……新雪伊蚊[*Ae.*(*Dow.*)*novoniveus*]
46(39) 仅有后足跗节1具基白环……连蚊亚属(*Jihlienius*)单环伊蚊[*Ae.*(*Jih.*)*unicinctus*]
后足跗节具基白环,或既有基白环,又有端白环……47
47(46) 后足跗节既有基白环,又有端白环;中胸盾片前部覆盖白色区……花蚊亚属(*Phagomyia*)48
后足跗节只有基白环;中胸盾片前部不呈此状……49
48(47) 前胸后背片无鳞片;腹节Ⅷ背板深褐色……竖鳞伊蚊[*Ae.*(*Phg.*)*khazani*]
前胸后背片具宽鳞;腹节Ⅷ背板有中央基白带……显著伊蚊[*Ae.*(*Phg.*)*prominens*]
49(47) 触须末端有白鳞;触角梗节有白鳞;侧背片具鳞簇……覆蚊亚属(*Stegomyia*)50
触须末端有暗鳞;触角梗节无鳞簇;侧背片无鳞簇……59

50(49) 具中鬃;中胸盾片具银白正中纵条或亚中纵条……51
无中鬃;中胸盾片不呈上述特征……57
51(50) 唇基有一对白鳞簇;中胸盾片两肩侧有一对长柄镰刀形银白斑……埃及伊蚊[*Ae.*(*Stg.*)*aegypti*]
唇基光裸;中胸盾片无镰刀形银白斑……52
52(51) 有完整和发达的翅上纵线,翅基上有平覆白宽鳞,向后伸达小盾片;无气门后区鳞簇;腹节Ⅳ~Ⅵ有亚白基带,与侧板相连……马来伊蚊[*Ae.*(*Stg.*)*malayensis*]
无完整和发达的翅上纵线,翅基上仅有淡色鳞,向后不及小盾片;气门后区有鳞簇;腹节Ⅳ~Ⅵ有亚白基带,与侧板分离……53
53(52) 中胸盾片侧缘翅基前有平覆银白宽鳞……54
中胸盾片侧缘翅基前仅有淡色窄弯鳞……55
54(53) 中胸盾片中央有一显著银白窄鳞纵条,由前向后逐渐细削,盾角和后亚中线前无白斑;腹节Ⅰ背板无中央白斑……白纹伊蚊[*Ae.*(*Stg.*)*albopictus*]
中胸盾片除中央白纵条外,盾角和后亚中线前各有一对窄鳞形成的白斑;腹节Ⅰ背板具中央白斑……西托伊蚊[*Ae.*(*Stg.*)*seatoi*]
55(53) 小盾前区白线和后亚中白线之间有黑宽鳞;翅基前具窄白鳞;气门后区有白鳞簇……伪白纹伊蚊[*Ae.*(*Stg.*)*pseudalbopictus*]
小盾前区白线和后亚中白线之间无上述黑宽鳞;翅基前具褐鳞;气门后区无鳞簇……56
56(55) 前股和中股前面有散生淡白鳞……新白纹伊蚊[*Ae.*(*Stg.*)*novalbopictus*]
前股和中股前面深褐色……类黄斑伊蚊[*Ae.*(*Stg.*)*patriciae*]
57(50) 各足胫节有明显白环;中胸盾片中线两侧有一对白纵线……环胫伊蚊[*Ae.*(*Stg.*)*desmotes*]
各足胫节无白环;中胸盾片不呈此状……58
58(57) 中胸盾片前端中央具卵圆形白斑,后端圆钝;后足跗节5全部暗黑……圆斑伊蚊[*Ae.*(*Stg.*)*annandalei*]
中胸盾片前端中央具宽瓜仁形白斑,后端尖削;后足跗节5至少基部1/3背面白色……尖斑伊蚊[*Ae.*(*Stg.*)*craggi*]
59(49) 中胸盾片前部1/2覆盖白窄鳞,形成大片白色区;有亚气门鳞簇;小盾片中叶具窄鳞……霍金蚊亚属(*Hopkinsius*)白条伊蚊[*Ae.*(*Hop.*)*albocinctus*]
中胸盾片覆盖暗黑细鳞和窄鳞,中央有一银白纵条;无亚气门鳞簇;小盾片中叶平覆银白宽鳞……盾蚊亚属(*Scutomyia*)白线伊蚊[*Ae.*(*Sct.*)*albolineatus*]

2. 阿蚊属(*Armigeres*) 由于阿蚊属和伊蚊属的有些种类成虫外形比较近似,Harbach(2007)等撤销了阿蚊族(Armigerini),将阿蚊属归属于伊蚊族。本属根据雌蚊触须的长短和有无气门后鬃分为阿蚊亚属(*Armigeres*)和厉蚊亚属(*Leicesteria*),目前世界共计60种,中国计2亚属21种(表18-5),80%以上种类分布于我国云南省。阿蚊亚属在我国共8种,新收录白胸阿蚊(*Ar. pallithorax*);厉蚊亚属共13种,新收录6种:鳞抱阿蚊(*Ar. lepidocoxitus*)、长须阿蚊(*Ar. longipalpis*)、大爪阿蚊(*Ar. megaonychus*)、勐腊阿蚊(*Ar. menglaensis*)、伪黄色阿蚊(*Ar. pseudoflavus*)和云南阿蚊(*Ar. yunnanensis*)。

鉴别特征:体中型或大型,头顶平覆宽鳞;喙带侧扁而略下垂;触角梗节、前胸后背片、中胸侧背片、小盾片以及各足基节均覆盖宽鳞。无气门鬃。气门后区、亚气门区、中胸腹侧板和后侧片均平覆宽鳞。翅瓣和腋瓣具鳞片。腹板全部或部分具端白带。雄蚊腹节Ⅸ侧叶发达。抱肢端节具梳状指爪。

幼虫触角毛细小,单支或偶尔分2支;呼吸管无梳齿,1-S位于近端部,1对。肛鳃肥大。

表 18-5　我国阿蚊属种类名录

序号	亚属	中文种名	拉丁学名
	阿蚊亚属（*Armigeres*，*Arm.*）		
1		金线阿蚊	*Ar.*（*Arm.*）*aureolineatus*（Leicester，1908）
2		贝氏阿蚊	*Ar.*（*Arm.*）*baisasi* Stone et Thurman，1958
3		达勒姆阿蚊	*Ar.*（*Arm.*）*durhami*（Edwards，1917）
4		马来阿蚊	*Ar.*（*Arm.*）*malayi*（Theobald，1901）
5		白胸阿蚊	*Ar.*（*Arm.*）*pallithorax* Dong，Zhou et Dong，2004
6		毛抱阿蚊	*Ar.*（*Arm.*）*seticoxitus* Luh et Li，1981
7		骚扰阿蚊	*Ar.*（*Arm.*）*subalbatus*（Coquillett，1898）
8		黄斑阿蚊	*Ar.*（*Arm.*）*theobaldi* Barraud，1934
	厉蚊亚属（*Leicesteria*，*Lei.*）		
9		环须阿蚊	*Ar.*（*Lei.*）*annulipalpis*（Theobald，1910）
10		环跗阿蚊	*Ar.*（*Lei.*）*annulitarsis*（Leicester，1908）
11		五指阿蚊	*Ar.*（*Lei.*）*digitatus*（Edwards，1914）
12		黄色阿蚊	*Ar.*（*Lei.*）*flavus*（Leicester，1908）
13		白斑阿蚊	*Ar.*（*Lei.*）*inchoatus* Barraud，1927
14		鳞抱阿蚊 *	*Ar.*（*Lei.*）*lepidocoxitus* Dong，Zhou et Dong，1995
15		长须阿蚊 *	*Ar.*（*Lei.*）*longipalpis*（Leicester，1904）
16		巨型阿蚊	*Ar.*（*Lei.*）*magnus*（Theobald，1908）
17		大爪阿蚊 *	*Ar.*（*Lei.*）*megaonychus* Xu，Zhou，Luo et Dong 2022
18		勐腊阿蚊 *	*Ar.*（*Lei.*）*menglaensis* Dong，Zhou et Dong，2002
19		多指阿蚊	*Ar.*（*Lei.*）*omissus*（Edwards，1914）
20		伪黄色阿蚊 *	*Ar.*（*Lei.*）*pseudoflavus* Dong，Xu，Guo et Li 2021
21		云南阿蚊 *	*Ar.*（*Lei.*）*yunnanensis* Dong，Zhou et Dong，1995

注：* 表示新收录种类。

我国阿蚊属常见雌蚊分种检索表

1　具气门后鬃，气门后区有白鳞；触须不超过喙长的 0.4 ………… 阿蚊亚属（*Armigeres*）2

　无气门后鬃，气门后区平覆黑鳞和白鳞；触须约为喙长的 0.4~0.7 ………… 厉蚊亚属（*Leicesteria*）5

2（1）　腹节Ⅱ~Ⅵ背板端部具黄斑 ………… 黄斑阿蚊［*Ar.*（*Arm.*）*theobaldi*］

　腹节Ⅱ~Ⅵ背板端部无黄斑 ………… 3

3（2）　中胸盾片有一对明显的亚中金黄或淡黄色纵线；腹部具斜形侧白斑伸达背面 ………… 金线阿蚊［*Ar.*（*Arm.*）*aureolineatus*］

　中胸盾片无明显的亚中纵线；腹部无伸达背面的斜形侧白斑 ………… 4

4（3）　唇基具白鳞簇；腹板Ⅲ~Ⅴ全白 ………… 马来阿蚊［*Ar.*（*Arm.*）*malayi*］

　唇基光裸；腹板Ⅲ~Ⅴ白色但具黑端带 ………… 骚扰阿蚊［*Ar.*（*Arm.*）*subalbatus*］

5（1）　跗节具白环 ………… 6

　跗节无白环 ………… 10

6（5）　中胸后背片有一小簇细刚毛；具下后侧鬃 1~2 根；后足胫节明显比前足胫节短 ………… 黄色阿蚊［*Ar.*（*Lei.*）*flavus*］

中胸后背片无刚毛；无下后侧鬃；后足胫节不比前足胫节短 ……7

7(6)　腹节Ⅲ～Ⅶ基部正中具黄斑以及有斜形宽侧斑 …… 巨型阿蚊［*Ar.*（*Lei.*）*magnus*］

腹节Ⅲ～Ⅶ基部正中无黄斑 ……8

8(7)　触须中部有明显白环；腹节Ⅱ基部正中有一明显的△形白斑 …… 环须阿蚊［*Ar.*（*Lei.*）*annulipalpis*］

触须中部无明显白环；腹节Ⅱ基部正中无△形白斑 ……9

9(8)　触须末端和唇基均有白鳞；腹节Ⅱ～Ⅶ有斜形侧白斑和黄侧斑 …… 环跗阿蚊［*Ar.*（*Lei.*）*annulitarsis*］

触须末端和唇基无鳞片；腹节Ⅱ～Ⅶ仅有斜形侧白斑 …… 白斑阿蚊］*Ar.*（*Lei.*）*inchoatus*］

10(5)　前足基节有两个黑鳞带；腹节Ⅱ～Ⅶ具扩展到背板的黄色和白色侧斑 …… 多指阿蚊［*Ar.*（*Lei.*）*omissus*］

前足基节仅有一个黑鳞带；腹节Ⅱ～Ⅶ具△形侧白斑，但不扩展到背部 …… 五指阿蚊［*Ar.*（*Lei.*）*digitatus*］

3. 领蚊属（*Heizmannia*）　领蚊属已知仅2亚属40种，主要分布在东洋界。我国迄今记载的共2亚属21种（表18-6），包括领蚊亚属（*Heizmannia*）和无鬃蚊亚属（*Mattinglyia*），其中领蚊亚属18种，新收录8种，原滇西伊蚊新订正名为滇西领蚊（*Hz. occidentayunnana*）；无鬃蚊亚属3种，新收录陆氏领蚊（*Hz. lui*）1种。

表18-6　我国领蚊属种类名录

序号	亚属	中文种名	拉丁学名
	领蚊亚属（*Heizmannia*，*Hez.*）		
1		异栉领蚊	*Hz.*（*Hez.*）*chengi* Lien，1968
2		普通领蚊 *	*Hz.*（*Hez.*）*communis*（Leicester，1908）
3		粗毛领蚊	*Hz.*（*Hez.*）*covelli* Barraud，1929
4		暗顶领蚊 *	*Hz.*（*Hez.*）*darkvertex* Dong，2004
5		类方纳领蚊 *	*Hz.*（*Hez.*）*funerearoides* Dong，Zhou et Gong，2004
6		异刺领蚊	*Hz.*（*Hez.*）*heterospina* Gong et Lu，1986
7		李氏领蚊	*Hz.*（*Hez.*）*lii* Wu，1936
8		线喙领蚊	*Hz.*（*Hez.*）*macdonaldi* Mattingly，1957
9		白小盾领蚊	*Hz.*（*Hez.*）*mattinglyi* Thurman，1959
10		巨鳞领蚊 *	*Hz.*（*Hez.*）*maximalepido* Dong，Zhou et Gong，2005
11		孟连领蚊	*Hz.*（*Hez.*）*menglianensis* Lu et Gong，1986
12		类孟连领蚊 *	*Hz.*（*Hez.*）*menglianeroides* Dong，Dong et Zhou，2003
13		滇西领蚊 *	*Hz.*（*Hez.*）*occidentayunnana*（Gong et Lu，1991）
14		近接领蚊	*Hz.*（*Hez.*）*proxima* Mattingly，1970
15		多栉领蚊	*Hz.*（*Hez.*）*reidi* Mattingly，1957
16		瑞丽领蚊 *	*Hz.*（*Hez.*）*ruiliensis* Dong，Zhou et Wang，1997
17		台湾领蚊	*Hz.*（*Hez.*）*taiwanensis* Lien，1968
18		腾冲领蚊 *	*Hz.*（*Hez.*）*tengchongensis* Dong，Wang et Zhou，2002
	无鬃蚊亚属（*Mattinglyia*，*Mat.*）		
19		无鬃领蚊	*Hz.*（*Mat.*）*achaetae*（Leicester，1908）
20		银颊领蚊	*Hz.*（*Mat.*）*catesi*（Lien，1968）
21		陆氏领蚊 *	*Hz.*（*Mat.*）*lui* Gong et Li，1999

注：* 代表新收录蚊种。

鉴别特征：多数种类前胸前背片特大，左右两片在中胸背板前几乎相接。中胸盾片覆盖带金属光泽的宽鳞，小盾片具宽鳞，后背片除无鬃蚊亚属外均有1簇小刚毛。气门后区、亚气门区、中胸腹侧板和后侧片都有银白或白宽鳞。翅瓣具宽鳞，腋瓣有缘鬃。各足基节有白鳞簇；股节一般至少后股腹面色淡。腹节背板有显著的银白或三角形基侧白斑，腹板至少部分有暗色端带。雄蚊多数种类前跗爪仅一个具齿。尾器膨大而显著。抱肢基节短粗，亚端叶具1~2根粗刺。小抱器构造复杂，端抱器通常具镰刀状或形状不规则的附器，基抱器通常具特殊毛簇。抱肢端节的附器和轴成直角。肛侧片末端细削。

幼虫头毛4-C和7-小且多分枝。下颚缝完全伸达幕骨后臂，口刷二态（有栉或无栉）。呼吸管基部1-S仅1对。尾鞍不完全。腹毛4-X 4对。尾鞍不完整。

我国领蚊属常见雌蚊分种检索表

1 中胸后背片光裸；前跗爪基部具齿……………………无鬃蚊亚属（*Mattinglyia*）2

中胸后背片具一簇小刚毛；前跗爪基部无齿……………………领蚊亚属（*Heizmannia*）3

2（1） 前胸后背片全部或大部平覆银白宽鳞；中胸下后侧鬃1……………无鬃领蚊［*Hz.*（*Mat.*）*achaetae*］

前胸后背片仅有几片白鳞；无中胸下后侧鬃……………………银颊领蚊［*Hz.*（*Mat.*）*catesi*］

3（2） 前胸后背片全部覆盖黑鳞……………………4

前胸后背片全部或部分覆盖白鳞……………………6

4（3） 小盾片侧叶具白鳞……………………白小盾领蚊［*Hz.*（*Hez.*）*mattinglyi*］

小盾片侧叶平覆深褐鳞……………………5

5（4） 喙至少为前股的1.2倍长；前叉室至少为叉柄的2.7倍长……………多栉领蚊［*Hz.*（*Hez.*）*reidi*］

喙至多和前股约略等长；前叉室约为叉柄的2.5倍长……………粗毛领蚊［*Hz.*（*Hez.*）*covelli*］

6（3） 中胸后背片很少有鳞片；纵脉 R_2 羽鳞宽；喙基段腹面通常有白色纵线，末端变粗……………………线喙领蚊［*Hz.*（*Hez.*）*macdonaldi*］

中胸后背片常有鳞片和刚毛；纵脉 R_2 羽鳞窄；喙无上述合并特征……………………7

7（6） 有眶白鳞线；后股前面有暗色腹纵线，从末端伸达基部；腹缘末端暗黑色……………………台湾领蚊［*Hz.*（*Hez.*）*taiwanensis*］

无眶白鳞线；后股仅有深褐色背纵线……………………异栉领蚊［*Hz.*（*Hez.*）*chengi*］

4. 尤蚊属（*Udaya*） 尤蚊属是从原伊蚊属旁蚊亚属分出，由亚属提升为属，目前世界仅3种，我国均有分布。

鉴别特征：体小型。头顶正中具暗色宽鳞，眶间区具银白宽鳞并向眼后延伸。前胸前背片和中胸侧板具银白宽鳞。中胸盾片大部覆盖以棕色窄鳞；小盾片具暗色宽鳞。具气门后鬃。翅瓣具宽鳞，翅膜具微刺。跗节1~3具明显的基白环或基白斑，后足跗节4全白。腹节Ⅱ-Ⅶ背板具黄色基带和银白基侧斑；节Ⅷ具银白基中斑。雄蚊抱肢基节细长，背面具发达的长毛或毛丛；抱肢端节指爪发达。小抱器乳头状。载肛片具1~2个端齿突（表18-7）。

幼虫头毛5-C单支，长于4-C、6-C。下颚缝完整。栉齿不到10个，排为1行。梳齿栉状，尾鞍不完整。

表18-7 我国尤蚊属种类名录

序号	中文种名	拉丁学名
1	银尾尤蚊	*Ud. argyrurus*（Edwards，1934）
2	卢卡尤蚊	*Ud. lucaris* Macdonald et Mattingly，1960
3	亚同尤蚊	*Ud. subsimilis*（Barraud，1927）

5. 奇阳蚊属（*Verrallina*） 早在20世纪90年代末，Reinert（1999）就曾将伊蚊族中的奇阳蚊亚属提升为奇阳蚊属，下辖3个亚属：哈蚊亚属（*Harbachius*）、新麦蚊亚属（*Neomacleaya*）和奇阳蚊亚属（*Verrallina*），

共计 95 种。原奇阳蚊亚属中的 *Ve.*(*Ver.*)*cunninghami*(Taylor,1944)与 *Ve.*(*Ver.*)*bancrofti*(Taylor,1914)、原 *Ve.*(*Nma.*)*incerta*(Edwards,1922)与 *Ve.*(*Nma.*)*taeniata*(Leicester,1908)、原 *Ve.*(*Nma.*)*lankaensis*(Stone et Knight,1958)与 *Ve.*(*Nma.*)*ceylonica*(Edwards,1917)为同物异名。另外,新麦蚊亚属中的 *Ve.*(*Nma.*)*uncus*(Theobald,1901)来源于库蚊属 *Cx. uncus*。我国仅有新麦蚊亚属和奇阳蚊亚属 3 种(表 18-8)。

表 18-8 我国奇阳蚊属种类名录

序号	中文种名	拉丁学名
1	安达曼奇阳蚊	*Ve.*(*Nma.*)*andamanensis*(Edwards,1922)
2	克里特奇阳蚊	*Ve.*(*Nma.*)*cretata*(Delfinado,1967)
3	主帅奇阳蚊	*Ve*(*Ver.*)*dux*(Dyar & Shannon,1925)

鉴别特征:头顶平覆宽鳞;两眼相接或分离,眶上线具宽鳞。喙较前股稍长或明显超过喙长。中胸盾片覆盖深褐窄鳞,少数种类在盾前突、盾角等处有淡色窄鳞小斑。中胸腹侧板有鳞簇,后侧片在鳞簇后方有少许或许多细毛;无气门后区和亚气门区鳞簇。侧背片通常裸。翅瓣无宽鳞。小盾片具窄弯鳞。各足基节具鳞簇。跗节无白环或白斑。腹背板通常具基侧白斑,腹节Ⅶ扁平,节Ⅷ宽,不缩入腹节Ⅶ内。雄蚊触须短,仅为喙的 1/10-2/10 长(极易于与伊蚊属大多数种类区分开来)。抱肢基节通常有背端或腹端突起和内缘粗刺。抱肢端节通常基部膨大,无指爪。

幼虫头毛 4-6C 靠近头前,7-C 远离中胸侧缘。呼吸管理有管基突,梳齿 10 个以上排成一列。尾鞍不完整。

(二)库蚊族(Culicini)

库蚊族为单系类群,是蚊科第二大族,除库蚊属(*Culex*)、荻蚊属(*Deinocerites*)、伽蚊属(*Galindomyia*)外,原库蚊属中的路蚊亚属(*Lutzia*)被提升为属,包括阿卡蚊亚属(*Acalleomyia*)、卡林蚊亚属(*Acallyntrum*)、稚蚊亚属(*Aedinus*)、热带库蚊亚属(*Afroculex*)、戒蚊亚属(*Allimanta*)、阿诺蚊亚属(*Anoedioporpa*)、包蚊亚属(*Barraudius*)、贝蚊亚属(*Belkinomyia*)、卡罗蚊亚属(*Carrollia*)、库蚊亚属(*Culex*)、库状蚊亚属(*Culiciomyia*)、真黑蚊亚属(*Eumelanomyia*)、基茨蚊亚属(*Kitzmilleria*)、毛管蚊亚属(*Lasiosiphon*)、簇角蚊亚属(*Lophoceraomyia*)、梅蚊亚属(*Maillotia*)、黑蚊亚属(*Melanoconion*)、毫蚊亚属(*Micraedes*)、微库蚊亚属(*Microculex*)、新库蚊亚属(*Neoculex*)、尼卡蚊亚属(*Nicaromyia*)、麻蚊亚属(*Oculeomyia*)、欺蚊亚属(*Phenacomyia*)、植沼蚊亚属(*Phytotelmatomyia*)、西利蚊亚属(*Sirivanakarnius*)、劫蚊亚属(*Tinolestes*)、岛路蚊亚属(*Insulalutzia*)、路蚊亚属、后路蚊亚属(*Metalutzia*),共 29 亚属 769 种,占整个蚊科总量的 20% 左右(表 18-1),原泰蚊亚属(*Thaiomyia*)为库状蚊亚属同物异名;新增的麻蚊亚属,主要来自非洲热带界、澳洲界、东洋界和古北界,共 19 种。目前我国仅库蚊属和路蚊属,7 亚属 80 种。

1. 库蚊属(Culex) 库蚊属是库蚊亚科第二大属,我国仅有 8 个亚属:除包蚊亚属、库蚊亚属、库状蚊亚属、真黑蚊亚属、簇角蚊亚属、梅蚊亚属、新库蚊亚属外,新增麻蚊亚属,撤销原路蚊亚属和泰蚊亚属。原泰蚊亚属中的无梳库蚊(*Cx. dispectus*)和海南库蚊(*Cx. hainanensis*)并入库状蚊亚属;原库蚊亚属二带喙库蚊复合组中的二带喙库蚊(*Cx. bitaeniorhynchus*)和类二带喙库蚊(*Cx. infula*),以及中华库蚊复合组的中华库蚊(*Cx. sinensis*)划入至麻蚊亚属。另外,原苏门答腊库蚊(*Cx. sumatranus*)仅作为短管库蚊(*Cx. curtipalpis*)的一个亚种;同样,原淡色库蚊(*Cx. pipiens pallens*)也仅作为尖音库蚊的一个亚种;原刺胸库蚊(*Cx. spiculothorax* Bram,1967)拟更名为筱氏库蚊(*Cx. sasai*),两者为同物异名。因此,我国目前库蚊属共有 78 种。

鉴别特征:雌蚊有食窦甲,内凹,通常列为 2 行,一般具弱中突。无气门鬃和气门后鬃。中胸盾片大多平覆窄鳞,色彩比较单一。小盾片三叶状。中胸下后侧片鬃不超过 2 根。翅臀脉末端超过肘脉分叉处;翅瓣具窄缝鳞,腋瓣具长缝毛。各足跗节有发达的爪垫。腹节背板淡鳞可形成端横带、基横带或斑点,腹部末端圆钝。蚊种鉴定详见表 18-9。雄蚊,簇角蚊亚属触角可有特化的毛簇或鳞簇。抱肢基节发达,表面常有鬃毛,亚端部内侧有显著的亚端叶,同时有 3 根长的棒状毛或刺状毛。抱肢端节呈臂状构造,末端具指爪。载肛突两侧明显骨化。肛侧片端部具刺冠。

表 18-9 中国库蚊属分亚属及种类名录

序号	亚属	组	亚组/系	中文种名	拉丁学名
1	包蚊亚属 (*Barraudius*, *Bar.*)			凶小库蚊	*Cx.* (*Bar.*) *modestus* Ficalbi, 1890
2				稻富库蚊	*Cx.* (*Bar.*) *inatomii* Kamimura et Wada, 1974
3	库蚊亚属 (*Culex*, *Cux.*)	尖音库蚊组 (*Pipiens*)	白雪库蚊亚组 (*Gelidus*)	白雪库蚊	*Cx.* (*Cux.*) *gelidus* Theobald, 1901
4			尖音库蚊亚组 (*Pipiens*)	黄氏库蚊	*Cx.* (*Cux.*) *huangae* Meng, 1958
5			尖音库蚊复合组 (*Pipiens*)	尖音库蚊	*Cx.* (*Cux.*) *pipiens* Linnaeus, 1758
6				致倦库蚊	*Cx.* (*Cux.*) *quinquefasciatus* Say, 1823
7			希氏库蚊亚组 (*Theileri*)	希氏库蚊	*Cx.* (*Cux.*) *theileri* Theobald, 1903
8			*Trifilatus* 亚组	贵州库蚊	*Cx.* (*Cux.*) *guizhouensis* Chen et Zhao, 1985
9				角管库蚊	*Cx.* (*Cux.*) *hutchinsoni* Barraud, 1924
10				类迷走库蚊	*Cx.* (*Cux.*) *torrentium* Martini, 1925
11				迷走库蚊	*Cx.* (*Cux.*) *vagans* Wiedemann, 1828
12			*Univittatus* 亚组	棕头库蚊	*Cx.* (*Cux.*) *fuscocephala* Theobald, 1907
13		海滨库蚊组 (*Sitiens*)	五指库蚊亚组 (*Barraudi*)	五指库蚊	*Cx.* (*Cux.*) *barraudi* Edwards, 1922
14			拟态库蚊亚组 (*Mimeticus*)	棕盾库蚊	*Cx.* (*Cux.*) *jacksoni* Edwards, 1934
15				拟态库蚊	*Cx.* (*Cux.*) *mimeticus* Noè, 1899
16				小拟态库蚊	*Cx.* (*Cux.*) *mimulus* Edwards, 1915
17				类拟态库蚊	*Cx.* (*Cux.*) *murrelli* Lien, 1968
18				东方库蚊	*Cx.* (*Cux.*) *orientalis* Edwards, 1921
19				天坪库蚊	*Cx.* (*Cux.*) *tianpingensis* Chen, 1981
20			海滨库蚊亚组 (*Sitiens*)	类海滨库蚊	*Cx.* (*Cux.*) *alis* Theobald, 1903
21				海滨库蚊	*Cx.* (*Cux.*) *sitiens* Wiedemann, 1828
22				白霜库蚊	*Cx.* (*Cux.*) *whitmorei* (Giles, 1904)
23			杂鳞库蚊亚组 (*Vishnui*)	环带库蚊	*Cx.* (*Cux.*) *annulus* Theobald, 1901
24				混杂库蚊	*Cx.* (*Cux.*) *perplexus* Leicester, 1908
25				伪杂鳞库蚊	*Cx.* (*Cux.*) *pseudovishnui* Colless, 1957
26				三带喙库蚊	*Cx.* (*Cux.*) *tritaeniorhynchus* Giles, 1901
27	库状蚊亚属 (*Culiciomyia*, *Cui.*)	无梳库蚊组 (*Dispectus*)		陈氏库蚊	*Cx.* (*Cui.*) *cheni* Dong, Wang et Lu, 2003

续表

序号	亚属	组	亚组/系	中文种名	拉丁学名
28				无梳库蚊	*Cx.*(*Cui.*)*dispectus* Bram,1966
29				海南库蚊	*Cx.*(*Cui.*)*hainanensis* Chen,1977
30		脆弱库蚊组(*Fragilis*)		脆弱库蚊	*Cx.*(*Cui.*)*fragilis* Ludlow,1903
31				白胸库蚊	*Cx.*(*Cui.*)*pallidothorax* Theobald,1905
32				黑点库蚊	*Cx.*(*Cui.*)*nigropunctatus* Edwards,1926
33				琉球库蚊	*Cx.*(*Cui.*)*ryukyensis* Bohart,1946
34				长管库蚊	*Cx.*(*Cui.*)*scanloni* Bram,1967
35				佐氏库蚊(与刺胸库蚊同物异名)	*Cx.*(*Cui.*)*sasai* Kano,Nitahara et Awaya,1954
36				星毛库蚊	*Cx.*(*Cui.*)*thurmanorum* Bram,1967
37				绿腹库蚊	*Cx.*(*Cui.*)*viridiventer* Giles,1901
38		薛氏库蚊组(*Shebbearei*)		平脊库蚊	*Cx.*(*Cui.*)*bailyi* Barraud,1934
39				哈氏库蚊	*Cx.*(*Cui.*)*harrisoni* Sirivanakarn,1977
40				京都库蚊	*Cx.*(*Cui.*)*kyotoensis* Yamaguti et Lacasse,1952
41				大爪库蚊	*Cx.*(*Cui.*)*megaonychus* Yang,Li et Chen,1993
42				薛氏库蚊	*Cx.*(*Cui.*)*shebbearei* Barraud,1924
43				刺端库蚊	*Cx.*(*Cui.*)*spiculostylus* Chen,1989
44	真黑蚊亚属(*Eumelanomyia*,*Eum.*)	短须库蚊组(*Mochthogenes*)	叶片库蚊亚组(*Foliatus*)	叶片库蚊	*Cx.*(*Eum.*)*foliatus* Brug,1932
45			兴隆库蚊亚组(*Hinglungensis*)	兴隆库蚊	*Cx.*(*Eum.*)*hinglungensis* Chu,1957
46			马来库蚊亚组(*Malayi*)	马来库蚊	*Cx.*(*Eum.*)*malayi*(Leicester,1908)
47			冲绳库蚊亚组(*Okinawae*)	苗岭库蚊	*Cx.*(*Eum.*)*miaolingensis* Chen,1982
48				冲绳库蚊	*Cx.*(*Eum.*)*okinawae* Bohart,1953
49			细须库蚊亚组(*Tenuipalpis*)	林氏库蚊	*Cx.*(*Eum.*)*hayashii* Yamada,1917
50				巨端库蚊	*Cx.*(*Eum.*)*macrostylus* Sirivanakarn et Ramalingam,1976
51				巨叶库蚊	*Cx.*(*Eum.*)*megafolius* Chen et Dong,1992
52				里奇库蚊	*Cx.*(*Eum.*)*richei* Klein,1970
53				山栖库蚊	*Cx.*(*Eum.*)*oresbius* Harbach et Rattanarithikul,1988

续表

序号	亚属	组	亚组/系	中文种名	拉丁学名
54				细须库蚊	*Cx.*（*Eum.*）*tenuipalpis* Barraud, 1924
55		原黑蚊组（*Protomelanoconion*）		短须库蚊	*Cx.*（*Eum.*）*brevipalpis*（Giles, 1902）
56	簇角蚊亚属（*Lophoceraomyia*, *Lop.*）	长叶库蚊组（*Fraudatrix*）	长叶库蚊亚组（*Fraudatrix*）	带纹库蚊	*Cx.*（*Lop.*）*cinctellus* Edwards, 1922
57			*Quadripalpis* 亚组	尖叶库蚊	*Cx.*（*Lop.*）*aculeatus* Colless, 1965
58				夏季库蚊	*Cx.*（*Lop.*）*aestivus* Sirivanakarn, 1977
59			红胸库蚊亚组（*Rubithoracis*）	红胸库蚊	*Cx.*（*Lop.*）*rubithoracis*（Leicester, 1908）
60			变异库蚊亚组（*Variatus*）	长指库蚊	*Cx.*（*Lop.*）*macdonaldi* Colless, 1965
61				变异库蚊	*Cx.*（*Lop.*）*variatus*（Leicester, 1908）
62			*Minutissimus* 亚组	幼小库蚊	*Cx.*（*Lop.*）*infantulus* Edwards, 1922
63		乳突库蚊组（*Mammilifer*）	乳突库蚊亚组（*Mammilifer*）	思茅库蚊	*Cx.*（*Lop.*）*szemaonensis* Wang et Feng, 1964
64			乳突库蚊系（*Mammilifer*）	乳突库蚊	*Cx.*（*Lop.*）*mammilifer*（Leicester, 1908）
65			小型库蚊系（*Minor*），*Ganapathi* 亚组	细刺库蚊	*Cx.*（*Lop.*）*spiculosus* Bram et Rattanarithikul, 1967
66			小型库蚊亚组（*Minor*）	孟加拉库蚊	*Cx.*（*Lop.*）*bengalensis* Barraud, 1934
67				须喙库蚊	*Cx.*（*Lop.*）*bicornutus*（Theobald, 1910）
68				小型库蚊	*Cx.*（*Lop.*）*minor*（Leicester, 1908）
69			佩顿库蚊亚组（*Peytoni*）	佩顿库蚊	*Cx.*（*Lop.*）*peytoni* Bram et Rattanarithikul, 1967
70		韦氏库蚊组（*Wilfredi*）		毛须库蚊	*Cx.*（*Lop.*）*hirtipalpis* Sirivanakarn, 1977
71				毛股库蚊	*Cx.*（*Lop.*）*pilifemoralis* Wang et Feng, 1964
72				韦氏库蚊	*Cx.*（*Lop.*）*wilfredi* Colless, 1965
73	梅蚊亚属（*Maillotia*, *Mai.*）	霍顿库蚊组（*Hortensis*）		霍顿库蚊	*Cx.*（*Mai.*）*hortensis* Ficalbi, 1889
74	新库蚊亚属（*Neoculex*, *Ncx.*）	惊骇库蚊组（*Territans*）		留边库蚊	*Cx.*（*Ncx.*）*rubensis* Sasa et Takahashi, 1948
75				惊骇库蚊	*Cx.*（*Ncx.*）*territans* Walker, 1856
76	麻蚊亚属（*Oculeomyia*, *Ocu.*）	二带喙复合组（*Bitaeniorhynchus*）		二带喙库蚊	*Cx.*（*Ocu.*）*bitaeniorhynchus* Giles, 1901
77				类二带喙库蚊	*Cx.*（*Ocu.*）*infula* Theobald, 1901
78		中华库蚊复合组（*Sinensis*）		中华库蚊	*Cx.*（*Ocu.*）*sinensis* Theobald, 1903

幼虫头毛 2-C 通常缺。下颚缝发达。栉齿多排成 1~2 列。呼吸管细长发达，一般都有梳齿，呼吸管毛 1-S 3 对以上。腹毛 4-X 通常 3 对以上。尾鞍通常完整，不长于呼吸管。

中国库蚊属雌蚊分亚属与分种检索表

1 中胸盾片有中鬃……2
中胸盾片无中鬃……23

2(1) 后足跗节 I 不超过胫节长的 0.8……包蚊亚属(*Barraudius*)凶小库蚊[*Cx.*(*Bar.*)*modestus*]
后足跗节 I 至少为胫节长的 0.85……3

3(2) 中胸腹侧板通常无显著鳞片；腹节背板全暗……真黑蚊亚属(*Eumelanomyia*)短须蚊组(*Mochthogenes*)4
中胸腹侧板具显著鳞片；腹节背板有横带或基侧白斑……6

4(3) 头顶几乎全被以宽鳞……马来库蚊[*Cx.*(*Eum.*)*malayi*]
头顶无宽鳞……5

5(4) 头顶平覆以暗棕色窄弯鳞和竖鳞；无中胸下后侧鬃……叶片库蚊[*Cx.*(*Eum.*)*foliatus*]
头顶正中有棕黄色平覆鳞，后头竖鳞暗棕；有中胸下后侧鬃……细须库蚊[*Cx.*(*Eum.*)*tenuipalpis*]

6(3) 喙全暗；腹节背板仅有端位淡色横带……7
喙有白环；腹节背板有基白带或端白带，或既有基白带又有端白带；或者喙与腹节背板全暗……8

7(6) 亚前缘脉末端几乎与径脉 R_{2+3} 和中脉分叉处在同一垂直线上；后足胫节有端白斑；腹节背板端位横带宽……梅蚊亚属(*Maillotia*)霍顿库蚊[*Cx.*(*Mai.*)*hortensis*]
亚前缘脉末端与径脉 R_{2+3} 和中脉分叉处不在同一垂直线上；各足胫节无端白斑；腹节背板端位横带窄……新库蚊亚属(*Neoculex*)惊骇库蚊[*Cx.*(*Ncx.*)*territans*]

8(6) 腹节背板 II~VI全暗，或仅有基白带……库蚊亚属(*Culex*)9
腹节背板 II~VI有端白带，或既有基白带又有端白带……麻蚊亚属(*Oculeomyia*)22

9(8) 中胸下后侧鬃 1~2 根；喙无显著的淡色环；跗节全暗……10
无中胸下后侧鬃；喙有显著的淡色环；跗节有淡色环……12

10(9) 腹节背板全暗；中胸侧板上部有二黑纵带夹一白纵带图案……棕头库蚊[*Cx.*(*Cux.*)*fuscocephala*]
腹节背板具基白带；中胸侧板有或无显著的黑白条带……11

11(10) 中胸腹侧板和后侧片二黑纵带夹一白纵带不明显；中胸盾片盾鳞金色或黄棕色……角管库蚊[*Cx.*(*Cux.*)*hutchinsoni*]
中胸腹侧板和后侧片淡棕；中胸盾片盾鳞深棕……致倦库蚊[*Cx.*(*Cux.*)*quinquefasciatus*]

12(9) 翅有显著的黑白斑……13
翅无黑白斑，全暗或有淡鳞掺杂形成麻点……15

13(12) 翅分脉白斑包括前缘脉、亚前缘脉和 R1；腹节背板具窄的基白带，通常不超过该腹节的 1/4……小拟态库蚊[*Cx.*(*Cux.*)*mimulus*]
翅分脉白斑包括前缘脉和亚前缘脉；腹节背板具宽的基白带，至少超过该腹节的 1/4……14

14(13) 腹节Ⅶ背板有宽的淡色端带……棕盾库蚊[*Cx.*(*Cux.*)*jacksoni*]
腹节Ⅶ背板有窄的淡色端带……拟态库蚊[*Cx.*(*Cux.*)*mimeticus*]

15(12) 腹节 II~VI背板全暗或具很窄的淡色基带……混杂库蚊[*Cx.*(*Cux.*)*perplexus*]
腹节 II~VI背板仅有基部淡色横带……16

16(15) 头顶盖以乳白色竖鳞；中胸盾片在翅基水平位之前盖以纯白色平覆鳞……17
头顶正中有淡棕-暗棕色竖鳞；中胸盾片覆盖以淡棕-暗棕色鳞……18

17(16) 中胸盾片白鳞未达小盾前区;前足和中足股节全暗……………… 白雪库蚊[*Cx.*(*Cux.*)*gelidus*]
中胸盾片白鳞抵达小盾前区;前足和中足股节有淡鳞麻点……白霜库蚊[*Cx.*(*Cux.*)*whitmorei*]
18(16) 翅前叉室约与其柄等长……………………………………………… 类海滨库蚊[*Cx.*(*Cux.*)*alis*]
翅前叉室长度超过其柄长…………………………………………………………………………19
19(18) 中足股节前面有伸达全长的白纵条;气门后区有银白鳞簇 …… 五指库蚊[*Cx.*(*Cux.*)*barraudi*]
中足股节全暗或有淡鳞形成的麻点;气门后区无鳞簇 ……………………………………20
20(19) 前足和中足股节有淡鳞麻点…………………………………………… 海滨库蚊[*Cx.*(*Cux.*)*sitiens*]
前足和中足股节无麻点…………………………………………………………………………21
21(20) 头顶竖鳞深棕-褐色;中胸盾鳞一致深棕-褐色;后股末端黑环很窄,约占全长的1/15……………
…………………………………………………… 三带喙库蚊[*Cx.*(*Cux.*)*tritaeniorhynchus*]
头顶竖鳞淡棕色;中胸盾鳞一致深棕;后股末端黑环约占全长的1/3……………………………
……………………………………………………………… 伪杂鳞库蚊[*Cx.*(*Cux.*)*pseudovishnui*]
22(8) 翅有淡鳞麻点;腹节Ⅲ~Ⅴ背板有较宽的淡色端横带,约为该节的1/4以上…………………………
……………………………………………………… 二带喙库蚊[*Cx.*(*Ocu.*)*bitaeniorhynchus*]
翅有无麻点;腹节Ⅲ~Ⅴ背板端白带与基白带近乎同宽…………中华库蚊[*Cx.*(*Ocu.*)*sinensis*]
23(1) 臀脉远离翅基,末端超过肘臀合脉(m-cu)…………………………… 库状蚊亚属(*Culiciomyia*)24
臀脉靠近翅基,末端位于肘臀合脉(m-cu)之前…………………………………………………27
24(23) 腹节背板全暗………………………………………………………………………………25
腹节背板有横带(图18-31 bv)…………………………………………………………………26
25(24) 头顶与后头密布竖鳞;腹节背板具暗褐色鳞………………………… 脆弱库蚊[*Cx.*(*Cui.*)*fragilis*]
头顶竖鳞仅限于后头;腹节背板具淡棕色鳞………………………… 长管库蚊[*Cx.*(*Cui.*)*scanloni*]
26(24) 中胸后侧片上位有1显著的黑斑;中胸腹侧板中下部也有不显著的暗斑 ……………………………
………………………………………………………………… 黑点库蚊[*Cx.*(*Cui.*)*nigropunctatus*]
中胸后侧片上位无黑斑;中胸腹侧板中部前区暗,下部色淡 ……………………………………
…………………………………………………………………… 白胸库蚊[*Cx.*(*Cui.*)*pallidothorax*]
27(23) 头顶平覆窄鳞 ………真黑蚊亚属原黑蚊组(*Protomelanoconion*)短须库蚊[*Cx.*(*Eum.*)*brevipalpis*]
头顶平覆宽鳞 …………………………………………………… 簇角蚊亚属(*Lophoceraomyia*)28
28(27) 中胸盾片暗棕色;腹节背板基部有淡色横带……………………… 幼小库蚊[*Cx.*(*Lop.*)*infantulus*]
中胸盾片体壁橘黄色或红棕色;腹节背板有淡侧斑……………红胸库蚊[*Cx.*(*Lop.*)*rubithoracis*]

2. 路蚊属(*Lutzia*) 路蚊属是库蚊族中最古老而原始的类群,由原路蚊亚属提升为属,分为路蚊亚属(*Lutzia*)、后路蚊亚属(*Metalutzia*)和岛路蚊亚属(*Insulalutzia*)3个亚属,共9种。中国仅后路蚊亚属2种(表18-10)。

表18-10 我国路蚊属种类名录

序号	中文种名	拉丁学名
1	褐尾路蚊	*Lt.*(*Mlt.*)*fuscana*(Wiedemann,1820)
2	贪食路蚊	*Lt.*(*Mlt.*)*halifaxii*(Theobald,1903)

鉴别特征:体大型。喙中段有淡色区或腹面色淡。触角梗节内缘有宽鳞。中胸侧板有鳞簇。中胸下后侧鬃4根以上。各足股节和胫节可有暗鳞与淡鳞形成的麻点;跗节具发达的爪垫。雄蚊触须比喙长,末二节上弯,有长毛丛。抱肢基节亚端叶无叶片而有刺状毛,阳茎侧板具小齿。

幼虫全面特化。口刷毛末端梳状,适于捕食。胸部和腹部密布小刺,栉齿末端縫状。呼吸管短于腹节X。呼吸管毛1-S和梳齿几乎排满呼吸管。尾鞍末端斜。

中国路蚊属雌蚊分种检索表

1 腹节Ⅱ~Ⅳ背板全暗或具窄的端位横带，腹节Ⅴ~Ⅷ全部覆盖桔黄色鳞……………………………………………………褐尾路蚊［*Lt.*（*Mlt.*）*fuscana*］
腹节背板全暗或具窄的淡色端带，或只在腹部末端几节具侧白斑……贪食路蚊［*Lt.*（*Mlt.*）*halifaxii*］

（三）脉毛蚊族（Culisetini）

本族仅有1属，即脉毛蚊属（*Culiseta*），7亚属41种。7个亚属为异西蚊亚属（*Allotheobaldia*）、澳西蚊亚属（*Austrotheobaldia*）、森林蚊亚属（*Climacura*）、小脉毛蚊亚属（*Culicella*）、脉毛蚊亚属（*Culiseta*）、新西蚊亚属（*Neotheobaldia*）、帝蚊亚属（*Theomyia*）。我国仅有森林蚊亚属、小脉毛蚊亚属、脉毛蚊亚属3个亚属，共7种（表18-11）。

表18-11 中国脉毛蚊属种类名录

序号	亚属	中文种名	拉丁学名
	森林蚊亚属（*Climacura*，*Cli.*）		
1		台湾脉毛蚊	*Cs.*（*Cli.*）*taiwanica* Lien，Lin et Weng，1999
	小脉毛蚊亚属（*Culicella*，*Cuc.*）		
2		日本脉毛蚊	*Cs.*（*Cuc.*）*nipponica* LaCasse et Yamaguti，1950
	脉毛蚊亚属（*Culiseta*，*Cus.*）		
3		阿拉斯加脉毛蚊	*Cs.*（*Cus.*）*alaskaensis*（Ludlow，1906）
4		环跗脉毛蚊	*Cs.*（*Cus.*）*annulata*（Schrank，1776）
5		黑须脉毛蚊	*Cs.*（*Cus.*）*bergrothi*（Edwards，1921）
6		大叶脉毛蚊	*Cs.*（*Cus.*）*megaloba* Luh，Chao et Xu，1974
7		银带脉毛蚊	*Cs.*（*Cus.*）*niveitaeniata*（Theobald，1907）

鉴别特征：体中~大型。头顶平覆窄弯鳞和竖叉鳞。具气门鬃。中胸盾片和小盾片覆盖窄鳞。翅亚前缘脉基部腹面有群细毛。跗节全暗或有淡色环。雄蚊抱肢基节长且有亚基叶。抱肢端节简单，具指爪。

幼虫头宽大于头长。栉齿繸状，呈三角状分布。刚毛1-S嵌于呼吸管基部。尾鞍完整。

脉毛蚊属常见雌蚊检索表

1 翅无明显暗斑；后横脉（m-cu）比前横脉（r-m）明显靠近翅基……………………………………………………日本脉毛蚊［*Cs.*（*Cuc.*）*nipponica*］
翅具明显暗斑；前横脉（r-m）与后横脉（m-cu）通常在一垂直线上……脉毛蚊亚属（*Culiseta*）2
2（1） 股节无亚端白环；后足跗节1中部无白环……………………阿拉斯加脉毛蚊［*Cs.*（*Cus.*）*alaskaensis*］
股节有亚端白环；后足跗节1中部有白环……………………………环跗脉毛蚊［*Cs.*（*Cus.*）*annulata*］

（四）费蚊族（Ficalbiini）

本族仅2属，除费蚊属（*Ficalbia*）外，将原轲蚊族中的小蚊属又重新划入本族，共计50余种。

1. 费蚊属（*Ficalbia*） 全球仅1属8种，我国仅2种（表18-12）。

表18-12 中国费蚊属种类名录

序号	中文种名	拉丁学名
1	香港费蚊	*Fi. jacksoni* Mattingly，1949
2	最小费蚊	*Fi. minima*（Theobald，1901）

鉴别特征：体小型。触角鞭节 1 至少为鞭节 2 的 2 倍长；触须极短，与唇基等长。中胸盾片中鬃发达，小盾片具窄鳞，翅瓣仅具细窄鳞。中胸侧板具鳞簇，无气门鬃和气门后鬃。后足跗节 1 短于胫节。胫节和跗节具淡鳞饰。本属 2 种形态近似，但香港费蚊腹节背板无乳白色或淡黄色基带，跗节无跨关节白环。雄蚊喙端部 1/3 明显膨大。抱肢基节有亚基叶，抱肢端节细长。

幼虫下颚有发达的端刺。胸侧毛发达。栉齿缝状或末端有一端中刺，多呈单行排列。呼吸管较短，呼吸管指数 2~3，不到尾鞍的 2 倍长。具 1~2 个梳齿，呼吸管毛 1-S 处于中位。肛鳃短而端尖。

2. 小蚊属（*Mimomyia*） 20 世纪 50 年代，小蚊属曾作为费蚊属的一个亚属，但 70 年代将其由亚属提升为属，移入原轲蚊族，现轲蚊族撤销后又将其重新并入与其近缘的费蚊族，分为 3 个亚属：鳞腋蚊亚属（*Etorleptiomyia*）、英格蚊亚属（*Ingramia*）［原乌蚊亚属（*Ravenalites*）］和小蚊亚属（*Mimomyia*），共 46 种，我国迄今记载的有 3 亚属 4 种（表 18-13）。

表 18-13 中国小蚊属种类名录

序号	亚属	中文种名	拉丁学名
	鳞腋蚊亚属（*Etorleptiomyia*，*Eto.*）		
1		吕宋小蚊	*Mi.*（*Eto.*）*luzonensis*（Ludlow，1905）
	英格蚊亚属（*Ingramia*，*Ing.*）		
2		棕色小蚊	*Mi.*（*Ing.*）*fusca*（Leicester，1908）
	小蚊亚属（*Mimomyia*，*Mim.*）		
3		詹氏小蚊	*Mi.*（*Mim.*）*chamberlaini* Ludlow，1904
4		中间小蚊	*Mi.*（*Mim.*）*intermedia*（Barraud，1929）

鉴别特征：体小型。触角鞭节 1 不超过鞭节 2 的 1.5 倍长，翅瓣具宽鳞，小盾鳞宽。若触角鞭节Ⅰ超过鞭节Ⅱ的 1.5 倍长，则翅瓣光裸，前叉室短于其柄长的 1/2，小盾鳞窄。中胸侧板具鳞簇。腋瓣具窄縫鳞。各足胫节具淡鳞。雄蚊喙端部 1/3 明显膨大。腹节Ⅸ背板具侧叶。抱肢基节具亚基叶，抱肢端节细长。肛侧片端部具齿突。

小蚊属常见雌蚊分种检索表

1 翅有淡鳞和暗鳞掺杂形成的麻点；前叉室至少为柄长的 3 倍……吕宋小蚊［*Mi.*（*Eto.*）*luzonensis*］

翅鳞暗；前叉室短或不超过柄长的 2 倍……2

2（1） 鞭节 1 约与鞭节 2 等长；翅瓣具宽鳞；腹节背板大部暗色并具蓝色反光……棕色小蚊［*Mi.*（*Ing.*）*fusca*］

鞭节 1 至少为鞭节 2 的 2 倍长；翅瓣光裸；腹节背板两侧各有一条黄鳞纵条……詹氏小蚊［*Mi.*（*Mim.*）*chamberlaini*］

幼虫触角具亚端关节；腹节Ⅷ栉齿数个至几十个不等，排成 1~2 行或形成一齿区。呼吸管细长，呼吸管指数 4~7。尾鞍后缘有细刺。

（五）霍蚊族（Hodgesiini）

本族为新成立的族，是从煞蚊族分离出来，仅 1 属，即霍蚊属（*Hodgesia*），共 11 种。我国仅有在海南省万宁县发现贝氏霍蚊（*Ho. bailyi* Barraud，1929）1 种。

鉴别特征：体小型。头顶平覆宽鳞。喙末端略膨大。两性触须均较短，仅略长于唇基。前胸前背片通常有银白宽鳞簇。中胸盾片两侧翅基前各有一个暗棕色的卵圆斑。无气门鬃和气门后鬃。翅臀脉末端超过肘脉分叉处；翅鳞特异，径脉上的鳞片端部内凹。腹节背板全暗或有银白侧斑。雄蚊抱肢基节短粗，背内侧通常有端突或亚端突。肛侧片明显骨化，末端或具齿突。阳茎筒状或分为两侧板。

幼虫触角有小刺。栉齿一般不超过 10 个，排成一行。呼吸管短，梳齿 5~7 个，位于呼吸管亚端位。尾鞍完整。腹毛 4-X 可有 2 株栅前毛。

(六) 曼蚊族(Mansoniini)

本族仅包括轲蚊属(*Coquillettidia*)和曼蚊属(*Mansonia*),全世界共 5 亚属 83 种。

1. 轲蚊属(*Coquillettidia*) 轲蚊属原作为曼蚊属的一个亚属,两者为姐妹群,虽然都以特化的呼吸管管瓣刺入水生植物组织内进行有氧呼吸,但在成虫和幼虫形态上有较大不同,1962 年曾被提升为属,现撤销轲蚊族后又重新划入曼蚊族。目前共 3 个亚属:澳曼蚊亚属(*Austromansonia*)、轲蚊亚属(*Coquillettidia*)、喙带蚊亚属(*Rhynchotaenia*),计 58 种。我国仅轲蚊亚属,3 种(表 18-14)。

表 18-14 中国轲蚊属种类名录

序号	中文种名	拉丁学名
1	粗腿轲蚊	*Cq.*(*Coq.*)*crassipes*(van der Wulp,1881)
2	黄色轲蚊	*Cq.*(*Coq.*)*ochracea*(Theobald,1903)
3	环跗轲蚊	*Cq.*(*Coq.*)*richiardii*(Ficalbi,1889)

鉴别特征:体中~大型。两眼相接,头顶平覆窄鳞和竖叉鳞。喙细长;鞭分节内面有鳞片。中胸盾片覆盖杂鳞。中胸腹侧板下位和后侧片上位平覆银白鳞簇。翅鳞对称,有的杂生有淡色鳞;腋瓣具刚毛。无气门鬃和气门后鬃。腹末端平截;腹板具紫色光泽,部分腹节有深棕色侧斑或黄色鳞。雄蚊腹节Ⅸ背板具侧叶。抱肢基节短粗;抱肢端节具一短小指爪,小抱器末端具一棒状端叶。

轲蚊属常见雌蚊分种检索表

1 翅鳞暗紫色;后股中部具窄的银白斑;腹节Ⅱ~Ⅴ背板通常带紫色……………………粗腿轲蚊[*Cq.*(*Coq.*)*crassipes*]

翅鳞一致黄色;各股节具棕色端环;腹节Ⅱ~Ⅴ背板黄色,并有深棕色侧缘斑……………………黄色轲蚊[*Cq.*(*Coq.*)*ochracea*]

幼虫头宽大于头长。触角长,具小刺和短的毛刷。刚毛 2-A 和 3-A 前的伸延部分呈长鞭状。呼吸管圆锥形,尖端具齿,管瓣强骨化而有锯齿。尾鞍没有栅前毛。

2. 曼蚊属(*Mansonia*) 本属仅曼蚊亚属(*Mansonia*)和拟曼蚊亚属(*Mansonoides*)2 个亚属,共 25 种(表 18-1)。前者主要分布于美洲,15 种。后者分布于东洋界、澳洲界和非洲热带界,仅 10 种。我国仅类曼蚊亚属,共 3 种(表 18-15)。

表 18-15 中国曼蚊属种类名录

序号	中文种名	拉丁学名
1	多环曼蚊	*Ma.*(*Mnd.*)*annulifera*(Theobald,1901)
2	三点曼蚊	*Ma.*(*Mnd.*)*dives*(Schiner,1868)
3	常型曼蚊	*Ma.*(*Mnd.*)*uniformis*(Theobald,1901)

鉴别特征:头顶平覆黄色或黄白色窄鳞,两侧鳞片宽。触角梗节内侧有刚毛或鳞片;鞭分节交接处具淡鳞。喙细长。中胸盾片覆盖金黄色或深棕色细鳞,可有不同斑纹;中胸腹侧板、后侧片、侧背片和翅基有银白鳞簇。小盾片具窄鳞。无气门鬃,有气门后鬃。翅鳞宽而不对称,末端钝而平截;翅瓣具窄缒鳞。后足跗节明显比胫节短。腹节Ⅷ背板大多有特化钩齿。雄蚊触须第 2~5 节基部或中部有白环。前足和中足跗爪发达,通常具亚基齿或亚中齿。抱肢基节粗壮;抱肢端节膨大,无指爪。阳茎末端齿突;肛侧片末端有锯齿。

幼虫头宽大于头长。触角具小刺。栉齿长而末端圆钝。呼吸管短而呈圆锥形,管瓣骨化而具锯齿;基部具窄环。尾鞍完全,具栅前毛,通常较呼吸管长。

曼蚊属常见雌蚊分种检索表

1 中胸盾片有清晰的圆白斑……2
中胸盾片无圆白斑，近两侧各有一灰绿色亚中纵条……常型曼蚊［*Ma.*（*Mnd.*）*uniformis*］
2（1） 中胸盾片有4~6个圆白斑；小盾片中叶具宽白鳞……多环曼蚊［*Ma.*（*Mnd.*）*annulifera*］
中胸盾片有2~3个圆白斑；小盾片中叶具窄鳞……三点曼蚊［*Ma.*（*Mnd.*）*dives*］

（七）直脚蚊族（Orthopodomyiini）

本族是蚊科除鳞足蚊族（Aedeomyiini）外，较小的属，仅1属，即直脚蚊属（*Orthopodomyia*），36种（表18-1）。我国记载的仅1属4种（表18-16）。

表18-16 中国直脚蚊属种类名录

序号	中文种名	拉丁学名
1	白花直脚蚊	*Or. albipes* Leicester，1904
2	安达曼直脚蚊	*Or. andamanensis* Barraud，1934
3	类按直脚蚊	*Or. anopheloides*（Giles，1903）
4	兰屿直脚蚊	*Or. lanyuensis* Lien，1968

鉴别特征：喙近中部有一宽白环。触角梗节和鞭节1具淡色鳞。触须有2~3个白斑。中胸前背片和后背片均具窄鳞或宽鳞。中胸盾片覆盖不规则花斑。无气门鬃和气门后鬃。亚气门、翅前结节、中胸腹侧板与后侧片具鳞簇。翅前缘脉有6~7个白斑，其他纵脉也有白斑。前足和中足跗节Ⅰ分别长于其余4节的总和，后足跗节Ⅳ比节Ⅴ短；股节、胫节与跗节Ⅰ均有条线、环纹。腹背板具淡色基侧斑和端侧斑，末端几节并有中央亚背斑。尾突宽大而扁。雄蚊触角鞭节Ⅰ~Ⅳ具淡白长鳞簇。腹节Ⅷ背板后缘中央突出形成1中叶。抱肢基节长圆锥形，背基内叶各具几根长刺状端毛；抱肢端节通常仅有一指爪。肛侧片骨化，末端具齿。

幼虫头宽略超过头长。触角直、光滑。栉齿分前后2列，后列较大。呼吸管无梳齿。腹节Ⅶ~Ⅷ有较大背板。尾鞍完全。

直脚蚊属常见雌蚊分种检索表

1 触须有3个白斑；后跗节2基部的白环明显比末端的宽……白花直脚蚊（*Or. albipes*）
触须有2个白斑；后跗节2基部仅有窄白环或白斑……2
2（1） 后足跗节4亚端部具黑斑或黑环……类按直脚蚊（*Or. anopheloides*）
后足跗节4全白……安达曼直脚蚊（*Or. andamanensis*）

（八）煞蚊族（Sabethini）

本族除新增的金蚊属和葱蚊属（*Onirion*）外，还有：类蚊属（*Isostomyia*）、约贝蚊属（*Johnbelkinia*）、亮蚊属（*Limatus*）、钩蚊属（*Malaya*）、毛蚊属（*Maorigoeldia*）、鲁蚊属（*Runchomyia*）、煞蚊属、希蚊属（*Shannoniana*）、局限蚊属（*Topomyia*）、丑蚊属（*Trichoprosopon*）、杵蚊属（*Tripteroides*）、怀蚊属（*Wyeomyia*），共14属32亚属437种，在库蚊亚科仅次于伊蚊族和库蚊族，为第三大属。

我国仅有金蚊属、钩蚊属、局限蚊属和杵蚊属，共38种，所占比例不足该族的10%（表18-1）。

1. 金蚊属（*Kimia*） 金蚊属与丑蚊属和杵蚊属为姐妹群，是2007年独立出来的一个属，是越南医学生物学家武德香博士（Vu Due Huong）以其妻子（Kim）命名的新属，该属主要分布于东洋界，目前全世界仅5种，我国仅林野金蚊（*Kimia nemorosa* Gong，1996）1种，原系林野局限蚊（*Topomyia nemorosa*）。

鉴别特征：体小型。头顶具银白棱形宽鳞斑，两侧平覆黄色宽鳞。喙基半腹面具黄鳞线，端部略膨胀。前胸前背片覆盖银白宽鳞。中胸盾片正中通常有银白或金属蓝色宽鳞纵条。小盾前区具白鳞斑。腋瓣光裸。各足腹面黄鳞线至少伸达跗节 1。腹板Ⅸ无鬃毛和鳞片。雄蚊腹节Ⅸ背板上的背叶端刺呈刀状。抱肢基节宽短,抱肢端节具指爪。小抱器基叶发达,末端具 2 根棒状的大刺,亚端内缘具发达的长弯鬃。

幼虫后头孔卵圆形。下颚发达,端部具一发达的指状突。胸部 8-M 刚毛缺,13-T 扇状。栉齿呈不规则的两行排列,各齿端具发达的中刺,基侧具縫刺。腹毛 4-X 发达,1 对。呼吸管无梳齿,但遍布微小棘刺。肛腮特长,约为尾鞍的 8 倍,末端尖。

2. 钩蚊属(*Malaya*) 钩蚊属全球已知仅 12 种,我国共 3 种(表 18-17)。

表 18-17 中国钩蚊属种类名录

序号	中文种名	拉丁学名
1	肘喙钩蚊	*Ml. genurostris* Leicester, 1908
2	无纹钩蚊	*Ml. incomptas* Ramalingam et Pillai, 1972
3	灰唇钩蚊	*Ml. jacobsoni*(Edwards, 1930)

鉴别特征:体小型。喙高度特化,具长毛,端部 1/3 明显膨大而上翘,末端具 4 根长钩状刚毛。触须短而不分节。唇基长约为宽的 2 倍以上。前胸两背片分离,有鳞簇。中胸盾片通常有一条银白宽鳞正中纵条。气门亚区、中胸腹侧板和后侧片具宽鳞簇。翅瓣具毛状穗鳞,腋瓣光裸。后足胫节通常短于前足和中足胫节。后足跗节Ⅰ与中足胫节约等长。腹节除第Ⅲ节和第Ⅷ节外,其余各节背板均有银白侧斑或端侧斑。雄蚊抱肢基节宽短,有背基内叶;抱肢端节细长。载肛突端部有骨化齿突,阳茎端侧部有锯齿或角突。

钩蚊属常见雌蚊分种检索表

1 唇基黄白色并具银霜;眶间区有一条银白鳞纵线……肘喙钩蚊(*Ml. genurostris*)
　唇基色暗;眶间区无银白鳞纵线……灰唇钩蚊(*Ml. jacobsoni*)

幼虫后头孔呈裂缝状。触角光滑、细短。胸侧毛发达。栉齿排列成二行或一齿区。呼吸管至少为尾鞍的 4 倍长。梳齿排列呈 2 行或以上。腹毛 4-X 单株不分支。

3. 局限蚊属(*Topomyia*) 局限蚊属共 3 亚属,除丽蚊亚属(*Suaymyia*)和局限蚊亚属(*Topomyia*)外,新增宫城蚊亚属(*Miyagiella*),共计 68 种。我国主要为前两个亚属,种类也由原先的 16 种增加至 23 种,大多数种类来自云南省(表 18-18)。

表 18-18 中国局限蚊属种类名录

序号	亚属	中文种名	拉丁学名
	丽蚊亚属(*Suaymyia*)		
1		埃普局限蚊 *	*To.*(*Sua.*)*apsarae* Klein, 1977
2		竹穴局限蚊 *	*To.*(*Sua.*)*bambusaihole* Dong, Zhou et Dong, 1997
3		版纳局限蚊	*To.*(*Sua.*)*bannaensis* Gong et Lu, 1995
4		嵴突局限蚊	*To.*(*Sua.*)*cristata* Thurman, 1959
5		独龙局限蚊	*To.*(*Sua.*)*dulongensis* Gong et Lu, 1995
6		胡氏局限蚊	*To.*(*Sua.*)*houghtoni* Feng, 1941
7		孟氏局限蚊	*To.*(*Sua.*)*mengi* Dong, Wang et Lu, 1990
8		匙喙局限蚊 *	*To.*(*Sua.*)*spathulirostris* Edwards, 1923
9		刺阳局限蚊 *	*To.*(*Sua.*)*spinophallus* Zhou, Zhu et Lu, 1999
10		膨跗局限蚊 *	*To.*(*Sua.*)*tumetarsalis* Chen et Zhang, 1988

续表

序号	亚属	中文种名	拉丁学名
11		细竹局限蚊	*To.* (*Sua.*) *yanbarensis* Miyagi, 1976
12		类细竹局限蚊 *	*To.* (*Sua.*) *yanbareroides* Dong et Miyagi, 1995
	局限蚊亚属(*Topomyia*)		
13		宝麟局限蚊	*To.* (*Top.*) *baolini* Gong, 1989
14		双叉局限蚊	*To.* (*Top.*) *bifurcate* Dong, Wang et Lu, 1995
15		丛鬃局限蚊	*To.* (*Top.*) *hirtusa* Gong, 1989
16		屈端局限蚊	*To.* (*Top.*) *inclinata* Thurman, 1959
17		林氏局限蚊	*To.* (*Top.*) *lindsayi* Thurman, 1959
18		长鬃局限蚊	*To.* (*Top.*) *longisetosa* Gong, 1994
19		边缘局限蚊	*To.* (*Top.*) *margina* Gong et Lu, 1995
20		斯瓦局限蚊	*To.* (*Top.*) *svastii* Thurman, 1959
21		森林局限蚊	*To.* (*Top.*) *sylvatica* Lu, Dong et Wang, 1986
22		冬季局限蚊 *	*To.* (*Top.*) *winter* Dong, Wu et Mao, 2006
23		张氏局限蚊	*To.* (*Top.*) *zhangi* Gong, 1991

注:* 表示新收录种类。

鉴别特征:体小型。两性成蚊触须均短,约为唇基的两倍长。喙短于前股的长度,端部略膨胀。前胸前背片平覆银白宽鳞,后背片通常平覆白色或淡黄色宽鳞。中胸盾片有两列白色或半透明暗色宽鳞形成的正中纵条。小盾片平覆暗色宽鳞。具气门鬃。后胸侧板中部具鳞簇。各足基节平覆银白或淡黄色宽鳞。后胫端部和跗节 1 基部的腹面具直立的毛状长鳞簇。腹部背板两侧通常有白色或黄色鳞斑;腹板一致淡黄色或暗色。

中国局限蚊属雌蚊分种检索表

1 前胸侧板鬃 1~2 根;后胸侧板气门下具小鳞簇;前足跗节 2 短于跗节 3,节 3~5 有时向内弯曲 ……………………………………………………………………………………2

前胸侧板鬃 3~6 根;后胸侧板气门下具宽鳞斑;前足跗节 2 等于或长于跗节 3,节 3~5 不向内弯曲 ……………………………………………………………………………3

2(1) 后足跗节 4 有发达的半竖生黑色长鳞形成的肘状毛簇……………嵴突局限蚊[*To.* (*Sua.*) *cristata*]

后足跗节 4 仅有不太发达的暗鳞形成的半竖生鳞丛……………胡氏局限蚊[*To.* (*Sua.*) *houghtoni*]

3(1) 喙腹面有显著的淡色纵条;触须具银白鳞 ……………………… 林氏局限蚊[*To.* (*Top.*) *lindsayi*]

喙腹面仅有少量散生淡鳞;触须具暗鳞 ……………………………… 屈端局限蚊[*To.* (*Top.*) *inclinata*]

不同亚属雄蚊的尾器也不尽相同。局限蚊亚属腹节Ⅸ背板两侧叶远离;小抱器仅具多毛的腹叶;肛侧片基部具小毛。丽蚊亚属腹节Ⅸ背板侧叶不发达,相距较近;小抱器具棒状背叶;肛侧片基部无毛。

幼虫后头孔呈裂缝状。下颚呈角状或长臂状,端部具齿状刺列或毛丛。胸毛 8-M 存在,13-P 付缺。腹节Ⅳ~Ⅵ大多具星状毛,4-X 1 对。栉齿单行或排列成不规则的 2 行,或形成一齿区。呼吸管腹侧或背侧有附生毛丛。

4. 杵蚊属(*Tripteroides*) 本属是煞蚊族较大的属,与金蚊属为姐妹群,分为 5 个亚属:多鳞蚊亚属(*Polylepidomyia*)、星毛蚊亚属(*Rachionotomyia*)、颚刺蚊亚属(*Rachisoura*)、毛鳞蚊亚属(*Tricholeptomyia*)和杵蚊亚属(*Tripteroides*),共 122 种。我国仅星毛蚊亚属和杵蚊亚属 11 种(表 18-19),新收录 4 种,其中星毛蚊亚属新收录 3 种:类蛛形杵蚊(*Tp. aranoideoides*)、长须杵蚊(*Tp. longipalpis*)和白胸杵蚊(*Tp.

pallidothorax);杵蚊亚属新增长管杵蚊(*Tp. longsiphon*)。

表 18-19 中国杵蚊属种类名录

序号	亚属	中文种名	拉丁学名
	星毛蚊亚属(*Rachionotomyia*, *Rah.*)		
1		类蛛形杵蚊	*Tp.*(*Rah.*)*aranoideoides* Dong, Zhou et Gong, 2004
2		蛛形杵蚊	*Tp.*(*Rah.*)*aranoides*(Theobald, 1901)
3		长须杵蚊	*Tp.*(*Rah.*)*longipalpis* Dong, Zhou et Dong, 1997
4		白胸杵蚊	*Tp.*(*Rah.*)*pallidothorax* Dong, Dong et Wu, 2008
	杵蚊亚属(*Tripteroides*, *Trp.*)		
5		竹生杵蚊	*Tp.*(*Trp.*)*bambusa*(Yamada, 1917)
6		陈氏杵蚊	*Tp.*(*Trp.*)*cheni Lien*, 1968
7		印度杵蚊	*Tp.*(*Trp.*)*indicus*(Barraud, 1929)
8		宽刺杵蚊	*Tp.*(*Trp.*)*latispinus* Gong et Ji, 1989
9		长管杵蚊	*Tp.*(*Trp.*)*longisiphonus* Dong, Zhou et Dong, 2001
10		似同杵蚊	*Tp.*(*Trp.*)*similis*(Leicester, 1908)
11		毛跗杵蚊	*Tp.*(*Trp.*)*tarsalis* Delfinado et Hodges, 1968

鉴别特征:头顶及其两侧平覆宽鳞,竖鳞仅限于后头。雌雄成蚊喙细长,一般超过腹长。触须均短,不及喙长的 1/3。前胸前背片平覆宽鳞,后背片具宽鳞或细鳞。中胸盾片覆盖宽鳞或窄鳞,无中鬃。小盾片平覆宽鳞。具气门鬃。翅腋瓣具缘缨。腹背板具灰白色纵条或银白侧斑。雄蚊腹节Ⅸ背板侧叶通常发达,具扁刺或较粗刚毛;抱肢基节短,背基内叶发达,具粗长刚毛;抱肢端节细长,通常末端略微膨大。指爪小,位于末端。阳茎管状。

杵蚊属常见雌蚊分种检索表

1 股节前面无银白斑;腹节背板铜褐色带金属光泽,侧缘仅有灰白纵条……………………蛛形杵蚊[*Tp.*(*Rah.*)*aranoides*]

股节前面有银白斑;腹节背板有银白侧斑……………………2

2(1) 前胸前背片具银白宽鳞;跗节一致深褐色……………………似同杵蚊[*Tp.*(*Trp.*)*similis*]

前胸前背片具褐色窄鳞;中足跗节 2~5 具短而长的突生刚毛………毛跗杵蚊[*Tp.*(*Trp.*)*tarsalis*]

幼虫具发达的星状毛。后头孔呈环状。触角粗短,略呈 S 形。胸毛 6-M 和 7-T 短而呈骨刺状,具 13-P。栉齿 1 列。呼吸管无管基突。梳齿呈 1 列,4-X 1 对。

(九) 巨蚊族(Toxorhynchitini)

本族是撤销巨蚊亚科后,将其由亚科降为族阶元,移入库蚊亚科,仅 1 属,巨蚊属(*Toxorhynchites*)(表 18-1)。

巨蚊属除钩喙蚊亚属(*Ankylorhynchus*)、林蚊亚属(*Lynchiella*)和巨蚊亚属(*Toxorhynchites*)外,还新增了非洲蚊亚属(*Afrorhynchus*),共 4 亚属 101 种。我国仅巨蚊亚属,连同新增的 4 种,共 11 种,其中 Harbach(2018)将金毛巨蚊(Tx. aurifluus)列为克氏巨蚊(Tx. christophi)的一个亚种,但根据台湾同行 Lin 等(2016)的意见,本书仍将其单独作为一种(表 18-20)。

鉴别特征:体大型,带金属光泽。头顶平覆宽鳞。唇基宽大于长。喙中部同时向下和向后弯曲,基段 1/2 通常粗硬,末段较细削。小盾片呈圆弧状,平覆宽鳞。前胸前背片、后背片和中胸侧板均平覆宽鳞。具

表 18-20 中国巨蚊属常见种类名录

序号	中文种名	拉丁学名
1	安汶巨蚊	*Tx.*(*Tox.*)*amboinensis*(Doleschall,1857)
2	金毛巨蚊	*Tx.*(*Tox.*)*aurifluus*(Edwards,1921)
3	克氏巨蚊	*Tx.*(*Tox.*)*christophi*(Portschinsky,1884)
4	黄边巨蚊	*Tx.*(*Tox.*)*edwardsi*(Barraud,1924)
5	紫腹巨蚊	*Tx.*(*Tox.*)*gravelyi*(Edwards,1921)
6	肯普巨蚊	*Tx.*(*Tox.*)*kempi*(Edwards,1921)
7	澳门巨蚊	*Tx.*(*Tox.*)*macaensis* Ribeiro,1997
8	台湾巨蚊	*Tx.*(*Tox.*)*manicatus*(Edwards,1921)
9	黑色巨蚊	*Tx.*(*Tox.*)*nigerrmus* Dong,Zhou et Gong,2004
10	类华丽巨蚊	*Tx.*(*Tox.*)*splendenroides* Dong,Zhou et Gong,2004
11	华丽巨蚊	*Tx.*(*Tox.*)*splendens*(Wiedemann,1819)

气门鬃。翅后缘肘脉第1分支和第2分支之间有1个V形加厚,并形成1个凹口。腹节Ⅵ~Ⅷ常有显著的突生毛簇。

雄蚊腹节Ⅳ背板驮架形或带状,侧叶具刚毛簇;腹节Ⅸ腹板发达。抱肢基节狭长,有背基内叶;抱肢端节细长,末端具一指爪。载肛片发达。阳茎基部膨大,末端具齿突。

幼虫体型较大。头部长方形,紫色或红色。口刷耙状,约有10根以上钩状毛束组成,适于捕食。胸部各节都生有棘毛和骨片;腹节Ⅷ两侧各具1个大骨片,无栉齿;呼吸管短粗,无梳齿。尾鞍完全,环状,后缘有长刺。肛鳃较短,呈球状。

巨蚊属常见雌蚊检索表

1　触角梗节无白鳞;腹节Ⅵ~Ⅷ背板无显著侧长毛簇;前足跗节2~4大部白色……………………紫腹巨蚊[*Tx.*(*Tox.*)*gravelyi*]

　触角梗节覆盖白鳞;腹节Ⅵ~Ⅷ背板有显著侧长毛簇;前足跗节2~4至多基部为白色……………2

2(1)　中胸盾片有环绕前端和两侧的蓝绿带金色光泽的宽纵条;腹节Ⅲ和Ⅴ背板既有淡黄侧斑,又有淡色基带或亚基带……………………金毛巨蚊[*Tx.*(*Tox.*)*aurifluus*]

　中胸盾片平覆铜绿或褐绿宽鳞,两侧鳞色较浅不形成固定纵条;腹节Ⅲ和Ⅴ背板仅有金黄侧斑……………………华丽巨蚊[*Tx.*(*Tox.*)*splendens*]

(十)蓝带蚊族(Uranotaeniini)

本族是蚊科中比较原始的类群,虽仅1属,蓝带蚊属(*Uranotaenia*),但它是库蚊亚科较大的属,数量高达276种,仅次于伊蚊属和库蚊属。

目前蓝带蚊属仅有伪费蚊亚属(*Pseudoficalbia*)和蓝带蚊亚属(*Uranotaenia*)。我国共2亚属28种,新收录5种(表18-21)。

表 18-21 中国蓝带蚊属种类名录

序号	亚属	中文种名	拉丁学名
	伪费蚊亚属(*Pseudoficalbia*,*Pfc.*)		
1		迭名蓝带蚊	*Ur.*(*Pfc.*)*abdita* Peyton,1977
2		双色蓝带蚊	*Ur.*(*Pfc.*)*bicolor* Leicester,1908
3		迷洞蓝带蚊	*Ur.*(*Pfc.*)*enigmatica* Peyton,1977

续表

序号	亚属	中文种名	拉丁学名
4		香港蓝带蚊	*Ur.*(*Pfc.*)*jacksoni* Edwards,1935
5		景洪蓝带蚊 *	*Ur.*(*Pfc.*)*jinhongensis* Dong,Dong et Zhou,2003
6		科利蓝带蚊	*Ur.*(*Pfc.*)*koli* Peyton et Klein,1970
7		雷波蓝带蚊	*Ur.*(*Pfc.*)*leiboensis* Chu,1981
8		吕氏蓝带蚊	*Ur.*(*Pfc.*)*lui* Lien,1968
9		贫毛蓝带蚊	*Ur.*(*Pfc.*)*lutescens* Leicester,1908
10		巨型蓝带蚊	*Ur.*(*Pfc.*)*maxima* Leicester,1908
11		孟氏蓝带蚊	*Ur.*(*Pfc.*)*mengi* Chen,Wang et Zhao,1989
12		白胸蓝带蚊	*Ur.*(*Pfc.*)*nivipleura* Leicester,1908
13		新糊蓝带蚊	*Ur.*(*Pfc.*)*novobscura* Barraud,1934
14		暗糊蓝带蚊	*Ur.*(*Pfc.*)*obscura* Edwards,1915
15		瞿氏蓝带蚊 *	*Ur.*(*Pfc.*)*qui* Dong,Dong et Zhou,2003
16		污色蓝带蚊 *	*Ur.*(*Pfc.*)*smudges* Dong,Zhou et Gong,2004
17		细刺蓝带蚊	*Ur.*(*Pfc.*)*spiculosa* Peyton et Rattanarithikul,1970
18		斯氏蓝带蚊 *	*Ur.*(*Pfc.*)*stricklandi* Barraud,1926
19		长爪蓝带蚊	*Ur.*(*Pfc.*)*unguiculata* Edwards,1913
20		八重山蓝带蚊	*Ur.*(*Pfc.*)*yaeyamana* Tanaka,Mizusawa et Saugstad,1975
	蓝带蚊亚属(*Uranotaenia*,*Ura.*)		
21		白环蓝带蚊	*Ur.*(*Ura.*)*alboannulata*(Theobald,1905)
22		安氏蓝带蚊	*Ur.*(*Ura.*)*annandalei* Barraud,1926
23		爱氏蓝带蚊	*Ur.*(*Ura.*)*edwardsi* Barraud,1926
24		罕培蓝带蚊	*Ur.*(*Ura.*)*hebes* Barraud,1931
25		麦氏蓝带蚊	*Ur.*(*Ura.*)*macfarlanei* Edwards,1914
26		素蓬蓝带蚊	*Ur.*(*Ura.*)*sombooni* Peyton et Klein,1970
27		钻石蓝带蚊	*Ur.*(*Ura.*)*testacea* Theobald,1905
28		云南蓝带蚊 *	*Ur.*(*Ura.*)*yunnanensis* Dong,Dong et Wu,2004

注:* 表示新收录种类。

鉴别特征:体小至中型。头顶平覆宽鳞。喙短于股节。两性触须均很短,一般不超过为喙长的 1/7。中胸盾片通常覆盖棕黄色或棕褐色细窄鳞。多数有气门鬃,无气门后鬃。中胸侧板有鲜明的浅色带或斑点。中胸腹侧板上后缘具单行排列的腹侧板鬃。翅臀脉末端未超过肘脉分叉处,前叉室明显短于其柄长。各足股节端部具粗鬃。腹节背板具浅色鳞带或鳞斑。

雄蚊腹节Ⅸ背板明显角化,端缘常呈宽圆弧形。抱肢基节宽短,背基内叶上的端背鬃常较粗壮。抱肢端节近端部具指爪。阳基侧突发达。

幼虫通常无下颚缝。上唇片具 1 对端突,头毛 1-C 尖刺状或阔叶状;14-C 靠近下颚基;腹节Ⅷ具栉板,其后缘具单行栉齿。呼吸管发达,梳齿仅 1 列;管毛 1-S 1 对,位近中部或近端部。腹毛 4-X 通常 10 株。

蓝带蚊属常见雌蚊分种检索表

1 中胸腹侧板与翅前区之间无小缝分隔;头顶竖叉鳞较多,且基部细长,端部宽展……………………2
中胸腹侧板与翅前区之间具一小缝分隔;头顶无或仅有少量短小的竖叉鳞……………………………7

2(1)　中胸盾片具白色窄鳞带，自翅基向前围绕盾片前缘；翅瓣光裸……………………巨型蓝带蚊[*Ur.*(*Pfc.*)*maxima*]

中胸盾片前缘有或无白色鳞带；翅瓣背缘具少量宽鳞……………………3

3(2)　腹节背板全部暗色……………………4

腹节背板具基白带……………………6

4(3)　中胸盾片在翅基前两侧各有一个大的卵形暗斑……………………新糊蓝带蚊[*Ur.*(*Pfc.*)*novobscura*]

中胸盾片在翅基前两侧无卵形暗斑……………………5

5(4)　中胸腹侧板一致淡黄色，与红棕色的中胸盾片色差鲜明；中胸盾片沿前缘至翅基具白色细鳞带……………………白胸蓝带蚊[*Ur.*(*Pfc.*)*nivipleura*]

中胸腹侧板与中胸盾片色差不明显；中胸盾片前侧缘与背中线附近具3个小的浅灰色鳞簇……………………暗糊蓝带蚊[*Ur.*(*Pfc.*)*obscura*]

6(3)　气门后区光裸；中胸腹侧板中部和下后缘具鳞簇，下半部暗色；中胸后侧片无鳞，具浅色斜形宽带区……………………双色蓝带蚊[*Ur.*(*Pfc.*)*bicolor*]

气门后区具浅色鳞簇；中胸腹侧板中部具浅色鳞簇，上部1/2深棕色；中胸后侧片中部具浅色鳞簇……………………细刺蓝带蚊[*Ur.*(*Pfc.*)*spiculosa*]

7(1)　翅前缘中部及端部各有一个白鳞斑……………………爱氏蓝带蚊[*Ur.*(*Ura.*)*edwardsi*]

翅无白斑……………………8

8(7)　中胸盾片在翅基前侧缘具银白色宽鳞带……………………麦氏蓝带蚊[*Ur.*(*Ura.*)*macfarlanei*]

中胸盾片在翅基前侧缘无银白色宽鳞带……………………9

9(8)　中胸腹侧板与前胸前背片上的银白宽鳞不形成横带；中胸盾片翅基前有浅色鳞……………………罕培蓝带蚊[*Ur.*(*Ura.*)*hebes*]

中胸腹侧板与前胸前背片上的银白宽鳞连成一横带；中胸盾片翅基前无鳞片……………………10

10(9)　后足跗节4~5全白……………………钻石蓝带蚊[*Ur.*(*Ura.*)*testacea*]

后足跗节4~5全暗……………………11

11(10)　中胸盾片在翅基前具浅色宽鳞簇……………………安氏蓝带蚊[*Ur.*(*Ura.*)*annandalei*]

中胸盾片在翅基前具不明显的浅色矛形鳞簇……………………素蓬蓝带蚊[*Ur.*(*Ura.*)*somblooni*]

（杨天赐）

第三节　生物学

有效控制蚊媒疾病传播的方法主要有使用杀虫剂阻碍蚊虫的生长发育、通过环境治理降低蚊虫种群密度，以及干扰蚊虫对宿主的识别等。这些方法的实施都需要对蚊虫特性有深入的研究，因此，蚊虫的生物学是对它们进行综合防治的基础，也是深入了解疾病媒介的重要依据。

一、生活史

蚊虫是完全变态昆虫，生活史分为卵、幼虫(孑孓)、蛹和成虫4个时期(图18-21)，分为水生和陆生两个生境明显不同的时期，即前3个时期生活于水中，成虫生活于陆地上。通常雌蚊将卵产于水中，经2~3天或更长的时间发育为幼虫；幼虫在适宜的条件下约经5~8天，经历4次蜕皮发育为蛹；在适宜条件下，经历2~3天的蛹期，可羽化为成蚊。自卵发育至成蚊所需时间取决于温度、食物及环境等诸因素，在适宜条件下约需9~15天，一年可繁殖7~8代。如埃及伊蚊完成一个生活周期共计8~15天，白纹伊蚊约需10.5~11.5天。雌蚊寿命一般为1~2月，雄蚊寿命通常为1~3周。

(一) 卵

卵是蚊的第一个生活史时期，蚊虫产卵的行为、方式、场所以及数量等因种类而异，通常由雌蚊产于水

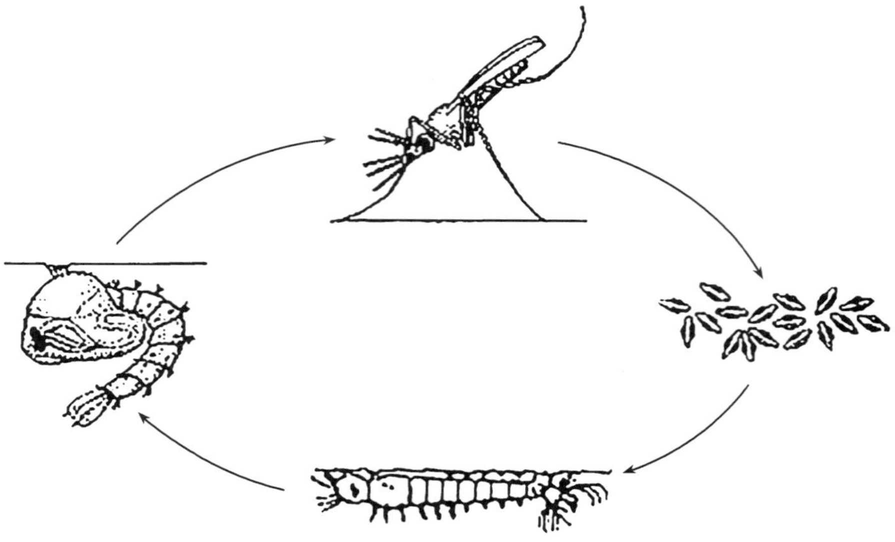

图 18-21 蚊生活史

面、水体中,也可产于和水接触的湿地和漂浮物上;还有一些种类的蚊卵可产于干涸的沼泽、水潭或池塘底部。滞育卵可在干燥环境中存活,但它们只有在水中才能孵化。在自然状态下,雌蚊一生产卵数目是难以统计的,而在饲养状态下,雌蚊一般一次产卵数为 10~200 粒。蚊一生产卵可不止一批,如在饲养状态下,小五斑按蚊(*An. atroparvus* van Thiel,1927)能产 4 批,偶尔可产 15~17 批。蚊卵小,长不到 1mm。按蚊卵呈舟形,两侧有浮囊,产出后单个分散或多个聚集呈星状漂浮于大型清洁水体表面;库蚊卵呈圆锥形,无浮囊,产下的卵竖立黏连在一起形成卵筏,浮于污水水体的表面;伊蚊卵一般呈橄榄形,无浮囊,产出后单个沉入小型清洁积水的水底,亦可黏在容器壁内或潮湿的土壤表面。刚产出的蚊卵内胚胎尚未发育成熟,需要进行一定时间的发育才能孵化。卵发育所需时间因蚊的种类和环境温度的不同而不同,夏天通常经 2~3 天幼虫即可孵出。

不同蚊种的蚊卵对低温和高温的耐受能力不同。如按蚊卵耐受能力较弱,几乎所有按蚊卵在环境温度低于 0℃或高于 40℃时死亡,而伊蚊卵对冷和热的抵抗力较强,埃及伊蚊卵在 48℃时可存活 5 分钟,在 52℃时存活近 2 分钟。在低温-11℃下可存活 25 小时,在-17℃下能存活 1 小时。在蚊虫的饲养和实验中,蚊卵的储存是必须的,有文献显示在 15℃ ± 1℃的条件下,对中华按蚊(*An. sinensis*)、尖音库蚊淡色亚种蚊卵的储存较为适宜,卵的孵化率和化蛹率均较高。

蚊卵抗干燥的能力也不同。按蚊卵和库蚊卵在干燥环境中易死亡,需要在持续有水的情况下才能孵化。有研究报道尖音库蚊淡色亚种卵在 25℃条件下,干燥 30 分钟即死亡;须喙按蚊的卵较耐干,但干燥 24~48 小时也死亡;而伊蚊卵产出后,如果在潮湿的附着物上经历 48 小时(即待胚胎发育基本完成后),其卵壳即变得坚硬不透水,能抵抗干旱等不利环境。实验室内白纹伊蚊卵在相对湿度 75% 条件下贮存的卵,经 4 个月大部分能孵化,保存半年以上则孵化率大大降低。

从产卵到孵化所需时间可因蚊种和水温的不同而不同。一般夏季温度在 25℃左右时需时 2~3 天,如白纹伊蚊需 2~3 天,卵的孵化率为 80%;尖音库蚊淡色亚种需 2.25 天,卵的孵化率约为 94%,致倦库蚊需 1.30 天;中华按蚊需 2.66 天,孵化率约为 75.4%;在 28℃下,中华按蚊仅需 1.77 天,孵化率达 92.4%。

在自然界中,同一孳生场所内的同一批蚊卵孵化也不是同时发生的。对自然种群和实验室种群埃及伊蚊的研究发现,同一批蚊卵孵化时,往往只先孵化其中一部分,其余的卵需经第二次,甚至多次浸泡才能孵化。

(二) 幼虫

蚊幼虫发育共有四龄,初孵的第一龄幼虫体型很小,长约 1.5mm,大多在额唇基上带有破卵刺,是该龄期的特征;经 3 次蜕皮后,发育为成熟第四龄幼虫,体长可较第一龄幼虫增长 8 倍。此外,刚毛和视觉器官等也有变化。这些变化,以及幼虫后头的长宽比例,都可用作分龄的特征。在同一批养殖的幼虫中,常根据头的大小来区分龄期。

幼虫分为头、胸、腹3部分，各部分着生毛或毛丛。头部有触角、复眼、单眼各一对，口器为咀嚼式，两侧各有细长密集的口刷。蚊幼虫全部时期都生活在水中，借气门呼吸，以气门接触水面，气门周围有分泌的油脂，以阻止水进入气管。库蚊和伊蚊幼虫的腹部末端有呼吸管，库蚊的呼吸管细长，伊蚊的呼吸管粗短，气门开口于呼吸管末端，这类幼虫平时沉于水底或以呼吸管末端接触水面，身体斜垂于水中，在水中取食。按蚊幼虫无呼吸管，借腹部末端的一对后气门呼吸，身体则靠前胸背面的凹陷结构和腹部的掌状毛，以及后气门，使身体与水面平行。应用石油和废机油等防治蚊幼虫的主要机制就是由于它们改变了水的表面张力，水易于进入气管而使幼虫窒息死亡。除此以外，曼蚊和有些小蚊的幼虫则将呼吸管刺入水生植物的茎或根部，如水葫芦、芦苇等，借其多孔的组织呼吸。幼虫对声、光极为敏感，浮于水面时稍有响动和光线变化，便迅速潜至水底，经过5~8分钟后再浮出水面。在越冬期，幼虫可以长时间潜伏水底，活动受到限制，生长发育也停滞。

影响幼虫生长的主要因素是温度和营养。一般而言，水中温度比较恒定，最适生长温度约为28℃。在高于此温度的水中幼虫发育略有加快，但有时会导致个体变小。若水温低于28℃，在28~25℃之间时，幼虫的发育速度随水温逐渐减缓。若水温低于25℃，则发育速度更加缓慢。当水温降至10℃时，幼虫则停止发育。在食物不足时，幼虫的发育速度亦减缓，即使日后羽化，成虫的个体也小于正常。

最初人们将蚊幼虫按摄食方式可分为滤食者、刮食者和捕食者，后来Cummins（1972）进一步将摄食方式分为集食者、刮食者、啃食者和捕食者：

1. **集食者** 通过水流收集悬浮或停留在水面上的食物颗粒。幼虫平行停留于水面，口刷不断挥动，由此在头前形成涡流，吞食其携带的植物或动物。按蚊幼虫进食通常不加选择，凡颗粒直径能通过口腔者均可食入。后来，Cammins和Klug（1979）进一步将这种方式分为集食-滤食者（collecting-filtering）和集食-聚食者（collecting-gathering），前者以水流中或水面上的悬浮食物为食，如按蚊、库蚊等。后者以再悬浮物或沉淀物沉淀后的再悬浮的食物为食，如部分伊蚊。按蚊幼虫采用此方式摄食。利用蚊幼虫的这一取食习性，可以采用胃毒剂（如巴黎绿粉）撒布水面对蚊幼虫进行防治。

2. **刮食者** 部分伊蚊幼虫采用此方式摄食。它们大多时候沉于水底，刮食附生在水底树枝、树叶、石块和容器壁上的有机物。不少种类的口刷毛或部分口刷毛末段具梳，适应于这种摄食方式。

3. **啃食者** 啃食活的植物或死的无脊椎动物的组织为食，如二带喙库蚊以这种方式摄食。

4. **捕食者** 巨蚊属、路蚊属和伊蚊属霉蚊亚属等的幼虫采用此方式摄食。这类幼虫的上颚发达，口刷毛少而呈耙状，借以捕食其他蚊幼或水生双翅目昆虫幼虫，也可自相残杀。有些非典型的捕食者，如局限蚊和某些阿蚊，以及不少其他蚊幼虫，在缺乏食物时，也会自相残食，特别是对正在蜕皮的、活动迟缓或垂死的个体进行捕食。

幼虫发育期的长短，受温度、营养条件和幼虫密度等因素的制约。在气温30℃和食物充足的条件下，幼虫约需5~8天，经4次蜕皮化为蛹。蜕皮是蚊幼虫发育的显著特征，是幼虫体内保幼激素和蜕皮激素相互调控的结果，在幼虫每两个龄期间都要经历一次蜕皮。蜕皮后仍保持幼虫特征，只是虫体的体积有所增长。在蜕皮前后1小时，幼虫停止进食。幼虫龄期的长短不一，一般而言，二、三龄幼虫发育所需要的时间短于一龄幼虫。由于四龄幼虫发育中的体积最大限度地增大，各种基础组织需要转变，成虫器官等迅速生长，所以四龄幼虫的龄期较其他各期都长。如曲传智（1981）报道中华按蚊在26℃条件下，第一龄需69小时，二、三龄各需52.5小时，第四龄需97小时。第四龄幼虫蜕皮前不久，其表皮下蛹的呼吸管和浮毛呈浅黑色。幼虫在水面的水平位置，呈安静状态。此后，空气出现在与呼吸管相连的小气管内，继而进入纵气管干，最后扩展到幼虫皮与蛹皮之间，这种空气可能来自幼虫气管。此时，幼虫的表皮自背部中线裂开，蛹的胸部由裂开处突出，随呼吸管伸展，整个蛹体逸出，浮于水面。

（三）蛹

蛹通常停息于水面，侧面观呈逗点状，胸背两侧有1对呼吸管，是分属的重要依据。它以呼吸管顶端和第一腹节的浮毛保持在水面的固定位置。蛹不摄取食物，而是以幼虫期贮存的营养物质维持生活。在蛹期，体内经过剧烈的变化，原来幼虫的组织器官由于内、外因素相互作用影响，逐渐分解，同时逐步分化形成成虫的组织器官。蛹无向光性，对震动极敏感，当受惊扰时，蛹用腹部末端的尾鳍向下潜游，不久再上浮，停息于水面。蛹皮较厚，无渗透性，不能利用溶解氧，故不能长时间淹没于水中，若在水下停留太久，组织中的氧耗尽，便失去浮力，难以存活。蛹对干燥抵抗力强，在无水情况下，只要保持一定的湿度，仍可以发育羽化为成蚊。蛹期较短，受温度的影响较大，夏季通常为2~3天。如白纹伊蚊蛹的发育最适气温为25~27℃；一般情况下，29℃时雄蛹发育成熟并羽化为成虫的平均时间为1.9天，雌蛹为2.5天；当气温降至18~20℃时，蛹成熟需要3~4天；当气温降至16~17℃时需要4~5天；当气温为13℃时，基本上停止羽化。高温不利于蛹的存活，如埃及伊蚊在40.6℃可存活2小时以上，46.1℃时仅存活10分钟。羽化时间一般在黄昏和清晨，白天也能进行。羽化时，首先是在其呼吸管基部和其他部位的蛹皮下出现少量气体，然后腹部慢慢升起，与水面平行，继而在蛹皮的胸部背中线处裂开一条缝，最后成蚊胸部从裂缝处突出，整个身体也随之从蛹皮内逸出。整个羽化过程约需15分钟。羽化后10分钟成蚊仍停息于水面，但能作短暂飞行，待翅完全展出和体壁变硬后即可正常飞行，该过程约需1小时左右。蚊的雌雄比例通常是相等的，但由于雌蚊的幼虫期较长，所以同批所产的卵，雄蚊常较雌蚊先羽化。

(四) 成蚊

新羽化的成蚊经1~2天的发育后，即可进行交配、吸血、产卵。雄蚊羽化后其雄性生殖器官需旋转180°，旋转约需要24小时才能够完成，在此之前雄蚊无交配能力。雄蚊羽化时精子已经发育成熟，而雌蚊则需2次血餐后第一批卵才能充分发育成熟，如冈比亚按蚊和多斑按蚊。

二、生殖营养周环

在吸血的蚊类中，除了能自育的种类外，雌蚊生殖的特点之一是吸血与产卵，包括胃血消化与卵巢发育的一致性，即生殖营养节律。正常状态下的雌蚊，在饱血之后，雌蚊消化血液并伴随卵巢发育的过程就叫生殖期。当雌蚊饱吸血液后，血液在胃中消化完成，卵巢也随之发育成熟，此时雌蚊飞离栖息地寻找合适水体产卵，称作一个生殖营养周环，产卵后再次寻找宿主吸血，之后有规律的重复，直至死亡。蚊虫的生殖营养节律有以下三个特点：①血餐对卵的发育是必要的；②胃中血液的消化与卵巢的发育同步；③吸血和产卵存在周期循环。

自育是指雌蚊能不经吸血而产卵的现象。自育可分为专性自育和兼性自育。专性自育是指种群中所有雌性个体都具有的，在专性自育中，有些个体不经吸血只能产一批卵，而有些则可多次产卵。兼性自育是指雌性个体无论是否吸血都可产卵，这种自育方式在种群中的雌性可全部具有，也可部分具有，并且吸血后可增强繁殖能力。骚扰库蚊就是典型的自育蚊种，其他存在自育现象的蚊类有数十种，包括埃及伊蚊、普通伊蚊、背点伊蚊、黄色伊蚊、东乡伊蚊、带棒按蚊，凶小库蚊等。白纹伊蚊中也发现有自育个体。

雌蚊完成一个生殖营养周环所需要的时间取决于胃血消化和卵巢发育的速度，这两个因素因蚊虫种类和温度条件的不同而各异。一般而言，在一定温度范围内，所需时间随温度的升高而减少。雌蚊一生能经历几个生殖营养周环，这与该蚊的寿命以及所处的环境温度等多个条件有关。

生殖营养周环并非严格存在，当雌蚊饱血后并进行消化，但却未能使卵巢按时发育，或继续吸血而卵巢不发育，或需要数次吸血才能促使卵的成熟，这些情况称为生殖营养失调。另外，当雌蚊即将越冬时，雌蚊吸血用于脂肪的积累而卵巢并不发育，这也是越冬蚊虫的特征之一。此外，一些蚊虫如白纹伊蚊等，在卵巢发育期间也会常常多次吸血。

三、行为学

(一) 嗅觉

大多数蚊虫行为主要都是通过气味介导的，如糖源和血源的远距离搜寻，以及大多数蚊虫的产卵行为等。蚊虫拥有强大的嗅觉系统，该系统是与环境关系最为密切的器官之一，主要包括触角和触须。在蚊虫触角上存在着大量不同类型的气味感受器(图18-22)，目前发现的嗅觉感受器有刺形感器、毛形感器、锥形感器、腔锥感器以及坛形感器等，除锥形感器和坛形感器外，其余三种又可分为几种不同亚型。不同蚊种的嗅觉感受器对不同的气味组合有不同的敏感性，比如埃及伊蚊的锥形感器对L-乳酸(一种唯一能被人类皮肤所散发的气味）敏感，而冈比亚按蚊则对 NH_3 有响应。吸引致倦库蚊的气味为混合物，而冈比亚按蚊对这些化合物无响应。这些气味组分除 CO_2、1-辛烯-3-醇（1-octen-3-ol）以及丁酸外，还有顶端钝圆形的毛状感受器所敏感的壬醛，致倦库蚊所拥有的这类感受器的数量远比库蚊中其他专性嗜吸鸟血的蚊种要多，这种特性使得致倦库蚊能长距离的依靠壬醛这种挥发物来搜寻宿主。此外，在蚊虫触须第四节上分布有大量的，唯一的一种楔形感器（capitate pegs，也叫 peg sensilla），对 CO_2 敏感。如致倦库蚊的每个触须中有大约 80 个楔形感器。

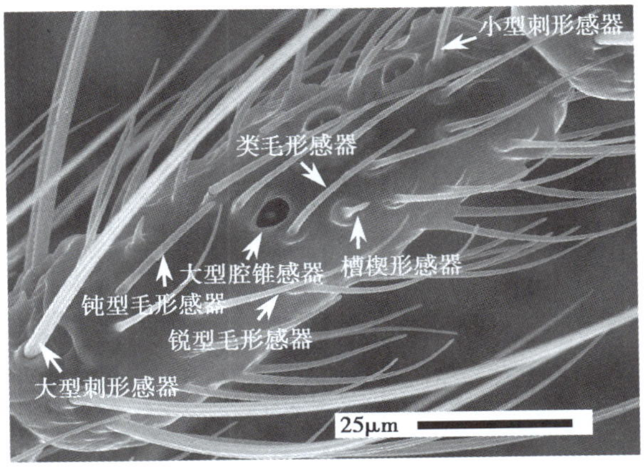

图 18-22　四环按蚊（*An. quadriannulatus*）雌蚊触须第五鞭分节电镜扫描图

（引自 Pitts 和 Zwiebel）

在蚊虫的气味感受器中存在气味结合蛋白（odorant binding protein，OBP），这些蛋白会结合进入感受器淋巴液中的气味大分子化合物，并运送至气味受体（odorant receptor，OR）（图 18-23）。

不同气味物质竞争结合受体位点，并且激活或拮抗嗅觉神经，最终导致受体对混合气味的非加和编码（图 18-24），每个气味分子激活不同或相同的气味受体，这些刺激作用定义了气味分子的识别码。当气味分子是混合物时，混合物的激活编码应该是其组分编码模式的总和。然而，当气味分子之间发生拮抗作用时，

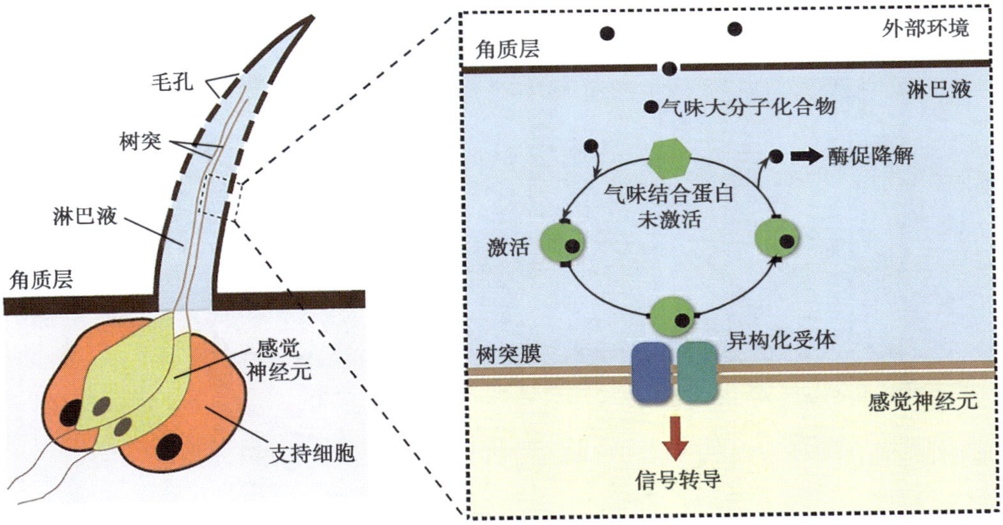

图 18-23　昆虫嗅觉感受器的一般结构示意图

（引自 Sánchez-Gracia 等）

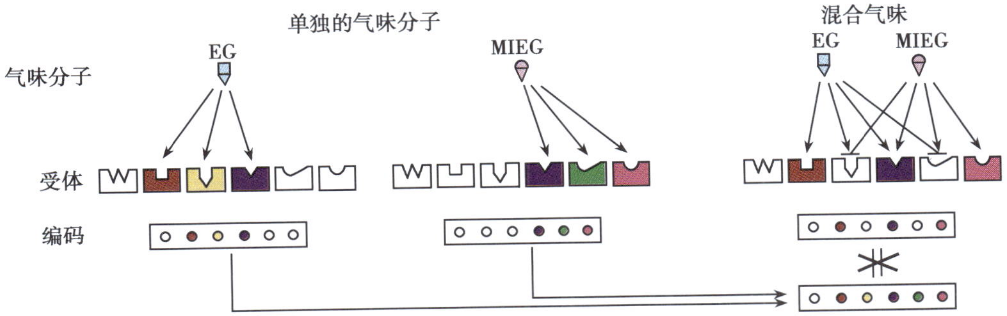

图 18-24　单一气味分子和混合气味分子的受体编码示意图

（引自 Oka 等）

比单一气味分子激活的受体数量的总和少。例如，EG 既是红、黄、蓝色受体的激活剂，又是绿色受体的拮抗剂。MIEG 是蓝、绿和粉色受体的激活剂，同时又是黄色受体拮抗剂。

蚊虫驱避剂避蚊胺（diethyltoluamide，DEET）是长期以来使用最广泛的蚊虫驱避剂，其机制就是通过抑制一组依赖 Or83b 共表达的气味受体，可阻断蚊虫对 L-乳酸的响应，从而达到驱蚊目的。

（二）宿主寻找

蚊虫受人类或动物宿主吸引的刺激因素是非常复杂的，目前尚未完全被人了解。蚊虫和其他会叮咬的节肢动物类似，利用视觉、温度和嗅觉刺激来定位宿主。当蚊虫接近宿主时，嗅觉线索可能是最重要的，但视觉刺激似乎对飞行中的定向很重要，尤其是远距离飞行的主要机制。对于白天活动的蚊虫来说，宿主的移动会激发蚊虫朝向宿主移动的方向。在人体释放的 300 多种新陈代谢化合物中，从人体呼吸中可以检测到 100 多种挥发性化合物。二氧化碳主要从呼吸和皮肤中释放出来，二氧化碳和辛烯醇是常见的引诱剂，常用于蚊虫的监测。

有研究发现 4.5% 浓度的 CO_2 可对冈比亚按蚊产生引诱作用。人类呼吸中 CO_2 含量为 4%~5%，并且为间歇释放，释放率大约为 275ml/min，CO_2 气流的湍流度极大地影响埃及伊蚊和冈比亚按蚊的响应性。高湍流度的羽流能引起蚊虫更精确的向羽流方向飞行，而均相的或低湍流度的羽流都不会对其产生影响，甚至有妨碍作用。这些现象提示蚊虫嗅觉系统拥有能识别气味的释放是否均质以及是否连续的机制。

有学者研究了冈比亚按蚊对人体的呼吸、体味及其组合的不同响应，其实验原理如图 18-25 所示，研究者使用单向呼吸阀将呼吸与体味分离后，通过排气管 i 和 j 转移至同一个帐篷和其他帐篷，或通过主排气管 k 排出，另设置测试人员坐在帐篷外面，该人员的呼吸被转移到帐篷的另一个排气管 1。

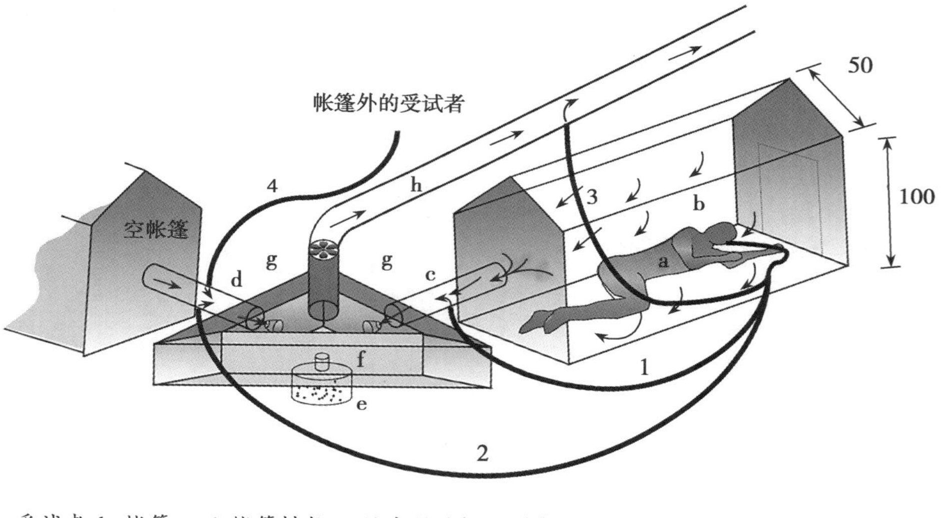

a. 受试者；b. 帐篷，c、d. 帐篷排气；e. 蚊虫释放杯；f. 选择室；g. 诱捕室；h. 主排风；i~l. 排气管；所示尺寸以厘米为单位，箭头表示气流的运动方向。

图 18-25 冈比亚按蚊对人体的呼吸、体味及其组合的不同响应
（引自 Mukabana 等）

该项研究的结果显示，从人体释放的所有气味中去除呼出的气体，或是只使用二氧化碳，会消除人类对一些蚊种产生不同吸引力的个体差异。用人类呼吸气味、皮肤气味和二者混合气味对冈比亚按蚊的引诱试验发现，皮肤和混合气味的引诱效果大于单独呼吸，并且发现人类的呼吸有利己作用，其中含有对蚊虫有驱避作用的物质，这也许是不同个体对同一种蚊虫有不同引诱力的原因之一。

蚊虫寻找宿主的最终目的是吸食宿主血液。在对双翅目吸血行为进化的讨论中，曾经普遍认为，在很多类群中吸血行为是独立发展出来的刺激营养模式。Downes（1958）对当时这一普遍认同的观点提出质疑，认为长角亚目的吸血行为也许是原始双翅目最近的现存代表，不吸血的种类或类群在常规的吸血类群中不

规则分布着，并且处于从属地位。同Downes的观点相符合的是，巨蚊属的喙仅仅适合于吸食花蜜，煞蚊中的钩蚊属仅限于靠蚂蚁反流食物生活。局限蚊中没有一个种是吸血的，它们靠吸食花蜜为生。上颚和下颚在巨蚊的雌蚊中简化，而在钩蚊中消失，在所有雄蚊中都有不同程度的简化，虽然有些种的下颚会和喙一样长。不吸血的属存在于巨蚊和煞蚊中。在按蚊和库蚊族中，未发现不吸血的属，部分种类中的自育现象属于遗传多样性，会在一个种的种群中部分出现。

雄蚊取食糖和植物汁液，雌蚊常常也需要，虽然这可以提供能量，但对于冈比亚按蚊，或者其他按蚊而言，糖餐并不重要，虽然按蚊也会常常取食。对于尖音库蚊，一些糖类会抑制产卵。但对于伊蚊而言还并未观察到上述行为。

只有雌蚊才会叮咬人类和动物，雌蚊需要血餐后才能产可育后代。一些种类偏吸人血，一些种类嗜吸动物血（哺乳动物和鸟类）。有些蚊种甚至会吸食暴露在空气中的鱼、爬行动物、两栖动物和昆虫幼虫的血液。一些可自育的蚊种在不吸食血液的情况下也能产可育后代。雌蚊一般每3~5天取食一次，每次吸食超过自身体重的血液。有些种类的蚊虫（如按蚊）喜欢在黄昏、夜幕或夜间进食，而另一些蚊种则主要在白天叮咬（如伊蚊）。其他物种表现出宿主的季节性转换，这也为从动物向人类传播疾病提供了一种机制（称为人畜共患病传播）。

（三）产卵

蚊虫产卵的行为、方式、场所以及数量等因种类而异。多数蚊虫，如库蚊、按蚊、曼蚊等，它们的卵一经产出不久就孵化；而有些种类，尤其是伊蚊的卵，在胚胎发育成熟后就具有耐寒抗旱的能力。它们的卵被水淹没时，需要受到孵化刺激（一般认为是缺氧刺激），才会大量孵化。

蚊虫的产卵行为在巨蚊中比较特殊。巨蚊雌雄两性成蚊都不吸血，能在飞行的同时取食花蜜。孳生地为容器型，包括树洞、竹筒、叶腋、花苞以及人工容器。当母体在孳生地中心或树洞边缘盘旋时，卵会在飞行状态下被投射出去，看起来像取食行为的延生或取食行为是产卵行为的延生。卵壳（绒毛膜）薄，无色以及极富弹性。当被投射出去时，卵在孳生地的内部反弹，然后落在水面上。绒毛膜是防水的，表面具有很多小的、具皱的突起，曾加了表面积，这使得卵浮在水面而卵表面几乎不没入水中。卵裂开的方式是螺旋的、垂直的或横向的，这取决于不同种类。在这些裂开方式中，只有怀蚊属为螺旋的，丑蚊属（*Trichoprosopon*）、毛蚊属（*Maorigoeldia*）和最为原始的按蚊属的卵为纵向裂开，其他属的为横向裂开。

巨蚊中，缺乏内部硬化绒毛膜这一特征是唯一的，也许是原始的特征。相对弹性而言，这也许在产卵的时候有什么适应价值。在飞行中产卵，除了巨蚊，别的在按蚊和煞蚊的一个属中发现，这也许是比较原始的，但是将卵弹射出去，而不是简单地将它们投入水中，似乎是巨蚊专有的特征。

有趣的是，煞蚊族中的 *Wyeomyia smitbii* 的产卵方式在库蚊中好像是较为原始的类型。它们的卵背面是亲水的，腹侧面是疏水的。因此，卵搁浅在稍微高于水的半月形液面，使得在腹侧面和幼虫发育的腔壁之间有薄层的空气。同时，亲水的背面会覆盖一薄层水，形成暂时的胸衣。容器孳生的蚊种，如伊蚊和其近缘属，它们的卵产在高于水的半月形液面，或黏在容器壁上，其防水的内部绒毛膜进一步提供保护，浆膜表皮可防止脱水一年以上。

Sabethes chloropterus（von Humboldt，1819）和巨蚊类似，当母体在非常小的树洞外盘旋的时候，飞行状态下将卵弹射出去。产卵的时候，腹部卷向两腿间，卵就像枪里的子弹一样射出去，最大距离可达10cm。但这些卵同巨蚊的完全不一样，它们没有外绒毛膜，仅仅只有硬化的、亲水的内绒毛膜。

在按蚊亚科中，*An. plumbeus*（Stephens，1828）种团的幼虫是在树洞里孳生的，它们卵被认为是最具"原始类型"的特征。到目前为止，它们的卵缺少按蚊卵典型的浮囊。在 *Paramyzomyia* 系的某些种类中［如 *An. cinereus*（Theobald，1901）］，卵的缘饰已丢失，而浮囊看起来像从属器官。因此产出的卵很快就会下沉，并由大量的绿藻丝所保护。按蚊亚科中剩下其他种同库蚊亚科中的小蚊属很接近，这表明小蚊属应该是原始类型。萨氏按蚊［*An. sacharovi*（Favre，1903）］，是五斑按蚊复合组（*An. maculipennis* Complex）成员，它们进化出在冬天有小的浮囊，而夏天没有浮囊。其他的具有类似卵型的种［*An. Dancalicus*（Corradetti，1939）］、劳氏按蚊［*An. ludlowae*（Theobald，1903）］、*An. apoci*（Marsh，1933）、*An. murphyi*（Gillies et De Meillon，1968）、深色按蚊［（*An. superpictus*（Grassi，1899）］分布于海岸或沙漠等生境迥然不同的地方。那些没有浮囊的种可能是为了适应含盐的孳生环境。按蚊浮囊的功能应该是起到稳定作用而不是增强浮力。*An. apoci* 和深色按蚊，都有一个非常宽的向外开的缘饰，*An. plumbeus* 也有非常类似的缘饰，这可能与树洞环境下表面张力更小有关。

库蚊亚科是蚊科当中最大的亚科，也是多样性最为丰富的亚科。在本亚科中，除巨蚊属和少数煞蚊外，未观察到其他飞行中产卵的情况。库蚊亚科原始的产卵方式是将卵逐一地堆积在水面。这一常规方式仅仅在小蚊属、霍蚊属和部分蓝带蚊属中。除了这些例外，库蚊亚科其他各个属主要有两种产卵方式，即在水面上产的卵紧密地排列成卵筏，或者在靠近水的固体表面逐个产一堆卵，或者像骚蚊属（*Psorophora*）和部分伊蚊，产在洪水过后的洼地里。

卵筏的产卵方式仅发现在五个属中：蓝带蚊属、库蚊属、脉毛蚊属、阿蚊属和曼蚊属，但是这个特征都没有表现在所有属成员中。每个属的一个或多个亚属都会有其他的产卵方式。一个比较有意思的中间型是库蚊属的新库蚊亚属，它们的卵也形成库蚊典型的卵筏，但是卵产在水线以上，只有在孵化时才掉落到水中。

曼蚊属中的曼蚊亚属将卵以紧密排列成菊花球状的方式，产在水线以下漂浮植物的下表面上。库蚊属中 Subgenus *Melanoconion* 的卵排列也是类似形状，但是产卵于水面上浮萍叶、杆或叶草等的上表面。这也许是这两个属种卵筏习性的一个特化。费蚊属同样也是将卵产在水生植物上，但不是将卵逐一产在漂浮植物下方，而是在水线以上。这看起来和小蚊属相似，因此曾经认为它们是同属的。

伊蚊和其近缘属有着很有特色产卵方式，它们将卵产于远离水面的地方。除上述提到的新库蚊亚属，这种情况也存在于直脚蚊属中。但这和小蚊属及其近缘种非常不同，而同按蚊和巨蚊有相似之处。它们的孳生地是容器型，主要是树洞。它们的卵很容易被认为衍生自小蚊属，或是按蚊型，在这种情况下，浮囊形成一个精细的周边突起，用于黏在孳生地的壁上，或作为胸饰。

在伊蚊族中，除了伊蚊属，毛顶蚊属（*Opifex*）和骚蚊属是只在地面水坑内孳生的。其他的［吸蚊属、领蚊属、耳蚊属（*Eretmapodites*）、阿蚊属］都是在容器积水中产卵，同伊蚊的类似。除曼蚊属外，毛顶蚊属是唯一将卵产于水线下的，这也许是由于有防水毛而特有的特征，或同为适应它们所占据的海岸环境而采取的交配行为有关。

对于相当不一样的骚蚊属，它们卵的纹饰相当的稳定，这说明它是真正的单系群。该属有许多特征使得看起来更接近煞蚊/巨蚊，虽然其他属尤其是它们的成蚊同煞蚊特征很像，但骚蚊属应该比这些属同煞蚊/巨蚊的关系都近。因此，这说明地面水坑孳生的习性在该属内是比较早就发生的。有趣的是，至少一些容器孳生的伊蚊仍保留着原始的在水面产卵的痕迹。耳蚊属和埃及伊蚊通常产部分卵在水面，这在 *Aedes mariae* Complex 中是常见的现象，不过埃及伊蚊虽然将卵产在水面上，但至少会在水面停落。那些在水洼里产卵的行为可能是来源于这些有不同产卵习性特征的蚊种，石穴同时有树洞和地面水坑的特性。煞蚊主要的优势在伊蚊族的各属中被发展成不同程度的抵御干旱或其他不利环境的能力，这使得伊蚊属比其他蚊虫有着更为广的地理分布，使之成为重要的医学昆虫。

（四）交配和群舞

蚊虫要通过两性交配才能进行繁殖。不同蚊虫的交配有着不同的习性以及对环境的不同要求。一般一只雄蚊可以与数只雌蚊交配，而雌蚊的交配也不限于一次。雄蚊精子可在雌蚊受精囊中生存很久，通常一次授精后，足够雌蚊一生排卵时受精之需。

成蚊羽化后不久即可进行交配，交配受日龄的影响，过老的雌蚊往往有性活动衰退现象。蚊虫的交配受空间大小的制约。有些蚊种，如埃及伊蚊、白纹伊蚊、致倦库蚊、尖音库蚊淡色亚种等，在普通的人工饲养条件下，比如在小的蚊笼或玻璃管等小型空间中就能交配，而一些蚊种，如库态按蚊、大劣按蚊等，它们的交配需要较大的空间。蚊虫吸血与交配的关系也因种而异。有些蚊种在吸血前拒绝交配，但大多数的蚊种，在吸血前也能进行交配，实际上，在自然界捕获的刺叮雌蚊中，很少是未受过精的。

不同蚊虫的交配活动相差较大。Roth（1948）对埃及伊蚊交配行为的观察发现，交配活动由雄蚊受雌蚊飞翔声音的吸引开始，雄蚊从上方抓握雌蚊，进行交尾。Paine（1934）发现华丽巨蚊交配发生在静止时。而短须巨蚊（*Tx. brevipalpis*）交配时，至少在开始时是在飞行状态，当它们靠近后，静止中的雄性抓住雌性。

在煞蚊族中，Galindo（1967）发现 *Sa. chloropterus* 和 *Wy. smitbii* 的交配在静止时发生。

有些蚊虫的交配行为发生在雄蚊的群舞中，但 Nielsen 和 Haeger（1960）发现，这并不能证明这种行为的原始功能是引诱性的。这些作者认为群舞的引诱作用在以前是很重要的，但是在进化过程中弱化了。

在按蚊亚属中观察到了伴随交配的群舞。一些非洲的按蚊会在地面上一定高度形成小的群舞。按蚊群舞在自然界中可被观察到，甚至包括一些在实验室条件下，很容易就能在小笼子中进行交配的种类（如小五斑按蚊、圣代克按蚊（*An. sundaicus* Rodenwaldt，1925）、四斑按蚊（*An. quadrimaculatus* Say，1824）、白魔按蚊（*An. albimanus* Wiedemann，1820）。

库蚊亚科中的毛顶蚊属，刚孵化的雌蚊就能在水面上进行交配，这可能是为了适应海滨习性，它们两性的触角都极大地得到改良。荻蚊属也起始于海滨环境，但其交配并非通过视觉，并且触角是经历了不一样的进化，这可能是为了适应在其取食和栖息的蟹洞里交配，并发现过小型的雄虫群舞。

Berner（1947）观察到 *Mimomyia splendens* Theobald（1903）在飞行中就在它们孳生地的水生植物上空交配。这可能是该物种对严酷大气候的适应（如尼日利亚干燥时期）。在 *Uranotaenia anbydor* 中也发现类似行为，该蚊种生活在死亡谷边际茂密的植物中，以及在相对干燥地区的一些费蚊。以上这些例子可解释为对特殊环境适应的原始行为模式。而费蚊和蓝带蚊其他种是在开阔草地上进行群舞。

其他一些与密集水生植物有关的属，如伊蚊，有着较为进化的触角，但对它们的交配行为知道不多。曼蚊属中有研究的是常型曼蚊，观察到天黑后在宿主（牛）周围交配，可同时在飞行时或血餐后的休息中进行。非洲曼蚊［*Mansonia africana*（Theobald，1901）］也观察到相同的行为。*Mansonia fuscopennata*（Theobald）的雄蚊会进行群舞，在雌蚊前来觅食时进行交配，但交配仅仅发生在飞行中。另外一些蚊种在宿主附件直接进行交配，比如，塞拉伊蚊（*Ae. sierrensis* Ludlow，1905b）、盾纹伊蚊（*Ae. scutellaris* Walker，1859）以及橙色伊蚊（*Ae. diantaeus*）等。很难在这些种当中找到共同点，也许这种行为限制了种群的扩散。一些在很小的笼子里能交配的蚊种，在自然界也能群舞，如圣代克按蚊、黑小按蚊以及尖音库蚊。一些骚扰蚊亚属种类可以通过不同的数量形成大的群舞，并且大群舞群会从孳生地大批地离去。

Roth（1948）曾经提出过交配行为同雄性触角轮毛竖立之间的关系，即白天交配的是永久竖立的，而晚上交配的仅仅在晚上竖立。但是情况并不是这么简单。在 *Psorophora ferox*（Humboldt，1819）中，随着季节变化，两种情况都有发现。虽然如此，Roth（1948）的观点提出了两个潜在的值得研究的领域，即触角的结构和功能以及群舞循环和交配节律的重要性。

（王　刚）

第四节　生态学

蚊类生活在自然界中，外界环境的温度、湿度、光照、风、雨、土壤、动植物群落等许多复杂的因素，对蚊的发育、繁殖、行为和习性可产生有利或不利的影响。蚊类的生态习性是对它们进行综合防制的主要依据。蚊种不同，其生态习性也不尽相同，因而所采取的防制方法和措施也不相同。因此，有必要对所防制蚊虫的生态习性有全面而详细的了解，以便制订出正确的防制策略，选择适当的防制方法，最终达到高效控制蚊虫种群的目的。

一、地理分布

（一）世界性分布

1. 按蚊属地理分布　按蚊亚科是蚊科内单系类群，包括按蚊属、皮蚊属和夏蚊属三属。其中，按蚊属已知 480 种，占按蚊亚科已知种总量的 97.6%，是疟原虫传播的唯一媒介类群。按蚊属几乎遍布全球温带、亚热带和热带地区，只有少数太平洋和大西洋中一些较孤立岛屿尚无记录。按蚊属具体种群地理分布（表 18-22），其中按蚊亚属古北区和东洋区共同分布有 6 种，东洋区和澳洲区共同分布有 2 种，新北区和新热带区共同分布有 1 种；塞蚊亚属古北区和东洋区共同分布有 2 种，非洲区、古北区和东洋区共同分布有 1 种。

2. 库蚊属地理分布　库蚊族是蚊科内第二大类群，已记载有 801 种且分布广泛，族内最大的属是库蚊

表 18-22 世界不同动物地理区划按蚊属种类分布

亚属	古北区	东洋区	非洲区	澳洲区	新北区	新热带区
按蚊亚属（*Anopheles*）	47	69	11	10	48	9
百脉蚊亚属（*Baimaia*）	1					
塞蚊亚属（*Cellia*）	5	78	126	20		
克氏蚊亚属（*Christya*）			2			
凯尔蚊亚属（*Kerteszia*）						12
脊脚蚊亚属（*Lophopodomyia*）						6
刺蚊亚属（*Nyssorhynchus*）						40
胸蚊亚属（*Stethomyia*）					5	
合计	53	147	139	30	53	67

属，现已记录 773 种，分为 26 亚属，其中很多种是重要疾病（如丝虫病和流行性乙型脑炎等）病原的传播媒介。库蚊属是世界性分布，库蚊属具体种群地理分布见表 18-23。其中包蚊亚属主要分布于古北区和非洲区，延伸至东洋区边缘；库蚊亚属是本属内较大类群，为世界性分布，其中全动物地理区分布 2 种，全旧大陆分布并扩散至新北区 1 种，古北区、东洋区、非洲区和新北区共同分布 1 种，古北区、东洋区和澳洲区共同分布 1 种，古北区、东洋区和非洲区共同分布 1 种，古北区和东洋区共同分布 5 种，古北区和非洲区共同分布 4 种，东洋区和澳洲区共同分布 6 种，新大陆共同分布 5 种；库状蚊亚属主要在东洋区、非洲区和澳洲区，有些种扩散到古北区，其中古北区和东洋区共同分布 1 种，东洋区和澳洲区共同分布 3 种，东洋区、澳洲区和新北区共同分布 1 种；真黑蚊亚属在古北区和东洋区共同分布 1 种，东洋区和澳洲区共同分布 2 种；簇角蚊亚属主要分布于东洋区和澳洲区，至少有 5 个共同分布种，有 2 种扩展至古北区；梅蚊亚属主要分布于非洲区北部，有 2~3 种向亚欧大陆延伸；黑蚊亚属主要分布于南美洲大陆北段部分（约 9 种）扩散到美国南部；新库蚊亚属有 1 种在古北区和新北区共同分布；劫蚊亚属主要分布于新热带区的中美洲，1 种扩散至美国南部；路蚊属在古北区、东洋区和澳洲区共同分布 1 种，古北区和东洋区共同分布 2 种。

表 18-23 世界不同动物地理区划库蚊属种类分布

亚属	古北区	东洋区	非洲区	澳洲区	新北区	新热带区
金斑蚊亚属（*Acalleomyia*）		1				
窦蚊亚属（*Acallyntrum*）				8		
厌蚊亚属（*Aedinus*）						4
热带库蚊亚属（*Afroculex*）			1			
阿勒蚊亚属（*Allimanta*）						1
无视蚊亚属（*Anoedioporpa*）						12
包蚊亚属（*Barraudius*）	3	1	2			
贝蚊亚属（*Belkinomyia*）						1
卡罗蚊亚属（*Carrollia*）						18
库蚊亚属（*Culex*）	18	39	63	34	13	80
库状蚊亚属（*Culiciomyia*）	3	34	15	9	1	
真黑蚊亚属（*Eumelanomyia*）	1	34	41	4		
基茨蚊亚属（*Kitzmilleria*）			1			
毛管蚊亚属（*Lasiosiphon*）			1			
簇角蚊亚属（*Lophoceraomyia*）	2	66		51		

续表

亚属	古北区	东洋区	非洲区	澳洲区	新北区	新热带区
梅蚊亚属（*Maillotia*）	3	2	8			
黑蚊亚属（*Melanoconion*）					9	157
毫蚊亚属（*Micraedes*）					1	7
微库蚊亚属（*Microculex*）						33
新库蚊亚属（*Neoculex*）	7			13	5	2
尼科蚊亚属（*Nicaromyia*）						1
麻蚊亚属（*Oculeomyia*）	1	11	5	6		
欺蚊亚属（*Phenacomyia*）						3
植沼蚊亚属（*Phytotelmatomyia*）						4
西利蚊亚属（*Sirivanakarnius*）	1					
劫蚊亚属（*Tinolestes*）					1	3
未定亚属（Uncertain）				1		6
合计	39	188	137	126	30	332

3. 伊蚊属地理分布　伊蚊属是蚊科中最大的属，也是进化关系最复杂的类群之一，是世界性分布类群。全球各动物地理区均有记载，且有部分种如白纹伊蚊，已扩散到几乎各个大陆，是媒介昆虫防治的重大难题。具体种群及地理分布，见表 18-24。其中伊蚊亚属古北区和新北区共同分布 1 种；伊状蚊亚属在古北区、东洋区和澳洲区共同分布 1 种，旧大陆和新大陆全区分布 1 种；科蚊亚属在古北区和东洋区共同分布 1 种；唐蚊亚属主要分布于东洋区，向北扩散到古北区，向南延伸到澳洲区边缘，其中古北区和东洋区共同分布有 2 种，东洋区和澳洲区共同分布有 1 种；箭阳蚊亚属在古北区和东洋区共同分布有 1 种，东洋区和澳洲区共同分布有 1 种；纷蚊亚属主要分布在东洋区南部到澳洲区北部，有部分种类向东洋区北部或澳洲区东部延伸，其中共同分布至少有 6 种；弗蚊亚属仅记录 1 种，但古北区、东洋区和非洲区都有广泛分布；乔治蚊亚属在古北区、新北区和新热带区共同分布 1 种，新北区和新热带区共同分布 1 种；地斯蚊亚属主要分布在印度尼西亚到新几内亚以及所罗门群岛等东洋区和澳洲区交界岛屿；呼蚊亚属主要分布于东洋区，现东洋区、古北区和新北区共同分布 1 种，东洋区和古北区共同分布 1 种；霉蚊亚属在东洋区和澳洲区共同分布 1 种，东洋区和非洲区共同分布 1 种；新黑蚊亚属主要分布在非洲区，1 种（含 1 亚种）扩展至古北区、东洋区和澳洲区；骚扰蚊亚属在古北区和非洲区共同分布 1 种，东洋区和澳洲区共同分布 2 种，古北区和新北区共同分布 22 种，新北区和新热带区共同分布 7 种；博落蚊亚属主要分布在新热带区，少数种类向北延伸至新北区；鼻蚊亚属（*Rhinoskusea*）有 1 种扩散至澳洲区北部；盾蚊亚属在东洋区和澳洲区共同分布 1 种；覆蚊亚属（*Stegomyia*）为古大陆分布，其中有 2 种（埃及伊蚊和白纹伊蚊）扩散为全球性分布，且是最重要的媒介蚊虫，古北区和东洋区共同分布 1 种，东洋区和非洲区共同分布 1 种，东洋区和澳洲区共同分布 1 种；田中蚊亚属中 1 种广布于古北和东洋区，且扩散至新北区。

表 18-24　世界不同动物地理区划伊蚊属种类分布

亚属	古北区	东洋区	非洲区	澳洲区	新北区	新热带区
华美蚊亚属（*Abraedes*）					1	
蛛蚊亚属（*Acartomyia*）	3					
伊蚊亚属（*Aedes*）	11	1			1	
伊状蚊亚属（*Aedimorphus*）	2	22	45	3	1	1
艾伦蚊亚属（*Alanstonea*）		2				
斑蚊亚属（*Albuginosus*）			9			

续表

亚属	古北区	东洋区	非洲区	澳洲区	新北区	新热带区
艾蚊亚属（*Ayurakitia*）		2				
阿兹蚊亚属（*Aztecaedes*）						1
贝尔蚊亚属（*Belkinius*）		1				
双突蚊亚属（*Bifidistylus*）			2			
伯利蚊亚属（*Borichinda*）		1				
博蚊亚属（*Bothaella*）		6				
布蚊亚属（*Bruceharrisonius*）	2	7				
蟹洞蚊亚属（*Cancraedes*）		10				
寡毛蚊亚属（*Catageiomyia*）			28			
康塔蚊亚属（*Catatassomyia*）		1				
环喙蚊亚属（*Christophersiomyia*）		5		1		
库切蚊亚属（*Coetzeemyia*）			1			
科蚊亚属（*Collessius*）	1	9				
科内蚊亚属（*Cornetius*）						
达尔蚊亚属（*Dahliana*）	3					
丹蚊亚属（*Danielsia*）		3				
木斯蚊亚属（*Dendroskusea*）		5				
双角蚊亚属（*Diceromyia*）			14			
多博洛蚊亚属（*Dobrotworskyius*）				7		
唐蚊亚属（*Downsiomyia*）	3	28		2		
箭阳亚属（*Edwardsaedes*）	2	2		1		
伊佩蚊亚属（*Elpeytonius*）			2			
纷蚊亚属（*Finlaya*）		16		24		
弗蚊亚属（*Fredwardsius*）	1	1	1			
乔治蚊亚属（*Georgecraigius*）	1				2	3
地斯蚊亚属（*Geoskusea*）		4		6		
贾蚊亚属（*Gilesius*）		2				
裸额蚊亚属（*Gymnometopa*）						1
海蚊亚属（*Halaedes*）				3		
喜蚊亚属（*Himalaius*）		2				
霍金蚊亚属（*Hopkinsius*）	1	1	5			
华德蚊亚属（*Howardina*）						34
胡蚊亚属（*Huaedes*）				3		
呼蚊亚属（*Hulecoeteomyia*）	2	14		1		
印德蚊亚属（*Indusius*）		1				
等蚊亚属（*Isoaedes*）		1				
乔阿蚊亚属（*Jarnellius*）					5	
连蚊亚属（*Jihlienius*）		3				

续表

亚属	古北区	东洋区	非洲区	澳洲区	新北区	新热带区
奈蚊亚属（*Kenknightia*）		12				
柯姆蚊亚属（*Kompia*）					1	
细蚊亚属（*Leptosomatomyia*）				1		
莱武亚属（*Levua*）				1		
路尼蚊亚属（*Lewnielsenius*）					1	
洛林蚊亚属（*Lorrainea*）		3		2		
陆蚊亚属（*Luius*）						
麦可蚊亚属（*Macleaya*）				11		
歌蚊亚属（*Molpemyia*）				3		
霉蚊亚属（*Mucidus*）		6	7	3		
新黑蚊亚属（*Neomelaniconion*）	1	1	28	1		
骚扰蚊亚属（*Ochlerotatus*）	59	2	9	41	53	49
副蚊亚属（*Paraedes*）		8				
派翠蚊亚属（*Patmarksia*）				13		
花蚊亚属（*Phagomyia*）	1	13		2		
聚细蚊亚属（*Polyleptiomyia*）			2			
博落蚊亚属（*Protomacleaya*）					6	39
伪阿蚊亚属（*Pseudarmigeres*）			5			
拟斯蚊亚属（*Pseudoskusea*）				4		
朗帕蚊亚属（*Rampamyia*）				3		
鼻蚊亚属（*Rhinoskusea*）		4		1		
乡蚊亚属（*Rusticoidus*）	7				2	
塞卢蚊亚属（*Sallumia*）						2
盾蚊亚属（*Scutomyia*）		9		1		
斯蚊亚属（*Skusea*）			4			
覆蚊亚属（*Stegomyia*）	13	41	60	26	2	2
田中蚊亚属（*Tanakaius*）	2	1		1		
特瓦蚊亚属（*Tewarius*）		4				
范索蚊亚属（*Vansomerenis*）			3			
扎瓦蚊亚属（*Zavortinkius*）			11			
未定亚属（Uncertain）	3	10		20		
总计	118	264	236	185	75	132

在所有蚊虫种类中，东洋区的种类最多，达 1 075 种；其次为新热带区（951 种），非洲区（798 种），澳洲区（542 种），古北区（251 种）；新北区分布种类最少，有 196 种，不少种类跨区分布。

（二）我国常规监测蚊种世界地理分布

我国常规监测到的蚊种及其地理分布情况，共 3 属 9 种（表 18-25）。其中库蚊属和伊蚊属 5 种均为世界性分布，从而可见库蚊属和伊蚊属的分布在世界上十分广泛，而按蚊属的 4 种仅限于我国及周边国家或地区的连续分布。

表 18-25 我国常规监测蚊种世界地理分布

种类	地理分布
尖音库蚊淡色亚种（*Cx. pipiens pallens*）	中国北部，全北界，非洲南部与东部，拉丁美洲
致倦库蚊	中国（上海、河南、陕西、西藏以南各省），巴林，孟加拉国，柬埔寨，印度，印度尼西亚，伊朗，伊拉克，日本，马来西亚，老挝，马尔代夫，缅甸，尼泊尔，沙特阿拉伯，阿曼，巴基斯坦，菲律宾，马里亚纳群岛，泰国，越南，斯里兰卡，也门，刚果，科特迪瓦，埃塞俄比亚，肯尼亚，尼日利亚，塞内加尔，南非，苏丹，坦桑尼亚，吉布提，乌干达，毛里求斯，莫桑比克，毛里塔尼亚，布基纳法索，圣多美和普林西比，赤道几内亚，马达加斯加，科摩罗，美国，墨西哥，安圭拉，危地马拉，尼加拉瓜，安提瓜和巴布达，洪都拉斯，圣卢西亚，牙买加，巴拿马，哥斯达黎加，古巴，海地，特立尼达和多巴哥，巴巴多斯，格林纳达，多米尼加，瓜德罗普，巴哈马，波多黎各，伯利兹，维尔京群岛，马提尼克，蒙特塞拉特，圣基茨和尼维斯，开曼群岛，圣文森特和格林纳丁斯，多米尼加，英属印度洋领地（查戈斯），阿根廷，巴西，智利，哥伦比亚，巴拉圭，秘鲁，厄瓜多尔，乌拉圭，委内瑞拉，萨尔瓦多，苏里南，圭亚那，法属圭亚那，澳大利亚，新喀里多尼亚，新西兰，瑙鲁，帕劳，萨摩亚，巴布亚新几内亚，密克罗尼西亚联邦国，马绍尔群岛，瓦努阿图，图瓦卢，基里巴斯，所罗门群岛，库克群岛，汤加，法属波利尼西亚
三带喙库蚊	安哥拉，喀麦隆，中非共和国，达荷美，埃及，加蓬，冈比亚，加纳，印度，伊朗，伊拉克，以色列，中国（除新疆和西藏外），约旦，肯尼亚，黎巴嫩，马达加斯加，马尔代夫，莫桑比克，尼日利亚，俄罗斯，沙特阿拉伯，塞内加尔，斯里兰卡，叙利亚，坦桑尼亚，多哥，土耳其，土库曼斯坦
白纹伊蚊（*Ae.*）	中国（辽宁南部、陕西以南各省），东洋界，美国，巴西，加勒比，南美洲，北美洲，非洲，欧洲
埃及伊蚊	中国（广东、广西、海南），南亚，东南亚，英国，法国，意大利，美国，中美洲，南美洲多数国家，非洲各国
中华按蚊	我国云南、贵州、重庆、河南、山东、天津、江苏、安徽、湖北、浙江、上海、福建、江西、广西、广东、海南等省（直辖市、自治区），台湾、香港、澳门特别行政区的全境，以及西藏、四川、甘肃、陕西、山西、河北、北京、辽宁等省（直辖市、自治区）的南部部分地区，分布北界线是年平均气温 10℃。东南亚，南亚，东北亚，俄罗斯
雷氏按蚊	中国（北纬 42°以南地区）
大劣按蚊	中国（海南、云南），南亚，东南亚
微小按蚊	中国（河南、安徽、浙江以南各省），南亚，东南亚，琉球群岛

（三）我国蚊种分布

中国陆地动物区划隶属于古北区与东洋区。古北区大多由欧亚大陆的温带陆地组成，东洋区几乎全部位于热带和亚热带境内。两地理区在我国境内的界线西起喜马拉雅山系，经川北的岷山与陕南的秦岭，向东至淮河南岸，直抵长江口以北。中国动物地理区划划分参照张荣祖（2011）的《中国动物地理》，根据陆栖脊椎动物将中国地理划分成 7 个区：东北区、华北区、蒙新区、青藏区、西南区、华中区、华南区。从我国蚊类区系分布的特点来看，具有不均匀性和明显的地方性。其中，已知蚊类的 18 属 400 余种中，东洋界占 77.3%，古北界仅占 18.6%，可见东洋、古北两界蚊类的区系组成有着明显的差异，东洋界占有明显的优势；而且以我国为模式产地的特有种就有 63 种，其中 2/3 以上仅局限于某一亚区，特别是集中在华南区、华东区和西南区。从各划界区域蚊虫属、种或代表种来看，按蚊在我国东洋、古北界的分界线位于北纬 32°~34°；北纬 34°以北按蚊种类较少，以古北界种类为主，如带棒按蚊（*An. claviger*）、萨氏按蚊。北纬 34°以南，按蚊区系相对复杂，有典型的东洋界，如多斑按蚊（*An. maculatus*）、微小按蚊、雷氏按蚊的记载。按照库蚊如尖音库蚊复合组（*Cx. pipiens* complex）的分布，两界的分布线主要分布在长江下游 30°~32°之间，而在华中的湖北、河南省及华西的四川省则在北纬 32°~34°，在陕西省的分界线已超过秦岭以北，达到北纬 34°~36°。古北界以尖音库蚊淡色亚种、新疆伊蚊（*Ae. sinkiangensis*）、拉萨伊蚊（*Ae. lasaensis*）为代表。东洋界以局限蚊属、领蚊属、小蚊属、钩蚊属为代表。

我国幅员辽阔，地貌景观复杂，水系纵横交错，气候分化明显，从寒温带到热带，甚至包括高原的冻土带，使得蚊虫区系组成极其丰富。

1. 云南省 云南省地处我国西南边陲，北依亚洲大陆，南濒印度洋及太平洋，处在东南季风和西南季风的控制之下，又受青藏高原气候的影响，从而形成复杂多样的自然地理环境。复杂的地形地貌和多样的自然生态，构成了蚊虫物种的丰富性和蚊虫区系的多样性。自1979年以来，董学书采用抽样调查与重点普查相结合的方法，先后对云南省北纬21°~28°、东经97.5°~106°的12个州（市）45个县不同海拔、不同植被地区进行蚊类标本采集，以及相关生态习性、地理气象资料的调查收集，共采获蚊类标本13 100份，发现蚊类2亚科20属31亚属297种（亚种）；其中，中国新纪录多达9属12亚属25种。根据以往蚊虫调查结果，并结合自然气候、地形地貌、水系、植被等资料，董学书等（2005）把蚊类区系初步划分为热带雨林季雨林亚区和亚热带山地森林亚区，共2个亚区以及7个小区，各区蚊类具有明显的区域性特征；并分析认为蚊类的地理分布大致以北纬25°为界线，沿此纬度向南，蚊类属、种逐渐增多；沿此纬度向北，蚊类属、种逐渐减少，沿此纬度愈向西北，属、种类愈少；而且蚊虫种类在1 500m以下，600~1 200m分布最多。李佳等（2009）对澜沧江5个县9个调查点的居民区进行夜间成蚊的调查取样，共捕获蚊虫4 682只，共6属28种（亚种）；调查发现，三带喙库蚊是澜沧江中下游地区居民点蚊类的优势种，中华按蚊、环带库蚊（*Cx. annulus*）、骚扰阿蚊（*Armigeres subalbatus*）、致倦库蚊（*Cx. quinquefasciatus*）、美彩按蚊（*An. splendidus*）和棕头库蚊（*Cx. fuscocephala*）是该区域的常见种。张菊仙等（2008）对怒江中上游流域北纬25°00′~28°30′和海拔800~2 000m之间共20个山地居民区的蚊类多样性进行了调查取样，共捕获蚊类2亚科5属32种87 126只，统计分析结果也显示总蚊虫密度沿纬度和海拔梯度基本呈现为两头高中间略低的分布格局，但总体上以低纬度和低海拔地带为高；并优势种（主要是三带喙库蚊）密度与总蚊密度沿纬度和海拔梯度均呈正相关分布格局。

2. 河北省 河北省位于华北地区东部，位于北纬36°03′~42°40′、东经113°27′~119°50′之间，东临渤海，西倚太行，北部坝上高踞，南部平原展开，地形复杂，植被多样，属于全国动物地理区划中东北、蒙新及华北3个动物地理区域的交界地带。该省蚊虫调查文献较少，仅2001—2007年，通过采用诱蚊灯法和人工小时法对当地蚊虫调查，捕获蚊虫3属6种，尖音库蚊淡色亚种（*Cx. pipiens pallens*）为优势蚊种，占85.3%；其中，人类活动较多的居民区、公园等以尖音库蚊淡色亚种为主，牲畜棚则以三带喙库蚊和中华按蚊居多。另外，不同的生境类型蚊种构成比不尽相同，居民区、公园和医院以尖音库蚊淡色亚种为优势蚊种，农户和牛棚则以三带喙库蚊为主。

3. 湖北省 湖北省位于北纬29°~33°之间，长江纵贯全省，其中山区主要分布在西半部，东半部仅边境一带稍有山岭，西部地区主要分布在长江与汉水之间，高度均>1 000m，是我国第二级阶梯的东部边缘。调查发现该省蚊类11属72种，其中，东洋界种类53种，占73.6%；古北界种类11种，占15.3%；广布两界种类8种，占11.1%。经与湖南、江西和河南省蚊类分布种类比较研究后认为，湖北省蚊类基本应划归东洋界，但北纬32°以北的鄂西北山区划归古北界似较合理。

4. 江苏省 江苏省地处长江、淮河下游，地势平坦，主要由苏北黄淮平原和长江三角洲组成，西南部宁镇丘陵、宜溧山区，海拔多在200~500m，气候温和，雨量适中，四季分明。经对南京、苏州、无锡、淮阴、徐州、连云港等市常年蚊虫种类及密度调查结果分析发现，该省蚊虫种类有9属52种；其中，主要蚊虫种类为尖音库蚊淡色亚种、中华按蚊、三带喙库蚊、白纹伊蚊。

5. 东北三省 东北地区的蚊类就其区系组成来说，分布在全北区、旧北区和新北区区域的蚊虫有48种，占东北地区已知蚊虫种类的72.9%，其中23种属西伯利亚种；分布在东洋区和旧北区的蚊虫种类13种，占19.6%；仅分布在东洋区的蚊虫5种，占7.5%。从东北3省蚊虫调查结果，共发现蚊虫6属68种，其中，黑龙江省4属52种，广布种包括中华按蚊、刺扰伊蚊（*Ae. vexans*）、尖音库蚊淡色亚种；吉林省6属45种，广布种有中华按蚊、刺扰伊蚊、尖音库蚊淡色亚种、迷走库蚊；辽宁省5属41种，广布种有中华按蚊、刺扰伊蚊、背点伊蚊（*Ae. dorsalis*）、尖音库蚊淡色亚种、三带喙库蚊、迷走库蚊。综述以往调查结果认为，中华按蚊、刺扰伊蚊、尖音库蚊淡色亚种均为东北3省广泛分布的种类。

6. 重庆市 重庆市位于青藏高原与长江中下游平原的过渡地带，长江上游三峡库区及四川盆地东南部，地形地貌以山地、丘陵为主，冬暖夏热，空气潮湿，属亚热带湿润季风气候。季恒青等（2009）在各区（县）调查，共发现蚊虫10属73种，其中白纹伊蚊、雷氏按蚊、中华按蚊、致倦库蚊、三带喙库蚊等均在全市范围内广泛分布。1997—2000年，三峡库区丰都县蚊类监测发现，蚊种构成以骚扰阿蚊为主，次为中华按蚊和致倦库蚊。

7. 四川省 四川省位于我国动物地理区划古北界和东洋界的交汇地带，东部是一个完整的盆地，西部为青藏高原的东缘，西南部为横断山脉的北段，生物区系相当丰富。目前该省共记录蚊虫 11 属 122 种，其中包括 3 个新种和 2 个国内新纪录种。由于四川省所处地理位置纬度低，部分地区的地势海拔高，动植物种类存在明显的垂直变化，其中蚊虫主要分布在海拔 1 500m 以下地区，这些蚊类主要有东洋界种类构成，古北界种类极少，所占比例<10%；2 000m 以上分布的蚊种迅速减少，3 000m 以上的种类不超过 10 种。

8. 贵州省 贵州省处于亚热带湿润气候区，气候条件十分复杂，具高原山地气候特点，横跨南、北、中亚热带气候型，其中高原地貌和生态环境较为复杂，蚊类区系相当丰富。目前共发现蚊虫 12 属 108 种（亚种），其中包括 4 个新种和 5 个国内新纪录种。虽然贵州省的蚊类区系与邻近区界有着密切的关系，但也表现出一定的地方性特征，已知属于本亚区的特有蚊种就有苗岭库蚊（*Cx. miaolingensis*）、黄氏库蚊（*Cx. huangae*）、贵州库蚊（*Cx. guizhouensis*）、平坝伊蚊（*Ae. pingpaensis*）等 8 种。根据自然地理、植被区划及蚊类的分布特点，大致将贵州省划分为黔西高原中山区、黔南低山河谷区、黔东低山丘陵区、黔北中山峡谷区和黔中山原丘陵 5 个地理区。

9. 宁夏回族自治区 由于全区地形多变，但植被贫乏，分布甚不均匀，平均温度低，温差大，冬季长，蒸发强烈而多风沙，属典型大陆性气候。王希蒙等（1991）将宁夏昆虫地理划分为六盘山昆虫区、黄土高原昆虫区、荒漠与半荒漠昆虫区 3 个自然地理区；其中后者又可分为 3 个亚区，即贺兰山、罗山昆虫亚区，宁夏平原黄灌区昆虫亚区，荒漠、半荒漠昆虫亚区。在这些区域中，存在共同分布的蚊种有中华按蚊、帕氏按蚊（*An. pattoni*）、尖音库蚊淡色亚种 3 种，但区域之间的分布特征有较大差异，如库蚊属的种类，大多分布在平原黄灌区昆虫亚区，而在六盘山昆虫区、黄土高原昆虫区、贺兰山、罗山昆虫亚区则少见。另从区系结构分析看，以宁夏平原黄灌区昆虫亚区所占种类较多，其次是荒漠、半荒漠昆虫亚区；而这 2 个区都是引黄灌区，稻田、水塘、沼泽、沟渠较多，因而给蚊类的孳生、繁殖、活动提供了有利条件。

10. 安徽省 安徽省地处热带与亚热带之间，境内气候温和，雨量充沛，适宜蚊类繁衍孳生，夏立照（2003）总结了以往工作期间对安徽省蚊类的调查记录和文献资料，认为本省蚊类有 2 亚科 10 属 83 种。其中，按蚊属 18 种，库蚊属 29 种，伊蚊属 23 种，阿蚊属 4 种，杵蚊属 2 种，蓝带蚊属 3 种，曼蚊属、直脚蚊属、巨蚊属、领蚊属各 1 种。

11. 内蒙古自治区 地处北温带蒙古高原的南部，地跨东 97°10′~126°09′和北纬 37°24′~53°20′，东、西长而南、北窄，延伸 2 000km 多。地势由南向北、由西向东缓缓倾斜，地貌除东南部外，基本是高原，海拔 1 000~1 500m。东部分布有大兴安岭、嫩江西岸平原、西辽河平原，西部分布有阴山、贺兰山等山脉、土默川平原、河套平原及黄河南岸平原、巴丹吉林、腾格里、乌兰布和、库布其、毛乌素等沙漠。内蒙古属典型的中温带季风气候，冬季漫长而寒冷，夏季温热而短暂，降水量自东向西由 500mm 递减为 50mm 左右，蒸发量自西向东由 3 000mm 递减到 1 000mm 左右，因此由东向西形成森林、森林草原、典型草原、荒漠草原和荒漠等自然景观。调查发现蚊科 5 属（11 亚属）42 种，其中伊蚊属（5 亚属）28 种，占 66.7%；库蚊属（2 亚属）6 种，占 14.3%；脉毛蚊属（2 亚属）4 种，占 9.5%；按蚊属（2 亚属）3 种，占 7.1%；轲蚊属 1 种，占 2.4%，伊蚊属是内蒙古地区的主要蚊种。地理分布：东部的呼伦贝尔、兴安、通辽、赤峰地区都有森林，植被茂盛，气候湿润，蚊种分布最多，西部的乌海和阿拉善荒漠地区气候干燥，植被稀疏，蚊种分布最少，其余地区蚊种分布差异不大。发现的 28 种伊蚊中有 22 种只发现于东部地区，尤其在森林区最多。里海伊蚊（*Ae. caspius*）和白色伊蚊［*Ae. albineus* Séguy，1923，与原黄背伊蚊（*Ae. Flavidorsalis*）同物异名］仅分布于西部地区。分布最广且数量最多的是背点伊蚊、刺扰伊蚊、凶小库蚊（*Cx. modestus*），另有一些蚊种虽然分布较广，但数量不多。可见不同种类蚊虫对地貌、气候的适应性决定了其在不同地区的分布。

二、孳生与栖息

（一）幼虫孳生习性

1. 孳生地类型 雌蚊产卵的地点也就是将来所孵化出来幼虫的孳生地。了解蚊虫孳生地对控制蚊虫传播的疾病具有重要意义。各种蚊虫对孳生环境有一定的选择性，不同的水体孳生不同的蚊种。蚊幼虫的孳生地从大型持久性水体(如湿地、沼泽地、稻田、水库等)到小型暂时性水体(如水塘、水坑、车压坑、牛蹄迹、排水沟等)都有。大致可分为五种类型:

(1)田塘型:包括稻田、池塘(水较深,边缘有植物)、湖泊(面积大,水深)、沼泽(水浅,各种水生植物露出水面)等。这类水体孳生的蚊种以中华按蚊、三带喙库蚊为主,多种按蚊孳生在这类水体,如赫坎按蚊种团的蚊种、须喙按蚊、杰普按蚊、菲律宾按蚊(*An. philippinensis*)等;库蚊中的杂鳞库蚊(*Cx. vishnui*)、二带喙库蚊、凶小库蚊、迷走库蚊(*Cx. vagus*)等。伊蚊中的刺扰伊蚊、黄色伊蚊(*Ae. flavescens*)等大量孳生在沼泽中。雷氏按蚊孳生在稻田、茭白田中。

(2)缓流型:包括地下涌出泉水、溪流、灌溉沟渠等。这类水体孳生的蚊种有微小按蚊、帕氏按蚊、林氏按蚊等,雷氏按蚊、杰普尔按蚊(*An. jeyporiensis*)有时也在此类孳生地生长。

(3)丛林型:包括在树林或灌木丛荫蔽的小型天然积水,如山涧石穴、溪床积水、丛林边缘洼地、蹄印、车辙等小积水,是大劣按蚊的主要孳生地。

(4)污水型:包括各种生活污水及自然有机污水,如洼地积水、阴沟、下水道、污水坑、污水沟、沙井、稀粪池、积肥坑等,孳生的蚊种以尖音库蚊淡色亚种、致倦库蚊为主,三带喙库蚊有时也在其中孳生。

(5)容器型:包括人工容器(如缸、罐、坛、桶、盆、碗、瓶、盒、废旧轮胎等)和植物容器(如树洞、竹筒、叶腋、椰子壳等)的积水,水质清洁,是白纹伊蚊和埃及伊蚊的主要孳生地。

在大型的湖水,有鱼和捕食者以及流速快的河流很少有蚊幼虫孳生。但这些孳生场所的选择并不是一成不变的,在环境条件发生变化时,蚊的孳生场所亦可能发生变化。例如,随着农村和郊区的不断城市化,发现了尖音库蚊淡色亚种、白纹伊蚊和三带喙库蚊同时孳生于同一个下水道口的现象。

2. 影响蚊幼孳生因素　除了食物来源外,孳生地的气味、光照度、水质、水温、流速、寄生物和天敌、障碍物等对蚊幼虫的生长都有影响。

(1)食物:幼虫食物包括水中酵母、细菌、有机质、单细胞藻类、原生动物、浮游生物、腐烂的动植物等。一些按蚊种类在水表面取食,也有许多在水底取食。蚊幼虫的口器是咀嚼型,以咽滤方式取食,借其口刷的活动形成涡流,使食物颗粒顺水流入口中。一个 4 龄幼虫每天通过旋流方式滤水的容量可达 0.5~2L。孳生地水中所含食物的多少可以影响幼虫生长速度和羽化成蚊的多寡。少数种类为捕食性或同类相残,如贪食路蚊(*Lt. halifaxii*)和巨蚊。

(2)水温:水的温度直接影响幼虫的生长发育,也可影响水中浮游生物的繁殖,间接影响蚊幼虫的孳生。蚊幼虫发育的最适温度有三种不同的概念:即发育最适温度、生存最适温度和生物最适温度。所谓发育最适温度是指发育率最高时的温度;生存最适温度是指死亡率最低时的温度。Mosna(1937)把发育率最高和死亡率最低时的温度结合起来称为最适温度。蚊幼虫发育的适宜温度范围一般在 10~25℃,在此范围内,温度升高,幼虫发育加速。温度在 28℃以上,虽然幼虫发育较快,但如营养物质不足,个体常较小;超过适宜温度范围,幼虫发育受抑制,发育减缓或蛹不能羽化而死亡。如赫坎按蚊(*An. hyrcanus*)幼虫在 43℃、微小按蚊在 41℃,5 分钟即死亡;前者孳生于稻田中,该水体水温常达 41℃,因此赫坎按蚊能耐受较高温度;而微小按蚊孳生在流水中,一般水温只有 35℃,比静水中温度常低 3~5℃,故对较高的水温耐受力差。温度降低时,发育时间逐渐延缓,或部分停止发育,低于 10℃并不能使所有蚊虫停止发育,当水温低于 10℃时,以卵和幼虫越冬的蚊虫幼虫(骚扰阿蚊、白纹伊蚊等)在水中仍较为活跃,仅羽化成蚊的数量相对较少,不超过 20%。

(3)光照与荫蔽:蚊对孳生地的遮阴情况有明显的选择性,多数按蚊孳生在阳光充足而稍有遮阴的水体,如中华按蚊、迷走按蚊。有的蚊种则趋向于荫蔽的水体,如雷氏按蚊,有调查显示:在隐蔽水体中雷氏按蚊幼虫数量,远高于非隐蔽水体孳生数量,其比例为 1∶0.03。大劣按蚊多孳生在密荫下、无直接阳光照射的溪床积水或石穴积水等中,如果砍伐溪涧两旁的树丛或灌木丛,使这类积水暴露于阳光之下,能防止这种按蚊在其中孳生。微小按蚊虽孳生在有遮阴的流水中,但当植物将溪流完全遮蔽,也没有微小按蚊孳生。有些蚊虫喜孳生于暴晒的积水中,例如迷走按蚊生长在完全暴晒于阳光中的浅潭、土坑等。伊蚊多喜遮蔽环境下的树洞或容器积水,而尖音库蚊淡色亚种和致倦库蚊,在人居环境露天的污水沟坑或阴暗的下水道均能孳生。

（4）波浪与水流：平静的水面是幼虫正常生活的重要条件之一。微小的水波可促使水面取食的幼虫频繁地潜入水中，妨碍它们取食，不利于它们的正常生长发育。波浪对幼虫的危害更大，不仅可干扰它们的正常生活，甚至可引起机械性损伤。所以在水面广阔和无水生植被保护而容易产生波浪的大型水体中或水面上，如湖面以及水库、大塘等远离岸边的部分，通常无蚊虫孳生。

（5）化学物质：与幼虫孳生关系密切的化学因素是含氮盐类和无机盐类。水中氨态氮含量高于300μg/L就很少有按蚊孳生，而尖音库蚊淡色亚种在含氮量超过2~3mg/L的污水中仍能生长良好。

幼虫借体壁的渗透和扩散作用维持体内水及盐离子的平衡，大多数蚊种孳生于淡水中，少数种类可孳生于含盐的水中，如海滨库蚊，多见于我国沿海地区的一类蚊种；也有的种类在淡水和含盐量低的水中都能孳生，如东乡伊蚊。幼虫对水的酸碱度耐受范围较大，如中华按蚊在pH5~10的情况下都能生长。

（6）寄生物和天敌：许多生物如鱼类、青蛙、龟、蜻蜓稚虫、松藻虫及剑水蚤等均可捕食蚊幼虫，是为天敌。已证明有200多种淡水鱼可吞食蚊幼虫。昆虫病原生物，如病毒、细菌、微孢子虫、真菌和罗线索虫寄生于蚊幼虫，可使之致病和死亡，其中苏云金杆菌和球形芽孢杆菌已被应用于蚊幼虫防治。

（二）栖息习性

蚊虫吸血以后需寻找比较阴暗、潮湿和空气流通的小环境栖息，以进行胃血的消化和卵巢的发育。待卵发育成熟，飞出寻找产卵场所。蚊虫的栖息场所可分为家栖和野栖两大类。室内多栖于蚊帐内、床下、屋角、门后、墙面及杂物上；室外多栖于草丛、洞穴、树下及人畜房附近的农作物、灌木丛等中。各种蚊的栖息习性不同，大致可以分为3类：

1. 家栖型　夜晚进入室内（包括人房、畜禽舍）吸血，吸血后仍停留在室内，待胃血消化并卵巢发育成熟时，才飞出去到户外产卵，如雷氏按蚊、微小按蚊、致倦库蚊、尖音库蚊淡色亚种等属于这一类型。

2. 半家栖型　夜晚进入室内吸血，吸血后在室内停留一段时间，多于次晨飞出，到室外栖息，中华按蚊、日月潭按蚊属于此类。

3. 野栖型　成蚊多在户外吸血，在野外栖息，很少侵入室内，如大劣按蚊属此类型。

同一蚊种的栖息习性不同，有可能属于不同的隐种或型。如微小按蚊，虽为公认的家栖型的典型蚊种，但在台湾省和海南省，都曾发现该蚊可生活于无人居住的山地森林区，而在广西、贵州、云南等地却是半家栖型，趋向室外栖息，染色体核型及分子生物学鉴定发现微小按蚊存在不同的种型。

了解蚊的栖息习性与防治关系重要。如室内滞留喷洒，对家栖蚊种，可使蚊密度下降到接近于零；对半家栖蚊种，也起到一定作用；而对野栖蚊种，则效果不理想。

三、吸血习性

成蚊活动所需的能量仅靠植物汁液也能提供，但非自育性蚊必须吸食脊椎动物血液才能完成卵的发育。不经吸血就可以产卵的蚊有两种类型，一类是雌蚊不需要吸血产生第一批卵，但是后期产卵必须吸血；第二类是专性自育，即所有的产卵都不需要吸血。自育程度可用自育指数和自育率表示。自育率是指羽化后第七天，计算每100只雌蚊中，卵巢发育超过克氏Ⅲ期的蚊数。自育指数是计算平均每只实验雌蚊已产出的卵和未产出的克氏Ⅴ期卵的数目。迄今已发现有自育性的蚊虫有十余种，包括埃及伊蚊、普通伊蚊、背点伊蚊、黄色伊蚊、东乡伊蚊、带棒按蚊、尖音库蚊淡色亚种等。我国广州地区白纹伊蚊也发现具有自育性，且在实验室养殖14代后仍具有自育性，由此可见自育性是可遗传的，但是还受到外环境和其他非遗传因子（如幼期营养、环境条件、交配与激素等）的影响。不同蚊种自育模式可由常染色体主导，亦可由半显性等位基因主导，后者主导的自育外显率受环境与营养调控。

各种蚊的嗜血习性不同，哺乳动物、鸟类、爬虫类、两栖类甚至鱼类血都可以成为蚊的血餐、有的兼吸哺乳动物和鸟类的血；吸哺乳动物血的有嗜吸人血、有的嗜吸动物血。多种蚊兼吸人和动物血，但有所偏好。嗜吸人血的蚊类适宜传播人类疾病，人畜血兼吸的种类更适宜传播人畜共患病，如蚊可将动物体内的流行性乙型脑炎病毒传播给人。中华按蚊嗜吸畜血，兼吸人血；雷氏按蚊嗜吸人血，兼吸畜血，这两种按蚊在传播疟疾中的效能有所不同。但随着环境改变以及血源可得程度的影响，嗜血习性不是一成不变的，如海南岛东部某居民点，当牛群放牧到别处之后，杰普尔按蚊由原来的嗜吸牛血改吸人血，随之出现该蚊种子孢子感染率骤然增高的现象；农业机械化代替家畜耕作，居民点家畜减少，也会使蚊吸人血的机会增加。同一蚊种，可因地区的不同而其吸血习性也有差异，如微小按蚊在海南岛以嗜吸人血为主，是当地的主要传疟媒介，在大陆各地则兼吸人畜血液，以吸畜血为主；随着纬度北移，其嗜吸人血的比例大大降低，且种群数量以及传疟作用亦都大大降低。因此微小按蚊在北纬25°以南是主要传疟媒介，到了北纬30°以上就没有传疟作用了。

蚊的吸血活动除因蚊本身的习性不同外，环境因素如光照、温度、湿度、风力等因素都对其有影响，尤以温度和光照的关系较大。雌蚊在一天24小时中攻击宿主吸血的起止时间和高峰期依蚊种的不同而有所不同，有些蚊种在一天中吸血时间没有差异，而有些蚊种主要在白天（如白纹伊蚊）或夜晚（如致倦库蚊）吸血，这种24小时的刺叮活动高峰规律称之为刺叮周环。雌蚊根据正常刺叮时间，通常分为白昼吸血和夜晚吸血两类。雌蚊的刺叮行为，不论在夜晚或白昼吸血，都具有明显的昼夜节律，表现为不同的刺叮周环。多数蚊夜间吸血，少数在白天吸血。白昼吸血蚊类的刺叮周环也有多种形式，以中华按蚊的刺叮活动为代表，它们的正常活动在黄昏和黎明有两个刺叮高峰，分别出现在日落后和日出前的1小时，但黎明高峰常常受到限制；尖音库蚊淡色亚种和中华按蚊于日落后1小时和黎明时为吸血高峰；我国新疆北湾刺扰伊蚊也存在类似的刺叮周环，出现有规律的晨峰（日出前1小时）和昏峰（日落后1小时）。上述活动高峰的出现，随日落和日出时间而变化，即因日落时间前移而提前，日出时间推后而后移。对于这类黄昏型刺叮的蚊类，傍晚防蚊尤为重要。夜晚吸血的蚊类刺叮周环基本上可分为黄昏型和夜间型两类。大劣按蚊、雷氏按蚊等，它们的刺叮高峰出现在午夜前后或之后，或通夜不规则，无明显活动高峰。最适于蚊虫吸血活动的温度为26~35℃，相对湿度为70%~80%，低于15℃不吸血。

羽化后的不同成蚊开始吸血时间也不尽相同。一般在羽化后24小时才开始吸血，以羽化后3~5天达到高峰。第一次吸血可在交配之前或后，但自然界吸血蚊中已交配蚊占多数。蚊吸血所需时间长短因蚊种和所吸宿主而不同，中华按蚊吸人血需3分钟，吸牛血需4~5分钟；三带喙库蚊吸人血需2~3分钟，吸牛血则需3分钟以上，甚至7分钟。蚊吸血后胃明显扩张，一般吸血量都超过体重，白纹伊蚊平均吸血量是体重的1.66倍。埃及伊蚊和白纹伊蚊在吸血后均有排出无色小液滴的现象，斯氏按蚊和中华按蚊在吸血时常同时排出血滴，有浓缩血餐作用，增加病原体的感染机会。

四、季节消长

蚊特定种类的密度和种群大小随季节变化而变化，称为季节消长。影响蚊虫季节消长的主要因素是温度、雨量和蚊幼虫的孳生环境。季节变化是温度、湿度、雨量和光周期的综合变化，它影响并制约着蚊种的季节消长。其中温度的影响最重要。蚊虫的季节消长，或称季节分布，是自然种群数量最明显的动态。一般来说，纬度越低，蚊虫活动和繁殖时间越长。云南省位于我国西南边陲，属于低纬度的内陆地区，蚊虫的季节分布与干季和雨季密切相关。对该地蚊虫分布调查显示，蚊虫在全年均有活动，但5~7月密度逐月上升，8月达到高峰，9月逐渐下降；在适宜气温条件下，雨量发挥着重要作用，6~8月雨量逐月增加，蚊密度随之上升，8月雨量最大，蚊密度也最高。孳生在流水中的种类，如生长在缓流中的微小按蚊，一年中通常有2个密度高峰，出现在雨季前后，如海南岛在4~6月（雨季前），雨季来临时密度下降，到9~10月份（雨季后）再出现一个较低的小高峰；在山区，多数地方全年有一个高峰；广西、四川、贵州大部和云南南部的微小按蚊密度高峰出现在9~10月（雨季之后），这是因为微小按蚊幼虫不能抵抗流速0.29m/s的水流冲刷，雨季水流量大，流速快，幼虫受到冲刷，成蚊密度自然较低。孳生在小型地面积水和污水的种类，如尖音库蚊淡色亚种和致倦库蚊通常在夏初和秋季有2个高峰，而在炎热的夏季数量有所减少，这是因为孳生地水温过高和容易晒干，另外还受到降雨的影响，不同年份的密度高峰有所差别。孳生在小容器积水中的种类，其密度高峰受降雨量的影响较大，如广东和广西的白纹伊蚊成蚊密度高峰在5~10月，而在河南太行山麓则为7~8月。大劣按蚊主要孳生在南方树林、灌木丛浓荫遮蔽的小型天然积水中，1~4月海南岛的成蚊密度较低，5月雨季到来后数量开始上升，7~10月达到高峰，11月又迅速下降。水稻种植面积和耕作制度也影响蚊的种群数量，中华按蚊的密度高峰从南到北依次为：海南岛3~4月，福州和云南芒市4~6月，长江中下游和海河、淮河流域在7~9月，辽河下游6月中旬开始出现，8月下旬至9月上旬为高峰，9月下旬数量骤减；而当地三带喙库蚊也相似，在 7~8 月为密度高峰，有的年份在 7 月下旬稍有减少，而出现 7 月和 8 月两个高峰，这是由于两蚊种为稻田孳生的主要蚊种，与稻田积水相关，在双季稻种植区，中华按蚊通常可见 2 个高峰，与早、晚稻种植季节一致。雷氏按蚊季节消长与中华按蚊相似，但高峰期比中华按蚊稍晚。

我国气候南北悬殊，各蚊种季节消长各异。即使在同一地区的不同蚊种，或不同地区的同一蚊种，也因蚊本身的习性和环境因素，特别是农作物及耕作制度的影响，而有不同的季节消长情况。掌握各地区不同蚊种的季节消长情况，对蚊媒传染病流行病学及灭蚊工作的开展均有很大意义。

五、越冬

在外界温度低于 10℃时，蚊虫进入越冬（冬眠）。越冬是蚊对环境变化的一种生理适应，外界不良环境使其生长受到抑制，表现为发育停滞。越冬的机制较为复杂，受外界因素如温度、光照、内分泌调节、种的遗传性等各种因素的影响。越冬有两种情况，一种是“静息”（quiescence），由于冬季寒冷、干燥，血源不易获得而饥饿等恶劣条件的直接作用，一旦条件改善，生长发育即可恢复；另一种是“滞育”（diapause），为生长发育停滞程度较静息更深的生理状态，是对有节奏重复到来的不良环境条件的反应，是昆虫对环境长期适应的结果。越冬是生理节律，不管是否有严冬出现，在某一特定发育阶段，气温和光照等的改变，越冬或滞育会如期而来。

我国南方气候终年温暖，蚊常年可活动和繁殖；而在其他地区，蚊到冬天或晚秋就停止活动和发育，直到适合发育的季节到来。滞育需要一定的条件和时间的重活化才能恢复正常发育，并由激素控制。蚊发生滞育主要受短日照的影响，温度降低也有一定的关系。蚊可以在不同时期发生滞育，因种类而不同。成蚊期滞育表现为羽化的雌蚊拒绝吸血，或吸血而卵巢不发育，呈生殖营养分离现象，体内脂肪增多，脂肪体增大，呼吸和新陈代谢降低。

1. 越冬类型　我国越冬蚊分为 3 类：①全越冬：包括北纬 34°以北的华北和东北地区，冬季蚊处于越冬状态，所有按蚊均处于生殖营养分离；②半越冬：在北纬 27°~34°之间，冬季在天气暖和时蚊有吸血活动，卵巢处于不发育或发育状况，生殖营养协调者占多数，失调者较少；③不越冬：北纬 27°以南，华南地区蚊终年活动。在海南、广东、福建，冬季中华按蚊基本呈生殖营养协调状态。

2. 越冬虫期　多数按蚊、库蚊等以成蚊越冬，如中华按蚊、致倦库蚊、尖音库蚊淡色亚种等；以幼虫越冬的多见于清洁水体孳生的蚊种，如微小按蚊、骚扰阿蚊等；多数伊蚊以卵越冬，如白纹伊蚊和仁川伊蚊秋季产卵于孳生容器内，滞育卵耐低温和干旱；刺扰伊蚊和背点伊蚊卵可在孳生地泥土中越冬。雷氏按蚊也是以卵越冬。短日照导致微小按蚊、帕氏按蚊等雌蚊产滞育卵，在水中蛰伏，待日照加长、水温升高，则继续发育。以成蚊越冬的蚊种，其表现为不吸血、卵巢停止发育，脂肪体增大。

3. 越冬场所　雌蚊越冬场所一般比较隐蔽、潮湿、通风性较差，温度在 0~10℃之间。湿度低会影响越冬蚊的寿命。越冬的成蚊主要在居民点附近的花房、地窖、地下室、防空洞、土洞、桥洞、岩穴、山洞，甚至土坡的阳面，家中家具背面和下面、盆景叶面下等处越冬；三带喙库蚊成蚊在草堆、芦苇堆内越冬。虽然越冬场所的微小环境相对稳定，但越冬蚊的活动范围并不因此固定不变，当外界气候发生变化时，越冬蚊也有可能更换越冬场所。在北方未发现越冬的三带喙库蚊。在上海地区，三带喙库蚊在滞育临界期后就很难捕到滞育蚊，但常在早春气流下沉之后数量突增，符合季节性迁飞昆虫北迁降落的特点，认为三带喙库蚊有迁飞越冬表现，即不在上海当地越冬，而是在南方越冬，气温回暖后回迁到上海（闵继光等，1996；顾品强等，2003）。

越冬期是蚊虫数量最少、生命最脆弱的一个时期。越冬的雌蚊，在早春气候转暖时，开始飞入人房或畜棚吸血，并在就近室内栖息，产卵亦多选在居民点、畜舍附近的浅水中。故早春第 1 代幼虫的孳生地，往往在居民点、畜舍附近，面积较小、幼虫数量少而集中，且发育缓慢，因此也是灭蚊的有利时机。在热带和亚热带地区，全年平均温度均达 10℃以上，蚊虫无越冬现象。

六、天敌

蚊虫生存环境中自然界天敌主要有感染蚊的微生物、寄生虫和捕食蚊类的动物。

(一) 微生物

1. 苏云金杆菌 苏云金杆菌(*Bacillus thuringiensis*,Bt)是一种需氧的革兰氏阳性芽孢杆菌,它在细胞生长的稳定期产生伴孢晶体,其中包含一种或多种杀虫晶体蛋白,对7大类昆虫和其他几类无脊椎动物具有选择性致病能力。1977年,Goldberg等在以色列分离到一株对蚊幼虫具高毒力的Bt,称作苏云金芽孢杆菌以色列亚种(*Bacillus thuringiensis* subsp.israelensis,Bti),即为血清型H-14(Bt.H-14)。此后,发现对蚊幼虫有毒的尚有PG-14和H-10等菌株,它们对150多种蚊幼虫均有不同程度的毒效;对常见三属蚊的毒力依次为伊蚊、库蚊、按蚊。Bti杀蚊机制主要是蚊幼吞食晶体蛋白后,在中肠碱性蛋白酶作用下释放出毒性肽,毒性肽与中肠上皮细胞结合,破坏上皮细胞引起蚊幼死亡。由其产生的致病毒素属于两个结构不同的组,即晶体(Cry)δ-内毒素和溶细胞(Cyt)δ-内毒素,对蚊有高度的专一性,对人、脊椎动物和植物无害。不同龄期幼虫对它的敏感度有所差别,较老龄幼虫更为敏感。

2. 球形芽孢杆菌 球形芽孢杆菌(*Bacillus sphaericus*,Bs)是一种普通的革兰氏阳性产芽孢杆菌,分布于世界各地的土壤或水域中,其中部分菌株具杀虫性能,如Bs-1593、Bs-2297和Bs-2362株等。其杀虫谱比苏云金杆菌为窄。一般而言,库蚊对它最敏感,按蚊次之,多数伊蚊种类对它不敏感。对同属不同种的蚊幼有不同的毒杀作用。根据其灭蚊活性,分为高毒力菌株和低毒力菌株。Bs对不同蚊幼的毒杀作用主要是由其产生的毒素蛋白实现的。现已证明在其生长发育过程中能产生两类不同毒素蛋白,一类是存在于所有高毒力菌株中的晶体毒素蛋白;另一类是存在于低毒力菌株和部分高毒力菌株(2362、IAB59、2297)中的Mtx毒素蛋白。当Bs孢子被蚊幼吞食时毒素蛋白可释放溶解,引起中肠上皮细胞崩溃,导致幼虫死亡,病变过程类似于Bt。

Bs的主要杀蚊毒素为二元毒素,研究证实二元毒素对致倦库蚊幼虫敏感品系的作用机制包括以下几步:①蚊幼虫摄入芽孢晶体混合物;②毒素蛋白在蚊幼虫胃的碱性环境中溶解;③相对分子质量(relative molecular mass,Mr)为51 000和42 000两种原毒素,在胃的碱性条件下,被糜蛋白酶或胰蛋白酶分别降解为Mr 43 000和39 000有活性的毒素蛋白质;④激活的毒素蛋白结合于胃盲囊和胃后段的上皮细胞的刷状缘细胞膜特异性受体;⑤毒素进入细胞,在胃盲囊和胃后段出现低密度电子区域,细胞形成空泡,线粒体膨胀;⑥细胞裂解。实验表明,不同种属的蚊幼虫对二元毒素敏感性的差异不是由于毒素摄入、溶解和胃蛋白酶特导性的不同造成的,是由于毒素与受体亲和力及其受体浓度的差异所造成的。

3. 真菌类 杀蚊真菌主要分布于卵菌门(Oomycota)、半知菌门(Deuteromycetes)和壶菌门(Chytridiomycota)。杀蚊真菌穿透蚊虫表皮后,可在其血腔内或侵入重要的组织器官进行生长繁殖,从而引起虫体发生多种改变。雕蚀菌(*Coelomomyces stegomyiae*)和大链壶菌(*Lagenidium giganteum*)感染蚊幼虫后,可侵入虫体的重要组织器官,如肌肉、脂肪体、胃、肠、造血器官、器官芽和马氏管等,引起组织器官的严重破坏。大链壶菌感染蚊幼虫后,引起幼虫体内蛋白质合成受抑制,多种酶活性改变,糖和脂肪含量降低,多种游离氨基酸含量发生变化,多种维持正常生命活动的元素呈降低趋势,而一些重金属等有害元素在体内蓄积。雕蚀菌感染也可引起蚊幼虫体发生多种生化改变,糖原、蛋白质和核酸含量明显降低;羧酸酯酶、乙酰胆碱酯酶和谷胱甘肽-S-转移酶活力降低,其中谷胱甘肽-S-转移酶的活力明显下降,影响了酶对内源和外源化合物的代谢和解毒作用。

此外,被雕蚀菌感染的蚊幼虫可发育为感染性的成蚊。感染性雌蚊体内的雕蚀菌可进入卵巢继续繁殖。Lucarotti(1987)等研究发现,感染性雌蚊血餐后其卵巢内并没有蚊卵形成,取而代之的是雕蚀菌的休眠孢子,因此,当雌蚊试图产卵的时候,将产下休眠孢子而不是蚊卵。

4. 病毒 目前已至少从8属37种蚊中分离出不同类型病毒。其在一般结构上和脊椎动物或植物的病毒相似,但有较高特异性。有部分蚊病毒发育至最后形成包涵体,常见有核型多角体病毒(nuclear polyhedrosis virus,NPV)、质型多角体病毒(cypovirus,CPV)、蚊虫虹色病毒(mosquito iris virus,MIV)。病毒感染蚊是全身性的,通常是通过取食或伤口进入,多角体在消化中溶解,病毒粒子穿过肠壁进入血淋巴,再侵入其他组织,大量增生并形成相应多角体,使组织破裂充满整个体腔,最后体壁破裂,成千上万的多角体散发出来,随风、雨或动物活动而传播。受染蚊行动迟缓,内部组织液化,虫体萎缩死亡。

5. 立克次体 据报告,在蚊体内发现有3种立克次体,如在尖音库蚊雌蚊卵巢内发现的沃尔巴克氏体

(Wolbachia),可以诱导蚊产生胞质不亲和,亦可上调蚊免疫基因表达,增强蚊抗登革热病毒和疟原虫感染的能力。

(二) 寄生虫

1. 食蚊罗索虫 食蚊罗索虫(*Romanomermis culicivorax*)分类上属索线虫科(Mermithidae)、罗索属(*Romanomermis*)。食蚊罗索虫是一种专性的内寄生的细小线虫,寄生期幼虫在蚊幼宿主体内寄生并发育,不仅摄食宿主的营养物质,而且严重破坏宿主的体壁,导致宿主幼虫死亡,是蚊幼虫的天敌,在自然界对稻田孳生的蚊幼种群,特别是中华按蚊和三带喙库蚊起着自然调节作用。

我国已发现的食蚊罗索虫有6种,分别为旌德罗索虫(*Romanomermis jingdeensis*)、四川罗索虫(*R. sichuanensis*)、郴州罗索虫(*R. chenzhouensis*)、武昌罗索虫(*R. wuchangensis*)、豫南罗索虫(*R. yunanensis*)、集安罗索虫(*R. jianensis*);三种待定种,分别为宋锦章等(1984)在河南信阳地区的稻田和田沟积水中的中华按蚊幼虫中发现的一种罗索虫(*Romanomermis* sp Ⅰ)、陈国伟等(1993)在中缅边境打洛镇,发现一种寄生于按蚊属幼虫的罗索虫(*Romanomermis* sp Ⅱ)、宋锦章等(1994)在西藏波密县溪流中的巨型按蚊幼虫体内发现的一种线虫(*Romanomermis* sp Ⅲ)。

罗索线虫的生活史一般分为成虫、卵、幼虫3个时期。幼虫有Ⅰ~Ⅳ期发育阶段,须蜕皮4次,才发育为成虫,Ⅰ期幼虫孵出时在卵内脱膜成为Ⅱ期幼虫,即寄生前期幼虫。在水中作蛇形活动,寻找到宿主,便钻入宿主体腔内,营寄生生活,称为寄生期幼虫,即Ⅲ期幼虫,吸取宿主的血淋巴,夺取营养物质,虫体逐渐发育增大。一般线虫幼虫寄生在蚊幼虫的胸部,每条蚊幼被一条线虫幼虫寄生,盘旋成团,也有被寄生2条以上的。寄生期幼虫最后从宿主体壁钻出成为Ⅳ期幼虫,即寄生后期幼虫。寄生后期幼虫在孳生地表层泥砂中,行自由生活,经一段时间后脱去Ⅲ、Ⅳ期幼虫的两层角皮而发育为成虫。雌、雄成虫交配后产卵,新的生长期又开始循环。整个生活史历期因罗索虫种类和温度等因素不同而有差异。郴州罗索虫在30~33℃条件下,整个生活史历期20~25天。旌德罗索虫幼虫可随被感染的中华按蚊幼虫发育进入蛹和成虫体内寄生;郴州罗索虫可随蚊虫羽化而在成蚊体内寄生,并逸出寄生后期幼虫,这对罗索线虫的扩散传播有重要意义。罗索虫一般为雌雄异体,但也观察到郴州罗索虫有雌雄同体现象,并能生长发育。从国内外试验的食蚊罗索虫、郴州罗索虫、豫南罗索虫等对蚊的感染率数据,均表明感染期索虫与致倦库蚊宿主比例一般需大于3:1时才能获得高的寄生率,在不同龄期幼虫中以Ⅱ龄期蚊幼感染率最高。

2. 寄生原虫 在蚊体内报告有80余种原虫共生,如鞭毛虫、纤毛虫、簇虫等。微孢子虫(*Nosema*)是最常见的蚊致病原虫,其致病作用慢,可杀死蚊幼虫、蛹和成虫,可侵犯蚊的脂肪体、卵巢、马氏管、肌肉,能明显降低雌蚊生存繁殖力。

(三) 捕食动物类

包括节肢动物如剑水蚤、蜻蜓、鱼类、鸟类等,以及同类间幼虫期具有捕食性的巨蚊、贪食路蚊和褐尾路蚊。

1. 节肢动物

(1)中剑水蚤:中剑水蚤(*Mesocyclop* spp.)属于甲壳亚门、剑水蚤科,目前已知的捕食性中剑水蚤有40余种,广泛分布于自然界的多种淡水中,在富有营养的水中更易生长。中剑水蚤体积小,繁殖力强,游动快,吞食蚊幼效率高,尤其是对伊蚊幼虫。其对低龄幼虫捕食效果较好,对高龄幼虫捕食能力较差。在澳大利亚调查发现,埃及伊蚊和店板伊蚊幼虫密度的降低,与中剑水蚤的存在有显著关系,当水箱中存在有中剑水蚤时,伊蚊幼虫密度为0.3条/桶 ± 0.7条/桶;而水箱中没有中剑水蚤时,伊蚊幼虫密度为21条/桶 ± 43条/桶。美国发现轮胎内的多种中剑水蚤可有效控制白纹伊蚊幼虫,时间长达1年多。越南、泰国、巴西等国家也对中剑水蚤的灭蚊作用进行了观察,多数取得了较好效果。

(2)蜻蜓:是天生的蚊虫克星,在水中产卵。蜻蜓的幼虫吃蚊幼虫,长大了继续吃成蚊,而且体型比蚊更大,也比蚊更灵活。据统计,一只蜻蜓幼虫一年能吃3 000多只蚊幼,一只蜻蜓成虫能在1小时内吃掉840只成蚊。

(3)巨蚊:属于蚊科库蚊亚科、巨蚊属,成蚊食花蜜汁液,具传播花粉作用,不吸血、对人畜无害。成虫交配产卵,并多发生于白天。卵产出后发育为Ⅰ~Ⅳ龄幼虫,幼虫发育期为10~20天不等,甚至可长达100

天以上。幼虫捕食性,捕食共栖的其他蚊幼,食物不足时甚而自相残食。巨蚊幼虫主要孳生于积水树坑、竹筒、猪笼草、人工容器如废旧轮胎等处,自然界中巨蚊与伊蚊等也孳生在一起。野外试验发现Ⅳ龄巨蚊幼虫每天平均消耗12.3条埃及伊蚊幼虫,对这些地方孳生的伊蚊、库蚊幼虫具有一定的抑制作用。一般每容器内仅有1条巨蚊幼虫,偶有多条共生。巨蚊蛹静止不动,3~6天羽化为成蚊,整个世系发育一般为30天左右。

(4)贪食路蚊:贪食路蚊幼虫孳生于盆罐积水、污水坑、洼地、池沼、稻田、河渠、石穴、树洞积水等处,幼虫捕食性,以Ⅰ龄幼虫的捕食性最强。每条Ⅳ龄贪食路蚊幼虫24小时平均捕食同龄致倦库蚊幼虫5.6条;Ⅲ龄贪食路蚊幼虫可捕食与之个头相等的其他蚊幼。有贪食路蚊孳生的积水,其他蚊幼虫密度为3.3条/勺,且只有Ⅰ、Ⅱ龄幼虫;无贪食路蚊孳生的积水,其他蚊幼虫密度为29.7条/勺。由此可见,贪食路蚊幼虫可抑制甚至中断其他蚊幼虫的孳生。食物不足时,贪食路蚊幼虫之间有相互撕咬残食现象。

(5)褐尾路蚊:褐尾路蚊幼虫孳生于水坑、池塘、石穴及容器积水中,偶也见于树洞积水。幼虫也以其他蚊幼为食。实验室观察每个Ⅳ龄幼虫平均每天可捕食其他蚊幼虫50条以上,其产卵习性似致倦库蚊。Ⅰ龄幼虫即开始捕食致倦库蚊的孑孓,每个幼虫在其发育期中平均可捕食孑孓363.8条。同贪食路蚊,也存在同类相残现象。

2. 捕食动物

(1)鱼类:多数淡水鱼均能吞噬蚊幼虫,目前全世界已知有44个国家的265种鱼,能捕食至少35种蚊类幼虫。我国常见的有柳条鱼(*Gambusia affinis*,又称食蚊鱼)、中华斗鱼(*Macropodus chinensis*)、黄颡鱼(*Pseudobagrus fulvidraco*)、青鳉鱼(*Oryzias latipes*)、麦穗鱼(*Pseudorasbora parva*,又名罗汉鱼)、胡子鲶(*Claris fuscus*)、尼罗罗非鱼(*Tilapia nilotica*)、网斑花鱼、鲤鱼、青鱼、草鱼又称鲩等,都能大量吞食蚊幼,以柳条鱼为公认的最佳鱼种。

草鱼对库蚊幼虫的吞食能力高于按蚊幼虫,体长相同的草鱼、鲤鱼和罗非鱼,在相同的时间内吞食蚊幼最多的是草鱼,其次是鲤鱼,最后是罗非鱼;食蚊鱼的捕食性随其体长增加而增强,吞食蚊幼的能力与其体长也呈同步增强,而体长至150mm的罗非鱼则主要以大型植物为食,吞食蚊幼的能力下降。

(2)蝙蝠:也是蚊子的一大克星,蝙蝠在晚上捕食,蚊子主要在晚上活动,遂成为了蝙蝠的猎食对象,因为蚊子的体型太小,一只蝙蝠每天晚上能吃掉3 000~7 000只蚊子。

(3)鸟类:燕子是捕食蚊子等害虫的能手,一只燕子一天可吃掉蚊子、苍蝇7 000多只,整个夏天可吃掉蚊子等害虫100万只;夜莺捕蚊本领高明,既能滑翔捕食,又可突然迂回绕飞到蚊子面前张口吞食,曾经一只夜莺胃里发现500多只蚊子。

(4)其他:蛙类、泥鳅、壁虎、蜥蜴、蜘蛛、蜂等动物也会捕食蚊子,但是所消灭的蚊虫数量有限。

(李艳文)

第五节 中国重要种类

目前记录的中国蚊虫共400种左右,仅部分种类传播疾病,本节重点描述传播疾病的蚊种,以及近年的研究进展。

一、中国医学蚊虫主要代表种

(一)中华按蚊

1. 种名 中华按蚊[*Anopheles sinensis*(Wiedemann,1828)]

同物异名:长浮按蚊[*Anopheles changfus*(Ma,1981)]

2. 形态

(1)成蚊:中型蚊虫,翅长3.3~4.9mm。头:头顶有若干竖立淡鳞,额簇为细长淡鳞。唇基两侧各有一簇狭窄弯曲暗鳞。触角梗节外侧及鞭节基部有淡鳞。触须粗壮,末节具端白环和基白环,节Ⅲ~Ⅳ和节Ⅱ~Ⅲ的关节处各有一窄白环;节Ⅱ背面有若干分散的淡鳞。胸:前胸前背片具竖立暗鳞簇及刚毛。盾片浅棕色,上有细弯黄鳞,中央有一对暗棕色纵线,自前沿延伸至小盾片前区,两侧有一对暗色“眼点”和侧线;前沿中央有若干细长淡鳞，两侧有宽扁暗鳞；小盾片具黄色长刚毛及细弯淡鳞。胸部侧面灰色，上下各有一纵走暗线；腹侧片下半有淡鳞区；前胸侧鬃4~10支，气门鬃2~5支；翅前鬃8~13支；上腹侧鬃5~6支，下腹侧鬃5~9支；中胸上后侧鬃6~12支。翅：翅形比较粗钝，前缘脉除亚缘脉白斑和亚端白斑外大部分暗色，但在基部有散生的淡鳞；肩横脉有暗鳞1~6片；V1基部和径脉干区主要暗色，常杂有淡鳞；V1上的分脉白斑明显，在分脉白斑与亚缘白斑之间及亚缘白斑与亚端白斑之间常有分散的淡鳞；V2.1除亚端白斑外皆暗色，V2.2基部和末端各有2暗斑，其余部位均为淡色；V3除基部与末端各有一暗斑外，大部淡色；V4.1和V4.2基部与末端各有一暗斑，其余部位主要淡色。V5基部有一小暗斑，其下基暗斑的长度约等于它与V6基暗斑之间的水平距离；V5.1基部和末端均为暗色；V5.2除末端为暗色外，其余部位均为淡色。V6除中段及末端各有2暗斑外全部淡色。V5.2缘缨白斑明显；翅尖缘缨白斑位于V1至V3或V4.1末端。足：前基节的前缘和中与后基节的外侧各有1~2簇淡鳞。前跗节Ⅰ~Ⅲ具端白环；中跗节Ⅰ~Ⅲ的端白环比前足的较窄而不完整；后跗节Ⅰ~Ⅳ具窄端白环。腹：腹面浅黄色至棕色，有长毛；背面暗色。节Ⅶ腹板上有一簇由5~17个暗鳞片组成的鳞簇。在新鲜标本，节Ⅱ~Ⅶ腹板上各有2对明显的舌形白斑，侧膜上有T形暗斑，但在干标本上不易观察（图18-26）。

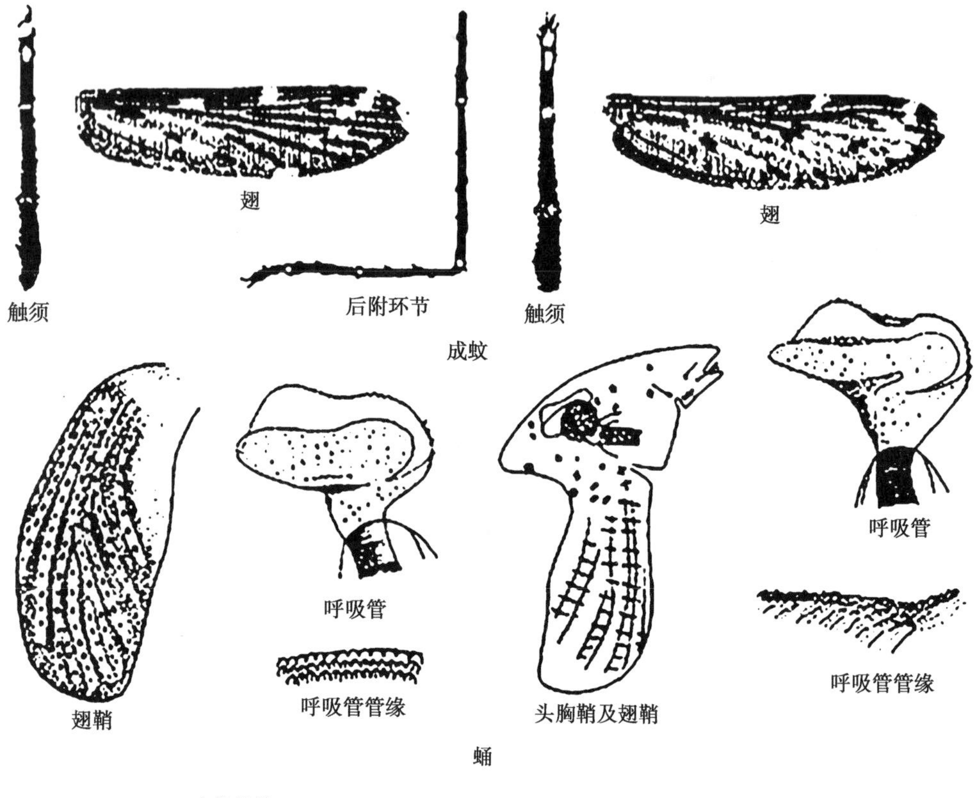

图18-26 中华按蚊与雷氏按蚊比较(一)

雄蚊一般形态特征与雌蚊近似。触须节Ⅱ具背中淡鳞线，节Ⅲ无基白环。尾器：节Ⅸ背板两侧各有一根末端略为膨大的长突起。抱肢基节背面与侧面有许多淡鳞；内亚基刺末端钩状，外亚基刺直而细长。小抱器腹叶顶毛和亚顶毛与棒状构造等长或略长；背叶一般有3根末端愈合的刺状物形成的棒状构造，并有紧贴它的叶状刺；叶上并有许多小刚毛。阳茎叶片4~6对，内侧一对最大，外侧一对最小；大叶片一般呈大刀状，一侧的基部有2~3个尖齿。端部有较粗的齿。

（2）蛹：较大，色浅，触角鞘末端色淡，翅鞘沿翅脉方向分布有圆形斑点。呼吸管色浅，管缘薄，缘上的齿及刺较小而少，管裂较宽而浅（图18-26）。

（3）幼虫：头：有明显的暗斑，常排列成带状，在不同地区及不同孳生环境，暗斑的形状常有变化。头毛 2-C 单支；3-C 分支较多，常从基部分出 2~3 大支，各大支再分出小支，最后小支再分出细支．毛较细软，可多至 60~80 支，难以准确计数；4-C 分 2~8 支；5，6-C 分别分为 16~21 支和 16~24 支；8-C 分 7~14 支；9-C 分 6~9 支。触角内侧有许多小棘，触角毛 1-A 长，分 6~14 支。胸：胸毛 1-P 单支或末端分 2~3 支；2-P 分 9~13 支；11-P 粗壮，分 3~6 支；14-P 分 7~12 支；4-M 竖立，分 3~5 支；3-T 非掌状，无叶片而仅有少数毛状分支。腹：腹毛 1-Ⅰ~Ⅱ均为不发达的棕叶状，叶片色浅；1-Ⅲ~Ⅵ均为发达的掌状毛，各由 15~22 个叶片组成；叶片上色素分布比较均匀，常分布到叶片的末端；节Ⅶ掌状毛叶片色较浅；6-Ⅰ分 21~28 支；5-Ⅱ分 9~20 支；6-Ⅲ和 9-Ⅲ分别分为 17~29 支和 8~14 支；13-Ⅳ从基部分出 3~6 支；5-Ⅵ分 6~11 支。节Ⅷ背板颇宽。气门梳具 7-9 个长齿；腹毛 1-Ⅹ接近与尾鞍等长（图 18-27）。

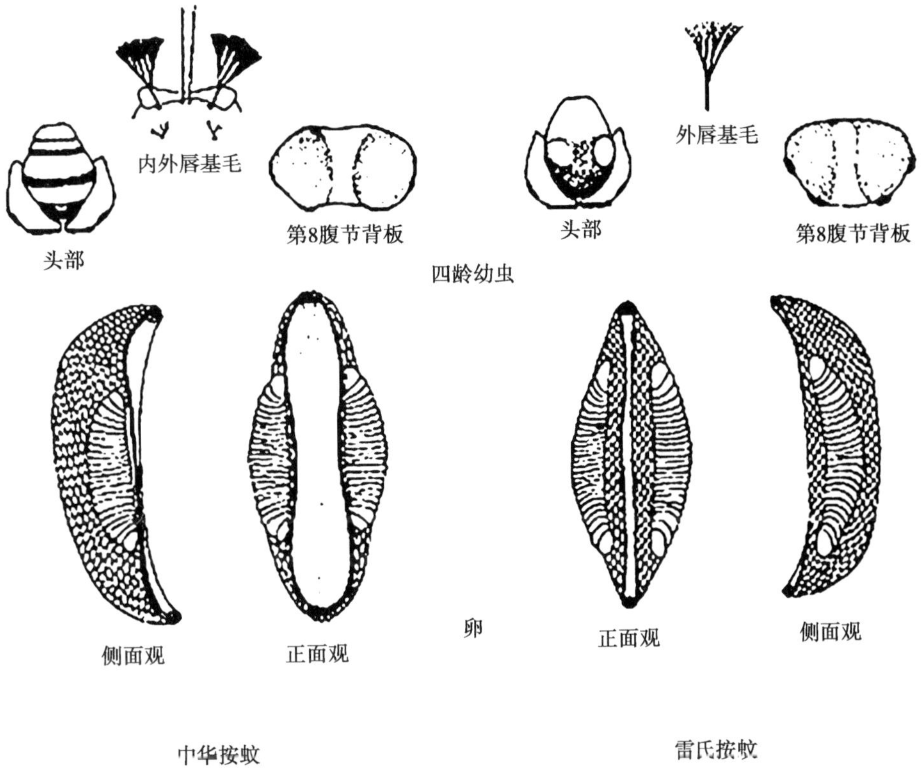

图 18-27　中华按蚊与雷氏按蚊比较（二）

（4）卵：近船形，两端钝圆，两侧浮囊明显凸出。大小为（531.5~611.1）μm×（188.9~201.8）μm。侧面观甲板稍凹，甲板在卵的两端较宽，中部甲板宽约占卵宽的 1/3。浮囊较短，约占卵长的 2/5~3/5，具肋 19~26 个，平均 23.3 个。饰缘几达浮器边缘。在赫坎按蚊种团中，以本种按蚊卵的甲板为最宽，这个特征与其他蚊种的卵有明显的区别（图 18-27）。

3. 生活习性　幼虫多孳生于阳光充足，水质较清，水温较暖，面积较广、静止的水里，如稻田、池塘、芦苇塘、沼泽、莲塘、灌溉沟等。最适宜它生长的水温为 28℃左右，当水温降至 25℃时，发育明显延缓，20℃以下时发育非常缓慢，10℃以下不能发育。

成蚊偏嗜畜血，兼吸人血。吸血活动属黄昏型，高峰见于日落后 1~2.5 小时之间。中华按蚊属半家栖蚊种，夜间侵入人房或畜舍内吸血后，黎明前大部飞离，但此习性有很大的季节性和地区性变化。在野外的栖息场所非常广泛，主要是孳生地附近的水稻田、黄豆地、菜地、杂草丛等。由于不同地区在气温、雨量、耕作制度等方面的差别，我国各地中华按蚊的季节消长颇不一致，在江苏、浙江等平原地区，密度高峰在 6~7 月。越冬也因地而异，在我国北纬 33°以北的华北地区以成蚊越冬，越冬期通常为 11 月至翌年 3 月；华中地区雌蚊呈半越冬状态；华南则终年活动。

4. 与疾病的关系　早在 20 世纪 30 年代，中华按蚊已被认为是我国疟疾的重要媒介，当时的“中华按蚊”实际包括雷氏按蚊在内，虽然它嗜吸动物血，其媒介效能和自然感染率远比雷氏按蚊低。但因其种群数量大，故为我国大陆广大平原地区，特别是江淮和黄河平原，以及盆地等水稻种植区疟疾维持低度流行的重要或唯一媒介。中华按蚊也是马来丝虫病的主要媒介，自然感染马来丝虫传染期幼虫阳性率最高可达 6.8%。在丝虫病防治早期，以中华按蚊为单一传播媒介的地区，其丝虫病传播的微丝蚴临界水平为 1.5%~2.3%。

5. 地理分布　广布种，基于形态特征鉴别，以往认为中华按蚊在中国的分布范围是除了青海省和新疆维吾尔自治区之外的所有地区。但基于分子特征的鉴别结果，显示中华按蚊在中国的分布，包括天津、上海、江苏、浙江、安徽、福建、江西、山东、河南、湖北、广东、广西、海南、重庆、贵州、云南等省（自治区、直辖市），香港、澳门特别行政区和台湾的全境，以及北京、河北、山西、辽宁、四川、西藏、陕西、甘肃等省（自治区、直辖市）的南部部分地区，分布北界线是年平均气温 10℃。国外记载的有：东南亚地区的越南、老挝、柬埔寨、苏门答腊、马来西亚、泰国、缅甸、印度、日本、朝鲜和尼泊尔等。

6. 研究新进展　中华按蚊是研究较多的蚊种之一，从研究工作来看，在分类、区系和群体遗传结构等方面均有较大进展，2013 年公布了中华按蚊的全基因组草图（GCA_000441895.2），长度为 298.271Mb，蛋白中位数 19352，GC 含量为 45.3%，为分析蚊对疟原虫的易感性和抗药性的遗传基础研究提供了重要的参考。

自 1828 年中华按蚊新种发表以来，相关的分类鉴别研究屡见报道，并经过多次修订。近年，有学者报告泰国、日本和中国台湾地区的中华按蚊染色体核型分别为 A 和 B，两型的纯化品系在实验室杂交，显示子代可育，但未发现 ITS2 序列的固定差异。克莱按蚊（*An. kleini*）和比伦按蚊（*An. belenrae*）是 2005 年记录的与中华按蚊形态特征极为相似的新种，模式产地来自韩国。随后在中国多地也有发现，基于线粒体和核糖体多个分子特征的研究发现，中华按蚊与该两种按蚊的亲缘关系很近，组成中华按蚊复合体（*An. sinensis* complex）。韩国与中国辽宁均在野外群体中发现了中华按蚊与克莱按蚊的杂合子，提示中华按蚊与克莱按蚊存在生殖不完全隔离现象（属于交配后隔离），说明中华按蚊目前应是从种内分化到新种形成的不同阶段，其间尚未形成稳定的可用于鉴别的表型特征。中华按蚊广泛分布于亚洲，包括日本、韩国、朝鲜和中国，且是当地群体数量较大的种类，被认为是重要的传疟媒介。自中华按蚊的隐种记录后，韩国学者对克莱按蚊和比伦按蚊的生态习性和传疟作用进行了深入研究，提示这三种均为所在地区潜在的传疟媒介，克莱按蚊种群密度活动高峰是每年的春末和初夏，中华按蚊是夏末。从实验室感染的结果看，克莱按蚊的传疟能力超过中华按蚊。已有的研究表明，在韩国最重要的传疟媒介是雷氏按蚊和克莱按蚊。克莱按蚊与中华按蚊没有完全的生殖隔离，这两蚊种在自然界的基因渗透机制是否影响传疟效能均亟待进一步研究。

基于分子鉴别的结果，应用软件分析中华按蚊分布区与经纬度、温度和降雨量的关系，结果提示，年平均气温是影响中华按蚊分布的最重要的变量指标，其次是纬度。中华按蚊以成蚊越冬，温度是决定其能否顺利越冬的重要保证，中华按蚊分布地点的年平均气温最低的是 9.98℃，说明中华按蚊在该温度下是可以顺利越冬，故年平均气温 10℃以上地区应该是我国中华按蚊的分布地区。按照行政区划，除了中国的青海省、新疆维吾尔自治区、吉林省、黑龙江省、内蒙古自治区和宁夏回族自治区，以及甘肃省、西藏自治区、四川省、山西省、陕西省、河北省和辽宁省的北部，其他地区中华按蚊均有分布。

依据目前中华按蚊复合体的比伦按蚊和克莱按蚊分布地的初步记录，中国从南到北的基本趋势是克莱按蚊在按蚊群体中所占比例越来越高，也就是说在纬度高的地区，克莱按蚊是当地的优势种，据推测克莱按蚊更适合在寒冷的环境生存，而比伦按蚊却相反。应用多重 PCR 法鉴别中华按蚊复合体，澄清克莱按蚊和比伦按蚊在中国的分布范围，并进一步研究其传疟效能，亟待尽快确定。

马雅军课题组应用随机扩增多态 DNA 技术、多态微卫星和线粒体 DNA 基因，研究中华按蚊群体的遗传差异和结构，发现中国中华按蚊群体内与群体间的遗传差异均很小，无明显的遗传结构，未见群体明显分化。

（二）雷氏按蚊

1. 种名　雷氏按蚊［*Anopheles lesteri*（Baisas et Hu，1936）］

同物异名：嗜人按蚊［*Anopheles anthropophagus*（Xu et Feng，1975）］

江苏按蚊［*Anopheles kiangsuensis*（Xu et Feng，1975）］

大窄按蚊［*Anopheles dazhaius*（Ma，1981）］

雷氏按蚊嗜人亚种[*Anopheles lesteri anthropophagus*(Xu et Feng,1975)]

2. 形态 与中华按蚊相似，主要区别如下：

(1) 成蚊：雌蚊触须较细，端白环和亚端白环较其他白环要宽。翅鳞黑白分明；尖端白斑小，仅自 V1 至 V2.2 末端；V5.2 无缘缨白斑，仅少数具不明显白斑。腹部腹板上舌形白斑较不明显，第 7 节腹板暗色鳞簇较小，侧膜上不见 T 形暗斑。雄蚊尾器侧片背面无鳞片(图 18-26)。

(2) 蛹：较小，色较深。触角鞘末端色暗。翅鞘上斑点呈方格形。在头胸鞘上两侧、呼吸管基部外侧各有明显的暗色区。呼吸管色深，边缘较厚，上有较多小齿和刺，管裂较窄而深管壁具小刺(图 18-26)。

(3) 幼虫：第Ⅳ龄幼虫头部深色斑常连成片状。外唇基毛和额毛分支较少，17~31 支，平均 20 支。腹部棕状毛色素分布不均，第 7 节叶片较深：第 8 节背板较小，形状不规则，其长与宽之比为 2/3~3/4(图 18-27)。

(4) 卵：两端较尖，大小为(495~598)μm×(170~207)μm。甲板窄前后一致，约占卵宽的 1/10，浮囊较长，占卵长的 3/5~4/5。具有肋 23~32 个，平均 27.3 个(图 18-27)。

3. 生活习性 幼虫孳生于多水草、有遮阴、水质清凉而富有沙石的静水和缓流中，包括稻田、缓流的灌溉沟、渗出水浅潭以及清凉小水潭等，也可在茭白田、苇塘、田头渗水井内生长。常和中华按蚊孳生在一起，密度随稻禾的长高而增加，单季稻区 8~9 月是其密度高峰。成蚊季节活动高峰一般比中华按蚊迟半个月到 1 个月，季节消长亦与农作制度有密切关系，在双季稻区全年成蚊通常有 2 个密度高峰，如湖北浅丘应城的成蚊密度高峰见于 6 月下旬与 7 月上旬和 9 月中下旬；单季稻区全年仅 1 个密度高峰，如江苏见于 8~9 月。

成蚊主吸人血，但在广西、贵州、四川等地区，雷氏按蚊除吸人血外，也可吸取牛血。具内栖性，吸血后多留栖室内。雌蚊夜间吸血活动开始于日落后一小时，全夜均有活动，活动高峰一般在午夜前后。雷氏按蚊的卵具较强的抗寒能力，可在多草的茭白田湿土上或渗水浅塘的藻类植物中越冬。越冬卵比夏卵大，浮器较长，浮器肋数较多。它也可以成蚊越冬，越冬成蚊在人房和牛房内阴暗、潮湿的避风处蛰伏。

4. 与疾病的关系 从以往的疟疾流行情况来看，雷氏按蚊应是我国疟疾最主要的媒介，其传疟作用比同域分布的中华按蚊更为重要，各地雷氏按蚊的媒介能量比中华按蚊高许多，分别为 18.8(福建)、34.4(四川)、21.9(广西)和 8.4(贵州)倍，虽经多年防治，自然感染阳性率仍维持在 0.2% 以上，其中安徽省舒城高达 1.58%。雷氏按蚊不仅对间日疟易感，而且对恶性疟也有较高的易感性，是江苏、安徽(实验室子孢子感染率为 10.9%)及河南三省恶性疟的主要媒介。该蚊亦是马来丝虫病的重要媒介，在人工感染实验中对班氏丝虫也是易感的。

5. 地理分布 以往认为，雷氏按蚊在我国分布于东经 100° 以东、北纬 22°~33° 之间的广大地区，包括江苏、浙江、上海、福建、安徽、河南、湖北、江西、湖南、广东、广西、四川、贵州、云南、海南等 15 个省份，主要在山区和低山丘陵地带。近期依据分子特征结合形态鉴定，在北纬 33° 以北，新发现河南、山东、辽宁等省也有分布。我国雷氏按蚊分布范围为 18 个省 245 个县，约在东经 102°20′~121°30′ 和北纬 20°00′~42°10′ 之间，其地理特征为水源丰富，气候相对潮湿，土壤以腐殖质较为丰富，透水性较差的酸性黏土为主，分布区绝大部分种植单季稻，具有点、片状分布的特点。

6. 研究新进展 雷氏按蚊是何琦等(1962)在中国首次记录，并证实其嗜吸人血，确定为重要的传疟媒介；许锦江和冯兰洲(1975)依据采自江苏省(吴江)的标本，描述了雷氏按蚊嗜人亚种，并将中国以往报道的雷氏按蚊均作为同物异名；马素芳(1981)按照雷氏按蚊嗜人亚种的形态和生态特征，认为它应是一个独立种，即嗜人按蚊。此后，中国均以嗜人按蚊代替雷氏按蚊记述该种。"嗜人按蚊"与其近缘种鉴别困难，虫卵甲板的宽度通常是依据的主要标准，我国各地"嗜人按蚊"的本底资料(分布、生态习性和传疟作用等)均是建立在该分类标准的基础上。近年来，国内外学者对"嗜人按蚊"的分子特征做了许多分析，表明雷氏按蚊模式产地(菲律宾、马尼拉)附近(Luzon：Laguna)的标本与中国、韩国和日本的"嗜人按蚊"一致性高，确认嗜人按蚊应是雷氏按蚊的同物异名。为确定可靠的雷氏按蚊分类鉴别特征，马雅军等(2005)对采自不同地区的雷氏按蚊进行了形态、染色体和分子特征的观察和分析。结果显示成蚊、虫卵形态变异较大，不具备稳定、明确的鉴别特征；染色体核型具有多态现象，性染色体 X、Y 分别有 3 个和 2 个类型，可将雷氏按蚊的染色体核型分为 A 与 B；唯有 ITS2 分子序列具有客观、稳定的种间差异，系雷氏按蚊可靠、可行的鉴别特征。依据分子特征鉴定发现辽宁省有雷氏按蚊的分布，超出了原有认为仅分布于我国北纬 33°以南、北纬 42°以北的区间范围。

另外，通过随机扩增多态 DNA 和线粒体 DNA 基因分析，发现辽宁省雷氏按蚊群体已出现明显遗传结构分化，并观察到该群体的形态、生态习性和传病能力等存在一定差异。

(三) 微小按蚊

1. 种名 微小按蚊[*Anopheles minimus*(Theobald，1901)]

同物异名：溪流按蚊[*Anopheles fluviatilis*(James，1902)]

2. 形态

(1) 成蚊：雌蚊为小型，灰棕色，翅长 2.6~3.5mm。头：触须深棕色，具 3 个白环；端白环与亚端白环通常接近等宽，两白环之间的黑环窄，为端白环的 1/2 宽或更窄；白环与黑环的宽度有很大个体变异。喙为暗棕色，或在顶端 1/3 部分的腹面有淡色斑。触角 1~2 鞭分节有细小鳞。胸：前胸前背片和后背片无鳞。中胸盾片两侧深棕色，中央及其侧面有纵走的暗色条纹．大部分均无鳞，仅有很细的毛状鳞。中胸侧板常有 2~3 横带，无气门鬃。翅：前缘脉通常具 5 个较宽白斑，即肩白斑、分脉前白斑、分脉白斑、亚缘脉白斑和亚端白斑，但白斑也有较大个体变异，例如有的分脉前白斑极小，仅为几个白鳞片形成的白点；V3 除基部和端部外大部淡色；V 4 基段 1/2 淡色，分叉处白色；V 4.1 有 2 黑斑。各纵脉除 V 6 外都有缘缨白斑。足：深褐色；跗节或有背端白斑，或很窄的端白环。腹：腹节背板淡黄、淡褐色或褐色；无鳞(图 18-28)。

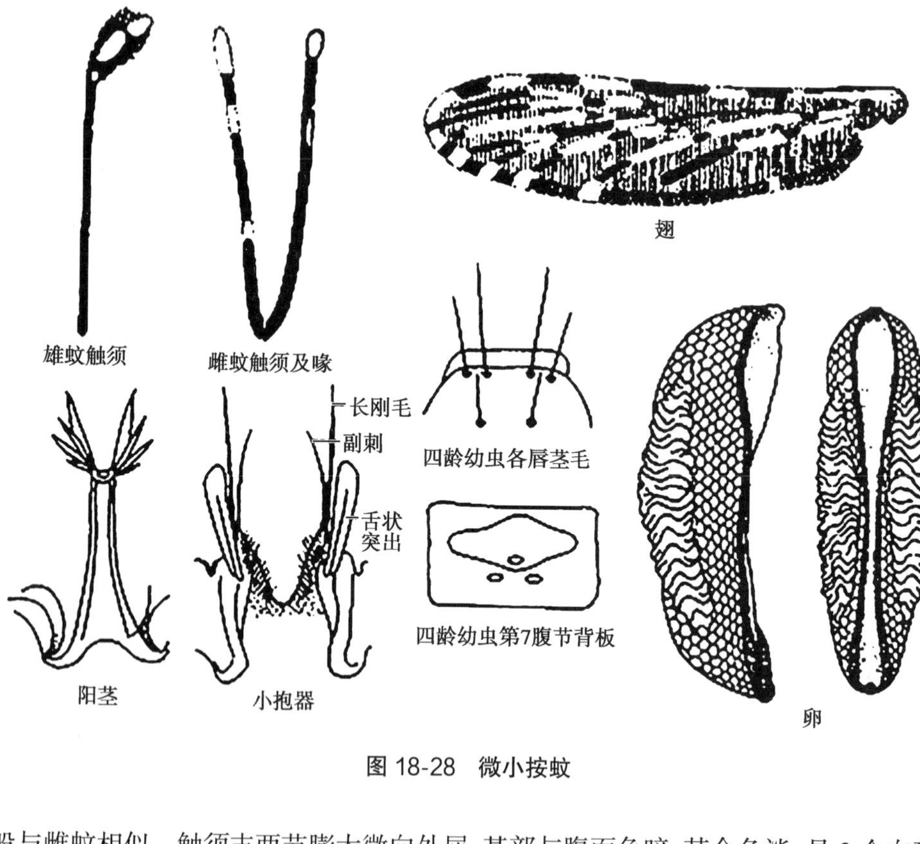

图 18-28 微小按蚊

雄蚊一般与雌蚊相似。触须末两节膨大微向外屈，基部与腹面色暗，其余色淡，具 3 个白环。尾器：抱肢基节有鳞片；亚基刺 5 根，外侧一根细长。小抱器棒状构造末端略膨大；腹叶的顶毛粗壮，亚顶毛 1~2 根，较顶毛为短。阳茎叶片 4~6 对，内侧的 1~2 对较长而宽，背侧有细齿，其余的短而窄，具细齿或无齿(图 18-28)。

(2) 蛹：呼吸角颜色较深，其边缘增厚，上面具小齿和刺，管裂深而窄。腹毛 1-Ⅶ粗壮；与背板等长，分 2 支；1-Ⅷ粗壮，简单不分支；5-Ⅵ，5-Ⅶ分 4~5 支；9-Ⅴ~Ⅶ为腹节宽的 1/4~1/3 长；9-Ⅷ羽状。尾鳍毛 1-P 细长，不分支；2-P 分 3~4 支。

(3) 幼虫：头：2，3-C 简单，不分支；4-C 细小不分支，位于 2-C 的远后方；5-7C 具羽状分支；8-C 及 9-C 均具细小分支。胸：胸毛 1-2P 具羽状分支；3-P 小，不分支；3-T 为掌状毛，具叶片 12~15 个，各叶片末端不甚尖锐。腹：腹节Ⅱ~Ⅶ前背片特大，包围后背片，腹毛0-Ⅱ~Ⅶ位于前背后侧，通常分2~3支；1-Ⅰ~Ⅶ为掌状毛，但1-Ⅰ较小，叶片也较少；其余的具明显叶肩，叶丝细尖。气门梳齿长刺6~7个；腹毛1-Ⅹ细长，长度超过尾鞍（图18-28）。

（4）卵：呈船形。大小为（390~480）μm×（100~180）μm，平均411.5μm×137μm，甲板在卵的两端较宽，中部较窄，卵中部甲板约占卵宽的1/8。浮囊较长，占卵长的3/5~4/5，具有肋14~20个，平均17.4个（图18-28）。

3. 生活习性　幼虫多孳生于清洁缓流、边缘有草的溪沟、溪床积水等处。在室温25~27℃、相对湿度60%~90%，水温25℃±1℃的实验条件下，完成一个世代发育约需16至30天，每只雌蚊能产卵80余粒，寿命约30天。

雌蚊的嗜血习性有明显的地域性差异。在海南岛，它主要吸人血，即在人与牛同时存在的情况下，吸人血的仍占85%左右，而吸牛血的仅占15%，海南岛种群的内栖性非常显著。但近年种群栖性的结构也有所变化，东方市一带发现的少量微小按蚊吸牛血的比例增高，已趋向于兼吸牛血。在大陆分布地区，雌蚊兼吸人、牛及马、驴等动物血，并偏嗜家畜血液，而且越往北，微小按蚊刺吸人血的比例越小，如在云南芒市采自人房的雌蚊吸人血的所占比例仅3.9%，而吸牛血的占88.8%。海南岛与大陆其他地区微小按蚊的季节消长也有所不同。在云南，成蚊的季节高峰出现在雨季后的9~10月间，而在滇西南，在6~7月也有1小高峰；在海南岛，通常在雨季前的4~6月形成密度高峰，而在兴隆和白沙地区，8~10月可再出现一较低的高峰。以第Ⅱ~Ⅲ龄幼虫越冬。

4. 与疾病关系　微小按蚊为我国南方山区疟疾的重要媒介，对疟原虫的自然感染率较高，其中海南岛和云南南部部分地区的感染率为0.19%~5.37%；实验感染恶性疟的阳性率为49.0%，间日疟为83.5%。另外，在海南岛白沙和琼中的微小按蚊有自然感染班氏丝虫。传染期幼虫感染率0.03%，最高可达4.8%。在东南亚，微小按蚊也是疟疾的重要媒介之一。

5. 地理分布　东洋区蚊种，分布于我国浙江、福建、台湾、湖北、广西、海南、云南、贵州、安徽、江西、河南、湖南、福建、广东、香港、四川等16个省（自治区、特别行政区）。国外记载的有：孟加拉国、缅甸、柬埔寨、日本（琉球群岛）、印度、斯里兰卡、泰国、越南、老挝、马来西亚、印度尼西亚、菲律宾等。

6. 研究新进展　微小按蚊的形态鉴别存在两方面的困难，首先，它与同系按蚊，如乌头按蚊（*An. aconitus*）、溪流按蚊（*An. fluviatilis*）、瓦容按蚊的形态特征极为相似，个体间变异较大，极易混淆；其次，微小按蚊本身又是一个复合体，其成员种的外形基本一致，唯分子标志可准确鉴别。有学者对中国南部地区的微小按蚊、乌头按蚊、瓦容按蚊和溪流按蚊等进行群体遗传研究，结合形态和分子特征，提示乌头按蚊存在于云南和海南省，质疑瓦容按蚊和溪流按蚊的存在。结合其他学者的分析，溪流按蚊显示了较为复杂的形态、染色体和分子特征，目前难以判断其独立种的地位。微小按蚊复合体成员种曾分为A、B、C、D和E 5种。依据ITS2特征，对应染色体核型，确定在中国分布有微小按蚊（原微小按蚊A）和哈氏按蚊（*An. harrisoni*，原微小按蚊C）。继越南之后，在中国云南省野外也发现微小按蚊与哈氏按蚊的杂合子，提示两者之间尚无完全的生殖隔离。曾有根据海南省微小按蚊的形态和生态习性的变异定名的微小按蚊B，而依据D3部分序列分析，认为应是微小按蚊的形态学变异。可见，微小按蚊复合体在中国相当复杂，仍需进一步探讨。有研究发现云南元阳、潞西、镇康、昭通的微小按蚊（广义）Y染色体呈现3种类型，对间日疟原虫的感染度明显不同，元阳的较低；另外，广西微小按蚊（广义）实验室感染海南株间日疟原虫卵囊阳性率为85.2%（23/72）、腺感染率为70.6%（12/17），比对照中华按蚊、大劣按蚊易感性都高。

（四）大劣按蚊

1. 种名　大劣按蚊［*Anopheles dirus*（Peyton et Harrison，1979）］

2. 形态

（1）成蚊：中型，灰褐色。翅长3.0~3.9mm。头：头顶具淡色斑，顶刚毛单排，形成额突丛。触须基部粗糙，具4个白环；端白环最宽，为端黑环的1~2倍；其余3个白环较窄。喙除唇瓣淡黄色外，一致暗色。触角梗节背内侧有1~2片细白鳞，鞭分节有较多鳞片。胸：暗黑色，中胸盾片具3对明显黑色斑；小盾片中间1/3部分为暗色区。平衡棒上覆盖有白色鳞片。翅：各纵脉上黑、白斑较多，并多变异。前缘脉具7个白斑，包括分脉前白斑、膊白斑和膊前白斑；亚缘白斑通常比亚端白斑为窄。V1 的分脉前黑斑、中黑斑（亚缘黑斑）和亚端黑斑各有 2~4 个白色间断；副分脉白斑不扩展到前缘脉和亚缘脉。V 3 具白斑 7~9 个，V 5 具白斑 5~7 个；V 5.1 和 V 5.2 具白斑 4~6 个，V 6 具白斑 5 个以上。足：股节、胫节和跗节Ⅰ~Ⅱ具显著白色星状斑点。后足胫节末端和跗节Ⅰ基端部具一宽可眼见的白环。跗节Ⅰ~Ⅳ具端白环，节Ⅱ~Ⅳ还有基白环；中跗节Ⅰ~Ⅳ仅有窄端白环；后跗节Ⅰ~Ⅳ都有端白环或尚有基白环，节Ⅴ末端通常淡色。腹：节Ⅰ背板淡褐色，节Ⅱ~Ⅶ淡褐色。腹板黑褐色。节Ⅲ~Ⅳ中央两侧有明显舌形白斑（图 18-29）。

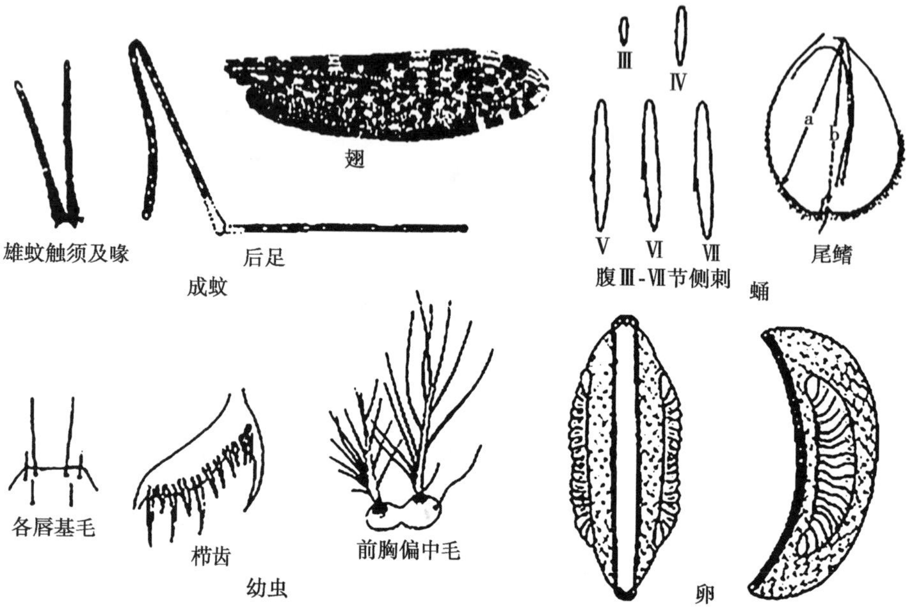

图 18-29 大劣按蚊

雄蚊一般形态与雌蚊相似。触须节 4 具单排刚毛，端白环和亚端白环宽，中间具窄黑环。尾器：抱肢基节具亚基刺 4~5 根。小抱器背叶棒状构造末端略膨大；腹叶具端毛 1~2 根，亚端毛 1~3 根；各毛都细短。阳茎末端叶片 7~9 对，其中 2~4 对叶片有锯齿（图 18-29）。

（2）蛹：第Ⅲ~Ⅴ腹节侧刺 A 长分别为 0.022、0.047 及 0.016；ⅣA/ⅢA=2.14、ⅣA/ⅤA=0.44；ⅤA~ⅦA 有时可见 1~5 根微刺；ⅣA 偶见一根微刺；齿缘指数 a/b=0.88（图 18-29）。

（3）幼虫：幼虫头 2-C 通常长而简单，偶有末端具细侧芒或分叉；3-C 不分支；4-C 简单，极少于末端分支，末端伸达或接近 3-C 基部水平；3-C 和 4-C 毛基的间距宽，为 0.059~0.115mm，平均 0.086mm，为 2-C 和 3-C 间距的 1.6~4 倍宽。5-7C 具羽状侧支；5-C 伸达或接近头端；6-7C 明显比 5-C 为短，末端远离头端；8-9C 单支或末端分叉。胸：胸毛 1-P 具明显基瘤，具 8~18 羽状分支；2-P 具 7~17 羽状分支；3-P 位于 2-P 基瘤上，两基瘤通常底部相联；3-T 仅具 2~7 扁平分支。腹：腹毛 1-Ⅰ具毛状分支；1-Ⅱ比 1-Ⅰ具更多分支，但非发达的掌状毛；1-Ⅲ~Ⅶ为发达的掌状毛；掌状毛的叶肩明显。腹毛 1-Ⅹ明显超过尾鞍长；气门梳具 3~5 个长齿（图 18-29）。

（4）卵：大小为 0.302μm × 0.179μm，黑褐色。浮囊长约占卵长的 3/5，甲板宽度前后一致，约占卵的 1/5~1/4。浮囊肋通常为 8 个（图 18-29）。

3. 生活习性 幼虫孳生于林荫下的小积水，有良好遮阴的山洞石穴、溪床积水、浅潭、丛林边缘洼地、牛蹄印、居民点附近树荫下的瓦罐等小积水中。

大劣按蚊是典型的野栖蚊种，常见分布于山麓丛林或林缘地区，其栖息场所有草丛、灌木丛及竹林等。它吸血后绝大多数飞离人房，胃血沉淀实验表明其嗜吸人血；在人、牛共存的环境中，吸人血的占 96% 左右，而吸牛血的仅占 4%。夜间吸血活动，在日落后 1 小时左右先后飞入人房四周树丛中栖息，约晚上 9 点逐渐入人房，11 点至凌晨 1 点达到高峰，吸血时间很短。季节消长与降雨量有密切关系，据海南岛调查材料，1 至 10 月均有发现，以 6 至 7 月捕获成蚊较多。

4. 与疾病的关系　大劣按蚊为东南亚和我国热带丛林山区或丘陵地区极重要的传疟媒介。在海南该蚊的自然感染率为 1%~11%，由于缺乏有效的防控方法，已成为东南亚及我国南方灭疟后期丛林山麓地区疟疾疫点难以有效控制的重要根源。据统计，以大劣按蚊为媒介地区的疟疾发病率为中华按蚊区的 128.6 倍，为雷氏按蚊区和微小按蚊区的 13.1 和 12.0 倍。海南的大劣按蚊实验室人工感染恶性疟原虫，平均胃感染率为 35.07%（263/673）~70.67%（53/75），平均腺感染率为 56.16%（41/73）~73.87%（147/199）；间日疟原虫平均胃感染率为 88.89%（160/180）~98%（147/150），平均腺感染率为 86.5%（32/37）~87.96%（168/191）。

5. 地理分布　东洋区蚊种，分布于我国的云南省、海南省，国外记载的有：孟加拉国、缅甸、柬埔寨、印度，老挝、马来西亚、泰国、越南等地。

6. 研究新进展　我国广义的大劣按蚊（*An. dirus* s. l.）根据染色体特征曾确定为 A（海南）与 D（云南），在此基础上，测定了两种大劣按蚊的 ITS2 序列。之后，Walton（1999）发表了泰国（模式产地）5 种大劣按蚊复合体的 ITS2 序列，其中 D 种的序列与中国云南省大劣按蚊的序列（ADU60411）明显不同，据此认为云南省大劣按蚊 D 种可能属大劣按蚊复合体的一个新种。2005 年，Sallum（2005）等描述并订名了白踝按蚊（*An. leucosphyrus*）种团的 6 个近缘种，大劣按蚊 D 种被命名为贝曼按蚊（*An. baimaii*）。近年来，在云南省搜集到的大劣按蚊标本的 ITS2 序列（DQ629910-DQ629914）均与前述 ADU60411 序列相同，与泰国的贝曼按蚊不同；最近，有研究者发表的印度 Assam 地区大劣按蚊 ITS2 序列（HQ213784）与 ADU60411 相同，且与贝曼按蚊为同域分布，提示中国云南的大劣按蚊 D 种显然不是贝曼按蚊，应为大劣按蚊 X 种，仍需进一步研究。

王冬和马雅军（2007）应用 mtDNA-COI 基因特征，阐明我国海南的大劣按蚊和云南的大劣按蚊 X（原大劣按蚊 D）的遗传差异和群体分化水平。结果显示大劣按蚊的单倍型 3 个，大劣按蚊 X 的单倍型 6 个，均匀分布于海南、云南勐腊和江城 3 个群体。勐腊群体内错配平均数（7.441 2）明显大于江城群体（1.279 4）和海南群体（1.051 3），表明勐腊群体内个体间分化程度最大；群体间基因交流有限（*Fst*=0.799 9），群体间（79.99%）变异明显大于群体内（20.01%）。提示我国海南大劣按蚊与云南大劣按蚊 X 之间的遗传差异较小，个体间的分化水平较高。

此外，大劣按蚊用于食蟹猴疟原虫（*Plasmodium cynomolgi*）的实验感染有不少报道，表明大劣按蚊不仅是自然界中人类疟疾的重要媒介，也是实验室内多种人类或动物疟原虫的实验感染媒介，是广泛应用于疟疾学实验研究的重要蚊媒模型之一。

（五）杰普尔按蚊

1. 种名　杰普尔按蚊［*Anopheles jeyporiensis*（James，1902）］

同物异名：杰普尔按蚊日月潭亚种［*Anopheles jeyporiensis candidiensis*（Koidzumi，1924）］

2. 形态

（1）成蚊：体中或小型，翅长 2.5~3.0mm。喙全暗。雌蚊触须有 3 个白环；前 1/3 处有 2 白环，第 2 白环短，约为其前黑斑的 1/2，末端白环的 1/4。前胸前背片具刚毛，侧鬃 1~2 根。中胸背板有显著的白色鳞。小盾片具毛状白鳞。有或无气门鬃。翅白斑与黑斑对比清晰。前缘脉基部具膊白斑；V1 的亚端黑斑通常有一白斑间断，末端有缘缨白斑；V2 和 V4 分支均具淡色斑；V6 一般具 3 个深色斑，末端有缘缨白斑。股节暗色，前股节基部略为膨大。胫节暗色，具背端白环。前和中跗节Ⅰ~Ⅲ具端白环；后跗节Ⅰ~Ⅳ具端白环。腹深褐色，节Ⅷ背板有淡黄色和金黄色窄弯鳞片；尾突上部有淡色鳞片，下部具深色鳞片（图 18-30）。

（2）蛹：腹 8 节 9 号毛分 7~9 支，尾鳍缘缨向正中延伸，越过 1-P，至尾鳍的正中角。

（3）幼虫：幼虫头毛 2，3-C 具细侧支；4-C 具 3~4 分支。触角毛 1-A 生于触角基部 1/4~1/6 处。胸：胸毛 1-2P 分支：3-P 细小不分支；3-T 为不很发达的掌状毛。腹：腹毛 1-Ⅰ~Ⅶ均为发育良好的掌状毛，叶片较宽，除顶端 1/3 处透明外，其余部分均有色素。腹节Ⅲ~Ⅶ前背片略大，但不包围后背片。腹毛 0-Ⅳ毛细小，着生于前背片外下侧。气门梳具齿 12~15 个，长短不一（图 18-30）。

3. 生活习性　幼虫多孳生于缓流山溪、有水草的泉、潭或溪沟等处，有时稻田也可采到。雌蚊主要吸牛血而兼吸人血，栖息于畜舍的数量多于人房，在海南岛全年有 2 个季节高峰，即 4~5 月和 9~10 月。

4. 与疾病的关系　我国南方山区次要的传疟媒介，已发现有疟原虫自然感染的地区包括海南、云南、江西及广西等地，个别地区高达 4.1%，实验室人工感染间日疟，感染率达 100%，表明具有高度易感性。在

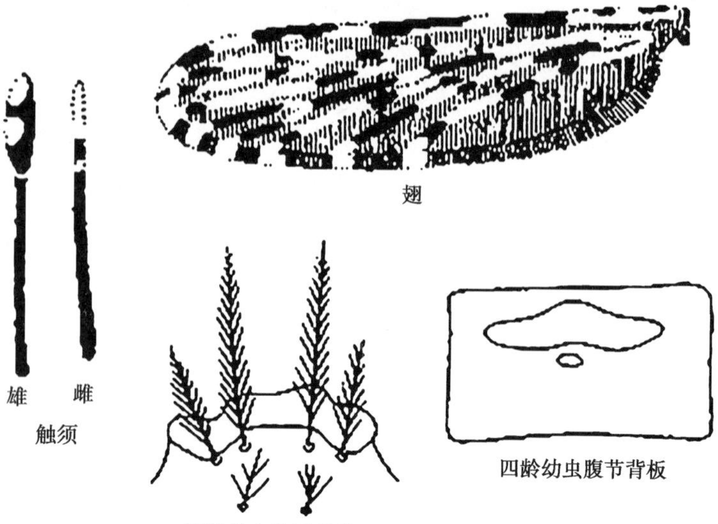

图 18-30 杰普尔按蚊

海南岛曾发现有班氏丝虫感染，也是东南亚有些地区疟疾和丝虫病的传播媒介。

5. 地理分布 杰普尔按蚊分布于我国的福建、广西、海南、云南、浙江、安徽、台湾、湖南、江西、四川和贵州等 11 个省/市/自治区，国外记载的有：缅甸、泰国、越南、老挝、柬埔寨、尼泊尔、孟加拉国和印度等地。

（六）多斑按蚊

1. 种名 多斑按蚊［*Anopheles maculatus*（Theobald，1901）］

2. 形态

（1）成蚊：中型灰色蚊虫，翅长 3.1~4.2mm。头顶具白色竖鳞，后头竖鳞深褐色；额簇发达。触须具 3 个白环；端白环和亚端白环宽；端黑环约为亚端白环的 1/3~1/2 宽；中部亚端黑环有少数白点或白鳞片。喙一致暗色。触角梗节背侧有细白鳞；鞭分节Ⅰ有少数白鳞和暗鳞，节Ⅱ仅有少数淡色鳞。前胸前背片有 1~2 淡色鳞片；后背片光裸。中胸盾片暗灰色，有中央纵条，中侧纵条不明显；具淡色较宽的或窄弯鳞，两侧角有明显的黑鳞簇；小盾片中央有淡色鳞。无前侧鬃；气门鬃 4~8 根。前缘脉共有 7 个白斑；Ⅴ1 基部全淡色或有棕色鳞片；Ⅴ2 柄长约为Ⅴ2.1 的 2 倍宽，近分支处一致白色，Ⅴ2.1 和Ⅴ2.2 各具 2 个黑斑；Ⅴ3 在末端有一黑斑，基部 2 个黑斑；Ⅴ4 基段白色，中段有 2 黑斑，一近分叉处，4.1 具 2 黑斑，Ⅴ4.2 仅有一个黑斑；Ⅴ5 大部淡色，Ⅴ5.1 有 2~3 黑斑，Ⅴ5.2 仅近末端有一黑斑；Ⅴ6 有 3 个黑斑。各纵脉末端都有缘缨白斑。各足股节、胫节以及后跗节 1 具白星斑；节 5 全白。

雄蚊一般形态与雌蚊相似：触须外侧有斑点。腹节Ⅵ~Ⅷ背板有黄鳞。抱肢基节具鳞片，具亚基刺 4~5 根，其中一根较粗长，末端扁宽。小抱器顶毛粗壮，比棒状构造略长；亚顶毛短；端毛内侧有许多小毛。阳茎叶片 6~7 对，其中 4~5 对刀状，一侧有锯齿。

（2）幼虫：头毛 2~3-C 具明显侧芒；4-C 不分支，偶有末端分 2 支；5~7C 不很发达，分支较少，例如 5-C 仅分 12~15 支；6~7C 的分支稍多；8-C 不分支或分 2 支；9-C 分 4~7 支。前胸毛 1~2P 粗壮、具羽状分支，有明显的基瘤；3-P 简单；3-T 多数具 3~6 普通毛状分支。腹毛 1-Ⅰ具普通毛状分支；1-Ⅱ已分化为掌状毛，具 13~17 柳形叶片；1-Ⅱ~Ⅶ为发达的掌状毛，叶片叶丝不超过叶身的 1/2 长。腹毛 1-Ⅹ细长，超过尾鞍长；气门梳具长齿 3~4 个。

3. 生活习性 雌蚊栖息在牛舍及羊栏等处。幼虫孳生于泉潭、渗水坑、清水沟、溪流及稻田等处。

4. 与疾病的关系 在我国，虽然曾有个别疟原虫阳性感染记载，但此后未发现有自然感染，因而非重要的疟疾传播媒介。在国外印度、马来西亚、印度尼西亚和菲律宾等地是疟疾媒介之一。

5. 地理分布 多斑按蚊分布于我国安徽、海南、云南。其他记载的地区包括：福建、台湾、江西、湖南、湖北、香港、广西、贵州、西藏。由于以往记载的多斑按蚊为广义的，可能包括了多斑按蚊种团的其他种。

6. 研究新进展 多斑按蚊（*An. maculatus* s. l.）（广义）是包括多个成员种的复合体，该复合体成员种的分类地位确认经历了漫长的研究历程，现至少包括8个成员种，分别是：多斑按蚊（*An. maculatus* s. s.）、威氏按蚊（*Anopheles willmori*）、伪威氏按蚊（*Anopheles pseudowillmori*）、塞沃按蚊（*Anopheles sawadwongporni*）、达罗毗按蚊（*Anopheles dravidicus*）、异形按蚊（*Anopheles dispar*）、诺他按蚊（*Anopheles notanandai*）、格林按蚊（*Anopheles greeni*），其中前5种在我国有分布。多斑按蚊复合体成员种的形态鉴别特征常呈交叉重叠现象，蚊种鉴别极易混淆。最近建立在测定和分析我国多斑按蚊复合体5成员种rDNA-ITS2序列的基础上，建立了简便、可靠的PCR鉴别法。另外，研究者还依据核糖体DNA和线粒体DNA基因特征，重建了我国多斑按蚊复合体成员种的系统发育关系。

早期文献中多斑按蚊（广义）为东南亚地区重要传疟媒介之一。近年有研究报道认为泰国南部的多斑按蚊（狭义）、塞沃按蚊与西北部的伪威氏按蚊的传疟作用仅次于微小按蚊或大劣按蚊；我国南方疟区多斑按蚊（广义）也与疟疾流行关系极为密切。最近对西藏林芝地区采集的现场样本进行形态鉴定，结合PCR鉴别的结果显示，伪威氏按蚊种群密度极高，并应用分子生物学方法检测到子孢子阳性的样本，提示对其传疟作用的重要性应重新评价并高度重视。

（七）尖音库蚊淡色亚种

1. 种名　尖音库蚊淡色亚种［*Culex pipiens pallens*（Coquillett，1898）］

同物异名：淡色库蚊［*Culex pallens*（Coquillett，1898）］

2. 形态

（1）成蚊：雌蚊为中型蚊，翅长4.3~4.5mm。头：头顶正中盖以众多的灰白色平覆鳞，后头有棕褐色竖鳞，两颊的白色宽鳞区向眼后延伸形成窄边。喙棕褐。触须很短，有棕鳞，偶见顶部有白鳞。食窦甲：食窦弓发达，宽约1.03mm；侧杆显著地宽；侧突钝尖。食窦甲齿约26个，短棒状，末端钝；中齿通常4个，微微突出，末端钝；两侧无紧密排列的尖锐腹齿簇（图18-62）。胸：中胸盾鳞红棕至黄棕色。翅上位及小盾前区更淡。前胸前背片有少数淡窄鳞，中胸腹侧板有两群淡鳞位于上部与下部后缘，中胸后侧片有一群约与中胸腹侧板上部鳞簇平齐的鳞簇，并在上部毛丛中有几片淡鳞。胸侧板淡棕。中胸下后侧鬃1根。翅：翅鳞棕褐。足：各足黄棕，各足股节腹缘稍淡。腹：腹节背板有窄的淡色基带，每节有一对小的中侧白斑（图18-31）。

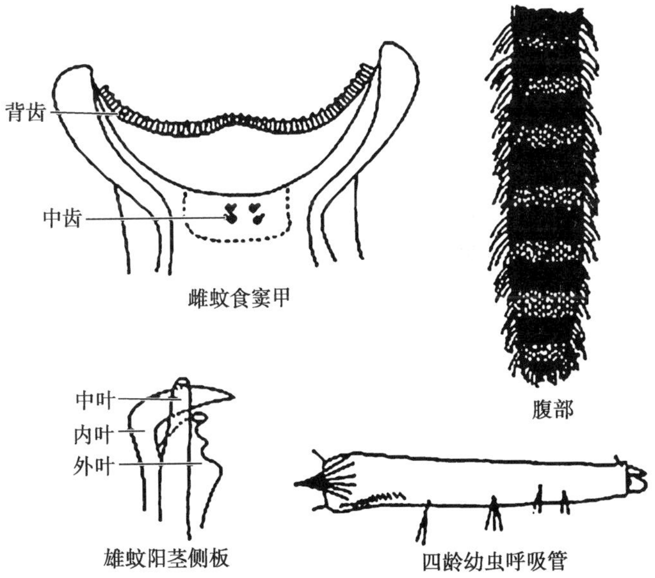

图18-31　尖音库蚊淡色亚种

雄蚊的体型和鳞饰与雌蚊相似，但触须明显长于喙，长出部分约与末节相等，触须第Ⅲ节有明显的基白斑，第Ⅲ节末端腹面有白鳞，末2节腹面各有一淡色纵走线纹；第Ⅲ节末段和末2节有长毛丛。尾器：抱肢基节亚端叶三棒末端钩状；基位刚毛背侧亚端位，宽而有条纹。端节正常，感觉毛2根。尾器阳茎侧板腹内叶外伸部宽大而呈叶片状。肛侧片基侧臂短小（图18-31）。

（2）蛹：呼吸管漏斗部明显倾斜，其长度约为呼吸管全长的2/5~1/2，较宽，管部色暗；10-C分10~14支。

（3）幼虫：头：触角基2/3有小刺；1-A着生于近顶端1/3处。头毛1-C基部粗、末端细，色淡，可分侧支，长度约为基距的2/3；4-C简单，短小，不分支；5，6-C分3~5芒支（常4分支），超过唇基前缘；7-C分6~10芒支。颏每侧有12个齿。胸：前胸毛1~3-P约等长，单芒支；4-P分2芒支，稍细短；5，6-P单芒支；7-P分2~3芒支；14-P简单，不分支。腹：腹毛6-Ⅰ分3~4芒支；7-Ⅰ分2芒支；6-Ⅱ分3芒支；6-Ⅲ~Ⅵ分2芒支。腹节Ⅷ栉齿末端圆而有缝，35~55个，组成一齿区。呼吸管指数4-6（平均4.6）；梳齿9~16个，其侧齿发育良好；1-S通常4对，每株分2~9支；其中第3对侧位；第1，2对腹毛约等于或略长于着生处管径；管鞍比值4.2~4.8。腹毛1-Ⅹ分2支；2-Ⅹ不分支或分2支；3-Ⅹ不分支。肛鳃长度有变异，通常为尾鞍长度的1.5~3倍（图

18-62)。与尖音库蚊指名亚种极其相似,未发现稳定的鉴别特征(图 18-31)。

3. 生活习性 幼虫孳生于住宅附近的水体,如污水坑、稀粪坑(缸)、积水缸(罐)、水塘、稻田、水池、沟渠、洼地积水、容器积水等处。在 23~26℃、相对湿度 60%~80% 的实验条件下,繁殖一代需 2~3 周,每只雌蚊能产卵 2~7 次,每次产 1 个卵块,每个卵块约有 100 多个卵。

成蚊为家栖蚊种,常栖息于人房内比较阴暗的地方,也可在畜舍、薯窖、石缝、土洞、磨坊、水井、防空洞、竹林、树丛、桥下等处。主要嗜吸人血,兼吸畜和禽血。晚上活动,在日落和黎明前出现两个高峰。季节分布随各地气候而异,在长江流域一带,一般 2~12 月均有幼虫孳生,8~9 月达高峰,在山东,成虫、幼虫活动季节为 4~10 月,于 7 月中、下旬出现高峰。冬季成蚊栖于墙洞、地下室、红薯窖、畜禽窝圈,饮水井等处越冬。

4. 与疾病的关系 为我国北方地区班氏丝虫病的主要传播媒介,感染率可高达 50%。河南确山县班氏丝虫病传播季节由 6 月下旬至 10 月上旬,约 110 天,以 7 月份传播强度为最高。实验条件下,研究班氏丝虫在尖音库蚊淡色亚种体内发育成熟时间长短,与温度高低密切相关,在 31~32℃、28℃、24℃、20℃和 16~18℃时发育成熟时间分别为:0.5 天、12.5 天、16.0 天、27.5 天和 48.0 天。虽查有马来丝虫的自然感染,但感染率很低,公认它不能传播马来丝虫。有报告尖音库蚊淡色亚种对马来丝虫不易感的主要原因是 93% 的马来微丝蚴不能穿过胃壁,少数穿过的微丝蚴在从血腔向胸肌的移行过程中,被黑化杀死是另一重要因素。此外,它也是乙型脑炎病毒的重要媒介。

5. 地理分布 尖音库蚊淡色亚种分布于我国的河北、山西、内蒙古、辽宁、吉林、黑龙江、江苏、浙江、安徽、山东、河南、湖北、陕西、甘肃、宁夏等 15 个省份。国外记载的有:朝鲜半岛、日本。

6. 研究新进展 尖音库蚊复合组的分类国外有许多研究,迄今对一些成员的分类无一致意见,我国该复合组包括尖音库蚊指明亚种(*Cx. pipiens pipiens*)、尖音库蚊淡色亚种,致倦库蚊(*Cx. quinquefasciatus*)和新发现的骚扰库蚊(*Cx. pipiens molestus*)。有研究建立了 4 个亚种的实验室种群,并对它们进行了杂交、单糖、表皮碳氢化合物以及脂肪酸的气相色谱分析、雄蚊阳茎 DV/D 和幼虫形态的数值分析等一系列的研究,阐明在我国尖音库蚊(广义)是包含上述 4 个亚种在内的复合组。近年来,有关蚊虫对杀虫剂抗性的研究报告很多,酯酶活性升高是对有机磷杀虫剂抗性的主要机制之一。采用分子杂交技术和 RFLP 分析,已鉴定出许多酯酶等位基因类型,并通过酯酶基因特异性片段的 PCR 扩增和酶切片段分析,显示尖音库蚊淡色亚种不同杀虫剂的品系对酯酶等位基因具有明显的选择作用,双硫磷品系为 B1 型;毒死蜱和敌百虫品系为 B2 型,马拉硫磷品系为 B1 型和 B1/B2 杂合型,同时发现不同地区采集的种群表现出不同的酶型频率分布。

(八) 致倦库蚊

1. 种名 尖音库蚊致倦亚种[*Culex pipiens quinquefasciatus*(Say,1823)]

同物异名:致倦库蚊[*Culex quinquefasciatus*(Say,1823)]

2. 形态

(1) 成蚊:与尖音库蚊淡色亚种极为相似,主要区别为:雌蚊食窦弓两侧有尖锐齿簇;雄蚊触须第 4 节下面有一白纵条自基部延伸几达末端;第 5 节下面有一基白斑。阳茎侧板中叶末端尖(图 18-32)。

雌蚊为中型蚊,翅长 2.5~4.5mm。头:头顶正中盖以淡棕色平覆鳞和竖鳞,后头竖鳞暗棕;两颊白色宽鳞区向眼后延伸形成窄边。喙色暗,腹面基半偶色淡。唇瓣色淡。触须黑,第 4 节端部有白鳞。食窦甲:与尖音库蚊相似。食窦弓发达,宽约 0.93mm,侧杆窄,侧突钝尖。食窦甲背齿约 30 个,短杆状,末端钝;中齿通常 4 个,稍长,末端钝;腹齿乳突状,两侧各约有 4 个尖锐的腹齿紧密排为一小簇。胸:前胸前背片与后背片各有几片鳞;前胸侧板有一小群淡鳞。中胸盾鳞深棕,凹陷区有暗斑,前突部、翅上位和小盾前区鳞稍淡。胸侧板淡棕,中胸腹侧板有两群淡鳞位于上部与下部后缘;中胸后侧片有一群淡鳞与中胸腹侧板上部鳞群平齐,并在上部毛丛中有几片鳞。中胸下后侧鬃 1 根。翅:翅鳞暗而密。足:各股节、胫节、跗节均暗棕,但各股节腹缘色淡,后股尤为明显。腹:腹节Ⅰ背板有暗色中斑。腹节背板Ⅱ~Ⅶ有后突而呈半月形(但有变异)的淡色基带,并与基侧斑不连接。腹板中部和端侧部有淡黄色至暗色鳞区(图 18-32)。

雄蚊的体型鳞饰似雌蚊,但触须长于喙,长出部分约与末节相等;第 4 节腹面有白鳞纵纹自基部延伸至全长 1/4 处;第 5 节腹面有基白斑;第 3 节末段与末 2 节有长毛丛。喙有中关节,腹面中段有淡鳞而无长毛丛。尾器:抱肢基节亚端叶三棒约等长;后部毛组有 3 根短刺鬃,1 个大叶片和 1 根基部刚毛。阳茎侧板腹

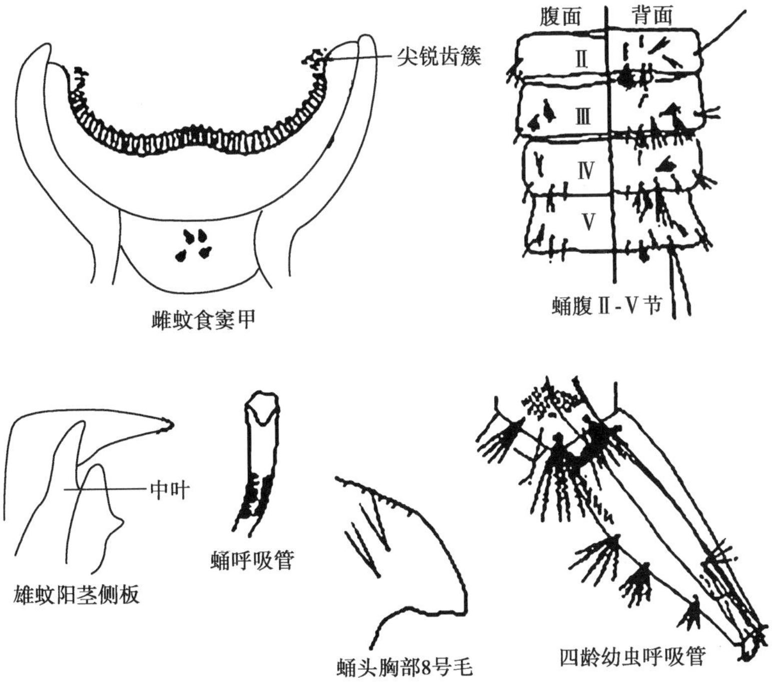

图 18-32 尖音库蚊致倦亚种

内叶外伸部分长而宽，末端钝，呈叶状；背中叶后伸，末端尖。肛侧片基侧臂很短，不发达（图 18-32）。

（2）蛹：呼吸管漏斗部稍倾斜，其长度约为呼吸管全长的 1/4，较窄，管部色淡；10-C 常分 8 支（图 18-32）。

（3）幼虫：头：触角基 2/3 有小刺；1-A 约生于触角基 2/3 处。头毛 1-C 细、弯、淡，长度约为基距的 2/3；4-C 细短，简单，不分支；5-C 分 4~6 芒支，常分 5 芒支；6-C 分 3~5 芒支，常分 4 芒支；7-C 分 8~10 芒支，常分 9 芒支；5~7-C 均伸出唇基前缘。颏每侧有 12~13 个齿。胸：前胸毛 1~3-P 约等长，单芒支；4-P 略细短，分 2 支；5，6-P 单芒支；7-P 分 2~3 芒支；8-P 分 2 芒支，14-P 简单，细小，不分支。中胸毛 1，3-M 单支；4-M 分 2 支；8-M 分 5~6 支；9-M 分 4，5 支。后胸毛 1-T 短，约为 2-T 的 1/2 长；7-T 6，7 分支；9-T 分 6 支。腹：腹毛 6-Ⅰ，Ⅱ分 3~4 芒支；6-Ⅲ~Ⅵ分 2 芒支；7-Ⅰ分 2 芒支，偶不分支。1-Ⅰ分 4~5 支；1-Ⅱ分 2~3 支；1-Ⅲ~Ⅴ不分支或分 2 支。腹节Ⅷ栉齿末端縒状，28~45 个，组成一齿区。呼吸管短粗，指数 2.3~4（平均约 3~4），为尾鞍的 2.8~3.2 倍长，在管基 2/5 处略膨大，并向后渐变细，基宽约为末宽的 2 倍；1-S 4 对，头 2 对发达，每分 5~9 支，第 3 对侧位，分 3~4 支；梳齿 7~12 个。腹节Ⅹ后背缘具小刺。腹毛 1-Ⅹ不分支；2-Ⅹ分 2~3 支；3-Ⅹ不分支。

3. 生活习性 成蚊习性与尖音库蚊淡色亚种相似，为人房常见蚊种之一。主栖人房，也可在猪圈、牛房、杂屋及野外植物中栖息。嗜吸人血，兼吸狗、猪、牛、羊、马以及鸡、鹅、鸭、鸽的血。夜晚活动属黄昏型，即在黎明和黄昏有两个活动高峰，或仅出现 1 个黄昏高峰。季节消长因地而异，如在深圳可全年活动，季节高峰分别出现在 2~5 月和 10~12 月；而湖南是在 6 月及 10 月出现，但有的地方仅出现 1 个高峰；在较北的地区以成蚊越冬（图 18-32）。

幼虫常孳生于污染的水体，如粪坑、水沟、水坑、水池和容器等，偶在清水中也可见。在 25℃ ± 1℃的温度下，该蚊的平均生活史周期为 9 至 10 天。雌蚊羽化后 3 天左右就能吸血；在 18~29℃的范围内，温度与生殖营养周期呈负相关。多数吸血雌蚊一生能产卵 1 次以上，多至 5 次。

4. 与疾病的关系 为我国南方班氏丝虫病的重要媒介，广州市的自然种群感染阳性率可达 9.5%（1 121/11 727），观察全年的感染情况，3 月份出现阳性感染期的幼虫，4 至 6 月之间形成一个高峰，其后下降，8 月份形成一个小高峰后即下降，10 月之后至 12 至翌年 2 月降至阴性；人群微丝蚴携带率与蚊自然感染率呈现正相关关系。实验室用不同株和尖音库蚊淡色亚种人工感染广东株班氏丝虫的研究显示，南京株尖音库蚊淡色亚种阳性率为 12.5%，易感性最高；合肥株尖音库蚊淡色亚种和致倦亚种分别为 5.76% 和 5.8%，处于同一水平。在班氏丝虫病消除地区，在血检微丝蚴密度 1 条/60mm³ 和 2 条/60mm³ 的患者及其周边邻居家捕获的尖音库蚊致倦亚种，均未发现阳性。尖音库蚊致倦亚种也是流行性乙型脑炎重要媒介之一，实验感染证实也可能是登革热的媒介之一，并可机械携带乙型肝炎病毒。

5. 地理分布 在我国分布于上海、江苏（苏州）、安徽（芜湖）、湖南（信阳）、陕西（西安）、西藏（波密），以及上述地区以南广大地域。本亚种分布于全球热带地区和亚热带地区，国外记载的有：印度、孟加拉国、斯里兰卡、缅甸、泰国、越南、柬埔寨、老挝、马来西亚、新加坡、印度尼西亚、菲律宾、日本等地。

6. 研究新进展 2007 年尖音库蚊致倦亚种（Strain：JHB）的全基因组草图已公布，登记号：GCA_000209185.1，其长度为 579.042Mb，蛋白数 18883，GC 含量 38.1%。

（九）三带喙库蚊

1. 种名 三带喙库蚊［*Culex tritaeniorhynchus*（Giles，1901）］

2. 形态

（1）成蚊

雌蚊为中小型蚊，翅长 2.4~3.1mm。头：头顶密盖淡棕色至淡灰色平覆鳞，后头竖鳞暗而平齐。喙色暗，中部前位有淡色环，基段腹面常有白鳞斑。触须短，色暗，末节有少量淡鳞。食窦甲：食窦弓深凹，背齿基部宽，然后骤然变细呈纤维状，26~28 个。胸：前胸前背片与后背片有棕色鳞；前胸侧板有一淡鳞簇。中胸盾鳞深棕，除小盾前区和翅上位有少量淡鳞外，一致花椒色；小盾鳞色淡。胸侧板淡棕；中胸腹侧板上部与下后缘及中胸后侧片前上部的白鳞群小，中胸后侧片上部毛丛中有或无几片淡鳞。足：前足、中足与后足的股节除下部外和各胫节均暗棕，后股暗区和淡区划界不清，末端黑环很窄，约为全长的 1/15。各足跗节Ⅰ~Ⅳ有窄的基部和端部淡色环。翅：翅鳞暗褐，前缘脉基部淡鳞斑不明显。腹：腹节背板色暗。有窄的淡色基带，但有变异。腹节Ⅶ通常有宽的暗色端带，某些标本显示有端部淡鳞饰。腹板通常全淡黄，有时有端侧位暗斑（图 18-33）。

雄蚊似雌蚊，但触须长于喙，长出部分约为末节的 1~1.5 倍；第Ⅲ节末半腹面有一行黑色垂毛而无垂鳞；第Ⅱ节有或无端背位淡带；第Ⅲ节有或无中背位淡带；第Ⅳ、Ⅴ节各有 1 基背位窄淡带；第Ⅴ节端全暗，

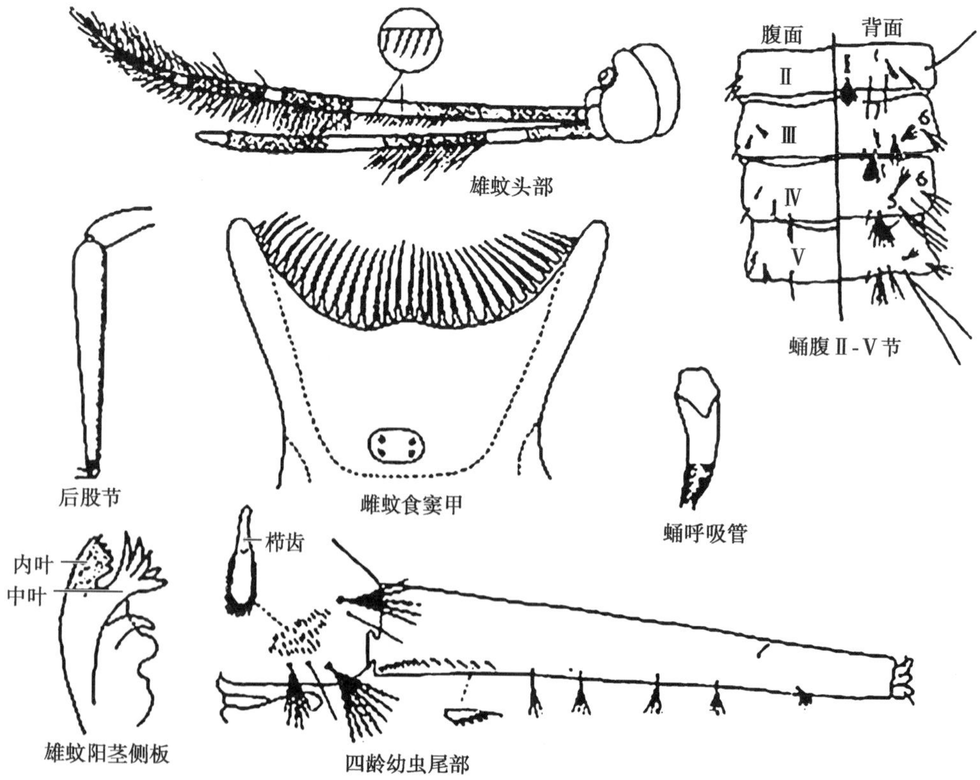

图 18-33 三带喙库蚊

有时有少数淡鳞;第Ⅲ节末半与末2节有长毛丛。尾器:抱肢基节亚端叶三棒中的前棒稍短,中、后棒末端钩状;后部毛组有3根刺鬃,其中1根末端略膨大而端圆;1根可有亚端倒刺,另1根末端尖锐。此外,还有1个大叶片和1根基位刚毛,以上各毛可有变异。阳茎侧板腹内叶密生小刺。背中叶颈部较细与腹内叶分离,有3~4个指状突形成掌状叶,前方1个外展,其余向后外与向后伸。肛侧片有弯曲而长的基侧臂,其内侧有乳突状的楔状突(图18-33)。

(2)蛹:呼吸管暗棕色;腹2节1号毛分10支以上,4~5节6号毛分2~3支(图18-33)。

(3)幼虫:头:触角有深色基环;1-A位于中部前方。头毛1-C粗黑,刺状,长度超过基距的1/2;4-C简单,细小,不分支;5-C分3~4芒支;6-C分2~3芒支。颏每侧有7个齿。胸:体壁光滑。前胸毛1-3P单芒支,约略等长;4-P分2芒支;5,6-P单芒支;7-P分3芒支;8-P分2芒支;14-P简单,不分支。腹:腹毛6-Ⅰ,Ⅱ,Ⅳ分3芒支;6-Ⅲ,Ⅴ,Ⅵ通常分2芒支;7-Ⅰ分2芒支。腹节Ⅷ栉齿末端圆而有缝,约30余个,组成一近似三角形的齿区。呼吸管指数4.2~8.1(平均约5.45),长度变异很大,为尾鞍的4.8~5.7倍长;1-S有5~6对,各分2~6支,常分3~4支,侧毛1对,分2~4支,短于着生处管径;梳齿9~15个,具明显的侧牙。腹毛1-Ⅹ分2支;2-Ⅹ分3~4支;3-Ⅹ不分支(图18-33)。

3. 生活习性 幼虫孳生于城乡清洁或稍污染、静止或半流动的水体中,常见于向阳泥底、水位较低、水质清洁、漂浮植物丛生的水域,如水田、池塘、沼泽、水坑、洼地、山溪、积水、灌溉沟渠等,偶见于海滨咸水、石穴、盆罐、树洞或污水坑等。最适水的pH为7,在29℃±1℃实验室条件下,一个世代需18~26天,平均21天,每只雌蚊最多可产卵5次,每次产1个卵块,每个卵块约有卵百余粒。

成蚊黄昏时有群舞习性,全夜活动,通常在午夜前(21:00—22:00)和黎明前(4时)有两个活动高峰,但其活动可随日落时间的提早而前移,显示了光线对其活动高峰时间的影响。通宵观察表明它是典型的黄昏型活动蚊种,一般只在日落后1小时有一个刺叮高峰。雌蚊主吸牛或猪等畜血,兼吸人血,但无畜血可吸或接近人体的条件适宜时,则吸人血的比例显著上升。季节消长随各地气候不同而异,在南方亚热带地区,几乎全年活动;在温带地区其季节消长大致有两个类型;华北、东北、内蒙古等地区,6~7月中旬开始出现,8月出现高峰,9月中旬后明显下降,10月中旬即消失,其消长曲线属单峰型;在华中地区,自5月上旬至6月上旬开始出现,7~9月先后出现两个高峰,10月中旬以后消失,消长曲线属双峰型;但河南和苏南的调查却是单峰型。关于越冬的虫期和方式综合研究进展,显示三带喙库蚊的越冬可分为当地休眠静止越冬和滞育季节回迁两类方式,中国和日本每年3~4月份出现成虫密度激增的现象,推测属于外地迁入虫源,其迁入特性尚待进一步研究,正是这些早春虫源,成为当年新种群的主要有效虫源。

4. 与疾病的关系 流行性乙型脑炎的主要传播媒介,自然带毒率较高,从1/192(辽宁)至1/245(四川)。云南的标本(n=20 464)中也分离到20株流行性乙型脑炎病毒,现场感染比为1/772,最低带病毒率为1.30‰。国外曾有人从其成蚊中分离出登革热病毒,但缺乏可靠的流行病学资料;还可感染基孔肯亚病毒及马来丝虫。

5. 地理分布 国内除新疆、西藏未发现外,分布全国各地。古北区和东洋区的广布蚊种,国外记载的有:巴基斯坦、印度、孟加拉国、斯里兰卡、缅甸、泰国、柬埔寨、越南、马来西亚、印度尼西亚、新加坡、菲律宾、日本、朝鲜半岛、俄罗斯、中东和东非等。

(十)白纹伊蚊[*Aedes*(*Stegomyia*)*albopictus*(Skuse,1895)]

1. 种名 白纹伊蚊[*Aedes*(*Stegomyia*)*albopictus*(Skuse,1895)]

2. 形态

(1)成蚊

雌蚊:小型到中型蚊虫。头:头鳞典型。喙比前股略长,暗褐色。触须约为喙的1/5长,黑色,末段背面银白色。胸:前胸前背片和后背片都具银白宽鳞,后背片上方并有褐色窄鳞。中胸盾片覆盖深褐或深棕细鳞和窄鳞,中央有一显著银白窄鳞纵条,从前端后伸而略为细削,并在小盾前区分叉,有的在分叉前中断;叉支两侧有一对白短后亚中线;翅基前有一银白宽鳞簇,翅基上则有一些白窄弯鳞;小盾片覆盖银白宽鳞,中叶末端有黑宽鳞;侧背片平覆白宽鳞。胸侧鳞簇见亚组特征。有亚气门鳞簇,无气门后和气门下鳞簇。翅:翅鳞一致深褐色,仅前缘脉基端有一白点。平衡棒结节具黑鳞。足:深褐到黑色;各足股节都有明显膝白斑;前股和中股的腹面和后面有不同程度的白色区;后股前面基部3/4有宽白纵条,愈向基部愈宽,后面的白色区较短,通常约占全节的基部一半。前胫腹面有淡色纵条;中胫后面具淡色鳞。前跗节Ⅰ~Ⅱ有基白环或白斑;后跗节Ⅰ~Ⅳ有宽基白环,节Ⅴ全白。腹:背板黑色,节Ⅰ侧背片覆盖白鳞;节Ⅱ~Ⅶ有基白带和侧白斑,基带两端加宽,但不和侧斑相连。节Ⅱ~Ⅲ腹板全部或大部白色;节Ⅵ~Ⅴ腹板黑色而有宽基白带;节Ⅵ腹板有亚基白带;节Ⅶ腹板黑色而仅有少数侧白鳞(图18-34)。

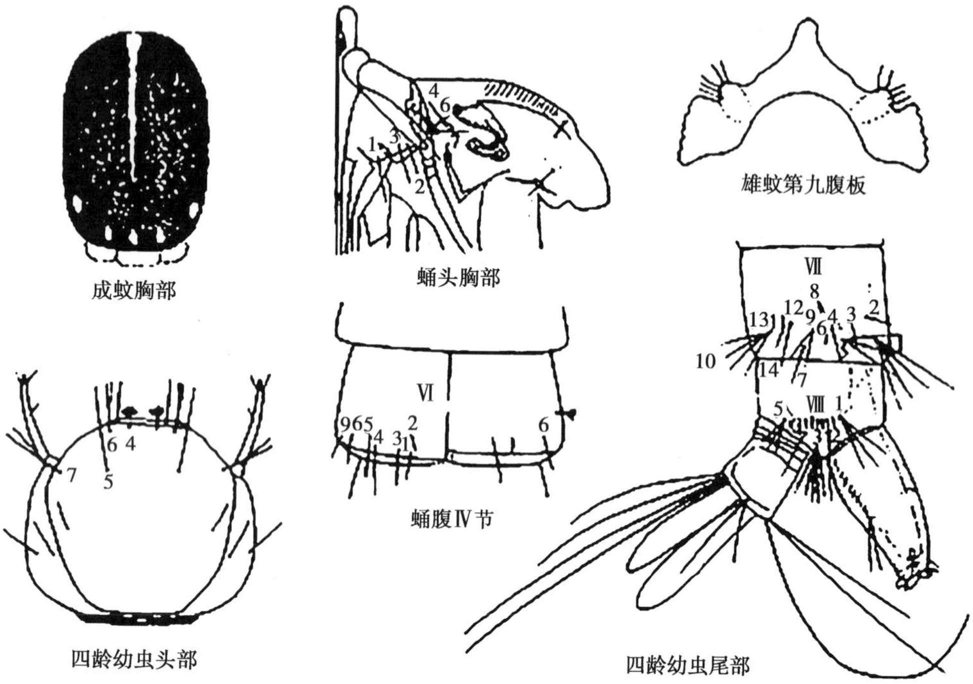

图18-34 白纹伊蚊

雄蚊:触须比喙略长,节Ⅱ~Ⅴ都有基白环或白斑。腹节Ⅱ和Ⅶ背板仅有侧斑而无基白带,有的节Ⅱ背板基部中央有白鳞,节Ⅷ腹板大部白色。尾器:腹节Ⅸ背板山峰状,有一不同程度的中央突起,侧叶远离,各具4~8根刚毛;节Ⅸ腹板长而宽,弓形,无特殊刚毛。抱肢基节长约为宽的2.5倍,背基内区有一片10多根刚毛。抱肢端节比基节略短,末端略为膨大,有少数细刚毛;指爪位于末端。小抱器发达,膨大部分具很多刚毛,腹面的宽,端角的最长,末端弯曲(图18-34)。

(2)蛹:头胸部6号毛约为7号毛的1/2长,腹部6节9号毛位于近背后的后侧角,与后缘距较6号毛短,更小于5号毛(图18-34)。

(3)幼虫:头:触角不到头的1/2长;1-A位近中央。头毛1-C细弯,4-C细小而分很多支,5-C通常单支,偶有分叉的;6-C单支或远离基部分叉,偶也有3分叉的;7-C分2~3支;这些毛通常有稀疏的细侧芒。胸腹:胸毛和腹毛发达程度,包括分支和长短,有较大个体变异,有的部分刚毛粗壮而近似星毛状。腹毛1-Ⅶ通常分3~4支,不超过5-Ⅶ的2.5倍长;2-Ⅶ通常单(1~3)支。栉齿仅基部有细缝,6~10个,排列成整齐的单行。呼吸管无管基突,指数2.0~2.5,长为基宽的2.2~2.6倍,为尾鞍长的2.8~3.3倍;梳齿5~16个,通常8~12个,多数具2侧牙;1-S位近管中央,分2~4支。尾鞍不完全;腹毛1-Ⅹ分2~3支,有细羽状侧支;2-Ⅹ分2支,其中一支略短;3-Ⅹ单支;4-Ⅹ 8支,都位于栅区。肛鳃明显比尾鞍长,腊肠状(图18-34)。

3. 生活习性 幼虫主要孳生于城乡、郊外、林场、竹林等的竹筒、树洞、石穴、废轮胎,以及缸罐等容器积水,也见于菠萝等植物叶腋。在有些城市中,废轮胎积水是最常见的孳生场所。孳生地水质呈弱酸性,氯化物浓度在15mg/L以上,溶解氧饱和百分率在40%以下较适宜。在实验室养殖条件下,温度28℃±1℃,相对湿度82%±1%时,整个生活史为1~3周。

成蚊喜吸哺乳动物血液,也喜刺吸人血,刺叮活动在白昼和黄昏进行,通常在日出前后和日落前后各有1个刺叮高峰,并以后者为主。该蚊的飞翔能力较弱,一般为50~100m,最大飞翔能力约为400m,通常在孳生场所附近活动。其季节消长与分布地气候关系密切，据上海、福州等地的观察，雨季中或雨季稍后（7至9月）最多；在海南全年活动，7至11月为密度高峰。以卵越冬或渡过旱季。

4. 与疾病的关系 为东南亚传播登革热和基孔肯亚病毒的次要媒介。实验室白纹伊蚊人工感染登革热病毒的感染率为50%~80%，媒介效能大，并能经卵传递病毒；云南白纹伊蚊感染登革热4型病毒后的传播率分别为：22.2%、37.5%、25.0%和44.4%；该蚊对基孔肯亚病毒的传播率也很高，为55.6%~100%，但埃及伊蚊比白纹伊蚊更易感。我国福建和四川曾分离到流行性乙型脑炎病毒，并证实可带毒19天，有效传播期为14天，因而被视为有些地区流行性乙型脑炎的可能媒介之一。国外的实验结果显示，白纹伊蚊还能传播黄热病、西方马脑炎、委内瑞拉马脑炎等病毒。

雌蚊在孳生场所附近刺吸人血，在竹林、橡胶林、开发的林区，以及其他大量孳生的生境，对人们的骚扰很大，以至影响生产作业。

5. 地理分布 南起海南岛、北至辽宁南部，包括辽宁、河北、山西、陕西、山东、河南、江苏、安徽、浙江、湖北、江西、湖南、福建、台湾、广东、广西、四川、贵州、云南和西藏等20个省份均有分布，以北纬30°以南为常见。国外记载的有：东南亚，最近传入美国、巴西等地。

6. 研究新进展 白纹伊蚊，亦称"亚洲虎蚊"，已从起源地亚洲扩散至全球70多个国家，成为过去20年间全球扩散速度最快的100种物种之一。白纹伊蚊的迁移和扩散已引起全世界的关注，已成为科学家研究的焦点和热点。例如，已公布了5株白纹伊蚊的全基因组序列，其中2019年公布的白纹伊蚊（Strain：FPA）全基因组序列（GCA_006496715.1），长度为2 538.39Mb，蛋白中位数28 216，GC含量40.4%；开展了抗药性机制、群体遗传差异和综合防制等方面的研究。

关于白纹伊蚊的抗药性机制研究，进展较快的是击倒抗性（knockdown resistance，*kdr*）基因突变检测。国外学者2011年发现在新加坡白纹伊蚊抗性群体中有F1534C突变，突变率为73.1%；马雅军课题组随后在我国海南海口的白纹伊蚊菊酯类杀虫剂抗性群体中，检测到2种新的突变等位基因F1534S和F1534L，并且证实了F1534S与抗性表型密切相关；之后，在我国广州和深圳也发现了F1534S和F1534L的突变。在美国的佛罗里达、希腊的雅典和意大利的阿科分别发现了F1534S、F1534C和F1534L的突变，而且在意大利罗马的白纹伊蚊群体中检测到新的突变位点I1532T，突变频率为19.7%。到目前为止，我国白纹伊蚊群体已发现了*kdr*中的4个位点存在突变：V1016G、I1532T、F1534S/L/C/W/R、D1736Y，且F1534S与拟除虫菊酯类杀虫剂的抗性表型密切相关。

白纹伊蚊的分子群体遗传结构研究报告很少，仅见对广州和深圳的白纹伊蚊进行了mtDNA细胞色素氧化酶亚单位I基因序列的分析，存在一定的多态性；基于多态微卫星位点分析白纹伊蚊群体遗传结构，显示各群体之间的遗传分化程度很低，遗传距离与地理距离两者之间几乎无相关性。

传统的蚊媒控制方法对白纹伊蚊的控制效果不理想，通过显微胚胎注射建立了携带三型沃尔巴克氏菌型（wAlbA、wAlbB和wPip）的白纹伊蚊HC株，应用昆虫不相容技术结合昆虫绝育技术（IIT-SIT），在试验现场进行持续释放大规模生产的HC雄蚊，以压制目标区域的白纹伊蚊种群，结果显示在2个试验现场基本清除了白纹伊蚊的种群，证明IIT-SIT是一种高效、绿色环保的蚊媒控制工具，应用于登革热、寨卡病毒病等蚊媒疾病的传播控制切实可行，给蚊虫防控提供了崭新的思路，但后续的效果需要持续观察。

（十一）埃及伊蚊

1. 种名 埃及伊蚊［*Aedes*（*Stegomyia*）*aegypti*（Linnaeus，1762）］

2. 形态

（1）成蚊

雌蚊：中型蚊虫。头：头顶平覆黑色和白色宽鳞，白鳞形成一延伸到两眼之间的中央纵条和一对侧纵条，后部中央纵条两侧可有白到褐色宽鳞，后头有黑色、淡色和深褐竖鳞；头侧平覆深褐宽鳞，也各有一白纵条；有眶白鳞线。唇基有一对白鳞簇。喙和前股约略等长，深褐色。触须约为喙的1/5长，黑色，末段约1/3的背面白色，有的基部背面也具少数白鳞。胸：前胸前背片和后背片都具有白宽鳞，后背片上部并有白鳞和褐窄鳞。中胸盾片覆盖深褐或棕褐细鳞和窄鳞，并在以下部位具白色或淡色斑纹：①前端中央白窄鳞斑;②两肩侧一对由白宽弯鳞形成的长柄镰刀状斑,刀柄形成亚中纵条,伸达小盾片;③在上述镰形斑之间,位于前端白斑后的一对带金黄色中央纵条,向后伸至小盾前区;④小盾前区有小白斑,但有的不很清楚。此外,小盾裸区两侧以及翅基上都有白窄鳞。有亚气门鳞簇;无气门后鳞簇。翅:翅鳞一致深褐色,仅前缘脉基端有一银白点。平衡棒结节具淡色鳞。足:深褐到黑色;前股前面基部 1/3 有淡色区,延续为不清晰的淡色纵线,伸近末端;中股前面有白色纵条,后面基部 2/3 淡色;后股基部 2/5~1/2,除淡褐色背线外,全部淡色;各足股节都有膝白斑。前跗和中跗节Ⅰ~Ⅱ有基白斑;后跗节Ⅰ~Ⅲ有完整或不完整的基白斑,节Ⅳ基部 2/3~3/4 白色,节Ⅴ全白。腹:背板黑色;节Ⅰ中央有大片淡色鳞,侧背片覆盖白鳞;节Ⅱ~Ⅶ有侧银白斑和基白带,但两者不相连,各节后缘并有一排白鳞;节Ⅱ~Ⅴ腹板全部或大部淡色,或节Ⅳ~Ⅵ腹板有深褐亚端带;节Ⅶ腹板黑色,仅有 2 小侧银白斑,或仅有一些散生白鳞(图 18-35)。

雄蚊:头鳞较雌蚊色淡,有的中央纵条两侧具较多白鳞,甚至头顶大部白色。唇基光裸。触须和喙约略等长,节Ⅱ~Ⅴ有基白环或白斑。腹节Ⅱ背板无基白带,各节背板后缘的白鳞也无雌蚊明显。腹板的鳞片色较深,节Ⅱ大部淡色;节Ⅲ~Ⅳ有很多暗鳞或大部深褐色;节Ⅴ~Ⅶ黑色,仅有小白点;节Ⅷ有侧白斑。尾器:腹节Ⅸ背板中部深凹,侧叶具 4~5 根短刚毛;节Ⅸ腹板末端内凹,具 2 侧叶。抱肢基节宽短,长约为宽的 1.8~2.0 倍,背基内区有一片十多根刚毛。抱肢端节比基节短;指爪位于末端。小抱器大,端叶接近抱肢基节的 1/2 长,具很多刚毛,腹内面有 4~7 根末端弯曲的狭叶状刚毛。肛侧片有发达的腹臂(图 18-35)。

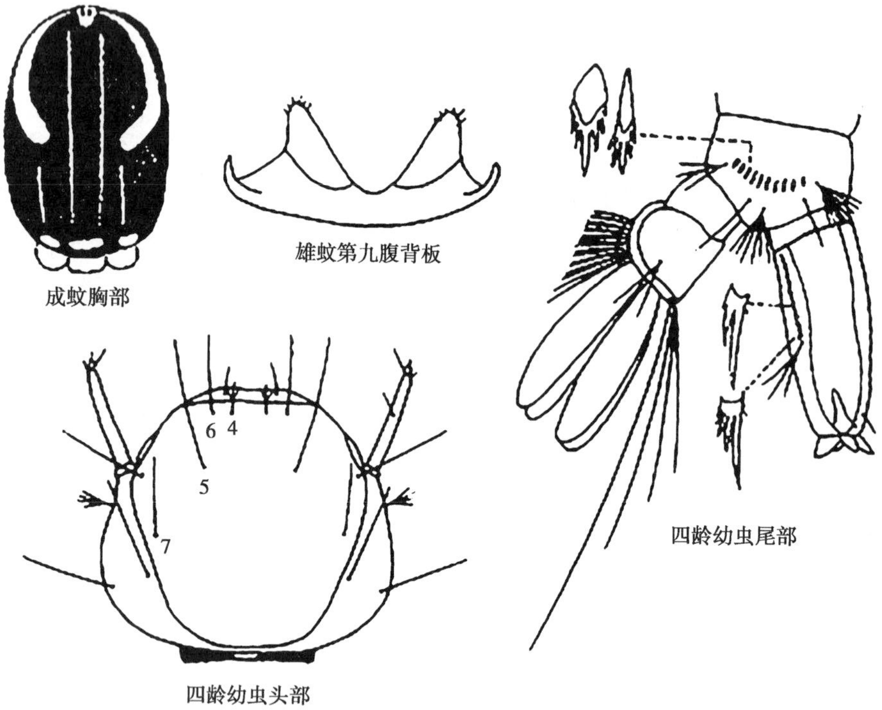

图 18-35 埃及伊蚊

(2)蛹:尾鳍内、外缘具明显的齿,尾鳍简单,极少,有 2 分支。

(3)幼虫:头:触角不到头的 1/2 长;1-A 位于中央之前。头毛 1-C 细弯;4-C 通常分 4~5(4~7)细支;5-7C 都是单支。胸腹:体无星状毛。栉齿通常 8~10(6~12)个,各齿中刺基部有发达的侧齿。呼吸管无管基突,指数 1.7~2.1,长约为基宽的 1.4~1.8 倍,为尾鞍长的 2.4~3. 2 倍;梳齿 7~12 个,各齿基部有侧牙;1-S 位近管中央,少数标本的位于末一、二梳齿之前,分 2~4 支。尾鞍不完全;腹毛 1-Ⅹ分 2~3 支;2-Ⅹ分 2 支;3-Ⅹ单支;4-Ⅹ分 8~10 支。肛鳃明显比尾鞍长,末端钝削(图 18-35)。

3. 生活习性 除非洲有些地区外,幼虫孳生在室内外缸罐、花盆、罐头盒、椰子壳等容器积水,在东南亚废轮胎积水是重要孳生地之一。我国海南岛,主要孳生于家庭容器积水,特别是厨房内水质清的饮用积水,在 25~28℃及相对湿度 90% ± 1% 条件下,从卵发育到成蚊需 11 至 18 天;雌蚊一生可持续产卵 72 天,每只雌蚊可产卵750余粒。

埃及伊蚊是典型的家蚊，主要在白天活动，雌蚊就在孳生场所附近吸血，嗜吸人血。在热带和亚热带，该蚊全年均可孳生繁殖，在海南岛，5~11月是成蚊活动盛季，密度高峰在4~6月，8月起下降，1~2月最低，由于它主要孳生于居民饮用水缸，所以它的密度与居民用水习惯密切相关，因此密度的消长，主要取决于气温。海南岛成蚊密度季节消长与雨量无关。

4. 与疾病的关系 城市型黄热、登革热和登革出血热、基孔肯亚病，裂谷热等虫媒病毒的重要媒介。在实验室感染中，它能通过刺叮传播东马脑炎、西马脑炎、委内瑞拉马脑炎等人畜共患病。因此被认为是最危险蚊种之一。1978年在广东佛山石湾发生有登革热流行，接着在海南以及广东、广西的部分地区都先后发生流行或大流行，其中海南、广西的合浦、防城以及广东的少数地区主要由埃及伊蚊传播。在海南岛1980年和1986年两次大流行中，发患者数达50余万人之多。

5. 地理分布 我国分布限于北纬22°以南一些沿海地区，包括海南岛以及广西钦州地区、涠洲岛和广东湛江地区的少数村镇，我国台湾限于北纬20°50′以南的部分地区。2005年在云南瑞丽首次发现埃及伊蚊，之后在云南快速扩散。全世界热带地区和亚热带地区均有分布。

6. 研究新进展 白纹伊蚊多属于野栖或半家栖蚊种，而埃及伊蚊属于典型的家栖蚊虫，具有多次吸血习性，其传播病毒的能力高于白纹伊蚊，属于登革热世界性传播最危险蚊种。迄今，已公布了4株埃及伊蚊的全基因组序列，其中2017年公布的埃及伊蚊（Strain：LVP_AGWG）全基因组序列（GCA_002204515.1），长度为1 274.11Mb，蛋白中位数22 858，GC含量38.9%。

在我国，埃及伊蚊原先分布范围有限，2002年，首次在云南瑞丽发现埃及伊蚊，随后逐渐扩散，据近年调查，埃及伊蚊原仅发现于滇西的德宏州，现今滇南的西双版纳州、滇西南的临沧市、滇西北的怒江州均有分布。值得一提的是，临沧市的埃及伊蚊，已从海拔498m的耿马县孟定镇向半山区、丘陵地区扩散，形成向高海拔扩散的趋势，必须引起高度重视。

蚊虫作为最大的病原媒介动物，其传播病毒的机制尚不明确。程功教授团队通过质谱鉴定埃及伊蚊唾液蛋白的组成成分，分别评估了32种唾液蛋白对寨卡病毒与登革病毒复制的影响，发现一种唾液蛋白AaVA-1可以显著地增强寨卡病毒与登革病毒感染哺乳动物免疫细胞，将AaVA-1与寨卡病毒一同注射AG6小鼠可显著增加寨卡病毒的病毒血症，加速AG6小鼠的死亡。研究人员利用"小鼠-蚊"传播模型对AaVA-1的功能进行验证，发现敲除AaVA-1的埃及伊蚊传播寨卡病毒的能力明显降低，这进一步证明AaVA-1是一种辅助蚊媒病毒传播的关键因子。同时发现白纹伊蚊中的同源蛋白AalbVA-1也具有相似的功能。进一步研究显示，AaVA-1可通过激活细胞自噬促进蚊媒病毒感染。AaVA-1蛋白能够与自噬抑制因子LRPPRC蛋白结合。正常条件下，LRPPRC通过结合Beclin-1蛋白抑制细胞自噬的发生；而AaVA-1蛋白能够竞争结合LRPPRC蛋白，释放Beclin-1，激活自噬反应。研究揭示了宿主、媒介蚊虫和病毒之间如何相互作用的关系，阐明了蚊虫通过唾液增效因子影响蚊媒病毒传播的分子机制，为重要蚊媒病毒防控提供了新的干预靶点及思路。

埃及伊蚊的击倒抗性基因突变也是研究进展较快的领域，发现*kdr*突变与DDT和菊酯类杀虫剂抗性相关的位点有3个，分别是I1011M/V、V1016G/I和F1534C，S989P仅与菊酯类杀虫剂抗性相关；F1534C与氯菊酯的抗性关系更加密切，也有研究表明S989P+V1016G高突变频率与DDT抗性相关，而*kdr*突变与菊酯类杀虫剂的结构并没有显著的关系。

（十二）仁川伊蚊

1. 种名 仁川伊蚊［*Aedes*（*Stegomyia*）*chemulpoensis*（Yamada，1921）］

2. 形态

（1）成蚊

雌蚊：中型蚊虫。头：头顶平覆银白和暗黑宽鳞，白鳞形成一中央纵条和一对侧纵条，中央纵条伸达两眼之间；头侧各有一白纵斑；后头具少数褐色、黑色或淡色竖鳞；有窄眶白鳞线。唇基光裸。喙比前股略长，深褐色。触须约为喙的1/5长，黑色，末段2/5背面白色，多数在中部背面也有白鳞。胸：前胸前背片和后背片平覆银白宽鳞，后背片上部并有少数深褐窄鳞。中胸盾片覆盖深褐或铜褐色细鳞和窄鳞，有银白或白色弯鳞形成下列白斑:①一前端中央白斑;②两肩的一对楔形银白斑;③一对翅基前银白斑;④小盾前区一对亚中短白纵线。此外,亚中纵线之间和盾片前缘可有小白斑或散生白鳞。中胸腹侧板有上位和下位鳞簇,后侧片仅上半部有鳞簇。无气门下和后气门鳞簇,有亚气门鳞簇。翅:翅鳞深褐色,仅前缘脉基端有一银白点。平衡棒结节末端具白鳞,后部有黑鳞。足:深褐到黑色;各足股节都有膝白斑;前股和中股前面各有一列银白点,基段后面和腹面有淡色区;后股前面有白纵条,从基部伸达末端 1/4~2/5 处,基部 1/4 全白。各足胫节基部 1/4~2/5 处有一不完整的白环或仅具白斑。前跗节和中跗节Ⅰ~Ⅱ或Ⅰ~Ⅲ有基白环或白斑;后跗节Ⅰ~Ⅳ有基白环,节Ⅴ除末端腹面外,全部白色。腹:腹节背板黑色;节Ⅰ侧背片覆盖银白鳞;节Ⅱ~Ⅵ有侧白斑和基白带,但两者不相连;节Ⅶ有侧白斑和中央白斑。腹板深褐色;节Ⅲ~Ⅵ有基带,节Ⅱ和Ⅶ有侧白斑,有的节Ⅶ中央具少数白鳞(图 18-36)。

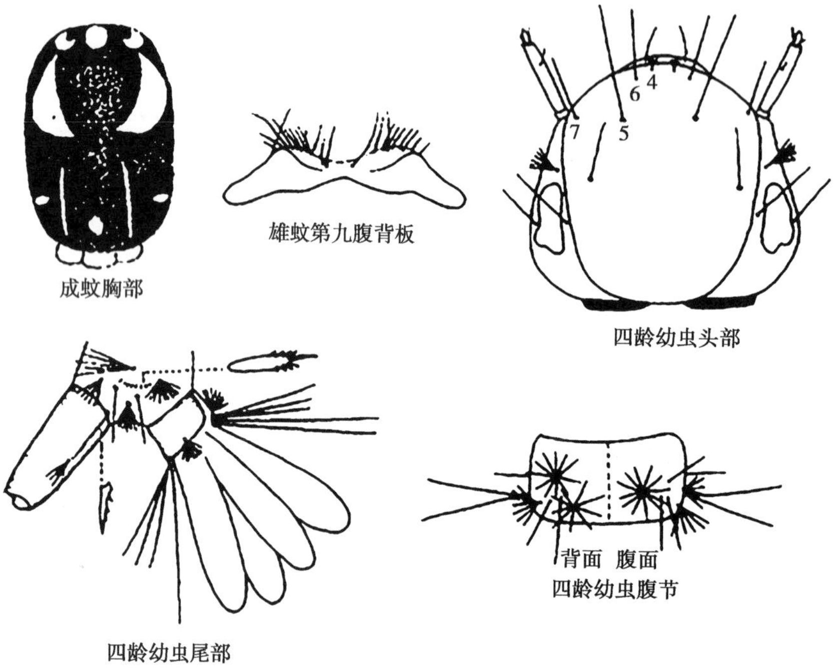

图 18-36 仁川伊蚊

雄蚊:触须和喙约略等长,节Ⅱ~Ⅴ基部有白环或白斑。腹节Ⅲ~Ⅵ背板有基白带和侧白斑,节Ⅱ和节Ⅶ背板仅有侧白斑;节Ⅱ~Ⅶ腹板也有侧白斑。尾器:腹节Ⅸ背板中部深凹,侧叶各具 9~13 根刚毛;节Ⅸ腹板发达,弓形。抱肢基节较短,长约为宽的 2 倍,背基内区有一片 10~14 根刚毛,末段还有几根较长刚毛。抱肢端节较粗,约为基节的 3/5 长,指爪位近末端,末端有一些细刚毛。小抱器大,膨大部分圆叶状,有很多长刚毛,有的末端弯曲;中侧通常有 3 根粗刺状刚毛。

形态与埃及伊蚊近似,主要区别:成蚊唇基两侧无白鳞斑。中胸盾板前缘有 3 个白斑;无中侧纵条,侧位白条前部为新月状,与后部纵向纹断裂。各足胫节外侧各有 1 亚基位白斑。雄蚊第 9 腹节背板上有两个扁平小叶,叶上各有毛 10~15 支(图 18-36)。

(2)幼虫:头:触角不到头的 1/2 长;1-A 位近中央或位于中央之前。头毛 1-C 细弯;4-C 多数分 3~4(2~6)支;5~7C 都是单支。胸腹:体有发达的星状毛。胸毛 4-P 和 14-P 都分很多支。栉齿 7~9 个,各齿中刺基部都有发达的侧齿。呼吸管无管基突,指数 2.4~3.3,长为基宽的 2.4~3.1 倍,为尾鞍长的 3.0~4.1 倍;梳齿 10~17 个,各齿具 2~4 个侧牙;1-S 位于中央之前,偶有位于末一梳齿之前,分 2~3 支。尾鞍完全;腹毛 1-X分 7~18 支,呈毛状;2-X分长短 2 支;3-X单支;4-X分 8 支,分支或不分支,但 4-X各分 5~6 支。肛鳃为尾鞍的 2 倍长或更长(图 18-36)。

3. 生活习性　幼虫孳生于树洞、竹筒或瓦罐、石潭内小量积水中,偶也见于废轮胎积水中。水的最适 pH 为 7.8~8.4。成蚊喜栖于屋内,白天活动,嗜吸人血。每年 6~9 月繁殖最盛,以卵越冬。

4. 与疾病的关系 在实验室感染实验中,能通过刺叮传播乙型脑炎病毒,也可传播登革热和黄热病。

5. 地理分布 分布于我国辽宁、甘肃、河北、河南、山东、江苏、浙江、湖北、四川、吉林、山西、安徽、云南等13个省份。国外记载有:朝鲜半岛。

(十三)背点伊蚊

1. 种名 背点伊蚊[*Aedes*(*Ochlerotatus*)*dorsalis*(Meigen,1830)]

2. 形态

(1)成蚊

雌蚊:中型蚊虫。头:头顶和后头鳞浅黄,两侧鳞金棕色,竖鳞浅黄,侧位者棕色。触角梗节棕黄或暗色,内侧有小白鳞。喙褐色或黑褐色,除两端外大部杂有或覆以白鳞。触须约为喙长的1/5,暗褐鳞中杂有少量白鳞。胸:中胸盾片中线上有棕色或金棕色宽纵条,纵条的宽度变化较大,两侧具由同色鳞组成缘纹,其余部位的鳞呈黄白或灰白色。中胸侧板大部覆以扁平鳞,腹侧板鳞簇达前角,后侧片鳞簇达下缘,有下后侧鬃3~6根。具前足基节后鳞簇。翅:翅长4.0~5.5mm,翅鳞白、褐杂生。足:前股、中股和后股端半部以及前足胫节和后股胫节前面白褐鳞杂生。中足胫节前面背侧全白。前和中跗节Ⅰ~Ⅲ以及后跗节Ⅰ~Ⅳ上有跨关节白环,后足跗节5白色。腹:腹节背板覆盖白鳞和褐鳞,白鳞在腹节Ⅱ~Ⅴ或Ⅱ~Ⅵ上形成基带和宽的中央纵条,纵条两侧各由褐鳞组成圆形或近似方形大斑;节Ⅱ~Ⅶ以白鳞为主。

雄蚊:尾器:腹节Ⅸ背板侧叶各有4~8根刺。抱肢基节长约为宽的3倍,背基内叶较大,有大小两根刺,两刺的间距大;端叶不发达,有鳞状毛。小抱器干柄短,与刀叶长度相近,刀叶色深,中部明显扩大。阳茎宽,筒状。

(2)幼虫:头:触角不及头的1/2长,1-A位于干中偏基侧,分4~9支。头毛5,6-C单支,偶分2支,芒状;7-C分4~10支。颏每侧有齿10~11个。胸:前胸毛1-P比中胸毛1-M长,分2~3支,偶单支,芒状;3-P分2~3支,偶单支;5-P分2~3支;7-P分2~3支,偶4支;2,4,6-P单支。腹:栉齿多数21~28(17~29)个,个别可达45个(一侧),排成不规则的2~3行或三角区。齿的形态变化较大,有的齿小,末端具縫状刺;有的齿大,中刺明显。腹毛1-Ⅷ分多数6~7(4~9)支;3-Ⅷ多数分7~9(5~11)支;5-Ⅷ多数分5~7(4~8)支;2,4-Ⅷ单支。呼吸管指数为2.8~3.2,为尾鞍的2.5~3.2倍长;梳齿20~27个,个别13(一侧)个,排列较密,每齿有侧牙2~4个;1-S位于管中部稍后,分4~8支。尾鞍侧缘达肛节中部。腹毛1-Ⅹ单支,偶分2支;2-Ⅹ分7~15支;3-Ⅹ单支;4-Ⅹ分16~21支,其中2~3(个别4)支位于栅前。肛鳃长度变化较大,与孳生地水质有关,孳生在浑水中的肛鳃短,清水中的则长,一般为尾鞍长的0.8~1.4倍。

3. 生活习性 成蚊多在白天活动,嗜吸人、畜血。幼虫孳生于盐碱地的沼泽以及水坑、洼地积水、浅潭、杂草丛生的芦苇水塘等处。

4. 地理分布 分布于河北、辽宁、吉林、黑龙江、浙江、安徽、江苏和台湾等地。

(十四)刺扰伊蚊

1. 种名 刺扰伊蚊[*Aedes*(*Aedimorphus*)*vexans*(Meigen,1830)]

2. 形态

(1)成蚊

雌蚊:中型褐色蚊虫。头:头顶覆盖平伏白窄鳞,仅前端有一褐斑;头侧平覆宽白鳞,但前上端各有一明显深褐斑,白鳞区中也可有一明显或不明显的褐斑;头顶和后头有很多褐色竖鳞。触角梗节内面具小白鳞和小细毛;鞭分节Ⅰ有白鳞,有的还有少数灰褐色鳞。喙约为前股的1.1~1.2倍长,褐色,腹面从近基部起到末端1/4淡色,淡色区部分地扩展到侧面,甚或到背面,有的几乎形成一完整淡色区。触须约为喙的1/5长,褐色或深褐色,末端、基部以及有的中侧有白鳞。胸:前胸前背片具白窄鳞,后背片上部具褐窄鳞,下部具白窄鳞。中胸盾片覆盖褐色、棕色或淡褐色窄鳞和细鳞,前缘、肩窝、盾角、翅基上方以及小盾前区等有淡色鳞,但不形成固定斑纹;侧背片具白窄鳞;小盾片三叶都具白窄鳞。中胸侧板翅前结节下有白鳞;有气门后区和亚气门鳞簇,两者相连或分开。翅:翅鳞褐色,前缘脉、亚前缘脉、纵脉1和纵脉5基段通常杂有少数淡色鳞。平衡棒结节覆盖淡色鳞。足:一般色泽深褐。各足股节有膝白斑;前股和中股前面褐鳞中杂生有淡色鳞,形成麻点,后面大部淡色;后股除前面末端和背缘外,大部淡色。胫节两端白色;前足胫节前面褐色而杂有淡色鳞，后腹面淡色；中足胫节淡色区更大；后足胫节后面淡色。前跗和中跗节Ⅰ~Ⅳ有窄基白环或基白斑；后跗节Ⅰ~Ⅴ有窄基白环。腹：腹节背板褐色而具淡色斑纹，斑纹的变化很大，常见的是：节Ⅰ侧背片覆盖白鳞，中部或大部具淡白鳞；节Ⅱ~Ⅶ有基白带，基带平直，或两端宽而中央陷凹；或节Ⅱ~Ⅴ有不完全的淡色纵条；节Ⅱ~Ⅵ通常具三角形淡色端斑，或大部淡色；节Ⅱ~Ⅶ都有侧白斑，但不与基带相连。腹板大部或全部乳白色，可有褐斑、褐短纵条，或“∧”形褐纹。

雄蚊：触须比喙长，褐色，节Ⅱ~Ⅴ基部有白斑。各足股节前面的淡色鳞较少。腹节背板无侧白斑。尾器：腹节Ⅸ背板侧叶发达，各具3~10根细刚毛；节Ⅸ腹板有发达的中叶，中叶前端具4根刚毛。抱肢基节较为狭长，背内区和背内缘有短刚毛；小抱器末端圆平，具很多较长刚毛。抱肢端节约为基节的4/5长，基段较窄，末端钝；指爪近位末端1/5处，约为端节的1/6~1/5长。肛侧片末端钝削，阳茎Ⅱ型。

（2）幼虫：头：头壁通常或多或少有微小颗粒。触角约为头长的1/2~3/5，全长都有小刺；1-A位于基部1/3~2/5处，但有的位于近中央，分6~11支，分支有细侧芒。头毛1-C细长；6-C与7-C接近位于同一水平，多数单支，少数分2支，偶有分3支；5-C位于6-C之后，多数分3~4（1~6）支；4-C位于6-C稍后方而靠近中线；7-C分7~12支；5~7C分支都有细侧芒。腹：腹毛3-Ⅷ较小，与1，5-Ⅷ接近等大；1，2-Ⅷ位于同一基片上；栉齿8~12个，排列成一行，各齿较长，末段形成一长中刺，基部两侧具缝。呼吸管有管基突，指数3.0~4.3，为尾鞍的3.2~4.3倍长；梳齿13~21个，末2~3个间距特宽；1-S位于中央之后，细小，分4~9支，支长不到着生处管径的一半。腹毛1-Ⅹ单支，细短；2-Ⅹ分6~9支；3-Ⅹ单支；4-Ⅹ分14~16支，其中3~4支在栅区之前。肛鳃细长，约为尾鞍的2.0~4.2倍长，末端细削。

3. 生活习性　雌蚊主要刺叮牛、马等家畜，也兼吸人血。刺叮活动有一傍晚高峰，有时并有一黎明小高峰。本种伊蚊以卵期越冬，滞育卵能在土中长时期存活，有的可存3年之久。

幼虫广泛孳生于土坑、浅潭、池塘、洼地积水、沼泽、稻田等，偶也见于容器积水。成蚊是较早出现的蚊虫之一，据大连调查，该蚊活动季节高峰在九月。

4. 地理分布　分布广，除内蒙古、青海、山西、湖南，以及澳门外的全国各省区。

（十五）东乡伊蚊

1. 种名　东乡伊蚊［*Aedes*（*Tanakaius*）*togoi*（Theobald，1907）］

2. 形态

（1）成蚊

雌蚊：中型。头：头顶背中覆盖深褐窄鳞，中央有一三角形淡黄窄鳞斑；两侧和头侧平覆淡白宽鳞，各有一褐色纵斑，后部也有褐鳞。头顶和后头有很多深褐竖鳞，中部的淡色；眼缘上部有白鳞线。触角梗节内面有很多乳白鳞；鞭分节1有深褐鳞。喙比前股略长，深褐色。触须约为喙的1/4长，深褐色，末端以及有的中部也有乳白鳞。胸：前胸前背片具乳白宽鳞，前胸后背片平覆褐色和淡黄宽鳞，后者位于前部以及上缘和下部。中胸盾片覆盖金褐或褐色细鳞和窄鳞，有淡黄鳞形成的不很清晰纵线：①一对并列的正中纵线，在小盾前区分叉；②一对亚中纵线，在翅基附近中断；③一对后亚中线，通常前伸与不很发达的后肩线相连。翅基前和翅基上有一片淡黄鳞，不能区分翅上纵线；上述纵线之间也有散生淡黄鳞，以致有的标本盾片以淡黄鳞占多数；侧背片具乳白鳞；小盾片具淡黄窄鳞。中胸侧腹板通常具3鳞簇，翅前结节下和腹侧板上位鳞簇分开；后侧片鳞区伸达中部，有1~2根下后侧鬃。有气门后区和亚气门乳白鳞簇。翅：翅鳞深褐，前缘脉基段约1/4有淡色鳞。平衡棒结节具淡色鳞。足：一般色泽深褐色；各足股节都有膝乳白斑；前足股节和中足股节前面基段腹缘有淡白纵线，有的纵线伸近末端，后腹面有淡色纵条，几乎伸达全长，基部1/2~2/3淡色；后足股节基部2/3除背纵线外淡色，前腹缘的褐色纵线仅伸达基部1/2处。胫节末端有白斑，通常前足胫节腹面以及中足胫节和后足胫节后面有淡色鳞，或形成纵线。前跗节Ⅰ基部和末端有白环，节Ⅱ~Ⅲ基背和节Ⅱ末端有白斑，节Ⅳ基部也可有少数淡色鳞；中跗节Ⅰ~Ⅲ基部和Ⅰ~Ⅱ末端有白环，节Ⅳ~Ⅴ基部有白斑或白鳞；后跗节Ⅰ~Ⅳ基部和节Ⅰ~Ⅲ末端有白环，节Ⅴ基部有白斑。腹：背板深褐色；侧背片覆盖白鳞；节Ⅱ~Ⅶ有基白带。腹板也有基白带，节Ⅶ腹板的在两端扩展成侧斑。

雄蚊：触须约为喙的3/4长，节3末端、节4~5基部和末端有白环或白鳞。多数无中胸下后侧鬃。尾器：腹节Ⅸ背板侧叶各具8~11根刚毛；节Ⅸ腹板有一对长刚毛和数对较短刚毛。抱肢基节基腹面作三角形突出，腹内缘有长狭叶状刚毛；背基内叶不发达。抱肢端节约为基节的1/2长；指爪位于末端，约为端节的1/5~1/4长。小抱器刀叶狭、镰刀状，中部不膨大；干柄短。

（2）幼虫：头：触角约为头的2/5~3/8长，全长都有细刺；1-A位于触角中央或中央前后，分2~5支，有细侧芒。头毛1-C细弯；4~6C都位于头前端，几乎在同一横线上；4-C细小，分4~10支；5-C分9~18支，个别的仅5支；6-C分6~12支，有的多达17支；7-C多数分5~8（4~12）支，有细侧芒。腹：栉齿数有较大变化，少者仅35个，多者达118个，但多数不超过90个，各齿末端圆钝，具缝。呼吸管指数1.7~2.0，长约为基宽的1.5~1.7倍，为尾鞍长的1.3~1. 8倍；梳齿19~32个，接近等距排列；1-S位于呼吸管末端1/4处，远离末一梳齿，特大，超过管末端，分2~12支，各支有细侧芒。尾鞍末端有细刺；腹毛1-Ⅹ单支，有细侧芒；2-Ⅹ分6~12支；3-Ⅹ单支；4-Ⅹ分14支，都位于栅区。肛鳃特短，不到尾鞍的2/3长，末端圆钝。

3. 生活习性 幼虫孳生在海边岩石，以及容器、船舱等积水。幼虫虽然也孳生在淡水中，但能耐受高盐度，曾在盐水桶内发现，所以它多分布在沿海地区。成蚊主要刺吸牛、马等血液。东乡伊蚊的自育虫株在我国也有发现，以幼虫越冬，幼虫曾在泥下发现，但卵期也可越冬。

4. 地理分布 分布于北京、辽宁、江苏、浙江、福建、山东、广东、香港、澳门、海南和台湾等。

（十六）骚扰阿蚊

1. 种名 骚扰阿蚊［*Armigeres subalbatus*（Coquillett，1898）］

2. 形态

（1）成蚊

雌蚊：褐色，胸腹具白斑的中型至大型蚊虫。头：头顶覆盖暗黑鳞片，具后中央白斑；眼缘有宽白鳞；头顶有较多褐色竖叉鳞；头侧覆盖宽白鳞。唇基光裸，暗褐色。触角梗节具白鳞，鞭分节Ⅰ也有少数白鳞。喙和触须一致暗褐色；触须约为喙的1/5长。胸：前胸前背片前面和侧面具宽白鳞，其余部分覆盖窄或弯白鳞；后背片前背面具暗窄鳞，腹后面具宽白鳞，其余部分覆盖窄白鳞。中胸盾片覆盖暗黑色窄鳞，具侧宽白纵条，从盾端伸达翅基，有的在暗黑窄鳞中杂有淡色窄鳞，形成不清晰和不规则的斑纹；小盾片覆盖暗褐色和白色宽鳞，前者位于基部；侧背片平覆宽白鳞。前胸侧板以及中胸亚气门区、后气门区、腹侧板上部和后下部、后侧片上部都有宽大白鳞簇；具一根下后侧鬃。翅：翅鳞一致暗色，仅前缘脉基段有白鳞斑。平衡棒结节具暗褐鳞，腹面具白鳞。足：前足股节和中足股节前面暗褐，后面淡色；后足股节背面暗褐，腹面淡色。前足胫节和中足胫节暗黑，杂有少量淡褐鳞；后足胫节一致暗黑。各足跗节一致暗黑。腹：腹节背板大部暗褐色；节Ⅰ两侧白色，侧背片覆盖白鳞；节Ⅱ~Ⅶ都有梯形侧白斑；节Ⅷ有淡色基带。节Ⅱ腹板全白；节Ⅲ~Ⅵ白色具端黑带；节Ⅶ大部暗褐色，具亚端白带；节Ⅷ暗色，有的具淡色鳞。

雄蚊：与雌蚊近似。触须较喙长，超出末节1/2的长度。前胸后背片上部都具白色窄鳞。尾器：抱肢基节较长，长约为宽的3倍。抱肢端节较短，下压时不能伸达小抱器端刺基；具一列16~24个指爪。小抱器通常仅具2根直端刺(偶有3根的)。

（2）幼虫：头：触角毛1-A细小，位近中央。头毛4~6C接近等距着生；4-C分3~8支；5-C多数分3支（2~5支)；6-C单支；7-C分2~3支。腹：栉齿5~16个，各齿末端尖，具细缝。呼吸管指数1.45，为尾鞍的2.24倍长；1-S细小，分1~4支，位于管的亚端部。毛1-Ⅹ细小，分3~5支，位于尾鞍下后方；2-Ⅹ分3~6支，偶有分8支；3-Ⅹ分3~4支；4-Ⅹ分10支，各分支，具细侧芒。肛鳃粗大。

3. 生活习性 幼虫主要孳生在污染的植物容器和人工容器，包括清水粪坑、石穴、污水坑、轮胎积水等。成蚊在住宅、厩舍以及野外草丛、防空洞等中都有捕获，嗜吸人、畜血液。

4. 地理分布 除内蒙古、辽宁、吉林、黑龙江、山东、宁夏、青海、新疆，以及香港、澳门外，分布于全国各省份。

（十七）常型曼蚊

1. 种名 常型曼蚊［*Mansonia uniformis*（Theobald，1901）］

2. 形态

（1）成蚊

雌蚊：棕褐色，中型。头：头顶和后头具平伏窄白鳞和深棕色竖叉鳞；眼缘有淡色鳞，顶部的窄，两侧和下部的宽。触角棕褐色，梗节无鳞；鞭分节Ⅰ内侧具深棕色宽鳞。唇基棕褐色，光裸。触须棕黄色，杂有棕色鳞，形成麻点；端部有淡色鳞。喙大部黄色，端部1/3深棕色；基部有深棕色区，深色区的大小因个体而异。触须约为喙的1/4~1/3长。胸：前胸前背片和后背片具淡色窄鳞。中胸盾片大部覆盖棕黄色细窄鳞，后缘鳞片色淡，两侧从前端到翅基，各具有一灰绿色鳞片形成的纵条；小盾片具黄白色窄鳞。腹侧板和后侧片有3个宽白鳞斑。翅：翅鳞黄色和深棕色杂生。足：后足股节前面有4~5个斜形侧白斑，前足股节和中足股节的不清晰。胫节棕色，有黄斑。各足跗节除前跗节Ⅳ和Ⅴ外，都有黄白环；跗节Ⅰ中部有黄白环。腹：背板深棕色，节Ⅱ~Ⅶ有黄端带和侧白斑，节Ⅷ白色，侧钩齿弯曲，与中钩齿稍分离。腹板大部覆盖黄色和白色宽鳞。

雄蚊：与雌蚊近似。触须较喙长；节Ⅲ基段1/2处有2白环；端节通常全部淡色。尾器：抱肢基节侧扁宽，腹内缘有粗长刺。抱肢端节基部3/4宽，前部背面拱起，末段1/4逐渐细削；拱起部分具一片刚毛。小抱器长，末端具一粗刺，粗刺端部内陷。肛侧片末端具锯齿。

（2）幼虫：头：触角具小刺，基部和1-A着生处各有一深色环；1-A位于干基至2，3-A着生处的中央，分10~19芒支。头毛1-C细长；2-C细小，分1~4支；5-C小，分2~6支；6-C通常分5~8支，偶有分2~4支；7-C分5~9芒支。腹：栉齿通常为2个长钝齿，偶见3个。腹毛1-Ⅷ单支；2-Ⅷ细弱，分2~4支；3-Ⅷ粗扁，分2支，偶有单支；4-Ⅷ粗壮，分2~4支，偶有分1~6支；5-Ⅷ细弱，单支或分2支。呼吸管指数1.14，为尾鞍的0.65长，1-S分2支。腹毛1-Ⅹ细短，分3~6支；2-Ⅹ分8~12支，3-Ⅹ分7~9支；4-Ⅹ分14支，其中4支栅区前毛位于尾鞍上，各分2支。肛鳃约为尾鞍的1/2长。

3. 生活习性 幼虫孳生在沼泽、池塘、茭白地、稻田等，附着的植物有芦苇、香蒲、茭白、空心苋、狐尾藻、浮萍、金鱼藻、野菱、鸭嘴草、水莲、芦苇等，其中以芦苇最为普通。幼虫和蛹在水中不游离生活，而是用呼吸管刺入水生植物的根和茎，吸取植物内氧气，待蛹成熟时露出水面羽化为成蚊。成蚊在芦苇丛中极为普通，在夜晚进入住房吸取人血，侵入厩舍吸取家畜血液。白昼也会侵袭宿主吸血。

4. 地理分布 常型曼蚊分布较广，我国除黑龙江、吉林、辽宁、内蒙古、宁夏、青海、新疆和西藏外，其余省（区）均有记载。

二、中国蚊虫重要种类名录

按蚊亚科（Anophelinae）

（一）按蚊属（*Anopheles* Meigen，1818）

按蚊亚属（*Anopheles* Meigen，1818）

1. 艾氏按蚊［*Anopheles*（*Anopheles*）*aitkenii*（James，1903）］

分布：安徽、福建、广西、海南、四川、贵州、云南、台湾。

生态习性：成蚊野栖。幼虫孳生于清凉山涧、水坑、渗出积水、缓流等。

2. 须喙按蚊［*Anopheles*（*Anopheles*）*barbirostris*（van der Wulp，1884）］

分布：浙江、安徽、广东、广西、海南、四川、贵州、云南。

生态习性：成蚊半家栖，雌蚊主吸畜血，偶吸人血。幼虫孳生于水温较高的水塘、水沟、稻田、小水坑、池塘、蹄印等。

3. 巨型按蚊贝氏亚种［*Anopheles*（*Anopheles*）*gigas baileyi*（Edwards，1929）］

分布：安徽、河南、广西、四川、贵州、云南、西藏、台湾。

生态习性：成蚊野栖，雌蚊主吸野生动物血、偶吸家畜血。幼虫孳生于水温较低的泉潭、沼泽、水池、小水坑、石穴。

4. 赫坎按蚊［*Anopheles*（*Anopheles*）*hyrcanus*（Pallas，1771）］

分布：新疆。

生态习性：成蚊野栖，主吸畜血。幼虫孳生于有阳光照射的沼泽、灌溉沟、清水坑、稻田等。

5. 昆明按蚊［*Anopheles kunmingensis*（Dong et Wang，1985）］

分布：云南。

生态习性：成蚊以家栖为主，主吸人血。幼虫孳生于清凉的水沟、水塘、沼泽、稻田等。

6. 贵阳按蚊[*Anopheles*(*Anopheles*)*kweiyangensis*(Yao et Wu,1944)]

分布:浙江、安徽、福建、江西、河南、湖北、湖南、广西、四川、贵州、云南。

生态习性:成蚊半家栖。人、畜血兼吸。幼虫孳生于清凉,有水生植物的水沟、池塘、沼泽和稻田等。

7. 雷氏按蚊[*Anopheles*(*Anopheles*)*lesteri*(Baisas et Hu 1936)]

同物异名:嗜人按蚊[*Anopheles anthropophagus*(Xu et Feng,1975)]

江苏按蚊[*Anopheles kiangsuensis*(Xu et Feng,1975)]

大窄按蚊[*Anopheles dazhaius*(Ma,1981)]

分布:辽宁、山东、江苏、浙江、安徽、福建、江西、河南、湖北、湖南、广东、广西、海南、四川、重庆、上海、贵州、云南。

生态习性:幼虫孳生于有遮荫的清水沟、水塘、稻田、小水池、缓流等。

8. 凉山按蚊[*Anopheles*(*Anopheles*)*liangshanensis*(Kang,Tan et Cao,1984)]

分布:四川。

生态习性:雌蚊主吸牛血。幼虫孳生于稻田。

9. 林氏按蚊[*Anopheles*(*Anopheles*)*lindesayi*(Giles,1900)]

分布:除吉林、黑龙江、青海、新疆外的全国各省份。

生态习性:成蚊野栖,人房或畜舍不易捕到。幼虫孳生于清凉的泉潭、水井、渗出积水、溪床等,偶见于人工容器积水。

10. 米赛按蚊[*Anopheles*(*Anopheles*)*messeae*(Falleroni,1926)]

分布:内蒙古、辽宁、吉林、黑龙江、新疆。

生态习性:成蚊半家栖,雌蚊主吸畜血。幼虫孳生于有水生植物的水塘、水沟、沼泽、稻田等。

11. 最黑按蚊[*Anopheles*(*Anopheles*)*nigerrimus*(Giles,1900)]

分布:福建、江西、广西、贵州、云南。

生态习性:成蚊野栖。雌蚊主吸畜血兼吸人血。幼虫孳生于有水生植物的水塘、沼泽、水沟和稻田。

12. 带足按蚊[*Anopheles*(*Anopheles*)*peditaeniatus*(Leicester,1908)]

分布:福建、广西、海南、贵州、云南。

生态习性:成蚊半家栖。雌蚊主吸畜血。幼虫孳生于有水生植物的水沟、沼泽、缓流、池塘、稻田。

13. 萨氏按蚊[*Anopheles*(*Anopheles*)*sacharovi*(Favre,1903)]

分布:新疆。

生态习性:成蚊家栖。雌蚊嗜吸人血,兼吸畜血。幼虫孳生于水温较高的沼泽、池塘、稻田、水坑等。

14. 中华按蚊[*Anopheles*(*Anopheles*)*sinensis*(Wiedemann,1828)]

同物异名:长浮按蚊[*Anopheles changfus*(Ma,1981)]

分布:云南、贵州、重庆、河南、山东、天津、江苏、安徽、湖北、浙江、上海、福建、江西、广西、广东、海南等省(直辖市、自治区),台湾、香港、澳门特别行政区的全境,以及西藏、四川、甘肃、陕西、山西、河北、北京、辽宁等省(自治区、直辖市)的南部部分地区,分布北界线是年平均气温10℃。

生态习性:成蚊半家栖,雌蚊主吸畜血,兼吸人血,但在不同地区的人血指数均有变化。幼虫孳生于稻田、水塘、水沟、池塘、沼泽、缓流等各种清洁积水。

15. 八代按蚊[*Anopheles*(*Anopheles*)*yatsushiroensis*(Miyazaki,1951)]

同物异名:小宽按蚊[*Anopheles xiaokuanus*(Ma,1981)]

分布:河北(北京)、内蒙古、辽宁、吉林、黑龙江、贵州、云南、陕西。

生态习性:成蚊半家栖,雌蚊主吸畜血,兼吸人血。幼虫孳生于有水生植物的水塘、稻田、水沟、池塘、沼泽等。

塞蚊亚属(*Cellia* Theobald,1902)

16. 乌头按蚊[*Anopheles*(*Cellia*)*aconitus*(Dönitz,1902)]

分布:浙江、广西、海南、贵州、云南。

生态习性：成蚊半家栖，雌蚊主吸畜血，偶吸人血。幼虫孳生于有水生植物的水沟、池塘、稻田、灌溉沟、渗出积水。

17. 环纹按蚊［*Anopheles*（*Cellia*）*annularis*（van der Wulp，1884）］

分布：福建、台湾、广西、海南、四川、云南。

生态习性：成蚊半家栖，雌蚊主吸畜血，偶吸人血。幼虫孳生于有水生植物的池塘、水沟、沼泽、缓流、稻田等。

18. 库态按蚊［*Anopheles*（*Cellia*）*culicifacies*（Giles，1901）］

分布：广西、海南、四川、贵州、云南。

生态习性：成蚊家栖，雌蚊主吸畜血，偶吸人血。幼虫孳生于稻田、灌溉沟、水塘、渗出积水。

19. 大劣按蚊［*Anopheles*（*Cellia*）*dirus*（Peyton et Harrison，1979）］

分布：广西、海南、云南。

生态习性：成蚊野栖，雌蚊主吸人血，偶吸畜血。幼虫孳生于有遮阴并有腐叶的小水坑、渗出积水、石穴、溪边蹄印等。

20. 杰普尔按蚊［*Anopheles*（*Cellia*）*jeyporiensis*（James，1902）］

同物异名：杰普尔按蚊日月潭亚种［*Anopheles jeyporiensis candidiensis*（Koidzumi，1924］

分布：浙江、安徽、福建、台湾、江西、湖南、香港、澳门、广西、海南、四川、贵州、云南。

生态习性：成蚊家栖，雌蚊主吸畜血，兼吸人血。幼虫孳生于有水生植物的沼泽、水塘、水沟、缓流、稻田等。

21. 卡瓦尔按蚊［*Anopheles*（*Cellia*）*karwari*（James，1903）］

分布：香港、澳门、广西、海南、云南。

生态习性：成蚊半家栖，雌蚊主吸畜血。幼虫孳生于清凉的水沟、小水塘、缓流、有水草的小水坑。

22. 腹簇按蚊［*Anopheles*（*Cellia*）*kochi*（Dönitz，1901）］

分布：台湾、广西、海南、四川、贵州、云南。

生态习性：成蚊半家栖，雌蚊主吸畜血，偶吸人血。幼虫孳生于水温较高的蹄印、小水坑、混水塘等。

23. 多斑按蚊［*Anopheles*（*Cellia*）*maculatus*（Theobald，1901）］

分布：安徽、湖北、湖南、香港、澳门、广西、海南、贵州、云南、西藏。

生态习性：成蚊半家栖，雌蚊人、畜血兼吸，在某些地区主吸人血。幼虫孳生于山麓边缘的小水坑、渗出积水、河床积水、梯田等。

24. 微小按蚊［*Anopheles*（*Cellia*）*minimus*（Theobald，1901）］

分布：浙江、安徽、福建、台湾、江西、河南、湖北、湖南、广东、香港、澳门、广西、海南、四川、贵州、云南。

生态习性：雌蚊主吸人血，兼吸畜血。幼虫孳生于有水生植物清凉的缓流、水塘、沼泽、池塘、梯田。

25. 帕氏按蚊［*Anopheles*（*Cellia*）*pattoni*（Christophers，1926）］

分布：河北（北京）、山西、辽宁、山东、河南、湖北、湖南、四川、贵州、云南、陕西、甘肃、宁夏。

生态习性：成蚊半家栖，雌蚊主吸畜血。幼虫孳生于小水坑、水塘、渗出积水、石穴等。

26. 菲律宾按蚊［*Anopheles*（*Cellia*）*philippinensis*（Ludlow，1902）］

分布：广西、海南、四川、贵州、云南。

生态习性：成蚊半家栖，雌蚊主吸畜血，兼吸人血。幼虫孳生于有水生植物的水塘、沼泽、水沟、稻田、池塘、缓流等。

27. 美彩按蚊［*Anopheles*（*Cellia*）*splendidus*（Koidzumi，1920）］

分布：福建、台湾、江西、广东、香港、广西、海南、四川、贵州、云南。

生态习性：成蚊半家栖，雌蚊主吸畜血。幼虫孳生于有水生植物的水塘、沼泽、稻田、小水坑、渗出积水、缓流等。

28. 斯氏按蚊［*Anopheles*（*Cellia*）*stephensi*（Liston，1901）］

分布：广西、海南、四川、贵州、云南。

生态习性:成蚊半家栖,雌蚊人、畜血兼吸。幼虫孳生于水温较高的小水坑、小水塘、蹄印积水以及某些容器积水。

29. 浅色按蚊[*Anopheles*(*Cellia*)*subpictus*(Grassi,1899)]

分布:福建、广西、海南、贵州、云南。

生态习性:成蚊半家栖,雌蚊主吸畜血。幼虫孳生于水温较高的小水塘、水坑、蹄印积水并在盐田中发现。

30. 棋斑按蚊[*Anopheles*(*Cellia*)*tessellatus* Theobald,1901]

分布:福建、台湾、湖南、香港、澳门、广西、海南、四川、贵州、云南。

生态习性:成蚊半家栖,雌蚊主吸畜血,偶吸人血。幼虫孳生于水温较高的小水塘、混浊的水坑、蹄印积水等。

31. 迷走按蚊[*Anopheles*(*Cellia*)*vagus*(Dönitz,1902)]

分布:台湾、香港、广西、海南、贵州、云南。

生态习性:成蚊家栖,雌蚊主吸畜血。幼虫孳生于水温较高的混水塘、水坑、蹄印积水,偶有孳生于阳关照射下的稻田。

32. 瓦容按蚊[*Anopheles*(*Cellia*)*varuna*(Lyengar,1924)]

分布:浙江、福建、广西、海南、云南。

生态习性:成蚊家栖,雌蚊主吸畜血,偶吸人血。幼虫孳生于梯田、水沟、池塘、缓流。

库蚊亚科(CULICINAE)

(二)伊蚊属(*Aedes* Meigen,1818)

伊蚊亚属(*Aedes* Meigen,1818)

33. 灰色伊蚊[*Aedes*(*Aedes*)*cinereus*(Meigen,1818)]

分布:内蒙古、吉林、黑龙江。

生态习性:幼虫孳生于林内各种积水坑和草甸、草原中的池塘、沼泽或较深的积水中。以卵过冬。

34. 北海道伊蚊[*Aedes*(*Aedes*)*esoensis*(Yamada,1921)]

分布;吉林、黑龙江。

生态习性:幼虫孳生于林区各种积水坑和草甸、洼地积水及沼泽中。

伊状蚊亚属(*Aedimorphus* Theobald,1905)

35. 刺管伊蚊[*Aedes*(*Aedimorphus*)*caecus*(Theobald,1901)]

分布:浙江、广西、海南、四川、贵州、云南。

生态习性:雌蚊夜间刺吸牛血。幼虫孳生于浅潭、蹄印、洼地积水等。

36. 中线伊蚊[*Aedes*(*Aedimorphus*)*mediolineatus*(Theobald,1901)]

分布:广西、海南、云南。

生态习性:雌蚊夜间刺吸牛血。幼虫孳生于水坑、草潭等。

37. 条足伊蚊[*Aedes*(*Aedimorphus*)*pallidostriatus*(Theobald,1907)]

分布:云南。

生态习性:幼虫孳生于水潭。

38. 刺扰伊蚊[*Aedes*(*Aedimorphus*)*vexans*(Meigen,1830)]

分布:分布极广,除内蒙古、青海、山西、湖南,以及澳门外广布全国各省(自治区)。

生态习性:雌蚊主要刺吸畜血,兼吸人血。幼虫孳生于土坑、浅潭、池塘、洼地积水、沼泽、稻田等,偶见于容器积水。

布蚊亚属(*Bruceharrisonius* Reinert,2003)

39. 金条伊蚊[*Aedes*(*Bruceharrisonius*)*aureostriatus*(Doleschall,1857)]

分布:广西、海南、四川、云南。

生态习性:幼虫孳生于树洞,偶见于竹筒积水。

科蚊亚属(*Collessius* Reinert, Harbach et Kitching, 2006)

40. 棘刺伊蚊[*Aedes* (*Collessius*) *elsiae* (Barraud, 1923)]
同物异名:副棘刺伊蚊[*Aedes elsiae vicarius* (Lien, 1968)]
分布:浙江、安徽、福建、江西、河南、广西、海南、四川、贵州、云南、西藏、台湾。
生态习性:幼虫孳生于石穴积水。

41. 羽鸟伊蚊[*Aedes* (*Collessius*) *hatorii* (Yamada, 1921)]
分布:浙江、福建、吉林、河南、湖北、四川、贵州、台湾。
生态习性:幼虫孳生于石穴积水。

42. 单棘伊蚊[*Aedes* (*Collessius*) *shortti* (Barraud, 1923)]
分布:四川、西藏。
生态习性:幼虫孳生于石穴积水。

唐蚊亚属(*Downsiomyia* Vargas, 1950)

43. 侧白伊蚊[*Aedes* (*Downsiomyia*) *albolateralis* (Theobald, 1908)]
分布:福建、台湾、广西、海南、四川、贵州、云南。
生态习性:幼虫孳生于树洞和竹筒积水。

44. 银雪伊蚊[*Aedes* (*Downsiomyia*) *alboniveus* (Barraud, 1934)]
分布:福建、广西、四川。
生态习性:幼虫孳生于树洞积水。

45. 东瀛伊蚊[*Aedes* (*Downsiomyia*) *nipponicus* (LaCasse et Yamaguti, 1948)]
同物异名:威腾伊蚊[*Aedes watteni* (Lien, 1968)]
分布:河北(北京)、辽宁、吉林、浙江、福建、台湾、江西、河南、湖北、广西、贵州、云南。
生态习性:幼虫孳生于树洞和竹筒积水。在竹林附近住屋,偶也有成蚊侵入室内。

46. 新雪伊蚊[*Aedes* (*Downsiomyia*) *novoniveus* (Barraud, 1934)]
分布:广西、四川、贵州、云南、西藏。
生态习性:幼虫孳生于竹筒和树洞积水。

弗蚊亚属(*Fredwardsius* Reinert, 2000)

47. 白点伊蚊[*Aedes* (*Fredwardsius*) *vittatus* (Bigot, 1861)]
分布:广西、海南、四川、贵州、云南。
生态习性:雌蚊能刺吸人血。幼虫孳生于石穴和缸罐等容器积水。

霍金蚊亚属(*Hopkinsius* Reinert, Harbach et Kitching, 2008)

48. 汉城伊蚊[*Aedes* (*Hopkinsius*) *seoulensis* (Yamada, 1921)]
分布:河北(北京)、辽宁、山东、湖北、四川。
生态习性:幼虫孳生于树洞积水,以卵越冬。

陆蚊亚属(*Luius* Reinert, Harbach et Kitching, 2008)

49. 冯氏伊蚊[*Aedes* (*Luius*) *fengi* (Edwards, 1935)]
分布:浙江、安徽、福建、江西、湖南、广西、四川、贵州、台湾。
生态习性:幼虫孳生于竹筒积水。

呼蚊亚属(*Hulecoeteomyia* Theobald, 1904)

50. 金线伊蚊[*Aedes* (*Hulecoeteomyia*) *chrysolineatus* (Theobald, 1907)]
分布:福建、广西、云南。
生态习性:幼虫孳生在叶腋、树洞、竹筒积水。

51. 台湾伊蚊[*Aedes* (*Hulecoeteomyia*) *formosensis* (Yamada, 1921)]
分布:福建、广西、海南、四川、贵州、西藏。
生态习性:幼虫孳生于竹筒、树洞、叶腋等积水。

52. 日本伊蚊[*Aedes*(*Hulecoeteomyia*)*japonicus*(Theobald,1901)]

分布:河北、浙江、福建、江西、河南、湖北、湖南、香港、广西、海南、四川、贵州、云南、台湾。

生态习性:幼虫孳生于石穴、容器积水,偶见于树洞积水。

53. 朝鲜伊蚊[*Aedes*(*Hulecoeteomyia*)*koreicus*(Edwards,1917)]

分布:河北(北京)、山西、内蒙古、辽宁、吉林、黑龙江、山东、河南、湖北、四川、贵州、宁夏。

生态习性:幼虫孳生于石穴以及缸罐等容器积水,以卵越冬。

54. 云南伊蚊[*Aedes*(*Hulecoeteomyia*)*yunnanensis*(Gaschen,1934)]

分布:四川、贵州、云南。

生态习性:幼虫孳生于石穴积水。

新黑蚊亚属(*Neomelaniconion* Newstead,1907)

55. 窄翅伊蚊[*Aedes*(*Neomelaniconion*)*lineatopennis*(Ludlow,1905)]

分布:辽宁、福建、香港、广西、海南、四川、云南、西藏、台湾。

生态习性:雌蚊于夜间刺吸牛血。幼虫孳生于浅潭、水坑。

骚扰蚊亚属(*Ochlerotatus* Lynch Arrilbalzaga,1891)

56. 里海伊蚊[*Aedes*(*Ochlerotatus*)*caspius*(Pallas,1771)]

同物异名:非洲伊蚊(*Aedes africanus* Neveu-Lemaire,1906)

分布:内蒙古、青海、宁夏、新疆。

生态习性:幼虫在临时性(雨积水、河流沼泽泛滥积水)和永久性积水都可孳生,但喜孳生于泥底含有盐分的水中。

57. 丛林伊蚊[*Aedes*(*Ochlerotatus*)*cataphylla*(Dyar,1916)]

分布:内蒙古、吉林、黑龙江。

生态习性:幼虫孳生于林区各种水坑、草甸积水和林区边缘的草原积水。以卵越冬。

58. 普通伊蚊[*Aedes*(*Ochlerotatus*)*communis*(de Geer,1776)]

分布:内蒙古、吉林、黑龙江、新疆。

生态习性:幼虫孳生于冰雪融化的各种积水坑内,如森林铁路两旁的水坑,踏头草甸和一般草甸积水坑、林内积水坑、桥洞积水坑等。

59. 黑海伊蚊[*Aedes*(*Ochlerotatus*)*cyprius*(Ludlow,1920)]

分布:内蒙古、黑龙江。

生态习性:幼虫孳生于林间草地较深的积水坑内,也见于冰雪融化或河水泛滥的积水以及沿河岸小灌木林积水坑中。

60. 背点伊蚊[*Aedes*(*Ochlerotatus*)*dorsalis*(Meigen,1830)]

分布:河北、辽宁、吉林、黑龙江、浙江、安徽、江苏、台湾。

生态习性:幼虫早春孳生于冰雪融化的各种积水坑、水沟、沼泽内,夏季在稻田、苇塘以及各种雨积水,甚至草甸蹄印积水。

61. 刺痛伊蚊[*Aedes*(*Ochlerotatus*)*excrucians*(Walker,1856)]

分布:内蒙古、吉林、黑龙江。

生态习性:白昼凶猛攻击人畜。幼虫孳生于森林、草原各种较深的积水坑内。以卵越冬。

62. 白色伊蚊[*Aedes*(*Ochlerotatus*)*albineus*(Séguy,1923)]

同物异名:黄背伊蚊[*Aedes*(*Och.*)*flavidorsalis*(Luh et Lee,1975)]

生态习性:幼虫孳生于水坑、洼地积水。

分布:内蒙古、青海、宁夏、新疆。

63. 侵袭伊蚊[*Aedes*(*Ochlerotatus*)*intrudens*(Dyar,1919)]

分布:内蒙古、黑龙江。

生态习性:幼虫孳生于林间积水和灌木丛草甸较深的积水坑。以卵越冬。

64. 肥大伊蚊[*Aedes*(*Ochlerotatus*)*pionips*(Dyar,1919)]

分布:内蒙古、黑龙江。

生态习性:幼虫孳生于林间草甸和踏头草甸较深的水坑内。以卵越冬。

65. 黑头伊蚊[*Aedes*(*Ochlerotatus*)*pullatus*(Coquillett,1904)]

分布:内蒙古、辽宁、吉林、黑龙江、新疆。

生态习性:幼虫孳生于林内各种积水坑,如森林铁路两旁、踏头草甸,河沟等处的积水及河边渗出水等,水底有腐烂树叶和朽木。

66. 刺蛰伊蚊[*Aedes*(*Ochlerotatus*)*punctor*(Kirby,1837)]

分布:内蒙古、辽宁、吉林、黑龙江。

生态习性:幼虫孳生于森林铁路旁的各种积水坑以及林间空地、草地、石穴、河床等积水,尤其在有腐烂树叶和朽木的积水中更为多见。以卵越冬。

67. 叮刺伊蚊[*Aedes*(*Ochlerotatus*)*sticticus*(Meigen,1838)]

分布:内蒙古、吉林、黑龙江。

生态习性:幼虫孳生于林区各种积水坑中。以卵越冬。

68. 警觉伊蚊[*Aedes*(*Ochlerotatus*)*vigilax*(Skuse,1899)]

分布:四川、台湾、广西、海南。

生态习性:幼虫孳生于沿海微咸的积水中,但在石穴以及淡水中也有发现。

花蚊亚属(*Phagomyia* Theobald,1905)

阿萨姆伊蚊[*Aedes*(*Phagomyia*)*assamensis*(Theobald,1908)]

分布:广西、海南、贵州、云南。

生态习性:幼虫孳生于树洞、竹筒积水。

69. 竖鳞伊蚊[*Aedes*(*Phagomyia*)*khazani*(Edwards,1922)]

分布:广西、云南。

生态习性:幼虫孳生于树洞、竹筒积水。

70. 显著伊蚊[*Aedes*(*Phagomyia*)*prominens*(Barraud,1923)]

分布:浙江、福建、湖南、贵州、云南。

生态习性:幼虫孳生于树洞、竹筒积水。

覆蚊亚属(*Stegomyia* Theobald,1901)

71. 埃及伊蚊[*Aedes*(*Stegomyia*)*aegypti*(Linnaeus,1762)]

分布:广东、香港、澳门、广西、海南、云南、台湾。

生态习性:成蚊家栖,雌蚊于孳生场所附近吸血。幼虫孳生于室内外缸罐、花盆、罐头盒、椰子壳等容器积水。

72. 白纹伊蚊[*Aedes*(*Stegomyia*)*albopictus*(Skuse,1895)]

分布:河北、山西、辽宁、江苏、浙江、安徽、福建、江西、山东、河南、湖北、湖南、广东、香港、澳门、广西、四川、贵州、云南、西藏、陕西、台湾。

生态习性:成蚊半家栖。雌蚊喜吸哺乳动物血液,也喜吸人血。幼虫孳生于城乡、郊外、林场、竹林等的竹筒、树洞、石穴、废轮胎以及缸罐等容器积水。也见于菠萝等植物叶腋。

73. 圆斑伊蚊[*Aedes*(*Stegomyia*)*annandalei*(Theobald,1910)]

分布:浙江、福建、台湾、广西、西藏、贵州、云南。

生态习性:幼虫孳生于竹筒积水。

74. 仁川伊蚊[*Aedes*(*Stegomyia*)*chemulpoensis*(Yamada,1921)]

分布:河北、山西、辽宁、吉林、江苏、浙江、安徽、山东、河南、湖北、四川、云南、甘肃。

生态习性:幼虫孳生于树洞、有落叶的缸罐等容器积水,偶见于废轮胎积水。

75. 尖斑伊蚊[*Aedes*(*Stegomyia*)*craggi*(Barraud,1923)]
分布:浙江、安徽、福建、江西、湖南、四川、贵州。
生态习性:幼虫孳生于竹筒积水。
76. 黄斑伊蚊[*Aedes*(*Stegomyia*)*flavopictus*(Yamada,1921)]
分布:辽宁、吉林、黑龙江、四川。
生态习性:幼虫孳生于树洞、石穴中。
77. 缘纹伊蚊[*Aedes*(*Stegomyia*)*galloisi*(Yamada,1921)]
分布:辽宁、吉林。
生态习性:幼虫孳生于树洞。
78. 中点伊蚊[*Aedes*(*Stegomyia*)*mediopunctatus*(Theobald,1905)]
分布:安徽、福建、江西、广西、云南。
生态习性:幼虫孳生于竹筒积水。
79. 伪白纹伊蚊[*Aedes*(*Stegomyia*)*pseudalbopictus*(Borel,1928)]
分布:江苏、浙江、安徽、福建、江西、广西、湖南、海南、四川、贵州、云南。
生态习性:幼虫孳生于树洞、竹筒积水,通常和白纹伊蚊孳生在一起。

田中蚊亚属(*Tanakaius* Reinert,Harbach & Kitching,2004)

80. 东乡伊蚊[*Aedes*(*Tanakaius*)*togoi*(Theobald,1907)]
分布:北京、辽宁、江苏、浙江、福建、山东、广东、香港、澳门、海南、台湾。
生态习性:幼虫孳生于海边岩石以及容器、船舱等积水。

(三) 阿蚊属(*Armigeres*)

阿蚊亚属(*Armigeres* Theobald,1901)

81. 达勒姆阿蚊[*Armigeres*(*Armigeres*)*durhami*(Edwards,1917)]
分布:安徽、福建、湖北、湖南、广西、海南。
生态习性:幼虫孳生于树洞、竹筒、染缸、石槽、粪桶等积水。
82. 马来阿蚊[*Armigeres*(*Armigeres*)*malayi*(Theobald,1901)]
分布:浙江、安徽、湖南、广东、广西、云南。
生态习性:幼虫孳生于各种植物容器,如竹筒、树洞、叶腋、花冠积水等。
83. 骚扰阿蚊[*Armigeres*(*Armigeres*)*subalbatus*(Coquillett,1898)]
分布:除内蒙古、辽宁、吉林、黑龙江、山东、宁夏、青海、新疆,以及香港、澳门外,广布全国各省(自治区)。
生态习性:幼虫孳生于污染的植物容器和人工容器,包括清水、粪坑、石穴、污水坑、轮胎积水等。

厉蚊亚属(*Leicesteria* Theobald,1904)

84. 环须阿蚊[*Armigeres*(*Leicesteria*)*annulipalpis*(Theobald,1910)]
分布:广西、海南、云南、台湾。
生态习性:幼虫孳生于竹筒积水。
85. 黄色阿蚊[*Armigeres*(*Leicesteria*)*flavus*(Leicester,1908)]
分布:广西、云南、台湾。
生态习性:幼虫孳生于竹筒积水。
86. 巨型阿蚊[*Armigeres*(*Leicesteria*)*magnus*(Theobald,1908)]
分布:香港、澳门、海南、广西、贵州、云南、西藏。
生态习性:幼虫孳生于竹筒、瓶子草的“瓶子”以及叶腋等积水。

(四) 轲蚊属(*Coquillettidia* Dyar,1905)

轲蚊亚属(*Coquillettidia* Dyar,1905)

87. 粗腿轲蚊[*Coqulllettidia*(*Coquillettidia*)*crassipes*(van der Wulp,1881)]
分布:香港、海南、云南。

生态习性：幼虫孳生于有水生植物的自然水体。成蚊在厩舍、树丛、草丛以及人房中捕获。

88. 黄色轲蚊[*Coquillettidia*(*Coquillettidia*)*ochracea*(Theobald,1903)]

分布：江苏、浙江、山东、河南、云南。

生态习性：幼虫孳生于芦苇塘。成蚊常在芦苇丛和草丛中捕获。

(五) 库蚊属(*Culex* Linnaeus 1758)

包蚊亚属(*Barraudius* Edwards,1921)

89. 凶小库蚊[*Culex*(*Barraudius*)*modestus*(Ficalbi,1890)]

分布：河北、山东、内蒙古、辽宁、吉林、黑龙江、江苏、浙江、安徽、山东、河南、湖南、广东、甘肃、青海、宁夏、新疆。

生态习性：成蚊野栖。雌蚊吸人血或畜血。幼虫孳生于沟渠积水、稻田、芦苇塘、池塘、沼泽、污水坑、人工容器以及半咸水池。

库蚊亚属(*Culex* Linnaeus,1758)

90. 环带库蚊[*Culex*(*Culex*)*annulus*(Theobald,1901)]

分布：福建、台湾、广东、广西、海南、四川、贵州、云南。

生态习性：幼虫孳生于稻田、沼泽、池塘、水沟、洼地积水、人工水池、石穴、用器积水、高位水井、海滨盐场等。

91. 五指库蚊[*Culex*(*Culex*)*barraudi*(Edwards,1922)]

分布：湖南、香港、广西、四川、云南。

生态习性：成蚊野栖。幼虫孳生于河谷、池沼、溪涧。

92. 棕头库蚊[*Culex*(*Culex*)*fuscocephala*(Theobald,1907)]

分布：江苏、安徽、福建、台湾、江西、山东、湖北、湖南、广东、香港、澳门、广西、海南、四川、贵州、云南、西藏、甘肃、新疆。

生态习性：雌蚊嗜吸牛血，偶吸人血。幼虫孳生于稻田、池塘、沼泽、污水坑、山溪缓流、石穴、蹄印、用器等临时积水。

93. 白雪库蚊[*Culex*(*Culex*)*gelidus*(Theobald,1901)]

分布：浙江、台湾、湖北、湖南、广东、香港、广西、海南、四川、贵州、云南。

生态习性：成蚊半家栖。雌蚊既吸野生动物血，也常吸牛血和猪血，偶吸人血。幼虫孳生于水坑、临时积水、蹄印、石穴、稻田等处，偶见于容器积水。

94. 棕盾库蚊[*Culex*(*Culex*)*jacksoni*(Edwards,1934)]

分布：河北、山西、辽宁、吉林、黑龙江、江苏、浙江、安徽、福建、台湾、山东、河南、湖北、湖南、广东、香港、澳门、广西、海南、四川、贵州、云南。

生态习性：幼虫孳生于富含水草、水藻的水体，如水坑、池沼、沼泽中，偶见于石穴。

95. 拟态库蚊[*Culex*(*Culex*)*mimeticus*(Noé,1899)]

分布：除内蒙古、青海和新疆以及澳门外，遍布全国各省(自治区)。

生态习性：幼虫孳生于清澈或较少污染的水体，如水塘、水池、水田、沟渠、溪边积水、水坑、石穴、石臼、容器等积水处，偶见于树洞。

96. 小拟态库蚊[*Culex*(*Culex*)*mimulus*(Edwards,1915)]

分布：江苏、浙江、安徽、福建、台湾、江西、河南、湖北、湖南、广东、香港、广西、海南、四川、贵州、云南、西藏、陕西、甘肃。

生态习性：成蚊野栖。幼虫孳生于沼泽、石穴、水坑、沟渠、溪涧、容器积水等。孳生处常富含水藻、苔藓或其他水生植物。

97. 尖音库蚊淡色亚种[*Culex*(*Culex*)*pipiens pallens*(Coquillett,1898)]

分布：河北、山西、内蒙古、辽宁、吉林、黑龙江、江苏、浙江、安徽、山东、河南、湖北、陕西、甘肃、宁夏。

生态习性：成蚊家栖。雌蚊嗜吸人血，兼吸畜血和禽血。幼虫孳生于污水坑、污水沟、水塘、水田、水池、洼地积水、容器积水等处。

98. 尖音库蚊致倦亚种[*Culex*(*Culex*)*pipiens quinquefasciatus*(Say,1823)]

分布:江苏、浙江、安徽(芜湖)、福建、台湾、河南(信阳)、广东、香港、澳门、广西、海南岛、四川、云南、贵州、西藏、陕西(西安)。

生态习性:成蚊家栖。雌蚊嗜吸人血,兼吸畜血。幼虫孳生于污染的水体,如粪坑、水坑、水沟、水池、水缸、容器等,在清水中也偶可发现。

99. 伪杂鳞库蚊[*Culex*(*Culex*)*pseudovishnui*(Colless,1957)]

分布:除内蒙古、辽宁、吉林、黑龙江、陕西、青海、新疆以及澳门外,遍布全国各省(自治区)。

生态习性:雌蚊嗜吸猪血和鸟血,兼吸牛、马、狗和人血。幼虫孳生于稻田、池塘、沼泽、沟渠和临时积水等处,在富有水生植物的清澈水体尤为习见。

100. 海滨库蚊[*Culex*(*Culex*)*sitiens*(Wiedemann,1828)]

分布:江苏、浙江、福建、山东、台湾、香港、澳门、广西、海南。

生态习性:雌蚊嗜吸猪、鸟血,也兼吸牛、狗和人血。幼虫孳生于海滨咸水中,常见于盐场、海滨石穴、水沟、积水坑或人工用具等。亦偶见于离海不远的淡水中、溪涧积水或石穴中。

101. 希氏库蚊[*Culex*(*Culex*)*theileri*(Theobald,1903)]

分布:浙江、安徽、福建、山东、湖北、湖南、广西、四川、贵州、云南。

生态习性:成蚊野栖。幼虫孳生于静滞而富含有机物的水体。如水池、水坑、稻田、池塘等。

102. 三带喙库蚊[*Culex*(*Culex*)*tritaeniorhynchus*(Giles,1901)]

分布:除新疆和西藏未见记录外,广布全国各省(自治区)。

生态习性:雌蚊嗜吸畜血,兼吸人血。幼虫孳生于城乡清净或稍污染、静止或半流动的水体中,常见于向阳泥底、水位较低、水质清洁、漂浮植物丛生的水域,如水田、池塘、沼泽、水坑、洼地、山溪、积水、灌溉沟渠等。偶见于海滨咸水、石穴、盆罐、树洞或污水坑等。

103. 迷走库蚊[*Culex*(*Culex*)*vagans*(Wiedemann,1828)]

分布:除陕西、青海、新疆未见报告外,广布全国各省(自治区)。

生态习性:幼虫孳生于污水坑、水池、水塘、水沟、沼泽、水井、井泉、石穴、蹄印、各种临时积水、容器积水,甚至树洞、竹筒偶也可采获。

104. 白霜库蚊[*Culex*(*Culex*)*whitmorei*(Giles,1904)]

分布:辽宁、吉林、江苏、浙江、安徽、福建、江西、山东、河南、湖北、湖南、广东、香港、广西、海南、四川、贵州、云南、西藏。

生态习性:雌蚊嗜吸牛血,偶吸人血或猪血。幼虫孳生于稻田、池塘、山溪缓流、沼泽、水坑、灌溉沟渠和临时积水等处。

库状蚊亚属(*Culiciomyia* Theobald,1907)

105. 黑点库蚊[*Culex*(*Culiciomyia*)*nigropunctatus*(Edwards,1926)]

分布:广西、海南、贵州、云南。

生态习性:幼虫孳生水域变化很大,从清水到污染的水体均可采获,包括一些人工水池或容器,从未见于树洞,但曾从竹筒积水采获。

106. 白胸库蚊[*Culex*(*Culiciomyia*)*pallidothorax* Theobald,1905]

分布:山西、江苏、浙江、安徽、福建、台湾、江西、山东、湖北、湖南、广东、香港、澳门、广西、海南、四川、云南。

生态习性:成蚊野栖。幼虫孳生于石穴、溪边积水、人工水池、水坑、水沟、稻田、蹄印、防空洞、山洞、树洞、竹筒、沼泽和容器积水等处。

107. 薛氏库蚊[*Culex*(*Culiciomyia*)*shebbearei*(Barraud,1924)]

分布:浙江、江苏、安徽、福建、江西、湖北、湖南、广东、香港、四川、云南、西藏。

生态习性:成蚊野栖。幼虫孳生于石穴、山洞、树洞积水等处。

真黑蚊亚属(*Eumelanomyia* Theobald,1909)

108. 短须库蚊[*Culex*(*Eumelanomyia*)*brevipalpis*(Giles,1902)]

分布:浙江、安徽、福建、江西、湖南、海南、四川、贵州、云南。

生态习性:成蚊野栖。幼虫孳生于树洞、竹筒、石穴、水沟、池沼等处。

109. 叶片库蚊[*Culex*(*Eumelanomyia*)*foliatus*(Brug,1932)]

分布:浙江、福建、广东、香港、澳门、海南、四川、贵州、云南。

生态习性:成蚊野栖。幼虫孳生于清澈静滞的小水体,如池沼、石穴、岩洞积水、山沟缓流、溪涧小坑和树洞等处,偶也见于蹄印。

110. 林氏库蚊[*Culex*(*Eumelanomyia*)*hayashii*(Yamada,1917)]

分布:河北(北京)、辽宁、吉林、江苏、浙江、安徽、福建、台湾、江西、山东、河南、湖南、广西、四川、贵州、云南。

生态习性:成蚊野栖。幼虫孳生于清洁水体,如清水池、泉井、水坑、石穴、山溪渗出水等。

111. 马来库蚊[*Culex*(*Eumelanomyia*)*malayi*(Leicester,1908)]

分布:江苏、浙江、安徽、福建、台湾、江西、山东、河南、湖北、湖南、广东、香港、澳门、广西、海南、四川、贵州、云南、甘肃。

生态习性:成蚊野栖。幼虫孳生于荫蔽、富含有机体的水体。如石穴、山溪积水、池塘、沼泽、水沟、水坑、水田等。

簇角蚊亚属(*Lophoceramyia* Theobald,1905)

112. 幼小库蚊[*Culex*(*Lophoceramyia*)*infantulus*(Edwards,1922)]

分布:江苏、浙江、安徽、福建、江西、河南、湖北、湖南、广东、香港、澳门、广西、海南、四川、贵州、云南、甘肃。

生态习性:成蚊野栖。幼虫孳生于小面积水体,如小池、石穴、水沟、泉井、溪涧积水等处,偶见于树洞和竹筒。

113. 小型库蚊[*Culex*(*Lophoceramyia*)*minor*(Leicester,1908)]

分布:浙江、福建、广东、海南、贵州、云南。

生态习性:成蚊野栖。幼虫孳生于石穴、树洞、竹筒以及溪涧渗出水等。

114. 红胸库蚊[*Culex*(*Lophoceramyia*)*rubithoracis*(Leicester,1908)]

分布:浙江、福建、台湾、广东、香港、澳门、海南、贵州、云南。

生态习性:幼虫孳生于开旷地区的富含水草的清水池、水塘、沼泽等处。

麻蚊亚属(*Oculeomyia* Theobald,1907)

115. 二带喙库蚊[*Culex*(*Oculeomyia*)*bitaeniorhynchus*(Giles,1901)]

分布:除陕西、青海外,遍布全国各省(区)。

生态习性:成蚊半家栖。幼虫孳生于富有绿藻的水体,尤以有海绵的清水中为习见。常见于水田、池塘、沼泽、沟渠、水坑、溪涧溪流、渗出水等处。

(六)路蚊属(*Lutzia* Theobald,1903)

后路蚊亚属(*Metalutzia* Tanaka,2003)

116. 褐尾路蚊[*Lutzia*(*Metalutzia*)*fuscana*(Wiedemann,1820)]

分布:除内蒙古、辽宁、吉林、黑龙江、澳门、西藏、青海、新疆外,广布全国各省(自治区)。

生态习性:成蚊野栖。雌蚊嗜吸鸟血,偶吸畜血或人血。幼虫孳生于水坑、池塘、石穴及容器积水等,偶也见于树洞积水。

117. 贪食路蚊[*Lutzia*(*Metalutzia*)*halifaxii*(Theobald,1903)]

分布:除山西、内蒙古、吉林、黑龙江、澳门、青海、宁夏、新疆外,广布全国各省(自治区)。

生态习性:成蚊野栖。雌蚊嗜吸鸟血,偶吸畜血或人血。幼虫孳生于盆罐积水、污水坑、洼地、池沼、稻田、河渠、石穴、树洞积水等。

(七) 脉毛蚊属(*Culiseta* Felt,1904)

小脉毛蚊亚属(*Culicella* Felt,1904)

118. 日本脉毛蚊[*Culiseta*(*Culicella*)*nipponica*(LaCasse et Yamaguti,1950)]

分布:内蒙古、吉林、黑龙江、宁夏。

生态习性:幼虫孳生于富有水草的水坑、草甸积水、沼泽等,甚至在河坝边缘积水中。

脉毛蚊亚属(*Culiseta* Felt,1904)

119. 阿拉斯加脉毛蚊[*Culiseta*(*Culiseta*)*alaskaensis*(Ludlow,1906)]

分布:内蒙古、辽宁、吉林、黑龙江、宁夏、新疆。

生态习性:幼虫孳生于阔叶林、灌木丛以及附近的踏头草地等处的深水坑中,公路、铁路旁的各种深水中,甚至在有限的小水池中。

120. 环跗脉毛蚊[*Culiseta*(*Culiseta*)*annulata*(Schrank,1776)]

分布:新疆。

生态习性:在人类居住区常袭击人和家畜,在林区则袭击鸟类和森林动物。幼虫适应性很强,可孳生于含盐量高的水池中。

121. 银带脉毛蚊[*Culiseta*(*Culiseta*)*niveitaeniata*(Theobald,1907)]

同物异名:金山脉毛蚊[*Culiseta kanayamensis*(Liu et Feng,1956)]

中华脉毛蚊[*Culiseta sinensis* Meng et Wu,(1962)]

丽山脉毛蚊[*Culiseta lishanensis*(Lien,1968)]

分布:河北、台湾、山东、四川、贵州、云南、西藏、陕西。

生态习性:幼虫多孳生于富有有机物质的石坑积水和废井中,其次为有海绵的河沟、污水坑、灌溉沟、旧粪坑、清水坑、洼地等处,偶见于地下的石灰池、草食动物的粪水、沥青桶存水及山泉中,甚至能生存于结冰的水池里。

(八) 费蚊属(*Ficalbia* Theobald,1903)

122. 最小费蚊[*Ficalbia minima*(Theobald,1901)]

分布:广东、香港、云南。

生态习性:幼虫孳生于富含青草的清水池、沼泽,特别是有水浮莲的水塘。

(九) 领蚊属(*Heizmannia* Ludlow,1905)

领蚊亚属(*Heizmannia* Ludlow,1905)

123. 异格栉领蚊[*Heizmannia*(*Heizmannia*)*chengi*(Lien,1968)]

分布:海南、台湾。

生态习性:幼虫孳生于树洞积水。

124. 李氏领蚊[*Heizmannia*(*Heizmannia*)*lii*(Wu,1936)]

分布:浙江、安徽、福建、江西、广西、海南、贵州、云南。

生态习性:幼虫孳生于竹筒和树洞积水。

125. 线喙领蚊[*Hezmannia*(*Heizmannia*)*macdonaldi*(Mattingly,1957)]

分布:云南、台湾。

生态习性:幼虫孳生于竹筒积水。

126. 近接领蚊[*Heizmannia*(*Heizmannia*)*proxima*(Mattingly,1970)]

分布:云南。

生态习性:幼虫孳生于竹筒积水。

127. 多栉领蚊[*Heizmannia*(*Heizmannia*)*reidi*(Mattingly,1957)]

分布:海南、云南、台湾。

生态习性:幼虫孳生于树洞和竹筒。

128. 台湾领蚊[*Heizmannia*(*Heizmannia*)*taiwanensis*(Lien,1968)]
分布:台湾、海南。
生态习性:幼虫孳生于树洞和竹筒积水。

(十) 霍蚊属(*Hodgesia* Theobald,1904)

129. 贝氏霍蚊(*Hodgesia bailyih* Barraud,1929)
分布:海南。
生态习性:幼虫孳生于溪流旁清水坑、小水坑。

(十一) 钩蚊属(*Malaya* Leicester,1908)

130. 肘喙钩蚊[*Malaya genurostris*(Leicester,1908)]
分布:福建、台湾、湖南、广东、广西、海南、云南、西藏。
生态习性:成蚊栖息于孳生地附近的灌木、草丛中。幼虫孳生于天南星科和凤梨植物的叶腋积水。

(十二) 曼蚊属(*Mansonia* Blanchard,1901)

类曼蚊亚属(*Mansonoides* Theobald,1907)

131. 多环曼蚊[*Mansonia*(*Mansonoides*)*annulifera*(Theobald,1901)]
分布:广西、海南、云南。
生态习性:幼虫孳生于有水生植物,特别是有水浮莲的水塘。

132. 三点曼蚊[*Manonia*(*Mansonoides*)*dives*(Schiner,1868)]
分布:海南、云南。
生态习性:雌蚊在白天吸血。幼虫孳生于有水生植物的水体中。

133. 常型曼蚊[*Mansonia*(*Mansonoides*)*uniformis*(Theobald,1901)]
分布:河北、山西、江苏、浙江、安徽、福建、台湾、江西、山东、河南、湖北、湖南、广东、香港、澳门、广西、海南、四川、云南、陕西、甘肃。
生态习性:幼虫孳生于沼泽、池塘、茭白地、稻田等,附着的植物有芦苇、香蒲、茭白、空心苋、狐尾藻、浮萍、金鱼藻、野菱、鸭嘴草、水莲、芦苇等,其中以芦苇最为普通。

(十三) 小蚊属(*Mimomyia* Theobald,1903)

鳞腋蚊亚属(*Etorleptiomyia* Theobald,1904)

134. 吕宋小蚊[*Mimomyia*(*Etorleptiomyia*)*luzonensis*(Ludlow,1905)]
分布:江苏、福建、湖南、广东、香港、广西、海南、贵州、云南、西藏。
生态习性:幼虫孳生于水田、沼泽或积水坑。

(十四) 直脚蚊属(*Orthopodomyia* Theobald,1904)

135. 类按直脚蚊[*Orthopodomyia anopheloides*(Giles,1903)]
分布:江苏、浙江、安徽、福建、台湾、江西、河南、湖北、湖南、广西、海南、四川、云南。
生态习性:幼虫孳生于树洞、竹筒,偶见于容器积水。

(十五) 局限蚊属(*Topomyia* Leicester,1908)

丽蚊亚属(*Suaymyia* Thurman,1959)

136. 胡氏局限蚊[*Topomyia*(*Suaymyia*)(*houghtoni* Feng,1941)]
分布:广西、四川、贵州、云南、西藏。
生态习性:幼虫孳生于家种或野生的芋叶叶腋积水中。

(十六) 杵蚊属(*Tripteroides* Giles,1904)

星毛蚊亚属(*Rachonotomya* Theobald,1905)

137. 蛛形杵蚊[*Tripteroides*(*Rachonotomya*)*aranoides*(Theobald,1901)]
同物异名:四川杵蚊[*Tripteroides szechwanensis*(Hsu,1964)]
分布:香港、澳门、广西、海南、四川、贵州、云南。
生态习性:幼虫孳生于竹筒和树洞积水,偶见于容器积水。

杵蚊亚属(*Tripteroides* Giles,1904)

138. 竹生杵蚊[*Tripteroides*(*Tripteroides*)*bambusa*(Yamada,1917)]

分布:辽宁、吉林、浙江、安徽、福建、江西、河南、湖北、湖南、四川、海南。

生态习性:幼虫孳生于竹筒和树洞积水。

139. 似同杵蚊[*Tripteroides*(*Tripteroides*)*similis*(Leicester,1908)]

分布:福建、江西、贵州。

生态习性:幼虫孳生于竹筒积水。

(董昊炜 马雅军)

第六节 与疾病的关系

蚊与人的关系密切,它不仅叮人吸血骚扰,而且传播多种虫媒疾病,严重危害人类健康。根据蚊虫对人类危害的方式不同,可分为直接危害和间接危害。

直接危害是指蚊虫通过叮刺吸血、骚扰,影响人们的工作或休息。蚊唾液中含有多种生物活性物质,包括腺苷三磷酸(adenosine triphosphoric acid,ATP)、二磷酸酶(diphosphatase)、葡萄糖苷酶(glucosidase)、α-淀粉酶(α-amylase)、溶菌酶(lysozyme)、抗凝剂、凝集素和组胺等,经蚊虫叮刺注入人体,抑制宿主凝血过程中某些凝血酶或凝血因子的活性,使血液稀释,有利于蚊虫吸血。蚊唾液中的某些物质对人来说是过敏原,可引起局部或全身的过敏反应,在叮刺的局部皮肤可有红、肿、痒、痛等,常因过度搔抓引起继发感染。

间接危害是指蚊虫能够携带病原体,并通过各种方式,使其在人群之间传播多种传染病。在蚊媒传染病的传播流行过程中,蚊虫不仅作为某些人类疾病或人兽共患病的传播媒介,亦可起到储存某些病原体的作用,还是自然疫源性疾病长期存在的重要环节。蚊媒传染病主要包括疟疾、淋巴丝虫病、登革热、流行性乙型脑炎、西尼罗热、黄热病、寨卡病毒病、裂谷热、基孔肯亚出血热、圣路易脑炎、东方马脑炎、西方马脑炎、委内瑞拉马脑炎等。这些疾病对人类健康危害非常严重,甚至会夺去人们的生命。

一、疟疾

疟疾(malaria)是一种由疟原虫引起的主要通过按蚊叮咬传播的传染性寄生虫病。其临床表现主要为周期性、间歇性的寒战、发热和出汗退热,反复发作后可出现贫血、肝脾大等。雌性按蚊是疟疾的自然传播媒介,也是疟原虫完成有性生殖的宿主。

疟疾是最常见的虫媒传染病之一,主要流行于热带和亚热带地区,包括非洲、东南亚、东地中海的多个国家和地区。疟疾严重危害人类生命健康,已成为严重的世界卫生问题。据《2019 年世界疟疾报告》,2018 年全球 80 多个国家累计报告疟疾病例 2.28 亿,约 40.5 万人死亡,其中 93% 的病例来源于非洲。在我国疟疾曾广泛流行,危害严重,但目前已得到有效控制,疟疾患者由新中国成立初期的 3 000 万病例,下降到现在每年报告约 2 千多病例,而且当年度几乎全都是输入性疟疾病例。自 2017 年以来我国已连续 6 年无本土原发蚊传疟疾病例,今后应继续加强输入性疟疾的监测和管理,防止疟疾输入再传播发生。

(一)病原学

1. 分类 疟原虫属于原生动物界、顶端复合物门、孢子纲、真球虫目、疟原虫科、疟原虫属。

疟原虫种类繁多,目前已发现 156 种,在哺乳动物、鸟类、爬行类和两栖类动物体内寄生,其中寄生于人体的疟原虫有 5 种,即是间日疟原虫(*Plasmodium vivax*)、恶性疟原虫(*P. falciparum*)、三日疟原虫(*P. malariae*)、卵形疟原虫(*P. ovale*)和诺氏疟原虫(*Plasmodium knowlesi*),分别引起间日疟、恶性疟、三日疟、卵形疟和诺氏疟。

不同种类的疟原虫有各自的形态、生活史和生物学特性。同种疟原虫又依其潜伏期长短、复发间隔与次数、致病力、对药物的敏感性、对按蚊的易感性和宿主对疟原虫的免疫力等因素分为若干虫株或亚种。虫株之间在形态上一般无明显差异,但在生物学上有明显不同,如恶性疟原虫抗性株的出现给疟疾防治带来困难。

2. 形态 疟原虫为单细胞真核生物,其基本结构包括核、胞质和胞膜。血涂片经吉氏或瑞氏染色后,核呈紫红色，胞质为淡蓝色至深蓝色，虫体的代谢产物（疟色素）呈棕黄色、棕褐色或黑褐色。五种人体疟原虫的基本结构相同，但发育各期的形态又各有不同（表 18-26）。另外，被寄生的红细胞在形态上也可发生变化，有助于鉴别疟原虫的种类（表 18-26）。

表 18-26 薄血膜中 5 种疟原虫的主要形态比较

	间日疟原虫	恶性疟原虫	三日疟原虫	卵形疟原虫	诺氏疟原虫
环状体（小滋养体）	胞质淡蓝色，环较大，约为红细胞直径的 1/3；虫体多为 1 个，核多为 1 个	环纤细，约为红细胞直径的 1/6；核 1~2 个；红细胞内可含 2 个以上虫体	环较粗壮，约为红细胞直径的 1/3；核 1 个；红细胞内很少含有 2 个虫体	似三日疟原虫	似恶性疟原虫，环稍大，约为红细胞直径的 1/5
大滋养体	虫体较大，核 1 个，胞质增多，形状不规则，有伪足伸出，空泡明显；疟色素棕黄色，细小杆状，分散在胞质内	虫体较小，圆形，胞质深蓝色，空泡不明显；疟色素黑褐色，集中	虫体小，圆形或带状，空泡小或无，亦可呈大环状；核 1 个；疟色素深褐、色粗大、颗粒状，常分布于虫体边缘	虫体较小，圆形，空泡不显著；核 1 个；疟色素棕黄色较少、粗大	似三日疟原虫
未成熟裂殖体	体大，核开始分裂，2 个以上，空泡消失；疟色素开始集中	体小，核开始分裂，2 个以上，空泡消失；疟色素集中	体小，圆形，空泡消失；核开始分裂，2 个以上；疟色素分布不匀	体小，圆形或卵圆形，空泡消失；核开始分裂，2 个以上；疟色素分布不匀	似三日疟原虫
成熟裂殖体	虫体大于正常红细胞，裂殖子 12~24 个，排列不规则；疟色素集中	虫体小于正常红细胞，裂殖子 8~26 个，排列不规则；疟色素集中成团	虫体小于正常红细胞，裂殖子 6~12 个，常为 8 个，排成菊花状；疟色素常集中在中央	虫体小于正常红细胞，裂殖子 6~14 个，通常 8 个，排成不规则；疟色素集中在中央或一侧	似三日疟原虫，裂殖子多至 16 个
雌配子体	虫体圆形或卵圆形，占满胀大的红细胞，胞质深蓝色；核小而致密，深红色，偏向一侧；疟色素分散	新月形，两端较尖，胞质蓝色；核结实，深红色，位于中央；疟色素黑褐色，分布于核周围	圆形，胞质深蓝色，核较小致密，深红色，偏于一侧；疟色素均匀分散	虫体似三日疟原虫；疟色素似间日疟原虫	似间日疟原虫，疟色素为黑色颗粒状
雄配子体	虫体圆形，胞质浅蓝色；核大而疏松，淡红色，位于中央；疟色素分散	腊肠形，两端钝圆，胞质蓝而略带红色；核较大，淡红色，位于中央；疟色素分布核周	小于正常红细胞，圆形；胞质浅蓝色；核较大，淡红色，位于中央；疟色素均匀分散	虫体似三日疟原虫，疟色素似间日疟原虫	似间日疟原虫，疟色素为淡红色颗粒状
被寄生红细胞	除环状体外，其余各期均胀大，色淡；滋养体期开始出现薛氏小点，多鲜红色、细小数多	正常，可有茂氏小点，红色，粗大数少	正常或略小；偶见少量齐氏小点，淡红色，微细	正常或略胀大、色淡、多数卵圆形，边缘不整齐；常见薛氏小点，红色，粗大数多	似三日疟原虫

疟原虫在红细胞内发育一般分为滋养体、裂殖体和配子体 3 个发育虫期（图 18-37 和图 18-38）。

（1）滋养体（trophozoite）：为疟原虫在红细胞内摄食和生长发育的阶段，可有早期、晚期或大、小之分。早期滋养体的胞核小，胞质少，中间有空泡，因虫体呈指环状，故亦称为环状体（ring form）或小滋养体。以后虫体长大，胞核增大，胞质增多，有时伸出伪足，胞质中开始出现疟色素，此时称为晚期滋养体，亦称大滋养体。

（2）裂殖体（schizont）：晚期滋养体发育成熟，核开始分裂后即称为裂殖体。胞核反复分裂，但胞质还没有分裂，称为未成熟裂殖体。随后胞质分裂，而且每一个核被一块胞质包裹，成为一个裂殖子，此时的裂殖体称为成熟裂殖体。

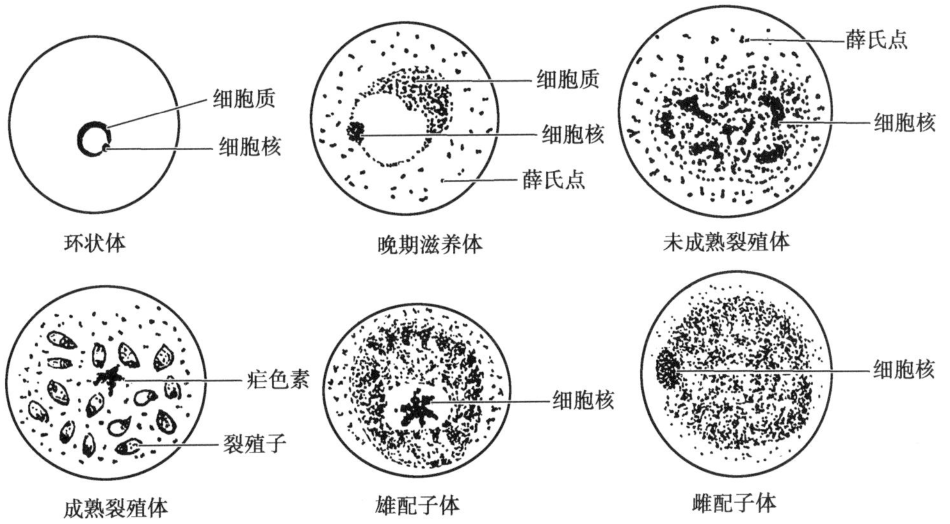

图 18-37 间日疟原虫在红细胞内各期形态
（引自 李朝品、高兴政）

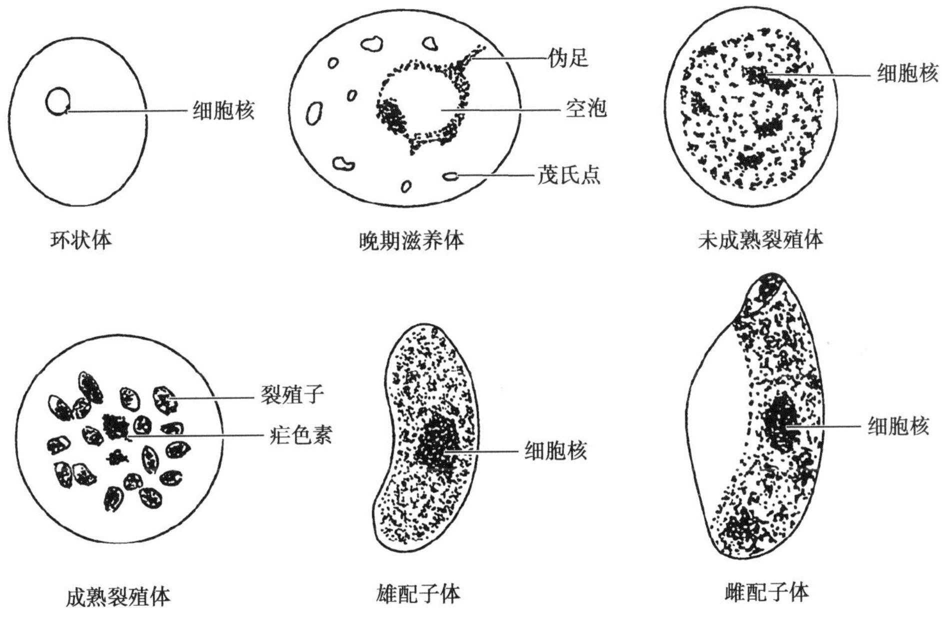

图 18-38 恶性疟原虫在红细胞内各期形态
（引自 李朝品、高兴政）

（3）配子体（gametocyte）：疟原虫经过数次裂体增殖后，部分裂殖子侵入红细胞中发育长大，核增大而不再分裂，胞质增多而无伪足，最后发育成为圆形、卵圆形或新月形的个体，称为配子体，配子体有雌雄或大小之分。

3. 生活史 疟原虫的发育繁殖需经过有性生殖与无性生殖两个世代，分别在脊椎动物和媒介按蚊两个宿主内交替进行（图 18-39）。五种寄生于人体的疟原虫其生活史相似，可分为红细胞外期、红细胞内期和孢子增殖期。前两个时期在人体内完成，后一个时期在按蚊体内完成。

（1）在人体内发育：包括肝细胞内的发育和红细胞内的发育两个阶段。

1）红细胞外期：简称红外期，是疟原虫在肝细胞内的裂体增殖时期，亦称为肝细胞内期，简称肝内期。当雌性按蚊叮吸人血时，其唾腺中的感染性子孢子随唾液注入人体，30~60 分钟出现于血液循环中，一部分被巨噬细胞吞噬，另一部分侵入肝细胞，开始红外期的裂体增殖。成熟的裂殖体直径为 45~60μm，内含数以万计的裂殖子，最终胀破肝细胞并释放出裂殖子。从肝细胞释放出的裂殖子，不再侵入肝细胞，一部分被

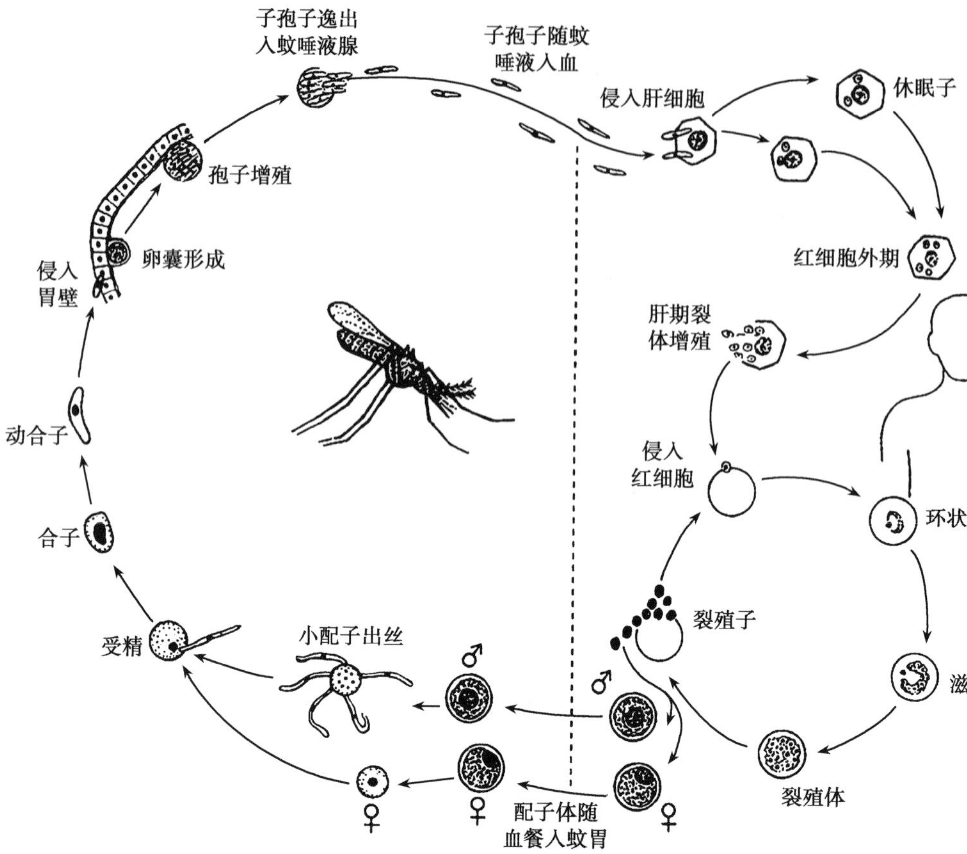

图 18-39 疟原虫生活史示意图

巨噬细胞吞噬，其余部分侵入红细胞，开始红细胞内期的发育。不同种疟原虫在肝细胞内裂体增殖的时间不同，间日疟原虫约为 8 天，恶性疟原虫约为 6 天，三日疟原虫为 11~12 天，卵形疟原虫约为 9 天。

间日疟原虫和卵形疟原虫的子孢子在遗传学上具有两种不同的类型，即速发型子孢子和迟发型子孢子。速发型子孢子侵入肝细胞内很快发育，经 12~20 天完成红外期的裂体增殖；而迟发型子孢子侵入肝细胞后暂不发育，经 6 个月至 1 年的休眠期，才能完成红外期的裂体增殖，释放出裂殖子再侵入红细胞引起复发。休眠期的子孢子又称为休眠子，是疟疾复发的根源。恶性疟原虫和三日疟原虫无迟发型子孢子，故无疟疾复发现象。

2）红细胞内期：简称红内期，是红外期裂殖子侵入红细胞后，在红细胞内进行裂体增殖和形成配子体的时期。

裂殖子进入红细胞后，首先发育为早期滋养体或环状体，原虫摄食血红蛋白和其他营养物质，逐渐发育，核增大，胞质增多，并分解血红蛋白产生疟色素，此时疟原虫称为晚期滋养体或大滋养体，因其能呈阿米巴样运动，故又称阿米巴样体。原虫继续发育，核开始分裂，进入裂殖体期，逐渐发育为成熟裂殖体，内含不同数量的裂殖子。红细胞破裂后，裂殖子释出，其中一部分被巨噬细胞吞噬，其余再侵入其他正常红细胞，重复其红细胞内期的裂体增殖过程。经过数次裂体增殖后，部分裂殖子侵入红细胞后不再进行裂体增殖，而是进入配子体期，逐渐发育为雌、雄配子体。配子体继续发育需在蚊体内进行，否则在人体内经 30~60 天后会衰老变性而被吞噬细胞清除。

各种疟原虫完成一代红细胞内期裂体增殖周期所需时间不同，诺氏疟原虫为 24 小时，间日疟原虫和卵形疟原虫为 48 小时，恶性疟原虫为 36~48 小时，三日疟原虫为 72 小时。

（2）在蚊体内发育：当雌性按蚊刺吸疟疾患者或带虫者血液时，红内期疟原虫随血液进入蚊胃，但只有雌、雄配子体能在蚊体内发育和繁殖，其余各期均被消化。疟原虫在蚊体内的发育繁殖包括配子生殖和孢子增殖两个时期。

1）配子生殖：在蚊胃内，雌配子体的核经过减数分裂，形成圆形的不活动的雌配子。雄配子体的核分裂成 8 块，胞质也向外伸出 8 条细丝，随后每一块核进入一条细丝内，形成雄配子。雄配子在蚊胃中游动，钻进雌配子体内，受精形成圆形的合子。合子变长，进一步发育成能蠕动的动合子。动合子穿过蚊胃壁上皮细胞或其间隙，在蚊胃基底膜下形成圆球形的卵囊。此时约为按蚊吸血后的第 24~72 小时。

2）孢子增殖：卵囊长大，囊内的核和胞质反复分裂进行孢子增殖，形成数以万计的子孢子。子孢子随卵囊破裂释出或由囊壁钻出，经血淋巴集中于按蚊涎腺内，发育为成熟的子孢子。子孢子细长，11μm × 1.0μm，常弯曲呈 C 形或 S 形，能轻微活动。当受染蚊再刺吸人血时，子孢子随唾液进入人体，又开始在人体内的发育。

疟原虫在按蚊体内发育成熟所需时间与温度、湿度有关。室温 24~26℃、相对湿度 75%~80% 是疟原虫孢子生殖最适条件，其中间日疟原虫为 9~10 天，恶性疟原虫为 10~12 天，三日疟原虫为 25~28 天，卵形疟原虫约为 16 天。当气温低于 16℃或高于 30℃时，疟原虫发育变慢，并退化变性，直至死亡。

（二）流行病学

1. 流行概况

（1）世界疟疾流行概况：全球疟疾主要分布在非洲、加勒比海地区、中南美洲、东亚、东南亚、中东、印度次大陆、南太平洋地区和东欧等。据 2019 年世界卫生组织（WHO）统计，目前全球仍有 80 多个国家为疟疾流行区，2018 年全年报告疟疾病例 2.28 亿，约 40.5 万人死亡，其中 93% 的病例发生在非洲。

（2）我国疟疾流行概况：疟疾曾是我国重要的蚊媒传染病之一，严重危害人们的健康，制约社会经济的发展。据不完全的流行病学调查和估算，20 世纪 40 年代我国每年至少有 3 000 万疟疾病例，大约 30 万人死亡；20 世纪 50 年代初期，全国有疟疾流行的县（市）计 1 829 个，占当时县（市）总数的 70%~80%。

1958 年何琦和冯兰洲根据我国各地的脾肿率、疟原虫率、传疟媒介和气候地形等有关流行病学条件，将我国疟疾流行区分为四类：①高疟区，在北纬 25°以南，即南岭山脉以南地区，是我国疟疾流行最严重的地区；除间日疟、恶性疟和三日疟外，卵形疟也偶有报道；恶性疟和混合感染比例均高；②稳定中疟区和低疟区，在北纬 25°~33°之间，即南岭山脉和秦岭、淮河之间地区，以间日疟为主，兼有恶性疟，常有暴发流行；③非稳定低疟区，在北纬 33°以北，即秦岭、淮河以北地区，疟疾流行相对较轻，间日疟原虫为唯一虫种，但亦有因恶性疟输入而引起的流行；④天然无疟区，在西北地区，包括青藏高原、西北、内蒙古的荒漠和东北林区，新疆伊犁河流域和南疆少部分地区，仅有少数间日疟发生。

四十年来，我国采取群防群治、联防联控等综合措施，取得了疟疾防治的显著成效。疟疾病死率已由 1950 年的 0.49% 下降至 1998 年的 0.08%。1996—1998 年全国疟疾患者降至 3 万余例。2010 年启动了《中国消除疟疾行动计划（2010—2020 年）》，消除疟疾工作取得了重大进展。2017 年我国首次实现了无本土原发疟疾病例报告，迄今已连续 6 年无本土原发疟疾病例报告。目前，输入性疟疾已成为了国内疟疾防治的重点。2011 年到 2019 年，我国输入病例持续增加，2019 年境外输入病例达到 2 673 例，死亡 19 例，其中非洲（恶性疟）和缅甸（间日疟）为病例主要输入来源地。2020 年、2021 年和 2022 年，我国报告疟疾病例分别为 1 086 例、799 例和 845 例，其中境外输入性病例分别为 1 085 例、798 例和 844 例。目前，我国云南、海南、安徽、湖南、湖北、河南、河北、贵州、江苏、山东、山西、广西、广东、江西、浙江、四川、重庆、辽宁、上海、陕西、甘肃、新疆、西藏和福建等 24 个省（自治区、直辖市）具备疟疾传播条件。因此，防治输入性疟疾再传播，将是我国长期重要的工作。

2. 流行环节

（1）传染源：疟疾患者和无症状感染者是疟疾的传染源。疟原虫在人体内的存活时间随虫种而异。一般认为，恶性疟原虫的寿命平均为 1 年，少数可达 3 年；间日疟原虫通常为 2 年，有的可长达 5 年或 10 年；三日疟原虫一般为 3 年，个别甚至长达 50 年。在疟疾患者或带虫者的末梢血液中，仅有配子体才具有传染性。

影响配子体传染性的因素很多，可能与下列因素有关。

1）蚊媒吸入配子体的数量：血液中疟原虫密度愈高，配子体率和配子体密度也愈高。不同病例，或同一病例的不同时期，配子体数量也不相同。一般认为，蚊媒吸入配子体数量愈多，感染性愈强。

2）配子体的成熟程度：初发病例在发病初期出现的配子体尚未成熟，往往不易使按蚊感染。一般而言，恶性疟原虫配子体在血液中存在2天后才能成熟，间日疟原虫则需3天。复发患者往往在临床症状出现的当天，甚至在症状出现之前，血液中就出现了成熟的配子体。

3）雌、雄配子体的比例：在末梢血液中，雌、雄配子体是不成比例的，通常雌配子体比雄配子体多。如果吸入蚊胃的雌、雄配子体比例悬殊，蚊媒感染的机会很小。一般认为雌、雄配子体的比例为8：1时，蚊媒受感染的机会较大。

（2）传播媒介：按蚊是疟疾的传播媒介，经按蚊叮咬吸血是疟疾的主要传播途径。少数病例可因输入带有疟原虫的血液或经胎盘传播感染。

全世界有490多种按蚊，其中有67种可以自然感染子孢子，另有28种在实验条件下对疟原虫敏感。但是，在疟疾传播中起重要作用的按蚊只有27种，每个地理区域一般有1种媒介，最多有3~4种。

在非洲，主要媒介为冈比亚按蚊（*An. gambiae*）；中美洲与南美洲为达氏按蚊（*An. darlingi*）；欧洲南部、中近东、中亚地区为五斑按蚊、米赛按蚊（*An. messeae*）；东亚地区为雷氏按蚊和中华按蚊；东南亚为大劣按蚊、微小按蚊，在南亚为斯氏按蚊和微小按蚊。在我国，主要的传疟媒介包括中华按蚊、微小按蚊、雷氏按蚊和大劣按蚊，其中新疆南部与北部地区分别为萨氏按蚊和米赛按蚊。

作为传播媒介的按蚊，首先必须吸人血，对疟原虫有一定的敏感性，其次应有相当的密度和足够长的寿命。

1）叮人习性：媒介按蚊的叮人习性包括叮咬频率和嗜血习性。叮咬频率取决于温度，一般每2天吸血1次完成1个生殖营养周期。嗜血习性是由遗传因素决定的一种趋向性，蚊种间呈现很大的差异，以此将按蚊分为嗜吸人血、嗜吸动物血和兼吸人与动物血等3种类型。越嗜吸人血越可能成为高效的传疟媒介。

一般情况下，按蚊吸血的趋向性是比较稳定的，但当按蚊嗜好的吸血对象明显减少或寻觅不到时，趋性有可能发生改变。如嗜吸牛血的按蚊，当牛的数量明显减少时，相对增加了吸人血的机会，条件适宜时甚至可引起疟疾暴发流行。

2）敏感性：无论在自然或实验条件下，按蚊对疟原虫感染率的高低，既由按蚊本身的敏感性来确定，亦受疟原虫的传染性所影响。不同按蚊对疟原虫的敏感性有差异，而同种按蚊对不同种疟原虫的敏感性也有差别。另外，某些按蚊在实验条件可感染疟原虫，但受嗜血习性、寿命等因素所影响，在自然界并不能成为传疟媒介。如华北地区的帕氏按蚊人工感染率可高达81.8%，但因其与人接触少或不接触而没有流行病学意义。

3）种群数量：媒介按蚊的种群数量与疟疾流行有密切的关系。种群数量大、分布广泛的按蚊，即使对疟原虫的敏感性较低，有时也可以对流行起着主导作用，如中华按蚊由于偏吸畜血，一般认为不是高效的传疟媒介，但其种群数量大，曾是我国北纬33°以北地区的传疟媒介，且常造成疟疾大流行。

一个地区传疟媒介的数量变动，常是决定当地疟疾流行盛衰的重要因素。从理论上说，媒介按蚊数量降低到足以使疟疾传播逐渐趋向终止的水平，即低于临界密度，灭蚊措施就是成功的。由于各种按蚊嗜血习性、寿命等因素各不相同，各地蚊媒的临界密度高低很不一致。一般在高疟区或稳定性疟区，蚊媒的临界密度低，而低疟区或非稳定性疟区则较高。媒介数量可用叮人率来表示，叮人率愈高，媒介的传疟作用愈大。

4）寿命：按蚊寿命是影响其传疟能力的重要因素。疟原虫在蚊体内发育成具有感染性的子孢子需要一定的时间，即孢子增殖期。所以蚊种寿命必须长于疟原虫的孢子增殖期，才能具有传播作用。个体寿命可以用存活天数来计算，但在流行病学上有意义的是种群寿命。种群寿命可用按蚊每天存活率来衡量，每天存活率越高，越是高效的媒介，因为每天存活率高，即具有传染性寿命的蚊数亦多，假定孢子增殖期为12天，当每天存活率为90%时，存活到具有传染性寿命的蚊数为原先总数的28%；而每天存活率为50%，能活到起传播作用的蚊数仅为原先总数的0.02%。

杀虫剂室内滞留喷洒，其目的不仅是减少按蚊种群数量，更重要的是降低按蚊的每天存活率，即缩短其寿命，对于嗜吸人血的蚊种，每天死亡率达到40%~50%才能认为滞留喷洒有效，而对非稳定性疟区嗜吸动物血的蚊种，每天死亡率只要达到20%~25%即认为有效。

（3）易感人群：不同种族、性别、年龄和职业的人，除了具有某些遗传因素对某种疟原虫表现出不易感的人群外，对人体疟原虫普遍易感，男、女发病无明显差异。流行区的儿童、孕妇和外来无免疫力的人为高危人群。Duffy 血型阴性的人对间日疟原虫不易感，镰状红细胞症者、珠蛋白生成障碍性贫血者或葡糖-6-磷酸脱氢酶（G-6-PD）缺乏者对恶性疟原虫不易感。一般认为机体对疟疾的免疫只是带虫免疫，即随着体内疟原虫的消失，免疫力亦消失。因此，流行区的反复多次疟疾感染者可获得一定的保护性免疫力，临床表现较轻或无症状或为带虫者；若无再感染，免疫力持续不足两年。各型疟疾之间无交叉免疫性。

3. 流行因素　疟疾的流行除了具备传染源、传播途径和易感人群三个基本环节外，还要受自然因素和社会因素的影响。

（1）自然因素：包括地形、温度、湿度和雨量等自然因素，其中温度和雨量最为重要，适合的温度和雨量影响着按蚊的数量和吸血活动，以及原虫在按蚊体内的发育。全球气候变暖，延长了虫媒的传播季节是疫情回升的原因之一。

1）地形：不同的地形地貌形成了不同类型的按蚊孳生地，影响媒介种类及其种群数量。适应按蚊孳生的水体受到诸多因素的影响，同一纬度的地理区，海拔的高低影响着气温和水温；地面的坡度和土质影响着不同水体的形成，如山区溪沟多，小面积积水多，而平原则流水平缓，大面积积水多；潮水与其海岸的相互作用，对咸水蚊种和淡水蚊种的孳生均有影响；不同地形地貌形成的孳生水体对按蚊的适合度，还受到光线、遮阴情况、水生植物，水体理化特征及寄生虫的影响。

2）气温：气温条件决定疟原虫在蚊体内孢子增殖期的长短。在 16~30℃之间，气温愈高，疟原虫在蚊体内发育愈快。低于 16℃或高于 30℃时，其发育速度均变慢。在同样气温下，不同种疟原虫的发育速度略有差异。

按蚊的活动受气温的影响。在严冬季节，按蚊处于滞育状态，一般不发生疟疾传播。在温暖环境中的越冬蚊，由于体内脂肪体消耗快，可常有吸血活动，若在有传染源的家庭里，便可发生传播，此即所谓“室内疫源地”。

气温也影响着按蚊幼虫的发育。在 10℃以下幼虫停止发育，而 25~30℃最适宜幼虫发育。

全球气候变暖，可通过加速疟原虫在蚊体内的发育、延长传播季节以增加疟疾传播，也可使目前气候还不适于疟疾流行的地方出现疟疾流行。

3）湿度：按蚊的发育需要适当的湿度，在适宜的范围内，成蚊的寿命随空气的相对湿度增加而增长。相对湿度在 60% 以上，按蚊都能发育，60%~85% 最为适宜，湿度太高或太低均不利于按蚊生存，在相对湿度低而气温高时，按蚊较易干燥致死。

4）雨量：雨量对疟疾流行的影响错综复杂。既有因雨量多而导致的暴发流行，也有因干旱引起的暴发。静水型孳生场所的媒介，多雨则扩大孳生面积，蚊群数量增多而加剧疟疾传播，如以中华按蚊为媒介的地区，在暴雨成灾后可出现暴发流行；流水型孳生场所的媒介，多雨导致溪沟水流急速，幼虫易冲走，雨量最集中月份种群数量反而减少，如以微小按蚊为媒介的海南省，雨季初期出现成蚊密度最高峰，雨季中期密度急剧下降，疟疾发病随着微小按蚊密度的升降而出现季节性波动。总之，在热带地区疟疾流行程度逐年波动的幅度不大，但在一年之内发病率的季节性升降受雨量的影响很明显。在温带，疟疾传播季节的起止，虽由温度来决定，而雨量可影响某些年份的流行程度。

（2）社会因素：包括政治、经济、文化、卫生水平及人类的社会活动等直接或间接地影响疟疾的传播与流行。诸如经济建设、社会动乱，大量无免疫人群进入疟区或从外地输入传染源；旱田改水田，水库的兴建，蚊虫孳生地扩大，使按蚊数量增加；农业机械化使牲畜大量减少，增加按蚊叮人机会，这些原因都可以加速疟疾传播，甚至引起疟疾暴发流行。另一方面经济水平的提高、文化教育和科学技术的发展，可加快疟疾流行的控制和消除。此外，住房和环境卫生条件的改善，卫生知识的普及，生活水平和医疗水平的提高，对控制疟疾流行都有一定的作用。

4. 流行特征

（1）流行类型：主要有地方性流行和暴发性流行两种类型。地方性流行是指疟疾经常存在于一定的地区，发病虽有季节性波动，但年度变化不大。暴发性流行是指在一定地区内，发病在短期内成倍增加，超过常年的水平。如果暴发性流行规模很大，超出原有的地方性疟区的范围，使原来无疟区出现了流行，称为大流行。暴发性流行有周期性和非周期性两种。前者是指每经一定间隔时间（5~20年不等）发生一次暴发流行，后者是指由任何原因偶尔引起的暴发流行。其流行原因包括以下方面。

1）输入传染源：1969年福建省惠安县数千名民工到闽北、闽东疟区参加工程建设，不少人染上疟疾，未经规范治疗，1970年返回本县水库建设工地，结果大批疟疾患者复发，并以库区为中心，于7~8月酿成周围三个村疟疾暴发流行。

2）无免疫力人群进入疟区：海南某农场有员工4 800人，其中70%以上是1960年春季从岛外低度疟区迁入，当年即酿成疟疾暴发流行，还出现脑型疟病例。

3）传播媒介输入：1930年非洲的冈比亚按蚊通过船只传入南美洲，引起巴西纳塔尔疟疾暴发流行，当年4月至次年1月，有5/6的居民患疟疾，至1938年底，冈比亚按蚊已扩散到5万平方公里的地区，引起巴西更大范围的疟疾暴发流行。

4）媒介按蚊数量增加：各种因素造成媒介按蚊的大量繁殖，均可加速疟疾传播，引起暴发流行，如1924年美国亚拉巴马州修建水库，为当地媒介四斑按蚊提供了大面积孳生环境，按蚊密度比上一年增加近40倍，导致疟疾暴发流行，患者增加7倍左右。

5）按蚊嗜血习性改变：1960年南美圭亚那沿海地区，由于消灭了传疟媒介达氏按蚊，疟疾已趋绝迹，但同时牛大量减少，使原来只吸牛血的趋盐按蚊（*An. aquasalis*）转而吸人血，1962年随着传染源的输入重新发生疟疾暴发流行。

6）气象条件的改变：温度、湿度、雨量的异常变化，改变了媒介按蚊的生存环境，导致疟疾暴发流行。1956年6月河南汤阴县宜沟乡暴雨之后，中华按蚊的孳生地大量增加，引起了疟疾暴发流行，全年确诊疟疾病例为上年的17倍多。

（2）季节分布：疟疾流行总是表现明显的季节性。多于夏秋季节流行，但在热带地区全年都可以发病，呈高流行性。

（3）人群分布：各年龄组均可发病，男、女发病无明显差异。

（三）发病机制和病理

1. 发病机制

（1）疟疾典型发作：疟原虫在红细胞内进行裂体增殖，引起大量红细胞的破坏，释放出大量裂殖子、虫体代谢产物、红细胞碎片及残余或变性的血红蛋白，它们进入血流，部分被巨噬细胞、中性粒细胞吞噬并产生内源性致热原，作用于宿主下丘脑的体温调节中枢，引起发热。随后机体大量出汗而热退，机体进入发作间歇期。部分裂殖子再侵入其他红细胞，又进行裂体增殖而引起周期性发作。由于各种疟原虫在红细胞内的增殖周期不同，故各型疟疾发作的间歇期也不同。典型的间日疟和卵形疟隔日发作1次，恶性疟隔36~48小时发作1次，三日疟为隔2天发作1次。若寄生的疟原虫增殖不同步时，发作间隔则无规律，如初发患者。不同种疟原虫混合感染时或有不同批次的同种疟原虫重复感染时，发作也不典型。经反复发作或重复感染后机体可获得一定的免疫力，虽血中有少量疟原虫增殖，但可不出现疟疾发作而成为带虫者。

（2）贫血：疟原虫直接破坏红细胞是疟疾患者发生贫血的主要原因，另外还与下列因素有关：①脾功能亢进，巨噬细胞不仅吞噬感染的红细胞，还大量吞噬正常的红细胞；②免疫病理损害，在疟疾感染的急性期，宿主产生特异抗体后，容易形成抗原抗体复合物并附着在正常红细胞表面，激活补体，引起红细胞溶解或被巨噬细胞吞噬；另外疟原虫寄生于红细胞时，使红细胞隐蔽的抗原暴露，刺激机体产生自身抗体（IgM），亦导致红细胞破坏；③骨髓造血功能受到抑制。

（3）肝、脾肿大：疟原虫在体内增殖引起强烈的吞噬反应，引起全身单核-巨噬细胞系统显著增生；同时，肝、脾及骨髓内的网状内皮细胞较为丰富，被其吞噬的受染红细胞数及疟色素量也较多，所以患者的肝、脾均可肿大。

（4）重症疟疾：其致病机制复杂。一般认为生命器官的深部血管内被疟原虫寄生的红细胞所堵塞或血管内皮细胞发生黏连，引起微血管阻塞，多见于恶性疟时的脑、肺、肾等器官。另外，免疫细胞所介导的免疫病理损伤以及过量的炎性细胞因子可能参与其中。

2. 病理变化

（1）骨髓：骨髓细胞明显增生，红细胞内可见到各期疟原虫的寄生，有时也可见到未成熟的配子体。

（2）肝：肝大，包膜紧张，切面发红并充血。镜下可见到肝窦及小叶中心静脉扩张充血，Kupffer 细胞大量增生，内含疟色素与疟原虫。肝细胞肿大，胞质疏松并有浑浊肿胀，此外也可见到肝细胞的脂肪变性。

（3）脾：在早期脾脏充血肿大，包膜紧张，切面呈暗红色；镜下可见吞噬细胞增生活跃，并有疟色素沉着。疟疾反复发作后则因结缔组织增生而使脾明显肿大，包膜显著增厚，质地变硬，切面呈青灰色；镜下可见脾窦壁及血管壁增厚，脾髓内网状组织广泛纤维化，有时可见到疟原虫及疟色素。

（4）肾：恶性疟的肾脏病变主要为急性增生性肾炎及肾病综合征，其病变是可逆的。三日疟的肾病是一种免疫反应性肾病，表现为慢性进行性膜性肾小球肾炎，即使经过充分抗疟治疗后，病变仍无法逆转，严重者可发生肾衰竭。

（5）脑：脑型疟疾患者的软脑膜充血、脑水肿，切面因有疟色素沉着于皮质而呈暗灰色，白质内有弥漫性小出血点。镜下见脑内微血管明显充血，管腔内充满疟原虫与疟色素。白质内有小灶状坏死、环状出血及疟疾肉芽肿。

（四）临床表现

疟原虫的主要致病阶段是红细胞内期的裂体增殖期。致病力强弱与侵入的虫种、数量和人体免疫状态有关。

1. 潜伏期　是指疟原虫侵入人体到出现临床症状的时间，包括红细胞外期原虫发育时间和红细胞内期原虫经数次裂体增殖所需时间的总和。潜伏期的长短与进入人体的虫株、子孢子数量和机体的免疫力有关。间日疟有长、短潜伏期，短者一般为 12~30 天，长者为 6~12 个月；卵形疟与间日疟相似；恶性疟一般为 11~16 天；三日疟一般为 18~40 天。由输血感染诱发的疟疾，其潜伏期一般较短。

2. 前驱期　初发患者发作前 3~4 天常有疲乏、头痛、肌肉酸痛、不适、畏寒和低热等前驱症状。

3. 疟疾典型发作　是指疟疾患者表现为周期性发冷、发热和出汗退热 3 个连续阶段。

（1）发冷期：患者感全身发冷，脸色苍白，皮肤呈鸡皮样，口唇及指甲发绀，继之全身发抖、牙齿打颤、四肢肌肉颤动，如在盛夏，虽盖数层棉被也感不暖。此期持续约数十分钟至 1~2 小时。

（2）发热期：约经 1~2 小时后患者体温迅速上升，可达 39~40℃以上，外周血管扩张，颜面绯红，全身皮肤灼热，进入发热期。可伴有剧烈头痛，全身酸痛。小儿或病重成人有时可发生惊厥、谵妄或昏迷。此期持续为 4~6 小时，恶性疟初发时可长达 20~36 小时。

（3）出汗期：经 4~6 小时或更长时间后，进入多汗期。患者体温迅速下降，大汗淋漓，倍感疲乏，并安然入睡，全身症状消失。

发作次数主要取决于患者治疗适当与否，以及机体免疫力增强的速度。未经治疗且无免疫力的初发患者，可连续发作数次或十余次。两次发作的间歇期，患者可无明显临床症状。间日疟和卵形疟的发作间歇期为 48 小时，三日疟为 72 小时，恶性疟为 36 小时左右。但是恶性疟的发作间歇期常不规则，严重病例可无明显间歇期。若无重复感染，随着发作次数的增多，人体对疟原虫产生的免疫力逐渐增强，大部分原虫被消灭，发作可自行停止。

4. 再燃和复发　再燃是指疟疾初发停止后，患者若无再感染，仅由于体内残存的少量红细胞内期疟原虫在一定条件下重新大量繁殖，再次引起的疟疾发作。再燃与宿主抵抗力和特异性免疫力的下降，以及疟原虫的抗原变异有关。复发是指间日疟或卵形疟患者血液中的红内期疟原虫已被清除，未经蚊媒传播感染，经过数周或数月后，再次出现疟疾临床症状和体征。复发可能是肝内期疟原虫休眠子复苏，发育为裂殖体，释放的裂殖子进入红细胞进行裂体增殖，引起疟疾发作。恶性疟原虫和三日疟原虫无迟发型子孢子，因而只有再燃而无复发。间日疟原虫和卵形疟原虫既有再燃，又有复发。

5. 贫血　疟疾发作数次后，可出现贫血，尤以恶性疟为甚。发作次数越多，病程越长，贫血越严重。

6. 脾大　初发患者多在发作 3~4 天后，脾开始肿大，长期不愈或反复感染者，脾大明显，可达脐下。在非洲或亚洲某些热带疟疾流行区，有一种“热带巨脾综合征”，多见于由非疟区迁入的居民，在疟疾反复发作后，表现为巨脾、贫血、脾功能亢进等，伴有肝大，门静脉高压、血中 IgM 水平增高等。抗疟药治疗后巨脾可逐渐缩小。

7. 重症疟疾　绝大多数由恶性疟原虫所致，有下列一项或多项临床表现或实验室指征者应考虑重症疟疾：昏迷、重度贫血（血红蛋白<5g/dl，红细胞压积<15%）、急性肾功能衰竭（血清肌酐>265μmol/L）、肺水肿或急性呼吸窘迫综合征、低血糖症（血糖<2.2mmol/L 或<40mg/dl）、循环衰竭或休克（成人收缩压<70mmHg，儿童收缩压<50mmHg）、代谢性酸中毒（血浆碳酸氢盐<15mmol/L）等。

重症疟疾多发生于流行区儿童、无免疫力的旅游者和流动人口。临床表现复杂，多表现为持续高热、全身衰竭、意识障碍、呼吸窘迫、多发性惊厥、昏迷、肺水肿、异常出血、黄疸、肾衰竭、血红蛋白尿和恶性贫血等。若不能及时治疗，死亡率很高。

8. 特殊类型疟疾

（1）孕妇疟疾：症状一般较重，特别是感染恶性疟原虫时，易于发展为重症疟疾，且往往造成早产或死胎。

（2）婴幼儿疟疾：多见于 5 岁以下的婴幼儿，起病多呈渐进型，常表现为烦躁不安、厌食、呕吐，热型不规则，易发展成重症疟疾。

（3）输血性疟疾：由输入含有疟原虫的血液引起的疟疾，具有潜伏期短和无复发的特点。其严重程度及并发症均较自然感染的恶性疟要严重得多，输血性间日疟或卵形疟的发热常不高，但畏寒和出汗较明显。

（4）先天性疟疾：由含有疟原虫的母体血经胎盘或产道而进入胎儿引起的，在出生后 7 天内发生的疟疾，其症状与婴幼儿疟疾相似，主要表现为发热、惊厥、呕吐等。

（五）实验室检查

1. 病原学检查　从受检者外周血液中检出疟原虫是疟疾诊断的"金标准"。厚血膜、薄血膜涂片染色镜检是目前最常用的方法。采集患者外周血，涂制厚血膜和薄血膜血片，经吉氏或瑞氏染液染色后镜检。只要镜检者经验丰富，涂片和染色符合要求，血中只要存在疟原虫，漏检几无可能。厚血膜、薄血膜法各有所长。厚血膜中原虫比较集中，容易检获，但染色过程中红细胞溶解，原虫形态有所改变，虫种鉴别较困难。薄血膜中疟原虫形态完整、典型，容易识别和鉴别虫种，但原虫密度低时，容易漏检。因此，通常同时制作厚血膜、薄血膜，取长补短。在恶性疟发作开始时、间日疟发作后数小时至 10 余小时采血可提高检出率。在恶性疟患者末梢血片中仅能找到环状体及配子体，如找到滋养体或裂殖体，则表明患者的感染较为严重。其他类型疟原虫均可找到各期虫体。

2. 免疫学检查　可用于疟疾的临床诊断、流行病学调查、疗效评估和输血对象的筛选，包括检测疟原虫抗体和抗原两类。

（1）疟原虫抗体检测：常用的方法有间接荧光抗体试验、间接血凝试验和酶联免疫吸附试验（ELISA）等。由于抗体在患者治愈后仍能持续一段时间，且广泛存在个体差异，因此，疟原虫抗体检测仅用于流行病学调查、防治效果评估以及输血对象的筛选。

（2）疟原虫抗原检测：可用于疟疾临床诊断和疗效考核。目前检测疟原虫乳酸脱氢酶（PLDH）、富组氨酸蛋白-Ⅱ（HRP-Ⅱ）等循环抗原用于恶性疟和其他型疟疾的诊断，其敏感性、特异性接近厚薄血膜法，不需要特殊仪器，5~10 分钟检出结果，非常适用于基层医院、防疫部门及边远落后地区。该法受到 WHO 高度重视并大力推广。

3. 分子生物学检查　疟原虫核酸检测可用于疟疾确诊。采用核酸探针可以直接检测疟原虫核酸，具有高敏感性、高特异性和高稳定性的特点，但操作烦琐，成本较高，还需要使用放射标记，限制了其现场应用。

PCR 检测疟原虫，其敏感性可到≤5 个虫体/μl 血。套式 PCR 扩增间日疟原虫 SSU rRNA 基因 120bp 的特定片段，其敏感性高达 0.1 个虫体/μl 血。但 PCR 检测容易出现假阳性，而且对实验设备、条件和技术要求较高。

（六）诊断和鉴别诊断

凡近期来自疟疾流行区的发热患者首先考虑疟疾的可能性，特别是发热、发冷、寒战明显的患者，应做进一步检查。

1. 诊断依据　根据流行病学史、临床表现和实验室检查结果等，予以诊断。

（1）流行病学史：在疟疾传播季节，于疟疾流行区有夜间停留或被蚊虫叮咬史，或近 2 周内有输血史。

（2）临床表现：典型临床表现为周期性发作，发作时有寒战、高热和大量出汗等症状，发作多次后可出现脾大和贫血。不典型临床表现则有冷、热、汗等症状，但热型和发作周期不规律。重症临床表现可有抽搐、昏迷、重度贫血、急性肾衰竭、代谢性酸中毒、肺水肿或急性呼吸窘迫综合征、循环衰竭或休克等。

（3）实验室依据：显微镜检查血涂片发现疟原虫，或疟原虫抗原检测阳性，或疟原虫核酸检测阳性。

2. 诊断标准

（1）无症状感染者：虽无临床表现，但符合实验室依据之一即可诊断。

（2）临床诊断病例：有流行病学史，同时符合疟疾的典型临床表现或不典型临床表现。

（3）确诊病例：在临床诊断病例基础上，同时符合实验室依据之一。

（4）重症病例：在确诊病例基础上，同时符合疟疾的重症临床表现。

3. 鉴别诊断　临床诊断病例，应与以发热或中枢神经系统症状为主的其他疾病相鉴别。

（1）急性上呼吸道感染：常具有季节性和群体性，发热常伴较明显的咳嗽、鼻塞和流涕等上呼吸道感染症状，但疟原虫检测阴性。

（2）登革热：起病急骤，高热伴畏寒、头痛、眼球痛、肌肉与关节痛、淋巴结肿大等，一般在发热 4~5 天时出现斑疹，分布于躯干、面部和四肢，随体温下降皮疹消失。血液中特异性 IgM 抗体阳性或恢复期血液 IgG 抗体比急性期高 4 倍以上。疟原虫检测阴性。

（3）流行性乙型脑炎、流行性脑脊髓膜炎：均有中枢神经系统症状，与脑型疟疾症状和体征相似。但乙型脑炎抗体（特异性 IgM）检测阳性或脑脊液检测到脑膜炎双球菌。疟原虫检测阴性。

（4）中毒性菌痢：儿童中毒性菌痢的脑膜脑炎型与脑型疟相似，但中毒性菌痢多有休克发生，大便有大量黏液及脓细胞，大便培养志贺菌阳性。疟原虫检测阴性。

（5）败血症：有畏寒或寒战、高热，肝、脾大等，热型多为弛张热，无周期性，可出现迁徙性脓肿。白细胞和中性粒细胞明显增多，血细菌培养阳性。一般可追问出感染原因及过程。疟原虫检测阴性。

（6）急性肾盂肾炎：有间歇热或不规则的发热，腰酸伴有尿频、尿急或尿痛。尿中出现红细胞、白细胞和蛋白，尿液细菌培养阳性。疟原虫检测阴性。

（7）伤寒：初为弛张热，后为稽留热或弛张热，相对缓脉，面部表情淡漠状，胸、腹部常见玫瑰疹，可见胃肠道症状和全身中毒症状。白细胞降低，血、尿、粪，骨髓等细菌培养阳性，肥达氏反应阳性。疟原虫检测阴性。

（8）钩端螺旋体病：有弛张热或持续性发热，眼结膜充血和出血，全身肌肉酸痛，以腓肠肌及腰背肌疼痛最为剧烈，肝、脾大。有接触疫水史，钩端螺旋体血清免疫学试验阳性。疟原虫检测阴性。

（9）急性血吸虫病：曾有在血吸虫病流行区接触过疫水和有尾蚴皮炎史。一般中毒症状较轻，间歇热较多，常伴畏寒、大汗、腹泻或黏血便，白细胞、嗜酸性粒细胞增多，抗体、抗原均阳性，粪检查见血吸虫卵。疟原虫检测阴性。

（10）阿米巴肝脓肿：有不规则发热，肝明显肿大、压痛，白细胞数增多，超声检查可见肿块，穿刺液查见阿米巴滋养体。疟原虫检测阴性。

（11）布鲁氏菌病：弛张热、睾丸炎是特征性症状之一，脾大而有压痛。血清凝集试验或 ELISA 试验阳性，血、骨髓等细菌培养阳性。疟原虫检测阴性。

（12）旋毛虫病：以发热、水肿和肌痛为主要表现，有生食或半生食动物肉类史，多人同时发病，免疫学检测阳性，从患者肌肉组织中可查出旋毛虫囊包。疟原虫检测阴性。

（13）黑热病：不规则发热，呈双峰热，中毒症状轻。初起可有食欲减退、腹痛等胃肠道症状，可有类似感冒样症状。脾、肝及淋巴结肿大，贫血，鼻出血、牙龈出血等。骨髓涂片可查见利杜体，疟原虫检测阴性。

（14）恙虫病：稽留热或弛张热，皮肤上有焦痂或溃疡，全身浅表淋巴结肿大，胸腹部有红色斑丘疹。恙虫外斐反应阳性，疟原虫检测阴性。

（15）巴贝虫病：急性发病时颇似疟疾，有寒战、发热、出汗和虚脱、头痛、肌肉和关节疼痛、贫血和脾大等。临床以间歇热、脾大、黄疸及溶血等为特征。血液检测查见巴贝虫，疟原虫检测阴性。

（七）治疗

根据疟原虫的虫种及其对抗疟药的敏感性、患者的临床症状与体征合理选择药物，遵循安全、有效、合理、规范的用药原则，严格掌握剂量、疗程和给药途径，以保证治疗和预防效果，延缓抗药性的产生。

根据抗疟药作用于疟原虫不同虫期，可将抗疟药分为：杀灭红外期裂殖子及迟发型子孢子的药物，如伯氨喹、乙胺嘧啶，这类药物可防止疟疾发作及复发；杀灭红内期裂体增殖期疟原虫的药物，如氯喹、奎宁、咯萘啶、青蒿素类（青蒿素、蒿甲醚、青蒿琥酯、双氢青蒿素），这类药物可控制临床发作；杀灭配子体的药物，如伯氨喹，这类药物可切断传播；杀灭子孢子增殖期疟原虫的药物，如乙胺嘧啶，这类药物可抑制蚊体内的孢子增殖发育，从而可以阻断疟疾的传播。2000 年 WHO 在全球范围内，开始推荐以青蒿素类药物为基础的复方或联合用药（artemisinin-based combination therapies，ACTs）方案，即含有青蒿素及其衍生物与其他一种或数种抗疟药物组成的复方或联合，简称青蒿素类复方。

1. 普通疟疾的治疗

（1）间日疟和卵形疟的治疗：首选磷酸氯喹+磷酸伯氨喹。磷酸氯喹无效时，可选用哌喹、或磷酸咯萘啶或 ACTs+磷酸伯氨喹。抗间日疟复发（休止期治疗）选用伯氨喹+乙胺嘧啶、青蒿琥酯+伯氨喹效果更佳。

（2）三日疟的治疗：首选磷酸氯喹。磷酸氯喹无效时，可选用哌喹、或磷酸咯萘啶或 ACTs。

（3）恶性疟的治疗：ACTs 或磷酸咯萘啶。妊娠 3 个月内的孕妇患恶性疟选用哌喹。

2. 重症疟疾的治疗

（1）抗疟治疗：首选青蒿素类注射液或磷酸咯萘啶注射液。

（2）辅助疗法：维持水和电解质的平衡，对高热者以物理降温为主，有抽搐者进行止痉处理，对严重贫血者应输入新鲜血液，有急性肾功能不全时考虑做腹腔透析或血液透析。

3. 休止期根治　在疟疾传播休止期，对 1~2 年内曾患间日疟、卵形疟和带虫者采用伯氨喹治疗，清除可能存在的肝内期疟原虫，防止疟疾复发和减少传染源。

（八）预防

预防措施有蚊媒防制和预防服药。蚊媒防制包括杀灭成蚊，清除幼虫孳生地，使用蚊帐及驱蚊剂防止蚊虫叮咬。预防服药是保护易感人群的重要措施之一。对进入流行区的非流行区人群定期预防服药，并至少到离开疟疾流行区后 4 周。常用的预防性抗疟药有氯喹，对抗氯喹的恶性疟，可用哌喹或哌喹+乙胺嘧啶或乙胺嘧啶+伯氨喹。不论个体或群体进行预防服药，每种药物疗法不宜超过半年。

疫苗接种是预防疟疾最有效的措施之一。目前 RTS，S/AS01 亚单位疟疾疫苗已进入Ⅳ期临床试验，对婴幼儿临床和严重疟疾提供部分的保护性效果。

（周怀瑜）

二、淋巴丝虫病

淋巴丝虫病（lymphatic filariasis）是由班氏丝虫、马来丝虫或帝汶丝虫引起的经蚊媒传播的寄生虫病。其主要临床特征是急性期的淋巴管炎与淋巴结炎，以及慢性期的淋巴管阻塞及其产生的一系列症状，可导致患者永久或长期致残，被 WHO 列为第二大致残病因。

目前已知寄生于人体的丝虫共有5属8种，分别是班氏吴策线虫（*Wuchereria bancrofti* Cobbold，1877）（班氏丝虫）、马来布鲁线虫（*Brugia malayi* Brug，1927）（马来丝虫）、帝汶布鲁线虫（*B. timori* Partono 等，1977）（帝汶丝虫）、旋盘尾丝虫（*Onchocerca volvulus* Leukart，1893）（盘尾丝虫）、罗阿罗阿丝虫（*Loa loa* Cobbold，1864）（罗阿丝虫）、链尾唇棘线虫（*Dipetalonema streptocerca* Macfie 和 Corson，1922）（链尾丝虫）、常现唇棘线虫（*Mansonella perstans* Manson，1891）（常现丝虫）和奥氏曼森线虫（*Mansonella ozzardi* Manson，1892）（奥氏丝虫），它们的寄生部位、传播媒介、致病性、地理分布和微丝蚴的形态特征均有所不同（表 18-27）。其中班氏丝虫、马来丝虫和帝汶丝虫等 3 种丝虫是经传播媒介蚊叮咬吸血感染人体，成虫寄生于人体的淋巴系统内而导致淋巴丝虫病。

表 18-27 人体寄生丝虫的主要特征

虫种	寄生部位	传播媒介	致病性	地理分布	微丝蚴主要形态特征
班氏丝虫	淋巴系统	蚊	淋巴结和淋巴管炎、鞘膜积液、乳糜尿、象皮肿	世界性,北纬 40° 至南纬 30°	具鞘膜、头间隙长宽相等、体核分布均匀、无尾核
马来丝虫	淋巴系统	蚊	淋巴结和淋巴管炎、象皮肿	亚洲东部及东南部	具鞘膜、头间隙长:宽=2∶1、体核不均、有 2 个尾核
帝汶丝虫	淋巴系统	蚊	淋巴结和淋巴管炎、象皮肿	帝汶岛和小巽他群岛	具鞘膜、头间隙长:宽=3∶1、有 2 个尾核
盘尾丝虫	皮下组织	蚋	皮肤结节、失明	非洲、中美洲、南美洲	无鞘膜、体大、头间隙长宽相等、尾端尖细无核
罗阿丝虫	皮下组织	斑虻	皮肤肿块,也可致各脏器损害	西非、中非	具鞘膜、头间隙长宽相等、体核分布至尾端
链尾丝虫	皮下组织	库蠓	常无致病性	西非、中非	无鞘膜、头间隙长、尾部弯曲、体核较少、有尾核
常现丝虫	胸腔、腹腔	库蠓	无明显致病性	非洲、中美洲、南美洲	无鞘膜、头间隙长宽约相等、体核分布至尾端、尾钝圆
奥氏丝虫	腹腔	库蠓	无明显致病性,偶致阴囊水肿	中美洲、南美洲	无鞘膜、体纤细、头间隙长、体核少、具尾核、尾钝圆

淋巴丝虫病是全球性疾病之一,除欧洲外,东南亚、非洲、西太平洋、美洲、东地中海等地区均有流行,估计全球有受威胁人口超过 11 亿,约占世界总人口的 20%。我国曾是全球淋巴丝虫病流行最为严重的国家之一。1949—2006 年,我国经过 57 年的积极防治,实现了消除丝虫病的目标,2007 年成为全球第一个消除丝虫病的国家。

(一) 病原学

1. 形态

(1) 成虫:虫体细长似丝线,乳白色,表面光滑,头后至尾部体表具环状横纹。头端呈球形或椭圆形,略膨大,头顶正中为口孔。雄虫尾部向腹面螺旋状卷曲 2~3 圈,而雌虫尾部钝圆,略向腹面弯曲。肛孔位于虫体近尾端的腹面。班氏丝虫较马来丝虫大,其口孔周围有内外 2 圈乳突,每圈为 4 个。班氏丝虫的雄虫大小(28.2~42)mm×(0.1~0.15)mm,雌虫(58.5~105)mm×(0.2~0.3)mm。马来丝虫较小,其口孔周围亦有内外 2 圈乳突,外圈为 4 个,内圈为 6 个。马来丝虫的雄虫大小(13.5~28.1)mm×(0.07~0.11)mm,雌虫(40~69.1)mm×(0.12~0.22)mm。两种丝虫雄虫的生殖器官为单管型,睾丸位于虫体前部,2 根大小及形状各异的交合刺从虫体尾端的泄殖孔中向外伸出。雌虫的生殖器官为双管型,阴门在靠近头端稍后的腹面,卵巢位于虫体后部;子宫呈粗大的管状,几乎占满整个虫体体腔;近卵巢的一端内含无数小球,向前逐渐发育为不同阶段的虫卵;成熟卵壳薄而透明,内含卷曲的幼虫,在向生殖孔移动的过程中,卵壳伸展成为鞘膜,包裹于幼虫体表,此期的幼虫称为微丝蚴(microfilaria)。

帝汶丝虫成虫的口孔周围乳突每侧 4 个,排列成 2 圈。肛周两侧乳突每侧为 3~5 个,排列较不规则。尾部细长,末端为钝圆形。体表具环状皮纹。雄虫长 13.4~22.8mm,最大体宽 76~80μm。雌虫长 21.1~39.2mm,最大体宽 80~140μm。雄虫的左、右交合刺长短不一,形态各异,两者长度之比为 3∶1。

(2) 微丝蚴:虫体细长呈杆状,头端钝圆,尾端尖细,外被鞘膜。经染色后可见虫体内有许多圆形或椭圆形的体核。头端无体核区称为头间隙,在虫体前端 1/5 处有一环形无体核区称为神经环,其后为排泄孔,排泄孔后有一个排泄细胞。虫体尾部逐渐变细,近尾端腹侧有一肛孔。有些丝虫微丝蚴的尾端具有尾核,而有些则无,因虫种而异,具有虫种鉴别意义。班氏微丝蚴、马来微丝蚴和帝汶微丝蚴的主要形态区别见表 18-28 和图 18-40。

表 18-28 班氏微丝蚴、马来微丝蚴与帝汶微丝蚴形态鉴别

	班氏微丝蚴	马来微丝蚴	帝汶微丝蚴
大小(μm)	(244~296)×(5.3~7.0)	(177~230)×(5~6)	(265~323)×6.4
体态	柔和、弯曲较大	硬直、大弯中有小弯	有时纽结,较马来微丝蚴自然
头隙(长:宽)	较短(1:1或1:2)	较长(2:1)	最长(3:1)
体核	圆形或椭圆形,大小均匀,相互分离,排列整齐,清晰可数	卵圆形,大小不等,排列紧密,常互相重叠,不易分清	形状不规则,较大,排列紧密,互相重叠
排泄细胞	较小,距排泄孔近	较大,距排泄孔远	距排泄孔较远,在吉氏液染色片中常不易分辨
排泄孔	较小,不显著	较大	清晰可数
G细胞、R2~4细胞	G细胞小,大小形状与R2~4细胞相似,两者相距远	G细胞与R2~4细胞距离较近	G细胞大,R2~4细胞在吉氏液染色片中不易分辨,但在福尔马林湿片上清晰
肛孔	小,不显著	较大	显著
尾核	后1/3渐尖细,无尾核	自肛孔后突然变细,有2个尾核,前后排列,尾核处角皮略膨大	自肛孔后至第1个尾核,虫体突然弯曲,第1尾核与尾部尖端的第2个尾核间,略变细呈细管状
在厚血片中脱鞘现象	周期型大部分脱鞘,亚周期型大部分(78%)不脱鞘	周期型64%~70%脱鞘,亚周期型1%~2%脱鞘	鞘膜不被吉氏液着色,约60%脱鞘

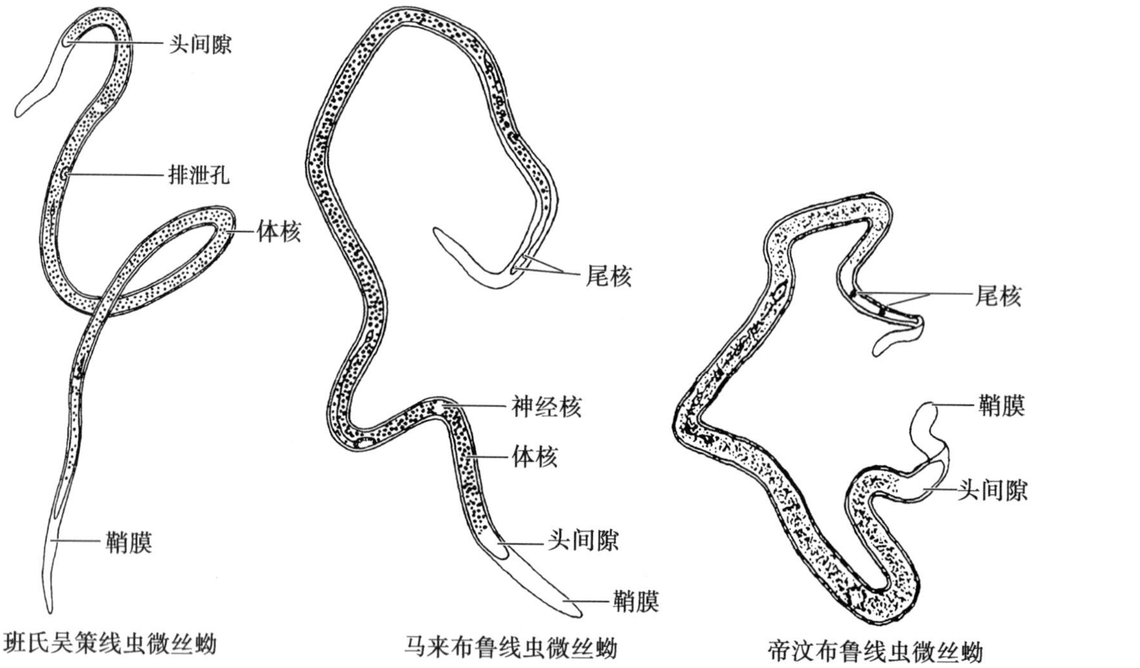

图 18-40 淋巴丝虫微丝蚴形态
(引自 李朝品、高兴政)

2. 生活史 班氏丝虫、马来丝虫和帝汶丝虫的生活史基本相似,包括幼虫在中间宿主蚊体内发育和成虫在终宿主人体内发育两个阶段(图 18-41)。

(1)在蚊体内的发育:当雌蚊叮咬丝虫患者或丝虫感染者时,微丝蚴随血液进入蚊胃,约经1~7小时,微丝蚴脱去鞘膜,穿过胃壁,经血腔侵入胸肌。此时幼虫活动减弱,虫体伸直,于2~4天内缩短变粗,形如腊肠,故称腊肠期幼虫。其后虫体逐渐变长,内部组织分化,消化道形成,体腔出现,发育至第3期幼虫即丝状蚴。丝状蚴是丝虫的感染期,亦称感染期幼虫。丝状蚴离开胸肌,移入血腔,其中大多数到达蚊下唇。当蚊

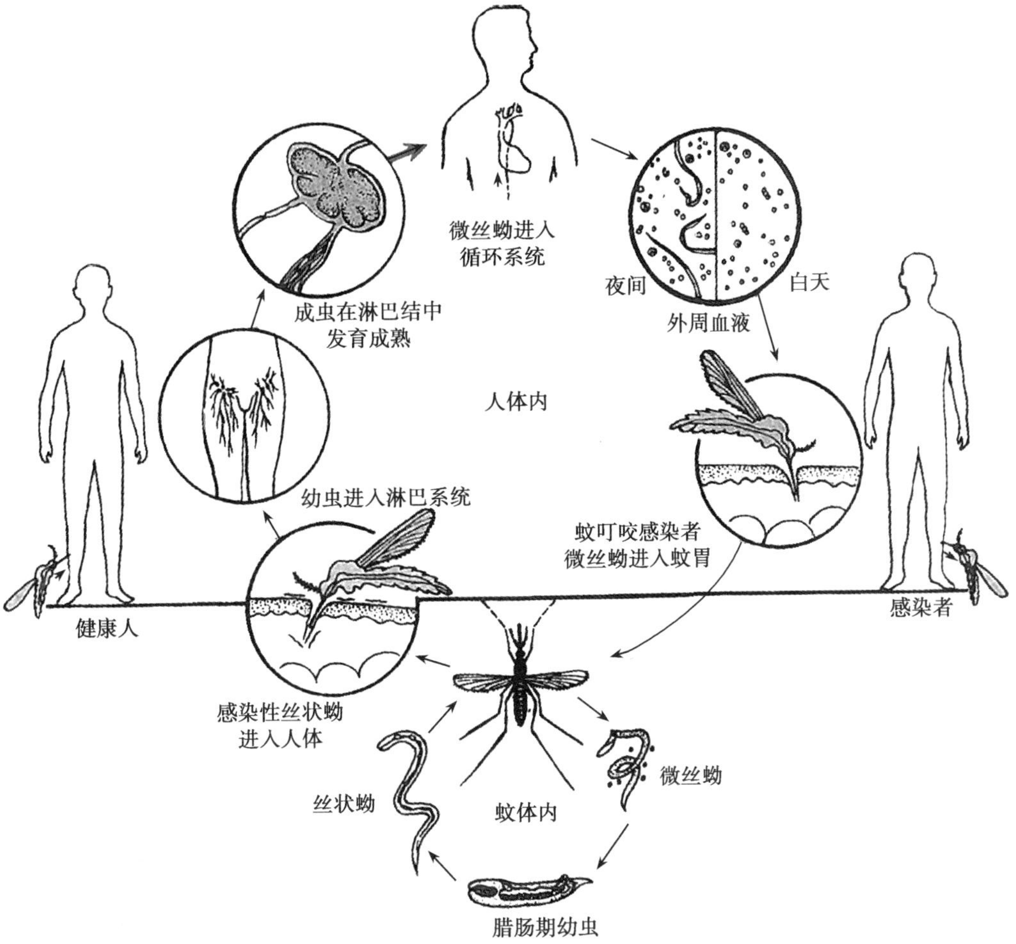

图 18-41 淋巴丝虫生活史示意图

再次吸血时，丝状蚴自蚊下唇逸出，经蚊所刺破的皮肤伤口侵入人体。

在蚊体内丝虫幼虫仅进行发育并无增殖，全程蜕皮 2 次。微丝蚴侵入蚊胃内大多被消灭，仅少数发育为丝状蚴并到达蚊下唇。微丝蚴对蚊体也有一定影响，如患者血液中微丝蚴密度过高，感染丝虫的蚊子死亡率也增高。

微丝蚴在蚊体发育所需的时间与温度、湿度和营养有关。在 25~30℃、相对湿度 80%~100% 的条件下，班氏微丝蚴在尖音库蚊体内发育至感染期幼虫需 10~16 天。马来微丝蚴于 28~30℃、相对湿度 70%~80% 时，在中华按蚊体内发育至感染期幼虫则约需 7.5 天。帝汶微丝蚴在实验感染东乡伊蚊后，在 27~29℃、相对湿度为 80% 的条件下，于第 3.5 和 5.5 天时分别进行第 1 次和第 2 次蜕皮，第 3 期幼虫在第 6.5~7.5 天时发育成熟。

（2）在人体内的发育：丝状蚴侵入人体后的具体移行途径，至今尚不清楚。一般认为丝状蚴可迅速移居于附近的淋巴管与淋巴结内，经 2 次蜕皮后发育为成虫。成虫的寿命一般为 4~10 年，但在淋巴系统中常因炎症反复发作而中途死亡。根据患者移居非疫区后的观察，发现丝虫在人体可活 40 年。

人是班氏丝虫的唯一终宿主，尚未发现保虫宿主。但国内外学者用班氏丝虫的感染期幼虫人工感染黑脊叶猴、银叶猴及恒河猴后，均可检获到成虫及微丝蚴。

马来丝虫除寄生于人体外，还能在多种脊椎动物体内发育成熟。在国外，能自然感染亚周期型马来丝虫的动物有长尾猴、黑叶猴、群叶猴和叶猴，以及家猫、豹猫、野猫、狸猫、麝猫、穿山甲等，其中叶猴感染率可达 70%。它们所引起的森林动物丝虫病，为重要的动物源疾病，可发生动物至人的传播。在我国，周期型马来丝虫接种长爪沙鼠获得成功，建立了动物模型，接种后第 57 天，雌虫发育成熟，第 60 和 90 天分别在腹腔液和外周血液检到微丝蚴。此外，周期型马来丝虫可在人与恒河猴间相互感染，在恒河猴与长爪沙鼠间亦可相互感染，提示我国似乎亦存在动物传染源的可能性。

到目前为止，没有发现帝汶丝虫的保虫宿主，但实验感染长爪沙鼠亦可获得成功。

丝虫成虫寄生于人体淋巴系统的部位不同。马来丝虫多寄生于上、下肢浅部淋巴系统，以下肢为多见。班氏丝虫除寄生浅部淋巴系统外，多寄生于深部淋巴系统中，常见于下肢、阴囊、精索、腹股沟、腹腔、盆腔、肾盂等处。此外，班氏丝虫较马来丝虫更多的异位寄生于眼前房、乳房、肺或脾内等部位。

丝虫的雌、雄成虫多互相缠绕于定居的组织内，交配后，由雌虫产出微丝蚴。大多数微丝蚴随淋巴液经胸导管进入血液循环，少数虫体可停留于淋巴系统或漫游到周围组织内。自丝状蚴侵入人体到发育成虫产出微丝蚴约需 3 个月至 1 年。微丝蚴的寿命为 2~3 个月，也有活到 2 年以上者，在体外 4℃时可活 6 周。

微丝蚴白天滞留于肺血管中，夜晚则出现于外周血液中，这种现象称为夜现周期性（nocturnal periodicity）。根据微丝蚴在外周血液中出现情况，可将丝虫分为 3 种类型：①夜现周期型，微丝蚴在外周血液中出现夜多昼少的现象，多数地区的班氏丝虫与马来丝虫属于周期型。②亚周期型，微丝蚴多在夜间出现于外周血液中，但在白昼外周血中的微丝蚴仅为夜间的 20%，或者微丝蚴在白昼与夜间都出现在外周血液中，但在夜间外周血液中的虫数少。③无周期型，微丝蚴无论昼夜均出现在外周血液中，且无明显的高峰，此型仅见于斐济的班氏丝虫。

我国流行的班氏丝虫与马来丝虫均属于夜现周期型。一般于夜晚 8 时以后微丝蚴开始出现，9~10 时数量已很多。但两种微丝蚴出现虫数最多的时间不同，班氏微丝蚴为晚上 10 时至次晨 2 时，而马来微丝蚴为晚上 8 时至次晨 4 时。帝汶丝虫也有明显的夜现周期性，微丝蚴在外周血液出现的高峰时间为夜晚 9 时至次晨 3 时，这与须喙按蚊吸血活动高峰时段相吻合。

尽管微丝蚴的夜现周期性很早就被发现，但其机制至今尚未完全阐明。微丝蚴的周期性可能与人的中枢神经系统，特别是迷走神经的兴奋或抑制、微血管舒缩、血氧含量等有关。另外，也与微丝蚴自身的生物学特性有关。但总体来看，微丝蚴在外周血中出现的密度有季节性变化，与媒介蚊种活动季节吻合，在流行病学调查时值得注意。

（二）流行病学

1. 流行概况

班氏丝虫病遍布于热带、亚热带及温带的广大地区，包括亚洲、非洲、拉丁美洲及太平洋的某些岛屿。1863 年 Demarquay 在巴黎首次从一名来自哈瓦那患者阴囊鞘膜积液中发现本虫微丝蚴。1876 年 Bancroft 在澳大利亚布里斯班一名中国患者的手臂淋巴脓肿中，首次发现班氏丝虫成虫，随后又从一鞘膜积液患者的精索中检获到 4 条活雌虫。Cobbold 在 1877 年将其定名为班氏丝虫。马来丝虫病仅流行于亚洲。1927 年 Lichtenstein 在苏门答腊的一患者血液中首先发现本虫微丝蚴。同年 Brug 与 Lichtenstein 将其命名为马来丝虫。帝汶丝虫病仅流行于东帝汶和印度尼西亚东南部的帝汶、佛罗雷斯、阿洛尔、罗特及松巴等岛屿。1964 年人类第一次从东帝汶认识这种丝虫。

1999 年 WHO 报告全球感染淋巴丝虫的人数为 1.2 亿，2002 年报告因淋巴丝虫病而致残的病例数高达 4 000 万。2018 年全球 49 个国家逾 8.93 亿人，生活在需要通过预防性化疗来阻止感染传播的地方，据估计 2 500 万男性患有鞘膜积液，还有 1 500 多万人患有淋巴水肿，至少 3 600 万人长期伴有这些慢性疾病。

在我国，丝虫病曾是最为严重的五大寄生虫病之一，流行我国的山东、河南、江苏、上海、浙江、安徽、江西、湖北、湖南、四川、重庆、贵州、广西、广东、福建、海南和台湾等 17 省份。除山东、海南和台湾仅有班氏丝虫病流行外，其余各地则班氏丝虫病和马来丝虫病均有流行。据流行病学调查资料估计，防治前共有淋巴丝虫感染者 3 099.4 万，受威胁人口 3.3 亿。经过几十年的积极防治，1994 年我国已达到基本消灭丝虫病的标准，2006 年实现了全国消除丝虫病的目标。

2. 流行环节

（1）传染源：丝虫病现症患者和微丝蚴血症带虫者均为本病的传染源，后者在流行病学上所起的传播作用可能更大。

班氏丝虫、周期型马来丝虫及帝汶丝虫均无保虫宿主，但亚周期型马来丝虫在自然界可以有多种动物保虫宿主，而受染的动物可能成为传染源。

低密度的微丝蚴血症者在流行病学上具有一定的传播作用，但这种传播意义受到蚊媒叮吸人血的机会、蚊虫寿命以及环境等因素的影响。蚊媒的实际感染率和感染度比实验感染的要低得多，因而传播丝虫病的作用很小。如果丝虫病患者仅具有临床表现而没有微丝蚴血症则无传染作用。

（2）传播媒介：蚊类是淋巴丝虫病的传播媒介。适宜的传播媒介必须具备以下条件：①微丝蚴能在该蚊体内发育至感染期；②嗜吸人血，吸血时间与微丝蚴出现于外周血液的周期性高峰相一致；③种群数量多。目前全球适宜的蚊媒共有 4 属（按蚊、伊蚊、曼蚊和库蚊）30 余种。

夜现周期型班氏丝虫在全球分布最广，其主要的传播媒介是尖音库蚊复合组的一些蚊种，如广泛分布于全球热带和亚热带地区的致倦库蚊和一些按蚊，如非洲的冈比亚按蚊等。白昼亚周期型班氏丝虫的主要传播媒介为波利尼西亚伊蚊（*Ae. polynesiensis*）和萨摩亚伊蚊（*Ae. samoanus*）等。夜现亚周期型班氏丝虫的传播媒介为雪白伊蚊（*Ae. niveus*）。

夜现周期型马来丝虫的传播媒介为按蚊、曼蚊和伊蚊属的一些蚊种。夜现亚周期型马来丝虫的传播媒介为曼蚊属的一些蚊种，如三点曼蚊（*Mansonia dives*）、常型曼蚊和按蚊属的须喙按蚊等。

帝汶丝虫对中间宿主的选择比较严格，其传播媒介是须喙按蚊，这种蚊虫孳生于稻田等水体中。

在我国，可能传播丝虫病的蚊种虽有 10 多种，但班氏丝虫病的主要传播媒介是尖音库蚊淡色亚种和致倦库蚊两种，中华按蚊为次要媒介；马来丝虫病的主要传播媒介为中华按蚊和雷氏按蚊。在我国东南沿海地带及岛屿，东乡伊蚊是上述两种丝虫病的传播媒介。

（3）易感人群：人对班氏丝虫、马来丝虫和帝汶丝虫普遍易感。不论年龄、性别、血型、种族和职业差别，只要生活在丝虫病流行区的人都有被媒介蚊虫叮咬的机会，特别是被频繁多次叮咬时，即有感染丝虫病的可能。由于人群对丝虫有普遍的易感性，当众多的传染源迁入存在有媒介蚊种和传播条件均适宜的地区，即可能形成新的流行区。或者由单一虫种的流行区转变为两种丝虫的混合流行区。

3. 流行因素　影响丝虫病流行的因素主要是温度、湿度、雨量及地理环境和社会因素。温暖、潮湿的环境既适合蚊媒的生长、繁殖和吸血活动，也适合蚊体内丝虫幼虫的发育。雨量影响蚊的孳生场所及密度，间接影响了丝虫病的传播。因此，丝虫病的感染季节多在 5~10 月，但在我国南方如终年温暖的广东省，11 月份仍可在蚊体查获感染期幼虫。地形是影响蚊虫分布的重要因素，山区和平原的蚊种及数量组成上有很大差别，从而对丝虫病的流行产生不同的影响。生活环境也对蚊的滋生、栖息等有影响，居民点中生产和生活用的污水积留为尖音库蚊淡色亚种和致倦库蚊的滋生以及丝虫病的流行创造了条件。

另外，社会因素在控制丝虫病流行方面具有决定性的作用。

4. 流行特征

（1）地区分布：班氏丝虫病一般在居民点比较集中的农村、小城镇和城市中卫生设施较差的贫困区流行，原因是这些地方人口密度高，居民周围环境生产和生活积水过多，环境卫生条件差等因素，容易引发班氏丝虫媒介库蚊的大量孳生。马来丝虫病一般流行于水源较为丰富并且居民点较分散的农村，这些地区由于周围稻田和水渠多，适于媒介按蚊的孳生，容易导致马来丝虫病的流行。

（2）季节分布：丝虫病广泛流行于热带、亚热带和温带等地区，并且其传播季节有所不同。在温带地区，蚊虫密度随季节的变化而消长，直至蚊虫越冬期时停止传播。在热带和亚热带地区，蚊虫终年活动，全年或多数月份可传播疾病。

（3）人群分布：丝虫感染与性别、职业和生活习惯等方面存在一定的差异。20 岁以上的男性被蚊媒叮咬的机会多，其丝虫感染率显著高于女性。在马来丝虫病流行区，男性与女性的临床表现无显著差异。但在班氏丝虫病流行区中，由于班氏丝虫更容易侵犯男性生殖系统，故其临床表现显著高于女性。在丝虫病流行区，微丝蚴率随年龄组的上升而升高，一般 21~30 岁和 31~40 岁组最高，以后有波动但不明显。患病率亦随年龄组的上升而升高，一般 31~40 岁组最高，10 岁以下很少出现症状。

丝虫感染常有家庭聚集现象，以马来丝虫病为显著。

（三）发病机制与病理

1. 发病机制　对丝虫病的发病机制至今尚未完全阐明。目前认为丝虫的成虫、感染期幼虫、微丝蚴对人体均有致病作用，但以成虫为主。人体感染丝虫后，丝虫病的发生与发展取决于多种因素，包括宿主的机体反应性、感染的虫种、数量与程度、重复感染的次数以及丝虫侵犯的部位、虫体成活情况、发育阶段和继发感染等，总体上是虫体与宿主相互作用的结果。

（1）急性期超敏反应和炎症反应：成虫和幼虫的分泌物及代谢产物、排泄物、幼虫的蜕皮液和死亡虫体裂解产物，均能引起局部淋巴管炎、淋巴结炎、肉芽肿病变和全身淋巴系统的超敏反应（Ⅰ型或Ⅲ型）。另外，丝虫体内专性胞内菌沃尔巴克氏菌所含脂多糖（lipopolysaccharide，LPS）亦参与丝虫病急性期的炎症反应和超敏反应。

（2）慢性期阻塞性病变：由于急性期病情反复发作，导致淋巴管阻塞性病变及继发感染，与Ⅳ型超敏反应有关。

淋巴循环发生阻塞后，在阻塞部位以下的淋巴管压力增高，形成淋巴管曲张，甚至破裂，淋巴液流入周围组织或器官，导致淋巴水肿和象皮肿的形成。淋巴水肿是丝虫引起淋巴管阻塞的早期反应。随着淋巴液不断渗透到组织，刺激纤维组织增生，使局部皮肤明显增厚、变粗、变硬形似象皮，进一步形成永久性淋巴肿，即象皮肿。除机械性阻塞外，淋巴管瓣膜受到丝虫破坏后形成的淋巴循环动力学改变，也能导致淋巴回流障碍和淋巴滞留。

淋巴管阻塞部位不同，其病理改变、临床表现也不同。若阻塞性病变在精索或睾丸淋巴管，则引起鞘膜囊淋巴积液、淋巴管曲张。若阻塞在浅腹股沟淋巴结或淋巴管，则形成腹股沟淋巴管曲张、阴囊淋巴肿或阴囊象皮肿。若阻塞在腹股沟淋巴结或其主要淋巴管时，下肢淋巴回流受阻，出现下肢淋巴肿或象皮肿。若阻塞在腹膜后淋巴结和淋巴管、主动脉前淋巴结、肠干淋巴管以及胸导管室，导致淋巴管内压力增高，淋巴回流障碍、淤滞和逆流，穿破肾乳头黏膜，形成乳糜尿。

2. 病理变化　淋巴丝虫病的早期病理改变以淋巴管炎和淋巴结炎为主，晚期则为淋巴循环阻塞的结果。

急性期表现为渗出性炎症、淋巴结充血、淋巴管壁水肿、嗜酸性粒细胞浸润和纤维蛋白沉积。逐渐出现淋巴管和淋巴结内增生性肉芽肿，形成假结核结节，严重者形成嗜酸性粒细胞脓肿。

慢性期淋巴管纤维化增生，形成淋巴结和淋巴管阻塞，阻塞部位以下的淋巴管内压增高，导致淋巴管曲张、破裂，淋巴液外流刺激周围组织，导致纤维组织大量增生，皮下组织增厚、变硬有褶皱，即形成象皮肿。由于皮肤血循环障碍，皮肤的汗腺、脂腺及毛囊功能受损，因而易继发性细菌感染，后者又加重象皮肿，甚至形成溃疡。若阻塞位于深部淋巴系统，则出现深部淋巴管炎症损害，管壁增厚，管腔扩张，瓣膜受损，淋巴管内瓣膜结构被破坏等。

（四）临床表现

1. 临床分期

（1）潜伏期：是从丝状蚴侵入人体至血内发现微丝蚴的时间，一般为4~5个月，也有1年甚至更长，多无症状，亦可有荨麻疹、短时发热、轻度淋巴结肿大、血中嗜酸性粒细胞增多等表现。

（2）急性期：主要表现为淋巴系统炎症。腹股沟和股部淋巴结肿大、疼痛、压痛，3~5天自行消退。淋巴结炎可单独发生或伴有淋巴管炎。淋巴管炎则多伴有淋巴结炎，以下肢多见。炎症可蔓延至皮内毛细淋巴管，局部皮肤红肿、灼热，似丹毒，反复发作后皮肤增厚，腿围增粗。腹腔淋巴管炎、腹膜后淋巴结炎可致腹痛。精索、睾丸、附睾的淋巴管炎可致局部肿痛。

（3）晚期：主要表现为淋巴循环障碍及阻塞的症状，如淋巴管曲张、鞘膜积液、乳糜尿、象皮肿等。

2. 临床类型　丝虫病的病程可长达数年至数十年。丝虫病的临床表现大致可分为以下几种类型。

（1）微丝蚴血症：潜伏期后血中出现微丝蚴，达到一定密度后趋于相对稳定，成为带虫者。患者一般无明显症状，或仅有发热和淋巴系统炎症，如不治疗，2~3天可自行消退。在丝虫病流行地区生活的人群中，无丝虫病临床症状的微丝蚴血症患者是最常见的丝虫病临床表现之一。

（2）淋巴管炎和淋巴结炎：是丝虫病急性期的临床表现之一。

淋巴管炎多发生在较大的淋巴管，尤以下肢常见。发作多自腹股沟或股部淋巴结肿痛开始，然后有一条红线样沿大腿内侧淋巴管走行自上而下蔓延，形成所谓离心性淋巴管炎，俗称“流火”，而细菌感染引起的淋巴管炎为向心性。淋巴管也有肿胀和疼痛，继而患肢皮肤呈弥漫性红肿、发亮，有灼热感和压痛，称为丹毒样皮炎。

淋巴结炎一般由成虫寄居于淋巴结引起，较多见于腹股沟、腘窝及腋窝等处淋巴结，受累的淋巴结肿大疼痛。其病变的发展过程与上述淋巴管炎的改变基本相同。死亡虫体钙化后，病变可逐渐纤维化成为瘢痕，影响淋巴液的流通，导致淋巴淤滞。

患者常有畏寒、发热、头痛、食欲不佳等，呈周期性发作，有时伴有腹痛，但局部症状不显著，这些现象称为丝虫热，可能是深部淋巴管炎和淋巴结炎的表现。

（3）精索炎、附睾炎和睾丸炎：主要见于班氏丝虫病急性期病变。由于成虫寄生于精索、附睾和睾丸附近的淋巴管内而导致炎症所致，常反复发作。病变部位疼痛、肿大，精索上可触及一个或多个结节，且有明显压痛。

（4）象皮肿：是晚期丝虫病最多见的体征。象皮肿多发生于下肢和阴囊（图 18-42），在上肢、阴茎、股部、阴唇及乳房等处亦可发生。由于丝虫寄生部位不同，上、下肢象皮肿可见于两种丝虫病，而生殖系统象皮肿则仅见于班氏丝虫病。象皮肿的初期为淋巴液肿。若在肢体，大多为压凹性水肿。随后组织纤维化，出现为非凹陷性水肿，提高肢体位置不能消退，皮肤弹性消失。最后发展为象皮肿，表现为皮下组织增厚，皮皱加深，皮肤增厚、变硬、粗糙，出现疣状突起，易继发细菌感染，形成溃疡。在象皮肿患者血液中，一般不易查到微丝蚴。

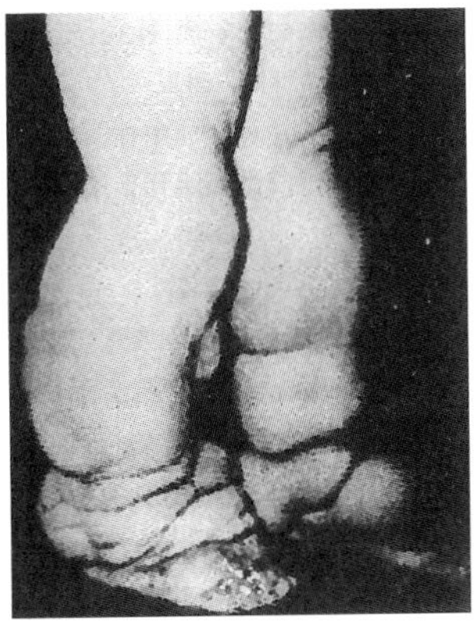
腿部象皮肿

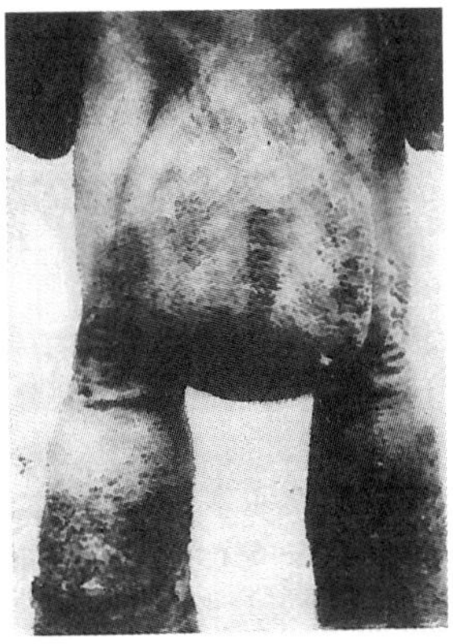
阴囊象皮肿

图 18-42 晚期丝虫病患者（示象皮肿）

（5）鞘膜积液：多见于班氏丝虫病。由于精索、睾丸的淋巴管阻塞，致使淋巴液流入鞘膜腔内，形成睾丸鞘膜积液。在穿刺积液中可查见微丝蚴。

（6）乳糜尿：多见班氏丝虫病。由于主动脉前淋巴结或肠干淋巴结受阻，从小肠吸收的乳糜液经腰淋巴干反流到泌尿系统，导致肾淋巴丛曲张破裂，乳糜随尿排出，形成乳糜尿。临床表现为尿液呈乳白色，似牛奶或米汤样，内含大量蛋白和脂肪，易凝结成絮状物呈现于尿中。当肾淋巴管伴行肾毛细血管破裂时，尿液则呈粉红色、鲜红或暗红色。

（7）隐性丝虫病：又称热带肺嗜酸性粒细胞增多症（tropical pulmonary eosinophilia，TPE），约占丝虫患者总数的1%。典型表现为夜间阵咳、哮喘，持续性嗜酸性粒细胞增多和IgE水平升高。血中检查不到微丝蚴，但在肺或淋巴结的活组织检查中可查到微丝蚴。

此外，淋巴丝虫病还可引起如乳糜性腹水，男性外生殖器、外阴等处的乳糜外溢，女性子宫、阴道、外阴部等处的乳糜外溢。

（五）实验室检查

1. **病原检查** 从患者的外周血、体液或活检物中查到微丝蚴或成虫作为本病的确诊依据。

（1）厚血膜法：检查微丝蚴的首选方法。取末梢血 3 大滴（相当于 60mm^3）涂成厚血膜，染色后镜检。由于微丝蚴具有夜现周期性，一般采血时间应以晚 9 时至次晨 2 时为宜。

（2）新鲜血滴法：取末梢血 1 大滴加盖玻片镜检。本方法简便快捷，可观察微丝蚴的正常活动。

（3）海群生白天诱出法：在白天给患者口服海群生 2~6mg/kg 体重，服药 30~60 分钟后采血检查。此法可用于夜间取血不方便的门诊患者，但对低密度感染者易漏检。

此外，还可用离心沉淀物涂片法检测鞘膜积液、淋巴液、腹水、胸腔积液和乳糜尿中的微丝蚴。亦可用直接查虫法和活组织切片法检查淋巴管、淋巴结和组织内的虫体。

2. **免疫诊断** 由于丝虫病变部位的影响及轻度感染，往往不易从血液或其他体液中检出微丝蚴，可借助免疫学方法，进行辅助诊断及防治后期的疫情监测。

（1）检测抗体

1）间接荧光抗体试验（IFAT）：采用马来丝虫或动物丝虫成虫制作冰冻切片抗原，检测患者血清中抗体。此法抗原制备简单，具有一定的特异性和敏感性，但应注意检测中的假阳性反应。本法适用于丝虫病流行区的流行病学调查。

2）免疫酶染试验（IEST）：采用的抗原与 IFAT 相同。本法敏感性和特异性均高，适用于丝虫病流行区的流行病学调查。

3）酶联免疫吸附试验（ELISA）：采用马来丝虫成虫可溶性抗原或微丝蚴作抗原。此法敏感性高、特异性强，操作简便，既可作为丝虫病的辅助诊断，又可用于丝虫病流行区的流行病学调查以及考核防治效果。

4）免疫金银染色法（IGSS）：这是一种免疫标记技术，该方法检测的敏感性和特异性均高。

5）免疫色谱技术（Immunochromatography，ICT）：检测患者血清中特异性抗体或抗原，供临床辅助诊断、流行病学调查以及监测，该技术被 WHO 推荐应用。

（2）检测抗原：在患者体内寄生的活丝虫可以不断分泌、排泄抗原进入血循环，血中的微丝蚴又可以被宿主的免疫系统破坏，释放微丝蚴抗原。循环抗原半衰期短，并且于感染早期出现。因此，检测血液中的丝虫循环抗原，可以做出丝虫早期感染诊断，并且可作为疗效考核和流行病学监测。

目前，有关循环抗原检测方法包括对流免疫电泳（CIEP）、放射免疫测定（RIA）、酶联免疫吸附试验、单克隆抗体（McAb）等。

在检测班氏丝虫感染的 ELISA 诊断试剂盒中，其所采用的单克隆抗体是 Og4C3 和 AD12.1 两种。在微丝蚴血症者血液检测中，其敏感性高达 94%~100%。

3. 分子生物学技术　近年来，DNA 探针技术已应用于丝虫病的诊断。采用 PCR 能检测 1pg 的丝虫 DNA（即 1 条微丝蚴 DNA 总量的 1%）。采用 PCR-ELISA 可检测出 50μl 血液中马来微丝蚴的感染负荷量。

（六）诊断和鉴别诊断

根据流行病学史、临床表现、实验室检查结果等予以诊断。

1. 诊断依据

（1）流行病学史：有丝虫病流行区居住生活史，或者有传播季节在流行区居住史。

（2）临床表现：急性丝虫病表现为淋巴结炎/淋巴管炎和/或精索炎、睾丸炎、附睾炎等，常反复发作。慢性丝虫病的主要临床表现有淋巴水肿/象皮肿、乳糜尿和鞘膜积液。马来丝虫病的临床表现局限于肢体，而班氏丝虫病除肢体外，还累及深部淋巴系统。

（3）实验室依据：从血液中检出微丝蚴或从淋巴液、鞘膜积液、乳糜尿内检出微丝蚴及病理组织学检查阳性。快速 ICT 法检测班氏丝虫抗原，或 ELISA 检测丝虫特异 IgG4 抗体。

2. 诊断标准

（1）微丝蚴血症：有传播季节流行区居住史，同时血液检查微丝蚴阳性。

（2）急性丝虫病：有传播季节流行区居住史，符合非细菌感染性淋巴结炎/淋巴管炎/精索炎、睾丸炎、附睾炎等临床表现，并排除其他病因；或兼有快速 ICT 法检测班氏丝虫抗原阳性、ELISA 检测丝虫特异 IgG4 抗体阳性，可做出临床诊断。确诊则要符合血液检查微丝蚴阳性或微丝蚴阳性史。

（3）慢性丝虫病：有长期流行区居住史，符合丝虫病发病特点和规律的淋巴水肿/象皮肿、鞘膜积液或乳糜尿等临床表现，并排除其他病因或兼有快速 ICT 法检测班氏丝虫抗原阳性、ELISA 检测丝虫特异 IgG4 抗体阳性，可做出临床诊断。确诊则要符合病原学检查阳性或病原学检查阳性史。

3. 鉴别诊断　淋巴丝虫病的急性淋巴结炎/淋巴管炎和/或精索炎、睾丸炎、附睾炎应与细菌性淋巴结炎/淋巴管炎和/或结核性精索炎、睾丸炎、附睾炎等鉴别。淋巴丝虫病的淋巴水肿、象皮肿应与细菌感染性、先天性、家族性及淋巴结摘除术等引起的相似症状鉴别。淋巴丝虫病的乳糜尿应与妊娠、肿瘤、结核、胸导管受压或损伤等引起的相似症状鉴别。淋巴丝虫病的鞘膜积液应与腹股沟斜疝和睾丸肿瘤鉴别。

（七）治疗

1. 病原治疗

（1）乙胺嗪（diethylcarbamazine，DEC），又名海群生（hetrazan），是治疗丝虫病的特效药，对班氏丝虫和马来丝虫均有杀灭作用，杀灭马来丝虫的作用优于班氏丝虫，对微丝蚴的作用优于成虫。一次治疗后血中微丝蚴的阴转率为 50%，未阴转者血中微丝蚴减少率为 95%。有些患者在治疗后出现皮下结节或精索结节，是因为成虫被包围或杀灭的结果。

乙胺嗪口服后迅速吸收，排泄快，毒性低，服用安全。其缺点是在杀虫的过程中，因大量微丝蚴死亡而引起的人体过敏反应，如出现发热、寒战、头痛等全身症状，应及时处理。乙胺嗪与左旋咪唑合用可提高疗效。

（2）伊维菌素（Ivermectin）：是大环内酯类药物，对班氏丝虫微丝蚴有很好的杀灭作用，而对马来丝虫虽作用持久，但不能达到全部清除的作用。

（3）呋喃嘧酮（Furapyrimidone）：可作为乙胺嗪的替代药，对班氏丝虫和马来丝虫的成虫及微丝蚴均有很好的疗效，但对班氏丝虫病的疗效优于乙胺嗪。

（4）联合疗法：乙胺嗪联合伊维菌素或阿苯达唑一次服用，有效率达 99%。阿苯达唑联合伊维菌素可明显降低微丝蚴血症阳性水平，连续服用多年可控制淋巴丝虫病的传播。

WHO（1999 年）推荐的群体化疗方案包括：①服用阿苯达唑+伊维菌素或+乙胺嗪，每年 1 次，连续 5~6 年；②服用阿苯达唑或伊维菌素药盐，连续 1~2 年。

2. 对症治疗

（1）急性淋巴管炎、淋巴结炎：与一般炎症治疗相同，发作时应注意卧床休息，抬高患肢，可口服解热镇痛剂或少量激素，继发感染者加用抗生素。

（2）鞘膜积液：以手术为首选，可采用鞘膜翻转术进行手术治疗。

（3）象皮肿：可采用绑扎疗法或烘绑疗法为主进行综合治疗，巨大阴囊或乳房象皮肿可手术治疗。

（4）乳糜尿：发作期间不宜高脂、高蛋白饮食，多饮水，卧床休息。可选用中医中药治疗，对顽固性患者可行肾蒂淋巴管结扎剥脱术或淋巴转流术。

（八）预防

1. 控制传染源　在流行区开展普查，并推广全民食用乙胺嗪药盐。我国于 1972 年开始在丝虫病流行区试用乙胺嗪药盐，防治效果显著。经多年不断探索、改进和发展，我国已形成行之有效的 3 种综合性防治措施：反复查治、查治结合疫区全民服药、乙胺嗪药盐防治。这种以消灭传染源为主导的防制措施，已被 WHO 借鉴并采纳。

2. 防蚊灭蚊　搞好环境卫生，清除蚊虫孳生地。应用低毒高效且不影响生态环境的杀虫剂，消灭传播媒介，同时应做好个人防蚊保护措施，切断丝虫病的传播途径。

（周怀瑜　周春雪）

三、登革热

登革热（dengue fever，DF）是由登革病毒（dengue virus）引起的经媒介伊蚊叮咬传播的急性传染病。其临床特征为突然发热，全身肌肉、骨、关节疼痛，疲乏无力，皮疹，淋巴结肿大与白细胞减少。登革出血热（dengue hemorrhagic fever，DHF）是登革热的一种严重类型，起病类似典型登革热，发热 2~5 天后病情突然加重，多器官出血，肝大，血小板减少，白细胞增多，甚至循环衰竭和休克。

“登革”一词源于西班牙语，意为装腔作势，犹如纨绔子弟夸张的走路姿势，它形象展示了患者因发热、全身肌肉及关节疼痛而步履蹒跚的样子。本病于 1779 年在印度尼西亚雅加达首先发现，随后在美国费城和埃及开罗发现，并依据症状先后命名为关节热和骨折热。至 1869 年由英国伦敦皇家内科学会命名为登革热。

登革热是世界上分布最广、发病最多、危害较大的虫媒病毒病，主要在热带和亚热带地区流行，尤其是在东南亚、太平洋岛屿和加勒比海等 100 多个国家和地区。据 WHO 估计，全球约有 25 亿人口面临登革热感染风险，每年报告的病例数高达 320 万人，死亡 2.4 万人。近年来，随着全球气候变暖，蚊虫活动季节延长，活动范围扩大，登革热正急速向全球蔓延，已成为全球性的严重公共卫生问题和重大疾病负担，也是世界十大热带病之一。

我国首次经病原学证实的登革热流行，发生于 1978 年的广东省佛山市。我国的广东、广西、云南、福建、浙江、台湾、香港、澳门等是登革热流行区，随着气候变暖和交通便利，疫情逐渐由东南沿海地区向全国各地蔓延。主要以散在暴发或散发为主，并且以输入型病例引发的流行居多。临床表现和实验室特征与国外地方性流行地区报道有较大差异，绝大多数患者为成人，重症病例多为伴有基础疾病的老年人。

(一) 病原学

1. 分类 登革病毒属黄病毒科（Flaviviridae）黄病毒属（Flavivirus）。黄病毒属成员还包括黄热病毒、西尼罗病毒、寨卡病毒、流行性乙型脑炎病毒、蜱传脑炎病毒、圣路易脑炎病毒等。根据抗原性的差异，登革病毒可分为 5 个血清型（DENV-1、DENV-2、DENV-3、DENV-4 和 DENV-5），各型均可引起登革热和登革出血热，其中以第 2 型最常见。各型之间以及与乙脑病毒之间有部分交叉免疫反应。

2. 形态结构 登革病毒多为球形颗粒，直径为 45~55nm，有些登革病毒呈哑铃状或棒状。基因组为单股正链 RNA，长约 11kb，两端为非编码区，内含一个开放阅读框，依次编码 3 种结构蛋白（C、PrM/M 和 E）和 7 种非结构蛋白（NS1、NS2A、NS2B、NS3、NS4A、NS4B 和 NS5）。病毒内部为衣壳蛋白 C 和基因组 RNA，共同装配成 20 面对称体的核衣壳，外部为病毒结构蛋白 PrM 和 E 组成的包膜。

衣壳蛋白 C 富含精氨酸、赖氨酸。PrM 蛋白在病毒成熟释放时，才能进行非糖基化，裂解成 M 蛋白，并被固定在病毒包膜中。包膜蛋白含有型和群特异性抗原，发挥病毒颗粒的主要生物学功能，如细胞嗜性、血细胞凝集抑制抗体、中和抗体和保护性抗体的诱导。

NS1 蛋白是一种糖蛋白，以细胞内、细胞膜和细胞外分泌 3 种形式存在。在急性期感染患者血清中存在大量 NS1 蛋白，可作为登革热早期诊断的特异性指标。NS2 区编码的 NS2A 和 NS2B 两种蛋白可能作用于多蛋白的水解过程，而 NS3 可能是在胞液中起作用的病毒蛋白酶。NS4 区编码两个小的疏水蛋白 NS4A 和 NS4B，似乎与膜相关 RNA 复制复合物的建立有关。NS5 蛋白是最大的保守黄病毒蛋白，相对分子质量约 105kD，很可能是病毒编码的依赖 RNA 的 RNA 聚合酶。

3. 理化特性 登革病毒对寒冷的抵抗力强，在血清中 -20℃可存活 5 年，在 -70℃或冷冻干燥状态下可存活 8 年之久。本病毒对热敏感，60℃ 30 分钟或 100℃ 2 分钟即可灭活。本病毒不耐酸，乳酸、乙醚、超声波、紫外线、0.05% 甲醛溶液、高锰酸钾、龙胆紫等均可灭活病毒。

登革病毒在 C6/36 细胞、Vero 细胞及新生小白鼠脑中生长良好，病毒在细胞质中增殖，可产生恒定的细胞病变。

(二) 流行病学

1. 流行概况 登革热主要流行于热带和亚热带地区。20 世纪 70 年代，仅有 9 个国家流行较严重，而目前已经超过 100 个国家和地区流行，每年报告病例数高达 320 万人。2008 年美洲、东南亚和西太平洋区域有 120 多万病例，2010 年为 230 多万病例。最近一次世界范围内的大流行发生在 2016 年。现在欧洲报告病例数持续增长，有可能出现登革热的传播和流行。1950 年在泰国首先发现登革出血热，以后在东南亚、太平洋岛屿及加勒比海地区相继发生流行。

我国自 1978 年广东省佛山市暴发登革热流行以来，先后有广东、云南、海南、福建、广西、浙江等地发生过登革热流行或暴发流行。2013 年云南首次发生登革出血热暴发疫情。2014 年广东省暴发大规模登革热疫情，全年报告病例 4.5 万余例，并出现较多重症病例，广东省部分地区呈现地方性流行的趋势。近年来，我国登革热疫情从东南沿海地区向北方内陆地区蔓延，不仅病例数量出现上升，而且还发生暴发性疫情。2013 年河南省、2017 年山东省均发生本地病例流行。

2. 流行环节

（1）传染源：登革热患者、隐性感染者、带病毒的灵长类动物是传染源。其中患者是主要的传染源，在潜伏期末及发热期内均有传染性，主要局限于发病前 6~18 小时至发病后第 3 天，少数患者在病程第 6 天仍可在血液中分离出病毒。在流行期间，隐性感染者占大多数，可能是更重要的传染源。本病尚未发现慢性患者和病毒携带者。有些灵长类动物也可作为传染源。猪、蝙蝠、鸡等在该病毒保存和扩散中起一定作用。

（2）传播途媒介：埃及伊蚊和白纹伊蚊是本病的主要传播媒介，通过蚊虫刺叮吸血而传播。在东南亚和我国海南省，以埃及伊蚊为主。在太平洋岛屿和我国广东、广西，则以白纹伊蚊为主。

埃及伊蚊主要限于北纬 22°以南地区，是一种严格的家栖蚊种，主要孳生在室内或住房周围的容器积水中。在这样的生境与人接触、刺吸人血的机会较多，因而是登革热的主要传播媒介。在我国海南省，埃及伊蚊是主要的传播媒介。

白纹伊蚊在我国分布甚广，是一种半家栖蚊种，主要孳生在人居周围或村镇附近的树洞、竹筒等，缸、罐、盆、桶、瓶等人工容器，石穴、废旧轮胎等小型积水中。雌蚊白天活动，吸血凶猛，素有“亚洲虎蚊”之称。在我国主要流行区，白纹伊蚊是重要的传播媒介。

伊蚊对各型登革病毒都很易感，病毒不仅可在伊蚊体内增殖，而且也能通过刺叮吸血传播病毒。近年来，国内外曾从自然界捕获的埃及伊蚊、白纹伊蚊、泰勒伊蚊（*Ae. taylori*）和具叉伊蚊（*Ae. furcifer*）的卵、幼虫或蚊体内分离到登革病毒。埃及伊蚊、白纹伊蚊和盾纹伊蚊均可经卵传递登革病毒。雄性白纹伊蚊感染登革病毒后可通过交配将病毒传给雌蚊，这些雌蚊又可将病毒传至下一代。由此可见，伊蚊可能是登革病毒的贮存宿主。

（3）易感人群：人对登革病毒普遍易感，但感染后并非人人发病。在地方性流行区，当地成年居民已有多次感染，在血清中几乎都可检出中和抗体，对登革热有一定的抵抗力，故发病以儿童、青少年为主。在新流行区，人群普遍易感，但发病以成人为主。初次感染后，对同型病毒有较稳固的免疫力，并可维持多年；对异型病毒也有部分免疫力，但只能维持 2 个月至 1 年；对其他黄病毒属成员，如流行性乙型脑炎病毒和圣路易脑炎病毒，有一定的交叉免疫力。此外，初次感染恢复后若再感染其他血清型的病毒，会增加罹患登革出血热的风险。

3. 流行特征　登革热具有地方性、季节性、起病迅速、流行多突然发生、传播迅速等流行特点。

（1）地理分布：登革热呈世界性分布，主要流行于北纬 25° 到南纬 25° 的热带和亚热带地区，尤其是东南亚、太平洋岛屿和加勒比海地区。在我国，主要发生于广东、海南、广西、台湾、香港和澳门。登革热流行常从城市和半城市开始，后向农村蔓延。登革出血热多发生于地方性流行区的当地居民之中，而外来人很少发生，可能是多数当地居民血液中存在中和抗体的缘故。

（2）季节分布：主要发生于夏秋雨季，与伊蚊孳生、密度以及雨量有关。在炎热的雨季，伊蚊和病毒的繁殖最为活跃，使登革热的传播具有明显的季节性。在我国广东省为 5~11 月，海南省为 3~12 月。

（3）人群分布：在东南亚流行区，发病人群以儿童、青少年为主，男性略多于女性。在我国，各年龄组均有发病，主要为 20~50 岁，性别未见明显差异，病例职业以家务、商业及待业为主。

（4）流行方式：在地方性流行区有隔年发病率升高的趋势，但近年来流行周期常不规则。由于现代交通发达与人员流动频繁，登革热在城市间、国家间的远距离传播呈上升趋势。

（三）发病机制和病理

1. 发病机制

（1）登革热：登革热病毒经伊蚊刺叮侵入机体，在毛细血管内皮细胞和单核吞噬细胞系统增殖后进入血液循环，形成第 1 次病毒血症。然后病毒再定位于单核吞噬细胞系统和淋巴组织中，在外周血单核细胞、组织的巨噬细胞和肝脏的 Kupffer 细胞内复制到一定程度，再次进入血液循环，形成第 2 次病毒血症。机体产生的特异性抗体与登革病毒结合，形成免疫复合物，激活补体系统和凝血系统，导致血管通透性增加，血管扩张、充血，血浆蛋白及血液有形成分外渗，引起血液浓缩、出血和休克等。同时，病毒可抑制骨髓中白细胞和血小板生成，导致白细胞、血小板减少和出血；病毒还可引起肝脏损伤，表现为肝脏肿大和肝功能异常。

（2）登革出血热：由于缺乏理想的动物模型，登革出血热发病机制至今尚未完全阐明。所有血清型登革病毒均能引起登革出血热。登革病毒两次感染所致的抗体依赖性增强作用（antibody-dependent enhancement，ADE）、细胞因子风暴、病毒毒力变异等因素在登革出血热发病机制中发挥重要作用。

ADE 是指第 1 次感染登革热病毒后，可刺激机体产生中和抗体、增强性抗体等。当再次感染同型病毒，则中和抗体可中和病毒而终止感染。但如再次感染为异型病毒，第 1 次感染产生的抗体能与再次感染的病毒颗粒相结合，形成的病毒-抗体复合物对单核细胞具有嗜性，通过 IgG 的 Fc 受体结合到单核细胞表面，随着单核细胞的吞噬，病毒进入细胞内大量繁殖，引起单核吞噬细胞系统感染。感染的单核吞噬细胞系统被机体的免疫清除反应和一些内源性刺激物所激活，释放大量血管通透因子、促凝血因子及裂解 C3 的酶等，致使血管通透性增加，大量血浆外渗，血液浓缩，血容量降低，凝血系统活化等一系列病理生理改变，导致出血、休克和心、脑、肺、肝脏损伤。因此，ADE 可能是引起登革出血热的一个重要发病机制，也是登革热疫苗研发的重要障碍之一。

2. 病理变化

（1）登革热病理改变：主要是微血管内皮细胞肿胀、血管周围水肿、单核细胞和淋巴细浸润。

（2）登革出血热病理改变：主要是血管通透性增加和血浆外渗。在热退期，血浆大量进入腔隙中，血容量减少，血液浓缩，红细胞比容增加，血压下降，最终导致休克。脑型患者可见蛛网膜下隙和脑实质灶性出血，脑水肿及脑软化。重症患者可有肝小叶中央灶性坏死及淤胆，小叶性肺炎，肺小脓肿形成等。

（四）临床表现

1. 临床分期 登革热是一种全身性疾病，临床表现复杂多样。登革热的潜伏期一般为1~14天，多数5~9天。典型的登革热病程分为3期，即发热期、极期和恢复期。

（1）发热期：一般持续3~7天。患者通常急性起病，首发症状为骤起高热，24小时内体温可达40℃，持续5~7天后骤退至正常。部分患者发热3~5天后体温降至正常，1天后再度上升，称为双峰热或马鞍热。患者可出现头痛、眼眶痛及全身肌肉、骨骼和关节疼痛，以致行动困难，故名"碎骨症"。全身中毒症状显著，极度乏力，恶心、呕吐、腹痛、腹泻等。于病程第3~6天出现皮疹，淡红色，麻疹样或猩红热样，压之退色，多有痒感。皮疹分布于全身、四肢、躯干或头面部，大部分不脱屑，持续3~4天消退。常有相对性缓脉，可出现不同程度的出血现象，如皮下或黏膜出血、注射部位瘀点瘀斑、牙龈出血、鼻出血等。

（2）极期：极期通常出现在病程的第3~8天。部分患者高热持续不退，或退热后病情加重。因毛细血管通透性增加导致明显的血浆渗漏，可出现腹部剧痛、持续呕吐等重症预警指征，提示极期的开始。不同患者血浆渗漏的程度差别很大，如眼结膜水肿、四肢渗漏征、心包积液、胸腔积液和腹水等。如果血浆渗漏造成血浆容量严重缺乏，患者可发生休克，出现如低体温、心动过速、四肢湿冷、脉搏细弱、脉压缩小或测不到血压等表现。长时间休克患者可发生代谢性酸中毒、多器官功能障碍和弥散性血管内凝血等，实验室检查发现进行性白细胞减少以及血小板计数迅速降低、血细胞比容（HCT）升高以及白蛋白下降等。

登革出血热患者还可出现脑炎或脑病表现（如剧烈头痛、嗜睡、烦躁、谵妄、抽搐、昏迷、颈强直等）、ARDS、急性心肌炎、急性肝衰竭、急性肾衰竭等。死亡通常发生于极期开始后24~48小时。

（3）恢复期：极期后的2~3天，患者病情好转，胃肠道症状减轻，白细胞及血小板计数回升，进入恢复期。部分患者可见针尖样出血点，下肢多见，可有皮肤瘙痒。

2. 临床分型 登革病毒感染后，可致隐性感染、登革热和登革出血热。多数患者表现为普通登革热，可仅有发热期和恢复期，仅少数患者发展为登革出血热。

（1）普通登革热：表现为突然起病，畏寒、迅速发热，24~36小时内达39~40℃，少数患者表现为双峰热，伴有较剧烈的头痛、眼眶痛、肌肉、关节和骨骼痛，极度疲乏、恶心、呕吐等症状，可出现出血倾向，面、颈、胸部潮红，又称"三红征"，结膜充血、表浅淋巴结肿大、皮疹、束臂试验阳性，白细胞和血小板减少。病死率极低。

（2）登革出血热：是登革热的一种严重类型，起病类似典型登革热，发热2~5天后病情突然加重，多器官大量出血和休克，病死率高。

潜伏期同登革热，临床上可分为无休克的登革出血热和登革休克综合征（dengue shock syndrome，DSS）两型。前驱期2~5天，具有典型登革热临床表现。在发热过程中或热退后，病情突然加重，出现皮肤湿冷、脉细弱、烦躁或昏迷，瘀斑，消化道或其他器官出血，肝大，部分病例血压下降出现休克等危象，甚至血压和脉搏测不出，病情凶险，病死率高。仅有出血者为登革出血热，同时有休克者为登革休克综合征。

早期识别登革出血热的预警指征包括：退热后病情恶化或持续高热1周不退、严重腹部疼痛、持续呕吐、胸闷心悸、昏睡或烦躁不安、明显出血倾向（黏膜出血或皮肤瘀斑等）、少尿、发病早期血小板快速下降、血清白蛋白降低、HCT升高、心律失常、胸腔积液、腹水或胆囊壁增厚等。

3. 预后 登革热预后通常良好，病死率为3/10 000，死亡病例绝大多数属于重型。登革出血热的病死率1%~5%，登革休克综合征预后不良。

（五）实验室检查

1. 血常规 白细胞总数减少，多数病例在早期开始下降，第4~5天降至最低点，白细胞分类计数以中性粒细胞下降为主。多数病例有血小板减少，下降幅度与病情严重程度成正比。HCT升高提示血液浓缩。

2. 血生化检查　超过半数的患者谷丙转氨酶和谷草转氨酶呈轻中度升高，且AST的升幅较ALT明显。部分患者可出现低钾血症等电解质紊乱，出凝血功能检查可见纤维蛋白原减少，凝血酶原时间和部分凝血活酶时间延长。

3. 血清学检测　尽量采集患者急性期和恢复期血清标本，并尽快送检。对于不能及时检测的血清标本可在-70℃低温保存，避免反复冻融。对用于血清学研究的标本应在-20℃保存。

（1）IgM捕捉酶联免疫吸附试验（Mac-ELISA）：用于检测登革病毒IgM特异性抗体。初次感染患者发病后3~5天可检出IgM抗体，发病2周后达到高峰。IgM抗体阳性表示患者新近感染登革病毒，适用于登革热早期诊断。

（2）间接酶联免疫吸附试验：用于检测登革病毒IgM特异性抗体。阳性表示患者新近感染登革病毒，适用于登革热早期诊断。

（3）ELISA：检测登革病毒NS1抗原。阳性结果表示患者新近存在登革病毒感染，适用于登革热早期诊断。

（4）免疫荧光法（FA/IFA）：检测登革病毒IgG特异性抗体。发病1周后可检出IgG抗体，IgG抗体可维持数年甚至终生。阳性结果只能说明曾存在登革病毒感染，但血清抗体效价达1∶80或以上者有诊断价值。若恢复期血清抗体效价比急性期血清抗体效价有4倍或以上增长，可确诊最近存在登革病毒感染。若发病1周内检出IgG提示二次感染。

4. 病原学检测

（1）逆转录PCR技术：检测登革病毒RNA。此法可对早期病例进行登革病毒的检测及分型鉴定，基因扩增产物可进一步序列测定和分析。

（2）TaqMan探针实时荧光PCR（quantitative real-time PCR）：检测登革病毒RNA。此法灵敏、特异、快速、低污染，可定性或定量检测登革热患者早期血清中的登革病毒。

（3）病毒分离：将急性期患者血清接种于乳鼠脑内或C6/36白纹伊蚊细胞系可分离登革病毒，可确诊存在登革病毒感染，经鉴定可确定病毒型别。

（六）诊断和鉴别诊断

根据患者在登革热流行区的居住史或近期旅游史，尤其是夏秋雨季，结合起病急、高热、全身疼痛、明显乏力、皮疹、出血、淋巴结肿大等临床特征以及实验室检查结果予以诊断。

1. 诊断依据

（1）登革热：近期曾到过登革热流行区、居住地或工作地有登革热病例；有发热，伴乏力、头痛、肌肉及骨关节痛，皮疹和出血等临床表现；白细胞和/或血小板减少；登革病毒IgM抗体、NS1抗原或登革病毒核酸阳性。

（2）登革出血热：符合在登革热诊断标准上出现下列严重表现之一者：①严重出血：皮下血肿、咯血、肉眼血尿、消化道出血、阴道出血及颅内出血等；②休克：肢端湿冷、毛细血管充盈时间延长大于3秒、脉搏细弱或测不到、脉压差减小，血压下降小于90/60mmHg，或较基础血压下降20%或血压测不到等；③严重器官损伤：急性呼吸窘迫综合征（ARDS）或呼吸衰竭，急性心肌炎或急性心力衰竭，急性肝损伤（ALT或AST大于1 000U/L），急性肾功能不全，脑病或脑炎等。

2. 鉴别诊断　登革热的临床表现多样，尤易在非流行区误诊。在病程不同时期应与流感、麻疹、肾综合征出血热、猩红热、流脑、斑疹伤寒、恙虫病等相鉴别。有脑病表现的病例应与乙脑和其他病毒性脑炎相鉴别。

登革出血热应与钩端螺旋体病、败血症、肾综合征出血热等疾病相鉴别。

（七）治疗

治疗原则是早发现、早诊断、早防蚊隔离、早治疗。目前尚无特效的抗病毒治疗药物，主要采取对症支持治疗、一般处理及预防性治疗等措施。

1. 登革热的治疗

（1）一般处理：急性期应卧床休息，清淡流质或半流质饮食；防蚊隔离至完全退热及症状缓解；监测神志、生命体征、液体入量、尿量、血常规、肝肾功能、心肌酶及重症预警指征等;重型病例应加强护理,注意口腔和皮肤清洁,保持粪便通畅。

(2)对症治疗

1)退热:以物理降温为主,可以用温水擦浴;高热患者不能耐受时可给对乙酰氨基酚治疗。高热不退及毒血症状严重者,可短期使用小剂量肾上腺皮质激素,如口服泼尼松。慎用乙酰水杨酸(阿司匹林)、布洛芬和其他非甾体抗炎药物,避免加重胃炎或出血。

2)补液:出汗较多、呕吐或腹泻者,应及时口服补液,非必要时不滥用静脉补液,以避免诱发脑水肿。

3)镇静止痛:可给予地西泮等对症处理。

4)老年人、孕妇、伴有基础疾病者应及时住院诊治,并给予密切观察及补液治疗。

5)根据患者意愿给予中医药辨证治疗。

2. 登革出血热的治疗 登革出血热患者需住院治疗,除一般治疗中提及的监测指标外,还应密切监测电解质、乳酸的动态变化。对出现严重血浆渗漏、休克、ARDS、严重出血或其他重要脏器功能障碍者应积极采取相应治疗。

(1)补液原则:登革出血热补液原则是维持良好的组织器官灌注。同时应根据患者HCT、血小板、电解质、尿量及血流动力学情况随时调整补液的种类和数量。当血浆渗漏率减少、病程接近极期结束时,应逐步减少静脉补液量。

(2)抗休克治疗:出现休克时应尽快进行液体复苏治疗,同时积极纠正酸碱失衡。严重出血引起休克时,应及时输注红细胞或全血等。有条件可进行血流动力学监测以指导治疗。

(3)出血的治疗:出血部位明确者,给予局部止血。慎用有创检查或肌内注射以免发生出血风险。严重出血者,根据病情及时输注红细胞。严重出血伴血小板计数显著减少应输注血小板。

(4)重要脏器损害的治疗:在循环支持治疗及出血治疗的同时,应重视其他器官功能状态的监测及治疗。预防并及时治疗各种并发症,如急性心肌炎、急性心力衰竭、脑病、脑炎、急性肾衰竭、肝衰竭等。

(八)预防

1. 管理传染源 地方性流行区或可能流行地区要做好登革热疫情监测预报工作,早发现,早诊断,早隔离,早治疗。及早发现患者(特别是发病5天内的患者),并对患者实行防蚊隔离措施尤其重要。同时尽快进行特异性实验室检查,识别轻型患者。加强国境卫生检疫。

2. 切断传播途径 防蚊灭蚊是预防本病的根本措施。改善卫生环境,消灭伊蚊孳生地。喷洒杀蚊剂消灭成蚊。做好个人防护,穿长袖衣裤,使用防蚊驱避剂等,

3. 保护易感人群 世界首个登革热疫苗CYD-TDV已登记注册并于2015年12月首先在墨西哥推广应用,可供登革热广泛流行地区的9~45岁人群使用。我国目前尚无登革热疫苗。

(周春雪 周怀瑜)

四、流行性乙型脑炎

流行性乙型脑炎(epidemic encephalitis B)简称乙脑,是由日本乙型脑炎病毒(Japanese encephalitis virus, JEV)引起的以脑实质炎症为主要病变的急性传染病。本病经媒介库蚊传播,流行于夏秋季节,以高热、意识障碍、抽搐、病理反射及脑膜刺激征为临床特征,病死率高达25%~30%,幸存者中30%~50%伴有永久性神经或精神后遗症,如复发性癫痫发作、瘫痪和认知障碍等。1935年日本学者首次分离到该病毒,故国际上通称该病为日本脑炎(Japanese encephalitis)。我国学者于1949年在北京首次分离到该病毒。

本病主要流行于亚洲和西太平洋地区。据统计,全球每年新发病例数30 000~50 000例。我国属乙脑高发区,每年乙脑发病数占世界发病总数的80%左右。1955年我国将乙脑列为法定报告传染病,1978年列为乙类传染病,2004年纳入网络直报管理,2007年建立了全国乙脑监测信息报告管理系统。随着疫苗的广泛接种,我国的乙脑发病率明显下降,基本控制了全国范围的流行,但时有局部暴发或流行。

(一)病原学

1. 分类 乙脑病毒属虫媒病毒(arbovirus)乙组的黄病毒科黄病毒属。通过对不同地区分离到的乙

脑病毒株 C/PrM、E 基因进行核苷酸序列分析，已确定了该病毒的基因变异性，结果显示主要有 5 种基因型（Ⅰ~Ⅴ型）。Ⅰ型病毒株主要分布在泰国北部、柬埔寨、中国、澳大利亚、韩国和日本，Ⅱ型主要分布在泰国南部、马来西亚、印度尼西亚、越南和澳大利亚，Ⅲ型是分布最广的基因型，主要分布在亚洲温带地区，如日本、中国、中国台湾、菲律宾、印度和斯里兰卡，Ⅳ型主要分布在印度尼西亚，Ⅴ型主要发现在新加坡、韩国和中国。

2. 形态结构　乙脑病毒呈球形，直径 40~50nm，核酸为单股正链 RNA，外层具包膜，包膜表面有糖蛋白棘突，即病毒血凝素。病毒基因组全长 10 976 个碱基，5′端有Ⅰ型帽子结构（M7 GpppAmp），3′端没有 polyA；只有 1 个开放读码框，编码 3 432 个氨基酸组成的多聚蛋白，其基因顺序 5′-cap-NCR-C-prM-E-NS1-NS2a-NS2b-NS3-NS4a-NS4b-NS5-3′NCR（cap 为帽状结构，NCR 为非编码区，C 为核衣壳蛋白，PrM 为前膜蛋白，M 为膜蛋白，E 为包膜糖蛋白，NS 为非结构蛋白）。病毒 RNA 在细胞浆内直接起 mRNA 作用，翻译出结构蛋白（C、PrM、E）和非结构蛋白（NS1、NS2a、NS2b、NS3、NS4a、NS4b、NS5），在胞浆粗面内质网装配成熟，出芽释放。

3. 抗原特性　乙脑病毒的抗原稳定，较少变异，具有较好的免疫原性。人与动物感染乙脑病毒后，可产生特异性的中和抗体、补体结合抗体及血凝抑制抗体，对这些抗体的检测有助于临床诊断和流行病学调查。患者感染病毒后 3~5 天血清中可检测到特异性 IgM 抗体，1 周后开始出现特异性 IgG 抗体。由于多数人有过隐性感染或预防接种疫苗，机体有一定水平的抗乙脑病毒 IgG 抗体。

4. 理化特性　乙脑病毒在外界环境中抵抗力不强，不耐热，56℃ 30 分钟或 100℃ 2 分钟即可灭活，对乙醚、氯仿等化学物质及蛋白酶、胆汁和去氧胆酸钠等敏感。紫外线、龙胆紫、乳酸、高锰酸钾均可灭活病毒。但病毒对低温和干燥的抵抗力较强，在-20℃保存数月仍有较强的毒力，在-70℃可长期保存毒力，用冰冻干燥法在 4℃冰箱中可保存数年。

5. 生物学特性　乙脑病毒为嗜神经病毒，能在乳鼠脑组织内传代，亦能在鸡胚纤维细胞、C6/36 细胞、Vero 细胞和 HeLa 细胞等生长繁殖。细胞感染病毒后 3~5 天开始出现细胞病变，其特点是单层细胞变圆，继而脱落、破裂。在蚊体内繁殖的适宜温度为 25~30℃。

（二）流行病学

1. 传染源　乙脑是人兽共患的自然疫源性疾病，人与许多动物都可成为本病的传染源。

人被乙脑病毒感染后，不论隐性感染或显性感染，仅可出现短暂病毒的血症，而且病毒数量少、持续时间短，故隐性感染者或乙脑患者虽可以作为传染源，但在流行病学上意义不大。

动物中的家畜、家禽和鸟类均可感染乙脑病毒，其中猪的感染率高，但多为隐性感染，偶尔出现脑炎症状而死亡，孕猪可发生流产，而仔猪经过一个流行季节几乎 100% 受到感染。猪感染后病毒血症水平较高，且维持时间长，加上猪的饲养数量多、分布广、繁殖快，因此猪是乙脑最重要的传染源。病毒从猪传播给猪或从鸟传播给猪，人和马是偶然宿主。可见猪既是主要的贮存宿主，又是重要的扩散宿主。在流行区内，乙脑每年在家畜中有广泛传播，且比人群中流行早 14~28 天。因此，检测猪的乙脑病毒感染率可预测当年乙脑在人群中的流行趋势。

马可以发生中枢神经系统感染，但只是终宿主；其他家畜也会感染，但是没有病毒血症；啮齿动物有抗感染能力；两栖类、爬行类可以在试验中获得感染，持续携带病毒，但是这些物种对病毒在自然界越冬和病毒保存方面的作用尚不清楚。

蚊虫感染乙脑病毒呈终生感染，病毒不会被排出。由于蚊虫可携带病毒越冬，也可经卵传代，所以蚊虫不仅是乙脑病毒的传播媒介，也是长期储存宿主。

此外，被感染的鸟类、蝙蝠也可能作为本病的传染源和长期储存宿主，因为有报道从鸟类、蝙蝠中分离出乙脑病毒。

2. 传播媒介　本病主要通过蚊虫叮咬而传播。从自然界蚊虫中已分离到乙脑病毒的蚊种有 5 属（库蚊、按蚊、伊蚊、曼蚊和阿蚊）30 余种，均可能作为乙脑的传播媒介。

在我国，从自然界蚊虫中分离到乙脑病毒的蚊种约 20 余种，包括三带喙库蚊（*Cx. tritacniorhynchus*）、尖音库蚊淡色亚种、致倦库蚊、二带喙库蚊、白霜库蚊（*Cx. whitmorei*）、伪杂鳞库蚊、棕头库蚊、凶小库蚊、环带库蚊、白纹伊蚊、刺扰伊蚊、东乡伊蚊、仁川伊蚊、窄翅伊蚊、中华按蚊和帕氏按蚊等。

由于我国地域辽阔，气象气候变化悬殊，各地蚊种的分布与数量不尽相同。何种蚊虫作为主要媒介，要因地而异，如北方地区以尖音库蚊淡色亚种最多，三带喙库蚊次之；南方地区以致倦库蚊最多，白纹伊蚊次之；沿海地区以东乡伊蚊最多；在城市以尖音库蚊淡色亚种和致倦库蚊为主，而在农村和郊区则以三带喙库蚊为主。

研究表明，三带喙库蚊是我国乙脑最主要的传播媒介，其理由如下：①三带喙库蚊在我国是优势种之一，而且在很多地方是绝对优势种，分布广泛，数量庞大；②三带喙库蚊的活动范围、季节消长与人、猪感染发病季节相一致，其地理分布与乙脑分布一致；③三带喙库蚊是带病毒率最高的蚊种，具有较强的传播能力，乙脑病毒经卵传递到子 1 代成蚊，感染雄蚊经交配传给雌蚊，可带毒越冬，在来年再感染人与家畜，说明媒介蚊虫既是本病的传播媒介，又是乙脑病毒的贮存宿主；④三带喙库蚊对乙脑病毒的感染阈值低，其易感性较尖音库蚊淡色亚种、致倦库蚊和白纹伊蚊等高出数百倍到上万倍，且潜伏期短；⑤三带喙库蚊兼吸人畜血液。

此外，在我国福建、广东等地区从台湾蠛蠓（*Lasiohelea taiwana*）和库蠓（*Culicoides*）中分离到乙脑病毒，可能是乙脑的传播媒介。

3. 易感人群　人对乙脑病毒普遍易感，但感染后绝大多数呈无症状的隐性感染，仅极少数人发病，显性感染与隐性感染之比为 1 :（300~2 000）。主要发病人群集中在 10 岁以下儿童，占比为 60%~70%，以 2~6 岁年龄组发病率最高。大多数成人因隐性感染而获得稳定的免疫力，婴儿可从母体获得抗体而具有保护作用。近年来，由于儿童和青少年广泛接种疫苗，成人和老年人的发病率则相对增加。

4. 流行特征

（1）地理分布：乙脑流行地区广泛，但主要流行于亚洲和西太平洋地区。在亚洲又以中国和东南亚流行较为严重。目前全世界共有 28 个国家或地区报告乙脑病例，包括中国、澳大利亚、马来西亚、缅甸、新加坡、菲律宾、印度尼西亚、俄罗斯(远东沿海地区)、孟加拉国、老挝、泰国、柬埔寨、越南、印度、巴基斯坦、尼泊尔、蒙古、斯里兰卡、韩国、朝鲜、日本、新西兰、不丹、文莱、巴布亚新几内亚和西太平洋等。有些国家的乙脑流行正在被消灭，但出现了一些新的流行区，并引起了暴发流行。

在我国，乙脑疫区分布较广，除新疆、西藏和青海外，其他省（区、市）均有乙脑病例报告或流行，其中河南、安徽、陕西、四川、云南、贵州、湖北、湖南、江苏、江西、海南等为高发，这与我国地域广阔、水稻种植面积大、各地养猪较为普遍、三带喙库蚊等媒介分布广泛有密切关系。在 20 世纪 50~70 年代我国曾出现周期性流行，病例主要分布在东部沿海地区，最高发病年份 1971 年乙脑发病数高达 17 万例。2010—2018 年我国共报告乙脑确诊病例 13 746 例，年均发病率为 0.112/10 万，年报告发病率在 0.046/10 万（2015 年）至 0.188/10 万（2010 年）之间；在报告病例中，死亡 587 例，年均病死率为 4.27%。

（2）季节分布：在热带地区，乙脑无明显的季节性，全年均可出现流行或散发。在亚热带和温带地区，有严格的季节性，主要是夏秋季流行，这与蚊虫孳生、繁殖、活动以及病毒在蚊体内发育、繁殖所需要的气温、雨量等因素有关。

在我国，乙脑全年均有病例发生，但主要流行时间为 6~10 月，发病数占全年发病总数的 95.96%；流行高峰为 8 月，占全年发病总数的 46.98%；11 月至次年 5 月发病数较少，仅占全年发病总数的 4.04%。在不同地区亦有差别，华南地区的发病或流行高峰在 6~7 月，华北地区在 7~8 月，而东北地区则在 8~9 月。

（3）人群分布：乙脑呈高度散发性，集中发病少，在家庭成员中很少有多人同时发病。各年龄组均有发病，无明显性别差异，以散居、学龄前儿童和学生为主，发病年龄大多集中在 10 岁以下。近年来，由于儿童和青少年广泛接种乙脑疫苗，加上成年人的流动性增加，非疫区成人进入疫区，发病年龄呈上升趋势。

（4）流行形式：乙脑每隔若干年出现一次大流行，可能与人群免疫力下降、主要媒介蚊种的季节消长和种群密度增高、猪病毒血症出现的早晚和数量、带病毒蚊虫出现的早晚和数量、病毒株毒力的高低、防蚊措施薄弱等因素有关。目前发病率虽然有波动，局部地区有流行，但呈明显下降趋势，流行形式仍以散发为主。

（三）发病机制和病理

1. 发病机制　乙脑病毒经蚊叮咬侵入人体，首先在血管、淋巴结和脾等网状内皮细胞中增殖，增殖的病毒进入血液循环，形成第 1 次病毒血症。第 1 次病毒血症是病毒进一步扩散的先决条件，如宿主的年龄、机体免疫状况、单核-吞噬细胞系统对病毒的清除能力等因素有利于病毒增殖。病毒继而在结缔组织、骨骼肌、心肌、血管内皮、淋巴网状组织、内分泌腺和外分泌腺中增殖，经过 1 周左右，病毒再次入侵血流形成第 2 次病毒血症。

多数被感染者由于机体免疫力较强，只形成短暂的病毒血症，病毒很快被清除，感染过程到此终止，这种感染在病理学上称为顿挫感染。此时病毒不侵入中枢神经系统，临床上表现为隐性感染或轻型病例，并可获得终身免疫力。

仅少数被感染者由于机体免疫力低下，经第 1 次和第 2 次病毒血症后，病毒大量复制，产生子代病毒的数量大、毒力强，经血行散布于全身。由于病毒有嗜神经性，故能通过血脑屏障侵入中枢神经系，病毒感染神经系统的星状细胞而在神经元中大量复制增殖，从而产生一系列的细胞病变。病毒感染可以干扰细胞内各种代谢，诱导神经细胞凋亡。由于病毒感染，机体 T 淋巴细胞可以释放一系列细胞因子，也可引起神经系统损害，临床表现为典型的乙脑症状。

脑损伤机制与乙脑病毒对神经组织的直接侵袭有关。乙脑病毒可致神经细胞坏死、胶质细胞增生及炎性细胞浸润，其中诱导细胞凋亡和脂质过氧化反应是重要致病机制。另外，脑损伤机制还与免疫有关，当特异性 IgM 抗体与病毒抗原结合后，激活补体及细胞免疫，引起免疫损伤，导致脑实质坏死、供血障碍和、血管壁破坏等。免疫反应的强烈程度与病情的轻重及预后密切相关。

2. 病理变化　乙脑的病变范围较广，可累及整个中枢神经系统脑实质，以大脑皮质、脑干及基底核、视丘最为严重，脑桥、小脑和延髓次之，脊髓病变最轻。肉眼可见软脑膜和脑皮质充血、水肿、出血，部分病例可出现蛛网膜下腔出血。镜下观察可出现以下病变。

（1）神经细胞变性坏死：乙脑病毒在神经元内增殖，形成病毒包涵体，可见神经细胞广泛肿胀、细胞质空泡形成、尼氏体消失、核结构模糊，严重者神经细胞坏死。

（2）胶质细胞增生：小胶质细胞明显增生，若积聚成群而形成小胶质细胞结节，该结节多位于小血管旁或坏死的神经细胞附近。在急性期星形胶质细胞呈变性肿胀，而晚期以增生为主。

（3）软化灶形成：神经组织发生局灶性坏死、液化，形成质地疏松、染色较淡的筛网状病灶，称为筛状软化灶，大小在 1 毫米至数毫米不等，为本病的特征性改变。

（4）血管变化和炎症反应：在脑实质中血管扩张充血，脑组织水肿，小血管内皮细胞肿胀、坏死、脱落，炎症细胞以淋巴细胞、浆细胞和单核细胞为主。在脑间质中，浸润的炎性细胞围绕血管周围间隙形成血管套。

（四）临床表现

潜伏期为 4~21 天，一般为 10~14 天。由于病损程度和分布位置不同，临床表现差别较大。大多数患者症状较轻，只出现发热、头痛和呼吸道症状，或呈无症状的隐性感染，仅少数出现中枢神经系统症状，表现为高热、意识障碍、惊厥等。

1. 临床分期　典型的临床表现可分为 4 个阶段。

（1）初期：起病急，一般无明显前驱症状，体温在 1~2 天内急剧上升至 39~40℃，常伴有头痛、恶心和呕吐，部分患者有嗜睡或精神倦怠，并有颈项轻度强直。有些患者可出现上呼吸道症状及胃肠道症状，体温持续不退，此时神经系统症状及体征常不明显而致误诊。此时相当于病毒血症期，常持续 3~4 天。

（2）极期：为病程的第 4~10 天，是患者的危重阶段，突出表现为脑实质受损症状。

1）高热：初期症状逐渐加重，体温持续上升，可达 40℃以上，一般持续 7~10 天，重型者可达 3 周以上。发热越高，热程越长，病情越重。

2）意识障碍：表现为明显的意识障碍，由嗜睡、昏睡乃至昏迷，昏迷越深，持续时间越长，病情越严重。神志不清最早可发生在病程第 1~2 日，但多发生于 3~8 日，持续 1 周左右，重者可长达 1 个月以上。

3）惊厥或抽搐：发生率 40%~60%，是病情严重的表现，多为高热、脑实质炎症及脑水肿所致。先出现面部、眼肌、口唇的小抽搐，随后肢体抽搐、强直性痉挛，历时数分钟至数十分钟不等，均伴有意识丧失。长时间或频繁抽搐，可致发绀、脑缺氧和脑水肿，甚至呼吸暂停。

4）呼吸衰竭：多见于重型患者。由于脑实质炎症（尤其是脑干病变）、缺氧、脑水肿、脑疝、颅内高压和低血钠脑病等所致中枢性呼吸衰竭，表现为呼吸节律不规则、双吸气、叹息样呼吸、呼吸暂停、潮式呼吸等，最后呼吸停止。此外，因脊髓病变导致呼吸肌瘫痪可发生周围性呼吸衰竭。

5）其他神经系统症状和体征：多在病程 10 天内出现，第 2 周后就很少出现新的神经系统表现。常有浅反射消失或减弱，深反射先亢进后消失，病理性锥体束征如巴氏征等阳性。还可出现脑膜刺激征，但婴幼儿多无脑膜刺激征而有前囟隆起。由于该病常有广泛的中枢神经系统损害，因而可出现各种神经反射异常和神经系统体征，瘫痪、失语、听觉障碍、眼球麻痹、震颤、瞳孔变化。由于自主神经受累，深昏迷者可有膀胱和直肠麻痹，表现为大小便失禁或尿潴留。

高热、抽搐和呼吸衰竭是乙脑极期的严重表现，三者互相影响，呼吸衰竭为引起死亡的主要原因。

（3）恢复期：极期过后，患者体温逐渐下降，病情迅速改善而进入恢复期。一般患者于 2 周左右可完全恢复，但重型患者需 1~6 个月才能逐渐恢复，此阶段的表现可有神志迟钝、痴呆、失语、流涎、吞咽困难、颜面瘫痪、神经异常、肢体强直性痉挛或扭转痉挛以及癫痫样发作等，少数患者也留有软瘫。经积极治疗大多数患者能恢复，如半年后上述症状仍不能恢复，称为后遗症。

（4）后遗症：5%~20% 的重型乙脑患者留有后遗症，以失语、肢体瘫痪、意识障碍、精神失常和痴呆为最常见。如继续积极治疗，可有不同程度的恢复，但癫痫后遗症可持续终生。失语大多可以恢复，肢体瘫痪也能恢复，但可因并发肺炎或褥疮感染而死亡。精神失常多见于成人患者，可逐渐恢复。

2. 临床分型　为便于临床治疗，根据临床表现可分为 4 型，即轻、中、重和极重型。流行期间以轻型和中型患者多见。

（1）轻型：患者神志始终清醒，可有轻度嗜睡，一般无抽搐，头痛、呕吐不严重，脑膜刺激征也不明显。体温通常在 38~39℃之间，多在 7 天内恢复，往往依靠脑脊液和血清学检查确诊。

（2）中型（普通型）：有意识障碍，如昏迷或浅昏迷，头痛、呕吐、脑膜刺激征明显，腹壁反射和提睾反射消失，偶有抽搐，病理征可阳性。体温常在 39~40℃之间，病程为 7~14 天，多无后遗症。

（3）重型：体温持续在 40℃以上，神志昏迷，反复或持续性抽搐，瞳孔缩小，浅反射消失，深反射先亢进后消失，病理反射强阳性，可出现肢体瘫痪和呼吸衰竭。病程多在 2 周以上，常有恢复期症状，部分患者留有不同程度的后遗症。

（4）极重型（暴发型）：该类型少见，起病急骤，体温于 1~2 天内迅速上升至 40℃以上，呈高热或超高热，伴有反复或持续性强烈抽搐，1~2 天后迅速出现深昏迷，有瞳孔变化、脑疝和中枢性呼吸衰竭等表现，病死率高，多在极期中死亡，幸存者常留有严重后遗症。

3. 并发症与预后

（1）并发症：约 10% 的乙脑患者发生不同并发症，其中以支气管炎最常见，多因患者昏迷呼吸道分泌物难以排出或因机械通气发生呼吸机相关肺炎。其次因患者抵抗力下降，常并发肺部感染或其他继发感染。败血症、尿路感染、压疮等也可发生。重型患者可因应激性胃黏膜病变致上消化道大出血。

（2）预后：目前乙脑病死率为 10%~15%。轻型和中型病例大多能顺利恢复，重型和极重型病死率可高达 20% 以上，主要为中枢性呼吸衰竭所致，存活者可留有不同程度的后遗症。预后与下列因素有关：流行早期重症较多，病死率高；15 岁以上者发病率低，但病死率较高；重型及极重型病例持续高热、频繁抽搐、呼吸衰竭等表现者病死率高。

（五）实验室检查

1. 血常规检查　白细胞总数一般在（10~20）$\times 10^9$/L，中性粒细胞在 80% 以上，部分患者血象始终正常。

2. 脑脊液检查　脑脊液外观无色透明或微混，压力轻度增高，白细胞数多在（50~500）$\times 10^6$/L，少数可高于 1 000 $\times 10^6$/L。病初 2~3 天以中性粒细胞为主，随后则淋巴细胞增多。脑脊液中白细胞数不反映病情严重程度。蛋白质轻度增高，糖正常或偏高，氯化物基本正常。部分病例在病初 1~3 天内，脑脊液检查可呈阴性，故如有疑诊，可在过后重复脑脊液检查。

3. 血清学检查

（1）抗体检测：乙脑病毒特异性 IgM 抗体在病后 3~4 天即可出现，14~21 天达高峰，在脑脊液中最早病程第 2 天即可检测到。因此,特异性 IgM 抗体的检出,表明近期有乙脑病毒感染,可作为早期诊断指标。检测方法有 ELISA、间接免疫荧光法等。

(2)血凝抑制试验:血凝抑制抗体出现较早,一般在病后第 4~5 天出现,21 天达高峰,抗体水平可维持 1 年以上。该试验操作简便,但特异性较差,可用于诊断和流行病学调查。由于乙脑病毒的血凝素抗原与同属登革热和黄热病病毒等有弱的交叉反应,故可出现假阳性。

(3)补体结合试验:补体结合抗体为 IgG 抗体,多在发病后 2 周出现,抗体水平可维持 1 年左右,不能用于早期诊断,主要用于回顾性诊断或流行病学调查。

(4)单克隆抗体反向血凝抑制试验:应用乙脑单克隆抗体致敏羊血球的反向被动血凝抑制试验,阳性率为 83%,方法简便快速,已有商品试剂盒,无须特殊设备。

4. 病原学检查

(1)病毒分离培养:采集患者血液、脑脊液及脑组织标本,通过接种乳鼠脑组织和 Vero、BHK、C6/36 细胞培养分离病毒。病毒感染细胞后,可在细胞内大量繁殖,并引起细胞固缩、颗粒增多、细胞脱落等明显病变。分离到毒株后,再用血清学、分子生物学等方法进行鉴定。由于乙脑病毒主要存在于脑组织中,故从血液、脑脊液中很难分离出病毒。在病程第 1 周内死亡病例的脑组织中可分离到病毒。

(2)病毒抗原或核酸检测:采用直接免疫荧光或 PCR 可检测组织、血液或其他体液中乙脑病毒抗原或特异性核酸,该法具有敏感、快速和特异的优点。由于乙脑病毒为 RNA,且其不能直接作为耐热 DNA 聚合酶的模板,因此在进行 PCR 扩增之前必须将 RNA 逆转录成 cDNA。

(六)诊断和鉴别诊断

1. 诊断依据

(1)流行病学资料:有明显的季节性,主要集中在 7~9 月。起病前 1~3 周内,在流行区有蚊虫叮咬史。患者多为 10 岁以下儿童,但近年来青少年、成人有增加趋势。

(2)临床特征:突然发热、头痛、呕吐、意识障碍,且在 2~3 天内逐渐加重;常见脑膜刺激症状,病理反射阳性,四肢肌张力增高,可迅速出现昏迷、抽搐、吞咽困难及呼吸衰竭等表现。

(3)实验室检查:外周血中白细胞总数和中性分类均明显增高,脑脊液检查呈无菌性脑膜炎改变。检测到乙脑病毒抗原或特异性核酸即可确诊。由于乙脑患者病毒血症期短,血清和脑脊液中病毒分离阳性率低,所以检测特异性 IgM 抗体可作为临床早期诊断指标。如果急性期或恢复期血清中 IgG 抗体滴度呈 4 倍以上增高,具有诊断价值。

2. 诊断标准

(1)疑似病例:在流行季节居住乙脑流行地区或于发病前 25 天内曾到过乙脑流行地区,急性起病,发热、头痛、呕吐、嗜睡,有不同程度的意识障碍症状和体征的病例。

(2)临床诊断病例:疑似病例同时实验室脑脊液检测呈非化脓性炎症改变,外观清亮,白细胞增高,多在(50~500)$\times 10^6$/L,早期以多核细胞增高为主,后期以单核细胞增高为主,蛋白轻度增高,糖与氯化物正常。

(3)确诊病例:在疑似或临床诊断基础上,符合下述任一项的病例:①1 个月内未接种过乙脑疫苗者,血或脑脊液中抗乙脑病毒 IgM 抗体阳性;②恢复期血清中抗乙脑病毒 IgG 抗体或乙脑病毒中和抗体滴度比急性期有≥4 倍升高者,或急性期抗乙脑病毒 IgM/IgG 抗体阴性,恢复期阳性者;③直接免疫荧光或 PCR 法从组织、血液或其他体液中检测到乙脑病毒抗原或核酸;④从脑脊液、脑组织或血清中分离出乙脑病毒。

3. 鉴别诊断

(1)中毒性菌痢:多见于儿童,发病急骤,常于发病 24 小时内出现高热、抽搐、昏迷或中毒性休克,易与乙脑混淆,但一般无脑膜刺激征,脑脊液多正常,做肛拭或生理盐水灌肠镜检粪便,可见大量脓细胞、红细胞,志贺菌培养阳性。

(2)流行性脑脊髓膜炎:发病急,高热、头痛、呕吐、嗜睡或烦躁,可有惊厥、昏迷,症状类似乙脑。但流行性脑脊髓膜炎多见于冬春季,多数患者皮肤黏膜出现瘀点或瘀斑,尤以躯干、四肢较多。脑脊液检查呈脓性,白细胞较多,以中性多核细胞为主,涂片及培养可找到脑膜炎奈瑟菌。

（3）化脓性脑膜炎：有时与乙脑相似，但多以脑膜炎的表现为主，而脑实质病变的表现不突出。无流行趋势，脑脊液检查呈脓性，白细胞增多，以多形核白细胞为主，涂片或培养可找到细菌。

（4）结核性脑膜炎：个别结核性脑膜炎患者发病较急，易误诊，但该病多有原发结核病灶，无季节性，脑膜刺激征较明显，结核菌素试验阳性，脑脊液检查蛋白明显增高，氯化物下降，糖降低，淋巴细胞较高，薄膜涂片或培养可检出结核分枝杆菌。

（5）钩端螺旋体病：易与乙脑混淆，但该病多有疫水接触史，临床表现乏力、腓肠肌痛、结膜充血、腋下或腹股沟淋巴结肿大，脑脊液变化轻微，可用血清学试验辅助诊断。

（6）脑型疟疾：发病季节、地区及临床表现均与乙脑相似，但热型较不规则，病初先有寒战、发热及出汗，后出现脑症状，还可出现脾大、贫血，厚薄血膜涂片发现疟原虫即可确诊。

（7）其他病毒性脑炎：可由森林脑炎病毒、单纯疱疹病毒、肠道病毒、腮腺炎病毒等引起，临床表现与乙脑相似，血清学检查和病毒分离有助于鉴别。

（七）治疗

目前尚无特效的抗病毒治疗药物，应采取积极的对症和支持治疗，降低病死率，减少后遗症。

1. 一般治疗　患者应住院隔离治疗，室内有防蚊和降温设施。定时观察患者的神志、体温、血压、呼吸、瞳孔及肌张力的变化，注意口腔和皮肤清洁，注意补给营养及水量。昏迷患者应定时翻身、侧卧、拍背、吸痰，以防止肺部感染和压疮的发生。重型患者应静脉输液，应补充足量的液体，并注意电解质的平衡。

2. 对症治疗　高热、抽搐、呼吸衰竭是危及乙脑患者生命的 3 种主要凶险表现，且互为因果，形成恶性循环。高热增加耗氧量，加重脑水肿和神经细胞病变，使抽搐加重。抽搐又加重缺氧，导致呼吸衰竭，进一步加重脑组织病变，使体温升高。因此，在乙脑的治疗中必须把好三关，即“高热关、抽搐关和呼吸衰竭关”。

（1）处理高热：应以物理降温为主，药物降温为辅，同时降低室温，使肛温保持在 38℃左右。

1）物理降温：可用 30%~50% 的乙醇或温水擦浴，躯干体表用冰袋，头部用冰帽持续降温。但降温不宜过快、过猛，禁用冰水擦浴，以免引起寒战和虚脱。

2）药物降温：可应用小剂量退热药，如口服或鼻饲吲哚美辛。应避免过量用退热药，以免因大量出汗而引起虚脱。

3）亚冬眠疗法：适用于持续高热伴反复抽搐者，以氯丙嗪和异丙嗪每次各 0.5~1mg/kg 肌内注射，每 4~6 小时 1 次，疗程一般为 3~5 天。冬眠药物有降温、镇静和止痉作用，可减少人体代谢消耗的需要，但是较大剂量用药可抑制呼吸中枢及咳嗽反射，引起呼吸道分泌物排出困难，气管阻塞，故用药过程中应保持呼吸道通畅，密切观察生命体征变化。

（2）处理抽搐：首先分析产生抽搐的原因，再采用相应的措施。因高热所致者，以降温为主。因脑水肿所致者，应以脱水疗法为主，可用 20% 甘露醇或 25% 山梨醇静脉推注或快速静滴。因脑实质病变引起的抽搐，应及时应用止痉药物，可肌内注射或缓慢静脉注射地西泮。对其他原因引起的抽搐，在采取解除抽搐原因的同时，单用、联用或交替使用止痉药物。

（3）呼吸衰竭的处理：呼吸衰竭是乙脑的主要死亡原因，应根据引起呼吸衰竭的不同原因采取相应的措施。保持呼吸道通畅，增加吸入氧浓度来纠正患者的缺氧状态，可选用鼻导管或面罩给氧，定时吸痰、翻身拍背，或行体位引流，有助于改善通气功能。必要时可用化痰药物和糖皮质激素雾化吸入，并可适当加入抗生素防治细菌感染。如上述措施无效，病情危重者，应及早作气管插管或气管切开，建立人工气道。中枢性呼吸衰竭时可使用呼吸兴奋剂，首选山梗茶碱，亦可选用尼可刹米。

（4）处理循环衰竭：可根据情况补充血容量，应用升压药物、强心剂、利尿药等，并注意维持水及电解质的平衡。

（5）肾上腺皮质激素的使用：肾上腺皮质激素有抗炎、退热、降低毛细血管通透性、保护血-脑脊液屏障、减轻脑水肿、降低颅内压、防治脑水肿等作用，对重症和早期确诊的患者酌情使用。

3. 抗病毒治疗　在疾病早期可酌情应用广谱抗病毒药物，如利巴韦林或双嘧达莫等，退热明显，有较好的疗效。

4. 恢复期及后遗症的处理 应重点进行语言、智力、吞咽和肢体的功能康复锻炼；加强护理，防止压疮和继发感染的发生；可结合理疗、针灸、按摩、推拿、中药等辅助治疗，以促进恢复。

(八) 预防

乙脑的预防应采取以防蚊灭蚊和预防接种为主的综合措施。

1. 控制传染源 及时隔离和治疗患者。在病程早期乙脑传染性强，因此应对疑似病例与早期患者要做到早发现、早报告、早隔离和早治疗。由于乙脑的传染源主要是家畜，尤其是幼猪，因此预防的重点应放在家畜特别是猪的管理和疫苗接种上。做好饲养场的环境卫生，控制蚊虫对家畜叮咬，有条件者可对母猪及其他家畜进行疫苗注射，从而控制乙脑在人群中的传播流行。

2. 切断传播途径 防蚊灭蚊，避免蚊虫叮咬，是切断乙脑传播的主要途径。清除蚊虫孳生地，冬春季以灭越冬蚊为主，春季以清除孳生地与杀灭第1代蚊幼虫为主，夏秋季以灭成蚊为主，同时注意消灭幼虫。搞好三圈（猪、牛、羊圈）及两窝（鸡、鸭窝）卫生，每半月喷洒一次具有滞留作用的灭蚊药物。安装纱门、纱窗，使用蚊帐、蚊香等防蚊措施。在蚊虫活动季节，人们要穿长袖衣、裤，暴露皮肤涂抹驱避剂，阻止蚊虫叮咬。

3. 保护易感人群 预防接种是保护易感人群的最有效的保护措施。

（1）加强常规免疫接种：目前我国使用的是地鼠肾细胞灭活疫苗和减毒活疫苗，保护率可达60%~90%。接种对象为10岁以下的儿童和进入流行区的外来人员。疫苗接种应在流行前1个月完成。接种时应注意不能与伤寒副伤寒三联菌苗同时注射，以免引起过敏反应。有中枢神经系统疾病和慢性乙醇中毒者禁用。

（2）加强监测工作：及时发现并关注高发人群新特点，采取相应措施。对重点地区开展应急接种或查漏补种工作，特别对乙脑高发地区的成人补种乙脑疫苗，也是保护易感人群的新举措。

（3）加强健康宣传教育：积极宣传乙脑科普知识及预防接种的重要性，加强体育锻炼，提高自我防病能力。

（周怀瑜 周春雪）

五、西尼罗热

西尼罗热是由西尼罗病毒（West Nile virus，WNV）引起的经蚊虫叮咬传播的急性传染病。其主要临床表现有高热、头痛、全身乏力、肌肉酸痛、皮疹、淋巴结肿大等，并发神经性疾病，致死、致残率高。1937年首次从非洲乌干达西尼罗省一发热患者血液标本中分离到该病毒，故而得名。最初西尼罗热在非洲、中东和欧亚大陆呈散发流行，后来流行趋势发生了重大变化，在以色列（1951—1954，1957，2000）、法国（1962，2000）、南非（1974）、罗马尼亚（1996）、意大利（1998）、俄罗斯（1999）、美国（1999—2003）都有较大规模的暴发。目前西尼罗热已成为世界上流行范围最广的虫媒病毒性传染病之一，没有特效治疗药物和预防疫苗。我国尚无发现西尼罗热和西尼罗病毒脑炎病例，也没有在动物身上发现西尼罗病毒，但面临境外输入性感染的威胁。

(一) 病原学

1. 分类 西尼罗病毒属于黄病毒科黄病毒属。本属病毒还包括黄热病毒、流行性乙型脑炎病毒、登革病毒、圣路易斯脑炎病毒、斯庞德温尼病毒（Spondweni virus）、韦赛尔斯布朗病毒（Wesselsbron virus）和墨累山谷脑炎病毒等。

目前西尼罗病毒分为2个基因型，即基因1型和基因2型。基因1型流行广泛，分布于西非至中东、东欧、北美及澳大利亚的广大地区，主要与人类的感染流行有关。基因2型仅在亚撒哈拉非洲和马达加斯加，主要引起动物的感染。由于不同黄病毒之间存在免疫交叉反应，在发生西尼罗病毒感染暴发流行时，需应用原位杂交、RT-PCR产物的序列分析等技术对病原体做出准确的判定。

2. 形态结构 完整的病毒为小球状颗粒，呈正20面体，直径40~60nm，密度约1.2g/m^3，有浮力。病毒表面有脂质包膜和包膜突起，其内为直径约25nm的球状核衣壳。核衣壳由多个核衣壳蛋白（C蛋白）的复制体组成，核心为1条单股正链RNA。

本病毒基因组 RNA 有 11 029 个碱基，其 5′端为 I 型帽子结构（$m^7GpppAmp$），缺少与帽子结构相关的内部甲基化腺嘌呤残基；3′端为 CU_{OH} 结构，缺少 poly A；仅含一个开放阅读框，依次编码 3 个结构蛋白（C、prM/M、E）和 7 个非结构蛋白（NS1、NS2a、NS2b、NS3、NS4a、NS4b、NS5），它们与病毒的复制、装配及突变有关。

结构蛋白 C 是核心蛋白，由 123 个氨基酸组成，能够结合到病毒基因组构成核衣壳；蛋白 M 为膜结合蛋白，由 75 个氨基酸组成，其中前膜蛋白（prM）是 M 的前体型式；蛋白 E 为病毒包膜突起糖蛋白，由 480 个氨基酸组成，在黏附宿主细胞和随后的内吞过程中发挥重要作用，影响病毒的嗜性和毒力。

非结构蛋白 NS1 是病毒 RNA 复制所必需的，能反转录合成病毒；NS2a 可能通过 JSK-ST 信号转导阻止干扰素表达，在病毒装配过程中起重要作用；NS2b 和 NS3 共同合成病毒丝氨酸蛋白酶；NS5 是依赖 RNA 的 RNA 聚合酶和甲基转移酶；NS4a 和 NS4b 的主要功能尚不清楚，但 NS4b 可以阻碍 IFN 的表达。

3. 理化特性　本病毒对温度敏感，在室温条件下不稳定，加热 56℃ 30 分钟即可灭活，对乙醚、去氧胆酸钠、甲醛、紫外线等敏感。本病毒对低温和干燥的抵抗力较强。

（二）流行病学

1. 流行概况　在 1999 年以前，西尼罗病毒仅分布在东半球，包括非洲、西亚、大洋洲、中东以及欧洲的大部分地区。除 1951—1954 年和 1957 年在以色列及 1974 年在南非外，很少暴发流行，病情较轻而且死亡很少。自 1999 年首次在美国纽约暴发西尼罗热，至 2006 年波及 40 多个州，累计 2 万余人感染，上万只野鸟死亡，马感染病毒病例达 2 万余例，死亡率达 33%。随后西尼罗病毒蔓延至西半球，波及美国、加拿大、墨西哥、加勒比海地区及周边国家，并从偶尔暴发流行转变为频繁暴发流行，病情严重，病死率高。

2. 流行环节

（1）传染源：体内有病毒血症的鸟类是主要的传染源，也是重要的贮存和扩散宿主。至今已在乌鸦、家雀、兰松鸡、鹰、鸽子、猫头鹰和蓝喜鹊等 110 多种鸟类以及马、驴、狗、猫、蝙蝠、花栗鼠、臭鼬、松鼠、家兔和鳄鱼等在内的 200 多种哺乳类、爬行类动物体内分离到西尼罗病毒，其中乌鸦极其易感并携带病毒。家畜中的马、猪、猫病毒血症期较短暂且血中病毒滴度低，它们作为传染源的意义不大。西尼罗病毒在自然界中的传播循环为鸟-蚊-鸟，人、马和其他哺乳动物可作为该病毒的偶然宿主。

（2）传播媒介：蚊是本病的主要传播媒介，以库蚊属为主。目前已发现大约 80 余种蚊虫感染西尼罗病毒，其中大部分为库蚊属，少数为伊蚊属和按蚊属。在非洲和中东，单纹库蚊（*Cx. univittatus*）是最重要的传播媒介；在欧洲和美洲，尖音库蚊是主要传播媒介；在亚洲，三带喙库蚊和致倦库蚊是主要传播媒介。

在亚洲、非洲等地在蜱包括软蜱和硬蜱体内也曾分离到西尼罗病毒，但它们对病原体的传播能力尚未被证实。

蚊子叮咬吸血是本病毒的主要传播途径。当蚊叮咬带有病毒血症的鸟时，病毒进入蚊体内繁殖，并储存于唾液腺中，当再次叮咬吸血时将病毒传给人或动物。在自然界中，野鸟和嗜鸟血的蚊虫之间的传播循环是病毒在自然界维持的主要方式，而在家禽和人或鸟血兼嗜的蚊虫之间的传播是病毒传播给人或家畜的主要方式。

此外，西尼罗病毒也可通过输血、器官移植或实验室等职业性接触而感染。也可以哺乳传染或由母亲在孕期传染给婴儿。但人与人之间、人与哺乳动物之间的一般接触不会传染。

（3）易感人群：人群对本病普遍易感。但绝大多数是无症状的隐性感染者，极少数人发病，严重发病的不到感染者的 1%。老人与儿童是主要发病人群。感染后获得较持久的免疫力。

3. 流行特征

（1）地理分布：本病一般发生在温带地区，具体在南北纬 23°50′~66°50′之间，不是固定在某些地区常年流行，而是随候鸟的迁徙而扩散，故呈高度散发性。

（2）季节分布：有严格的季节性。在温带地区，集中在蚊虫活跃的夏秋季，7~8 月为发病高峰；在热带地区，可全年发病。

（3）人群分布：处于蚊虫叮咬活跃环境中的野外作业者或旅行者，部分体弱者尤其是老人和儿童是高危人群。在流行地区 60% 以上的青壮年体内抗体呈阳性，但无性别差异。

（三）发病机制和病理

本病的发病机制尚未完全阐明。一般认为，病毒最初在被叮咬的皮肤和局部淋巴结进行复制，引起第1次病毒血症并播散至网状内皮组织（RES），然后在RES内病毒进一步复制，引起第2次病毒血症，进而播散至中枢神经系统（CNS）。在被感染的健康人，病毒血症在发病前2天至发病后4天之间可被检出，但其水平在发病第一天急剧下降，可能与增加的吞噬细胞和IgM抗体的作用有关。一般认为，病毒血症水平较低，不足以感染媒介蚊，但尚需进一步研究。病毒与宿主的相互作用决定病毒血症水平，还可影响患者的临床表现及疾病的转归。研究表明，病毒对机体既有直接的病理损伤作用，也有间接的作用。病理表现为脑炎、脑膜脑炎等，炎症以单核细胞浸润为主，并在灰质和白质中形成小胶质细胞性小结节，脑干广泛受累。

（四）临床表现

人感染西尼罗病毒后，大约80%的人不出现任何症状呈隐性感染，仅有20%的人出现临床症状，可分为西尼罗热和西尼罗脑炎两种类型。

1. 西尼罗热　潜伏期为2~14天，通常为2~6天。症状一般较温和，主要表现为突然发热，多为双峰热型，常伴有寒战、周身不适、头痛、眼痛、关节痛、全身肌肉酸痛，其他非特异症状包括食欲减退、恶心、呕吐、腹痛、腹泻等。高热可致颜面潮红、结膜充血。约半数患者于发热期或发热期末出疹，表现为颈、胸、背、躯干及四肢的淡红色玫瑰疹或斑丘疹，持续时间约1周。末梢血像无明显改变，50%的患者白细胞增加，10%~15%的患者淋巴细胞分数增高，少数有贫血所见指标。西尼罗热属自限性疾病，80%患者于3~6天后自愈。

2. 西尼罗脑炎　极少数患者发展为急性神经系统疾病，包括脑膜炎、脑炎和脑膜脑炎。主要发生在老年人、儿童和青少年。儿童和青少年脑炎病例主要以脑膜炎症状为主，而成年人主要表现为脑炎或脑膜脑炎。临床表现为发热，体温骤升并持续不降，剧烈头痛，恶心呕吐，嗜睡，继而神志不清，颈项强直，出现痉挛、惊厥、呼吸困难甚至呼吸、循环衰竭。此外，还可表现为脊髓炎、视神经炎、多神经炎、癫痫发作等。神经系统功能紊乱、呼吸衰竭和脑水肿是西尼罗脑炎最常见的死亡原因。病死率为4%~14%。

（五）实验室检查

1. 一般实验室检查　外周血白细胞计数正常或升高，血小板计数降低。脑炎患者脑脊液中淋巴细胞计数和蛋白水平升高，而葡萄糖含量正常。

2. 血清学检测　主要采用ELISA、免疫荧光和免疫微球法等来筛检和确诊患者。若患者急性期（0~8天）和恢复期（急性期后第14~21天）双份血清或脑脊液中特异性IgG抗体滴度4倍升高为阳性。若脑脊液中检测到特异性IgM抗体，则提示病毒感染中枢神经系统。由于黄病毒属病毒间存在抗原交叉反应，因此，中和试验是血清学检测的标准。此外，标本的采集时间会影响检测结果，采集时间越早，检测阳性率越高。

3. 病原学检测　乳鼠脑内接种和细胞培养法常用于分离检测活病毒。在发病早期采集标本，接种小白鼠或地鼠肾细胞分离病毒，阳性率可达38%。但存在检测时间长、操作复杂、对标本采集要求高等缺点。

4. 分子生物学检测　可采用RT-PCR、巢式PCR、荧光定量PCR和竞争性PCR等方法，阳性率高，具有特异性诊断价值。

（六）诊断和鉴别诊断

1. 诊断依据　依据流行病学资料，在流行地区、流行季节出现发热、皮疹和淋巴结肿大的患者，尤其是伴脑炎症状者，要考虑西尼罗热的可能。临床诊断可直接通过发病的严重性以及患者的年龄进行判断。从病例标本中分离到西尼罗病毒，或患者血清以及脑脊液中西尼罗病毒IgM抗体阳性，或急性期和恢复期双份血清中西尼罗病毒IgG抗体滴度升高4倍以上者，可以确诊。

2. 鉴别诊断　西尼罗热与登革热、流行性乙型脑炎、流行性脊髓膜炎以及其他病毒（如疱疹病毒、水痘病毒等）、细菌等引起的发热性疾病，特别是伴有中枢神经系统表现的疾病，临床表现相似，应予鉴别。确诊必须依靠病原学诊断或血清学诊断。

（七）治疗

目前无特殊有效的治疗方法。治疗原则是早发现、早诊断、早防蚊隔离、早治疗。主要采取一般处理、对症支持治疗和预防性治疗等措施。

症状轻微的发热患者，数天后即可自愈。体温高、症状重的患者给予对症、支持治疗等。对于脑炎患者，特别是年龄大者，应住院积极治疗。治疗方法包括降温、镇静、脱水、给氧、吸痰，保持呼吸道通畅。早期应用大剂量利巴韦林进行抗病毒治疗，考虑应用肾上腺皮质激素，有可能降低病死率、减少后遗症的发生。特别注意预防继发感染的发生。

（八）预防

1. 管理传染源　应对患者采取防蚊隔离措施，以防病原体扩散。加强宣传教育、医疗专业人员培训、开展对西尼罗病毒的检测以及早期诊断、治疗对防止本病的大规模流行也能起到重要作用。其中对鸟类死亡的监测可作为预测本病暴发流行的指标之一。

2. 切断传播途径　做好个人防护，避免蚊虫叮咬是目前最简单有效的方法。在疫点疫区应开展灭蚊行动，清理环境，杜绝蚊虫滋生。安装或修补门、窗上的纱网，防止蚊子进入室内；早、晚尤其是傍晚时应尽量待在家中；在户外活动应尽量穿长袖 T 恤、长裤；在衣服上喷洒驱蚊药物，包括 DEET，常用浓度是 35% DEET，而更高浓度的 DEET 并没有特别的保护作用。

3. 保护易感人群　目前仍无有效的疫苗可供使用。防止被蚊虫叮咬，可减少感染机会。尽管目前我国尚未发现西尼罗病毒感染病例，但存在输入性病例或暴发流行的可能性。为此，要未雨绸缪，开展对可疑病例、西尼罗病毒、媒介蚊虫等监测和研究，一旦发生病例或疫情，能够及时诊断和治疗，及时处置。

（周春雪　周怀瑜）

六、黄热病

黄热病（yellow fever，YF）是一种由黄热病毒（yellow fever virus，YFV）引起的经埃及伊蚊传播的急性传染病。其临床表现为发热、黄疸、出血和蛋白尿等。黄热病广泛流行于非洲、中南美洲的热带地区，并曾造成严重的暴发，甚至对人类历史产生影响。据 WHO 统计全球每年有 84 000~170 000 例黄热病患者和超过 6 000 例的死亡患者。由于误诊、监控不足和漏报，实际病例要比报告数可能会更高。一般认为黄热病源于非洲，通过蚊子在森林猴群中传播，形成自然疫源地，但在某种情况下可传播给人，因而黄热病是一种典型的自然疫源性疾病。亚洲的热带国家也有黄热病的分布。我国于 2016 年 3 月确诊首例输入性黄热病病例，该年向 WHO 报告累计 11 例，均为输入性病例。目前对黄热病无特异性治疗方法，主要以对症治疗和支持治疗为主，接种疫苗是最有效的防控措施。

（一）病原学

1. 分类　黄热病毒是人类历史上分离到的第一种人类病毒（1927），属黄病毒科黄病毒属。黄热病毒只有一个血清型，与登革病毒、流行性乙型脑炎病毒、西尼罗病毒、圣路易脑炎病毒、寨卡病毒等其他黄病毒可产生交叉血清学反应。野毒株共有 7 个基因型（非洲 5 个和南美洲 2 个）。基因型变异不伴有各毒株的抗原性差异。

2. 形态结构　黄热病毒是一种单股正链 RNA 病毒，完整的病毒颗粒为小球状，直径为 40~50nm，浮力密度为 $1.33g/cm^3$。由核衣壳与包膜组成，包膜表面有棘突。

病毒基因组大小接近 11kb，RNA 5′端有 I 型帽子结构，3′端缺乏 polyA 尾，只有一个开放读码框，编码一种多聚蛋白，依靠宿主体内的蛋白酶将其切割为 3 种结构蛋白（C-PrM/M-E）和 7 种非结构蛋白（NS1-NS2A-NS2B-NS3-NS4A-NS4B-NS5）。非结构蛋白主要参与病毒复制、组装和成熟等。

3. 理化特性　黄热病毒抵抗力弱，不耐酸，不耐热，60℃ 30 分钟即可灭活，70% 乙醇、0.5% 次氯酸钠、脂溶剂、过氧乙酸等消毒剂及紫外线照射均可灭活。黄热病毒对 Vero 细胞和 C6/36 细胞最敏感，乳鼠脑内接种可使乳鼠死亡。

（二）流行病学

1. 流行概况　自 20 世纪 60 年代起，非洲曾多次发生黄热病大流行，主要集中在北纬 15°至南纬 10°的 31 个国家，约有超过 5 亿人受到黄热病的威胁。在西非，最大的疫情发生在尼日利亚（1986—1994 年）、加纳（1977—1983 年）和几内亚（2000—2005 年）。其中尼日利亚的疫情最严重，保守估计 2 万例感染，死亡 5 000 人。在东非，疫情主要发生在苏丹（2003 年、2005 年、2012—2013 年）和埃塞俄比亚（1961—1962 年、

1966年),有近千万的报道病例。

在美洲,黄热病在9个南美国家和一些加勒比海岛地区流行。2016年发生在安哥拉的黄热病疫情甚至引起全球性播散。亚洲、欧洲和美洲都有源自安哥拉的输入性病例报道。

2. 流行环节

(1)传染源:按照传播流行方式,黄热病有3种类型,分别是森林型(猴-蚊-猴)、城市型(人-蚊-人)和中间型。

城市型黄热病的主要传染源为患者和隐性感染者,特别是发病5日以内的患者,以"人-伊蚊-人"的方式循环。城市型黄热病经常出现大暴发,在易感者、患者和伊蚊多的地区播散,过去见于南美洲、加勒比海、美洲及西非的许多国家,经采取积极的灭蚊措施后流行已基本控制。

森林型黄热病的主要传染源为猴子与其他非人灵长类动物,以"猴-里海伊蚊或吸蚊属等-猴"的方式循环,人因进入森林被蚊叮咬而感染。蚊叮咬感染病毒的人或非人灵长动物后,经8~12天可具传染性。

在非洲,还存在媒介型黄热病,其发生在森林型黄热病和城市型黄热病之间,传染源主要是人和猴子。近年来,媒介型黄热病已经成为黄热病在非洲传播的主要方式。

(2)传播媒介:伊蚊是主要传播媒介,经蚊叮咬传播。病毒在蚊体内复制增殖,受感染的蚊可终生携带病毒,并可经卵传代。

城市型黄热病的传播媒介主要是埃及伊蚊,通过刺叮处于病毒血症期的患者后即可传播疾病。森林型黄热病的传播媒介比较复杂,包括里海伊蚊、辛浦森伊蚊(*Ae. simpsoni*)、吸蚊属、煞蚊属等。森林型黄热病是典型的自然疫源性疾病,疫区范围大至数百、数千平方公里。在南美洲,猴与猴间通过吸蚊属和煞蚊属传播;在东非,通过里海伊蚊传播;在西非,多种伊蚊可作为传播媒介。亚马孙河和刚果河盆地为森林型黄热病的两个主要流行区,人因进入林区与蚊媒接触后受染,可引起程度不等的人间流行。

媒介型黄热病的传播媒介主要包括黄头伊蚊(*Ae. luteocephalus*)、白斑阿蚊(*Ar. inchoatus*)等,常在非洲大草原的农村地区形成小规模流行。

(3)易感人群:人对黄热病毒普遍易感。感染或接种疫苗可获得持久免疫力。

3. 流行特征

(1)地理分布:主要流行于非洲和中南美洲的热带地区。

(2)季节分布:全年均可发生,其流行季节与蚊子繁殖季节相吻合。在南美洲和非洲,一般为1~4月,此时雨量多、湿度大、气温高,既有利于伊蚊孳生又有利于病毒在蚊体内繁殖。

(三)发病机制和病理

1. 发病机制　黄热病的发病机制尚不明确。病毒在通过蚊虫叮咬进入人体后,首先在淋巴结中,特别是受感染的DC细胞中进行复制,然后通过淋巴和血液扩散至其他器官和组织,并在其中不断繁殖,再释放入血,引起病毒血症。病毒有较强的嗜内脏性和嗜神经性,其中肝脏是主要靶器官。病毒直接作用肝细胞,导致肝细胞嗜酸性变性。病毒还侵犯脾脏、心脏、骨髓和横纹肌等。病毒触发的细胞因子风暴,可导致休克和多脏器功能衰竭。

2. 病理变化　本病可引起广泛组织病变。肝脏可肿大,肝小叶中央实质细胞坏死,肝细胞浑浊肿胀,胞核变大,出现凝固性坏死及嗜酸透明变性。肾脏肿大,肾小管急性坏死,肾小管上皮脂肪变性、脱落或坏死,管腔内充满颗粒样碎屑。心肌呈脂肪变性,浊样肿胀和退行性变。脾充血,脾脏及淋巴结中淋巴细胞明显减少。脑组织可有小的出血灶及水肿,而无明显的炎症细胞浸润。

(四)临床表现

潜伏期是感染蚊虫刺叮后3~6天,也可长达10天。患者在出现症状的3~4天对蚊虫具有感染性。人感染黄热病毒后,大多数无临床表现,5%~20%出现临床症状,极少数出现重症并死亡。典型临床过程可分为4期。

1. 感染期　此期为病毒血症期,持续3~5天。急性起病,寒战、发热(可达39~41℃),全身不适,头痛、畏光、肌肉疼痛、厌食、恶心、呕吐、烦躁、易怒、头晕等,但症状无特异性。体格检查可有相对缓脉,皮肤、结膜和牙龈充血,特征性舌苔改变(舌边尖红伴白苔),肝大和上腹压痛。

2. 缓解期　发病3~5天后，患者进入缓解期，体温下降，症状减轻，可能不出现黄疸。这类患者中约有15%在48小时之内发展为重症患者。

3. 中毒期（肝肾损害期）　此期特点是病情再次加重，出现多器官功能损伤表现，常累及肝脏、肾脏和血液系统等。临床表现为反复发热、频繁呕吐，黄疸逐渐加重，有出血征象（皮肤瘀点瘀斑、牙龈出血、鼻出血和血尿），也可出现蛋白尿、少尿。重者出现烦躁、谵妄、昏迷和休克。病死率约为50%。死亡通常发生在发病后的7~10天。

4. 恢复期　可持续2~4周。体温下降至正常，症状逐步消失，器官功能逐步恢复正常。恢复者可获长期的免疫力。

（五）实验室检查

1. 一般实验室检查　外周血白细胞减少，中性粒细胞比例降低，血小板下降。血清转氨酶升高早于胆红素，AST转移酶升高程度高于ALT转移酶，可达20 000U/L以上。血清胆红素也可明显升高，可达25~340μm/L。凝血酶原时间延长、凝血酶原活动度下降、凝血因子下降。

2. 血清学检测　采用ELISA、免疫荧光等方法检测血清特异性IgM、IgG抗体。一般发病后第5~7天检出IgM抗体，可作为近期感染的依据。IgG抗体在恢复期的4倍升高也作为诊断依据之一，但需要发病初期和恢复期的标本。黄热病毒抗体与其他黄病毒属的登革病毒、寨卡病毒和西尼罗病毒抗体等有较强的交叉反应，易于产生假阳性，在诊断时应注意鉴别。

3. 病原学检测　应用RT-PCR技术检测血液、尿液及其他体液标本中黄热病毒RNA，用于早期诊断。在发病后5天内患者血液或死亡病例的组织标本可用于病毒分离。可用新生乳鼠脑内接种或Vero、C6/36等细胞进行培养。

（六）诊断和鉴别诊断

依据流行病学史、临床表现和实验室检查结果进行综合判断。

1. 疑似病例　符合流行病学史且有相应临床表现。

（1）流行病学史：发病前14天内有在黄热病流行地区居住生活或旅行史。

（2）临床表现：难以用其他原因解释的发热、黄疸、肝肾功能损害或出血等。

2. 临床诊断病例　疑似病例且黄热病毒IgM抗体检测阳性。

3. 确诊病例　疑似病例或临床诊断病例，且实验室检测符合下列情形之一者：①黄热病毒核酸检测阳性；②分离出黄热病毒；③恢复期血清黄热病毒抗体滴度较急性期呈4倍及以上升高，同时排除登革病毒、寨卡病毒等其他常见黄病毒感染。

4. 鉴别诊断　黄热病可与疟疾、登革热同时发生。早期或轻型病例应与流行性感冒、伤寒、斑疹伤寒和拉沙热等鉴别。若发热伴有黄疸者应与各种原因引起的肝损害、钩端螺旋体病等鉴别。若发热伴出血者应与登革出血热、肾综合征出血热及其他病毒性出血热、蜱传回归热、恶性疟疾等鉴别。

（七）治疗

目前尚无特异性的治疗手段，主要以对症治疗和支持治疗为主，早期有效的支持治疗可以提高存活率。

1. 一般治疗　急性期患者应卧床休息，采取有效防蚊隔离措施。密切观察病情变化，监测生命体征，以防病情突然恶化。

2. 对症和支持治疗　高热时予物理降温，必要时予小剂量解热止痛剂。禁用阿司匹林。肝功能损害时，予保肝、降酶、退黄治疗，补充维生素K促进凝血因子合成，严重出血时补充凝血因子、血小板、新鲜血浆等，必要时输注红细胞。急性肾损伤时，必要时可予肾脏替代治疗。上消化道出血时可予质子泵抑制剂、凝血酶等治疗。出现脑水肿时，予渗透性利尿剂脱水治疗。

（八）预防

1. 控制传染源　对疑似、临床诊断和确诊病例应采取有效防蚊隔离措施。对来自黄热病疫区人员实施卫生检疫。防止传染源扩散。

2. 切断传播途径　防蚊灭蚊是本病的重要防控措施。做好个人防护措施，避免蚊虫叮咬。

3. 保护易感人群　接种疫苗是预防黄热病传播的有效措施，前往黄热病流行区人员应在出发前至少

10 天接种黄热病疫苗。

（周春雪　周怀瑜）

七、寨卡病毒病

寨卡病毒病（Zika virus disease，ZVD）是一种由寨卡病毒（Zika virus，ZIKV）引起的经蚊媒传播的急性传染病。其临床表现为低热、皮疹、结膜炎和关节肌肉痛等，极少出现死亡。伊蚊为主要传播媒介。

1947 年科学家在东非乌干达监测黄热病时，从寨卡森林的恒河猴体内分离出一种新病毒，故而命名为寨卡病毒。1952 年在乌干达和坦桑尼亚的人体中分离到该病毒。1964 年尼日利亚首次发现人感染病例，随后在非洲、太平洋岛国及东南亚国家和地区相继报告发现人寨卡病毒感染病例。2015—2017 年，巴西等中南美洲地区广泛流行，并发现寨卡病毒感染与新生儿小头畸形和成人吉兰-巴雷综合征（Guillain-Barré syndrome，GBS）等并发症有关。近年来，全球范围内屡次暴发寨卡病毒疫情，已严重威胁公共安全。2016 年我国确诊首例输入性感染病例，随后输入性感染病例不断被报告发现。如果不及时控制，极有可能引发本地暴发、流行的风险。

（一）病原学

1. 分类　寨卡病毒属于黄病毒科，黄病毒属，单股正链 RNA 病毒。根据基因组序列的不同，分为亚洲型和非洲型，两种亚型同源性在 90% 左右，均可引起寨卡病毒病。亚洲型寨卡病毒可致婴幼儿小头畸形、成人吉兰-巴雷综合征和等严重疾病。我国目前分离的所有寨卡病毒株均为亚洲型，总体变异率不高。

2. 形态结构　寨卡病毒颗粒为二十面体，球形，直径为 40~70nm，有包膜。

基因组为单股正链 RNA，长约 11kb，RNA 两端为非编码区，内部的单一开放读码框，依次编码 3 种结构蛋白（C、prM/M 和 E）和 7 个非结构蛋白（NS1、NS2A、NS2B、NS3、NS4A、NS4B 和 NS5）。C 蛋白为衣壳蛋白与 RNA 构成的核心结构，prM 蛋白是一种伴侣蛋白，促进蛋白折叠；E 蛋白是最重要的结构蛋白，主要参与病毒颗粒的组装、吸附和侵入，并且包含了主要的抗原表位。非结构蛋白主要参与调控病毒基因组复制、转录及宿主的免疫应答，其中 NS1 蛋白对病毒复制和逃避免疫系统应答发挥重要作用，可作为寨卡病毒感染和早期诊断的标志物，NS2 为 NS3 提供了类似伴侣的功能，NS4 是病毒复制复合体的一个主要元件，NS5 是一个在病毒 RNA 基因组加帽中起着必要作用的 N 端甲基转移酶结构域。

3. 理化特性　寨卡病毒对酸和热敏感，60℃ 30 分钟即可灭活，70% 乙醇、1% 次氯酸钠、脂溶剂、过氧乙酸等消毒剂及紫外线照射均可灭活。在 pH 6.8~7.4 的条件下最稳定，在−70℃或冷冻干燥状态下可长期存活。

4. 细胞培养特性　寨卡病毒对多种蚊细胞和哺乳动物细胞敏感，可在 C6/36、BHK21 和 Vero 等细胞中培养繁殖并产生病变。

（二）流行病学

1. 流行概况　自从 1947 年首次在东非乌干达寨卡森林的恒河猴体内发现出寨卡病毒以来，在相当长的一段时间并没有大规模暴发。历史上第一次暴发是 2007 年在西太平洋的雅浦（Yap）岛上出现了人类感染寨卡病毒疫情，随后逐渐扩展到非洲、南美洲和南亚的热带地区。2013 年 10 月至 2014 年 3 月在法属玻尼西亚发生大规模的流行，有 11% 的居民感染，临床诊断病例达到 9 000 多例，而且病毒又进一步向库克群岛、智利复活节岛等附近岛屿传播。2015 年 3 月巴西发生最大规模的暴发流行，10 月疫情达到高峰，导致超过 20 万例患者感染。随即在南美洲迅速播散，并因发现孕妇感染寨卡病毒后与新生儿小头畸形相关而被世界高度关注。2016 年 2 月 1 日，WHO 宣布寨卡病毒感染疫情已构成“国际关注的突发公共卫生事件”，11 月 18 日将其转为长期机制应对。

2016 年以来，印度尼西亚、泰国、马来西亚、新加坡、印度等东南亚、南亚国家相继发生了寨卡病毒病疫情。截至 2018 年底，全球共有 86 个国家和地区报告经由蚊媒传播的寨卡病毒病疫情，其中以美洲国家为主。

2016 年 2 月 9 日我国大陆确诊首例输入性寨卡病毒感染诊病例，随后广东、浙江、江苏、北京、河南、江苏等省、市陆续报道了输入性病例。截至 2019 年底，我国大陆累计报告了 30 例输入性寨卡病毒病病例，均为轻症。

2. 流行环节

（1）传染源：患者、无症状感染者和受感染寨卡病毒的其他灵长类动物均可作为传染源。

（2）传播途径与媒介：有蚊媒传播、性传播、垂直传播等传播方式。

1）蚊媒传播：伊蚊是传播媒介，主要有埃及伊蚊、白纹伊蚊、里海伊蚊、黄头伊蚊等多种伊蚊属蚊虫，其中埃及伊蚊是主要传播媒介。伊蚊叮咬寨卡病毒感染者而被感染，病毒在蚊体内繁殖富集到唾液腺，再通过叮咬的方式将病毒传染给健康人。

在我国，白纹伊蚊和埃及伊蚊为主要传播媒介，其中白纹伊蚊分布最广，从北至沈阳、大连，经天水、陇南，至西藏墨脱一线及其东南侧大部分地区均有分布。埃及伊蚊主要分布于海南、云南、广东和台湾等的局部地区。2016 年从贵州的致倦库蚊和骚扰阿蚊中分离到寨卡病毒。

2）性传播：在感染者的精液中可以检测到寨卡病毒，在发病后 44 天内亦可通过性行为传播。

3）垂直传播：孕妇感染寨卡病毒可通过胎盘传播给胎儿，分娩过程中也可传播。到目前为止，尚未发现通过母乳喂养感染寨卡病毒的报告。

4）血液传播：寨卡病毒可能通过输血传播，目前已有可能经输血传播的病例报告。

（3）易感人群：人群普遍易感。曾感染过寨卡病毒的人可能对再次感染具有免疫力。

3. 流行特征

（1）地区分布：目前主要流行于拉丁美洲及加勒比、非洲、东南亚和太平洋岛国等国家和地区。我国目前仅有输入性病例。

（2）季节分布：与当地的媒介伊蚊季节消长有关，疫情高峰多出现在夏秋季。在热带和亚热带地区，一年四季均可发病。

（三）发病机制和病理

1. 发病机制　目前，人们对寨卡病毒的致病机制还不十分清楚。一般认为，寨卡病毒通过细胞受体结合并介导病毒颗粒内吞入侵细胞，或聚集或招募病毒颗粒的黏附因子入侵细胞，病毒复制增殖释放入血，引起病毒血症，病毒随血液循环扩散到全身各组织器官。病毒可能抑制宿主细胞干扰素介导的固有免疫相关通路，抑制细胞增殖和分化，促进细胞形成凋亡小体。寨卡病毒为嗜神经病毒，可突破胎盘和血脑屏障。孕妇感染后寨卡病毒可侵入胎儿中枢神经系统，导致严重先天性缺陷，其中以新生儿小头畸形最为常见。成人感染寨卡病毒可侵入外周神经导致吉兰-巴雷综合征。

2. 病理变化　神经元大量死亡，胚胎发育异常或小头畸形。此外，病毒也能导致眼部病变、睾丸损伤和激素分泌异常。

（四）临床表现

潜伏期一般为 3~14 天，平均 7 天。人感染寨卡病毒后症状通常较轻，差异性也较大。在寨卡病毒感染者中，只有 20%~25% 会出现症状，主要表现为急性起病的低热、全身乏力、皮疹（多为斑丘疹）、非化脓性结膜炎和关节痛（主要累及手、足小关节），其他症状包括肌痛、头痛、眼眶后疼痛等；另外少见的症状包括腹痛、腹泻、恶心、呕吐、黏膜溃疡和皮下出血。重症病例少见，可表现为脑炎/脑膜炎、吉兰-巴雷综合征和严重血小板减少症等。

妊娠期孕妇感染寨卡病毒可以导致先天性脑异常，包括小头畸形症和其他先天性畸形，统称为先天性寨卡综合征。病毒感染还与妊娠期间发生的其他并发症相关，包括早产和流产。

寨卡病毒病是一种自限性疾病，症状通常较温和，病程持续一周，需要住院治疗的严重病情并不常见。重症与死亡病例较少，一般预后良好。

（五）实验室检查

1. 标本采集　对疑似病例、临床病例和确诊病例的相关标本进行血清学和病原学检测，对蚊媒标本进行采集和实验室检测。

（1）病例标本：尽早采集血标本，同时要采集尿液和唾液标本。必要时考虑采集精液、羊水或胎盘组织等标本。为了提高检出率，注意标本最适采集时间，血清为感染后 7 天内，双份血标本相隔 14 天为宜，尿液为 20 天内，唾液为 30 天内，精液可达 2 个月。

（2）蚊媒标本采集：在疫点内采集的成蚊及幼虫，分类鉴定后，填写媒介标本采集信息表。

2. 一般实验室检查

（1）血常规：白细胞和血小板计数一般正常，中性粒细胞、淋巴细胞比率多在正常范围，单核细胞可略有增高。部分病例可有白细胞和血小板减少。

（2）血生化：血清球蛋白可轻度增高，ALT 转氨酶和 AST 转氨酶轻度到中度升高。

3. 血清学检测　ELISA 是最常用的血清学检测方法，具有成本低、易操作、对设备要求低、可广泛应用于基层实验室的优点。

特异性 IgM 抗体通常在发病 4~6 天时产生，持续约 3 个月，因此，通过检测标本 IgM 抗体对病毒感染进行早期诊断。特异性 IgG 抗体在血清中出现较晚，但存在时间长，可持续 2 年以上，若 IgG 抗体检测阳性则可判断为再次感染或慢性感染，若恢复期 IgG 抗体滴度比急性期血清滴度 4 倍或以上增长可确诊寨卡病毒感染。

寨卡病毒与同为黄病毒属的登革病毒、黄热病毒及西尼罗病毒等存在较强的血清学交叉反应，容易产生假阳性，需要结合其他方法进一步鉴别。

4. 病原学检测

（1）病毒分离培养：从各类标本中成功分离出寨卡病毒是诊断的金标准。将标本接种于 C6/36、BHK21 或 Vero 细胞中进行分离培养，出现病变或 5~7 天以后，用检测核酸的方法鉴定病毒。也可用乳鼠脑内接种进行病毒分离。我国报道的首例寨卡病毒即采用乳鼠脑内接种得以成功分离。然而，寨卡病毒属于第 3 类病原微生物，其分离培养必须在生物安全二级实验室进行。

由于临床标本中病毒载量普遍较低，需要经数次传代才可能分离到病毒，因此，病毒分离不适合早期诊断。

（2）核酸检测：采用实时荧光定量 RT-PCR，可快速、准确、灵敏、特异地检测出标本中的病毒 RNA，相对于病毒分离培养，鉴定周期缩短。在感染早期，特别是临床症状出现的 1 周内，若检测到寨卡病毒 RNA 即可快速确诊。通常用基因组相对保守区域 NS5 及 E 基因作为检测靶基因，对扩增产物进行基因测序，可鉴定病毒亚型及追溯病毒来源。

5. 媒介标本检测　将鉴定分类后的成蚊或幼虫，进行寨卡病毒核酸检测或病毒分离。

（六）诊断和鉴别诊断

依据流行病学史、临床表现和实验室检查结果进行综合判断，确诊需要病原学检测结果。

1. 诊断标准

（1）疑似病例：发病前 14 天内在流行地区旅行居住、或与确诊病例或临床诊断病例有过性接触，且难以用其他原因解释的发热、皮疹、结膜炎、关节痛等临床表现；或孕期感染寨卡病毒母亲所生的新生儿；或来自流行地区、已知或怀疑其胎儿存在先天性脑畸形的孕妇。

（2）临床诊断病例：疑似病例且符合寨卡病毒 IgM 抗体检测阳性。

（3）确诊病例：在疑似病例或临床诊断病例基础上，且符合下列实验室检查之一项：①寨卡病毒核酸检测阳性；②分离出寨卡病毒；③恢复期血清寨卡病毒中和抗体阳转或者滴度较急性期呈 4 倍以上升高，同时排除登革病毒、基孔肯亚病毒等其他黄病毒感染。

2. 鉴别诊断　主要与登革热、基孔肯亚出血热进行鉴别，另外与黄热病、西尼罗热、钩端螺旋体病、疟疾等相鉴别。以上疾病的鉴别主要依据实验室病原学检测结果。

（七）治疗

目前尚无特异性治疗方法，主要以对症治疗和支持治疗为主，而早期有效的支持治疗可以提高存活率。

1. 一般治疗　成人患者一般症状较轻，主要采用综合对症治疗措施。急性期尽早卧床休息，密切观察神志、体温、脉搏、呼吸、血压等生命体征。以流质或半流质饮食为宜，保持皮肤和口腔清洁，以免继发感染。注意维持水电解质平衡，尽可能先口服补液。一般不用抗菌药物。

2. 对症治疗　高热应以物理降温为主。在急性发热期，对高热患者可以应用退热药，如对乙酰氨基酚口服。伴有关节痛患者可使用布洛芬口服，伴有结膜炎时可使用重组人干扰素-α 滴眼液。

3. 抗病毒治疗 目前无靶向抗病毒药物。可试用利巴韦林、干扰素等药物。

4. 重症病例治疗 对脑炎、吉兰-巴雷综合征、心脏损伤等重症病例按照相应规范进行治疗。

5. 中医药治疗 根据患者病情,酌情给予中医药辨证施治。

（八）预防

目前尚无疫苗进行预防,预防是关键。

1. 控制传染源 早期发现传染源,立即采取防蚊隔离和治疗措施,避免疫情扩散。患者及无症状感染者应当实施有效的防蚊隔离措施 10 天以上,4 周内避免献血。

目前我国防控重点是及时发现可疑病例,控制输入病例,防止输入病例再传播。

2. 切断传播途径 做好个人防护,避免受到蚊虫叮咬。开展爱国卫生运动,去除和改造蚊虫孳生地,使用杀虫剂灭蚊,控制蚊虫密度在安全水平内。

3. 保护易感人群 对重点人群开展健康教育工作,前往寨卡病毒病流行区,应严格做好个人防护措施,防止蚊虫叮咬,使用驱避剂,穿着浅色长袖衣裤,安装纱门纱窗,在蚊帐内睡觉。孕妇或准备怀孕的女性应尽量避免前往寨卡病毒病流行区。

（周怀瑜 周春雪）

八、裂谷热

裂谷热（Rift Valley fever,RVF）是一种由裂谷热病毒（Rift Valley fever virus,RVFV）引起的主要经蚊虫叮咬传播的急性传染病。该病最早于 1912 年在肯尼亚被首次发现,1931 年在肯尼亚裂谷地区的绵羊体中首次分离到病毒,并且定名为“裂谷热”。

裂谷热是一种病毒性人畜共患病,主要流行于非洲大部分国家和地区,影响畜牧区的动物(如家牛、野牛、羊和山羊等),又名绵羊和牛传染性地方流行性肝炎,曾多次造成畜牧业重大经济损失。人感染后的临床特点为突然发热、头痛、肌肉关节疼痛等,少数可有视网膜炎、出血等表现,重症病例可表现为休克、多脏器受累,发病率和死亡率极高。

目前世界上已有 30 多个国家和地区发生裂谷热流行,其中 14 个国家暴发流行。世界动物流行病局（International Epizootic Office,OIE）将裂谷热列为 A 类传染病,在我国被列为一类疫病。

（一）病原学

1. 分类 裂谷热病毒属于布尼亚病毒科（Bunyaviridae）白蛉热病毒属（Phlebovirus）成员,目前仅有一个血清型。

2. 形态结构 裂谷热病毒为单股负链 RNA 病毒,多为圆球形,直径为 90~110nm,有包膜,表面有糖蛋白突起,其直径长 10nm。少数病毒颗粒可呈椭圆形或短棒形。

裂谷热病毒基因组由 3 个节段的 RNA 组成,分别为 L、M、S 节段。L 节段长 6 404bp,反向编码 RNA 依赖的 RNA 聚合酶,也称为 L 蛋白,主要负责病毒基因组的复制和转录。M 节段长 3 885bp,反向编码一个聚合蛋白,经翻译后剪切作用形成 2 个糖蛋白（Gn、Gc）和 2 个非结构蛋白（NSm1、NSm2）,其中 Gn 和 Gc 为病毒的囊膜蛋白,主要参与病毒的组装及感染过程。S 节段长度为 1 690bp,利用双向策略,反义链编码核衣壳蛋白（N）,正义链编码非结构蛋白 NSs（non-structural protein）,其中 NSs 是病毒的主要毒力因子。

3. 理化特性 本病毒抵抗力强,能够抵抗 0.5% 石炭酸 6 个月,在室温下可存活 7 天,4℃存活 1 个月,-40℃存活 3 年,在冻结或冻干状态下长期存活。对酸（pH3.0 以下）、脂溶剂、去污剂和甲醛敏感,56℃ 40 分钟可灭活病毒。

本病毒最敏感的宿主为地鼠和小白鼠,在宿主细胞内能形成包涵体。病毒可在 Vero、BHK-21 和 C6/36 等细胞中培养繁殖。

（二）流行病学

1. 流行概况 自 1931 年裂谷热病毒首次确定以来,相继在非洲地区大范围流行,其主要发生区域及时间为埃及（1977—1978,1997—1998）、塞内加尔、毛里塔尼亚（1987—1988）、肯尼亚、索马里、坦桑尼亚（1997—1998,2006—2007）、乍得（2004）、苏丹（2008）、南非（2010）、阿拉伯半岛（2000—2001）及马约特岛、马达加斯加(2007—2008)。

2000年9月,裂谷热疫情首次出现在非洲以外地区。在沙特阿拉伯共和国,约884人感染该病毒,124人死亡;在也门共和国,约1 087人感染,121人死亡。

2016年7月,我国确诊首例输入性病例,患者是在安哥拉务工时被感染的。

纵观全世界的疫情动态,裂谷热呈现上升和扩大趋势。2000年至2018年6月,WHO累计报告重症感染病例4 830例,其中967例死亡病例,病死率近20%。

2. 流行环节

(1)传染源:病畜和带毒畜为本病的主要传染源,其中家养的牛、羊是重要传染源。裂谷热病毒具有广泛的宿主范围,包括人、水牛、犀牛、绵羊、山羊、羚羊、骆驼、马、驴、鹿、狗、猫、蝙蝠、禽类、啮齿动物和节肢动物等均可感染。家畜和患者在病毒血症期间均有传染性。另外,猴、鼠类和白鼬可能是潜在的传染源。

(2)传播途径:主要通过蚊虫叮咬传播,接触病畜或吸入气溶胶也可传播。

1)蚊媒传播:蚊虫是裂谷热病毒的主要传播媒介,包括伊蚊、库蚊、按蚊、沼蚊和曼蚊多属,有埃及伊蚊、刺扰伊蚊、叮马伊蚊(*Ae. caballus*)、麦氏伊蚊(*Ae. mcintoshi*)、尖音库蚊、致倦库蚊、三带喙库蚊、希氏库蚊等25种蚊虫参与病毒的传播,其中伊蚊是主要的保存宿主和载体,能够经卵传播,使新一代伊蚊获得感染。不同蚊种在不同地区的传播方面起不同作用,这与蚊种的地理分布、生态习性和嗜血习性密切相关。

除蚊类外,目前从吸血蠓类、嗜血蝇类、蚋类和蜱类中检测和分离到裂谷热病毒,但作为传播的媒介作用尚待研究确认。

2)接触传播:人可以通过密切接触病畜的组织、血液、分泌物、排泄物而感染,如果食用未煮熟被感染的肉或未经消毒的奶等也会感染。目前尚未见在人与人之间传播的报道。

3)气溶胶传播:在少数情况下,人吸入含病毒的气溶胶也可发生感染。已有报道实验室工作人员在病毒培养或是处理含有病毒的试验样本时,通过气溶胶而感染。

(3)易感人群:人群对裂谷热病毒普遍易感,但多为隐性感染,病后可产生一定的免疫力。某些职业群体,如牧民、屠宰工人、兽医以及接触活病毒的实验室人员等感染的风险较大。

3. 流行特征

(1)地理分布:主要分布于非洲的东部和南部,流行的国家有肯尼亚、津巴布韦、乌干达、赞比亚、纳米比亚、索马里、坦桑尼亚、莫桑比克、马约特岛、马达加斯加、斯威士兰、南非、苏丹、毛里塔尼亚和埃及等。2000年裂谷热突破地域限制,登陆阿拉伯半岛,在沙特阿拉伯和也门地区造成大范围疫情。

(2)人群分布:任何年龄均可感染发病,但发病年龄多集中在10~40岁,男性多于女性,男女比为4∶1。各职业人群均有感染发病,但多发生于牧民、屠宰工人、在流行病地区露宿者、狩猎人员、兽医、卫生防疫人员和实验室工作者以及其他与被感染动物组织有接触者。

(3)季节分布:全年均可发病,但流行高峰主要在夏秋季。季节分布主要与媒介的活动有关,但受气候、地貌和植被等多种因素影响。该病呈现地方流行性,多发生在高降水量的雨林地带,而一过性流行多发生于洪水或大量降雨之后。一般家畜流行比人间流行要早数周或数月。

(三)发病机制和病理

1. 发病机制　尚未完全阐明,可能与病毒对细胞的直接侵犯以及与免疫损伤有关。首先病毒进入机体后,在局部组织中复制,继而进入血循环形成病毒血症,出现发热等感染中毒症状,并引起多脏器局灶性感染,其中以肝脏受累为著。

病毒对细胞的损伤可能通过溶解效应所致,此外还可能与免疫损伤有关。病毒毒力因子NSs蛋白能够干扰宿主的转录和抑制IFN-β的生成,限制了宿主早期固有免疫并增加了发病的可能性。另外一种毒力因子NSm蛋白可抑制病毒诱导细胞凋亡。

2. 病理变化　皮肤、皮下组织和内脏器官表面浆膜广泛出血。肝中度肿大,有广泛坏死灶,并可融合成大片坏死。镜下可见肝细胞灶性坏死,可相互融合,病变广泛,胞浆呈典型的嗜酸性变,核内有嗜酸性包涵体。脾充血肿大,包膜下出血,滤泡中淋巴细胞减少。肾皮质可见充血和点状出血,肾实质可见出血和肾小球毛细血管纤维素沉着。肾上腺肿大、皮质点状出血。脑组织和脑膜呈灶性细胞变性与炎症浸润。

（四）临床表现

1. 临床表现 潜伏期很短，可短至数小时，一般为 2~6 天。临床表现多种多样，典型症状与严重流行性感冒或者登革热类似。主要表现有发热、恶心、呕吐、腹痛、腹泻、黄疸、中枢神经系统症状和出血倾向等。

2. 临床分型 临床上分为急性热症、眼病、出血和脑炎等 4 种类型。

（1）急性热症型：急性起病，高热达 38~40℃，常为双峰热，可持续数天，伴有畏光、寒战、剧烈头痛、乏力、肌肉关节疼痛，常无皮疹，相对缓脉。病程 4~7 天后体温恢复正常，症状改善，常在 2 周内完全恢复。少数病例可表现为多系统受累。

（2）眼病型：常在急性热症型基础上并发视网膜炎（1%~20%），多发生在病程 1~3 周，表现为视物模糊或视力下降，有时产生盲点，严重时发生视网膜脱落。视力障碍持续 10~12 周后自愈，不产生任何长期的影响。当损伤发生在黄斑或严重出血和视网膜脱落，约 50% 的患者永久性失明。

（3）出血型：在病程 2~4 天后出现，表现为皮肤黏膜小出血，后期伴有咯血、鼻出血、便血等。重症病例往往死于出血、休克及肝、肾衰竭。

（4）脑炎型：多发生于发热后 3~12 天，突然发生脑炎症状，如剧烈头痛、记忆丧失、幻觉、定向障碍、思维混乱、眩晕、颈项强直、惊厥、多涎、抽搐、舞蹈样运动、偏瘫、嗜睡、昏睡、昏迷甚至死亡。病情可能会很严重，但死亡率不高。存活病例可有后遗症。

3. 预后 本病为自限性疾病，大部分病例可自愈，不到 5% 的患者发展为重症，出现严重的并发症。病死率约为 1%。

（五）实验室检查

1. 一般检查 有意义的检查指标主要有白细胞减少、血小板下降、肝酶升高、肾功能损伤等。其中肝酶系统的改变最常见。

（1）血常规：病程 1~2 天白细胞计数可正常或轻度增高，伴中性粒细胞增多，继而白细胞下降，可出现血小板减少。出凝血时间、凝血酶原时间均延长，凝血因子Ⅱ、Ⅴ、Ⅶ、Ⅸ显著减少。

（2）尿常规：可见少量尿蛋白、红细胞、管型。

（3）生化：血肌酐、尿素氮增高。血清 ALT、AST 均可增高，可伴 TBIL 增高。

（4）脑脊液：压力增高，蛋白轻度增高，细胞数增加，以淋巴细胞为主，糖和氯化物正常。

2. 血清学检测 多采用 ELISA 方法检测血清特异性 IgM 抗体，病程第 5 天即可出现 IgM 抗体，可持续 60 天。采用 ELISA、中和试验等方法检测血清特异性 IgG 抗体，病程 7 天后出现 IgG 抗体。

3. 病原学检查 作为确诊依据。

（1）病毒分离培养：采集发病 4 天内患者血清标本，在 Vero、BHK-21 和 C6/36 等敏感细胞进行培养并分离病毒。

（2）核酸检测：采用 RT-PCR 可以鉴定和定量病毒核酸，在病程 4 天内从多数患者的血清中可检测到病毒的 RNA。该法灵敏度高，检测时间缩短为 4 小时。

（3）病毒抗原检测：多采用 ELISA 法检测特异性病毒抗原。

（六）诊断和鉴别诊断

1. 诊断依据 根据流行病学史、临床表现和实验室检查结果进行综合判断，确诊需要病原学检测结果。

（1）疑似病例：患者有在疫区的生活或旅行史，或有与患者、患病动物接触史或蚊虫叮咬史；同时临床表现为发热（常为双相热）、头痛、乏力、肌肉关节疼痛，部分病例可表现为多系统受累。

（2）确诊病例 在疑似或临床诊断基础上具备下列实验室检查任一项者：①病毒抗原阳性；②血清特异性 IgM 抗体阳性；③恢复期血清特异性 IgG 抗体滴度比急性期增高 4 倍以上；④从患者标本中检出病毒 RNA；从患者标本中分离到病毒。

2. 鉴别诊断 裂谷热属多系统多脏器损伤，表现出相应的临床症状，需要与流行性感冒、登革热、乙脑、莱姆病、病毒性肝炎、布鲁菌病、Q 热和其他各种病毒性出血热等鉴别。

（七）治疗

目前尚无特效治疗方法。大多数裂谷热病例为轻症且病程较短，无须特别治疗。对重症病例主要是对症处理和支持治疗。新鲜血浆、注射丙种球蛋白及高效抗生素多常规应用。

1. 对症和支持治疗

（1）高热：给予物理降温，或使用小剂量解热镇痛药，但避免大量出汗。

（2）出血：发现弥散性血管内凝血（DIC），可早期使用肝素治疗，补充血小板及凝血因子等。

（3）肝损伤：给予保肝及退黄处理，合理营养支持。

（4）颅内高压：密切观察生命体征、呼吸节律、瞳孔等变化，给予20%甘露醇快速静脉点滴脱水。

（5）肾衰竭：如少尿、无尿、高血钾等可实施血液透析，同时注意维持水、电解质和酸碱平衡。

2. 抗病毒治疗　目前无特效抗病毒药物。早期使用利巴韦林和干扰素对病毒复制具有抑制作用。

（八）预防

1. 控制传染源　一旦有疫情报告，要采取综合性防控措施，严密隔离传染源，防止疫情传播扩散。加强疫区人员出入境的检疫与医学观察工作，加强进出口岸肉食品、奶制品和动物生皮毛的检疫工作，严防国外染病动物及人输入我国。

2. 切断传播途径　使用杀虫剂控制蚊媒，清除蚊媒孳生地，降低蚊媒密度是控制蚊媒传播的根本措施。做好个人防护，避免蚊虫叮咬，穿长衫长裤，使用蚊帐和驱虫剂，在蚊叮咬高峰时间避免户外活动。避免接触病畜，不食用未熟的肉、奶等。兽医、实验室人员或医护人员在接触染病动物或人时，应采取保护措施。

3. 保护易感人群　加强宣传教育，提高防病意识，加强个人防护。对高危人群，例如研究者、旅行者、疫区兽医、屠宰个人等接种人用灭活疫苗，初次接种后1周、4周时复种，并须于1年后加强接种1次。

（周怀瑜　周春雪）

九、基孔肯亚出血热

基孔肯亚出血热（Chikungunya hemorrhagic fever，CHIK）即基孔肯亚热（Chikungunya fever，CHIKF），是一种由基孔肯亚病毒（Chikungunya virus，CHIKV）引起的主要经伊蚊叮咬吸血传播的急性传染病，其主要临床表现为发热、严重或持续的关节疼痛和皮疹。“基孔肯亚”是坦桑尼亚南部的土语，意即身体弯曲，是因患者常有关节剧烈疼痛，不得不采取弯腰曲背的强迫体位，故本病又名“屈曲病”。基孔肯亚出血热也是一种自然疫源性疾病，主要流行于非洲和东南亚地区，但近年来在全球100多个国家广泛流行，每年大约100万人感染，成为严重影响人类公共卫生安全的虫媒传染病之一。目前尚无疫苗或抗病毒药物。

（一）病原学

1. 分类　基孔肯亚病毒属于披膜病毒科（Togaviridae）、甲病毒属（*Alphavirus*）、西门利克森林病毒复合群（Semliki forest virus complex，SVF）。只有一个血清型，包括4种遗传谱系：西部、东部、中部、南部非洲谱系（East，Central and Southern African lineage，ECSA）、亚洲谱系和印度洋谱系（Indian Ocean lineage，IOL）。其中亚洲谱系和印度洋谱系来源于ECSA。虽然不同谱系之间核酸差异可达15%，但不能通过抗原性加以区分。

2. 形态结构　基孔肯亚病毒呈球形，直径为60~70nm，由糖蛋白外壳、脂质双分子层包膜以及病毒核心组成。病毒核心外层为20面体的核衣壳蛋白，包裹着病毒RNA等物质。

病毒基因组为正链RNA，长度为11~12kb，不分节段，包含2个开放式阅读框，编码4个非结构蛋白（NSP1、NSP2、NSP3和NSP4）和3个结构蛋白（衣壳蛋白C、包膜蛋白E1和E2以及辅肽E3），其编码顺序为5′-NS1-NS2-NS3-NS4-C-E3-E2-E1-3′。在非结构蛋白中，NSP1参与病毒的mRNA封顶；NS2具有解旋酶、三磷酸酶和蛋白酶活性，且可关闭宿主细胞转录；NSP3是复制酶单元的一部分，并且属于参与RNA合成的辅助蛋白；NSP4是病毒RNA依赖性RNA聚合酶。在结构蛋白中，E2与细胞受体结合使病毒通过内吞作用进入细胞；E1包括融合肽，在内体低pH环境暴露，使核衣壳释放入宿主细胞质；E3是一种小的A/B蛋白，由64个氨基酸组成，具有二硫异构酶活性，有助于病毒糖蛋白的正确折叠和二硫键形成，E3介导E2与E1结合。

3. 理化特性　本病毒对理化因素的抵抗力较弱，对酸、热、脂溶剂、去污剂、漂白粉、酚、70%乙醇和甲醛敏感，加热58℃以上、70%乙醇、1%次氯酸钠、脂溶剂、过氧乙酸等消毒剂及紫外线照射均可杀灭病毒，在培养基中于37℃也仅能存活24小时，其在宿主体外的存活情况不明。

本病毒可在 Vero、C6/36、BHK-21 和 HeLa 等细胞中繁殖并引起典型的细胞病变。对血细胞，如原代淋巴细胞、T 淋巴细胞、B 淋巴细胞及单核细胞等不敏感。

（二）流行病学

1. 流行概况 1952 年基孔肯亚出血热首次在坦桑尼亚南部尼瓦拉州暴发流行，1953 年首次在坦桑尼亚分离确认基孔肯亚病毒，随后在非洲、亚洲、欧洲散发。2000 年以后，基孔肯亚出血热在印度洋岛屿和亚洲流行。2005—2007 年，基孔肯亚出血热在印度洋岛屿、印度和东南亚地区广泛流行，导致数百万人患病。其中法属留尼旺岛疫情尤为严重，发患者数高达 27 万，接近当地人口的 40%；2005 年 12 月在印度再度出现本病，并很快引起暴发流行，2006 年报道 140 万病例。2007 年，意大利东北部发生暴发流行，这是首次在欧洲暴发。2013 年末，基孔肯亚出血热在美洲加勒比地区出现，并传播至南美、中美和北美地区。截至 2016 年 4 月 8 日，美洲地区报告疑似和确诊病例共计 190 余万例，死亡 267 例，其中哥伦比亚 46.1 万例，死亡 54 例；委内瑞拉 5.8 万例，巴西 3 万例，死亡 3 例；美国 11 例。2008 年 3 月，我国发现首例基孔肯亚出血热输入性病例，该患者为赴斯里兰卡务工回国人员。

2. 流行环节

（1）传染源：人和非人灵长类动物是基孔肯亚病毒的主要宿主。急性期患者、隐性感染者和感染病毒的非人灵长类动物是主要传染源。

1）患者：急性期患者是主要传染源。患病早期即有病毒血症，在发病后 2~5 天内即可产生高滴度的病毒血症，传染性很强，可感染吸血的媒介蚊，进而感染其他人。

2）隐性感染者：在城市型疫源地中，隐性感染者是重要的传染源，病毒主要以人-蚊-人的方式传播。

3）非人灵长类动物：在丛林型疫源地中，非人灵长类动物是本病的主要传染源，病毒以灵长目动物-蚊-灵长目动物方式传播。基孔肯亚病毒在非洲绿猴、狒狒、黑猩猩、红尾猴、长臂猿、猕猴和蝙蝠等野生动物间传播，在流行区的马、牛、羊、猪的血清中均能查出该病原的抗体。受感染的动物宿主都可能是传染源。

（2）传播途径：蚊虫是主要传播媒介，主要通过感染病毒的伊蚊叮咬吸血而传播。埃及伊蚊是城市型疫源地主要传播媒介。埃及伊蚊广泛分布于热带、亚热带城市，属家栖蚊种，嗜吸人畜血液，主要孳生在居民区小型容器积水内。里海伊蚊是非洲当地丛林型疫源地的主要传播媒介。里海伊蚊是非洲野栖蚊种，嗜吸灵长类血液，并在野生动物中传播病毒。此外，非洲曼蚊、致倦库蚊、三带喙库蚊、白雪库蚊、东乡伊蚊、白纹伊蚊、三列伊蚊、伪盾伊蚊（*Ae. pseudoscutellaris*）、银端伊蚊（*Ae. apicoargenteus*）、波利尼西亚伊蚊、淡色按蚊等都参与本病的传播。在我国，主要是埃及伊蚊、白蚊伊蚊、东乡伊蚊和三列伊蚊。有人曾从软蜱和臭虫体内分离出基孔肯亚病毒，可能与传播本病有关。

除经蚊传播外，在实验室还可通过气溶胶传播。2008 年法国报道，基孔肯亚病毒可通过母婴传播。目前，尚无人传人的报道。

（3）易感人群：人对基孔肯亚病毒普遍易感，感染后可表现为显性感染或隐性感染。不论发病与否均可获得一定的免疫力。

3. 流行特征

（1）地理分布：本病主要分布于非洲、南亚和东南亚地区。在非洲，主要流行于撒哈拉沙漠以南地区，包括坦桑尼亚、南非、扎伊尔、津巴布韦、尼日利亚、塞内加尔、安哥拉、乌干达、罗得西亚、科摩罗、毛里求斯、马达加斯加、马约特岛、塞舌尔及法属留尼旺岛等国家和地区。在亚洲，主要流行于东南亚、印度和西太平洋地区，包括印度、斯里兰卡、缅甸、越南、泰国、老挝、印度尼西亚、柬埔寨、菲律宾和马来西亚等。

（2）人群分布：任何年龄均可感染发病，但新、老疫区有差异。在新疫区或输入性流行区，所有年龄组均可发病；在非洲和东南亚等老疫区或地方性流行区，发病年龄多数为儿童。无性别、职业和种族差异。

（3）季节分布：本病主要流行季节为夏、秋季，但在一些热带地区一年四季均可发生流行。无论在非洲或亚洲，其流行季节都主要集中在温度高、湿度大的雨季。季节分布主要与媒介的活动有关。

（4）流行类型：根据基孔肯亚病毒的传播链，可将基孔肯亚出血热分为两个流行类型：城市型和丛林型。在亚洲，城市型为主要流行型，患者和隐性感染者为主要传染源，病毒主要以人-蚊-人的循环方式传播，埃及伊蚊和白纹伊蚊为主要传播媒介。在非洲，丛林型为主要流行型，受感染的动物为主要传染源，病毒主要以动物-蚊-动物的循环方式传播，主要传播媒介为里海伊蚊等。

（5）流行特点：基孔肯亚出血热最初流行时，呈暴发性大流行。但近年来大规模的流行已渐渐消失，呈散发病例。其流行周期性尚难以界定。一般认为，凡有伊蚊存在地区，当伊蚊达到一定密度且自然条件适合时，如有基孔肯亚病毒传入，就可能引起流行或暴发。

（三）发病机制和病理

1. 发病机制　目前尚不清楚。一般认为基孔肯亚病毒经蚊媒叮咬进入人体后，在毛细血管内皮细胞与单核吞噬细胞系统增殖后进入血液循环，形成第1次病毒血症，然后病毒再定位于单核吞噬细胞系统、脾和淋巴组织中复制，再次释放入血形成第2次病毒血症，病毒侵入不同的组织、皮肤和血管，引起一系列临床症状。

可能是病毒直接损伤宿主细胞。病毒通过其包膜上的E1、E2蛋白与宿主细胞上的受体结合，然后通过网格蛋白介导的细胞内吞作用进入细胞，并在细胞内复制，导致细胞坏死和凋亡。另外，机体产生的抗体与病毒形成免疫复合物，激活补体系统，导致血管通透性增加，出现免疫损伤。病毒还可通过胎盘感染胎儿，导致流产或胎儿死亡。

2. 病理变化　在骨骼肌中，病毒主要感染成纤维细胞，在肌外膜可检测到大量的病毒，而且肌外膜可见巨噬细胞浸润，在肌纤维基底层可见小单核细胞。在关节囊成纤维细胞、深真皮层的成纤维细胞、肝脏的肝窦毛细血管上皮细胞、巨噬细胞和Kupffer细胞以及脾脏的红髓中，均可观察到病毒抗原。小鼠实验显示，脉络丛上皮细胞严重的空泡变性，脉络丛上皮细胞、室管壁膜细胞和小脑膜细胞有大量的病毒，但脑实质及构成血脑屏障的微血管上皮细胞未见明显改变。

（四）临床表现

本病潜伏期为2~3天，也可长达12天，通常为3~7天。

1. 急性期

（1）发热：患者常突然起病，寒战、发热，体温可达39℃，伴有头痛、恶心、呕吐、食欲减退、淋巴结肿大。一般发热1~7天即可退热，多数患者缓解1~3天后再次发热，称为“双峰热”，持续3~5天恢复正常。

（2）皮疹：80%的患者在发病后2~5天，可在躯干、四肢的伸展侧、手掌和足底出现红色斑丘疹或猩红热样皮疹，有瘙痒感，疹间皮肤多为正常。皮疹持续1~5天后消退，或可伴有轻微脱屑，且皮疹出现时患者出现第2次发热。

（3）关节疼痛：在发热同时，患者全身的多个关节和脊椎出现剧烈的疼痛，因剧烈疼痛而屈身不动，形同折叠。关节痛是本病的核心体征，主要累及手、腕、踝和趾等小关节，也可累及肩、膝等较大关节。关节痛多为多关节和游走性的，随运动而加剧，并在晨间恶化。病情发展迅速，往往在数分钟或数小时内关节功能丧失，不能活动。腕关节受压引起的剧烈疼痛是本病的特点。关节肿胀常见，但关节积液少见。X线检查正常。关节症状可持续较长一段时间，仅1/3患者在数周内关节症状消失，与此同时可出现全身性肌痛。儿童病变较轻，关节痛不明显。

（4）出血：在亚洲，基孔肯亚出血热与出血热综合征有密切关系，类似登革出血热或登革休克综合征。出血主要为鼻出血、牙龈出血、皮肤黏膜瘀点或瘀斑、胃肠出血等，但一般出血量不大，而且亚洲病例比非洲病例更常见。

（5）其他：病初伴有头痛、恶心、呕吐、食欲减退、腹痛、腹泻、淋巴结肿大，有些患者可有咳嗽、咽痛、结膜充血、结膜炎等表现。极少数患者可出现脑膜脑炎、肝功能损伤、心肌炎等。

2. 恢复期　急性期后，绝大多数患者的关节疼痛和僵硬状态可完全消退。部分患者关节疼痛和僵硬会持续数周至数月，甚至3年以上。

3. 预后　本病为自限性疾病，一般预后良好。病死率不高，除少数老年患者因身体衰弱而死亡外，成人感染者几乎没有死亡。

（五）实验室检查

1. 一般实验室检查

（1）血常规：大多数患者白细胞计数正常，少数患者白细胞总数及淋巴细胞减少，血小板计数正常或轻微下降。

（2）血生化：部分患者血清 ALT、AST、肌酸激酶（CK）升高，血浆白蛋白下降。血沉增快，出凝血时间延长。

（3）脑脊液：若为脑膜脑炎患者其脑脊液检查符合病毒性损伤改变。

2. 血清学检测

（1）血凝抑制试验：急性期和恢复期双份血清抗体有 4 倍以上升高时，有诊断价值。该法适用于血清流行病学调查。

（2）中和试验：特异性较高，病毒中和抗体存留时间长，不仅作为临床诊断的依据，还可用于流行病学回顾性调查。

（3）ELISA 检测血清特异性 IgM 抗体：结果较为可靠，具有早期诊断价值。一般情况下，发病后第 1 天出现 IgM 抗体，第 5 天多数患者呈阳性。因 IgM 抗体在本病出现症状 1~12 天后即可测出，在较高水平持续几周到 3 个月。本法不受血清种属的限制，是诊断患者或血清学调查的较好方法。

（4）ELISA 或 IFA 检测血清特异性 IgG 抗体：一般情况下，发病后第 2 天出现 IgG 抗体，第 5 天多数患者呈阳性。

3. 病原学检测

（1）病毒分离培养：采集发病 2 天内患者血清标本，用 Vero、C6/36、BHK-21 和 HeLa 等敏感细胞进行病毒分离。2~4 天龄乳小白鼠对基孔肯亚病毒较敏感，可用于病毒的分离和传代。病毒分离培养是诊断本病的金标准，但需时间较长，且培养较为困难，难以常规开展。

（2）病毒核酸检测：采用 RT-PCR 进行病毒核酸快速检测，具有较高的诊断价值。其中，实时定量 RT-PCR 具有更高的灵敏度、特异性，可以降低在样本制备过程中由于污染而出现的假阳性率，是病毒快速检测鉴定的重要技术手段。一般发病后 4 天内，在多数患者的血清中可检测到病毒核酸。

（六）诊断和鉴别诊断

根据流行病学史、临床表现和实验室检查结果进行综合判断，确诊需要病原学检测结果。

1. 诊断依据　临床上符合基孔肯亚出血热的流行病学史，有发热、急性关节痛/关节炎及皮疹三联征，可考虑本病。

（1）流行病学史：生活在基孔肯亚出血热流行地区或 12 天内有疫区旅行史，发病前 12 天内有蚊虫叮咬史。

（2）临床表现：急性起病，以发热为首发症状，病程 2~5 天出现皮疹，多个关节剧烈疼痛。

（3）实验室检查：①血清特异性 IgM 抗体阳性；②恢复期血清特异性 IgG 抗体滴度比急性期有 4 倍以上增高；③从患者标本中检出基孔肯亚病毒 RNA；④从患者标本中分离到基孔肯亚病毒。

2. 诊断标准

（1）疑似诊断：具有上述流行病学史和临床表现，或无流行病学史者，但具有上述典型的临床表现。

（2）确定诊断：在疑似诊断基础上具备诊断依据中实验室检查任一项者。

3. 鉴别诊断　本病与登革热的临床表现类似，而且传播媒介、流行区域基本相同，容易混淆。但基孔肯亚出血热发热期较短，关节痛更为明显且持续时间较长，无淋巴腺炎、经常在二次发热时或其后出现皮疹、无头痛或头痛轻、无眼球后痛或眼球痛，出血倾向较轻。鉴别有赖于实验室特异性检测。

另外，本病还需与流行性感冒、传染性红斑、麻疹、风疹、传染性单核细胞增多症、风湿热、细菌性关节炎等鉴别。

（七）治疗

本病为自限性疾病，目前尚无特效药物，一般给予对症处理和支持治疗即可恢复健康。

1. 一般治疗　采取防蚊隔离措施。急性期应卧床休息，给予高热量、易消化、多维生素流食或半流食。

2. 对症治疗　对于高热患者应先以物理降温为主。若有明显出血症状者，要避免酒精擦浴。可考虑小剂量退热药。关节和肌肉疼痛者可用止痛或镇静药。病后关节炎可用抗炎药物和物理疗法。抗病毒治疗早期可适当应用。

（八）预防

1. 控制传染源　加强疫情检测，控制传染源。早期发现病例或可疑病例，及时确诊及时上报，隔离治疗，以扑灭疫情。尽量就地治疗，以减少传播机会。患者在病毒血症期间，应予以防蚊隔离。隔离期为发病后5天。

2. 切断传播途径　防蚊灭蚊是主要预防措施。加强媒介监测和控制，加强国境口岸卫生检疫，严防基孔肯亚出血热输入传播。消灭蚊虫和清除蚊虫孳生地。

3. 保护易感人群　加强个人防护，防止蚊虫叮咬。在地方性疫区或流行区野外旅居时应挂蚊帐或涂蚊虫驱避剂。实验室人员必须与感染性材料接触时，应轻柔操作，防止气溶胶产生，同时戴口罩、手套加强个人防护。

目前尚无可供使用的疫苗。

（周春雪　周怀瑜）

十、圣路易斯脑炎

圣路易斯脑炎（Saint Louis encephalitis，SLE）是一种由圣路易斯脑炎病毒（St. Louis encephalitis virus，SLEV）引起的经蚊媒传播的急性中枢神经系统传染病。主要流行于美国的密西西比河附近和俄亥俄河流域以及加利福尼亚、得克萨斯和佛罗里达等地，偶尔波及加拿大南部和墨西哥北部地区。主要临床特征包括发热、头痛和中枢神经系统症状，多数患者病情较轻，死亡率也较低。

（一）病原学

1. 分类　圣路易斯脑炎病毒属黄病毒科黄病毒属，其抗原与流行性乙型脑炎病毒、墨累山谷脑炎病毒和西尼罗病毒相近。

2. 形态结构　圣路易斯脑炎病毒颗粒呈球形，直径40~50nm，有包膜，核心为单股正链RNA，其基因组与其他黄病毒科相似，核苷酸序列与乙脑病毒的相似性约65%，与黄热病或登革病毒的相似性约40%。

3. 理化特性　本病毒耐寒不耐热，在50%甘油内4℃中可保存2个月以上，在室温下容易灭活。对去氧胆酸、甲醛、乙醚敏感。

本病毒可在BHK-21、Vero、LLC-MK2、MA-104和PS细胞上生长繁殖，并产生细胞病变，形成空斑。在原代鸡胚上病毒滴度最高，乳鼠脑接种敏感。

（二）流行病学

1. 流行概况　本病首次发现于1932年美国伊利诺伊州，1933年在美国的圣路易和堪萨斯城发生大流行，约有3 000多例脑炎患者，并从死者脑中分离出病毒。1937年于圣路易城再次暴发流行，病例达数百人。此后，在美国许多地区都有小的流行或散发病例发生。在美国大约每隔10年发生一次暴发流行，最后一次大流行发生于1975年，病例数近2 000例。自1995年美国开展圣路易斯脑炎的流行病学监测以来，总病例数已近5 000例。在南美洲一些国家也有本病发生，加拿大、亚美尼亚和墨西哥西部曾发生过暴发流行。

2. 流行环节

（1）传染源：野鸟和家禽是主要传染源。鸟类作为主要的保存宿主，起到人间流行前的病毒扩散作用。持续感染的蚊或蚊卵，以及蝙蝠、爬虫类和其他脊椎动物是潜在的宿主。另外，候鸟每年将病毒从温带地区带回北部的可能性也不能排除。

病毒能保存于北美冬季宿主中，曾从越冬的尖音库蚊成蚊中分离出病毒，而且在北美很多地方每年均有本病毒的流行。实验感染多种库蚊均经卵垂直传播病毒。实验感染蝙蝠后，很长时间仍可从蝙蝠血中分出病毒，并且发现病毒可经胎盘传播。

（2）传播媒介与途径：库蚊是主要传播媒介，经叮咬吸血传播，本病毒基本循环传播方式是蚊-鸟-蚊。传播媒介的地区性差异很大。在美国东部和中部，尖音库蚊和致倦库蚊是主要传播媒介，它们喜在家庭周围的静水或污水，特别是卫生条件差的地方大量孳生，容易造成城市的暴发流行。在东部流行时，从尖音库蚊分离到病毒株均为强毒株，与该地区发病率高、病死率高（20%）相关。另外，睡眠库蚊（*Cx. restuans*）分离到病毒，该蚊在较冷的季节活跃，而且嗜吸鸟血，可能对病毒越冬和病毒循环扩增起重要作用。

在美国西部诸州的乡村地区，跗斑库蚊（*Cx. tarsalis*）是主要传播媒介，该蚊在灌溉水域或农田积水中大量孳生，容易造成农村地方性的流行，而城市居民发病率很低。在佛罗里达，黑须库蚊（*Cx. nigripalpus*）是主要传播媒介。在西部非流行时，从跗斑库蚊分离到的病毒多为低毒力株，与该地区一般仅为地方性散发、病死率低（9%）相关。

在春季和初夏，由于媒介蚊的重新出现和大量繁殖，病毒在蚊虫和鸟类间开始扩增和传播循环。当自然条件有利时，病毒的传播循环就会快速进行，病毒扩增到一定高度时就会突破动物间的循环而感染人和哺乳动物。

（3）易感人群：人群普遍易感，各年龄组均可发病，但儿童发病者相对较少。感染后可获持久免疫力。

3. 流行特征

（1）地理分布：圣路易斯脑炎主要流行于美国的密西西比河附近和俄亥俄河流域以及加利福尼亚、得克萨斯、堪萨斯、科罗拉罗和佛罗里达等地，偶尔波及加拿大南部和墨西哥北部地区。另外，在哥伦比亚、巴西、阿根廷等其他美洲国家也有本病的分布。美国是本病最主要的流行国家。在美国西部主要为地方性散发流行，偶尔发生暴发流行。在美国东部则定期暴发流行。

（2）人群分布：以农业人员、移民工人及其家属成员发病居多，儿童发病较少。在美国东部和中部，本病流行时各年龄组感染率相等，而老年人较年轻人易感，其中 55 岁以上者发病率及病死率是年轻人的 40 倍。在美国西部乡村地区，人群中年长者和居住时间长的人获得较高的自然免疫力，中和抗体阳性率高，而 1~4 岁儿童的发病率相对较高。在美国南部由尖音库蚊引起的暴发流行中，多是居住在环境条件较差、社会经济地位较低的黑人居民。而在佛罗里达 1959 年和 1962 年的流行中，黑人患病较少。

（3）季节分布：本病流行有严格的季节性，一般开始于每年 7 月，8 月、9 月达到高峰，但在南部地区可能更晚。流行与气温及雨量有关。

（4）流行类型：圣路易斯脑炎病毒在自然界内的循环方式极为复杂，根据媒介蚊的种类，可将其分为城市型和乡村型。

在污水处孳生的尖音库蚊和致倦库蚊是城市型圣路易脑炎的主要媒介，野鸟、麻雀和鸽子构成城市型的循环链。在美国东部和中部，本病主要形成间歇性流行。患者主要来自城市与城郊接合部，女性发病率高于男性，可能由于女性与家庭周围活动的蚊较密切接触有关。

跗斑库蚊是乡村型圣路易斯脑炎的主要媒介，也是西方马脑炎的主要传播媒介。以往乡村中由跗斑库蚊传播引起的脑炎常同时有两种脑炎混合流行，现已证实乡村型暴发的脑炎中有 16% 为圣路易斯脑炎。由于本病每年都有低水平流行，造成散发病例以及许多轻型或不显性感染。患者主要来自乡村地区，男性的发病率是女性的 2 倍，可能由于男性在农村从事户外劳动较多，从而与该蚊接触密切有关。

（三）发病机制和病理

1. 发病机制　目前尚不清楚。一般认为病毒经蚊媒叮咬进入人体后，在血管内皮、淋巴结、肝脾等处细胞内大量复制增殖，病毒释放入血形成病毒血症，再播散到全身各器官，引起一系列临床症状。

2. 病理变化　肉眼可见整个中枢神经系统和脑膜有轻度充血水肿，偶见斑点状出血。显微镜检查可见神经元变性和坏死，血管周围有淋巴细胞、单核细胞和多形核白细胞浸润，呈“套筒状”。可见细胞结节的形成。病灶主要见于脑干灰质和白质、小脑皮质、大脑皮质和基底节。

（四）临床表现

潜伏期 4~21 天，大多是隐性感染。多数患者表现为发热、头痛、咽痛、肌痛等，持续数日后完全恢复，不易被诊断。仅少数患者疾病加剧，典型表现包括病毒血症、无菌性脑膜炎和脑炎等 3 个综合征。

本病多见于老年人，其中 60 岁以上者最易发生脑炎，1~4 天后出现急性或亚急性脑膜刺激症状及神经系统症状，主要表现为意识改变、异常反射、震颤以及丘脑、脑干、小脑功能障碍眼球震颤、手脚不灵活和共济失调等，多数患者不发展为深度昏迷。约 25% 患者出现早期的尿道综合征（尿频、尿急、排尿困难等）。约 10% 患者出现抽搐症状，此为预后不佳的征象。但儿童患病一般较轻，多表现不安和兴奋，恢复也很快，对儿童的诊断很难与其他脑炎鉴别，特别肠道病毒或腮腺炎病毒引起的脑炎。

本病的病死率随年龄增加而增加。年轻人病死率约为 2%，老年人超过 20%，死亡多发生在病后 1~2 周内，多由于脑炎本身，亦有因肺炎、细菌性败血症、肺栓塞、消化道出血等而致死。30%~50% 的患者留有较轻的后遗症，其症状为感觉丧失、易激惹、记忆力丧失、震颤、失眠、抑郁、易怒、头痛等，持续时间可长达 3 年。

（五）实验室检查

1. 一般实验室检查　外周血白细胞计数中度升高，伴有核左移。血清肌酸磷酸激酶及谷草转氨酶常有升高。脑脊液外观清亮，颅内压升高，蛋白轻度升高，糖及氯化物正常，细胞总数中度增加，早期以中性粒细胞为主，数日后以淋巴细胞为主。

2. 血清学检查　采用 ELISA 法检测血清或脑脊液中特异性 IgM 抗体，可作为本病早期的快速诊断。此外，血凝抑制试验、补体结合试验、中和试验、免疫荧光或 ELISA 法检测早期与恢复期双份血清特异性 IgM 抗体，如有 4 倍以上的升高即有诊断价值。

血清中 IgM 抗体可在病后 3 日内出现，7~14 天达到高峰，随后降低，至 60 天左右消失。由于 IgM 抗体出现早，消失快，特异性较强，与其他同组病毒交叉反应性小，因此单份血清 IgM 抗体阳性是近期感染的有效证据。但约有 1/4 患者血清 IgM 抗体可持续 1 年，最好取双份血清观察 IgM 抗体的消长情况。IgA 抗体消长基本与 IgM 平行。

脑脊液中 IgM 抗体一般于病后 3~5 天出现，可用 ELISA 法检出，用于早期快速诊断。

3. 病原学检测

（1）病毒分离培养：从患者血液或脑脊液中分离病毒阳性率极低，但约半数死亡病例脑组织悬液脑内接种乳鼠可分离出病毒，偶尔从肝、脾、肺和肾中也有分离到病毒。

（2）病毒核酸检测：采用 RT-PCR 检测患者脑脊液、死亡病例脑组织或接种动物脑组织中圣路易斯脑炎病毒 RNA，不仅特异性强、敏感性高，而且快速简便。

（3）病毒抗原检测：采用免疫荧光法可从脑组织冰冻切片中检查到圣路易斯脑炎病毒抗原。从患者尿中虽然未分离到病毒，但采用间接免疫荧光、电镜、免疫电镜可检获尿中有病毒抗原。

（六）诊断和鉴别诊断

1. 诊断依据　根据患者的流行病学资料和临床表现，可做出初步诊断。临床诊断常依赖血清学试验。若分离培养到病毒或检测到病毒核酸或抗原可明确诊断。

2. 鉴别诊断　对每个病例的诊断应排除细菌性、结核性、螺旋体和真菌性感染以及疱疹病毒脑炎。另外，圣路易斯脑炎经常感染老年人，应避免误诊为脑卒中。

（七）治疗

目前尚无有效的抗病毒药物，主要应给予对症处理和支持疗法，加强护理可减少病死率。

（八）预防

目前尚无有效疫苗。本病的预防主要在于控制媒介蚊虫的孳生、灭蚊和防蚊。对鸟类和蚊虫抗体的检测，有预测本病流行的价值，以及早采取有效预防措施。

（周怀瑜　周春雪）

十一、东方马脑炎

东方马脑炎（Eastern equine encephalitis，EEE）是一种由东方马脑炎病毒（Eastern equine encephalitis virus，EEEV）引起的主要经蚊媒传播的急性传染病。流行于美洲，主要侵犯马，偶然感染人。因 1933 年首先发现在美国东部沿海地区发生马脑炎大流行，并从病马脑组织中成功分离出病毒，故而得名。1938 年从患者脑组织中首次分离出同样病毒，其引起的人类脑炎症状十分凶险。东方马脑炎又名东部马脑炎、东方马型脑炎。其临床表现为发热和中枢神经系统症状，与乙型脑炎很相似，但病死率高达 50% 以上。目前国际社会将东方马脑炎病毒列为防控生物恐怖的主要种类之一，在我国属一类管理的病毒种类。

（一）病原学

1. 分类　东方马脑炎病毒属披膜病毒科甲病毒属，也是披膜病毒科中致病性最强的一种病毒，其代表株为 Ten Broeck 株。另在中美洲和南美洲一些地区还有一种变异株，其抗原性与 Ten Broeck 株有明显差异，可在马群中引起急性神经性疾病，但很少引起人类发病。

2. 形态结构 东方马脑炎病毒为单股正链 RNA 病毒，呈球形，直径为 40~60nm，有包膜。基因组全长为 11 675bp，分为两个不同区段，5′端前 2/3 部分编码 4 种非结构蛋白（NS1-4），3′端后 1/3 编码结构蛋白（衣壳蛋白 C、包膜糖蛋白 E1、E2、E3 和 6K），其基因排列顺序为 5′-C-E3-E2-6K-E1-3′。非编码区包括 5′端前 46nt，42S 26S 结合部以及 3′端 361nt（不包括 PolyA 尾）。病毒颗粒只含 42S RNA，而感染细胞中含 42S 和 26S 两种特异性病毒 RNA，42S RNA 包裹入病毒体，为非结构蛋白的 mRNA，26S RNA 与 42S RNA 3′端同源，编码结构蛋白。

3. 理化特性 本病毒对乙醚、甲醛、紫外线、脱氧胆酸钠敏感，60℃加热 10 分钟即可灭活。对胰酶不敏感，能耐受低温，冷冻干燥后真空保存活力 5~10 年以上，−70℃可长期保存。

本病毒能在鸡胚、鸭胚、鼠肾、猴肾等多种组织细胞内增殖，并能迅速致细胞病变。可在蚊子细胞中增殖，但不产生细胞病变。对实验动物如小白鼠、豚鼠、雏鸡有较强的侵袭力和毒力。1 日龄雏鸡接种后 24 小时内发病死亡，小白鼠和豚鼠接种后均在 36~48 小时发病死亡。

（二）流行病学

1. 流行概况 东方马脑炎主要在美洲流行。1938 年在美国马萨诸塞州，至少有 34 人患病，大部分为儿童，病死率达 74%。1947 年在美国路易斯安那州，有 15 人患病，其中死亡 9 例。随后每年在不同地区有散在发生。1964 年以来，美国累计报告确诊病例 200 多例，平均每年有 5~10 例。

1991 年我国从全沟硬蜱（*Ixodes persulcatus*）中分离到东方马脑炎病毒，2002 年在福建首次发现东方马脑炎病毒感染者。

2. 流行环节

（1）传染源：鸟类是重要传染源。目前已知至少有 50 余种鸟类对本病毒易感。在自然条件下本病毒在野鸟和库蚊中自然循环和传播。野鸟感染本病毒后，多不发病，但呈现不同程度的病毒血症，持续时间 4 天左右。野鸟中的小鸟比大鸟可能更重要，因前者的病毒血症较后者严重，且小鸟数量多、密度大，多种蚊种均可在它们之间传播病毒。故小鸟是本病主要传染源。除鸟类外，啮齿动物、家畜、家禽也对本病毒易感。人和马是偶然受害者，对本病毒不起传染源作用。

（2）传播途径：蚊虫叮咬是本病主要传播途径。目前能分离到东方马脑炎病毒的蚊种已超过 1 000 余种，但只有少数蚊种，例如黑尾脉毛蚊（*Culiseta melanura*）、盐泽伊蚊（*Ae. sollicitans*）和环跗库蚊成为本病的传播媒介。黑尾脉毛蚊嗜吸鸟血，很少吸人血，是鸟类之间主要传播媒介。盐泽伊蚊兼吸人血，故为人和家畜的主要传播媒介。有人认为，带喙伊蚊（*Ae. taeniorhynchus*）、埃及伊蚊、库蚊属（*Cx. salinarius*）、轲蚊属（*Coquillettidia perturbans*）、斑翅按蚊（*An. punctipennis*）、四斑按蚊等也能将本病毒传播给人和马。

另外，人也可以吸入含病毒的气溶胶经呼吸道传播。

（3）易感人群：人对本病毒普遍易感，以幼儿和少年居多。感染后可产生持久免疫力，但对其他病毒感染无交叉免疫力。

3. 流行特征

（1）地理分布：东方马脑炎主要分布在美国东部、东北部与南方几个州，加拿大、墨西哥、加勒比群岛、巴西、阿根廷、圭亚那、哥伦比亚和秘鲁等。多米尼加（1948—1949 年）和牙买加（1962 年）也曾发生东方马脑炎大流行和人间病例。此外，菲律宾、泰国、捷克、波兰等都从动物中分离到本病毒，但尚无病例报告。

（2）人群分布：本病毒多感染 10 岁以下儿童和 50 岁以上老年人。据统计 10 岁以下儿童感染率约占 70%，男女无明显差别。10~50 岁之间显性感染少。

（3）季节分布：本病有严格季节性，多在 7~10 月，以 8 月份为高峰。在人间流行前几周，常先在家畜、家禽之间流行。

（4）流行特点：本病呈散发流行，主要见于农村。

（三）发病机制和病理

1. 发病机制 一般认为病毒侵入机体，即可在局部繁殖，并经由淋巴系统散播至体内各处的单核吞噬细胞系统，再进入血循环，故在发病早期就可有病毒血症。在少数感染者，病毒可进一步侵入神经系统，并在其中繁殖而引起病变。

2. 病理变化 肉眼可见内脏充血，肺水肿，大脑呈显著的充血水肿与脑回变平。显微镜检查可见神经细胞变性坏死、血管周围有大量单核细胞、淋巴细胞和多形核细胞浸润。胶质细胞增生和多形核细胞堆积可形成结节。病灶广泛分布于整个脑部，但主要是在脑干与神经底节，脊髓往往缺乏或仅有轻微的变化。

（四）临床表现

本病潜伏期 7~10 天，大多呈不显性感染，2%~10% 呈显性感染。

1. 临床表现 典型临床病程可分为初热期、极期和恢复期。

（1）初热期：急性起病，有寒战、发热、头痛、恶心、呕吐等症状，体温很快升至 39℃以上，持续 2~3 天后稍下降，然后再次上升进入极期。

（2）极期：此期多为病程的第 4~10 天，患者出现持续高热（40℃以上），胃肠功能严重失调，并伴有明显中枢神经系统症状和体征。患者大多有剧烈头痛、呕吐、四肢不对称性肌痉挛、谵妄或嗜睡，很快进入昏迷或惊厥。颈项强直明显，克氏征阳性，浅反射消失，深反射亢进。角弓反张和强直性肢体瘫痪也有发生。病重者因严重脑水肿发展成脑疝，引起呼吸节律不规则，直至呼吸心跳停止。也可因合并肺感染而死亡。死亡率为 50%~70%，多发生在病后 2 周内。

（3）恢复期：病程约 10 天后，患者体温开始下降，症状亦随之逐渐好转。大约 35% 留有后遗症，包括智力迟钝、行为改变、抽搐和瘫痪。

2. 预后 患者预后与年龄、病变的范围和病情的轻重有关。幼儿预后差，老年人死亡率高。若脑部病变较局限，病情较轻时，其预后往往良好。若昏迷持续时间较长，或有频繁惊厥时，脑部缺氧及病理变化加重，预后较差。

（五）实验室检查

1. 一般实验室检查 外周血常有白细胞计数增加。脑脊液压力稍高，细胞计数增多，病初多为中性粒细胞，以后以淋巴细胞为主，蛋白稍升高，糖、氯化物正常。

2. 血清学检测 可采用中和试验、血凝抑制试验和补体结合试验。血凝抑制抗体和中和抗体出现较早，能在发病后 1 周内检出，可作为初步诊断依据。补体结合抗体多在病后 3~4 周内出现。

3. 病原学检测 早期患者血液和脑脊液不易分离到病毒。用死者脑组织作小白鼠脑内接种或鸡胚接种，可获阳性结果。

（六）诊断和鉴别诊断

1. 诊断依据 主要依据流行病学资料、临床表现和血清学检查。必须取急性期和恢复期双份血清，中和抗体或凝血抑制试验抗体效价呈 4 倍升高才有诊断意义。恢复期患者可出现高滴度的补体结合抗体和 IgM 抗体。在脑脊液和血清中检测特异性 IgM 抗体，常有助于早期诊断，确诊主要依靠实验室病毒分离培养。

2. 鉴别诊断 在美洲本病须与西方马脑炎、圣路易脑炎、单纯疱疹性脑炎等鉴别。

（七）治疗

本病尚无特效治疗方法，以支持疗法和对症处理为主。磺胺药物和抗生素无效。对高热、惊厥、昏迷、脑水肿、呼吸衰竭的抢救措施同流行性乙型脑炎。如能及时有效处理，多数患者可度过危险期而恢复健康。

（八）预防

目前还没有人用疫苗。预防重点是防蚊和灭蚊。

1. 控制传染源 发现可疑的马等病畜及患者，应立即上报，并进行隔离防治，控制传染源，防止疫情蔓延。平时对疫源地开展系统的流行病学监测，从中获取传播媒介密度指数，蚊媒病毒感染率、野鸟病毒感染率，雏和马的病例数等资料，收集当地本病流行资料，调查马、骡免疫状况，全面了解和收集疫源地性质、发病季节和分布范围等情况。这些资料能帮助预测暴发流行，并可用以作为采取预防措施的依据。

2. 切断传播途径 防蚊和灭蚊是预防本病重要环节。主要方法是清除蚊的孳生地，加强水源管理，使用杀灭蚊幼虫化学剂，以控制当地黑尾脉毛蚊及其他与流行扩散有关的蚊种。大力开展宣传教育，做好个人防护，穿着长袖衣裤，使用驱避剂，安置纱门、纱窗，保护婴幼儿防止被蚊叮咬。

3. 保护易感人群 在暴发流行期间，易感人群应尽量避免暴露在蚊虫叮咬下，至少在蚊虫活动最频繁时间避免户外活动。对偶然意外暴露于病毒的实验人员，可用人的或动物的免疫血清作被动免疫保护。

目前使用单价（东方马脑炎）疫苗、双价（东方马脑炎+西方马脑炎）疫苗和三价（东方马脑炎+西方马脑炎+委内瑞拉马脑炎）疫苗，对马等家畜都有较好的保护作用。目前尚无用于人的疫苗。使用恢复期血清，对人群有一定的保护作用和治疗作用。

（周怀瑜）

十二、西方马脑炎

西方马脑炎（Western equine encephalitis，WEE）是一种由西方马脑炎病毒（Western equine encephalitis virus，WEEV）引起的经蚊虫传播的人畜共患传染病。因首先发现于美国西部，故称为西方马脑炎。1930 年首次从美国加州默克郡罹患脑炎的马脑内分离到病毒，1938 年又从一名死于脑炎患儿脑组织中分离出该病毒。本病主要分布于美国西和北至中部、加拿大、巴西、阿根廷、墨西哥、秘鲁、智利和乌拉圭等国家。临床表现以发热和中枢神经系统症状为主，与东方马脑炎相似，但较东方马脑炎为轻，病死率亦低。西方马脑炎病毒也属高危病原，被列为第二类生物恐怖剂。

（一）病原学

1. 分类　西方马脑炎病毒属于披膜病毒科甲病毒属，其代表株有两个：一个为 McMillan 株，是从西部人群中分离到的；另一个为 Highland 株，是从鸟中分离到的。两株抗原性有明显差别。

2. 形态结构　西方马脑炎病毒呈球形对称，直径 40nm，有单股 RNA 和脂蛋白包膜。病毒颗粒化学成分中碳水化合物占 4%，脂质 54%；余为核蛋白。

3. 理化特性　本病毒对乙醚、氯仿、甲醛、紫外线等敏感，室温下不稳定，60~70℃ 10 分钟灭活，但在-70℃可长期保存。在 pH 6.5~8.5 时最稳定，在 pH 低于 6.5 或更酸性液中，其感染力迅速消失。

本病毒在鸡胚成纤维细胞及其他细胞中培养生长，并在细胞培养中形成空斑。对鸡和鹅红细胞有凝集作用。

（二）流行病学

1. 流行概况　西方马脑炎主要分布于北美东部沿海地区、南美和东欧。1941 年加拿大的马尼托巴、萨斯喀彻温和美国北部曾发生本病的第一次大流行，至少有 2 792 例患者，发病率为（22.9~171.5）/10 万，病死率为 8.1%~15.3%。随后流行的年份分别是 1975 年、1977 年、1981 年和 1983 年。波兰和俄罗斯也曾报告从正常人血中测得西方马脑炎抗体。

我国于 1956 年从疑似脑炎患者尸体脑组织分离到 2 株病毒，其经鉴定证明其抗原性与西方马脑炎病毒相似。1957 年又从牛血清调查中检得西方马脑炎中和抗体。1990 年分别从新疆乌苏的一组赫坎按蚊和博乐的全沟硬蜱中分离出西方马脑炎病毒，这是继俄罗斯外在欧亚大陆发现的第 2 例西方马脑炎病毒分离报道。在我国，人血清西方马脑炎病毒抗体阳性率为 2.71%。上述资料表明西方马脑炎病毒存在于我国，且有暴发流行的可能。

2. 流行环节

（1）传染源：野鸟是本病重要宿主和传染源。通常情况下，病毒只在野鸟-蚊虫之间进行传播，主要是在环跗库蚊与野鸟之间。小鸟比大鸟易感，其生境与媒介蚊的孳生地及栖息地接近，而且小鸟感染后病毒血症严重。

人和马是非固有的感染对象，在特定的环境中，如进入病毒的生态圈，才有可能感染病毒。人感染后病毒血症程度轻，持续时间短，很少起传染源作用。马感染后发生病毒血症的时间极短，血液中的病毒滴度也低，不足以感染蚊虫，通常认为马对本病的传播可能不起作用。由于人和马的感染在病毒的传播过程中并不重要，所以称其为“终末宿主”。

两栖类和爬行类是否能在自然界保存西方马脑炎病毒及其流行病学意义，目前尚不能确定。

（2）传播途径：本病主要经蚊虫吸血传播。跗斑库蚊是主要传播媒介。1941 年首次从华盛顿自然感染的环跗库蚊分离出西方马脑炎病毒。实验室和野外实验均证明，环跗库蚊是北美西部疫源地内鸟与鸟、鸟与人和鸟与马之间病毒传播的重要媒介。环跗库蚊吸血后，病毒首先在其胃内增殖，然后扩散至全身其他器官和组织，以涎腺的病毒量最大。此时蚊虫体内的病毒量可比吸血时多10 000倍。在温度24℃，相对湿度75%的条件下，其外潜伏期为4天。感染蚊保持病毒可达8个月之久。

此外，经证实能够自然界或实验室感染本病毒的还有其他库蚊、按蚊、伊蚊等7个属20多种蚊虫。在美国，除环跗库蚊外，还有白纹伊蚊、刺扰伊蚊、背点伊蚊、致倦库蚊等是本病的传播媒介。在阿根廷，白束伊蚊（*Ae. albifasciatus*）是本病的主要传播媒介。也有从虱、蜱、螨等分离病毒的报道。

实验室感染不常见，偶可经呼吸道传播。

（3）易感人群：人类对本病普遍易感。患病动物及人可获得免疫力，隐性感染后亦能产生免疫力。

3. 流行特征

（1）地理分布：本病主要分布于加拿大、美国西部和中部、墨西哥、圭亚那、巴西、阿根廷、秘鲁、智利和乌拉圭等国家。

（2）人群分布：患者主要为乡村居民及野外工作者。10岁以下儿童感染率可达60%，其中1/3为1岁以下儿童。

（3）季节分布：本病有严格季节性，主要发生在夏秋季，流行期为每年6~10月份。暴发季节多在蚊密度较高的夏秋季，人间病例常以8月开始发生。

（4）流行特点：在北美呈地方性流行，以不规则的间隔时间在马和人群中流行。

（三）发病机制和病理

1. 发病机制　其发病机制与东方马脑炎类似。病毒经节肢动物叮咬吸血侵入机体，在局部复制繁殖，并经由淋巴系统散播至体内各处的单核吞噬细胞系统，再进入血循环，形成病毒血症。病毒血症的发生与持续取决于神经系统外局部组织内病毒复制的阶段、单核吞噬细胞系统清除病毒的速度以及特异性抗体的出现，故而出现临床表现较大差异。

2. 病理变化　肉眼所见大脑充血水肿，脑组织多处有出血。显微镜检查可见神经细胞变性坏死，血管周围白细胞呈环状浸润、局部坏死和炎性浸润。有的胶质细胞增生和多形核白细胞堆积形成结节病灶。病变主要见于大脑基底节、脑干灰质和白质，也可侵犯小脑和脊髓。

（四）临床表现

本病潜伏期为5~10天。人感染西方马脑炎多于东方马脑炎，但多数为隐性感染。病程为3~5天，大多是8~14天。典型临床表现可分为全身症状期和脑炎期。

1. 全身症状期　起病急，突然发热，在感染后第1天可能出现发热，头痛、肌痛、眩晕、嗜睡和胃肠功能紊乱。大多数患者在发病后不再进展，且在数日内完全恢复。仅有少数患者继续发展而进入脑炎期。

2. 脑炎期　出现高热和中枢神经系统症状，后者表现为剧烈头痛、意识改变、言语障碍、共济失调、眼球震颤、颈项强直，重者进入昏迷及癫痫持续状态等。重症病例多死于病程的第3~5天，病死率为3%~4%。

成年人多无后遗症，婴幼儿后遗症常有智能低下、情绪不稳、四肢强直性瘫痪。老年患者则表现为精神障碍和人格改变。

（五）实验室检查

1. 一般实验室检查

（1）血常规：病初白细胞减少，随后白细胞总数增加，以淋巴细胞为主。

（2）脑脊液：外观无色清亮或稍微混浊，细胞数大多在200×10^6/L以下，个别可达500×10^6/L以上。以病程第1周细胞数最高，以后逐渐下降。早期以中性粒细胞为主，很快转为淋巴细胞为主。蛋白稍高，糖和氯化物正常。

2. 血清学检测　发病后不久中和、血凝抑制和补体结合试验均呈阳性。用ELISA检测血清特异性IgM抗体，病后1天即可测得，且抗体持续时间达3个月，而IgG在发病后2周以后方可测出。

3. 病原学检测　从患者血清和脑脊液中分离西方马型脑炎病毒很难。可用RT-PCR检测病毒RNA，该法敏感度高，特异性强，可快速早期诊断。

（六）诊断和鉴别诊断

1. 诊断　本病和东方马脑炎一样，主要依据流行病学资料和血清学检查进行诊断。ELISA检测血清

IgM 或 RT-PCR 检测病毒 RNA，常用作早期快速诊断。确诊依靠病毒分离培养。

2. 鉴别诊断 本病从临床上不易与圣路易脑炎鉴别，轻症西方马脑炎更不易与非麻痹型脊髓灰质炎区别。

（七）治疗

本病无特效抗病毒疗法。多采用支持疗法和对症处理，方法同东方马脑炎。

（八）预防

1. 控制传染源 平时在西方马脑炎疫源地内开展监测措施，包括监测可疑的病马和患者，库蚊带毒率、密度指数、脊椎动物宿主感染率，鸟类特别是家麻雀病毒感染率和其抗体阳性率。这些有助于早期发现和控制传染源。

2. 切断传播途径 防蚊和灭蚊是预防西方马脑炎最有效的措施。对婴幼儿和孕妇防蚊格外重要。本病在人间流行前常在马群中流行。家畜家禽可以注射灭活单价或双价、三价疫苗，以减少动物带毒，使人群流行率有所降低。

3. 保护易感人群 对高危人群（实验室及野外工作人员）可接种西方马脑炎鸡胚灭活疫苗，注射后产生的中和抗体至少维持 2 年。

（周春雪 周怀瑜）

十三、委内瑞拉马脑炎

委内瑞拉马脑炎（Venezuelan equine encephalitis，VEE）是一种由委内瑞拉马脑炎病毒（Venezuelan equine encephalitis virus，VEEV）引起的主要经蚊媒传播的人畜共患的自然疫源性疾病。1936 年在委内瑞拉马群中流行本病，并首次从其病死的马组织中分离到病毒，故而得名。本病主要在人和马之间流行。主要流行于美洲，对马的健康危害极大，流行期间儿童较多发病，人感染后 90% 发病，死亡率为 10%~20%。

（一）病原学

1. 分类 委内瑞拉马脑炎病毒属于属披膜病毒科甲病毒属，为东方马脑炎病毒的姐妹群。

2. 形态结构 委内瑞拉马脑炎病毒颗粒呈球状，直径 60~70nm，壳体为对称 20 面体，由核衣壳和包膜构成，含单股正链 RNA。基因组大小约 12kb，其 5′端有帽状结构，3′端有 PolyA 尾，共有 2 个开放阅读框架；3′端后 1/3 编码结构蛋白，5′端前 2/3 部分编码非结构蛋白。

本病毒复合物由 6 种抗原上相关但又不完全相同的病毒组成，包括 6 种亚型（Ⅰ~Ⅵ），其中Ⅰ型又分为ⅠA/B、ⅠC、ⅠD、ⅠE、ⅠF 等 5 个变异株，Ⅲ型又分为ⅢA、ⅢB、ⅢC 等 3 个变异株。ⅠA/B、ⅠC 变异株为流行型，曾在马和人群中引起较大规模的流行，人和马感染后产生病毒血症，可由蚊再传给健康人和马，而且感染一个变异株常可产生对其他株的免疫。Ⅱ-Ⅳ亚型和ⅠD、ⅠE、ⅠF 变异株属于地方型，一般只引起地方性动物病，能使人和某些啮齿动物致病，但在马类不引起临床表现。

3. 理化特性 本病毒对热、酸、氯仿和乙醚等均敏感。病毒在鸭、鸡胚成纤维细胞、HeLa 细胞、Vero 细胞、豚鼠和大田鼠的肾细胞中生长，并产生细胞病变。通过脑内接种病毒可使小白鼠、大白鼠、豚鼠、家兔等感染。

（二）流行病学

1. 流行概况 委内瑞拉马脑炎仅流行于南美洲和中美洲的大部分地区以及北美南部，在南纬 14°到北纬 28°之间。1940 年以前，人们认为本病只在马类流行。1941 年本病开始在哥伦比亚人群中暴发，1961—1962 年有 32 000 人感染发病，至少有 190 人死亡。1969 年厄瓜多尔报告 31 000 例患者，死亡 250 例。1995 年以来，相继在墨西哥和南美洲有新发病例报告。既往数次流行共有 300 万人感染发病，约 4% 的患者出现严重中枢神经系统症状，死亡 2 000 余人。

2. 流行环节

（1）传染源：在自然界中，马、蝙蝠、鸟类、啮齿动物等携带委内瑞拉马脑炎病毒复合物，是主要的传染源。人感染后可产生病毒血症，但通常不是主要的传染源。在地方性疫源地内，野生的啮齿动物受感染后呈亚临床状态，但均会出现病毒血症，是本病重要的传染源。在流行区内，除啮齿动物外，受感染的马、驴、骡等家畜均可发生严重的病毒血症，也是本病的重要传染源。马是病毒流行株最主要的扩散宿主，在病毒的扩散过程中起重要作用，除了产生并维持高水平的病毒血症，而且易遭蚊虫叮咬。

（2）传播途径：本病主要经蚊虫吸血传播。在美洲，自然感染本病毒流行株的蚊至少有25种，其中骚蚊属（*Ps. confinnis*）、带喙伊蚊和盐泽伊蚊是流行性病毒株的主要传播媒介。还有一些曼蚊、库蚊、伊蚊、按蚊（*Anopheles*）等也是流行病毒株的传播媒介。

流行性病毒株对于其传播蚊媒类型的选择具有机会性。与之相反，地方性病毒株在传播媒介蚊种的选择上具有较严格的特异性，其中库蚊属中的黑蚊亚属和获蚊属是啮齿动物间传播地方性病毒株最主要的媒介。

另外，实验室感染已有多起报告，提示本病还可能通过气溶胶经呼吸道及接触传播。目前尚无人传人的确切证据。

（3）易感人群：人对本病普遍易感。病后可获得牢固的免疫力。高危人群有马、骡、驴等饲养员、兽医、屠宰人员及实验室工作人员。

3. 流行特征

（1）地理分布：本病分布于南美洲和中美洲的大部分地区以及北美南部。

（2）人群分布：在流行期间，儿童患者多于成人，10岁以下儿童感染率可达60%，1/3为1岁以下儿童。此外，野外工作人员的发病率也高。

（3）季节分布：本病流行有严格季节性，多见于6~10月份，暴发季节多在蚊密度较高的夏秋季。

（4）流行类型　本病可分为地方性和流行性两种类型疫源地。地方性疫源地的病毒为ⅠD、ⅠE、ⅠF变异株和Ⅱ、Ⅲ、Ⅳ亚型，野生啮齿动物为主要宿主，病毒主要在鼠-蚊-鼠间循环，人和马偶然被感染，疫源地多局限于某一地区。流行性疫源地的病毒为ⅠA/B、ⅠC变异株，马为主要宿主，病毒通常由小啮齿动物传播给人和马，在马和人群间引起流行。

（5）流行特点：本病流行具有周期性，每隔7~10年有1次大的流行，这可能与无免疫马群数量不断增加有关。动物间的流行则是人群间本病流行的先兆。在流行间隔期间，马及人群中可见散发病例，或有小的暴发。

（三）发病机制和病理

1. 发病机制　本病毒经蚊虫叮咬侵入人体，或人吸入含有病毒的气溶胶经呼吸道侵入。病毒首先在局部组织细胞内复制繁殖，然后释放入血液并分布到全身，形成病毒血症。一部分病毒自咽喉中排出，故可从患者咽喉分泌物或咽喉嗽液中分离出病毒，是本病与其他虫媒性病毒脑炎的不同特点。本病毒为嗜内脏性，临床上出现全身症状多而脑炎症状少。在病毒血症期，神经系统实质细胞可被侵袭，但病毒穿过血脑屏障的方式尚不完全清楚，可能与病毒被动穿过血管膜以及病毒在脑毛细管内复制有关。

2. 病理变化　中枢神经系统的病理变化为大脑充血、水肿，脑膜和血管周围炎症、颅内出血、神经元变性；其他脏器的病变包括肝脏细胞变性、炎性浸润和中心坏死，肺部可见出血性梗塞和充血，间质性肺炎也较常见。孕妇怀孕早期感染，可造成胎脑组织广泛坏死和死胎。

（四）临床表现

潜伏期一般为2~5天，最短者仅1天。

起病急骤，大多数表现为流感样症状，如发冷、发热、畏光和全身不适等，伴有剧烈的头痛、肌痛、流涕、恶心、呕吐等，也有出现心动过速、结膜炎和非渗出性咽峡炎等体征。上述临床表现较轻，2~5天后病情开始好转，并逐渐恢复。

仅有少数患者（约10%）呈典型的脑炎表现，多为15岁以内的儿童，表现为双峰热，体温迅速上升，出现嗜睡、昏迷、抽搐、痉挛性瘫痪、中枢性呼吸衰竭、意识错乱等。整个临床表现与一般无菌性脑膜炎相似，故不易和虫媒病毒脑炎相区别。此类患者的病程一般为5~8天，少数患者病后可留有某些神经系统后遗症。病死率较低（0.2%~1%），但是1~4岁幼儿的病死率高达10%~20%。

（五）实验室检查

1. 一般实验室检查　外周血液白细胞总数及中性粒细胞一般正常或轻度偏低，淋巴细胞相对增多，此亦与一般病毒感染相似。有脑炎时，脑脊液检查与其他病毒性脑炎相似，外观清亮，压力增加，细胞数轻度增加,蛋白增高,糖及氯化物正常。

2. 血清学检查 包括血清中和试验、补体结合试验、血凝抑制试验等。分别在发病期和病后 3~4 周采集患者血清,若抗体滴度呈 4 倍以上升高,即有诊断意义。如果仅有发病后期血清标本,补体结合试验滴度>1∶8,血凝抑制抗体滴度>1∶320,中和试验如稀释血清能中和乳鼠脑内 100 个半数致死剂量的攻击,或在细胞培养管能中和病毒指数>1.7 对数时,均可认为阳性。

3. 病原学检查 将患者的血液、咽喉和鼻眼部的分泌物接种于小白鼠或进行细胞培养,均可分离出病毒。采取标本的时间愈早,分离的阳性率愈高。有报道在发病第 1~2 天,几乎 100% 可分离出病毒,第 3~4 天为 72%~80%,第 5~6 天为 10%~25%。死亡病例的脑组织悬液接种乳鼠脑内后,75% 的标本可分离到病毒。

(六) 诊断和鉴别诊断

1. 诊断依据 本病无特征性的临床表现。在非流行区,无特殊情况下,一般不考虑本病。但近期有流行区旅居史则应考虑。确诊主要依靠病毒分离和血清学检查,双份血清抗体效价升高 4 倍以上有诊断意义。

2. 鉴别诊断 因本病临床表现并不是特异的,应与登革热、流感和其他病毒性脑炎等鉴别。

(七) 治疗

无特殊疗法,一般采用支持治疗和对症处理。

对高热患者应降温解热,可采用冰敷、酒精擦浴及药物降温等措施;剧烈头痛者可用合适的止痛药。激素有消炎及抑制或减轻脑水肿的作用,在有脑炎症状发生时,可短程使用地塞米松。患者有肺炎及其他细菌感染的并发症时,可用抗生素治疗。

支持疗法主要是加强护理,卧床休息,改善饮食,必要时输液以补充水分及营养等。

(八) 预防

1. 控制传染源 由于患者咽部、鼻腔及眼分泌物中含有病毒,并有经呼吸道和接触传播的可能性,故对患者应采取相应的隔离措施。对家畜进行圈养,禁止马类从流行区运出,均可阻止本病扩散。接触者无须免疫。

2. 切断传播途径 防蚊灭蚊是预防本病的关键措施。在流行季节或有流行预兆时,采取大面积杀灭成蚊措施可收到明显效果。做好个人防护,防止蚊虫叮咬。在室内安装纱门、纱窗、蚊帐等,在室外穿戴防蚊衣裤,外露皮肤涂抹驱避剂。

3. 保护易感人群 成年人、实验室工作人员和高危人群接种 TC-83 减毒活疫苗,可预防ⅠA/B、ⅠC 变异株感染,对ⅠD、ⅠE 变异株也有一定预防作用。对流行区及周围地区的马等家畜接种灭活单价或双价、三价疫苗,可阻止本病扩散,从而降低在人群中流行。

(周怀瑜 周春雪)

十四、其他蚊传病毒病

(一) 罗斯河热

罗斯河热(Ross river fever)是一种由罗斯河病毒(Ross River virus,RRV)引起的经蚊媒传播的人兽共患传染病。1963 年首次从澳大利亚 Ross River 附近捕获的警觉伊蚊雌性成蚊标本中分离到病毒,因此得名。其主要临床表现为发热、皮疹和关节炎等,其中多发性关节炎被认为是本病最显著的症状,关节疼痛和失能可持续数月。

1. 病原学 罗斯河病毒属于披膜病毒科 A 病毒属(Alfavirus)。完整的病毒颗粒呈球形,直径为 40~50nm,由一个核糖核蛋白为核心,外为一脂蛋白衣壳构成。内为一单股正链 RNA 基因组。病毒基因组长约 12kb,编码 4 个非结构蛋白(NS1、NS2、NS3、NS4)、1 个衣壳蛋白和 3 个 E 糖蛋白(E1、E2、E3)。E3 未溶入病毒颗粒。E1 和 E2 包被在脂质双层中形成。病毒 RNA 具有感染性,兼有信使 mRNA 的功能,具有翻译蛋白的活性。

本病毒对乙醚、去污剂等十分敏感,56℃ 30 分钟、紫外线照射均可完全灭活。在 C6/36、BHK-21、Vero

等细胞中繁殖，产生细胞病变，并能形成蚀斑。新生小白鼠脑内接种后3日，引起死亡；而腹腔接种后3~4日，引起死亡。

2. 流行病学　罗斯河热主要分布在澳大利亚、巴布亚新几内亚的Sepik地区、斐济、所罗门群岛、美属萨摩亚、塔斯马尼亚岛、库克群岛、美拉尼西亚群岛。据澳大利亚卫生署统计自1991年到2000年，年平均发病率为4 745例，在1996年达到最高峰，为7 823例。在东南亚的大部分地区有适宜的媒介存在，则有传播本病的可能性。1993年我国从海南省捕获的蝙蝠的脑中分离出本病毒，并在当地健康人、发热待查患者和鼠血清中查到相应抗体，说明本病毒存在于我国的海南地区。

人是罗斯河热的重要传染源，病毒主要以人-蚊-人的方式进行循环传播。人感染罗斯河病毒后，可获得高滴度的病毒血症，足以引起蚊虫的传播。罗斯河热的主要传播媒介是警觉伊蚊、南盐沼蚊（*Ae. camptorhynchus*）和環喙库蚊（*Cx. annulirostris*）。另外，埃及伊蚊和波利尼西亚伊蚊也有重要作用。在澳大利亚，曾从30余种蚊虫体内分离到本病毒，但大多数媒介地位并不清楚。也曾从雄蚊中分离到本病毒，表明病毒可经卵传递。因此蚊虫是重要的储存宿主，在疾病的传播中具有重要作用。

人群普遍易感，但在18岁以下的人中仅占4%，而在成人中为42%，男女之比为1∶1.7。儿童感染通常临床表现不明显。

3. 临床表现　主要临床表现为发热、皮疹、头痛、肌痛、关节痛、淋巴结肿大、多发性关节炎等。在对285例澳大利亚罗斯河热患者的观察中发现，最常见的症状是发热，手的小关节和踝关节肿痛、活动受限。约半数患者的躯干和四肢有皮疹。其他的症状有头痛、肌痛、咽痛、淋巴结肿大等。严重的还可引起脑膜炎、致死性脑炎。大多在2周内完全恢复。

4. 诊断和鉴别诊断　临床诊断主要根据流行病学资料和临床表现，如在流行季节出现发热、头痛、关节痛，尤其是多发性关节炎，表现为手的小关节和踝关节肿痛，并有活动受限时，可考虑诊断本病。对早期患者血标本进行病毒分离鉴定和特异性抗体IgM的检测以及RT-PCR检测有助于早期快速诊断。

本病的临床表现与基孔肯亚出血热、登革热、辛德比斯脑炎等相似，应予鉴别。

5. 治疗和预防　目前尚无特效治疗药物，主要采用对症和支持疗法。可适当给予抗病毒药物。

目前尚无疫苗。主要预防措施是防蚊灭蚊，消灭蚊虫孳生地。加强流行病学监测，及早发现患者，并采取相应措施。加强国境口岸卫生检疫，防止传染源输入。

（二）辛德毕斯脑炎

辛德毕斯脑炎（Sindbis encephalitis）是由辛德毕斯病毒（Sindbis virus，SINV）引起的经蚊虫传播的急性感染病。1952年首次在埃及尼罗河三角洲Sindbis村庄采集的单纹库蚊中分离出病毒，因此得名。我国于1993年在新疆的按蚊中亦分离出病毒。临床表现以发热、关节痛和皮疹为主要特征。

1. 病原学　辛德毕斯病毒属披膜病毒科甲病毒属的典型种，病毒颗粒呈球形，平均直径32nm，有包膜，有单链RNA。对热、酸和脂溶剂敏感。

2. 流行病学　本病呈世界性分布，非洲、亚洲、欧洲和大洋洲都有发生。澳大利亚、印度、南非、菲律宾、马来西亚、以色列、俄罗斯和捷克等许多国家均从蚊虫样本中分离到病毒。

本病毒以鸟-蚊循环而传播，感染源主要是野鸟和家禽，传播媒介包括库蚊属、伊蚊属和按蚊属。在塞内加尔，从波罗按蚊（*An. brohieri*）、白点伊蚊、潮湿库蚊（*Cx. perfuscus*）和海边库蚊（*Cx. thalassius*）中分离出本病毒。

易感人群主要为林区工作或度假的成年人，一般发生在夏季。

3. 临床表现　潜伏期3~6天。主要表现为发热、关节痛和皮疹。早期有低热，体温可高达40℃。关节痛多发生于手和足的小关节，四肢大关节也可受累，疼痛可持续1周至数月，且常伴肌痛。皮疹分布于躯干和四肢，臀部和腿部最多，可能分布于手掌和脚底，但面部通常没有。皮疹在发病当日即可出现，可进展为斑丘疹或斑疹。急性病通常在10天内恢复，极少引起人的脑炎。儿童患者偶尔出现中枢神经系统症状，包括癫痫发作和抽搐。

4. 诊断　根据患者近期旅居史、户外活动情况和当地流行史等流行病学资料，以及临床表现做出初步诊断，确诊主要依靠血清学检查和病毒分离。

5. 治疗与预防　本病尚无特效治疗，多为自限性，一般采用支持疗法和对症处理。目前尚无疫苗可用。主要预防措施是控制媒介蚊虫的孳生、防蚊灭蚊。

（三）墨累山谷脑炎

墨累山谷脑炎（Murray valley encephalitis）是一种由墨累山谷脑炎病毒（Murray valley encephalitis virus）引起的经蚊媒传播的急性传染病。本病最早于1917年在澳大利亚南部发生流行，病死率高达70%，但当时未明确病因。1951年澳大利亚东部Murray山谷和Darling河流域再次出现急性脑炎流行，其中半数以上为儿童，从死者脑中分离出了病毒，且证实为乙型脑炎病毒相关的黄病毒成员之一。在1960年从库蚊中分离出了本病毒。本病仅见于澳大利亚和新几内亚。

1. 病原学　墨累山谷脑炎病毒属黄病毒科黄病毒属乙脑病毒亚组，也是一种嗜神经病毒。在澳大利亚和新几内亚的5株病毒中，有4株病毒相似，另一株有微小差别。毒株间也有高度相似性，但在新几内亚的毒株与之完全不同。

病毒的保存条件、感染和血凝性质与乙脑病毒、圣路易脑炎病毒相同。病毒可在许多脊椎动物及蚊子细胞上繁殖。病毒对鸡胚的致病力很强，接种后多于3日内死亡。成年鼠脑内接种、乳鼠各种途径接种均有强烈的致病力。恒河猴脑内接种病毒后发生大脑炎而死亡，但皮下接种无反应。豚鼠接种后，表现为发热反应，田鼠接种后可发生致死性感染。田鼠接种结果与西尼罗病毒相同，以此可与乙脑、圣路易脑炎病毒相区别。

2. 流行病学　墨累山谷脑炎主要发生于澳大利亚的维多利亚地区及新南威尔士州的墨累山谷地区，但在1974年暴发的流行还广泛涉及澳大利亚北部东南部和西部以及新几内亚。当时暴发的资料显示，患者主要是儿童。在我国没有此病的报道。

患者、病毒携带者和动物均可成为本病的传染源，但一般认为鸟类是本病的主要传染源，在流行病学上具有重要意义。其中白鹭、鹈鹕等大水鸟是主要的扩散宿主，兔和大袋鼠在病毒的循环中也起重要作用。

本病由蚊虫传播，主要传播媒介为三带喙库蚊和尖音库蚊等，另外还有伊蚊，本病毒在埃及伊蚊还可经卵传播。

人、各种家畜、家禽、野鸟和多种实验动物对本病毒均有易感性。人感染后可发生严重的脑炎，动物通常为隐性感染。

3. 临床表现　本病的发病机制、病理改变与流行性乙型脑炎相似。临床症状也类似于流行性乙型脑炎。先有2~5天的前驱症状，即食欲减退、发热、头痛、恶心、全身不适、肌痛等，继而出现神经系统受损表现。极少仅有发热而无神经系统受损的病例。在婴幼儿感染者，则病情发展迅速，在几天内进入昏迷状态。

4. 诊断和鉴别诊断　主要依据患者到过特殊地区，出现前驱症状后，有明显的神经系统症状与体征，且病毒分离和血清学检查阳性者可确诊。

血清学检查提示IgM抗体特异性高，有助于早期诊断。血和脑脊液的病毒分离难以成功，但将死后的脑组织悬液接种于鸡胚及乳鼠后，可分离出病毒。本病应与其他病毒引起的脑炎鉴别。

5. 治疗与预防　本病无特效疗法，一般采取支持疗法和对症处理，如退热、补充水电解质及维持酸碱平衡、降低颅内压等。可应用激素以适应应激反应及减轻炎症过程。目前尚无疫苗，主要防制措施为防蚊灭蚊，以达到减少或防止发病作用。

（四）加利福尼亚脑炎

加利福尼亚脑炎（California encephalitis）是由抗原性相关的加利福尼亚病毒群引起的经蚊虫媒介的中枢神经系统性疾病。

1. 病原学　加利福尼亚脑炎病毒和拉克罗斯、詹姆斯敦峡谷及雪靴野兔等病毒均为布尼亚病毒属，该类病毒通过蚊虫叮咬进入体内，在人体皮肤局部进行复制，再由毛细血管内皮细胞或脉络丛侵入中枢神经系统，从而引起脑炎。

2. 流行病学　小型哺乳动物如兔和松鼠携带病毒，经伊蚊叮咬传播。人群普遍易感，隐性感染者多见，发病多见于15岁以下儿童。本病流行于美国西部，一般在7~9月份。

3. 临床表现 潜伏期为5~10天。轻者以发热、头痛、咽痛及胃肠道症状起病,2周内出现神经系统的症状和体征,主要表现为发热、嗜睡、局灶性神经功能障碍、警觉性和定向力障碍等。癫痫也是常见的症状,可发生于50%的儿童患者。重者在24~48小时出现昏迷甚至中枢性呼吸衰竭,但颅内压持续升高者较少见。病死率<1%。一般无神经和精神后遗症。部分患者感染后可以不出现症状和体征,呈隐性感染。

4. 诊断和鉴别诊断 依据流行病学资料和临床表现进行初步诊断,确诊依赖于血清学检查和病毒分离培养。本病需要与西方马脑炎、单纯疱疹性脑炎、乙脑等鉴别。

5. 治疗与预防 无特效治疗方法,也无特异性的抗病毒制剂。主要是支持治疗和对症处理。严重脑炎者,抢救与乙脑相同。急性期患者的隔离是不必要的。如果脑功能受到影响,则需要病后采用物理和言语治疗等干预措施。

防蚊、灭蚊为主要预防措施。目前尚无疫苗应用。

(五) 罗西欧脑炎

罗西欧脑炎(Rocio encephalitis)是一种由罗西欧脑炎病毒引起的病毒性脑炎。本病于1975年在巴西的圣保罗州发生暴发流行,当时有465人发病,其中死亡61例,死亡率达13%。同时在当时的死亡者中分离出罗西欧脑炎病毒。

1. 病原学 罗西欧脑炎病毒属黄病毒科,但尚未分归于任何亚组,其与乙型脑炎亚组成员有交叉反应。将其接种于新生和成年的小鼠或新生田鼠后,均可致病;成年田鼠脑内接种可发病,而腹腔接种豚鼠不致死。本病毒在Vero、BHK及猪肾细胞上可大量繁殖及形成空斑。

2. 流行病学 伊蚊属是本病的主要传播媒介,另外还有骚蚊属。野鸟可能是本病病毒的扩散宿主。人类感染罗西欧脑炎病毒后的病理改变,类似于其他黄病毒脑炎;受累较明显的部位为丘脑、小脑齿状核、下丘核和黑质。在动物感染后,还可引起严重的心肌和胰腺坏死,但在人类未发现此情况。

3. 临床表现 罗西欧脑炎的临床表现与流行性乙型脑炎和圣路易脑炎相似。住院患者的病死率为4%;而20%存活者有后遗症,包括精神症状、肢体瘫痪及小脑性共济失调。

4. 诊断 确诊主要依靠血清学检查。在死亡病例中,可从脑组织中分离出本病病毒。

5. 治疗与预防 防治措施与流行性乙型脑炎和圣路易脑炎的防治措施相同。

(六) 版纳病毒病

版纳病毒病是一种由版纳病毒(Banna virus,BAV)引起的经虫媒传播的新发传染病。1987年首次从我国云南省西双版纳地区采集的无名发热和脑炎患者标本中分离鉴定出该病毒,故而得名。此后,在印度尼西亚、越南、老挝、澳大利亚等国家的蚊虫标本,以及中国的云南、甘肃、新疆、内蒙古、青海、山西、山东、辽宁、北京、湖北等省(市、区)的蚊、猪、牛、蜱和库蠓等标本中相继分离到版纳病毒。版纳病毒也是国际上首次以我国分离到的病毒而建立病毒属的代表株。

1. 病原学

(1)分类:版纳病毒属于呼肠孤病毒科(Reoviridae)东南亚十二节段RNA病毒属(Seadornavirus)。该属病毒目前包括版纳病毒、辽宁病毒(Liaoning virus,LNV)和卡迪皮诺病毒(Kadipiro virus,KDV)3种病毒,版纳病毒是其唯一从人血清标本中分离,并与人的发热和脑炎有关的病毒。2005年国际病毒命名委员会第8次分类报告中确定为东南亚十二节段RNA病毒属的代表株。

(2)形态结构:版纳病毒为20面体球形颗粒,直径在60~70nm之间,衣壳包裹着病毒基因组的双链RNA,无包膜,衣壳表面有纤突。病毒基因组全长约为21 000bp,由12条分节段的双链RNA组成,各节段长度从759bp到3 747bp不等。各片段5′和3′UTR区域序列保守并反向互补,极易形成稳定的锅柄状结构,是病毒RNA聚合酶结合的重要部位。每个节段含有一个开放读取码框编码相应的蛋白质,各自执行不同的功能。

版纳病毒分为A、B两个基因型,即由中国和越南分离株组成的A型和印度尼西亚分离株组成的B型。其中A型又分为A1和A2两个亚型,A1亚型包括我国北方地区甘肃、山西、辽宁等地流行的病毒株,A2亚型包括外国云南和越南流行的病毒株。由此可见,版纳病毒具有明显的地域分布特征,在不同地域形成相对稳定的循环圈。

（3）理化特性：版纳病毒在低温下很稳定，-70℃可长期保存。对热敏感，56℃加热30分钟即可灭活。在pH为7的条件下稳定，感染力随着pH的降低而下降，pH为3时感染力丧失。对乙醚和5-碘脱氧尿苷（5-IDU）低抗，表现出典型的无包膜RNA病毒特征。版纳病毒引起白纹伊蚊C6/36细胞病变，表现为折光性增强和收缩，但对哺乳动物细胞系不产生病变，对小鼠亦不致病。

2. 流行病学　版纳病毒分布在赤道至北纬42°之间，包括中国、印度尼西亚、越南、老挝、澳大利亚等国家，从最初的东南亚热带地区传播至东北亚地区，甚至在欧洲也分离到版纳病毒。

版纳病毒可以被库蚊、伊蚊和按蚊3属11种蚊虫媒介携带，在多种复杂的气候地理条件存在，提示版纳病毒具有较强的生存能力，极易在自然界形成稳定的循环圈。

蚊是本病毒的主要传播媒介和储存宿主，包括三带喙库蚊、尖音库蚊淡色亚种、环带库蚊、伪杂鳞库蚊、凶小库蚊、致倦库蚊、刺扰伊蚊、背点伊蚊、白纹伊蚊、迷走按蚊和中华按蚊。

另外，库蠓也是传播媒介。2016年首次从我国云南库蠓中分离到版纳病毒，该病毒对鸡胚有致病性，并能引起猪和牛的感染。

3. 发病机制与病理　版纳病毒被认为是一种引起人类发热和病毒性脑炎的重要新发传染病的病原体或潜在病原体，目前对其发病机制与病理改变尚不清楚。

4. 临床表现　本病可出现不明原因的发热、皮疹、头痛、肌肉酸痛、关节痛等症状。重症患者可出现颈项强直、嗜睡、脑炎、脑膜炎、脊髓炎等神经系统症状。另外，从发热伴有心律失常及病毒性心肌炎患者血液中曾分离到版纳病毒，以及从风湿性心脏病患者血清中也查出版纳病毒特异性IgM抗体呈现4倍以上升高，由此推测版纳病毒可能与心肌损害有关。感染版纳病毒的猪、牛等脊椎动物可出现消瘦、厌食、失明等症状，提示版纳病毒与家畜疾病有密切的关系。

5. 实验室检查　采用间接ELISA法，对患者的血清进行版纳病毒特异性IgM抗体检测，具有早期诊断价值。采用ELISA法和反向被动血凝抑制试验，对急性期和恢复期双份血清进行版纳病毒特异性IgG抗体检测，若抗体滴度呈4倍或4倍以上增高，具有诊断价值。将可疑标本接种于C6/36细胞进行病毒分离，对可疑分离物可进行分子生物学鉴定。

6. 诊断　依据流行病学资料、临床表现和实验室检查结果进行综合判断。确诊须分离培养到病毒。

7. 治疗和预防　目前尚无特异性的治疗手段，一般采取支持治疗和对症处理。防蚊灭蚊是主要防控措施，做好个人防护，避免蚊虫叮咬。

（周怀瑜）

第七节　防制

蚊虫防制是减少蚊虫吸血骚扰，遏制蚊媒传染病，保障人民身体健康的重要手段。从古代起，我们的祖先就采用烟熏捕打，蚊帐隔离等方法减少蚊虫的吸血骚扰。20世纪初，随着科技的进步，人们逐渐认识到蚊虫是多种传染病的重要传播方式。随着对蚊媒传染病的认识的逐渐深入，蚊虫防制作为控制蚊媒疾病的重要环节之一，愈加受到重视，并得到迅速发展。防制蚊虫的方法和观念，是随着人类社会的发展和科技进步而逐渐演变的。在20世纪40年代以前，由于缺乏安全高效的杀虫剂，蚊虫防制的方式主要是针对其孳生场所，包括处理积水、清理河道、改变水库水位等，杀灭幼虫；也使用天然来源的矿物如巴黎绿、石油和植物来源的除虫菊酯素，作为环境防制的辅助手段，在当时也取得了一定成效。从40年代起，以高效具有杀虫活性的DDT（dichlorodiphenyltrichloroethane，滴滴涕，亦称“二二三”）被发现为标志，蚊虫的防制进入了一个化学防制的新时期，化学合成杀虫剂应用数量和范围都达到了相当大的规模，并且取得了空前的成就。在这之后，化学合成杀虫剂也进入了快速发展时期，多种化学合成有机杀虫剂被发明，并且其剂型和使用方法的都有了改进。但在大规模使用化学合成杀虫剂后，研究结果显示了大量使用杀虫剂存在的风险，人们逐渐发现了环境污染、在人和动物体内蓄积等问题，并且发现DDT对动物有致癌性，对人也可能存在致癌风险，因此对于蚊虫防制的理念又从大量单一使用化学合成杀虫剂逐渐转变为综合防制。综合防制措施的目的是在较大范围地区内，对蚊虫种群密度进行控制，使其下降到无害化的水平。我国在新中国成立后，通过爱国卫生运动，进行专家指导下的全国群众性的灭蚊活动，分别提出并采用杀灭成蚊的措施：“打、网、粘、诱、熏、封、喷、防”和杀灭幼虫的措施：“填、疏、堵、整、翻、毒、鱼、捞”，蚊虫防制取得了一定的成就。

一、蚊虫综合防制

防制蚊虫的工作是从不断的实践中发展起来的，要从经济条件和社会现实情况出发，根据可获得的资源，制订切实可行的综合防制计划。综合防制不是两种或多种防制手段和方法机械地合并使用，而是不同方法有机的结合。总的来说，综合防制应当根据蚊虫监测获得的数据，并根据蚊媒传染病流行的风险，制定相应的防制方案。防制方法的选择要根据实际情况来选择，常综合使用多种方法，形成一套综合防制体系，才能有效地将蚊虫密度降低到无害化水平。蚊虫防制还需要掌握当地主要蚊媒的种类和习性，包括成蚊的吸血、栖息、活动习性，幼虫的孳生习性，蚊虫越冬习性等。根据防制对象的生态特性，选择不同的手段和方法。防制方法的选择要符合安全、有效、经济和简便的原则。虽然上述4个原则在实际工作中很难完全符合，但应当全面考虑，做出恰当的选择。

在一些地区，存在着滥用杀虫剂的情况。这样不仅存在极大的浪费，也会造成严重的环境污染，对人和动物的健康都有着极大的威胁。在蚊媒传染病传播风险不高时，应在完善法规和宣传教育的基础上，尽可能地首先进行环境改造，结合生物防制和化学防制方法；而在蚊媒传染病传播风险高时，则需要用化学防制方法将蚊虫密度迅速降下来，并加强个人防护措施，再实施环境防制和生物防制方法。在蚊虫防制实施过程中，需要借助现有的社会管理体系，通过爱国卫生运动等建立的一整套防制蚊虫管理系统，保证技术措施的贯彻落实，才能达到理想的效果。

陆宝麟（1979）倡议对蚊虫采取综合治理的方法。在1982年全国蚊虫综合防制座谈会上，他提出综合防制措施的理念，至1999年修正其概念为：从蚊虫与环境以及社会条件的整体观念出发，根据本标兼治而着重治本的原则，因地和因时制宜地对有害蚊种，综合采用适当的环境治理、化学防制、生物防制或其他有效手段，组成一套系统的防制措施，通过抑制其发生、降低其种群数量和缩短成蚊寿命，把防制的目的种群控制在不足以危害的水平，并在有条件的局部地区，争取予以消除，以达到除害灭病和/或减少吸血骚扰的目的。关于蚊虫综合治理概念论述的要点包括：

1. 强调蚊虫、环境和防制三者的统一性，蚊虫的孳生和防制都与自然环境和社会环境密切相关，防制方法的选择和实施都需考虑到，即充分适应环境因素以达到防制的目的，也必须注意环境保护。

2. 强调治本，即尽可能把环境改造放在首位，但也需要视具体情况，采取其他合理的治标手段，并发展新的防制方法。

3. 强调有害蚊虫的防制，即以蚊媒病媒介和/或城镇吸血骚扰蚊种为主要防制对象（靶标蚊种），而对前者的防制尤为重要。

4. 强调以“控制”（control）为综合治理的目的，目前，除了特殊情况外，不作“消灭”（eradication）或“无蚊”要求。

5. 强调防制措施或方法的系统组合。国外学者Axtell等（1979）和Olson（1979）提出把蚊虫综合防制作为综合性害虫管理（integrated pest management，IPM）的组成部分，各种措施形成一个整体，不仅是利用其中某一部分，而是使这个整体的作用大于各部分的总和。如果各部分处理不当，会造成互相干扰，影响防制效果。这个概念的基本特点是系统工程的原理和方法向害虫防制领域渗透，所以综合防制涉及的范围非常广泛，从卫生防疫到农田水利工程建设以及资源开发都有密切关系，远远超过了昆虫学家力所能及的范围。Axtell等（1979）主张最好建立一支包括生态学、昆虫学、寄生虫学、遗传学、农学、水利、园艺以及土壤科学专家的专业技术队伍，以保证技术措施的贯彻落实。

近年来，在我国浙江省部分地区开展了“无蚊村”建设试点，实施以环境治理为主的措施控制蚊虫，将蚊虫防制策略与农村环境基础设施建设相结合，符合乡村振兴战略要求的“健康乡村”和“美丽乡村”发展思路。这是蚊虫综合治理在农村地区实践的典型案例。虽称之为“无蚊村”，但并非是绝对意义上的没有任何蚊虫，而是综合利用环境改造、卫生宣教、物理、化学和生物等多种防制方法，充分发挥基层组织的作用，加强检查督导，将蚊虫控制在不足以为害的低水平。

在"二二三时代"之后，目前蚊虫防制已经进入了一个以蚊虫生态学为基础的综合治理新阶段。

二、综合防制

综合防制主要手段方法与防制作用见图 18-43，图中遗传防制用虚线勾画表示其尚未达到实质使用阶段。

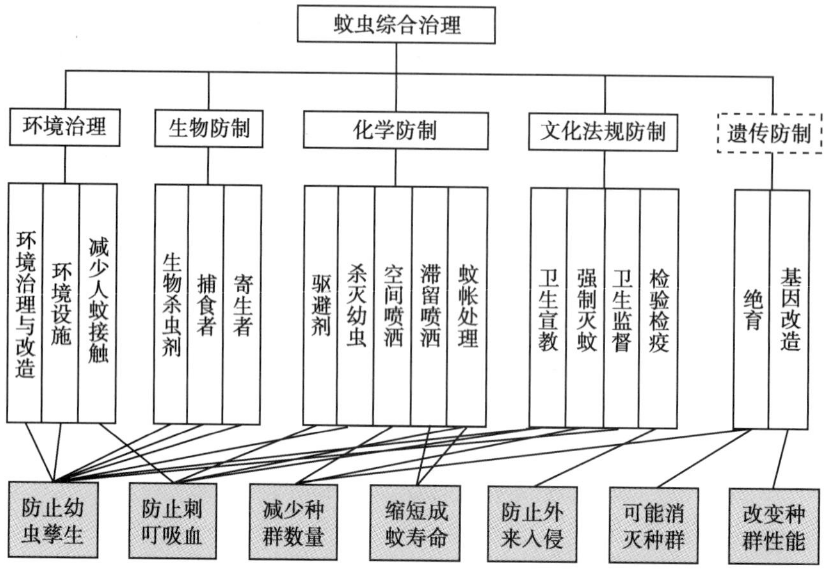

图 18-43 蚊虫综合防制主要手段方法与防制作用示意图

（一）环境治理

环境治理既是最早应用的蚊虫防制方法之一，又是发展中的防制科学。它是蚊虫综合防制的首要环节，通过环境改造、环境管理或改善环境条件以防止或减少蚊虫孳生繁殖或减少人蚊接触而避免其侵害。这种措施往往可取得永久性的效果，是一种治本为主的方法，是蚊虫防制的基本措施。

1. 理论依据 蚊幼虫是蚊生活史中的薄弱环节。蚊幼和蚊蛹都生活在水中，活动范围相对局限。不同种的蚊幼虫对孳生的水体有一定的选择性，根据这种生态特点，应用生态学知识，对适于蚊虫生长发育的水体采取干预措施，消除水体或使其不适合蚊幼孳生，大幅减少蚊幼在环境中的密度，可达到防制蚊虫的良好效果。

2. 具体措施 主要包括三方面的重要内容，即环境改造（environmental modification）、环境处理（environmental manipulation）和改善人群居住条件与改变生活习惯以减少人和媒介蚊虫的接触机会。

（1）环境改造：是对土地、水体或植被进行的改造，对人类环境条件无显著不良影响，其目的是防止、清除或减少蚊幼孳生地。具体的方法包括排水、填土、深挖和填塞、平整土地、修整沟渠、改变流速、建库蓄水等，这些措施对防制按蚊、库蚊和伊蚊，以及防治蚊媒传染病如疟疾、丝虫病和乙型脑炎等均有重要作用。

（2）环境处理：指在蚊虫孳生地造成暂时性不利于它们存活的、各种有计划的定期处理。包括稻田间歇灌溉、湿润灌溉、控制水生植物生长、遮阴或暴露、水位波动、宣泄冲刷、调节盐度等。这些措施对于防制按蚊、库蚊和伊蚊都有效。

（3）改善人群居住条件和生活习惯：通过改善居住条件，使用一些必要的防护措施，并培养良好的生活习惯，减少人和媒介蚊虫的接触机会，从而有效地防止蚊媒传染病的传播流行。方法包括改善供水和排污、垃圾处理、限制土地使用、改善住房条件，使用纱窗、纱门、蚊帐、诱蚊灯、驱蚊器，以及设立动物屏障和缓冲区等，这些措施对按蚊、库蚊和伊蚊都有效。在减少"人-蚊"接触的防制措施中，房屋位置的选择、防蚊装置和个人防护、动物预防屏障等方法均应注意正确使用。有人在分析俄罗斯、印尼等国在居民点外围采取"动物屏障"以保护人群的得失后指出：应注意区别疾病病原的终止宿主（dead-end host）和贮存宿主（reservoir host），如牛不传播脑炎病毒，是其终止宿主，用牛群作动物屏障有利于保护人群，从而减少病原的贮存与传播；而马则不同，马对脑炎病毒和人一样敏感，且容易发病，若不预作免疫处理，则不宜使用马作为动物屏障。

3. 我国最重要的几种媒介蚊虫的孳生地可分为5种类型，对于不同类型的孳生地，可采取不同的环境防制措施，以达到理想的防制效果。

（1）稻田型：如中华按蚊、雷氏按蚊、三带喙库蚊。对稻田可采用间歇灌溉，即根据水稻的生长规律定期停水或蓄水，使之"干干湿湿"，以阻扰雌蚊在其中产卵和幼虫的发育生长。近年来在上海、河南、四川等地均有实行。葛凤翔等（1981）更提出湿润灌溉，其不同点是插秧之后以水护秧，活棵返青后就排水晾田。再根据水稻生长需要，浅灌给水，灌水入田后，除下雨过多外，不再排水出田，由水稻吸收、渗入地以及自然蒸发而落干。这种措施适合沙质土壤的淤灌区。对湖塘、沟渠、水库的管理，可采用铲除岸边杂草，修整沟渠等方法。种植浮萍或水葫芦等以密布水面可减少水体蚊虫孳生，这种方法既可肥田，又可喂猪。对于沼泽地，可以于早春时放火烧干草，杀灭越冬蚊卵。

（2）缓流型：如微小按蚊。沟渠可设水闸，定期开放，加大流速，冲刷幼虫。自然界小溪流，不易管理，清除孳生地难度较大，可以从灭成蚊着手。

（3）丛林型：如大劣按蚊。可开伐灌木丛减少其孳生地。如海南丛林地区通过开发山林，清除村庄周围灌木林，种植经济作物，取得了防制大劣按蚊的良好效果。

（4）污水型：如尖音库蚊淡色亚种、致倦库蚊。可采取疏通下水道、牲畜圈填土或地面硬化、健全排水系统等措施减少孳生地，收集污水用的水桶加盖。

（5）容器型：如白纹伊蚊、埃及伊蚊。可采取翻盆倒罐，堵塞树洞，灭火用的水桶加盖，竹筒劈缝或钻洞等。及时清除轮胎积水，将轮胎放置在室内或用雨棚遮挡，废弃轮胎可在低处钻孔排水。对于室内水培植物和接水盆的积水要经常检查，隔一周换水一次，一些饮水机、咖啡机的卡槽内的积水，常容易成为伊蚊的孳生地，需要定期检查清理。

此外，将小坑填平、挖大塘、排除积水、建立动物屏障、注意个人防护、不露宿等均为实践证明的有效办法。具体实施时均要结合当地具体情况，因时因地制宜。山东胶南采取以改造环境为主的综合措施，对灭蚊防疟取得显著效果，值得提倡。江苏邳县曾经推行住房开窗通风、使用蚊帐等措施，使居民夏季的露宿率下降，当地疟疾发病率明显下降。随着人们对环境保护意识的增强，乡镇的城市化以及经济发展，以环境治理防制蚊虫，应受到更大的重视。

（二）化学防制

化学防制的突出优点是快速机动，在出现紧急疫情时，常用化学药物作为迅速扑杀媒介昆虫、切断传播的有力手段。通常是将杀虫药物加工成一定剂型，以手工或器械施布于一定场所，通过不同途径作用于蚊虫。

自从1942年推广DDT以来，化学合成杀虫剂被广泛应用。DDT在防制农林害虫和改善环境卫生方面起了巨大作用，被认为有史以来第一种人工合成的最有价值的杀虫剂。随后六六六杀虫效力也被证实，还具有制造程序简单、成本低、对害虫毒力强等优点，从1952年开始我国大量生产和试用。但由于长期大量使用，多种媒介昆虫出现了对有机氯杀虫剂的显著抗性，并产生了严重的环境污染问题。近年来，蚊虫对有机磷杀虫剂、氨基甲酸酯杀虫剂、合成除虫菊酯类杀虫剂也开始产生抗性；甚至对某些生长调节剂类的敏感性也有降低趋势。陆宝麟（1999）报告，抗药性医学昆虫已达138种，蚊虫占99种，其中按蚊亚科55种，库蚊亚科44种，所抗药物遍及有机氯、有机磷、氨基甲酸酯、拟除虫菊酯和生长调节剂五类。根据WHO报道，2010—2016年期间，全球76个疟疾流行国家（地区）中，有61个国家报道检测到传疟按蚊对杀虫剂产生了明确的抗药性，其中50个国家（地区）的按蚊媒介对超过2种以上常用杀虫剂产生了抗药性。在我国，多地媒介蚊虫——中华按蚊、尖音库蚊淡色亚种、致倦库蚊、三带喙库蚊、白纹伊蚊均报道产生了抗药性，部分种群还对多种杀虫剂同时具有抗药性，以及抗药性水平升高等问题，为蚊虫防制和蚊媒传染病防控带来了极大的潜在风险。为了寻找更合适的杀虫剂，使之更高效、低毒、广谱、易生产、易生物降解，近年来化学杀虫剂发展很快，种类繁多。了解各种杀虫剂的性能和正确使用方法，实属必要，下面简要介绍我国目前常用的杀虫剂：

1. 有机氯类杀虫剂 20世纪40年代起用于防制害虫的主要杀虫剂,曾经在蚊媒防制中发挥了重要作用。但随着人们对其认识加深,特别是其难以降解,在环境中长期存在,并通过多种方式扩散,在人和高等动物体内蓄积,对人和动物健康的影响等问题,使得近年来它的应用范围日趋局限,正逐渐被高效、低毒的有机磷、氨基甲酸酯类和拟除虫菊酯类杀虫剂所代替。

(1)滴滴涕:纯品为白色粉末,基本无味。常见的工业品为灰白或浅黄色蜡状固体,有轻度芳香气味,不溶于水,易溶于苯、煤油、褐色油(樟脑油副产品)等多种有机溶剂。DDT的杀虫作用以触杀和胃毒作用为主。WHO规定一般做喷洒剂为2g/m^2(按工业二二三原药计量)。1874年德国化学家Othmar Zeidler首先合成了DDT,但当时并未认识到它的杀虫作用。1939年,瑞士科学家Paul Hermann Mueller发现了DDT的杀虫功能,符合早期人们对理想杀虫剂的定义:杀虫谱广、药效持久、生产工艺简单、价格便宜,因而被广泛应用。Mueller也因此获得了1948年诺贝尔生理学或医学奖。从20世纪40年代起,DDT被广泛用于防制卫生和农业害虫,但DDT杀虫作用缓慢,长期使用后易产生抗药性。据试验此药在人畜体内难于分解,可长期贮留在肝脏和脂肪组织中并可随乳汁分泌排出,随蓄积量增加可引起慢性中毒。由于它长期广泛使用,除媒介生物对其产生抗药性外,还使环境受到严重污染。在动物模型中,DDT还显示出致癌性,但尚无明确证据表明其对人体有致癌作用。由于DDT的环境污染,在人畜体内蓄积,广泛产生的抗药性和潜在的健康风险等因素,其使用已经受到严格的限制,有些国家已先后限制或停用本药。国际上对于DDT的使用,在20世纪初曾经还有争论,WHO(1995)建议继续将其应用于室内滞留喷洒,但限制大量用于防制农业害虫。我国曾经允许有限制地使用,据安徽、河南、江苏、四川、福建等地报道,使用DDT(2g/m^2)室内滞留喷洒防制雷氏按蚊的效果最佳,但目前已经全面禁用。DDT作为杀虫剂的应用已经逐渐步入了消亡阶段。2009年,斯德哥尔摩会议制定了消除DDT的计划:2017年禁止生产DDT,2020年全球禁用DDT。生物降解的DDT类似物曾被研发,但目前理想的DDT有机氯类杀虫剂替代品尚未面世。

(2)六六六(hexachlorocyclohexane):六氯环己烷,分子的结构式中含碳、氢、氯原子各6个。纯品为白色晶体,有8种异构体。其中γ异构体又称林丹,杀虫效力最高,α异构体次之,δ异构体又次之,β异构体杀虫效率极低。六六六对昆虫有触杀、熏杀和胃毒作用,曾被广泛用于农业和卫生害虫的防制,但由于其毒性和潜在的致癌风险,目前在我国也被全面禁用。

(3)三氯杀虫酯(acetofenate,7504,MEB6046):纯品是白色晶体,为DDT的类似物,是一种高效低毒、易生物降解的杀虫剂,对蚊虫速杀比DDT好,对高等动物的毒性比DDT低,且在人畜体内很快被降解,无蓄积中毒现象。曾应用于蚊香制造。其缺点是气味较大,因此逐渐被其他杀虫剂替代。

2. 有机磷类杀虫剂 自20世纪40年代开发以来,有机磷类杀虫剂发展很快,品种繁多,大多数杀虫谱广,杀虫效能高,在自然界可水解或生物降解,外环境无长期残留。有机磷类杀虫剂是胆碱酯酶抑制剂,主要作用机制是使神经递质乙酰胆碱在体内不能正常降解,从而使神经传导异常,虫体产生痉挛、麻痹并死亡。经过多年评试,有些品种毒性较高或残效不理想已被淘汰,有些品种如马拉硫磷则被推荐作为滞留喷洒使用。虽然有一些蚊虫产生了针对某些有机磷类杀虫剂的抗药性,但由于有机磷类杀虫剂的交叉抗药性较少,因此使用不同的品种也能达到较好的防制效果。有机磷类杀虫剂合成简单,价格相对便宜,品种多样,目前乃至今后较长时期内仍然是一种主要的灭蚊杀虫剂。

(1)敌敌畏(dichlorvos,DDVP):是一种稍带芳香气味的无色透明液体,纯品为油状液体,是一种高效、速效、广谱杀虫剂。在目前的有机磷杀虫剂中具有最强的熏蒸作用,也有触杀,胃毒作用。在水中易分解,残效短,故一般不用于水内持效杀蚊幼虫。对人畜毒性中等,要比丙体六六六大一倍,其作用机制和其他有机磷杀虫剂一样,主要是抑制动物体内胆碱酯酶的活性。对人体毒性较高,人体皮肤接触3ml原油即有中毒死亡危险,在空气中安全剂量为1μg/L。最近根据试验研究,高剂量可出现诱变作用,其致癌情况应予注意。据报道,我国武汉、南京、昆山等地的尖音库蚊淡色亚种和贵阳的致倦库蚊种群已产生部分敌敌畏抗药性。

(2)马拉硫磷(malathion):纯品为浅黄色油状液体,有难闻的大蒜臭味,是一种广谱低毒杀虫剂。主要作用方式是触杀及胃毒,有中等杀虫效力,对人体毒性低。因有大蒜臭,用作室内喷洒不受欢迎。野外灭蚊以超低容量喷洒,每公顷用量112~560g,稳定性差,常与其他杀虫剂混合使用。为除去其臭味,可于每

550ml 50% 马拉硫磷乳油中加入过氧化苯甲酰[$(C_6H_5CO)_2O_2$] 5g，充分震荡，使之完全溶解，作为室内应用和灭虱。要注意的是，当本药不纯时，其中有异马拉硫磷，毒性大，在人体代谢慢，如存放时间长了也有可能产生变性，形成新的有毒杂质。巴基斯坦使用此杀虫剂喷洒时，曾导致 5 人死亡，2 500 多人中毒，故要严格遵守操作规程及防护。

（3）毒死蜱（chlorpyrifos）：又名氯吡硫磷、氯蜱硫磷，呈白色结晶，具有轻微的硫醇味，是一种非内吸性广谱杀虫、杀螨剂，在土地中挥发性较高。施于苇塘剂量分别为 $0.5g/m^3$、$1g/m^3$ 的毒死蜱对蚊幼杀灭率达 100%，可分别维持 66 天、69 天。毒死蜱对尖音库蚊淡色亚种幼虫的 LC_{50} 为 0.003 4ppm，瓷砖板、油漆板、水泥板及涂料板 4 种载体上有长残效，可维持 90 天。

（4）杀螟松（fenitrothion）：又名杀螟硫磷。原药为棕黄色状液体，带臭味。广谱性接触杀虫剂，还有熏杀作用。对人畜毒性较低，被推荐用于灭蚊。用 40% 可湿性粉剂作室内滞留喷洒灭蚊或用 50% 乳油加水稀释，按 $2g/m^2$ 剂量喷洒；2ppm 用于孳生地蚊幼灭治；原油可用于室外超低容量喷雾，用量为 20~33ml/亩。上海市中华按蚊、茂名市电白区白纹伊蚊、杭州市白纹伊蚊等种群已产生了抗药性。

（5）双硫磷（temephos，商品名 abates）：纯品为白色结晶固体，主要用于杀灭难以清理积水中的蚊幼虫。对尖音库蚊淡色亚种的 LC_{50} 为 0.001 1~0.001 5ppm，对中华按蚊幼虫的 LC_{50} 为 0.005ppm，其残效约可持续 20 天左右，对人、畜、益虫无害，一般用量为 50~112g/公顷。近年来对其剂型加强研究，已使其残效有所延长，并减少流失和污染环境。例如用 4g 木块吸收双硫磷 1g，然后用聚氯乙烯涂塑，经试验残效期可维持 13 周以上。

其他如辛硫磷（phoxim）、倍硫磷（fenthion）等均为高效、低毒、广谱有机磷类杀虫剂，可根据实际需要选用。

3. 氨基甲酸酯类 于 20 世纪 50 年代末期开始开发。这类有机合成杀虫剂具有高效、击倒快、低毒、对昆虫选择性强，不污染环境的特点，毒性一般比有机磷低。作用方式以胃毒和触杀为主，有的品种兼具熏蒸作用。其杀虫原理一般认为与有机磷杀虫剂相似，即与昆虫体内的胆碱酯酶反应，使之发生氨基甲酰化，从而阻碍其分解乙酰胆碱的功能。该类杀虫剂成本相对较高，杀虫谱不如有机磷广，使用不如有机磷类广泛。此外，大多数氨基甲酸酯类杀虫剂作用靶点与有机磷类杀虫剂一致，因此在联合使用时会产生拮抗作用，通常不联合应用。

（1）残杀威（propoxur）；原药为白色结晶粉末，稍带酚气味，对成蚊毒效很高。将 0.02% 的药液作用于中华按蚊，LT_{50} 为 11.96 分钟。此药不仅有滞留触杀作用，而且还有很强熏蒸效果，蚊虫即使不接触喷洒表面也会致死。用 $2g/m^2$ 残杀威对中华按蚊进行滞留喷洒，持效期可达到 2~4 个月，是滞留喷洒杀灭成蚊较理想的杀虫剂。

（2）西维因（carbaryl）：又称甲萘威。纯品为白色结晶，以触杀为主兼有胃毒作用，对人畜毒性低，在体内无蓄积中毒现象。主要用于滞留喷洒或灭成蚊，用 $2g/m^2$ 的剂量，有限期为 50 天。

4. 拟除虫菊酯类 菊酯系列的杀虫剂包括天然除虫菊酯和合成拟除虫菊酯。天然除虫菊酯是从除虫菊植物中提取的除虫菊素，对蚊虫具有较好的击倒和杀灭效果，作用方式主要为触杀和胃毒，其气味还具有驱避作用，且对人和哺乳动物低毒，易于分解，是安全高效的杀虫剂。但除虫菊素来源有限，且对光不稳定，不能在室外使用。而合成拟除虫菊酯类杀虫剂不仅具有除虫菊素安全、高效、广谱、无残留等优点，且克服了对光不稳定的缺陷，其来源也可通过化学合成的方式大量获得。目前，绝大多数家庭卫生杀虫剂的有效成分是合成拟除虫菊酯。

然而，拟除虫菊酯类的大量使用也使得蚊虫群体产生了广泛的抗药性，并且这种抗药性呈现出扩散和抗性水平上升的趋势，且不同种类的拟除虫菊酯类杀虫剂抗性有交叉抗性。对有机氯有抗性的蚊虫，对拟除虫菊酯类也有一定的交叉抗性；而对有机磷和氨基甲酸酯类杀虫剂抗性，则与拟除虫菊酯类杀虫剂无显著的交叉抗性。部分拟除虫菊酯类杀虫剂的击倒作用强，而杀灭效果相对较弱，会产生蚊虫击倒后复苏的问题，可通过使用击倒效果强和杀灭效果强的两种菊酯类复配杀虫剂。此外，菊酯类杀虫剂对鱼类、家蚕、蜜蜂等毒性高，在使用时应当特别注意是否可能危害到相关物种的存活，应谨慎地作为杀幼剂使用。

拟除虫菊酯类杀虫剂已开发出了许多品种，近年来仍有新品种在研发中。不同的菊酯类杀虫剂特点各有差异，如击倒效力高、致死性强、有熏蒸作用、持效长等，应根据不同的应用场景和需求，选择合适的菊酯类杀虫剂。

（1）丙烯菊酯（allethrin）：为淡黄色油状液体，略有芳香气味，对光及热较稳定。丙烯菊酯击倒速度快，具有触杀和熏蒸作用，对蚊虫有较好的驱避作用，常用于制作蚊香，也用于气雾剂。丙烯菊酯对蚊虫的致死力相对较差，应与强致死性杀虫剂混配使用。常与了氯菊酯、胺菊酯、苯醚聚酯、溴氰菊酯及氟氯氰菊酯等复配。

（2）氯菊酯（permethrin，又名二氯苯醚菊酯）：为淡黄色油状体，是一种高效、广谱杀虫剂，杀虫效力是DDT的100倍。本药对于人畜毒性很低，但具有一定激惹兴奋作用。赵彤言等（1997）、李蓬等（1997）、余品红（1997）、Kere等（2000）都报告用氯菊酯浸泡蚊帐可减少侵入室内的蚊虫数量和吸血率。

（3）溴氰菊酯（deltamethrin或decamethrin）：商品名凯素灵（K-Othrine）。为光稳定的拟虫菊酯杀虫剂，具高效低毒，残效较长，有生物降解性，不污染环境。对成蚊及幼虫均有极强毒效，约比DDT高700倍。溴氰菊酯是一种被广泛使用的菊酯类杀虫剂，普遍应用于卫生、仓储和农业害虫的防制。溴氰菊酯可应用于室内滞留喷洒，2.5%溴氰菊酯乳剂加水配成1%浓度使用，对中华按蚊保持50%以上死亡率的时间，据浙江在红砖上模拟试验，剂量为15mg/m^{2}与20mg/m^2，持效分别为42天与63天；在山东应用50mg/m^{2}剂量，在砖砌新沙灰墙面持效43天，实验小屋为61天。广东省寄生虫病防治研究所以大劣按蚊进行测定，剂量为10mg/m^2·在泥砖墙面持效仅15天，而在三合板、茅草墙残效可达9个月。用该药15mg/m^{2}的剂量浸泡蚊帐后，对中华按蚊与雷氏按蚊的防制效果极为显著，室内成蚊密度从处理前22.5只下降为0.45只，室外密度从13.7只下降为1.4只；以DDT喷洒区作对照计算密度比值，使用该药浸泡（7~11月）后室内成蚊密度下降93.4%，室外密度下降86.8%。溴氰菊酯浸泡蚊帐有良好的拒避效果，能显著减少室内蚊虫密度。但由于大量广泛长期的应用，溴氰菊酯抗药性已在全球许多蚊虫种群中有报道，包括按蚊、库蚊和伊蚊的成蚊及幼虫，均有产生抗药性的报道。国外在现场也发现抗DDT的埃及伊蚊，以及实验室抗DDT的斯氏按蚊和致倦库蚊种群对溴氰菊酯有交叉抗性，成为溴氰菊酯未来应用的障碍。本药对蚊虫也有一定的激惹兴奋作用，有待研究改进。

（4）高效氯氰菊酯（beta-cypermethrin）：别称戊酸氰醚酯。生物活性较高，是氯氰菊酯的高效异构体，具有触杀和胃毒作用。杀虫谱广、击倒速度快，杀虫活性较氯氰菊酯高，对光稳定。原药外观为白色至奶油色结晶体，可制备成乳油、悬浮剂、可湿性粉剂、烟剂、粉剂等多种剂型，是一种开发较为充分的菊酯类杀虫剂，被广泛用于卫生和农业害虫防制。为防制成蚊，每平方米用4.5%可湿性粉剂0.2~0.4g，加水稀释250倍，进行滞留喷洒。当喷药量为0.4ai·mg/m^{2}时，在实验室对白纹伊蚊成蚊的致死率为96.0%；喷药量为0.5ai·mg/m^{2}时，距喷药点5m、10m、15m，在现场对白纹伊蚊的杀灭率分别为100%、96.0%、75.0%。10%高效氯氰菊酯热雾剂按2.5~5.0ai·mg/m^{2}现场应用，对蚊杀灭率达95%以上。实验室尖音库蚊淡色亚种幼虫对高效氯氰菊酯LC_{50}为0.003 8mg/L。但由于长期大量使用，许多地区的多种蚊虫已产生了对高效氯氰菊酯的抗药性，在应用时应当注意，有条件时可先测定杀虫剂敏感性。

（5）氯菊酯（permethrin）：又名二氯苯醚菊酯，属低毒杀虫剂，对皮肤无刺激作用，对眼睛有轻度刺激作用，在体内蓄积性很小，在试验条件下无致畸、致突变、致癌作用。其作用方式以触杀和胃毒为主，无内吸熏蒸作用，杀虫谱广，对光不稳定，太阳光照下易分解。氯菊酯可用于制备防蚊织物，浸泡衣服，在蚊虫侵害风险高的场景中，可穿着氯菊酯处理的衣物，能显著减少蚊虫侵害可能性。氯菊酯也常用于家庭用卫生杀虫喷雾剂，常与其他菊酯类杀虫剂混配。0.3%氯氰菊酯·氯菊酯水乳剂和10.4%氯菊酯·烯丙菊酯水乳剂，喷雾对尖音库蚊淡色亚种1小时杀灭率能达到100%，在按照50ml/m^{2}和30ml/m^{2}分别作用于白灰面、清漆木板面和玻璃面在45天内对尖音库蚊淡色亚种有较好的杀灭作用。

（6）胺菊酯（tetramethrin）：纯品为白色结晶固体，工业品为白色固体或带棕黄色膏状物，具有除虫菊气味，其混合立体异构体应用于商业产品。单独使用效果一般，常与一些有较强杀虫力而又对人畜低毒的卫生杀虫剂混配，制成喷洒剂或气雾剂。

此外，尚有高效氟氯氰菊酯（beta-cyfluthrin）、高效氯氟氰菊酯（lambda-cyhalothrin）、联苯菊酯（bifenthrin）、四氟苯菊酯（transfluthrin）、右旋烯丙菊酯（d-Allethrin）、苄呋菊酯（resmethrin）等多种菊酯类杀虫剂，均有相关产品上市，可根据蚊虫防控工作实际需求选用。

5. 化学杀虫剂抗药性产生及其机制 化学杀虫剂的广泛大量长期使用，使得许多地区的蚊虫种群已产生了抗药性。根据全国 2017—2018 年监测数据，白纹伊蚊幼虫对溴氰菊酯、氯菊酯、高效氯氰菊酯产生了中、高抗性监测点，全国分别有 34(约占 85.0%)、18(75.0%)和 33(78.6%)个；成蚊对溴氰菊酯、氯菊酯、高效氯氰菊酯产生了抗性或高抗性监测点，全国分别有 34(61.8%)、8(34.8%)和 11 个(34.4%)。白纹伊蚊幼蚊对残杀威、双硫磷产生了中、高抗性，分别有 5(27.8%)和 14 个(36.8%)监测点；成蚊对残杀威和马拉硫磷产生了抗性，分别有 7(20.6%)和 4 个(14.3%)监测点。

海口市花卉市场的白纹伊蚊对溴氰菊酯的抗性高达 436.4 倍，对氯菊酯的抗性倍数高达 182.0。另外，我国广东、陕西、四川、湖北、重庆、浙江、云南、江苏等各省市的白纹伊蚊也对溴氰菊酯、氯菊酯、高效氯氰菊酯和高效氯氟氰菊酯等杀虫剂产生了不同程度的抗药性。全球范围内，传疟按蚊、埃及伊蚊、白纹伊蚊的许多种群都报道产生了杀虫剂抗药性。总体而言，全球的蚊虫杀虫剂抗药性水平呈明显上升的趋势，且一些种群表现出针对多种不同类型杀虫剂的抗药性，这使得当前的化学防控手段面临着失效的风险。这无疑是蚊媒传染病防控工作中潜在的重大问题，需要重视并加以深入研究，改进现有的杀虫剂使用策略，减缓抗药性的产生，或开发出新型的杀虫剂，从而有效防控蚊媒传染病，保障人民群众身体健康。

昆虫化学杀虫剂抗药性产生的机制有多种，包括行为抗性、表皮抗性、代谢抗性、靶标抗性等，产生昆虫接触杀虫剂可能性降低，杀虫剂对昆虫的穿透率下降，昆虫对杀虫剂的代谢作用增强，杀虫剂作用靶标敏感性下降等效应，从而使昆虫在杀虫剂处理后仍然存活。行为抗性是蚊虫长期受到杀虫剂的选择压力，而产生的一系列回避杀虫剂的行为改变，如由内食性变为外食性，内栖性变为外栖性，嗜血高峰期由深夜变为黄昏前等。表皮抗性则是指蚊虫表皮的穿透降低，使得杀虫剂更少地进入体内。

对蚊虫的代谢抗性和靶标抗性研究报道较多。代谢抗性是指由于蚊虫体内与杀虫剂代谢相关的酶活性变化，而导致杀虫剂在蚊虫体内被快速代谢，失去其杀虫效应。主要涉及的酶类包括细胞色素 P450 酶系(cytochrome P450，CYP450)、谷胱甘肽 S-转移酶(glutathione S-transferase，GST)以及各类非特异性酯酶(esterases，ESTs)。CYP450 是亚铁血红素-硫醇盐蛋白的超家族，参与内源性物质和外源性物质(药物、环境化合物等)的代谢解毒，是代谢抗性最主要的机制之一。蚊虫体内对拟除虫菊酯类杀虫剂的代谢解毒作用中 CYP450 的作用更明显。研究证实，对拟除虫菊酯类杀虫剂具有抗性的蚊虫较敏感蚊虫体内 CYP450 活性和含量均有不同程度的增加。GSTs 在毒物代谢中发挥重要作用，它可以催化亲核性的谷胱甘肽与各种亲电子外源化学物的结合反应。谷胱甘肽可与这些外源性物质在蚊虫体内产生的中间产物结合，防止其与细胞生物大分子重要成分发生共价结合，起到解毒作用。酯酶可在水分子的参与下，通过水解作用，将酯类切割成酸类和醇类。生物体内存在的水解酯酶可水解杀虫剂中的酯类化合物，如有机磷类、拟除虫菊酯类以及氨基甲酸酯类等。以上代谢酶类在现场和实验室筛选的抗性品系中，常常显示活性显著升高。一些酶类基因的突变或转录区的突变被证明与酶活性变化有关。在科特迪瓦的抗性冈比亚按蚊中，氧化应激状态可激活转录因子 CncC/Maf，从而调控细胞色素 P450 酶系相关基因 CYP6M2、CYP6Z1、CYP6Z3 等的表达，产生对拟除虫菊酯类杀虫剂抗性。在非洲南部的 *An. funestus* 抗性 CYP6P9a 基因的调控区域，发现 CncC/Maf 序列被插入，并与基因表达上调相关。总体而言，代谢抗性在蚊虫杀虫剂抗药性中的作用已被证实，但不同种类的蚊虫产生抗性涉及的主要酶活性变化差别较大，同一种蚊虫在不同地区的酶活性变化也有较大差别，甚至某些敏感品系某种代谢酶的活性比抗性品系反而高。这些现象产生的原因可能与酶活性测定方法、酶活性受环境和生理状态影响较大等原因有关，需要进一步深入研究。

靶标抗性是杀虫剂作用于蚊虫体内的靶点分子发生突变，导致其与杀虫剂结合力下降。在蚊虫体内主要的靶标分子有乙酰胆碱酯酶、神经细胞膜上的钠离子通道和氨基丁酸(GABA)受体—氯离子通道复合体。其中研究最多的是由电压门控钠离子通道基因(voltage gated sodium channel，VGSC)突变，造成的杀虫剂与离子通道结合位点结合力下降，导致的杀虫剂抗药性产生，这种抗性也常被称为击倒抗性(know down resistance，KDR)。击倒抗性最早于 1951 年在家蝇中发现，目前在冈比亚按蚊、中华按蚊、尖音库蚊淡色亚种、致倦库蚊、埃及伊蚊、白纹伊蚊等多种蚊虫体内，均发现了击倒抗性基因突变。冈比亚按蚊 *VGSC* 第二亚基第六跨膜片段(IIS6)中 1 014 位点的突变，L1014F 和 L1014S 被证实与菊酯类和 DDT 的抗性表型有关;在中华按蚊中,还发现了 1 014 位点的其他突变——L1014W 和 L1014C。埃及伊蚊 *kdr* 突变的研究较多,同时也发现了与菊酯类杀虫剂抗性有一定关系的突变,包括:S989P、I1011M、I1011V、L1014F、L1014S、V1016G、V1016I、F1269C、T1520I、F1534C 和 D1763Y;此外,单个蚊虫两个以上位点同时突变的现象也被报道,包括:S989P+V1016G、V1016G+F1534C、V1016I+F1534C、S989P+V1016G+F1534C、V1016G+F1763Y、G923V+I1011M 和 F1534C+T1520I。白纹伊蚊的 *kdr* 突变类型包括 V1016G、I1532T、F1534S、F1534L、F1534C、F1534W 和 D1763Y,I1532T+F1534S 同时突变的个体也被发现。其中 F1534S 和 F1534C 被认为与菊酯类杀虫剂抗药性有显著的关联,其他类型的突变在杀虫剂抗药性中的作用尚待实验研究确认。

在杭州市 2017 年登革热暴发后,使用了大量杀虫剂对全城范围进行了喷洒,这些防制措施也促进了当地蚊虫种群抗药性的产生。在登革热疫情初期,白纹伊蚊成蚊对高效氯氰菊酯、溴氰菊酯、残杀威、马拉硫磷、顺式氯氰菊酯和氯菊酯均敏感,24 小时死亡率均为 100%,对杀螟硫磷和高效氯氟氰菊酯为可疑抗性,死亡率分别为 88.5% 和 96.0%。经过大面积控制后,白纹伊蚊对高效氯氰菊酯、杀螟硫磷和马拉硫磷均产生抗药性,死亡率分别为 73.8%、72.3% 和 17.1%,对溴氰菊酯、顺式氯氰菊酯、高效氯氟氰菊酯和氯菊酯为可疑抗性,死亡率分别为 86.1%、90.5%、91.3% 和 80.5%,仅对残杀威敏感,死亡率为 98.8%。在蚊媒传染病暴发时,如何使用杀虫剂灭蚊,减少疾病传播,同时又要尽量减缓抗药性的产生,是值得深入研究的问题。

6. 昆虫生长调节剂　通过干扰昆虫的正常发育生长而使其死亡,具有不污染环境,对人畜安全以及对天敌和益虫无害或危害不大等优点。目前进行试验或试用的主要有两类即:保幼激素类似物(juvenile hormone analogs,JHA)和发育抑制剂(developmental inhibitors)。这类药物一般作用周期较长,起效较慢,因此在害虫密度较高时,常需要与速效杀虫剂联合使用。

(1)保幼激素类似物:人工合成的种类已达千种以上,当用过量的保幼激素类似物处理蚊类幼虫,可形成超龄幼虫,或形成介于幼虫与蛹之间的中间型个体,不能成熟就死亡,或蛹不能羽化,或者羽化后雄蚊外生殖器不能完成 180°旋转。

蚊蝇醚又称吡丙醚(pyriproxyfen),是一种壳多糖合成抑制剂,是目前常用的控制蚊幼虫的保幼激素类制剂。实验研究证明,在居民小区中按每雨水井 1g 的剂量使用 0.5% 吡丙醚颗粒剂,可显著控制白纹伊蚊幼虫密度。1g/m^2 5% 吡丙醚水乳剂和 10g/m^2 0.5% 吡丙醚颗粒剂对尖音库蚊淡色亚种幼虫和蛹都有良好的杀灭效果,幼虫总死亡率分别为 35.0% 和 27.3%,蛹死亡率均为 100%,蛹无法正常羽化。另有除虫脲(diflubenzuron)能抑制昆虫甲壳质合成,而妨碍其脱皮。据报告每亩仅用 0.041b(45g/ha),完全控制了带喙伊蚊种群密度,用 5~10ppb 对食蚊索科线虫的各期幼虫的发育无影响,两者混合使用还可提高埃及伊蚊幼虫和蛹的死亡率。烯虫酯 Altosid SR-10 浓度为 1ppm 时,伊蚊幼虫死亡率能达到 100%,库蚊幼虫死亡率 72.5%,蛹死亡率 27.5%;该药对第 4 龄库蚊幼虫杀灭情况为:有的成为超龄幼虫,一部分虽然达到蛹期,但最后两者都导致死亡;对三带喙库蚊及尖音库蚊淡色亚种的控制效果比双硫磷高几十倍,甚至上百倍。它虽然具备用量低,生产程序简单等优点,但遇到日光及空气时容易分解,药效不能持久,而且只有第 4 龄幼虫期才最敏感。所以最好制成微胶囊剂型,用缓释方法,才能达到更好的效果。

(2)发育抑制剂:它的作用是抑制昆虫甲壳合成酶,妨碍表皮甲壳质化,从而组织内表皮的合成。在任何龄期幼虫及蛹化时均可起作用,造成虫体死亡如敌灭灵(dimilin)。据报告用于防制带喙伊蚊的剂量为 6.4~13g/4 050m^2,用于跗斑库蚊为 22.7g/4 050m^2(约 3.6g/亩),维持 15~18 天,效果几乎达到 100%。国内自制苏脲 1 号、灭幼脲Ⅰ号、Ⅱ号、Ⅲ号等,对尖音库蚊淡色亚种、三带喙库蚊及白纹伊蚊幼虫均有较好的杀灭效果。有研究者曾对中华按蚊幼虫进行实验,结果表明 0.2~0.4ppm 时毒性最佳。它不污染环境、高效、低毒,对人畜安全,又可用于各龄幼虫,但目前产品还主要应用于农业害虫,卫生害虫的防制应用较少。此外,尚有抗保幼激素,其作用是使蚊虫早熟,幼虫期缩短,变成畸形的幼虫而死亡。

7. 驱避剂　驱避剂是一类由植物产生或人工合成的具有驱避昆虫作用的活性化学物质,本身无杀虫活性,依靠挥发出的气味驱避昆虫。驱避剂应用于蚊虫防制的作用,主要是减少蚊虫叮咬骚扰,减少人蚊接触,降低蚊媒传染病传播风险。在应用时,可将驱避剂喷洒、涂抹在衣物和裸露的皮肤上,制备成精油使用,也有人将各种驱避剂整合到衣物纤维中,制成驱蚊面料。

(1)植物来源驱避剂:多种植物提取物具有驱避蚊虫效果,如香茅油、薄荷油、除虫菊、印楝、蓝桉、烟草、大蒜等。一般来说，植物来源的驱避剂较安全，但稳定性和作用持续性常不如化学合成驱避剂。植物体中活性物质成分通常含量少、结构复杂、选择性强，作用缓慢且受外界环境影响，稳定性不好。此外，开发成本相对较高，制约了植物来源驱避剂的进一步研制和应用。

（2）化学合成驱避剂：避蚊胺是一种公认的效果确定的蚊虫驱避剂，常温下为无色或淡黄色液体。避蚊胺首先于1946年在美国军队开始使用，1957年开始投入民用。民用浓度一般不超过20%，喷雾制剂的使用浓度常在5%~15%。一般有效驱蚊时间为6小时左右，根据剂型不同作用时间有所差异，常用的霜剂作用时长比喷雾长，但使用体验则是喷雾较好，汗水会减弱避蚊胺的作用。避蚊胺是一种强效溶剂，能使塑料、人造纤维等溶解，在使用时应避免直接接触。

羟哌酯（icaridin）又称为羟哌啶仲酯、埃卡瑞丁，对皮肤温和、不黏没有不良气味，对塑料、纤维无溶解作用；对孕妇、哺乳期妇女和2岁以上儿童安全；在皮肤上使用剂量为$0.3mg/cm^2$。

伊默宁（Ethyl butylacetylaminopropionate）又称驱蚊酯，是一种广谱、高效的昆虫驱避剂；它的驱避作用时间长，具有较高的热稳定性和高的耐汗性。比DEET毒性更低，刺激性更小，驱避时间更长，与常用化妆品和药剂有良好的配伍性，可制成溶液、乳剂、油膏、涂敷剂、冻胶、气雾剂、蚊香、微胶囊等多种剂型。

（三）生物防制

由于蚊虫抗药性的不断加剧，以及杀虫剂污染环境的继续发展，利用病媒的天敌作为防制蚊虫的手段越来越受到关注。WHO（1984）对生物防制的定义是："直接或间接应用有或无代谢物的天敌，以防制包括人类疾病媒介的有害生物"。用于蚊虫生物防制的生物包括捕食性动物、微生物、寄生虫和植物类等。

1. 捕食性动物　包括水螅、涡虫、水生昆虫和鱼类等，目前仅鱼类具有实际应用价值。

（1）鱼类：已知有265种鱼能捕食35种蚊类幼虫，其中以美洲产的柳条鱼最为著名，早在20世纪初已开始用于防制蚊虫。目前已引到世界很多地区，我国在1927或更早时间把柳条鱼引入上海。近年来上海、广州、武汉和河南东部若干县也不同程度地放养此鱼防制孑孓，均取得较好的防治效果。柳条鱼对污水有相当强的耐力，且能在冰水中安全过冬，地处北纬33°51′、东经115°8′的河南省东部鹿邑县观堂乡，自20世纪70年代末放养柳条鱼防制蚊幼以来，不仅效果很好，并已证明它可以在野外水体中安全过冬，说明在黄淮平原放养柳条鱼是可行的，在有条件的地方应予推广。防制蚊幼所需柳条鱼的数量，应视具体情况而异。在溪流或灌溉沟，大抵每米需投放一条鱼；而在池塘或稻田内，每平方米需投放两条鱼。水量太少，水流太湍急或水质太污染，不适此鱼生长。此鱼种体小，具有许多优点，如：①杂食性，当蚊幼和蛹吃光后，仍可依靠其他生物为食；②繁殖力强，生长快，在适宜条件下，一条雌鱼平均每年生产200~300条小鱼，仔鱼2~4月发育成熟；③运输方便，投放方法简单，用塑料袋内放入一定量氧气，即可带到适当投放地点，30米高度做空投试验，并无死亡；④抵抗力强，除能耐受气温变化外，对含盐较高和一般污水都能抵抗；⑤可与其他防制方法合用，如细菌、索科线虫和一些杀虫剂一起使用。但该鱼个体小，不能食用，易被大鱼吃掉，一些真菌和其他病原体可以限制其种群数量，还可能吃掉益虫的卵和幼虫。早期文献对应用柳条鱼防制不同水体中的蚊幼，都有良好的评价，但近年对它的防制效果有不同的看法，国外学者认为至少在有些情况下，它不能起到抑制蚊幼种群的作用，而且它能吞食家鱼或野生小鱼幼苗以及水生昆虫。再者，把它引入到一个新的生境中可能会改变其中的生物群落结构，所以BCV-SWG等已不推荐把它引入到新的地区。

我国稻田养鱼始于何时，没有确切的记载，但在三国时期和唐朝时四川、广东、广西一带的稻田已出产鲤鱼、鲩鱼，以此论断，我国稻田养鱼至少已有1 700多年的历史。稻田养食用鱼(鲤鱼、鲩鱼)，可以形成最佳生产效益的生态系统，不仅有利于水稻栽培，促进粮食生产，亦有利于共给商品食用鱼和大规模的养殖鱼种，并有利于消灭稻田害虫，防止蚊幼虫孳生。据试验，在稻田放养鲤鱼和鲩鱼，每亩投放400~500尾0.09~0.12m长的小鱼，可降低按蚊幼虫密度50%以上、库蚊幼虫80%以上。放养鲩鱼于沟河内，每$1.3m^3$放养0.03m长的一条小鱼，于第二年蚊幼虫基本得到控制；非洲鲫鱼每亩放养1 000条，每天平均每条可吞食蚊幼180~305条；中华斗鱼每天可吞食80~110条蚊幼。网斑花鱼原产南美，是花鳉科的胎生小鱼，是热带污水中防制库蚊幼虫的良好鱼种。我国海南和广西钦州地区在饮水缸中放养胡子鲶（*Claris fuscus*，又称塘角鱼）等鱼类，防制登革热的媒介埃及伊蚊也有良好的效果。在福州，胡子鲶也可用来防制工地水泥池中孳生的致倦库蚊和白纹伊蚊幼虫。

（2）剑水蚤制蚊：虽然早知有些桡足类动物可捕食蚊幼，但直至1976年，由于在诱卵器中意外发现糙角中剑水蚤（*Mescoyclops aspericornis*）到引起了关注。Riviere 和 Thirel（1981）在14个月的实验室研究中，把埃及伊蚊和波利尼西亚伊蚊卵投放到有这种剑水蚤的诱卵器，与无剑水蚤的诱卵器相比，幼虫减少了91%；将糙角中剑水蚤放入到有伊蚊的诱卵器，伊蚊幼虫减少了85%，但致倦库蚊仅减少了9.7%，安汶巨蚊（*Toxorhynchites amboinensis*）只减少了1.9%。甄天民等（1996）在实验室和现场的小规模试验中，证明在山东济宁稻田、水塘、容器积水等处采集的糙角中剑水蚤，对白纹伊蚊幼虫有良好的防制效果。向轮胎内放入中剑水蚤，10天内幼虫密度显著下降，幼虫和蛹的下降率分别为70.5%和88.7%。从近年这方面的研究看来，多种剑水蚤都能不同程度地捕杀容器积水中的埃及伊蚊、白纹伊蚊和波利尼西亚伊蚊等，是有前途的生物防制剂。

（3）捕食性蚊类：应用巨蚊属幼虫的捕食性防制其他蚊类幼虫。巨蚊类雌蚊不吸血，其幼虫能捕食伊蚊幼虫。据报道一只短须巨蚊的幼虫，在发育过程中可捕食250条埃及伊蚊幼虫。巨蚊通常可以在不易被发现的小型分散的水内产卵，其幼虫孵化后可捕食该水体内的伊蚊幼虫，可以起到包括化学杀虫剂在内的其他防制技术难以达起到的灭蚊作用。业已证明我国紫腹巨蚊（*Toxorhynchites gravelyi*）幼虫对于白纹伊蚊幼虫有较强的捕食力。此外，贪食路蚊幼虫也捕食其他蚊种幼虫，但尚未用于生物灭蚊方面。

（4）其他节肢动物：普小仰蝽（*Anisops ogasawarensis*）属半翅目、仰蝽科、小仰蝽属，具有很强的捕食能力，可捕食多种蚊幼虫，在生物防制方面具有应用的潜力。生活在较清洁的水体中，温度适应范围广。一只中等体型的普小仰蝽平均一昼夜可捕食十余只Ⅳ龄白纹伊蚊幼虫或更多的低龄期幼虫，也捕食蚊蛹。

2. 植物灭蚊　有些种植物能产生杀蚊幼的毒素，如石草（stonewort）多生长于新鲜静水，其种植以及生态环境的影响等尚未研究。有的植物如胞草（bladderwort）长220cm左右，体表具有许多袋状物，可捕食和消灭包括蚊类幼虫在内小的水生生物。有些植物如独行菜（葶苈子）其种子落水后，表皮细胞迅速吸收水分而膨胀、破裂，释出黏性物质，当蚊幼虫扇动口刷取食遇到此黏性物质时，刷毛被黏住而饿死。适用于小水体或容器内投放，其黏液成分及投放数量均有待研究。

3. 生态化学物　近年来，寻找蚊虫生境内一些可用于杀灭蚊虫的物质，如有些水草或海藻类的提取物，对成蚊有吸引力，但可使蚊幼虫及蛹发育不全，成蚊不能飞翔。由实验动物食物中提取一种辛酸（caprylic acid），可抑制蚊虫产卵，据野外试验用15~50ppm，可维持2~4周的效果，但均需进一步研究。

4. 致病性生物　利用生物病原体或寄生虫，使蚊虫得病或死亡。

（1）致病细菌：主要是生长芽孢的细菌。用于蚊虫防制方面的主要有苏云金杆菌和球形芽孢杆菌。

苏云金杆菌早期开发的几个血清型或称作变种或亚种，对鳞翅目昆虫有高度毒效，但对幼蚊无毒力。1977年，Goldberg等（1977）报告在以色列分离到一新株，称作苏云金杆菌以色列变种，即为血清型H-14（Bt. H-14），对蚊幼有高度毒性，成为防制蚊幼和蚋类幼虫的重要生物杀虫剂。此后，发现对蚊幼有毒的还有 *canadensis* 亚种、*morrisoni* 亚种、*darmstadiensis* 亚种、*thompsoni* 亚种和 *jegathesan* 亚种，但生产和推广应用的主要是Bt. H-14。这些杀蚊Bt菌株有一个共同特点，大质粒具有编码δ内毒素的基因。

苏云金杆菌产生的芽孢伴随有一或几个有毒蛋白质（δ-内毒素）晶体，内含物是原毒素（protoxin）。在适当的宿主肠道内，在高pH值和合适酶的作用下，它很快转化为有毒物质。蚊幼虫吞入Bt.H-14晶体后，具有活性的毒性蛋白与幼虫中肠上皮细胞的特异受体结合，并形成孔道，破坏细胞渗透压平衡，最终导致昆虫死亡。

Bt.H-14是一种广谱的生物杀虫剂，国外曾防制多类蚊幼，我国按巴斯德研究所的要求，从8种蚊幼敏感度测定的结果来看，它对伊蚊幼虫毒效最高，对库蚊的毒效略逊，对按蚊的毒效较差。同一种蚊虫的不同地理株幼虫对它的敏感度也有所差异。再者，现场应用与实验室测定的毒效也会有所差别，因为在孳生地也受到诸如浑浊度、污染、温度、存在的微小植物相和幼虫等因素的影响。不同龄期幼虫对它的敏感度也有所差别，幼龄比老龄更为敏感。

Bt. H-14对人畜是安全的，因而可用于饮用水源中，也可以与鱼类等捕食者并用。它的一般制剂无持效，在田间试验中，处理后第3天就可有新孵化的幼虫出现。近年国内外研制或生产的几种通过增加浮力的缓释剂，有的持效可长达1个月或更长，可以克服这一缺点。采用载体湿法包衣试制成Bti颗粒剂，在现场对库蚊、伊蚊幼虫有较好的杀灭作用，持效较长。我国对 Bt.H-14 的培养、生产、毒效，以及现场应用等已有不少研究，年产数百吨，并应用于城市灭蚊，特别是毒杀饮用水缸中的埃及伊蚊和积水中的白纹伊蚊。

此外，Bt. H-14 和球形芽孢杆菌通过生物工程手段，已可把两种杆菌的特点融合于一体，并且已成功地分别把产毒基因表达于枯草杆菌、蓝藻（cyanobacterium）中。48 小时，苏云金杆菌 CrylVD 转基因蓝藻对尖音库蚊淡色亚种、白纹伊蚊和中华按蚊Ⅲ龄幼虫的杀灭率分别为 100%、100% 和 42%。苏云金杆菌 CrylVD 转基因贮存藻对不同龄期尖音库蚊淡色亚种幼虫均具有较好的杀灭效果，干燥贮存的工程藻数年后仍有较高的杀蚊毒效，在 10^5 个/ml 数量级的剂量，不同龄期的幼虫有 50% 以上死亡。

有关蚊虫对 Bt. H-14 抗性研究的报告不多。例如经实验选育到 32 代后的致倦库蚊幼虫也可对它产生抗性。但德国蚊虫防制协会在莱茵河上游流域，连续 10 年大面积使用 Bt. H-14 防制刺扰伊蚊幼虫，未见这种幼虫有产生抗性现象。我国湖北省沙市连续 10 年使用 Bt. H-14 乳剂防制致倦库蚊幼虫后，处理区与非处理区（武汉、安陆和仙桃）相比，LC_{50} 分别为 3.14μl/L 和 3.35μl/L，未发现致倦库蚊产生显著抗性。

球形芽孢杆菌（Bs.）广布全球，是普遍存在于土壤或水土系统中的一种产芽孢菌。自从 20 世纪 60 年代在美国分离到第 1 株对蚊幼有毒菌株以来，已陆续分离到一些新株，对蚊虫的毒力较高，也适于生产。多数具有毒效的菌株具有伴孢的菌体包涵物，类似 Bt. H-14 的伴孢晶体，但毒素主要位于芽孢。幼虫吞食芽孢后引起类似于 Bt. H-14 的病变而死亡。

我国已经分离到对蚊幼有毒的 3 个新株，即 Ts-1、Bs-10 和 BsC3-41。后者对蚊幼的毒效最高，也比 Bs-2362 株为高。它的乳剂（220ITU/mg）对尖音库蚊淡色亚种的 LD_{50} 为 $0.023\,7 \times 10^{-6}$，在现场每 10 天使用一次，能有效地降低幼虫和成蚊密度。

Bs. 的产毒基因在国外早已成功地在蓝藻中表达，但所建立的工程藻对蚊幼的毒效不高。我国刘湘萍等（1997）将球形芽孢杆菌两种毒蛋白基因分别克隆并分别在大肠杆菌及鱼腥藻中表达，对淡色库蚊幼虫毒性测试结果表明：只表达一种毒蛋白基因的大肠杆菌或鱼腥藻对蚊幼虫无毒效，而将分别表达这两种基因的大肠杆菌或鱼腥藻等浓度混合使用时则表现出高杀蚊活性。此后，阎歌等（1998）建立的 3 株基因工程藻，*Anabaena cylindrica*、*A.* sp.7120 和 *A. subtropica* 对尖音库蚊淡色亚种幼虫也有较高的毒效，24 小时的 LD_{50} 分别为 3.32×10^4、3.51×10^4 和 4.34×10^4/ml。将 *A. subtropica* 应用于小型水体（分别为 0.5、0.54、0.62 和 $0.47m^3$）孳生的白纹伊蚊和尖音库蚊淡色亚种幼虫现场防制试验时，当剂量为 9.41×10^4/ml 时，48 小时后全部死亡。这类工程藻加以改进后，将会提高和扩大 Bs. 的应用价值。

经实验室选育或现场应用，蚊虫对 Bs. 产生抗性已有报道。在巴西的累西腓市（Recife）城区使用 Bs. 26 个月后，致倦库蚊的敏感度下降了 10 倍，但在无选育压力时，抗性不稳定。从野外采集的和实验室养殖的致倦库蚊经 Bs-2392 株选育至 100 代，分别产生了 31 倍和 37 倍抗性，并对 Bs-1593 和 Bs-2397 株有交互抗性，但对 Bs. H-14 无明显交互抗性。这在长期使用时应加注意。

（2）寄生线虫：已证明索线虫科线虫能在自然情况下感染蚊类幼虫，其中食蚊罗索虫已经应用于蚊虫防制。国外对该虫已进行了系统的研究，这类索线虫科线虫一旦在某一水体中生活后，并不播散，除非随水流往他处，这种保留于原始孳生地的特性，有助于减少使用其他处理方法的范围和频度。处理水面需按 1 000 条/m^2 寄生前期幼虫，卵和成虫也可作喷洒用。在实验条件下被感染的蚊种已达 30 种以上。该虫生活史简单，还有容易大量生产、不危害人畜，施放方便等优点，但喷洒灭蚊须在 15℃以上，否则虫卵滞育。此虫不耐盐水、碱水及较高的污染水。值得注意的是，根据在台湾的试验结果，中华按蚊对它不敏感。已证明，致倦库蚊它的寄生虫产生抗性。

我国对幼蚊寄生索线虫的研究，杨新史等（1983）报道安徽旌德地区发现寄生于中华按蚊幼虫的索线虫，命名为旌德罗索虫，并对该虫进行了一系列的研究。雌虫平均长 23.8mm，平均活 369 天，雄虫平均长 13.5mm，平均存活 57.2 天，雌雄虫可重复交配，每条雌虫可产卵 725~3 791 粒，卵呈椭圆形，约发育 10 天，第一次蜕皮后发育为寄生前期幼虫。这时的虫尾细长，在水中快速弓曲运动，以其头部靠近蚊幼，然后伸出尖锐的口针，穿破蚊幼表皮进入其体腔，发育为成虫。小型现场试验结果表明，水面投放 2 000 条/m^2 寄生前期幼虫最为适宜，在处理后 24 小时进行采样解剖，蚊幼各龄期均获感染。这种索线虫对按蚊特别是中华按蚊有较高的寄生率。该索线虫能在稻田内定居和再循环繁殖，还可由感染的4龄幼虫带入蛹或成虫期，对小白鼠、柳条鱼、鲢鱼、鲩鱼无害，被认为是一种很有希望的蚊媒生物防制剂（表18-45）。

表18-45 不同蚊种幼虫对旋德罗索虫的实验感染

宿主种类	宿主:寄生虫前期幼虫					
	1：5		1：10		1：50	
	检查宿主数	感染率/%	检查宿主数	感染率/%	检查宿主数	感染率/%
中华按蚊	146	68.5	165	93.3	—	—
雷氏按蚊	155	47.7	185	66.5	—	—
大劣按蚊	111	9.0	190	9.5	37	94.6
微小按蚊	117	37.9	178	57.3	—	—
斯氏按蚊	149	31.5	227	57.3	—	—
埃及伊蚊	—	—	142	1.4	141	9.9
东乡伊蚊	294	0	392	0	276	0.4
白纹伊蚊	203	0.5	349	2.0	251	20.7
尖音库蚊淡色亚种	160	0	273	0	234	0.4
三带喙库蚊	—	—	—	—	174	0

国外试验的尚有麦氏八腱索虫（*Octomyomermis muspratti*），对孳生地适应性很强，容易培养，食蚊罗索虫不适用的地方可用本虫代替，但安全试验尚待研究。彼氏细索虫（*Diximermis peterseni*）专门攻击按蚊，据研究可使其幼虫88%~99%感染。

（3）真菌类：若干寄生于蚊虫的真菌已作为潜在防制方法研究过，其中雕蚀菌属（*Coelomomyces*）已被广泛研究。该属大多数菌种仅能感染蚊虫，在自然条件下，蚊虫感染该菌后被杀死。这些真菌破坏蚊虫脂肪体和组织，仅有少数已感染的幼虫仍可蛹化，羽化后已感染的成蚊可将真菌带至它的孳生水体。该菌以其感染期的孢子囊感染蚊类幼虫，当幼虫死亡或被天敌破坏后孢子囊逸出，可再感染其他幼虫。孢子囊具有抗热、抗冷、抗旱能力，可随尘土从已干涸的水体吹到新的水体，两栖动物也可在皮肤上携带。水体一旦被污染，可维持多年，曾有维持20年的记录。已证明该菌对鼠类、豚类、小白鼠、羊、牛和野鸭均无害，仅对蚊类幼虫致病。因其需要剑水蚤作中间宿主，培养较麻烦，一般认为用于蚊虫防制上的前景较差。

大链壶菌是一种兼性寄生真菌。由于它能引起蚊幼大量死亡，并在适当条件下，每3天再循环一次，并具有能抵抗不良环境的休眠期，被认为是有前途的真菌生物防制剂之一。它容易生产，在自然界稳定，不污染环境，对水中非靶标生物一般无害，能在生境中自然循环，也较易培养。我国苏晓庆（1994）在贵阳进行的实验研究中，有多种蚊虫能被大链壶菌感染，如致倦库蚊、三带喙库蚊、杂鳞库蚊、薛氏库蚊、平脊库蚊、白纹伊蚊、埃及伊蚊和日本伊蚊等，在轮胎和家庭容器积水中，投放大链壶菌对白纹伊蚊和致倦库蚊有一定的防制效果。但也发现，大链壶菌对中华按蚊、冈比亚按蚊幼虫感染性不强，环境中较高的盐度、有机污染物和农药都可显著降低其灭蚊效果，是其应用中的技术瓶颈。

球孢白僵菌、白僵菌、金龟子绿僵菌、金龟子绿僵菌小孢变种、淡紫拟青霉对尖音库蚊淡色亚种幼虫均有致病性，在试验条件下，10天幼虫累计死亡率分别为100%、82%、79%、73%和57%，上述菌株对尖音库蚊淡色亚种幼虫的LC_{50}分别为2.98×10^2、1.41×10^3、1.26×10^4、1.02×10^4、2.07×10^5孢子/ml。球孢白僵菌对中华按蚊也有显著的致病作用，处理10天后，Ⅰ、Ⅱ、Ⅲ龄幼虫死亡率达100%，实验室保存虫株比野外采集虫株更敏感，死亡高峰期提前2~3天。淡色生赤壳菌在实验室条件下对尖音库蚊淡色亚种幼虫有高致病力，用浓度为1.0×10^6个/ml的孢子悬浮液处理尖音库蚊淡色亚种Ⅲ龄幼虫，10天累计死亡率达到100%。在坦桑尼亚的现场试验中，将浸有绿僵菌的棉球放置于蚊虫栖息地，使蚊虫感染绿僵菌，使当地疟疾的传播率降低75%。白僵菌菌株GIM3.428、GIM3.45、GIM3.528、GIM3.436和绿僵菌菌株GIM3.46对白纹伊蚊幼虫和成蚊均具有致病性，通过 1×10^4 个孢子/ml 的孢子悬液处理白纹伊蚊幼虫 10 天，幼虫的累计校正死亡率分别为 46.7%±2.3%、45.0%±4.0%、41.7%±2.3%、35.0%±4.0% 和 25.0%±4.0%；而用等量孢子粉感染成蚊，成蚊 10 天的累计死亡率分别为 37.8%±3.1%、51.1%±4.1%、38.9%±4.1%、30.0%±2.7% 和 17.8%±3.1%。

（4）沃尔巴克氏体：沃尔巴克氏体是一种自然界中广泛分布于节肢动物和线虫，无脊椎动物胞内专性寄生的、可经卵传递的革兰阴性共生菌。据估计，28% 的蚊虫种类天然携带沃尔巴克氏体。沃尔巴克氏体可诱导胞质不亲和（cytoplasmic incompatibility，CI），当携带沃尔巴克氏体的雄蚊与不携带的或者携带不同沃尔巴克氏体株型的雌蚊交配，雌蚊产的卵将不会孵化。基于沃尔巴克氏体的蚊媒传染病防治策略，主要通过种群压制和种群替换 2 种方式来实现。种群压制是通过释放大量感染沃尔巴克氏体的雄蚊，诱导宿主产生 CI 来实现的。在缅甸，Laven（1967）通过持续释放感染与本地种群不同沃尔巴克氏体株型的致倦库蚊雄蚊，使得本地致倦库蚊种群在 12 周内被彻底根除。释放携带沃尔巴克氏体的雌蚊可以发生种群替换，可以将原有传病的蚊虫种群替换掉，以达到阻止蚊媒传染病传播的效果。2011 年在澳大利亚，进行了释放携带沃尔巴克氏体的抗登革热病毒埃及伊蚊的田间试验，在约克海岸（Yorkeys Knob）释放 3 个月后，沃尔巴克氏体 100% 扩散到所有的埃及伊蚊种群；在戈登韦尔（Gordonvale）释放 4 个月后，沃尔巴克氏体也扩散到 90% 的当地埃及伊蚊种群中。

由于是母系遗传、细胞内寄生，沃尔巴克氏体传播至环境中其他种类的节肢动物和捕食者的可能性极低，具有较高的安全性。因此被认为是一种安全、环保、可持续性的蚊虫和蚊媒传染病防控措施。在我国广州市黄埔区，建立了目前世界上规模最大的“蚊子工厂”，一周可生产 500 万只携带特定沃尔巴克氏体的白纹伊蚊，定期释放。在广州市南沙区沙仔岛进行了现场试验，2015—2017 年监测结果显示，连续 3 年释放改造后的雄蚊（含 2% 经辐射而绝育的雌蚊），可减少 83%~94% 的野生白纹伊蚊雌蚊数量，并平均减少 94% 以上的野生白纹伊蚊幼虫数量。该方法在局部地区短期达到了较好效果，但需要释放的蚊虫数量巨大，其成本较高，长期效果一般会下降，且未经过大规模现场试验的验证，其大规模防制的持续效果还有待进一步观察。

（5）寄生原虫：在蚊虫体内已发现 83 种原生动物，如鞭毛虫、纤毛虫、簇虫等，多数是与蚊共生的。小孢子虫是对蚊虫致病的最常见的原虫，该虫可侵犯蚊虫的脂肪体，卵巢、马氏管、肌肉，形成抵抗力强的毛囊。国外现场试验喷洒覆蚊小孢子（*Nosema stegomyiae*），孢子水含量达 1 000ml/个，可使淡色按蚊种群中有 70%~80% 受感染，被认为是防制蚊虫最有希望的小孢子虫。该虫对蚊虫的致病作用较慢，可杀死幼虫、蛹和成蚊，即使不能杀死雌蚊，也能降低其生殖能力、寿命和传病能量。

（6）病毒：目前已从 8 属 37 种蚊幼虫或少数成蚊中分离出不同型病毒，在一般结构上和脊椎动物或植物的病毒相似，但是有较强的特异性。蚊虫病毒有部分发育到最后形成包涵体，因为呈多角体病毒（NPV）、质多角体病毒（CPV），还有不形成多角体的蚊虫虹色病毒。病毒感染蚊虫是全身性的，通常是通过取食或伤口进入，多角体在消化道中溶解，病毒粒子穿过肠壁进入血淋巴，再侵犯其他组织，大量增生并形成相应的多角体，使组织破裂充满整个体腔，最后体壁破裂，成千上万的多角体散发出来，随风、雨或动物活动而传播。受染蚊虫食欲不佳，行动迟缓，内部组织液化，虫体萎缩柔软。我国对蚊虫病毒的研究开始于 20 世纪 70 年代，虽然它的特异性高，但不易培养，在安全试验方面均尚待探讨。

（7）寄生螨类：马氏雄尾螨（*Arrenurus madarazi*）是一种水螨，寄生于蚊体外，分布很广，河南、江苏、浙江、福建、湖北、安徽、贵州、四川、台湾等省均有发现。据初步观察，并不影响成蚊的吸血活动和正常发育。曾有报告蚊幼虫被寄生后 2~5 日死亡。

此外，Levy 等（1984）实验证明化学杀虫剂与生物制剂并用，可以获得更好的防制效果。例如单分子表面膜 arosurf MSF 与苏云金杆菌 H-14 并用，不仅可以同时杀死蚊幼和蚊蛹，加快杀灭时间，甚或可以降低规定使用剂量。Mulla 等（1983）指出 MSF 对蚊幼和蛹有较好的防制效果，而对非靶生物无大害处。

（四）遗传防制

自从 20 世纪 50 年代，美国在库拉索岛继而在佛罗里达州，释放经照射不育的雄性嗜人旋锥蝇（*Cochliomyia hominivorax*）成功地消灭了一些地方的旋锥蝇，也给防制其他害虫开辟了另一条新的途径。用于蚊虫防制方面的研究主要是释放大量绝育雄蚊，或释放部分绝育或遗传变异的蚊虫与自然界的蚊虫交配，使其生殖力受到局部限制，以减少蚊虫的种群数量。

1. 雄性不育技术（sterile-male technique）不育技术包括射线不育和化学不育技术。射线不育是用射线照射雄蚊，以破坏其精子染色体内的DNA，但无损于其交配能力，然后释放。使用X射线照射白纹伊蚊，可达到辐照不育的效果，在40Gy剂量下，受照射蚊虫的生殖竞争能力无显著减弱，但可达到100%不育。照射后与未照射白纹伊蚊释放比例为7：1时，不育雄蚊诱导的不育率为74.1%。化学不育系用替哌（Tepa）（成蚊化学不育剂）及噻替哌（蛹化学不育剂）处理后，使其失去繁殖能力，再释放至环境中。然而，这些化学不育剂一般对人和动物有害，目前还不宜作大规模使用。

2. 杂交不育（hybrid sterility）利用近缘种杂交后，由于染色体不能配对而不能繁殖，但一般有较大的交配竞争力。如冈比亚按蚊6个近缘种的任何两种相杂交，都能产生不同程度的雄性不育性。

3. 染色体易位（chromosome translocation）用适当剂量的射线照射蚊虫，可引起染色体断裂，断片重新接上时连接错乱，构成不正常的重组排列，发生染色体易位现象。这种重组合排列的染色体，虽然包含全部必需的生存与生长的遗传信息，子代看起来也健康，具有竞争力，但却是不育的子代。例如法国Laven等（1971）通过X线照射，得到半绝育染色体易位的尖音库蚊，经释放两个月后，其卵筏95%不能孵化。

4. 基因替换（Gene replacement）替换媒介蚊虫体内的部分基因，使其对病原体不易感。已知基因替换后的四斑按蚊对原虫或者微丝蚴不具感受性。2002年，联合国开发计划署、世界银行、WHO等在有关热带病研究和培训战略中提出：将通过分子生物学、免疫学、基因工程等当代生物学研究技术，来发展更有效的控制蚊虫及其传播疾病的手段。

5. 转基因技术（transgenic technique）转基因技术是指利用分子生物学技术，将某些基因转移到目标物种中，改造其生物的遗传物质，使遗传物质得到改造的生物在性状上向人类需要的目标转变。2000年6月22日《自然》报道，英国科学家Andrea首次成功地将荧光基因转入斯氏按蚊，培育出世界上首只转基因蚊子，在紫外线下可以发出绿色荧光。转基因蚊虫研究最大的挑战就是蚊卵产出很快就会变硬，要往卵内注入基因极为困难，但目前已有许多实验室能成功进行蚊卵转基因操作。转基因蚊虫技术可应用于以下几个方面：改变免疫系统，使其无法携带病原体；改变蚊虫的嗅觉，使其叮咬其他的动物，而不是人；培育不育雄蚊，释放于危险地区，减少蚊虫种群数量。Thailayil等（2011）通过向冈比亚按蚊胚胎中注射双链RNA干扰zpg（zero population growth）基因，使雄蚊不产生精子，与正常雌蚊交配后可产生大量未受精卵，从而达到防制的目的。

美德两国的科学家报告将抗性基因植入能传播疟疾的按蚊，该转基因蚊在实验鼠身上传播疟疾的可能性比普通蚊下降了80%。但即使将这些编码抗疟原虫的基因稳定地转染蚊，也不意味着在控制程序上遗传学操作的成功，仍存在大量尚待解决的问题。例如，什么情况下使得转位子推动编码抗性基因在自然种群蚊产生；这些基因如何在自然状况下有效；这些基因可能的扩散如何影响传播或流行；在这些抗性蚊的周围，疟原虫能否发育和进化。昆虫免疫的进化生态学、疟原虫和蚊相互关系的进一步研究将给予这些问题答案。

遗传防制法对人和有益的动物无害，如果用于单一蚊种，可能比较昂贵，但可与其他蚊虫防制法配合使用，比较经济，而从生态观点来看又较其他任何防制方法更可接受。但使用本技术成功与否，有赖释放蚊群数量能否达到抑制自然蚊群的数量，如果自然蚊群密度过高，可先应用化学杀虫剂暂时压低密度后再释放。其缺点是必须大量饲养有竞争力的雄蚊，还要在较孤立隔离的环境下释放，目前尚存在技术问题需要解决。

（五）文化法规防制

文化防制是利用图片、书籍、视频、讲授等多种方法，提高普通民众对蚊虫防制必要性的重视，并掌握基本的防制技术，使其在平时的工作生活中自觉实施蚊虫防制。文化防制实施可对整体灭蚊效果产生显著的影响。在全国县级城市创建全国卫生城的活动中，健康促进和教育是影响其成效的关键因素之一。在某些特殊的岗位，如居委会、学校保健医生、社区卫生防疫负责人和单位健康管理人员，应特别加强教育；且卫生宣教应尽量向前推进至中学阶段，培养下一代的自觉防制意识。

法规防制是利用法律或行政条例规定，防止媒介蚊虫的传入，对蚊虫防制效果进行检查以及强制性的灭蚊，主要包括：检疫、强制灭蚊和卫生监督。特别是在当今全球交往日益频繁的现实情况下，国境口岸很有必要加强蚊虫检测，防止外来蚊虫入侵，尽可能降低蚊媒传染病传播流行风险，而加强和细化国境口岸检疫的立法，并加强相关机构的能力建设，是重要的保障手段。

三、蚊虫的综合治理中存在的问题

除社会问题外，技术性问题方面有：

（一）媒介蚊虫习性的改变

由于室内滞留喷洒，使蚊虫习性有改变，使原来灭蚊方法的效果逐渐降低。如海南微小按蚊在牛棚中的数量比在喷洒有机氯杀虫剂以前明显增多。

（二）长期使用杀虫剂产生抗药性

根据WHO报道，2010—2016年期间，全球76个疟疾流行国家（地区）中，有61个国家报道检测到传疟按蚊产生了明确的杀虫剂抗药性，其中50个国家（地区）的按蚊媒介产生了对2种以上常用杀虫剂的抗药性。在我国，多地的传病媒介蚊虫种类——中华按蚊、尖音库蚊淡色亚种、致倦库蚊、三带喙库蚊、白纹伊蚊均报道产生了抗药性，部分种群还表现出对多种杀虫剂同时具有抗药性，以及抗药性水平很高等问题，为蚊虫防制和蚊媒传染病防控带来了极大的潜在风险。

四、蚊虫综合治理的效果考核

蚊虫治理的效果，必须依据昆虫学的指标进行考核，常用的指标包括：①实验区与对照区的季节消长曲线对比比较。②相对种区密度指数（relative population index）。③经产蚊比率。④须流行病学的指标证明传播途径已经阻断。

五、今后蚊虫防制的对策和展望

蚊虫和蚊媒传染病的未来防治策略应是国际性的，因为蚊虫的活动范围不受国界的限制。目前条件下欲根除一种或几种蚊虫是不可能的。为了有效地减少蚊虫的种群数量，保证人类的健康，必须提高防制技术和能力。将来的蚊虫综合防制策略需要做到预防为主，保证人类和非靶生物免受不良的影响。为了尽量减少危害，需要掌握有关毒性、致病性、遗传危险，以及环境影响方面的充分资料。蚊虫综合防制的潜在效果是有希望的。展望未来的方向包括：第一，提倡综合治理方针；第二，加强卫生宣传教育，发动群众，强调社会组织在蚊虫防制工作中的地位；第三，将环境防制融入改进人民生活水平的建设活动中；第四，加强生物防制的基础理论研究，开发实用生物制剂；第五，扩大新型杀虫剂和灭幼剂的筛选；第六，开发简易的现场应用方法；第七，利用网络、数字化等现代技术，提高监测自动化水平，加强防制工作的精确性。

（袁 浩 彭 恒）

第八节 研究技术

随着蚊媒传染病防治研究的进展，诸如种下分类研究、抗疟药物的筛选、疟原虫动物模型的建立、杀虫剂毒力毒理试验、疟疾疫苗的研制，以及生物灭蚊、遗传灭蚊等方面的研究，均需成批标准化的蚊虫，需要开展蚊实验室饲养繁殖，建立实验室品系研究。而完好的标本还是开展蚊虫形态分类等研究的基础。采集的蚊虫必须通过正确的保存、运输方法运回实验室；采集前应先了解所需采集蚊虫相关的生物学知识，如形态、生活习性、季节消长和栖息场所等。蚊虫不仅骚扰吸血，而且可传播流行性乙型脑炎、疟疾、登革热、基孔肯亚出血热、寨卡病毒病、西尼罗病毒病等疾病，蚊媒已经上升为世界第一杀手，造成的公共卫生问题引发了国内外广泛关注。国家卫生健康委员会于2016年将蚊媒监测工作与卫生城市（镇）创建有机结合起来，中国疾病预防控制中心颁发了《媒介蚊虫监测方案》，各地需要依据自身实际情况，选择蚊密度高、疾病风险高的区域开展相应的蚊媒监测工作。近年来，随着高通量测序技术和生物信息学分析技术的成熟和不断革新，蚊虫基因组学、转录组学、小RNA组学也获得了快速发展，蚊基因组的解析和比较基因组的分析，有助于探索蚊基因组的结构和功能；多线染色体（polytene chromosome）图谱是按蚊系统分类、生态遗传学和群体遗传学研究的必要手段，也是物理图谱构建的基础，按蚊中高分辨率物理图谱的发表，有力地推动了全基因组序列的组装、比较基因组学以及基因定位克隆的研究。蛋白质组学在蚊虫领域也变得越来越广泛，研究涉及蚊虫的抗药性、生理发育、免疫调节、蚊虫摄食和行为活动等诸多重要生物学问题，这些研究可能为如何有效地利用蚊虫的生理行为特征及发展新虫媒疾病防治方法提供突破。

一、标本采集与制作

（一）标本采集

1. 成蚊　成蚊一般喜在阴暗潮湿而无风的地方栖息。凡栖息在人房、地下室、牛栏、马厩、猪圈、地窖、土洞、石洞和桥洞等处的成蚊，可用手电照射搜索，发现后即用试管、吸管或吸瓶等捕集；停息在草丛中或树叶上的成蚊，可用扫网扫捕；群舞的成蚊用捕虫网捕。捕集到的成蚊如不需要活体，可用氯仿或乙醚将其麻醉致死。

（1）试管捕集法：栖息的成蚊可用试管捕集，手执试管的后部，轻而迅速地扣向成蚊，当蚊向上飞时，及时用拇指堵住管口，即可捕获。当捕到蚊后，可用棉花将蚊虫塞于管的底部，再用同一管继续捕集，直到捕满为止。棉花球之间应有适当的空间，以免蚊受压。此法较为方便，每管可容成蚊 7~8 只，但蚊在管内冲击棉球，鳞片容易脱落。为了获得完整的蚊标本，最好每管只装一只，并及时加以处理。

（2）吸蚊管捕集法：采集时将一端漏斗状的管口扣在静息的成蚊上，稍稍移动吸蚊管使蚊子飞动，然后用另一端的橡皮管吸气，蚊即被吸入管内。一个吸蚊管可捕集成蚊 20~30 只，切勿过多，以免相互碰撞受伤残缺不完整，应及时处理或放入饲养笼中，不宜放置时间过久，影响蚊种鉴定及后续饲养。

（3）吸蚊瓶捕集法：使用方法与吸蚊管基本相同，因吸蚊瓶容积较大，每次可捕集较多的蚊虫。

（4）毒瓶/管捕集法：如果不需要采集活的蚊标本，可用毒瓶来收集，只需将毒瓶罩住蚊，蚊便可死去。毒瓶可用广口瓶或管壁较厚的标本管或试管制作。将剪成碎块的橡皮或废旧自行车内胎胶皮置入瓶底或管底，厚度为 2~4cm，加入适量氯仿，用软木塞将瓶口或管内塞紧，待橡皮块将氯仿吸干且饱和后，将一小块裹着棉花的纱布置于橡皮块上，再加上一片穿有细孔的软木，瓶底再覆上一块白纸，然后瓶口或管口用软木塞塞紧，即可备用。使用时将软木塞拔去，将瓶口或管口罩住停息着的蚊，待蚊飞入瓶内或管内后，迅速将瓶口或管口塞住。捕杀数只蚊后，将标本移入指形管内。

（5）捕蚊网捕集法：飞翔的或停落于草丛、灌木中的成蚊，都须用网捕集。用网捕获后，应及时将蚊虫移入蚊笼。

当采集较大量的蚊标本时，可应用紫外灯和 CO_2 灯等诱捕。诱捕结束后，可将收集袋中捕获的成蚊转移至饲养笼中，长途携带时，应当用湿毛巾遮住饲养笼外围，以维持笼内湿度，并尽量避免日光暴晒和震动，以免蚊虫死亡。如果采集到的成蚊仅仅是制作标本和形态学鉴定，在采集结束后即可用氯仿直接杀死，而不必放入蚊笼中，以免蚊虫在笼内不停地飞撞，致使鳞片掉落影响蚊种鉴定。

2. 幼虫和蛹　采集幼虫或蛹可以得到大量的标本，尤其是较稀有的品种类，常靠野外采集幼虫和蛹经过人工饲养羽化才能获得成蚊。各种蚊幼虫常有不同的孳生环境，根据不同的孳生地可以采到不同的种类。孳生地的类型很多，因此采集的方法及使用的器具各异。可用水杓和水网等工具捞取。水杓可用木瓢、铝质水杓、搪瓷水杓以及汤匙，都可依据积水的情形选用。特制的采集水杓可用白铁皮制成，在其一侧的中部开一小窗，装上网眼很细的铜纱。当采集水中的标本时，水可从铜纱网眼中迅速漏出一部分，而不致使已捞取的标本溢出。水杓的内面须漆白，在水杓的外侧装一中空的短柄，以便有需要时可插入木棍或竹竿，使能捞取水中或距离较远的水面上的标本。捞取到标本后，可用口径较大的吸管，吸取水杓中的标本移至广口瓶中，瓶内预先盛入孳生地的水；用水网捞取时，应先将采集到的幼虫和蛹连同水网反向放在搪瓷盘的水中，待幼虫和蛹浸润于水中后，再用吸管移置于广口瓶中。

（1）湖泊、池塘：这类孳生地多半有水生植物生长，尤其是在沿岸。这些水生植物对幼虫来说，是很好的隐蔽场所。可选择不同的地点用水杓或手网去采集。用水杓采取时，手持杓的长柄，沿着岸边有水草的地方缓慢向前推进。注意杓须与水面保持一定的角度，使杓口进入水面 2mm 左右，待杓进水约 3/4 时，小心提离水面，切勿让水溢出。水浅时，可穿胶鞋涉水去捞捕。

（2）沼泽：这类孳生地水较浅，水生植物丛生。采集时可用手网或水杓捞取。在此类孳生地中，尤其要注意蹄迹或小水洼，里面的幼虫往往较多。

（3）河流、小溪：这是流动的水，生长有水草的边缘或弯入形成小水洼的地方，常是幼虫聚集的地方，可用水杓或手网逆水流沿岸进行采集。

（4）灌溉沟：这类孳生地的两岸近旁都易生杂草，为幼虫的孳生具备了良好的条件。采集时用水网或水杓均可。在采集幼虫标本时，要注意从沟内向沟外漏出的水或渗出的水在沟旁所形成的小水洼。在这些水洼中往往有很多的幼虫。

（5）水井或储水池：一般可用长柄水杓或水网采集，如水面离地面高或很深时，可用井网进行采集。

（6）树洞或竹筒：在雨季或雨水多的地区，树洞或竹筒常是伊蚊的重要孳生地，也有一些较为特殊的种类孳生。这类幼虫孳生地，可用虹吸管或洗疮器将全部积水吸尽采集幼虫及蛹。可用幼虫虹吸瓶来采集（这种瓶可用较大容量的广口瓶配装好软木塞或橡皮塞，在塞子上穿2小孔，各插进1根小玻璃管，1根较短，在其外端套上1根短橡皮管或塑料管，管端再套上1支短玻璃管或大橡皮球，以供吸气之用；另1根玻璃管较长，在瓶内的一端离瓶底很近，约1cm，在瓶外的一端套上1根长橡皮管或塑料管，作为插入树洞或竹筒内积水中之用）。采集时手托瓶底，将长橡皮管或塑料管端插入树洞或竹筒的积水中，口衔短的1根橡皮管吸气或压缩橡皮球将水吸入瓶中，如瓶内的水将触及短玻璃管的管口时，即将瓶内的水倾入一个较大的容器（如盆）中，然后再继续吸取。直待树洞或竹筒内的水吸干为止，树洞或竹筒内的水吸干后，可能还有幼虫或蛹遗留。可取少量水倾入树洞或竹筒再吸干，如此重复2~3次。

（7）石凹、破碗、小罐等积水中的幼虫和蛹，可用吸管或滤网采集，也可将全部积水倾入容器内，或配合过滤筛进行采集。

（8）一些具大叶的植物如芋头、芭蕉、香蕉、菠萝等的叶腋液中也可能有蚊的幼虫孳生，且常有特殊的种类，在采集时应加以注意。

（9）曼蚊的幼虫和蛹刺附在水生植物水面下的茎或根部进行呼吸，故采集曼蚊幼虫和蛹时，可轻拨整株水生植物移置盛有清水的容器中，将水生植物在水中抖动后，可以捡取曼蚊的幼虫及蛹。或将拨出的整株水生植物置盛水的容器中带回实验室检查。

不同类型孳生地的幼虫及蛹要分别放置，不可混合放置在同一瓶内（尤其是不同属蚊幼），孳生在质清而水生藻类多的水中幼虫，可在盛幼虫的瓶内加入些水绵或金鱼藻；孳生在暗处的幼虫，在带回实验室的途中忌暴晒阳光；幼虫及蛹移置广口瓶中后，取单层纱布将瓶口覆盖，并取橡皮筋将纱布系于瓶颈，以防蚊蛹羽化为成蚊后飞走。

3. 蚊卵　蚊卵可从幼虫的孳生地采集。库蚊卵较易采得，尤其是常见的致倦库蚊和尖音库蚊淡色亚种等。在幼虫多的地方往往可以见到浮在水面的卵块，用水杓采到后再用滤网移置广口瓶内带回实验室。按蚊卵浮在水面，但由于卵很小且是单个的散在水面，不易看见，可用一白色搪瓷盘在孳生地的水中缓慢地刮取水的表层，如发现有卵，即用白绢纱制成的滤网捞出，移至广口瓶中。有时需要用放大镜，检视似按蚊卵的小物体。伊蚊卵沉在水底，并多产在离水面不远的潮湿物体的边缘，例如树洞、小罐的边缘上，以及水坑边的湿土上，因此刮取这些地点的土或水底的泥土残渣，可能获得伊蚊卵，也可将所取得的材料带回实验室置解剖镜下检查。收集到的蚊卵，可将其饲养直至羽化为成蚊保存待用。

（二）蚊标本制作

蚊生活史标本对形态分类至关重要，而野外采集到的幼虫和蛹需要通过饲养至成蚊来获得幼虫皮及蛹皮标本。成蚊制作成针插标本，能较好保存成蚊上的鳞片及蚊体色泽，也便于用解剖镜或手持放大镜从任何角度与方位进行观察。蚊卵、幼虫、蛹、幼虫皮、蛹皮及成蚊的部分器官，如蚊胃、雄蚊外生殖器等，此类标本适合制作成玻片标本，以长期保存和观察。

1. 针插标本　体型较小的成蚊，应选用细而短的针。最好在蚊被杀死后立即制成针插标本，如果死亡时间较长，蚊虫干燥变硬，在用针插入之前应先使虫体软化，以免针插时造成虫体毁损。如果蚊体太过脆硬，不能承受针插，可考虑用三角纸片法。

（1）双针插法

1）杀死：将活蚊置于毒瓶内或冰箱内，使其在短时间内迅速死亡。

2）回软：干燥保存的成蚊标本或采集到的干蚊尸，一般都会发脆，很可能一碰就造成触角或跗节断裂，足和翅也不能恢复至所需要的自然姿势，因此在插针之前需要先进行回软。回软时在回软缸中加入适量的5%乙醇，滴入几滴甲醛，软化12~24小时。判断昆虫是否回软充分，可以用大头针轻轻拨动触角或足，感觉仍比较脆或者僵硬时，再回软时间相对而言要长。回软时加入甲醛，能起到杀死危害蚊标本的各种微生物及腐食性小昆虫作用。

3）插针：先将白色硬卡片或软木块剪成0.6cm×（1.0~1.5）cm大小，在一端插入00号昆虫针，针尖向上。可采用正面插法，即将成蚊置于湿润的棉花上或软木板上，腹面向上，针尖从昆虫胸部腹面中足的中间插入，但注意勿使针尖穿出胸背面；也可采用侧面插法，即使蚊侧面向上，针尖从中胸的中间偏右的地方插入，也同样要注意勿使针尖自另一侧穿出。然后取一支3号或4号昆虫针从纸片或软木块的另一端插入，将纸片或软木块平放在三级台第三级高度（图18-44A）。

4）整姿：轻轻向虫体吹气，让蚊翅自然舒展，两侧前翅顶角必须和体躯中轴线垂直，尽可能充分暴露翅与中胸腹侧板等部位特征，尽量保持其自然姿态，并使其外形美观。

5）干燥：置烘箱中烘干，或放置在安全通风处自然干燥1~2周。

6）插标签：采用双标签法，分采集标签和鉴定标签。采集标签上需注明标本采集地点、日期、采集人、采集编号等信息。取干燥处理后蚊标本，将3号或4号昆虫针插入已写好的标签上，放入三级板的第二级小孔内，使标签保持在第二级高度的水平位置上。鉴定标签需写明蚊虫种名、雌雄性别、鉴定人和鉴定日期，将鉴定标签按三级台的第一台高度插在昆虫针上，距离昆虫针底端约0.8cm。

7）保存：将制作好的蚊标本分门别类置入标本盒内，放入樟脑丸及干燥剂，置于避光的干燥处存放保存。

（2）单针插法：除针插步骤略有不同外，其余步骤与双针插法相同。针插时，先将要制作的成蚊标本放在软木片上，使用3号昆虫针从中胸的中间偏右的地方插针。将插有蚊的针倒过来，放入三级板的第一级的小孔，使虫体背部紧贴板面，调整其上部的留针长度为0.8cm（图18-44B）。

（3）三角纸片法：除针插步骤略有不同外，其余步骤与双针插法相同。用剪刀剪出一个边长2cm、底边长0.3cm的等腰三角形小纸片，在三级台上用3号昆虫针穿透三角纸片底边端中间位置，纸片即固定在昆虫针上。在三角纸片的顶端背面沾少许胶水，将针倒转，用带胶水的纸面去接触成蚊标本的中胸盾片侧面，足朝向针方向，将蚊粘贴在三角纸片顶端（图18-44C）。

2. 干制标本　成蚊标本数量较多时，除部分针插保存外，其余可干制保存在标本瓶或试管中。先在瓶内放少量樟脑粉，上盖一薄层棉花，再铺一层比标本瓶或试管管径稍大的滤纸片，然后放入适量已干燥处理过了的标本，再用棉纸或擦镜纸包裹棉花，轻轻塞在蚊虫标本上面，注意不能压住标本，也不能直接用

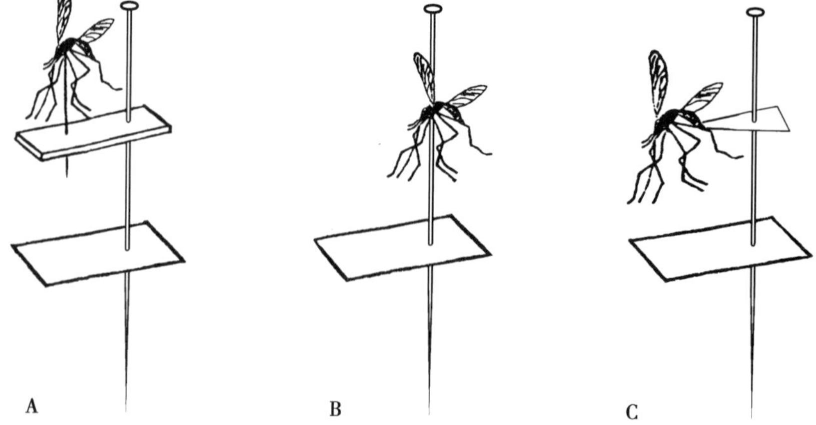

A. 双针插法；B. 单针插法；C. 三角纸片法

图18-44　成蚊针插标本示意图

（仿 李朝品）

棉花塞，以免棉花纤维缠住标本。最后再用软木塞塞好，蜡封瓶口，瓶身上贴以详细标签，存放于干燥避光处。

含有饱餐吸血的活体蚊虫，最好留养适当时间，待其血餐消化后再杀死保存。为防止保存在昆虫盒内的标本霉变或被虫蛀，应当保证昆虫盒的密封性，标本盒及玻璃管内还须加入樟脑丸、木榴油等防腐剂。

3. 玻片标本

（1）成蚊整体制片

1）加拿大树胶法：①前期处理：将活蚊麻醉致死后，直接浸于70%乙醇中固定，漂洗后移入10%氢氧化钾内浸泡；干燥保存的标本，须先用70%乙醇浸湿，漂洗后移入10%氢氧化钾内浸泡；已在乙醇或福尔马林液中固定保存的标本，先用清水洗涤数次，然后再移入10%氢氧化钾内浸泡，使蚊体内部软组织溶解并使几丁质色素减退，浸泡时间为6~8小时或更长，视标本情况而定；②水洗：吸出氢氧化钾，换入水洗2~3次，每次30分钟；③脱水：将蚊标本依次经30%、50%、60%、70%、80%、90%、100%各级乙醇脱水30~60分钟；④透明：加入冬青油或二甲苯，透明15分钟左右；⑤封片：当标本在冬青油内透明变硬后，用解剖针小心将标本移至玻片上，加1~2滴加拿大树胶，用解剖针整理好姿势，一般采用侧面向上，这样可以看到蚊身体各部的构造，盖上盖片封固、晾干即可。

操作时要注意：应在同一个有盖的小玻皿内进行，更换液体时用吸管先将皿内液体吸出，再吸取其他液体放入皿内，切勿将标本从一个玻璃皿移入另一个玻璃皿中，以免损坏标本；成蚊制片前应禁食一天，以免因吸食过饱而影响标本清晰度；操作过程中，要注意动作务必轻柔，尽可能避免损伤体毛和鳞片。

2）阿拉伯胶氯醛法：这类封固剂以普里氏（Puri）及霍尔氏（Hoyer）两种配方最为适用（表18-29），其中又以霍尔氏配方为好。其优点是标本无须脱水。前期样本处理同加拿大树胶法。水洗后，将蚊标本直接置于玻片上，滴加普里氏或霍尔氏液，盖片封固即可。在数小时内即可透明，烤干后，再用磁漆指甲油封固盖玻片四周，以免水分吸收，这在天气潮湿的地方尤其重要。

表18-29　普里氏液与霍尔氏液配方

	阿拉伯胶/g	蒸馏水/ml	水合氯醛/g	甘油/ml	冰醋酸/ml
普里氏液	8	10	30	7	3
霍尔氏液	30	50	200	20	0

配制方法：将阿拉伯胶块研磨成粉状（易溶于水），放入小烧杯中，加蒸馏水，置80℃水浴，搅拌，待胶完全溶解后，加入水合氯醛，溶解后，依次加入甘油和冰醋酸，继续搅匀，薄棉过滤，置50~60℃恒温箱内，过夜即可使用。

（2）成蚊头部及口器制片：用于制作蚊头部及口器的标本，最好采用刚麻醉致死或浸湿固定的蚊虫，而干燥保存的蚊须先用70%乙醇浸泡。在解剖镜下用解剖针或虹膜刀沿蚊颈处切下头部，置于10%氢氧化钾溶液中浸泡数小时至复眼呈橘黄色。充分水洗后经30%、50%、60%、70%、80%、90%、100%各级乙醇脱水30分钟。冬青油透明后用加拿大树胶封片。若须观察口器里的结构，可将头部浸入冬青油中后，用细解剖针在解剖镜下轻轻拨动下唇，使上颚、下颚、上内唇与舌等结构分开。然后将头部放在一张滴有少量中性胶的玻片上，用针小心地将口器里甲齿等结构排列整齐，再将玻片置于透明塑料盒或9cm左右的培养皿内。待胶基本干后，添加一小滴中性胶即可加盖玻片封固。

（3）蚊翅制片：选择鳞片完整的蚊翅，在解剖镜下用虹膜刀或解剖针自翅基处切下，将翅置于载玻片上，先加一滴二甲苯使之透明，然后加一滴加拿大树胶，即可盖玻片封固、晾干。

（4）雄蚊外生殖器制片：雄蚊外生殖器在鉴定虫种时很重要。解剖镜下沿雄蚊腹部第七节或腹部最末2~3节处剪切下外生殖器。若是干燥保存的标本须经回软处理后才能剪切。将剪下的外生殖器置于小平皿内，加70%乙醇浸泡2分钟，吸出乙醇后，加入10%氢氧化钾溶液浸泡半天至透明为止。充分水洗后去除氢氧化钾。再经30%、50%、60%、70%、80%、90%、100%各级乙醇脱水，冬青油透明后，加拿大树胶封片即可。

（5）雌蚊食窦甲制片：食窦甲为库蚊属雌蚊鉴别的重要特征之一。用新鲜标本或针插标本均可。若是陈旧标本须先经清水或乙醇浸泡半天后才能用以后续制作：①用小剪刀将雌蚊头部剪下，浸泡于70%乙醇中 10 分钟，再移入 10% 氢氧化钾溶液中 4~12 小时，直至标本透明为止；②充分水洗后去除氢氧化钾；③将标本移入盛有盐酸复红染液的染色皿中，染色 1~4 小时；④置解剖镜下解剖：一手持解剖针压住蚊头部一侧的复眼，另一手持针剔去触角、触须、复眼及头部两侧的肌肉。此时要注意观察露出的灯泡状咽泵，小心除去咽泵周围的肌肉，然后顺着咽泵向前寻找唇基下方的食窦甲。小心剥去唇基和喙的下唇部分，暴露出咽泵、食窦泵和舌部，将咽泵柄部和食窦泵分离即露出食窦甲。将食窦泵剔出移入干净的载玻片上，直接用桃胶液或 Puris 液封片。如用加拿大树胶封片，须按常规将标本经 30%、50%、60%、70%、80%、90%、100% 各级乙醇脱水和冬青油透明后再封片。

（6）按蚊唾液腺制片：解剖按蚊唾腺的主要目的，是查验有无疟原虫子孢子的感染。将已去翅、足的蚊体头部向下，放在载玻片上。步骤如下：在解剖镜下，左手持解剖针刺入胸部固定虫体，右手将针压住头颈部徐徐剥离，唾液腺即可随着头部的牵引而露出（图 18-45）。如中途中断唾液腺未能拉出，可用针压挤胸部或用针拔除胸肌，小心找出唾液腺。唾液腺一经拉出，便可用针在靠近蚊头部处划断，将唾液腺完整分离出来，滴加一小滴生理盐水，盖上盖玻片镜下观察即可。如果唾腺内感染子孢子非常多，那么呈纺锤状或新月状的子孢子会有特殊的轻微的缓弯运动。若在生理盐水中加少量亮甲酚蓝或美蓝液，唾液腺略带蓝紫色，则更好识别。若要制作染色标本，则小心地揭去盖玻片，将盖玻片翻转，待载玻片与盖玻片上含有唾腺的液体干燥后用吉氏（Giemsa's stain）或瑞氏染液（Wright's stain）染色即可。

（7）蚊胃制片法：解剖雌性按蚊胃主要是检查有无疟原虫卵囊（图 18-46）。步骤如下：①将已去翅、足或已解剖过唾液腺的蚊，移置于载玻片另一端的生理盐水中，胸部向上，腹部向下；②在解剖镜下，左手持解剖针刺入胸肌固定，右手持针将第七腹节两侧划破（图 18-46A），注意只割破外骨骼，不要伤及内部组织；③右手将针压于腹部末端慢慢向下拉，依次拉出生殖器官和消化道（图 18-46B）；若消化道中途被拉断，改用针划破腹壁，将胃及卵巢拉出；④将与蚊胃相邻的器官如马氏管、卵巢等割断，将胃移置于另一载玻片上的一小滴生理盐水中，加盖玻片镜下观察，见图 18-46。当蚊胃压在盖玻片下，囊合子位于胃的侧缘时，囊合子自胃的边缘突出颇易察见。因此当蚊胃感染囊合子甚少时，应于蚊胃浸泡在载玻片与盖玻片间的盐水中时，用解剖针轻轻推动盖玻片的边缘，使胃滚转，这样翻转的胃可能逐步暴露出侧面结构，更易于查见囊合子。

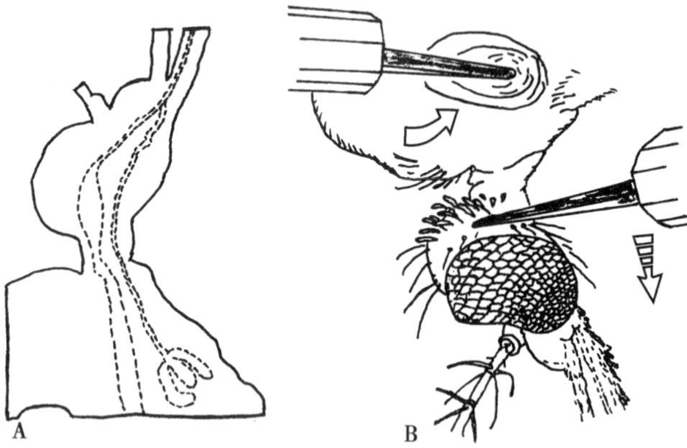

A. 唾液腺位置；B. 持针方向。

图 18-45 蚊唾液腺解剖

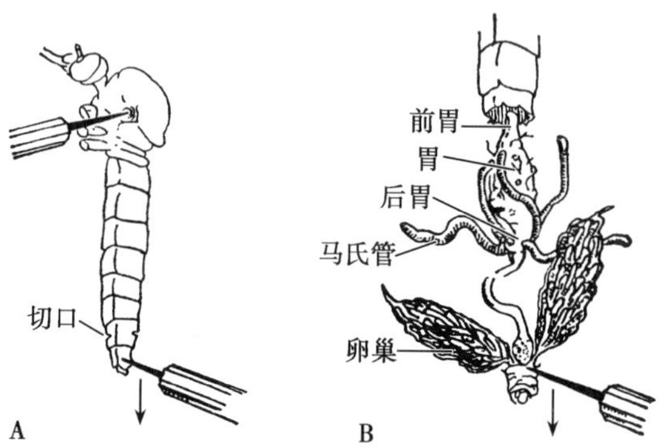

A. 切口位置；B. 蚊胃与相邻器官。

图 18-46 蚊胃解剖示意图

蚊胃染色制片：①将解剖出来的蚊胃，移置于载玻片上的一小滴生理盐水中，盖上盖玻片；②加一滴新鲜配制的鲍氏固定液（Bouin's fixative）于盖玻片一侧的边缘上，然后立即用滤纸放置于盖玻片另一侧边缘，吸去盐水的同时将鲍氏固定液吸入；③待固定液与蚊胃接触 5 分钟后，用针尖挑开盖玻片。此时蚊胃多黏附于盖玻片或载玻片上，但亦有不黏附的。黏附的胃，之后的步骤连同所附的盖玻片或载玻片一起处理。没有黏附的胃，用滴管吸取，移入染色皿或小玻璃管中，以毛细吸管吸去多余液体；④蒸馏水清洗蚊胃，然后再浸入蒸馏水中 2 小时，充分洗净固定液中的苦味酸（Picric acid）；⑤将蚊胃浸于稀释 10 倍的梅氏酸性矾紫染剂（Mayer's acid haemalum）1 小时，此染色剂可使胃壁上囊合子着色；⑥将蚊胃浸洗于自来水中，洗去过剩的染剂，并浸至变蓝；⑦依次浸于50%、70%、85%、95%及100%乙醇中脱水15~30分钟；⑧浸于石炭酸二甲苯（Carbol-xylene）数分钟至蚊胃透明；⑨加拿大树胶封片。

（8）蚊卵制片法：保存在70%乙醇中的卵可直接经80%、95%及无水乙醇脱水。由于卵壳较致密，在各级乙醇中脱水的时间稍有延长，一般3~4小时。经冬青油透明后，加拿大树胶封片即可。

制片过程中要注意：蚊卵在制成片后极易收缩，按蚊卵的浮囊可能会脱离；库蚊卵用阿拉伯胶类封藏液封片，初封时会有收缩现象，随时间延长可慢慢恢复至原来的形态；伊蚊卵最好经过10%氢氧化钾溶液浸泡至呈深棕色再制片。

蚊卵也可直接保存于5%福尔马林液中。需要时，临时取出置于玻片上观察，用毕再放回原保存液中继续保存；或将蚊卵放在一小条滤纸上，另取一指管，管底塞入浸泡有5%福尔马林的棉花球，将盛有蚊卵的小纸条装入指管内，使纸条下端接触湿棉球，通过纸条及棉球上的福尔马林液来保持湿度，指管口塞上塑料塞或橡皮塞以防水分蒸发。观察时只需将纸条抽出放在解剖镜下观察即可。

（9）蚊幼虫制片：

1）树胶酚封片法：①用50~60℃热水将蚊幼杀死；②于Kahle氏液中固定24小时左右。Kahle氏液配方：6份福尔马林、15份95%乙醇、1份冰醋酸、30份蒸馏水（体积比）混匀；③脱水：75%乙醇中浸泡10分钟，后换入95%乙醇中15分钟；④树胶酚封存：树胶酚是将加拿大树胶溶化在液体酚中制成。

2）加拿大树胶法：温热水杀死蚊幼、75%乙醇固定24小时；85%、95%、100%梯度乙醇各脱水30分钟；加入冬青油或二甲苯，透明15分钟左右，加拿大树胶封片。

操作中注意：由于蚊幼体壁薄，一般不须用10%氢氧化钾溶液浸泡；如已用70%乙醇固定，可直接用下一高浓度梯度的乙醇脱水；幼虫腹部第七节之后的侧面在分类上很重要，可在腹部第六和第七节之间切开，侧面向上封片；若虫体较厚，封片时可在虫体的两侧垫上小条盖玻片，高度与幼虫厚度相仿再行封片；幼虫消化道内常含有许多食物，对检视背板结构不利，可先将活幼虫放入1%硫酸镁溶液内1小时左右，除去其肠内食物后再制片。

（10）蚊蛹制片：蚊蛹的制片方法与幼虫相同，较大的蛹需经10%氢氧化钾溶液浸泡以去除内部组织后再制片；为了显示整个蛹的形态，常需要侧面向上整个封存；亦可将蛹头胸部与腹部切断，头胸部侧面向上，腹部背面向上封片；蛹体较厚，封片时应在盖玻片四周垫以碎玻片。

4. 液浸标本　一般用于蚊幼虫和蛹的保存。活幼虫在浸泡前先饥饿1~2天，其体内的食物残渣排净后用60~70℃热水煮杀，直到虫体僵硬即可，待表皮伸展后直接投入保存液内。常用的浸制方法有乙醇浸渍液法和福尔马林浸渍液法。

（1）乙醇浸渍液法：将虫体标本依次用30%、40%、50%、60%、70%乙醇浸泡1小时，最后放入75%乙醇中保存。为避免虫体因乙醇的浸渍而变脆，可在乙醇中滴入0.5%~1%的甘油，使虫体壁变得较为柔软些。之后每半个月更换1次乙醇，更换2~3次后便可长期保存。

（2）福尔马林浸渍液法：用蒸馏水将福尔马林（40%甲醛）稀释成2%~5%的溶液即可用于保存标本。此法简单、经济、防腐性能好，缺点是易使虫体肿胀、肢体易于分解。

二、种群密度监测

蚊媒监测分幼虫调查和成虫调查两类。水体中幼虫分布不均匀，调查有不确定性。大多数采用成虫调查。

（一）成蚊监测

蚊虫组成结构调查　目的是摸清该地区的蚊群组成，明确主要、次要和少见蚊种，为防治蚊媒传染病提供依据，为动物区系分布提供本底资料。调查时采用多种采集方法，分别在白天和夜间从不同栖息场所捕捉成蚊或幼虫，进行分类鉴定。幼虫调查时，采集的幼虫饲养至成蚊，可获得完整的标本供分类鉴定使用。对于近缘种或复合体成员种的鉴定，形态特征难以确定，可采用PCR及测序等做辅助鉴定。调查记录包括采集日期、地点、地形、地貌、卫星导航详细信息、栖息场所或孳生地概况，供比较分析。

种群密度　确定该地区主要、次要蚊种群数量（密度）变化情况。通常采用每个月2次，间隔15天，在一定范围内定时、定点、定人、定方法、定工具等进行采集调查,记录单位时间采集点的蚊数量,将连续性调查资料按旬或月进行统计,反映蚊种群的相对数量变化,并求出各蚊种的密度。采集点通常选择居民区、公园、医院,农村可选择民房和牲畜棚(牛棚和猪圈等)。越冬蚊活动前 1 个月即开始监测,连续 2 次监测皆捕不到蚊即结束监测。目前国内外常用的调查方法有以下几种,可供不同需要选择使用。

（1）人工小时法:选择在居民区(楼道、室内)、畜舍采集。一般在日落 1 小时后,借助激光手电筒或头灯等照明工具,用电动吸蚊器在室内捕捉 15 分钟,分类计数。密度指数计算以只/人工小时为单位。不同蚊种的数量除以当日捕获蚊虫总数,就是不同蚊种在这个单位时间内的密度。该法简便,但结果常因技术熟练程度、捕蚊时间和地点的不同,有较大的差异。所以在检查过程中要做到定人、定点、定时、定方法、定工具,以免影响结果。

（2）全捕法:选择具有代表性的人房 2~4 间或蚊帐 20~50 顶,畜舍 1~2 处,定时(如在上午 7:00—9:00)将室内或帐内蚊全部捕光,计数密度。此法受人为因素影响较少,比较准确,但花费人力。若条件允许,可采用 0.3% 除虫菊酯作室内喷洒,并在地面平铺白色塑料布收集击倒蚊,计算密度。

（3）单位面积计数法:选择适当的成蚊调查点,在墙面上划出一定面积,定时全部捕捉停栖在墙面上的蚊,以只/米^2 表示密度。

（4）诱捕法:利用蚊的吸血或趋光习性捕集成蚊,在单位时间内以捕蚊总数计算密度。常用的方法有以下几种:

1）室内外人帐诱捕法:室外人诱,在村庄与孳生地之间悬挂 1 顶单人方顶蚊帐,下缘离地面约 30cm,四角固定。室内方法将蚊帐悬挂于村庄边缘住有居民 1~2 人的卧室内,帐内 1 人诱蚊,并用手电照明,用吸蚊管连续捕捉飞入帐内的蚊。诱捕时间在日落后开始连续捕蚊 1~2 小时,最好通宵或半通宵,每小时捕蚊 1 次(每次 15 分钟),连续至黎明。将捕获蚊处死,鉴定蚊种并记录密度。诱捕频次可根据实际需要及目的设计,可每周或每旬一次,如遇风、雨天可推迟 1~2 天。

2）牲畜诱捕法:在村庄与孳生地之间,拴 1 头牛,以手电照明,用吸蚊管在牛体上每小时捕 15 分钟。捕获的时间及蚊处理方法同人帐诱捕法。

上述诱捕法可较客观地反映蚊群相对数量的变化,还可以掌握半野栖、野栖蚊种的数量消长。

3）诱蚊灯法:该法已为国内外昆虫学家广泛采用。常用的有美国 CDC 吸入式紫外诱蚊灯。其原理是利用成蚊对紫外线和蓝光较敏感的趋向性,诱蚊灯管通常用 8W 或 15W 紫外线灯管,波长为 300~460nm(波峰值 365nm)。诱蚊灯悬挂点一般选择在村庄与孳生地之间、无其他血源和光源干扰的场所。每处使用诱蚊灯 1 只,离地面 1.5 米左右。从日落 20 分钟后开始,连续通宵诱捕。第二天收集蚊鉴定种类,并计算密度指数,公式为密度[只/(小时·灯)]=捕获蚊数/捕蚊时间 × 灯数。

邓海平等(2017)在华亭农村,通过比较紫外线灯诱法、CO_2 灯诱法、人工小时法及黑箱法等 4 种不同调查方法,了解同一生境中不同调查方法捕蚊效果的差异。结果 4 种方法共采集蚊虫 4 属 5 种,计 4 402 只。其中紫外线灯诱法采集 3 属 4 种 1 846 只,占蚊虫总数的 41.9%;CO_2 灯诱法采集 3 属 4 种 1 311 只,占蚊虫总数的 29.8%;人工小时法采集 4 属 5 种 809 只,占蚊虫总数的 18.4%;黑箱法采集 1 属 2 种 436 只,占蚊虫总数的 9.9%,人工小时法采集到的蚊虫种类多,对于标本制作、品种收集方面具有一定的优势,但费时、费力;紫外线灯诱法最方便,对个人技能要求不高,采集效果也不错;CO_2 灯诱法采集蚊虫效果不错,但费用高,后续工作多,不方便;黑箱法采集效果最差。

(二) 幼虫监测

1. 孳生地调查　可了解某地区蚊幼虫孳生地类型、主要和次要孳生场所、幼虫与孳生环境的关系,观察孳生地的变化对蚊种群数量的影响等。此外,也可进一步完善蚊虫组成结构调查资料。调查内容除计数各龄期的数量外,还要记录孳生地类型、位置、大小、水质、水温、流速及水生动植物的情况,采集到的蚊卵、幼虫或蛹,要区分不同孳生地,分别编号放入标本瓶,带回实验室鉴定,或饲养至成蚊后鉴定蚊种。

2. 幼虫密度监测　在孳生地调查基础上,选择几处有代表性的孳生地作为密度观察点,每旬调查 1~2 次。在大风、降温之后适当增加调查次数。计算密度方法有:①勺捕法:用标准幼虫勺捞取幼虫,每个水体捞取的勺数,视其面积大小而定,一般在 200m^2 左右者,每隔 10m 捞取一勺,面积过小,可捞取 1~3

勺。采到的幼虫按龄期记录数量,以下列公式计算密度:幼虫密度(只/勺)=(各期幼虫总数+蛹总数)/勺数;②100ml 计数法:适用于小型积水,如树洞、竹筒、石穴等处的幼虫密度调查。方法为用吸管或橡皮管虹吸100ml 水,计数幼虫,以“只/100ml”表示密度;③路径指数=(阳性容器或小型水体数)/行走距离(公里)。

3. 伊蚊专项监测 对登革热病毒主要传播媒介白纹伊蚊和埃及伊蚊,相关地区可根据实际需要开展针对性监测。

(1)监测时间和地点:选择居民区、公园、工地、医院、废品收购站等伊蚊孳生场所布放诱卵器,于每月中监测 1 次。

(2)监测方法:①诱蚊诱卵器法:用诱蚊诱卵器,连续 7 天,第 4 天补充诱卵器积水,第 7 天收集诱到的成虫及蚊卵,统计蚊卵阳性率,同时记录调查期间平均气温和降雨等情况。②容器指数法:检查各种积水容器内伊蚊幼虫和蛹的阳性率。各种积水容器按性质分为永久性(如水缸、水池等)和暂时性(如花瓶、轮胎、废弃瓶罐等)容器,可分别计算以下指数:容器指数(CI)=(伊蚊幼虫或蛹阳性容器数)/检查容器数 × 100;布雷图指数(BI)=(伊蚊幼虫或蛹阳性容器数)/检查户数 × 100;房屋指数(HI)=(伊蚊幼虫或蛹阳性户数)/检查户数 × 100;千人指数=(伊蚊幼虫或蛹阳性容器数)/检查户内人数 × 100。

郭玉红等(2019)采用诱蚊灯法、双层叠帐法、布雷图指数(BI)法、勺捕法、路径法采集蚊虫并记录采集数量,分析 2018 年我国 31 个省(自治区、直辖市)蚊媒监测资料,结果显示 2018 年我国居民区蚊虫种类以尖音库蚊淡色亚种和致倦库蚊为主,占捕获总数的 60.3%,其他依次为三带喙库蚊、中华按蚊、白纹伊蚊和埃及伊蚊,分别占 21.6%、7.2%、2.6% 和 0.2%;各类生境中,以牲畜棚中的蚊密度最高,达 32.0 只/(灯·夜),其次为养殖场和农户,分别为 13.1 只/(灯·夜)和 11.3 只/(灯·夜),公园、医院、居民区蚊密度相对较低;成蚊密度 4~5 月开始上升,6~9 月密度较高,10 月密度逐渐开始下降,幼蚊密度上升略早于成蚊;双层叠帐法在各类生境中均捕获数量较多的白纹伊蚊,特别是 6~9 月蚊密度较高;BI 法结果显示,农村自然村 BI 值最高(22.0)。在 5 种监测方法中,效果最好的是诱蚊灯法监测,该方法从 2005 年延续至今,已历经 16 年的发展,诱蚊灯法相对客观、简单、方便,因而具有广泛应用性。双层叠帐法是用于白纹伊蚊和埃及伊蚊等媒介伊蚊监测的一类工具,媒介伊蚊成虫监测一直是困扰蚊虫工作者的问题,在伊蚊类传播媒介引发的疾病流行期间,大多集中于开展蚊幼监测,但成蚊密度与疾病流行直接相关,经过连续 3 年的使用,证明双层叠帐法可以应用于媒介伊蚊的成蚊监测,该方法相对经济,容易操作。

(三)应用新技术

如利用遥感卫星图像中植被指数,分析其与伊蚊密度之间的关系,数据显示广东省流行季节与非流行季节的标准化植被指数(normalized difference vegetation index,NDVI)存在明显差异,且流行季节的最大标化植被指数(NDVIMax-e)、平均标化植被指数(NDVIMean-e)、最小标化植被指数(NDVIMin-e)要大于非流行季节。

三、实验室饲养

实验室养蚊,可满足教学和科研工作的需要。各种蚊虫所需的饲养条件基本相似,温度 26℃ ± 1℃,相对湿度 70%~80%,光照时间 12~14 小时。在驯化饲养过程,一般均先通过人工交配繁殖传代,继以人工交配与自然交配交替传代,最终达到在实验室中自然交配连续传代的目的。为满足饲养条件,饲养室要恒温恒湿、安装纱门和纱窗,采用自然光和日光灯混合光照,每天平均光照度应在 150Lux 左右。

(一)按蚊饲养

1. 中华按蚊饲养

(1)蚊卵收集:将采集或实验室饲养的吸血雌蚊,置于 35cm × 25cm × 25cm 的养蚊笼内。笼中放一玻皿,皿底平铺一层湿棉花,盖上一张直径与玻皿等大的滤纸或尼龙丝膜布供蚊产卵。早晨,将产有卵的滤纸或尼龙丝膜布取出,放入有湿棉花垫底的带盖方盘内,经 48h 卵发育成熟。可保存于 4~5℃冰箱内待用,时间不超过 20 天为宜。

(2)幼虫饲养:此期饲养的关键是保持合适水温、适当的幼虫密度、合理的喂饲和保持水体的清洁。水表面温度应与室温相仿,水底温度应不低与水面温度 2~3℃。饲料中的兔肝粉需经过脱脂并经 100 目筛过滤，酵母粉应用纯品，亦经 100 目筛过滤。投加饲料的量和次数要根据幼虫不同龄期和密度大小而定。饲养用水一般为天然水，若采用自来水，须放置过夜使其脱氯后再使用。

1）第一、二龄幼虫饲养：将成熟的卵连同滤纸或尼龙丝布，移入盛装有 2 000~3 000ml 水、大小约为 35cm × 25cm × 5cm 方形搪瓷盆内孵化。用毛笔蘸水冲刷盆壁，将黏附于盆壁卵粒小心刷入水中，防止因卵缺水干瘪而无法孵化。一般卵入水后在 24 小时内大部分孵化。刚孵出的第一龄幼虫，第一天可以添加少许饲料；第二天用小汤勺将幼虫移入另一瓷盆内，瓷盆大小和水容量同上。每盆放养 2 500 条左右，同时取兔肝粉 0.1g，用水调成糊状，作为底饲料滴于盆底。第三天开始在水面撒布干酵母粉，每天两次，每次量约 0.01g。随着幼虫个体的增长，每日适当增加撒料次数至 3~4 次，但单次的量不增加。瓷盆内水一般不用更换，但要注意适量补充一些清水。若水面出现水膜或水变混浊而致幼虫死亡时，应立即将存活的幼虫连同一部分水换入新瓷盆，并补充清水，按原来方法继续饲养。幼虫发育至第二龄末期时，再行分盆，每盆 500~700 条，分盆后同样要加底饲料，兔肝粉量增为 0.15g，每天撒料 4~5 次。

2）第三、四龄幼虫饲养：幼虫从第三龄开始发育迅速，食量增加，每次量增加至 0.03g 左右，每天投喂次数增至 5~6 次。同时要经常注意水质的变化，如发现水质混浊或有臭味、盆底有腐烂黏絮状物时，应及时清除并更换一些清水，及时清除掉死亡幼虫，每天补充一些清水。在上述饲养条件下，幼虫龄期发育整齐，个体健壮，整个幼虫期为 8~10 天，存活率在 80% 以上。

（3）蛹的处理：幼虫化蛹后，用大口吸管将蛹吸出，放入小瓷碗内，用清水漂洗 1~2 次，然后置入养蚊笼内，48 小时后蛹可全部羽化。蚊笼外覆湿毛巾以增加笼内湿度。

（4）成蚊饲养：影响成蚊寿命的主要因素是温度、相对湿度、食物和光照，而交配、吸血和产卵则是实验室蚊群延续传代的关键。

1）现场捕获的成蚊饲养：将采集到的饱血雌蚊立即放入养蚊笼内，笼外覆盖湿黑布，笼内挂一条折叠数层的湿纱布条，以增加湿度和供蚊吸水或栖息，途中尽量避免剧烈震动。成蚊携回后置于 28℃ ± 1℃的室内饲养，笼内再挂入一浸 10% 葡萄糖水棉球供成蚊吸食，葡萄糖棉球 1~2 天更换一次。

2）实验室成蚊饲养：在 35cm × 25cm × 25cm 大小的养蚊笼内，可饲养新羽化的成蚊 1 000~2 000 只，雌雄比例约为 1∶1，并将 10% 葡萄糖水棉球放在小盅内或悬挂于蚊笼内，供蚊吸食。成蚊羽化后 3~4 天，在 100W 普通灯泡光照下，将兔或小白鼠固定在木板上，暴露出腹部，剪去兔或小白鼠腹部毛供蚊吸血。在喂血的前一天，应取出糖水棉球。蚊吸血后第 2 天，在蚊笼内放置培养皿，供蚊产卵。成蚊产卵期间，一般隔两天供应一次血源，让蚊充分吸血，大量产卵。产卵盛期一般 10~15 天。成蚊交配、吸血及卵巢发育均需要一定的光照，因此应将蚊笼向光放置，每天光照 12~14 小时。若要在实验室内长期饲养一个野外品系，则成蚊一般需要经过若干世代蓝光干扰光照的驯化过程。蓝光干扰光照可提高交配率和产卵量。如初建群的中华按蚊，当成蚊羽化后，可用 25W 蓝色灯泡连续光照 72 小时，并在每天晚上 19∶00—20∶00，每次间隔 10~15 秒交替用亮/暗蓝光干扰 1 小时，同时轻轻击动蚊笼，迫使成蚊起飞以增加笼内群舞活动，提高交配率。蓝光光照 72 小时后即可喂血。用蓝光干扰光照的方法驯化 10 代左右，能自然交配和繁殖后，就不必继续用了。

3）人工交配：为解决某些蚊在实验室内的繁殖传代或作杂交试验，需要进行强迫交配，其方法如下：将蚊蛹按雌雄分置于两个养蚊笼内，羽化后雄蚊饲以 10% 葡萄糖水，雌蚊则先让其吸吮悬挂于蚊笼内的湿布条水分，2~3 天后再喂血。吸饱血雌蚊即可与同日龄的雄蚊进行人工交配。操作时，用指管从蚊笼内分别扣取雄蚊和吸饱血的雌蚊，经乙醚轻度麻醉后将蚊置于实验台上，并使雌蚊腹部朝上；再用微型昆虫针插入雄蚊胸侧部，剪去头部及翅（亦可不剪），腹部向下，以 45° 或 90° 的角度与雌蚊的腹部末端接触，如交配成功，则见雄蚊的抱握器将雌蚊末端抱住，提起时并不掉落。如未见上述现象，应另换一只雄蚊。交配成功的雌蚊放入笼内继续饲养，隔天喂血一次。在已交配的雌蚊中，抽样解剖受精囊，观察有无精子、或解剖其所产的卵，观察有无成熟的胚胎，从而估计雌蚊的受精率。

2. 微小按蚊饲养　饲养微小按蚊的基本条件与方法和中华按蚊相似。微小按蚊卵成熟后，在潮湿环境中即可孵出，而湿度低时又易死亡，故不易保存。实验证明在 4℃保存的卵，第 3 天孵化率即显著下降，第 5 天已全部不能孵化，在 12~15℃则可保存 10 天左右。

幼虫饲养于 30cm × 20cm × 5cm 大小的长方形搪瓷盘内，水深约 3cm，以纯酵母粉为饲料。1 龄幼虫每日喂 1 次，每次约 4mg；蜕皮后增加为 2 次，每次约 6mg；3、4 龄幼虫增至 4 次，每次 20~30mg，均以撒布酵母粉能在水面迅速扩散为度。饲养幼虫的水，特别是含碳酸盐类较多的地下水需经煮沸，否则水面易形成一层极薄的膜，影响幼虫呼吸、活动及摄食，常使 1~2 龄幼虫大量死亡。在上述搪瓷盘中，饲养 100 条幼虫最为适宜，至多不超过 200 条，否则幼虫发育迟缓，蛹小，死亡率亦高。

为了能使微小按蚊在实验室自然交配连续传代、大量繁殖，可用长宽 50cm、高 100cm 的大蚊笼饲养，并采用强迫交配和自然交配交替传代选育的方法。羽化后第三天的雌蚊，喂以豚鼠血，之后以 20% 葡萄糖液喂食。

3. 大劣按蚊饲养　将卵置于盛有 1 000ml 水的方盘内，每盘卵粒为 5 000~10 000 粒。开始孵化时，可喷水冲击水面的卵粒，这样幼虫孵化比较整齐。幼虫孵化后，每天 2~3 次在水面撒酵母粉。长至 2 龄初期开始分盘。每盘盛水 1 000ml，幼虫 400~500 条。分盘后，水面撒少量酵母粉，水底加入肝粉悬液，每盘纯肝粉 0.5g。随着幼虫龄期的增长，酵母粉投喂增至每天 6~8 次。幼虫发育至 3 龄，用 100 瓦普通灯泡每天光照 24 小时。幼虫期为 8~10 天。幼虫化蛹后，收集蛹置于蚊笼内羽化。笼内悬挂浸润有混合糖液的棉花团，每天日光灯光照 13 小时。每天晚上 21:30—22:30 用蓝光诱导自然交配，持续 4~7 天后，以小白鼠供血，吸血后第 3 天放产卵盘（底垫吸水棉花，上覆等大滤纸或尼龙布）供蚊产卵。如此繁殖 30~40 代后，即能自然交配繁殖。

（二）库蚊饲养

尖音库蚊淡色亚种的饲养条件与中华按蚊基本相似。成蚊可采自自然界已吸血的雌蚊，也可在地下室等处采集越冬的雌蚊。饲以 5% 葡萄糖水，隔天喂血，鸡、豚鼠或小白鼠均可。喂血前一天取出糖水棉球。尖音库蚊淡色亚种白天喂血时，应把蚊笼置于黑暗的地方或用黑布把蚊笼罩好。成蚊吸血后 48 小时卵巢发育成熟，在笼内放进产卵水杯，供雌蚊产卵。卵可从水杯里直接转入饲养盆内。尖音库蚊淡色亚种的卵在 5℃时，可保持 1 周左右的活力。幼虫可用脱氯自来水或天然水饲养。在整个幼虫饲养期除每天增补水量外，一般不需换水。饲料可用 2% 酵母粉、5% 兔肝粉和 93% 炒面粉混合饲料。饲养原则与投料方法同中华按蚊幼虫。幼虫密度一般在直径 32cm 的搪瓷盆内、盛水 5 000ml 的情况下，饲养 1 500 条左右的幼虫为宜。

（三）伊蚊饲养

白纹伊蚊和埃及伊蚊的饲养条件也与中华按蚊基本相似。饲养埃及伊蚊所需温度较高，以 26~29℃为宜，相度湿度保持在 60%~70%。可在蚊笼上加盖湿毛巾，或在室内放水盆以保持湿度。伊蚊需要的光照下吸血，吸血后 48 小时卵巢发育成熟。在笼内放进产卵皿，也可在蚊笼内放一个 100ml 小烧杯，杯内侧放一层滤纸，然后加水至水面浸渍滤纸下缘，使滤纸保持潮湿，供雌蚊产卵。伊蚊卵需在养蚊室内存放 2 天，待其胚胎发育成熟后才可放入饲养盆内的水中。如暂时不孵化，也可保存于盛有饱和硝酸钾溶液的干燥器内，并保持一定湿度，可保存 3~5 个月甚至半年，仍能孵出幼虫，但孵化率因保存时间过长而逐渐下降。伊蚊幼虫喜在水底活动，可适当增加底料。幼虫饲养方法同库蚊。幼虫发育至蛹，可用粗吸管将蛹吸出。蛹数量大时，可把带有幼虫和蛹的水倾去大部分，余下倒入 3~5℃冰水中，这时绝大部分蛹会浮在水面，而幼虫沉于水底，用纱网勺捞出蛹，置小碗或杯内移入养蚊笼。在 24~29℃下，两天左右大多数蛹即可羽化为成蚊。

四、病原体感染

吸血节肢动物作为重要的病媒生物，在其叮咬宿主获取血餐的过程中可传播多种病原体（如病毒、立克次体、细菌、螺旋体和原虫等），并可引起人森林脑炎、肾综合征出血热、莱姆病、疟疾、登革热、发热伴血小板减少综合征等自然疫源性疾病。吸血节肢动物血餐宿主的确定，对了解病原体在自然界的保持和循环，如确定贮存宿主、理解病原体-媒介-宿主的交互作用，以及采取相应的控制措施，或评价媒介控制措施的效果等具有重要的参考价值。分析蚊媒携带病原体及与当地蚊媒传染病的相关性，直接反映当地主要媒介的致病效能，可为蚊媒传染病的预测预警及预防控制提供技术支撑。

（一）虫媒寄生虫感染评估方法

1. 基于叮人率以及血餐宿主的确定　根据调查某种蚊媒的叮人率和嗜血习性判断与人类的关系，推论是否可能感染蚊媒病原体。蚊嗜血习性可根据胃血鉴定结果。胃血鉴定计算出人血指数:人血指数=携带人血的阳性蚊数/检测总蚊数,这是媒介能量计算中的重要指标。早期胃血鉴定用人和动物诱铺法,也尝试根据血红素结晶形态判别,后来发展了免疫沉淀、免疫扩散试验、ELISA 等方法。但也存在很大局限性:要求血餐相对新鲜、量较大;相近物种间易产生抗体交叉反应,呈现假阳性结果,血餐宿主鉴定水平通常只能达到目或科等较高分类阶元,特异性较差;需预先制备待查宿主动物的抗血清,耗时长、操作复杂,无法鉴定未知的潜在宿主。随着分子生物学技术的发展,基于线粒体 DNA、核基因及核糖体基因序列差异的 DNA 检测方法,提高了吸血节肢动物血餐鉴定的特异性和敏感性,血餐宿主鉴定提高到种,甚至是个体水平,许多节肢动物的吸血行为被重新认定。常用的分子生物学方法有特异性 PCR、实时荧光 PCR、DNA 序列测定、限制性片段长度多态性分析(restriction fragment length polymorphism,RFLP)、异源双链分析(heteroduplex analysis,HDA)、反向线点杂交技术和 DNA 指纹图谱(DNA fingerprinting)等。

(1)PCR:PCR 技术的敏感性和特异性均高于血清学方法,尤其建立的可针对不同物种的特异性多重 PCR,因具有价廉、快速等特点有巨大的潜在应用价值,国内外对此开展过较多研究。线粒体细胞色素 b(cytochrome b,Cytb)基因是常用的分子标志,根据血餐宿主物种间 Cytb 基因序列的差异设计特异性引物,使该引物只能在特定的血餐宿主中扩增出特定长度的片段,通过扩增片段的有无鉴定节肢动物胃血来源,如张井巍等(2014)在研究传疟媒介按蚊的嗜血习性时,针对犬、猪、牛、人的 mtDNA Cytb 设计了特异性引物,应用多重 PCR 法对云南省部分地区按蚊胃血标本进行鉴定,结果显示该法能较好地鉴定现场捕获的按蚊胃血源。与普通 PCR 比较,Real-time PCR 在血餐宿主鉴定中具有较高灵敏度,对于因消化或储存导致部分降解的血餐标本也能较好地鉴定;操作相对简便,不需对产物进行凝胶电泳,且闭管操作不易受污染等。但多重 PCR 条件优化难度大,需设计潜在血餐宿主的特异性引物,同时对于未知的血餐宿主难以鉴定。

(2)基因扩增测序技术:该方法是节肢动物血餐宿主鉴定中最直接、特异的方法。先利用通用引物对血餐中宿主残留靶基因进行扩增,然后进行测序,并将其序列在基因库中进行同源性比对或系统进化分析,进而鉴别血餐来源于何种动物。Logue 等(2016)分别以哺乳动物 16S rRNA 基因和人 mtDNA 高变区Ⅰ作为诊断标记,应用高通量测序方法对巴布亚新几内亚部分地区捕获的疟蚊血餐进行鉴定,结果显示哺乳动物中人、猪、犬为当地疟蚊的主要宿主,16.3% 的蚊胃血标本为混合血餐,且人源血餐中 4.9% 取食于不同个体。基因扩增测序技术在血餐宿主鉴定中具有特异性高的优点,尤其在探求未知宿主及鉴定多宿主来源血餐上具有明显优势,鉴定的特异性可达个体水平。但对部分降解、残留 DNA 量较少的血餐样本的鉴定,其灵敏度还有待提高;对于混合血餐,通常需对基因扩增产物进行克隆后测序;相比其他方法基因测序费用也较高,不适用于大规模血餐样本的鉴定。

(3)异源双链分析:HDA 因在基因突变检测中具有高灵敏度,常被用于遗传筛查,因其可发现 DNA 序列中的微小差异,在近缘物种的鉴定中具有一定优势。HDA 用于节肢动物血餐宿主鉴定的主要原理是基于 DNA 分子的变性、复性过程,首先在 PCR 中采用同一对引物,选取具有一定同源性的目的片段作为异源双链驱动子(driver),与血餐宿主相应靶基因进行混合,从不同来源扩增得到的 DNA 片段经变性、复性后形成同源、异源双链,因异源双链中碱基错配或不配导致分子构象发生改变,在非变性聚丙烯酰胺凝胶电泳(PAGE)中,相同长度(也可稍有差别)的同源和异源双链在凝胶中的迁移率不同,且异源双链同源性越高泳动越快,通过与待查宿主及驱动子形成的异源双链参照图谱比较,从而达到鉴定目的。HDA 电泳图谱中出现参照图谱不能解释的谱带时,提示潜在的未知宿主存在,可通过进一步的 DNA 测序进行鉴定,并可将新谱带纳入参照图谱中以扩大可检测的宿主范围。HDA 在血餐宿主鉴定中也存在技术局限性,首先若探究节肢动物血餐宿主需制定大范围潜在宿主参照图谱;单纯使用 HDA 对大样本量和混合血餐的鉴定较为复杂;其灵敏度受碱基错配类型以及凝胶基质、厚度、缓冲液、电泳电压等实验条件影响,不同研究中可比性较差,以至于无法创建通用的参照图谱库。

(4)限制性片段长度多态性分析:RFLP 技术是在 PCR 和 DNA 序列分析基础上产生的,该方法首先通过 PCR 扩增血餐宿主目的基因,然后根据不同种间宿主动物靶基因序列信息的多态性,选择合适的内切酶来酶解样品 DNA,从而得到大量的限制性酶切片段,经凝胶电泳后,根据种属特异性的酶切图谱达到物种鉴定目的。Oshaghi 等(2006)在斯氏按蚊血餐研究中,基于 Cytb 基因酶切多态性,选取 XhoⅠ和 TaqⅠ

内切酶对斯氏按蚊潜在宿主人、牛、绵羊、鸡和豚鼠进行了鉴定，认为 Cytb 基因能够表现出足够的种间多态性，若针对特异性的人 mtDNA 高突变区进行扩增，也可使节肢动物血餐宿主鉴定达到个体水平。末端限制性片段长度多态性（terminal restriction fragment length polymorphism，T-RFLP）技术的基本原理与 RFLP 相似，不同之处在于使用了荧光标记 PCR 产物。Meece 等（2005）通过荧光标记引物，对 69 种动物一段长为 358bp 的 Cytb 片段进行了扩增，基于可检索数据库，成功鉴定了 50 只蚊胃血餐来源。T-RFLP 的优点在于重复性好，高通量、自动化程度高，可与现有数据库进行对比。由于产生末端限制性片段的设备为 DNA 测序仪，所以精确度和分辨率较高，但与 RFLP 相比，前者完成实验所需设备要求较高，试剂价格也较昂贵。

（5）DNA 指纹图谱：是建立在基因组小卫星或微卫星 DNA 分子标记基础之上的，基于分布广泛、高度多态的串联重复序列，所以在物种鉴定中其最大优点是可将分类单元提高到个体水平。1990 年 Coulson 等应用该技术研究了冈比亚按蚊人源血餐宿主，开启了利用 DNA 指纹图谱技术鉴定节肢动物血餐宿主的先河。Ansell 等（2000）对该方法进行了改良，选用 5 种人微卫星标志引物进行 PCR 扩增，产物经 PAGE，结果直接由计算机自动分析、显示，减少了用放射自显影所需时间及目测条带所造成的误差。

基于分子生物学技术的血餐宿主鉴定方法的建立和应用，在病媒传播疾病生态学及防控策略研究中具有较大的价值。国外就分子生物学技术在吸血节肢动物血餐宿主鉴定中已开展较多研究，而国内相关研究较少，仅局限于 PCR 技术在传疟蚊媒中的研究，且不同地区、不同生境条件下节肢动物宿主迥异，不能直接利用国外相关研究数据指导国内虫媒传染病防控，所以利用分子生物学方法研究节肢动物血餐宿主在我国具有广泛的应用前景。

2. 虫媒寄生虫病原体检查方法

（1）解剖方法：在疟疾、丝虫病高发地区人房内捕蚊，解剖涎腺，直接镜检子孢子或感染期幼虫，这是确认蚊传播能力的直接证据。但上述解剖方法费人力，效率低，也不能区分虫种。

（2）免疫学检测方法：如用 ELISA 检测蚊体内的环子孢子蛋白（CSP），与人工解剖方法比较，更简便、敏感，同时可鉴别疟原虫虫种。

（3）分子生物学检查方法：采用多重 PCR 技术，结合混合样本检测策略，可同时检测蚊携带的疟原虫和丝虫等寄生虫，已运用于现场检测。

（4）昆虫接种率（entomological inoculation rate，EIR）：EIR 是叮人率和子孢子自然感染率的乘积。EIR 是疟疾传播的一个重要指标，直接关系到感染蚊密度的变化，与疟疾病例(包括死亡病例)的变化相关。但是，仅根据平均昆虫接种率估计感染的危险性在不均等环境中往往会有偏差。不均等环境指血源和幼虫孳生地分布不均，蚊种群随降水量、温度、湿度变化而波动。

（二）虫媒病毒感染评估方法

病毒是引起蚊媒传染病的最主要病原体之一，蚊通过叮咬的方式将体内携带的病毒传播给人类，其所致的蚊媒传染病种类多、分布广，具有暴发和流行的特点。做到早发现、早诊断，对于蚊体内的蚊媒病毒的监测必不可少，而快速、准确的检测手段尤为重要。关于蚊体内病毒的检测方法，从最早的病毒分离接种法，到目前已有几十年的发展历史。进入 21 世纪后，各种准确快速的检测手段应运而生，加上分子生物学技术研究的兴起，检测灵敏度不断提高，操作也更方便、简单。实际工作中，常将混合样本分组后用免疫学或 PCR 方法检测，计算最小感染率（minimum infection rates，MIR）来表示每千虫感染率。

1. 病毒分离培养法　病毒分离培养法是检测病毒的“金标准”，主要包括动物接种法和组织培养法。动物接种法应用早，常以乳鼠为实验模型，在分离乙型脑炎病毒和登革病毒中早已应用，但该分离法对实验室安全级别要求高，费用昂贵，且具有一定生物危险性。组织培养法通常使用固定的单层细胞，将病毒感染的蚊虫处理后接种到不同细胞株，如白纹伊蚊 C6/36 细胞、BHK 细胞和 Vero 细胞等，再经挑选传代。经过分离的病毒毒株用途广泛，但该检测方法操作烦琐，若蚊虫标本中病毒量少或活性低，细胞病变慢，无法进行早期快速诊断。若需鉴定病毒型别，实验周期更长。目前，新的快速病毒培养法，如离心增强技术已开始普及，其原理是利用低速离心引发接种细胞机械损伤，增加病毒与细胞接触概率，使病毒快速进入胞内，并结合免疫染色技术，借由早期抗原进行诊断。Terrada 等（2017）在沃尔巴克体介导阻碍蚊体内 DENV 复制机制的研究中，成功使用该法，迅速建立所需细胞模型。该方法能缩短病毒检测时间，解决了生长速度较慢或滴度很低的病毒不易培养的问题。

2. 免疫学技术

（1）胶体金免疫层析技术：胶体金免疫层析技术（gold immunochromatographic assay，GICA）是综合应用抗体、胶体金标记和层析技术于一体的免疫检测手段，该方法特异性强、敏感性高，操作简单且耗时短。杨鹏飞等（2009）在三带喙库蚊的模拟试验中，成功证实 GICA 能够很好检测样品中的 JEV，且该方法对条件与设备的要求低，更易在现场侦检时推广，缺点在于无法用于定量检测蚊体内病毒量。

（2）免疫荧光法（IFA）：将荧光色素与抗原抗体反应相结合，利用特异性荧光反应达到检测目的，具有高效、快速、经济等优点。Abrao 等（2016）利用 IFA 结合实时 PCR，成功验证白纹伊蚊体内登革病毒与黄热病毒在蚊体内的复制具有相互干扰作用。刘茜倩等（2017）采用间接 IFA，利用针对病毒包膜蛋白 E 的多克隆抗体检测中华按蚊体内的 JEV，特异性高达 80%。免疫荧光技术反应灵敏，操作简单，但由于需要在液相中使用分光光度计，操作条件上受到一定的限制。

（3）酶联免疫吸附试验法：ELISA 集抗原抗体反应与酶促反应于一体，此方法不需要昂贵的试剂和特殊设备，且灵敏度高、特异性强；但 ELISA 的使用也存在局限性，主要表现在交叉反应的干扰作用，故不常用于病毒分型。微孔杂交技术（PCR-ELISA）是一种新兴技术，通过交联反应将捕获探针固定于微孔，扩增时利用抗原标记引物，当扩增产物与捕获探针杂交时，靶序列将被捕获，利用酶标抗体与靶序列上的抗原结合，加入底物后显色，从而实现定量。任瑞文等（2006）在黄热病快速检测中，设计针对 DENV Ⅰ~Ⅳ型病毒、JEV、YFV 的特意性包被探针，并利用微孔杂交技术进行实验，发现阳性样品的吸光度 A 值在 0.5 以上，而阴性及空白组均在 0.2 以下。尽管影响微孔杂交技术的因素很多，但在最优条件下，该方法的稳定性较单一 ELISA 法好。

3. 分子生物学技术

（1）聚合酶链反应技术

1）逆转录聚合酶链反应（RT-PCR）：RT-PCR 由逆转录酶介导，将一条 RNA 单链转录为互补 DNA，只需通过微量的核酸即可检测蚊体中的病毒，对于抗原抗体尚未出现“窗口期”的检测大为有效。该技术灵敏度高，定量精确，可以检测很低拷贝数的 RNA；但与此同时影响因素也比较多，核酸不纯或者标本间出现交叉污染，极易产生假阴性和假阳性的结果。目前利用该技术能成功检出蚊体内 DENV、WNV、JEV 的相应核酸片段。

2）实时荧光定量 PCR：Faye 等（2013）通过对非洲寨卡病毒的 N53 蛋白编码区进行测序，从相应保守区设计引物与探针，建立了一步法 qPCR，在野外捕获的蚊虫中检测出 ZIKV，与血清学试验对比，证明能够很好地避免与其他黄病毒的交叉反应；郭金金等（2012）用 TaqMan 探针建立了针对黄病毒属的 qPCR 法，并优化反应条件，用于现场蚊虫标本的检测，其灵敏度较常规的 RT-PCR 法高出约 100 倍，较 SYBR Green qPCR 法高出约 2 倍；陆飞等（2012）利用 qPCR 制作标准曲线来检测云南部分地区蚊虫样品，该方法比 RT-PCR 灵敏度高 10 倍，其中库蚊、按蚊 JEV 阳性率分别为 17.4% 和 30.7%。

3）多重 PCR：原理是在同一 PCR 反应体系里加入两对或两对以上引物，同时扩增出多个核酸片段，该方法能检出多种病原微生物，对多个型别的目的基因进行分型。多种病原体在同一反应管内同时检出，可大大节省时间、试剂和经费开支，但是由于引物设计难度高，必须依赖于较为大型的数据库和计算机模拟 PCP（probabilistically checkable proof）。徐焕洲等（2012）应用双启动寡核苷酸引物（dual priming oligonucleotide，DPO）技术建立多重 RT-PCR，检测包括 JEV、YFV、WNV、DENV 和 SLEV 在内的 5 种蚊媒病毒，在蚊模拟添加试验中的分布，检测率良好，且无特异性扩增反应发生。

4）巢式 PCR（nested PCR）：利用内外两对引物对目的基因进行特异性扩增，通过提升扩增倍数以极大提高敏感性，而且降低了非特异性反应的连续放大，保证了特异性。Jeong 等（2011）运用巢式 PCR 法，检测韩国南部 54 583 只蚊（共计 1 136 组）是否感染 JEV，成功测得 19 个组的蚊子为 JEV 阳性，较 qPCR 技术在病毒筛检中更为便捷。周正斌等（2013）建立转录半巢式 PCR 方法，在检测野外采集到的 9 880 只蚊虫（54 组）过程中，发现共有 14 组呈现阳性扩增，确认 9 组含有 JEV、3 组含有 DENV Ⅱ型病毒、1 组含有 DENV Ⅰ型病毒，还有 1 组含未报道的黄病毒属病毒。

（2）环介导逆转录等温扩增技术（reverse transcription loop-mediated isothemal amplification，RT-LAMP）：是针对靶基因上六个区域设计引物，利用链置换型 DNA 聚合酶在恒温条件下进行的扩增反应，可在短时间内实现 109~1 010 倍的扩增。该技术在恒温下进行，反应时间短、操作简单且特异性强，为病毒暴发流行区提供了快速可靠的检测工具。Liu et al（2012）利用新型 RT-LAMP 技术，对 20 000 只雌性三带喙库蚊进行 JEV Ⅰ和Ⅲ型病毒 E 基因的快速检测，其灵敏度相比 RT-PCR 高出 10 倍，且特异性强，与其他黄病毒无交叉反应。应用 RT-LAMP 法检测 JEV 简单且耗时少，扩增步骤只需在 63℃的单管中 50min 即可完成，在常规筛检和流行病学调查中能有效开展。目前，其他方式的等温扩增技术也开始运用于蚊媒病毒的检测，如交叉引物恒温扩增技术（cross priming amplification，CPA）等。

（3）杂交技术与基因芯片：杂交技术是将不同种类的 DNA 单链分子或 RNA 分子放在同一溶液中，在复性过程中，若两种单链分子间存在一定程度的碱基配对，在适宜的条件下即可形成杂化双链。基于此原理，戎霞等（2004）将杂交技术与 PCR 结合，利用标记地高辛的 DENV 通用引物，扩增蚊媒体内的病毒 RNA，然后以反向斑点杂交法检测病毒扩增片段并进行分型，结果证明其稳定性良好，是凝胶电泳灵敏度的 10 倍。而随着杂交技术的不断完善，基于该技术的基因芯片发展成熟并实现了商品化。郭欢欢等（2011）所制备得 JEV 分型基因芯片，经特异性、灵敏度及重复性试验验证，6 条探针中有 3 条特异地与相应的标记样品杂交，并呈现较强阳性杂交信号，其灵敏度比 PCR 高 1 个稀释度。史玲莉等（2015）采用多种蚊媒传染病病原体悬液芯片检测，设计合成相关引物及探针并建立多重 PCR 体系，在产物与核酸探针微球组杂交后检测荧光信号值。在收集的包括 20 份蚊虫标本在内的共 95 份总标本中，使用该芯片技术共检出 5 例 DENV Ⅰ型病毒和 4 例 DENV Ⅳ型病毒，结果与 qPCR 完全一致，但其高通量检测优势极大。该技术目前尚处于起步阶段，各项技术参数有待进一步发展和完善，短时间内推广普及仍有一定难度。

4. 检测试剂盒　目前为方便病毒检测，综合不同检测原理的试剂盒也应运而生，为蚊体内病毒的快速检测带来福音，并解决了应对突发性疫情的难题。宋凌浩等（2010）根据 CPA 恒温扩增技术，发明了登革病毒 RT-恒温扩增-防污染核酸快速诊断试剂盒；对比 RT-PCR，两种方法效率相当，但此类试剂盒反应速度快、时间短、成本低，且操作简单快速。

蚊体内病毒检测方法有多种，各种检测方式有其适用范围。病毒分离培养法虽是检测病毒的金标准，但常由于操作复杂、条件苛刻、耗时长，不适合口岸疫情的快速检测，但能够用于保存毒株便于后续研究。免疫学检测方法通过抗原抗体反应，灵敏度好、条件方便、价格经济，目前已广泛运用，比如胶体金可以直接用于现场蚊体内病毒的侦查，但由于交叉反应的存在，免疫学方法对于病毒的分型仍不理想，不适合型别的鉴定。分子生物学技术，因其极高的灵敏度、特异性，在抗原抗体尚未反应的“窗口期”效果尤为突出，且能够进行病毒的分型，已经广泛使用，但该技术设备依赖性大，在一些条件比较苛刻的地区仍不适用。一般而言，特异性和灵敏度高的检测技术需要复杂的技术操作与支持，而快速检测通常因为速度和易用性这些优点，因而理想的技术应该是复合技术。正在新起的基因芯片和检测试剂盒有望结合上述优点，成为理想的蚊体内病毒检测方法。

五、基因组研究

（一）基因组学研究

蚊基因组的解析和比较基因组分析有助于探索蚊基因组的结构和功能。大多数蚊染色体数是 2n=6，只有按蚊亚科夏蚊属的 *Chagasia bathana* 染色体数 2n=8。在常见的媒介蚊虫中，按蚊属拥有 X 和 Y 染色体，这对性染色体的核型是不同的，被称为异态性染色体（heteromorphic sex chromosomes）；伊蚊属、库蚊属、阿蚊属拥有一对核型相同的性染色体，被称为同态性染色体（homomorphic sex chromosomes）。蚊染色体有大量的移位和颠换，其结构和组成是蚊生物学性状差异的基础。近年来，随着第二代基因测序、第三代基因测序、Hi-C 染色体构象捕获、BioNano 光学图谱等生物技术的快速发展和日益成熟，目前已公开发表了 22 种蚊的基因组，其中包括 19 种按蚊属、2 种伊蚊属和 1 种库蚊属。

1. 基因组组成　蚊基因组具有明显的多样性，表现在相对高比例的单拷贝、中等重复和高度重复的序列，导致蚊种间基因组大小大约有 8 倍的变异。按蚊约为 0.2~0.29pg，巨蚊属和煞蚊属基因组为中等大小

(0.62pg),而库蚊属 0.54~1.02pg,脉毛蚊属为 0.92~1.25pg,骚扰阿蚊和吸蚊属(*Haemagogus equinius*)分别为 1.24pg 和 1.12pg;作为全世界广泛分布的伊蚊,其核 DNA 量变化超过 3 倍;波利尼西亚的两种伊蚊基因组最小,仅 0.59pg;*Ae.*(*Pro.*)*zoosophus* 则具有最大的基因组(1.9pg);一般来说,在进化关系中,基因组大小随着蚊科进化而增加。

在按蚊亚科,60%~80% 的基因组是单拷贝序列,而库蚊亚科大多数是中等和高度的重复序列。蚊基因组组成的基本形式是短周期性散点式,单拷贝序列长度为 1 000~2 000bp,交替出现较短长度的(200~600bp)和中等长度(1 000~4 000bp)的重复序列,这在库蚊亚科中是普遍现象;另一种形式是长周期性散点式,长的序列(≥5 600bp)和极长的序列(≥13 000bp)重复交替不间断地出现,这在按蚊亚科中是普遍现象。

按蚊亚科和库蚊亚科基因组组成的差别,对于应用多线染色体物理作图以及应用核糖体分子标志进行分类有重要的影响。在已经研究多线染色体的蚊属中,仅按蚊属具有染色中心,而伊蚊属、库蚊属、曼蚊属、巨蚊属、直脚蚊属及怀蚊属缺少明显的染色中心。按蚊亚科容易制备高质量的多线染色体,被用于虫种鉴定和物理作图。库蚊亚科的多线染色体不易展开,可能与其基因组大量的重复序列易发生错配有关,可用分裂中期的染色体进行研究。此外,在按蚊中,用转录间隔区(ITS)进行蚊种鉴定能获得较为稳定的结果,而在库蚊和伊蚊,由于存在较多的重复序列,用该标志进行虫种鉴定,不易获得重复稳定的结果。

2. 基因组测序 2002 年冈比亚按蚊的全基因组测序结果的公布,奠定了媒介生物基因组学研究的里程碑,为后续在基因组水平上研究基因功能和进化铺平了道路。随后,埃及伊蚊和致倦库蚊的基因组测序结果也陆续公布。当时的基因组测序技术价格昂贵且程序复杂、耗时,随着新一代测序技术的出现和发展,全基因组测序变得越来越容易。因此,在过去十年中,获得基因组测序的蚊种数量有了显著的增长。白纹伊蚊佛山株(Foshan)是我国学者于 1981 年开始近交培育的实验室品系,其基因组巨大,变异度高于 0.5%,且重复序列非常多。为了攻克这些基因组研究中的技术难题,我国学者通过纯化基因组背景,结合全基因组扩增(whole genome amplification,WGA),并构建了不同插入长度的测序文库进行了大量测序,于 2015 年首次公布了白纹伊蚊佛山株基因组,版本号为 AaloF1,基因组大小约为 1.923Gb,包括 154 782 个 scaffolds。已发布的几种常见媒介蚊虫基因组基本数据归纳于表 18-30 中。

表 18-30 已完成基因组测序的蚊种及其基因组特征

蚊种	基因注释版本号	基因组大小(Mb)	基因数	编码蛋白数	Scaffold N50(Mb)
埃及伊蚊	AaegL5.2	1 279	19 763	14 677	409.8
白纹伊蚊	AaloF1.2	1 923	18 294	17 535	0.195 5
致倦库蚊	CpipJ2.4	579.1	19 793	18 965	0.486 8
冈比亚按蚊	AgamP4.12	273.1	13 796	13 057	49.36
中华按蚊	AsinS2.5	375.8	13 204	12 903	0.579 1
斯氏按蚊	AsteI2.3	221.3	12 189	11 789	1.591
纯净按蚊 *An. merus*	AmerM2.9	288.0	13 605	13 176	1.490
达氏按蚊	AdarC3.8	136.9	11 002	10 553	0.115 1

对比发表的蚊虫基因组序列,发现不同蚊种的基因组大小有很大不同,如冈比亚按蚊的基因组大小约为 273Mb,致倦库蚊的约为 579Mb,埃及伊蚊达 1 279Mb,白纹伊蚊则高达 1 923Mb,这是由于重复序列在基因组中占很大比例,是基因组的主要构成,而且其所占比例与基因组的大小呈正相关,如冈比亚按蚊基因组中重复序列为 11%~16%,致倦库蚊为 29% 左右,埃及伊蚊为 65% 左右,而白纹伊蚊将近其基因组的 68%。这些基因组中大量的重复序列主要包括多基因家族(multigene family)、微卫星(microsatellite)、小卫星(minisatellite)、核糖体 DNA(ribosomal DNA,rDNA)和转座子(transposable element,TE)。

(1)微卫星:是指基因组中由短的重复单元(一般为 1~6 个碱基)组成的 DNA 串联重复序列,位于着丝粒和端粒区,反映位点特异性,具有高度多态性,在按蚊亚科中是很好的遗传标志,但在库蚊亚科中的应用有限。

（2）核糖体 DNA：rDNA 由外转录间隔区（external transcribed spacer，ETS）、18S RNA 基因、内转录间隔区 1（internal transcribed spacer，ITS1）、5.8S RNA 基因、ITS2、28S RNA 基因，以及基因间非转录间隔区（intergenic nontranscribed spacer，IGS）组成。ITS 和 IGS 具有明显的种间和种内多态性，是重要的分类鉴定标志（Walton 等，1999）。大多数库蚊属 rDNA 位于 1 号染色体；伊蚊、吸蚊属位于 2 号染色体（Timoshevskiy 等，2012）；阿蚊属和竹生杵蚊（*Tripteroides bambusa*）位于 3 号染色体（Kumar 和 RAI，1990）；大多数按蚊属 rDNA 位于 X 染色体，四环按蚊（*An. quadriannulatus*）、米拉按蚊（*An. melas*）、纯净按蚊（*An. merus*）、四斑按蚊位于 X 和 Y 染色体（Collins 和 Paskewitz，1996）；而三列伊蚊（*Ae. triseriatus*）rDNA 位于 1 号和 3 号染色体上（Graham 等，2004）。

（3）转座子（TE）：是中等重复 DNA 序列，具有能够在基因组中移动并自身复制的功能。共有两种类型：一类是反转座子（retrotransposon），通过 RNA 介导的反向转录而实现转座；另一类直接从 DNA 到 DNA 实现转座。在多种蚊基因组中已经鉴定了大量的转座子，相关具体内容可以搜索并查询 TEfam 数据库网站（https://tefam.biochem.vt.edu）。

3. 比较基因组 通过比较蚊与果蝇或不同蚊种之间基因组组成结构，有助于发现物种特有的基因、研究蚊虫性别决定机制、鉴定杀虫剂抗性突变位点、分析不同蚊虫传播疾病的效能(即媒介能量)，以及了解蚊发育生物学和系统进化关系。

冈比按蚊与致倦库蚊、埃及伊蚊和白纹伊蚊分别属于两类不同亚科，它们所携带传播的病原种类和媒介能量均有显著差异，生活习性也不尽相同。比较基因组学分析将有助于了解这些蚊虫生物学特性方面的区别、理解蚊媒病原体感染机制，这对寻找阻断疾病传播的途径大有裨益。比较埃及伊蚊与冈比按蚊的基因组有诸多相似之处，但在基因组整体规模、基因密度及基因家族的构成等方面有所差别。其中，冈比按蚊的气味结合蛋白、细胞色素 P450 以及表皮相关的基因数量和种类多于埃及伊蚊，从基因组水平上显示了这两种蚊的生物学性状差别（Severson 等，2004；Manoharan 等，2013）。致倦库蚊基因组中约有 18 965 个编码蛋白基因，比埃及伊蚊多 29%，比冈按蚊多 45%；致倦库蚊基因家族数量明显较多，包括与嗅觉和味觉受体、唾液腺和免疫系统功能等有关的基因。此外，致倦库蚊与免疫反应相关的基因大约有 500 个，与伊蚊相似，但明显少于冈比按蚊（Arensburger 等，2010）。致倦库蚊复杂的基因结构有可能提高了其向人类和鸟类传播病毒的能力；也有些基因可能与对不利或外来有害物的适应性有关，因为库蚊的孳生地常常是污染严重的环境（Reddy 等，2012）。

通过提取和比对不同蚊的上千个单拷贝同源基因并拟合模型、构建系统进化关系，发现埃及伊蚊与白纹伊蚊大约在 7 140 万年前分化，伊蚊属与库蚊属大约在 1.79 亿年前分化，按蚊亚科与库蚊亚科大约在 2.18 亿年前分化，蚊科的共同祖先与同属于双翅目的果蝇大约在 2.61 亿年前分化（Chen 等，2015）。

通过比较雌、雄基因组 Illumina 测序数据，有学者发明了染色体商（chromosome quotient，CQ）的方法，筛选并鉴定了埃及伊蚊的性别决定基因和斯氏按蚊染色体基因 Guy1（Criscione 等，2013；Criscione 等，2016）。国内有学者使用类似的方法在白纹伊蚊中鉴定出雄性特异性基因 Nix(埃及伊蚊 Nix 基因的直系同源基因)（Liu 等，2020）。研究表明，如果从雄性个体中敲除雄性特异性基因，会导致雄性个体出现雌性化的性状（Hall 等，2015；Liu 等，2020）；如果将这些雄性决定基因转入雌性个体，会导致雌性个体表现雄性化性状，或出现特异性、稳定性的死亡（Aryan 等和 Qi e 等，2019）。这类研究为防控蚊媒传染病提供了新的思路。

通过比较对不同种类化学杀虫剂产生抗性的蚊虫基因组和敏感的蚊虫基因组发现，按蚊属和库蚊属基因组中编码乙酰胆碱酯酶的基因第 119 位密码子由甘氨酸突变为丝氨酸，与蚊虫对有机磷酸酯类和氨基甲酸酯类杀虫剂产生抗性相关（Camerino 等，2015；Tmimi 等，2019）；伊蚊属基因组中编码电压门控钠离子通道蛋白的基因第 1 534 位密码子由苯丙氨酸突变为半胱氨酸，与蚊虫对拟除虫菊酯类杀虫剂产生抗性相关（Chen 等，Xu 等，2016）。如果同时存在第 1 016 位密码子由缬氨酸突变为异亮氨酸或甘氨酸，则与蚊虫对杀虫剂 DDT 产生抗性相关（Alvarez 等，2015；Sombié 等，2019）。

（二）转录组学研究

蚊虫转录组学（transcriptomics）是一种生理状态下细胞所能转录出来的所有 mRNA 的总和，是研究特定生理状态下机体表型和功能的重要手段。传统上用于转录组数据获得和分析的方法主要有基于杂交技术的芯片技术，包括cDNA芯片和寡聚核苷酸芯片，但目前使用最普遍的是转录组测序技术（RNA-seq）。基于Illumina高通量测序平台的转录组测序技术，能够在单核苷酸水平对任意物种的整体转录活性进行检测，在分析转录本的结构和表达水平的同时，还能发现未知转录本和低丰度转录本，精确地识别可变剪切位点以及cSNP（编码序列单核苷酸多态性），提供最全面的转录组信息。

斯氏按蚊雄性个体具有X和Y染色体，雌性个体具有一对X染色体，因此雄性的X染色体基因只有一份拷贝，雌性的X染色体基因有两份拷贝，但雌性X染色体基因和雄性X染色体基因的表达水平是相同的，这种现象被称为剂量补偿效应（dosage compensation）（Jiang 等，2015）。斯氏按蚊X染色体上有上千个编码基因，利用高通量的转录组测序的方法，可以高效、快速、精确地计算每个编码基因的相对表达水平，有研究发现在亲本斯氏按蚊常染色体中，转入并表达Y染色体基因Guy1会导致雌性子代全部死亡，通过比较雄性子代和雌性子代转录组数据，证明了Y染色体基因Guy1是直接启动剂量补偿效应的信号，异常表达Guy1基因使雌性X染色体基因表达水平被错误上调，是导致雌性子代全部死亡的主要原因（Qi 等，2019）。

另外，转录组学分析还常用于蚊虫不同发育阶段、不同器官和不同性别的差异表达基因研究，例如：有研究通过比较和分析白纹伊蚊在卵、幼虫、蛹、雄性成蚊和吸血前后雌性成蚊、感染登革病毒前后等不同生理状态的转录组数据，筛选得到了与胚胎发育相关基因、与雌性成蚊吸血相关基因、蚊虫感染登革病毒后免疫相关基因等（Poelchau 等，2013；Grigoraki 等，2015；Esquivel 等，2016）；还有研究通过比较埃及伊蚊的头（head）、触角（antenna）、触须（palp）、吻突（rostrum）、喙（proboscis）、足（leg）、腹节（abdomere）和卵巢（ovary）等器官组织的转录组数据，可以得到多种基因的空间表达谱，包括编码气味分子受体、亲离子型受体和味觉受体的基因，这些基因被认为与蚊虫搜寻宿主密切相关（Price 等，2011；Alfonso-Parra 等和 Matthews 等，2016）。转录组学的技术手段是深入研究蚊虫的分子生物学相关领域的强大工具，提供了精确的数字化信号、高效的检测通量和广泛的检测范围，适用于综合测量和计算蚊虫基因相对表达水平，有助于研究者了解蚊虫在不同生理状态下的整体转录活动。

（三）小RNA组学研究

小RNA（small RNAs）主要指长度在18~30nt的一类非编码RNA（ncRNA）。在真核生物中，具有基因表达调控功能的小RNA主要有微小RNA（microRNA，miRNA）、内源小干扰RNA（endo-siRNAs）和piwi干扰RNA（piRNA）。miRNA和endo-siRNA长度主要集中在20~24nt，piRNA长度集中在26~31nt。miRNA在动植物和微生物中都普遍存在，据估计一个物种中约1/3的基因会受到miRNA的调控，大量的实验也表明miRNA参与了诸多生命过程的调控，例如细胞周期、细胞分化、组织器官的发生、营养代谢、信号途径以及对外界生物、非生物环境的反应。piRNA目前主要在动物生殖系干细胞、果蝇卵巢体细胞中被发现，其主要功能是参与转座子的沉默。以往用于寻找小RNA的方法主要有实验克隆法和计算机预测法。实验克隆法可以直接用于鉴定新的小RNA，是初期发掘小RNA的常用方法，不足之处是实验周期较长，对低表达的小RNA的发现能力十分有限；计算机预测法多是针对某一已知的小RNA特征设计算法，从全基因组或EST数据库中快速发掘大量潜在的小RNA，一定程度上弥补了克隆法的缺点。然而，预测的小RNA最终还需要实验证明，而且计算机预测法对新类型小RNA的发掘能力十分有限。随着第二代高通量测序技术的问世，小RNA测序（small RNA-Seq）技术开始逐渐取代原始的小RNA发掘法，该技术具有速度快、成本低、覆盖度深等多方面的优点，对鉴定与发现生命体内的小分子RNA及其功能与机制研究具有重要作用。

目前为止，仅冈比亚按蚊、斯氏按蚊、埃及伊蚊、致倦库蚊和白纹伊蚊有miRNA的鉴定报道（Mead 和 Tu，2008；Li 等，2009；Thirugnanasambantham 等，2013；Biryukova 等，2014；Liu 等，2015）。miRNA功能分析表明，miRNA对蚊虫的卵巢发育和吸血后的血液消化具有调节作用（Bryant 等，2010；Lucas 等，2015）。另外，病毒感染可以对宿主细胞miRNA的表达水平产生巨大影响，这可能与宿主抗病毒机制及病毒入侵后改变细胞内环境有关，雌蚊中miRNA的表达模式会随着病原体的感染而发生变化（Hussain 等，2013；Zhou 等，2014）。国外有学者对登革病毒编码的miRNA或病毒小RNA（vsRNA）进行了功能研究，发现6个vsRNA能通过作用于病毒基因组RNA茎环结构中的5′和3′UTR区，显著增加病毒复制（Hussain 和 Asgari，2014）。中肠屏障是蚊虫防止病原体入侵的一道重要屏障，有研究发现miR-1174仅在伊蚊和按蚊的中肠中表达，且雌蚊吸血后其表达量明显上调；而当 miR-1174 表达下调后，蚊虫吸血率明显降低，寿命明显缩短（Liu 等，2014）。

国内有研究对白纹伊蚊不同发育时期（卵、幼虫、蛹、雄蚊、雌蚊、吸血后雌蚊）的小 RNA 进行了深度测序分析。结果在白纹伊蚊中筛选出 119 条已知的 miRNA 基因，确定了 15 条新的 miRNA 基因，其中 11 条是白纹伊蚊特异的，并且许多 miRNA 在特定的发育时期表达：miR-286、miR-2492 和 miR-1891 分别在白纹伊蚊的卵、幼虫和成虫期特异高效表达，敲低或敲除这些 miRNA 会对蚊虫的生长发育造成显著影响（Gu 等，2013；Liu 等，2015）。这些研究为新型生物杀虫剂的研发提供了靶标。另外还有研究对感染登革病毒前后白纹伊蚊的细胞和成虫的小 RNA 进行了深度测序分析，结果在感染登革病毒的白纹伊蚊中找到了 10 条表达上调的 miRNA 和 11 条表达下调的 miRNA。通过对这些差显表达 miRNA 的功能分析发现 miR-252 通过与 E 蛋白 3′UTR 区域的结合，对登革病毒的复制起到抑制作用（Yan 等，2014）；而 miR-281 则通过与 E 蛋白 5′UTR 区域的结合，对登革病毒的复制具有促进作用（Zhou 等，2014）。这些研究为抗登革病毒药物的设计和研发提供了线索和方向。

piRNA 来源于转座子、基因间隔区和一些编码蛋白质基因的 3′UTR 区，对维持基因的完整性和稳定性有一定作用。最近研究证明 piRNA 在抗病毒免疫中也有较大作用：对蚊虫细胞感染虫媒病毒可以引发 piRNA 通路，而敲除 piRNA 基因会使病毒滴度增加（Lucas 等和 Schnettler 等，2013）。多个 24~30nt 与 piwi 相互作用的 RNA 基因簇，可以比对到转座子和蛋白质编码基因的 3′UTR 区，很多转座子和一些内源性基因的 3′UTR 区会产生大量具有 piRNA 样特征、长度为 29nt 的小 RNA 峰（Castellano 等，2015）。另有研究通过对比缺失 dicer-2 基因的蚊细胞系和野生型蚊细胞系发现，病毒产生 piRNA 样小 RNA 可以在病毒产生 siRNA 的过程中调节病毒感染的发生，这可能是一种蚊虫抗病毒感染的途径（Morazzani 等，2012）。

六、其他

1. CRISPR/Cas 基因编辑技术 基因编辑技术是一种在基因组水平对 DNA 序列进行改造的遗传操作技术，能够实现基因定点插入或缺失突变、基因敲除、多位点或多基因同时突变和片段删除等精确操作。目前，已报道的基因组编辑技术包括锌指核酸酶（zinc-finger nucleases，ZFN）、类转录激活因子核酸酶（transcription activator-like effector nucleases，TALEN）和成簇规律间隔短回文重复序列系统（clustered regularly interspaced short palindromic repeat，CRISPR；CRISPR-associated nuclease 9，Cas9）。ZFN 和 TALEN 复合体由多个酶亚基组成，不同靶位点通过构建不同的工程核酸，利用蛋白质和 DNA 结合的方式执行靶位点的序列识别和切割活性，因其设计比较复杂，实验过程较为烦琐，从而限制了其更为广泛的应用。CRISPR/Cas 系统作为第三代基因编辑技术，是基于简单的核苷酸互补配对方式结合在基因组靶位点实现定点突变，其具有实验过程简单、耗时短和工作量小等优势，已成功应用于多种生物的基因组编辑。

CRISPR/Cas 系统大致分为 3 类，其中Ⅰ型及Ⅲ型 CRISPR 系统由复杂的 Cas 复合物介导 DNA 或 RNA 的降解，而在产脓链球菌（*Streptococcus pyogenes*）中发现的Ⅱ型 CRISPR 系统组分较为简单，只需要 Cas9 和 2 个非编码 RNA：crRNA（CRISPR-derived RNA）与 tracrRNA（trans-activating RNA），3 个组分即可介导外源 DNA 片段的靶向降解。这也标志着基因编辑正式从蛋白质识别核酸时代进入了核酸识别核酸时代。正因为核酸之间配对的精确性，也使这一系统的打靶效率大大高于其他两种基因编辑技术。目前针对 CRISPR/Cas9 研究较多，该系统是原核生物的获得性免疫功能，该系统的存在能使宿主获得抵抗噬菌体、质粒等外来 DNA 入侵的免疫能力。

在实际应用中，CRISPR/Cas9 的操作难度大大低于 ZFN 和 TALEN 技术，只需要通过一条能够配对并识别靶切割位点的引导 RNA（sgRNA）和 Cas9 核酸酶的协同作用，便能够很容易地在靶位点制造双链断裂。通过设计不同的 sgRNA 便可实现对不同基因的敲除与敲入，然而介于此系统是存在于原核生物中的 RNA 干扰系统，其在真核系统的基因编辑中存在诸多不足。

基因编辑技术在蚊媒研究的应用可以达到 3 个主要目的：①控制蚊媒与病原体；②研究蚊相关基因的功能；③对蚊基因组进行相关编辑与改造。Kistler 等（2015）开展了一项 CRISPR/Cas9 在埃及伊蚊 Aaegwtrw 位点的编辑效率研究，他们利用 CRISPR/Cas9 切割 Aaegwtrw 位点筛选出一系列不同基因突变的突变体；而Basu等（2015）也成功利用CRISPR/Cas9系统对埃及伊蚊的6个不同基因（kmo、loqs、r2d2、ku70、lig4、nix）进行了打靶，发现CRISPR/Cas9系统的打靶效率与靶位点在基因组上的位置有关，并进一步设计40条sgRNA来评估具体的打靶效率并获得了多个不同类型的体细胞和生殖细胞突变；Dong等（2015）使用CRISPR/Cas9对埃及伊蚊的ECFP基因进行打靶，获得相应突变体，突变率为5.5%；Kistler等（2015）通过改进CRISPR/Cas9系统以及调整Cas9浓度，将突变效率提升至24%；Hall等（2015）使用CRISPR/Cas9敲除了蚊的雄性决定基因Nix，成功构建出雌性遗传性的雄性蚊，还进一步检测了Nix基因在雌性蚊中的异位表达，发现Nix基因能够使得雌蚊倾向雄性发育，为将雌蚊转变为无害的雄蚊提供了一个全新的方法。这些实验都进一步证明了CRISPR/Cas9在蚊基因编辑中的可行性，为将来的研究提供了一个可行的方向。

2. 按蚊多线染色体图谱和物理图谱的研究　按蚊不但是重要的疟疾传播媒介，而且在细胞遗传学上还是研究多线染色体的模式昆虫。多线染色体是一种巨大的线状染色体，其在细胞有丝分裂时连续复制多次但不互相分开，而是纵向地密集在一起形成明暗相间的带纹。它存在于疟疾蚊媒的多种组织内，如唾液腺、肠、马氏小管上皮细胞和卵巢营养细胞等。最初对多线染色体的研究多应用于按蚊亲缘关系的鉴定，特别是近似种或复合体的区别，后来随着荧光原位杂交技术的出现，多线染色体已被广泛应用于物理图谱的构建、按蚊系统分类、群体遗传学、染色体进化以及基因定位克隆的研究。

（1）按蚊多线染色体的细胞遗传学作图研究：按蚊共有3对染色体，包括1对性染色体和2对体染色体。多线染色体又被进一步划分为5条染色体臂：X、2R、2L、3R和3L，Y染色体由于其异染色质特性没有多线染色体。不同种类或品系的按蚊具有稳定的、典型的染色体带型，因此染色体图谱是传统上有效区分近似种、复合体内的隐种甚至不同地理区域品系的必不可少的分类手段。因此，国内外在这一领域做了大量研究工作。最早的按蚊多线染色体图谱是由Coluzzi和Sabatini（1967）绘制的冈比亚按蚊复合体的唾液腺多线染色体图谱，到目前为止，国内外发表的按蚊多线染色体图谱已累计达50多种，Sharakhov和Sharakhova（2008）对其进行了总结归纳。我国对按蚊染色体的研究起始于20世纪80年代叶炳辉等（1981）绘制的中华按蚊多线染色体图，随后缪建吾（1988）、许濑璧等（1991）和石焕焕等（2006）分别对雷氏按蚊、赫坎按蚊和微小按蚊的染色体进行了相关研究。但我国报道的染色体图谱多仅限于按蚊分类研究，并没有体现出染色体研究在基因组学以及疟疾传病机制方面的优势。

（2）按蚊的物理图谱研究：荧光原位杂交（fluorescence in situ hybridization，FISH）是20世纪80年代末在放射性原位杂交技术的基础上发展起来的一种分子细胞遗传学技术。Graziosi等（1990）首先将荧光素标记的DNA探针精确定位到冈比亚按蚊多线染色体上，为按蚊物理图谱研究工作的开展打下了坚实的基础。Zheng等（1991）构建的第一幅冈比亚按蚊低分辨率物理图谱，其上有46个克隆，随后微卫星DNA、随机扩增多态性DNA（RAPD）、cosmid和cDNA也相继被作为冈比亚按蚊的原位杂交探针。后来，冈比亚按蚊基因组测序完成后，Holt等（2002）构建了截至目前最详细的按蚊物理图谱，将2 000个BAC克隆定位到其多线染色体上。此高分辨率物理图谱不仅将90%的基因序列定位于染色体上，而且还填补了组装方面的某些空白。除此之外，Cornel和Collins于2000年构建了淡色按蚊的物理图谱，将17个基因杂交到其染色体上来研究染色体臂的共线性关系。之后，Sharakhov等（2002）发表了非洲疟疾媒介邪恶按蚊（*An. funestus*）的物理图谱，其上有157个cDNA克隆。随后，Sharakhova等2010年发表了亚洲疟疾媒介斯氏按蚊的物理图谱，其分辨率为0.6×10^6，仅次于冈比亚按蚊的物理图谱。高分辨率物理图谱的发表有力地推动了全基因组序列的组装、比较基因组学以及基因定位克隆的研究。

3. 蚊蛋白质组学研究　蛋白质组概念是Williams于1995年首先提出，它代表一个完整生物的全套蛋白质。随着蛋白质组学逐渐成为后基因组时代的研究热点，它在冈比亚按蚊、埃及伊蚊、致倦库蚊等蚊虫研究领域也变得越来越广泛。通过蛋白质组学技术，可以探究杀虫剂作用下蚊虫体内差异蛋白表达情况，以及鉴定蚊虫媒介载体与病原体之间相互作用的特有蛋白，从而有助于探究蚊虫的抗药性机制，阐明病原体在蚊虫体内生长发育的复杂过程。目前国内已有诸多蛋白质组学研究涉及蚊虫的抗药性、生理发育、病原体感染与免疫调节、蚊虫摄食和行为活动等重要生物学问题，这些研究可能为如何有效地利用蚊虫的生理行为特征及发展新虫媒疾病防治方法提供突破。

目前,蛋白质组学技术主要包括样品处理、质谱鉴定和生物信息学分析3个步骤。

（1）样品处理:包括从不同的样品中提取蛋白质、蛋白质前处理和蛋白质的酶解。

双向电泳是常用的蛋白质前处理方法,包括第一向等电聚焦和第二向聚丙烯酰胺凝胶电泳。二维聚丙烯酰胺凝胶电泳是先根据蛋白质等电点将蛋白质分离,然后根据蛋白质的分子量进行二次分离,进而选取电泳凝胶上的蛋白质点进行质谱分析。近年来又发展了荧光差异双向凝胶电泳（2DE-FDIGE）,该方法用一块胶来分离不同荧光染料标记的两个或多个样品,与利用传统的双向电泳进行表达蛋白质组的比较相比,显著地提高了重复性。但由于双向凝胶电泳不能检测分子量太小或太大的、具有极端等电点的、膜蛋白质以及低丰度蛋白等,因此具有局限性。近几年,不断出现了蛋白质前处理新技术。如二维液相色谱分离前处理技术和过滤器辅助样品前处理技术。二维液相色谱分离是将酶解蛋白质肽段进行二次液相色谱分离,进而达到预期的分离效果,该方法可以增加蛋白质鉴定的种类和数量。过滤器辅助样品前处理技术是运用SDS将膜蛋白进行溶解,并通过过滤器将SDS从样品中移除,解决了凝胶电泳前处理方法对膜蛋白分离的局限性。

（2）质谱鉴定:一般情况下,酶解蛋白质会先通过液相色谱分离肽段后进行质谱测定,确定各肽段的分子量。目前质谱技术对蛋白质含量测定,主要分为绝对蛋白质含量的测定和相对蛋白质含量的测定。绝对蛋白质含量测定是利用标准蛋白质肽段物质对特定的肽段进行定量分析。相对蛋白质含量测定是目前蛋白质组学中应用较多的方法。为了在质谱分析的过程中实现蛋白质的定量分析,常利用标记物质与蛋白质特定氨基酸结合或利用不同标记物分子量的差异,对不同样品中的同一种蛋白质进行比较分析。如同位素标签亲和技术（ICAT）、同位素标签相对和绝对定量（iTR AQ）及细胞培养的氨基酸稳定同位素标记技术（SILAC）。

（3）生物信息学分析:运用生物信息学和特定的算法,根据蛋白质或蛋白质酶解物肽段的分子量与蛋白质数据库进行比对,从而鉴定出样品中的蛋白质种类。目前MaxQuant、MSGFPlus和Mascot是比较常用的蛋白质组学鉴定的软件。

在过去十多年里,相关蛋白质组技术方法已经用来描述冈比亚按蚊、尖音库蚊淡色亚种、埃及伊蚊和白纹伊蚊等蚊虫的中肠、围食膜、血淋巴、唾液和唾液腺、头部等组织器官的蛋白质组。疟原虫在侵染按蚊时,中肠是一道不可逾越的屏障。早在1998年,有学者对疟原虫感染后的不同品系的按蚊中肠做了蛋白质组学分析,在喂食血液过后,两个品系的中肠蛋白质电泳图谱发生了显著的差异:在易感品系的按蚊中肠中,某些蛋白得到了上调表达,而在疟原虫的抗性品种中蛋白质没有明显变化,因此,这些蛋白质很有可能是疟原虫与中肠相互作用的特异蛋白。Tchankouo-Nguetcheu等（2010）对感染基孔肯亚和登革-Ⅱ病毒的埃及伊蚊中肠进行蛋白质组学研究,感染登革-Ⅱ和基孔肯亚病毒的埃及伊蚊中肠分别有18和12个蛋白点的水平受调节,两种病毒均引起与产生活性氧、产生能量及碳水化合物和脂质代谢相关蛋白的上调,而感染基孔肯亚病毒会引起中肠解毒作用相关蛋白的上调,研究表明应对病毒感染的差异调控蛋白主要包括:结构蛋白、氧化还原蛋白、调节蛋白及用于代谢途径的酶类,并认为转铁蛋白、热休克蛋白-60和葡萄糖苷酶的调变可能促进病毒的存活、复制及传播。剖析蚊虫媒介载体和病原体之间的相互作用的分子基础是媒介传播疾病的至关重要部分。

（李艳文）

参考文献

[1] 吴恙,周腾飞,赖泽钿,等.蚊虫组学研究进展[J].环境昆虫学报,2020,42(4):789-797.

[2] 杨翠,奚志勇,胡志勇.应用沃尔巴克氏体通过种群压制阻断蚊媒病传播的研究进展[J].中国媒介生物学及控制杂志,2020,31(1):113-116.

[3] 张丽,丰俊,夏志贵,等.2019年全国疟疾疫情特征分析及消除工作进展[J].中国寄生虫学与寄生虫病杂志,2020,38(2):133-138.

[4] 赵春春,朱彩英,贾清臣,等.2017—2018年我国不同区域白纹伊蚊对常用杀虫剂的抗药性[J].中国媒介生物学及控制杂志,2020,31(2):126-132.

[5] 朱彩英,赵春春,刘起勇,等.我国不同地理种群白纹伊蚊乙酰胆碱酯酶基因分布调查[J].中国媒介生物学及控制杂志,2020,31(2):133-136.
[6] 方福瑾,张贻宏,张鹏,等.基因编辑技术及其在蚊媒研究中的应用[J].中华卫生杀虫药械,2019,25(1):85-90.
[7] 李朝品.医学节肢动物标本制作[M].北京:人民卫生出版社,2019.
[8] 林康明,杨益超,黎军.我国主要传疟媒介抗药性研究进展[J].中国热带医学,2019,19(6):584-590.
[9] 郭玉红,吴海霞,刘小波,等.2018年全国媒介蚊虫监测报告[J].中国媒介生物学及控制杂志,2019,30(2):128-133.
[10] 闸雯俊,常萌,游艾青.microRNA 对昆虫生长和发育的调控[J].湖北农业科学,2019,58(22):198-202.
[11] 陈翰明,高景鹏,姜进勇,等.我国白纹伊蚊现场群体击倒抗性基因 I1532 和 F1534 突变检测及 I1532T 突变等位基因报告[J].中国媒介生物学及控制杂志,2018,29(2):120-125.
[12] 付文博,陈斌.蚊科昆虫分类区系研究历史和现状概述[J].昆虫学报,2018,61(1):122-138.
[13] 李兰娟,任红.传染病学[M].9版.北京:人民卫生出版社,2018.
[14] 童晓玲,方春燕,盖停停,等.CRISPR/Cas9 系统在昆虫中的应用[J].遗传,2018,40(4):266-278.
[15] 中华医学会感染病学分会中华医学会热带病与寄生虫学分会中华中医药学会急诊分会.中国登革热临床诊断和治疗指南 2018[J].中华临床感染病杂志,2018,11(5):321-329.
[16] 陈锴,林春燕,李平,等.蚊体内病毒检测方法的研究进展[J].中国热带医学,2017,17(5):526-529.
[17] 邓海平,徐友祥,王韶华.4种采集方法捕蚊效果的比较与应用[J].中华卫生杀虫药械,2017,23(3):238-240.
[18] 刘茜倩,魏建超,钟登科,等.中华按蚊源日本脑炎病毒的分离鉴定及其分子特征的分析[J].中国兽医科学,2017(1):16-22.
[19] 王晓丽,贾若苹,高雯,等.重点传染病防治技术[M].石家庄:河北科学技术出版社,2017.
[20] 杨天赐.第一章蚊类[M].//郭天宇,许荣满.中国境外重要病媒生物.天津:天津科学技术出版社,2017.
[21] 吴萍.MicroRNA 在昆虫-病毒互作中的作用研究进展[J].江苏科技大学学报(自然科学版),2016,30(2):183-188.
[22] 马雅军,徐建农.中国按蚊的分类研究进展[J].中国媒介生物学及控制杂志,2015,26(5):433-438.
[23] 史玲莉,闫冀焕,李云,等.多种蚊媒传染病病原体悬液芯片检测及分型方法的建立[J].中国国境卫生检疫杂志,2015,38(S1):55-59,64.
[24] 杨天赐.蚊类[M].//张际文.中国国境口岸医学媒介生物鉴定图谱.天津:天津科学技术出版社,2015.
[25] 朱长强,谭伟龙.蚊虫蛋白质组学的研究进展[J].寄生虫与医学昆虫学报,2015,22(2):133-140.
[26] 李菊林,朱国鼎,周华云,等.苏云金杆菌以色列变种对伊蚊库蚊和按蚊幼虫毒效的实验观察[J].中国血吸虫病防治杂志,2014,26(1):67-68.
[27] 刘小波,吴海霞,殷文武,等.2006—2012年全国19省三带喙库蚊监测研究[J].疾病监测,2014,29(4):281-286.
[28] 夏爱,梁江涛,SHARAKHOV VI,等.疟疾蚊虫染色体图谱和物理图谱的研究进展[J].中国媒介生物学及控制杂志,2014,25(1):83-86.
[29] 张井巍,姜进勇,王学忠,等.应用多重 PCR 法鉴定分析云南4县按蚊胃血源[J].中国寄生虫学与寄生虫病杂志,2014,32(1):76-77.
[30] 吴观陵.人体寄生虫学[M].4版.北京:人民卫生出版社,2013.
[31] 周正斌,朱淮民,张仪,等.黄病毒属病毒 RT-heminested-PCR 方法的建立并用于蚊虫检测[J].中国人兽共患病学报,2013,29(7):653-658.
[32] 郭金金,孙肖红,燕清丽,等.黄病毒属 TaqMan 探针荧光定量 RT-PCR 检测方法建立[J].中国公共卫生,2012,28(4):530-532.
[33] 陆飞,鲁会军,李国江,等.基因Ⅲ型乙型脑炎病毒 Real-time PCR 检测方法的建立及应用[J].中国病原生物学杂志,2012(9):644-648.
[34] 徐焕洲,平芮巾,季汝武,等.应用 DPO 引物技术同时检测5种蚊媒病毒的多重 RT-PCR 方法[J].中国国境卫生检疫杂志,2012(2):73-77.
[35] 郭欢欢,凡敏,鲁会军,等.乙型脑炎病毒分型基因芯片的制备[J].中国病原生物学杂志,2011(11):801-805.
[36] 张荣祖.中国动物地理[M].北京:科学出版社,2011.
[37] 曾旭灿,周红宁.我国大陆地区蚊类区系分类特征研究现状[J].中国媒介生物学及控制杂志,2011,22(5):512-514.
[38] 董学书.云南蚊类志(上卷)[M].云南:云南科技出版社,2010a.
[39] 董学书.云南蚊类志(下卷)[M].云南:云南科技出版社,2010b.
[40] 宋凌浩,符丽媛,赵志田,等.CPA 恒温扩增技术在口岸蚊媒携带登革病毒检测中的应用[J].西南林学院学报,2010,30(z1):8-10,13.
[41] 郭强,杜焕旺,李志刚.现代自然疫源性传染病[M].赤峰:内蒙古科学技术出版社,2009.

[42] 季恒青,冯绍全,何亚明,等.重庆市蚊虫种类及其地理分布调查分析[J].医学动物防制,2009,25(8):568-571.
[43] 李朝品.医学节肢动物学[M].北京:人民卫生出版社,2009.
[44] 刘春华.新发传染病预防与治疗[M].济南:山东科学技术出版社,2009.
[45] 海秀平,尚文旭,战志胜.淡色库蚊的自育性研究[J].医学动物防治,2007,23(11):841.
[46] 毛祥华,张再兴.中国登革热的流行现状[J].中国病原生物学杂志,2007,2(5):385-388.
[47] 唐建霞,朱荫昌.抗疟疾转基因蚊研究进展[J].中国血吸虫病防治杂志,2007,19(6):475-478,481.
[48] 吴凡,刘起勇.亚非暴发基孔肯雅病的流行特点[J].中国媒介生物学及控制杂志,2007,18(6):527-529.
[49] 石焕焕,黄颉刚,田春林,等.元江县微小按蚊卵巢营养细胞多线性染色体观察[J].中国寄生虫学与寄生虫病杂志,2006,24(3):203-205.
[50] 王英,黄复生,张锡林,等.大劣按蚊感染约氏疟原虫血淋巴相关蛋白的筛选和鉴定[J].中国病原生物学杂志,2006,1(5):344-347.
[51] 张桂林,刘斌,韩增宪.北湾地区刺扰伊蚊刺叮周环、种群数量以及气象因子相关性分析[J].中国媒介生物学及控制杂志,2006,17(5):356-358.
[52] 董学书,周红宁,龚正达,等.云南省蚊类的地理区划[J].中国媒介生物学及控制杂志,2005,16(1):34-36.
[53] 方美玉,林立辉,刘建伟.虫媒传染病[J].北京:军事医学科学出版社,2005.
[54] 李朝品.医学昆虫学[M].北京:人民军医出版社,2005.
[55] 宋秀玲,黄炯烈,郑小英,等.成蚊传播登革病毒媒介效能的研究进展[J].热带医学杂志,2005,5(2):251-254.
[56] 王虹,马雅军,杨频.斯氏按蚊有丝分裂的染色体核型、G带的初步研究[J].西安文理学院学报(自然科学版),2005,8(1):15-17.
[57] 孔令军,刘洪亮.常见蚊虫群舞现象的观察研究[J].中国媒介生物学及控制杂志,2004,15(5):386-387.
[58] 刘卫滨,梁国栋.西尼罗病毒研究进展[J].中国病毒学,2004,19(1):92-96.
[59] 庞乐君,张新民.委内瑞拉马脑炎[J].传染病信息,2004,17(2):62-63.
[60] 戎霞,黄炯烈,吴瑜,等.蚊媒体内登革病毒的快速分型检测[J].热带医学杂志,2004,4(5):531-534.
[61] 王晓军,张彦平,张荣珍,等.中国1998~2002年流行性乙型脑炎流行趋势分析[J].中国计划免疫,2004,10(4):215-217.
[62] 杨松,黄复生,吴玉章,等.斯氏按蚊黑化包被约氏疟原虫卵囊时血淋巴蛋白的二维电泳分析[J].第三军医大学学报,2004,26(1):29-31.
[63] 余海忠,杨璞,徐莉,等.昆虫基因组研究新进展[J].浙江农业学报,2004,16(4):241-246.
[64] 董学书,王丕玉,陈国伟.云南微小按蚊实验室饲养繁殖研究[J].中国媒介生物学及控制杂志,2003,14(6):418-420.
[65] 顾品强,闵继光,顾正权等.上海地区三带喙库蚊春季首次出现、季节分布及其与气象条件的关系.昆虫学报,2003,46(3):325-332.
[66] 陆宝麟,吴厚永.中国重要医学昆虫分类与鉴别[M].郑州:河南科学技术出版社,2003.
[67] 王环宇,梁国栋.我国虫媒病毒研究10年回顾[J].中国公共卫生,2003,19(4):473-476.
[68] 王丕玉,黄利民,朱国君.致倦库蚊、白纹伊蚊实验室生活史比较观察[J].医学动物防治,2003,19(12):730-731.
[69] 徐保海,徐龙善,刘成模,等.辽宁与四川两省嗜人按蚊细胞遗传学研究[J].中国人兽共患病杂志,2003,19(4):72-74.
[70] 郑能雄,林云钦,罗斌,等.福州市登革热蚊媒种群生态学研究[J].海峡预防医学杂志,2003,9(2):8-11.
[71] 陈兴保,吴观陵,孙新,等.现代寄生虫病学[M].北京:人民军医出版社,2002.
[72] 薛纯良,许隆祺.寄生虫病诊断与治疗[M].湖南:湖南科学技术出版社,2002.
[73] 顾政成,尚乐园,陈建设,等.河南信阳地区嗜人按蚊传疟作用[J].中国寄生虫学与寄生虫病杂志,2001,19(4):22-24.
[74] 段绩辉,李正祥,张开仁,等.残存中等密度和较高密度班氏微丝蚴血症持续时间及传播作用的观察[J].中国寄生虫学与寄生虫病杂志,2000,18(3):167-169.
[75] 曲传智,苏天增,王梅英,等.自然界郑州中华按蚊传疟媒介能量的研究[J].河南医科大学学报,2000,35(5):394-396.
[76] 曲传智,苏天增,董涛,等.间日疟原虫在郑州中华按蚊体内的易感性和发育过程[J].河南医科大学学报,2000,35(5):383-385.
[77] 曲传智,苏寿泜,杨瑞琴,等.郑州中华按蚊实验种群内禀增长能力的研究[J].河南医科大学学报,2000,35(5):375-377.
[78] 周红宁,卢勇荣,朱国君,等.云南西南部大劣按蚊染色体及其种内多态性研究[J].中国媒介生物学及其控制杂志,2000,11(2):110-111.
[79] 柳坚,蒙峰,胡玉銮,等.DIPSTICK法快速诊断恶性疟的现场应用[J].中国寄生虫病防治杂志,1999(03):3-5.
[80] 谢超,杨发青,赵彤言,等.成蚊对虫媒病毒中肠感染屏障及其机理的研究进展[J].中国媒介生物学与控制杂志,1999,

10(3):229-233.
[81] 陆宝麟. 中国动物志昆虫纲(第八卷)双翅目:蚊科(上册)[M]. 北京:科学出版社,1997a.
[82] 陆宝麟. 中国动物志昆虫纲(第八卷)双翅目:蚊科(下册)[M]. 北京:科学出版社,1997b.
[83] 周红宁,董学书,董利民. 云南多斑按蚊种团两亲缘种核型和异染色质区的比较观察[J]. 四川动物,1997,16(1):13-15.
[84] 龚正达. 云南竹生的局限蚊属一新种(双翅目:蚊科)[J]. 动物分类学报,1996,21(3):362-365.
[85] 闵继光,薛梅. 三带喙库蚊过冬研究进展分析[J]. 中国媒介生物学及控制杂志,1996,7(2):157-160.
[86] 诸葛洪祥,孟阳春,陈星红,等. 嗜人按蚊化学感受器的超微结构和功能研究[J]. 苏州医学院学报,1996,16(4):613-614.
[87] 蓝明扬,赵郁光. 细胞培养法制备中华按蚊有丝分裂染色体及其G、C分带[J]. 医学动物防制,1992,8(2):68-71.
[88] 王希蒙,李国栋,刘荣光. 宁夏昆虫名录[M]. 西安:陕西师范大学出版社,1991:150-151.
[89] 许湫壁,谭景宪,薛景珉,等. 赫坎按蚊与中华按蚊染色体的比较研究[J]. 昆虫学报,1991,34(3):380-382.
[90] 周祖杰. 中国疟疾的防治与研究[M]. 北京:人民卫生出版社,1991.
[91] 柳支英,陆宝麟. 医学昆虫学[M]. 北京:科学出版社,1990.
[92] 石裕明,叶奕英. 广西微小按蚊卵巢营养细胞多线染色体的观察[J]. 中国寄生虫学与寄生虫病杂志,1990,8(2):117-120.
[93] 缪建吾. 嗜人按蚊的唾腺染色体[J]. 昆虫学报,1988,31(2):176-183.
[94] 曲传智,苏寿泜. 淡色库蚊实验种群繁衍特性的研究[J]. 河南寄生虫病杂志,1988,1(2):1-4.
[95] 陆宝麟,苏龙. 中国伊蚊鉴定手册[M]. 北京:科学出版社,1987.
[96] 中华人民共和国卫生部地方病防治局. 疟疾防治手册[M]. 北京:人民卫生出版社,1987.
[97] 孟庆华,陈汉彬. 中国蚊虫分类系统和检索表[M]. 北京:科学出版社,1986.
[98] 曲传智,王中文,苏寿泜. 郑州地区中华按蚊自然种群动力学的研究Ⅱ、净增殖率和其他种群参数[J]. 河南医学院学报,1985,20(3):166-170.
[99] 曲传智,王中文,苏寿泜. 郑州地区中华按蚊自然种群动力学的研究Ⅰ、生殖、存活及数量变动规律[J]. 河南医学院学报,1984,19(4):19-24.
[100] 曲传智. 郑州地区中华按蚊种群动力学的实验研究[J]. 河南医学院学报,1981,16(4):54-60.
[101] 叶炳辉,黄品锾,蒋文斌,等. 中华按蚊唾腺染色体的研究[J]. 遗传学报,1981,8(1):42-49.
[102] 孟庆华,陈汉彬. 中国库蚊鉴别手册[M]. 贵州:贵州人民出版社,1980.
[103] 中国医学科学院寄生虫病研究所. 实用疟疾学[M]. 北京:人民卫生出版社,1978.
[104] 陆宝麟. 中国按蚊鉴定手册[M]. 2版. 北京:科学出版社,1974.
[105] GIRARD M,NELSON CB,PICOT V,et al. Arboviruses:A global public health threat[J]. Vaccine,2020,38(24):3989-3994.
[106] GOOD MF,STANISIC DI. Whole parasite vaccines for the asexual blood stages of *Plasmodium*[J]. Immunol Rev,2020,293(1):270-282.
[107] LIU P,JIN B,LI X,et al. Nix is a male-determining factor in the Asian tiger mosquito *Aedes albopictus*[J]. Insect Biochemistry and Molecular Biology,2020,118:103311.
[108] PIERSON TC,DIAMOND MS. The continued threat of emerging flaviviruses[J]. Nat Microbiol,2020,5(6):796-812.
[109] ACHEE NL,GRIECO JP,VATANDOOST H,et al. Alternative strategies for mosquito-borne arbovirus control[J]. PLoS Negl Trop Dis,2019,13(1):e0006822.
[110] ARYAN A,ANDERSON M,BIEDLER JK,et al. Nix confers heritable sex-conversion in *Aedes aegypti* and myo-sex is needed for male flight[J]. Biorxiv,2019:595371.
[111] QI Y,WU Y,SAUNDERS R,et al. Guyl,a Y-linked embryonic signal,regulates dosage compensation in *Anopheles stephensi* by increasing X gene expression[J]. Elife,2019,8:e43570.
[112] SOMBIÉ A,SAIKI E,YAMÉOGO F,et al. High frequencies of F1534C and V1016I *kdr* mutations and association with pyrethroid resistance in *Aedes aegypti* from Somgandé (Ouagadougou),Burkina Faso[J]. Tropical Medicine and Health,2019,47(1):2.
[113] WILDER-SMITH A,OOI EE,HORSTICK O,et al. Dengue[J]. Lancet,2019,393(10169):350-363.
[114] World Health Organization. World Malaria Report 2019[J]. Geneva:WHO Press,2019.
[115] GYAPONG JO,OWUSU IO,DA-COSTA VFB,et al. Elimination of lymphatic filariasis:current perspectives on mass drug administration[J]. Res Rep Trop Med,2018,9:25-33.
[116] ROIZ D,WILSON AL,SCOTT TW,et al. Integrated *Aedes* management for the control of *Aedes*-borne diseases. PLoS Negl Trop Dis,2018,12(12):e0006845.

[117] TMIMI F-Z, FARAJ C, BKHACHE M, et al. Insecticide resistance and target site mutations (G119S ace-1 and L1014F *kdr*) of *Culex pipiens* in Morocco[J]. Parasites & Vectors, 2018, 11(1): 51.

[118] WEAVER SC, CHARLIER C, VASILAKIS N, et al. Zika, Chikungunya, and other Emerging Vector-Borne Viral Diseases[J]. Annu Rev Med, 2018, 69: 395-408.

[119] TERRADAS G, JOUBERT DA, MCGRAW EA. The RNAi pathway plays a small part in *Wolbachia*-m ediated blocking of dengue virus in mosquito cells[J]. Sci Rep, 2017(7): 43847.

[120] ABRAO EP, DAFONSECA BA. Infection of mosquito ceils (C6/36) by Dengue-2 virus interferes with subsequent infection by Yellow fever virus[J]. Vector Borne Zoonotic Dis, 2016, 16(2): 124-130.

[121] ALFONSO-PARRA C, AHMED-BRAIMAH YH, DEGNER EC, et al. Mating-induced transcriptome changes in the reproductive tract of female *Aedes aegypti*[J]. PLoS Neglected Tropical Diseases, 2016, 10(2): e0004451.

[122] CHEN H, LI K, WANG X, et al. First identification of *kdr* allele F1534S in VGSC gene and its association with resistance to pyrethroid insecticides in *Aedes albopictus* populations from Haikou City, Hainan Island, China[J]. Infectious Diseases of Poverty, 2016, 5(1): 31.

[123] ESQUIVEL CJ, CASSONE BJ, PIERMARINI PM. A de novo transcriptome of the Malpighian tubules in non-blood-fed and blood-fed Asian tiger mosquitoes *Aedes albopictus*: Insights into diuresis, detoxification, and blood meal processing[J]. PeerJ, 2016, 4: e1784.

[124] LIN CH, KONRADSEN F, SCHIØLER KL. Updated bionomics of *Toxorhynchites aurifluus* and *Toxorhynchites manicatus* in Taiwan[J]. Journal of the American Mosquito Control Association, 2016, 32(2): 152-155.

[125] LOGUE K, KEVEN JB, CANNON MV, et al. Unbiased characterization of *Anopheles mosquito* blood meals by targeted high-throughput sequencing[J]. PLoS Negl Trop Dis, 2016, 10(3): e0004512.

[126] MATTHEWS BJ, MCBRIDE CS, DEGENNARO M, et al. The neurotranscriptome of the *Aedes aegypti* mosquito[J]. BMC Genomics, 2016, 17(1): 32.

[127] XU J, BONIZZONI M, ZHONG D, et al. Multi-country survey revealed prevalent and novel F1534S mutation in voltage-gated sodium channel (*VGSC*) gene in *Aedes albopictus*[J]. PLoS Neglected Tropical Diseases, 2016, 10(5): e0004696.

[128] ALVAREZ LC, PONCE G, SAAVEDRA-RODRIGUEZ K, et al. Frequency of V1016I and F1534C mutations in the voltage-gated sodium channel gene in *Aedes aegypti* in Venezuela[J]. Pest Management Science, 2015, 71(6): 863-869.

[129] BASU S, ARYAN A, OVERCASH JM, et al. Silencing of end-joining repair for efficient site-specific gene insertion after TALEN/CRISPR mutagenesis in *Aedes aegypti*. PNAS, 2015, 112(13): 4038-4043.

[130] CAMERINO E, WONG DM, TONG F, et al. Difluoromethyl ketones: Potent inhibitors of wild type and carbamate-insensitive G119S mutant *Anopheles gambiae* acetylcholinesterase[J]. Bioorganic & Medicinal Chemistry Letters, 2015, 25(20): 4405-4411.

[131] CASTELLANO L, RIZZI E, KRELL J, et al. The germline of the malaria mosquito produces abundant miRNAs, endo-siRNAs, piRNAs and 29-nt small RNAs[J]. BMC Genomics, 2015, 16(1): 100.

[132] CHEN XG, JIANG X, GU J, et al. Genome sequence of the Asian tiger mosquito, *Aedes albopictus*, reveals insights into its biology, genetics, and evolution[J]. Proceedings of the National Academy of Sciences, 2015, 112(44): E5907-E5915.

[133] DONG S, LIN J, HELD NL, et al. Heritable CRISPR/Cas9-mediated genome editing in the yellow fever mosquito, *Aedes aegypti* [J]. Pios One, 2015, 10(3): e0122353.

[134] GRIGORAKI L, LAGNEL J, KIOULOS I, et al. Transcriptome profiling and genetic study reveal amplified carboxylesterase genes implicated in temephos resistance, in the Asian tiger mosquito *Aedes albopictus*[J]. PLoS Neglected Tropical Diseases, 2015, 9(5): e0003771.

[135] HALL AB, BASU S, JIANG X, et al. A male-determining factor in the mosquito *Aedes aegypti*[J]. Science, 2015, 348(6240): 1268-1270.

[136] JIANG X, BIEDLER JK, QI Y, et al. Complete dosage compensation in *Anopheles stephensi* and the evolution of sex-biased genes in mosquitoes[J]. Genome Biology and Evolution, 2015, 7(7): 1914-1924.

[137] KISTLER, KATHRYN, NBSP, et al. Genome Engineering with CRISPR-Cas9 in the Mosquito *Aedes aegypti*. Cell Rep, 2015, 11(1): 51-60.

[138] LIU Y, ZHOU Y, WU J, et al. The expression profile of *Aedes albopictus* miRNAs is altered by dengue virus serotype-2 infection [J]. Cell & Bioscience, 2015, 5(1): 16.

[139] LUCAS KJ, ROY S, HA J, et al. MicroRNA-8 targets the Wingless signaling pathway in the female mosquito fat body to regulate reproductive processes[J]. Proceedings of the National Academy of Sciences, 2015, 112(5): 1440-1445.

[140] BIRYUKOVA I, YE T, LEVASHINA E. Transcriptome-wide analysis of microRNA expression in the malaria mosquito *Anopheles gambiae*[J]. BMC Genomics, 2014, 15(1): 557.

[141] HUSSAIN M, ASGARI S. MicroRNA-like viral small RNA from Dengue virus 2 autoregulates its replication in mosquito cells[J]. Proceedings of the National Academy of Sciences, 2014, 111(7): 2746-2751.

[142] LIU S, LUCAS KJ, ROY S, et al. Mosquito-specific microRNA-1174 targets serine hydroxymethyl transferase to control key functions in the gut[J]. Proceedings of the National Academy of Sciences, 2014, 111(40): 14460-14465.

[143] YAN H, ZHOU Y, LIU Y, et al. MiR-252 of the Asian tiger mosquito *Aedes albopictus* regulates dengue virus replication by suppressing the expression of the dengue virus envelope protein[J]. Journal of Medical Virology, 2014, 86(8): 1428-1436.

[144] CRISCIONE F, QI Y, SAUNDERS R, et al. A unique Y gene in the Asian malaria mosquito *Anopheles stephensi* encodes a small lysine-rich protein and is transcribed at the onset of embryonic development[J]. Insect Molecular Biology, 2013, 22(4): 433-441.

[145] DEHGHAN H, SADRAEI J, MOOSA-KAZEMI SH, et al. The molecular and morphological variations of *Culex pipiens* complex (Diptera: Culicidae) in Iran[J]. Journal of Vector Borne Diseases, 2013, 50: 111-120.

[146] FAYE O, FAYE O, DIALLO D, et al. Quantitative real-time PCR detection of Zika virus and evaluation with field-caught mosquitoes[J]. Virol J, 2013, 10: 311.

[147] GU J, HU W, WU J, et al. MiRNA genes of an invasive vector mosquito, *Aedes albopictus*[J]. PLoS ONE, 2013, 8(7): e67638.

[148] HUSSAIN M, WALKER T, O'NEILL SL, et al. Blood meal induced microRNA regulates development and immune associated genes in the Dengue mosquito vector, *Aedes aegypti*[J]. Insect Biochemistry and Molecular Biology, 2013, 43(2): 146-152.

[149] LUCAS KJ, MYLES KM, RAIKHEL AS. Small RNAs: A new frontier in mosquito biology[J]. Trends in Parasitology, 2013, 29(6): 295-303.

[150] MANOHARAN M, NG FUK CHONG M, VAÏTINADAPOULÉ A, et al. Comparative genomics of odorant binding proteins in *Anopheles gambiae*, *Aedes aegypti*, and *Culex quinquefasciatus*[J]. Genome Biology and Evolution, 2013, 5(1): 163-180.

[151] POELCHAU MF, REYNOLDS JA, ELSIK CG, et al. RNA-Seq reveals early distinctions and late convergence of gene expression between diapause and quiescence in the Asian tiger mosquito, *Aedes albopictus*[J]. Journal of Experimental Biology, 2013, 216(21): 4082-4090.

[152] SCHNETTLER E, DONALD CL, HUMAN S, et al. Knockdown of piRNA pathway proteins results in enhanced Semliki Forest virus production in mosquito cells[J]. The Journal of General Virology, 2013, 94(Pt 7): 1680.

[153] THIRUGNANASAMBANTHAM K, HAIRUL-ISLAM VI, SARAVANAN S, et al. Computational approach for identification of *Anopheles gambiae* miRNA involved in modulation of host immune response[J]. Applied Biochemistry and Biotechnology, 2013, 170(2): 281-291.

[154] LIU H, LIU Z J, JIN G J, et al. Reverse transcription loop-mediated isothermal amplification for rapid detection of Japanese encephalitis virus in swine and mosquitoes[J]. Vector Borne Zoonotic Dis, 2012, 12(12): 1042-1052.

[155] MORAZZANI EM, WILEY MR, MURREDDU MG, et al. Production of virus-derived ping-pong-dependent piRNA-like small RNAs in the mosquito soma[J]. PLoS Pathogens, 2012, 8(1): e1002470.

[156] REDDY BN, LABBÉ P, CORBEL V. Culex genome is not just another genome for comparative genomics[J]. Parasites & Vectors, 2012, 5(1): 63.

[157] TIMOSHEVSKIY VA, SHARMA A, SHARAKHOV IV, et al. Fluorescent in situhybridization on mitotic chromosomes of mosquitoes[J]. Journal of Visualized Experiments, 2012, (67): e4215.

[158] HARBACH RE. Classification within the cosmopolitan genus Culex (Diptera: Culicidae): The foundation for molecular systematics and phylogenetic research. Acta Tropica, 2011, 120: 1-14.

[159] JEONG YE, JEON MJ, CHO J E, et al. Development and field evaluation of anested RT-PCR kit for detecting Japanese encephalits virus in mosquitoes[J]. J Virol Methods, 2011, 171(1): 248-252.

[160] PRICE DP, NAGARAJAN V, CHURBANOV A, et al. The fat body transcriptomes of the yellow fever mosquito *Aedes aegypti*, pre-and post-blood meal[J]. PLoS ONE, 2011, 6(7): e22573.

[161] ARENSBURGER P, MEGY K, WATERHOUSE RM, et al. Sequencing of *Culex quinquefasciatus* establishes a platform for mosquitocom parative genomics. Science, 2010, 330(60): 86-88.

[162] BRYANT B, MACDONALD W, RAIKHEL AS. MicroRNA miR-275 is indispensable for blood digestion and egg development in the mosquito *Aedes aegypti*[J]. Proceedings of the National Academy of Sciences, 2010, 107(52): 22391-22398.

[163] RATTANARITHIKUL R, HARBACH RE, HARRISON BA, et al. Illustrated keys to the mosquitoes of Thailand. Ⅵ. Tribe Aedini[J]. Southeast Asian J Trop Med Public Health. 2010, 41 Suppl 1: 1-225.

[164] SHARAKHOVA VM, XIA A, TU ZJ, et al. Aphysical map for an Asian malaria mosquito, *Anopheles stephensi* [J]. Am J Trop Med Hyg, 2010, 83(5): 1023-1027.

[165] TEHANKOUO-NGUETEHEU S, KHUN H, PINEET L, ROUX P. Differential protein modulation in midguts of *Aedes aegypti* infected with Chikungunya and Dengue 2 Viruses [J]. PLoS ONE, 2010, 5(10): 1-11.

[166] Sa'Nchez-Gracia A, VIEIRA FG and ROZAS J. Molecular evolution of the major chemosensory gene families in insects [J]. Heredity, 2009, 103: 208-216.

[167] LI S, MEAD EA, LIANG S, et al. Direct sequencing and expression analysis of a large number of miRNAs in *Aedes aegypti* and a multi-species survey of novel mosquito miRNAs [J]. BMC Genomics, 2009, 10(1): 581.

[168] REINERT JF, HARBACH Re, KITCHING IJ. Phylogeny and classification of tribe Aedini (Diptera: Culicidae) [J]. Zoological Journal of the Linnean Society, 2009, 157(4): 700-794.

[169] REINERT JF. List of abbreviations for currently valid generic-level taxain family Culicidae (Diptera) [J]. European Mosquito Bulletin, 2009, 27: 68-76.

[170] KUSSMANN M, REZZI S, DANIEL H. Profiling techniques in nutrition and health research [J]. Current Opinion in Biothechnology, 2008, 19(2): 83-99.

[171] MEAD EA, TU Z. Cloning, characterization, and expression of microRNAs from the Asian malaria mosquito, *Anopheles stephensi* [J]. BMC Genomics, 2008, 9(1): 244.

[172] SHARAKHOV VI, SHARAKHOVA VM. Cytogenetie and physical maping of mosquito genomes [M]. Chromosome Mapping Research Developments. New York: Nova Science Publishers, 2008: 35-76.

[173] ARCA B, LOMBARDO F, FRANCISCHETTI IMB, et al. An insight into the sialome of the adult female mosquito *Aedes albopictus* [J]. Insect Biochemistry and Molecular Biology, 2007, 37(2): 107-127.

[174] HARBACH RE. The Culicidae (Diptera): a review of taxonomy, classification and phylogeny [J]. Zootaxa, 2007, 1668: 591-638.

[175] NENE V, WORTMAN JR, LAWSON D, et al. Genome sequence of *Aedes aegypti*, a major arbovirus vector [J]. Science, 2007, 316(5832): 1718-1723.

[176] POWERS AM, LOGUE CH. Changing patterns of chikungunya virus: re-emergence of a zoonotic arbovirus [J]. J Gen Virol, 2007, 88(Pt 9): 2363-2377.

[177] RATTANARITHIKUL R, HARBACH RE, HARRISON BA, et al. Illustrated keys to the mosquitoes of Thailand Ⅴ. Genera Orthopodomyia, Kimia, Malaya, Topomyia, Tripteroides, and Toxorhynchites [J]. Southeast Asian J Trop Med Public Health, 2007, 38 Suppl 2: 1-65.

[178] ROBICH RM, RINEHART JP, KITCHEN LJ, et al. Diapause-specific gene expression in the northern house mosquito, *Culex pipiens* L., identified by suppressive subtractive hybridization [J]. J Insect Physiol, 2007, 53(3): 235-245.

[179] THIELMAN AC, HUNTER FF. A photographic key to adult female mosquito species of Canada (Diptera: Culicidae) [J]. Canadian Journal of Arthropod Identification, 2007: 1-117.

[180] WINTER F, EDAYE S, HUTTENHOFER A, et al. *Anopheles gambiae* miRNAs as actors of defence reaction against *Plasmodium* invasion [J]. Nucleic Acids Res, 2007, 35(20): 6953-6962.

[181] LAHARIYA C, PRADHAN SK. Emergence of chikungunya virus in Indian subcontinent after 32 years: a review [J]. J Vect Borne Dis, 2006, 43: 151-160.

[182] MINI R, BERNARDINI G, SALZANO AM, et al. Comparative proteomics and immunoproteomics of *Helicobacter pylori* related to different gastric pathologies [J]. Journal of Chromatography B, 2006, 833(1): 63-79.

[183] OSHAGHI MA, CHAVSHIN AR, VATANDOOST H. Analysis of mosquito bloodmeals using RFLP markers [J]. Exp Parasitol, 2006, 114(4): 259-264.

[184] PITTS RJ, ZWIEBEL LJ. Antennal sensilla of two female anopheline sibling species with differing host ranges [J]. Malaria Journal, 2006, 5: 26.

[185] RATTANARITHIKUL R, HARBACH RE, HARRISON BA, et al. Illustrated keys to the mosquitoes of Thailand Ⅳ. *Anopheles* [J]. The Southeast Asian Journal of Tropical Medicine and Public Health, 2006a, 37 Suppl 2: 1-128.

[186] RATTANARITHIKUL R, HARRISON BA, PANTHUSIRI P, et al. Illustrated keys to the mosquitoes of Thailand Ⅲ. Genera Aedeomyia, Ficalbia, Mimomyia, Hodgesia, Coquillettidia, Mansonia, and Uranotaenia [J]. Southeast Asian J Trop Med Public Health, 2006, 37 Suppl 1: 1-85.

[187] CUTWA MM, O'MEARA GF. Photographic guide to common mosquitoes of Florida [J/OL]. Florida Medical Entomology Laboratory. 2005, http://fmel.ifas.ufl.edu/key/pdf/atlas.pdf. (accessed by 10 August, 2020)

[188] DARSIE RF, WARD RA. Identification and geographical distribution of the mosquitoes of North America, north of Mexico[M]. Gainesville, FL: University of Florida Press, 2005.
[189] HIGAZI TB, FILIANO A, KATHOLI CR, et al. *Wolbachia* endosymbiont levels in severe and mild strains of Onchocerca volvulus[J]. Mol Biochem Parasitol, 2005, 141(1): 109-112.
[190] MEECE JK, REYNOLDS CE, STOCKWELL PJ, et al. Identification of mosquito bloodmeal source by terminal restriction fragment length polymorphism profile analysis of the cytochrome B gene[J]. J Med Entomol, 2005, 42(4): 657-667.
[191] PASKEWITZ SM, SHI L. The hemolymph proteome of *Anopheles gambiae*[J]. Insect Biochem Mol Biol, 2005, 35(8): 815-824.
[192] RATTANARITHIKUL R, HARRISON BA, PANTHUSIRI P, et al. Illustrated keys to the mosquitoes of Thailand I. Background; geographic distribution; lists of genera, subgenera, and species; and a key to the genera[J]. Southeast Asian J Trop Med Public Health, 2005, 36 Suppl 1: 1-80.
[193] RATTANARITHIKUL R, HARBACH R E, HARRISON B A, et al. Illustrated Keys to the Mosquitoes of Thailand Ⅱ. Genera *Culex* and *Lutzia*[J]. The Southeast Asian Journal of Tropical Medicine and Public Health, 2005a, 36 Supplt 2: 1-97.
[194] RESING KA, AHN NG. Proteomics strategies for protein identification[J]. FEBS Letters, 2005, 579(4): 885-889.
[195] WANG X, ZHANG J, LI F, et al. MicroRNA identification based on sequence and structure ignment[J]. Bioinformatics, 2005, 21(18): 3610-3614.
[196] BRAULT AC, POWERS AM, ORTIZ D, et al. Venezuelan equine encephalitis emergence: enhanced vector infection from a single amino acid substitution in the envelope glycoprotein[J]. PNAS. 2004, 101(31): 11344-11349.
[197] HUANG YM. The subgenus *Stegomyia* of *Aedes* in the Afrotropical Region with keys to the species (Diptera: Culicidae)[J]. Zootaxa, 2004, 700: 1-120.
[198] MORCHON R, FERREIRA AC, MARTIN-PACHO JR, et al. Specific IgG antibody response against antigens of Dirofilaria immitis and its *Wolbachia* endosymbiont bacterium in cats with natural and experimental infections[J]. Vet Parasitol, 2004, 125(3-4): 313-321.
[199] MUKABANA WR, TAKKEN W, KILLEEN GF, et al. Allomonal effect of breath contributes to differential attractiveness of humans to the African malaria vector *Anopheles gambiae*[J]. Malaria Journal, 2004, 3(1): 1-8.
[200] Rueda LM. Pictorial keys for the identification of mosquitoes (Diptera, Culicidae) associated with dengue virus transmission[J]. Zootaxa, 2004, 589: 1-60.
[201] SEVERSON D, DEBRUYN B, LOVIN D, et al. Comparative genome analysis of the yellow fever mosquito *Aedes aegypti* with Drosophila melanogaster and the malaria vector mosquito *Anopheles gambiae*[J]. Journal of Heredity, 2004, 95(2): 103-113.
[202] YUKI Oka, MASAYO Omura, HIROSHI Kataoka, et al. Olfactory receptor antagonism between odorants[J]. The EMBO Journal, 2004, 23: 120-126.
[203] LAI EC, TOMANCAK P, WILLIAMS RW, et al. Computational identification of Drosophila microRNA genes[J]. Genome Biol, 2003, 4(7): R42.
[204] TAYLOR MJ. *Wolbachia* in the inflammatory pathogenesis of human filariasis[J]. Ann N Y Acad Sci, 2003, 990: 444-449.
[205] CAMPBELL GL, MARFIN AA, LANCIOTTI RS, et al. West Nile virus[J]. Lancet Infect Dis, 2002, 2(9): 519-529.
[206] GUBLER DJ. The global emergence/resurgence of arboviral diseases as public health problems[J]. Arch Med Res, 2002, 33(4): 330-342.
[207] HOLT RA, SUBRAMANIAN GM, HALPERN A, et al. The genome sequence of the malaria mosquito *Anopheles gambiae*[J]. Science, 2002, 298: 129-149.
[208] MITCHELL A, SPERLING FAH, HICKEY DA. Higher-level phylogeny of mosquitoes (Diptera, Culicidae)-mtDNA data support a derived placement for *Toxorhynchites*[J]. Insect Systematics & Evolution, 2002, 33: 163-174.
[209] PETERSEN LR, ROEHRIG JT, HUGHES JM. West Nile virus encephalitis[J]. N. Engl. J. Med. 2002, 347(16): 1225-1226.
[210] SHARAKHOV IV, SERAZIN AC, GRUSHKO OG, et al. Inversions and gene order shufflling in *Anopheles gambiae* and *An. funestus*[J]. Science, 2002, 298(5591): 182-185.
[211] BRENNER SE. A tour of structural genomics[J]. Nat. Rev. Genet., 2001, 10: 801-809.
[212] CROSS HF, HAARBRINK M, EGERTON G, et al. Severe reactions to filarial chemotherapy and release of *Wolbachia* endosymbionts into blood[J]. Lancet, 2001, 358(9296): 1873-1875.
[213] DESSENS JT, MENDOZA J, CLAUDIANOS C, et al. Knockout of the rodent malaria parasite chitinase pb CHT1 reduces infectivity to mosquitoes[J]. Infect Immunol, 2001, 69(6): 4041-4047.
[214] GUBLER DJ. Human Arboviral Infections Worldwide[J]. Ann N Y Acad Sci, 2001, 951: 13-24.
[215] HARLEY D, SLEIGH A, RITCHIE S. Ross River Virus Transmission, Infection, and Disease: a Cross-Disciplinary Review[J].

Clin Microbio Rev, 2001, 14(4): 909-932.

[216] PETERSEN LR, ROEHRIG JT. West Nile virus: a reemerging global pathogen[J]. Emerg Infect Dis, 2001, 7(4): 611-614.

[217] ANSELL J, HU JT, GILBERT SC, et al. Improved method for distinguishing the human source of mosquito blood meals between close family members[J]. Trans R Soc Trop Med Hyg, 2000, 94(5): 572-574.

[218] BEERNTSEN BT, JAMES AA, CHRISTENSEN BM. Genetics of mosquito vector competence. Microbio Molec Bio Rev, 2000, 64(1): 117-135.

[219] BLAIR CD, ADEMAN ZN, OLSON KE. Molecular strategies for interrupting arthropod-borne virus transmission by mosquitoes [J]. Clin Microbiol Rev, 2000, 13(4): 651-661.

[220] BURLEY SK. An overview of structural genomics[J]. Nat. Struct. Biol, 2000, 7: 932-934.

[221] CORNEL JA, COLLINS HF. Maintenance of chromosome arm integrity between two Anopheles mosquito subgenera [J]. J Hered, 2000, 91(5): 364-370.

[222] KERE NK, ARABOLA A, BOKOTELE B, et al. Permethrin-impregnated bednets are more effective than DDT house-spraying to control malaria in Solmon Islands[J]. Med Vet Entomol, 2000, 72(2): 223-228.

[223] REINERT JF. Restoration of Ayurakitia to generic rank in tribe Aedini and a revised definition of the genus[J]. Journal of the American Mosquito Control Association, 2000, 16(2): 57-65.

[224] TAYLOR MJ, CROSS HF, BILO K. Inflammatory responses induced by the filarial nematode Brugia malayiare mediated by lipopolysaccharide-like activity from endosymbiotic *Wolbachia* bacteria[J]. Exp Med, 2000, 191(8): 1429-1436.

[225] BALTER M. Gene sequencers target malaria mosquito[J]. Science, 1999, 285(5427): 508-509.

[226] REINERT JF. Restoration of Verrallina to generic rank in tribe Aedini (Diptera: Culicidae) and descriptions of the genus and three included subgenera[J]. Contributions of the American Entomological Institute (Gainesville), 1999, 31(3): 1-83.

[227] ZHENG LB, SAUNDERS RDC, FORTINI D, et al. Low-resolution genome map of the malaria mosquito *Anopheles gambiae*[J]. Proc Natl Acad Sci, 1991, 88(24): 11187-11191.

[228] COULSON RMR, CURTIS CF, READY PD, et al. Amplification and analysis of human DNA present in mosquito bloodmeals[J]. Med Vet Entomol, 1990, 4(4): 357-366.

[229] GRAZIOSI C, SAKAI KR, ROMANS P, et al. M ethod for *in situ* hybridization to polytene chromosomes from ovarian nurse cells of *Anopheles gambiae* (Diptera: ulicidae)[J]. J Med Entomol, 1990, 27(5): 905-912.

[230] WILKERSON RC, STRICKMAN D. Illustrated key to the female Anopheline mosquitoes of central America and Mexico[J]. Journal of the American Mosquito Control Association, 1990, 6(1): 7-34.

[231] HARRISON BA. Culex subgenus Thaiomyia Bram, a synonym of Culex subgenus *Culiciomyia* Theobald (Diptera: Culicidae)[J]. Mosquito Systematics, 1987, 19(1): 111-116.

[232] LUCAROTTI CJ. *Coelomomyces stegomyiae* infection in adult *Aedes aegypti*[J]. Mycologia, 1987, 79: 362-369.

[233] AXTELL RC. Principles of integrated pest-management (IPM) in relation to mosquito-control[J]. Mosquito News, 1979, 39(4): 709-718.

[234] TANAKA K, MIZUSUAWA K, SAUGSTADE S. A revision of adult and larval mosquitoes of Japan (including the Ryukyu Archipelago and the Ogasawara Islands) and Korea (Diptera: Culicidae)[J]. Contributions of the American Entomological Institute, 1979, 16: 1-987.

[235] COLUZZI M, SABATINI A. Cytotaxanomic observations on species A and B of the *Anopheles gambiae* complex[J]. Parassitologia, 1967, 9: 73-88.

第十九章
白蛉

白蛉隶属于双翅目(Diptera)、毛蛉科(Psychididae)、白蛉亚科(Phlebotominae),是一类小型吸血昆虫。白蛉一词的拉丁学名为 Phlebotomus,英语为:Phlebotomine Sandfly/Phlebotomus,法语为:Phlebotomes,德语为:Schmetterlingsmucken/Phlebotomus,意大利语为:Flebotomus/Pappataci,西班牙语为:moscas de arena/Flebotomus,日语为:刺蝶蝇(さしちょばえ)/フレボト-ゥムス,俄语为:Москит/Флеботомус,中文学名"白蛉"则是以冀东的民间俗名"白蛉子"而来。

对白蛉的描述,可追溯到300多年前。1691年,Phillipo Bonanni 在罗马出版的"Observations circa viventia, quae in rebus non viventibus reperiunter, Cum micrographia curiosa etc"一书中称白蛉为"Sarapico",并描写道:虫体虽小,密生细毛;从头部伸出两个生有细毛的触角,有毛在触角上呈环状排列;下颚须色浅,弯向下方。在触角与下颚须之间有一口器,口器短于触角。白蛉非常之小,以致很难看到和捉到;活动无声,尖尖的口器可刺入肉中,吸吮大量的人血。由于人类感到刺痛而常常把它赶走。1786年,Scopoli 描述了 *Phlebotomus papatasi*(巴氏白蛉,又名静音白蛉),命名为 *Bibio papataci*。1840年,Rondani 创立了白蛉属(Genus *Phlebotomus*),并在他的第三篇论文中(1843)报道了巴氏白蛉(*Phlebotomus papatasi* Scopoli,1786),微小白蛉(*Phlebotomus minutus* sp. nov.)和欺弄白蛉(*Phlebotomus modestus* Costa,1840)。Grassi(1907)在其经典著作"Richerche sui Flebotomi"(白蛉的研究)中,首次科学地描述了巴氏白蛉的形态学,把以前的同物异名进行了归纳整理,并又从罗马报道了一个新种——马希替白蛉(*Phlebotomus mascittii*)。Annandale 等(1908)报道并描述了银足白蛉(*Phlebotomus argentipes*)。在1691—1909年,因没有发现白蛉在疾病传播上的重要性,对白蛉的研究进展缓慢。自 Doer 等(1909)首次发现地中海地区的白蛉可传播白蛉热(papatasi fever, sandfly fever)后,又有学者相继证实该亚科昆虫的一些种类是人和动物某些病毒病和原虫病的传播媒介,由此引起医学昆虫学界的重视和研究。

我国白蛉的研究始于1915年,在我国工作的外国学者 Bolt(1915)报道了他在清华园、北京西山和北戴河捕获的白蛉,并描述了白蛉与白蛉热的关系。Newstead(1916)将 Bolt 捕获的白蛉定名为中华白蛉(*Phlebotomus chinensis*);Young 及 Hertig(1923—1926)在江苏徐州一带进行了白蛉种类的调查和中华白蛉传播人体内脏利什曼病的探讨。Patton 及 Hindle(1926—1928)在山东济南和泰安一带也做了同样的实验。冯兰洲和钟惠澜(1941)用中华白蛉完成了由病犬到地鼠的传播实验。何观清、祝海如和袁贻瑾(1943)完成了由地鼠到地鼠的传播。姚永政和吴征鉴(1938—1946)报道了近代发现的蛉种。当代冷延家普查了国内的蛉种,建立了中国白蛉分类体系并与国际接轨(Leng,1997)。

迄今为止,全球共记载白蛉约有800多个种名(Maroli,2013),新、旧大陆约各占一半。公认的蛉属有六个(Lewis,1978;Young,1994),即:旧大陆的白蛉属(*Phlebotomus* Rondani et Berte,1840),司蛉属(*Sergentomyia* Franca et Parrot,1920),秦蛉属(*Chinius* Leng,1987)和新大陆的鲁蛉属(*Lutzomyia* Franca,1924),班蛉属(*Brumptomyia* Franca et Parrot,1921)和瓦蛉属(*Warileya* Hertig,1948)等六个蛉属。白蛉属和鲁蛉属蛉种是人畜疾病的主要传播媒介,司蛉属和班蛉属蛉种是一些动物疾病的传播媒介,秦蛉属和瓦蛉属蛉种是地球上残存的古老蛉种,与疾病关系不详;其中在我国西南石灰岩地区所发现秦蛉属的筠连秦蛉（*Chinius junlianensis* Leng，1987）是地球上当前存在的最古老活化石蛉种（表 19-1）。

表 19-1 新、旧大陆白蛉对比及与疾病的关系

旧大陆	新大陆	与疾病的关系
白蛉属（*Phlebotomus*）	鲁蛉属（*Lutzomyia*）	人类及家畜疾病的主要传播媒介
司蛉属（*Sergentomyia*）	班蛉属（*Brumptomyia*）	动物疾病的传播媒介
秦蛉属（*Chinius*）	瓦蛉属（*Warileya*）	现存活化石白蛉，与疾病的关系不详

中国的蛉种，属于旧大陆的所有三个属，亦有学者 Artemiev 和 Neronov（1984）和冷延家（Leng YJ，1997）将另两个亚属（异蛉亚属 *Idiophlebotomus* Quate et Fairchild，1961 和格蛉亚属 *Grassomyia* Theodor，1958）提升为属级阶元，这样中国共有 5 个蛉属：即白蛉属、司蛉属、秦蛉属、异蛉属和格蛉属。国内现已报道的蛉种数在 45~50 之间，广泛分布于除黑龙江省以外的北京、天津、上海、重庆、吉林、辽宁、内蒙古、河北、山西、甘肃、宁夏、青海、新疆、山东、安徽、江苏、浙江、福建、台湾、江西、河南、湖北、湖南、广东、香港、澳门、海南、广西、四川、贵州、云南和西藏等 32 个省份。国内已证实的人类利什曼病传播媒介有 5 种（Zhang LM 和 Leng YJ，1997）：亚历山大白蛉（*Phlebotomus alexandri* Sinton，1928）、中华白蛉（*Phlebotomus chinensis* Newstead，1916）、长管白蛉（*Phlebotomus longiductus* Parrot，1928）、四川白蛉（*Phlebotomus sichuanensis* Leng 和 Yin，1983）和斯氏白蛉（*Phlebotomus smirrnovi* Perfiliew，1941）；动物利什曼病的传播媒介：①大沙鼠利什曼病的传播媒介白蛉有 5 种：亚历山大白蛉、安氏白蛉（*Phlebotomus andrejevi* Shakirzyanova，1953）、高加索白蛉（*Phlebotomus caucasicus* Marzinovsky，1917）、蒙古白蛉（*Phlebotomus mongolensis* Sinton，1928）和斯氏白蛉；②爬行类动物蜥蜴利什曼病的传播媒介只有新疆司蛉（*Sergentomyia sinkiangensis* Leng，Lane 和 Lewis，1987）。

第一节 形态学

白蛉是一类体小、多毛，胸部隆起（俗称“背驼”）的双翅吸血昆虫，体色灰褐色、体长 2~4mm，翅展 1.50~2.25mm。

各属的共同特征是：

1. 头部有口器 1 个，约与头部等长，刺吸式，适于吸血。1 对触角长丝状，由 16 节组成，3~16 节呈杆状。复眼大而黑。下颚须较长且多毛，弯向下后方，由 5 节构成。

2. 胸部有 1 对翅，柳叶刀或桉树叶形（前后缘不对称），窄而长，末端尖锐，沿翅脉及翅缘生有长毛，停落时两翅向后上方翘起成 V 字形（图 19-1A）和身体成 45°角。

3. 足 3 对，甚长、超过体长的两倍；停落时胸腹部远离停落面；如有光线侧射，可形成一清楚的侧影。

4. 胸背部驼起，生有粗壮的竖立刚毛簇。

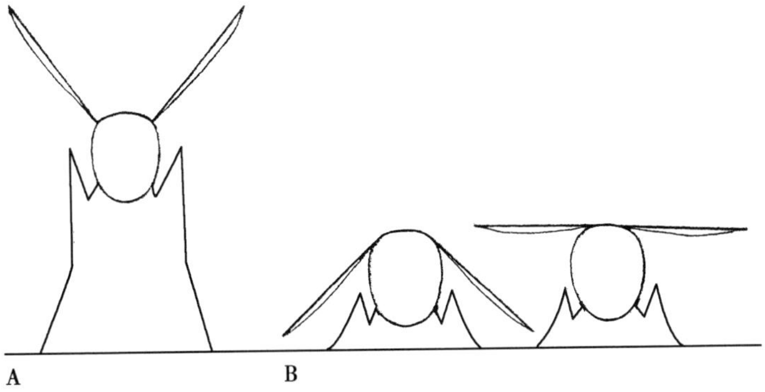

A. 白蛉；B. 毛蛉。

图 19-1 白蛉和毛蛉停落姿态模式图

（引自 冷延家）

5. 腹部细长，可见 8 节；2~6 节背板（tergite）上有竖立毛或平卧毛，或两种毛同时存在，有分类意义。9~10 节特化为外生殖器。

6. 雄外生殖器发达，形态可用以分类。雄蛉的阳茎分叉，雌蛉无产卵管。

7. 幼虫蠕虫状，分四个龄期，腹部有肉质足，尾部有 2~4 条长尾鬃。幼虫全部陆栖，营腐食性营养，前后气门式呼吸。

一、外部形态

白蛉属完全变态的低级双翅昆虫，生活史分为卵、幼虫（四个龄期）、蛹和成虫等四个生活阶段。

（一）成虫

分为头、胸、腹三部。

1. 头部　呈球形、背腹略扁，有一对大而黑的复眼、一对触角、一对下颚须和一个刺吸式的口器（图 19-2）。

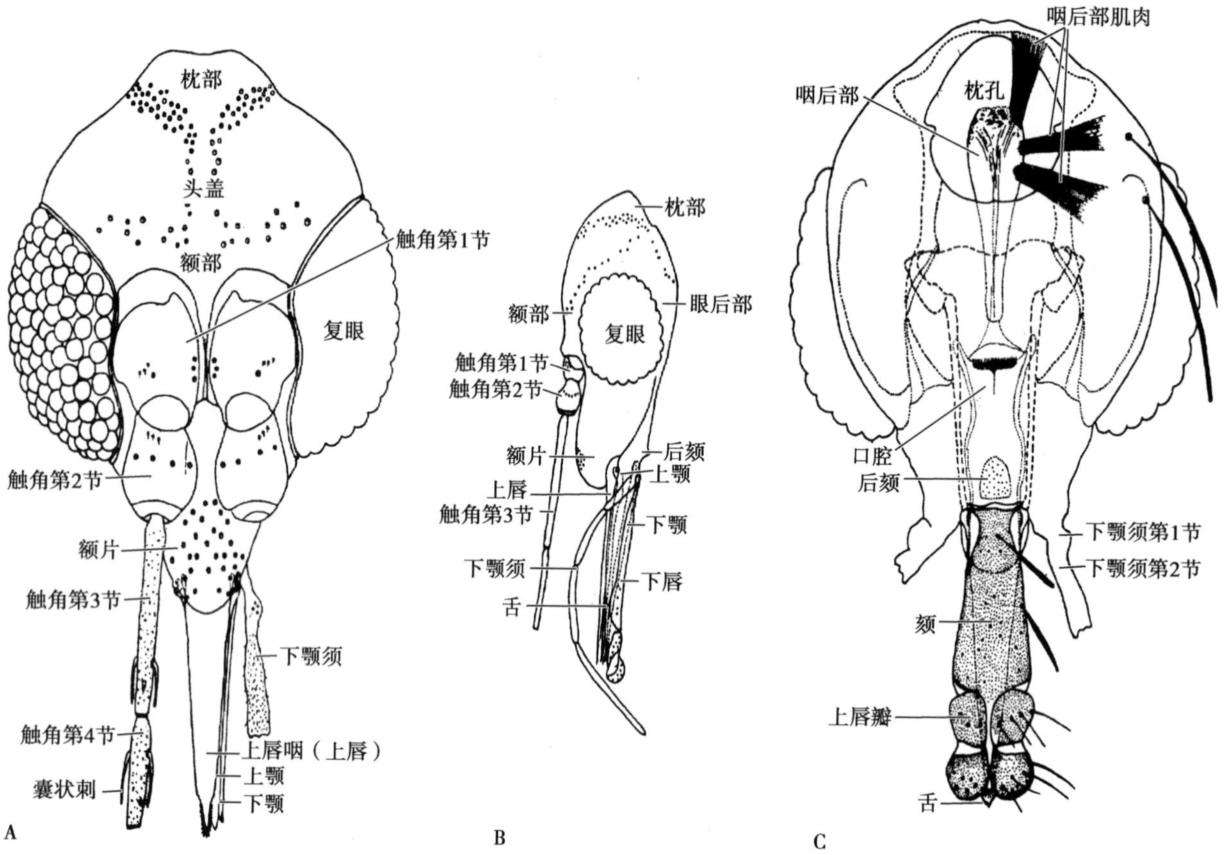

A. 背面观；B. 侧面观；C. 腹面观。

图 19-2　白蛉的头部

（引自 Abonnenc）

（1）唇基：额的前方即为唇基，唇基基部与触角连接，唇基表面凸起，在其最下部具有若干直立毛，其前方下与上唇及两个上颚相连；其内部为吸血器各肌束的重要附着部位。

（2）口器：亦称喙（proboscis），为刺吸式，短粗多毛、略短于头部。其长度在雌蛉由唇基前方到上唇（labrum）的尖端之长短于到上颚（mandible）的尖端之长。吸血管道是由坚硬、细长而尖锐的骨片围成，包括：一片上唇（labrum）、一对上颚（mandible）、一对下颚（maxilla）和一片舌（hypopharynx）。吸血管被包绕在肥大的下唇（labium）槽之中（图 19-3A）。在吸血时下唇弯曲借其前端的两个唇瓣（labella）支撑于吸血对象皮肤上，吸血管则伸出刺入皮肤。雄蛉不吸血，口器退化。

（3）复眼（complex eye）：头两侧有一对大而黑的复眼，占据了头部的大部分，位于角质化的眼眶（ocular frame）内，每一复眼由 16~120 个小眼面（ommentidia）组成，大小约 45μm。

（4）触角：一对，细而长，从额部中央两复眼间的膜质区伸出，其上密生细毛，一般雄蛉长于雌蛉，由 16 节组成。第一节柄节（scape），长宽相近，形状不规则；第二节梗节（pedicel），多呈球形，最宽大，雌、雄蛉该节上皆有一听觉器官，称为庄士敦器（Johston's organ）；其余 14 节细长呈杆状，统称为鞭节（flagellum），以第三节为最长，向末端长度逐节递减。

Grassi（1907）和 Newstead（1911）发现白蛉触角的第 3~15 节上，有一条或一对刺状结构，名之为膝状刺（geniculated spine），并发现这是毛蛉科的特征之一。Feulerborn（1922）证实该结构是一感觉器官，而在毛蛉科的其他昆虫则通称之为囊状刺（ascoid）。Theodor（1948）为了分类学名词的统一性和可比性，使用了囊状刺一词。以触角的节数作分母、以该节上的囊状刺数作分子，便可写出囊状刺列式（ascoid formula，AF）或称触角列式（antennal formula），它是分类的依据之一。另外，触角鞭节上还有火焰状的感觉乳突（sensilla），与感觉有关，其分布和数目各异，也可作为分类的辅助(图 19-3C、D)。

（5）下颚须：一对，由下颚片外侧基部发出，弯向下后方，由 5 节构成，长于头部，其上生有鳞片间杂少数长毛。第一节略呈方形，最短，与第二节分界不清，其余 4 节呈杆状，各节长短之比值和序列称为下颚须列式（palpal formula，PF）。第三节（有者 3~4 节）生有杵状的感觉器，称之为牛氏器（Newstead′s sensilla，Newstead′s organ）（图 19-3B）。

2. 胸部　前部由短的膜状颈管与头部相连，后由间膜与腹部连接。胸背部驼起，分前、中、后胸 3 部分，中胸最为发达，具有中胸背板（mesonotum）和中胸侧板。中胸背板又分为前盾片、盾片和小盾片，在小盾片的后面为中胸后背板；中胸侧板又分为前侧板和后侧板，此 2 侧板又各分为上下 2 片，即上前侧板与下前侧板，及上后侧板与下后侧板；中胸前侧有一前气门，后气门不易察见，侧面有一对翅。前胸和后胸均很小，仅见前胸侧板和后胸侧板，后胸有一对匙状的平衡器（halter，平衡棒）。三对足分别发自前、中、后胸腹侧面，长于体长(图 19-4)。

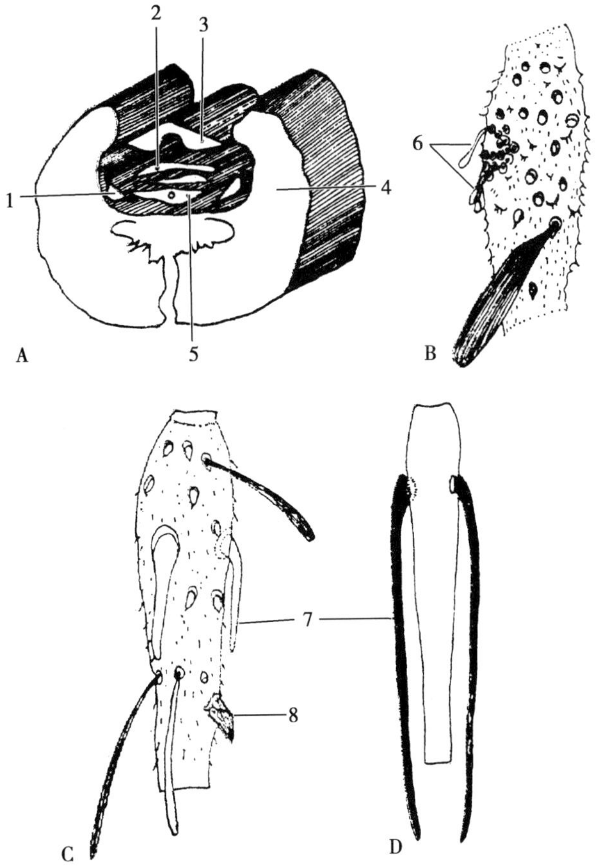

雌蛉口器横断面:A. 口器:1. 下颚;2. 上颚;3. 上唇;4. 下唇;5. 舌;B. 下颚须:6. 牛氏器;C、D. 触角:7. 囊状刺;8. 感觉乳突。

图 19-3　白蛉的口器，触角和下颚须

（引自 冷延家）

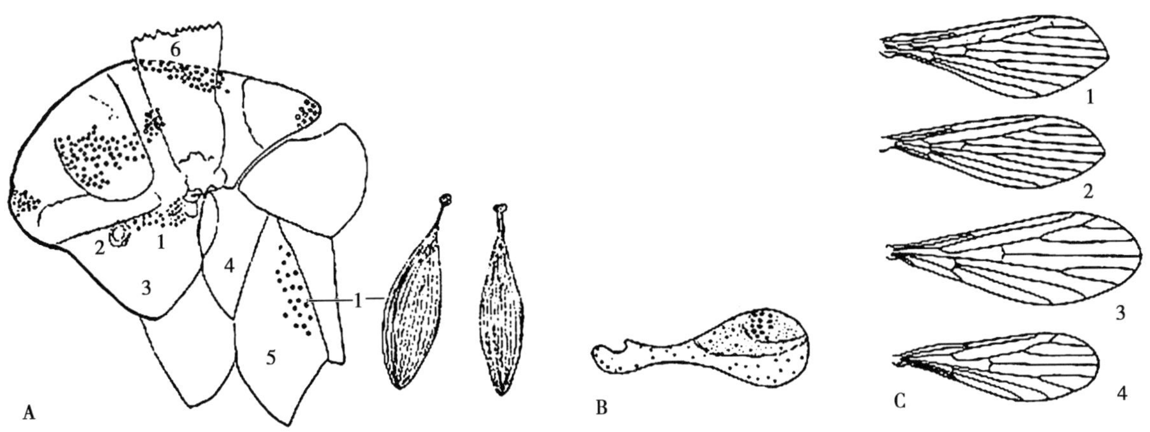

A. 印地格蛉的胸部:1. 鳞片;2. 气门;3. 中胸上前侧板;4. 中胸上后侧板;5. 后胸前侧板;6. 翅;B. 平衡器;C. 蛉翅:1. 云胜白蛉雌蛉;2. 云胜白蛉雄蛉;3. �连秦蛉雌蛉;4. 筠连秦蛉雄蛉。

图 19-4　白蛉的胸部

（引自 冷延家）

（1）翅：发自中胸侧面的翅基，细长形如柳叶刀或桉树叶、末端尖锐。翅的大小恒定，一般雌大于雄，雌蛉翅长常用来衡量蛉体大小（Lewis，1978），而体长由于腹节节间膜在制作标本时伸缩很大，早已不作为衡量蛉体大小的标准。翅长的标准测量是从腋瓣（alula）至翅端的直线长度。白蛉可依翅长分为超大型（≈3.6mm）、大型（≈2.7mm）、中型（≈2.2mm）和小型（≈1.5mm），在不同型间，蛉体的大小才有区别意义。

白蛉翅脉呈纵脉优势，各纵脉长度之比称之为脉序（venation），用以分类（表 19-2、图 19-5）。

表 19-2 白蛉翅脉的名称和脉序

脉型	RCN 命名法	旧双翅昆虫命名法
纵脉	前缘脉（costa，*C*）	前缘脉（costa，*C*）
	亚前缘脉（subcosta，*Sc*）	亚前缘脉（subcosta，*Sc*）
	径 1 脉（R1 vein，R_1）	第一纵脉（first long vein，1）
	径 2 脉（R2 vein，R_2）	
	径 3 脉（R3 vein，R_3）	第二纵脉（second long vein，2）
	径 4 脉（R4 vein，R_4）	
	径 5 脉（R5 vein，R_5）	第三纵脉（third long vein，3）
	中 1 脉（M1 vein，M_1）	第四纵脉（fourth long vein，4）
	中 2 脉（M2 vein，M_2）	
	中 3 脉（M3 vein，M_3）	第五纵脉（fifth long vein，5）
	中 4 脉（M4 vein，M_4）	
	肘脉（Cu vein，*Cu*）	第六纵脉（sixth long vein，6）
横脉	肩横脉（humeral cross vein，*h-m*）	肩横脉（humeral cross vein，*h-m*）
	径中横脉（radio-medial cross vein，*r-m*）	中横脉（middle cross vein）
	间中横脉（inter-medial vein，*i-m*）	后横脉（posterior cross vein）

RCN 命名法回答各脉在发生上的起源和相互关系，学术研究多用之；旧双翅昆虫命名法普及上多用之。白蛉分类学常使用翅指数（wing index，α/β）：翅脉的长度和比值作依据。兹简介其常用值如下：

α（乙/丑）：径 $_2$ 脉的直线长度。

β（戊/辰）：径 $_{2+3}$ 脉，即第一径叉（*rfi*）和第二径叉（*rfii*）间的直线长度。

γ（己/巳）：在径分脉上，自径 $_5$ 脉分出处起到第一径叉（*rfi*）的直线长度。

δ（甲/子）：径 $_1$ 脉由翅缘终止处到第二径叉的直线长度；径 $_1$ 超过第二径叉长度此值为正数，反之为负数。

ε（丙/壬）：径 $_3$ 脉的直线长度。

θ（丁/卯）：径 $_4$ 脉的直线长度。

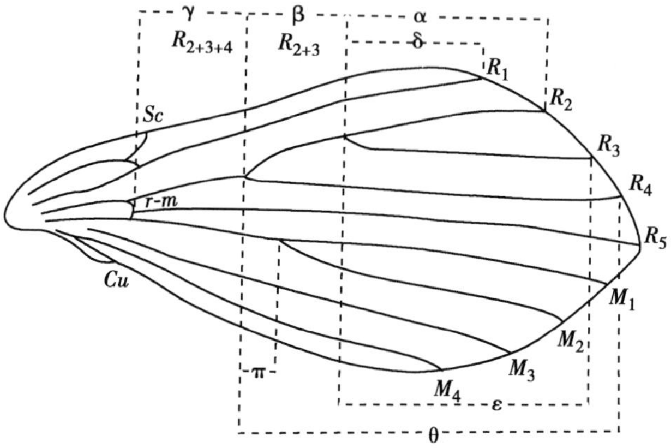

图 19-5 白蛉的脉序
（引自 冷延家）

* 括号里是我国过去使用过的以（天干/地支）为标记的两套名称。

（2）足：分前、中、后三对，分生于前、中、后胸之上。长于蛉体，由基（coxa）、转（trochanter）、股（femur）、胫（tibia）、跗（tarsus）等五节构成，跗节又分 5 节，在跗节末端生有一对爪和爪垫。基节呈长椭圆形，转节最小，以转节作轴心蛉足可做大幅度的活动。转节之后为股节，较其后方的胫节短且粗壮，胫节下连五个跗节。跗节长度依次递减(图 19-6)。

以前足股节为一,而与各足节长度之比即为足比(leg ratio),蛉足长度乃指除基、转二节以外的长度。足长与翅长之比亦用为分类的参照。

3. 腹部　白蛉腹部细长由 10 节组成,前 7 节形状相同,第 8 节显著缩小变形,第 9、10 节特化为外生殖器。雄外生殖器发达,为爪状,与雌蛉钝圆的尾部迥然不同,是区别雄雌的主要外观形态(图 19-7)。

(1)腹 2~6 节背板上的毛:第 1 腹节背板较小,其上恒生粗壮的竖立刚毛。从第 2 至第 6 节的背板上着生的毛,有些种类是完全竖立的,有些种类完全平卧,也有些种类是互相交杂的,Sinton(1928)依 2~6 腹节背板着生毛的不同,把白蛉分为①竖立毛(errect-haired)、②平卧毛(recumbent-haired)和③交杂毛(intermediate)三大类。用为分类的依据之一。

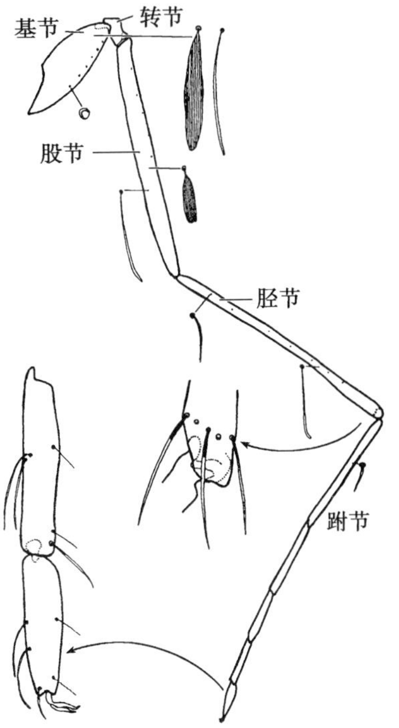

图 19-6　白蛉足

(仿 Abonnenc)

(2)雌蛉:腹部第 7 节形状与前面各节无多大区别,在背片与腹片相互连接的侧膜上,每边各有逗点状气门 1 个,位置靠近腹部第七节的前缘的背片上。当雌蛉腹部收缩时,后一节或多或少地有嵌入前一节的现象,特别以腹部背面为甚。腹部第 8 节背面大部分是膜质的,使其能完全缩藏于第 7 节内。其角质的背板,存在于此节的前缘,先是狭窄,当延伸至腹每边侧面时,扩大成凸出物,上有长毛一簇,后又骤然变窄,至到达腹面时,与沿本节前缘中线的一条角质硬带相连接。腹片的后缘凹入很深,形成向后突出的 2 个附器,成为雌外生殖器的下尾铗(inferior clasper)。腹部第 9 节角质背片发育完好,呈宽带状,展向腹节的两侧,背片上后 2/3 分布有长毛,腹面为薄膜形成的生殖面。腹部第 10 节也称肛节,在第 9 节背片的后面为一膜质构造,膜的两侧面各有一角质板。第 10 节的腹面以一深沟与生殖面相隔,在沟的后面,有一个比较薄的角质板,即后生殖板,在后生殖板后面,每边出现一个大而扁平的蝇拍状构造,突出在蛉体的后端,其表面布有很多毛,成为雌外生殖器的上尾铗(superior clasper),也称之为尾须(cerci)。白蛉的肛门即由两个上尾铗内的薄膜通出。

(3)雄外生殖器(male genitalia):由上、下尾铗、亚中尾须、阳基侧突、阳茎、生殖泵和生殖丝等组成,其

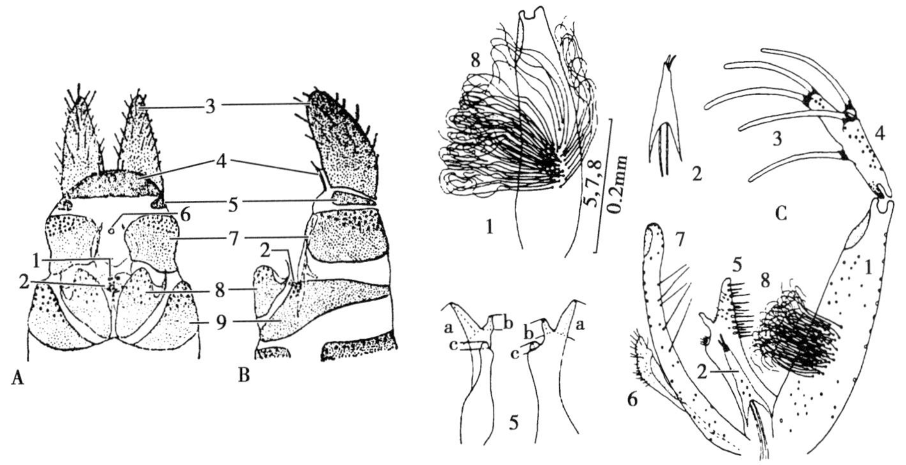

A. 雌蛉腹部末端腹面。B. 雌蛉腹部末端侧面:1. 生殖孔;2. 生殖岛;3. 尾须;4. 后生殖板;5. 第十腹节背板;6. 副腺开口;7. 第九背板;8. 第八腹板;9. 第八背板。C. 云胜白蛉雄外生殖器:1. 上尾铗基节;2. 阳茎;3. 长毫;4. 上尾铗端节;5. 阳基侧突(abc 为三个分叶长度的测量起止);6. 亚中尾须;7. 下尾铗;8. 不脱落毛。

图 19-7　白蛉的腹部末端

(引自 冷延家)

形态和各部长短之比值常用做分类依据。上尾铗(superior clasper)一对,分为基节和端节。①上尾铗基节(coxite)粗壮,内侧面着生牢固的长毛,不易脱落,有的种类在本节基部的内侧面生有突出体(process),其上生有刷状毛(brush of long hairs)。②上尾铗端节(style)有粗壮的角质长毫(macrochaeta),其着生位置、数目、形状和长短可用于分类。下尾铗(surstyle):与上尾铗相对、位于腹部腹侧,是一对不分节的棒状体,短于上尾铗。亚中尾须(submedian lamelae):位于两个下尾铗之间,几丁化弱,形如单刀,长度短于下尾铗。阳基侧突(paramere):位于上下尾铗之间,是成对的构造;形状依蛉种而异,用于分类。阳茎(aedeagus):位于两个阳基侧突之间,几丁化强,颜色深,呈三角形,从基部开始向末端分成两个管状体,两条生殖丝由此伸向体外。该结构为本亚科区别于近缘亚科的特征之一。生殖泵(注精泵,genital pump,pompetta):沿生殖丝通向体内,可看到一个强几丁化的注射器状生殖泵,它的形状和在腹部的位置,可作分类的辅助。生殖丝(genital filament):两条发自生殖泵的长管,经阳茎通向体外,为交尾之用,其长短用于分类。

(二)蛹

刚化蛹时呈乳白色,2~3 小时后变成淡黄色或灰褐色,长约 3mm;外观似鼓捶状:头胸部似捶头,腹部似捶柄。白蛉蛹属被蛹中的裸蛹,即蛹外皮很薄,可以透过蛹皮见到内发育的成虫。蛹头部宽阔,有长喙,发育中成虫的触角呈念珠状弯曲于其翅腿上方,胸部隆起,成虫的翅、腿压缩延伸至蛹的腹部两侧,腹节清楚可见,在蛹的尾端附着有化蛹时蜕下的 4 龄幼虫皮,其头端附于蛹的腹侧,尾端附在蛹的背侧,二对尾鬃清晰可见,是白蛉蛹的特征(图 19-8)。Speiser(1910)指出在丝角亚目中蠓科(Ceratopogonidae)铗蠓属(Forcipomyia)昆虫的蛹也是裸蛹型的被蛹,其尾端也有最后龄期幼虫的蜕皮附着,但其蜕皮无尾鬃、可兹与白蛉蛹区分。丁绍铎、冯兰湘(1982—1985)对国内白蛉属和司蛉属某些蛉种的幼虫和蛹做了形态学、分类以及生态的研究。

(三)幼虫

蠕虫状,共有四个龄期。一龄幼虫长 0.5~1.5mm,四龄幼虫长 2.5~4.0mm。虫体呈乳白或淡褐色,运动缓慢,作匍匐运动,如在行进中被重触,则虫体做环形卷曲以拟假死。

虫体分为头、胸、腹 3 部分(图 19-9):

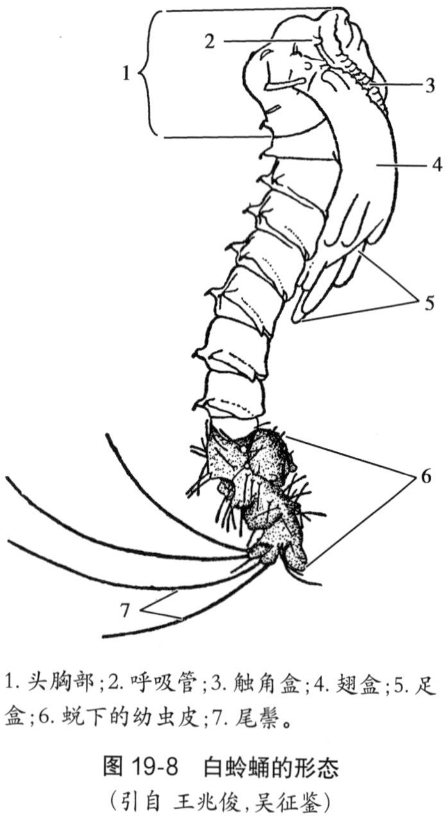

1. 头胸部;2. 呼吸管;3. 触角盒;4. 翅盒;5. 足盒;6. 蜕下的幼虫皮;7. 尾鬃。

图 19-8 白蛉蛹的形态
(引自 王兆俊,吴征鉴)

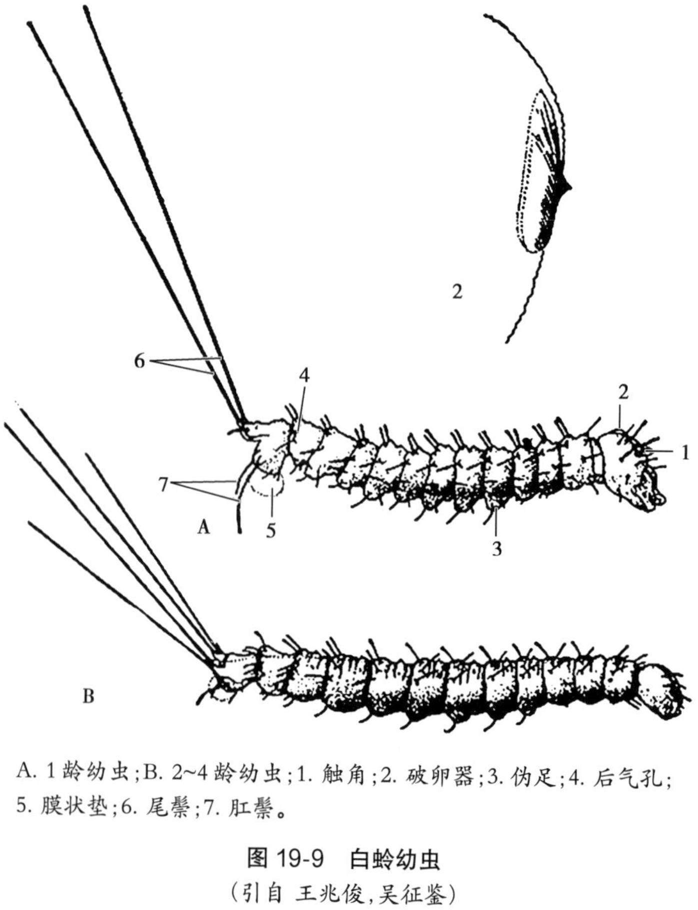

A. 1 龄幼虫;B. 2~4 龄幼虫;1. 触角;2. 破卵器;3. 伪足;4. 后气孔;5. 膜状垫;6. 尾鬃;7. 肛鬃。

图 19-9 白蛉幼虫
(引自 王兆俊,吴征鉴)

头节几丁化强，有一对短小的触角，无眼，口器咀嚼式，头顶颅盖缝呈叉状，头顶上有形态特殊的鬃毛若干对，两触角之间有触角内侧鬃毛 1 对、头前外侧鬃毛 1 对、颅缝内侧鬃毛和颅缝外侧鬃毛各 1 对。一龄幼虫在颅顶有破卵器 1 个。

胸部分前胸、中胸和后胸 3 节，各胸节的背面、侧面和腹面上均有许多羽状鬃毛，有些蛉种毛端有明显的珠样透明体（图 19-10），自 2 龄幼虫起在前胸后缘有一对前气孔。

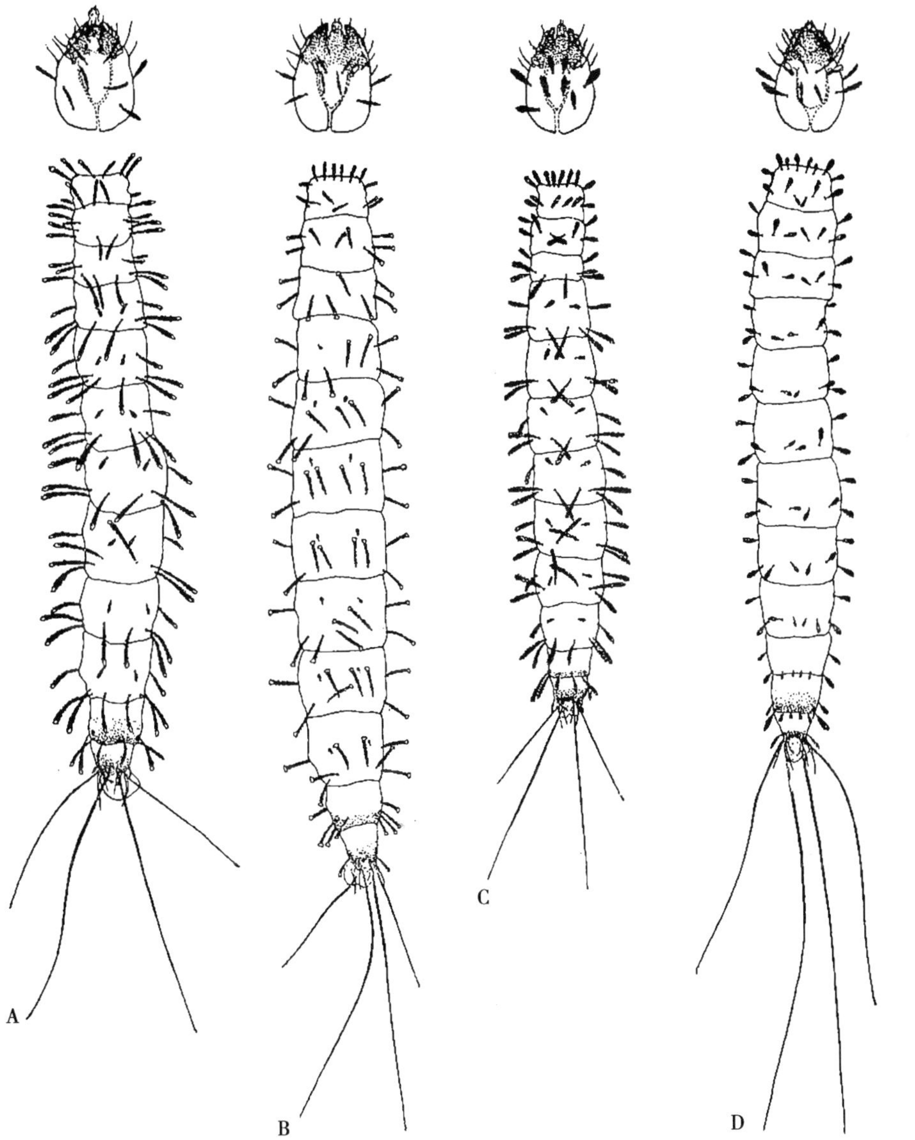

A. 中华白蛉；B. 蒙古白蛉；C. 江苏白蛉；D. 鳞喙司蛉。

图 19-10　四种白蛉的幼虫

（引自 何凯增等）

腹部共 11 节，前 7 节腹侧面各着生肉质足一对，是其行走工具，可借此区分胸腹部。前 8 节背侧缘上各有后气孔 1 个，第 9 节后端背侧面生有很长的尾鬃（caudal bristle）：1 龄幼虫只有一对，长度相等；2~4 龄幼虫尾鬃为 2 对，内侧的一对为内尾鬃，外侧者为外尾鬃。但美洲班蛉属幼虫的 4 个龄期皆只有 1 对尾鬃。第 10 节后侧有长短不等的肛鬃毛（anal bristle）1 对，第 11 节是 2 个透明的膜状垫，在其基部间有肛孔。每一腹节背面后缘处均有 1 排腹背鬃毛。

白蛉幼虫龄期的鉴别见表 19-3。

表 19-3 白蛉幼虫龄期鉴别要点

鉴别点	1 龄幼虫	2~4 龄幼虫
大小	0.5~1.5mm	>1.5mm
破卵器	+	-
胸节:腹节	胸=腹	胸<腹
前气孔	-	+
尾鬃	2	4

亦可依据幼虫腹部 8~9 节背板色素区的形态(何凯增、刘冠宸,1956),按下检索表鉴别幼虫的龄期:

1. 有破卵器、无前气孔,尾鬃一对且长于体长……1 龄幼虫
   无破卵器、有前气孔,尾鬃二对(2 龄以上幼虫)……2
2. 腹部 8、9 节背板无色素区……2 龄幼虫
   腹部 8、9 节背板有色素区(3 龄以上幼虫)……3
3. 腹部第 8 节背板无色素区,第 9 节背板的后缘出现一块深黄色半月形色素区……3 龄幼虫
   腹部第 8 节背板有一块大而明显的长方形色素区,腹部第 9 节的后缘出现一块深黄色半月形色素区……4 龄幼虫

(四) 卵

呈长椭圆形,两端钝圆,大小为(0.2~0.5)mm×(0.1~0.15)mm。初生的卵灰白色,在空气中很快就变成深褐或黑色,与周围的土壤混在一起,难于辨别。卵壳(chorion)表面有突起形成的相对规则的、不同形状的斑纹,这些斑纹的形状和蛉卵的大小随蛉种而异,可借此进行分类,如中华白蛉为长宽不等的长形斑纹,蒙古白蛉为六角形,鳞喙司蛉为小四方形(图 19-11)。

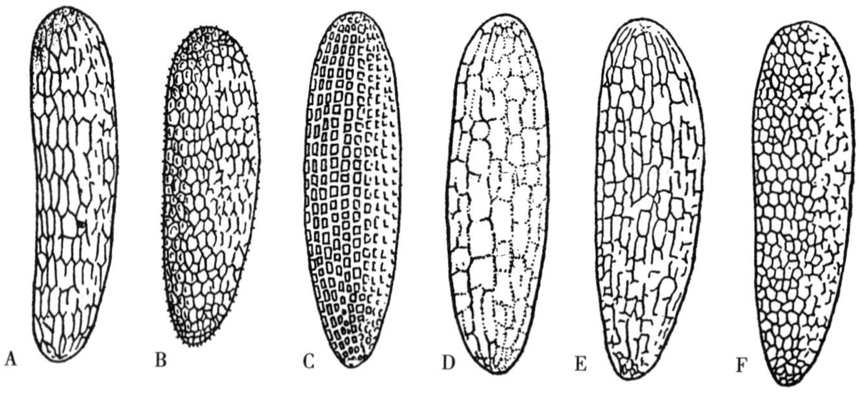

A. 中华白蛉卵;B. 蒙古白蛉卵;C. 鳞喙司蛉卵;D. 巴氏白蛉卵;E. 银足白蛉卵;F. 微小司蛉卵。

图 19-11 几种白蛉的卵
(引自 王兆俊、吴征鉴)

二、内部结构

(一) 消化系统

成蛉的消化器官是一个直长的管子,从喙(口器)开始至肛门终止,包括以下几个部分:

1. 喙(口器) 是由坚硬、细长而尖锐的骨片围成的吸血管道,包括:一片上唇(labrum)、一对上颚

（mandible）、一对下颚（maxilla）和一片舌（hypopharynx）。吸血管被包绕在肥大的下唇（labium）槽之中。

2. 口腔（口窦 cibarium）　前续口器，后接咽部，是一个几丁质管，位于头的内部。某些蛉种在其内侧壁上生有形状、排列和位置不同的齿，称之为口甲（cibaral armature，口窦甲），口甲后部横列而指向后方的牙齿称为后齿（hind teeth），而在其前方常有指向口腔的前齿（fore teeth）；前齿在口腔的腹背观标本中常呈点状。有些种类在其背腹壁形成形态各异的色板（pigmented patch）。口甲和色板可用于分类。口腔腹侧壁上有一弓状几丁质条称为口弓（cibarial arch），将口腔撑开成一腔道，泵出唾液的肌肉附着其上。上述构造在司蛉属依蛉种不同常有明显变化，用于分类（图 19-12）。

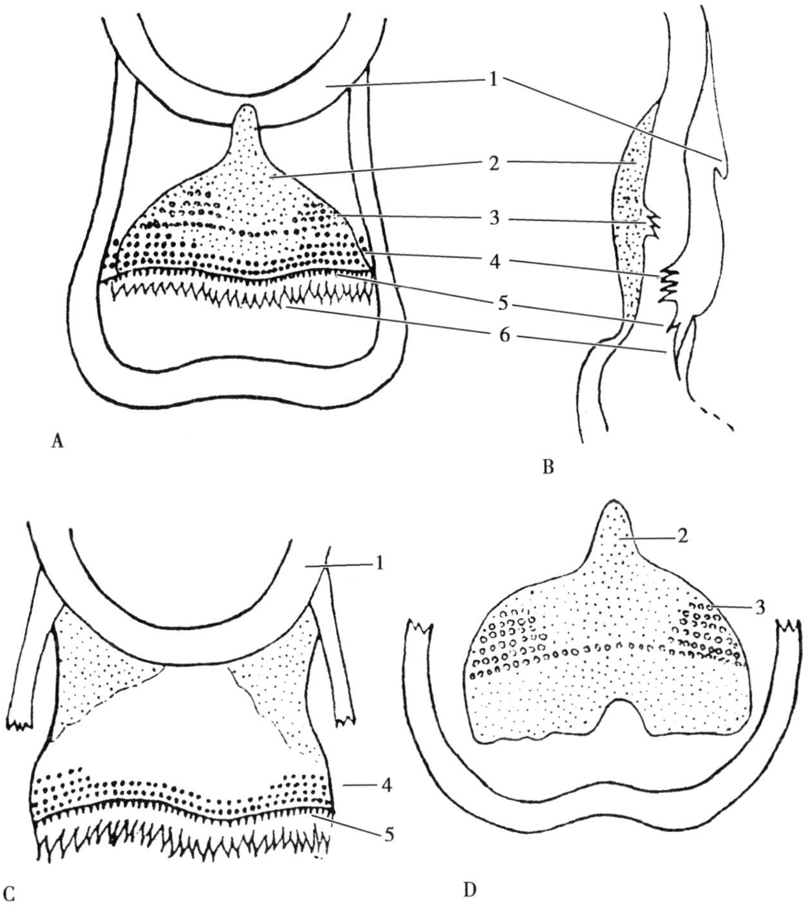

A. 全口腔背腹观；B. 全口腔侧面观；C. 口腔腹侧壁；D. 口腔背侧壁；
1. 口弓；2. 色板；3. 色板上的前齿；4. 口腔腹壁上的前齿；5. 后齿；6. 后齿列。

图 19-12　白蛉口腔的立体构造
（引自 冷延家）

3. 咽部　续口腔之后、在头的内部，是一前窄后阔的吸食泵，呈长颈花瓶状，有强壮的肌肉附着。咽部是由三块几丁质板所形成的三角形结构，内壁后部生有形状和排列不同的齿或/及棘，称之为咽甲（pharyngeal armature），咽部的形状和咽甲的形态常作为分类依据，尤其在白蛉属，因口腔区别常不明显，故咽部的形态在分类上显得较为重要。咽部由于是一个三角形结构，在光镜下整咽标本壁上的咽甲，其镜像因重叠干扰有失本来面貌。冷延家和虞以新（Leng 和 Yu，1995）注意到了微观立体型态概念的重要，阐明了白蛉亚科和蠓科昆虫口咽部的立体型态在标本中由于方向和光学镜像重叠所造成的假象，从而使过去混淆的一批虫种获得了科学的鉴定。近年国内外学者常把咽部三块骨板分离开以观察咽甲的形态（图 19-13）。

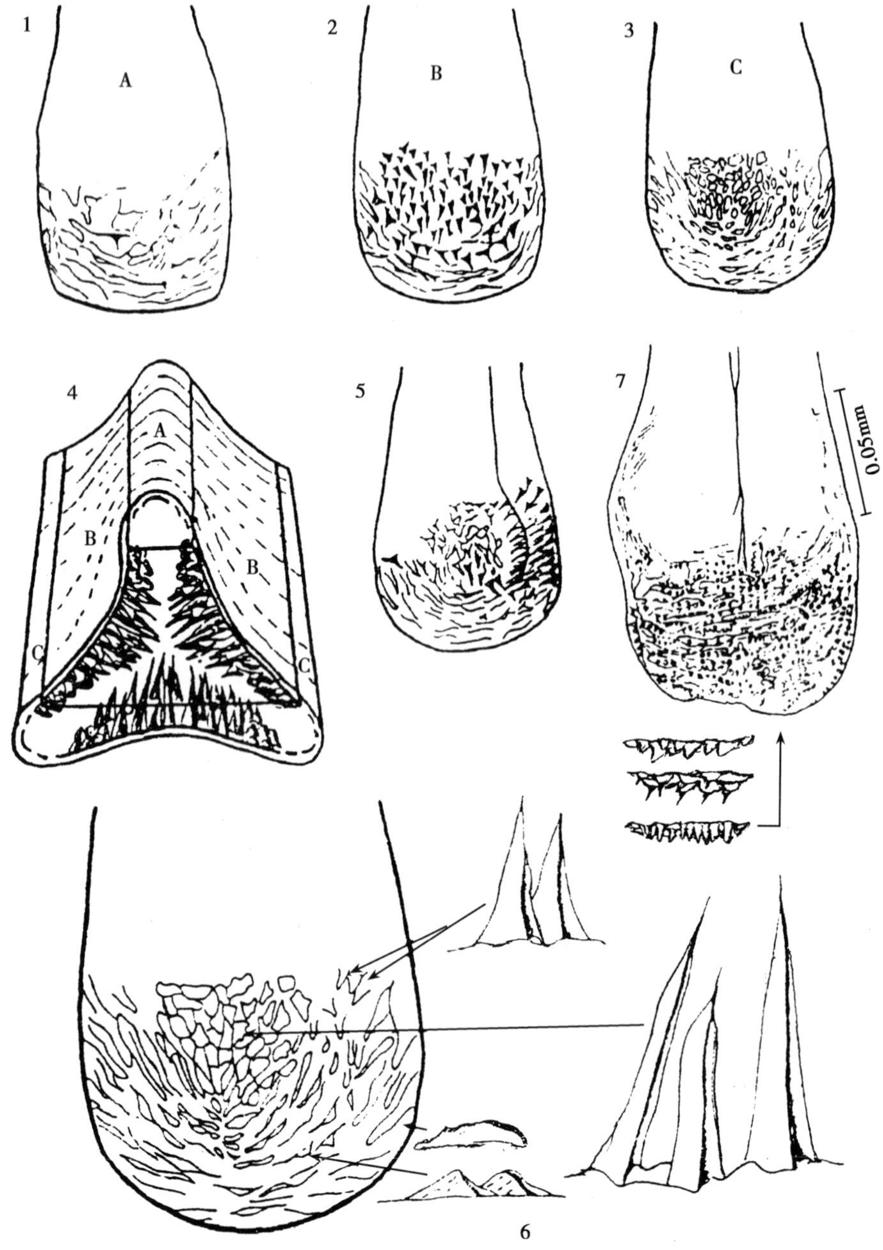

四川白蛉：1.2.3.(对应 4 的 A B C)在光学显微镜下不同焦点平面上所呈现的镜像，4. 咽部不同景深的示意图；5. 三角形的咽部有一翼折向右侧；6. 咽甲不同位置咽齿的立体型态示意图；7. 云胜白蛉咽部。

图 19-13 白蛉的咽部立体构造示意图

(引自 冷延家、虞以新)

4. 食管 紧接咽后，宽而短。

5. 嗉囊 为消化道的侧枝盲囊。由头部发出而延至腹部，容量可观，碳水化合物食物在此储存吸收。

6. 中肠 呈囊状，分为前后二区、前中肠和后中肠。前中肠位于胸内，过去称为胃(cardia)。在蝇类此处明显膨大而在白蛉则狭窄，仅巴氏白蛉与后中肠分界明显。后中肠位于腹部，在空腹时皱缩，吸血后膨大，甚至几乎占满腹腔(图 19-14)。

(二) 呼吸系统

在成蛉，胸部两侧面有前后气门各 1 对，腹部前 7 节的两侧也各有气门 1 对。这些气门均通入体内的

2个气管主干。从主干气管分出许多微气管，通入各器官。

（三）排泄系统

为马氏管（Malpighian tubules），共4条，附着于前后中肠交接处。

（四）循环系统

由心脏和背血管组成，位于腹内消化道的背面。

（五）神经系统

发达，由神经节（ganglion）及神经索（nerve commissure）2部分组成。自身体前端纵贯后端，除脑神经节位于头部背面外，其他神经节和神经索均位于消化道的腹面。每一体节内均有神经节，各神经节之间以神经索相连，每一神经节又发出细小的神经索通向皮层及各种器官中，尤其是感觉器官。

（六）生殖系统

生殖系统位于腹部末尾，分雌性生殖系统和雄性生殖系统（图19-15）。

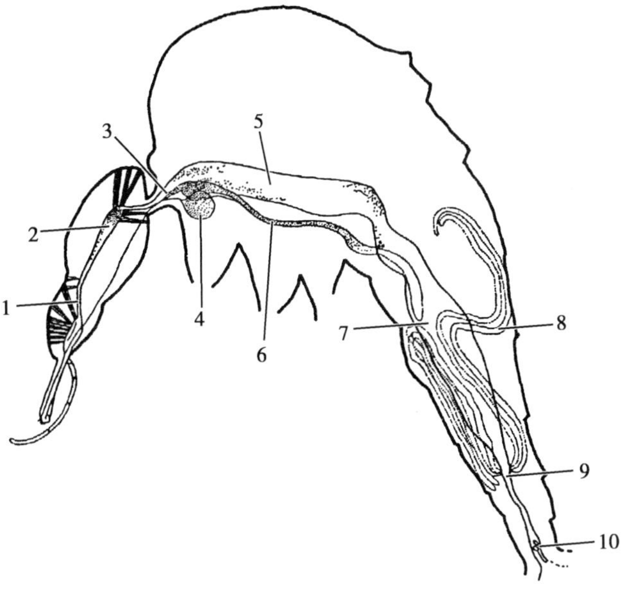

1.咽；2.食管；3.前胃；4.唾液腺；5.胃；6.嗉囊；7.后胃；8.马氏管；9.后肠；10.直肠。

图19-14　白蛉的消化系统

（引自Nicoli）

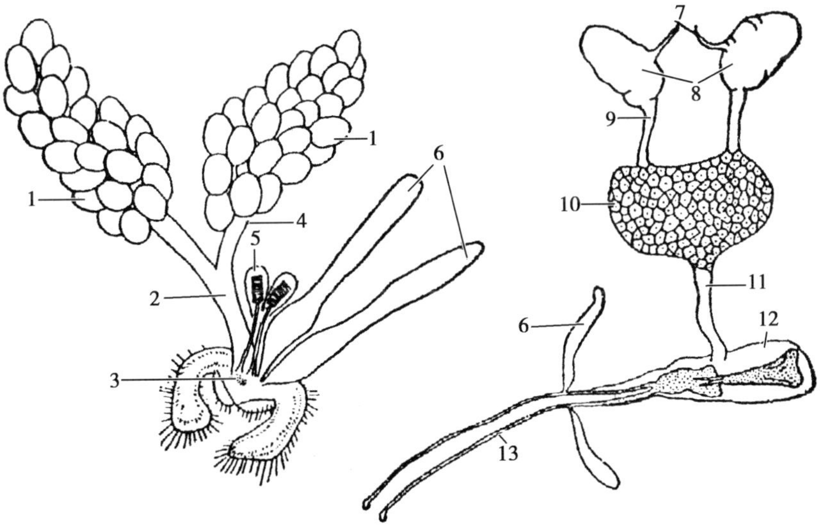

1.卵巢；2.总输卵管；3.生殖孔；4.输卵管；5.受精囊；6.副腺；7.睾丸韧带；8.睾丸；9.输精管；10.储精囊；11.射精管；12.生殖泵；13.生殖丝。

图19-15　白蛉的生殖系统

（引自Raynal、Sherlock和Carneiro）

1. 雌性生殖系统　卵巢一对，内含许多卵泡，外被一层薄膜。每一卵巢通入1个输卵管，最后联合为总输卵管，进入生殖腔再开口于体外。一对受精囊（spermatheca）和一对副腺（collecterial gland）位于生殖腔背侧，受精囊管和副腺管开口于生殖腔的后部。受精囊的大小、形状、是否分节及受精囊管的长短等，随白蛉种类的不同而异，具有分类意义；副腺可判定生理龄期（physiological stage）。在受精囊管的下方、生殖腔的底部腔壁上生有几丁质齿，称为生殖甲（genital armature），其形态可用于分类。

2. 雄性生殖系统　一对睾丸呈棉桃形，每个睾丸有1个短的输精管，分别通向储精囊。储精囊呈囊状，可分泌精液，帮助精子活动；储精囊后通向生殖泵。几丁化甚强的生殖泵形如注射针筒，发出两条生殖丝通向阳茎。

三、超微结构

国内外皆有以扫描电镜研究白蛉形态结构的报道。丁绍铎等曾对中华白蛉4龄幼虫进行了扫描电镜观察（丁绍铎，1985）。发现头部颅缝为Y形的浅沟，头部背、腹面则均为密集的锥状棘，既有单生体棘又有排成组的棘。触角梗节呈桃形，略扁，其顶端有根直立的指状突起；鞭节仅1节，似一光洁、椭圆形的扁平鹅卵石，其顶端正中处有一末端钝圆的顶刺。颈部境界清楚，表面有数排小刺，刺尖向后。胸部第1节背、腹面的体棘为锥状棘，第2、3节则兼有锥状棘和丘状棘。有些中等大小的丘状棘顶部小刺较长，刺尖向上。有气孔2对，前气孔位于胸部第2节背面前方的两侧，后气孔位于腹部第8节背面后方的两侧。腹部第1~8节的背面有锥状棘和丘状棘，第9节的背面均为锥状棘，腹部腹面的棘则两种类型兼有。伪足7只，位于腹部第1~7节各节的腹面后部，乳突状伪足的顶部为略呈菱形、平坦、光滑的肉质足垫，在其边缘有对称排列的小刺，除足垫外，伪足的表面密集着丘状棘。身体各部的鬃毛及刚毛，均着生于圆丘状毛基的凹窝内，树枝状鬃毛如扫帚状，分布在第1~7腹节背面的两侧，无分枝的刚毛挺拔，分布于头部及尾部者为直毛，位于腹部第1~7节腹面伪足两侧者为弯毛。

国内学者对筠连秦蛉做扫描电镜观察，从形态结构上分析其与当代白蛉和化石蛉种的进化关系，研究发现：雄蛉复眼由13~16个小眼面组成，雌蛉由16~21个小眼面组成，色素变浅；触角第7节及以前节上的囊状刺为一光滑的刺，第8节及以后节上的囊状刺呈三菱尖刺状，其根部有一卵圆形孔；感觉乳头呈卵圆形在基部两侧伸出含4~5根细刺的梳齿状的围栏，其中央有一根较粗的刺；下颚须上的牛氏器呈杵棒状；雄蛉腹部第4、5节背板两前侧角与上一节交接处附近体表有许多呈蜂窝状小孔，此即筠连秦蛉雄蛉腹部的喇叭腺开口。上述筠连秦蛉退化的复眼、发达的感觉乳头、雄蛉腹部喇叭腺及宽圆翅等结构特点表明，它在进化上是源于古蛉属的一个现存最古老的小型洞栖“活化石”白蛉（Leng YJ 和 Zhang LM，1992；张玲敏、冷延家，2004）。另有国内学者对我国五种白蛉咽甲超微结构进行扫描电镜研究（乔忠东、路应连，1989），结果显示：中华白蛉咽甲的前方约有20余枚排列稀疏的不规则齿，中部为100余枚排成10余排的三角锐齿，这些齿越靠近中部，排列越为紧密。后部的前方有4~5排横行的三角板齿，后方为6~7排越来越密集的、表面生有梳状齿的横脊。长管白蛉咽甲前方是50余枚较大也较稀疏的条状钝齿，有的条状钝齿呈波浪形，但多数是规则的，少数齿的表面有3~5枚针状齿。中部为排列密集的三角钝齿，中央的三角锐齿80余枚，较小，排列十分紧密，稍后的6~7排是较宽的三角板齿，板齿越往边缘越大，针状齿也越多。最后4~5排是梳状齿密集的横脊。江苏白蛉前部中央有一簇30余枚较大的三角锐齿和三角板齿。后部前方有2排光滑的横脊，后方为8~10排有典型梳状齿的横脊。蒙古白蛉咽甲的前方约有70余枚较小的齿，这些齿排列稀疏，多为略弯逗点状齿及散在的形状各异的不规则齿等。中部是由20~30余枚颇大的不规则板齿，其上尚有数枚大的针状齿。两侧各有向内倾斜，排列规律的橄榄形齿6~7个，侧后方的橄榄形齿上还有1~2排点状小齿。后方是5~6排越来越密集的，表面生有梳状齿的横脊。孙氏司蛉咽甲较小，咽甲内齿较上述四种白蛉的齿纤细，前方为3~4排排列稀疏的30余枚纤细的三角钝齿，中部以后是10余排100余枚纤细的针状齿，针状齿越靠后越长，有的针状齿略弯曲。有学者用扫描电镜观察了中华白蛉、长管白蛉、蒙古白蛉、吴氏白蛉（斯氏白蛉的同物异名）、亚历山大白蛉、鳞喙司蛉和孙氏司蛉等7种白蛉的咽甲内侧结构。结果表明，白蛉属白蛉的咽甲较大，内侧壁上形成明显的齿状结构，数目较多，且排列有一定的规律，齿形结构的外围多有横嵴。司蛉属白蛉的咽甲较小，齿形结构不明显，齿形结构的顶端生有长的突起（郭东星等，2004）。还有学者对不同地区、不同海拔高度的中华白蛉咽甲结构进行了扫描电镜观察（赵瑞君等，1997），上述研究在认识咽甲的立体结构上亦有参考价值。亦有学者对中华白蛉卵面微细结构和成虫体表结构进行了扫描电镜的研究（张文忠、薛瑞，1981，乔忠东、路应连，1990）。

第二节 分类学

自从20世纪中叶，Theodor（1948，1958）对白蛉分类较系统地论述之后，学界大都依此进行白蛉的分类,但对属级阶元的划分各家却一直有些分歧。苏联学者(Artemiev,1991)曾建议建立24个种上种群(supra-specific groups)、亚属和属,这样就出现了不少单种蛉属;学界大多未予认同,而且对他的其他建议也存在较多质疑,本书只用作参照。Lewis等(1978)建议了一个较稳定的分类体系,冷延家(Leng,1997)依此系统参照Artemiev和Neronov(1984)对旧大陆白蛉的研究,建立了中国白蛉的分类系统,本书采用了这个分类体系。成蛉形态分类系统仍是目前实用的重要分类工具,其他方法如幼虫期和分子生物学水平的分类都未能替代该法。

近半个多世纪,白蛉分类学有了长足进展。传统分类学的、数值分类学的和化学分类学的手段都在不断进步。近年来在形态、生态、数值化领域、化学领域和遗传特性等方面不断发现了在质和量上新的区分特点,在分类手段上和理念上有了更多的选择。分类学中所采用的不同的特征,不管它们是结构的或是量值的,都可交叉地、有时是反复地被用之于区分不同阶元的蛉种。

国内白蛉的近代分类研究始于1915年。清华学堂的校医Bolt(1915)描述了他在校园、北京西山和北戴河捕获的白蛉,报道了它和白蛉热的关系。Newstead(1916)将在北京西山卧佛寺采到的标本定名为硕大白蛉中华亚种(*Phlebotomus major chinensis* Newstead,1916),Nitzulescu(1931)把它作为阿蛉亚属(*Adlerius* Nitzulescu,1931)的模式种而改为中华白蛉(*Phlebotomus chinensis*)。20世纪30年代之前中国白蛉的主要研究者为欧洲学者Patton、Hindle、Raynal及Gaschen等人。近代,1938—1946年国内学者姚永政和吴征鉴做了白蛉分类学工作。当代,何凯增、丁绍铎和冯兰湘研究了白蛉幼虫和蛹的分类;何凯增、王捷、曹和洵、熊光华和管立人等在西北、内蒙古和华东等地做了蛉种研究,发现了一批中亚蛉种存在于中国。冷延家等对国内白蛉做了蛉种分布的普查和分类系统的研究,建立了中国白蛉的分类体系(Leng,1997),他对活化石蛉种秦蛉属(*Chinius* Leng,1987)的筠连秦蛉(*Chinius junlianensis* Leng,1987)及其喇叭腺(trumpet gland)的发现,以及依化石蛉种和当代蛉种的对比研究,阐明了白蛉演化的一元论并印证了大陆板块漂移学说。王兆俊等(1963)发现了土门白蛉,王菊生等(1974)发现了长铗异蛉。冷延家和虞以新(Leng和Yu,1995)对白蛉亚科和蠓科昆虫微观立体型态学概念的阐明,使这类昆虫的分类更加准确。截至目前,国内已报道确定的蛉种有48种(Leng,1997、1999;柴君杰,2006),分布在除黑龙江省以外包括港澳台的所有省、市、自治区。

Young(1994)认为白蛉亚科有6个属,即:旧大陆:秦蛉属(*Chinius* Leng,1987),白蛉属(*Phlebotomus* Rondani,1843),司蛉属(*Sergentomyia* Franca et Parrot,1920);新大陆:班蛉属(*Brumptomyia* Franca et Parrot,1921),鲁蛉属(*Lutzomyia* Franca,1924),瓦蛉属(*Warileya* Hertig,1948)。

Artemiev和Neronov(1984)又提升了异蛉属及格蛉属,冷延家(Leng,1997)依Lewis等(1978)建议的一个较稳定的分类体系,参照Artemiev和Neronov(1984)对旧大陆白蛉的研究,建立了中国白蛉的分类系统。将中国白蛉的属级阶元分为5个,即:秦蛉属(*Chinius* Leng,1987),格蛉属(*Grassomyia* Theodor,1958),异蛉属(*Idiophlebotomus* Quate et Faiechild,1961),白蛉属(*Phlebotomus* Rondani,1843),司蛉属(*Sergentomyia* Franca et Parrot,1920)。

一、种的分类依据

由于白蛉虫体甚小,仅依靠体内、外形态特征不足以明确地区分种类,故白蛉测量法(phlebotometry)应运而生,但各家所采用的量化标准不尽一致,对比性差。早期发现并认为是重要分类依据的某些形态结构、形态数值和生态特征,随着研究的深入,被发觉并不具备准确的普遍意义。但是如果所记述的事实没有错,则在没有可以替代它们的、更加准确的新区分特征之前,它们就仍应该被用为不同层次和不同对象间的分类依据。而事实上有些被"过简描述者"所疏漏的特征,随着新的需要,却成了有用的分类依据。鉴于存在着的"过简描述"和它所造成的混乱,1991年在罗马的第一届国际白蛉亚科昆虫学术大会上(ISOPS I,Rome,1991),特别召开了由苏联Artemiev博士,中国冷延家教授,法国Dedet,Leger,Rioux三位教授,英国Lane博士和委内瑞拉Feliciangeli教授等7位白蛉分类专家为核心的"白蛉分类学专题讨论会",拟定了建议性的《白蛉描述标准》。Leger教授执笔撰写了《白蛉分类荐则》(*Recommendations*),其中文版本当年即在中国刊出(冷延家,1991),它是对白蛉分类描述的一般要求和重要参考,值得参照。现介绍有关中国蛉种的部分如下：

(一) 白蛉属，秦蛉属，格蛉属，异蛉属蛉种

1. 雌蛉 蛉种

来源：

(1) 头部：触角：第3节长度。具有两个囊状刺的触角节：3-16，3-15，3-14。最长的囊状刺在：3或4节。c/b比值(Asc4/A4)。感觉乳突列式：1/3-4-5；1/3-4；1/4-5；其他。下颚须：最长节，5或3。牛氏刺：有或无。口腔：无口甲或口甲退化；或具有强壮牙齿的口甲（但排列不似梳状）。咽部：无咽甲或咽甲退化；咽甲相当发育（由刺和小齿组成）；有不重要的前延伸或有重要的前延伸；咽甲发育良好（粗大齿、鳞状齿，网状等）。

(2) 胸部：中胸上前侧板鳞状毛(mesanepisternal scale)前下毛丛：存在（数目）或缺如。中胸上前侧板鳞状毛后下毛丛：有或无。

(3) 翅：中脉（第4纵脉）：M1+M2分叉处远超过径分脉(r-m)水平，或在径分脉水平。翅长/γ比值：<3.5或>4.0。

(4) 腹部：所有背板皆有腹毛，或只第6节背板有，或均无。

(5) 受精囊：形状：圆柱形，管状，梭形，圆锥形，类球形或囊状，球形，其他变形。外观：光滑，囊体无清楚分节，与囊管间界限不清，囊体有清楚分节。有纹饰、皱褶或横纹。环节：分节数目。端节：与其他节相同，与其他节不同（扩大，钟形）。囊头：大、上生微毛（有圆珠状小头），小而凹入囊体，窄细如长毛笔，小结节绕以围领。有明显的颈部：颈长如指状，颈短或小而如蒂。无头、囊体如锥形滴管或呈长而窄的盲端。囊管：有总管或无总管（双管特长或双管中等长度）；末端是否膨大、及其形状。双管：直径一致，部分膨大，部分圆围大。

2. 雄蛉 蛉种

来源：

(1) 头部：触角：第3节长度及其有无囊状刺。具有2个囊状刺的触角节直达–15，–14，–12，–9、–10或–11，–7或–8，–5。触角乳突列式：1/3-4-5，1/3-4，1/4-5或其他列式。下颚须；最长节：3或5。牛氏器：有或无。

(2) 胸部：中胸上前侧板鳞状毛前下毛丛：存在（数目），或缺如。中胸上前侧板鳞状毛后下毛丛：有或无。平衡器：如常见的球拍形。

(3) 翅：中脉（第4纵脉）：M1+M2分叉处远超过径分脉(r-m)水平，或在径分脉水平。翅长/γ比值：<3.5或≥4.0。

(4) 腹部：竖立毛饰：所有背板皆有，或只第6节背板有，或皆无。

(5) 生殖器：上尾铗基节(coxite)：基叶有或无，其上有毛着生。形状：体积大但不突出，短小而着生少量毛饰；长而突出。头：圆且对称，小且对称，底部弯曲，长且对称。植入毛(implantation de soies)：着生于端部或着生于端部和腹侧面的远端；及毛数。基节上无界限明确的毛丛，基节上有界限明确的毛丛；其位置在亚终端或中部。

上尾铗端节(style)：外形：卵圆，短而宽，长度中等，柱形甚长(>0.3mm)。长/宽比值：约3，约4、5~7，8~10或>12。基节长度/端节长度比值：<1.5，1.5~2.0或>2.0。

长毫：数目如为三根：2在末端+1在中部，1在末端+2在中部。如为4根：2在末端+2在中部，1在末端+1在亚末端+2在中部。如为5根：2在末端+3在中部，3在末端+2在中部。距离：基部长毫和中部长毫间的距离大于（等于小于）端部长毫和中部长毫间的距离。端部长毫存在基部膨大：有或无及长短。不脱落毛：有无。

阳基侧突(paramere)：形态：简单，2叶（腹侧突或结节），3叶（2个侧突或1个侧突+1个结节），各叶等长或近于等长、或不等长。末端（或指各叶中的最长者）：圆或尖锐，截平(tronquée)，直角或钩状或匙形。可能有甲：无甲、着生小毛。

下尾铗(surstyle)：简单或分叶。无甲或有甲（端毛坚挺或形态特殊），毛数。下尾铗长度/上尾铗基节长

度比值:明显地<1,大约为1,或明显地>1。

阳茎(aedeagus):很短,呈圆锥形。末端:钝圆或截平,弯曲,尖锐;长指状末端,圆钝;杵状如大钟锤(claviforme,en "battant de cloche"),鼓锤形如军鼓的长鼓锤(a pommeau terminal,en "bahuette de tambour")。末端尖锐:轴对称、有斜面,方向:侧内、下内、腹侧、背侧、呈90°角折曲。透明如植皮刀片。分叉:各支末端尖锐,一支末端尖锐、一支圆。具亚终端结节(subtermianl tubercle):如芭蕾舞鞋,距结节终端的距离,其他形状。阳茎长度/上尾铗基节长度的比值:<0.4,0.4~0.6,>0.6。

生殖丝瓣、齿或棘刺:有无,1~3个,在亚终端侧面、中部腹面、背部终端,1支侧方长刺。

生殖泵:大小:很小或部分萎缩,中等大小,很大或部分肥大。几丁质侧杆(侧生殖骨片 sclértes paragénitaux)有或无。

生殖丝:生殖丝/生殖泵长度比值:<3,3~5,6.5~9,≥9。终端:尖锐或其他。

(二) 司蛉属(*Sergentomyia*)

包括以下亚属:辛蛉亚属(*Sintonius*),卡蛉亚属(*Capensomyia*),帕蛉亚属(*Parrotomyia*),容蛉亚属(*Rondanomyia*)和司蛉亚属(*Sergentomyia*)。

1. 雌蛉　蛉种

来源:

(1) 头部:触角列式:=2/3-15,=2/4-15。感觉乳突列式:=1/3-4-5,=1/3-4,=1/4-5,或其他列式。下颚须列式:=1-2-3-4-5,=1-2-(3-4)-5,=1-2-4-3-5。牛氏器:有或无。

(2) 口腔:牙齿形状:短平,尖锐。牙齿大小:均等或不均等。牙齿配布:呈闸门状:排成近乎平行的一列,排成凹入或突出的一列。非闸门状:排成近乎平行的一列,排成凹入或突出的一列。其他。前齿列:无或有,1,2,3列或更多列,成簇。色板:几乎看不见或可见且发育良好,占口腔全宽有前突或无前突,不占口腔全宽有前突或无前突。

(3) 咽部:形状:后部收窄(形成所谓的灯罩形),后部稍变宽,后部明显变宽,呈脊索状(后边有切迹)、非脊索状。咽甲:无甲或呈退化的遗迹状(有些皱褶),或中度发达(长刺或小齿),有明显或不明显的前延伸,或高度发育(鳞片或巨刺等)。

(4) 胸部:中胸上前侧板鳞状毛:有、数目及位置,或无。

(5) 前、后足股节:无棘或有棘。

(6) 腹部:背板有竖立毛饰:2,2-3,2-3-4-5-6,3-4-5-6,4-5-6,5-6,6。背板无竖立毛饰:(第1节例外,任何1节上都有竖立毛饰)。

(7) 受精囊:形状:管形、类球形、梭形,其他。外观:光滑、囊管分界不清,囊管分界清晰。有饰物:细宽环节分明,节窄细如迭碟子状(节数),节宽厚如发辫(依 Legér),节宽厚如卷曲盘绕的管状(依 Davidson)。

2. 雄蛉　蛉种

来源:

(1) 头部:触角列式:=1/3-15,=1/4-15。感觉乳突列式:1/3-4-5,1/3-4,1/4-5,其他列式。下颚须列式:=1-2-3-4-5,1-2-(3-4)-5,1-2-4-3-5。牛氏器:有或无。

(2) 口腔:口甲:不见或可见,细齿,齿发育良好。牙齿形状:平齐、锐利(尖锐),大小均等或不等。牙齿配布:呈闸门状:排成近乎平行的一列、排成向后凹入或突出的一列。非闸门状:排成近乎平行的一列、排成向后凹入或突出的一列。及其他。前齿列:无,有:1,2,3列,更多列,成簇。

(3) 咽部:形状:后部收窄,后部稍稍收窄或不收窄。咽甲:无或稍稍发育。

(4) 胸部:中胸上前侧板鳞状毛:有(数目),或无。前后足股节:无棘或有棘。

(5) 腹部:第六腹节的大小:比第五节大,正常发育。背板竖立毛饰:存在:2,2-3,2-3-4-5-6,4-5-6,5-6,6。缺如。

(6) 生殖器:上尾铗基节:不脱落毛丛:有或无。

上尾铗端节:长度:<100μm,100~200μm,300μm或更长。长度/宽度比值:约3,4,5,等于7以上。上尾铗基节/上尾铗端节比值:<1.5,1.5~2,>2。长毫配置:4末端(4T),2末端(2T)和2亚末端(2ST),2末端和

2 中部（2T+2M）。不脱落毛（长刺）位置：当 4T 或 2T+2ST 时，位于上尾铗端节的 1/3 处。或位于上尾铗端节的 2/3 处。当 2T+2M 时：接近 2T，在 2T 和 2M 之间，在 2M 之外。

阳基侧突：终端：圆，箱形，钩状（鸭嘴形）。有甲或无甲仅具小毛。

下尾铗：下尾铗长度/上尾铗基节长度比值：<1，>1，或≈1。

阳茎：形状：末端稍膨大且透亮，厚且呈指状，圆锥形，短或长其末端尖或钝。阳茎长度/上尾铗基节长度比值：<0.4，0.4~0.6，>0.6。

生殖泵：无泵顶杆原托，泵顶杆圆托稍发育或发育正常，生殖丝：生殖丝长度/生殖泵长度的比值：<3，3~5，5~7，>7。

二、幼虫的分类

中国对白蛉幼期的分类亦有所研究。丁绍铎、冯兰湘等（1982 年，1983 年，1985 年，1988 年）对鳞喙司蛉、征鉴司蛉、贝氏司蛉、新疆司蛉和江苏白蛉、斯氏白蛉、中华白蛉、土门白蛉等 8 种白蛉的幼虫和蛹做了研究，并给出了四种白蛉幼虫的分类检索表。

中国四种白蛉幼虫的分类检索表（丁绍铎、冯兰湘，1982）

1　颅缝外侧鬃毛的基部与颅缝合并处呈水平线排列……2

　颅缝外侧鬃毛的基部位于颅缝合并处前方的两侧；胸、腹部背面各种鬃毛的基部与末端的粗细几乎相等，末端的透明体较毛端宽阔，呈喇叭形……蒙古白蛉幼虫

2　胸、腹部背面各鬃毛均自毛干基部分出均匀的细枝；毛端有小的透明体……3

　胸、腹部背面各鬃毛顶端粗大，分枝稠密；毛端均无透明体……江苏白蛉幼虫

3　点状微小鬃毛呈手掌状，毛干短，分枝较少，约 15 枝；外侧一对尾鬃毛的长度约为内侧一对长度的 3/5……斯氏白蛉幼虫

　点状微小鬃毛呈扫帚状，毛干长，分枝较多，约 20 枝；外侧一对尾鬃毛的长度约为内侧一对长度的 7/9……中华白蛉幼虫

三、中国白蛉属、亚属分类特征及检索表

（一）中国白蛉属、亚属的分类特征

Theodor（1948）使用了白蛉雄外生殖器、受精囊、咽甲、口甲、色板和腹背板 2~6 节毛的性质等形态特征和口腔发育中的雌雄性异态（sexual dimorphism）作为区分属级阶元综合形态要点，结合吸血嗜性等生态习性作为参照，对白蛉亚科昆虫分类所建立的新分类系统，后人称之为"Theodor 分类法（Theodor's Systematics）"。《黑热病学》一书中介绍了 Theodor 分类法（王兆俊、吴征鉴 1956）。

1. 秦蛉属（*Chinius* Leng，1987）　模式种为筠连秦蛉（*Chinius junlianensis* Leng，1987）为典型的洞栖圆翅蛉种。

本属的特点为：复眼小，小眼面 13~31 个，适于暗洞栖息。下颚须列式 2、1、4、3、5，第 3 节中部有牛氏刺 6~11 个。触角长约为翅长的 0.81~0.88，A4~A12、A13~16 节几乎等长。囊状刺列式：雄性 2/2~9、1/10~14（13），雌性 2/3~9、1/10~15。触角乳突：雄性 1/3~5、1/10、2~4/11~15，雌性 1/3~5，1/10、2~4/11~15、1/16。A3<A4+A5。A3/L 短于 1.5。上唇 0.10~0.14mm，上颚 0.10~0.17mm，喙为白蛉中之最短者。有色板，咽甲有多数尖齿，排成数行。翅脉径 2 短，径 3+4≈径 2+3+4，径 1 终止于径 2+3 的近端、即 δ 为负值（雄性-0.12，雌性-0.07），α 长，正值，有臀脉。平衡器>翅长的 1/5。腹 2~6 节背板有稀疏的竖立毛，腹 4 和腹 5 节有喇叭腺。雄外生殖器：上尾铗基节长椭圆形短于端节，端节一侧扁平、远端 3/5 有等距排列的长毫 4 根、其中一个末端最粗。阳茎分叉形如草菇头，两侧各有一个侧突（accessory processes）。生殖泵长 0.19mm，GF/GP>6（图 19-16）。

本属在我国只有一个蛉种筠连秦蛉，发现于四川省筠连县的石灰岩溶洞中、因之得名。它是全球现存最古老的活化石蛉种，分布在我国西南和华南，西起川黔滇、东达粤桂的广阔石灰岩洞地区。法国学

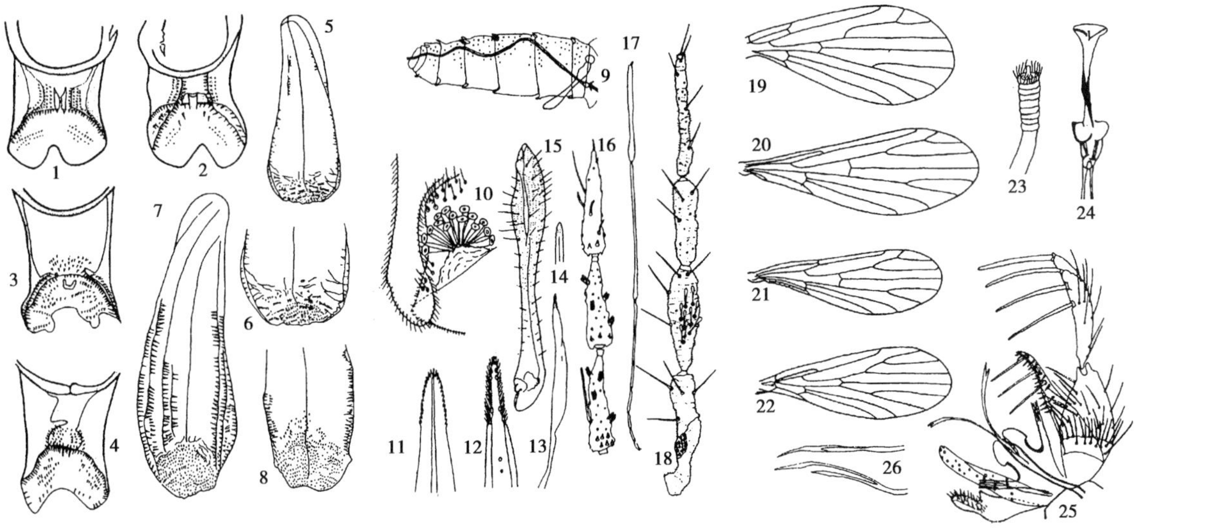

雌蛉:1~2. 口腔;5~6. 咽部;11. 舌;12. 下唇;20. 翅;23. 受精囊。
雄蛉:3~4. 口腔;7~8. 咽部;9. 腹部:喇叭腺、后突起、竖立毛痕;10. 喇叭腺及后突起;13~14. 下颚;15. 平衡器;16. 触角 14~16 节上的囊状刺和感觉乳突;17. 后足;18. 触须;21. 翅;24. 生殖泵;25. 雄外生殖器;26. 生殖丝末端
短丝古蛉(*Phlebotomites brevifilis* Hennig, 1972)化石:19 翅。
蛛形白蛉(*Phlebotomus tipuliformis* Meunier, 1905)化石:22 翅。

图 19-16 筠连秦蛉
(引自 Leng YJ)

者分别在泰国、老挝发现了该属另外两个蛉种 *Chinius barbazani*(Depaquit J、Léger N 和 Beales P, 2006)和 *Chinius eunicegalatiae*(N Leger、J Depaquit 和 F Gay, 2010)。

2. 格蛉属(*Grassomyia* Theodor, 1958) 模式种为鳞胸格蛉(*Grassomyia squamipleuris* Newstead, 1912)。

本属特征:中胸上前侧板(mesonepisternum)在气门的下后方有两组鳞片,在中胸下前侧板(mesocatepisternum)及后胸前侧板(metepisternum)亦有鳞片着生。平衡器呈网球拍形。雌、雄蛉的囊状刺列式皆为 1/4~15。腹 2~6 节背板有少数竖立毛。雌蛉:下颚须一般全裸,口甲齿列后突,咽甲前部两侧凹入,受精囊类球形、上有多排小刺列(图 19-17)。雄蛉:上尾铗端节顶端有 4 根长毫,阳基侧突短粗、末端圆,阳茎短、三角形,生殖丝末端膨大。本属蛉种呈现非常明显的多态(plesiomorphic)和离态(apomorphic)的混合特征,尤其它的下颚须非比寻常(Lewis 和 Lane, 1976)。本属已发现 7 个蛉种,中国只有印地格蛉(*Grassomyia indica* Theodor, 1931)存在(冷延家, 1987),分布于沿长江及其以南地区。

3. 异蛉属(*Idiophlebotomus* Quate et Fairchild, 1961)模式种为阿斯泊鲁异蛉(*Idiophlebotomus. asperulus* Quate 和 Fairchild, 1961)(图 19-18),发现于马来西亚。

本属蛉种特征:口腔具多数小齿、垂直聚成一或两组三角形齿簇,雄蛉齿数少于雌蛉,无水平齿。咽部除端部细小小刺外无甲。雄蛉 A1 和 A2 上有庄士敦器(适应洞生),

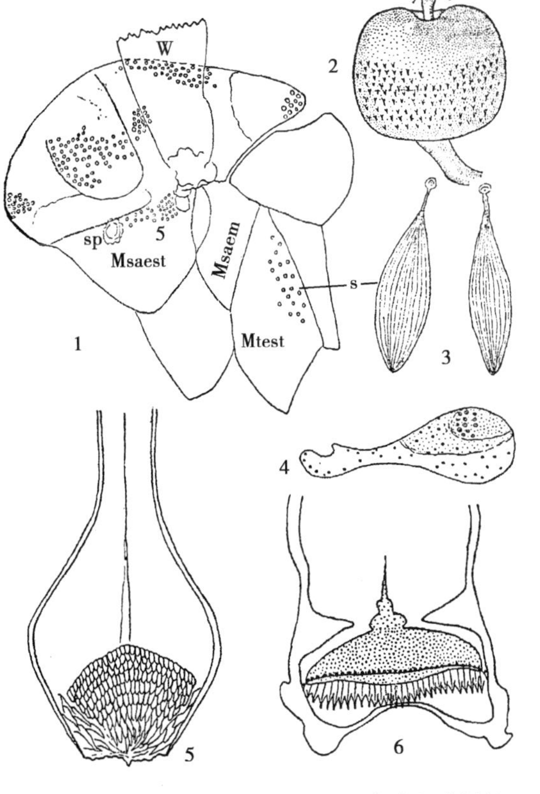

1. 胸部:Msaem 中胸上后侧板,Msaest 中胸上前侧板,Mtest 后胸前侧板;2. 受精囊;3. 鳞片;4. 平衡器;5. 咽部;6. 口腔。

图 19-17 印地格蛉
(引自 冷延家)

A3/L≥3,A3 远远超过下颚须。下颚须短,P3>P5,第三节基部隆起,着生牛氏器之处有一凹迹。雌蛉 A16 上有一个或多个囊状刺(古老形态)。翅相当宽,γ 短。腹 2~6 节背板上有稀疏的竖立毛。雄蛉上尾铗端节很长,生有 3~5 根主长毫,另外有时具有一排长的不脱落毛。生殖泵有两几丁质的侧杆。下尾铗长且迅即变尖细。雌蛉受精囊管短而宽。本属白蛉与非洲的洞蛉(*Spelaeophlebotomus* Theodor,1948)亚属的巨大白蛉(*Phlebotomus gigas* Parrot 和 Schwetz)有相似点,它们皆有生殖泵侧杆,翅脉也近似。但本属蛉种:以上尾铗端节有恒定的不脱落毛列,口甲的形态独特,不一般的短小下颚须、及其牛氏器凹迹等,可兹区别。有的学者认为生殖泵侧杆和阳基侧突侧杆,在进化上属于同源,是古老构造的遗迹。王菊生等(1974)在贵州发现了长铗异蛉(*Idiophlebotomus longiforceps* Wang,Ku 和 Yuan,1974)(图 19-19),此蛉分布于我国西南地区。

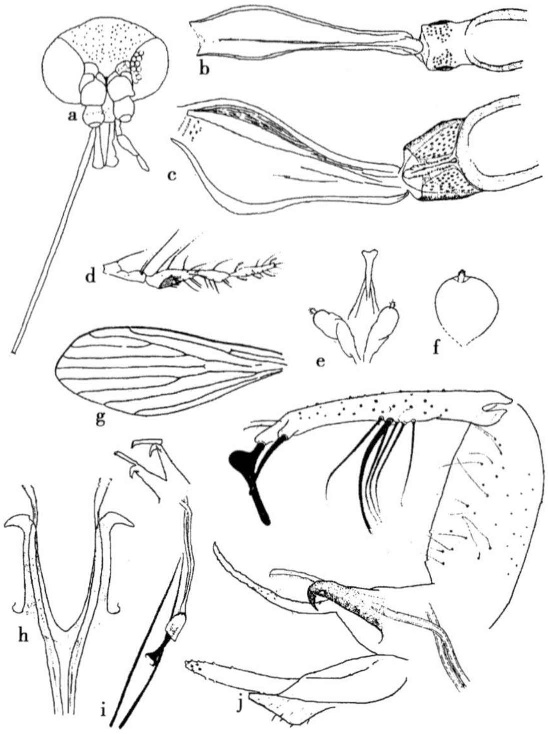

a. 雄蛉头部;b. 雄蛉口咽部;c. 雌蛉口咽部;d. 雄蛉触角;e. 受精囊及叉突;f. 受精囊;g. 雄蛉翅;h. 阳茎及生殖丝端部;i. 生殖丝、生殖泵及其侧杆、阳茎;j. 雄外生殖器。

图 19-18 阿斯泊鲁异蛉
(引自 Quate 和 Fairchild)

4. 白蛉属(*Phlebotomus* Rondani et Berte,1843)模式种为巴氏白蛉(*Phlebotomus papatasi* Scopoli,1786,中文又名静食白蛉)。

本属特征:触角第二节有一半超过到眼前缘之前,A3>A4+A5。囊状刺列式雌蛉 2/3~15,雄蛉 2/3~15 或依蛉种有变化。感觉乳突列式大多为 1/3~5,极少为 1/3~4。下颚须 3>4,很少 3=4,牛氏器在 A3 中部。口腔:雄雌蛉相似,有 4~6 列纵列小齿,很多种可看到中央的 2 纵列小齿,其余者排列不整齐。咽部雄雌蛉相似,经常有发育良好的口甲。翅中等大小,末端尖,翅指数>1。中胸上前侧板具有下毛簇。腹 2~6 节背板有竖立毛。大部蛉种上尾铗基节>下尾铗,其基部有或无突出体及刷状毛。上尾铗端节有 4~5 根长毫,无副刺。阳基侧突<上尾铗基节,有者分有 1~2 个副叶或突起。无生殖

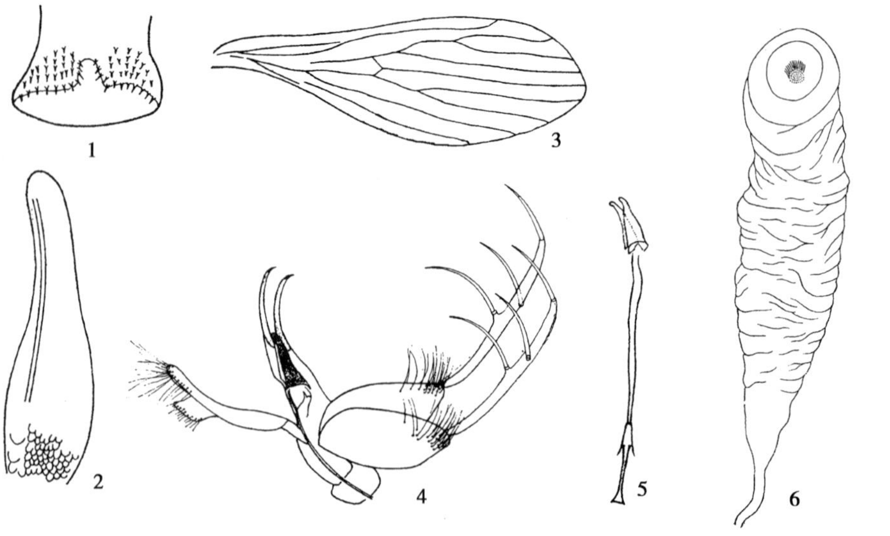

1. 雄蛉口腔;2. 雌蛉咽部;3. 蛉翅;4. 雄外生殖器;5. 生殖泵;6. 受精囊。

图 19-19 长铗异蛉
(引自 王菊生、熊光华等)

泵侧杆。受精囊分节或分节不全(图 19-20、图 19-21、图 19-22)。

白蛉属昆虫的鉴定主要依靠雄蛉的形态特征,某些不同种的雌蛉在目前尚未发现其形态区别。

中国已记录了本属蛉种 14 个,分属于阿蛉亚属(Subgenus *Adlerius*)、合蛉亚属(Subgenus *Anaphlebotomus*)、优蛉亚属(Subgenus *Euphlebotomus*)、拉蛉亚属(Subgenus *Larroussius*)和似蛉亚属(Subgenus *Paraphlebotomus*)等 5 个亚属中。

4. 司蛉属(*Sergentomyia* Franca 和 Parrot,1920) 模式种为微小司蛉(*Sergentomyia minuta* Rondani,

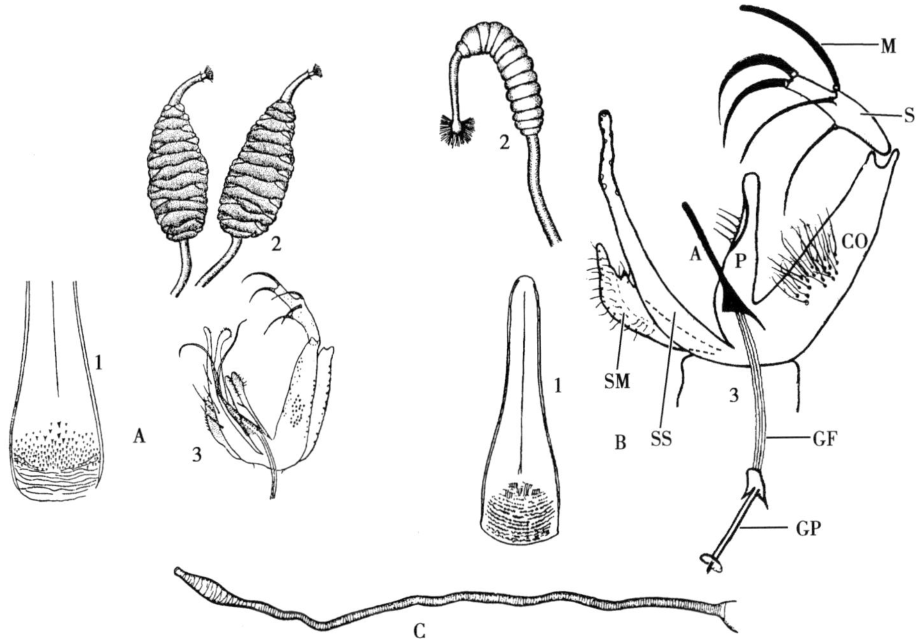

A. 中华白蛉;B. 斯氏白蛉;C. 长管白蛉的受精囊和囊管。1. 咽部;2. 受精囊;3. 雄外生殖器;A. 阳茎;CO. 上尾铗基节;GF. 生殖丝;GP. 生殖泵;M. 长毫;P. 间中附器;S. 上尾铗端节;SS. 下尾铗;SM. 亚中尾须。

图 19-20 中华白蛉、斯氏白蛉和长管白蛉

(A 仿 王兆俊、吴征鉴、冷延家;B 仿 Perfiliev、冷延家;C 仿 Perfiliev)

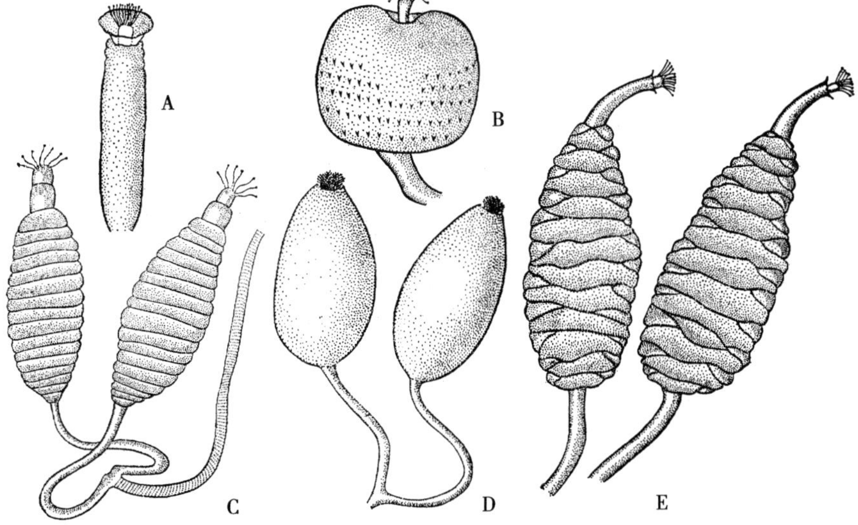

A. 应氏司蛉;B. 印地格蛉;C. 施氏白蛉;D. 贝氏司蛉;E. 中华白蛉。

图 19-21 白蛉的受精囊

(引自 冷延家)

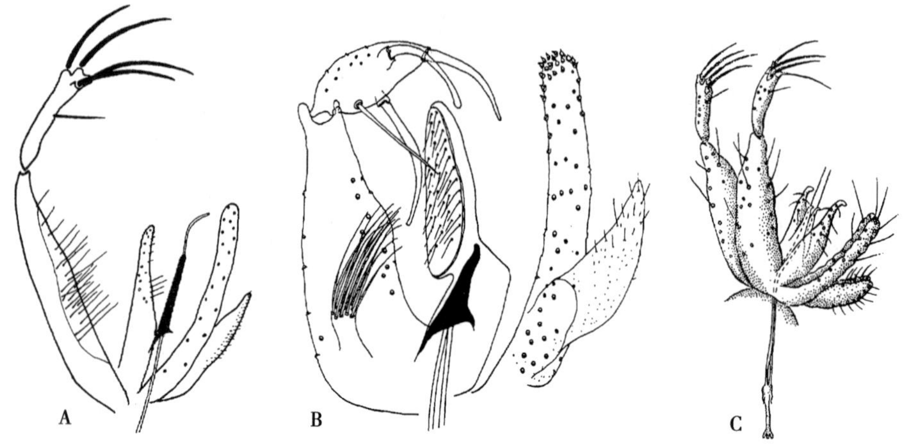

A. 斯氏白蛉;B. 司氏白蛉;C. 贝氏司蛉。

图 19-22 白蛉的雄外生殖器

(A 引自 冷延家;B 引自 Abonnenc;C 引自 冷延家)

1843)。本属特征:腹 2~6 节背板上有平卧毛,仅帕蛉亚属有少数分散的竖立毛。脉序 α/β>1(0.4~4.5),变化很大。口咽部雌雄异态(sexual dimorphism)明显,口甲及色板发育良好常作为鉴别依据;咽甲形态各异,具鳞片、尖齿、横脊或不具咽甲。囊状刺列式一般雄性 1/3~15、雌性 2/3~15,很少例外。感觉乳头列式 1/3~4。下颚须列式一般 1-2-3-4-5。喙短一般不超过 0.23mm,上唇/翅 0.11(0.09~0.14)。雄外生殖器变化不大,上尾铗端节长毫 4 根,有一副刺其位置有变化。生殖泵无几丁质侧杆。受精囊有一定程度的变化,常为薄壁囊状,大多光滑、时而有横的纹理;不分节或分节不全,受精囊管窄且常具总管。

中国已发现属于司蛉属的亚属阶元有:新蛉亚属(Subgenus *Neophlebotomus* Franca et Parrot,1920),帕蛉亚属(Subgenus *Parrotomyia* Theodor,1958),司蛉亚属(Subgenus *Sergentomyia* s. str. Franca et Parrot 1920),尼克组(Nicnic group Theodor,1948)和两个尚未分组的蛉种:方亮司蛉(*Sergentomyia fanglianensis* Leng,1964)和云南司蛉(*Sergentomyia yunnanensis* He et Leng,1991)(表 19-4)。

表 19-4 中国司蛉属昆虫亚属的鉴别表(冷延家等,2007)

	新蛉亚属	帕蛉亚属	司蛉亚属	尼克组
翅	宽,R_2 长,α/β>1,只个别例外	窄,末端尖,R2 短,α/β 古北区多在 0.3~1.0 之间	窄,末端尖,R_2 短,α/β 多在 0.3~0.8 之间	不宽,R_2 短,α/β<1
A3/L	1.25~2.00,A3 长	同左	同左	<1.25,A3 短
口甲	不同齿数的前后齿列,不呈梳状	齿梳状甚细,齿宽不足 1μm,不易分开	不同齿数的前后齿列,不呈梳状	齿细小,一或多行分散于口腔中
咽部	咽前部宽,不呈灯罩形,咽甲有齿、鳞片或横脊	咽前部细长,呈灯罩形,咽甲多具齿但亦有少数无齿	咽前部宽,不呈灯罩形,咽甲有齿、鳞片或横脊	不呈灯罩形,无鳞片,后缘有深色小刺
上尾铗端节	长毫 2 在顶端 2 在中部	皆在顶端或 2 在亚顶端	皆在顶端或 2 在亚顶端	皆在顶端或 2 在亚顶端
阳茎	细长末端钝圆囊状	细长三角形两侧平滑	短粗	细长,端钝
受精囊	壁薄时有横纹,囊管窄具总管	囊状,圆或椭圆形,壁光滑	长囊状光滑有时有皱纹,有总管	壁厚末端变窄的高瓶形,无皱纹,无总管
腹 2-6 节背板毛	平卧	有少数竖立毛	平卧	平卧
模式种根旧的亚属名称	*S.malabaricus* Annandale,1910 *Rondanomyia* Theodor,1958	*S.africana* Newstead,1912 *Africana group* Theodor,1948	*S.minuta* Rondani,1843 无	*S.nicnic* Bank,1919 无
中国代表蛉种	鳞喙司蛉(*S. squamirostris*),许氏司蛉(*S. khawi*)	鲍氏司蛉(*S. barraudi*)	新疆司蛉(*S. sinkiangensis*)	贝氏司蛉(*S. bailyi*)

司蛉亚属的蛉种包含于两个截然不同的组中：触角组（*antennata* group Theodor，1958）模式种为触角司蛉（*Sergentomyia antennata* Newstead，1912）与微小组（*minuta* group Theodor，1958）模式种为微小司蛉（*Sergentomyia minuta* Rondani，1843）。它们的区别如下（图 19-23）：

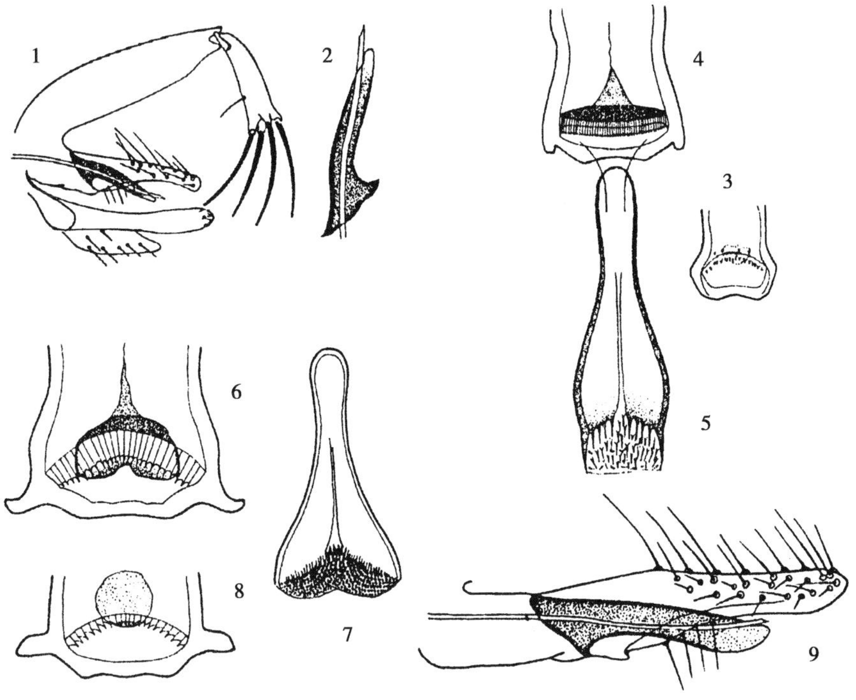

微小司蛉（*Sergentomyia minuta*）：1. 雄外生殖器；2. 阳茎；3. 雄蛉口腔；4. 雌蛉口腔；5. 雌蛉咽部。
触角司蛉（*Sergentomyia antennata*）：6. 雌蛉口腔；7. 雌蛉咽部；8. 雄蛉口腔；9. 阳茎和阳基侧突。

图 19-23 司蛉亚属微小组和触角组的区别
（仿 Theodor）

触角组 口甲齿列呈弧状或呈弓状排列。咽后部分开、甚宽，咽齿众多。上尾铗端节的 4 根长毫，皆在顶端或两根在中部。阳茎顶端宽且钝。

微小组 口甲齿列呈梳状，齿 50~80 个、平列。咽部呈煤油灯灯罩形，仅具少数咽齿。上尾铗端节 4 根长毫皆在顶端，阳茎顶端钝。

中国司蛉亚属已发现两个蛉种：新疆司蛉和辛东司蛉[（*Sergentomyia sintoni* Pringle，1953）与阿帕克司蛉（*Sergentomyia arpaklensis* Perfiliew，1933）是其同物异名]，皆属于触角组。

（二）中国白蛉属、亚属的检索表

中国白蛉属级阶元的检索表

1 圆翅，触角各节几乎等长……秦蛉属（*Chinius*）
尖翅，触角各节不等长……2

2 腹部 2~6 节背板毛全部或大部平卧，毛痕小于第一节者。口甲具横列齿，有者具前齿列。几乎皆有色板。上尾铗端节有 4 根长毫和一根副刺……3
腹部 2~6 节背板后缘毛竖立，毛痕如腹第一节背板毛痕。无口甲，如有形如细刺排列无序，几乎不具色板。上尾铗端节有长毫 3~5 根，亦或只 2 根……4

3 受精囊圆柱形，光滑无棘。A3 有囊状刺。下颚须不裸……司蛉属（*Sergentomyia*）
受精囊球形，有横列小棘。A3 无囊状刺。下颚须全裸……格蛉属（*Grassomyia*）

4 口有甲，咽无甲。下颚须不超出 A3。上尾铗端节有 3~5 根长毫。有生殖泵侧杆……异蛉属（*Idiophlebotomus*）
口无甲或有细刺，咽有甲。下颚须超出 A3。上尾铗端节载 4~5 根长毫。无生殖泵侧杆……白蛉属（*Phlebotomus*）

中国白蛉属亚属阶元的检索表

1 雄蛉……2
雌蛉……7
2 上尾铗基节有基突及刷状毛……3
上尾铗基节无基突及刷状毛……5
3 上尾铗端节载有 4 根长毫……4
上尾铗端节载有 5 根长毫……5
4 阳基侧突不分叶……似蛉亚属（*Paraphlebotomus*）
阳基侧突分叶……合蛉亚属（*Anaphlebotomus*）
5 阳基侧突分叶……优蛉亚属（*Euphlebotomus*）
阳基侧突不分叶……6
6 有阳茎结节，生殖丝/生殖泵≈5~12……阿蛉亚属（*Adlerius*）
无阳茎结节，生殖丝/生殖泵≈2.5~4（少数可到 5~6）……拉蛉亚属（*Larroussius*）
7 受精囊分节不完全、玉蜀黍穗形，无总管。囊状刺列式 2/3-15，咽甲略呈三角形，前部由齿尖向后的扁平齿构成，后部为向心的半圆点脊……阿蛉亚属（*Adlerius*）
受精囊分节完全……8
8 受精囊末节明显膨大……9
受精囊末节不膨大，或稍膨大……10
9 受精囊头小颈短，受精囊管细，有总管……优蛉亚属（*Euphlebotomus*）
受精囊头大颈长，受精囊管粗，总管极短……拉蛉亚属（*Larroussius*）
10 受精囊末节明显地分开，且稍大于其他节……似蛉亚属（*Paraphlebotomus*）
受精囊向末端变窄或似围领状……合蛉亚属（*Anaphlebotomus*）

四、其他分类方法

随着科学技术的发展，对白蛉亚科昆虫进行系统分类学的研究方法还包括数值分类（numerical taxonomy）、同工酶技术（isoenzyme technique），表皮的碳氢化合物、核酸序列分析（DNA sequence analysis）、限制性片段长度多态性分析（restrietion fragmentlength polymorphism，RFLP）、随机扩增多态性 DNA（random amplified polymorphie DNA，RAPD）、DNA 指纹图谱技术、蛋白质电泳、DNA 条形码（DNA Barcoding）技术、微卫星 DNA（microsatellite DNA）技术等方法，研究包括种内、种间、属内和属间的亲缘关系，澄清一些形态难以解决的问题，为白蛉分类开辟了新的思路和途径。

（一）化学分类

Caillard 等（1986）使用同工酶对两种新大陆白蛉 *Psychodopygus carrerai* 和 *Psychodopygus yucumensis* 做了区分。Zhang 和 Leng（1991）对中国的五种白蛉：中华白蛉、四川白蛉、征鉴司蛉、许氏司蛉和鳞喙司蛉，做了同工酶分类的研究。H. Mahamat 等（1992）对肯尼亚的 9 种白蛉进行了同工酶分析，筛选了 9 种酶（MDH，G-6-PD，PGM，ME，ICD，GAPDH，6-PDG，HK 和 GPI），认为 GPI，PGM 和 ME 有分类价值。中国蛉种与新大陆蛉种同样具有多态酶（polymorphic enzymes）。PGI，MDH-1，α-PGD 可以在属级阶元迅即区分开白蛉属和司蛉属。使用 PGM 可迅速地将四川白蛉和中华白蛉分开，不但对采自它们各自模式产地北京和四川的标本，而且对采自四川的中华白蛉和四川白蛉皆可明确地分开。等位基因（allele）MDH-2 在中华白蛉与四川白蛉间亦有区别，唯产自四川的中华白蛉无此 MDH-2 基因，原因有待进一步研究。在对比酶的、形态的和生态的相关特性时，发现鳞喙司蛉在 α-PGD 的酶谱上与白蛉属相同，但它在形态上无疑属于司蛉属。许氏司蛉和征鉴司蛉的表型基因（phenotype）几乎一样，但它们的形态和地理分布又截然不同。在研究清楚蛉种在演化的相互关联上，无疑化学分类是一有力手段。此外，Dujardin 等（1996）通过对白蛉亚科同工酶的研究指出鲁蛉属（*Lutzomyia*）和白蛉属（*Phlebotomus*）之间的关系要比白蛉属（*Phlebotomus*）和其他旧大陆的蛉种紧密。A. Phillips 等（1990）用气相色谱分析表皮碳氢化合物来鉴别 *Psychodopygus carrerai carrerai* 和 *Psychodopygus yucumensis* 两个种。

（二）数值分类

关于白蛉的数值分类学，新、旧大陆的白蛉都有学者做过。Lane 和 Ready（1985）第一次把多元辨别分析应用于白蛉分类学之中，Philippe Rispail 等（1998）通过对 85 个蛉种的 63 项形态特征进行支序分析和数值分类，提出传统分类中两个亚属 *Spelaeophlebotomus* 和 *Idiophlebotomus* 应归入属级阶元。Zhang 和 Leng（2002）对中国阿蛉亚属四种白蛉的形态特征做了聚类（rescaled distance cluster combine）分析。结果表明冯氏白蛉和长管白蛉是最为相近的种，它们最先聚合；四川白蛉再与之结合形成为一组，中华白蛉是另一组，这两组最后聚合。Sun JM 等（2009）依据部分中国白蛉亚科形态特征做了聚类分析，结果表明白蛉属蛉种数值分类结果与传统分类大体一致，司蛉属某些白蛉的分类地位仍需探讨，验证了传统分类的可靠性的同时揭示了司蛉属中一些蛉种分类不确定的问题。徐芳等（2011）证明两步聚类分析能够比较客观的反映白蛉属亚属级分类阶元的分类地位，说明白蛉属内形态特征较统一，变异不大，并且离散变量和连续变量在各个亚属中的分类权重和传统分类相吻合。但是司蛉属部分蛉种分类与传统分类有差异，且不同的形态特征在不同组中的权重不同，提示了某些形态特征在分类中应该重点考虑。也反映了司蛉属亚属分类的复杂性，个别蛉种的分类地位可能需要重新考虑。中国白蛉的数值分类学研究已显示出在探索种源关系上的生命力。伴随今后的不断开展，这一方法和手段将对中国白蛉的研究作出贡献。

（三）分子生物学分类

在分子生物学分类方法中，基于不同的序列研究不同分类阶元间的相互关系，目前应用较多的包括核酸序列分析（DNAsequence analysis）、限制性片段长度多态性分析（restrietion fragmentlength polymorphism，RFLP）、随机扩增多态性 DNA（random amplified polymorphie DNA，RAPD）、DNA 指纹图谱技术、DNA 条形码（DNA Barcoding）技术。在白蛉分类中尝试使用了多种分子特征，常用的包括：线粒体 DNA［mtDNA（COI、Cytb、NADH1、NADH4、12S）］、核糖体 DNA［rDNA（ITS 1、ITS2、18S、28S）、EF-alpha、Period、Cacophony］等，其中 COI、Cytb 和 ITS2 在种间关系的研究中应用较多。Emmanuel Lienard 等（2008）利用 ITS2 rDNA 和 ND4 mtDNA 对白蛉属的分子同质性进行分析，进一步证实了 ND4 mtDNA 和 ITS2 rDNA 在分子系统学中的实用性。Vahideh Moin-Vaziri 等（2007）依据 mtDNA 对伊朗境内的蛉种进行了分子系统学分析。J. Depaquit 等（2000）利用 ITS2 rDNA 基因对白蛉亚科进行了系统分类学的研究。Dujardin 等（1999）通过对 rDNA 的 D2 区域的研究表明鲁蛉属（*Lutzomyia*）的三个种 *Lutzomyia longipalpis*，*Lutzomyia migonei*，*Lutzomyia youngi* 和白蛉属（*Phlebotomus*）以及司蛉属（*Sergentomyia*）的一些种有关。国内学者陈辉莹（2017，2018）对白蛉属的中华白蛉和施氏白蛉，司蛉属的贝氏司蛉、应氏司蛉、歌乐山司蛉、鳞喙司蛉和鳞胸司蛉等蛉种的 mtDNA-COI 和 Cytb 序列，以及 rDNA-18S 序列的 DNA 条形码进行鉴别，结果提示 mtDNA-COI、Cytb 和 rDNA-18S 序列均可以作为 DNA 条形码鉴别本研究的白蛉种类，但对于种间和属间亲缘关系需谨慎使用。张丽、马雅军（2012）对采自陕西、河南、四川和甘肃的中华白蛉，以及新疆的吴氏白蛉（斯氏白蛉的同物异名）、长管白蛉进行了分子特征分析，测定和分析了其核糖体 DNA 第 2 内转录间隔区（rDNA-ITS2）和线粒体 DNA 细胞色素 B（mtDNA-cyt B）基因部分序列。张丽、马雅军（2016）在我国陕西、河南、甘肃和四川等地采集白蛉，依据形态和分子特征鉴别种类，扩增其线粒体 DNA 细胞色素 b 基因片段，测定和分析序列。结果显示：我国中华白蛉群体间遗传差异大小与地理距离存在密切相关性，中华白蛉与四川白蛉在形态和分子水平已出现遗传分化，支持四川白蛉为独立种。张丽等（2009）首先分离构建中华白蛉的微卫星 DNA 库，并在其中筛选具有多态性的微卫星位点，为中华白蛉群体遗传结构等相关研究提供新的分子标志。

第三节 生物学

白蛉是一类体小、多毛，胸部隆起（俗称“背驼”）的吸血昆虫，隶属于双翅目毛蛉科白蛉亚科，其生活史属完全变态，只有雌性白蛉叮咬吸血，可传播人和动物的各种利什曼病、白蛉热（sandfly fever）、卡里翁病（Carrion's disease）。

一、生活史

白蛉属于完全变态昆虫，生活史分为卵、幼虫、蛹和成虫四个发育阶段（图 19-24）。在热带地区，完成一代生活史约需 4 周，一年可繁殖两代，而在温带地区，由于有滞育期，完成一代生活史可长达 10 个月以上。完成生活史所需时间取决于蛉种的不同、温度和生活环境的优劣。根据在山东泰安的观察，室温在 22~28℃，蒙古白蛉在不滞育的情况下，完成一代生活史平均为 47 天；中华白蛉完成一代生活史的平均时间为 56 天。Foster 等（1970）研究长足白蛉（*Phlebotomus longipes*）在 18~20℃时完成一代生活史约需时 100 天，而在 28~29℃时只需 63 天。我国古北区的白蛉种类在自然界幼虫均有一个滞育期，一般当年不能完成生活史，需以 4 龄幼虫越冬，至翌年春化蛹，夏初才羽化为成虫。

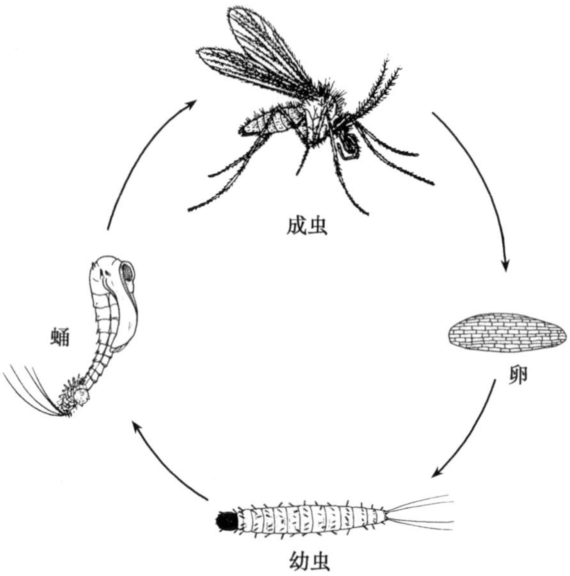

图 19-24 白蛉生活史

卵、幼虫及蛹一般生活在土壤中，或在森林的腐落树叶之下。雌蛉吸血后 3~10 天方可产卵，在偶然情况下某些蛉种的个别个体可不吸血亦可产出成熟虫卵。雌蛉产卵后大量死亡。卵发育完成后，卵内幼虫用它头部的破卵器破壳而出，一龄幼虫期一般为 1~2 周。以后依次变成第二龄、第三龄和第四龄幼虫。每一龄幼虫进入下一龄期时均需蜕皮一次，个体逐渐长大。幼虫以腐败的有机质为食，不耐干旱又怕湿，尤其早期幼虫可浸死于一层薄水膜之下。当生存条件优越时，幼虫期可在 3~4 周内化蛹，反之可延续数月乃至越冬。白蛉常以四龄幼虫越冬。化蛹前四龄幼虫离开取食地方，寻找干爽场所固着、蜕皮，蜕下的四龄幼虫皮附着在蛹的尾部。蛹不食不动，蛹期常需 1~2 周时间，羽化前其黑色的复眼透过蛹皮可见。羽化时成虫由蛹壳背面裂开的 T 形口蜕出，羽化过程由数分钟至数小时不等，通常于破晓前的黑暗中羽化，雄蛉比雌蛉先行羽化，羽化后展翅至活动需 2~3 小时。

二、生活习性

（一）食性

白蛉幼虫为咀嚼式口器，主要以固体的有机物质为食。大量的研究表明，兔粪粉、血粉、酵母粉、肝粉及各种腐败有机物、霉菌等均可供作白蛉幼虫饲料。幼虫对饲料的选择，不同饲料对幼虫的发育有较大的影响。熊光华等（1980）证明用酵母粉和兔肝粉饲养中华白蛉幼虫，幼虫生长壮实，发育速度快，在 25℃ ± 1℃下，完成 1~4 龄幼虫的发育需时为 24 天，而在相似条件下，用兔粪粉和血粉则需 34 天。如果白蛉幼虫饲养密度过大，也可出现幼虫相互蚕食的现象，故认为白蛉幼虫具有杂食性。

成虫口器为刺吸式，雄雌白蛉皆吸食植物汁液，只有雌蛉吸血。不同种类的白蛉，吸血习性不同，同一种白蛉由于地区分布和生态环境的不同，它们的吸血习性也有所变化。白蛉属雌蛉多吸食哺乳动物血或吸人血；几乎全部司蛉属雌蛉吸食蜥蜴或其他变温动物血，但亦有兼吸哺乳类动物者；异蛉属白蛉大都吸食蝙蝠的血，司蛉属和鲁蛉属的一些种类能够吸食鸟类血，班蛉属白蛉则几乎均以犰狳为其吸血对象。通常雌蛉吸血是在黄昏以后至清晨之间，室内外均可。侵入居民点的白蛉多在入夜开始吸血，午夜后吸血蛉数减少，天明后停止。在野外或黑暗的山洞中：如西南地区岩洞中的四川白蛉和云胜白蛉，粤北地区山洞中的江苏白蛉和西北地区土洞中的斯氏白蛉等在白日亦可袭击人类。做人工感染试验时将白蛉笼外用黑布遮盖，雌蛉同样可以吸血，故一般认为，黑暗是白蛉吸血的一个条件。温度对白蛉吸血也有密切的关系，研究发现白蛉吸血时的温度最好不超过 28℃，亦不能低于 17℃，最适宜温度是 20~24℃之间。

了解白蛉的吸血习性对于了解它与传病的关系和流行病学分析都有很大意义，如传病蛉种在第一次吸血时可接受病原体，再在第二次吸血时把病原体传播给吸血对象。对于不同种属白蛉食性的研究有助于了解白蛉的演化关系。

（二）交配

白蛉羽化后性器官已经成熟，一般在羽化后即行交配，此后雄蛉迅即死亡，雌蛉交配后即吸血，以供卵巢的发育和育卵。交配时间及场所无特殊限制，家栖型白蛉常在室内外交配，有时在饲养笼中甚至在玻璃试管中也可见雌雄蛉进行交配。野栖型白蛉多在野外交配。早晚间捕获白蛉时，常在墙面上捕到正在交配的雌雄蛉。观察证明雌蛉一生仅交配 1 次，但可吸血多次，一只雄蛉可交配 2~3 次。Hertig（1949）发现白蛉交配多在飞翔中进行。一般认为交配时，首先雄蛉分泌性信息素吸引雌蛉，促使雌蛉产生性兴奋，雄蛉常表现为翅膀和外生殖器抖动及追逐雌蛉，反复靠近雌蛉，并朝着垂直方向迅速将外生殖器插入雌蛉尾部，随即与雌蛉进行交配。交配后，受精的雌蛉将精子贮存于受精囊中，使整个受精囊内出现暗色丝样颗粒，而未交配的受精囊始终呈清晰透明状。雌蛉接受一次交配的精子数量足够终生之用。

（三）生殖

雌蛉交配后，大多蛉种需要吸血以供卵巢发育，亦有未经吸血而产卵者，谓之自养生殖（autogeny），简称自殖。形成自殖的基本条件是在白蛉腹节内储存大量的脂肪体，且仅限于羽化后吸血前的一次，而后必须吸血才能产卵。格鲁吉亚和埃及的静食白蛉（*Phlebotomus papatasi*）及巴拿马的葛氏鲁蛉（*Lutzomyia gomezi*）有自殖现象。我国西北黄土高原的野栖中华白蛉也有此现象（熊光华等，1981，1984）。有少数蛉种可不经交配而行孤雌生殖。

白蛉附腺是其生殖器官的一对附体，位于雌蛉卵巢两侧，呈指状，吸血前附腺透明，体积小，边缘具皱褶；吸血后随着卵巢的发育，血液代谢产物使附腺充满暗色颗粒，体积比原来增大 5~8 倍，至白蛉产卵后颗粒持续存在仍未消退。可依据白蛉附腺颗粒存在与否作为白蛉吸血与否的鉴别依据。

三、生殖营养周期

吸血昆虫从羽化后寻找血源、吸血、卵巢发育至产卵为一个生殖营养周期。这不仅可了解白蛉动力学，而且可阐明白蛉的传病关系。当自然界吸血白蛉迅速增加，预示白蛉传病季节高峰形成，繁殖季节即将开始。生殖营养周期是以白蛉卵巢内卵泡各期的发育形态为重要标志的，可分为 0~Ⅴ期：

0 期：未吸血的白蛉，此时胃内无血，卵巢内的小卵泡成小圆球形，属于原始未发育状态，卵泡内仅见分化的生殖细胞和营养细胞，未见卵黄颗粒。附腺未发育，腺内无暗色颗粒；

Ⅰ期：白蛉吸血后 24 小时内，胃内有鲜红色血，卵泡呈卵圆形，体积略增大，内有卵黄颗粒；

Ⅱ期：白蛉吸血 25~48 小时，胃内血呈暗红色，卵泡体积增大，呈椭圆形，卵黄颗粒占卵泡体积 2/3，附腺含有颗粒；

Ⅲ期：白蛉吸血 49~72 小时，胃血呈褐红色，卵泡体积进一步增大，卵黄颗粒占卵泡体积 3/4，已可见第 2 卵泡的雏形；

Ⅳ期：白蛉吸血 73~96 小时，胃血呈褐黑色，卵泡长宽比例达 2 ∶ 1，卵的外形已基本形成，卵黄占卵泡体积的 9/10；

Ⅴ期：白蛉吸血 97~144 小时，胃内遗留未消化的黑色残血或空无残物，卵已成熟或接近成熟，占据整个腹腔，游离于子宫内的成熟卵已完全与第 2 卵泡脱离，卵巢内重新呈原始的葡萄状新卵泡，附腺膨大，充满颗粒。

四、寿命

白蛉成虫寿命的长短是与生活环境、吸血次数及产卵后是否继续吸血有关。白蛉吸血次数多，产卵后又不死,再度吸血并继续产卵的,其生命力强,寿命就长,反之则寿命短。成蛉寿命一般在自然界不超过一个月。雄蛉寿命较雌蛉短,在与雌蛉交配后,不久即行死亡。感染利什曼原虫鞭毛体的白蛉较正常白蛉寿命短(Moiyneux 等,1977)。

在实验室内,白蛉寿命长短取决于饲养方法。据管立人等(1987)在新疆吐鲁番的观察,用3%葡萄糖水喂养,雌性亚历山大白蛉最长可存活40天,个别甚至长达58~60天。Gemetchu(1976)观察到,在25℃±1℃下,长足白蛉用糖水饲养,雌蛉可存活31~49天,雄蛉可活29~43天,如不继续供血或糖水,则至多活10天。另据熊光华等(1981)的观察,在25℃±1℃下中华白蛉吸血后供以糖水饲养,正常可活30天以上,雄蛉羽化后如不断供以糖水,其生命力并不比雌蛉短。但是,如雌蛉吸血一次后不再吸血也不供糖水,一般存活期不超过10天。自体生殖的中华白蛉一般在产卵前不需要吸取任何食物,存活期最长可达18天,产卵后必须马上吸血或吸食糖水,否则很快死亡。如产卵前吸血,则产卵后卵巢将再次发育。在自然界正常情况下,白蛉可以根据需要进行吸血和吸吮植物汁液,推测其自然寿命并不比实验室内饲养的短。

第四节 生态学

白蛉广泛分布于热带、亚热带和温带地区,主要分布在海拔较低的地方,随着高度的递增,白蛉的数量即逐渐减少,至高山地带消失。白蛉成虫多栖止于阴暗、无风、安静的场所。而幼虫则孳生在土壤之中,孳生地广泛又分散。主要夜间活动吸血,通常在黄昏以后开始活动,至翌日清晨为止。

一、地理分布

白蛉亚科昆虫广泛分布于热带、亚热带和温带地区,向北可达北纬48°附近。如法国Beauvais附近的Savignis,英国的Jersey,加拿大的Lamloops,我国新疆的阿勒泰地区,亦接近北纬48°。向南可达澳大利亚、南非和阿根廷北部。分布高度最高可达海拔3 200米,如我国嘉峪关附近的祁连山北麓(冷延家、张玲敏,1993);最低见之于海平面以下中东的死海附近。新、旧大陆均有白蛉分布,但蛉种分布差别很大。白蛉属的蛉种主要分布在旧大陆干旱、半干旱的古北区(Palaearctic region),也有一些种类分布在东洋区(Oriental region)和埃塞俄比亚区(Aethiopian region);而司蛉属主要分布在旧大陆的热带地区,特别在东洋区系,一直延伸到古北区。鲁蛉属则分布于新大陆的热带地区森林中。

(一) 动物地理分区

1. 旧大陆 古北区系中白蛉属的蛉种种类繁多,其他三个动物区(东洋区、埃塞俄比亚区和澳新区Australasian region)中,则有其代表存在。埃塞俄比亚区系中仅在东部及北部有数种蛉种发现,在西非则甚罕见。司蛉属则主要分布于东洋区系中。在旧大陆白蛉大多分布在繁茂的草原,也有一些种类生活在荒漠、半荒漠地区,它们常常跨越动物地理分区。

2. 新大陆 新北区(Nearctic region)系没有与白蛉属相对应的蛉属存在,美国只有少数蛉种,而且与传病无关。新热带区(Neotropic region)系有鲁蛉属的众多蛉种生活在广袤的森林之中。

(二) 地理环境影响

1. 空旷环境 旧大陆的白蛉亚科昆虫广泛分布在草原和大平原地区,在这些地方人类足迹容易到达,易受白蛉叮咬。所以作为利什曼病的传播媒介—白蛉的分布在很大程度上决定着该病在一定地区里成为一种纯动物病,一种散发病(sporadic diaease),一种人兽共患病(zoonosis),还是一种社区(居民区)传染病(community infections)。

空旷地区可能是炎热的,而且在日间大风横扫,白蛉及共存者啮齿动物必须隐蔽在小型栖息场所之中(洞里)。这就是皮肤利什曼病之所以常常呈现局限流行/地方性(endemic)的主要原因,对它们的研究和地貌流行病学紧密相关。1991年的海湾战争,美国军队在伊拉克作战所发生的海湾战争综合征(Gulf War syndrome,GWS)中,约18%为白蛉传播的内脏利什曼病所引起。

2. 森林环境 旧大陆与新大陆相反,在森林中只有极少数吸食人血的蛉种。这些蛉种平常接触不到人类,但它们可以引起筑路员工、新开发区的垦殖者,新居民点移民感染利什曼病。

3. 洞穴 洞穴蛉种为数不少，其中有些是完全洞穴生活的。某些洞穴蛉种伴同人类的栖息习性（synanthropic habit）可能在其成为疾病传播媒介的演化中有过因果关系。我国华南和西南地区从粤北到云南的岩洞中，存在着不少主动攻击人类的蛉种，是传病的潜在因子。

二、孳生与栖息习性

（一）孳生地

白蛉幼虫孳生在土壤之中，孳生地广泛又分散，如房屋内角及屋内墙壁与地面交角的泥土中，居室内床下、家具或箱柜下的泥土中，房屋附近堆积物如木料、旧砖、草堆的泥土中，有鼠居住的沙鼠洞和家屋中的鼠洞皆为合适的孳生场所（王兆俊、吴征鉴，1956；王捷等，1963；冷延家，1964）。

（二）栖性

传播人类疾病的蛉种中，有不少原为野栖，由于人类活动的出现、房屋和居民点的建立而使白蛉逐渐改变其栖息习性而进入居民区。白蛉的栖性与不同的白蛉种类的属性有关，如白蛉属（*Phlebogomus*）的蛉种多为家栖性；司蛉属（*Sergentomyia*）的种类多为野生野栖种类；异蛉属（*Idiophlebotomus*）的种类多栖息于蝙蝠洞内，可能与其吸食蝙蝠血有关；鲁蛉属（*Lutzomyia*）的种类较多，栖性相对复杂；班蛉属（*Brumptomyia*）的栖性具有很大的局限性，多栖息于犰狳洞穴内并吸食犰狳的血。从生态学角度可将白蛉大致分成：家栖（domestic species）、近家栖（peridomestic species）、野栖（wild species）和近野栖（periwild species）4 种类型。家栖性白蛉的栖息、吸血、活动和孳生都在室内，与人的生活环境密切相关。近家栖性的蛉种除栖息于室内之外，也有一部分栖息于房屋外围，室外墙基缝隙或周围的小型啮齿动物的洞穴内栖息，常常室内外交互栖息。野栖性白蛉其栖息环境十分复杂，常依地形、地貌、环境条件及宿主类型而出现各种复杂的野栖种群，如专门栖息于荒漠沙鼠洞穴内的白蛉以鼠洞作为其重要孳生和栖息地，除觅食吸血外，洞内还为白蛉提供产卵、孳生和栖息场所。近野栖性的白蛉自野外洞穴飞入村子内吸血后，随即飞去，也有少数吸血白蛉暂时停留于村内畜舍，待血消化卵巢将发育成熟时即飞向野外产卵。同种白蛉分布于不同地区和不同生态环境中，其栖性也常不一致。有些种类因适应环境的变化亦有兼而有之的。家栖的程度取决于地理分布、生态环境及吸血对象等，没有一种白蛉是完全家栖性的。白蛉栖性类型反映了白蛉演化的不同阶段，是识别白蛉与人类亲缘关系的重要依据之一。

（三）栖息场所

白蛉多栖止于阴暗、无风、安静的场所。近家栖型的蛉种可栖息于人房和畜舍，墙面上的壁龛、墙角以及墙面与屋顶交界处；野栖型蛉种主要栖息于包括山洞、树洞、树根夹缝、森林的腐烂树叶缝隙、动物洞穴(鼠洞、兽穴)、白蚁山(非洲)、岩石缝隙、土洞，土、石、砖墙的缝隙，废弃的窑洞、矿坑和防空洞以及枯井和荒芜的野寺之中。

三、活动

（一）活动场所

白蛉一般在栖息场所附近活动，一般平卧毛类白蛉多活动于野外阴暗无风的处所，如石洞、土洞、桥洞或墙外缝隙等处；竖立毛类的白蛉多半活动在人和家畜屋舍的附近。

（二）活动时间

白蛉主要夜间活动吸血。通常在黄昏以后开始活动，至翌日清晨为止。据 1953 年在山东泰安作全夜白蛉活动的观察：自黄昏后室外墙面上的白蛉逐渐增加，至午夜 12 时后逐渐减少，近天明时已查不见。室内情况相反，午夜十二时前白蛉数目较少，而午夜后有逐渐增加的现象。另据在广西凌云石灰岩山洞的白蛉夜间活动观察，自黄昏后白蛉数量逐渐增加，21:00—22:00 数量达高峰，以后数量逐渐减少。据在新疆温宿绿洲栖于村周围洞穴内的长管白蛉的观察，夜间活动时间主要在午夜前，21:00—23:00 在洞穴附近捕获的数量远较白天在洞内的多(管立人等，1986)。

（三）活动范围

白蛉的飞翔能力较弱，只做短距离持续飞翔，常在 30m 之内，亦有记录在平静条件下可持续飞翔至

1.5km。国内研究(何凯增等,1956)中华白蛉飞翔距离在30m以内的占76.6%,30~100m的占21.1%,只有2.3%可以一次持续飞到100m以外。Morrison等(1993)在南美洲用长须鲁蛉作标记释放,在2.9%的捕回率中,白蛉扩散范围在0~50m的占49%,100~300m的占48%,在500米或超过的仅占3%。Killick-Kendrick(2002)以近野栖型的阿氏白蛉(*Phlebotomus ariasi*)作标记,放出5 000余只白蛉,回收率为9%,其中饱血的白蛉在释放后8天内,一般在250m范围内等待胃血消化,之后可以飞至925m,而未吸血的雌蛉可迅速飞至1 000m,数十小时后可扩散到2 200m,而雄蛉则多数就近扩散,最远的不超过600m。在捕集时,白蛉多数停息在墙面上,当有光线刺激或受惊扰时,常做短距离跳跃式飞行,而且总是顺着斜线向上飞去,不远又停息下来。由于白蛉体色银灰、足长体细、双翅上扬,体态轻盈,故其跳跃有"芭蕾跳跃(ballet jump)"之称。

四、趋光性

白蛉有喜欢趋向人工光线的习性。在广西凌云石灰岩山洞中捕捉白蛉时,将手电光照在悬挂的白布上,不多久,白蛉就飞到光线照到的白布上。捕蛉时用试管罩住白蛉,如白蛉停留在墙面不飞入管内时,可用电筒照管底,则白蛉立即飞入管中。另外对中华白蛉所做的趋光实验中,使用同一地点、同一时间和同一照度的分色光谱,发现超过半数趋白光(57.7%),其次趋黄光(20.1%),红绿蓝更次之(10.1%,9.0%,3.1%),无光对照者(0.0%)(冷延家、张正奎,1964)。亚历山大白蛉雌雄蛉趋光性也有所不同,在有光和无光的窗口上分别悬挂粘性纸,前者平均每张纸上粘附的白蛉数为20.4,后者为5.3只,雌雄比例分别为6∶1和1∶2.5,由此可见,雌性亚历山大白蛉的趋光性较雄性为强(管立人等,1987)。

五、季节消长

(一)季节分布

白蛉的季节分布因地而异。某一地区内的不同蛉种,其季节分布亦不相同。旧大陆的温带地区白蛉季节在春初至初秋之间,中华白蛉成蛉季节可持续3.5~4.5个月,在密度上有一个主高峰、一个次高峰。新疆塔里木地区的斯氏白蛉出现于5月初,6月上旬和7月下旬出现两个高峰,消失于9月中旬,季节全长约4.5个月,一年内可繁殖两代(熊光华等,1979)。此蛉在内蒙古季节较短,6月上旬出现,在6月下旬到7月上旬有一个高峰,8月下旬绝迹,季节持续三个月(熊光华等,1976)。新疆吐鲁番的亚历山大白蛉在5月下旬已有相当数量,6月下旬出现第一个高峰,7月下旬开始下降,至8月上旬出现第2个高峰,此后缓慢下降,至9月中旬仍有少量白蛉存在(管立人等,1987)。热带地区某些蛉种则终年繁衍(冷延家等,1979)。

(二)影响白蛉季节分布的气候因素

影响白蛉季节分布的气候因素包括温度、湿度和雨量。

白蛉的活动主要受温度制约,据印度的观察,整个白蛉季节的温度在20~30℃之间,而最适宜温度为28℃。我国北方的中华白蛉和南方的鲍氏司蛉成蛉活动的温度界限皆在旬平均气温18~19℃上下(冷延家等,1964,1991)。新疆吐鲁番的亚历山大白蛉在第1和第2个密度高峰时的旬平均气温分别是25.5℃和28.2℃,而出现和消失时的旬平均气温都在18.5℃(管立人等,1987)。

Napier指出印度利什曼病流行区每年各月的平均湿度在60%以上,一年内有3个月湿度在80%以上,认为银足白蛉的生存和繁殖需要较高的湿度。据山东泰安白蛉季节的观察,6月中旬白蛉高峰出现时,当地的平均湿度约在70%左右,而8月上旬白蛉密度下降时,平均湿度高达80%以上(王兆俊、吴征鉴,1956)。而新疆吐鲁番5~9月的相对湿度在40%以下(管立人等,1987),说明白蛉密度与湿度关系不大。

印度白蛉季节通常出现在雨季,而我国则不同,白蛉季节出现在雨季前,像西北地区则气候干燥,年平均降雨量低于800mm,故雨量对白蛉季节的分布无多大影响。

六、越冬

白蛉以四龄幼虫越冬,幼虫一般孳生在不超过10厘米深的土壤中。如鲍氏司蛉在四川宜宾实验室条件下，当旬平均气温在 12~19℃时，蛉卵尚能孵出幼虫，5~19℃幼虫尚能进食、活动和发育，5℃即不食不动。次春 14℃四龄幼虫开始化蛹。当气温降至 0~4℃以下连续超过一周，大批 3 龄以前龄期幼虫死亡，这将影响次年成蛉的数量（向帮成等，1991）。另据观察，我国北方当夏秋之交，尽管当时外界气候仍适于中华白蛉幼虫生长时，但多数幼虫已进入越冬状态，越冬期可长达 8~9 个月，使生活史延长至 1 年左右。热带地区白蛉不存在越冬现象。

七、天敌

白蛉似乎很少天敌，包括捕食者和寄生物。除实验室发现感染线虫外未见致死性的天然感染。Lewis（1982）发现白蛉体外曾有螨类寄生。蜥蜴经常吞食其体表吸血的白蛉，有的学者认为这是一种共生现象。

第五节 中国重要种类

冷延家（Leng，1997）依据 Lewis 等（1978）的分类体系，参照 Artemiev 和 Neronov（1984）对旧大陆白蛉的研究，建立了中国白蛉的分类系统。将中国白蛉的属级阶元分为 5 个。即：秦蛉属（*Chinius* Leng，1987），格蛉属（*Grassomyia* Theodor，1958），异蛉属（*Idiophlebotomus* Quate et Fairchild，1961），白蛉属（*Phlebotomus* Rondani，1843），司蛉属（*Sergentomyia* Franca et Parrot，1920）。截至目前，国内已报道确定的蛉种有 48 种（Leng，1997；冷延家，1999；柴君杰，2006），分布在除黑龙江省以外包括港澳台的所有省、市、自治区。其中活化石蛉种筠连秦蛉（*Chinius junlianensis* Leng，1987）及其喇叭腺（trumpet gland）的发现，以及依化石蛉种和当代蛉种的对比研究，阐明了白蛉演化的一元论并印证了大陆板块移动学说。证实了传病蛉种有九种：即传播人类利什曼病的中华白蛉、长管白蛉、亚历山大白蛉、四川白蛉和斯氏白蛉；传播沙鼠利什曼病的亚历山大白蛉、安氏白蛉、高加索白蛉、蒙古白蛉、斯氏白蛉；传播蜥蜴利什曼病的新疆司蛉。

一、中国白蛉分类体系和名录

根据冷氏建立的中国白蛉分类体系（冷延家，1997），中国白蛉共记载了 5 个属，8 个亚属，1 个亚属级的组和 48 个蛉种。本处给出了原始文献和在中国首先发现的报道文献，给出了中国使用过的同物异名和相应文献，便于查阅。给出了模式标本所在单位，便于核对研究。

缩写：MCJNU 暨南大学医学院 寄生虫学教研室。510632 广州暨南大学
GYMC 贵阳医科大学 寄生虫学教研室。550004 贵阳 北京路 4 号
LSTM 利物浦热带医学院 Liverpool School of Tropical Medicine，Pembroke Place，Liverpool，L3 5QA United Kingdom
NHML 英国伦敦自然历史博物馆昆虫部 Department of Entomology，Natural History Museum，Cromwell Road，London SW7 5BD United Kingdom
SDIPD 山东寄生虫病防治研究所。272133 山东省 济宁市 太白中路 13 号
SCDC 中国预防医学科学院上海寄生虫病预防控制中心。200025 上海瑞金二路 207 号
ZUMS 中山大学基础医学院 寄生虫学教研室。510089 广州市 中山二路

1. 秦蛉属（Genus *Chinius* Leng，1987）［Leng，YJ（冷延家）：*Ann. Trop. Med. Parasitol.*，1987，81（3）：331-337 正模和副模 MCJNU & NHML］

筠连秦蛉（*Chinius junlianensis* Leng，1987）［正模和副模：MCJNU & NHML］（图 19-16）

2. 格蛉属（Genus *Grassomyia* Theodor，1958）［Theodor，O：Die Fliegen der Palaearktischen Region，9c Psycbodidae Phlebotominae，*Stuttgart*，1958，p. 47；冷延家：暨南理医学报，1987，2：25-29］

印地格蛉（*Grassomyia indica* Theodor，1931）［中国标本：MCJNU］（图 19-17）

3. 异蛉属（Genus *Idiophlebotomus* Quate et Fairchild，1961）［Quate，LW et Fairchild，GB：*Pacific Insects*，1961，3（2）208］

长铗异蛉(*Idiophlebotomus longiforceps* Wang,Ku et Yuan,1974)[王菊生等:昆虫学报,1974,17(3):334-338 正模和副模:GYMC](图 19-19)。

4. 白蛉属(Genus *Phlebotomus* Rondani et Berte,1843)[Rondani,C:*Ann. Soc.Ent. Fr.* 1843,2(1):263;Theodor,O:*Bull,Ent. Res.*,1948,39(1):961]

白蛉属之中,中国已发现阿蛉亚属、合蛉亚属、优蛉亚属、拉蛉亚属和似蛉亚属等 5 个亚属的蛉种。

(1) 阿蛉亚属(Subgenus *Adlerius* Nitzulescu,1931)[Nitzulescu,V:Ann. Parasit. hum. comp.,1931a,9(3):271-275] 模式种,中华白蛉[*Phlebotomus*(*Adlerius*)*chinensis* Newstead,1916]。为内脏利什曼病的主要传播媒介,中国已发现有 4 个蛉种:中华白蛉;冯氏白蛉(*Phlebotomus fengi* Leng et Zhang,1994);长管白蛉(*Phlebotomus longiductus* Parrot,1928);四川白蛉(*Phlebotomus sichuanensis* Leng & Yin,1983)。

中华白蛉(*Phlebotomus chinensis* Newstead,1916)[Newstead,R.:*Bull. Ent. Res.*,1916,7(2),191-192. 正模和副模:NHML]。

冯氏白蛉(*Phlebotomus fengi* Leng et Zhang,1994)[Leng,YJ & Zhang,LM (冷延家、张玲敏):*Ann. Trop. Med Parasitol.*,1994,88(5):523-530。正模和副模:MCJNU]。

长管白蛉(*Phlebotomus longiductus* Parrot,1928)[Parrot,L:*Arch. Inst. Pasteur Alger.*,1928,6(1):20-34. 中国标本:SCDC]。

四川白蛉(*Phlebotomus sichuanensis* Leng et Yin,1983)[Leng,YJ et Yin,ZC(冷延家、尹治成):Ann. *Trop. Med. Parasitol.*,1983,77(4),423-426 正模和副模:MCJNU & NHML]

阿蛉亚属四种白蛉形态比较见表 19-5,表 19-6,图 19-25。

表 19-5 中国阿蛉亚属四种雄蛉鉴别表(Leng YJ 和 Zhang LM,2001)

蛉种	A3	A3/L	A4	AF	HC	FHBC	ST	GF	Style	Aed	F/P
Pc	419	1.59	<100(34)	2/3-15	24	0.66	31	679	202	175	5.9
Pf	460	1.47	<100(56)	2/3-8,1/9-15	57	0.59	10	1 333	206	233	10.5
Pl	417	1.52	>100(203)	2/3-8,1/9-15	64	0.57	16	1 400	204	195	10.1
Ps	550	1.67	>100(257)	2/3-8,1/9-15	39	0.71	42	1 130	250	190	7.1

注:Pc:中华白蛉,Pf:冯氏白蛉,Pl:长管白蛉,Ps:四川白蛉,A3:触角第三节,A3/L:触角第三节/上唇,A4:触角第四节,Aed:阳茎,AF:囊状刺列式,GF:生殖丝,HC:上尾铗基节内侧面毛,FHBC:距上尾铗基节基部最远的 HC 位置,F/P:生殖丝/生殖泵,ST:阳茎亚尖端结节。

表 19-6 中国阿蛉亚属雌蛉鉴别表(Leng YJ 和 Zhang LM,2001)

蛉种	A3	A3/L	A4	CSD	SS
Pc	323	1.27	<100(51)	+	13~14
Pf	455	1.38	>100(178)	–	–
Pl	388	1.06	<100(66)	+	11~13
Ps	370	1.02	>100(148)	–	15~18

注:CSD:受精囊总管;SS:受精囊节数。

(2) 合蛉亚属(*Anaphlebotomus* Theodor,1948)[Theodor,O. 1948,(3)1:99.] 模式种,施氏白蛉[*Phlebotomus*(*Anaphlebotomus*)*stantoni* Newstead,1914]。中国只发现一个蛉种,施氏白蛉(*Phlebotomus stantoni* Newstead,1914)。(图 19-26)。

施氏白蛉(*Phlebotomus stantoni* Newstead,1914)[Newstead,R. Bull.ent. Res.,1914,5:179-192. Leng,YJ,Zhang,LM(冷延家、张玲敏). *Ann. Trop. Med. Parasitol.* 1993,87(1):89. 中国标本:MCJNU 和 SCDC]。

(3) 优蛉亚属(Subgenus *Euphlebotomus* Theodor,1948)[Theodor,O:1948:89-99] 模式种,银足白蛉[*Phlebotomus*(*Euphlebotomus*)*argentipes* Annandale et Brunetti,1908]。中国已发现有 4 个蛉种。江苏白蛉

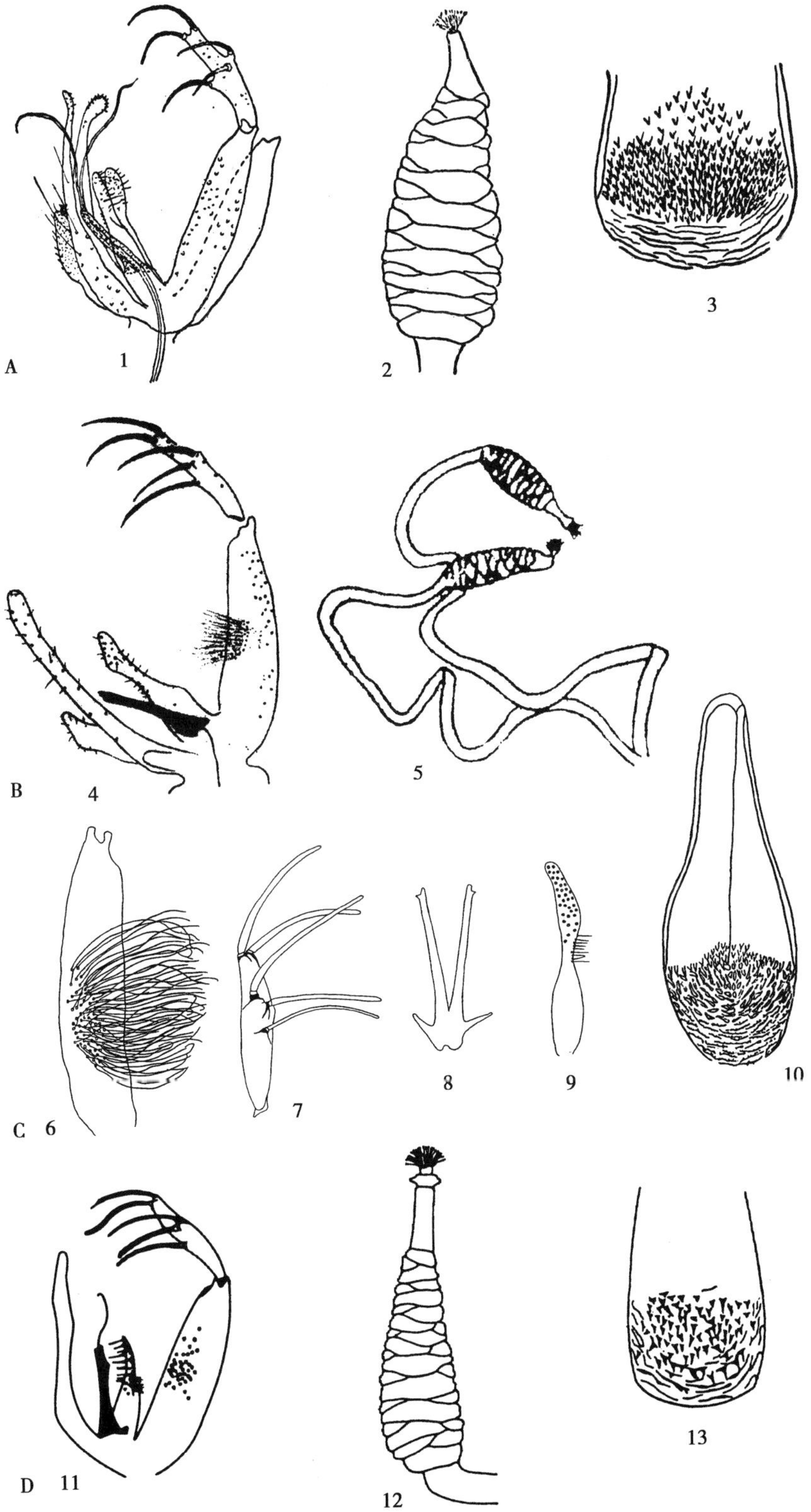

A. 中华白蛉:1. 雄外生殖器;2. 受精囊;3. 雌蛉咽甲。
B. 长管白蛉:4. 雄蛉外生殖器;5. 雌蛉受精囊。
C. 冯氏白蛉:6. 上尾铗基节;7. 上尾铗端节;8. 阳茎;9. 阳基侧突;10. 雌蛉咽甲。
D. 四川白蛉:11. 雄蛉外生殖器;12. 雌蛉受精囊;13 雌蛉咽甲。

图 19-25 阿蛉亚属四蛉种

(A. 引自 王兆俊,吴征鉴;B. 引自 柴君杰;C. 引自 Leng YJ 和 Zhang LM;D 引自 Leng,YJ 和 Yin)

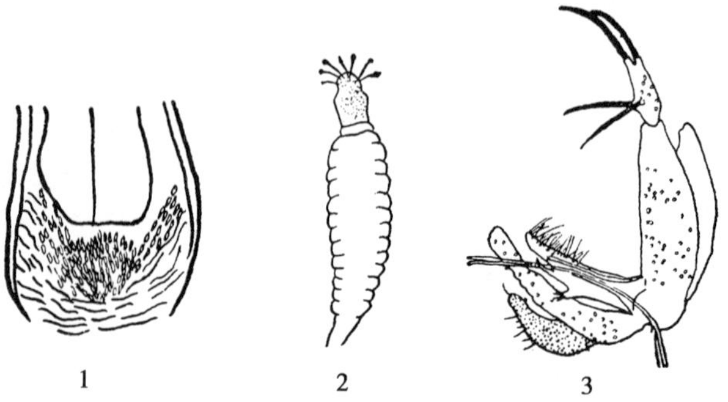

1. 雌蛉咽甲;2. 雌蛉受精囊;3. 雄蛉外生殖器。

图 19-26 施氏白蛉

(引自 王兆俊,吴征鉴)

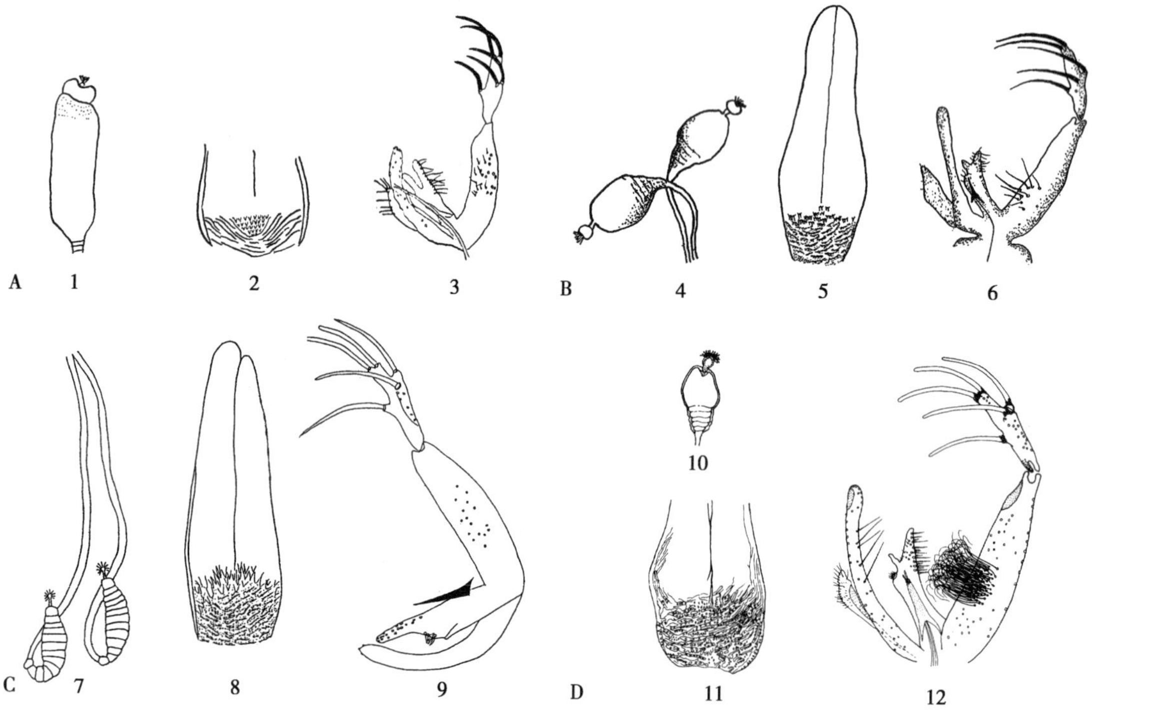

A. 江苏白蛉:1. 雌蛉受精囊;2. 雌蛉咽甲;3. 雄蛉外生殖器。
B. 土门白蛉:4. 雌蛉受精囊;5. 雌蛉咽甲;6. 雄蛉外生殖器。
C. 冷氏白蛉:7. 雌蛉受精囊;8. 雄蛉咽甲;9. 雄蛉外生殖器。
D. 云胜白蛉:10. 雌蛉受精囊;11. 雄蛉咽甲;12. 雄蛉外生殖器。

图 19-27 优蛉亚属四蛉种

(A 仿 王兆俊,吴征鉴;B 仿 王兆俊,张荣生;C 引自 Zhang LM 等;D 引自 Leng YJ 和 Lewis)

(*Phlebotomus kiangsuensis* Yao et Wu,1938);冷氏白蛉(*Phlebotomus lengi* Zhang,He et Ward,1994);土门白蛉(*Phlebotomus tumenensis* Wang et Zhang,1963);云胜白蛉(*Phlebotomus yunshengensis* Leng et lewis,1987)。(图 19-27)。

江苏白蛉(*Phlebotomus kiangsuensis* Yao et Wu,1938)[Yao,YT et Wu,CC(姚永政,吴征鉴:*Chn. med. J.*(*Suppl.* 2),1938,527-537。正模:SCDC]。

冷氏白蛉(*Phlebotomus lengi* Zhang,He et Ward,1994)[Zhang LM(张玲敏),He MS(何明生)et Ward,

RD:*Ann. Trop. Med. Parasitol.*,1994,8(5):531-537 全模和副模:MCJNU]。

土门白蛉(*Phlebotomus tumenensis* Wang et Chang,1963)[王兆俊,张荣生:昆虫学报,1963,12(4):511-514。全模和副模:SCDC]。

云胜白蛉(*Phlebotomus yunshengensis* Leng et Lewis,1987)[Leng,YJ et Lewis,D:*Ann. Trop. Med. Parasitol.*,1987,8(3):305-309. 全模和副模:MCJNU,NHML]。

(4)拉蛉亚属(Subgenus *Larroussius* Nitzulescu,1931)[Nitzulescu,V:Ann. Parasitol. Hum. Comp.,1931,9(3):271-275] 模式种,硕大白蛉[*Phlebotomus*(*Larroussius*)*major* Annandale,1931]。中国只发现本亚属的斯氏白蛉(*Phlebotomus smirnovi* Perfiliw,1941)(异名吴氏白蛉),为内脏利什曼病传播媒介(图 19-28)。

斯氏白蛉(*Phlebotomus smirnovi* Perfiliew,1941)[Perfiliew,PP:*Trudy Voenno-Meditsinskoe Akademii im. SM Kirova*,1941,25:272-284;中国标本:MCJNU,DCDC](同物异名:吴氏白蛉(*Phlebotomus wui* Yang et Xiong),杨赣源,熊光华:寄生虫学报,1965,2:412;熊光华,金长发:中国寄生虫学与寄生虫病杂志,1987,5(1):45-48。(表 19-7)。

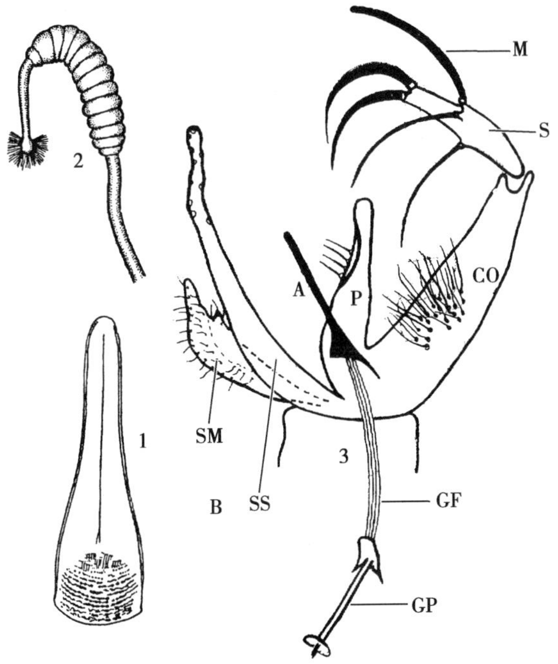

1. 咽甲;2. 受精囊;3. 雄外生殖器;A. 阳茎,CO. 上尾铗基节,GF. 生殖丝,GP. 生殖泵,M. 长毫,P. 间中附器,S. 上尾铗端节,SS. 下尾铗,SM. 亚中尾须。

图 19-28 斯氏白蛉

(引自 冷延家)

表 19-7 中国、苏联和蒙古国斯氏白蛉的形态特征(冷延家,2002)

量度单位:mm

形态构造	*Perfiliew,1941	*Perfiliew,1968	** 杨赣源,熊光华,1965	* 冷延家,Lane,Lewis,1987	**Artemiev 和 Neronov,1984
雄蛉					
上唇	0.20~0.22	0.20~0.23	—	0.20~0.23	
咽					
长×宽	—	—	0.18×0.042	0.19×0.048	—
长/宽	—	—	4.2	4.02	—
触角					
列式	2/3~7,1/8~15	同左	同左	同左	同左
c/b	—	1/5	—	1/5	1/4
下颚须列式	1,2,3,4,5.	1,2,3,4,5.	1,2,3,4,5 或 1,(2,4),3,5.	1,2,3,4,5.	—
翅	1.90	1.90~2.16	1.83	1.83~2.19	1.52~1.80
雄外生殖器					
上尾铗基节	0.27~0.29	0.27~0.35	0.30	0.31~0.37	0.264~0.316
上尾铗端节	0.14~0.15	0.15~0.18	0.15	0.21~0.22	0.134~0.160
阳基侧突	0.19~0.22	0.20~0.21	0.18	0.21~0.22	同 smirnovi
H/P	4~5	4~5	—	4~5	4~5
阳茎	0.096~0.115	0.12	—	0.12~0.016	1.28~1.44
A/P	<1	<1	<1	<1	—
生殖泵	—	0.13	—	0.133	—
GF/GP	—	1/3	—	1/3	1/3

续表

形态构造	*Perfiliew,1941	*Perfiliew,1968	** 杨赣源,熊光华,1965	* 冷延家,Lane,Lewis,1987	**Artemiev 和 Neronov,1984
雌蛉					
上唇	0.26~0.29	0.26~0.29	—	0.26~0.30	0.24~0.29
咽部					
长×宽	—	—	0.18×0.058	0.19×0.063	?~0.060
长/宽	—	—	3.3	3.04	—
触角	A3>A4+A5	同左	同左	同左	同左
列式	2/3-15	同左	同左	同左	同左
c/b	>♂	>♂	>♂	>♂	>♂
下颚须列式	1,2,3,4,5.	同左	同左	同左	同左
翅	2.28	2.28	2.24	2.08	2.11
受精囊		14~15			
节数	15	>1/3	12~13	12~16	14~19
茎/囊体	>1/3		—	>1/3	—

* 原描述为斯氏白蛉。** Artemiev 和 Neronov 和杨,熊作为吴氏白蛉的描述资料。A/P 阳茎/阳基侧突,H/P 阳基侧突结节上的外向毛。

(5) 似蛉亚属(Subgenus *Paraphlebotomus* Theodor,1948)[Theodor,0,1948:97;1958:19] 模式种,司氏白蛉[*Phlebotomus*(*Paraphlebotomus*)*sergenti* Parrot,1917]。包含中国内脏利什曼病和动物利什曼病传播媒介,已发现有 4 个蛉种。亚历山大白蛉(*Phlebotomus alexandri* Sinton,1938);安氏白蛉(*Phlebotomus andrejievi* Shakirzyanova,1953);高加索白蛉(*Phlebotomus caucasicus* Marzinovsky,1917);蒙古白蛉(*Phlebotomus mongelensis* Sinton,1928),它们的分类主要依靠雄蛉形态(表 19-8,图 19-29)。

表 19-8 中国似蛉亚属四蛉种形态对比

	亚历山大白蛉	安氏白蛉	高加索白蛉	蒙古白蛉
A3	120~160μm	200~340μm	同左	同左
A3/L	0.7~0.9mm	1.0~1.4mm	同左	同左
GP	小,0.12mm 喇叭口宽于体部	大,0.17~0.20mm,喇叭口远	宽于体部	同左
Pr	小	大	大	小
BH	端部粗而稀	端部毛束宽	多在腹侧、毛长	端部毛束窄
CL/CB	>3.2	>2.5	>2.5	>3.2
C/S	3.1	2.3	2.3	5.2
M2	8.0	8.6	9.5	7.6
S	7~8 节,末节<体宽	4~6 节,末节>体宽	同左	同左

注:A3:触角第三节长度;A3/L:触角第三节长度/上唇长度;BH:刷状毛,CL/CB:上尾铗基节长宽比,C/S:上尾铗基节/上尾铗端节;GP:生殖丝;M2:第二长毫位置;Pr:基突,S:受精囊。

亚历山大白蛉(*Phlebotomus alexandri* Sinton,1928)[Sinton,JA:*Ind. J. med. Res.*,1928,16(2):308;熊光华,王捷,管立人:昆虫学报,1964,13(1):141-144。中国标本:SCDC]。

安氏白蛉(*Phlebotomus andrejievi* Shakirzyanova,1953)[Shakirzyanova,MS:*Trudy Instituta Zoologi Akademi Nauk Kazakhskoe SSR*,1953,1:102-107;管立人等:昆虫学报,1981,3(7):281。中国标本:SCDC]。

高加索白蛉(*Phlebotomus caucasicus* Marzinovsky,1917)[Marzinowsk-y,E:*Meditsinskoe Obozerenie*,1917,87(13/16)611-614;熊光华等:昆虫学报,1964,13(1):141-144. 中国标本 SCDC]。

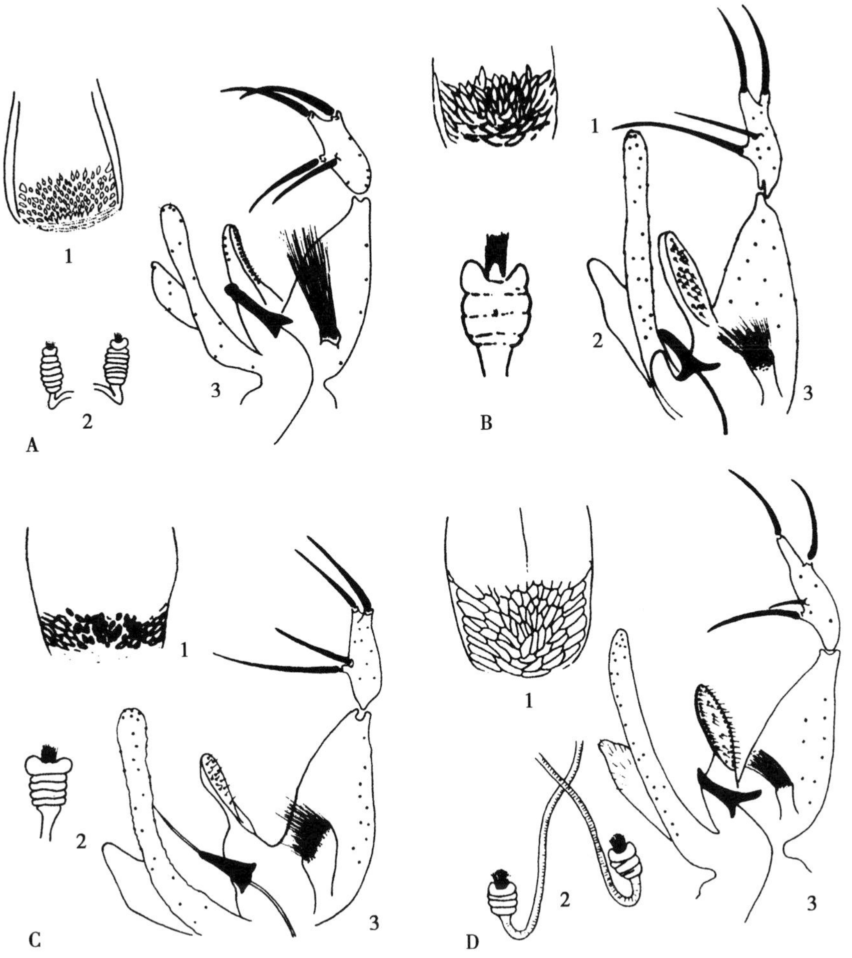

A. 亚历山大白蛉;B. 安氏白蛉;C. 高加索白蛉;D. 蒙古白蛉:1. 雌蛉咽甲;2. 雌蛉受精囊;3. 雄蛉外生殖器。

图 19-29 似蛉亚属白蛉
(引自 熊光华等)

蒙古白蛉(*Phlebotomus mongolensis* Sinton,1928)[Sinton,JA:Ind. J. Med. Res.,1928,16(2):309. 中国标本:MCJNU,SCDC]。

5. 司蛉属(Genus *Sergentomyia* Franca et Parrot,1920)[Franca,C & Parrot,L:*Bull. Soc. Path. Exot.*,1920,13(8):695-708]

(1)新蛉亚属(Subgenus *Neophlebotomus* Franca et Parrot,1920)[Lewis,DJ:Bll.Brit. Mus.(NH),Ent. Ser. 1978,37(6):269-270] 模式种 *S. malabaricus* Annandale,1910。中国共报道 13 个种。

许氏司蛉(*Sergentomyia khawi* Raynal,1936)[Raynal *J. Ann. Parasit. Hum. Com.*,1936,16(6):529-540. 中国标本:MCJNU](图 19-30A)。

应氏司蛉(*Sergentomyia iyengari* Sinton,1933)[Sinton,JA:*Ind. J. Med. Res.*,1933,21(1):221-224;冷延家:昆虫学报,1977,20(3):331-336. 中国标本:MCJNU](图 19-30B)。

歌乐山司蛉(*Sergentomyia koloshanensis* Yao et Wu,1946)[Yao,YT(姚永政)& Wu,CC(吴征鉴):*J. Parasitol.*,1946,32:87-901 全模和副模:SCDC](图 19-30C)。

安徽司蛉(*Sergentomyia anhuiensis* Ge et Leng,1990)[葛聂林,冷延家:吸血双翅昆虫调查集刊,1990,2:110-116。全模和副模标本:MCJNU](图 19-31A)。

南京司蛉(*Sergentomyia nankingensis* Ho,Tan et Wu,1954)[何凯增,谭娟杰,吴征鉴:昆虫学报,1954,4:427-432. 全模和副模:SCDC](图 19-31B)。

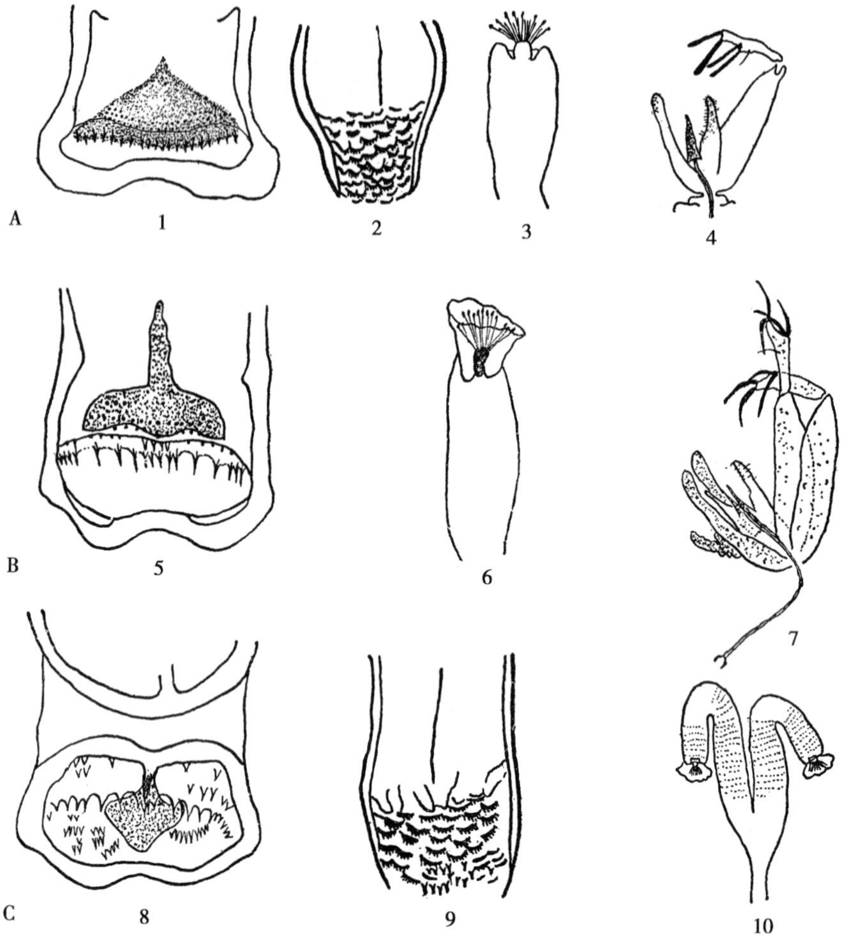

A. 许氏司蛉:1. 雌蛉口甲;2. 雌蛉咽甲;3. 雌蛉受精囊;4. 雄蛉外生殖器。
B. 应氏司蛉:5. 雌蛉口甲;6. 雌蛉受精囊。
C. 歌乐山司蛉:7 雄蛉外生殖器;8. 雌蛉口甲;9. 雌蛉咽甲;10. 雌蛉受精囊。

图 19-30 应氏司蛉、许氏司蛉和歌乐山司蛉
(仿 王兆俊,吴征鉴)

贵真司蛉(*Sergentomyia kueichenae* Leng et He,1995)[Leng,YJ(冷延家) et He,MS(何明生):*Entomologia Sinica*,1995,2(1):13-17 全模和副模:MCJNU,SCDC](图 19-31C)。

泉州司蛉(*Sergentomyia quanzhouensis* Leng et Zhang,1987)[冷延家,张玲敏:动物分类学报,1987,12(2):192-199. 全模和副模:MCJNU](图 19-31D)。

马来司蛉[*Sergentomyia malayensis*(Theodor,1938)Leng et Zhang,1991][冷延家,张玲敏:吸血双翅昆虫调查集刊,1991,3:93. 中国标本:MCJNU][同物异名:应氏白蛉海南亚种(*Phlebotomus iyengari hainanensis* Yao et Wu,1938),应氏白蛉马来亚种(*Phlebotomus iyengari malayensis* Theodor,1938),应氏白蛉台湾亚种(*Phlebotomus iyengari taiwanensis* Cates et Lien,1970),海南司蛉(*Sergentomyia hainanensis* Leng,1977)]。

鳞喙司蛉(*Sergentomyia squamirostis* Newstead,1923)[Newstead,R:*Ann. Trop. Med. Parasitol.*,1923,17(4):531-532. 模式标本:LSTM,中国标本:MCJNU,SCDC](图 19-32A)。

征鉴司蛉(*Sergentomyia zhengjiani* Leng et Yin,1983)[Leng,Yj et Yin,ZC:*Ann. Trop. Med. .Parasitol.*,1983,77(4):426-4281。全模和副模:MCJNU & NHML](图 19-32B)。

姚氏司蛉(*Sergentomyia yaoi* Theodor,1958)[Theodor,O:1958,35-36,50;冷延家:广东寄生虫学会年报,1985,7:190-192. 全模和副模:NHML]。

武夷山司蛉(*Sergentomyia wuyishanensis* Leng et Zhang,1987)[冷延家,张玲敏:动物分类学报,1987,12(2):192-199. 全模和副模:MCJNU](图 19-32C)。

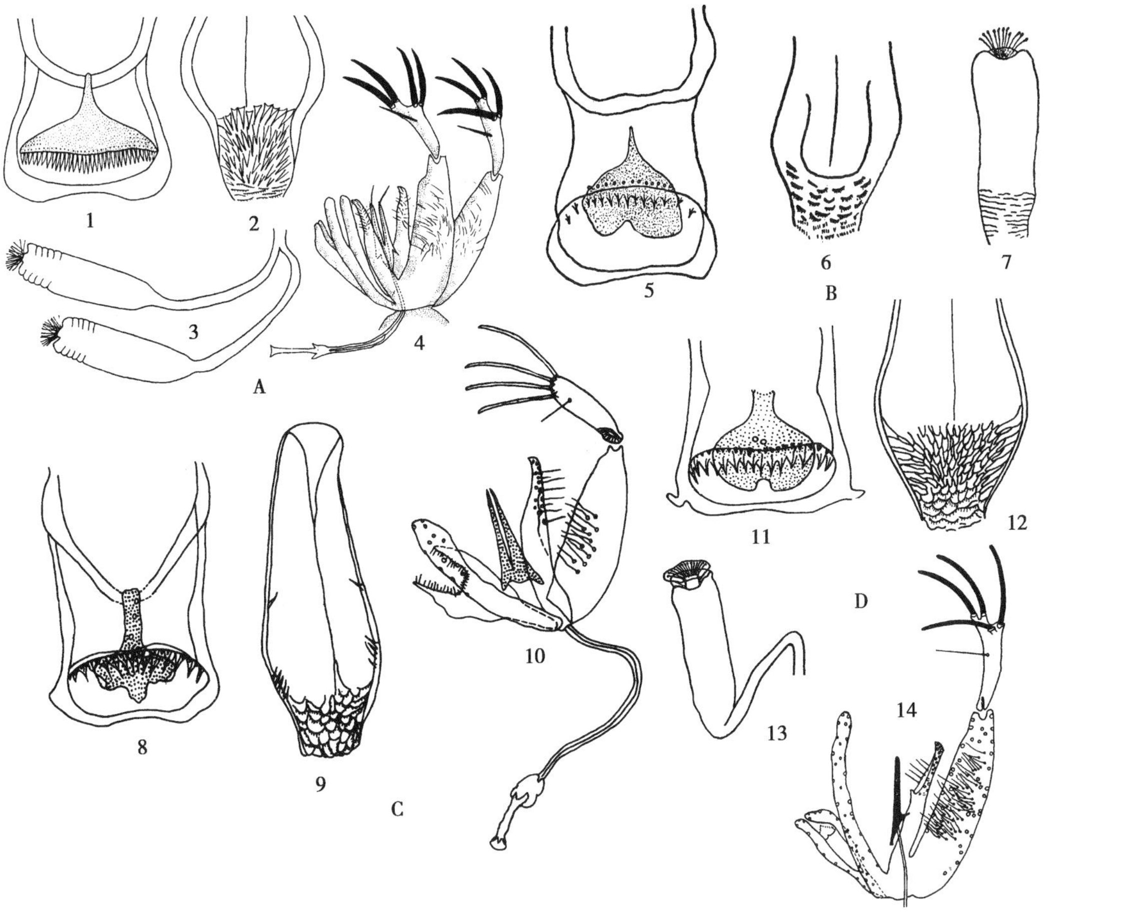

A. 安徽司蛉:1. 雌蛉口甲;2. 雌蛉咽甲;3. 雌蛉受精囊;4. 雄蛉外生殖器。
B. 南京司蛉:5. 雌蛉口甲;6. 雌蛉咽甲;7. 雌蛉受精囊。
C. 贵真司蛉:8. 雌蛉口甲;9. 雌蛉咽甲;10. 雄蛉外生殖器。
D. 泉州司蛉:11. 雌蛉口甲;12. 雌蛉咽甲;13. 雌蛉受精囊;14. 雄蛉外生殖器。

图 19-31 安徽司蛉、南京司蛉、贵真司蛉和泉州司蛉
(A 仿 葛聂林,冷延家;B 仿 王兆俊,吴征鉴;C 仿 Leng YJ 和 He MS;D 仿 冷延家,张玲敏)

钟氏司蛉(*Sergentomyia zhongi* Wang et Leng,1991)[王海波,冷延家:广东寄生虫学会年报,1991,11(13):105-108. 全模和副模:MCJNU](图 19-32D)。

(2)帕蛉亚属(Subgenus *Parrotomyia* Theodor,1958)[Theodor,0:1958:33-42]

鲍氏司蛉(*Sergentomyia barraudi* Sinton,1929)[Sinton,JA:*Ind. J. Med. Res.*,1929,16(3):716-724;中国标本:MCJNU & SCDC](图 19-33A)。

广西司蛉(*Sergentomyia kwangsiensis* Yao et Wu,1941)[YT,Yao(姚永政)et Wu,CC(吴征鉴):*Chn. med. J.*,1941,59:67-76;冷延家:昆虫学报,1964,13(1):118-128. 全模和副模:ZUMS][同物异名:鲍氏司蛉广西亚种(*Sergentomyia barraudi kwangsiensis* Yao et Wu,1941),鲍氏司蛉小榄亚种(*Sergentomyia barraudi siulamensis* Chen et Hsu,1955)](图 19-33B)。

山拔里司蛉(*Sergentomyia sumbatica* Perfiliew,1933)[Perfiliew,PP:Zool. Anzeiger,1933,51(7/8):221-227;管立人等:地方病通报,1987,2(1):36-43。中国标本:SCDC](图 19-33C)。

尹氏司蛉(*Sergentomyia yini* Leng et Lin,1991)[冷延家,林乐生:广东寄生虫学会年报,1991,11-13:101-104。全模和副模:MCJNU](图 19-33D)。

卢氏司蛉(*Sergentomyia rudnicki* Lewis,1978)[Lewis,DJ:*Bull. Brit. Mus.*(*NH*),*Entom. Ser.*,1978,37(6):264-265;何明生,冷延家:广东寄生虫学会年报,1991,11-13:95-98。中国标本:MCJNU](图 19-33E)。

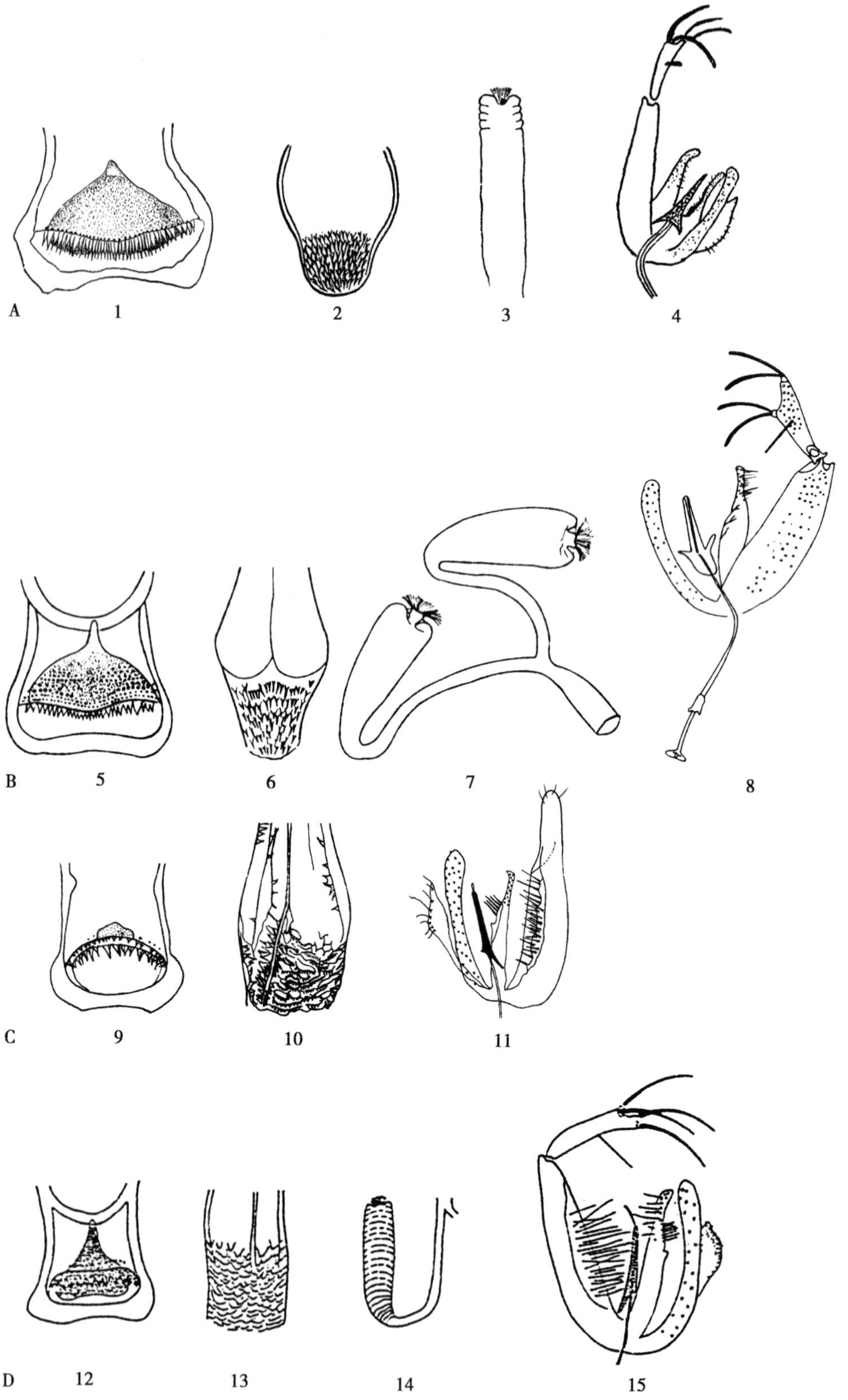

A. 鳞喙司蛉:1. 雌蛉口甲;2. 雌蛉咽甲;3. 雌蛉受精囊;4. 雄蛉外生殖器。
B. 征鉴司蛉:5. 雌蛉口甲;6. 雌蛉咽甲;7. 雌蛉受精囊;8. 雄蛉外生殖器。
C. 武夷山司蛉:9. 雄蛉口甲;10. 雄蛉咽甲;11. 雄蛉外生殖器。
D. 钟氏司蛉:12. 雌蛉口甲;13. 雌蛉咽甲;14. 雌蛉受精囊;15. 雄蛉外生殖器。

图 19-32 鳞喙司蛉、武夷山司蛉、征鉴司蛉和钟氏司蛉

(A 仿 王兆俊、吴征鉴;B 仿 Leng YJ 和 Yin ZC;C 仿 Leng YJ 和 Zhang LM;D 仿 王海波、冷延家)

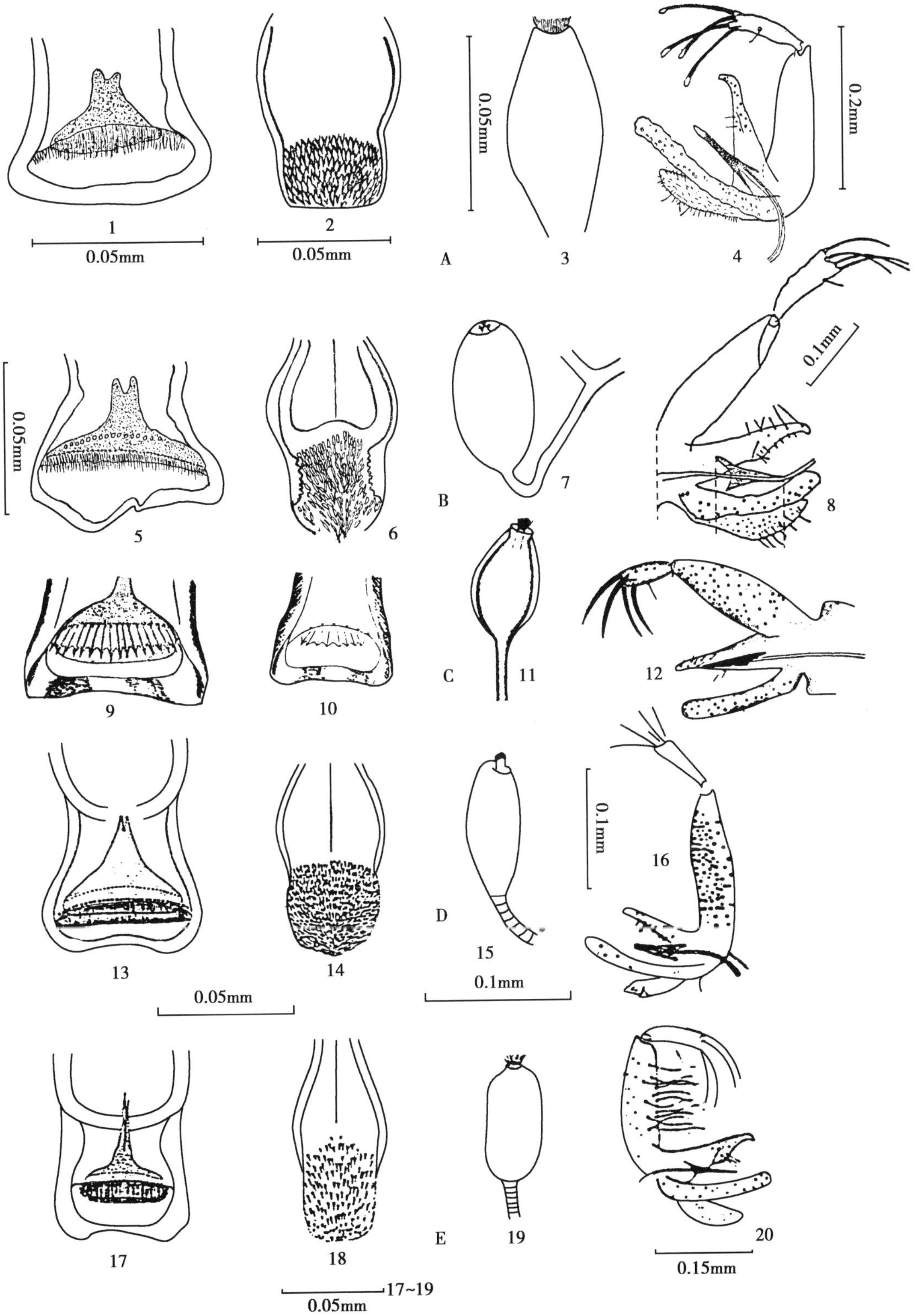

A. 鲍氏司蛉：1. 雌蛉口甲；2. 雌蛉咽甲；3. 雌蛉受精囊；4. 雄蛉外生殖器。
B. 广西司蛉：5. 雌蛉口甲；6. 雌蛉咽甲；7. 雌蛉受精囊；8. 雄蛉外生殖器。
C. 山拔里司蛉：9. 雌蛉口甲；10. 雄蛉口甲；11. 雌蛉受精囊；12. 雄蛉外生殖器。
D. 尹氏司蛉：13. 雌蛉口甲；14. 雌蛉咽甲；15. 雌蛉受精囊；16. 雄蛉外生殖器。
E. 卢氏司蛉：17. 雌蛉口甲；18. 雌蛉咽甲；19. 雌蛉受精囊；20. 雄蛉外生殖器。

图 19-33 帕蛉亚属五蛉种

（A 仿 王兆俊、吴征鉴；B 仿 王兆俊、吴征鉴；C 仿 管立人等；D. 仿 冷延家、林乐生；E. 仿 何明生、冷延家）

兰洲司蛉（*Sergentomyia lanzhouensis* sp. Nov. Xiong, Jin et Zuo），［柴君杰　新疆维吾尔自治区的利什曼病与白蛉，新疆人民出版社，2006，p340；全模和副模：SCDC］（图 19-34）。

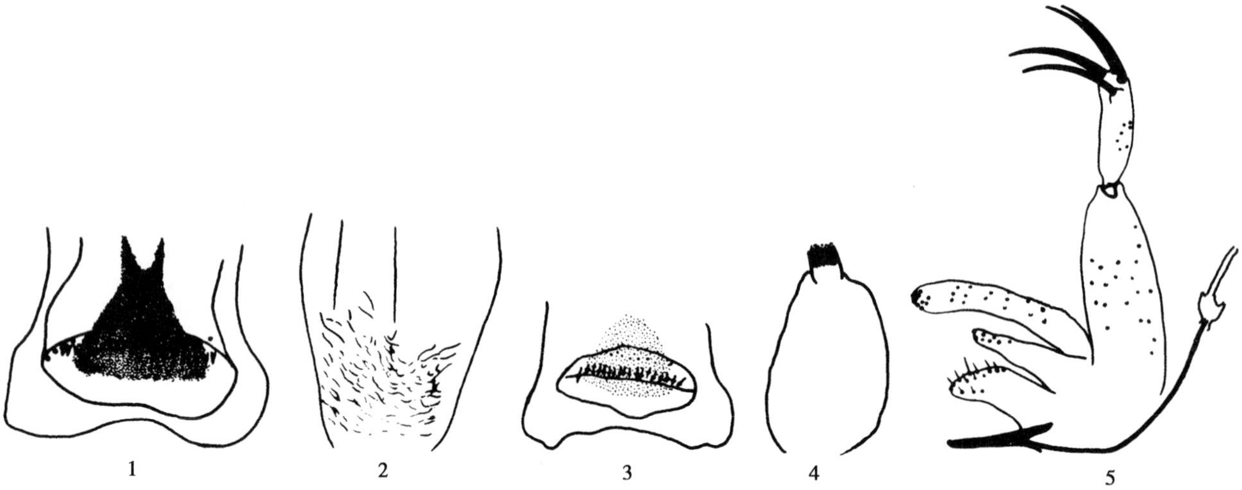

1. 雌蛉口甲；2. 雌蛉咽甲；3. 雄蛉口甲；4. 雌蛉受精囊；5. 雄蛉外生殖器。

图 19-34　兰洲司蛉

（引自 柴君杰）

唐氏司蛉（*Sergentomyia tangi* sp. Nov. Xiong, Chai et Jin）［柴君杰　新疆维吾尔自治区的利什曼病与白蛉，新疆人民出版社，2006，p343；全模和副模：SCDC］（图 19-35）。

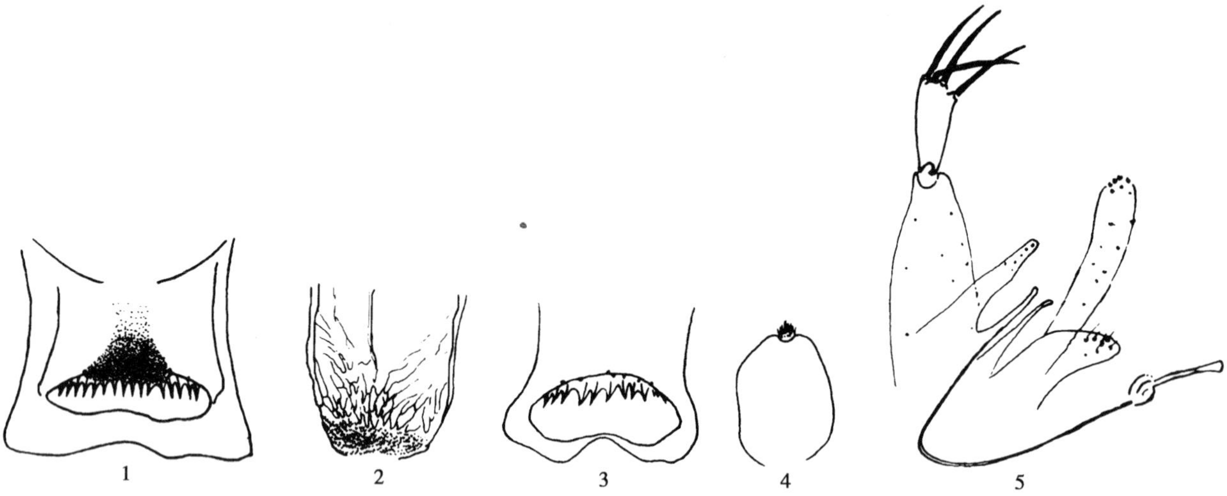

1. 雌蛉口甲；2. 雌蛉咽甲；3. 雄蛉口甲；4. 雌蛉受精囊；5. 雄蛉外生殖器。

图 19-35　唐氏司蛉

（引自 柴君杰）

（3）司蛉亚属（Subgenus *Sergentomyia* s. str. Franca et Parrot, 1920）［Franca, C et Parrot, L: *Bull. Soc. Path. Exot.*, 1920, 13（8）: 695-708］（图 19-36）。

阿帕克司蛉（*Sergentomyia arpaklensis* Perfiliew, 1933）［金长发，熊光华，左新平，柴君杰：地方病通报，1986，1（2）: 134-136。中国标本：SCDC］。

新疆司蛉（*Sergentomyia sinkiangensis* Leng, Lane et Lewis, 1987）［冷延家，Lane, RP et Lewis, DJ：广东寄生虫学会年报，1987，8: 40-43. 选模标本：MCJNU，NHML］［同物异名：微小司蛉新疆亚种（*Sergentomyia miutus sinkiangensis* Ting et Ho, 1962）］。

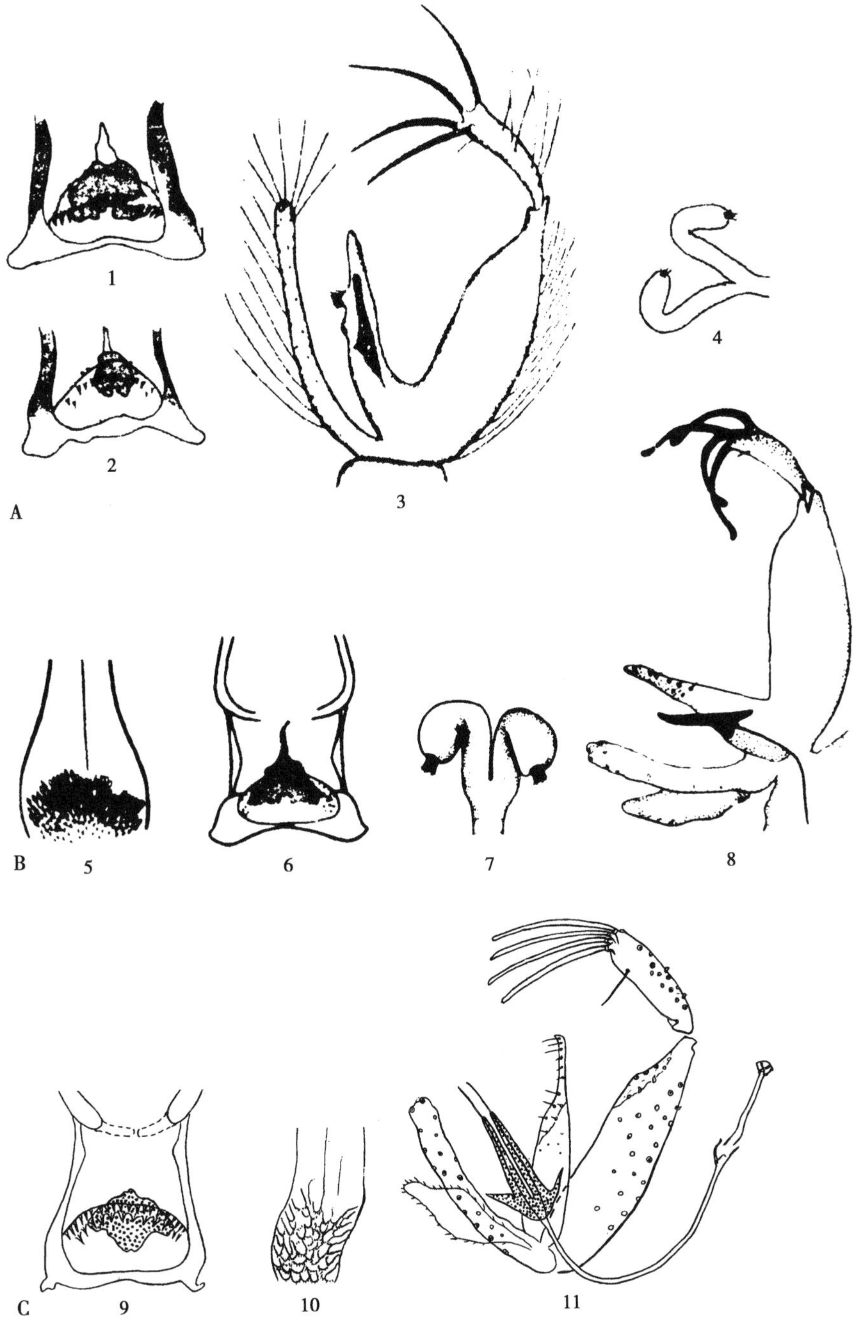

A. 阿帕克司蛉:1. 雌蛉口甲;2. 雄蛉口甲;3. 雄蛉外生殖器;4. 雌蛉受精囊
B. 新疆司蛉:5. 雌蛉咽甲;6. 雌蛉口甲;7. 雌蛉受精囊;8. 雄蛉外生殖器
C. 王氏司蛉:9. 雌蛉口甲;10. 雌蛉咽甲;11. 雄蛉外生殖器。

图 19-36 司蛉亚属蛉种

(A 仿 金长发等;B 仿 王兆俊、吴征鉴;C 仿 Leng YJ 和 Zhang SL)

辛东司蛉(*Sergentomyia sintoni* Pringle,1953)[Pringle,G:*Bull. Ent. Res.*,1953,43:707-734;中国标本:SCDC][同物异名:阿帕克司蛉(*Sergentomyia arpaklensis* Perfiliew,1933)]。

王氏司蛉(*Sergentomyia wangi* Leng et Zhang,1999)[Leng,YJ(冷延家) et Zhang,SL(张淑龄):*Parasite*,1999,6,342-345;全模和副模:MCJNU]。

(4)尼克组(nicnic group Theodor,1948)[Theodor,O:*Bull. Ent. Res.*,1948,9(1):102-103](图 19-37)。

贝氏司蛉(*Sergentomyia bailyi* Sinton,1931)[Sinton,JA:*Ind. J Med. Res.*,1931,18(3):821-829;冷延家:暨

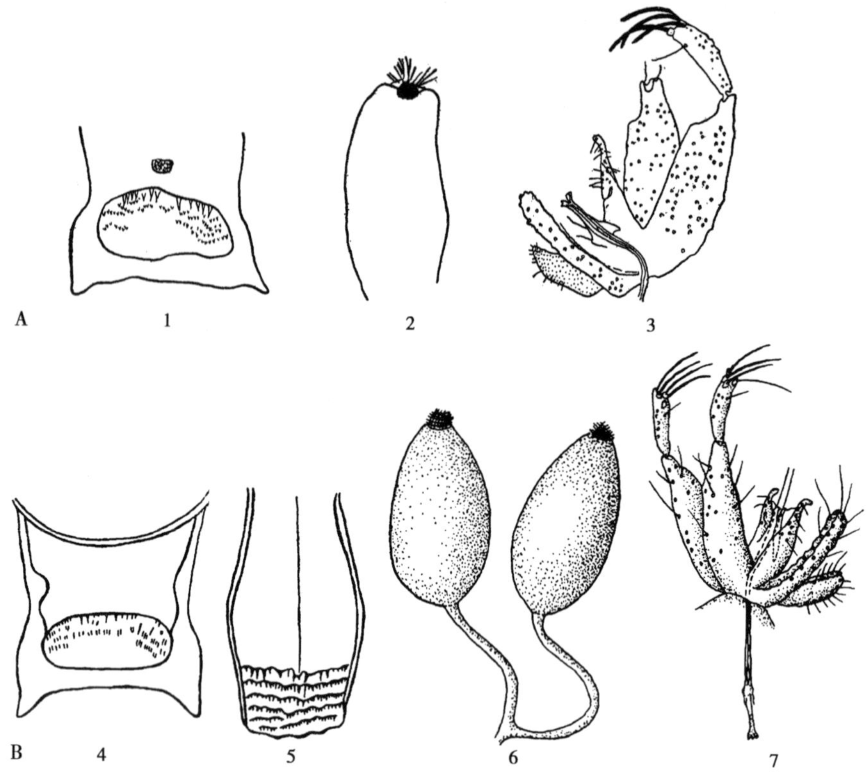

A. 平原司蛉:1. 雌蛉口甲;2. 雌蛉受精囊;3. 雄蛉外生殖器。
B. 贝氏司蛉:4. 雌蛉口甲;5. 雌蛉咽甲;6. 雌蛉受精囊;7. 雄蛉外生殖器。

图 19-37 尼克组蛉种
(A 仿 王兆俊、吴征鉴;B 仿 冷延家)

南大学学报(自然科学),1980,2(2):23-30;中国标本:MCJNU]。

平原司蛉(*Sergentomyia campester* Sinton,1931)[冷延家:暨南大学自然科学学报,1980,2(2):23-30;中国标本:MCJNU][同物异名:贝氏司蛉平原亚种(*Sergentomyia bailyi campester* Sinton,1931)]。

(5)未分组(*Ungrouped*)

方亮司蛉(*Sergentomyia fanglianensis* Leng,1964)[冷延家:昆虫学报,1964,13(1):118-121;全模和副模:MCJNU](图 19-38)。

云南司蛉(*Sergentomyia yunnanensis* He et Leng,1991)[何明生,冷延家:广东寄生虫学会年报,1991,11(13):95-98;全模和副模:MCJNU](图 19-39)。

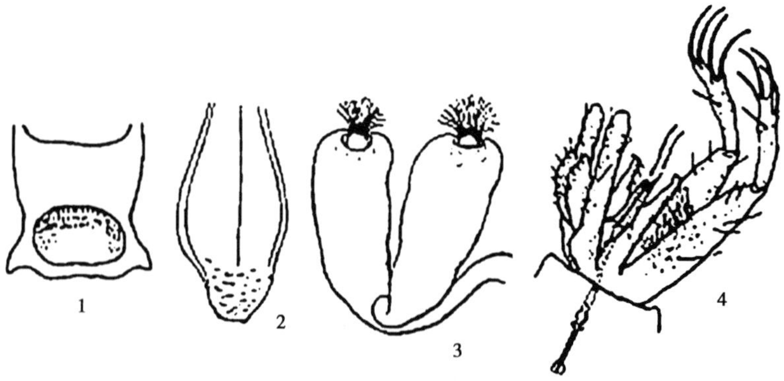

1. 雌蛉口甲;2. 雌蛉咽甲;3. 雌蛉受精囊;4. 雄蛉外生殖器。

图 19-38 方亮司蛉
(引自 冷延家)

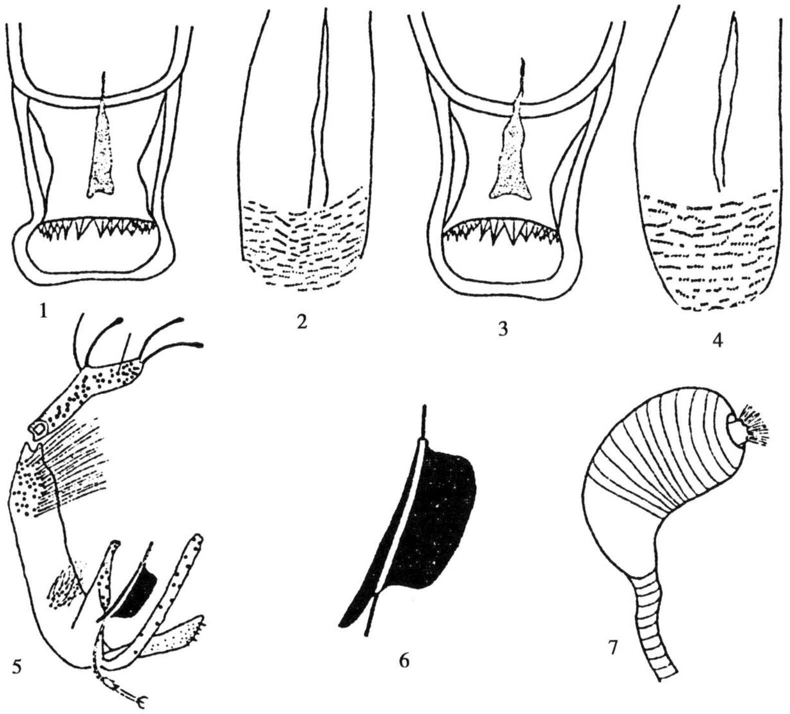

1. 雄蛉口甲;2. 雄蛉咽甲;3. 雌蛉口甲;4. 雌蛉咽甲;5. 雄蛉外生殖器;6. 阳茎;7. 雌蛉受精囊。

图 19-39 云南司蛉

(引自 何明生、冷延家)

(6)有待进一步研究的白蛉

蒲氏司蛉(*Sergentomyia pooi* Yao et Wu,1941)[Yao,YT et Wu,CC:*Chn Med. J*,1941,59,67-76;全模和副模:SCDC]。在国内外文献中已经过60年以上未再证实其存在。

孙氏司蛉(*Sergentomyia suni Wu*,1954)[吴征鉴:昆虫学报,1954,4(3):287-288;全模和副模:SDIPD]只描述了一个不完全的雌蛉,定种依据不全。此后的报道难于认证为此蛉。

吐鲁番司蛉(*Sergentomyia turfanensis* Hsiung,Guan et Jin,1981)[熊光华,管立人,金长发:昆虫学报,1981,24(4):432-433;全模和副模:SCDC]。原始报道提供的描述无可信的和恰当的新种分类对比依据,此蛉可能系中国的一个新记录种。

二、中国白蛉地理分布

在我国,白蛉分布非常广泛,北至新疆的阿勒泰地区,接近北纬48°,在新疆的塔城(北纬46.7°)有长管白蛉、斯氏白蛉和蒙古白蛉;在东北,中华白蛉最北分布到北纬43.8°附近的长春、吉林一线;南到海南省的三亚。全国33个省份(包括台湾在内)都有白蛉分布(表19-9)。

我国各省、市、区的白蛉蛉种分布见表19-9。

表 19-9 我国各省份的白蛉种类分布(括号内为已发现的市县数)

省、市、区	蛉种(分布县市数)
1. 北京	中华白蛉(9) 蒙古白蛉(7) 许氏司蛉(5) 鳞喙司蛉(4)
2. 天津	中华白蛉(6) 蒙古白蛉(2) 许氏司蛉(1) 鳞喙司蛉(1)
3. 上海	中华白蛉(1) 鳞喙司蛉(1)
4. 重庆	中华白蛉(1*) 四川白蛉(1) 江苏白蛉(1) 歌乐山司蛉(1) 鲍氏司蛉(3) 尹氏司蛉(1)
5. 吉林	中华白蛉(2)
6. 辽宁	中华白蛉(33) 蒙古白蛉(4) 许氏司蛉(2) 鳞喙司蛉(10)

续表

省、市、区	蛉种(分布县市数)
7. 内蒙古	中华白蛉(3) 斯氏白蛉(1) 安氏白蛉(2) 亚历山大白蛉(1) 蒙古白蛉(5) 新疆司蛉(1)
8. 河北	中华白蛉(30) 蒙古白蛉(29) 许氏司蛉(1) 鳞喙司蛉(11)
9. 山西	中华白蛉(32) 蒙古白蛉(18) 许氏司蛉(12) 鳞喙司蛉(5) 孙氏司蛉(3)
10. 陕西	中华白蛉(37*) 蒙古白蛉(20) 施氏白蛉(?) 江苏白蛉(1) 许氏司蛉(14) 南京司蛉(?) 鳞喙司蛉(14) 孙氏司蛉(2) 鲍氏司蛉(?)
11. 甘肃	中华白蛉(33*) 斯氏白蛉(2) 安氏白蛉(1) 亚历山大白蛉(3) 蒙古白蛉(22) 许氏司蛉(5) 鳞喙司蛉(7) 歌乐山司蛉(1) 新疆司蛉(1)
12. 宁夏	中华白蛉(5) 蒙古白蛉(7)
13. 青海	中华白蛉(7*) 蒙古白蛉(5) 鳞喙司蛉(2)
14. 新疆	长管白蛉(28) 斯氏白蛉(21) 安氏白蛉(1) 亚历山大白蛉(13) 高加索白蛉(7) 蒙古白蛉(24) 新疆司蛉(18) 山拔里司蛉(4) 辛东司蛉(5) 吐鲁番司蛉(4)
15. 山东	中华白蛉(91) 江苏白蛉(3) 蒙古白蛉(64) 许氏司蛉(9) 鳞喙司蛉(40)
16. 安徽	印地格蛉(2) 中华白蛉(11) 江苏白蛉(12) 蒙古白蛉(15) 安徽司蛉(5) 马来司蛉(1) 南京司蛉(2) 鳞喙司蛉(14) 鲍氏司蛉(8)
17. 江苏	中华白蛉(22) 江苏白蛉(12) 蒙古白蛉(17) 鲍氏司蛉(1) 南京司蛉(1) 鳞喙司蛉(13)
18. 浙江	中华白蛉(2) 江苏白蛉(3) 蒙古白蛉(1) 安徽司蛉(1) 鳞喙司蛉(3) 钟氏司蛉(2) 鲍氏司蛉(2)
19. 福建	施氏白蛉(3) 泉州司蛉(2) 鲍氏司蛉(1) 武夷山司蛉(2) 尹氏司蛉(2)
20. 台湾	印地格蛉(3) 江苏白蛉(1) 马来司蛉(6) 鲍氏司蛉(3)
21. 江西	安徽司蛉(1) 鳞喙司蛉(2) 姚氏司蛉(1) 征鉴司蛉(2) 鲍氏司蛉(3)
22. 河南	印地格蛉(1) 中华白蛉(35) 江苏白蛉(4) 蒙古白蛉(28) 许氏司蛉(4) 鳞喙司蛉(9)
23. 湖北	中华白蛉(7) 江苏白蛉(2) 蒙古白蛉(1) 安徽司蛉(1) 歌乐山司蛉(2) 南京司蛉(1) 鳞喙司蛉(6) 征鉴司蛉(3) 鲍氏司蛉(3)
24. 湖南	长铗异蛉(1) 中华白蛉(1) 土门白蛉(1) 鲍氏司蛉(1)
25. 广东	�连秦蛉(1) 印地格蛉(2) 中华白蛉(1) 施氏白蛉(2) 江苏白蛉(4) 土门白蛉(2) 应氏司蛉(1) 马来司蛉(2) 鲍氏司蛉(1) 广西司蛉(2) 贝氏司蛉(1) 平原司蛉(1)
26. 香港	印地格蛉 鲍氏司蛉
27. 澳门	鲍氏司蛉
28. 海南	印地格蛉(3) 中华白蛉(1) 施氏白蛉(3) 应氏司蛉(1) 马来司蛉(4) 鲍氏司蛉(2) 广西司蛉(2) 贝氏司蛉(2) 平原司蛉(15) 方亮司蛉(1)
29. 广西	筠连秦蛉(2) 长铗异蛉(1) 施氏白蛉(1) 江苏白蛉(4) 冷氏白蛉(1) 土门白蛉(1) 云胜白蛉(2) 安徽司蛉(1) 歌乐山司蛉(3) 鲍氏司蛉(4) 广西司蛉(2) 蒲氏司蛉(1)
30. 四川	筠连秦蛉(1) 中华白蛉(16*) 四川白蛉(12) 施氏白蛉(2) 江苏白蛉(2) 土门白蛉(8) 云胜白蛉(2) 歌乐山司蛉(15) 征鉴司蛉(6) 鳞喙司蛉(9) 鲍氏司蛉(17) 贝氏司蛉(10) 平原司蛉(2) 孙氏司蛉(2)
31. 贵州	筠连秦蛉(1) 长铗异蛉(1) 中华白蛉(3*) 江苏白蛉(7) 土门白蛉(1) 云胜白蛉(1) 许氏司蛉(1) 歌乐山司蛉(3) 鲍氏司蛉(1)
32. 云南	长铗异蛉(5) 中华白蛉(3*) 冯氏白蛉(1) 四川白蛉(1) 施氏白蛉(4) 江苏白蛉(8) 土门白蛉(2) 云胜白蛉(1) 冷氏白蛉(7) 应氏司蛉(1) 许氏司蛉(1) 歌乐山司蛉(8) 贵真司蛉(1) 征鉴司蛉(3) 鲍氏司蛉(8) 卢氏司蛉(2) 贝氏司蛉(2) 平原司蛉(2) 云南司蛉(1) 王氏司蛉(1)
33. 西藏	四川白蛉(1)

注:* 包括旧材料,其中混有四川白蛉。

我国的白蛉亚科昆虫地理分布见表 19-10。

表 19-10 我国的白蛉种类地理分布

蛉种	分布的省(自治区、直辖市)
1. �秦蛉	广东、广西、四川、贵州
2. 印地格蛉	安徽、台湾、广东、香港、海南
3. 长铗异蛉	湖南、广西、贵州、云南
4. 中华白蛉	北京、天津、上海、重庆、吉林、辽宁、内蒙古、河北、山西、陕西、甘肃、宁夏、青海、山东、安徽、江苏、浙江、河南、湖北、湖南、广东、海南、四川、贵州、云南
5. 冯氏白蛉	云南
6. 长管白蛉	新疆
7. 四川白蛉	重庆、四川、云南、西藏
8. 施氏白蛉	陕西、福建、广东、海南、广西、四川、云南
9. 江苏白蛉	重庆、陕西、山东、安徽、江苏、浙江、台湾、河南、湖北、广东、广西、四川、贵州、云南
10. 冷氏白蛉	广西、云南
11. 土门白蛉	湖南、广东、广西、四川、贵州、云南
12. 云胜白蛉	广西、四川、贵州、云南
13. 斯氏白蛉	内蒙古、甘肃、新疆
14. 亚历山大白蛉	内蒙古、甘肃、新疆
15. 安氏白蛉	内蒙古、甘肃、新疆
16. 高加索白蛉	新疆
17. 蒙古白蛉	北京、天津、辽宁、内蒙古、河北、山西、陕西、甘肃、宁夏、青海、新疆、山东、安徽、江苏、浙江、河南、湖北
18. 安徽司蛉	安徽、浙江、江西、湖北、广西
19. 应氏司蛉	广东、海南、云南
20. 许氏司蛉	北京、天津、辽宁、河北、山西、陕西、甘肃、山东、河南、贵州、云南
21. 歌乐山司蛉	重庆、甘肃、湖北、广西、四川、贵州、云南
22. 贵真司蛉	云南
23. 马来司蛉	安徽、台湾、广东、海南
24. 南京司蛉	陕西、安徽、江苏、湖北
25. 泉州司蛉	福建
26. 鳞喙司蛉	北京、天津、上海、辽宁、河北、山西、陕西、甘肃、青海、山东、安徽、江苏、浙江、江西、河南、湖北、四川
27. 武夷山司蛉	福建
28. 姚氏司蛉	江西
29. 征鉴司蛉	江西、湖北、四川、云南
30. 钟氏司蛉	浙江
31. 鲍氏司蛉	重庆、陕西、安徽、江苏、浙江、福建、台湾、江西、湖北、湖南、广东、香港、澳门、海南、广西、四川、贵州、云南
32. 广西司蛉	广东、海南、广西
33. 卢氏司蛉	云南
34. 山拔里司蛉	新疆
35. 尹氏司蛉	重庆、福建
36. 阿帕克司蛉	新疆
37. 新疆司蛉	内蒙古、甘肃、新疆
38. 辛东司蛉	新疆
39. 王氏司蛉	云南
40. 贝氏司蛉	广东、海南、四川、云南

续表

蛉种	分布的省(自治区、直辖市)
41. 平原司蛉	广东、海南、四川、云南
42. 方亮司蛉	海南
43. 云南司蛉	云南
44. 兰洲司蛉	新疆
45. 唐氏司蛉	新疆
46. 蒲氏司蛉	广西
47. 孙氏司蛉	山西、陕西、四川
48. 吐鲁番司蛉	新疆

三、中国白蛉主要传病蛉种

确认传病蛉种常依据以下四个方面：①该白蛉与所传疾病的流行在地域上相吻合，它以流行区内的人和动物宿主为主要吸血对象；②流行区内有该传病白蛉自然感染的存在；③该白蛉能人工感染所传病原；④该白蛉人工传播实验的成功。

（一）中国已证实的传病蛉种有 9 种，它们所传的人和动物利什曼病如下：

1. 人类利什曼病传病蛉种　中华白蛉、长管白蛉、亚历山大白蛉、四川白蛉、斯氏白蛉。

2. 沙鼠利什曼病传病蛉种　亚历山大白蛉、安氏白蛉、高加索白蛉、蒙古白蛉、斯氏白蛉。

3. 蜥蜴利什曼病传病蛉种　新疆司蛉。

（二）我国主要传病蛉种

1. 中华白蛉（*Phlebotomus chinensis*）　是我国老内脏利什曼病流行区的主要传病优势蛉种，嗜吸人血，亦兼吸畜血。

（1）种名：中华白蛉（*Phlebotomus chinensis* Newstead，1916）。

同种异名：硕大白蛉中华变种（*Phlebotomus major* var. *Chinensis* Newstead，1916）；中华白蛉（*Phlebotomus chinensis* Sinton，1928；Nitzulescu，1931；Yao et Wu，1941）。

（2）形态特征：成虫体长平均 3.1mm，触角公式为 2/Ⅲ~ⅩⅤ，下颚须列式：1、4、2、3、5 或 1、4、(2、3)、5，口甲退化，无色板，咽甲前部由许多 V 形尖齿组成，中部尖齿较大而分散，后部尖齿小而密，基部有许多长短不一的横脊；受精囊呈玉米状，分节不完全，各节的交接处如三角形，囊管短而细，与囊体分明；雄蛉外生殖器：上尾铗基节中部有稀疏的内面毛，上尾铗端节有长毫 5 根，2 个位于顶端，3 个位于近中部，阳基侧突简单不分叶，近前部平直呈棍棒状(图 19-25A)。4 龄幼虫头部背面有 4 对羽毛状鬃毛，其中触角内侧鬃毛 1 对，头前外侧鬃毛 1 对，颅缝内侧鬃毛 1 对和颅缝外侧鬃毛 1 对。胸背前缘、胸背及腹背部鬃毛呈羽毛状，毛端有明显的明珠样透明体。腹背第 1~7 节中线两侧各有点状微小鬃毛 1 根，呈扫帚状，毛端无透明体。有尾刚毛 2 对(图 19-10A)。卵壳表面有长宽不等的长形斑纹(图 19-11A)。

（3）生活习性：中华白蛉的生活史所需时间平均为 59 天（58~60 天)，其中从卵至 1 龄幼虫为 8~12 天，至 2 龄幼虫 5~9 天，至 3 龄幼虫 4~13 天，至 4 龄幼虫 5~25 天，至蛹期 9~32 天，蛹至羽化为成虫 8~19 天。据吴征鉴（1937，1946，1954）、丁绍铎和刘冠宸（1956）、何凯增等（1959）报道，中华白蛉幼虫主要在住屋、畜舍地面浅层土壤或鼠洞内的松土及室外墙基缝隙内松土中孳生，以土壤中的微生物为食。平原地区的中华白蛉具有家栖的习性，主要栖息在村庄内的住房和畜舍，空屋和门楼等处也有白蛉栖息。在甘肃、陕北、四川等地的山丘或黄土高原地带的中华白蛉也具有野栖或近野栖的习性，主要栖息地为野外的各种洞穴，黄昏时分开始陆续飞入村内吸血，吸血后部分白蛉暂栖息于村边的畜舍或空窑洞内待胃血消化，再飞往野外。成虫吸血时间主要在黄昏后至黎明前，吸血对象广泛，人及各种家畜均为其吸血对象，其中以吸人、牛或驴血的为最多，狗也是中华白蛉的吸血对象。在陕北黄土高原发现部分中华白蛉存在自体生殖现象(熊光华等，1981）。

（4）生态：成蛉在山区 5 月初开始出现，6 月中下旬有一主高峰，8 月中下旬有一小高峰，9 月下旬绝迹(冷延家等，1964）。在平原地带 5 月中下旬出现，高峰在 6 月下旬，8 月中下旬绝迹。影响中华白蛉季节分布的主要因素是气温。在平原地区，该蛉出现的季节旬平均气温一般在 18~22℃，季节高峰时的旬平均气温为 25~29℃（吴征鉴等，1955）。在黄土高原或山丘地区，白蛉季节高峰的旬平均气温则为 23~25℃，均较平原地区的为低（管立人等，1980；冷延家，1964）。

（5）与疾病的关系：中华白蛉曾是除新疆、内蒙古额济纳旗外的我国广大内脏利什曼病流行区的主要传播媒介，流行于 16 个省、直辖市、自治区，其地理分布与内脏利什曼病的流行区域一致；在人源型内脏利什曼病流行区，中华白蛉主要吸食人血，在动物源性内脏利什曼病疫区，人和动物宿主犬是此蛉的重要吸血对象。据实验研究显示，从山东、江苏北部、北京、甘肃兰州及四川的理县等不同地点采集或自实验室孵出的中华白蛉，在其叮咬患者、病犬或患有内脏利什曼病的仓鼠后，白蛉一旦获得感染，原虫可在白蛉胃内大量繁殖，并可发展至消化道的前端或咽或喙部（Young 和 Hertig，1926；Patton 和 Hindle，1927；吴征鉴等，1938，冯兰洲、钟惠澜，1939；何凯增等，1958；尹治成等，1980；熊光华、金长发，1980）。另外在疫区，可查见自然感染杜氏利什曼原虫的中华白蛉。综上研究，确认中华白蛉是我国广大内脏利什曼病流行区的传播媒介。

（6）地理分布：中华白蛉广泛分布于我国的平原地区（中国版图的东半部）；北起 43.8°N、126.5°E 的吉林省长春一线，东南至 19.5°N、109.5°E 的海南省那大，东自沿海，西南达 22.4°N、103.9°E 的云南省河口，西北达 40.1°N、94.6°E 甘肃的敦煌。

2. 长管白蛉（*Phlebotomus longiductus*）

（1）种名：长管白蛉（*Phlebotomus longiductus* Parrot，1928）。

同种异名：硕大白蛉长管变种（*Phlebotomus major* var. *longiductus* Parrot，1928），中华白蛉（*Phlebotomus chinensis* Nitzulescu，1931），中华白蛉长管亚种（*Phlebotomus chinensis longiductus* Xiong，Guan，Chai et al，1964），长管白蛉（*Phlebotomus longiductus* Xiong，Guan et Jin，1981）。

（2）形态特征：雌蛉触角公式为 2/Ⅲ~ⅩⅤ，下颚须列式 1、4、3、2、5 或 1、4、（2、3）、5，口腔无色板及口甲，咽甲构造与中华白蛉相仿，但 V 形尖齿更密集。受精囊纺锤形，囊体分节不完全，在各节的交接处如三角形，囊管长而粗，为囊体长度的 5.7 倍；雄蛉触角公式为 2/Ⅲ~Ⅷ，1/Ⅸ~ⅩⅤ，下颚须列式 1、4、2、3、5，上尾铗基节近中部内侧有长而略弯的毛丛一簇，上尾铗端节有长毫 5 根，2 个在顶端，2 个位于近顶端 1/3 处的外侧，1 个在近中部内侧，阳基侧突简单，近前部略弯呈棍棒状，阳茎顶端下有一显著结节，注精器与生殖丝的比例为 1∶10.6（图 19-25B）。

（3）生活习性：长管白蛉栖息习性随地理环境的不同而异，在阿图什古老绿洲地区该蛉主要栖息在人房和畜舍内，如墙面上的壁龛，墙角及墙面与屋顶交界处，此类白蛉属家栖或近家栖性。在温宿和库车等县的调查发现，长管白蛉白天栖息在山洞内，自黄昏至午夜前，住宅内该蛉的数量即不断增多，而且以空腹和胃内充满鲜血的雌蛉为主，由此可见，山地景观地带的长管白蛉为野栖型种类（管立人等，1986）。此外，在乌鲁木齐野外未开垦区的鼠洞内也曾查见有长管白蛉栖息（熊光华等，1988）。长管白蛉活动时间在夜晚，从 21:00 开始，活动高峰在午夜前 23:00—24:00，至黎明前消失。兼吸人畜血液，在人畜并存时，畜牧一侧的白蛉数目都比人一侧多（熊光华等，1964）。

（4）生态：成蛉出现于 5 月中，主高峰在 6 月下旬，次高峰在 8 月份，9 月末消失。

（5）与疾病的关系：长管白蛉是新疆南部古老绿洲地带内脏利什曼病的主要传播媒介。在新疆阿图什、喀什和温宿等内脏利什曼病流行区，长管白蛉占当地蛉种的 80.4%~93.9%（柴君杰和郭印宽，1963；熊光华等，1964；管立人等，1986），与人的关系密切，在人房内，该蛉占 90% 以上（熊光华等，1964）。当长管白蛉吸取了感染杜氏利什曼原虫新疆株的仓鼠的血液后，利什曼原虫前鞭毛体可在白蛉胃内大量繁殖，并可进展到咽部及喙部（熊光华等，1974；管立人等，1986）。

（6）地理分布：长管白蛉分布于亚、欧两大洲的十几个国家，亚洲包括阿富汗、印度、巴基斯坦、哈萨克斯坦、乌兹别克斯坦，塔吉克斯坦，吉尔吉斯斯坦，土库曼斯坦，伊朗、叙利亚、格鲁吉亚等，欧洲的俄罗斯北高加索地区，乌克兰克什米亚半岛和罗马尼亚等国均有分布。在我国主要分布于新疆西部的老居民点中，北起 46.7°N，83°E 的塔城，东至 40.52°N，93.4°E 的哈密，南达 37.8°N，77.5°E 的叶城，西至 39.1°N，75.9°E 的阿克陶，其中以天山南部塔里木盆地北缘和西缘，海拔 1 000~1 500m 的古老绿洲地带长管白蛉数量最大，占当地蛉种的 80% 以上（熊光华等，1964；管立人等，1986、1996）。

3. 亚历山大白蛉(*Phlebotomus alexandri*)

(1)种名:亚历山大白蛉(*Phlebotomus alexandri* Sinton,1928)。

同种异名:司氏白蛉亚历山大变种(*Phlebotomus sergenti* var. *alexandri*,Sinton,1928);亚历山大白蛉(*Phlebotomus alexandri* Sinton,1928;Xiong et Wang,1963;Xiong,Wang et Guan,1964)。

(2)形态特征:雌蛉体长平均2.53mm,触角公式为2/Ⅲ~XV,下颚须列式1、4、2、3、5,口腔无色板及口甲仅有零星的小齿,咽甲由楔形板齿组成,两侧的板齿较大,并向内侧及后侧倾斜,中央的板齿如梭形,紧密连接,直立排列,基部有若干点状小刺。受精囊呈酒坛状,分7~8节,顶节圆而小,顶端有微管一束,向上伸出。雄蛉触角公式为2/Ⅲ~XV,下颚须列式1、2、4、3、5,口腔和咽部构造与雌蛉大致相仿,但发育较差。雄外生殖器上尾铗基节近基部有一甚短的突出体,顶端钝圆,上面生有1簇长而刚直的刷状毛,上尾铗端节有长毫4根,1个在顶端,1个在近顶端,另2个稍短,分布于该节中部的内外两侧;阳基侧突构造简单,前端扁平椭圆形并生小毛;阳茎顶端钩状,生殖丝很少伸出体外(图19-29A)。

(3)生活习性:亚历山大白蛉为野栖型蛉种,主要栖息于砾漠与山麓衔接地带的各种洞穴和裂缝中,在嘉峪关的山麓地区,人工挖掘的山洞和枯井是该蛉的主要栖息场所(熊光华等,1963)。据在嘉峪关的观察,山洞内的亚历山大白蛉在黄昏时分(20:00)即开始活动,午夜前白蛉的主要活动趋向是从洞内飞出,午夜后至黎明前,野外活动的白蛉陆续飞回洞内栖息(熊光华等,1963)。亚历山大白蛉昼夜都能吸血,嗜吸啮齿动物血液,在新疆的绿洲中侵入人家屋吸人血,在内蒙古荒原上常在户外袭击人类,偶尔也有吸变温动物的血。此外,在嘉峪关砾漠内,曾见到胃血尚未完全消化和卵未产尽的亚历山大白蛉复又继续吸血的现象(熊光华等,1963)。在吐鲁番做白蛉人工饲血实验时发现,该蛉在腹内充满成熟卵时亦能吸血,但其吸血率明显较空腹时为低(管立人等,1987),这一现象在利什曼病流行病学上有较大的意义。

(4)生态:据在甘肃嘉峪关砾漠地带的观察,白蛉季节开始于6月上旬,7月上旬出现密度高峰,之后下降,至8月底仅有零星查见。季节全长仅有3个月左右,全年仅有1个世代,白蛉出现的旬平均气温为23~24℃,密度高峰时的平均气温为24.5~26℃(熊光华等,1963)。另据新疆吐鲁番博格达山南坡的观察,亚历山大白蛉在5月下旬已有相当数量,6月下旬出现第一个密度高峰,7月上旬开始下降,至8月上旬形成第二个高峰,之后缓慢下降,全年有2个世代(管立人等,1987)。

(5)与疾病的关系:亚历山大白蛉是荒漠地带内脏利什曼病的重要传病蛉种(管立人等,1986),亚历山大白蛉是新疆吐鲁番煤窑沟和温宿两地砾漠地带内脏利什曼病流行区的优势蛉种,分别占当地蛉种的81.1%和91.5%。该蛉有强烈的嗜人性,在室内也可频繁叮人吸血。在甘肃嘉峪关的砾漠地区从自然界捕获的亚历山大白蛉去叮咬已感染杜氏利什曼原虫的仓鼠,白蛉的感染率为48.9%,原虫的前鞭毛体在白蛉胃内可大量繁殖,并进展到咽和喙部,认为该蛉已具备了作为传播杜氏利什曼原虫媒介的条件,有在当地形成内脏利什曼病传播的可能(熊光华等,1963)。有学者在当地查见亚历山大白蛉具有前鞭毛体的自然感染(王捷等,1964)。管立人等(1986)用吸取内脏利什曼病鼠血后的亚历山大白蛉,经饲养11~18天后,再去叮咬健康仓鼠,经145天和147天后解剖检查仓鼠,仓鼠都发生了内脏利什曼病,在肝、脾、淋巴结等部位的涂片上均查见许多利什曼原虫,首次证实了亚历山大白蛉是内脏利什曼病的传播媒介。

(6)地理分布:亚历山大白蛉广泛分布于亚、欧、非三大洲,其中以亚洲分布最广(18个国家),欧洲和非洲也有11个国家有此蛉存在。我国分布在新疆、内蒙古西部和甘肃西部的山麓砾石戈壁荒漠地带;北起44.6°N、82.46°E的精河,西南达39.4°N、75.8°E的疏附,东至39.4°N、101.7°E的阿拉善右旗。它的最高分布点在甘肃省嘉峪关附近海拔3 200m的祁连山北麓,是全球白蛉的最高分布高度(冷延家等,1993)。

4. 四川白蛉(*Phlebotomus sichuanensis* leng et Yin,1983)

(1)种名:四川白蛉(*Phlebotomus sichuanensis* leng et Yin,1983)。

熊光华、金长发等(1990)将四川白蛉同名化为中华白蛉(Pc),认为它是一"大型Pc",随海拔高度的变化而变化。高度的增加使一般的Pc变成"大型Pc",高度降低还会使它变回来。冷延家、张玲敏(Leng YJ和Zhang LM,2001)做了定量和定性的形态学对比研究。用显微描绘器画下有关的形态构造,测量其相关量值(μm)用作对比,并且配合这两种白蛉的动物地理分布资料做了全面对比分析,依当代白蛉分类学,确认四川白蛉是一个独立的物种而不是“大型中华白蛉”。Zhang L、Ma YJ 和 Xu JN(2013)，张丽、马雅军（2016）通过分子特征和微卫星 DNA 位点的研究，证实了四川白蛉作为独立种的地位。

（2）形态特征：四川白蛉（Ps）属于中国和世界最大的白蛉蛉种之一。在阿蛉亚属中四川白蛉的 A3，A3/L，阳茎结节距离等值都是最大的，但其 c/b 却是最小的。四川白蛉的 A4 远长于中华白蛉（Pc）［雄蛉=7.6：1(257：34)，雌蛉=2.9：1(148：51)］。Ps 的翅长远长于 Pc［Ps：Pc=1.5：1(3 810：2 140)。A3/L=♂Ps>♂Pc，♀Ps<♀Pc。阳茎和生殖丝 Ps>Pc。Ps 的阳茎结节距离在中国阿蛉亚属 4 个蛉种中最长。生殖丝/生殖泵（GF/GP）=Ps>Pc［7.1：5.9(1.2：1)］。下列特征 Ps 不同于 Pc：Ps 无受精囊总管。雄蛉囊状刺列式：2/3~8，1/9~15，不同于 Pc 的 2/3~15。上尾铗基节内侧毛丛，Ps 覆盖面较大、毛数较多［Ps：Pc=39：24(1.63：1)］（图 19-25D）。

（3）生活习性：作者从四川白蛉原产地四川省理县薛城区采集了四川白蛉并以 25~30℃，相对湿度 75%~95%、自然昼夜光照，酵母粉为幼虫饲料，成虫饲以葡萄糖水的条件下进行了实验室饲养和观察（张玲敏，1990），研究发现：自然界吸血雌蛉根据其胃血消化和卵巢发育情况不同，其生存天数长短有所不同，一般为 3~7 天；胃血已消化而卵巢发育的白蛉，其生存期较短，为 3~4 天；饱血的雌蛉生存期较长，可达 7 天，因未继续饲血，雌蛉一般都在一次产卵后死去。从自然界捕获的吸血雌蛉多数能在饲养管内产卵，一只雌蛉最多产卵 88 粒，最少 11 粒，平均为 43 粒。蛉卵最高孵化率达 100%，最低为 13.3%，平均为 72.2%。生活史发育时间为：卵期 4~9 天，平均 8.5 天；一龄幼虫期 2~18 天，平均 12.7 天；二龄幼虫期 8~15 天，平均 11.4 天；三龄幼虫期 10~46 天，平均 21.9 天；四龄幼虫期 14~20 天，平均 17 天；蛹期 11~12 天，平均 11.5 天。从卵发育至成蛉平均需时约 83 天。生活史明显长于中华白蛉（56~59 天，熊光华等，1958；丁绍铎等，1957）。在实验室内饲养的四川白蛉幼虫，绝大多数到 9 月中、下旬，活动开始明显减弱，完全停止化蛹，以四龄幼虫期转入越冬状态（此时饲养温度维持在 25℃ ± 1℃），完成生活史的仅有 2.4%；未能完成生活史而滞育的高达 97.6%。

（4）生态：四川白蛉最早出现在 5 月下旬，以后数量逐渐增多，7~8 月份为高峰，9 月中旬后密度迅速下降，10 月下旬绝迹，季节全长 4 个半月至 5 个月。

（5）与疾病的关系：四川白蛉是我国高原山区内脏利什曼病的主要传播媒介，在四川西北部 1 000m 以上的山区和高原，实验证实内脏利什曼病主要由此蛉传播（尹治成、冷延家等，1983；Leng 和 Zhang，1992，1994），这一地区此病目前仍然存在。在西藏错那的南方便是印度的阿萨姆邦，内脏利什曼病流行已久，当地土语称之为 Kala-azar（黑色的疫病）即我国内脏利什曼病的俗名黑热病所由来。

（6）地理分布：四川白蛉分布于海拔 900~2 800m 的西部黄土高原、西南山区和世界屋脊西藏，北起 33.2°N 四川南坪，南到 26.4°N 云南会泽，东自 105.8°E 四川广元，西至 92°E 西藏错那。以后陆续于四川西北部、云南西部和西藏东部以及青海东北和陕西南部等地发现此白蛉，在中印边境西藏的错那亦有其分布（冷延家等，1990）。

5. 斯氏白蛉（*Phlebotomus smirrnovi*）

（1）种名：斯氏白蛉（*Phlebotomus smirrnovi* Perfiliw，1941）。

同种异名：硕大白蛉（*Phlebotomus major* Ting et Ho，1962）；硕大白蛉吴氏亚种（*Phlebotomus major wui* Yang et Xiong，1965）；吴氏白蛉（*Phlebotomus wui*，Xiong et Jin，1987）；斯氏白蛉（*Phlebotomus smirrnovi* Leng，Lane et Lewis，1987）。

（2）形态特征：雄蛉：触角列式 2/3~7，1/8~15。下颚须长度 0.71(0.69~0.73)mm，列式 1，2，4，3，5 或 1、(2、4)、3、5，第 3 节中部有 25~30 个牛氏刺。口腔无口甲及色板，咽甲大部由小平行齿所组成；在咽甲前中央部可见较长的齿组，当咽壁的 3 块骨板各自分开或咽板呈侧位时尤为清楚。外生殖器：上尾铗基节 0.33(0.31~0.37)mm，较硕大白蛉者短且基部宽。腹侧面中部有分散的腹向毛 25~30 根。上尾铗端节 0.17(0.16~0.18)mm，载有 5 根长毫，其位置由基部计：长毫 1 在 0.43(0.42~0.45)，长毫 2 在 0.54(0.49~0.56)，长毫 3 在 0.58(0.51~0.61)，长毫 4 在 0.94(0.91~0.97)，长毫 5 在顶端。长毫 1 和 2 明显地较其余三根细。阳基侧突 0.21(0.20~0.22)mm，较粗、无中部缩窄，与结节相对处载有 4 或 5 根外侧毛。由宽的基部两侧平滑地伸延至圆的顶端。下尾铗简单，长度与上尾铗基节相仿。雌蛉：触角 A3 长，A3>A4+A5；囊状刺长于雄蛉，c/b>0.5，囊状刺列式 2/3~15。下颚须列式 1、4、2、3、5，第 3 节中部有牛氏刺 31~33 个。咽甲与雄蛉相同但较发达；占据咽后部 1/4。受精囊长管状，分节完全，节数 12~16，中部诸节几近相同，基部和端部诸节较小；囊颈长，接近囊体的 1/2；囊头上着生约 30 个微管。受精囊管较宽，长约为囊长的 1.78 倍，无总管（图 19-28）。

（3）生活习性：斯氏白蛉是一野栖蛉种，喜食人和动物血液，白天主要栖息于荒漠的各种啮齿动物的洞穴和地表深坑，半埋在地下的废弃碉堡、胡杨树洞及外墙基缝隙中，夜间进入居民点的白蛉在午夜后离去。荒漠内的斯氏白蛉夜间的活动主要在野外，活动时间从黄昏到黎明，但主要在午夜前，活动受气温的影响。在温度适宜（27℃ ± 1℃）的条件下，雌蛉从吸血到产卵为 7 天，卵孵化至 1 龄幼虫平均需时 8 天，1~2 龄，2~3 龄，3~4 龄，4 龄至蛹，均为 7 天，蛹羽化为成虫需时 12 天，完成一代生活史至少需要 55 天。斯氏白蛉有趋人工光的习性，当室内有灯光时，野外的白蛉可被吸引入室内，进入室内的白蛉会集中在光源附近 1 米的范围内，这有利于捕获白蛉（熊光华等，1979）。

（4）生态：在新疆塔里木盆地观察，斯氏白蛉出现于 5 月初，6 月上旬形成第一个密度高峰，之后下降，至 7 月中旬出现第二个高峰，9 月中旬消失，季节全长约 4 个半月，一年内可发生两代（熊光华等，1979）。在内蒙古额济纳旗的观察，斯氏白蛉出现于 5 月下旬，7 月下旬达密度高峰，8 月中旬白蛉数量骤减，季节全长约 3 个月，全年仅有一代。密度高峰时的平均气温为 26.7℃，整个白蛉季节内的相对湿度仅为 17%~53%，白蛉密度高峰时，湿度也最高（管立人等，1982）。

（5）与疾病的关系：斯氏白蛉已被确认是我国新疆塔里木盆地和内蒙古额济纳旗荒漠地带自然疫源型内脏利什曼病的传播媒介。依据是该蛉在上述流行区为优势蛉种，并喜吸人血；吸取了感染利什曼原虫的仓鼠血后，此蛉的感染率达 81.5%，前鞭毛体在白蛉胃内能大量繁殖，并向前移行至咽部（熊光华等，1974）；在塔里木盆地，该蛉自然感染前鞭毛体的百分率为 2.4%，自然感染开始出现于 6 月中旬，7 月中旬至 8 月上旬白蛉自然感染率最高。是我国新疆、内蒙古和甘肃内脏利什曼病的重要传播媒介。亦可能是蒙古国荒漠地带的内脏利什曼病的传播媒介。

（6）地理分布：斯氏白蛉分布于哈萨克斯坦、吉尔吉斯斯坦、塔吉克斯坦、乌兹别克斯坦以及中国的新疆、甘肃和内蒙古等有胡杨和红柳伴生的干旱荒漠地带，北起 46.7°N，83°E 塔城，西南达 39.1°N，75.9°E 阿克陶，东至 41.6°N，77.5°E 额济纳旗。

6. 蒙古白蛉（*Phlebotomus mongolensis* Sinton，1928）

（1）种名：蒙古白蛉（*Phlebotomus mongolensis* Sinton，1928），曾用名司氏白蛉蒙古变种（*Phlebotomus sergenti* var. *mongolensis* Patton et Hindle，1926），后提升为蒙古白蛉（*Phlebotomus mongolensis* Sinton，1928，Yao et Wu，1941）。

（2）形态特征：雌蛉触角公式为 2/Ⅲ~XV，下颚须列式为 1、4、2、3、5 或 1、（2、4）、3、5。口腔无口甲及色板，咽甲由楔形板齿组成，两侧的板齿较密集，向内并向后倾斜，前中部的板齿隆凸，排列不规则；受精囊分 4~5 节，顶端的一节最大，上生有 1 簇胞管，囊体粗而短，囊管上有细纹，无总囊管。雄蛉触角公式与雌蛉相同，下颚须列式：1、2、4、3、5 或 1、（2、4）、3、5，口、咽构造与雌蛉相仿。雄外生殖器：上尾铗基节近基部有一指状突出体，上有短而细的刷状毛 1 簇，上尾铗端节上有长毫 4 根，1 个在顶端，1 个在近顶端 1/3 处，1 个位于中部的内侧，此长毫短而细，1 个位于近基部的 1/3 处，此长毫粗而长。阳基侧突简单不分叶，顶端呈扁平椭圆形并着生许多细毛，阳茎短小，顶端略呈钩状（图 19-29D）。

4 龄幼虫：头背面有 4 对羽毛状鬃毛，分枝纤细，毛端尖锐，触角内侧鬃毛 1 对，分别位于两触角基部之间；头前外侧鬃毛 1 对，分别位于两触角基部后方的两外侧，与颅缝内侧鬃毛形成或一向后凹的弧形线排列；颅缝内侧鬃毛 1 对，分别位于两颅缝的内侧；颅缝外侧鬃毛 1 对，分别位于两颅缝合并处稍前方的两侧，与颅缝内侧鬃毛呈平线排列。胸、腹部背面亦有羽毛状鬃毛，毛端尖锐，前、中胸的毛端呈明珠状透明体，后胸及腹背面毛端的透明体呈喇叭口状；尾刚毛 2 对（图 19-10B）。

（3）生活习性：蒙古白蛉可分为家栖和野栖两大类。蒙古白蛉大都栖息在住屋、畜舍内及窑洞内，而在甘肃河西走廊、内蒙古阿拉善右旗和新疆克拉玛依等地的荒漠地带的大沙鼠洞穴，是蒙古白蛉最主要的栖息场所（王捷等，1963；刘丕宗等，1982；管立人等，1994，1996）。蒙古白蛉活动范围较广，可在室内（苏北、皖北）或院墙、大门过道的墙面（冀北、豫东）、鼠洞周围等地活动。荒漠地带的鼠洞内的蒙古白蛉出洞时间以午夜前为主，大多白蛉飞抵附近的居民点内活动，叮咬吸血，黎明前又飞回洞穴。平原及黄土高原地带的蒙古白蛉一般夜间在室内吸血，而荒漠地带的蒙古白蛉主要在野外叮人吸血。少量室内栖息的蒙古白蛉白天也能对人叮咬吸血（管立人等，1982，1991）。家栖型蒙古白蛉嗜吸人血，而野栖型最主要的吸血对象是大沙鼠。

（4）生态：蒙古白蛉的季节分布因地而异，在苏北、山东、冀南和豫东平原地带，蒙古白蛉于5月上、中旬开始出现，至6月中、下旬形成第一个密度高峰，至8月中、下旬出现第二个高峰，到9月中、下旬消失。据黄土高原甘肃永靖县的观察，蒙古白蛉出现于5月下旬，7月中出现密度高峰，此后密度逐渐下降，至9月下旬消失，季节全长为4个月。而在河西走廊荒漠地带的大沙鼠洞内蒙古白蛉于6月下旬出现，7月上旬形成密度高峰，到9月上旬绝迹（王捷等，1963）。

（5）与疾病的关系：蒙古白蛉是沙鼠利什曼原虫的主要传播媒介。依据为：蒙古白蛉是沙鼠利什曼原虫分布区的优势蛉种，同时也是都兰利什曼原虫分布区的主要蛉种；该蛉在吸食含沙鼠利什曼原虫的大沙鼠耳组织部位的血液后，可受感染（感染率为33.3%），前鞭毛体可进展到该蛉的食管；从鼠洞内或鼠洞附近捕获的蒙古白蛉，可查见前鞭毛体的自然感染［自然感染率：敦煌2.3%（刘丕宗，1982），克拉玛依大拐17.2%（熊光华等，1964），额济纳旗10%（管立人等，1982）］，用此前鞭毛体注射实验动物背纹仓鼠，实验动物可出现沙鼠利什曼原虫引起的病理变化。蒙古白蛉也同时是大沙鼠都兰利什曼原虫的传播媒介。

（6）地理分布：该白蛉是广泛分布于我国北方荒漠地带的常见蛉种，亦分布于亚洲的蒙古、哈萨克斯坦、乌兹别克斯坦、土库曼斯坦、阿塞拜疆、阿富汗、伊朗等国家。在我国分布于17个省（自治区、直辖市），北起新疆塔城（46.7°N，83°E），南达浙江的湖州（30.8°N，119.7°E），东至辽宁盖县（39.9°N，122.3°E），西方伸延至中亚的阿富汗、阿塞拜疆、哈萨克斯坦、乌兹别克斯坦。

7. 安氏白蛉（*Phlebotomus andrejevi* Shakirzyanova，1953）

可传播由沙鼠利什曼原虫（*Leishmania gerbilli* Wang，Qu，Guan，1964）和都兰利什曼原虫（*Leishmania turanica*）引起的大沙鼠利什曼病。

（1）种名：曾用名司氏白蛉安氏变种（*Phlebotomus sergenti* var.*andrejevi* Shakirzyanova，1953），安氏白蛉（*Phlebotomus andrejevi* Theodor O. et Mesghali A.，1964，Guan，Jin et Xu，1981）。

（2）形态特征：安氏白蛉雌蛉触角公式为2/Ⅲ~XV，下颚须列式：1、2、4、3、5，口腔无口甲和色板，咽甲由鳞形板齿组成，前部板齿大而疏，后部板齿小而密，前部中央有一组突出的鳞状齿，如花瓣，基部有断续相连的微细点齿1~2排。受精囊粗短，分4~5节，顶节膨大，上面有1簇刺状胞管，囊管上有细纹，两囊管最后各自分开。雄蛉触角公式、下颚须列式、口腔和咽部结构与雌蛉大致相仿，但发育较差。雄外生殖器：上尾铗基节近基部有一杵状突出体，其顶端有较密的略向两侧展开的刷状毛，上尾铗端节有长毫4根，顶端和亚顶端各有1根，另有2个长毫分别位于该节中部和近基部1/3处。阳基侧突简单，顶端扁平椭圆形并着生小毛，阳茎短小，顶端钩状（图19-29B）。

（3）生活习性：安氏白蛉主要栖息在有灌木丛生长的荒漠地区，往往栖息于大沙鼠的洞穴中，可吸人血或鼠血。据内蒙古额济纳旗的观察，安氏白蛉从大沙鼠洞内出来活动的时间主要是在日落后的20:00—22:00，占全夜逸出蛉数的96%，22:00至次日黎明白蛉出洞活动的仅占4%。而在新疆的克拉玛依，该蛉出洞活动时间在子夜前。活动地点主要在洞穴附件的旷野，很少进入居民点（管立人等，1982，1991）。

（4）生态：安氏白蛉的季节消长曲线不明显，从6月至9月上旬均可捕获该蛉，在当地的季节全长约3个半月左右（管立人等，1982）。

（5）与疾病的关系：安氏白蛉是新疆北部和内蒙古额济纳旗大沙鼠都兰利什曼原虫和沙鼠利什曼原虫的传播媒介（管立人等，1982，1991，1992，1994）。主要依据如下：①在新疆的克拉玛依、阜康和奇台等地，安氏白蛉与大沙鼠有极为密切的生态上的联系，鼠洞是该蛉的生活基地；②安氏白蛉在吸取感染都兰利什曼原虫的BALB/c小鼠皮损部位的血液后，当白蛉胃血完全消化时，白蛉的前鞭毛体感染率为6.9%，原虫可进展至白蛉的食管；③从大沙鼠洞内捕获的安氏白蛉，可查见利什曼原虫前鞭毛体的自然感染，感染率为4.5%（奇台），10.3%（克拉玛依）和13%（阜康），前鞭毛体可在白蛉的食管及咽部查见，用白蛉胃内的前鞭毛体注射至健康的BALB/c小鼠的皮下或背纹仓鼠的睾丸内后，其所致的病变与都兰利什曼原虫接种同种动物后的表现相一致。从白蛉胃内分离出的前鞭毛体，用dot-ELISA法检测及作DNA基因型分析，都证实为都兰利什曼原虫。此外，在内蒙古额济纳旗的大沙鼠洞内，安氏白蛉的前鞭毛体的自然感染率可达12.8%，原虫可抵达白蛉的食管。用从白蛉胃内分离的前鞭毛体注射背纹仓鼠的睾丸内后，所致的病变与用沙鼠利什曼原虫接种的相一致，证实安氏白蛉为当地沙鼠利什曼原虫的传播媒介。

（6）地理分布：安氏白蛉分布于亚洲的蒙古、哈萨克斯坦、土库曼斯坦、乌兹别克斯坦、阿富汗、伊朗和中国等7个国家，在我国主要分布于新疆、内蒙古和甘肃3省、自治区的干旱荒漠地带，北起新疆克拉玛依的乌尔和（46°N，85.7°E），南达甘肃民勤（38.6°N，103.7°E），西至新疆霍城（44°N，80.8°E），东界为内蒙古的乌拉特后旗（41°N，107°E）。

8. 高加索白蛉（*Phlebotomus caucasicus* Marzinowsky，1917；Xiong，Wang et Guan，1964）：

可传播由沙鼠利什曼原虫（*Leishmania gerbilli* Wang，Qu et Guan，1964）引起的大沙鼠利什曼病。

（1）种名：高加索白蛉（*Phlebotomus caucasicus* Marzinowsky，1917；Xiong，Wang et Guan，1964）。

（2）形态特征：触角公式为2/Ⅲ～XV，下颚须列式1、4、2、3、5，口腔无口甲及色板，雌蛉咽甲由楔形板齿组成，中央齿呈砾石状，咽甲较短浅，基部有由连接的点状小刺构成的2~3排横脊，但不甚明显；雄蛉咽甲构造与雌蛉相仿，但发育较差。受精囊短而粗与蒙古白蛉相仿，分3~5节，顶节膨大，着生有若干刺样胞管，囊管较粗，两囊管最后不汇合。雄外生殖器上尾铗基节近基部有一呈马蹄形的突出体，在其前部的斜面上生有成簇的细长而稍弯如扫帚样的刷状毛，上尾铗端节有4个长毫，2个在顶端，另2个分别位于上尾铗端节的中部及近基部1/3处的内侧，内侧的长毫较长，下垂时可达上尾铗基节的近基部；阳基侧突简单不分叶，顶端呈扁平椭圆形并生有小毛；阳茎短小，顶端钩状（图19-29C）。

（3）生活习性：高加索白蛉主要生活在大沙鼠洞穴，常与蒙古白蛉或安氏白蛉栖于同一生境内（熊光华等，1964，1988，管立人等，1982）。另在新疆伊宁山间盆地野外的畜舍内，白天也曾捕获此种白蛉。

（4）生态：根据在新疆克拉玛依大拐地区的观察，6月上旬至8月下旬均可捕到高加索白蛉，推测该蛉在当地的季节分布在3个月左右（熊光华等，1964）。

（5）与疾病的关系：高加索白蛉可传播由沙鼠利什曼原虫（*Leishmania gerbilli* Wang，Qu et Guan，1964）引起的大沙鼠利什曼病。在新疆克拉玛依大拐地区的大沙鼠洞内，曾查见该蛉具有利什曼原虫前鞭毛体的自然感染，当白蛉胃内有血时，感染率为44.2%，同时也发现大沙鼠耳组织内有沙鼠利什曼原虫的寄生，推测该蛉是大沙鼠体内利什曼原虫的传播媒介（熊光华等，1964）。

（6）地理分布：高加索白蛉分布于亚洲的中亚和西亚以及外高加索地区的8个国家，包括哈萨克斯坦、吉尔吉斯斯坦、乌兹别克斯坦、土库曼斯坦、阿富汗、伊朗、阿塞拜疆和格鲁吉亚。在中国只分布于新疆的天山北部的荒漠地带，包括霍城、伊宁、精河、克拉玛依、沙湾、乌鲁木齐。

9. 新疆司蛉（*Sergentomyia sinkiangensis* Ting et Ho，1962）

可传播蜥蜴利什曼病。

（1）种名：新疆司蛉（*Sergentomyia sinkiangensis* Ting et Ho，1962），曾用名微小白蛉新疆变种（*Phlebotomus minutus* var. *sinkiangensis* Ting et Ho，1962），新疆司蛉（*Sergentomyia sinkiangensis* Leng，Lane et Lewis，1987）。

（2）形态特征：雌蛉口腔具钟形色板，窄于齿列，后缘有一大凹陷，前有与体部等长的长柄；前齿列18齿，后齿列14~16齿，外侧4~5齿较大。口腔后外侧有散在小齿，口弓不全。咽部无明显的前缩窄，后缘直，长/宽=2.8：1；大部小咽齿分布于咽后部1/5~1/4。上唇=0.16mm，A3=0.088~0.095mm，A3/L=0.54，A3>A4+A5。c/b=0.42，牛氏刺约30个，位于下颚须第三节中部。触角公式为2/Ⅲ～XV，下颚须列式1、2、（3、4）、5或1、2、3、4、5。受精囊呈长管形，囊壁平滑不分节，前部稍微膨大并向下弯曲，顶端有刺状胞管10余个，囊管粗大，与囊体界限不明显，两囊管甚短，最后合并成一总管。雄蛉口腔具小帽状色板，后缘凸凹不齐，部分突入口腔。口甲由两排尖齿组成，前齿列具16~18个小齿，后齿列具10齿，口腔后部两侧有散在小齿。咽部0.14mm×0.04mm，长：宽=3.5：1，由波浪型小齿组成。触角公式为1/Ⅲ～XV，A3=0.12mm，下颚须列式1、2、（3、4）、5。雄外生殖器上尾铗端节有粗壮的长毫4根，3个在顶端，1个在近亚顶端，长毫长度多数长于上尾铗端节，长毫顶端钝圆呈匙状，端节近顶端1/3处有附刺1根；阳基侧突简单，顶端略弯曲；阳茎尖细（图19-36B）。

（3）生活习性：新疆司蛉为野栖种类，是胡杨和红柳混生的干旱荒漠、半荒漠和草原蛉种。主要栖息于地表裂隙中和各种洞穴内，包括蜥蜴和大沙鼠洞穴，地面上和半埋式碉堡群也是其重要栖息场所。荒漠地区的新疆司蛉在黄昏时即出洞活动，据在内蒙古额济纳旗的观察，此蛉从鼠洞内出来的时间以日落后的20:00—22:00最多，从碉堡内出来的时间则主要在22:00至凌晨2:00。灯光可诱引一部分新疆司蛉进入居民点（管立人等，1982，1991）。新疆司蛉嗜吸蜥蜴血液，偶尔可吸人血。

（4）生态：在新疆阿图什古老绿洲外围，新疆司蛉出现于5~9月，6月上旬和7月下旬各出现一个密度小高峰（熊光华等，1964），另在新疆阿克苏塔里木河两岸的荒漠地带，该蛉出现于5月上旬，9月上旬绝迹，季节全长为4个月左右，表明在新疆南部新疆司蛉一年可繁殖两代。在内蒙古额济纳旗荒漠，该蛉的季节分布为5月下旬至8月下旬，6月中旬形成一个密度高峰，全年仅繁殖一代（管立人等，1982）。

（5）与疾病的关系：新疆司蛉可传播蜥蜴利什曼病，为新疆阿图什隐耳林虎蜥蜴体内利什曼原虫的传播媒介，主要依据：①隐耳林虎蜥蜴与新疆司蛉的栖息和活动场所一致；②新疆司蛉是当地唯一嗜吸隐耳林虎蜥蜴血液的蛉种，在实验室内吸血率可达75%；③在查见感染利什曼原虫的蜥蜴的场所，同时亦查见新疆司蛉具有利什曼原虫前鞭毛体的自然感染，前鞭毛体可在白蛉的咽部和喙部发现；④新疆司蛉在吸取了由自然感染利什曼原虫的蜥蜴血后，白蛉的感染率为16.2%，吸血后4天，原虫可达白蛉的食管，表明蜥蜴利什曼原虫可通过该蛉的叮咬而传播。另外，在新疆塔里木和内蒙古额济纳旗荒漠，均曾从自然界捕获的哈密沙虎蜥蜴的血液内查见利什曼原虫。

（6）地理分布：新疆司蛉仅分布于我国的新疆和内蒙古西部。北起克拉玛依（45.7°N，85°E），南至叶城（37.8°N，77.3°E），东自内蒙古额济纳旗（41.9°N，101°E），西达喀什（39.4°N，76°E）。

（三）中国9种传病蛉种的检索表

1. 腹部2~6节背板后缘毛竖立，毛痕如腹第一节背板毛痕。无口甲，如有，如细刺排列无序，几乎不具色板。上尾铗端节载有长毫3~5根……2
   腹部2~6节背板毛全部平卧，毛痕小于第一节者。口甲发育良好，具横列后齿列且具前齿列，雄雌蛉皆有色板。上尾铗端节载有4根长毫和1根副刺……15
2. 雄蛉……3
   雌蛉……10
3. 上尾铗基节有基突及刷状毛，上尾铗端节载有4根长毫……4
   上尾铗基节无基突及刷状毛，上尾铗端节载有5根长毫……7
4. 上尾铗基节基突大约40μm宽，刷状毛多在腹侧面……高加索白蛉（*Phlebotomus caucasicus*）
   上尾铗基节基突大部或全部刷状毛在端部……5
5. A3短、0.12~0.16mm，A3/L=0.7~0.9；生殖泵小、0.12mm，喇叭口稍宽于体部，上尾铗端节>基节的1/2，所载长毫一在顶端，其次者在0.7处……亚历山大白蛉（*Phlebotomus alexandri*）
   A3长、0.24~0.34mm，A3/L=1.0~1.4；生殖泵大、0.17~0.20mm，喇叭口远宽于体部……6
6. 上尾铗端节≥基节1/2，端节长约为宽的3.3倍，第二根长毫位于0.7处……蒙古白蛉（*Phlebotomus mongolensis*）
   上尾铗端节>基节1/2，端节长约为宽的3.5倍，第二根长毫位于0.8处……安氏白蛉（*Phlebotomus andrejevi*）
7. 无阳茎结节，生殖丝/生殖泵≈2.5~4。阳基侧突分叶、中叶长=宽。阳茎长0.78~1.10mm，圆头，囊状刺列式2/3~7，1/8~15……斯氏白蛉（*Phlebotomus smirnovi*）
   有阳茎结节，生殖丝/生殖泵≈5~12，阳基侧突不分叶……8
8. 囊状刺列式2/1-15，生殖丝/生殖泵<6，上尾铗基节毛数<30……中华白蛉（*Phlebotomus chinensis*）
   囊状刺列式2/3-8、1/9-15，生殖丝/生殖泵>7，上尾铗基节毛数>30……9
9. 上尾铗基节毛数>60，阳茎结节端距<20μm，生殖丝/生殖泵>9……长管白蛉（*Phlebotomus longiductus*）
   上尾铗基节毛数<40，阳茎结节端距>40μm，生殖丝/生殖泵<8……四川白蛉（*Phlebotomus sichuanensis*）
10. 受精囊分节不完全、玉蜀黍穗形，无总管。囊状刺列式2/3-15，咽甲略呈三角形，前部由齿尖向

后的扁平齿构成，后部为向心的半圆点嵴……11
受精囊分节完全……13
11. 触角第四节长度>100μm，无受精囊总管……四川白蛉（*Phlebotomus sichuanensis*）
触角第四节长度<70μm，有受精囊总管……12
12. 触角第四节长度<60μm，A3<330，A3/L>1.20……中华白蛉（*Phlebotomus chinensis*）
触角第四节长度>60μm，A3>370，A3/L<1.10……长管白蛉（*Phlebotomus longiductus*）
13. 受精囊末节连接一个长颈、头大，受精囊管粗，总管极短；咽甲前部中央为不多的短梳状嵴，其后部为点状横嵴……斯氏白蛉（*Phlebotomus smirnovi*）
受精囊末节不膨大，但明显地分开，无长颈……14
14. A3 短（0.12~0.16mm），A3/L=0.5~0.6。咽呈圆锥形，咽长约为其最宽处的 2.0~2.5 倍；咽甲约占咽长的 0.17，前部由齿尖向后的尖齿构成，后有少数横嵴……亚历山大白蛉（*Phlebotomus alexandri*）
A3 长（0.22~0.33mm），A3/L=0.7~1.0。受精囊分节，囊体长远大于宽，咽齿发育不好、仅占据咽长的 1/6~1/5……安氏白蛉（*Phlebotomus andrejevi*）
高加索白蛉和蒙古白蛉的雌蛉难于区分。应依雄蛉做分类鉴定。
15. 雄蛉。翅长>翅宽 5 倍，δ 为负值、-0.04~0。色板帽状较小，口甲前齿列 17 齿左右，后齿列 10 齿左右。4 根长毫皆在上尾铗端节顶部，阳茎短三角形……新疆司蛉（*Sergentomyia sinkiangensis*）
雌蛉。色板钟形前有长柄，口甲似雄蛉但较发达。咽甲由齿尖向后的尖齿构成，占咽的 1/5……新疆司蛉（*Sergentomyia sinkiangensis*）

除上述中国的主要传病蛉种外，世界上还有许多传病蛉种，如在旧大陆的白蛉属 *Phlebotomus* 蛉种静食白蛉（巴氏白蛉）*P. papatasi*、银足白蛉 *P. argentipes*、恶毒白蛉 *P. perniciosus*、庇氏白蛉 *P. perfiliewi* 等，新大陆的鲁蛉属 *Lutzomyia* 蛉种长须鲁蛉 *Lu. longipalpis*、伊文思鲁蛉 *Lu. evansi*、欧氏鲁蛉 *Lu. ovallesi*、黄背鲁蛉 *Lu. flaviscutellata* 等（Maroli、Feliciangeli、Bichaud 等，2013）。

第六节 与疾病的关系

白蛉作为吸血昆虫除可叮咬吸血引起骚扰外，还可传播多种人类和动物疾病，其病原体包括病毒、细菌和原虫。可传播的疾病包括：利什曼原虫病、白蛉热、巴尔通氏小体病（奥洛亚热）、某些动物锥虫病等，其中以传播利什曼原虫病最为重要。不同的疾病由不同的传病蛉种传播。

一、叮咬

初次被白蛉叮咬的人，常有明显反应。出现局部瘙痒、丘疹，严重者引起全身过敏，出现荨麻疹样皮疹，时常由于抓痒而引起继发性感染。多次叮咬后反应减轻。

二、利什曼原虫病

利什曼原虫病广泛分布于亚、欧、非、拉美等大洲的许多国家，是由多种利什曼原虫引起的一组对人体危害严重的人兽共患疾病。据世界卫生组织 2020 年报告，全世界每年有 70 万~100 万新发病例出现。其中内脏利什曼病新发病例 5 万~9 万，95% 以上病例发生在印度、伊拉克、尼泊尔、中国、巴西、埃塞俄比亚、肯尼亚、索马里、南苏丹和苏丹等国家。皮肤利什曼病新发病例 60 万~100 万，85% 以上的皮肤利什曼病新发病例发生在阿富汗、阿尔及利亚、玻利维亚、巴西、哥伦比亚、伊朗、伊拉克、巴基斯坦、叙利亚和突尼斯等 10 个国家。超过 90% 的皮肤黏膜利什曼病病例发生在玻利维亚、巴西、埃塞俄比亚和秘鲁。

根据临床病变的不同，可将利什曼病分为三种不同类型：以损害内脏器官（如肝、脾、骨髓等）而致病的内脏利什曼病（visceral leishmaniasis，VL）。在印度，这类患者皮肤常有暗的色素沉着，并伴有发热，故称 kala azar，即黑热病，如不治疗，会导致超过 95% 的病例死亡；以皮肤损害为主的皮肤利什曼病（cutaneous leishmaniasis,CL),会留下终生瘢痕和严重残疾;以原虫寄生于皮肤内引起皮肤病变,也可经淋巴或血液侵入鼻咽部黏膜内致黏膜病变的皮肤黏膜利什曼病(mucocutaneous leishmaniasis,MCL),可致鼻腔、口腔和喉咙黏膜部分或全部损毁。

(一)病原学

1900年英国医生William Boog Leishman首先从一名曾去过印度的英国士兵尸体的脾脏内查见一种"小体",1903年Charles Donovan也从一名发热患者尸体的脾脏中分离到同样的"小体",并证实该"小体"即是引起疾病的病原体-无鞭毛体,后来英国寄生虫学家Ross(1903)将此新发现的病原体以两位发现者的名字命名为*Leishmania donovani*,即杜氏利什曼原虫。

1885年Cunningham首次在一名印度东方疖患者的皮肤组织切片中观察到无鞭毛体;1898年苏联军医Borovsky也从皮肤损害患者的组织切片中发现无鞭毛体,并详细描述了临床过程。1903年美国病理学家Wright在一名从亚美尼亚移居美国的小女孩的皮肤损害中分离、鉴定了病原体,并对之进行详细描述。1906年由Lahe将该虫定名为*Leishmania tropica*,即热带利什曼原虫。

1. 对人体致病的利什曼原虫

(1)内脏利什曼病的病原体:包括分布在旧大陆的杜氏利什曼原虫[*Leishmania donovani*,(Laveran et Mesnil,1903)Ross,1903]、婴儿利什曼原虫(*Leishmania infantum*)、阿奇博尔德利什曼原虫(*Leishmania archibaldi*)以及分布在新大陆的恰氏利什曼原虫(*Leishmania chagasi*)。热带利什曼原虫(*Leishmania tropica*)偶尔可引起内脏利什曼病。

(2)皮肤利什曼病的病原体:包括分布在旧大陆的热带利什曼原虫[*Leishmania tropica*(Wright,1903),Luhe,1906]、埃塞俄比亚利什曼原虫(*Leishmania aethiopica*)、硕大利什曼原虫(*Leishmania major*)、基利克利利什曼原虫(*Leishmania killicki*)以及分布在新大陆的巴西利什曼原虫(*Leishmania braziliensis* Vianna,1911)、墨西哥利什曼原虫[*Leishmania mexicana*(Biagi,1915)Garnham,1962]、亚马逊利什曼原虫(*Leishmania amazonensis*)、圭亚那利什曼原虫(*Leishmania. guyanensis*)、委内瑞拉利什曼原虫(*Leishmania. venezuelensis*)、巴拿马利什曼原虫(*Leishmania panamensis*)、秘鲁利什曼原虫(*Leishmania peruviana*)、伽纳姆利什曼原虫(*Leishmania garnhami*)、皮法诺利什曼原虫(*Leishmania pifanoi*)。杜氏利什曼原虫、婴儿利什曼原虫和恰氏利什曼原虫有时也可导致皮肤利什曼病。

(3)皮肤黏膜利什曼病的病原体:包括分布在旧大陆的杜氏利什曼原虫(主要在非洲)和分布在新大陆的巴西利什曼原虫。

2. 引起动物利什曼病的病原体

旧大陆:沙鼠利什曼原虫(*Leishmania gerbilli*)、阿拉伯利什曼原虫(*Leishmania arabica*)、都兰利什曼原虫(*Leishmania turanica*);新大陆:豚鼠利什曼原虫(*Leishmania enriettii*)、赫提格利什曼原虫(*Leishmania hertigi*)、迪安利什曼原虫(*Leishmania deanei*)、阿里斯蒂德利什曼原虫(*Leishmania aristdesi*)、弗拉蒂尼利什曼原虫(*Leishmania forattinii*)、赤道利什曼原虫(*Leishmania equatorensis*)。

3. 利什曼原虫形态和生活史　利什曼原虫生活史中有两种形态:一是寄生于人体和其他哺乳动物单核巨噬细胞内的无鞭毛体(amastigote);另一种是寄生于白蛉消化道内的前鞭毛体(promastigote)。两者均以纵二分裂法进行无性生殖。所有种类的利什曼原虫形态都很相似。

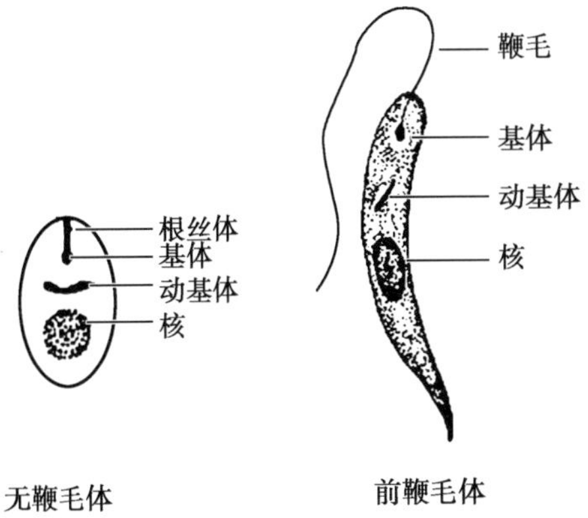

图 19-40　无鞭毛体和前鞭毛体
(仿 詹希美)

(1)无鞭毛体(amastigote)(图19-40):通常称为利杜体(Leishman-Donovan body,LD body)。虫体卵圆形,大小为(2.9~5.7)μm×(1.8~4.0)μm。用吉氏或瑞氏染色后,细胞质呈淡蓝色或淡红色,内有一个较大而明显的圆形核,呈红色或淡紫色。动基体(kinetoplast)细杆状,位于核旁,呈近紫色。虫体前端有一个红色颗粒状的基体(basal body)和一根由此伸出的红色根丝体

(rhizoplast),在普通显微镜下难以区分。从透射电镜观察无鞭毛体的超微结构,可见虫体由内外两层表膜包裹,内层表膜下有排列整齐但数量不等的膜下微管,虫体前端的表膜向内凹陷,形成一袋状空腔,鞭毛即藏于其中,位于虫体前端胞质内的基体为中空圆形,动基体为腊肠状或带状,位于基体之后;虫体内也有一些单独存在的线粒体,呈泡状或管状。类脂体呈圆形或卵圆形,有膜包被;内质网不发达,呈管状或泡状;细胞核一个,呈卵圆形,有两层核膜,可见核孔,核仁 1~2 个;高尔基体为囊泡状,位于细胞核附近。

(2)前鞭毛体(promastigote)(图 19-40):虫体呈梭形,大小为(14.3~20)μm×(1.5~1.8)μm,前端有一根伸出体外的鞭毛,核位于虫体中部,动基体在前部,基体在动基体之前,鞭毛即由此发出。前鞭毛体的超微结构在形态上与无鞭毛体相似。

(3)利什曼原虫生活史 需要两个宿主即白蛉和人或哺乳动物。当雌性白蛉叮咬患者或受感染的动物时,含无鞭毛体的巨噬细胞随血液被吸入白蛉胃内,在此无鞭毛体逐渐发育为前鞭毛体,并以纵二分裂进行繁殖,成熟的虫体逐渐向白蛉前胃、食管和咽部移动,一周后具感染力的前鞭毛体聚集在口腔和喙。当白蛉再次叮刺健康人或动物时,前鞭毛体即随白蛉的唾液进入人或动物体内,一部分被多形核白细胞吞噬消灭,一部分则被巨噬细胞吞噬。前鞭毛体进入巨噬细胞后,逐渐变圆,失去鞭毛的体外部分,向无鞭毛体转化,并进行大量繁殖,最后导致巨噬细胞破裂,游离的无鞭毛体又进入其他巨噬细胞,重复上述增殖过程(图 19-41)。

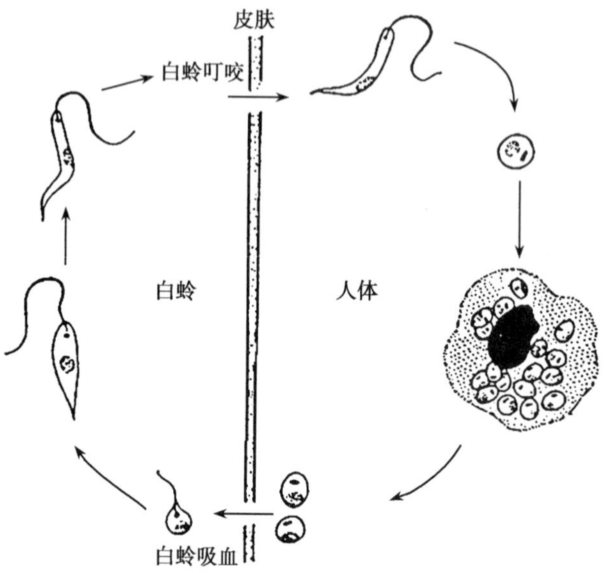

图 19-41 利什曼原虫生活史
(仿 冷延家)

(二)流行病学

1. 地理分布及流行因素 利什曼病广泛分布在亚、欧、非、拉美等洲的许多国家。

内脏利什曼病在亚洲主要流行于南亚的印度、尼泊尔、孟加拉国,中东地区的伊拉克、巴勒斯坦;欧洲的地中海沿岸的一些国家;非洲的苏丹和美洲的巴西。传播媒介主要为银足白蛉 *P. argentipes*、亚历山大白蛉 *P. alexandri*、阿氏白蛉 *P. ariasi*、恶毒白蛉 *P. perniciosus*、静食白蛉 *P. papatasi* 和 *Lutzomyia almerioi*。内脏利什曼病曾是危害我国人民健康最为严重的疾病之一,在20世纪50年代,本病流行于辽宁、北京、天津、河北、山东、江苏、安徽、河南、湖北、陕西、山西、四川、甘肃、青海、宁夏、内蒙古和新疆等 17 个省份。当时约有患者 53 万,以后开展了大规模的防治工作,取得了显著成效。进入 21 世纪以来,甘肃省南部的武都和文县以及四川省的黑水和九寨沟两县,都有较多病例出现,而新疆喀什地区,发病人数明显增多(管立人等,2003)。目前,内脏利什曼病主要发生在新疆、内蒙古、甘肃、四川、山西和陕西等 6 省份,除新疆南部古老绿洲地带为人源型疫区外,本病在山区和荒漠地带均属动物源型,家犬和野生动物为主要传染源。

皮肤利什曼病在亚洲主要流行于阿富汗、伊朗、伊拉克、黎巴嫩、也门、叙利亚、土耳其和沙特阿拉伯;在非洲则以苏丹、阿尔及利亚、突尼斯和塞内加尔等多见;在欧洲流行于地中海沿岸的一些国家和苏联的部分地区;在美洲流行广泛,主要分布在中美洲的尼加拉瓜、哥斯达黎加、巴拿马和南美洲的巴西、委内瑞拉、哥伦比亚、秘鲁、巴拉圭、圭亚那,其中以巴西流行最为严重。主要传播媒介包括刺毛白蛉 *Phlebotomus aculeatus*、*P. ansarii*、长足白蛉 *P. longipes*、长须鲁蛉 *Lu. longipalpis*、爱沙鲁蛉 *Lutzomyia ayrozai*、安氏鲁蛉 *Lu. anduzei*、黄背鲁蛉 *Lu. flaviscutellata*、*Lu. anthophora* 等。

皮肤黏膜利什曼病广泛分布于中、南美洲,非洲的埃塞俄比亚和苏丹也有病例报道。传播媒介主要为爱沙鲁蛉 *Lutzomyia ayrozai*、安氏鲁蛉 *Lu. anduzei*、*Lu. cruciata*、艾库鲁蛉 *Lu ayacuchensis* 等。

造成利什曼病广泛分布的流行因素主要是贫困人群大量移向城市四周,当地的人源型利什曼病迅速在外来人口中流行,其次是荒漠的城镇化、扩大种植面积而砍伐森林,在垦区建立新的居民点或人类因生产活动进入本病的自然疫源地而发生感染以及传播媒介的存在。

2. 流行病学类型及流行特征 根据传染源的不同，利什曼病在流行病学上可分为3种不同类型：即印度的人源型、地中海盆地的犬源型和中亚荒漠内的自然疫源型。

（1）人源型：又称为平原型，在我国分布于苏北、皖北、鄂北、鲁南、豫东以及冀南、陕西关中和新疆南部的喀什等平原地区，主要在人群中分布，传染源主要是病人，患者以青少年为主，无动物保虫宿主，传播媒介为家栖型中华白蛉和长管白蛉。

（2）犬源型：又称为山丘型，在我国分布于甘肃、青海、宁夏、川北、陕北、冀东北、辽宁和北京市郊等山丘地区，病犬是重要的传染源和保虫宿主，人的感染多来自病犬，患者多为儿童，传播媒介为近野栖型蛉种中华白蛉和四川白蛉。

（3）自然疫源型：又称荒漠型，在我国多分布于新疆和内蒙古的某些荒漠地区，此型主要是野生动物的疾病，在动物间互相传播，传染源是野生动物，人因进入此病自然疫源地而受感染，患者以2岁以内的婴儿为主。传播媒介是野栖型蛉种，如斯氏白蛉和亚历山大白蛉。

3. 传病机制、传病途径、白蛉与利什曼原虫的相互关系 利什曼原虫在白蛉的消化道内经过几个周期的发育之后，方达到感染阶段。Lainson和Shaw（1979）把白蛉传播利什曼病分为三种方式（图19-42）。

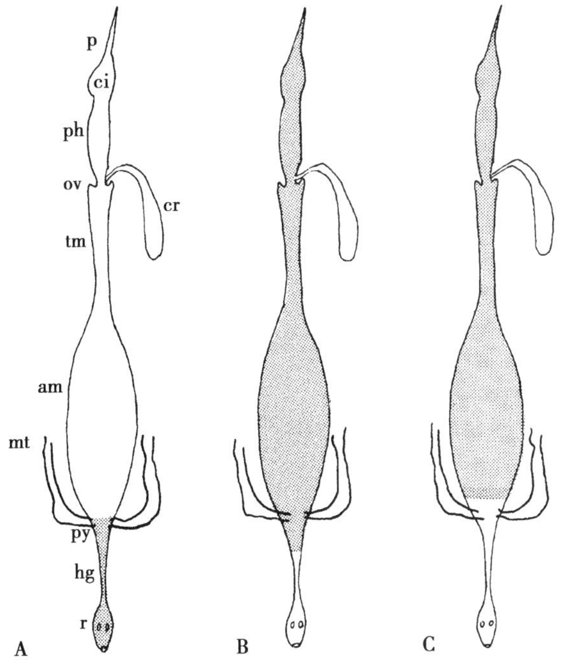

A. 后幽门组；B. 围幽门组；C. 前幽门组。
am. 腹部中肠；ci. 食窦；cr. 嗉囊；hg. 后肠；mt. 马氏管；ov. 食管瓣膜；p. 喙；ph. 咽；py. 幽门；r. 直肠；tm. 胸部中肠。

图19-42 利什曼原虫在白蛉的消化道内发育分布方式模式图

（仿Lainson和Shaw）

（1）后幽门组（hypopylaria）：寄生在爬行动物（如蜥蜴）的利什曼原虫以前鞭毛体的形式在白蛉中肠肠腔内繁殖，而后移行至后肠并达直肠，发育为感染阶段。通过蜥蜴或其他食昆虫的脊椎动物吃入此等白蛉而进行传播，或通过白蛉粪便污染传播。

（2）围幽门组（peripylaria）：利什曼原虫以前鞭毛体的形式先在白蛉中肠及幽门区繁殖，以后向前迁移至食管前部，如巴西利什曼原虫，此类原虫通过白蛉叮咬传播。

（3）前幽门组（suprapylaria）：利什曼原虫仅有白蛉的中肠和前肠发育存在，无后肠发育，如杜氏利什曼原虫和热带利什曼原虫，此类只能由白蛉叮咬传播。

在中国，依实验室观察，人体寄生的利什曼原虫皆属于围幽门组。利什曼原虫在白蛉体内发育至感染阶段与白蛉的生殖营养周期同步，一般在5~10天之间。白蛉在胃血消化、产卵后再度进食时便可传播疾病。而杜氏利什曼原虫种群则常常需要在白蛉第二次吸血之后方具感染力。

我国传病蛉种利什曼原虫自然感染和人工感染后原虫在白蛉体内分布情况见表19-11至表19-13。

表19-11 中国传病蛉种的利什曼原虫前鞭毛体自然感染率（Zhang LM和Leng YJ，1997）

蛉种	感染率%	喙	口腔	咽部	食管	前肠	中肠	后肠	研究者
亚历山大白蛉	2.00	7.7	7.7	46.2	61.5	92.3	100.0	—	管立人等（1986）
中华白蛉	0.23	—	—	+++	+++	+++	+++	—	熊光华等（1988）
中华白蛉	0.31	++	—	+++	+++	+++	+++	—	熊光华等（1992）
斯氏白蛉	5.7	—	—	23.5	70.6	88.2	94.1	29.4	熊光华等（1974）

（三）发病机制与病理

1. 发病机制 当前鞭毛体随白蛉的叮咬进入人或动物体内，一部分被多形核白细胞吞噬消灭，一部分

表 19-12 中国传病蛉种人工感染利什曼原虫情况(Zhang LM 和 Leng YJ,1997)

蛉种	感染率%	喙	口腔	咽部	食管	前肠	中肠	后肠	研究者
亚历山大白蛉	48.9	1.5	—	10.6	30.3	63.6	100.0	12.1	熊光华等(1963)
亚历山大白蛉	85.1	2.5	2.5	2.0	85.0	100.0	100.0	5.0	管立人等(1986)
亚历山大白蛉	93.3	5.2	1.3	29.1	78.9	99.6	100.0	5.7	管立人等(1986)
中华白蛉	69.2	2.2	—	17.5	45.4	84.3	100.0	19.7	熊光华等(1988)
中华白蛉	65.0	3.4	—	27.1	53.6	85.4	100.0	19.3	熊光华等(1992)
长管白蛉	54.2	—	—	8.7	70.2	88.1	97.7	20.2	熊光华等(1974)
长管白蛉	62.2	7.1	0	25.0	75.0	100.0	100.0	3.6	管立人等(1986)
四川白蛉	60.8	—	—	6.7	48.9	55.6	100.0	8.9	尹治成等(1985)
斯氏白蛉	85.1	—	—	6.6	35.0	64.9	100.0	39.3	熊光华等(1974)
斯氏白蛉	35.3	—	—	33.3	83.3	100.0	100.0	33.3	管立人等(1986)

表 19-13 大沙鼠洞内各种白蛉的前鞭毛体感染率及感染部位(管立人等,1982)

蛉种	解剖数	感染数	%	喙	咽	食管	前胃	中胃	后肠	马氏管
蒙古白蛉	349	35	10.0	1	0	4	19	33	6	0
安氏白蛉	188	24	12.8	0	0	2	10	24	2	1
斯氏白蛉	285	3	1.1	0	0	0	1	3	1	0
新疆司蛉	77	10	13.0	0	1	3	6	10	4	1

则被巨噬细胞吞噬。前鞭毛体进入巨噬细胞后,逐渐变圆,失去鞭毛的体外部分,向无鞭毛体转化,无鞭毛体在巨噬细胞内不但可以存活,而且能进行繁殖。最后导致巨噬细胞破裂,游离的无鞭毛体又进入其他巨噬细胞,重复上述增殖过程,由此引起病变。

2. 病理变化 利什曼原虫侵入人体后引起一系列组织病理变化,无鞭毛体在巨噬细胞内大量繁殖,使巨噬细胞大量破坏和增生,导致浆细胞增生、骨髓组织的增生、肝脏、脾脏、淋巴结肿大。由于脾脏功能亢进,血细胞遭到大量破坏,再加上骨髓造血功能的障碍和免疫性溶血,使血液中白细胞、红细胞、血小板大大减少;由于浆细胞大量增生和肝功能受损,蛋白质、脂肪等代谢作用失调,血清丙种球蛋白明显增高,白蛋白生成减少,出现白/球蛋白比率倒置。

当利什曼原虫侵入皮肤局部组织后,可激活肥大细胞释放组胺而引起局部组织充血、水肿,同时刺激机体产生炎性细胞趋化因子,吸引炎症细胞向原虫聚集处浸润,导致局部皮肤的肿胀,形成丘疹。此外,局部小血管内皮细胞因吞噬了原虫而发生肿大,使血管腔变窄,局部出现血供不足、缺氧而发生变性坏死,并破裂脱落而形成溃疡。以后坏死组织逐渐被纤维结缔组织取代,最后形成瘢痕。

(四)临床表现

1. 内脏利什曼病主要表现为长期不规则发热,呈双峰热型,伴脾脏、肝脏、淋巴结肿大、消瘦、贫血,患者常发生鼻出血和齿龈出血,血液检查红细胞、白细胞、血小板明显减少,血清丙种球蛋白明显增高,白/球蛋白比率倒置,尿液检查发现蛋白尿和血尿。患者常易并发各种感染性疾病,如不及时治疗可导致死亡。晚期病例可出现水肿、黄疸、腹壁静脉曲张和腹水,偶可见皮肤色素沉着、头发稀疏等。

2. 皮肤利什曼病由于病原体种类的不同,所出现的临床表现各不相同:

由热带利什曼原虫引起的皮肤利什曼病又称干型皮肤利什曼病、迟发溃疡型皮肤利什曼病或东方疖(oriental sore),被白蛉叮咬处皮肤出现无痛性丘疹或结节,逐渐增大,边缘隆起、发硬,形成溃疡,溃疡基底是肉芽组织,四周有炎症反应。病程进展缓慢,溃疡出现在6个月以后,溃疡周围组织内含大量利什曼原虫,很少渗出液,皮损常发生在面部和上肢。

由硕大利什曼原虫引起的皮肤利什曼病又称急性坏死型或湿型皮肤利什曼病。被白蛉叮咬处皮肤出现较大的结节,呈急性皮肤损害,很快结节中心出现坏死形成溃疡,溃疡处可流出许多脓液。溃疡多见于下肢，病变处原虫数少。本病病程较短，从出现皮损到溃疡愈合仅 2~6 个月，但可留下永久性瘢痕。治愈后病人可获得持久的免疫。

由埃塞俄比亚利什曼原虫引起的皮肤利什曼病又称弥漫型皮肤利什曼病（Diffuse cutaneous leishmaniasis，DCL），皮肤损害呈多样性，原虫在病变处可随血液和淋巴液播散到全身皮肤，呈现弥漫性皮肤损害，皮肤出现许多蕈状结节，有大量巨噬细胞及浆细胞浸润，常发生于面部、腿、臂的伸侧、臀部、外生殖器及躯干。病程持续时间长，难于治愈。

由墨西哥利什曼原虫引起的皮肤利什曼病，病损常发生在暴露的体表如面部，初起的病损为丘疹，可以是单个，也可能为多个，若无继发感染，病损通常在 6 个月内自愈，留有瘢痕。约 40% 的患者溃疡发生在耳廓，病变可持续多年，造成耳轮残缺。患者多为森林中工作的胶工，故又称胶工溃疡。有时原虫可随血液转移到身体其他部位皮肤而引起弥漫型皮肤利什曼病。

由杜氏利什曼原虫或婴儿利什曼原虫引起的皮肤利什曼病又称内脏利什曼病后皮肤利什曼病（post-kala-azar dermal leishmaniasis，PKDL），病变可发生在面部、颈部、四肢或躯干，皮肤出现暗色丘疹状或大小不一的肉芽肿样结节，结节皮肤发红，压之有弹性，不痛、不痒、不溃烂，酷似瘤型麻风。

3. 皮肤黏膜利什曼病　由巴西利什曼原虫引起，表现为首先皮肤出现丘疹及溃疡病变，常在 6~15 个月内自愈。有部分患者（2%~50%）体内的原虫可经淋巴或血液侵入鼻黏膜及鼻咽部黏膜内繁殖发育，引起黏膜病变，造成鼻中隔、咽、喉的黏膜与气管、鼻腔的软骨严重受损。如鼻中隔处出现水肿、溃疡、甚至穿孔，鼻梁塌陷、鼻部变形；上唇肿大或残缺，硬腭与软腭覆盖肉芽肿，悬雍垂破坏，如累及咽喉部则影响吞咽及发声。病变部位溢出的分泌物流入气管可引起吸入性肺炎或因呼吸道阻塞而导致患者死亡。

（五）实验室检查

1. 病原学检查

（1）穿刺检查

1）涂片法：可进行骨髓、淋巴结或脾脏穿刺，取穿刺物涂片、染色、镜检。骨髓穿刺最常用，原虫检出率达 80%~90%，其次淋巴结穿刺，选取表浅、肿大的淋巴结，如腹股沟、肱骨上滑车、颈部淋巴结等，检出率为 46%~87%，也可做淋巴结活检。脾脏穿刺检出率虽然较高，可达 90.6%~99.3%，但不安全，一般少用。

2）培养法：用无菌方法将上述穿刺物接种于 NNN 培养基中，置 22~25℃温箱中培养 1 周，若在培养物中查见活动的前鞭毛体，则判为阳性。

3）动物接种法：取穿刺物接种于易感动物（如黄金地鼠、BALB/c 小鼠等），1~2 个月后取动物肝、脾作印片或涂片染色镜检。

（2）皮肤组织活检：在皮肤结节处用消毒针头取少许组织液，或用手术刀刮取少许组织作涂片染色镜检。

2. 血清学检查

（1）检测血清抗体：可采用酶联免疫吸附试验（ELISA）、间接血凝试验（IHA）、间接荧光抗体试验（IFAT）、直接凝集试验（DAT）等，阳性检出率高，但假阳性时有发生，不宜用于疗效考核。

（2）检测循环抗原：可用单克隆抗体-抗原斑点试验（McAb-AST），阳性率高，敏感性、特异性、重复性均较好，可用于疗效评价。

3. 分子生物学方法　用聚合酶链反应（PCR）扩增利什曼原虫核糖体 RNA 基因，微外显子（Mini-Exon）基因，动基体 DNA（kDNA）和基因组 DNA，DNA 探针技术。这些技术具有敏感性高，特异性强的特点，可用于临床诊断和流行病学研究。

（六）诊断和鉴别诊断

1. 临床诊断　内脏利什曼病患者具有共同的临床特征：长期不规则发热，进行性脾大和/或肝大，贫血，鼻出血或齿龈出血，全血细胞减少（白细胞、红细胞和血小板减少），血清白蛋白降低，球蛋白升高，白/球比例倒置，居住在本病的流行区或于发病前在白蛉季节去过流行区。

2. 实验室诊断　通过病原学检查发现利什曼原虫无鞭毛体者可确诊；也可通过免疫学检测方法作为重要的辅助诊断依据；血常规检验显示患者的白细胞明显减少，红细胞的减少与血红蛋白降低的趋势一致，谢氏球蛋白试验均为阳性。

3. 鉴别诊断 内脏利什曼病需与其他长期发热、脾大及白细胞减低的疾病鉴别。

（1）疟疾：疟疾是由疟原虫引起的传染性疾病。其潜伏期的时间长短不一，一般在7~30天不等，疟疾典型症状是呈周期性、规律性发作的寒战、高热，伴面色苍白、大汗淋漓、全身乏力酸痛等，间日疟隔日发作一次，三日疟隔两日发作一次，而恶性疟发作无规律性。由于两种疾病的病原体不同，因此进行实验室检查可以进行鉴别。

（2）霍奇金病：即霍奇金病淋巴瘤，是淋巴瘤的一种独特类型，为青年人中最常见的恶性肿瘤之一。病因至今不明，90% 患者以淋巴结肿大就诊，大多表现为颈部淋巴结肿大和纵隔淋巴结无痛性、进行性肿大，饮酒后出现疼痛是淋巴瘤诊断相对特异的表现。大多数黑热病患者无淋巴结肿大表现，可进行实验室检查，观察是否存在病原体可以与霍奇金病进行鉴别。

（3）恶性组织细胞病：又称恶性网状细胞增生症。是一种较少见的恶性程度很高的疾病，其病理特点是大量异常组织细胞呈恶性增生，弥漫性或局灶性浸润肝、脾、骨髓和淋巴结。临床表现主要是高热、乏力、衰竭、多汗、进行性贫血，全血细胞减少、肝、脾、淋巴结肿大，症状和体征与内脏利什曼病极其相似。但本病有相当多的患者还可出现皮肤结节肿块、中枢神经损害和肠道病变。临床过程急而凶险，预后差。骨髓检查在部分患者可见恶性组织细胞和巨噬细胞吞噬血细胞，有的可见到多核巨组织细胞，此种细胞和异质性组织细胞是诊断本病的主要依据。

此外，内脏利什曼病因发热伴有肝、脾、淋巴结肿大，临床上应与伤寒、沙门菌感染、结核病、急性淋巴细胞增多症等相鉴别。皮肤利什曼病在临床上则应与麻风，红斑狼疮，酒渣鼻，蕈样肉芽肿，黄色瘤，皮肤结核，结节性梅毒疹，结节病等相鉴别。

（七）治疗

首选药物为五价锑剂，包括葡萄糖酸锑钠（斯锑黑克）和葡糖胺锑（甲基葡胺锑），葡萄糖酸锑钠高效低毒，疗效较好。对抗锑剂患者可用喷他脒（戊烷脒）、司替巴脒（二脒替）、两性霉素 B 等治疗。也可用巴龙霉素、灭特复星。

（八）预防

在流行区采取查治病人，杀灭病犬和消灭白蛉等综合措施，可有效预防内脏利什曼病。对患者做到早发现、早诊断、早治疗。捕杀和控制病犬，以及杀灭传播媒介白蛉是阻断传播途径，降低发病率的重要措施。

三、奥洛亚热

奥洛亚热（Oroya fever）又称卡里翁病（Carrion′s disease）或巴尔通体病（bartonellosis），是一种由白蛉叮咬传播的细菌性皮肤病。人类也可能因为与寄生巴尔通体的猫狗等动物较为亲近的接触或偶然接触自然环境中的啮齿类等野生动物而感染巴尔通体或致病。

（一）病原学

病原体为杆菌状巴氏体（*Bartonella bacilliformis*），一种革兰氏阴性多形性杆菌，属巴尔通氏体科巴尔通氏体属。吉姆萨染色呈红紫色。在血液或组织中呈球形或棒状，常 3 个菌体组成 V 形或 Y 形。由疣肿鲁蛉（*Lutzomyia verrucarum*）和秘鲁鲁蛉（*Lutzomyia peruensis*）传播。巴氏体仅存在于白蛉喙中，因而被认为是机械性传播。

（二）流行病学

本病流行于南美洲安第斯山河谷，如秘鲁、哥伦比亚和厄瓜多尔。该地区的流行与无症状的患者和长期带菌者作为传染源有关。我国云南鼠群中有高度流行。

（三）发病机制和病理

在人体内巴氏体寄生在红细胞和单核吞噬细胞系统中，大量的繁殖导致细胞大量破坏。病原体经白蛉叮咬的伤口进入人体，先在血管内皮细胞内繁殖，2~3 周后进入血流，粘附在红细胞上，随后病原体又进入红细胞内。这一过程使红细胞脆性增加、易于破碎。单核吞噬细胞吞噬了感染的红细胞，在其细胞内可见很多革兰氏阴性细菌。这阶段即奥罗亚热期，此期可在短期内出现严重贫血。若能度过急性奥罗亚热期则体温下降,红细胞明显回升。奥罗亚热期极少复发。经 3~6 个月后,大部分病人进入第二期:慢性良性秘鲁疣期,此时在皮肤黏膜出现血管瘤样结节,其中可找到巴尔通氏体,偶见报道在内脏、骨骼、中枢神经亦有血管瘤样结节。新的结节内有增生血管和内皮细胞,陈旧的结节内有纤维化。

(四) 临床表现

潜伏期 2~6 周,起病前常有前驱症状,如低热、骨关节及肌肉酸痛等,在临床上分为两型:急性期又称奥洛亚热(Oroya fever),为急性血液疾病阶段,起病急,患者突然出现寒战、高热、大汗、极度乏力、脸色苍白,表现为严重的溶血性贫血,并伴有肌肉、关节疼痛和头痛,全身淋巴结肿大、疼痛,严重者可出现谵妄、昏迷及周围循环衰竭等表现。外周血涂片呈大细胞低色素性贫血,可见有核红细胞,血涂片及血培养可见病原体。此期不加治疗,病死率可达 40%。有些较轻病例也可自行恢复,但比较缓慢,常数月至半年。慢性期又称秘鲁疣肿(verruga peruana),表现为粟粒性、结节性或大块腐肉状的皮肤损害,出现许多疣状皮疹,直径达 1.6~4cm,有触痛,破溃后形成溃疡,并引起出血,常发生在头部和四肢。亦可发生在生殖器和口、咽部黏膜,疣状皮疹色泽各异,由红色至紫色,可持续存在 1 个月至 2 年,可从病灶中检出病原体。

(五) 实验室检查

1. 血液检查　验血可见红细胞急速下降,常在 4~5 天内由正常值降至 1.0×10^{12}/L,为巨细胞型贫血,可见有核红细胞,豪焦小体(Howell-Jolly 小体),卡波环(Cabot 环)和嗜碱性点彩;白细胞计数可有轻度增加并伴核左移,血液中可查见大量病原体,涂片染色可显示 90% 红细胞被侵犯。

2. 病原体培养　带菌者应作血液培养才能明确。对秘鲁疣可取组织标本作吉姆萨染色,发现病原体即可诊断。取皮损处培养阳性也可确诊。

3. 其他检查　采用血清免疫学检查,如荧光抗体、间接血凝及酶联免疫试验等对流行病学调查及诊断也有帮助。

(六) 诊断和鉴别诊断

1. 诊断　流行区患者有白蛉叮咬史,出现典型临床表现,如发热、进行性溶血性贫血、淋巴结肿大、疣状皮疹等就应疑及本病。血液涂片找到病原体或培养阳性就可确诊。

2. 鉴别诊断　本病应与出现发热、溶血性贫血、皮疹等主要表现的疾病相鉴别,如疟疾、利什曼病、溶血性贫血。

(七) 治疗

治疗本病以青霉素、四环素、链霉素和氯霉素疗效较好,预防关键是消灭白蛉。

1. 药物治疗　多种抗生素如青霉素、氯霉素、四环素及链霉素等对杆菌状巴尔通氏体均有抗菌作用。对急性感染,首选药物为氯霉素。一般在服药 2 天后发热即可消退,病情也随着迅速好转。对重症病例如高热者、伴发脑炎者及免疫缺陷者宜采用多西环素、环丙沙星、利福平或红霉素与氨基糖甙类的联合治疗,疗程 7 天或更长。

2. 手术疗法　淋巴结肿大 1 年以上未见缩小者可考虑进行手术摘除。淋巴结化脓时可穿刺吸脓以减轻症状,必要时 2~3 天后重复进行,不宜切开引流。

3. 其他疗法　该病治疗以对症疗法为主。严重贫血者可输血。

(八) 预防

预防的关键是用杀虫剂杀灭白蛉,做好个人防护,可用蚊帐、或涂擦防护剂等。

四、白蛉热

白蛉热(sandfly fever,phlebotomus fever,papatasi fever)亦称三日热(three-day fever)。是一种由白蛉(sandflies)传播的急性病毒性传染病,症状多轻微,为自限性疾病。该病于 1909 年由 R. Doerr、K.Franz 及 S.Taussig 等人证实为白蛉传播。1922 年,H.E.Whittingham 通过实验证实此病具有经卵传至下一代的现象。静食白蛉(*Phlebotomus papatasi*)、恶毒白蛉(*Phlebotomus perniciosus*)和庇氏白蛉(*Phlebotomus perfiliewi*)为主要传播媒介,病毒可在白蛉体内经卵传至下一代,故白蛉既是传播媒介(vector),又是保虫宿主(reservoir)。

（一）病原学

本病病原体为托斯卡纳病毒（Toscana virus，TOSV），一种滤过性病毒，病毒包括 25 个血清型，在旧大陆有 8 个型从白蛉体内分离出来，其中至少有 5 个型可引起白蛉热。

（二）流行病学

白蛉热主要分布在亚洲、非洲和美洲的热带亚热带地区的丛林区域，从尼罗河到印度一线，地中海地区，约在北纬 20°~45°之间，以塞浦路斯、意大利、西班牙、印度西北部、阿富汗及塞瓦斯托波儿等国家和地区多见。中亚地区和中国沿海曾有病例报告。在东半球，白蛉热以地方性流行和流行两种形式出现。该病呈现明显的季节性，多发生于 4~10 月，8 月为发病高峰。受感染的野生动物如啮齿类及树獭是重要传染源。流行传染时期一般和白蛉的繁殖周期相关。在流行区的普通人群都是易感人群。可通过白蛉叮咬进行传播。

（三）发病机制和病理

病毒通过白蛉叮咬进入人体，经淋巴管和毛细血管到达单核-巨噬细胞系统进行繁殖，达到一定数量后进入血液循环，造成病毒血症，引起全身病变。也可侵及中枢神经系统。

（四）临床表现

感染本病后，初起在白蛉叮咬处发生小的瘙痒性丘疹，可持续 5 天左右，再经过 5 天潜伏期后，就突然出现发热、体温可达 40℃以上，常伴有畏寒及寒战，头痛、乏力、食欲减退、恶心、呕吐、眼结膜充血、畏光、颈部强直、肌痛、腹痛及关节痛等局部或全身症状，少数病人有脾大，但无淋巴结肿大。可有轻度视乳头水肿，腭部出现小水疱。同时在面部、颈部可发生猩红热样皮疹。症状类似于流感，经过几次的反复发热而逐渐消退。有时亦可出现无菌性脑炎和无菌性脑膜脑炎。

（五）实验室检查

1. 血常规　血液检查 90% 病人白细胞计数减少，常低于 5×10^9/L，多在病程第 3 日后发生，早期以淋巴细胞减少为主，中性粒细胞相对增多，出现核左移，有中毒颗粒。重症患者可见幼稚细胞呈类白血病反应。病后第 4~5 日，淋巴细胞增多，并出现较多的异型淋巴细胞。从发热后期开始至低血压休克期，血红蛋白和红细胞数升高，可达 150g/L 和 5.0×10^{12}/L 以上。血小板从发病第 2 日起开始减少，一般在（50~80）$\times 10^9$/L 左右，并可见异型血小板。

2. 尿常规　发病第 2 日即可出现尿蛋白，第 4~6 日进一步增多。突然出现大量尿蛋白，对诊断很有帮助。部分病例尿中出现膜状物，这是大量尿蛋白与红细胞和脱落上皮细胞相混合的凝聚物。显微镜检查可见红细胞、白细胞和管型。此外尿沉渣中可发现巨大的融合细胞，这是 EHF 病毒的包膜糖蛋白在酸性条件下引起泌尿系脱落细胞的融合。这些融合细胞中能检出 EHF 病毒抗原。

3. 血液生化检查　多数患者在低血压休克期，少数患者在发热后期，尿素氮和肌酸酐开始升高，移行期末达高峰，多尿后期开始下降。发热期血气分析以呼吸性碱中毒多见，这与发热及换气过度有关。休克期和少尿期以代谢性酸中毒为主。血钠、氯、钙在本病各期中多数降低，而磷、镁等则增高，血钾在发热期、休克期处于低水平，少尿期升高，多尿期又降低。但亦有少数患者少尿期仍出现低血钾。发热期开始血小板减少，其黏附、凝聚和释放功能降低。若出现 DIC 血小板常减少至 50×10^9/L 以下。DIC 的高凝期出现凝血时间缩短。消耗性低凝血期则纤维蛋白原降低，凝血酶原时间延长和凝血酶时间延长。进入纤溶亢进期则出现纤维蛋白降解物（FDP）升高。

4. 血清学检查　方法有中和抗体检测、IFA、CF、EIA 及 ELISA，应检测急性期和恢复期血清。血清中检测特异性 IgM 或 IgG 抗体，特异性的 IgM 抗体在起病第 1 周即可检出，3~9 个月内渐降，可用于早期诊断。IgG 1∶40 为阳性，1 周后滴度上升 4 倍有诊断价值。用特异性抗血清检测抗原及抗体中和试验可对病毒进行分型。常用免疫荧光或 ELISA 法，胶体金法则更为敏感。IgM 抗体 1∶20 为阳性，发病第 2 天即能检出。目前认为核蛋白抗体的检测，有利于早期诊断，而 G2 抗体的检测，则有利于预后判断。

5. 其他检查　12% 的病人脑脊液中细胞数轻度增加，以淋巴细胞增高为主。病毒分离：发热期患者的血清、血细胞和尿液等标本接种 Vero-E6 细胞或 A549 细胞中，可分离出白蛉热病毒。病毒分离主要用于流行病学监测和疑难病例的诊断。应用白蛉热病毒的多克隆或单克隆抗体，可检出白蛉热病毒抗原。PCR 技术:应用 RT-PCR 方法检测白蛉热病毒 RNA,敏感性高,可作早期诊断。

(六) 诊断和鉴别诊断

1. 诊断　主要依赖于流行病学资料(患者为在热带或美洲进行原始森林开发的工作人员)、临床表现(典型的白蛉热症状:高热,伴头痛、肌痛、畏光及眼痛,结膜显著充血,颜面及上胸部可潮红。有时可伴腹泻或便秘。结合患者最近外出情况以及皮肤皮损处的红疹临床症状)、血常规中白细胞和血小板减少,红细胞和血红蛋白升高,和血清学试验。

2. 鉴别诊断　本病应与流行性感冒、登革热、汉坦病毒感染及流行性出血热相鉴别。

(1) 流行性感冒:是由流感病毒引起的一种急性呼吸道传染病,传染性强,发病率高,容易引起暴发流行或大流行,其主要症状是发热、全身肌肉酸痛,流鼻涕、打喷嚏、干咳等呼吸道症状比较轻微,可有白细胞减少,故应注意与本病相鉴别。

(2) 登革热:是登革热病毒引起、伊蚊传播的一种急性传染病,病人和隐性感染者是主要传染源。临床特征为起病急骤,高热,全身肌肉、骨髓及关节痛,极度疲乏,症状与本病极为相似,应注意进行鉴别,可行 PCR 核酸检查明确。

(3) 流行性出血热:是由汉坦病毒引起的急性、地方性、自然疫源性传染病,病情危急,并发症多,病死率高。其主要病理变化是全身广泛性的小血管和毛细血管的损害。临床上以发热、出血、肾脏损害为三大主症,典型病例表现为五期经过,即发热期、低血压休克期、少尿期、多尿期和恢复期,应注意和白蛉热相鉴别。

(七) 治疗

主要为对症治疗,一般不用抗病毒治疗。

(八) 预防

预防的关键是消灭白蛉。旅行者可在暴露的皮肤部位施用驱避剂,以防白蛉叮咬。目前尚无疫苗。

五、其他

此外,白蛉还可传播鼠类、蜥蜴间某些锥虫病、鼠利什曼氏原虫病等。Aspin(1954)报道,被野蛉叮咬可感染组浆虫病(histoplasmosis)。

第七节　防制

防制白蛉的目的是要控制它所传播的疾病,使它不能危及人类的生存,保障人类健康。白蛉活动范围小,飞行能力弱,以药物杀灭成蛉为主要防制措施,结合环境治理和个人防护可达到较好地防制目的。

据中国内脏利什曼病老流行区的防治工作经验,在同时有病犬的村庄里,对所有内脏利什曼病患者和病犬治疗的同时,实施病家保护性灭蛉药物滞留喷洒,即以病家为中心 15 米半径的环境全面喷洒药物灭蛉,是对内脏利什曼病的一个经济实用的防治措施(冷延家等,1963;冷延家,1999)。

一、药物灭蛉

杀灭成蛉的药物有溴氰菊酯、氯氰菊酯、氯菊酯(二氯苯醚菊酯)、DDT、马拉硫磷、杀螟松等,用以进行室内滞留喷洒,也可用敌敌畏熏杀。室内滞留喷洒是当前人源型内脏利什曼病流行区首选的灭蛉方法。在居民集中的重流行区可采用全村喷洒,在病人稀少居住分散的地区采用 15 米半径病家保护性喷洒,可达到控制老流行区内脏利什曼病流行的目标。DDT 因具有较强的杀虫作用和持久地灭蛉效果而曾是理想的室内滞留喷洒杀虫剂,但正因为其不易降解而造成环境污染,我国已禁止使用。对荒漠地区的野栖蛉种,室内或飞机喷洒灭蛉效果皆不佳。

二、环境治理

措施包括整顿人房、畜舍及禽圈卫生,清除周围环境内的垃圾、废物、填补墙缝等以清除幼虫孳生地。改进灌溉系统以清除沙土鼠洞而消灭“洞穴白蛉”。

三、个人防护

用蚊帐、纱窗，涂擦避蚊胺（DEET）等驱避剂或用艾蒿烟熏可达到个人防护的目的。使用菊酯类杀虫剂浸泡蚊帐（60 目孔眼），已证实是防蛉叮咬最有效的方法之一。世界卫生组织对应用菊酯类杀虫剂浸泡蚊帐控制白蛉的技术提出了一个规范性建议（WHO，1996），可供参考。

（1）杀虫剂选择及剂量：溴氰菊酯 2.5% 乳油，25mg ai/m^2；氯氰菊酯 10% 乳油，100mg ai/m^2；氯菊酯 25% 乳油，500mg ai/m^2；高效氟氯氰菊酯 2.5% 乳油，25mg ai/m^2（注 ai：Active ingredient 即有效成分或纯品）。

（2）蚊帐面积的计算：以米为测量单位，面积为平方米（m^2）

长方形蚊帐总面积（m^2）=帐顶面积（帐顶长度 L × 宽度 W）+帐周面积［（L+W × 蚊帐高度 H）× 2］

圆锥形蚊帐总面积（m^2）=圆锥形蚊帐下缘的周长 × 从帐顶到下缘的高度

（3）浸泡方法：用没有吸附作用的容器如塑料盆，将蚊帐放在盆里，用量杯加入清水至蚊帐全部浸在水中，但水不能没过蚊帐以确定一顶蚊帐吸水量，一般棉纱蚊帐吸水量约为 30ml/m^2，尼龙蚊帐约为 15ml/m^2。将计算好的杀虫剂乳油加进定量的清水中充分混匀后把蚊帐浸入其中，充分揉压接触浸泡 20 分钟，然后将浸好的蚊帐取出按平放在平板上阴干，不能晾晒，也不能挂起来，以免药液流失。待干燥后即可使用。

操作中注意不要使药液接触皮肤和眼、鼻，如溅入眼内立即用大量清水冲洗；注意不要让儿童接触药液；剩余的药液要统一收集处理，不能倒入池塘或江河中；浸好的蚊帐使用中不能洗涤。

第八节 研究技术

在白蛉的形态学、分类学、生物学、生态学、流行病学、传病、白蛉体内病原体鉴定、白蛉种群遗传结构等研究中，需要运用到各种研究技术，包括白蛉标本采集、解剖、胃血鉴定、实验室饲养、人工感染、孳生地和栖息地调查等。

一、标本采集、制作与保存

（一）白蛉标本采集

采集白蛉是研究白蛉最基本的一项技术。白蛉体小，昼伏夜出且栖止场所隐蔽，可因地制宜地设计不同的诱捕装置，随机应变地使用一种或多种引诱原进行采捕。捕集活白蛉除使用捕蛉管人工捕捉、捕蛉器捕集外，近年来亦使用光诱、CO_2诱、人诱、小风扇抽吸等方法捕蛉。采集死白蛉主要采用粘蛉纸（板）捕蛉。

1. 捕蛉管捕集　捕蛉管为一个口径 3~3.5cm，长约 16cm 的玻璃管，一端向内凹呈圆锥形漏斗，中间有一个直径为 0.3~0.4cm 的小孔，另一端塞上一橡皮塞（或软木塞），塞中间钻一个贯穿两端的孔，将一细玻璃管穿过，细管内口包上一小块纱布，管外接一橡皮胶管，胶管另一端再接上一个小玻璃管作为吸嘴。亦可将一橡皮吸球直接接在小玻璃管外（图 19-43A）。采集时，将捕蛉管漏斗状一端扣在停落的成蛉上，稍为移动捕蛉管使白蛉飞动，然后在另一端的橡皮管上吸气，白蛉即被吸入管内。每个吸蛉管可连续在同一场所捕集许多白蛉。捕集结束后，应用棉花把捕蛉管圆锥漏斗的小孔堵上，以防白蛉逃逸。

2. 捕蛉器捕集　捕蛉器呈漏斗形，由白铁焊接或用塑料经模压而成。捕蛉器漏斗宽口口径约 20cm，上方具有一个长 5cm，口径较捕蛉管稍大的圆筒，用以插置捕蛉管（图 19-43B）。使用时，将捕蛉器宽口部分安置在鼠洞的洞口，周围覆盖泥沙以固定捕蛉器，另将捕蛉管的圆锥形漏斗端插入捕蛉器上方的圆筒中，捕蛉管敞口端用纱布蒙住并用橡皮筋箍紧。当鼠洞中白蛉夜间飞出活动时，即可通过捕蛉管上的小孔进入管内。

3. 灯光诱捕　由于白蛉有趋光习性，在夜晚可利用灯光来诱捕白蛉。在荒漠地带或山洞中，可支起白色蚊帐，在蚊帐内置一光源，或张起一面白色布屏，将光线射于其上，白蛉见光后即向光源飞来，停留在蚊帐或白色布屏上，再以捕蛉管捕捉之（图 19-44）。

4. 粘蛉纸（板）捕蛉　此法是一种最为简便的收集白蛉的方法，制作简单，适合在各种场所使用。取一定大小（约 10cm × 17cm）的优质白纸，固定在木框上，双面涂上蓖麻油，傍晚悬挂于房屋的窗口、或安置

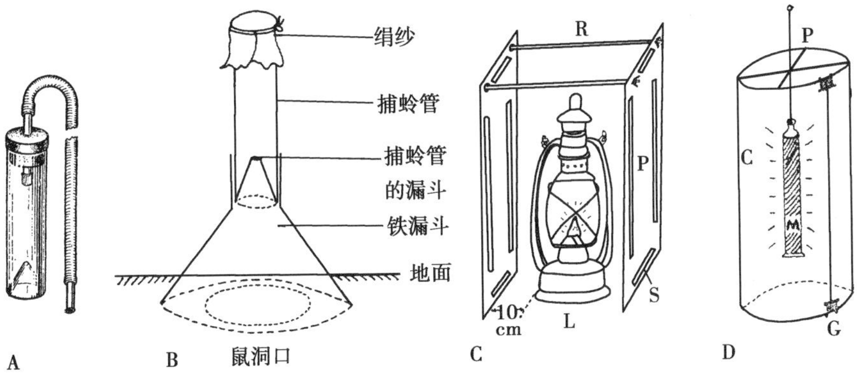

A. 捕蛉管；B. 鼠洞漏斗捕蛉器；C. 煤油马灯硬塑料板光粘诱蛉灯；D. 多用途光柱胶片诱蛉灯

图 19-43　捕蛉装置

（A、C、D 仿 冷延家；B 仿 王捷等）

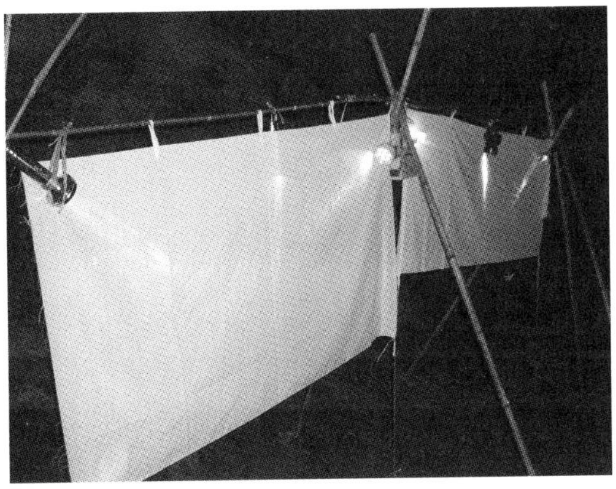

图 19-44　捕蛉用白布屏

在洞口、或支在荒漠地带的避风处，次晨取回用毛笔蘸肥皂液沾下所粘得的白蛉，洗净油渍后再作标本。亦可用无色透明有机塑料板或胶片加光诱制成光诱粘蛉装置（图 19-43C、D）。

5. 其他诱蛉装置　可设计干冰（CO_2），光诱，光诱+小风扇，光诱+动物诱，光诱+人诱，光+动物+小电风扇等诱蛉器用之于不同场所和目的。

（二）白蛉标本制作

1. Berlese 胶封制　存于 Berlese 胶中的标本可直接在此液中解剖和封闭保存，缺点是年代过久封胶变暗。Berlese 液的配制：阿拉伯胶 12g，水合氯醛 20g，冰醋酸 5ml，50% 葡萄糖浆 5ml，蒸馏水 30~40ml，在室温下将上述成分按顺序溶解，经玻璃棉过滤后放在 30℃以下的环境中令其蒸发到所需要的粘稠度。用 Berlese 胶封制的标本烤干后，用小刀刮去多余的干胶，擦干净后用小毛笔蘸取香蕉油（指甲油）在盖片四周刷过以做圈封，防止 Berlese 胶受潮变软或变色。

2. 加拿大树胶或 Euparal 封制　存于酒精中的标本需先用 10%KOH 软化，染色（伊红，或苏木素）或不染色，封闭在加拿大树胶或 Euparal 之中，先须经过脱水和透明过程。

具体制作方法如下：

（1）软化水洗：将保存于酒精中的标本取出，放入 10%KOH 溶液中 24~48 小时以软化白蛉，吸去器皿中的 KOH 溶液，用清水洗 3~4 次，每次 20 分钟；

（2）染色：

1）伊红快速染色法：弃去清水，加入 1% 酒精伊红液 3ml，使白蛉全部浸泡在染液中进行染色 15 分钟，再加等量的石炭酸液，在酒精灯上加热至沸腾，移开稍冷却后再次加热至沸腾，冷却后用滴管迅速吸去染液，用纯酒精洗去沉渣，加入冬青油，放置数小时，使白蛉透明。

2）伊红慢速染色法：弃去清水，加入石炭酸伊红液 3ml（5% 石炭酸液 100ml 与水溶性伊红 2g 配制而成），使白蛉浸泡其中，染色 24~48 小时，吸去染液，依次用 30%、50%、70%、80%、90%、95%、100% 的酒精脱水。再用冬青油使白蛉透明。

3）石炭酸复红染色法：弃去清水，加入 20% 石炭酸复红液（碱性复红、100% 酒精、5% 石炭酸溶液按 1 ∶ 10 ∶ 100 配制而成）3ml 染色 12 小时，吸去染液的一半，加入等量纯酒精，放置半小时，吸去染液和酒精，依次更换 70% 和 100% 酒精，每次 15~30 分钟，最后吸去酒精，用冬青油透明。

（3）封片：将染色好的白蛉标本用解剖针挑至滴有一滴冬青油的玻片上，在解剖镜下将白蛉头部切下并移至另一滴加拿大树胶中，将口腔、咽部解剖出来，摆好位置加盖一小方盖片，检查各结构是否清晰，如位置不正，可用解剖针轻压小方盖片，使口咽结构清楚展示。身体部分先把翅、腿及雄蛉外生殖器排列好，或将雌蛉的受精囊解剖出来，然后用滤纸将冬青油吸去，再滴入加拿大树胶，最后加盖小方盖玻片封片。封片制好后在一端贴上标签纸，置玻片盒内保存。

白蛉卵、幼虫和蛹的标本亦可用上述方法制成玻片标本保存。

（三）白蛉的保存

白蛉标本的保存可干燥保存、酒精内保存或制成解剖封片标本作长期保存。

1. 干燥保存　是将小标本管的底部放置少许樟脑粉，盖上一小块棉花，棉花上放一块滤纸，将捕获的活白蛉用氯仿麻醉致死后，置于有盖的平皿中，放置 1 小时，待白蛉体内水分丢失，用眼科镊子夹住白蛉的翅膀，移入标本管内，再将一小团棉花放入管内并轻轻向管底移动，使棉花与白蛉标本接近，管口塞上软木塞。最后把写有捕集白蛉的时间、地点、采集者等信息的标签贴在管外。干燥保存的标本应注意防霉和防潮。

2. 酒精内保存　将捕捉的活白蛉经氯仿麻醉致死后或将粘蛉板上取下的死白蛉置于 70%~80% 酒精小瓶中保存，可作形态分类研究。瓶内酒精的液面应与瓶颈接近，使浸泡的白蛉不会因酒精的晃动而被损坏。用作分子生物学技术进行研究时，将捕捉的活白蛉麻醉后置于纯酒精内保存备用。

3. 其他方式保存　作生化分析用的活白蛉经氯仿麻醉后，立即存于液氮瓶中备用。需作形态鉴定的白蛉亦可置于 Berlese 液中保存备用。制成解剖封片标本可作长期保存。白蛉卵可保存在浸有 10% 福尔马林液的棉球上并置于试管中，管口用塞子塞紧。白蛉幼虫和蛹可保存在 70% 的甘油酒精中或存于 75% 的酒精中。

二、白蛉的解剖

在进行白蛉种类鉴定，或在确定白蛉消化道内有无前鞭毛体感染及观察白蛉的生理龄期等研究时，都需要进行白蛉解剖。不同的研究目的对白蛉的解剖要求也不同。

解剖用工具为双筒立体显微镜和用 0 号昆虫针的顿头插在软木棍的一头而制成的解剖针。在手工进行解剖时，需要熟练技巧。

在鉴定蛉种解剖时，一般都用在酒精中保存或 Berlese 液中保存白蛉标本，在 Berlese 液中保存的标本可直接进行解剖，而在酒精中保存的白蛉要先加入 10%KOH 溶液浸泡 24~48 小时以软化白蛉，再用清水洗 4 次后进行解剖。

解剖时，将待解剖的白蛉置于一干净的玻片上，加一滴 Berlese 液，左手用一个解剖针按住白蛉胸部，右手用另一个解剖针切断颈部，将头移至另一滴 Berlese 液中，以左手的解剖针轻轻按住复眼，右手的解剖针将头部唇基与下面的结构稍加分离，向外拉出口腔和咽部，盖上盖玻片待查。如欲打开咽部观察三片咽壁上的咽甲，可使用赵忻等（2001）的方法在显微镜下打开咽部，再作光镜或电镜观察，具体方法见原文献（图 19-45）。继续解剖白蛉的消化道和生殖系统时，将左手持的解剖针按住白蛉的胸部，右手用解剖针将白蛉腹部末节两边割破，然后按住末节缓缓向后拖拉，白蛉消化道和生殖器官可以被拉出（图 19-46）。研究白蛉感染利什曼原虫情况时用生理盐水作解剖，可先察看白蛉消化道内有无前鞭毛体以及感染部位，如发现有前鞭毛体存在，可将消化道撕开，用注射器吸取含前鞭毛体的盐水，注入培养基进行培养或直接接种至易感动物体内。如未查见前鞭毛体，则需盖上盖玻片在高倍镜下仔细检查。鉴定雄蛉可直接观察外生殖器而无需解剖生殖器官。

三、白蛉的饲养

为了做生活史的观察、传病实验、取得各发育阶段虫体以做形态或生化研究等，皆需建立实验室虫株。最好在可控恒温、恒湿和光照的培养室内进行饲养。无此条件亦可在设定温度和光照的培养箱内进行，保持适宜生境。实验室饲养方法有多种，以玻璃管饲养法最为简单，制作和饲养方法如下：

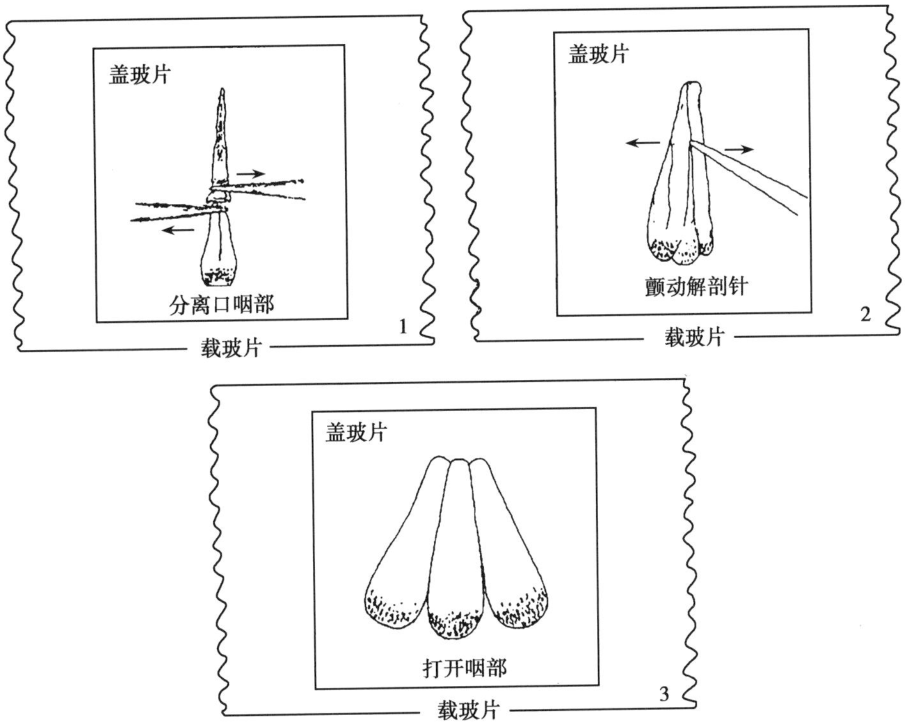

图 19-45 解剖白蛉咽部
（仿 赵忻等）

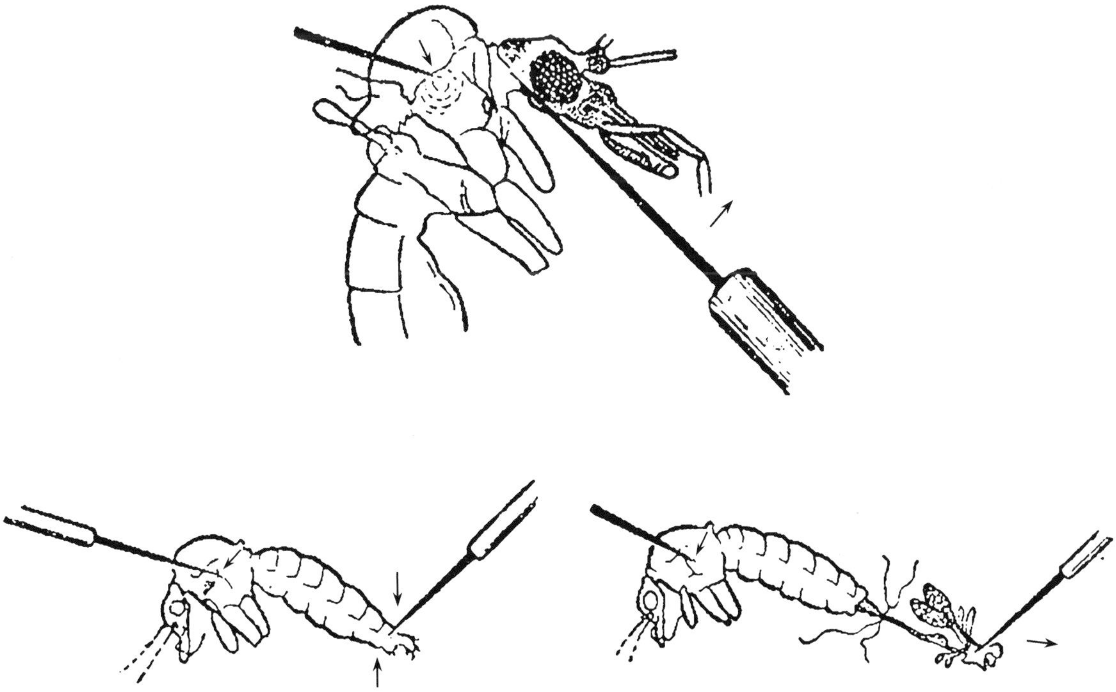

图 19-46 解剖白蛉操作方法
（仿 王兆俊、吴征鉴）

1. 玻璃饲养管的制作　取口径 6~7cm、长 10cm、壁厚 0.3cm 的玻璃管或无色透明有机玻璃管，洗净干燥后，直立于铺有滤纸的平板上，将熟石膏粉与适量的水调成糊状，灌注入玻璃管内达 1.5cm 厚，晾干后石膏即粘附在玻璃管内，成为饲养罐的底部。另用一个大瓷盘，内铺一块吸水海绵，加入适量水，让海绵吸饱水，将饲养罐放在吸水海绵上，使罐底石膏保持一定湿度（图 19-47）。

2. 白蛉饲养　成蛉可在饲养笼中进行饲养，喂食 10% 葡萄糖水，如要传代则需喂食动物血液，根据不同种类的白蛉选择不同的动物。

待白蛉交配、吸血后，将吸血雌蛉转移至饲养管内，盖以纱布，待其产卵。已产卵的雌蛉死亡后，取出鉴定种类。定期检查白蛉卵、幼虫、蛹的发育情况，当幼虫孵出，在饲养管石膏底表层撒少许饲料，并逐日观察并及时添加新鲜饲料，注意防止杂菌特别是霉菌的污染，如有发生，应及时清除菌丝，以免幼虫被侵犯和缠绕致死。进行生活史观察。每个饲养管饲养一只吸血雌蛉。当化蛹后，要将饲养管放入大的绢纱饲养笼内，再揭开盖在饲养管上的纱布，待羽化的白蛉飞入笼内。饲养幼虫可用酵母、兔肝粉、兔粪粉、鼠粪粉和蝙蝠粪粉等作饲料，其中酵母最好。

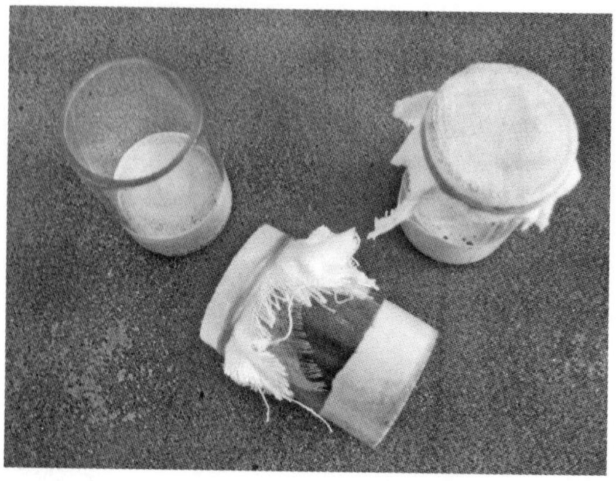

图 19-47　白蛉饲养管

四、胃血标本收集

要研究白蛉的吸血习性、吸血对象、是否为利什曼病的传播媒介等，就需从自然界采集白蛉并进行胃血标本的收集和研究。

白蛉胃血标本的收集具体操作方法如下：

1. 用捕蛉管从各种场所捕集已饱血的雌蛉，每管以装 20 只白蛉为宜。

2. 用乙醚或氯仿将管内白蛉麻醉后，放入玻璃平皿中，加盖，皿内放一小块湿棉花，使白蛉体内的水分在干燥的环境里不致迅速丢失。

3. 先用小镊子把白蛉从平皿中取出，置于滤纸上，用解剖针切下头部，放到一片滴加生理盐水的玻片上用于鉴定种类，把留在滤纸上的白蛉腹部第一节割破，用镊子把胃血挤出，在滤纸上涂开，再将白蛉尾部移至玻片上用于鉴定，并做好编号记录。每张滤纸上可收集多个白蛉胃血，每份胃血间保持一定距离。

4. 将收集在滤纸上的胃血晾干后密封在塑料袋（盒）内，放 4℃冰箱中保存，供日后研究用。

注意事项：

（1）每次麻醉的白蛉数量不宜太多以免由于操作不及时而导致胃血凝固变硬。

（2）在每解剖处理完一只雌蛉后，所用的解剖针和镊子都要用清水洗净，擦干后再重新使用。

（3）每只捕蛉管只能捕集同一场所的白蛉。

（4）同一场所的白蛉胃血可收集在同一张滤纸上。

五、人工感染及传播利什曼原虫实验

1. 白蛉人工感染利什曼原虫　对白蛉叮咬已感染利什曼原虫动物的人工感染实验，观察利什曼原虫在白蛉消化道内发育和分布的情况，对于判断白蛉与利什曼原虫的相互关系具有重要意义。

用作人工感染的白蛉应是实验室羽化的雌蛉，或是从自然界捕集的未吸过血的雌蛉。将未吸血的雌蛉放入绢纱笼内，另将感染利什曼病的实验小鼠经麻醉后将四肢绑在小木板上，仰卧并剪去腹部的毛，使白蛉便于叮咬，再把动物从笼的布袖口处放入笼内，扎紧袖口以防白蛉逃逸。将笼放在阴暗处以利白蛉吸血，待白蛉吸饱血后（1~2 小时）移出病鼠，吸血雌蛉留在笼内，每天用 3% 葡萄糖水继续饲养。然后按实验目的和要求进行解剖检查，以观察利什曼原虫在白蛉消化道内的发育和分布情况。白蛉解剖的方法如前所述，解剖后在显微镜下观察咽部和整个消化道内感染前鞭毛体的情况，同时做好记录。

解剖时，注意勿把消化道扯破，因为准确地观察前鞭毛体在白蛉消化道内各部的分布，对于分析白蛉与利什曼原虫的关系极为重要，还应注意白蛉胃血存在与否与利什曼原虫感染的关系。如利什曼原虫对白蛉有高度适应性，则前鞭毛体除了能在白蛉消化道内大量繁殖外，还会移向食管、咽部、喙部等部位；若前鞭毛体的发育仅见于中胃，且随胃血的存在而存在，则此白蛉作为传播媒介的可能性不大。

2. 白蛉传播利什曼原虫实验 背纹仓鼠、金色仓鼠、草原兔尾鼠和棉鼠对利什曼原虫都很易感又适于在实验室饲养,在实验中可选用。将已吸过病鼠血的白蛉在笼内饲养 8~10 天,当白蛉的胃血消化完毕,需要再次吸血时,即把健康小鼠经麻醉后放入笼中,供白蛉叮咬吸血,经 1~2 小时后将小鼠移出,检查笼中的吸血白蛉数,取出解剖,观察其中感染前鞭毛体的白蛉数并做好记录。被白蛉叮咬过的健康动物可在饲养 3 个月左右进行解剖,观察是否获得利什曼原虫的感染。

3. 白蛉自然感染前鞭毛体的分离和鉴定 通常分离前鞭毛体的方法是将从野外捕获的白蛉进行麻醉后,置于无菌的试管中,管内放入 3‰~5‰ 的石炭酸生理盐水 4~5ml,进行摇荡,目的是脱去白蛉体表的毛,然后逐个取出移入另一个含无菌生理盐水的试管中,反复洗涤 2 次。按无菌操作进行解剖,将含有前鞭毛体的白蛉消化道解剖出来后,以下列各种方法保存和鉴定利什曼原虫。

(1) 将白蛉消化道连同前鞭毛体和生理盐水直接注入实验动物的腹腔、皮下或睾丸,2 个月后检查动物内脏及皮下组织是否有利什曼原虫的感染。

(2) 将白蛉消化道内前鞭毛体接种于 NNN 培养基内,待前鞭毛体大量繁殖后再接种实验动物,进行观察。

(3) 将分离出的前鞭毛体直接注射乳鼠的皮内,3 天后,在接种部位取皮下组织,摊平在载玻片上,用甲醇固定,经吉姆萨染色后显微镜观察,如白蛉自然感染的是利什曼原虫前鞭毛体,即可见到乳鼠的皮下组织内有利什曼原虫无鞭毛体。

(4) 将遗留在载玻片上的前鞭毛体,经固定、染色后镜检,以确定其为前鞭毛体或上鞭毛体。可用 DNA 杂交或同工酶电泳等分子生物学方法检测鉴定利什曼原虫种类。

六、孳生地调查与监测

(一) 白蛉孳生地调查

白蛉生活史的卵、幼虫和蛹 3 个阶段的发育均在土壤中进行,要调查白蛉蚴期的孳生地,就需从自然界收集土壤标本进行检查。但由于白蛉卵体积很小,很难查见,故一般在土壤中查见的主要是幼虫和蛹。

适合白蛉孳生的土壤需含丰富的有机物(如腐烂的动植物或动物的粪便等),土质疏松并具有一定的湿度,且不受水淹及日光直接照射的影响。

调查白蛉孳生地一般以每年白蛉成虫活动季节的前后为宜,可选择白蛉经常出没的地方或栖息场所及其附近,挖取适合上述条件的土壤标本,放入小布袋内带回实验室后,用饱和盐水漂浮法进行检查。具体操作步骤如下:

方法一:把收集的土壤标本放在 20 号粗孔铜筛中,在盛水的大盆中搅拌冲洗,从筛孔滤过的细质泥土留在盆内,弃去留在筛上的粗大泥块及其他渣子。把盆内的细质泥土再倒入 60 号孔径铜筛内,用水冲洗过滤,倾去盆内的泥浆,将留在筛内的细质泥土在带水的盆中清洗数次,直至盆内水变清为止。最后将铜筛内的细质倒入白色瓷盘中,加入饱和盐水,静置数分钟,泥土中如有白蛉幼虫或蛹,即漂浮在饱和盐水面上,用解剖针挑出置于 75% 酒精内保存。

方法二:把采集的土壤放在大瓷盆内加水充分搅拌,静置数分钟,把水面上漂浮的杂物用小木棒轻轻拍打,使附在杂物上的幼虫或蛹下沉至水底,捞去杂质后,把下沉盆底的泥土倒入 60 号孔径的铜筛内,用清水反复冲洗,最后将筛内留下的细质倒入瓷盘中,加饱和盐水后加以检查。

(二) 白蛉的监测

1. 白蛉监测的意义 白蛉可传播人和动物的利什曼病、白蛉热、巴尔通氏体病等疾病,对人体危害很大,在疾病控制过程中,白蛉监测是评价该病防治效果的主要内容。可对疫区疾病发生、发展提出预测,以便及时采取有效措施。白蛉作为媒介生物具有广泛的生物种群分布,不可能被轻易消灭,因此,有些疾病在一段时期内似乎已经消失,但并非绝迹,一旦条件适宜则又会复燃,所以开展白蛉监测工作仍有必要。

2. 白蛉监测的时间 根据各地生态环境、季节气候、地形地貌等的不同,作出相应的监测白蛉时间安排。一般情况下,江苏、安徽、山东、湖北、豫东、晋南、关中平原等地区,以 6 月为宜;豫西北、晋北、陕北、川西北、甘、宁、青、新、北京密云等地区,以 6~7 月为宜。

3. 白蛉监测的内容

（1）系统收集本地区的白蛉分布、蛉种组成、数量密度，以掌握白蛉的现状。

（2）用生物学、生态学和传播性能等相关知识，对收集的资料进行分析，作出正确的评价，提出防制的对策。

（3）对山区和荒漠地带各种洞穴内捕获的白蛉，要检查白蛉消化道内是否有利什曼原虫前鞭毛体的感染，并鉴定蛉种。

（4）在以家栖型白蛉为主的平原地区，除了查清残余的媒介白蛉的数量外，还要注意是否存在近家栖的蛉种。

七、其他方法

在白蛉分类学研究、白蛉体内病原体检测鉴定、白蛉种群遗传结构研究中还可以用其他方法，包括电镜技术、数值分类、蛋白质电泳、同工酶技术，表皮的碳氢化合物、核酸序列分析、限制性片段长度多态性分析、随机扩增多态性 DNA、DNA 指纹图谱技术、DNA 条形码技术、微卫星 DNA 技术等方法。

（一）电镜观察

扫描电镜于 20 世纪 80 年代已用于白蛉的形态学研究。张文忠、薛瑞德（1981）对中华白蛉卵面微细结构、丁绍铎、冯兰湘等（1983，1985）对中华白蛉幼虫、冷延家、张玲敏（Leng，1987；Leng 和 Zhang，1992）、张玲敏、冷延家（2004）对中国筠连秦蛉的喇叭腺、囊状刺等特殊构造、乔忠东、路应连（1988，1990）对中华白蛉成虫体表结构、乔忠东、路应连（1988，1989）、赵瑞君、李国锦等（1997）、郭东星、金长发等（2004）对多种白蛉的咽甲等分别作了扫描电镜观察。方法如常规电镜扫描。

（二）化学分析

1978 年，Miles 和 Ward 首次对巴西的黄盾鲁蛉（*Lutzomyia flaviscutellata*）进行了同工酶电泳分析，以后，Tibayrenc 等多位学者分别对新旧大陆不同地区的大约 24 个种和亚种白蛉进行了多种同工酶研究，结果表明，同工酶特征对群体遗传学和鉴别形态上不易区分的相近蛉种是有帮助的。在研究清楚蛉种在演化的相互关联上，无疑化学分析是一有力手段。Caillard 等（1986）使用同工酶对两种新大陆白蛉 *Psychodopygus carrerai* 和 *Psychodopygus yucumensis* 做了区分。H. Mahamat 等（1992）对肯尼亚的 9 种白蛉进行了同工酶分析。张玲敏、冷延家（Zhang 和 Leng，1991）曾使用同工酶凝胶电泳手段研究了国内五种白蛉的化学特性，以 3-磷酸甘油脱氢酶（αGPD）和磷酸葡萄糖变位酶（PGM）最为敏感。此外，Dujardin 等（1996）通过对白蛉亚科同工酶的研究指出鲁蛉属（*Lutzomyia*）和白蛉属（*Phlebotomus*）之间的关系要比白蛉属（*Phlebotomus*）和其他旧大陆的蛉种紧密。A. Phillips 等（1990）用气相色谱分析表皮碳氢化合物来鉴别 *Psychodopygus carrerai carrerai* 和 *Psychodopygus yucumensis* 两个种。

（三）数值分析

数值分类学是选用大量的特征（包括形态学特征、生物学性状等），借助于数学方法和计算机处理，按一定数学模型，对生物的大量、多元数据进行定量、客观反映类群关系，进行综合分析并将所有的分类性状加以等权处理，再以性状间的相似性来进行归类的一种分类方法，用来分类的特征越多，包含的信息量越大，做出的分类结果越接近自然事实；各特征之间是等权的。

数值分类在昆虫分类中的应用比较广泛，在一定程度上作为传统分类学的补充验证。关于对白蛉的数值分析，旧大陆和新大陆的白蛉都有学者做过。Lane 和 Ready（1985）第一次把多元辨别分析应用于白蛉分类学之中。Philippe Rispail 等（1998）通过对 85 个蛉种的 63 项形态特征进行支序分析和数值分类；1997 年 Añez N 等用数值分类方法很好的对新大陆的鲁蛉属中三个种进行了分类。国内学者张玲敏、冷延家（Zhang 和 Leng，2002）使用数值分类方法研究了中国阿蛉亚属蛉种的区别。孙家梅等（Sun 等，2009）依据部分中国白蛉亚科形态特征做了聚类分析。徐芳等（2011）证明两步聚类分析能够比较客观的反映白蛉属亚属级分类阶元的分类地位。

（四）分子生物学和免疫学技术

在分子生物学技术方面，应用较多的包括核酸序列分析、限制性片段长度多态性分析、随机扩增多态性

DNA、DNA 指纹图谱技术、DNA 条形码技术、微卫星 DNA 技术。而使用较多的分子特征包括：线粒体 DNA [mtDNA（COl、Cytb、NADHl、NADH4、12S）]、核糖体 DNA [rDNA（ITS 1、ITS2、18S、28S）、EF—alpha、Period、Cacophony] 等。Jérôme Depaquit 等（2009）使用 COI 进行了辅助新种鉴定的研究；Jorge Apurua 等（2010）用 COI 来做白蛉分类及沃尔巴克氏体及利什曼原虫感染能力研究；J.C.Arrivillaga 等（2002）用 COI 进行过系统发育关系的研究。赵嘉惠、乔中东等（1998）对中华白蛉基因组 DNA 随机扩增多态性进行观察。周正斌等（2014）用 DNA 条形码技术鉴定我国部分白蛉蛉种。瞿靖琦、许永湘等（1990）应用单克隆抗体检测白蛉体内的前鞭毛体。

（张玲敏）

参考文献

[1] 陈辉莹. 海南省常见白蛉种特异分子特征的研究[J]. 中国媒介生物学及控制杂志，2018，29（1）：15-19.

[2] 陈辉莹. 我国常见白蛉 DNA 条形码和中华白蛉转录组研究[D]. 上海：第二军医大学硕士学位论文，2017.

[3] 张丽，马雅军. 基于线粒体 DNA 的我国中华白蛉群体遗传分化研究[J]. 中国热带医学，2016，16（10）：947-952.

[4] 熊光华，金长发，管立人. 中国的白蛉[M]. 北京：科学出版社，2016.

[5] 周正斌，张仪，吕山，等. DNA 条形码技术鉴定我国部分白蛉蛉种[J]. 中国人兽共患病学报，2014，30（12）：1209-1213.

[6] 张丽，马雅军. 基于形态和分子特征的中华白蛉分类研究（双翅目：毛蠓科）（英文）[J]. 昆虫分类学报，2012，34（1）：71-80.

[7] 徐芳. 基于形态特征及线粒体 Cytb 基因的白蛉分类及分子系统学研究[D]. 广州：暨南大学硕士学位论文，2011.

[8] 张丽，樊勇，马雅军. 中华白蛉微卫星 DNA 序列的分离和多态位点筛选的初步研究[J]. 中国寄生虫学与寄生虫病杂志，2009，27（6）：503-507.

[9] 柴君杰. 利什曼病与白蛉[M]. 乌鲁木齐：新疆人民出版社，2006.

[10] 郭东星，金长发，洪玉梅，等. 我国七种白蛉咽甲的超微结构研究[J]. 中国寄生虫学与寄生虫病杂志，2004，22（2）：101-102.

[11] 张玲敏，冷延家. 筠连秦蛉（*Chinius junlianensis* Leng，1987）扫描电镜观察及其与白蛉亚科昆虫的演化关系[J]. 中国寄生虫病防治杂志，2004，17（2）：80-81.

[12] 冷延家. 中国西北地区和毗邻中亚诸国以及外蒙的一个重要传播媒介 — 斯氏白蛉 *Phlebotomus*（*Larroussius*）*smirnovi* Perfiliew，1941[J]. 中国寄生虫病防治杂志，2002，15（6）：377-379.

[13] 赵忻，张玲敏，冷延家. 白蛉口咽部的立体型态学概念与打开其咽部三叶结构的简易技巧[J]. 中国医学检验杂志，2001，2（3）：212-213.

[14] 冷延家. 东北白蛉亚科昆虫的研究[C]. 广东热带医学学术论文汇编. 广州：广东热带医学学会，1999：126-132.

[15] 赵嘉惠，乔中东，殷国荣，等. 地理位置对中华白蛉基因组 DNA 随机扩增多态性的影响[J]. 中国人兽共患病杂志，1998，14（6）：27-30.

[16] 赵瑞君，李国锦，乔中东，等. 四地中华白蛉咽甲的电镜扫描研究（双翅目毛蛉科）[J]. 中国媒介生物学及控制杂志，1997，8（1）：24-26.

[17] 冷延家，张玲敏. 中国西南高山地区的四川白蛉[J]. 广东省寄生虫学会年报，1993，14：128-134.

[18] 张玲敏，冷延家. 中国五种白蛉同工酶的初步研究[J]. 遗传，1992，14（3）：33-36.

[19] 王海波，冷延家. 浙江省白蛉种类调查暨一新种报道（双翅目：毛蛉科）[J]. 广东省寄生虫学会年报，1991，11：105-109.

[20] 向邦成，温新民，严晋川，等. 宜宾地区鲍氏司蛉吸血习性和越冬的初步观察[J]. 四川动物，1991，10（4）：15-17.

[21] 何明生，冷延家. 云南省白蛉亚科昆虫（双翅目：毛蛉科）的研究[J]. 广东省寄生虫学会年报，1991，11-13：95-99.

[22] 冷延家，张玲敏. 中国白蛉亚科昆虫的动物地理分布[J]. 吸血双翅目昆虫调查研究集刊，1991，3：86-102.

[23] 冷延家. 第一届罗马国际白蛉亚科昆虫学术讨论会简况和白蛉亚科昆虫描述规范[J]. 吸血双翅昆虫调查研究集刊，1991，3：218-226.

[24] 冷延家，林乐生. 司蛉属（双翅目：毛蛉科）新蛉种尹氏司蛉的发现暨鲍氏司蛉广西亚种的补充描述[J]. 广东省寄生虫学会年报，1991，11：101-104.

[25] 管立人、许永湘、贾家祥等. 克拉玛依地区的利什曼病 V. 白蛉生态的调查研究[J]. 地方病通报，1991，6（2）：55-61.

[26] 乔忠东，路应连. 中华白蛉成虫体表结构的扫描电镜观察[J]. 地方病通报，1990，5（2）：52-54.

[27] 张玲敏. 实验室内四川白蛉人工饲养及其发育的观察[J]. 昆虫学报，1990，33（3）：380-381.

[28] 冷延家，张玲敏，刘康南. 西藏地区首次发现白蛉[J]. 吸血双翅目昆虫调查研究集刊，1990，2：117-118.

[29] 葛聂林，冷延家. 安徽省白蛉亚科昆虫调查暨新种安徽司蛉的描述（双翅目：毛蛉科）[J]. 吸血双翅目昆虫调查研究集

刊,1990,2(2):110-116.
[30] 瞿靖琦,许永湘,管立人,等. 应用单克隆抗体检测白蛉体内的前鞭毛体[J]. 中国寄生虫学与寄生虫病杂志,1990,8(4):274-276.
[31] 乔忠东,路应连. 我国五种常见白蛉咽甲的扫描电镜观察[J]. 地方病通报,1989,4(4):67-69.
[32] 熊光华,金长发,柴君杰,等. 新疆北部白蛉区系[J]. 地方病通报,1988,3(1):67-73.
[33] 丁绍铎,蔡银龙,吴珊珊. 征鉴司蛉和贝氏司蛉幼虫的形态[J]. 南京医学院学报,1988(4):294-296.
[34] 冷延家. 格蛉属 *Grassomyia* Theodor,1958(双翅目:毛蛉科)蛉种暨印地格蛉存在于中国的实证[J]. 暨南理医学报,1987,2:25-29.
[35] 冷延家,张玲敏. 福建司蛉属二新种(双翅目:毛蠓科)[J]. 动物分类学报,1987,12(2):192-199.
[36] 冷延家,Lane RP,Lewis,DJ. 新疆二种白蛉分类地位的校订[J]. 广东寄生虫学会年报,1987,8:40-43.
[37] 管立人,许永湘,贾家祥,等. 新疆吐鲁番盆地亚历山大白蛉生态的调查研究[J]. 地方病通报,1987,2(1):36-42.
[38] 熊光华,金长发. 劳蛉亚属(双翅目:白蛉科)的分类问题[J]. 中国寄生虫学与寄生虫病杂志,1987,5(1):45-48.
[39] 金长发,熊光华,左新平,等. 中国新疆阿帕克司蛉的首次记述[J]. 地方病通报,1986,1(2):134-136.
[40] 管立人,许永湘,毛衣丁,等. 新疆阿克苏地区不同景观地带的白蛉及其传播黑热病的研究[J]. 中国寄生虫学与寄生虫病杂志,1986,4(3):169-171.
[41] 丁绍铎,冯兰湘,黄立等. 中华白蛉幼虫的扫描电镜观察[J]. 中国寄生虫学与寄生虫病杂志,1985,5(3):62-63,86.
[42] 丁绍铎,冯兰湘. 白蛉蛹的形态鉴别特征的探讨[J]. 动物世界,1985,2:119-123.
[43] 冷延家. 广东、福建、江西、湖南、贵州、四川六省区白蛉的分类名录[J]. 广东寄生虫学会年报,1985,7:190-192.
[44] 熊光华,赵佳,葛建军等. 实验室内中华白岭自体生殖的观察[J]. 动物学研究,1984,5(3):219-225.
[45] 丁绍铎,冯兰湘. 孙氏白蛉和鲍氏白蛉幼虫的形态[J]. 南京医学院学报,1983(3):22-24.
[46] 丁绍铎,冯兰湘. 硕大白蛉吴氏亚种与微小白蛉新疆亚种的幼虫形态[J]. 昆虫学报,1982,25(3):264-267.
[47] 刘丕宗,管立人,李守信,等. 甘肃河西走廊荒漠内的大沙鼠利什曼病[J]. 中华流行病学杂志,1982,3(3):304-305.
[48] 管立人,金长发,许永湘,等. 内蒙古额济纳旗大沙鼠和蜥蜴体内的利什曼原虫及其媒介的调查研究[J]. 中国医学科学院学报,1982,4(5):261-265.
[49] 张文忠,薛瑞德. 中华白蛉卵面微细结构的扫描电子显微镜观察[J]. 山西医科大学学报,1981(2):27-30.
[50] 管立人,金长发,许永湘. 我国白蛉新记录——安氏白蛉[J]. 昆虫学报,1981,3(7):281.
[51] 熊光华,管立人,金长发. 我国西北地区白蛉新记录和司蛉属一新种白蛉的描述[J]. 昆虫学报,1981,24(4):432-433.
[52] 熊光华,朱显因,赵佳. 我国首次发现自体生殖中华白蛉 *Phlebotomus chinensis* Newstead,1916[J]. 动物学研究,1981,2(3):291-293.
[53] 冷延家. 贝氏白蛉及其亚种分类的研究[J]. 暨南大学学报(自然科学),1980,2(2):23-30.
[54] 熊光华,王菊生,袁涛忠,等. 我国特异蛉属白蛉的发现[J]. 动物分类学报,1980,5(3):322-323.
[55] 冷延家,刘怡谦,黄文达,等. 湛江白蛉新记录[J]. 动物分类学报,1979,4(2):189.
[56] 熊光华,管立人,王捷,等. 新疆荒漠硕大白蛉吴氏亚种的生态习性及其防制[J]. 昆虫学报,1979,22(4):428-436.
[57] 冷延家. 应氏白蛉及其亚种分类的商榷[J]. 昆虫学报,1977,20(3):331-336.
[58] 熊光华,胡永德,管立人,等. 我国西北的黑热病疫源地[J]. 流行病防治研究,1976(1):63-68.
[59] 熊光华、管立人、郭印宽. 新疆黑热病传播媒介的研究[J]. 流行病防治研究,1974,4:327-334.
[60] 王菊生,顾以铭,袁涛忠. 贵州省白蛉的新记录及一新种的记述[J]. 昆虫学报,1974,17(3):334-338.
[61] 杨赣源,熊光华. 新疆地区一种新种白蛉——硕大白岭吴氏亚种 *P. major wui* sp. n.[J]. 寄生虫学报,1965,2(4):412-415.
[62] 冷延家. 在海南岛继续发现的蛉种与新种白蛉—方亮白蛉 *Phlebotomus fanglianensis* sp. nov. 的记述[J]. 昆虫学报,1964,13(1):118-128.
[63] 冷延家,张正奎. 辽宁省白蛉种类分布和生态调查[J]. 寄生虫学报,1964,1(2):201-209.
[64] 熊光华,王捷,管立人. 在中国西北地区发现的两种副蛉亚属白蛉—亚历山大白蛉(*Phlebotomus alexandri* Sinton,1928)及高加索白蛉(*P. caucasicus* Marzinovsky,1917)[J]. 昆虫学报,1964,13(1):141-144.
[65] 熊光华,王捷,胡永德,等. 亚历山大白蛉(*Phlebotomus alexandri* Sinton,1928)生态习性的观察[J]. 昆虫学报,1963,12(4)458-462.
[66] 王兆俊,张荣生. 四川一新种白蛉—土门白蛉(*Phlebotomus tumenensis* sp. n.)[J]. 昆虫学报,1963,12(4):511-514.
[67] 王捷,熊光华,刘丕宗. 甘肃荒漠地区蒙古白蛉的生态观察[J]. 昆虫学报,1963,12(5-6):679-686.
[68] 冷延家,张正奎,纪玉强. 辽宁省白蛉调查研究之二—药物灭蛉实验[J]. 昆虫知识,1963(3):127-129.
[69] 何凯增,刘冠宸,吴征鉴. 我国常见的四种白蛉幼虫分类上的形态[J]. 中华医学杂志,1956,42(8):740-746.

[70] 王兆俊、吴征鉴. 黑热病学[M]. 北京:人民卫生出版社,1956.

[71] 吴征鉴,王兆俊,何凯增,等. 1951 至 1953 年华东地区白蛉生态的调查研究[J]. 昆虫学报,1955,5(4):393-414.

[72] 何凯增,谭娟杰,吴征鉴. 中国白蛉种类调查之八——南京及其附近的白蛉种类与新种“南京白蛉”的记述[J]. 昆虫学报,1954,4:427-432.

[73] 吴征鉴. 中国白蛉种类调查之七—陕西省的两种新种白蛉—孙氏白蛉(*Phlebotomus suni*)和富平白蛉(*Phlebotomus fupingensis*)[J]. 昆虫学报,1954,4(3):287-288.

[74] HUIYING CHEN,HAOWEI DONG,YUAN HAO,et al. Mitochondrial COI and Cytb gene as valid molecular identgification markerjoa sandfly species(Diptera:Psychodidae)in China[J]. Acta Tropica,2023,238:106798.

[75] M MAROLI,M D FELICIANGELI,L BICHAUD,et al. Phlebotomine sandflflies and the spreading of leishmaniases and other diseases of public health concern[J]. Medical and Veterinary Entomology,2013,27:123-147.

[76] ZHANG LI,MA YAJUN,XU JIANNONG. Genetic differentiation between sandfly populations of *Phlebotomus chinensis* and *Phlebotomus sichuanensis* (Diptera:Psychodidae) in China inferred by microsatellites [J]. Parasites & Vectors,2013,6: 115-124.

[77] JORGE A,DIANNE DLC,ANAYANSI V,et al. *Lutzomyia* Sandfly Diversity and Rates of Infection by *Wolbachia* and an Exotic *Leishmania* Species on Barro Colorado Island,Panama [J]. PLoS Negl Trop Dis,2010,4(3):e627-635.

[78] N LEGER,J DEPAQUIT,F GAY. *Chinius eunicegalatiae* n. sp.(Diptera;Psychodidae),a cavernicolous sandfly from Laos [J]. Annals of Tropical Medicine & Parasitology,2010,104(7):595-600.

[79] DEPAQUIT J,MULLER F,LÉGER N. *Phlebotomus*(*Euphlebotomus*)*barguesae* n. sp. from Thailand(Diptera-Psychodidae) [J]. Parasites & Vectors,2009,2(1):5-10.

[80] SUN JM,ZHANG LM,XU F. A Numerical Taxonomic study of Phlebotominae (Diptera:Psychodidae) from China [J]. Acta Entomologica Sinica,2009,52(12):1356-1365.

[81] EMMANUEL L,ASTRID VG,HUBERT F,et al. Molecular homogeneity in diverse geographical populations of *Phlebotomus papatasi* (Diptera,Psychodidae) inferred from ND4 mtDNA and ITS2 rDNA Epidemiological consequences [J]. Infection, Genetics and Evolution,2008,8:159-170.

[82] VAHIDEH MV,MOHAMMAD RYE,MOHAMMAD AO,et al. Intraspecific variation within *Phlebotomus sergenti* Parrot (1917) (Diptera:Psychodidae) based on mtDNA sequences in IslamicRepublic of Iran[J]. Acta Tropica,2007,102:29-37.

[83] DEPAQUIT J,LÉGER N,BEALES P. *Chinius barbazani* n. sp. de Thailande(DIPTERA:PSYCHODIDAE)[J]. Parasite,2006, 13:151-158.

[84] J.C. ARRIVILLAGA,D.E. NORRIS,M.D. FELICIANGELI,et al. Phylogeography of the neotropical sandfly *Lutzomyia longipalpis* inferred from mitochondrial DNA sequences [J]. Infection,Genetics and Evolution,2002,2:83-95.

[85] KILLICK-KENDRICK R,RIOUS JA. Mark-release-recapture of sandflies fed on Leishmanial dogs:the natueal life-cycle of *Leishmania infantum* in *Phlebotomus ariasi*[J]. Parassitologia,2002,44:67-71.

[86] ZHANG LM,LENG YJ. Chinese phlebotomine sandflies of subgenus *Adlerius* Nitzulescu,1931 (Diptera:Psychodidae) and the identity of *P. sichuanensis* Leng & Yin,1983. Part Ⅱ — Genotyping and Numerical Study [J]. Parasite,2002,9(4):187-191.

[87] LENG YJ,ZHANG LM. Chinese phlebotomine sandflies of subgenus *Adlerius* Nitzulescu,1931 (Diptera:Psychodidae) and the identity of *Phlebotomus sichuanensis* Leng & Yin,1983. Part Ⅰ — Taxonomical study and geographical distribution[J]. Parasite, 2001,8(1):3-9.

[88] DEPAQUIT J,FERTÉ H,LÉGER N,et al. Molecular systematics of the Phlebotomine sandflies of the subgenus *Paraphlebotomus* (Diptera,Psychodidae,Phlebotomus) based on ITS2 rDNA sequences. Hypotheses of dispersion and speciation [J]. Insect Molecular Biology,2000,9(3):293-300.

[89] DUJARDIN JP,LE PONT F,MARTINEZ E. Quantitative phonetics and taxonomy of some phlebotomine taxa [J]. Mem Inst Oswaldo Cruz,1999,94:735-741.

[90] LENG YJ,ZHANG SL. A study of phlebotomine sandflies (Diptera:Psychodidae) in Yunnan Province,China. *Sergentomyia* (*Sergentomyia*) *wangi* n. sp. [J]. Parasite,1999,6,342-345.

[91] PHILIPPE RISPAIL,LÉGER N. Numerical taxonomy of Old World Phlebotominae(Diptera:Psychodidae). 1. Considerations of morphological characters in the genus *Phlebotomus* Rondani & Berté 1840[J]. Mem Inst Oswaldo Cruz,Rio de Janeiro,1998,93 (6):773-785.

[92] PHILIPPE RISPAIL,LÉGER N. Numerical taxonomy of Old World Phlebotominae (Diptera:Psychodidae). 2. Restatement of Classification upon Subgeneric Morphological Characters[J]. Mem Inst Oswaldo Cruz,Rio de Janeiro,1998,93(6):787-793.

[93] AÑEZ N,VALENTA DT,CAZORLA D,et al. Multivariate analysis to discriminate species of phlebotomine sand flies (Diptera:

Psychodidae): *Lutzomyia townsendi*, *L. spinicrassa*, and *L. youngi* [J]. J Med Entomol, 1997, 34(3): 312-316.

[94] LENG YJ. Eighty-year research of Phlebotomine sandflies (Diptera: Psychodidae) in China I. Taxonomy and Zoogeographical Distribution [J]. Parasite, 1997, 2: 107-126.

[95] ZHANG LM, LENG YJ. Eighty-year Research of Phlebotomine sandflies (Diptera: Psychodidae) in China (1915-1995) Ⅱ Phlebotomine vectors of leishmaniasis in China [J]. Parasite, 1997, 4: 299-306.

[96] DUJARDIN JP, LE PONT F, CRUZ M, et al. Criptic speciation in *Lutzomyia* (*Nyssomyia*) *trapidoi* (Fairchild & Hertig) (Diptera: Psychodidae) detected by multilocus enzyme electrophoresis [J]. Am J Trop Med Hyg, 1996, 54: 42-45.

[97] LENG Y J, YU YX. The importance of a stereological concept in the study of Phlebotomine sandflies and biting midges (Diptera: Psychodidae, Ceratopogonidae) [J]. Boletin de la Direccion de Malariologia y Saneamiento Ambiental, 1995, 35 (1): 181-195.

[98] LENG YJ, HE MS. A study of phlebotomine sandflies in Yunnan Province. Ⅳ. *Sergentomyia* (*Neophlebotomus*) *kueichenae* sp. nov. (Diptera: Psychodidae) [J]. Entomologica Sinica, 1995, 2 (1): 13-17.

[99] LENG YJ, ZHANG LM. A study of phlebotomine sandflies (Diptera: Psychodidae) in Yunnan Province. Ⅲ. *Phlebotomus* (*Adlerius*) *fengi* sp. nov. [J]. Annals Trop Med. Parasitol, 1994, 88 (5): 523-530.

[100] ZHANG LM, HE MS, WARD RD. A study of phlebotomine sandflies (Diptera: Psychodidae) in Yunnan Province. V. *Phlebotomus* (*Larroussius*) *lengi* sp. nov. [J]. Ann. Trop. Med. Parasit, 1994, 88 (5): 531-537.

[101] LENG YJ, ZHANG LM. Check list and geographical distribution of phlebotomine sandflies in China [J]. Annals Trop Med. Parasitol, 1993, 87 (1): 83-94.

[102] MORRISON AC, FERRO C, MORALES A. Dispersal of the sandfly *Lutzomyia longipalpis* at an endemic focus of visceral leishmaniasis in Colombis [J]. Journal of Medical Entomology, 1993, 30 (2): 427-435.

[103] H MAHAMAT, A HASSANALI, H MORGAN et al. Isozyme analysis of Kenyan phlebotomine sandflies (Diptera: Psychodidae) by isoelectric focusing (IEF) on pharmacia phast system [J]. Biochemical Systematics and Ecology, 1992, 20 (7): 593-596.

[104] LENG YJ, ZHANG LM. The ultrastructure of the abdominal trumpet gland and antennal ascoid and papilla of *Chinius junlianensis* Leng, 1987 (Diptera: Psychodidae) [J]. Annals Trop. Med. Parasitol, 1992, 86 (6): 657-662.

[105] LENG YJ, ZHANG LM. *Phlebotomus* (*Adlerius*) *sichuanensis*: A potential vector of visceral leishmaniasis in northwestern mountainous areas of China [J]. Chn. J. Parasitol, 1992, 5, 73-80.

[106] ZHANG LM, LENG YJ. A preliminary isoenzyme study on five species of phlebotomine sandflies in China [J]. Parassitologia, 1991, 33 (Suppl. 1): 541-550.

[107] ARTEMIEV M. M. A classification of the subfamily Phlebotominae [J]. Parassitologia, 1991, 33 (Suppl. 1): 69-77.

[108] PHILLIPS A, F LE PONT, P DESJEUX, et al. Separation of *Psychodopygus carrerai carrerai* and *P. yucumensis* (Diptera: Psychodidae) by gas chromatography of cuticular hydrocarbons [J]. Acta Tropica, 1990, 47 (3): 145-149.

[109] LENG YJ, LEWIS DJ. The subgenus *Euphlebotomus* (Diptera: Psychodidae) in China with description of a new species, *Phlebotomus yunshengensis* [J]. Annals Trop. Med. Parasitol, 1987, 81 (3): 305-309.

[110] LENG YJ. A preliminary survey of phlebotomine sandflies in limestone caves of Sichuan and Guizhou Provinces, south-west China, and description of a primitive new genus *Chinius* [J]. Annals Trop. Med. Parasitol, 1987, 81 (3), 311-317.

[111] CAILLARD T, TIBAYRENC M, LE PONT F, et al. Diagnosis by isoenzyme methods of two species, *Psychodopygus carrerai* and *Psy. yucumensis* (Diptera: Psychodidae) [J]. J. Med. Ent, 1986, 23 (5): 489-492.

[112] LANE RP, READY PD. Multivariate discrimination between *Lutzomya wellcomei*, a vector of mucocutaneous leishmaniasis and *Lu.complexus* (Diptera: Phlebotominae) [J]. Ann Trop.Med. & Parasitol, 1985, 79: 46-47.

[113] LENG YJ, YIN ZC. The taxonomy of phlebotomine sandflies (Diptera: Psychodidae) of Sichuan Province, China with description of two species, *Phlebotomus* (*Adlerius*) *sichuanensis* sp. n. and *Sergentomyia* (*Neophlebotomus*) *zhengjiani* sp. n [J]. Annals Trop. Med. Parasitol, 1983, 77 (4): 421-431.

[114] LEWIS D J. A taxonomic review of the genus *Phlebotomus* (Diptera: Psychodidae) [J]. Bulletin Brit. Mus. (NH), Ent. Ser, 1982, 45 (2): 121-209.

[115] R LAINSON, J J SHAW, R.D. WARD, et al. Leishmaniasis in Brazil: XIII. Isolation of *Leishmania* from armadillos (Dasypus novemcinctus), and observations on the epidemiology of cutaneous leishmaniasis in north Pará State [J]. Transactions of the Royal Society of Tropical Medicine and Hygiene, 1979, 73 (2): 239-242.

[116] LEWIS DJ. The Phlebotomine sandflies (Diptera: Psychodidae) of the Oriental Region [J]. Bulletin Brit. Mus, 1978, 37 (6): 217-343.

[117] MOIYNEUX MAROLI, S. BETTINI. Leishmaniasis in Tuscany (Italy): (I) An investigation on phlebotomine sandflies in Grosseto Province [J]. Transactions of the Royal Society of Tropical Medicine and Hygiene, 1977, 71 (4): 275-364.

[118] GEMETCHU T. The biology of a laboratory colony of *Phlebotomus longipes* Parrot & Martin (Diptera: Phlebotomidae)[J]. Journal of Medical Entomology, 1976, 12: 661-671.

[119] FOSTER W.A., TESFA-YOHANNES R.M., TESFAI TACLE. Studies on leishmaniasis in Ethiopia. Ⅱ. Laboratory culture and biology of *Phlebotomus longipes* (Diptera: Psychodidae)[J]. Ann. Trop. Med. Parasit, 1970, 64: 403-409.

[120] THEODOR O. Classification of the old world species of the subfamily Phlebotominae (Diptera, Psychodidae)[J]. Bull. Ent. Res, 1948, 39(1): 85-115.

[121] YAO YT, WU CC. Notes on the Chinese species of Genus *Phlebotomus*-Part VI. Sandflies in Chungking, China, with description of a new species, *P. koloshanensis*[J]. J. Parasit., 1946, 32: 87-90.

[122] YAO YT, WU CC. Notes on the Chinese species of Genus *Phlebotomus*-Part V. Some additional records of *Phlebotomus* from Yunnan Province, south China[J]. Chn. Med. J, 1941, 60: 79-80.

[123] YAO YT, WU CC. Notes on the Chinese species of Genus *Phlebotomus*-Part IV. Diagnostic table for the Chinese species of sandflies with some remarks on their geographical distribution[J]. Chn. Med. J, 1941, 60: 73-78.

[124] YAO YT, WU CC. Notes on the Chinese species of Genus *Phlebotomus*-Part Ⅲ. Sandflies of Nanning and Tienpao, Kwandsi[J]. Chn. Med. J, 1941, 59: 67-76.

[125] YAO YT, WU CC. Notes on the Chinese species of Genus *Phlebotomus*-Part Ⅱ. Sandflies of Hainan Island[J]. Trans. 10th Congr. FEATM, 1938, 2: 773-811.

[126] YAO YT, WU CC. Notes on a species of *Phlebotomus* newly found in tsingkiangpu, North Kiangsu, China[J]. Chn. Med. J, 1938, 2: 527-527.

[127] PATTON WS, HINDLE E. The North Chinese species of the Genus *Phlebotomus* (Diptera: Psychodidae)[J]. Proc. Roy. Soc. Ser. B, 1928, 720: 533-555.

[128] PATTON WS, HINDLE E. Report from the Royal Society's Kala-azar Comminssion in China -No 6 Notes on the species of sandflies (Genus *Phlebotomus*) of North China[J]. Proc. Roy. Soc, 1926, 705: 405-412.

[129] NEWSTEAD R. On the Genus *Phlebotomus*. Ⅲ. *P. major* var. *chinensis*[J]. Bull. Ent. Res, 1916, 7(2): 191-192.

[130] BOLT RA. Sandflies (Phlebotomus) in China and their relation to disease[J]. Chn. Med.J, 1915, 29(1): 78-86.

第二十章
蝇

蝇类隶属于昆虫纲(Insecta)双翅目(Diptera),环裂亚目(Cyclorrhapha),是双翅目中的重要类群。人类认识蝇类历史悠久,《诗经》的《小雅》中就有一首题名“青蝇”的诗。在历代浩如烟海的史书和专著中对蝇类的形态、习性、危害、防制都有丰富的记载。近代,尤其是现代医学昆虫学者对其研究做出了巨大贡献。蝇类种类繁多,据20世纪70年代末统计世界上共有蝇类67科34 000余种,我国已知蝇类有5 000余种,其中与医学有关的蝇类我国报道2 000余种。蝇类与人类关系密切,凡有人和动物的地方都有蝇类存在,它能直接危害人类,也能间接传播许多种病毒、细菌、立克次体、寄生虫等危害人类,是一类危害极大的害虫。但蝇也有有益的一面,如部分蝇的幼虫被用在医学清创方面,主要有丝光绿蝇、伏蝇的幼虫清除伤口的腐肉;同时因其体内含有丰富的蛋白质和脂肪,蝇体表有几丁质,体内有抗菌抗癌的肽类,且蝇的繁殖力很强,是一类开发潜力极大的经济昆虫,日益成为人类可利用的宝贵资源。

蝇类的主要特征是成蝇触角分三节,末节最大,背面有一触角芒,有复眼一对,多数有三个单眼,口器舐吸式或刺吸式,颚须不分节,翅常具中室。幼虫头部退化,具口钩,蛹不活动,外被蛹壳,蛹壳由末期幼虫的皮硬化而成,当蛹羽化为成蝇时,蛹壳前端作环形裂开,成虫从中逸出。

蝇类的形态特征、生物学特性各不相同,某些分类问题至今尚未统一,一般根据成蝇头部触角上方的额囊缝的有无分为无缝群(Aschiza)与有缝群(Schizophora),在有缝群中除蛹生类(Pupipara)外根据腋瓣的有无又分为有瓣类(Calyptratae)与无瓣类(Acalyptratae)。有瓣类蝇类在医学、兽医、法医学上较为重要,是研究的主要对象。

第一节　形态学

蝇类的形态学(Morphology)与其他动物的形态学研究类似,是生物学的主要分支学科,目的是描述蝇类的形态,研究其与功能的关系,可分为生理形态学、比较形态学以及系统形态学。本节所叙为基于分类鉴定用途上的蝇类的比较形态学,主要有外部形态和内部形态两方面,包括蝇整体及其各部分解剖结构。

一、外部形态

(一) 成蝇

成蝇与其他昆虫相类似,分为头、胸、腹3部分,具足3对,翅1对,后翅退化成平衡棒1对(图20-1)。有的类别因其特殊习性,不善飞,翅退化,如蛛蝇、蝠蝇科的种类。在蝇的特征描述中,常常按照蝇的体位来描述,如翅干径脉的背面具毛,指的是蝇正常飞行时蝇体的背面。其体位一般分为前、后、背、腹面四个面(图20-2)。

1. 头部　蝇类的头部近似半球形,凸面在前,平面在后,后面有时向前稍微凹入或向后稍突出;头部两侧有1对由许多小眼面所组成的复眼,复眼之间顶部有单眼3个,触角1对,前下方有口器和下颚须等附属器官(图20-3,图20-4)。头部的分区如下:

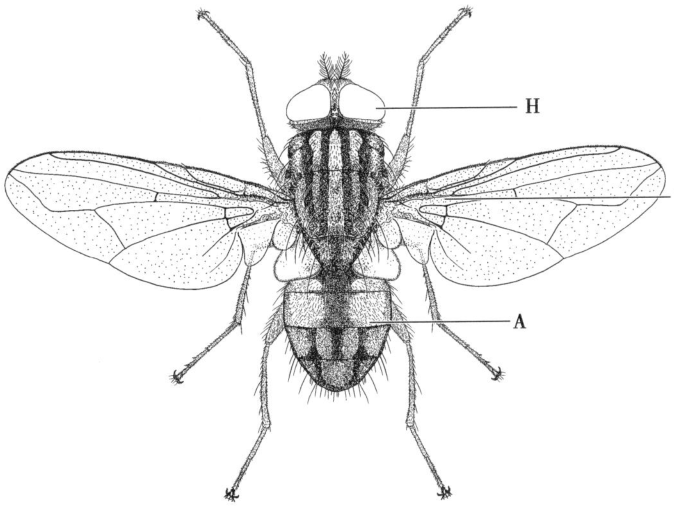

H. 头;T. 胸;A. 腹。

图 20-1 家蝇形态,背面观
(仿 范滋德)

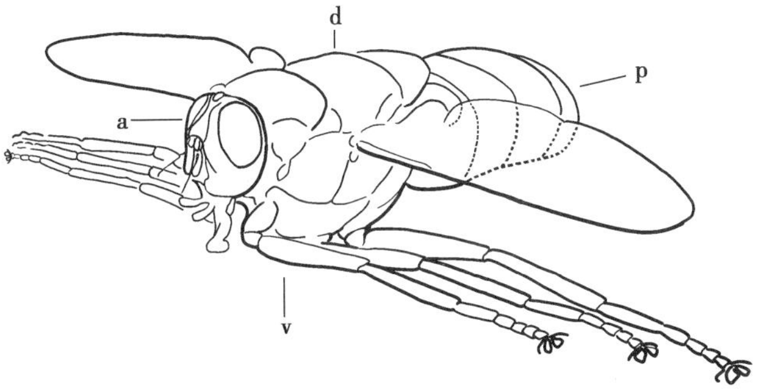

a. 前面;d. 背面;v. 腹面;p. 后面。

图 20-2 蝇体方位
(仿 范滋德)

(1)头顶(vertex):位于头部的最上方,两个复眼之间的部分。头顶的中央为单眼三角区,为一略凸起的骨片,上有单眼3个,1个在前,2个在后,有时三单眼形成一个稍微隆起或颜色与头顶其他区域明显区分的三角区域,称为单眼三角。有些种类的单眼三角区向下延展成为额三角,向下延伸的长短常因种而异,有的达新月片,有的仅达额的中部。头顶有后顶鬃、内顶鬃、外顶鬃和前顶鬃,后顶鬃位于单眼三角的后方,在后顶鬃侧后方具有侧后顶鬃,在某些种类上的数量可以用来作为鉴定特征,其他3对鬃毛位于单眼三角的两侧。雄蝇的外顶鬃常不发达。

(2)额(frons):位于头顶的前方,两复眼前缘之间,额囊缝之上的部分,分为间额和侧额两部分,在花蝇科和部分蝇科中间额常有一对交叉的间额鬃;侧额的内缘常有一列额鬃,额鬃的数目常因种而变化。在多数种类的雌蝇和少数雄蝇中,侧额的中部或上部常有前倾或外倾或后倾的侧额鬃,又称上眶鬃。在鉴别蝇类的属、种时常用到额宽率(index of frons),它指额宽与头宽的比率。在大多数有瓣蝇类中,雌蝇的额较宽而雄蝇的额较窄,即两复眼之间的距离,雌性较远而雄性较近,将复眼紧接的复眼着生方式称为接眼式,而将复眼分开称为离眼式。

(3)颜(facia):位于额缝之下,主要由单一的新月片(lunule)、中颜板(mid-facial-plate)、口上片(epistoma)和成对的颜堤(facialia)组成。新月片为一新月形骨片,是蝇类昆虫的特征之一,其下有一对触角(antenna)。颜堤是中颜与侧颜交界处形成的窄长的隆起,上有颜堤鬃(facial bristles),颜堤下部颜角处有一对大形的鬃,称为髭(vibrissa)。侧颜(parafacial)位于额缝的外侧眼前缘外,有些种类具有侧颜鬃(parafacial bristles),颜堤鬃及颜毛的有无是蝇类分类学上的重要特征,颜的宽窄常与触角第三节的宽比较而言。

(4)颊(bucca):位于复眼和侧颜的下侧,有时稍隆起,称为颊隆面,通常密生毛鬃。颊高及其毛鬃是黑色或白色常因种而异。颊后头具有一沟状痕迹,称为颊后头沟,沟前沟后颊毛的颜色也是分类的主要特征。

(5)口上片(epistoma):头的前下方有口器窝(buccal cavity),为着生口器的部位,围绕口器窝的边缘是口缘部(peristoma),其上着生许多口缘鬃(peristoma bristles),在某些科的分类中,口缘鬃的朝向,如上倾口缘鬃,也是分类的重要特征。口缘紧接着颜的下部称为口上片,在某些种类中如丽蝇科、鼻蝇亚科的口上片特别突出。

(6)触角:由三节组成,第一节最短,又称为基节;第二节较大,亦称为梗节,其上的纵裂缝或有或无,为有瓣蝇类和无瓣蝇类的鉴别特征之一(图 20-5);第三节最长大,也称为鞭节,其上有一芒节,即触角芒(arista),触角芒亦分三节,一般第一、二节均较短,第二节有时会延长,如麻蝇科的少数种类,触角芒第三节上的芒毛的型式多样,有的光裸(bare),有的具毳毛(pubescent)或复羽状,羽状(plumose)或栉状(pectinate)或短纤毛(short ciliated)等型式,具毳毛是指芒上具有细而柔软的毳毛,羽状则是芒上两侧均具

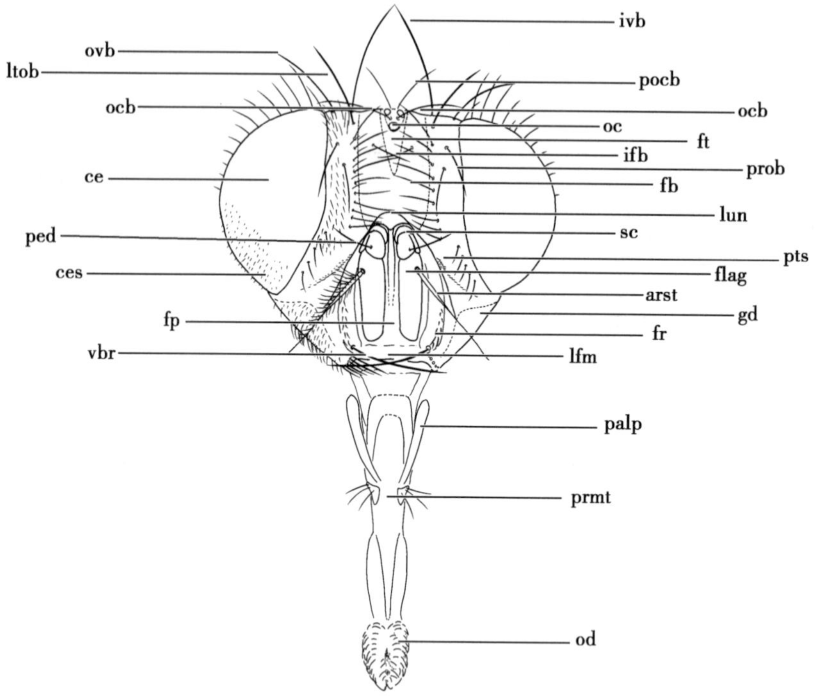

ovb. 外顶鬃；ocb. 单眼鬃；oc. 单眼；ft. 额三角；ifb. 间额鬃；ce. 复眼；es. 复眼毛；fr. 颜堤；arst. 触角芒；fp. 中颜板；lfm. 口上片；od. 口盘；prmt. 中喙；palp. 下颚须；vbr. 髭；gd. 颊隆面；pts. 额囊缝；flag. 触角第三节；ped. 触角第二节；sc. 触角第一节；lun. 新月片；fb. 下眶鬃；prob. 前倾上框鬃；pcob. 眼后鬃；ltob. 后倾上眶鬃；ivb. 内顶鬃。

图 20-3 蝇头部前面观（丽蝇科）

（仿 范滋德）

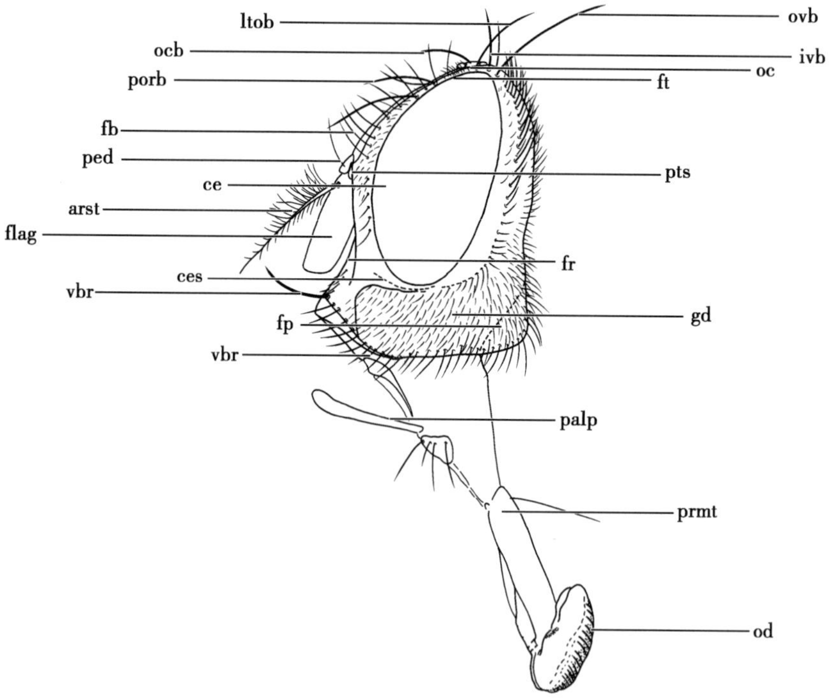

ovb. 外顶鬃；ocb. 单眼鬃；oc. 单眼；ft. 额三角；ifb. 间额鬃；ce. 复眼；fr. 颜堤；arst. 触角芒；od. 口盘；prmt. 中喙；palp. 下颚须；vbr. 髭；gd. 颊隆面；pts. 额囊缝；flag. 触角第三节；ped. 触角第二节；fb. 下眶鬃；prob. 前倾上框鬃；pcob. 眼后鬃；ltob. 后倾上眶鬃；ivb. 内顶鬃。

图 20-4 蝇头部侧面观（丽蝇科）

（仿 范滋德）

有较长的纤毛,似羽毛状,复羽状是指芒两侧的纤毛的两侧亦有羽状纤毛,栉状则是仅一侧有纤毛,(图 20-5,图 20-6)。

(7)口器(图 20-7~ 图 20-9):口器又称为喙,除胃蝇、狂蝇、皮蝇等不食性蝇类,口器退化或仅残留微小遗迹外,绝大部分蝇类均具有明显口器。依食性的不同,口器可分为舔吸式(licking-sucking type)和刺吸式(piercing-sucking type)两种,前者为不吸血蝇类,后者为吸血蝇类所具有,舔吸式口器中有时分为刮吸式和舔吸式,刮吸式口器有较为尖锐的唇瓣,可起到刮割作用如肥喙家蝇的唇瓣。蝇类口器基本相似,大致可分为:基喙(rostrum),其前方有一马蹄形骨化的上唇基(clypeus);中喙(haustellum),为喙的中段,由上唇(labrum)、中舌(hypopharynx)、下唇(labium)组成,在吸血的种类中,中喙特别发达,细长而硬;口盘(oral disc),通常由一双对称半圆形的唇瓣(labellum)组成,上面有明显的假气管(pseudotracheae)。在吸血的种类中,唇瓣退化,两侧有喙齿(dents of proboscis),适于刺破皮肤。

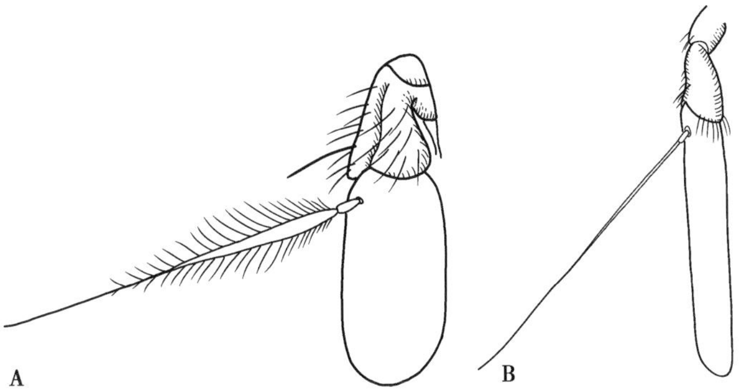

A. 有瓣蝇类;B. 无瓣蝇类。

图 20-5 蝇触角

(8)后头(hind head)(图 20-10):指头顶、复眼和颊的后方以及后头孔周围的部分。可分为上后头(epicephalon)、下后头(metacephalon);两侧部分的侧后头(paracephalon)四个部分;在侧后头的外缘和复眼后方之间有一至数行的眼后鬃(postocular)。

2. 胸部 胸部分为前、中、后胸三节,每节具一对足;中胸具一对翅;后胸具一对平衡棒;中胸和后胸侧面各具一对气门(图 20-11)。蝇类胸部的各鬃以及盾板上的条纹都是分类上的重要依据。

(1)前胸:前胸不发达,主要胸骨片有肩胛(humeral callus),其上着生肩鬃(humeral bristles);前胸侧板(propleura),着生前侧片鬃(propleural bristles);前胸基腹片(prosternum),位于两前足基节之间;前胸基腹片和前胸侧板中央凹陷有否纤毛常因属或种而异。

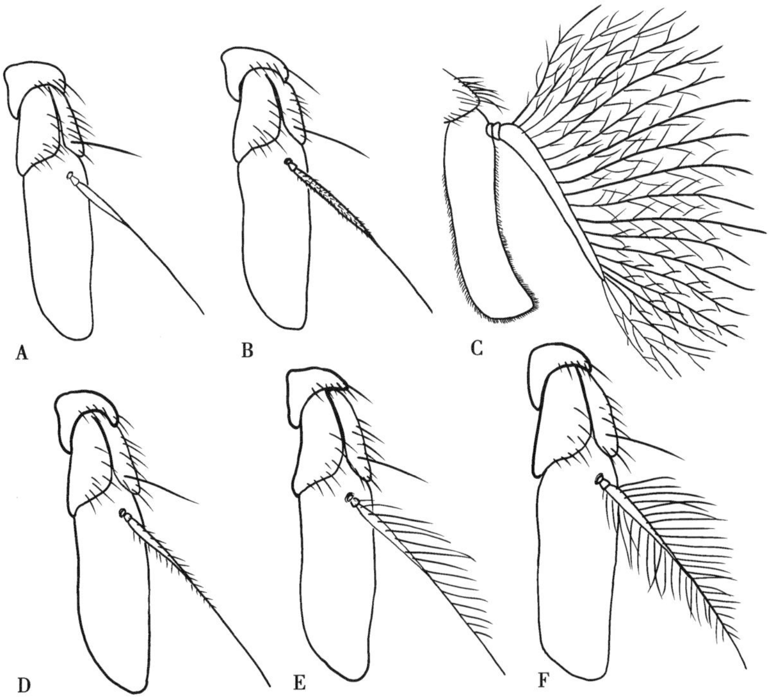

A. 裸;B. 具毳毛;C. 复羽状;D. 具毛;E. 栉状;F. 羽状。

图 20-6 有瓣蝇类触角芒的几种型式

(仿 范滋德)

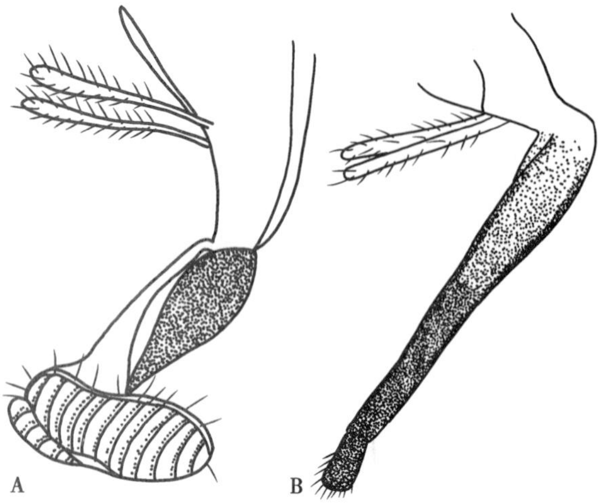

A. 厩腐蝇;B. 厩螫蝇。

图 20-7 蝇的口器

(仿 薛万琪)

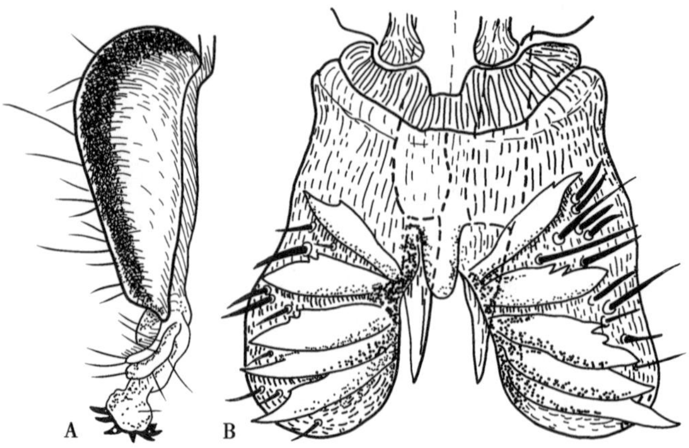

A. 肥喙家蝇;B. 厩螫蝇。

图 20-8 肥喙家蝇和厩螫蝇的口器

(仿 徐岁南、甘运兴)

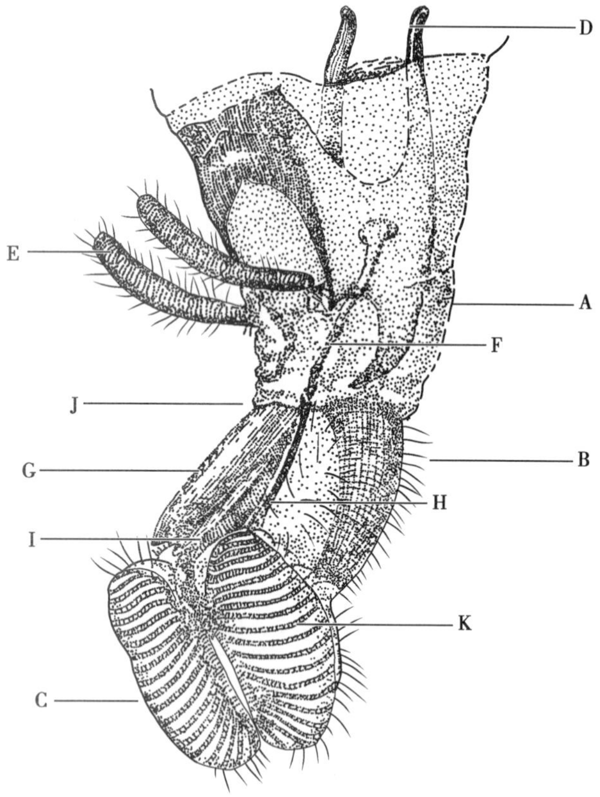

A. 喙;B. 中喙;C. 唇瓣;D. 喙基骨;E. 下颚须;F. 小颚杆;G. 上唇;H. 下唇;I. 舌;J. 前关节;K. 假气管。

图 20-9 蝇口器

(仿 徐岁南、甘运兴)

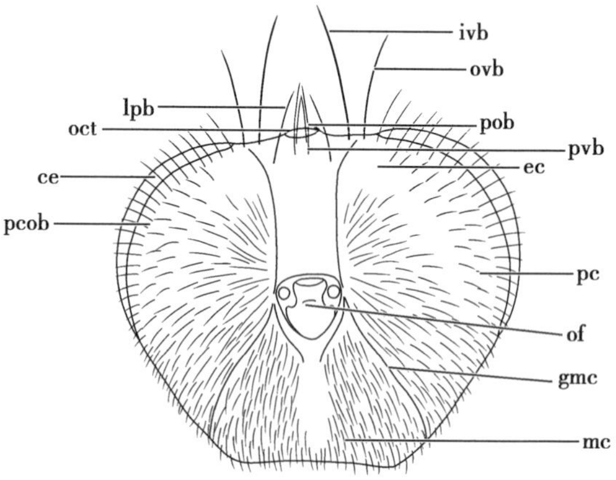

ec. 上后头;pc. 侧后头;mc. 下后头;of. 后头孔;ivb. 内顶鬃;ovb. 外顶鬃;pvb. 后顶鬃;pob. 单眼后鬃;lpb. 侧后顶鬃;ce. 复眼;oct. 单眼三角;pcob. 眼后鬃;gmc. 颊后头沟。

图 20-10 蝇后头后面观

(仿 范滋德)

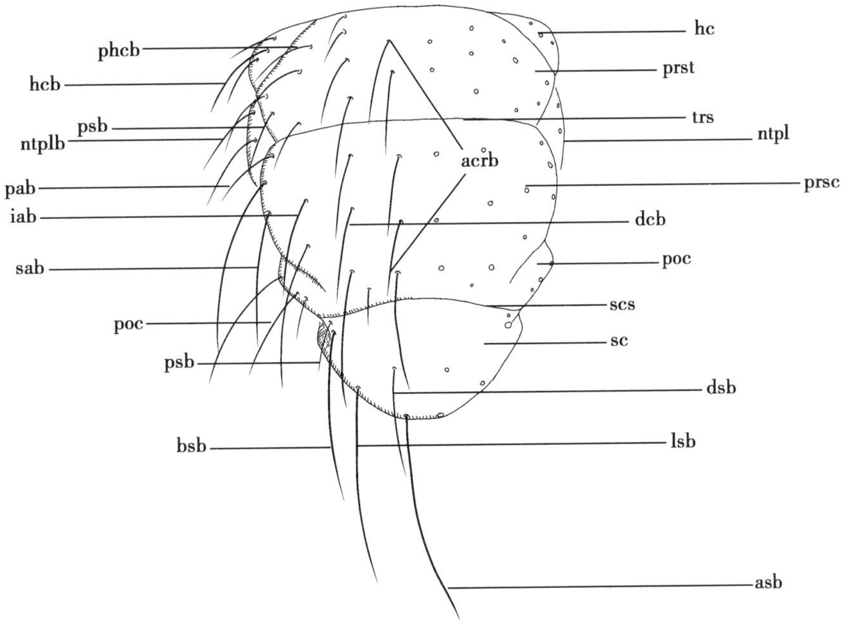

hc. 肩胛;prst. 前盾片;ntpl. 背侧片;trs. 盾沟;prsc. 后盾片;poc. 翅后胛 scs. 小盾沟;sc. 小盾片;acrb. 中鬃;dcb. 背中鬃;hcb. 肩鬃;phcb. 肩后鬃;psb. 沟前鬃;ntplb. 背侧片鬃;pab. 翅前鬃;sab. 翅上鬃;iab. 翅内鬃;pocb. 翅后鬃;psb. 小盾前基鬃;bsb. 小盾基鬃;dsb. 小盾心鬃;lsb. 小盾侧鬃;asb. 小盾端鬃。

图 20-11 丽蝇胸部,背面观

(仿 范滋德)

(2)中胸:中胸最发达,占胸部的绝大部分,可分为中胸背板(dorsum of mesothorax)和中胸侧板(pleurum of mesothorax)(图 20-12)。

中胸背板:中胸背板几乎占据整个胸部背面,包括盾片(scutum)、小盾片(scutellum)、后小盾片(postscutellum)和中胸后背片(postnotum of mesothorax)等部分。

盾片(scutum):占胸部的大部分,由一盾沟(Scutal sulcus)或称横缝(Transverse suture)把盾片分为前盾片(prescutum)和后盾片(postscutum)。盾片上的鬃依着生的位置从内向外分别称为中鬃、背中鬃、肩后鬃、沟前鬃、翅内鬃、翅前鬃、翅上鬃、翅后鬃等。

背侧片(notopleural):在盾沟的两端,为一对三角形骨片,上具 2~4 根背侧片鬃(notopleural bristles)。蝇科、丽蝇科的背侧片鬃的数量常为 2 根,而麻蝇科、寄蝇科的背侧片鬃常为 3 根以上。

小盾片(scutellum):在盾片的后方,盾片与小盾片之间有一条缝称为小盾沟(scutellum suture),小盾片上主要鬃毛有小盾基鬃(basal scutellar bristles);小盾前基鬃(prebasal scutellar bristles);小盾缘鬃(marginal scutellar bristles);小盾心鬃(discal scutellar bristles)和小盾端鬃(apical scutellar bristles)。小盾下面有时具小刚毛,如花蝇科。后小盾片(postscutellum):在小盾片的后下方,在寄蝇科的种类中常发达。

中胸侧板:包括中侧片(mesopleura)、其后缘上方有中侧片鬃一列;翅侧片(pteropleura),在某些种类中具翅侧片鬃,其上方为翅基,是翅的着生部位;腹侧片(stenopleura),有数目不等的和排列各异的腹侧片鬃,如前方 1,后方 2 则表述为 1∶2,如麻蝇科中的麻蝇亚科前方 1,中间 1,后方 1,则表示为 1∶1∶1;下侧片(hypopleura),在腹侧片之后,后气门的下方,具下侧片鬃,往往根据下侧片鬃的排列方式,特别是弯曲成行排列是某些科的主要特征,如丽蝇科、麻蝇科、寄蝇科。此外,在中胸侧板的翅侧片上有一翅下大结节,位于翅基前下方,为一圆形突起,其形状和是否具毛在分类上很重要。

翅(wing):翅着生于中胸背板两侧。翅的基部和翅脉的基部着生有一些骨片,主要有:翅前付片,位于翅基前方,呈三角形;翅下大结节,位于翅基前下方,呈卵圆形或梨形,有时上具纤毛,毛的有无,具鉴别意义;翅下小结节,位于翅基下方,翅侧片的紧上方,为一小而狭长的略突出小骨,通常不具毛;翅肩鳞,在翅前缘的最基部,它的外缘覆盖着前缘基鳞,为一鳞形小片,具毛或无毛,它的颜色有鉴别意义;前缘基鳞,在前缘脉的基部，翅肩鳞的外方，为一不具毛的鳞形小片，它的颜色也有鉴别意义；亚前缘骨片，在翅的下面，亚前缘脉的基部，为一略呈长三角形的小骨片，其有无小毛具鉴别意义。

翅的主翼内方有翅瓣和上、下腋瓣。翅瓣位于翅基的后方，与主翼之间有裂缝分隔，通常无缘脉；上腋瓣，静止时覆于下腋瓣的上方，展翅时位于下腋瓣的外方；下腋瓣，静止时位于上腋瓣的下方。多数有瓣蝇类的下腋瓣大于上腋瓣。两者均有边缘，有穗状缘缨，腋瓣上面有毛或无毛、腋瓣的颜色等，均有鉴别意义。

蝇类翅脉（vein）有前缘脉（c）、亚前缘脉（sc）、径脉（r）、中脉（m），径脉经由干径脉分支为第一径脉（r_1）、第二三合径脉（r_{2+3}）及第四五合径脉（r_{4+5}）；中脉分支为第一二合中脉（m_{1+2}）和第三四合中脉（m_{3+4}），此外还有肘脉、臀脉、腋脉等。其中前缘脉的基部有 2 个鳞片状构造，位于前方的叫做翅肩鳞（epaulet 或 tegula），其后为前缘基鳞（basicostal scale 或 basicosta）。m_{3+4} 末段的曲直程度，可作为常见蝇种的鉴别特征，如直线型（皮蝇）、弧形（腐蝇）、角形（绿蝇）。蝇翅脉有 4 条横脉，分别为肩横脉（h-m），径中横脉（r-m），中中横脉（m-m），中肘横脉（m-cu）（图 20-13）。

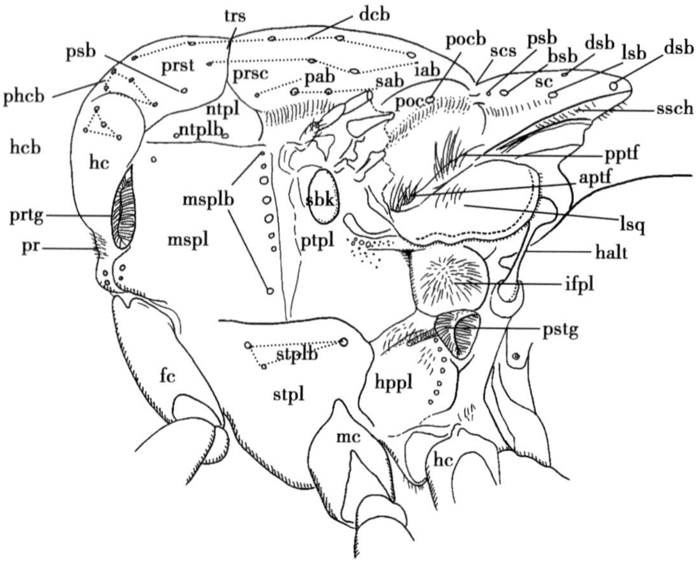

hc. 肩胛；prst. 前盾片；ntpl. 背侧片；trs. 盾沟；prsc. 后盾片；poc. 翅后胛 scs. 小盾沟；sc. 小盾片；mspl. 中侧片；ptpl. 翅侧片；ifpl. 上侧背片；hppl. 下侧片；dcb. 背中鬃；hcb. 肩鬃；phcb. 肩后鬃；psb. 沟前鬃；ntplb. 背侧片鬃；pab. 翅前鬃；sab. 翅上鬃；iab. 翅内鬃；pocb. 翅后鬃；psb. 小盾前基鬃；bsb. 小盾基鬃；dsb. 小盾心鬃；lsb. 小盾侧鬃；asb. 小盾端鬃；sbk. 翅下大结节；pr. 前胸侧板中央凹陷（示具毛）；mspb. 中侧片鬃；stplb. 腹侧片鬃；prtg. 前气门；pstg. 后气门；lsq. 下腋瓣（示背面具毛）；halt. 平衡棒；ssch. 小盾片下面具毛；aptf. 腋瓣上肋前刚毛簇；pptf. 腋瓣上肋后刚毛簇；fc. 前足基节；mc. 中足基节；hc. 后足基节。

图 20-12 丽蝇胸部（侧面观）

（仿 范滋德）

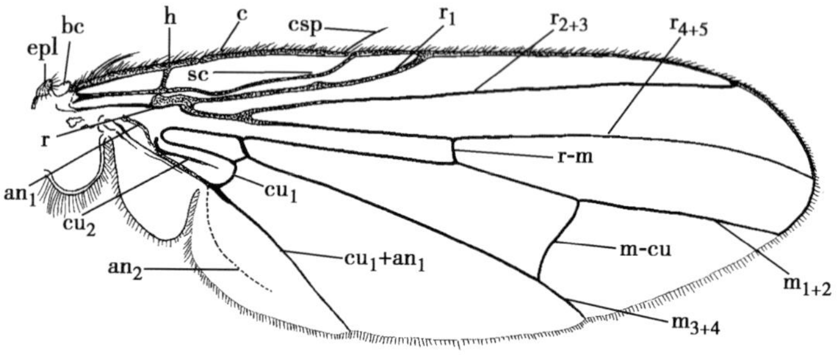

epl. 翅肩鳞；bc. 前缘基鳞；h. 肩横脉；c. 前缘脉；r. 径脉；sc. 亚前缘脉；csp. 前缘刺；r_1. 第一径脉；r_{2+3}. 第二三合径脉；r_{4+5}. 第四五合径脉；m_{1+2}. 第一二合中脉；m_{3+4}. 第三四合中脉；r-m. 径中横脉；m-cu. 中肘横脉；cu_1. 第一肘脉；cu_2. 第二肘脉；an_1. 第一臀脉；an_2. 第二臀脉；cu_1+an_1. 肘臀合脉。

图 20-13 花蝇翅

（仿 范滋德）

足（leg）：胸部有足 3 对，分别为前足（front legs）、中足（middle legs）和后足（hind leg），各足从基部至端部依次分为基节（coxa）、转节（trochanter）、股节（femur）、胫节（tibia）和跗节（tarsus），跗节又分为 5 节，第 5 跗节的端部有爪一对、爪垫一对和 1 个不很发达的爪间突。足的股节上的鬃、毛、栉、齿、刺，胫节上的鬃、毛和跗节是否有特殊鬃毛或其他特征是分类上的重要特征。

足表面的鬃是基于足向两侧平展伸直时的背、腹、前、后各方位命名的（图 20-14），也即是根据其着生在哪一面而命名，股节和胫节外伸面着生的鬃叫背鬃（dorsal bristles），通常胫节背面以其背面 2 列短毛隆脊之间着生的鬃称为背鬃，相对应着生在腹面的鬃则为腹鬃；前面着生的鬃叫前鬃（anterior bristles）；后面着生的鬃叫后鬃（posterior bristles）；前背面着生的鬃叫前背鬃（antero-dorsal bristles）；后背面着生的鬃叫后背鬃（postero-dorsal bristles）；前腹面着生的鬃叫前腹鬃（antero-ventral bristles）；后腹面着生的鬃叫后腹鬃（postero-ventral bristles）。按足的长轴可分为：基位，位于最近心一端；亚基位，在很接近基部处；近中位，接近中央但偏于基部；中位，大体上位于中央；亚中位，接近中央但偏于端部；近端位，位置很接近端部；端位，于远心的一端。其上着生的鬃，以着生的相应位置命名。又按足鬃描述的习惯，在不指明鬃所在纵轴上位置的情况下，总是不包括端位鬃在内的，如称"中足胫节前背鬃 2"，只表明中足胫节的前背面上，除端位鬃外有 2 根鬃。

在有的种类中，♂性的足有时出现节增长、增粗、变瘦、弯曲、局部凹入等特征，有时具特殊结构：如齿股蝇属♂在前股常有近端位前腹、后腹齿；厕蝇科的厕蝇属（*Fannia*）有时♂在中胫腹面亚中位有瘤状突，溜蝇属（*Lispe*）的♂不仅后足跗节可能有特殊的变形，还可能有异形的鬃或刺。

（3）后胸：后胸不发达，可分为后胸背板（metanotum）和后胸侧板（metapleural），在后足基节的上方，后胸侧板上着生一对平衡棒，前上方为后气门（poststigma）；后胸腹板（metasternum），位于两后足基节中间的前上方，为一横三角形的小骨片，部分种类着生纤毛。

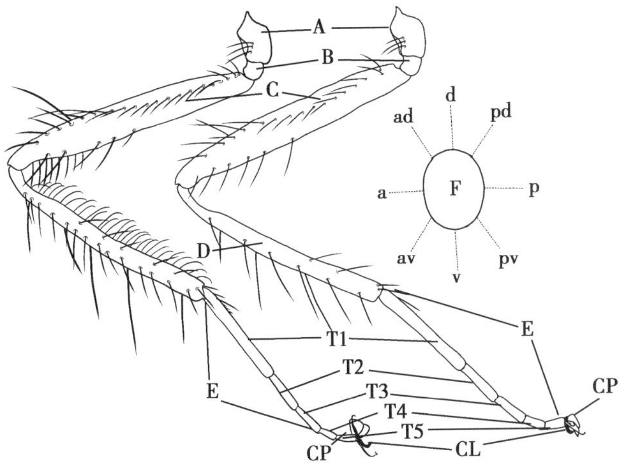

A. 基节；B. 转节；C. 股节；D. 胫节；E. 跗节；F. 示足鬃的方位。T1. 第一跗节；T2. 第二跗节；T3. 第三跗节；T4. 第四跗节；T5. 第五跗节；CL. 爪；CP. 爪垫。

av. 前腹面；a. 前面；ad. 前背面；d. 背面；dp. 后背面；p. 后面；pv. 后腹面；v. 腹面。

图 20-14 花蝇的足

（仿 范滋德）

3. 腹部 蝇类的腹部在理论上由 11 节组成，但末几节常不发达或退化，在雄性主要由 9 节，雌性 8 节组成，通常外观可见的 1-5 腹节，合称为前腹节，前腹节（pre-abdomen）由背板（tergites）和腹板（sternites）组成，背板外观有 4 个，即第 1-2 合背板、第 3 背板、第 4 背板和第 5 背板。背板上的鬃通常有心鬃（discal bristles）、侧鬃（lateral bristles）、缘鬃（marginal bristles）。腹面有 5 个腹板，第一腹板通常为 U 形，第三、四腹板相似，第五腹板在雄蝇中其后缘中部凹入，两侧形成侧角，腹板上的鬃毛及第五腹板的形状和鬃毛着生情况因种各异。后腹节特化为尾器（terminalia）（图 20-15~ 图 20-17）。

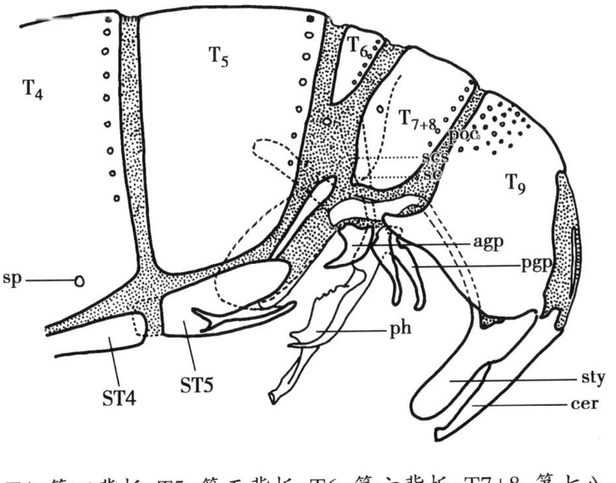

T4. 第四背板；T5. 第五背板；T6. 第六背板；T7+8. 第七八合背板；T9. 第九背板；ST4. 第四腹板；ST5. 第五腹板；sp. 气门；agp. 前阳基侧突；pgp. 后阳基侧突；ph. 阳体；cer. 肛尾叶；sty. 侧尾叶。

图 20-15 丽蝇（♂）腹部侧面观

（仿 范滋德）

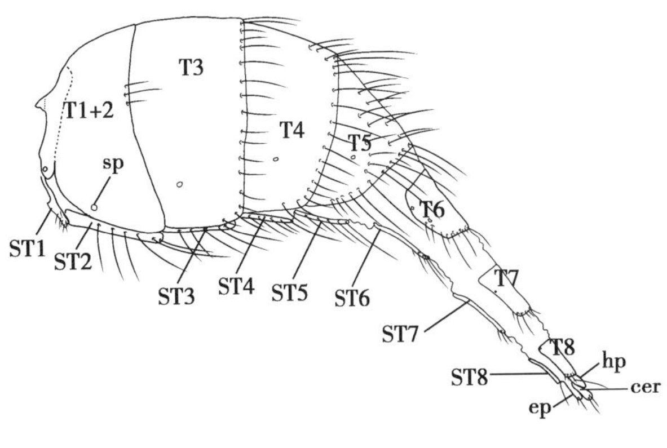

T1+2. 第一二背板；T3. 第三背板；T4. 第四背板；T5. 第五背板；T6. 第六背板；T7. 第七背板；T8. 第八背板；ST1. 第一腹板；ST2. 第二腹板；ST3. 第三腹板；ST4. 第四腹板；ST5. 第五腹板；ST6. 第六腹板；ST7. 第七腹板；ST8. 第八腹板；sp. 气门；ep. 肛下板；hp. 肛上板；cer. 肛尾叶。

图 20-16 丽蝇（♀）腹部，侧面观

（仿 范滋德）

雄蝇尾器(terminalia of male):雄蝇的尾器特别复杂,在种类鉴定上尤为重要,它由最后的几个腹节和附肢组成。第6背板通常位于第5背板后方的节间膜内,较小,必须将尾器完全拉出方可看见。第7、第8腹节愈合为一个合腹节,又称生殖背板或第一生殖节,其腹缘有一对气门。第9背板的后方为肛门,也称肛背板或第二生殖背板,无气门。第9背板腹面为第9腹板又称生殖腹板。雄性生殖器(male genitalia)位于第9节后方,包括位于第9背板后方的一对肛尾叶(cerci),是退化的第10、第11腹节构成;在花蝇科中肛尾叶则常愈合为特殊变化的一片;在其他科的种类中是形状变化很大的一对,麻蝇科中在肛尾叶的两侧有一对侧尾叶(surstyli)。

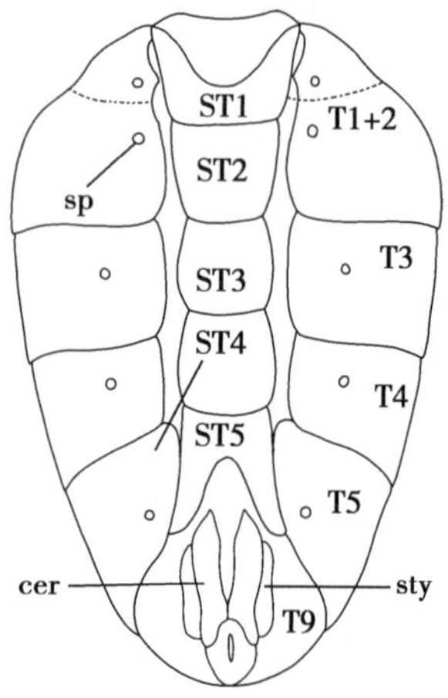

T1+2. 第一二背板;T3. 第三背板;T4. 第四背板;T5. 第五背板;ST1. 第一腹板;ST2. 第二腹板;ST3. 第三腹板;ST4. 第四腹板;ST5. 第五腹板;T9. 第九背板;sp. 气门;cer. 肛尾叶;sty. 侧尾叶。

图 20-17 雌蝇腹部侧面观
(仿 范滋德)

雄性外生殖器包含阳基侧突和阳体。阳基侧突(gonapophyses)位于阳体基部两侧,通常有2对,即前阳基侧突(anterior gonapophyses, pregonites)和后阳基侧突(posterior gonapophyses, postgonites);阳体(phallosome)由阳基内骨(phallapodema)、基阳体(basiphallus, theca)和阳茎(aedeagus)三部分构成。有些种类在基阳体的后上端或后方有一与它成直角的突起,称为阳基后突(epiphallus)。阳茎通常由侧阳体(paraphallus)、下阳体(hypophallus)和端阳体(acrophallus)三部分构成,各个类群的阳体结构都有其各自的特点,各科在习惯上使用的名词也不尽相同。蝇科的阳茎通常构造简单,除了相当于侧阳体、下阳体和端阳体的框架部分略骨化外,一般不很骨化,有些仅可分为骨化部与膜质部;丽蝇科的阳茎骨化较强,侧阳体尤甚,成对,有细长的端部,成为端突;下阳体亦成对,前下方有或长或短的突起,称为腹突;而麻蝇科特别是麻蝇亚科的构造很复杂,可分为3个部分,膜状部,位于阳茎的基部,基阳体与阳茎之间关节的前方,一般不骨化,体壁为柔软多襞的膜质,允许阳茎向前活动,在它的下方具成对的或不成对的膜状突,膜状突形态多种多样,这在麻蝇亚科鉴别种属时很重要;侧阳体,又分侧阳体基部和侧阳体端部,侧阳体基部,它的主要骨骼呈"个"字形,即由后方正中的中臂和自上端分出的两个侧臂组成,在中臂和两个侧臂之间为膜状的侧壁也有不同程度的骨化,在侧臂的前下端常着生1对向前方突出的腹突,呈片状,有时在其侧面尚有1个须状突;在中臂下端的两侧,在着生腹突的水平上,有时有1对耳状突;侧阳体端部,上方与侧阳体基部以关节相连,一般骨化,基本构造分中央突与侧突,在中央突发达的类型中,尚有侧支和次生中央突。侧阳体内部,主要为1~3对成对或不成对的骨化的长形物组成,呈半管状、杆状、丝状,少数呈锯条状、漏斗状、涡卷状,可分为侧插器、中插器等。以上这些在麻蝇科种属鉴别中均具有重要意义(图20-18,图20-19)。

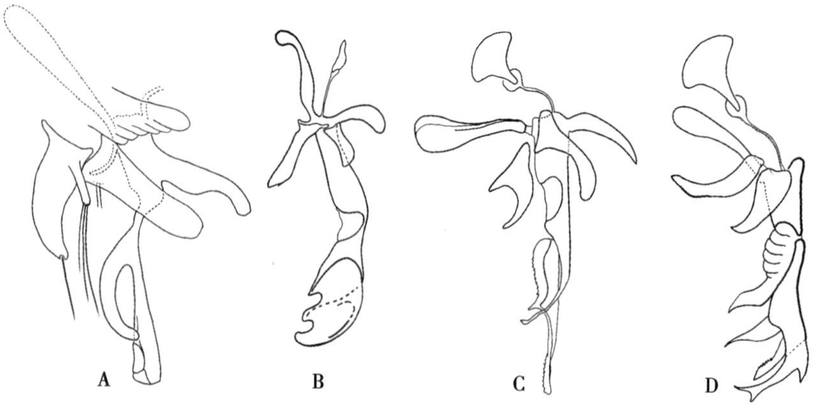

A. 花蝇科;B. 蝇科;C. 丽蝇科;D. 麻蝇科。

图 20-18 蝇的阳茎结构类型

雌蝇尾器：雌性后腹部基本有两种类型：一类是后腹部形成发达的产卵器，通常大多产卵，少数产幼虫；另一类不形成产卵器，多数产幼虫，少数产卵。产卵器由第6、第7、第8各腹板和负肛节形成，节与节之间由长的节间膜相联结，伸展时呈长管状，收缩时呈套筒状；雌性生殖孔位于第8腹节腹面后方，称为雌生殖节（gynium），第8背板又称为雌生殖背板（epigynium），第8腹板称为雌生殖腹板（hypogynium），在第八腹节处，常常能看到雌蝇子宫骨片，其形状是分类的重要依据。负肛节在理论上由雌生殖节以后的第9~11节愈合而成，实际由肛上板和肛下板构成，肛门开口于其后方，在其两侧有1对单节的肛尾叶（图20-20，图20-21）。不形成产卵器一类，见于麻蝇亚科的拉蝇族和麻蝇族的雌性，往往自第7腹节以后退化变形，依缩在腹部末端的后面。第6背板，两侧具2对气门，即第6、第7腹节气门，依骨化部的情况可分为3型：完全型，骨化部完整，不分片；中断型，骨化部虽分为左右两爿，但缘鬃列仍排列在1条抛物线上，骨化部发达的种类，左右两爿间有时仅留一缝；分离型，骨化部分离界限清晰，缘鬃也不在1条抛物线上，甚至左右两爿上的缘鬃是相互背向的。第7背板，位于第6背板正中后方，往往骨化弱而轮廓不明显，通常无缘鬃，仅少数种类具缘鬃。第8背板，为一狭长的横带。肛上板，往往退化，如存在则为1对相互分离的小骨化片。肛尾叶，为1对小而多

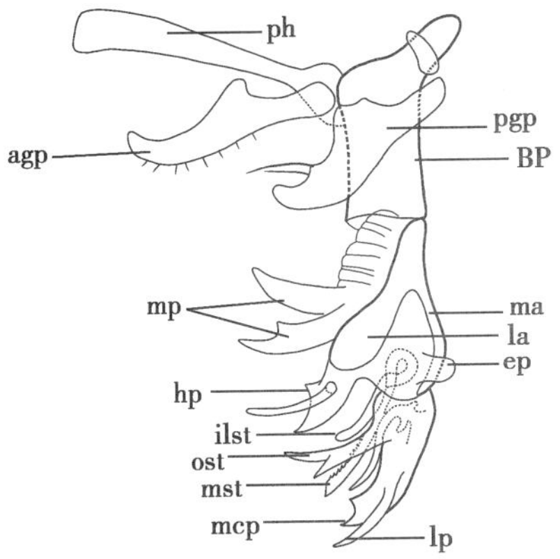

bp. 基阳体；bpp. 侧阳体基部；app. 侧阳体端部；bmp. 膜状部；ph. 阳茎内骨；agp. 前阳基侧突；pgp. 后阳基侧突；mp. 膜状突；hp. 侧阳体基部腹突；la. 侧阳体基部侧臂；ma. 侧阳体基部中臂；ep. 耳状突；olst. 外侧插器；ilst. 内侧插器；mst. 中插器；lp. 侧阳体端部侧突；mcp. 侧阳体端部中央突。

图 20-19 麻蝇（♂）外生殖器侧面观

（仿 范滋德）

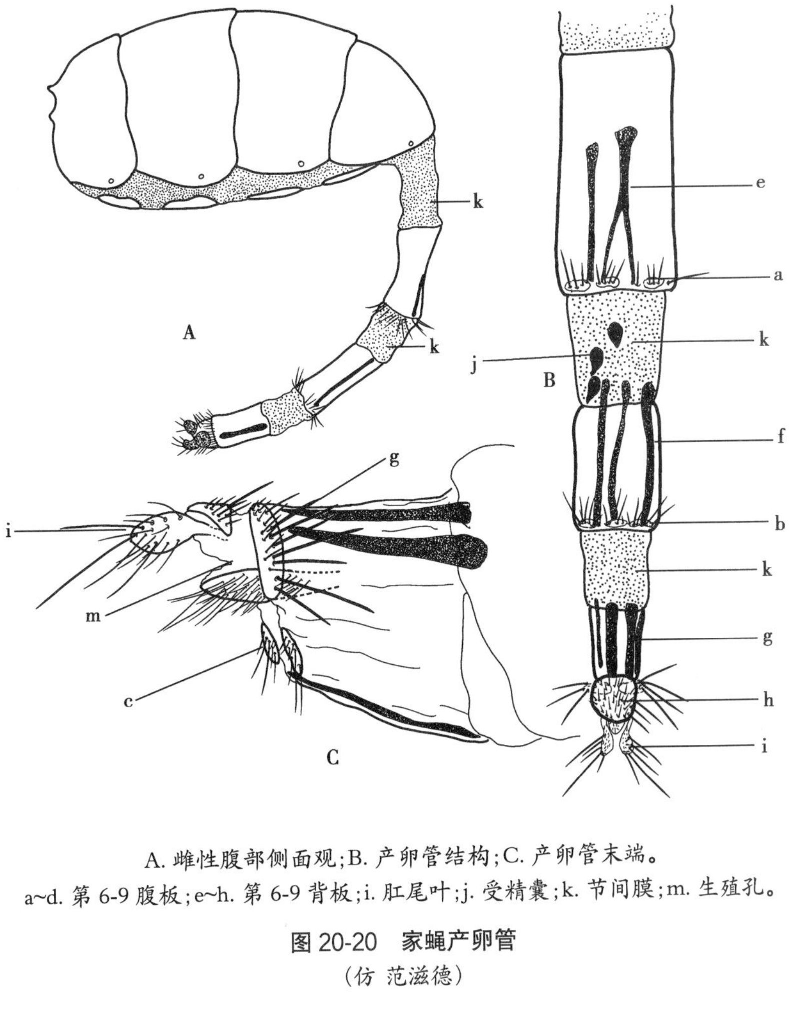

A. 雌性腹部侧面观；B. 产卵管结构；C. 产卵管末端。

a~d. 第6-9腹板；e~h. 第6-9背板；i. 肛尾叶；j. 受精囊；k. 节间膜；m. 生殖孔。

图 20-20 家蝇产卵管

（仿 范滋德）

毛的骨片，有很明显的轮廓，肛门开口于其间。肛下板，位于肛尾叶和肛门的腹方中央，具多数感觉毛。第6腹板，与第5腹板毗连，形状也近似，往往具缘鬃。第7腹板，形状多变化，往往较第6腹板为宽，缘鬃发达程度亦多变化。第8腹板，多为短而横阔的骨片，有时为膜质，其后方为雌性生殖孔。子宫骨片，位于生殖孔的内方背面，常被第8腹板掩蔽，骨化部分形状各异，可作为分类特征。受精囊，位于产卵器内，通常为3个，其形状也可作鉴别种属的参考。

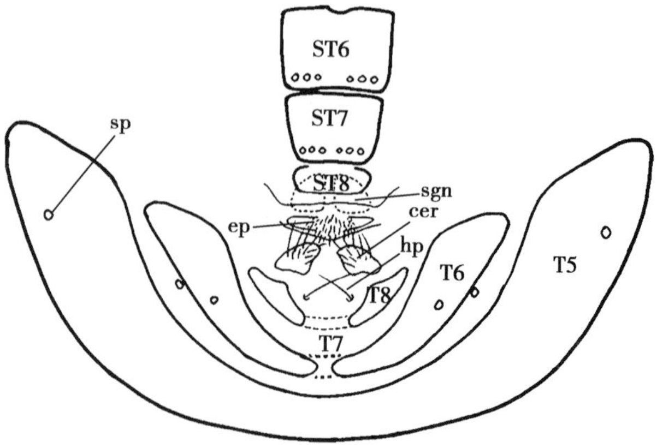

T5. 第五背板；T6. 第六背板；T7. 第七背板；T8. 第八背板；ST6. 第六腹板；ST7. 第七腹板；ST8. 第八腹板；sgn. 子宫骨片；sp. 气门；ep. 肛下板；hp. 肛上板；cer. 肛尾叶。

图 20-21 麻蝇(♀)尾部，后面观
(仿 范滋德)

(二) 卵

蝇类的卵一般呈椭圆形或香蕉状，但有些蝇类的卵形状较特殊，如毛瓣家蝇的卵具一长柄，厕蝇的卵两侧形成翼状突起，果蝇的卵具有2~4条突起等。由于蝇的种类不同，其产卵方式也有所不同，如家蝇等常见蝇种，产卵多在腐败的有机质上，常由数十至数百粒卵组成卵块；而胃蝇、皮蝇产卵于宿主体上，卵或分散或十几粒成行粘在一起(图20-22)。丽蝇的卵略似香蕉形，有沟状的正中背区，两侧有1对孵化线，孵化时卵壳由此前端裂开，幼虫由此钻出。卵通常乳白色或黄白色，其前端有受精孔。通常1mm左右，有的可超过2mm。

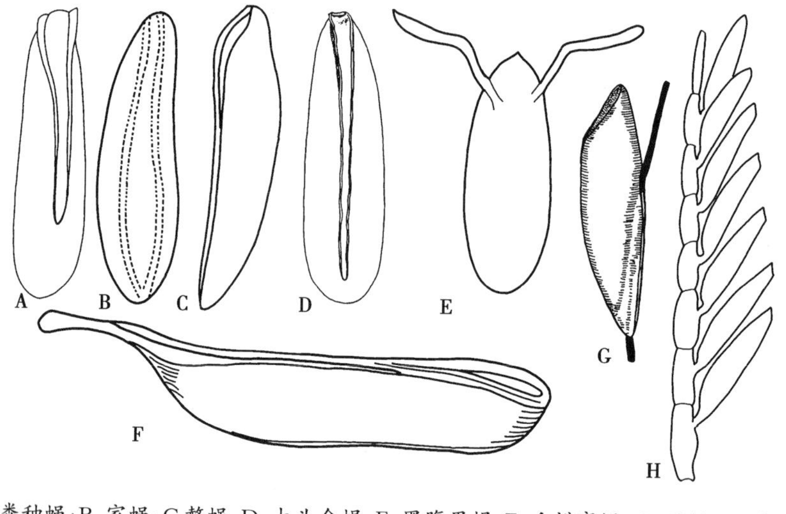

A. 粪种蝇；B. 家蝇；C 螯蝇；D. 大头金蝇；E. 黑腹果蝇；F. 毛瓣家蝇；G. 胃蝇；H. 皮蝇。

图 20-22 几种蝇卵
(仿 范滋德)

蝇科的卵一般一面稍扁平或凹，且每侧有明显或不明显的纵脊。蝇科的卵大体分4类：第1类是家蝇(*Musca*)型，整个卵壳都分3层，但无卵壳外被。孵化褶呈脊状稍微隆起，这脊终末于卵末端或末端之前并可能沿着其长度联合起来。第2类是棘蝇(*Phaonia*)型，孵化褶沿着背条形成宽的叶状，其外层网架结构仅见于背条。第3类为圆蝇(*Mydaea*)型，在圆蝇亚科(Mydaeinae)和有些秽蝇亚科(Coenosiinae)中可见到这型的变型，即孵化褶向前突出形成1对呼吸角，有时后者很长。第4类合夜蝇(*Syngamoptera*)型。卵呈椭圆形。背面平，在近前端正中有一孵化孔，也是受精孔。

(三) 幼虫

蝇类幼虫体色大多白、乳白、黄白、黄、也有灰、绿等色。一般分为3个龄期，从卵孵化出的幼虫为1龄幼虫，经生长发育蜕皮后为2龄，经大量取食发育后蜕皮为3龄，一龄无前气门，后气门每个只有1~2个(或看来像3个)开口,口咽器很简单。二龄有前气门,后气门通常具2个气门裂,极少3个,通常咽骨形态比较接近三龄,但口钩往往不同。三龄有前气门,体型一般长圆锥形,头部为伪头,口孔为一开口于腹方的纵裂,由口孔向两侧有呈扇形放射展开的多条平行沟道的口沟,口沟前方有时有口前齿。口孔腹方有下唇须,在下颚须的背方或后方为1对由两节形成的退化触角。胸节3节,前气门着生在前胸两侧;腹节10节,明显可分的有8节,第十节为肛板,第九节为肛区。第八腹节后面略偏背方有1对后气门,蝇科后表面大多圆钝。厕蝇科幼虫较扁平,除伪头外各胸节均有尖细的成对的背突和侧突,腹部有腹突、侧突和背突,第八腹节两侧有3对均细长而且有时呈树枝状的肉质突起;后气门着生在1个或长或短的杆突上(图20-23,图20-24)。

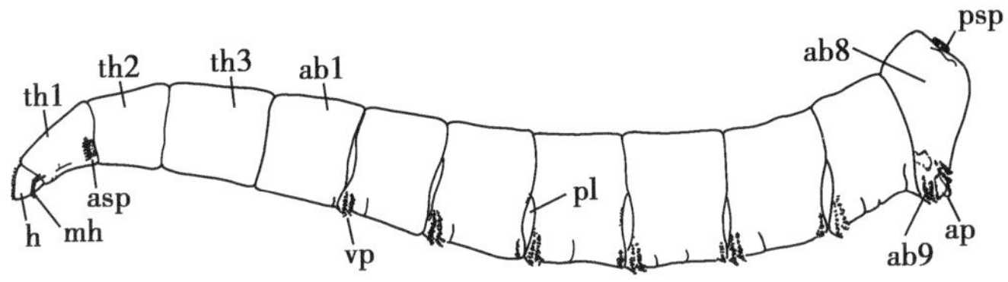

h. 头;mh. 口钩;asp. 前气门;th1. 第一胸节;th2. 第二胸节;th3. 第三胸节;ab1. ab2. ab3. ab4. 第一腹节;ab5. 第一腹节;ab6. 第一腹节;ab7. 第一腹节;ab8. 第一腹节;psp. 后气门;vp. 腹垫;pl. 腹部侧板;ap. 肛板。

图 20-23 家蝇 *Muscina domestica* 三龄幼虫侧面观

(仿 范滋德)

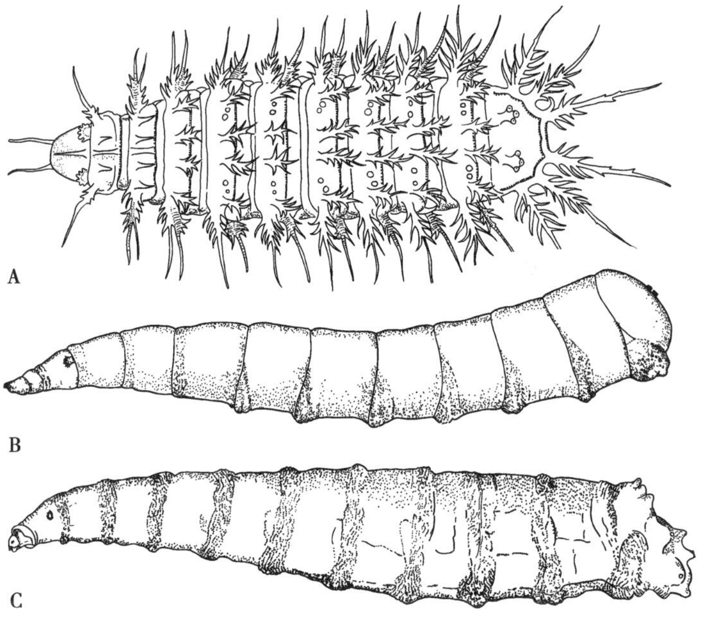

A. 白纹厕蝇;B. 家蝇;C. 红头丽蝇。

图 20-24 蝇三龄幼虫类型

(仿 范滋德)

幼虫口咽器仅口钩末端外露,口钩可分基部和钩部。蝇科大多种类副口前骨群发达,尤其是三龄幼虫捕食性的种类,有的类群则无副口前骨群。咽骨各部有突起,突起在各类群不尽相同。前气门孔突或长或短,略呈弧形、半圆形或掌状排列(图20-25)。后气门一般呈卵形、椭圆形、肾形、圆形、亚三角形或扇形,不高出于后表面或则高出于后表面,也有着生于杆上或前角状的突起末端。气门环完整,有气门板骨化或弱或强,气门裂有直、微弯、弧形、U形弯曲、S形波曲、蜿蜒屈曲的多折曲等不同形式(图20-26~图20-28)。幼虫的口咽器、前气门孔突、后气门裂、钮、各节的棘群以及突起均是幼虫的重要的分类特征。

(四) 蛹

蝇类的蛹呈圆筒形,前端略尖,后端略平,周围有皱缩的三龄幼虫后突起和中间一对后气门,在第三胸节偏上侧尚有一对呼吸角,是蛹的呼吸通道;蝇蛹为围蛹,即在裸蛹之外被有蛹壳。蛹壳是由三龄幼虫的皮硬化而成,因此在蛹壳上还可以观察到三龄幼虫的某些特征,如前后气门,内面还有头咽骨片等,这些都可作为蛹期种类鉴定的特征。不同蝇种的蛹形态不同,家蝇的蛹呈光滑的椭圆形,丽蝇的蛹大都比较粗糙,麻蝇的蛹后端具有深凹窝(图20-29)。

二、内部结构

(一) 消化系统

消化系统:蝇类的消化系统是一条细长管状,分为前肠、中肠和后肠3部分。自口到前胃为前肠,包括袋状的嗉囊和线状的唾液腺,嗉囊的作用主要是贮藏食物。唾液腺开口于咽部,唾液腺分泌的唾液主要含有碳水化合物分解酵素有助于消化,吸血蝇类的唾液腺不发达,血液直接吸入中肠(胃)中消化。中肠起自前胃止于马氏管的开口处,具有分泌消化液和吸收营养的功能。中肠之后为后肠,后肠的前部较细长,称为小肠,后部扩大称为直肠,直肠有4个直肠乳突(图20-30)。

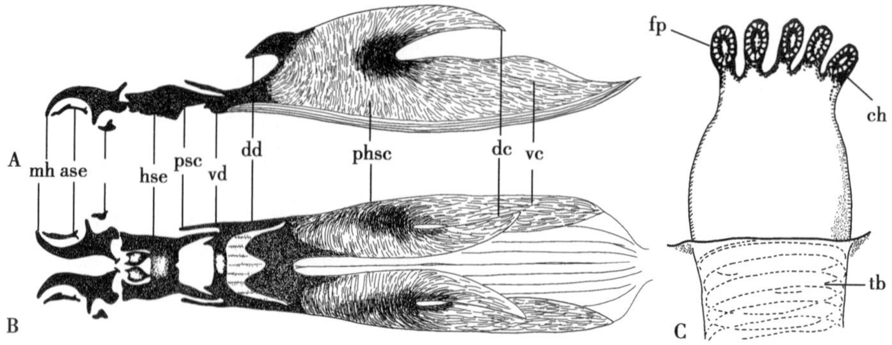

A. 口咽器侧面观;B. 口咽器背面观;C. 前气门。

asc. 副口骨;dsc. 齿骨;mh. 口钩;hsc. 下口骨;psc. 侧口骨;vd. 下口骨腹堤;dd. 下口骨背堤;phsc. 咽骨体;dc. 咽骨背角;vc. 咽骨腹角;fp. 前气门指状孔突;ch. 前气门小室;tb. 气管干。

图 20-25 蝇三龄幼虫口咽器及前气门

(仿 范滋德)

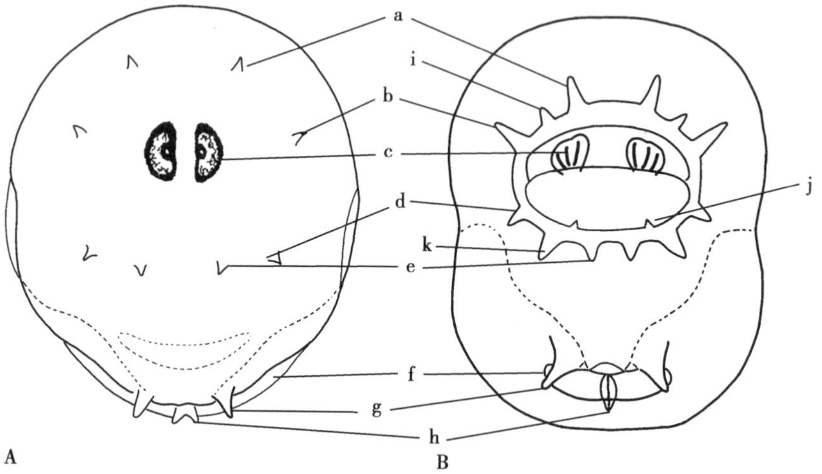

A. 蝇科;B. 麻蝇科。

a. 背突;b. 上侧突 c. 后气门;d. 下侧突;e. 腹突;f. 肛板;g. 亚肛疣;h. 肛疣;i. 亚背突;j. 副腹突;k. 亚腹突。

图 20-26 蝇三龄幼虫尾端后面观

(仿 范滋德)

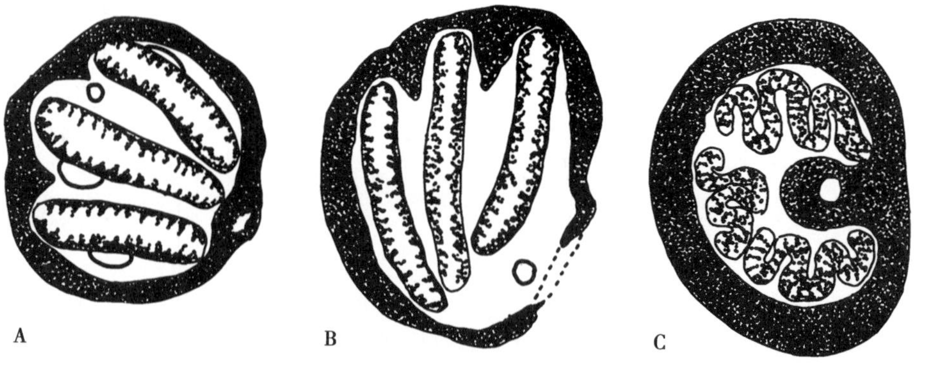

A. 丽蝇;B. 麻蝇;C. 家蝇。

图 20-27 蝇三龄幼虫后气门类型

(仿 范滋德)

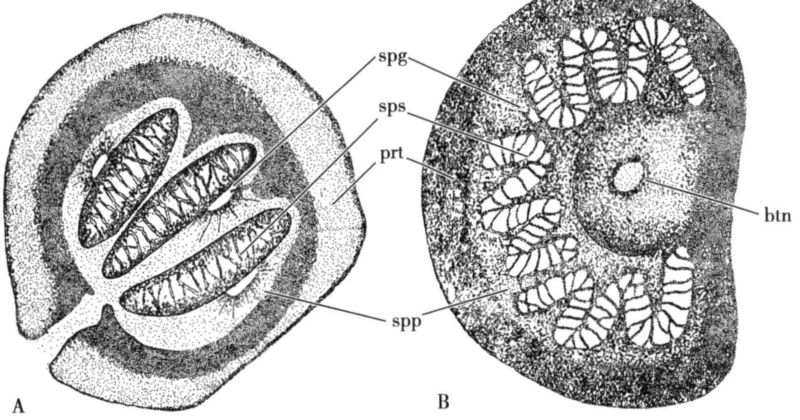

A. 丽蝇;B. 家蝇。
spg. 气门腺口;sps. 气门裂;prt. 气门环;spp. 气门板;btn. 气门钮。

图 20-28 蝇三龄幼虫蝇后气门结构
(仿 范滋德)

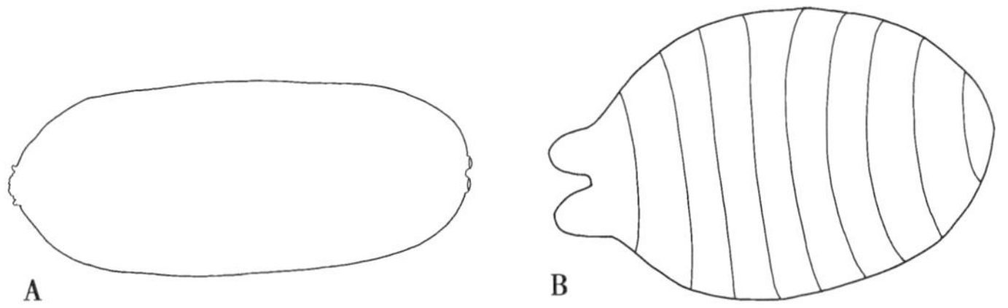

A. 家蝇;B. 舌蝇。

图 20-29 家蝇及舌蝇蛹外形

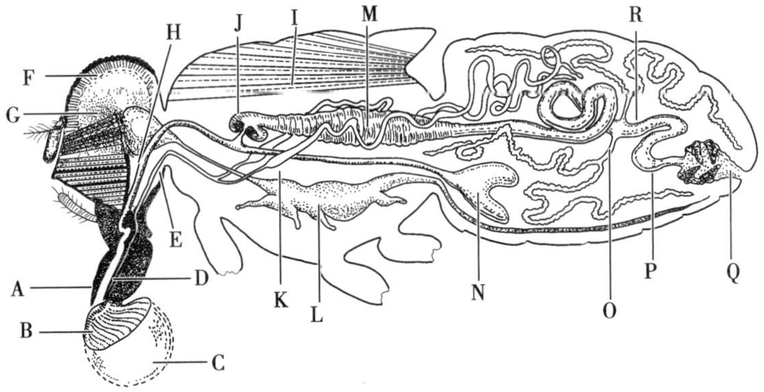

A. 上唇;B. 口;C. 呕吐点滴;D. 舌;E. 唾液管;F. 复眼;G. 脑;H. 食管;I. 胸肌;J. 前胃;K. 唾液腺;L. 胸神经节;M. 胃;N. 嗉囊;O. 马氏管;P. 后肠;Q. 直肠;R. 中肠后段。

图 20-30 家蝇纵剖面图
(仿 徐岁南、甘运兴)

(二) 生殖系统

生殖系统:雄性蝇类生殖系统较简单,是由 1 对睾丸(有称为精囊,精巢,常呈梨形)、输精管、射精管和一对短杆状或球状的副腺组成。家蝇输精管末端愈合成膨大的储精管或称储精囊,末端称输精总管,由此接入阳茎。而丝光绿蝇的则储精囊较短,输精管紧接射精管。红头丽蝇的雄性生殖器官中睾丸位于第四腹节内部背面,周围有脂肪覆盖,与之相连的是短的输精管,不很长而弧形弯曲的总输精管,在合并处有一对香蕉型的副腺开口并入，到近雄阳体基部之前、总输精管扩大进入射精囊，有肌肉着生的射精囊小骨上，接着绕直肠进入雄阳体的射精管，开口于阳茎末端（图 20-31）。

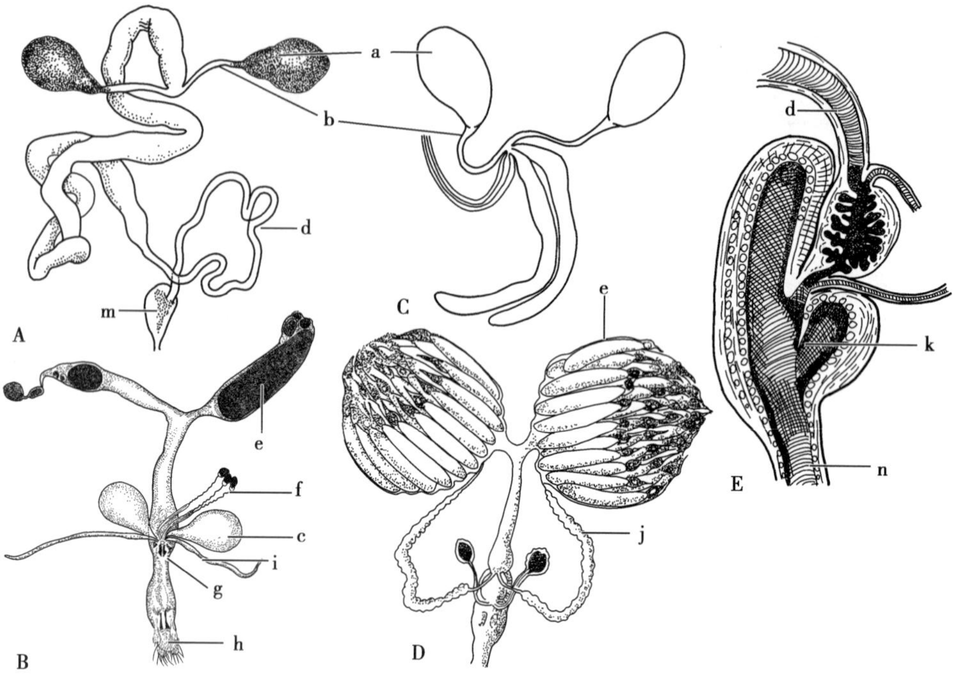

A. 家蝇雄性生殖系统；B. 家蝇雌性生殖系统；C. 丝光绿蝇雄性生殖系统；D. 丝光绿蝇雌性生殖系统；E. 丽蝇雌性交接囊纵剖面。
a. 精巢；b. 输精管；c. 储精囊；d. 射精管；e. 卵；f. 受精囊；g. 副性腺；h. 尾叶；i. 乳腺；j. 小卵管；k. 交接囊（子宫）；m. 小囊；n. 受精囊管。

图 20-31 蝇类生殖系统
（仿 徐芳南，甘运兴）

雌性蝇类生殖系统基本上具 1 对卵巢，2 对附腺，3 个受精囊、1 对侧输卵管，合为单一的总输卵管及子宫阴道管；有时还有 1 对侧囊；卵胎生的种类，卵在子宫阴道管中孵出。每个卵巢由许多相互并列的卵巢小管组成，每个卵巢小管可分为端丝、端室、滤泡和卵小足等部分。在每一个卵巢小管中可同时有数个滤泡，但每一卵巢小管中的成熟卵只有一个。红头丽蝇的雌性生殖系统由 2 个卵巢、与之相连的 2 个侧输卵管以及 2 个侧输卵管合并成的总输卵管、3 个受精囊、子宫阴道管以及副腺组成（图 20-31）。

（三）排泄系统

排泄系统：排泄系统的作用是去除和分离体液内不需要的代谢废物和保留与再吸收对有机体需要的物质，以保持体内生理环境或对环境适应的需要。包括离子平衡、渗透压调节和进入或脱离休眠等。

成蝇体内有多种器官与排泄有关，最主要的是马氏管。它是一个开口于中肠、后肠连接处属于外胚层起源的器官。

马氏管分泌的尿排出到肠管内同由胃和中肠来的食物残渣一起形成液体由直肠排出。含氮代谢废弃物以尿酸排出。

另外，昆虫可将代谢废物贮于脂肪体、围心细胞、表皮等。正在滞育的绿蝇幼虫有多余的干物质，如脂肪、肝糖等。成、幼虫体内的脂肪体来自中胚层，其主要功能是进行中间代谢，合成和释出各种代谢物质，其中的尿细胞含有大量尿酸，有贮藏、解毒和排泄功能。同时围心细胞也可聚集代谢废物和组织碎片。

水分在中肠总的说来是向后肠传送的，但少量水分也可由肠壁细胞分泌或通过肠壁细胞吸收；同时马氏管由于管内为高渗液，体腔内血淋巴中水分可渗入马氏管，然后同中肠内容物一起进入后肠，后肠主要将水分排向直肠，除肠壁细胞和直肠乳沟可吸收部分水分、无机金属离子外，其他废弃物由直肠通过肛门排出。

直肠分成3部分，前段由立方体细胞环围而成，其内表面突进直肠内腔，而形成突起的瘤状结构；中段膨大形成直肠腔，内具直肠腺，腔壁由薄的平滑上皮层围成；后段较短，以肛门向外开口。直肠腺有2对，分别位于直肠腔的两侧，每一直肠腺末端锥状或梨状基部膨大，由单层的柱状细胞组成。其乳突空心并与体腔相通。外表面被多孔的与直肠内膜相连的几丁质鞘所包裹。大量的气管从体腔进入直肠腺，可发现纤细的气管穿透腺体壁。腺体腔充满着一些由分歧细胞组成的疏松组织，由于腺体的搏动，使得腺体腔与体腔之间进行血液交换。也就是，排泄的废物被大的腺体细胞从血液中提取出来，并通过腺体外鞘上的孔排入直肠，气管的丰富供应大概有助于细胞进行排泄。

（邓耀华）

第二节 分类学

蝇类的分类单元和其他动、植物所用的相同，包括界、门、纲、目、科、属、种七个等级，有时为了分类方便，目下可分下目、总科，属下分亚属，种下分亚种，但种是分类的基本单位，它是客观存在的实体，种以上的分类等级如属、科、目及纲等则是代表在形态、生理、生物学等方面相近的若干种的集合单位。蝇隶属于双翅目环裂亚目。

一、分类概况

（一）分类历史

1. 有瓣蝇类在双翅目中的地位　有瓣蝇类（Clyptratae）隶属于双翅目昆虫纲，目前已知24 000多种，约占双翅目物种的30%以上，是有缝组（双翅目：环裂亚目）中物种最为丰富的类群之一；其分布地遍及除南极大陆以外的世界各地；且生物习性极为复杂，尤其幼虫阶段，不仅涵盖了植食、腐生、捕食、寄生等昆虫纲几乎全部常见的生物学习性类型，还包含专性寄生于哺乳动物皮下、颅腔或消化道的专性内寄生类类型如狂蝇科。

有瓣蝇类在双翅目中隶属于环裂亚目，环裂亚目是双翅目中高级双翅类，环裂亚目下可分为有缝组和无缝组，有缝组中再分为有瓣类和无瓣类。下面的检索所表能体现出有瓣蝇类在双翅目中的地位。

双翅目分类检索略表（示有瓣蝇类双翅目中的位置）

1　触角多于8节，除了柄节和鞭节外，其余各节相似……长角亚目（Nematocera）
　触角少于6节，通常为3节，但形状不同；端部具有假节或具有触角芒……2
2　触角多于3节，如只有3节则端部有假节而无触角芒，如无假节则有在端部的触角芒。下颚须1~2节，直立且末端膨大，腹可见7节……短角亚目（Brachycera）
　触角3节，第三节最大，有触角芒，位于背侧，下额须1节，短小，腹部可见4~5节；……环裂亚目（Cyclorrhapha）3
3　具有额囊缝，且额囊缝较长，马蹄形，清晰可辨……有缝组（Schizophora）
　不具有额囊缝，或额囊缝短，弧形，不清晰……无缝组（Aschiza）
4　触角第二节具纵缝，中胸盾沟清晰，有发达或稍发达的下腋瓣……有瓣蝇类
　触角第二节无纵缝，或纵缝不明显，中胸盾沟不清晰，无下腋瓣或下腋瓣退化……无瓣蝇类

2. 有瓣蝇类的分类历史　历史上双翅目根据触角结构笼统分为长角亚目（Nematocera）和环裂亚目（Brachycera）两个类群。这种分法因为过于笼统，缺陷太多，现已不再使用。Brauer根据成蝇羽化的性状，把双翅目分为直裂群（Orthorrhapha）和环裂群（Cyclorrhapha），但这一系统在蝇类分类中很难运用。为了弥补这缺陷，Brauer（1890）将双翅目分成4组，直裂群长角亚目（Orthorrhapha Nematocera）、直裂群短角亚目（Orthorrhapha Brachycera）、环裂群有缝组（Cyclorrhapha Schizophora）和环裂群无缝组（Cyclorrhapha Aschiza），并根据幼虫特征分到族，但幼虫的寄主并不清楚。Osten Sacken（1892，1897）以触角形态为主要依据，引进了总科分类阶元，将他认为形态接近的科合并成总科的方式，重新将双翅目长角亚目（Nemocera）

和短角亚目(Brachycera)的分类系统进行修订。现在指的有瓣类在 Osten Sacken(1892,1897)的系统中的位置,是包含在直裂群中的短角亚目(Orthorrhapha Brachycera)这个亚目由 4 个总科组成,即总科 Eremochaeta 包括 Stratiomyidae,Tabanidae,Acanthomeridae 和 Leptidae,总科 Tromoptera 包括 Nemestrinidae,Acroceridae,ombylidac Therevidae 和 Scenopinidac,总科 Energopoda 包括 fif Asilidae,Dolichopidae,Empidae,Lonchopteridae ll Phoridae。Mydaidae 科成为 1 个独立总科。然而,在其后相长的时间内,任何一个分类系统都不是十分精确。

20 世纪 50 年代,Smart 则把环裂亚目中的蛹生组列为蛹生亚目。

20 世纪 60 年代以来,Henning、Griffiths、Steyska 等人的研究又掀起了双翅目的分类系统争论。一些观点将双翅目分为元双翅亚目(Archidiptera)和优双翅亚目(Eudiptera)两群,有瓣蝇类被归入到优双翅亚目、蝇下目(Myomorpha)中,包括蝇总科(Muscoidea)、胃蝇总科(Gasterophiloidea)和寄蝇总科(Echinoidea),Glossinoidea。Steyska 主张将双翅目分为毛蛉亚目(Psychodata)和大蚊亚目(Tipulata)两个类群,有瓣蝇类包括在毛蛉亚目(Psychodata)的蝇下目(Muscomorpha)(相当于广义的短角亚目)、环裂群(Cyclorrhapha)、蝇总科(Muscoidea)中。蝇总科是广义上的总科,内含粪蝇科(Scathophagidae),花蝇科(Anthomyiidae)、蝇科(Muscidae)、寄蝇科(Tachinidae)、虱蝇科(Hippoboscoidea),和舌蝇科(Glossinidae)等 6 科,它实际上相当于现在所说的真蝇派(Myiodaria)中的有瓣类(Calyptratae)和蛹蝇派(Pupipara)。各家的分类法都曾经分别被采用,但沿用较久的丝角、短角和环裂三亚目的分类法(Rohdendorf,1964)和丝角、短角两亚目的分类法仍然是常用的。

(二) 分类进展

有瓣蝇类最早是以“具有发达的下腋瓣”的特征建立,范滋德总结该类群特征有:具髭;具内倾下眶鬃;侧额与头顶的侧顶片无明显界限,着生在侧额下部的鬃距眼前缘远;触角第二节背外方具纵贯全长的纵缝;前腹部气门通常开口于背板,第一、二背板常愈合;翅后胛明显;中胸盾沟明显而完整,仅极少数中断;常具肩后鬃与翅内鬃;Sc 脉完整地达于 c 脉;m_{1+2} 脉末段直或向翅前缘弯曲,雄性额常较雌性狭;内口孔具关节囊;外口孔有喙齿。

有瓣蝇类一般划分为3个总科,常常分为14个科,虱蝇总科:舌蝇科(Glossinidae),虱蝇科(Hippoboscoidae),蝠绳科(Streblidae)和蛛绳科(Nycteribiidae);蝇总科:粪绳科(Scathophagidae),花蝇科(Anthomyiidae),厕绳科(Fanniidae)和蝇科(Muscidae);狂绳总科:丽绳科(Calliphoridae),须蝇科(Mystacinobiidae),狂绳科(Oestridae),邻寄绳科(Rhinophoridae),麻绳科(Sarcophagidae)和寄绳科(Tachinidae),近年来在狂蝇总科的分类上,各国专家 Michelsen & Pape、Evenhuis、Wolff & Kosmann 等通过研究认为在原狂蝇总科通常包括 6 科(须蝇科、狂蝇科、寄蝇科、邻寄蝇科、麻蝇科、丽蝇科)的基础上,增加了 3 种。须蝇科目前已知仅 1 属 1 种,即西兰须绳(*Mystacinobia zelandica*)。该种仅发现于新西兰短尾蝙蝠巢内,成虫无翅、眼退化,一般附着于寄主蝙蝠的皮毛因而爪极度特化。相比于虱蝇总科的蝠蝇,须蝇科昆虫仅取食蝙蝠粪并利用蝙蝠进行迁移。就像邻寄蝇科从丽蝇科独立一样,目前也普遍认为隶属于丽蝇科中的鼻蝇亚科和墨丽蝇亚科应独立为科;而仅分布于澳大利亚的麦氏蝇也已被定为乌蝇科(该科目前仅麦氏蝇一种),故狂蝇总科可包括 9 个科:即:须蝇科、狂蝇科、寄蝇科、邻寄蝇科、麻蝇科、丽蝇科、鼻蝇科、墨丽绳科和乌蝇科。

DNA 条形码技术起初用于商业零售,即先对货物进行编码,然后通过扫描货物对应的编码而识别货物。近年来,随着分子生物学及生物信息学的发展,研究利用 DNA 条形码技术进行物种种属鉴定逐渐成为一大热点,尽管 DNA 条码技术还存在一定的发展缺陷,但它已然成为传统形态学鉴定的一大有力的补充。首先,该技术不需要形态齐全的标本,只需标本能提取相关基因信息就可,其次,该技术可应用于各种发育阶段,不局限于物种的成体;最后,该技术简便易行,可实现自动比对,突破了形态学鉴定的专业限制。条形码不仅能够鉴定物种,而且能发现新的物种和隐藏物种,为生物多样性研究提供了新的手段和思路。近年来,该技术在病媒鉴定、法医、系统发育研究等方面得到了广泛研究。

(三) 分类系统

随着分子生物学技术的发展,有瓣蝇类的系统发育得到了较大的发展,正如上节所述,有的将有瓣蝇类分成 3 个总科 14 个科,也有的学者将有瓣蝇类分成 4 个总科,10 个科,近年来,经分子生物学进行系统发育研究认为,有瓣蝇类应当分为6个总科17科,在本书中便于形态学分类及沿袭分类习惯,仍旧采用的是7个总科分类系统,将从丽蝇科中独立出来的科也一并列入,共计18科(图20-32)。

此外,蚤蝇科、酪蝇科、果蝇科、食蚜蝇科、杆蝇科等未包括在上述分类系统之内。但这些科的个别种类也认为在卫生学、医学上具有重要的意义。

蚤蝇科(Phoridae)隶属双翅目环裂亚目无缝组,为小型种类,体长1~6mm,胸部明显隆起,形似驼背,常俗称为"驼背蝇",成蝇无横脉,前缘三条纵脉明显发达,其幼虫习性大多为腐食、粪食或尸食,成蝇行动敏捷,善于疾走,又称为"疾走蝇"。蛆症异蚤蝇(*Megaselia scalaris*)可寄生于人类及其他脊椎动物的肠道或伤口,引起蝇蛆症。蚤蝇科目前世界上有3 000多种。

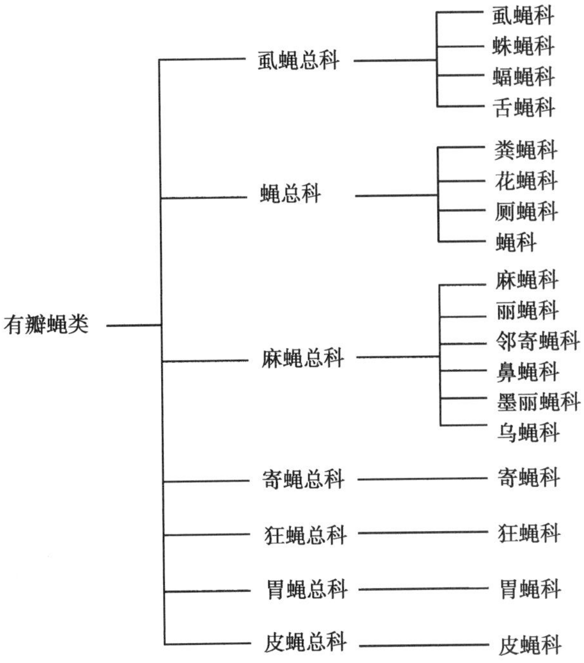

图20-32 有瓣蝇类分类系统

食蚜蝇科(Syrphidae),隶属于双翅目环裂亚目无缝组,体常具黄、橙、白等斑纹,体表光滑或具毛,重要特征是r,m脉间具有一条两端游离的伪脉,有的幼虫后呼吸管很长,可达虫体的1~3倍,或更长,可孳生在垃圾、粪池中。

酪蝇科(Piophilidae),隶属于双翅目环裂亚目有缝组无瓣类,潜蝇总科(Agromyzoidea),也有的将其归为实蝇总科,双翅目(Diptera),小蝇。长约5mm以下,体黑色或略呈蓝色而具光泽喙肥大,触角横卧,触角芒裸,前缘脉在翅端处中断,亚前缘脉完全,腹部具粉被。

果蝇科(Drosophilidae),隶属双翅目环裂亚目有缝组无瓣类果蝇总科。小型蝇类,体长3~4mm,体暗黄色或黄褐色,复眼红色,触角第三节圆形或椭圆形,触角芒羽状,翅前缘脉有缺刻,亚前缘脉细弱退化。幼虫常孳生于果、皮、蔬菜等垃圾中。

二、蝇种分类

蝇种类繁多,据估计,世界上约有64科,34 000余种,均隶属于双翅目(Diptera),环裂亚目(Cyclorrhapha)。环裂亚目包括无缝群(Aschiza)与有缝群(Schizophora),有缝群又可分为无瓣类(Acalyptratae)和有瓣类(Calyptratae),有瓣蝇类18科,超24 000余种。据薛万琦等(1996)报道,迄今我国现有蝇类约4 209种,其中与医学关系密切的蝇类通常为有瓣蝇类,约有2 000种,主要为厕蝇科(Fanniidae)55种、花蝇科(Anthomyiidae)489种、蝇科(Muscidae)915种、丽蝇科(Calliphoridae)239种、麻蝇科(Sarcophagidae)270种和胃蝇科(Gasterophilidae)、狂蝇科(Oestridae)、皮蝇科(Hypodermatidae)、舌蝇科(Glossinidae)等种类。

(一) 蝇类主要的分类依据及鉴别特征

蝇类的分类依据主要根据外形特征,包括头、胸、腹各节的外形形态特征,特别是雄蝇的尾器结构,当外形结构与尾器结构不相符合时,以尾器结构特征为主,此外蝇体表的装备和纹饰是分类的主要依据,主要有:

鬃:竖直而强大的毛。有明显的毛窝,着生的位置、数目、长度和倾斜度常明确而固定,虽则也有变异的。一般基部较端部为粗的毛。

毛:较鬃软,细小而能弯曲的毛。

刚毛:指较硬直的毛,大的可和鬃差不多大小,小的象翅脉上的毛等多较小的叫小刚毛。

微毛:极微小的毛,常必须在解剖镜下高倍放大时才能看到。

缨毛:指细长而端部常蜷曲的毛,一般总是成列密生的。

柔毛:指密集的软毛。

绒毛:密而短细的软毛。

纤毛:指特别细小的毛,但一般在低倍解剖镜下可以辨认。

毳毛:指一般低倍扩大时似有似无的细软而密的毛。

绵毛:其一是指一个个独立的蜷曲如羊毛状的一种软毛。其二是指变形的鳞被状的短、扁略倒伏的毛,往往细小,相互栉比,但在放大时,能看到单个毛。第二种情况又称“鳞毛”。

生毛点:当毛生在具有粉被的体壁上时,在毛窝周围出现缺乏粉被的点斑,称为生毛点。

毛被;指体表着生成片的毛。

粉被:指极微细而致密的小鳞被,形成体表成片淡粉状的色斑,这些色斑往往在不同光向下可闪烁变色斑(又称闪斑)。

刺:为特别强大粗硬而直的构造;较小者为小刺或棘。

栉:由成行短直而略密的刺状鬃形成,如某些麻蝇雄性的中足股节常具栉。

齿:指骨质体壁呈齿状突的构造。

斑:指成片规则或不规则的斑纹。斑纹的形成一方面由于体壁本身的各种底色,一方面由于缺乏或具有或疏或密、或厚或薄的各类体表被覆物如毛被、粉被而来。

条:指与体纵轴并行的长条状斑纹。

带:指与体纵轴成直角的横带状斑纹。

鬃序:指鬃的排列方式,一般用数量表示,如腹侧片鬃 1:2,即指腹侧片前方有一鬃后方有二鬃,而在二者之间并无横缝;又如背中鬃 2+3,即指前背中鬃两根,后背中鬃三根,而在两者之间有横缝。

鬃位:指鬃着生之位置。

(二) 总科及分科检索表

有瓣蝇类总科检索表

1 体躯扁平,各足基节相互远离头部嵌生胸部前方,成虫寄生于温血动物体外,幼虫在蝇子宫中发育成为前蛹期幼虫,产下即化……虱蝇总科(Hippoboscoidea)(蛹蝇派)

体躯不扁平,各足基节相互靠近;头部可以自由转动,不嵌生于胸部的前方;成虫一般营自由生活……2

2 触角芒上侧呈复羽状的状;m_{1+2} 脉第一段端段向后呈弧形凸出;喙端段大部呈针状,静止时挟在 1 对半管状的细长下颚须中;幼虫在雌蝇子官内发育成熟,产下后不再取食,不久即化蛹……舌蝇总科(Glossinoidea)

触角芒不呈复羽状,而呈单纯的羽状、栉状、具毛或裸……3

3 口器窝大小正常,附近的髭与鬃都发达,喙正常大,虽则也有变形:或长或短,或粗或细唇瓣也有大有小,喙齿有发达或不发达,但都具有舐吸或刺吸摄食功能;下颚须一般细长,发达,只个别属中缺如……4

口器窝小,口器稚废或退化……6

4 下侧片通常无鬃,至多具短细毛:如后气门前下方有鬃,则决不排列成行,且翅侧片无鬃或毛,m_{1+2} 脉常直或终末于翅后缘;翅侧片裸或具毛,极少具少数鬃;腹侧片鬃序常为 1:2,0:1,2:2,1:3,2:3,0:2 等式或具 8 鬃,作等腰三角形排列,很少腹侧片无鬃;m_{1+2} 脉常直,或作弧形或角形弯曲,如属后者,则无赘脉(这是由 m_{1+2} 脉末段的角前段向翅缘方延伸的褶状脉,有人称之为 m_2 脉),也决不与 r_{4+5} 脉接合成柄,而且 m_{1+2} 脉总是达于翅缘的;后小盾片总是不发达的……蝇总科(Muscoidea)

下侧片在后气门的前下方有呈曲尺形或弧形排列(凹面朝前)的成行的鬃;翅侧片具鬃或毛;腹侧片鬃序常为 2:1,1:1,1:0,1:1:1,2:0 等式,或则在前、后两部鬃之间尚介有小鬃,或则腹侧片鬃缺如,很少为 0:1 的;m_{1+2} 脉常向前作急激的角形弯曲,弯曲处有时有 1 赘脉,或则 m_{1+2} 脉和 r_{4+5} 脉接合成 1 柄状脉,极少呈缓缓的弧形弯曲,或则 m_{1+2} 脉直,不达翅缘即中断……5

5 后小盾片退化、不明显或不很发达;如稍发达则后气门前缘有后倾的倒伏长刚毛,或则胸部尚具淡色绵毛，腹部第一、二合背板及第三背板通常都无中缘鬃，或则下腋瓣的内缘与小盾片的侧缘背离，同时 m_{1+2} 脉略直，$2R_5$ 室很宽地开放（只极少数例外）；腹部至少第二腹板外露，不被同节背板侧缘所覆盖；幼虫大多尸食，亦有腐食、粪食、捕食或寄生的……………麻蝇总科（Sarcophagoidea）

后小盾片发达，明显地呈垫状，凸出在小盾片和中胸后背片之间；腹部腹板被覆盖，即被同节背板所掩，至多仅露出腹板后端的一小部分，也有腹板外露或则背板与腹板间膜外露的，如属后者则腹部背板少鬃，有时各背板作愈合状；多数种类的体躯显然多鬃；幼虫主要专性寄生于节肢动物，尤其是昆虫体内，确切地说是捕食寄生……………寄蝇总科（Tachinoidea）

6　后小盾片弱，仅在少数种中发达；m_{1+2} 脉与 r_{4+5} 脉明显背离前缘脉仅达 r_{4+5} 脉末端，有时单眼缺如，且触角第二节展延超过了第三节长并部分地覆盖第三节（犀胃蝇属 Gyrootigma）］或则 $2R_5$ 室闭合于翅前缘［象胃蝇属（*Cobboldia*）或具柄（象胃蝇亚科 Cobboldidae 的其他属）］；前盾与后盾间区分极弱，胸腹常被长毛，有时则呈亮金属色；3 龄幼虫后气门由大体平行的背腹走向的 3 个狭长气门裂组成，通常气门钮不明确；常见属♂肛尾叶分离，无阳基后突……………胃蝇总科（Gasterophiloidea）

后小盾片发达；m_{1+2} 脉向翅前缘弯曲，$2R_5$ 室具柄或很狭地开放于翅前缘；3 龄幼虫后气门由许多小孔组成，通常气门钮明显；肛尾叶常部分地左右相愈合，常见属阳基后突存在。口器窝附近的鬃与鬃都不发达，腹侧片鬃常缺如，下侧片有时明显具长毛，有时不显，多数种体鬃不发达，但胸背有或多或少明显的 4 纵条，或多密而软的长毛，也有毛很疏短的。幼虫专性寄生于有蹄类及啮齿类……………狂蝇总科（Oestroidea）

（三）分属检索表

1. 粪蝇科（Scathophagidae）

粪蝇科（Scathophagidae）的常见属检索表
（引自范滋德主编 中国常见蝇类检索表 1992）

1　前股有强大的前鬃列和腹鬃列各 1 行，r_1 脉上面裸或有若干孤立的纤毛……………鬃粪蝇属（*Norellia*）

不如上述……………2

2　腹侧片鬃 1∶2，r_1 脉裸，颜长，触角亦长宽，末端圆或呈切截状；触角芒具短绒毛，栉状或羽状；下颚须小，狭……………穗蝇属（*Nanna*）

腹侧片型 0∶1，翅 r_{2+3} 脉无向后伸出的横的短小分枝；翅侧片至少部分有毛，或则体覆长毛……………粪蝇属（*Scathophaga*）

粪蝇属（Scathophaga）分种检索表
（引自薛万琦，赵建铭，1996）

1　中、后胫节无内端刺。雄腹部背板后缘有较长的后缘鬃，背板被较短的倒伏毛……………2

中、后胫节有内端刺；雌腹部背板后缘无鬃状毛……………3

2　足黑色；触角全黑色，触角芒裸，下颚须黄色；翅横脉无褐色晕斑……………底下粪蝇（*Scathophaga infumatum*）

足胫节黄色，翅内鬃 2，中鬃 2 列退化为毛状……………卡氏粪蝇（*Scathophaga kaszabi*）

3　翅侧片被毛……………4

翅侧片裸……………5

4　触角芒基半部被长毛，下颚须黄色；后足胫节有 8~12 根前，后背鬃……………小黄粪蝇（*Scathophaga stercoraria*）

触角芒近于裸，下颚须端部黑色；后足胫节无黑鬃……………柔毛粪蝇（*Scathophaga mollis*）

5 触角节全为黑色……6
触角节黄色或至少第二节为黄色……9
6 小盾片具缘鬃 3 对,腹部被较短黑毛……新疆粪蝇(*Scathophaga xinjiangensis*)
小盾片具缘鬃 2 对……7
7 翅黄褐色,其长度明显大于体长……8
翅透明,其长度约等于体长……巨形粪蝇(*Scathophaga gigante*)
8 胸部侧面和腹部背面被黑毛,股节被黑毛……巨翅粪蝇(*Scathophaga magnipennis*)
胸部侧面和腹部背面被淡黄褐色毛或黑色与黄褐色毛混杂,股节腹面被黄褐色毛……长翅粪蝇(*Scathophaga ampligennis*)
9 触角节全为黄色……10
触角第二节黄色,第三节大部分黑色……12
10 m_{1+2} 脉端部明显向上弯曲,足红黄色;雄后足股节无鬃列,仅在端部有 2~3 根黑鬃……丝翅粪蝇(*Scathophaga scybalaria*)
m_{1+2} 脉与 r_{4+5} 脉平行或近平行……11
11 雄:后股节无鬃列,仅在端部外侧有 1 根黑鬃;前、中股节通常也包括后股节背面有明显的黑色纵条;体灰黄色,中鬃数列退化呈毛状;足红黄色,翅黄褐色。雌:后股节有鬃列……带状粪蝇(*Scathophaga taeniopa*)
12 雌雄后足股节有鬃列。雄腹部常黄褐色,被黄色毛;雌至少腹部末端黄色;r-m 脉有褐色晕斑……红尾粪蝇(*Scathophaga analis*)
13 足股节,至少前股节背面有黑色纵条;前胫节无鬃,触角芒短羽毛状或裸;翅透明,无褐色晕……蜜足粪蝇(*Scathophaga mellipes*)
足股节除端部关节处为黑色外,其余均为黄色……13
14 腹部黑色光亮,覆稀薄的灰白色粉被;触角节正常……中华粪蝇(*Scathophaga sinensis*)
腹部黄褐色,覆浓厚的黄色粉被;触角第三节中间较狭窄,两端较宽,端部外侧有角……黄毛粪蝇(*Scathophaga tavihirta*)

2. 厕蝇科(Fanniidae)

厕蝇科(Fanniidae)分属检索表
(引自薛万琦 赵建铭 主编 中国蝇类 809 1996)

15 触角芒羽状……扁尾厕蝇属(*Piezura*)
触角芒裸或具短毳毛……2
16 第一根前背中鬃短于第二根前背中鬃长 1/2;雄额宽如雌额,具 2 根上眶鬃……广额厕蝇属(*Euryomma*)
第一根前背中鬃超过第二根前背中鬃长的 1/2;雄额多数狭,少数较宽,无上眶鬃或仅在额上部具 1 根上眶鬃……厕蝇属(*Fannia*)

厕蝇属(*Fannia*)分种检索表
(引自薛万琦 赵建铭 主编 中国蝇类 1996)

1 腹部向基部去变狭,最宽处在第三背板后缘处……62
腹部向基部去不变狭,最宽处在第 1+2 合背板后缘处……2
2 侧颜无鬃……3
侧颜具鬃,复眼具毛;体亮黑;侧宽约为触角第三节宽的 2 倍,口前缘突出;后胫前腹鬃 1,前背鬃 2~3……宽额侧蝇(*Fannia latifrontalis*)

3 中足基节下缘具钩状弯曲的刺状鬃……4
中足基节下缘和外方均无钩状弯曲的刺状鬃，至多有粗而直的刺状鬃……12
4 中足基节具 3 根钩状刺，中胫腹面具 1 瘤状突起……瘤胫厕蝇（*Fannia scalaris*）
中足基节仅具 1 根钩状刺，在其外缘有约 3 根强壮的、但不呈钩状的鬃……5
5 前胫端部后腹面具 1 束长鬃毛，前足基节腹面下缘具 1 粗壮的刺状鬃……6
前胫端部后腹面无鬃束，前足基节腹面下缘无刺状鬃……8
6 后胫端部 2/3 具梳状后腹鬃列……毛踝厕蝇（*Fannia manicata*）
后胫无上述鬃列，至多仅在其后腹面中部稍上方有 3~4 根短的后腹鬃……7
7 后股无后腹鬃……项圈厕蝇（*Fannia monilis*）
后股基半部具后腹鬃……类项圈厕蝇（*Fannia submonili*）
8 腹侧片下缘在前足基节与中足基节之间具粗壮的刺状鬃……9
腹侧片下缘在前足基节与中足基节之间无刺状鬃……11
9 中股和后股黄色，后胫腹面具长毛……毛钩厕蝇（*Fannia lustrator*）
中股和后股黑色……10
10 前足胫节具 2~3 根后腹鬃……欠鬃厕蝇（*Fannia nudista*）
前足胫节无后腹鬃……胸刺厕蝇（*Fannia furcula*）
11 后足胫节背面具长毛……毛胫厕蝇（*Fannia melania*）
后足胫节背面无长毛……黑足厕蝇（*Fannia atripes*）
12 中足第一分附节基部腹面具齿状刺……13
中足第一分附节基部腹面无齿状刺……22
13 后足基节后表面具小刚毛……14
后足基节后表面裸……16
14 肛尾叶具长毛束，前足第一分附节腹面具密的淡棕色柔毛，毛长度大于该节横径……
……须厕蝇（*Fannia barbata*）
不如上述……15
15 翅前鬃 2，复眼高为长的 2 倍，下眶鬃 7~9 对；后足股节前背鬃 5……合尾厕蝇（*Fannia coculea*）
翅前鬃 1，复眼高为长的 1.5 倍，下眶鬃 5 对；后足股节前背鬃 2~3，中足第一分附节齿状刺不明显
……异合尾厕蝇（*Fannia discosulea*）
16 前足胫节后腹面具 7~8 根细长鬃毛……鬃胫厕蝇（*Fannia spathiophora*）
前足胫节后腹面无细长鬃毛……17
17 复眼具密纤毛；后足股节腹面具长鬃毛列……毛头厕蝇（*Fannia hirticeps*）
复眼至多具稀疏的纤毛；后足股节腹面无长鬃毛列……18
18 后足股节无前腹鬃；腋瓣棕色；侧颜很狭……狭颜厕蝇（*Fannia rondanii*）
后足股节端半部具 1 根或多根前腹鬃……19
19 复眼具稀疏的纤毛；后足胫节具 1 根前腹鬃，2 根前背鬃，1 根背鬃和 1 根端位背鬃……
……尖尾厕蝇（*Fannia cuspicerci*）
复眼裸……20
20 后足股节端半部无后腹鬃，中足胫节背面和后腹面各具 1 根端鬃，后足胫节具 1 根前腹鬃、1 根前背鬃和 1 根中位背鬃……靴厕蝇（*Fannia cothurnata*）
后足股节端半部具后腹鬃……21
21 后足股节仅端半部具 2 根后腹鬃……双毛厕蝇（部分）（*Fannia aethiops*）（in pt.）
后足股节具 7~9 根后腹鬃；下眶鬃达于单眼三角处……舌叶厕蝇（*Fannia ringdahlana*）
22 中足股节前腹面中部具 3（少数为 4）根刺状鬃……23
中足股节前腹面中部无刺状鬃……24

23 后足胫节具1根偏后的背鬃，若具2根则下方的1根呈毛状，位于距胫节末端约与胫节横胫等长的部位……拟刺厕蝇（*Fannia sociella*）
后足节具2根偏后的背鬃，其下方的1根位于距胫节末端约为胫节横径2倍长的部位……多刺厕蝇（*Fannia spinosa*）
24 后足基节后内缘具毛……25
后足基节后内缘裸……47
25 腹部第三、四背板具正中斑和侧斑……白纹厕蝇（*Fannia leucosticta*）
腹部背板仅具正中条、梯形斑或者完全无斑纹……26
26 尾节巨大，第五腹板无侧叶，中叶突出呈锥状……巨尾厕蝇（*Fannia glaucescens*）
尾节正常……27
27 中足胫节在端半部面具发亮的龙骨状增粗部分……隆胫厕蝇（*Fannia coracina*）
中足胫节腹面无龙骨状增粗部分……28
28 中足胫节具2根或更多的后背鬃……29
中足胫节具1根后背鬃……33
29 复眼具密毛，下颚须短于前颏长的1/2……张氏厕蝇（*Fannia zhangi*）
复眼裸……30
30 前足胫节具2根细长的后腹鬃，后足胫节具3~6根前腹鬃，5~6根前背鬃……双重厕蝇（*Fannia dupla*）
前足胫节无后腹鬃……31
31 中足胫节具1根前背鬃；肛尾叶端突呈羊角状弯曲……羊角厕蝇（*Fannia capricornis*）
中足胫节具2~3根前背鬃……32
32 下颚须特别小，侧颜较宽，其中部宽度约等于触角第三节宽，腹部第一至第三背板正中条后方向两侧扩展……小须厕蝇（*Fannia minutipalpis*）
下颚须不特别小，侧颜呈线状狭；各背板正中条两侧缘平行……多毛厕蝇（*Fannia polychaeta*）
33 翅前鬃缺如；中足胫节端半部腹面的柔毛明显长于基半部的柔毛，后足胫节具1根前腹鬃，1根前背鬃……膝厕蝇（*Fannia genualis*）
翅前鬃存在……34
34 后足胫节具5个以上的前腹鬃和较多的后腹鬃……35
后足胫节仅具1~3根前腹鬃……37
35 翅前鬃1；前足胫节无前背鬃和后腹鬃，后足胫节具6~7根前腹鬃和6~7根后腹鬃……截尾厕蝇（*Fannia incisurata*）
翅前鬃2……36
36 腹侧片下缘在前足基节与中足基节之间具粗壮的刺状鬃，盾片无纵条……台湾厕蝇（*Fannia taiwanensis*）
腹侧片下缘无刺状鬃，盾片具明显的四纵条；前足胫节具1根弱的前背鬃，2根后腹鬃……前伸厕蝇（*Fannia prolata*）
37 后足胫节具栉状的前背鬃和较多的后腹鬃……38
后足胫节无栉状的前背鬃，无后背鬃……40
38 肛尾叶略呈正方形……川西厕蝇（*Fannia gramhami*）
不如上述……39
39 后足胫节后腹鬃较短，其长度等于或小于胫节横径；肛尾叶近长方形，无中突……雅厕蝇（*Fannia lepida*）
后足胫节后腹鬃较长，其长度为胫节横径的2倍，肛尾叶具中突……割厕蝇（*Fannia immutica*）
40 前胸侧板中央凹陷处具毛……毛胸厕蝇（*Fannia difficilis*）

前胸侧板中央凹陷处裸……41
41　腹部背板的正中具梯形斑……42
腹部背板正中具1黑色的、边缘平行的纵条……44
42　腹部背板两侧部分呈黄色；中足胫节腹面的小毛很短，最长的毛约为胫节最宽处的1/3……夏厕蝇（*Fannia canicularis*）
腹部背板两侧无黄色部分……43
43　前足胫节无前背鬃，后足胫节具1根前腹鬃……亮厕蝇（*Fannia clara*）
前足胫节具4~5根较短的前背鬃，后足胫节具2~3根前腹鬃，6~9根前背鬃……瘦厕蝇（*Fannia gracilis*）
44　腹部大部分呈黄色；侧额在中部邻接；盾片具3条明晰的深棕色纵条……黄腹厕蝇（*Fannia specilosa*）
腹部无黄色部分……45
45　额宽约等于触角第三节宽……46
额宽约为触角第三节宽的1.5倍，侧额银灰色，腹部背板黑色正中条较宽……拟线厕蝇（*Fannia aequilineata*）
46　腹部具很狭的黑色正中条……元厕蝇（*Fannia prisca*）
腹部背板黑色正中条较宽，各背板的正中条往背板后绿去略变宽且两侧缘平行……印度厕蝇（*Fannia indica*）
47　后足胫节端部1/3腹面具密的刷状鬃簇……48
后足胫节端部1/3至多有单个分布的后腹鬃，无鬃簇……50
48　后足胫节强度弯曲，中足胫节具1根前背鬃和1根后背鬃……弯股厕蝇（*Fannia fasciculata*）
后足胫节不弯曲……49
49　中足胫节具1根前背鬃，后足胫节末端腹面的鬃簇较短而少，其长度不超过该节横径……刷股厕蝇（*Fannia metallipennis*）
中足胫节具2根前背鬃，后足胫节的鬃簇长而密，末端折曲，其长度超过该节横径……鸽厕蝇（*Fannia pigeonisternita*）
50　翅前鬃1……51
翅前鬃2……53
51　中足胫节具1根前背鬃和1根后背鬃……杯叶厕蝇（*Fanmia similis*）
中足胫节具2~3根前背鬃……52
52　中足胫节具1根后背鬃，后足胫节具2根前腹鬃和2根后背鬃；平衡棒黄色，腋瓣淡黄色……炭色厕蝇（*Fannia carbonaria*）
中足胫节具2根后背鬃，后足胫节具1~2根前腹鬃；平衡棒暗黑色，腋瓣黄棕色……乌厕蝇（*Fannia corvina*）
53　后足胫节具明显的后腹鬃……54
后足胫节无明显的后腹鬃……56
54　后足胫节末端具2~5根后腹鬃和1根前腹鬃……双毛厕蝇（部分）（*Fannia aethiops*）（in pt）
不如上述……55
55　后足胫节端半部具后腹鬃，最长的鬃在股节中部与端部1/3之间，基半部的后腹鬃很短……后厕蝇（*Fannia postica*）
后足胫节仅在基部1/3具后腹鬃；额鬃约10对，几乎达单眼三角处……墨厕蝇（*Fannia carbonell*）
56　后足胫节具2根前背鬃，1~2根前腹鬃，中足胫节具3根前背鬃，2根后背鬃；复眼具密毛……三重厕蝇（*Fannia tripla*）
后足胫节仅具1根前背鬃……57
57　后足胫节具2根前腹鬃……宜宾厕蝇（*Fannia ipinensis*）

后足胫节仅具1根前腹鬃……58
中足胫节具2根前背鬃……圆板厕蝇(*Fannia cylosternita*)
中足胫节仅具1根前背鬃……59
58 腋瓣暗褐色,平衡棒头黑褐色……文厕蝇(*Fannia eremna*)
腋瓣黄色……60
59 腹部背板具不明显的正中条;腋瓣淡黄色,边缘稍发暗,平衡棒黄色……灰厕蝇(*Fannia cinerea*)
腹部具三角形斑……61
60 侧颜很狭,侧面观几乎看不到;后足胫节后腹面具许多小刚毛……山厕蝇(*Fannia montana*)
侧颜侧面观明晰可见,后足胫节后腹面的小刚毛疏少……明厕蝇(*Fannia serena*)
61 腹部至少基部黄色……63
腹部全黑;喙较细长……柔厕蝇(*Fannia mollissima*)
62 额较宽,额宽率平均约为0.3;第四背板侧缘具4~5根很长的毛,第五背板侧缘有一簇紧密排列的长缨毛……栉股厕绳(*Fannia ctenophora*)
额较狭,约等于触角第三节宽;第四、五背板无上述的鬃毛……亚明厕蝇(*Fnnia subpellucens*)

3. 花蝇科(Anthomyiidae)

花蝇科(Anthomyiidae)分属检索表
引自范滋德 1988 中国经济昆虫志 第三十七册 双翅目 花蝇科

1 肘臂合脉不终末于翅缘……3
肘臂合脉终末于翅缘……2
2 无下颚须;翅瓣不退化;两性无间额鬃,背侧片除鬃以外无毛,雄额狭,雌额宽,触角短、第三节近乎球形、芒亦短,基部变粗,前缘脉下面裸,后背中鬃4(或3)。(参考体长2.5~4.0mm)……蝗蝇属(*Acridomyia*)
有下颚须;翅瓣退化,翅向基部去变瘦,小盾端下有短纤毛,无前中侧片鬃,腹侧片鬃排列成等腰三角形;后胫有明显的端位后腹鬃;前缘脉下面有小毛,雄翅末端有时稍带暗色,下腋瓣狭如带状,触角芒羽状,两性额均宽,有间额鬃,上眶鬃3,下眶鬃1。雄:肛尾叶三角形,侧尾叶外方有分枝。(参考体长3.0~6.0mm)……瘦翅花蝇属(*Chelisia*)
3 前缘脉第六段(即越过第四、五合胫脉后到第一、二合中脉的一段)变弱,第一、二合中脉末段和第四、五合胫脉轻微背离;间额鬃在两性中都存在或都缺如;背侧片除鬃以外无毛;中喙瘦长、亮黑;前缘脉下面裸;后足胫节有一长大的端位后腹鬃。♂侧尾叶末段有小分叉(参考体长5.5~6.5mm)……弱脉花蝇属(*Acyglossa*)
前缘脉第六段不变弱,即直到与 m_{1+2} 脉交接处都发达……4
4 两性额都宽,或则雄虽不太宽而外顶鬃强大,且具上眶鬃……5
雄额狭,外顶鬃常不发达(如外顶鬃略发达,则上眶鬃通常缺如,或颜面很狭、眼后鬃列不连续到眼的腹方一半),雌额或则宽,或则和雄性差不多狭……23
5 触角芒具毳毛或裸,少数种的触角芒周围具长而扭曲的毛……6
触角芒羽状,小盾端下面有直立纤毛……21
6 中喙不发亮,雄前阳基侧突不发达或发达。中喙如发亮则触角长大,达于口前缘,触角芒周围具长而扭曲的毛……7
中喙发亮,雄:前阳基侧突发达,后足胫节无端位后腹鬃,前缘脉下面无毛;雄侧尾叶亮黑瘦长,不分叉……19
7 两性均无间额鬃,两性均无上眶鬃,后胫无后腹鬃,有一短的端位后腹鬃,前缘脉下面有毛;雄第五腹板亮黑,侧尾叶分叉,前阳基侧突发达。(参考体长5.5~6.0mm)……锡花蝇属(*Shakshainia*)

两性均有间额鬃，并有上眶鬃……………………………………………………………………………………8

8 两性无前倾的上眶鬃，即雄有 2 对上眶鬃，雌有 4 对上眶鬃，雄前阳基侧突不发达，侧尾叶分叉；眼大而呈垂直的椭圆形。（参考体长 5.5~6.0mm）……………………摩花蝇属（*Monochrotogaster*）

两性都有前倾的上眶鬃，即雄有 3 对上眶鬃；或雌仅有 1 对上眶鬃……………………………………9

9 前缘脉下面有疏的前缘棘列，中鬃发达，腹侧片鬃 2∶2，间额鬃强大，侧额狭，有 2~3 对下眶鬃，3 对上眶鬃，眼圆而略小，额宽，触角芒裸，小盾下面无纤毛。下腋瓣很狭如带状，后足胫节无后腹鬃；雄：前阳基侧突极不发达，但具 1~2 个刚毛，后阳基侧突有 2 个刚毛；雄后足股节有时在腹面基部有一突起，翅有时有明显的斑纹。（参考体长 3.5~6.5mm）……………海花蝇属（*Fucellia*）

前缘脉下面无上述那样前缘棘列，也无前条所述综合特征……………………………………………10

10 前缘脉下面无毛，如中段有毛则颊极狭……………………………………………………………11

前缘脉下面有毛，小盾端下面直立纤毛存在或缺如，腹侧片鬃 1∶1，1∶2，2∶2，间额前方红色，后方黑色，或全黑、全黄……………………………………………………………………………………13

11 小盾端下面无直立纤毛，后胫无端位后腹鬃……………………………………………………………12

小盾端下面有直立纤毛，两性有间额鬃，上眶鬃 2~3 对，阳茎长，呈地种蝇型。（参考体长 4.0~5.0mm）………………地种蝇属（广额种蝇亚属）*Delia*（*Chortophilina*）或为地种蝇属的“间性个体

12 触角芒膝状，第二小节常特别长，触角第三节显比第二节长而宽大，腹侧片鬃 1∶2，雄前阳基侧突发达，侧颜不显著向腹方变狭、颊高显然超过眼高的 1/2，下腋瓣很狭，雄侧尾叶末端分叉。（参考体长 3.5~6.0mm）……………………………………………………………广额花蝇属（*Myopina*）

触角芒不呈膝状，第二小节短，触角第三节比第二节长不多，腹侧片鬃 2∶2，头侧面观圆，眼大，颜高略等于额长，颊高显然狭于眼高 1/2，常很狭，口前缘向前突，但不超过额前缘；雄一般尾节巨大，不发亮，上眶鬃 2，前阳基侧突不发达，侧尾叶呈弧形向后反曲，末端有一小分叉。（参考体长 4.0mm）………………………………………………………短角花蝇属（部分）（*Chiastocheta*）

13 后足胫节有端位后腹鬃…………………………………………………………………………………14

后足胫节无端位后腹鬃，中足胫节有前腹鬃；小盾端下有直立纤毛；触角第三节长，如中胫无前腹鬃，则颊高至少超过眼高的三分之一；雄：上眶鬃 3 前阳基侧突不发达；后阳基侧突发达，上有 2 个刚毛（这可与海花蝇属、摩花蝇属往往都无刚毛或仅一个刚毛相区别），侧尾叶分叉，肛尾叶宽阔，阳茎主要是膜质的。（参考体长 5.0~7.5mm）………………伪额花蝇属（*Pseudomyopina*）

14 侧颜上部有一圆形黑斑，仅有一对下框鬃；足黄色，仅股节稍暗；雄第一至第四背板的后缘、第五背板、第五腹板和后腹部黄色；雌第五背板的后缘和后腹部（产卵器）黄色；雄：前阳基侧突虽发达，但末端有等大的 2 鬃；中喙棕色、颇亮，第五腹板侧叶基部有抓耙状扁鬃列；雌第七、八两节嵌合在一起。（参考体长 3.5~4.0mm）…………………………………………拟蕨蝇属（*Chirosiomima*）

侧颜上部至多有一横的不呈圆形的暗斑，小盾下面无毛，足及腹的色不如前条所述……………25

15 后足胫节端位后腹鬃长大，口前缘不突出，触角芒不很短；雄前、后阳基侧突都发达，侧尾叶末端不分叉……………………………………………………………………………………………………16

后足胫节端位后腹鬃很短；口前缘突出，但不前于额前缘；通常中足胫节无前腹鬃，有些种的触角芒很短；雄：上眶鬃 2，前阳基侧突不发达，一般尾节巨大，第一至四腹板合长通常不及腹长之半，侧尾叶末端分叉。（参考体长 3.0~4.0mm）……………………短角花蝇属（*Chiastocheta*）（部分）

16 中足胫节无前鬃，雄阳体不很长且弯曲……………………………………………………………17

中足胫节有前鬃和前腹鬃，雄阳体特别长而弯曲。（参考体长 3.5~4.0mm）……华蕨蝇属（*Sinochirosia*）

17 翅前鬃很长，中鬃短而不对称，雄腹圆筒形，第七、八合腹节有强大缘鬃，侧尾叶直而瘦长。（参考体长 3.0~7.0mm）………………………………………………………草种蝇属（部分）（*Phorbia*）

翅前鬃短，如翅前鬃长，则中鬃发达而对称，雄腹亦圆筒形，但第七、八合腹节无强大缘鬃，侧尾叶也不瘦长……………………………………………………………………………………………18

18 中喙粗壮(比前足股节为粗),触角芒四周具长而扭曲的毛,中足胫节无前腹鬃。(参考体长 5.0~6.0mm)…………蕨蝇属(芒蕨蝇亚属)(*Chirosia*)(*Pycnoglossa*)
中喙不那样粗壮,触角芒具短或毛裸,中足胫节仅少数种有一短的前腹鬃。(参考体长 3.0~5.0mm)…………蕨蝇属(狭义)(*Chirosia*)(s.str)
19 两性均具间额鬃,上眶鬃 3,前中侧片鬃存在;雄肛尾叶愈合呈一倒长三角形,第五腹板常部分亮黑。(参考体长 3.0~9.0mm)…………亮叶花蝇属(伪蕨蝇亚属)(*Paraprosalpia*)(*Pseudochirosia*)
雄无间额鬃…………20
20 上眶鬃 2 对,前中侧片鬃缺如:雄肛尾叶有正中缝明显分离,短而横阔,第五腹板不呈亮黑。(参考体长 4.5mm)…………华花蝇属(*Sinoprosa*)
上眶鬃 3 对。(参考体长 4.0~5.0mm)…………毛眼花蝇属(部分)(*Alliopsis*)
21 前缘脉下面无毛,后足胫节有 3 个以上后背鬃。(请参考第 146 条)…………地种蝇属(瘦种蝇亚属)(部分)(*Delia*)(*Leptohylemyia*)
前缘脉下面有毛,后足胫节有 2 个后背鬃…………22
22 腹与足黄色,两性都具强大的间额鬃,翅前鬃短弱,侧尾叶不分叉。(参考体长 6.0~9.0mm)…………萝花蝇属(*Mycophaga*)
至多足黄色,两性都无间额鬃,翅前鬃强大;侧尾叶末端有一小分叉(参考体长 5.0~7.5mm)…………叉泉蝇属(*Eutrichota*)
23 眼具长而密的毛…………24
眼裸、或至多具疏而短的微毛…………30
24 两性都无间额鬃,额都狭,后足胫节后背鬃超过 3 个。(参考体长 4.0~8.5mm)…………毛眼花蝇属(*Alliopsis*)
两性都有间额鬃…………25
25 喙发亮…………26
喙不发亮,雄额狭,雌额宽…………27
26 雄腹长圆锥形或近于圆柱形,第五腹板一般突立在腹下,部分无粉被,两性额都狭。(参考体长 8.0~9.0mm)…………亮叶花蝇属(部分)(*Paraprosalpia*)
雄腹较扁阔,中部各腹板横阔或近于方形;第五腹板往往横向展开,侧叶具粉被,多毛或多鬃,端部尚有强大的鬃,不侧扁地突立在腹下,也不大部亮黑。(参考体长 4.0~8.5mm)…………毛眼花蝇属(*Alliopsis*)
27 下腋瓣显比上腋瓣突出…………28
下腋瓣不显比上腋瓣突出,腹各背板具正中条,至多还有前、后缘带;雄:阳茎侧面观端部细长,末端尖,前阳基侧突仅有 2 个刚毛。(参考体长 3.5~6.5mm)…………纤目花蝇属(部分)(*Lasiomma*)
28 触角芒长羽状,雄第五腹板具密而明显的小刚毛被,第六背板具喙鬃列,下颚须略宽扁。(参考体长 6.0~8.0mm)…………须泉蝇属(*Pegoplata*)
触角芒具短毳毛或几乎裸,雄第五腹板不具上述小刚毛被…………29
29 前胸基腹片无毛,第六背板裸,下颚须线状,腹各背板具正中倒三角形暗斑和一对小的倒三角形侧斑,或点形斑;前缘脉下面几乎是裸的;雄:阳基侧面观端部宽阔,末端圆钝,前阳基侧突有刚毛 3 个以上(参考体长 4.0~6.5mm)…………九点花蝇属(部分)(*Enneastigma*)
前胸基腹片具毛:雄:前阳基侧突端部仅 2 个刚毛。(参考体长 3.0~5.0mm)……拟花蝇属(*Calythea*)
30 腹各背板具三黑斑,即具正中条或斑外,在两旁前缘还具一对倒三角形的点斑(有时不很明显,则前阳基侧突刚毛在 3 个以上),或则愈合成倒“山”字形斑…………31
腹各背板一般仅具暗色正中条或斑,至多还有前、后缘暗色横带,有的甚至无斑;如前缘暗色横带有些像“山”字形斑,则前阳基侧突端部有 2 刚毛,下腋瓣显比上腋瓣突出;胸背至多有暗色纵条…………33

31　胸背具黑色横带、成对圆形大黑斑或大部黑色甚至几乎全黑，如为一对纵条，则前胸侧板中央凹陷具纤毛，且触角芒短羽状，雄：前阳基侧突仅具 2 个刚毛……32
胸背仅具有略明显的纵条，触角芒裸或具短毳毛，前缘脉下面全长都有毛；雄间额鬃存在，前阳基侧突刚毛有 3 个以上；后足胫节后背鬃 2，无后腹鬃。（参考体长 4.0~8.0mm）……九点花蝇属（部分）（*Enneastigma*）

32　前胸侧板中央凹陷具纤毛，前胸基腹片裸；触角芒羽状；具短毳毛或裸；雄侧尾叶亚端部内缘有上生小刺的突起，前阳基侧突端部略带圆形；后足胫节有后背鬃 2（少数为 3）；雄：第五腹板侧叶端部内缘有一或大或小的无毛片状突，大多有茎基后突。（参考体长 4.0~7.0mm）……花蝇属（*Anthomyia*）
前胸侧板中央凹陷裸，前胸基腹片具毛，后气门前肋具毛，触角芒裸；雄侧尾叶无上生小刺的突起，前阳基侧突呈亚梯形或亚三角形；后足胫节仅有 1 个后背鬃（少数为 2）。雄：第五腹板侧叶无上述片状突。（参考体长 3.0~5.0mm）……拟花蝇属（*Calythea*）

33　前胸侧板中央凹陷有纤毛，口前缘明显向前突出，喙较瘦长……34
前胸侧板中央凹陷裸……35

34　颜在新月片下触角基部之间有一隆起，雄侧尾叶末端分叉，体带黑色；中胫有前腹鬃，后胫有前腹鬃 1，无端位后腹鬃，前背鬃、后背鬃各 2。（体长 5.0mm）……原泉蝇属（*Nupedia*）
颜无上述隆起，后胫后背鬃超过 3 个，有端位后腹鬃；腹侧片鬃 2∶2.（参考体长 5.0~7.0mm）……毛闪花蝇属（*Crinurina*）

35　小盾两侧各有一黑斑，盾片有暗色条斑（一般为 3 条，对比明显），后胫有小的端位后腹鬃；中喙短，唇瓣大；侧面观口前缘后于额前缘，触角芒具毳毛或呈羽状；前脉缘下面有毛，两性都无间额鬃，但都有上眶鬃。（参考体长 5.0~12.0mm）……莠蝇属（*Eustalomyia*）
小盾两侧无黑斑……36

36　眼后鬃列不连续到腹方一半（即不同后头下部膨隆部的鬃或毛相连），颜面狭小，髭间距亦较狭，等于或狭于颊高；侧颜显比触角第三节为宽，颊亦常很宽而膨隆，后头膨大，但口前缘不突出；两性都具上眶鬃；雄腹常呈锥形，m-m 横脉常倾斜；前阳基侧突发达，常具 2 个短刚毛；♂ 间额常狭，以致有些种很似雄性，雌产卵器肛尾叶上常有逆生小刺。（参考体长 3.5~11.0mm）……植蝇属（*Leucophora*）
不如上述，如眼后鬃列不连续到腹方一半，则前缘脉下面裸，喙亦亮黑粗壮……37

37　后胫具端位后腹鬃，有时这个鬃虽较短，但仍明显，两性都具间额鬃，仅少数在雄性中缺如……38
后胫无端位后腹鬃……54

38　触角芒羽状，前缘脉下面有毛……39
触角芒具毳毛或裸……40

39　下腋瓣显比上腋瓣突出……隰蝇属（*Hydrophoria*）
下腋瓣不明显地比上腋瓣突出，中鬃列间距宽，列间有 2 行小毛；前腹侧片鬃 2，强大；雄间额鬃有时很弱，但在雌中很强大；雄第五腹板常形而且简单，即既无赘叶，亦无棘列、小刚毛被等装备，第七、八合腹节无鬃。（参考体长 4.0~5.0mm）……种蝇属（肖种蝇亚属）（*Hylemya*）（*Hylemyza*）

40　中中横脉明显地倾斜并呈“s”形弯曲，和第三、四合中脉稍呈钝角形相交，触角第三节略等于第二节，喙亮黑壮实，两性额都狭，眼后鬃列不连续到腹方一半……41
中中横脉和第三、四合中脉几乎呈直角相交；雄额狭，雌额宽……42

41　第一、二合中脉不斜向第四、五合径脉靠近，因此终末于翅尖之后，前缘脉下面裸，后胫有强大的端位后背鬃。（参考体长 6.0~8.0mm）……山花蝇属（*Hyporites*）
第一、二合中脉过了中中横脉便斜向第四、五合径脉靠近，因此终末于翅尖，前缘脉至少第二段下面有毛，后胫无强大的端位后背鬃。（参考体长 8.0~10.5mm）……近脉花蝇属（*Engyneura*）

42　中喙亮黑，后胫有 3 个以上的后背鬃，并有后腹鬃……43

中喙不亮黑,至少有薄粉被……44

43 前缘脉下面具毛,外方的一个肩后鬃缺如或弱,雄尾节亮黑,腹长圆筒形或锥形,中胫无前腹鬃和腹鬃。(参考体长 7.0~8.5mm)……闪花蝇属(*Acrostilpna*)

前缘脉下面无毛,外方的一个肩后鬃存在,雄尾节具薄粉被,腹较短而塌扁。(参考体长 3.5~5.5mm,请参考 150 条)……纤目花蝇属(部分)(*Lasiomma*)

44 雄第六背板具强鬃而不是小毛,第五腹板侧叶具亚外缘鬃列,第七、八合腹节和第九背板显著而且有多数鬃;间额鬃在两性中都强大,或则在雄性中缺如,腹侧片鬃 1:2,雄颊在眼下方宽度匀称;雄前阳基侧突不发达,末端有 2 个长刚毛,阳茎不长,大部膜质等特点颇似泉种蝇属(北美种也有触角芒长羽状的)。(参考体长 5.0~8.0mm)……植种蝇属(*Botanophila*)

雄第六背板裸或仅具小毛,后胫后背景 3 个以上……45

45 小盾端下面裸……46

小盾端下面具毛,中胫无前腹鬃,前缘脉下面全长都有毛……49

46 中胫无前腹鬃……47

中胫有前腹鬃,第五腹板无赘叶,中鬃短而不对称,雄第七、八合腹节有强大缘鬃,腹圆筒形,甚至近于侧扁,翅前鬃长大,长度往往大于后一个背侧片鬃,足壮实,额略前突;雄第五腹板侧叶极长,内缘总有一条或一片微小刚毛形成的毛被,有时内缘靠近端部还有一或数个凹入,仅外缘具鬃,愈向后去愈长,腹带圆筒形,尾节粗壮。侧尾叶侧面观略呈镰状,两性大多数都有前额鬃,但少数种中有时也可能出现两性都缺的情况。(参考体长 3.0~7.0mm)……草种蝇属(*Phorbia*)

47 中喙特宽,甚至呈半球形,长等于宽(不是高)的 1~1.5 倍;雄侧尾叶不分叉,第五腹板内面有内赘叶。(参考体长 3.5~5.5mm)……球喙花蝇属(*Acklandia*)

中喙常形,不呈半球形……48

48 雄第五腹板内面有赘叶,雄侧尾叶内侧常有小分枝,背侧片有时具小毛。(参考体长 4.5~8.5mm)……拟缘花蝇属(部分)(*Meliniella*)

雄第五腹板无赘叶,雄通常侧尾叶内侧无小分枝(仅个别种类具小分枝)。(参考体长 3.0~7.0mm)……蕨蝇属(部分)(*Chirosia*)

49 雄侧尾叶内侧无小分枝、第五腹板侧叶内缘赘叶有或无……50

103(96)雄侧尾叶内侧有或大或小的分枝,第五腹板侧叶内缘有赘叶……53

50 中喙特宽,甚至呈半球形,雄第五腹板侧叶内缘有赘叶,侧尾叶骨化强,阳体细长。(参考体长 3.5~5.5mm,请参考第 90 条)……球喙花蝇属(部分)(*Acklandia*)

中喙常形,雄第五腹板侧叶无赘叶……51

51 前中鬃至少有一对强大,足全黑,雄腹塌扁……52

前中鬃弱如小毛,约为第一前背中鬃的 1/2 长,足黄色;雄腹长圆锥形,侧尾叶端部呈匙状,阳茎末端骨化弱。(参考体长 8.5mm)……拟缘花蝇属(部分)(*Meliniella*)

52 雄无上眶鬃,前中鬃 3 对,对称并发达,中胫后背鬃 1-2,腹侧片鬃 2:2;侧尾叶细长,后缘端段稍突出,阳茎的一对端枝骨化强,末端相互背离,前面观略呈锚状。后阳茎侧突有 1 较发达的刚毛。(参考体长 5.0mm)……华种蝇属(*Sinohylemya*)

雄有上眶鬃,虽很小;前中鬃只 1 对发达,各鬃不很对称,中胫后背鬃 2,腹侧片鬃(1-2):2;雄侧尾叶长,端部大多扩展并向前屈,末端常有一小爪;阳茎末端骨化弱,侧面观略呈镰状,前面观也不呈锚状,后阳基侧突无毛,或仅有一微毛(参考体长 3.0~6.5mm)……菊种蝇属(部分)(*Heterostylodes*)

53 雄侧尾叶端部内侧分枝较大,后者常着生刺状短鬃或刚毛列,侧面观侧尾叶端部前屈;肛尾叶末端不分裂,阳茎常有茎基后突;后胫后背鬃 3 个以上,前腹侧片鬃 1 或 2,前中侧片鬃存在;下腋瓣比上腋瓣为狭或相齐,不呈带状,足黑色。(参考体长 4.0~6.0mm)……缘花蝇属(*Craspedochoeta*)

雄侧尾叶端部内侧仅有小分叉,无刺状短鬃,侧尾叶端部常向内抱合而不前屈,毛亦不整齐;

肛尾叶末端有时分裂;阳茎无茎基后突;其余各点与前条相似。(参考体长 4.5~9.0mm)……………………拟缘花蝇属(部分)(*Meliniella*)

54 下腋瓣显比上腋瓣突出,间额鬃存在,后足胫节后背鬃 3 个以上,其中有一亚中位的特别长大,触角芒长羽状,短羽状或具毳毛,盾片常具明显纵条,中喙常发亮,口前缘稍为突出,但不明显地比额前缘突出,腹锥形或圆筒形,不扁平,足黑色或部分黄色;雄前阳基侧突端部有一刚毛,个别的有二个,相当多的种的雄侧尾叶很长而且骨化强。(参考体长 4.0~11.0mm)……………………隰蝇属(部分)(*Hydrophoria*)

下腋瓣不明显地突出,如突出则口前缘明显地比额前缘突出,或下颚须端部变宽,或后足胫节仅具 2 个后背鬃……………………55

55 雄第五腹板突立在腹下,且常部分亮黑,或无间额鬃。(参考体长 5.0~9.5mm)……………………亮叶花蝇属(部分)(*Paraprosalpia*)

雄第五腹板不突立在腹下,如果突立则不亮黑……………………56

56 颊很宽而且膨隆,侧颜亦宽,后头膨大,但口前缘不突出,眼后鬃列不连续到眼的腹方一半,两性都具上眶鬃,雄前阳基侧突常具 2 个短刚毛;多数种的雌间额狭,以致头很似雄性;雌产卵器肛尾叶上常有逆生小刺。(参考体长 3.5~11.0mm)……………………植蝇属(*Leucophora*)

颊不很宽,如宽而膨隆,则眼后鬃列连续到眼的腹方一半……………………57

57 足黑,下颚须亦黑……………………58

足至少部分黄色……………………84

58 口前缘突出,两性都具间额鬃或仅雌性具有,触角芒裸或近于裸……………………59

口前缘不突出……………………70

59 触角第三节的长度不大于或微大于宽……………………60

触角第三节较长(如不太长,则其他特征亦不如前两条所述)……………………61

60 前缘脉下面裸,后背中鬃有时 4 个,中喙略瘦长;下颚须末端或多或少变宽;两性都有间额鬃;雄大多有一对上眶鬃,触角芒特短,基部呈纺锤形变粗,前缘脉下面裸,前缘刺小或毛状,翅基略带黑色,后头背区有鬃;雄:前、后阳基侧突都发达,肛尾叶常在正中线上有下垂的突起。(参考体长 1.9~6.0mm)……………………柳花蝇属(*Egle*)

前缘脉下面有毛,后背中鬃 3,颜面在新月片下有一隆起部分;雄侧尾叶末端分叉,体带黑色;中足胫节有前腹鬃,后胫有前腹鬃 1,前背鬃、后背鬃各 2,无后腹鬃。(参考体长 5.0mm)……………………原泉蝇属(部分)(*Nupedia*)

61 两性都有间额鬃……………………62

雄无间额鬃,雌具有……………………68

62 中足胫节有前腹鬃,并有后背鬃 2 个以上……………………63

中足胫节无前腹鬃;前缘脉下面裸……………………66

63 前缘脉下面有毛,侧面观口前缘稍前于或不前于额前缘,中喙虽细而略微长些,间额鬃长大,翅前鬃比后背侧片鬃为长;雄:有前倾上眶鬃,侧尾叶长,端部大多扩展并向前屈,末端常有一小爪,但末端不分叉,阳体侧面呈镰状,后阳基侧突无毛或仅有一微毛。(参考体长 3.0~6.0mm)……………………菊种蝇属(*Heterostylodes*)

前缘脉下面无毛,侧面观口前缘明显超过额前缘……………………64

64 无前中侧片鬃……………………65

有前中侧片鬃,后足胫节有 2~4 个前腹鬃,有时还有后腹鬃;背侧片除鬃以外无小毛;中足胫节通常无前腹鬃;雄:肛尾叶基部较宽,端部或具分枝、或具齿、或具各种形式的突起,颇为多样化,侧尾叶一般在内侧具齿形小突(或分枝),而末端略圆钝;前阳基侧突不发达,与第九腹板相连接紧密,顶端大多有 2 鬃;少数有 3 鬃;阳茎简单,骨化部分形状有点像一张瓦片,主要是膜质的。(参考体长 3.5~8.0mm)……………………泉种蝇属(部分)(*Pegohylemyia*)

65 后足胫节具发达的后腹鬃,前腹鬃 1 ………………………………………………………地种蝇属(*Delia*)
后足胫节后面至后腹面无鬃,多数的种仅有一个前腹鬃,个别的种有 3 个;有时背侧片除鬃以外有小毛;雄:肛尾叶长三角形,末端尖而简单,侧尾叶末端有小分枝,前阳基侧突发达,阳茎前方有分枝。(参考体长 4.0~7.0mm)………………………………………………………邻种蝇属(*Paregle*)
66 背侧片有小毛,后胫无后腹鬃和端位后腹鬃,有前腹鬃 1;前胸基腹片裸;雄肛尾叶端部略带方形,在两侧有一对长毛,侧尾叶末端有一小分叉;雄额显比雌额为狭,侧颜亦狭;有明显的髭,无上眶鬃;雌有 3 个上眶鬃。(参考体长 3.5~4.0mm)………………………………螽蝇属(*Tettigoniomyia*)
背侧片有或无小毛,后胫前腹鬃及后腹鬃 2 个以上,其余特征亦不如上述 ………………………67
67 中足胫节后背鬃 1,肩后鬃 2,即外方的一个肩后鬃存在。(参考体长 4.0~5.0mm)…………………………………………………………………………………………柳花蝇(部分)(*Egle*)
中足胫节后背鬃 2,肩后鬃 1,即外方的 1 个肩后鬃缺如(参考体长 4.5~5.0mm)…………………………………………………………………………泉种蝇属(部分)(*Pegohylemyia*)
68 雄有一对前倾上眶鬃,雌后足胫节前腹鬃 1 ……………………………………………………69
雄无上眶鬃,雌后足胫节前腹鬃 2 个以上(参考体长 4.0~6.5mm)…………地种蝇属(部分)(*Delia*)
69 额向前突出,中鬃列除鬃以外 3~5 行小毛,后头背区有鬃;雄阳茎前方有分枝,足(尤其是后胫)毛细长而密,第六背板裸;喙略短,唇瓣壮大,中足胫节后背鬃雄 3~4 个,雌 2 个。(参考体长 6.0~7.0mm)………………………………………………………………雪种蝇属(*Chionomyia*)
额不向前突出,中鬃列间无小毛,或仅有极少数小毛,中鬃为发达而明确的 2 行(虽侧鬃不十分长大),前中鬃 3 对,很对称,别无小毛;盾片上极少小毛,背侧片除鬃之外无小毛;后头背区大多无鬃,雄阳茎较简单,但不很细;有些种类在触角第二节前内面有颗粒状小结节;雄间额消失或狭如一线;中足胫节两性都有后背鬃 1。(参考体长 3.0~5.0mm)………………………粪种蝇属(*Adia*)
70 后足胫节后背鬃大多超过 2 个(如为 2,则具第 72 条特征)……………………………………71
后足胫节后背鬃不多于 2 ……………………………………………………………………………80
71 触角芒长羽状(至少上、下方毛合长等于触角第三节最大横径)………………………………72
触角芒具毳毛或裸 ……………………………………………………………………………………73
72 前缘脉下面无毛,前中侧片鬃不发达,前腹侧片鬃 1,翅前鬃常缺。(参考体长 4.0~6.5mm)…………………………………………………………………………………地种蝇属(部分)(*Delia*)
前缘脉下面有毛,前中侧片鬃发达,前腹侧片鬃 2,翅前鬃总是存在的。(参考体长 4.0~9.0mm)…………………………………………………………………种蝇属(狭义)(*Hylemya*)(s.str.)
73 两性都有间额鬃,仅个别种类全缺,则雄第五腹板侧叶内缘有略屈向基方(即前方)的赘叶………74
雄无间额鬃 ……………………………………………………………………………………………79
74 雄第五腹板侧叶内缘部分亮黑,有略屈向基方的赘叶,赘叶的末端往往具小刚毛;前阳基侧突末端圆,仅具一刚毛;侧尾叶不分叉,往往在近端部有一细缢,第六背板具鬃。(参考体长 3.5~6.0mm)…………………………………………………………伪原泉蝇属(*Pseudonupedia*)
雄第五腹板侧叶内缘不具前条所述的赘叶,至多有不具毛的骨化片,或伸向端方(即后方)的赘叶…………………………………………………………………………………………………75
75 雄腹带圆柱形而不扁平,前缘刺约两倍于径中横脉的长度,中鬃列为强大的成对的整行,触角芒具短毛,最长的毛约等于芒基粗,前腹侧片鬃 1,后足股节无后腹鬃列,后足胫节后背鬃 3,前腹鬃、后腹鬃各约 3 个,前缘脉下面无毛。(参考体长 3.5~6.0mm)……………次种蝇属(*Subhylemyia*)
雄腹往往除末端外,相当扁平,前缘刺至多为径中横脉长的 1.5 倍,中鬃列往往部分细弱或不很对称成行 ………………………………………………………………………………………………76
76 触角芒具长毳毛乃至羽状,如触角芒具短毳毛则有下列各特征:翅前鬃缺如或很小,后头背区裸,腹瘦长,常仅有细的正中条;雄:侧尾叶一般基段向内方扩展而端段很细长,末端不分叉,但后面往往有若干内倾的淡色软毛;肛尾叶端部有时有些侧扁;阳茎直,后表面往往有微棘。(参考体长 5.0~7.0mm）………………………………… 地种蝇属（瘦种蝇亚属）（部分）（*Delia*）（*Leptohylemyia*）
触角芒裸或具短毳毛，如触角芒具长毳毛则翅前鬃存在，如这鬃缺如，则后头背区有毛，如后者裸，则不具前条所述综合特征…………………………………………………………………………………………………77

77　无前中侧片鬃，后头背区裸或近于裸；雄：第七、八合腹节沿前缘有一狭条无鬃带，中部一直到后缘杂生鬃毛，第九背板自背方看去轮廓呈锥形，背方的鬃较强大，背面观背方亦不塌扁；肛尾叶呈心脏形，或长或短的三角形、卵形或椭圆形，末端尖，仅少数是末端钝平的；侧尾叶一般是长形的，有时略前后扁平，不分叉；仅极少数种类侧尾叶内缘中段有缺刻，前阳基侧突发达，与第九腹板的联系弱，仅具弱小刚毛；阳茎瘦长，至少大部骨化，近端部前侧分出一对指向端方的骨化的细小分枝（侧阳体）（个别种类这对分枝长如细丝）；前缘脉下面通常无毛；翅前鬃长、短或缺如，因种而异；中足胫节大多仅有后背鬃 1。（参考体长 3.0~8.0mm）……………… 地种蝇属（*Delia*）
至少具弱鬃状的前中侧片鬃，如无则后头背区常有较多小鬃 ……………………………………………78

78　沟前鬃以外常有 2 个或更多的前后鬃（即外方的一个肩后鬃常存在），前中侧片鬃明显长大，中足胫节后背鬃常为 1 个；后足胫节大多数无端位后腹鬃（极少数有一个短的），有 7~10 个强大的前背鬃；后头背区有很多小鬃；前、后中鬃列略规则，前中鬃列间距往往狭于前中鬃列与前背中鬃列间距；前缘刺短或缺如；颊明显地向眼下方去削入变狭；雄：间额鬃发达或缺如，上眶鬃仅存在于很少数种中，一般是没有的；第七、八合腹节大多略带亮黑而无鬃；第九背板不像泉种蝇属那样背面观圆、侧面观扁并依缩在第七、八合腹节之下；阳茎简单，通常细长而向端部去渐细，侧面观轻微波曲，无微刺但在末端后方有一对小尖端（端枝）；前阳基侧突正常发达，与第九腹板联系弱，一般有 2 个刚毛。（参考体长 3.5~5.5mm）……………………………… 纤目蝇属（*Lasiomma*）
沟前鬃以外，仅有 1 个肩后鬃（即外方的一个肩后鬃常缺如）；前中侧片鬃常不强大；中足胫节后背鬃常为 2 个；后头背区有小鬃；中鬃规则成对，前中鬃列间距常有多行小毛，前中鬃列间距往往宽于或等于前中鬃列与前背中鬃列间距；前缘脉第二段主要是裸的（这点可与植种蝇属区别）：颊在眼下方往后去仍均匀地维持一定宽度；雄：间额鬃纤细，仅少数有 1 对前倾上眶鬃；第六背板无鬃，至多有小毛（这点可与植种蝇区别），第七、八合腹节有细长心鬃，第九背板背面观轮廓虽钝卵形或圆形，侧面观扁并依缩在第七、八合腹节之下，仅具弱鬃；阳茎短，主要是膜质的，骨化部往往上基阳体为短，至多两侧骨化；前阳基侧突不发达，愈合或固着于第九腹板，并具 2 个长大的刚毛。（参考体长 3.5~8.0mm）…………………………………… 泉种蝇属（*Pegohylemyia*）

79　前缘脉下面无小毛，至多第二段有小毛，雌具间额鬃（请接查 75 条）……………………………………80
前缘脉下面几乎全长都有小毛，侧颜往往大于或微大于触角第三节宽，口前缘往前突，口缘部两侧常呈亮黑；♀无间额鬃；腹侧片鬃 1:2（少数在前下方还有细长毛），无前中侧片鬃，后足胫节无后腹鬃，有端位前腹鬃，触角黑色，下颚须及足全黑，有时仅胫节基部略带棕色；雄腹宽厚，侧缘略平行，雄外生殖器：肛尾板略呈长三角形，侧尾叶直而细长呈杆状，末端有小裂口，前阳基侧突不分为两叶。（参考体长 5.0~8.0mm）……… 叉泉蝇属（荒泉蝇亚属）（*Eutrichota*）（*Eremomyia*）

80　两性都无间额鬃，前缘脉下面有小毛。（参考体长 4.0~5.5mm）……………… 泉蝇属（部分）（*Pegomya*）
两性都具间额鬃，雄腹除尾部外相当扁，两侧近乎平行，不呈背腹较厚的长锥形，第五腹板侧叶常具或大或小的赘叶，内外缘也不近乎平行，侧尾叶不呈末端有小裂口的直而细长的杆状 ………81

81　背侧片有小毛（参考体长 3.5~4.0mm）……………………………………… 螽蝇属（部分）（*Tettigoniomyia*）
背侧片无小毛 ……………………………………………………………………………………………………82

82　雄第五腹板侧叶内缘有缺刻，有时腹部腹面有很长的蜷曲的鬃状毛；或则前缘脉在与第一径脉相接处附近变粗，前缘脉下面裸；雄侧尾叶不分叉，较简单，腹第六背板裸。（参考体长 3.5~5.0mm）……………………………………………………………………… 邻泉蝇属（*Paradelia*）
无前条所述特征 …………………………………………………………………………………………………83

83　前缘脉下面裸或基段有一些毛或全长都具毛；触角第三节长约为宽的 1/2~2 倍，芒具或短或长的毳毛；下颚须线状、棍棒状或末端扁宽；雄在少数种中有退化的后倾上眶鬃，侧尾叶末端往往分叉，阳茎大而壮实、骨质化，端部扩展，具齿或突起，雄第六背板具鬃或毛(如不具毛或鬃则体黄色，芒羽状)。(参考体长 3.0~6.0mm)……………………………………… 原泉蝇属(*Nupedia*)

前缘脉下面具毛，触角第三节长约为宽的2.5倍，芒羽状，上、下侧毛合长约等于触角第三节最大横径；下颚须扁宽，在雌中尤甚；中喙短；肩后鬃2，翅前鬃长而强大；触角及下颚须黑色；雄：无上眶鬃，第五腹板侧叶内缘有成片小刚毛被，第六背板有强大缘鬃。(参考体长 6.0~8.0mm)………… 须泉蝇属(*Pegoplata*)

84 腋瓣下肋无鬃……………………………………………………………………………………85

腋瓣下肋有鬃……………………………………………………………………………………95

85 两性都有间额鬃，触角芒羽状或具毳毛……………………………………………………86

雄无间额鬃或两性都无间额鬃……………………………………………………………………88

86 雄第五腹板侧叶内缘有成片小刚毛………………………………………………………83

不如上述……………………………………………………………………………………………87

87 触角芒有三列分枝毛，雄仅胫节黄色……………………………………………… 地种蝇属(*Delia*)

触角芒有二列分枝毛，体至多部分黄色或棕黄，有时体灰黑。(参考体长 3.0~6.0mm，请接查83条)……………………………………………………………………………………………83

88 后足胫节后背鬃3个以上……………………………………………………………………89

后足胫节后背鬃2……………………………………………………………………………………90

89 前缘脉下面一般无毛(请接查第72条)

前缘脉下面有毛(参考体长 4.0~8.5mm)……………………………………………… 泉蝇属(*Pegomya*)

90 前缘脉下面无毛，触角芒羽状或具毳毛。(参考体长 3.5~5.5mm)…………………… 原泉蝇属(*Nupedia*)

前缘脉下面有毛……………………………………………………………………………………91

91 触角芒长羽状或短羽状………………………………………………………………………92

触角芒具毳毛或裸，后胫后腹鬃存在或缺如…………………………………………………94

92 雄额宽显然超过一眼宽，雄外顶鬃，上眶鬃(1前外倾、2后倾)均发达，下眶鬃2，中胫有中位前腹鬃(中位前腹鬃和前背鬃、后背鬃着生在同一水平)，触角芒长羽状，上侧毛超过触角第三节宽。(参考体长 4.0~7.5mm)…………………………………………… 叉泉蝇属(狭义)(*Eutrichota*)(s.str.)

雄额较狭，中胫无前腹鬃，雄外顶鬃有时存在，无上眶鬃，外方肩后鬃常缺如…………………………93

93 后胫无后腹鬃，m-m横脉明显倾斜，前阳基侧突不分两叶……………………………………………………………………………………………………… 叉泉蝇属(肖泉蝇亚属)(*Eutrichota*)(*Pegomyza*)

后胫常具后腹鬃，m-m横脉不倾斜，前阳基侧突分为两叶……………………………………………………………………………………………………… 叉泉蝇属(坚泉蝇亚属)(*Eutrichota*)(*Parapegomyia*)

94 腹长圆锥形或稍微背腹扁平，第五腹板侧叶内、外缘几乎平行，内缘无强大鬃毛；肛尾叶常呈不宽的亚三角形，末端至多有一分叉；侧尾叶长呈直而细长的杆形成或棍棒形，末端有一小裂口，常具短直毛或短的刺状鬃…………………………… 叉泉蝇属(北泉蝇亚属)(*Eutrichota*)(*Arctopegomyia*)

不具上述组合特征。(参考体长 4.0~8.5mm)………………………………………………… 泉蝇属(*Pegomya*)

95 第四、五合径脉至多仅在基部结节的上、下面有毛。(参考体长 5.0~6.5mm)……………………………………………………………………………………………………… 粪泉蝇属(狭义)(*Emmesomyia*)(s.str)

第四、五合径脉上、下面全长都有毛。(分布于新北区)……………………………………………………………………………………………………… 粪泉蝇属(新泉蝇亚属)(*Emmesomyia*)(*Neopegomyia*)

花蝇属分种检索表

引自范滋德 1988 中国经济昆虫志 第三十七册 双翅目 花蝇科

1 触角芒具毳毛……………………………………………………………………………………2

触角芒羽状，前盾上黑斑紧位于前缘，宽度略宽于前盾长之半，并向两侧止于肩胛上后缘处，沟后盾片上有同色横带，其宽度略宽于盾片之半，小盾黑，在雌性中仅末端有灰色粉被。体长

4.5~5mm……羽芒花蝇(*A.plumiseta*)

2 ♂后盾片沿盾沟有一黑横带,黑带宽不超过后盾片长之半;极少数雌性个体的横带也可能分为一排斑点。雄第五腹板侧叶内缘端部片突高度仅为长度的1/3左右……3

♂后盾片沿盾沟无黑横带,而有一正中斑和一对侧斑,有时这对侧斑每侧又分成2斑;小盾两侧有一对黑斑;雄第五腹板侧叶内缘末端的片突略带圆形,高度约与长度相仿……4

3 前盾片上无明显黑斑,雄第一、二合背板带点黄色透亮。前气门鬃附近常无小毛;小盾基部有狭的黑色横带……横带花蝇(*A.illocata*)

前盾片上有一对大形深黑斑,雄第一、二合背板并不带点黄色透亮;前气门鬃附近有2~4个小毛,小盾仅末端有一小的淡色粉被斑及狭如一线的前缘带,余均黑色,或则小盾两侧有一对大黑斑,正中有一狭的淡色粉被条……朝鲜花蝇(*A.koreana*)

4 雄第五腹板侧叶内缘末端的片突约占侧叶长之半,在侧叶基半略偏外侧有数个长毛,长毛明显超过内缘毛的长度,内缘毛列中断;前翅内鬃发达;翅前鬃短于后背侧片鬃;盾片上的侧斑连到翅基处……七星花蝇(*A.imbrida*)

雄第五腹板侧叶内缘末端的片突长度不及侧叶长的1/2,侧叶基半略偏外侧的毛短小……5

5 雄第五腹板侧叶内缘全长都有不间断的毛列;翅前鬃发达,且常长于后背侧片鬃,(较少略等长),前翅内鬃至少比一般小毛为粗大;盾片上的侧斑连到翅基处……骚花蝇(*A. procellaris*)

雄第五腹板侧叶内缘毛列在中段间断,端段的毛显然比基部的为长大;翅前鬃比后背侧片鬃为短小;后盾片上的侧斑常不连到翅基处;后胫前背鬃2……雨兆花蝇(*A. pluvialis*)

粪种蝇属分种检索表(♂♂)

引自范滋德 1988 中国经济昆虫志 第三十七册 双翅目 花蝇科

1 前中鬃2行,其中第二对特别强大,列间尚有2行小毛;下眶鬃5个以上;后胫各鬃为1,3,3,0;后股无后腹鬃;第五腹板侧叶内缘亮黑,基部约5/7长度内几乎裸,仅有短细纤毛,端部约2/7则向内稍增宽,这增宽部分的内缘基半着生重行刚毛,端半为细毛列;侧叶外缘则多长鬃;侧尾叶末端不分叉……单叶粪种蝇(*Adia danieli*)

前中鬃2行(3对),发达程度相差不大,列间无小毛,至多偶有个别小毛;下框鬃4个以下;后胫各鬃为1,(2-4),2,0;侧尾叶末端有小分叉……2

2 后股无后腹鬃,仅端半有一些长的前腹鬃,第五腹板端部内缘有一小簇鬃;阳茎几与前阳基侧突等宽……粪种蝇(*Adia cinerella*)

后股后腹面至少有基位、中位(或近中位)鬃各1,连基半部也有前腹鬃;第五腹板端部无上述鬃簇;阳茎显然狭于前阳基侧突的宽度……3

3 第五腹板侧叶内缘全长都有细毛列,中段偏里面无微齿小棘;后股前腹鬃列完整而疏,后腹鬃列位于基半;前阳基侧突内面的2个刚毛不着生一共同的小突上;下眶鬃仅2对长大……中亚灰粪种蝇(*Adia grisella asiatica*)

第五腹板侧叶内缘仅端部有细毛列,中段几乎无毛,仅有一些疏短纤毛,中段偏里面有数个微齿状小棘;后股前腹面的鬃列存在于端半(而基半尚有1,2个鬃),后腹鬃仅基位有1~2个,近中位有1个;前阳基侧突内面的2刚毛着生在一共同的小突上……天山粪种蝇(*Adia alatavensis*)

地种蝇属 分种检索表(♂♂)

引自范滋德 1988 中国经济昆虫志 第三十七册 双翅目 花蝇科

1 颊有上倾口缘鬃7行左右,体基底毛细长而密,体长超过8mm,背侧片有小毛,侧尾叶后面观斜头状……泛毛地种蝇(*D. pansihirta*)

颊有上倾口缘鬃1~4行,体基底毛不很细长而密,体长一般不超过8mm……2

2 足至少胫节黄色至棕黄色……3

足黑色，或至多膝部带黄或棕色……………………………………………………………………9

3 第五腹板侧叶内缘除仅有为数不多的小毛外，在端部有很突立的3个密集如一的钝头鬃；侧尾叶基段膨隆如半个卵圆形，膨大部的末端后面有淡色纤毛，端段则特别细；第九背板有一对交叉鬃；前额前缘黄色，在额最狭处间额消失，常无间额鬃；中足第一分跗节前背面有一列长度超过节粗的鬃状毛。体长4.5~5.5mm……………………………………球基地种蝇（*D. sphaerobasis*）

第五腹板侧叶不如上述……………………………………………………………………………4

4 第五腹板侧叶沿内缘自基部至端部有2行不整齐的小匙形鬃；侧尾叶长大，大部长度内缘外缘几乎平行，到近端部才向内方收尖，后面满布淡色纤毛；肛尾叶相对地小，短心脏形；无翅前鬃；触角芒具长毳毛，最长的分枝毛约为芒基粗的一倍半。（部分个体胫节端部较暗）……………………………………………………………………………………沐地种蝇（*D. lavata*）

第五腹板侧叶不如上述……………………………………………………………………………5

5 第五腹板侧叶末端有一粗鬃，内缘亚端部有一隆起，上着生着3个不相并合的钝头鬃；肛尾叶基部短心脏形，具放射状长毛，端部细长，长约为基部长的3/4。中足第一分跗节背面有长度微长于节粗的鬃列…………………………………………………瘦杆地种蝇（*D. gracilibacilla*）

第五腹板侧叶不如上述……………………………………………………………………………6

6 触角芒具短毳毛，前股后腹鬃至多3个；第五腹板毛短于侧叶的长度………黄基地种蝇（*D. bracata*）

触角芒羽状，前股后腹鬃至少8个…………………………………………………………………7

7 触角芒长羽状，分枝毛长几乎等于触角第三节宽；无翅前鬃，前中鬃至多2对；前股后腹鬃至多12个……………………………………………………………………………………………8

触角芒短羽状，分枝毛长度约为芒基粗的2倍；翅前鬃存在，至多等于后背侧片鬃长；前中鬃3对以上，前股后腹鬃13~14个。体长5mm…………………………………楔叶地种蝇（*D. cuneata*）

8 额宽稍超过头宽的1/4，具发达的上眶鬃，前股后腹鬃8~10个；后胫后腹鬃仅在近端部有1~5个小鬃，基部或中部极少见。体长4~5mm……………………………………额宽麦地种蝇（*D. latissima*）

额宽至多仅为前单眼的2倍宽，无上眶鬃，前股后腹鬃11~12个；后胫后腹鬃不限于近端部，中部或基部亦有小鬃。体长5~6.5mm………………………………………………麦地种蝇（*D. coarctata*）

9 中足第二分跗节腹面基部有一明显的膨大；第三腹板后部丛生细长毛；第三或第四背板均明显短于第五背板（前足胫节在近端部无一簇长毛和鬃）……………………………………………10

中足第二分跗节基部腹面无隆起…………………………………………………………………12

10 第三背板腹侧缘近后缘有特别长的末端略钩曲的鬃，鬃的长度明显超过第五腹板侧叶后端；第三腹板后缘长毛末端大部钩曲，正中没有一无毛狭条……………………………………………11

第三背板腹侧缘近后缘的最粗大的长鬃每侧有4个左右，第三腹板长略大于宽，略呈梯形，长毛仅沿腹板后缘着生着，毛末端钩曲，中部的毛的长度刚超过第四腹板后缘，两侧的毛仅略长于中央的毛，显然不超过第五腹板侧叶后端。上倾口缘鬃1行…………帚腹地种蝇（*D. penicillaris*）

11 第三背板腹侧缘近后缘的最粗大的长鬃每侧有6个左右，第三腹板宽略大于长，略呈扇形，长毛着生于两侧，长度略超过第五腹板侧叶末端，中央的毛明显较短，不超过第四腹板后缘。上倾口缘鬃2行……………………………………………………………拟帚腹地种蝇（*D. penicillosa*）

第三背板腹侧缘近后缘的鬃不太长，末端不钩曲，毛长度不超过或稍稍超过第五腹板侧叶后端，第三腹板两侧毛长，只有很少数的毛超过第四腹板后缘，中央毛很短，不及第四腹板之半，正中有一无毛狭条…………………………………………………………………蓟地种蝇（*D. floricola*）

12 上眶鬃存在，中喙亮黑；前缘基鳞暗褐，腋瓣白色；上倾口缘鬃一行；头前面底色黑；中足各分跗节端鬃并不发达，仅及第三分跗节的一半长。体长4~5.5mm……………纹腹地种蝇（*D. lineariventris*）

侧额无上眶鬃，如存在且上倾口缘鬃1行则中喙具粉被…………………………………………13

13 第三腹板端半具密的和相当长的末端钩曲的毛，在中部的较短而两侧毛长；第三、四两背板稍短，尤以第四背板不长于第五背板；第三背板腹侧缘近后缘的长鬃略超过第五腹板侧叶后端，

中足第二分跗节无腹面突起……………………………………………………肖帚腹地种蝇（*D. penicillella*）
第三腹板端半不具密毛长，第三、四、五各背板等长或第四背板略长于第五背板……………………14
14 第三腹板具相当长而疏的毛，疏毛在基缘处的最长，向后去渐短，背侧片通常有少数毛，前缘刺及前缘棘列发达，额宽等于或略大于前单眼的2倍，上倾口缘鬃1~2行……………………………………………………………………………………………三条地种蝇（*D. flabellifera*）
第三腹板无长毛，或即使有长毛或长鬃，也不是基缘的最长……………………………………15
15 在第三腹板上的长毛在后半两侧，至少有三个很长，向后超过第四腹板的后缘。体长5.5mm………………………………………………………………………………………菠茎地种蝇（*D. echinata*）
第三腹板侧缘无特别长的鬃……………………………………………………………………16
16 背侧片有小毛，而且同时前缘脉腹面几乎全长都有短刚毛……………………………………17
背侧片无小毛，或则背侧片和前缘脉腹面两者不同时都有小毛…………………………………19
17 第五腹板侧叶上的鬃显然长于侧叶本身长度，额宽不狭于前单眼的2倍……………………18
第五腹板侧叶上的鬃略长于侧叶本身长度，额宽不超过前单眼的一倍半宽，腋瓣白或污白，下腋瓣显然短于上腋瓣，前缘基鳞暗褐色，翅褐色，翅基带褐色，翅脉黑；后胫前腹鬃7个左右，后腹鬃9个左右，后者愈向端部去愈短小倒伏；后股后腹面基部1/3有一列短鬃，前腹面仅端部1/3有较长鬃列，上倾口缘鬃2~3行……………………………………………甘蓝地种蝇（*D. radicum*）
18 第五腹板每一侧叶仅有3或4个强大而长的鬃，腋瓣黄，下腋瓣与上腋瓣后缘大体相齐，前缘基鳞黄，翅脉大部黄色，端部的黄褐色，后胫前腹鬃10个左右，后腹鬃常超过13个，且较直立；上倾口缘鬃一行或基本上一行，后股前腹面有完整的长鬃列…………………萝卜地种蝇（*D. floralis*）
第五腹板侧叶上的鬃长略等于侧叶本身长度，额不超过前单眼的一倍半；腋瓣白或污白，下腋瓣显然短于上腋瓣，前缘基鳞暗褐色，翅脉大部黄褐，端部的褐色；后胫前腹鬃7个左右，后腹鬃10个左右，且较倾斜；上倾口缘鬃2行(部分3行)…………………………毛尾地种蝇（*D. planipalpis*）
19 第五腹板侧叶内缘近端部(不是中部)有一小突起，突起上着生有3个(或4个)钝头短鬃；在侧叶端部(不在外缘)有一单一粗大的鬃(不是钝头鬃)，一般相当长或很大……………………………20
第五腹板侧叶不如上述……………………………………………………………………………22
20 第五腹板侧叶端部的鬃长不超过内缘钝头短鬃长的2倍，一般仅为一倍半，肛尾板上的毛长大体与侧尾叶等长……………………………………………………………短棘地种蝇（*D. takizawai*）
第五腹板侧叶端部的鬃长显然超过内缘钝头短鬃长的2倍，肛尾板上的长毛显然长于侧尾叶的长度…………………………………………………………………………………………………21
21 第五腹板侧叶端部的鬃长约为内缘钝头短鬃长的3~4倍，肛尾板狭小的端部约占肛尾板正中全长的1/5~1/4……………………………………………………………乌拉尔地种蝇（*D. uralensis*）
第五腹板侧叶端部的鬃长约为钝头短鬃长的5倍余，肛尾板狭小的端部约占肛尾板正中全长的1/3……………………………………………………………………………瘦杆地种蝇（*D. gracilibacilla*）
22 中足第一分跗节在前背面有一些长度超过该节粗的鬃状毛…………………………………23
中足第一分跗节在前面无超过节粗的长鬃状毛……………………………………………………34
23 侧颜宽约为触角第三节宽的一倍半…………………………………………………………24
侧颜宽略等于触角第三节宽或较狭…………………………………………………………………30
24 第五腹板侧叶极瘦长，在其端段外侧有强大的末端钩曲的鬃…………………………………25
第五腹板侧叶不极瘦长………………………………………………………………………………26
25 翅前鬃长于前背侧片鬃；前缘脉腹面全长都有小刚毛；后足第一分跗节变宽，腹面形成一条凹槽；上倾口缘鬃3行，前颏长为高的2倍半。体长7mm……………………沟跗地种蝇（*D. canalis*）
无翅前鬃；前缘脉腹面仅第一、二脉段有小刚毛，后足第一分跗节常形，上倾口缘鬃1行，前颏亮黑，长约为宽的5倍。体长4.5mm…………………………………伪沟跗地种蝇（*D. felsicanalis*）
26 第五腹板侧叶内缘中部有一隆起，着生有二个(有时为一个)钝头鬃，另在内缘末端着生有一个

钝头鬃，上倾口缘鬃 2 行，喙细长、具粉被，中足第一部分跗节有后背毛，第一至四各分跗节各有一端位后背鬃……27
第五腹板侧叶内缘无一具钝头鬃的突起……28

27 侧颜、前缘基鳞均黑，前足胫节多毛，后腹面除一鬃外尚有成行的毛，毛长略大于节粗；后胫后腹鬃少于 4……黑额地种蝇（*D. atrifrons*）
侧颜、前缘基鳞均黄，如呈暗色则前足胫节除一后腹鬃外，别无超过节粗的毛列；后胫后腹鬃 5 个以上，通常 10 个左右……三刺地种蝇（*D. longitheca*）

28 第五腹板侧叶内缘直，近端部有 2 相互靠近钝头短鬃，但不着生一个突起上；侧尾叶端段扭曲，末短后面有短纤毛丛；侧阳体如一对细丝……双毛地种蝇（*D. bisetosa*）
第五腹板侧叶内缘在端部变宽，或在亚端部有一瓣状突起，但无钝头短鬃……29

29 背侧片有小毛；上倾口缘鬃 4~5 行；第五腹板侧叶内缘在端部变宽；第三、四两腹板毛不特别长密；侧尾叶细长，但在近端部稍增粗，肛尾板末端尖刺状……针叶地种蝇（*D. spicularis*）
背侧片无小毛；上倾口缘鬃 1 行；第五腹板侧叶内缘在近端部有一半圆形瓣状突出；第三、四两腹板具略密的长缨毛；侧尾叶细长，后端部不增粗；肛尾板末端不呈尖刺状……玛多地种蝇（*D. rondanii madoensis*）

30 上倾口缘鬃 4 行；中胫背面偏后有一行密的栉状毛，毛长稍长于该节粗；触角第三节长宽比为 4 : 3……栉胫地种蝇（*D. pectinitibia*）
上倾口缘鬃 1 行；中胫亦不如上所述……31

31 翅前鬃存在，约为后背侧片鬃长的 3/5；第五腹板侧叶沿内缘少毛……32
无翅前鬃；第五腹板侧叶沿内缘多毛，并有小匙状短鬃……33

32 第五腹板侧叶末端有一不很粗的钝头短鬃；近内缘仅有 3~5 个细长毛……毛跗地种蝇（*D. florilega*）
第五腹板侧叶末端无钝头短鬃，沿内缘有细毛 10 个以上；中足第一分跗节前背面长鬃状毛较倒伏；侧尾叶细长，向内弯曲抱合；肛尾板侧面观后缘直……狭跗地种蝇（*D. conversata*）

33 第五腹板侧叶沿内缘全长都有小匙状短鬃，排成不规则的 3 行，第五腹板侧叶内缘端部大毛直，侧尾叶后面的毛明显超过侧尾叶的末端；中足第三分跗节上的端位后背鬃，明显超过本分跗节的长度……长刺跗地种蝇（*D. trispinosa*）
第五腹板侧叶沿内缘仅端半有小匙状短鬃而基半没有。侧尾叶后面的毛至多等于侧尾叶宽，肛尾板上的毛达不到侧尾叶的末端；中足第三分跗节上的端位后背鬃，不超过本分跗节的长度……短刺跗地种蝇（*D. majuscula*）

34 中胫有前腹鬃；肛尾板有长毛簇，即使尾器未拉出也能见到……35
中胫无前腹鬃；肛尾板无外观可见的长毛簇，第五腹板亦不如前两条所述……36

35 第五腹板侧叶末端有 2 长鬃，内缘端部有一排 6~7 个钝头鬃，前缘脉腹面第一、二脉段有小刚毛；翅前鬃短于后背侧片鬃……单列地种蝇（*D. uniseriata*）
第五腹板侧叶末端有 2~3 个长鬃，内缘亚中部呈钝角三角形突出，近端部有一短直硬鬃，前缘脉腹面无小刚毛；无翅前鬃……长尾地种蝇（*D. longicauda*）

36 第五腹板侧叶内缘有 1~4 个钝头或不钝头的直的短鬃……37
第五腹板不如上述……40

37 第五腹板侧叶内缘端部有 1~2 个相互靠近的不很粗的钝头或不钝头的短鬃……38
第五腹板侧叶内缘在近端部有 3~4 个不太靠拢的钝头或不钝头的短于侧叶宽的鬃，中喙很长，前颏有粉被，长约为高的 6 倍……亚黑基底种蝇（*D. subnigribasis*）

38 中喙略粗短，具粉被，显比触角第三节为宽，前颏长约为高的 2 倍，第五腹板侧叶内缘除端部有 2 个相互靠近的钝头短鬃外，仅有少数短细毛，极似灰地种蝇（*D. platura*）；翅前鬃短于后背侧片鬃，上倾口缘鬃 1 行，后头背区无毛，侧尾叶极似灰地种蝇，但末端不尖，却较短钝，具密的淡色茸毛；但后胫后腹鬃约 6 个……淡色地种蝇（*D. diluta*）

中喙不像上述那样增粗……39

39 后胫后腹鬃 27 个左右，这些鬃稍钩曲，在基段的排成双行，侧颜宽约为触角第三节宽的 1.5 倍，前缘基鳞灰棕，第五腹板侧叶内缘端部有 2 个等大的钝头短鬃……灰地种蝇（*D. platura*）

后胫后腹鬃 6 个左右，鬃不钩曲，也不排成双行，侧颜宽约等于触角第三节宽，前缘基鳞黄，第五腹板侧叶内缘端部 1 个鬃一般不是钝头的，紧靠着另有一略短的不钝头的鬃……葱地种蝇（*D. antiqua*）

40 第五腹板有异形鬃……3

第五腹板无异形鬃……41

41 第五腹板侧叶满布密的曲长毛，基部的毛最长，几乎与第四、五背板等长，向后去毛渐短……黑基地种蝇（*D. nigribasis*）

第五腹板不如上述……42

42 触角芒羽状或具长毳毛，分枝毛超过芒基粗，甚至可达后者的 2 倍；腹大多狭长，两侧缘除末端外几乎平行……43

触角芒具短毳毛，最长的毛等于芒基粗……45

43 后胫有多数长的排成数行的前腹鬃和前鬃，4~5 个很长的前背鬃和 2~3 个很长的后背鬃，2~4 个后腹鬃，另外在近端背鬃与端位前腹鬃之间有 3 个逆生长的长鬃状毛，无翅前鬃。侧尾叶全长都匀称地细长，向前略偏向内弯曲，肛尾板侧面观后缘弧形……大毛地种蝇（*D. megatricha*）

后胫有 1~3 个短的前腹鬃……44

44 触角长芒羽状，分枝毛至少等于芒基粗的 2 倍，足部黄色……6

触角芒分枝毛不超过芒基粗的 2 倍，足黑色，翅前鬃短于后背侧片鬃，触角第三节长仅约为宽的 2 倍，下腋瓣后缘与上腋瓣等齐，肩后鬃 1:0……39

45 侧颜宽约为触角第三节的 2 倍，上倾口缘鬃 3 行，背侧片具小毛，中喙瘦长亮黑，显比第三触角节为狭，前颏长约为高的 5 倍半；翅前鬃与后背侧片鬃等长；第五腹板侧叶内缘端部呈半圆形突出，前缘基鳞黄色……瘦喙地种蝇（*D. gracilis*）

侧颜宽至多为触角第三节宽的一倍半……46

46 中胫有前腹鬃，无翅前鬃，前中鬃第二对长，后头背区裸……细阳地种蝇（*D. tenuipenis*）

中胫无前腹鬃……47

47 上倾口缘鬃 3~4 行，前胫有 2 后腹鬃，肩后鬃 1:1，前中鬃 4，后胫各鬃为 5,5,5,8……梯叶地种蝇（*D. quadrilateralis*）

上倾口缘鬃 1~2 行……48

48 前缘脉腹面第一、二两脉段都有小刚毛，无翅前鬃，后胫无后腹鬃，前缘基鳞黄，足有时带黄色……黄基地种蝇（*D. bracata*）

前缘脉腹面裸或至多在最基部有小刚毛……49

49 翅前鬃长大，等于或稍长于前背侧片鬃，背侧片具小毛，如缺，则中喙亮黑瘦长……50

翅前鬃短于后背侧片鬃或缺如……51

50 后胫后腹鬃约 19 个，基半排成 2 行；中喙瘦长，前颏亮黑，长几乎达高的 6 倍；侧颜约等于触角第三节宽；前缘基鳞棕；第五腹板侧叶腹面的鬃短而直；外方一个肩后鬃存在……黄瓣地种蝇（*D. interflua*）

后胫后腹鬃仅 4 个左右；前颏不亮黑，长约为高的 4 倍；侧颜约为触角第三节宽的一倍半……拟甘蓝地种蝇（*D. brassicaeformis*）

51 侧颜约为触角第三节宽的一倍半；中喙亮黑；后胫各鬃为 11,5,6,9，另有一列逆生的前鬃列……毛胫地种蝇（*D. hirtitibia*）

侧颜至多等于触角第三节的宽度；中喙至少具薄粉被……52

52 中喙瘦长，前颏长约为高的6倍，第五腹板内缘亚端部有3~4个短鬃，鬃短于侧叶宽度，后胫后腹鬃约15个 …… 亚黑基地种蝇（*D. subnigribasis*）
中喙短，前颏长至多为高的3倍 …… 53
53 前缘基鳞黑，后胫后腹鬃9个左右，前中鬃第二对强大 …… 吉林地种蝇（*D. jilinensis*）
前缘基鳞黄，后胫后腹鬃只很少几个甚至缺如，前中鬃都弱 …… 54
54 翅前鬃缺如，后胫有2后腹鬃 …… 瘦腹地种蝇（*D. angustissima*）
翅前鬃存在，后胫无后腹鬃 …… 甘肃地种蝇（*D. gansuensis*）

4. 蝇科（Muscidae）

蝇科（Muscidae）分属检索表
（引自薛万琦 赵建铭 主编 中国蝇类 1996）

1 cu_1+an_1 脉不达翅缘，小盾端部下面常无细纤毛 …… 2
cu_1+an_1 脉达翅缘，小盾端部下面常具细纤毛 …… 花蝇科（Anthomyiidae）
2 翅侧片具细毛 …… 3
翅侧片裸 …… 25
3 下颚须末端侧扁，呈匙状或拍状，侧颜具纤毛；m_{1+2} 脉多数较直；腹部常具不同的斑纹［秽蝇亚科 Coenosiinae（部分）］ …… 4
下颚须末端不侧扁，棒状，侧颜裸 …… 6
4 侧颜下部靠近复眼的前下缘有强大的鬃 …… 毛溜蝇属（*Chaetolispa*）
侧颜仅有一般纤毛 …… 5
5 后背中鬃1，前股近端部具1~2根短的后腹鬃 …… 客溜蝇属（*Xenolispa*）
后背中鬃至少为2，前股常有1行直立的后腹鬃列 …… 溜蝇属（*Lispe*）
6 下腋瓣末端宽大，其内缘与小盾外缘接触（具小叶），m_{1+2} 脉显著向前弯曲，舐吸型口器，中喙粗短，唇瓣发达［家蝇亚科 Muscinae（部分）］ …… 7
下腋瓣末端呈舌片状，其内缘同小盾外缘分离（无小叶） …… 15
7 小盾缘鬃5~8对；大型蝇类 …… 墨蝇属（*Mesembrina*）
小盾缘鬃至多3~4对 …… 8
8 前胸基腹片具毛，前方向两侧扩展得很宽，几乎同前胸侧板连合，其前部明显隆起；m_{1+2} 脉呈弧形向前弯曲；体呈金属青、绿、紫或铜色，粉被极弱 …… 碧莫蝇属（*Mitroplatia*）
前胸基腹片不如上述，小盾前基鬃常不发达 …… 9
9 中胫中部具长大后腹鬃；体呈金属绿、青、紫和青铜色，发亮；腹部无明显斑条和闪光斑 …… 10
中胫无后腹鬃，如有则前颏膨大，体暗黑。少数为褐色或棕色；腹部具斑条和闪光斑 …… 13
10 体暗黑发亮，前盾片具条斑，腋瓣上肋裸 …… 优毛蝇属（*Eudasyphora*）
体绿或蓝色发亮 …… 11
11 r_{4+5} 脉腹面基部具刚毛，腋瓣上肋裸 …… 毛蝇属（*Dasyphora*）
r_{4+5} 脉腹面裸 …… 12
12 腋瓣上肋和前胸基腹片具毛 …… 翠蝇属（*Neomyia*）
腋瓣上肋裸 …… 碧蝇属（*Pyrellia*）
13 后胫端部1/3具明显后背鬃；前胸基腹片和腋瓣上肋裸；m_{1+2} 脉稍微弯曲 …… 棕棘蝇属（*Phaonina*）
后胫端部1/3无长大后背鬃，m_{1+2} 脉显著弯曲 …… 14
14 m_{1+2} 脉端段呈角形弯曲，如近弧形则第一腹板裸；前胸基腹片具毛；腹部侧方常带黄色 …… 家蝇属（*Musca*）
m_{1+2} 脉端段呈弧形弯曲，腋瓣上肋裸；第一腹板具毛 …… 莫蝇属（*Morellia*）

15　后气门沿下缘嵌生一列明显的黑刚毛，前胸基腹片具毛，径脉结节至少腹面具毛；体常带褐色……重毫蝇属（*Dichaetomyia*）

后气门沿下缘无刚毛列，至多在后缘有1~2根，稍明显……16

16　喙不能收入口窝，圆棒状，从基部向端部弯细，唇瓣退化；多数芒仅上侧具毛，眼后缘常略凹入；m_{1+2}脉微向前呈弧形弯曲……17

喙短，如长则呈侧扁，前颏略等宽，其他特征不如上述……21

17　下颚须至多为中喙长的2/5，棒状，内侧不发亮（螫蝇族 Stomoxyini）……18

下颚须至少为中喙长的3/5，端部侧扁，内侧发亮（角蝇族 Haematobiini）……19

18　触角芒仅上侧具毛，腹侧片鬃0:1……螫蝇属（*Stomoxys*）

触角芒上、下侧均有毛，腹侧片鬃1:1……血口蝇属（*Haematostoma*）

19　触角芒仅上侧具毛……20

触角芒上、下侧均具毛，腹侧片鬃1:1，背侧片具小毛……血喙蝇属（*Haematobosca*）

20　腹侧片鬃1:1，背侧片无小毛……角蝇属（*Haematobia*）

腹侧片鬃0:1，背侧片有小毛，前胸侧板中央凹陷具毛……袭蝇属（*Stygeromyia*）

21　中颜板中部在触角第三节之间具鼻状隆起，芒长羽状，复眼裸；m_{1+2}脉端段明显向前弯曲；雄后股端部1/5后腹面具一束毛，雌无间额交叉鬃……鼻颜蝇属（*Rhynchomydaea*）

不如上述……22

22　m_{1+2}脉末端稍微向前弯曲，干径脉腹面具少数细毛；后气门前肋常具毛……23

m_{1+2}脉直，干径脉裸……24

23　翅前鬃短于后背侧片鬃，距盾缝比距翅上鬃稍近，腋瓣下肋具毛；径脉结节背面常具毛……小巴布蝇属（*Papuaiella*）（部分）

翅前鬃长于后背侧片鬃，距翅上鬃比距盾缝间距大五倍，腋瓣下肋无毛；径脉结节仅在腹面具毛……伪阳蝇属（*Pseudohelina*）

24　m_{1+2}脉明显背离r_{4+5}脉，斜向后方；后胫后背鬃在端部1/3处的一根明显长大；体较宽，体毛细而密……直脉蝇属（*Polietes*）

m_{1+2}脉和r_{4+5}脉平行；后胫后背鬃几乎等大；体毛不特别密……胡蝇属（*Drymeia*）（部分）

25　an_2脉弯曲，绕过cu_1+an_1脉末端；腹末端常扁平……厕蝇科（Fanniidae）

cu_1+an_1脉常比an_2脉长，两者的延长线至少在翅缘之外相交，虽an_2脉末端有时较钝……26

26　腹侧片鬃的着生点不形成等腰三角形；雄额显比雌额窄……27

下方的腹侧片鬃距前、后腹侧片鬃间距略相等；雄额多数较宽；体常小型，体毛疏少[秽蝇族 Coenosiini（大部分）]……80

27　下侧片无鬃，至多具散生的很细短毛……30

下侧片具明显散生的鬃，如呈不整齐的列，则m_{1+2}脉直，后背中鬃3，雌无间额交叉鬃，第九背板存在[夜蝇族 Eginiini（部分）]……28

28　前胸基腹片具毛……夜蝇属（*Eginia*）

前胸基腹片裸……29

29　前缘脉通常不达m_{1+2}脉末端，如在$2R_5$室开口处变弱，则翅上鬃2，单眼鬃常强大，雄阳茎较长，雌第九背板不分离……合夜蝇属（*Syngamoptera*）

前缘脉达于m_{1+2}脉末端，翅上鬃1，单眼鬃小，雄阳茎短，雌第九背板分离……客夜蝇属（*Xenotachina*）

30　后气门沿下缘有黑色小刚毛列，下侧片裸……31

后气门沿下缘无嵌生刚毛列，如有1~2根刚毛则后气门前肋裸……33

31　前胸基腹片裸，后气门前肋具毛；径脉结节裸；后胫无后背鬃……裸重毫蝇属（*Tamilomyia*）

前胸基腹片具毛，后气门前肋裸；后胫端部1/3至少具1细小的后背鬃……32

32 径脉结节上、下面具刚毛，下侧背片在细的淡色毛之间有黑色直的鬃状毛……………………颊棘蝇属（*Buccophaonia*）
径脉结节裸，下侧背片仅有密的细毛，无鬃状毛……………………花棘蝇属（*Pictia*）
33 后足基节后表面具明显刚毛……………………34
后足基节后表面裸……………………35
34 后胫无后背鬃……………………点蝇属（*Azelia*）
后胫具后背鬃……………………毛基蝇属（*Thricops*）
35 后胫在中部至近端部之间有1长大的后背鬃（距），如稍细小，其长度也超过后胫最大直径；或者后胫具多个明显等长等强的后背鬃……………………36
后胫在中部至近端部之间无一根长大后背鬃，少数种在近基部其1小的后背鬃，如在中部具小的后背鬃，其长度绝不超过后胫最大直径……………………53
36 r_1 脉背面端部具小刚毛，m_{1+2} 脉直，稍向后方背离；胸棕色，腹黄色……………………毛脉蝇属（*Achanthiptera*）
不如上述……………………47
37 m_{1+2} 脉端段显著向前呈弧形弯曲……………………38
m_{1+2} 脉基本直，多数同 r_{4+5} 脉平行或向后方略背离……………………42
38 径脉结节和 r_{4+5} 脉基部上、下面均无毛，小盾端部常棕色……………………39
径脉结节和 r_{4+5} 脉基部至少在腹面具刚毛；下侧片在后气门下方具细毛……………………41
39 触角芒羽状；前胸基腹片裸……………………40
触角芒毛短于芒基宽，两性均无间额交叉鬃；前胸基腹片具毛；腹末端棕色……………………综蝇属（*Synthesiomyia*）
40 下腋瓣末端舌片状，m_{1+2} 脉弧形弯曲；中胫无后腹鬃，足至少有黑色部分……………………腐蝇属（*Muscina*）
下腋瓣末端宽，具小叶，m_{1+2} 脉弯曲弱；中胫具后腹鬃，足常全黄……………………费蝇属（*Fraserella*）
41 下腋瓣末端宽，具小叶；前胸基腹片裸；雄额宽……………………雀蝇属（*Passeromyia*）
下腋瓣末端如舌片状，呈棘蝇属 *Phaonia* 型；前胸基腹片具毛；雄额窄……………………妙蝇属（*Myospila*）（部分）
42 下腋瓣末端宽，具小叶，r_1 脉背面基部在肩横脉之后仅具一根刚毛，亚前缘骨片无刚毛……………………光棘蝇属（*Phaonidia*）
下腋瓣末端舌片状……………………43
43 雄前股端部腹面有齿或特殊形状的鬃，前胫近基部腹面具对应的缺刻；雌具粗壮的前倾上眶鬃和间额交叉鬃；雄雌触角芒常短纤毛状，背侧片常具毛，唇瓣不很大……………………齿股蝇属（*Hydrotaea*）（s. str.）（部分）
雄前股端部腹面无特殊齿突或鬃……………………44
44 后胫具几个等长等强超过后胫直径的后背鬃，口缘和颊前缘之前常具密长的上倾鬃毛，有的喙细长，唇瓣小，细长或游离状，少数种复眼具密长纤毛……………………胡蝇属（*Drymeia*）（大部分）
后胫端部1/4~1/3处仅具1个明显的后背鬃，如多于1，则不等长不等强，差别明显；喙多数短，唇瓣明显……………………45
45 亚前缘脉中部较直，不呈弓把形弯曲；触角芒短纤毛状，少数短羽状；体常黑色发亮……………………46
亚前缘脉中部呈弓把形弯曲；触角芒多数羽状或长羽状；体常暗黑，具粉被……………………49
46 体亮黑色，几乎无粉被；新月片常银白色，侧额常发亮，颊高常等于触角宽，眼后缘常内陷或前足跗节具淡色部分；雌额三角达额中部以下，其侧缘不内陷……………………齿股蝇属（*Hydrotaea*）（*Ophyra*）（部分）
体较大，具粉被，如稍发亮，则股节和跗节具长毛，或盾片具较宽的黑斑条；眼后缘不内陷，新月片不呈银白色，侧额不发亮；雌额三角常不达额中部以下……………………47
47 体稍发亮，口缘无长大的上倾鬃；雄中股和后股腹面具长密毛或跗节具长毛，翅前鬃发达，常为2，腹侧片鬃1:3；中胫前背鬃明显……………………亮黑蝇属（*Xestomyia*）

体较大，具粉被，口缘具长大的上倾鬃或颊前具几根上倾鬃；如后股端部 1/4 后腹面具长毛簇，各足股节和胫节棕黄色……48

48 前胸基腹片裸；后胫后背鬃 1；口缘在颊前部位置具 1(或 2)根象牙状上倾强鬃；体长大……巨黑蝇属（*Megophyra*）

前胸基腹片具毛；后胫后背鬃 2~4；颊前部具几根上倾短鬃；体长 7~8mm……毛胸蝇属（*Huckettomyia*）

49 雄具 1 对间额交叉鬃，下眶鬃 2，上眶鬃 4；中胫中部腹鬃 1，后胫近基部还具 1 小的后背鬃……叉蝇属（*Crucianella*）

雄无间额交叉鬃，下眶鬃至少为 5，上眶鬃缺如，至多为 1~2 根；中胫无腹鬃，有时具后腹鬃……50

50 雄上方下眶鬃不变弱，比中部的下眶鬃长而壮；雌具 1 对间额交叉鬃和前倾的上眶鬃……河蝇属（*Potamia*）

雄下眶鬃往上方去变弱，雌常无前倾的上眶鬃……51

51 中胫后鬃 1，芒裸，翅前鬃短……饰足蝇属（*Lophosceles*）

中胫后鬃至少为 2，如为 1 则翅前鬃长大或芒羽状……52

52 后胫后背鬃长大，其长度常超过横径 1.5 倍以上……棘蝇属（*Phaonia*）

后胫后背鬃细弱，其长度刚超过横径，前胸基腹片具毛，亚前缘骨片裸……家棘蝇属（*Phaomusca*）

53 亚前缘脉中部较直，不呈弓把形弯曲；触角芒短纤毛状；体常黑，略发亮；雄前股端腹面有齿或特殊形状的鬃，雌具间额交叉鬃和前倾上眶鬃……齿股蝇属（*Hydrotaea*）（部分）

亚前缘脉呈弓把形弯曲；雄前股端部腹面无齿或刺，雌常无间额交叉鬃……54

54 前腹侧片鬃缺如，常为 0:2 或 0:1，如有前腹侧片鬃则复眼常具毛，眼后缘内陷，触角芒长羽状；后气门前肋具毛，m_{1+2} 脉末端向前弯曲，径脉结节上、下面均具毛，后胫无端位前背鬃，腹部斑固定……纹蝇属（*Graphomya*）（部分）

前腹侧片鬃存在，其他综合特征不如上述……55

55 m_{1+2} 脉显著向前弯曲，$2R_5$ 室开口的长度至多为 r-m 横脉长的 1.5 倍；下侧片具明显的毛……雀蝇属（*Passeromyia*）（部分）

m_{1+2} 脉常直或末端稍弯曲，$2R_5$ 室开口的长度至少为 r-m 横脉长的 3 倍，如开口狭则下侧片裸……56

56 后胫端位前背鬃长于该节横径，如较短或缺如，则中股近端位前鬃存在，触角芒长羽状……57

后胫端位除背鬃外无或有 1 短小的前背鬃，如接近后胫直径长则中股端位无前鬃，触角芒纤毛状，芒毛短于触角宽，腹部常具斑……74

57 腹侧片鬃 1:1，后方腹侧片鬃为毛状，下腋瓣末端宽，内侧缘同小盾侧缘接触，下侧片包括后气门前肋裸；径脉结节背、腹面均裸，但 R_{4+5} 脉基部腹面具刚毛；后胫端位无前背鬃……斑臀蝇属（*Balioglutum*）

腹侧片鬃 2:2(3)或 1:2，下腋瓣舌片状[少数东洋区的妙蝇属（*Myospila*）除外]；后胫端位前背鬃至少等于该节横径……58

58 径脉结节和 r_{4+5} 脉基部至少在腹面具刚毛，其他脉有时有毛……59

径脉结节背、腹面均裸，除少数种在 r_1 脉腹面具 1 根刚毛外，其他各脉裸……阳蝇属（*Helina*）（部分）

59 径脉结节背面裸；腹部背板常具成对斑；翅前鬃常长于后背侧片鬃，距盾缝的间距至少为距前方翅上鬃间距的 4 倍……阳蝇属（*Helina*）（部分）

径脉结节背面常具刚毛；腹部背板常无成对斑；翅前鬃常短于后背侧片鬃，距盾缝的间距至多为距前方翅上鬃间距的 2 倍[圆蝇亚科（Mydaeinae）（大部分）]……60

60 前中鬃 1 对，粗壮，至少为第一对后背中鬃长的一半；后胫端位背鬃短或缺如，如存在也比前背鬃短很多……阳圆蝇属（*Helinomydaea*）

前中鬃体毛壮;后胫端位背鬃至少等于前背鬃长…………61
61 干径脉腹面在肩横脉附近具少数刚毛,毛有时淡色…………62
干径脉腹面裸…………66
62 翅前鬃短于后背侧片鬃,距盾缝的间距至多稍短于距前方翅上鬃的间距,或者干径脉分支点至径脉结节背面具刚毛…………63
翅前鬃长于后背侧片鬃,距盾缝的间距约等于距前方翅上鬃间距的 1/5,翅脉背面无毛,腋瓣下肋裸…………伪阳蝇属(*Pseudohelina*)(部分)
63 后气门前肋裸…………64
后气门前肋具少数毛…………65
64 亚前缘脉、径脉和中脉基部的背、腹面均具刚毛,径脉结节仅腹面具毛,m_{1+2} 脉末端向前弯曲,横脉附近无暗晕;复眼裸…………双形蝇属(*Dimorphia*)
亚前缘脉、径脉和中部的背、腹面裸,径脉结节背、腹面均具毛,m_{1+2} 脉不向前弯曲,r-m 横脉和波曲的 m-m 横脉附近具暗晕;复眼具稀疏纤毛…………非洲圆蝇属(*Afromydaea*)
65 腋瓣下肋具毛…………小巴布蝇属(*Papuaiella*)
腋瓣下肋裸…………裸巴布蝇属(*Gymnopapuaia*)
66 后气门前肋裸…………67
后气门前肋具毛…………72
67 在两列前中鬃之间有两列短刚毛,无翅前鬃,后背中鬃 4;头部侧面观额较平…………毛膝蝇属(*Hebecnema*)
前中鬃为均匀的毛状,不规则的 6 列以上…………68
68 m_{1+2} 脉直,端半部均匀向后背离…………69
m_{1+2} 脉末端或多或少向前弯曲…………71
69 复眼裸或实际裸,如具毛 则毛间距大于毛长…………圆蝇属(*Mydaea*)
复眼具密毛,毛间距小于毛长…………70
70 中鬃缺如,腹侧片鬃 2∶2,下侧片裸;中胫具后腹鬃,后胫前背鬃 2;雄额宽,第五腹板侧叶的强鬃簇状…………华圆蝇属(*Sinopelta*)
至少具小盾前 1 对中鬃,腹侧片鬃 1∶2,下侧片下方具小毛;中胫无后腹鬃,后胫前背鬃 3~5;雄额为前单眼宽的 2 倍…………毛眼圆蝇属(*Opsolasia*)
71 翅前鬃缺如,如存在则短于后背侧片鬃长,距盾缝间距稍比距前方翅上鬃间距小…………妙蝇属(*Myospila*)
翅前鬃至少同后背侧片鬃等长等强,距前方翅上鬃间距约为距盾缝间距的 5 倍…………毛盾蝇属(*Lasiopelta*)
72 后气门前肋毛长而直,后气门之前具毛;r_1 脉背面裸…………73
后气门前肋毛短而倒伏,后气门之前裸;r_1 脉背面常具刚毛…………妙蝇属(*Myospila*)(部分)
73 后气门前肋和后气门前的毛淡色,前胸基腹片的毛淡色,较细;雄额狭于前单眼宽,至少上半部无下眶鬃…………巴布蝇属(*Papuaia*)
后气门前肋和后气门前的毛黑色,前胸基腹片刚毛黑色;雄额约等于单眼三角宽,下眶鬃完整,均发达…………鬃巴布蝇属(*Chactopapuaia*)
74 m_{1+2} 脉末端明显向前弯曲;第一腹板具较多的刚毛或毛…………75
m_{1+2} 脉直,如末端稍微有波曲倾向则第一腹板无明显的毛,前胸基腹片和径脉结节具毛,腹部背面常具成对的斑[池蝇族 Limnophorini(部分)]…………76
75 前腹侧片鬃缺如,常为 0∶2 或 0∶1,如具前腹侧片鬃,则触角芒长羽状,复眼具毛,眼后缘常内陷,后气门前肋具毛,下腋瓣末端宽,径脉结节具毛…………纹蝇属(*Graphomya*)(部分)
前腹侧片鬃存在,触角芒裸或短纤毛状,下腋瓣多数为舌叶状,径脉结节裸…………裸池蝇属(*Brontaea*)

76 前胸基腹片和径脉结节背、腹面具毛……77
径脉结节背、腹面裸……78
77 r_1 脉背面裸……池蝇属(*Limnophora*)
r_1 脉背面端部有毛……闪池蝇属(*Heliographa*)
78 前胸基腹片具毛……新池蝇属(*Neolimnophora*)
前胸基腹片裸……79
79 前额弯短,侧面观内陷,两髭角在正中靠近,其距离约等于触角宽,触角芒短,其基部明显变粗……维池蝇属(*Villeneuvia*)
不如上述,后胫端位前背鬃有时明显,但中股端位无前鬃……点池蝇属(*Spilogona*)
80 前缘脉终止于 r_{4+5} 脉末端附近……81
前缘脉终止于 m_{1+2} 脉末端……82
81 上眶鬃 2,后倾;后胫前背鬃 2……池秽蝇属(*Limnospila*)(部分)
上眶鬃 1,后倾;后胫前背鬃 1……异脉秽蝇属(*Allognota*)
82 雄额宽大于长,上眶鬃 1;中胫前腹鬃 1;雄内倾下眶鬃 1,雌为 2;触角第三节长几乎等于宽……芦蝇属(*Schoenomyza*)
雄额宽总是小于长,中胫前腹鬃 0 或 2……83
83 中胫前腹鬃 2,后胫前背鬃 3;上眶鬃 1,侧倾……花秽蝇属(Anthocoenosia)
中胫无前腹鬃,后胫前背鬃 0~2……84
84 上眶鬃 2,前方一个比后方一个更粗大……85
上眶鬃 0~1,如有两小的则前方一个比后方一个短小……91
85 下眶鬃 2,上方的下眶鬃距下方的上眶鬃的间距比距下方的下眶鬃的间距小 1/2,触角芒基半部长羽状,端半部裸,为半羽状;中胫后背鬃 2……尾秽蝇属(*Pygophora*)
上方的下眶鬃距下方的上眶鬃的间距比距下方的下眶鬃的间距大;中胫后背鬃 1,极少数为 0(或 2)……86
86 小盾分别具基鬃和端鬃……87
小盾仅具 1 对端鬃……90
87 额三角短,不超过额中部;单眼鬃短弱如毛;雄、雌额宽为头宽的 1/5,眼后缘下半部明显凹入,触角芒全长为短羽状……溜秽蝇属(*Cephalispa*)
额三角完整,前端达额前缘附近,单眼鬃较发达;雄、雌额宽为头宽的 1/4~1/3,甚至略狭于头宽的 2/3……88
88 雄触角长,着生在眼上方 1/3 一线上,触角末端达于口前缘,触角芒上侧具栉状毛,直达芒末端,雌触角芒为羽状……栉芒秽蝇属(*Pectiniseta*)
雄触角短,如触角末端接近口前缘,则触角着生点在眼中央一线上或更低,触角芒短羽状或纤毛状……89
89 下腋瓣明显突出于上腋瓣;雄第五背板两侧无疏长缨毛,第五腹板侧叶内面无赘突……溜芒蝇属(*Caricea*)
下腋瓣至多等于上腋瓣长;雄第五背板两侧常有疏长缨毛,第五腹板侧叶基部内面常有 1 对赘突……小瓣秽蝇属(*Parvisquama*)
90 后胫前背鬃 2;额三角达于额前缘,触角芒短羽状;翅前半部呈棕色……缘秽蝇属(*Orchisia*)
后胫前背鬃 1;额三角短,仅及额长的 1/3 左右,触角芒毛长约为触角宽的 1/2……少毛秽蝇属(*Spanochaeta*)
91 前 1 对上眶鬃短于后 1 对上眶鬃;后胫前背鬃 2;触角芒几乎裸至明显具毛……伪秽蝇属(*Pseudocoenosia*)(雌)
上眶鬃 0~1……92

92 后胫前背鬃 2……93
后胫前背鬃 0~1……94
93 额很宽，至少为头宽 1/3，额三角粉被灰色，达额前缘，雄爪垫不大……池秽蝇属（*Limnospila*）（部分）
雄额狭，至多为头宽 1/4，额三角至多达额上半部；雄爪垫很大……伪秽蝇属（*Pseudocoenosia*）（雄）
94 前背中鬃很小，刚毛状，稍长于体毛；前股无或仅在端部具 1~2 根后腹鬃；头侧面近长方形，触角基部接近于复眼上缘水平……芒蝇属（*Atherigona*）
前背中鬃至少有 1 对长大；前股后腹鬃列完整……95
95 触角着生在眼上方 1/3 处，触角末端至口前缘间距常大于第三节长，芒几乎裸，额宽稍狭于头宽的 1/3，下眶鬃 2……短角秽蝇属（*Limosia*）
触角着生在眼中部左右……96
96 有 2 根长大的前背中鬃，前方一根仅稍微短于后方一根……四鬃秽蝇属（*Macrorchis*）
1 根前背中鬃，如有 2 根则前方仅为后方 1 根长的 1/2 以下……97
97 前背中鬃 2，前方一根为后方一根长的 1/2 至 1/3，髭常位于眼下缘的上方水平……长鬃秽蝇属（*Dexiopsis*）
前背中鬃 1，如有 2 根，则前方一根短于后方一根长的 1/3，髭常明显位于眼下缘以下的水平……秽蝇属（*Coenosia*）（大部分）

家蝇属（*Musca*）分种检索表

1 腋瓣上肋前、后刚毛簇全缺；翅：通常 r_{4+5} 脉腹面越过 r-m 横脉无小刚毛，一般仅基部有小刚毛；♂尾器：肛尾叶端缘内中突呈低平的乳突状，阳基后突不分叉，侧面观不很弯曲；♀产卵器：第六、七两腹节后缘各有 6 个骨化点（极少数例外）；卵无柄，产卵，少数例外地产幼虫……2
腋瓣上肋有前刚毛簇，如缺如则翅 r_{4+5} 脉腹面超过 r-m 横脉有小刚毛，并几乎接近于翅尖（如 *M. fletcheri* 的部分个体）；或则腋瓣上肋有后刚毛簇（如 *M. santoshi*）；前胸侧板中央凹陷无毛；第一腹板具毛……16
2 下侧片在后气门前下方有毛……3
下侧片在后气门前下方无毛，前胸侧板中央凹陷裸；口器：喙齿末端常尖锐［锐家蝇亚属 subg. *Plexemya* Robineau-Desvoidy，1830］……9
3 前胸侧板中央凹陷具纤毛，第一腹板具纤毛；口器：喙齿不特别强大，齿末端不尖、常呈细锯齿状；♂额宽常大于触角第三节的宽度，♀侧额向头顶去显然变狭；♂尾器：后阳基侧突很微小，阳基后突末端相当退化，常呈圆形，第五腹板后侧突细小［家蝇亚属 subg. *Musca*（s. str.）］：所有各鬃位的后背中鬃都发达；♂：额宽为 1 眼宽的 1/4~1/5，而侧额在中部仅为间额的 1/6~1/8，侧尾叶末端呈略方的钝圆形、不稍向后弯。体长 4.0~8.0mm……家蝇（*M. domestica*）
前胸侧板中央凹陷无纤毛，第一腹板常无毛；口器喙齿不特别大，齿末端不尖；♂性额宽为 1 眼宽的 1/4 以内，大多极狭，♀侧额向头顶去不显然变狭；♂尾器：后阳基侧突大多为 1 小锥形突起，阳基后突末端方形或略带匙形，不分叉，第五腹板后侧突小［柔家蝇亚属 subg. *Lissosterna* Bezzi，1922］，腹侧片鬃存在或缺如，腋瓣上肋的后端毳毛（非刚毛）明显；侧颜无毛……4
4 复眼无毛，前缘基鳞黄色，第一腹板无毛（少数个体具纤毛）……5
复眼密生淡色纤毛；♂性胸部背板具四黑纵条……8
5 腹侧片鬃缺如。体长 3.8~6.0mm……裸侧家蝇（*M. albina*）
腹侧片鬃存在……6
6 两性：中胸后盾 2 对黑纵条合并为 1 对宽的黑纵条，并达于小盾沟；前股后腹鬃列疏、总共约有 12 个。♂：额大于或略小于触角第三节的宽度，即使很狭、两侧额亦不相接着；♂腹第一、二合背板黑色（有少数个体呈棕色或近中两侧有黄色斑），第三背板具黑色正中条、其中段宽约为这一节长的 1/2，其两旁为近中淡黄色粉被斑，斑外侧隔着狭的可变色的黄色亚侧纵条。有淡黄色的背面观略带三角形的侧粉被斑，第四背板除正中黑色条较狭、后缘常有暗色缘带外、余均极似第三背板，第五背板中央有宽的黄灰色的粉被斑（正中暗色纵斑不明显）、其外缘以狭的可变色的暗色亚侧纵条与背面观呈三角形的粉被侧斑相隔；♂阳基后突后端略呈方形而不分叉；第一、二合背板全黑。体长 4.0~7.0mm ……………………………………………… 市蝇（*M. sorbens*）

两性：中胸后盾片具四条黑纵条，前股后腹鬃列密、共约 20 个。♂额狭于触角第三节宽，间额常部分消失 …………………………………………………………………………………………………… 7

7 两性：腹部第一、二合背板绝大部分黄色、无正中暗色纵条、仅在后缘正中有 1 暗色小点，下腋瓣黄白色；♂：第三背板黄色，具 1 黑色正中纵条、其中段的宽约为这一节外观长的 1/2，另在这纵条两旁有一对狭的近中粉被纵条，之外在这一节上再无其他的暗色斑或侧粉被斑；第四背板除了亦有暗色正中纵条和狭的近中粉被纵斑之外、还有棕色（以至棕黑色）的亚侧条及稍宽的粉被侧斑；第五背板斑纹似第四背板而深，正中暗色条缺如或仅在近前缘有一段、向后渐狭、终至消失；各腹板大多呈黄色。♀：腹部底色黄棕色，粉被亦比♂浓些，斑纹很像♂性，但第三背板具背面观时呈不很宽的半圆形的侧斑，第五背板狭的暗色正中条纵贯全长。♂尾器很像市蝇；但肛尾叶后侧缘稍圆浑，阳基后突的侧缘几乎平行。体长 5.5~8.0mm ………… 鱼尸家蝇（*M. pattoni*）

两性：腹部第一、二合背板全部黑色；下腋瓣淡褐色。♂：第三背板黄色，具 1 黑色正中纵条、其中段宽约比这一节外观长的 1/2 还宽一点，两侧边缘有狭的暗色后缘斑、斑很小、并一直延伸至背板腹缘的中段；第四背板黄色，除正中黑色纵条外，两侧有暗色的侧后缘斑、同样地延伸至背板腹缘的中段，后缘斑的宽度为这一节长的 1/2 弱；第五背板与第四背板相似，只是底色稍暗及暗色后缘斑较小；各腹板均暗色；体长 5.0~7.0mm ……………………………………… 亚洲家蝇（*M. asiatica*）

8 侧颜无毛，前缘基鳞黑色，腋瓣棕色，上腋瓣具棕色缘缨，在♀中较淡。♂：复眼具长而密的毛、毛长约等于侧颜宽；胸背几乎全黑，腹部第一、二合背板黑色，第三、四两背板各有一宽的黑色正中条、前缘有狭黑带、后缘有宽黑带，其余部分覆银白色粉被，两侧略带黄色；第五背板有三黑色纵条；各腹板均宽、全黑，背板侧缘也黑。♀：复眼上的毛亦明显，毛长约为侧颜宽的 1/2；胸背有 2 对宽的黑色纵条；间额密生毛。体长 6.0~8.0mm ……………………………… 毛堤家蝇（*M. pilifacies*）

侧颜全长偏内方具长而密的黑毛 3 列，毛长在♂性中等于侧颜宽，在♀性中则毛略短；前缘基鳞黄，腋瓣淡棕黄色、下腋瓣上面裸。体长 5.5~6.0mm ………………………………… 西藏家蝇（*M. tibetana*）

9 中胫具 1 个发达的亚中位前腹鬃；下颚须黄色；口器：前颏呈球形膨大，其横径大于前股的横径，喙齿发达而突出；中形种。体长 5.0~6.0mm ……………………………………… 肥喙家蝇（*M. crassirostris*）

中胫无前腹鬃；下颚须黑色 ………………………………………………………………………………………… 10

10 前胫有 1 后腹鬃 ……………………………………………………………………………………………………… 11

前胫无后腹鬃 …… 12

11 触角短、第三节约为第二节的 2~2.5 倍长，喙齿 5 对；第一、二合背板背面全黑。♂：腹有部分底色呈黄色，第二腹板黑色，第五腹板的一部分或全部黑色；后股通常仅有 1（或 2）个亚基部后腹鬃。♀：侧额毛 1 行；通常腹部底色黑，覆灰色粉被，第三背板沿后缘暗色狭横带明显，其宽约为这一节长的 1/5~1/4，且沿这节的前缘常具暗带；体躯略小形。体长 3.5~5.5mm ……………………………………………………………………………………………………… 逐畜家蝇（*M. conducens*）

触角较长，第三节约为第二节的 3~3.5 倍长，喙齿 10 对；第一、二合背板背面除前缘及狭的正中斑呈黑色外、其余都呈橙黄色。♂：腹部大部呈黄色，第三背板正中暗色条中段的宽约为其本身长度的 1/5~2/7，第二至五各腹板没有一个是全黑的；后股有 1 行稍规则地愈向端部去愈短小的后腹鬃列。♀：侧额毛至少在后段有时也在前端呈不很整齐的 2 行，但中段常为单行；腹部与♂相似而略深、粉被较密，第三背板仅具极狭且不很完整的棕色缘，沿这节的前缘无暗带；中型种。体长 5.0~7.0mm ……………………………………………… 平头家蝇（*M. planiceps*）

12 前气门黄白色 …… 13

前气门为棕、黑等暗色 …………………………………………………………………………………………………… 15

13 腹部几乎全部橙黄，无明确的正中暗色纵条。体长 4.0~7.0mm ………………………黄腹家蝇（*M. ventrosa*）
腹部具明确的正中暗色纵条………………………………………………………………………………14
14 ♂：第一至五腹板黄色，中胸盾片亮黑色，无纵条；间额如线，内倾下眶鬃 1 行；♀：间额略宽于侧额；盾片有 2 对暗色纵条，但常不达小盾沟，有时合并成两条；腹部基部铜黑色，端部有淡青色粉被，第五背板特别长，几乎为第四背板长的 2 倍。两性眼具淡色毛；前背中鬃 2。体长 3.0~5.0mm……………………………………………………………………………中亚家蝇（*M. vitripennis*）
♂：第一至五腹板全黑；两性：中胸盾片有 1 对宽的暗色纵条，腹部第三、四两背板后缘有明显的黑色缘带；♂额狭、小于触角第三节的宽度；♀间额中段宽度约为侧额宽的 4 倍。体长 5.0~6.0mm ……………………………………………………………………………………亮家蝇（*M. cassara*）
15 两性：腹部第四背板后缘有狭的黑色缘带；♂：额略大于或等于触角第三节的宽度，侧颜约与触角第三节等宽，中胸盾片正中有淡色灰棕色粉被，在小盾沟前方粉被部分略向两侧扩展，腹第五背板具狭的黑色正中纵条，下腋瓣淡色；♀：中胸盾片四黑色纵条明显，腹第三背板有白色粉被侧斑，第四背板沿前、后缘都有狭的但明显的暗色横带、正中纵条宽度约为横带宽的 2 倍；翅：m_{1+2} 脉末段通常心角略显出角形；以后一段略向内凹。体长 3.0~4.5mm ……………………………………………………………………………………带纹家蝇（*M. confiscata*）
两性：腹部第四背板后缘无缘带；♂：额略小于触角第三节的宽度，侧颜宽约为触角第三节宽的 1.3~1.5 倍，胸背除肩胛和背侧片具淡色粉被、以及有时沿小盾沟处有狭小的粉被斑外，几乎全部呈带有青铜光泽的暗色，腹部第五背板无黑色正中条，下腋瓣白色；♀：胸背灰色粉被 不很明显、尤其在后盾片的部分，腹部除第一、二合背板略暗外、亦呈灰色、斑纹都不显；翅：m_{1+2} 脉末段通常心角极和缓、以后一段较直，m-m 横脉通常亦较直。体长 3.5~5.5mm ……………………………………………………………………………………骚家蝇（*M. tempestiva*）
16 腋瓣上肋后刚毛簇缺如；♂尾器：后阳基侧突呈高锥形，指形或钩形，第五腹板后侧突末端钝、但不特别宽；♀产卵器：在大多数种类中，缘鬃常排列成环状，少数则在第六、七两腹节的腹面有缘鬃；卵有柄［优家蝇亚属 subg. *Eumusca* Townsend，1911］……………………………………………17
腋瓣上肋具后刚毛簇；♂尾器：后阳基侧突长、呈钩状，第五腹板后侧突末端钝而且常很宽；♀产卵器第六、七两腹节在大多数种类中仅在腹面有少数缘鬃、少数种类中则缘鬃呈环状排列（胎家蝇亚属 subg. *Viviparomusca* Townsend，1915）………………………………………………………25
17 下腋瓣上面具黑色纤毛；侧额下段和侧颜全长内有 3~4 行毛，复眼密生淡色长纤毛。体长 5.1~7.7mm……………………………………………………………………………毛颧家蝇（*M. malaisei*）
下腋瓣上面无毛，侧颜亦无毛……………………………………………………………………………18
18 ♂：复眼上半小眼面明显较大…………………………………………………………………………19
♂：复眼上半小眼面不明显地较大………………………………………………………………………20
19 翅：干径脉上后方有 5~7 个毛，r_{4+5} 脉腹面毛列超过 r-m 横脉，甚至伸到 m-m 横脉一线；♂腹：第三背板黑色正中条中段宽约为其长的 1/3~3/8；第一、二合背板大部黑色。体长 6.0~9.0mm ……………………………………………………………………………………长突家蝇（*M. lusoria*）
翅：干径脉上后方仅有 1 个毛，r_{4+5} 脉腹面仅结节处有 4 毛；♂腹：第三背板黑色正中条中段宽约为其长的 1/4；♀第一、二合背板大部呈淡橙色或暗橙色。体长 4.5~6.0mm……………………………………………………………………………………黄黑家蝇（*M. xanthomelaena*）
20 两性：前颏特别发达，其宽度等于前股中段的横径，喙齿特别发达；体黄色粉被稍浓；翅：r_{4+5} 脉腹面超过 r-m 横脉具小刚毛并几乎接近于翅尖；♂额宽为头宽的 1/6。体长 8.0~10.0mm ……………………………………………………………………………………牛耳家蝇（*M. fletcheri*）
两性：前颏的宽度 小于前股中段横径、一般仅略等于前胫中段的横径；♂额较狭、两眼相接近 ……………………………………………………………………………………………………21
21 中胸背板呈淡青灰色，盾片中间的 1 对黑色纵条很狭，且向前方尖削，其后端则不达小盾沟，r_{4+5}

脉腹面超过 r-m 横脉有小刚毛……22
中胸背板呈灰色、淡黄灰等色，盾片中间 1 对黑色纵条前后差不多等宽，r_{4+5} 脉腹面超过 r-m 横脉无小刚毛……23

22 r_{4+5} 脉腹面小刚毛列在超过 r-m 横脉后不远即中止；前颏横径比前胫中段横径为大；两性：腹部腹板大部黄色；m_{1+2} 脉末段在心角以后一段较直、差不多不凹入。体长 5.5~7.5mm……扰家蝇（*M. craggi*）

r_{4+5} 脉腹面超过 r-m 横脉有多数小刚毛，几乎着生到近翅尖处；前颏至多等于前胫中段横径；两性：腹部各腹板大部黑色；m_{1+2} 脉末段在心角以后一段稍较凹入。体长 5.5~6.5mm……牲家蝇（*M. seniorwhitei*）

23 两性：复眼具微毛；腹第一、二合背板背面黑色、并在两侧有明显圆形银灰色粉被闪斑，各腹板及邻接腹板的背板边缘都呈黑色。体长 5.0~7.5mm……黑边家蝇（*M. hervei*）

两性：复眼无微毛；腹第一、二合背板背面全黑、在两侧无明显粉被形成的圆形斑；腹部各腹板在♂中主要呈橙黄色，在♀中如各腹板呈黑色则至少第一、二合背板的腹侧缘不呈黑色……24

24 ♂：侧颜在触角第二节的水平上的宽度小于触角第三节的宽度；腹第五背板有明显暗色的可变色的粉被形成的纵条；颊前方着生短毛的上界呈半圆形，并显然地超过眼下缘的水平；♀下眶鬃在中后部或仅在后部每侧有 2 行（较少是 3 行）不整齐鬃列，其中外方的一列是不完全的。体长 4.5~7.5mm……秋家蝇（*M. autumnalis*）

♂：侧颜在触角第二节的水平上的宽度大于或等于触角第三节的宽度；腹第五背板均匀地被覆着灰黄色粉被而没有明显的暗色条；颊前方着生短毛的区域的上界仅稍稍呈钝角形而略超过眼下缘和髭角间所联结的线；♀下眶鬃列为 1 行。体长 4.5~6.7mm……肖秋家蝇（*M. amita*）

25 下腋瓣上面具黑色纤毛；前颏的宽度等于前股中段横径、喙齿极发达；下颚须黄色，末端略暗；r 脉背面后侧具 4~5 个毛，r_{4+5} 脉腹面超过 r-m 横脉有小刚毛；腹部所有的腹板都呈暗色。体长 6.5~10.0mm……毛瓣家蝇（*M. inferior*）

下腋瓣上面无毛……26

26 ♂侧颜具 1~3 行不很密的毛，复眼具密的淡色纤毛；前胸基腹片具毛，较小型种。体长 5.5~6.2mm……伪毛颧家蝇（*M. santoshi*）

侧颜无毛……27

27 两性：第一、二合背板大部或全呈暗色……28

两性：第一、二合背板大部呈黄色……31

28 翅：r_{4+5} 脉腹面小刚毛列通常仅分布在第一段的基半长度内，♂第一、二合背板几乎全黑，第五背板正中暗色条不显著；触角第三节长约为第二节长的 2.5 倍，体长 6.0~9.0mm……孕幼家蝇（*M. larvipara*）

翅：r_{4+5} 脉腹面小刚毛列超过 r-m 横脉……29

29 ♂第五腹板骨化区后缘呈缓弧形，中央不凹入；第二至四腹板橙色，♂第一、二合背板大部暗；后盾片中间 1 对黑纵条不达于小盾沟。体长 6.5~9.5mm……异列家蝇（*M. illingworthi*）

♂第五腹板骨化区后缘中央明显凹入；至少第二腹板呈暗色……30

30 亚缘脉骨片具黑色小刚毛，♂第一、二合背板及各腹板几乎全黑；第五腹板骨化区后缘中央凹入浅、其深度小于宽度。体长 6.5~9.5mm……板黑家蝇（*M. bakeri*）

亚缘脉骨片无黑色小刚毛，♂第一、二合背板沿后缘两侧或多或少呈明显的黄色、至少有狭的黄色斑或带，通常第三、四两腹板黄色；第五腹板骨化区后缘中央凹入深，其深度明显大于宽度。体长 7.0~9.5mm……北栖家蝇（*M. bezzii*）

31 ♂：中胸盾片中间的 1 对黑色纵条决不达于小盾沟；两性：腹第一、二合背板的黑色正中条沿后缘显然向两侧扩展。体长 5.5~8.0mm……突额家蝇（*M. convexifrons*）

♂：中胸盾片中间的 1 对黑色纵条显然达于小盾沟；两性：腹第一、二合背板的黑色正中条总不会明显地向两侧缘扩展，即第一、二合背板的侧缘总是呈淡色的。体长 8.0~9.0mm ……………………台湾家蝇（*M. formosana*）

5\. 丽蝇科（Calliphoridae）

丽蝇科（Calliphoridae）分属检索表
（引自薛万琦 赵建铭 主编 中国蝇类 1996）

1 干径脉及翅下大结节均裸，后背中鬃 3~4 个鬃位……………………2
干径脉上面后侧具毛，后背中鬃 4~5 个鬃位……………………28

2 后气门前厣有 1 明显的后倾长毛簇；后小盾片呈明显或略明显的垫状隆起，常多微皱，又在正中微凹，但隆起较寄蝇科（Tachinidae）为低；触角芒长羽状；体呈金属紫、绿等色；雌产卵器适于产幼虫（迷蝇亚科 Ameniinae）……………………3
后气门前厣无上述毛簇，至多有少许不明显的毛；后小盾片不突出或仅见极微的膨隆（丽蝇亚科 Calliphorinae）……………………4

3 颜脊发达；前胸侧板中央凹陷及前胸基腹片均具毛；肩后鬃 2，外方 1 根位于沟前鬃一线的内侧；后胫有端位后腹鬃（迷蝇族 Ameniini）；小盾在交叉的端鬃的紧背方有 1 对强大的刺状近端鬃；雄额宽，有外顶鬃、后倾及前倾的上眶鬃；前缘脉第三段腹面具毛；前胫通常有 2 根强大的后腹鬃；雄第九背板侧腹缘发达，向下延伸显然超过侧尾叶长之半，阳茎下阳体不骨化……………………闪迷蝇属（*Silbomyia*）
颜脊不发达，前胸侧板中央凹陷裸，前胸基腹片具毛；雄额宽，外顶鬃发达，肩后鬃 3（扁头蝇族 Catapicephalini）；小盾片一般有 3 对缘鬃、1~2 对心鬃；后背中鬃通常为 4；腹侧片鬃 2∶1；雄第九背板侧腹缘不发达，不超过侧尾叶长之半；阳茎下阳体常骨化；雌产卵器宽短，第八背板仅为 1 对小骨片，适于产幼虫……………………扁头蝇属（*Catapicephala*）

4 前胸侧板中央凹陷具毛……………………5
前胸侧板中央凹陷裸；触角芒羽状……………………25

5 腋瓣上肋前、后瓣旁簇均存在，下腋瓣上面裸；侧颜通常裸；体呈金属绿色或青、紫等色；腹侧片鬃 2∶1（绿蝇族 Luciliini）……………………6
腋瓣上肋至少无后瓣旁簇……………………8

6 下侧背片无黑色纤毛∶体呈金属青绿或铜绿等色……………………绿蝇属（*Lucilia*）
下侧背片有黑色纤毛……………………7

7 体大型；雄露尾节极发达，且明显地突出；足胫节常具长缨毛……………………巨尾蝇属（*Hypopygiopsis*）
体中型；雄露尾节较小，仅略突出；足胫节无长缨毛……………………带绿蝇属（*Hemipyrellia*）

8 腋瓣上肋前瓣旁簇存在；通常下阳体有腹突；多数属的下腋瓣上面具毛（丽蝇族 Calliphorini）……………………9
腋瓣上肋无前瓣旁簇；前胸侧板中央凹陷具毛，前胸基腹片裸，下侧背片有直立的长纤毛；下腋瓣上面裸；至少胸及腹基部有些部分黄褐色，或呈青、绿、褐、黑等色，有金属光泽（阜蝇族 Phumosiini）……………………24

9 下腋瓣上面具直立的纤毛……………………10
下腋瓣上面裸……………………21

10 下腋瓣上面的纤毛分布面广……………………11
下腋瓣上面的纤毛分布较疏或较少，有时仅在基部有 2~3 根，有时小毛很微小……………………17

11 后中鬃缺如；足前胫后腹鬃 1；肩后鬃仅有外方的 1 根，前翅内鬃缺如；头略长，颜面小，额角略突出；喙很细长（中喙长约为高的 6 倍）；下颚须亦长，触角芒端段似裸，实有短微毛；雄额宽，具外顶鬃；体黑色，有薄粉被，翅基、腋瓣及亚前缘骨片黄色……………………拟蚓蝇属（*Onesiomima*）
后中鬃存在……………………12

12 后中鬃仅小盾前 1~2 对，肩后鬃 2，前翅内鬃缺如；足前胫后腹鬃 2……13
后中鬃 3 对，背中鬃 3+3；足前胫后腹鬃 1……14
13 鬒间距小于一侧颜的宽；雄肛尾叶与侧尾叶都很发达，阳体壮实；骨化强；雌第五背板基部无心鬃，后缘正中有一小切口……拟蓝蝇属（*Cynomyiomima*）
鬒间距大于一侧颜的宽；雄肛尾叶较稚废，显然比侧尾叶为短，阳体瘦长；雌第五背板基部常具心鬃，后缘完整，正中无切口……蓝蝇属（*Cynomya*）
14 前翅内鬃缺如……15
前翅内鬃 1；雄侧阳体具细长而略向前弯曲的端突起……16
15 肩后鬃 2；雄第七、八合腹节上有叉形突起，第九背板小；雌第五背板有 1 正中缝……叉丽蝇属（*Triceratopyga*）
肩后鬃 3；雄第七、八合腹节上无突起，第九背板特别发达，侧则尾叶亦特别长，因而腹部尾节相当膨大，肛尾叶则极退化；雌第五背板很发达，正中缝无或不全……阿丽蝇属（*Aldrichina*）
16 下颚须侧扁；腹侧片鬃 2：1；腹部后缘带缺如或有也不明显；体显薄粉被……丽蝇属（*Calliphora*）
下颚须圆筒状；腹侧片鬃 1：1；腹部具后缘带；体具浓密的粉被……东丽蝇属（*Mufetiella*）
17 前翅内鬃存在，后翅内鬃 2（少数为 3）；外方肩后鬃存在……18
前翅内鬃缺如，如存在，则颜脊发达，或无外方的肩后鬃……19
18 颊高为眼高的 1/8~1/7；触角第三节长约为第二节的 2.5~3.5 倍；芒羽状，芒毛达于末端；前中鬃列间距约等于它与背中鬃间距，亚前缘骨片仅有绒毛；雄侧阳体原始类型（即大部长度是左右分离的），侧阳体基部前突短，不及侧阳体长之半，下阳体基部骨化，基翼、中翼均不发达，侧阳体端钩短；雄第三背板有 1 对直立的中缘鬃；体色黑至青黑色，有变色的粉被斑；有时胸、腹部分棕黄色，足亦部分黄色；模式种腹板毛长……鬃腹丽蝇属（*Tricycleopsis*）
颊高至少为眼高的 1/4；触角第三节长约为第二节的 1.5~2.0 倍；芒羽状，芒毛不达于末端，甚至仅占基部的 1/3~1/2；雄阳茎“颈部”短，侧阳体进化类型（即左右大部愈合），基部前突长，等于或长于阳茎长的 1/3，端钩也发达，既宽又长，常呈镰形，末端尖，指向前方，前伸段常超过侧阳体长的 1/3；下阳体基翼、中翼均发达，但在侧阳体端钩水平上；中条愈合为 1 骨化条；端阳体短。胸部呈金属青黑色，有灰色粉被，常有暗色纵条；腹部呈金属青、黑、橄榄绿等色，有粉被，粉被强时有闪光斑……陪丽蝇属（*Bellardia*）
19 雄额极宽，似雌额，侧颜宽，全长都被毛；头高超过头宽；触角第三节长为第二节的 4~6 倍，芒羽状，芒毛达于末端，芒基 1/2 增粗；腋瓣上肋无后瓣旁簇；侧阳体宽而短，呈片状前屈，可能是发达的基部前突，下阳体基翼发达，中条愈合；体黑色，腹部有变色斑……台南蝇属（*Tainanina*）
雄额很狭，除体色外，其余特征不如上述……20
20 外方的肩后鬃存在；后翅内鬃 3（少数为 4），前中鬃 2（少数为 1），列间距较狭，后中鬃 2~4，前背中鬃通常为 3；无颜脊，雄阳茎“颈部”长，侧阳体进化型。大多全长愈合，少数分离过半，端部无钩或有短钩，呈弧形或角形弯曲，基部前突骨化强，但至多为阳茎长的 1/4，下阳体基翼发达，端翼有时更发达，有时位于侧阳体末端水平处，尚有发达的中翼，中条发达，基翼通常不急剧前屈；端阳体长……蚓蝇属（*Onesia*）
外方的肩后鬃缺如；后翅内鬃 2（少数为 1 或 3），前中鬃 0~1（少数为 2），后中鬃 1~3（通常为 2），前背中鬃通常为 2（少数为 3），且以上各鬃总和少于蚓蝇属；m_{1+2} 脉呈角形弯曲；常有发达的颜脊，但有些种颜脊并不发达；雄尾器基阳体不细长弯曲；阳茎“颈部”较长，侧阳体大都为全部或大部分愈合的进化型，且常无端钩，少数为半愈合而其端钩，极个别的大部分离且具钩，基部前突短；下阳体基翼常骨化而宽大，但向前伸，中翼或端翼发达，或二者都较发达，中条发达，愈合；且骨化强，形态似蚓蝇；端阳体长或中等长，少数较短……拟粉蝇属（*Polleniopsis*）
21 复眼有明显的毛（如仅具疏微毛，则雄第三、四腹板或仅第四腹板具刷状鬃斑）；前翅内鬃存在，前中鬃 2~3，外方肩后鬃存在；胸部通常黑色，腹部常有棕黄斑，或全呈黑色，都有浓厚粉被，以至于呈可变色的闪光斑;足有时部分黄色;触角第三节长约为第二节的 3 倍;雄第二腹板很长,第三、四腹板具特征性的刷状鬃斑突立于腹下,第五腹板基部正中常有疣状小突;腋瓣上肋前瓣旁簇及听膜簇均发达;基阳体短而直;侧阳体属于较原始类型,我国的种类大都细长而直,末端分离并稍前曲,基部前突略发达;下阳体侧翼基部宽于端部,端部不很发达,中条通常左右不愈合;雌产卵器长,第七背板呈"Y"形……………………………………变丽蝇属(*Paradichosia*)

复眼裸,至多有疏短微毛(如眼毛较发达,则前翅内鬃缺如);前翅内鬃存在或缺如,外方的肩后鬃存在……………………………………………………………………………………22

22 后翅内鬃 2,腹部分呈黄色,或粉被较强,呈棋盘状斑……………………………………………23

后翅内鬃 3;胸部底色黑,有淡色粉被,腹部呈青、绿、橄榄绿等色或亮黑;雄第二腹板不特别长;基阳体不长,侧阳体原始类型,左右明显分离,末端有前屈的端钩,基部前突中等发达,下阳体基翼稍发达,端翼几乎全不发达,因此,阳茎侧面观基半部常呈三角形,端阳体细,不超过侧阳体端部长;雌产卵器长,第七背板近于"U"形……………………………………蜗蝇属(*Melinda*)

23 体(腹部及足)至少部分黄色,翅 $2R_5$ 室开口极狭,r_{4+5} 与 m_{1+2} 两脉几乎相接;雄第二腹板略长,但第三、四腹板无刷状鬃斑,第五腹板亦无正中小疣;基阳体细长弯曲;雌产卵器长,但第七背板为 1 对长的相互分离的骨片……………………………………裸变丽蝇属(*Gymnadichosia*)

体(腹部、小盾等)大部分呈黄色,腹部具棋盘状粉被斑;足至多部分地呈黄色;翅 $2R_5$ 室开口不特别狭;雄第二腹板亦不较长,第三、四腹板鬃斑及第五腹板正中小疣均无;侧阳体基部前突很长,几乎同侧阳体端部等长,后者有一前屈的近于直角的端钩……………粉腹丽蝇属(*Pollenomyia*)

24 腹侧片鬃 1:1;后背中鬃 4,腋瓣上肋后段裸……………………………………绛蝇属(*Caiusa*)

腹侧片鬃 2:1;后背中鬃 3~4,腋瓣上肋后段有纤细柔毛(不是刚毛)……………阜蝇属(*Phumosia*)

25 前胸基腹片裸,体通常(至少胸部)覆有金色曲绵毛,或裸;雄额通常很狭,雌性宽,或两性均较宽(粉蝇族 Polleniini)……………………………………………………………………26

前胸基腹片有毛,体无金色曲绵毛,仅有一般黄色毛;后背中鬃 4 个鬃位,腋瓣上肋前、后瓣旁簇均缺如;腹侧片鬃 1:1,黄褐色种(孟蝇族 Bengalliini);侧颜全长都有毛,雄、雌间额亦被毛;翅 r_{4+5} 脉小刚毛达于 r-m 横脉;上唇基的上缘突出;足中胫和后胫的背隆脊由 2 行小刚毛组成……………………………………………………………………孟蝇属(*Bengalia*)

26 侧颜具毛;亚前缘骨片具小刚毛,下腋瓣上面裸;颜脊角形隆起或不很发达;胸部除具黄色绵毛外,底毛黑色……………………………………………………………………粉蝇属(*Pollenia*)

侧颜裸,侧额上的毛至多向下分布到触角着生点的水平线上;如稍超过,则体大部呈黄色;下侧背片裸,中胸背板除在前盾前缘有少数及肩后区个别黑色底毛外,仅具黄色绵毛……………27

27 亚前缘骨片有小刚毛,髭远离口前缘,颜脊宽平或略圆,决不呈角形;翅 m_{1+2} 脉末段呈直角形或钝角形向前弯曲;腹部底色黑……………………………………………金粉蝇属(*Xanthotryxus*)

亚前缘骨片仅有黄色绒毛,无小刚毛,髭很接近口前缘;颜脊低而圆,不平,也不呈角形;翅 m_{1+2} 脉末段呈宽钝角形向前弯曲;腹部底色黄,至少部分黄色,很少是全黑的……………………………………………………………………瘦粉蝇属(*Dexopollenia*),Townsend

28 翅下大结节及下腋瓣上面均有毛(金蝇亚科 Chrysomyinae)……………………………………29

翅下大结节无毛,下腋瓣上面通常裸……………………………………………………………31

29 腹侧片鬃 0:1,前气门白色,雄无外顶鬃,无肩鬃,背侧片鬃 0:1;雌无侧额鬃,具肩鬃,背侧片鬃 1:1……………………………………………………………………锡蝇属(*Ceylonomyia*)

腹侧片鬃 1:1,体长超过 7mm……………………………………………………………………30

30 雄具外顶鬃,第五腹板后缘弧形,无裂口;雌无侧额鬃,第五背板后方正中有 1 纵裂缝……………………………………………………………………裸金蝇属(*Achoetandrus*)

雄无外顶鬃(个别种例外),第五腹板后缘有裂口;雌至少具一外倾侧额鬃,第五背板后方正中无纵缝……………………………………………………………………金蝇属(*Chrysomya*)

31 后头背区有毛；体无黄色柔毛；口前缘不呈鼻状突出（伏蝇亚科 Phormiinae）……32
后头背区裸，亦无粉被；体被黄色柔毛；口前缘常呈鼻状突出（鼻蝇亚科 Rhiniinae）……35

32 胸部至少有沟后的中鬃、背中鬃及翅内鬃，体呈金属绿、青、蓝及紫等色……33
胸部中鬃、背中鬃及翅内鬃均缺如，体色亮黑……山伏蝇属（*Phormiata*）

33 前中鬃不发达，与周围的毛不易区别；腋瓣暗色，在翅收合时，上腋瓣上面中央部的外方有黑色纤毛，腹侧片鬃 2:1……原伏蝇属（*Protophormia*）
前中鬃很发达；腋瓣很少是暗色的，在翅收合时，上腋瓣上面具白色纤毛或裸……34

34 前背中鬃 4~5；前气门呈淡橙色；在翅收合时，上腋瓣上面外方具白色纤毛；腹侧片鬃 1:1（有时为 2:1）；翅内鬃 1+2……伏蝇属（*Phormia*）
前背中鬃 3；前气门暗橙色以至黑色；在翅收合时，上腋瓣上面无纤毛；腹侧片鬃 2:1，如前气门略淡，则翅内鬃 1+3……原丽蝇属（*Protocalliphora*）

35 触角芒栉状，仅上侧有毛（鼻蝇族 Rhiniini）……36
触角芒羽状或毳毛状（个别裸），决不呈栉状（彩蝇族 Cosminini）……40

36 前胸侧板中央凹陷具毛；翅 $2R_5$ 室开放，其外形似依蝇属（*Idiella*），但口前缘不呈鼻状突出……迷鼻彩蝇属（*Arrhinidia*）
前胸侧板中央凹陷裸，仅在小盾前有中鬃和背中鬃，腋瓣上肋裸……37

37 触角芒上最长毛不超过触角第三节宽的 1/2；前气门鬃缺如或存在，第一鬃位（最前方的一个）的肩后鬃常缺如；后中侧片鬃列完整；翅 $2R_5$ 室闭合并具柄；体呈金属绿色……绿鼻蝇属（*Chlororhinia*）
触角最长芒毛长于触角第三节宽的 1/2；前气门鬃缺如，第一鬃位肩后鬃常存在……38

38 足后胫无明显的前背鬃列，但有 2~3 个前背鬃，其长等于或长于该节横径；有 2 个位于前上方后中侧片鬃；翅 $2R_5$ 室开放；有时微开放；雄第一、二合背板无长的缘鬃；体型稍瘦长，且两侧略并行，腹大部呈黄褐色……依蝇属（*Idiella*）
足后胫有 1 行差不多等长的前背鬃，长于正常的鬃毛（有时其中 2~3 根较长）；前胫有亚中位后腹鬃；体型较粗胖，腹部卵形，且常带暗色……39

39 翅 $2R_5$ 室闭合且具柄；中侧片和翅侧片具厚黄色粉被；腹侧片亮黑色，无粉被；中胸侧片无明晰的生毛点；下腋瓣不具小叶；腹部全黄或者至少前部呈黄褐色；雄第五腹板侧叶端部具齿，肛尾叶钳形，侧尾叶末端膨大且弯曲……鼻蝇属（*Rhinia*）
翅 $2R_5$ 室或开放，或闭合，或具柄，各侧片部分或全部具粉被，生毛点存在或缺如；下腋瓣具小叶；腹部或全黑，或大部呈黄色，或具黄色斑并有生毛点；雄肛尾叶近端部直，且呈针形，侧尾叶瘦长，阳体球形……口鼻蝇属（*Stomorhina*）

40 前气门鬃缺如；足前胫有 1 亚中位后腹鬃；触角芒羽状；体型瘦长，外被不光滑……污彩蝇属（*Borbororhinia*）
前气门鬃存在；腋瓣上肋裸……41

41 触角芒毳毛状（个别裸），最长不超过触角第三节宽的 1/2……42
触角芒羽状，最长至少等于触角第三节宽……44

42 前胸侧板中央凹陷具长柔毛……43
前胸侧板中央凹陷裸；触角芒裸或具毳毛……鼻彩蝇属（*Rhyncomya*）

43 触角芒具毳毛，最长芒毛不超过芒基宽；雄尾节外露明显，肛尾叶不愈合，且较发达；体型似鼻彩蝇……金彩蝇属（*Metallea*）
触角芒呈短羽状，芒毛一般超过芒基宽；雄尾节外露不明显，肛尾叶愈合呈针状；腹部有黑斑，但无缘带……拟金彩蝇属（*Metalliopsis*）

44 最外方肩后鬃缺；仅有 1 个最前方的肩后鬃，m_{1+2} 脉呈弧形弯曲；两性间额均宽于单眼三角，侧额、侧颜不及触角第三节宽；前中鬃和前背中鬃均缺如……阿里彩蝇属（*Alikangiella*）

沟前鬃外方有 1 根肩后鬃……45

45 前中鬃和前背中鬃缺如或不发达，后中鬃和后背中鬃也不发达，有时仅有小盾前的 1 对发达，肩后鬃 2 个；口上片类似鼻蝇族的形状，明显地呈鼻状突出；体呈铜绿等色，有生毛点……彩蝇属（*Cosmina*）

前中鬃和前背中鬃至少有 1 对发达……46

46 中侧片上方通常无黑色刚毛；翅 m_{1+2} 脉常呈缓弧形弯曲；雄第五腹板非常发达，几乎与腹节等宽，侧叶基部内缘具疣状突起；其余腹板均宽大；雌第五背板后至少有一背板发达，且向后伸出，不被第五背板所覆盖……弧彩蝇属（*Strongyloneura*）

中侧片上方有黑色刚毛；翅 m_{1+2} 脉常呈角形或弧形弯曲；雄第五腹板常形，侧叶内缘基部无疣状突起；雌第五背板后各背板不发达，且不向后伸出……等彩蝇属（*Isomyia*）

绿蝇属（*Calliphora*）Robineau-Desvoidy 的种检索表
引自范滋德 1997，中国动物志 昆虫纲 第六卷 双翅目 丽蝇科

1 前缘基鳞黑色；亚前缘骨片具或多或少的黑色小刚毛；后中鬃通常为 2，少数为 1，如有 3 个则腹部第三背板有 1 对中缘鬃……2

前缘基鳞黄色，亚前缘骨片仅具绒毛；后中鬃 3；前胸侧板中央凹陷具黑色纤毛（灿蝇亚属 subg. *Phaenicia*）……15

2 后中 1（或 2），前腹部背板除具暗色缘带外，在第三和第四两背板上还分别有宽的和狭的正中暗色条（华绿蝇亚属 subg. *Sinolucilia* Fan，1965）；前胸基腹片长梯形，其中部的宽度小于长度的 1/2，前胸侧板中央陷的纤毛较本属其他种为发达。♂中足胫节前背鬃 2，前腹鬃 0；雌性中足胫节前背鬃 2（或 3）；♂第五腹板的侧叶内缘有板状突起；♀第七背板前狭后宽，骨化部分呈"八"字形。体长 7.0~12.0mm……瓣腹绿蝇（*L. appendicifera*）

后中鬃 2 或 3，前腹部背板无明显的暗色正中条；前胸基腹片中部的宽度大于长度的 1/2，如等于长度的 1/2，则第三背板有中缘。♂中足胫节前背鬃 1，前腹鬃 1，发达；♀中足胫节前背鬃一般为 1~2 个；♂第五腹板常形；♀第七背板前宽后狭……3

3 腹部第三背板有 1 对中缘（绿蝇亚属 subg. Bufolucilia）……4

腹部第三背板无中缘鬃，后中鬃 2……6

4 后中鬃 3。♂额宽约等于触角第三节的宽度，间额略宽于或狭于一侧额宽；♂尾器侧面观肛尾叶和侧尾叶都直，侧尾叶渐向端部尖削体长 4.5~8.0mm……林绿蝇（*L. silvarum*）

后中鬃 2。♂额宽显然约等于或大于触角第三节的 2 倍宽；侧尾叶侧面观不直，也不显然尖削……5

5 腹部第三背板有暗色后缘带，并有隐约的狭的暗色正中条，但第四背板则有时具有后缘带和正中条；下颚须黄棕色。♂第九背板腹缘中央向下凸出（侧面观）；♂侧尾叶和肛尾叶的端部都微向前弯曲。体长 7.5mm……秦氏绿蝇（*L. chini*）

腹部第三、第四背板都无暗色后缘带，下颚须黄色，端部暗色。♂第九背板腹缘中央不向下凸出（侧面观）；♂侧尾叶和肛尾叶端部直，甚至微向后弯。体长 6.0~8.5mm……蟾蜍绿蝇（*L. bufonivora*）

6 如在第二对后背中鬃之间引一横线，那么前方的一对后中的着生位置常位于这一横线上或位于这横线的后方；前腹部各背板有明显的暗色后缘带；前胸侧板中央凹陷具极微细的纤毛（南绿蝇亚属 subg. *Luciliella*）……7

如在第二对后背之间引一横线，那么前方的一对后中鬃的着生位置位于这一横线的前方；前腹部各背板通常无明显的暗色后缘带，少数种类有时仅在两侧的沿后缘稍暗……11

7 2 个后中鬃和后方的 2 个后背中鬃的位置都显然偏在盾片的沟后部分的后方 2/5 范围内，而后背中鬃的第二个鬃至第一个鬃之间的距离约为第二个鬃至第三个鬃之间距离的 2 倍；翅内鬃 1+2；下侧片在呈曲尺形排列的鬃列的前下方还有密的黑色细长毛群；体大型，体色深青色；腋

瓣棕色，上腋瓣边缘全褐，或略呈淡色；后足胫节后背鬃1（或0）。♂眼合生，额仅如一线，间额消失段约占额全长的2/3，触角第三节约为第二节的3倍长。体长10.0~14.5mm……………………中华绿蝇（*L. sinensis*）

不如上述……8

8 触角长，其第三节的长度约为第二节长的4倍以上，♂额宽等于或小于触角第三节的宽度；♂侧阳体端突长，明显地向前方弯曲……9

触角较短，其第三节约为第二节的3.5倍长。♂额宽等于或略大于触角第三节的宽度；腋瓣白色……10

9 至少上腋瓣是白色的，其边缘亦呈淡色，至多在上腋瓣外侧部分毛呈灰色。♂额等于或略狭于触角第三节的宽度；间额消失段约占额全长的1/4，一般亚前缘骨片前缘具小刚毛；侧阳体端突不超过下阳体的前缘。体长8.0~12.0mm……南岭绿蝇（*L. bazini*）

上、下腋瓣棕色，上腋瓣边缘及其毛呈暗棕色。♂额显然比触角第三节的宽度为狭，间额消失段约占额全长的1/3；一般亚前缘骨片的前缘无小刚毛；♂侧阳体端突超过下阳体的前缘。体长70~12.0mm……海南绿蝇（*L. hainanensis*）

10 ♂、♀上腋瓣外侧缘缨毛白色（但四川峨眉山标本这部分毛稍带灰色）。♂侧阳体端突长而向前方弯曲，并显然超过下阳体的前缘。体长7.0~10.5mm……沈阳绿蝇（*L. shenyangensis*）

♂、♀上腋瓣外侧缘毛稍带灰色（但云南产标本腋瓣带棕色）。♂侧阳体端突很短，几乎是直的，它的末端与下阳体腹突远离。体长6.0~8.0mm……巴浦绿蝇（*L. papuensis*）

11 触角特别长，几乎达于口上片处；亚前缘骨片棕黄色，上生黑色小刚毛，明晰可见。♂额很狭，间额在最狭处一般消失，侧尾叶前后缘几乎平行，末端宽而圆钝，具长柔毛；♀额狭，头宽约为额宽的3.1~3.9倍，侧颜和侧额等宽；前胸侧板中央凹陷具淡色纤毛（壶绿蝇亚属subg. *Caesariceps*）……12

触角不特别长；亚前缘骨片较暗，因此小刚毛不很明晰。♂额稍狭，间额在最狭处不消失或不完全消失；♂侧尾叶狭而渐细削，末端细或分叉；♀额较宽，头宽约为额宽的2.5~3.1倍，侧颜比侧额为宽[绿蝇亚属subg. *Lucilia*（s.str.）]……14

12 体色带青紫色；腋瓣淡棕色以至棕色，至少上腋瓣外缘呈淡棕色。♂阳体侧面观下阳体腹突狭，约与端阳体等宽并具尖的端部。体长5.0~1.0mm……紫绿蝇（*L. porphyrina*）

体色绿；腋瓣白色至淡棕色，至少上腋瓣外缘呈白色。♂阳体侧面观下阳体腹突宽……13

13 ♂阳体侧面观下阳体腹突的宽度约为端阳体宽的2倍，末端圆钝；前阳基侧突前缘呈90°~100°，近于直角形凹入。体长5.5~10.0mm……壶绿蝇（*L. ampullacea ampullacea*）

♂阳体侧面观下阳体腹突的宽度约为端阳体宽的15倍，末端稍尖；前阳基侧突前缘呈140°左右的钝角形四人。体长6.5~11.0mm……崂山壶绿蝇（*L. ampullacea laoshanensis*）

14 ♂第九背板很大，亮绿色，侧尾叶末端分叉；♀腹：第六背板略向背方驼起，后缘仅在两角及正中有缘鬃；第八腹板后缘匙形；长于第八背板。体长7.0~10.5mm……………………叉叶绿蝇*L.*（s.str.）*caesar*（221页）

♂第九背板较小，黑色，侧尾叶末端细，向前方弯曲；♀腹：第六背板不驼起，整个后缘都有缘鬃；第八腹板与第八背板几乎等长。体长5.0~9.0mm……亮绿蝇*L.*（s.str.）*illustris*（225页）

15 ♂额宽大于触角第三节宽，间额至少与一侧额等宽……16

♂：额为触角第三节宽之半，间额在最狭处消失，肛尾叶末端后缘有一簇稍长而孤立的纤毛；♀后腹部第六背板长宽比约为2∶3，体长9.0~11.0mm……狭额録蝇（*L. angustifrontata*）

16 ♂、♀腹：第三背板有1对大形的中缘。♂额宽为触角第三节宽度的3倍；间额为侧额的2倍宽；肛尾叶和侧尾叶都狭长，前者的愈合段长度超过端部分离段长度的5倍；中足胫节有1个前背鬃，♀额狭。体长5.8~6.5mm……长叶绿蝇（*L. regalis*）

♂、♀腹：第三背板无中缘鬃，♂额宽等于或大于触角第三节宽的3倍；♀额相当宽……17

17 ♂第三、四、五各腹板（或至少第四、五两腹板）都具长密毛：额宽大于触角第三节宽的3倍……18

腹部下面毛不很强大，♂额限于触角第三节宽的3倍；♀后腹部第六背板长宽比约为1∶2……20

18 中胫前背 2~3 ……………………………………………………………………………………19
中胫前背 1。端阳体端部略向前弯,侧面观前方中段有一明显的突起;这一突起与侧阳体端突末端在同一垂线上,肛尾叶亚基部轻微收小,第九背板侧下缘有轻微突起且具略密的长毛。体长 7.5mm …………………………………………………… 太原绿蝇(*L. taiyuanensis*)
19 ♂额宽约为触角第三节宽的 3.5 倍:♂腹第二腹板每侧具 3~5 个长大的鬃状毛,偏在后半部;第九背板"腹叶"长,其下缘与侧尾叶的末端相齐;侧面观侧尾叶游离部的长度约为其本身宽的 3 倍长;侧阳体端突钩曲部分的长度显然超过端阳体长度的 1/2,中胫前背鬃 2 或 3,体长 0~10.0mm …………………………………………………… 山西绿蝇(*L.* shansiensis)
35(34)♂额宽约为触角第三节宽的 4.5 倍,♂腹第二腹板前半部毛较粗而密,每侧有 7~10 个鬃状毛,第九背板"腹叶"显然比侧尾叶为短;侧面观侧尾叶的游离部的长约为其本身宽的 4 倍长;侧阳体端突的钩曲部分的长度仅及端阳体的 1/2;中足胫节前背鬃 3 或 4。体长 7.0~9.0mm …………………………………………………… 毛腹绿蝇(*L. pilosiventris*)
20 后胸腹板(基腹片)有纤毛;肩胛上肩后区小毛在 6 个以上;从后背面看,第二个前中鬃的长度达第一个后中爆处;在额的最狭处:♂侧额约为间额宽的 1/2,♀侧额约为间额宽的 1/2,颊则较宽;触角带黑色,其第三节约为第二节的 3 倍长,侧后顶一般有 2 对以上;胸部小毛细长而密;侧面观♂腹部不向背方拱起第二至四各腹板上的毛的长度与后足股节和胫节上的毛等长;肛尾叶后面观端部显然向末端尖削而末端尖,侧面观末端不呈头状,略直,后侧毛较长,毛的长度超过末端横径的 2 倍;后面观侧尾叶扩开,端部虽略向内方抱合,但不与肛尾叶靠近;前阳基侧突有 3(或 4)个刚毛,常着生在端部的 1/3 的距离内:第五腹板基部的长度大于侧叶长的 1/2。体长 5.0~10.0mm …………………………………………………… 丝光绿蝇(*L. sericata*)
后胸腹板(基腹片)无纤毛:肩胛上肩后区小毛在 4 个以下;从背面看,第二个前中鬚的长度达不到第一个后中处;在额的最狭处:♂侧额约和间额等宽,♀侧额宽约为间额宽的 2/3;颊较狭,头高亦较短;触角带棕灰色,其第三节约为第二节的 2.5 倍;侧后顶一般为 1 对;胸部小毛较粗而疏;侧面观♂前腹部在后上方拱起,第二至第四各腹板上的毛的长度超过后足股节和胫节上毛的长度,腹部下方后部多密而长的毛;肛尾叶:后面观端部内外缘几乎平行而末端钝,侧面观末端略呈头状,且微向前弯,后侧仅生短毛,毛的长度略等于末端横径;后面观侧尾叶直,与肛尾叶较靠近;前阳基侧突有 5(或 4)个刚毛,常着生在端部 1/2 的距离内;第五腹板基部的长度小于其侧叶长的 1/2。体长 5.0~8.0mm …………………………………………………… 铜绿蝇(*L. cuprina*)

丽蝇属(*Calliphora*)Robineau-Desvoidy 的种检索表
引自范滋德 1997,中国动物志 昆虫纲 第六卷 双翅目 丽蝇科

1 肩后鬃 2(最前方 1 鬃缺如);上、下腋瓣全呈白色 ……………………………………2
肩后鬃 3;上、下腋瓣呈暗色或淡褐色,至多仅边缘白色 ……………………………………3
2 ♂♀腹部第三背板缘鬃发达而耸立;第五腹板常形,尾节不大,侧尾叶侧面观宽短,末端圆钝,长约为宽的 3.3 倍,前缘基部有一般长毛;前阳基侧突前屈,有 5 鬃;下阳体腹突及端阳体均短;前者约为后者的 2/3 长。体长 7.0~9.0mm …………………………………………………… 立毛丽蝇(*C. genarum*)
♂腹部第三背板缘鬃细弱而不发达,♀第五背板有强大的刺状缘鬃列;♂第五腹板长大,尾节大,侧尾叶长、末端尖、与肛尾叶末端等齐,前缘基部 1/3 长度内具多数直立的长的刺状毛,最长毛显然长于侧尾叶侧面宽;前阳基侧突瘦长、略直,有 3 鬃;下阳体腹突的长约为端阳体长的 1/4 强;♂中胫无腹。体长 10.0mm …………………………………………………… 青海丽蝇(*C. chinghaiensis*)
3 触角第二、三节,至少第三节全部呈红色;侧尾叶侧面观基部宽而端部瘦,但末端不尖,体长 6.0~8.0mm …………………………………………………… 天山丽蝇(*C. tianshanica*)
触角呈黑色,至多有小部分略带红色 ……………………………………4
4 最后 1 个前背中鬃的长度至少达到第二个后背中的着生点:前气门棕色;♂中胫无腹鬃而♀具

有;♂肛尾叶后面观在中段向两侧扩展。体长 9.0~12.0mm……………棘叶丽蝇(*C. alaskensis echinata*)
最后 1 个前背中鬃的长度达不到第二个后背中鬃的着生点……………………………………………5
5 前气门黑色,颊底色亦黑;前缘基鳞黑……………………………………………………………6
前气门不全黑,至少部分带黄、棕、橙等色……………………………………………………………7
6 下侧颜红色;♂额宽为触角第三节宽的 4 倍以上,♀额大于一眼宽;♂♀翅略带棕色,翅基肩横脉外方有暗色斑;♂尾器极似红头丽蝇,但下阳体腹突约为端阳体长度的 3/4。体长 8.0~12.0mm ……………………………………………………………………………柴达木丽蝇(*C. zaidamensis*)
下侧颜黑色;♂额很狭,约为触角第三节的 1/2 宽,♀额稍狭于头宽的 1/3;前气门暗棕;前缘基鳞黑;侧颜上方及近中部各有 1 银白点斑;侧后顶鬃 1;♂尾器很像红头丽蝇,但侧尾叶不像肛尾叶那样高度骨化,而且下阳体腹突略短于端阳体长度的 1/2。体长 8.0~10.5mm……………………………………………………………………………………黑丽蝇(*C. pattoni*)
7 腹部紫棕色;肛尾叶分枝部仅占全长的 1/4。体长 7.5mm……………………………中华丽蝇(*C. sinensis*)
腹部呈青色;肛尾叶分枝部几乎达全长的 1/2……………………………………………………………8
8 前半部红色或前方小部分呈红棕色(有时色较暗,那么下后头极少黄毛,前气门亦不呈橙色)………9
颊棕黑色,前缘基鳞黑,触角至多第二节末端和第三节最基部带红色……………………………………10
9 触角长,第三节长约为第二节长的 4 倍左右;颊的前方大部分呈红色;前缘基鳞大部带黄褐色;第四背板小毛疏散,前后缘间约有小毛 7~9 行;♀侧后顶鬃 1 对。体长 6.5~13.0mm …………………………………………………………………………………………红头丽蝇(*C. vicina*)
触角较短,第三节长约为第二节长的 3 倍左右;颊的前方一半或小部分带红棕色;前缘基鳞大部分呈黑色;第四背板小毛生长较密,前后缘间约有小毛 10~14 行。体长 9.0~13.0mm………………………………………………………………………………………乌拉尔丽蝇(*C. uralensis*)
10 r-m 横脉上具暗晕;下后头紧靠颊后头沟部分大多数个体具黄色毛;前气门灰棕色或灰黄色,往往上端较暗;侧尾叶侧面观自基部 1/3 处渐变细;♀通常侧后顶鬃为 1,少数为 2;♀第六背板较宽,后侧角 140° 左右,第七腹板较宽,后缘末端稍平。体长 7.5~14.0mm …………反吐丽蝇(*C. vomitoria*)
r-m 横脉上无暗晕;至少下后头紧靠颊后头沟处无黄毛而是黑毛……………………………………11
11 前气门暗棕色……………………………………………………………………………………12
前气门橙色,较鲜明;后头沟紧后方的毛黑,但再往后去有黄毛;♂额宽不超过头宽的 0.07 倍;下阳体腹突长约为端阳体长的 2/3 弱;侧尾叶侧面观前缘仅有疏短毛,缓缓地向末端变狭并缓和地向前略呈弧形弯曲,末端略尖,但不向前钩曲,后面观略直,端部 1/4 略抱合。♀通常侧后顶鬃为 2,少数为 2 个以上;产卵器各腹板均狭长,几乎等宽。体长 10.5~13.0mm……………………………………………………………………………………宽丽蝇(*C. nigribarbis*)
12 当从腹方看去,后头沟后全为黑毛;下颚须呈鲜明的橙色;♂额宽不及头宽的 0.07 倍;侧颜上部黑,有可变色的银白粉被斑;下阳体腹突长约为端阳体长的 1/2,侧尾叶端部侧面观及后面观均直而末端收尖。体长 8.0~12.0mm ……………………………………………斑额丽蝇(*C. loewi*)
后头沟紧后方的毛黑色,往后去有黄毛;下颚须呈棕色;♂额宽为头宽的 0.064~0.092 倍(5♂♂平均 0.076 倍);下阳体腹突长约为端阳体长的 1/3 弱;侧尾叶端部不收尖,侧面观末端圆钝,前缘基半有略密长毛,毛最长几乎达侧尾叶宽的 2 倍,后面观端半略抱合,末端与肛尾叶末端大体等齐。体长 7.0~11.0mm…………………………………………………弱突丽蝇(*C. rohdendorf*)

金蝇属(*Chrysomya*)Robineau-Desvoidy 的种检索表
引自范滋德 1997,中国动物志 昆虫纲 第六卷 双翅目 丽蝇科

1 当翅收合时上舞外方白色,上面除缘缨外无毛;♂:前单眼旁的侧额宽等于或略宽于前单眼的横径,复眼上半小眼面大,与向下过渡到小眼面小的区域间有较明显的界限,在额的长度内约有 25 排小眼面;复眼在前部中央微微隆起;腹部腹板具黑毛;前气门高度短于触角第三节的长度,

前气门的宽度也不超过触角第三节的宽度；体长 7.0~8.5mm ························· 星岛金蝇（*C. chani*）
当翅收合时上腋瓣外方白色或褐色，除缘缨之外上面具毛，沟前翅内常缺如 ························· 2

2 侧颜毛及颜堤毛黑色，颊毛至少前半是暗色的；第五背板腹面毛黑色；中鬃常为 0+2 ························· 3
侧颜毛及颜堤毛的大部分以及毛的绝大部分总是黄色的；颊至少后半呈杏黄色至橙色；第五背板腹面毛至少大部是黄色的；中鬃常为 0+1；当翅收合时上展外方白色，上面具白色毛 ························· 5

3 腋瓣白或污白，当翅收合时上腋瓣外方白色，在♀性中，上面具白或灰毛，早则具白毛；颊浅灰：内后背中螺缺如；额很宽，约为一复眼宽的 2/3~4/5，颇似一般早性，但无前外倾上眶鬃，仅有 1 对后倾上眶爆；早受精囊长茄形。体长 8~10.5mm ························· 广额金蝇（*C. phaonis*）
腋瓣暗棕色，当翅收合时上腋瓣外方褐色，上面有褐色至黑色纤毛；颜暗红色或棕黑色，颊灰色；♂：额狭，前单眼旁的侧额宽度显然狭于前单眼的横径 ························· 4

4 复眼上半小眼面并不显然地大形，额的长度内约有 35 排小眼面；复眼在前部中央不隆起；体长 7.0~1.0mm ························· 肥躯金蝇（*C. pinguis*）
复眼上半小眼面大与下半小眼面小有明显的区划：♂肛尾叶不特别长大，♀第五腹板近于圆形的椭圆形。体长 12.0~13.0mm ························· 泰金蝇（*C. thanomthini*）

5 腋瓣带棕色，具暗棕至棕黑色缘，缘缨除上、下交接处呈白色外，大部呈灰色至黑色；♂：复眼上半 2/3 有大形的小眼面，与下方的 1/3 范围内的小形的小眼面区有明显的区划；在额的长度内约有 25 排小眼面；腹侧片及第二腹板上的小毛大部黑色；♀：额宽率常在 0.35~0.37 范畴内，在额部的眼前缘稍向内凹入，在额中段的间额宽常为一侧额的 2 倍或超过 2 倍；腹侧片及第二腹板上以黄毛占多数。体长 8.0~11.0mm ························· 大头金蝇（*C. megacephala*）
腋瓣白色，至多下腋瓣比上腋瓣色略深，带污白色，具淡灰色（♂）或白色（♀）边缘，缘缨大部白色，至多部分呈淡灰色；复眼无论上、下方，小眼面的大小大体上相似，无明显区划，在额的长度内约有 40 排小眼面；♀：额宽率常在 0.28~0.32 范围内，平均 0.30，在额部的眼前缘略直，在额中段的间额宽常为一侧额的 2 倍或不及 2 倍；♂♀腹侧片及第二腹板上的小毛至少部分呈黄色，甚至几乎全黄。体长 8.0~9.0mm ························· 蛆症金蝇（*C. bezziana*）

6. 麻蝇科（Sarcophagidae）

麻蝇科（Sarcophagidae）常见亚科检索表

1 后气门开放，无厣。♂尾器第七、八两节之间的缝很清楚；第六背板很发达，有缘阳体背侧突及正中突缺如。♀尾器第七、八背板宽，第七对气门位于第七背板上，第十背板完全退化，第八背板常变为刺状的产卵器。1 龄幼虫的正中尖突宽，上颚狭，膜质，基骨和唇基弓不发达 ························· （一）巨爪麻蝇亚科（Macronychiinae）
后气门闭合，有厣。♂第七、八合腹节上的缝不明显；侧阳体的突起通常存在。♀第七、八背板狭，部分化，第七对气门在大多数情况下移位到第六背板上；第十背板不同程度地退化；如具有刺状的产卵器，那它是由第七、八两腹板所形成。幼虫构造各异 ························· 2

2 ♂后腹部第六背板很发达，有缘鬃或裸；端阳体总是具有的，有时（摩蜂麻蝇属 Amobia）变短。♀早尾器第七、八背板很发达，有时正中狭狭地分开，有宽的节间膜，形成短的望远镜筒状的产卵器，第十背板通常具有。1 龄幼虫正中突大，上颚骨狭，在基部弱骨化；基骨缺如 ························· （二）蜂麻绳亚科（Miltogrammatinae）
♂后腹部第六背板完全缺如或呈包围着气门的与第七、八合节意合的骨片；如果是游离的、带状的，那么第七、八合腹节有心鬃。♀后半部第七、八背板通常正中分开，膜质化的，部分地或完全退化，不形成望远镜筒状的产卵器。1 龄幼虫正中突强烈退化，上颚全长都骨化，基骨很发达，游离或同上颚基部联结 ························· 3

3 后足基节后表面裸。♂尾器第七、八合腹节有 1 行心鬃；有端阳体或下阳体。♀产卵器第七、八

两背板总是发达的。1龄幼虫上颚狭，基骨游离 ……………………(三) 野蝇亚科(Paramacronychiinae)
后足基节后表面有小刚毛。♂尾器第七、八合腹节无心鬃，下阳体分化为阳茎的里部，侧尾叶变短。♀产卵器第七至十板强烈地退化或则全缺。1龄幼虫上颚基部宽，它和基骨、并常常和齿骨相联结 ……………………(四) 麻蝇亚科(Sarcophaginae)

麻蝇科(Sarcophagidae)分属检索表
(采薛万琦 赵建铭 主编 中国蝇类 1996)

1 后气门开放，无厣。雄第六背板发达，有缘鬃，第七、八两节之间的缝很清楚；侧阳体背侧突消失，侧阳体端部无明显突起。雌第七、八背板宽，第七对气门位于第七背板上，第八背板常特化为刺状的产卵器，第十背板退化(巨爪麻蝇族 Macronychiini) ……………… 巨爪麻蝇属(*Macronychia*)
后气门有厣。雄第七、八合腹节上的缝不明显或不完整；侧阳体具突起。雌第七、八背板狭或退化，第七对气门多移位至第六背板上，有的种具由第七、八两个腹板特化而成刺状产卵器 ………2

2 后足基节后表面具细小刚毛；雄第六背板缺如，第七、八合腹节无心鬃，侧尾叶变短；腹部常具棋盘状变色斑，如不明显则肛尾叶在基半部折曲。雌产卵器的第七至十背板退化，有的缺如(麻蝇亚科 Sarcophaginae) ……………………3
后足基节后表面无毛，雄腹前方2~3个腹板常边缘外露；雌腹第七、八背板发达 ……………………56

3 后足基节后表而毛仅2~3个或裸，但雄额像雌那样宽，稍超过一复眼宽，有1~2对前倾的粗大上眶鬃；雄侧阳体端部和基部无界限，侧阳体基部腹突强大并向前伸延 ……………………帚麻蝇族(Sarothromyiini)
后足基节后表面毛多，雄额不如上述宽，常较狭，不超过头宽的1/4，多数无上眶鬃 ……………………4

4 基阳体与阳茎几乎愈合，侧阳体基部腹突尖而细，膜状突骨化而大；雄中胫无腹鬃，雌第七背板发达；两性尾器红色，后背中鬃常为3，下眶鬃列下方不向外背离(拉麻蝇族 Raviniini) ……………………拉麻蝇属(*Ravinia*)
基阳体与阳茎明显有分界；下眶鬃列下方走向明显朝外背离，或则单眼鬃缺如，或则呈毛状 ………5

5 后中鬃多于1对，后背中鬃3；体小至中型；雄股节无缨毛；雄肛尾叶在基半部呈折曲状，侧阳体基部和端部通常相互界限分明，雌第七、八腹板常变形延长成产卵器(原折麻蝇族 Protodexiini) ……………………6
后中鬃仅1对或缺如；阳体无端插器或腹插器，肛尾叶大多不向背方弯曲；雌无特殊适应产卵的构造 ……………………12

6 $2R_5$室闭合或具柄 ……………………7
$2R_5$室开放 ……………………8

7 雌腹部卵形，不呈锥形；侧颜宽，侧阳体基部长度大于其背腹间的高度 ……………………折麻蝇属(*Blaesoxipha*)(部分)
雌腹部呈锥形，如为短卵形则侧颜狭；侧阳体基部近方形 ……………………野折麻蝇属(*Agriella*)

8 腹有较暗的棋盘状斑，无界限分明的斑；雄肛尾叶端部总是具毛，棘在端部，有时全缺。雌性产卵器增长 ……………………锚折麻蝇属(*Servaisia*)(部分)
腹部斑条界限明显；雄肛尾叶端部无毛，但常有棘 ……………………9

9 雄侧阳体基部和端部愈合；雌产卵器基部很宽；颊高至少为眼高1/3，口前缘和额前缘在同一垂线上，触角缺小 ……………………灰折麻蝇属(*Tephromyia*)
雄侧阳体基部和端部界限分明，雌产卵器基部不变宽 ……………………10

10 雄侧阳体基部很大，长约等于宽的3倍，端部侧叶很大，其末端抱合；腹插器大，指向腹方，末端变瘦，侧阳体端部短，腹部有很发达的正中条和淡色棋盘状斑………… 锚折麻蝇属(*Servaisia*)(部分)
雄侧阳体基部长度小于宽的2.5倍，甚至呈方形；端部侧叶小，末端不抱合，而腹插器长大，末端不变瘦 ……………………11

11 触角长，末端超过眼下缘一线，第三节长约为第二节的2~3倍，往端部变瘦；腹部背板有黑色正中条和亮黑色的后缘带……蝗折麻蝇属（*Locustaevora*）（部分）
触角第三节长约为第二节的2倍；腹部背板粉被浓密且达于后缘，无亮黑色的后缘带……折麻蝇属（*Blaesoxipha*）
12 头部侧面观呈方形，口缘显著突出，触角芒裸或仅具短毛，侧阳体除侧插器外，有长的中内突……美高麻蝇族（Microcerellini）
头高大于头长，或者触角芒具长毛，而且无中内突……13
13 侧阳体端部和基部之间无大型的膜质部分，有时膜状突缺如，膜基腹骨（ventralsclero tization）很发达，下阳体缺如，侧插器细长。雌腹第七背板不发达或裸，腹部不具金属光泽。世界性分布（麻蝇族 Sarcophagini）……14
侧阳体端部和基部之有大型的膜质部分，膜基腹骨弱，膜状突发达，骨化，常有刺，下阳体长形呈管状，少数缺如。雌第七背板很发达、具毛。雄腹有青或绿色金属光泽……刺膜麻蝇族（Johnsoniinii）
14 腹侧片鬃1:1（少数个体在其间尚有1~2个小鬃）；头部全覆银白色或银灰色粉被，体表粉被银白或土灰色，较浓厚，斑纹不显或具4条暗色纵条；颜堤的小毛少，触角芒呈毳毛状；雌和雄额宽均大于头宽的1/3，雄无小盾端鬃，具外顶鬃……白麻蝇属（*Leucomyia*）
腹侧片鬃1:1:1（少数个体在其间也有1~2个较细的鬃）；体表粉被薄，中胸盾片3黑色纵条和腹部的棋盘状斑纹通常明显，触角芒一般为长羽状……15
15 雄和雌中足股节前表面有卵形的由密的淡色毛形成的黄色或金色斑；后背中鬃通常为3根，很少为4根；肛尾叶后表面在端部有大型的短刺……斑麻蝇属（*Sarcotachinella*）
雄和雌中足股节前表面无如上述的斑，雄肛尾叶后表面在端部无大型的短刺……16
16 雄和雌额明显向前突出，额角几乎呈直角，髭角很钝，在触角基部水平上的头长明显超过在口前缘水平上的头长；颜面短，雄阳茎膜状突骨化强，单一而不成对，明显地位于阳茎的前方……潘麻蝇属（*Pandelleana*）
雄和雌额不很突出；其他特征亦不完全如前条所述……17
17 后背中鬃3，相当均匀（3个鬃位，每一个鬃之间的距离差不多相等，鬃的大小也差不多相近）……18
后背中鬃4根以上……26
18 颊高超过眼高的2/5……19
颊高等于或不超过眼高的1/3……21
19 无中鬃，或小盾前1对中鬃呈毛状；雄肛尾叶后缘有角形突起；第五腹板在侧叶内缘最前方，即窗的后方有1对上面着生有后倾小刚毛的特征性小突起……疣麻蝇属（*Tuberomembrana*）
有中鬃，至少小盾前1对中鬃存在；雄肛尾叶后缘无角形突起；第五腹板在侧叶内缘最前方亦无着生小刚毛的特征性小突起……20
20 前颊较细长，其长度为其本身高度的3~6倍；雄第五腹板少刺；第九背板侧面观呈方形；肛尾叶侧面前缘末端凹入，具明显的爪；阳体膜状突骨化，侧阳体端部转位而朝向后方，侧插器巨大，呈倒漏斗状……库麻蝇属（*Kozlovea*）
前颊不特别细长；雄第五腹板侧叶内缘具多而密的长刺，在长刺的后腹面有成群的短刺形成的刺斑；第九背板侧面观一般呈长形；肛尾叶通常末端略尖，但不具爪；阳体膜状突不特别大或相当小，侧阳体一般基部长而端部短小……黑麻蝇属（*Helicophagella*）
21 雄阳体膜状突通常不发达、细小甚至缺如……22
雄阳体膜状突有，通常很发达……23
22 雄阳体膜状突为1对细小的扁须状物；前缘基鳞黑色；第四腹板后端有密集的小毛第七、八合腹节无后缘鬃，第九背板亮黑色……须麻蝇属（*Dinemomyia*）
雄阳体膜状突极不发达，而膜状部有时特别隆起，较少种类膜状突呈短突状，如为后者，则第九背板呈红色；一般第七、八合腹节缘鬃很长大：国内已知雌第六背板骨化部为完整型，如中断则第六背板带红色；侧颜鬃一般较长，其中最长的鬃的长度可超过侧颜的宽度……欧麻蝇属（*Heteronychia*）

23 雄侧阳体端部和基部的界限明显，侧阳体端部侧突很长，末端稍扩大；膜状突不呈花朵形状……亚麻蝇属（*Parasarcophaga*）（部分）

雄侧阳体端部和基部之间无明显的界限，一般侧阳体端部无侧突，如存在，则膜状突呈毛花朵形状……24

24 雄阳体大型，阳茎膜状突特别发达；额较窄，侧颜稍宽，一般侧颜鬃的长度短于侧颜宽……细麻蝇属（*Pierretia*）（部分）

雄阳体中等大或较小，阳茎膜状突不特别发达……25

25 雄额多数较窄，约为头宽的 1/5 或更窄，侧颜窄，侧颜鬃通常比侧颜宽为长或等长……细麻蝇属（*Pierretia*）（部分）

雄额多数较宽，约为头宽的 1/4 左右，侧颜较宽，侧颜鬃通常比侧颜宽为短……细麻蝇属（*Pierretia*）（部分）

26 后背中鬃 4（4 个鬃位，都很发达）……27

后背中鬃 5~6（5~6 个鬃位），愈靠前方的鬃则愈矮小，相互间的距离也愈近；腹部第三背板无中缘鬃……44

27 前胸侧板中央凹陷处有纤毛……28

前胸侧板中央凹陷处无纤毛……32

28 触角很长，多数种第三节长约为第二节的 3~4 倍……29

触角较短，第三节长度达不到第二节的 3 倍……31

29 雄第四腹板的后端有致密的短刚毛，形成毡毯状的刚毛斑；小盾除端鬃外尚有 4 对缘鬃（包括前基鬃 1 对，基鬃 1 对，侧鬃 2 对）；肛尾叶基部很宽，端部显然变细，侧尾叶一般向腹方延长；阳体的基阳体长，膜状突发达具向前腹方展开的成对的侧片；侧阳体长，侧阳体端部向下延伸和基部明晰分开；已知雌性第六背板有正中缝……鬃麻蝇属（*Sarcorohdendorfia*）

雄第四腹板的后端无刚毛斑；小盾除端鬃外通常只有 2 对缘鬃（即基鬃 1 对和侧鬃 1 对）……30

30 雄第五腹板常形，在正中后方无突立的突起；阳体膜状突方盘状，不成对；侧阳体端部长，侧突短，骨化强，中央突大，有 1 对侧叶；侧插器有内、外两支，中插器存在；触角第三节长约为第二节的 3 倍……缅麻蝇属（*Lioproctia*）

雄第五腹板在后方正中有 1 突立的突起……球麻蝇属（*Phallosphaera*）

31 前缘脉第三段显然比第五段长，前缘刺不发达；无前中鬃；前胸侧板中央凹陷处的纤毛较密；腹部第三背板中缘鬃不发达；雄性后足胫节腹面有略密的长缨毛；雄性肛尾叶宽短而直；侧阳体端部完整，扁平面向前弯曲，因而阳草末端圆；前阳基侧突强烈弯曲；雌第六背板完整……克麻蝇属（*Kramerea*）

前缘脉第三段的长度与第五段相仿或稍短，前缘刺发达；前中鬃发达；前胸侧板中央凹陷处的纤毛稀少；第三背板常有 1 对中缘鬃；雄后足胫节腹面仅有稀疏的长毛；阳体膜状突发达，侧阳体端部往往比基部为长，向前方弯曲，中央突长而末端尖，且在其两侧常有 1 对小型逆刺……刺麻蝇属（*Sinonipponia*）

32 触角第三节长为第二节的 3 倍以上……33

触角第三节长为第二节的 2.5 倍以下……39

33 腹部第三背板有中缘鬃；第五腹板侧叶内缘近基部有 1 对粗短的爪状刺……猬麻蝇属（*Trakanoa*）

腹部第三背板无中缘鬃，第五腹板侧叶内缘无爪状刺……34

34 前缘脉第二段与第五段等长；颊毛全黑；雄阳体膜状突主要为膜质，侧阳体端部短，侧插器细长如丝……冯麻蝇属（*Fengia*）

前缘脉第二段显然比第五段为长(约为 1.5 倍长或不及 1.5 倍)……35

35 颊毛全黑;前中鬃很弱;雄肛尾叶侧面观较直,末端不扭转,爪较钝;侧阳体端部退化,而插器发达,以致插器不能被侧阳体端部覆盖……姜麻蝇属(*Johnstonimyia*)

颊的后部具淡色毛……36

36 前中鬃常为 2 行,各鬃发达程度相仿,如发达程度不同,则较发达的 1 对位于近头处;雄第五腹板正中后方有 1 高的结节状突起,阳茎巨大,整个如一团块,膜状突 2 对,侧阳体端部横宽而短。侧突或特大,向前方卷曲形成圆锥状,锥顶指向两侧;或稍大。中央突中等大,略向前方弯曲;肛尾叶常在后方近端部有 1 簇毛……球麻蝇属(*Phallosphaera*)

前中鬃较发达,各鬃发达程度不同,紧靠盾沟处 1 对显然长大……37

37 雄肛尾叶侧面观,端部弯向前方,末端扭转,形成 1 尖爪;阳茎特别巨大,膜状突 1 对,由此分出 3 对尖突,发达而骨化;侧阳体端部长大而向前方弯曲,无侧突,中央突却特别大,有 1 对叶状的侧枝;侧插器有内外两支,中插器存在……缅麻蝇属(*Lioproctia*)(部分)

雄肛尾叶侧面观,中部折向前方,在折角处的后方有 1 簇毛,其余亦不如前述……38

38 38(37)雄肛尾叶末端有 1 尖爪;腹部第四、第五背板粉被不特别浓厚,而第一至第四腹板密生长毛;第五腹板两侧叶距离不特别宽;前阳基侧突单纯……鹤麻蝇属(*Horia*)

雄肛尾叶末端无明显的尖爪;腹部第四、五背板有较浓厚的金黄色粉被,第五腹板两侧叶距离宽;前阳基侧突前枝长,而末端多分支,宛如鹿角……堀麻蝇属(*Horiisca*)

39 前缘脉第三段约与第五段等长,或前者较短;4 个后背中鬃的前方 2 个显然比后方 2 个为短;雄性侧颜不很宽,往往不超过一侧额的 2 倍宽;后足胫节无缨毛……40

前缘脉第二段显然比第五段长(为 1.5~2 倍);4 个后背中鬃的长度大体相仿,距离匀称……43

40 r_1 脉有毛,前缘脉刺明显;腹部第三背板中缘鬃存在或很弱;侧阳体基部腹突很发达,端部侧突不发达……所麻蝇属(*Sarcosolomonia*)

r_1 脉无毛……41

41 腹部第三背板无中缘鬃,如有 1 对不很发达的倒伏的中缘鬃,则前中鬃至多仅有近盾沟处的 1 对;4 个后背中鬃的前两个显然比后两个为短小,且距离很近……细麻蝇属(*Pierretia*)(部分)

腹部第三背板中缘鬃发达;4 个后背中鬃的鬃之间距离较匀称;前中鬃为长大的 2 行(3 对以上)……42

42 翅前缘刺发达……刺麻蝇属(*Sinonipponia*)[部分)

翅前缘刺不发达,其长度几乎仅等于前缘脉的横径。雄阳茎长,膜状突 1 对,不大,单纯;侧阳体端部长于基部,基部腹突不发达,端部侧突发达,并向末端扩展形成两齿;中央突长并向前上方卷曲;插器细长。雌第六背板完整……何麻蝇属(*Hoa*)

43 腹部第三背板有中缘鬃。雄侧颜很宽,约为一侧额宽的 3 倍;第七、八合腹板有缘鬃。侧阳器粗大而直,成对的膜状突向端部转位而着生于侧阳体基部侧臂的端侧,基部腹突细小;侧阳体端部很柔软,膜状。雌性第六背板中断型……麻蝇属(*Sarcophaga*)

腹部第三背板无中缘鬃。雄侧颜约为一侧额的 2 倍宽;第七、八合腹节无缘鬃,侧插器不粗大……亚麻蝇属(*Parasarcophaga*)(部分)

44 前胸侧板中央凹陷有纤毛,虽然有时仅 1 或 2 根……45

前胸侧板中央凹陷处无纤毛……48

45 雄后足胫节无长缨毛;阳茎膜状突 1 对,膜质,表面被有小棘;侧阳体基部腹突薄而弯向前方,侧阳体端部略透明,侧突宽而具两个尖端,中央突较短小。雌性第六背板分离或完整型……别麻蝇属(*Boettcherisca*)

雄后足胫节有长缨毛……46

46 雄第五腹板基部显然呈圆穹隆状拱起,窗面与体纵轴垂直;阳茎膜状突 2 对,骨化,表面无小棘

……………………………………………………………………………亚麻蝇属（*Parasarcophaga*）（部分）

雄第五腹板基部常形，不特别拱起……………………………………………………………………47

47　r_1 脉有毛。雄中足股节腹面无缨毛；第五腹板无小窗；阳体膜状突完全骨化，呈带状，上具小齿；侧阳体腹突为 1 对小尖齿………………………………………………………海麻蝇属（*Alisarcophaga*）

r_1 脉无毛。雄中足股节腹面有缨毛；第五腹板有小窗；阳体膜状突不发达；侧阳体基部腹突发达，下半部骨化强。下缘呈锯齿状……………………………………………琦麻蝇属（*Hosarcophaga*）

48　无中鬃。雄基阳体极短，而侧阳体基部长度超过前者数倍；膜状突成对，狭长而骨化，指向前方；侧阳体端部短小，着生在侧阳体推部的末端的前方。雌第六背板骨化部中断型……………………………………………………………………………………………………粪麻蝇属（*Bercaea*）

有中鬃，至少小盾前 1 对中鬃存在……………………………………………………………………49

49　雄肛尾叶后缘中部明显凹入，端半段侧面有成行的刺状鬃……………………伊麻蝇属（*Iranihindia*）

雄肛尾叶后缘中部不凹入，端半段侧面也没有成行的刺状鬃………………………………………50

50　雄第四腹板有致密的刚毛丛，第五腹板侧叶的内缘后方有 1 密生短刺的突出部分；肛尾叶后侧近端部有孤立的毛簇或疏生突立的长毛……………………………………………………………………51

雄第四腹板无致密的刚毛丛，第五腹板侧叶的内缘后方无密生短刺的突出部分；肛尾叶后侧近端部无孤立的毛簇或突立的长毛……………………………………………………………………………52

51　雄阳茎显然巨大，构造常不对称；膜状突 1 对，针突状；侧阳体端部结构复杂，与基部之间无截然的界限，主体膜状，侧突常分叉；除小型个体外，一般中足胫节具典型的长缨毛。雌第六背板骨化部完整；第七背板为一亮黑色的横宽的骨片………………………………………辛麻蝇属（*Seniorwhitea*）

雄阳茎不明显巨大；膜状突 1 对，钩状；侧阳体端部结构简单，与基部之间有清楚的界限，无中央部，仅有 1 对很细长的突出物；中足胫节无长缨毛，至多在腹面有末端不卷曲的毛长。雌第六背板骨化部在背方分离为 2 片…………………………………………………钩麻蝇属（*Harpagophalla*）

52　上腋瓣短，几乎仅及下腋瓣长度的 1/3。雄第四腹板具直指后方的约与腹板等长的缘鬃列，第七、八合腹节短，侧面而观方形；阳茎卷曲如拳状，膜状突为 1 对甲片状的小骨片；侧阳体基部腹突为三角形的片状突出部，侧阳体端部中央突不突出，而侧突很发达，略宽而末端为一钝头的短杆状物，略向内方合抱；侧插器短小，为侧阳体基部所遮盖，侧面观，几乎看不见…………………………………………………………………………………………………曲麻蝇属（*Phallocheira*）

上腋瓣不特别短，约为下腋瓣长度的 2/5 或 1/2。雄第四腹板缘鬃列不发达或则缘鬃列略斜向侧后方，而不是直指后方，鬃的长度也较腹板为短。其余特征也不如上述……………………………53

53　触角很长，末端几达口缘处，触角第三节长约为第二节的 4.5 倍；肛尾叶后面观，在亚基部两侧向外方显著扩展呈翼状……………………………………………………翼麻蝇属（*Pterosarcophaga*）

触角不特别长，第三节长约为第二节的 1.75~3 倍；肛尾叶后面观，在亚基部两侧不呈翼状扩展……54

54　雄阳茎侧阳体端部无中央突，侧突显著发达，骨化强，末端常呈两分叉（上下分叉或侧而分叉）；有些种雄性第五腹板在侧叶基部内侧鬃群的里侧有 1 对小的指形突。已知雌尾器第六背板分离，但在背相互接近，骨片呈略带三角形的平圆形，几乎完全外露……………叉麻蝇属（*Robineauella*）

雄阳茎侧阳体端部有中央突（如无中央突，则阳茎膜状突不成对，呈花朵状；或中央突不发达，膜状突为 1 对珑状物）………………………………………………………………………………55

55　侧阳体端部侧突发达或不发达，末端分叉或不分叉：膜状突一般发达，1~2 对；第五腹板常形……………………………………………………………………………………亚麻蝇属（*Parasarcophaga*）

雄后胫无缨毛；侧阳体端部无侧突，膜状突很发达，外露部分骨化较弱；第五腹板侧叶宽，内缘鬃列甚密…………………………………………………………………………………加麻蝇属（*Kanomyia*）

56　雄腹部第六背板缺如，第七、八合腹节有后缘鬃；$2R_5$ 室闭合，有长的柄状部；颜堤全长具鬃，芒裸；雄和雌的额几乎都一样宽，但雄间额很狭，也具上眶鬃和外顶鬃；腹部具界限分明的黑斑，仅金纹蝇属(*Chrysogramma* Rohdendorf)一属,分布在亚洲中部、土耳其……………………………………………………………………………金纹蝇亚科(Chrysogrammatinae)

雄腹部第六背板存在,其后缘多数有缘鬃;$2R_5$ 室开放,如闭合,则柄短……………………56

57 雄腹部第六背板很大,和第七、八合腹节愈合,两者之间形成一定角度,并在愈合线前有一鬃列;雄尾器有端阳体或下阳体。一龄幼虫上额狭,基骨游离(野蝇亚科 Paramacronychlinae)………58

雄腹部第六背板同第七、八合腹节分离;雄尾器总是具有端阳体[摩蜂麻蝇属(*Amobia*)种类有时变短]。雌产卵器筒状,第七、八背板有时正中略分开,有宽的节间膜,第十背板常具有。一龄幼虫基骨缺如(蜂麻蝇亚科 Miltogrammatinae)……………………………………64

58 后背中鬃 4~5 个鬃位,前方的 1、2 个很细小;腹侧片鬃 1∶1(少数为 2∶1)腹部具定形黑斑(不因光线的变化而变化);触角芒具毳毛或裸;雄上眶鬃缺如或不很发达……………污蝇属(*Wohlfahrtia*)

后背中鬃 3 个鬃位,都很长大…………………………………………………………………59

59 触角芒羽状,侧颜被短毛…………………………………………………………………60

触角芒裸或具短毛(毛长不超过触角芒直径),$2R_5$ 室开放……………………………………62

60 体表覆浓厚而均匀的亮灰色粉被;腹部第三、四背板后面观具 3 个明晰的黑斑,爪及爪垫短于第五分跗节;两性额均显然宽于一复眼宽,为头宽的 2/5,前倾上眶鬃 2;中胫腹鬃 1,腹侧片鬃 3∶1;下颚须黑…………………………………………………………麻野蝇属(*Sarcophila*)

体表粉被暗灰,但不很浓厚均匀;腹部第二至四各背板正中黑斑连接,或为一纵条,两侧的黑斑较模糊,有时清晰,有时消失;爪及爪垫显然长于第五分跗节……………………………………60

61 下颚须一般橙黄色,具褐色基部,有时全为黄色或褐黄色;雄肛尾叶长,端部 3/5 细,向前方弯曲,侧尾叶较短…………………………………………………………长肛野蝇属(*Angiometopa*)

下颚须至少端部黑色;雄肛尾叶宽短,末端向后方弯曲,端部分裂部分小而宽,侧尾叶宽大……………………………………………………………………………野蝇属(*Agria*)

62 侧颜密被硬毛;口器窝特长,侧面观约为额角一线头长的 1.5 倍;触角芒基部 2/5~1/2 增粗,第二小节不延长;下阳体退化;腹部背板有黑色的后缘带……………………短野蝇属(*Brachicoma*)

侧颜裸(至少雄性如此);口器窝不特别长,侧面观约与额角水平头长等长……………………63

63 前中鬃缺如;触角芒第二节正常;雄无前倾的上眶鬃;腹部腹面基部被黑毛,通常 $2R_5$ 室闭合于翅缘……………………………………………………………………拟污蝇属(*Wohlfahrtiodes*)

前中鬃 2 行;触角芒第二小节显然延长;雄前倾上眶鬃较细小,雌者长大;腹侧片鬃 1∶1;腹部腹面基部被淡色毛……………………………………………………沼野蝇属(*Goniophyto*)

64 腹部延长,末端尖(至少雄性是如此),口下缘短小;侧颜具鬃或被毛,额显著向前突出,呈角锥状(突额蜂麻蝇族 Metopiini)……………………………………………………………………72

腹部卵圆形或长卵形,口下缘长,如略缩短,则额呈圆形,且侧颜裸……………………………65

65 触角着生位置在复眼中部水平或中部水平以下;额略向前突出;呈角形有时呈圆形;下倾上眶鬃 1~5 对,一般 2 对;基阳体具阳基后突,有时缺如(蜂麻蝇族 Miltogrammatini)……………66

口下缘中等长度;额不向前突出,窄,具多数下倾上眶鬃;触角着生于复眼中部水平之下;基阳体无阳基后突(摩蜂麻蝇族 Amobiini)……………………………………摩蜂麻蝇属(*Amobia*)

66 雄爪长;体鬃较长,腹部筒形(赛蜂麻蝇亚族 Miltogrammatina)…………赛蜂麻蝇属(*Senotainia*)

雄爪短;体鬃短,腹部长卵形(蜂麻蝇亚族 Miltogrammatina)……………………………………67

67 $2R_5$ 室具柄……………………………………………………………………柄蜂麻蝇属(*Apodacra*)

$2R_5$ 室开放或紧靠翅缘闭合………………………………………………………………………68

68 髭很小,不长于其他口缘鬃…………………………………………………………………69

髭显然长于其他口缘鬃,远远位于口前缘水平之上……………………………………………71

69 $2R_5$ 室紧靠翅缘闭合;前颏正常,长度不超过其直径的 4 倍;两髭角互相靠近,远远位于复眼下缘水平之上;m_{1+2} 脉心角为直角或小于直角……………………拟蜂麻蝇属(*Miltogrammoides*)

$2R_5$ 室开放……70

70 髭角与复眼下缘处于同一水平；口窝孔较狭长，m-m 横脉直；额宽大于眼宽，间额前窄后宽，前端与后端的宽度比为 1:2；触角长，第三节长为第二节的 3 倍……阿蜂麻蝇属（*Aleximyia*）

髭角显然位于复眼下缘的上方；口窝孔较宽短，m-m 横脉略弯曲；额较窄，其宽度狭于复眼宽，间额两侧缘几乎平行；触角较短……蜂麻蝇属（*Miltogramma*）

71 间额两侧缘平行，为额宽的 2/5；外倾上眶鬃 2 对；前背中鬃 2……小翅蜂麻蝇属（*Pterella*）

间额前窄后宽；前背中鬃缺如；外倾上眶鬃较粗大；颜宽小于额宽，小盾片两侧各具 1 黑色亮斑……盾斑蜂麻蝇属（*Protomiltogramma*）

72 额呈角锥形向前突出，触角第三节长为第二节的 2~4 倍；腹部延长，一般末端锥形；$2R_5$ 室末端开放或闭合，很少具柄，侧颜宽，颊很窄（突额蜂麻蝇亚族 Metopiina）……73

额不呈角锥形，仅呈宽角形向前突出；腹部卵形，末端钝；触角第三节短，最多为第二节长的 2 倍；$2R_5$ 室开放或具短柄；侧颜和颊均较宽（叶蜂麻蝇亚族 Phyllotelina）……80

73 触角芒基半部长羽状；髭显著位于口缘上方；口上片显著缢缩，$2R_5$ 室开放，颜堤裸……麦蜂麻蝇属（*Metopodia*）

触角芒裸或被短毛，如为长羽状，则 2R5 室闭合而具柄；髭仅位于口缘略上方或颜堤具鬃……74

74 $2R_5$ 室闭合或具柄……75

$2R_5$ 室开放……77

75 r_1 脉基半具鬃，至少具 3 根小鬃……亚蜂麻蝇属（*Asiometopia*）

r_1 脉裸……75

76 触角芒具短毛；m_{3+4} 脉末段显著短于其前段，髭位于口缘略上方……喜蜂麻蝇属（Hilarella）

角芒全部裸；m_{3+4} 脉末段大于或等于其前段，少数情况小于其前段，如为后种情况，则髭位于口缘……聚蜂麻蝇属（*Taxigramma*）

77 颜堤具发达的颜堤鬃列，向上超过颜堤中央……78

颜堤裸，如具鬃则触角芒裸且全部加粗；侧颜较窄，翅无色斑……79

78 触角仅基半部加粗，被短毛；侧颜宽，裸或被鬃毛；雄翅有时褐色或有黑褐色花斑；体黑色，局部有时淡色……楔蜂麻蝇属（*Eumetopiella*）

触角芒增粗段几乎达于末端……折蜂麻蝇属（*Oebalia*）

79 侧颜在复眼下缘以下部位显著变窄，具 1 行发达的侧颜鬃……突额蜂麻蝇属（*Metopia*）

侧颜下方不显著变窄，裸或被短毛……80

80 触角芒仅基部 2/5~1/2 加粗。雄沿胸部和腹部背中线具宽阔的深黑色纵条，雌则仅沿腹部第三、四背板后缘具黑斑……黑条蜂麻蝇属（*Mesomelaena*）

触角芒加粗部分超过基部 1/2。雄胸部和腹部沿背中线无黑纵条，间额较宽，其宽度常大于侧额宽度，侧颜被黑色短毛；腹部第三至五背板常具山字形光亮黑斑……法蜂麻蝇属（*Phrosinella*）

81 两性髭均发达，侧颜内缘有 1 行黑色集。雄触角芒端部不呈叶状，翅尖附近无暗斑；颜堤裸或几乎裸；上眶鬃 2+1，腹侧片鬃 2:1:1……合眶蜂麻蝇属（*Synorbitomyia*）

雄髭缺如，侧颜内缘无黑色鬃列，仅有淡色小刚毛；触角芒端部呈叶状，翅尖附近有暗斑……叶蜂麻蝇属（*Phylloteles*）

亚麻蝇属（*Parasarcophaga*）分种检索表
（引自范滋德 主编 中国常见蝇类检索表 1992）

1 后背中鬃 3 根，等距排列，都很发达；雄后足胫节腹面无典型的缨毛，仅有一些表毛；雄尾器：阳茎膜状突 1 对，有骨化强的基部和片状的端部，状如一单面的刀片；侧阳体端部侧突不分枝，向末端去渐扩大；侧阳体端部中央突在末端分为两瓣，并向内屈曲；♀性不详。体长 7.0~12.0mm……三鬃亚麻蝇（*Parasarcophaga kirgizia*）

后背中鬃 5~6 根(偶有个别种为 4 根),鬃愈往前愈小,鬃间距也愈短,仅最后 2 根发达…………2

2 无中鬃,至多小盾前 1 对呈小毛状;肛尾叶微向前弯;阳体明显小,侧阳体端部有不发达的中央突;侧阳体端部侧突有分枝,而主枝的末端明显扩大。体长 9.0~14.0mm ……………………………………峨眉亚麻蝇(*Parasarcophaga doleschalli*)

有中鬃,至少小盾前 1 对存在…………3

3 眼后鬃 1 行,且颊部毛全白成前方的黑色毛部分不及颊长的 1/3…………4

眼后鬃在 2 行以上(如第二行不完整,同时颊毛全白或前方黑色毛的部分不及颊长的 1/3,则须接查 4)…………9

4 触角橙红色,下颚须棕黄色颊毛全白;第七八合腹节背板和第九腹节背板红色;♂阳茎膜状突粗短;♀尾器色第五腹板黑色,第六腹板红橙色,后缘内凹有 4 根缘鬃,第七腹板红橙色、后缘波状,第八腹板膜质。体长 10.0~14.0mm …………绯角亚麻蝇(*Parasarcophaga ruficornis*)

触角暗褐色至黑色,至多在触角第二节端部带黄红色,下颚须棕黄或棕褐色…………5

5 ♂第七、八合腹节有发达的缘鬃列,第七、八合腹节及第九背板红色;肛尾叶宽,后缘端部呈斜截状;末端尖爪略向前曲;阳茎膜状突为 1 对不大的半球状突起;侧阳体端部无中央突,侧突表面稍呈 S 形弯曲,末端略呈匙形扩大。♂♀颊部除接近眼下缘处有少数黑毛外,几乎全被白色毛;下颚须黑色或灰黑色,在♀性中特别粗壮,末端肥大如短棒状;♀中股器达于股节基部;尾器红色,第六背板完整,但在正中具一褶痕,有不很强大的缘鬃列和密而细的复行的缘毛;第七腹板有 1 对长大的鬃;第八腹板中间膜质,两侧为 1 对相当大的骨片;第九腹板亦局部骨化;子宫骨片呈矮的鼓凳形。体长 10.0~17.0mm …………肥须亚麻蝇(*Parasarcophaga crassipalpis*)

♂第七、八合腹节无缘鬃;♀(仅限于已知种)中股器不达于股节基部;两性颊部白色毛部最多只占颊长的后方 3/4,如颊毛几乎全白,则下颚须带黄色,或其他特征不如前条所述…………6

6 触角第三节为第二节的 2 倍或不到 2 倍,下颚须黑色。♂中足胫节无长毛;第九背板黑色、棕色或仅少数呈红色;肛尾叶除近端部的前缘稍微波曲外,渐向端部尖削,同时微向前弯,末端尖;前阳基侧突宽短,略直,末端爪状,阳茎膜状突部断截状,骨化而边缘不整齐;侧阳体基部腹突略呈长方形,前腹方有一小角;侧阳体端部中央突短小,侧突分叉。♀尾器,第六背板中断,两片骨片在背方相隔一缝,第八背板存在;第七腹板后缘凹入,两后角具小毛群。中股器占股节端部 2/3 的长度。体长 7.0~14.0mm …………酱亚麻蝇(*Parasarcophaga dux*)

触角第三节超过第二节的 2 倍长,如为 2 倍长则下颚须呈黄色…………7

7 下颚须全黑、棕色或部分红色;♂第九背板红色或呈带棕红的黑色;后足胫节前腹面有 1 行发达的鬃列,中足股节和后足股节和胫节腹面具密毛。肛尾叶在近部略向前弯曲,且渐变狭,末端具尖而狭的爪;前阳基侧突下缘具钝角状的轮廓;阳茎膜状突膜质,大而有褶裥;侧阳体端部中央突膜质,极大,圆形;侧突细长单纯而曲,渐向末端尖细。♀第背板完整,后缘有发达的缘鬃列,缘鬃列在中央中断,两侧各在 10 根以上,除鬃外,还有一些小毛;第六腹板长方形,后缘略凹,每侧各有 6~7 根发达的鬃;第七腹板蝶形,后缘凹入深,两后侧角各有一些小鬃和毛,紧靠近后缘凹入的后方有一圆形骨化较强的隆起;第八腹板膜质;子宫骨片基部骨化部分呈三角形,端部有 4 条骨化横条…………沙州亚麻蝇(*Parasarcophaga semenov*)

下颚须黄色或仅端部黄色;♂第九背板黑色…………8

8 下颚须大部黄色,或端部呈很明显的黄色;♂后足胫节仅在后腹面有长缨毛,第五腹板侧叶间相距宽,其内缘毛很短小;♂尾器:肛尾叶侧面观后缘有一钝角形的向后突起,花朵状的膜状突上部长大,侧阳体端部分枝短,向前不超过基部腹突。♀第二腹板通常有两对强大的缘鬃;♀尾器:第六背板中断;第八背板和肛尾叶之间有一对大型的鬃;第七腹板常有六个鬃,第八腹板中部骨化;中股器占端部 1/2 的长度。体长 8.5~13.0mm …………黄须亚麻蝇(*Parasarcophaga misera*)

下颚须仅端部黄色或则仅在端部有黄色粉被;♂后足胫节前腹面和后腹面都有长缨毛;第五腹板侧叶较接近,其内缘鬃毛较长大;♂尾器:肛尾叶后缘波曲,但无钝角形突起,花朵状的膜状突的上部短，侧阳体端部分枝长，向前超过基部腹突。♀第二腹板通常有 1 对强大的缘鬃，其余的较短小；♀尾器：第六背板亦中断，但在第八背板和肛尾叶之间无鬃；第七腹板有 2~4 个鬃；第八腹板全部膜质；中股器占端部 1/2 的长度。体长 8.0~13.0mm……………褐须亚麻蝇（*Parasarcophaga sericea*）

9 颊部有一部分具白色毛，虽有时仅在近颊后头沟处有极少数白毛……………………………………10

颊毛全黑……………………………………………………………………………………………………15

10 眼后鬃二行……………………………………………………………………………………………11

眼后鬃 3 行以上………………………………………………………………………………………14

11 ♂第九背板红色或棕红色……………………………………………………………………………12

♂第九背板黑色，中足胫节无长毛………………………………………………………………………13

12 ♂后足胫节前腹面的毛末端直，不是典型的缨毛；♂尾器：阳茎膜状突不骨化，末端呈斜切截状；侧阳体基部腹突狭而末端尖，下缘单纯；侧阳体端部侧突末端圆钝且不分叉；♀性不详。体长 8.0~14.0mm……………………………………………………埃及亚麻蝇（*Parasarcophaga aegyptica*）

♂后足胫节前腹面的毛末端略曲，为典型的长缨毛，♂尾器阳茎膜状突端部略骨化，末端尖或略圆钝；侧阳体基部腹突宽，下缘有一小齿突，末端偏在下方。侧阳体端部中央突具一小爪，侧突末端有短的两分叉，第五腹板侧叶端部除有一般的细毛外，还有 2~3 个长刚毛。♀尾器：第六背板完整型、边缘红棕色。体长 8.0~14.0mm……………………………蝗尸亚麻蝇（*Parasarcophaga jacobsoni*）

13 ♂中足股节后腹面的缨毛长度显然超过这一股节的最大横径；颊部白色毛约占后方的 2/3；眼后鬃常有完整的或不完整的第三行；♂尾器肛尾叶侧面观后缘呈钝角形，形成斜截状的端部；前阳基侧突长而末端圆钝；花朵状的阳茎膜状突大型，上、下枝都很发达；侧阳体端部分枝长，向前超过了侧阳体基部腹突。♀第二腹板有 2 对鬃；♀尾器，第六背板骨化部很宽地中断，背方正中无缘鬃，干标本常呈褶襞状；第八背板呈狭长的带形，不中断，它与肛尾叶之间无 1 对鬃；第六第七两腹板各有 6 个缘鬃；第八腹板在中部有稍骨化的边缘，子宫骨片分为左右两部；中股器位于端部的一半，达到股节中部。体长 7.0~16.0mm……………白头亚麻蝇（*Parasarcophaga albiceps*）

♂中足股节后腹面的缨毛长度略等于这一股节的最大横径；颊部白色毛的部分一般不超过颊表面长的后方 1/2；眼后鬃有时有极不完整的第三行；♂尾器肛尾叶到端部急激变狭而形成一爪；前阳基侧突短；阳茎膜状突短，膜质，中有一狭的骨化带延伸到前下方的尖齿状突；侧阳体基部腹突透明；侧阳体端部中央突不发达，侧突短面略宽，分枝很短。♀尾器第六背板完整，但背方正中有一缝，整个后缘有缘鬃和毛；第七背板为骨化不很强的半圆形骨片（由于这骨片使第六背板的下方形成一平滑的穹隆），其后缘有一骨化较强的狭带；第七腹板后缘中央凹入；子宫骨片完整，骨化强呈瓶形，后缘略呈弧形弯曲，有时外观即能看到。体长 8.0~12.5mm……………………………………………………………………短角亚麻蝇（*Parasarcophaga brevicornis*）

14 ♂颊高略等于或大于眼高的 1/2。♂尾器：肛尾叶前缘（侧尾叶的下方）有一具短刺的巨大的突出部分；前阳基侧突不比后阳基侧突为长；花朵状的阳茎膜状突不大；侧阳体基部后侧有一对明显的耳状突，侧阳体端部分枝的长度超过了侧阳体基部腹突；颊部白色毛的部分占颊表面长的 1/2~2/3；♂后足转节腹面粉被弱，而在中部有相当密的长毛被，毛被约占这一节长的 3/5，多数毛的长度几与这一节的横径等长；♀尾器：第六背板暗黑色、中断型，两骨片分离略远，中断部骨化程度弱后缘鬃只分布于两侧，每侧在 10 根以上；第八背板宽而短，为一完整的骨片；第七腹板后缘中部稍凹陷，它的鬃后方有一长条状小骨板；第八腹板膜质，后缘中央有小毛区；子宫骨片基部骨化部分近似三角形，完整不分为两片。体长 8.5~14.0mm……………………………………………………………………巨耳亚麻蝇（*Parasarcophaga macroauriculata*）

♂颊高等于或小于眼高的 3/7（一般为 1/3）；♂尾器：肛尾叶端部 2/5 处向前折曲，前缘端部 1/4~2/5 长度内有明显的刺；前阳基侧突明显比后阳基侧突长；花朵状的阳茎膜状突很大，上枝特别发达；侧阳体基部后侧的耳状突不明显；侧阳体端部分枝的长度超过了侧阳体基部腹突；颊部白色毛部分约占表面长的 1/3；♀不知。体长 12.0~16.0mm………虎爪亚麻蝇（*Parasarcophaga nguitigris*）

15 ♂后足胫节无长缨毛……16
♂后足胫节有长缨毛……21
16 颊后头沟的后方有少数黑毛；触角第三节约为第二节的2倍长。♂后足转节腹面一般无长端鬃；第五腹板窗明显，前方无鬃……17
颊后头沟的后方全为白色毛；触角第三节长度超过第二节的2.5倍；♂后足转节腹面有一长的端鬃……18
17 ♂尾器，前阳基侧突后缘骨质强，前部为一宽的薄片，宛如一单面剃刀片；阳茎膜状突2对，末端都尖；侧阳体端部侧突曲而细，中央突稍长；♀尾器，第六背板分离为两骨片并相互远离，左右两骨片间距约等于第七背板的长度；第七腹板后缘长仅及前缘长的1/2，而且正中有一浅凹入。体长5.5~8.0mm……秉氏亚麻蝇（*Parasarcophaga pingi*）
♂尾器，前阳基侧突不特别宽，后缘骨质不特别强，前缘也不形成薄片；阳茎膜状突2对，末端一尖一钝；侧阳体端部侧突亦细而弯曲，但中央突较短；♀尾器，第六背板分离型，第七腹板后缘长约为前缘2/3，正中稍微凹入。体长6.0~9.0mm……拟野亚麻蝇（*Parasarcophaga kawayuensis*）
18 ♂第五腹板窗狭小，几乎全为侧缘延伸过来的鬃毛群所占……19
♂第五腹板窗较大……20
19 ♂多数个体沿翅脉微带淡棕色晕；♂尾器肛尾叶缓缓地向前弯曲，同时均匀地向端部变狭，末端尖；阳茎膜状突1对，大部膜质，略宽，膜的缘上下褶曲，末端宽，腹侧有一齿状突；侧阳体基部腹突简单，侧插器比它长；侧阳体端部主体部短，侧枝向下弯曲，它的长度约为主体的2.5倍长，并有一芽状小分枝；♀不知；体长8.0~12.0mm……兴隆亚麻蝇（*Parasarcophaga ninglangensis*）
♂多数个体的翅除近前缘外，大部较透明；肛尾叶与兴隆亚麻蝇极相似；但阳茎膜状突较狭而末端尖，在腹面有一较长的突起；侧阳体基部腹突在上方有一针状突；侧插器短；侧阳体端部主体长，侧枝短而向下弯曲，有一小分枝；♀不知。体长11.0mm……云南亚麻蝇（*Parasarcophaga yunnanensis*）
20 ♂第五腹板窗仅在前方有短小的鬃，有时鬃数很少；♂尾器，肛尾叶稍微向前弯曲，同时向端部匀称地变狭，末端尖；阳茎膜状突1对，大部为膜质，直指前方，末端圆，在膜侧有一爪状突；侧阳体基部几乎为基阳体的2倍长；腹突叶状，侧插器与它长度相仿；侧阳体端部主体长而宽，侧枝单纯，只及主体的3/5长；♀不知。体长75~12.5mm……义乌亚麻蝇（*Parasarcophaga iwuensis*）
♂第五腹板密生鬃毛，几乎布满窗的全部；♂尾器，肛尾叶末端尖，但在亚端部弯曲略急；阳茎膜状突长而末端尖；侧阳体基部与基阳体略等长，腹突叶状，侧插器短；侧阳体端部主体极短，无中央突，在侧枝的内方有1对小形的齿状突；侧枝长而呈"乙"字形弯曲，其中段上方有长的与末端平行的小分枝；♀尾器；第六背板分离型，后缘鬃细而密，每侧在20个以上；第七背板痕迹状；第八背板梯形，后缘比前缘稍宽；第六腹板近似长方形，前缘两侧角圆弧状，后缘平直，中央微凸出，后缘鬃12个；第七腹板长度和宽度稍窄于第六腹板，后缘明显凹入，两侧各有6个小毛，子宫骨片骨化范围广，边缘清楚而骨化程度弱。体长8.0~10.5mm……叉形亚麻蝇（*Parasarcophaga scopariiformis*）
21 ♂第五腹板基部呈圆穹状拱起，窗面与体纵轴垂直……22
♂第五腹板基部不呈圆穹伏，而呈屋脊状，窗面与体纵轴平行或略倾斜……24
22 前胸侧板中央凹陷裸……23
前胸侧板中央凹陷有纤毛；♂尾器，肛尾叶后缘近端部有短的纤毛丛；阳茎膜状突基部一对的背方分枝的末端弯向前方；♀不知。体长9.0~12.0mm……卡西亚麻蝇（*Parasarcophaga khasiensis*）
23 ♂尾器肛片叶端部1/3斜向前屈，末端尖；阳茎膜状突2对，基部1对骨化而坚实长大，呈叉形，端部1对亦骨化，较前者略短，末端也呈叉形，侧阳体基部腹突小；侧阳体端部为一宽大的片向前方作球面弯曲，两侧各有一缺口，末端正中有一凹入；♀尾器，第六背板中断，左右两骨片在背方互相接近；第七背板为一小的半月形片，第八背板骨化部分呈小字形；第六、第七腹板各有6

个缘鬃，缘鬃列中断，第八腹板不骨化，子骨片骨化弱。体长 13.0~15.0mm …………………………………………………………巨亚麻蝇（*Parasarcophaga gigas*）

♂尾器肛尾叶端部 1/4 斜向前屈，末端尖；阳茎膜状突 2 对，基部一对骨化强，下方有一小钩，端部一对骨化弱，较前者长；侧阳体基部腹突大；侧阳体端部中央突呈板状弯向前方，侧突很小，它的末端达不到侧阳体基部腹突的后缘；♀尾器，第六背板中断；第七、第八背板均为半月形；第六腹板有 8 个缘鬃；第七腹板后缘明显凹入；体长 6.0~13.0mm…………………………………………………………犁头亚麻绳（*Parasarcophaga arathi*）

24 前缘脉第三段与第五段等长……………………………………………………25

前缘脉第三段显然比第五段为长……………………………………………………28

25 ♂腹部第三至第五各背板的近中部前缘的暗色斑和同一节两侧的后缘暗色斑相互通连；♂尾器肛尾叶略直，仅末端稍向前弯；阳茎膜状突 2 对，外侧一对膜质，内方一对略骨化，侧阳体基部腹突短小，侧阳体端部骨化不很强，长度几乎和侧阳体基部相等；中央突板状，末端较平，它正中有一小尖突，侧突长而下屈，它的基部向外侧扩展成板状；♀尾器，第六背板中断，左右两骨片在背方正中以狭缝相接；第七背板为一骨化片和一狭骨化带；第八背板为一狭长的带；第九背板为大型的底宽的三角形骨片，为明显的鉴别特征；第七腹板长而后缘凹入很浅。体长 7.5~13.0mm……………………………………拟对岛亚麻蝇（*Parasarcophaga kanoi*）

♂腹部第三至第五各背板的近中部前缘的暗色斑和同一节两侧的后缘暗色斑不相通连…………26

26 ♂中足股节后腹面缨毛的长度略等于这一股节的最大横径；♂尾器，阳茎膜状突 1 对，有 2 分枝；侧阳体端部侧突不分枝，呈 S 形弯曲，末端指向前方，中央突不分裂…………………………27

♂中足股节后腹面缨毛的长度显然超过这一股节的最大横径，中足胫节在后腹面无稍长的毛；后足转节腹面基部仅 2/5 长度内有短鬃斑，后腹面仅近基部有少数纤毛；♂尾器，肛尾叶端部细，稍向前屈；阳茎膜状突为 1 对圆形的片，其中部和下方骨化；侧阳体基部腹突末端尖，侧阳体端部中央突长而末端有尖细的两分叉，侧突骨化很强，细长，末端向前且稍弯向下，在基部下侧 1/3 处有一短钝刺；内插器长而直；♀不知。体长 13.0~14.0mm…………………………………………………………裂突亚麻蝇（*Parasarcophaga kitaharai*）

27 ♂间额为一侧额的 1.25 倍宽；阳茎膜状突基部宽度大于前阳基侧突中段的宽度，它分枝的末端不特别细；侧阳体端部侧突与中央突几乎等长，且端部不比基部为细；中央突仅有尖的正中小突；肛尾叶后缘中段弯曲，在分枝部中段的后方有密的细毛；♀尾器，第六背板完整型，背方正中有一骨化较强的峭，将它分为左右两爿，后缘鬃在中段不发达，两侧各有 7~8 个粗壮的鬃；第七背板细条状；第八背板宽，后缘两侧有骨化很强的窄条；第六腹板前缘稍短于后缘，略似梯形，后缘有 6 个长缘鬃；第七腹板骨化稍强；第八腹板甚宽，骨化弱，后缘中央部有骨化强的半球状隆起，子宫骨片的骨化范围相当宽。体长 7.5~11.0mm……………………胡氏亚麻蝇（*Parasarcophaga hui*）

♂间额为一侧额的 2 倍宽，阳茎膜状突基部宽度小于前阳基侧突中段的宽度，它分枝的末端特别纤细，一分枝短，出自中部外侧，另一较长的位于端部，末端向上弯曲，此外在正中尚有一不成对的小的刺状突；侧阳体端部侧突显比中央突为长，且愈向端部去愈尖细；中央突除有尖而狭长的正中小突外，还有三角形的侧小突，侧插器亦细长而略尖，因此在阳茎的前方有多数末端尖的突出物就成为本种的特征；后足转节近基部超过 1/2 的长度内有短鬃斑，紧接着向端部去靠前方为细长刚毛，靠后方则裸，近基部后腹面有一簇细长毛；♀尾器，第六背板完整型；第七腹板后缘凹入很深。体长 7.0~12.5mm ……………………………多突亚麻蝇（*Parasarcophaga polystylar*）

前缘脉第三段显然比第五段为长……………………………………………………28

28 ♂肛尾叶长而宽，后面观在近中段开始一直到亚部明显下凹呈槽状。肛尾叶后缘转角处有孤立的小纤毛群；阳茎膜状突一对。骨化不全，分为两部，上方扩展为片，骨化弱，下方骨化为钩；侧阳体端部侧突发述，中央突为一膜质条状物；♀不知。体长 14.0~15.0mm…………………………………………………………槽叶亚麻蝇（*Parasarcophaga uliginosa*）

♂肛尾叶不特别长宽，后面不下凹为槽状，后缘转角处没有孤立的纤毛……………………29

29 ♂侧阳体端部侧突分叉……………………30

♂侧阳体端部侧突不分叉……………………36

30 ♂阳体部侧突的下方小分枝明显比上方小分枝为长；侧阳体端部中央突发达呈板状，并有正中小突；阳茎膜状突末端圆钝；侧阳体基部腹突长，末端有一小尖突。体长 16.0~18.0mm……………………垂叉亚麻蝇（*Parasarcophaga kobayashi*）

♂侧阳体端部侧突的下方小分枝明显比上方小分枝为短，有的呈小棘状；侧阳体端部中央突也不呈板状……………………31

31 ♂肛尾叶端部波曲而渐收细，到末端渐形成一长爪，阳茎膜状突上下缘几乎并行侧阳体基部腹突显然比膜状突为短，前者的长约为宽的 1.5 倍，前缘与下缘相交的角近乎直角，侧阳体端部中央突约为侧突的 1/2 倍长，侧突下方小分枝仅略短于上方小分枝；♀尾器，第六背板完整，但背方有一褶缝，除完整缘鬃列之外尚有复行小毛；第七至第九各背板几乎等宽，且都宽阔，都不中断，第九背板略带长纺锤形；第七腹板宽而后缘正中稍凹，在这凹缘的前方有一略带圆形的结节状突，后侧角圆，有后缘鬃着生；中股器达到基部 1/4 处。体长 10.0~13.5mm……………………结节亚麻蝇（*Parasarcophaga tuberosa*）

♂肛尾叶侧面观端部不波曲；阳茎膜状突上、下缘总是不平行，且相当狭窄，端部常变尖……………………32

32 ♂肛尾叶侧面观端部变宽，端部前后缘都呈圆形，然后急剧收缩形成一短爪，前阳基侧突长，而在端部 1/3 处呈钝角形折曲，末端钩曲，侧阳体端部侧突长而略直，上小分枝斜指上方……………………贪食亚麻蝇（*Parasarcophaga harpax*）

♂肛尾叶侧面观端部变狭，端部前后缘亦不圆……………………33

33 ♂肛尾叶末端急剧收缩，形成一短而明显的爪；前阳基侧突前缘甚为波曲；后阳基侧突宽；阳茎膜状突三角形，不再分为两叶，侧阳体基部腹突极宽，侧阳体端部侧突弧形，略向下弯曲，下方小分枝约为上方小分枝的 1/3 长；♀不知。体长 12.5~15.0mm……………………波突亚麻蝇（*Parasarcophaga jaroschevsky*）

♂肛尾叶和前阳基侧突都不如前条所述……………………34

34 ♂前阳基侧突中段缓缓弯曲，但不反曲，末端仅轻微地钩曲；肛尾叶端部匀称变尖，爪很不明显；阳茎膜状突上方的膜质部分或多或少地发达；侧阳体端部侧突的下小分约为上小分枝的 1/2 长；基部腹突不超过端部侧突的长度；第九背板通常黑色……………………35

♂侧插器短于侧阳体基部腹突的长度；侧阳体端部中央突长约为侧突长的 1/3，侧突呈 S 形弯曲，上小分枝指向前上方；阳茎膜状突上方的膜片部分的前缘具一向内方蜷曲的带状突，下方骨化部分相当宽，端部内卷，末端钝平如切截状；后阳基侧突端部内侧有一明显的齿状突，前阳基侧突前缘平滑；♀不知体长 8.0~12.0mm……………………巧亚麻蝇（*Parasarcophaga idmais*）

35 ♂侧插器超过侧阳体基部腹突的长度或则等长，侧阳体端部中央突长约为侧突长的 1/2，侧突呈弧形缓缓下屈，上小分枝指向前下方；阳茎膜状突上方的膜片单纯无突起，下方骨化部分狭而向内方合抱，末端尖，指向前方；后阳基侧突尖端内侧齿很不发达；前阳基侧突前缘稍波曲；♀不知。体长 9.0~13.0mm……………………天山亚麻蝇（*Parasarcophaga pleskei*）

♂前阳基侧突中段反曲，末端很强地急剧钩曲；肛尾叶部渐变狭，但末端爪稍细而略显；阳茎膜状突上方的膜片宽而不很长，前缘有细突，但常向侧方平展，因此不很明显；下方骨化部分狭长而末端尖；侧阳体端部侧突呈很轻微的 S 形弯曲，下方小分枝约为上方小分枝的 1/3 长；中央突很短，不及侧突长的 1/3；基部腹突长，显然超过端部侧突的长度；第九背板通常呈红色以至黑褐色；第五腹板侧叶端部仅有一般的不长的细毛；♀尾器，第六背板后缘呈红褐色，中断型，骨片发达，左右两片骨片间仅留一窄缝；第七、八背板发达。体长 8.0~15.0mm……………………急钩亚麻蝇（*Parasarcophaga portschinskyi*）

36 ♂侧阳体端部中央突的长度比例突为长或和侧突等长……………………37

♂侧阳体端部中央突的长度明显比侧突为短……………………………………………………………38

37 ♂性尾器，基阳体较长；阳茎膜状突 1 对，呈马鞍型；侧阳体基部腹突 1 对，扁平而端部尖，骨化甚强；侧阳体中央突由左右两爿合成，外表有绒毛状突起；侧阳体端部侧突扁宽；♀不知。体长 12.5mm……………………………………………………………南坪亚麻蝇（*Parasarcophaga nanpingensis*）

♂性尾器，基阳体不特别长；阳茎膜状突 1 对，长形，端部比基部稍宽；侧阳体基部腹突 1 对，末端圆钝；侧阳体中央突很发达，呈板状，端部较平；侧阳体端部侧突狭长而直………………………………………………………………………………直叶亚麻蝇（*Parasarcophaga emdeni*）

38 ♂后足转节整个腹面被有中等长度的鬃（鬃的长度约为这一转节横径的 1/3 以上）和刚毛，其中在近端部的较长，后腹面基部一半有长刚毛群；♂尾器，肛尾叶端部略向前弯曲，同时均匀地变细，形成一尖的末端；前阳基侧突缓缓地弯曲，末端不呈钩状；阳茎膜状突 2 对，都狭，尖而单纯。侧阳体端部侧突很细而末端下屈，粗细均匀；♀尾器，第六背板分离，两骨片间距约为第七背板长的 2 倍，第八背板后波曲；第六板有 4 个缘鬃，第七腹板后缘的宽约为前缘宽的 2/3 后缘正中凹入很深；第八板中部有一纵的果核状突。体长 9.0~13.0mm………野亚麻蝇（*Parasarcophaga similis*）

♂后足转节腹面在近基部一般只有短鬃斑（鬃的长度常为这一转节横径的 1/4 以下），在近端部有不多的疏落的细毛，后腹面基部一半仅有疏的纤毛……………………………………………………39

39 ♂阳茎膜状突宽阔，略呈圆形而大，末端圆钝；侧阳体端部侧突向下弯曲；中央突较宽大末端尖；触角第三节约为第二节的 2 倍长；♀不知。体长 8.0~13.0mm………………………………………………………………………………华北亚麻蝇（*Parasarcophaga angarosinica*）

♂阳茎膜状突狭长，末端略尖；侧阳体端部侧突不弯曲，直指前方，中央突较狭窄，末端尖；触角第三节约为第二节的 2~2.3 倍长。体长 7.5~14mm……………长突亚麻蝇（*Parasarcophaga fedtshenkoi*）

7. 狂蝇科（Oestridae）

狂蝇科（Oestridae）分属检索表
（采薛万琦 赵建铭 主编 中国蝇类 2218-2219 1996）

1 $2R_5$ 室开放；m_{1+2} 脉弯曲部常具突起（m_2 脉）；触角约为颜长的 1/4~2/5；后小盾片仅能辨别，呈线状（蜂鹿蝇亚科 Cephenemyiinae）……………………………………………………………………2

$2R_5$ 室闭合且具柄；m_{1+2} 脉弯曲部无突起，触角约为颜长的 1/7~1/8；后小盾片发达，纺锤状（狂蝇亚科 Oestrillae）……………………………………………………………………………………3

2 体具密毛；m_{1+2} 脉的突起（m_2）长，往末端去渐细；腹第六背板几乎与第五背板等长………………………………………………………………………………蜂鹿蝇属（*Cephenemyia*）

体具疏短微毛，几乎裸；m_{1+2} 脉的突起（m_2）短，在末端截然中止；腹第六背板约为第五背板长度之半……………………………………………………………………………咽狂蝇属（*Pharyngomyia*）

3 前缘脉占翅前缘长的 2/3，$2R_5$ 室的柄垂直于翅纵轴；颜脊很宽而平；中胸盾片平滑，无小黑疣，小盾片在后缘中部具纵沟，第六背板至少为第五背板长的 4 倍………………头狂蝇属（*Cephalopina*）

前缘脉占翅前缘长的 7/8，$2R_5$ 室的柄与翅纵轴相倾斜；颜脊狭，触角间隙呈深鞍状；中胸盾片上有小黑疣，小盾片在后缘中部无纵沟；第六背板长等于或不小于第五背板长………………………4

4 侧额有底部带黑痣的深窝；腹部平滑，具变色闪光斑………………………………狂蝇属（*Oestrus*）

侧额有大型棕色大疣；腹部常具大型黑色小疣……………………………………鼻狂蝇属（*Rhinoestrus*）

皮蝇科（Hypodermatidae）分属检索表
（采薛万琦 赵建铭 主编 中国蝇类 2232 1996）

1 下腋瓣长椭圆形；体毛全黑，胸部两侧、胸部及腹部背板后方具鬃或刚毛……………………………2

下腋瓣圆形；体常具淡色纤毛，无黑色刚毛或鬃……………………………………………………3

2 颜狭而长，呈矛头状；颜堤较宽，颜堤毛多列；下侧颜粗皱（狂皮蝇族 Oestrodermatini）……………………狂皮蝇属（*Oestroderma*）

颜宽而平，呈盾形；颜堤窄，颜堤毛仅 1~2 列；下侧颜较平滑（裸皮蝇族 Oestromyiini）……………………裸皮蝇属（*Oestromyia*）

3 颜长为宽的 1~2 倍，呈矛头状，裸；产卵器短，静止时不伸出腹外。体长 17~22mm（小头皮蝇族 Portschinskiini）……………………小头皮蝇属（*Portschinskia*）

颜呈近方形的盾状，上面常具淡色毛，雌产卵器长，呈套筒状（皮蝇族 Hypodermatini）……………………4

4 触角第三节裸露出大部分；颜而常具淡色毛……………………5

触角第二节遮盖了第三节；颜面无毛，体毛亦疏，下颚须缺如；$2R_5$ 室闭合；爪垫发达……………………垫皮蝇属（*Strobiloestrus*）（in pt.）（部分）

5 爪垫缺如，后足跗节比胫节长；小盾后缘正中有深的纵沟，但无毛，有黄色粉被；腹部有变色斑；$2R_5$ 室闭合，触角第二节不发亮……………………跣皮蝇属（*Pavlovskiata*）

爪垫发达，其他特征不如上述……………………6

6 下颚须缺如……………………7

下颚须很小，但清楚可见呈小球状；$2R_5$ 室开放，r-m 横脉明显变粗，m_{1+2} 脉在末端色淡；体毛长而密，胸部背面纵条发亮，小盾后缘完整，正中纵沟弱。胫节中部不变粗……………………肿皮蝇属（*Oedemagena*）

7 触角第二节发亮。体毛多为长密，盾片纵条宽大且发亮，小盾后缘有正中纵沟，并为纤毛群所遮盖。$2R_5$ 室常开放。胫节在中部增粗……………………皮蝇属（*Hypoderma*）

触角第二节不发亮。体毛疏短，盾片纵条不发亮。腹部常有变色斑……………………8

8 颜面具淡色毛。小盾后缘正中纵沟深，呈鞍状，因此，由小盾后缘生出的许多下垂的毛形成垂帘状，$2R_5$ 室闭合或很狭地开放……………………繸皮蝇属（*Przhevalskiana*）

颜无毛。$2R_5$ 室闭合……………………垫皮蝇属（*Strobiloestrus*）（in pt.）（部分）

胃蝇科（Gasterophilidae）分属检索表
参照范滋德 主编 中国常见蝇类检索表 810-811 1992

1 m_{1+2} 脉末段略直，与 r_{4+5} 脉背离……………………2

m_{1+2} 脉末段向前呈角形弯曲，并终末于翅前缘……………………3

2 m_{1+2} 脉已知种不达于翅缘；触角第二节端部裂成两叶，覆盖着第三节，其长度超过了第三节（分布于热带非洲区及南亚，寄生于犀类）……………………犀胃蝇属（*Gyrostigma*）

m_{1+2} 脉达于翅缘；触角第二节常形不覆盖着第三节（原来分布仅限于非洲区及古北区，兼及世界各地，寄生干马、骡、驴，偶然寄生于人）……………………胃蝇属（*Gasterophilus*）

3 $2R_5$ 室开口极狭，几乎闭合，但决不具柄，（分布于南亚兼及热带非洲，寄生于亚洲象）……………………象胃蝇属（*Cobboldia*）

$2R_5$ 室闭合，具柄（分布于热带非洲，幼虫寄生于非洲象）……………………扁象胃蝇属（*Platycobboldia*）或裸象胃蝇属（*Rodhainomyia*）

8. 舌蝇科（Glossinidae）

通称采采蝇，分布于非洲及阿拉伯半岛等地区。体长为 6~13mm，黄色或褐色、深褐色种类，成蝇具有特别尖细的口器，喙的基部呈球形膨大（或称为喙基球）。触角芒仅上侧有较多的羽状分枝，呈上侧复羽状的栉状，眼离生，眼后缘不凹入，停息时两翅重叠于腹上。幼虫在雌蝇子宫内发育经过十天左右成熟，并被产于灌木丛、倒木、大石头、树木侧根阴暗潮湿的土壤或沙土中，幼虫很快自行钻入土中进行化蛹，根据温度的不同，在 22~60 天后羽化成成虫。雌虫一生只交配一次，在充足食物及适合的孳生环境下，每十天可产幼虫一次。一次只成熟一只幼虫，其中舌蝇（*Glossina*）属约为 30 多种，又称采采蝇 tsetse fly，不论雌雄均吸血，为昏睡病（锥虫病）的传播媒介，危及非洲 37 个国家约 6 000 多万人口，同时亦是为害畜牧业生产的重要蝇类。目前,我国未发现该种蝇类有分布。

舌蝇科分群检索

1 后足跗节全暗褐色,黑褐色或黑色(或至少所有的跗节或多或少暗色;在捷舌蝇(*G. tachinoides*)中,前第一、二、三节跗节末端以及第二节、第三节的基端呈米色,且第一节基部或大或小的区域比其余的跗节更呈灰色,特别是在♀标本中)……………… 须舌蝇群 *Glossina palpalis* Group(图 20-33、图 20-34)

后足跗节不全部呈暗褐色,黑褐色或黑色,但或后两节暗色,与其余各节形成明显区分,或后两节明显比前两节更暗色……………………………………………………………………………………2

2 腹部背板具明显条带斑纹,即底色灰色(纯灰色、米色或赭灰色)覆明显的暗褐色或紫褐色的中线间断的横带 ………………………………………刺舌蝇群 *Glossina morsitans* Group(图 20-33、图 20-34)

腹部背板无上述明显条带斑纹 ……………………………………………………………………………3

3 翅暗色(暗褐色),下颚须瘦而长(拟虻舌蝇 *G. tabaniformis* 除外)……………………………………
……………………………………………………………… 棕舌蝇群 *Glossina fusca* Group(图 20-33、图 20-34)

翅灰色或浅褐色,下颚须短……………………………………………… 短须舌蝇群 *Glossina brevipalpis* Group

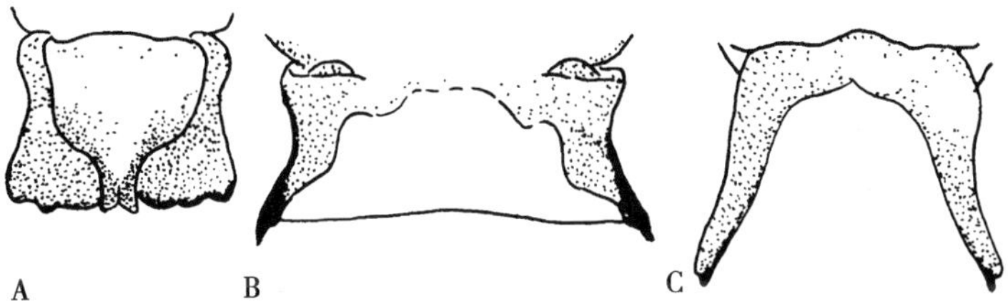

A. 刺舌蝇群 *G. morsitans*;B. 须舌蝇群 *G. palpalis*;C. 棕舌蝇群 *G. fusca*。

图 20-33 舌蝇 *Glossina* spp. 分群(示肛尾叶后面观♂)

(仿 Pollock J.N)

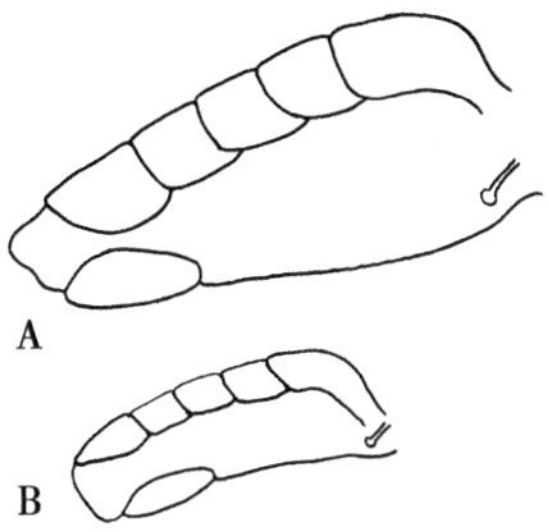

A. 棕舌蝇群 *G. fusca*;B. 刺舌蝇群 *G. morsitans*。

图 20-34 舌蝇 *Glossina* spp. 分群(示♂肛尾叶末端侧面观形状)

(仿 Pollock J.N)

舌蝇分群可分为四群(亚属),但一般认为与昏睡病传播较为紧密的主要为须舌蝇群及刺舌蝇群,主要包括其中的 7 种,根据世界上的分类学家进行的种下分类 16 种或亚种(表 20-1)。

表 20-1 须舌蝇群及刺舌蝇群的种及亚种

须舌蝇群 *G. palpalis* group	刺舌蝇群 *G. morsitans* group
(1) *Glossina fuscipes fuscipes*	(1) *Glossina morsitans centralis*
(2) *Glossina fuscipes quanzensis*	(2) *Glossina pallidipes*
(3) *Glossina fuscipes martini*	(3) *Glossina langipalpis*
(4) *Glossina palpalis palpalis*	(4) *Glossina morsitans morsitans*
(5) *Glossina palalis gambiensis*	(5) *Glossina morsitans submorsitans*
(6) *Glossina tachinoides*	(6) *Glossina swynnertoni*
(7) *Glossina pallicera allicera*	(7) *Glossina austeni*
(8) *Glossina pallicera newsteadi*	
(9) *Glossina caliginea*	

须舌蝇群分种检索

1 胸部背板黄赭色或米色;第三至第五背板具明显的中间间断的暗褐色或浅褐色横带……………………
……………………………………………………………………………………… 捷舌蝇(*Glossina tachinoides*)

腹部背板不如上述具有明显的横带 ……………………………………………………………………2

2 触角第三节灰色(奶油色到黄赭色),全覆长缨毛,形成前后缘缨…………缨角舌蝇(*Glossina pallicera*)
触角第三节灰色(奶油色到黄赭色),除了基部外侧覆长缨毛外,其余无明显长缨毛……………………3
3 腹部背板暗棕黑色;第二节中部灰色区域宽,轮廓或多或少呈方形,或不规则,♂第九背板米黄色或黄赭色……………………乌腹舌蝇(*Glossina caliginea*)
腹部背板浅褐色;第二节中部灰色区域呈楔形(即轮廓呈三角形),轮廓或多或少呈方形,或不规则,♂第九背板灰色……………………须舌蝇(*Glossina palpalis*)

刺舌蝇群分种检索

4 前足、中足跗节最后两节具明显的深褐色、黑色末端……………………2
前足、中足跗节最后两节无明显的深褐色、黑色末端(前足、中足跗节或全黑或至多前足跗节最后两节呈浅褐色末端,中足跗节最后一节及倒数第二节端呈浅褐色,绝不形成与其他节明显对比的深褐色)……………………白足舌蝇(*Glossina pallidipes*)
5 触角第三节前后缘具明显的长缨毛;腹部背板具达后缘的暗褐色或深褐色条带(即腹部背板底色灰色,中部区域外后缘形成窄的边缘纹状)……………………长须舌蝇(*Glossina longipalpis*)
触角第三节前缘无长缨毛;腹部背板的暗褐色条带不达后缘……………………刺舌蝇(*Glossina morsitans*)

(四)常见重要种类检索表

1. 与医学相关科的检索

与医学有关的蝇类各科检索表(成蝇)

1 触角第三节具清晰纵裂纹,触角上方有长而明显的额囊缝,两眼间有间额与侧额之分,腋瓣或有或退化……………………3 有缝组
触角第三节无纵裂纹,或不清晰,或甚短,无额囊缝,或额缝短小而不明显,两复眼间无间额与侧额之分,腋瓣或有或无……………………2 无缝组
2 小型蝇类,其翅的前缘脉、径脉等位于翅前缘的前半段上,特别粗大,颇似蚋类,其后方为呈平行的纵脉,但无横脉,各足粗大,胫节的距刺常很发达……………………蚤蝇科(Phoridae)
大型蝇类,一般体长在10mm左右,其翅在径脉与中脉间有一假脉,中脉末端向前缘弯曲,直达其前方的纵脉,体色多为黄、黑、棕褐或微带绿色的蝇类,有时具有浓密的毛,颇似蜜蜂……………………食蚜蝇科(Syrphidae)
3 翅具有较发达的腋瓣,触角第2节具裂缝。胸部具横缝与翅后胛,大都为中型或大型蝇类,雄性的两眼常较雌性为相接近……………………有瓣类,6
无腋瓣,或腋瓣退化,触角第2节上无纵裂缝。胸大部分无完整而明显的横缝,中胸盾板两侧后方无明显的突起(翅胛),大都是小型蝇类,雄性两眼分离……………………无瓣类,4
4 具亚前缘脉与额鬃,触须退化,头呈球形,胸部腹部均较细长,如蜂腰状,常呈黑色、棕色或橘红色光泽的小型蝇类,停息时两翅常上举而鼓动……………………鼓翅蝇科(Sepsidae)
触须发达,额前部无发达的鬃毛,第1纵脉上方光裸,翅具中横脉与明显的中室和第2基室,雄性的额带较眼为宽。雌性无产卵管……………………酪蝇科(Piophilidae)
5 亚前缘脉缺乏或退化,或不发达十分短小,额部无向内倾的鬃毛,第6纵脉和臀脉完全消失,额前部3/4高度内一般无鬃毛,具较大的单眼三角区……………………杆蝇科(Chloropidae)
具第6纵脉、臀脉与鬣、额具1对向前伸的鬃毛,后足第1跗节细长…………果蝇科(Drosophilidae)
6 下侧板上有鬃毛列,翅侧板有鬃或毛,腹侧板鬃前多后少……………………10
后胸气门下方下侧板上无垂直的鬃毛列,如具有,则翅侧板上无毛,或下侧板与翅侧板均有非鬃状的毛,而口器为刺吸型;腹侧板上的鬃毛前方少后方多……………………7
7 第1、2腹背片完全愈合,横缝完整,雄眼显较雌眼接近,中脉向前弯曲,下腋瓣大于上腋瓣,如

中脉直或向后弯曲，则两腋瓣大小相等，雄眼接近，雌额具交叉鬃……9
腹部第1、2背片虽愈合但尚能分别，横缝中部不明显，雄眼远离，雌额无交叉的鬃，中脉即第4纵脉向翅后缘弯曲……8

8 具舐吸型口器，下腋瓣小于上腋瓣，体表除有鬃毛外，还具有较浓密的绒毛，常为金黄色蝇种……粪蝇科(Cordylaridae)
口器十分退化，第2触角节无裂缝，下腋瓣略大于上腋瓣，体表仅具绒毛，似蜜蜂，幼虫为寄生性的蛆症蝇种……胃蝇科(Gasterophilidae)

9 翅侧板与下侧板均无鬃毛，触角芒大都简单，很少是呈羽状，中脉直达翅缘，下腋瓣大都不很发达……花蝇科(Anthomyiidae)
翅侧板与下侧板两者或两者之一有鬃毛或细毛，触角芒常呈羽状和梳状分枝，口器为舐吸型或刺吸型，中脉大都向前呈弧状或角状的弯曲，很少是直的，下腋瓣都很发达……家蝇科(Muscidae)

10 口器发达而明显……13
口器十分退化而短小，为非食性蝇类，共幼虫为寄生性的……11

11 口上片中部或宽或窄，R_5 翅室閉合或开放，并具一柄达于翅缘，前胸腹板不突出，头下无口沟……狂蝇科(Oestridae)
中上片中部狭窄，R_5 翅室开放，前胸的腹板突出，口器可缩入口沟中……12

12 后小盾片突出……寄蝇科(部分，Tachinidae)
后小盾片不突出……丽蝇科(部分，Calliphoridae)

13 后小盾片发达，明显地向后隆起，腹部的侧膜不外露，腹部后端的背板上常具粗大的鬃毛，其幼虫常寄生于昆虫的体内……寄蝇科(Tachinidae)
后小盾片不突出……14

14 具绿色、蓝色、紫色等金属光泽的蝇种，其外方的肩后鬃的位置比缝前鬃为低，如无此鬃，则胸部具曲绒毛，或颜脊发达，前胸侧板中央凹陷大都具鬃毛，触角芒常呈长羽状，雄眼十分接近，雌眼远离……丽蝇科(Calliphoridae)
为具灰黑斑纹的麻蝇种，外方的肩后鬃较缝后鬃及缝前鬃为高或等高，前侧板大都无毛，触角大都仅基部的一半呈羽状分枝，雄额宽度仅略小于雌额的宽度……麻蝇科(Sarcophagidae)

与医学有关的各科蝇类幼虫检索表

1 大型的“鼠尾蛆”，共尾端具有一细长的可以伸缩的呼吸管，呼吸孔即位于其尖端部，如不呈“鼠尾蛆”型则为附生于植物外表的蝇蛆，其各节有横波纹……食蚜蝇科(Syrphidae)
体型为一般的蛆形，或尾端无细长的呼吸管……2

2 一般为自由生活的蝇蛆，仅少数寄生于动植物……5
正常为寄生于动物体内或皮肤内的蝇蛆……3

3 寄生于各种昆虫体内的蝇蛆……寄蝇科(Tachinidae)
寄生于动物及家畜的蝇蛆……4

4 每一后气门具有3个弓形的或曲折形的气缝，寄生于动物胃中的蝇蛆……胃蝇科(Gasterophilidae)
每一后气门具有很多细小的开口，无发育完整的气缝，寄生于人畜的皮肤及鼻腔等处……狂蝇科(Oestridae)

5 中等大小的蝇蛆，体表光滑或具有棘刺状突起或毛状分枝突起的蝇蛆……11
小型圆柱状的蝇蛆，其后气门常着生于或长或短的锥形突起的分叉上……6

6 圆柱状瘦弱的蝇蛆……8
体型略扁平而强壮的蝇蛆……7

7 其各节及后气门的背面或侧面有短突起，后气门着生于褐色几丁质化的短管上，常孳生于昆虫的尸体及其他腐败物粪便、乳品等处(其蛹的尾较平，蛹呼吸管着生于前端之后的背面)……

……………………………………………………………………………………………………蚤蝇科（部分 Phoridae）

后气门的四周都有短突起约12个，后气门的锥形突起上有细小的刺。无伪足的蝇蛆，常孳生于腐败水果、酒酿及发的植物质中（其蛹的尾端较尖，蛹呼吸管着生于前端呈毛丛状）……………………………………………………………………………………………………果蝇科（部分 Drosophilidae）

8 后气门着生于1对指状突起上，其周围有突起6个，第8,9节上有很多小刺，为孳生于粪便、垃圾堆等处的蝇蛆……………………………………………………………………鼓翅蝇科（Sepsidae）

气门着生于较短的突起上，体后端多无细刺……………………………………………………9

9 肛节有1对尖端较尖而微向上弯曲的突起，为善跳的蝇蛆，常大量孳生于肉骨、咸肉、咸鱼、干酪等食品中……………………………………………………………………酪蝇科（部分 Piophilidae）

不如上述，多孳生于土壤内，以腐败物或草根茎等为食……………………秆蝇科（部分 Chloropidae）

10 比较小型的蝇蛆，体表也较光滑或具长毛状突起……………………………………………12

比较大型的蝇蛆，体表具明显的细棘或刺状突起……………………………………………11

11 后气门位于尾端明显的杯状凹窝底部，气门环不完整，3条气缝呈垂直方向排列，多孳生于动物尸体、人粪，少数营寄生生活……………………………………………………麻蝇科（Sarcophagidae）

后气门位于尾端的平面上，气门环完整或不完整，3条直的气门常较宽而呈斜形排列，孳生于动物尸体、粪便或营寄生生活……………………………………………………丽蝇科（Calliphoridae）

12 后气门的气缝常呈弯曲状，体表大都比较光滑，刺与突起均不发达，为孳生于动物粪堆、垃圾堆等处的常见蝇蛆……………………………………………………………………家蝇科（Muscidae）

后气门的气缝不弯曲，体表光滑，或具毛状，树枝状突起……………………………………13

13 各腹节表面密生细短毛，后气门不生在突起上，孳生于粪便及腐败动物质中……………………………………………………………………………………………………粪蝇科（Scathophagidae）

各腹节表面光滑，如具分枝状突起，则后气门位于指状突起上，多孳生于动物粪便、垃圾堆及腐败植物质中，也有部分寄生于植物者……………………………………………花蝇科（Anthomyiidae）

2. 全国蝇类监测种类检索

本书选取与传病关系十分密切的十几种编入下列检索，供进行蝇类监测时参考。

常见重要蝇种检索表

1 下侧片裸，至多在后气门前下方有几根小毛……………………………………………………2

下侧片在后气门前下方有一弧形排列鬃……………………………………………………8

2 肘臀合脉达于翅缘……………………………………………………………………花蝇科（Anthomyiidae）

肘臀合脉不达于翅缘…………………………………………………………………………3

3 肘臀合脉 cu_1+an_1 很短，第二臀脉 an_2 显然弯过肘臀合脉末端……………………………………4

第二臀脉 an_2 决不弯过肘臀合脉 cu_1+an_1………………………………………………………5

4 体灰，♂腹部具暗色正中条，后胫前腹鬃2……………………………元厕蝇（*Fannia prisca* Stein, 1918）

♂腹部第一、二合背板，第三、四背板具倒T形暗斑，其两侧部分呈黄色，后胫前腹鬃2……………………………………………………………………夏厕蝇（*Fannia canicularis* Linnaeus, 1761）

5 小盾末端呈黄棕色…………………………………………………………………………6

小盾末端不呈黄棕色…………………………………………………………………………7

6 前缘基鳞黄，后足股节近端部红棕色，♂间额约等于侧额宽……………………………………………………………………………厩腐蝇（*Muscina stabulans* Fallén, 1823）

前缘基鳞黑，后足股节全黑，♂间额如一线………………………狭额腐蝇（*Muscina angustifrons* Loew, 1858）

7 胸背上具黑色4纵条，下侧片具小毛，有时少到2~3根；第一腹板具毛，前胸侧板中央凹陷具毛……………………………………………………………………家蝇（*Musca domestica* Linnaeus, 1758）

下侧片无小毛，胸背上的黑色4纵条合并为较宽的2纵条，腹部第一、二合背板全黑……………………市蝇（*Musca sorbens* Wiedemann，1830）

8 背侧片鬃2个，体色青、黑、蓝、绿、紫、铜等色，带金属光泽……………………9

背侧片鬃4个，体灰，胸背上具暗色三纵条，腹部具可变色的棋盘状粉被斑，腹侧片鬃1:1:1，前胸侧板中央凹陷具毛，后背中鬃5个鬃位，颊后方具白毛；♀第六背板完整，第七背板为一前缘略卷边的铲形骨片，第七腹板后缘呈V形……………………棕尾别麻蝇（*Boettcherisca peregrina* Robineau-Desvoidy，1830）

9 干径脉裸……………………10

干径脉沿上侧后方具一列明晰的小刚毛……………………14

10 下腋瓣上有直立纤毛，胸部暗，腹部青带有蓝金属光泽……………………11

下腋瓣裸，体呈金属绿色、铜色……………………12

11 胸部盾沟前中央有黑色3纵纹，正中的较宽，♂尾节特大……………………巨尾阿丽蝇（*Aldrichina graham* Aldrich，1930）

胸部盾沟前中央有2条细的黑纵纹，颊前方大部分为红色或橙色……………………红头丽蝇（*C. vicina* Rhodendorf，1931）

12 前缘基鳞黄，沟后中鬃3……………………13

前缘基鳞黑，沟后中鬃2，体亮绿色，腹无缘带……………………亮绿蝇（*Lucilia illustris* Meigen，1826）

后胸基腹片具毛，侧后顶鬃2个以上，肩后区小毛6个以上，第2个沟前中鬃的长度达到第1个后中鬃，♂侧额约为间额的1/2，♀侧额约为间额的1/2……………………丝光绿蝇（*Lucilia sericata* Meigen，1826）

后胸基腹片无毛，侧后顶鬃1，肩后区小毛4个以下，第2个沟前中鬃的长度不达到第1个后中鬃处，♂侧额和间额等宽，♀侧额约为间额宽的2/3……………………铜绿蝇（*Lucilia cuprina* Wiedemann，1830）

13 翅下大结节具毛，♂无外顶鬃，♀具侧额鬃，颊、颜杏黄色，♂复眼小眼面明显地分为二区，上方的一区小眼面较大……………………大头金蝇（*Chrysomya megacephala* Fabricius，1784）

翅下大结节裸……………………15

14 腹侧片鬃2:1，中鬃0+1，中胸背板扁平且具有很浅的盘状凹陷，腋瓣棕色，体呈青紫色……………………新陆原伏蝇（*Protophormia terraenovae*）（Robineau-Desvoidy，1830）

腹侧片鬃1:1，中胸背板无盘状凹陷，中鬃3+4，腋瓣淡黄色，体呈暗绿色……………………伏蝇（*Phormia regina* Meigen，1826）

（邓耀华）

第三节　生物学

蝇的生物学因类别而异，幼虫的生活方式包括自由生活、寄生于动物和寄生于植物等，而其生殖方式又有卵生、胎生、卵胎生，幼虫的孳生环境有粪生、腐生、寄生等生境。幼虫老熟后会离开或不离开孳生物或寄主进行化蛹。成虫生活方式一般均为自由生活，但少数种类营外寄生生活。

一、生活史

蝇为全变态昆虫，生活史包括卵、幼虫、蛹和成虫4个阶段（图20-35）。大多数蝇类为卵生（oviparity），少数为卵胎生（ovoviviparity），直接产幼虫，如麻蝇。

成蝇羽化后2~3天即可交配，交配后2~3天产卵。蝇通常在腐生动植物等有机质上产卵，在适宜的温度和湿度条件下，约经1天，孵化出第1幼龄虫，幼虫主要以孳生物中的细菌、酵母、蛋白质、维生素等为食物。约经20小时发育，蜕皮后为第2幼龄虫；再经24小时左右发育，蜕皮后为第3幼龄虫；约经3天发育至成熟幼虫。幼虫多呈乳白色，成熟幼虫圆柱状前尖后钝，第8节后侧有后气门1对，由气环、气门裂和钮孔组成，是蝇蛆的主要呼吸道。幼虫成熟后，停止摄食，进入蛹前期离开孳生物，移至温度稍低而又相对干燥处或干松

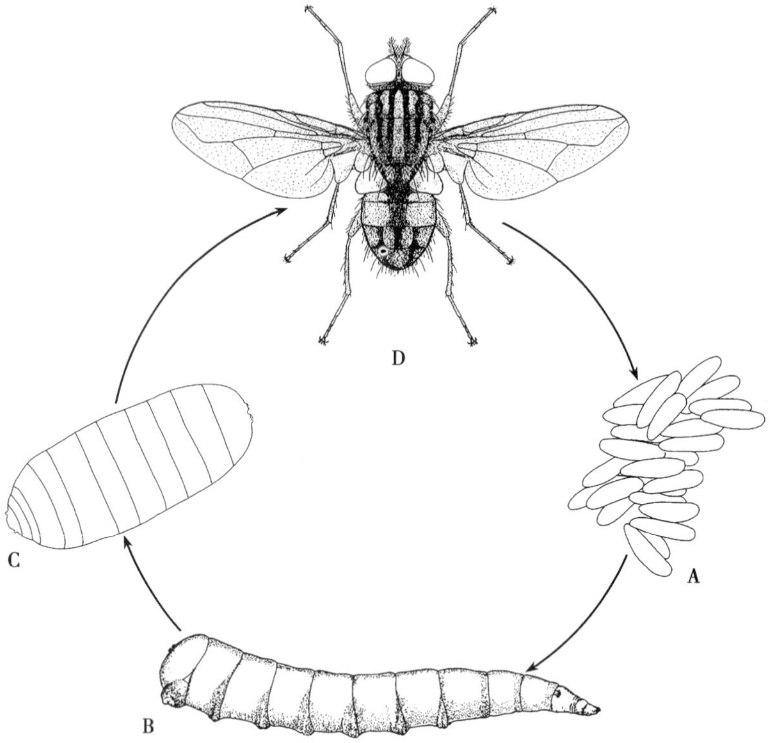

A. 卵;B. 幼虫(三龄幼虫);C. 蛹;D. 成虫。

图 20-35 家蝇生活史

的泥土中,静止,化为椭圆形、棕褐色的环裂状蝇蛹。经 4~8 天,蛹内成虫发育完成,羽化为成蝇。成蝇顶破蛹壳,从环裂口钻出,爬出泥土,待表皮逐渐硬化,即可飞行。完成生活史需 7~30 天,蝇的发育一般需要较高的温度,如家蝇在 27℃需 15 天,在 30~40℃只需 8~10 天就能完成一代。成蝇寿命一般为 1~2 个月。

二、个体发育

(一) 卵

常见蝇种产卵于孳生物上,数十至数百个卵堆集成卵块。麻蝇属的蝇种直接产幼虫于孳生物边缘,幼虫爬入孳生物中孳生,故可进入加盖的食品中。寄生蝇种,如胃蝇、狂蝇等,卵产于宿主体表,卵呈分散或多个聚集。不同蝇种在宿主体的产卵部位亦有选择:肠胃蝇多产卵于的口腔附近,狂蝇产卵于羊的鼻孔内,皮蝇则产卵于动物皮肤,特别在破损处,卵内幼虫孵出,钻入皮下寄生。

(二) 幼虫

有三个龄期,一龄幼虫体长 1~3mm,无前气门,后气门仅一裂;二龄长 3~5mm,有前气门,后气门二裂;三龄长 5~13mm 有前气门,后气门三裂。幼虫的体色自一龄至三龄,逐渐由透明、乳白色变为乳黄色,直至成熟。幼虫自卵内孵出至化蛹所需时间为幼虫期,幼虫期是蝇类的生长时期,同一种成蝇个体的大小取决于幼虫期的生长发育的好坏,一个营养不良的幼虫发育结果必然是一个小型的成虫。家蝇幼虫是多食性的,许多发酵和腐败的有机质都可以作为它的食物,微生物是幼虫营养必需的蛋白质和维生素的重要来源,所以发酵、腐败、微生物多的物质中,它特别容易孳生。幼虫期所需时间的长短,视营养、温度、湿度而定,最低发育温度为 7~8℃;最高发育温度稍超过 43℃;最适宜的发育温度为 35℃,此时幼虫期仅需 3~3.5 天;适宜的发育温度依不同地区可能略有差别。幼虫需要高湿,一龄幼虫要求的相对湿度可达 97% 以上,随着龄期的增长而要求的相对湿度降低,但高温加上高湿则可以加速家蝇幼虫的死亡,原因可能由于幼虫蒸发困难,不能降低体温以致过热而死。三龄幼虫发育成熟即停止进食,进入前蛹期,此时它喜在较低的温度(<15~20℃)和低湿的地方,对氨和鲜粪没有趋向反应,而常常离开孳生场所钻到附近疏松的泥土或其他基质中去化蛹,因而常常在孳生地周围可以发现大量的蛹。

（三）蛹前期及蛹

第3龄发育成熟时即进入蛹前期，在适宜条件下，一天内即可化蛹。成熟幼虫是否化蛹，除决定于自身神经的内分泌物外，要求较干燥的环境。蛹发育期通常比幼虫期长，蛹期的长短因种而异。在温度适宜的情况下，家蝇为3~6天，丽蝇为10~17天，麻蝇为12天，厕蝇为9天，污蝇为10~12天，厩螫蝇为6~20天。在不利的情况下，可长达数周。蛹对高温的耐性差，如家蝇，当温度41℃时，每升高1℃，蛹的死亡率几乎增加一倍，升高为43℃时，则全部死亡。蛹对低温耐受性强，所以多数蝇类以蛹期越冬。蛹对湿度耐受性较差，高湿度环境引起蛹大量死亡。因此，蛹前期大都爬向孳生物表面或周围较干松的土中化蛹。

（四）成蝇

羽化的成蝇以其头部的额囊顶破蛹壳，继而以额囊不断膨胀的压力使其钻出地面。新羽化的家蝇柔软、淡灰色、翅未展开、额囊尚未缩回，一段时间后两翅伸展，额囊回缩，表皮硬化而色泽加深，约1.5小时或更长时间后，两翅能飞动。在27℃左右，羽化后2~24小时的成蝇开始活动与取食。成蝇是蝇类最活跃时期，其生物学和生态学也很复杂。

1. 交配　在适宜温度下，雄性家蝇羽化后约用一天（至少18小时），雌性家蝇则需30小时后方能交配，视觉似乎是雌、雄蝇得以相互接近而进行交配的最重要因素，但嗅觉的刺激，包括性外激素也比较重要。有效的交配时间约需1小时。一对交配着的家蝇可以久停在一处，可以一同爬行，也可以一同飞翔。其他蝇类如麻蝇也有类似的情况。绝大多数家蝇一生中仅交配一次，一次有效的交配可将精液全部耗尽，以后就失去性的接受能力，雄性的精液也能刺激雌蝇产卵。精子储存在雌蝇的受精囊中，能延续三周或三周以上使陆续发育的卵受精。

2. 产卵　雌蝇羽化到产第一批卵的时间为产卵前期（preoviposition period），其时间长短与温度有关，约35℃时的1.8天到15℃时的9天，在15℃以下一般不能产卵。蝇产卵的方式是多种多样的，家蝇和一些常见蝇种，大都直接产卵于孳生物上，多在比较阴暗不被阳光照射的缝隙处，用它的产卵管伸入孳生物质堆积的深处产卵，卵堆集成块，这种习性使其能得到更好的保护。麻蝇属的种类因产出活跃的一期幼虫，并且常产在孳生物的边缘而后爬入孳生物中，因此，常在加盖的食品如酱类等中有蛆孳生。寄生的蝇种，如胃蝇、狂蝇等其卵产于宿主毛上，有的分散，有的十余个粘连在一起；在宿主体上产卵也有一定部位，如肠胃蝇产卵于马头部下方，红尾胃蝇产于口的附近，狂蝇则产幼虫于羊的鼻孔中。而皮蝇产卵更为特殊，其卵不直接产于宿主的皮肤上，而是产于某些吸血昆虫（如蚊虫、螯蝇）等的胸部或腹部，当这些昆虫吸食宿主血液时，幼虫自卵内孵化出来，落于宿主体上寄生。

3. 繁殖势能　蝇类的繁殖势能主要取决于蝇种的繁殖度（以卵巢小管数表示）、世代历期（生活史）和繁殖期。如果繁殖度高即卵巢小管数目多，世代历期短，而且当地的繁殖期长，则一般与疾病的关系较为密切；反之则关系不密切。因此，繁殖势能与蝇类的传病密切相关。

繁殖度直接关系到繁殖力。繁殖度高，也就意味着产卵数多。各蝇种的产卵数不尽相同。一般来说，卵生蝇类的繁殖力相当惊人，1只雌蝇一生可产卵600余个。卵胎生（ovoviviparity）或蚴生（larvipaous）蝇类的繁殖力相对较低。

蝇的繁殖力除种间差异外，还受营养、温度与湿度等的影响，其中受营养的影响更大。雌蝇卵巢的发育必须有蛋白质食物，如家蝇成虫单食蔗糖水，卵巢不能发育；而给以鸡蛋液或氨基酸都能使卵巢正常发育。用蜂王浆喂饲家蝇，能促进其卵巢充分发育，产卵前期缩短，产卵数增加。不仅在成虫期如此，而且幼虫期营养对成虫卵巢的发育也有影响。如麻蝇，幼虫期营养缺乏可引起成虫卵巢小管数减少。

4. 寿命　影响蝇类寿命的因素有温度、湿度、食物和水。温度是25~33℃，湿度60%~70%最佳。通常雌蝇要比雄蝇活得时间长，它们的寿命一般为30~60天，在实验室条件下，最长观察到112天，低温时，蝇类的寿命比高温时更长，在越冬状态下苍蝇可生活半年之久。

5. 休眠与夏蛰　当炎热的夏季不利于蝇的生长与繁殖，则以夏蛰来度过。此时蝇体生理上有一系列的变化，诸如脂肪、糖类等能量贮备物质的积聚，机体代谢率降低处于休眠状态。如厕蝇、腐蝇、丽蝇等对较高温度均不适应，盛夏时数量锐减，甚至绝迹，待秋凉后再出现。它们以何种虫态夏蛰，还需要进一步研究。

而毛腹雪种蝇则已知是以蛹态越夏，它的蛹期可长达 5 个多月。

（邓耀华）

第四节 生态学

蝇类生态是指蝇虫生命现象与其周围环境之间的相互关系，周围环境包括无机环境和有机环境，无机环境是指外界气候和地理条件，有机环境是指周围的动物、植物、微生物。蝇类生态学是研究蝇与其周围环境各种因素之间相互关系的一门学科。

一、地理分布

主要介绍与医学关系密切的蝇类地理分布。包括蝇科（Muscidae）、花蝇科（Anthomyiidae）、丽蝇科（Calliphoridae）、麻蝇科（Sarcophagidae）、厕蝇科（Fanniidae）、胃蝇科（Gasterophilidae）、狂蝇科（Oestridae）、皮蝇科（Hypodermatidae）和舌蝇科（Glossinidae）。

（一）蝇科

蝇科的蝇类分布遍及世界各地，几乎在有生命的地区均可发现蝇科的种类。家蝇属是蝇类中最重要、最常见和经常活动于室内的类群，也是传播疾病最重要的蝇种之一。家蝇是典型真住区蝇种，与人的关系密切，是真住区第一优势蝇种，我国分布于黑龙江、吉林、辽宁、内蒙古、北京、天津、河北、河南、山东、山西、陕西、甘肃、青海、宁夏、新疆、安徽、江苏、上海、浙江、江西、湖北、湖南、四川、重庆、贵州、云南、西藏、福建、广东、广西、海南、台湾、香港；世界各地分布。

市蝇属于真住区蝇种，与人关系密切，种群数量大，常仅次于家蝇，国内分布于辽宁、内蒙古、北京、天津、河北、河南、山东、山西、陕西、甘肃、青海、宁夏、新疆、安徽、江苏、上海、浙江、江西、湖北、湖南、四川、重庆、云南、福建、台湾、广东、广西、海南；在国外分布于朝鲜、日本、东洋区和古北区南部、非洲区、欧洲大部（模式产地：瑞典）。

腐蝇属多数种类分布于古北区、新北区，少数种类分布于其他动物地理区，个别种类分布于全世界。如厩腐蝇属真住区蝇种，是城市和乡村常见的种类，与医学关系密切。分布于黑龙江、吉林、辽宁、内蒙古、北京、天津、河北、山东、山西、陕西、甘肃、青海、宁夏、新疆、安徽、江苏、上海、浙江、江西、湖北、湖南、四川、重庆、云南、西藏、福建、台湾、广东、广西、海南；古北区（模式产地：瑞典）、新北区、新热带区、澳洲区、东洋区和非洲区的部分地区。

角蝇属蝇类主要分布于古北区和非洲区，部分分布于新北区和东洋区，我国除新疆、香港、澳门、西藏外，遍及其他各地区。

螫蝇属蝇类除两极高寒地区外，呈世界性分布，但以东洋区和非洲区的热带地区居多。在我国几乎各省、市、区均有分布。厩螫蝇分布于黑龙江、吉林、辽宁、内蒙古、北京、河北、河南、山东、山西、陕西、宁夏、甘肃、新疆、安徽、江苏、四川、贵州、云南、福建、台湾、广东、广西；除两极和高寒地区外、世界性分布（模式产地：瑞典）。

（二）花蝇科

主要分布于古北区，少数种类分布于东洋区。横带花蝇是真住区蝇种，常在居民区活动，与人的关系密切，国内分布于吉林、辽宁、内蒙古、北京、天津、河北、河南、山东、山西、陕西、甘肃、安徽、江苏、上海、浙江、湖北、湖南、四川、福建、台湾、广东、广西、海南、香港；国外见于朝鲜、日本、菲律宾、泰国、尼泊尔、印度、斯里兰卡、印度尼西亚（模式产地）、婆罗洲、澳洲区。中华海花蝇主要分布于沿海地区，常在居民区活动，分布于山东、安徽、浙江、上海、福建、广东（模式产地：汕头）。

（三）丽蝇科

种类超过千种，分布广泛，无论干、湿、寒、热环境，甚至南、北极区域或数千米的高寒山区，都有丽蝇的成员。

阿丽蝇属主要分布于东洋区和古北区部分地区。巨尾阿丽蝇我国除新疆、黑龙江北部、高寒的青藏高海拔地区外，黑龙江、吉林、辽宁、内蒙古、北京、天津、河北、河南、山东、山西、陕西、甘肃、宁夏、青海、安徽、江苏、上海、浙江、江西、湖北、湖南、四川(模式产地:宜宾)、重庆、贵州、云南、西藏、福建、台湾、广东、广西、海南都有发现。国外分布于朝鲜、日本、俄罗斯、印度、巴基斯坦、东洋区、美国、格陵兰。

丽蝇属主要分布于古北区和新北区,少数分布于东洋区、非洲区和澳洲区。与人类关系密切的真住区种类红头丽蝇在我国主要分布于黑龙江、吉林、辽宁、内蒙古、北京、天津、河北、河南、山东、山西、陕西、宁夏、甘肃、青海、新疆、安徽、江苏、上海、江西、湖北、湖南、四川、重庆、贵州、云南、西藏、福建、广东。国外分布于朝鲜、日本、蒙古国、俄罗斯、印度、尼泊尔、巴基斯坦、沙特阿拉伯、欧洲、非洲北部、美国(模式产地)、澳大利亚、新西兰。

绿蝇属种类多,丝光绿蝇属真住区蝇种,其种群数量常居蝇类前位,与人的关系密切。分布于我国黑龙江、吉林、辽宁、内蒙古、北京、天津、河北、河南、山东、山西、陕西、甘肃、宁夏、青海、新疆、安徽、江苏、上海、浙江、江西、湖北、湖南、四川、重庆、福建、台湾、广东、广西、海南;世界各地均有分布(模式产地:德国)。铜绿蝇在南非、澳大利亚、印度等地区常见,我国分布于黑龙江、吉林、辽宁、内蒙古、北京、天津、河北、河南、山东、山西、陕西、宁夏、甘肃、安徽、江苏、上海、浙江、江西、湖北、湖南、四川、重庆、贵州、云南、西藏、福建、台湾、广东、广西(模式产地)、海南。

金蝇属主要分布于东洋区、非洲区、澳洲区和古北区的南缘。大头金蝇我国除新疆、青海、西藏外,全国各地均有分布。

(四) 麻蝇科

分布于全世界各地。别麻蝇属主要分布于东洋界、大洋洲区和东非岛屿以及古北界的东部南缘。棕尾别麻蝇是真住区蝇种,我国分布于黑龙江、吉林、辽宁、内蒙古、北京、天津、河北、山东、山西、陕西、宁夏、青海、甘肃、安徽、江苏、上海、浙江、江西、湖北、湖南、四川、重庆、贵州、云南、西藏、福建、台湾、广东、广西、海南,国外见于俄罗斯、印度、斯里兰卡、尼泊尔、澳洲。

黑麻蝇属主要分布于古北区,其中黑尾黑麻蝇见于我国黑龙江、吉林、辽宁、内蒙古、北京、天津、河北、河南、山东、山西、陕西、甘肃、青海、宁夏、新疆、安徽、江苏、上海、浙江、江西、湖北、湖南、四川、重庆、贵州、云南、西藏、福建、台湾、广东、广西、海南。国外见于朝鲜、日本、蒙古国、俄罗斯、阿富汗、克什米尔地区、印度、马来西亚、伊朗、伊拉克、土耳其、巴勒斯坦、叙利亚、埃及、摩洛哥、阿尔及利亚、西班牙、突尼斯、毛里塔尼亚、欧洲、北美洲。

(五) 厕蝇科

古北区和北美洲种类较多,新热带区、东洋区和澳洲区种类较少。夏厕蝇是真住区蝇种,与人的关系密切,在我国分布于新疆、青海、西藏、内蒙古、黑龙江、吉林、辽宁、河北、山东、河南、四川及江苏南京等地。国外分布于朝鲜、蒙古国、日本、俄罗斯、全北区(模式产地:瑞典)、非洲、新热带区、澳洲区。瘤胫厕蝇世界性分布,是真住区常见蝇种,在我国的分布地区较夏厕蝇广,北起新疆、内蒙古、黑龙江、南至四川、贵州、福建,均有这种蝇的出现。元厕蝇国内分布于吉林、辽宁、北京、天津、河北、山东、山西、宁夏、甘肃、新疆、安徽、江苏、上海、江西、湖南、四川、重庆、云南、福建、台湾(模式产地:高雄)、广东、广西。国外分布于朝鲜、日本、蒙古、俄罗斯、马来西亚、东洋界、澳洲界。

(六) 胃蝇科

世界性分布,古北区、东洋区、非洲区、澳洲区。肠胃蝇在我国分布于黑龙江、内蒙古、山西、陕西、甘肃、青海、新疆、安徽、四川、云南、西藏、台湾、广西;国外见于欧洲、亚洲北部、北美洲、南美洲、巴西、阿根廷等地。

(七) 狂蝇科

呈世界性分布,我国西北、内蒙古、东北,华北较为常见。羊狂蝇国内分布于辽宁、内蒙古、河北、山西、陕西、甘肃、青海、新疆、安徽、台湾、广东;国外见于欧洲、加拿大、美国、夏威夷、新西兰等地。

(八) 皮蝇科

分布于古北区、新北区、东洋区、非洲区、澳新区。其中牛皮蝇分布于古北区,在我国主要分布于内蒙古、山西、青海、新疆、安徽、西藏、台湾、广西;国外见于亚洲、欧洲、北美洲、非洲、大洋洲、新西兰。纹皮蝇分布于辽宁、内蒙古、河北、山西、甘肃、新疆、西藏;古北区、新北区、东洋区、澳洲区。

（九）舌蝇科

须舌蝇主要分布于西非、中非、苏丹、南至安哥拉和刚果民主共和国，传播冈比亚锥虫病；刺舌蝇和淡足舌蝇分布于非洲东部和东南部局部地区，坦桑尼亚、乌干达、马拉维、赞比亚等国，传播罗德西亚锥虫病。中国没有舌蝇的分布。

二、孳生与栖息习性

（一）幼虫的孳生习性

根据生活方式不同，蝇类的幼虫可分为自由生活和寄生生活两大类。

1. 自由生活的蝇类幼虫　蝇类孳生习性比较复杂，它不仅涉及每种成蝇的产卵习性和幼虫的食性等蝇类自身的因素，而且由于地区、季节、场所以及孳生物质的状态（包括它的数量、新鲜程度、温度高低、干湿程度、储存状态以及存放场所的环境条件等）的不同，而有很大差别。

孳生物质是蝇类孳生的基本条件，是蝇类的食物和其他物质的混合物，也是蝇类幼期（包括卵、幼虫、蛹）的一个孳生环境，孳生物质存在的场所称为孳生场所。在人们的日常生活和生产过程中产生的大量废弃物，如食物残渣、排泄物、分泌物、生产下脚料（渣、糟、骨、毛）、动物尸体和某些产品（羽毛、猪鬃、肠衣、兽皮、腌制品），甚至动、植物的活的机体等都可成为蝇类幼虫的孳生物质。通常习惯把蝇类孳生物质分为人粪类、畜粪类、腐败动物质类、腐败植物质类、垃圾类等五大类，每类又可分为若干型。

（1）人粪类：是蝇类的主要孳生场所，分人粪坑（缸）、厕所（土厕、茅厕）、人粪堆肥（粪尿场）、地表人粪块、绿化施肥等型。此类孳生物因贮存的方式不同，蝇的孳生情况也不同，如在混有尿的稀人粪中，蝇相较复杂，其中以麻蝇最多，其次是大头金蝇、巨尾阿丽蝇，而舍蝇、丝光绿蝇、厩腐蝇等则少见；散在的地表人粪块量少易干，其中蝇相简单，主要为尾黑麻蝇、市蝇，也有舍蝇、厩腐蝇、丝光绿蝇等孳生；人粪与草类混合堆肥时，其中除孳生麻蝇外，有舍蝇、黑蝇属和花蝇科的幼虫孳生。

（2）畜粪类：根据家畜家禽的种类分为牛、马、猪、羊和禽等粪型。这些类型中除孳生的共同种为家蝇和螫蝇外，其他如牛粪型中孳生有蝇科的赫氏家蝇、黑边家蝇、肖秋家蝇、逐畜家蝇、市蝇、黑蝇属和鼓翅蝇科等的幼虫；马粪型中的有肖秋家蝇、红尾拉麻蝇、狭额腐蝇和粪种蝇等的幼虫；猪粪型以家蝇为主，还有黑蝇属、大头金蝇、麻蝇和粪种蝇等的幼虫；禽粪型（包括鸡、鸭、鹅等粪）中有黑蝇属、元厕蝇等的幼虫。

（3）腐败动物质类：这类幼虫的孳生物包括鸟、蛙、鼠和仔猪等脊椎动物的尸体、禽兽骨、禽兽毛、兽蹄、兽皮、皮革收购加工站的废弃物、动物脏器以及腌腊等型。除腌腊型主要孳生酪蝇和铜绿蝇二种幼虫外，其他各型的共同种主要为丝光绿蝇、麻蝇、丽蝇等的幼虫。

（4）腐败植物质类：包括腐败腐烂蔬菜、瓜果、酱及酱制品、家畜家禽饲料等。在青饲料猪食与酒糟中主要孳生有家蝇与厩腐蝇的幼虫；腐烂的蔬菜中主要孳生元厕蝇、厩腐蝇的幼虫；酱制品和腌菜中孳生的多为酱亚麻蝇与厩腐蝇幼虫，偶也见有家蝇、夏厕蝇和尾黑麻蝇的幼虫。

（5）垃圾类：分垃圾箱（桶）、垃圾通道、小型垃圾堆积场、大型垃圾堆积场，还有混合堆肥、沼气池的进料口、暗沟和明沟的淤泥、泔水缸等型。一般常见有丝光绿蝇、家蝇、厩腐蝇、叉尾丽蝇、棕尾别麻蝇、尾黑麻蝇、厩螫蝇、元厕蝇及小金蝇等幼虫孳生。

（6）其他：自由生活的蝇幼虫有的是捕食性和残食性的，常捕食其他昆虫的幼虫为食。如食蚜蝇科的食蚜蝇（*Syrphus*）幼虫，捕食蚜虫；非洲黄燥蝇（*Auchmeromyia luteola*，*A. senegalensis*）的幼虫，称“刚果地板蛆”，常在夜间侵袭人畜吸血。

2. 寄生生活的蝇类幼虫　这类幼虫种类也较多，各自有相适应的宿主。如胃蝇科的幼虫寄生于马的胃肠中；皮蝇、狂蝇等科的幼虫寄生于马和人的皮下及鼻腔内；污蝇属的污蝇幼虫寄生于动物和人的创口。麻蝇科、丽蝇科及其他蝇科的幼虫也可寄生于人、畜体。还有一些蝇幼虫为次寄生虫（secondary parasite），其幼虫常寄生于已有蝇蛆寄生的腐败动物组织上，第1龄幼虫以寄生宿主的腐败组织为食，第2、3龄幼虫也捕食同时孳生的其他种蝇蛆。如蛆症金蝇、赭颜金蝇等。此外，寄蝇科（Tachinidae）蝇类的幼虫寄生于其他昆虫体内，是农、林、果、菜害虫的寄生性天敌之一，在防治害虫方面，尤其是对毛虫和甲虫幼虫有重要意义,另一方面,有些寄蝇同时又是益虫的天敌,例如有些寄蝇寄生于柞蚕和家蚕,曾经给中国蚕丝生产造成严重损失。全世界约 5 200 种,中国近 500 种。

3. 影响蝇类幼虫生长发育的因素　蝇幼虫期的长短,除因种不同外,孳生环境的不同以及食物、温度、湿度、空气、光照等的影响也是重要因素。

(1) 孳生物对蝇幼虫的影响:孳生物提供蝇幼虫栖息的场所,更重要的是提供幼虫生长发育所需营养。蝇类因口器适应性的变化,使其各自有固有的食性,对孳生物都有一定的选择性和适应性。一般来说,优势蝇类对孳生物的选择谱广,适应性强。如丝光绿蝇主要孳生在腐败的动物质中,但在腐败的植物质中也能孳生,有时还孳生在人粪中。同一种孳生物可因其质量、数量、新陈等因素,影响孳生物中的蝇种,数量及孳生频率。如孳生物所含蛋白质的多少,对蝇幼虫的生长发育是有影响的。当需要的蛋白质含量充足时,幼虫发育快,并均可达到最高的重量;相反,则幼虫发育慢且不能发育至正常的大小。

孳生物的新陈决定着蝇幼虫的孳生量和发育时间。如家蝇在新鲜马粪中,不仅幼虫孳生数量多,而且只需 4~5 天就可以完成发育;但在陈旧的马粪中,除幼虫孳生数量少以外,发育时间也要延长到 1~2 个月。已有蝇类的孳生物,不适宜蝇类再次孳生。如经家蝇幼虫处理后的猪粪自然孳生蝇量减少,即使添加蛋白等营养物质,人工接种蝇卵也不能达到正常的生长要求,表现为个体弱小,难以发育至蛹期。

(2) 温度对幼虫的影响:蝇幼虫像其他昆虫一样有其发育的最低、最高及最适温度,但温度的作用,可随幼虫的龄期及其所在的孳生物的性质而改变。如家蝇幼虫所需的最低温度为 5℃左右,最高温度稍高于 43℃,日龄 1 天的幼虫在 30~37℃是最适温度,而日龄 3~4 天的幼虫的最适温度则是 40℃,它在马粪中发育的最适温度为 35~36℃,而在猪粪中发育的最适温度为 33~43℃。在同一种孳生物中,幼虫如得不到最适温度,无论在较低或较高温度都会引起幼虫缓慢的发育或死亡。温度过高,幼虫期缩短,成蝇的寿命也相应缩短。潮湿的环境中,在较低温度下蝇卵也能孵化,但幼虫生长缓慢且发育不良,即便孳生物营养丰富,如家蝇卵 4℃下 5~9 小时即能孵化,在环境温度低于 15℃条件下幼虫个体较适宜温度下小 1/2,影响幼虫后期发育。

(3) 湿度对幼虫的影响:一般来说,幼虫需在高湿度或液状孳生物中孳生,孳生物干,孳生的蝇幼虫种类少、数量少、孳生的时间也短;反之,则种类多、数量多、孳生的时间也长。蝇幼虫第 1、2 龄期是生长发育的关键时期,在干燥环境中生存的幼虫对孳生物的利用率降低,生长发育异常,即使第 3 期进入适宜湿度环境,幼虫个体仍不能回复正常发育状态,进而影响蝇蛹期正常发育。如在含水量 60%~75% 的 1kg 猪粪中,可发育 15 000 只家蝇幼虫,而在同重量的含水较少的牛粪中只能发育 8 000 只家蝇幼虫。在马厩中的马粪,因常为马尿的湿润,可以成为家蝇幼虫的常驻孳生场所,而露天的马粪易干燥,家蝇幼虫孳生死亡率高。

(4) 空气与光照对幼虫的影响:蝇幼虫新陈代谢需要大量的氧气。如一个中等大小的家蝇幼虫每分钟平均消耗 0.25cm^3 氧气,因此若将粪缸、肥堆、垃圾密闭管理,则可大量减少家蝇孳生。幼虫对光照反应敏感,幼虫期避光,常在阴暗无光处聚集在一起,光、声、振动的刺激下,幼虫迅速躲避于 5~10cm 的孳生物下。

各种蝇类在上述各类型孳生物质中的孳生情况是很不一致的,一般来说,真住区蝇类对孳生物质的适应性较强,要求不特别严格。如家蝇幼虫是杂食性的,孳生习性很复杂,几乎在上述各类型孳生物质中均能孳生,比较起来,它最喜欢的还是畜粪和发酵的植物质,但在人粪和腐败的动物质中也能孳生。在同一种孳生物中,含水量的高低对家蝇的产卵和幼虫的孳生发育影响很大,如新鲜猪粪含水量在 70% 左右,最适合家蝇孳生,含水量过高或过低都能影响它。市蝇孳生也比较复杂,它喜在地表人粪块和畜粪中孳生;家蝇属的其他常见种如黑边家蝇、逐畜家蝇、骚家蝇等均是畜粪特别是牛粪中孳生的主要种类。大头金蝇的主要孳生物质是稀人粪。绿蝇属的种类如丝光绿蝇则以腐败动物质如废骨堆等为主。巨尾阿丽蝇和红头丽蝇在人粪和腐败动物质中均可孳生,前者偏喜人粪,后者则偏喜腐败动物质。麻蝇科的常见种类如黑尾黑麻蝇、棕尾别麻蝇、红尾拉麻蝇以及白头亚麻蝇群的各种都喜欢在人粪中孳生,酱亚麻蝇则喜欢在酱缸、腌菜缸中孳生。为了深入研究蝇类的孳生习性,比较各蝇种孳生习性的差异,需调查某种蝇幼虫的孳生频度、孳生密度和孳生率,它的计算方式如下:

$$R=\frac{Np}{Nt}\times 100\%$$

式中：

R——蝇类幼虫孳生率(%)；

Np——有活幼虫或蛹孳生的滋生物处数，单位为处；

Nt——调查的孳生地处数，单位为处。

$$D=\frac{Nl}{Np}$$

式中：

D——蝇类幼虫孳生密度，单位为条每处(条/处)或条每百克(条/100克)；

Nl——发现孳生的蝇类活幼虫和蛹数，单位为条；

Np——阳性孳生物数，单位为处或百克(100g)孳生地处数，单位为处。

孳生频度越高，孳生密度越大，则说明该类型孳生物质是该蝇种的最适宜孳生物，但最适宜孳生物并不等于最主要孳生物。在一个城市，特别是市区，垃圾作为家蝇孳生场所的潜力的确不容忽视，一个普通的垃圾桶如果处理不善每周可产蛆2万条。在我国南方与卫生关系密切的大头金蝇，它的最适宜孳生物质是腐肉，而其主要孳生物质则是稀人粪。城市郊区和广大农村的田园中人粪坑(缸)、坑厕是它的主要孳生地。

(二)成虫的栖息习性

成蝇栖息的场所极其广泛。如厕所、粪坑、垃圾堆、腐败的动、植物质、兽骨、皮毛、猪鬃、鸡鸭毛等堆集站，人的住室、厨房、食堂以及家畜家禽体上和其圈舍中，酒房、豆腐房、粉房、酱菜房和水果糕点铺等，以及住宅附近及杂草树木上，都可作为蝇类栖息活动的场所。虽然蝇类对栖息活动的场所各有其选择性，但不十分严格，可因季节和地理的变化而变迁。如舍蝇、大头金蝇、市蝇、丝光绿蝇、棕尾别麻蝇和巨尾阿丽蝇等既在人、畜粪、腐败动、植物质、垃圾等污秽上停息活动，而又经常飞到人的住室、厨房、饮食、糕点、糖果店停息活动。这一习性是蝇类传播疾病的一个重要方面。入秋时节，刮风时家蝇大量侵入室内，常在天花板、悬空绳索、电线和窗框等处栖息。温暖的夜晚，家蝇栖息在室外的树叶、树枝、电线及栏杆等处。丽蝇、麻蝇则主要在室外栖息。

三、活动与种群生态

(一)成蝇活动及影响因素

1. 活动规律　成蝇除少数种类如某种舌蝇昼夜活动外，绝大多数在白昼活动，夜间静止不动。一天内活动的盛衰与自然气候、光线、食物等因素均有密切关系，尤以温度影响更为重要，如舍蝇在温度较低的春季于室外活动时，全天出现一次高峰，日间活动随温度增高而增强，当温度达最高点时活动最剧烈，以后逐渐下降，至天黑时停止活动，高峰一般出现在12:00—15:00，此时温度为24~27℃(河南)。春季在室内活动的情况，全天出现两次高峰，分别在9:00—12:00及15:00—18:00。秋季在室内活动的曲线与春季相似，但第一次高峰不甚明显，第二次高峰在12:00—15:00。在炎热的夏季舍蝇在室外全天活动出现两次高峰，分别在7:00—9:00及15:00—18:00，并且活动随温度上升而递减，当温度达最高时，活动最少，而在室内的活动则只有午前一个高峰。

2. 扩散　蝇在自然情况下，由于取食和孳生地往往不在一处，甚至相距相当远，常以孳生地为中心和引诱中心为圆心向四周扩散。这种远距离的飞行扩散，关系到传播疾病的范围与决定喷洒灭蝇要求的范围，因此扩散成为研究成蝇生态中的一个重要问题。蝇类飞行能力究竟有多强，据示踪原子技术证明其最大飞行距离为5~6km到11~12km，甚至达19~32km。但真正有效扩散直径约为1.5km。影响扩散活动的因素有食物、孳生地、气味、温度、风以及光照等，其中食物、孳生地以及其气味对蝇类扩散更有引诱力。蝇类的远距离飞翔有时借助于风力，或借助轮船、火车、汽车、飞机等交通工具扩散到更远的地方，这一点亦与传播疾病有密切关系。

3. 影响活动的因素 影响成蝇活动的因素有温度、湿度、光线、化学物质及异性的引诱力等。成蝇对温度十分敏感,如家蝇在 7~8℃以下则完全不活动,在 9℃开始爬动,在 12℃已能飞行,15℃开始进食,至 17~18℃时开始产卵。活动的温度范围可因地区而异,如最强的活动温度在北方为 25℃,在南方为 28~35℃。湿度对成蝇的影响,高温时湿度的改变对其活动是有影响的。在温度为 30~40℃,相对湿度为 100%,它们的活动减少,相反当湿度减低它们的活动就增强。蝇一般都有趋光性。日间它们在室内常活动在窗口明亮处,在室外亦于有光照处停息活动,若遇乌云局部遮住阳光,蝇类立即隐匿不动或飞向有光的地方。在厨房、食堂等装置暗道避蝇进入,即基于蝇的趋光避暗的习性。成蝇对某些具挥发性的化学物质反应不一。如甲醛、酒精、硫化氢、二氧化碳与氨气等都能引诱家蝇等蝇类;粪便中的粪臭素(skatole)与吲哚(indole)等对粪生蝇类均有吸引作用。而从植物中提出的各种芳香油如丁香油、薄荷油等常有驱蝇的作用。

(二) 种群生态

在自然界中各种蝇虫生存都不是以个体为单位,而是以和周围环境(生物和非生物)不断矛盾和统一发展变化的群体为单位。在同一时间、同一地区内,同种蝇虫所形成的群体单元称为蝇种群。由于蝇种群是个体的集合体,所以它反映出蝇虫群体的特性,如出生率、繁殖率、死亡率、平均寿命、年龄组配、基因频率、种群数量、种群动态、空间分布等。

蝇种群生态学是研究各种蝇虫在一定时间和空间相组合的生态条件下蝇种群数量变动规律的一门学科,以分析蝇虫生命表,阐明其结构特征为主要内容。生命表是研究蝇虫种群动态的一种很有用的工具,它记录某种蝇虫在一定孳生环境和栖息环境中生活史全部过程的一系列数据,真实地揭示出该蝇虫的动态规律。

蝇类的种群生态,包括种群空间格局和种群数量动态两方面,种群数量动态是种群生态学的核心。采用数学生态学原理和方法,研究清楚蝇类生殖存活和数量变动规律,可为预测预报及合理消灭自然界危害人类的蝇类,同时也为大量养殖、变害为益、开发利用蝇类提供科学依据。以家蝇为例,曲传智等(1998)在 27℃ ± 1℃的综合条件下,用数学生态学定量研究的方法对其生殖、存活及生命表进行了研究,求出了家蝇幼虫各发育阶段的发育历期、存活率,求出了成虫的生殖特性和存活特性,求出了一代生活史中各天的死亡数和产卵数,绘制了家蝇实验种群生命表,和家蝇实验种群净增殖率及有关参数计算表、家蝇实验种群的稳定年龄组配表,求出了家蝇内禀增长能力和有关的种群动力学参数:内禀增长能力 rm 为 0.232 5,净增殖率 R0 为 804.645 0,平均世代周期长 T 为 28.773 4 天,有限增长能力 λ 为 1.261 8,瞬时出生率 b 为 0.953 4,瞬时死亡率 d 为 0.720 9,种群增长一倍的时间 t 为 2.981 1 天,在稳定年龄组配中,成蝇前期占 94.624 0%,成蝇期占 5.376 0%。

家蝇种群动力学研究发现:家蝇幼虫发育历期短,从卵发育到幼虫成熟仅 5 天时间,在这 5 天中,每天幼虫增加的重量分别为原卵重的 18.312 1 倍、81.564 7 倍、263.335 2 倍、398.146 2 倍、487.663 6 倍,即 1g 卵发育 5 天就会成为约 500g 的成熟幼虫。说明家蝇幼虫的发育速率和动物蛋白的产生是任何动植物不能相比的。家蝇产卵量大,平均产卵次数 9 次/雌,平均产卵数为 688 个/雌,实验观察一雌蝇一生产卵多达 1 663 个。由卵发育到成蝇的成活率高,为 81.028 9%。蝇的发育速率、产卵率、净增殖率及成、幼虫所占百分比等 30 多项研究的种群动力学参数结果为消灭自然界蝇类应以成蝇,特别是早春成蝇为主提供了科学依据;也为人工及工业化养殖蝇类、开发利用提供了科学依据。

种群生态学除主要研究各种蝇类的种群动态外,还需要研究涉及的内容很广泛,如不同蝇种群的空间格局、时间格局、种内外关系、种群调节、种群数学模型、种群动态计算和应用等。

蝇类生态学的研究,是为了掌握各种蝇类发生、发展的动态规律,掌握其生存的有利和不利因素及其优势和薄弱环节,便于及时对其种群动态预测预报,阻断其传播的疾病,制订有效的防制措施和策略,控制或消灭危害人类的蝇类,保护人类的身体健康和社会经济发展,也便于养殖开发利用蝇类,变害为益造福人类。

四、趋光性

成蝇喜光,具有正趋光性,在非常黑的房间里,成蝇竭力飞向有光的地方。家蝇对黑暗的反应很快,当垃圾箱边有太阳光照时,成蝇活动非常活跃,但当乌云遮盖太阳,家蝇立刻躲起来。如果乌云过去,只在 1 秒钟内,它们会重新飞向垃圾箱。虽然成蝇有明显的趋光性,但它具有辨别微弱光线的特性,它们并不被光源所引诱,无论是在人工的光照下或是在白天都一样,凭借这个本能,它们可以从明亮的室外飞向光亮较少的室内觅食，飞到昏暗或者是黑暗的畜圈里、垃圾箱、粪坑内产卵。

蝇幼虫畏光，具有负趋光性。当暴露在自然光下或以灯光直射时，幼虫焦躁不安，不停地爬动，拼命寻找躲避之处。多个实验室利用蝇蛆畏光性特性，设计出虫料分离的机械设备。

五、季节消长

蝇类在一年中的种群数量变化因蝇种而异，如家蝇在我国广大温带地区，它在冬季繁殖停止、死亡率增加，种群密度极低。春季来临，随着气温的逐渐上升，新世代开始繁殖，种群密度增加，到夏季逐渐上升形成高峰，在一些地区，此时由于高温多雨或是酷暑旱热，造成不利的孳生条件，可以使家蝇的种群密度再次下降，而高温多雨之后，秋季到来，家蝇繁殖速率猛增，达到一年的最高峰，以后随气温的逐渐下降，又进入冬季的最低潮。到第二年春季到来，它又重复着前一年的变化，尽管每年的变化会由于自然的或人为的因素影响而不同，但它随季节而变化的总趋势是一致的，这就是季节分布。

蝇类的季节分布，由于蝇种的不同而有很大的差别，通常按其繁殖盛期所在的季节分为春秋型、夏秋型、夏型、秋型和寒季高峰型。在常见的住区蝇类中，属于春秋型的有巨尾阿丽蝇、红头丽蝇、元厕蝇、厩腐蝇等，以巨尾阿丽蝇为例，在上海地区成蝇在一年中最早出现，春末达到高峰，而在夏季减到极少，盛夏绝迹。到晚秋初冬时它又有一个繁殖高峰，除严寒期外，成蝇在冬季也可见到。属于夏秋型的有大头金蝇，多种麻蝇和黑蝇属的一些种，以大头金蝇为例，在上海 3~4 月间虽可见到成蝇，但要到 5 月中旬以后数量才增多，从 7 月到 10 月是繁殖盛期，它在整个蝇群中的数量一直是占优势的，10 月以后繁殖数量下降，11 月中旬以后才很少见到成蝇。属于夏型的有市蝇、厩螫蝇等，以市蝇为例，在河南中牟，它在 5~6 月间开始出现，7 月下旬以后数量逐渐上升，到 8 月达高峰，以后逐月下降，到 11 月绝迹。属于秋型的主要有家蝇，它的季节分布已如上述。寒季高峰型有毛腹雪种蝇（*Chionomyia vetula*），在辽宁本溪，它 10 月上旬最早出现，秋末冬初大批羽化，10 月中旬到 11 月中旬形成了第一个高峰，翌年 3~4 月是雌蝇产卵的时期，活动频繁，数量较多，形成了第二个高峰。

除不同蝇种有不同季节分布外，同一蝇种因地区的不同，它的季节分布也不同，如大头金蝇在华南的广西南宁、广东电白等地，全年均可见到，一年内有多次繁殖高峰，种群数量比较高，全年进入诱笼的数量可占到诱蝇总数的 50% 以上甚至更高（与诱饵的种类有关）；在广大江南地区（长江中下游流域）如雅安、长沙、南京、上海等地，它的活动季节自 4~5 月至 11 月，高峰在 8~9 月，种群数量也可以达到诱蝇总数的 50% 左右；在华北地区，如青岛、济南、保定、中牟等地，活动季节缩短为 6~10 月，高峰仍为 8~9 月，而种群数量则降为诱蝇总数的 10%~20%；再往北，在兰州、银川、呼和浩特、大连、哈尔滨等地，它的种群数量显著下降，仅占诱蝇总数的 1% 左右，季节也大大缩短，在大连仅 8 月、9 月两个月份方可见到。

海拔高度也是影响蝇类季节分布的重要因素，如在甘肃南部的舟曲县沙滩林场，那里海拔高度为 2 400m 左右，即便在 7~8 月份，也是巨尾阿丽蝇、反吐丽蝇的繁殖盛期，可诱获相当的数量，与在同一纬度的低海拔平原地区很不一样。

此外，当地当年的气候变化，如多雨特旱、酷热、严寒等自然因素，或是由于开展爱国卫生运动，进行了有力的灭蝇措施，特别是较好地控制了孳生地或改变了孳生物质的状况，使之不适合蝇类孳生繁殖等人为因素，这些都可以使蝇类的季节分布和种群数量发生比较显著的变化。

六、越冬

寒冷的冬季不利于蝇类生长繁殖，它们则以越冬来度过，此时，虫体在生理上有一系列改变，诸如脂肪、糖类等能量储备物质的积聚，机体代谢速率的降低等，进入越冬状态。

不同地区不同的种类可以以不同的虫态越冬，有幼虫、蛹，也有成虫。一般来讲厕蝇属、黑蝇属、绿蝇属的种类以幼虫态越冬者居多；市蝇、厩螫蝇、丽蝇、麻蝇族的一些种类则以蛹态越冬者居多；厩腐蝇、红头丽蝇、新陆原伏蝇等则以成虫期越冬。家蝇的越冬颇为复杂，既可以以蛹态越冬，也还可以以幼虫和成虫越冬。由于我国幅员宽广，南北方冬季温差甚大，所以在不同地区家蝇至少有三种不同的情况过冬，一种是在华南亚热带地区和一些冬季温暖、平均气温在 5℃以上的暖温带地区（如成都），家蝇在冬季仍继续孳生繁殖，不存在休眠状态。第二种情况是在广大的江南地区和部分华北地区冬季平均气温在 0℃以下，自然界无活动状态的家蝇存在，一般均以蛹态越冬，少数地方也能发现蛰伏的雌蝇和被覆盖在厚厚的孳生物质（如畜粪、垃圾等）层下的不活跃的幼虫。第三种情况是在寒温带地区冬季自然界虽然没有活动状态的家蝇，但在人工采暖的室内仍有成蝇活动，尽管当时外界气温是 -10℃，而家蝇在温暖的浴室内照样孳生繁殖。这一类场所（包括培植蔬菜的温室）往往成为第二年温暖月份家蝇大量孳生繁殖的来源地。因此，在冬季和早春，能有效地控制这些场所的家蝇，则对家蝇的防治工作具有重要的意义。

关于越冬场所，不同蝇种也有很大差别，例如以幼虫态越冬者，多在孳生物的底层；以蛹态越冬者，多数（如麻蝇、丽蝇、金蝇）是钻入孳生场所附近的土壤中化蛹，有些家蝇属的种类也可以在孳生物质中，如畜粪、腐败植物下、垃圾堆里化蛹，也就在该处越冬。以成虫期越冬者，越冬场所就比较杂，墙缝、屋角落、菜窖、枯井等微小气候比较稳定的场所，均可供成蝇越冬。

无论以什么样的虫态越冬，经过漫长的冬季或多或少都要死亡一些，特别是以蛹越冬或成虫越冬的种类。由于蝇类的繁殖力非常强，尽管经历越冬的个体数很少，只要有合适的孳生条件，很快就能够把种群密度恢复到相当的水平。

七、天敌

蝇类幼虫的天敌种类很多，主要是寄生蜂类。它们产卵于多种蝇蛆内，孵化的幼虫在蝇蛹内发育生长，发育成熟后，寄生蜂即自蛹壳中羽化出来。迄今世界各国已发现的蝇蛹寄生蜂有小蜂总科的 *Spalangia cameroni*、*S. drosophila*、*S. endius*、*S. nigro*、*S. nigroaenea*、*Muscidifurax raptor*、*Mormoniella vitripennis*、*Puchycrepoideus vindemiae*、*Brachymeria minuta*、*Eupteromalus* sp. 与 *Figididus* sp. 等和姬小蜂总科的 *Atsactodes gravidus*、*Alysia manducata*、*Mesoleptus laticictus* 及 *Ichneumoida* sp. 等。国内已报道的有：一种厕蝇姬蜂（*Mesoleptus latioinctus*），寄生于丽蝇、麻蝇和厕蝇的蛹；一种蝇沟姬蜂（*Atractodes* sp.）寄生于孳生粪中的一种蝇蛹。寄生于家蝇蛹的有属小蜂总科的 *Spalangia nigra*、*S. musciddrum* 及 *Mormoniella vitripennis* 等。甘运兴于南京的麻蝇、金蝇等的蛹中查获寄生蜂数种，其中一种反颚茧蜂（*Alysia manducata*）对麻蝇的寄生率高达 45%。1979—1980 年锦州市卫生防疫站等从辽宁省西部黑山镇挖的实蛹中羽化出的寄生蜂，经初步鉴定为 *Brachymeria minuta*、*Ichneucnidae* sp.、*I.* sp.、*Eigitidae* sp. 和 *Choloidoidea* sp. 等五种，除寄生率较高外，其中小蜂寄生的蝇蛹一个蛹内可羽化出 14~34 只蜂，有希望用作生物防治。某些细菌如 *Bacillus delendae*、苏云金杆菌（*Bacillus thurigiensis*）与寄生线虫（*Entomogenous nematodes*）都可感染幼虫并致死。其他某些甲虫幼虫、捕食性革螨以及某些鼠类、鸟类及家禽等都捕食蝇蛆。

成蝇的天敌常见的有结网的蜘蛛与不结网的蝇虎、蜻蜓、壁虎等。在鸟类食性分析中记载，1 只燕子在夏天要捕捉 50 万~100 万只各种蚊蝇和蚜虫。在昌黎果区主要食虫鸟类以蝇类为食的有 9 种。青海调查：在诺木洪有 8 种鸟捕食包括蝇类在内的昆虫，而白脸鹡鸰（*Motacilla albu*）捕食多种住区蝇类。两栖类中有蟾蜍、黑眶蟾蜍、虎纹蛙、金线蛙、林蛙、沼蛙、弹琴蛙等捕食成蝇。

有的植物能捕杀蝇虫，如萝藦花、猪笼草等。萝藦花的构造比较特殊，雌雄蕊合成蕊冠。周围有副冠缝，分成 5 片，环抱柱头，片与片之间有缝，缝的上端正好是载粉器，载粉器外方有纵裂。萝藦花副冠缝与载粉器纵裂均可夹住蝇的口器与足的末端。一根花序梗，其中 11 朵花里有死蝇多种，如厩螫蝇、新月拟粉蝇等。萝藦花在我国分布很广，是一种较常见的多年生藤蔓杂草。如果在牧场和猪圈周围篱笆旁边遍植萝藦花，8 月份开花时，正是厩螫蝇盛发季节，可以借助它灭蝇。

微生物亦可成为蝇类的天敌。致病性细菌如 *Bacillus lutzae* 及 *B. delendae* 可导致蝇类发生疾病，幼虫因食入污染食物感染，到蛹期结束时死亡。由真菌 *Empusa musoae* 所引起的真菌性疾病在蝇类中分布最为广泛，真菌孢子黏落在蝇的体表继而进入体内，菌丝被血淋巴带至全身，受感染 2~3 天后虫体死亡。

（国　果）

第五节　中国重要蝇种类

蝇类在昆虫分类上属于双翅目（Diptera）环裂亚目（Aristocera）有缝群（Schizophora），分为无瓣类

(Acalyptratae)和有瓣类(Calyptratae)。蝇的种类繁多,目前全世界已知的蝇类有 64 科,34 000 余种。根据薛万琦等(1996)报道,我国已知蝇类有 4 209 种,其中与人的关系密切,与医学有重要关系的蝇类通常为有瓣蝇类,至今已报道的有瓣蝇类近 2 000 种。多数蝇类可传播疾病,危害人类或动物健康,其中与疾病关系比较密切的蝇类多属蝇科(Muscidae)、丽蝇科(Calliphoridae)、麻蝇科(Sarcophagidae)、厕蝇科(Fanniidae)、狂蝇科(Oestridae)、胃蝇科(Gasterophilidae)、皮蝇科(Hypodermatidae)、舌蝇科(Glossinidae)等种类,这些蝇类能传播各种疾病,部分蝇类幼虫可以寄生人或动物体内,引起各种类型的蝇蛆病。

在我国,与人类或家畜关系密切、传病致病的住区蝇类大约有 50 余种,现将其中重要蝇类的主要代表种介绍如下:

一、中国蝇类主要代表种

(一) 花蝇科(Anthomyiidae)

花蝇科通常体型为小型至中等大小黑褐色种类,少数为黄色种类。主要特征是肘臀合脉绝大多数伸达于翅缘,多数种类在小盾片端部中下方有直立的纤毛;除少数两性额均宽外,多数雄蝇额窄,两复眼相接,间额消失,雌蝇复眼远离;间额鬃存在或缺如;中鬃一般存在,背中鬃通常为 2+3;前胸基腹片中央凹陷均无毛,翅侧片和下侧片通常全裸;足多数种类黑色,少数种类部分或全部黄色;翅除极少数种类有暗斑外,绝大多数透明无斑;胸部和腹部背板多数种类具黑色纵条或暗斑,腹部第 1、2 节背板愈合成背板;雄蝇第 6 背板常隐蔽于第 5 背板之下,而且通常无鬃;雌蝇第 6 背板通常在两侧具第 6 和第 7 两对气门;第 5 腹板通常较长;雄蝇肛尾叶常合并为一肛尾板,且常短于侧尾叶,侧叶明显且常特化为鉴别的重要特征。

多数种类幼虫主要取食于植物的根茎和叶芽,因此是林业和农业上的重要害虫。多数成蝇喜食花蜜,少数种类主要取食粪便或垃圾。当家畜较多时,有些种类可表现出明显的亲畜性,幼虫偶然也有致人肠蛆病的记录。这些花蝇不仅成蝇具食粪、食尸等杂食性,幼虫主要滋生于人、畜粪便中,因此都可能参与传病。

粪种蝇(*Adia cinerella* Fallén,1825)

形态特征:体长 3.5~5.5mm。♂:额宽约为触角第三节宽的 1/2,黑色。间额消失或存在,间额鬃缺如,侧颜显较触角第三节为狭,约为其宽之半,额、侧颜及下侧颜均黑色,覆银灰色粉被。触角芒具毳毛。胸底色黑,具淡灰黄色粉被,背部无斑纹。中鬃 2 行,排列规则,前中鬃列间距与它和前背中鬃列间距相等。腹侧片鬃 2∶2。腹略呈圆锥形,密覆灰黄色粉被,各背板具狭三角形黑色正中条,但不达各背板的后缘。第 5 腹板侧叶内缘末端具短鬃簇。♀:间额黑,或有时前方略带红色,有间额鬃,腹呈卵形(图 20-36)。

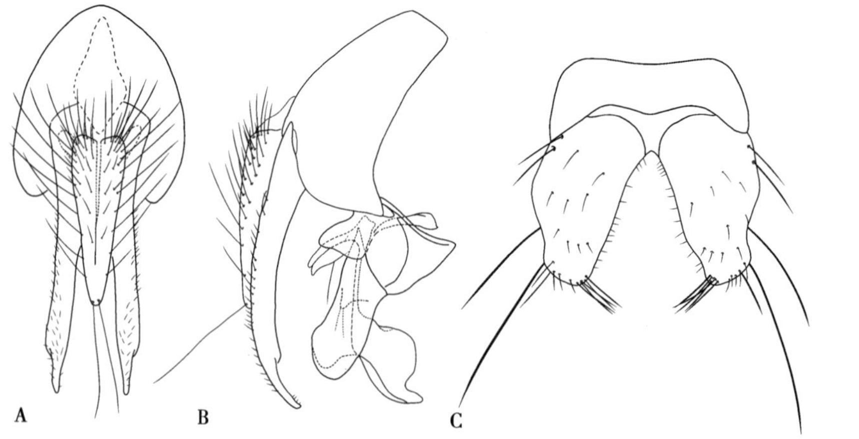

粪种蝇(*Adia cinerella*):A. ♂肛尾叶及侧尾叶后面观;B. ♂肛尾叶、侧尾叶及尾器阳体侧面观;C. ♂第 5 腹板腹面观。

图 20-36 粪种蝇

(仿 范滋德)

生态习性：幼虫主要孳生地表猪粪、牛粪、人粪和马粪块中，也可在土厕所、人粪堆中和烂菜中孳生。成蝇喜食地表人粪、猪粪、牛粪、鸡鸭粪、狗粪和其他腐败植物质，但少见于腐败动物质上。在4~11月中旬出现，6月为繁殖高峰，盛夏几乎绝迹，到10月份又出现第二次高峰。

医学重要性：可携带大肠杆菌、普通变形杆菌、金黄色葡萄球菌、肺炎双球菌和多种链球菌等。

地理分布：国内分布于天津、河北、山西、内蒙古、辽宁、吉林、黑龙江、上海、江苏、浙江、安徽、福建、山东、河南、湖北、湖南、广东、四川、贵州、云南、西藏、陕西、甘肃、青海、宁夏、新疆、台湾。国外：朝鲜、日本、俄罗斯、欧洲、北非、中亚、阿拉伯半岛、印度、尼泊尔、亚洲(北、东部及西南部)、北美。

(二) 蝇科(Muscidae)

全世界已知蝇科约有4 000种。在我国，蝇科主要的种类涉及邻家蝇亚科、家蝇亚科及螫蝇亚科，其中前2个亚科的蝇类均具有舔吸式口器，为非吸血蝇类；而螫蝇亚科具有刺吸式口器，为吸血蝇类。蝇科的蝇类分布遍及世界各地，几乎在有生命的地区均可发现蝇科种类的分布。在我国分布的蝇科主要代表种类多属于家蝇属(*Musca*)，腐蝇属(*Muscina*)等，也涉及有刺吸家畜血为生的螫蝇属(*Stomoxys*)、角蝇属(*Haematobia*)、血喙蝇属(*Haematobosca*)等。

蝇科通常为中小型蝇类，成蝇体长2.0~16.0mm。本科蝇类幼虫通常水生，表皮一般骨化成棘和疣突，前气门指状突最多可达14个，体后有后气门，气门板上有气门裂、气门环和气门钮，无气门杆，口钩腹面无齿。蛹为围蛹，第2腹节上有1个呼吸角。

腐蝇属(*Muscina* Robineau-Desvoidy, 1830)本属蝇类属中型或大型蝇类，腐蝇属的某些种类如厩腐蝇属真住区蝇种，幼虫常孳生于腐败物质中。在春夏之交，在乡村或城镇最常见，可传播多种肠道传染病。多数种类分布于全北区，其次为东洋区北部和新热带区并各有个别地方种，非、澳两区种类极少且无地方种。我国已知的腐蝇属蝇类有7种。

综蝇属(*Synthesiomyia* Brauer *et* Bergenstamm, 1893)，本属蝇类雄蝇额较宽，雌蝇额更宽。雌蝇间额上半部具许多短毛，无交叉间额鬃。触角红色，芒裸；中鬃1-3(细)+1，背中鬃2-4+4-5，翅内鬃0+2，腹侧片鬃1∶2；前胸基腹片和下侧片有毛，翅侧片裸；小盾片端部红棕色；腹部第5背板红棕色。幼虫腐食性，偶尔粪食和肉食性。

1. 家蝇(*Musca domestica* Linnaeus, 1758)

形态特征：成蝇体长4.0~8.0mm。♂：复眼无毛，额宽为眼宽的1/4~2/5，间额为侧额的1.5倍。触角第3节灰，第2节棕，前者约为后者长的2倍，触角芒长羽状。下颚须棕色，端部稍宽。胸部粉被灰白略带黄色，中胸盾片具2对黑色纵条，内方的1对在小盾沟前终止。中鬃0+1，背中鬃3+4。腋瓣上肋前、后刚毛簇均无。前胸基腹片和前胸侧板中央凹陷处具毛。下侧片在后气门下方有数根细毛。前缘基鳞及亚前缘骨片黄色。足暗棕色。腹部第1、2合背板除前缘及中条暗色外均为黄色。♀：额宽约为1眼宽，额在上方的侧额极狭，腹部第1~2节合背板与♂相似，第2背板除具暗色正中条外还具亚侧条(图20-37)。

家蝇幼虫1~3龄逐渐由透明、乳白色变为乳黄色。3龄幼虫后表面周围无小锥突、小毛和小棘，肛板狭小，呈凸形；后气门裂呈带状弯曲，但每个气门裂的两头部均朝向内方(图20-37)。

卵乳白色，香蕉形，长约1mm。蛹呈桶状，蛹壳颜色按化蛹时间的长短由浅变深，最后成为栗褐色。

生活史：家蝇卵发育的最低有效温度为8~10℃，自然变温条件下，家蝇卵发育的起点温度为13.46℃ ± 2.5℃，在腐烂物质堆中，卵发育时期的长短，因温度不同而异。高湿环境有利于家蝇卵的发育，如果相对湿度低于90%时则死亡率高。

温度30℃时，1龄幼虫生长发育大约需20小时，2龄幼虫约为1天时间，3龄幼虫约需3天时间。家蝇幼虫杂食性，食物包括发酵和腐败的有机质，其中微生物是幼虫营养必需的蛋白质和维生素的重要物质。家蝇幼虫期的长短，除与营养、温度密切相关外，湿度也影响很大。3龄幼虫发育成熟即停止进食，进入前蛹期，爬向较低温(15~20℃)和低湿的地方，对氨和鲜粪失去趋向性，常远离孳生场所钻到附近疏松的泥土或缝隙中化蛹。

家蝇蛹发育期的时间与幼虫相仿。高温高湿对蛹是不利的，但温度在12℃以下时，蛹则停止发育。刚从蛹壳中羽化出来的家蝇，需要经过翅膀裙皱状态的伸展及几丁质表皮渐渐地变硬和变暗。温度在27℃左

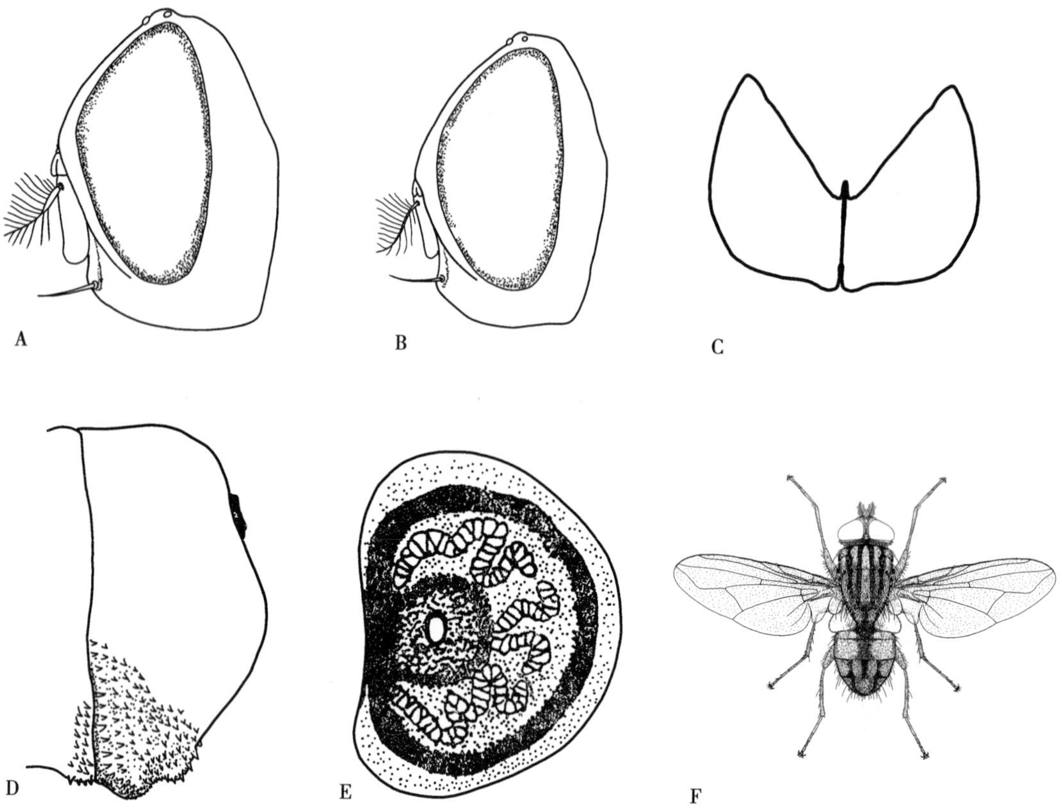

A、B. 头部侧面观；C. 尾叶后面观；D. 3 龄幼虫第 8 腹节侧面观；E. 第 3 龄幼虫后气门后面观；F. 成虫背面观。

图 20-37 家蝇 *Musca domestica*

（仿 范滋德）

右时，羽化 2~24 小时的成蝇开始活动与取食。在恒温室（28℃ ± 1℃）和营养丰富的条件下，家蝇的生活史周期约需 2 周。在自然界，家蝇生活周期视季节和地区的不同差别很大。

生态习性：家蝇幼虫杂食性，在人粪类、禽畜粪类、腐败植物质类、腐败动物质类和垃圾等五大类孳生地都能孳生。家蝇成虫也属杂食性，但偏好甜食。取食时，通过机械方式传播疾病。

家蝇种群数量的变化因季节而异。在我国广大温带地区，家蝇在冬季停止繁殖，种群密度极低。春季随着气温升高，种群密度开始增加。夏初逐渐上升形成第一个高峰，由于盛夏高温多雨酷热，家蝇种群密度再次下降。秋季气温与湿度适宜，家蝇孳生条件改善，繁殖出现第二个高峰。随着冬季到来，家蝇种群密度逐渐下降。我国亚热带地区，家蝇全年都能繁殖。另外，海拔高度也是影响家蝇季节分布的一个重要因素，高海拔地区气温较低，家蝇的种群密度明显较低。

家蝇羽化后第 3 天开始交配，且交配率随着蝇龄而增加；温度降低可使交配推迟，营养条件好和光照时间长，则交配时间发生得早；交配多在 9:00—12:00，交配持续时间约为 27 分钟，最长可达 48 小时；雌性家蝇大多接受 1 次交配即可获得终身受精能力，而雄家蝇可多次交配，交配 1 次后，2 天内可以恢复精子再行交配。雌家蝇终身产卵 10 余次，最高的可达 20 次，但在自然条件下仅产卵 4~6 次，每次间隔 3~4 天。每次产卵约百粒左右。

家蝇是在室内栖息活动的主要蝇种。气候条件、食物、产卵引诱物或附近孳生物质大量存在等因素都可能影响家蝇的活动。在温暖季节里，家蝇白天通常在室外或门窗开放的菜市场、食品加工厂、走廊、商店等处活动，若气温升到 30℃以上，则喜欢停留在较阴凉的地方。在秋凉季节，特别是刮风天气则大量侵入室内，在郊区和农村常集中于厩舍及家畜、粪肥堆的周围。家蝇在白昼或人工光照下活动，夜间则栖息在白天活动的场所。较热的天气，多在室外树枝、树叶、电线、篱笆以及地面 2m 以上的绳（索）等上停栖，若气温下降，则大量侵入室内，常在天花板、电灯线、窗框等处栖息。通常情况下，主要在栖息地附近觅食，常以孳生地为中心的 100~200m 半径范围内活动。家蝇扩散受气象因素（特别是风向、风速）、孳生物质的气味及人口、房室密集度等因素影响，可以从一地迁移到另一地。交通工具也是家蝇被动迁移的重要原因，家蝇也是通过轮船、飞机等运输工具从境外输入的重要种类之一。

家蝇寿命一般为 30~60 天。通常雌蝇比雄蝇寿命长。温度、食物和水是影响家蝇寿命长短的重要因素。低温下，家蝇寿命比高温时长，在越冬状态下家蝇可活半年之久。家蝇通常在孳生场所以蛹越冬，也可以 3 龄幼虫或成虫越冬；但在亚热带地区和一些冬季温暖、平均气温在 5℃以上暖温带地区（如成都），家蝇在冬季仍继续孳生繁殖，不存在休眠状态。

医学重要性：家蝇成虫的食性属杂食性，但有偏好甜食的食性，常在人畜粪便、垃圾、腐败的动植物质等污秽物上取食。以其体、足、和爪垫上的微毛，以及分泌黏液的唇瓣，将病菌、虫卵、原虫的包囊传入人的食物，从而传播伤寒、副伤寒、霍乱、细菌性痢疾、蠕虫病、阿米巴痢疾、破伤风、炭疽等多种疾病。

幼虫孳生于各种污秽物中，也有寄生在人的消化道、尿道、耳道及化脓的伤口、压疮、炎症的皮肤等报道。引起偶然性寄生的蝇蛆症（myiasis）。

地理分布：全国性分布，青藏高原海拔较高的地区未发现。在青海已知分布于诺木洪、格尔木、鱼卡、小柴旦等柴达木盆地地区，在西藏波密、曲水、拉萨等地也有发现，但数量较少。世界性分布（模式产地：欧洲及美洲室内），只有北美极北地区及智利最南部尚无报道。

2. 市蝇（*Musca sorbens* Wiedemann，1830）

形态特征：成蝇体长 4.0~7.0mm。♂：额宽大于或略小于触角第 3 节宽，间额为侧额宽的 2~3 倍。前胸侧板中央凹陷无纤毛；中胸盾片沟后部分四纵条合并为两条宽黑色纵条，并达于小盾沟。翅前缘基鳞、亚前缘骨片均为黄色。足暗棕色。腹部第 1、2 合背板黑色。♀：额宽约为头宽的 1/3，间额约为侧额宽的 2 倍。胸背纵条如♂性。腹部一般底色为棕黑，具淡黄灰色粉被，腹板大多呈灰色（图 20-38）。

3 龄幼虫后表面周围有 4 对小锥突，后表面有极细小的毛和小棘。肛板很狭窄，长约为宽的 10 倍之多。幼虫主要孳生于人畜粪便及垃圾中。

生态习性：市蝇属真住区蝇种，杂食性，幼虫主要孳生于粪便及垃圾中，成蝇多在室外活动，也常进入人畜居室。住屋周围，小街小巷或公共场所是市蝇最为常见的活动场所，尤其是在户外的垃圾堆如蔗渣堆更

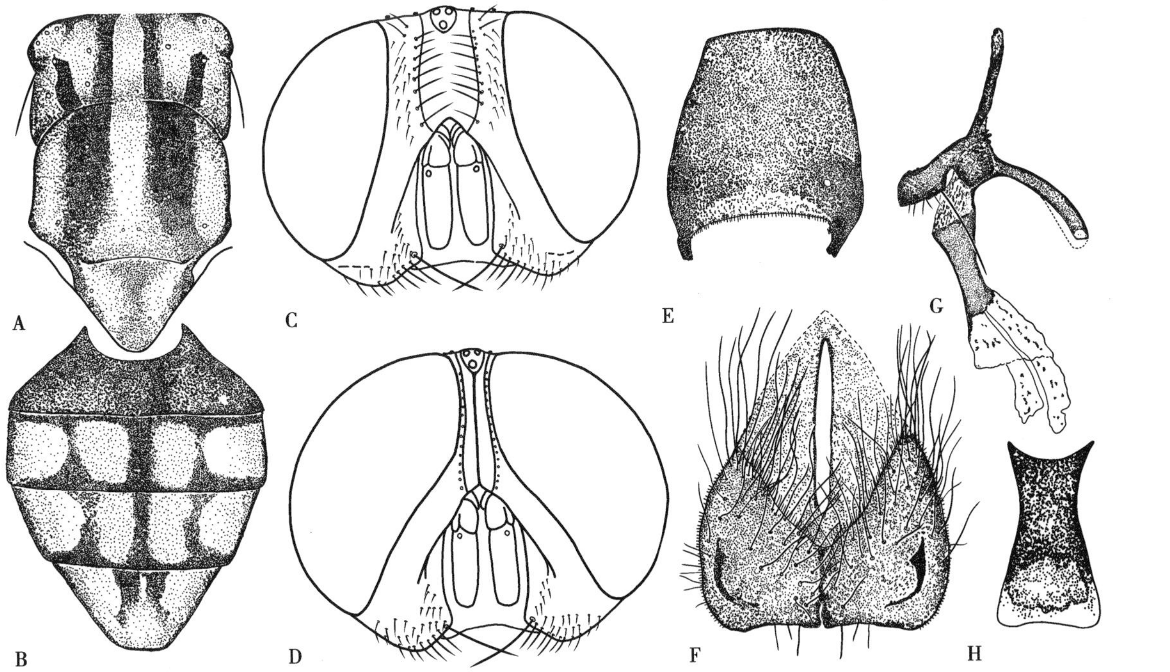

A. ♀胸部背面观；B. ♀腹部背面观；C. ♀头部前面观；D. ♂头部前面观；E. ♂第五腹板腹面观；F. ♂尾叶后面观；G. ♂阳茎侧面观；H. ♂阳基后突前腹面观。

图 20-38　市蝇 *Musca sorbens*

（仿 范滋德）

常见;在施用农家肥的菜地或果园也是市蝇大量繁殖和活动的场所。

医学重要性:夏秋季节在集市水果摊位上很常见,喜舔食人类及动物的分泌物,如眼分泌物等。可传播眼疾与肠道传染病。

地理分布:市蝇在国外分布于朝鲜、日本、东洋区和古北区南部、非洲区,国内除青藏高原和黑龙江省外,全国各省份均有分布。

3. 厩腐蝇(*Muscina stabulans* Fallén,1817)

形态特征:体长 6.0~9.5mm。♂:眼裸,额宽约为触角第 3 节的 1.5~2.0 倍,间额黑色约为侧额宽的 2 倍。前倾或内倾下眶鬃 10~11 对。触角暗色,第 3 节约为第 2 节的 2.0~2.5 倍长,触角芒长羽状。下颚须棕黄色;胸部盾片灰黑色,有 4 条黑纵条,中间黑纵条不伸达小盾沟。小盾端部约 1/3 带红棕色。翅肩鳞和前缘脉基鳞黄色,下腋瓣不具小叶,翅 m_{1+2} 脉端部明显向前弧形弯曲。足胫节黄色,股节端部亦呈黄色,至少后股端部 1/3 腹面呈黄色。腹部黑色,密覆棋盘状带金色粉被斑和不很明显的暗色条。♀:眼离生,额宽明显大于头宽的 1/3,间额有 1 对交叉的间额鬃(图 20-39)。

第 3 龄幼虫前气门孔突 5~7 个;后气门暗黑色,3 个气门裂集中于中央(图 20-39);肛疣与亚肛疣大小相似,后肛疣小。

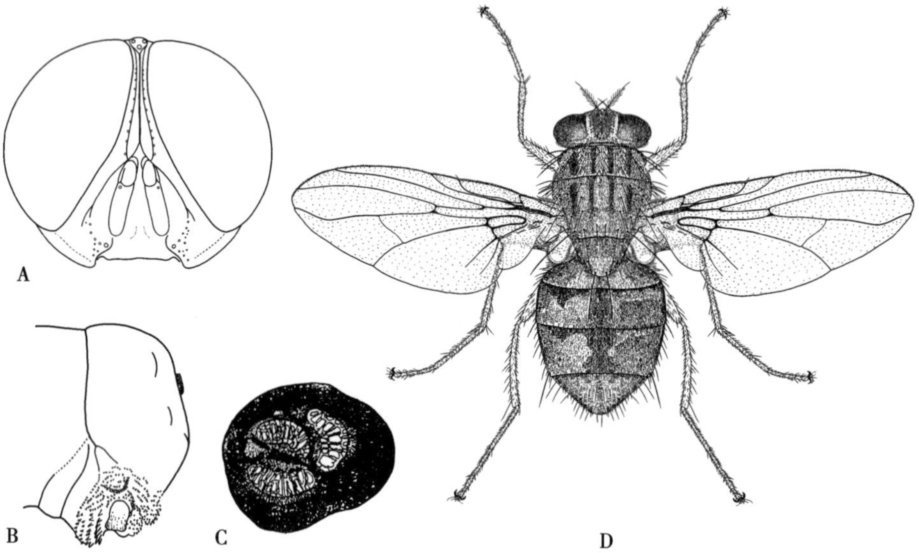

A. ♂头部正面观;B. 第 3 龄幼虫第 8 腹节侧面观;C. 第 3 龄幼虫后气门;D. 成虫背面观。

图 20-39 厩腐蝇 *Muscina stabulans*

(仿 范滋德)

生态习性:广泛分布于我国各地,尤其是夏秋季节更为常见,厩腐蝇为我国北方城镇的优势蝇种,常可侵入居家室内。在东北地区从 3~11 月均可发现,6 月是活动高峰,9 月中旬出现第二次活动高峰。在南方,全年均可发现,通常于 3~5 月为活动高峰。幼虫喜孳生于腐败的动、植物质中。厩腐蝇通常成蝇越冬。

医学重要性:幼虫可导致人及动物的蝇蛆病,成蝇可传播多种肠道传染病和家畜禽类传染病。

地理分布:世界性分布。国内各地区均有分布。

4. 东方角蝇(*Haemalobia exigua* de Meijere,1903)

形态特征:体长 3.0~4.5mm。♂:眼裸较宽,其后缘下半部稍稍凹入,额宽约为头宽的 1/8 强。触角芒上侧具纤毛。喙细长,末端具小的口盘,下颚须约与喙等长。中胸背板粉被灰黄色,具窄的暗纵条。cu_1+an_1 脉向端部逐渐变细,与翅脉间距约为自身长度的 1/2。后足各分跗节扁平状,后足第 2、3 分跗节中段的后毛列长度显然超过节宽。♀:额宽约为头宽的 1/4 倍强至 1/3,后足跗节不似♂性(图 20-40)。

3 龄幼虫的后气门呈肾形,气门裂呈 S 形,气门间距大于气门横径的 1.5 倍(图 20-40)。幼虫孳生于畜粪中。

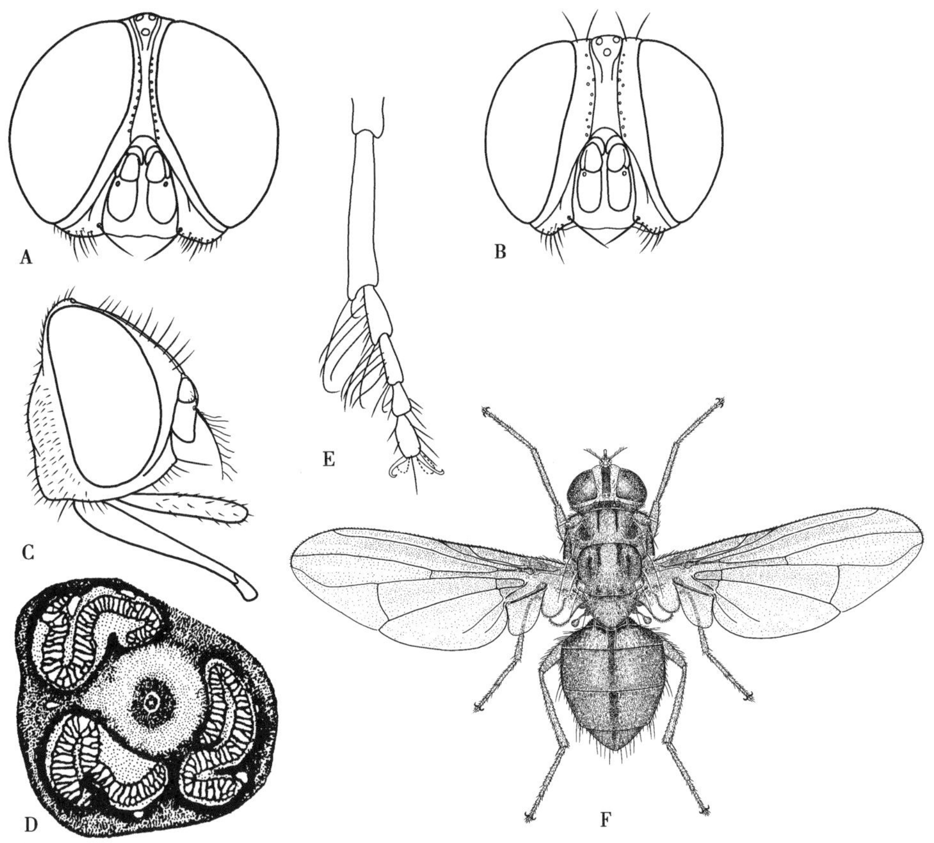

A. ♂头部前面观；B. ♀头部前面观；C. ♂头部侧面观；D. 第3龄幼虫后气门；E. 跗节；F. 成虫。

图 20-40　东方角蝇 *Haemalobi exigua*

（仿 范滋德重绘）

生态习性：该蝇有时喜群集在牛的头部及牛角附近等毛较短的部位，故有“角蝇”之称。幼虫孳生于牛粪中。在南京东方角蝇活动出现于3~12月，但以7~9月的密度最高，此时在牛体上所捕获的蝇类中，东方角蝇占24%以上。雌蝇常产卵于有粪便的草地上，或新鲜的牛粪上。幼虫孳生于有牛粪的草地上。

医学重要性：成蝇吸食多种动物血而传播畜类疾病，偶尔可攻击人类。

地理分布：国内分布于广东、海南、云南、台湾、香港。国外：越南、菲律宾、泰国、缅甸（*L. flavohirta* Brunetti的模式产地）、马来西亚（马来亚），印度尼西亚（模式产地：爪哇）、东帝汶、孟加拉国、印度、尼泊尔、斯里兰卡，塞舌尔群岛，南马里亚纳群岛（美）（关岛、Tinian岛）、加罗林群岛（帛琉群岛、雅浦岛、Ponape岛）（美）、巴布亚新几内亚（俾士麦群岛）、所罗门群岛、澳大利亚［澳北区（达尔文港，*H. australis* Malloch的模式产地）、西澳大利亚州、昆士兰州］，斐济。

5. 厩螫蝇（*Stomoxys calcitrans* Linnaeus，1758）

形态特征：体长5.0~7.5mm。♂：额很宽约为头宽1/4，间额宽约为一侧额宽的3倍多。间额具正中淡棕色粉被纵条。下颚须黄色，细长形。具有刺吸式口器，喙细长，竖直。胸部粉被灰黄带橄榄色，中胸盾片具2对暗棕色纵纹，外侧1对止于盾沟上。腋瓣浅棕色。胫节基部1/3呈淡黄色。腹部第3、4背板具一纵纹（有时不清），两侧各有一圆形斑。♀：侧额鬃在两行以上，翅 r_{4+5} 脉下面的小鬃列仅在基部，不超过r-m横脉，腋瓣较♂白（图20-41）。

幼虫体长8.0~11.5mm，围蛹长4.2~6.8mm。前气门具5~6个孔突。后气门带三角形，气门钮中心位，后气门间距明显大于1气门横径。后气门第1、3两气门裂的内侧端明显反曲而朝气门的外侧方向相互背离，第1、2气门裂明显分离。咽骨前角长约为隘部长的1/3，咽骨腹角约为隘部长的一倍半。

生活史：在夏季，2~5天，幼虫可自卵内孵出，在潮湿的孳生地中，经14~21天发育成熟并移行到较干燥而疏松的土内变为蛹。蛹的发育视温度的高低，通常约经6~20天蛹发育为成虫，成蝇由蛹壳钻出。自卵至

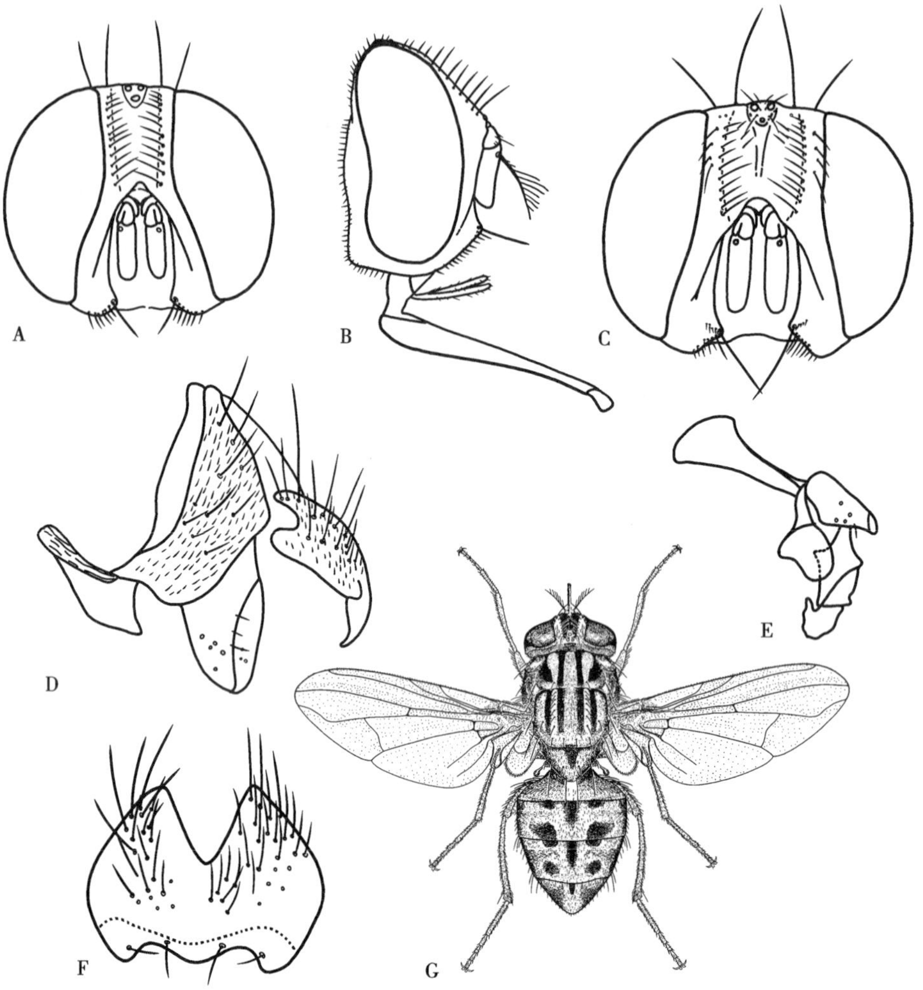

A. ♂头部正面观;B. ♂头部侧面观;C. ♀头部正面观;D. 尾叶侧面观;E. 阳茎;F. 第五腹板腹面观;G. 成虫。

图 20-41 厩螫蝇 *Stomoxys calcitrans*

(仿 范滋德)

成蝇的全部发育过程,通常需 3~4 周,在适宜的环境下于 2 周内即可完成发育,但在不利的环境中可延长至 7 周以上。成蝇通常可活 3~4 周。

生态习性:该种是农村和牧区常见种类,嗜热型蝇种,喜吸温动物的血。厩螫蝇不论雌雄都吸血,叮咬时,局部疼痛,但叮咬后并无不适感觉。家畜和人都是厩螫蝇吸血的对象。雌蝇须 3 次以上的吸血后,方能完成卵的发育。厩螫蝇一生分 3 期产卵,产卵总数可达 600 个以上。幼虫主要孳生于畜粪中,其次是饲料和垃圾中,但人粪中也可见到。厩螫蝇主要繁殖期在 6~10 月,成蝇活动最晚消失于 11 月下旬,幼虫和蛹均能越冬,主要以蛹期越冬。成蝇在动物体表最常发现,此外水果摊、菜场、垃圾、人粪、畜粪等处也可见到。

成蝇喜聚在马厩、牛舍附近有日光的墙垣或篱栅上,阴天、下雨天或夜间则飞入室内或暗处停息。成蝇吸血时间需 2~5 分钟完成。在气候温暖时,胃血消化很快,因此每日可有 2 次吸血。

医学重要性:厩螫蝇能携带炭疽病菌,可传播脊髓灰质炎、炭疽、破伤风、睡眠病和东方疖。在我国,厩螫蝇可传播伊氏锥虫病。厩螫蝇不仅在家畜间传播疾病,也由于该蝇经常叮咬动物和人而吸取血液,因此该蝇有传播人体的动物源性疾病的可能。

地理分布:厩螫蝇在我国呈全国分布。除两极高寒地区外,全球性分布。

6. 斑蹠黑蝇[*Ophyra chalcogaster*(Wiedemann,1824)]

形态特征:体长 5.0~5.5mm。♂:体亮黑,稍带青色光泽。额较狭窄,其宽度小于触角第 3 节宽的 1/3;眼后缘直;中胸盾片和小盾片上的小毛较正常,前中鬃 2~3,下腋瓣黄白色或黄色;前足各分跗节末端背、腹面有黄白色部分。♀:后股亚基部具 2~3 个短钝腹鬃;后胫前腹鬃 1~2 个(图 20-42)。

3 龄幼虫后气门呈略带椭圆的圆形,前气门具 4 个孔突,腹垫前的缝前棘群主要为成行微棘组成的小列群。

生活史:幼虫孳生于禽、畜粪便和垃圾中,在人粪和腐败动物质中也可发现。繁殖季节相当长,盛期有 5~7 月,以幼虫在滋生场所越冬。在上海,平均 26.3℃的室温下饲养:卵期约 0.6 天,1、2 龄幼虫各略少于 0.8 天,蛹期约 7 天,合计约 17.4 天。雌蝇每产一次卵约 70 粒。3 龄幼虫可捕食家蝇幼虫。

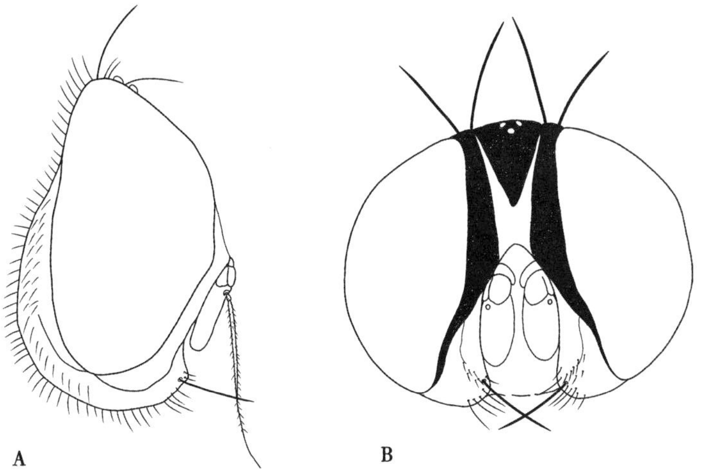

A. ♂头部侧面观;B. ♀头部前面观。

图 20-42　斑蹠黑蝇 *Ophyra chalcogaster*
(仿 范滋德)

医学重要性:本种可作为粪源性病原体的传播者。

地理分布:国内:分布于北京、天津、河北、山西、内蒙古、辽宁、吉林、上海、江苏、浙江、安徽、福建、江西、山东、河南、湖北、湖南、广东、广西、海南、重庆、四川、贵州、云南、陕西、甘肃、宁夏、中国台湾。国外:分布于韩国、日本、蒙古、东洋区,大洋洲、澳大利亚、非洲区、新北区、新热带区。

7. 古铜黑蝇(*Ophyra aenescens* Wiedemann,1830)

形态特征:体长 5.0~5.5mm。♂:体亮黑,眼裸,眼后缘明显可见凹入。额宽约为前单眼宽的 2 倍或稍宽,间额绒黑,约为一侧额宽的 3 倍强。触角第 1、2 和第 3 节基部棕黄,第 3 节底色暗,粉被棕灰色。下颚须棕黄。前中鬃列与前背鬃列间有一缺底毛的裸纵条。足全黑,后足转节前腹面具较长而末端弯曲的毛簇。♀:眼远离,额宽约等于一眼宽。额三角亮黑略呈舌形,两侧缘稍膨出,前端圆钝几达新月片(图 20-43)。

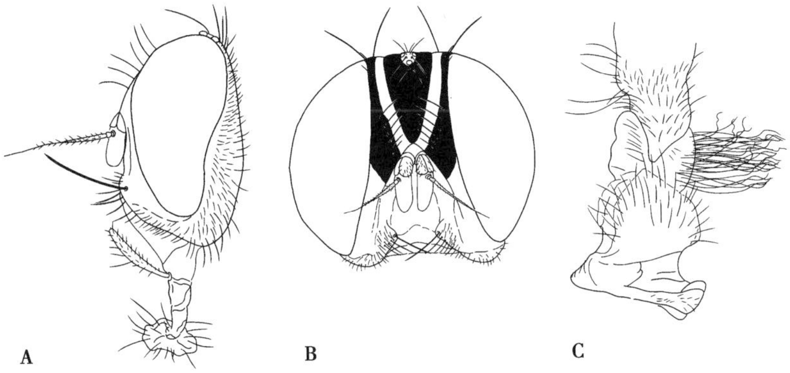

A. ♂头部侧面观;B. ♀头部前面观;C. ♂后足转节特征性毛簇。

图 20-43　古铜黑蝇 *Ophyra aenescens*
(仿 邓耀华)

本种成蝇可被尸体、家畜粪肥以及人粪所诱致。当其幼虫与家蝇共同孳生时,家蝇的幼虫死亡率较高。

医学重要性:可携带脊髓灰质炎病毒、沙门氏菌、志贺菌等病原微生物。

地理分布:国内:上海、天津、辽宁、江苏、浙江。国外:丹麦、挪威、德国、捷克、波兰、匈牙利、法国、罗马尼亚、希腊、马耳他、意大利、西班牙及其加那利岛、美国、墨西哥,中美洲、南美洲,大洋洲。

8. 裸芒综蝇(*Synthesiomyia nudiseta* Van der Wulp,1883)

形态特征:体长 7.0~9.0mm。♂:额宽约为头宽的 1/5;触角和下颚须橙红色;触角芒裸;小盾片端部红棕色;翅:m_{1+2} 脉末段呈弧形向前上方弯曲;足黑,胫节稍带棕色;后股基半部具长而细的后腹鬃;中胫只具后鬃2;后胫具前腹鬃2,前背鬃2和短的后背鬃1;腹部第5背板红棕色。♀:额宽约为一眼宽(图20-44)。

3龄幼虫前气门具4~7个孔突,后气门略大于腐蝇属,极圆、带黑色,气门间距约为1气门宽,气门裂呈正反S形及V形,对着中位的气门钮呈放射状排列。

成蝇常在半住区和真住区林叶中栖息。在上海,成蝇6月上旬开始出现,9月渐增,11月密度最高。幼虫和蛹期各约7天,生活史为15天,雌蝇一生可产卵500余个。

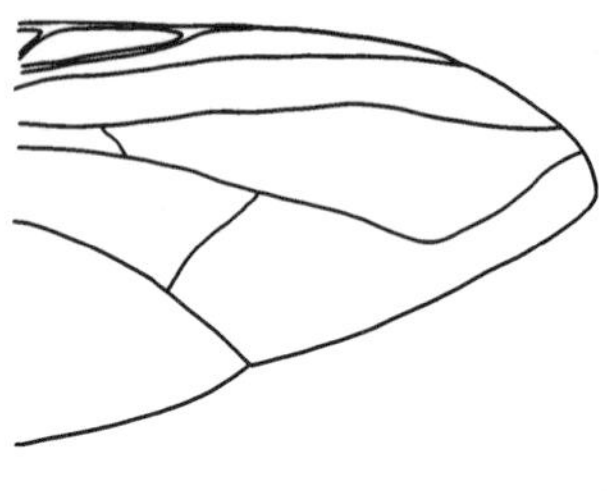

♂翅背面观。

图20-44 裸芒综蝇 *Synthesiomyia nudiseta*

(仿 范滋德)

医学重要性:可携带肠道病原菌。

地理分布:国内分布于辽宁、上海、浙江、福建、湖南、广东、台湾。国外分布于日本、文莱、印度、埃及、塞舌尔群岛、马德拉群岛、加那里群岛、佛得角群岛、非洲热带区、关岛、威克岛、夏威夷群岛、巴布亚新几内亚、澳大利亚、瓦努阿图、斐济、西萨摩亚、汤加、社会群岛及马克萨斯群岛、伊斯特岛、美国、墨西哥、尼加拉瓜、牙买加、圣多明各、波多黎各、维尔京群岛、特立尼达岛、厄瓜多尔、委内瑞拉、圭亚那、巴西、玻利维亚、智利、阿根廷、巴拉圭。

(三)丽蝇科(Calliphoridae)

丽蝇科的蝇类中等或较大体型多见,少数中等偏小型。大多数蝇体具有青、铜、紫等金属绿光泽,部分种类体色呈黄褐色,少数种类底色青黑色覆厚的粉被。胸部侧面观外方的一个肩后鬃的位置比沟前鬃为低,二者的连接线略与背侧片的背缘平行,此特征是丽蝇科与麻蝇科的主要区别;腹部第1、2合背板和第3节背板无中缘鬃,腹部至少第2腹板外露,通常不被同节背板所覆盖。

本科多数种类幼虫主要营自由生活,少数种类营寄生生活。许多种类为住区传病和蛆症 病原蝇类。

丽蝇科全球已知1 100种。我国丽蝇科报告有238种,其中阿丽蝇属(*Aldrichina*)、丽蝇属(*Calliphora*)、绿蝇属(*Lucilia*)、金蝇属(*Chrysomya*)较多见,其中大头金蝇、丝光绿蝇、铜绿蝇、巨尾阿丽蝇等种类与人类关系密切。

丽蝇属(*Calliphora* Robineau-Desvoidy,1830) 成蝇体型较大,体色呈黑色或青蓝、紫棕色,略覆粉被,有微显斑,体毛黑色。成蝇多数喜室外活动,幼虫尸食性,也有孳生于生肉或煮熟的肉类或伤口溃疡或人粪中。本属种类主要分布于全北区和东洋区,少数分布于非洲区和新热带区,个别种亦见分布于亚南极岛屿。本属我国已知有12种,其中与人的关系密切的真住区种类有红头丽蝇(*Calliphora vicina*)和反吐丽蝇(*Calliphora vomitoria*)。

绿蝇属(*Lucilia* Robineau-Desvoidy,1830) 多数种类体型为中等大小,少数大型;体色呈青、紫、蓝或铜等金属样绿色;头部复眼裸;雄蝇两复眼相接近或分离,雌蝇复眼远离;触角长,触角芒长羽状;前胸侧板中央凹陷处有毛;下侧背片无黑色纤毛;足通常为黑色或棕色。成蝇喜在尸体等动物性物质或垃圾、粪便上活动,常见停栖于植物上。丝光绿蝇为真住区蝇种,常飞入居家或食物店中,因此与人的关系密切,可能与脊髓灰质炎病毒和沙门菌类等病原体的传播有关。雌蝇一般产卵于较新鲜的动物尸体或肉类上,幼虫偶寄生于人的伤口中。本属种类多,属世界性分布。绿蝇属多数种类为常见种,其中与人的关系最密切的种类为丝光绿蝇(*Lucilia sericata*)和铜绿蝇(*Lucilia cuprina*)。

金蝇属(*Chrysomyia* Robineau-Desvoidy,1830) 本属蝇类特点明显,成蝇躯体肥大浑圆,呈金属铜、绿、青、紫等色泽。头比胸部为宽;雄蝇复眼合生或离生;通常雄蝇外顶鬃缺如;雌蝇具外倾上眶鬃;触角较细长,触角芒基部略粗,长羽状毛几乎伸达全长,上侧的毛特别长,通常在基部呈复行;前胸基腹片、前胸侧板中央凹陷、下侧背片和翅后坡均具毛;腹部前部分粗短,各节背板具明显的暗色后缘带。其幼虫体表多无肉突,少数具有疣突。幼虫多数尸食性,但因种而异。成蝇多系室外活动型,偶尔侵入室内,偏嗜食腐败动物质和鲜人粪。本属种类主要分布于东洋区、非洲区、澳洲区和古北区的南缘。我国已知金蝇属种类有6种,其中尤以大头金蝇最为重要。蛆症金蝇为专性蛆症病原性蝇类,危害家畜及人类,在经济上具重要意义。

裸金蝇属(*Achaetandrus* Bezzi,1927) 头部稍比胸部为宽,腹部短卵形。体具绿色或紫色金属光泽。雄眼相接,但不合生。雌无侧额鬃,雄具外顶鬃。中颜板狭而很深地凹入。髭明显地在口前缘的上方。中鬃 0+1（少数为 2），翅内鬃 0+1，腹侧片鬃 1∶1。雄第 5 腹板基部短，侧叶宽，肛尾叶合缝长，肛尾叶几乎与侧尾叶等长。雌第 5 背板有 1 正中纵裂缝。分布于东洋区、非洲区、澳洲区和古北区边缘。幼虫尸食性，可捕食其他蝇类幼虫，亦可成为羊的续发性蛆症病原。

1. 巨尾阿丽蝇（*Aldrichina graham* Aldrich，1930）

形态特征：巨尾阿丽蝇是我国最常见、分布最广泛的蝇种之一。成蝇体长 8.0~11.0mm，体色呈藏青或暗蓝色。♂：前额宽，渐向后方显著变窄，间额宽度为一侧额的 2 倍；侧颜宽约为触角第 3 节横径的 1.5~2.0 倍宽；颊和颊毛黑色；下颚须棕黄色。触角粗壮，第 2 节的端部和第 3 节基部棕色，其余黑褐色，第 3 节约为第 2 节的 2.5 倍长；胸部背板盾沟前有 3 条明显的黑色纵条，其中正中纵条略宽，并错后。前翅内鬃缺如，肩鬃 3，中鬃 2+3，背中鬃 3+3，腹侧片鬃 2∶1；前气门橙黄色，后气门棕黑色；前足胫节后腹鬃 1 个；翅肩鳞和前缘脉基鳞黑色；腋瓣暗棕色，下腋瓣上有细长毛；腹部黑色，背板覆银灰色显斑；第 5 腹板有显著的刷状鬃列，外露尾节特别巨大，折曲在腹部后端的下方，肛尾叶极小，侧尾叶细长而弯曲，左右相互并拢。♀：额宽约为头宽 1/3，间额前方略呈棕色；第 5 节背板后缘中段有密的短鬃列，仅在少数个体中有正中纵缝痕；第 5 腹板大型，呈倒梨状，后缘无长大刚毛（图 20-45）。

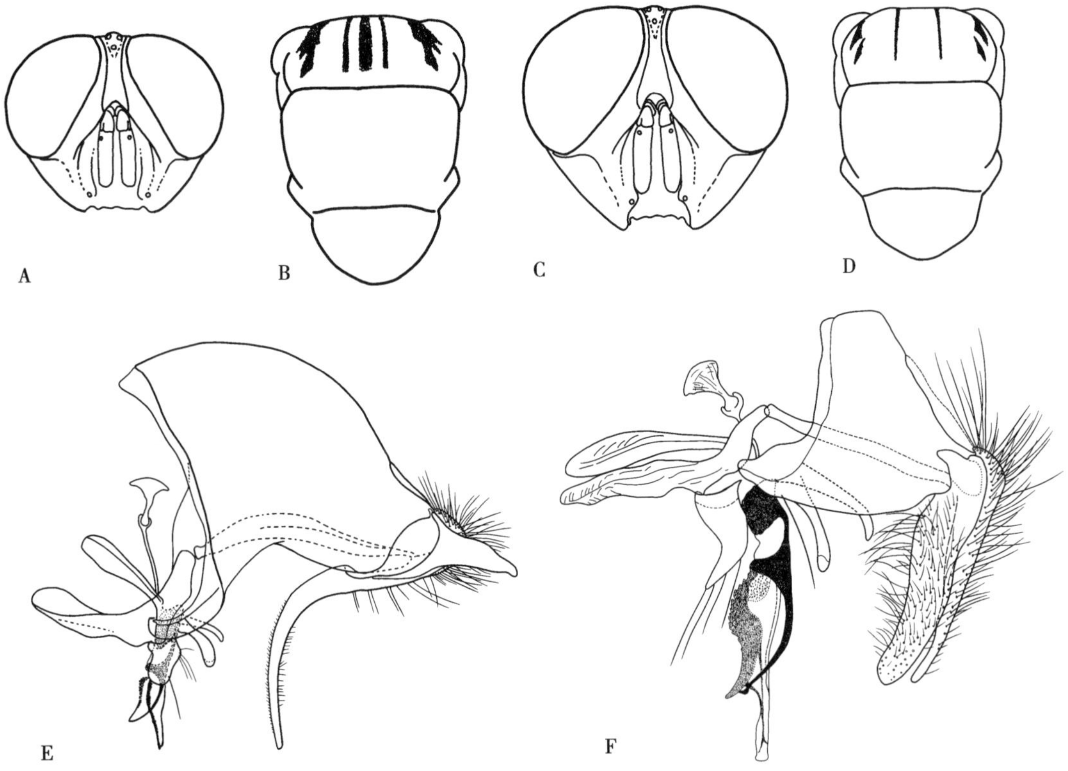

A、C. 头部前面观；B、D. 胸部背面观；E、F. 雄尾器侧面观。

图 20-45 巨尾阿丽蝇 *Aldrichina graham*（A，B，E）和红头丽蝇 *Calliphora vicina*（C，D，F）

（仿 范滋德）

第 3 龄幼虫体型较大，口钩基部呈长方形，钩状部长度为基部的 1.5 倍。第 8 腹节后表面周围有白色纤毛组成的环裂带；亚背突与上侧突间距几乎等宽。

生态习性：幼虫常孳生于人粪、猪粪、牛粪，鸡鸭粪、动物尸体及垃圾堆等处，以人粪为主，其中以孳生于粪缸、粪池的人粪中为最主要，在厕所里的人粪中较少。巨尾阿丽蝇是一种典型的真住区类蝇种，通常喜欢于室外活动，只有在繁殖盛期偶然飞入室内。巨尾阿丽蝇常常是春季的优势蝇种，以 3~5 月间为活动高峰。巨尾阿丽蝇大部以蛹越冬，小部以幼虫越冬。雌蝇每次产卵 140~270 粒。自卵到羽化为成蝇，平均室温 16℃时为 39 天，20℃时为 19 天（卵期 2 天，幼虫期 5 天，蛹期 12~14 天），24.8℃时为 15 天。

医学重要性：能携带肠道致病菌、病毒、寄生虫卵等。清水等（1965 年）证实可携带小儿下痢变形杆菌。

地理分布：国内：分布于北京、天津、河北、山西、内蒙古、黑龙江、吉林、辽宁、上海、江苏、浙江、安徽、福建、江西、山东、河南、湖北、湖南、广东、广西、重庆、四川、云南、贵州、陕西、甘肃、青海、宁夏、新疆、西藏、中国台湾。国外：朝鲜、日本、俄罗斯、美国、巴基斯坦、印度。

2. 红头丽蝇（*Calliphora vicina* Robineau-Desvoidy，1830）

形态特征：体型较大，成蝇体长 6.5~13.0mm。♂：额略宽，约为头宽的 1/3：触角长，第 3 节为第 2 节的 4.5~5 倍长；颊的前方大部呈黄色或红棕色，至少前方大部红棕色，在口前缘几乎全部为红色；中胸盾板沟前只有 2 条很细的不很清楚的黑色纵条，中鬃、背中鬃均 3+3；前缘基鳞大部分呈黄褐色；腹部第 4 背板小毛稀疏，前后缘间约有小毛 7~9 行；尾器不特别巨大，侧面观，肛尾叶短于侧尾叶，侧尾叶长宽，略直，容易与巨尾阿丽蝇区别。♀：侧后顶鬃 1 对（图 20-45）。

第 3 龄幼虫第 8 腹节后表面周围有不完整的纤毛带；背突间距接近于背突与下侧突间距，腹突少，小于亚腹突；后气门间距稍大于后气门横径。口钩基部的高度明显超过其长度，钩尖向下弯曲。

生态习性：红头丽蝇为真住区蝇种，且有侵入室内的倾向，也是我国较常见的数量较多的蝇种。在亚热带，成蝇在温带发生；在温带春、秋两季出现；在亚极区或高原，则夏季出现。成蝇嗜食新鲜的人、畜粪便及腐败动物质，喜欢在水果摊、腐肉上、粪便上活动。幼虫主要为尸食性，孳生在腐败动物质中，偶亦在粪便中。通常以蛹越冬。

医学重要性：幼虫孳生于人、畜粪便中，成蝇的活动可带幼虫于食物等处，甚至引起人胃肠、口腔、耳等部位的蝇蛆病。在英国为羊的蛆症病原之一，也可引起人的肠蛆症。

地理分布：国内分布于黑龙江、吉林、辽宁、内蒙古、宁夏、甘肃、新疆、青海、河北、山西、陕西、山东、河南、江苏、湖北、湖南、四川、云南、北京、天津、江西、贵州、西藏、广东、福建、重庆、安徽、浙江、广西、上海。国外：日本、朝鲜、蒙古、俄罗斯、印度、巴基斯坦、埃及、尼泊尔、沙特阿拉伯、地中海东岸、伊朗东部、欧洲、加那利群岛、北美、澳大利亚、新西兰。

3. 反吐丽蝇（*Calliphora vomitoria* Linnaeus，1758）

形态特征：体型中到大型，成蝇体长 9.0~13.0mm。♂：额窄，间额缝状或消失；颊棕黑色；靠颊后头沟的部分具淡黄色毛；胸部青黑色，具粉被，中胸盾片沟前正中有两条宽纵纹；前气门灰棕色，其上端较暗；翅 r-m 横脉具暗晕；侧尾叶侧面观自基部 1/3 处变细。♀：额宽约为头宽的 1/5~1/4，通常后侧顶鬃 1，少数 2；第六背板较宽，后侧角 140° 左右，第七腹板较宽，后缘末端稍平（图 20-46）。

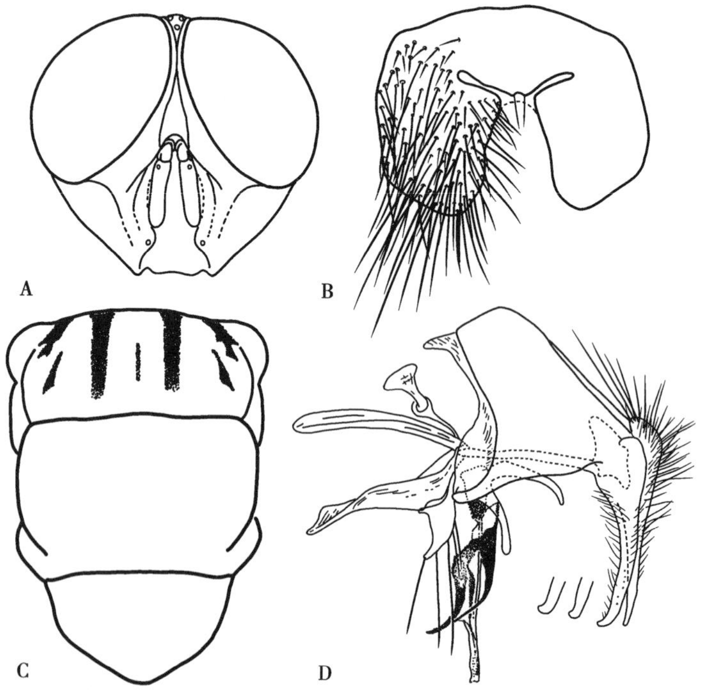

A. ♂头前面观；B. ♂第五腹板腹面观；C. ♂中胸盾片背面观；D. ♂肛尾叶、侧尾叶及阳体侧面观。

图 20-46 反吐丽蝇 *Calliphora vomitoria*
（仿 范滋德）

3 龄幼虫体节的棘环除腹面和边缘有小棘外，主要由宽大钝头的棘组成，排列稀疏，不呈小列状。口钩的钩部长为基部的 2 倍，第六腹节后缘的棘环在背面中断，前气门具 9~12 个孔突。

生态习性：在新疆，本种成蝇在动物尸体、粪便、山地林草原、灌丛、厕所、室内等处采获（钱金泉，1981）。幼虫滋生于人粪、尸体和其他腐动物质中。

医学重要性：在英国曾多次发现本种幼虫是次生侵袭绵羊的蛆症病原，这种情况亦见于北非利比亚（Zumpt，1965），以及北欧

(Rognes,1991)。

地理分布:国内分布于天津、河北、山西、内蒙古、黑龙江、吉林、辽宁、上海、江苏、浙江、安徽、福建、江西、山东、河南、湖北、湖南、广东、广西、重庆、四川、云南、贵州、陕西、宁夏、甘肃、青海、新疆、西藏、中国台湾。国外:朝鲜、日本、蒙古、俄罗斯、阿富汗、菲律宾、夏威夷、摩洛哥、尼泊尔、印度北部、欧洲、加那利群岛、北美。

4. 丝光绿蝇(*Lucilia sericata* Meigen,1826)

形态特征:体长 5.0~10.0mm,体色青绿色。♂:额宽约为一眼宽的 1/3,侧额宽约为间额宽 1/2,侧额和侧颜覆银灰色粉被;侧颜约为触角第 3 节横径的 2 倍宽;侧后顶鬃通常 2 对以上;颊较宽;触角呈暗黑色,第 3 节约为第 2 节的 3.0 倍长;下颚须黄色。胸部盾片中鬃 0+2;背中鬃 3+3,第 2 个前中鬃的长度伸达第 1 个后中鬃处;背板小毛较细长而密;肩胛后区小毛 6 个以上;前胸侧板中央凹陷处有黑色纤毛;后胸基腹片有纤毛;翅前缘基鳞呈黄色;亚前缘脉骨片仅具绒毛;腋瓣淡白色;前足胫节有 1 个后腹鬃;中足胫节腹鬃 1 个,前背鬃 1 个;腹部侧面观不拱起,背板无后缘暗色带;第 3 节背板有正中纹而无中缘鬃;肛尾叶后面观显然向末端尖削,前阳基侧突有 3~4 个刚毛,通常着生于端部的 1/3 内;第 5 腹板基部的长度大于侧叶长的 1/2。♀:额宽于一眼宽,侧额宽约为间额宽 1/2(图 20-47)。

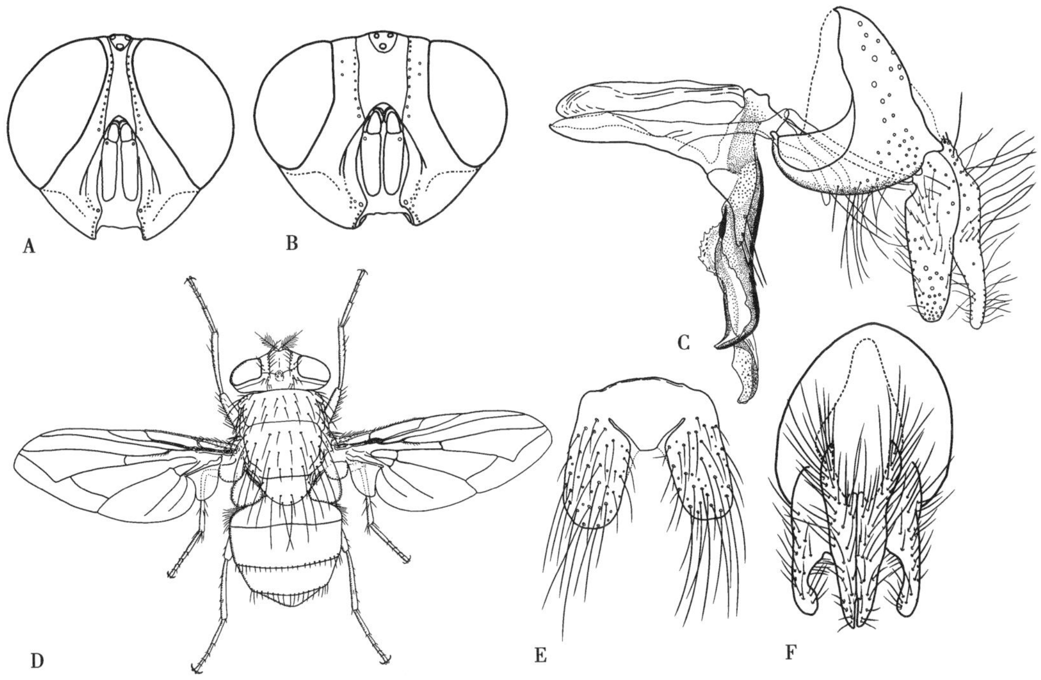

A. ♂头部正面观;B. ♀头部正面观;C. 尾器侧面观;D. 成虫背面观;E. ♂第五腹板腹面观;F. ♂尾叶后面观。

图 20-47 丝光绿蝇 *Lucilia sericata*
(仿 范滋德)

第 3 龄幼虫第 8 腹节末端的后突起有 7 对,背突间距与背突、亚背突间距大致相等,副腹突间距略小于后气门间距,前气门有 7~9 个孔突。

生态习性:典型的喜室外活动的真住区蝇种,常常是住区优势蝇种。丝光绿蝇容易被腐肉、鱼腥、葱蒜味所吸引。能侵入室内,同时是城镇农贸市场、肉制品厂等处的常见蝇种。本种活动范围相当广泛,在住宅区附近不同生态环境活动,但最喜好的是腐败动物质和鲜人、畜粪便场所;在室内则以销售糖、醋的杂货店数量最多。

成蝇季节分布为 2~12 月,密度高峰因各地温度不同而异。暮春 5 月,每日早晚都有成蝇活动,活动高峰为气温较高的下午 13:00—15:00(20~22.8℃时);仲夏 7 月,活动高峰为气温较低的 8:00—10:00(气温 20~25℃时);仲秋时节,高峰偏于气温较高的 10:00—13:00(气温 10~15℃);初冬,从上午 10 时至午后 4 时都有出现,但数量极少,可见本种是夏型蝇种,在夏秋季节适于活动的气温在 20~23℃。

幼虫尸食性，但兼具杂食性。幼虫孳生场所广泛，但主要孳生在腐败动物质中，而人粪、猪粪和动物饲料和垃圾内也可孳生。据高景铭等 1965 年报告，河北 4 月份出现，11 月份停止繁殖。又据牟广思等 1981 年报告，在辽宁西部繁殖期在 5~10 月份，7 月份为繁殖高峰。

医学重要性：与医学的关系密切，本种体内外均可携带脊髓灰质炎病毒、伤寒杆菌、副伤寒杆菌 A 和 B、痢疾杆菌、蛔虫卵等 10 多种病毒、病菌和寄生虫卵。雌蝇通常产卵于肉类、动物尸体或动物体上，有时也产卵于人或动物伤口或带有异味的身体孔眼（如耳道等），而引起各种类型蝇蛆病。利用本种幼虫尸食性的特点，有助于法医昆虫学的破案工作。

地理分布：我国各地均有分布，以南方居多。国外：朝鲜、日本、印度、印度尼西亚、斯里兰卡、蒙古、俄罗斯、欧洲、北非、沙特阿拉伯、南非、澳大利亚、威克岛、夏威夷群岛、马绍尔群岛、吉尔伯特群岛、菲尼克斯群岛、诺福克岛、皮特克恩岛、伊斯特岛、新喀里多尼亚岛、北美。

5. 铜绿蝇（*Lucilia cuprina* Weidemann，1830）

形态特征：成蝇中等大小，体长 5.0~8.0mm，体色呈铜绿色。♂：额宽略窄于触角第 3 节的 3 倍宽，侧额约和间额等宽，侧颜约与侧额等宽，侧额均覆银灰色粉被；颊较窄，头高亦较短；侧后顶鬃通常为 1 对；触角带棕灰色，第 3 节约为第 2 节的 2.5 倍；下颚须黄色；胸部盾片小毛较粗但较疏，肩胛后区的小毛不超过 4 个；中鬃 0+2；后背中鬃 3+3；第 2 个前中鬃的长度不伸达第 1 个前中鬃处；前胸侧板中央凹陷处具细纤毛；后胸基腹片无纤毛；前缘脉基鳞黄色；中足胫节前背鬃 1；腹部背板无暗色后缘带；第 3 节背板无中缘鬃；第 3 节和第 4 节无正中暗中纵条；腹部侧面观在后上方拱起，第 2~4 节腹板上的毛长度超过后足股节和胫节上毛的长度，腹部下后方的毛长而密；肛尾叶后面观，其端部内外缘几乎平行而末端钝，侧面观末端略呈头状，且略向前弯，后侧仅生短毛，毛的长度略等于末端的横径；后面观侧尾叶直，与肛尾叶较靠近；前阳基侧突有 5（或 4）根刚毛，常着生在端部的 1/2 的距离内；第 5 腹板基部的长度小于其侧叶长的 1/2。♀：额宽大于头宽的 1/3，复眼显较额宽为小，侧额宽约为间额的 2/3（图 20-48）。

3 龄幼虫第 8 腹节末端背突间距明显大于背突、亚背突间距，前气门孔突 4~6 个，后气门近似圆形，气门环较丝光绿蝇宽。

生态习性：铜绿蝇系室外活动真住区蝇种，其生态习性与丝光绿蝇较为相似，种群数量也常仅次于丝光

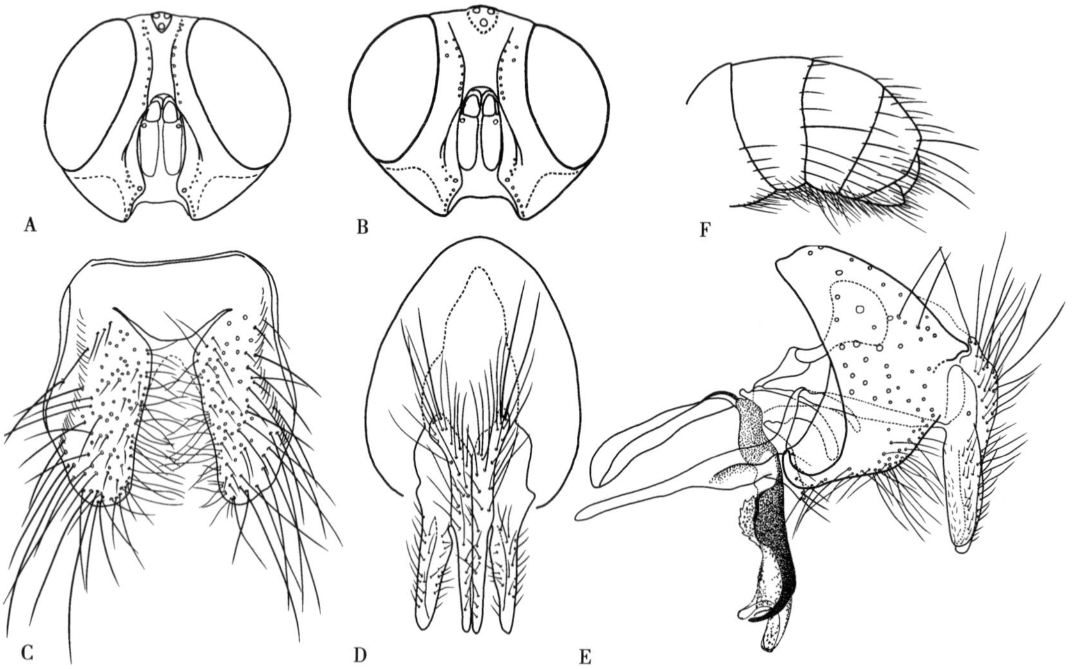

A. ♂头前面观；B. ♀头前面观；C. ♂第五腹板腹面观；D. ♂尾叶后面观；E. ♂腹部侧面观；F. ♂尾器侧面观。

图 20-48 铜绿蝇 *Lucilia cuprina*

（仿 范滋德）

绿蝇。本种极嗜强光,常在强太阳光下的垃圾堆、兽骨、人畜粪便等处活动。幼虫尸食性,常孳生于垃圾和腐败动物质中。

医学重要性:该蝇在南非、澳大利亚、印度等地区常见,也是当地家畜与人蝇蛆病的病原,但在日本及我国尚未见此危害。本种是绵羊蝇蛆病的主要蝇种之一。

地理分布:国内分布范围较广,分布于北京、天津、山西、内蒙古、辽宁、上海、江苏、浙江、安徽、福建、江西、山东、河南、湖北、湖南、广东、广西、四川、云南、贵州、海南、西藏、陕西、甘肃、宁夏、中国台湾。国外:朝鲜、日本、泰国、马来西亚、新加坡、越南、老挝、印度、菲律宾、巴基斯坦、印度尼西亚、夏威夷、阿富汗、沙特阿拉伯、埃及、北非、非洲区、关岛、新喀里多尼亚、瓦努阿图、巴布亚新几内亚、布干维尔岛、澳大利亚、斐济、吉尔伯特群岛、马绍尔群岛、帛琉群岛、俾斯麦群岛。

6. 大头金蝇(*Chrysomyia megacephala* Fabricius,1794)

形态特征:体躯肥胖,呈亮绿至蓝绿色,体长 9.0~10.0mm。♂:复眼合生,间额消失,无外顶鬃:复眼上 2/3 为大型小眼面,下 1/3 为小型小眼面,二者差异明显。触角橙黄色,第 3 节约为第 2 节的 3 倍以上,触角芒全长几乎长羽状;侧颜和侧颜毛,颊与颊毛橙黄色,颜堤仅上 1/4 具黄色毛;下颚须橙黄色。胸部盾片中鬃 0+1,背中鬃 2+5;前胸基腹片、前胸侧板中央凹陷、下侧背片和翅后坡均具毛;腹侧片大部为黄色毛;前、后气门暗黑色。翅肩鳞和前缘脉基鳞黑色,翅干径脉后缘具刚毛列;腋瓣棕色至暗棕色,缘缨大部呈暗灰色或黑色,上、下腋瓣交接处则显著呈白色,下腋瓣上密生黑色毛;平衡棒暗棕色。腹部青绿色,有明显的暗色后缘带,第 5 背板腹面毛黑色,第 2 腹板上的小毛多呈黑色。肛尾叶及侧尾叶均宽短,阳体细长,下阳体呈半球形。♀:复眼远离,复眼上下小眼面一致。额宽约为头宽的 0.35~0.37 倍,中段间额宽常为一侧额的 2 倍或超过 2 倍;后倾上眶鬃 3,腹侧片及第 2 腹板上以黄色小毛占多数(图 20-49)。

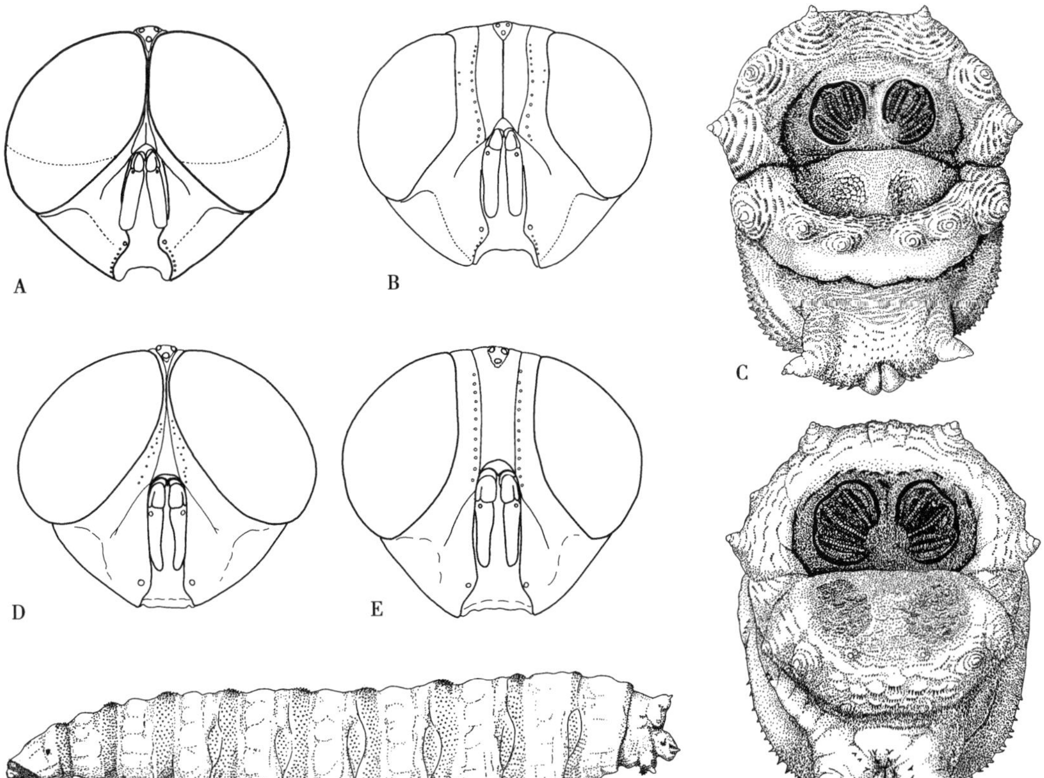

大头金蝇(*Chrysomyia megacephala*):A. ♂头部正面观;B. ♀头部正面观;C. 3 龄幼虫第 8 腹节后面观。蛆症金蝇(*Chrysomyia bezziana*):D. ♂头部正面观;E. ♀头部正面观;F. 3 龄幼虫第 8 腹节后面观;G. 3 龄幼虫侧面观。

图 20-49　大头金蝇和蛆症金蝇

(仿 范滋德)

第 3 龄幼虫呈黄白色，胸腹各节的棘具有 1~3 个钝尖；前气门有 10~14 个孔突，后气门下面有一对卵圆形凹陷区（图 20-49）。幼虫主要孳生于厕所，稀的人粪、猪粪中，在腐败动物质及垃圾中也有发现。

生态习性：大头金蝇为典型的室外活动真住区蝇种，幼虫为杂食性而偏尸食性，但多数孳生于人粪便。成蝇粪食，也喜甜食、腐败和腥臭物质，其活动场所相当广泛，接触最频繁的为人粪、垃圾、动物尸体、酱场、菜市场与水果摊。

大头金蝇通常出现于 4~12 月，密度高峰在夏季。成蝇主要分布于 2 000m 以下的各生态地理区，数量消长依各地而异。本种白昼活动节律依季节而不同，即春、秋两季活动高峰偏于上午 10:00—12:00，夏季炎热季节偏于上午 6:00—8:00。本种以蛹越冬。

医学重要性：幼虫偶尔寄生于人、畜伤口，引起蝇蛆病，对人畜危害大。成蝇可携带多种病菌及病毒，所带病菌有伤寒杆菌、铜绿假单胞菌、志贺和福氏痢疾杆菌、大肠杆菌、副大肠杆菌以及变形杆菌等。湖北省已证实本种能携带乙型肝炎病毒，携带率为 30%，以体内携带为主（黄石市站，1992 年）。该蝇在流行病学、预防病学、微生物学等方面均有重要意义。另外，在法医昆虫学方面，可利用本种幼虫尸食性的特点，为侦破工作提供依据。

地理分布：国内分布较广，分布于北京，天津、河北、山西、内蒙古、辽宁、吉林、黑龙江、上海、江苏、浙江、安徽、福建、江西、山东、河南、湖北、湖南、广东、广西、海南、重庆、四川、贵州、云南、西藏、陕西、宁夏、甘肃、青海、中国台湾。国外：朝鲜、日本、越南、泰国、马来西亚、孟加拉国、印度尼西亚、菲律宾、东洋区及毛里求斯、巴布亚新几内亚及新不列颠、新赫布里底群岛、澳大利亚及大洋洲、西非、南美。

7. 蛆症金蝇（*Chrysomya bezziana* Villeneuve，1914）

形态特征：体长 8.0~9.0mm，较大头金蝇略小，外形较相似。♂：额比前单眼横径宽，复眼上下的小眼面大小一致；触角第 3 节长近第 2 节的 4 倍；颊后半部呈杏黄色，腋瓣呈白色，边缘浅灰色；腹部腹板及背板侧缘多为黄毛，甚至几乎金黄。肛尾叶较大头金蝇更为宽钝，侧尾叶亦宽大。♀：额部眼前缘略直，额中段的间额宽常为一侧额宽的 2 倍或不足 2 倍；腋瓣边缘白色（图 20-49）。

第 3 龄幼虫末端第 7、8 两个腹节呈缩小状，各节前缘棘环十分发达，均呈深褐色钩爪状的单尖型棘。两个气门较大，有 5 个前气门孔突（图 20-49）。

生态习性：雌蝇一生产卵 3 次，共产卵 201~398 个。成蝇寿命 16~51 天，雄蝇平均 22.4 天，雌蝇平均 37.5 天。自卵至成蝇 15~30 天，以此推算一年约发生 7~8 代，自 3 月至 12 月均适于繁殖。

医学重要性：是人、畜蝇蛆症的主要病原体，幼虫常寄生于家畜的腹股沟及鼻部、乳房、外阴部、脐部等处，也可寄生于体表孔道，如耳、鼻、口、眼、泌尿生殖道等处，也可寄生于创口，引起家畜蝇蛆症；蛆症金蝇也可侵袭人而致蝇蛆症，主要发生于体表孔道。

地理分布：在我国华南分布广泛，包括福建、湖南、广东、广西、海南、云南、西藏、中国台湾等地。国外：越南、泰国、缅甸、菲律宾、印度尼西亚、印度、斯里兰卡、非洲、巴布亚新几内亚、俾斯麦群岛。

8. 肥躯金蝇（*Chrysomya pinguis* Walker，1858）

形态特征：体长 7.0~11.0mm。♂：额狭，前单眼旁的侧额宽度显然狭于前单眼的横径。复眼上半小眼面并不显然地大形，额的长度内约有 35 排小眼面，复眼在前部中央不隆起。侧颜及颊的大部黑，侧颜毛和颜堤毛黑色，颊毛至少前半是黑色的。触角第 3 节长为第 2 节的 4 倍以上。腋瓣暗棕色。腹部第五背板腹面毛黑色。♀：额宽略小于头宽的 1/3，间额具众多黑毛，宽度为一侧额的 2 倍，侧额、侧颜上部具黑色纤毛（图 20-50）。

第 3 龄幼虫附口骨短杆状，第 7 腹节后缘背方为圆钝的单尖型，前气门孔突 10~12 个。

生态习性：常孳生在动物尸体、人粪、畜粪中。

医学重要性：成蝇可机械携带多种病菌及病毒。

地理分布：分布于北京、河北、山西、内蒙古、辽宁、上海、江苏、浙江、安徽、福建、江西、山东、河南、湖北、湖南、广东、广西、海南、四川、贵州、云南、西藏、陕西、甘肃、宁夏、中国台湾。国外：朝鲜、日本、越南、泰国、马来西亚、印度尼西亚、印度、斯里兰卡。

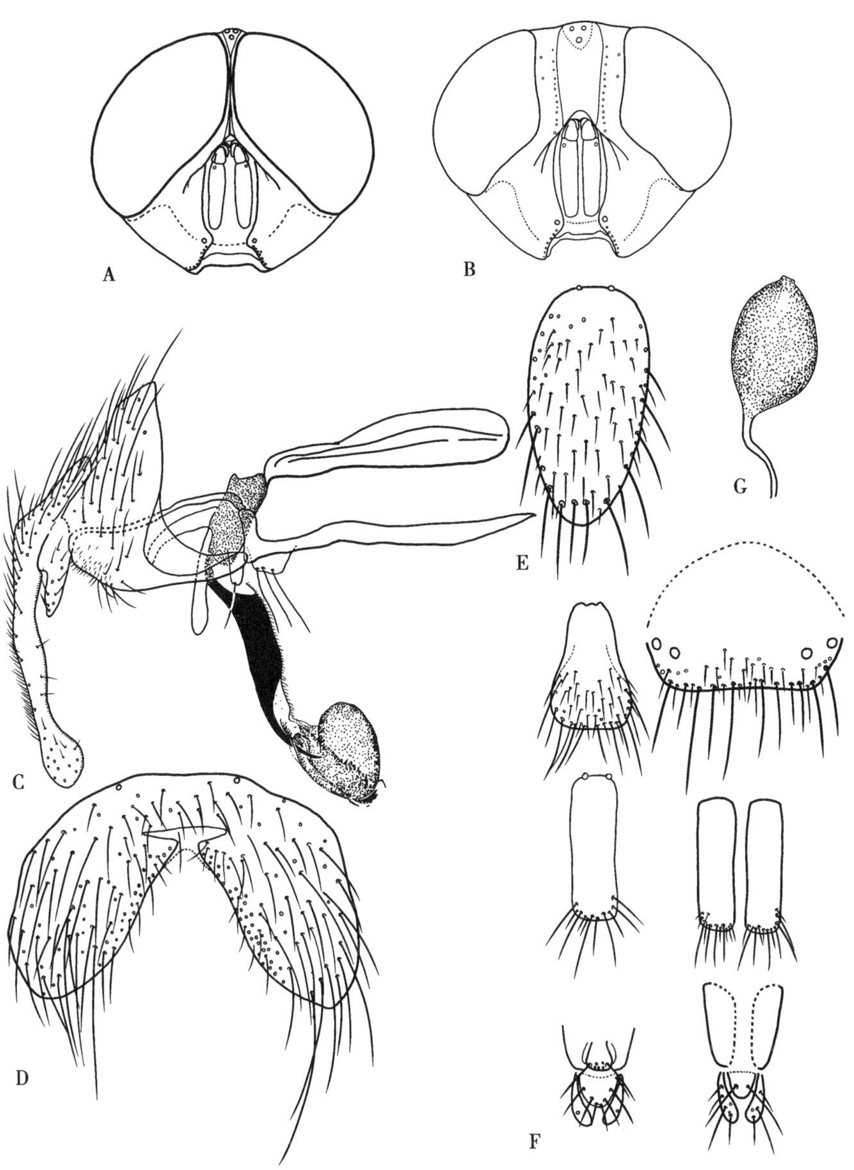

A. ♂头前面观;B. ♀头前面观;C. 尾器侧面观;D. ♂第五腹板腹面观;E. ♀第五腹板;F. ♀产卵器;G. 受精囊。

图 20-50 肥躯金蝇 *Chrysomya pinguis*

(仿 范滋德)

9. 绯颜裸金蝇(*Achaetandrus rufifacies* Macquart,1843)

形态特征:中型种,体具绿色或紫色的金属光泽,体长 8.0~10.0mm。♂:复眼相接近,但不合生,具外顶鬃。侧颜和颊部均密被淡黄色毛;颜面凹入较深;腹部各背板具宽而明显的暗蓝色后缘带。第 5 腹板后缘呈弧形弯曲无缺口。肛尾叶与侧尾叶均细长。♀:额宽大于头宽的 1/4,无侧额鬃,第 5 背板正中缝短,不及节长的 1/2(图 20-51)。

3 龄幼虫为有突型蝇蛆,各腹节有明显的圆锥状肉突起 8 对,仅缺内背突。各节肉突起微向后弯曲,突起尖端为数十个小刺组成的刺束,且近尖端的 1/3 段内无微疣和棘刺分布。后气门环淡褐色,钮区较大。

生态习性:本种为我国长江流域和沿海区域常见种。幼虫孳生于腐败动物质,残食性,可捕食其他蝇类幼虫。

医学重要性:幼虫可致人、畜蝇蛆症,本种在澳大利亚是致绵羊蛆症的主要害虫之一。

地理分布:国内分布于北京、河北、辽宁、上海、江苏、浙江、安徽、福建、山东、江西、河南、湖北、广东、广西、海南、重庆、四川、云南、贵州、中国台湾。国外:日本、东洋区、越南、巴基斯坦、印度尼西亚、澳大利亚、俾斯麦群岛、斐济、关岛、夏威夷、马绍尔群岛、新喀里多尼亚、新赫布里底群岛、南美洲。

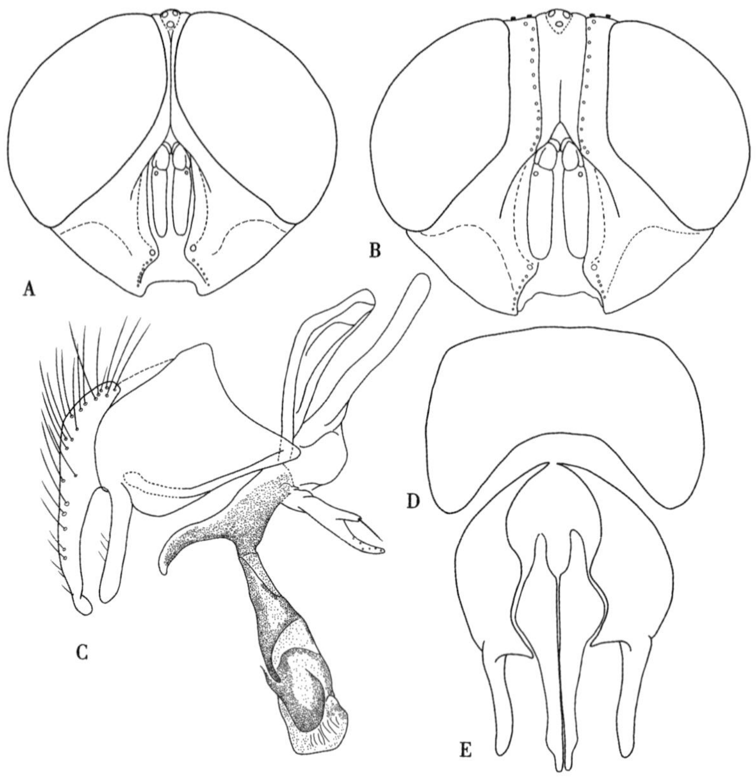

A. ♂头部正面观;B. ♀头部正面观;C. ♂肛尾叶及侧尾叶侧面观;D. ♂第五腹板;E. ♂肛尾叶及侧尾叶后面观。

图 20-51 绯颜裸金蝇 *Achaetandrus rufifacies*

(仿 范滋德)

(四) 麻蝇科(Sarcophagidae)

麻蝇科蝇类体型通常中到大型,体色灰黑,具明显的灰白色粉被,胸部和腹部背面具粉被斑。腹部呈长卵圆形或近乎圆筒形,多数种类背板在折光下有变化的棋斑。

麻蝇科分布于全世界各地,全球已知 2 500 种,澳洲区约 100 种,东洋区约 200 种,新热带区约 300 种,新北区约 400 种,新热带区约 700 种,古北区约 780 种。我国麻蝇科至今已知 312 种。麻蝇科蝇类幼虫的食性比较复杂,从腐食性、粪食性、尸食性、残食性到寄生性均有,寄生性的幼虫可寄生于软体动物、节肢动物及脊椎动物。与人的关系较密切有别麻蝇属、黑麻蝇属和粪麻蝇属的某些种类。

别麻蝇属(*Boettcherisca* Rofdendorf,1937) 体长 6.0~14.0mm,中、大型蝇类。本属全世界已知约 11 种,主要分布于东洋界、大洋洲区和东非岛屿以及古北界的东部南缘。我国已知有 3 种,其中最为常见且与人的关系较密切的种类为棕尾别麻蝇。

粪麻蝇属(*Bercaea* Robineau-Desvoidy,1863) 本属蝇类形态特征:雄额宽等于一眼宽的 2/5~3/5,侧颜在触角第 2 节水平上约为眼长的 1/2,触角中等长,芒长羽状,颊高约为眼高的 1/2;前胸侧板中央凹陷裸;中鬃缺如,后背中鬃 5;基阳体很短,几呈方形,仅为阳茎长的 1/7~1/5;侧插器有内、外两枝;第五腹板侧叶短,后内方有 1 对密生鬃状毛的突出部;侧阳体很大而宽,端部很短,具细小的突起,膜状突大多为 1 对很长大的前伸突出物。分布于全北区和非洲区,东洋区北缘的部分地区。

黑麻蝇属(*Helicophagella* Enderlein,1928) 本属蝇类形态特征:雄蝇额宽约为眼宽的 2/5~4/5,雌蝇额更宽,约为头宽的 1/3,眼内缘明显地向两侧方背离。已经知道的种类体色都大致相似,腹部为典型的棋盘状斑。雄蝇第 7、8 合腹节亮黑色,尾器肛尾叶边缘部是平的,呈直而均匀地延长并向末端变尖,基端部不明显地向两侧方背离。幼虫主要孳生于人、畜粪中,主要种为最常见的住区性蝇种。本属主要分布于古北区,其中黑尾黑麻蝇分布于东洋区和北美地区。我国已知有斑黑麻蝇(*Helicophagella maculata*)、黑尾黑麻蝇

(*H. melanura*)、瘦叶黑麻蝇(*H. rohdendorfi*)3 种，其中最常见且与医学较密切的为黑尾黑麻蝇。

1. 棕尾别麻蝇(*Boettcherisca peregrina* Robineau-Desvoidy，1830)

形态特征：体长 5.0~9.0mm。♂：额较窄，约占头宽的 1/5，间额约为侧额的 2 倍宽；有后倾上眶鬃 1 个；内倾下眶鬃 14~16 个；侧额有小刚毛列约 2 行；侧颜较宽，约为触角直径的 2 倍宽，侧颜鬃毛列 1 行；触角棕黑色，第 3 节约为第 2 节的 2.5 倍长，触角芒长羽状；颊较高，接近口缘片的水平，颊后 1/3~1/2 具白色毛；眼后鬃排成不规则的 2 行。中鬃仅小盾沟前 1 对；后背中鬃 5 对，愈向前方愈短小；前胸侧板中央凹陷处具黑色纤毛，有时纤毛只 1~2 根。后股腹面具末端卷曲的缨毛，毛长略超过节粗的 1/2。翅透明，翅脉暗棕色，r_{4+5} 脉基段有刚毛列；前缘脉基鳞淡黄色；翅肩鳞黑色；腋瓣白色。肛尾叶端部外侧具不很密的刺状短鬃，末端爪短小；前阳基侧突瘦长，末端扁薄；膜状突前缘圆弧形，侧阳体基部腹突略呈半月形，末端有两尖端指向前方；侧阳体端部侧突叶状，末端有一缺刻。♀：中股器位于中段，第六背板完整，正中无缘鬃，后面观略呈“马蹄形”(图 20-52)。

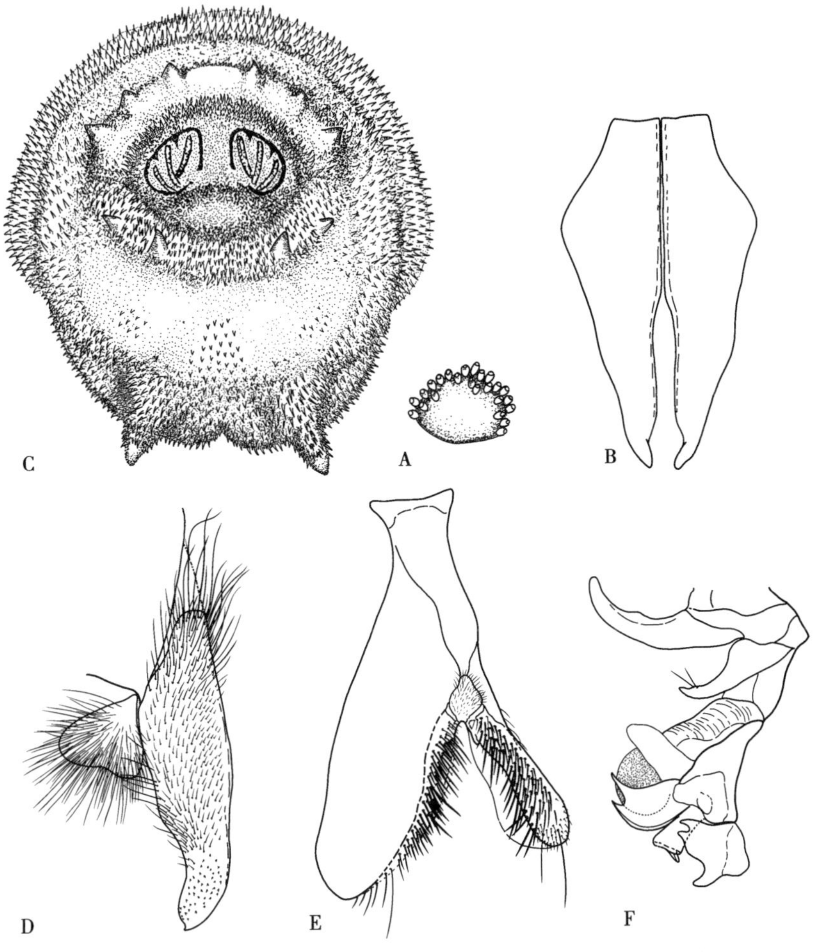

A. 3 龄幼虫前气门；B. 肛尾叶后面观；C. 3 龄幼虫第 8 腹节后面观；D. ♂肛尾叶及侧尾叶侧面观；E. ♂第 5 腹板腹面观；F. 阳茎侧面观。

图 20-52　棕尾别麻蝇 *Boettcherisca peregrine*

(仿 范滋德)

第 3 龄幼虫胸节背面向前 1/3 密被小刺；前气门具有 24~30 个孔突，呈不规则排列(图 20-52)。

生态习性：真住区蝇种，成蝇可飞入室内。棕尾别麻蝇的幼虫的孳生地广泛，可在半稀人粪、料粪(人粪尿与水混合，且往往加入畜粪)、猪粪、水牛粪、鸡粪、垃圾、犬粪及腐肉中孳生，而以半稀人粪及腐肉为最适宜，在这两种孳生地查获各种蝇中皆以棕尾别麻蝇占多数，半稀人粪中占 64.9%，腐肉中占 57.2%。成蝇第 2 天即开始交配，第 10 天即能产出第一批幼虫，雌蝇与雄蝇在较大的笼内平均可活 3 周多，并交配数次。

雌蝇在它的一生中可产幼虫 150 条，平均分 3.5 次，所以每次约产幼虫 42 条。在最低温度，最高温度与相对湿度的平均数分别为 24℃、26.1℃及 76% 时，在稀人粪中第 1、2 龄幼虫平均发育时间为 1 天，第 3 龄幼虫平均经 2.5 天变成蛹，蛹平均经 12.1 天羽化为成蝇。因此，在上述的温度与湿度的环境下，自第 1 龄幼虫发育为成蝇，平均约 16 天。棕尾别麻蝇幼虫主要是粪食，孳生于稀人粪中，与巨尾阿丽蝇及大头金蝇的幼虫孳生场所差不多是一致的。室内以鱼肉饲养，平均室温 24℃左右时，自卵发育到成蝇历时 19~20 天（卵期 0.5 天，1 龄幼虫 1 天，2 龄幼虫 1 天，3 龄幼虫 3 天，前蛹期 1~2 天，蛹期 11~12 天），羽化后 2~3 天交尾。繁殖盛期于初夏和秋季。

医学重要性：在青岛 1913 年曾有本种幼虫引起中国水兵致肠蛆症的报告。

地理分布：我国除新疆、青海外，全国均有分布。国外：朝鲜，日本，俄罗斯（远东地区），尼泊尔，泰国，菲律宾，印度，斯里兰卡，尼泊尔，马来西亚，印度尼西亚，伊里安，澳大利亚，新不列颠，萨摩亚，斐济群岛，夏威夷群岛，塞舌尔群岛。

2. 黑尾黑麻蝇（*Helicophagella melanura* Meigen，1826）

形态特征：成蝇体长 6.0~12.0mm。♂：额宽约为一侧眼宽的 2/5~4/5，间额约为侧额宽的 2 倍；颊高超过眼高的 2/5；侧颜宽约为眼长的 1/3。中胸盾片三黑色纵条和腹部棋盘状斑明显；后中鬃仅在小盾前具 1 对；前中鬃第 2 对的长度不达盾沟；后背中鬃 3 对，均发达，并等距排列。第 7、8 合腹节背板和第 9 背板呈亮黑色，并且第 7、8 合腹节具粗大的缘鬃；第 5 腹板侧叶基部内缘腹面上的刺斑较大，近似椭圆形；前阳基侧突瘦长，略较后阳基侧突为短；膜状突前缘波曲很甚，末端形成小爪尖。♀：第 6 背板两侧骨片的上半缘鬃疏，缘鬃长度较第五背板的正中缘鬃为短（图 20-53）。

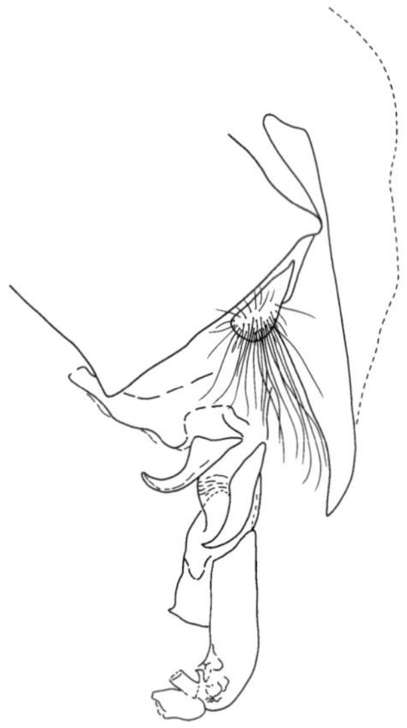

图 20-53 黑尾黑麻蝇 *Helicophagella melanura*

（仿 范滋德）

3 龄幼虫前气门孔突 1 排，13~18 个，背突显然小于上侧突。

生态习性；黑尾黑麻蝇为喜室外性活动的真住区蝇种，也可侵入室内。幼虫主要孳生于地表人、畜粪块、厕所、粪缸、兽皮、腐败动物或腐败植物中，以人粪中为主，在干人粪中最适宜。据辽宁锦州市防疫站 1964 年调查，从 5 月开始出现，10 月末消失，7 月份密度最高。黑尾黑麻蝇的性成熟时间为 4~7 天，每次产卵数为 18~41 只，以 30 只左右最常见。刚产出的幼虫在 25~28℃的温度条件下，经过 4~7 天即可化蛹，蛹期为 8~9 天。

医学重要性：呼和浩特市有黑尾黑麻蝇致人体耳道蝇蛆病报道（姚文炳，辛桂兰，1988（2）：内蒙古医学院学报）。

地理分布：国内分布于北京、天津、河北、山西、内蒙古、辽宁、吉林、黑龙江、上海、江苏、浙江、安徽、福建、江西、山东、河南、湖南、湖北、广东、广西、海南、四川、云南、贵州、陕西、甘肃、青海、宁夏、西藏、新疆、中国台湾。国外：朝鲜，日本，蒙古，俄罗斯，阿富汗，伊朗，伊拉克，土耳其，巴勒斯坦，叙利亚，埃及，摩洛哥，阿尔及利亚，加那利群岛，突尼斯，毛里塔尼亚，欧洲，克什米尔，印度，马来西亚，北美。

3. 红尾粪麻蝇（*Bercaea africa* Wiedemann，1824）

形态特征：成蝇体长 7.0~14.0mm。♂：间额和侧颜都约为一侧额的 2 倍宽；颊高约为眼高的 1/2，颊部前方 1/2 长度内为黑色毛，后方的毛淡色；前胸侧板中央凹陷处裸；无中鬃；后背中鬃 5 对，愈往前鬃愈小，后方 2 对强大；肛尾叶从后面看分枝部长而左右远离，跨度很大，第 7、8 合腹节后缘鬃发达；第 9 背板亮红色，背面正中有一微凹。♀：中股器直达节基部，腹末端红色；第 6 背板背面观呈分离的两个对角，呈 W 形；第 8 背板为 1 对远离的近似圆形的棕色骨片（图 20-54）。

3 龄幼虫前气门孔突 1 排，8~12 个，背突与上侧突大小相等。

生态习性：本种为住区性蝇类，并可扩散到半住区。幼虫主要孳生于人、畜粪便中，也可孳生在垃圾和腐败动物质中。

医学重要性：曾有幼虫引起肠伪蛆症的报告。

地理分布：国内分布于北京、天津、河北、山西、内蒙古、黑龙江、吉林、辽宁、上海、江苏、浙江、河南、山东、湖南、广东、四川、云南、陕西、甘肃、青海、宁夏、新疆。国外：朝鲜，日本，蒙古，俄罗斯，埃及，以色列，黎巴嫩，叙利亚，土耳其，伊拉克，沙特阿拉伯，也门，伊朗，阿富汗，印度，尼泊尔，欧洲（模式产地：亚享），亚洲北部（包括大西洋沿岸群岛），美国（夏威夷），北美洲，南美洲。

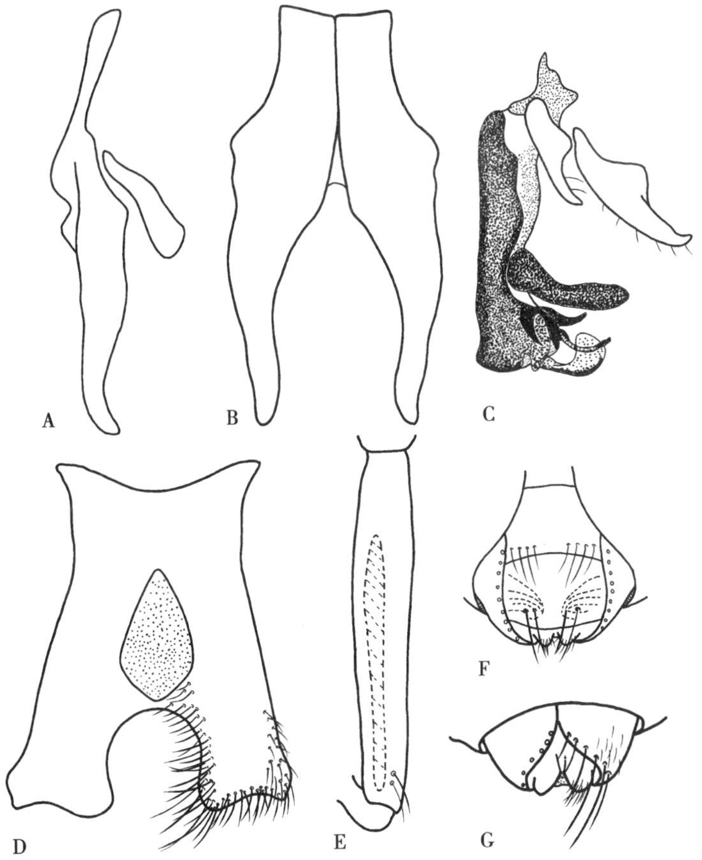

A. ♂尾叶侧面观；B. ♂肛尾叶后面观；C. ♂阳茎侧面观；D. ♂第5腹板腹面观；E. ♀股节侧面观；F. ♀腹部末端腹面观；G. ♀腹部末端背面观。

图 20-54　红尾粪麻蝇 *Bercaea africa*

（仿 Thomas）

（五）厕蝇科（Fanniidae）

中、小型蝇类，体色呈灰色或黑色。翅 r_{4+5} 脉和 m_{1+2} 脉并行或稍为靠近，cu_1+an_1 脉很短，而 an_2 脉长，端部明显地弯曲到 cu_1+an_1 脉末端之外，或两者末端延长线在翅缘内相交，是本科最重要的特征。腹部背板扁平，第1、2节合背板是腹部的最宽处，背板背面观卵形或长卵形，略有光泽，常具暗黑色正中条、倒T字形斑或斑点。

卵为长卵形，具1对侧背突缘或翼，表面光滑，在两翼之间有纵棱纹。

幼虫外观极其特化，背腹扁平，带褐色，每一节上具突起，呈羽状分支，轮毛状或单纯，表皮厚而粗糙，具明显雕刻或纹饰。

本科目前已知有4属270余种，古北区和北美洲种类较多，新热带区、东洋区和澳洲区种类较少。我国已知有55种3属，分别是广额厕蝇属（*Euryomma*）、厕蝇属（*Fannia*）和扁尾厕蝇属（*Piezura*），其中以厕蝇属种类最为丰富，也最重要。

1. 夏厕蝇（*Fannia canicularis* Linnaeus，1761）

形态特征：体型较家蝇显得瘦小苗条，体长5.0~7.0mm，呈灰色或黑色。♂：额狭，触角芒裸。胸部盾板有3条棕色纵纹，前胸侧片中央凹陷处裸，翅前鬃存在。下腋瓣突出。腹部第1、2合背板，第3、4合背板灰黄的底色上具T字形暗色斑和正中纵条和后缘带，其余两侧部分则呈黄色，第5背板暗色。足黑色或暗棕色。后足基节有后腹鬃毛，后胫前腹鬃2；中足基节下缘具刺，中股中部无刺状前腹鬃，中胫前背鬃、前腹鬃各1；中足第一分跗节基部腹面无齿状刺。♀：腹部暗灰色，仅基部两侧带黄色（图20-55）。

成熟幼虫长5.0~6.0mm，腹背扁，中部较宽，两端窄小。幼虫体节的背面和两侧有刺状突出，两侧的突出呈单支状，幼虫的后气门在短的结节上。

生态习性：夏厕蝇属真住区蝇种，喜飞室内，在空中作持续回飞，尤其是在动物畜舍内居多，与人的关系比较密切。活动季节多数在春夏之交，东北可延至6~7月。在晚上它们停留在墙壁上、天花板上和房间的上部设备上。它们也能聚集在感染蚜虫的植株上和水果摊上。

夏厕蝇主要孳生于人粪、鸡粪及腐败的植物质中。雌蝇产卵约经24小时孵化出幼虫，幼虫至少经7天成蛹，蛹经7天羽化成蝇。在保定，该蝇出现于4~6月，7月份仅有少数，8月份以后即难于发现。在青岛，3月份数量不多，至4月份骤增达高峰，5月以后渐减，7月又上升，9月出现次高峰，10月逐渐下降，12月消失。

孳生于动物或人的粪便中，也可孳生于动物尸体或发酵的食品中。

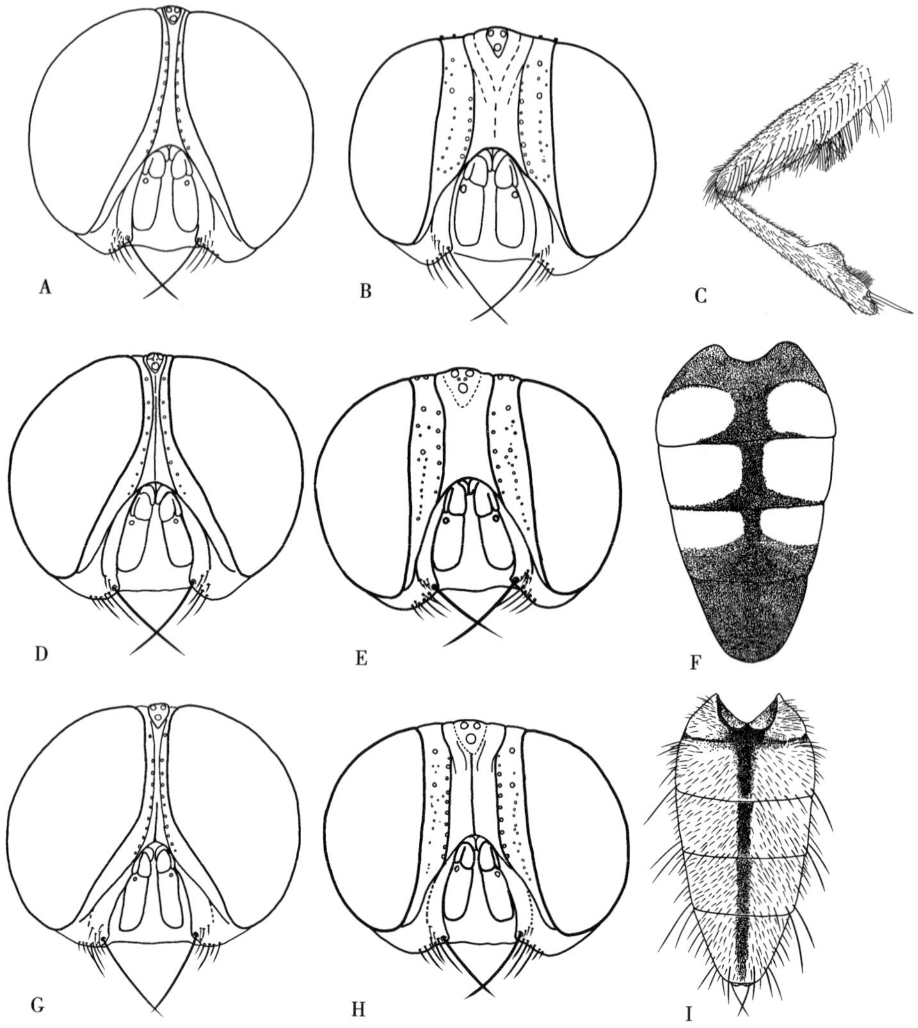

瘤胫厕蝇（*Fannia scaloris*）：A. ♂头部正面观；B. ♀头部正面观；C. 中足侧面观。
夏厕蝇（*Fannia canicularis*）：D. ♂头部正面观；E. ♀头部正面观；F. 腹部背面观。
元厕蝇（*Fannia prisca*）：G. ♂头部正面观；H. ♀头部正面观；I. 腹部背面观。

图 20-55 瘤胫厕蝇、元厕蝇和夏厕蝇
（仿 范滋德）

医学重要性：幼虫可寄生于人体皮下、肠道或尿道引起各型蝇蛆病。国内外都有不少报道其幼虫能引起消化道或泌尿道的蝇蛆病。

地理分布：国内分布：黑龙江、吉林、辽宁、内蒙古、新疆、青海、甘肃、西藏、河北、北京、天津、山东、河南、江苏、浙江、山西、四川。国外：朝鲜、日本、蒙古、俄罗斯、全北区、瑞典（模式产地）、非洲区、新热带区、澳洲区。

2. 瘤胫厕蝇（*Fannia scalaris* Fabricius，1794）

形态特征：体长 5.0~7.0mm。♂：间额狭于一侧额的宽度。腹部灰色，各背板具倒三角形暗色正中斑。中足基节外侧有 2 个强大的刺，股节腹面中部具钝头的刺状鬃簇，胫节腹面有瘤状隆起。♀：腹部暗灰色，中股腹面近基部有长的鬃状毛（图 20-55）。

瘤胫厕蝇的幼虫背面和两侧也有刺状突起，但背面的突起发育甚微弱，而两侧的突起呈羽毛状。第 3 龄幼虫沿第 8 腹节边缘具突起，似夏厕蝇，但两侧有长的并在末端有分支的细毛。根据这些突起的形状，可与夏厕蝇的幼虫相区别。

生态习性：瘤胫厕蝇属真住区蝇种，能侵入室内，与人的关系较密切。成蝇通常栖息于庭院的树干上或在菜园等处活动，以植物的花蜜液汁为食，以 4~6 月较常见。瘤胫厕蝇的发育与夏厕蝇相似，其幼虫常孳生

于人畜粪便、垃圾及泔水中。卵产出后，约经 24 小时孵出幼虫，幼虫至少经 6~12 天变蛹，蛹通常经 9 天发育后羽化成虫。

医学重要性：瘤胫厕蝇幼虫可寄生人体腔道，引起蝇蛆病。

地理分布：国内分布于黑龙江、吉林、辽宁、内蒙古、河北、山西、陕西、甘肃、青海、新疆、山东、河南、江苏、浙江、四川、福建、贵州。国外：朝鲜、日本、全北区、非洲区、新热带区。

3. 元厕蝇（*Fannia prisca* Stein，1918）

形态特征：体长 4.0~6.5mm，灰黑色种类。♂：额较宽，约为触角宽的 1.5 倍，间额灰黑色约为侧额最宽处的 2 倍。侧额、侧颜均为银白色。胸部灰黑色，有 4 条不明显的淡棕色纵条，前胸侧板中央凹陷处裸。下腋瓣突出。腹部灰黑色，具正中暗色狭纵条。足黑色。中足基节无钩状刺，胫节前背鬃 1，后背鬃 1。后足基节有后腹鬃毛，后胫前腹鬃 2。♀：额宽约为头宽的 1/3。侧额、侧颜均为灰色，腹部无斑纹（图 20-55）。

3 龄幼虫沿第 8 腹节边缘有突起，但突起基部两侧有分支不长的毛。前气门孔突常有 9 个。

生态习性：在上海地区，成蝇最早出现于 3 月中旬，最后消失期约在 11 月底或 12 月初，其幼虫除 7~9 月外，其他各月均有发现，因此它是春、夏和晚秋、初冬两度繁殖的种类。成蝇在繁殖盛期（4~6 月），常在树荫下或走廊间回飞，可飞入室内，但更喜趋向室外活动。该蝇的孳生场所颇为广泛，但以腐烂的蔬菜堆中最主要，也可孳生于人粪中。

医学重要性：可寄生人体，引起蝇蛆病。

地理分布：国内分布于黑龙江、吉林、辽宁、内蒙古、河北、河南、山西、北京、山东、陕西、江苏、上海、浙江、四川、贵州、云南、湖南、江西、福建、广东、广西、甘肃、中国台湾。国外分布于俄罗斯、朝鲜、日本、马来西亚。

4. 白纹厕蝇（*Fannia leucosticta* Meigen，1826）

形态特征：体长 3.0~4.0mm。侧额无上眶鬃。胸部灰色，下腋瓣突出。中足基节下缘无刺，中股中部腹面无刺状的前腹鬃列，第 1 跗节基部腹面无齿状刺。后足基节后内面有鬃状毛，后胫前腹鬃 1。腹部背板有灰白色粉被，第 1、2 合背板较暗，第 3、4 背板除具有暗色正中狭纵条外，两侧有略呈圆形的侧斑（图 20-56）。

3 龄幼虫腹节腹面呈大鳞状，前方小鳞状，后方呈小结节状。第八腹节边缘的突起两侧的毛不分枝。

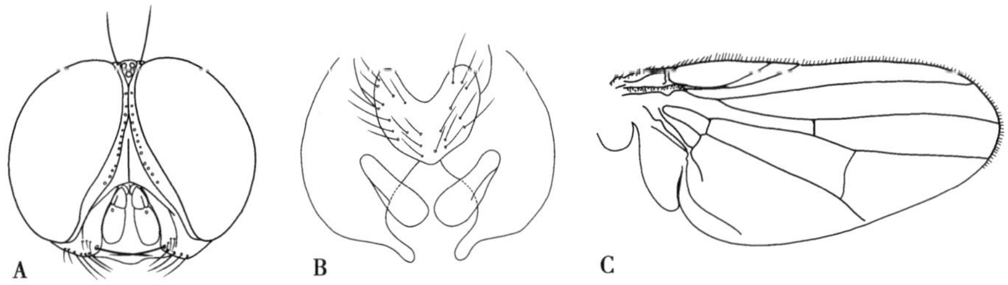

A. ♂头部正面观；B. ♂肛尾叶及侧尾叶背面观；C. ♂翅背面观。

图 20-56 白纹厕蝇 *annia leucosticta*

（仿 范滋德）

前气门内侧有两个树枝状突起，前气门孔突常有 7 个。

生态习性：幼虫孳生于兽毛、兽角、人、畜粪便和垃圾中。还可生活在蜂类的巢穴和鸟巢中，也有寄生于昆虫或软体动物等体内。成蝇有时进入室内。

医学重要性：幼虫可使人致皮下或肠管的蛆症。

地理分布：国内分布于黑龙江、辽宁、内蒙古、河北、北京、山西、河南、新疆、江苏、上海、浙江、广东、中国台湾。国外：古北区、新北区、非洲区、澳洲区、东洋区。

（六）胃蝇科（Gasterophilidae）

成蝇体长 9.0~20.0mm。体被密毛，多为黄色，杂有少量的白色或黑色毛。口器缺如或为如球状的下颚须所代替。触角芒裸，鞭状。颜常在触角下方突然收缩，有时颜下半都仅为一小沟。腹部毛较胸部稀疏，第

1背板常呈完整的角形压入第2背板前缘的正中。雌蝇腹部往末端去渐细，产卵管常向前弯曲到腹下。

胃蝇科幼虫专性寄生于奇蹄目动物（马、骡、驴、犀牛）和长鼻目动物（象）的消化道内，偶尔有1龄幼虫侵入人皮下的报道。

胃蝇科分4个亚科，6个属。据资料统计，胃蝇科已知古北区8种，东洋区6种，非洲区16种，澳洲区3种，全世界已知约20种左右。

胃蝇属（*Gasterophilus* Leach，1817）胃蝇形似蜂类，中等大小，全身密布黄褐色或黄白色的长绒毛。头部触角短小，触角芒简单；口器退化为2个小球形的构造，紧靠头的下方。腹部长而尖，雌蝇具较长的产卵管。雌蝇产卵于草上或宿主的毛上，呈单个或排列一行或数行，以卵的尾端胶固于毛上。

幼虫寄生于马、骡、驴等奇蹄类食草动物的消化道如食管、胃、肠等处，大多寄生于胃，故称胃蝇。成熟幼虫粗大圆柱状，呈血红色，前端较尖，口钩发达，后端较钝；有一凹窝，后气门即位于凹窝中，每一气门具有弓形或曲折垂直排列的气门隙3条，幼虫各节的前缘有大小棘相间围成一圈的刺带，以腹节上的最为发达，刺的多少及形状因种而异。

胃蝇幼虫在马、驴、骡等家畜消化道内的寄生甚为普遍，在内蒙古草原地区的马匹的寄生率可达100%，西南地区的马匹约79%，其中以肠胃蝇最为主要。

此外，肠胃蝇、黑角胃蝇的1龄幼虫也偶然寄生于人的皮肤内，产生皮下匍行疹。幼虫钻入皮内后匍行形成曲折的隧道，经过的皮肤出现匍行疹。皮肤隆起，呈红色出血性条纹，在幼虫前进的一端呈红色，另一端逐渐褪色。

本属为世界性分布，分布于我国有赤尾胃蝇（*Gasterophilus haemorrhoidalis*）、裸节胃蝇（*G. inermis*）、肠胃蝇（*G. intestinalis*）、鼻胃蝇（*G. nasalis*）、黑角胃蝇（*G. nigricorms*）、黑腹胃蝇（*G. pecorum*）等6种，其中以肠胃蝇最为常见。

肠胃蝇（*Gasterophilus intestinalis* De Geer，1776）

形态特征：体长12.0~16.0mm。♂：额宽为头宽的1/3~1/2，间额较狭，在下半部仅为一小缝。触角棕黄色，位于触角窝内，触角芒裸。侧颜大部分棕褐色，颜在下半部变狭，仅见一沟状。盾片黑色，仅肩胛、翅后胛和小盾片暗棕色，前盾片具密而直立的淡黄色毛，缝后毛大部分黑褐色，形成1条黑褐色毛横带。小盾片边缘的毛长而直立，大多为暗褐色。中胸侧板具淡黄色密长毛。翅脉色淡，在 r_1 脉与 r_5 脉的分叉处具一明显的黑点；r-m横脉与m-m横脉相距较近，翅端在 r_{4+5} 脉和 m_{1+2} 脉之间具2个暗斑。足棕褐色，各胫节在末端稍暗。后足转节具一匙状突，使后股基部明显凹入，亚基部腹面具一丘状隆起。后足跗节总长度长于后胫，后足第1分跗节为后胫长度之一半或更长。腹部棕褐色，各背板上面具一些暗斑，各背板除在后缘具暗褐色短毛外其余均为短而倒伏的淡黄色毛。♀：后足转节明显隆起，后股基部凹入（图20-57）。

3龄幼虫伪头上的感觉器同口钩之间仅有2群侧方小棘群，口钩在膝状弯曲之前有明显的凹入；第10节背面中央缺少1~2个刺，第11节背侧有1~5个刺；体节棘末端呈断裂状（图20-57）。

生态习性：成蝇一般在5~9月份出现。雌、雄交配后，雄蝇很快死去，雌蝇在晴朗无风天气飞向马体，在马鬃、胸、腹及腿部的毛上产卵，雌蝇一生可产卵700个左右。卵经1~2周后，在卵内发育为1龄幼虫，幼虫通过外力的作用（如痒擦），使卵盖揭开，幼虫爬出。1龄幼虫在皮肤上移行，引起痒感，当马啃痒时，幼虫即黏附在马的嘴唇、牙齿或舌头上，进入口腔。1岭幼虫在口腔黏膜移行3~4周后，变为2龄幼虫；2龄幼虫随着吞咽进入胃内寄生，一般在胃内需9~10个月的时间。发育成熟的幼虫自动脱离胃壁，随粪便排出体外，落地化蛹。经1~2个月蛹期，羽化为成蝇，整个生活史约需1年左右。

医学重要性：本种幼虫亦有寄生于人胃肠道的报道，其1龄幼虫偶尔寄生于人皮下。亦可致人体皮下蝇蛆症和胃肠蝇蛆症。

地理分布；本属分布于世界各地。在我国分布于黑龙江、内蒙古、甘肃、青海、山西、陕西、四川、云南、西藏等地。

（七）皮蝇科（Hypodermatidae）

本科成蝇体长10.0~22.0mm，口器退化；触角短小，通常陷入触角窝内，触角第3节很短，触角芒裸，在基部常膨大。足长而壮，后足长度不短于体长。

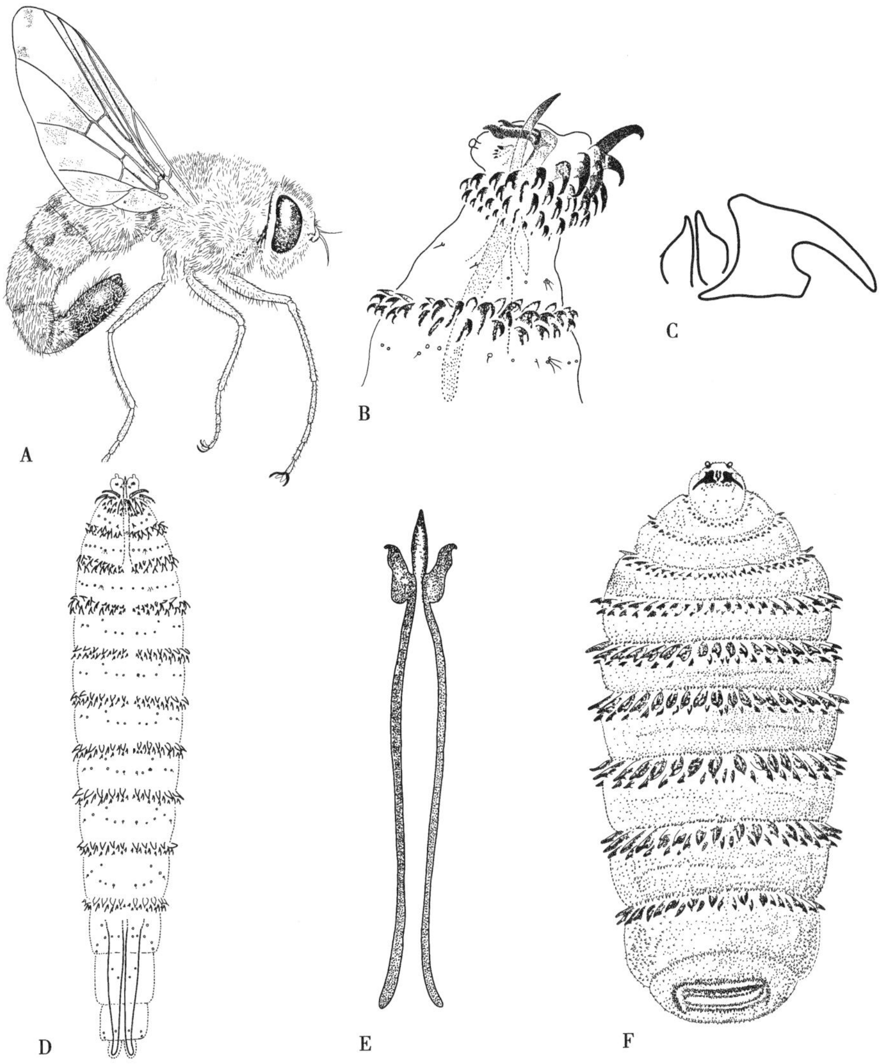

A. ♀成虫；B. 1龄幼虫端部侧面观；C. 口钩；D. 1龄幼虫端部腹面观；E. 口咽器背面观；
F. 3龄幼虫端部腹面观。

图 20-57 肠胃蝇 *Gasterophilus intestinalis*

（仿 范滋德）

幼虫专性寄生于多种哺乳类动物（啮齿目、复齿目、偶蹄目）的皮下，亦有报告幼虫寄生引起的人体皮肤蝇蛆症。皮蝇科种类以皮蝇属较为多见。

皮蝇属（*Hypoderma* Latreille，1818），成蝇体长 11.0~18.0mm，形似蜂类。头部及全身均被有黄色绒毛，胸部下侧片上有刚毛丛。头部具长而密或较短的毛；触角第 3 节宽而平滑，发亮，常嵌在第 2 节内，触角芒简单无分支。盾片上的纵条很发达，亮黑。小盾片上面常具直立的毛，在后缘正中部常具 1 个不深的纵沟，后小盾片很发达。腹部常具淡色毛，末端直。各足股节基部和中、后足胫节中部明显增粗，爪垫发达。

幼虫在发育初期时色白，以后由黄变为褐色至黑褐色，体型粗短。口钩仅第 1 龄幼虫具有，在第 2、3 龄幼虫中退化。后气门 1 对，呈肾形，具有许多细孔；第 2 龄幼虫的细孔有 18~20 个，其排列不围绕气门钮；第 3 龄幼虫有很多细孔，亦呈肾形排列，但围绕气门钮；体节上有扁平的结节和细刺。

成虫在晴天飞出活动，一般从上午 9 时至下午 4 时，特别是中午最为活跃，雌蝇于畜体毛上产卵，5~6 天孵化为幼虫。幼虫钻入宿主皮下，经过一定时间的运行，到达脊背皮下固定下来，穿出一孔，以尾端的后气门朝外呼吸，并于皮下形成一囊，幼虫即在囊内发育。因此，幼虫寄居部位除有小孔外，常呈瘤状突起。整个幼虫期在宿主体内 10~11 个月。幼虫发育成熟后，钻孔而出，落地化蛹，约经 1 个月羽化为成虫，全部生活史约需 1 年。幼虫主要危害牛、鹿等动物，偶然寄生于人皮下，引起人体蝇蛆病。

本属种类分布于古北区、新北区、东洋区、非洲区、澳新区。我国的皮蝇属主要种类有牛皮蝇(*Hypoderma bovis*)、纹皮蝇(*Hypoderma lineatum*)、中华皮蝇(*Hypoderma sinense*)、青海皮蝇(*Hypoderma qinghaiense*)、鹿皮蝇(*Hypoderma diana*),其中尤以牛皮蝇最为常见,危害最严重。

牛皮蝇(*Hypoderma bovis* Linnaeus,1758)

形态特征:成蝇体长 13.0~15.0mm,体被密集长毛,头宽稍狭于胸宽。♂:额宽约为头宽的 0.3 倍。侧额上部分 2/3 呈暗黑色,下部分 1/3 呈棕色,具淡灰黄色毛。间额棕色,中部狭窄,约为额宽的 1/3。单眼三角黑色。新月片棕色。触角第 2 节暗褐色发亮,第 3 节几乎全黑,外露部分明显短于第 2 节,触角芒棕色,往端部去渐细。颜棕色,长宽约相等,具淡黄色密毛。颜堤棕色,具淡黄色毛。侧颜红棕色,具直立的淡黄色毛。颊和后头毛淡黄色,长而密。

中胸盾片黑色,缝前具长而密的淡黄色毛,缝后毛大部分黑褐色。盾片上的斑、条裸而亮黑,稍隆起。前盾片亚中条较宽,肩后裸斑大而圆。后盾亚中条往后去渐变狭,后盾外侧条约为亚中条的 2 倍长,内缘较直,外缘通常为弧形。小盾片黑,具淡黄毛,小盾片后缘亮黑,正中具一浅沟。后小盾片发达,纺锤状,长为宽的 6~8 倍。中侧片,腹侧片,翅侧片和下侧片具淡黄色密长毛簇。下腋瓣大而圆,白色。翅脉棕色,m_{1+2} 脉端段和 m-m 横脉色很淡;r-m 横脉位于亚前缘脉末端或稍远方。

腹部第 1、2 合背板具密而长的淡黄色毛,第 3 背板具稍短的黑毛。第 4、5 背板具鲜艳的红黄色毛。后足约与体长等长,各足股节基部和中、后胫节中部明显增粗;股节大部分黑色,胫节棕色;股节腹面具长毛,胫节具短黑毛,其间杂有棕色毛,尤以腹面和后面为甚。♀:额宽约为头宽的 0.45~0.49 倍,间额约为额宽的 0.2 倍。

1 龄幼虫初孵出时长约 0.6mm,其后可长达 17.0mm。牛皮蝇 1 龄幼虫的口钩尖端分为 2 叶,其后方无弯曲的尖齿。成熟幼虫肥而粗,两端钝圆,体节上有扁平的结节及微刺。后气门有许多细孔,气门钮在后气门的凹口内。牛皮蝇的成熟幼虫长 27.0~28.0mm,长为宽的 1.8~2.0 倍,后气门板陷入的程度较深,呈漏斗状,最后 2 节无刺(图 20-58)。

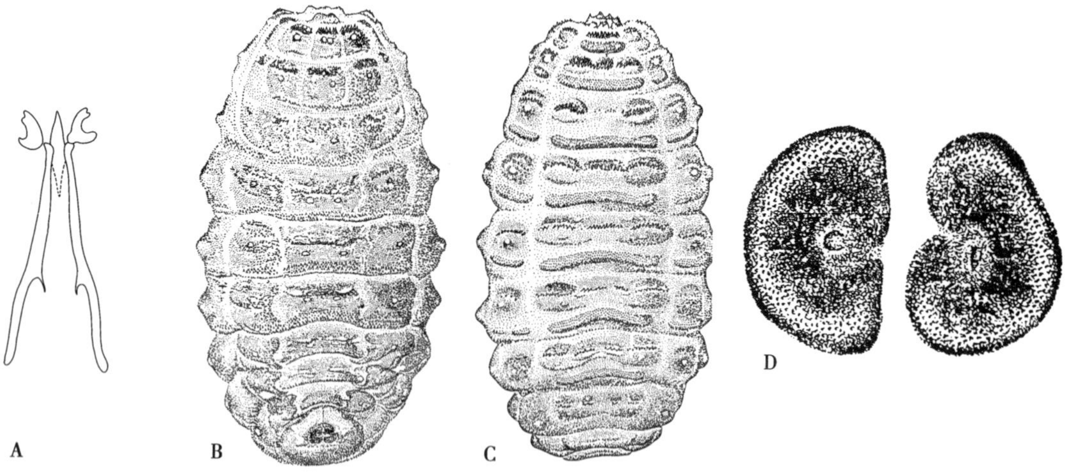

A. 一龄幼虫口咽器背面观;B. 三龄幼虫前部腹面观;C. 三龄幼虫背面观;D. 三龄幼虫后气门后面观。

图 20-58 牛皮蝇 *Hypoderma bovis*

(仿 Zimin)

生态习性:成虫于春末夏初开始出现,以 6~8 月活动最盛。每头雌蝇可产卵 500~800 粒,多产于牛腿部与腹部两侧。卵黄白色,单个黏附于毛上,经 4~6 天孵出幼虫。幼虫沿着毛孔钻入附近皮内,在体内组织中移行,最后在牛背部皮下固定下来寄生。寄生部位出现瘤状隆起,随后在隆起处出现直径 0.1~0.2mm 的小孔,供幼虫呼吸,随着幼虫体积增大,小孔的直径亦显著增大。3 龄幼虫成熟后,即由皮下钻出,落于地面化蛹,蛹经 1~2 个月羽化为成虫,整个发育过程约需 1 年。

医学重要性:皮蝇蛆是人畜共患的疾病,我国人体感染皮蝇蛆在西北牧区并不罕见,主要种类为牛皮蝇和纹皮蝇。人体感染皮蝇幼虫数目不等,少的仅2~3条,多者10余条。牛皮蝇幼虫寄生在牛体上;于发育成熟后方排出体外,但从人体排出者均为不成熟的幼虫。由于幼虫在宿主体内有向上移行的倾向,故在人体感染这两种皮蝇的病例中,寄生在小腿或鼠蹊部的肿块逐渐向上移行,而停留于肩部、颊部或头部的皮下。

地理分布:分布于古北区,在我国主要分布于内蒙古、新疆、青海、山西、西藏;国外以亚洲、欧洲、北美洲、非洲、大洋洲等地分布。

(八)狂蝇科(Oestridae)

成蝇体型中到大型,体长10.0~17.0mm。身体通常具短而疏的淡色毛,少数种具密毛;部分属常在头、胸、腹部具疏密不同的暗色疣状突起。口器退化,口器窝附近的髭和鬃均不发达;触角第3节通常外露;颜常在中部变狭。胸部背板或多或少具4纵条或多而密的软长毛;后小盾片发达。足较短,后足长度明显短于体长。腹部常具明显的灰白色或金黄色闪光斑,腹侧片鬃常缺如;肛尾叶常部分地左右愈合。

3龄幼虫气门由许多小孔组成,通常气门钮明显。

幼虫寄生于部分哺乳类动物(偶蹄目、奇蹄目、有袋目、长鼻目)的颅腔内,亦有部分种可致人眼结膜蝇蛆症。已知在温带地区1年发生1代。

我国狂蝇科已知有狂蝇属(*Oestrus*)、蜂鹿狂蝇属(*Cephenemyia*)、咽狂蝇属(*Pharyngomyia*)、头狂蝇属(*Cephalopina*)和鼻狂蝇属(*Rhinoestrus*)等5属7种。

狂蝇属(*Oestrus* Linnaeus,1758):狂蝇属为中等大小的蝇类,躯体壮实,略带金属光泽。头大,额宽阔并显著凸出,侧额区有许多凹陷,各个凹陷具毛1根。眼较小,两性复眼相距较远,间额窄于侧额,侧额有分离的暗色生毛疣,疣着生于凹窝中;颜面小,触角短小,位于触角窝内,触角芒裸;颜与颊部向下方呈圆形突出。口器退化,仅留喙的遗迹及微小的下颚须。胸、腹部宽短。翅小而透明,翅脉大部位于近翅的前缘及中央部分,m_{1+2}脉自m-m横脉相接点即向前弯曲并与r_{4+5}脉合并成柄,故第一后室封闭。足短小。腹部黑色,但具有银灰色与黑绿色光泽的斑点。雌蝇产出1龄幼虫,常寄生于绵羊、山羊的鼻腔及颅窦。1龄幼虫呈梭形,长约1.0mm;头端的口钩发达,并向后弯曲,其周围有刺数圈,肛节分左右2叶,每叶具9~11个强大的钩状刺。成熟幼虫长20.0~30.0mm,前端较尖细,后端较平齐,口钩强大,各节的腹面前缘有棘数行,以腹节的棘较多。后气门呈D字形,气门钮位于气门板的中央,周围有许多小孔。

幼虫主要寄生于羊鼻腔、鼻窦等部位,使羊精神不安,体质消瘦,甚至死亡,严重影响畜牧业的发展。幼虫也可寄生于人的眼结膜、鼻腔及咽喉部引起蝇蛆症。狂蝇属中以羊狂蝇(*Oestrus ovis* Linnaeus,1758)对人畜的危害最大。

本属种类呈世界性分布,我国西部和西北高原地区及淮河以北广大地区。

羊狂蝇(*Oestrus ovis* Linnaeus,1758)

形态特征:体长10.0~12.0mm。♂:额在顶部的宽度约为头宽的2/7;侧额较宽,上面有各个分离的暗色生毛疣,疣着生于凹窝中,单眼较大,亮黑色,球状;侧颜淡黄色,具少量淡黄色毛;触角第1、2节淡棕色,第3节黑色,球状,芒裸,淡褐色;颜淡黄色,半透明,在中部变狭,下侧颜、颊均为淡黄色,颊具短而疏的淡黄色毛。中胸盾片具许多黑色小疣,小盾片上面特别是后缘的疣明显变大,中侧片、腹侧片、翅侧片和下侧片具较密的淡黄色毛。翅脉淡棕色,r-m横脉正对着亚前缘脉末端,$2R_5$室具柄。足棕色,各足股节在基部稍膨大,略发暗,足具淡棕色毛,爪端半部黑色。腹具银灰色变色闪光斑。♀:额宽约为头宽的4/7,侧额上面凹窝大而疏少(图20-59)。

1龄幼虫第8腹节末端有爪状尾钩22~25个。3龄幼虫体部背面裸,腹面有不整齐的棘突排列(图20-59)。

生态习性:羊狂蝇对人畜危害很大,主要分布于我国北方,成虫出现于5~10月间,基本不食,雌雄交配后,雄蝇即死亡,雌蝇则栖息于安静的地方,待体内幼虫发育后才开始飞行。雌蝇常静栖于羊舍附近的土墙或栅栏上,在晴朗无风的白天活动。雌蝇飞行力不强,遇羊时即冲向羊鼻,幼虫被产于羊的鼻孔内或鼻孔周围,有时亦可产于眼内。每只雌蝇1次可产幼虫多条,有40~50条。刚产下的1龄幼虫活动能力很强,爬入鼻腔、渐向鼻腔深部移行,在鼻腔、鼻窦内经2次蜕皮发育为3龄幼虫,亦有少数幼虫可进入颅腔内。幼虫在鼻腔等处寄生9~10个月,到第2年春天,成熟的3龄幼虫由深部向浅部移行,患羊打喷嚏时,将幼虫喷落地面,钻入土内或羊粪内化蛹。蛹经1~2个月后羽化为成虫,成蝇寿命2~3周。

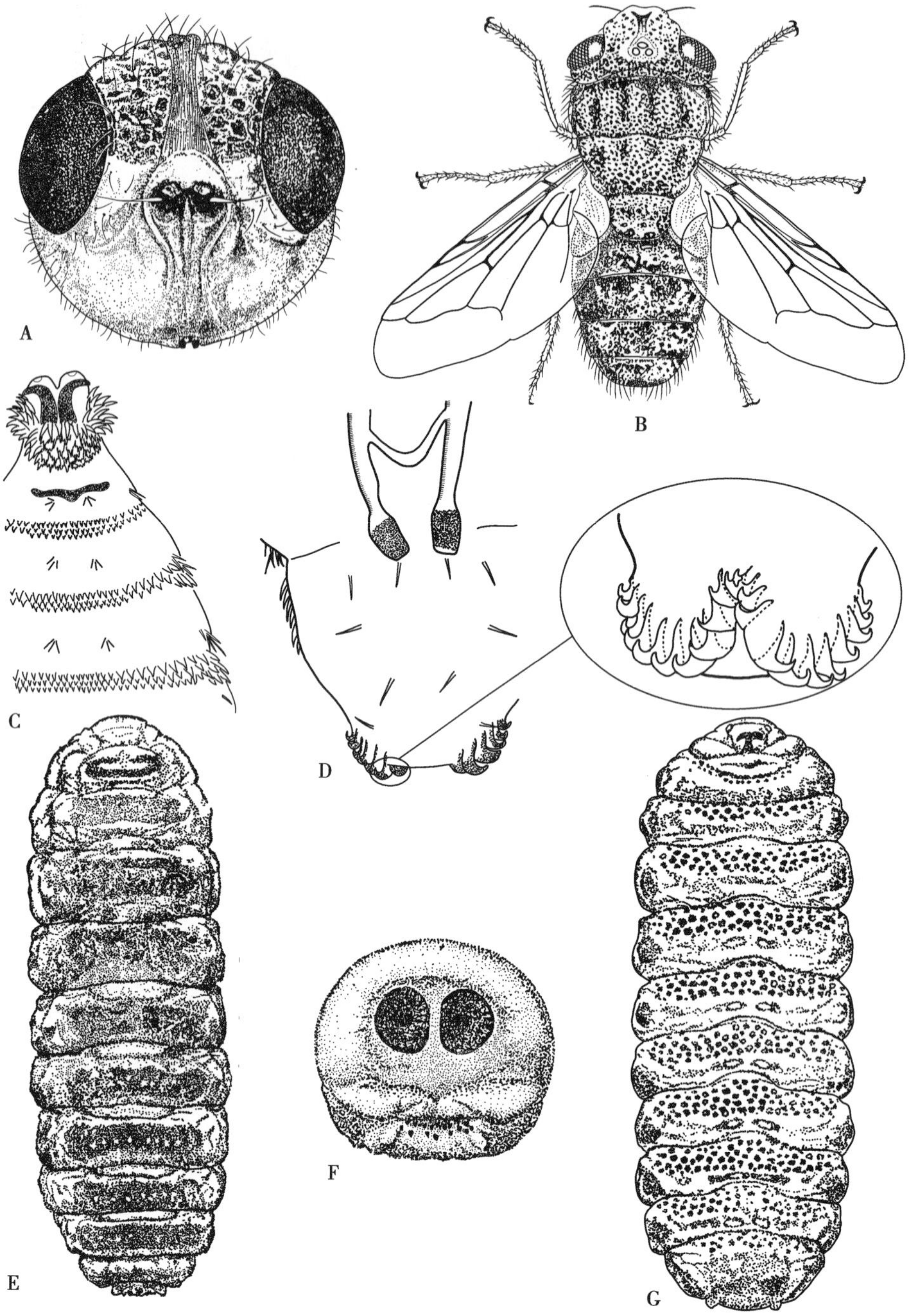

A. ♀头部正面观；B. ♀成虫；C. 1龄幼虫前部腹面观；D. 1龄幼虫后端尾钩；E. 三龄幼虫腹部观；F. 三龄幼虫后面观；G. 三龄幼虫背面观。

图 20-59 羊狂蝇 *Oestrus ovis*

（仿 Grunin 和 Zimin）

幼虫可使黏膜发炎、化脓，使羊体质消瘦，甚至死亡。

医学重要性：本种成蝇也可产幼虫于人的眼部引起的蝇蛆病。当人在外界活动时，雌蝇突然飞来，触及眼部而产出幼虫，数小时后眼部出现剧烈疼痛；如幼虫侵入喉部或鼻腔内，可引起喉痛及头痛，大约十多天后可以自愈。发生的地点多在户外，如行路、劳动或户外活动时，狂蝇飞撞人眼，将幼虫产于所撞的眼结膜囊内，均为单眼发生。病例发生的地点附近，均有牧场或羊群，且均为牧区或半牧区。患者主诉均有一飞蝇碰撞眼后，立即发生眼部有异物刺激感，并伴有流泪发痒、刺痛等症状，患眼眼睑不能睁开。检查时，可见角膜的周边有长约 1.0mm 的白色小蛆爬动，蠕动甚速；球结膜充血状，当患者揉眼后，小蛆也可在结膜穹隆部发现，所取出的蛆，均为 1 龄幼虫。

地理分布：辽宁、内蒙古、甘肃、新疆、青海、河北、山西、陕西、广东。世界各地均有分布。

二、中国重要蝇类名录

本小节名录主要包括可骚扰人畜、或机械性、生物性传播疾病的有瓣蝇类，未包括无缝组及有缝组的无瓣类。

1. 瘤胫厕蝇（*Fannia scalaris* Fabricius，1794）

分布于河北、山西、内蒙古，辽宁、吉林、黑龙江、江苏、浙江、福建、山东、山西、河南、四川、贵州、陕西、甘肃、青海、新疆。常孳生在人尿缸、腌菜缸、禽粪等处。

2. 肖瘤胫厕蝇（*Fannia subscalaris* Zimin，1945）

分布于内蒙古、新疆。

3. 毛踝厕蝇（*Fannia manicata* Meigen，1826）

分布于山西、内蒙古、黑龙江、西藏、四川。

4. 白纹厕蝇（*Fannia leucosticta* Meigen，1826）

分布于黑龙江、辽宁、内蒙古、河北、北京、山西、山东、江苏、浙江、河南、广东、新疆、台湾。

5. 巨尾厕蝇（*Fannia glaucescens* Zetterstedt，1845）

分布于山东、山西、内蒙古、黑龙江、青海、新疆。

6. 截尾厕蝇（*Fannia incisurata* Zetterstedt，1838）

分布于河北、辽宁、吉林、黑龙江、新疆。

7. 元厕蝇（*Fannia prisca* Stein，1918）

分布于黑龙江、吉林、辽宁、内蒙古、河北、河南、山西、北京、山东、陕西、江苏、上海、浙江、四川、贵州、云南、湖南、江西、福建、广东、广西、甘肃、台湾。常孳生在动物毛骨堆、腐败植物质、垃圾堆等处。

8. 夏厕蝇（*Fannia canicularis* Linnaeus，1761）

分布于黑龙江、吉林、辽宁、内蒙古、新疆、青海、甘肃、西藏、河北、北京、天津、山东、河南、江苏、浙江、山西、四川。常孳生在禽畜类、人粪尿、腐败植物质等处。

9. 牧场腐绳（*Muscina pascuroum* Meigen，1826）

分布于河北、山西、内蒙古、辽宁、吉林、黑龙江、江苏、浙江、安徽、山东、广东、云南、陕西、甘肃、青海、新疆。

10. 日本腐蝇（*Muscina japonica* Shinonaga，1974）

分布于河北、山西、内蒙古、辽宁、吉林、浙江、河南、湖北、湖南、广东、陕西、青海、宁夏。

11. 厩腐蝇（*Muscina stabulans* Fallén，1817）

分布于北京、天津、河北、山西、内蒙古、辽宁、吉林、黑龙江、江苏、上海、浙江、山东、福建、江西、湖南、湖北、河南、四川、重庆、云南、贵州、广东、西藏、陕西、甘肃、青海、宁夏、新疆、台湾。常孳生在腐败植物质、人粪、畜粪等处。

12. 狭额腐蝇（*Muscina angustifrons* Loew，1858）

分布于北京、天津、河北、山西、辽宁、吉林、黑龙江、上海、江苏、浙江、安徽、福建、江西、山东、河南、湖南、湖北、广西、四川、重庆、陕西、甘肃。主要孳生在腐败植物质中。

13. 肖腐蝇（*Muscina assimilis* Fallén，1823）

分布于北京、河北、山西、内蒙古、辽宁、吉林、黑龙江、陕西、新疆。

14. 裸芒综蝇（*Synthesiomyia nudiseta* Wulp，1883）

分布于辽宁、上海、浙江、福建、湖南、广东、台湾。

15. 异芒雀蝇（*Passeromyia heterochaeta* Villeneuve，1915）

分布于广东、四川、云南、台湾。本种幼虫为维鸟体外寄生者，头钻入皮肤吸血，寄生于家雀、燕子、乌鸦等20余种鸟类窝中。

16. 隐齿股蝇(*Hydrotaea occulta* Meigen,1826)

分布于北京、天津、河北、山西、内蒙古、辽宁、吉林、浙江、河南、陕西、甘肃、青海、宁夏、新疆、台湾。

17. 曲胫齿股蝇(*Hydrotaea scambus* Zetterstedt,1838)

分布于河北、山西、内蒙古、辽宁、甘肃、青海。

18. 常齿股蝇(*Hydrotaea dentipes* Fabricius,1805)

分布于北京、河北、山西、内蒙古、辽宁、吉林、黑龙江、上海、江苏、浙江、山东、河南、四川、云南、西藏、陕西、甘肃、青海、宁夏、新疆。

19. 速跃齿股蝇(*Hydrotaea meteorica* Linnaeus,1758)

分布于河北、山西、内蒙古、辽宁、吉林、黑龙江、西藏、陕西、甘肃、新疆。

20. 厚环黑蝇(*Ophyra spinigera* Stein,1910)

分布于北京、天津、河北、山西、内蒙古、辽宁、吉林、黑龙江、上海、江苏、浙江、福建、山东、河南、湖北、湖南、广西、广东、海南、重庆、四川、贵州、云南、陕西、甘肃、台湾。

21. 暗额黑蝇(*Ophyra obscurifrons* Sabrosky,1949)

分布于北京、天津、河北、山西、内蒙古、辽宁、上海、江苏、浙江、福建、山东、河南、湖南、广东、广西、四川、贵州、云南、陕西、甘肃、香港。

22. 银眉黑蝇(*Ophyra leucostoma* Wiedemann,1817)

分布于北京、天津、河北、山西、内蒙古、辽宁、吉林,黑龙江、上海、江苏、浙江、安徽、福建、江西、山东、河南、湖南、广西、重庆、四川、贵州、云南、西藏、陕西、甘肃、青海、宁夏、新疆、台湾。

23. 斑蹠黑蝇(*Ophyra chalcogaster* Wiedemann,1824)

分布于北京、天津、河北、山西、内蒙古、辽宁、吉林、上海、江苏、浙江、安徽、福建、江西、山东、河南、湖北、湖南、广东、广西、海南、重庆、四川、贵州、云南、陕西、甘肃、宁夏、台湾。

24. 古铜黑蝇(*Ophyra aenescens* Wiedemann,1830)

分布于上海、天津、辽宁、江苏、浙江。

25. 东方直脉蝇(*Polietes orientalis* Pont,1972)

分布于四川、云南。

26. 黑缘直脉蝇(*Polietes nigrolimbata* Bonsdorff,1866)

分布于吉林、黑龙江、四川、西藏、青海、新疆。

27. 白线直脉蝇(*Polietes domitor* Harris,1780)

分布于内蒙古、辽宁、黑龙江、新疆。常孳生在畜粪(如牛粪、马粪)等处。

28. 峨眉直脉蝇(*Polietes fuscisquamosus* Emden,1965)

分布于湖北、四川。

29. 中华莫蝇(*Morellia sinensis* Ouchi,1942)

分布于上海、浙江、福建、江西、四川、云南、西藏、台湾。

30. 园莫蝇(*Morellia hortensia* Wiedemann,1824)

分布于山西、内蒙古、辽宁、吉林、黑龙江、上海、江苏、浙江、安徽、福建、山东、河南、湖北、湖南、广东、广西、海南、重庆、四川、贵州、云南、陕西、甘肃、台湾。

31. 济州莫蝇(*Morellia asetosa* Baranov,1925)

分布于内蒙古、辽宁、吉林、黑龙江、上海、江苏、山东、甘肃、新疆。

32. 曲胫莫蝇(*Morellia aenescens* Robineau-Desvoidy,1830)

分布于内蒙古、黑龙江、陕西、新疆。

33. 林莫蝇(*Morellia hortorum* Fallén,1816)

分布于河北、山西、内蒙古、黑龙江、四川、甘肃、青海、新疆。

34. 家蝇(*Musca domestica* Linnaeus,1758)

除青藏高原的海拔较高地区尚未发现外,全国分布。广布于20多种常见孳生场所,以畜粪中最为普遍，而酒糟中密度最高，在城镇中，生活垃圾为本种最主要孳生源。

35. 市蝇（*Musca sorbens* Wiedemann，1830）

分布于北京、天津、河北、内蒙古、吉林、辽宁、上海、江苏、浙江、安徽、福建、江西、山东、山西、河南、湖南、广东、海南、四川、云南、陕西、甘肃、新疆、香港、台湾。常孳生在地表人粪、畜粪、垃圾等处。

36. 鱼尸家蝇（*Musca pattoni* Austen，1910）

分布于广东、广西、海南、云南、香港。常孳生在腐败动物质如鱼尸中。

37. 亚洲家蝇（Musca asiatica Shinonaga et Kano，1977）

分布于海南。

38. 毛堤家蝇（*Musca pilifacies* Emden，1965）

分布于辽宁、福建、广东、重庆、四川、贵州、云南、西藏、陕西、甘肃、台湾。

39. 西藏家蝇（*Musca tibetana* Fan，1978）

分布于四川、云南、西藏、青海。

40. 肥喙家蝇（*Musca crassirostris* Stein，1903）

分布于上海、江苏、福建、湖北、广东、广西、海南、四川、贵州、云南、台湾。

41. 逐畜家蝇（*Musca conducens* Walker，1860）

分布于北京、河北、山西、辽宁、吉林、上海、江苏、浙江、安徽、福建、江西、山东、河南、湖北、湖南、广东、广西、海南、重庆、四川、贵州、云南、西藏、陕西、甘肃、宁夏、台湾、香港。常孳生在牛粪中。

42. 瞿氏家蝇（*Musca chui* Fan，1965）

分布于福建、广东、海南、广西。常孳生在牛粪、新鲜地表人粪等处。

43. 黄腹家蝇（*Musca ventrosa* Wiedemann，1830）

分布于北京、天津、山西、上海、江苏、浙江、福建、江西、山东、河南、湖北、湖南、广东、广西、海南、重庆、四川、贵州、云南、陕西、台湾。常孳生在牛粪中。

44. 中亚家蝇（*Musca vitripennis* Meigen，1826）

分布于山西、内蒙古、宁夏、新疆。常孳生在牛粪、猪粪、骡粪等处。

45. 亮家蝇（*Musca lucens* Fan，1965）

分布于海南、四川。

46. 带纹家蝇（*Musca confiscata* Speiser，1924）

分布于上海、浙江、福建、江西、湖北、湖南、广东、广西、海南、贵州、云南、台湾。常孳生在牛粪中。

47. 骚家蝇（*Musca tempestiva* Fallén，1817）

分布于北京、天津、河北、山西、内蒙古、辽宁、吉林、黑龙江、上海、江苏、山东、河南、湖北、四川、陕西、甘肃、青海、宁夏、新疆。常孳生在牛粪中，偶尔也孳生于马、猪畜粪。

48. 毛颧家蝇（*Musca malaisei* Emden，1965）

分布于四川、云南、西藏。

49. 牛耳家蝇（*Musca fletcheri* Patton et Senior-White，1924）

分布于福建、海南、云南、西藏。

50. 扰家蝇（*Musca craggi* Patton，1922）

分布于福建、海南、云南。

51. 牲家蝇（*Musca seniorwhitei* Patton，1922）

分布于广东、海南、云南、台湾。

52. 黑边家蝇（*Musca hervei* Villeneuve，1922）

分布于北京、天津、河北、山西、内蒙古、辽宁、吉林、上海、江苏、浙江、安徽、福建、江西、山东、河南、湖北、湖南、广西、重庆、四川、贵州、云南、西藏、陕西、甘肃、宁夏。常孳生在牛粪中。

53. 秋家蝇（*Musca autumnalis* De Geer，1776）

分布于河北、山西、甘肃、青海、宁夏、新疆。常孳生在牛粪中。

54. 肖秋家蝇(*Musca amita* Hennig,1964)

分布于北京、河北、山西、内蒙古、辽宁、吉林、黑龙江、山东、四川、陕西、甘肃、青海、宁夏、新疆。

55. 毛瓣家蝇(*Musca inferior* Stein,1903)

分布于广东、广西、海南、云南、台湾。常孳生在牛粪中。

56. 伪毛颧家蝇(*Musca santoshi* Joseph et Parui,1972)

分布于四川。

57. 孕幼家蝇(*Musca larvipara* Portschinsky,1910)

分布于内蒙古、陕西、甘肃、宁夏、新疆。常孳生在牛粪中。

58. 北栖家蝇(*Musca bezzii* Patton et Cragg,1913)

分布于北京、山西、内蒙古、辽宁、吉林、黑龙江、上海、江苏、浙江、安徽、山东、河南、湖北、湖南、广东、海南、重庆、四川、云南、西藏、陕西、甘肃、台湾。常孳生在牛粪中。

59. 突额家蝇(*Musca convexifrons* Thomson,1869)

分布于上海、江苏、浙江、福建、江西、山东、河南、湖北,湖南、广东、广西、广西、海南、重庆、四川、贵州、云南、西藏、陕西、香港、台湾。常孳生在牛粪中。

60. 台湾家蝇(*Musca formosana* Malloch,1925)

分布于广东、广西、海南、云南、台湾。常孳生在牛粪中。

61. 拟变色毛蝇(*Dasyphora paraversicolor* Zimin,1951)

分布于西藏、甘肃、青海、新疆。

62. 甘肃毛蝇(*Dasyphora gansuensis* Ni,1982)

分布于甘肃、青海。

63. 亚洲毛蝇(*Dasyphora asiatica* Zimin,1947)

分布于天津、山西、内蒙古、甘肃、青海、新疆。

64. 四鬃毛蝇(*Dasyphora quadrisetosa* Zimin,1951)

分布于山西、辽宁、湖北、四川、云南、西藏、陕西、甘肃、宁夏。

65. 半透璃蝇(*Rypellia semilutea* Malloch,1923)

分布于浙江、湖南、四川、云南、台湾。

66. 赛伦优毛蝇(*Eudasyphora cyanicolor* Zetterstedt,1845)

分布于内蒙古、辽宁、黑龙江、新疆。

67. 紫蓝优毛蝇(*Eudasyphora kempi* Emden,1965)

分布于四川、云南、西藏、青海。

68. 马粪碧蝇(*Pyrellia vivida* Robineau-Desvoidy,1830)

分布于河北、山西、内蒙古、辽宁、吉林、黑龙江、山东、四川、西藏、甘肃、青海、新疆。常孳生在马粪中。

69. 粉背碧蝇(*Pyrellia rapax* Harris,1870)

分布于新疆。

70. 明翅翠蝇(*Neomyia claripennis* Malloch,1923)

分布于浙江、湖南、广东、广西、海南、云南、西藏、台湾。

71. 紫翠蝇(*Neomyia gavisa* Walker,1859)

分布于上海、江苏、浙江、安徽、福建、江西、山东、河南、湖北、湖南、广东、广西、重庆、四川、贵州、云南、西藏、陕西、甘肃、宁夏、台湾、香港。

72. 绿翠蝇(*Neomyia cornicina* Fabricius,1781)

分布于内蒙古、吉林、黑龙江、重庆、四川、云南、西藏、甘肃、青海、宁夏、新疆。常孳生在牛粪中。

73. 黑斑翠蝇(*Neomyia lauta* Wiedemann,1830)

分布于上海、福建、湖南、广东、广西、海南、贵州、云南、西藏、台湾。常孳生在牛粪中。

74. 蓝翠蝇（*Neomyia timorensis* Robineau-Desvoidy，1830）

分布于北京、天津、河北、内蒙古、辽宁、上海、江苏、浙江、安徽、福建、江西、山东、河南、湖南、广东、广西、海南、重庆、四川、贵州、云南、西藏、陕西、甘肃、宁夏、台湾、香港。

75. 大洋翠蝇（*Neomyia laevifrons* Loew，1858）

分布于山西、内蒙古、辽宁、吉林、黑龙江、宁夏。常孳生在马粪中。

76. 印度翠蝇（*Neomyia indica* Robineau-Desvoidy，1830）

分布于上海、江苏、浙江、福建、江西、广东、广西、海南、四川、贵州、云南、台湾。常孳生在牛粪中。

77. 锡兰翠蝇（*Neomyia fletcheri* Emden，1965）

分布于四川、贵州、云南、西藏。

78. 绿额翠蝇（*Neomyia coeruleifrons* Macquart，1851）

分布于浙江、福建、河南、湖北、湖南、广东、广西、海南、四川、贵州、云南、西藏、台湾。

79. 厩螫蝇（*Stomoxys calcitrans* Linnaeus，1758）

分布于全国。常孳生在畜粪、垃圾、腐败植物等处。

80. 南螫蝇（*Stomoxys sitiens* Rondani，1873）

分布于福建、广东、广西、海南、重庆、四川、云南、台湾、香港。常孳生在牛粪、马粪尿与秸秆混合物中。

81. 印度螫蝇（*Stomoxys indicus* Picard，1908）

分布于北京、河北、山西、上海、江苏、浙江、福建、江西、山东、河南、湖北、广东、广西、海南、重庆、四川、贵州、云南、陕西、甘肃、宁夏、台湾。孳生物以牛、马粪为主，在厕所、垃圾、腐败植物质中也常可孳生。

82. 琉球螫蝇（*Stomoxys uruma* Shinonaga et Kano，1966）

分布于广西、台湾、香港。常孳生在食草家畜粪中。

83. 骚血喙蝇（*Haematobosca perturbans* Bezzi，1907）

分布于北京、天津、河北、山西、内蒙古、辽宁、吉林、黑龙江、河南、陕西。

84. 刺血喙蝇（*Haematobosca sanguinolenta* Austen，1909）

分布于北京、河北、山西、内蒙古、辽宁、吉林、上海、江苏、浙江、福建、山东、河南、湖北、湖南、广东、广西、海南、重庆、四川、贵州、云南、西藏、陕西、甘肃、宁夏、台湾、香港。常孳生在牛粪中。

85. 扰血喙蝇（*Haematobosca* stimulans Meigen，1824）

分布于西藏、青海、新疆。

86. 截脉角蝇（*Haematobia titillans* Bezzi，1907）

分布于内蒙古、陕西、青海、新疆。

87. 微小角蝇（*Haematobia minuta* Bezzi，1892）

分布于广东、海南。

88. 西方角蝇（*Haematobia irritans* Linnaeus，1758）

分布于北京、天津、河北、山西、内蒙古、辽宁、吉林、黑龙江、上海、江苏、江西、山东、河南、湖北、湖南、四川、贵州、陕西、甘肃、青海、宁夏、新疆。常孳生在新鲜牛粪中。

89. 东方角蝇（*Haematobia exigua* Meijere，1903）

分布于广东、海南、云南、台湾、香港。常孳生在有粪便存在的草地和新鲜牛粪中。

90. 南岭绿蝇（*Lucilia bazini* Séguy，1934）

分布于上海、江苏、浙江、福建、江西、山东、海南、四川、贵州、陕西、台湾。

91. 海南绿蝇（*Lucilia hainanensis* Fan，1965）

分布于海南。

92. 沈阳绿蝇（*Lucilia shenyangensis* Fan，1965）

分布于北京、河北、山西、内蒙古、辽宁、吉林、黑龙江、山东、河南、湖北、重庆、四川、贵州、陕西、甘肃、宁夏、云南、海南。

93. 巴浦绿蝇(*Lucilia papuensis* Macquart,1842)

分布于河北、上海、江苏、浙江、安徽、福建、江西、山东、河南、湖北、广东、广西、四川、贵州、云南、西藏、陕西、甘肃、宁夏、台湾。

94. 紫绿蝇(*Lucilia porphyrina* Walker,1857)

分布于上海、江苏、浙江、福建、江西、山东、山西、河南、湖北、湖南、广东、广西、四川、贵州、云南、西藏、陕西、甘肃、宁夏、台湾。

95. 崂山壶绿蝇(*Lucilia ampullacea* laoshanensis Quo,1952)

分布于内蒙古、辽宁、吉林、黑龙江、辽宁、山东、陕西、甘肃。幼虫在鸟尸中采到。

96. 叉叶绿蝇(*Lucilia caesar* Linnaeus,1758)

分布于山西、内蒙古、辽宁、吉林、黑龙江、山东、四川、新疆。

97. 亮绿蝇(*Lucilia illustris* Meigen,1826)

分布于北京、河北、山西、内蒙古、辽宁、吉林、黑龙江、上海、江苏、浙江、山东、河南、四川、湖南、贵州、陕西、新疆。常孳生在腐败动物、垃圾中。

98. 丝光绿蝇(*Lucilia sericata* Meigen,1826)

分布于河北、山西、内蒙古、辽宁、吉林、黑龙江、上海、江苏、浙江、安徽、福建、江西、山东、河南、湖北、湖南、广东、广西、四川、贵州、云南、新疆、西藏、陕西、甘肃、青海、台湾。常孳生在腐败动物、垃圾中。

99. 铜绿蝇(*Lucilia cuprina* Wiedemann,1830)

分布于北京、天津、山西、内蒙古、辽宁、上海、江苏、浙江、安徽、福建、江西、山东、河南、湖北、湖南、广东、广西、四川、云南、贵州、海南、西藏、陕西、甘肃、宁夏、台湾。常孳生在腐败动物、垃圾中。

100. 瘦叶带绿蝇(*Hemipyrellia ligurriens* Wiedemann,1830)

分布于上海、江苏、浙江、福建、河南、江西、湖南、广东、广西、海南、四川、云南、陕西、台湾。

101. 蒙古拟蓝蝇(*Cynomyiomima stackelbergi* Rohdendorf,1924)

分布于山西、内蒙古、四川、甘肃、青海。

102. 尸蓝蝇(*Cynomya mortuorum* Linnaeus,1758)

分布于山西、内蒙古、黑龙江、山东、新疆。常孳生在腐肉、大脊椎动物尸体、兔尸中。

103. 叉丽蝇(*Triceratopyga calliphoroides* Rohdendorf,1931)

分布于北京、天津、河北、内蒙古、辽宁、吉林、黑龙江、上海、江苏、浙江、安徽、山东、河南、四川、云南、陕西、青海。

104. 巨尾阿丽蝇(*Aldrichina grahami* Aldrich,1930)

分布于北京、天津、河北、山西、内蒙古、吉林、辽宁、黑龙江、上海、江苏、浙江、安徽、福建、江西、山东、河南、湖北、湖南、广西、广东、海南、重庆、四川、贵州、云南、西藏、陕西、青海、甘肃、宁夏、台湾。常孳生在半稀人粪、腐败动物中。

105. 红头丽蝇(*Calliphora vicina* Robineau-Desvoidy,1830)

分布于河北、山西、内蒙古、辽宁、吉林、黑龙江、江苏、江西、山东、河南、湖北、湖南、四川、云南、西藏、陕西、甘肃、青海、宁夏、新疆。常孳生在腐败动物、人粪中。

106. 乌拉尔丽蝇(*Calliphora uralensis* Villeneuve,1922)

分布于河北、山西、黑龙江、四川、西藏、甘肃、青海、新疆。孳生物以人粪为主。

107. 反吐丽蝇(*Calliphora vomitoria* Linnaeus,1758)

除海南省外,各省(市、区)均有分布报道。常孳生在动物尸体、人粪、畜粪、垃圾中。

108. 宽丽蝇(*Calliphora nigribarbis* Vollenhoven,1863)

分布于河北、内蒙古、辽宁、吉林、黑龙江、四川、西藏、陕西、台湾。常孳生在人粪(坑厕)、动物尸体中。

109. 乌足锡蝇(*Ceylonomyia nigripes* Aubertin,1932)

分布于海南、云南。

110. 绯颜裸金蝇(*Achaetandrus rufifacies* Macquart,1843)

分布于北京、河北、辽宁、上海、江苏、浙江、安徽、福建、山东、江西、河南、湖北、广东、广西、海南、重庆、四川、云南、贵州、台湾。

111. 粗足裸金蝇(*Achaetandrus villeneuvii* Patton,1922)

分布于海南、云南。

112. 广额金蝇(*Chrysomya phaonis* Séguy,1928)

分布于北京、天津、河北、山西、内蒙古、江西、河南、四川、贵州、云南、西藏、陕西、甘肃、青海。

113. 肥躯金蝇(*Chrysomya pinguis* Walker,1858)

分布于北京、河北、山西、内蒙古、辽宁、上海、江苏、浙江、安徽、福建、江西、山东、河南、湖北、湖南、广东、广西、海南、四川、贵州、云南、西藏、陕西、甘肃、宁夏、台湾。常孳生在动物尸体、人粪、畜粪中。

114. 大头金蝇(*Chrysomya megacephala* Fabricius,1784)

除新疆、西藏未见报道外,全国各省份均有分布。常孳生在人粪、腐败动物中。

115. 蛆症金蝇(*Chrysomya bezziana* Villeneuve,1914)

分布于福建、湖南、广东、广西、海南、云南、西藏、台湾。本种幼虫为我国华南地区人、畜蝇蛆症的主要病原。在海南省危害猪、牛等牲畜,在台湾省为绵羊主要害虫之一。在福建省主要危害牛,其次是猪、羊。

116. 新陆原伏蝇(*Protophormia terraenovae* Robineau-Desvoidy,1830)

分布于北京、河北、内蒙古、辽宁、吉林、黑龙江、上海、江苏、山东、河南、西藏、甘肃、青海、新疆。常孳生在腐败动物中。

117. 伏蝇(*Phormia regina* Meigen,1826)

分布于北京、天津、河北、内蒙古、辽宁、吉林、黑龙江、上海、江苏、山东、河南、陕西、甘肃、宁夏、新疆。常孳生在腐败动物中。

118. 红尾拉麻蝇(*Ravinia pernix* Harris,1780)

分布于北京、天津、河北、山西、内蒙古、辽宁、吉林、黑花江、江苏、山东、河南、湖北、湖南、四川、贵州、云南、西藏、陕西、甘肃、青海、宁夏、新疆,常孳生在人粪、畜粪中。

119. 灰斑白麻蝇(*Leucomyia alba* Fabricius,1794)

分布于河北、辽宁、山东、广东、台湾。

120. 舞毒蛾克麻蝇(*Kramerea schuetzei* Kramer,1909)

分布于北京、河北、山西、内蒙古、辽宁、吉林、黑龙江、河南、陕西、甘肃、台湾。

121. 卷阳何麻蝇(*Hoa flexuosa* Ho,1934)

分布于北京、河北、辽宁、上海、江苏、山东、河南、陕西。

122. 拟东方辛麻蝇(*Seniorwhitea princeps* Wiedemann,1830)

分布于上海、江苏、浙江、福建、江西、山东、河南、湖北、湖南、广东、广西、海南、重庆、四川、云南、陕西、台湾。常孳生在无脊椎动物户体、人粪中。

123. 红尾粪麻蝇(*Bercaea cruentata africa* Wiedemann,1824)

分布于北京、天津、河北、山西、内蒙古、黑龙江、吉林、辽宁、上海、江苏、浙江、河南、山东、湖南、广东、四川、云南、陕西、甘肃、青海、宁夏、新疆。常孳生在人粪、畜粪中。

124. 小曲麻蝇(*Phallocheira minor* Rohdendorf,1937)

分布于山西、辽宁、吉林、黑龙江、河南、湖北。

125. 斑黑麻蝇(*Helicophagella dreyfusi* Lehrer,1994)

分布于内蒙古、宁夏、新疆,常孳生在人粪中。

126. 黑尾黑麻蝇(*Helicophagella melanura* Meigen,1826)

全国各省份均有分布报道。幼虫主要草生在人粪缸、坑厕、地表人粪块中,畜粪、腐败植物中也常可孳生。

127. 立刺麻蝇（*Sinonipponia hervebazini* Séguy，1934）

分布于辽宁、上海、江苏、浙江、江西、河南、湖北、湖南、四川、贵州，云南、陕西、甘肃、台湾。

128. 海南刺麻蝇（*Sinonipponia hainanensis* Ho，1936）

分布于福建、广西、海南、云南、台湾。

129. 棕尾别麻蝇（*Boettcherisca peregrina* Robineau-Desvoidy，1830）

分布于北京、河北、山西、内蒙古、辽宁、吉林、黑龙江、上海、江苏、浙江、安徽、福建、江西、山东、河南、湖北、湖南、广东、广西、海南、四川、贵州、云南、西藏、陕西、甘肃、宁夏、台湾。常孳生在人粪缸和厕所，特别是坑厕中。

130. 台湾别麻蝇（*Boettcherisca formosensis* Kirner *et* Lopes，1961）

分布于辽宁、四川、台湾。

131. 北方别麻蝇（*Boettcherisca septentrionalis* Rohdendorf，1937）

分布于辽宁。

132. 达乌利叉麻蝇（*Robineauella daurica* Grunin，1964）

分布于河北、山西、内蒙古、辽宁、吉林、陕西、甘肃、宁夏。

133. 巨叉麻蝇（*Robineauella caerulescens* Zetterstedt，1837）

分布于吉林、四川、云南、西藏、新疆。

134. 槽叶亚麻蝇（*Parasarcophaga uliginosa* Kramer，1908）

分布于山西、辽宁、吉林、黑龙江、宁夏。

135. 巨亚麻蝇（*Parasarcophaga gigas* Thomas，1949）

分布于辽宁、黑龙江、江苏、浙江、河南、湖北、重庆、四川、云南。

136. 肥须亚麻蝇（*Parasarcophaga crassipalpis* Macquart，1839）

分布于北京、河北、内蒙古、辽宁、吉林、黑龙江、江苏、浙江、山东、河南、湖北、四川、西藏、陕西、甘肃、青海、宁夏、新疆。常孳生在腐败动物、尸体中。

137. 黄须亚麻蝇（*Parasarcophaga misera* Walker，1849）

分布于北京、河北、山西、辽宁、吉林、江苏、浙江、安徽、福建、江西、山东、河南、湖北、湖南、广东、广西、海南、四川、贵州、云南、陕西、甘肃、台湾。常孳生在人粪块、垃圾中。

138. 褐须亚麻蝇（*Parasarcophaga sericea* Walker，1852）

分布于河北、山西、内蒙古、辽宁、吉林、江苏、浙江、福建、江西、山东、河南、湖北、湖南、广东、广西、海南、四川、贵州、云南、西藏、陕西、甘肃、宁夏、台湾。常孳生在人粪缸、人粪块、兔尸体中。

139. 沙洲亚麻蝇（*Parasarcophaga seminovi* Rohdendorf，1925）

分布于吉林、甘肃、宁夏、新疆。

140. 酱亚麻蝇（*Parasarcophaga dux* Thomson，1869）

分布于北京、河北、山西、内蒙古、辽宁、吉林、黑龙江、江苏、浙江、安徽、福建、江西、山东、河南、湖北、湖南、广东、广西、海南、四川、贵州、云南、陕西、甘肃、宁夏、台湾。

141. 白头亚麻蝇（*Parasarcophaga albiceps* Meigen，1826）

分布于北京、河北、山西、内蒙古、辽宁、吉林、黑龙江、江苏、浙江、福建、江西、山东、河南、湖北、湖南、广东、广西、海南、四川、贵州、云南、西藏、陕西、甘肃、宁夏、台湾。常孳生在人粪块、动物尸体。

142. 巨耳亚麻蝇（*Parasarcophaga macroauriculata* Ho，1932）

分布于北京、河北、山西、辽宁、吉林、黑龙江、浙江、福建、江西、河南、湖南、广东、四川、贵州、云南、西藏、陕西、甘肃、宁夏。

143. 短角亚麻蝇（*Parasarcophaga brevicornis* Ho，1934）

分布于北京、河北、辽宁、江苏、浙江、福建、山东、河南、湖北、广东、广西、海南、四川、贵州、云南、台湾。

144. 蝗尸亚麻蝇（*Parasarcophaga jacobsoni* Rohdendorf，1937）

分布于北京、河北、山西、内蒙古、辽宁、吉林、黑龙江、山东、四川、西藏、陕西、甘肃、青海、宁夏、新疆。

145. 波突亚麻蝇(*Parasarcophaga jaroschevskyi* Rohdendorf,1937)

分布于北京、河北、山西、内蒙古、辽宁、吉林、黑龙江、山东、河南、西藏、陕西、宁夏。

146. 急钩亚麻蝇(*Parasarcophaga portschinskyi* Rohdendorf,1937)

分布于北京、河北、山西、内蒙古、辽宁、吉林、黑龙江、上海、江苏、山东、河南、四川、云南、西藏、陕西、甘肃、青海、宁夏、新疆。

147. 秉氏亚麻蝇(*Parasarcophaga pingi* Ho,1934)

分布于河北、山西、辽宁、吉林、江苏、浙江、安徽、福建、山东、河南、湖北、湖南、广西、四川、贵州、云南、陕西、甘肃。

148. 野亚麻蝇(*Parasarcophaga similes* Meade,1876)

分布于北京、河北、山西、内蒙古、辽宁、吉林、黑龙江、上海、江苏、浙江、福建、江西、山东、河南、湖北、湖南、广东、广西、海南、四川、贵州、云南、陕西、甘肃、宁夏。

149. 多突亚麻蝇(*Parasarcophaga polystylata* Ho,1934)

分布于北京、河北、山西、辽宁、吉林、黑龙江、江苏、浙江、山东、河南、广西、四川、贵州、陕西。

150. 拟对岛亚麻蝇(*Parasarcophaga kanoi* Park,1962)

分布于河北、内蒙古、辽宁、吉林、黑龙江、江苏、浙江、江西、山东、河南、湖北、湖南、四川、贵州、陕西、甘肃、宁夏。

151. 肠胃蝇(*Gasterophilus intestinalis* De Geer,1776)

分布于黑龙江、内蒙古、甘肃、青海、山西、陕西、四川、云南、西藏等地。幼虫寄生于马、骡、驴等奇蹄类食草动物的消化道。

152. 牛皮蝇(*Hypoderma bovis* Linnaeus,1758)

分布于内蒙古、新疆、青海、山西、西藏;人体感染皮蝇蛆后,蝇蛆可寄生在小腿或鼠蹊部的肿块逐渐向上移行,而停留于肩部、颊部或头部的皮下。

153. 羊狂蝇(*Oestrus ovis* Linnaeus,1758)

分布于辽宁、内蒙古、甘肃、新疆、青海、河北、山西、陕西、广东。成蝇也可产幼虫于人的眼部引起的蝇蛆病。

154. 粪种蝇(*Adia cinerella* Fallén,1825)

分布于天津、河北、山西、内蒙古、辽宁、吉林、黑龙江、上海、江苏、浙江、安徽、福建、山东、河南、湖北、湖南、广东、四川、贵州、云南、西藏、陕西、甘肃、青海、宁夏、新疆、台湾。

(吴 薇)

第六节 与疾病的关系

蝇类对人畜危害较大,除在人类住房或工作环境骚扰及少数蝇种刺吸血液外,可传播多种疾病,可机械性携带和传播200余种细菌、病毒、寄生虫,也可通过舌蝇科生物性传播冈比亚锥虫、罗德西亚锥虫、结膜吸吮线虫和加利福尼亚吸吮线虫等寄生虫病,某些蝇类幼虫(蛆)亦可寄生人畜而致蝇蛆病。

一、吸血和骚扰

蝇的吸血活动会对人及动物生活造成影响。我国重要的吸血蝇类主要有厩螯蝇(*Stomoxys calcitrans*)、南螯蝇(*S.sitiens*)、印度螯蝇(*S.indicus*)、东方角蝇(*Haematobia exigua*)、犬虱蝇(*Hippobosca capensis*)、羊蜱蝇(*Melophagus ovinus*)等蝇类,这些蝇类在刺吸家畜、家禽、鸟类和野生动物血液的过程中,骚扰和影响着这些动物的生命活动,损害了这些动物的身体健康,结果导致牛、羊等家畜产奶量和产肉量的显著减少。近年来,由于耕地面积的减少和一些特定区域(如浴场和旅游区等)禁止随处放牧,结果导致许多嗜吸动物血的蝇类转吸人血,对人类生活活动造成影响。在夏季,很多蝇类喜欢游窜于饭店、餐厅和农贸市场等场所,并有机会栖息于人脸部和眼部等部位,对人类生活造成骚扰。

二、非洲锥虫病

非洲锥虫病(African trypanosomiasis),又称睡眠病(sleeping sickness),是全球重点防治的10种主要热带病之一,流行于非洲热带地区,也是蝇类生物性传播最为严重的寄生虫病。非洲自史前时代以来就有睡眠病。阿拉伯旅行家伊本·哈勒敦于14世纪第一次记载本病。1902年英国学者奥尔多·卡斯泰拉尼通过对非洲睡眠病尸检发现在许多死亡患者的大脑内有一种不知名的寄生虫。第二年英国的戴维·布鲁斯发现,牛睡眠病是由一种被称为锥虫的寄生虫所致,这种疾病由舌蝇传播。经过布鲁斯和卡斯泰拉尼两人共同研究发现,先前由卡斯泰拉尼发现的不知名寄生虫即为锥虫。布鲁斯在地图上标明了舌蝇出没的区域,发现这些区域恰与睡眠病的流行区域相吻合。寄生于人体的锥虫有两种截然不同的类型,即可引起非洲锥虫病的冈比亚锥虫(*Trypanosoma gambiense*)和罗德西亚锥虫(*T. rhodesiense*),两者同属于布氏锥虫亚种;可引起美洲锥虫病(American trypanosomiasis)的克氏锥虫(*Trypanosoma cruzi*)。冈比亚锥虫分布于中非和西非,感染引起慢性锥虫病,占整个锥虫病病例的95%以上;罗德西亚锥虫则分布在东非和南非,感染引起急性临床症状,占整个锥虫病病例的5%以下。这些睡眠病均通过吸血昆虫舌蝇(*Glossina*)的唾液传播,故又称为涎源性锥虫。须舌蝇(*G. palpalis*)和刺舌蝇(*G. morsitans*)分别是冈比亚锥虫和罗德西亚锥虫的传播媒介。锥虫必须在蝇体内发育到感染期方能传播给人、畜和野生动物,对人类及动物健康产生严重的危害。美洲锥虫病的传播媒介是锥蝽而非蝇类,主要通过感染克氏锥虫的锥蝽粪便传播。

(一)病原学

1. 形态 冈比亚锥虫和罗德西亚锥虫皆以锥鞭毛体(trypomastigote)的形式寄生于人体血液、淋巴液和脑脊液中,二者形态相似,鉴别困难。锥鞭毛体具有多形性(pleomorphism)的特点,可分为细长型(20~40)μm×(1.5~3.5)μm、粗短型(15~25)μm×3.5μm和中间型三种类型。其基本形态为长纺锤形,后端钝圆,向前端逐渐变细尖。细胞核位于虫体中部,动基体在核的后方。鞭毛由虫体后端的基体发出,沿虫体的边缘向前并在前端游离,伸出虫体后与虫体表膜相连。当鞭毛运动时,表膜伸展,即成波动膜。经瑞氏或姬氏液染色后,胞质和波动膜呈淡蓝色;胞核居中,呈红色或紫红色。随粗短型虫体的形成,胞核有不断后移的现象。动基体为点状,位于后部近末端,呈深红色。细胞质内含深蓝色的异染质(volutin)颗粒。细长型虫体的游离鞭毛可长达6μm,粗短型鞭毛短于1μm,或鞭毛不游离。

电镜观察显示,锥鞭毛体的表膜外包围一层由糖蛋白构成的表被(surface coat),厚12~15nm,内含变异表面糖蛋白(variant surface glycoprotein,VSG)。细胞核为圆形,内含核周染色质和核仁。细胞质内尚有内质网、高尔基复合体、糖体、溶酶体、基体和动基体-线粒体复合体。在锥虫生活史的不同阶段,动基体-线粒体复合体呈现不同的发育状态:如在哺乳动物体内,该线粒体为无嵴结构,因而没有功能;在节肢动物舌蝇肠内的锥虫线粒体最发达,呈网状结构。

2. 生活史 冈比亚锥虫和罗德西亚锥虫的生活史过程基本相同,包括在舌蝇体内的发育和在脊椎动物体内的发育。两种锥虫的锥鞭毛体于病程的早期存在于血液和淋巴液内,晚期可侵入脑脊液中。在高原虫血症时,锥鞭毛体多呈细长型;当血中虫数因宿主的免疫反应而下降时,则以粗短型居多。在三型锥鞭毛体中,仅粗短型可在舌蝇体内发育增殖。

当舌蝇吸食被感染的脊椎动物宿主(包括人)血液时,锥鞭毛体进入舌蝇的中肠内,细长型虫体死亡,粗短型虫体转变为前循环期(procyclic stage)。前循环期表面由前循环素(procyclin)包被,前循环素是一种可能具有保护虫体免受舌蝇中肠内蛋白酶作用的糖蛋白。同时原位于虫体表面的VSG脱落,虫体进行分裂增殖。此时胞饮停止,线粒体分支并具备完整功能。感染后大约经过10天,前循环期穿过围食膜进入胃部并停止分裂。线粒体的体积开始缩小,形成中循环期(mesocyclic stage)。中循环期最终到达舌蝇唾腺内并首先发育为上鞭毛体(epimastigotes),上鞭毛体经过分裂增殖最后转变为循环后期锥鞭毛体(metacyclic trypomastigote)。该期又分为前循环后期、初生循环后期和成熟循环后期三个阶段。成熟循环后期锥鞭毛体短粗,无游离鞭毛,大小约为15μm×2.5μm;虫体表面重新出现VSG,其线粒体不分支,糖体转变为球形;该期对脊椎动物具感染性。当受染舌蝇刺吸人血时,循环后期鞭毛体即随舌蝇唾液进入人体皮下组织并转变为细长型，繁殖后再进入血液。

（二）流行病学

1. 流行特征　非洲锥虫病的地理分布与舌蝇的栖息地分布基本吻合。舌蝇嗜潮湿，主要栖息于湿热的非洲丛林、靠近河流和湖泊的植物中或长廊林和大片多树的草原上，因而本病主要流行于北纬 15° 至南纬 25° 之间的狭长区域。冈比亚锥虫分布于非洲中部和西部，南起安哥拉和扎伊尔，北至苏丹和塞内加尔，包括安哥拉、布基拉法索、喀麦隆、乍得、加蓬和乌干达等。罗德西亚锥虫主要分布于非洲东部和南部，南自博茨瓦纳向北延伸至埃塞俄比亚，包括马拉维、坦桑尼亚、赞比亚和乌干达等。两种锥虫在乌干达维多利亚湖的西北地区有重叠分布。在各自的分布区内，两种锥虫的流行特征亦不尽相同：其中冈比亚锥虫具有广泛流行性，而罗德西亚锥虫的流行相对局限。因此，对于疑似锥虫病病例，首先要进行流行病学调查，对判断锥虫病的亚种具有极其重要的意义。

睡眠病威胁着撒哈拉以南 37 个非洲国家中的上千万人。然而，其中只有一小部分人获得疾病监测，能进行定期检查，可前往能提供诊断便利条件的卫生中心，或受到媒介控制干预措施的保护。2000 年，世界卫生组织与安万特公司通过一种公立-私营伙伴关系建立了一个非洲锥虫病疾病监测小组，监测小组为本病流行国家的疾病监控活动提供技术及经济援助，并为患者提供免费药物。至 2005 年，由于加强了监测工作，整个非洲地区确诊的新增病例大幅度下降，据估计非洲锥虫病在该地区的病例数为 5 万~7 万例。至 2006 年，由于公立-私营监测小组在抑制睡眠病病例数量方面取得了卓有成效的成绩，鼓励了更多的私方行动者致力于该疾病的监控活动，将其视为全球性防治公共卫生问题的奋斗目标。

本病的流行在不同国家以及一个国家内的不同地区之间存在差异。2005 年，曾在安哥拉、刚果民主共和国和苏丹出现了数次大型暴发性流行。而在诸如博茨瓦纳、布隆迪、埃塞俄比亚、冈比亚、几内亚比绍、利比里亚、纳米比亚、尼日尔、塞内加尔、塞拉利昂和斯威士兰等国，本病的传播似乎停止，几十年未发现新病例。2002—2013 年，世界卫生组织统计的冈比亚锥虫病新发病例为 9~53 例/年，无罗德西锥虫病例（有疑问）。在过去的 10 年中，由于有效防治措施的实施，新发病例报告数显著减少，2016 年全球仅报道 2 184 例。WHO 计划于 2020 年消除锥虫病。尽管如此，高发的流行区（热点地区）和无监测区（盲区）依然存在，近年来，在非流行区输入性病例报告逐年增加。我国目前已有 3 例输入性非洲锥虫病病例报道，因我国没有其传播媒介舌蝇的分布，故暂无本地传播的危害。总之，由于缺乏有效的疾病监测和诊断技术，针对部分流行国目前的流行形势难以作出准确的评估。此外，冈比亚锥虫病引起的动物锥虫病还导致肉类、乳类和家畜匮乏。因而锥虫病已成为严重的公共卫生问题，成为流行区社会与经济发展的显著阻滞因素。

2. 流行因素

（1）传染源：冈比亚锥虫病的主要传染源是人，包括患者及无症状带虫者。据调查，通常 20~40 岁男性感染率较高。人们对冈比亚锥虫的天然保虫宿主尚有疑问，但实验证明，牛、猪、山羊、绵羊、犬等动物能感染本虫。罗德西亚锥虫病的传染源包括动物和人。患者通常以猎人、狩猎警察、渔民和采蜜工人较常见。常见的天然保虫宿主为非洲羚羊（bushbuck，Tragelaphus eriptus）、牛、狮（Panthera leo）和鬣狗（Crocuta crocuta）等；其他可能的动物宿主包括长颈鹿、绵羊和苇鹿（reedbush）等。

（2）传播媒介：锥虫病的主要传播媒介为舌蝇属（*Glossinae*）的采采蝇（tzetze fly）。冈比亚锥虫病的主要传播媒介是须舌蝇（*Glossina palpalis*）等，该媒介主要栖息于河沿或沿森林的稠密植物地带，嗜吸人血，人为主要宿主。罗德西亚锥虫病的主要传播媒介为刺舌蝇（*G. morsitans*）、淡足舌蝇（*G. pallidipes*）等，这些蝇类主要栖息于热带草原和湖岸边矮森林及灌木丛，嗜吸动物血，人为次要宿主。

舌蝇叮咬患者时，锥虫即随血到达蝇胃中，并在胃内繁殖发育，然后移行到蝇唾液腺内发育为感染性锥虫，再通过叮咬健康人传播本病。但在暴发流行时，锥虫可通过舌蝇或其他吸血蝇的污染口器，直接将病原体自患者传播给健康人，而不需要经蝇体内发育。也有实验室工作人员通过污染的针头划伤皮肤而感染冈比亚锥虫的报告。

（3）易感人群：人们对锥虫普遍易感。发病率在性别、年龄和种族免疫上无显著性差异。一般旅游者感染锥虫病以罗德西亚锥虫为多，而冈比亚锥虫病患者多为儿童和妇女。

（三）发病机制和病理

1. 发病机制

（1）人体对锥虫的免疫反应：非洲锥虫侵入人体后，先在血液和淋巴系统寄生繁殖，后进入中枢神经系统。绝大部分组织损伤和病理变化系由免疫反应所引起。VSG的抗原变异机制可以诱发宿主抗体免疫反应发生改变，这是非洲锥虫病免疫反应中的最显著特征之一。锥虫通过这种VSG的抗原变异逃避宿主的免疫应答反应，维持周期性锥虫血症。

非洲锥虫的抗原可分为两类：一类是体抗原（somatic antigen），如各种酶、核蛋白质和结构蛋白质。这类抗原是虫体不同株、不同种或不同发育阶段的共同抗原（common antigen），与免疫保护无关，可用于免疫诊断。另一类是VSG抗原。这类抗原具有种群特异性和免疫保护性，是虫体不同血清型和变异抗原型的决定因素。VSG是表被的主要成分，其分子量约为55kD，每个虫体表被约有10^7VSG分子，所有分子均附着在虫体质膜上。每一种锥虫在一定时间内可表达单一的VSG基因，新基因替换前面的端粒活性基因。变异体基因有序地转换，因而每间隔一段时间虫体即形成化学结构上存在差异的变异体，血清中特异性抗体也随抗原的变异而改变。这种重复的VSG抗原变化可使锥虫逃避宿主胸腺依赖的体液免疫应答（TDHR），导致持久的锥虫血症，并出现连续相关而非完全相同的锥虫感染。实验表明，采用提纯的、克隆特异（clone specific）的变异体抗原糖蛋白免疫动物，可获得对同种克隆攻击感染的完全保护性作用。

宿主抗锥虫感染的保护性免疫是以体液免疫IgM和IgG为主，这两种免疫球蛋白能凝集血中锥虫。此外，IgG也能凝集组织液中的锥虫，在补体的参与下，使虫体溶解。这种含有特异性抗体的血清转移到新宿主体内后，同样具有攻击同株锥虫感染的免疫保护作用。宿主的抗体作用主要表现在两个方面：一方面，可直接对虫体进行免疫清除，如作用于锥虫鞭毛窝部位的抗体通过阻碍虫体的正常代谢，从而诱使虫体最后死亡。另一方面，通过介导吞噬细胞的吞噬作用和补体参与后的溶解作用清除虫体。表面分布有VSG的锥虫不能被吞噬细胞直接吞噬，也不能通过旁路激活补体。特异性抗体通过与吞噬细胞上的Fc受体结合介导吞噬细胞对锥虫的吞噬和破坏作用，这种作用无需补体的参与；同时与虫体结合的抗体又能激活补体从而导致虫体的溶解。

在锥虫感染中，IgM含量明显增高。其原因可能是由于锥虫的致有丝分裂原作用（mitogen effect），激活非特异多克隆的B细胞所致；但目前认为与虫体存在交叉抗原表位有关。IgM中含有抗锥虫抗体，但以非特异性抗体为主。

锥虫能引起宿主的免疫抑制，可以降低宿主对锥虫及其他病原体的免疫反应，故锥虫感染者易发生继发性感染。实验提示，免疫抑制可能与细胞因子水平、T细胞和巨噬细胞的抑制及虫体的毒性代谢产物等因素有关。

有关锥虫与宿主免疫系统相互作用方面的研究发现（杨松等，2004），在锥虫血症时，几种T和B细胞群发生了改变，虽然抗VSG表面的表位的非胸腺依赖的体液应答（TIHR）可能控制锥虫血症，但抗锥虫抗原的TDHR却受抑制。锥虫的代谢产物也可以一种特殊方式激活巨噬细胞和$CD8^+$T细胞，导致细胞因子释放模式的变化。其中VSG中的糖基磷脂酰肌醇（glycosylphosphatidylinositol，GPI）似乎过度激活巨噬细胞，使之成为抑制性巨噬细胞，产生TNF和类似锥虫蛋白T细胞激发因子，诱导$CD8^+$（而不是$CD4^+$）T细胞分泌高水平的IFN。锥虫对TNF-α、活性氧和氮介质高度敏感，而TNF-α与恶液质的形成有关，TNF-γ则具有寄生虫生长因子的作用。

（2）舌蝇对锥虫的免疫反应：研究者发现，舌蝇的免疫系统对锥鞭毛体的感染有免疫抑制作用，并实验证明舌蝇中肠内的凝集素能够杀灭入侵的锥虫。也有研究结果表明：舌蝇受入侵锥虫的刺激，产生内源性的免疫应答反应，从而杀灭进入蝇体内的锥虫。还有资料证明：抗菌肽的活动、酚氧化酶（PPO）级联反应、凝集素（Lectin）和不同类型的血细胞等都被发现参与清除锥虫入侵的反应。实验证明：向舌蝇体内注入大肠埃希菌（*E.coli*）或脂多糖（LPS）后，会大大降低其吸入含锥鞭毛体的血液并形成锥虫病传播的概率。因而舌蝇在锥虫侵入的早期所迅速形成的免疫应答，对其能否形成锥虫病的传播将起到至关重要的作用。

通过标识免疫基因研究表明：肥体细胞、中肠组织和围食膜前端结构在舌蝇对锥虫的免疫应答反应过程中均起一定作用。实验证实，将锥虫通过微量注射注入舌蝇血淋巴内，同样不能立即刺激肥体细胞内产生抗生物肽（AMP）的转录；而注入大肠埃希菌（*E.coli*）后却能产生广泛而持久的免疫应答。持续积累的研究发现，进入舌蝇体内锥虫的最初形式与其在哺乳动物体内的存在形式一致，在其未发生任何改变前，不能诱导舌蝇体内的免疫通道调节产生免疫反应。随着锥虫向舌蝇中肠外层迁徙，并伴随虫体表面结构的改变和数量的增加，舌蝇肥体细胞逐渐识别锥虫抗原并诱导产生免疫反应。在舌蝇的前胃部也产生类似的反应。因为前胃部细胞能产生活性中间体，如：一氧化氮（NO）和过氧化氢（H_2O_2）。这些中间体都可以在舌蝇体内的不同部位充当免疫信号的调节因素，具有诸如分子连接等作用。若舌蝇体内所诱导产生的免疫应答不能完全清除入侵的锥虫，存活的锥虫可能会对抗菌肽产生抵抗力，或者虫体在舌蝇中肠内可能形成封闭环境，而由肥体细胞产生的循环抗菌肽一般很难到达此处，故部分锥虫会产生免疫逃避。

2. 病理　锥虫变异体抗原与抗体所形成的可溶性免疫复合物沉积于血管壁和局部组织，引起炎症反应致组织损伤，构成本病病理反应的基础。两种锥虫的病理改变基本相同，可累及全身组织，一般以淋巴结、脑、脑膜和心肌病理改变较重。既往观察到其病理表现在许多方面类似于进行性阿萨斯反应（Arthus-type reaction）。在实验动物和人体病例均可见高免疫球蛋白血症，血中和中枢神经系统有大量免疫复合物；也观察到高水平的激肽，伴有凝血酶原活性、纤维蛋白及纤维蛋白原，补体水平和细胞因子的变化，还观察到激素水平的异常。

两种锥虫侵入人体后的基本病理过程包括三期，即虫体在局部增殖所引起的局部初发反应期、在体内播散的血淋巴期以及侵入中枢神经系统的脑膜脑炎期。

在初发反应期，锥虫在侵入处的局部组织内增殖，伴有淋巴细胞、组织细胞、少量嗜酸性粒细胞和巨噬细胞形成的细胞浸润，局部红肿，称锥虫下疳。淋巴结和脾脏呈一般性增生。锥虫进入血液和淋巴液后，可长期寄居于血液和淋巴系统内，引起血管周围炎性细胞浸润并向脉络丛深部扩展，广泛的淋巴结肿大，同时伴有局部淋巴细胞、浆细胞和巨噬细胞的浸润。心外膜及内膜可发生出血和淋巴细胞、浆细胞浸润，引起心肌炎、心外膜炎和心包积液。肝脏出现肿大，肝细胞变性，门静脉血管周围有单核细胞浸润，充血、出血和局灶性坏死。也可发生灶性肾小球肾炎。病程早期中枢神经系统仅脑膜出现淋巴细胞浸润；随病程进展，逐渐脑实质出现淋巴细胞、浆细胞以及桑葚细胞（变形浆细胞）浸润；后期可出现全脑炎，脑白质和周围神经出现脱髓鞘现象，导致皮层下萎缩；脑皮质充血和水肿，神经元变性，胶质细胞增生等。因免疫复合物与红细胞结合导致溶血性贫血，患者红细胞数和血红蛋白量降低，血小板亦减少。

（四）临床表现

两种锥虫病的病程尚存差异。通常冈比亚锥虫病呈慢性发病过程，潜伏期时间长短不等，病情较轻，病程持续数月至数年，期间可出现多次发热，淋巴结明显病变，有时并无急性症状，但可出现中枢神经系统异常。罗德西亚锥虫病则呈急性发病过程，表现为发病急，病情重，潜伏期短（通常2~3周），病程为3~9个月。患者多呈明显消瘦、体温高、衰竭快，但淋巴病变轻。部分患者在中枢神经系统尚未受到侵犯前，便死于并发感染或心肌炎。

两种锥虫的临床表现基本相似，病程大致分为3个阶段：

1. 初发反应期（锥虫下疳期）　在阳性舌蝇叮刺后第6天，患者局部皮肤肿胀形成有痛感的硬结，其中心有一红点，此即为锥虫“下疳”（trypanosomal chancre）。“下疳”部位皮下组织发炎，可见淋巴细胞、组织细胞及少量嗜酸性粒细胞和巨噬细胞浸润，有时可见锥虫。患处红肿触痛，伴有发热。局部皮肤病变为自限性，约持续3周后即可消退。一般白种人较黑种人更易发现，多见于罗德西亚锥虫感染。

2. 血淋巴期（全身症状期）　于感染后5~12天，出现锥虫血症。患者呈现不规则型或间歇型发热。由于特异性抗体的出现以及频繁的虫体抗原变异，致使原来产生的特异性抗体失去效应，从而导致血中锥虫数目产生交替上升与下降的现象，间隔时间为2~10天。锥虫血症高峰约持续2~3天，伴发热、头痛、关节痛和肢体痛等症状。通常发热持续数日后可自行消退，间隔数日后体温再次升高。

淋巴结肿大和脾大亦为血淋巴期的主要特征。全身淋巴结，尤以颈后、颌下、腹股沟淋巴结明显肿大。肿大淋巴结质坚韧，无压痛，不粘连，直径约1cm，称Winterbottom征。颈后三角部淋巴结肿大为冈比亚锥虫病的特征。罗德西亚锥虫病以滑车上、腋窝与腹股沟淋巴结肿大为多见。此种差异与不同种类舌蝇的叮咬习惯不同有关。

另一个重要体征为深部感觉过敏体征（Kerandel 征）。即轻轻捏挤深部肌肉，需稍迟一会儿才有疼痛感，并且疼痛感明显重于正常人。

发病后数周在患者的胸背与上腹部可出现皮疹，类似多形红斑或结节性红斑。随后可自行消退，局部皮肤变干，剧烈瘙痒，有时出现疼痛感或麻木感。心脏功能异常以罗德西亚锥虫病最突出，可出现心动过速、心律不齐、心力衰竭，以及肺水肿、心肌炎、心外膜炎和心包积液等。

其他常见的受累器官包括眼、脾、胃、肠等。可出现虹膜睫状体炎、脉络膜炎、视神经萎缩等。脾大者占病例的 25%~50%。若累及胃肠，则表现为周期性腹泻、便中带有黏液或血。此外，男性可出现阳痿，女性可停经或流产。

3. 脑膜脑炎期（中枢神经受累期） 两种锥虫病出现中枢神经系统症状的时间不同，冈比亚锥虫病通常出现于发病后 12 个月或数年中；而在罗德西亚锥虫病则于感染后 2~4 周即可发生。

患者最初表现为性格改变、表情淡漠、举止迟钝和步态缓慢等。一部分患者可表现为躁狂型精神分裂症状。手和舌的肌肉震颤也较常见。舞蹈症样动作与共济失调多发生于儿童。随着病程的进展，有些患者可出现肌强直和嗜睡，表现为夜间兴奋、日间嗜睡。严重者当其中一个动作还未结束时，即可陷入昏睡。厌食现象也是晚期患者突出的症状之一。这部分人不主动求食，喂之则食，食后又时常含在口内不嚼。长期厌食者可出现面部水肿，或呈黏液性水肿面容。一部分患者表现异常反射、深部感觉过敏、震颤、痉挛、嗜睡，最后昏睡、昏迷以及死亡。瘙痒为晚期患者另一个特点，患者经常无目的地搔抓全身皮肤。本病末期，很多患者长期卧床不起，并发压疮和昏迷。大多数患者死于继发性感染，也有死于抽搐、持续癫痫和心力衰竭等。

罗德西亚锥虫病患者中枢神经系统受累及的症状出现较早，病情迅速恶化，常在数周至数月内死亡，故病程的区分常不确切；冈比亚锥虫病患者随病程进展逐渐衰竭，因中枢神经受累、循环衰竭或并发症而死亡。

（五）实验室检查

1. 病原学检查 用于检测锥虫最常见的方法包括血液、淋巴结穿刺液和脑脊液检查。

（1）涂片检查：在病程早中期血液和其他体液中虫体数量较少，检测困难。取患者血液、淋巴液、脑脊液、骨髓或淋巴结穿刺液等进行涂片，染色镜检，查到锥鞭毛体可确诊。厚血片的检出率为每毫升血液 5 000~10 000 个锥虫，对于虫荷数较高的罗德西亚锥虫感染者血样，厚血片较易检出；而对虫荷数较低的冈比亚锥虫感染者血样，厚血片很难检出，通常需要重复检查数十片甚至上百片厚血片。可采用浓聚法提高锥虫的检出率，如血细胞比容管离心结合显微镜检查。颈部淋巴结穿刺抽吸法制作湿片镜检亦可证实诊断。

（2）动物接种法：用上述体液接种大、小白鼠或豚鼠。本法适用于罗德西亚锥虫的诊断，而不适用于冈比亚锥虫，原因是后者难以感染啮齿动物。

（3）分子生物学方法：近年来，已制备出采用放射性核素标记、具有虫种特异性的 DNA 探针，可鉴别舌蝇体内的锥虫。应用 PCR 及 DNA 探针技术，通过抽提患者全血 DNA，用冈比亚和罗德西亚种特异性基因引物进行 PCR 扩增，可确定感染虫种，诊断锥虫病。但由于诊断锥虫病的分子生物学方法准确性较低，重复性较差，易产生假阳性，在实际临床诊断中，即便是疾病分期和治疗后的随访也不鼓励推荐用单一的分子生物学方法检测，分子诊断结果需谨慎解释。

2. 免疫学检查 既往大多为检测抗体，近年发展了应用单克隆抗体检测血清中循环抗原的方法，由于是基于活动期血中抗原的检测，更有诊断价值。检测方法包括酶联免疫吸附试验（ELISA），间接血凝试验（IHA），卡式凝集实验（Cardagglutination test，CATT）等。利用包含不同抗原变异型的虫体悬液，并基于较大范围内人群中出现的抗原变异频度对凝集实验加以改进，提高了检测效果。敏感的抗原检测方法除用于现症感染的诊断外，对疗效判断尤其是评价是否达到病原治愈具有实用价值。

Gambiense T Sero-K-SeT 和 SD BIOLINERHAT RDT 试纸条是临床上用于血清学检测的常用的试剂

盒，其抗原组分均为冈比亚锥虫可变的表面糖蛋白（variable surface glycoprotein，VSG）抗原 LiTat 1.3 和 LiTat 1.5。Gambiense T Sero-K-SeT 试纸条由比利时热带病研究所和 Coris Bio Concept 联合开发。而 SD BIOLINERHAT RDT 是由韩国 SD BIOLINE 公司开发。SD BIOLINER HAT RDT 是目前唯一商品化的冈比亚锥虫血清学检测试剂盒，其优点是快速、敏感、特异，取 10μl 手指全血或 5μl 血清，15 分钟即可出结果，不需要借助任何仪器，其敏感性为 89.3%，特异性为 94.6%。因此，SD BIOLINERHAT RDT 可用于临床疑似病例检测，以及野外现场、社区的冈比亚锥虫疑似病例筛查。

ELISA 是冈比亚锥虫的血清学诊断的另一种重要的方法。ELISA 试剂盒包含不同可变抗原，由比利时热带医学研究所研发。该试剂盒可用于在实验室条件下的血清、血浆以及干血片的检测。其优点为特异、敏感，成本较低，并且可用于干血片的检测，主要用于大规模的筛查，消除后监测等研究；缺点为不适合野外现场检测。

（六）诊断和鉴别诊断

非洲锥虫病患者有舌蝇叮咬史和非洲生活史。该病淋巴血液期症状轻，潜伏期长，常以不明原因的淋巴结病变为主要表现，晚期可出现嗜睡等症状。外周血、淋巴液或脑脊液中发现虫体为诊断的金标准，但外周血发现虫体的概率较低。

冈比亚锥虫的诊断遵循筛查、确诊、分期等步骤，通过血清学检测方法，通常是卡片凝集实验（card agglutination test for trypanosomiasis，CATT）、T Sero-K-SeT（Coris BioConcept，Gembloux，Belgium）和 SD BIOLINERHAT RDT（Standard Di-agnostics，Yongin，South Korea）试纸条，对疑似病例进行筛查，血清学检测阳性的病例经过血液或淋巴液/脑脊液的寄生虫病原学检查确认方可确诊。罗德西亚锥虫通常是通过检查血液里的寄生虫直接诊断，因为感染者血液中的锥虫更容易检出，目前罗德西亚锥虫的诊断尚无血清学检测方法。

由于锥虫病的临床表现通常不典型，容易误诊，单纯依据临床症状往往不足以确诊。因此，要根据患者嗜睡等中枢神经系统症状，结合病原学、血清学检查以及流行病学调查结果，综合诊断该病。

（七）治疗

1. 病原治疗　目前，治疗锥虫病常用的药物有 5 种：喷他脒（pentamidine，又称潘他米丁、喷他脒）和苏拉明（suramin）为第一阶段治疗药物；依氟鸟氨酸（eflornithine）、美拉胂醇（melarsoprol）和硝呋替莫（nifurtimox）为第二阶段治疗药物。所有的药物均由 WHO 总部或其全球范围内的其他储备机构向确诊病例免费提供。

（1）苏拉明纳（suramin sodium）：是治疗本病应用最广泛的药物，为非金属有机化合物，对两种非洲锥虫病的早期阶段均有效。该药的作用机制尚不明确，已知能抑制锥虫体内的多种酶类，如糖酵解酶和线粒体甘油磷酸氧化酶等。因该药不能通过血脑屏障，故只能应用于中枢神经系统受累之前的早期阶段。

（2）喷他脒（pentamidine）：是治疗冈比亚锥虫首选的第一阶段药，本药也不能通过血脑屏障，但对早期冈比亚锥虫病疗效极佳，治愈率可达 93%~98%，对罗德西亚锥虫病疗效不满意。

（3）硝夫替莫和依氟鸟氨酸联合用药（nifurtimox eflornithine combination therapy，NECT）：冈比亚锥虫第二阶段的治疗，NECT 是首选药。至 2009 年起，NECT 因具有治愈率高（95%~98%），致死率低（<1%），严重的不良反应病例少，给药简单等优点进入 WHO 的基本药物名录。在没有硝夫替莫的情况下，依氟鸟氨酸也可以单独用药，对早期和晚期的冈比亚锥虫病疗效较好，但对毒性较大的罗德西亚锥虫病疗效则较差。

（4）美拉胂醇：罗德西亚锥虫第二阶段治疗药物，但因其有严重威胁生命的不良反应，因此，只有在无药可选的情况下才使用。要密切监测用药后的早期症状，一旦出现发热、头痛等异常症状应立即停药并使用地塞米松或安定对症治疗。

2. 一般治疗　对晚期锥虫患者应注意一般状况的支持，加强营养，予以维生素、铁剂等。治疗期间同时服用肾上腺皮质激素有一定的辅助效果。治疗结束后 6 个月和 12 个月，应对治疗患者复查脑脊液，以确定其是否痊愈。

3. 预后　早期患者经治疗通常能迅速而完全地恢复。晚期患者已出现神经系统损害和免疫反应者，经治疗后也可达临床治愈，但部分患者产生永久性神经系统后遗症，并有复发可能。患者进入昏睡阶段脑脊液蛋白含量高或有心血管系统损害者预后较差。

（八）预防

对于锥虫病，尚无可靠疫苗。及时发现、隔离和有效地治疗患者以及控制本病的主要传染源是预防锥虫病的重要措施。控制媒介昆虫舌蝇和防止舌蝇叮咬也是防治本病的关键。针对存在动物传染源的罗德西亚锥虫病采取防蝇措施、切断其传播途径尤为重要。须舌蝇通常栖居于水源附近的草木中，通过喷洒DDT、狄氏剂（dieldrin）等杀虫剂或清除草木等措施以降低须舌蝇的密度。刺舌蝇栖居场所为大草原或丛林地区，除喷洒杀虫剂外可进行垦植，以减少刺舌蝇的停息和孳生地。在进入未经处理的舌蝇孳生地时，应加强个人防护，穿结实牢固的长袖衣和长腿裤（因舌蝇可透过薄衣料叮咬皮肤），涂搽昆虫驱避剂等。药物预防仅限于感染威胁极大的人群。每2~3个月给予舒拉明钠（suramin sodium）1g，该治疗具有确切的保护作用。一次性注射喷他脒（戊烷咪）4mg/kg（最大剂量为300mg），预防效果可达6个月以上。

三、结膜吸吮线虫病

此病属于蝇类生物性传播的寄生虫病之一。结膜吸吮线虫（*Thelazia callipaeda*）又称华裔吸吮线虫或称“眼线虫”，主要寄生于猫、狗等动物的眼结膜囊和泪管内，偶尔寄生于人眼的结膜囊等处，引起结膜吸吮线虫病（thelaziasis）。1910年Railliet和Henry在印度旁遮普地区1只受感染犬的眼内首先发现本虫而定名。Stucky（1917）在北京，Trimble（1917）在福建分别发现该虫寄生于人体。由于本虫多发现于亚洲地区，故又称东方眼虫，所引起的疾病又称东方眼虫病。近年来在意大利发现犬、猫、狐等动物感染结膜吸吮线虫较为普遍，亦有人体感染病例报告。

（一）病原学

1. 形态　成虫体细长，大小为（5~20）mm×（0.2~0.8）mm，在眼结膜囊内寄居时为淡红色、半透明；离开人体后，呈乳白色。体表角皮除头部和尾部光滑外，其余部分均具有微细而显著的横纹。横纹边缘锐利，锯齿形叠瓦样排列，上面有许多纵行的小嵴。头端钝圆，具角质性圆形的口囊，无唇。口囊外周体表具两圈乳突，内环乳突6个，外环乳突10个。口囊经咽部而通入食管，食管进入中肠处有一括约肌。神经环位于食管中段水平。雄虫大小为（4.5~17.0）mm×（0.25~0.75）mm，尾端向腹面弯曲。Kagei N等学者（1983）研究表明在本虫的肛门周围有数目不等的无蒂乳突，肛前乳突6~10对，肛后乳突2~5对。交合刺2根，一支短粗，呈长勺状；另外一支细长，从短支交合刺的凹槽内伸出。雌虫大小为（6.2~23.0）mm×（0.3~0.85）mm。肛门距尾端较近，阴门位于虫体前端食管与肠连接处的前方。雌性生殖器官为双管型，位于虫体后部的两个卵巢盘曲向前，经输卵管进入子宫。两子宫迂曲向前，并于虫体前端合成单管子宫，再通入阴道，由阴门开口与外界相通。30天左右龄的雌虫子宫内充满着各发育阶段大小不等的虫卵，随着向远端的推移逐渐成为胚胎至蝌蚪期的椭圆形虫卵。

虫卵，椭圆形，壳薄透明，大小为（44~60）μm×（30~40）μm。在近阴门端的虫卵，其内的卵细胞已发育为盘曲幼虫，卵壳则演变成包被幼虫的鞘膜。雌虫为卵胎生（ovoviviparity），产出的幼虫大小为（350~414）μm×（13~19）μm。

2. 生活史　20世纪90年代本虫生活史才阐明清楚。此前误认为家蝇是其中间宿主。王增贤等自1981年连续对我国结膜吸吮线虫生活史进行了系统研究，从全国各地捕获家蝇2万余只，总共检出微丝蚴504条，对家兔和家犬进行眼部感染实验，均未获成功，表明家蝇体内线虫幼虫不是结膜吸吮线虫。而在冈田绕眼果蝇（*Amiota okadai*）体内检获的微丝蚴成功感染了家兔和犬，证明*A.okadai*是结膜吸吮线虫的中间宿主和传播媒介。

结膜吸吮线虫成虫寄生于犬、猫等动物的眼结膜囊及泪管内。偶尔寄生于人眼或其他动物，如兔、银狐、野狐、貉、鼠、马和猴等。雌虫寄生于终宿主的眼眶内，产出具有鞘膜的初产蚴。中间宿主蝇类在舐食猫、犬等动物眼分泌物时，将初产蚴摄入消化道中，幼虫脱去鞘膜并侵入蝇的卵巢小管。在蝇的卵巢小管中，经过28~32天，2次蜕皮后发育为感染期蚴。后者侵入血腔，聚集于蝇头部。当含有感染期蚴的蝇再舐食人或牛、羊等动物的眼部时，感染期幼虫剧烈运动突破喙，进入宿主眼结膜囊内，再经2次蜕皮发育为成虫。王增贤等（1993）实验研究证明了上述发育过程。从感染期幼虫进入终宿主发育为成虫并产卵，所需时间约为 35~50 天。成虫寿命半数可达 1 年，少数最长可达 30 个月以上。

（二）流行病学

1. 分布 本虫主要分布于亚洲地区，南自印度尼西亚，北至俄罗斯；东起日本，西至印度。在印度、朝鲜、日本、俄罗斯、泰国、菲律宾、缅甸和我国均有人体感染本虫的病例报告，并且数目逐年增加。近年来发现欧洲的动物感染也较为普遍。我国自 1917 年第 1 例病例报道以来，截至 2016 年有文献记录和报道资料的人体结膜吸吮线虫病已达 600 余例，是世界上报道感染例数最多的国家，散在分布于全国除青海、西藏、宁夏、甘肃、海南及中国台湾外的 25 个省份，其中以山东、湖北、江苏、河南、安徽、云南、陕西及河北报道的病例数量较多。

2. 流行特征 本病为虫媒动物源性寄生虫病，传染源为感染本虫的猫、犬、兔、牛、羊等动物，王增贤等人（1992）实验证实了家兔、野兔等动物亦可感染本虫。意大利有些地区犬感染高达 68.59%。冈田绕眼果蝇是我国结膜吸吮线虫病的传播媒介。该种果蝇喜食发酵水果，对犬部等动物眼及人眼具有明显的趋向性。果蝇停落眼部食取泪液及分泌物，食入结膜吸吮线虫的初产蚴而被感染。幼虫在果蝇体内发育为感染期幼虫，当果蝇再次吸取其他犬等动物或人眼分泌物时，感染期幼虫便从果蝇口器中逸出，进入眼内导致感染。雌雄两性果蝇皆可作为传播媒介。沈继龙等（2009）发现大绕眼果蝇（*Amiota magnaokadai*）也可在实验室感染结膜吸吮线虫，提示大绕眼果蝇可能是中国结膜吸吮线虫新发现的中间宿主（传播媒介），但仍需自然感染的资料证实。

冈田绕眼果蝇出现的季节为每年 5~10 月，高峰为 6~9 月，这与吸吮线虫在幼犬眼内感染的季节高峰一致。该种果蝇活动在村周树林、作物间及庭院等各处，但不进入室内活动。所以结膜吸吮线虫的感染是在室外。一般为散发感染，但也有较多病例发生的局部流行区。人体感染结膜吸吮线虫与年龄、性别和职业无显著关联。有资料研究表明，受染者年龄从 3 个月至 88 岁各年龄均可发病，其中以婴幼儿多见，但成人病例亦不罕见。农村感染率高于城市，可能与农村饲养犬、猫等动物有关。蝇类在夏秋季节大量孳生，婴幼儿常在田边或树阴下玩耍，因而受感染机会较多。

（三）发病机制和病理

致病作用与虫体数量和发育阶段有关。虫体分泌物及代谢物的化学刺激是导致眼部刺激性、炎症病变的重要原因之一；虫体头端口囊吸附作用、虫体移动时体表锐利的横纹摩擦亦可导致炎症反应，加上患者常用手搓揉眼，细菌带入眼内，合并继发性感染，加剧炎症程度，形成肉芽肿。

（四）临床表现

成虫寄生于眼结膜囊内，主要在上下睑穹隆，也可寄生于泪腺、结膜下及皮脂腺管内，偶见前房及玻璃体。在人体多侵犯一侧眼，少数病例可侵犯双眼。据报道，寄居的虫数可多达 21 条。轻度感染者可无明显的自觉症状，也可有眼部异物感、痒感、眼痛、流泪、畏光和分泌物增多，甚至出现结膜充血，眼睑水肿等临床表现。一般视力正常。取出虫体后异物感等刺激症状即明显减轻或消除。婴幼儿有不敢睁眼、用手抓眼、夜啼和睡眠受扰等表现。若虫体寄生在前房，可出现眼部丝状阴影移动感，眼睑水肿、睫状体充血、房水混浊、眼压增高、瞳孔扩大，甚至视力下降，并可引起继发性青光眼。泪小管受损，可导致泪点外翻。严重者可伴有结膜充血、小溃疡面形成、瘢痕形成、角膜混浊或角膜薄翳及眼睑外翻等。临床上曾有过玻璃体内结膜吸吮线虫的病例报道。

（五）实验室检查

取患者眼内眦处分泌物，压片镜检。若发现卷曲的幼虫（初产蚴），即可诊断。还可提眼皮暴露结膜囊上侧和外侧腔隙，观察结膜囊内有无活动或卷曲的虫体，用无菌镊子将可疑物取出，置于生理盐水的平皿中观察蠕动的虫体。对于难于合作的幼儿，眼皮紧很难暴露囊腔者，可用 2% 可卡因或 1% 丁卡因药水 2~3 滴滴入眼内，5 分钟后虫体可随着药水及泪液的逸出而外露，用镊子取下虫体镜检。

（六）诊断和鉴别诊断

根据自患者眼部取出的虫体，镜下鉴定即可确诊。

注意与曼氏裂头蚴眼病和狂蝇幼虫导致的眼蝇蛆症相鉴别。曼氏裂头蚴病常有眼部炎症并有用蛙或蟾蜍皮敷贴的病史，裂头蚴较粗，长短在伸缩活动中变化大，放入生理盐水中伸缩很明显；眼蝇蛆病多为突然发作，有蝇扑向眼后即刻发生刺痛，检查眼部可检出虫虫，在镜下辨别而明确诊断。

（七）治疗

人体感染结膜吸吮线虫病，机械去除寄生虫仍是唯一确切的治疗方法。本病治疗方法简便，可用 1% 丁卡因、1%~2% 可卡因或 0.5% 聚维酮碘滴眼，3~5 分钟后，虫体受到药液刺激可自行从眼角爬出，立即用镊子或消毒棉签将虫体取出，并用乳酸林格液大量冲洗，局部抗感染治疗，症状即可消失。也可用无菌生理盐水及洗涤橡皮球，冲洗出眼内虫体。往往一次不易取尽，可多次取虫，取尽为止，可达治愈。若虫体寄生在眼前房，可行角膜缘切开取虫，术后作抗炎等处理。虫体较多者，常须多次随访治疗。

（八）预防

加强对动物宿主尤其是犬、猫等主要传染源的管理及防治非常重要，控制犬的数量或拴养，可降低犬的感染率，是阻断该病流行的一种有效方法。果蝇为本病的传播媒介，应加强环境卫生，开展防蝇和灭蝇活动及宣传，对烂果类垃圾无害化处理，消除果蝇的孳生地，减少果蝇密度。加强卫生健康教育，注意个人卫生，特别强调儿童眼部卫生，保持面部清洁，不玩弄犬、猫和兔等家畜；农村儿童，不要在户外睡觉，以防果蝇吸吮眼睛，减少感染。

四、蝇蛆病

蝇蛆病（myiasis）是指蝇类幼虫（蛆）寄生于人畜的组织或器官、腔道、伤口等处引起的疾病，感染幼虫以宿主的死亡组织或活组织为食，引起宿主发病。主要流行于非洲、美洲热带和亚热带地区，我国西北牧区亦有分布。蝇蛆病除造成家畜大量死亡和畜产品减产外，同时也是牧区人体肠道传染病流行和蝇蛆症发病率较高的原因。能导致蝇蛆病的蝇类隶属于胃蝇科（Gasterophilidae）、皮蝇科（Hypodermatidae），狂蝇科（Oestridae）、麻蝇科（Sarcophagidae），丽蝇科（Calliphoridae）和蝇科（Muscidae）等 20 多科的蝇种。

（一）根据蝇幼虫寄生性分类

1. 专性蝇蛆病（specific myiasis） 这类蝇蛆完全营寄生生活，幼虫侵入人体或动物体特定的组织部位，通常这些特殊的组织或器官能够提供幼虫生长发育所必需的营养环境，完成其生活史。这种寄生现象称为专性寄生或特异性寄生，所致疾病称之为专性蝇蛆病。能导致人体专性蝇蛆病的虫种有：如寄生在马、驴、骡等奇蹄类动物消化道胃蝇科的黑角胃蝇、肠胃蝇与赤尾胃蝇等；寄生于羊、马、驴、骆驼等动物鼻咽腔狂蝇科的羊狂蝇、紫鼻狂蝇及阔鼻狂蝇等；以及寄生于牛及其他偶蹄类动物皮内或皮下组织皮蝇科的纹皮蝇、蛆症金蝇主黑须污蝇等。这类幼虫在人体内寄生一般是 1 龄幼虫时期。在我国，常见致人体专性蝇蛆症的主要蝇种有羊狂蝇（*Oestrus ovis*）、黑腹胃蝇（*Gasterophilus percorum*）、肠胃蝇（*G.intestinalis*）、纹皮蝇（*Hypoderma lineatum*）、牛皮蝇（*H.bovis*）等近 30 种。

有些蝇类幼虫对宿主和寄生部位没有严格的选择性，但是它们必须在活组织内营专性寄生才能发育成熟的 3 龄幼虫，如丽蝇科的白氏金蝇（*Chrysomyia bezzana*）和美洲锥蝇，这些成蝇在人或家畜体表伤口产卵，幼虫发育成熟过程中，引起蝇蛆症。

2. 兼性蝇蛆病（facultative myiasis） 该类蝇幼虫通常在动物尸体、粪便、垃圾等腐败有机物中孳生，营粪食性和尸食性生活。这些幼虫偶尔进入人体或动物的组织和器官中营寄生生活。在某些情况下，成蝇选择人畜破损伤口或腔道化脓处产卵（幼）并完成幼虫期的发育。属于这一类的蝇种很多：如蝇科、丽蝇科、麻蝇科等种类，最常见的是丝光绿蝇等所致的创伤性蝇蛆症，也见于食蚜蝇科、蚤蝇科等蝇种。

3. 偶然性蝇蛆病（accidental myiasis） 这些蝇类幼虫通常孳生于腐败的有机物或食物中，其虫卵或幼虫偶然通过被污染的食物或饮水进入人体；有些幼虫亦可直接通过宿主腔道开口或皮肤组织侵入，在泌尿生殖道或消化道等部位发育成熟，引起蝇蛆症。临床上常见的偶然性蝇蛆病有：胃肠道蝇蛆症、尿道蝇蛆症、眼蝇蛆症、耳鼻咽蝇蛆症、创伤性蝇蛆症和皮肤蝇蛆症。许多蝇类可引起，据报道有 50 种以上，如家蝇、夏厕蝇、瘤胫厕蝇、厩腐蝇以及丽蝇科、麻蝇科、食蚜蝇科（Syrphidae）、果蝇科（Drosophilidae）和鼓翅蝇科（Sepsidae）的某些种类。

（二）根据蝇蛆的寄生部位分类

1. 胃肠蝇蛆病 本病主要的致病蝇类为家蝇、厕蝇、腐蝇、金蝇、丽蝇等属的蝇种。患者多因误食被蝇卵或幼虫污染的食物或饮水所致，也可能在野外因便溺或赤身睡觉时，蝇在肛门附近产卵或幼虫逆行入肛门侵入肠内致病。胃肠蝇蛆病在临床上最为常见，患者临床表现：消化道功能紊乱、食欲减退、腹痛、腹泻等症状，易被误诊为急性细菌性痢疾、慢性非特异性结肠炎。有时有很严重的临床症状，主要取决于蝇幼虫的种类、寄生数目和部位。通过检查呕吐物或粪便检获虫体可鉴定确诊，口服甲苯达唑可治愈。

2. 口腔、耳和鼻咽蝇蛆病　本病主要的致病蝇类为金蝇、绿蝇和麻蝇等属的种类。由于这些器官易产生气味，或具臭味的分泌物，当发生炎症时，可引诱蝇类产卵或幼虫。如发生化脓性中耳炎、慢性副鼻窦炎、萎缩性鼻窦炎或臭鼻症的患者。当蝇幼虫寄生于鼻腔，鼻内会有异物感、瘙痒，常伴有脓性鼻涕。严重者可导致鼻源性脑膜脑炎，耳道蝇蛆病等引起脓血、耳鸣、眩晕或听力障碍，若幼虫穿破耳膜侵入中耳乳突腔，破坏骨质，可引起颅内合并症，严重危及患者生命。

3. 眼蝇蛆病　本病主要由狂蝇属种类的 1 龄幼虫所引致，其中以羊狂蝇最为常见。患者常有飞蝇撞击眼睛的病史，表现为眼结膜炎，临床表现为眼内有异物感、痒痛和流泪等症状。当侵及角膜，则角膜出现混浊或边缘溃疡，视力减退，重者蝇蛆穿透巩膜至眼前房或视网膜，造成失明，尤以纹皮蝇幼虫侵袭眼球最为严重。若患者主诉眼结膜内有异物移行感，特别在牧区，要考虑蝇蛆寄生的可能。治疗用药：0.5%~1% 丁卡因滴眼液，待虫体麻痹，即用镊子或棉签取出。一般早发现，预后良好。

4. 泌尿生殖道蝇蛆病　本病主要的致病蝇类是麻蝇、绿蝇、金蝇和厕蝇等属的种类。常在人们袒胸露背、露天就寝或野外便溺的情况下，成蝇产卵或产幼虫于尿道口、肛门附近，蝇蛆逆行发生尿道生殖道蝇蛆病。严重的泌尿系统蝇蛆病能产生阻塞和疼痛，以及肾区绞痛，男性患者尿道口充血，外生殖器红肿，患者有尿道炎、膀胱炎与阴道炎等症状。

5. 皮肤蝇蛆病　多由专性寄生的纹皮蝇（*Hypoderma lineatum*）和牛皮蝇（*H.bovis*）的 1 龄幼虫所致，牧区常见。雌蝇产卵于人的毛发或衣服上，孵出的幼虫钻入皮内，在皮下移动，停留时使该处形成疖样肿块，经几天后再继续移行，如此反复周期出现。主要症状和体征为发热，皮肤出现荨麻疹或皮疹起肿块，幼虫移经处可有痛胀、瘙痒感以及移行性疼痛。同时，在患病处出现有幼虫结节或匐行疹等。蝇蛆可侵犯人体各部位，如腰、腹、肩、胸背、面颈、腋窝、腹股沟等处，偶见肛周或女性大阴唇处。

6. 创伤蝇蛆病　是战争环境尤其是在热带地区，一种外伤性蝇蛆病。蝇蛆感染常出现在皮肤组织黏膜创伤处。蝇幼虫以伤口腐烂组织为食而生长发育，如幼虫侵入组织深层而不是停留在表浅暴露组织，可在皮下形成结节。据研究资料报道，致创伤性蝇蛆病的蝇种有 4 属 8 种，以丽蝇科的蝇种最多，常见有丝光绿蝇、白氏金蝇、绯颜裸金蝇等；其次是麻蝇科，如黑须污蝇、阿拉善污蝇等。注意伤口的及时处理及治疗对于预防创伤性蝇蛆病至关重要。

五、其他

机械性传播的疾病

孳生于人类居民区、农场、食品加工厂等场所的蝇类，不仅骚扰人们的工作与休息，更重要的是它能传播疾病，造成对人体身心健康的危害。蝇机械性传播疾病主要通过粪口途径和体表携带途径。

蝇类常孳生和飞落于垃圾堆、厕所、腐烂的动物尸体以及脓血、痰液和呕吐物之间，并从中觅取其所需要的营养和食物。在觅食的过程中，其体表及腹中携带着数以万计的细菌、病毒以及各种寄生虫等。据实验调查发现，蝇可以携带细菌 100 多种，原虫 30 多种，病毒 20 多种。一只蝇体表可黏附细菌上百万个，最多的可携带 5 亿个左右。由蝇携带传播的病原体有 65 种以上。1948 年冯兰洲等人用溶组织内阿米巴包囊感染大头金蝇，15 分钟后发现在其粪便中有大量包囊排出，并可持续排包囊长达 30 小时。包囊在蝇体内长时间存活没有被杀死，并依然具有感染性。有人通过实验发现霍乱弧菌能在蝇足上存活 30 小时，在蝇的肠道内能存活 24~120 小时，当其离开蝇体 24 小时以内，仍然具有传染性。亦有学者研究发现，伤寒杆菌在家蝇体内可存活 23 天，痢疾杆菌在蝇消化道可存活 5 天，炭疽杆菌的芽胞在蝇体内可存活 14 天，结核分枝杆菌在蝇类粪便中也可生存 15 天。

蝇体的形态结构和蝇类的生活习性与其机械性传播疾病有很重要的关系：其遍布体表的鬃毛，增加了与病原体接触和携带的面积；蝇足上具有足垫，上面有很多微毛，并能分泌黏液，容易黏附病原体；蝇杂食性，喜食粪便、排泄物、伤口脓血等污物，又喜食人们的食物、饮料，具有喜香逐臭、善于飞行的习性，频繁往来于污物和食物间，将食物污染上病原体；蝇摄食过程中有边食、边吐和边排便的习性，造成食物反复污染，增加了人们感染的机会。

蝇类机械性传播的疾病可分为以下几类：

1. 呼吸道疾病　如结核等，以家蝇和市蝇等作为主要传播媒介。

2. 消化道疾病　如伤寒、副伤寒、霍乱、菌痢、布鲁菌病等；肝炎、脊髓灰质炎、天花等30余种病毒性疾病；肠阿米巴病，蓝氏贾第鞭毛虫病，蛔虫、鞭虫、短膜壳绦虫、猪带绦虫等寄生虫病。以家蝇、舍蝇、大头金蝇、丝光绿蝇等作为主要传播媒介。

3. 神经系统疾病　如脊髓灰质炎等，由舍蝇、大头金蝇等作为主要传播媒介。

4. 皮肤传染病　如雅司病，皮肤利什曼病，炭疽、破伤风等，以及由葡萄球菌、链球菌等引起的皮炎或疖疮等。以家蝇、市蝇等作为主要传播媒介。

5. 眼病　如沙眼、眼结膜炎等，主要由家蝇、山蝇等传播。

（国　果）

第七节　防制

蝇是重要的医学昆虫，除骚扰人类外，主要通过成虫机械性携带传播或生物性传播病原体而引起传染病的流行，有的蝇类幼虫还可直接寄生于人体皮肤、体内引起蝇蛆病。同时，蝇类常孳生在垃圾、粪便等有机物中，其数量的多寡也成为了衡量一个地区环境卫生状况的指标。因此，蝇的防制一直受到广泛重视。

蝇的防制遵循综合防制的原则，包括环境防制、物理防制、化学防制、生物防制、遗传防制和法规防制六个方面。

一、环境防制

蝇的环境防制主要是对蝇类孳生环境的治理，以铲除和清理蝇类孳生物质（包括粪便、垃圾和死亡腐败的动植物体等）为主要手段，把蝇类赖以孳生的基础清除掉，从根本上控制蝇类孳生环境。环境的治理是蝇的防制中的关键环节，也是蝇类防制的根本措施，主要有卫生设施的修建，垃圾、粪便的无害化处理，特殊行业的废弃物处理和利用等。这些工作都是围绕着蝇类孳生环境和其赖以繁衍的孳生物质进行的，其目的是：①清除孳生物，使蝇类不能孳生繁衍；②隔离孳生物质，使蝇类不能产卵，从而防止孳生；③改变孳生物的性状，使之不适合蝇类孳生繁衍；④充分利用孳生物，化废为宝等。

（一）垃圾的处理

1. 及时收集、清运垃圾　垃圾是蝇类的主要孳生物，应及时收集和彻底清运。生活垃圾应实行袋装化，取消露天垃圾桶或池；垃圾桶或池四周残存的垃圾最容易孳生蝇蛆，要用水及时彻底冲刷；垃圾集装箱或垃圾收集转运站必须完善卫生设备，做到严密运输和处理；住宅区垃圾通道应封闭管理，暂不能封闭的应做到日产日清，定期消杀；城镇农贸市场、食品生产经营单位等要妥善处理好瓜果菜皮，设置防蝇果皮箱、封闭式垃圾堆放室等，及时清运垃圾；大中城市要建立垃圾处理厂，及时处理每天所产生的城市垃圾。

2. 垃圾分类　我国绝大多数城市生活垃圾收集方式主要采取定点投放、混合收集两种方式，在这些垃圾的构成中，厨余垃圾占了城市生活垃圾产量的一半。厨余垃圾富含有机物，是蝇类孳生的重要场所，因此，将厨余垃圾单独分类及时处理对蝇类的防制尤为重要。

3. 垃圾处理厂和垃圾的无害化处理　无害化处理是指使垃圾不再污染环境，而且可以利用、变废为宝。垃圾处理厂是指在特定的场所，将工业、生活生产、医疗卫生等产生的垃圾集中进行回收处理，以减少环境污染，常用的对垃圾进行无害化处理的方法主要有卫生填埋法、堆肥法、直接焚烧法、水泥窑协同处置等。垃圾处理厂在净化人类生活环境、提高全民生活质量与健康、以及促进当地社会经济发展等方面十分重要。据报道，我国深圳市目前在建的一所垃圾处理厂，是一所利用焚烧垃圾发电的发电厂，日处理垃圾可达5 000吨。应用垃圾处理利用固化工艺，还可将垃圾处理成干燥颗粒后与某些凝结固化剂混合制成建筑材料。

（二）粪便的处理

人、畜和家禽等动物粪便是蝇类的重要孳生场所，新鲜的粪便最易吸引苍蝇在上面吸食和产卵。因此，对粪便的及时妥善处理亦非常重要。粪便的处理措施主要有以下几个方面：

1. 全面建设无害化卫生厕所　取消旱厕、露天粪池及其他易孳生蝇类的简易厕所，暂存的旱厕要进行加盖或硬化粪池周围的泥土等，以减少蝇的孳生，同时，应每 2~3 天消杀一次。无害化卫生厕所主要由水冲式便器和无害化处理设施即三格式化粪池、双瓮式化粪池、沼气池等组成，因其及时冲洗便器和处理粪便，所以能明显减少蝇类的孳生。近年来，全国深入推进农村人居环境整治、大力开展农村“厕所革命”，从景区到全域、从城市到农村都在全面建设无害化卫生厕所，不仅数量增加，同时还不断提升质量，对蝇类的防制非常有利。

2. 文明饲养宠物　宠物的粪便及尿液要及时打扫干净，尤其是饲养人携宠物外出时，应随身携带垃圾袋或宠物拾便袋并自觉及时清理宠物粪便。

3. 规范整治畜禽养殖场（养殖小区）　畜禽养殖场（养殖小区）是指达到省级人民政府确定的养殖规模标准的畜禽集中饲养场所。一般来说，城镇居民区、文化教育科学研究区等人口集中区域等属于禁养区。养殖场的畜禽粪便是蝇类孳生的温床，不能随意堆积，要做到：①地面要进行硬化处理；②要建有密封式粪池；③禽畜粪便要集中沤制。

（三）屠宰行业废弃物的处理

在家畜和家禽屠宰场，应建有封闭式污物处理池，以集中处理屠宰场下脚料、动物残体等废弃物。用有盖的容器对废弃物及时清运，做到不积存和随处遗弃。

（四）卫生施肥

城镇种植蔬菜、瓜果和花卉等植物时，不要施用未经发酵处理的人畜粪便、动物腐烂尸体和生活垃圾等肥料，要注意施肥的安全和卫生，以防止苍蝇孳生。

（五）加强卫生宣传，建立健全有关规章制度

环境卫生状况与蝇类的孳生和危害程度有着直接的关系，而良好环境的创造和维护需要全社会和全民不断提高卫生意识、共同积极参与。要持续开展广泛深入的宣传教育，指导群众不断改善人居生活条件、改变不良的卫生习惯等。同时，要不断加大对特殊行业如屠宰场等的管理，建立健全卫生防疫制度等相关规章制度，促进蝇类的防制。

二、物理防制

蝇的物理防制主要指利用各种机械、热、光、声和电等物理手段，捕杀、隔离或驱赶苍蝇。具体施用方法包括：

（一）纱窗纱门

家庭住户、餐饮业、食品生产和经营单位等，应安装纱门和纱窗防止蝇类进入；对食品和餐饮具要加盖纱罩或放入纱橱等，以防止苍蝇接触食品。纱门纱窗使用得当能有效减少蝇类的侵入。

（二）捕蝇瓶、捕蝇笼、捕蝇器

蝇类在觅食、求偶和寻找栖息与产卵场所的活动过程中受光、颜色和化学信息素等的影响。利用这些影响因素对蝇类的引诱性制作而成的器具或设备，可发挥良好的灭蝇效果。

1. 捕蝇瓶　常见的捕蝇瓶多由玻璃吹制而成，也有用塑料直接注塑成型的。瓶底有突入瓶内的喇叭口，瓶下部可装清水或红糖水，下方用一小碟盛少许红糖或糖醋混合物等诱饵。由于捕蝇瓶上方明亮，被糖或糖醋吸引的成蝇取食之后常飞入瓶内而溺于水中。捕蝇瓶在多蝇的室内可以捕获几十至几百只成蝇。捕蝇瓶应每 3~5 天清洗 1 次，并换上新鲜诱饵和清水，以防止死蝇腐烂发臭。

2. 捕蝇笼　捕蝇笼与捕蝇瓶类似，有方型、圆形两种，通常用木框、塑料纱或铁丝等制成。笼下置一浅盘，以腐鱼、酒糟、烂水果或鱼腥、豆腐渣和饴糖等混合物为诱饵。为了防止诱饵生蛆，应定期更换诱饵，也可在诱饵中加入 0.1% 敌百虫液。捕蝇笼多置于室外多蝇场所，如农贸市场、垃圾场等地，用其捕杀成蝇有很好的效果。

3. 捕蝇器 捕蝇器有多种，包括电击式、机械转动式等，最常见的是电击式捕蝇器。电击式捕蝇器以日光灯、蓝光灯或波长为365nm的紫外线灯为引诱源，灯外周安装有电网，被灯光引诱的苍蝇飞向捕蝇器，触及电网而死，死蝇跌落在灯下方的收集盘中。电击式捕蝇器适用场所较广，尤其是不宜使用化学杀虫剂的场所，如餐厅、食品加工车间、饭店厨房等。机械转动式捕蝇器适用于室内，由一能转动的滚筒和收集被捕苍蝇的暗室两部分构成，滚筒内壁涂上饵料，成蝇受到引诱停落在滚筒上取食时会被慢慢转动的滚筒带入暗室的集蝇纱笼内。

（三）风幕或风道

餐馆、饭店、商场、候机（车、船）等门道进出处上方可安装鼓风机，并使其出风口向外倾斜30°。鼓风机启动后，有效风速应大于7.62m/s，形成风幕或风道，能不断地将入侵的苍蝇驱走。风速越大效果越佳，但当风速超过11m/s时，人通过该处时会略感阻力。

（四）水帘或水幕

在水产、肉类加工或冷冻车间输送原料的入口处门框上方可安装一排或多排自来水喷头，当运输原料的车辆通过时，打开自来水喷头可形成水幕。此法能有效驱除停落在原料及车体上的成蝇，但在应用水帘或水幕时，还需设计安装水的再循环利用系统以节约水资源。

（五）粘蝇纸及蝇拍

将特制的粘合剂均匀涂布在塑料薄膜或牛皮纸上就制作成了粘蝇纸，也可将粘合剂涂布在长纸条上制成粘蝇条，或制成粘蝇带和粘蝇绳。粘蝇纸适合水产、熟食摊和小餐饮等室内灭蝇。厨房、餐厅可利用苍蝇喜欢停留在下垂的绳索上这一特点，挂上粘蝇带和粘蝇绳。使用粘蝇纸、粘蝇条等时，还可加上糖饵或其他诱引剂，增强灭蝇的效果。苍蝇拍是简单易行的灭蝇器具，见蝇就打，也能有效地起到灭蝇效果，尤其适用于农贸市场的摊位以及家庭住户。

（六）蝇蛆的处理

对孳生地的蝇蛆应及时处理，可以用开水浇烫、火烧，或捕捞用作饲料喂养家禽等。对风干的粪便，只需先浇一些冷水，待里面的蝇蛆爬出来后再浇上开水就可将蝇蛆烫死；也可在孳生蝇蛆的干粪或垃圾上，盖上一层枯草或枯树枝等，点火焚烧。

三、化学防制

在蝇类防制中，使用化学杀虫剂仍是目前应用最广泛的灭蝇方法，可以迅速控制蝇类种群密度。但在使用化学杀虫剂的同时，长期使用或使用不当会造成环境污染和引起蝇类的抗药性问题。所以，在化学防制中，规范化学杀虫剂的使用方法和技术极为重要。2016年开始实施的GB/T 31718—2015《病媒生物综合管理技术规范 化学防治 蝇类》标准是推荐性国家标准，对于餐饮业、食品企业、农贸集市、养殖业等行业的灭蝇防病工作具有很好的指导作用。该标准推荐使用的杀虫剂为世界卫生组织（WHO）推荐的用于蝇类的化学杀虫剂，符合《中华人民共和国农药管理条例》的要求，并且具备登记证的卫生杀虫剂。蝇类在整个生长发育过程中，其幼虫期和成虫期是使用化学杀虫剂的主要阶段。但要注意的是，不应使用同一种杀虫剂同时处理蝇类孳生地和控制成蝇，以免加速蝇类抗药性的产生。

（一）幼虫的处理

对蝇幼虫的处理主要包括喷洒法和颗粒剂撒布法。目前常用的杀虫剂有昆虫生长调节剂，如除虫脲、灭蝇胺、吡丙醚、杀铃脲等，以及有机磷类，如甲基嘧啶磷、二嗪磷、倍硫磷、敌百虫和杀螟松等。这些杀虫剂的具体使用方法和剂量可参考GB/T 31718—2015《病媒生物综合管理技术规范 化学防治 蝇类》标准。

1. 喷洒法 喷洒法适用于处理有蝇幼虫孳生的阳性孳生物以及不能及时处置的孳生物。喷洒化学杀虫剂时要针对不同类型的孳生物采取不同的浓度和喷洒量；在蝇类的繁殖盛期需每周喷洒2次，春秋季时需每周喷洒1次，并可根据孳生物被覆盖的状况适量增加喷洒频次；在进行喷洒作业时应使用常量或高容量喷雾器。常量喷雾器或高容量喷雾器，是指其雾滴直径在额定压力下为200~400μm，喷雾量大于60ml/m^{2}的喷雾器。对于干燥、固体状的孳生物，喷洒的杀虫剂药液量应能够湿润孳生物表面10~15cm，一般喷洒量为0.5~5L/m^2，使药剂能充分渗透到孳生物中的蝇幼虫活动处。对于液状孳生物，喷洒时应适当提高药剂浓度并减少喷洒量，以保持单位面积总药量的稳定。

2. 颗粒剂撒布法 颗粒剂撒布法适用于处理有蝇幼虫孳生的液状孳生物，如粪缸、肥料池以及难以及时处置的液状孳生物。在直接撒布颗粒剂时，要根据药剂的作用期长短及孳生物被覆盖状况调整施药频次。

（二）成虫的处理

对蝇成虫的处理主要有毒饵法、毒蝇绳法、滞留喷洒法和空间喷雾法。

1. 毒饵法 毒饵法适用于室内外成蝇聚集处，如牲畜棚、奶牛场、农贸集市、食品加工厂等。毒饵是简便、速效、经济和易操作的灭蝇方法，具有使用方便、灭效好、苍蝇对其不易产生耐药性、不污染环境和能充分发挥药剂的杀虫活性等特点。毒饵一般由原药、饵料、引诱剂、粘合剂、增效剂、防腐剂和安全警戒添加剂等成分组成。家蝇的饵料多为糖类、奶粉、鱼粉、肉松、淀粉和面粉等食品。除混合食物性饵料的毒饵外，还有液体毒饵、粘性涂刷毒饵、颗粒毒饵等，可用于不同的场合。毒饵可制成：0.2% 敌百虫鱼杂；0.2% 敌百虫糖液（含糖量为 10%）；0.5% 敌百虫饭粒；0.1% 敌敌畏饭粒；0.05% 倍硫磷饭粒和 0.1% 残杀威糖液等。颗粒毒饵应每 1~2 周补充或更换 1 次，液体毒饵应每 7 天补充或更换 1 次，粘性涂刷毒饵应每 1 个月补充一次。使用毒饵时要注意防止儿童误食及污染食物和饮水。

2. 毒蝇绳法 此法适用于室内成蝇活动与栖息处，是利用蝇类喜欢停落在垂直的绳索表面上的特点，把浸入杀虫剂的绳索悬挂在房屋、餐厅、禽畜舍和天花板下等处进行灭蝇。常用的线型物规格有直径 3~5mm 的棉纱线、麻绳、尼龙绳和纸绳等。毒蝇绳常垂直悬挂自天花板下垂离地面 2.0~2.5m 处；横拉毒绳距顶棚 30cm 左右，最好不靠近四壁，待苍蝇停落接触中毒死亡。浸泡药绳的杀虫剂有：甲基吡噁磷、甲基嘧啶磷、二嗪磷、倍硫磷、马拉硫磷、残杀威、氯菊酯、溴氰菊酯等；有机磷和氨基甲酸酯化合物的浓度为 100g/L，拟除虫菊酯为 0.5~10g/L。杀虫剂中可加入少许食糖或蜂蜜，增加引诱力。绳索经充分浸泡吸足药液后，晾干即可使用。毒蝇绳应每隔一个月更换一次，药效减退后可将绳索重新浸泡使用。悬挂毒蝇绳时，应注意不要将其悬挂在食品容器和水槽上方，以防死蝇掉落其中造成污染。

3. 滞留喷洒法 滞留喷洒法是指将具有持效作用的杀虫剂喷洒在成蝇停栖面，以达到较长时间持续控制蝇类的目的。此法适用于室内的门、窗、墙壁、天花板、牲畜棚、厕所等苍蝇喜欢停留和栖息的表面。施药时应避免污染水源和食物，不要喷洒在动物身上，避免其舔食。非卫生杀虫剂不能在室内使用，且滞留喷洒比其他处理方法更易造成抗性的产生，一般不推荐大面积滞留喷洒和连续半年以上使用同一类杀虫剂滞留喷洒。在实施喷洒时要做好个人防护，避免污染食物、餐具及饮水等。

另外，不同停留面对药物的滞留效果也不同，一般认为载体的吸水量影响药物的滞效时间，吸水量越大，持效越短。方勇等在对高效氯氰菊酯对家蝇滞留药效研究中发现不同载体之间的药效滞效时间为：瓷砖板面 > 醇酸清漆木板面 > 水泥板面。因此在实际应用中，可根据不同滞留面适当调整喷药时间或提高药物浓度。同时，不同剂型也会影响药物的滞留效果，一般而言，悬浮剂和可湿性粉剂的滞留效果要优于乳油剂型。

滞留喷洒的周期主要与杀虫剂、剂量、停留面、气候等有关。室外可每 15~45 天处理一次，室内可每 2~3 月处理一次。

4. 空间喷雾法 空间喷雾是迅速降低室内外蝇密度的最有效方法，是指在室内或野外，用气雾或超低容量喷雾方法，进行空间杀虫剂喷洒，使苍蝇粘上带药雾点而中毒死亡。

室内空间喷雾推荐使用低毒卫生杀虫剂、水剂或脱臭煤油剂型等危险性比较小的杀虫剂。室外空间喷雾推荐使用中等毒至低毒卫生杀虫剂。在一些国家，室内空间喷雾不允许使用敌敌畏等有机磷杀虫剂。由于蝇类抗性的发展，一些国家禁止使用光稳定性的拟除虫菊酯类杀虫剂。改用增效醚增效的拟除虫菊酯类杀虫剂作超低容量喷雾及热烟雾喷洒，对室外灭蝇非常有效。

室内处理常使用手动喷雾器或冷性气雾罐等；室外处理采用车载喷雾器或热性气雾发生器等。超低容量喷雾或热雾喷洒雾粒的扩散率由剂量、人或车行进的速度及幅宽决定，市区的幅宽为 20~30m，空旷的地带约为 100m。超低容量喷雾的施药量为 0.5~2.0L/公顷，热烟雾为 10~50L/公顷。在社区实施空间喷雾处理时，车载喷雾器在道路上一般以 8~16km/h 的车速沿街行进，喷药量为 24~48L/km。清晨是消杀蝇类的最佳时间，此时蝇类多聚集在夜间栖息地，且温度较低。若错过该时段，杀虫剂气雾可能会被上升的热气流带走而失效，蝇类会逐渐向周围环境扩散。

为保证灭蝇效果，奶牛场、食品加工厂及其他卫生条件要求很高的场所，需每天进行一次空间喷雾，小镇、村庄应每天进行室外空间处理并持续 1~2 周。若处理区域有区域外蝇类的迁入，处理次数可增加为每周 1~2 次，具体处理次数取决于迁入的蝇类数量。为确定空间喷洒的准确时间，可以在成蝇夜间栖息地用悬挂的粘蝇纸以监测蝇密度。需注意的是应防止高频次用药，以防引发蝇类的抗药性；喷洒时应尽量缩小喷洒范围，保持自然界有一定数量的敏感个体，延缓抗性的发展；同时可考虑轮用或混用杀虫剂，以增强消杀蝇类的效果。

四、生物防制

蝇的生物防制是指利用其他生物（天敌）或其代谢物来达到蝇类防制的目的。前者以生物本身作为杀虫剂，称为生物杀虫剂；后者由活的生物自身产生的化学物质作为杀虫剂称为生物源杀虫剂。目前，蝇类生物防制的手段主要包括植物源杀虫剂、病原微生物、捕食性天敌、寄生性天敌与竞争性生物等。

（一）植物源杀虫剂

植物源杀虫剂是指用植物的某些部位直接作杀虫剂，或是提取植物中具有杀虫活性的物质及人工合成与植物杀虫活性物质化学结构相类似的物质作杀虫剂，是生物农药的重要组成部分，具有高效、低毒、低残留等特点。目前，已发现约 2 400 多种植物具有杀虫活性，其主要活性成分包括生物碱类、萜烯类、黄酮类、木脂素类、羟酸酯类等。其作用方式主要包括拒食、驱避、触杀、抑制生长发育、胃毒和熏蒸等。但目前，植物源杀虫剂的研制还存在一些问题，包括其活性成分易受外界环境影响、易分解，且其多需采用有机溶剂进行复配等。因此，对植物源杀虫剂还需深入的研究。

（二）微生物杀虫剂

微生物杀虫剂是利用昆虫病原微生物极其代谢产物作为杀虫的制剂，可以不加修饰近乎以自然状态应用，也可通过遗传工程等方法进一步改善其活性。

1. 苏云金芽孢杆菌　苏云金芽孢杆菌（*Bacillius thuringiensis*，Bt）为革兰氏阳性昆虫病原细菌，可以产生具有杀虫活性的伴孢晶体蛋白，又称杀虫晶体蛋白（insec-ticide crystal proteins，ICPs）或 δ-内毒素，此外，其产生的 α-外毒素、β-外毒素、γ-外毒素、热不稳定性外毒素和营养期杀虫蛋白（vegetative insecticidalprotein，VIP）以及芽孢都有一定的杀虫活性。苏云金芽孢杆菌制剂以其高效、特异性强以及对环境、人畜安全等优势已经成为世界范围内应用最广、用量最大、效果最好的生物杀虫剂，因此，被广泛应用于农业、林业和贮藏等领域的害虫防治。对蝇类有杀虫作用的主要是能产生 β 外毒素的苏云金杆菌，此毒素被称为蝇毒素。1911 年贝利纳（E.Berliner）在德国的苏云金地区发现本菌而得名。该菌的伴孢晶体所含内毒素可以破坏蝇的消化道，引起食欲减退、行动迟缓、呕吐、腹泻等症状；其芽孢能通过破损的消化道进入血液，在血液中大量繁殖而造成败血症，致蝇死亡。目前，人们已采用发酵罐大规模地生产苏云金杆菌，通过过滤、干燥等过程，制成粉剂、可湿剂或液剂等用以防蝇。

2. 真菌　虫霉目真菌多数为昆虫寄生菌，其中的蝇虫霉主要寄生于苍蝇，能在适宜的气候条件下引起蝇类的自然流行病，是昆虫种群自然控制的重要因子，亦是一类极具开发潜力的生防菌。此外，利用白僵菌、绿僵菌等昆虫病原真菌进行蝇类防制的研究正逐步取得进展，具有很大的应用潜力。

（三）捕食性天敌

蝇的捕食性天敌很多，包括青蛙、蜻蜓、蜘蛛、蚂蚁、蜥蜴、壁虎、食虫虻和鸟类等。它们作为蝇类生态环境中的一类生态抑制因素，不同程度地调节着蝇类的种群与虫口密度。此外，研究者发现畜粪中的一些捕食性螨类与甲虫会捕食粪类中的蝇卵和蝇蛆，是否能用以进行蝇类防制引起了学者们的关注。此外，蝇类的捕食性天敌还有黑矮甲阎虫、开普黑蝇和古铜黑蝇等，它们对家蝇的幼虫有一定的捕食作用，但目前的应用效果不够理想。

（四）寄生性天敌

寄生于蛹类的天敌有两类，一类是鞘翅目的隐翅虫，其卵产于蝇的孳生场所，孵化出的幼虫可以钻入蝇蛹内，残食其组织，从而导致蝇蛹死亡，起到生物灭蝇作用。另一类是寄生性膜翅目昆虫，如金小蜂类，这类昆虫可将卵产于蝇类幼虫体内或蝇蛹体内，蜂卵在蝇蛹内孵化并在蝇蛹内取食发育，从而导致蝇蛹死亡，起到生物灭蝇作用。目前已知的寄生性膜翅目昆虫约 70 余种，国内已发现有 20 余种。

(五) 竞争性生物

蝇的竞争性生物主要是指与蝇类幼虫孳生在同一场所，可通过对生存空间和食物的竞争而影响蝇幼虫的存活的生物，如粪甲虫、金龟子等昆虫。

五、遗传防制

昆虫的遗传防制是指通过改变或移换昆虫的遗传物质，以降低其繁殖势能或生存竞争力，从而达到控制或消灭一个种群的目的。例如释放经辐射、杂交等方法处理的绝育雄虫。美国得克萨斯州有一个苍蝇工厂，年产两千亿只雄蝇。这些雄蝇在蛹期会经过钴-60 的辐射处理，使羽化的成蝇因性细胞的破坏而丧失生殖能力，释放后与自然界的雌蝇交尾，产下的卵因没有受精而不能孵化出幼虫。同时，雌蝇只能交尾一次，产卵后就会死亡，而雄蝇却能交尾多次。因此，经过处理的雄蝇交尾的雌蝇越多，其后代就减少得越多，蝇密度便会明显降低。在美国库拉索岛，也曾采用这种释放绝育雄蝇的方法，成功防治了危害牛群的嗜人锥蝇。

六、法规防制

法规防制是指利用法律或条例规定，防止害虫的传入，并实行监管，或采取强制性措施消灭某些害虫。通常包括检疫、卫生监督和强制防制三个方面。

（付　萍）

第八节　研究技术

为了更好利用蝇类资源，有效监控蝇类的种群、密度、季节消长等，防控蝇传疫病，减少蝇类对人们生活、健康的影响，历年来各国学者积累了丰富的蝇类研究技术，既包括标本采集保存与制作、饲养、调查等生物学、解剖学类基础性研究技术，也包括病媒学、抗药性研究、遗传学研究、免疫学等研究及技术。

一、标本采集与制作

(一) 采集器具

采集器具要轻便牢固、体积不要过大，便于野外采集携带。采集蝇类常用的器具主要为捕虫网和诱蝇笼。

1. 捕虫网　捕虫网主要有捕网和扫网两种形式。捕网适用于捕捉空中飞行的昆虫，由网圈、网袋和网柄三部分组成。扫网适用于捕捉栖息在草丛中的昆虫，与捕网类似，但其网袋为更结实、耐磨的材料制作，网圈更粗，网柄较粗而短。扫网的网底一般开口，扫捕时将网底扎紧，扫捕后松开网底，采集物便漏入采集瓶中。

2. 诱蝇笼　诱蝇笼可以自制，选用木条、竹片或粗铁丝等制成一正方体或长方体筐架，外罩纱布或尼龙纱等密封，应注意选用细网眼纱，以防小型蝇类逃逸或损伤蝇的附肢及刚毛等。笼的上端配置纱盖或木盖，下端或侧面用纱制备成一倒漏斗状蝇的入口即可。在笼内的底面放置诱蝇料，诱得蝇可经漏斗口飞入笼内。

(二) 蝇类的采集

1. 成蝇的采集　通常使用网捕法和引诱法。

(1) 网捕法：网捕时，主要在人畜居处、蝇孳生地附近，水边、林间、花草丛中等场所，视具体情况选用捕网或扫网采集。采集时，网口要迎面对着正在飞翔或停落的蝇，快速一兜，并及时将网口兜转过来，使网底叠到网口上方，入网的蝇不会逃飞掉。蝇被采入网中时，便可用一只手握住网底，另一只手打开毒瓶盖，把网底的蝇倒入毒瓶，盖好瓶盖并写好标签；如需要活蝇标本，可将蝇置于采集袋或活虫采集箱中。使用扫网时，可在草丛的上下、左右扫动，边扫边变换位置，扫几网后，便将集中在网底的成蝇一起倒入毒瓶中，然后进行分类收集。

（2）引诱法：蝇具有趋食性，可使用诱蝇笼进行采集。在诱蝇笼内的底面放置引诱蝇的饲料即诱蝇料，诱蝇料视不同蝇种及不同场所而进行选用。诱蝇料种类的不同影响诱获蝇的种类。一般常见的丽蝇科和麻蝇科选用腐烂发臭的鱼、肉及虾类等动物性诱蝇料。而植物性的诱蝇料如酒糟、糖糟及腐败的植物果实等诱得的蝇种则主要以家蝇科和花蝇科多见。诱蝇笼放置的场所、地点的不同也会影响诱获蝇的种类。诱蝇笼具有节省人力和引诱的个体较多等优点，但诱获蝇的种类有一定的局限性。

对于某些难以捕获，孳生在野外的蝇种，可采用盛有诱料的罐或钵，添加适量水，放置野外。在发现有蝇卵后，带回实验室饲育其孵出成蝇。

2. 蝇幼虫的采集　蝇幼虫主要存在于蝇孳生地及其附近，但蝇的种类繁多，寄居环境及孳生地千差万别，如人畜的粪便、腐败的动植物、垃圾堆及酱缸等。蝇的幼虫可从这些不同的孳生地中检获。

3. 蝇蛹的采集　蝇蛹多数存在于蝇幼虫的孳生地及其附近较疏松的土壤里，少数蝇也可在腐烂干枯的动植物里面，故蝇蛹可在这些地方检获。

4. 蝇类采集的注意事项

（1）选择适宜的采集季节和时间：蝇的种类繁多，生活习性差别较大，即使同一蝇种，在不同地区或不同季节也不尽相同。因此，要想采到理想的蝇标本，首先要学习和掌握有关蝇的知识，才会达到预期的采集效果。一般说，每年晚春到秋末是蝇生活的适宜季节，但在我国南方的一些地区，有些蝇类没有明显的冬眠阶段；而在北方，每到冬季成蝇虽少，但认真采集往往也能检获获许多材料，如某些蝇的卵、幼虫、蛹以及成虫等。采集的时间也要根据不同种类而定，根据不同的蝇种习性选择在白天或夜晚、晴天或阴天时进行采集。

（2）选择适宜的采集地点和环境：不同蝇种的地理分布不同，其栖居环境及孳生地也是有差别的。因此，采集前要先熟悉掌握所采蝇种的分布地点、栖居环境及孳生地等，选择合适的地点进行采集。

（3）采集要全面：采集时不仅要将雌雄个体采全，还要尽可能将同种或不同蝇种的卵、幼虫、蛹、成虫等一并收集，并注意保持标本的完整性。

（三）蝇标本的制作

1. 成蝇标本的制作　成蝇属于体型较大、体表较硬的昆虫，通常采用针插法进行标本制作，既不容易损坏成蝇的鳞片或刚毛，也能很好地保持其色泽，且便于用放大镜或解剖镜从不同角度与方位进行检验。成蝇标本制作一般在采集标本后未干燥前进行，对于死后干燥变硬的成蝇应在还软后进行（因蝇死亡后很容易散失水分，虫体变干后附肢易折断，所以应将标本事先还软。其方法是选用一个较大的大口容器，现多采用磨口玻璃干燥缸，在容器底部铺一些潮湿的细沙，加入少许清水，以刚好漫过沙面为宜。为防标本长霉，沙中滴少量石炭酸或甲醛溶液。容器中层最好架一个带大孔的层板，铺上滤纸，成蝇放在层板上，封闭容器后即可。一般 3~7 天即可）。标本制作时采用的器具是昆虫针，由不锈钢材料制成，由细至粗分 00 号、0 号、1 号、2 号、3 号、4 号、5 号等 7 个级别。一般成蝇采用 1 号、2 号及 3 号等型号进行针插，根据虫体的大小来确定使用哪号针，针插开始时，先将要制作的虫体放在三级台或桌缝上，选用合适的针号，针插前翅基部背中线稍右部位。完成针插后，还要根据需要对针插后的成蝇做局部调整，如翅膀的位置、蝇足的弯曲度、唇瓣的伸长方向等逐项加以调整，使其完全与活蝇具有相同的姿态。也可以根据研究的需要，适当调整成蝇身躯、翅、腿的姿势和位置。当针插和整姿完毕后，可将标本放置到安全通风地方干燥一段时间，这个过程一般需时 1~2 周就可以完全干透。最后一道程序就是在制成的蝇标本上加放适量的防蛀防霉药剂，然后插上标签。若标本的数量较多，则需分门别类将标本置入标本盒内，将其置于避光的干燥处保存。

2. 蝇幼虫标本的制作　常采用玻片法进行制作，即将蝇幼虫封制于玻片上，便于在显微镜下观察虫体的细微结构。如果是一、二龄幼虫可直接将整个虫体封入制片，封制时注意将幼虫的后端折转使后气门朝上。三龄幼虫可将虫体切割成头部、躯干和尾三个部分，分别进行制片。头部主要展示前气门、头咽骨板及口钩等结构的侧面观。躯干展示第一至第七各腹节，可沿背部中央纵线切开，在玻片上展平后封片。尾部则展示后气门、肛区后面观等，如尾部过高，可在周围剪几道裂口便于封片。

（1）固定：将检获后的活幼虫置于 70%~75% 的酒精或 5%~10% 福尔马林或布勒氏（Bless）液中杀死固定。

（2）净化：蝇幼虫体型比较肥大，需清除其内脏及肌肉以看清细微结构。可将保存的蝇幼虫置于 5%~10% 的 KOH 溶液中，煮沸 5~10 分钟。

（3）洗涤：将净化后的标本放入无底的指形玻璃管中，用纱布扎口，用蒸馏水充分洗涤，一般洗涤 3 次左右，每次 5~10 分钟，然后转入 75% 的酒精中保存。

（4）脱水：将洗涤后保存的蝇幼虫标本逐步移入 75%、85%、90%、95%、100% 的酒精中依次脱水，其中前四个浓度各脱水一次，每次 5~10 分钟，在 100% 的酒精浓度中脱水两次，每次各 5 分钟，这个过程称逐级脱水。其目的是保证脱水彻底和防止标本收缩变形。

（5）透明：为了保证标本在镜检时清晰可见，在封片前必须进行透明。常用的透明试剂有二甲苯或/和丁香油。二甲苯透明力强，透明速度快，一般透明 10~15 分钟即可，但容易使标本发脆变硬损坏。丁香油透明力弱，透明速度慢，透明时间至少 30 分钟以上，视虫体大小而定，但丁香油不会使标本变硬，能较好地保持标本的完整性。

（6）封片：将透明好的蝇幼虫放置于载玻片三分之二交界处的中央，滴少量的二甲苯，在其未挥发前将虫体按要求整理摆好，滴上适量树胶，随即盖上盖玻片。注意树胶的量不要太多，以恰好溢到盖玻片四周为宜，不要在盖玻片和树胶之间产生气泡，更不要将树胶滴在盖玻片上。常用的树胶有加拿大树胶、攸帕拉树胶及水氯醛树胶等。

（7）贴标签：在所制标本另一侧的三分之一处贴上标签，并注明该标本的名称、制片时间、及制片人的姓名。标签的规格常为 20mm × 20mm 的正方形。

3. 蝇的保存

（1）成蝇的保存：成蝇多采用干藏法保存。将针插后的标本置于玻璃管、昆虫盒或者是带有软木塞的玻璃管中进行密封保存。吸血蝇种需将其血液完全消化后再进行针插保存。选用昆虫盒时，最好使用樟木制成，忌用铁质或纸质材料。为便于长期保存，昆虫盒内放入纸包的樟脑粉即可，如标本数量多，可保存于玻璃管中，管底放少量樟脑粉，再铺上棉花、滤纸各一层，昆虫标本放于滤纸上，再用软棉纸包棉花，轻塞在昆虫标本上方，瓶口加软木塞，用蜡密封。不论用哪种容器保存成蝇，都必须要注意防潮、防霉、防尘及防止其他微小生物的侵蚀。

（2）蝇卵、幼虫及蛹的保存

1）干燥法：将干制的蝇幼虫放入不透气的塑料袋中，放在阴凉干燥通风处，可在常温下保存 3 个月左右。若要长时间保存，则可将蝇幼虫干燥至水分含量不高于 10%，然后在蝇幼虫标本中添加抗氧化剂如乙氧基喹啉等。

2）液藏法：双翅目昆虫的卵、幼虫和蛹的保存通常采用液藏法。此法是指将蝇卵、幼虫和蛹浸没于保存液中进行保存。为了使蝇幼虫的虫体在浸泡后不易变形，在浸泡保存前可将其用沸水煮至虫体僵硬，时间不宜过长，待僵硬的虫体冷却后将其放入含 75% 的酒精或 10% 福尔马林的玻璃指形管中。也可将活蝇幼虫直接投入到经先加热的 75% 酒精（60~70℃）固定，一天后保存于酒精（75%）中，也可固定保存于 10% 福尔马林或布勒氏（Bless）液的玻璃指形管中。如在酒精保存液中加几滴 0.5%~1.0% 的甘油，可使虫体保持柔软。若长期保存，酒精保存液需在开始时每隔半月更换 1 次，之后酌情再更换 1~2 次。

二、蝇的饲养

在对蝇的研究中，常需在实验室进行蝇的饲养。

（一）饲养用器材

饲养蝇的恒温室大小宜为 8~10m^2，保持室温 25~30℃、相对湿度 50%~70%、日光灯光照每日不少于 10 小时。

1. 饲养笼　笼的大小可根据饲养蝇数的多少设计。常用 50cm × 50cm × 50cm 或 23cm × 23cm × 23cm 的木架或铁架，罩上纱布笼，笼底为粗布，笼的其中一侧开一直径 15~20cm、长约 30cm 左右的纱布袖笼，用以取放蝇及更换饲料等。每个蝇笼配备一只饮水杯，盛水后在水面放一直径较杯口稍小的软木片或泡沫塑料片，使成蝇可停站饮水。蝇笼内放置三至四只小塑料杯作为饲料杯，还需放置一个产卵杯，产卵杯可用饮水杯盛放幼虫饲料即可。

2. 幼虫培养盘或饲养缸　培养盘是用塑料或铁皮制成，数量依饲养规模而定，其大小以每盘放培养基5kg为宜，培养盘一般每边高10cm左右，培养基厚度以3~5cm为宜。饲养缸常用500ml容量的玻璃缸，放入适量饲料，在缸口扎上尼龙纱以防幼虫爬出。

3. 饲料　成蝇的饲养常用干奶粉与红糖混匀即可。幼虫饲料常按粗麦麸100g、奶粉1g、水200ml的比例进行配制。配制幼虫饲料时，可先用少量热水将奶粉调成糊状，然后放入麦麸，加适量水拌匀。

（二）成蝇的饲养

根据饲养笼的大小，把适量即将羽化成蝇的蛹放入笼内，同时放入饲料杯和水杯。待家蝇羽化后第5~6天时，再放入产卵杯。注意保持水的充足和新鲜，每日检查一次产卵杯，若发现产卵杯无卵则要及时更换杯中的饲料。成蝇产卵量下降后，可将饮水杯和饲料杯取出后对成蝇进行处理，然后进行饲养笼的清理，根据需要再重新进行饲养。

（三）幼虫的饲养

在幼虫培养盘或饲养缸中放入2/3的幼虫饲料，再取适量蝇卵放到饲料表面。一般而言，蝇卵在饲养室内经过8~12小时就能孵化出幼虫，幼虫以饲料中发酵的霉菌为食，由表面逐层向下进食，经5~7天就可化蛹。饲养时要注意避免幼虫过多而影响发育，或幼虫过少而致饲料结块发霉。幼虫化蛹后可将其筛出置于平皿中，放入饲养笼内羽化。

三、蝇抗药性研究

在蝇的防制中，与人们生产生活最为密切相关的主要是家蝇的防制，目前采取的多是以化学防制为主的综合防制。但随着杀虫剂被大量长期使用，家蝇通过多种机制逐渐产生了抗药性，其发展与蝇的基因、生理、生态等直接相关，更与使用杀虫剂的剂量、时间、范围和方式等因素有关。据研究，家蝇已对多种杀虫剂产生了抗药性，包括拟除虫菊酯类、有机磷类、氨基甲酸酯类、有机氯类、环丙氨嗪类、烟碱类等。家蝇对不同杀虫剂产生的抗药性的机制也有所不同，主要以靶标抗性和代谢抗性为主。

（一）靶标抗性

靶标抗性是指靶标对杀虫剂敏感性下降甚至不敏感，编码靶标的基因发生点突变致使靶标结构发生改变而不能与杀虫剂有效结合，使家蝇对该杀虫剂产生抗药性。

拟除虫菊酯类杀虫剂的作用靶标主要是电压门控钠通道（voltage-gated sodium channel，VGSC），该通道与杀虫剂结合后会改变其电压门控性质并使其开放时间异常增加，从而引起神经系统异常放电、神经细胞膜去极化，最后导致昆虫死亡。编码钠通道的基因*Vssc*发生位点突变将使靶标结构改变，造成拟除虫菊酯与靶标之间的亲和力减少或消除，降低它们之间的结合能力，从而产生抗性，这种抗性也称为击倒抗性（knockdown resistance，kdr）。目前在家蝇体内已经发现的位点突变有L1014F/H，即亮氨酸CTT突变为苯丙氨酸TTT（L1014F，kdr）或组氨酸CAT（L1014H，kdr-his）；M918T位点突变，即甲硫氨酸ATG突变为苏氨酸（AGG）；L1014F+M918T的双位点突变会造成更强的拟除虫聚酯抗性，即super-kdr。1951年Busvine首次发现L1014F位点突变，1996年Williamson等发现了L1014F+M918T的双突变高抗性，2002年Liu、Pridgeon发现了L1014H。研究表明，全球不同区域家蝇的突变频率不尽相同，一般认为对拟除虫菊酯的抗性水平为L1014H<L1014F<L1014F+M918T。

有机磷类杀虫剂的作用靶标是乙酰胆碱酯酶（acetylcholinesterase，AChE），其主要功能是在胆碱能神经突触处通过快速水解神经递质乙酰胆碱（ACh）而终止神经冲动，是一种丝氨酸水解酶。杀虫剂通过把AChE的活性位点（丝氨酸残基）磷酸化或氨基甲酰化，抑制正常的神经冲动传导，导致昆虫死亡。研究表明，编码家蝇AChE的基因*Ace*位于常染色体2上，编码由692或693个氨基酸残基组成的前体蛋白，该基因发生位点突变使AChE发生氨基酸改变而变构，使其对杀虫剂的敏感性降低，不易被杀虫剂抑制，从而使昆虫的生理功能不受明显影响，产生抗药性。目前，已在不同的抗性家蝇品系中发现V260L、G342A/V、

F407Y、G445A 等突变。单个或多个位点突变可导致不同程度的抗药性，多突变组合所致抗药性更强。

（二）代谢抗性

杀虫剂进入昆虫体内时，虫体对杀虫剂的代谢便已开始，贯穿杀虫剂到达作用靶标或贮存组织的过程，直至最终被分解代谢排出体外。昆虫体内各种与代谢相关的某些酶，其表达量增高或活性增强，会加快杀虫剂降解的速度，从而减少杀虫剂到达作用靶标的有效剂量，这些酶主要包括细胞色素 P450 酶系（cytochrome P450s）、酯酶（esterases）、谷胱甘肽 S- 转移酶（glutathione S-transferase，GST）等。

四、蝇的先天免疫研究

蝇类具有独特的免疫防御机制，包括细胞免疫和体液免疫。细胞免疫主要依赖血细胞对外来抗原或异物的吞噬和包被作用。体液免疫包括细菌识别蛋白、抗微生物肽、丝氨酸蛋白酶、蛋白酶抑制剂、酚氧化作用等。

（一）细胞免疫

昆虫的血细胞包括原血胞、浆血胞、粒血胞、珠血胞、类绛（囊）血胞。以果蝇为模式生物进行研究，发现这些不同类型的血细胞具有高度同源性，并通过循环运动接触异物后，借助特定的功能分子识别结合而产生防御反应，发挥吞噬、凝集成瘤或包被等作用。

家蝇的血细胞中，没有典型的珠血胞和粒血胞，但其浆血胞具有极强的吞噬能力，类绛（囊）血胞也可能与其免疫功能相关。果蝇的血细胞，即浆细胞、基底细胞和产生 PPO 的晶体细胞，参与了其免疫反应中的吞噬、黑化和包囊作用。

（二）体液免疫

蝇类的体液免疫不同于哺乳动物，其体内既没有 T 细胞和 B 细胞，也没有抗体和补体系统，并不具有哺乳动物那样的获得性免疫系统。蝇类的体液免疫主要通过抗微生物肽、丝氨酸蛋白酶、酚氧化酶、溶菌酶、凝集素等在蝇类免疫防御中发挥着重要作用。

1. 抗微生物肽　抗微生物肽是生物体抵御病原体感染的一类大量且多样的天然多肽，是生物体有效的内源性先天免疫分子，曾广泛称其为抗菌肽，后经研究发现其不仅具有抗细菌作用，还具有抗真菌和抗病毒作用，对某些癌细胞及原虫也有细胞毒性作用，故称其为抗微生物肽。其中，昆虫来源的抗微生物肽正有望成为某些皮肤、眼睛和肺部感染的抗生素治疗替代品，甚至可以在治疗中恢复某些多重耐药病原体对传统抗生素的敏感性。此外，昆虫抗微生物肽还可以作为合理设计人工抗生素的模板，以克服天然多肽的某些缺点。目前，已分离和鉴定的蝇类抗微生物肽已有十余种，且随着研究的深入，发现某些蝇类如家蝇，还存在某些异于其他昆虫、独特的活性多肽。

抗微生物肽的作用机制，包括胞膜攻击作用、对癌细胞骨架的断裂作用、抑制蛋白质及细胞壁合成、诱导细胞凋亡、线粒体攻击作用以及对细胞核染色体的影响等。其中，膜攻击理论在目前被认为是蝇类抗微生物肽最主要的作用机制和途径。

2. 丝氨酸蛋白酶　昆虫的丝氨酸蛋白酶多出现在血淋巴中，通过血细胞表达，其表达模式有助于揭示激酶激活体液防御应答的作用。丝氨酸蛋白酶常由几个成分构成，这些成分受丝氨酸蛋白酶抑制剂的调节，限制临近位点反应，防止可能导致昆虫死亡的一种非控制系统的应答。

3. 酚氧化酶　酚氧化酶原（prophenoloxidase，PPO）以酚氧化酶原的形式存在于蝇类血淋巴、表皮及中肠中，一般以无活性的酶原存在，被酚氧化酶激化酶激活后，其终产物为黑色素，沉积在病原微生物或者寄生虫的周围，与体节一起形成机械屏障以阻挡其入侵，促进伤口愈合，也可以对病原体产生毒性作用。细菌或真菌的细胞壁能与蝇体内的肽聚糖、脂多糖等发生特异性结合而活化 PPO。研究表明，PPO 的活化还受到免疫调节剂、抑制剂、化学因子等的影响。活化后的酚氧化酶，参与蝇的黑色素形成、通过硬化反应硬化角质、参与伤口的愈合等。酚氧化酶还是蝇类免疫防御细胞的标志酶，在蝇体内作为非自身识别系统发挥免疫防御功能。

4. 溶菌酶　溶菌酶（lysozyme）是一类能使细菌、酰胺酵母菌和霉菌细胞壁溶解，从而引起微生物死亡的溶菌因子，其溶菌机制通常是几种酶或非酶物质的协同作用，而非单一酶的作用。研究显示，家蝇成虫体内的溶菌酶与幼虫中分离到的溶菌酶活性相似，家蝇幼虫中肠溶菌酶在 pH 3.5 环境下的活性比 pH 6.0 时要高。

5. 凝集素　据研究，昆虫凝集素能够结合细菌细胞壁上的糖链结构而使细胞破壁死亡，还能够介导鼠巨噬细胞、多核细胞等溶解肿瘤细胞的活性，甚至能治疗鼠体腔核实体癌瘤。目前发现家蝇蛹凝集素就具有免疫调节功能和抗菌作用。

（三）先天性免疫信号通路

蝇类先天性免疫信号通路包括 Toll、IMD、JAK/STAT 三种。其中 Toll 和 IMD 两种信号通路在抗微生物肽的产生即激发天然免疫反应中发挥关键作用，IMD 通路主要控制抵御革兰氏阴性菌感染的抗菌肽和防御素的表达。

五、人工感染病原体实验

冈田绕眼果蝇是华裔吸吮线虫（*Thelazia callipaeda*）的中间宿主。华裔吸吮线虫是结膜吸吮线虫的其中一种，是寄生在犬、猫、兔等动物眼部的一种寄生性线虫，偶可寄生于人眼结膜囊内，是一种人兽共患性寄生线虫，可引起结膜吸吮线虫病。此虫的幼虫寄生在冈田绕眼果蝇体内，可发育为感染期蚴，蝇是其重要的传播媒介。

用冈田绕眼果蝇人工感染结膜吸吮线虫，主要包括以下过程：①采用水果包悬挂诱捕法诱捕自然界中的果蝇，即将水果切成小碎块并放置 2~3 天发酵后用纱网包住，悬挂于树干上诱使果蝇取食；②在实验室将捕获的且经过鉴定为冈田绕眼果蝇的果蝇放入饲养笼饲养，用切开的香蕉、苹果等贴置在蝇笼上下，并覆以湿纱布保持湿度，使笼内的果蝇在纱布壁孔取食时产卵于水果上且很快孵出幼虫；③收集幼虫放入瓷碗中置于饲养笼内，保持温度为 25~31℃，湿度为 70%，经过大约 12 天后，幼虫逐渐发育至蛹并羽化为可用于感染的第二代果蝇；④将收集的第二代果蝇禁水禁食 6 小时，同时，把备用的结膜吸吮线虫初产蚴（初产蚴与果蝇数比例为 3∶1）放在由生理盐水和果汁混合液的凹玻片中并置于蝇笼内，注意用黑布罩在蝇笼上遮光，仅在近凹玻片的一侧留一小透光区以吸引果蝇取食；⑤在 23.4~29.7℃的温度条件下饲喂 4h 后恢复常规饲养，定时检查果蝇并观察其感染情况，一般情况下，饲养 14~17 天后可查到感染期蚴。

六、孳生地调查与监测

（一）调查场所

调查建成区内单位室内外的生活垃圾盛放容器、外环境的生活垃圾存放容器、垃圾中转站、垃圾处置场、垃圾运输车辆、农贸市场、公共厕所等。调查农贸市场、车站、公共绿地、居民区外环境每 100 延长米中散露的孳生地处数。

（二）调查方法

成蝇的密度检测主要有笼诱法、粘捕法及成蝇目测法。这里主要介绍蝇幼虫孳生地的调查方法，主要包括幼虫定性调查法、定量计数法、单位面积计数法、捞勺计数法、十字取样法和幼虫目测法。

1. 幼虫定性调查法　在每一个孳生地单位，如某处垃圾桶或某公厕等，若在该处的孳生物中发现有幼虫或蛹则视为阳性，为定性调查，不需鉴定具体虫种。常用于城镇蝇类密度控制水平的评估。

2. 定量计数法　在调查场所的不同幼虫孳生地分别取阳性孳生物 100~200g，检出 3 龄幼虫并计数，各孳生物的计数相加后求平均数即为该调查场所的孳生数。所检获的幼虫，可取一部分直接进行蝇种鉴定，另取一部分放入实验室饲养笼待其羽化为成蝇后再进行蝇种鉴定。

3. 单位面积计数法　适用于固体孳生物，如垃圾、酒糟、酱渣、豆粕等。在幼虫孳生地划出一定的面积，如 30cm × 30cm，取其中 10~15cm 深处的全部孳生物，平摊后检出全部幼虫和蛹，然后进行分类鉴定和计数。

4. 捞勺计数法　适用于液体或半液体孳生物。用 250ml 或 400ml 的长柄勺捞取孳生物，检出全部幼虫进行分类鉴定和计数。重复操作 5 次后，求取平均数，了解蝇幼虫的孳生频度和孳生密度。

5. 十字取样法　蝇类幼虫在孳生物内的分布并不均匀，呈点状分布。因此，在实际取样时，可采用十字取样法，即以孳生物的中心作为十字交叉点，然后在每一象限各取一份样品，进行定性或定量计数，可在一定程度上减少取样误差。

6. 幼虫目测法 2009 年实施的 GB/T 23796—2009《病媒生物密度检测方法 蝇类》国家标准中，幼虫目测法适用于蝇类幼虫孳生率及孳生密度的监测。调查蝇类孳生地，检查孳生物内有无蝇类活幼虫和蛹孳生。记录检查的孳生物数、阳性孳生物数和每处或每一单位（如 100g）的蝇类活幼虫和蛹数。蝇类幼虫孳生率 = 有蝇类活幼虫和蛹的孳生地处数/检查的孳生地处数 ×100%；蝇类幼虫密度 = 发现孳生的蝇类活幼虫和蛹数/阳性孳生物数。

七、其他

目前，有关蝇分子生物学的研究在果蝇、金蝇、绿蝇、皮蝇及麻蝇等多蝇种中进行，发现并克隆了很多种防病及抗病基因。其中，果蝇因其遗传背景清晰、周期短、繁殖力强等特点，是进行节肢动物生命活动研究的良好模型。2000 年，果蝇基因组测序已全部完成，通过生物信息学的方法，从复杂基因组序列中预测出编码果蝇蛋白质的全部基因，并且利用基因芯片等技术对不同生理状态下果蝇基因的活动情况进行了大规模的筛查，然后再从蛋白质水平进行分析研究，进一步了解果蝇的生命全过程。研究人员对果蝇的血液进行蛋白质组学研究，利用双向电泳技术从果蝇的血液中分离到近 300 个蛋白点，并利用质谱技术鉴定了近 100 个蛋白点，功能注释显示，它们参与到很多重要的生命活动中，如贮藏蛋白、离子转运蛋白、热激蛋白、蛋白酶类、蛋白酶抑制剂类等，其中很多都与昆虫的免疫应答有关。此外，蛋白质组学的研究手段还被应用于果蝇神经发生、系统发育等方面的研究。Baggerman 等利用纳升级液相色谱及串联质谱（NanoLC-2MS/MS）分析了黑腹果蝇幼虫中枢神经系统肽的组成，共鉴定出 28 种神经肽。Predel 等采用同样的方法对黑腹果蝇成虫神经激素释放位点及其内分泌肽神经元细胞进行了蛋白质组学的研究，共鉴定出 32 个未知神经肽。

目前在蝇类尤其是家蝇抗微生物肽基因的克隆中，利用表达文库进行筛选是获取新基因最常用、最可靠的策略。随着多种模式生物基因组测序工作的完成、EST 数据库的迅速扩展及基因预测软件的不断开发和应用，结合生物信息学进行基因克隆已广泛用于新基因的发现。

在食品、保健品等领域，对于蝇蛆蛋白粉的研究和生产工艺已经有了大量报道。此外，甲壳素也是蝇蛆体内宝贵的天然生物资源，主要分布于蝇蛆的外表皮。蝇蛆皮中的甲壳素含量高于虾蟹壳，且碳酸盐和重金属含量低、色素少，可用来开发高附加值的甲壳素衍生物。研究表明，利用蝇蛆甲壳素开发的壳聚糖具有降血脂、抗突变、促进小肠运动、促进免疫调节等作用，可应用于食品、保健品、药品、化妆品等行业。

在法医昆虫学领域，推断尸体的死亡时间可根据尸食性昆虫尤其是蝇类幼虫或蛹的发育阶段来推断。此外，在一些封闭环境，如室内或轿车、轮船内中，蝇类成虫也可用于推断尸体死后的间隔时间。

另外，研究显示，某些蝇类还可作为重组蛋白的真核表达系统，如人白血病抑制因子（human leukemia inhibitory factor，hLIF）、人干扰素（human IFNa-2b hIFNa-2b）等可在果蝇 S2 表达系统的高效表达。该细胞表达系统结合了哺乳动物表达系统和昆虫表达系统的优秀特征，使得融合蛋白的表达变得简单高效，适合表达的蛋白包括分泌性蛋白、细胞受体蛋白、酶和细胞毒性蛋白等。由于这些优点，果蝇表达系统在蛋白研究中有着极为广泛的应用。

（付　萍）

参考文献

[1] 陈丹，张瑞玲，刘婧，等．蝇类携带病原体研究进展[J]. 中国病原生物学杂志，2016，11(08)：765-768+1-2.

[2] 陈禄仕，朱光辉．北京地区双翅目 丽蝇科 麻蝇科 蝇科名录[J]. 北京农学院学报，2014，29(04)：22-28.

[3] 陈玉排，区浩宁，林伟权，等．斑蹠黑蝇和裸芒综蝇在口岸蝇类监测中的重要性探讨[J]. 中国预防医学，2010，11(3)：282-284.

[4] 程晓兰，王光，陈雪松，等．2006-2015 年辽宁口岸蚊、蝇种群结构及其携带病原体监测检测[J]. 中国国境卫生检疫杂志，2016，39(06)：385-391.

[5] 范滋德．中国常见蝇类检索表[M]．北京：科学出版社，1965.
[6] 范滋德．中国常见蝇类检索表[M]．2 版．北京：科学出版社，1992.
[7] 范滋德．中国动物志昆虫纲第四十九卷双翅目蝇科(一)[M]．北京：科学出版社，2008.
[8] 范滋德．中国动物志昆虫纲第六卷双翅目丽蝇科[M]．北京：科学出版社，1997.
[9] 范滋德．中国经济昆虫志第三十七册双翅目花蝇科[M]．北京：科学出版社，1988.
[10] 冯绍全，季恒青，何亚明，等．重庆市双翅目蝇类名录研究[J]．中华卫生杀虫药械，2012，18(2)：143-147.
[11] 冯炎，王艳霞，张义梅，等．四川省跑马山区有瓣蝇类种类初探(昆虫纲：双翅目)[J]．中国媒介生物学及控制杂志，2016，27(4)：368-373.
[12] 冯炎．中国腐蝇属的分类研究及纪录一新种[J]．中国媒介生物学及控制杂志，2010，21(05)：475-477.
[13] 郭刚，阿不都·扎伊尔，周煊．阿拉山口口岸蝇类监测分析[J]．中国国境卫生检疫杂志，2011，34(02)：117-119，122.
[14] 郭天宇，许荣满．中国境外重要病媒生物[M]．天津：天津科学技术出版社，2017.
[15] 呼满霞，范东辉，刘志斌．绥芬河口岸蝇类调查报告[J]．口岸卫生控制，2012，17(04)：47-48.
[16] 冷培恩，刘洪霞，徐劲秋．GB/T 31718-2015《病媒生物综合管理技术规范 化学防治 蝇类》标准解读[J]．中华卫生标准管理，2019，10(9)：13-16.
[17] 冷培恩，王明福，莫建初，等．蝇类防制工作进展与发展展望[J]．中国媒介生物学及控制杂志，2015，26(3)：217-222.
[18] 李朝品．人体寄生虫学实验研究技术[M]．北京：人民卫生出版社，2008.
[19] 李朝品．医学节肢动物学[M]．北京：人民卫生出版社，2009.
[20] 李朝品．医学昆虫学[M]．北京：人民军医出版社，2007.
[21] 李国武．城市蝇类环境防治对策[J]．中华卫生杀虫器械，2013，19(4)：358-359.
[22] 李明月，季延娇，王明福．山西省五台山地区有瓣蝇类名录[J]．中国媒介生物学及控制杂志，2014，25(06)：546-551.
[23] 刘琴，陈木新，周晓农，等．非洲锥虫病的诊断和治疗[J]．中国寄生虫学与寄生虫病杂志，2018，36(5)：435-442.
[24] 陆宝麟，吴厚永．中国重要医学昆虫分类与鉴别[M]．郑州：河南科学技术出版社，2003.
[25] 任一鑫，秦元华，崔昱，等．1 例结膜吸吮线虫病报告及中国流行状况分析[J]．中国人兽共患病学报，2017，33(11)：1041-1047.
[26] 汤林华，许隆祺，陈颖丹，等．中国寄生虫病防治与研究[M]．北京：人民卫生出版社，2011.
[27] 王艳，金小宝，朱家勇．蝇类免疫的研究进展[J]．中国人兽共患病学报，2007，23(12)：1255-1258.
[28] 王芸，李国太，火照宏．兰州市蝇的种类与分布[J]．中华卫生杀虫药械，2012，18(03)：232-234.
[29] 王紫梁，马卫东，李宁，等．北京朝阳口岸医学媒介生物本底调查及探讨[J]．中国国境卫生检疫杂志，2010，33(06)：405-408.
[30] 吴观陵．人体寄生虫学[M]．4 版．北京：人民卫生出版社，2013.
[31] 吴薇，夏德峰，郑炜，等．宁波地区有瓣蝇类名录[J]．湖北农业科学，2014，53(7)：1563-1566.
[32] 薛万琦，赵建铭．中国蝇类[M]．沈阳：辽宁科学技术出版社，1996.
[33] 尤燕春，谢苗，尤民生．昆虫谷胱甘肽 S-转移酶的多样性及其介导的抗药性[J]．应用昆虫学报，2013，50(3)：831-840.
[34] 张新卫．病媒生物密度控制水平现场评估指南[M]．杭州：浙江科学技术出版社，2018.
[35] 杰尔本尼娃·乌霍娃，家蝇的生态及其在传染病学上的意义[M]．张宗炳，等，译．北京：科学出版社，1957.
[36] 赵中芳，杜改萍．结膜吸吮线虫病的眼科研究新进展[J]．河北医科大学学报，2020，41(4)：490-493.
[37] 钟展航，曾威楠，李圃一，等．梧州赤水港作业区 2016 年医学媒介生物本底调查情况[J]．口岸卫生控制，2017，22(03)：53-58.
[38] 周光智，薛健，王治，等．驻山东省沿海部队营区驻地蝇类种群名录[J]．中华卫生杀虫药械，2014，20(02)：197-199.
[39] BABOKHOV P，SANYAOLU AO，OYIBO WA，et al. A current analysis of chemotherapy strategies for the treatment of human African trypanosomiasis [J]. Pathog Glob Health，2013，107(5)：242-252.
[40] BÜSCHER P，MERTENS P，LECLIPTEUX T，et al. Sensitivity and specificity of HAT Sero-K-SeT，a rapid diagnostic test for serodiagnosis of sleeping sickness caused by Trypanosoma brucei gambiense：a case-control study [J]. Lancet Glob Health，2014，2(6)：e359-e363.
[41] BÜSCHER P，CECCHI G，JAMONNEAU V，et al. Human African trypanosomiasis [J]. Lancet，2017，390(10110)：2397-2409.
[42] CAMARA O，CAMARA M，LEJON V，et al. Immune trypanolysis test with blood spotted on filter paper for epidemiological surveillance of sleeping sickness [J]. Trop Med Int Health，2014，19(7)：828-831.
[43] CASIDA JE，DURKIN KA. Neuroactive insecticides：targets，selectivity，resistance，and secondary effects. Annual Review of Entomology，2013，58(1)：99-117.
[44] Control and surveillance of African trypanosomiasis. Report of a WHO Expert Committee [R]. World Health Organ Tech

RepSer, 2013, 881: Ⅰ-Ⅵ, 1-114.

[45] DAS JK, DAS D, DESHMUKH S, et al. Live encysted Thelazia callipaeda presenting as a lump adjacent to the right lacrimal sac in a 42-year-old female: a rare case report [J]. Indian J Ophthalmol, 2018, 66(8): 1220-1223.

[46] FRANCO JR, CECCHI G, PRIOTTO G, et al. Monitoring the elimination of human African trypanosomiasis: Update to 2014 [J]. PLoS Negl Trop Dis, 2017, 11(5): e0005585.

[47] KOKA K, TONGBRAM A, MUKHERJEE B, et al. Periocular thelaziasis presenting as an orbital mass-a case report [J]. Orbit, 2019, 38(6): 503-506.

[48] LUMBALA C, BESSELL PR, LUTUMBA P, et al. Performance of the SD BIOLINE R HAT rapid test in various diagnostic algorithms for gambiense human African trypanosomiasis in the Democratic Republic of the Congo [J]. PLoS One, 2017, 12(7): e0180555.

[49] PAPADOPOULOS E, KOMNENOU A, THOMAS A, et al. Spreading of Thelazia callipaeda in Greece [J]. Transbound Emerg Dis, 2018, 65(1): 248-252.

[50] RINKEVICH FD, DU Y, DONG K. Diversity and Convergence of Sodium Channel Mutations Involved in Resistance to Pyrethroids [J]. Pesticide Biochemistry & Physiology, 2013, 106(3): 93.

[51] SUN H, TONG KP, KASAI S, et al. Overcoming super-knock down resistance (super-kdr) mediated resistance: multi-halogenated benzyl pyrethroids are more toxic to super-kdr than kdr house flies [J]. Insect Molecular Biology, 2015, 25(2): 126-137.

[52] WANG X, RUAN Q, XU B, et al. Human African trypanosomiasis in emigrant returning to China from Gabon, 2017 [J]. Emerging Infect Dis, 2018, 24(2): 400-404.

[53] YIM CH, KO JH, LEE JH, et al. A pediatric case of thelaziasis in Korea [J]. Korean J Parasitol, 2016, 54(3): 319-321.

第二十一章
蠓

蠓（biting midges）在分类地位上属昆虫纲（Insecta）双翅目（Diptera）蠓科（Ceratopogonidae）。目前，世界已知蠓种有 5 亚科 133 属 6 502 种（Borkent 和 Dominiak，2020），中国的蠓科昆虫已知有 4 亚科 37 属 1 176 种，其中有许多种类嗜吸人、畜和禽类血液，不仅直接刺叮骚扰，为害人畜，而且是多种病原体的传播媒介。因此，蠓是重要的医学昆虫类群之一。有些蠓是某些昆虫的体外寄生虫，许多捕食性蜡蠓以刺吸某些农林害虫体液为食，这些蠓可能是害虫防治中可利用的天敌。还有许多非吸血蠓以花蜜等植物汁液为食，是植物的授粉媒介。除此之外，由于蠓的孳生地广泛，是园林和绿化地带最常见的昆虫，乃至现代都市高层楼宇中皆可见。不同蠓种的出现，联系其生态习性可反映环境质量的某些内涵。因而，蠓的研究，可涉及的内容和范畴非常广泛，尤其是在生物多样性的研究中。

第一节　形态学

蠓的形态与摇蚊科（Chironomidae）昆虫很相似，因而早先蠓被作为摇蚊科的一个亚科，直至 1917 年以后才独立为科。蠓为完全变态双翅目昆虫，各发育阶段均有其显著的形态特征，除具有双翅目昆虫的基本形态外，这些特征在不同亚科和不同属间均有不同，并各具可资鉴别的特征。本节以库蠓属（*Culicoides*）为代表，简述其各发育阶段的基本形态特征。

一、成虫

（一）外部形态特征

微小型双翅目昆虫，体型细长或短拙。体长多为 1~5mm，少数更微小者短约 0.7mm，较大型者长约 7mm。体表有毛，呈黑色、褐色或棕色，或黑白相间。翅 1 对，静止或刺叮时，相叠平置于腹部背面。中胸背面稍形隆起，头部略为低下，刺吸式口器，各足较细长（图 21-1）。

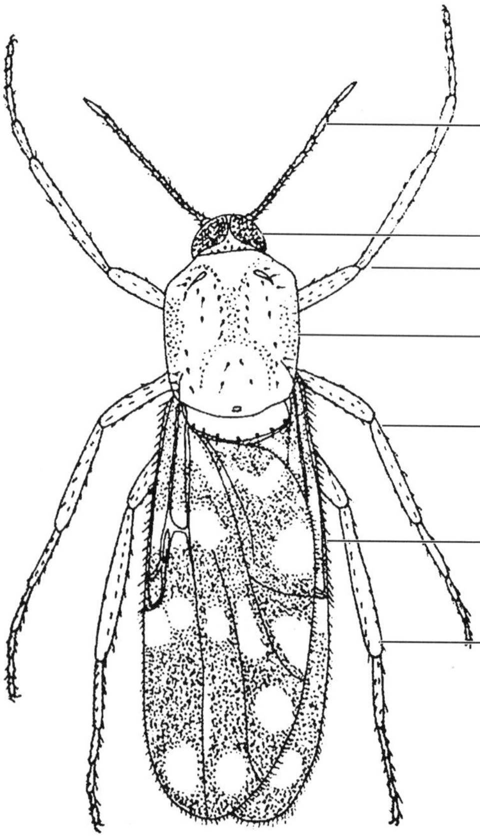

图 21-1　雌蠓背面观
（引自 虞以新）

蠓具有双翅目细角亚目的典型特征，全体分头、胸、腹 3 部分，1 对翅，3 对足，腹部 10 节，自第 7 节后逐渐特化为外生殖器。

1. 头部　感觉和取食中心。梏形，位于前胸前下方。两复眼相邻接（接眼式）或相分离（离眼式），离眼式蠓类两复眼间的额带宽窄不一，并可有额缝。组成复眼

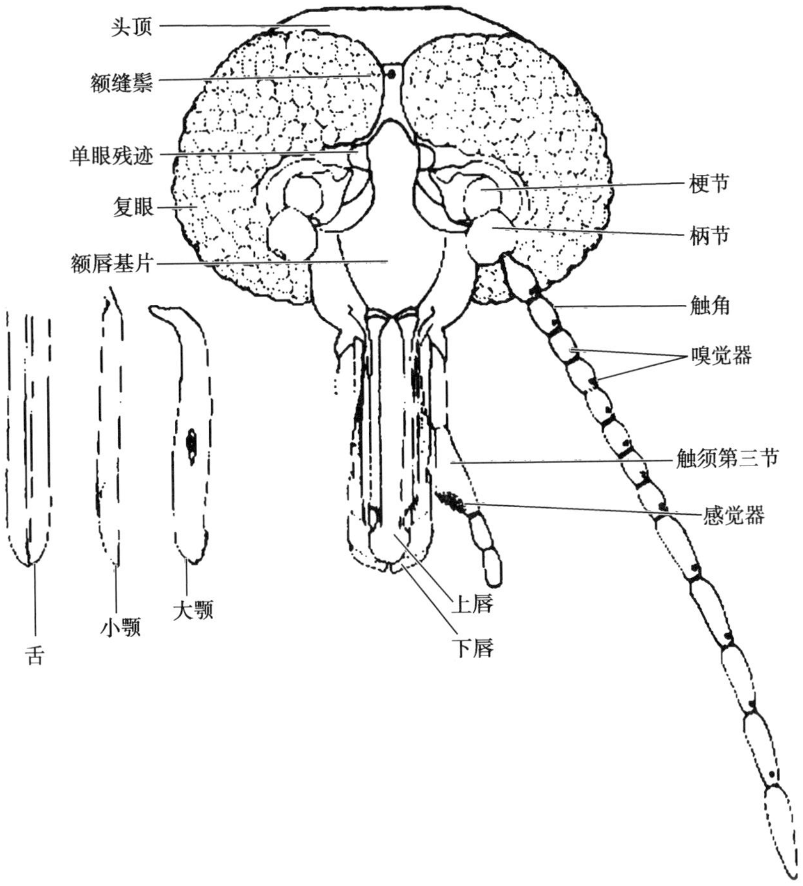

图 21-2 雌蠓头部正面观
（引自 虞以新）

的小眼面间光裸或被柔毛（图 21-2）。正面观可见如下结构和附器。

（1）头顶（v）：头壳上部，向两复眼之间延伸与额部相连，或在两复眼上部之间有额缝分割。

（2）复眼（ce）：位于头顶下方两侧，1 对复眼每侧各约有 150 余小眼面组合而成，在头顶下缘的两复眼之间可见略显隆起的单眼残迹。两复眼间距离的宽、窄称为额宽；额宽的变化及是否有额缝往往因种而异。

复眼小眼面间往往有柔毛（pubescence），柔毛的有无，在不同种、属间也各有不同。

（3）触角（ant）：1 对，位于复眼中部内侧，由唇基片与额的连结部相隔。通常有 15 节，但因其第 1 节柄节（sca）呈环状角片，被发达而粗大的第 2 节梗节（ped）所掩盖而不易察见，故又称作围角片；自第 3 节起统称为鞭节（fla）。鞭节由 13 个环节组成，其端部 4~5 节常延长而称为长节，基部的 8~9 节称为短节。触角鞭节不仅节数在不同属间有变异，其各节形态的变化也有分类鉴别价值。触角各节长短及其形态的变化具有种间的差别，各长节的总长度与各短节的总长度的比值称作触角比值（AR），是分类中常用的鉴别依据之一（图 21-3）。

触角是重要的感觉器官，其上常着生有感觉器，这些感觉器的形态、数目和分布位置常因种而异，它们均与神经系统相连，根据形态及结构而分为 5 类，其有营机械性触觉作用厚壁的感觉刺（sensillum chaeticum，sch），兼有嗅觉功能的薄壁感觉毛（sillim trichodeum，st），这两类为长短不等的毛状体：另有专营化学感受的嗅觉器 3 类，即锥感器（sensilla basiconcia，sba），是长短不等锥突；腔锥感器（sensilla coeloconica，sco），这是在有若干微小感觉毛围绕的腔状凹陷内有居中锥形突的感觉器，此即是通常所称的嗅觉器；坛感器（sensillan ampullacea，sa），这是种开口很小而内陷较深的嗅觉器等共 5 类感觉器。在双翅目昆虫触角、梗节与第 3 节相联接的深窝内有一种具橛神经泡型感觉器，称作江氏器（Johnston's organ，jo），是听觉器之一。雄蠓触角有用于择偶时接收同种雌虫翅振频率的纤细长轮毛（verti-cil，ve）。在电子显微镜下，毛蠓（*Dasyhelea*）的轮毛上有纵纹，铗蠓（*Forcipomyia*）有颗粒状隆起，库蠓（*Culicoides*）有纵行脊状隆

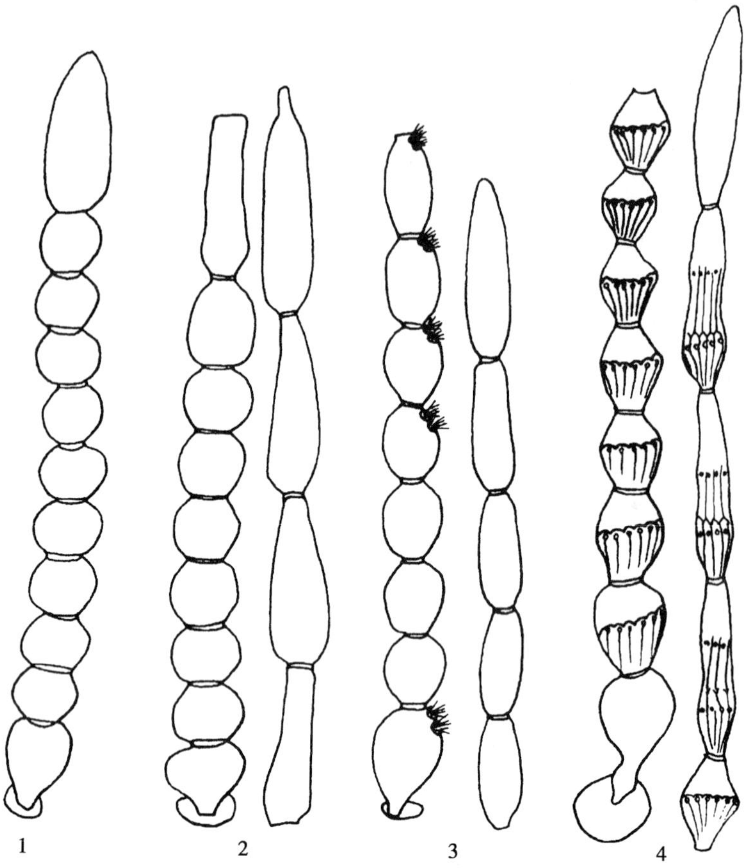

1. 郧县细蠓（*Leptonops yunhsienensis*）；2. 南方蠛蠓（*Lasiohelea notailis*）；3. 尖喙库蠓（*Culicoides oxystoma*）；4. 毛蠓（*Dasyhelea* sp.）。

图 21-3 不同类型的触角

（引自 虞以新）

起，而蠛蠓（*Lasiohelea*）还有微细的柔毛。轮毛接收声波后产生震动，刺激梗节窝内的江氏器，从而引起听觉反应。轮毛上不同的结构可能具有辨别声波的功能。

唇基片（cly）：又称额唇基片，因其上端与额相连，介于两触角之间，位于头部正面下缘，其两侧与颊相连，中部稍显隆起，下端紧连喙部，其上有为数不等的鬃，称唇基片鬃，有一定的分类价值。

（4）口器：又称喙，垂生于额唇基片下方，由上、下唇和舌片各 1 片，以及端部具齿的大颚、小颚各 1 对共 7 件组成，其长度通常约与头壳高度等长。蠓具发达的刺吸式口器，雌虫口器较雄虫发达，在吸血蠓类中尤为明显。雄蠓或非吸血蠓口器的大、小颚端部无齿，或作穗状。

1）上唇（lr）：背面隆起，端部呈穗状，或有齿。是口器最上面的一片。

2）大颚（md）：1 对，位于上唇下方，端部可有齿或无齿。若有齿，其齿数与齿形，种间有一定差别。雄虫通常无齿。

3）小颚（ma）：小颚内叶已退化，仅存此一对外叶，剑状，近端部可有尖细倒齿。

4）舌（hy）：位于大、小颚之下，中部有一凹槽，涎腺经此，端部常尖或有齿，雄虫无齿而作穗状，其基部与食窦和咽相联；在食窦弓处，蠛蠓有不同形态的齿状物称为口甲（ba）（图 21-4），在咽部也可有齿形结构，则称作咽甲；这些甲齿是重要的分类特征。

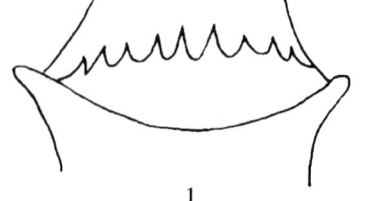

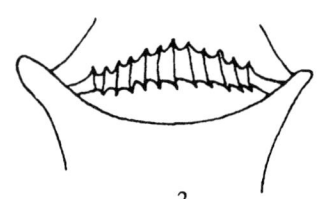

1. 疏齿型；2. 密齿型。

图 21-4 蠛蠓口甲齿

（引自 虞以新）

5）下唇（li）：在上述各件之下，形成托包上述口器各部的鞘状结构，可分为 4 节，第 1 节为角质强的颏（me），潜藏于头下，被颈膜覆盖，第 2 节亚颏（sm）和前颏（pm）是下唇的主体组成，自下而上拥抱其余口器的鞘状体；第 4 节是 1 对内侧有味觉器的下唇外叶，又称作唇瓣（la）。刺吸时，整个下唇向后下方弯曲，由以上各部组成的喙营刺吸功能。

（5）触须：长度常与喙相等或稍长，1 对，分列于口器两侧，是口器部分的感觉器官，通常分 5 节，第 3 节形态多变，其内侧可有豆芽状感觉器（sen），触须感觉器可分散于触须第 3 节内侧，则称之为分散型；可集中于触须第 3 节内侧，则称之为集中型；也可生长在一个凹陷的感觉器窝（sep）内，此称为有感觉器窝型。有无感觉器，感觉器的类型、数量及有无感觉器窝都是重要的分类依据。触须的 4、5 两节常有愈合，因而并非所有蠓类的触须都是 5 节，这因不同属、种而异。雄蠓触须较雌蠓细长，第 3 节上的感觉器也较少（图 21-5）。

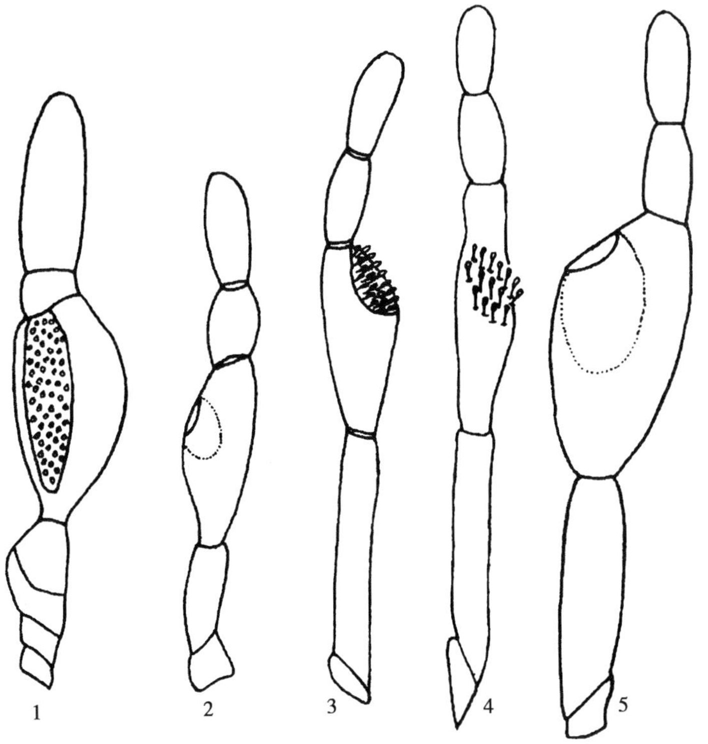

1. 二齿细蠓（*Le. bidentatus*）；2. 南方蠛蠓（*La. notailis*）；3. 荒川库蠓（*C. arakawai*）；4. 刺螯库蠓（*C. punctatus*）；5. 环斑库蠓（*C. circumscriptus*）。

图 21-5　各类触须

（引自 虞以新）

2. 胸部　运动中心，分前胸、中胸和后胸，具翅 1 对，足 3 对。中胸发达，前，后胸退化。中胸盾板背面稍隆起并向前突，以至头颈被掩于其下方，前胸背板被分裂为 2 对中断的侧片，分列于中胸盾板前下部颈后侧，因此从背面观已看不到背板，这是与摇蚊科相鉴别的重要特征之一。后胸仅在中胸小盾片后下方，可见到残存的角化片和膜质部。胸背可有斑纹和不同类型的鬃和毛，前缘两侧可有肩窝。胸部侧面有明显的膜质侧裂，将中胸上侧板分为前后两部。

背面观（图 21-6B）

（1）中胸：前 1/3 明显隆起，向后渐低。盾板和小盾片占整个背面。

（2）盾板（scutum，scu）：是背部最大骨片，在盾板前端两侧可各有一表面平滑的肾形浅凹，此为肩窝（hp），肩窝的有无常是属间鉴别特征。中胸盾板背面分为 4 区：前盾区（asc）即盾板中央前 2/3 的部分，其中央有不显著的纵沟，称中槽，沿中槽可有一不明显的色带称作中色条（mv）；前盾区之后为后盾区，后盾区较为低平，此处的色斑称作盾后色斑及盾后孔。

（3）小盾片（sct）：位于盾板后的窄条骨片，其后缘有数量不等的粗鬃和若干细鬃。后缘粗鬃的数目常用于种的鉴别。

（4）后小盾片（psc）：位于小盾片后下方，为一半球形隆起骨片，光裸而中间有 1 后盾窝。

（5）后胸背板：是后胸退化仅存的残迹，是在后小盾片下方一条窄骨片，其中部为后小盾片突出部掩盖。

侧面观（图 21-6A）

（1）前胸：背板退化分裂成 2 对侧片位于胸部前端两侧，即前胸前背片（at）和前胸后背片（pt），前胸侧板（ple）仅存一条狭长骨片。

（2）中胸：结构较为复杂，其主要部位包括：1 对前气门（asp）分别位于中胸两侧在前上前侧片与盾板前侧缘之间，1 对后气门（psp）位于后侧片之后接近平衡棒基部处；整个中胸侧片有 1 条纵行的侧缝将中胸侧片分为前侧片和后侧片（ep），而前侧片又被横缝分为上前侧片和下前侧片；在上前侧片中部有一膜质侧裂（pc）又将上前侧片分为前后 2 部；而下前侧片又与中胸腹板愈合成连接于前足和中足基节之间的基前

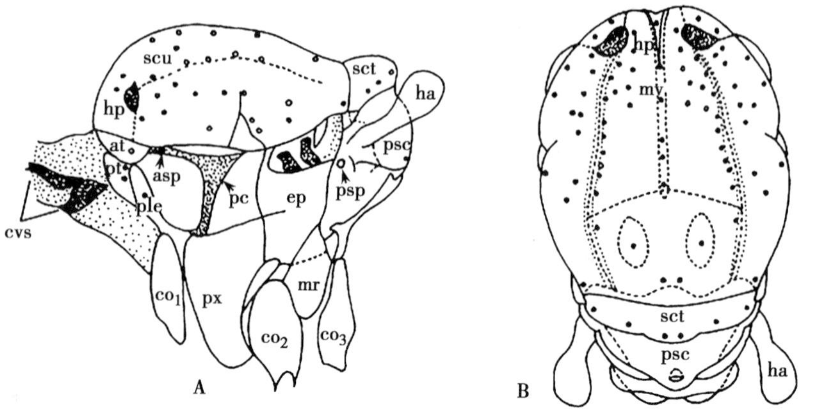

A. 侧面观；B. 背面观

asp：前气门；at：背片；co_1：基节 1；co_2：基节 2；co_3：基节 3；cvs：颈片；ep：后侧片；ha：平衡棒；hp：肩窝；mr：基后片；mv：色条；pc：侧裂；ple：前胸侧板；psp：后气门；pt：前胸后背片；px：基前桥；scu：盾板；sct：小盾片；psc：后小盾片。

图 21-6 蠓的胸部

（引自 虞以新）

桥（px）。中足基节后有一基后片（mr），其后为后足基节，其上方之前与中胸后侧片下缘相接，上方之后与后胸侧片相连。

（3）后胸：后胸背板侧部可见一端，平衡棒（ha）位于后气门后上方，后胸侧片不发达。

1）翅：卵形，静止时两翅相叠，平置于腹部背面。通常雄虫的翅较雌虫翅窄。翅为中胸翅，膜质，翅面可有大毛和微毛，也可有明、暗斑纹，有粗细毛相间形成的翅缘。有特定的翅脉序，翅脉序在亚科和属间常有明显区别，其基本结构是：

前缘脉（C）发达而较粗，自翅基向翅端延伸，通常终止于翅前缘近端部 1/3 处，但前缘脉的长短在不同属间差别明显。

亚前缘脉（Sc）不发达，与前缘脉平行，其长度约为前缘脉的 2/3。

径脉（R）由弓脉（arc）后方向翅端延伸，而后分出 2 支，即第 1 径脉（简称为径 1 脉，R）和径分脉（Rs）；此 2 脉并接后又分开向上弯曲分别与前缘脉相接，形成 2 个径室，即第 1 径室（$1R_1$）和第 2 径室（$2R_2$）。第 1 径室通常不发达，短而呈裂隙状；第 2 径室狭长，其长度约为第 1 径室的 2 倍；其端部超过翅前缘的中点。这 2 个径室的有无及其长短和形态，是重要的分类特征。

中脉（M）共有 3 支，即中 1 脉（M_1），中 2 脉（M_2）和中 3+4 脉（M_{3+4}）。中 1 脉和中 2 脉基段愈合为 M_{1+2} 脉，而后分叉形成；其分叉处成为中脉叉（fM_{1-2}）；由于中 2 脉基部常不发达，此叉常不明显。中 3+4 脉与肘 1 脉（Cu_1）在翅基部愈合，抵近翅中部才分为两支，形成中肘叉（$fM\text{-}Cu_1$）。肘 2 脉（Cu_2）由翅基发出，延伸至中肘叉下方。

臀脉（A）仅一支即第 1 臀脉（1A），较短小。

除上述纵行翅脉外，在第 1 径室下方，径脉和中脉之间有一支短的横脉相联，即径中横脉（r-m）；中脉叉即在其外侧。由中脉叉至与径-中横脉联结点之脉段称脉柄（s）。径中横脉（r-m）与脉柄的有无，是属间重要鉴别特征。

翅面可有细短的小毛又叫作微毛和较长的大毛，前缘脉处可有粗长而密集的鬃；自端缘下部至翅后缘有穗缘。穗缘的毛列为一列长短相间的毛，和一列斜生的短毛组成。这些鬃毛形态结构多样。

翅基前缘有翅基片原基，其下有 4 块腋片（ax），1 片翅基鳞（bs），下缘有腋瓣（sq），有 1 对腋瓣鬃。翅瓣（alu）无缝。

平衡棒（ha）端部球状，中部瘦细，基部膨大并有 8~9 个突起，基鳞（bs）2 片。

翅面由翅脉划分为若干翅室，各翅室的命名，是以其前沿翅脉之名命名，即：中脉叉内为中 1 室，中 2 脉后为中 2 室，中肘叉内为中 4 室等等。

有些蠓翅面有色泽深浅不同的斑纹，深色的称为暗斑，浅色的称作明斑或淡斑，这些斑因其分布位置而各有其名（图 21-7），如位于径室端部的明斑称之为径端明斑等。

翅面分布有大毛和微毛，这些毛的有无，大毛的多少和位置常因属、种的不同而不同；翅缘有穗毛（缘缨 fringe），穗的毛列组成在属，种间也有一定差别。

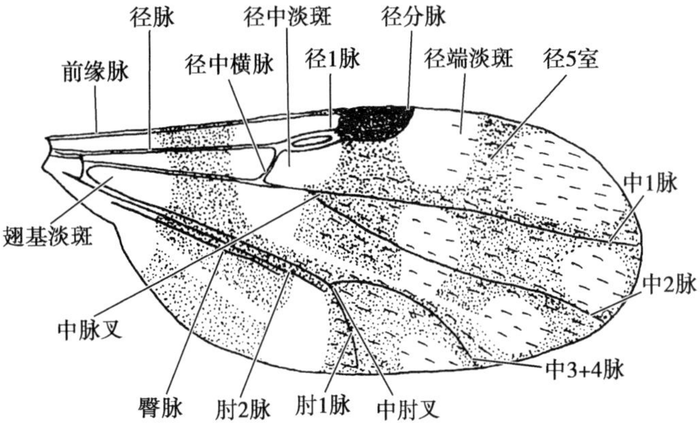

图 21-7 库蠓的翅

（引自 虞以新）

2）足：前、中、后足各 1 对，较细长，有粗细不等的毛和刺。通常后足较长，前、中足稍短。各足的基节（co）、转节（tr）、股节（F）、胫节（ti）、跗节（ta）均发达；各足跗节均有 5 节组成，各跗节的长短与形态在不同属种间常明显不同。第 5 跗节末端通常有爪（cl）1 对，爪等长或不等长，或有退化，均因属种而异；爪间可有爪间突（em），此突的有无或大小在不同属间也有差别。除铗蠓亚科（Forcipomyiinae）有发达的爪间突外，其他亚科或无爪间突或爪突不发达（图 21-8）。除基本结构外，各足分别有如下特征：①前足胫节末端有一细长的距（sr），和一簇长鬃和纤细的鬃毛；距上可有短细的分枝；②中足较细，胫节末端无距，亦无成簇的鬃；在端缘可有一根细长的刺形鬃，此鬃极易脱落；③后足较粗长；胫节末端有 1 枚距；1 列粗长的胫端鬃（mb）和 1 列梳齿称后胫梳（me）；第 1 跗节可有成行的羽状鬃（pb）和叉基鬃（fb）或称梳形鬃。叉基鬃易脱落而可留下分叉的毛基，还

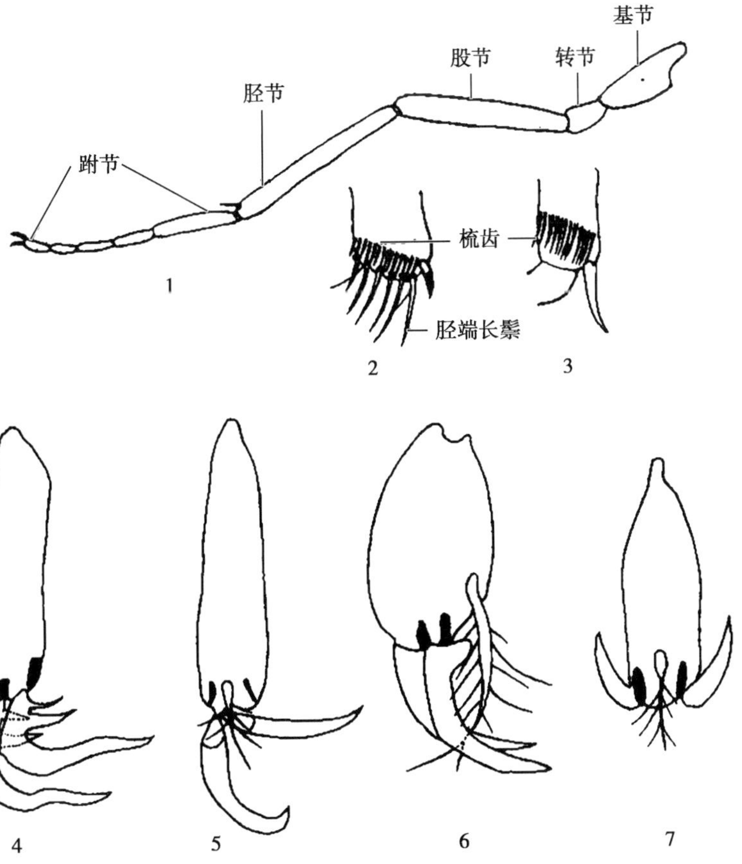

1. 足；2. 后足胫节末端；3. 前足胫节末端；4. 二齿细蠓（*Le. bidentatus*）；5. 郧县细蠓（*Le. yunhsienensis*）；6. 南方蠛蠓（*La. notailis*）；7. 尖喙库蠓（*C. oxystoma*）。

图 21-8 足和爪

（引自 虞以新）

可有宽小的鳞片（sl）等。后足胫节端鬃与梳齿皆是大小不等的鬃毛，两胫端鬃不仅粗长，且其上有棱纹。

3. 腹部　生殖和排泄中心。10节，第Ⅹ腹节短小，Ⅶ~Ⅹ节渐趋特化，形成外生殖器。各腹节均有角质程度不等的背板与腹板，而无侧板。Ⅰ~Ⅵ节的背板均不发达，成基腹板式，除第Ⅰ腹节背板可延抵第Ⅱ腹节外，其余各节背板均不覆盖全腹节。腹部两侧膜质，Ⅱ~Ⅵ腹节常无完整的腹板，或仅有足迹形的半腹片，第Ⅶ腹节后即为生殖节（图21-9）。

（1）雌虫：第Ⅶ腹板增宽，腹板后缘常呈凹缘，Ⅷ、Ⅸ背板延伸至两侧，腹板变化较大，第Ⅸ节腹板特化成生殖下板。在第Ⅶ腹节内有受精囊1~3个，受精囊的数目，形态均是分类研究的重要特征。腹部尾端有1对尾须，或称尾叶，通常为圆形，但细蠓属（*Leptoconops*）雌虫的尾须为柳叶状。各腹节的背、腹板有如下特征：

1）第Ⅰ腹节：背板发达，通常盖及该节整个背面，且在两侧各有一侧脊，在该侧脊外侧有若干鬃毛，称作脊侧鬃（ld）或脊外鬃；腹板为一块类心形的整块骨片。

2）第Ⅱ腹节：背板发达，但不抵及后缘，背板上有数目不等的毛及两侧和中央的小区，以节间膜与第3腹节相连接，腹面1对小而浅色的半腹片。

3）第Ⅲ~Ⅵ腹节：背板与第Ⅱ节相同，腹板各为1对较大的脚掌状半腹片（hme），在半腹片之间有1对小的无毛薄膜区。

4）第Ⅶ腹节：背板窄长，腹面为1块完整腹板，其中央有1对小透明区。

5）第Ⅷ腹节：背、腹板均较宽，在两侧相接。

6）第Ⅸ腹节：背板宽，多毛；腹板特化，形成形态多变的殖下板（sgp），雌虫生殖孔位于其间。殖下板形态结构在不同种、属间各有不同。

7）第Ⅹ腹节：背板退化，膜质，腹板为一条角化很弱的骨片，尾端膜质部着生1对半圆形的尾叶（cer），尾叶在细蠓属雌虫延长呈柳叶状。

上述各腹节Ⅰ~Ⅶ节的背腹板间有宽大而有伸缩性的侧膜，Ⅱ~Ⅷ节间有节间膜相联。

（2）雄虫：腹部Ⅰ~Ⅶ节与雌虫近似，仅各节较瘦细；第Ⅷ节后渐形特化，Ⅸ、Ⅹ两节特化为尾器，并可与腹轴作90°左旋。第Ⅸ背板通常宽大，覆盖于尾器背面，第Ⅸ腹板较窄短，形成抱器的基座。1对抱握器由较粗的抱器基节（cox）和臂状略弯的抱器端节（sty）组成，在1对抱器之间有阳茎中叶（aed），通常为三角或盾形结构，由阳茎侧叶和中叶愈合而成，在阳茎中叶之下有2支角质杆为阳基侧突（par），抱器基节基部有背踝（dco）和腹踝（veo）两关节突。

雄虫尾器是特化了的交尾器官的角质部分。尾器的形态结构在不同蠓种间均有明显的差别，是分类鉴别的重要依据。以三大吸血蠓属为例简介雄虫尾器主要结构的变化。尾器中以阳茎中叶（acd）和阳基侧突（par）的变化最为突出，也最为重要。如库蠓的阳茎中叶通常呈三角形或盾

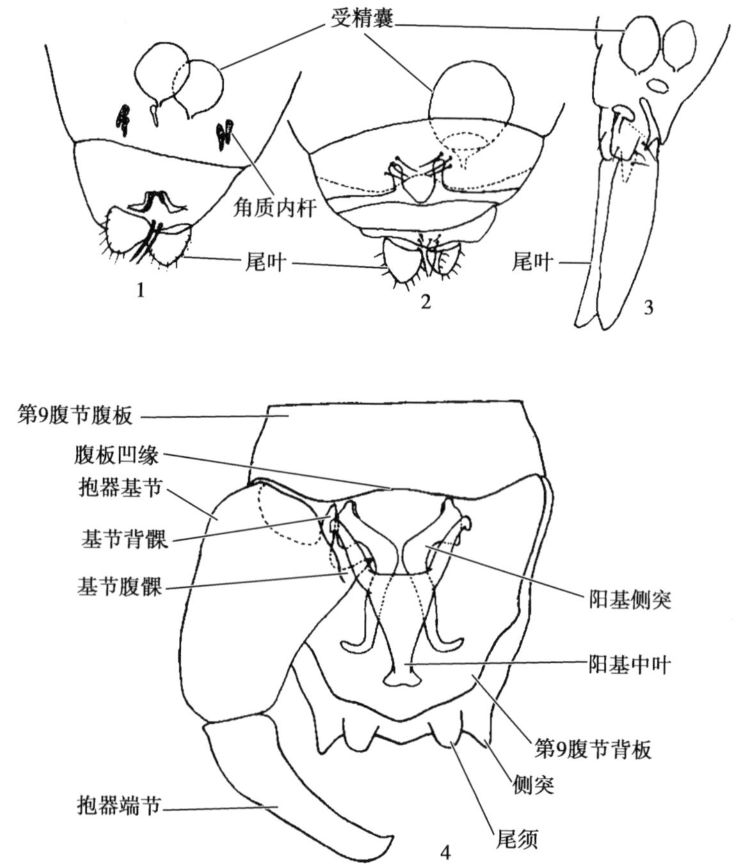

1. 库蠓雌虫；2 蠛蠓雌虫；3. 细蠓雌虫；4. 库蠓雄虫。

图21-9　雌虫和雄虫尾器

（引自 虞以新）

形，是一居中完整的角片，蠛蠓雄虫的阳茎中叶则分化成1对侧片，而细蠓的阳茎中叶弱化成2个小的角质片；但细蠓的阳基侧突显然比其他属发达，每侧各有2片组成，尤以端部1片形态多变，此片名为阳基端体（apd），库蠓阳基侧突为1对分列于阳茎中叶两侧的窄骨片阳基侧突（par），蠛蠓则愈合成一带状窄片，呈弓状内陷于第Ⅸ腹节内，毛蠓更为特殊，其阳基侧突形态多变，常成1对不对称的骨片。其次第Ⅸ腹板（9st）后缘形态，第Ⅸ背板（9t）端缘形态均为分类的重要依据。

（二）内部结构

神经、循环与呼吸系统的结构从略，仅以蠛蠓雌虫为例，简介其消化和生殖系统的主要结构（图21-10）。

1. 消化系统 管状。由刺吸式口器起，经头壳内有食窦和咽（pha），有些属种具有口甲（ba）或咽甲齿或刺。咽后接食管，此段也即前肠或称前胃；其后为膨大的中肠，即胃，向后为细的后肠，亦叫小肠，再后则为直肠。在中肠与后肠相接处着生排泄管，也叫作马氏管（mt）。雌性蠛蠓涎腺（sg）很发达，在球状或茄状的主腺体基部有4~6个圆形贮腺囊，由涎腺管通入口腔而流经舌涎腺槽。其次有嗉囊（cr）1个及背支囊（ddi）2个。

在透明的标本中，经光学显微镜可清晰地观察到自口器而后，在头部额-唇基片内下方有食窦，食窦弓及咽部，口甲和咽甲也可观察到。

蠛蠓口甲在电子显微镜下明显地存在两种类型，即疏齿型和密齿型。

（1）疏齿型：其齿直立而基部有时互连成齿带，齿带着生于食窦内，齿形端尖而呈刺状，或基部相联接，因这类齿间较宽基本上是各齿分离而呈立式故亦称做立齿型。

（2）密齿型：其齿是由角化齿板上隆起而成，状似搓衣板；各齿上1/2固着于齿板，下1/2与齿板游离呈下垂尖齿，故又称作垂齿型。此类齿在光学显微镜下呈密集状，因此曾称作密齿型。是否密齿型的齿下1/2皆游离下垂，目前尚未能确定。

口甲齿的类型和数目，在蠛蠓分类中有重要价值。雌性蠛蠓必定有口甲，这已是蠛蠓属的特征；但雄虫可有可无。

2. 生殖系统 较为简单，雌虫有1对卵巢（ov），各有1条输卵管与总输卵管相接，另有1对球形副腺或称受精囊腺（spg）与受精囊管均开口于总输卵管膨大处的阴道内。受精囊（spt）是交配受精贮存精子之处；蠛蠓仅1个受精囊，库蠓或细蠓可有1~3个受精囊；但各囊分别有小管与受精囊管相接通，而后由受精囊管通入阴道。雌雄交配时，雄虫将精子射入阴道，精子逸入受精囊贮存，当卵通过阴道时受精。

雄虫生殖系有1对睾丸（te），为形成精子的器官，分别由输精管（va）与贮精囊（vsm）相连而后通向射精管（ej），射精管两侧有1对附腺，射精管与阳茎相连接。

经透明的标本观察，雌虫腹部Ⅶ~Ⅷ节内部可见受精囊，受精囊的数目和形态具有明显的种间差别。通过对新鲜标本解剖检视发现，蠛蠓的精子（spz）状似一端钝粗的细线，盘绕成

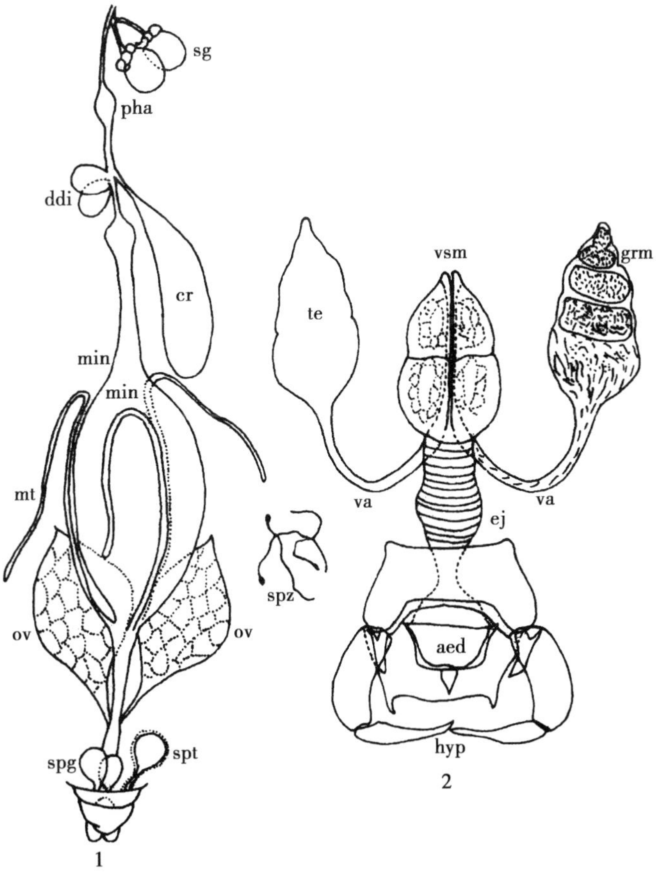

1. 雌蠓消化系和生殖系（蠛蠓，见虞以新，刘康南，1982）；2. 雄蠓生殖系（铗蠓，仿 Chan 和 LeRoux，1965）。
aed：阳茎中叶；cr：嗉囊；ddi：背支囊；ej：射精管；grm：精（卵）原区；hyp：尾器；min：中肠；mt：马氏管；ov：卵巢；pha：咽；sg：涎腺；spt：受精囊；spz：精子；spg：受精囊；te：睾丸；va：输精管；vsm：贮精囊。

图 21-10 消化和生殖系统
（引自 虞以新）

一团贮于受精囊内。

二、卵

卵的形状多数为一端稍细一端钝圆的梭形，长约 0.34mm，卵壳表面光滑或有纹、突。因其孳生习性的不同，不同亚科的蠓卵形态有明显不同。铗蠓亚科（Forcipomyiinae）的卵为长卵形，卵壳表面不光滑有粒状突起，通常为黑色或褐色。蠓亚科（Ceratopogoninae）库蠓的卵则为窄长的香蕉形，卵壳表面有刻纹。毛蠓亚科（Dasyheleinae）毛蠓属（*Dasyhelea*）的卵呈马靴形，并被胶状黏液所包裹。细蠓、蠛蠓和库蠓 3 个吸血蠓属的卵为长卵形或长茄形；初产出时呈浅粉色，而后渐深，最后为深褐色或黑色。毛蠓卵呈蹄形，10 余粒一撮包被于黏胶中。胸蠓族（Stenoxenini）卵的一端有领状饰纹，通常卵壳表面光滑有光泽。库蠓和蠛蠓卵壳表面在普通光学镜下虽表面光滑，但电子显微扫描，卵壳表面布满颗粒状突。蠛蠓卵初产出时呈粉色，然后逐渐加深，24 小时后呈褐色。卵壳薄；在显微镜下，发育成熟的胚胎透过卵壳清晰可见；成形的蚴胚充盈卵壳，头部在粗端，触角和 q 毛贴近卵壳向前倒置；孵化后的卵壳形如拖鞋或舟状。

三、幼虫

细长形，蠕虫状，除细蠓外，头部常角化，有一对具端齿的大颚，头壳内有一组角化的咽片结构（phrymgeal），具有啮碎和筛选食物的功能。头胸部有短颈，通常有 3 个胸节；9 个腹节。各亚科幼虫的孳生习性区别很大，以至形态也有显著差别（图 21-11）。铗蠓亚科的幼虫头部是下口式，体节多毛、刺和突，具有前胸拟足，尾端有若干角质钩及后拟足，成熟幼虫化蛹后，将皮蜕仍残留于蛹尾。毛蠓幼虫虽也具有下口式的头壳，但体节无上述铗蠓幼虫所具有的刺、突和前胸拟足，仅尾节有与之相似的角质钩。现以铗蠓亚科（Forcipomyiinae）蠛蠓为代表简介幼虫的形态结构。成熟幼虫长 2.3~2.9mm，而刚破卵而出的幼虫仅 0.38mm。下口式或前口式口器；除头部外，有 12 体节；前胸伪足（prd）和尾端有小钩。现以Ⅳ龄成熟幼虫为主，将各部形态特征分述于后。

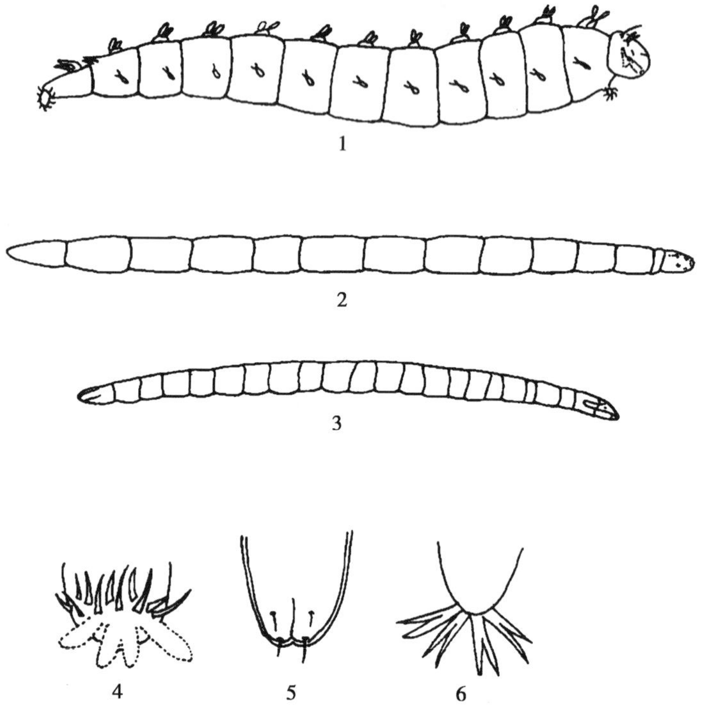

1、4. 蠛蠓（*Lasiohelea*）；2、6. 库蠓（*Culicoides*）；3、5. 细蠓（*Leptoconops*）。

图 21-11 幼虫全形及尾端

（引自 虞以新）

（一）头部

头壳角化，浅棕色，呈短圆锥形；下口式口器的开口于锥端下方，口孔不与体轴垂直，约成 70° 角向下倾斜。头壳除眼点外，无任何斑纹；有触角和鬃毛；透过头壳可见角化很深的舌，大颚及口环骨片。

1. 眼点（e） 1 对，位于头壳背部稍后处，为肾形或半圆形的深色斑，有透明角质膜覆盖，微隆起；刚孵出或刚蜕皮时呈艳红色，随着时间的后移而渐呈深褐色。

2. 触角（ant） 1 对，着生于眼点前方的突起上，棒状，稍向前倾：端部有小的感觉突，背面有一略比触角短的背沟（dorsal groove，dy），其末端几乎接近触角端部。

3. 鬃毛 头壳上毛很多，多的有 10 对微小的鬃毛，根据 Saunders（1924）应用的名称，分别命名为 o，p，q，s，u，v，w，x，y 毛。其中 s，q 毛最为粗长特殊，往往比触角长，蠛蠓幼虫在Ⅰ龄早期的长度为体长的 1/4~1/5。

4. 口器 下口式，包括有 1 个上唇及其 1 对小的悬颚，1 对大而角化的大颚，1 对小颚，1 个下唇及食窦泵内的 1 组舌板，并有一支撑口部的角化环。现分述如下：

（1）上唇（lr）：位于头壳 x 毛前方，稍向前突并向下口内弯曲；具有几丁质外膜的内质体：紧贴于口腔上沿的角化前大颚为其内骨骼。前大颚的名称是沿用于 Goetghebuer（1912），Saunders（1924）认为这对小角化片不中空，不是真正的附器，而是上唇内壁的角质增厚部。虞以新等在观察幼虫口器中，发现在上唇与大颚间的这 1 对角化片；其结合观察到的幼虫摄食时口唇迅速的啮食动作支持 Saunders 的看法，并认为这一结构是支撑上唇而有助于啮食。

（2）颚（md）：为幼虫口腔内清晰可见的 1 对黑褐色，较长，大的角化肘状物。侧面观，宽而稍曲，端部有 2 齿；顺着头壳端部背缘而位于上唇之内下方；正面观为 1 对斜置的片状物，端齿呈指状。过去认为其不具有咬啮的作用而仅起划与挠的作用。在幼虫摄食动作的观察中，可能无法排除大颚的咬啮作用；虽有上唇及前大颚在其前方，但幼虫摄食时，口腔的张开及收缩时，大颚有探出口腔啮食的可能。

（3）小颚（ma）：由半环状的角质内干和小颚片组成内骨骼支撑而形成的在上下唇之间两侧突出部分。

（4）下唇（li）：由与小颚角质内干相愈合的小角化片支撑而成。

（5）舌（hy）：这是指食窦泵处的一组骨片，是陆生昆虫幼虫粉碎食物和辅助吞咽的器官。侧面观犹如蝶状，以 1 对向前延伸的角质干与口环相接于下唇两侧，其组成的主要部分有：

舌侧翼（hw）：1 对相对称的骨片，在背面形成约 95° 角的张开，其下缘与舌背片和角质干相关联。

舌背片（hds）：位于头壳内中央舌侧翼下方的盾形骨片，向背面隆曲，侧面观似长方形；腹面有向后逆伸的尖齿。初蜕皮时均为浅棕色，可见其上有尖齿 6 行，其后缘有穗状细齿；色泽随时间的延长而逐渐加深至呈深褐色。

舌腹片（hvs）：位于舌背片之下方，其背面与背片的腹面相承应；以前后收缩的动作磨碎摄入的食物，前端有孔口可容涎腺流经。

舌桥（bh）：为弓形一窄片，位于舌背片之前，有膜与之相连。

上述骨片，均位于有角化内膜的食管（oe）内。在蜕皮时，这一组骨片（舌）均随体壁和头壳同时蜕换，证明这组骨片皆属外胚层内褶而成。

（二）胸部

头后的 3 节为胸部。胸节较其后各体节较粗大。每节背面和两侧上部生有具短刺的棒状突（cpj，也有的称为 a 毛和 b 毛）；背棒状突后方有一丘状隆起，其上有齿状突起。前胸节腹面有前胸伪足（prd），呈圆锥状突起；端部有 2 圈角质小钩，内圈较细长，外圈较粗短。伪足及胸节腹面有向后倾斜的鳞状突起。

（三）腹部

胸后的 9 节是腹部和尾节，自第Ⅵ节以后逐渐变细。除尾端 2 节外，各节外部形态与胸节相似。Ⅲ~Ⅳ龄幼虫的Ⅰ~Ⅷ节背部与侧面均有发达的棒状突；第Ⅰ~Ⅶ腹节在背棒状突后部有丘状隆起，在侧棒状突下方至腹面侧缘间有 6 根小毛；第Ⅷ腹节背面在一对背棒状突的后方有 1 对后倾斜的笋状钩突，在侧面近腹缘处有 4 根小毛。末端为尾节，其背部有一对向后倾斜的笋状突（bp），尾端有伪足钩称小钩（ho）2 圈，共 7~9 对，形状同前伪足，有时可见指状突出的、透明的尾腮（ag）4 个。各腹节腹面均有向后倾斜的鳞状刺突。

以上基本反映了铗蠓亚科幼虫形态特征，其他 3 亚科幼虫的主要区别如下：

蠓亚科（Ceratopogoninae）　幼虫为线虫状，角化而呈锥形的头壳端部为前口式，头壳角化深且较长，眼点明显。除尾节外各体节有短小的刺，体表角化光滑略显透明，因孳生环境不同色泽也不同。除某些库蠓的 1 龄幼虫有前胸拟足出现外，均无前、后拟足。各体节有细弱而疏稀的毛，尾端无角质钩而常有尾腮。库蠓（*Culicoides*）幼虫近乎略透明，通常胸节有色斑，胸部 3 节，腹部 9 节，尾端有 4 个透明尾腮。头壳内有发达的大颚及咽片等结构与蠛蠓近似。

细蠓亚科（Leptoconopinae）　幼虫与上述不同，前口式的头部角化很弱，整体呈白色或浅黄色，头壳内有角质化的杆状构造，而无上述的角化咽片结构。胸和腹节也无显著的刺或突，但腹节分 9 节后，部分腹节有可能再分节，但不明显。有些体节常再分为 2 个亚节，所以细蠓幼虫的体节由 23 节组成（头节 1，胸节 3，腹节 19），尾端钝圆，中部有一浅凹，有时可见 3 个短叶尾腮。

毛蠓亚科(Dasyheleinae) 形态结构介于铗蠓亚科和蠓亚科之间,头近乎下口式,头壳角化深,各体节也无显著的刺或突。前伪足无,尾端有如同铗蠓幼虫那样钩突。

四、蛹

裸蛹,由成熟幼虫(4 龄)蜕皮而成。蛹体长 2~5mm,共 12 节,分为头胸部和腹部,前端粗后端细,近似锥形,胸背有 1 对呼吸管,又称前胸角(Prothoracic horns),其端部有孔。各节背、腹面均有一定数量的毛和突起,其数量和形态有一定的分类价值。

(一) 头胸部

夹盖(op)1 块,位于头胸部前端中部的背面,呈舌状,端部圆弧形,在前端具有 1 对前缘突,两侧缘有 1 对侧角,近端部有 1 个后缘突,其表面分布有大,小不等的棘突。呼吸角(rh)1 对,位于头胸部前侧缘,微弯曲,基部稍粗,向端部略变细,侧缘有明显的钝突和刺状毛,在侧缘和端部分别有侧气孔和端气孔。

(二) 腹部

共 9 节,第 9 节转化为尾节。各节背、腹面均有若干刺和突,这些刺、突的位置和数目在不同节不同,而且也具有一定的种间差别。这些突或刺,分别以其所在位置而命名为背前缘突背后缘突,或侧缘突;一般情况下,Ⅲ~Ⅶ节的形态特征基本相同,由第Ⅷ节开始有所变化。

第Ⅸ节(尾节),端部形成 1 对略弯而呈钩状的尖尾角(ct),背面有呈横带状分布的小棘,尾角下方中部有 1 簇似三角形的小棘。中部具 1 对尾锥(caudal tapers,cta),其端缘雌性钝圆,雄性呈锥状。库蠓蛹的尾角尖而长,向后直伸;铗蠓亚科的蛹,其尾角向两侧弯曲作勾状,其中蠛蠓蛹尾角弯勾尤甚,因而其成熟幼虫的皮蜕勾着在蛹尾而不脱落。尾端除角外,还有 1 对尾突,雄蛹尾突尖,雌蛹尾突钝圆(图 21-12)。

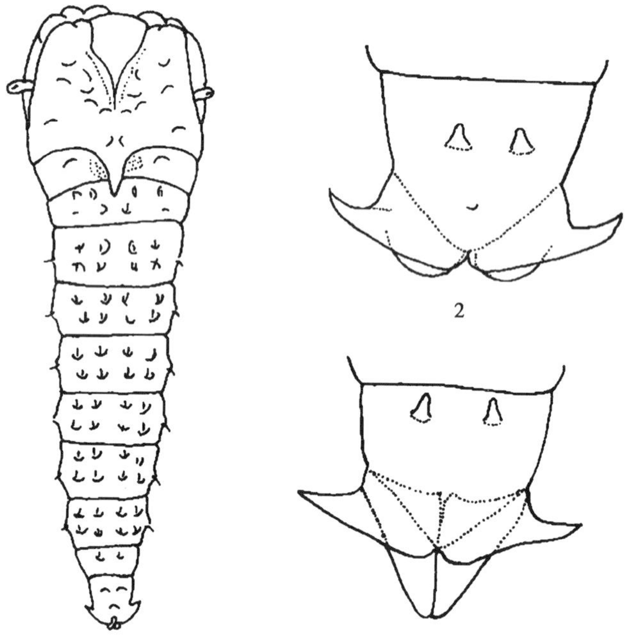

1 2 3

1. 背面观;2. 雌蛹尾;3. 雄蛹尾。

图 21-12 蛹

(引自 虞以新)

第二节 分类学

蠓科在双翅目昆虫中成为独立的科是 Malloch 于 1915 年对北美的蠓类进行了研究,1917 年提出建立蠓科的倡议,1926 年 Edwards 作了进一步阐述,有力支持了 Malloch 的意见,从而促进了蠓科研究的发展。虽然分类学上,蠓科建立仅 100 余年,是一个比较年轻的学科,但对其研究早在 19 世纪初已开始,至今也超过了两个世纪。随着 DNA 条形码等分子分类技术的突飞猛进,蠓的分类取得了很大进展,澄清了部分种团和复合组的分类问题。

一、分类系统

(一) 世界蠓科的分类系统及种类

蠓自 1917 年独立建科至今已一个多世纪,在 1987 年之前蠓科下分 4 亚科,包括蠓亚科(Ceratopogoninae),毛蠓亚科(Dasyheleinae),铗蠓亚科(Forcipomyiinae),细蠓亚科(Leptoconopinae)。至 1987 年 Wirth 和 Dyce 建立了 1 新亚科,即澳蠓亚科(Austroconopinae)。据 Borkent 和 Wirth(1997)《世界蠓种》记载,全世界已知蠓类

有5亚科125属5 360种。在2000年Borkent又建立了1新亚科，黎蠓亚科（Lebanoculicoidinae），2004、2005年Borkent进一步完善了《世界蠓种》，记载全世界已知蠓有6亚科129属5 789种。随着蠓类分类手段的发展，期间有学者把已灭绝的Atriculicoidin族上升为新的亚科—Atriculicoidinae，而将澳蠓亚科划入细蠓亚科作为一个属，毛蠓亚科作为铗蠓亚科的一个族。2020年，Borkent和Dominiak将全世界的蠓分为5亚科（含2个化石亚科，分别为黎蠓亚科、铗蠓亚科、蠓亚科、细蠓亚科和Atriculicoides亚科）133属（含21个化石属）6 502种（含296个化石种）。

（二）中国蠓科的分类系统及种类

中国蠓科昆虫的分类研究起步较晚，始于20世纪50年代，在世界蠓科昆虫现代研究进程中整整晚了半个世纪，当时全国仅有少数省区有蠓类的研究报道，1956年《中国蠓科昆虫初步名录》记载我国蠓科昆虫有3亚科11属96种，而与人畜关系密切的吸血蠓仅库蠓属和蠛蠓属2属28种。近50年来，我国蠓科昆虫的分类和区系分布研究方面作了大量的调查研究工作，至1989年已有20属400余种，在此期间的研究报道主要是吸血蠓类。发展到20世纪90年代，全国各省区不同程度的均有报道，至2002年《中国蠓科昆虫的分类研究》记述了我国蠓类4亚科34属973种，其中细蠓亚科1属42种，铗蠓亚科3属295种，毛蠓亚科1属149种，蠓亚科29属487种。《中国蠓科昆虫》（虞以新，2006）记载了我国蠓类4亚科39属1 015种。中国的吸血蠓据1956年最早的文献有2属28种，至今已知有3属470种，其中蠛蠓属76种，细蠓属46种，库蠓属348种。《中国重要吸血蠓类》（虞以新，2019）以特征绘图和实物标本相结合，辅以简要的文字说明对我国分布较广的26种细蠓、35种蠛蠓和151种库蠓等3属吸血蠓进行介绍，为我国的病媒生物工作者提供了非常有益的参考。非吸血蠓的研究起步较晚，20世纪80年代以前研究报道不多，自90年代以后有了明显的进展，并且绝大部分为新发现的种类。至此，我国蠓科研究在以吸血蠓类为重点的同时，已对蠓科进行了全面的研究，已记录的蠓种数大为增加。《中国生物物种名录2020版》记录我国已知的蠓有4亚科37属1 176种，可见我国蠓科昆虫资源极为丰富，同时也显示我国蠓科昆虫分类研究的快速和深入。但目前我国蠓的分类仍沿用《中国蠓科昆虫》（虞以新，2006）中的分类系统，今后需进一步研究以保持与世界接轨。

二、中国蠓科分亚科检索表

（一）细蠓亚科（Leptoconopinae Noi，1907）

两复眼间距宽，雌虫触角少于14节，只有1个长节。触须第4、5节愈合。翅透明或为乳白色，翅面无大毛；前缘脉短，径脉与中脉之间有1个长的润脉。雌虫尾叶发达，呈柳叶状或大三角形。雄虫尾器基节粗大，端节端部可有齿状突，阳基侧突发达，有特化的阳基端体。

（二）铗蠓亚科（Forcipomyiinae Lenz，1934）

两复眼相接或分离或不等。触角15节，长、短节通常明显。触须4~5节。翅前缘脉长短不等，有径中横脉，翅通常多大毛，疏密不等。爪间突明显发达。

（三）毛蠓亚科（Dasyheleinae Lenz，1934）

两复眼相接。触角15节，雌虫触角末端5节延长不明显，各节有程度不等刻纹，雄虫尤为显著。触须4节，第3节无感觉器窝。翅前缘脉短，通常只有1个小的径室，翅多大毛。爪间突退化。

（四）蠓亚科（Ceratopogoninae Newman，1834）

两复眼通常雌虫相接近，雄虫相距宽。触角通常15节，端部4~5节通常明显延长。触须4~5节，第3节有感觉器并可有感觉器窝。翅前缘脉较长，有径中横脉，大毛有或无，径室1~2个，发达程度不等，甚至退化；翅面可有明、暗斑纹。爪间突退化或很少。

蠓分亚科检索表

1　有径中横脉（r-m）横连于径脉与中脉之间，或略斜……2
　无径中横脉（r-m）……细蠓亚科（Leptoconopinae）
2（1）爪间突发达……铗蠓亚科（Forcipomyiinae）

爪间突退化或无 ………………………………………………………………………………………………………3

3(2) 翅仅有 1 个短小径室,雌虫触角长节不明显,或仅端部 1 节延长,鞭节各节基部可有刻纹,雄虫尤为明显 ……………………………………………………………………………毛蠓亚科(Dasyheleinae)

翅有 1~2 个径室,长、短不一,触角各节均无刻纹,通常端部 4~5 节明显延长 ……………………………………………………………………………………………………蠓亚科(Ceratopogoninae)

三、中国吸血蠓属分类特征

我国的吸血蠓属有 3 个属:细蠓属(*Leptoconops*)、蠛蠓属(*Lasiohelea*)和库蠓属(*Culicoides*)。其中库蠓属是三大吸血蠓属中分布最广、数量最多、与人畜关系最为密切的一个属。我国吸血蠓属的分类特征如下:

(一)细蠓属(*Leptoconops* Skuse,1889)

鉴别特征 小型蠓种,翅乳白色无斑,无大毛,无径中横脉(r-m)。两性成虫的复眼相距均宽,雌虫触角鞭节 11~12 节,只有末节一节延长;触须第 4,5 节愈合,整个触须仅 4 节。翅膜和翅脉上均无大毛,径脉短,不形成明显径室;无径中横脉,在径脉与中脉之间多一些长润脉(intercalary vein),其后各脉常不显著。雌虫有 2 个发达受精囊,尾叶常呈柳叶状或宽三角形。雄虫尾器的抱器基节显著膨大,阳基侧突有发达的膨端体。

(二)蠛蠓属(*Lasiohelea* Kieffer,1921)

鉴别特征 复眼小眼面间柔毛有或无,触角 15 节,雌虫触角端部 5 节延长,雄虫触角端部 4 节延长;触须5节,第3节内侧有感觉器,感觉器窝无或有。口器发达,雌虫通常欠发达或无。翅面遍布大毛,2个径室,第 2 径室狭长,末端抵达或略超过翅前缘中点。雌虫受精囊 1 个,生殖下板发达。雄虫阳茎中叶分裂成两角质侧片,阳基侧突为一角质窄条,成弓状内陷于第Ⅸ腹节。

(三)库蠓属(*Culicoides* Latreille,1809)

鉴别特征 小型或中型蠓类,翅长 0.8~2.0mm,中胸盾板有明显的肩窝。雌虫口器发达,触角第 3 节及其余各鞭节有嗅觉器,触须 5 节,第 3 节可有感觉器窝,或散在的感觉器。足无棘刺,第 4 节通常筒状,爪短而等长,爪间突短小。翅面遍布微毛,并有数量不等的大毛,常有形态各异的色斑。翅脉发达,前缘脉较短,前缘脉比(CR)0.5~0.7;有 2 个径室。雌虫受精囊 1~3 个。雄虫尾器变化较多,通常第Ⅸ背板较长,有发达的后缘侧突;第Ⅸ腹板短,后缘中部或凹或凸;阳茎中叶完整 1 片,阳基侧突分离或愈合,形态变化较多。

第三节 生物学

蠓属于完全变态昆虫,最适生存温度为 25~28℃,最适相对湿度 75%,低于 10℃进入冬眠。全年活动期 3~11 月,高峰在 6~9 月,与降雨量呈正相关。在自然界中,影响蠓发育的因素较多。

一、生活史

蠓的生活史分 4 个阶段:卵、幼虫、蛹、成虫。通常由卵发育到成虫要 26 天左右,但因种类及幼虫期营养、温、湿度等生长环境和条件的不同,各期发育所需时间也有所不同。现以广布我国南方的吸血蠛蠓为例,介绍其生活史各发育阶段。

(一)卵

吸血蠓的受精雌虫必须获得充足的血餐才能保证卵巢正常发育。通常饱血的受精雌蠓在血餐后 3 天即可产卵。产卵的多少与饱血程度有关。据报道,蠛蠓雌虫产卵边产边走,因而卵粒成曲线排列,而非均匀散布,一般 3~5 粒一撮,最多 15 粒一撮。每只雌虫约可产卵 100 枚。多数雌蠓产卵后不久即死亡。

卵刚产出时略呈粉色,而后逐渐变深,直至呈棕褐色,有光泽。目测或在普通光学显微镜下,看不出卵壳表面有何结构,但在电子显微镜扫描后可见卵壳表面有形态不规则的颗粒及突纹。在 25℃湿润条件下,24 小时后在解剖镜下可以看见卵内幼虫,尤其是眼点清晰可见,3 天后幼虫即可破卵而出。

卵对干旱的抵抗力弱,在干燥的环境下极易死亡。不同属和种间的雌蠓各选择在适宜的孳生地产卵。

毛蠓产卵同时分泌胶质保护卵块，蠛蠓卵产于松湿土壤，多数蠓类虫卵产于水体。产卵的量因不同属和种而不同，以库蠓和铗蠓为例，库蠓产卵常单个，产卵量多在100粒以内，少数在10~20粒，而铗蠓产卵一般成堆的产下，产卵量多在20~150粒之间。

（二）幼虫

幼虫期分4个龄期，通过蜕皮来完成各个龄期的发育，而后发育成蛹。各种蠓在不同温度、不同季节和纬度地区其幼虫期长短差别较为显著，夏季条件一般在1~6周之间，高纬度地区幼虫期可能要更长些。幼虫在发育过程中一般在孳生地内获取食物，虽然可以经受总饥饿期大约2~3周。有的种类以有机物为食，如藻类、燕麦等。

1. Ⅰ龄幼虫　破卵而出至第一次蜕皮期间为一龄，此龄期需4~5天。刚破卵而出尚未摄食时的初期一龄幼虫，形如蠋状，体长0.36~0.4mm。头壳浅黄色，眼点艳红；q毛纤长，约为体长1/3，相当于触角长度的5倍。体部12节，透明无色；第3胸节与第1腹节处腹内有一红色“胎块”，随虫体蠕动而前后移动；除末端2节外，其余10节背面各有1对背突，各背突有一小刺状物。3个胸节每节两侧有侧毛1对；Ⅰ~Ⅶ腹节每侧有侧毛3根，第8节有侧毛1对；尾节背面稍隆起，无侧毛，尾端有与前原足相似的端钩，列成2圈共8对，并有4个腮。

24小时后，幼虫体型渐长，呈橘黄色；摄食时头部不动，而口器与舌的各部骨片则不停地活动。此为早期Ⅰ龄幼虫，头部q毛为体长的1/6~1/5。

发育到86~106小时，体长增长一倍，眼为暗褐色。此时已为成熟Ⅰ龄幼虫，q毛仅为体长的1/8~1/7。

2. Ⅱ龄幼虫　Ⅰ龄幼虫蜕皮（第1次蜕皮）后至第2次蜕皮期间为Ⅱ龄。此期外部形态特征已基本显出，龄期2~3天。刚蜕皮而出的Ⅱ龄幼虫，体长约0.9mm，全身透明无色，眼点微红，口器与舌均呈浅棕色，在解剖镜下观察舌背片上的齿清晰可数。摄食后，体渐增长，体色呈枯黄色或棕黄色，眼、口器各部角化度亦渐加深。第Ⅰ体节背部有图案式的色素沉着。与Ⅰ龄幼虫不同的显著特征是：

（1）头部q毛较短，约相当于第Ⅰ体节之长；

（2）第Ⅰ体节的背部和侧面有棒状突；第Ⅱ~Ⅺ节的两侧也各有不发达的短小突起；

（3）第Ⅻ节背面有1对向尾端倾斜的笋状突。

3. Ⅲ龄幼虫　Ⅱ龄幼虫蜕皮（第2次蜕皮）后即为Ⅲ龄幼虫。龄期2~3天。体长1.5~1.8mm，比Ⅱ龄幼虫几乎增长一倍。

从外部特征看，Ⅲ龄幼虫除各体节背面与两侧的棒状突和尾节笋状突明显发达外，与Ⅱ龄幼虫无特异之处。除蜕皮时头部透明无色，几小时后即呈浅棕黄色。行动活跃，当受到刺激与干扰时，可出现迅速卷曲、头尾相接后立即弹出的一种“弹跳”现象。

4. Ⅳ龄幼虫　Ⅲ龄幼虫蜕皮（第3次蜕皮）后至化蛹前为Ⅳ龄幼虫。龄期2~3天。发育成熟时体长为2.6~3.0mm。在适宜的温湿度下，成长迅速，外部形态与Ⅲ龄幼虫相同；但体型逐渐粗大，第Ⅰ、Ⅱ体节明显胀大而膨隆；第Ⅰ体节渐呈乳白色；头部相比之下较小而位置较低；体色棕黄。

从幼虫破卵而出，经3次蜕皮后发育到成熟幼虫后即将第4次蜕皮时，整个幼虫发育期需时10~14天。

幼虫的周期性蜕皮，是昆虫发育生理的特征。正如前述，蠛蠓幼虫的4个发育阶段（即4个龄期），除了体长的显著增长外，Ⅰ龄与Ⅱ龄、Ⅲ龄间，均伴有一定程度的外部形态结构的变化。因而，每蜕皮一次即一个新发育阶段的开始，而不只是旧有“皮鞘”容纳不下“蠕体”的结果。

试验中观察到，每当蜕皮前，幼虫总是处于静止状态，不食不动，虫体伸直，往往误以为已死，而实际上却是一个新的发育阶段的前奏。此时，肉眼可观察到虫体在有节奏地由前向后蠕动，犹如喘息状地收缩。在解剖镜下仔细观察，这时虫体原有的表皮已成“鞘”状，“新”的虫体已在鞘内一前一后有节奏地交替蠕动。这正是蜕皮液中消化酶对表皮内层的消化，加上各种腺体的作用而形成的蜕腔（chamber exuviale）；也是旧的表皮（包括上表皮和外表皮）与真皮细胞层分离后形成新表皮的过程；而虫体在蜕腔内有节奏的蠕动，是这一过程的表现，同时也是借此增加腔内压力，以便破“鞘”而出。

幼虫Ⅱ龄和Ⅲ龄的蜕皮动作相同：旧皮由前后伪足的端钩固着，虫体在蜕腔内蠕动逐渐加剧，并向前端涌挤；此时，透过旧皮可看到虫体在其内以头部向上用力拱挺，尾端3~4节已成“空鞘”，胸部3节却充盈膨胀，致使旧皮头部与第Ⅰ胸节的节间膜绷张，直至沿头壳后缘破裂成一横缝时，幼虫头即从裂缝处由旧头壳中脱出，犹如潜水员脱下潜水服头盔一般。完成这一动作，前后共需时约半分钟。头部刚脱出后，其顶部有2个小的突起，这是为拱破头-胸节间膜的一时性突起，不久即消失。当头部脱出后，犹如用力过猛需要休息一样，幼虫昂着头稍停一会，便继续向前爬行直至整个虫体爬出旧的皮蜕；有的幼虫在前10节爬出后将头部转向后爬，似乎这更有利于尾部甩开皮蜕。全部动作完成，共需时1~1.5分钟。

新蜕皮的幼虫，头部除眼点为棕红色外，均为白色透明；舌各骨片呈浅黄色；整个体部也是淡色。这时幼虫行动缓慢，或静止不动，而后色泽逐渐变深。这新生表皮的角化与暗化，就是表皮的蛋白质鞣化而形成角质和色素转化的过程。

（三）蛹

成熟的幼虫化为蛹以后，通常不吃也不动。蛹期长短与温度、季节密切相关，夏季蛹期一般3~4天，越冬的蛹可长达数月，然后可成熟羽化。

幼虫发育到Ⅳ龄成熟幼虫，即出现一个短暂静止期，如上述各龄幼虫蜕皮前一样，开始了蛹化蜕皮的生理准备。此时虫体的姿态是：头部和体部的前5节昂起如“蚕眠”状；在充盈蜕皮液的蜕腔内，可见虫体向前涌动，并已显蛹形。第3胸节肿胀十分显著，最后终于在此处形成一裂口，乳白色的蜕皮液涌至裂口，蛹头挤出皮蜕；稍停后，蛹头向下接触到附着面，支撑着摆动体部向前伸出，而后翻转躯体摆动尾部，使其大部脱出，但幼虫的皮蜕却被蛹的尾角所勾住而始终残留在其尾部。这时蛹转正体位，前部稍昂而静止不动。全部蛹化过程完成，需时约1分钟。

蠛蠓蛹有外壳，依靠呼吸管与外界交换气体。初期蛹壳为浅棕色，幼虫的眼点残迹留在上面。随着蛹壳色泽的暗化，壳内虫体也逐渐加深。在温度27℃，相对湿度75%以上的条件下，24~30小时后，蛹壳探暗，壳内成虫的复眼轮廓逐渐明显，虫体头、胸、腹及其附肢均已成形，各部鬃毛亦贴近蛹壳，在解剖镜下均可看清。

在上述温湿度条件下，蛹期需时3~4天即可成熟羽化。据观察，在同时蛹化的蛹中，雄虫的羽化稍早于雌虫。

（四）成虫

由蛹羽化为成虫，羽化完成的过程一般需要1~5分钟，壳内的成虫以额部暂时性的泡状突起，虫体的蠕动及吸入较多气体的张力顶开头盖；先探出头、触角，而后是足和翅，再为腹部。初羽化的成虫，体质柔软，翅膜因气体充盈而呈囊状，要在蛹壳上停留几分钟，待体表角化完善，翅膜接合成翅后，方才飞离。据观察，新羽化的雌虫吸血行为最早见于24天后，多数是在第3天。

二、生活习性

蠓的幼虫有的生活在荷花田、稻田、水塘、水沟、树洞等处的积水中，有的生活在腐败有机物或污染粪便的土中、腐败的树叶中。另外，在稍碱性的水里可常发现明斑库蠓和李拭库蠓。一般在急流、干燥和阳光暴晒处无蠓孳生。幼虫在水中的运动呈蛇形。当其在水面受惊动后，会立即迅速沉入水底，钻入泥中。蠓一般以Ⅳ龄幼虫越冬虫，但是有的种类如则以卵越冬。蠓蛹有外壳，依靠呼吸管与外界交换气体。同时羽化的蛹中，雄虫的羽化稍早于雌虫。

吸血蠓的雌蠓吸血，而非吸血蠓两性成虫和吸血蠓的雄蠓只吸食植物汁液为营养。蠓的种类繁多，嗜食性广泛，各亚科间食性有别，但常见的细蠓属、库蠓属和蠛蠓属三大吸血蠓属，均以刺吸哺乳类的血液为主。蠓吸血一般没有严格的选择性，但有的种类也有倾向性，如不显库蠓等主要吸牛、马、猪的血，尖喙库蠓主要吸家禽的血；台湾蠛蠓主要吸人的血，这些吸血雌蠓须吸足血后，卵巢方能充分发育。细蠓和蠛蠓在白天吸血；库蠓通常在晨、昏吸血。交配时，雄蠓成群飞舞，雌蠓加入婚舞求偶结对后，离群完成交配。据报道，浙江龙泉当地蠛蠓的婚舞是在8点左右，通常在邻近树荫的边缘地带，婚舞高度在1m以上。从解剖检查雌蠓的受精率来看，无论上午或下午捕获的雌蠓其受精率均在75%左右。在库蠓中有些种不群舞，而是在地面或植物上相互追逐而后交配，有些种两性成虫是在供血宿主体表进行交配。雌蠓受精吸血后3天左右卵子发育成熟，即可产卵。

雌虫选择孳生地一般以有机物质丰富的阴凉、潮湿的处所。成蠓平时多栖息于以草坪、树林、竹林、杂草、洞穴等避风和避光处，当温度、光线适宜，无风晴天，在草坪、田野、树林、溪边常有成群的蠓群舞。库蠓属成虫往往在日出前和日落后活动最频繁，而细蠓属和蠛蠓属则在天亮后活动较频繁。在阴天和无风的天气，蠓活动更为频繁。在四川，蠛蠓 3 月就有活动，7~10 月中旬都是高峰；在东北地区一般在 4~10 月均有发生，以 7~8 月较多，在海南岛则终年可发生。不同强度的光对不同种类的蠓活动有着明显的影响，库蠓成虫在完全黑暗或微光中，一般活动停止；细蠓和蠛蠓则在白天活动较多。但其不在照度最强的地方活动，在诱集时亦发现它多选择背光部进行刺叮，并趋于深色物体。蠓的飞翔力很弱，大多不超过 0.5km，一般在以半径为 100~300m 之内飞行。报道，媒介库蠓有的种类可随东南风越过 200~300km。

三、发育与繁殖

不仅不同属、种间的蠓从卵到蛹羽化出成虫的发育期的长短有差别，而且在同种间也常因环境（温湿度等）和营养条件的不同而存在差异，即便同批产的卵，同时孵化出的幼虫，在不稳定条件下，其发育期也不尽一致。如光胸库蠓（*C. impunctatus*）从卵到蛹羽化出成虫的阶段长则可达 60 余天，短则仅需要 21 天。云斑库蠓（*C. nubeculosus*）的卵期一般约 3~4 天，幼虫发育成熟所需时间一般最长 36 天，最短也需 18 天，有些个别的能达到 57 天；蛹期则大多数为 4 天左右，而其中个别的需一周左右的时间才能完成。原野库蠓（*C. homotomus*）在 27℃ ± 1℃的温度条件下，各不同的发育阶段一共需要时间在 28~44 天，其中包括卵期 3 天，Ⅰ龄幼虫 6~8 天，Ⅱ龄幼虫 5~10 天，Ⅲ龄幼虫 6~9 天，Ⅳ龄 5~11 天，蛹期 3 天。如果温度条件的范围波动于 6.8~22℃之间，完成幼虫和蛹的发育共需 98~204 天，而卵期发育的完成需 3~8 天。不显库蠓（*C. obsoletus*）在实验室条件下，卵的孵化期约 30 小时至 11 天左右，一般是在 3 天，其幼虫期却很长，大多数幼虫是在 3 个月左右时间化为蛹，有些可以达到 5 个多月。古塞细蠓（*Le. kerteszi*）在室温 31℃的条件下饲养，卵期发育需要 2.5 天，完成幼虫和蛹的发育需要大约 3 周的时间，繁殖一个世代大约 24 天就可以完成，但也有少数需要长达 8 周的时间才能完成。台湾蠛蠓（*La. taiwana*）在湿润条件下室温 25℃左右饲养，卵壳内幼虫的雏形在卵产出后的 24 天内即能够看出，第 3 天即孵出幼虫。以兔肝粉作为饲料，其完成幼虫各龄期的发育的时间一共需要 10~14 天，包括Ⅰ龄幼虫 4~5 天，Ⅱ龄幼虫 2~3 天，Ⅲ龄幼虫 2~3 天，Ⅳ龄幼虫 2~3 天。其中Ⅳ龄幼虫蜕皮后化为蛹，蛹期一般在 3~4 天。整个生活史的完成需要 15~22 天。若在室温 28℃，以酵母粉作为幼虫的饲料，完成由卵到成虫的发育周期需要 21~26 天，但在室温 15.5~25.4℃之间内呈不稳定状态的情况下，饲料也不同时发给，其发育周期可在 33~63 天之间波动；而若室温在 1~20℃之间内波动，幼虫以蛋黄粉作为饲料，则从卵到蛹羽化出成虫需要长达 136~164 天的时间才能够完成。通过对蠓生活史的观察研究，蠓生长或发育速度的长短，与其生长温度过低和食物来源不足有密切的关系。

在生活史研究中还观察到，食物不足或温度偏低，会影响发育速度的长短，而湿度的高低却关系到各个发育阶段的存活率。蠛蠓幼虫和蛹在水中不能发育，时间稍长即导致死亡；在干涸的环境中同样也是不能存活的。

幼虫和蛹期的发育不同生态类群间会有明显差别。蠛蠓是“陆生型”类群，即其幼虫和蛹不生长于水体，而是在湿润疏松的土壤中发育的类型。而水生型和半水（陆）生型类群的幼虫和蛹在形态上不同，其发育过程也受不同孳生环境的各种因素所影响。但其发育阶段是相同，所需时间则不同。因而有些种类一年可发生几代，有些种类一年仅一个世代。

四、其他

成蠓平时隐蔽于洞穴、杂草等避光和无风的场所。下雨时不活动。对活动最适宜的风速是 0.5m/s 以下，风速达 1.5~2m/s 以上即减少或停止活动。雨前如果闷热则活动较烈。完全黑暗时停止活动。活动半径一般 200~300m。每年发生代数 1~4 代不等。

成蠓寿命约 30 天左右，雌蠓产卵后不久即死去，雄蠓寿命更短，交配后 1~2 天即死亡。温度、风速、光线对蠓活动有一定影响。30℃以上活动受到抑制。最适温度为 13~25℃。蠓一般以幼虫或卵越冬。在寒区，主要以幼虫越冬。

第四节 生态学

蠓是微小型双翅昆虫，其生态习性也因其种属不同而各异。蠓的幼虫可根据其孳生场所的不同而区分为三型：①水生型：产卵地即选择在适宜的水体边缘或水中隆起的岛状泥丘，甚至水生植物的梗、叶，幼虫在水中取食发育，直至化蛹，羽化为成虫。在蠓亚科中许多属种是如此。如库蠓属和柱蠓属等的许多蠓种为水生型。当然，对水体大小、水质等，不同属、种各有不同的选择。②陆生型：产卵地选择在湿润而非水体场所，如林内腐殖质、沿泽边湿地，各种类型的疏松湿润，且有荫蔽的土地，包括草坪、田埂、江河边堤岸水线以上的湿土，以及有苔藓覆盖的泥土，甚至雨林的树皮表层，都常有各种蠓类幼虫孳生；如蠛蠓和细蠓就是比较典型的陆生型。前者幼虫孳生于松湿土壤，后者幼虫孳生于荒漠沙滩，甚至海滩沙地；某些毛蠓、裸蠓、铗蠓和阿蠓等可孳生于苔藓丛生处，或腐植堆及湿树皮下等。③半水（陆）生型：这是介于上述两型之间，产卵于水体边，但幼虫不在水中，而在邻接水体湿泥中，或在水体中岛状土丘接近水线处，它们离不开水体，而又不在水中。铗蠓和毛蠓两亚科中某些蠓种以及某些库蠓都有这样的选择。

成蠓的飞行通常不远离孳生地，但也曾观察到在距孳生地 2km 处可采到郧县细蠓；在周围为水泥地面的 13 层高楼的室内可采到环斑库蠓以及多种毛蠓、阿蠓和铗蠓。也曾有报道在万米高空采集到蠓类。这当然不全是蠓的飞行能力，但也反映出体型微小的蠓可借助气流和风力而远距离扩散。蠓也具有因取食、觅偶以及越光等习性而有自主飞行的能力和活动特点。

蠓类成虫的飞行活动有昼行性，也有夜行性，这与其取食和求偶行为相关。就吸血蠓而言，细蠓和蠛蠓是昼行性的，但不同蠓种因对光照强度和温度的适应性不同，因而在白天的活动高峰时间也各有不同。库蠓多数是晨、昏群舞，吸血刺叮，也即是在日出或日落前后飞舞活为动态反映了不同蠓种的特点，也受到生境条件的影响。

一、地理和空间分布

蠓广泛分布于除南极洲外的世界各地，从潮汐地带到最高山峰均可见其踪影。从热带到北部永久性极地的 150km 内和南部部分亚南极群岛的纬度间均有蠓的记录。我国蠓种在南方地区的物种丰富度比华北和西北地区为大，全国范围内种间相遇概率南方要多于北方。物种最大优势分布差异较大。北方的优势种较南方明显，吸血蠓类的物种丰富度与优势度之间存在一定的相关性，物种丰富的地区其某一物种的优势并不明显，而物种不丰富地区常有明显的优势种分布现象。吸血蠓的地理分布以山峰及山谷多的地方为密集，短期气候效应能快速地改变种群年龄结构，从而增加能传播病毒的吸血蠓的数量，影响其传播病毒的概率。

蠓并不远离孳生地，雄虫通常在孳生地附近飞行，主要是群舞求偶。蠓在近地层低空间飞舞，不同蠓种有不同高度的选择，形成了低层空间的垂直动态分布。在黑龙江完达山林区于日落前 1 小时至日落后 2 小时间以灯光诱捕观察蠓类在不同高度飞行的空间分布，结果显示所诱捕到的 5 种库蠓中，仅端斑库蠓（*C. erairai*）和裸蠓属（*Atrichopegon* spp.）飞行于距地面 5m 以下空间，而刺螯库蠓（*C. punctatus*）、不显库蠓（*C. obsoletus*）、淡角库蠓（*C. pallidicornis*）和边缘库蠓（*C. pictimargo*）以及铗蠓属（*Forcipomyia* spp.）、毛蠓属（*Dasyhelea* spp.）均在距地面 9m 以上空间飞行。以上结果与国外学者观察库蠓空间分布得出的结论既有相同之处也有一定区别。虽然这是在灯诱条件下的空间分布，不能全面反映其常态下的空间分布，但足以说明这些库蠓的飞行能力，即它们可飞向 11m 以上的空间，但蠓飞行仍有一定的高度限制。在长白山不同海拔高度的不同景观带捕获 12 630 只库蠓分析的结果表明，在长白山区海拔 1 860m 以上多次挥网已采不到库蠓，在 1 800~1 820m 间可采到不显库蠓（*C. obsoletus*）。

以网捕法对近地层空间的台湾蠛蠓（*La. taitwana*）进行定时捕捉以观察两性成虫不同时间的飞行动态。结果表明飞舞活动高峰在日出后 2~4 小时之间，从雌雄比例可以看出其婚舞活动高峰在日出后 2 小时左右（上午 8 时左右），距地面高度在 2.2m 上下，恰与刺叮吸血高峰相反，即雌虫刺叮高峰发生在白天照度最强，温度最高而湿度最低之时。将所捕获的雌蠓剖检发现不同层次捕获的雌蠓受精率不同，上层未受精，中层受精率 64.5%,而下层受精率达 85.52%。这说明在上层觅偶交配受精后的雌蠓在 0.6m 以下近地层处栖息待机吸血。调查中还发现绝大多数低飞蠛蠓(*La. humilavolita*)是活动于中层以下。

在调查研究中还发现,在人诱高峰时,挥网捕获的雌雄蠓比例是 6.5:1。这说明雌蠓是等待宿主到达其感应范围内,才飞袭宿主刺叮,这种觅食性飞舞与非觅食性飞舞(包括求偶婚舞)是不同步的。研究并掌握这一生态特点对制定全面的防治措施非常重要。

此外,两性成虫在不同空间的分布是不同的:雄虫多见于上层,雌虫多见于下层,而中层虽以雌虫居多,但雌雄比例远不如上、下两层悬殊。

二、孳生与取食习性

(一) 幼虫孳生习性

蠓对孳生地的选择,是通过长期适应环境与竞争的结果。水分在幼虫孳生地内保证幼虫存活的最基本条件中处于十分重要的环节,如果环境干燥,幼虫由于无法耐受而会很快死亡。食物同样也是在幼虫成长所必需,如果不能提供适宜而充足的营养,就可能延缓其发育甚至夭折。而各个发育阶段的存活率与湿度的高低密切相关。

不同属种的蠓幼虫孳生条件不同,有些蠓的幼虫可孳生在经常保持湿润的场所,因此即便是在现代化的城市中,其绿化的草地、花圃、林荫道边,园林中的溪流或鱼池,人工湖岸边湿土等都可孳生,如某些毛蠓(*Dasyhelea*)其幼虫能够像伊蚊(*Aedes*)那样,既可以在树穴、竹筒等小体积水内孳生又可以在岸边石穴水中生长,所以就整个蠓科而言孳生地很为广泛,但对蠓科各属而言,其孳生地的选择又各具有特定条件。现就三大吸血蠓属简介如下:

细蠓属(*Leptoconops*)的幼虫属于半水生型,也是比较特异的一类,湿润的砂质土壤,地下水位较高的荒漠或干旱地区,可有其幼虫孳生。在江河湖海两岸的砂砾中以及荒漠沙滩等处随着潮汛的降落,水位与湿润度的变化而其幼虫可上下移动于 20cm 深度之间;而内陆细蠓(*Le. meditrraneous*)的幼虫活动随着附近河流水位的变化而变化,可深达地面以下 10~30mm;古塞细蠓(*Le. kerteszi*)幼虫孳生场所要求其氯和碱的含量 100~50 000ppm,磷的含量 0.5~2.5ppm,硫的含量 0~600ppm,含水量可由 5% 到饱和状态,而最适湿度是 12%~16%,地表耐盐性植被的覆盖度可由 0%~75%,其幼虫生长的土质是沙、泥土和淤泥的混合土。柏氏细蠓(*Le. beaqaerti*)幼虫则能忍受海水中 140% 的盐分,主要孳生于海边纯沙中。

蠛蠓属(*Lasiohelea*)的幼虫具有典型的陆生型的特点,荫蔽的湿润疏松土质是其幼虫孳生的场所。经调查证明,蠛蠓幼虫的季节性孳生地可以是一些生长期较长的菜园内,如瓜、豆棚架和玉米、茄子、辣椒地等场所,同时其幼虫也可以孳生在建筑物阴面墙脚,生长苔藓的土壤中或藻类、真菌的土壤表面。在林缘地带有覆荫处,地表有矮小草本植物的疏松湿润土层中其幼虫较为多见,并且在这类土样中检获幼虫的阳性率为 37.5%,但是在水沟边的湿泥、山坡次生林地表土层等地则不适于其幼虫的孳生。蠛蠓幼虫喜在地表湿土层内活动,且避光性强,所以受到环境条件的影响,幼虫可上下活动于土壤中,通常能达到 6cm 深以下。

库蠓属(*Culicoides*)幼虫多数属于水生型或水、陆兼栖,其幼虫的孳生地也较为广泛,可以孳生在各种的水体、水态和水质中,如流水、静水、淡水或停滞的积水等,所以幼虫对孳生地的选择具有多样性,并有因种而异的特点。霍氏库蠓(*C. hoffmani*)和瓶颈库蠓(*C. guttipennis*)及千山库蠓(*C. qianshanensis*)等一般主要孳生在有落叶浸渍的石穴水体或树穴中。尖喙库蠓(*C. oxystoma*)的幼虫常以在稻田水中以敏捷的蛇游姿态活动。日本库蠓(*C. nipponensis*)则主要在稻田边和沟边水、泥相交处的稀泥中活动,但有时也可以游入水中,可能由于体型较粗大的原因,其幼虫对光线反应则不如尖喙库蠓敏捷。灰黑库蠓(*C. pulicaris*)、刺螯库蠓(*C. punctatus*)及李拭库蠓(*C. riethi*)、恶敌库蠓(*C. odibilis*)等的幼虫均在酸性的沼泽草甸泥丘上孳生。不显库蠓(*C. obsoletus*)种团对其孳生环境各有特定的选择,雪翅库蠓(*C. chiopterus*)和戴氏库蠓(*C. dewulfi*)仅在牛马躺卧打滚处的污泥浊水中孳生,苏格兰库蠓(*C. scoticus*)则可以在大的蕈类上孳生,而在腐败落叶层及其下土壤中为不显库蠓的幼虫的主要孳生地。环斑库蠓(*C. circumscriptus*)幼虫喜盐碱土质,则主要选择在海边及盐碱地带积水边以及湿草地中孳生。另有一群库蠓幼虫,孳生地则独特选择了以植物的花苞以至叶腋的积水及腐朽处为其孳生场所,似乎是有意避开与上述众多蠓孳生场所的竞争。例如西非的奥斯库蠓（*C. austeni*）和灰翅库蠓（*C. grahamid*）的幼虫则以腐败的芭蕉叶茎中为孳生场所。巴西海岸一种重要的骚扰性库蠓—孤独库蠓（*C. insignis*）幼虫则在蟹洞内孳生。

（二）取食习性

蠓幼虫的食物可以分为动物性和植物性的食物。许多蠓类幼虫的食物主要是酵母菌、藻类，也可以是纤毛虫纲和鞭毛虫纲的原生动物，或者是土壤中生活的微小线虫以及其他微型昆虫的幼虫等，但是不同蠓种对食物有不同的选择。

通常花蜜、植物的液汁，低等动物的体液等等都可以作为成蠓的食源，甚至有些蠓种，其成虫仅依赖幼虫期积存的营养。雄虫和非吸血寄生性雌性多以花蜜和植物汁液为食。还有一部分蠓类的雌性成虫必须吸取脊椎动物的血液，才能使其孕卵发育正常。根据雌蠓食性可以分为吸血蠓和非吸血蠓两大类。吸血蠓类与人类密切相关，主要是库蠓、细蠓、蠛蠓等三属，尤其是刺吸人、畜和禽类的蠓种的深入研究在医学上具有重要意义。

蠓的食性因属种不同而异，大体可分为寄生性、猎食性、植食性和吸血性：

1. 寄生性　即刺叮于宿主体表，以吸食宿主体液为食。如分布于我国海南、云南和台湾的嗜蚊库蠓（*C. anophelis*）作为牛厩内吸血蚊体外寄生蠓，刺入饱血的蚊胃吸血。又如在我国海南发现的铗蠓属蕨蠓亚属（*Pterobosca*）的两种铗蠓寄生于蜻蜓体外，吸食蜻蜓体液。如自满铗蠓寄生于赤褐灰蜻（*Orthetrum neglectum*），扁足铗蠓寄生于狭翅蜻蜓（*Petamarcha obscura*）后翅的基部。我国四川的裸蠓属的刺甲亚属（*Melohelea*）的裸蠓寄生于鞘翅目昆虫地胆（*Melae* spp.）体外，以吸地胆体液为食。

2. 猎食性或称捕食性蠓类　是以雌虫侵入摇蚊、蜉蝣等群舞虫群中捕食弱小雄虫为食，甚至在交配时以口器刺入与之交配的同种雄蠓头部吸雄虫体液为食，而使雄虫成为空的躯壳。绒蠓属（*Mallochohelea*）的某些雌蠓曾被观察到腹端残留着被其吸食后的雄虫尾器。国外学者已报道了包括贝蠓、须蠓、前蠓、柱蠓、绒蠓、阿蠓、单蠓等共 7 属 40 多种的捕食性蠓类及其猎物。在 Wirth 和 Grogan 出版的《世界捕食性蠓类》（*The predaceous midges of the world*，1988）中记述了包括埃蠓、阿蠓、短蠓、锯蠓等 45 属的捕食蠓。

在一定范围内，寄生性和猎食性蠓类是某些有害昆虫的天敌。因此，泰国在 20 世纪 80 年代的一份农业报告中曾提及以捕食性蠓类作为天敌防治水稻害虫。

3. 植食性　即以植物分泌液，如花蜜等为食。在数千种蠓类中有许多蠓种是以植物汁液为食的。铗蠓和裸蠓常在白天花丛采食，毛蠓则以植物分泌的汁液、花蜜为食，藤蔓毛蠓（*Dasyhelea ampelis* sp. nov）以丝瓜、葫芦花液为食，晨昏在丝瓜、葫芦藤蔓处群舞，它们的取食行为也起到了授粉作用。在北美地区，铗蠓属的尤蠓亚属有重要的经济价值，因为这一亚属的许多蠓种是热带可可的重要授粉者。我国的多数铗蠓分布于海南、云南、广东、广西等地，它们对热带作物的授粉作用值得关注。国外对铗蠓授粉作用研究已有近 50 年，涉及铗蠓属丽蠓亚属（*Lepidohelea*）、小蠓亚属（*Microhelea*）、腺蠓亚属（*Thyridomyia*），甚至蠛蠓属（*Lasiohelea*）。

裸蠓的两性成虫也有取食花蜜的习性，而且雌虫在花蕊上活动时间较长，从中获取卵巢发育所需蛋白；已分别在睡莲、黑刺莓、玫瑰和杜鹃花内发现多种裸蠓。

4. 吸血性　尤其是吸食人、畜血液的类群是危害人畜的蠓类，也是防治的靶标。吸血蠓对供血宿主的选择以及吸血环境的适应都因种而异。我国三大吸血蠓属中细蠓和蠛蠓是昼行性，库蠓多数是昏飞性。飞行性昆虫除了迁飞，多是以觅偶、觅食和产卵为目的，因此，吸血蠓的吸血时间均在其飞行活动时域内。不同蠓种在低层空间的飞行高度不同，因而宿主所在位置的高度不同，受骚扰的程度也不同。

三、活动与种群动态

我国的蠓的活动北方出现在 5~8 月，南方则在 4~10 月。

细蠓和蠛蠓通常是白天进行刺叮吸血活动的蠓类。在四川岷江边，郧县细蠓（*Le.yuhsienensis*）既刺吸人血，也吸牛、马血，在上午 7 时和下午 6 时均有活动，特别是在下午 4 时左右刺叮吸血达到高峰。台湾蠛蠓营刺叮吸血活动是从上午 8 时开始至下午 8 时均可，但其刺叮吸血活动的高峰是在全日温度较高，光强度较强而相对湿度较低的下午 2 时左右。由于不同地区和不同环境的小气候存在区别，雌性成蠓在白天刺叮吸血活动的数量动态变化也有差别。在无外界干扰的情况下,这些蠓类一旦开始刺叮吸血,一般持续吸血能达到3~5分钟,长者可以达到10分钟左右,而蠛蠓开始刺叮吸血时即便有轻的干扰,它也无动于衷,直至饱血后方飞去。有些蠓类因未吸饱而受惊扰飞离,而后还会继续再次吸血,也有的蠓一次饱血后还再次吸血,这种蠓类一旦证明是疾病媒介,当更应重视。雌性蠛蠓吸血的同时由肛门排出粉色液体。

库蠓种类繁多,分布广泛,大部分是在晨、昏开始营刺叮吸血活动,多数种兼吸人、畜血液。南方广布的蠓种是原野库蠓和日本库蠓,也是牛、马厩舍中常见的蠓种。家畜常因被叮刺而烦躁不安,有时也侵入住宅对人进行叮刺吸血,日本库蠓的刺叮活动高峰在日落之初,有时甚至在市区内,飞入二层楼的卧室内进行刺叮吸血的活动。尖喙库蠓下午8时左右达到活动高峰,上午11时和下午5时很少活动,很少刺吸人血,以嗜吸牛、马等家畜血液为主。在北方林区和草甸沼泽地带,刺叮人畜的重要蠓种是不显库蠓、灰黑库蠓和刺螯库蠓。在山东半岛近海岛屿上,叮人的重要蠓种是明斑库蠓,但在东北林区此蠓种很少见叮人,而以刺吸禽类血为主。荒川库蠓是嗜吸禽血的蠓种。嗜按库蠓(*C. anophelis*)刺入饱吸牛血的蚊胃中吸食牛血,而不是直接进行刺叮。有些蠓种如不显库蠓和刺螯库蠓都不但嗜吸牛血,而且主要集中在腹部进行刺叮,雪翅库蠓尽管也嗜吸牛血,但主要是在腿部进行刺叮,以上表明雌蠓吸血不仅对宿主有一定的选择性,而且对刺吸的宿主部位有一定的选择。同时雌蠓吸血的选择性不仅在种间差别,而且地理株间也有不同,如在四川地区台湾蠛蠓主要是刺叮人的下肢为主,但在广西边境却又以刺叮耳壳为主。

受精雌蠓饱血后,并有适当的含糖源的补充,在适宜的环境条件下,通常经2~4天即可产卵。蠓卵通常是单个分散,也有4、5粒一撮,或排列成曲折卵线。蠛蠓在湿润的滤纸上,边产卵边作缓慢爬行,时而停止,时而爬行,因而将卵散布在一定范围内。雌性细蠓用尾部伸入松沙土内,通过窄长的尾叶将卵产置于湿润处,若暴露干燥处,卵会很快干瘪而不能孵化。库蠓选择适宜的场所将卵产于水面或温泥、腐殖土上。有些种类靠幼虫期积累的营养即可保证卵的成熟,虽未获血餐,也可产卵,许多种库蠓在羽化后第10天产卵,原野库蠓通常在28~30℃时,在第3~4天内产卵,也有迟延至第12天才产卵,并可能吸第二次血,完成第2批孕卵的发育。

由于蠓的种类不同其产卵量也存在着很大的差异,南方蠛蠓通常一次产卵可以达到40~60粒,多则可以达百余粒。光胸库蠓约30~65粒,通常产50粒。不显库蠓可产35~120粒,产卵量较多,平均每只雌虫可产75粒,偶尔也有产第二批卵。原野库蠓产卵数40~213粒不等,恶敌库蠓一雌虫平均产卵80粒。多数蠓类雄虫交配后不久即死亡,而雌虫可存活大约4周。

由蛹羽化出成虫后,雌虫再经过一段食前静休期后,要进行吸血和产卵这二项重要活动。在此前,某些种最初飞舞的主要目的往往是觅偶的飞舞活动,而觅食性飞舞活动是定向和短暂的。雄虫群舞,雌虫接着加入配对交尾,这是多数蠓种觅偶方式。台湾蠛蠓两性成虫的群舞活动通常从上午8时开始,10时以后则少见,此时恰是一日中温度适中(18~21℃),湿度渐降(70%~77%)之初,这种活动通常发生在林荫处距地面2m左右的空间群舞配对。上午8时左右2m高度处,雌雄比例在群舞蠓群中为2∶11,能够反映蠛蠓群舞求偶时的特点。通过对雌蠓受精囊的剖检发现,飞舞雌蠓在上午的受精率为77.04%~88.45%,刺叮吸血雌蠓在下午的受精率为70.58%~86.36%,表明雌性蠛蠓尽管未受精,但是也一样吸血,同时饱血雌蠓也未必会有有效的受精卵产出。

细蠓觅偶交配也是采用群舞的方式。在实验室饲养笼内,古塞细蠓可以通过光线诱导的方法进行交配。在7月份四川岷江边,对郧县细蠓群舞进行观察,其结果表明:郧县细蠓群舞时间主要集中在下午4:00—5:30之间,此时的雌雄比例由3∶2升至1∶2。

库蠓种类繁多,时常有异种同群群舞的现象,如云斑库蠓和李拭库蠓,在自然界中,群舞求偶的高度一般在距地面70cm至2.5m,但云斑库蠓的交配活动也可以在小管内进行。有些库蠓在地面或在宿主体表觅偶交配,并不需要通过群舞活动。雄性库蠓群舞时,触角轮毛直立展开,以此对同种雌蠓的翅震频率进行辨认。多数种类交配一次后雌虫受精囊内贮存的精子即可供终身产卵受精之用。如杂斑库蠓一次交配可供雌虫产7批卵约1 000粒受精,同时这种蠓被发现可再次交配。蜜食库蠓(*C. melleus*)也多次交配。

蠓的群舞活动往往发生在孳生地附近,交配后于近处植丛中栖息,侵袭吸血的活动当供血宿主接近时才会发生。蠛蠓雌虫交配受精后一般在30cm以下低矮植丛中栖息,至气温较高,照度较大时,才开始对供血宿主刺叮吸血的活动，刺叮吸血活动的高峰一般在下午 2 时左右发生，所以刺叮吸血活动的高峰恰与群舞活动的高峰时间相反。细蠓也大部活动在孳生地附近，如柏氏细蠓就是如此；但郧县细蠓却可飞离孳生地约 3 华里以外，进行刺叮吸血的活动。许多蠓类有远飞觅食的特性，甚至在顺风向时，借助风力可飞出数公里，以至数百千米外觅食。尽管风速超过 3km/h，蠓类飞行即受到抑阻，但某些库蠓在风速 9km/h 则顺风向随气流卷至 5 000m 高空，远离陆地到 400km 外的海面，浅灰库蠓（*C. pellidipennis*）可飞出 40~700km，从非洲大陆扩散到塞浦路斯岛。这种扩散的特点在流行病学上有着重要的意义。

四、趋光性

蠓一般在黎明、中午或黄昏活动，有趋光性，微弱光线对蠓有一定引诱力，而在完全黑暗或亮度超过 3 000Lux 时，一般较少活动。紫外灯对毛蠓的吸引力较好，其捕获数量大大超过白炽灯。多数库蠓具有趋光性，因此，夜间灯光下经常捕获多种库蠓的两性成虫。但由于雌雄成虫飞行能力的差异，雌雄成虫对不同高度和距离的灯源可能表现出不同的趋性。大多数昆虫长需要达到一定的飞行高度以及经过一定距离的飞行才能到达光源，灯源的悬挂高度可能直接影响其趋光性。库蠓雌雄成虫的飞行能力有较大差异，且对不同高度光源的趋性有较大差异，雄虫主要趋向较高处光源，而雌虫则主要趋向较低处的光源。

五、季节消长

蠓数量动态的季节消长可以反映其季节分布，与蠓种和气候条件密切相关，这表现出种间季节适应，也表现其繁殖力。有的蠓种一年只有一个世代，往往只在特定的季节出现，其出现数量也比较集中，而有的蠓种一年可有多个世代，其数量常呈一动态曲线。在我国东北，光胸库蠓和灰黑库蠓多见于春季，且一年只一个世代，高纬度地区的三纹库蠓（*C. tristriatulus*）也是如此，不显库蠓以春季密度为高，在多雨的夏季则数量较少，一年可有二个世代。刺螫库蠓是东北林区的优势种，其数量高峰出现在春、夏、秋季，属于一年多世代蠓类。

即使在同一地区同一生境内的蠓类，其种间的数量动态和密度仍然有明显的差别存在。在东北林区，春末夏初，不显库蠓居于优势，而到夏末秋初，则刺螫库蠓则居于优势。在同一地区同一生境内的蠓类在不同年份内数量动态，尽管受到各种因素的作用，在数量上会有一定的差别，但是其动态趋势是基本一致的。

由于我国南方处于热带或亚热带地区，在全年均有吸血库蠓的活动，许多蠓种只在雨季和旱季数量上有所差别。福建南部库蠓可以全年发生，5 月、6 月、8 月分别是荒川库蠓、日本库蠓和许氏库蠓活动的高峰期；在福建龙海一带，尖喙库蠓、日本库蠓和异域库蠓（*C. peregrinus*）在全年都有骚扰，仅在 1、2 月数量稍低。中国台湾的台北地区，尖喙库蠓、日本库蠓和荒川库蠓的高峰期主要发生在春季，在四川地区，蠛蠓的高峰期主要是在夏季，10 月份时逐渐消失；而在南方地区（如在闽、粤等地）蠛蠓是重要的白天吸血骚扰的双翅目昆虫，在全年都可以出现。

蠓类成虫的季节分布不仅与环境因素有关而且反映了各蠓种的繁殖特征和适应性。在热带地区潮汛和降雨的因素可能对某些蠓种的季节消长密切相关，而在温带地区影响蠓种数量变化的重要环境因素主要与雨量、温度的变化有关。

六、天敌

病毒、细菌、原虫、线虫及螨类等都可以是蠓类体外的寄生生物和病原生物。如索线虫（*Mermithid nematode*）寄生在同体库蠓后，可以使雌蠓不能产生下一代；虹色病毒（Iridescent virus）感染库蠓后可使幼虫不能存活。近年来又发现步甲（*Elaphrus cupreus*）、虎甲（*Cicindela suturalis*）能够捕食库蠓的成虫或幼虫。

第五节 中国重要种类

我国的蠓类现知 4 亚科 37 属 1 176 种，其中具有医学重要性的吸血蠓有 3 属 470 种，即：细蠓属（*Leptoconops*）46 种、蠛蠓属（*Lasiohelea*）76 种，库蠓属（*Culicoides*）348 种。

一、蠓的鉴别特征

(一) 头部

雌雄两性成虫的头部都有 1 对由百余个小眼面组成的大复眼，其中喙和触须端，触须 4~5 节，第 3 节有感觉其和感觉器窝；触角细长，13~15 节。雄蠓触角有长而密的轮毛；蠛蠓和库蠓头部形态相似，而细蠓头部两复眼间距宽，且雌虫触角短，其鞭节仅有 11~13 节。

(二) 翅

蠓的翅脉较为简明。翅基有弓脉，翅前缘第 1 根为前缘脉，第 2 根为径脉，并分为径 1 脉和径分脉；分为径 1 脉和径分脉相并接，形成 2 个径室，即第 1 径室和第 2 径室；气候有 2 个翅脉叉，第 1 个为中脉叉，由中 1 脉和中 2 脉组成，第 2 个为中肘叉，由中 3+4 脉和肘 1 脉组成；此后是肘 2 脉和臀脉。整个翅面仅在径脉和中脉间有 1 根短的横脉，即径中横脉。翅面由翅脉分为若干翅室，各翅室以其前缘脉之名命名：中脉叉内为中 1 室，中 2 脉后为中 2 室，中肘叉内为中 4 室，臀脉后为臀室，在径脉和中脉基段之间由径中横脉拦截的区成为基室。蠓的翅面可有色泽深浅不同的斑纹，深色的为暗斑，浅色为明斑或淡斑，引起分布位置而各有其名，如位于径室端部的明斑成为径端明斑等。

三大吸血蠓属的翅脉特点如下：

1. 细蠓属（*Leptoconops*） 前缘脉和径脉都很短，无径室，无横脉，无大毛，无斑。

2. 蠛蠓属（*Lasiohelea*） 前缘脉和径脉长，且超过前前缘重点，有 2 个径室，第 2 径室狭长，翅面布满大毛，无斑。

3. 库蠓属（*Culicoides*） 前缘脉长抵翅前缘中点，通常有 2 个径室，第 2 径室短，翅面大毛少，长有明斑和暗斑。

(三) 足

蠓和所有昆虫一样，都有 6 条足。3 对足分别生于前、中、后胸部的腹面，紧接有 1 短小的基节，通常易见的为股节、胫节和跗节。各足的跗节分为 5 小节，第 5 跗节端部有 1 对爪，在分类研究中，不同属各有特征。细蠓、蠛蠓和库蠓的爪基本等长，而蠛蠓在两爪之间有分枝的爪间突，这也是蠛蠓属区别于库蠓属和细蠓属的特征之一。

(四) 腹部

共 10 节，尾部为两性生殖器，也是不同蠓种分类鉴定的重要特征。雌蠓腹部尾端的殖下板、尾叶和腹内的受精囊的形态结构都是重要的鉴别特征。细蠓雌虫有 2 个受精囊，蠛蠓只有 1 个受精囊，而库蠓受精囊可为 1 或 2 或 3 个。雄虫尾器不仅是交配器官，其阳茎中叶和阳基侧突也是种类鉴别的主要特征，在不同属间形态结构差别十分显著。如细蠓雄虫尾器的阳基侧突特化成结构复杂的阳基侧突膨端体。

二、常见属的鉴别特征

(一) 细蠓属（*Leptoconops* Skuse，1889）

鉴别特征　小型蠓种，翅乳白色无斑，无大毛，无径中横脉（r-m）。两性成虫的复眼相距均宽，雌虫触角鞭节 11~12 节，只有末节一节延长；触须第 4、5 节愈合，整个触须仅 4 节。翅膜和翅脉上均无大毛，径脉短，不形成明显径室；无径中横脉，在径脉与中脉之间多一些长润脉（intercalary vein）其后各脉常不显著。雌虫有 2 个发达受精囊，尾叶常呈柳叶状或宽三角形。雄虫尾器的抱器基节显著膨大，阳基侧突有发达的膨端体。

(二) 毛蠓属（*Dasyhelea* Kieffer，1911）

鉴别特征　体短拙，被毛。复眼小眼面间多柔毛。额部有形态多样的额片，雌虫触角鞭节端部 5 节与基部 8 节差别不显著，通常有轮毛；雄虫触角端部 4 节延长，鞭节各节刻纹明显；触须较细，通常第 1 节很短小，第 3 节无感觉器窝而有少数分散的感觉器。雌虫腹部短粗，第Ⅸ节腹面角化的殖下板完整而多变，或环形、或有裂孔，或分成 2 片，或有 1 对侧臂；受精囊 1~3 个。雄虫腹部较细，第Ⅸ背板通常较长，其后缘侧突通常小或不发达，或呈指状；抱器基节通常短粗，端节较细长；阳茎中叶宽，有成对的端突；阳基侧突通常愈合成不对称的 3 条骨片；即 1 对侧臂和 1 个中叶。

（三）裸蠓属（*Atrichopogon* Kieffer，1906）

鉴别特征　通常为中、小型褐色蠓种，复眼小眼面间光裸或有柔毛。触角 15 节，雌虫端部 5 节延长，末节多数有端突；雄虫端部 3 或 4 节延长，各短节有疏密不等的轮毛。触须 5 节，或第 4、5 两节愈合，第 3 节上有感觉器窝。雌虫腹部第Ⅶ~Ⅸ节间的腹面或可有赘生的突起，有 1~2 个受精囊；雄虫尾器有发达的抱器及阳茎中叶，但阳基侧突退化，抱器基节也只有 1 个踝突。

（四）铗蠓属（*Forcipomyia* Meigen，1818）

鉴别特征　虫体短钝多毛，足和翅常有纹鳞。复眼邻接，光裸或有柔毛。大颚有齿或无齿。触须通常 5 节，有时第 4、5 节部分或全部愈合，第 3 节有或无感觉器窝。触角 15 节，有时减少。中胸盾板无肩窝。雌虫爪间突发达。翅有或无大毛，有或无斑。径 1 室短小或缺。受精囊 1 个或 2 个。雄虫尾器第Ⅸ背板长短不等，其后缘常具 1 对侧突；阳茎中叶三角形或方形，有时分叉；阳基侧突形状多变化，两侧常与抱器基节踝愈合。

（五）蠛蠓属（*Lasiohelea* Kieffer，1921）

鉴别特征　复眼小眼面间柔毛有或无，触角 15 节，雌虫触角端部 5 节延长，雄虫触角端部 4 节延长；触须5节，第3节内侧有感觉器，感觉器窝无或有。口器发达，雌虫通常欠发达或无。翅面遍布大毛，2个径室，第 2 径室狭长，末端抵达或略超过翅前缘中点。雌虫受精囊 1 个，生殖下板发达。雄虫阳茎中叶分裂成两角质侧片，阳基侧突为一角质窄条，成弓状内陷于第Ⅸ腹节。

（六）库蠓属（*Culicoides* Latreille，1809）

鉴别特征　小型或中型蠓类，翅长 0.8~2.0mm，中胸盾板有明显的肩窝。雌虫口器发达，触角第 3 节及其余各鞭节有嗅觉器，触须 5 节，第 3 节可有感觉器窝，或散在的感觉器。足无棘刺，第 4 节通常筒状，爪短而等长，爪间突短小。翅面遍布微毛，并有数量不等的大毛，常有形态各异的色斑。翅脉发达，前缘脉较短，前缘脉比（CR）0.5~0.7；有 2 个径室。雌虫受精囊 1~3 个。雄虫尾器变化较多，通常第Ⅸ背板较长，有发达的后缘侧突；第Ⅸ腹板短，后缘中部或凹或凸；阳茎中叶完整 1 片，阳基侧突分离或愈合，形态变化较多。

三、中国主要代表种

因吸血蠓具有医学重要性，本部分重点罗列我国吸血蠓的主要代表种。

（一）北域细蠓（*Leptoconops borealis*）

分类地位：蠓科、细蠓亚科、细蠓属。

1. 种名　北域细蠓（*Leptoconops borealis* Gutsevich，1945）

同物异名：*Leptoconops popovii* Dzhafarov，1961。

2. 形态　雌虫额宽约为头宽的 1/5，额鬃 2 对，平衡棒浅黄色，后足胫节端部梳齿 10 枚，受精囊 3 个，2 个发达，略等大，端部有刻纹，另 1 个小囊呈卵形，尾叶长为宽的 2.8 倍。雄虫阳茎中叶发育弱，有并列两角化片组成，阳基侧突膨端体类三角形，内缘侧角分叉，形如 2 突（图 21-13）。

3. 生活习性　昼行性蠓类，是西北地区常见的吸血蠓，兼吸人畜血液。

4. 孳生习性　幼虫孳生于湿润的砂质土壤中。成虫白天飞舞吸血，常见于牛、马舍附近及荒漠处。

5. 与疾病的关系　未见相关报道。

6. 地理分布

（1）国内：陕西、甘肃、宁夏、新疆、青海、内蒙古、辽宁。

（2）国外：主要分布在俄罗斯和阿塞拜疆。

（二）郧县细蠓（*Leptoconops yunhsienensis*）

该种是我国学者最早发现命名的细蠓。分类地位：蠓科、细蠓亚科、细蠓属。

1. 种名　郧县细蠓（*Leptoconops yunhsienensis* Yu，1963）

同物异名：无。

2. 形态　雌虫复眼顶部小眼面间有微毛，受精囊 2 个，端部有刻纹。雄虫尾器第Ⅸ背板后缘中突短而尖，阳基侧突膨胀体呈多块角化小片镶嵌状（图 21-14）。

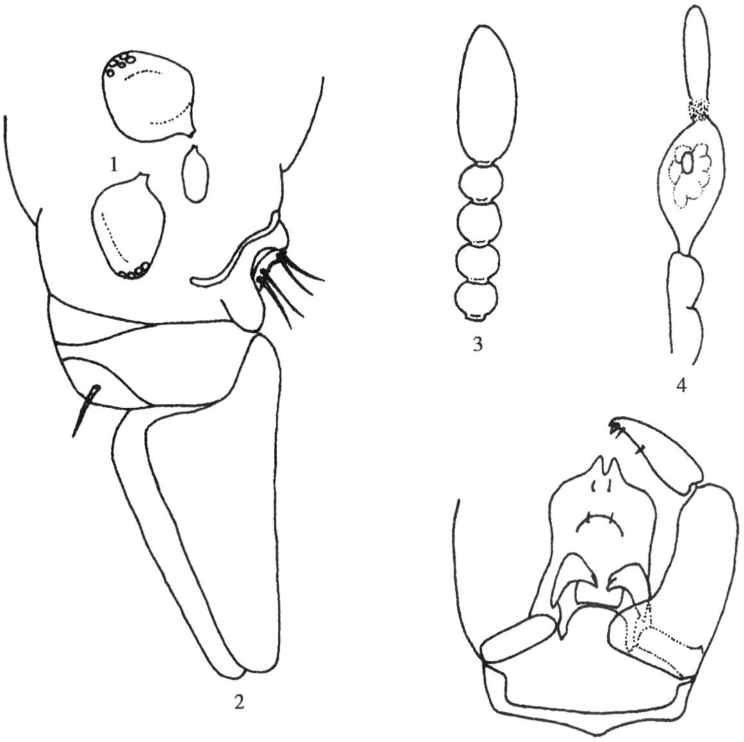

♀:1. 受精囊;2. 尾叶;3. 触角;4. 触须。
♂:5. 尾器。

图 21-13 北域细蠓(*Leptoconops borealis*)

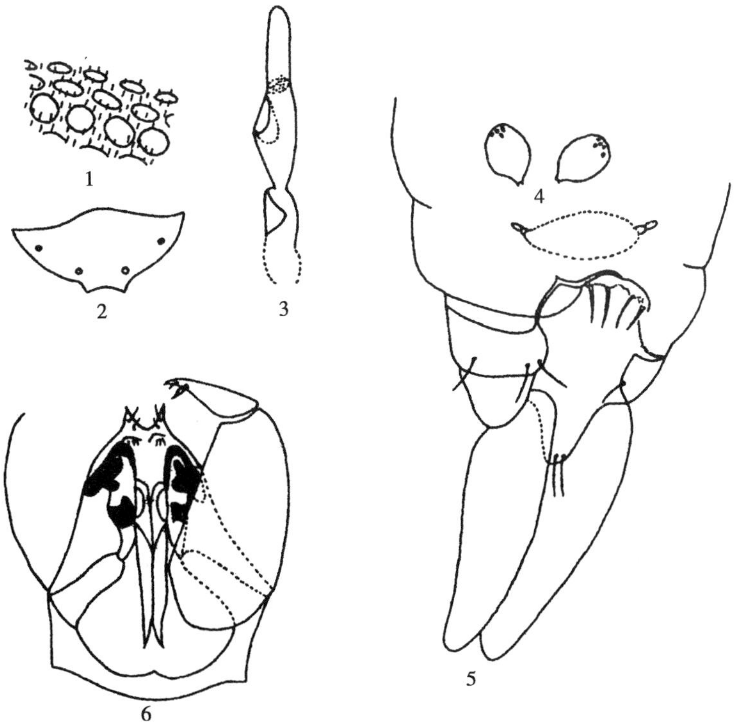

♀:1. 复眼;2. 唇基片;3. 触须;4. 受精囊;5. 尾叶。
♂:6. 尾器。

图 21-14 郧县细蠓(*Leptoconops yunhsienensis*)

3. 生活习性 白天刺叮人畜吸血。据报道，在岷江边上，该蠓飞舞和刺叮吸血的活动高峰在下午4:00—5:00，直至20:00时天将昏暗仍有活动。

4. 孳生习性 幼虫和北域细蠓一样，孳生于湿润的砂质土壤中。也是在白天刺叮吸血。

5. 与疾病的关系 未见相关报道。

6. 地理分布 湖北、四川、重庆、云南。

（三）低飞蠛蠓（*Lasiohelea humilavolita*）

分类地位：蠓科、铗蠓亚科、蠛蠓属。

1. 种名 低飞蠛蠓（*Lasiohelea humilavolita* Yu et Liu，1982）

同物异名：*Forcipomyia*（*Lasiohelea*）*humilavolita* Lien，1989；*Forcipomyia*（*Lasiohelea*）*saxicala* Lien，1991。

2. 形态 复眼小眼面间无微毛。雌虫口甲齿疏齿型，有9~10枚大而尖的口甲齿，受精囊1个球形，基部弱，常内陷成半球状，与殖下板相对有一蝠状角质增厚。雄虫阳茎中叶如芭蕉叶状向外侧弯曲（图21-15）。

3. 生活习性 白天吸血的蠓种。

4. 孳生习性 昼行性蠓类。幼虫陆生型，主要孳生在松湿土壤中。成虫于低空中飞行吸血。

5. 与疾病的关系 未见相关报道。

6. 地理分布

（1）国内：甘肃、河南、安徽、浙江、湖北、四川、重庆、贵州、江西、福建、台湾、广西、云南、海南。

（2）国外：马来西亚。

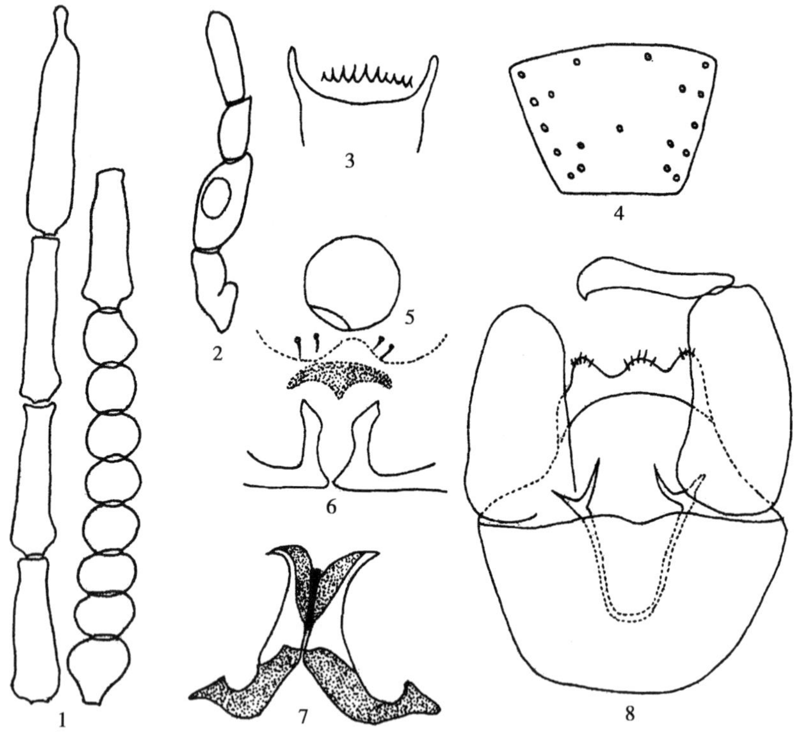

♀：1. 触角；2. 触须；3. 口甲；4. 唇基片；5. 受精囊；6. 生殖下板。
♂：7. 阳茎中叶；8. 尾器。

图21-15 低飞蠛蠓（*Lasiohelea humilavolita*）

（四）西伯利亚蠛蠓（*Lasiohelea sibirica*）

分类地位：蠓科、铗蠓亚科、蠛蠓属。

1. 种名 西伯利亚蠛蠓（*Lasiohelea sibirica* Buyanova，1962）

同物异名：无。

2. 形态 棕褐色，较大型蠓种。复眼无微毛，触须第3节有大而显著的感觉器窝，口甲齿细而密，雌虫有大小2列齿,雄虫1列齿,短小,约20枚。雌虫受精囊1个,类圆形,雄虫阳茎中叶两侧片端部向外弯曲(图21-16)。

3. 生活习性　白天吸血的蠓种。

4. 孳生习性　昼行性蠓类。幼虫陆生型,主要孳生在松湿土壤中。

5. 与疾病的关系　未见相关报道。

6. 地理分布

(1)国内:黑龙江、吉林、新疆。

(2)国外:俄罗斯。

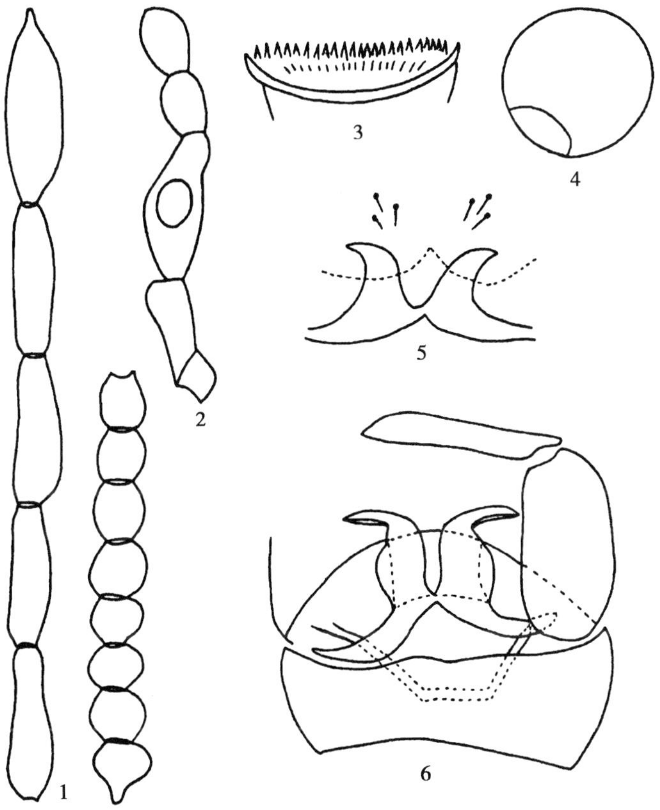

♀:1. 触角;2. 触须;3. 口甲;4. 受精囊;5. 生殖下板。
♂:6. 尾器。

图21-16　西伯利亚蠛蠓(*Lasiohelea sibirica*)

(五) 台湾蠛蠓(*Lasiohelea taiwana*)

分类地位:蠓科、铗蠓亚科、蠛蠓属。

1. 种名　台湾蠛蠓(*Lasiohelea taiwana* Shiraki,1913)

同物异名:*Ceratopagon taiwana* Shiraki,1913;*Lasiohelea taiwana* Shiraki,Tokunaga,1937;*Lasiohelea notialis* Yu et Liu,1982;*Forcipomyia*(*Lasiohelea*)*taiwana* Lien,1989。

2. 形态　褐色中型蠓种,复眼无微毛,触角第3节中部膨大,端部呈颈状,有明显的感觉器窝。雌虫口甲齿疏齿型,1列13~15枚,受精囊1个球形,基底孔较大。雄虫阳茎中叶端部呈鸭嘴状向外弯曲(图21-17)。

3. 生活习性　白天吸血的蠓种。

4. 孳生习性　我国南方诸省份广布的吸血蠓。幼虫陆生型,主要孳生在松湿土壤中。成虫嗜细人血。

5. 与疾病的关系　曾从福建、广东两省自然界的台湾蠛蠓体内分离出日本乙型脑炎病毒,被认为可能是日本乙型脑炎的传播媒介之一,但至今尚未得到证实。

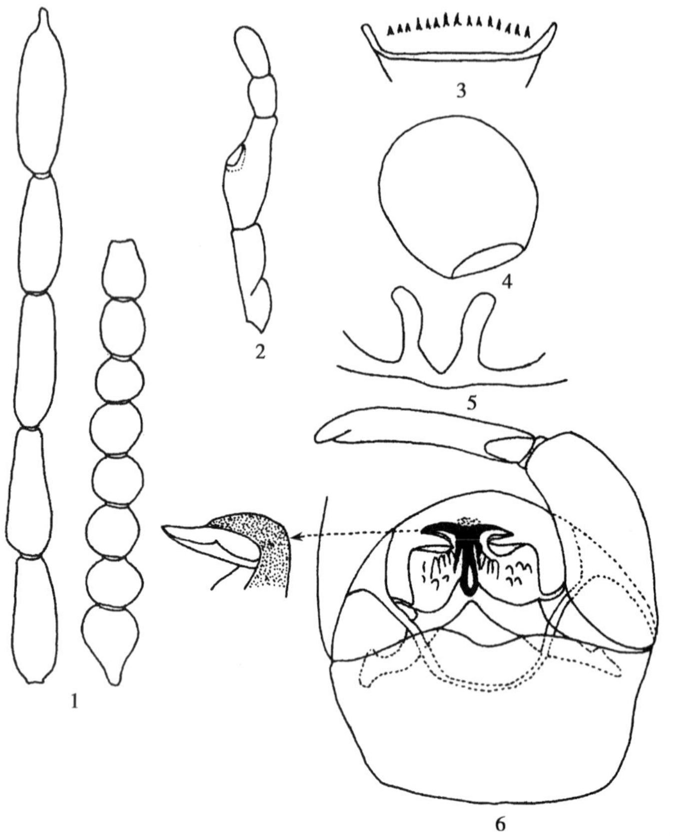

♀:1. 触角;2. 触须;3. 口甲;4. 受精囊;5. 生殖下板。
♂:6. 尾器。

图 21-17 台湾蠛蠓(*Lasiohelea taiwana*)

6. 地理分布

(1)国内:广泛分布于我国华南、华中和华东各省区。

(2)国外:马来西亚、老挝、越南。

(六) 荒川库蠓(*Culicoides arakawai*)

分类地位:蠓科、蠓亚科、库蠓属。

1. 种名 荒川库蠓(*Culicoides arakawai* Arakawa,1910)

同物异名:*Culicoides sugimotonis* Shiraki,1913。

2. 形态 雌虫触角比(AR)1.42,翅淡,暗斑明显,淡斑多为圆形淡斑,自翅前缘的径端淡斑至后缘的中 4 室共有 5 个淡斑排列为梯形,有 1 个延长的梨形受精囊。雄虫第Ⅸ背板后缘中部突起,阳茎中叶端部呈扩展的截形(图 21-18)。

3. 与疾病的关系 禽卡氏住白球虫病的主要传播媒介。

4. 地理分布

(1)国内:河北、山西、辽宁、吉林、江苏、上海、浙江、安徽、福建、台湾、江西、山东、河南、湖北、湖南、广东、广西、海南、四川、重庆、贵州、云南、陕西。

(2)国外:广布东南亚各国,西自印度,东至日本,南至印度尼西亚。

(七) 环斑库蠓(*Culicoides circumscriptus*)

分类地位:蠓科、蠓亚科、库蠓属。

1. 种名 环斑库蠓(*Culicoides circumscriptus* Kieffer,1918)

同物异名:*Culicoides matsuensis* Lien,Weng et Lin,1996。

2. 形态 雌虫触角比 1.40,翅有淡暗斑,在径中淡斑中央有 1 个独立的暗斑。雄虫第Ⅸ腹板膜有微毛,

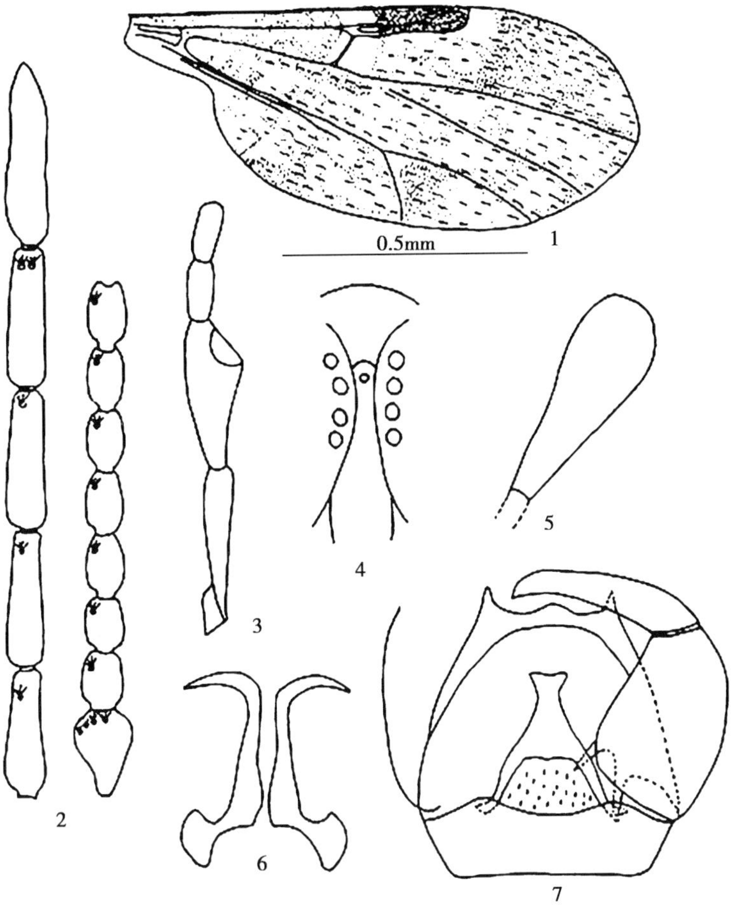

♀:1. 翅;2. 触角;3. 触须;4. 额部;5. 受精囊。
♂:6. 阳基侧突;7. 尾器。

图 21-18 荒川库蠓(*Culicoides arakawai*)

第Ⅸ背板后缘有1对丘状突起,阳茎中叶端部粗壮,阳基侧突基部外侧缘有明显的突起(图 21-19)。

3. 与疾病的关系 未见报道。

4. 地理分布

(1)国内:河北、山西、内蒙古、辽宁、吉林、黑龙江、江苏、浙江、福建、山东、河南、湖北、广东、广西、海南、四川、重庆、云南、西藏、陕西、甘肃、青海、宁夏、新疆。

(2)国外:突尼斯、土耳其、比利时、德国、挪威、以色列、保加利亚、阿塞拜疆、欧亚大陆、北非,印度、日本、老挝、泰国。

(八)原野库蠓(*Culicoides homotomus*)

分类地位:蠓科、蠓亚科、库蠓属。

1. 种名 原野库蠓(*Culicoides homotomus* Kieffer,1922)

同物异名:*Culicoides denmeadi* Causey,1938。

2. 形态 雌虫嗅觉器见于触角第3、8~10节,触须第3节有感觉器窝,翅淡,暗斑明显,中4室中部有1个独立的暗斑,受精囊1个,大型,其表面有明显骨化的点状白斑。雄虫第Ⅸ腹后缘凸凹不平,呈宽而浅的凹陷,阳茎中叶端部叉状(图 21-20)。

3. 与疾病的关系 未见报道。

4. 地理分布

(1)国内:河北、山西、内蒙古、辽宁、吉林、黑龙江、江苏、浙江、安徽、福建、台湾、江西、山东、河南、湖北、广东、广西、海南、四川、云南、西藏、陕西、甘肃、青海、宁夏、新疆。

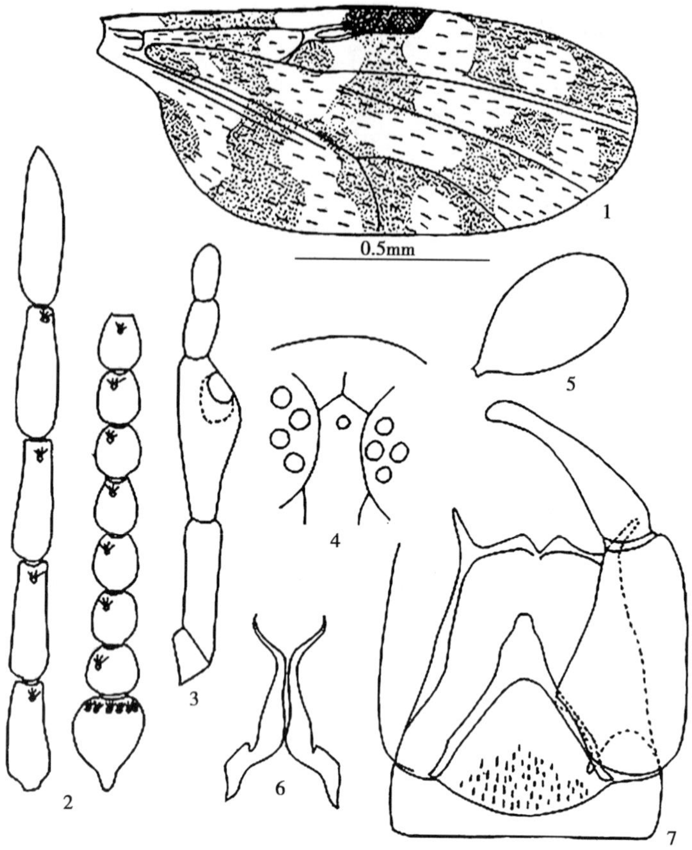

♀:1. 翅;2. 触角;3. 触须;4. 额部;5. 受精囊。
♂:6. 阳基侧突;7. 尾器。

图 21-19 环斑库蠓(*Culicoides circumscriptus*)

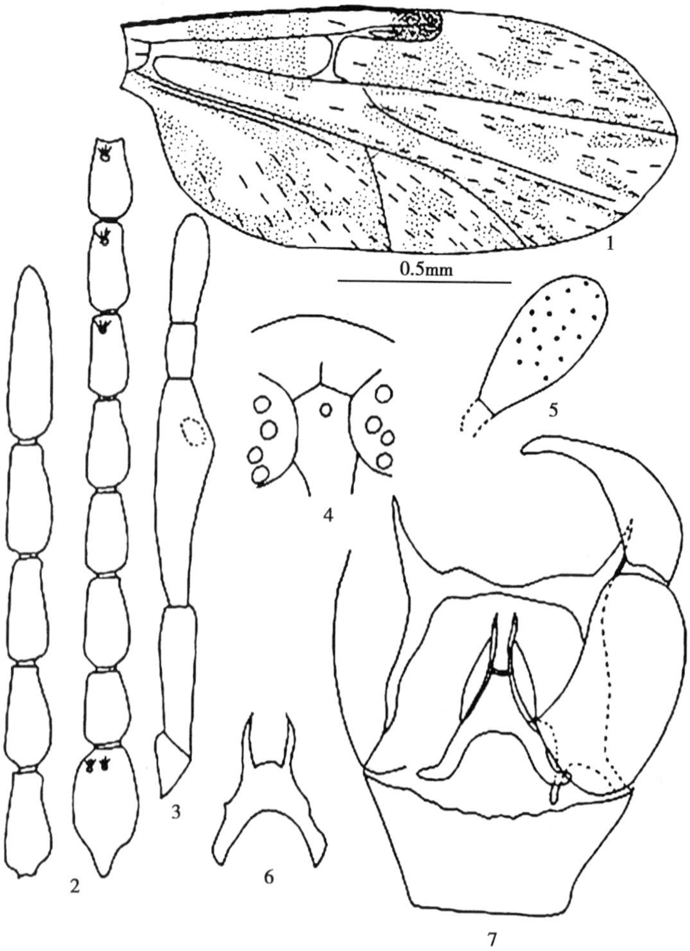

♀:1. 翅;2. 触角;3. 触须;4. 额部;5. 受精囊。
♂:6. 阳基侧突;7. 尾器。

图 21-20 原野库蠓(*Culicoides homotomus*)

（2）国外：日本、泰国、柬埔寨、马来西亚。

（九）北京库蠓（*Culicoides moristai*）

分类地位：蠓科、蠓亚科、库蠓属。

1. 种名 北京库蠓（*Culicoides moristai* Tokunaga，1940）

同物异名：*Culicoides nagahanai* Tokunaga，1956；*Culicoides mihensis* Arnaud，1956。

2. 形态 雌虫嗅觉器见于触角第3、7、9~15节，触角比1.34，触须第3节明显粗大，触须比（PR）1.91，翅淡，暗斑较明显。雄虫阳茎中叶端部近圆锥形，阳基侧突分离，端部有羽状侧分枝（图21-21）。

3. 与疾病的关系 未见报道。

4. 地理分布

（1）国内：内蒙古、河北、辽宁、江苏、上海、浙江、安徽、福建、台湾、山东、河南、湖北、广东、海南、四川、云南、陕西、甘肃、宁夏、新疆、江西。

（2）国外分布：日本。

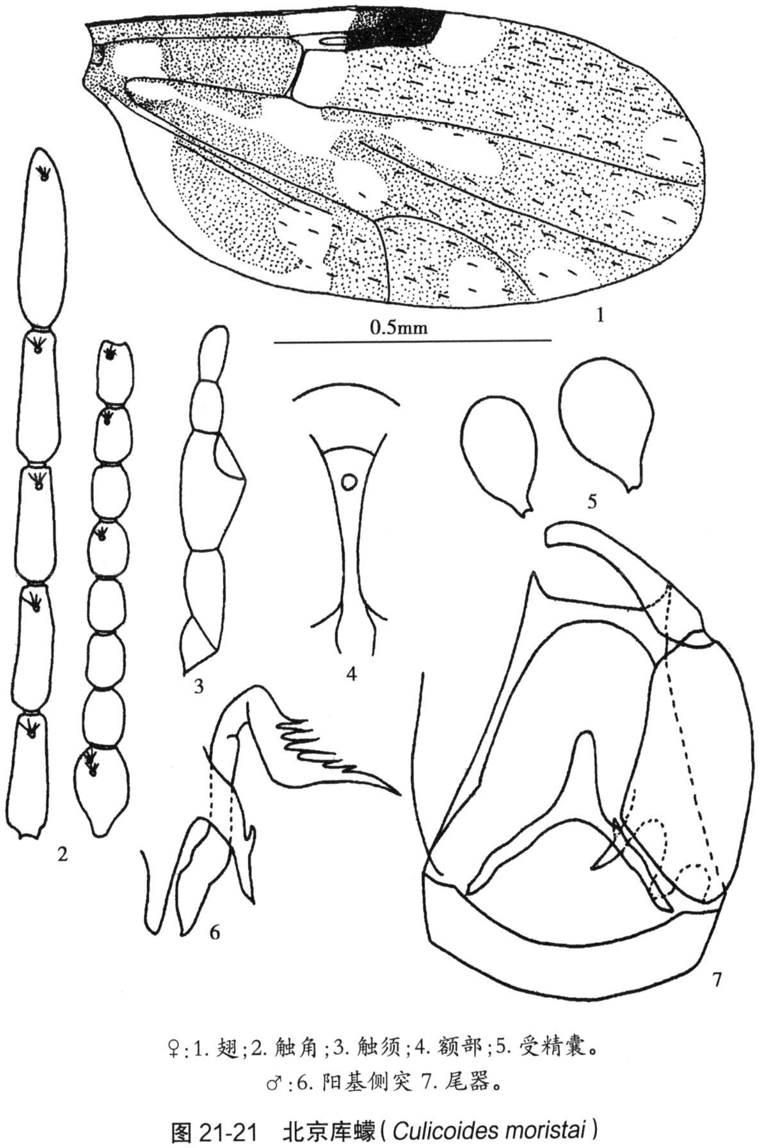

♀：1. 翅；2. 触角；3. 触须；4. 额部；5. 受精囊。
♂：6. 阳基侧突 7. 尾器。

图21-21 北京库蠓（*Culicoides moristai*）

（十）日本库蠓（*Culicoides nipponensis*）

分类地位：蠓科、蠓亚科、库蠓属。

1. 种名 日本库蠓（*Culicoides nipponensis* Tokunaga，1955）

同物异名:无。

2. 形态 雌虫触角比 1.25,翅除翅基淡斑外有 11 个淡斑,多为较小的椭圆形淡斑。雄虫第 9 背板后缘中部有 1 个丘状突起,阳茎中叶中部宽大,端部棒状(图 21-22)。

3. 与疾病的关系 未见报道。

4. 地理分布

(1)国内:辽宁、吉林、江苏、浙江、安徽、福建、台湾、江西、山东、河南、湖北、湖南、广东、广西、海南、四川、云南、西藏、陕西、青海。

(2)国外:日本、朝鲜。

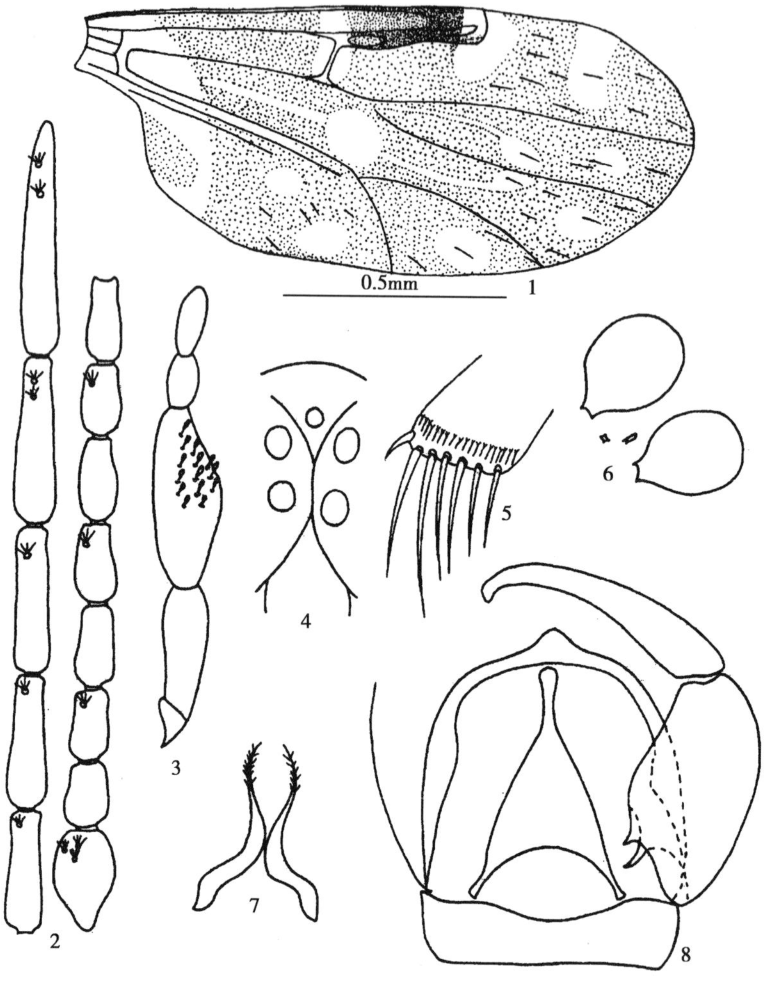

♀:1. 翅;2. 触角;3. 触须;4. 额部;5. 后足胫节端鬃;6. 受精囊。
♂:7. 阳基侧突;8. 尾器。

图 21-22 日本库蠓(*Culicoides nipponensis*)

(十一) 不显库蠓(*Culicoides obsoletus*)

分类地位:蠓科、蠓亚科、库蠓属。

1. 种名 不显库蠓[*Culicoides obsoletus*(Meigen,1818)]

同物异名:无。

2. 形态 雌虫触角比 1.18,触须比 3.25,翅有淡暗斑,径 5 室,中 1 室,中 2 室端部各有 1 个模糊淡斑。雄虫第Ⅸ腹板后缘中部呈窄而深的 V 形凹陷,阳茎中叶中部两侧各有 1 个钝圆形突起,端部短柱状,阳基侧突端部向外侧弯曲呈钩状(图 21-23)。

3. 与疾病的关系 未见报道。

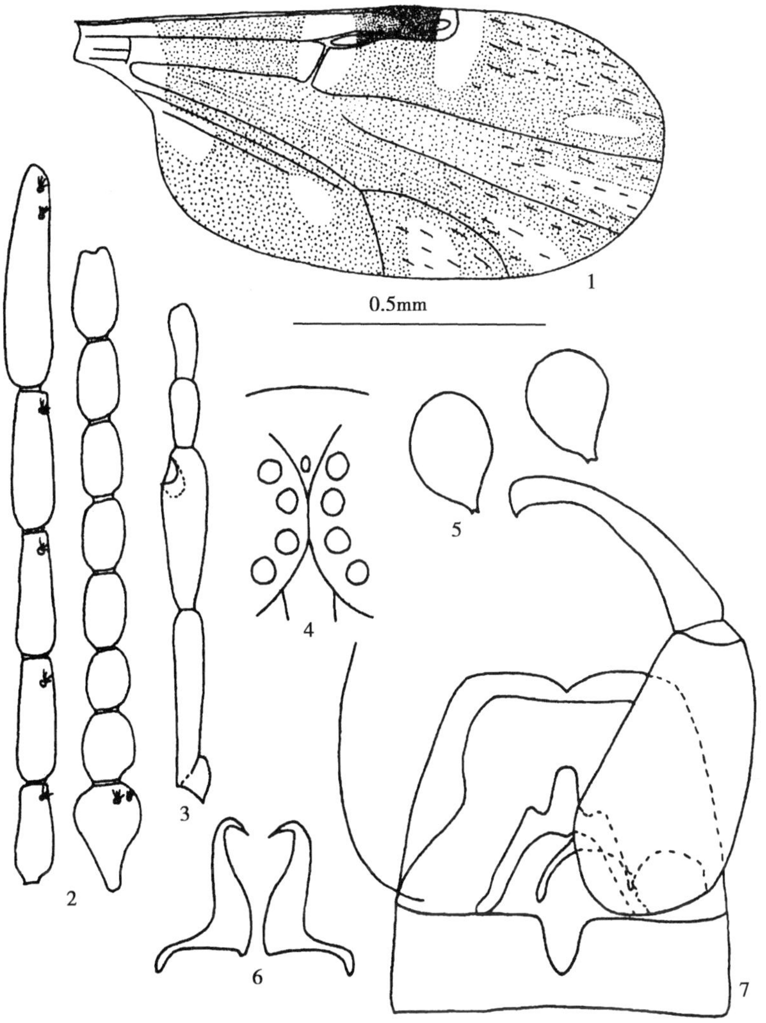

♀:1. 翅;2. 触角;3. 触须;4. 额部;5. 受精囊。
♂:6. 阳基侧突;7. 尾器。

图 21-23 不显库蠓(*Culicoides obsoletus*)

4. 地理分布

(1)国内:山西、内蒙古、吉林、黑龙江、福建、山东、四川、重庆、云南、西藏、江西。

(2)国外:古北区广布种,英国、德国、俄罗斯、加那利群岛、阿尔及利亚、日本、葡萄牙、捷克、斯洛伐克、乌克兰。

(十二)尖喙库蠓(*Culicoides oxystoma*)

分类地位:蠓科、蠓亚科、库蠓属。

1. 种名 尖喙库蠓(*Culicoides oxystoma* Kieffer,1910)

同物异名:无。

2. 形态 雌虫嗅觉器见于触角第 3、8~10 节,翅淡,暗斑明显,径 5 室除径端淡斑外有 3 个淡斑,位于中部的 2 个淡斑相互连接。雄虫第Ⅸ背板后缘的侧突粗而长,阳茎中叶端部短粗,末端有细分枝毛(图 21-24)。

3. 与疾病的关系 可传播牛三日热、禽痘等疾病。

4. 地理分布

(1)国内:河北、山西、内蒙古、辽宁、吉林、黑龙江、江苏、浙江、安徽、福建、台湾、江西、山东、河南、湖北、湖南、广东、广西、海南、四川、贵州、云南、西藏、陕西、宁夏。

(2)国外:印度。

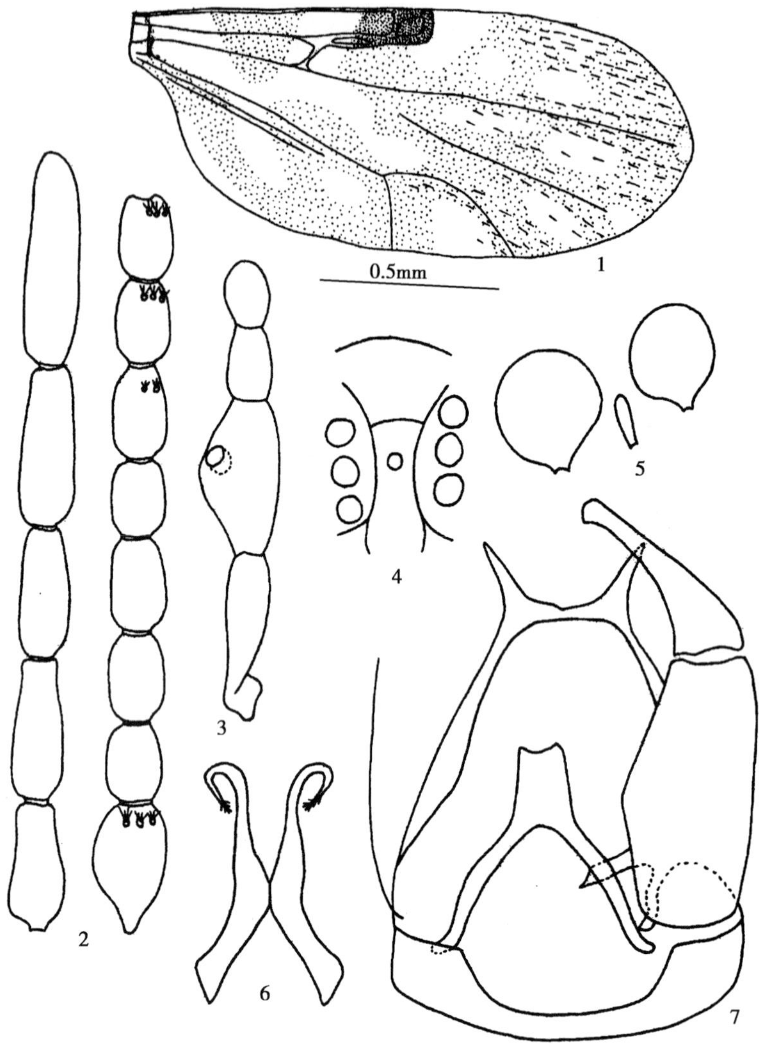

♀:1. 翅;2. 触角;3. 触须;4. 额部;5. 受精囊。
♂:6. 阳基侧突;7. 尾器。

图 21-24 尖喙库蠓(*Culicoides oxystoma*)

(十三) 异域库蠓(*Culicoides peregrinus*)

分类地位:蠓科、蠓亚科、库蠓属。

1. 种名 异域库蠓(*Culicoides peregrinus* Kieffer,1910)

同物异名:无。

2. 形态 雌虫第3节有小感觉窝,触须比3.0,翅淡,暗斑明显,径2室端部1/3淡色,中4室基部淡色,中部有1个淡斑。雄虫第Ⅸ背板后缘两侧有1对极小的侧突,阳茎中叶端部长,锥形,阳基侧突分离,端部有细分枝毛(图21-25)。

3. 与疾病的关系 未见相关报道。

4. 地理分布

(1)国内:河北、内蒙古、辽宁、江苏、福建、台湾、江西、河南、广东、广西、海南、云南。

(2)国外:印度、菲律宾、印度尼西亚、日本。

(十四) 刺螯库蠓(*Culicoides punctatus*)

分类地位:蠓科、蠓亚科、库蠓属。

1. 种名 刺螯库蠓[*Culicoides punctatus*(Meigen,1804)]

同物异名:无。

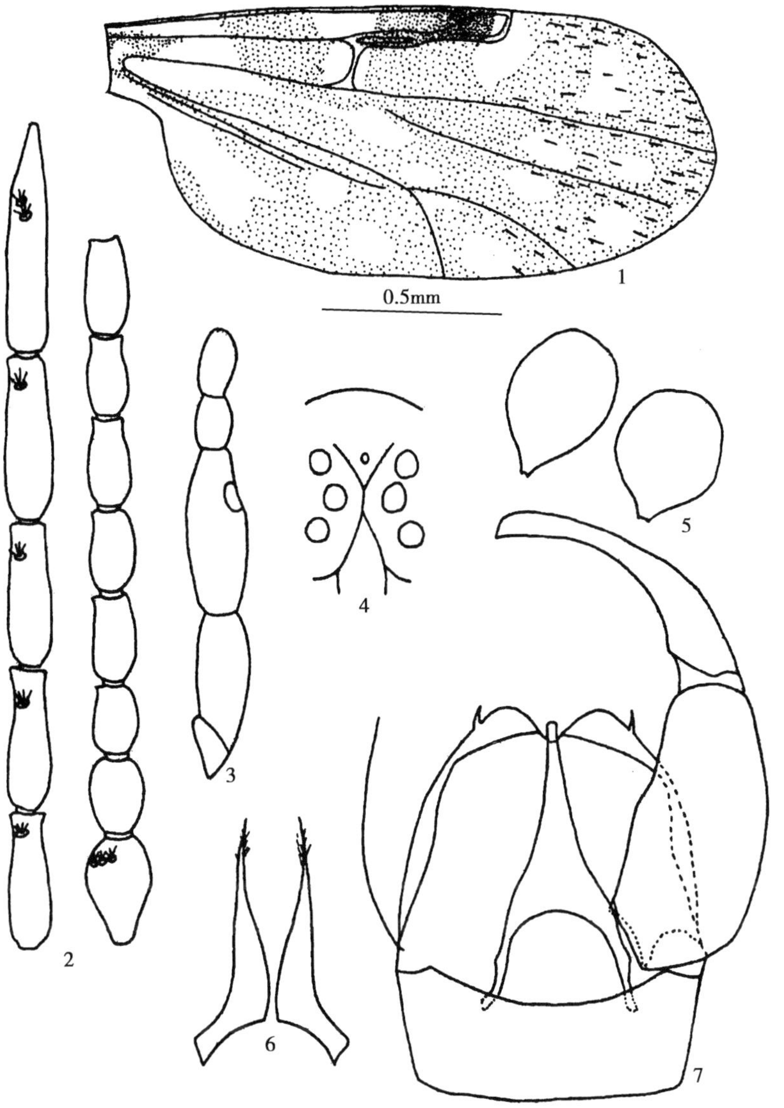

♀:1. 翅;2. 触角;3. 触须;4. 额部;5. 受精囊。
♂:6. 阳基侧突;7. 尾器。

图 21-25　异域库蠓(*Culicoides peregrinus*)

2. 形态　雌虫触须比 2.83,翅淡,暗斑明显,径 2 室端部 1/3 淡色,中 1 脉,中 2 脉端部各有 1 个小淡斑,中 4 室中部有 1 个暗斑。雄虫第Ⅸ背板后缘中部有小而浅的凹陷,阳茎中叶端部柱状,阳茎拱高约阳茎中叶总长的 2/3(图 21-26)。

3. 与疾病的关系　未见相关报道。

4. 地理分布

(1)国内:河北、内蒙古、辽宁、吉林、黑龙江、浙江、福建、山东、湖北、陕西、甘肃、宁夏、云南、新疆。

(2)国外:法国、拉脱维亚、哈萨克斯坦、罗马尼亚、俄罗斯等欧洲地区及阿尔及利亚、塞浦路斯、埃及、伊朗、意大利、摩洛哥、巴勒斯坦、葡萄牙、西班牙、土耳其。

(十五)李拭库蠓(*Culicoides riethi*)

分类地位:蠓科、蠓亚科、库蠓属。

1. 种名　李拭库蠓(*Culicoides riethi* Kieffer,1914)

同物异名:无。

2. 形态　雌虫嗅觉器见于触角第 3、8~10 节,触须第 3 节有感觉器窝,翅面淡,暗斑明显,翅基淡斑小,

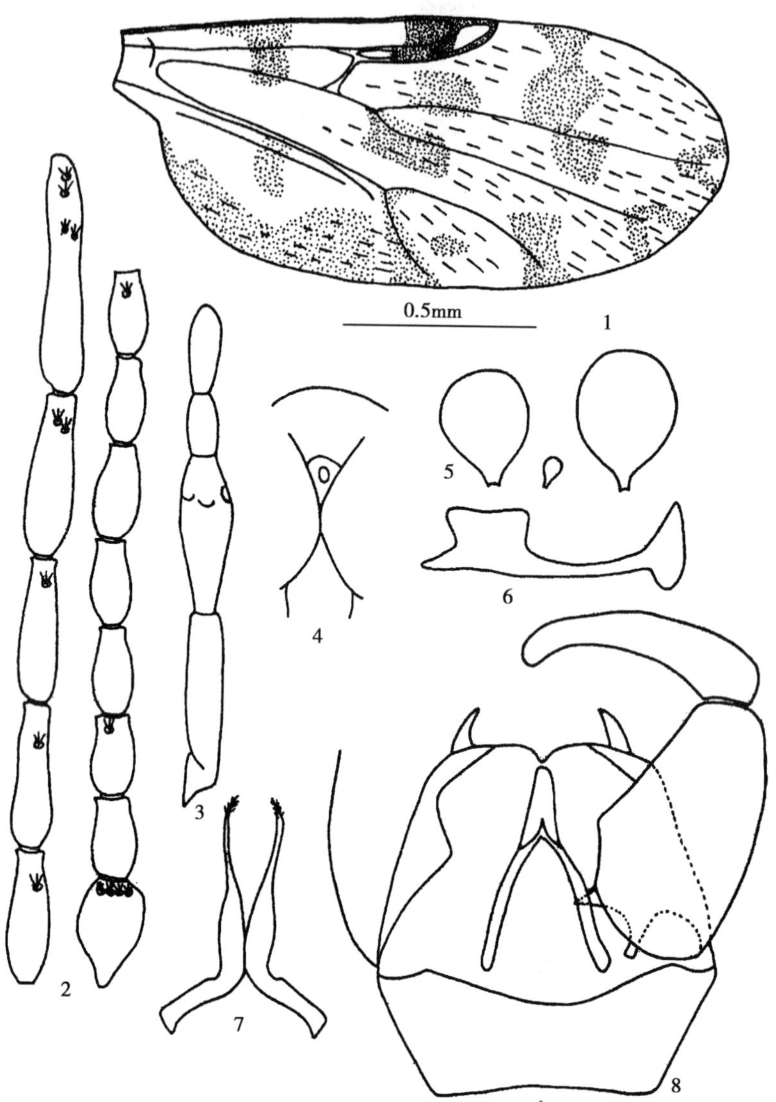

♀:1. 翅;2. 触角;3. 触须;4. 额部;5. 受精囊;6. 生殖下板。
♂:7. 阳基侧突;8. 尾器。

图 21-26 刺螯库蠓(*Culicoides punctatus*)

中4室中部有1个暗斑,受精囊近卵形,有长颈。雄虫阳茎中叶端部叉状(图 21-27)。

3. 与疾病的关系 未见相关报道。

4. 地理分布

(1)国内:内蒙古、辽宁、吉林、黑龙江、江苏、福建、山东、湖北、四川、陕西、甘肃、宁夏、新疆。

(2)国外:德国、法国、英国、拉脱维亚。

(十六)灰黑库蠓(*Culicoides pulicaris*)

分类地位:蠓科、蠓亚科、库蠓属。

1. 种名 灰黑库蠓(*Culicoides pulicaris* Linnaeus, 1758)

同物异名:无。

2. 形态 雌虫两复眼相接;触须无感觉器窝;翅面明、暗斑明显,以淡色区为主,径2室端部2/3淡色,中1、中2室多为淡色区,中4室中部有1个独立的暗斑有2个受精囊。雄虫尾器第Ⅸ背板后缘中部凹陷;抱器基节内侧缘有1簇小刺鬃;阳茎中叶端部短而较粗,阳茎拱高约为阳茎中叶总长的1/2(图 21-28)。

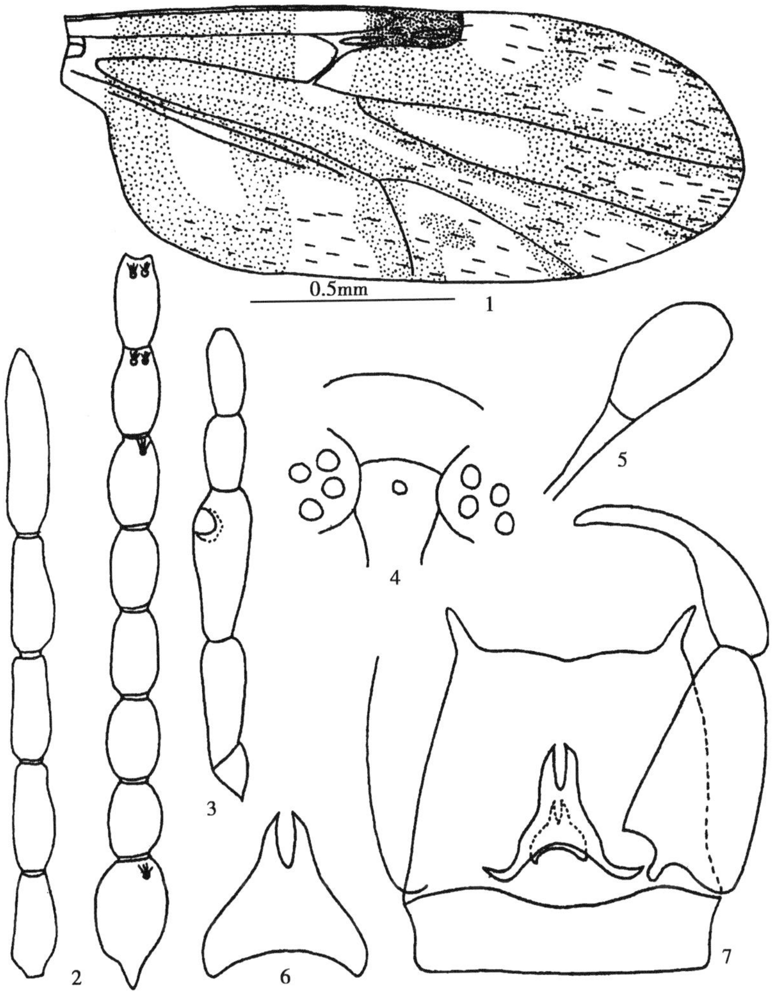

♀:1. 翅;2. 触角;3. 触须;4. 额部;5. 受精囊。
♂:6. 阳基侧突;7. 尾器。

图 21-27 李拭库蠓(*Culicoides riethi*)

3. 与疾病的关系 未见相关报道。

4. 地理分布

(1)国内:内蒙古、辽宁、吉林、黑龙江、浙江、安徽、台湾、山东、湖北、西藏、陕西、甘肃、宁夏、新疆、江西。

(2)国外:德国、埃及、乌克兰、比利时、俄罗斯、阿富汗、阿尔及利亚、塞浦路斯、埃塞俄比亚、希腊、伊朗、伊拉克、巴勒斯坦、约旦、摩洛哥、西班牙、土耳其、也门、日本。

(十七)东方库蠓(*Culicoides orientalis*)

分类地位:蠓科、蠓亚科、库蠓属。

1. 种名 东方库蠓(*Culicoides orientalis* Macfie,1932)

同物异名:无。

2. 形态 雌虫两复眼相接;触须第 3 节有小感觉器;翅面明、暗斑明显,其中明斑大而形状不甚规则,径 2 室端部 1/3 淡色;有 2 个等大的球形受精囊。雄虫尾器第Ⅸ背板无侧突,第Ⅸ腹板后缘凹陷宽而深,呈弧形;阳茎中叶端部柱状,阳茎拱低,仅为阳茎中叶总长 1/5(图 21-29)。

3. 与疾病的关系 未见相关报道。

4. 地理分布

(1)国内:福建、台湾、海南、云南、西藏、内蒙古、广西、贵州、四川、江西。

(2)国外:马来西亚、印度、印度尼西亚、老挝、新几内亚、菲律宾、泰国、越南、所罗门群岛。

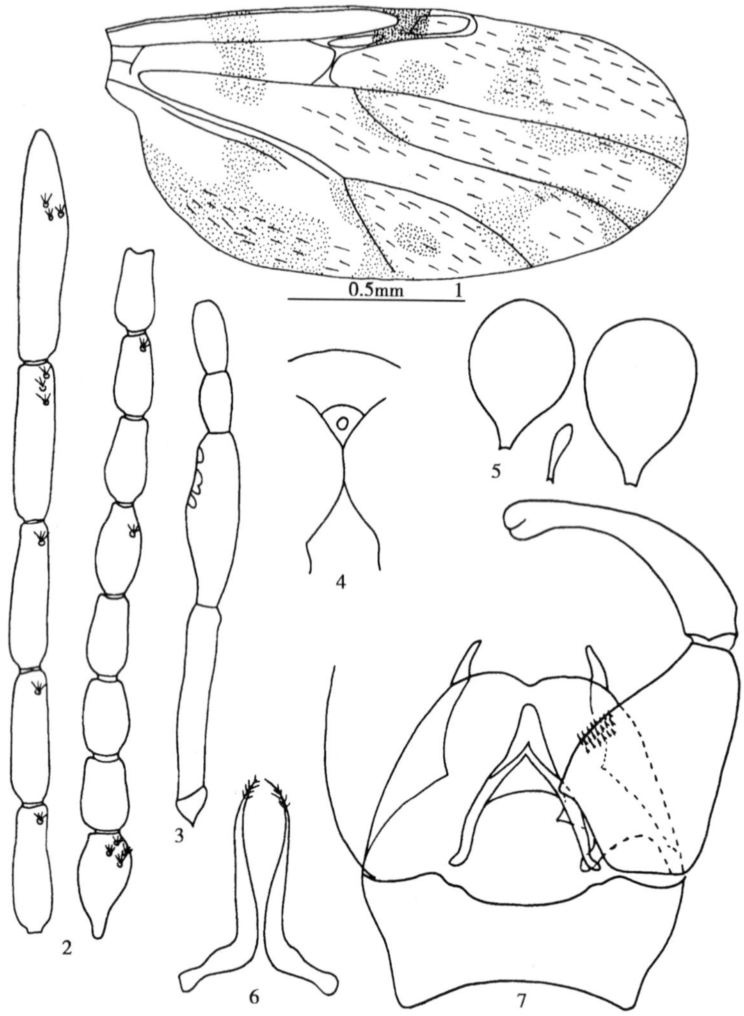

♀:1. 翅;2. 触角;3. 触须;4. 额部;5. 受精囊。
♂:6. 阳基侧突;7. 尾器。

图 21-28 灰黑库蠓(*Culicoides pulicaris*)
(引自 虞以新)

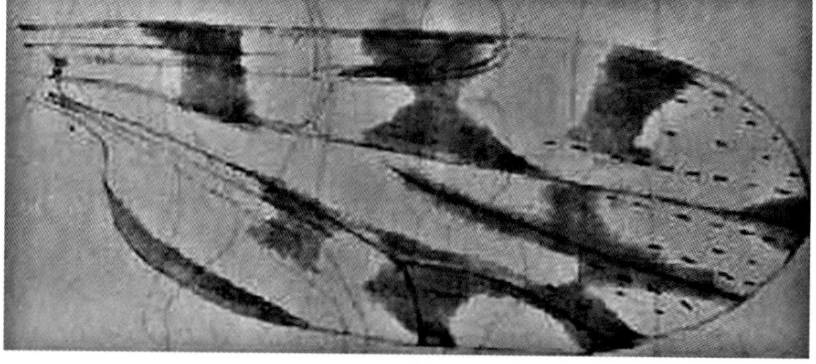

1

♀:1. 翅;2. 额部;3. 触须;4. 受精囊。
♂:5. 阳基侧突;6. 尾器。

图 21-29 东方库蠓(*Culicoides orientalis*)
(引自 虞以新)

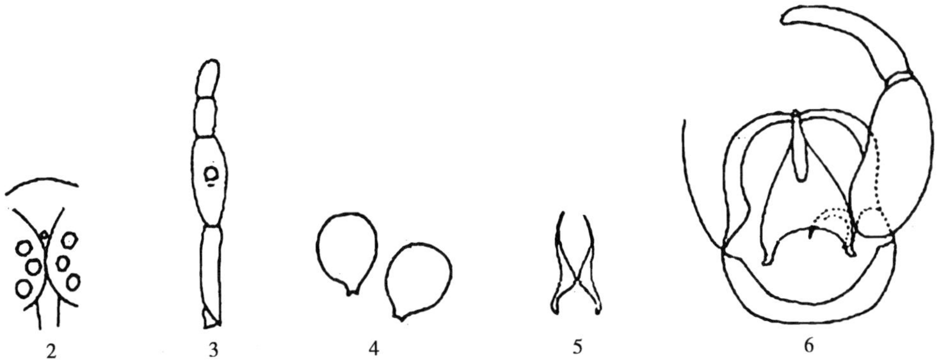

图 21-29（续）

（十八）琉球库蠓（*Culicoides actoni*）

分类地位：蠓科、蠓亚科、库蠓属。

1. 种名　琉球库蠓（*Culicoides actoni* Smith，1929）

同物异名：无。

2. 形态　雌虫两复眼相接，小眼面间有柔毛；触须有感觉器窝；翅前缘有 3 个明斑，径 2 室全暗，臀室端部有 1 个近方形的明斑；有 2 个不等大的受精囊。雄虫尾器第Ⅸ背板后缘两侧呈宽的钝角；第Ⅸ腹板后缘凹陷宽而深；阳茎中叶宽大，端部梓状（图 21-30）。

3. 与疾病的关系　未见相关报道。

4. 地理分布

（1）国内：黑龙江、江苏、安徽、福建、台湾、山东、湖北、广东、香港、广西、海南、四川、云南、西藏、陕西、内蒙古、贵州、江西。

（2）国外：印度、印度尼西亚、马来西亚、菲律宾、越南、日本、泰国。

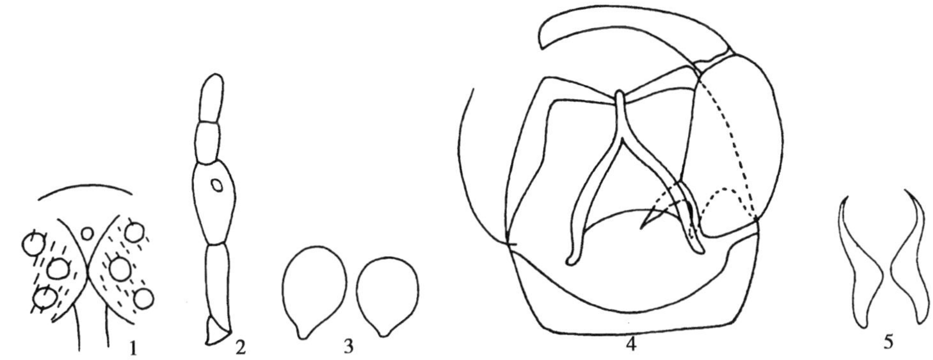

♀：1. 额部；2. 触须；3. 受精囊。
♂：4. 尾器；5. 阳基侧突。

图 21-30　琉球库蠓（*Culicoides actoni*）
（引自 虞以新）

（十九）短须库蠓（*Culicoides brevipalpis*）

分类地位：蠓科、蠓亚科、库蠓属。

1. 种名　短须库蠓（*Culicoides brevipalpis* Delfinado，1961）

同物异名：无。

2. 形态　雌虫两复眼相接；触须有感觉器窝；翅具明、暗斑，以淡色区为主，径 2 室端部 2/5 淡色；有 2 个不等大的受精囊。雄虫抱器基节的腹踝突细长；阳茎中叶中部宽大，端部呈短的指状突，阳基侧突基部愈合（图 21-31）。

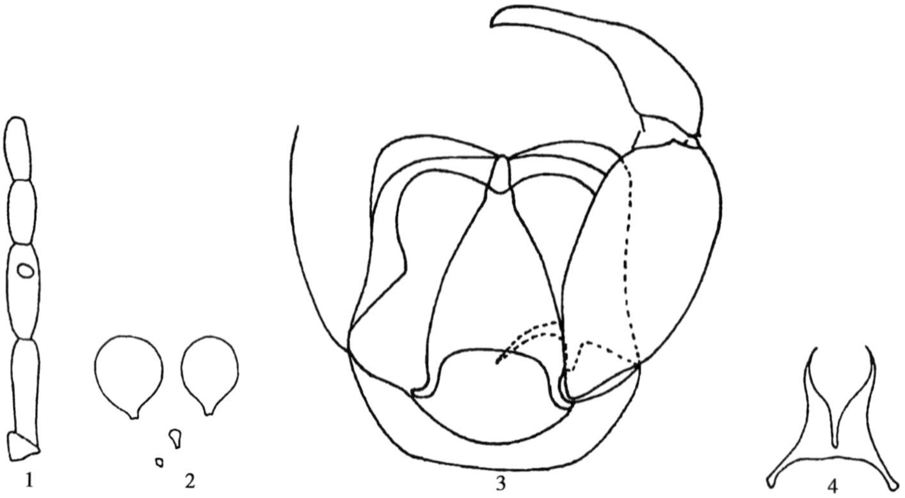

♀:1. 触须;2. 受精囊。
♂:3. 尾器;4. 阳基侧突。

图 21-31 短须库蠓(*Culicoides brevipalpis*)
(引自 虞以新)

3. 与疾病的关系 未见相关报道。

4. 地理分布

(1)国内:台湾、广东、海南、云南、江西。

(2)国外:澳大利亚、印度尼西亚、马来西亚、日本、斯里兰卡、泰国、菲律宾。

(二十)短跗库蠓(*Culicoides brevitarsis*)

分类地位:蠓科、蠓亚科、库蠓属。

1. 种名 短跗库蠓(*Culicoides brevitarsis* Kieffer,1917)

同物异名:无。

2. 形态 雌虫两复眼相接;触须有感觉器窝;翅具明、暗斑,径 2 室端部 1/3 淡色,中 1 室有 1 条宽的淡色带;有 2 个不等大的受精囊。雄虫阳茎中叶宽大,端部有棒状的骨化结构,阳茎拱低,阳基侧突中部扩大近三角形(图 21-32)。

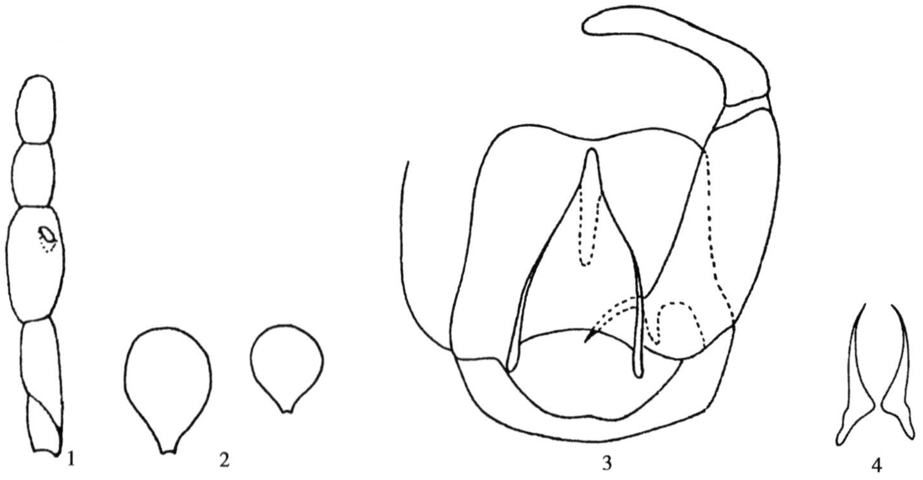

♀:1. 触须;2. 受精囊。
♂:3. 尾器;4. 阳基侧突。

图 21-32 短跗库蠓(*Culicoides brevitarsis*)
(引自 虞以新)

3. 与疾病的关系　未见相关报道。

4. 地理分布

（1）国内：安徽、台湾、海南、云南、江西。

（2）国外：澳大利亚、菲律宾、印度、老挝、马来西亚。

（二十一）残肢库蠓（*Culicoides imicola*）

分类地位：蠓科、蠓亚科、库蠓属。

1. 种名　残肢库蠓（*Culicoides imicola* Kieffer，1913）

同物异名：无。

2. 形态　雌虫两复眼相接；触须第 3 节有感觉器窝；翅面明斑多而形状不规则，径 2 室端部 2/3 淡色，径 5 室端部有 1 个大的明斑，中 1 室基部有 1 个棱形明斑；有 2 个发达的不等大的受精囊（图 21-33）。

3. 与疾病的关系　未见相关报道。

4. 地理分布

（1）国内：海南、内蒙古。

（2）国外：广布于非洲，中东、远东地区及印度、老挝、斯里兰卡、越南。

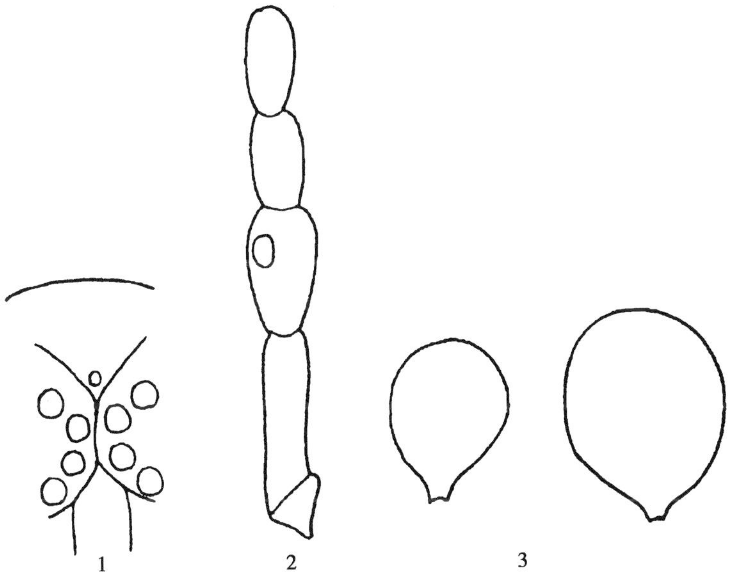

♀：1. 额部；2. 触须；3. 受精囊。

图 21-33　残肢库蠓（*Culicoides imicola*）

（引自 虞以新）

（二十二）标翅库蠓（*Culicoides insignipennis*）

分类地位：蠓科、蠓亚科、库蠓属。

1. 种名　标翅库蠓（*Culicoides insignipennis* Macfie，1937）

同物异名：无。

2. 形态　雌虫两复眼相接；触须第 3 节有感觉器窝；翅有明、暗斑，径 2 室几乎全为淡色，径 5 室的明斑近叉状，中 1、中 2、中 4 脉端部各有 1 个小明斑，中 4 室有 2 个明斑，位于近基部前缘的明斑长卵形；有 2 个不等大的受精囊。雄虫尾器第Ⅸ背板后缘中部突起；阳基侧突愈合，端部分细枝（图 21-34）。

3. 与疾病的关系　未见相关报道。

4. 地理分布

（1）国内：福建、台湾、云南、江西。

（2）国外：马来西亚、文莱、印度尼西亚、老挝、菲律宾、新加坡、泰国。

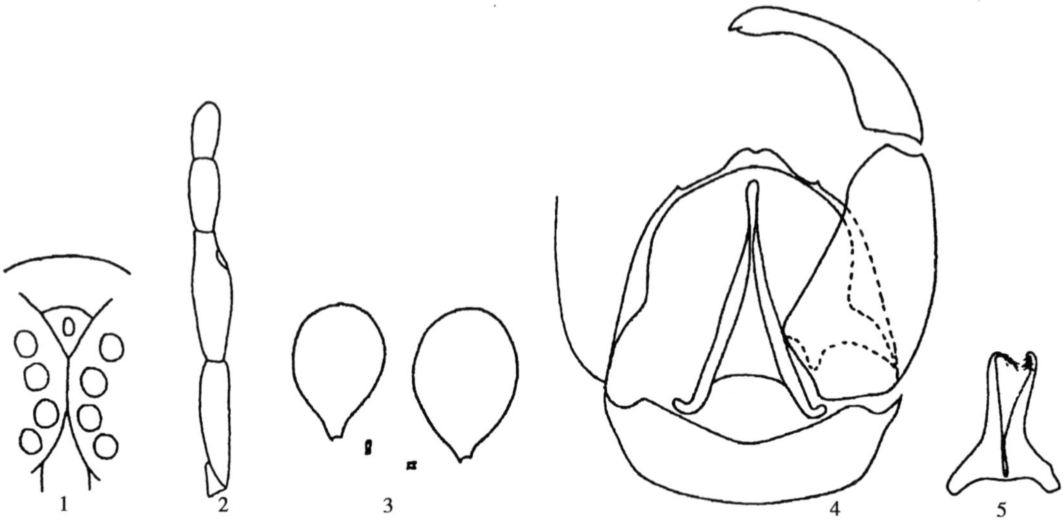

♀:1. 额部;2. 触须;3. 受精囊。
♂:4. 尾器;5. 阳基侧突。

图 21-34 标翅库蠓(*Culicoides insignipennis*)
(引自 虞以新)

(二十三)连斑库蠓(*Culicoides jacobsoni*)

分类地位:蠓科、蠓亚科、库蠓属。

1. 种名 连斑库蠓(*Culicoides jacobsoni* Macfie,1934)

同物异名:*Culicoides buckeyi* Macfie,1934;*Culicoides kitaokai* Tokunaga,1955。

2. 形态 雌虫两复眼相接;触须第 3 节有感觉器窝;除翅基明斑外,翅有 10 个明斑,径 2 室端部 1/3 淡色;有 2 个受精囊。雄虫阳茎中叶近锥形,阳基侧突基部分离,端部细长,末端分细枝(图 21-35)。

3. 与疾病的关系 未见相关报道。

4. 地理分布

(1)国内:福建、台湾、广东、广西、海南、云南、西藏。

(2)国外:印度尼西亚、马来西亚、日本、巴布亚新几内亚、菲律宾、泰国。

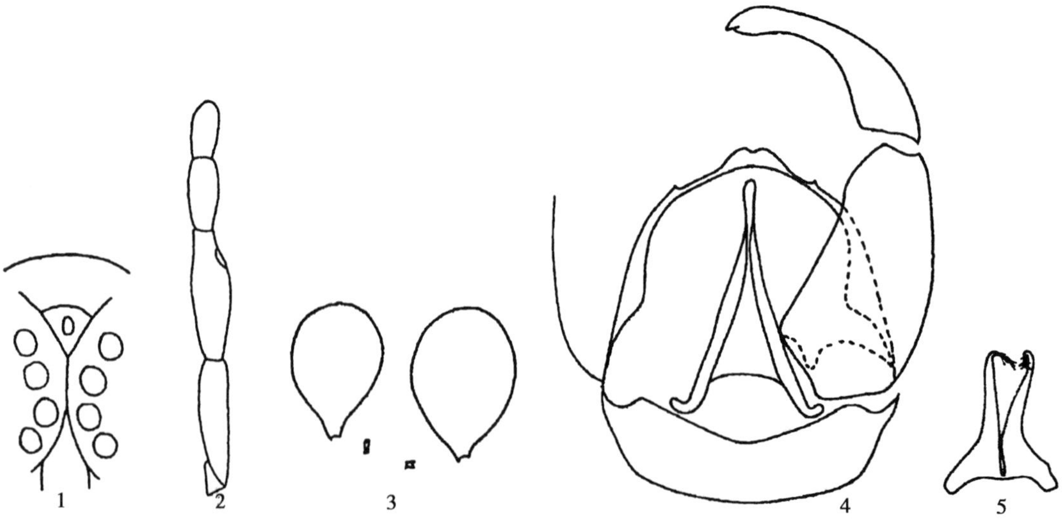

♀:1. 额部;2. 触须;3. 受精囊。
♂:4. 尾器;5. 阳基侧突。

图 21-35 连斑库蠓(*Culicoides jacobsoni*)
(引自 虞以新)

(二十四) 嗜蚊库蠓(*Culicoides anophelis*)

分类地位:蠓科、蠓亚科、库蠓属。

1. 种名 嗜蚊库蠓(*Culicoides anophelis* Edwards,1922)

同物异名:无。

2. 形态 两复眼相接;触须无感觉器窝;翅有明斑,径2室长于径1室,翅面大毛稀少;雌虫有3个受精囊同一囊管环;雄虫尾器第Ⅸ背板后缘中凹,侧突发达,抱器腹踝不发达或无,阳茎中叶基部粗大(图21-36)。

3. 与疾病的关系 未见相关报道。

4. 地理分布

(1)国内:福建、台湾、广东、广西、海南、四川、云南、江西。

(2)国外:泰国、缅甸、印度、马来西亚、印度尼西亚、新加坡、孟加拉国、老挝、柬埔寨、斯里兰卡、越南。

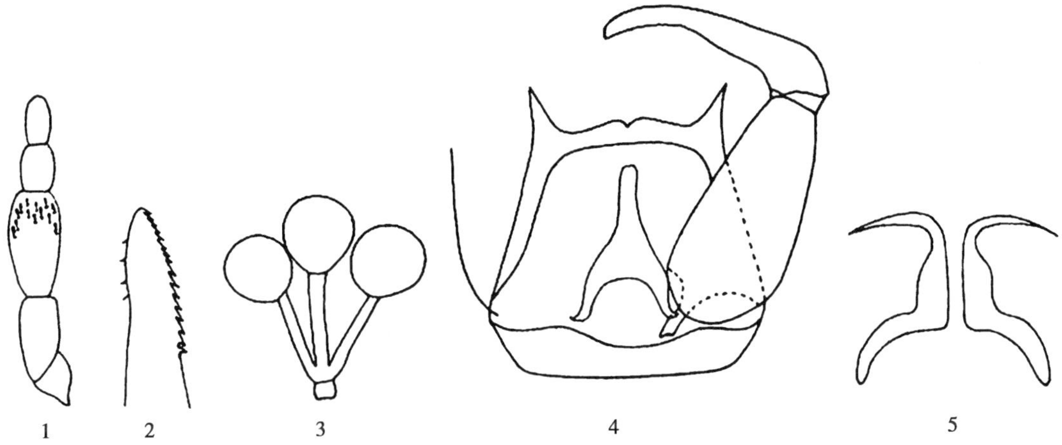

♀:1. 触须;2. 大颚;3. 受精囊。
♂:4. 尾器;5. 阳基侧突。

图21-36 嗜蚊库蠓(*Culicoides anophelis*)
(引自 虞以新)

(二十五) 黄胸库蠓(*Culicoides flavescens*)

分类地位:蠓科、蠓亚科、库蠓属。

1. 种名 黄胸库蠓(*Culicoides flavescens* Macfie,1937)

同物异名:无。

2. 形态 两复眼相接;触须无感觉器窝;雌虫翅中1室和中2室端部为暗色,有3个发达的受精囊;雄虫尾器第Ⅸ背板后缘有1对丘状突起,阳茎中叶端部柱状,长约为阳茎中叶总长的2/5(图21-37)。

3. 与疾病的关系 未见相关报道。

4. 地理分布

(1)国内:福建、广东、广西、海南、云南、江西。

(2)国外:马来西亚、印度尼西亚、菲律宾、泰国。

(二十六) 褐肩库蠓(*Culicoides parahumeralis*)

分类地位:蠓科、蠓亚科、库蠓属。

1. 种名 褐肩库蠓(*Culicoides parahumeralis* Wirth et Hubert,1989)

同物异名:无。

2. 形态 两复眼相接;触须无感觉器窝;雌虫翅径5室和中1室端缘的端斑相互连接,呈弧形,中1室和中2室各有1条淡色带,有3个发达的球形受精囊,位于中部的1个明显大于两侧的2个;雄虫阳茎中叶末端卷褶,阳基侧突中部明显扩大,端部弯向外侧缘(图21-38)。

3. 与疾病的关系 未见相关报道。

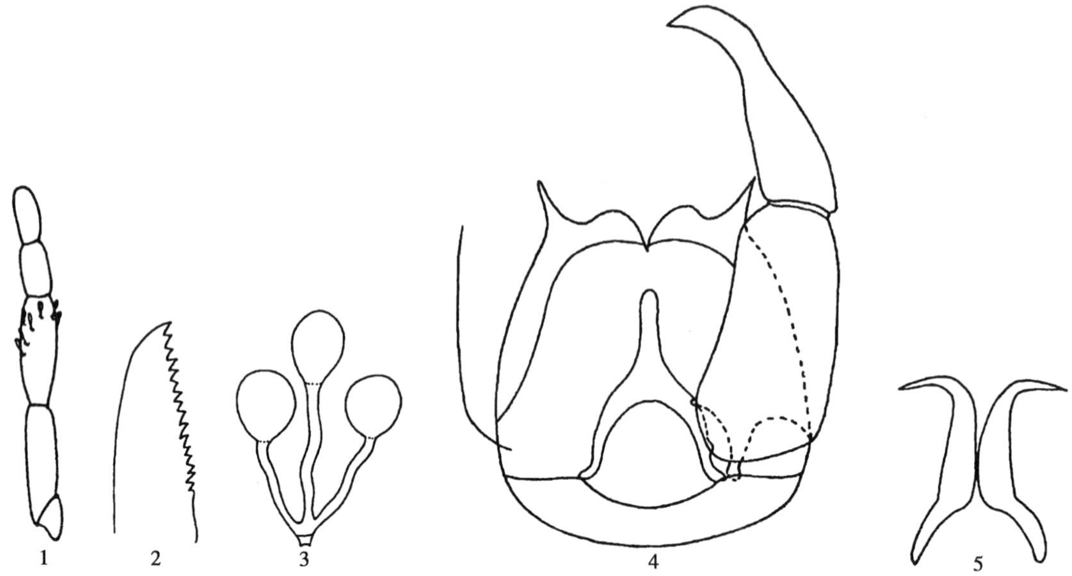

♀:1. 触须;2. 大颚;3. 受精囊。
♂:4. 尾器;5. 阳基侧突。

图 21-37 黄胸库蠓(*Culicoides flavescens*)
(引自 虞以新)

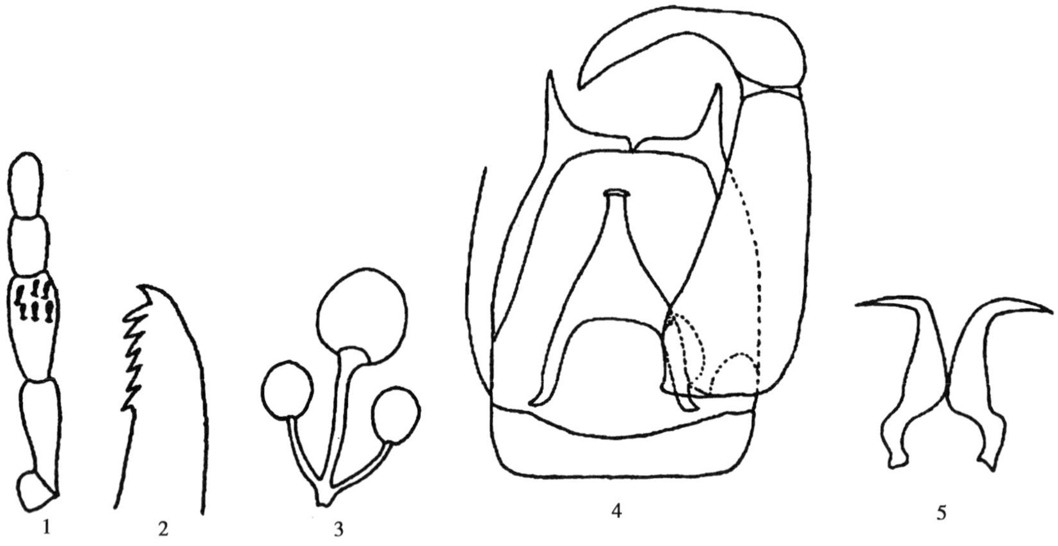

♀:1. 触须;2. 大颚;3. 受精囊。
♂:4. 尾器;5. 阳基侧突。

图 21-38 褐肩库蠓(*Culicoides parahumeralis*)
(引自 虞以新)

4. 地理分布

(1)国内:海南、贵州。

(2)国外:柬埔寨、印度尼西亚、老挝、马来西亚、泰国、越南。

(二十七)细须库蠓(*Culicoides tenuipalpis*)

分类地位:蠓科、蠓亚科、库蠓属。

1. 种名 细须库蠓(*Culicoides tenuipalpis* Wirth et Hubert,1959)

同物异名:无。

2. 形态 两复眼相接;触须无感觉器窝;雌虫翅径 2 室全部淡色,翅基明斑与中 2 室和臀室基部的明

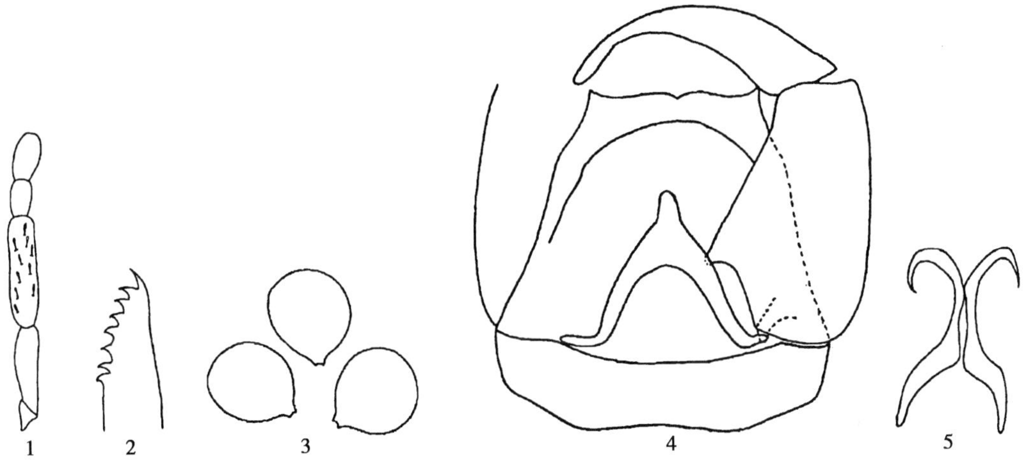

♀:1. 触须;2. 大颚;3. 受精囊。
♂:4. 尾器;5. 阳基侧突。

图 21-39　细须库蠓(*Culicoides tenuipalpis*)
(引自 虞以新)

斑相互连接成形状不规则的大明斑,径 5 室端部有 1 个椭圆明斑,有 3 个发达的近球形受精囊,略不等大;雄虫尾器第Ⅸ背板后缘侧突小而钝,阳茎中叶端部呈短的指状(图 21-39)。

3. 与疾病的关系　未见相关报道。

4. 地理分布

(1)国内:福建、台湾、广东、云南、西藏。

(2)国外:老挝、泰国。

(二十八)龙溪库蠓(*Culicoides lungchiensis*)

分类地位:蠓科、蠓亚科、库蠓属。

1. 种名　龙溪库蠓(*Culicoides lungchiensis* Chen et Tsai,1962)

同物异名:*Culicoides megaforticeps* Kitaoka,1973。

2. 形态　雌虫两复眼相接;触须无感觉器窝;除翅基明斑外,翅有 11 个明斑,径 2 室端部 2/3 淡色,径 5 室的 1 个明斑远离翅端;有 2 个不等大的受精囊。雄虫尾器第Ⅸ背板后缘有 1 对丘状突起;阳茎中叶端部侧缘有 1 耳状突起,阳基侧突基部愈合(图 21-40)。

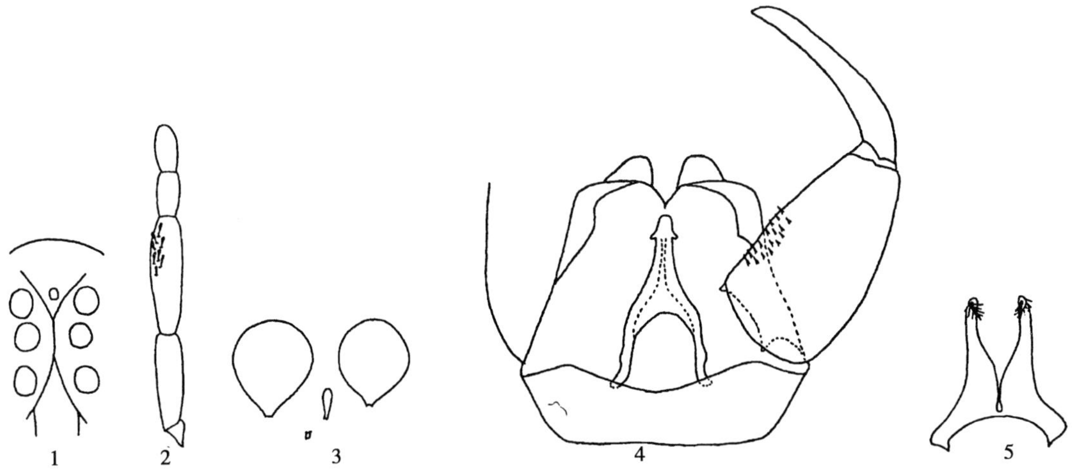

♀:1. 额部;2. 触须;3. 受精囊。
♂:4. 尾器;5. 阳基侧突。

图 21-40　龙溪库蠓(*Culicoides lungchiensis*)
(引自 虞以新)

3. 与疾病的关系 未见相关报道。

4. 地理分布 辽宁、福建、台湾、四川、云南、江西。

(二十九) 福建库蠓(*Culicoides fukienensis*)

分类地位:蠓科、蠓亚科、库蠓属。

1. 种名 福建库蠓(*Culicoides fukienensis* Chen et Tsai,1962)

同物异名:*Culicoides megaforticeps* Kitaoka,1973。

2. 形态 雌虫两复眼分离;触须第3节有感觉器窝;除翅基明斑外,翅有9个明斑;有2个受精囊。雄虫阳茎中叶近锥形,末端尖,阳基侧突愈合,端部叉状(图21-41)。

3. 与疾病的关系 未见相关报道。

4. 地理分布 江苏、浙江、福建。

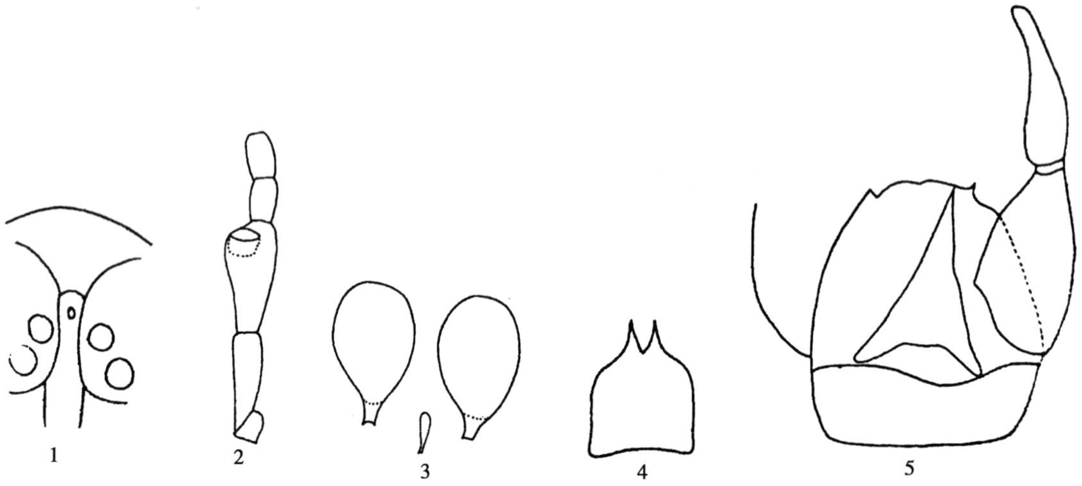

♀:1. 额部;2. 触须;3. 受精囊。

♂:4. 阳基侧突;5. 尾器。

图 21-41 福建库蠓(*Culicoides fukienensis*)

(引自 虞以新)

(三十) 霍飞库蠓(*Culicoides huffi*)

分类地位:蠓科、蠓亚科、库蠓属。

1. 种名 霍飞库蠓(*Culicoides huffi* Causey,1938)

同物异名:无。

2. 形态 雌虫两复眼分离;触须第3节中部明显粗大,有大而浅的感觉器窝;除翅基明斑外,翅有13个明斑:有2个受精囊。雄虫阳茎中叶末端稍扩展并略凹,阳基侧突分离,端部向外侧弯曲,呈羽状分枝(图21-42)。

3. 与疾病的关系 未见相关报道。

4. 地理分布

(1)国内:江苏、四川、福建、台湾、广东、广西、海南、西藏、云南、江西。

(2)国外:泰国。

(三十一) 端斑库蠓(*Culicoides erairai*)

分类地位:蠓科、蠓亚科、库蠓属。

1. 种名 端斑库蠓(*Culicoides erairai* Kono et Takahashi,1940)

同物异名:无。

2. 形态 两复眼分离;触须第3节的感觉器集成一丛,但不形成感觉器窝;翅明斑多且较明显,径5室除径端明斑外有3个明斑,中1室有3个明斑;有2个卵形不等大的受精囊。雄虫阳茎中叶端部有刻纹,阳基侧突分离,端部有羽状分枝(图21-43)。

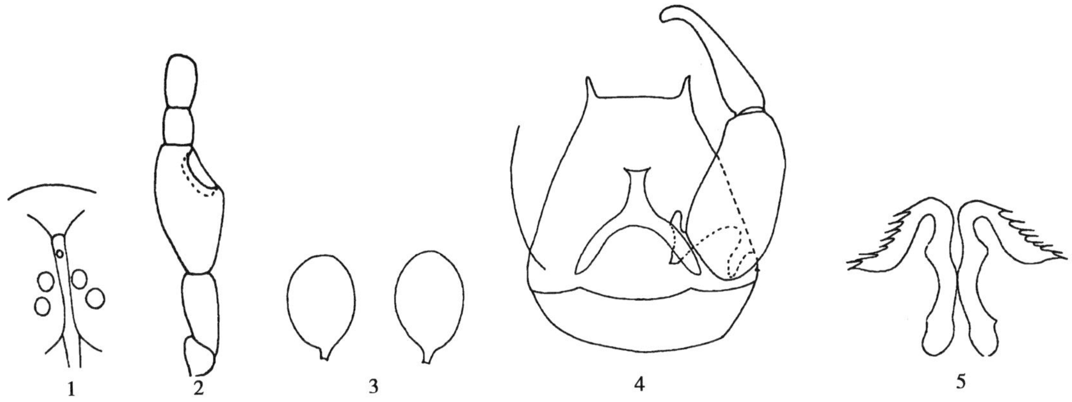

♀:1. 额部;2. 触须;3. 受精囊。
♂:4. 尾器;5. 阳基侧突。

图 21-42 霍飞库蠓(*Culicoides huffi*)
(引自 虞以新)

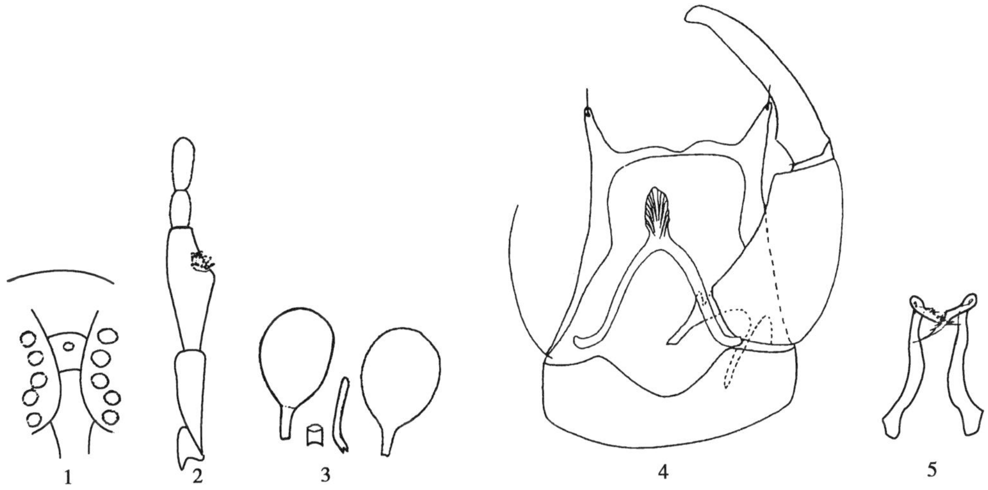

♀:1. 额部;2. 触须;3. 受精囊。
♂:4. 尾器;5. 阳基侧突。

图 21-43 端斑库蠓(*Culicoides erairai*)
(引自 虞以新)

3. 与疾病的关系 未见相关报道。

4. 地理分布

(1)国内:内蒙古、辽宁、吉林、黑龙江、浙江、福建、江西、河南、陕西、湖北、广东、广西、四川、云南、宁夏。

(2)国外:日本。

四、中国重要吸血蠓名录

(一)细蠓属(*Leptoconops* Skuse,1889)

1. 北域细蠓(*Leptoconops borealis* Gutsevich,1945)
2. 郧县细蠓(*Leptoconops yunhsienensis* Yu,1963)

(二)蠛蠓属(*Lasiohelea* Kieffer,1921)

1. 低飞蠛蠓(*Lasiohelea humilavolita* Yu et Liu,1982)
2. 西伯利亚蠛蠓(*Lasiohelea sibirica* Buyanova,1962)

3. 台湾蠛蠓(*Lasiohelea taiwana* Shiraki,1913)

(三)库蠓属 *Culicoides* Latreille,1809

1. 荒川库蠓(*Culicoides arakawai* Arakawa,1910)
2. 环斑库蠓(*Culicoides circumscriptus* Kieffer,1918)
3. 原野库蠓(*Culicoides homotomus* Kieffer,1922)
4. 北京库蠓(*Culicoides moristai* Tokunaga,1940)
5. 日本库蠓(*Culicoides nipponensis* Tokunaga,1955)
6. 不显库蠓(*Culicoides obsoletus*(Meigen,1818)
7. 尖喙库蠓(*Culicoides oxystoma* Kieffer,1910)
8. 异域库蠓(*Culicoides peregrinus* Kieffer,1910)
9. 刺螯库蠓(*Culicoides punctatus*(Meigen,1804)
10. 李拭库蠓(*Culicoides riethi* Kieffer,1914)
11. 灰黑库蠓(*Culicoides pulicaris* Linnaeus,1758)
12. 东方库蠓(*Culicoides orientalis* Macfie,1932)
13. 琉球库蠓(*Culicoides actoni* Smith,1929)
14. 短须库蠓(*Culicoides brevipalpis* Delfinado,1961)
15. 短跗库蠓(*Culicoides brevitarsis* Kieffer,1917)
16. 残肢库蠓(*Culicoides imicola* Kieffer,1913)
17. 标翅库蠓(*Culicoides insignipennis* Macfie,1937)
18. 连斑库蠓(*Culicoides jacobsoni* Macfie,1934)
19. 嗜蚊库蠓(*Culicoides anophelis* Edwards,1922)
20. 黄胸库蠓(*Culicoides flavescens* Macfie,1937)
21. 褐肩库蠓(*Culicoides parahumeralis* Wirth et Hubert,1989)
22. 细须库蠓(*Culicoides tenuipalpis* Wirth et Hubert,1959)
23. 龙溪库蠓(*Culicoides lungchiensis* Chen et Tsai,1962)
24. 福建库蠓(*Culicoides fukienensis* Chen et Tsai,1962)
25. 霍飞库蠓(*Culicoides huffi* Causey,1938)
26. 端斑库蠓(*Culicoides erairai* Kono et Takahashi,1940)

第六节 与疾病的关系

细蠓属、蠛蠓属和库蠓属为三大吸血蠓属,其除通过刺叮直接产生创伤或对人、畜进行骚扰,还可作为媒介通过刺叮吸血活动传播多种病原体,对人、畜健康产生危害。截至 2016 年,世界吸血蠓的已知种数已达 1 825 种,其中细蠓属 170 种、蠛蠓属 188 种、库蠓属 1 467 种(Borkent,2016)。

从野外捕获的蠓类中,曾检出多种蠕虫、鞭毛虫、纤毛虫、球虫等,其中能寄生于人、畜体内的有几种丝虫。已知的有 18 种寄生虫是以蠓为媒介的,如盘尾丝虫、肝囊原虫等均是以多种库蠓为媒介。某些库蠓是流行于非洲和拉丁美洲的常见丝虫病、流行于非洲的链尾丝虫病和流行于拉丁美洲和西印度群岛的奥氏丝虫病的传播媒介。在我国,蠓与人体疾病的关系了解得尚不够清楚。在福建和广东,曾于自然界捕获的台湾蠛蠓体内分离出日本乙型脑炎病毒,但该蠓是否可作传播媒介,尚有待证实。据统计,蠓还能传播下列疾病:鸡痘、马癣、牛流行热、非洲马瘟、牛出血热、禽类疟虫病、丝虫病、马脑炎、兰舌病、卡他性绵羊热、土拉弗氏菌病及引起牲畜的早产、死产、怪胎等。吸血蠓可传播的主要疾病有以下几种:

一、奥柔普切热

奥柔普切热(Oropouche,ORO)是由布尼亚病毒科(Oropouche)病毒(Oropouche virus,OROV)引起的

能够感染人群的蠓媒性病毒病。临床症状为发热、头痛、肌痛、关节痛、眩晕、虚弱等，常并发脑膜炎。1955年首次从病人体内分离出 OROV，1960—1980 年该病在拉丁美洲暴发流行，感染者达 25 万人。该病为人畜共患病，且被媒介叮咬一次就可传播。通过对患者的研究表明，巴拉库蠓（*C. paraensis*）是该病主要的传播媒介。我国至今未有此病报道。

二、蓝舌病

蓝舌病是由蓝舌病毒（Blue tongue virus，BTV）引起的反刍动物的一种急性病毒性传染病。该病是世界动物卫生组织（OIE）规定的 A 类传染病之一，主要发生于绵羊。该病主要通过吸血昆虫传播，库蠓是该病的主要传播媒介，也可经垂直传播，经胎盘感染胎儿，导致母畜的流产、死胎或胎儿先天性异常。此病最早于 1876 年发现于南非的绵羊，1906 年定名为蓝舌病。1949 年后，该病在全世界 50 多个国家或地区陆续发生。

杂翅库蠓（*C. variipennis*）是蓝舌病主要的传播媒介，在澳大利亚、肯尼亚、尼日利亚以及美国等地得到了广泛的研究。实验证明不同媒介对同一病毒株的易感染率为 0~69%，存在着相当明显的差别。而对于蓝舌病毒的易感性，媒介库蠓不同地理株之间也是不一样的。研究证实，即便是同一养殖株，在基因选择研究中，其易感性仍然有其多样性。这方面的研究，特别是在病毒病流行中，为研究蠓的媒介作用提供了不少启示。这不仅说明病原学工作的艰巨性，而且更表明在正确判别媒介方面对昆虫学家提出了对地理株的分类与生态研究方面的复杂要求。

迄今为止，约有 32 种库蠓被认为与 BTV 的传播有关，其中有 7 种因可自然带毒或实验室成功感染 BTV 而被认为是重要的媒介蠓种。根据东非诸国与澳大利亚等地调查研究中提出的重要媒介，除杂翅库蠓，残肢库蠓（*C. imicola*）外，还有短跗库蠓（*C. brevitarsis*）、戴氏库蠓（*C. dycei*）、异域库蠓（*C. peregrinus*）、牛氏库蠓（*C. newstead*）、曲囊库蠓（*C. puncticollis*）和尖喙库蠓（*C. schultzei*）等等。其中有些种类（有 * 者）在我国也有分布，有的还是广布种。

我国于 1979 年在云南首次发现蓝舌病，并分离出蓝舌病毒，从而确定了蓝舌病的存在。近年来，陕西、山东、甘肃、新疆和内蒙古等 29 个省区市均检出羊 BTV 抗体，许多省区的牛群亦发现 BTV 抗体阳性。因此，应该重视吸血蠓，尤其是原野库蠓（*C. homotomus*）、日本库蠓（*C. nipponensis*）和尖喙库蠓（*C. oxystoma*）等蠓种在我国不同疫区中的作用，重点予以防治。

三、水疱性口炎

水疱性口炎（Vesicular stomatitis，VS）是由水疱性口炎病毒（Vesicular stomatitis virus，VSV）引起的发生于多种哺乳动物的一种急性接触性传染病。该病是 OIE 确定必须通报的 A 类疫病，也是《中华人民共和国进出境动植物检疫法》规定的进境动物二类传染病。人也可偶有感染 VS，引起流感样症状，出现全身不适、肌痛、头痛和呕吐，严重者可引起脑炎。该病最早于 19 世纪后期在南非的马和骡中被发现，但病因未被证实。1904 年美国东部和中部的牛感染此病，1996—2002 年美洲几乎所有的国家都暴发大面积的 VS 流行，随后欧洲、非洲和亚洲国家也出现该病流行。吸血蠓可以通过水平方式（叮咬）、垂直方式（从成虫至幼虫）和机械方式（互相接触）3 种不同的传播方式传播 VSV。由于 VSV 具有广泛流行性、高度感染性、变异性和抗体保护的特殊性，可在一定的生态范围内持续存在，并可能形成长期的疫源地，故难以实施彻底扑灭措施。加强流行病学调查，强化入境检验检疫，对严防该病具有十分重要的意义。

四、非洲马瘟

非洲马瘟（African horse sickness）是一种在马群中广泛流行的泛嗜性病毒病，由呼肠孤病毒科环病毒属的马瘟病毒（African horse sickness virus，AHSV）引起。临床上习惯分为发热型、肺型、心型和混合型，病死率因发病型不同而不同，严重暴发时高达 90% 以上。该病现已蔓延至中东地带、巴基斯坦、印度和阿富汗等地。AHSV 不能由病马直接传给健康马，在自然界必须由媒介昆虫叮咬健康马后才能传播，库蠓是主要的传播媒介，曾多次从库蠓体内分离得到该病毒。

五、赤羽病

赤羽病(Akabane disease)又称为阿卡斑病，是由赤羽病病毒(Akabane disease virus, ADV)引起的一种牛、羊多型性传染病，造成发病牛羊流产、早产、死胎、胎儿畸形、木乃伊胎、新生胎儿发生关节弯曲和积水性无脑综合征(AH综合征)。每年赤羽病的发生给日本等国的畜牧业造成严重损失。

六、日本乙型脑炎

日本乙型脑炎是日本乙型脑炎病毒(Japanese encephalitis virus, JEV)引起的一种急性中枢神经系统传染病，也是典型的人畜共患病。该病流行范围广，主要分布在亚洲和东南亚地区。我国除新疆、西藏外，其他省(市、自治区)均有乙脑流行和发病的资料。我国学者在1957—1962年期间对人患病毒病的调查中，先后从福建、广东两省的台湾蠛蠓体内分离出JEV，表明台湾蠛蠓可自然携带该病毒。尽管当时对蠛蠓的数量季节消长，吸血范围方面均做了一定的调查，并认为与日本乙型脑炎流行病学的某些环节相一致，然而由于尚未在微生物学和流行病学方面做进一步大量深入的调查和研究，而且缺少实验室种群的感染实验，未能确定其在乙脑流行传播中的媒介意义。后来，笔者也尝试对台湾蠛蠓在日本乙型脑炎中的媒介作用进行研究，但由于实验室饲养问题而以失败告终。因此，台湾蠛蠓是否可作为日本乙型脑炎的传播媒介至今仍悬而未解。

七、家禽住白细胞原虫病

该病由住白细胞原虫经吸血昆虫叮咬家禽传播引起。我国目前有卡氏住白细胞虫和沙氏住白细胞虫2种，而卡氏住白细胞虫病在我国大部分地区流行。卡氏住白细胞虫病又称白冠病、出血性疾病，现已广泛流行于东南亚国家。库蠓是该病主要的传播媒介，通过叮咬病鸡和健康鸡进行病原传播。卡氏住白细胞虫的生活史分为无性生殖和有性生殖两个阶段，有性生殖在终宿主库蠓体内进行，生成有侵袭力的孢子出现在库蠓的唾液内，再次吸血后将孢子侵入鸡体，并开始裂殖生殖，引起鸡群发病。此病在我国南北均有发生并有明显的季节性，一般发生在库蠓孳生的季节，雨量越大，气温越高，流行越严重，流行时可造成巨大的经济损失。荒川库蠓(*C. arakawai*)是在日本和东南亚等地危害幼鸡的鸡住白血虫(*Leucocytozoon caulleiyi*)的传播媒介，环斑库蠓(*C. circumscriptus*)，恶敌库蠓(*C. obibilis*)和尖喙库蠓(*C. schultzei*)等也可被感染。在我国这种原虫与这几种库蠓也都有分布。

八、盘尾丝虫病

盘尾丝虫病(Onchocerciasis)，由颈盘尾丝虫(*Onchocerca cervicalis*)引起世界性的家畜寄生虫病，不显库蠓可作为其中间宿主。该病原寄生于马、驴和螺的颈项韧带、鬐甲部的皮下组织，微丝蚴散逸于淋巴液，库蠓叮咬患畜时，微丝蚴进入蠓胃，而后到达胸肌发育，成熟后移行到喙，当带有感染性微丝蚴的雌蠓再次刺叮时侵入健畜皮肤，而使其感染。被寄生处形成结缔组织包围的纤维性包囊，引起颈部肿胀。我国新疆、青海地区均有此病报道。常见棘唇丝虫(*Dipetalonema perstans*)和欧氏曼森丝虫(*Mansonella ozzardi*)都是以多种库蠓为媒介的人体丝虫病病原，但我国尚未见病例报道。

九、其他

(一) 病毒病

马疫是一种马群中的病毒病，它在非洲地区是一种流行很广的畜类疾病，并蔓延到中东地带及巴基斯坦和印度。已经证明库蠓是家畜中(以牛、马为主)的短暂热病毒与马疫病者的传播媒介，并证明其主要媒介是残肢库蠓和尖喙库蠓。

其次，库蠓作为媒介所携带的病毒还包括肯尼亚流行的牛三日热病毒，禽痘病毒和在日本、澳大利亚在牛、羊中流行可导致畸形胎的赤羽病毒等。我国从蠓中所分离病毒见表21-1。

表 21-1 我国从蠓中分离的病毒(范娜等,2018)

蠓种	分离病毒	分离地区
库蠓(*Culicoides*)	蓝舌病毒(Bluetongue virus,BTV)	云南省曲靖市师宗县(首次分离)
库蠓(*Culicoides*)	版纳病毒(Banna virus,BAV)	云南省曲靖市师宗县
库蠓(*Culicoides*)	西藏环状病毒(Tibet orbivirus,TIBOV)	云南省南部的中国-老挝-细甸边界(首次)
台湾蠛蠓(*Lasiohelea taiwana*) 尖喙库蠓(*Culicoides schultzei*)	日本乙型脑炎病毒(Japanese encephalitis virus,JEV)	云南省孟连和昌宁县
台湾蠛蠓(*Lasiohelea taiwana*)	日本乙型脑炎病毒(Japanese encephalitis virus,JEV)	云南省
蠛蠓(*Lasiohelea*)	日本乙型脑炎病毒(Japanese encephalitis virus,JEV)	广东省
库蠓(*Culicoides*)	版纳病毒(Banna virus,BAV)	云南省中缅边境

(二)寄生虫病

在野外捕获的蠓类中,曾检出多种寄生虫包括蠕虫、鞭毛虫、纤毛虫、球虫和滴虫等。这些寄生虫作为蠓的病原或共生者而存在,并不都感染人畜和禽类。在人和动物已知的寄生虫中,有多种丝虫和原虫等是依靠蠓为中间宿主和传播媒介来传播疾病的,从剖检来看可寄生在人和畜类的寄生虫近 20 种。以下几种丝虫是以库蠓为传播媒介的:

1. 稳固裂丝虫(*Dipetalonema perstans*) 在 1927 年被最先发现存在于蠓体的一种人体寄生虫,它是非洲大陆人体体腔寄生虫,主要寄生于胸腔和腹腔,一般症状和体征不明显。这种丝虫尽管在南非洲未被发现,但已传入南美北部哥伦比亚、委内瑞拉、圭亚那、墨西哥等地。它的传播媒介主要是奥氏库蠓(*C. austani*)、格氏库蠓(*C. grahamii*)和纤茎库蠓(*C. inornatipenni*)等库蠓。

奥氏库蠓将这种丝虫的微丝蚴吸入中肠 2 小时仍然可以由中肠查见,而后即移入血腔,6 小时后消失。若这种丝虫的微丝蚴在纤茎库蠓体内发育,在吸血 7 天后开始在胸部出现,第 8 天在头部出现,第 9 天感染期幼虫便出现于吻部。经调查证明,格氏库蠓吸血量仅为奥氏库蠓的 1/3,其感染率也明显地较低。

2. 弯曲裂丝虫(*Dipetalonema streptocerc*) 非洲人体和猩猩的寄生虫,主要寄生于皮肤,一般认为对人没有致病性,这种丝虫主要在加纳、尼日利亚和扎伊尔等地。它的传播媒介是格氏库蠓(*C. grahamii*)等库蠓。这种丝虫属于皮肤寄生虫,所以其微丝蚴在宿主体表的活动与分布有一定的局限性。据实验观察发现,库蠓仅有在肩、胸部刺叮吸血时才能获得本种丝虫的感染,而刺吸膝以下腿部血液的库蠓未被这种丝虫所感染。

3. 恶曼丝虫(*Mansonella ozzardi*) 南美加勒比地区的人体体腔寄生虫,主要寄生于肠系膜、腹腔和内脏的脂肪组织,一般无重要的病变,这种丝虫主要分布在哥伦比亚、巴西、委内瑞拉等地,它的传播媒介是狂怒库蠓(*C. furens*)。已证明其微丝蚴出现于皮肤,可以在血液内检出。这种微丝蚴被蠓吸入后 24 小时后就移行到胸部。通过以雏鸡皮作为吸血膜进行人工感染,云斑库蠓(*C. nubeculosus*),杂翅库蠓(*C. variipennis*)和李拭库蠓(*C. riethi*)等库蠓均获成功。

4. 颈盘尾丝虫(*Onchocerca cervicalis*) 澳大利亚和欧洲等地马、骡及猴体寄生丝虫,它的传播媒介是云斑库蠓和不显库蠓(*C. obsoletus*)、原野库蠓(*C. homotomus*)等库蠓。经人工感染杂翅库蠓和李拭库蠓也获得成功。

5. 肌盘尾丝虫(*Onchocerca gibsoni*) 大洋洲、亚洲(印度,马来亚)和非洲等地牛,猫的寄生虫,它的传播媒介是 *C. pungens*、尖喙库蠓(*C. schultzei*)、肖特库蠓(*C. shotrii*)、东方库蠓(*C. orientalis*)等库蠓。

其次 *C. multidentatus*、*C. iophortygis* 等库蠓是美国北加利福尼亚鹌鹑的寄生虫的传播媒介;云斑库蠓(*C. nubeculosus*)的幼虫可作为 *Palagiorchis megalorchis* 吸虫的中间宿主。研究发现,*Onchocerca volvulus* 微

丝蚴被 *C.paraensis* 和 *C.stigmnalis* 两种种库蠓吸入后，尽管可以在其体内发育，但因这二种库蠓存活的时间太短，而不能发育到感染期。

除上述外，至今已发现蠓类可以是三个属的血寄生原虫的传播媒介。曾有综述对关于库蠓和血孢子虫（Haemosporidan）的关系加以评论。已证明多种血孢子虫可以把同一种库蠓作为其传播媒介，同样，一种血孢子虫也可有多种库蠓成为其孢子增殖期的宿主。

早已发现库蠓体内可以发育尼特血孢子虫（*Haemoproteus netttinis*），并证明 *C. bownesi* 确实是该孢子虫的传播媒介。1960 年又发现在 *C. spagnumensis* 库蠓体内可以完成 *H. canchites* 子孢子的增殖过程，并通过流行病学证明了幼鸟中这类血孢子虫感染的高峰期恰好与此种库蠓的数量高峰期相一致。以后也有人发现库蠓也可以是某些禽、兽的疟原虫 *Plasmodium* spp. 的传播媒介。此外，尚有几种血孢子虫是以多种库蠓作为其传播媒介。

肝囊原虫（*Hepatocystis* sp.）长期不知其媒介，至 1961 年终于发现 *C. adersi* 是寄生于长尾猴（*Cercopithecu* sp.）的柯氏肝囊原虫（*Hepatocystis kochi*）的传播媒介。*C. fulvithorax* 体内也可以使其发育。

曾发现可在库蠓体内发育禽类的寄生锥虫。此外，在野外调查中发现，*C. stilobezzioibes* 可以感染一种疟原虫，其自然感染率为 13.6%，腺感染率为阳性蠓的 16.6%，胃感染率占 75%。由此可见蠓类与血寄生原虫存在着十分密切的关系。当然尚未发现与人有关的确切证据，大多数是禽类寄生原虫，仍需要做大量深入的研究。

澳大利亚马有一种皮肤病即“昆士兰瘙痒症”（Queensland Itch），以往认为此病是由寄生丝虫所引起，而后几经深入研究发现与库蠓（*C. robertsi*）和蠛蠓（*La. townswillensis*）刺叮活动密切相关。进一步研究表明，*C. robet*si 的活动季节和昼夜消长规律与此病的流行及患马血液中组织胺（histamine）浓度变化的规律相符，而且用这种蠓制备的抗原作皮肤试验及病理的组织学研究均证明，这种马的过敏性皮炎主要是由于 *C. robertsi* 刺叮所引起的过敏反应。

（三）细菌性疾病

在细菌性疾病中，曾从灰黑库蠓（*C. pulicaris*）库蠓分离出野兔热病原土拉弗氏菌的记录。在日本也有一些报道发现由弥卡库蠓（*C. mikarai*）和端斑库蠓（*C. erairai*）叮咬而使人发热、出湿疹等过敏症状。在我国四川也有怀疑被原野库蠓叮咬后，出现局部红肿以至休克的病例。这种被蠓叮咬后引起全身性反应的记录在不少地方都有记录。

蠓作为病原体的传播媒介是通过雌性蠓的吸血行为来实现的。由于属和种的差别，对宿主的选择，各种蠓类均各不同。对供血宿主的选择，各种蠓的食性并不都是十分专一的，如分布很广的环斑库蠓在同一地区内，既是趋向家雀和牛的优势种，又是趋向鸽巢的优势种。同样，分布很广的尖喙库蠓（*C. schultzei*）兼吸牛、羊、马血，而 *C. grahansii* 却嗜吸牛血。尽管多种蠓类都嗜吸同一宿主的血，但是在刺叮部位上却各有不同，吸血的时间也不尽相同，如 *La. townsvillensis*、*C. robertsi* 既嗜吸马血，也刺叮人，而前一种开始刺叮吸血的活动主要是集中在白天正午，刺叮的部位大都是耳壳和脸部，后一种进行吸血活动一般开始于黄昏，刺叮的部位大都是在马背及耳部。对蠓类吸血行为与习性的研究是弄清其在人畜疾病中的媒介作用的重要方面，而在流行病学中对于一种疾病的传播，更需要了解蠓的吸血次数及其存活时间的长短，通常来说，蠓类在温度 14~17℃，相对湿度 80%~90% 的环境条件下最为活跃，同时在这种温度下，也适宜蓝舌病毒及马疫病毒在蠓体内的存活，若在 5 天内完成一次产卵而后又开始吸第二次血，则对病毒的传播即可起作用，而若能存活到 11 天以上，则在作为丝虫的传播媒介时问题也不大了。由于蠓类的媒介作用日益明显，国外已日趋重视对其流行病学意义逐步深入研究。

在流行病学上，传播疾病的媒介扩散的能力是甚为重视的另一个方面。有人观察到曲囊库蠓（*C. puncticollis*）和尖喙库蠓（*C. schultzei*）可飞到距离孳生地 1~2km 处，主要是为了搜寻宿主和孳生地，同时也受到地形条件的限制，蠓的飞行能力比较弱。另一方面，可能是由于蠓的体积小，属于微小型双翅目昆虫，易被人为或随风和气流而被动地扩散，因此，国外学者曾在距山东半岛 400km 的黄海海面上捕获到可能是来自我国大陆的蠓种。

综上所述，就目前所知，蠓类已成为人、家畜与禽类的疾病的寄生虫、病毒，细菌等多种病原体的传播媒介和携带者，国外对某些库蠓的饲养、大量人工感染和扩散等生物学与生态学方面展开了研究，以便能够深入的调查其与一些尚未被弄清的疾病之间的关系，我国在这方面的研究远远落后于国外，应当加强开展相应的探讨和研究。

第七节　防制

蠓的防治原则与蚊类基本相似，但因其孳生范围较蚊类广泛，不同种属的蠓类孳生环境也不相同，因此蠓类的防治必须建立在系统地掌握其生物学特性的基础上，采取综合性的防治措施，因地因时制宜地实施防治，以便取得良好的效果。在蠓的防治过程中，应注意几方面：蠓刺叮部位可因瘙痒而被抓破，容易导致继发性感染，因此要加强个人防护避免刺叮，被刺叮后应立刻止痒，防止抓破皮肤；蠓因体型很微小，用普通防蚊的门（窗）纱，不能有效的防阻蠓类的入侵，需用较密的细纱，或要经药物处理；蠓类孳生地的复杂，要根据不同的情况，采取相应有效的防治措施。参照蚊类防治原则，蠓类也可从如下几方面进行防治：

一、环境防治

主要是通过改善环境，以控制蠓的栖息和孳生。如蠛蠓幼虫和蛹存活于松润地表约 20cm 土层，不宜多水的习性，可采取水淹或雨前洒杀虫剂，以控制和杀灭幼虫和蛹；又如不同种库蠓幼虫期需孳生于不同的水体，也可根据其习性改变水量、水质或流速，以改变其生长环境控制其孳生；同时也可以通过填平洼地水坑、排除沟渠的无用积水，清除腐物等减少和清除蠓的孳生地。清理杂物和丛生的杂草，改善环境卫生条件减少蠓的栖息场所。从防治原则而言，孳生环境治理是治本，但因蠓的孳生地复杂，要灵活区别对待。

二、物理防治

刺叮吸血是吸血蠓最直接的危害，轻则引起瘙痒，重则引起红肿，以至产生全身性症状。少数吸血蠓的刺叮吸血往往不被重视，但在其大量孳生的地区，当高发季节来临时，成群侵袭人体，如我国东北黑龙江和乌苏里江边境地区，2 小时内透过窗纱入室的库蠓可高达 2 834 只；在台湾中南部地区，单人单只小腿裸露 20 分钟，停落刺叮吸血的台湾蠛蠓（*La. taiwana*）密度达 396 只，严重妨碍了人们的正常生活和户外休闲，也影响了边防部队的执勤、训练和休息。我国过去对吸血蠓的防治研究，主要目的都是为解除吸血蠓严重骚扰之苦。使用隔离纱网和做好个人防护，包括使用防蠓帽和防蚊蠓头网，是减少吸血蠓刺叮与骚扰最为直接有效的手段。

防蚊蠓头网系由棉线织成，孔径为 0.8cm × 0.8cm，经浸泡吸附一定量的趋避剂和辅剂而成。常用的 E-701（97% 乙酰基四氢喹啉）和驱蚊灵防蚊蠓头网对吸血蠓稳定的有效趋避时间为 10~25 天，其良好的趋避效果为能有效减少吸血蠓的叮咬，但由于气味重、网孔径较大且具不适感等弊端，限制了其的全面推广。防蚊蠓帽是为了防止吸血蠓和蚊虫等吸血昆虫对人头部叮咬、骚扰而研制的，其中 83-1 型是较为理想的个体防护装备品。此外，隔离纱网或帐帘则主要用于吸血蠓发生严重的人类居室或动物畜舍，能够有效地减少吸血蠓侵入室内，防护其叮咬与骚扰。诱虫灯光诱杀灭或熏烟杀灭也是物理防治的一个手段。

三、化学防治

吸血蠓的化学防治主要是指应用杀虫剂和趋避剂杀灭不同虫态的吸血蠓，因其价格低廉、速效且使用方便等特点而得到了广泛的应用。根据药剂的使用方式，具体可综述为以下几类：

（一）施洒粉剂或颗粒剂

主要用于吸血蠓的孳生地处理。吸血蠓的孳生地极其广泛，按生境不同将孳生习性分为水生、陆生和半水（陆）生等 3 种类型。用 6% 可湿性六六六粉喷洒（$1g/m^3$）水生型孳生地，施药后 24 小时可将蠓幼虫、蛹全部杀死；对陆生型孳生地，采用 70% 防虫磷（$2g/m^3$），有效控制期为 15 天。此外，5% 硫甲双磷颗粒杀幼虫剂也可提供较长时间的杀灭效果，适宜吸血蠓孳生地的喷施。在国外，用毒死蜱和双硫磷颗粒剂（用量均为 178g/ha）野外喷施 *C. melleus* 孳生地，施药后幼虫死亡率分别为 100% 和 86.7%；而用同样的两种杀虫剂(剂量分别为 0.05~0.2mg/L 和 0.5~2.0mg/L)喷施杂翅库蠓(*C. variipennis*)孳生地,施药后幼虫死亡率均大于 98%。应用除虫菊酯杀幼虫剂(701g/ha)处理杂翅库蠓孳生地,施药后幼虫密度下降 99.3%;而以 131ppb 的浓度施药 30 天后,成蠓密度下降率大于 99%。吸血蠓孳生地的处理常用有机磷、氨基甲酸酯类杀虫剂,拟除虫菊酯类杀虫剂因其对水生无脊椎动物毒性大使用较少。

(二) 超低容量喷雾

超低容量喷雾(ultra-low-volume,ULV)是一种快速有效的杀灭吸血蠓的空间喷洒(space sprays)措施,可用于虫媒病流行时的紧急处理,迅速降低吸血蠓密度,因其方便、快捷,故在国内外蠓防治中应用最广。但超低容量喷雾持效期短,不过也有例外,比如对胶东沿海某岛屿超低容量喷雾的持效期为 10 天,密度下降率为 93%~98%。在澳大利亚昆士兰州,使用联苯菊酯进行超低容量喷雾防治 *C. ornatus* 和 *C. subimmaculatus*,施药后 6 周内蠓的密度平均减少 65%。

除了超低容量喷洒,杀虫药剂常规的空间喷洒也在吸血蠓的防治中发挥着重要作用,能迅速降低吸血蠓密度,且无滞效。在蓝舌病流行期间,地中海盆地的多个国家也都采用了杀虫剂的空间喷洒以减少 BTV 的扩散和传播。然而,对这些防治效果进行评价的论述并不多,仅少数文献报道了空间喷洒后吸血蠓的密度变化情况。

(三) 滞留喷洒

滞留喷洒(residual sprays)是使用有滞效的杀虫剂喷洒于吸血蠓接触物的表面,使它们在栖息时接触杀虫剂而中毒死亡,常用于喷洒墙面。滞留喷洒具有持效期长的特点,通常使用的杀虫剂有溴氰菊酯、噁虫威、二氯苯醚菊酯、氯氰菊酯和甲基嘧啶磷等。研究发现 2.5% 溴氰菊酯可湿性粉及 70% 防虫磷乳油均能有效地杀灭进入室内的吸血蠓且持效期不低于 2 个月。而应用溴氰菊酯在田间开展药剂滞效实验,滞效时间可达 35 天以上。

(四) 药物涂抹纱网

吸血蠓体型微小,常见 1~3mm,目前市售纱网无法阻挡其入室,所以即使有完备纱窗的居室或者牲畜饲养圈,在夏秋季节野外常见的库蠓均可透过纱窗侵入室内。因此通过窗纱涂药,能够有效防阻吸血蠓侵入室内,该方法具有击倒性强、持效期长的特点。

用 7.7% 马拉硫磷处理纱网,1 小时内能够快速击倒库蠓,处理 20 天后死亡率仍达 100%。在其随后的研究中,5% 残杀威和 6% 马拉硫磷的浸网实验再次验证了这个结果,并且经药剂处理后的纱网即便暴露在日照下,有效期也长达 27 天。实验发现残杀威和马拉硫磷比相同浓度的敌敌畏、杀虫威和乐果对狂怒库蠓 *C. furens* 更为有效。不同有机磷浸渍的纱网对密西西比库蠓(*C. mississippiensis* Hoffman)的触杀效果同样显著,8% 残杀威 30 分钟内的击倒率为 73%~92%,处理 35 天后死亡率大于 97%,而马拉硫磷、毒死蜱和倍硫磷效果则较差。值得一提的是,溴氰菊酯浸渍蚊帐在蚊虫防治中应用很多,但在吸血蠓上仅见少数报道。

(五) 杀虫剂敏感性测定

尽管有机磷、氨基甲酸酯和拟除虫菊酯类杀虫剂田间防治吸血蠓的应用研究已有很多,但采用 WHO 推荐的生物测定法室内测定吸血蠓对杀虫剂敏感性的研究,仅有少数。采用滤纸接触筒法发现实验室继代饲养的 *C. nubeculosus* Macfie 比野外采集的不显库蠓(*C. obsoletus*)和残肢库蠓(*C. imicola*)对溴氰菊酯更敏感。室内评价残肢库蠓和不显库蠓对溴氰菊酯浸帐的敏感性,结果显示,4.4g/kg ± 15% 的溴氰菊酯浸帐对库蠓击倒速度快,死亡率为 90%~100%;同年测定溴氰菊酯对不显库蠓的 LC_{90} 为 0.000 555%。

已有的研究结果表明,不同的吸血蠓种对同一杀虫剂的敏感性程度不一样,即便同一吸血蠓种,不同的株系对同一杀虫剂的敏感性也不尽相同;且拟除虫菊酯类杀虫剂(SPs)比有机磷类杀虫剂(OPs)对吸血蠓的击倒和致死率更高。

(六) 趋避剂

在针对吸血蠓的趋避研究中,使用比较普遍的趋避剂有避蚊胺(DEET)、驱蚊灵、伊默宁、8-羟基别二氰葛缕醇甲酸酯等。它们的有效趋避时间通常为 1.5~6 小时,因趋避剂及其剂型的种类、有效成分含量和使用人的活动情况等而异。目前,市售的趋避剂以避蚊胺为主。

四、生物防治

随着人们对环境保护、昆虫抗药性和杀虫剂污染等问题的日益重视，生物防治已成为媒介生物综合治理的一个重要组成部分。已发现多种可能应用于吸血蠓的生物防治物。

澳大利亚对采用真菌防治吸血蠓作了较多的研究。从骚扰库蠓（*C. molestus*）体内分离出的大链壶菌 *Lagenidium giganteum* Couch 对其幼虫感染率为 1%~33%。研究发现绿僵菌 *Metarhizium anisopliae* 对短跗库蠓（*C. brevitarsis* Macfie）的成、幼虫均具显著的毒杀作用，显示了真菌在防治吸血蠓方面的应用前景。在细菌方面，曾尝试利用库蠓幼虫筛选有效杀蠓的苏云金芽孢杆菌（*Bacillus thuringiensis*，Bt），但结果以失败告终，这可能是由于蠓幼虫体内蛋白水解酶的缺乏或肠道 pH 值偏低而无法激活摄入的伴胞晶体造成的。目前尚无 Bt 菌株应用于库蠓田间防治的实验报道。

此外，线虫、病毒、小孢子虫等致病体均可能应用于吸血蠓的生物防治。在美洲和欧洲，从环斑库蠓（*C. circumscriptus* Kieffer）等体内分离出的蠓索属 *Heleidomermis* 线虫（线虫动物门 Nematode，索科线虫科 Mermithidae），如 *Heleidomermis magnapapula*，可能用于杂翅库蠓的防治。另外，从 *C. arboricola* 等库蠓体内分离出的虹色（Iridescent）病毒，也可能用于感染库蠓而达到防治的目的，但自然感染率太低。迄今，对吸血蠓的生物防治研究大多仍处于实验室阶段，要实际应用于田间的扩大试验还需作进一步的努力。

五、遗传防治

遗传防治主要是通过阻断吸血蠓的繁殖力来达到防治的目的。如云斑库蠓的雄蛹用三胺硫磷浸泡后，然后与未处理的雌虫进行交配，试验结果发现羽化的雄虫无生殖力的占到 90.8%~99%。

以上所述的生物防治和遗传防治都有待进行深入研究。

六、法规防治

加强《国际卫生条例》（IHR，2005）、《中华人民共和国国境卫生检疫法》及其实施细则等法律法规的宣传，强化疫情风险意识，进一步完善吸血蠓等病媒生物监测和控制等相关操作流程，防止蠓传疾病在不同国家和地区暴发流行。

第八节 研究技术

随着科学技术的日新月异，分子生物学技术等逐渐被应用于蠓的分类鉴定以及携带病原体研究中，极大促进了蠓的研究水平，尤其澄清了不显库蠓等种团的分类问题。蠓的研究主要包括标本采集制作、种类鉴定、实验室饲养、媒介效能等，现分别介绍如下：

一、标本采集、制作与保存

（一）成虫采集方法

1. 人帐诱法　人立于帐内，用手持电动吸捕器捉进入帐中的蠓。诱帐规格：帐顶 80cm × 80cm，顶角至下沿的垂直高度 150cm，帐底张开的直径为 150cm。使用时将蚊帐悬挂，上下四角撑开，用带固定，使帐下缘距地面 30cm，人立帐中吸捕入帐蠓，每次 15 分钟为计量单位，将昆虫标本带至实验室分类鉴定计数。

2. 人诱法　在蠓孳生地附近选一遮阴处，采集者直接暴露一侧小腿，静止不动，手持电动吸蚊器吸捕落在小腿上的刺叮吸血的蠓或者用装有乙醇（酒精）的指管盖子扣捕吸血蠓。以 15 分钟为一次计量单位。

3. 挥网法　适用于蠓飞舞活动时的采集方法，也是调查群舞活动常用方法。用 60 目绢纱制成的口径 20cm 深 60cm，末端钝圆的圆锥形绢制捕虫网，网柄长 70cm。挥网时，采集者手持网柄，伸直胳膊呈 X 形挥网，每次以 50 次/min 的频率挥网 5 分钟为一计量单位，而在不做数量调查的一般性采集时间可不定，但也不能超过 20 分钟，以免时间太长标本受损。挥网法能采集到多种蠓类的两性成虫。挥网时要禁忌将蝴蝶、蜻蜓等大型昆虫和花草、树叶等挥入网内而损坏蚊蠓等小型昆虫。

挥网5分钟后，用力快挥3~4次，使捕获的蠓集中网底，迅速将网近端段塞入毒瓶内约10分钟即可毒死，而后取出倒于白布上捡取。

4. 粘捕法 用宽10cm、长17cm的白纸固定在相应的木框上，将蓖麻油均匀地涂抹在白纸的两面，而后将纸框悬挂在孳生地附近或特定场所，蠓飞冲上即被粘住，定时用针将其挑下浸入70%乙醇。

5. 灯光诱捕法 灯光诱捕法通常是用紫外线灯。他是根据成虫对紫外线有较敏感的趋向性和利用电扇倒装吸风的原理制成的一种诱捕工具。许多实验证明，在光谱范围内为2 900~3 650Å（1Å=10~8cm）时对成虫诱力最大。采用4W单管双光灯，其光谱有两个峰值，分别为3 600Å和5 800Å，前一个峰值处在紫外线部分，后一个峰值属于黄光范围。是利用长、短波光的不同作用，以增大诱捕效率。该灯下方安装的100FZY2型转速3 000r/min，风量1.4m^3/min的电机风扇，将诱集的蠓等昆虫吸入底层的收集器内。

灯的悬挂地点可因需要加以选择，一般以在住区（村庄）与孳生地之间或孳生地附近及无其他光源、血源干扰的场所为宜。灯距地面的高度也根据需要而定。一般可在离地面1.5m左右，观察时应在无雨、无风或2m/s风速以下的晚上进行。调查时可定时诱捕，如规定日落后1小时，灯诱30分钟作为密度计算单位。单管双光灯作为密度的调查工具有许多的优点，但诱捕力受光源、血源和风速的影响，在吸捕中部分虫体可被风扇击碎，影响鉴定。紫外线有灼伤皮肤和刺激眼睛等缺点，应用时当注意。

使用方法：安装好诱虫灯，并打开收集器；接通电源，待风扇启动和灯管照明后，诱捕30分钟；将收集器闭合；关闭电源开关；取下收集器，麻醉虫体后处理标本。

6. CO_2诱捕法 CO_2对吸血双翅目昆虫有较强引诱力。宿主呼出的CO_2是吸引昆虫的重要因素，加CO_2的诱虫灯诱捕的数量约相当于单独灯诱的400~500倍。人和动物释放CO_2的量不同而变化，如50ml/min的CO_2量仅有3m的诱距，一般人和大动物的诱距为15~30m。用CO_2诱捕吸血双翅目昆虫时，可根据需要选择释放量。用CO_2诱捕蚊蠓等双翅目昆虫已在国内外广泛应用。

7. 熏杀的麻醉方法 主要采用毒瓶熏杀昆虫，通常有2种。

（1）氰化钾毒瓶：在500ml广口瓶底放1g氰化钾，其上覆盖一层干木屑或棉花压紧，用生石膏加水调匀后倒入置通风处待干后，塞上软木塞备用。由于氰化钾是剧毒物品，现在市面上已经无法买到。

（2）氯仿毒瓶：将软胶管剪成碎屑装如瓶底约1cm厚，倒入氯仿而后其上覆一层棉花压紧，塞上软木塞备用。无胶管时，就直接用棉花也可。麻醉昆虫通常用氯仿，无氯仿时也可用乙醚。用脱脂棉蘸上氯仿投入收集器即可毒杀昆虫。氯仿也是属于管控药品，必须妥善保存，注意安全。

（二）幼虫的采集方法

蠓的幼虫大多孳生于潮湿疏松的土壤和水坑边的泥土中，有些幼虫虽在水中游动，但在光线稍有改变，即潜入水底泥中，因而常常要从孳生地将土样取回，而后从中采集幼虫，取土样的标准通常是2cm厚20cm^{2}为一份，常用饱和盐水漂浮法检查土样。具体步骤是：

1. 先用食盐配成饱和盐水，即至水底有不再被溶解的食盐为止。
2. 从孳生地铲取土样，每份写好标签分别装入塑料袋内带回。
3. 将采回的土样倒入一直径为25~30cm的瓷盆内，去掉杂草及石块，加水搅匀。
4. 将20目、40目及60目的3个网筛，上下叠放，将泥水倒入上层20目的筛中，相继用水冲洗3~4次后，将60目筛上残留物倒入白瓷碗内，加入饱和盐水搅拌，再静置15分钟，再如此检查一遍。

如果需要对幼虫进行饲养，则将幼虫再移至底部放有一湿滤纸的平皿中，加饲料饲养。幼虫角化弱，极易受到损伤，所以挑拣时必须细心。

（三）标本保存

每次采获的标本都应妥善保存，如果干保存，应谨慎发霉、损坏或虫蛀等，如果液体保存，要定时添加乙醇，以防干坏，妥善保存标本以供研究之用。

1. 干保存法 采获的标本经毒杀后，将其倒在白纸上，去掉杂物和其他昆虫。在干净的小纸盒底部放一层樟脑粉，然后以软纸压紧，防止樟脑漏出，可将每次采获的标本用软纸包裹，写明标签，放入纸盒内。

2. 乙醇保存法 将毒杀后的昆虫标本写明标签，直接浸入75%的乙醇中保存，这种保存方法只适用于蠓成虫的保存，蠓标本可将其装入小玻璃指管内，放入标签并加满乙醇，以棉花塞紧且不使管内残留气泡，也不能紧压标本，然后再将指管放入另一装有75%乙醇的大瓶中密封保存，以防止管内乙醇挥发标本损坏。

3. 标签的书写 标签是对标本的采集时间、地点及采集者的具体记载，是昆虫采集工作中非常重要的一步，一个完好的标本如果没有标签，就失去了价值。采集地点写明省、县、镇(乡)等内容，采集时间，常以罗马数字表示月份，如1986年8月23日可写成1986-Ⅷ-23或1986.23/Ⅷ，有的标本还需写明一天中的具体采集时、采集方法和采集者及采集点的海拔高度或标本采集号等。标签必须用铅笔或用雨水或乙醇不能褪色的墨笔书写。

(四) 标本制作

蠓体型微小，通常不用针插法制作标本，而采用玻片标本制作法。

1. 成虫制片 将保存在70%乙醇中的蠓取出，在解剖镜下割下一侧翅，在洁净的载玻片上先滴一小点胶，而后将割下的翅用解剖针针尖轻挑至该胶中使之平粘于载玻片上。而后将已割翅的虫体移至50%乙醇中，浸15分钟后移至蒸馏水(凉开水也可)，在水中浸15分钟后再换一次水，再浸15分钟后移至5%~10%的氢氧化钾(钠)溶液内腐蚀，待在解剖镜下雌虫受精囊，雄虫尾器等清晰可见即可，通常在室温中约6小时方可。

上述经氢氧化钾腐蚀透明的虫体，再经2次水洗、而后再依次经50%、70%、80%、90%乙醇各15分钟脱水后，再在原粘翅的载玻片上的翅侧加一小点胶，将虫体从90%乙醇中挑至胶中，在解剖镜下将蠓的头胸腹三部解剖开，而后分别使头部正面向上，触角、触须理直；胸部倒置，将足理直；腹部腹面向上，尤其尾器要放平。暂不盖盖玻片，待1~2天后稍干，使标本位置固定后再加1滴胶然后再加盖玻片。

刚盖盖玻片的标本一定要平置，以免胶流动而使标本移位受损。

2. 封片胶配方

(1) 加拿大树胶酚：在水浴锅上加温，使加拿大树胶全溶，而后加入分分析纯的碳酸液1/5，搅拌均匀即成树胶酚可供封制玻片标本用。

(2) 贝氏液：块状阿拉伯树胶8g，蒸馏水10ml，水合氯醛70g，甘油5ml；在水浴锅上加温先溶胶，后依次加入上述各成分搅均匀后冷却以薄棉层过滤后备用。

(3) 桃胶：桃胶35g，蒸馏水60ml，甘油3ml、醋酸3ml，乳酸0.5ml、95%乙醇3ml；先在水浴上加温将桃胶加入蒸馏水中溶后用绸布过滤，而后再在滤液中依次加入以上各成分搅匀备用。

后两种胶封片虽可省去标本脱水程序，但封制的标本不宜长久保存。

二、实验室饲养

通过在实验室内对多种库蠓做养殖试验，已经获得了许多的饲养经验。特别是杂翅库蠓(*C. variipennis*)的饲养已经比较成功，现在其幼虫饲料可应用实验室的“细菌肉汤”及含蛋白的混合饲料来代替最初所需的原孳生地的材料，就可以在实验室里对其大量养殖；而尖喙库蠓、荒川库蠓(*C. arakawai*)等幼虫的饲养可以在琼脂培养基中进行。这表明，其幼虫的食性经过实验室的驯养是可以有一定改变的。但也有些实验结果表明，原孳生地的食物饲养的结果比实验室饲料为好。蠛蠓和细蠓幼虫的实验室养殖也取得了一定的进展，蠛蠓幼虫用兔肝粉作为饲料进行养殖也能很好地发育。为了明确台湾蠛蠓是否是日本乙型脑炎的传播媒介，作者曾对台湾蠛蠓的实验室饲养进行了研究，但尚未获得成功。

三、抗药性研究

关于吸血蠓对杀虫剂的敏感性测定方法，仅有少数报道。王飞鹏等(2016)研究了5种杀虫剂对尖喙库蠓成虫的敏感性，结果表明拟除虫菊酯类农药对蠓的毒杀活性优于有机磷，而且更为环保、安全，防治中应首选拟除虫菊酯类农药；但同为拟除虫菊酯类杀虫剂，不同品种活性也存在差异，在控制使用剂量情况下，溴氰菊酯可作为蠓类防治首选药剂。

四、人工感染病原体实验

判断一种吸血蠓为某种病原体的传播媒介的条件之一是可以在实验室进行人工感染。不同蠓对不同病原体的媒介效能有所不同。一般将病毒在BHK、Vero等细胞进行复制增殖后，通过胸腔接种或喂食含病毒等病原体的血液后检测吸血蠓体内是否含有病原体。

五、孳生地调查与监测

蠓幼虫的孳生地非常广泛，大多孳生于潮湿疏松的土壤和水坑边的泥土中，有些幼虫虽在水中游动，但在光线稍有改变，即潜入水底泥中，因而常常要从孳生地将土样取回，而后从中采集幼虫，取土样的标准通常是2cm厚$20cm^2$为一份，常用饱和盐水漂浮法检查土样。

蠓的监测主要是针对成蠓，一般采用灯诱法、人诱法、挥网法。国境口岸的蠓类监测对于预防蠓媒病在不同国家和地区暴发流行具有重要意义，具体监测方法见本章第八节《标本采集、制作与保存》和SN/T 1294—2003《国境口岸蠓类监测规程》。

六、其他

（一）蠓的分子分类

蠓的分子分类技术是近期发展最为迅速的研究方法之一，为澄清蠓的复合组和近缘种等问题提供了有利的支持。分子分类技术是以遗传物质DNA序列分析为依据来阐明物种间的差别，从分子水平上快速而准确地鉴别物种。它是分子生物学、计算机科学与传统分类学相结合的产物，作为一种崭新的分类学技术，极大弥补了传统形态学鉴定的缺陷，已引起越来越多生物学家们的重视。蠓的分子分类研究起步较迟，从1992年研究杂翅库蠓（*C. variipennis*）种群的基因差异起，才陆续有报道。近年来，随着以PCR基础的DNA序列测定方法的建立和广泛使用，核糖体DNA（rDNA）的内转录间隔区（ITS）、线粒体DNA（mtDNA）的细胞色素C氧化酶亚基Ⅰ（COⅠ）、细胞色素C氧化酶亚基Ⅱ（COⅡ）等基因逐渐受到蠓科分类学家们的重视。

目前，分子生物学技术已多见于吸血蠓种团、复合体的分类鉴别中，少数也涉及种群分化的研究，为解决蠓科研究中存有争议的问题提供指导性资料。当今，国内外学者对吸血蠓的分子分类已做了大量研究工作，但都仍处于实验室研究阶段，各种分子分类应用的靶标基因有优点也存在其一定的局限性。核糖体DNA上的ITS区域序列进化速度快，在物种水平上变异较大，序列多态性强并含有足够量的遗传信息，已被广泛用于物种分类及系统进化研究，但是这些基因中存在大量的插入和缺失现象，从而使序列比对受到障碍，不便操作，而且还容易造成错误的比对。基于线粒体基因编码的DNA条形码技术及其应用前景虽被众多学者所看好，但也有学者认为如此短的DNA片段不能提供物种水平的可靠信息，完全依靠DNA条形码会导致鉴定错误。更有人认为采用DNA条形码技术将是一种倒退，会将分类学退回到类型学。在利用任何一个基因或多个基因片段进行物种分类和种属鉴定时，不能只考虑所选用标记基因的片段长度，而应该结合序列组成及其同源性综合评价。鉴于此，分子分类技术依旧无法完全取代传统的吸血蠓分类鉴定方法，传统的形态学手段不能完全抛弃。

分子分类技术目前所表现出的局限性不应是其应用和发展的阻碍，对于其面临的问题，可以探索、尝试新的分子标记及多个分子标记相结合使用来解决，同时也不排斥其他分类方法，包括生物化学、计算机数值分类学和细胞遗传学等方法，多层次、多方面、系统地研究吸血蠓分类，这样就更能反映吸血蠓的种群进化和亲缘关系。今后，随着分子生物学的不断发展，吸血蠓的分子分类技术也将不断地进步和成熟。充分发挥分子分类技术的独特优势，利用分子分类技术与传统的分类方法相互佐证，将大大有助于吸血蠓的分类鉴定。

（二）吸血蠓虫传播病毒的分离与鉴定

全世界已发现17种库蠓可以传播虫媒病毒，其中包括蓝舌病毒、施马伦贝格病毒、水疱性口炎病毒、鹿流行性出血病病毒、赤羽病毒、牛流行热病毒、裂谷热病毒、中山病毒等重要的动物性疾病病毒。但是我国库蠓中发现的病毒种类极其有限，许多国外普遍存在的由吸血蠓传播的病毒，我国发现甚少，如欧洲的*C. dewulfi*传播的施马伦贝格病毒等。另外，我国至今曾从蠛蠓属的台湾蠛蠓中分离过乙型脑炎病毒；而尚未从细蠓蠓虫标本中分离出任何病毒。此外，我国已经发现能传播动物病毒的库蠓有9种，如琉球库蠓、短跗库蠓、原野库蠓、残肢库蠓、标翅库蠓、不显库蠓、尖喙库蠓、东方库蠓、和田库蠓等。我国存在如此种类繁多的国外已经证实可以携带和传播病毒的蠓类，其中很可能存在多种虫媒病毒，由此可见在我国蠓虫中发现新的蠓传病毒还具有很大的研究空间。从蠓中分离鉴定蠓传病毒不仅要使用传统的组织培养方法和动物分离培养的方法，也要使用现代分子生物学的理论与技术，如二代测序技术，对我国分布地区不同的同种蠓类，以及不同种类的蠓类标本开展全基因组扫描和生物信息学分析，从基因组水平发现我国不同地区、不同蠓中携带的病毒信息，为我国蠓传疾病的预防控制提供基础数据。

（三）蠓媒性疾病的检测与监测

已经在我国蠓虫标本中分离鉴定出多种病毒，如蓝舌病毒、乙脑病毒、版纳病毒、西藏环状病毒等虫媒病毒，其中有些病毒，如版纳病毒和西藏环状病毒为我国独有的虫媒病毒。以上结果提示我国蠓虫中可能存在多种虫媒病毒，甚至存在大量的我国独有蠓虫所携带的病毒。此外，虽然我国已经在自然界采集的蠓虫标本中分离到病毒，但是还没有关于这些病毒与动物疾病关系的研究报道。比如，我国已经分离到蓝舌病毒，国际上已经证明这是可以引起动物性疾病的最重要的蠓虫传播的病毒，但是未能证明我国分离的蓝舌病毒与动物性疾病的关系。比如，虽然从我国的患病动物标本中分离到蓝舌病毒，从患病的牲畜动物的急性期与恢复期血清中检测到蓝舌病毒中和抗体的 4 倍差异等，但未见我国由蓝舌病毒感染引起动物疾病负担的报道。总之，我国蠓虫携带的病毒与其引起的动物性疾病的关系的研究甚少。为此要加强蠓虫传播病毒和相关感染的检测试剂，包括血清学检测试剂、分子生物学检测（PCR）试剂等的开发研究，并利用这些试剂开展我国养殖业动物发生疾病的实验室检测，如检测发病动物血清或者组织标本中是否存在蠓传病毒的抗体或基因等，特别是要使用免疫学和分子生物学理论与方法证明动物中流行的疾病与蠓虫传播的病毒是否有关。加强我国蠓媒性疾病的监测力度，各地还要开展野生动物和家养动物，如牛、羊和猪等动物的血清流行病学调查，摸清我国蠓传病毒在动物间流行感染状况等。总之，通过加强我国蠓传病毒及其相关疾病的调查研究，能不断增加我国对蠓媒性疾病的了解，以应对我国可能发生的由蠓虫传播的疾病的流行，降低由此而产生的公共卫生问题及造成的巨大经济损失。

（黄恩炯）

参考文献

[1] 叶雅芳，刘德星，李婷婷，等. 广东省中山市库蠓形态与分子鉴定[J]. 中国人兽共患病学报，2019，35(11)：1021-1028.

[2] 虞以新. 中国重要吸血蠓类[M]. 北京：科学出版社，2019.

[3] 岑常活，韩晓静，常琼琼，等. 库蠓核糖体 DNA 内转录间隔区 1 序列的测定与分析[J]. 中国人兽共患病学报，2018，34(12)：1087-1094.

[4] 范娜，程睿，鲁晓晴，等. 蠓虫及其传播的虫媒病毒[J]. 中国热带医学，2018，18(2)：182-187.

[5] 陈敏，王飞鹏，黄响珠，等. 5 种常用杀虫剂对尖喙库蠓的毒性测定[J]. 福建农林大学学报(自然科学版)，2016，45(3)：247-251.

[6] 寇美玲，朱建波，杨恒，等. 云南库蠓中版纳病毒的首次分离及鉴定[J]. 中华实验和临床病毒学杂志，2016，30(1)：1-4.

[7] 王飞鹏，黄恩炯. 吸血蠓防治研究进展(双翅目：蠓科)[J]. 中国人兽共患病学报，2015，31(5)：467-471.

[8] 花群义，花群俊，陈兵，等. 我国动物虫媒病毒媒介库蠓种类分布[J]. 上海畜牧兽医通讯，2015，(3)：58-61.

[9] 王飞鹏，黄恩炯，肖武，等. 吸血蠓分子分类研究进展[J]. 中国人兽共患病学报，2012，28(12)：1227-1232.

[10] 程文杰，郑霞林，王攀，等. 昆虫趋光的性别差异及其影响因素[J]. 应用生物学报，2011，22(12)：3351-3357.

[11] 王飞鹏，黄恩炯，蔡亨忠，等. 吸血蠓及其传播的疾病[J]. 昆虫知识，2010，47(6)：1270-1273.

[12] 刘国平，周旭. 宁夏伪盐库蠓雄虫的发现与描述[J]. 中国媒介生物学及控制杂志，2008，19(4)：324-325.

[13] 郭文泽，刘国平. 黑龙江省虎林县蠓类调查[J]. 中国媒介生物学及控制杂志，2008，19(4)：353.

[14] 郭文泽，刘国平. 黑龙江省吸血蠓研究进展(双翅目：蠓科)[J]. 沈阳师范大学学报，2008，26(2)：217-219.

[15] 刘国平，周旭. 辽宁省的蠓类及一新种[J]. 中国媒介生物学及控制杂志，2007，18(3)：209-212.

[16] 刘国平，周旭，郭文泽. 长白山的吸血蠓类调查[J]. 中国媒介生物学及控制杂志，2007，18(4)：289-292.

[17] 龙振昼，王学忠. 吸血蠓类的生态学及传媒作用[J]. 中国媒介生物学及控制杂志，2007，12(18)6：524-526.

[18] 刘国平，周旭. 中国华库蠓属及一新种(双翅目：蠓科)[J]. 中国媒介生物学及控制杂志，2006，17(6)：467-469.

[19] 周旭，刘国平，薛万琦. 中国库蠓属一新记录[J]. 医学动物防制，2005，21(12)：864.

[20] 虞以新主编. 中国蠓科昆虫[M]. 北京:军事医学科学出版社,2006.
[21] 虞以新. 中国蠓科昆虫(双翅目)区系分布概况[J]. 生物学通报,2003,38(12):17-18.
[22] 李国清,覃宗华,林辉环,等. 荒川库蠓人工繁殖的研究[J]. 畜牧兽医学报,2001,32(6):525-529.
[23] 虞以新,刘金华. 中国蠓科昆虫研究的发展(双翅目)[J]. 寄生虫和医学昆虫学报,2000,7(1):1-6.
[24] 吴皎如,吴树吟. 由糠蚊科蠛蠓属 *Lasiohelea* 台湾蠛蠓分离出乙型脑炎病毒. [J]微生物学报,1957,3(1):22-26.
[25] BORKENT A,DOMINIAK P. Catalog of the Biting Midges of the World(Diptera:Ceratopogonidae)[J]. Zootaxa,2020,4787(1):1-377.
[26] ANSARI M,WALKER M, DYSON P. Fungi as biocontrol agents of *Culicoides* biting midges,the putative vectors of bluetongue disease [J]. Vector-Borne and Zoonotic Diseases,2019,19(6):395-399.
[27] MURCHIE A K,THOMPHSON G M, CLAWSON S,et al. Field evaluation of deltamethrin and ivermectin applications to cattle on *Culicoides* host-alighting,blood-feeding,and emergence [J]. Viruses,2019,11(8):731.
[28] SONG S,LI Y,FU S,et al. Genome sequencing and phylogenetic analysis of Banna virus(genus Seadornavirus,family Reoviridae)isolated from *Culicoides* [J]. Science China Life Sciences,2017,12:1372-1382.
[29] HARRUP L E,MIRANDA M A,CARPENTER,S. Advances in control techniques for *Culicoides* and future prospects [J]. Veterinaria Italiana,2016,52,247-264.
[30] MURCHIE A K,CLAWSON S,REA I,et al. DEET(N,N-diethyl-meta-toluamide)/PMD(para-menthane-3,8-diol)repellent-treated mesh increases *Culicoides* catches in light traps [J]. Parasitology Research,2016,115:3543-3549.
[31] HARRUP L E,BELLIS G A,BALENGHIEN T,et al. *Culicoides* Latreille(Diptera: Ceratopogonidae)taxonomy:Current challenges and future directions Infection [J]. Genetics and Evolution,2015,30:249-266.
[32] BELAGANAHALLI M N,MAAN S,MAAN N S,et al. Full genome characterization of the *culicoides*-borne marsupial orbiviruses: wallal virus,Mudjinbarry virus and Warrego viruses [J]. PLoS One,2014,9(10):e108379.
[33] DEL RIO R,BARCELO C,PAREDES-ESQUIVEL C,et al. Susceptibility of *Culicoides* species biting midges to deltamethrin-treated nets as determined under laboratory and field conditions in the Balearic Islands,Spain [J]. Medical and Veterinary Entomology,2014,28(4):414-420.
[34] DEL RIO R,VENAIL R,CALVETE C,et al. Sensitivity of *Culicoides obsoletus*(Meigen)(Diptera:Ceratopogonidae)to deltamethrin determined by an adapted WHO standard susceptibility test [J]. Parasitology,2014,141(4):542-546.
[35] NICHOLAS A H,Mccorkell B. Evaluation of *Metarhizium anisopliae* for the control of *Culicoides brevitarsis* Kieffer(Diptera,Ceratopogonidae),the principal vector of bluetongue virus in Australia [J]. Journal of Vector Ecology,2014,39(1):213-218.
[36] WEIHER W,BAUER B,MEHLITZ D,et al. Field trials assessing deltamethrin(Butox(R))treatments of sheep against *Culicoides* species [J]. Parasitology research,2014,113(7):2641-2645.
[37] MINSHAD A A,EDWARD C P,SIMON C,et al. Entomopathogenic fungus as a biological control for an important vector of livestock disease:The *Culicoides* biting midge [J]. PLoS One. 2011;6(1):e16108.
[38] NIELSEN S A,KRISTENSEN M. Morphological and molecular identification of species of the Obsoletus group(Diptera:Ceratopogonidae)in Scandinavia [J]. Parasitology Research,2011,109:1133-1141.
[39] VENAIL R,MATHIEU B,SETIER-RIO M L,et al. Laboratory and field-based tests of deltamethrin insecticides against adult *Culicoides* biting midges [J]. Journal of Medical Entomology,2011,48(2):351-357.
[40] BORKENT A. World species of biting midges(Diptera:Ceratopogonidae)[J]. American Museum of Natural History,2005,1-228.
[41] BORKENT A. CRAIG D A. *Austroconops* Wirth and Lee,a lower cretaceous genus of biting midges yet living in western Australia: a new species,first description of the immatures and discussion of their biology and phylogeny(Diptera:Ceratopogonidae)[J]. American Museum of Natural History,2004,3449:1-67.
[42] MULLENS B A,VELTEN R K,FEDERICI B A. Iridescent virus infection in *Culicoides variipennis sonorensis* and interactions with the mermithid parasite *Heleidomermis magnapapula* [J]. Journal of invertebrate pathology,1999,73:231-233.
[43] BORKENT A,WIRTH W W. World species of biting midges(Diptera:Ceratopogonidae)[J]. Bulletin of American Museum of Natural History,1997,233:11.
[44] WRIGHT P J,EASTON C S. Natural incidence of *Lagenidium giganteum* Couch(Oomycetes:Lagenidiales)infecting the biting midge *Culicoides molestus*(Skuse)(Diptera:Ceratopogonidae)[J]. Australian Journal of Entomology,1996,35:131-134.

第二十二章
虻

虻(Horse flies)属昆虫纲(Insecta)、双翅目(Diptera)、短角亚目(Brachycera)、虻科(Tabanidae)。至2020年,全世界虻科已知3亚科135属4 402种,我国虻科已知3亚科7族14属460种。虻体型较大,外形似蝇,多在牛马等身上吸血,俗称牛虻、马蝇等。虻入室后常在窗户上撞击,故又称瞎虻。

第一节 形态学

虻科成虫体型粗壮,体长在5~26mm之间,大小因种而异。根据以下3个特征,可与双翅目昆虫中其他各科相区别:①触角:分3节,鞭节(即第3节)端部分为2~7个小环节;②爪间突发达,呈垫状,约与爪垫等大;③翅瓣和上、下腋瓣均发达,翅中央具长六边形的中室,R_5脉伸达翅的外缘,远在顶角之后。虻类属完全变态昆虫,分为卵、幼虫、蛹和成虫四个时期。

一、外部形态

(一)成虫

虻类成虫体长5~26mm,体色较暗,呈棕褐色或黑色,但有较鲜艳的色斑和光泽。成虻体表多细毛。头部呈半球形,通常接近胸部的宽度,雄虻则略超过。头部的两侧为1对硕大的复眼,占头的大部分,多具深绿色金属光泽和紫色斑纹,形状因属、种略有差异,有些种具横带。两眼之间为前额,雄性为接眼式,两复眼紧靠在一起;雌性为离眼式,两复眼分开。在前额的上方顶部,有的具单眼3个,有的具1个退化的单眼形成的单眼瘤,有的单眼和单眼瘤均缺如,如虻属*Tabanus*。中间额上一般具骨化强的瘤状物,为黑色或褐色的无鳞被及粉被的光裸区,称为胛或额板(callus)。前额上的胛主要有两种:①基胛(basal callus)或称额胛(frontal callus),为位于触角上方大而明显的1块凸出的板。虻类大多具有此胛,基胛的形状很多,有正方形、长方形、圆形、心形、三角形等;其上方中间或两侧可能有线形突出,伸向前额的中部与中胛相连;②中胛(median callus)或称中央点、上额胛等。各胛的有无、大小和形状,是雌虻分类的重要特征。虻的触角形态因属、种变化很大,是属或种分类的重要特征。触角各节的形状、长短、长度的比例和第3节的环节数目,是分类的重要依据。触角由3节组成,即柄节(scape)、梗节(pedicel)、鞭节(flagellum),其中第1节柄节常较粗大,第2节梗节较为短小,第3节鞭节很发达,是触角中变化最大的1节。在第3节上,有形似分节的2~7个小环(图22-1~图22-3)。

虻的口器位于唇基的下面,构造具有刺吸式和舐吸式口器的综合特征。由1个下唇、1个扁平的舌、1对具细齿的下颚、1对呈刀状的上颚和1个凹槽的上唇组成。下唇的内面有1沟,顶端有1对大的唇瓣。唇瓣的内面有环沟(pseudotrachea)。舌、下颚、上颚和上唇都嵌入下唇沟内。虻刺叮宿主时,借助于上颚、下颚的运动,上唇和舌形成一管状刺入宿主皮肤,在唇瓣的配合下,吸入宿主血液。在下颚的基部,附有分为2节的下颚须1对。雄虻的下颚须短小,雌虻的下颚须较大,下颚须的基节短小,端节粗大,其形状和色泽是种类鉴定的重要依据(图22-4)。

虻胸色暗，宽而粗壮，其前、中、后胸界限不清晰，胸盾片无完整的横沟，其上常具纵纹及短绒毛。胸部两侧具一对近三角形的翅前胛，呈各种不同的颜色，在分类上有一定的意义（图 22-1）。

虻翅大，翅膜透明或呈棕色或分布有各种纹饰，均具有分类意义。斑虻属有横带；麻虻属有云雾斑；瘤虻属有不少种翅透明，在横脉处多具有小的暗斑点；虻属仅少数种在横脉处具暗斑，个别种具横带，有些种在翅前缘着棕色。翅在静止时，麻虻属呈屋脊状，斜覆于腹背，瘤虻属、虻属和黄虻属等则平覆于腹背，斑虻属也平覆于腹背，但向后侧方伸展（图 22-5）。

虻翅脉象：虻翅纵脉有前缘脉、亚前缘脉及 1~6 纵脉。第 1、2、6 纵脉都不分支；第 3、5 纵脉各分 2 支；第 4 纵脉先分为 2 支，以后前支又分为 2 支。横脉数条，位于前缘脉与亚前缘脉、第 3 纵脉与第 4 纵脉的前支、第 4 纵脉的后支与第 5 纵脉的前支之间，分别称为肩横脉、前横脉与后横脉。此外，在第 4 纵脉前支的分支与第 4 纵脉后支之间也有一横脉，因此在翅的中央形成一个完全封闭的中室（discal cell）。在第 3 纵脉与第 5 纵脉之间形成 5 个后室，自前至后分别称第 1 至第 5 后室。在第 5 与第 6 纵脉之间为臀室。第 5 纵脉与第 6 纵脉的端部很接近，甚至有一个短距离的融合（图 22-5）。

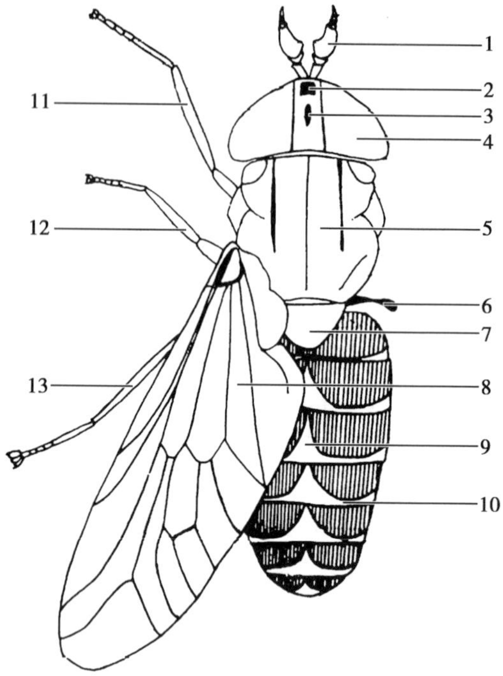

1. 触角；2. 额胛；3. 中胛；4. 复眼；5. 盾片；6. 平衡棒；7. 小盾片；8. 翅；9. 中三角；10. 后缘带；11. 前足；12. 中足；13. 后足。

图 22-1 成虻

（仿 陈汉彬、许荣满）

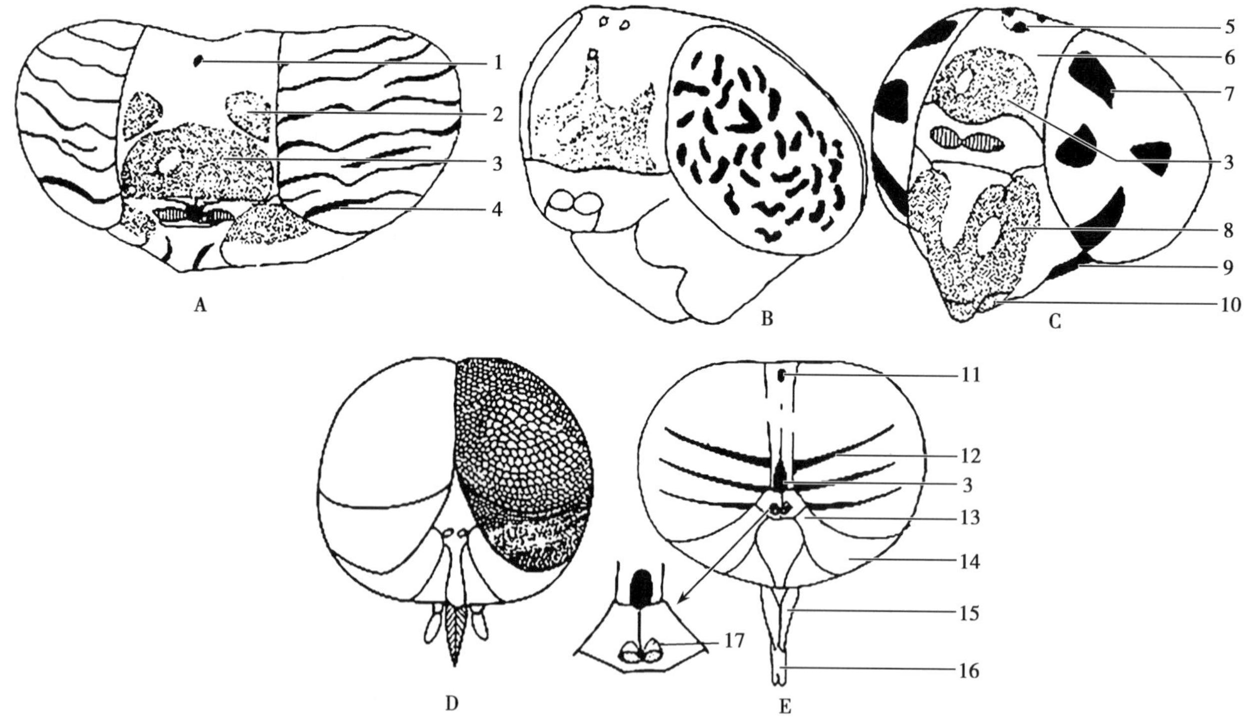

A. 麻虻属 *Haematopota*；B. 林虻属 *Silvius*；C. 斑虻属 *Chrysops*；D. 虻属 *Tabanus*；E. 瘤虻属 *Hybomitra*。

1. 中央点；2. 侧点；3. 额胛；4. 波形眼带；5. 单眼；6. 额；7. 色斑；8. 颜胛；9. 颊胛；10. 口胛；11. 单眼瘤；12. 眼带；13. 上侧颜；14. 下侧颜；15. 下颚须；16. 喙；17. 眉片。

图 22-2 虻的头部

（仿 陈汉彬、许荣满）

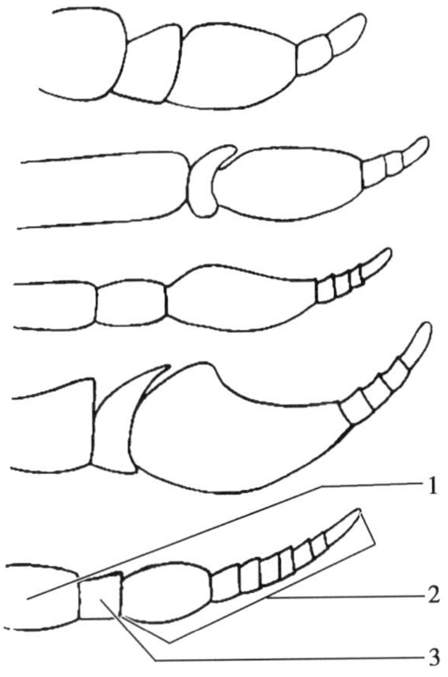

1. 柄节;2. 梗节;3. 鞭节。

图 22-3 虻的触角
(仿 陈汉彬、许荣满)

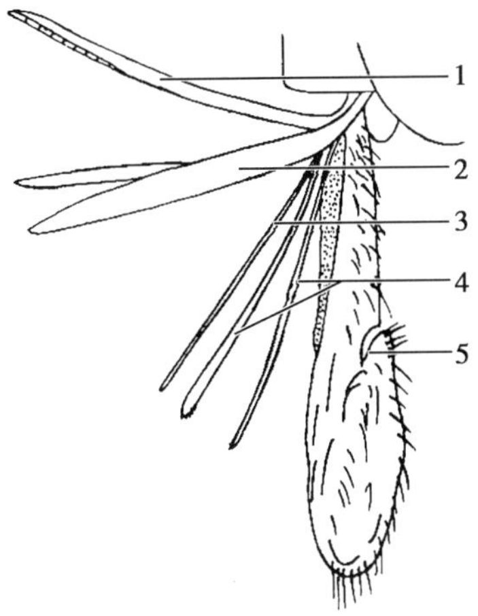

1. 上唇咽;2. 上颚;3. 舌;4. 下颚;5. 唇瓣。

图 22-4 虻的口器
(仿 陈汉彬、许荣满)

虻足壮实,分基节(coxa)、转节(trochanter)、股节(femur)、胫节(tibia)与跗节(tarsus)。跗节分 5 节,末跗节有爪 1 对、爪垫 1 对及爪间突 1 个,爪间突很大也呈垫状,是虻类的特点。虻足除注意其颜色及斑纹外,后足胫节末端有或无 1 对胫节距(spur of tibia),具有鉴别亚科的意义(图 22-6)。

虻的腹部背板和腹板常见由粉被组成的横带或纵条,有的则在背板上具有大小不同的三角斑、斜方形或圆形侧斑。虻背板和腹板上的带、条、斑的形状和颜色已广泛应用于分类鉴别(图 22-7)。

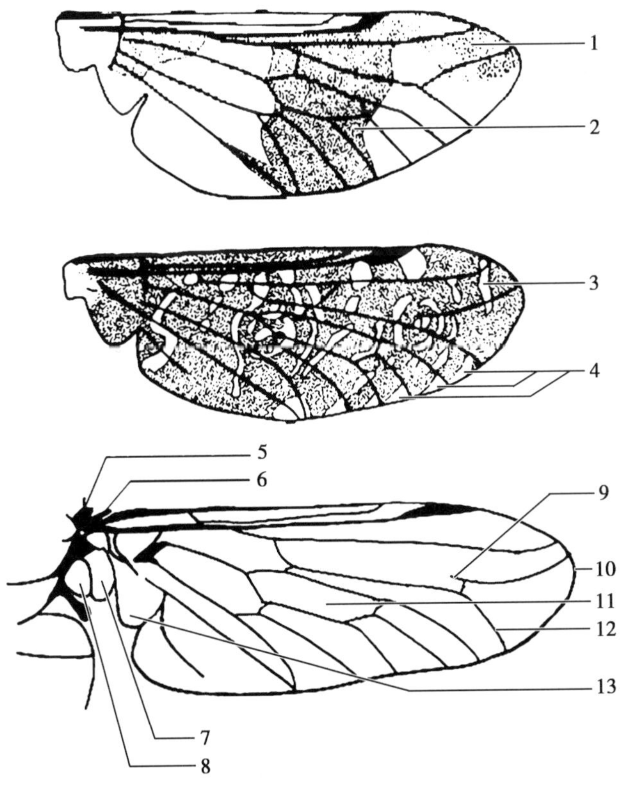

1. 端斑;2. 横斑;3. 亚端斑;4. 缘斑;5. 翅肩鳞;6. 翅基鳞;7. 上腋瓣;8. 下腋瓣;9. R_4 附脉;10. 顶角;11. 中室;12. R_5 脉;13. 翅瓣。

图 22-5 虻的翅
(仿 陈汉彬、许荣满)

(二) 蛹

虻的蛹为裸蛹,多呈淡绿黄色、棕褐色至黑色,体表几丁质化强,有许多瘤突、刚毛和棘刺。体向腹面略弯曲。蛹分头胸部及腹部。头胸和腹部的形态变化较大,多因种而异。小型种长 10~16mm,大型种长 27~32mm。头胸部生有刺和毛。腹部第 1~7 节形状相似,上生有气孔、刺和毛,第 8 节(肛节)变形,腹节上有成圈的尖端向后的细刺。蛹约经 1~3 周,成虻发育成熟,由蛹皮前部背侧中央的裂开处钻出。末端生有蛹星体(pupal aster),由背、侧和腹三对结节组成(图 22-8)。

(三) 幼虫

虻幼虫呈圆柱形或梭形(图 22-9)。体型大小因种不同,小型种长 1.1~1.75cm,大型种可达 4.5~5.5cm。体分头、胸、腹三部分。体色有白色、灰绿色至棕褐色。头小,棕色至黑色,可缩入胸部。头盖、上颚、触角等的形态、胸部和腹部的软毛、鳞片和棘刺的发达程度均因种而异。头节有口器、触角及退化的

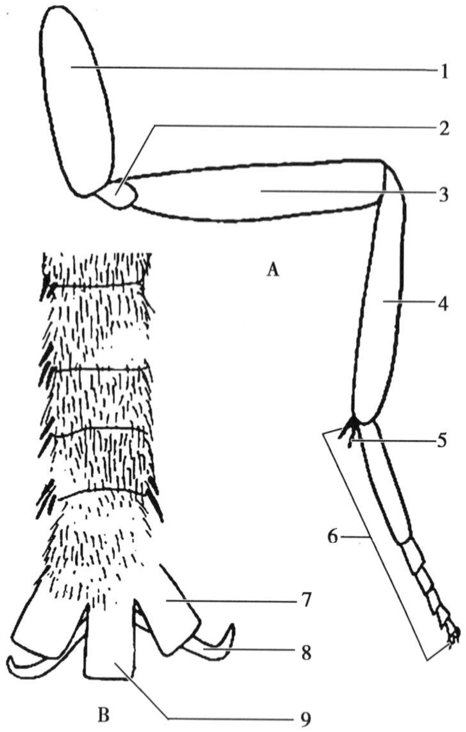

A. 足;B. 跗节

1. 基节;2. 转节;3. 股节;4. 胫节;5. 胫节距;6. 跗节;7. 爪垫;8. 爪;9. 爪间突。

图 22-6 虻的足

(仿 陈汉彬,许荣满)

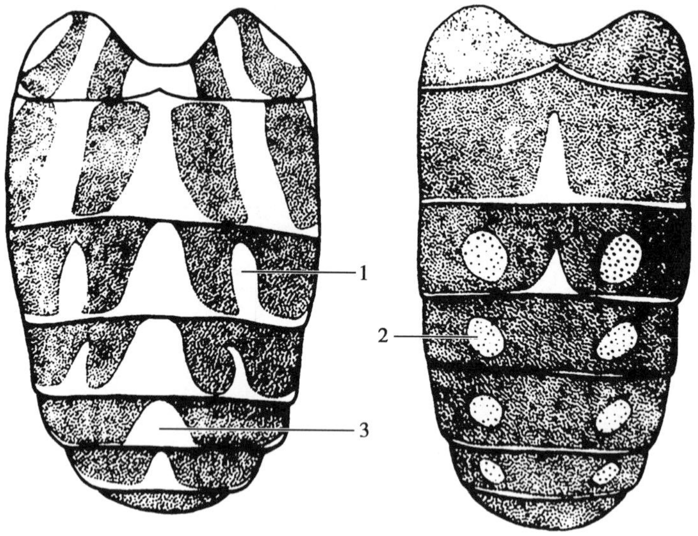

1. 斜形侧斑;2. 圆形侧斑;3. 中三角。

图 22-7 虻的腹部

(仿 陈汉彬,许荣满)

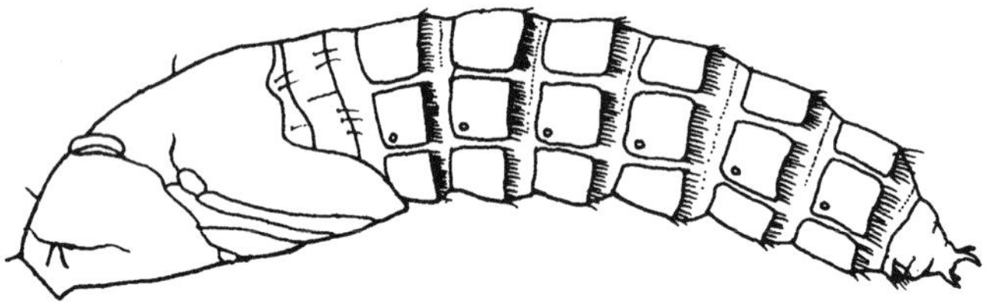

图 22-8 虻的蛹

(仿 John E. Chainey)

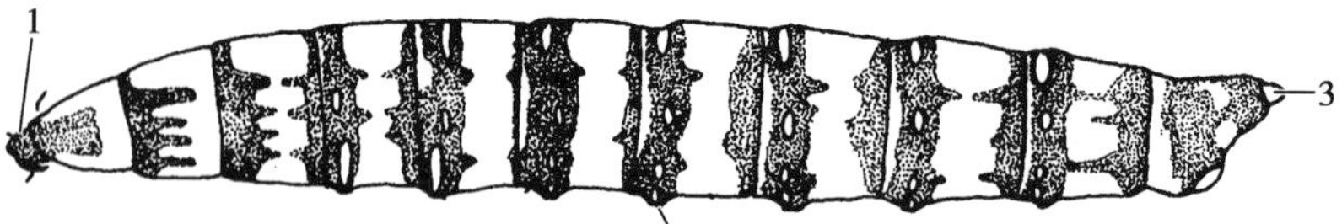

1. 头部;2. 伪足;3. 呼吸管。

图 22-9 虻的幼虫

(仿 John E. Chainey)

单眼。口器在头的前端，有1对发达的上颚，呈爪形，向腹面弯曲；下颚发达，前端尖；下颚须1对，由3节组成。单眼位于头部后端的两侧。胸部3节，没有附肢，从前胸向后胸渐粗。腹部8节，1~7腹节上每节通常有3~4对疣状突起；第8节后端有1个呼吸管，其顶端有气门的开口，肛门位于第8节的下方。前7节一般各有4对伪足，伪足的对数因属而异，第8腹节多数无伪足，尾端的腹面有肛叶，背面有短的呼吸管。幼虫体外包被一层薄膜。在虫体前端上唇的背方有破卵器，该器为深黑色具刺的突起，又称孵化刺（hatching spine）。破卵器在孵化后的瞬间即消失。

（四）卵

虻的卵为纺锤形，大型虻种为（1.8~2.5）mm×（0.4~0.5）mm，小型虻种为（1.5~2.0）mm×（0.3~0.4）mm。初产下时为白色、浅黄色，而后变为褐色至黑色。卵产出后成堆聚集或平铺成卵块，具有种的特异性，如 *Tabanus nigrivittatus* 产双层卵块而 *T. simulans* 产单层片瓦卵。小型虻种的卵块长8~15mm、宽5~8mm，大型虻种则为长12~l5mm、宽7~8mm（图22-10）。

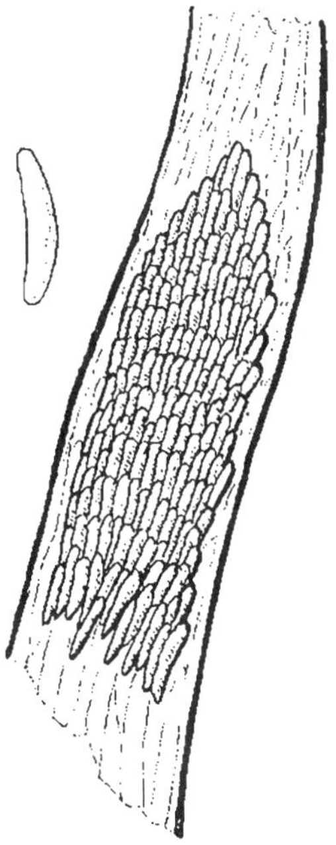

图22-10 虻的卵和卵块

（引自 Mike Service）

二、内部器官及构造

虻的腹部从第8节后缩在体内，雄性的尾须则部分外露。雌虻第8腹板以后愈合成一块，盾形，称亚生殖板（subgenita plate），与第9、10背板和尾须构成具有鉴别意义的雌性尾器（terminalia）。雄虻第9腹节后称尾器。雄虻尾器变化较小，一般不用于鉴别属和种。

第二节 分类学

至2020年，全世界虻类已知4 402种，我国记录达460种。目前世界上多采用Leclercq（1960）提出的3亚科分类系统，即距虻亚科（Pangoniinae）、斑虻亚科（Chrysopsinae）和虻亚科（Tabaninae）。

一、分类系统

1860年，Loew根据后足胫节端部刺距的有无，将虻科分为两个亚科，即距虻亚科（Pangoniinae）和虻亚科（Tabaninae）；1954年，Mackerras通过对虻类外生殖器的系统研究，将虻科分为4个亚科，即距虻亚科（Pangoniinae）、盖虻亚科（Scepsidinae）、斑虻亚科（Chrysopsinae）和虻亚科（Tabaninae）。由于盖虻亚科的分类地位有争议，又产生了另一种分类系统。1960年，Leclercq将盖虻亚科并入距虻亚科。1962年，Dias将其中的安虻属（*Adersia*）抽出，成立了安虻亚科（Adersinae）。1976年，Moucha在世界虻科名录中采用了Dias的修订系统，把盖虻亚科下的属归到距虻亚科，制定了新的4亚科分类系统，汇集虻科126属3 538种。目前世界上多采用Leclercq（1960）提出的3亚科分类系统，即距虻亚科、斑虻亚科和虻亚科。

距虻亚科被认为是最原始的类群，分成3族，即距虻族（Pangoniini）、枝虻族（Scionini）和长喙虻族（Philolichini）。距虻族主要分布在新热区、古北界、新北界和澳洲界，扩展到非洲区；枝虻族主要分布于新热区和澳洲界；长喙虻族主要分布于非洲区，扩展到古北界和东洋界。

斑虻亚科大部分特征介于距虻亚科及虻亚科之间，分成3族，即斑虻族（Chrysopsini）、离牛虻族（Bouvieromyiini）和咀吸虻族（Rhinomyzini）。斑虻族分布广泛，主要集中在新北界、新热区和古北界；离牛虻族主要分布于非洲区和澳洲界；咀吸虻族主要分布于非洲区和东洋界。

虻亚科是虻科中最进化的类群，且是虻科中分布最广（世界六大动物地理区域均有分布）、数量也最多的一个亚科。虻亚科也分为3族，即全绿虻族（Diachlorini）、麻虻族（Haematopotini）和虻族（Tabanini）。全绿虻族各区均有分布，主要集中于新热区、澳洲界和非洲区；麻虻族主要分布于非洲区、东洋界和古北界，扩展到新北界；虻族种类最多，分布最广，主要集中在东洋界、古北界、新北界、新热界和非洲界。

迄今全世界已知虻科3亚科135属4 402种。我国虻科现知3亚科14属460种，其中距虻亚科3属3种，即距虻属（*Pangonia*）1种、石虻属（*Stonemyia*）1种、长喙虻属（*Philoliche*）1种；斑虻亚科5属48种，即斑虻属（*Chrysops*）36种、林虻属（*Silvius*）7种、格虻属（*Gressittia*）3种、少节虻属（*Thaumastomyia*）1种、胃虻属（*Gastroxides*）1种；虻亚科6属406种，即麻虻属（*Haematopota*）76种、瘤虻属（*Hybomitra*）107种、黄虻属（*Atylotus*）15种、虻属（*Tabanus*）207种、少环虻属（*Glaucops*）1种和指虻属（*Isshikia*）3种。

二、区系分布

原始或较原始的虻类群大多数分布于南美洲、澳大利亚及非洲，而进化的类群主要分布于北美洲和欧亚大陆。虻类的起源、发展与板块、大陆漂移及哺乳动物的发展、迁移等都有密切关系。Tillyard（1937）认为双翅目出现于二叠纪后期或侏罗纪早期。Graham（1964）认为在澳大利亚板块大陆上的虻科昆虫与其他动物一样，一直保持着它的原始或比较原始的类群。虻科昆虫随着地质年代不断进化，其身体构造则更加完善、适应能力也逐渐增强，随着高等哺乳动物的迁移，虻科昆虫的分布也更加广泛，成为当今广泛分布于全球各大区域的类群。虻科中高等类群的分布与高等哺乳动物的分布特点是相关的，如麻虻族与牛的分布有关，非洲和欧亚大陆有种类和数量丰富的牛，而北美洲的牛种类和数量不多，麻虻的分布情况与此相符，非洲有麻虻170多种，古北区有60多种，东洋区有160多种，而北美洲麻虻的种类很少。

许荣满、王遵明（1991）参照张荣祖、赵肯堂的动物地理区划，把中国虻科区系划分为7个区：即东北区、华北区、蒙新区、青藏区、华中区、华南区、西南区，我国虻科昆虫分布于古北界东北亚界的东北区86种，华北区66种及分布于中亚亚界的蒙新区62种，青藏区85种，分布于东洋界的中印亚界的华南区165种，华中区100种，西南区35种。

三、中国虻科分属检索表

（据王遵明，1983）

1. 后足胫节末端部有距，头顶大部分具有3个分离的单眼……2
   后足胫节末端部无距，头顶无分离的单眼……虻亚科（Tabaninae）6
2. 触角第3节端部具6~8个环节；唇瓣颇小而窄；喙明显地长于头的高度……距虻亚科（Pangoniinae）3
   触角第3节端部分4个环节；唇瓣稍大而粗，约占喙长的1/3，喙短于头的高度……斑虻亚科（Chrysopsinae）4
3. 翅第1后室开放，头顶有单眼……石虻属（*Stonemyia*）
   翅第1后室关闭或显著窄狭，头顶大部无单眼……长喙虻属（*Philoliche*）
4. 触角第3节2分支，翅亚前缘脉向下，具钝毛，颚须第2节膨大有光泽，腹部圆锥形至端部呈尖形，通常为暗色种……胃虻属（*Gastroxides*）
   无上述综合特征……5
5. 触角第1节长而窄，第2节稍长。额一般具明显的颜胛、颊胛和口胛。翅具棕色或棕黑色斑……斑虻属（*Chrysops*）
   触角第1节较短而粗，第2节颇短。无颜胛、颊胛和口胛。翅透明或稍有颜色……林虻属（*Silvius*）
6. 触角圆柱型，第3节端部仅3个环节。翅具明显灰色或棕色云朵状花纹……麻虻属（*Haematopota*）
   触角第1~2节粗短，第3节宽扁，大部分有背角；翅透明或部分有暗斑，但绝不形成云朵状花纹……7
7. 头顶有单眼瘤；复眼大部分有毛；活体通常有3条横带……瘤虻属（*Hybomitra*）
   头顶无单眼瘤；复眼大部分无毛；活体通常有1~4条横带或无……8
8. 体色多为黄色或黄绿色（少数为暗灰色）；基胛和中胛均小，呈圆点状，彼此分离甚远或无胛……黄虻属（*Atylotus*）
   体色多种多样；基胛和中胛大而明显，彼此分离或连接……虻属（*Tabanus*）

四、中国常见虻种分种检索表

（据刘维德，1975）

1. 翅中部有大块棕褐色斑(斑虻属)……2
   翅透明或富棕色，或棕色具云雾状白色半透明斑纹……9
2. 全黑色种，胸、腹全部黑色；翅端斑甚大，达到 R_4 脉附支处……帕氏斑虻（*Chrysops potanini*）
   非全黑种，胸、腹部具纹饰；翅端斑甚小，不达到 R_4 脉附支处……3
3. 腹部第 2 节具 2 个大黑色斑，其上端有连接呈 A 形，有时分离成“八”字形，或略呈三角形而下部有缺口……4
   腹部黄色，具 4 条黑色纵纹……8
4. 腹部第 2 节浅黄色，具 2 个黑点，它们绝不与第 3 节与第 1 节接触……切割斑虻（*C. dissectus*）
   腹部第 2 节的 2 个大黑斑达到后缘……5
5. 腹部全部黄色，第 2~3 节具顶端封闭的显著 A 形斑……双斑虻（*C. dispar*）
   腹部第 2 节色浅，以后各节色深，第 2 节具 2 个达到后缘的黑斑，或有一略呈三角形而下部有缺口的斑……6
6. 腹部第 2 节浅黄色，具 2 个大的达到缘，与第 3 节的黑色部分相连，其顶端开放如“八”字形黑斑；3~7 节黑色，中央有一条浅黄纹带……蜜斑虻（*C. suavis*）
   腹部 3~7 节全黑色，或具 3 个模糊的斑痕……7
7. 腹部第 2 节具前端不达到第 1 节的黑色“八”字形斑，第 3~5 节色较深，具模糊的 3 列斑痕……中华斑虻（*C. sinensis*）
   腹部第 2 节具 1 大块略似三角形黑斑，其前端达到第 1 节，后端达到第 3 节，下部有缺口，以后各节黑色……马氏斑虻（*C. makaroui*）
8. 触角第 2 节较短，黄色；腹部黄色，具 4 条黑色纵纹……范氏斑虻（*C. vanderwulpi*）
   触角第 2 节较长，黑色；腹部灰白色，具 4 条黑色纵纹……莫氏斑虻（*C. molkosiewiczi*）
9. 翅透明，或富棕色，但不形成斑纹……10
   翅棕色，具半透明白色云雾状花纹(麻虻属)……35
10. 前额顶部具突出的 1 块(个别种分离为几点)单眼瘤(瘤虻属)……11
    前额顶部不具突出的单眼瘤……17
11. 翅横脉处有黑斑……12
    翅横脉处无黑斑……14
12. 额胛方形，甚大，与眼接触……鹰瘤虻（*Hybomitra astur*）
    额胛皆甚小，占前额宽度以内……13
13. 触角基部橙色；腹部第 1、3 节两侧具大块橙斑……海氏瘤虻（*H. suenhedane*）
    触角主要黑色，仅基部略有橙色，腹部第 2 节两侧有小而模糊的橙色斑……马氏瘤虻（*H. mai*）
14. 单眼瘤退化为分离的 3 个小点；触角第 3 节第 1 环节背缘有直角形突起；腹部两侧橙色，中央有 1 条连续显著的灰白条纹……尔瘤虻（*H. erberi*）
    单眼瘤皆发达显著；腹部或具中央三角形白斑，但不形成连续的条纹……15
15. 体色灰黑；腹部两侧大块灰斑，中央具细窄灰纵纹……上海瘤虻（*H. shanghaiensis*）
    腹部两侧大块橙斑，中部黑色，其中具不连续的细窄三角形纵纹……16
16. 腹部中央黑色部分较宽，约占 1/3，两侧橙斑只限 1~2 节……黑带瘤虻（*H. nigrivitra*）
    腹部中央黑色部分较宽，占 1/5~1/4，两侧橙斑 1~4 节……摩氏虻（*H. morgani*）
17. 体色黄或淡黄，眼中部或有 1 条细的深棕横纹，额胛甚小(黄虻属)……18
18. 腹部近灰白色，有 4 条显著连续或不连续的黑带……19

19. 下颚须粗短，长度为宽的 2.5 倍，覆白毛；触角无显著的背突；后脑毛甚长，自前观之显著可见……斜纹黄虻（*Atylotus pulchellus*）
下颚须细长，长度为宽的 4 倍多，黑白毛夹杂；触角背缘有明显钝突；后脑毛甚短，自前面观之不甚可见……四纹黄虻（*A. agrestis*）
20. 细型种，体长 10~20mm，体色灰黑；前额顶端略窄于基部，腹部中央 1/3 宽黑带……淡跗黄虻（*A. pallitarsis*）
中型种，体长 14~16mm；前额两侧大致平行；腹部纹饰无达 1/3 宽黑带……21
21. 黄色种，腹部两侧具大块橙斑，翅脉和胸部侧片及腋瓣上都具黄毛……双斑黄虻（*A. bivittateinus*）
黄色或黄绿色种，腹部有 2 条不明显黑带，两侧橙斑也不显著。本种的体色和腹部纹饰常有变化，体型亦差距较大，但翅脉、侧片及腋瓣上毛都呈乳白色……骚扰黄虻（*A. miser*）
22. 翅第 1 后室（R_6 室）在翅缘处锁闭……23
翅第 1 后室在翅缘处开放……25
23. 中型灰色或灰绿色种，腹部具 3 列灰白纹饰，中央 1 条常不甚显著……土灰虻（*Tabanus griseinus*）
中型或稍大型种，腹部具 3 列纹饰皆显著……24
24. 中型种，腹部中央具 1 列三角形点，两侧 1~5 节具斜方形斑……华虻（*T. mandarinus*）
稍大型种，腹部除中央 1 列三角点外，两侧仅 1~2 或 1~3 节具大斜方形斑……山崎虻（*T. yamaskii*）
25. 触角第 3 节第 1 环节具拇指状向前突出……26
触角无此特征……27
26. 大型种，体长 22mm；胸部侧片具金黄色长毛；翅前半部富棕色；腹部的最末 2~3 节金黄色……佛光虻（*T. budda*）
大型种，但也有些个体体型较小，体色灰黑，不具任何金黄色；腹部两侧明显或模糊的橙斑……姚氏虻（*T. yao*）
27. 黄绿色中型种，腹部中央具 1/3 宽的深色纵带……直带虻（*T. hybrdus*）
黑色、灰色种，多具橙色纹饰，腹部有 3 条纹饰……28
28. 腹部黑色，具 3 条白纹，中央 1 条在第 2 腹节处中断……断纹虻（*T. striatus*）
腹部中央具一系列三角形点，两侧或具三角形点，或具显著橙斑……29
29. 前额较短，高度不超过宽度 4 倍；基胛方形或椭圆形，与上基胛多分离；腹部两侧无橙斑……30
30. 第 3 纵脉（R_2 脉）有附支；眼具 4 条横带……沙虻（*T. sabuletorum*）
第 3 纵脉无附支；眼仅具 1 条横带或无横带……31
31. 眼仅具 1 条横带；基胛方形，与眼接触或稍有距离；腹部中央具大而显著的三角白点，两侧有斜方斑……黑虻（*T. pyrrhus*）
眼无横带；基胛方形，与眼有少许距离；腹部中央具一系列三角点，不显著，面两侧的斜方斑较显著……类柯虻（*T. subcordiger*）
32. 整个胸部基调灰色面带有红砖色或玫瑰色泽……33
胸部灰色，不带上述色泽……34
33. 胸腹多带红砖色泽；腹部两侧具大橙斑，中央有 1 列不显著的三角纹饰……赤腹虻（*T. immanis*）
胸腹灰色而略带玫瑰色泽，腹部具 3 列不甚显著的灰白纹饰，两侧无橙斑……微赤虻（*T. rubidus*）
34. 大型种，体长 18mm 以上；腹部黑色，中央有 1 列三角白点，每节末端有窄的甚至极不显著的白带……浙江虻（*T. chekiangensis*）
中型种，体长 15mm 左右；胸腹部灰黑色，基胛的延线甚粗短，故呈酒瓶状；腹部中央及两侧皆具三角形斑……辅助虻（*T. kiangsuensis*）
35. 触角第 1 节特别粗长，超过第 2、3 节总长度 1/2 左右，直径亦较第 3 节为大；前额显著下宽上窄，基胛与眼及侧点皆接触……长角麻虻（*Haematopota annandelei*）
触角第 1 节不如此粗垂……36

36. 胸部中央有宽度为 1/3 的白纹带，贯穿整个中胸盾片而达小盾片……………………黑麻虻（*H. atrata*）
胸部盾片或有几条细窄灰白纹……………………37
37. 基胛极低，长度为其中央高度 8 倍，前额基宽，明显大于高度……………………赤褐麻虻（*H. ustulata*）
基胛宽度约为高度 4 倍或 4 倍以上……………………38
38. 基胛不与眼接触，存明显距离……………………39
基胛与眼接触……………………40
39. 触角第 1 节卵圆形，有灿光；翅棕色部分较深……………………漠麻虻（*H. desertorum*）
触角第 1 节柱形，长度约为直径的 3 倍，无灿光；翅棕色甚浅……………………土麻虻（*H. turkestanica*）
40. 触角第 3 节第 1 环节盘形；前额高度大于宽度……………………中华麻虻（*H. sinensis*）
触角第 1 节第 1 环节仅稍扁，略呈棒状……………………41
41. 翅尖带呈双；触角第 3 环第 1 环节较短，约等于第 1 节之长；基胛中央明显隆起，侧点与眼不接触……………………爪哇麻虻（*H. javana*）
翅尖带单一，有些个体不达到后缘；触角第 3 节第 1 环较长，一般超过第 1 节之长；额板中部无隆起……………………浙江麻虻（*H. chekiangensis*）

第三节 生物学

虻的胚后发育过程分卵、幼虫、蛹和成虫四个时期。雄虻上颚退化，不吸血，只吸取植物汁液。雌虻不仅需要吸血而且普遍需要吸取植物的汁液。多数种在交配后需经吸血才能产卵，产卵一般在白天，多数集中于下午。有些种类不经吸血就可产卵，称为自殖（autogenous）。

一、生活史

虻的胚后发育过程分卵、幼虫、蛹和成虫四个时期，生活史的长短不仅因种而异，而且也因幼虫孳生地的环境条件不同而有很大变化。幼虫在不同条件下能延长生活期，生活史的长短主要取决于幼虫期的长短（图 22-11）。

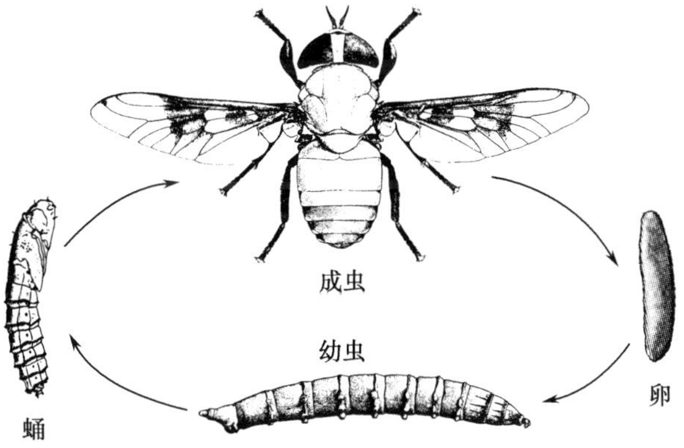

图 22-11 虻的生活史
（仿自 https://extension.entm.purdue.edu）

（一）成虫

一般雄虻出现时期早于雌虻若干天，雄虻寿命在实验室条件不超过 1 个月，在热带某些种的雌虻生活周期为 70 天，雄虻则仅 6 天，雄虻交配后一般很快死亡。初羽化的成虻，栖附在附近的植物上。

（二）蛹

化蛹前有一个 2~3 天的预蛹期。化蛹通常在较干燥的浅土层中进行，成熟幼虫移居至土壤表层蜕皮为蛹。蛹期为 1~3 周。蛹内成虻发育成熟后由蛹皮前部第 1~4 节，背侧中央的裂开处钻出。由此处羽化，羽化时虫体露出土表，蛹期一般为 5~7 天，可延长至 3~4 周。我国华北地区土灰虻（*Tabanus griseinus*）幼期发育的时间，卵期 4~5 天（平均 4.5 天）；幼虫期，当年完成发育的为 49~71 天（平均 61.3 天），次年完成发育的则为 335~396 天（平均 359 天）；蛹期 7~15 天（平均 10.6 天）。整个生活史，6 月下旬所产的卵到羽化为 68~92 天（平均 80.8 天）。7 月以后所产的卵次年 6~8 月发育为成虫，则为 346~417 天（平均 374.1 天）。

（三）幼虫

幼虫期在热带地区至少在 2~3 个月以上，在温带地区幼虫的发育可长达 1 年，甚至 2 年。雄虻的龄期要比雌虻的短。幼虫须蜕皮 4~9 次才化蛹。

幼虫孳生栖居于不同的生境，为了适应不同的特殊环境，可有其各自的形态特征。如水生种，半水生种、土生种的形态结构各异，幼虫在土壤内通常掠食小型节肢动物、软体动物及其他有机物作为营养，某些斑虻属和虻属的幼虫则有同类相残性。在土壤内，幼虫一般钻入 5~10cm，也可至 25~128cm 深处发育。幼虫发育的龄期视种属不同，黄虻属和麻虻属等为 7~11 龄，土灰虻为 6~10 龄（以 7~8 龄居多），斑虻属则为 5~7 龄。幼虫在适宜情况下数月至 1 年完成发育，但在不适宜或极不适宜的环境可延长至 2 年或 6~7 年，甚至可能更长。

（四）卵

卵产出后成堆聚集或平铺成卵块。胚胎发育经 1~2 天，4~8 天或 4~19 天孵出幼虫，夏季通常经 4~7 天，卵内幼虫即孵出。刚产下时多数为浅色，少数深色，几小时或隔天变成深棕色至黑色。尚未发现以卵过冬的种类。多数温带虻类 1 年 1 代，有的虻类 1 年 2 代。有的种类需 2~3 年才能完成 1 代。热带地区，有的种类一年可完成 2~3 代。虻的产卵力取决于虫体的大小和生理年龄，体小或产卵次数多者产卵量低。

二、生活习性

雄虻上颚退化，不吸血，只吸取植物汁液。雌虻不仅需要吸血而且普遍需要吸取植物的汁液。虻摄取植物汁液、花粉等的习性无种的特异性。雌虻对吸血对象的要求并不严格。部分雌虻必须吸血才能使卵巢完成发育并产卵，这也是雌虻袭击哺乳动物的原因。每只虻平均吸血量为 140mg，约等于体重，吸血量大的可达体重的 3 倍。几种大型的虻吸血时间达 10 分钟之久，吸血量可至 200mg。雌虻吸血因动物的不同而危害的程度有差异，一般喜黑色、避白色。虻喜欢在牛、马、鹿和骆驼等动物身上吸血，也喜欢其他食草和食肉动物，能吸鸟类和蛇、鳄鱼、蜥蜴、甲鱼和龟类等爬行动物的血，还能在两栖动物身上吸血。斑虻和麻虻较喜吸人血。虻味觉系统的化学感受器在前足跗节的腹侧缘和唇瓣的离口缘（Lall，1970）。前足跗节感受器对 3 种糖的感受性依次是蔗糖、葡萄糖、果糖，条纹斑虻（*C. uittatus*）的反应阈值为 0.067 7mol/L，而伊蚊和家蝇的感受性则依次是蔗糖、果糖、葡萄糖，这种区别是在进化过程中形成的。如条纹斑虻在葡萄糖丰富的植物花、成熟水果汁液或脊椎动物血液上摄食，甚至还在刚杀死的动物流出的血液上摄食。

三、发育与繁殖

虻的群舞交配活动一般在离地 1~4 米高的空中迎着风，上下、前后微微移动。在空中交配，而后快速离去，很难找到配对的雌雄两个个体。种类不同，群舞时间亦不同。多数虻种在交配后需经吸血才能产卵，产卵一般在白天，多数集中于下午。也发现一些种类不经吸血就产卵的，称为自殖（autogenous）。自殖有两类，一类是完全不吸血的种类；一类是第一次产卵不需吸血，靠幼虫期积累下来的养料供卵巢发育。以后的各次产卵则需吸血才能完成（Hayakawa，1980）。虻完成一个生殖营养周期，即从吸血到产卵平均需 6~10 天，产完一批卵需几十分钟，每分钟产几个到 10 多个卵。虻一般生殖与营养协调，在 26~30℃时吸血后约 3~4 天（个别 2 天）完成生殖营养周期。气候寒冷时可延长至 2~3 周。有记录表明，虻一生最多完成 5 个生殖营养周期。虻吸血时因受惊扰可中断吸血，产生多次摄食习性，吸部分的血可产生少量的卵。碳水化合物在虻的卵巢发育中具有重要作用。

四、飞行扩散

虻大都单独飞行，但在虻的密度很高的地区，如我国西北牧区，有时也成群地攻击人畜。有的虻飞行时喜欢在水面上飞掠吸水。在天气阴沉或下雨时，虻多隐栖于静僻的地方。虻的飞行主要是为了吸血，其次是交配、产卵和栖息。虻的飞行速度可高达 50km/h，能追逐奔跑的动物和行进的车辆。影响虻活动的主要因素是温度和光照。虻的飞翔能力很强，可达若干千米，日飞行距离约为 5km，斑虻属和麻虻属飞行距离较短，一般只在吸血对象附近飞行。

第四节 生态学

虻类分布于全世界。除了高纬度、高海拔和一些孤立的岛屿，如夏威夷群岛等外，均有分布。虻的孳生地很广泛，主要孳生于潮湿的泥土中和河边的污泥中。虻攻击牲畜时的温度一般在 19~20℃以上。在阴天或多云时出现的数量较少。虻通常在白昼活动，多喜强烈阳光。

一、地理分布

我国虻类分布于全国各地，海拔 4 000m 多仍有发现，不仅有与邻近国家相同的种类，也有我国特有的种类。我国虻类的分布，从属的层次分析可以看出，随着纬度和海拔高度的上升，瘤虻属的种类所占比例上升，而虻属的种类所占比例下降。虻主要孳生于湿的土壤，森林地区湿土壤的类型多，所以林区虻的种类就丰富，相反，随着树木的不断砍伐，森林的破坏，虻的种类将减少。一个林区，不论是北方还是南方，容易采到 30 多种虻，而在草原或农田区域，只能采到几种至 10 多种虻。

二、孳生与栖息习性

虻的孳生地很广泛，主要孳生于潮湿的泥土中，如稻田、水塘边、沼泽（包括盐泽）和河边的污泥中，以及森林、草地和庭院的湿土中（Lane，1976），也有的孳生于烂树叶、腐料木头。有的还发现于蚁巢中（Lane，1976）。鉴于多数虻种孳生于湿地，孳生地一般可分为：①沼泽型：如沼泽（包括盐泽）、稻田、池塘和湖泊，水体不流动，如范氏斑虻（*C. vanderwulpi*）；②流溪型：如河流、小溪、运河和渠道等流动水域，如黑尾斑虻（*C. caecutiens*）；③湿苔藓型 湿岩石上长了苔藓成为虻幼虫的孳生场所，如松树林虻（*Silvius matsumuria*）；④森林地型 这类孳生地孳生的虻类最多，地表有无落叶层、杂草、土壤含水量和腐殖质含量不同，孳生的种类也不同，如霍氏黄虻（*Atylotus horvathi*）；⑤草地型：如牧场、林间草地、田间和河岸草地，是虻幼虫良好的孳生场所，如日本虻（*T. nipponicus*）。

多数虻产卵在近水的地方，如产卵于水稻田、水塘、沼泽、溪沟中，或水边的稻叶、芦苇叶或杂草上而少数产在叶背面、水面垂悬的树枝上、水边的岩石、砖块上等。但是也有少数种类产卵于泥土上。卵的孵化时间颇为一致，同一卵块在同一天内孵化完毕。也有少数卵块经过 2 天才孵化完毕，卵多在早上孵化，幼虫孵出后，落于水中或湿土上。

虻幼虫孳生地，不同种的虻孳生地有所区别，但大多数集中在水田、沼泽地、芦苇地和长有禾本科杂草的水塘岸边。有一些孳生在田野里、森林沼泽地等。斑虻属幼虫为典型的水栖类型，孳生地多在苇塘、河流浅水潭地带，它们生活在水下，仅在化蛹前才转移到岸边较潮湿的地下并且分布较为集中，每平方米就有4~5 条幼虫。龄期长短，因虻种不同而有所差异，经过 5~11 个龄期。瘤虻属、大部分虻属和某些麻虻属的种均为半水栖类型，仅刚孵化的幼虫在水中生活不久，即转移到水面岸边潮湿土壤内直至化蛹。也有些种类，在远离水域的植物叶片上产卵，孵化出的幼虫落在地上，并在土壤中直接发育，这一类即属于土栖类型。幼虫大多数以软体动物、蠕虫、节肢动物和小型甲壳类为食，也有少数种类以腐殖质为食。老熟幼虫尚可叮咬人的皮肤，引起皮肤的红肿。虻的幼虫孳生在泥土中，一般不超过 5cm 深，罕见超过 10cm 的，有的在土表爬行，在森林地区，可爬到腐叶表面。成熟幼虫钻入较干的土中化蛹，蛹一般在土表下 2~5cm 处。幼虫生活期较长，一般长达数月至 1 年以上。虻的幼虫多数是肉食性的，捕食昆虫幼虫、甲壳类、蚯蚓、蜗牛和其他软体动物，有的也吃植物碎片。同种虻的幼虫还能互相残食。

虻以幼虫越冬，次年 5~6 月化蛹。蛹头向上，借腹部的刺渐渐移近土壤羽化为成虫。蛹期长短与温度相关，温度高则蛹期长。

虻一般不在室内栖息，属野栖性吸血昆虫。平时栖息于草丛和树林间。有些类群，如斑虻，喜欢栖息在树叶或竹叶上，在草原地区常栖息在草的茎、叶上，也可见裸露的石头上。在林区，最常见栖息在 1~2m 高的树干和枝条上，一般不超过 4m。

三、活动与种群生态

虻攻击牲畜时的温度一般不低于 15~16℃，而在 19~20℃以上。在阴天或多云时则出现数量较少。根据虻出现季节长短和高峰情况，可分为 3 类：一是数量大，活动季节长，高峰明显，如土灰虻（*T. griseinus*）；二是整个活动季节数量均少，无明显高峰，如三重虻（*T. trigeminus*）；三是活动季节短，高峰明显，如辅助虻（*T. kiangsuensis*）。虻类一般在下雨天及有风时不活动，但麻虻在雨雾的天气也袭击家畜。虻叮咬动物吸血，吸血的时间在白天。大型的虻以叮咬牛、马、驴为主，小型的虻也叮咬人。虻的活动力强，有追逐家畜吸血的习性，且能飞很远寻找动物吸血。雌虻对家畜的吸血部位似有一定的选择性。

光照是影响虻活动的另一主要因素，灯下接水盆可诱虻，诱虫灯可诱到雌、雄性虻。光具有引诱作用，与诱蚊的结果不一样，诱到虻的数量高峰一般在日出前，且多是雄虻。在高原地区用牛诱虻，可以看到在白天太阳光照耀下，有许多虻飞来刺叮，当一片云遮住太阳，这种现象立即消失，这可能是温度影响最为典型的例证，因为在高原，即使在夏天，气温仍然很低，只有当日光照耀，温度上升，才能使虻达到起飞时所需的温度。深色物体和二氧化碳也有诱虻作用，但二氧化碳诱到的均为雌性虻。

四、刺叮节律

虻的活动场所多在孳生地附近，通常在白昼活动，多喜强烈阳光，并以中午 12:00—13:00 最为活跃，在晴朗天气阳光充足时，虻出现数量较多。雌虻吸血活动的昼夜节律因种和环境条件而异。南方热带亚热带地区，多数虻种有黄昏吸血高峰现象，而在北方，多数种在白天活动，高峰在白天。按活动高峰出现的时间不同，可分为 3 类：①早晚型，活动高峰在清晨日出前和傍晚日落后，在闽北，有缅甸虻 *T. birmanicus*、晨螫虻 *T. matutinimordicus* 和亚马来虻 *T. submalayensis* 等，且缅甸虻、晨螫虻在 11:00—16:00 不出现；②黄昏型，活动高峰在傍晚日落后，在闽北，有浙江虻 *T. chekiangensis*、窄额虻 *T. angustofrons*、广西虻 *T. kwangsiensis* 和线带虻 *T. lineataenia* 等，全天均有活动，傍晚高峰明显；③白天型，高峰在中午或午后，北方多数种属之，如河南的土灰虻 *T. griseinus*、辅助虻 *T. administrans*、中华斑虻 *C. sinensis* 和骚扰黄虻 *A. miser* 等。

五、季节消长

虻类在热带全年活动，随着纬度的上升，活动季节缩短。在华南为 3~11 月，长江流域为 4~9 月，华北为 5~8 月，东北为 5~9 月。一般 6~8 月数量和种类均最多。根据活动季节长短和高峰情况，可分为 3 个类型：①数量大，活动季节长，高峰明显；②整个活动季节数量均很少，高峰不明显；③活动季节短，但高峰明显。据福建三明市观察，中华斑虻活动于 3 月下旬至 11 月中旬，高峰在 6 月中旬，属①型，而在福建将乐林区，属①型的有：范氏斑虻 *C. vanderwulpi*，活动于 4 月下旬至 9 月下旬，高峰在 5 月下旬至 6 月下旬，原野虻 *T. amaenus* 与金条虻 *T. aurotestaceus* 活动于 4~10 月，高峰在 7~8 月；属③型的有亚马来虻 *T. submalayensis*，活动于 6 月中旬至 9 月中旬，高峰在 7 月下旬至 8 月下旬，广西虻 *T. kwangsiensis*，活动于 6~9 月，高峰在 7 月中旬至 8 月下旬；属②型的有峨眉山麻虻 *Haematopota omeshanensis*，活动于 4 月下旬至 6 月上旬，数量少，高峰不明显。北方和高寒地区的虻类多为活动时间短，高峰明显的种类，如辽宁的僻氏虻 *T. pleskei*、姚氏虻 *T. yao*，华北的土灰虻 *T. griseinus*，新疆的多砂虻 *T. sabuletorum*、摩氏瘤虻 *Hybomitra morgani*、四列黄虻 *A. quadrifarius* 等。

六、越冬

虻以幼虫越冬。幼虫期很长，变化较大，一般视生活环境、气候和食物条件而异。土灰虻以幼虫在堤岸下 22~25cm 深的冻结土中越冬。

七、天敌

虻的卵、幼虫、蛹和成虫均有自然天敌的存在。寄生蜂寄生于虻的卵块相当普遍，有的则寄生于虻的幼虫和蛹。某些双翅目如寄蝇的幼虫可寄生于虻的幼虫。线虫类和某些螨类的幼虫寄生于虻的成虫或蛹。捕食性天敌更广泛，包括昆虫（主要是胡蜂、泥蜂、青蜂、粪蝇、食虫虻、蜻蜓、螳蜂和猎蝽）、蜘蛛、蜥蜴、鸟类和鱼类等，可捕食成虫、幼虫、卵或蛹等。

第五节 中国重要种类

虻科昆虫广布于全世界，除了高海拔、高纬度和一些孤立的岛屿如夏威夷群岛等外，均有其分布。在我国虻类分布遍及全国,海拔 5 000m 的青藏高原仍有其分布。我国虻科种类相当丰富,已记载 14 个属,其中以虻属(*Tabanus*)、斑虻属(*Chrysops*)、麻虻属(*Haematopota*)、瘤虻属(*Hybomitra*)以及黄虻属(*Atylotus*)种类较多,占我国已知虻种的 90% 以上,虻属的种类最多,分布的地区最广。

一、虻科昆虫的鉴别特征

成虻的鉴定可主要依据虻的外形、大小和色泽;雌虻头部各胛的有无、大小及形状;触角各节的长短和形状,触角第 3 节的环数;喙的长短;单眼的有无;翅膜斑点的有无及色斑的式样;后足胫节末端距的有无;腹部的色泽和斑纹的形状等。

二、虻科昆虫常见属的鉴别特征

(一) 斑虻属(*Chrysops*)

中型或小型虻类,通常体黄色、黑色或棕色。触角细长,柄节和梗节长圆筒状,梗节短于柄节或与柄节约略等长,鞭节 1 窄,几乎无背突,端环节具 4 个鞭分节。头顶具 3 个明显分离的单眼。复眼具金属光泽和色带。雌虻额带较宽,额胛发达,圆形或卵圆形。口胛 1 个,颜胛和颊胛各 1 对,其形状、大小及颜色因种而异;雄虻因复眼互相接近,故而无额胛。颜胛和颊胛与雌虻相似。口胛则分离为 1 对。翅具棕色或黑色的横带斑和端斑。雄虻的翅斑色较深。第 1 后室开放,R_4 无附脉。足细长,后足胫节具端距。该属代表性虻种——蹄斑斑虻 *Chrysops dispar*(Fabricius,1798)。

(二) 黄虻属(*Atylotus*)

中型或中小型虻,体色黄绿、浅灰、灰褐或近全黄色。头部明显宽于胸部。复眼具绒毛,活体通常有 1 条深红色、紫色或黑色窄带。头顶无单眼瘤。额基胛和中胛小,略呈圆形,二者远离或退化。触角通常黄色,鞭节 1 具钝背角或直角,端环节具 4 个鞭分节。雌虻颚须第 2 节基段粗。胸部盾片一般无纹饰。翅透明,第 1 后室开放,R_4 通常具附脉。该属代表性虻种——宽角黄虻 *Atylotus fulvus*(Meigen,1804)(彩图 15)。

(三) 瘤虻属(*Hybomitra*)

瘤虻属虻种体型变化很大,小者仅 9~10mm,大者可达 24~25mm,多数为中型虻,体长 14~16mm。复眼一般有毛,通常绿色并具 3 条紫色带(新鲜或回潮标本),干标本黑色无带。头顶具明显的单眼瘤,但有些种单眼瘤扁平而不易见,有些种则仅见 3 个不明显、退化的小单眼。基额胛形状因种而异,或大或小,突出发达或扁平而不发达,有些种基额瘤可有粉被覆盖而仅露出中央部分,致使胛的界限不清。额带宽窄变化很大,高为基宽的 2~7 倍不等。多数种亚胛覆以粉被,少数种光裸。触角鞭节 1 背突不明显或明显但绝不呈拇指状向前突出,鞭节的端环节分 3~4 节。颚须第 2 节的长宽之比变化较大,粗短或细长,因种而异。胸部和腹部与虻属相似不易区分,但某些种胸毛和腹毛较密集,可供辅助鉴别。该属代表性虻种——突额瘤虻 *Hybomitra montana*(Meigen,1820)。

(四) 虻属(*Tabanus*)

大、中型或小型虻种。多数为灰黑色、黑色或黄色种。复眼光裸,偶有绒毛,活体无带或具 1~4 条色带。雄虫复眼上半部小眼面大于下半部的小眼面。额顶无单眼瘤,额基胛通常发达,呈圆形、椭圆形、方形、矩形、心形或不规则形状,与眼和亚胛接触或分离。中胛形状各异,与基胛分离或连接。亚胛光裸或具粉被。颜和颊通常无瘤突而具粉被并着生毛。触角鞭节 1 形状各异,背缘具钝突,或呈锐角、钝角、直角或指状突起因种而异。颚须色泽各异,第 2 节的形状和着生毛的颜色各种各样。胸部纹饰因种而异。翅通常透明,少数种类有横带或暗斑或局部富色泽。翅脉通常棕色、黑色或黄色。R_4 有或无附脉。R_5 室开放,少数种类可闭合或窄开放。足 1 色或 2 色,胫节通常色淡。后足胫节无端距。腹部纹饰各异,腹背颜色一致或有横带或毛斑或具纵条,因种而异。该属代表性虻种——中华虻 *Tabanus mandarinus* Schiner,1868。

(五) 麻虻属(*Haematopota*)

体小型,细长,小者体长仅 6~7mm,大者不过 13~14mm。体色一般灰黑,少数呈棕色。复眼一般具微毛,新鲜标本绿色并具多条不规则紫色波状横纹。额一般较宽,通常顶宽小于基宽,高等于基宽或略大于基宽。头顶无单眼或单眼瘤。额胛通常横带状或书页状，光裸发亮。额中部一般有1对额侧斑，呈绒黑色。中央近头顶有1较小的额中斑，有些种的额中斑与额侧斑愈合。亚胛在额胛前可有或大或小的光裸的三角片。触角间在多数种具绒黑斑。触角柄节的长短、粗细因种而异；梗节长短变化较小；鞭节基环节的长短、形状变化较大，鞭节端部分3环节。颚须变化较小。胸部盾片中央具细纵淡色条纹。亚中淡条通常在缝后成三角点。翅灰黑，具云朵状白斑，形状因种变化很大。静止时，翅斜覆于腹背，呈屋脊状。足一般具浅色环（斑）。腹部较细长，背板通常具侧黄浅色斑，特别是有些种在后几节背板中央具纵浅条。腹板一般灰白色，中央有或无棕黑纵条，因种而异。该属代表性虻种——高额麻虻［*Haematopota pluvialis*（Linnaeus，1758）］（彩图16）。

三、中国虻类主要代表种

（一）辅助虻（*Tabanus administrans*）

辅助虻（*Tabanus administrans*）为我国华北地区及长江流域极常见的虻，平原与山区皆有分布。分类地位：虻科Tabanidae、虻属*Tabanus*。

1. 种名　辅助虻（*Tabanus administrans* Schiner，1868）

2. 形态　体长12~15mm。前额较窄，高度约为基部宽度的5倍，两侧几乎平行，基部略窄于端部。复眼无带。中胛与基胛黑棕色、完全连接而无界限，基胛两侧不与眼接触。亚胛具黄灰色粉被，额及颊覆灰白色粉被及同色毛。触角第1、2节黄灰色、被黑毛，第3节橙色。环节部分黑棕色，背缘有钝突，缺刻浅。颚须浅黄色，稍窄长，长度为宽度3.5倍，被黑毛及少量白毛。胸部背板黑色，具5条灰色条纹，被大量白毛。侧板亦被大量白毛。翅前胛浅棕色。翅透明、翅脉棕色，R_4脉无附支。腹部背板黑灰色，中央具大型灰白色三角斑及两侧斜方形斑。腹板灰色，有时第2、3节稍呈浅红棕色（图22-12）。

3. 生活习性　在贵州省始见于5月中旬，6~8月为其活动高峰。据在独山草场观察（王修文，1989），7~8月份其种群数量最大，常成群攻击家畜，其声如雷。

4. 生境与孳生物　主要孳生于稻田，活动于平原、丘陵、山地。

5. 与疾病的关系　本种为我国华北地区及长江流域极常见的虻，平原与山区皆有分布，叮咬为害甚烈。

6. 地理分布　分布于我国华北、华东、华中及西南等地。

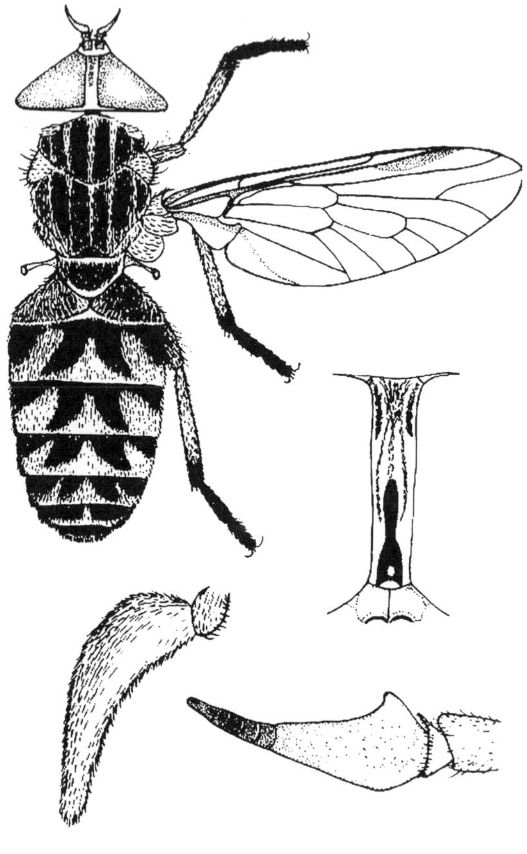

图22-12　辅助虻（*Tabanus administrans*）整体、前额、触须和触角
（引自 陈汉彬、许荣满）

（二）土灰虻（*Tabanus griseinus*）

土灰虻（*Tabanus griseinus*）是我国西北地区与传播骆驼锥虫病的关系十分密切的虻种。分类地位：虻科Tabanidae、虻属*Tabanus*。

1. 种名　土灰虻（*Tabanus griseinus* Philip，1960）

同物异名：*Tabanus griseus* Kröber，1928

2. 形态　是虻属常见种之一，体长13~17mm，腹背黑灰色。前额高度约为基部宽的5~8倍，基端较顶端狭窄。基胛长方形或长三角形，黑褐色有光亮，上部的颜色更深而呈黑色，两侧与眼分离；中胛矛头状，较额胛短，黑色有光亮；中胛与基胛有细窄条相连。触角第1、2节及第3节第1环节黄褐色，其余几个环节黑色，长而弯曲，在弯曲处下方的前缘几成直线，外侧有白色杂有黑色的短毛，末端尖细。胸盾片暗灰色，被有黄色及黑色的毛，上有 5 条不明显的灰色纵纹。翅第一后室（R 室）封闭，末端具或不具柄脉。腹部色如盾片，具 3 条不很明显的黄砂色纵纹。中央的细窄而直，两侧的较宽而外斜（图 22-13）。雄虻腹部的颜色较雌虻鲜明，两侧有大块橙色斑，是攻击家畜的主要虻种。

3. 生活习性　每年以 6~7 月为发生盛期，9 月下旬以后则极少发现。全年活动时间大约为 3 个半月。

4. 生境与孳生物　孳生地主要在稻田，芦苇塘和长有窄长叶杂草的水塘也常有孳生。成虫主要活动于平原、丘陵、山地。

5. 与疾病的关系　在我国西北地区与传播骆驼锥虫病的关系十分密切。

6. 地理分布　该种在我国分布于东北、华北、华东等地；国外的前苏联和日本等。

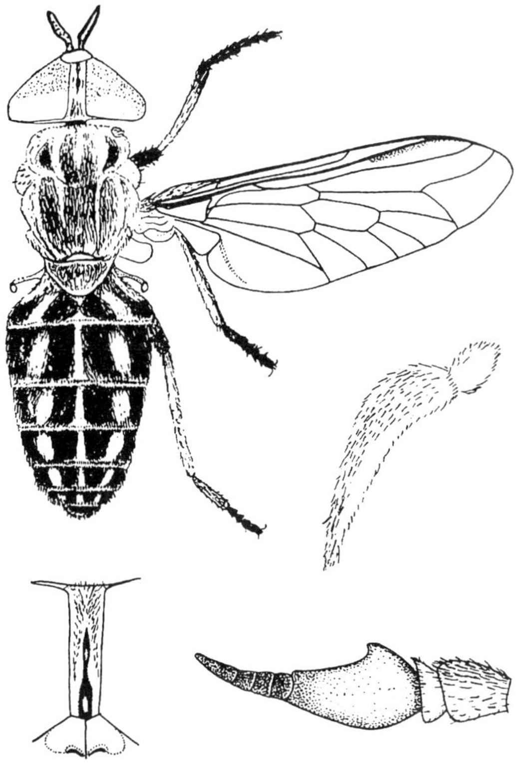

图 22-13　土灰虻（*Tabanus griseinus*）整体、触须、前额和触角

（引自 陈汉彬、许荣满）

（三）山崎虻（*Tabanus yamasakii*）

山崎虻（*Tabanus yamasakii*）是一种经常侵袭家畜的常见虻种。分类地位：虻科 Tabanidae、虻属 *Tabanus*。

1. 种名　山崎虻（*Tabanus yamasakii* Ôuchi，1943）

同物异名：*Tabanus trigeminus* Coquillett，1898

2. 形态　体长 18~20mm，灰黑色中型种。复眼无带。前额黄灰色，高度为基部宽度的 5 倍，两侧略平行。基胛棕色、圆三角形。亚胛具黄灰色粉被，颊与颜具灰白色粉被及同色毛。触角全为黑色，被同色毛，但第 3 节基部略带棕红色。颚须灰白色，第 2 节长度为宽度的 2.6 倍，覆大量黑毛及少数白毛。胸部背板灰黑色，有 5 条明显的灰色纵带，到达背板后缘，小盾片亦为灰黑色。侧板灰色，被白色长毛。翅前胛浅棕色。翅透明，翅脉棕色，第 1 后室封闭。平衡棒棕色，端部白色。腹部圆钝形、灰黑色。背板第 1~5 节中央具大而明显的白色三角形斑。两侧有斜方形白斑，限第 1~2 节。腹板灰色，有时中央具 1 列黑色圆形斑。本种个体大于中华虻，腹部圆锥形，腹部背板色深。所具灰白色斜方形斑仅限第 1~2 节（图 22-14）。

3. 生活习性　7~8 月为其活动盛期，个别标本 11 月份仍可采获。嗜吸牛血。

4. 生境与孳生物　主要孳生于稻田，活动于平原、丘陵、山地。

5. 与疾病的关系　是经常侵袭家畜的常见虻种。

6. 地理分布　该种分布于我国辽宁、北京、河北、河南、山东、安徽、江苏、上海、浙江、江西、湖北、湖南、四川、贵州、云南、福建、广东、广西。

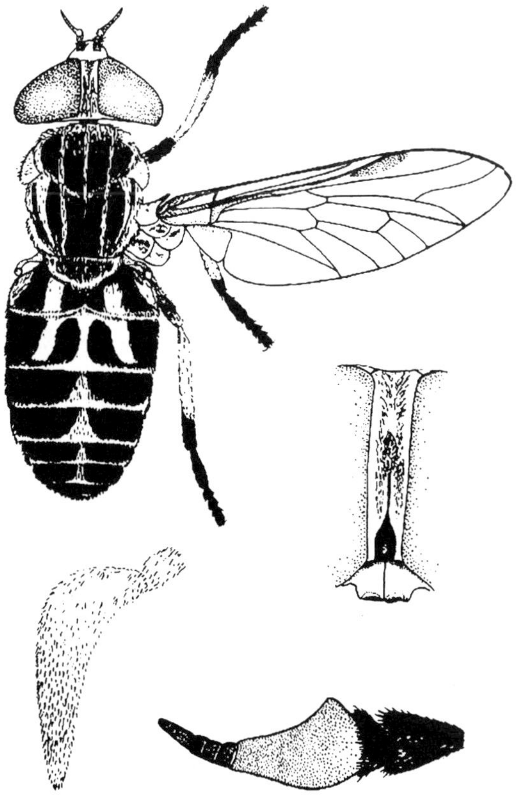

图 22-14　山崎虻（*Tabanus yamasakii*）整体、前额、触须和触角

（引自 陈汉彬、许荣满）

（四）中华虻（*Tabanus mandarinus*）

中华虻（*Tabanus mandarinus*）是我国攻击家畜的主要虻种之一。分类地位：虻科 Tabanidae、虻属 *Tabanus*。

1. 种名　中华虻（*Tabanus mandarinus* Schiner，1868）

同物异名：*Bellardia sinica* Bigot，1892；*Tabanus brunnitibiatus* Schuurmans Stekhoven，1926；*Tabanus clausacella* Macquart，1855

2. 形态　是虻属常见种之一。为刺吸牲畜血液的主要虻种之一。体长 14~20mm。灰青色，基胛呈长方形棕褐色。中胛柱线黑色，与基胛相连，触角除第 3 节第 1 环基部红色外均呈黑色。无单眼胛，但有褐色的色素区。触角几乎完全黑色，仅第 3 节第 1 环基部呈红棕色；第 3 节第 1 环背缘呈钝角突出。下颚须赭黄色，其长约为宽的 4 倍左右。胸部盾片深灰色，有 4 条不明显的黑色纵纹。翅第 1 后室封闭，有些个体且具 1 短脉柄。腹部背面灰黑色，第 1~6 节中央具 1 列三角形白斑，两侧有三角形至斜方形白斑（图 22-15）。雄虻略同雌虻，头大而圆，两眼密接，眼上部为褐色，下面小眼面为黑色。下颚须短小。喙细小。

3. 生活习性　始见于 5 月上旬，6~8 月为其活动高峰，9 月份数量明显减少。喜欢吸动物的四肢血。

4. 生境与孳生物　主要孳生于稻田，活动于平原、丘陵、山地。

5. 与疾病的关系　该种是我国攻击家畜的主要虻种之一。

6. 地理分布　分布于北京、黑龙江、辽宁、河南、上海、江苏、浙江、湖北、广西，是长江流域和黄河流域有代表性的种类。

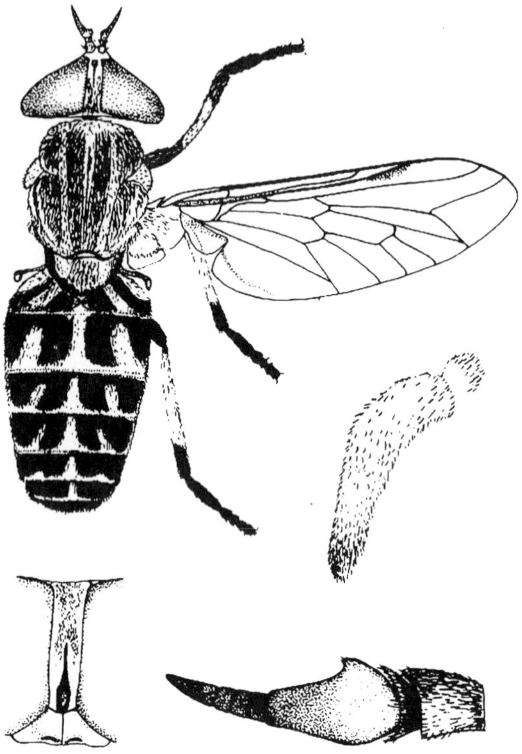

图 22-15　中华虻（*Tabanus mandarinus*）整体、触须、前额和触角

（引自 陈汉彬、许荣满）

（五）日本虻（*Tabanus nipponicus*）

日本虻（*Tabanus nipponicus*）活动于丘陵和山地，嗜吸牛血。分类地位：虻科 Tabanidae、虻属 *Tabanus*。

1. 种名　日本虻（*Tabanus nipponicus* Murdoch et Takahasi，1969）

2. 形态　灰黑色中型种，雌虫体长 15~18mm。复眼无带。额具灰黄色粉被。头顶黑，着黑毛。额高约为基宽的 7 倍长。基胛长三角形，棕黑色，与眼分离。中胛为基胛的延线或呈箭形，伸达额高的 1/2~2/3 处。亚胛、颜和颊灰白色，口缘毛白色。触角柄节和梗节棕黄色，着黑毛和少量黄毛。鞭节 1 棕色或暗棕色，背突锐角状，鞭节 2~4 黑色或棕黑色。颚须细长，淡黄色，第 2 节端尖，着生黑毛，基部有少量黄白毛。胸部盾片灰黑色，具 5 条灰色纵条自盾片前缘伸达小盾前区。背侧胛黑色。小盾片灰黑色。侧板灰白色，着黑色长毛及少量白色长毛。翅透明，翅脉棕色。R_5室闭合，具明显的柄脉。平衡棒柄棕黄色，结节基部黑端部白。足股节灰黑色富灰白毛；前足胫节基 2/3 和中、后足胫节基 4/5 黄色，基余部分和各足跗节棕黑色。腹部背板棕黑色，节Ⅰ~Ⅵ具明显的正中黄白三角斑，并在后缘向两侧延伸形成黄白窄端带。各节斜方形侧黄白斑明显。腹板具灰白粉被，中黑纵条宽而清晰。亚生殖板基缘凹入较浅（图 22-16）。雄虫形态与雌虫相似，但个体较小，体长 15~16mm。复眼上半部 2/3 小眼面大于下半部的小眼面。腹背节Ⅱ~Ⅳ更富红棕色，正中黄白三角斑更发达，各节端带约占相应节长的 1/2。腹板正中黑纵条较不清楚。

3. 生活习性　嗜吸牛血。

4. 生境与孳生物　丘陵、山地。

5. 与疾病的关系　不详。

6. 地理分布　分布于我国辽宁、河南、陕西、甘肃、安徽、浙江、湖北、湖南、四川、贵州、云南、福建、广西；日本（模式产地）。

（六）中华斑虻（*Chrysops sinensis*）

中华斑虻（*Chrysops sinensis*）主要孳生于稻田，活动于平原、丘陵、山地，嗜吸牛血。分类地位：虻科

Tabanidae、斑虻属 *Chrysops*。

1. 种名　中华斑虻（*Chrysops sinensis* Walker，1856）

同物异名：*Chrysops balteatus* Szilády，1926。

2. 形态　体长 8~10mm。前额的宽度大于高度。基胛明显凸出，呈扁圆形，下方略尖，色黑褐而光亮。头顶有单眼三个。颜胛、口胛均为黄色，呈倒“八”字形，向外突起。颊胛不明显，胸部盾片上具 3 条纵纹及密布的黄色短毛。整个翅的前缘为褐色，翅基部及中部有褐色横斑纹，伸达中室之后。中室中央略透明、翅端斑带状，占据整个缘室。后足胫节末端有距。腹部背板第 2 节亚中部有 1 对显著的“八”字形黑色斑点。腹部第 1~2 节淡黄色，第 3~6 节黑色。腹部背板第 3~6 节除中央浅黄色纵纹外，两侧具黄色点（图 22-17）。中华斑虻雄虻形态特征变异性大，因此少数雄虫标本鉴定困难。

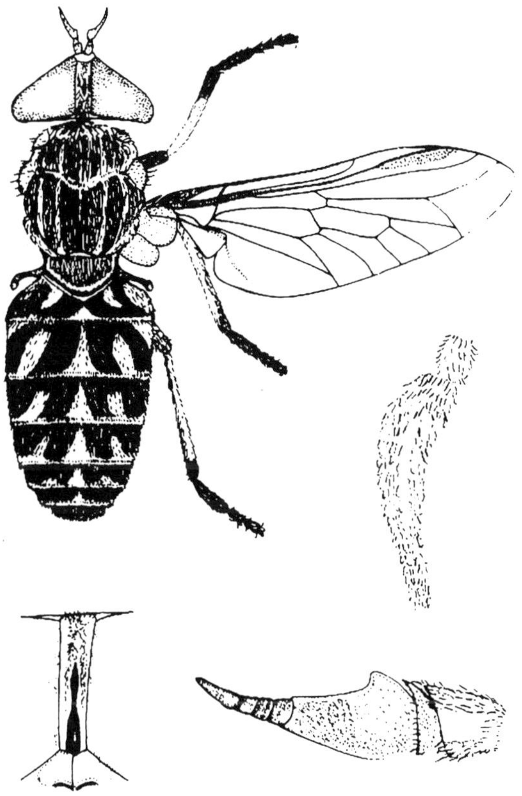

图 22-16　日本虻（*Tabanus nipponicus*）整体、触须、前额和触角

（引自 陈汉彬、许荣满）

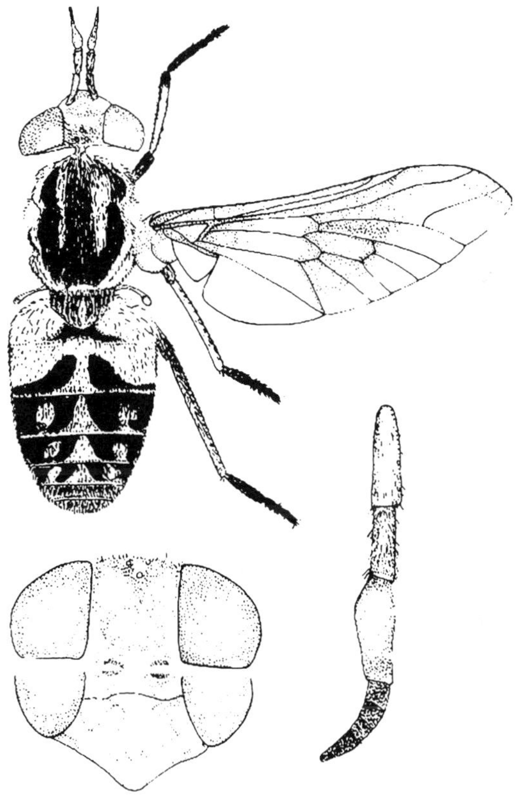

图 22-17　中华斑虻（*Chrysops sinensisi*）整体、头部和触角

（引自 陈汉彬、许荣满）

3. 生活习性　嗜吸牛血。

4. 生境与孳生物　主要孳生于稻田，活动于平原、丘陵、山地。

5. 与疾病的关系　不详。

6. 地理分布　为我国中部，包括长江流域、黄河流域东部等地区最常见的斑虻。分布于我国河北、山西、辽宁、吉林、江苏、浙江、安徽、福建、台湾、江西、山东、河南、湖北、湖南、广东、广西、四川、贵州、云南、陕西、甘肃、宁夏。

（七）范氏斑虻（*Chrysops vanderwulpi*）

范氏斑虻（*Chrysops vanderwulpi*）主要孳生于稻田、池塘，活动于平原、丘陵、山地，嗜吸牛血。分类地位：虻科 Tabanidae、斑虻属 *Chrysops*。

1. 种名　范氏斑虻（*Chrysops vanderwulpi* Kröber，1929）

同物异名：*Chrysops iranensis* Bigot，1892；*Chrysops obscura* Kröber，1923；*Chrysops striatus* Wulp，1886

2. 形态 黄色小型种，雌虫体长7.5~9.5mm。额灰黄，具同色毛，头顶缀少量黑棕色，高约为基宽的1.15倍，基宽略大于顶宽。颜中央具黄粉条。颜胛、颊胛黄棕色。口胛小，黑色。口缘毛淡黄色。触角较短，柄节和梗节黄色，着黑毛，梗节特短，其长度仅为宽度的1.5~2倍；鞭节1红黄色，鞭节2~5黑色。颚须第2节橙黄色。胸部盾片覆以灰黄粉被，有1条正中棕黑纵条和1对中侧暗棕纵条自前突部伸达小盾前区。小盾片和胸侧板也覆以灰黄粉被。翅中室透明。横带斑在Cu_2处呈线状，在R_{4+5}处有1突角，其余部分平直或在第1后室处内凹。端斑较宽，带状，端部超过R_4脉。平衡棒柄黄色，结节暗褐色。足基节、股节和胫节黄色，但后足胫节外缘富黑色。跗节棕黑色。腹节背板黄色、灰黄色或呈灰色，覆黄毛。节Ⅰ具1棕黑色蝶形斑，节Ⅱ~Ⅵ有4条不连续的棕黑色楔形斑间断形成的纵条。腹板黄色，节Ⅱ、Ⅲ通常有圆形或条状中黑斑。节Ⅳ端部及以后各节暗褐色(图22-18)。雄虫外形似雌虫，但体型通常较小，约7.5~8mm。复眼上半部2/3小眼面明显大于下半部1/3的小眼面。

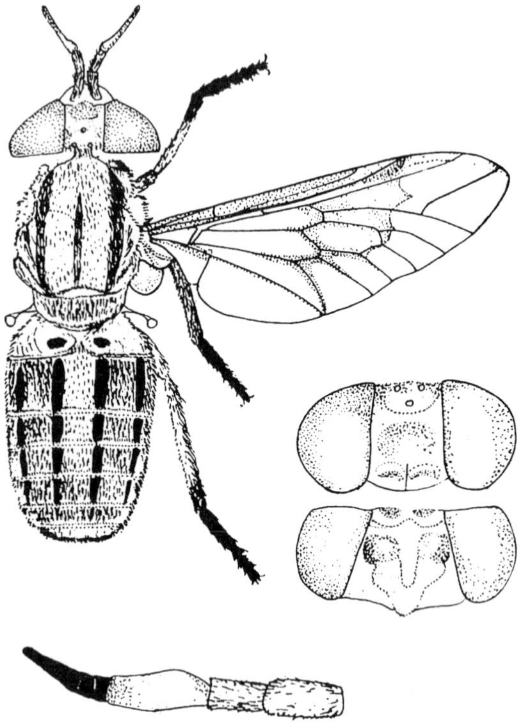

图22-18 范氏斑虻(*Chrysops vanderwulpi*)整体、头部和触角

(引自 陈汉彬、许荣满)

3. 生活习性 嗜吸牛血。据在贵州平坝观察，该种始见于5月中旬，6、7月份为其活动高峰。全天活动，尤以午后攻击家畜为烈。

4. 生境与孳生物 主要孳生于稻田、池塘，活动于平原、丘陵、山地。

5. 与疾病的关系 不详。

6. 地理分布 该虻在我国珠江流域、长江流域、黄河流域及东北各地平原和山区的分布很广，甚为常见。

(八) 骚扰黄虻(*Atylotus miser*)

骚扰黄虻(*Atylotus miser*)是我国分布最广、危害最大的一种黄虻，是攻击家畜的主要虻种之一。分类地位：虻科Tabanidae、黄虻属*Atylotus*。

1. 种名 骚扰黄虻[*Atylotus miser*(Szilády, 1915)]

2. 形态 是黄虻属中最常见的虻种之一，其体长12~15mm，黄绿色。复眼赭红色，自前额的下方起有1条深褐色细线，横贯全眼。前额一般为黄色，两侧大致平行，长约为宽的4倍左右。基胛黑色或棕色，约呈圆形；中胛黑色，呈心形，二者约等大。触角橙色，第3节第1环节的长度约为宽度的1.5倍强，背缘钝突在近基部1/3处。下颚须粗，长约为宽的4倍。翅的第一后室开放，其腋瓣上的一撮毛，无论体色如何变化，皆呈乳白色。腹部背板通常具2条不明显的黄色纵纹。两侧有不显著的橙斑(图22-19)。本种虻的体色和腹部纹饰常有变化，体型也差距较大，但翅脉及腋瓣上的毛呈乳白色。

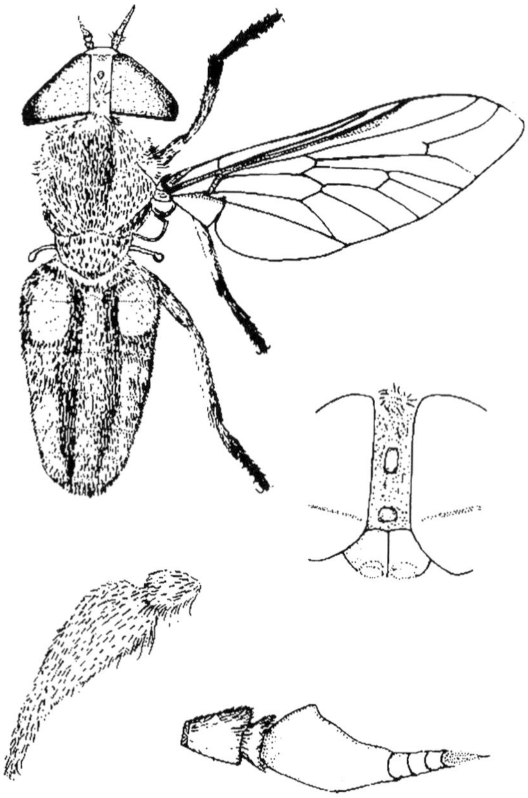

图22-19 骚扰黄虻(*Atylotus miser*)整体、前额、触须和触角

(引自 陈汉彬、许荣满)

3. 生活习性 嗜吸牛血和马血。

4. 生境与孳生物 平原、丘陵、山区和荒漠地带。

5. 与疾病的关系 该种是我国分布最广、危害最大的一种黄虻，是攻击家畜的主要虻种之一。

6. 地理分布 该种分布于我国黑龙江、吉林、辽宁、北京、内蒙古、河北、河南、天津、山东、山西、陕西、甘肃、青海、宁夏、新疆、安徽、江苏、上海、浙江、江西、湖北、四川、贵州、云南、西藏、福建、广东、广西；俄罗斯（模式产地）、蒙古、日本。

（九）阿萨姆麻虻（*Haematopota assamensis*）

阿萨姆麻虻（*Haematopota assamensis*）生活于低山丘陵和低热的河谷地带，以吸牛血为主。分类地位：虻科 Tabanidae、麻虻属 *Haematopota*。

1. 种名 阿萨姆麻虻（*Haematopota assamensis* Ricardo，1911）

2. 形态 灰棕色中小型种，雌虫体长 9~11mm。额灰棕色。额高小于基宽大于顶宽。额胛黑色至深棕色，两侧与眼接触，中央具后突，侧点与眼和额胛分离，中央点小。亚胛中央在触角间具有大的绒黑斑。上侧颜具大的连片的天鹅绒状黑斑。颊和颜面白色。触角柄节长为宽的 1.5~2 倍，基部变细，棕灰色；梗节棕色，背突发达；鞭节 1 深棕色，短扁，高略大于鞭节 2~4 之和，长略大于柄节长。颚须第 2 节灰黄，着生白毛和黑毛。胸部盾片灰棕色，中央 3 纵条不很清晰，中侧纵条在缝后形成的三角点也不很清晰，小盾前区和小盾片灰白；侧板灰白，着生白毛。翅具玫瑰斑，亚端带单一。足基节色同侧板，但前足基节棕红色；股节棕色，着生白毛，端部有较多的黑毛；前足胫节基白环占节长的 1/3~1/2，中足胫节中央 1/2 浅棕色，两端深棕色，后足胫节黑色，具 2 个棕色环。腹部背板红棕黑色，节Ⅱ~Ⅴ具不很清晰的宽纵浅条，节Ⅵ~Ⅶ具亚侧浅圆斑。腹板灰色，中棕黑色条不明显（图 22-20）。

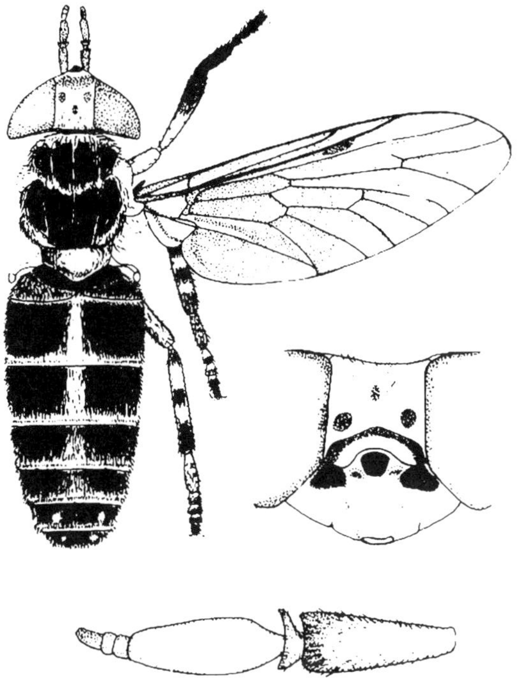

图 22-20 阿萨姆麻虻（*Haematopota assamensis*）整体、前额和触角

（引自 陈汉彬、许荣满）

3. 生活习性 多在午后活动，以吸牛血为主。

4. 生境与孳生物 生活于低山丘陵和低热的河谷地带。

5. 与疾病的关系 不详。

6. 地理分布 该种分布于我国四川、贵州、云南、福建、广西；印度（模式产地：阿萨姆）、尼泊尔、越南、泰国。

（十）台岛麻虻（*Haematopota formosana*）

台岛麻虻（*Haematopota formosana*）活动于丘陵和山区。分类地位：虻科（Tabanidae）、麻虻属（*Haematopota*）。

1. 种名 台岛麻虻（*Haematopota formosana* Shiraki，1918）

同物异名：*Chrysozona ornata* Kröber，1922

2. 形态 黑色中小型种，雌虫体长 10~12mm。额灰色，高约等于基宽而大于顶宽。额胛黑色，两侧角与眼接触，后缘弧形，宽约为高的 3.5 倍，两侧点圆形，与眼接触，与额胛分离。亚胛在额胛前的两个亮黑色三角片很短且分离。颜灰白，上侧颜有散在的黑点。口毛白色。触角柄节深棕色，长等于梗节和鞭节 1 长度之和；梗节黑色，背突大；鞭节细，黑色，基部带棕色。下颚须灰色，第 2 节主要着生黑毛，腹缘着生白毛。胸部背板棕黑色，中央 3 条灰白纵条短，亚中纵条在缝后形成不清晰的三角点，盾片后缘和小盾片前缘灰白。侧板和足基节灰白，前足股节黑色着生黑毛，中、后足股节深棕色，两端色加深，胫节和跗节黑色，前足胫节基浅环约占节长的 1/3，中足胫节具二浅环，后足胫节基浅环约占节长的 1/3，亚端浅斑不清晰。翅白斑呈点状，亚端带细短，单一。平衡棒柄淡棕色，结节棕色但其基部棕黑色。腹部背板黑色，具浅色后缘。节Ⅱ具灰白中三角，有些个体此灰白斑延伸到节Ⅲ或节Ⅳ，节Ⅳ~Ⅶ或节Ⅵ~Ⅶ具侧圆点，腹板灰色（图 22-21）。

3. 生活习性 在贵州南部始见于5月上旬至8月下旬，以5月中、下旬为活动高峰。

4. 生境与孳生物 丘陵、山区。

5. 与疾病的关系 不详。

6. 地理分布 该种分布于我国河南、安徽、江苏、浙江、湖北、湖南、贵州、福建、台湾(模式产地)、广东、广西。

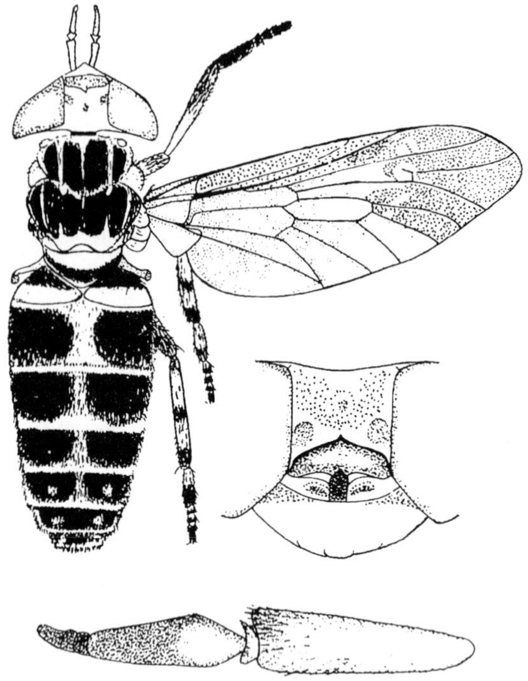

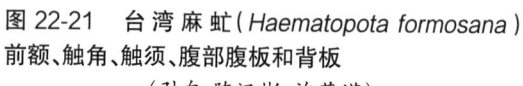

图 22-21 台湾麻虻(*Haematopota formosana*)前额、触角、触须、腹部腹板和背板
(引自 陈汉彬、许荣满)

四、中国重要虻类名录

(引自 陆宝麟,吴厚永主编《中国重要医学昆虫分类与鉴别》,2003)

距虻亚科(Pangoniinae)

(一) 长喙虻属(*Philoliche* Wiedemann,1828)

1. 针长喙虻(*Pbiloliche longirostris* Hardwicke,1823)

分布:西藏。

孳生场所:高原林区。

(二) 石虻属(*Stonemyia* Brennan,1935)

2. 毛胛石虻(*Stonemyia hirticallus* Chen et Cao,1982)

分布:辽宁。

孳生场所:山区。

斑虻亚科(Chrysopsinae)

(三) 斑虻属(*Chrysops* Meigen,1803)

3. 察哈尔斑虻(*Chrysops chaharicus* Chen et Quo,1949)

分布:河北、山西、辽宁、陕西、甘肃、宁夏。

孳生场所:林区。

4. 舟山斑虻(*Chrrsops chusanensis* Ôuchi,1939)

分布:辽宁、浙江、安徽、福建、山东、河南、湖北、广东、广西、四川、贵州、云南、陕西、甘肃。

孳生场所:平原、丘陵地带。

5. 蹄斑斑虻(*Chrysops dispar* Fabricius,1798)

分布:福建、台湾、广东、广西、海南、贵州、云南。

孳生场所:山区。

6. 黄胸斑虻(*Chrysops flaviscutellus* Philip,1936)

分布:福建、广东、广西、海南、四川、贵州、云南。

孳生场所:山区。

7. 莫氏斑虻(*Chrysops molkosiewiczi* Bigot,1880)

分布:河北、内蒙古、辽宁、吉林、黑龙江、河南、陕西、甘肃、宁夏、新疆。

孳生场所:荒漠。

8. 帕氏斑虻(*Chrysops potanini* Pleske,1910)

分布:浙江、安徽、福建、四川、贵州、云南、陕西、甘肃。

孳生场所:山区。

9. 中华斑虻(*Chrysops sinensis* Walker,1857)

分布:河北、山西、辽宁、吉林、江苏、浙江、安徽、福建、台湾、江西、山东、河南、湖北、湖南、广东、广西、四川、贵州、云南、陕西、甘肃、宁夏。

孳生场所:主要孳生于稻田,活动于平原、丘陵、山地。

10. 合瘤斑虻(*Chrysops suavis* Loew,1858)

分布:内蒙古、辽宁、吉林、黑龙江、四川、陕西、甘肃。

孳生场所:山区林地。

11. 范氏斑虻(*Chrysops vanderwulpi* Kröber,1929)

分布:河北、辽宁、吉林、黑龙江、江苏、浙江、安徽、福建、台湾、江西、山东、河南、湖北、湖南、广东、广西、海南、四川、贵州、云南、陕西、甘肃、宁夏。

孳生场所:主要孳生于稻田、池塘,活动于平原、丘陵、山地。

(四) 胃虻属(*Gastroxides* Saunders,1841)

12. 素木胃虻(*Gastroxides shirakii* Ôuchi,1939)

分布:福建。

孳生场所:山区林地。

(五) 格虻属(*Gressittia* Philipet et Mackerras,1960)

13. 二标格虻(*Gressittia birumis* Philip et Mackerras,1960)

分布:湖北、四川。

孳生场所:山区。

(六) 林虻属(*Silvius* Meigen,1820)

14. 崇明林虻(*Silvius chongmingensis* Zhang et Xu,1990)

分布:江苏。

孳生场所:江边沙滩。

(七) 少节虻属(*Thaumastomyia* Phillip et Mackerras,1960)

15. 海淀少节虻[*Thaumastomyia haitiensis*(Stone,1953)]

分布:河北。

孳生场所:山区。

虻亚科(Tabaninae)

(八) 麻虻属(*Haematopota* Meigen,1803)

16. 触角麻虻(*Haematopota antennata* Shiraki,1932)

分布:河北、辽宁、吉林、江苏、浙江、台湾、山东、河南、湖北、陕西、甘肃。

孳生场所:丘陵地带。

17. 阿萨姆麻虻(*Haematopota assamensis* Ricardo,1911)

分布:福建、广西、四川、贵州、云南。

孳生场所:低山丘陵地带。

18. 浙江麻虻(*Haematopota chekiangensis* Ôuchi,1940)

分布:浙江、湖北、云南、陕西。

孳生场所:林区。

19. 台岛麻虻(*Haematopota formasana* Shiraki,1918)

分布:浙江、安徽、福建、台湾、湖北、广东、广西、贵州。

孳生场所:丘陵、山区。

20. 爪哇麻虻(*Haematopota javana* Wiedemann,1821)

分布:福建、广东、广西、贵州、云南。

孳生场所:丘陵地区。

21. 甘肃麻虻[*Haematopota kansuensis*(Kröber,1933)]

分布:内蒙古、陕西、甘肃、青海、宁夏。

孳生场所:山地林区。

22. 中华麻虻(*Haematopota sinensis* Ricardo,1911)
分布:河北、辽宁、吉林、江苏、浙江、安徽、山东、河南、湖北、云南。
孳生场所:平原、丘陵地带。
23. 宽额麻虻(*Haematopota tamerlani* Szilády,1926)
分布:河北、山西、内蒙古、辽宁、吉林、黑龙江。
孳生场所:林边草地。
24. 土耳其麻虻[*Haematopota turkestanica*(Kröber,1922)]
分布:河北、山西、内蒙古、辽宁、吉林、黑龙江、山东、陕西、甘肃、青海、宁夏、新疆。
孳生场所:荒漠。
25. 低额麻虻[*Haematopota ustulata*(Kröber,1933)]
分布:四川、西藏、甘肃、青海。
孳生场所:荒漠。
(九)黄虻属(*Atylotus* Osten-Sacken,1876)
26. 骚扰黄虻[*Atylotus miser*(Szilády,1915)]
分布:河北、山西、内蒙古、辽宁、吉林、江苏、浙江、安徽、福建、江西、山东、河南、湖北、湖南、山东、广西、四川、贵州、云南、陕西、甘肃、青海、宁夏、新疆。
孳生场所:平原、丘陵、山区和荒漠地带。
(十)瘤虻属(*Hybomitra* Enderlein,1922)
27. 星光瘤虻[*Hybomitra astur*(Erichson,1851)]
分布:内蒙古、辽宁、吉林、黑龙江。
孳生场所:山地林区。
28. 北方瘤虻[*Hybomitra borealis*(Fabritius,1781)]
分布:内蒙古、吉林、黑龙江。
孳生场所:山地林区。
29. 短小瘤虻[*Hybomitra brevis*(Loew,1959)]
分布:内蒙古、辽宁、吉林、黑龙江。
孳生场所:山地林区。
30. 显著瘤虻近似亚种(*Hybomitra distinguenda contigua* Olsufjev,1972)
分布:吉林、黑龙江。
孳生场所:山地林区。
31. 尔氏瘤虻[*Hybomitra erberi*(Brauer,1880)]
分布:辽宁、吉林、陕西、甘肃、宁夏、新疆。
孳生场所:荒漠。
32. 膨条瘤虻[*Hybomitra expollicata*(Pandelle,1883)]
分布:内蒙古、辽宁、吉林、黑龙江、湖北、四川、西藏、陕西、甘肃、青海、宁夏。
孳生场所:山地林区。
33. 甘肃瘤虻(*Hybomitra kansui* Philip,1979)
分布:四川、云南、陕西、甘肃。
孳生场所:高原草地。
34. 伦氏瘤虻西伯力亚种(*Hybomitra lundbecki sibiriensis* Olsufjev,1972)
分布:内蒙古、吉林、黑龙江。
孳生场所:山地林区。
35. 蜂形瘤虻(*Hybomitra mimapis* Wang,1981)
分布:四川、陕西、甘肃。

孳生场所：山地林区。

36. 突额瘤虻［*Hybomitra montana*（Meigen，1920）］

分布：内蒙古、黑龙江、陕西、甘肃、新疆。

孳生场所：山地林区。

37. 摩氏瘤虻［*Hybomitra margani*（Surcouf，1912）］

分布：内蒙古、黑龙江、陕西、甘肃、青海、新疆。

孳生场所：荒漠。

38. 峨眉山瘤虻（*Hybommitra omeishanensis* Xu et Li，1982）

分布：福建、四川、贵州、陕西、甘肃。

孳生场所：山地林区。

39. 上海瘤虻［*Hybomitra shanghaiensis*（Ôuchi，1943）］

分布：辽宁、江苏、浙江、山东。

孳生场所：丘陵地区。

40. 痣翅瘤虻［*Hybomitra stigmoptera*（Olsufjev，1937）］

分布：内蒙古、辽宁、吉林、黑龙江、陕西。

孳生场所：山地林区。

41. 土耳其瘤虻［*Hybomitra turkestana*（Szilády，1923）］

分布：甘肃、新疆。

孳生场所：山地。

42. 乌苏里瘤虻［*Hybomitra ussuriensis*（Olsufjev，1937）］

分布：内蒙古、吉林、黑龙江。

孳生场所：山地林区。

（十一）指虻属（*Isshikia* Shimki，1918）

43. 汶川指虻（*Isshikia wenchuanensis* Wang，1986）

分布：四川。

孳生场所：山地林区。

（十二）虻属（*Tabanus* Linnaeus，1758）

44. 原野虻（*Tabanus amaenus* Walker，1848）

分布：河北、辽宁、吉林、江苏、浙江、安徽、福建、台湾、江西、山东、河南、湖北、湖南、广东、广西、海南、四川、贵州、云南、陕西、甘肃。

孳生场所：主要孳生于稻田，活动于平原、丘陵、山地。

45. 金壳虻（*Tabanus aurotestaceus* Walker，1854）

分布：浙江、福建、台湾、江西、广东、广西、海南、四川、贵州、云南。

孳生场所：山地林区。

46. 缅甸虻（*Tabanus birmanicus* Bigot，1892）

分布：浙江、福建、台湾、湖北、湖南、广东、广西、海南、四川、贵州、云南、甘肃。

孳生场所：丘陵、山地。

47. 佛光虻（*Tabanus buddha* Ponschinsky，1887）

分布：辽宁、吉林、黑龙江、山东、河南、四川、云南、陕西、甘肃、宁夏。

孳生场所：丘陵、山地。

48. 纯黑虻（*Tabanus candidus* Ricardo，1913）

分布：浙江、福建、台湾、广东。

孳生场所：山地林区。

49. 浙江虻(*Tabanus chekiangensis* Ôuchi,1943)
分布:浙江、福建、江西、湖北、广东、广西、海南、四川、贵州、云南、陕西、甘肃。
孳生场所:丘陵、山地。
50. 朝鲜虻(*Tabanus coreanus* Shiraki,1932)
分布:辽宁、江苏、浙江、安徽、福建、山东、河南、湖北、四川、陕西、甘肃。
孳生场所:平丘陵、山地。
51. 粗壮虻(*Tabanus crassus* Walker,1850)
分布:福建、台湾、广东、广西、海南、贵州、云南。
孳生场所:丘陵,山地。
52. 台湾虻(*Tabanus formosiensis* Ricardo,1911)
分布:福建、台湾、广东、广西、贵州、云南。
孳生场所:丘陵、山地。
53. 棕带虻(*Tabanus fulvicinctus* Ricardo,1914)
分布:安徽、福建、台湾、广东、广西、海南、四川、贵州。
孳生场所:丘陵、山地。
54. 双重虻(*Tabanus geminus* Szilády,1926)
分布:内蒙古、辽宁、吉林、黑龙江、陕西、新疆。
孳生场所:丘陵、山地。
55. 杭州虻(*Tabanus hongchowensis* Liu,1962)
分布:浙江、福建、江西、湖北、湖南、广东、广西、海南、四川、贵州、云南、陕西、甘肃。
孳生场所:丘陵、山地。
56. 拟矮小虻(*Tabanus humiloides* Xu,1980)
分布:四川、贵州、西藏。
孳生场所:山地林区。
57. 印度虻(*Tabanus indianus* Ricardo,1911)
分布:福建、台湾、广东、广西、海南、贵州。
孳生场所:丘陵、山地。
58. 鸡公山虻(*Tabanus jigongshanensis* Xu,1983)
分布:河南、湖北、陕西、甘肃、宁夏。
孳生场所:平原山地。
59. 辅助虻(*Tabanus administrans* Schiner,1868)
分布:河北、辽宁、吉林、江苏、浙江、安徽、福建、台湾、江西、山东、河南、湖北、湖南、广东、广西、海南、四川、贵州、云南、陕西。
孳生场所:主要孳生于稻田,活动于平原、丘陵、山地。
60. 广西虻(*Tabanus kwangsiensis* Liu et Wang,1977)
分布:浙江、福建、江西、广西、四川、贵州、云南。
孳生场所:山地林区。
61. 里氏虻(*Tabanus leleani* Austen,1920)
分布:内蒙古、陕西、甘肃、宁夏。
孳生场所:荒漠。
62. 线带虻(*Tabanus lineataenia* Xu,1979)
分布:浙江、福建、广西、四川、贵州、陕西。
孳生场所:山地林区。

63. 庐山虻(*Tabanus lushanensis* Liu,1962)

分布:江西、湖北、四川、贵州、陕西。

孳生场所:山地林区。

64. 曼尼埔虻(*Tabanus manipurensis* Ricardo,1911)

分布:四川、贵州、云南、西藏。

孳生场所:山地林区。

65. 晨螫虻(*Tabanus matutinimordicus* Xu,1989)

分布:浙江、福建、湖南、广西、贵州、云南。

孳生场所:山地林区。

66. 日本虻(*Tabanus nipponicus* Murdoch et Takahasi,1969)

分布:辽宁、浙江、福建、河南、四川、云南、陕西、甘肃。

孳生场所:丘陵、山地。

67. 青腹虻(*Tabanus oliviventris* Xu,1979)

分布:福建、广西、四川、贵州。

孳生场所:山地林区。

68. 峨眉山虻(*Tabanus omeishanensis* Xu,1979)

分布:四川、贵州、陕西。

孳生场所:山地林区。

69. 浅胸虻(*Tabaus pallidepectoratus* Bigot,1892)

分布:福建、台湾、广东、海南。

孳生场所:山地林区。

70. 土灰虻(*Tabanus griseinus* Philip,1960)

分布:河北、内蒙古、辽宁、吉林、黑龙江、江苏、浙江、福建、山东、河南、湖北、四川、云南、陕西、甘肃、宁夏。

孳生场所:主要孳生于稻田,活动于平原、丘陵、山地。

71. 副菌虻(*Tabanus parabactrtanus* Liu,1960)

分布:河北、内蒙古、四川、陕西、甘肃、宁夏。

孳生场所:丘陵、山地。

72. 五带虻(*Tabanus quinquecinctus* Ricardo,1914)

分布:福建、台湾、广东、广西、海南、四川、贵州、云南。

孳生场所:丘陵、山地。

73. 微赤虻(*Tabanus rubidus* Wiedemann,1821)

分布:福建、广东、广西、海南、贵州、云南。

孳生场所:平原、丘陵、山地。

74. 多砂虻(*Tabaus sabuletorum* Loew,1874)

分布:河北、内蒙古、河南、陕西、甘肃、宁夏、新疆。

孳生场所:荒漠。

75. 山东虻(*Tabanus shantungensis* Ôuchi,1943)

分布:浙江、福建、山东、河南、湖北、四川、贵州、陕西、甘肃。

孳生场所:山地林区。

76. 角斑虻(*Tabanus signifier* Walker,1856)

分布:浙江、福建、四川。

孳生场所:山地林区。

77. 断纹虻（*Tabanus striatus* Fabriciius，1787）
分布：福建、广东、广西、海南、四川、贵州、云南、西藏。
孳生场所：平原、丘陵、山地。
78. 亚柯虻（*Tabanus subcordiger* Liu，1960）
分布：河北、内蒙古、辽宁、江苏、浙江、安徽、福建、山东、河南、湖北、四川、贵州、云南、陕西、甘肃、青海、宁夏。
孳生场所：平原、丘陵、山地。
79. 天目虻（*Tabanus tienmuensis* Liu，1962）
分布：浙江、安徽、福建、江西、河南、湖南、四川、贵州、云南、陕西、甘肃。
孳生场所：山地林区。
80. 三重虻（*Tabanus trigeminus* Coquillett，1898）
分布：河北、辽宁、江苏、浙江、安徽、福建、山东、河南、广西、四川、贵州、云南、陕西、甘肃。
孳生场所：平原、丘陵、山地。
81. 齐氏虻（*Tabanus zimini* Olsufjev，1937）
分布：内蒙古、甘肃、新疆。
孳生场所：荒漠。

第六节 与疾病的关系

虻不但骚扰吸血，也传播多种人畜共患疾病，主要传播的疾病有马传染性贫血病（我国简称为马传贫）、锥虫病、土拉弗氏菌病（野兔热）、炭疽和莱姆病。虻传播疾病的一个突出特点是吸血机械传播。这是由虻的吸血习性决定的。多数虻种为了卵的发育，需要吸饱血，由于个体大，口器粗，刺叮时宿主感觉很疼，易受到宿主的驱赶，造成中断吸血，又由于虻吸血量大，中断吸血的次数就多，且虻在中断吸血后，重新寻找血源又特别顽强，这样机械传播疾病的机会和次数就多。机械传播的疾病主要有马传染性贫血病、锥虫病、土拉弗氏菌病和炭疽。

一、吸血骚扰

虻是医学昆虫中最重要的机械传播疾病者之一，虻不仅能传播人畜疾病，而且其刺叮也很痛，骚扰人畜。人被虻叮咬后，可产生红肿块，消退较慢，影响人体健康。

虻类是畜牧业的一大害虫。它的吸血骚扰往往造成肉类和奶类的减产。据估计，1965 年美国因虻的吸血骚扰，使牛奶和牛肉减产，损失达 4 000 万美元。虻数量多的地区，如北方的沼泽、草原、森林地区，可以看到牲畜站的地方，周围的草染了血，也可看见牲畜身上因被叮咬过，伤口流血而形成一道道血迹，身上的毛粘成一团一团的。在林区，因虻数量大而影响伐木等作业，所以伐木在夏季是淡季，严重的甚至被迫停止作业。在牧区则影响放牧，严重的被迫停止放牧，把牲口圈在栏内饲养。在作物种植区影响耕作和收获。在奶牛场，虻的数量即使不多，也可因受骚扰，牛站立不安而踢伤工人。虻类的幼虫对稻作区农民手、脚的叮咬在有的地区反映也很强烈，轻者留小伤口和肿块，重者则继发感染。在稻田里生长的种类有 13 种可引起严重叮咬。其中日本斑虻、合瘤斑虻、范氏斑虻、高山虻、三重虻、金色虻和辅助虻等 7 种在我国亦有分布。

二、罗阿丝虫病

虻除了机械吸血传播疾病外，还生物性传播人和动物的寄生虫病，最多见者为人和猴的罗阿丝虫病（loiasis）。罗阿丝虫病是由罗阿丝虫（简称罗阿丝虫，*Loa loa*）寄生于人体皮下组织所引起的寄生虫病。传播媒介为斑虻。主要临床特征为全身各部分的游走性肿胀，表现为暂时性皮下肿块，偶尔成虫可移行至结膜下，故又称眼丝虫病。

（一）病原学

罗阿丝虫成虫呈线状，白色，雌雄分体，在人体皮下结缔组织中移动，但很少被结缔组织包围。其微丝蚴长 250~300μm，宽 6~8μm，有鞘膜，呈昼现周期性，白天出现于外周血液中，亦可出现于尿、痰、脑脊液、子宫颈及阴道分泌物中。人与猴的罗阿丝虫病是由不同亚种或不同株的罗阿丝虫引起的。猴子的罗阿丝虫的微丝蚴是在夜间出现在猴子的外周血中，人的则在白天出现。

（二）流行病学

罗阿丝虫病分布在西非和中非等适于其传播媒介斑虻孳生的热带雨林地区。主要流行于非洲西部和中部近赤道雨林的 12 个国家，包括喀麦隆、刚果共和国、刚果民主共和国、中非共和国、尼日利亚、加蓬、赤道几内亚、安哥拉、贝宁、乍得、苏丹、乌干达。发生率约占人口的 3%~5%。曾经流行但已消失的 5 个国家：加纳、几内亚、几内亚比绍、科特迪瓦、马里。近年在我国援外人员中已发现罗阿丝虫病。

1. 传染源　病人为唯一传染源。虽非洲猿猴可感染罗阿丝虫另一种夜现周期型生理株，但它不能感染人体。

2. 传播途径　传播媒介为斑虻属（*Chrysops*），主要为分斑虻（*Chrysops dimidiatus*）、静斑虻（*Chrysops silaceus*）、特色斑虻（*Chrysops distinctipennis*）和长角斑虻（*Chrysops longicornis*）。

3. 易感人群　人对罗阿丝虫普遍易感。流行区因反复被传染性斑虻叮咬，居民存在不同程度获得性免疫力。

（三）发病机制和病理

当斑虻叮咬人体吸血后，微丝蚴进入虻体，穿过斑虻的肠壁，到达胸肌，脱皮两次，发育成感染期幼虫，然后到达唾液腺和喙，外潜伏期 10~12 天。感染期幼虫移行至斑虻口器，当虻再次叮咬人体时，感染期幼虫自口器逸出，进入人体，约经 1 年时间，在人体皮下组织内发育为成虫。成熟的雌、雄虫交配后，雌虫在移行过程中间歇地产出微丝蚴，进入血液循环并周期性地出现于外周血中。

（四）临床表现

多数病人除血中嗜酸性粒细胞增高外，并无其他临床症状。主要临床表现为反复发作的皮肤肿胀，称为"卡拉巴肿"（calabar swelling），是由于成虫移行于皮下结缔组织，短暂停留某处时，其代谢产物刺激局部产生剧烈炎症反应所致。剧痛肿块有瘙痒感，多见于腕部和踝部，初始呈红色，直径 2~3cm，渐扩大至 10~20cm，持续数日至数周，虫体离去肿块消失。成虫亦可侵入其他脏器，当侵犯眼球前房时，常在结膜下移行，引起严重的结膜炎。侵犯心脏时可引起心包炎、心肌炎和心内膜炎。此外，尚可引起脑病、末梢神经炎和关节炎等。

（五）诊断

凡有流行区生活史、皮肤游走性肿块、嗜酸性粒细胞增多者应怀疑本病。血中发现微丝蚴，或眼结膜下、皮肤肿块活检组织中找到成虫即可确诊。

（六）治疗

乙胺嗪（diethylcarbamazine）对微丝蚴和成虫均有效，成人剂量为 200mg，每日三次，连服 20 天。必须注意，若外周血微丝蚴密度很高，乙胺嗪杀死大量微丝蚴时，阻塞大脑毛细血管，可出现脑膜脑炎综合征，严重者可引起死亡。

（七）预防

流行区普查普治以控制传染源。消灭斑虻孳生地，使用杀虫剂杀灭斑虻幼虫。进入流行区应加强个人防护，避免斑虻叮咬，涂用昆虫驱避剂等。药物预防可选乙胺嗪每天 5mg/kg，连服 3 天，每月用药 1 个疗程。

三、土拉弗氏菌病

土拉弗氏菌病（tularemia），也称野兔热、鹿蝇热，是一种急性、感染性人兽共患疾病。其致病菌是土拉弗朗西斯菌（*Francisella tularensis*）。该病患者局部淋巴结有肿大、破溃，皮肤呈现溃疡，扁桃体上有坏死性伪膜（假膜）。土拉弗氏菌病是虻传的主要细菌性疾病，该病分布较广，广泛分布于北纬 30°~71° 地区，最常见于美国和俄罗斯南部地区。宿主动物主要是野兔、田鼠、小家鼠、麝鼠和普通仓鼠等啮齿动物。传播媒介主要为蜱、蚊和虻。传播媒介虻类有 30 多种，主要包括斑虻属 *Chrysops*、虻属 *Tabanus*、*Chrysozona* 属。与我国有关的土拉弗氏菌病的媒介虻种有娌氏斑虻、黄缘斑虻、美腹黄虻、高额麻虻、土耳其麻虻、欧氏瘤虻、秋季虻、吵扰虻和格氏虻。

四、炭疽

炭疽(anthrax)是由炭疽杆菌所致，一种人畜共患的急性传染病。人因接触病畜及其产品及食用病畜的肉类而发生感染。临床上主要表现为皮肤坏死、溃疡、焦痂和周围组织广泛水肿及毒血症症状，皮下及浆膜下结缔组织出血性浸润；血液凝固不良，呈煤焦油样，偶可引致肺、肠和脑膜的急性感染，并可伴发败血症。自然条件下，食草兽最易感，人类中等敏感，主要发生于与动物及畜产品加工接触较多及误食病畜肉的人员。

(一) 病原学

炭疽杆菌(*Bacillus anthracis*)为革兰阳性需氧或兼性厌氧的粗大杆菌，长 5~10μm，宽 1~2μm，无鞭毛。营养要求不高，培养后可形成长链，呈竹节状排列。在外界环境中形成芽孢，呈卵圆形，位于菌体中央。炭疽杆菌对日光、热及一般消毒剂敏感，但其芽孢对外界抵抗力很强，在干燥土壤或皮毛中常温下可存活数十年，煮沸 10 分钟后仍有部分存活，干热 140℃、3 小时才能杀灭。

炭疽杆菌有炭疽毒素和荚膜两种毒力因子及其他一些活性物质，如氧化酶、过氧化氢酶、动物蛋白分解酶、腺苷环化酶等。炭疽毒素由保护性抗原(protective antigen，PA)、水肿因子(edema factor，EF)和致死因子(lethal factor，LF)3 种组分组成，其中水肿因子为腺苷环化酶前体，被激活后可使胞内的 ATP 转化为 cAMP，使细胞脱水而死亡，是毒力决定簇之一。炭疽杆菌在体内可形成荚膜，具有抗吞噬作用，使其不被溶菌酶降解，顺利侵入局部淋巴结。

炭疽杆菌对培养基要求不高，能以液态或固态形式存在，故可长期保存，且容易播散。炭疽杆菌毒力强，对人、畜极具杀伤力，使之成为第一位的战略性生物武器。无论使用气溶胶还是粉末，短时间内均可造成大量人员发病死亡，并可引起人与人之间的传播。

(二) 流行病学

1. 传染源　患病的牛、马、羊、骆驼等食草动物是人类炭疽的主要传染源。猪可因吞食染菌青饲料；狗、狼等食肉动物可因吞食病畜肉类而感染得病，成为次要传染源。炭疽患者的分泌物和排泄物也具传染性。

2. 传播途径　人感染炭疽杆菌主要通过工业和农业两种方式。接触感染是本病流行的主要途径。皮肤直接接触病畜及其皮毛最易受染，吸入带大量炭疽芽孢的尘埃、气溶胶或进食染菌肉类，可分别发生肺炭疽或肠炭疽。应用未消毒的毛刷，或被带菌的昆虫(主要是虻)叮咬，偶也可致病。炭疽的媒介虻种有黑胫黄虻、高额麻虻、黄角瘤虻、浅黄瘤虻、突额瘤虻、秋季虻、印度虻、红色虻和纹带虻，其中后 3 种是我国南方地区的媒介，其余是北方地区的媒介。

3. 易感者人群　主要取决于接触病原体的程度和频率。青壮年因职业(农民、牧民、兽医、屠宰场和皮毛加工厂工人等)关系与病畜及其皮毛和排泄物、带芽孢的尘埃等的接触机会较多，其发病率也较高。

4. 流行特征　炭疽散布于世界各地，尤以南美洲、亚洲及非洲等牧区较多见，呈地方性流行，为一种自然疫源性疾病。近年来由于世界各国的皮毛加工等集中于城镇，炭疽也暴发于城市，成为重要职业病之一。

(三) 发病机制和病理

由于接触患畜或误食病畜肉类等因素，炭疽杆菌通过皮肤、呼吸道、消化道等途径而侵入人体，被吞噬细胞吞噬后在淋巴结内增殖，产生强烈的外毒素。炭疽毒素的 PA 首先与巨噬细胞胞膜受体结合，在胞膜蛋白酶的作用下，与 EF、LF 结合，并在钙调素协同下，由离子通道进入巨噬细胞。EF 使细胞内的单磷酸腺苷环化，环磷腺苷迅速增加，使细胞脱水、破裂，致使组织出血、坏死和水肿，形成原发性皮肤炭疽、肠炭疽及肺炭疽等。同时，炭疽毒素还能作用于红细胞膜，使红细胞膜脆性增强，细胞大量破裂；使血管壁通透性增强，造成皮下胶样血性水肿；还可抑制和麻痹呼吸中枢，引起呼吸衰竭，是导致死亡的主要原因之一。炭疽杆菌在体内形成荚膜，具有抗吞噬能力，使之易于扩散而引起邻近淋巴结肿大，并沿淋巴管及血循环扩散至全身，而引起败血症。并可释放大量细胞因子，损伤血管内皮细胞，释放组织凝血活酶，导致 DIC、感染性休克的发生。

炭疽的特征性病理改变为受累组织及脏器的出血、坏死和水肿。皮肤炭疽呈痈样水肿，焦痂，溃疡，周围有凝固性坏死区。肺炭疽呈出血性支气管炎、小叶性肺炎及梗死区，纵隔高度胶冻样水肿，支气管周围淋巴结肿大。肠炭疽主要病变在回盲部,表现为弥散性出血性炎症改变及周围肠壁高度水肿,肠系膜淋巴结肿大,腹腔内有血性浆液性渗出液,内含大量炭疽杆菌。

(四) 临床表现

潜伏期 1~5 日,最短仅 12 小时,最长 12 日。临床可分以下五型。

1. 皮肤炭疽　最为多见,可分炭疽痈和恶性水肿两型。炭疽多见于面、颈、肩、手和脚等裸露部位皮肤,初为丘疹或斑疹,第 2 日顶部出现水疱,内含淡黄色液体,周围组织硬而肿,第 3~4 日中心区呈现出血性坏死,稍下陷,周围有成群小水疱,水肿区继续扩大。第 5~7 日水疱坏死破裂成浅小溃疡,血样分泌物结成黑色似炭块的干痂,痂下有肉芽组织形成为炭疽痈。周围组织有非凹陷性水肿。黑痂坏死区的直径大小不等,自 1~2cm 至 5~6cm,水肿区直径可达 5~20cm,坚实、疼痛不著、溃疡不化脓等为其特点。继之水肿渐退,黑痂在 1~2 周内脱落,再过 1~2 周愈合成疤。发病 1~2 日后出现发热、头痛、局部淋巴结肿大及脾大等。少数病例局部无黑痂形成而呈现大块状水肿,累及部位大多为组织疏松的眼睑、颈、大腿等,患处肿胀透明而坚韧,扩展迅速,可致大片坏死。全身毒血症明显,病情危重,若治疗贻误,可因循环衰竭而死亡。如病原菌进入血液,可产生败血症,并继发肺炎及脑膜炎。

2. 肺炭疽　大多为原发性,由吸入炭疽杆菌芽孢所致,也可继发于皮肤炭疽。起病多急骤,但一般先有 2~4 日的感冒样症状,且在缓解后再突然起病,呈双相型。临床表现为寒战、高热、气急、呼吸困难、喘鸣、发绀、血样痰、胸痛等,有时在颈、胸部出现皮下水肿。肺部仅闻及散在的细湿啰音,或有脑膜炎体征,体征与病情严重程度常不成比例。患者病情大多危重,常并发败血症和感染性休克,偶也可继发脑膜炎。若不及时诊断与抢救,则常在急性症状出现后 24~48 小时因呼吸、循环衰竭而死亡。

3. 肠炭疽　可表现为急性胃肠炎型和急腹症型。前者潜伏期 12~18 小时,同食者可同时或相继出现严重呕吐、腹痛、水样腹泻,多于数日内迅速康复。后者起病急骤,有严重毒血症症状、持续性呕吐、腹泻、血水样便、腹胀、腹痛等,腹部有压痛或呈腹膜炎征象,若不及时治疗,常并发败血症和感染性休克而于起病后 3~4 日内死亡。

4. 脑膜型炭疽　大多继发于伴有败血症的各型炭疽,原发性偶见。临床症状有剧烈头痛、呕吐、抽搐,明显脑膜刺激征。病情凶险,发展特别迅速,患者可于起病 2~4 日内死亡。脑脊液大多呈血性。

5. 败血型炭疽　多继发于肺炭疽或肠炭疽,由皮肤炭疽引起者较少。可伴高热、头痛、出血、呕吐、毒血症、感染性休克、DIC(弥散性血管内凝血)等。

(五) 实验室检查

1. 周围血象　白细胞总数大多增高 $(10\sim20)\times10^9/L$,少数可高达 $(60\sim80)\times10^9/L$,分类以中性粒细胞为高。

2. 涂片检查　取水疱内容物、病灶渗出物、分泌物、痰液、呕吐物、粪便、血液及脑脊液等作涂片,可发现病原菌,涂片中发现病原菌时可作革兰或荚膜染色,亦可作各种特异性荧光抗体(抗菌体,抗荚膜、抗芽孢、抗噬菌体等)染色检查。

3. 培养　检材应分别接种于血琼脂平板、普通琼脂平板、碳酸氢钠平板。血标本应事先增菌培养。如见可疑菌落,则根据生物学特征及动物实验进行鉴定,如青霉素串珠和抑制试验、噬菌体裂解试验等。

4. 动物接种　取患者的分泌物、组织液或所获得的纯培养物接种于小白鼠或豚鼠等动物的皮下组织,如注射局部处于 24 小时出现典型水肿,动物大多于 36~48 小时内死亡,在动物内脏和血液中有大量具有荚膜的炭疽杆菌存在。

5. 鉴定试验　用以区别炭疽杆菌与各种类炭疽杆菌(枯草杆菌、蜡样杆菌、蕈状杆菌、嗜热杆菌等),主要有串珠湿片法、特异性荧光抗体(抗菌体、抗荚膜、抗芽孢、抗噬菌体等)染色法,W 噬菌体裂解试验、碳酸氢钠琼脂平板 CO_2 培养法、青霉素抑制试验、动物致病试验、荚膜肿胀试验、动力试验、溶血试验、水杨酸苷发酵试验等。

6. 免疫学试验　有间接血凝法,ELISA(酶联免疫吸附实验)法、酶标-SPA 法、荧光免疫法等,用以检测血清中的各种抗体,特别是荚膜抗体及血清抗毒性抗体,一般用于回顾性诊断和流行病学调查之用。阿斯可里沉淀试验,对已腐败或干涸的标本,作细菌培养有困难时可采用本试验。如患者、病畜的病灶痂皮、尸体组织及血液、染菌的皮毛及其制品等标本，加水经煮沸或高压提出抗原成分与炭疽沉淀素血清作环状沉淀试验，以间接证明有无炭疽杆菌感染，但本法常出现一些假阳性，对其结果判定应慎重。

（六）诊断与鉴别诊断

患者如与牛、马、羊等有频繁接触的农牧民、工作与带芽孢尘埃环境中的皮毛接触，皮革加工厂的工人等，对本病诊断有重要参考价值。皮肤炭疽具一定特征性，一般不难作出诊断。确诊有赖于各种分泌物、排泄物、血、脑脊液等的涂片检查和培养。涂片检查最简便，如找到典型而具荚膜的大杆菌，则诊断即可基本成立。荧光抗体染色、串珠湿片检查、特异噬菌体试验、动物接种等可进一步确立诊断。

皮肤炭疽须与痈、蜂窝织炎、恙虫病的焦痂、兔热病的溃疡等相鉴别。肺炭疽需与各种肺炎、肺鼠疫相鉴别。肠炭疽需与急性菌痢及急腹症相鉴别。脑膜炎型炭疽和败血症型炭疽应与各种脑膜炎、蛛网膜下腔出血和败血症相鉴别。

（七）治疗

1. 对症治疗　对患者应严格隔离，对其分泌物和排泄物按芽孢的消毒方法进行消毒处理。必要时于静脉内补液，出血严重者应适当输血。皮肤恶性水肿者可应用肾上腺皮质激素，对控制局部水肿的发展及减轻毒血症有效，一般可用氢化可的松，短期静滴，但必须在青霉素的保护下采用。有 DIC 者，应及时应用肝素、双嘧达莫（潘生丁）等。

2. 局部治疗　对皮肤局部病灶除取标本作诊断外，切忌挤压，也不宜切开引流，以防感染扩散而发生败血症。局部可用 1∶2 000 高锰酸钾液洗涤，敷以四环素软膏，用消毒纱布包扎。

3. 病原治疗　对皮肤炭疽，青霉素分次肌内注射，疗程为 7~10 日。对肺炭疽、肠炭疽、脑膜炎型及败血症型炭疽应作静脉滴注，并同时合用氨基糖苷类，疗程需延长至 2~3 周以上。对青霉素过敏者可采用环丙沙星、四环素、链霉素、红霉素及氯霉素等抗生素。抗炭疽血清治疗目前已少用。对毒血症严重者除抗生素治疗外，可同时应用抗炭疽血清肌内注射或静脉注射，应用前需作皮试。

（八）预防

1. 严格管理传染源　加强病原监测，及时处理疫情，病人应隔离至创口愈合，痂皮脱落或症状消失，分泌物或排泄物培养 2 次阴性（相隔 5 天）为止。控制人间炭疽的流行关键在于控制畜间的流行。严格隔离病畜，不用其乳类。死畜严禁剥皮或煮食，应焚烧深埋或加大量生石灰深埋在地面 2m 以下。

2. 切断传播途径　必要时封锁疫区。对病人的衣服、用具、废敷料、分泌物、排泄物等分别采取煮沸、漂白粉、环氧乙烷、过氧乙酸、高压蒸气等反复消毒灭菌，至连续 3 次采样不能检出炭疽杆菌为止。畜产品加工厂需改善劳动条件，加强防护设施，工作时要穿工作服、戴口罩和手套。同时还需加强皮毛等样品的检疫和消毒处理。

3. 保护易感人群

（1）加强卫生宣传教育：养成良好卫生习惯，防止皮肤受伤。如有皮肤破损，立即涂 3%~5% 碘酒，以免感染。健畜和病畜宜分开放牧，对接触病畜的畜群进行减毒活疫苗接种。

（2）预防性用药：炭疽病人密切接触者应按一般剂量口服抗菌药物，医学观察 14 天；对肺炭疽病人的接触者，或对肯定或可疑气溶胶暴露人群应采用预防性治疗。口服药物有环丙沙星每次 500mg，2 次/d，或多西环素每次 100mg，2 次/d，疗程为 60 天。

（3）疫苗预防：对从事畜牧业、畜产品收购、加工、屠宰业等工作人员和疫区人群，每年接种炭疽杆菌减毒活菌苗 1 次。目前采用皮上划痕法，每次用菌苗 0.1ml，滴于上臂外侧皮肤，划一“井”字即可。四联菌苗（炭疽杆菌、土拉杆菌、鼠疫杆菌和布鲁氏菌）也已证明有效。对疫区牲畜也应进行广泛的疫苗免疫接种，以阻止牲畜发病，保障人的安全。

五、其他疾病

虻传的细菌性疾病除土拉弗氏菌病和炭疽之外，还有由二棘芽孢杆菌感染的水牛出血败血症，分布于东南亚及欧洲部分地区。

虻传的病毒性疾病除主要有马传染性贫血病外，还可传播牛白血病（leukosis）和人畜共患的水疱性口炎,前者世界性分布,后者分布于北美洲。此外,虻还机械吸血传播猪霍乱病毒(hog cholera virus)、牛疫病毒(rinderpest virus)等引起的家畜疾病。

莱姆病是由伯氏疏螺旋体引起的一种虫媒自然疫源性疾病,在世界五大洲 30 多个国家均有分布,我国 28 个省份也有病例报道,国外已从瘤虻体内分离到伯氏疏螺旋体,我国北方大部分地区均有瘤虻分布,但瘤虻在我国莱姆病流行中起什么作用仍待研究。

虻可传播多种锥虫病。我国牲畜有伊凡锥虫病报道,广布全国各地,多数是机械传播。20 世纪 50 年代初,曾使我国西北地区大批骆驼死亡。据当时从宁夏采回的标本看,媒介主要是骚扰黄虻(*Atylotus miser*)和美腹黄虻(*A. pulchellus*),病原体是伊凡锥虫(*Trypanosoma evansi*)。虻还可传播牲畜的泰氏锥虫病(*Trypanosoma theileri*)。

另外,牲畜的恶丝虫(*Dirofilaria roemeri*)和羊丝虫(*Elaeophora schneideri*)以及和血孢子虫(*Haemoproteus metchnikovi*)、红血球孢子虫(*Anaplasma maginale*)均已证明可经虻进行生物性传播。

在南美洲,虻还传播人的皮肤蝇蛆病(cutaneous myiases)。

表 22-1 综合了虻与病原体的关系。

表 22-1 虻与病原体的关系(Krinsky,1976)

病原体分类	病原体名称	关系
病毒	马传贫病毒(equine infectious anemia virus)	ET,NT
	水疱性口炎病毒(vesticula stomatitis virus)	ET
	猪霍乱病毒(hog cholera virus)	I,ET,NT
	牛疫病毒(rinderpest virus)	ET,NT
	加利福尼亚脑炎病毒(California encephalitis virus)	I
	西方马脑炎病毒(Western equine encephalitis virus)	I
	森林脑炎病毒(tick-borne encephalitis virus)	I
细菌	边缘微粒孢子虫(*Anaplasma marginale*)	EN,NT
	Q 热立克次体(*Coxiella burnetii*)	I
	炭疽杆菌(*Bacillus anthracis*)	I,ET,NT
	乔氏梭状芽孢杆菌(*Clostridium chanuei*)	ET
	出血败血性巴斯德氏菌(*Pasteurella multocida*)	ET
	土拉弗朗西斯菌(*Francisella tularensis*)	I,ET,NT
	布鲁氏菌(*Brucella* spp.)	ET
	单核细胞增多性李斯特杆菌(*Listeria monocytogenes*)	ET
	红斑丹毒丝杆菌(*Erysipelothrix rhusiopathiae*)	ET
螺旋体	伯氏疏螺旋体(*Borrelia burgdorferi*)	I
原虫	贝氏血寄生原虫(*Besnoitia besnoiti*)	ET,NT
	梅奇尼可夫变形血原虫(*Haemo proteus metchnikoui*)	D,I,ET(B)
	泰氏锥虫(*Trypanosoma theileri*)	D,I,ET,NT(B)
	伊凡锥虫(*Trypanosoma evansi*)	ET,NY
	马媾疫锥虫(*Trypanosoma equiperdum*)	ET
	采蝇锥虫(*Tsetse-borne trypanosomes*)	ET
	活路锥虫(*Trypanosoma uiuax*)	EE
	刚果锥虫(*Trypanosoma congolense*)	ET
	猿猴锥虫(*Trypanosoma simiae*)	EE
	布氏锥虫(*Trypanosoma brucei brucei*)	ET
	布氏冈比亚锥虫(*Trypanosoma brucei gambiense*)	ET
线虫	罗阿丝虫(*Loa loa*)	D,I,ET,NT(B)
	匐行恶丝虫(*Dirofilaria repens*)	D(exp)(B)
	罗氏恶丝虫(*Dirofilaria roemeri*)	D,I,ET(B)
	羊丝虫(*Elaeophora schneideri*)	D,I,ET(B)

注:D= 可在虻体内发育;NT= 自然传播;B= 生物传播;I= 分离到;EE= 流行病学证明;ET= 实验传播;exp= 实验室证明。

第七节 防制

虻类因孳生地高度分散、孳生地类型多样以及成虫的野栖性并亦高度分散，防制比较困难，很少有实际应用的好方法。目前的方法主要是针对成虫，以防护为主，杀灭为辅。防制原则是采取综合防制措施。

一、环境防制

清除杂草、植被、填平坑洼、疏通渠道以减少产卵和孳生场所。清除植物是最好的防制方法，既可造成不利于幼虫孳生的环境，又可以使自殖虻类没有糖源，但从环保角度看，清除植被不现实，限制了此方法的实际应用。

二、物理防制

在虻数量多的场所，个人防护是目前防虻刺叮比较现实且经济有效的方法。在虻数量多的场所工作时，可采取驱避剂涂擦裸露部位，穿浅色工作服，以预防叮咬，各种驱避剂对虻效果均很好。这可能是当前最实际的防制方法。

利用虻有趋深色物体的视觉反映，已有各种诱捕器，但有实际应用价值的很少。比较有实用价值的是粘板诱捕法（sticky panel trap），用 1 100cm^2 的塑料板或普通木板，中央 280cm^2 漆成白色，四周漆成黑色，涂上粘剂，悬挂或树立的高度为离地 50cm。此法是个老方法，过去在美国应用，最近在英国牧区应用，有一定的效果。1980 年，有人曾在甘肃南部一林场试验此方法，但效果不理想。所用粘剂，过去是用松香加蓖麻油，现在有价钱便宜，效果更好的高分子粘合剂。

利用二氧化碳引诱吸血双翅目昆虫的作用原理，有曼莱斯诱器（Malaise trap）和普通蚊帐法，底部放置干冰，效果很好，但对自殖虻类无效。粘板与干冰结合使用，效果更好。

三、化学防制

虻的栖息场所，可喷洒颗粒剂灭虫药，有良好效果，数量多的地方，必要时，可采用超低容量喷洒杀虫剂，但维持时间不长，从杀虫药污染环境和经济得失综合考虑，实际使用的很少。药物灭虻，我国有少量试验。赵辉元等（1978）在内蒙古草原曾做过飞机超低容量喷洒灭虫试验，考核了灭虻效果，试用的是 41.26% 541 原油制剂，即含二线油 50g，80% 马拉硫磷原油 40g，92.6% 敌敌畏原油 10g（含有效药量为马拉硫磷 32g，敌敌畏 9.26g，共计 41.26g），每亩剂量 100g，共处理 15 万亩草原，用粘捕法考核，喷后第二、三天虻的下降率分别为 82.55% 和 82.72%，效果可靠。曹本钧等（1977—1980）在北京西郊农场畜牧场做饲养场周围树木、草丛喷药与牛体喷药结合防制虻，效果良好。牛体喷洒二氯苯醚菊酯较好，毒性小；10% 氯氰菊酯、25% 三氯杀虫酯（代号 7504，为 DDT 类似物）合剂效果也不差，有效期达 6d。环境喷洒药用丙体 666 较好。因药物处理的范围广泛，污染环境较严重，故多不提倡化学杀虫。

四、生物防制

虻的卵、幼虫、蛹和成虫均有自然天敌的存在，所以生物防制是一重要的有发展前景的手段。寄生蜂寄生于虻的卵块相当普遍，有的则寄生于虻的幼虫和蛹。某些双翅目如寄蝇的幼虫可寄生于虻的幼虫。线虫类和某些螨类的幼虫寄生于虻的成虫或蛹。真菌类感染虻的幼虫常见的是体腔真菌（*Colomomyces*）和绿僵菌（*Metarrhizium*）。

第八节　研究技术

一、标本采集与制作

(一) 虻类标本采集

虻类标本采集应根据不同虻种的生态习性，选择适宜的采集时间、诱饵动物、采集方法(含采集工具)进行采集。虻类成虫标本较易采集，幼虫和蛹的采集相对困难，卵的采集目前缺乏研究。

1. 成虫采集　最简单的方法是采用牛、马等动物诱，用昆虫网采。在北方林区虻多时，人诱也能采到，但在南方，没有牛等动物诱，人是很难诱到虻的。因牛易受惊，挥网不易采集，可用特大蚊帐，将牛拴在其中，虻会从悬空蚊帐的下缘，飞入帐内，常停栖在蚊帐上，且不易逃脱，采集也较容易。白天，早、中、晚均可采集，但在南方，不少种虻有早晚活动高峰，特别是傍晚，日落至天黑这一时间段，是牛诱采集虻的最好时刻。动物诱不到雄虻，所以多数虻种的雄性尚未描述。一般可用昆虫网在植物丛采集，在道路旁树干上有时可看到雄虻停栖。

利用二氧化碳对虻的引诱作用，可在野外悬挂蚊帐，前后吊起，中心地面放置干冰，据文献，这样可诱到大量雌虻，此方法相当于国外的马氏网(Malaise trap)和格雷西特网(Gressitt trap)，不过后两种在帐顶或两侧顶角安装收集器。

利用虻趋深色物体及进入诱器后向上飞的特性，国外有马尼托巴网(Manitoba trap)，这类诱器是用3~5根杆子做成的锥形帐篷，顶部安装收集器。这类诱器在国外用于虻数量调查，但据在我国所做的试验，诱到的虻数量不多。

光有引诱虻的作用，在畜圈灯下接水盆，可诱到大量虻，一般雄性多于雌性。

2. 幼虫采集

(1) 在湿地，采集土样，用纱网在水中冲洗，洗去泥土，即现出幼虫。

(2) 用热水将幼虫杀死，保存在75%乙醇中。

(3) 如要获得成套生活史标本，可用蝇蛆饲养，用75%乙醇保存幼虫皮和蛹皮，成虫针插，三者编相同号码。

3. 蛹的采集　在湿地，采集土样，用纱网在水中冲洗，洗去泥土，即现出蛹，用热水将其杀死，保存在75%乙醇中。

4. 注意事项　采集成虫标本时应做好个人防护，宜着长袖长裤衣服，避免被虻类刺叮。成虫用乙醚或氯仿麻醉。采集标签的信息要完整清晰，含采集地点、采集时间、采集人和宿主动物等。

(二) 虻类标本制作

虻类成虫标本是鉴定的主要依据，因此成虫标本制作最为重要。虻的卵采集困难，一般不制作卵的标本。因科研工作需要，可制作幼虫(皮)和蛹(皮)的玻片或液浸标本。

1. 针插标本　成虻标本用针插法保存，一般为双标签：采集标签上记录采集地点、时间、采集人，并要记录眼带等特征，因为标本干燥后，眼带将消失，多数虻种的标本眼带经回潮可恢复，但有些种则很难；鉴定标签上记录虻种中文名、拉丁名、鉴定人。标本制作工具：放大镜、体视显微镜、白色方盘、玻璃培养皿、镊子、标签纸、记号笔、针插标本盒、樟脑。具体制作方法如下：

(1) 插针：根据成虻体型大小选取适宜型号(4#~6#)的昆虫针，用左手拇指和食指轻轻夹住虻中胸两侧，右手拇指和食指捏住昆虫针中上三分之一处，针尖自中胸背板中线右侧插入，从腹面六足中间插出。

(2) 整姿：使成虻停留于昆虫针中上三分之一处，用镊子轻轻拉直各足，将双翅向两侧面分别拉开保持张开形状。

(3) 干燥：将制好的标本放阴凉干燥处待自然干燥后插入标本盒内。

(4) 回软：对干标本应放入回软器内回软后可按照上述步骤制作标本。回软所需时间根据虻种体型大小和干燥程度而定，一般需要4~12小时。

2. 玻片标本 主要用于幼虫皮和蛹皮标本的制作。标本制作工具及试剂：干燥箱、放大镜、体视显微镜、白色方盘、玻璃培养皿、镊子、塑料吸管、标签纸、95% 乙醇、无水乙醇、中性树胶、指甲油、载玻片、盖玻片、玻片标本盒、记号笔。具体制作方法如下：

（1）脱水：选取幼虫皮或蛹皮先后移入 95% 和无水乙醇中各脱水 30 分钟。

（2）封片：将脱水后的标本取出放在载玻片上，使虫体背面朝上，头部向前，摆正位置，待乙醇挥发后在标本上面滴加一滴中性树胶完全覆盖标本，稍干后将盖玻片放在上面轻轻压平标本，注意避免进入气泡。

（3）干燥：将制好的玻片标本放阴凉处自然干燥或用 45℃ ± 5℃干燥箱烤干。

（4）封边：在盖玻片四边用指甲油封闭。贴上标签，放入玻片标本盒内保存。

3. 液浸标本 主要用于幼虫、幼虫皮、蛹和蛹皮的标本制作。标本制作工具及试剂：玻璃指管、白色方盘、玻璃培养皿、镊子、塑料吸管、标签纸、75% 乙醇、无水乙醇、记号笔。将采集的幼虫、幼虫皮、蛹和蛹皮等标本置于 75% 乙醇中，制成液浸标本，可以长期保存。

4. 注意事项 针插标本应保存在阴凉干燥处，保存环境的相对湿度以不超过 50% 为宜，必要时需要安装除湿机。针插标本盒内应放置樟脑，以防霉防虫。重要针插标本应单只保存于玻璃管内，玻璃管的胶塞或软木塞用石蜡密封。液浸标本应注意乙醇挥发情况，及时补充或更换乙醇，以便长期保存。各种类型标本的标签（含鉴定信息和采集信息）务必准确无误。

二、分类鉴定技术

国内外对于虻的分子分类鉴定技术研究比较少。蒋超等（2017）扩增并分析虻及 7 种常见伪品的细胞色素 C 氧化酶Ⅰ亚基基因（COⅠ）序列，根据差异片段设计聚合酶链反应-限制性内切酶酶切长度多态性（PCR-RFLP）引物，使用限制性内切酶进行酶切鉴别。引物对可扩增虻虫及其伪品 COⅠ序列，产生约 490bp 条带，限制性内切酶 *Dra* Ⅰ可以识别虻虫及其伪品的差异序列，仅虻虫的 COⅠ片段可被酶切形成两个片段，从而特异性鉴别是否为虻。其建立的 PCR-RFLP 方法可以作为虻的简单准确的 DNA 鉴定方法。

三、孳生地调查与监测

（一）牛诱捕法

将牛暴露于虻多的场所诱虻吸血，然后在牛身上用手捕捉或以网兜捕。采集时间，在南方选日落后、天黑前一段时间；在北方以中午阳光强烈时最好。以每 15 分钟捕获的成虻数为密度单位。

（二）网捕法

用捕虫网在孳生场所附近的草丛和灌木林间兜捕成虫。捕虫网直径 30cm，长 80~90cm，为圆锥形网袋，安装在 1~1.2 米长的木棍上。手持网的木柄，边走边挥捕，每挥捕 15 次，将网中所捕获的昆虫用毒瓶毒杀后，放入广口瓶内，进行分类计数。其单位为：成虻数/15 次。

（三）纱笼罩捕法

纱笼为 0.5m × 0.5m × 0.75m，用木条做成笼框。笼的底面为可抽插活动的薄板，其他各面都从内面绷以纱布或尼龙纱。在笼的一侧接一长筒套袖与笼相通。用时，先将笼底的活动插板抽出，然后把笼子扣罩在有虻的草地上，将手从袖筒伸入笼内翻动草丛，虻等昆虫被惊起上飞，集中在笼顶和四壁，然后从笼底部把活动插板推入。此时昆虫即被关在笼内。用手推喷雾器向笼内喷洒 0.1% 敌敌畏，将笼内昆虫杀死，然后将底板抽出，将杀死的昆虫倒在白纸上，进行分类计数。单位为：虻总数/每扣捕 4 次（即每 m^2 的虻总数）。

（张建庆）

参考文献

[1] 李朝品．医学节肢动物标本制作[M]．北京：人民卫生出版社，2019.
[2] 蒋超，李军德，袁媛，等．虻虫的 PCR-RFLP 鉴别研究[J]．中国现代中药，2017，19(1)：16-20.
[3] 许荣满，孙毅．中国动物志 双翅目 虻科[M]．北京：科学出版社，2013.

[4] 李朝品.医学节肢动物学[M].北京:人民卫生出版社,2009.
[5] 李朝品.医学昆虫学[M].北京:人民军医出版社,2007.
[6] 何静,刘荣堂,刘增加.我国虻科研究进展.中华卫生杀虫药械,2006,12(4):248-252.
[7] 吴观陵.人体寄生虫学[M].4版.北京:人民卫生出版社,2013.
[8] 汪世平.医学寄生虫学[M].北京:高等教育出版社,2004:241.
[9] 石淑珍,刘增加.甘肃省虻科小志(双翅目)[J].医学动物防制,2003,19(10):592.
[10] 金伟,徐莉,方林.东北地区虻科名目[J].东北师大学报自然科学版,2003,32(1):67.
[11] 陆宝麟,吴厚永.中国重要医学昆虫分类与鉴别[M].北京:科学出版社,2003,330-374.
[12] 刘增加,许荣满.曼聂拖罢(Manitobu)诱虻器诱虻效果现场试验研究[J].医学动物防制,2001,17(1):1-4.
[13] 向超群.新疆虻类调查研究综述[J].医学动物防治,2000,17(7):345.
[14] 张雅林.昆虫分类区系研究[M].北京:中国农业出版社,2000.
[15] 王首振,葛凤祥.河南医学虻类调查报告[J].医学动物防制,1998,14(3):44.
[16] 苏寿泜,叶炳辉.现代医学昆虫学[M].北京:高等教育出版社,1996.
[17] 姚永政,许先典.实用医学昆虫学[M].2版.北京:人民卫生出版,1996.
[18] 王遵明.中国经济昆虫志(第四十五册)双翅目虻科(二)[M].北京:科学出版社,1994.
[19] 赵慰先.人体寄生虫学[M].2版.北京:人民卫生出版,1994.
[20] 姜秦文,张弩,黄范振,等.吉林省东南部虻类区系构成[J].延边医学院学报,1993,16(20):99.
[21] 王遵明.中国虻科(双翅目)二新种[J].昆虫学报,1992,35(3):358.
[22] 刘维德,王天齐.中国虻属种类检索表(双翅目:虻科)[J].四川动物,1992,12(1):20.
[23] 张永生,苏龙.我国东北地区的虻类[J].医学动物防治,1992,8(2):103.
[24] 陈汉彬,许荣满.贵州虻类志[M].贵阳:贵州科技出版社,1992.
[25] 徐保海.福建省医学昆虫调查(双翅目:虻科)[J].医学动物防治,1992,6(3):187.
[26] 王天齐,刘维德.中国虻属新种和新记录种[J].动物分类学报,1991,16(1):106.
[27] 柳支英,陆宝麟.医学昆虫学[M].北京:科学出版社,1990.
[28] 徐肇玥,陈兴保,徐麟鹤.虫媒传染病学[M].银川:宁夏人民出版社,1990.
[29] 忻介六,杨庆爽,胡成业.昆虫形态分类学[M].上海:复旦大学出版社,1985.
[30] 蔡邦华.昆虫分类学(下册)[M].北京:科学出版社,1985.
[31] 王遵明.中国经济昆虫志(第二十六册)双翅目 虻科(一)[M].北京:科学出版社,1983.
[32] AKOTET M K B,OWANO-MEDANG M,MAWILI-MBOUMA,et al. The relationship between microfilaremic and amicrofilaremic loiasis involving co-infection with *Mansonella perstans* and clinical symptoms in an exposed population from Gabon [J]. Journal of Helminthology,2016,90:469-475.
[33] MORITA S I,BAYLESS K M,YEATES D K,et al. Molecular phylogeny of the horse flies:A framework for renewing tabanid taxonomy [J]. Systematic Entomology,2016,41:56-72.
[34] HUSSENEDER C,DELATTE J R,KRUMBOLT J,et al. Development of microsatellites for population genetic analyses of *Tabanus nigrovittatus*(Diptera:Tabanidae)[J]. Journal of Medical Entomology,2015,51:114-118.
[35] BALDACCHINO F,DUQUESNES M,MIHOK S,et al. Tabanids:Neglected subjects of research,but important vector of disease agents! Infection [J]. Genetics and Evolution,2014,28:596-615.
[36] BARROS A T M,FOIL L D. The influence of distance on movement of tabanids(Diptera:Tabanidae)between horses [J]. Veterinary Parasitology,2007,144:380-384.
[37] BALDACCHINO F,MANON S,PUECH L,et al. Olfactory and behavioural responses of tabanid horseflies to octenol,phenols and aged horse urine [J]. Medical and Veterinary Entomology,2014,28:201-209.
[38] KAROLYI F,COLVILLE J F,HANDSCHUH S,et al. One proboscis,two tasks:Adaptations to blood-feeding and nectar-extracting in long-proboscid horse flies(Tabanidae,Philoliche)[J]. Arthropod Structure and Development,2014,43:403-413.
[39] METZGER W G,MORDMULLER B. Loa loa e does it deserve to be neglected? [J]. The Lancet Infectious Diseases,2014,14:353-357.
[40] DESQUESNES M,DARGANTES A,HUA D-H,LUN,et al. *Trypanosoma evansi* and surra:A review and perspectives on transmission,epidemiology and control,impact and zoonotic aspects [J]. BioMed Research International,2013.
[41] BLAHO M,EGRI A,BARTA A,et al. How can horseflies be captured from solar panels? A new concept of tabanid traps using light polarization and electricity produced by photovoltaics [J]. Veterinary Parasitology,2012,189:353-365.

[42] EGRI A,BLAHO M,KRISKA G,et al. Polarotactic tabanids find striped patterns with brightness and/or polarization least attractive: An advantage of zebra stripes [J]. Journal of Experimental Biology,2012,215:736-745.
[43] MIHOK S,LANGE K. Synergism between ammonia and phenols for Hybomitra tabanids in northern and temperate Canada [J]. Medical and Veterinary Entomology,2012,26:282-290.
[44] MIKUSKA A,KRCMAR S,RADOVIC A,et al. The influence of temperature,precipitation and floods on the development of horse fly populations(Tabanidae)in the alluvial habitats of the Danube River in Croatia [J]. Polish Journal of Ecology,2012, 60:395-406.
[45] FERREIRA-KEPPLER R L,RAFAEL J A,GUERRERO J C H. Seasonality and landscape use by Tabanidae species in the Central Amazon,Brazil [J]. Neotropical Entomology,2010,39:645-654.
[46] MA D Y,WANG Y P,et al. Anti-thrombosis repertoire of blood-feeding horsefly salivary glands [J]. Molecular and Cellular Proteomics,2009,8:2071-2079.
[47] MIHOK S,CARLSON DA. Performance of plywood and cloth Nzi traps relative to Manitoba and greenhead traps for tabanids and stable flies [J]. Journal of Economic Entomology,2007,100:613-618.
[48] KRCMAR S,MIKUSKA A,MERDIC E. Response of Tabanidae(Diptera)to different natural attractants [J]. Journal of Vector Ecology,2006,31:262-265.
[49] HEIDI K,GOETHERT,INBAR SHANI,et al. Genotypic Diversity of Francisella tularensis Infecting Dermacentor variabilis Ticks on Martha's Vineyard,Massachusetts [J]. J. Clin. Microbiol.,2004,42:4968-4973.
[50] IRANPOUR M,SHURKO A M,KLASSEN G R,et al. DNA fingerprinting of tabanids(Diptera:Tabanidae)and their respective egg masses using PCR-restriction fragment profiling [J]. The Canadian Entomologist,2004,136:605-619.
[51] THOMSON M C,OBSOMER V,KAMGNO J,et al. Mapping the distribution of Loa loa in Cameroon in support of the African Programme for Onchocerciasis Control. Filaria Journal,2004,3:7.
[52] CHEKE R,MAS J,CHAINEY J E. Potential vectors of loiasis and other tabanids on the island of Bioko,Equatorial Guinea [J]. Medical and Veterinary Entomology,2003,17:221-223.
[53] DESQUESNES M,DIA M L. Mechanical transmission of *Trypanosoma congolense* in cattle by the African tabanid Atylotus agrestis [J]. Experimental Parasitology,2003,105:226-231.
[54] WIEGMANN B M,YEATES D K,THORNE J L,et al. Time flies-a new molecular time scale for brachyceran fly evolution without a clock [J]. Systematic Biology,2003,52:745-756.
[55] BURGER J F,CHAINEY J E. Revision of the Oriental and Australasian species of *Chrysops*(Diptera:Tabanidae) [J]. Invertebrate Taxonomy,2000,14:607-654.
[56] CHIPPAUX J P,BÔUCHIT B,DEMANOV M,et al. Density and dispersal of the loiasis vector *Chrysops dimidiata* in southern Cameroon [J]. Medical and Veterinary Entomology,2000,14:339-344.
[57] SCOLES G A,MILLER J A,FOIL L D. Comparison of the efficiency of biological transmission of *Anaplasma marginale* (Rickettsiales:Anaplasmataceae)by *Dermacentor andersoni* Stiles(Acari:Ixodidae)with mechanical transmission by the horse fly *Tabanus fusciostatus* Hine(Diptera:Tabanidae) [J]. Journal of Medical Entomology,2000,45:109-114.
[58] MCKEEVER S,FRENCH F E. Fascinating,beautiful blood feedersedeer flies and horse flies,the Tabanidae [J]. American Entomologist,1997,43:217-226.
[59] SUTTON B D,CARLSON D A. Cuticular hydrocarbon variation in the Tabanidae(Diptera):*Tabanus nigrovittatus* complex of the North American Atlantic coast [J]. Annals of the Entomological Society of America,1997,90:542-549.
[60] GOODWIN J T,DREES B M. The horse flies and deer flies(Diptera:Tabanidae)of Texas [J]. Southwestern Entomologist, 1996. 20(Suppl.).
[61] MCELLIGOTT P E K,LEWIS D J. Distribution and abundance of immature Tabanidae(Diptera)in a subarctic Labrador peatland [J]. Canadian Journal of Zoology,1996,74:1364-1369.
[62] BURGER J F. Catalog of Tabanidae(Diptera)of North America North of Mexico [J]. In Contributions on entomology, international,1995,1:1-10.
[63] FAIRCHILD G B,BURGER J F. A catalog of the Tabanidae(Diptera)of the Americas south of the United States [J]. In Memoirs of the American Entomological Institute,1994,55:249.
[64] SMITH S M,TURNBULL D A,TAYLOR P D. Assembly,mating,and energetics of *Hybomitra arpadi*(Diptera:Tabanidae)at Churchill [J]. Manitoba. Journal of Insect Behavior,1994,7:355-383.
[65] MCMAHON M J,GAUGLER R. Effect of salt marsh drainage on the distribution of *Tabanus nigrovittatus*(Diptera:Tabanidae) [J].

Journal of Medical Entomology, 1993, 30: 474-476.

[66] ANDREEVA R V. Identification of the larvae of horse flies of the European part of the USSR, Caucasus and central Asia [M]. Kiev: Naukova Dumka, 1990: 170.

[67] NOIREAU F, NZOULANI A, SINDA D, et al. Transmission indices of Loa loa in the Chaillu Mountains, Congo [J]. American Journal of Tropical Medicine and Hygiene, 1990, 43: 282-288.

[68] TESKEY H J. The insects and arachnids of Canada, Part 16. The horse flies and deer flies of Canada and Alaska (Diptera: Tabanidae) [J]. Agriculture Canada Publication 1990, 1838: 381.

[69] ANDREEVA R V. The morphological adaptations of horse fly larvae (Diptera: Tabanidae) to developmental sites in the Palearctic region and their relationship to the evolution and distribution of the family [J]. Canadian Journal of Zoology, 1989, 67: 2286-2293.

[70] COOKSEY L M, WRIGHT R E. Population estimation of the horse fly, *Tabanus abactor* (Diptera: Tabanidae) in north central Oklahoma [J]. Environmental Entomology, 1989, 16: 211-217.

[71] FOIL L D. Tabanids as vectors of disease agents [J]. Parasitology Today, 1989, 5: 88-96.

[72] SCHUTZ S J, GAUGLER R. Honeydew-feeding behavior of salt marsh horse flies (Diptera: Tabanidae) [J]. Journal of Medical Entomology, 1989, 26: 471-473.

[73] MAGNARELLI L A, ANDERSON J F. Ticks and biting insects infected with the etiologic agent of Lyme disease, Borrelia burgdorferi [J]. J. Clin. Microbiol., 1988, 26: 1482-1486.

[74] ALLAN S A, DAY J F, EDMAN J D. Visual ecology of biting flies [J]. Annual Review of Entomology, 1987, 32: 297-316.

[75] STANEK G, FLAMM H, GROH V, et al. Epidemiology of borrelia infections in Austria [J]. Zentralbl Bakteriol Mikrobiol Hyg., 1987, 263 (3): 442-449.

[76] FAIRCHILD G B. Tabanidae of Panama [J]. In Contributions of the American Entomological Institute, 1986, 22: 1-13.

[77] LEPRINCE D J, LEWIS D J. Sperm presence and sugar feeding patterns in nulliparous and parous *Tabanus quinquevittatus* Wiedemann (Diptera: Tabanidae) in southwestern Quebec [J]. Annals of the Entomological Society of America, 1986, 79: 912-917.

[78] PERICH M J, WRIGHT R E, LUSBY K S. Impact of horse flies (Diptera: Tabanidae) on beef cattle [J]. Journal of Economic Entomology, 1986, 79: 128-131.

[79] WAAGE J K, DAVIES C R. Host-mediated competition in a bloodsucking insect community [J]. Journal of Animal Ecology, 1986, 55: 171-180.

[80] ANDERSON J F. The control of horse flies and deer flies (Diptera: Tabanidae) [J]. Myia, 1985, 3: 547-598.

[81] GOODWIN J T, MULLENS B A, GERHARDT R R. The Tabanidae of Tennessee [J]. In Tennessee Agricultural Experiment Station Bulletin, 1985, 642: 73.

[82] HAYAKAWA H. A key to the females of Japanese tabanid flies with a checklist of all species and subspecies (Diptera, Tabanidae) [J]. Japanese Journal of Sanitary Zoology, 1985, 36: 15-23.

[83] POINAR G O. Nematode parasites and infectious diseases of Tabanidae (Diptera) [J]. Myia, 1985, 3: 599-616.

[84] WILKERSON R C, BUTLER J F, PECHUMAN L L. Swarming, hovering, and mating behavior of male horse flies and deer flies (Diptera: Tabanidae) [J]. Myia, 1985, 3: 515-546.

[85] ANDREEVA R V. The ecology of horse fly larvae and their parasitoses [M]. Kiev: Naukova Dumka, 1984: 170.

[86] AUROI C. The life cycle of Hybomitra bimaculata (Marqu.) (Diptera: Tabanidae). Ⅲ. Pupation, emergence, blood meal and oogenesis [J]. Mitteilungen der Schweizerischen Entomologischen Gesellschaft, 1983, 56: 343-359.

[87] LANE R S, ANDERSON J R, PHILIP C B. Biology of autogenous horse flies native to coastal California: *Apatolestes actites* (Diptera: Tabanidae) [J]. Annals of the Entomological Society of America, 1983, 76: 559-571.

[88] PECHUMAN L L, WEBB D W, TESKEY H J. The Diptera, or true flies, of Illinois. I. Tabanidae [J]. In Illinois natural history survey bulletin, 1983, 33: 122.

[89] AUROI C. Physiological age of tabanid (Diptera) populations in Switzerland [J]. J Med. Ent, 1982, 19 (3): 181.

[90] EASTON E R. Reduction of horse and deer flies on the cottonwood rang and livestock experiment station as a result of grazing [J]. J Econ Ent, 1982, 75 (2): 292.

[91] GOODWIN J T. The Tabanidae (Diptera) of Mali [J]. In Miscellaneous Publications of the Entomological Society of America, 1982, 13: 1-14.

[92] BURGER J F, LAKE D J, MCKAY M L. The larval habitats and rearing of some common *Chrysops* species (Diptera: Tabanidae)

in New Hampshire [J]. Proceedings of the Entomological Society of Washington, 1981, 83: 373-389.
[93] PECHUMAN L L. The horse flies and deer flies of New York (Diptera: Tabanidae) [J]. Search Agriculture, Cornell University Agricultural Experiment Station, 1981, 18: 68.
[94] PECHUMAN L L, Teskey H J. Tabanidae. In J. F. McAlpine, Manual of Nearctic Diptera [J]. Agriculture Canada Research Branch, Monograph, 1981, 27: 674.
[95] HOLLANDER A L, WRIGHT R E. Impact of tabanids on cattle: Blood meal size and preferred feeding sites [J]. Journal of Economic Entomology, 1980, 73: 431-433.
[96] MIDDLEKAUF W W, LANE R S. Adult and immature Tabanidae (Diptera) of California [J]. Bulletin of the California Insect Survey, 1980, 22: 99.
[97] MULLENS B A, GERHARDT R R. Feeding behavior of some Tennessee Tabanidae [J]. Environmental Entomology, 1979, 8: 1047-1051.
[98] BURGER J F. The biosystematics of immature Arizona Tabanidae (Diptera) [J]. Transactions of the American Entomological Society, 1977, 103: 145-158.
[99] KRINSKY W L. Animal disease agents transmitted by horse flies and deer flies (Diptera: Tabanidae) [J]. Journal of Medical Entomology, 1976, 13: 225-275.
[100] DUKES J C, EDWARDS T D, AXTELL R C. Distribution of larval Tabanidae (Diptera) in a Spartina alterniflora salt marsh [J]. Journal of Medical Entomology, 1974, 11: 79-83.
[101] CHVALA M, LYNEBORG L, MOUCHA J. The horse flies of Europe (Diptera, Tabanidae) [M]. Denmark: Entomological Society of Copenhagen, 1972, 499.
[102] DUKE B O L. Behavioural aspects of the life cycle of Loa. Behavioural Aspects of Parasite Transmission [M]. London: Academic Press, 1972, 97-107.
[103] FAIRCHILD G B. Climate and the phylogeny and distribution of Tabanidae [J]. Bulletin of the Entomological Society of America, 1969, 15: 7-11.
[104] WILSON B H. Reduction of tabanid populations on cattle with sticky traps baited with dry ice [J]. Journal of Economic Entomology, 1968, 61: 827-829.
[105] JONES C M, ANTHONY D W. The Tabanidae of Florida [J]. USDA Technical Bulletin, 1964, 1295: 85.
[106] TAKAHASI H. Fauna Japonica. Tabanidae (Insecta: Diptera) [J]. Biogeographical Society of Japan, National Science Museum, 1962, 143.
[107] Mackerras I M. The classification and distribution of Tabanidae (Diptera). I. General review [J]. Australian Journal of Zoology, 1954, 2: 431-454.

第二十三章 蚋

蚋类(blackfly)隶属于双翅目(Diptera)、长角亚目(Nematocera)、蚋科(Simuliidae),是一类小型、驼背的吸血昆虫,俗称驼背、刨锛等,是双翅目医学昆虫中一个世界性分布的重要类群,不仅骚扰吸血、侵袭人畜,部分种类还是多种人类和禽畜疾病的传播媒介,在医学和兽医学研究中具有重要意义。

我国早在《尔雅》中就有“小虫似蚋”的记载,可以说是世界上有关蚋类名称最早的记载。后续众多古籍中亦有描述,但常常把蚋类和蚊类、蠓类等其他吸血昆虫混为一谈,如《说文解字》云:“蜹,秦晋谓之蜹,楚谓之蚊,从虫芮声。”纵观古代著作、诗词亦或地方志书都有蚋类的相关记载,蚋之名称有默默、墨蚊、没子、蠛子、蠛蚊、蠛蚋、蠛蠓等,其实声音均相近,意指细如芮子“默默”无声演化而来。显然,这些名称只是通称并非指特定的类群,而是包括若干形态习性相似的小型吸血昆虫,诸如蠓科、蚋科和毛蠓科昆虫等,但是从分类学的角度看上述类群并不难区分。古人由于历史条件的限制,当时缺少研究工具仅靠观察,故未能将其正确分类。国外将蚋类称为 blackfly,中文译为黑蝇,虽然蚋和蝇在分类学上同属双翅目,却是隶属不同科的“远亲”,显然直译为黑蝇名不副实。

尽管早在 2 000 多年前,我国古籍已有蚋类的记载,但就蚋类的现代科学研究而言,却是在国外形成和发展的,迄今只有 200 多年历史。

国外有关蚋类的记载始于 18 世纪中叶,瑞典学者 Linnaeus 首次采用双名法命名 2 种蚋,即爬蚋(*Simulium reptans*)和马维蚋(*Simulium equinum*),但由于当时的分类系统尚不完善,而错误地将两者归于蚊科(Culicidae)、库蚊属(*Culex*)。直到 19 世纪初,Latreille 以 *Simulium Colombaschens* 为模式种,首次建立了蚋属(Genus *Simulium*)。随后,Newman 根据欧洲已有的相关资料,将蚋属提升为独立的蚋科(Simuliidae),并指定蚋属作为模式属,从而拉开了蚋类现代分类研究的序幕。但在整个 19 世纪,蚋类研究的进展相当缓慢,研究范围虽然已从欧洲扩大到北美洲,但却只记录约 40 种。20 世纪是蚋科研究特别是蚋类系统学研究重要的发展期,涉蚋研究已从欧洲、美洲扩大到亚洲、非洲和大洋洲。随着蚋传盘尾丝虫病的发现,世界各地区系调查的不断扩大和深入,发现并描述了许多新分类阶元,反复对已知蚋种名称及其分类地位进行校订,并对蚋科的分类系统进行了探讨和整理,提出了不同的见解。与此同时,引进新技术和新方法应用于蚋类的分类鉴定,诸如细胞遗传学、分子生物学等与传统形态分类相结合,已成为当代蚋类分类研究的新趋势。随着蚋类基础分类研究的进展,许多国家和地区相继出版了一系列专著和论文,其中 Adler(2020)出版的 *World blackflies(Diptera:Simuliidae):A comprehensive revision of the taxonomic and geographical inventory*(《世界蚋类分布和地理名录全面修订》)一书,采用两亚科的分类系统,共记载 2 亚科、31 属、46 亚属、2 348 种,其中含 17 个化石种。随着蚋类分类学研究的发展,促进了与之相关的蚋类传播疾病及其生物学和防制的研究,从而进一步扩大和加强了系统学研究,尤其是 20 世纪 70 年代以后,发展了细胞分类、分子鉴定、数值分类以及系统发育等,进一步拓展至蚋类种下分类研究,大大加强了分类学、生态学、媒介防制等方面工作。

我国蚋类研究起步较晚,19 世纪 40 年代以前多为外国学者做零星报道。国人首次涉足蚋类研究是吴贻芳,其在留美期间撰写了 *A Contribution to the Biology of Simulium*(*Diptera*)一文(Wu,1931)。随后,胡经甫在《中国昆虫名录》中首次记录了马维蚋(*Simulium equinum*)1 种,揭开了我国蚋类基础分类研究的序幕(Wu,1940)。但此后数十年未见国人报道,直至20世纪70年代中国科学院动物研究所谭娟杰和周佩燕(1976)首次较系统地报道了我国东北和华北的蚋科昆虫12属、32种(含2新种和1新记录种),有力地推动了学科的发展,促进了我国学者大规模蚋类采集研究工作。迄今,我国昆虫学工作者在全国范围内进行了广泛而深入的区系调查,除江苏、天津和上海外,全国其他省、直辖市、自治区均有研究报道。此外,国内外学者记述大量以我国为模式产地的蚋类新种,尤其是陈汉彬教授团队于2016年出版的《中国蚋类研究(双翅目:蚋科)》一书,内容涵盖蚋类研究的分类系统、鉴别形态、内部结构、生物地理学、医学重要性等多项内容。至此,我国蚋类记录由1949年的2属、16种,增至2016年初的6属、16亚属、333种(陈汉彬,2016),约占全世界已知蚋种的14.3%,远远超过我国其他昆虫类群的世界占比平均数。

综观我国蚋类研究的历史与现状,其突出特点是发展不平衡,主要表现在研究内容上的不均衡。蚋类作为一种重要的媒介昆虫,其具有传播人畜共患病的能力或潜力,对其进行深入的生物学、生态学、系统发育、细胞遗传学、分子生物学、地理区划、与疾病关系及其防制等研究,应作为现阶段研究工作的重点和方向。

第一节 形态学

蚋类隶属于节肢动物门(Arthropoda)、昆虫纲(Insecta)、双翅目(Diptera)、长角亚目(Nematocera)、蚋科(Simuliidae),是一类小型的短足双翅吸血昆虫。国外称蚋为blackfly(黑蝇),我国民间俗称为驼背或刨锛。称蚋为"黑蝇",可能是它们大多体色黯黑或棕褐,乍看似蝇而得名;称其为"驼背",却是恰到好处,这是由于蚋类长期的运动适应,使其中胸肌肉特别发达,从而限制了前、后胸的发展,致使中胸盾片明显隆起呈穹顶状构造;称其为"刨锛",则是基于蚋的喙短而厚,刺叮吸血可致宿主皮肤上留有"小血池",并冒出组织液,活像啃掉一块肉,故名。

除具有双翅目昆虫的一般特征外,蚋类的主要鉴别特征如下:①成虫触角11节,其中鞭节9节;触须5节,第Ⅲ节具感觉器,称为拉氏器;雄虫接眼式,雌虫离眼式;足短粗;翅宽,无鳞,翅脉简单,前缘脉域的纵脉发达;腹节Ⅰ背板演化为一具长缘毛的基鳞片。②蛹包被于茧中,前胸两侧具外露的丝状、球状或囊状的呼吸器官(鳃器)。③幼虫呈圆筒状,前胸具1腹足,后腹末端具钩环。

蚋类属完全变态昆虫,分为卵、幼虫、蛹和成虫四个时期,各期虫体均具有各自鉴别意义的形态特征。

一、外部形态

蚋类的外部形态是分类鉴定的主要依据,要正确鉴别蚋种,首先必须了解其形态鉴别的分类学特征。

(一) 成虫(adult)

蚋类成虫体长1.2~5.5mm,多呈暗黑色或棕褐色,有些种类体色也可呈红棕色、灰色、黄色或橙色。体型大小因种而异,并且种内个体差异也较大。

成虫整体分为头、胸、腹3部分(图23-1),头部有发达的感受器和摄食器官;胸部由3个胸节组成,有足和翅等运动器官;腹部由11节组成,是代谢和繁殖的中心,腹节Ⅷ~Ⅺ特化为外生殖器。

1. 头部(head) 蚋虫的头部近似圆球形(图23-2)。雄虫头部通常略宽于胸部,雌虫头部一般略小于胸部或约等宽。两侧具1对复眼,雌虫两眼之间称为额,额的下缘两侧具触角1对,触角下方为颜(face),额前端的小片为唇基(clypeus),口器附着于此。

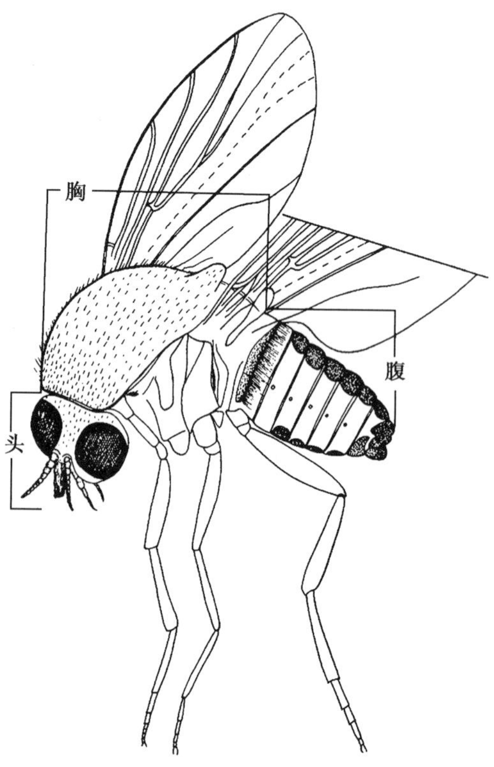

图23-1 雌蚋侧面观
(仿自 陈汉彬)

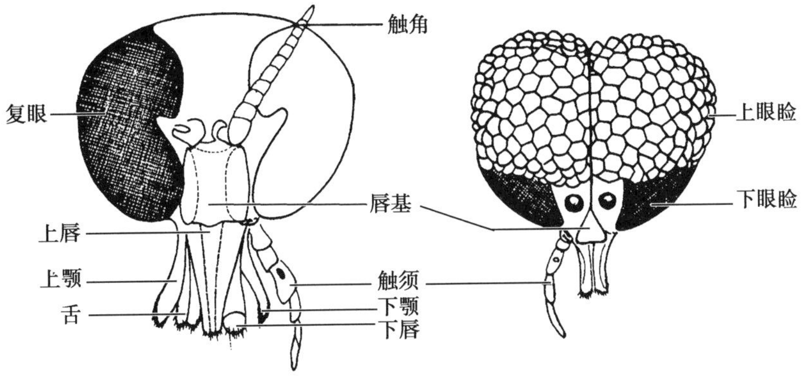

图 23-2 成虫头部（左：♀，右：♂）
（仿自 陈汉彬）

（1）复眼（compound eye）：位于蚋虫的头部前面两侧，有明显的两性差异。雌虫的复眼由数百个大小相同的小眼面镶嵌而成，中间被额隔开，为离眼式（dichoptic）；雄虫的复眼则由大小不同的两种眼面组成，上半部为大眼面，下半部为小眼面，两复眼在额缝处相接，为接眼式（holoptic）。大眼面的纵列数（vertical columns）和横列数（horizontal rows）有分类价值。

（2）触角（antenna）：通常由Ⅸ~Ⅻ节组成，模式触角为 2+9 节（图 23-3），呈短棒状，短于头部。从基部起依次分为柄节、梗节和鞭节（含 7~9 个鞭分节）3 部分，柄节细小，梗节粗大，鞭节呈串珠状。梗节中存在江氏器，能感受音波频率，是一种特化程度较高的感受器。蚋亚科（Simuliinae）的触角通常是 2+9 节，少数可为 2+8 节或 2+7 节，其形态相当划一，没有两性特征分化，也没有特化的附属物，一般无分类学价值。但各节的颜色，以及雄虫鞭分节Ⅰ和鞭分节Ⅱ的长度比值偶可用于分类。

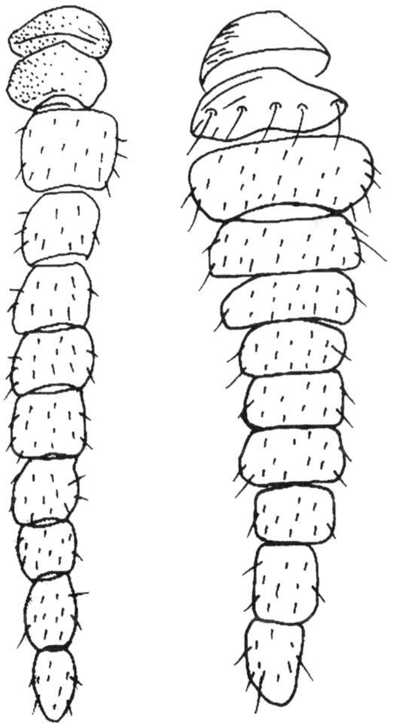

图 23-3 触角（左：♀，右：♂）
（仿自 陈汉彬）

（3）额部（frons）：雄虫额部通常很小，无分类价值。雌蚋额部发达，其长度为宽度的 1.5~4 倍不等。额板的颜色、粉被和覆盖鬃毛的情况以及额指数（frontal ratio）、额头指数（frons head ratio）等常用作分类特征。

（4）口器（mouth parts）：蚋虫的口器短粗向下，属刺吸式，由喙和触须组成（图 23-4）。

1）喙（proboscis）：由上唇、1 对上颚、1 对下颚和舌等构成，包在由下唇形成的外鞘内。上唇（labrum）一片，呈槽状，短宽而骨化，连接唇基，末端有 1 对分叉的钩齿，腹面为一深槽。上颚（mandible）1 对，呈压舌板状，端缘具细锯齿。下颚（maxilla）1 对，比上颚细窄，端尖，呈剑状，端缘通常有粗锯齿，少数端缘简单，其外侧有 1 对下颚须。舌（hypopharynx）略扁平，刀片状，角化，端圆而中裂，基部与食窦泵底部相连接，并有涎腺泵（salivary pump）开口。下唇（labium）短宽，肉质，端部膨大，基腹面有 1 对槽状的基鞘片，包围上颚、下颚、舌和上唇。

2）触须（palpus）：位于唇基下方两侧，长于喙，系下颚外叶，故又称下颚须，是蚋虫重要的感受器之一。触须通常分 5 节，着生鬃毛，外形无明显的两性差别，第Ⅲ节通常较膨大，其上有一内陷的感觉器囊（sensory vesicle），称拉氏器，具嗅觉功能，其形状、大小因种而异，是重要的分类性状（图 23-5）。

（5）食窦泵（cibarial pump）和咽泵（pharyngeal pump）：属于消化道的前肠部分，两者构成蚋虫的咽部，前咽部分为食窦泵，后咽部分为咽泵。食窦泵位于唇基下方，前接食物管，后连咽泵，呈槽状，由背板和腹板组成，背板与上唇基部连接，紧贴唇基，腹板与舌的基部连接，其外框系由骨化的侧杆构成，侧杆向后延伸形成臂状或角状的侧突，并与咽泵连接。腹板后缘在两侧突间形成内凹的食窦弓（cibarial bar），其上可光滑，也可着生数量不等的疣突、角突或细点，形态因种而异，是雌蚋种间的重要鉴别特征之一（图 23-6）。

2. 胸部（thorax） 蚋虫的胸部由前胸、中胸和后胸 3 个胸节组成（图 23-7），各胸节具足 1 对，中胸具

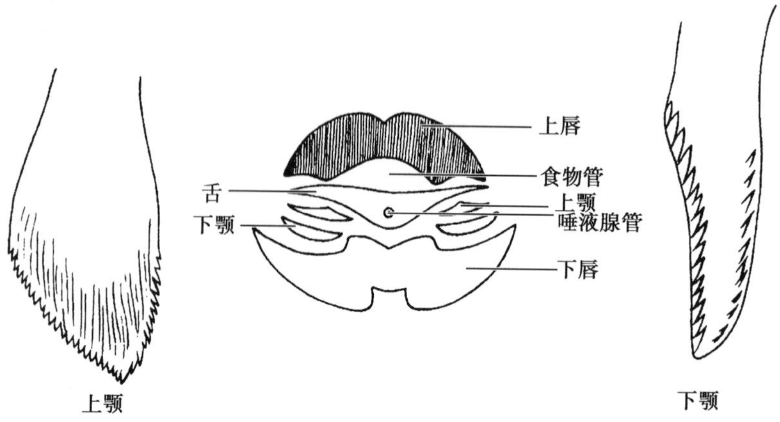

图 23-4 口器横切面
（仿自 陈汉彬）

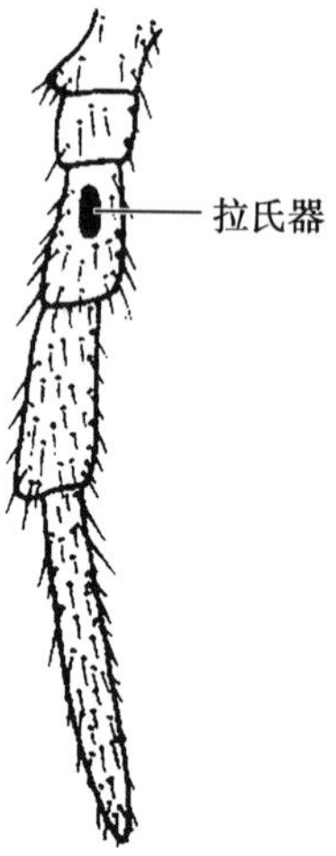

图 23-5 触须
（仿自 陈汉彬）

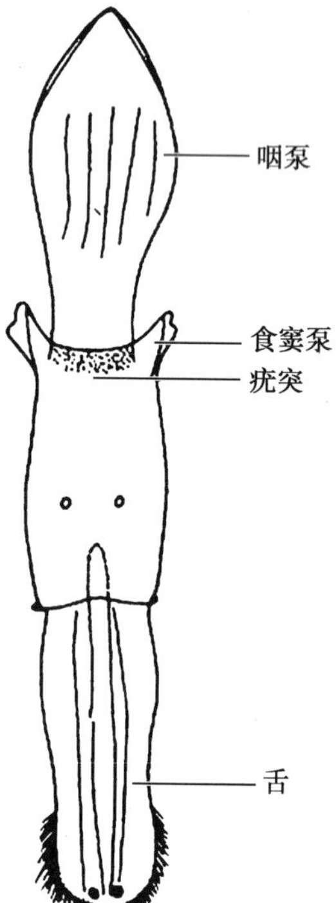

图 23-6 食窦泵、咽泵模式图
（仿自 陈汉彬）

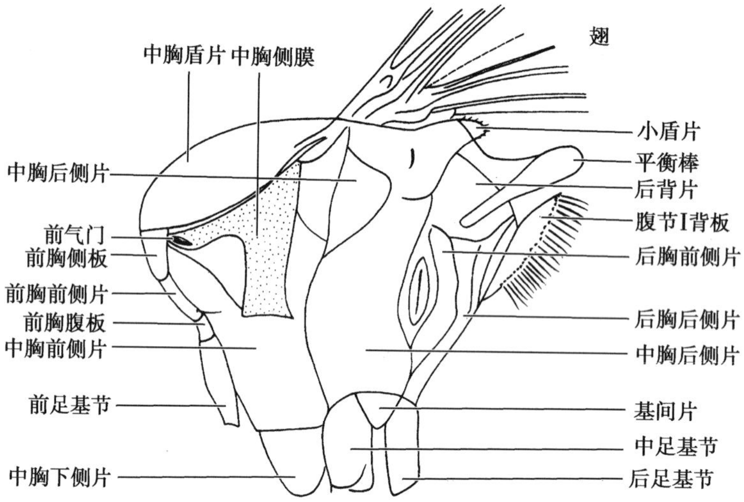

图 23-7 成虫胸部侧面观
（仿自 陈汉彬）

翅 1 对，翅的运动使中胸肌肉特别发达。后胸具 1 对由后翅演化而来的平衡棒（halter）。

（1）前胸（prothorax）：通过颈与头部关联，由于中胸的挤压已大为退化。前胸盾板（pronotum）很小，位于中胸盾片前侧上方，分为左、右两骨片；前胸侧板（propleurom）位于前胸背板下后方，分为前、后两骨片，称为前胸前侧片（prosternal episterna）和前胸后侧片（prosternal epimeron）；前胸腹板（prosternum）盾形，位于前足基节之间。

（2）中胸（mesothorax）：特别发达。

1）中胸背板（mesonotum）：几乎占据全部胸背，由前至后分为 3 部分：①中胸盾片（scutum），为背板的主体部分，似 1 个拱起的穹顶状构造，侧面观呈驼背状，雄虫尤为明显，其上附着毛的颜色，从不同角度观察有一定的变化。毛的色泽、长短、形状、疏密以及由不同毛色形成的斑块、纹饰、图案均是重要的分类特征。②小盾片（scutellum），很小，亚三角形，与盾片后缘由一横沟分开，通常具长缘毛并覆以黑色、棕色或黄色刚毛,因种而异。③后盾片(postscutellum),位于小盾片后方,显著突出,通常裸露,真蚋亚属(*Eusimulium*)蚋虫的后盾片每侧具鳞(毛)丛,可用于分类。

2)中胸侧板(mesopleuron):占据胸侧的大部,整个侧板以前气门/后气门或者前/后胸侧板为界,被一侧沟分为中胸前侧片和后侧片两部分。①中胸前侧片分为上、下两部分,即前侧片上部和下部。上、下部之间为中胸前侧片缝,此缝的深浅、宽窄、清晰度及完整与否是分族的特征之一。中胸前侧片上部,翅基前具有一膜质区,称中胸侧膜,其上光裸或具毛是分属、亚属或种的重要依据之一。②中胸后侧片的下后侧片光裸或被毛是分属或亚属的重要特征。

(3)后胸(metathorax):已极度退化。后胸背板(metanotum)细窄,位于中胸背板与第Ⅰ腹节之间,两侧有1对由后翅演化而来的平衡棒。后胸侧板位于后气门之后,分为后胸前侧片和后侧片两块,呈带状骨片,一般无分类价值。

(4)足(legs):胸部附着前、中、后3对足。足短拙。各足依次为基节(coxa)、转节(trochanter)、股节(femur)、胫节(tibia)和跗节(tarsus)5个部分。跗节又分为5个跗分节(跗节Ⅰ~Ⅴ)。跗节Ⅴ末端具爪(claw),爪通常无爪垫,爪间突小,毛状(图23-8)。雄虫爪的形状较一致,分类价值不大。雌虫爪的形状变化多样,长短不一,简单或具基齿、亚基齿,具有分类学意义。嗜禽鸟血液的种类,如真蚋亚属、纺蚋亚属和绳蚋亚属的多数种类,其雌虫爪的齿一般较发达。

足的色泽是分类的重要特征,如胫节前面是否有银白斑、前足跗节Ⅰ和后足基跗节的长宽比值等常用于分类。某些类群的后足第Ⅰ跗节(基跗节)内侧有一端突,称跗突(calcipala),跗节Ⅱ后缘亚基部有一或深或浅的凹陷,称为跗沟(pedisulcus)。后足基跗节是否膨胀、跗突的有无和发达程度以及跗沟的深浅均具有分类学意义(图23-9)。

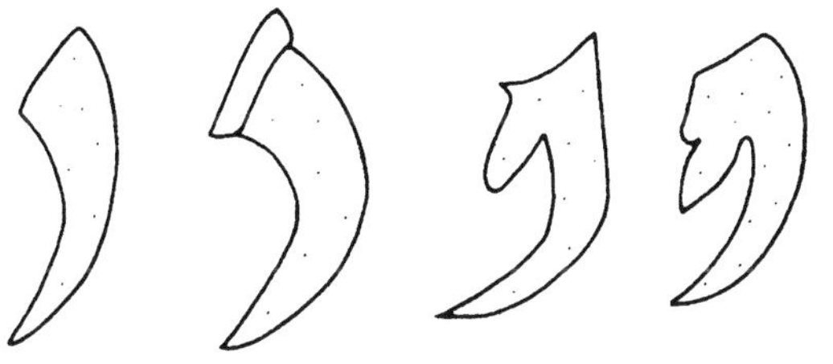

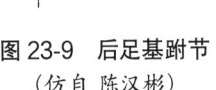

图23-8 足爪

(仿自 陈汉彬)

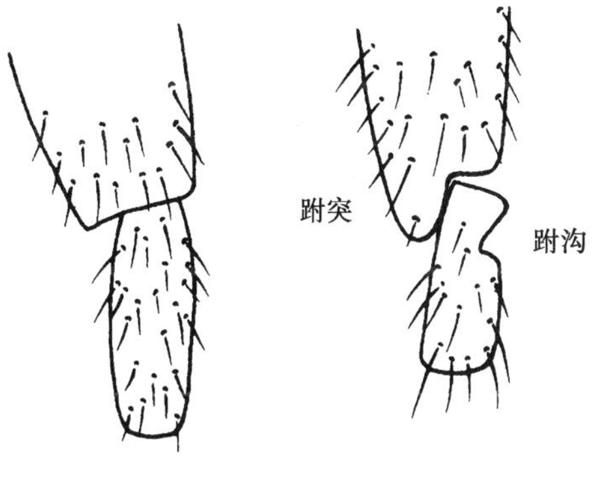

图23-9 后足基跗节

(仿自 陈汉彬)

足有前、后、背、腹和内、外之分,其定向标准是按虫体平伸姿势,以膝关节(即股、胫节之间)的弯曲内面为腹面,反之为背面;前足靠身体的一侧为前面,反之为后面;中、后足靠近身体的一侧为后面,反之为前面。前足前面为内,后面为外,而中、后足则相反。

(5)翅(wing):中胸附生1对宽阔的翅(图23-10),膜质透明,偶有暗斑,无鳞,但可密布微刺。翅缘分前、后缘,其交界处为翅端。后胸1对翅已演变为平衡棒,分为柄和膨大的结节2部分,其色泽有时也用于种级分类。

翅脉简单,但前缘脉域的纵脉粗壮,通常具刺毛。后部的纵脉细弱。纵脉依次如下:前缘脉(costa)位于翅前缘,自翅基伸达翅端,不分支;前缘脉之后为亚前缘脉(subcosta),自翅基伸达翅端1/2处,止于前缘脉,不分支;径脉(radius),位于亚前缘脉之后,分为两支,即第一径脉(R)和径分脉(radial sector,Rs)。有的类群,如原蚋属(*Prosimulium*)的径分脉末端又分为2叉支(R_2+R_3),这是原蚋属的主要属征之一。径脉之后为中脉(median vein),并在径中横脉(r-m)处分为2支,即第一中脉(M_1)和第二中脉(M_2),均伸达翅端,在径脉和中脉间有一径中横脉相连;中脉之后有2条肘脉(cubitus),分别为第一肘脉(Cu_1)和第二肘脉(Cu_2),后者通常呈S形,个别种类有差异,如产于南美的*Gigantodax*属则是直的;在中脉和肘脉之间有1条

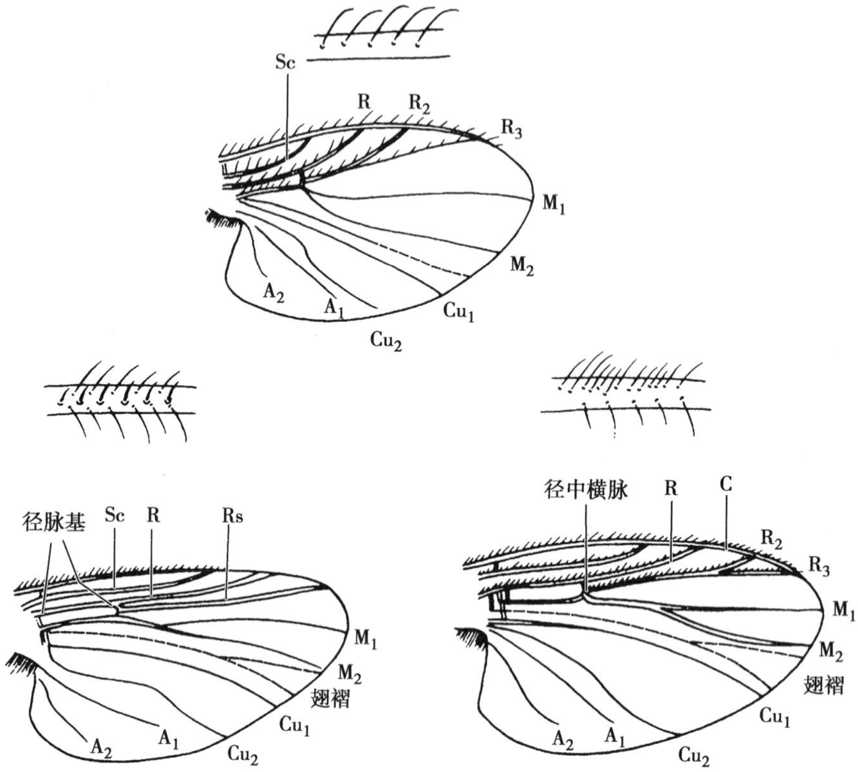

图 23-10 蚋翅
（仿自 陈汉彬）

特殊的类似翅脉褶痕的假脉，向翅端分叉，称为亚中褶，而产于北美的副蚋属（*Parasimulium*）的亚中褶简单；肘脉之后有两条臀脉（anal vein），即第一臀脉（A_1）和第二臀脉（A_2），臀脉发育程度不一，常不伸达翅缘。此外，肘脉基部和中脉之间在有些类群可有一小的翅室，称为基室（basal cell）。上述脉序中，前缘脉（S）、亚前缘脉（Sc）和径脉（R）特别显著，其上通常着生有毛和刺，至少在前缘脉上有刺毛混生，但在副蚋亚科和原蚋属中这 3 条脉上只有毛而无刺。上述 3 条脉的毛或刺着生位置、数量、颜色和形状，常有分类价值。径脉基部是否具毛也是蚋属中某些亚属（如绳蚋亚属、纺蚋亚属等）的重要鉴别特征。此外，径脉基部毛丛的颜色在绳蚋亚属种级分类鉴定中也有价值。

3. 腹部（abdomen） 蚋虫的腹部由 10~11 节组成，每一典型的腹节均具有 1 块背板和 1 块腹板，其间以侧膜相连，侧膜具气门 1 对，腹节Ⅰ背板为衣领状骨片，其上具细长的缘毛，称为基鳞（basal scale）。腹节Ⅰ腹板小而角化。雌虫腹节Ⅱ~Ⅵ背板较小，腹板退化，大部膜质，可大幅度地膨胀以容纳血餐；雄虫腹节背板较大，腹板明显退化。腹节背板和腹板上通常被有鬃毛，背板和侧膜上偶有鳞片。有些种类的腹节Ⅱ、Ⅴ~Ⅷ具银白斑，或者后部腹节具闪光，或者腹节Ⅶ腹板具成对的长毛簇等，均可作为分类特征。腹节Ⅷ~Ⅺ特化为形态各异的外生殖器，是最为重要的分类特征。

（1）雌性外生殖器（female genitalia）：由腹节Ⅷ~Ⅹ组成（图 23-11）。

腹节Ⅷ背板正常，腹板盾形、方形、半圆形或山峰状，因种而异，其端部延伸形成三角形、方形或舌形的生殖板（genital plate），生殖板分左、右两叶，正中内缘后位的活门为生殖孔。腹节Ⅷ腹板形状、毛着生情况、生殖板形状、内缘间距以及端内角是否具附属物等特征，常用于分类。腹节Ⅸ背板发育良好，并以腹侧与由腹节Ⅸ腹板形成的生殖叉突（genital fork）相连接。

生殖叉突通常呈倒 Y 形，由游离伸向腹节Ⅷ的柄（stem）和两个后臂所构成。柄基部是否膨胀和两后臂的形状、骨化情况以及是否具外侧突或内突等，均是重要的分类特征。腹节Ⅹ背板很小，形状多变，其下有 1 对肛上板（paraproct）和 1 对尾须（cercus），肛门开口于腹部末端尾须之间。受精囊（spermatotheca）1 个，通常位于腹节Ⅶ内，其形状、表面纹饰和网斑等偶用于分类。

（2）雄性外生殖器（male genitalia）：由腹节Ⅸ~Ⅺ及其附肢特化而成（图 23-12），形态多变，是种类鉴定

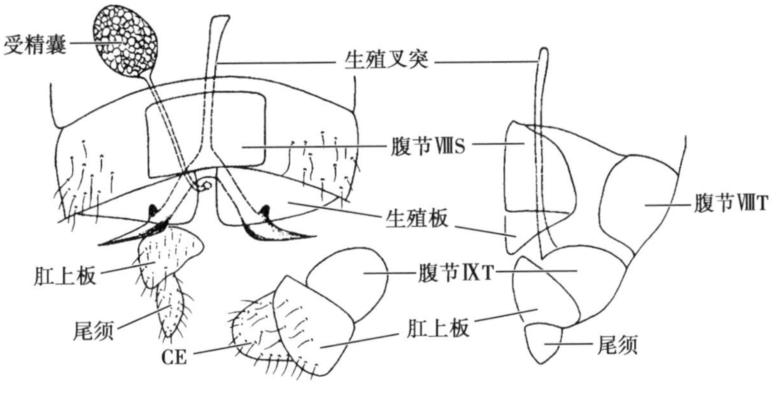

图 23-11　雌虫尾器
(仿自 陈汉彬)

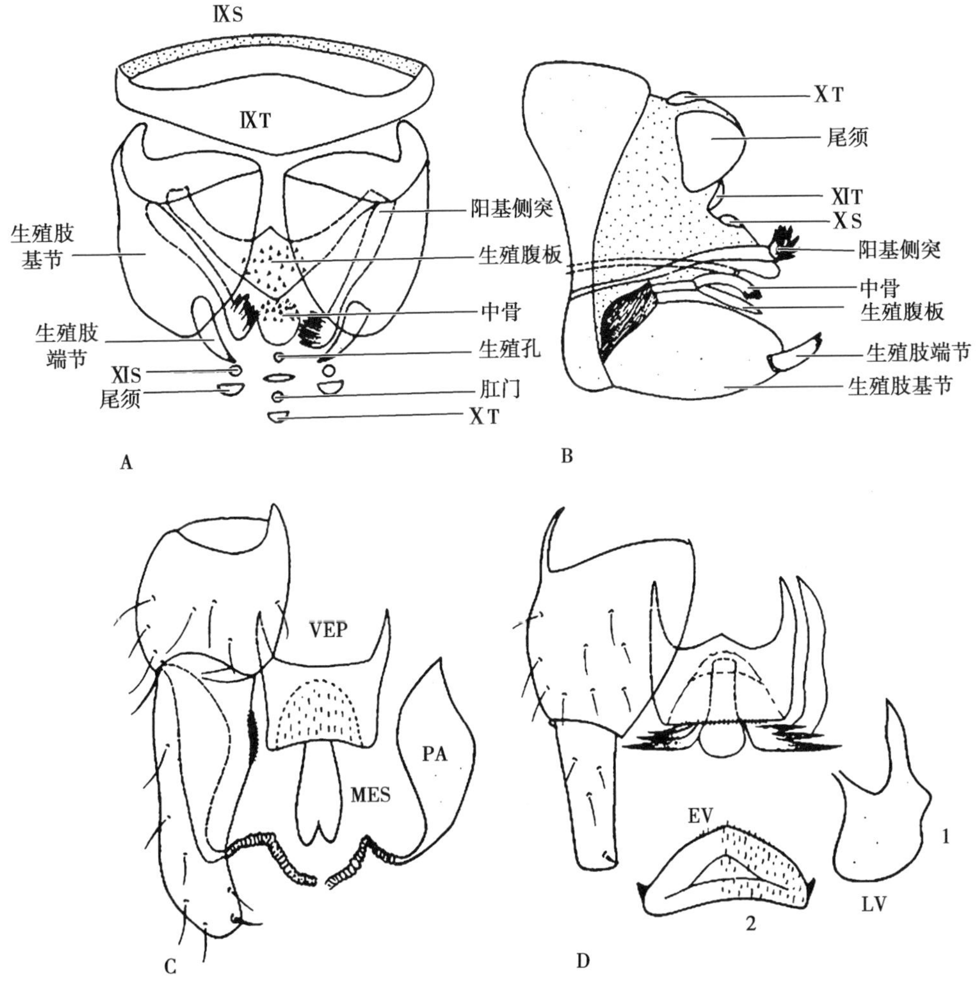

A. 维蚋亚属(腹面观);B. 维蚋亚属(侧面观);C. 蚋亚属(腹面观);D. 蚋亚属 1. 生殖腹板侧面观;2. 生殖腹板端面观(注:VEP:生殖腹板腹面观;MES:中骨;PA:生殖腹板端面观;LV:生殖腹板侧面观)。

图 23-12　雄虫尾器
(仿自 陈汉彬)

的重要依据。

腹节Ⅸ也称生殖节,背板和腹板连接合成指环状,将外生殖器包在环内。背板较宽,腹板细窄,从侧面观,呈亚三角形,由于其构造雷同,分类研究中很少涉及。

抱肢(copulatory forceps):位于腹节Ⅸ背板下部的一对钳状结构的生殖肢,是由腹节Ⅸ的附肢特化而成的，因在交尾时具有抱握功能，故名抱肢、抱握器或交合钳。每一个抱肢分为两节，即抱肢基节（basimere）和抱肢端节（dismere），前者又称为生殖突基节或侧片，后者又称为生殖刺突或拥抱器。一般来说，抱肢基节显著膨大，呈圆筒状或圆锥状，其上着生鬃毛而无鳞。抱肢端节位于基节之后，呈臂状、圆筒状、锥状或牛角状，其上着生少量感觉细毛并通常具 1 至多个端刺或亚端刺，其横断面为圆形、椭圆形或类三角形。有些种类具 1 个基内突或亚基内突。抱肢基节和抱肢端节的形状和长度比值以及其上的衍生物或附属物等，均是重要的分类特征。

阳茎（aedeagus）：位于腹节Ⅸ背板之下，抱肢基节之间的 1 个骨化较好的几丁质结构，其基侧部附着阳基侧突（paramere）。阳茎主体结构是由形状多变而高度骨化的生殖腹板（ventral plate）及其下的生殖叉骨或称中骨（median sclerite）所组成。生殖腹板系由 1 个较大的板体（plate body）及其前侧角伸出的 2 个基臂所组成。生殖腹板的形状因种而异，变化多端。从腹面观，呈方形、矩形、袋状或马鞍形，其端缘光裸或具细毛或微刺，某些种类板体可有带齿的背中龙骨突，侧面观尤为明显。生殖腹板两基臂或长或短，平行、亚平行或明显向后外伸呈 Y 形；每臂与抱肢基节和阳基侧突相接形成关节。中骨位于生殖腹板下方，形状各异，呈板状、扇状、叉形、棒状或灯泡状等。阳基侧突位于抱肢基节之内、生殖腹板的背外侧，与生殖腹板基臂相连，并与抱肢基节基背角形成关节，是 1 个三角形、长方形或不规则形状的骨片，其端部通常有数目不等、大小不同的阳基侧突钩刺（parameral hook），阳基侧突钩刺的形状和数目，也常用于分类。阳茎端膜宽，其上常有小毛或细齿，分类上较少涉及。

阳基侧突端部之间、中骨之后有生殖孔，生殖孔之后有膜状的腹节Ⅸ腹板，其背面有肛门开口。肛门之后为一几丁质的腹节Ⅸ背板的残余，其两侧为尾须。

（二）蛹（pupa）

蚋虫的蛹由茧（cocoon）包裹，茧是由前蛹的涎腺分泌的丝编织而成（图 23-13）。茧大多为半裸型，前端开口，通常头部、前胸及鳃器裸露在外。蛹大小因种而异，一般体长为 1.5~5.5mm，全身分为头、胸、腹 3 部分（图 23-13）。蛹的体壁衍生物（毛、刺和棘等）、鳃器构造、呼吸丝形状和数目以及茧的形态等特征，可用于分类鉴定。

1. 头部　蛹头较小，弯向胸部的腹面，额部盾形，额基颜部两侧有触角鞘伸向鬓角。通常具 1 对颜毛（facial trichomes）和 2~3 对额毛（frontal trichomes），头毛的数目、分支以及头部体壁疣突（tubercles）的形状和分布情况常用于分类。

2. 胸部　胸节背板愈合成巨大的盾片。前胸侧有 1 对发达的鳃器（gill organ）。鳃器下后方有翅鞘和足鞘，并延伸掩盖腹部前 3 节的大部。胸背和胸侧体壁上着生有数量不等的胸毛（thoracic trichomes），并覆盖有或多或少的盘状疣突（disc-like tubercles）和/或角状疣突（cone-like tubercles），胸毛的数目、分支与否以及疣突的形状和分布情况均有分类价值。鳃器是蚋蛹最重要的分类特征，由数目不等的呼吸丝（respiratory filaments）所组成，具有高度的特异性。呼吸丝的数量、长短、形状、大小及细微结构常因种而异。每侧呼吸丝 3~150 条不等，通常为 4~16 条且较为稳定，16 条以上者则丝数越多变化愈大。呼吸丝由总柄发出后再分支，集结成束或呈分枝状、扇状或树状排列。有些种类的呼吸丝可特化成球状、管状、披针状、鹿角状或粗棒状，再分出 100~200 根细丝。还有少数种类鳃器基部附近体壁上可有一特殊的坑状器，成为指标性特征。

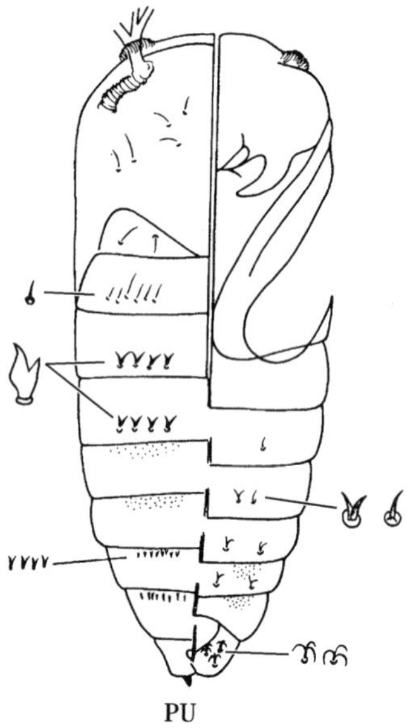
PU

图 23-13　蛹外形图（左：背面观；右：腹面观）

（仿自 陈汉彬）

3. 腹部　由 9 节组成。某些腹节上具少量细毛或刺钩，以使蛹体固着在茧内。腹节Ⅲ、Ⅳ背板和Ⅴ~Ⅶ腹板通常有 4 个分叉或简单的钩刺（hooked spine）。某些腹节的背板前缘有成排向后伸的刺栉（spine comb）；某些腹节的背、腹板上可有微棘刺群（comb-like group of minute spines）；某些种类腹节Ⅸ具 1 对乳突状、钩状或刀状端钩（terminal hooks），某些种类后腹节还可有少量特殊的锚状钩（grapnel-shaped hooks）。上述体表衍生物除钩刺的分布、形状相对较稳定外，其余的多有变化，因种而异。

4. 茧(cocoon) 多呈袋状,侧面观呈拖鞋状、鞋状、角突状和靴状等,有简单或具领。从茧的编织情况看,有致密型和疏松型之分。茧的前缘具有多样性,有的种类加厚形成缘饰,有的具1个背中突或1对亚中突,有的平直或两侧向前延伸形成前侧突,有的由丝腺缠绕编织成疏松的"花篮"状网格或多种造型的孔隙,有的则在亚前缘形成1对前侧窗(anterolateral window)。上述特征都是良好的分类鉴别特征。

(三) 幼虫(larva)

蚋的幼虫呈圆柱状,体长因种而异,通常4~8mm,最大者可达15mm。发育历经不同的龄数,因种而异。初孵化的一龄幼虫常为淡白色,以破卵器为特征,体长0.5~1.0mm,以后随着生长发育逐渐变为黄色、淡灰色、棕灰色、棕黄色、淡红色或暗绿色等。同种幼虫在不同龄期,其头扇数、尾环数等存在差异。

成熟幼虫是以前胸出现鳃斑为标记,由头、胸、腹3部分组成。幼虫后腹部明显膨大,前腹部变细,头胸部又稍膨大。幼虫内部构造主要包括背血管、腹神经索、管状消化道、1对涎腺、4条马氏管、生殖腺和闭式呼吸系统。与其他水生双翅目昆虫幼虫的主要区别是体型特殊、体表光裸、仅具少量刺毛、3胸节愈合、无足、具1个前腹足和1个后钩环及外露的肛鳃(图23-14)。

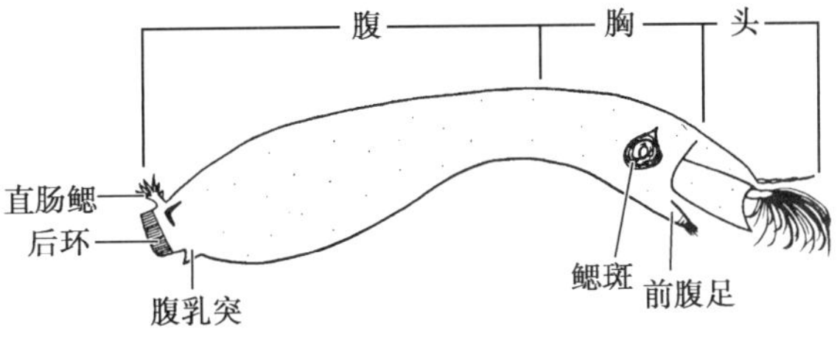

图23-14 幼虫外形
(仿自 陈汉彬)

1. 头部

(1)头壳:梨形,由2块骨片即额唇基片(frontocleped aptome)和头盖片(epicranial plate)所组成。额唇基片由额部和唇基愈合而成,通常也称为额板(frontal plate),头盖片则由颊部(gena)和后颊桥(postgenal bridge)联合形成(图23-15)。

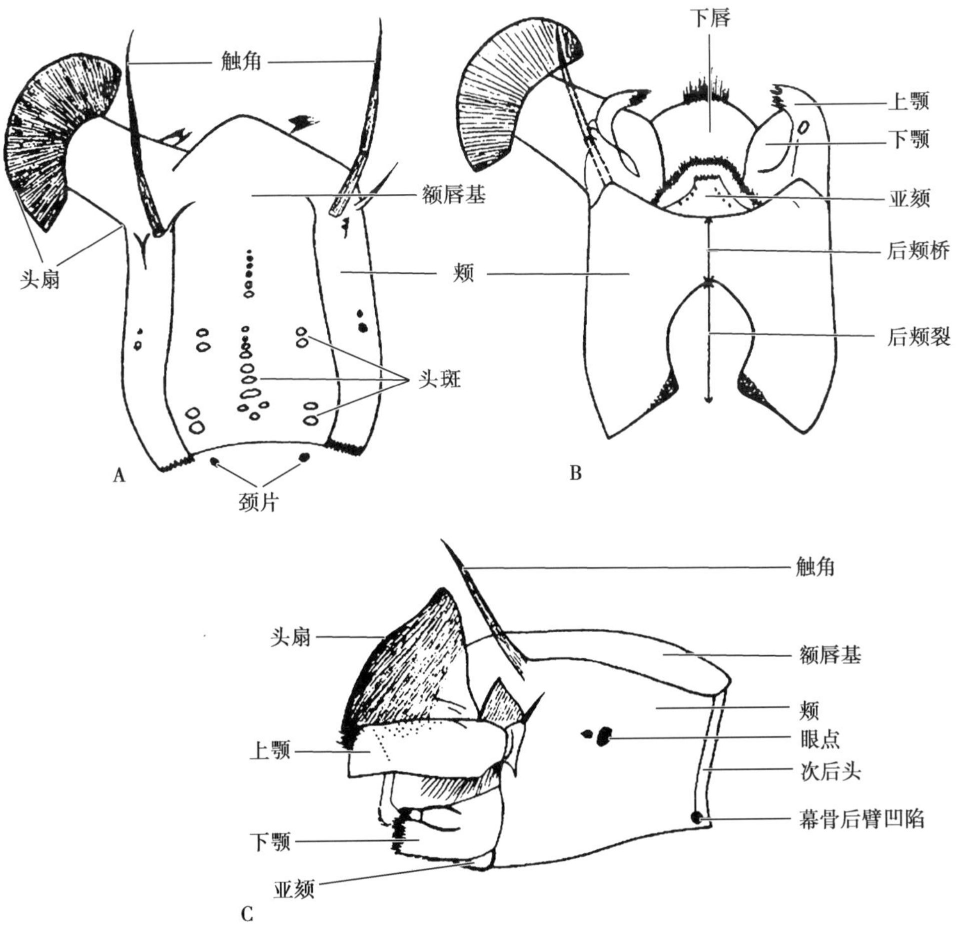

图23-15 幼虫头壳
(仿自 陈汉彬)

额唇基片以1个U形头缝与头盖片分开，其前方有上唇。额板上通常有若干由头内肌肉附着点而形成的头斑(head spots)，自前而后分别为前中斑、中侧斑、后中斑和后侧斑。头斑颜色通常较额板暗，称头斑阳性；反之，则为阴性。头斑的色泽、形状因种而异，有一定的分类价值。头板后背侧有2块活动的圆形或椭圆形颈片。额板前方两侧有1对头扇(cephalic fan)和1对触角。

头盖片构成头壳的侧面和腹面，背中侧部有1对单眼，腹面为颊部。两颊之间的连接部为后颊桥，其后缘通常内陷形成后颊裂(postgenal cleft)。后颊裂大小不一，形状各异，呈方形、长方形、半圆形、拱门状、箭头状、桃形、梨形、心形、矛形、槽状等，可伸达亚颊后缘而使后颊桥副缺，后颊裂的形状、大小、高度(从后颊裂端部到后部骨化结节处)以及后颊桥的长度比值均是重要的分类特征。

后颊桥前呈楔形或亚梯形的骨片称为亚颏(submentum)。亚颏的前方即为口器。颊部后缘具1窄的骨化次后头，其下端的幕骨后臂凹陷后方有后头髁。

(2)头部附件：除头壳外，头部的某些附件也具有分类价值。

头扇(cephalic fan)：位于额唇基前侧角的触角前方，由上唇侧壁衍生而来。每个头扇由2部分组成，即位于基部的头扇茎(head fan stalk)和端部毛丛状的头扇部。典型的头扇部由3部分组成：一是生于茎端大的原扇；二是原扇下内侧由若干短毛排成弧形的次扇；三是生于茎中边缘小的中扇。原扇由众多放射状长梳状毛构成，能开放、关闭，借以滤食，其数目和形状，常也用于分类。有的种属如*Gymnopais*属无头扇，成为明显的属征之一。

触角(antenna)：由头盖片背面前端伸出的1对细圆柱状结构，通常分为3节。在正常情况下，基部第Ⅰ节角化弱；第Ⅱ节最长，有时可再分出2~3个次生小环节；第Ⅲ节一般比第Ⅰ、第Ⅱ节细小，由一明显的柔软部分开，其上长有2个小的感觉毛；末端伸出尖锥状感受器，常被误认为是第4节。触角的节数、各节的长度比以及触角与头扇茎的比值，因种而异，故常用于分类。

口器(mouth parts)：咀嚼式，由上唇、1对上颚(在内)、1对下颚(在外)、舌和下唇构成。①上唇为1长叶片或鸟喙状骨片，位于头扇茎之间额唇基的腹面，以胶质与额唇基片相连接，向下遮盖幼虫口，腹面中央有成丛的短粗毛，远端侧缘有短粗的齿状突。上唇的腹面紧贴上咽，形成口腔的背侧壁，其上有数排尖端向后的小刺。②上颚位于头扇之下，与头壳前侧骨化的悬骨相连接，可以左右摆动。通常呈宽矩形，强骨化，外缘圆钝，内缘稍直，内缘基部和外缘端部着生有8簇长短不一的鬃毛，分别为大基底鬃、小基底鬃、中刷、内鬃、外鬃、覆盖刷、小顶刷、内顶刷、外顶刷。上颚齿发达，包括顶齿(apical teeth)3个、梳齿(comb teeth)3个、内齿(inner teetb)多个和锯齿(madibulal serrations)2个或另具附加锯齿列。上述特征中第3顶齿和第3梳齿的长短、粗细以及内齿、锯齿的数目和形状，因种而异，具有重要的分类学价值(图23-16)。③下颚位于上颚外侧下方，每个下颚由下颚叶和下颚须(触须)组成。下颚叶粗壮，背腹两侧着生多种刺、毛；下颚须圆锥状，不分节，末端平齐，上有7个大小不一的感觉乳突。④舌位于下颚之间的软片，其上有感觉乳突，通常与下唇愈合成下唇舌片，形成口腔的底部。⑤下唇位于头部腹面的中央，为口腔的腹盖。实际上，下唇是一个复合构造，即是舌和下唇愈合而成的下唇舌片，其主体结构包括上咽舌和亚颏(submentum)。上咽舌位于最上面，表面有许多突起和若干感觉乳头，一般无分类价值。亚颏又称下颏或口后片(hypostomium)，位于后颊桥前方的1块呈楔形或亚梯形的骨片，侧缘光滑或具侧缘齿，并具数量不等的亚侧缘毛。前缘具9个顶齿(apical teeth)，通常中齿(median tooth)和角齿(corner teeth)较发达，中侧齿则不显著。有些种类顶齿分3组，每组分别由若干亚侧齿(sublateral teeth)和1个粗大的主齿组成。亚颏顶齿的形状、侧缘齿的数目和位置以及侧缘毛的数目均有分类价值(图23-17)。

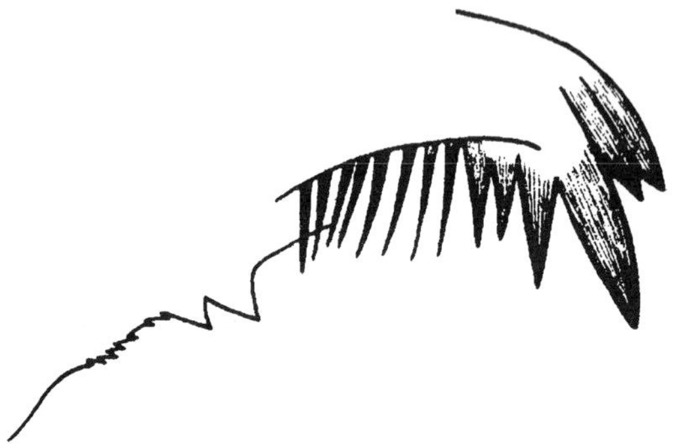

图23-16 幼虫上颚齿
(仿自 陈汉彬)

2. 胸部(thorax) 幼虫胸部3胸节已愈合，体壁通常光裸，前胸腹面有1个前伸的腹足(proleg)。腹足呈圆锥状，端部具数排钩刺，前背两侧钩的下方具 1 对三角形的小板，板的前缘有尖突。成熟幼虫中胸两侧有 1 对暗色的鳃斑（gill spots），是正在发育的鳃器（蛹），虽然很少用于分类，但其解剖学特征却是判断与之相联系的同种蚋蛹的重要依据。

3. 腹部（abdomen） 幼虫腹部共分 8 节，但分节界限不明显。每一腹节和前胸均有气门出现，但无功能，属无气门式呼吸。第Ⅰ~Ⅳ腹节略细，后腹部膨大，第Ⅶ腹节的直径最大。体壁光裸或在后腹节被有无色或暗色的简单小刺毛，或者被以分支的叉状毛或树状毛；有些种类某些腹节具有色素带或色素斑；有些种类第Ⅷ腹节腹面具 1 腹乳突（ventral papilla），其大小不一，因种而异，但蚋亚属则缺如；有些种类，如 *Byssodon* 属第Ⅰ~Ⅵ腹节每侧具 1 对圆锥形突起，腹节Ⅰ~Ⅳ各具 1 对腹突；还有一些种类，如 *Parabyssodon* 属在其前腹部具 4 对圆锥形突起，上述特征都具有鉴别意义。后腹节变化较大，第Ⅷ腹节的背面中央有肛门开口，其上通常有分为 2~3 叶无色的直肠鳃（rectal gill）或称肛鳃（anal gill），具有调节有机盐类代谢的功能，还可能与呼吸有关。直肠鳃可简单，也可再分出次生附叶。附叶呈拇指状或指状。直肠有无外露的肛鳃以及附叶的数量和形状是重要的分类特征。肛鳃后具强骨化的暗色肛板（anal sclerite），是腹部肌肉的附着处，通常呈 X 形，有的类群可呈 Y 形（吞蚋属 *Twinnia*），肛板的形状及前后臂的比长有时也用于分类。腹部末端肛板之后具 1 后吸盘，称为后环（posterior circlet），由众多排列有序的钩刺所组成，后环的排数以及每排的小钩数目也有一定的分类价值（图 23-18）。

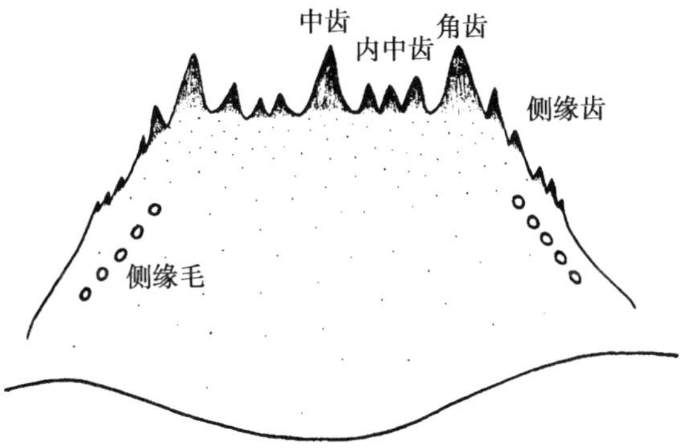

图 23-17 幼虫亚颏
（仿自 陈汉彬）

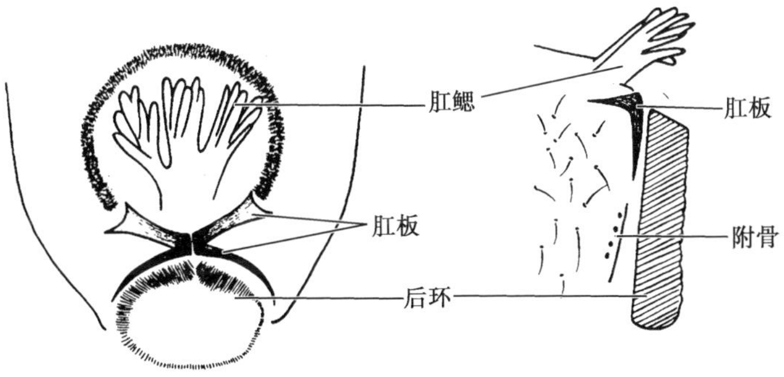

图 23-18 幼虫尾部
（仿自 陈汉彬）

（四）卵（egg）

蚋卵很小，长 0.15~0.46mm，宽 0.10~0.19mm，呈长卵形、亚三角形、臂形或蛤形，其形状和大小因种而异。据安继尧（1991）报道，黄毛纺蚋 *S.*（*N.*）*aureohirtum* 的卵长度为 0.17~0.35mm，宽度为 0.11~0.15mm。蚋卵表面光滑，光镜下看不到任何纹饰，电镜下某些种类的卵表面可观察到纹饰、刻纹或刻点。卵壳坚硬，有色素且透明，壳外被有一层无色且具黏性的外浆膜，含有酸性黏多糖，卵可借此外浆膜黏着形成卵块并附着在基物上。由于蚋卵形态简单划一，分类较少涉及。

（五）形态学名词外文缩写说明

♀	雌	M	中脉
♂	雄	M_1	第 1 中脉
A	臀脉	M_2	第 2 中脉
A_1	第 1 臀脉	MES	中骨
A_2	第 2 臀脉	PA	阳基侧突
Cu	肘脉	R	径脉
Cu_1	第 1 肘脉	S	前缘脉
Cu_2	第 2 肘脉	Sc	亚前缘脉
LV	生殖腹板侧面观	VEP	生殖腹板

二、内部器官及构造

蚋类属于完全变态昆虫，幼虫水生而成虫陆生，食性与生活习性等方面差异甚大，幼虫与成虫在外部形态和内部结构上有很大区别，但体内也有部分组织器官在幼虫期和成虫期是相似的。蚋类与其他节肢动物一样，外被含有几丁质的体壁，内部充满各种组织与器官，由于是开放式循环，体腔又被称为血腔，所有内部器官均直接浸浴在血淋巴中。内部组织包括消化、排泄、中枢神经、气管、生殖、肌肉、脂肪等多个组织、器官或系统等，下文将介绍蚋类中研究比较清楚的5个系统。

（一）消化系统

昆虫的消化系统由消化道和消化腺组成。消化道具有摄取、运送、消化食物、吸收营养物质以及控制水分和离子平衡、排泄等功能。根据胚胎期组织学发生来源、功能分化和存在部位的不同，消化道可明显分为前肠（foregut）、中肠（midgut）和后肠（hindgut）3个部分，前肠和后肠起源于外胚层，中肠起源于中胚层。不同昆虫类群的消化道由于取食方式和食物类型的差异常发生不同程度的变异。

1. 幼虫消化道　蚋类幼虫的消化系统包括1根纵贯于体腔中央的消化道和与消化相关的腺体。消化道多为比较宽大的圆筒形管状结构，在后肠的起点处形成一环。整个消化道从头部的口开始，常常止于体躯末节（第Ⅷ腹节）背面中央的肛门处，肛门上方有直肠鳃外露。消化道分为前肠、中肠和后肠3个部分。

蚋科的不同种属，其消化道也发生不同程度的变异，如胃盲囊形态、后肠弯曲情况和肠道末端形态等消化道特征在克蚋属、蚋属、原蚋属及吞蚋属中存在差异。

（1）前肠：从口开始，经咽、食管，终止于前胃。口端部上方内陷形成1对上唇腺，左右各一，横切面呈卵圆形，由单层多边形细胞组成，细胞核多位于基底部，排列疏松。口与咽部之间存在一个狭窄的骨化食窦，在两侧突之间形成内凹的食窦弓。咽部短而窄，食管为咽部后方的简单狭长管道，与咽分段不明显，细胞为单层上皮细胞，细胞核染色浅，圆而大，细胞质染色较深。食管末端组织内陷，套入前胃与中肠的接合处，组成一个特殊套管样结构，这是蚋幼虫消化道最特化的部分，被称为食管折叠、食管内陷鞘、食管阀、贲门瓣或前胃。现已研究证实，胚胎发育的最初几天就发生了这个内陷。食管管壁从内向外分为内膜、肠壁细胞层、底膜、纵肌、环肌层和围膜6层，肠壁细胞向内褶突，使得管腔十分狭小，底膜、肌层和围膜的界限不易区分。前胃内衬食管上皮和肌肉组织，外被疏松表皮和外胚层来源的几丁质外鞘。

（2）中肠：储存和消化食物的中肠特别发达，自头部末端一直延伸到距体躯后端1/4处，是幼虫消化道的主要部分。4个对称分布的胃盲囊位于中肠前端，可增加中肠的表面积，有扩大容积和滞留共生物的作用。不同蚋种的胃盲囊存在形态学上的差异。整个中肠内壁光滑无嵴，不同部位组织结构相似，由内到外可分为围食膜、肠壁细胞层、底膜、环肌、纵肌和外围膜6层。围食膜不同于前肠的内膜，它含有几丁质、蛋白质和精类，位于中肠的最内层，厚度不均，与肠壁细胞间有一层空隙，这个空隙中含有上皮细胞生命活动的各种产物，可保护中肠细胞免受食物颗粒磨损和微生物侵染，同时具有保存消化液的功能。中肠的肠壁细胞层明显比前肠厚，纵肌排列在环肌之外，肌肉层很薄，营养物质、水分和无机盐可渗入血淋巴。

在中肠不同区域，肠壁细胞的分布与形状表现出差异，据此可将中肠分为3个区域：第1区域，从中肠端部至胃盲囊基部以下一小段，约占中肠总长度的1/9，肠壁由较大型的单层多边形细胞组成，细胞核大且染色质丰富。第2区域，从胃盲囊基部以下至中肠2/3处，约占中肠总长度的5/9，肠壁细胞以单层柱状上皮细胞为主，细胞排列整齐，核大而圆，多位于细胞中部或基底部，细胞质染色较浅，顶部有时可见条纹边，可能是柱状细胞在顶膜处形成的微绒毛。第3区域，为中肠末端膨大部分，占中肠总长度的1/3，肠壁细胞以单层柱状细胞为主，细胞质染色明显变深。在各区域，尤其是第2区域的肠壁细胞基部，可见散生或多个聚生的小型再生细胞，核小色深，界限不清。这些再生细胞分裂并分化形成柱状细胞，以补充和替代受损或消亡的柱状细胞。

（3）后肠：由回肠和直肠2部分组成，其组织结构与前肠相似。后肠与中肠交界处称为幽门，存在幽门瓣，这是控制中肠内消化残渣进入回肠的结构，马氏管开口位于此处。后肠前端是一段简单管道，没有明显的回肠和结肠的区分，肠上皮向肠腔内褶形成嵴。内膜紧贴肠上皮，肠壁细胞形态界线模糊，底膜与肠壁细胞间出现空腔，其外环肌发达。直肠为一止于肛门的细长窄管，腔内无直肠垫，内膜薄，肠壁细胞核显著，细胞向内褶突，内侧可见明显纹状缘。

2. 蛹和成虫消化道　取食固体食物的昆虫，其消化道一般粗短，前胃外包有强壮的肌肉层，前胃内面常具有齿状或板状的表皮突起。而取食液体食物的昆虫常无前胃，整个消化道较长，前肠前段常特化成咽喉。和幼虫相似，成熟蛹和成虫的消化系统也主要分为消化道和消化腺(主要是唾液腺)，整个消化道从口至肛门呈一管状，其食窦走行方向与虫体纵轴相垂直，咽至直肠则与虫体基本平行，分前肠、中肠和后肠3部分。

(1) 前肠：主要分为口、食窦、咽和食管。由于取食液体食物，蚋类成虫无前胃。整个消化道始于口，口内下方有唾液腺导管的开口，以此为界可将口腔分为口前腔和口后腔。口器之后的管壁逐渐变厚，上管壁向下突起的部分为食窦。食窦处上管壁与体壁之间连接有肌肉，肌肉的收缩舒张可以使食窦起到吸食的作用。咽与食管连接处几乎呈直角，连接处有一咽喉贮液囊。咽部管道非常狭窄，横断面呈特殊形状。咽部之后管道逐渐变宽成为食管，食管末端扩大，位于头部和胸部的连接处，食管管壁的组织结构与幼虫相似。

成熟蛹食管末端与中肠前端交接部分稍微膨大，其部分管壁向内凹陷，形成一个类似于阀门的食管阀，这个阀门起到防止食物回流的作用，其进一步组织重建将形成新羽化成虫的贲门。食管阀前方有一个呈袋形的食料储备器—嗉囊的开口。成虫的嗉囊是一个大容量盲管，走行于胸部巨大飞行肌的下方，一直向后延伸到腹部。嗉囊形状和位置在不同昆虫中有较大的变异，水分和植物含糖分泌物在转到中肠前先流入嗉囊内，而血液则经食管绕过嗉囊直接流入中肠。蚋类的成熟蛹和新羽化成虫由于没有进食，嗉囊是空的；进食后，嗉囊将打开并扩张。

(2) 中肠：消化食物和吸收营养的主要场所，是消化道中最为膨大和最为发达的部分，从胸部一直向后延伸到腹部的第Ⅴ体节，相对较长。中肠前端无胃盲囊，整个中肠可分为2个部分：前部第1区域是位于胸部较为狭窄的管道，新羽化成虫的这一部分明显比成熟蛹同段要长一些；后部第2区域是管腔扩大的胃，位于腹部。成熟蛹和成虫的中肠内壁光滑无嵴，肠壁细胞由柱状细胞和再生细胞组成。

(3) 后肠：从前向后依次分为幽门、结肠和直肠。幽门位于中肠和后肠的交接处，存在突入肠腔内的幽门瓣，控制食物残渣排入后肠。后肠的前端是一段未分化的简单管道，没有明显分化为回肠和结肠。肠壁细胞单层，常见椭圆形深染的细胞核突出于肠腔。

直肠前端膨大形成直肠囊，内壁上着生有呈辐射状分布的卵圆形腺体，称为直肠垫。直肠垫乳头状的顶部伸入直肠腔，表面的内膜很薄，有利于水分和离子的渗透。组成直肠垫的肠壁细胞十分发达，具有较大的、在光学显微镜下很容易观察到的细胞核，在直肠垫内有微气管穿梭在细胞之间。在肠道水分和盐分的代谢中，直肠垫承担重要的功能。直肠囊逐渐变窄，最后终止于肛门处。直肠上皮是较为扁薄的一层，上皮细胞几不可见。

3. 纺织腺和唾液腺　唾液腺在完全变态昆虫的成虫期和幼虫期是完全不同的，分别起源于胚胎发育时期的不同细胞。幼虫的唾液腺由胚胎上皮细胞内陷形成，而成虫的唾液腺是由成虫唾液腺芽发育而成，幼虫的唾液腺在变态发育过程中会发生程序性死亡。

蚋类幼虫的唾液腺特化为丝腺，常常独立为其特有的造丝系统，又称纺织腺。幼虫纺织腺的大小仅次于肠道，为1对长粗管状腺体，位于肠道下段沿其两侧从前向后延伸。纺织腺可分3个部分：前端组成腺体的导管；中部容量最大，是分泌物储存的场所；后端分泌丝质分泌物。2个纺织腺在前腹足前方跨越神经节交汇为1个总导管，前端丝化开口于舌的下方、下唇的上方。延伸的腺体至体躯最膨大处(第Ⅶ腹节)弯曲折向前方，形成U形回折，此处纺织腺腺管明显膨大，腺细胞发达，为单层大型细胞，核椭圆而色浅，细胞质和管腔内容物均染为深蓝色。纺织腺末端最终变窄以细丝终止于腹部中央。

幼虫的纺织腺极度发达，这与幼虫的固着和移动需求相关，同时也是蛹化前幼虫结茧保护蛹体的需要。显然，蚋类各个时期对于纺织腺的需求并不一样，因此纺织腺在蛹期会快速解离并重新形成成虫的唾液腺，不再具备特征性的U形管，而变得很小。然而，蚋类幼虫唾液腺细胞的染色体不断复制但不分离，细胞也不分裂，同源染色体结合成为巨大染色体(多线染色体)，是观察染色体结构的好材料。

在幼虫期，成虫的唾液腺还没有分化，只是幼虫唾液腺附近的一个具有分裂潜力的单细胞层。在从幼虫到成虫的变态发育过程中(即蛹期)，纺织腺经过彻底的组织解离转化后发生再造重建，这层细胞迅速分裂分化形成成虫的唾液腺。由于雌、雄成蚋的取食倾向不同，唾液腺在两性间存在显著差异，雌蚋的唾液腺研究略多一些。雌蚋的唾液腺位于成虫胸部前足上方食管附近，分为左、右 2 个腺体，由唾液腺导管汇集在一起通向口器附近的唾液泵。每个腺体分成主叶和附叶 2 部分，其中大型分泌性细胞围成的葡萄状腺泡为主叶，司分泌功能，而导管基部的突起为附叶，是分泌物蓄积的场所。唾液腺主叶的组织结构由底膜、腺细胞层和内膜共同组成。

（二）排泄系统

昆虫体内的氮素代谢产物主要经马氏管-直肠系统排出，马氏管是主要的排泄器官，不同昆虫的马氏管数目差异很大。一般来说，数量多者马氏管比较短，而数量少者则比较长，二者的总表面积差异不大。

蚋类幼虫和成虫均有 4 条细长乳白色马氏管，其从中肠与后肠连接处分出，肠道两侧各有 2 根。马氏管分散在消化道周围，末端游离于血腔的血淋巴中，是分段不明显的盲管，没有形成隐肾结构。成虫马氏管与幼虫相似，数量没有变化，且形态延续于幼虫期，这说明马氏管可能在蛹期大部分不发生变化，不经历完全破坏解离及重新建立的复杂生理生化进程。马氏管的管壁由多个大型单层上皮细胞围绕管腔，细胞核显著，细胞中可见大量红色内含物，可能为尿酸颗粒；外侧为基膜；内侧马氏管上皮腔面可见纹状缘。

（三）中枢神经系统

蚋类幼虫、蛹和成虫的中枢神经系统均是由脑、食管下神经节和腹神经索 3 部分共同形成的链状神经系，具有昆虫神经系统的典型特征。位于咽食管上方的头部前 3 对神经节愈合为脑，是头部最大的神经节；位于咽食管下方的头部后 3 对神经节愈合形成食管下神经节，以围食管神经绕过咽食管部与上方的脑相连。腹神经索走行于虫体胸腹部的下侧，自食管下神经节向后延伸，幼虫、蛹和成虫均终止于腹部第Ⅵ体节处。中枢神经系统在幼虫期和成虫期基本结构相似，但幼虫和成虫脑的结构和腹神经节合并情况并不完全相同，认为这种内部器官的变化可能与蛹期变态发育有关，中枢神经系统的大多结构可能不经过组织的彻底解离破坏而直接参与到成虫相应结构的组建。

脑、食管下神经节和各神经节的剖面结构基本相似，由外到内依次是神经鞘、神经细胞层和神经髓质层。最外层的神经鞘为结缔组织，由两层组成：外层是一层非细胞组织的无定形薄膜，称为神经围膜；内层是由一层细胞构成的分布不均匀、较厚的鞘细胞层。在神经鞘内侧的神经细胞层，有大小不等、数量不一的深蓝色颗粒，为神经细胞胞体所在；而中央处均匀一致的浅紫红色区域，则是由轴突、侧枝、树状突和端丛等神经纤维共同组成的神经髓质层。

1. 幼虫中枢神经系统　幼虫头部左、右 2 个椭圆形球状体通过中间狭窄的连接带连接形成脑，位于咽食管两侧，在头中部与食管下方的食管下神经节相连。连接带呈紫红色，有横行神经纤维。在经咽的头部横切面上，左右脑切面呈椭圆形，中央髓质区呈蝶形，无明显分区，中央体脑桥结构未见；神经分泌细胞排列紧密，可见到大型的成神经细胞存在。在经食管的头部横切面上，左右脑的髓质区各分为 2 区：内侧 1 个卵圆形脑叶和外侧 1 个狭长脑叶。纵切面也显示前部脑和中部脑在髓质区结构上存在不同。前部脑的髓质区，腹侧有向前的突起，可能将会发育为司触觉的嗅叶。中间和侧面的成神经细胞各自形成细胞丛。成熟幼虫的触角、上唇、单眼分别接受来自脑叶向前伸出的独立神经纤维的支配。食管下神经节由左右 2 个靠拢的神经节形成，位于纺织腺的背侧，在前腹足前方交叉越过纺织腺后，腹神经索走行于纺织腺的腹侧。

幼虫的腹神经索由左右 2 根神经干相互靠拢合并形成，原神经干上成对的神经节也左右相互愈合形成 3 个胸神经节和 8 个腹神经节。胸神经节呈卵圆形，腹神经节呈细长椭圆形，前者比后者明显宽大。

胸部的 3 个胸节愈合，分别被前胸、中胸和后胸 3 对胸神经节所支配，前胸神经节位于前腹足的正下方。腹部共分 8 节，第Ⅰ~Ⅴ腹神经节分别位于第Ⅰ~Ⅴ腹节，彼此相隔较远；第Ⅵ~Ⅷ腹神经节位于第Ⅵ腹节内，在进化较低的蚋种（如兴义维蚋）中这 3 个腹神经节彼此相邻靠近，并有逐渐愈合形成一个复合神经节的倾向，周围有大型成神经细胞包围，而在进化较高的蚋种中仅见Ⅰ~Ⅵ腹神经节，第Ⅵ~Ⅷ腹神经节已完全融合为一个复合神经节。腹神经索可透过体壁直接观察到。

2. 蛹和成虫中枢神经系统　蚋蛹头小并弯向胸部腹面，胸部分为前胸、中胸和后胸，3 个胸节背板愈合成巨大的盾片，腹部分为 9 个腹节。新羽化成虫头、胸和腹分化明显，腹部由 11 个腹节组成，第Ⅷ~Ⅺ腹节特化为外生殖器。成熟蛹和新羽化成虫的中枢神经系统结构类似，故仅描述前者。

蚋蛹的脑明显分化形成前脑、中脑和后脑3部分，以前脑最为发达。前脑发出视神经与复眼相连，由前脑叶和视叶组成，分左右2个半球。前脑叶髓质层是由神经细胞球体和神经纤维束形成的脑体，结构极其复杂，包括1对蕈形体、1个中央复合体和1对附叶。1对蕈形体以左右对称的形式位于脑的前方，每侧蕈形体由2个次生性融合的冠、柄和向下延伸的复杂根系组成。冠又分为前冠和后冠2部分，整个冠不发达。蕈形体中含有密集排列的内源性神经细胞-Kenyon细胞，这些细胞发出的分支占据了蕈形体的大部分髓区。中央复合体位于左、右前脑半球之间的中部，主要由中央体和前脑桥各1个组成。脑桥体位于2个蕈形体之间，是1个马蹄形的纤维体；中央体位于脑桥体的腹面，呈扇形。前脑的两侧膨大成为2个大型的视叶，视叶由视内髓前叶、视内髓后叶、视外髓及视神经节层组成，视外髓与视内髓之间形成内神经交叉，视外髓与视神经节层之间形成外神经交叉，视神经节层发出神经纤维与复眼相连，整个视叶的神经纤维联系机制复杂。附叶则位于蕈形体和视叶之间将两者连接。中脑位于前脑下方，发出神经至触角，是由1对中脑叶和1对触角中枢组成。中脑叶前面连着前脑，后面连着触角神经束。后脑向后发出围食管神经，绕过咽与食管下神经节相连。食管下神经节髓质区内见横连的神经连锁。

成熟蛹和成虫的腹神经索与幼虫类似，也是由左右2根神经干相互靠拢合并形成，原神经干上成对的神经节也左右相互愈合，组成3个胸神经节和5个腹神经节。3个胸神经节分别位于前胸、中胸和后胸，调节各胸足、翅活动。蛹和成虫的胸神经节呈卵圆形，腹神经节呈细长椭圆形，前者比后者明显宽大。Ⅰ~Ⅴ腹神经节依次位于第Ⅱ至第Ⅵ腹节上，第Ⅰ、第Ⅱ腹节神经节融合为1个，其中位于第Ⅵ腹节的第Ⅴ腹神经节比其他腹神经节稍大，是一个复合神经节，由支配第Ⅵ~Ⅺ腹节器官组织运动的神经节愈合而成，可控制后肠、生殖器官、尾须、产卵器等的活动。

蚋类中枢神经系统在幼虫期和成虫期结构基本相似，均是由脑、食管下神经节和腹神经索形成的链状神经系。除中枢神经系统外，蚋类体内还存在交感神经和周缘神经系统，但上述研究还有待深入。

（四）呼吸系统

蚋类主要靠体内的气管系统进行呼吸，气管系统遍布全身，可从体壁外直接观察到，呈现细而弯曲的黑色管道系统。

蚋类幼虫体内有完整的气管系统，具8腹节，每1腹节和前胸均有气门，但无功能，属于无气门式或闭式呼吸。幼虫体侧两边各有1条纵行气管干，每一体节向腹侧发出分支支气管，直至数量众多的微气管。前胸部可见气管细支沿鳃斑外围走行，鳃斑是幼虫体内呼吸丝的芽基。

末龄幼虫鳃斑处的呼吸丝芽基开始组织细胞分化，经过一个特殊发育的阶段逐渐形成呼吸丝并裸露于蛹体外。幼虫期鳃斑埋藏于体腔的血淋巴中，当其分化为伸出体外的呼吸丝后，不再被血淋巴所包围，故在呼吸丝的下方存在一个来源于皮质层的气门开口，其后连接一个中空的管状气管，使得呼吸丝管腔内保存有血淋巴和上皮组织。呼吸丝和气管构成了蚋蛹的呼吸器官，具有种属特异性，不同种类的呼吸丝存在数量、形态上的典型差异。

成熟蛹和成虫的体表皮细胞层下见许多微气管群，由气门与大气相通，空气通过扩散作用从气门进入气管、逐级分支的支气管和微气管中。内部器官也有微气管分布，每一体节都具有自身成熟的气管系统。气管可分为2层组织结构，内层是坚实的角质层，外层为几丁质组成的厚壁胸甲。气门分出短的气门气管，周围有肌肉附着。气门气管向前、后发出分支，左右相互连接形成1对纵气管干，纵气管干向腹肌、神经系统发出腹气管，向背肌和背血管发出背气管，向内脏发出内脏气管，并进一步分出微气管。蛹期具胸部气门2对、腹部气门8对，只有胸部气门开放，腹部气门保持关闭，直到成虫要求从气门排出气体时为止。

（五）生殖系统

靠近幼虫腹部第Ⅵ体节的体壁下方有1对将发育为生殖腺的芽基组织，其背侧即是中肠的膨大处。芽基组织发育为不同的生殖腺，从而决定幼虫的性别。

1. 幼虫内生殖器　雌、雄幼虫从体表可见不同形状的生殖腺，在末龄幼虫期生殖腺内陷，体表不易看清。雌性生殖腺具1对卵巢位于第Ⅵ腹节处，左低右高，以卵圆形居多，连接一根类似于输卵管的管道雏形。雄性生殖腺具1对精巢，以梨形或球形居多，末端连接一未发育的线状结构，将来可能发育为输精管。

2. 成虫内生殖器　雌虫生殖器官包括1对卵巢、输卵管、1个受精囊和1对附腺。卵巢长卵圆形，薄壁，由孕育卵母细胞的卵巢管形成。每个卵巢有 150~600 个以上的短卵巢管，每个卵巢管中都单独发育成熟 1 个卵细胞。每一卵巢管前端的围鞘延伸成为细丝，构成端丝。许多透明的端丝汇合成为卵巢的悬韧带。两侧卵巢的位置左低右高，左侧常位于第Ⅵ和第Ⅶ腹节处，右侧常位于第Ⅴ和第Ⅵ腹节处。卵巢的后端连接侧输卵管，侧输卵管汇合为中输卵管进入生殖腔。第Ⅷ腹节腹板后缘的体壁内陷形成受精囊，是一个球形或卵圆形器官，位于第Ⅶ和第Ⅷ腹节左侧，由受精囊管、在末端的受精囊卵形小室和开口于受精囊管的 1 对受精囊腺组成。2 个大的梨形附生殖腺管道开口于生殖腔之前。

雄性生殖器官包括 1 对精巢、输精管、储精囊、射精管和 1 对附腺。精巢呈腊肠状或梨形，位于第Ⅵ腹节，内有处于不同发育阶段的精原细胞和精细胞；输精管是一个将精子输送到外生殖器的管道系统，2 个精巢有输精管连接到腹部正下方的储精囊，储精囊壁被大量的腺细胞所贯穿，并着生肌肉；精囊后部收缩形成射精管，通向外生殖器。

三、超微结构

昆虫的超微结构主要是借助扫描电子显微镜（scanning electron microscope，SEM）观察昆虫体表的细微结构特征，用于形态鉴定和系统发育分析。目前，该方法在蚋类研究中应用较少。Saeung 等（2020）采用形态学和 DNA 序列分析相结合的方法，对野生捕获的雌性黑蝇和感染性丝虫幼虫的种类进行了鉴定，通过扫描电镜（SEM）和 DNA 序列分析确定了 494 只雌性黑蝇。国内尚未见相关报道。因此，本文作者对蚋类进行了初步的扫描电镜观察，获得大量细微、清晰、立体的超微结构形态特征（图 23-19），如蚋类幼虫的触角是

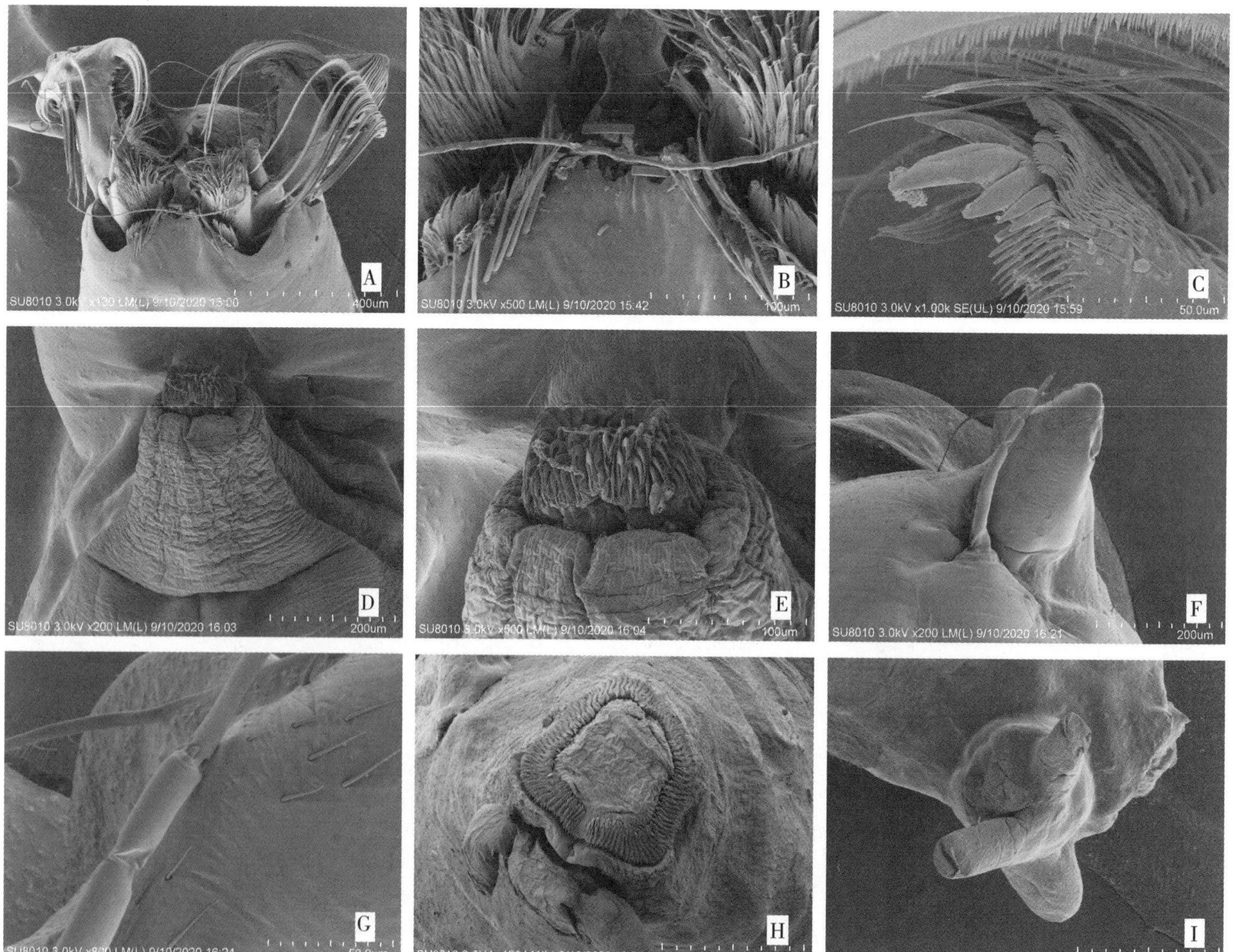

A. 幼虫头壳及附件；B. 亚颏；C. 上颚齿；D-E. 前腹足；F-G. 触角；H. 后环；I. 直肠鳃。

图 23-19　蚋类超微结构

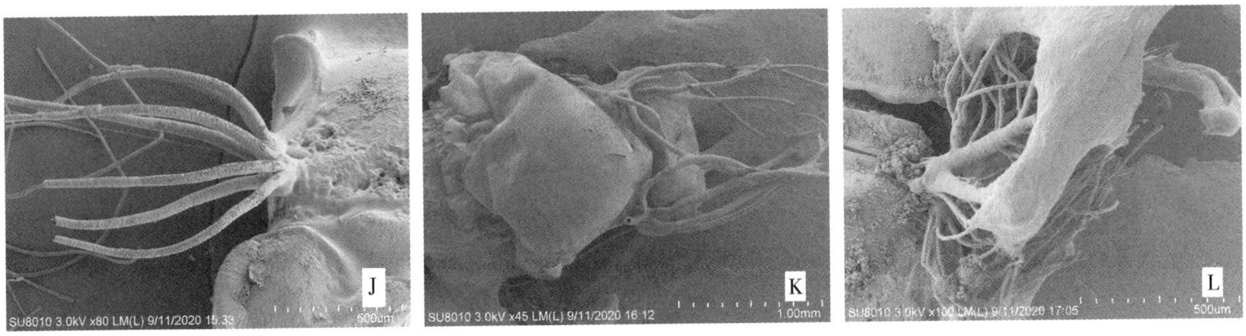

J-L. 呼吸丝。

图 23-19（续）

由头盖片背面前端伸出的 1 对细圆柱状结构，常被误认为是 4 节，但是通过 SEM 观察可以清楚地观察到其结构特征，包括分节处和末端的微小感觉器。此外，对于蚋类蛹期呼吸丝的观察更加清楚、立体，明确呼吸丝的分支、走行等，这也为蚋类发育生物学、分类学和系统学研究提供更多的信息。

第二节　分类学

蚋科（Simuliidae）隶属于双翅目（Diptera）、长角亚目（Nematocera），广泛分布于世界各地。迄今，全世界已记载 2 348 种，其中含 17 个化石种。

一、分类系统

蚋科是双翅目中比较原始的类群，较之于许多双翅目昆虫而言，虽然其种类数量相对较少，但其系统学研究较难，这是由于其不同发育时期形态学上表现出高度的相似性，分类鉴定又涉及立体型态学，加上其化石资料所知甚少，因而蚋科的系统发育研究还相当薄弱。分类性状中的进化和趋同，同源与同功，祖征与新征等界限尚未划清，现行的分类系统未必能反映其生物系谱，集中表现为最新出版的 *World blackflies*（*Diptera*：*Simuliidae*）：*A comprehensive revision of the taxonomic and geographical inventory*（Adler，2020）在族级以下的名录均是以英文字母的顺序排列的。

迄今，不同时期的学者对蚋科的分类系统提出了自己的观点，纵观属级以上的分类沿革，明显存在着“综合”和“分解”两个学派。目前，对蚋科的系统学研究还缺乏一个被广泛接受且较为稳定的分类系统。在现行分类工作中，较广泛使用的有 2 个分类系统：一个是以 Rubtsov 为代表的“分解派”分类系统，将蚋科分为 4 亚科、59 属，其中蚋亚科又分 5 族，其特点是属以上高阶元分得很细，共有 8 个分类阶元，现在俄罗斯的学者多采用这一系统；另一个是以 Crosskey 为代表的“综合派”分类系统，将蚋科分为 2 亚科、2 族、26 属，其特点是属级以上高级阶元简单，仅有 3 个分类阶元，而属级以下分类复杂，将 Rubtsov 系统中蚋族的许多属降级为亚属处理（表 23-1）。

上述 2 个分类系统各有优势，Rubtsov 系统 Rothfels 的细胞分类系统在属级以上的框架非常相似，从理论上来说似乎更符合自然分类系统，但仍需更多学科的证据支持。此外，从比较形态学的角度分析，分为 4 个亚科也缺乏稳定的鉴别特征作为佐证。但 Crosskey 的分类系统分为 2 个亚科，简单明了、应用方便，符合蚋科形态学上的相似性，现已被广泛接受。但这一系统也有明显的短板，由于采用“综合”归类，将 Rubtsov 系统的某些属级阶元降级作为蚋属的亚属处理，这就注定这一系统的属级类群常为多质分类单元，依靠单一特征往往不能做出正确鉴别，需要依靠综合特征才能做出鉴别。要解决这类异质性类群，需进一步开展分子生物学研究，从分子水平结合形态学上独特的组合特征作为蚋科属间的分界线，对混杂的异质蚋种或类群进行整理，优化重组为若干同质小型属，使属级阶元更加符合自然分类系统，这也是蚋科传统分类向自然分类转变的必由之路。

表 23-1 两种分类系统的比较

Rubtsov 系统(1974)	Crosskey 系统(2016)
Parasimuliinae 副蚋亚科	Parasimuliinae 副蚋亚科
Gymnopaidinae 九节蚋亚科	Simuliinae 蚋亚科
Prosimuliinae 原蚋亚科	Prosimuliini 原蚋族
Simuliinae 蚋亚科	Simuliini 蚋族
Austrosimuliini 澳蚋族	
Stegopterniini 斯蚋族	
Nevermannini 纺蚋族	
Wilhelmiini 维蚋族	
Simuliini 蚋族	

目前,国内一般采用 Crosskey 2 亚科、2 族、26 属、53 亚属的分类系统,并根据我国蚋类研究的实际情况及中胸侧膜具毛这一亚属特征做适当调整,将我国蚋科已知的 333 种划分在 1 亚科、2 族、6 属、15 亚属中。世界及我国蚋科分类系统汇总见表 23-2。

表 23-2 世界蚋科分类系统表

Family Simuliidae Newman, 1838(蚋科)	Genus *Austrosimulium* Tonnoir, 1925
Subfamily Parasimuliinae Smart, 1945	Subg. *Austrosimulium* Tonnoir s.str., 1925
Genus *Parasimulium* Malloch, 1914	Subg. *Novaustrosimulium* Dumbleton, 1973
Subg. *Astoneomyia* Peterson, 1977	Genus *Bunyipellum* Craig, Currie et Moulton, 2018
Subg. *Parasimulium* Smart, 1945	Genus *Cnephia* Enderlein, 1921
Subfamily Simuliinae Newman, 1834(蚋亚科)	Genus *Cnesia* Enderlein, 1934(1933)
Tribe Prosimuliini Enderlein, 1921(原蚋族)	Genus *Cnesiamima* Wygodzinsky et Coscaròn, 1973
Genus *Gymnopais* Stone, 1949	Genus *Crozetia* Davies, 1965
Genus *Helodon* Enderlein, 1921(赫蚋属)	Genus *Ectemnia* Enderlein, 1930
Subg. *Distosimulium* Peterson, 1970	Genus *Gigantodax* Enderlein, 1925
Subg. *Helodon* Enderlein s.str., 1921(赫蚋亚属)	Genus *Greniera* Doby et David, 1959
Subg. *Parahelodon* Peterson, 1970	Genus *Lutzsimulium* d'Andretta et d'Andretta, 1947
Genus *Levitinia* Chubareva et Petrova, 1981	Genus *Metacnephia* Crosskey, 1969(后克蚋属)
Genus *Prosimulium* Roubaud, 1906(原蚋属)	Genus *Nothogreniera* Craig, Currie et Moulton, 2018
Genus *Twinnia* Stone et Jarnnbaek, 1955(吞蚋属)	Genus *Paracnephia* Rubtsov, 1962
Genus *Urosimulium* Contini, 1963	Subg. *Paracnephia* Rubtsov s.str., 1962
Tribe Simuliini Newman, 1834(蚋族)	Subg. *Procnephia* Crosskey, 1969
Genus *Araucnephia* Wygodzinsky et Coscaròn, 1973	Genus *Paraustrosimulium* Wygodzinsky et Coscarón, 1962
Genus *Araucnephiodes* Wygodzinsky et Coscaròn, 1973	Genus *Pedrowygomyia* Coscarón et Miranda-Esqwired, 1998

续表

Genus *Simulium* Latreille, 1802（蚋属）	Subg. *Metomphalus* Enderlein, 1935
Subg. *Afrosimulium* Crosskey, 1969	Subg. *Montisimulium* Rubtsov, 1974（山蚋亚属）
Subg. *Anasolen* Enderlein, 1930	Subg. *Morops* Enderlein, 1930（魔蚋亚属）
Subg. *Asiosimulium* Takaoka et Choochote, 2005	Subg. *Nevermannia* Enderlein, 1921（纺蚋亚属）
Subg. *Aspathia* Enderlein, 1935	Subg. *Notolepria* Enderlein, 1930
Subg. *Boophthora* Enderlein, 1921（厌蚋亚属）	Subg. *Obuchovia* Rubtsov, 1947（欧蚋亚属）
Subg. *Boreosimulium* Rubtsov et Yankovsky, 1982	Subg. *Phoretomyia* Crosskey, 1969
Subg. *Byssodon* Enderlein, 1925（布蚋亚属）	Subg. *Pomeroyellum* Rubtsov, 1962
Subg. *Chirostilbia* Enderlein, 1921	Subg. *Psaroniocompsa* Enderlein, 1934
Subg. *Crosskeyellum* Grenier et Bailly-Choumara, 1970	Subg. *Psilopelmia* Enderlein, 1934
Subg. *Daviesellum* Takaoka et Adler, 1997	Subg. *Psilozia* Enderlein, 1936
Subg. *Ectemnaspis* Enderlein, 1934	Subg. *Pternaspatha* Enderlein, 1930
Subg. *Edwardsellum* Enderlein, 1921	Subg. *Rubzovia* Petrova, 1983
Subg. *Eusimulium* Roubaud, 1906（真蚋亚属）	Subg. *Schoenbaueria* Enderlein, 1921（逊蚋亚属）
Subg. *Freemanellum* Crosskey, 1969	Subg. *Simulium* Latreille s str., 1802
Subg. *Gomphostilbia* Enderlein, 1921（绳蚋亚属）	Subg. *Trichodagmia* Endenlein, 1934（1933）
Subg. *Hebridosimulium* Grenier et Rageau, 1961	Subg. *Wallacellum* Takoaka, 1983（洼蚋亚属）
Subg. *Hellichiella* Rivosecchi et Cardinali, 1975（希蚋亚属）	Subg. *Wilhelmia* Enderlein, 1921（维蚋亚属）
Subg. *Hemicnetha* Enderlein, 1934	Subg. *Xenosimulium* Crosskey, 1969
Subg. *Inaequalium* Coscarón et Wygodzinsky, 1984	Genus *Stegopterna* Enderlein, 1930
Subg. *Inseliellum* Rubtsov, 1974	Genus *Sulcicnephia* Rubtsov, 1971（畦克蚋属）
Subg. *Lewisellum* Crosskey, 1969	Genus *Tlalocomyia* Wygodzinsky et Díaz Nájera, 1970
Subg. *Meilloniellum* Rubtsov, 1962	

注：附中文属名表示我国有分布。

二、区系分布

（一）我国蚋类的地理分布

我国地域辽阔，横跨古北、东洋二界，地貌景观复杂，水系纵横交错，气候分化明显，从寒温带到热带，动物生境多种多样，蚋类区系复杂。

1. 中国蚋科属级阶元在世界动物地理区划中的分布　我国蚋科属级阶元在世界和中国动物地理区划中的归属见表 23-3，属级阶元跨界分布较多（5 属），占中国已知蚋科总属数的 83.3%，局域性分布的只有 1 属，系古北界特有属，占中国蚋科总属数的 16.7%。

2. 中国蚋科种级阶元在中国动物地理区划中的分布　我国蚋科种级阶元在中国动物地理区划中的归属见表 23-4，分布型有 24 种，局域性分布的种有 256 种，约占我国已知蚋种总数的 80%，其中华南区型种类最多（56 种），其次是东北区型和华中区型（各 44 种）、华北区型（32 种）、蒙新区型和青藏区型（各 30 种），西南区型最少（20 种）。跨区分布的有 39 种，约占我国已知蚋种总数的 12%，但其分布型较多。如果将局域性分布和跨区分布的整合，则华南区的种类最多（73 种），约占我国已知蚋种总数的 23%，其次为华中区（63 种）和东北区（62 种）。如果将东洋界和古北界的重复计算，则古北界有 186 种，约占我国已知蚋种总数的 60%，比重明显大于东洋界。

表 23-3 中国蚋科属级阶元在世界和中国动物地理区划中的归属

属名	世界动物地理区						中国动物地理区						
							古北界				东洋界		
	古北界	东洋界	新北界	新热带界	非洲界	澳新界	东北区	华北区	蒙新区	青藏区	华中区	华南区	西南区
原蚋属(*Prosimulium*)	√		√		√		√	√	√				
赫蚋属(*Helodon*)	√		√				√						
吞蚋属(*Twinnia*)	√		√				√						
蚋属(*Simulium*)	√	√	√	√	√	√	√	√	√	√	√	√	√
后克蚋属(*Metacnephia*)	√		√		√				√				
畦克蚋属(*Sulcicnephia*)	√							√	√	√			

表 23-4 中国蚋科种级阶元在世界和中国动物地理区划中的归属

种名	世界动物地理区						中国动物地理区						
							古北界				东洋界		
	古北界	东洋界	新北界	新热带界	非洲界	澳新界	东北区	华北区	蒙新区	青藏区	华中区	华南区	西南区
高山赫蚋(*Helodon alpestre*)	√		√				√						
林栖赫蚋(*He. lochmocola*)	√						√						
新多丝赫蚋(*He. neomulticaulis*)	√						√						
毛足原蚋(*Prosimulium hirtipes*)	√						√		√				
刺扰原蚋(*Pr. irritans*)	√						√						
辽宁原蚋(*Pr. liaoningense*)	√						√						
突板原蚋(*Pr. nevexalatamus*)	√						√						
长白吞蚋(*Twinnia changbaiensis*)	√						√						
红头厌蚋[*S.*(*Boophthora*)*erythrocephalum*]	√								√				
贵阳厌蚋[*S.*(*B.*)*guiyangense*]		√									√		
四丝厌蚋[*S.*(*B.*)*quattuorfile*]	√						√						
斑布蚋[*S.*(*Byssodon*)*maculatum*]	√						√		√				
窄足真蚋[*S.*(*Eusimulium*)*angustipes*]	√							√					
沙柳真蚋[*S.*(*E.*)*arenicolum*]	√									√			
山溪真蚋[*S.*(*E.*)*armeniacum*]	√								√				
金毛真蚋[*S.*(*E.*)*aureum*]	√							√					
北湾真蚋[*S.*(*E.*)*beiwanense*]	√								√				
宽甸真蚋[*S.*(*E.*)*kuandianense*]	√						√						
海真蚋[*S.*(*E.*)*maritimum*]	√						√						

续表

种名	世界动物地理区						中国动物地理区						
							古北界				东洋界		
	古北界	东洋界	新北界	新热带界	非洲界	澳新界	东北区	华北区	蒙新区	青藏区	华中区	华南区	西南区
皇后真蚋[*S.*(*E.*)*reginae*]	√								√				
萨特真蚋[*S.*(*E.*)*satsumense*]	√						√						
台北真蚋[*S.*(*E.*)*taipei*]		√										√	
泰山真蚋[*S.*(*E.*)*taishanense*]	√							√					
细端真蚋[*S.*(*E.*)*tenuistylum*]	√						√						
威宁真蚋[*S.*(*E.*)*weiningense*]		√											√
鹿角绳蚋[*S.*(*Gomphostilbia*)*antlerum*]		√										√	
麻子绳蚋[*S.*(*G.*)*asakoae*]		√										√	
阿勒泰绳蚋[*S.*(*G.*)*altayense*]	√								√				
版纳绳蚋[*S.*(*G.*)*bannaense*]		√										√	
短茎绳蚋[*S.*(*G.*)*brivetruncum*]		√										√	
重庆绳蚋[*S.*(*G.*)*chongqingense*]		√									√		
曲端绳蚋[*S.*(*G.*)*curvastylum*]		√										√	
杜氏绳蚋[*S.*(*G.*)*dudgeoni*]		√										√	
肩章绳蚋[*S.*(*G.*)*epauletum*]		√										√	
梵净山绳蚋[*S.*(*G.*)*fanjingshanense*]		√									√		
广西绳蚋[*S.*(*G.*)*guangxiense*]		√										√	
贵州绳蚋[*S.*(*G.*)*guizhouense*]		√									√		
海南绳蚋[*S.*(*G.*)*hainanense*]		√										√	
异枝绳蚋[*S.*(*G.*)*heteroparum*]		√										√	
湖广绳蚋[*S.*(*G.*)*huguangense*]		√									√		
湖南绳蚋[*S.*(*G.*)*hunanense*]		√									√		
因他绳蚋[*S.*(*G.*)*inthanonense*]		√										√	
尖峰绳蚋[*S.*(*G.*)*jianfenegense*]		√										√	
金鞭绳蚋[*S.*(*G.*)*jinbianense*]		√									√		
九连山绳蚋[*S.*(*G.*)*jiulianshanense*]		√										√	
康氏绳蚋[*S.*(*G.*)*kangi*]	√								√				
崂山绳蚋[*S.*(*G.*)*laoshanstum*]	√							√					
长茎绳蚋[*S.*(*G.*)*longitruncum*]		√										√	
龙胜绳蚋[*S.*(*G.*)*longshengense*]		√										√	
草地绳蚋[*S.*(*G.*)*meadow*]	√								√				

续表

种名	世界动物地理区						中国动物地理区						
							古北界				东洋界		
	古北界	东洋界	新北界	新热带界	非洲界	澳新界	东北区	华北区	蒙新区	青藏区	华中区	华南区	西南区
孟氏绳蚋[*S.*(*G.*)*mengi*]		√									√		
后宽绳蚋[*S.*(*G.*)*metatarsale*]	√	√									√	√	
苗岭绳蚋[*S.*(*G.*)*miaolingense*]	√										√		
黑股绳蚋[*S.*(*G.*)*nigrofemoralum*]		√										√	
帕氏绳蚋[*S.*(*G.*)*pattoni*]		√										√	
刺绳蚋[*S.*(*G.*)*penis*]		√										√	
凭祥绳蚋[*S.*(*G.*)*pingxiangense*]		√										√	
憎木绳蚋[*S.*(*G.*)*shogakii*]	√	√					√					√	
狭谷绳蚋[*S.*(*G.*)*synanceium*]	√						√						
苏海绳蚋[*S.*(*G.*)*syuhaiense*]		√										√	
四面山绳蚋[*S.*(*G.*)*simianshanense*]		√									√		
台东绳蚋[*S.*(*G.*)*taitungense*]		√										√	
塔什库尔干绳蚋[*S.*(*G.*)*tashikulganense*]		√							√				
图讷绳蚋[*S.*(*G.*)*tuenense*]		√										√	
膨股绳蚋[*S.*(*G.*)*tumum*]		√										√	
武夷山绳蚋[*S.*(*G.*)*wuyishanense*]		√									√		
湘西绳蚋[*S.*(*G.*)*xiangxiense*]		√									√		
西藏绳蚋[*S.*(*G.*)*xizangense*]	√									√			
元宝山绳蚋[*S.*(*G.*)*yuanbaoshanense*]		√									√		
察隅绳蚋[*S.*(*G.*)*zayuense*]	√									√			
云南绳蚋[*S.*(*G.*)*yuannanense*]		√										√	
白斑希蚋[*S.*(*Hellichienanam*)*kariyai*]	√						√						
梅氏希蚋[*S.*(*He.*)*meigeni*]	√						√						
阿氏山蚋[*S.*(*Montisimulium*)*alizadei*]		√											√
周氏山蚋[*S.*(*M.*)*chowi*]		√										√	
川北山蚋[*S.*(*M.*)*chuanbeisense*]		√											√
凹端山蚋[*S.*(*M.*)*concavustylum*]	√									√			
达氏山蚋[*S.*(*M.*)*dasguptai*]		√											√
宽板山蚋[*S.*(*M.*)*euryplatamus*]	√						√						
库姆山蚋[*S.*(*M.*)*ghoomense*]	√									√			
海螺沟山蚋[*S.*(*M.*)*hailuogouense*]		√											√

续表

种名	世界动物地理区						中国动物地理区						
							古北界				东洋界		
	古北界	东洋界	新北界	新热带界	非洲界	澳新界	东北区	华北区	蒙新区	青藏区	华中区	华南区	西南区
黑水山蚋[*S.*(*M.*)*heishuiense*]		√											√
夹金山山蚋[*S.*(*M.*)*jiajinshanense*]		√											√
吉斯沟山蚋[*S.*(*M.*)*jisigouense*]		√											√
清溪山蚋[*S.*(*M.*)*kirgisorum*]	√	√						√		√	√		
林芝山蚋[*S.*(*M.*)*lingzhiense*]	√									√			
泸定山蚋[*S.*(*M.*)*ludiangense*]		√											√
磨西山蚋[*S.*(*M.*)*moxiense*]		√											√
线丝山蚋[*S.*(*M.*)*nemorivagum*]	√	√								√			
多裂山蚋[*S.*(*M.*)*polyprominulum*]	√							√					
裂缘山蚋[*S.*(*M.*)*schizolomum*]	√									√			
端裂山蚋[*S.*(*M.*)*schizostylum*]	√							√					
离板山蚋[*S.*(*M.*)*separatum*]		√									√		
泰山山蚋[*S.*(*M.*)*taishanense*]	√							√					
谭氏山蚋[*S.*(*M.*)*tanae*]		√										√	
西藏山蚋[*S.*(*M.*)*tibetense*]	√									√			
维西山蚋[*S.*(*M.*)*weisiense*]		√											√
五老峰山蚋[*S.*(*M.*)*wulaofengense*]	√							√					
忻州山蚋[*S.*(*M.*)*xinzhouense*]	√							√					
云台山蚋[*S.*(*M*)*yuantaiense*]	√							√					
窄跗纺蚋[*S.*(*Nevennannia*)*angustitarse*]	√	√											√
窄形纺蚋[*S.*(*N.*)*angustatum*]	√						√						
黄毛纺蚋[*S.*(*N.*)*aureohirtum*]		√								√	√	√	√
双角纺蚋[*S.*(*N.*)*bicorne*]	√		√				√	√	√				
苍山纺蚋[*S.*(*N.*)*cangshanense*]		√										√	
陈氏纺蚋[*S.*(*N.*)*cheni*]		√										√	
郴州纺蚋[*S.*(*N.*)*chenzhouense*]		√										√	
山谷纺蚋[*S.*(*N.*)*cherraense*]	√						√						
查头纺蚋[*S.*(*N.*)*chitoense*]		√										√	
猎鹰纺蚋[*S.*(*N.*)*falcoe*]		√										√	
河流纺蚋[*S.*(*N.*)*fluviatile*]		√											√
格吉格纺蚋[*S.*(*N.*)*gejgelense*]		√											√

续表

种名	世界动物地理区 古北界	世界动物地理区 东洋界	世界动物地理区 新北界	世界动物地理区 新热带界	世界动物地理区 非洲界	世界动物地理区 澳新界	中国动物地理区 古北界 东北区	中国动物地理区 古北界 华北区	中国动物地理区 古北界 蒙新区	中国动物地理区 古北界 青藏区	中国动物地理区 东洋界 华中区	中国动物地理区 东洋界 华南区	中国动物地理区 东洋界 西南区
纤细纺蚋[*S.*(*N.*)*gracile*]		√											√
河南纺蚋[*S.*(*N.*)*henanense*]	√							√					
吉林纺蚋[*S.*(*N.*)*jilinense*]	√						√						
宽丝纺蚋[*S.*(*N.*)*latifile*]	√						√						
雷公山纺蚋[*S.*(*N.*)*leigongshanense*]		√									√		
长毛纺蚋[*S.*(*N.*)*longipile*]	√						√						
泸定纺蚋[*S.*(*N.*)*ludingense*]		√											√
新月纺蚋[*S.*(*N.*)*lundstromi*]	√							√					
龙潭纺蚋[*S.*(*N.*)*longtanstum*]	√							√					
梅氏纺蚋[*S.*(*N.*)*meigeni*]	√						√						
三重纺蚋[*S.*(*N.*)*mie*]	√	√									√	√	
宁夏纺蚋[*S.*(*N.*)*ningxiaense*]	√							√					
新纤细纺蚋[*S.*(*N.*)*novigracile*]	√									√	√		
宽头纺蚋[*S.*(*N.*)*praetargum*]	√									√			
普格纺蚋[*S.*(*N.*)*pugetense*]	√		√				√						
朴氏纺蚋[*S.*(*N.*)*purii*]	√									√			
桥落纺蚋[*S.*(*N.*)*qiaoluoense*]		√									√		
清水纺蚋[*S.*(*N.*)*qingshuiense*]		√									√		
琼州纺蚋[*S.*(*N.*)*qiongzhouense*]		√										√	
饶河纺蚋[*S.*(*N.*)*raohense*]	√						√						√
林纺蚋[*S.*(*N.*)*silvestre*]	√	√	√										
山东纺蚋[*S.*(*N.*)*shandongense*]	√							√					
丝肋纺蚋[*S.*(*N.*)*subcostatum*]	√						√						
灰背纺蚋[*S.*(*N.*)*subgriseum*]	√						√	√					
透林纺蚋[*S.*(*N.*)*toulingense*]		√										√	
内田纺蚋[*S.*(*N.*)*uchidai*]	√						√						
宽足纺蚋[*S.*(*N.*)*vernum*]	√						√	√	√				
王仙纺蚋[*S.*(*N.*)*wangxianense*]		√									√		
五林洞纺蚋[*S.*(*N.*)*wulindongense*]	√						√						
新宾纺蚋[*S.*(*N.*)*xinbinense*]	√						√						
薛氏纺蚋[*S.*(*N.*)*xueae*]	√						√						

续表

种名	世界动物地理区						中国动物地理区						
							古北界				东洋界		
	古北界	东洋界	新北界	新热带界	非洲界	澳新界	东北区	华北区	蒙新区	青藏区	华中区	华南区	西南区
油丝纺蚋[*S.*(*N.*)*yushangense*]		√											√
张家界纺蚋[*S.*(*N.*)*zhangjiajiense*]		√										√	
成双欧蚋[*S.*(*Obachovia*)*biseriatum*]	√											√	
峨眉短蚋[*S.*(*Odagmia*)*emeiense*]		√											√
斑短蚋[*S.*(*O.*)*ferganicum*]	√						√	√					
一洼短蚋[*S.*(*O.*)*iwatense*]		√									√		
黄色逊蚋[*S.*(*Schoenbaueria*)*flavoantennatum*]	√								√				
尼格逊蚋[*S.*(*Sc.*)*nigrum*]	√								√				
曲跗逊蚋[*S.*(*Sc.*)*titiale*]	√							√					
双齿蚋[*S.*(*Simulium*)*bidentatum*]	√	√					√	√			√	√	√
法拉蚋[*S.*(*S.*)*flavidum*]	√							√					
钟氏蚋[*S.*(*S.*)*chungi*]		√										√	
鞍阳蚋[*S.*(*S.*)*ephippioidum*]		√									√		
格氏蚋[*S.*(*S.*)*gravelyi*]	√									√			
灰额蚋[*S.*(*S.*)*griseifrons*]	√									√			
衡山蚋[*S.*(*S.*)*hengshanense*]		√									√		
红坪蚋[*S.*(*S.*)*hongpingense*]		√									√		
印度蚋[*S.*(*S.*)*indicum*]	√									√			
日本蚋[*S.*(*S.*)*japonicum*]	√	√						√		√	√		
卡瓦蚋[*S.*(*S.*)*kawamurae*]		√									√		
乐东蚋[*S.*(*S.*)*ledongense*]		√										√	
卢山蚋[*S.*(*S.*)*lushanense*]		√								√			
中柱蚋[*S.*(*S.*)*mediaxisus*]	√									√			
秦氏蚋[*S.*(*S.*)*qini*]	√	√						√			√		√
多枝蚋[*S.*(*S.*)*ramulosum*]		√									√		
淡白蚋[*S.*(*S.*)*serenum*]		√										√	
匙蚋[*S.*(*S.*)*spoonatum*]		√										√	
香港蚋[*S.*(*S.*)*taipokauense*]		√										√	
细板蚋[*S.*(*S.*)*tenuatum*]		√									√		
优分蚋[*S.*(*S.*)*ufengense*]		√									√	√	
亚东蚋[*S.*(*S.*)*yadongense*]	√									√			

续表

种名	世界动物地理区						中国动物地理区						
							古北界				东洋界		
	古北界	东洋界	新北界	新热带界	非洲界	澳新界	东北区	华北区	蒙新区	青藏区	华中区	华南区	西南区
尖板蚋[*S.*(*S.*)*acontum*]		√											√
黑角蚋[*S.*(*S.*)*cholodkovskii*]	√						√	√					
大明蚋[*S.*(*S.*)*damingense*]		√										√	
十分蚋[*S.*(*S.*)*decimatum*]	√							√					
粗毛蚋[*S.*(*S.*)*hirtipannus*]	√	√								√	√	√	
短飘蚋[*S.*(*S.*)*jacuticum*]	√	√						√	√		√		
利川蚋[*S.*(*S.*)*lichuanense*]		√									√		
淡足蚋[*S.*(*S.*)*malyschevi*]	√						√	√					
纳克蚋[*S.*(*S.*)*nacojapi*]	√						√						
新尖板蚋[*S.*(*S.*)*neoacontum*]		√									√		
怒江蚋[*S.*(*S.*)*nujiangense*]		√										√	
窄手蚋[*S.*(*S.*)*omorii*]	√						√						
帕氏蚋[*S.*(*S.*)*pavlovskii*]	√							√	√				
如伯蚋[*S.*(*S.*)*rubroflavifemur*]	√								√				
红足蚋[*S.*(*S.*)*rufipes*]	√						√						
萨擦蚋[*S.*(*S.*)*saceatum*]	√							√					
刺毛蚋[*S.*(*S.*)*spiculum*]	√						√						
北蚋[*S.*(*S.*)*subvariegatum*]	√							√					
谭氏蚋[*S.*(*S.*)*tanae*]		√										√	
虞氏蚋[*S.*(*S.*)*yui*]	√						√						
包氏蚋[*S.*(*S.*)*barraudi*]	√									√			
碧峰峡蚋[*S.*(*S.*)*bifengxiaense*]		√									√		
重庆蚋[*S.*(*S.*)*chongqingense*]		√									√		
细齿蚋[*S.*(*S.*)*dentatum*]	√									√			
地记蚋[*S.*(*S.*)*digitatum*]	√									√			
淡股蚋[*S.*(*S.*)*pallidofemun*]	√									√			
副瀑布蚋[*S.*(*S.*)*parawaterfallum*]		√											√
普拉蚋[*S.*(*S.*)*pulanotum*]	√									√			
崎岛蚋[*S.*(*S.*)*sakishimaense*]		√									√	√	
上川蚋[*S.*(*S.*)*shangchuanense*]		√										√	
膨丝蚋[*S.*(*S.*)*tumidilfilum*]		√									√		

续表

种名	世界动物地理区						中国动物地理区						
							古北界				东洋界		
	古北界	东洋界	新北界	新热带界	非洲界	澳新界	东北区	华北区	蒙新区	青藏区	华中区	华南区	西南区
钩突蚋[*S.*(*S.*)*uncum*]		√									√		
瀑布蚋[*S.*(*S.*)*waterfallum*]		√										√	
武陵蚋[*S.*(*S.*)*wulingense*]		√									√		
小龙潭蚋[*S.*(*S.*)*xiaolongtanense*]		√									√		
节蚋[*S.*(*S.*)*nodosum*]	√	√								√		√	
素木蚋[*S.*(*S.*)*shirakii*]		√								√		√	
樱花蚋[*S.*(*S.*)*nikkoense*]	√						√		√				
淡额蚋[*S.*(*S.*)*noelleri*]	√		√				√		√				
沼生蚋[*S.*(*S.*)*palustre*]	√								√				
周谭氏蚋[*S.*(*S.*)*chowettni*]	√							√					
甘肃蚋[*S.*(*S.*)*gansuense*]	√								√				
远蚋[*S.*(*S.*)*remotum*]	√							√					
爬蚋[*S.*(*S.*)*reptans*]	√							√	√				
谭周氏蚋[*S.*(*S.*)*tanetchovi*]	√							√					
塔氏蚋[*S.*(*S.*)*tarnogradskii*]	√								√				
宽跗副布蚋[*S.*(*S.*)*transiens*]	√								√				
坝河蚋[*S.*(*S.*)*bahense*]		√										√	
清迈蚋[*S.*(*S.*)*chiangmaiense*]		√										√	
格勒斯蚋[*S.*(*S.*)*grisescens*]		√										√	
卡氏蚋[*S.*(*S.*)*kariyai*]	√								√				
勐腊蚋[*S.*(*S.*)*menglaense*]		√										√	
那空蚋[*S.*(*S.*)*nakhonense*]		√										√	
屏东蚋[*S.*(*S.*)*pingtungense*]		√										√	
五条蚋[*S.*(*S.*)*quinquestriatum*]		√					√				√	√	
泰国蚋[*S.*(*S.*)*thailandicum*]		√										√	
五指山蚋[*S.*(*S.*)*wuzhishanense*]		√									√	√	
阿里山蚋[*S.*(*S.*)*arishanum*]		√										√	
新红色蚋[*S.*(*S.*)*neorufibasis*]	√						√						
黑颜蚋[*S.*(*S.*)*nigrifacies*]	√	√								√			√
亮胸蚋[*S.*(*S.*)*nitidithorax*]	√	√								√		√	
显著蚋[*S.*(*S.*)*prominentum*]		√									√		

续表

种名	世界动物地理区						中国动物地理区						
							古北界				东洋界		
	古北界	东洋界	新北界	新热带界	非洲界	澳新界	东北区	华北区	蒙新区	青藏区	华中区	华南区	西南区
王早蚋[*S.*(*S.*)*puliense*]		√										√	
红色蚋[*S.*(*S.*)*rufibasis*]	√	√								√	√	√	√
皱板蚋[*S.*(*S.*)*rugosum*]	√						√						
神农架蚋[*S.*(*S.*)*shennongjiaense*]		√									√		
华丽蚋[*S.*(*S.*)*splendidum*]	√						√						
柃木蚋[*S.*(*S.*)*suzukii*]	√	√									√	√	
谭氏蚋[*S.*(*S.*)*tanae*]	√	√					√						
天池蚋[*S.*(*S.*)*tianchi*]		√										√	
树干蚋[*S.*(*S.*)*truncrosum*]	√								√				
山状蚋[*S.*(*S.*)*tumulosum*]	√						√						
伏尔加蚋[*S.*(*S.*)*vulgare*]	√		√					√					
草海蚋[*S.*(*S.*)*caohaiense*]		√											√
昌隆蚋[*S.*(*S.*)*chamlongi*]	√	√								√		√	
同源蚋[*S.*(*S.*)*cognatum*]	√									√			
叶片蚋[*S.*(*S.*)*foliatum*]	√								√				
喜山蚋[*S.*(*S.*)*himalayense*]	√									√			
经甫蚋[*S.*(*S.*)*jingfui*]		√											√
卡任蚋[*S.*(*S.*)*karenkoense*]		√										√	
留坝蚋[*S.*(*S.*)*liubaense*]		√									√		
矛板蚋[*S.*(*S.*)*longchatum*]	√	√								√			√
青木蚋[*S.*(*S.*)*oitanum*]	√						√				√		
黑色蚋[*S.*(*S.*)*pelius*]	√						√						
黔蚋[*S.*(*S.*)*qianense*]		√									√		
台湾蚋[*S.*(*S.*)*taiwanicum*]	√	√					√				√	√	
角突蚋[*S.*(*S.*)*triangustum*]	√									√			
角逐蚋[*S.*(*S.*)*aemulum*]	√						√						
阿拉蚋[*S.*(*S.*)*arakawae*]	√						√			√			
曲跗蚋[*S.*(*S.*)*curvitarse*]	√							√					
恩和蚋[*S.*(*S.*)*enhense*]	√								√				
长须蚋[*S.*(*S.*)*longipalpe*]	√								√				
短须蚋[*S.*(*S.*)*morsitans*]	√								√				

续表

种名	世界动物地理区						中国动物地理区						
							古北界				东洋界		
	古北界	东洋界	新北界	新热带界	非洲界	澳新界	东北区	华北区	蒙新区	青藏区	华中区	华南区	西南区
桑叶蚋[*S.*(*S.*)*promorsitans*]	√								√				
新宾蚋[*S.*(*S.*)*xinbinen*]	√						√						
含糊蚋[*S.*(*S.*)*ambiguum*]		√										√	
克氏蚋[*S.*(*S.*)*christophersi*]	√									√			
齿端蚋[*S.*(*S.*)*densastylum*]		√									√		
福州蚋[*S.*(*S.*)*fuzhouense*]		√									√		
赫氏蚋[*S.*(*S.*)*howletti*]	√									√			
仙人蚋[*S.*(*S.*)*immortalis*]	√							√					
揭阳蚋[*S.*(*S.*)*jieyangense*]		√										√	
卡头蚋[*S.*(*S.*)*katoi*]		√										√	
多叉蚋[*S.*(*S.*)*multifurcatum*]		√									√		
黑足蚋[*S.*(*S.*)*peliastrias*]	√						√						
轮丝蚋[*S.*(*S.*)*rotifilis*]		√									√		
山西蚋[*S.*(*S.*)*shanxiense*]	√							√					
巨特蚋[*S.*(*Tetisimulium*)*alajense*]	√						√		√	√			
正直特蚋[*S.*(*Te.*)*coarctatum*]	√								√				
沙特蚋[*S.*(*Te.*)*desertorum*]	√						√		√	√			
扣子特蚋[*S.*(*Te.*)*kozlovi*]	√									√			
龙岗特蚋[*S.*(*Te.*)*longgengen*]	√						√						
塔城特蚋[*S.*(*Te.*)*tachengense*]	√								√				
五台山特蚋[*S.*(*Te.*)*wutaishanense*]	√							√					
小岛特蚋[*S.*(*Te.*)*xiaodaoense*]	√									√			
屿岛洼蚋[*S.*(*Wallacellum*)*yonakuniense*]		√										√	
窄叉维蚋[*S.*(*Wilhelmia*)*angustifurca*]	√								√				
敦煌维蚋[*S.*(*W.*)*dunhuangense*]	√							√					
马维蚋[*S.*(*W.*)*equinum*]	√							√	√	√			
宽臂维蚋[*S*(*W.*)*eurybrachium*]	√								√				
格尔木维蚋[*S.*(*W.*)*germuense*]	√									√			
沼泽维蚋[*S.*(*W.*)*lama*]	√								√				
力行维蚋[*S.*(*W.*)*lineatum*]	√							√	√				
北京维蚋[*S.*(*W.*)*pekingense*]	√							√					

续表

种名	世界动物地理区						中国动物地理区						
							古北界				东洋界		
	古北界	东洋界	新北界	新热带界	非洲界	澳新界	东北区	华北区	蒙新区	青藏区	华中区	华南区	西南区
翼骨维蚋［*S.*(*W.*)*pinnatum*］	√								√				
伪马维蚋［*S.*(*W.*)*pseudequinum*］	√							√	√				
青海维蚋［*S.*(*W.*)*qinghaiense*］	√									√			
清西陵维蚋 *S.*(*W.*)*qingxilingense*］	√							√					
塔城维蚋［*S.*(*W.*)*tachengense*］	√									√			
高桥维蚋［*S.*(*W.*)*takahasii*］	√	√						√	√	√		√	
桐柏山维蚋［*S.*(*W.*)*tongbaishanense*］		√									√		
沟额维蚋［*S.*(*W.*)*veltistshevi*］	√								√				
乌什维蚋［*S.*(*W.*)*wushiense*］	√								√				
兴义维蚋［*S.*(*W.*)*xingyiense*］		√									√		
张掖维蚋［*S*(*W.*)*zhangyense*］	√								√				

（二）我国蚋类区系分布特点

1. 地理分布的不均匀性　我国的动物地理区划分属古北界和东洋界。从蚋科属级阶元看，明显表现出自北向南减弱的趋势，并在一定程度上反映了属和亚属南北替代的情况。在我国已知的 6 属 16 亚属中，古北界占有全部6属16亚属，而东洋界仅有1属9亚属。由表23-3和表23-4可知，原蚋族3属，全部分布在古北界，而蚋属中的布蚋亚属、欧蚋亚属、副布蚋亚属、逊蚋亚属、希蚋亚属和特蚋亚属等 6 个亚属也仅分布于古北界，洼蚋亚属则局限分布于东洋界，其他亚属则呈现交叉分布，如主要分布于古北界的维蚋亚属、真蚋亚属、厌蚋亚属和山蚋亚属则向东洋界延伸分布，而主要分布于东洋界的绳蚋亚属则延伸分布到古北界。总的来说，各级阶元跨区分布的为数不多，究其原因可能有三点：一是我国地形地貌复杂，多数地理区间有明显的地理隔离；二是蚋类迁飞能力不强；三是某些地区的区系调查尚有待深入。

2. 接壤区系的相似性　接壤的区界由于彼此扩散延伸，蚋类区系成分也表现出不同程度的相似性。我国古北界处于中亚亚界和东北亚界，与其邻近的地中海亚界、欧洲亚界和西伯利亚亚界连成欧亚大陆，因而蚋类从属、亚属到某些种都有相似之处。除特有种和东洋界穿插分布外，有相当数量是与其邻近亚界的共有种。我国东洋界属于中印亚界，蚋类区系与其邻近的印马亚界在属和亚属上的分布也很相似，并拥有一些与中印亚界国外部分的共有种，其蚋相相对简单，仅发现 1 属 9 亚属，其中以蚋亚属、绳蚋亚属和纺蚋亚属最为丰富。此外，印马亚界的洼蚋亚属（*Wallacellum*）也延伸分布到本区的离岛，古北界的维蚋亚属（*Wilhelmia*）和山蚋亚属（*Montisiumlium*）也是向本区延伸并出现交叉分布的广布种。上述邻近区系的相似性反映了蚋类演化和扩散的历史关联。

3. 具有明显的地方性　在我国已知蚋种中，以我国为模式产地的就有 192 种，约占我国已知蚋种总数的 57.7%，其中 2/3 以上仅局限分布于某地理区，成为该地区的特有类群，从而表现出明显的地方性。一般来说，地方性的特有类群，比起邻近区系的共有类群，往往是较为进化的类群。

三、中国蚋科分属检索表

蚋科成虫略驼背，体色多暗褐。触角 2+7 节、2+8 节或 2+9 节，短于头部；上颚发达；触须 5 节，第 3 节具拉氏器；雌虫离眼式，雄虫接眼式，上眼面大，下眼面小；无单眼；中胸盾片无“V”形缝；足短拙，前足基跗节长，后足基跗节有或无跗突，跗节Ⅱ有或无跗沟；翅室无褶痕，前域脉粗壮，包括前缘脉、亚前缘脉和径脉，中脉和肘脉之间具褶痕，肘脉无柄；腹节Ⅰ背板演化为一具长缘毛的基鳞。蛹大多具半裸型茧，胸部两侧具1对鳃器，鳃器由形状各异、数量不等的呼吸丝排列组成，其余特征似成虫。幼虫孳生于流水的附属物上，体呈圆筒状，后部膨大，头前具头扇1对，触角通常分为3节并连接端感器，前胸具愈合的单腹足，后腹节具肛骨和后环；气门退化，属周气门型。

现行分类系统将蚋科分为2亚科，即副蚋亚科（Parasimuliinae）和蚋亚科（Simuliinae）。副蚋亚科是一个小亚科，目前仅发现2属4种，均分布于北美洲。该科昆虫的主要特征是触角2+8节，后足跗突和跗沟缺如；翅前缘脉域各脉具长毛而无刺；亚前缘脉和径脉1很短，径脉短于前缘脉的1/2，径分脉末端分叉；中脉和肘脉间的褶痕不明显且末段不分支；雌虫上颚、下颚均无齿，雌爪具基齿，受精囊圆形；雄虫接眼式或离眼式，生殖肢端节无端刺；蛹呼吸丝3条，腹部背板无栉刺列，腹板无钩；幼虫后颊裂缺如，触角仅具1节，腹节Ⅸ具乳突。蚋亚科是一个大亚科，我国已发现的全部种类均隶属于这个亚科。

蚋亚科分为原蚋族（Prosimuliini）和蚋族（Simuliini），其中原蚋族含6属143种，蚋族含23属2 163种。我国已知的333种分别隶属于6属，即原蚋族的原蚋属（*Prosimulium*）、赫蚋属（*Helodon*）、吞蚋属（*Twinnia*）和蚋族的蚋属（*Simulium*）、后克蚋属（*Metacnephia*）、畦克蚋属（*Sulcicnephia*）。原蚋属和蚋属不仅数量多而且医学关系最为密切，涵盖了大部分嗜血或媒介蚋种。

（一）雌虫

翅径分脉（Rs）通常分叉，其叉室长于径，前缘脉仅具毛而无刺；中胸前侧缝宽而浅，前部不完整；中胸下后侧片短；后足基跗节通常无跗突和跗沟［原蚋族（*Prosimulini*）］……2
翅径分脉不分叉，前缘脉具毛和刺；中胸前侧缝窄，通常完整；中胸下后侧片长；后足基跗节通常具跗突和跗沟，偶不发达［蚋族（*Simulini*）］……4
触角2+7节；喙明显短于唇基的1.5~2.0倍；翅径分脉简单……吞蚋属（*Twinnia*）
触角2+9节；喙明显长于或约等于唇基长度；径分脉末段分叉……3
头仅稍窄于胸；触角鞭状；体色通常暗褐；生殖板纵长，内缘骨化……原蚋属（*Prosimulium*）
头明显窄于胸部的1.3~1.4倍；触角念珠状；体红棕色或铁锈色；生殖板短，后缘宽截，内缘仅中部骨化……赫蚋属（*Helodon*）
触须末节明显长于节Ⅳ；后足基跗节有明显的跗突，偶缺如，跗节Ⅱ有深或浅的跗沟……蚋属（*Simulium*）
触须末节与节Ⅳ约等长；后足基跗节无跗突或跗突不发达，跗节Ⅱ无跗沟或仅具小跗沟……5
中胸侧膜光裸；后足基跗节无跗突，跗节Ⅱ有跗沟……畦克蚋属（*Sulcicnephia*）
中胸侧膜具毛；后足基跗节无跗突或仅具小跗突，跗节Ⅱ无跗沟……后克蚋属（*Metacnephia*）

（二）雄虫

翅径分脉分叉，偶简单，前缘脉具毛而无刺；中胸前侧缘宽而浅，前部不完整；中胸下后侧片宽且明显大于高；后足基跗节无跗突和跗沟［原蚋族（*Prosimulini*）］……2
翅径分脉简单，前缘脉具毛和刺；中胸前侧缝窄且通常完整；中胸下后侧片长明显大于高；后足基跗节通常具跗突和跗沟［蚋族（*Simuliini*）］……4
触角2+7节；喙短，约为唇基的1/2；生殖腹板基部侧缘具弧形凹陷……吞蚋属（*Twinnia*）
触角2+9节；喙稍长于或与唇基约等长；生殖腹板非如上述……3
体色暗黑；触角鞭状；生殖腹板横宽，蹄状，侧面观通常具明显的唇状腹中突……原蚋属（*Prosimulium*）
体铁锈色；触角念珠状；生殖腹板较长，非蹄状，侧面观无唇状突……赫蚋属（*Helodon*）
后足基跗节跗突发达（希蚋亚属例外），跗节Ⅱ有深或浅的跗沟……蚋属（*Simulium*）
后足基跗节无跗突或仅具小跗突，跗节Ⅱ无跗沟或仅具小跗沟……5
中胸侧膜具毛；后足基跗节无跗突或仅具小跗突，跗节Ⅱ无跗沟；生殖肢端节圆锥状，具细短端刺……后克蚋属（*Metacnephia*）
中胸侧膜光裸；后足跗节Ⅱ有跗沟；生殖肢端节靴状，具粗长端刺……畦克蚋属（*Sulcicnephia*）

(三) 蛹

茧编织疏松而粗糙，偶紧密；腹部骨化；端钩特发达［原蚋族（*Prosimulini*）］……2
茧编织紧密或疏松；腹部除后部外通常膜质，端钩通常不发达［蚋族（*Simulimi*）］……4
呼吸丝 16 条，通常由背、侧、腹 3 条主干发出，排列为 8+4+4；腹节Ⅲ、Ⅳ背板和腹节 5~7 腹板具长刺毛而无叉钩，端钩长刺毛状……吞蚋属（*Twinnia*）
无上述合并特征……3
呼吸丝 13~16 条或多达 100 条，如 13~16 条时，则由 3~5 个短茎发出呈树状排列……原蚋属（*Prosimulium*）
呼吸丝约 35 条，由基部分 3~5 个短茎发出，或者由 1 个短粗茎发出 100~200 条细丝……赫蚋属（*Helodon*）
呼吸丝 10~150 条，呈树状分布；后腹节具发达的锚状钩，端钩长而直……后克蚋属（*Metacnephia*）
无上述合并特征……5
呼吸丝 10~16 条；端钩短；茧靴状，具长领，完全覆盖蛹体……畦克蚋属（*Sulcicnephia*）
综合特征非如上述……蚋属（*Simulium*）

(四) 幼虫

亚颏顶齿大，通常复合型，间有或无小齿，或明显集中向前分 3 组；偶无头扇［原蚋族（*Prosimuliini*）］……2
亚颏顶齿通常简单，不分组，或退化排列于亚颏前缘；头扇通常发达［蚋族（*Simuliini*）］……4
无头扇；肛板"Y"形……吞蚋属（*Twinnia*）
有头扇；肛板"X"形……3
头色淡；额斑明显；亚颜中齿长于侧齿……原蚋属（*Prosimulium*）
头色暗；额斑不明显；亚颏顶齿变化大……赫蚋属（*Helodon*）
亚颏前部缩小；后颊裂伸达亚颏后缘……5
亚颏前部不缩小；后颊裂一般未伸达亚颏后缘，如伸达，则顶齿的中、角齿突出……蚋属（*Simulium*）
上颚端部具简单毛；第 3 顶齿特别发达、粗长，至少长于梳齿；亚颏前缘平或均凹；顶齿锯齿状……后克蚋属（*Metacnephia*）
上颚端部具分裂刺毛；顶齿中度发达，与梳齿约等长；亚颏前部变窄，略呈亚三角形，前缘中部凸出，顶齿很小……畦克蚋属（*Sulcicnephia*）

四、中国常见蚋种检索表

(一) 雌虫

体色暗黑；生殖腹板横宽，蹄状，侧面观通常具明显的唇状腹中突……2
后足基跗节跗突发达，跗节Ⅱ有深或浅的跗沟……3
黑褐色，爪具小某齿；生殖板舌状，内缘直……毛足原蚋（*Pr. hirtipes*）
生殖板长，豆荚形，内缘端半向侧面凹入……刺扰原蚋（*Pr. irritans*）
中胸下侧片具毛……后宽绳蚋［*S.*（*G.*）*metatarsale*］
中胸下侧片光裸……4
中胸盾片灰色，具 3 条琴弦状暗色窄纵条；生殖板内缘末端延伸成细弯钩状突……马维蚋［*S.*（*W.*）*equinum*］
无上述合并特征……5
中胸盾片具 3 条巧克力色窄纵条……斑布蚋［*S.*（*By.*）*maculatum*］
中胸部无上述窄条……6
触须第Ⅲ节明显膨大，拉氏器长，至少为第Ⅲ节的 1/2，第Ⅴ节长约为第Ⅲ、第Ⅳ之和……黄毛纺蚋［*S.*（*N.*）*aureohirtum*］

无上述合并特征……………………………………………………………………………………………7
中胸侧膜光裸……………………………………………………………………………………………8
中胸侧膜具毛，爪具基齿……………………………………………………装饰短蚋[*S.*(*O.*)*ornatum*]
中胸盾片棕黑，被金黄色柔毛，后盾具长黑毛…………………………………双齿蚋[*S.*(*S.*)*bidentatum*]
无上述合并特征……………………………………………………………………………………………9
中胸盾片具5条暗色纵纹……………………………………………………五条蚋[*S.*(*S.*)*quinquestriatum*]
中胸盾片灰黑色，被金色或铜色细毛，具1对灰色前斑，从前而观具1条暗色中纵纹……………
………………………………………………………………………………红色蚋[*S.*(*S.*)*rufibasis*]

(二) 雄虫

体色暗黑，触角鞭状，生殖腹板横宽、蹄状，侧面观通常具明显的唇状腹中突…………………………2
后足基跗节跗突发达，跗节Ⅱ有深或浅的跗沟……………………………………………………………3
生殖板相当较宽，宽约为高的2倍，后缘中部凹入……………………………………毛足原蚋(*Pr. hirtipes*)
生殖腹板相对较窄长，后缘凸出成弧形，中央具一轴状突起…………………………刺扰原蚋(*Pr. irritans*)
中胸下侧片具毛………………………………………………………………后宽绳蚋[*S.*(*G.*)*metatarsale*]
无上述合并特征……………………………………………………………………………………………4
中胸侧膜具毛……………………………………………………………………………………………5
中胸侧膜光裸……………………………………………………………………………………………6
径脉基段具毛，生殖肢基节明显长于小钩形的生殖肢端节…………………………马维蚋[*S.*(*W.*)*equinum*]
径脉基节光裸，生殖基节明显短于生殖肢端节………………………………装饰短蚋[*S.*(*O.*)*ornatum*]
径脉基段具毛……………………………………………………………………黄毛纺蚋[*S.*(*N.*)*aureohirtum*]
径脉基段光裸……………………………………………………………………………………………7
生殖肢端节短于生殖肢基节，圆柱形而内弯；中骨相当宽，末端内凹，有锯齿…………………………
………………………………………………………………………………斑布蚋[*S.*(*By.*)*maculatum*]
生殖肢端节明显长于生殖突基节，中骨非如上述……………………………………………………………8
后足基跗节末端膨大，生殖腹板体基部收缩，端部扩大……………………………双齿蚋[*S.*(*S.*)*bidentatum*]
无上述合并特征……………………………………………………………………………………………9
生殖肢端节基内突不发达，具弱刺毛…………………………………………………红色蚋[*S.*(*S.*)*rufibasis*]
生殖腹板宽圆，马鞍形，具显著的腹中突………………………………………五条蚋[*S.*(*S.*)*quinquestriatum*]

(三) 蛹

呼吸丝13~16条或多达100条，如13~16条时，则由3~5个短茎发出呈树状排列………………………2
综合特征非如上述…………………………………………………………………………………………3
呼吸丝16条，由5个细丝茎发出，排列为(1+2)+(2+2)+(1+2)+(2+2)+2………刺扰原蚋(*Pr. Irritans*)
呼吸丝16条，着生3个粗茎上排列为(3+1)+3+(2+7)……………………………毛足原蚋(*Pr. hirtipes*)
后腹节有发达的锚状钩；头毛4对，胸毛5对……………………………………后宽绳蚋[*S.*(*G.*)*metatarsale*]
无上述合并特征……………………………………………………………………………………………4
呼吸丝4条，均具短柄或其中1~2对无柄；端钩直中度发达…………………………装饰短蚋[*S.*(*O.*)*ornatum*]
呼吸丝4条或6~32条，茧简单或复杂………………………………………………………………………5
呼吸丝6~32条………………………………………………………………………………………………6
呼吸丝4条或6条，前缘未加厚……………………………………………………………………………7
呼吸丝22~26条…………………………………………………………………斑布蚋[*S.*(*By.*)*maculatum*]
腹部仅节Ⅶ具刺栉，茧简单或复杂…………………………………………………………………………8
呼吸丝4条时成对生长在短柄上，或有一粗杆壮或其中1~2条缩成拇指状，茧简单…………………
………………………………………………………………………………黄毛纺蚋[*S.*(*N.*)*aureohirtum*]
呼吸丝6条，膨胀呈囊状，从背、腹管状基臂间向前出发；茧具领…………………马维蚋[*S.*(*W.*)*equinum*]

呼吸丝 10 条,成对排列,基段不膨胀……五条蚋[*S.*(*S.*)*quinquestriatum*]
无上述合并特征……9
呼吸丝 3 对,具短茎,中对丝从上对丝茎基部发出……红色蚋[*S.*(*S.*)*rufibasis*]
呼吸丝 8 条,蛹茧靴状,前部具网格状颈领……双齿蚋[*S.*(*S.*)*bidentatum*]

(四) 幼虫

亚颏顶齿大,间有或无小齿,或明显集中向前分 3 组;偶无头扇……2
亚颏顶齿通常简单,不分组,头扇通常发达……3
亚颏中齿和角齿发达,约等长……刺扰原蚋(*Pr. irritans*)
亚颏顶齿的中齿和角齿发达,但角齿明显长于中齿……毛足原蚋(*Pr. hirtipes*)
腹部具圆锥状突……斑布蚋[*S.*(*By.*)*maculatum*]
腹部光滑或仅具刺毛……4
后腹有腹乳突……7
后腹无腹乳突……5
亚颏顶齿短钝;后颊裂大、宽、钝、呈箭形或卵圆形……马维蚋[*S.*(*W.*)*equinum*]
综合特征非如上述……6
上颚前顶齿至少为中、后顶齿的 1~1.5 倍……装饰短蚋[*S.*(*O.*)*ornatum*]
上颚前顶齿长度依次递减……8
亚颏侧缘无齿……后宽绳蚋[*S.*(*G.*)*metatarsale*]
亚颏具侧缘齿……黄毛纺蚋[*S.*(*N.*)*aureohirtum*]
后颊裂深,法冠形……双齿蚋[*S.*(*S.*)*bidentatum*]
后颊裂深,亚箭形……9
后环约 88 排……红色蚋[*S.*(*S.*)*rufibasis*]
后环约 120 排……五条蚋[*S.*(*S.*)*quinquestriatum*]

第三节 生物学

蚋类生物学是研究蚋类生命活动及其发生发展规律的科学,研究内容主要包括生活史、生活习性、发育与繁殖等,还涉及各种环境因素对于蚋类不同发育时期的影响。蚋类个体发育受内分泌的制约,要经过多次的蜕皮和变态,其变态属完全变态,因而蚋类的整个生活史就是从卵孵化经过各龄幼虫,化蛹以至羽化为成虫直至死亡的全过程。从广义上说,生活史包括不同虫期的生态习性、生理和行为,因为蚋类的一生就是受外界环境的影响和本身对环境的适应过程,其表现型,是个体的遗传基础和环境因素共同作用的结果。

一、生活史

蚋类是完全变态昆虫,其生活史包括卵、幼虫、蛹和成虫。蚋类的卵、幼虫和蛹皆孳生于流水中,称水生期或幼期。蛹羽化变为成虫直至死亡阶段,称成虫期。因成虫阶段主要是进行生殖活动,借以繁衍后代,故有人把成虫期称生殖期。

(一) 卵

当雌蚋体内的卵经受精而发育成熟后,雌蚋就会选择适宜的流动水体产卵,通常在傍晚进行。雌蚋可直接将卵产在水线浸没的石块或水生植物上,或者在翅下携带一个气泡潜入水中,到一定深度时将卵产下并黏着在基物上。

由于幼期几乎全程在流水中发育,而且对幼体缺乏特殊的保护机制,因而蚋类通过超强的繁殖力以保证种族的繁衍。产卵数目因种而异,与虫体大小、虫龄等有关,每批少者 50~100 粒,多者可达 500~1 000 粒。蚋卵通常以卵块的形式黏附在石块、草科或枯枝落叶等不同基物上,可排列成单层或多层,呈带状、片状或不规则状，其大小、形状也因种而异（图 23-20）。

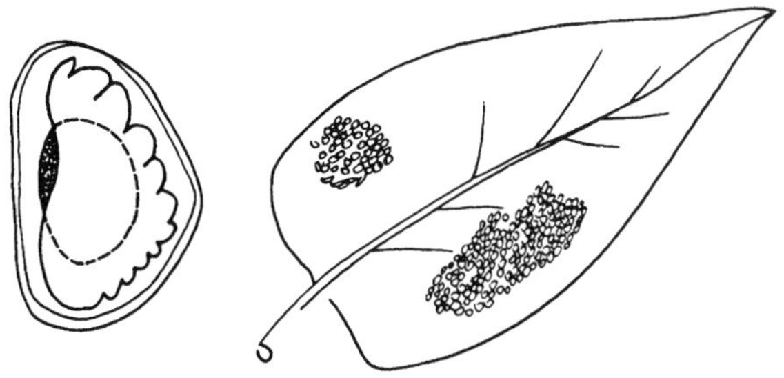

图 23-20　卵胚和卵块
（仿自 陈汉彬）

卵初产时呈乳白色或淡黄色，成胚时逐渐变为棕黑色，透过壳可见发育中的胚胎，当出现眼点和破卵器及头壳结构时，称为前幼虫。单层卵块的卵和多层卵块的表层卵胚胎发育率和孵化率较高，一般可达 95%，而多层卵块的下层卵胚胎发育率和孵化率则较低，约 50%，最底层的卵则通常难以完成胚胎发育。

从卵产出至孵化的时间称孵化期，影响孵化的主要因素包括温度、水含氧量、光照和蚋种的生物学特性。胚胎发育与温度关系最为密切，在热带地区，最快仅 1~2 天，而很多温带和寒带地区蚋类多可滞育从而使卵期延长达数月之久。一般来说，水温 8℃时卵即可开始孵化，20~25℃时胚胎发育需 3~4 天。多数种类在夏天胚胎发育期需 5~15 天，但有些夏季滞育的蚋种，其卵发育期可延长 1~2 个月或更长，而以卵越冬的蚋种，其卵发育期可延长达数月之久。蚋卵抗旱能力很弱，其暴露在水线以上数天就不能孵化，但它对低温的耐受力却很强。实验证实，姬蚋（*S. venustum*）卵在 0.5~1.5℃时可存活达 789 天。至于最高致死温度，迄今所知甚少。

（二）幼虫

自卵孵化后到幼虫化蛹前，称为幼虫期。当卵发育成熟后，由于前幼虫背面破卵器的动作，在卵前端割开一裂缝，一龄幼虫即从此缝破壳而出。刚孵出的幼虫，可利用其后环固着在与卵块同一基物上，或者移至远处另觅孳生基物。幼虫在生长发育中需进行 4~9 次蜕皮（一般为 5~6 次），并历经多个生理龄期方可化蛹，如黄毛纺蚋在室温 27.3℃ ± 0.25℃的条件下，幼虫发育有 5 个生理龄期（安继尧，1991）。龄期的划分主要是根据头壳纵径、体长量度、口器结构、头壳宽度和后颊裂长度等指标来判断，如一龄幼虫具有破卵器、成熟幼虫胸部具明显鳃斑等指标性特征。近年，杨明等利用数值统计方法对幼虫龄期进行判断，为蚋类幼虫龄期的准确判断提供新的研究方法。

（三）蛹

成熟幼虫从化蛹开始到蛹羽化的时期称为蛹期。成熟幼虫最后一次生理性蜕皮变为前蛹，经过短暂的潜伏期即可化蛹。蛹化的温度因种而异，冬季蛹化的温度为 9~16℃；春和早夏蛹化的最适温度为 8~22℃。蜕皮前，成熟幼虫以其后环附着在孳生基物上，或另外寻找一个隐蔽的处所固着，然后用涎腺分泌出的丝缠绕编织成特定的半裸茧。结茧需 40~60 分钟，结茧后幼虫蜷缩身体进行最后一次蜕皮而变蛹，虽然蛹在茧内不食不动，却进行着剧烈的生理生化活动和器官组织重建工作，所需能量来自幼虫期累积的营养物质。新蛹色淡，随着发育成熟逐渐变暗，直至羽化变为成虫。蛹为流线型体型，虫体方向与水流一致，其呼吸丝和茧口一般都指向下游。通常雄蚋先于雌蚋羽化，此时蛹皮背面作一矢状"T"形裂隙，成虫先从胸背外露，随后头部、翅和腹部相继脱茧而出。羽化后的成虫可借翅的运动，或进入水流借气泡上升到水面，或沿着未被淹没的物体爬出水面而飞离。羽化后留下的茧壳，可作为蚋类孳生习性和分类鉴定的参考依据。

一般而言，蛹期明显短于幼虫期，通常只需 2~6 天。蛹期的长短，因种类、气温和季节而异。在夏秋季节为 2~10 天，10℃时可延长至 2 周，如淡额蚋（*S. noelleri*）在 7 月份蛹期约为 5 天，在 10 月份约为 10 天。此外，某此种类蛹期可长达 1 个月以上，甚至以蛹越冬。但有的学者认为，蚋类蛹期的长短并非像蚊蛹那样主要受温度制约，而是还有其他重要的影响因素，如日照，其证据是蚋蛹仅在白天日照的条件下羽化（Smith，1973）。

和幼虫一样，蚋蛹也具严格的趋流性，必须在氧气充足的流动淡水中生活，一旦置于静水中或暴露在空气中很快就会死亡。实验室条件下，短期内将蛹置于潮湿的棉球上可羽化变为成虫，提示蚋蛹不但能通过皮肤吸收流水中的溶解氧，还能直接从大气中吸收氧气。

（四）成虫

蛹羽化变成虫直至死亡的时期称为成虫期。蚋类幼期主要是生长发育，而成虫期则主要是进行生殖活动，借以繁衍种族，诸如刺叮吸血、交配产卵的习性，均与生殖密切相关。雌蚋由于咽侧体的分泌受制于脑激素，具有促性腺作用，促使卵巢有一个强烈的发育过程。因此，有人也把成虫期称为生殖期。

二、生活习性

（一）幼虫食性

幼虫口器属咀嚼式，主要以滤食方式摄食。摄食时，以其后环固着在基物上，虫体作纵轴扭转90°~180°，使头部腹面和头扇朝向水流，而后借助头扇的张闭，以上颚及口器的鬃毛间歇地、无选择性地漏取食物颗粒。幼虫食谱主要包括单细胞藻类、细菌、原生动物和浮游生物等，有时也能吞食线虫或昆虫碎片，甚至自相残杀，弱肉强食。另有一些特异的类群，如 *Gymnopais* 属和 *Twinnia* 属的种类，无头扇，营刮食方式，借其高度发达的上颚及具齿的前中颚刷（anteromedian palatal brush）和亚颏顶齿协同刮取食物。食物被获取后直接进入食管。幼虫摄食速度与虫龄、温度、流速和种类有关，早期幼虫一般比成熟幼虫快。肠内容物通常在0.5~1小时即排出体外，仅少量被消化吸收。

（二）幼虫运动习性

幼虫不能在水中游泳，它们通常附着在孳生地被水线淹没的基物上，借助后环的小钩抓住由涎腺分泌黏着在基物表面的丝垫上，并和前腹足配合以交替抓-松的动作，进行"尺蠖式"的运动方式移动身体（图23-21）。此外，幼虫活动时始终有一条细丝黏着虫体与附着物，这细丝相当坚韧，在流速1m/s的急流中也不会断裂，当幼虫"迁居"或意外坠落时，可借此丝牵引漂流它处，寻找其他基物附着，或返回原处栖居。正常情况下，幼虫能调整体位，使身体长轴与水流方向一致，且头部伸向下游。

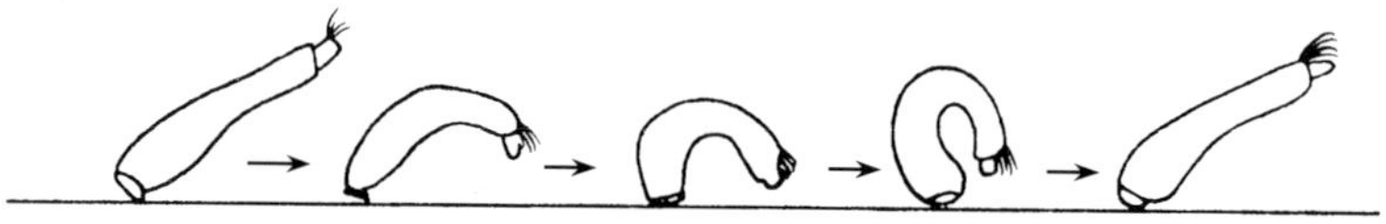

图23-21 蚋幼虫的运动

（仿自 陈汉彬）

（三）吸血习性

雄虫的口器退化，不吸血，以吮吸植物汁液和花蜜为生。雌虫一般刺叮吸血，但并非所有种类都吸血。根据雌虫卵巢发育对营养的需求不同，大致可分3类：一是口器退化，不进食卵也可成熟，营养来自幼虫的积累，一生只产卵1次，为专性无吸血生殖，属于自育型（autogenous）；二是具刺吸式口器，营双重营养，即吸血或以植物汁液为食，通常其第一生殖营养周环无需血餐即可自育，而后的营养周环则需要血餐，卵方可成熟；三是具刺吸式口器，营双重营养，但必须血餐卵方可成熟，为吸血生殖，属于非自育型（anautogenous）。吸血蚋种主要吮吸温血动物血，也有证据表明少数种类可吸食无脊椎动物，如昆虫的血液。多数种类对血源都表现出不同程度的选择性。相当一部分爪齿发达的种类嗜吸鸟类或家禽血，称为嗜鸟血型（ornithophilc forms）；另有一类则是嗜吸野生动物或家畜等哺乳动物血，称为嗜兽血型（mammalophilic forms）；还有一类则是嗜吸人血，属于嗜人血型（anthropophic forms）。后者实际上是嗜兽血型的一个附型。嗜人血型又可相对地分为高度嗜人血（highly anthropophilic）和兼性嗜人血（facultatively anthropophilic），但并没有一种是排它性的嗜人血型（裘明华，1994）。

雌蚋多数在白昼于户外吸血，尤以晨曦和薄暮寻求血源、侵袭人畜最为频繁，这一习性和某些专在夜间户内刺叮吸血的雌蚊形成了鲜明的对照。雌蚋吸血前，通常先在宿主周围旋转后再落到宿主体上，并边停边爬地寻找适合的部位，吸血部位因种而异，如非洲的恶蚋主要在小腿和踝部，委内瑞拉的金蚋（*S. metallicum*）偏爱下半身，而危地马拉的淡黄蚋（*S. ochraceum*）却偏爱在身体的上半部吸血。吸血时，先由上唇及其端齿拉住皮肤，以上颚的端锯齿向前交挫；然后，由具齿的下颚和舌刺入皮肤，由上唇扩大伤口，同时将涎腺分泌含有抗凝素的涎液注入伤口，以防止血液凝固；最后，由上颚、下颚和舌刺入宿主组织，可深达150μm，其深度和不同种类喙的长度有关。雌蚋的刺叮机制对感染病原体具有特殊的意义，不同于雌蚊采用直接刺入宿主毛细血管吸血的方式，蚋类是从挫伤宿主皮肤而形成的"储血池"中吸血，血液是通过由上唇及大颚围绕而成的食物管吸入，从而可使血寄生虫与皮肤寄生虫也可同时经食物管进入媒介蚋体内。

雌蚋吸血相当缓慢，一次完全饱血至少需要4~6分钟，有人通过志愿者观察，恶蚋饱血时间为2~10.5分钟，缓慢饱血过程大大增加了从皮肤伤口吸入病原体的可能性。如果血源适宜，一旦吸血就难以驱赶并从不中断，这种习性也大大提高了蚋类作为病原体中间宿主的效率。此外，至今尚未发现蚋类有机械传播病原体的现象。雌蚋每次吸血量可超过其体重，且每隔几天就需血餐一次，但它们并不完全依靠血餐，许多种类在血源不足的情况下，也常以花蜜或植物汁液为食，这可从其嗉囊中贮有无色液体含有糖分得到证实。

蚋类的吸血活动受温度、光照、风力和气候的制约，大多数种类刺叮活动的温度变化在6~36℃，最适温度为12~27℃。光线过强或过弱都会影响刺叮活动，最低光照度是1~10lx，高峰活动光度为5 000~10 000lx，阻抑的光度为10 000~60 000lx。此外，风力在0.2~0.3m/s时刺叮活动明显受阻，风力超4级，即停止侵袭活动。雨水也能阻碍蚋类的侵袭活动，但阴天或细雨并不影响其吸血活动。

雌蚋吸血后通常栖息于周围隐蔽场所消化食物，待卵发育成熟后再飞至适宜的孳生地产卵。

（四）群舞和交配

除少数蚋种营孤雌生殖外，大多营有性生殖。营有性生殖的种类，有的在羽化后不久即在水边石块上或植物上爬行进行交配，但多数种类则是在离孳生地不远处进行群舞交配。所谓群舞，是蚋类性行为的一种本能活动，是某些种类雌雄交配的前奏。通常是雄蚋成群飞舞，雌蚋则个别飞入舞群，在空中进行交配，交配时雄蚋以生殖肢抱握雌体，在阳基侧突的支持下，借生殖腹板和中骨形成的生殖管将带有薄膜的精包注入雌体阴道，之后停落在地面或植物上。雌蚋一般在吸血前交配，仅少数可在血餐后交配。

三、发育与繁殖

（一）生殖营养周环

吸血雌蚋通过反复吸血和产卵以繁衍后代。胃血消化和卵巢发育是同步进行的。一只雌蚋从吸血（或植物汁液）到产卵的周期称为生殖营养周环（即卵巢周期）。吸血雌蚋一生处于反复完成生殖营养周环的过程中，完成一个生殖营养周环一般需2~10天。生殖营养周环大致包括3个阶段：①寻找血源并饱血；②胃血消化与卵的发育成熟；③寻找适宜场所并产出成熟卵。了解了生殖营养周环的时间，对于蚋传播的病原体控制具有重要意义。如果某一媒介蚋种完成一个生殖营养周环需2天，而病原体旋盘尾丝虫（*Onchocerca volvulus*）在蚋体内从微丝蚴发育成感染期幼虫约为6.5天，这就意味着雌蚋必须一生中产3次卵才有可能成为媒介蚋。

在自然条件下，不同种类或同一种类的不同个体，常处于不同的生理龄期。因而，蚋类刺叮吸血在不同季节和时间上常有变化，通常老的经产蚋（已进食和产过卵的）在雨季末期或一天中的特定时间内比新羽化蚋（未经血餐和产卵的）有较高的刺叮比率。我们对调节刺叮种群的生理龄期结构的影响因素知之甚少，但它在流行病学上的意义却很重要，这是因为只有经产蚋吸血过后才能成为病原体的传播媒介。经产蚋和非经产蚋的主要区别是当解剖腹部时，新羽化的非经产蚋有丰富的脂肪体（从幼期遗留下来的），卵巢管内无残留的卵泡和卵。而经产蚋则通常很少或没有脂肪体，卵巢含有疏松的卵巢管、残留的卵泡和成熟卵。

（二）产卵

交配后，雌蚋体内的卵通过受精囊口受精。然后，雌蚋寻找血源，刺叮吸血，促使卵巢发育。卵在体内发育成熟后，雌蚋会选择适宜的场所产卵。产卵时间多在傍晚，少数种类可在清晨或中午。雌蚋对产卵场所的水流速度、水温和附着基物有探测和选择的能力，能准确地将卵产在无污染的流动水体、水生植物、枯枝落叶或石块上。

雌蚋产卵的方式因种而异，主要有以下4种：①附着：产卵前探测附着基物，然后降落在被水浸湿或被水线淹没的水生植物、枯枝落叶、石块或被浪花打湿的混凝土表面上，通常以卵块形式出现。②漂浮：雌蚋直接在水面上漂浮产卵，卵下浮再黏附在水下基物上。③空投：雌蚋在水面上飞旋，卵一个一个地产出投入水中。④潜水：雌蚋先停落在露出水面的植物或石块上，然后在翅下带一个气泡沿停落面潜入到一定深度时将卵产在基物上，再浮出水面飞离。

四、飞行扩散

蚋类一般栖息于孳生地水体附近的草丛或灌丛中，对植物种类似乎并无选择性。当刺叮活动开始时，就能远离孳生地的山野或人居附近寻找血源。蚋类的飞行距离因种而异，与季节、植物群落、气候条件以及动物携带有关。有的种类夏季在距孳生地附近 0.809~1.609km，而春秋季却可远飞至 12.9~182.4km；有的种类在林区可飞离孳生地 10~12km，而在旷野则很少能飞越 3km，但是多数种类都在 2~5km 的范围内活动。气流和鸟类的活动，可能也有助于蚋类的飞行扩散。

五、其他

关于蚋类成虫的自然寿命研究的并不多，已知雄蚋寿命较短，交配后常在几天内死亡。雌蚋一般可存活 2~3 周或更长。在实验室条件下，金蚋（*S. metallicum*）的雌蚋至少存活 85 天（Dalmat，1955）。在长期干旱以后仍然有蚋类活动，这一现象被某些学者认为是由于雌蚋夏眠而引起的，如果这一说法成立的话，表明在特定情况下雌蚋可能存活达数月之久。

第四节 生态学

蚋类生态学是研究蚋类与其周围环境（包括非生物环境和生物环境）相互关系的科学，其研究内容主要包括孳生与栖息习性、活动与种群生态、季节消长等方面。

一、地理分布

中国蚋科昆虫的属级、种级阶元在世界和中国动物地理区中的分布格局参见本章第二节区系分布内容。

二、孳生与栖息习性

（一）孳生习性

蚋类一般在河流纵横、降水充沛的生境中繁衍孳生，与其他双翅目昆虫相似，是一种完全变态昆虫，其成虫与幼期分别生长在不同的环境条件中。蚋类成虫喜在沿河两岸地势低洼，杂草丛生，植被茂密的空间生长，属陆生；而蚋类幼虫喜在小河、小溪等流水中生长，吸附在水里的杂草、石头、枯枝等固定物上，属水生。上述生境是蚋类繁衍孳生的良好场所。

蚋类幼虫孳生的最大特点是趋流性。除少数种类外，几乎全都在急流或缓流淡水中生长发育。从临时性的涓涓细流到大江大湖，大凡瀑布、江河、溪涧、沟渠、泉水及至峭壁或渗出水中，均可发现它们的踪迹，这一习性可能与流水含氧量较高以利于能量代谢有关。蚋类对孳生场所的选择主要取决于雌蚋的产卵环境，卵通常会产在水生植物和被水淹没的枯枝落叶、岩壁、石块、桥桩等不同基物上。蚋类幼期不适宜硫黄温泉、严重污染、浑浊度高或大面积的静滞水体，而适宜生长在清澈、氧化度高、矿物质含量低的流动淡水水体。少数嗜动物性基物的种类，如非洲的蟹蚋（*S. neavei*）幼虫和蛹可栖附在河蟹的介壳上，还有些种类的早期幼虫能附着在蜉蝣稚虫或大虾体上，成为所谓的携带协同的专性关系，其生态学意义尚不清楚。我国也曾在贵州省铜仁市郊峡谷山溪急流中发现幼虫栖附在石蟹的介壳上。安继尧等（1996）报道在广州白云山一溪水中黄足真蚋幼期的孳生习性，其卵全部在 0.3~3cm 深的水中漂浮的茅草叶上，而石块、砖头、塑料等杂物上并未采到卵，同时在茅草叶、石块和杂物上采获大量幼虫和蛹，以茅草叶上最多。张桂林等（2008）报道，新疆北湾地区属荒漠草原生境，植被种类较少，该地的优势物种班布蚋幼虫和蛹孳生在具有一定流速、水质洁净的水中，且喜欢在石头、芦苇、树叶以及树枝和木棍上孳生，但不同的物体孳生的幼虫和蛹数量有很大不同，而且河内不同位置的石头上幼虫和蛹数量也有很大区别，如在靠近中心流速较大的地方数量相对较多、在石头的下面较上面居多、苇秆苇叶较树叶上居多等。

（二）栖息和活动习性

蚋类成虫很少进入人居，绝大多数蚋种属于野栖型。初羽化未受精的新蚋，在吸血前通常栖息于孳生地水体附近的草丛或灌丛中，对植物种类似乎并无选择性，当刺叮活动开始后便飞离去寻找血源。

蚋类与其他吸血双翅目昆虫类似，其种群的昼夜活动呈现出一定的变化规律。党荣理等（2011）报道班布蚋的昼夜活动节律较为复杂，且不同生境曲线不同，其活动主要从日出时至日落后1小时。一天活动曲线一般可出现4个活动高峰，日出时或日出后2~3小时、日出后6~10小时、日落前1~2小时和日落时。不同地区及人员监测的结果有所不同，张桂林等（2006）认为蚋类活动时间从凌晨7:00到夜晚24:00，其中12:00—18:00为活动高峰时间。蚋类的活动高峰期对人畜的刺叮危害十分严重，据张桂林等（2006）报道在此期间，某军营营院内人帐诱3 525只/5min，营院外树丛中人帐诱169只/5min，营院外荒漠帐诱1 056只/5min，住室内诱蚊灯诱蚋416只，进而统计刺叮指数营院内为51只/3min，院外附近的树丛为142只/3min，荒漠中为92只/3min，而在家畜马身上平均每分钟拍打420只。在室外的各类生境中，营院内地面干燥无杂草的树阴下密度最高，潮湿茂密的树丛中最低，荒漠中密度也较高。

由此可见，对蚋类的昼夜活动规律的研究，有助于根据其变化规律做好人和牲畜的有效防护。

三、活动与种群生态

蚋类幼期全程生活在水中，必然会受到各种环境因素的影响，如温度、光照、水质（含氧量、pH和水电导率等）以及水中的生物群落等，进而影响蚋类的种群密度。

（一）温度

温度直接或间接地影响着蚋类幼虫的生长发育。蚋类的热能代谢属于变温动物类型，其体温随着水温的变化而变化，而体温情况又决定着新陈代谢的水平。每一种蚋虫都有其最适温度带、最高和最低的有效温度及致死温度的界限。一般来说，有效温度为0.5~33℃，但是由于地域、海拔和季节的不同，温度对不同蚋种的影响也表现出明显的差异。某些冬季种如原蚋属（*Prosimulium*），适于0~12℃，当水温达20℃时即可致死，而某些春季和早夏种，如姬蚋则适于12~24℃，恶蚋则适于在22~31.1℃的条件下生存；此外，不同海拔高度的不同种类，其有效温度也不尽相同，如在海拔2 500m以上的高、中山带，有效温度1~10℃；海拔1 200~2 500m的低中山带，则为4~14℃；在海拔100~600m的平原地带，则为15~29℃。

在正常情况下，温度是影响幼虫发育期最重要的因素。在热带地区的蚋类，幼虫期需数天或1~2周，而温带地区的蚋类幼虫期则相对较长，通常要3~5周至2~3个月，也可以幼虫越冬，这类越冬幼虫一般体型较大并可羽化出较大体型的成虫。因此，北方种类的体型通常较南方种类的体型大。在实验室的条件下，当水温在20℃时其发育期为2~3周，而当温度降低时，发育期就相对延长，如装饰短蚋（*S. ornatum*），当水温在9~15℃时幼虫期为7~10周。在自然条件下，一年一代的蚋种，幼虫发育期为3~5周；一年两代的蚋种，幼虫发育期约需6周；一年三代，以幼虫越冬的蚋种，幼虫期夏季约40天，冬季可延长达6~7个月。同一蚋种，随着水温的变化，幼虫在夏季的发育较冬季为快。

（二）水质

蚋类幼虫适宜生存于无污染、氧化度高、矿物质含量低的流动水体，而不适宜硫黄泉水、海水、浑浊度高或静滞水体。

1. pH　水体的pH对于蚋类幼虫的消化、呼吸和生长发育都有一定影响，特别是与蛋白质的带电程度，胶质状态和酶的活性密切相关。此外，还可直接影响微生物的生长而间接影响蚋类幼虫的食物。一般来说，适宜的pH为4.7~10，多数蚋种适于弱碱性或碱性水质中生长，但少数种类可在弱酸性水质中生活，如亚马逊地区的*S. goeldii*可以在pH 3.6~5.6的范围内正常生活。

2. 水的溶氧量　蚋类幼虫在水中营无气门式呼吸，所需氧气必须从水内溶解的氧气通过体表进入体内。因此，水的溶氧量对其生存至关重要。水中的溶解氧，主要由表面水层吸收，通过水流向深处扩散。当孳生水体的水生植物在阳光照耀下迅速进行光合作用，加上流水的搅动，水内溶氧量就会增大，从而保证了蚋类幼虫正常呼吸和能量代谢的需要。

3. 水量和流速 蚋类幼虫对孳生水体的水量要求似乎并不严格，但对流速的要求却相当严格，它们通常生活在流速 0.15~3.0m/s 的水体，如恶蚋复组（*S. damnosum* complex）种类为 0.4~2.4m/s，而 *S. medierraneum* 则为 0.2~1.5m/s。但是这并非绝对，许多种类当水量发生季节变化或由于天气干旱导致溪渠断流时，其幼虫在不流动的水中仍可耐受 1~7 天。水量和流速也可影响幼虫的种群动力学，旱季和雨季交替，流速就会出现季节落差。一般来说，在枯水季节种群数量较为稳定，而当洪水泛滥时，其种群密度也会相应降低，这可能是因为流速加大而导致部分虫体被冲刷到下游或移居深水处。

（三）水中生物群落

蚋类幼虫是水体生态系统中的重要一环，与其共栖的动、植物和微生物互相依存、互相制约，有着密切的关系，水生植物不但提供幼虫的栖息环境，并且通过其代谢作用影响水体的理化特性，包括 pH、溶氧量、无机盐浓度和污染度等，直接影响着幼虫的生活。孳生水体中的单细胞藻类、细菌、原生动物和浮游生物是幼虫的天然食料。此外，还有许多生物是蚋类幼虫的天敌或寄生物，直接危及它们的生存。

四、趋光性

趋光性就是生物对光刺激的趋向性。关于蚋类趋光性的研究尚未见报道，但有文献提出蚋类的吸血活动会受光照的影响，如光线过强或过弱都会影响刺叮活动。

五、季节消长

蚋类的种属组成和种群数量表现出有规律的季节消长，称为季节分布。成虫的季节分布具有明显的种属特异性，主要受气候条件的影响。在热带和南亚热带地区，蚋类可经年活动。而高纬度地区，蚋类通常仅发生于 3~11 月份，以卵或幼虫在水下或冰下越冬，故在寒冷的冬季或早春通常没有成虫活动，全部生活史周期为 2~3 个月或更长。某些以幼虫越冬的种类，在 2 月份即可化蛹，而有些以卵越冬的种类要到 6 月份才能孵化。因此，不同蚋种一年内的繁殖代数不尽相同，1 年 1 代的种类季节分布短，季节高峰也短，出现在 6~7 月份，而 1 年多代的种类季节分布则长，可出现多个密度高峰。如张桂林等（2006）对新疆阿勒泰地区的蚋类活动进行调查，提出该地区蚋类的活动时间为 4~9 月下旬或 10 月初，其中 6~7 月上旬为高峰期，7 月下旬密度急剧下降，8 月中下旬为另一小高峰。除此之外，张桂林等（2008）还对新疆另一地区（北湾边境）的单一蚋种进行调查，发现该地区斑布蚋从 4 月中旬开始活动，5 月密度逐渐上升，6 月下旬为密度最高峰，至 8 月中旬蚋类活动消失。两个地区虽然同处新疆境内，但蚋类的季节消长情况有所不同。除了关注不同地区的蚋类消长情况，还针对同一地区不同生境进行了调查研究，发现军营内树林和军营外盐碱性荒漠生境蚋的季节消长曲线峰型基本一致，为双峰型，分别在 6 月上旬和 6 月下旬为活动高峰；而军营外树林基本为单峰型，6 月下旬为活动最高峰，峰型平缓，密度变化范围较小。由此可知，不仅不同生境的蚋类种群密度可以有很大差别，其活动曲线与高峰时间也可以不同。

六、越冬

根据文献资料可知，蚋类可以以卵、幼虫或蛹越冬，但是尚未见单独以蚋类越冬习性为研究对象的研究报道。

七、天敌

蚋类幼虫的主要天敌有鱼、蚂蟥、软体动物、甲壳类，特别是某些捕食性昆虫，如长足虻科（Dolichopodidae）、舞虻科（Empididae）、摇蚊科（Chironomidae）、纹石蛾科（Hydropsychidae）、原石蛾科（Rhyacophilildae）和等翅石蛾科（Philopotamidae）某些种类的幼虫，以及蜓科（Aeshnidae）、色虫忽科（Agrionidae）的若虫，特别是纹石蛾和蜉蝣，是蚋类幼虫的主要天敌。此外，某些索科线虫（Mermithidae）可寄生于幼虫的混合体腔，从宿主的血淋巴摄取营养而生长发育，当发育完成即刺破宿主体壁而逸出，导致幼虫死亡。寻慧等（2016）对贵州青岩地区的蚋类进行调查时发现，自然条件下兴义维蚋感染青绿色索科线虫的比例为 4.70%。

第五节　中国重要种类

我国的蚋类均属于蚋亚科，尚未发现副蚋亚科（Parasimuliinae）的种类。截至 2016 年，我国已报告蚋亚科 6 属 333 种。

一、蚋科昆虫的鉴别特征

鉴别特征　小型短足双翅昆虫。成虫略呈驼背，体色多暗褐、红棕或灰白。触角 2+7 节、2+8 节或 2+9 节，短于头部。上颚发达。触须 5 节，第Ⅲ节具一司感觉的拉氏器。雌虫离眼式，雄虫接眼式，上眼面大，下眼面小，无单眼。中胸盾片无 V 形缝。足短拙，前足基跗节长。后足基跗节有或无跗突，跗节Ⅱ有或无跗沟。翅室无褶痕的网系，具强壮的前缘脉（C）、亚前缘脉（Sc）和径脉（R），中脉（M_2）和肘脉（Cu_1）之间具褶痕（假脉），肘脉无柄。腹节Ⅰ背板演化为一具长缘毛的基鳞。幼期孳生于流动水体的附属物上。蛹大多具半裸型茧，胸部两侧具 1 对鳃器，鳃器由形状各异、数量不等的呼吸丝排列组成。幼虫体呈圆筒状，后部膨大，头前具头扇 1 对，触角通常分 3 节并连接端感器，前胸具愈合的单腹足，后腹节具肛骨和后环。气门退化，属周气门型。

目前，蚋科分为两亚科，即副蚋亚科（Parasimuliinae）和蚋亚科（Simuliinae），我国的蚋类均属于蚋亚科。蚋亚科的鉴别特征如下：翅前缘脉、亚前缘脉、径脉具毛或兼具刺。径脉 1 终止处超过前缘脉长度的 3/4 或 1/2。径脉 2（R2 或 Rs）简单或分叉，如果分叉则较短。中脉与肘脉之间的褶痕明显，末段分叉。复眼位于触角两侧的头部中间。雄虫的上眼面大，下眼面小。中胸侧板具毛丛。跗突和跗沟存在或缺如。雄虫生殖肢端节具 1 至多个端刺或亚端刺，偶缺如。

二、蚋科昆虫常见属的鉴别特征

我国的蚋种隶属于蚋亚科中 6 个属，即赫蚋属（*Helodon*）、后克蚋属（*Metacnephia*）、原蚋属（*Prosimulium*）、蚋属（*Simulium*）、畦克蚋属（*Sulcicnephia*）、吞蚋属（*Twinnia*）。

（一）赫蚋属（*Helodon*）

鉴别特征　体通常呈铁锈色。触角 2+9 节，细长。雌额窄，偶稍宽，较窄者仅上部稍宽，额高至少大于额宽的 3 倍。中胸侧膜光裸，下后侧片具毛。翅前 3 脉（C、Sc、R）具毛、无刺，径分脉分叉。后足无跗突和跗沟。雌虫爪具钝基齿。生殖板小，端圆。受精囊较长，袋状。雄虫生殖肢端节具 2~6 个端刺，生殖腹板横宽，薄片状，后缘船底形。阳基侧突片状，无刺。中骨短，顶端窄而分叉。蛹呼吸丝 32~150 条，由 3~5 个短茎发出，或由 1 个短粗茎发出 100~200 条细丝。腹节 5~9 背板有刺栉列，端钩特大。茧覆盖蛹体。幼虫头部背面暗色或浅红褐色，上颚第 3 顶齿和第 3 梳齿粗大，缘齿通常具锯齿列。亚颏齿分 3 组，中齿发达，长于其他顶齿。后颊裂小，方形或半月形，宽大于长。

（二）后克蚋属（*Metacnephia*）

鉴别特征　触角 11 节。中胸侧膜通常具毛，下后侧片光裸。中胸前侧缝深，前部几乎完整。翅前缘脉具刺和毛，径分脉简单，径脉基具毛，肘脉弯曲。前足基跗节细；后足基跗节长，长约为胫节的 3/4，无跗突或仅具小的尖跗突，跗节Ⅱ无跗沟。雄虫生殖肢端节圆锥状，端部尖或平截，具 1 个端刺。生殖腹板叶片状，具毛，横宽或呈亚三角形。阳基侧突具多个钩刺。中骨长，具端中裂隙，偶简单。雌虫食窦后缘无疣突，爪具大基齿。蛹呼吸丝 15~150 条，因种而异。腹节Ⅶ、Ⅷ（偶包括腹节Ⅴ、Ⅵ）具刺栉，腹节Ⅷ、Ⅸ通常具锚状钩。后腹具圆钝的小端钩。幼虫体壁光裸，上颚第 3 顶齿特别发达，长而粗于梳齿，至少比其中 2 枚梳齿长，锯齿 3~4 枚，大小不一。触角节Ⅱ比节Ⅰ长。后颊裂长而基宽，通常伸达亚颏后缘。亚颏顶齿锯齿状，不突出。肛鳃简单。肛板正常。腹乳突副缺。

（三）原蚋属（*Prosimulium*）

鉴别特征　体色通常褐黑，头稍窄于胸。触角 2+8 或 2+9 节，通常鞭毛状。喙通常长于唇基。翅前缘脉域的 S、Sc 和 R 脉具毛而无刺，径分脉（Rs）分叉，肘脉（Cu_2）呈“S”形。后足基跗节无跗突，跗节Ⅱ无跗沟。生殖肢基节长于端节，生殖肢端节具2至多个端刺或亚端刺。阳基侧突板状，无钩刺。雌虫爪简单或很小，中胸下侧片光裸或具毛；生殖板或长或短，呈舌形、椭圆形或豆荚形，因种而异。蛹呼吸丝短，13~16条时则由3~5个短茎发出成树状排列。或在一短粗茎上发出100~200条，排列不规则。腹部背板和腹板明显骨化，两侧具不连续的侧片，腹节Ⅸ背板具1对粗长端钩；茧编织疏松而粗糙。幼虫头部背面淡或暗色，具清晰的阳斑；亚颏顶齿分3组，中齿和（或）侧齿突出；上颚第3顶齿和第3梳齿粗长，锯齿具附加齿列；后颊裂浅，方形或端圆；触角短，前2节较粗壮；肛鳃简单。

（四）蚋属（*Simulium*）

鉴别特征 成虫触角10~11节。触须末节细长。中胸侧膜具毛或光裸。翅前缘脉具毛和刺，径分脉简单，肘脉弯曲。后足基跗节通常具跗突，偶缺如。跗节Ⅱ通常有跗沟，偶缺如或很不发达。爪简单或具基齿。雄虫生殖肢、生殖腹板和中骨因亚属和种而异。蛹体壁通常色淡，膜质，呼吸丝4~32条，通常丝状，少数种类膨大而成棒状或球状。后腹节有或无端刺。茧拖鞋状、鞋状或靴状，有或无前中突和侧窗。幼虫具头扇。亚颏齿9枚，排成一行，中齿和角齿突出或不突出。后颊裂形状各异，少数可伸达亚颏后缘。肛板"X"形。肛鳃简单或复杂，腹乳突存在或缺如。

（五）畦克蚋属（*Sulcicnephia*）

鉴别特征 体色暗。翅前缘脉具毛和刺，径分脉简单。后足基跗节无跗突，跗节Ⅱ有跗沟。侧膜光裸。生殖肢端节靴状，端部中凹或无中凹，具1个粗长端刺。生殖腹板横宽。中骨基部宽，端部具中裂缝。蛹呼吸丝较少，仅10~20条，腹部具锚状短端钩。幼虫亚颏前端较窄，亚三角形，顶齿很小。后颊裂通常伸达亚颏后缘。上颚梳齿粗长，与第3顶齿约等长。

（六）吞蚋属（*Twinnia*）

鉴别特征 成虫触角9节。中胸侧膜和下侧片光裸。后足跗节无跗突和跗沟，爪简单；翅前缘脉具毛而无刺，径分脉简单。蛹呼吸丝16条，分3组，排列为8+4+4，背丝组8条，侧丝组和腹丝组各4条。腹节Ⅲ、Ⅳ背板和腹节Ⅴ~Ⅶ腹板有刺状毛而无叉钩。幼虫无头扇。亚颏齿钝，分3组，中组低于两侧组。后颊裂缺。直肠鳃3叶，简单。肛板Y形。

三、中国蚋类主要代表种

我国的蚋类均属于蚋亚科，尚未发现副蚋亚科（Parasimuliinae）种类。截至2016年，我国已报告蚋亚科333种，分别隶属于6个属，即原蚋族（Prosimuliini）的原蚋属（*Prosimulium*）、赫蚋属（*Helodon*）、吞蚋属（*Twinnia*）和蚋族的蚋属（*Simulium*）、后克蚋属（*Metacnephia*）、畦克蚋属（*Sulcicnephia*）。我国的代表性常见种有斑布蚋（*S. maculatum*）、毛足原蚋（*P. hirtipes*）、刺扰原蚋（*P. irritans*）、装饰短蚋（*S.ornatum*）、红色蚋（*S. rufibasis*）、黄毛纺蚋（*S. aureohirtum*）、五条蚋（*S. quinquestriatum*）、双齿蚋（*S. bidentatum*）、后宽绳蚋（*S. metatarsale*）和马维蚋（*S. equinum*）等。

（一）毛足原蚋（图23-22）

1. 种名 毛足原蚋［*Prosimulium*（*Prosimulium*）*hirtipes*（Fries，1824）］

Simuliai hirtipes Fries，1824. Monogr. Simul. Suec.，13：17. Type locality：Sweden.

Prosimulium hirtipes Fries，1824；Takahasi，1942. Die Simuliiden von Mandschukuo，Ⅱ，Insecta，Matsumurana，16（1/2）：36.

Prosimulium（*Prosimulium*）*hirtipes* Fries，1824；Crosskey，1988. Annot. Checklist World Blackflies（Diptera：Simuliidae）：440；Chen and An，2003. The Blackflies of China：59.

2. 鉴别要点 生殖板舌形；生殖腹板横宽，后缘中凹呈槽状。生殖肢端节通常具3个端刺。

3. 形态描述

雌虫：体长3.5~4.5mm。体黑色，体毛短而稀疏，为淡黄色。下颚具外齿16枚，内齿12~13枚。足黑褐色，爪具小基齿。生殖板舌状，内缘直。

雄虫：体长3.0~4.0mm。体黑色，体毛长而稀疏，为暗黄色。触须第Ⅲ节略膨大，拉氏器发达，开口于端部。生殖肢端节圆锥形，具3个端刺。生殖腹板横宽，宽约为长的2倍，后缘中凹呈槽状。中骨短，末段分叉。

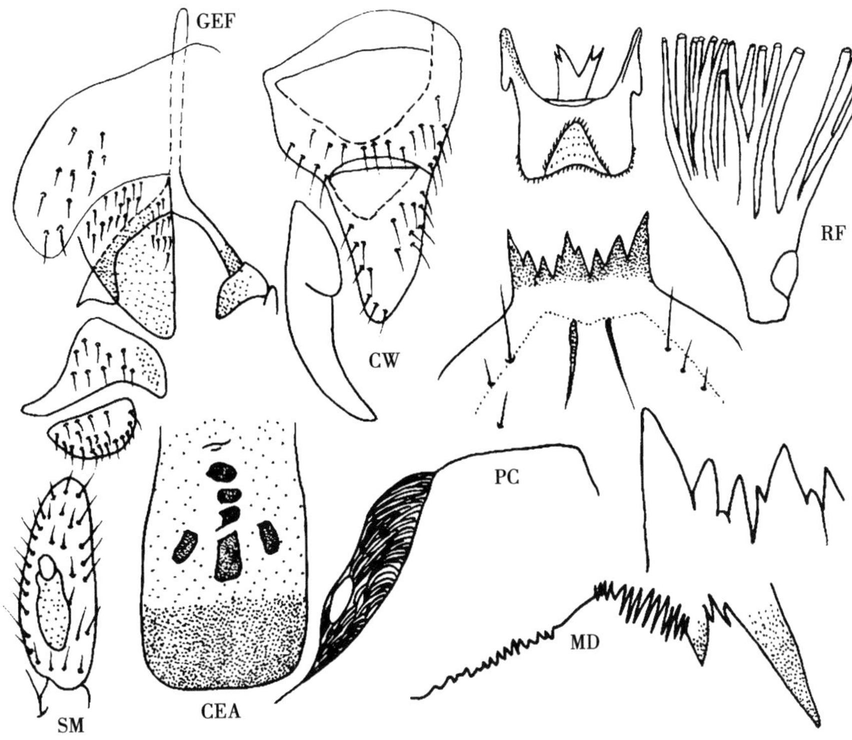

CEA:额板;CW:爪;GEF:生殖叉突;MD:上颚;PC:后颊裂;RF:呼吸丝;SM:触须节Ⅲ。

图 23-22 毛足原蚋 *Pr.*(*Prosimulium*)*hirtipes*

(仿自 Rubtsov)

蛹:体长 3.3~5.5mm。头前具 1 对分支毛,额毛简单,刺状,胸毛长;腹部第Ⅸ节具微棘群;呼吸丝 16 条,从 3 个粗茎发出,排列为(3+1)+3+(2+7)。

幼虫:体长 8.0~9.0mm。额板暗讷色,头斑不明显。触角 4 节,末 2 节色暗。头扇毛 35~45 支。上颚锯齿 6 枚,第 1 齿发达。亚颏顶齿的中齿和角齿发达,但角齿明显长于中齿。后环约 90 排,每排具 10~13 个刺钩。

4. 生活习性 以幼虫越冬,5 月下旬至 6 月上旬羽化,叮咬人畜。

5. 孳生环境(生境) 幼期孳生于林区或山区溪涧、河流或泉水里。

6. 地理分布 国内:河北、辽宁、吉林、黑龙江、内蒙古;国外:俄罗斯。

(二) 刺扰原蚋(图 23-23)

1. 种名 *Prosimulium*(*Prosimulium*)*irritans* Rubtsov,1940

Prosimulium irritans Rubtsov,1940. Blackflies,Fauna USSR,Diptera,6(6):243. Type locality:Russia;Tan and Chow,1976. Acta Ent. Sin.,19(4):455.

Prosimulium(*Prosimulium*)*irritans* Rubtsov,1940;Crosskey,1988. Chen and An,2003. The Blackflies of China:61.

2. 鉴别要点 雌虫生殖板豆荚形。雄虫生殖腹板后缘凸出成弧形。蛹呼吸丝 16 条,由 5 个细茎发出。

3. 形态描述

雌虫:体黑色,中胸盾片被长而密的金黄色毛。下颚具 13~15 枚外齿,10~11 枚内齿。足褐黑色,爪具小基齿。生殖板长,豆荚形,内缘端半向侧面凹入。

雄虫:体长约 3.0mm。外形近似毛足原蚋,主要区别在外生殖器的构造。生殖腹板相对较窄长,后缘凸出成弧形,中央具一轴状突起,生殖肢端节两边平行,末端圆钝,通常具 2 个端刺。

蛹:体长 4.0~5.0mm。头毛简单、刺状。呼吸丝 16 条,由一总茎分出 5 个细茎,排列为(1+2)+(2+2)+(1+2)+(2+2)+2。丝短,约为体长的 1/2。腹节Ⅴ~Ⅷ背板每侧均具栉刺列。茧编织疏松而不规则,覆盖蛹体的 1/2。

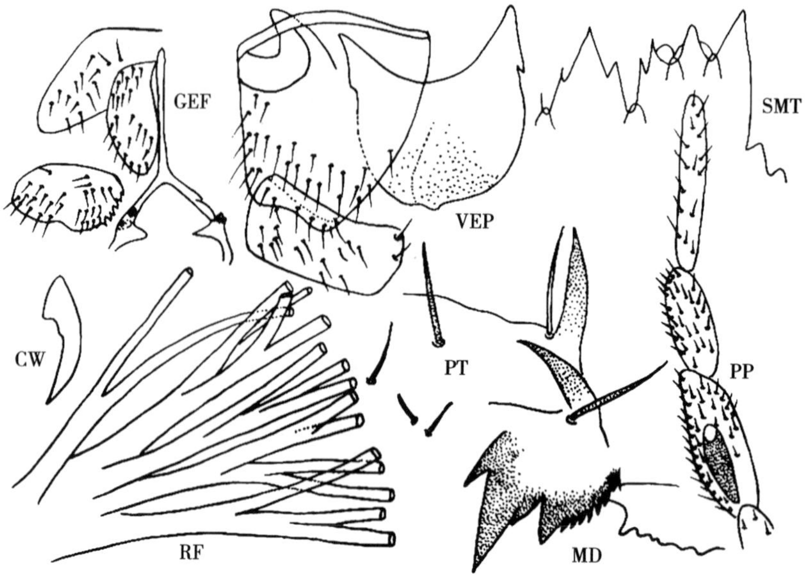

CW：爪；GEF：生殖叉突；MD：上颚；PP：触须；PT：蛹胸部；RF：呼吸丝；SMT：亚颏；VEP：生殖腹板。

图 23-23 刺扰原蚋 *Pr.*（*Prosimulium*）*irritans*
（仿自 Rubtsov）

幼虫：体长 9.0~10.0mm。头斑不明显，头扇毛 33~36 支。上颚具齿 6 枚，第 1 齿明显较大。亚颏中齿和角齿发达，约等长。后环 68~70 排，每排具 8~10 个钩刺。

4. 生活习性 幼虫于5月中旬化蛹，成虫于6月初到8月初羽化。以卵越冬。成虫全天活动，嗜吸人血。

5. 孳生环境（生境） 幼期孳生于山区河沟或江河，水底多砾石的流动水体，附着在枯草或石块上，水温 7~11℃。

6. 地理分布 国内：河北、辽宁、吉林、黑龙江；国外：俄罗斯。

（三）斑布蚋（图 23-24）

1. 种名 斑布蚋［*Simulium*（*Byssodom*）*maculatum*（Meigen，1804）］

Atractocera maculata Meigen，1804. Klassifilazion and Beschreibung der europaischer zweiflugligen（Diptera Linn）：95. Type locality：Germany.

Titanopteryx maculeta（Meigen，1804）；Rubtsov，1956. Blackflies，Fauna USSR，Diptera，6（6）：364；Lee et al.，1976. N. China，midges，blackflies and horseflies：111.

Simulium（*Byssodon*）*maculatum* Meigen，1804；Crosskey，1988. Annot. Checklist World Blackflies（Diptera：Simuliidae）：445；An，1996. Chin. J. Vector Bio. and Control，13（2）：471.

2. 鉴别要点 雌虫中胸盾片绒毛稀疏，3 条暗色纵纹清晰。蛹呼吸丝每侧 24 条。幼虫后颊裂伸达亚颏后缘；腹部具 6 对侧乳突和 4 对腹乳突。

3. 形态描述

雌虫：体黑色。额银灰色，触须黑色，被银色毛，拉氏器长约为节Ⅲ的 1/3。上颚、下颚具齿。中胸盾片灰黑色，覆以稀疏的灰黑色短毛，具 3 条棕色纵纹，中侧纵纹较宽而分叉。翅前缘脉黄色，具刺，亚前缘脉光裸，R_1 末段具刺，平衡棒黄色。足黑色。后足跗节Ⅰ长约为胫节的 2/3。跗突和跗沟发达。腹部背面棕黑色，边缘闪光。腹节Ⅱ~Ⅳ横宽。生殖板矩形，生殖叉突后臂有骨化长侧突。

雄虫：体长 2.3~3.0mm，体黑色。触角棕黄色。中胸盾片黑色被以散在的金黄色长毛。足黑色，后足跗节Ⅰ长约为胫节长的 3/5，纺锤形，跗突较小，跗沟发达。翅透明，黄白色。平衡棒黄棕色，基部和结节黑色。腹部基鳞具金黄色长缘毛。背板绒黑色，散布金黄色毛。腹板黄褐色，中部具暗斑。生殖肢端节圆锥状，约为基节长的 2/3；生殖腹板长宽约相等，阳基侧突每侧各具 3 个大刺，中间夹杂若干小刺；中骨末端扩大，中央内凹，具锯齿。

蛹：体长 3.0~3.5mm。呼吸丝每侧 24 条，丝短，粗细均匀，着生在 5 个短茎上。茧鞋状，颈领短。

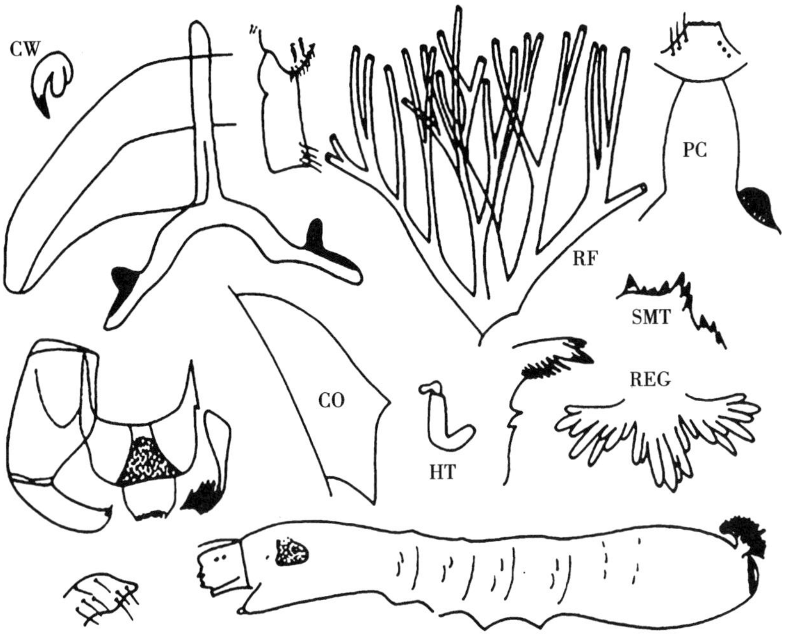

CO：茧；CW：爪；HT：后足附节；PC：后颊裂；REG：肛鳃；RF：呼吸丝；SMT：亚颏。

图 23-24 斑布蚋 *S.*(*By.*)*maculatum*

（仿自 Rubtsov）

幼虫：体长 5mm，体黄色。额斑阳性。触角短，4 节，节Ⅰ、节Ⅱ界限不清。头扇毛 38~40 支。亚颏顶齿明显。侧缘毛各 3~4 支。后颊裂宽，伸达亚颏后缘。腹部前 2/3 侧面各具 6 对乳突，前面 1/2 各具 4 对腹乳突。肛鳃复杂，分 9~12 个次生小叶，后环 60~64 排，每排具 10~12 个钩刺。

4. 生活习性 成虫活动高峰在 6~8 月，全天活动，吸食人畜血。

5. 孳生环境（生境） 幼期孳生于大江、大河里。

6. 地理分布 国内：黑龙江、内蒙古、新疆；国外：德国、西欧至东西伯利亚、蒙古。

（四）后宽绳蚋（图 23-25）

1. 种名 后宽绳蚋［*Simulium*（*Gomphostilbia*）*metatarsale* Brunetti，1911］

Simulium metatarsale Brunetti，1911. Rec. Ind. Mus.，4（25）：284-285. Type locality：India；Edwards，1934. Arch. Hydrobiol.，13：119-129.

Simulium（*Gomphostilbia*）*metatarsale* Brunetti，1911. J. Nat. Hist.，1：38；Datta，1973. Orient. Ins.，7：382；Takaoka，1979. Pacif. Ins.，20（4）：384；Xue，1987. Acta Zootax. Sin.，12（1）：111；An，1996. Chin. J. Vector Bio. and Control，7（6）：471；Chen and An，2003. The Blackflies of China：127.

2. 鉴别要点 雄虫后足基跗节膨大。茧无明显的背中突。幼虫后颊裂深，肛鳃每叶分 10~11 个次生小叶。

3. 形态描述

雌虫：体长 2.4~2.6mm。额和唇基棕黑色，被黄白色毛。触角柄节、梗节和鞭节Ⅰ基部 1/2 为黄色，其余为棕黑色。触须拉氏器小型，长约为节Ⅲ的 1/4。下颚具内齿 11 枚，外齿 12 枚；上颚具内齿 28 枚，无外齿。中胸盾片棕黑色，被黄白色毛，具 3 条不明显的暗色纵纹，下侧片具棕色毛。足大部为棕黑色；黄色部分包括前足基节、各足转节、各足股节基部 2/3，中足跗节Ⅰ基部 1/2，后足基跗节基部 3/5 和跗节Ⅱ基部 1/2。后足基跗节窄，两侧平行。跗突伸达跗节Ⅱ的 1/2 处。爪具大基齿。翅径脉基具毛，径脉基毛丛黄色。腹部基鳞黄棕色具黄色缘毛。背板棕黑色，被稀疏棕色毛，腹节Ⅵ~Ⅷ闪光。生殖板亚三角形，内缘平行，生殖叉突柄骨化，后臂具骨化前中脊而无外侧突。受精囊椭圆形，具纵纹。

雄虫：体长 2.5~2.9mm。上眼面具 13 横排。触角鞭节Ⅰ的长是鞭节Ⅱ的 2 倍。拉氏器小，近球形。足颜色似雌虫，但前足胫节基部 2/3，中足、后足胫节基部 1/3，中足跗节Ⅰ基部 1/3，后足基跗节基部 2/3 和跗节Ⅱ

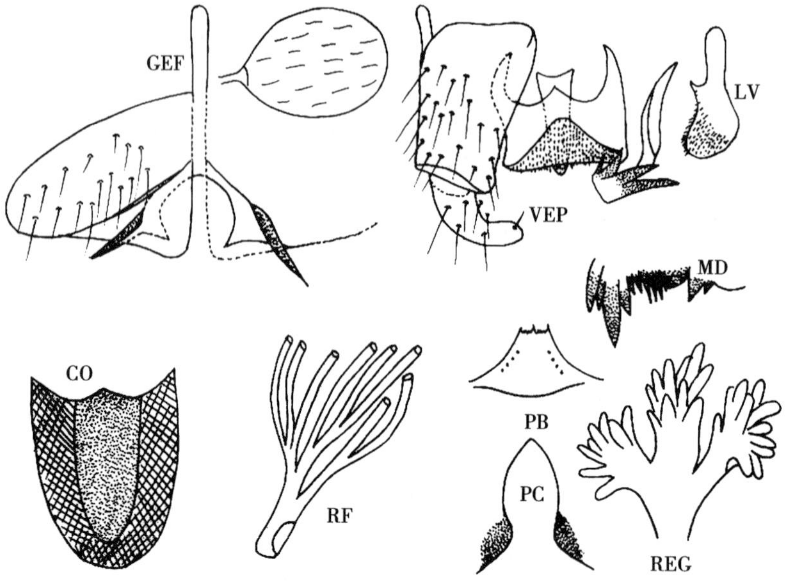

CO:茧;GEF:生殖叉突;LV:生殖腹板侧面观;MD:上颚;PB:后颊桥;
PC:后颊裂;REG:肛鳃;RF:呼吸丝;VEP:生殖腹板。

图 23-25 后宽绳蚋 *S.*(*G.*)*metatarsale*
(仿自 陈汉彬)

基部均为黄色。后足基附节膨大,W:L=1:3.5。翅和腹部似雌虫。生殖肢基节长大于宽,生殖肢端节短于基节,弯锥形;生殖腹板横宽,具腹中突,后缘稍凹,被小毛;中骨较宽,基部略扩大;阳基侧突每侧具3个大刺和若干小刺。

蛹:体长约3.0mm,淡黄色。头、胸部覆以盘状疣突。头毛4对,胸毛5对,均为长单支。呼吸丝8条,明显长于蛹体,排列成3+3+2,根据长度自下而上递减,下对丝茎短于中丝组的初级茎和二级茎之和,上丝组3条丝几乎同时从其短茎发出。腹部刺钩正常,端钩亚三角形。茧拖鞋状,编织中度致密,前缘中部稍隆起但无背中突。

幼虫:体长5.0~5.5mm。头斑阳性。触角长约为头扇柄的1.1倍,头扇毛37支。上颚第1疏齿粗壮,缘齿无附齿列。亚颏中齿、角齿中度发达。侧缘毛每侧4~5支。后颊裂较深,箭形,基部收缩,长为后颊桥的3~4倍。后腹部背侧具散在暗色单刺毛。肛鳃每叶分10~11个次生小叶。肛板前臂、后臂约等长。后环84排,每排约12个钩刺。腹乳突发达。

4. 生活习性 雌虫吸血,刺叮骚扰较严重。

5. 孳生环境(生境) 幼虫和蛹孳生于各种流动水体中的水草和枯枝落叶上。

6. 地理分布 国内:浙江、江西、台湾、福建、广东、海南、广西、贵州、云南;国外:印度、印度尼西亚、马来西亚。

(五) 黄毛纺蚋(图 23-26)

1. 种名 黄毛纺蚋[*Simulium*(*Nevermannia*)*aureohirtum*(Brunetti,1911)]

Eusimulium aureohirtum Brunetti,1911. Rec. Ind. Mus.,4:287-288. Type locality:India;Chen and Cao,1982. Acta Zootax. Sin.,7(1):387.

Simulium(*Eusimulium*)*aureohirtum* Brunetti,1911. Takaoka,1979. Pacif. Ins.,20(4):382-384.

Simulium(*Nevermannia*)*aureohirtum* Brunetti,1911. Crosskey,1988. Annot. Checklist World Blackflies (Diptera:Simuliidae):459;Crosskey et al.,1996. J. Nat. Hist.,30:416.

2. 鉴别要点 雌虫触角除鞭节Ⅰ为棕黑色外,余一致为黄色或黄棕色,足大部为黄色。蛹呼吸丝6条。幼虫后颊裂较深。

3. 形态描述

雌虫:体长约2.8mm。额和唇基棕黑色,密被黄白色毛。额指数8:5:8,触角除鞭节Ⅰ为棕黑色外,余一致为

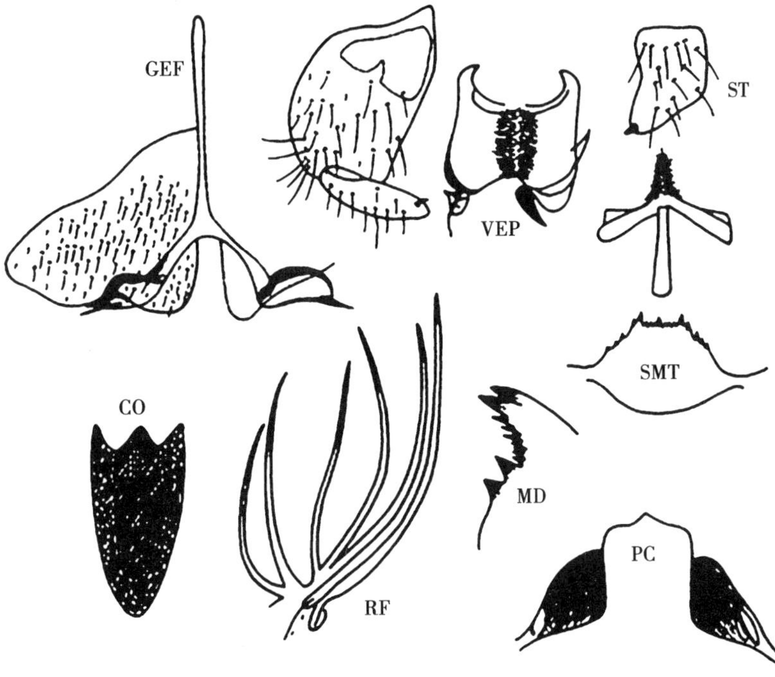

CO：茧；GEF：生殖叉突；MD：上颚；PC：后颊裂；RF：呼吸丝；SMT：亚颏；ST：生殖肢端节；VEP：生殖腹板。

图 23-26 黄毛纺蚋 *S.*(*N.*)*aureohirtum*

(仿自 陈汉彬)

黄色至黄棕色。触须节Ⅲ膨胀，拉氏器约占节Ⅲ的 0.38。下颚具内齿 12 枚，外齿 14 枚；上颚具内齿 20 枚，外齿约 10 枚。食窦光裸。中胸盾片暗棕色，被黄白色毛，无闪光，具 3 条暗色纵纹。后盾片暗棕色，有灰白粉被，光裸。前足基节淡黄色，中足、后足基节棕色。各足转节淡黄色，前足、中足股节除端部 1/5 为暗棕色外，余一致为淡黄色。后足股节除端部 1/4 暗棕色外，余为淡黄色。各足胫节基部黄色，端部 1/2 为棕色并具棕色环。各足跗节除后足基跗节基 1/2 为黄色外，余一致为棕色至棕黑色。前足基跗节细，后足基跗节侧缘平行。跗突和跗沟均发达，爪具大基齿。翅径脉基具毛。腹节背板棕色至棕黑色，不闪光。生殖板端缘圆钝，内缘直，平行，生殖叉突柄细，骨化，两后臂端半膨胀呈枕头状向外伸。受精囊长椭圆形，具强骨化的颈，长约为宽的 2 倍。

雄虫：体长 2.8mm。唇基棕色，着黄白色毛，上眼面 18 纵列。触角似雌虫。触须拉氏器小。中胸盾片黑色，无闪光，密被黄色毛，从一定的角度看，具 1 条宽的暗色中纵纹和亚中黑色斑。足色似雌虫，但前足、中足转节为暗黄色，前足胫节为暗棕色但中央大部呈淡棕色，中足、后足胫节的亚基黑环较宽。翅和腹部似雌虫。生殖肢基节大，生殖肢端节短而扁，生殖腹板横宽，具发达的中龙骨突，侧缘向后外略扩大，端侧角圆钝。中骨杆状，阳基侧突每侧具 1 个刺。

蛹：体长约 2.6mm。头、胸部体壁除后胸部散布盘状疣突外，几乎光裸。头毛 4 对，胸毛 5 对，均不分支。呼吸丝 6 条，具短茎，成对扇状分布，腹对丝较粗长，约与蛹体长度相当。腹节Ⅴ~Ⅵ背板无刺栉。茧拖鞋状，编织紧密，前缘未加厚，但具三角形背中突。

幼虫：体长约 5.8mm。头斑显著，头扇毛 34 支。上颚具 2 枚锯齿，发达并约等大。亚颏中齿、角齿突出，侧缘齿发达，侧缘毛每侧 5 支。后颊裂相对较深，近方形或菜花形，略短于后颊桥。后腹部散布单刺毛。肛鳃复杂。肛板后臂略长于前臂。后环约 70 排，每排约具 12 个钩刺，腹乳突角状，不发达。

4. 生活习性 雌虫吸血。

5. 孳生环境(生境) 蛹和幼虫孳生于山区清澈的流水沟或田边小沟。

6. 地理分布 国内：福建、广东、广西、海南、四川、贵州、云南、西藏；国外：印度、泰国、菲律宾、巴基斯坦、马来西亚、印度尼西亚、日本、斯里兰卡、不丹。

(六) 装饰短蚋(图 23-27)

1. 种名 装饰短蚋[*Simulium*(*Odagmia*)*ornatum* Meigen，1818

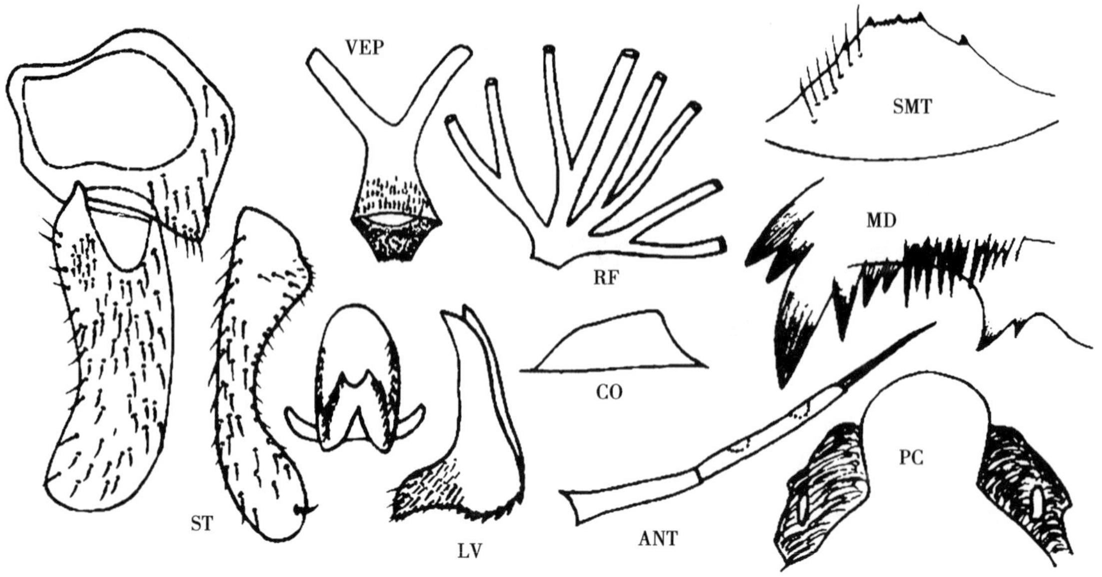

ANT:触角;CO:茧;LV:生殖腹板侧面观;MD:上颚;PC:后颊裂;RF:呼吸丝;SMT:亚颏;ST:生殖肢端节;VEP:生殖腹板。

图 23-27 装饰短蚋 *S.* (*Od.*) *ornatum*
(仿自 陈汉彬)

Simulium ornatum Meigen, 1818. Syst. Beschr. bek. europ. zweif. Ins., 1: 290-291. Type locality: Germany.

Odagmia ornatum Meigen, 1818; Chen and Cao, 1982. Acta Zootax. Sin., 7(1): 82; Xue, 1987. Acta Zootax. Sin., 12(1): 111.

Simulium (*Odagmia*) *ornatum* Meigen, 1818. An, 1989. Contr. Blood-sucking. Dipt. Ins., 1: 185; Chen and An, 2003. The Blackflies of China: 234.

Simulium (*Simulium*) *ornatum* Meigen, 1818. Crosskey et al., 1996. J. Nat. Hist., 30: 428.

2. 鉴别要点 雌虫生殖叉突后臂无膜质内突。雄虫生殖腹板亚端部膨大。蛹 4 对呼吸丝具短茎。幼虫触角节Ⅱ具 2 个次生淡环。

3. 形态描述

雌虫:体长 3.0~3.5mm。额覆银灰粉被,具稀毛。触角柄节、梗节为黄色。触须拉氏器约占节Ⅲ的 1/2 宽。中胸盾片具 2 个银白色肩斑。中胸侧膜具毛。足大部为黄色,包括前足基、转节、股节基 4/5,胫节基 3/4;中足转节、股节基 3/4 和胫节基 2/3;后足股节大部、胫节基 1/2、基跗节基部、跗节Ⅱ基部 1/2。前胫具银白色斑。后足基跗节两侧平行,长约为宽的 6.5 倍。生殖板内缘凹入呈弧形,端内角舌状,靠近。生殖叉突后臂无内突。受精囊球状。

雄虫:体长 3.0~4.0mm。触角黑色。中胸盾片具银白色肩斑,清晰。中胸侧膜具毛。足大部为暗色,但后足胫节基部和基跗节基 1/2 为黄色,前足胫节具银白色斑,腹节Ⅵ、Ⅶ背板具侧白色斑。生殖肢端节中部细,基宽约为端宽的 1/3 倍,具乳头状基内突。生殖腹板板体基部收缩,亚端部膨大,宽约为最窄处的 1.5 倍;侧面观,腹突长约为宽的 2 倍,后缘约具 7 枚齿。中骨板状,基窄端宽。

蛹:体长 3.0~3.5mm。呼吸丝 4 对,均具短茎。茧简单,无孔窗。

幼虫:体长 6.0~7.0mm。触角略短于头扇柄,节Ⅱ具 2 个次生淡环。头扇毛 45~54 支。上颚具内齿 9~11 枚。亚颏顶齿小,侧缘毛每边 3~6 支。后颊裂较浅,亚方形或亚圆形。肛鳃简单,肛前具微刺群。后环 68~80 排,每排具 12~14 个钩刺。

4. 生活习性 不同海拔高度均可见。

5. 孳生环境(生境) 幼虫和蛹孳生于山溪、水库沟渠或其他流动水体中的水生植物、枯枝落叶上。水温 10~20℃。

6. 地理分布 国内:吉林、辽宁、四川、云南、贵州;国外:广布于欧洲大陆、中亚地区、中东地区,直至俄罗斯(西伯利亚)。

（七）双齿蚋（图 23-28）

1. 种名　双齿蚋[*Simulium*(*Simulium*)*bidentatum*(Shiraki,1935)

Odagmia bidentatum Shiraki,1935. Mem. Fac. Sci. Agric. Taihotu Imp. Univ.,16(1):34-37. Type locality:Japan.

Simulium(*Gnus*)*bidentatum*(Shiraki,1935). Takaoka,1976. Jap. J. Sanit. Zool.,27(4):393-398;An,1989. Contr. Blood-sucking Dipt. Ins.,1:185.

Gnus bidentatum Shiraki,1935. Chen and Cao,1982. Acta Zootax. Sin.,7(4):387.

Simulium(*Simulium*)*bidentatum*(Shiraki,1935). Zhang and Wang,1991. Acta Ent. Sin.,34:478-488,491; Zhang,Wen and Chen,1999. Guizhou Sci.,17(3):233;Chen and An,2003. The Blackflies of China:261.

2. 鉴别要点　雄虫后足基跗节末端膨大，生殖腹板板体基部收缩，端部扩大；蛹茧靴状，前部具网格状颈领；幼虫后颊裂深，法冠形。

3. 形态描述

雌虫：体长约 2.2mm。额亮黑色，具黑长毛。唇基棕褐色，覆灰白粉被。触角柄节、梗节和鞭节Ⅰ为黄色，余部渐变为黑色。触须节Ⅲ不膨大。食窦后缘约具 20 枚细齿。中胸盾片棕黑色，被金黄色柔毛，后盾片具长黑毛。足大部为黄色，黑色部分包括：中足、后足转节，后足股节端 1/6，前、后足胫节端 1/5，中足胫节端部，前足跗节，中足基跗节端 1/4，跗节Ⅱ端 1/2 和跗节Ⅲ~Ⅴ，后足基跗节端 1/4，跗节Ⅱ端 1/2 和跗节Ⅲ~Ⅴ。前足、中足胫节中部外侧具显著的银白色斑。爪具亚基齿。翅径脉基光裸。生殖板亚三角形，内缘凹入，端内角圆钝，后缘平直。生殖叉突后臂具外突。受精囊球形，表面具网斑。

雄虫：体长约 2.3mm。上眼面 16 排。唇基覆银白粉被。触角柄节、梗节和前几个鞭分节黄棕色，其余渐变黑色，鞭节Ⅰ长约为节Ⅱ的 1.6 倍。中胸盾片黑色，稀被棕色细毛，具显著的银白色肩斑，并延伸至翅基水平与后盾斑连接。前足基节和各足转节黄色，中足、后足基节暗棕色，前足股节为暗黄色，两端 1/4 为暗棕色，中足股节大部暗黄而端部棕色，后足股节大部为棕黑色而基、端部为棕色，或端 2/7 为黑色。前足、中足胫节具银白色斑，后足胫节大部为棕黑色而基、端部为淡黄色。各足跗节除中足基跗节基 2/3、跗节Ⅱ基 1/3，后足基跗节基 3/5 和跗节Ⅱ基 1/2 为黄色外，余全为黑色。后足基跗节膨胀，纺锤形，长约为最宽处的 4 倍。腹部黑色，节Ⅱ、Ⅴ~Ⅶ具银白色背侧斑。生殖肢端节长，基 1/3 最宽，向端 1/3 渐变细，无基内突。生殖腹板板体基部收缩，端部扩大，端缘中凹，具腹中突，其两侧具齿列，基臂末段稍内弯。中骨宽叶状，两侧亚平行，后缘中部具小裂隙。

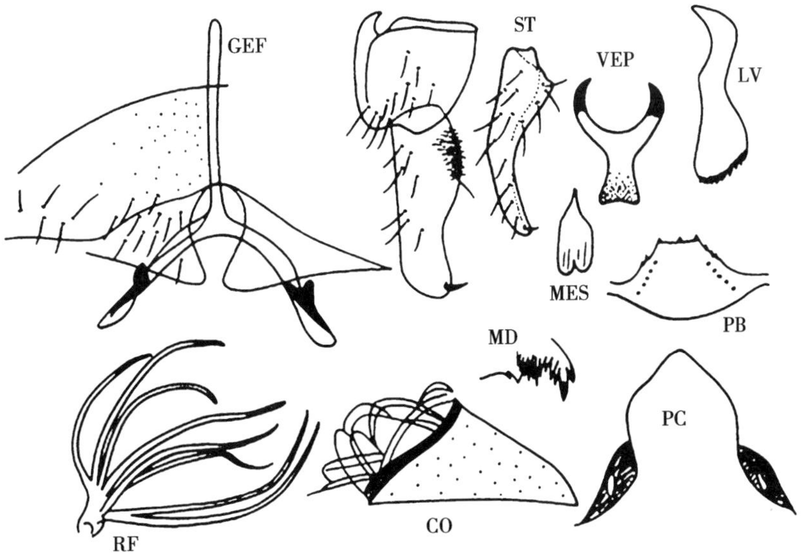

CO：茧；GEF：生殖叉突；LV：生殖腹板侧面观；MD：上颚；MES：中骨（生殖叉骨）；PB：后颊桥；PC：后颊裂；RF：呼吸丝；ST：生殖肢端节；VEP：生殖腹板。

图 23-28　双齿蚋 *S.*(*S.*)*bidentatum*)

（仿自 陈汉彬）

蛹：体大约3.0mm。头胸部密布盘状疣突。头毛3对，胸毛6对，均不分支。呼吸丝8条，成对排列，约等粗，长约为体长的1.2倍，上、下对具短茎，中间2对几乎无茎，直接从上对丝茎基部发出。腹节Ⅷ具栉刺，节Ⅸ具端钩。茧靴状，前部具由粗丝构成的网格状颈领。

幼虫：体长5.0~5.5mm。头斑阳性。触角稍长于头扇柄，头扇毛40~46支。亚颏中齿、角齿稍显著，侧缘毛每边4~6支。后颊裂大而深，法冠状，基部收缩，长为后颊桥的6~8倍。胸部光裸。后腹部具黑色刺毛和无色毛。肛鳃每叶具6~11个附叶。肛板前臂明显短于后臂。后环86排，每排约具14个钩刺。无腹突。

4. 生活习性　雌虫叮人、羊、牛和马。

5. 孳生环境（生境）　幼虫和蛹孳生于山溪或水渠中的水草或枯枝落叶上，系南方山地的常见种。

6. 地理分布　国内：辽宁、黑龙江、山西、陕西、青海、福建、贵州、云南、四川；国外：日本、韩国。

（八）五条蚋（图23-29）

1. 种名　五条蚋［*Simulium*（*Simulium*）*quinquestriatum*（Shiraki，1935）］

Stillboplax striatum Shiraki，1935. Mem. Fac. Sci. Agric. Taihoku Imp. Univ.，16：27-33. Type locality：Chian.

Simulium（*Simulium*）*quinquestriatum*（Shiraki，1935）. Anonyn，1974. Jap. J. Sanit. Zool.，25：191-193；Takaoka，1979. Pacif. Ins.，20（4）：396-399；Chen and Cao，1982. Acta Zootax. Sin.，2（4）：387；Crosskey et al.，1996. J. Nat. Hist.，30：427；Chen and An，2003. The Blackflies of China：331.

2. 鉴别要点　雌虫中胸盾片具5条暗色纵纹，生殖板具腹突。雄虫生殖腹板马鞍状。蛹呼吸丝10条，成对排列，基段不膨胀。

3. 形态描述

雌虫：体长3.0~3.2mm。翅长2.3~2.5mm。额和唇基黑色，具灰白粉被和黑色毛。额指数55∶40∶46。触角柄、梗节和鞭节Ⅰ基部为黄棕色，其余为棕黑色。触须拉氏器长约为节Ⅲ的0.45。下颚具内齿14枚，外齿13枚；上颚约具内齿30枚，外齿14枚。食窦后部具疣突。中胸盾片暗色，闪光，被黄色毛；小盾前区具棕色毛，从前面观，具5条暗色宽纵纹。小盾片黑色，覆灰白粉被，具黑色竖毛。后盾片黑色，覆灰白粉被，光裸。前足基节和转节黄色，中足、后足基节和转节为黑色。前足股节从黄棕色到暗棕色，端部为黑色，中足、后足股节为黑色而基部色稍淡；前足胫节黑色，外侧具不完整的灰白色斑，中足、后足胫节为黑色，基部

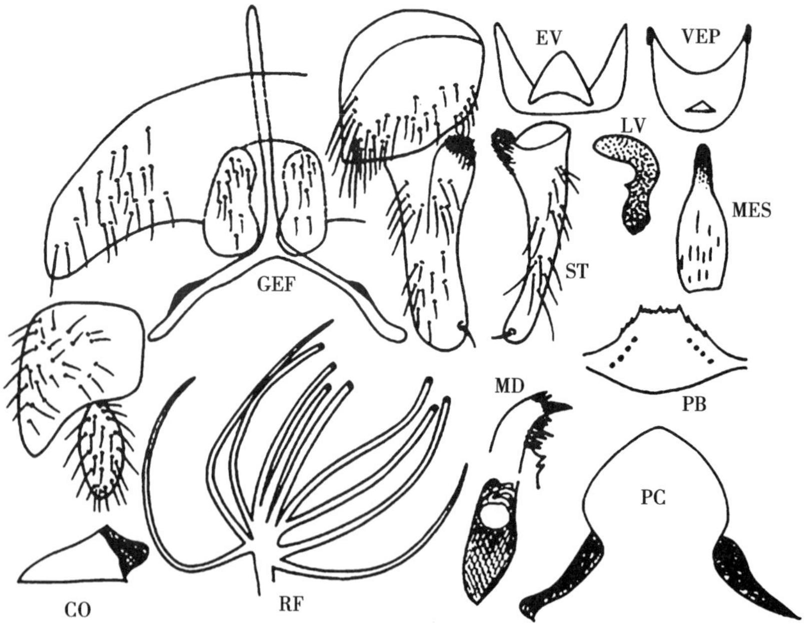

CO：茧；EV：生殖腹板端面观；GEF：生殖叉突；LV：生殖腹板侧面观；MD：上颚；MES：中骨（生殖叉骨）；PB：后颊桥；PC：后颊裂；RF：呼吸丝；ST：生殖肢端节；VEP：生殖腹板。

图23-29　五条蚋 *S.*（*S.*）*quinquestriatum*

（仿自 陈汉彬）

为淡黄色，后面灰白色；前足跗节黑色，中足跗节除基跗节基部3/4和跗节Ⅱ基部1/2为黄白色外，余为棕黑色。后足跗节除基跗节基部3/5和跗节Ⅱ基部2/5为黄白色外，余为黑色。后足基跗节两侧平行。跗突和跗沟发达。爪简单。翅径脉基具毛。腹部黑色，节Ⅱ背板具银白带，节Ⅵ~Ⅷ背板闪光。腹节Ⅷ后缘具1个方形深槽。生殖板腹突明显。生殖叉突柄细而强骨化，两后臂细，具骨化的端脊。受精囊球状。

雄虫：体长3.0~3.5mm。上眼面16排。触角鞭节Ⅰ长约为节Ⅱ的1.6倍。触须拉氏器小，球形。中胸盾片黑色，不闪光，覆金黄色柔毛，小盾前区具黑色长毛，盾片具不规则的灰白色斑，其中1对前侧斑尤为显著。小盾片黑色，具灰粉被，被黑色长毛和黄色平覆毛。后盾片黑色，具灰粉被，光裸。足似雌虫，但前足跗节Ⅰ膨胀，长约为其最宽处的6倍，后足基跗节基部1/2为黄色，两侧平行，长约为宽的3.6倍。翅亚缘脉和径脉基光裸。腹节Ⅱ、Ⅳ、Ⅴ背板各具1对灰白色斑。生殖肢基节短，端节长，具亚基内突。生殖腹板宽圆，马鞍形，具显著的腹中突。基臂短而强骨化。阳基侧突具众多钩刺。中骨宽板状，端圆。

蛹：体长约3.8mm。头、胸部密盖疣突，头毛3对，简单；胸毛4对，均为长单支。呼吸丝10条，明显短于蛹体，基段不膨大，排列成3+3+2+2。腹部端钩不发达。茧靴状，编织疏松，前缘具花篮状结构。

幼虫：体长6.0~6.5mm。头斑明显，触角稍长于头扇柄。头扇毛约44支。上颚缘齿偶具附齿列。亚颏中齿、侧齿较发达，侧缘齿中度发达，侧缘毛4~5支。后颊裂大而侧圆，亚箭形，基部收缩。胸部体壁光裸，稀布黑色刺毛。腹节Ⅰ~Ⅷ有或无凿状黑色毛和黑色刺毛，每节有或无成对的角状突。肛鳃复杂，每叶分10~12个小叶。肛板前臂短宽，长约为后臂的1/2。后环120排，每排约具18个小钩刺。

4. 生活习性 雌虫叮咬人及牲畜。

5. 孳生环境(生境) 幼虫和蛹孳生于田边或路边水沟、水渠内的小草、石块或枯枝落叶上。

6. 地理分布 国内：辽宁、福建、江西、广西、台湾、贵州、四川、云南、西藏；国外：日本、韩国、泰国。

(九) 红色蚋(图23-30)

1. 种名 红色蚋[*Simulium*(*Simulium*)*rufibasis* Brunetti，1911]

Simulium(*Simulium*)*rufibasis* Brunetti，1911. Rec. Ind. Mus.，4：285-286. Type locality：India. Takaoka，1977. Jap. J. Sanit. Zool. Soc.，4(2)：121-125；An，1989. Contr. Blood-sucking Dipt. Ins.，1：187-188；Zhang and Wang，1991. Acta Ent. Sin.，34：483-491；Zhang，Wen and Chen，1999. Guiz. Sci.，17(3)：231-235；Chen and An，2003. The Blackflies of China：345.

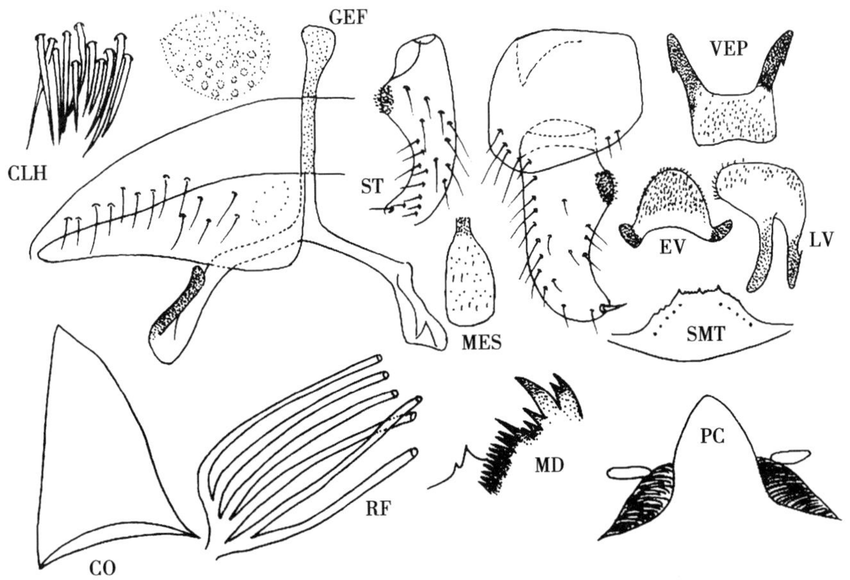

CLH：雌虫腹部Ⅶ腹面长毛丛；CO：茧；EV：生殖腹板端面观；GEF：生殖叉突；LV：生殖腹板侧面观；MD：上颚；MES：中骨(生殖叉骨)；PC：后颊裂；RF：呼吸丝；SMT：亚颏；ST：生殖肢端节；VEP：生殖腹板。

图23-30 红色蚋 *S.*(*S.*)*rufibasis*

(仿自 陈汉彬)

2. 鉴别要点　雌虫腹节Ⅶ腹板具亚中长毛丛。雄虫生殖肢端节基内突仅具弱刺毛。蛹中对呼吸丝从上对丝茎发出。

3. 形态描述

雌虫：体长约 2.2mm。额和唇基灰黑色，具黑色毛。触角柄节、梗节和鞭节Ⅰ为黄色至棕黄色，余部为棕黑色。食窦后部丛生疣突。下颚具内齿 12 枚，外齿 16 枚；上颚具内齿 30 枚，外齿 12 枚。中胸盾片灰黑色，被金色或铜色细毛，具 1 对灰色前斑，前面观具 1 条暗色中纵纹。前足基节黄色，中足、后足基节黑色。前足转节暗黄色，中足、后足转节棕黑色。前足股节基部黄色并向端部渐变为黑色，端 1/2 黑色；中足、后足股节为棕黑色，仅基部色淡。前足胫节黄白色，端 14 黑色，外侧具银白色斑；中足胫节基 1/2 黄色并向端部渐变为黑色，端 1/3 黑色；后足胫节黄白色，端 1/2 黑色，中足、后足胫节外侧均具银白色斑。各足跗节除中足基跗节基 1/2、跗节Ⅱ基部和后足基跗节基 3/5 和跗节Ⅱ基部为黄色外，余为黑色。翅径脉基段光裸。腹节Ⅱ背板具 1 对银白侧色斑。腹节Ⅶ具 1 对亚中长毛丛。生殖板内缘靠近，平行，后缘宽弯，生殖叉突柄末端膨大呈球状。两后臂中部具骨化的外侧突。受精囊球状，具网纹。

雄虫：体长约 2.4mm。上眼面 16 排。唇基具银色粉被。触角鞭节Ⅰ的长约为鞭节Ⅱ的 1.5 倍。中胸盾片具银白色斑。前足基节黄色，中足、后足基节为棕黑色。各足股、胫节为黑色，前胫外侧具大的银白色斑，后股基部和中、后胫基部色稍淡。各足跗节除中、后足基跗节基 1/3 为黄色外，余为黑色。后足基跗节膨胀，纺锤形，长约为宽的 3.2 倍。腹节Ⅱ和节Ⅴ~Ⅷ背板具银白色侧斑，生殖肢基节长略小于宽。生殖肢端节基内突不发达，具弱刺毛。生殖腹板亚方形，后缘稍凹。中骨细板状，两侧亚平行。

蛹：体长 2.4~2.5mm。头、胸毛简单。呼吸丝 3 对，具短茎，中对丝茎从上对丝茎的基部发出。腹节Ⅶ、Ⅷ背板具刺栉，腹节Ⅵ~Ⅸ每两侧具微棘刺群，腹节Ⅸ无端钩。茧拖鞋状，编织紧密，前缘加厚。

幼虫：体长 4.5~5.0mm，头斑不明显，触角长于头扇柄，节Ⅱ中部具次生淡环。头扇毛 37~40 支。上颚缘齿具附齿列。亚颏中齿、角齿发达，侧缘毛每边 4~5 支。后颊裂深，亚箭形，端尖，基部不收缩，长约为后颊桥的 4 倍。胸部体壁光滑，后腹部具无色毛。肛鳃每叶分 8~10 个附叶。后环约 88 排，每排约具 14 个钩刺。

4. 生活习性　雌虫叮咬人畜。

5. 孳生环境（生境）　幼虫和蛹孳生于山溪中的水草上。

6. 地理分布　国内：辽宁、江西、福建、广东、海南、台湾、湖北、贵州、四川、云南、西藏；国外：印度、巴基斯坦、缅甸、泰国、越南、日本、韩国。

（十）马维蚋（图 23-31）

1. 种名　马维蚋［*Simulium*（*Wilhelmia*）*equinum*（Linnaeus，1758）］

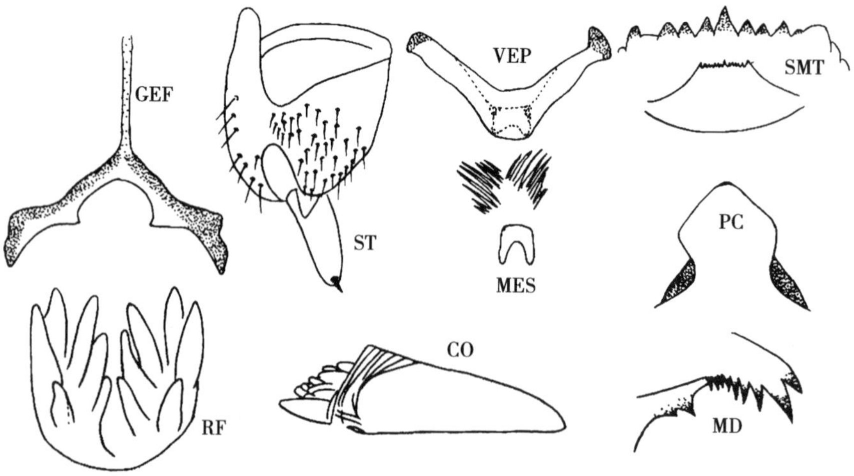

CO：茧；GEF：生殖叉突；MD：上颚；MES：中骨（生殖叉骨）；PC：后颊裂；RF：呼吸丝；SMT：亚颏；ST：生殖肢端节；VEP：生殖腹板。

图 23-31　马维蚋 *S.*（*W.*）*equinum*

（仿自 陈汉彬）

Culex *equinum* Linnaeus，1758. Syst. Nat. 10th ed.：1603. Type locality：Scandinavia.

Simulium equinum（Linnaeus，1758）. Wu，1940. Cat. Ins. Sin.，5：83.

Willhelmia equinum（Linnaeus，1758）. Takahasi，1998. Mushi，18（10）：65-66；Lee et al.，1976. N. China，midges，blackflies and horseflies：119-120.

Simulium（*Wilhelmia*）*equinum*（Linnaeus，1758）. Crosskey，1988. Annot. Checklist World Blackflies（Diptera：Simuliidae）：482；An，1996. Chin. J. Vector Bio. and Control，7（6）：472. Chen and An，2003. The Blackflies of China：406.

2. 鉴别要点　雄虫中胸盾片具银白色肩斑；中骨马蹄形。蛹呼吸丝粗壮，囊状。幼虫后颊裂亚箭形。

3. 形态描述

雌虫：体长约4.0mm。额的纵沟不明显。触角暗褐色，柄、梗节和鞭节Ⅰ端部色淡。触须拉氏器约占节Ⅲ长的1/2。中胸盾片灰黑色，被银白色或淡金黄色毛，具3条暗色纵纹。平衡棒白色。后足基跗节通常基部宽，端部较窄，前足跗节Ⅰ长约为宽的9倍。爪长而简单，腹部密被淡金色毛。

雄虫：体长3.5~4.0mm。触角柄、梗节基部为黄色，其余色暗。触须末节长度超过节Ⅲ、节Ⅳ长度的总和。中胸盾片黑绒色，被金色毛，盾缘灰白色，从肩部斜向中央各有1个银白色斑。平衡棒黄色。生殖腹板基臂长，板体略呈三角形，端部反折；中骨马蹄形，2个刺疣突长。阳基侧突每侧具3~4排长短不一的刺，每排各具5~7个刺。

蛹：体长3.6~4.0mm。呼吸丝8条，6条内、外丝粗壮，膨胀呈囊状，仅略细于上、下丝。茧鞋状具领，编织紧密，前缘不加厚。

幼虫：体长5.0~7.0mm。头斑云雾状，头扇毛37~53支。亚颏中齿发达。后环80~100排，每排具17~24个刺钩。

4. 生活习性　第一代成虫4月初出现。嗜吸马血。

5. 孳生环境（生境）　蛹和幼虫孳生于蔓生水草的江河流水中。

6. 地理分布　国内：华北、东北和西北地区各省份，山东；国外：英国，西欧至东西伯利亚。

蚋类图注缩写

CE	尾须	PC	后颊裂
CEA	额板	PP	触须
CO	茧	PT	蛹胸部
CW	爪	PU	蛹
EV	生殖腹板末端	RF	呼吸丝
GEF	生殖叉突	RG	肛鳃
HT	后足跗节	SM	第Ⅲ节触须
LV	生殖腹板侧面	SMT	亚颏
MD	上颚	ST	生殖刺突
MES	生殖叉骨	VEP	生殖腹板腹面观

四、中国重要蚋类名录

（该名录引自《中国生物物种名录》蚋科部分，记录至2016年中国已知蚋种）

蚋科（Simuliidae Newman，1834）

蚋亚科（Simuliinae Newman，1834）

原蚋族（Prosimuliini Enderlein，1921）

1. 赫蚋属（*Helodon* Enderlein，1921）

1）赫蚋亚属（*Helodon* Enderlein，1921）

（1）高山赫蚋［*Helodon*（*Helodon*）*alpestris* Dorogostajsky，Rubtsov et Vlasenko，1935］

（2）林栖赫蚋［*Helodon*（*Helodon*）*lochmocola* Sun，2008］

（3）新多丝赫蚋［*Helodon*（*Helodon*）*neomulticaulis* Chen，2016］

2. 原蚋属（*Prosimulium Roubaud*，1906）

（4）毛足原蚋［*Prosimulium hirtipes*（Fries，1824）］

（5）刺扰原蚋（（*Prosimulium irritans* Rubtsov，1940）

（6）辽宁原蚋（*Prosimulium liaoningense* Sun et Xue，1994）

（7）突板原蚋（*Prosimulium nevexalatamus* Sun，2008）

3. 吞蚋属（*Twinnia* Stone *et* Jamnback，1955）

（8）长白吞蚋（*Twinnia changbaiensis* Sun，1994）

蚋族（Simuliini Newman，1834）

4. 后克蚋属（*Metacnephia* Crosskey，1969）

（9）短领后克蚋（*Metacnephia brevicollare* Chen et Zhang，2016）

（10）黑足后克蚋［*Metacnephia edwardsiana*（Dorogostaisky，Rubtsov et Vlasenko，1935）］

（11）克氏后克蚋［*Metacnephia kirjanovae*（Rubtsov，1956）］

（12）陆氏后克蚋（*Metacnephia lui* Chen et Yang，2016）

（13）多丝后克蚋（*Metacnephia polyfilis* Chen et Wen，2016）

5. 蚋属（*Simulium* Latreille，1802）

1）厌蚋亚属（*Boophthora* Enderlein，1921）

（14）红头厌蚋［*Simulium*（*Boophthora*）*erythrocephalum*（De Geer，1776）］

（15）贵阳厌蚋［*Simulium*（*Boophthora*）*guiyangense* Chen，Liu et Yang，2016］

（16）四丝厌蚋［*Simulium*（*Boophthora*）*quattuorfile* Chen，Wu et Yang，2010］

2）布蚋亚属（*Byssodon* Enderlein，1925）

（17）斑布蚋［*Simulium*（*Byssodon*）*maculatum*（Meigen，1804）］

3）真蚋亚属（*Eusimulium* Roubaud，1906）

（18）窄足真蚋［*Simulium*（*Eusimulium*）*angustipes*（Edwards，1915）］

（19）沙柳真蚋［*Simulium*（*Eusimulium*）*arenicolum* Liu，Gong，Zhang，Luo et An，2003］

（20）山溪真蚋［*Simulium*（*Eusimulium*）*armeniacum*（Rubtsov，1955）］

（21）金毛真蚋［*Simulium*（*Eusimulium*）*aureum*（Fries，1824）］

（22）北湾真蚋［*Simulium*（*Eusimulium*）*beiwanense* Guo，Zhang et An，2008］

（23）宽甸真蚋［*Simulium*（*Eusimulium*）*kuandianense*（Chen et Cao，1983）］

（24）草原真蚋［*Simulium*（*Eusimulium*）*lerbiferum* Chen，Yang et Xu，2016］

（25）六盘山真蚋［*Simulium*（*Eusimulium*）*liupanshanense* Chen，Wang et Fan，2016］

（26）海真蚋［*Simulium*（*Eusimulium*）*maritimum*（Rubtsov，1955）］

（27）黑带真蚋［*Simulium*（*Eusimulium*）*nigrostriatum* Chen，Yang et Wang，2016］

（28）皇后真蚋［*Simulium*（*Eusimulium*）*reginae* Terteryan，1949］

（29）萨特真蚋［*Simulium*（*Eusimulium*）*satsumense* Takaoka，1976］

（30）台北真蚋［*Simulium*（*Eusimulium*）*taipei*（Shiraki，1935）］

（31）泰山真蚋［*Simulium*（*Eusimulium*）*taishanense* Xue et An，2001］

（32）细端真蚋［*Simulium*（*Eusimulium*）*tenuistylum* Yang，Fan et Chen，2008］

（33）威宁真蚋［*Simulium*（*Eusimulium*）*weiningense* Chen et Zhang，1997］

4）绳蚋亚属（*Gomphostilbia* Enderlein，1921）

（34）阿勒泰绳蚋［*Simulium*（*Gomphostilbia*）*altayense* Cai，An et Li，2005］

（35）鹿角绳蚋［*Simulium*（*Gomphostilbia*）*antlerum* Chen，2001］

（36）麻子绳蚋［*Simulium*（*Gomphostilbia*）*asakoae* Takaoka et Davies，1995］

（37）版纳绳蚋［*Simulium*（*Gomphostilbia*）*bannaense* Chen et Zhang，2003］

(38) 短茎绳蚋[*Simulium* (*Gomphostilbia*) *brivetruncum* Chen et Chen, 2000]
(39) 重庆绳蚋[*Simulium* (*Gomphostilbia*) *chongqingense* Zhu et Wang, 1995]
(40) 曲端绳蚋[*Simulium* (*Gomphostilbia*) *curvastylum* Chen et Zhang, 2001]
(41) 杜氏绳蚋[*Simulium* (*Gomphostilbia*) *dudgeon* Takaoka et Davies, 1995]
(42) 肩章绳蚋[*Simulium* (*Gomphostilbia*) *epauletum* Guo, Zhang et An, 2011]
(43) 梵净山绳蚋[*Simulium* (*Gomphostilbia*) *fanjingshanense* Chen, Zhang et Wen, 2000]
(44) 广西绳蚋[*Simulium* (*Gomphostilbia*) *guangxiense* Sun, 2009]
(45) 贵州绳蚋[*Simulium* (*Gomphostilbia*) *guizhouense* Chen, Zhang et Yang, 2003]
(46) 海南绳蚋[*Simulium* (*Gomphostilbia*) *hainanense* Long et An, 1994]
(47) 异枝绳蚋[*Simulium* (*Gomphostilbia*) *heteroparum* Sun, 2009]
(48) 湖广绳蚋[*Simulium* (*Gomphostilbia*) *huguangense* Sun, 2009]
(49) 湖南绳蚋[*Simulium* (*Gomphostilbia*) *hunanense* Zhang et Chen, 2004]
(50) 因他绳蚋[*Simulium* (*Gomphostilbia*) *inthanonense* Takaoka et Suzuki, 1984]
(51) 尖峰绳蚋[*Simulium* (*Gomphostilbia*) *jianfenegense* An et Long, 1994]
(52) 金鞭绳蚋[*Simulium* (*Gomphostilbia*) *jinbianense* Zhang et Chen, 2004]
(53) 九连山绳蚋[*Simulium* (*Gomphostilbia*) *jiulianshanense* Kang, Zhang et Chen, 2007]
(54) 康氏绳蚋[*Simulium* (*Gomphostilbia*) *kangi* Sun, Yu et An, 2011]
(55) 崂山绳蚋[*Simulium* (*Gomphostilbia*) *laoshanstum* Ren, An et Kang, 1998]
(56) 长茎绳蚋[*Simulium* (*Gomphostilbia*) *longitruncum* Zhang et Chen, 2003]
(57) 龙胜绳蚋[*Simulium* (*Gomphostilbia*) *longshengense* Chen, Zhang et Zhang, 2007]
(58) 草地绳蚋[*Simulium* (*Gomphostilbia*) *meadow* Mahe, Ma et An, 2003]
(59) 孟氏绳蚋[*Simulium* (*Gomphostilbia*) *mengi* Chen, Zhang et Wen, 2000]
(60) 后宽绳蚋[*Simulium* (*Gomphostilbia*) *metatarsale* Brunetti, 1911]
(61) 苗岭绳蚋[*Simulium* (*Gomphostilbia*) *miaolingense* Wen et Chen, 2000]
(62) 黑股绳蚋[*Simulium* (*Gomphostilbia*) *nigrofemoralum* Chen et Zhang, 2001]
(63) 帕氏绳蚋[*Simulium* (*Gomphostilbia*) *pattoni* Senior-White, 1922]
(64) 刺绳蚋[*Simulium* (*Gomphostilbia*) *penis* Sun, 2009]
(65) 凭祥绳蚋[*Simulium* (*Gomphostilbia*) *pingxiangense* An, Hao et Mai, 1990]
(66) 憎木绳蚋[*Simulium* (*Gomphostilbia*) *shogakii* (Rubtsov, 1962)]
(67) 四面山绳蚋[*Simulium* (*Gomphostilbia*) *simianshanense* Wang, Li et Sun, 1996]
(68) 狭谷绳蚋[*Simulium* (*Gomphostilbia*) *synanceium* Chen et Cao, 1983]
(69) 苏海绳蚋[*Simulium* (*Gomphostilbia*) *synhaiense* Huang et Takaoka, 2008]
(70) 台东绳蚋[*Simulium* (*Gomphostilbia*) *taitungense* Huang, Takaoka et Aoki, 2011]
(71) 塔什库尔干绳蚋[*Simulium* (*Gomphostilbia*) *tashikulganense* Mahe, Ma et An, 2003]
(72) 图讷绳蚋[*Simulium* (*Gomphostilbia*) *tuenense* Takaoka, 1979]
(73) 膨股绳蚋[*Simulium* (*Gomphostilbia*) *tumum* Chen et Zhang, 2001]
(74) 武夷山绳蚋[*Simulium* (*Gomphostilbia*) *wuyishanense* Zhao, Gao et Cai, 2009]
(75) 湘西绳蚋[*Simulium* (*Gomphostilbia*) *xiangxiense* Sun, 2009]
(76) 西藏绳蚋[*Simulium* (*Gomphostilbia*) *xizangense* An, Zhang et Deng, 1990]
(77) 元宝山绳蚋[*Simulium* (*Gomphostilbia*) *yuanbaoshanense* Chen, Zhang et Zhang, 2007]
(78) 云南绳蚋[*Simulium* (*Gomphostilbia*) *yunnanense* Chen et Zhang, 2004]
(79) 察隅绳蚋[*Simulium* (*Gomphostilbia*) *zayuense* An, Zhang et Deng, 1990]

5) 希蚋亚属(*Hellichiella* Rivosecchi *et* Cardinali, 1975)

(80) 白斑希蚋[*Simulium* (*Hellichiella*) *kariyai* (Takahasi, 1940)]

(81) 梅氏希蚋[*Simulium* (*Hellichiella*) *meigeni* Rubtsov et Carlsson, 1965]

6) 山蚋亚属(*Montisimulium* Rubtsov, 1974)

(82) 阿氏山蚋[*Simulium* (*Montisimulium*) *alizadei* (Dzhafarov, 1954)]
(83) 周氏山蚋[*Simulium* (*Montisimulium*) *chowi* Takaoka, 1979]
(84) 川北山蚋[*Simulium* (*Montisimulium*) *chuanbeisense* Chen, Zhang et Liu, 2008]
(85) 凹端山蚋[*Simulium* (*Montisimulium*) *concavustylum* Deng, Zhang et Chen, 1995]
(86) 达氏山蚋[*Simulium* (*Montisimulium*) *dasguptai* (Datta, 1974)]
(87) 宽板山蚋[*Simulium* (*Montisimulium*) *euryplatamus* Sun et Song, 1995]
(88) 库姆山蚋[*Simulium* (*Montisimulium*) *ghoomense* Datta, 1975]
(89) 海螺沟山蚋[*Simulium* (*Montisimulium*) *hailuogouense* Chen, Huang et Zhang, 2005]
(90) 黑水山蚋[*Simulium* (*Montisimulium*) *heishuiense* Wen et Chen, 2006]
(91) 夹金山山蚋[*Simulium* (*Montisimulium*) *jiajinshanense* Zhang et Chen, 2006]
(92) 吉斯沟山蚋[*Simulium* (*Montisimulium*) *jisigouense* Chen, Zhang et Liu, 2008]
(93) 清溪山蚋[*Simulium* (*Montisimulium*) *kirgisorum* Rubtsov, 1956]
(94) 林芝山蚋[*Simulium* (*Montisimulium*) *lingzhiense* Deng, Zhang et Chen, 1995]
(95) 吕梁山蚋[*Simulium* (*Montisimulium*) *lvliangense* Chen et Lian, 2011]
(96) 磨西山蚋[*Simulium* (*Montisimulium*) *moxiense* Chen, Huang et Zhang, 2005]
(97) 线丝山蚋[*Simulium* (*Montisimulium*) *nemorivagum* Datta, 1973]
(98) 多裂山蚋[*Simulium* (*Montisimulium*) *polyprominulum* Chen et Lian, 2011]
(99) 裂缘山蚋[*Simulium* (*Montisimulium*) *schizolomum* Deng, Zhang et Chen, 1995]
(100) 端裂山蚋[*Simulium* (*Montisimulium*) *schizostylum* Chen et Zhang, 2011]
(101) 离板山蚋[*Simulium* (*Montisimulium*) *separatum* Chen, Xiu et Zhang, 2012]
(102) 泰山山蚋[*Simulium* (*Montisimulium*) *taishanense* Sun et Li, 2000]
(103) 谭氏山蚋[*Simulium* (*Montisimulium*) *tanae* Xue, 1993]
(104) 西藏山蚋[*Simulium* (*Montisimulium*) *tibetense* Deng, Xue, Zhang et Chen, 1995]
(105) 维西山蚋[*Simulium* (*Montisimulium*) *weisiense* Deng, Xue et Chen, 2005]
(106) 五老峰山蚋[*Simulium* (*Montisimulium*) *wulaofengense* Chen et Zhang, 2011]
(107) 忻州山蚋[*Simulium* (*Montisimulium*) *xinzhouense* Chen et Zhang, 2011]
(108) 云台山蚋[*Simulium* (*Montisimulium*) *yuntaiense* Wen, Wei et Chen, 2006]

7) 纺蚋亚属(*Nevermannia* Enderlein, 1921)

(109) 窄形纺蚋[*Simulium* (*Nevermannia*) *angustatum* Rubtsov, 1956]
(110) 窄跗纺蚋[*Simulium* (*Nevermannia*) *angustitarse* (Lundström, 1911)]
(111) 黄毛纺蚋[*Simulium* (*Nevermannia*) *aureohirtum* Brunetti, 1911]
(112) 双角纺蚋[*Simulium* (*Nevermannia*) *bicorne* Dorogostaisky, Rubtsov et Vlasenko, 1935]
(113) 苍山纺蚋[*Simulium* (*Nevermannia*) *cangshanense* Xue, 1993]
(114) 陈氏纺蚋[*Simulium* (*Nevermannia*) *cheni* Xue, 1993]
(115) 郴州纺蚋[*Simulium* (*Nevermannia*) *chenzhouense* Chen, Zhang et Bi, 2004]
(116) 山谷纺蚋[*Simulium* (*Nevermannia*) *cherraense* Sun, 1994]
(117) 查头纺蚋[*Simulium* (*Nevermannia*) *chitoense* Takaoka, 1979]
(118) 异形纺蚋[*Simulium* (*Nevermannia*) *dissimilum* Chen et Lian, 2016]
(119) 猎鹰纺蚋[*Simulium* (*Nevermannia*) *falcoe* Shiraki, 1935]
(120) 河流纺蚋[*Simulium* (*Nevermannia*) *fluviatile* Radzivilovskaya, 1948]
(121) 格吉格纺蚋[*Simulium* (*Nevermannia*) *gejgelense* (Dzhafarov, 1954)]
(122) 纤细纺蚋[*Simulium* (*Nevermannia*) *gracile* Datta, 1973]

(123) 河南纺蚋[*Simulium*(*Nevermannia*)*henanense* Wen, Wei et Chen, 2007]
(124) 吉林纺蚋[*Simulium*(*Nevermannia*)*jilinense* Chen et Cao, 1983]
(125) 清溪纺蚋[*Simulium*(*Nevermannia*)*kirgisorum*(Xue, 1991)]
(126) 宽丝纺蚋[*Simulium*(*Nevermannia*)*latifile* Rubtsov, 1956]
(127) 雷公山纺蚋[*Simulium*(*Nevermannia*)*leigongshanense* Chen et Zhang, 1997]
(128) 辽东纺蚋[*Simulium*(*Nevermannia*)*liaodongense* Sun, 2012]
(129) 龙潭纺蚋[*Simulium*(*Nevermannia*)*longtanstum* Ren, An et Kang, 1998]
(130) 泸定纺蚋[*Simulium*(*Nevermannia*)*ludingense* Chen, Zhang et Huang, 2005]
(131) 新月纺蚋[*Simulium*(*Nevermannia*)*lundstromi*(Enderlein, 1921)]
(132) 中突纺蚋[*Simulium*(*Nevermannia*)*medianum* Chen et Jiang, 2016]
(133) 梅氏纺蚋[*Simulium*(*Nevermannia*)*meigeni* Rubtsov et Carlsson, 1965]
(134) 三重纺蚋[*Simulium*(*Nevermannia*)*mie* Ogata et Sasa, 1954]
(135) 宁夏纺蚋[*Simulium*(*Nevermannia*)*ningxiaense* Yang, Wang et Chen, 2008]
(136) 新纤细纺蚋[*Simulium*(*Nevermannia*)*novigracile* Deng, Zhang et Chen, 1996]
(137) 多钩纺蚋[*Simulium*(*Nevermannia*)*polyhookum* Chen, Wu et Huang, 2016]
(138) 宽头纺蚋[*Simulium*(*Nevermannia*)*praetargum* Datta, 1973]
(139) 普格纺蚋[*Simulium*(*Nevermannia*)*pugetense* Dyar et Shannon, 1927]
(140) 朴氏纺蚋[*Simulium*(*Nevermannia*)*purii* Datta, 1973]
(141) 桥落纺蚋[*Simulium*(*Nevermannia*)*qiaolaoense* Chen, 2001]
(142) 清水纺蚋[*Simulium*(*Nevermannia*)*qingshuiense* Chen, 2001]
(143) 秦岭纺蚋[*Simulium*(*Nevermannia*)*qinlingense* Xiu et Chen, 2016]
(144) 琼州纺蚋[*Simulium*(*Nevermannia*)*qiongzhouense* Chen, Zhang et Yang, 2003]
(145) 饶河纺蚋[*Simulium*(*Nevermannia*)*raohense* Cai et An, 2006]
(146) 锯突纺蚋[*Simulium*(*Nevermannia*)*serratum* Chen, Zhang et Jiang, 2016]
(147) 山东纺蚋[*Simulium*(*Nevermannia*)*shandongense* Sun et Li, 2000]
(148) 林纺蚋[*Simulium*(*Nevermannia*)*silvestre* Rubtsov, 1956]
(149) 丝肋纺蚋[*Simulium*(*Nevermannia*)*subcostatum* Takahasi, 1950]
(150) 灰背纺蚋[*Simulium*(*Nevermannia*)*subgriseum* Rubtsov, 1940]
(151) 透林纺蚋[*Simulium*(*Nevermannia*)*taulingense* Takaoka, 1979]
(152) 内田纺蚋[*Simulium*(*Nevermannia*)*uchidai* Takahasi, 1950]
(153) 宽足纺蚋[*Simulium*(*Nevermannia*)*vernum* Macquart, 1826]
(154) 王仙纺蚋[*Simulium*(*Nevermannia*)*wangxianense* Chen, Zhang et Bi, 2004]
(155) 五林洞纺蚋[*Simulium*(*Nevermannia*)*wulindongense* An et Yan, 2006]
(156) 新宾纺蚋[*Simulium*(*Nevermannia*)*xinbinense* Chen et Cao, 1983]
(157) 薛氏纺蚋[*Simulium*(*Nevermannia*)*xueae* Sun, 1994]
(158) 油丝纺蚋[*Simulium*(*Nevermannia*)*yushangense* Takaoka, 1979]
(159) 张家界纺蚋[*Simulium*(*Nevermannia*)*zhangjiajiense* Chen, Zhang et Bi, 2004]

8) 短蚋亚属(*Odagmia* Enderlein, 1921)

(160) 峨眉短蚋[*Simulium*(*Odagmia*)*emeinese* An, Xu et Song, 1991]
(161) 斑短蚋[*Simulium*(*Odagmia*)*ferganicum* Rubtsov, 1940]
(162) 一洼短蚋[*Simulium*(*Odagmia*)*iwatense* Shiraki, 1935]
(163) 装饰短蚋[*Simulium*(*Odagmia*)*ornatum* Meigen, 1818]

9) 副布蚋亚属(*Parabyssodon* Rubtsov, 1964)

(164) 宽跗副布蚋[*Simulium*(*Parabyssodon*)*transiens* Rubtsov, 1940]

10）逊蚋亚属（*Schoenbaueria* Enderlein，1921）

（165）黄色逊蚋［*Simulium*（*Schoenbaueria*）*flavoantennatum* Rubtsov，1940］

（166）尼格逊蚋［*Simulium*（*Schoenbaueria*）*nigrum* Meigen，1804］

（167）曲胫逊蚋［*Simulium*（*Schoenbaueria*）*tibiale* Tan et Chow，1976］

11）蚋亚属（*Simulium* Latreille，1802）

（168）尖板蚋［*Simulium*（*Simulium*）*acontum* Chen，Zhang et Huang，2005］

（169）角逐蚋［*Simulium*（*Simulium*）*aemulum* Rubtsov，1940］

（170）含糊蚋［*Simulium*（*Simulium*）*ambiguum* Shiraki，1935］

（171）阿拉蚋［*Simulium*（*Simulium*）*arakawae* Matsumura，1915］

（172）阿里山蚋［*Simulium*（*Simulium*）*arishanum* Shiraki，1935］

（173）坝河蚋［*Simulium*（*Simulium*）*bahense* Chen，2003］

（174）包氏蚋［*Simulium*（*Simulium*）*barraudi* Puri，1932］

（175）双齿蚋［*Simulium*（*Simulium*）*bidentatum*（Shiraki，1935）］

（176）碧峰峡蚋［*Simulium*（*Simulium*）*bifengxiaense* Huang，Zhang et Chen，2013］

（177）草海蚋［*Simulium*（*Simulium*）*caohaiense* Chen et Zhang，1997］

（178）昌隆蚋［*Simulium*（*Simulium*）*chamlongi* Takaoka et Suzuki，1984］

（179）清迈蚋［*Simulium*（*Simulium*）*chiangmaiense* Takaoka et Suzuki，1984］

（180）克氏蚋［*Simulium*（*Simulium*）*chistophersi* Puri，1932］

（181）黑角蚋［*Simulium*（*Simulium*）*cholodkovskii* Rubtsov，1940］

（182）重庆蚋［*Simulium*（*Simulium*）*chongqingense* Zhu et Wang，1995］

（183）钟氏蚋［*Simulium*（*Simulium*）*chungi* Takaoka et Huang，2006］

（184）同源蚋［*Simulium*（*Simulium*）*cognatum* An et Yan，2009］

（185）曲跗蚋［*Simulium*（*Simulium*）*curvitarse* Rubtsov，1940］

（186）大明蚋［*Simulium*（*Simulium*）*damingense* Chen，Zhang et Zhang，2007］

（187）十分蚋［*Simulium*（*Simulium*）*decimatum* Dorogostaisky，Rubtsov et Vlasenko，1935］

（188）齿端蚋［*Simulium*（*Simulium*）*densastylum* Yang，Chen et Luo，2009］

（189）细齿蚋［*Simulium*（*Simulium*）*dentatum* Puri，1932］

（190）地记蚋［*Simulium*（*Simulium*）*digitatum* Puri，1932］

（191）恩和蚋［*Simulium*（*Simulium*）*enhense* Xu，Yang et Chen，2016］

（192）鞍阳蚋［*Simulium*（*Simulium*）*ephippioidum* Chen et Wen，1999］

（193）叶片蚋［*Simulium*（*Simulium*）*foliatum* Chen，Jiang et Zhang，2016］

（194）福州蚋［*Simulium*（*Simulium*）*fuzhouense* Zhang et Wang，1991］

（195）甘肃蚋［*Simulium*（*Simulium*）*gansuense* Chen，Jiang et Zhang，2016］

（196）格氏蚋［*Simulium*（*Simulium*）*gravelyi* Puri，1933］

（197）灰额蚋［*Simulium*（*Simulium*）*griseifrons* Brunetti，1911］

（198）格勒斯蚋［*Simulium*（*Simulium*）*grisescens* Brunetti，1911］

（199）衡山蚋［*Simulium*（*Simulium*）*hengshanense* Bi et Chen，2004］

（200）喜山蚋［*Simulium*（*Simulium*）*himalayense* Puri，1932］

（201）粗毛蚋［*Simulium*（*Simulium*）*hirtipannus* Puri，1932］

（202）红坪蚋［*Simulium*（*Simulium*）*hongpingense* Chen，Luo et Yang，2006］

（203）赫氏蚋［*Simulium*（*Simulium*）*howletti* Puri，1932］

（204）仙人蚋［*Simulium*（*Simulium*）*immortalis* Cai，An，Li et Yan，2004］

（205）印度蚋［*Simulium*（*Simulium*）*indicum* Becher，1885］

（206）短飘蚋［*Simulium*（*Simulium*）*jacuticum* Rubtsov，1940］

(207) 日本蚋 [*Simulium* (*Simulium*) *japonicum* Matsumura, 1931]
(208) 揭阳蚋 [*Simulium* (*Simulium*) *jieyangense* An, Yan, Yang et Hao, 1994]
(209) 经甫蚋 [*Simulium* (*Simulium*) *jingfui* Cai, An et Li, 2008]
(210) 卡任蚋 [*Simulium* (*Simulium*) *karenkoense* (Shiraki, 1935)]
(211) 卡头蚋 [*Simulium* (*Simulium*) *katoi* (Shiraki, 1935)]
(212) 卡瓦蚋 [*Simulium* (*Simulium*) *kawamurae* Matsumura, 1931]
(213) 乐东蚋 [*Simulium* (*Simulium*) *ledongense* Yang et Chen, 2001]
(214) 辽宁蚋 [*Simulium* (*Simulium*) *liaoningense* Sun, 1994]
(215) 利川蚋 [*Simulium* (*Simulium*) *lichuanense* Chen, Luo et Yang, 2016]
(216) 留坝蚋 [*Simulium* (*Simulium*) *liubaense* Liu *et* An, 2009]
(217) 矛板蚋 [*Simulium* (*Simulium*) *longchatum* Chen, Zhang et Huang, 2005]
(218) 长须蚋 [*Simulium* (*Simulium*) *longipalpe* Beltyukova, 1955]
(219) 庐山蚋 [*Simulium* (*Simulium*) *lushanense* Chen, Kang et Zhang, 2007]
(220) 淡足蚋 [*Simulium* (*Simulium*) *malyschevi* Dorogostaisky, Rubtsov et Vlasenko, 1935]
(221) 中柱蚋 [*Simulium* (*Simulium*) *mediaxisus* An, Guo et Xu, 1995]
(222) 勐腊蚋 [*Simulium* (*Simulium*) *menglaense* Chen, 2003]
(223) 短须蚋 [*Simulium* (*Simulium*) *morsitans* Edwards, 1915]
(224) 多叉蚋 [*Simulium* (*Simulium*) *multifurcatum* Zhang et Wang, 1991]
(225) 纳克蚋 [*Simulium* (*Simulium*) *nacojapi* (Smart, 1944)]
(226) 那空蚋 [*Simulium* (*Simulium*) *nakhonense* Takaoka et Suzuki, 1984]
(227) 南阳蚋 [*Simulium* (*Simulium*) *nanyangense* Guo, Yan et An, 2013]
(228) 新尖板蚋 [*Simulium* (*Simulium*) *neoacontum* Chen, Xiu et Zhang, 2012]
(229) 新红色蚋 [*Simulium* (*Simulium*) *neorufibasis* Sun, 1994]
(230) 黑颜蚋 [*Simulium* (*Simulium*) *nigrifacies* Datta, 1974]
(231) 樱花蚋 [*Simulium* (*Simulium*) *nikkoense* (Shiraki, 1935)]
(232) 亮胸蚋 [*Simulium* (*Simulium*) *nitidithorax* Puri, 1932]
(233) 节蚋 [*Simulium* (*Simulium*) *nodosum* Puri, 1933]
(234) 淡额蚋 [*Simulium* (*Simulium*) *noelleri* (Friederichs, 1920)]
(235) 怒江蚋 [*Simulium* (*Simulium*) *nujiangense* Xue, 1993]
(236) 青木蚋 [*Simulium* (*Simulium*) *oitanum* Shiraki, 1935]
(237) 窄手蚋 [*Simulium* (*Simulium*) *omorii* Takahasi, 1942]
(238) 淡股蚋 [*Simulium* (*Simulium*) *pallidofemun* Deng, Zhang, Xue et Chen, 1994]
(239) 沼生蚋 [*Simulium* (*Simulium*) *palustre* Rubtsov, 1956]
(240) 副瀑布蚋 [*Simulium* (*Simulium*) *parawaterfallum* Zhang, Yang et Chen, 2003]
(241) 帕氏蚋 [*Simulium* (*Simulium*) *pavlovskii* Rubtsov, 1940]
(242) 黑足蚋 [*Simulium* (*Simulium*) *peliastrias* Sun, 1994]
(243) 黑色蚋 [*Simulium* (*Simulium*) *pelius* Sun, 1994]
(244) 屏东蚋 [*Simulium* (*Simulium*) *pingtungense* Huang et Takaoka, 2008]
(245) 显著蚋 [*Simulium* (*Simulium*) *prominentum* Chen et Zhang, 2002]
(246) 桑叶蚋 [*Simulium* (*Simulium*) *promorsitans* Rubtsov, 1956]
(247) 普拉蚋 [*Simulium* (*Simulium*) *pulanotum* An, Guo et Xu, 1995]
(248) 王早蚋 [*Simulium* (*Simulium*) *puliense* Takaoka, 1979]
(249) 黔蚋 [*Simulium* (*Simulium*) *qianense* Chen et Chen, 2001]
(250) 秦氏蚋 [*Simulium* (*Simulium*) *qini* Cao, Wang et Chen, 1993]

(251) 五条蚋 [*Simulium* (*Simulium*) *quinquestriatum* Shiraki, 1935]
(252) 多枝蚋 [*Simulium* (*Simulium*) *ramulosum* Chen, 2000]
(253) 远蚋 [*Simulium* (*Simulium*) *remotum* Rubtsov, 1956]
(254) 爬蚋 [*Simulium* (*Simulium*) *reptans* Linnaeus, 1758]
(255) 轮丝蚋 [*Simulium* (*Simulium*) *rotifilis* Chen et Zhang, 1998]
(256) 如伯蚋 [*Simulium* (*Simulium*) *rubroflavifemur* Rubtsov, 1940]
(257) 红色蚋 [*Simulium* (*Simulium*) *rufibasis* Brunetti, 1911]
(258) 红足蚋 [*Simulium* (*Simulium*) *rufipes* Tan et Chow, 1976]
(259) 皱板蚋 [*Simulium* (*Simulium*) *rugosum* Wu, Wen et Chen, 2013]
(260) 萨擦蚋 [*Simulium* (*Simulium*) *saceatum* Rubtsov, 1956]
(261) 崎岛蚋 [*Simulium* (*Simulium*) *sakishimaense* Takaoka, 1977]
(262) 淡白蚋 [*Simulium* (*Simulium*) *serenum* Huang et Takaoka, 2009]
(263) 上川蚋 [*Simulium* (*Simulium*) *shangchuanense* An, Hao et Yan, 1998]
(264) 山西蚋 [*Simulium* (*Simulium*) *shanxiense* Cai, An, Li et Yan, 2004]
(265) 神农架蚋 [*Simulium* (*Simulium*) *shennongjiaense* Yang, Luo et Chen, 2005]
(266) 素木蚋 [*Simulium* (*Simulium*) *shirakii* Kono et Takahasi, 1940]
(267) 刺毛蚋 [*Simulium* (*Simulium*) *speculum* Chen, Huang et Yang, 2010]
(268) 华丽蚋 [*Simulium* (*Simulium*) *splendidum* Rubtsov, 1940]
(269) 匙蚋 [*Simulium* (*Simulium*) *spoonatum* An, Hao et Yan, 1998]
(270) 北蚋 [*Simulium* (*Simulium*) *subvariegatum* Rubtsov, 1940]
(271) 柃木蚋 [*Simulium* (*Simulium*) *suzukii* Rubtsov, 1963]
(272) 香港蚋 [*Simulium* (*Simulium*) *taipokauense* Takaoka, Davies et Dudgeon, 1995]
(273) 台湾蚋 [*Simulium* (*Simulium*) *taiwanicum* Takaoka, 1979]
(274) 谭氏蚋 [*Simulium* (*Simulium*) *tanae* Xue, 1992]
(275) 谭周氏蚋 [*Simulium* (*Simulium*) *tanetchovi* Yankovsky, 1996]
(276) 塔氏蚋 [*Simulium* (*Simulium*) *tarnogradskii* (Rubtsov, 1940)]
(277) 细板蚋 [*Simulium* (*Simulium*) *tenuatum* Chen, 2000]
(278) 泰国蚋 [*Simulium* (*Simulium*) *thailandicum* Takaoka et Suzuki, 1984]
(279) 天池蚋 [*Simulium* (*Simulium*) *tianchi* Chen, Zhang et Yang, 2003]
(280) 角突蚋 [*Simulium* (*Simulium*) *triangustum* An, Guo et Xu, 1995]
(281) 树干蚋 [*Simulium* (*Simulium*) *truncrosum* Guo, Zhang et An, 2008]
(282) 膨丝蚋 [*Simulium* (*Simulium*) *tumidilfilum* Luo, Yang et Chen, 2010]
(283) 山状蚋 [*Simulium* (*Simulium*) *tumulosum* Rubtsov, 1956]
(284) 优分蚋 [*Simulium* (*Simulium*) *ufengense* Takaoka, 1979]
(285) 钩突蚋 [*Simulium* (*Simulium*) *uncum* Zhang et Chen, 2001]
(286) 伏尔加蚋 [*Simulium* (*Simulium*) *vulgare* Dorogostaisky, Rubtsov et Vlasenko, 1935]
(287) 瀑布蚋 [*Simulium* (*Simulium*) *waterfallum* Zhang, Yang et Chen, 2003]
(288) 武陵蚋 [*Simulium* (*Simulium*) *wulingense* Zhang et Chen, 2000]
(289) 五指山蚋 [*Simulium* (*Simulium*) *wuzhishanense* Chen, 2003]
(290) 小龙潭蚋 [*Simulium* (*Simulium*) *xiaolongtanense* Chen, Luo et Yang, 2006]
(291) 新宾蚋 [*Simulium* (*Simulium*) *xinbinen* Sun, 1994]
(292) 亚东蚋 [*Simulium* (*Simulium*) *yadongense* Deng et Chen, 1993]
(293) 虞氏蚋 [*Simulium* (*Simulium*) *yui* An et Yan, 2009]

(294) 遵义蚋[*Simulium*(*Simulium*)*zunyiense* Chen, Xiu et Zhang, 2012]

12) **特蚋亚属(*Tetisimulium* Rubtsov, 1963)**

(295) 巨特蚋[*Simulium*(*Tetisimulium*)*alajense*(Rubtsov, 1939)]

(296) 无茎特蚋[*Simulium*(*Tetisimulium*)*atruncum* Chen, Ma et Wen, 2016]

(297) 正直特蚋[*Simulium*(*Tetisimulium*)*coarctatum* Rubtsov, 1940]

(298) 沙特蚋[*Simulium*(*Tetisimulium*)*desertorum* Rubtsov, 1940]

(299) 贺兰山特蚋[*Simulium*(*Tetisimulium*)*helanshanense* Chen, Wang et Yang, 2016]

(300) 扣子特蚋[*Simulium*(*Tetisimulium*)*kozlovi* Rubtsov, 1940]

(301) 龙岗特蚋[*Simulium*(*Tetisimulium*)*longgengen* Sun, 1992]

(302) 菱骨特蚋[*Simulium*(*Tetisimulium*)*rhomboideum* Chen, Lian et Zhang, 2016]

(303) 塔城特蚋[*Simulium*(*Tetisimulium*)*tachengense* An et Maha, 1994]

(304) 五台山特蚋[*Simulium*(*Tetisimulium*)*wutaishanense* An et Yan, 2003]

(305) 小岛特蚋[*Simulium*(*Tetisimulium*)*xiaodaoense* Liu, Shi et An, 2004]

13) **杵蚋亚属(*Trichodagmia* Enderlein, 1934)**

(306) 成双杵蚋[*Simulium*(*Trichodagmia*)*biseriata*(Rubtsov, 1940)]

14) **洼蚋亚属(*Wallacellum* Takaoka, 1983)**

(307) 屿岛洼蚋[*Simulium*(*Wallacellum*)*yonakuniense* Takaoka, 1972]

15) **维蚋亚属(*Wilhelmia* Enderlein, 1921)**

(308) 窄叉维蚋[*Simulium*(*Wilhelmia*)*angustifurca*(Rubtsov, 1956)]

(309) 敦煌维蚋[*Simulium*(*Wilhelmia*)*dunhuangense* Liu et An, 2004]

(310) 马维蚋[*Simulium*(*Wilhelmia*)*equinum*(Linnaeus, 1758)]

(311) 宽臂维蚋[*Simulium*(*Wilhelmia*)*eurybrachium* Chen, Wen et Wei, 2016]

(312) 格尔木维蚋[*Simulium*(*Wilhelmia*)*germuense* Liu, Gong et An, 2003]

(313) 沼泽维蚋[*Simulium*(*Wilhelmia*)*lama* Rubtsov, 1940]

(314) 力行维蚋[*Simulium*(*Wilhelmia*)*lineatum* Meigen, 1804]

(315) 北京维蚋[*Simulium*(*Wilhelmia*)*pekingense* Sun, 1999]

(316) 翼骨维蚋[*Simulium*(*Wilhelmia*)*pinnatum* Chen, Zhang et Jiang, 2016]

(317) 伪马维蚋[*Simulium*(*Wilhelmia*)*pseudequinum* Séguy, 1921]

(318) 青海维蚋[*Simulium*(*Wilhelmia*)*qinghaiense* Liu, Gong, An et al., 2003]

(319) 清西陵维蚋[*Simulium*(*Wilhelmia*)*qingxilingense* Cai et An, 2005]

(320) 塔城维蚋[*Simulium*(*Wilhelmia*)*tachengense* Maha, An et Yan, 1997]

(321) 高桥维蚋[*Simulium*(*Wilhelmia*)*takahasii*(Rubtsov, 1962)]

(322) 桐柏山维蚋[*Simulium*(*Wilhelmia*)*tongbaishanense* Chen et Luo, 2006]

(323) 沟额维蚋[*Simulium*(*Wilhelmia*)*veltistshevi* Rubtsov, 1940]

(324) 乌什维蚋[*Simulium*(*Wilhelmia*)*wushiense* Maha, An et Yan, 1997]

(325) 兴义维蚋[*Simulium*(*Wilhelmia*)*xingyiense* Chen et Zhang, 1998]

(326) 张掖维蚋[*Simulium*(*Wilhelmia*)*zhangyense* Chen, Zhang et Jiang, 2016]

6. 畦克蚋属(*Sulcicnephia* Rubtsov, 1971)

(327) 短领畦克蚋[(*Sulcicnephia brevineckoi* Wen, Ma et Chen, 2010)

(328) 黄足畦克蚋[*Sulcicnephia flavipes*(Chen, 1984)]

(329) 褐足畦克蚋[*Sulcicnephia jeholensis*(Takahasi, 1942)]

(330) 经棚畦克蚋(*Sulcicnephia jingpengensis* Chen, 1984)

(331) 奥氏畦克蚋(*Sulcicnephia ovtshinnikovi* Rubtsov, 1940)

(332) 十一畦克蚋[*Sulcicnephia undecimata*(Rubtsov, 1940)]

(333)二十畦克蚋(*Sulcicnephia vigintistriatum* Yang et Chen,2016)

第六节 与疾病的关系

蚋类是医学昆虫中的重要类群之一,与医学关系密切。凡是吸血蚋种多和医学有关,轻者通过侵袭骚扰、刺叮吸血降低宿主体力,影响正常生活,造成经济损失;重者作为包括盘尾丝虫病等多种病原体的传播媒介,严重危害人类和禽畜的健康和安全。

一、吸血和骚扰

蚋类的直接危害是骚扰吸血,危害人畜。对人体的大量侵袭,会引发蚋病(Simuliosis)。所谓蚋病,是指被雌蚋刺叮产生的皮肤反应。蚋虫虽小,刺叮吸血却很凶猛,对于在林区、山地、草原等地进行户外作业的人群造成极大的威胁。人畜被刺叮初始不觉疼痛,刺叮后会出现小出血点,产生红斑、水疱样皮疹、化脓性病变、坏死性病变等,并有强烈的过敏性反应、继发感染淋巴管炎、过敏性休克,有时还会并发"蚋热病"(Tabatabaei,2020)和过敏性哮喘。

蚋类刺叮特别是群聚刺叮,对家畜的危害尤为严重,轻者引发变态反应,造成肉产量和乳产量的降低,导致经济损失;重者可致牲畜于死地。最典型的例子是18世纪时居住在多瑙河流域的牧民,每年都有大批牲畜因蚋类刺叮而致死。为了避免蚋害,保护牲畜,不得不养成了季节性外迁的习惯。据报道,仅罗马尼亚一年就有两万余头家畜被蚋类刺叮而致死,致死的牲畜有皮下出血和胶样浸润,肺部充血、肿胀,内脏出现点状溢血,伴有呼吸困难,重者6~12小时后即死亡。迄今,在加拿大、罗马尼亚等国家的若干地区,蚋类活动仍十分猖獗,有时大型家畜死亡以千万计。在美洲的密西西比河流域,常有马、牛、驴等大家畜在被蚋类刺叮后几个小时内即死亡的报道,后来由于采取了有效的防制措施,才逐渐改变了这一局面。在我国,蚋类的吸血骚扰也造成极大的危害。据张桂林等(2006)报道新疆某边防部队官兵深受蚋类骚扰危害,蚋类叮咬后引起局部红肿、风团样丘疹、中央有暗红色瘀点以及水疱等,伴有瘙痒、糜烂或渗液,也可引起继发感染,3~5天结痂后痊愈;若身体大面积被叮咬后,可伴有发烧、乏力、头疼、失眠等全身性症状。

二、盘尾丝虫病

盘尾丝虫病(onchocerciasis)是由盘尾丝虫寄生于眼部或皮下组织所致的地方性寄生虫病,其主要临床表现为眼部损害,可致失明,故又称河盲症(river blindness),其传播媒介为蚋科昆虫。我国没有盘尾丝虫病,但有输入性病例。随着我国大量劳务输出和旅游人员赴非洲等地,大大增加了此病感染的风险,应引起重视。

(一)病原学

盘尾丝虫在非洲主要是旋盘尾丝虫(*Onchocerca volvulus*),而美洲则主要是盲盘尾丝虫(*O. caocutieus*),蚋类是其唯一的中间宿主和传播媒介。该虫的成虫呈丝线状,乳白色,两端渐细而钝圆。雌虫长33.5~50.0mm,雄虫长19.0~42.0mm。微丝蚴活动性强,无鞘膜。角质层具明显横纹,其外有螺旋状增厚部分使横纹更为明显,这结构为盘尾属特有的特征。雌虫覆盖于角质层外面的膜向内有许多突出的皱褶,由此增加了表面积;口周围有8个小的无蒂乳突,排成两圈,及1对大而椭圆形的侧乳突。雄虫角质层横纹纤细,头端略尖,消化道直线型,生殖系统单管型,尾部向腹面弯曲。肛门周围乳突及尾乳突的数目、大小和位置各异,常可见肛前、肛后乳突各2对。2根交合刺不等长。雌虫横纹略厚,头部平圆,生殖系统双管型。阴门位于距虫体前端0.4~0.82mm处,在食管末端的稍后方。

盘尾丝虫微丝蚴无鞘膜,有两种大小:大者为(285~386)μm×(6~9)μm,小者为(150~287)μm×(5~7)μm。尾端尖细而无核,无核处长10.0~15.0μm。微丝蚴细胞成分的免疫原性决定簇被无细胞成分的角质层与外界隔离而隐蔽起来,这可解释为何盘尾丝虫病患者真皮层内活微丝蚴的周围常无细胞反应。

盘尾丝虫感染期幼虫长440~700μm,宽15~20μm,食管与肠的比例为2.1∶1。尾端有1个顶端突起。在中间宿主蚋类体内,常有多种丝虫幼虫寄生,故鉴别蚋体内的感染期幼虫有其重要意义。

盘尾丝虫雌、雄成虫扭结在一起寄生于人体皮下。雌虫受精后产出微丝蚴,成虫寿命9~14年,最长达16

年，产微丝蚴时间为 9~10 年，每条雌虫一生可产数百万条微丝蚴，后者生存期为 6~30 个月。微丝蚴主要存在于雌虫寄生部位附近结缔组织和皮肤淋巴管内，也可出现在眼组织或尿内，并无周期性，而且很少出现在终宿主血液中。当蚋类刺叮人时，微丝蚴随组织液进入蚋类体内，进而到达胸肌，经 2 次蜕皮，6~7 天后发育成感染期幼虫，并移行至蚋类下唇，当蚋类再次刺叮吸血时，感染期幼虫即自下唇逸出，进入人体皮肤而使其感染。

（二）流行病学

盘尾丝虫病流行于全球 34 个国家，其中非洲 26 个国家、中南美洲 6 个国家以及西亚洲 2 个国家。全球受威胁人口 1.23 亿，其中 1 770 万人受到感染，600 万人皮肤损害，100 万人患有眼疾，其中 1/3 失明。

本病传染源是人，亦有认为猩猩是保虫宿主，自然感染也见于蛛猴和大猩猩，本病的传播媒介蚋类的种类也是因地而异。由于当地居民生活与河水关系密切，因此有更多的机会受到蚋类的叮咬而遭感染，在雨季和湿热的环境中尤为适宜。本病的媒介，在非洲和西亚是恶蚋复组的种类，如传播致盲型的平原种恶蚋（*S.damnosum*）、沙巴蚋（*S. sirbanum*）和鳞蚋（*S. squamosum*）等，以及传播轻型的森林种，如 *S. sanctipauli*；在东非和中非的传播媒介则是蟹蚋（*S. neavei*），而在拉丁美洲已知媒介有 12 种，包括淡黄蚋（*S.ochraceum*）、金蚋（*S.metallicum*）、亚马逊蚋（*S.amazonicum*）、阿根廷蚋（*S.argentiscutum*）、血红蚋（*S.sanguineum*）和四带蚋（*S.quadrivittatum*）等。但是各国的媒介蚋种不尽相同，如危地马拉主要媒介是淡黄蚋，而委内瑞拉北部的主要媒介则是金蚋。

盘尾丝虫对任何年龄和性别均可感染，患者从 3 岁以上至成年逐渐增多，30 岁为发病高峰。

（三）发病机制

成虫寄生于人体皮下组织，引起局部细胞反应，并形成纤维结节，该结节又称盘尾瘤，其内可找到活的或死的成虫，其皮肤结节型病变主要由成虫所致。一般情况下，结节内多为活成虫，其中如有活的雌虫，可查到微丝蚴，并伴有大量嗜酸细胞、淋巴细胞、浆细胞浸润，有时可发现上皮样细胞或巨细胞。如继发感染，则有大量中性粒细胞出现。

雌虫可长期产生微丝蚴，直到死亡，微丝蚴陆续侵入皮肤。结瘤皮肤含有活微丝蚴，早期病变在上皮下或真皮表层，晚期在真皮深层。结瘤直径在 0.5~5.0cm，不同地区患者结瘤分布的部位有所不同，这与不同地区蚋类叮咬部位有关，如非洲结瘤多见于大、小腿部或臀部，而美洲则多见于肩、颈、颅枕部。

微丝蚴由眼邻近皮肤侵入眼内，可在眼内外各部发现，其中结膜、角膜、眼前房等均可见大量微丝蚴。活的微丝蚴对角膜无明显损害，死的微丝蚴在眼内组织中可引起局部反应，从而引起各种眼部疾病。微丝蚴死亡后在周围形成小的浸润，常从角膜下方开始，初始为点状角膜炎，后逐渐呈绒毛状浑浊，亦或形成角膜翳。前房微丝蚴死亡后引起慢性虹膜炎，最初瞳孔下方纹理消失，此后纹理模糊、瞳孔反应迟钝、虹膜萎缩，常发生虹膜晶体黏连、瞳孔变形，可被白色膜状物阻挡视线而失明。微丝蚴偶能穿入晶体引起白内障。

（四）临床表现

1. 眼部损害　主要表现为失明和视野缩小。非洲某些地区的患者眼部损害高达 30%~50%，其中失明者可达 5%~20%。微丝蚴的分泌物或死后产生的毒性物质刺激局部引起炎症以及角膜损害，导致角膜混浊，亦可侵入眼球深部，引起虹膜、睫状体、视网膜及脉络膜炎症，或侵犯视神经，影响视力，严重者可完全失明。眼损害一般较结节出现为晚，发展较慢，较严重的眼损害多见于中老年人，头部或眼眶部附近有结节的患者，眼部多被累及。初期症状为眼部疼痛、慢性结膜炎，出现结膜充血、肥厚、干燥、流泪、怕光等，侵及角膜时可引起角膜周围充血、慢性角膜炎、血管翳等，最终可发展为一系列眼病，如巩膜角膜炎、点状角膜炎、虹膜炎、脉络膜网膜炎、睫状体炎、继发性白内障或青光眼、视神经病变等，甚至导致失明。

2. 皮肤损害　人体各部皮下纤维性结节是本病特有的临床表现。成虫及微丝蚴寄生于皮下组织中，引起局部炎症反应，皮肤出现纤维性结节，直径为 2.0~25.0mm，结节质硬，圆形或长形，不痛，边缘清楚，可分布于全身各部位。微丝蚴的毒性刺激作用可导致严重皮炎，多表现为皮疹，可发生于脸、肩、颈等部位，发病初期瘙痒剧烈，早期为间歇性，逐渐加重为持续性，奇痒难忍；皮肤萎缩，随着病程的延长，皮肤出现苔藓样变，色素异常，呈蜥蜴样外观并失去弹性；皮肤褪色，常在胫骨部位出现，其他部位较少见。晚期病人出现皮肤增厚，变色、裂口、无弹性，呈苔藓样或豹皮样。皮肤损害包括结节、水肿性红斑、丘疹、苔藓化异位皮炎、色素沉着，皮下结节多见于胸、臂、膝、肘、头部，可多种皮损同时出现，一种皮损可演变成另一种皮损。

3. 淋巴结肿大　常见于腋下和胸部，坚实而不痛，内含微丝蚴。纤维化的淋巴结可导致腹股沟疝、阴囊鞘膜积液、外生殖器象皮肿等。

4. 侏儒症　在乌干达发现由微丝蚴直接或间接损坏垂体所致的侏儒症。

5. 其他脏器　微丝蚴也可感染泌尿生殖道、肺以及肝、脾等器官。微丝蚴在周围血液中常引起嗜酸性粒细胞增多。

（五）辅助检查

1. 皮肤检查　皮下结节查出微丝蚴即可确诊，皮肤活检的微丝蚴检出率较高，方法简单易行。患者若无结节，可用皮肤表皮活检法检出微丝蚴。在皮下结节附近，以皮肤活检夹夹取适量皮肤，深浅以不出血为度；或用针尖刺入皮肤，将皮肤挑起后用刀切取直径 2~3mm 的薄皮片，越薄越好，以不出血为准。首先在玻片上加 1 滴生理盐水，再将皮片置于生理盐水中用针尖将其撕开，静置 15~30 分钟，加盖玻片压平后在显微镜下检查微丝蚴；或者将皮片浸于 37℃生理盐水中 15 分钟，离心沉淀后用吸管吸出底层沉渣镜检。

2. 眼部检查　用裂隙灯直接观察眼前房中的微丝蚴，角膜往往发现血管翳或表面点状混浊等。可采用结膜活检，局部麻醉后在球结膜用眼科剪取一小片活检，常可查到微丝蚴。结膜活检法比皮肤活检法的检出率更高。

3. 划痕法检查　用刀片划破表皮数道，待流出血液或淋巴液时涂片、染色、镜检。该方法不及皮肤活检法为优。

4. 血尿痰检查　有时可检出微丝蚴，尤以服用乙胺嗪后易于检出。血中嗜酸性粒细胞增多，平均为 35%，但不能作为诊断依据。

5. 免疫检查　用放射免疫和酶联免疫吸附试验测定特异性抗体对诊断有一定的帮助。

（六）诊断

本病可以根据流行病学史、临床症状、辅助检查进行确诊。本病多发于非洲、南美，如有相关地区的旅居史或人员接触史，且出现角膜炎、不对称性瘙痒、急性皮疹和肢体肿胀等，可考虑盘尾丝虫病。此外，在角膜、房水以及皮肤标本中发现微丝蚴可确诊，免疫学检查具有一定的辅助诊断意义。

（七）治疗

1. 病原治疗　目前，已有多种药物用于杀灭盘尾丝虫的成虫及其微丝蚴。伊维菌素是治疗盘尾丝虫病安全有效的首选药物，具有杀灭微丝蚴的作用，但不能杀死成虫，有轻微副作用。苏拉明具有杀灭微丝蚴和成虫的双重作用，但其毒性大，除少数病例外，不能作为常规使用。乙胺嗪作为伊维菌素的替代药物，对微丝蚴作用效果好，但对成虫无效，该药有致盲的毒副作用，不能常规应用，需住院观察治疗。多西环素可杀死微丝蚴体内的共生菌。

2. 手术治疗　外科手术可切除结节，不但对现有眼部损害有良好作用，还可减少和防止将来发生皮肤病变及其他眼部并发症。切除全部结节存在一定困难，应尽量切除较大的结节。手术治疗并不能完全消灭体内的成虫和微丝蚴，其他组织还有存在的可能，故仍需配合药物治疗。

三、欧氏丝虫病

欧氏丝虫病（filariasis ozzardi）是由欧氏丝虫（*Mansonella ozzardi* Manson，1891）成虫寄生于人体体腔、脏器脂肪和肠系膜所致的寄生虫病。欧氏丝虫是分布于拉丁美洲和西印度群岛的一种人寄生线虫，雌虫长 65.0~81.0mm，宽 0.21~0.25mm，微丝蚴（185~200）μm × 5μm，无鞘膜，尾端尖细，无尾核，呈非周期性或隐性周期性出现于周围血液。本病流行于南美洲，尤其在委内瑞拉等地流行非常严重，多在 0~9 岁儿童期感染，50 岁以上的几乎全部感染，约占总人口的 80%。欧氏丝虫的成虫不产生重要病变，微丝蚴亦不致病，仅鞘膜积液和淋巴结肿大偶见于本病。该病的诊断有赖于周围血液中找到微丝蚴，乙胺嗪对消除微丝蚴和控制症状有效，伊维菌素对微丝蚴有效。

本病主要传播媒介是珊氏蚋（*S. sanchezi* Ramfrez，1982）。珊氏蚋在实验和自然条件下感染微丝蚴后，后者在蚋体内同步发育，当温度为 23~27℃时，7~8 天可发育为第 3 期微丝蚴。此外，亚马逊蚋和血红蚋也可传播本病。

四、禽鸟住白细胞虫病

某些蚋种在野生鸟类和家禽中传播血孢子虫，引起住白血细胞虫病（Leucocytozoonsis），造成大批禽鸟死亡（Chakarov，2020）。如美国东部由 *S. slossonal* Dyar 和 Shannon 传播火鸡住白细胞虫病；在加拿大和美国北部由 *S. ruggles* Nicholson 和 Mickel 传播水鸟住白细胞虫病。

在我国，已有蚋传鸡沙氏住白虫（*Leucocytozoon sabrazesi* Mathis et Leger，1910）在福建引发鸡住白血球病的报道。福建全省当年各地的鸡场都有不同程度的感染，感染率达 50%~100%，童鸡死亡率也达 50%。该病通常 3 月初发，5~6 月达高峰，7~9 月停止，11~12 月达第二高峰，翌年 1~2 月又停止，主要症状表现为普遍贫血、鸡冠明显苍白、消瘦乏力、行动困难、翅膀下垂、精神食欲不佳且伴有绿色恶臭稀粪便（赵辉元，1996），传播媒介疑为后宽绳蚋（*S. metatarsale* Brunetti，1911）。

五、水疱性口炎

水疱性口炎（vesicular stomatitis）是一种人兽共患性疾病，病原体为水疱性病毒新泽西血清型（vesicular stomatitis virus New Jersey serotype），在美国已证实系由 *S. vittatum* 经生物性传播。猪、牛、马、野猪、浣熊和鹿均可感染，在临床症状上极易与口蹄疫混淆，且能够感染人，被国际兽疫局（Office International des Epizooties，OIE）列为 A 类传染病。受到该病毒感染的家畜可表现为高热、舌部和蹄部可见直径数毫米至 2cm 大小的水疱，影响站立，幼仔吃奶困难，人感染此病毒后可在齿龈、手指及趾间出现透明的米粒大小的水疱、奇痒，伴有高热、恶心、头痛、肌肉酸痛等症状。

第七节 防制

蚋类骚扰吸血，传播多种人畜疾病，在医学和兽医学研究中具有重要意义，目前已引起世界各国的学者、世卫组织和一些重灾国家的广泛关注。在一些重灾地区已投入大量人力、物力进行了蚋类的综合治理，并取得显著成效。目前，全世界对盘尾丝虫病的传播已得到较好控制。目前，普遍认为蚋类的防制策略与其他吸血双翅目昆虫类似，宜采取综合防制。

一、环境治理

蚋类的水生期较长，通过治理蚋类幼期的孳生环境，破坏其最适的生活环境，达到控制其种群密度的目的。对孳生地的治理，清除河道内的漂浮物、水生植物及杂草等，保持河道通畅；对栖息场所的处理，清理河道两旁的堆积物、杂草及灌木丛，减少栖息场所。

二、药物防制

通过化学杀虫剂对蚋类进行防治是蚋类控制的主要手段，具有见效快、易操控的优点，但也具有污染环境、杀灭非靶标生物、在动物体内富集以及易于产生抗性等缺点。早期蚋类杀虫剂主要使用 DDT 等，但其对环境有较严重的破坏性，已被有机磷杀虫剂所代替。目前认为杀灭蚋幼虫最有效的杀虫剂是双硫磷及其缓释剂。双硫磷是一种低毒高效的杀虫剂，适用于流水中使用，对人畜无害，对非靶标生物也无重大影响。李春晓等（2015）利用遥控飞行喷雾器喷洒高效氟氯氰菊酯胶囊悬浮剂防治黑瞎子岛上的蚋类昆虫，可大幅度减少防治区域内蚋类的刺叮叮咬，取得了比较明显的防制效果。

三、个人防护

一般情况下，人们在户外活动时应选择穿长衣长裤或涂抹趋避剂，做好个人防护，并适当避开蚋类活动的高峰期，减少被蚋虫叮咬的机会。对于需要长时间进行野外作业的人员，应选择特制的装备或设施进行防护。如果被叮咬后，建议以消炎、止痒以及防治继发感染为原则，如用碱性溶液（碳酸氢钠溶液或氨水外涂）减轻局部反应程度，对于过敏体质或有继发感染等导致发热的，要及时就医，采取抗过敏、消炎等对症治疗。

四、生物防制

生物防治具有对环境的友好性，被认为是对医学昆虫防治最有前景的手段之一。但由于其技术尚不成熟，费用昂贵，见效慢等缺点，目前还不是主流的医学昆虫防治手段。蚋类的生物防治主要是利用蚋类的天敌、病原微生物等来进行蚋类的防治。20 世纪 80 年代 Molloy 和 Jamnback 对环境中蚋的生物控制进行研究发现，施用 Bti 后蚋幼虫密度下降了 89%，但对其他非目标群体无明显影响。Stephens 等和 Overmyer 等报道水体中某些藻类可能降低 Bti 对蚋幼虫的杀灭效果。国内对蚋的防治仍主要采用化学农药，生物防治相关研究报道较少。白迪等（2018）利用苏云金杆菌以色列亚种（*Bacillus thuringiensis* subsp. Israelensis，Bti）制剂对新疆额尔齐斯河下游地区蚋类进行生物防控，野外大面积施用 Bti，统计施药前、施药 12 小时和 24 小时后蚋幼虫的数量，12 小时对蚋幼虫的杀灭率 >83.21%，24 小时杀灭率 >97.07%。由于蚋类幼虫生活在流水中，为了保证杀灭效果，必须使蚋类幼虫持续暴露在一定浓度的 Bti 制剂中，且需连续施药，用药量较大，从野外试验结果来看，Bti 可对蚋起到较好的防控效果，为野外蚋的生物防治提供了参考依据。

综上所述，对蚋类的防制应以孳生地治理为主，药物防制和生物防制等为辅的综合治理，除做好蚋类孳生地的清理，必要时结合生物和化学药物集中杀灭成虫或幼虫。

第八节　研究技术

自 20 世纪 70 年代以来，在传统蚋类分类学和媒介生物学保持强劲发展的同时，随着新技术引进并应用于蚋类研究，特别是细胞生物学和分子生物学技术的应用，在世界范围内对蚋类形成了多层次、多学科研究的格局。新技术在细胞分类、分子分类、系统发育、生态学和媒介防治等方面，显示了广泛的应用前景。蚋类研究涉及的技术多而复杂，本文将从标本采集与制作、分类鉴定技术、饲养方法、抗药性研究以及孳生地调查与监测等方面进行阐述。

一、标本采集与制作

（一）标本采集

蚋类属全变态昆虫，其卵、幼虫和蛹孳生于流水中，而成虫营飞翔的陆生生活。由于蚋类对孳生环境的温度、水质和流速较敏感，且对宿主的血源有偏嗜性，故蚋类标本采集的生境选择尤为重要。因此，在做地区性蚋类本底调查时，应注意选择多样的生境进行标本采集。

1. 成虫　根据成虫的习性，如吸血、群舞、昼夜消长和季节消长等，制定相应的捕集策略。常采用人帐诱捕法、挥网法、灯光诱捕法等，上述方法获取的成虫标本需要与同种幼虫和蛹建立联系，比较费时费工，特别是标本较少时尤为困难。一般情况，成虫主要是通过采集成熟蛹进行羽化而获得，这样有利于获取蚋类不同时期的成套标本。

2. 幼虫和蛹　蚋类幼虫和蛹孳生在流水中，附着于流水中的植物枝叶、草茎及石块等基物上，可用镊子将其挑下或剪取附有幼虫和蛹的枝、叶，直接保存在 75% 的酒精中。亦可将成熟的蛹放入铺有湿滤纸或湿棉花的指管中，注意保持蛹的湿润，待其孵化出成虫，成虫羽化展翅后再用针插法保存，剩余的蛹皮保存在 75% 酒精中，以备制作成套标本。

（二）标本制作

1. 针插法　适合于制作成虫标本。蚋类体型较小，应选用细而短的 0 号昆虫针，从腹面插入蚋的胸部，一般不穿透背部盾片，而针的另一端插入软木块。同时，选用 3 号昆虫针插穿软木块的另一侧，并将其插入标本盒中。用一张小纸片注明标本的名称、采集地、采集日期等信息，插在 3 号昆虫针上。通常针插标本应于成虫杀死后立即完成，若蚋类死亡时间过长其虫体会干燥变硬，针插时极易毁坏虫体。因此，在制作蚋类的针插标本前，若其死亡时间过长，应先将其软化再针插。

2. 玻片法　适合于制作蚋类的卵、幼虫、蛹和成虫。该方法的优点是易于保管，便于在显微镜下观察虫体的细微结构。值得注意的是，由于体色、直肠鳃等特征容易被消化，故在制片前应先记录相关特征。蚋类玻片标本制作方法列举如下：

（1）成虫

1）成虫外形特征的观察记录：触角、额、颜面、中胸盾片、足、平衡棒和腹部的颜色及斑纹、造形、毛的形状及颜色等。

2）割翅：新鲜标本用70%酒精或水浸泡约1小时，干标本需回软，用70%酒精或水浸泡6小时以上，在解剖镜下用解剖针将成虫的二侧翅割掉，然后把割下的翅放入已准备好的放一小滴树胶酚的载玻片上，并将翅展平。

3）腐蚀：成虫割翅后，用蒸馏水洗净，而后将其放入5%~10%氢氧化钾或氢氧化钠等碱性液中腐蚀约4小时，时间的长短以腐蚀溶解掉虫体内部的柔软组织，视标本清晰程度而定。另外，可将盛有标本的腐蚀液放在温箱内，加快标本的腐蚀过程。解剖镜下雌、雄虫生殖器官各部清晰可见即可。

4）清洗：将腐蚀好的成虫用蒸馏水清洗3次，每次浸泡15分钟。

5）制片：在上述放翅的载玻片上，在翅的附近放一滴蒸馏水，然后将洗净成虫放到水滴中央，用解剖针将虫体分成头、胸、腹三部分，并将各部特征（特别是前、中、后足）展示清楚。雌虫须将食窦甲拉出。雄虫生殖器需将生殖腹板的侧面和端面观描绘成图，再恢复以腹面观形式出现。

6）封片：待制成的标本干燥后，加小量中性树胶并调整标本各结构的位置。待标本稍微干燥后，即可再加适量中性树胶并加盖玻片封片，以制成永久玻片。

7）贴标签：与所孵化的蛹皮标本编为同一个编号，贴上标签，放入玻片标本盒内保存。

（2）蛹

1）解剖：将保存的蛹从75%酒精中用镊子取出，放在一张玻片上，滴上1~2滴蒸馏水。在解剖镜下用解剖针将蛹茧和蛹体分开，蛹茧平铺于载玻片上。

2）腐蚀：将蛹体放入5%~10%氢氧化钾或氢氧化钠等碱性液中腐蚀2~4小时。

3）清洗：将腐蚀好的蛹体用蒸馏水清洗2~3次，每次浸泡10~15分钟。

4）制片：用镊子将洗净蛹体从蒸馏水中取出，放在有蛹茧的载玻片上，滴上1~2滴蒸馏水。在解剖镜下先用解剖针挤掉体内已消化的组织，解剖下头部和胸腹部，并平整各部分特征使之充分暴露。

5）脱水及透明：在上述制好的玻片标本中依次滴加1~2滴70%、80%、90%、95%（或无水酒精）酒精和二甲苯以使标本脱水及透明。

6）封片：最后将制好的玻片标本放于阴暗处自然干燥或用60~70℃烘箱烘干，加适量中性树胶并用盖玻片封片，以制成永久玻片。

7）贴标签：在制好的玻片标本上贴上标签，放入玻片标本盒内保存。

（3）幼虫

1）割肛鳃：自保存液中取出幼虫标本，在解剖镜下用解剖针将幼虫第Ⅷ腹节背面中部的肛腮割下，置于载玻片上并做好形态记录。若为成熟幼虫，需在解剖镜下用解剖针将其中胸两侧鳃斑剖离，于载玻片上展平鳃斑中呼吸丝并做好形态记录。

2）腐蚀：余下幼虫体用蒸馏水洗净1~2次，而后将其放入5%~10%氢氧化钾（或氢氧化钠）碱性液中腐蚀约2小时。时间的长短以腐蚀溶解掉虫体内部的柔软组织，视标本清晰可见而定。另外，可将盛有标本的腐蚀液放在温箱内，加快标本的腐蚀过程。

3）清洗：将腐蚀好的幼虫用蒸馏水清洗2~3次，每次浸泡10~15分钟。

4）制片：用镊子将洗净幼虫从蒸馏水中取出，放在有肛腮的载玻片上，滴上1~2滴蒸馏水。在解剖镜下用解剖针割下头部和尾部。将幼虫头部从侧面剖开，然后把头壳及头部附件（特别是头斑、触角、上颚、头扇）充分展开，直到看清各部特征为止。胸腹部则用解剖针挤掉体内已消化的组织，摆平整并把尾部特征充分暴露。

5）脱水及透明：在上述制好的玻片标本中依次滴加1~2滴70%、80%、90%、95%（或无水酒精）酒精和二甲苯以使标本脱水及透明。

6）封片：最后将制好的玻片标本放于阴暗处自然干燥或用60~70℃烘箱烘干，加适量中性树胶并用盖玻片封片，以制成永久玻片。

7）贴标签：在制好的玻片标本上贴上标签，放入玻片标本盒内保存。

（三）标本保存

1. 成虫 蚋成虫通常采用干藏方法进行保存。将采集的成虫投入毒瓶（内含氯仿或乙醚）麻醉，然后把毒死的成虫按常规方法进行针插，并置于标本盒中或玻璃管中，或者直接将标本移置于塞满棉花的指管中保存（本法处理在运输过程中，易于损坏标本）。干藏的成虫标本应该注意防潮、防霉、防尘和防虫处理，一般须将标本存放在干燥、通风好的标本柜中，另外还须在标本盒内放置干燥剂和防虫剂。

成虫也可保存于75%的酒精中，其优点是便于保管，但其缺点是酒精易于使成虫褪色，成虫色斑是重要的鉴定特征，因此一般不用这种保存方法。

2. 卵、幼虫和蛹 蚋的卵、幼虫和蛹通常液藏方法保存。将采集的卵、幼虫和蛹直接移入保存液中即可。保存液常用的是70%~75%酒精。采集的标本会带入一些额外的水分，因此需在第一次保存后的1周内更换保存液。此外，还须注意的是标本瓶的密闭，以防保存液的挥发。

二、分类鉴定技术

目前，蚋类的分类鉴定主要依靠传统的形态分类，辅以细胞遗传学、分子生物学等方法进行分类鉴定。

（一）细胞遗传学

细胞遗传学是以染色体的研究为核心内容而展开的。蚋类的细胞遗传学研究始自20世纪30年代（Painter，1937），早期的工作仅局限于唾腺多线染色体的结构描述。20世纪50年代初，Kunze发现唾腺多线染色体的结构具有种的特异性，可作为幼虫的分类依据。Rothfels首次报告了白点蚋（*S. vittatum*）的染色体图谱，并提出唾腺多线染色体带型的多态性可用来鉴别近缘种，从而开始了蚋类细胞遗传学的系统研究。迄今，在全球已知的1 660蚋种中，已有311种做过细胞学研究，约占蚋种总数的19%（Chubareva，2003）。其研究的地理范围从古北界的苏联及新北界的加拿大、美国扩展到非洲、印度、中南美洲、澳大利亚及新西兰等地区。其内容涉及核型、带型、杂交实验，性细胞减数分裂，细胞分类和系统发育等领域。

目前，蚋类细胞遗传学方面主要在三方面取得较大进展：①系统发育研究。根据蚋类多线染色体结构具多态性，特别是倒位多态性，可用于分析不同分类阶元在系统发育中的相互关系。Rothfels（1979）曾根据多线染色体倒位的数目、程度和位置的变化，初步建立了蚋科的细胞分类系统，将蚋科分为4个亚科含58属，即副蚋亚科（Parasimuliae）、九节蚋亚科（Gymnopaidinae）、原蚋亚科（Prosimullinae）和蚋亚科（Simulinae）。②细胞分类研究。蚋类多线染色体结构具多态性和特异性，故可以应用于蚋类分类学的研究，特别是在种团（species group）、亲缘种（sibling species）、复组（complex）、隐种和种下分类的应用，如Petrora（2003）提出维蚋亚属（Wilhelmia）的Equinum组和Salopiensis组多线染色体鉴别特征包括染色中心、Ⅰ号染色体具明显宽带区、泡（puff）在Ⅱ号染色体的位置。该研究结果与Rubtsov根据形态特征的分组相一致。③生物学研究。由于蚋类在形态结构的高度相似性，不同传病能力的亲缘种、地理株的鉴别具有较大困难。可通过它们在染色体上的特征（如特异性倒位）进行鉴别分型，对媒介蚋种的鉴别具有较好应用价值。如在非洲传播盘尾丝虫病的媒介主要是恶蚋复组（*S. darmnosum* complex），通过细胞分类已分出近30个种、型，但最后确认具传媒作用的只有4种，即*S. squamosum*、*S. darnnosum*、*S. sirbarum*和*S. yahense*。

我国在蚋类细胞遗传学领域的研究明显滞后，最早见于张春林、陈汉彬（2000）采用滴片法和空气干燥技术，以5种常见蚋的成熟幼虫脑神经节为材料，制作了染色体标本并报告其细胞核型。之后，温小军等（2007a，b）、张建庆等（2008）、黄丽等（2012）等多位学者分别对河南纺蚋、五条蚋、黑水山蚋、兴义维蚋等蚋类幼虫唾液腺的多线染色体进行深入研究，并提供各自多线染色体标准图，为各蚋种在细胞水平上进行蚋类分类鉴别和系统发育等研究提供基础资料。随着蚋类染色体核心研究的不断深入，黄丽等（2009）对传统蚋类唾腺多线染色体的制备方法进行改进，包括改良染色液、使用冲洗液和背景净化液等新制剂和新步骤等，以获得带型清晰、伸展良好的蚋类唾腺多线染色体标本。

1. 研究材料 蚋类与果蝇、摇蚊等双翅目昆虫一样，在一些特殊的组织细胞（如唾腺细胞）中存在巨型多线染色体，是良好的细胞遗传学研究材料。蚋类多线染色体较大，结构稳定，具有带型多态性和结构特异性，易识别、易制片，可绘制标准染色体图，因此学者多选用多线染色体开展蚋类细胞遗传学研究。此外，也有学者选用马氏管细胞、脑神经节细胞、精巢细胞等开展染色体研究，报道其结构与唾腺染色体基本相同。Procunier（1986）认为，吸血雌蚋的多线染色体发育与生殖营养周环相关，只有在血餐后的特定阶段，才能制备出成熟的、可供分析的多线染色体。

2. 制片方法 以多线染色体的制备为例进行介绍。传统制备多线染色体的染色方法有两种：标准Feulgen染色法和应用乳酸、醋酸和丙酸处理后用地衣红或洋红染色法。标准Feulgen染色法的优点是通常只对细胞核和染色体着色，染色均匀一致，背景清晰，组织软化较好，易于压片，且能同时制备多线染色体和判断幼虫性别；缺点是在压片时染色体不易分散而易于重叠或粘连，并且水解条件必须严格控制，否则影响染色效果。地衣红或洋红染色法的优点是地衣红或醋酸洋红的配制和染色都比较简单，对细胞穿透力较强，染色体和核仁均可染色；缺点是其染色强度和分色效果不及其他染色剂，通常只作临时染色观察，不用于制作永久性装片。黄丽等（2009）选用改良苯酚品红染色法，该方法既具有醋酸洋红染色法简便、快速的特点，又同时具有Feulgen染色法分色清晰的优点。用此法制得的染色体具有耐保存、高稳定、持久不褪色的优点，这是前2种染色方法所不及的。虽然其缺点仍然是染色效果与盐酸的解离条件密切相关，但对温度条件不是很苛刻。此外，染液的配制和保存也比Schiff试剂简单，而且其染色能力随着放置的时间越久染色效果越好。

以往无论采用何种染色液，如醋酸洋红、改良苯酚品红等，都会因细胞质着色使染色体背景底色深重，既不美观，又影响染色清晰度和观察效果。为了克服这一缺点，黄丽等（2009）使用背景净化液，分解细胞质成分，使得染色过程中细胞质不着色，背景清晰，图像层次分明。该净化液成分为盐酸、冰醋酸、甘油，由于甘油不易挥发，使得玻片标本不易干涸，提高了制片的成功率，同时甘油能增加玻片标本的清晰度，使得片子更加美观。同时，染色体标本制备过程中使用冲洗液，应用于染色前后冲洗，以及压片之后将盖片脱落，可防止在脱盖片时易出现的细胞散落。该冲洗液除不含有碱性品红和山梨醇之外，其余成分近似于改良苯酚品红染液。此外，选用冰冻载玻片进行压片，更有利于染色体臂的充分伸展，并且装片背景干净、清晰，更适合显微摄影。

黄丽等（2009）对蚋类多线染色体制作方法进行了优化，取得了较好的制片效果，其具体操作步骤如下：

（1）唾腺的剥离：取经Carnoy's液固定的成熟幼虫标本放到载玻片上，加2滴Carnoy's液，再将载玻片放到解剖镜下。用解剖针从虫体的后环作一个腹面切口，将唾腺从幼虫腹部拉出，于载玻片上滴加2~3滴50%乙酸，放置30~120秒。

（2）解离：将腺体放入1mol/L盐酸中浸泡2~5分钟，软化唾腺上的脂肪组织。

（3）漂洗：用吸水纸吸去唾腺上的盐酸溶液，加上1滴蒸馏水于腺体上约1分钟后再用滤纸吸干水分，重复3~4次即可洗净残留的盐酸。

（4）去背景：将背景净化液滴加到载玻片上，用镊子夹持载玻片，在酒精灯上微烤约3秒，以净化染色体背景。倾斜载片，滴冲洗液数次，彻底冲掉背景净化液。

（5）染色：将腺体移到新的凹玻片上，滴加2~3滴改良苯酚品红染色液，放置20~30分钟。

（6）压片：制片前将干净无油的载玻片放入0~4℃冰箱中处理1~2小时，将染色好的唾腺迅速置于冰冷的载玻片上，并滴加1~3滴50%乙酸，用解剖针将腺体腔中胶冻样物质去尽，立即加盖盖玻片，随后覆盖吸水纸，用拇指适度用力垂直按压，染色体即可分散开。

（7）镜检：压好的临时装片直接在显微镜（10×100）下观察，摄影。

（8）永久片制作：将分散好的唾腺染色体装片用冰冻法揭片，滴加冲洗液冲去染色液，择带有材料的载玻片或盖玻片，分别经过乙醇和冰醋酸（3:1）1次、无水乙醇2次、无水乙醇和二甲苯（1:1）1次、二甲苯2次，每次各2~3分钟。最后用中性树胶封固，即成为永久性制片。

3. 核型分析 蚋类的核型96%具3对染色体（2n=6），其长度有明显差异，根据染色体的长度将3条染色体分别命名为Ⅰ、Ⅱ、Ⅲ号（Chubareva，2003）。一般认为Ⅰ号染色体最长，多具中央或亚中央着丝粒，Ⅱ、Ⅲ号染色体稍短，多具中央着丝粒。每条染色体分为长臂（L）和短臂（S），标准染色体臂组成为：ⅠS+ⅠL，ⅡS+ⅡL，ⅢS+ⅢL。但也有少数例外，如*Cnephia lapponica*、*S. aureum*复组和*Astega*及*Eusimulium*属的某些蚋种核型为2n=4，单倍体数为2，染色体数减少的原因是由于着丝粒易位，导致Ⅰ、Ⅱ号染色体融合的结果，而原蚋属的某些种为三倍体单性生殖（3n=9）。此外，由自发突变导致的单个三倍体也存在于两性生殖的种群中，如克蚋属（*Cnephia*）、短蚋亚属（*Odagmia*）、维蚋亚属（*Wilhelmia*）及纺蚋亚属（*Nevermannia*）。嵌合型蚋种的生殖腺中既含有二倍体细胞又含有三倍体细胞。

蚋类多线染色体具有种属特异性，其染色体上的核仁组织中心位置（localization of the nucleolus organizer）、着丝粒区域的形态（morphology of the centromere regions）、同源染色体配对程度（degree of the homologous chromosomes pairing）、巴尔比尼环（Balbianiring）、副环（Parabalbiani）、磨损（frazzled）、泡（blister）、缢痕（constriction）等结构，均可作为重要的鉴别指征。基于上述指征，Rothfels（1979）完成了蚋亚属多线染色体核型标准图。蚋类多线染色体另一重要特征是倒位（invesion），是指染色体某些节段水平顺序的颠倒，表现为杂合倒位和纯合倒位2种类型，具有多态性。通常用阿拉伯数字或文字表示，如ⅢL-1，即表示Ⅲ号染色体长臂第一个倒位。多态性倒位还可用于地理种群结构分析。此外，B染色体（B-chromosomes）为蚋类细胞的超数染色体（Supernumerary chromosomes），小于正常染色体，为中央或端着丝粒，有种特异性，具有重要的分类学价值。目前在11个蚋属的41个蚋种中发现了B染色体，占核型研究蚋种的13.2%，国内有学者在装饰短蚋中观察到B染色体。

以河南纺蚋（温小军等，2007a）的多线染色体为例，介绍蚋类的多线染色体核型分析如下：

（1）Ⅰ号染色体：该染色体最长，占整个染色体长度的41%，被区分为41个片段（1~41），为中央着丝粒染色体，着丝粒区域膨大深染。ⅠS分19个片段（1~19），具数个显著性的特征，分别是6段的数条深染融合的宽深带（thickband，Tb），10段的特征性双泡（double bubble，dB），12段的似摇蚊的巴氏环（Ring of Balbiani，R），18段的特殊颗粒样浅染膨大区（expanded region，ER），紧邻19段颗粒样深染且膨大的核仁原区（nucleolar organizer，No）紧挨着着丝粒区。ⅠL分为22个片段（20~41），22段具1深带，23段可见数条深带排列成梯形的宽深带，26、27段有略疏松膨大的浅染区 puffing（Pu），28、29段可见数条平行的中深带，30段具1由数条浅带组成的淡染区 grey band group（gB），32段有1组细深带紧密排列。

（2）Ⅱ号染色体：短于Ⅰ号染色体，占整个染色体长度的30%，分为30个片段（42~71），为亚中着丝粒染色体，着丝粒区域膨大深染。ⅡS分为11个片段（42~52），其显著特征为：42段近侧端有3条平行排列的深带，45段处的膨大浅染区，46和47段具1组深带，48、49段具特殊颗粒样浅染膨大，50、51段具1组细深带。ⅡL分为19个片段（53~71），其主要特征为：55段具1组细深带，57段具疏松膨大的浅染区，62段具裂隙样浅染 Crack（Cr），63段具1组细深带，65段具1组深带。

（3）Ⅲ号染色体：该染色体相对其他两条染色体为最短的一条，占整套染色体全长的29%，分为29个片段（72~100），亦为亚中着丝粒染色体，着丝粒区深染。ⅢS较短，被区分为11个片段（72~82），其主要特征包括：72段具1杯碟样深带区 cupand saucer（CS），74、76段由数条浅带组成的淡染区，77、78段具数条宽深带，79段处具膨大淡染区，81段两条深带并行排列。ⅢL分为18个片段（83~100），其主要特征包括：85段由数条浅带组成的淡染区接2条宽深带，88段具疏松膨大的浅染区，92段具宽深带，98段呈泡状浅染，99段具由数条深带融合的宽深带，该臂末端即100段呈火鸡尾形 turkeytail（T）。

（二）分子生物学研究

由于蚋类的形态相似性极高，尤其是同一种团内的近似种难以用形态学方法进行鉴定，而细胞遗传学方法虽然可对近似种进行鉴别和遗传相关分析，但操作费时且需要特定发育阶段的样本。随着分子技术的不断发展，利用多个遗传标记对蚋科昆虫进行分子分类和系统发育分析，为蚋类媒介的防控奠定基础。蚋类的分子生物学研究内容涉及系统发育、分子分类、媒介生物学、基因定位和重要基因克隆等领域，主要在蚋种分子鉴别（特别是媒介蚋种及其近缘种鉴别）、系统发育和病原体分子鉴定方面，并取得显著的成果。蚋类的分子分类研究与蚋类细胞分类相似，主要应用于蚋种的分子鉴别，涉及种团、近似种、复组、隐种和地理株的分类，以及系统发育研究。目前，蚋类分子生物学研究方法主要有DNA测序分析、表皮碳氢化合物（cuticular hytrocarbon）气-液相色谱分析、同工酶（isozyme）谱分析、DNA探针、分子标记等，其中DNA测序分析主要涉及核DNA（nrDNA）和线粒体DNA（mtDNA），而线粒体DNA应用较为广泛。同时，由于制备蚋DNA的实验材料易于获取，同时其遗传标记具有较高的稳定性，获取实验数据较为客观，易于分析，保证了鉴定准确性。

1. DNA测序分析　该技术主要通过PCR扩增、DNA测序等步骤，获得物种DNA序列后，直接通过生物信息学软件进行其DNA序列比对，进而实现分子鉴定。目前，用于DNA测序分析的主要序列是COI基因序列即 DNA 条形码，以及其他线粒体或者核基因的一些基因或序列。

（1）DNA 条形码：DNA 条形码技术是近二十年提出的一种新的物种识别方法，它是分子生物学和信息学结合的产物。2003 年，加拿大科学家 Hebert 应用 DNA 条形码技术对双翅目等昆虫纲昆虫以科为单位进行了系统发育研究，认为 COI 序列能有效可靠的鉴定昆虫种类。之后，Rivera 等（2009）利用 DNA 条形码完成了蚋科 255 个种类或复合种 DNA 条形码数据库的建设，并证明利用 DNA 条形码能够正确的鉴定不同形态的物种，但前提是这些物种的形态鉴定是准确的。Pramual 等（2011）通过提取泰国蚋属的 6 亚属 41 种 351 条 COI 序列进行分析对比确定，利用条形码来鉴定形态学鉴定完善的物种的准确率达到 96%，同时也能部分的区分复合种的不同生物型。大量数据表明，DNA 条形码可以提供一个精确的方法来鉴定形态分类完善的物种，也可以很好地揭示这些物种内隐藏的生物多样性。但是想要发现生物的多样性，单纯的凭借分子技术是不可能的。以上研究表明，利用 DNA 条形码作为辅助工具来揭示生物多样性是十分有用的，所以需要综合利用形态学、细胞学、地理分布学以及分子生物学等多种技术手段对物种的多样性进行研究。

（2）其他序列或标记：除了利用 DNA 条形码进行蚋科昆虫的分子分类研究，还可以利用各种序列标记，如 16sRNA、ITS1、ITS2、NADH 以及微卫星序列片段等。Tang et al. 利用线粒体 rRNA 序列来确定北美蚋的基因型，并发现线粒体编码序列的信息含量非常大，具有非常好的物种特征，并可以为蚋的物种鉴定和生物信息学分析提供有用的信息。Tarig 等（2000）利用 16S 和 NADH 序列片段对苏丹阿布汉姆尼罗河流域的一种可以传播盘尾丝虫病的蚋进行了分子研究，将本地可传病的蚋种与其他姐妹种区分开来。Morales-Hojas 等（2002）测定了 *Simulium sanctipauli* 的 IGS-ETS，18S 和 28SrRNA 小片段序列，然后联合下载的 ITS-1，ITS-2 和 5.8S rDNA 片段，组成了整个 rDNA 片段。王宇平等（2004）对福建省五条蚋和黄毛纺蚋的 DNA-ITS 序列进行了建树分析，分别与 GenBank 中 *Simulium* 亚属和 *Nevermannia* 亚属序列进行系统进化树分析，两蚋种的 ITS2 序列均与相应物种聚类，符合形态学鉴定结果，可作为蚋种鉴定和近似种类鉴别的遗传标记之一；但是 ITS1 序列在五条蚋中同源性较低（88.3%），不适合做分类遗传标记。

2. 分子标记技术

（1）限制性内切酶长度多态性（RFLP）：该技术主要通过限制性内切酶水解靶 DNA，筛选出不同的多态性酶切位点，获取靶 DNA 的限制性片段长度多态性。利用靶 DNA 的片段长度多态性可以进行蚋种鉴定或不同分类阶元的系统发育分析。靶 DNA 可以是核基因组 DNA、线粒体基因组 DNA 或者 PCR 扩增的保守片段或基因，有学者利用线粒体 DNA 的 RFLP 鉴别蚋种，或者利用该方法鉴别 *Simulium vittatum* 的形态种。

（2）简单重复序列（simple sequence repeat，SSR）或称微卫星（microsatellite）：该方法具有长度多态性，通过 PCR 扩增出蚋类 DNA 不同位点的 SSR 序列，通过电泳分析就可获得其长度多态性，即蚋类 SSR 标记，可用于蚋种鉴定、系统发育分析和地理种群分析。Dumas 等（1998）在恶蚋（*S. damnosum*）中首次应用 SSR 标记技术，筛选出 7 个多态性 SSR 位点，并用这 7 对引物研究了 *S. damnosum* s.l 的 2 个地理种群，发现可以利用该方法将二者区分开。

（3）简单重复间区（inter-simple sequence repeat，ISSR）：该技术是利用 SSR 序列设计锚定引物，通过 PCR 扩增不同 SSR 位点间的 DNA 序列，电泳分析即可获得由不同长度片段组成多态性指纹图谱，即 ISSR 标记。可用于蚋种鉴定、系统发育分析和地理种群分析。Dusinsky 等（2006）首次在蚋类 7 个种中成功筛选出 3 对多态性 ISSR 引物，并应用这 3 对引物建立了 7 蚋种的系统发育关系，同时成功区分了 *S. maximum* 的地理种群。修江帆等（2013）通过正交试验及单因素试验对五条蚋 *S. quinquestriatum* 的 ISSR-PCR 反应体系中的引物、DNA 模板、dNTP、Mg2+、BSA、Taq DNA 聚合酶浓度等 6 个关键因素进行优化，建立五条蚋 ISSR 最适反应体系，即 20μl 反应体系中引物 1.0μmol/L、DNA 模板 50.0ng/μl、dNTP 0.15mmol/L、Mg^{2+} 1.50mmol/L、BSA 2.00mg/ml、Taq DNA 聚合酶 0.155U/μl，同时获得 8 条能够稳定扩增且多态性较好的引物，为 ISSR 技术应用于五条蚋种群遗传多样性研究奠定了良好的技术基础。

（4）原位杂交技术：该技术是利用已知 DNA 序列设计 DNA 探针，通过 DNA 探针与蚋类的靶 DNA 杂交，获取靶 DNA 是否含有 DNA 探针所提示的遗传信息，主要用于蚋类的基因定位和目标序列多态性分析。Boakye 等（2000）应用该技术成功将天冬氨酸转移酶基因、P450 基因、DNA 聚合酶基因定位在 *S.sanctipauli* 多线染色体上。此外，还有学者应用 DNA 探针研究恶蚋（*S. damnosum*）的种群多态性。

3. 表皮碳氢化合物气-液相色谱分析 碳氢化合物是昆虫表皮蜡层中的主要成分，利用气相色谱技术或气谱-质谱联用技术对其进行分析，并以此为依据对昆虫进行分类鉴定，是近几十年来昆虫分类学发展的一个方面，主要用于近缘种及种下类群的研究。Phillips（1985）用该方法对恶蚋组（*S. damnosum* complex）的 4 个蚋种进行了表皮碳氢化合物含量测定和分析，研究结果能够准确地区分 4 个媒介蚋种。

4. 同工酶酶谱分析 同工酶（isoenzyme）是指催化相同的化学反应，但其蛋白质分子结构、理化性质和免疫性能等方面都存在明显差异的一组酶。同工酶的基因先转录成同工酶的信使核糖核酸，后者再转译产生组成同工酶的肽链，不同的肽链可以不聚合的单体型式存在，也可聚合成纯聚体或杂交体，从而形成同一种酶的不同结构形式。Scarpassa（2003）分析了 *S. perflavum* 组的 4 个近缘种的同工酶酶谱，筛选、获得区分 4 种蚋的鉴别酶切位点。高博等（2009）对素木蚋、双齿蚋和五条蚋进行酯酶（EST）同工酶电泳，发现 3 蚋种的 EST 同工酶酶谱共显示 10 条酶带，种间存在明显差异，具有各自的特征性酶谱，种内个体之间、幼虫与蛹之间酶谱主带相同，非主带略有差异，认为 EST 同工酶酶谱可作为蚋种鉴定的特征之一，同时为蚋类系统发育的研究积累生物化学方面的基础资料。

5. 转录组测序 转录组（transcriptome）广义上指某一生理条件下，细胞内所有转录产物的集合，包括信使 RNA、核糖体 RNA、转运 RNA 及非编码 RNA；狭义上指所有 mRNA 的集合。转录组是研究基因表达的主要手段，也是连接基因组遗传信息与生物功能的蛋白质组的必然纽带，转录水平的调控是目前研究最多的，也是生物体最重要的调控方式。此外，有学者对南美与巴西天疱疮相关的 *Simulium nigrimanum* 成虫的转录组进行了研究，揭示了这种昆虫唾液腺分泌的复合物包含了 70 种不同的基因，涵盖了 30 多种蛋白质，该研究为以后测试和制造新型的天疱疮血清和药物提供了一个平台。

综上，蚋类作为分布最广泛、危害最大的病媒昆虫种类之一，通过分子生物学手段对其进行研究，是非常有必要的。然而，单纯利用分子技术对蚋科昆虫进行分类得到的结果有时并不准确，应该以分子技术为基础，辅以多种技术共同进行分类研究、系统发育研究、共生菌等相关研究，对所传播病原微生物的相互作用以及对其进行地理种群遗传差异等研究都是非常有必要而且有价值的。

三、蚋的饲养

为了蚋类的综合防治，国内外学者对蚋的生态习性进行了广泛的研究，给防制措施的制定提供了可靠的生态学依据(安继尧等，1988；薛洪堤，1990)。实验生态研究是生态学研究的重要组成部分，而蚋的养殖是实验生态研究的前提，但是蚋与蚊虫不同，它的幼期需在流水中生长和发育，因此室内饲养蚋类必须创造一个流水环境。在蚋的养殖和实验生态研究中，国外曾做了大量的研究工作，而国内仅见安继尧等（1991，1997）在实验室条件下对黄足真蚋进行人工饲养，进而对其生活史和生物学进行深入研究，之后贾若等（2018）参考文献设计并建造了蚋类实验室饲养系统，在该系统中成功养殖了兴义维蚋，便于观察其幼虫各龄期气管鳃的形态特征变化情况。

(一) 幼期

目前，蚋类幼期饲养方法，主要分为以下几种类型：槽式饲养系统、空气压缩饲养系统、磁力搅拌饲养系统和蚋类饲养系统。

1. 槽式饲养系统

（1）装置：根据实际情况，设计安装了蚋的饲幼槽和水循环装置。饲幼槽用玻璃板制成，大小为 77cm × 30.8cm、厚 1cm、边板高 5cm、厚 0.5cm。将此槽呈 45° 角置入 65cm × 60cm × 60cm 的塑料桶中，在距桶底 5cm 侧壁，安装两个相距 30cm、直径均为 2.5cm 的抽水管，把水抽到距地面 1.4m、大小为 77cm × 70cm × 80cm 塑料桶中，从距桶底侧壁 5cm 处，引一水管到饲幼槽上。通过水泵形成循环水。饲幼槽上水的流速为 0.2~0.3m/s。为了防备停电，安装了应急电源。

（2）水：饲养用水有两种，一种是取自蚋孳生地的水，pH 为 7.5，氨氮和亚硝酸盐氮含量分别为 0.5mg/L 和 0.075mg/L，大肠杆菌为 7 230/L、水中细菌数量颇多；另一种是置存在养虫室 3 天的自来水。每次饲养循环水量均为 100L。

（3）幼虫饲料：采用饲喂蚊幼虫“622”食料。每天加料量按 5~50mg/条加入。

（4）卵和幼虫来源：选择室外蚋类的栖息地（如溪流等），从浸入水中的草叶及茎上采获卵和幼虫，带回养虫室内立即放入饲养槽进行饲养观察。

（5）养虫室条件：室内条件可根据实验需要设置适合的温度、湿度、光照。温度方面可以利用空调调节室内温度，也可以与室外自然条件下的温度保持一致，水温与室内温度接近；湿度的要求不高，可设置在85Rh ± 10Rh；光照设置在16/8~12/12范围内。

（6）观察方法：将从孳生地采的卵和幼虫，放入饲养槽后，每隔4小时记录一次卵、幼虫和蛹的发育情况，并记录室内温、湿度及水温。

2. 蚋类饲养系统　该系统在一间约60m^{2}的实验室中构建，总体布局（图23-32A）主体为饲养槽。饲养槽置于内室（饲养室）中，饲养室3面（图23-32B、C、D）安装纱窗，成虫收集笼（图23-33）安装在D面上。饲养槽（图23-34）由上、下蓄水池和一段模拟河道构成，蚋类饲养于模拟河道上。下蓄水池蓄水1.5m^3，水由水泵从下蓄水池泵入上蓄水池，流经河道后回到下蓄水池，形成水循环。在下蓄水池中喂养一定数量的锦鲤，每天投入适量鱼饲料。河道底面与水平面呈10°角，上铺鹅卵石形成河床，具凹槽8个，凹槽中种植水草。

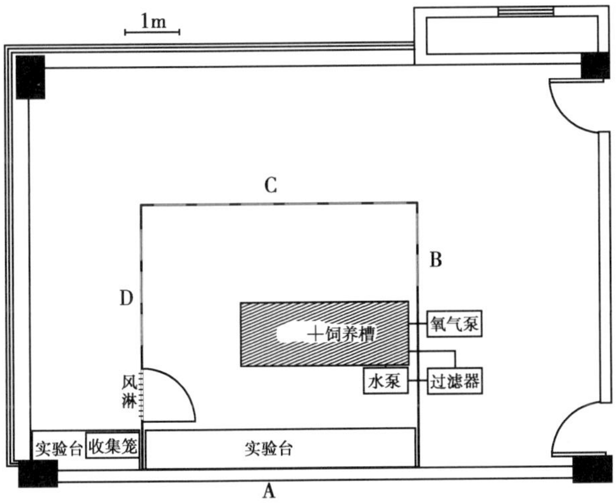

图23-32　蚋类饲养系统总体布局
（引自 贯若等）

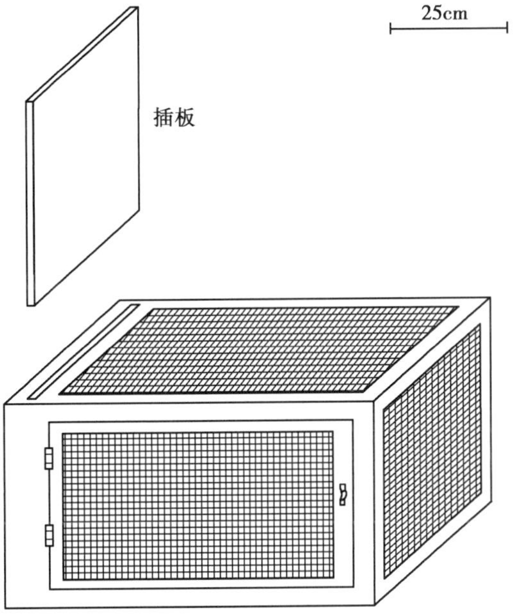

图23-33　蚋类成虫收集笼
（引自 贯若等）

（二）成虫

为了能使蚋类在室内完成世代繁殖，就需要成虫在实验室的环境下完成交配、吸血以及产卵。因此，安继尧等（1997）采用吸管/指管法、小黑笼和大黑笼法，以人、兔、鸡、小白鼠、猪为血源，观察黄足真纳的交配、吸血及产卵情况，具体介绍如下：

1. 饲养条件　室温为28~30℃，湿度为85%~95%，光照/黑暗为14/10。饲喂10%葡萄糖水。

2. 交配方法

（1）吸管和指管法

1）吸管分为玻璃吸管和有机玻璃吸管两种，玻璃吸管长16.5cm、内径1.1cm、末段2.5cm长、呈70°角弯曲，另一端接30cm乳胶管。有机玻璃管分黄、蓝和白三色，其内径分别为1.5cm、1.25cm和0.9cm，长均为40cm，在距一端2cm处，管孔用铜纱封隔，以免成虫逃逸，该端并接40cm乳胶管。将雌、雄成虫按比例移入管中，管口用棉球堵住，把管放在日光灯下，接乳胶管一端的吸管暴露3~4cm，其余部分用黑布遮光。然后用口猛吸乳胶管，使成虫聚集末端，目的使成虫拥挤碰撞，再观察雌、雄交配，持续1~1.5小时。

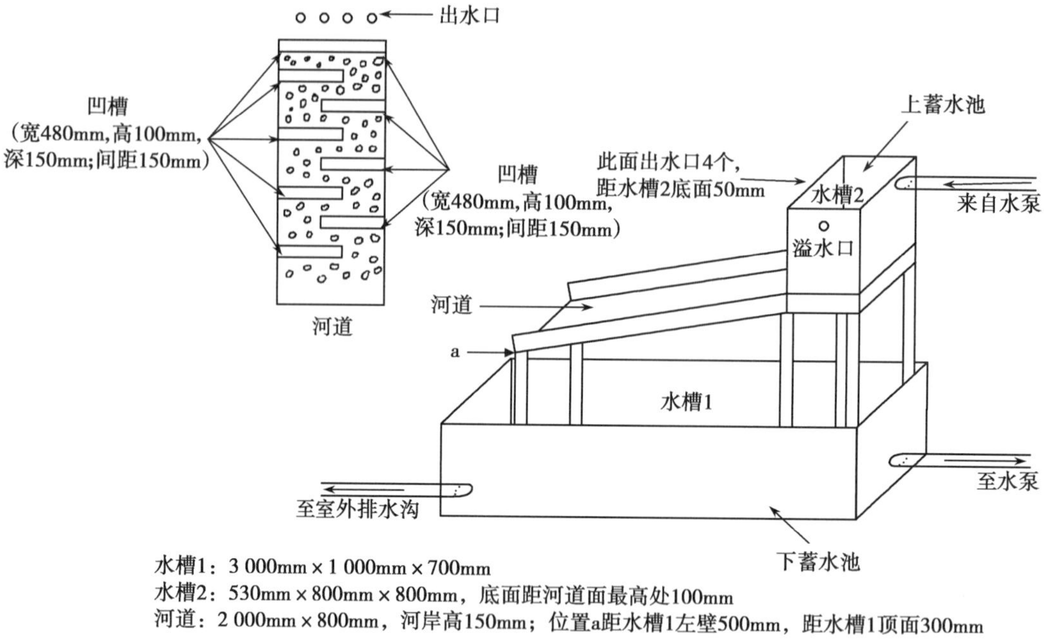

图 23-34 蚋类饲养槽示意图

(引自 贾若等)

2)玻璃指管长 3.9cm,内径 0.8cm。将雌、雄虫按比例移入管内,管口用棉球堵住,然后将蚋虫轻轻敲到管的另一端,观察交配情况。

(2)小黑笼法:大小为 20cm×30.5cm×30cm,上面和两侧面蒙铜纱,一面开口接袖套。实验前将成虫移入,用两层黑布遮光,在近袖套的笼顶上面,有 2cm 三角透光区。然后将袖口推进,使其上面接近笼顶,袖套上面置一片浸渍 10% 葡萄糖水纸片,供成虫食用。在距三角区上方 20cm 处,用日光灯照射,诱雌、雄虫聚集于此,拥挤碰撞产生交配。实验时间为 20 时至次日 8 时。最后取出雌虫解剖受精囊,观察有无精子。

(3)大黑笼法:大小为 40cm×41cm×61.5cm,在一个侧面制成底边为 20cm、两腰各为 31cm 的等腰三角形透光区,用半透明的尼龙纱缝合在黑布上。除底面外,余部均围黑布遮光。在笼底铺一块浸湿的海绵,以保持湿度,盛蚋蛹的盘子置于海绵上。在笼顶有两个圆孔,每孔直径 6cm,用来收集成虫,平时每孔盖一盖子,盖子下面用绳子系一纱布糖水瓶,供成虫饮食。当大部分成虫羽化后 48 小时,取出雌虫解剖受精囊,观察是否受精。

3. 吸血试验 选择人、小白鼠、兔和鸡作体表刺叮吸血及猪的离体血作为血源。实验前将兔、鸡和小白鼠拟吸血的体表毛用剪刀剪掉,充分暴露皮肤,为成虫吸血清除障碍。猪血为离体血源,将猪血注入玻璃吸血器中,用注入瓶内的 3 8℃水保持血液温度,吸血膜为 Parafilm 膜。此外,用血糖水(10% 葡萄糖水与猪血按 1∶1 比例混合),浸湿棉球或纱布,供成虫食用。

4. 产卵装置 将产卵笼(长 37cm,宽 23cm,高:前面 29cm,后面 23cm),放在产卵槽(长 51cm,宽 23cm)上,产卵槽与平面呈 45° 角,安装在塑料箱(59cm×59cm×59cm)内,箱内盛有于室内放置 3 天的自来水。产卵槽上放 6~8 个棕色软木塞或几条鲜竹叶,为雌虫产卵底物。用高级超静滤清器造成流水,以提供成虫产卵的流水环境。产卵笼内湿度为 95~100%,为成虫提供 10% 葡萄糖水作为食物。

四、蚋抗药性研究

昆虫的抗药性是指昆虫具有忍受杀死正常种群大多数个体的药量的能力在其种群中发展起来的现象,是一种种群的特性,根据其发生原因可分为获得抗药性和天然抗药性两种类型。蚋类抗药性的研究较少,与其他重要经济害虫(飞虱、蚜虫等)、卫生害虫(蚊虫等)等昆虫类群相比要薄弱得多。Montagna 等对阿根廷巴塔哥尼亚北部水果种植区的蚋类种群（*Simulium bonaerense*，*S.Wolffhuegli*，*S.nigristrigatum*）抗性进行研究，发现增效剂 PBO 预处理降低了蚋类对 DDT 和氰戊菊酯的抗性，证实抑制单加氧酶的活性有助于降低其抗药性，进一步探索蚋类种群对 DDT 和拟除虫菊酯的抗性机制。

五、孳生地调查与监测

蚋类作为一种重要的病媒生物，对其进行种群组成、地理分布和活动规律等孳生地调查与监测，为蚋类防制提供了重要的科学依据。首先在某特定地区选择不同的代表样地作为调查点，一般采用人帐诱、畜诱、灯诱和网捕等常规方法进行调查，结果掌握该地区蚋类的种群组成、分布特征、活动规律以及季节消长进行等情况。近年关于孳生地调查监测的研究较少，刘增加等（2007）对青藏铁路格尔木至唐古拉山段蚋类的优势种以及分布和活动规律进行调查，为该地蚋类的有效防制奠定基础。

（一）方法

1. 网捕法　利用昆虫网对林间、厩舍等地蚋类成虫进行定时和不定时的采集调查。

2. 季节消长与一日活动规律观察　季节消长根据需要在各调查点设置蚊帐，保持一定间距，选择蚋类有活动的数个月份，时间可设定在每月固定的某一天或某几天，每天固定在某几个时间段(如日出前 1 小时、日出后 4 小时、日落前 4 小时和日落后 1 小时等)，利用人帐诱蚋类一定时间(如 15 分钟)。日活动规律选择蚋类较多的季节，固定在某几个月、某几天范围内(如 5 月、7 月、9 月三个月中旬等)，选择晴天、无风或微风的天气，每小时进行 1 次帐诱，每次 15 分钟，同时测量每次采集时的温度、湿度、光照度和风速等，均做到定时、定点、定人，然后将捕获的蚋类带回实验室进一步分类鉴定。

3. 畜诱法　将蚋类寄主牲畜(如牛、马等)固定在其成虫活动的生境范围内进行诱吸，根据当地情况将天亮至天黑后一段时间作为观察时间，每小时观察 1 次，每次 15 分钟，挥网采集觅血刺叮的蚋类，熏杀后计数和分类鉴定。

4. 诱器诱捕法　定时和不定时地在调查点设置诱蚊器，自日落开灯诱捕至第二日清晨结束，收集诱捕的蚋类标本，熏杀后计数和分类鉴定。

（二）调查结果

1. 种群组成　通过定人、定时、定点和定方法将采获的蚋类标本经整理鉴定，获得某特定地区的蚋类种属组成情况、优势种及其所占百分比。

2. 分布特征　通过对蚋类不同海拔高度分布和地理分布的调查，明确种类的分布和密度与海拔的关系，以及同一物种在不同地区的分布情况。

3. 日活动规律　通过定人、定时、定点和定方法在某特定地区，对蚋类的一日活动规律进行监测，得出每日蚋类的活动变化情况及高峰时间段。

4. 季节消长　采用人帐诱法和网捕法对某特定地区的蚋类进行全年季节消长监测，得出蚋类的季节活动高峰时间段。

六、其他

近年，蚋类的研究技术方法不限于细胞生物学和分子生物学等技术手段，而是不断地与其他学科相互交叉，将更多的技术方法引入蚋类研究，如细胞培养、组织学、扫描电镜、形态计量等，以促进蚋类研究的学科发展。

（一）细胞培养

昆虫细胞培养广泛应用于医学、遗传学及生物学等研究领域，是研究昆虫生理生化、生物反应器及表达基因产物等的重要材料。昆虫细胞系已广泛应用于病毒传播、疾病治疗、信号转导通路、作为生物反应器生产疫苗，以及筛选新型化学杀虫剂或研究溴氰菊酯农药抗性基因等。因此，加强蚋类细胞培养体系研究，对了解蚋类生态习性及其生物防治具有重要意义。周静等（2016a，b）对蚋类的卵进行原代细胞培养，摸索出蚋类细胞原代培养的最佳条件和最佳培养基组合，并对该原代细胞进行鉴定，为蚋类细胞系的建立打下基础。

1. 培养材料 选择蚋卵前幼虫期胚胎，因其培养过程中可观察到胚胎组织块周围有多种细胞迁移和生长，并可见多个圆形细胞分裂增殖。

2. 培养基 蚋卵（胚胎）组织细胞可在 Grace's、Schneider's、Shields and Sang M3 及改良型 Shields and Sang M3 培养基中实现细胞的迁移和生长。在此期间，贴壁组织块周围的细胞呈拉网、树枝样迁移生长，细胞种类数量较多，形态规则，折光性较好，表现出较好的生长势。通过对几种培养基的比较，认为改良型 Shields and Sang M3 培养基中细胞的增殖率最高，初步认为其更适合蚋卵胚胎原代细胞培养。

3. 培养方法 通过与单细胞培养法进行比较，认为组织块培养法更适合蚋卵（胚胎）组织的原代细胞培养。该方法直接取组织块培养 12 小时，可见大量组织块贴壁，各种不同类型的细胞逐渐从贴壁组织块向周围迁移生长，3~4 天呈拉网树枝样生长，组织块周围可见多个圆形脱落细胞，部分细胞分裂增殖。

4. 培养条件 分析温度、pH、CO_2 和培养器皿对蚋卵（胚胎）组织原代细胞培养的影响。

（1）CO_2：蚋卵（胚胎）组织细胞在恒温生化培养箱和 5% CO_2 培养箱中均可生长、繁殖，在原代细胞培养阶段无明显差异。

（2）温度：在 28℃培养温度条件下，组织块贴壁后即有细胞迁移，2~3 天可见组织块周围细胞呈拉网状生长；培养温度降至 26℃时细胞迁移时间推迟；培养温度上升至 30℃时原代细胞出现胞质皱缩现象，细胞生长状态不佳。

（3）pH：原代培养细胞在 pH 6.2~6.5 范围内生长状态较好，但培养基 pH 超过 6.5 后，随着培养时间的推移，培养基中极易出现结晶体，细胞逐渐死亡。

（4）培养器皿：在经 PLL 预处理的塑料培养皿中，培养 1~2 天开始有大量组织块贴壁，并有多种细胞迁移生长；而在未经 PLL 处理的塑料培养皿及玻璃培养瓶中仅有少量组织细胞贴壁，较少细胞迁移生长。

5. 鉴定

（1）PCR：引物对 PCX1/PCX4 扩增蚋卵（胚胎）组织及原代培养细胞，均能获得预期大小的目的片段。将目的片段纯化后克隆，利用载体特异引物进行 PCR 验证，可获得 1 000bp 的片段，测序后进行序列比对认为该蚋卵（胚胎）组织样本及原代细胞的序列均为蚋类特异基因。

（2）核型分析：选取蚋卵（胚胎）原代培养中的细胞增殖旺盛的细胞制作染色体标本，并进行核型分析。

（二）组织学

昆虫组织学是昆虫生理学的重要分支之一，主要对昆虫内部组织、器官、系统以及整体的形态进行研究，为探究昆虫各器官、系统的生理机能以及了解昆虫的生命活动规律等奠定基础。因此，蚋类的组织学研究为生产实践中对害虫的综合治理提供基础数据。目前，仅见寻慧等（2011，2013）、贾若等（2018）对兴义维蚋的消化系统、神经系统以及气管鳃等内部组织结构进行系统研究，同时 Yang 等（2020）对几种蚋类气管鳃的发育过程进行研究，为双翅目昆虫呼吸器官的进化研究提供了重要依据。具体方法如下：将采集的幼虫、成熟蛹和成虫活体置于 Duboscq-Brasil 固定液（80% 乙醇 150ml、4% 甲醛 60ml、冰醋酸 15ml 和苦味酸 1g 混合）中，33℃ ± 1℃固定 24~36 小时后移入室温保存备用，保存时间不超过 6 个月；再经 70%、95% 和 100% 乙醇逐级脱水，苯透明，54~58℃石蜡包埋，制备 7~9μm 厚的连续纵、横切片；最后以苏木素-伊红（HE）染色，以及脱水、二甲苯透明、中性树胶封片。待标本干燥后置于光学显微镜（PM-10AD 型，日本 Olympus 公司）下观察、拍照。

（三）形态计量学

蚋类是重要的医学、兽医昆虫，其成虫能吸血骚扰人类、家畜和家禽，是许多病原生物的传播媒介。为了控制媒介蚋类种群数量，需要在蚋类的幼虫期进行防治，而幼虫龄期是影响其灭幼效价的重要因素，因此要求对幼虫龄数有明确的判断。目前，幼虫龄期一般通过直接观察幼虫蜕皮过程来判定虫龄，但该方法费时费力。蚋科幼虫体型细小，栖息于流水，难以直接观察。因此，需要引入更加适合的研究方法判定蚋类的虫龄。

蚋类虫龄研究可以追溯到一百多年前，起初的测定方法是直接观察幼虫蜕皮现象，或通过破卵器、鳃斑等特殊的形态学特征来判定。直接观察法对细小的蚋类幼虫（初龄幼虫体长仅约 0.8mm）而言费时费力，且受到流水波动的干扰，观察结果可靠性较弱，故蚋类幼虫龄数一般采用形态计量学来研究。近年，蚋类研究学者利用形态计量学测定蚋类幼虫龄 34 种，龄期在 6~9 龄不等。

1. 取材　由于昆虫生长受觅食条件、季节变化等环境因素影响，还因寄生虫或微生物病等因素出现不同程度的个体差异，因此研究取材应当受到重视。杨曜铭等根据研究比较野外采集的不同批次蚋卵和实验室环境内不同温度下孵化出的虫卵，认为虫卵存在一定差异（Yang 等，2018）。因此，认为实验室饲养蚋类获取研究标本是极佳的虫龄研究取材方式，具有防寄生虫及其他微生物感染等优点，最大程度缩小误差。

2. 测量数据　蚋类虫龄测定需借助显微测量方法，要求被测指标具有明确的测量标准，且易于测量。不同的学者先后利用下颚骨、体长、头壳宽、下颚骨、各节触角长、触角末节长、亚颏侧缘毛宽、后颊长等 11 个形态结构，杨曜铭等（2018）认为判断龄期时测定数据的合理办法是寻找合理的地标辅助测量，如眼点。

3. 数据分析　分析形态测量数据时，普遍联合使用多个指标来划分龄数较低的精确度，也是导致相邻龄期数据出现分布重叠的原因。Yang 等（2018）认为解决上述结果的有效解决途径是通过基于相似性或基于模型的聚类分析，可实现变量之间的代偿，使单变量下的重叠区在高维度下变得分界相对明显，由此划分龄数比主观判定更加合理简便。

（四）超微形态特征

扫描电子显微镜（scanning electron microscope，SEM）是一种用于高分辨率微区形貌分析的大型精密仪器，具有景深大、分辨率高、成像直观、立体感强、放大倍数范围宽以及待测样品可在三维空间内进行旋转和倾斜等特点，其分辨率可达 1nm；放大倍数可达 30 万倍及以上。SEM 的工作原理是利用聚焦很窄的高能电子束来扫描样品，通过光束与物质间的相互作用，来激发各种物理信息，对这些信息收集、放大、再成像以达到对物质微观形貌表征的目的。目前，扫描电子显微镜已被广泛应用于生命科学等多个领域的微观研究，尤其是通过该方法可以获得大量细微、清晰、立体的超微结构形态特征，为蚋类的分类学和系统学研究提供更多的信息。

（侯晓晖）

参考文献

[1] 贾若，杨曜铭，寻慧，等 . 兴义维蚋气管鳃形态发育过程的初步研究[J]. 贵州医科大学学报，2018，43（1）：1-6.

[2] 贾若，杨曜铭，寻慧，等 . 兴义维蚋幼虫气管鳃特异表达候选基因筛选[J]. 贵州医科大学学报，2018，43（1）：7-11.

[3] 杨曜铭，杨明 . 形态计量学在蚋类幼虫龄数研究中的应用[J]. 环境昆虫学报，2018，40（2）：380-389.

[4] 白迪，刘海舟，蔡全信，等 . 苏云金芽孢杆菌以色列亚种水剂对新疆额尔齐斯河下游地区蚋的控制研究[J]. 中国媒介生物学及控制杂志，2018，29（3）：231-234.

[5] 陈汉彬主编 . 中国蚋类研究（双翅目：蚋科）[M]. 贵州：贵州科学技术出版社，2016.

[6] 寻慧，刘占钰，贾若，等 . 贵州省青岩地区蚋类自然感染索科线虫的季节性动态变化[J]. 中国媒介生物学及控制杂志，2016，27（2）：160-163.

[7] 周静，刘占钰，徐旭，等 . 兴义维蚋蚋卵（胚胎）原代细胞培养及鉴定[J]. 南方农业学报，2016a，47（11）：1945-1951.

[8] 周静，刘占钰，徐旭，等 . 兴义维蚋蚋卵（胚胎）原代培养细胞核型分析[J]. 贵州医科大学学报，2016b，41（11）：1241-1244+1248.

[9] 张圣芳，贾若，杨曜铭，等 . 利用 DNA 条形码技术发现贵州省蚋类新记录[J]. 贵州医科大学学报，2016，41（11）：1245-1248.

[10] 李春晓，董言德，丁玉来，等 . 遥控飞行喷雾器喷洒高效氟氯氰菊酯防治黑瞎子岛蚊虫和蚋的现场效果研究[J]. 中华卫生杀虫药械，2015，21（2）：128-130.

[11] 修江帆，张春林，陈汉彬 . 五条蚋 ISSR-PCR 反应体系的建立与优化[J]. 贵州科学，2013，31（3）：8-16.

[12] 寻慧，丁凯泽，杨明，等 . 兴义维蚋中枢神经系统的组织学观察[J]. 中国寄生虫学与寄生虫病杂志，2013，31（6）：443-447.

[13] 李新民，白建敏，郝洪武，等 . 一起蚋虫叮人事件调查与分析[J]. 中华卫生杀虫药械，2012，18（3）：237-238.

[14] 黄丽，张春林，姜迎海，等 . 兴义维蚋多线染色体研究（英文）[J]. 昆虫学报，2012，55（8）：988-993.

[15] 寻慧，杨明，吴慧，等 . 兴义维蚋成熟幼虫消化道组织学研究[J]. 中国寄生虫学与寄生虫病杂志，2011，29（2）：104-106.

[16] 党荣理，董言德，郑重，等 . 人帐诱与 CO_2 灯诱对蚊蚋种群昼夜活动节律的研究[J]. 中华卫生杀虫药械，2011，17（6）：

432-433+436.
[17] 张桂林,李海龙,党荣理,等.杀虫剂处理衣服对伊蚊和蚋防护效果观察[J].中华卫生杀虫药械,2010,16(3):177-179.
[18] 王宇平,高博,张建庆,等.福建省五条蚋和黄毛纺蚋 nrDNA-ITS 序列分析(双翅目:蚋科)[J].寄生虫与医学昆虫学报,2010,17(1):29-33.
[19] 高博,张建庆,蔡亨忠,等.3 种吸血蚋酯酶同工酶的比较研究[J].中国媒介生物学及控制杂志,2009,20(2):138-139.
[20] 黄丽,张春林,陈汉彬.蚋类唾腺多线染色体制备方法的改进[J].中国媒介生物学及控制杂志,2009,20(4):281-283.
[21] 张桂林,刘斌,韩增宪,等.新疆额尔齐斯河下游北湾地区班布蚋季节消长调查[J].中国媒介生物学及控制杂志,2008,19(2):109-110.
[22] 张桂林,郑重,党荣理.新疆额尔齐斯河下游北湾地区班布蚋孳生地调查[J].中华卫生杀虫药械,2008,14(1):37-38.
[23] 张建庆,高博,范建华,等.福建省主要口岸辖区吸血蚋类本底调查初报[J].中国国境卫生检疫杂志,2008,31(1):34-35.
[24] 张建庆,张春林,陈汉彬,等.黑水山蚋的唾腺多线染色体研究[J].中国国境卫生检疫杂志,2008,31(2):96-102.
[25] 温小军,韦静,陈汉彬.河南纺蚋多线染色体研究[J].四川动物,2007a,26(3):525-527.
[26] 温小军,韦静,陈汉彬.五条蚋两地理株多线染色体比较研究[J].中国寄生虫学与寄生虫病杂志,2007b,25(3):253-255.
[27] 温小军,韦静,陈汉彬.河南省蚋属一新种(双翅目:蚋科)(英文)[J].昆虫分类学报,2007,29(4):290-292.
[28] 刘增加,宫占威,石淑珍,等.青藏铁路格尔木至唐古拉山段的重要吸血双翅目昆虫的分布与活动规律[J].寄生虫与医学昆虫学报,2007,14(4):218-224.
[29] 张桂林,刘斌,韩增宪.蚊蚋对新疆某边防部队官兵健康危害的调查[J].中华卫生杀虫药械,2006,12(3):185-186.
[30] 吴观陵主编.人体寄生虫学[M].3 版.北京:人民卫生出版社,2005.
[31] 张春林,陈汉彬.贵州 5 种常见蚋的核型研究(双翅目:蚋科)[J].寄生虫与医学昆虫学报,2000,7(1):55-59.
[32] 安继尧,郝宝善,严格,等.黄足真蚋实验室饲养(二)[J].中国媒介生物学及控制杂志,1997(3):201-203.
[33] 赵辉元主编.禽畜寄生虫与防治学[M].长春:吉林科技出版社,1996,98-108.
[34] 安继尧,郝宝善,严格.黄足真蚋实验室饲养研究(一)[J].吸血双翅目调查研究导刊,1991,3:19.
[35] 薛洪堤.昌隆蚋两个两性体[J].中国媒介生物学及控制杂志,1990,1(5):274.
[36] 安继尧,虞以新,邹吉民,等.珍宝岛斑梯蚋昼夜消长的初步观察[J].中国公共卫生,1988,增刊(2):92-94.
[37] 谭娟杰,周佩燕.中国蚋科的新种和新纪录[J].昆虫学报,1976,19(4):455-459.
[38] ADLER P H. World Blackflies (Diptera: Simuliidae): a Comprehensive revision of the Taxonomic and Geographical Inventory. https://biotaxa. org/Zootaxa/article/view/zootaxa.4455.1.2.
[39] CHAKAROV N, KAMPEN H, WIEGMANN A, et al. Blood parasites in vectors reveal a united blackfly community in the upper canopy [J]. Parasites & Vectors, 2020, 13(309): 1-8.
[40] TABATABAEI F, AZARMI S, JAVAD M, et al. Blackfly Fever and Dermatitis Caused by Simulium Kiritshenkoi: A Human Case Report in Iran [J]. BMC infectious diseases, 2020, 20(348): 1-4.
[41] YANG Y M, SUN Q, XIU J F, et al. Comparisons of Respiratory Pupal Gill Development in Black Flies (Diptera: Simuliidae) Shed Light on the Origin of Dipteran Prothoracic Dorsal Appendages [J]. J Med Entomol, 2020, 58(2): 588-598.
[42] YANG Y M, JIA R, XUN H, et al. Determining the Number of Instars in *Simulium quinquestriatum* (Diptera: Simuliidae) Using k-Means Clustering via the Canberra Distance [J]. J Med Entomol, 2018, 55(4): 808-816.
[43] PRAMUAL P, WONGPAKAM K, ADLER P H. Cryptic biodiversity and phylogenetic relationships revealed by DNA barcoding of Oriental black flies in the subgenus Gomphostilbia (Diptera: Simuliidae) [J]. Genome, 2011, 54(1): 1-9.
[44] RIVERA J, CURRIE D C. Identification of Nearctic black flies using DNA barcodes (Diptera: Simuliidae) [J]. Molecular Ecology Resources, 2009, 9: 224-236.
[45] DUSINSKY R. Use of inter-simple sequence repeat (ISSR) markers for discrimination between and within species of blackflies (Diptera: Simuliidae) [J]. Section Cellular and Molecular Biology, 2006, 61(3): 299-304.
[46] CHUBAREVA L A. Karyotypes of black flies (Diptera, Simuliidae) of the world [J]. Entomological Review, 2003, 83(2): 149-204.
[47] PETRORA N A. Cytogenetic Features of Blackfly Wilhelmia paraequina Puri (Diptera: Simuliidae) from Armenia [J]. Russian Journal of Genetics, 2003, 9(1): 32-40.
[48] SCARPASSA V M. Isozyme variation in four species of the *Simulium perflavum* species group (Diptera: Simulium) from the Brazilian Amazon. Genetics and Molecular Biology [J]. 2003, 26(1): 39-46.

[49] MORALES-HOJAS R, POST R J, WILSON M D, et al. Completion of the sequence of the nuclear ribosomal DNA subunit of Simulium sanctipauli, with descriptions of the 18S, 28S genes and the IGS [J]. Medical and Veterinary Entomology, 2002, 16: 386-394.

[50] BOAKYE D A. DNA in situ hybridization on polytene chromosomes of *Simulium* sanctipauli at loci relevant to insecticide resistance [J]. Medical and Veterinary Entomology, 2000, 14: 217-222.

[51] DUMAS V. Polymorphic microsatellites in Simulium damnosum s.l. and their use for differentiating two savannah populations: implications for epidemiological studies [J]. Genome, 1998, 41: 154-161.

[52] PROCUNIER W S. Development of a method for the cytological identification of man-biting sibling species within the Simulium damnosum complex [J]. Trop Med Parasit, 1986, 37: 49-53.

[53] PHILLIPS A. Identification of adult of the Simulium damnosum complex using hydrocarbon analysis [J]. Troo Med Parasit, 1985, 36: 97-101.

[54] ROTHFELS K H. Cytotaxonomy of black flies (Simuliidae) [J]. Ann Bev Entomol, 1979, 24: 507-539.

[55] SMITH K G V, CLAY T, SMART J. Insects and other arthropods of medical importance [M]. London: Br Mus (Nat Hist), 1973: 109-153.

[56] DALMAT H T. The black flies (Diptera: Simuliidae) of Guatemala and their role as vectors of onchocerciasis [J]. Smithsonian Miscellaneous Collections. 1955, 125 (1): 1-425.

[57] WU C F. Family Simuliidae [M]. In Wu CF, Catalogus Insectorum Sinensium. Peking: Fan Memorial Inst. of Biology, 1940.

[58] PAINTER T S. The structure and the development of the salivary gland chromosomes of simulium [J]. Genetics, 1937, 22: 612-632.

[59] WU Y F. A contribution to the biology of Simulium (Diptera) [J]. Michigan acad of sciarts and letters, 1931, 13: 543-599.

第二十四章

蚤

蚤，属于节肢动物门，昆虫纲，蚤目（Siphonaptera），俗称跳蚤。蚤是一类很特化，小而无翅善跳的全变态昆虫。它们的身体左右侧扁，体被几丁质的外骨骼，并着生很多鬃、刺或栉，体色呈棕褐色至近黑色。成虫营寄生生活，口器为刺吸式，以吸取哺乳动物或鸟类的血液为食。蚤不仅叮刺吸血，骚扰人畜，而且是鼠疫和鼠型斑疹伤寒等自然疫源性疾病的传播媒介，是重要的医学昆虫。自从19世纪末叶 Yersin（1894）和 Ogata（1897）等确定了蚤是烈性传染病鼠疫的传播媒介以后，大大促进了对蚤类的研究。

我国蚤目分总科、分科检索表

1. 第2~7腹节背板具1列鬃；第1腹节气门远高于后胸前侧片的上缘；后足胫节外侧无端齿；臀板每侧杯陷数目不多于14个……蚤总科（Pulicoidea）
   蚤总科我国迄今仅发现蚤科（Pulicidae）
   第2~7腹节背板通常具2列以上鬃；第1腹节气门不高于或仅略高于后胸前侧片的上缘；后足胫节外侧有端齿；臀板每侧杯陷数目通常为16个以上……2
2. 头、胸和腹部均无栉；胸、腹部背板后缘无端小刺；无臀前鬃，臀板横位；♀无肛锥……蠕形蚤总科（Vermipsylloidea）
   蠕形蚤总科仅蠕形蚤科（Vermipsyllidae）1个科不具备上述综合特征……3
3. 后胸背板后缘无端小刺（柳氏蚤科 Liuopsyllidae 例外）；臀板向背方凸出（柳氏蚤科 Liuopsyllidae 例外）；♂第9腹板肘部无骨化之阳茎杆向前延伸……多毛蚤总科（Hystrichopsylloidea）……4
   后胸背板后缘具端小刺；臀板通常不向背方凸出；♂第9腹板肘部有骨化之阳茎杆向前延伸……角叶蚤总科（Ceratophylloidae）……8
4. 头、胸和腹部均无栉；口角处的唇基呈1强几丁质化向上的骨片；♀2个受精囊；第2~7腹节背板仅1列鬃……切唇蚤科（Coptopsyllidae）
   口角处的唇基无1强度骨化向上的骨片；具有前胸栉或同时具颊栉或腹栉；♀通常仅具1个受精囊（仅多毛蚤科 Hystrichopsyllidae 例外）……5
5. 基腹板前缘与后胸后侧片之间有骨化小杆相连；无颊栉；臀板明显背凸……臀蚤科（Pygiopsyllidae）
   基腹板前缘与后胸后侧片之间通常无明显的骨化小杆相连（栉眼蚤科 Ctenophthalmidae 的新蚤亚科 Neopsyllinae 有的种类具有骨化小杆，但具有颊栉）；通常具颊栉；臀板通常仅微凸……6
6. 后胸背板后缘有端小刺；颊栉4根由两组栉刺组成；♂抱器体具前端突；♀臀板平直……柳氏蚤科（Liuopsyllidae）
   后胸背板后缘无端小刺；如果具颊栉则不分为两组；♂抱器体不具前端突；♀臀板微突……7
7. ♂触角棒节通常未达前胸腹侧片；♀通常仅具1个受精囊……栉眼蚤科（Ctenophthalmidae）
   ♂触角棒节长达前胸腹侧片；♀通具2个受精囊……多毛蚤科（Hystrichopsyllidae）

8. 具有口前栉并且通常由 2~3 根栉刺组成；宿主为翼手目 ································ 蝠蚤科（Ischnopsyllidae）
无口前栉；宿主非翼手目 ··9
9. 眼发达（常有窦）或退化；眼前有幕骨拱；眼鬃高于眼的上缘，位于或靠近触角窝的前缘；通常具触角间缝；♂第 8 腹板通常较发达 ·································细蚤科（Leptopsyllidea）
眼发达；眼前通常无幕骨拱；眼鬃位于眼的前方，多数低于眼的上缘并且远离触角窝的前缘；不具有触角间缝；♂第 8 腹板狭小或退化 ·································角叶蚤科（Ceratophyllidae）

第一节　形态特征

跳蚤是昆虫纲中 1 个独立的目——蚤目。蚤目是小而较特化的昆虫类群之一，成虫无翅，体型竖扁，营寄生生活；具刺吸式口器和发达的胸足；体表骨化发达并着生许多向后方延伸的鬃、刺或栉。这些特征有利于它在宿主毛羽间迅速行走，骤停和刺叮吸血。

一、成虫外部形态特征

蚤的身体分为头、胸、腹三部分（图 24-1，图 24-2）。

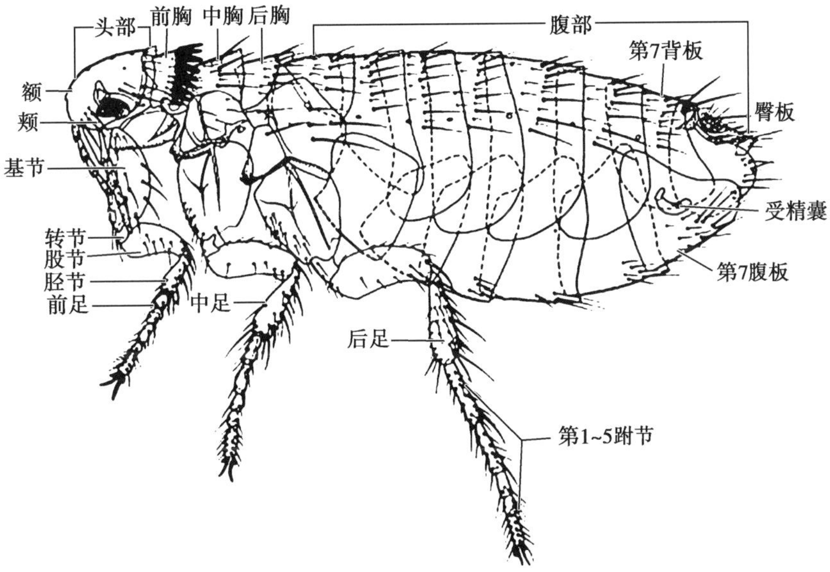

图 24-1　不等单蚤（*Monopsyllus anisus*）（♀）全图

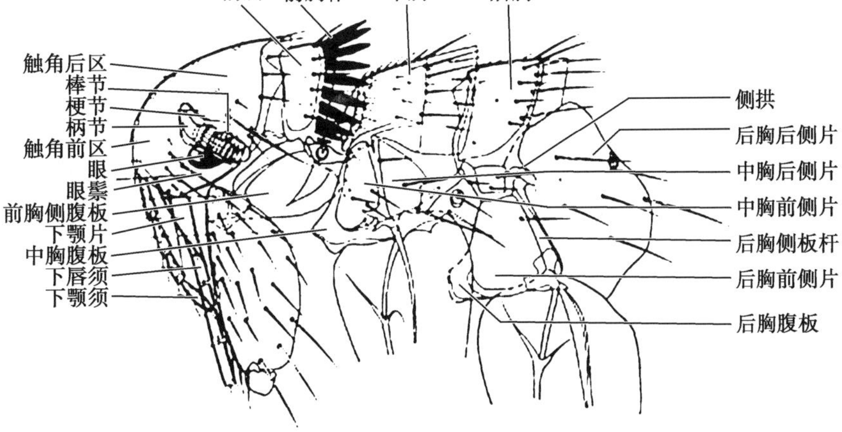

图 24-2　不等单蚤（*Monopsyllus anisus*）（♀）头胸部

(一) 头

头部是感觉和摄食中心。以触角窝(antennal fossa)为界,将头部分为角前区(pre-antennal area)即前头和角后区(post-antennal area)即后头。左右两侧触角窝的背方有1角间缝(interantennal suture)相连,角间缝在不同蚤种中发育情况不一,有的角间缝保留,称为裂首型(fracticipit),如细蚤科和蝠蚤科的;有的角间缝完全愈合称为全首型(integricipit),如蚤科的。触角(antenna)分为柄节(scape)、梗节(pedicel)和棒节(club)。棒节又可分为9小节,但有的分节不全,如蠕形蚤仅见6节,纤蚤亚科的仅见7或8节。触角不但是重要的感觉器官,在雄蚤触角发达,还有辅助交配的作用。在扫描电镜下可见雄蚤触角棒节内侧有许多蘑菇样的小吸盘,正是这些小吸盘在交配时牢牢地抱夹住雌蚤的基腹板。

在角前区,眼位于触角窝的前缘,眼的形状大小和发达程度因种而不同。角前区的前缘为额,有的蚤种额缘上有额突(frontal tubercle),在额缘的后下方,有的蚤属有1~2列额鬃列(frontal row)。在额鬃列的后下方有眼鬃列(omlular row)1~4根,其中上位者位于眼的前方或前上方,称为眼鬃(omlular bristle)。角前区的后下方为颊(gena),有的蚤类在颊部有颊栉(genal comb),颊栉的多少和排列形式因种不同。

在角前区的前下方为刺吸式口器。口器(图24-2,图24-3)由5部分组成:1对三角形的下颚叶(lacinial of maxilla)位于口器其他部分的两侧,有保护和支持作用;1对下唇须(labial palp),一般分为4~5节,退化者为1~2节,发达者可达20~30节;1对下颚须(maxillary palp);1对下颚内叶(maxillary lacinia)和1根内唇(epipharynx)。下颚内叶是主要的刺吸器官,端部呈锯齿状,内侧有纵行的沟槽,当吸血时,1对下颚内叶与内唇锁合为血液通道。

在角后区有后头鬃1~3列,后方1列称为后头缘鬃列,多数种类雄蚤在背缘有1纵行的后头沟,交配时雌蚤的基腹板即镶嵌于此。

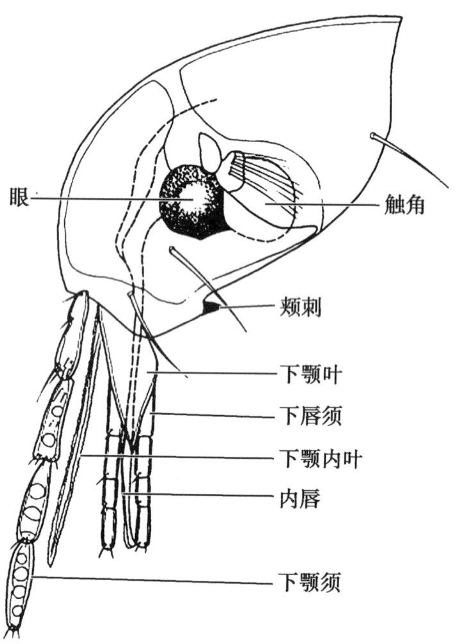

图24-3 人蚤(*Pulex irritans*)口器

(二) 胸

胸部是运动中心(图24-2),由前胸(prothorax)、中胸(mesothorax)和后胸(metathorax)三节组成。每1胸节由1块背板,1块腹板和左右两块侧板组成。每1侧板又分前侧片(episternum)和后侧片(epimeron)。各胸节的侧板和腹板都有不同的分化或愈合。前胸分为背板(pronotum),前胸前侧片,前胸后侧片和前胸腹板愈合为1块,称为前胸腹侧板(prosternosome),许多种类在前胸背板后缘着生前胸栉(pronotal comb)。中胸分为背板(mesonotum)、前侧片(mesepisternum)、后侧片(mesepimeron)和腹板(mesosternum),有的种类在中胸背板颈片内有假鬃。后胸分为背板(metanotum)、背板侧区(lateral metanotal area)、前侧片(metapisternum)、后侧片(metepimeron)和腹板(metasternum),后胸后侧片位于后胸前侧片和后胸背板侧区的后方,是蚤体侧面最大的一片。在后胸前侧片和后侧片之间有1条骨化的侧脊,称为后胸侧板杆,其背方有1拱形的构造为侧拱,在侧拱内含有弹性蛋白,该蛋白可释放很大的能量供蚤类跳跃之需。许多种类在后胸背板后缘处有端小刺(apical spinelet)。三胸节各有1对足,每足分为五节:基节(coxa)、转节(trochanter)、股节(femur)、胫节(tibia)和跗节(tarsus)。基节发达,其前缘、外侧和内侧都有鬃,有的蚤类在后足基节内侧有成列或成丛的小刺鬃或亚刺鬃,如蚤科和新蚤属的一些种类。转节短,下接宽大的股节,胫节较窄长,其后缘切刻内通常有成对或成丛排列的鬃,有的蚤在胫节后缘有整齐排列的鬃,称为假栉,如缓慢细蚤的(图24-4B);胫节末端的形状差异也较大,一般为圆形或截形,如蚤总科的种类(图24-4A);也有尖形的称为端齿(图24-4B)如缓慢细蚤的。跗节又分为五小节,一般第1跗节最长,至第4跗节,依次渐短,各跗节长度比例,第2跗节末端鬃的长度,各跗节末端有无长鬃等,都可以作为分类依据。第5跗节腹面上有侧跖鬃(lateral planter bristle),(图24-4C)一般4~5对,少的仅1~2对,多的可达6~7对,有的蚤第1或第1和第3对侧跖鬃移向腹面,有的从腹面向后移位,这都有分类意义。第5跗节末端有爪(claw)1对。

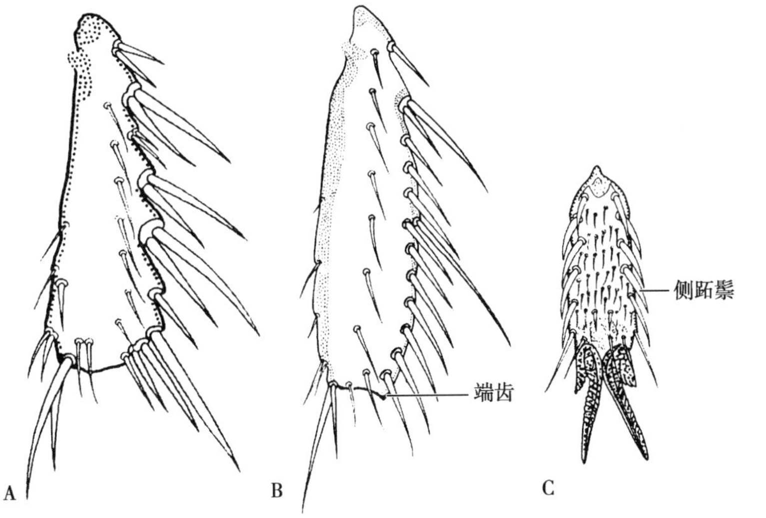

A. 猫栉首蚤指名亚种(*Ctenocephalides felis felis*)后足胫节;B. 缓慢细蚤(*Leptopsylla segnis*)后足胫节;C. 不等单蚤(*Monopsyllus anisus*)后足第5跗节。

图 24-4 蚤的后足

(三)腹

腹部是营养、排泄和生殖中心,共分10节。每节由拱形背板(notum)和腹板(sternum)组成。第1~7节无特殊变化,称为生殖前节(pregenital segments)。第1背板较小,第1腹板退化或消失,第2腹板称为基腹板(basal abdominal sternite)。第1~7节背板和腹板上通常有1至数列鬃,近后缘的1列较发达称为主鬃列,许多种类前几节背板后缘有端小刺,有些种类具腹栉(abdominal comb)。第7背板后缘上方有臀前鬃(antepygidial bristle),少则1~3根,多可达10根左右。在第7背板后方为臀板(pygidium),由第10腹节背板分化形成,其上有很多小杯陷,每1个杯陷中生有1根细长鬃,能感觉空气的振动,是蚤类发现宿主和探知周围环境变化的重要感觉器官。臀板的形状,其背缘平或凸以及杯陷的数目是蚤分类的重要依据。第1~8腹节各有气门1对,位于背板两侧的气门窝内。第1腹节气门又称为第3胸节气门,位于后胸后侧片的背缘附近。第8腹节气门最发达,可呈T形、Y形、长筒形等,通常位于臀板的前下方。

雄性的第8、9腹节和雌性的第7、8、9三腹节称为变形节(modified segments)或生殖节(genital segments)。

雄性生殖节在交配时起固定雌性尾端的作用,结构十分复杂(图24-5),是分类鉴定的重要特征之一。第8背板和腹板一般位于蚤类两侧,在不同科、属中形态和发育情况不一。第9腹节称为抱器。第9背板称为上抱器(upper clasper),其主要部分为抱器体(clasper),抱器体的前背方为向前延伸的第9背板前内突(tergal apodeme),前内突的两侧在背方愈合。抱器体的前腹方为向前下延伸的柄突(manubrium),其背方有不动突(immovable process),后方有可动突(movable process),不动突与可动突之间关节相连处称为基节臼(acetabulum),臼的附近通常有1根或数根基节臼鬃(acetabular bristle)。第9腹板称为下抱器(lower clasper),一般呈弓形,前部为前臂(anterior arm),后部为后臂(posterior arm),后臂的基部左右两侧相合,向后分叉为左右两支。前后臂相连处为肘。

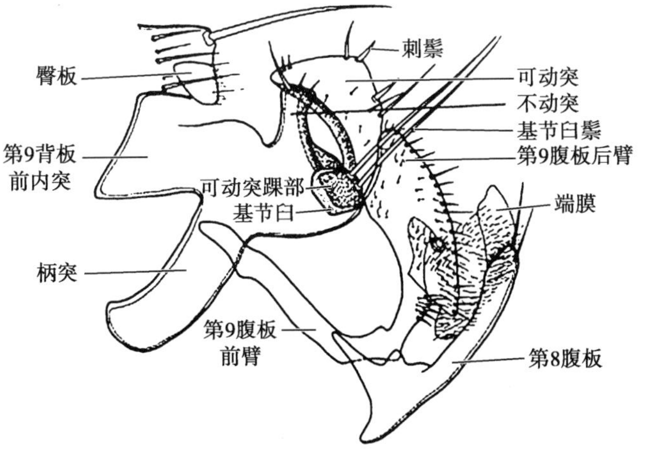

图 24-5 方形黄鼠蚤松江亚种(*Citellophilus tesquorum sungaris*)(♂)变形节

雄性外生殖器包括抱器和阳茎体(phallosome)(图24-6)。雄蚤的阳茎体或插入器由三部分组成:阳茎

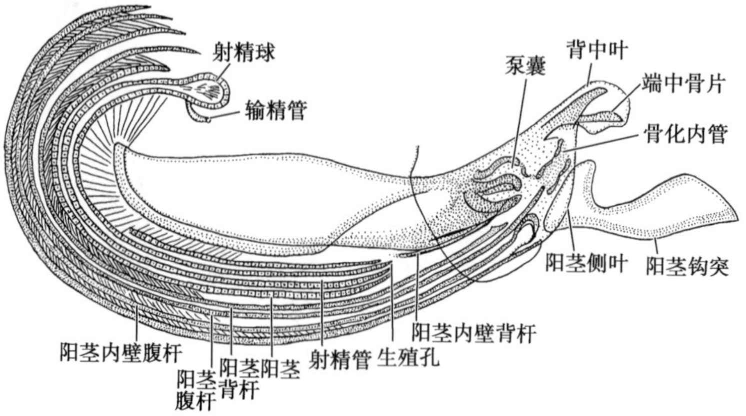

图 24-6 缓慢细蚤（*Leptopsylla segnis*）（♂）阳茎

端（aedeagus）、阳茎内突（aedeagal apodeme）和内阳茎（endophallus）。阳茎端通常呈圆锥形，在第 9 腹板的内后上方突起，端部有 1 个末端腔。末端腔周围有 1 系列的阳茎端叶片和骨片，其背部正中是单一的背中叶（median dorsal lobe），背中叶的内下方可见 1 对端中骨片（apicomedian sclerite）；末端腔两侧为 1 对阳茎侧叶，侧叶的腹内壁处有 1 对可以活动的阳茎钩突（crochet），其形态是某些蚤种间鉴定的重要特征；末端腔的中部有骨化内管（sclerotic inner tube），是内阳茎向后方的延伸，具有插入雌性生殖器官的作用，其长短、形态、位置和其上的骨片都因种而异。泵囊（capsule）是 1 个囊状的构造，由骨化内管的基部向背方扩展而成。阳茎内突占阳茎体背方的大部分，由三块骨片组成。中央为中片，两侧为 1 对弓形的侧片，三片在背方连接，横切面呈“M”形。内阳茎是 1 个长圆形的肌肉囊，与骨化内管的基部相连，其中间包绕着阳茎，背壁为阳茎内壁背杆，腹壁为阳茎内壁腹杆。阳茎的腹方是骨化的阳茎杆（penis rod），在交配时阳茎杆后段可插入雌蚤的交配囊和受精囊管，具有导精作用。阳茎杆又分为阳茎背杆和阳茎腹杆，漆一鸣（1990b）曾经观察到缓慢细蚤、不等单蚤和猫栉首蚤阳茎背杆横切面在大小和形态上都存在差异。

雌蚤（图 24-7）第 7 腹板较发达，其背缘遮盖着第 7 和第 8 背板的腹缘，其后缘的形状因种而不同，是鉴定的重要特征。第 8 背板一般发达，遮盖住第 8 腹板的大部分或全部。第 9 背板和第 9 腹板退化，第 8 腹板和第 9 腹板之间为阴道（vagina）。阴道的外口称为生殖口（gonotreme），内口称为生殖孔（gonopore），与输卵管相通。阴道一般为 1 狭长的袋状腔，它被 1 肌性的阴道夹（vaginal clamp）分成前后 2 个腔。阴道夹前部与生殖孔之间为前腔，其后部与生殖口之间为后腔。漆一鸣（1990a）报道阴道夹在不同蚤种中发育程度有差异。后腔背壁上有交配囊管孔，通交配囊（bursa copulatrix）。交配囊分为袋部和管部。从袋部顶端通过受精囊管与受精囊（spermatheca）相连。受精囊分为头部（bulga）亦称膨部和尾部（hilla）亦称丘部。头部有受精囊腺分泌液流入，在受精囊内壁有很多环行的脊，精子就储存在脊内，受精囊的头尾之间有肌

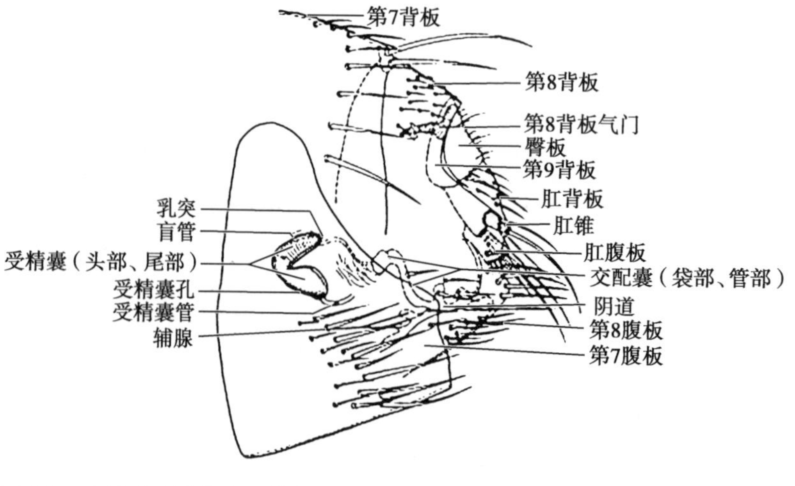

图 24-7 方形黄鼠蚤蒙古亚种（*Citellophilus tesquorum mongolicus*）（♀）变形节

肉组织相连，具有泵压精子的作用。雌蚤一般具有1个受精囊，但少数蚤类还保留2个受精囊，如多毛蚤属（*Hystrichopsylla*）和切唇蚤属（*Coptopsylla*）。受精囊的形态和骨化程度是重要的鉴定特征。

第10腹节称为生殖后节或肛节，可分为肛背叶和肛腹叶，两叶之间是肛门。雌蚤肛背叶的外侧有1锥形构造名为肛锥（stylet），其上有1或数根端鬃、亚端鬃或侧鬃。

二、成虫内部构造

蚤类的内部构造包括消化、呼吸、排泄、循环、神经、骨骼、肌肉和生殖等系统。在此着重介绍消化系统和生殖系统。

（一）消化系统

蚤类的消化系统分为前肠、中肠和后肠三部分（图24-8）。

1. 前肠　包括口、咽、食管和前胃。口位于内唇和下颚内叶形成的食物道的上端并与咽相连，在咽部有发达的肌肉泵控制刺吸活动。食管为1细长的薄管，末端与球形膨大的前胃（proventriculus）相连。前胃位于蚤的后胸或第1腹节内，可分为前部无刺区、中部刺生区和后部无刺区。在中部刺生区的内表面有几丁质衬里，排列整齐的前胃刺或刺形鬃。前胃刺有破碎红细胞帮助消化和防止中肠血食倒流的作用。据报道除三种潜蚤没有前胃刺外，一般蚤类均有前胃刺，且同种蚤雌性的前胃大于雄性，雌性的前胃刺数目多于雄性；漆一鸣报道（1989）不同种蚤前胃刺的数目、大小和形状，都因种而异。当鼠疫耶尔森氏菌（*Yersinia pestis*，简称鼠疫菌）感染疫蚤后，很容易在前胃刺间大量繁殖成块形成菌栓，这在蚤类传播鼠疫的机制中有重要的意义。

2. 中肠　中肠呈桶状，紧接前胃的后方，是血食消化的主要场所。中肠的上皮由三类细胞组成：①柱状上皮细胞；②再生细胞；③分泌细胞。柱状上皮细胞是中肠的主要衬里，再生细胞和分泌细胞较少，并分布于柱状上皮细胞之间。

3. 后肠　后肠比中肠短小，前端与中肠连接处稍膨大这一区域称为幽门（pylorus），有4根马氏管开口于此处。后肠的末段膨大呈梨形，称为直肠壶腹（rectal ampulla），其内壁有直肠垫。直肠垫有吸收血便中水分的作用。在大多数蚤类直肠垫为6个。直肠壶腹后为窄短的直肠，末端为肛门。

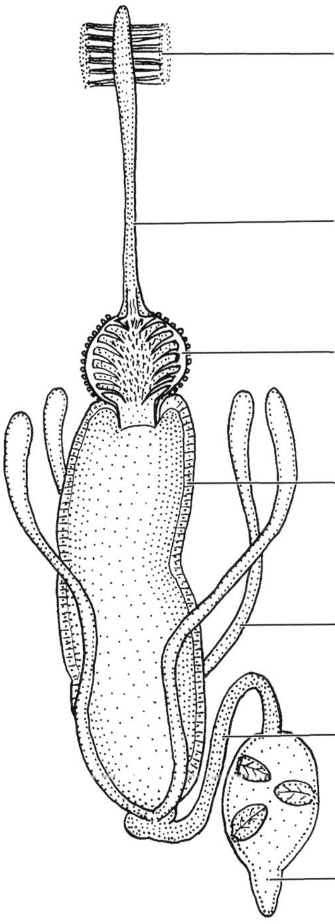

图24-8　蚤类的消化器官

唾液腺（图24-9）蚤类的唾液腺位于第1至第2腹节，中肠两侧，由两对梨形的腺体组成。腺体中间有腔，腔周围由数目不等的分泌细胞组成，唾液腺分泌液，经腔、唾腺管、咽、进入唾腺泵，再导入下颚内叶，吸血时经下颚内叶注入宿主。因唾液中含有抗凝血物质，可防止血液凝固，以便吸血。

（二）生殖系统

1. 雄性生殖器官（图24-10）　雄性生殖腺具睾丸1对，每个睾丸由4个睾丸管组成，每个睾丸管被分成很多分隔的小室，称为精囊。精囊内挤满了生殖细胞，在同一精囊内的生殖细胞发育时期相同，最后形成精子束；在不同精囊内的生殖细胞发育时期不同，在睾丸管端部精囊的生殖细胞发育较晚，而基部精囊的生殖细胞发育较早。在睾丸管的基部有1群上皮细胞阻塞了睾丸管与附睾之间的通道，称为睾丸塞。在蚤羽化时睾丸塞的发育在不同种的雄蚤中发育情况不一，这与雄蚤的成熟有关。从每个睾丸导出1条细长的输精管，其前段曲折盘恒形成帽状的附睾位于睾丸基部，输精管的后段直，有两对附腺通入，左右两管在中央相遇而不相合，并行分别通入贮精囊，贮精囊的后方为射精管，被包在宽大袋状的内阳茎内，其后连于阳茎，阳茎末端终于1很小的生殖孔。

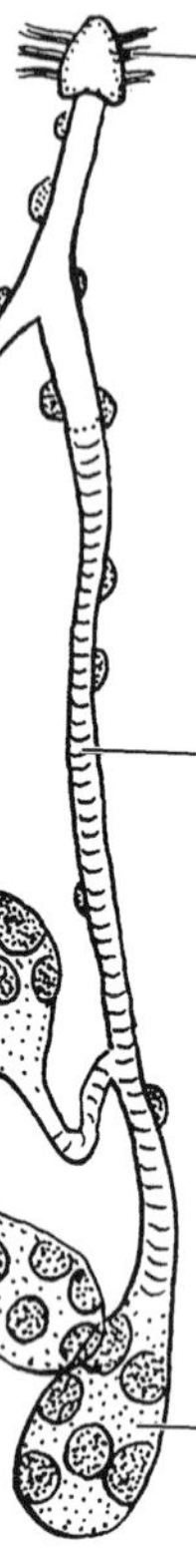

图 24-9 蚤类的唾液腺

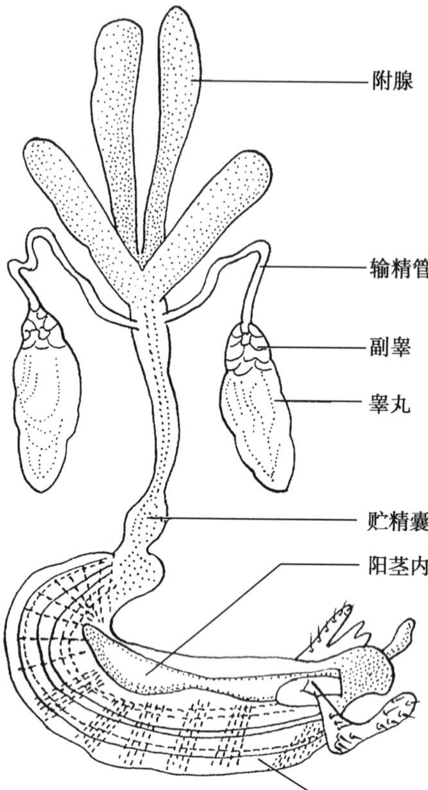

图 24-10 雄蚤的内生殖器

2. 雌性生殖器官(图 24-11) 蚤雌性生殖腺具卵巢 1 对,位于中肠背方两侧。每个卵巢一般由 4 到 6 根卵小管组成,其数目因蚤种而不同。如长喙蚤属的两种蚤卵小管的数目可达 30~112 根。某些蚤种不同季节羽化的雌蚤卵小管的数目也不同,如谢氏山蚤(*Oropsylla silantiewi*)。蚤类的卵小管有两种类型,一种是多滋式卵巢小管,亦称为假多滋式或次生多滋式,见于切唇蚤属、多毛蚤属和狭蚤属;另一种类型是无滋式卵巢小管,大多数蚤种属于这种类型(漆一鸣,1984b)。卵巢小管内充满了发育程度不同的卵母细胞,卵巢小管的基部称为卵巢管柄,与侧输卵管相连,左右 2 个侧输卵管汇合为中输卵管并与阴道相通。

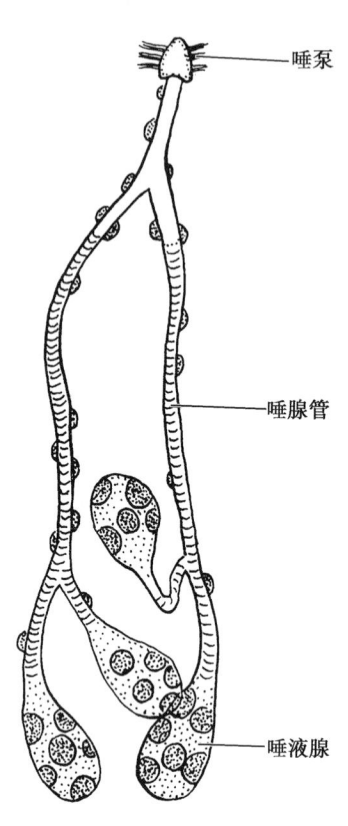

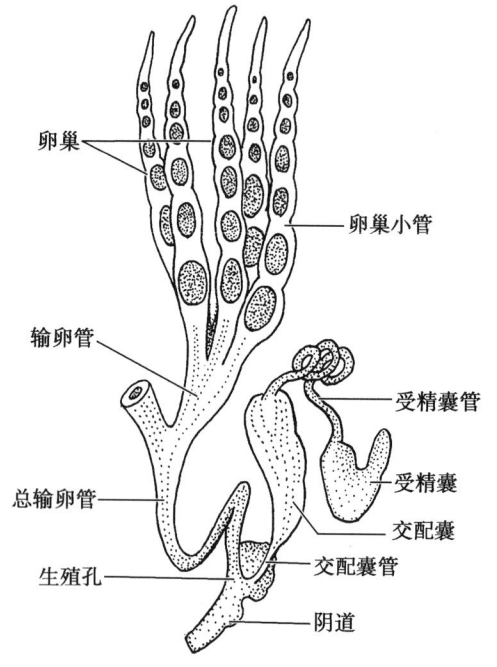

图 24-11 雌蚤的内生殖器

三、幼虫形态特征和常见蚤幼虫检索表

(一) 幼虫形态特征

幼虫呈蛆形,无眼无足,灰白或灰黄色。幼虫的形态除 1 龄幼虫有破卵器(egg burster)(图 24-12),2、3 龄幼虫虫体增大外,其他基本相同。幼虫身体分为头、胸、腹三部分(图 24-13)。头部具咀嚼式口器,由成对的上颚(mandible)或称大颚、下颚(maxilla)、下颚须(maxilla palp)和单一的上唇(labrum)、下唇(labium)、下唇须(labium palp)组成。头部前背方的两侧有呈棒状的触角 1 对(图 24-13,图 24-14),在触角基部的触角盘上有 5 个突起,3 大(α_1,α_2,α_3)2 小(β_1,β_2),大多数蚤类大小突起相间排列,其之间距离等宽,而漆一鸣等报道(1998)方叶栉眼蚤小突起(β_1)和大突起(α_2)之间距离加宽,具有分类意义。在触角盘的大突起 α_3 和 α_1 之间还有 3 个圆形的几

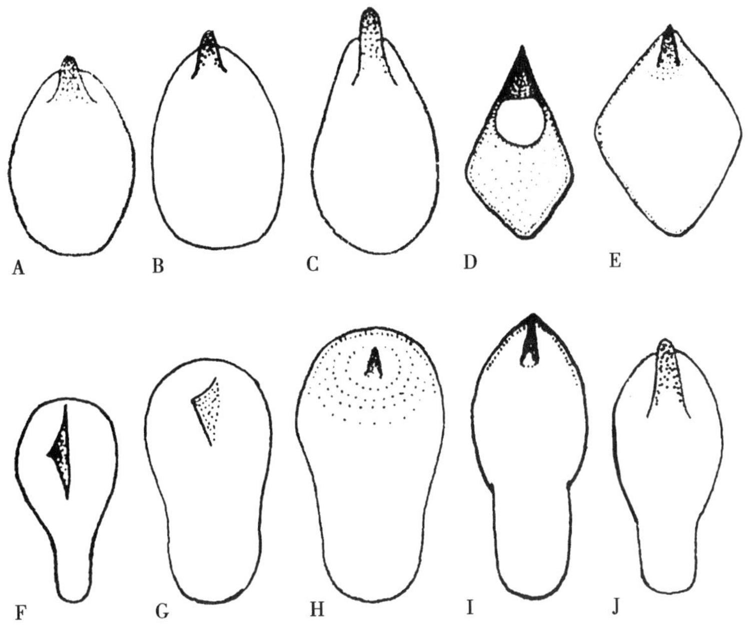

A. 人蚤（*Pulex irritans*）；B. 印鼠客蚤（*Xenopsylla cheopis*）；C. 猫栉首蚤指名亚种（*Ctenocephalides felis felis*）；D. 方叶栉眼蚤（*Ctenophthalmus quadratus*）；E. 特新蚤指名亚种（*Neopsylla specialis specialis*）；F. 缓慢细蚤（*Leptopsylla segnis*）；G. 棕形额蚤指名亚种（*Frontopsylla spadix spadix*）；H. 燕角叶蚤端凸亚种（*Ceratophyllus farreni chaoi*）；I. 禽角叶蚤欧亚亚种（*Ceratophyllus gallinae tribulis*）；J. 不等单蚤（*Monopsyllus anisus*）。

图 24-12　蚤幼虫破卵器形态

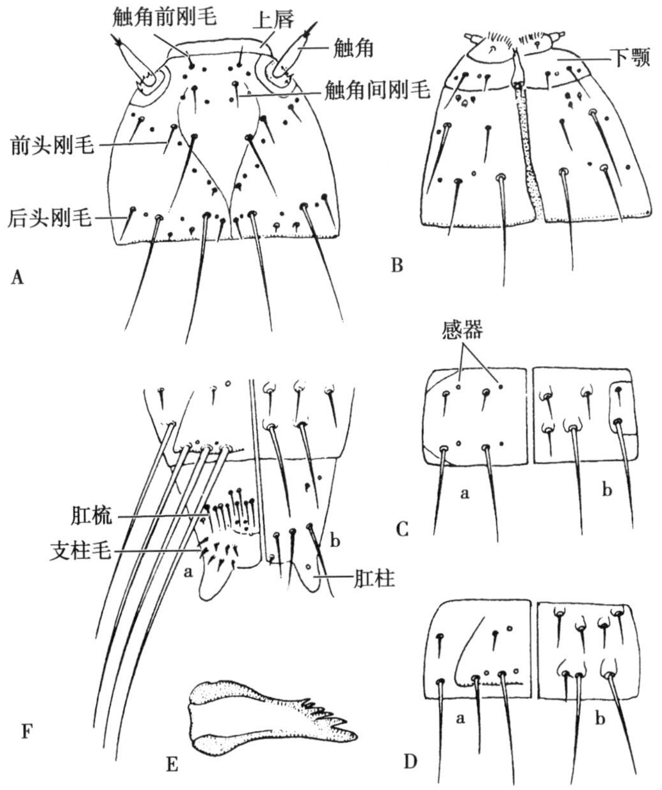

A. 头部背面；B. 头部腹面；C. 第 1 胸节；D. 第 1 腹节；E. 大额；F. 第 9、10 腹节；a：背面；b：腹面。

图 24-13　棕形额蚤指名亚种（*Frontopsylla spadix spadix*）3 龄幼虫形态

丁质增厚结构，γ、δ 和 ε，Pilgrim（1991）认为这 3 个结构的位置在不同蚤种中有差异，特别是 γ。头部的毛序可分为触角前刚毛，触角间刚毛，前头刚毛，后头刚毛等。在头背腹面有很多圆形的感器（sense organ）。1 龄幼虫头部背面有破卵器（图 24-12），破卵器上有孵化刺，破卵器的形态，孵化刺在破卵器上的位置都具有重要的分类意义，例：蚤科 1 龄幼虫破卵器正位一般为卵圆形，孵化刺端部超过破卵器前缘；细蚤科的一般为乒乓球拍形或履行，孵化刺端部一般都不超过破卵器亚前缘；栉眼蚤科的一般为棱形，孵化刺端部达或约超过破卵器前缘，其中栉眼蚤属的种类在孵化刺后部还有 1 特殊的圆形浅色区；角叶蚤科的一般为履形等。

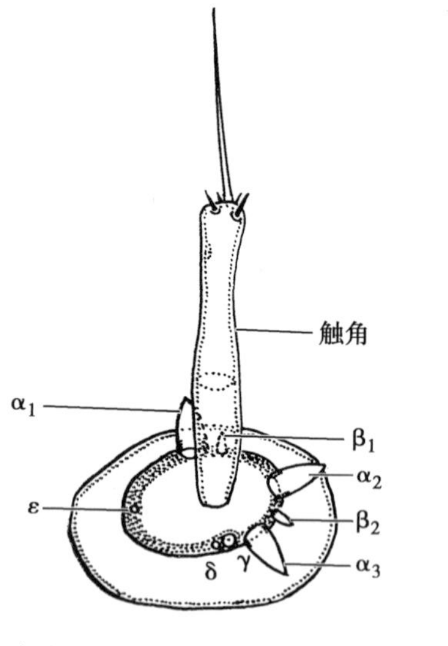

大突起（α_1,α_2,α_3,）；小突起（β_1,β_2）；几丁质增厚结构（γ,δ,ε）。

图 24-14 方叶栉眼蚤（*Ctenophthalmus quadratus*）3 龄幼虫触角形态

体节分为 13 节，包括胸部 3 节和腹部 10 节。在第 1~3 胸节和第 1~9 腹节上，一般有两列刚毛，后位者粗长，为主刚毛列；在第 1~3 胸节背板和第 1~9 腹节背板上有感器多对，Pilgrim（1991）认为背板上前排刚毛和前排感器的相对位置在总科和科的水平上有差异；漆一鸣（1995）观察到燕角叶蚤端突亚种（*Ceratophyllus farreni chaoi*）和禽角叶蚤欧亚亚种（*Ceratophyllus gallinae tribulis*）第 1 胸节至第 9 腹节背板上前排刚毛和前排感器的相对位置有差异。第 10 腹节又称肛节，其背面有肛梳（anal comb）1 或 2 列；侧面和腹面一般具有 6~10 根较粗大的腹侧刚毛，末端有 1 对突起，称为肛柱，在肛柱基部上生有小刚毛，称为支柱毛（strut setse）。肛柱和肛节的连接处称为肛柱盘。

漆一鸣等（1998）发现在特新蚤指名亚种（*Neopsylla specialis specialis*）和方叶栉眼蚤（*Ctenophthalmus quadratus*）第 10 腹节背板上有 1 对感器，并比较了 4 科 9 种或亚种蚤幼虫和 Bartkowska（1965，1972），Kirjakova（1968）的描述认为该特征可能是科级水平的鉴别特征。漆一鸣（1995，1998）研究发现在肛柱盘和肛柱上有的蚤幼虫还有感器。在第 1~3 胸节和第 1~8 腹节各有气门 1 对。幼虫大颚的齿数、破卵器和肛柱的形态、身体上的毛序、肛梳的列数和数目、支柱毛的数目都具有分类学意义。

由于蚤幼虫的采集比较困难，并且有的种类还缺少令人满意的鉴别特征，所以研究的较少。王敦清（1956，1988）、叶瑞玉等（1982，1986）和漆一鸣（1995，1998）报道迄今我国已经描述的蚤幼虫仅有 60 余种或亚种，属于 6 科 22 属，认为在蚤幼虫的描述上，除了国内的常规描述外，还应该对蚤幼虫的上唇、下颚和下颚须上刚毛、感器的数目和分布；下唇的形态和下唇须的长短；触角盘上大小突起之间以及和几丁质增厚结构 γ、δ、ε 的排列位置；第 1 胸节至第 9 腹节背板上前排刚毛和前排感器的相对位置；第 10 腹节背板、肛柱盘和肛柱上感器的有无和分布位置等进行详细的描述，以获得更多的有意义的鉴别特征。

（二）10 种常见蚤幼虫检索表

10 种常见蚤幼虫检索表

1. 第 9 腹节主刚毛列有粗刚毛 14~16 根……………………………………2
   第 9 腹节主刚毛列有粗刚毛 12 根……………………………………4
2. 大颚 3 齿；无触角前刚毛，第 1~6 腹节主刚毛列有粗刚毛 12 根，第 7、8、9 腹节主刚毛列有粗刚毛数分别为：14、14、16……………………………………人蚤（*Pulex irritans*）
   大颚 5 齿；有触角前刚毛，第 1~6 腹节主刚毛列有粗刚毛 10 根，第 7、8、9 腹节主刚毛列有粗刚毛数分别为：12、12、14……………………………………3
3. 大颚较尖，后头刚毛列后的两根细刚毛之间的距离大于后头刚毛列中间两根刚毛之间距离的一半……………………………………印鼠客蚤（*Xenopsylla cheopis*）
   大颚较钝，后头刚毛列后的两根细刚毛之间的距离小于或等于后头刚毛列中间两根刚毛之间距离的一半……………………………………猫栉首蚤指名亚种（*Ctenocephalides felis felis*）
4. 肛梳 1 列……………………………………5

肛梳 2 列……………………………………………………………………………………6

5. 大颚 3 齿；破卵器棱形，孵化刺位于前端，其后有 1 圆形浅色区；触角盘上小突起 β_1 和大突起 α_2 之间距离加宽……………………………………………方叶栉眼蚤（*Ctenophthalmus quadratus*）

大颚 5~7 齿；破卵器棱形，孵化刺位于前端，其后无一圆形浅色区；触角盘上小突起 β_1 和大突起 α_2 之间距离与其他突起之间距离等宽……………………特新蚤指名亚种（*Neopsylla specialis specialis*）

6. 第 8 腹节背板上长主刚毛不达或刚达肛柱末端……………………………………………7

第 8 腹节背板上长主刚毛明显超过肛柱末端………………………………………………8

7. 破卵器呈乒乓球拍形，大颚 8 齿，端部较钝，肛梳 2 列不整齐……………缓慢细蚤（*Leptopsylla segnis*）

破卵器呈履形，大颚 5~6 齿，端部较尖，肛梳 2 列整齐……………………………………………………………………………………………棕形额蚤指名亚种（*Frontopsylla spadix spadix*）

8. 肛梳 2 列整齐，肛柱较长……………………………………………………………………9

肛梳 2 列不整齐，肛柱较粗短………………………………………………不等单蚤（*Monopsyllus anisus*）

9. 破卵器孵化刺端部仅达到破卵器亚前缘，大颚 9 齿；肛梳毛前列 8~10 根，后列 16 根，支柱毛 10~14 根，呈 2 排……………………………………………燕角叶蚤端突亚种（*Ceratophyllus farreni chaoi*）

破卵器孵化刺端部达到或超过破卵器前缘，大颚 7~8 齿；肛梳毛前列 6~12 根，后列 14~16 根，支柱毛 7 根，呈 1 排……………………………………禽角叶蚤欧亚亚种（*Ceratophyllus gallinae tribulis*）

第二节 分类

蚤目是昆虫纲中 1 个较小的目，其分类主要依据成虫的形态特征。迄今全世界已发现约 2 500 种或亚种，分属于 5 总科 16 科 239 属（图 24-15），我国已发现 649 种或亚种，约占全世界的 26%，其中 55% 迄今仅在我国发现。

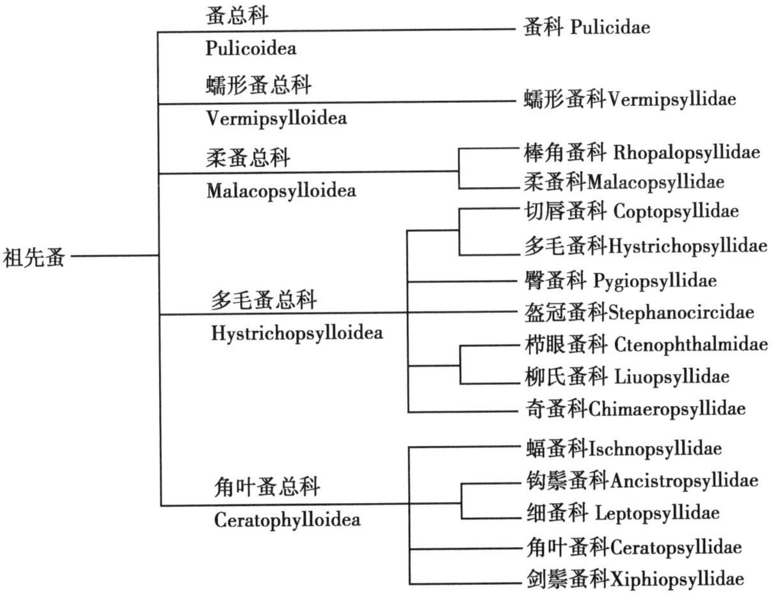

图 24-15 世界蚤目分类系统

一、蚤目的分类系统

我国蚤目的分类系统，1979 年柳支英首次提出，并于 1986 年在《中国动物志·昆虫纲·蚤目》中进行了修订，1994 年再行修订，由于 Smit（1982）对世界蚤目提出了新变更，吴厚永等（1999，2003，2007）对我国蚤目的分类系统进行了再次修订，包括 4 总科 10 科 74 属（如图 24-16）。我们依据吴厚永等（2003，2007）的资料，编写我国蚤目科的鉴别特征和（亚科）属的检索表。

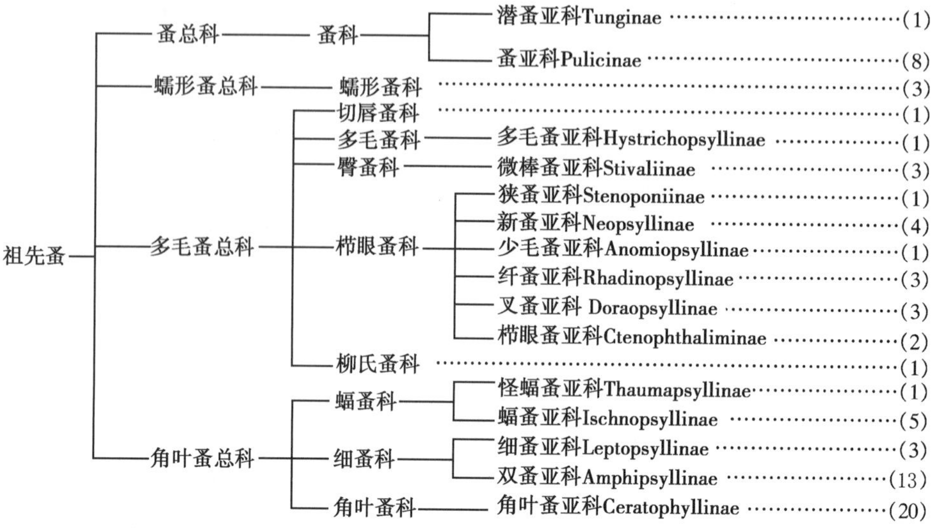

图 24-16 中国蚤目分类系统

二、我国蚤目科的鉴别特征和属检索表

(一) 蚤总科(Pulicoidea Billberg,1820)

蚤总科之下仅有蚤科 1 科。

1. 蚤科(Pulicidae Billberg,1820)

鉴别特征:中足基节外侧无骨化内脊;后足胫节外侧无端齿;后胸背板后缘无端小刺;第 1 腹节气门远高于后胸前侧片的上缘;第 2~7 腹节背板最多 1 列鬃,并且其后缘无端小刺;臀板每侧杯陷数目不多于 14 个。

全世界已知本科共有 25 属 205 种或亚种,我国已知有 9 属 23 种或亚种。

蚤科分亚科及属检索表

1. 后足基节内侧无小刺鬃;臀板每侧杯陷数目为 8 个,♀♂无臀前鬃;♀无肛锥……………………潜蚤亚科(Tunginae)、潜蚤属(*Tunga*)
   后足基节内侧有小刺鬃;臀板每侧杯陷数目为 14 个,♀♂至少有 1(2)根臀前鬃;♀有肛锥……………………蚤亚科(Pulicinae)2
2. 头胸部均无栉……………………3
   头胸部均有栉,或仅胸部有栉……………………7
3. 胸部背板的总长短于第 1 腹节背板;额部强度骨化,常呈棱角……………………角头蚤属(*Echidnophaga*)
   胸部背板的总长明显长于第 1 腹节背板……………………4
4. 后胸前侧片与腹板愈合为 1……………………合板蚤属(*Synosternus*)
   后胸前侧片与腹板之间有缝或形成内脊……………………5
5. 前胸背板长于中胸背板;颊叶长而尖,呈钩状……………………长胸蚤属(*Pariodontis*)
   前胸背板不长于中胸背板,颊叶不呈钩状……………………6
6. 眼鬃位于眼的前下方;中胸侧板无骨化的垂直侧杆……………………蚤属(*Pulex*)
   眼鬃位于眼的前上方;中胸侧板有骨化的垂直侧杆……………………客蚤属(*Xenopsylla*)
7. 无颊栉;触角棒节分节完全……………………武蚤属(*Hoplopsyllus*)
   有颊栉;触角棒节分节不完全……………………8
8. 颊栉至多 3 根栉刺,前胸栉每侧不多于 4 根栉刺……………………昔蚤属(*Archaeopsylla*)
   颊栉有 7~8 根栉刺,前胸栉每侧不少于 6 根栉刺……………………栉首蚤属(*Ctenocephalides*)

(二) 蠕形蚤总科(Vermipsylloidea Wagner,1889)

蠕形蚤总科仅蠕形蚤科 1 个科。

2. 蠕形蚤科(Vermipsyllidae Wagner,1889)

鉴别特征:头胸腹均无栉,胸腹节背板后缘无端小刺;♀、♂均无臀前鬃;臀板横位;♀无肛锥;后胸后侧片具有长鬃列,其气门位于近背缘。

蠕形蚤科迄今世界已知 3 属 40 种或亚种;我国已发现 3 属 29 种或亚种。

蠕形蚤科分属检索表

1. 无额突;前、中胸均无假鬃;下唇须 16~30 余节,其长度超过前足胫节末端;各足胫节后缘有 4 个切刻;♀蚤腹节腹板很小,在中腹线上完全分离,♂蚤整个中腹线区膜质……长喙蚤属(*Dorcadia*)

   有额突;中胸背板(有时包括前胸背板)有假鬃;下唇须不多于 17 节,其长度不超过前足胫节末端;各足胫节后缘有 6(7)个切刻;♀蚤腹节腹板较大,在中腹线上不完全分离;♂蚤整个中腹线区不完全呈膜质……2

2. 触角棒节长稍大于宽,可见 7 个假节;下唇须 10~17,其长度远超过前足转节末端;后足第 1 跗节后缘只有 2(3)个切刻……蠕形蚤属(*Vermipsylla*)

   触角棒节长远大于宽,可见 9 个假节;下唇须 5~10 节,其长度不长于或稍长于前足转节末端;后足第 1 跗节后缘通常有 4 个切刻……鬃蚤属(*Chaetopsylla*)

(三) 多毛蚤总科(Hystrichopsylloidea Tiraboshi,1904)

多毛蚤总科全世界有 7 科,我国已知有 5 科。

3. 臀蚤科(Pygiopsyllidae Wagner,1939)

鉴别特征:常无额突;眼较小,其前腹缘具窦陷,其前方常具幕骨拱;触角窝下端关闭;一般无颊栉,有前胸栉,个别在腹部有不完全的背板栉;前胸前侧片的上前缘没有可镶嵌颈连接片的凹陷;后胸腹板腹缘的叉骨不形成向侧板内脊腹端伸出的狭长尖突。后胸后侧片与基腹板之间有发达的骨化小杆,即第 4 连接板;后足基节内侧没有成簇或成列的小刺鬃;臀板通常明显凸出;♀、♂都有 2 根臀前鬃;♀有 1 个受精囊。

臀蚤科全世界有 180 余种或亚种,属于 3 亚科 37 属。我国已知有微棒蚤亚科的 3 个属 10 个种或亚种。

臀蚤科分属检索表

1. 前列额鬃接近或达到额缘,其下位几根鬃或变形为亚刺鬃;前胸栉前方只有 1 列鬃或其前方另外有几根鬃;♂骨化内管中度长,无装甲和小棘;♀第 7 背板在臀前鬃下方的端腹叶并非明显长于和尖于端背叶……韧棒蚤属(*Lentistivalius*)

   前列额鬃不接近额缘,其下位几根鬃不变形为亚刺鬃;前胸栉前方至少有 1.5 列鬃;♂骨化内管特别长,或有装甲和小棘;♀第 7 背板在臀前鬃下方的端腹叶明显长于和尖于端背叶……2

2. 后足胫节亚后缘在切刻外有粗壮的变形鬃,成假栉;♂骨化内管特别长;♀受精囊头部后端最宽,有明显的端背峰;交配囊袋部成螺旋状卷曲……微棒蚤属(*Stivalius*)

   后足胫节亚后缘在切刻外有或无变形鬃,如有其与切刻内者并列,不成假栉;♂骨化内管长度一般,具有明显的装甲或小棘;♀受精囊头部背端逐渐变窄,背峰小或不明显;交配囊袋部不成螺旋状卷曲……远棒蚤属(*Aviostivalius*)

4. 切唇蚤科(Coptopsyllidae Wagner,1936)

鉴别特征:唇基短而强度骨化,其上缘与额部之间有 1 条横沟;头胸腹部无栉;第 2~7 腹节背板上仅有 1 列鬃;胸腹部背板后缘无端小刺;有臀前鬃;♀具肛锥,并有 2 个受精囊。

本科全世界发现仅有 1 属,切唇蚤属 *Coptopsylla*,25 种或亚种;我国有 1 属 5 种或亚种。

5. 多毛蚤科(Hystrichopsyllidae Tiraboschi,1904)

鉴别特征:体较大;通常具颊栉和前胸栉;前胸背板至少具2列鬃;部分腹节背板有端小刺或栉;♂触角棒节长达前胸腹侧板;♀具有2个受精囊。

本科全世界已发现2亚科6属56种或亚种,我国已发现1亚科(多毛蚤亚科),1属(多毛蚤属 *Hystrichopsylla*)13种或亚种。

6. 栉眼蚤科(Ctenophthalmidae Rothschild,1915)

鉴别特征:通常具颊栉和前胸栉;触角窝在腹侧开放,触角棒节未达到前胸腹侧板;后足胫节外侧有端齿;部分腹节背板后缘具端小刺;♂臀板凸出或具后颈片;♀臀板通常明显凸出。

栉眼蚤科全世界有8亚科40属750余种或亚种,我国有6亚科14属近200种或亚种。

栉眼蚤科分亚科、属检索表

1. 下唇须最多2节,第1腹节背板有发达的栉……狭蚤亚科(Stenoponiinae)
……本亚科仅狭蚤属(*Stenoponia*)
下唇须不少于4节,第1腹节背板无发达的栉……2
2. 触角棒节的一些节部分或完全联合,因此仅能见到7或8节;后胸侧嵴短而不全或无……
……纤蚤亚科(Rhadinopsyllinae)……3
触角棒节清楚分为9节;后胸侧嵴完整……5
3. 颊栉5根栉刺全部或部分移位于触角窝前缘,颊栉同颊缘形成锐角;颊栉刺通常全部或部分明显变形……新北蚤属(*Nearctopsylla*)
颊栉不一定为5根栉刺,其位于颊缘而不移位于触角窝前缘,颊栉与颊缘几乎平行……4
4. 腹节背板和腹板有明显的骨化带……狭臀蚤属(*Stenischia*)
腹节背板和腹板无明显的骨化带……纤蚤属(*Rhadinopsylla*)
5. 如有颊栉则为两根交叉的栉刺;如无颊栉则于基腹板上有明显的线纹区……
新蚤亚科(Neopsyllinae)……6
如有颊栉则不少于3根栉刺;如无颊栉则基腹板上无线纹区……9
6. 无颊栉……无栉蚤属(*Catallagia*)
有颊栉……7
7. 颊栉外侧刺明显短于内侧刺;♂下颚须不明显长于下唇须;后足第5跗节通常不多于4对侧蹠鬃,前胸栉不少于16根栉刺;……新蚤属(*Neopsylla*)
颊栉外侧刺与内侧刺约等长,♂下颚须长于下唇须;后足第5跗节有5对侧蹠鬃;前胸栉通常不多于16根栉刺……8
8. 后足第1跗节约等于第2~4跗节长度之和;♂后足第1、2跗节有数根特长端鬃;♀受精囊头部略呈袋形……继新蚤属(*Genoneopsylla*)
后足第1跗节明显短于第2~4节长度之和;♂后足第1、2跗节无特长端鬃;♀受精囊头部略呈球形或短矩形……副新蚤属(*Paraneopsylla*)
9. 无颊栉;前胸背板和第2~7腹节背板通常仅1列鬃……少毛蚤亚科(Anomiopsyllinae)
本亚科仅有杆突蚤属(*Wagnerina*)
有颊栉;前胸背板和第2~7腹节背板通常不少于2列鬃……10
10. 颊栉共4根刺,其第3根栉刺端部不呈细针状;臀板杯陷数不超过26个……
叉蚤亚科(Doratopsyllinae)……11
颊栉3根或4根刺,如系4根栉刺则其第3根栉刺端部呈细针状;臀板杯陷数不少于26个……
栉蚤亚科(Ctenophthalminae)……13
11. 头部从额突至眼之间有明显的骨化增厚,并具后头结节……厉蚤属(*Xenodaeria*)
无上述特征……12

12. 颊栉几乎达到口角，腹节背板后缘呈锯齿状。♂第7腹节背板臀前鬃上方有后突……………………………………酷蚤属（*Corrodopsylla*）
颊栉远未达到口角，腹节背板后缘不呈锯齿状。♂第7腹节背板臀前鬃上方无后突……………………………………叉蚤属（*Doratopsylla*）
13. 颊栉仅3根栉刺且位于颊缘处……………………………………栉眼蚤属（*Ctenophthalmus*）
颊栉具4根栉刺并移位于触角窝前缘……………………………………古蚤属（*Palaeopsylla*）

7. 柳氏蚤科（Liuopsyllidae Zhang，Wu et Liu，1985）

鉴别特征：颊栉由前后两组刺组成，中间明显具间隙，前组2根刺相互平行，后组2根刺相互重叠；具前胸栉；后胸背板具端小刺；♂具抱器体前端突；第9腹板肘部无向前伸出的阳茎腱；臀板背缘平直，♂后缘具1透明颈片盖住肛背板基部，♀臀板与肛背板不分开且不高出其基部。♀肛锥在端鬃之外具1（2）根相当长的侧鬃。

柳氏蚤科仅有柳氏蚤属（*Liuopsylla*）1属，目前世界仅发现3种，我国有2种。

（四）角叶蚤总科（Ceratophylloidea）

该总科全世界有5科，我国发现3科。

8. 蝠蚤科（Ischnopsyllidae Tiraboschi，1904）

鉴别特征：裂头型；具有口前栉，通常由2（3或4）根宽扁的刺组成，刺的末端大多钝或略尖；眼常退化；前胸栉和后胸栉发达，中胸背板颈片内的假鬃常呈栉状排列，后胸背板有端小刺；臀板的背缘直；在臀板的后方，♂有1透明颈片遮盖肛背板，♀臀板不与肛背板分离并高于肛背板；♂阳茎杆由第9腹板前臂和后臂连接处向前方伸出；♀有1个受精囊；大多数种类腹部有腹栉；仅寄生于翼手目。

迄今全世界已知2亚科20属124种或亚种，我国已知2亚科6属28种或亚种。

蝠蚤科分亚科、属检索表

1. 头部短，其长度小于高度；前胸亦短，其背板仅为1极狭窄的长条……………………………………
怪蝠蚤亚科（Thaumapsyllinae）……………………………………怪蝠蚤属（*Thaumapsylla*）
头和前胸都长，头的长度大于高度……………………………………蝠蚤亚科（Ischnopsyllinae）……2
2. 臀前鬃1列，呈假栉状……………………………………夜蝠蚤属（*Nycteridopsylla*）
臀前鬃细长不变形……………………………………3
3. 额部背缘或亚背缘有淡色区，该区之前有皱区；下颚末端均为截状……………………………………4
额部无淡色区，无皱区；下颚末端为截状或尖锐状……………………………………5
4. 额部淡色区亚缘带很宽；腹部无发达的腹栉……………………………………耳蝠蚤属（*Myodopsylla*）
额部淡色区窄；腹部至少有4个发达的腹栉；后足第5跗节第1对侧蹠鬃移至第2对侧蹠鬃之间……………………………………蝠蚤属（*Ischnopsyllus*）
5. 后胸后侧片高度大于其长度；♂后足第1跗节特长且鬃多；第5跗节第1对侧蹠鬃仅稍向内移，并不位于第2对侧蹠鬃之间；分布于古北界……………………………………米蝠蚤属（*Mitchella*）
后胸后侧片高度小于其长度；后足第1跗节不特长；第5跗节第1对侧蹠鬃移至第2对之间；多数腹节背板主鬃列最下方的2（或3）根鬃与背方的长鬃间有1宽的间隙………窄蝠蚤属（*Araeopsylla*）

9. 细蚤科（Leptopsyllidae Baker，1905）

鉴别特征：通常眼前可见幕骨拱；眼鬃明显位于眼的上前方；眼都有窦，有的种类无眼；具前胸栉；♂第8腹板发达，阳茎钩突发达。

迄今全世界已知30属339种或亚种，在我国已知16属180余种或亚种。

细蚤科亚科、属检索表

1. 颊栉常发达，常具多根栉刺；头呈裂首型（以上特征在强蚤属例外，既无颊栉又非裂首型，但额和

后头各具 3 列鬃)……………………………………………………细蚤亚科(Leptopsyllinae)……2
颊栉常无,若有仅 1~2 根栉刺;头常为全首型………………………双蚤亚科(Amphipsyllinae)……4

2. 无颊栉和中央梁;各足胫节后缘不呈假栉状;各足第 5 跗节的 5 对侧蹠鬃均为侧位……………………………………………………………………………………………强蚤属(*Cratynius*)
有颊栉,中央梁有或无;各足胫节后缘呈假栉状;各足第 5 跗节的第 1 对侧蹠鬃移至第 2 对之间……………………………………………………………………………………………3

3. 颊栉刺 2 根;无中央梁;前足基节端部覆盖着前胸侧腹板的前上角………二刺蚤属(*Peromyscopsylla*)
颊栉刺 4 根以上;有中央梁;前足基节端部位于前胸侧腹板前上角之下…………细蚤属(*Leptopsylla*)

4. 常有颊栉……………………………………………………………………………5
无颊栉……………………………………………………………………………6

5. 后胸背板无端小刺;颊栉刺仅 1 根或无………………………………………………7
后胸背板有端小刺;颊栉刺 2 根…………………………………………………………8

6. 无眼;额鬃列和后头前两列鬃几缺如或至多 1 根;前胸栉刺小或退化,栉刺长远短于前胸背板;后胸无侧拱;腹部前数节背板均无端小刺;♂抱器体无基节白鬃……………………………9
有眼或退化,个别无眼;额鬃列和后头前 2 列鬃,一般均发达;前胸栉刺通常大而发达;后胸有侧拱;腹部前数节背板有端小刺;♂抱器体有基节白鬃 1~2 根……………………………10

7. 有颊栉;额突小;眼大;体鬃少,前足基节外侧中区无鬃,宿主为鸟类…………寄禽蚤属(*Ornithophaga*)
无颊栉;无额突;无眼;体鬃发达,前足基节外侧中区鬃多,宿主为猪尾鼠……………………………………………………………………………………盲鼠蚤属(*Typhlomyopsyllus*)

8. 额部至少有 3 列鬃(含眼鬃列);颊栉具 2 根等长的栉刺;♂第 8 腹板大部分膜质,其后端下方具隧缘;♀受精囊头部远大于尾部……………………………………………………端蚤属(*Acropsylla*)
额部仅有 2 列鬃;颊栉上位刺明显长于下位刺;♂第 8 腹板后部具 1 锥突,其端着生 1(2)根剑状刺鬃;♀受精囊头部扁圆,远短于尾部…………………………………………中蚤属(*Mesopsylla*)

9. 前胸栉具 16~20 根栉刺;后胸背板有端小刺;♂抱器体与不动突浑为 1 体,可动突小,呈牛角形;♀臀板下无圆凹骨化增厚,主要寄生中华鼢鼠………………………………靴片蚤属(*Calceopsylla*)
前胸栉具 24~27 根栉刺;后胸背板无端小刺;♂不动突呈棒形,可动突大、呈长三角形;♀臀板下有 1 圆凹骨化增厚,主要寄生鼢鼠…………………………………………小栉蚤属(*Minyctenopsyllus*)

10. 腹部各背板仅有 1 列鬃;臀前鬃位置稍向下移;♂抱器体特小,不动突内侧有沟,有 2 根基节白鬃;第 8 背板大为退化;♂第 9 腹板后臂末段分成 2 叶,前叶个呈瓢形;♀交配囊管呈"了"字形…………………………………………………………………………青海蚤属(*Chinghaipsylla*)
腹部各背板至少 2 列鬃;臀前鬃位置正常;♂抱器有 2 根或 1 根或无基节白鬃;第 8 背板发达;♂第 9 腹板构造和♀交配囊管形状与上述不同…………………………………………………11

11. 眼退化或缺如;各足跗节第 1 对侧蹠鬃移位于第 2 对之间……………………双蚤属(*Amphipsylla*)
眼发达;各足跗节第 1 对侧蹠鬃不移位于第 2 对之间……………………………………………12

12. 各足胫节及第 1 跗节背缘附近有稠密的茸毛;♀受精囊头部常有锥突…………茸足蚤属(*Geusibia*)
无上述特征……………………………………………………………………………13

13. 额亚缘鬃列发达,通常由刺鬃、亚刺鬃组成;后足胫节背缘切刻至少有 10 个,其内着生长鬃;♂抱器体通常无基节白鬃(圆囊栉叶蚤除外)……………………………………栉叶蚤属(*Ctenophyllus*)
额无亚缘鬃列,但有额鬃列,由一般鬃组成;后足胫节背缘切刻少于 10 个,其内着生的鬃明显较短;♂抱器体具 1 或 2 根基节白鬃…………………………………………………………14

14. 眼中等大或较小,其色淡而有腹凹;♂可动突多呈肾形,锥形或柱形,其上无刺鬃;♂第 9 腹板后臂端部常呈三角形;♀受精囊头尾界限明显,头部球形,尾部呈弯袋状……………………………………………………………………………………………怪蚤属(*Paradoxopsyllus*)
眼发达而色深;♂可动突常呈倒三角形,其上常有短钝刺鬃;♂第 9 腹板及♀受精囊形状与上述

不同……15

15. 眼特大，其腹后部大而色深；后头鬃前两列退化，仅存1~3根鬃；♂抱器体仅1根基节臼鬃；♂第8腹板明显退化；♀受精囊头尾界线明显……眼蚤属（*Ophthalmopsylla*）
眼发达，其腹后部较小；后头前两列鬃均发达；♂抱器体有2根基节臼鬃；♂第8腹板发达；♀受精囊头尾界线不清……额蚤属（*Frontopsylla*）

10. 角叶蚤科（Ceratophyllidae Dampf，1908）

鉴别特征：无颊栉；眼通常发达，眼鬃列3根鬃，上位者位于眼的前方；大多无幕骨拱（谜蚤属例外）；触角窝前缘有中央梁；触角窝下端敞开，♂触角长，可达前胸腹侧板；后胸背板和腹部的前几节背板有端小刺；有发达的臀前鬃；♂第8背板发达，第8腹板狭长，有时小而退化；♀具肛锥。

全世界本科已知有44个属，533种或亚种，我国已知有20属158种或亚种。

角叶蚤科分属检索表

1. 眼前有幕骨拱，无额鬃列，前足基节外侧鬃稀少，其中部为裸区……2
眼前无幕骨拱，大多有发达程度不同的额鬃列，前足基节外侧鬃多……3
2. 前胸栉刺退化，刺间距远大于刺基的宽度；后胸背板无端小刺；♂有不动突……缩栉蚤属（*Brevictenidia*）
前胸栉刺正常；后胸背板有端小刺；♂无不动突……谜蚤属（*Aenigmopsylla*）
3. 后足第5跗节第1对侧蹠鬃略移至第2对侧鬃之间……4
后足第5跗节第1对侧蹠鬃为侧位（仅单蚤属略向内移）……9
4. 无额突，后足第1跗节长于第2~4跗节之和……跗蚤属（*Tarsopsylla*）
有额突，后足第1跗节短于第2~4跗节之和……5
5. ♂前胸栉刺不少于24根，♂抱器可动突有特长的后下突；♀受精囊头尾界线不清，呈马蹄形弯曲；肛锥末端有数根鬃……倍蚤属（*Amphalius*）
♂前胸栉刺通常不多于20根（在方突斯氏蚤较多）；♂抱器柄突和第9腹板前内突均发达；♀受精囊头尾界线明显，肛锥末端仅有1根鬃……6
6. ♂可动突常有发达程度不同的后下突，该突端部有4~6根刺鬃或亚刺鬃……7
♂可动突无后下突，不动突极宽短、端平，♂无臀前突（或退化）……共系蚤属（*Syngenopsyllus*）
7. ♂可动突后缘及亚后缘通常有刺鬃或亚刺鬃6根；第8腹板背缘内侧无棘丛区；♂肛腹板和（或）肛背板端部具有分叉鬃……斯氏蚤属（*Smitipsylla*）
♂第8腹板背缘内有棘丛区；♂肛腹板和（或）肛背板无分叉鬃……8
8. ♂第7背板后缘常有发达的臀前突（个别种类无）；♂可动突发达，后上角或后缘上段，通常有1根刀状刺形鬃……大锥蚤属（*Macrostylophora*）
♂第7背板后缘无臀前突；♂可动突后上角无刀状刺鬃；不动突峰形，无上后角；第9腹板腹膨发达……罗氏蚤属（*Rowleyella*）
9. 前胸背板特别长，其长约为前胸栉背刺长的2倍，该背板与背刺的总长约等于中胸背板与颈片的总长，前胸背板远较后胸背板长……巨胸蚤属（*Megathoracipsylla*）
前胸背板不特别长……10
10. 胸部各节背板背缘都有1簇竖鬃（4~6根），后胸和腹部前几节背板在端小刺的背方有锯齿状的膜质边缘；♂后足第1跗节后下角有1根巨大的刺鬃……距蚤属（*Spuropsylla*）
胸、腹各节背板及♂后足第1跗节特征非如上述……11
11. ♂触角第2节有1簇长鬃，其长可超棒节之半；腹部气门大而圆，约为眼的2/3；可动突宽大，其末端多具膜质叶……副角蚤属（*Paraceras*）
♂触角第2节无长鬃簇；腹部气门较小；可动突或窄或宽……12

12. 中、后足基节内侧近前缘从基部至端部均有小细鬃；前足股外侧小鬃少…………13
中、后足基节内侧近前缘仅下半段有细长鬃；前足股节外侧小鬃较多（个别属例外）…………15
13. 下唇须长，可超过前足转节末端；♂可动突略呈香蕉形，后缘无刺鬃；柄突向端部渐狭窄；♂第8腹退化或狭长具长端鬃，末端无端膜；♀受精囊头部椭圆或梨形，尾部有端栓……山蚤属（*Oropslla*）
下唇须较短，略短于或略超出前足基节末端；♂可动突呈三角形或梯形，后缘有刺鬃；♂第8腹板发达，末端有端膜…………14
14. ♂可动突后缘有2(3)根刺鬃，相距较远；阳茎钩突通常不发达且骨化差，第8背板亚背缘内侧通常有发达的棘丛区；第8腹板末端的端膜小；第9腹板后臂略呈伞形；♀臀前鬃通常2根，受精囊头部近卵圆形，尾部长于头部…………黄鼠蚤属（*Citellophilus*）
♂可动突后上角有2(或3)根刺鬃，相距较近；阳茎钩突发达，第8背板亚背缘内侧无棘丛区或退化；第8腹板末端的端膜宽大；第9腹板后臂为棍棒形；♀臀前鬃通常3根，受精囊头部多呈桶形，尾部一般不长于头部…………盖蚤属（*Callopsylla*）
15. 第8背板气门特别大，♀尤甚；♂可动突后缘刺鬃多、粗短；♀受精囊头部呈桶形，尾部窄而短…………巨槽蚤属（*Megabothris*）
第8背板气门不特别大；♂可动突后缘有或无刺鬃…………16
16. 前胸栉刺多于24根，额鬃列3列鬃；♂第8背板内侧有棘丛区，寄生鸟类…………17
前胸栉刺少于24根，额鬃列通常1列鬃；♂第8背板内侧无棘丛区或退化…………18
17. 各足第5跗节有6对侧蹠鬃，其中第3和6对为腹位，第6对位于第5对之间；♂可动突后缘有数根粗壮的刺鬃，♀受精囊尾部有端栓…………蓬松蚤属（*Dasypsyllus*）
各足第5跗节有5对侧蹠鬃，均在侧位；♂可动突后缘无刺鬃；♀受精囊头部呈长筒形或柠檬形，明显长于尾部…………角叶蚤属（*Ceratophyllus*）
18. ♂第8腹板退化，第9腹板后臂中段膨大，后缘有1个三角形狭凹，肛腹板不长于肛背板；臀前鬃♀3、♂2根；♀交配囊长卷曲呈螺旋状…………病蚤属（*Nosopsyllus*）
♂第8腹板狭长，肛腹板长于肛背板，臀前鬃♀3、♂1根；♀交配囊非如上述…………19
19. 眼较小，其长径小于从眼下缘到颊角的距离；后头鬃较多；♂第8腹板末端端膜发达，♀受精囊头部宽，尾部末端端栓骨化较强…………同瘴蚤属（*Amalaraeus*）
眼较大，其长径大于从眼下缘到颊角的距离；后头鬃仅1或2根；♂第8腹板末端有或无端膜和端鬃；♀受精囊头部通常为长筒形或梨形…………单蚤属（*Monopsyllus*）

第三节 生物学

蚤类生活史分为卵、幼虫、蛹(茧)和成虫四个阶段，幼虫营自由生活，成虫营寄生生活，寄生于哺乳动物和鸟类，由于长期和宿主动物协同进化，蚤类对宿主动物有一定的选择性，也就是说不同宿主动物，其体表的寄生蚤类群也不一样。

一、生活史

蚤类属于全变态昆虫，其生活史分为卵、幼虫、蛹(茧)和成虫四个时期(图24-17)。

(一) 成虫

通常成虫出茧后，不久就能吸血、交配、产卵。在正常营养条件下，印鼠客蚤、人蚤的每只雌蚤，每天可产卵1~4次，每次产卵2~13粒，一

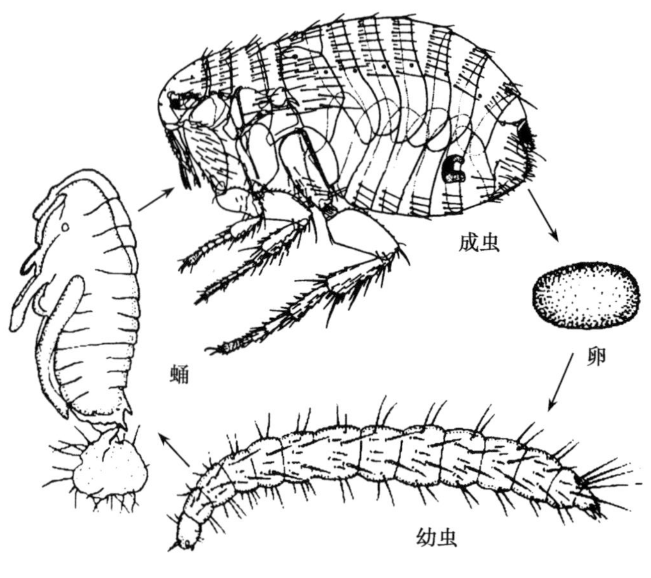

图 24-17 印鼠客蚤（*Xenopsylla cheopis*）生活史各期

生可产卵 300~400 粒;猫栉首蚤指名亚种一生可产卵约 1 000 粒;营半固定和固定寄生的蚤类产卵数更多。

(二) 蛹(茧)

晚期 3 龄幼虫身体变白,由唾液腺吐丝结茧,茧外沾着尘土碎屑等物质,具有伪装保护作用;幼虫身体对折藏于茧内称为前蛹。前蛹约 2 天化蛹。作者曾经在实验室把印鼠客蚤、缓慢细蚤、不等单蚤和棕形额蚤的晚期 3 龄幼虫放到洁净的玻璃培养皿内,发现它们可以不结茧化蛹,并完成发育。蛹已经具有成虫的雏形,可以区分头、胸、腹、3 对足和雌雄性,其体色逐渐由白变黄直至棕色。蛹期通常 1~2 周,视温度而定。湿度对于蛹的发育和羽化也是 1 个重要的因素,如果环境干燥,会因体内含水量不足,身体缩小而影响脱皮,导致死亡。一般蛹期的相对湿度在 80% 以上为适宜。在茧内的蛹要羽化为成虫,需要一个刺激,如动物的扰动,空气的振动或温度的升高,才破茧而出,否则可长期静伏于茧内。

与一般昆虫不同的是雌蚤的羽化明显快于雄蚤。漆一鸣(1984a)观察:缓慢细蚤雌蚤比雄蚤早羽化 2~2.5 天,比不等单蚤的早羽化 1~1.5 天,比猫栉首蚤指名亚种的早羽化 3~4 天,其原因可能与雄性生殖腺和精子束的发育需要较长的时间有关。

(三) 幼虫

幼虫呈蛆形,无眼无足,灰白或灰黄色。幼虫期一般 1~2 周,分 3 龄。幼虫的形态除 1 龄幼虫有破卵器,2、3 龄幼虫虫体增大外,其他基本相同。棕形额蚤指名亚种(*Frontopsylla spadix spadix*)1 龄幼虫长 1.9~2.2mm,2 龄幼虫长 2.6~3.8mm,3 龄幼虫长 4.0~4.5mm。

幼虫以生活环境中的有机物碎屑和成虫的未消化或半消化的血便为食,即可发育。也有个别蚤类的幼虫有例外,如扰客蚤夏威夷亚种(*Xenopsylla vexabilis hawaii*)的幼虫还需植物的叶绿素为食;单型潜蚤(*Tunga monositus*)幼虫只有 1 龄,口器退化,从不进食,即可化蛹。

(四) 卵

卵通常为卵圆形,白色,个别种类呈浅黑色,如蠕形蚤属和长喙蚤属的种类。蚤卵表面一般光滑,但有的种类如狭蚤属的有花纹;其长为 0.4~2mm。在卵的近端部,一端有气孔,另一端着生受精孔,一般受精孔的数目多于气孔的数目。陈景龙等(1993)用扫描电镜观察三种蚤卵,发现不同蚤卵的受精孔数目和形态有差异。蚤卵大部分产于其宿主的窝巢和宿主经常活动的地方。卵期通常数日,视温度而定。

二、宿主关系

蚤与宿主的关系是一个很重要的因素。其宿主是恒温动物,有两大类:一类为哺乳动物,约占 95%,包括啮齿目、食虫目、兔形目、食肉目、翼手目、偶蹄目、奇蹄目、有袋目,单孔目等 16 个目,其中寄生于啮齿目的蚤类最多,也最为重要,因为它们在传播鼠疫等自然疫源性疾病方面的作用远大于其他哺乳动物的寄生蚤类;另一类为鸟类,约占 5%。

(一) 宿主选择性

根据蚤类对宿主选择的严格程度,可以分为三种类型:

1. 多宿主型　这一类型的宿主很广泛。如人蚤可寄生于 130 多种宿主;禽角叶蚤(*Ceratophyllus gallinae*)可寄生于 75 种宿主。

2. 寡宿主型　这一类型最常见。在一定范围的地理景观和气候条件内,可寄生于若干的宿主类群。如方形黄鼠蚤松江亚种在吉林草原上主要寄生于达乌尔黄鼠,同时也寄生于同生境的其他几种野鼠;缓慢细蚤寄生于小家鼠和其他一些鼠类;同形客蚤主要寄生于沙鼠亚科的动物外,也寄生于同生境的其他鼠类。

3. 单宿主型　这一类型较少见,对宿主有较严格的选择性,一般只寄生于一种特异性宿主。如洞居盲鼠蚤(*Typhlomyopsyllus cavaticus*)仅寄生于猪尾鼠;松鼠跗蚤(*Tarsopsylla octodecimdentata*)仅寄生于松鼠。

(二) 寄生方式

根据蚤类对宿主的依附和吸血频繁的程度可分为三种类型。

1. 游离型　这一类型占绝大多数。成蚤可在宿主体上吸血或在巢穴自由活动。游离型又可分为巢蚤型和毛蚤型。前者以较多的时间栖息于宿主巢穴,在宿主体上的时间较短,吸血静息较长,耐饥能力较强,如新蚤属、栉眼蚤属等;后者则反之,如客蚤属、黄鼠蚤属等。

2. 半固定型　其雌蚤可以长时间的将口器固定在宿主皮下吸血，而雄蚤营自由生活，如角头蚤属、蠕形蚤属和长喙蚤属。

3. 固定型　其雌蚤终身营固定寄生生活，整个身体钻入宿主皮下，皮上仅留1小孔，借以呼吸、排泄和产卵；雄蚤营自由生活。此类型仅见于潜蚤属。

以上几种寄生类型，从生物进化的观点来看，游离型比较原始，随着对于寄生生活的适应逐渐演化为半固定型和固定型的蚤类。但从流行病学的意义来看，游离型的巢蚤耐饥能力较强，生存时间也较长，在保存和延续蚤媒病方面有较大的作用；而毛蚤吸血频繁，常转移宿主，在鼠疫等疾病的传播上有重要的意义。

（三）寄生部位

蚤在宿主体表的寄生部位，与宿主的清蚤能力和蚤便于吸血等因素有关，是蚤类适应宿主的一种表现。不同的蚤种在不同宿主体表往往有一定的寄生部位。如盲潜蚤多寄生于鼠耳周围；俊潜蚤多寄生于鼠类的肛门附近；花蠕形蚤在牦牛、黄牛多见于颈背部，而在绵羊、山羊、豺、狼等则多见于臀部和颈腹侧部；马立名（1983，1989）观察了我国北方的8种动物的13种（亚种）游离型蚤类在宿主体表的分布，发现后部多于前部，背部多于腹部；并且在实验室观察方形黄鼠蚤松江亚种和二齿新蚤在小白鼠体表的分布，发现与环境温度和在鼠体上蚤的多少有关。

（四）寻找宿主行为

实验室研究发现蚤类对光线、气流、气压、温度、空气振动、地面骚动、动物体重、动物气味和二氧化碳等化学刺激都有不同的正负趋性反应。因此寻找宿主的方法和行为也往往因种而异。这是寄生虫和宿主在长期进化过程中形成的密切联系和适应。

众所周知，蚤善跳，跳跃既能逃避敌害，又能寻找宿主；据报道人蚤的跳跃能力最强，跳跃的高度可达7cm，跳远可达31cm。Rothschild用高速摄影机观察蚤类的跳跃，发现蚤先将其中、后足整个跗节着地，跪着起跳，跳前跳后头向正好相反，在空中时身体横转，通常前足基本保持原位，其端跗节向后；中足向上竖立，与体轴成直角，其端跗节倒立向前；后足端跗节向外。蚤类各足的端跗节上生有几对侧蹠鬃和1对发达的爪。上述姿态使它前、后、左、右、上、下都各有爪和鬃，从而大大增加它抓附宿主的机会。关于蚤类跳跃的机制，Rothschild等（1975）通过对印鼠客蚤的研究报道，主要是中、后胸腹中线有1卡塔响声的机制。在蚤的后胸，前后侧片之间有1条侧脊，这侧脊的背方有侧拱，在侧拱内储存有弹性节肢蛋白（resilin），该蛋白可释放很大的能量，再与后胸背脊、侧拱和后足的基节脊所形成的力协调一致，绷紧如弦，使着物的后足转节迅速猛拉，从而弹跳而起。

第四节　生态学

蚤类是哺乳动物和鸟类的体外寄生虫，宿主动物和栖息环境又是它们直接的和最重要的生活环境。成蚤将卵产在宿主动物的巢穴及其经常栖息活动的场所。幼虫营自由生活，口器咀嚼式，营养主要依赖成蚤提供的血便。蛹不食不动，也比较耐干燥等不利条件。成蚤营寄生生活，刺吸式口器，吸食宿主动物血液；且宿主动物体表或巢穴温湿度比较适宜和稳定，因此蚤类的季节消长不十分明显。蚤类有一定的活动范围，巢穴中的蚤类长时间遇不到宿主动物可向洞口迁移。如果随宿主动物迁徙，距离较远，特别是鸟类的寄生蚤。

一、环境温、湿度对蚤的影响

蚤类是变温昆虫，其体温和新陈代谢受周围环境温度的影响。其变态发育各期的长短，除了受蚤种不同，幼虫的营养和成虫的吸血等因素的影响外，温、湿度的影响是1个极其重要的因素。一般来说在适宜的湿度条件下，蚤类在其有效发育温度范围内，温度愈高，生活史周期愈短，反之愈长。如印鼠客蚤发育的最适温度为24℃左右，最适相对湿度为80%~85%；发育的适宜温度为20~30℃，适宜相对湿度为70%以上，在此范围内世代发育所需时间随温度的升高而缩短（李树彬等，1982）。而方形黄鼠蚤松江亚种发育的最适温度为20~23℃，相对湿度为75%~85%；发育的适宜温度为15~25℃，适宜相对湿度为75%~92%，在此范围内生活史周期随温度升高而缩短(许顺等,1988)。

环境温湿度对成蚤寿命的影响很大,通常在一定范围内,温度愈高,寿命愈短;湿度愈大,寿命愈长。

蚤类是恒温动物的体外寄生虫,它对宿主体温的变化很敏感。当宿主染疫体温过高或死亡后体温骤降,它就会离开原宿主,并寻找新宿主。这一转移宿主的习性,对鼠疫等疾病的传播很重要。

二、吸血

吸血对成蚤的成熟、交配、生存、繁殖和寿命都有重要的意义。一般吸血机会愈多,寿命愈长。当蚤找不到适宜宿主吸血时,也可袭击其他的动物,Fox 等(1966)曾报道印鼠客蚤(*Xenopsylla cheopis*)和猫栉首蚤(*Ctenocephalides felis*)甚至可在冷血动物蜥蜴体上吸血。虽然吸食非适宜宿主的血液,有利于蚤延续生命,寻找新的适宜宿主,但吸食非适宜宿主的血液,对两性的生殖器官发育不利,如出现睾丸闭塞,附睾无精子,卵巢不发育等。

成蚤的吸血频率和吸血量受到蚤种、性别、蚤龄、环境温湿度和宿主动物的种类状态等多种因素的影响。马立名(1989)报道方形黄鼠蚤松江亚种吸血率明显受环境温度的影响,当温度 5~25℃范围内,吸血率随温度的升高而升高,25℃ ± 1℃吸血率最高;吸血量繁殖蚤大于新羽化蚤,雌蚤大于雄蚤。蚤类能否叮吸人血在流行病学上具有重要意义。Иофф(1941)曾用哺乳动物和鸟类的 71 种蚤在实验室进行叮人吸血实验,证明 35 种能叮人吸血。马立名(1987)、赵启福等(1991)、刘纪有等(1997)和胡晓玲等(1998)对一些鼠疫媒介或可疑鼠疫媒介蚤种叮人吸血也进行了实验,其蚤种和吸血率分别为:印鼠客蚤 42.1%~74.4%、人蚤 100%、方形黄鼠蚤松江亚种 81%、斧形盖蚤 76%、秃病蚤蒙冀亚种 94.1%、不等单蚤 34.3%~42.6%、特新蚤 54.9%、近代新蚤东方亚种 4.1%~4.5%、方叶栉眼蚤 1.1%、缓慢细蚤 21.8%~36.8%、棕形额蚤 71.1%、光亮额蚤 62.2%、原双蚤田野亚种 3.9%、短跗鬃眼蚤 30%。

三、交配与生殖

漆一鸣(1984a)以印鼠客蚤和缓慢细蚤为代表,证实新羽化的雄蚤通常要经过 1 个吸血的准备阶段以后,睾丸塞吸收,附睾通畅,才能交配;但鸟蚤新羽化后,只要温度适宜,不吸血即能交配。寄生于麻雀体上的禽角叶蚤欧亚亚种(*Ceratophyllus gallinae tribulis*)和寄生于金腰燕体上的燕角叶蚤端凸亚种(*Ceratophyllus farreni chaoi*),在实验室 25℃温度下分别把这两种新羽化的蚤放到没有宿主的玻璃瓶内,很快就发现交配,并且切片证明大量的精子已转移到雌蚤的受精囊内。

交配行为可分为三种类型,与其寄生方式相关。游离型以印鼠客蚤为例,其交配程序为:雄蚤奔爬竖起触角,并推撞雌蚤向前奔爬,雄蚤用触角夹持和扣抱雌蚤的腹侧部,然后两性生殖器会合。半固定型和固定型分别以禽角头蚤(*Echidnophaga gallinacea*)和穿皮潜蚤(*Tunga penetrans*)为例,它们雌蚤的头部已经固定在宿主的皮肤内,雄蚤无需用触角夹持雌蚤。禽角头蚤交配时,由雌蚤中、后足抱住倒立的雄蚤,雄蚤除尾部与雌蚤接合外,其身体悬于空中;而穿皮潜蚤交配则不同,雄蚤将尾部伸入皮肤小孔与雌蚤的尾部接合,身体呈直立状。

绝大多数蚤类的生殖都独立于宿主的生殖。但是 Rothschild 等(1972)发现和证明了欧洲兔蚤(*Spilopsyllus cuniculi*)和美洲兔蚤(*Cediopsylla simplex*)受宿主生殖的控制,与宿主生殖呈同步关系。她们发现这两种兔蚤的雌雄两性,只有吸食孕兔和 10 日内的新生幼兔血以后,才能发育成熟、交配和产卵。这是由于宿主血液内有较高浓度的性激素作用的结果。也是寄生虫高度进化适应宿主的一个有力例证。

四、迁徙、散布和转移

马立名(1980)研究了 30 种蚤类的跳跃能力,人蚤为跳跃冠军,♂可跳的高度为 20~70cm、♀为 10~60cm,跳远的距离♂为 5~31cm、♀为 3~26cm。体型最大的三种蚤,独狭蚤、多刺狭蚤和多刺多毛蚤的跳跃,最高和最远的距离均不超过 1cm,其余 26 种蚤跳跃高度最高不超过 10cm,跳远的距离♂最远为 20cm,♀最远为 17cm。以上研究显示,蚤类有一定的跳跃迁徙能力,而且体型愈大愈重的蚤,跳跃迁徙的能力愈弱。

蚤类可以通过自身的跳跃迁徙而散布,但是仅仅通过跳跃迁徙而散布的距离和范围是有限的。它们主要是被动的随着宿主的活动或栖息介物的带出,而迁徙和散布到远方。例如丁学良(1983)报道,用同位素 ^{32}P 标记方法观察旱獭蚤的散布,发现 14 天后最远可达 470m,29d 后可达 522m。费荣中等(1993)用 ^{125}I 标记方法观察方形黄鼠蚤松江亚种随其宿主达乌尔黄鼠的扩散范围,发现 15 天内该蚤的扩散直径为 760~780m。又有人在澳大利亚野外观察欧洲兔蚤随着野兔的散布范围,经过一年达 0.8km,二年倍之,四年远达 13km。但是如果蚤类随着宿主和交通工具的散布,则距离和范围就大得多,如具带病蚤原为欧洲的固有鼠蚤,以后随其宿主并借助于交通工具散布于世界各地,成为广布种。在我国的南方城市如苏州、上海、武汉、福州、厦门等地有过发现具带病蚤的报道。

蚤类在宿主间的转移主要是在下列情况下发生的:

1. 啮齿动物有其群居习性,个体间频繁接触;
2. 在交配季节,常有乱窜洞现象。
3. 啮齿动物死亡或长期离开洞巢。
4. 幼兽分居。
5. 同一生境内不同种类啮齿动物的洞道可纵横交叉。
6. 鸟兽同穴。
7. 猛兽猛禽经常猎食小型动物。
8. 家栖、半家栖鼠类的季节迁移。
9. 蚤密度过大。

如果上述的迁徙、散布、转移发生于带菌的蚤类,则在流行病学和动物流行病学上具有传播和扩大蚤媒病的危险。

五、蚤的种群数量和季节消长

蚤的种群数量变动一般采用成虫的指数,其中:

1. 宿主体外寄生蚤指数,适用于毛蚤。
2. 宿主空洞蚤指数以至巢内指数,适用于巢蚤。
3. 室内游离蚤指数,适用于住房畜舍的蚤类。

蚤的种群数量变动受多种因素的影响。蚤和宿主之间的关系是在长期进化过程中适应下来的。蚤不能离开宿主,其数量变化也受宿主数量变化的影响。一般地说,蚤的种群数量与其宿主的数量基本上成正比,即蚤指数和染蚤率的增减取决于其宿主数量和密度的增减。如马立名(1988)报道,1957—1959 年在吉林省大安县一直径 10km 范围的草原,连续 3 年调查达乌尔黄鼠的密度,染蚤率和其寄生的方形黄鼠蚤松江亚种和阿巴盖新蚤的指数,发现黄鼠的密度逐年增高,而其染蚤率和蚤指数随之也增高。在 1964—1965 年在吉林扶余县人为灭达乌尔黄鼠的条件下,该黄鼠的密度大幅度下降,结果发现这两种蚤的染蚤率和蚤指数也随之下降。类似的趋势亦见诸于 1959 年在吉林对黑线仓鼠和其寄生蚤,1960 年在甘肃对喜马拉雅旱獭和其寄生蚤,和 1961 年在青海对达乌尔鼠兔和其寄生蚤的调查。

李仲来等根据内蒙古自治区鄂托克旗和鄂托克前旗 1975—1989 年长爪沙鼠密度、蚤指数监测数据和该地区的 7 项气象因子(年均气温,年均相对湿度,降水,平均气压,平均地表温度,蒸发量,日照)资料,研究蚤数量与宿主数量和气象因子的关系。该研究显示,宿主数量变化导致蚤指数变化;气象因子综合影响蚤指数,其中起作用较大的依次为蒸发量、年均相对湿度、平均地表温度、年均气温等;并认为气象因子对蚤指数的影响大于对鼠密度的影响。李仲来等(1999)又根据内蒙古自治区土默特平原 1983—1985 年长爪沙鼠巢蚤、体蚤、洞干蚤指数和 6 项气象资料进行调查和分析,认为在巢蚤中月温度是影响巢秃病蚤唯一的气象因子,月蒸发量是影响秃病蚤的最重要因子。以上研究说明影响蚤类种群数量变动的主要环境因子是宿主和温湿度等气象因子。

李承毅等(1994,1996)对方形黄鼠蚤松江亚种和印鼠客蚤的实验种群进行研究,制作生命表,计算实验种群的内禀增长率、瞬时出生率、瞬时死亡率、净增殖率、平均世代时间等种群参数,为进一步了解蚤类的种群动态和特征，提供了有价值的参考。

季节消长一般指蚤类在某地一年内的发生和数量变化所表现出的季节现象。蚤类同其他昆虫一样，其种群的数量变化与季节的变化密切相关。虽然其种群的数量在不同年份可能有所不同，但其季节消长曲线的趋势通常是一致的。而媒介蚤的季节消长曲线又与蚤媒病的流行曲线相关，蚤的种群的数量的高峰之后往往伴随着蚤媒病的发病高峰。

蚤类种群的季节消长可分为以下五种类型：

1. 春季型　一般高峰出现在3~5月，例如新疆的方形黄鼠蚤阿尔泰亚种，同形客蚤，臀突客蚤等。

2. 夏季型　一般高峰出现在6~8月，我国北方多数野生啮齿动物的蚤类，例如，吉林省黑线仓鼠的寄生蚤：丛鬃双蚤指名亚种、二齿新蚤和短跗鬃眼蚤；五趾跳鼠的寄生蚤：角尖眼蚤指名亚种；草原鼢鼠的寄生蚤：凶双蚤、独狭蚤和鼢鼠纤蚤；青海省达乌尔鼠兔的寄生蚤：无棘鬃额蚤和丛鬃栉叶蚤等。

3. 秋季型　一般高峰出现在9月或稍后，例如，阿巴盖新蚤和西北的谢氏山蚤等。

4. 冬季型　一般高峰出现在晚秋至早春，例如，青海高原的花蠕形蚤，我国南方家栖鼠类的缓慢细蚤等。

5. 春秋型　一般一年内出现4~5月和8~9月2个高峰，例如方形黄鼠蚤松江亚种和蒙古亚种等。

应该指出即使同一蚤种，其分布的地区不同，或宿主不同，其季节消长出现的高峰也可能有差异。

六、生存期限

生存期限即指成蚤的寿命，一般以日为计算单位。蚤类的寿命与下列因素有关：

1. 在相同的环境条件下，不同蚤种有不同的寿命，甚至同一蚤种不同株之间的寿命也可能不相同。如小黄鼠的寄生蚤：毛新蚤和方形黄鼠蚤，虽然寄生的环境条件相同，但前者的寿命明显长于后者。又如人蚤原野株（主要寄生于旱獭）成蚤的寿命就较城镇株（主要寄生于犬）的长。

2. 蚤类的性别不同寿命也不一样，一般雌蚤的寿命明显长于雄蚤。在蚤类的实验种群和野外种群调查雌雄性比时，总是雌性稍高，其原因可能与雌蚤的寿命较长有关。

3. 环境因子，尤其是温湿度对成蚤寿命的影响很大，通常在一定范围内，温度愈高，寿命愈短；湿度愈大，寿命愈长。马立名（1992）报道方形黄鼠蚤松江亚种和二齿新蚤在温度5~35℃时，其寿命与温度呈负相关；前者相对湿度在70%±5%以下，后者相对湿度在90%±5%以下时成蚤的寿命与相对湿度呈正相关。

4. 吸血对寿命的影响。首先蚤是否吸血与对寿命影响很大，如在-2~15℃和90%~92%相对湿度下，饥饿的毛新蚤和方形黄鼠蚤分别仅能活279天和99天，但在自然吸血的状态下其平均寿命可分别达到596天和349天。于心（1986）报道，未吸血人蚤可以活125天，吸人血后可以活513天。这说明，吸血而且是有规律地吸血，能延长蚤类的寿命。其次是有的蚤类吸食非自然宿主的血，虽然能够延续生命，但往往却缩短成蚤的寿命。如人蚤如果饲养在大白鼠或豚鼠体上寿命要短得多。

5. 蚤感染鼠疫菌后，都会缩短其寿命，尤其是形成菌栓的菌栓蚤更为明显。一般情况下，菌栓蚤平均成活天数为1周左右，有的可能更短。例如在22℃时，形成菌栓的人蚤平均成活6.5天，印鼠客蚤为3.7d；在17~18℃时，具带病蚤为8.5天，毛新蚤为10.5天，方形黄鼠蚤为6.3天，同形客蚤为10.2天，秃病蚤为4.3天；在8~20℃时，谢氏山蚤为5天；在22℃时，臀突客蚤为6天。菌栓蚤的寿命与温度密切相关，温度愈高寿命愈短。例如，形成菌栓的印鼠客蚤在8℃时，平均成活4.4天，在21℃时，平均成活3天，在30℃时，平均成活仅1.2天。已感染鼠疫菌但并未形成菌栓的蚤，其寿命也明显短于未被感染的蚤，李树彬（1988）报道臀突客蚤在15~18℃下，染疫蚤平均成活26天，而未被感染的蚤平均成活45.7天。

6. 蚤类幼期如果营养不足或密度过高或环境温度过高或湿度过低等，都能缩短新羽化成蚤的寿命。

七、世代和越冬

世代即蚤类每年发生的代数。这与蚤种及其宿主和环境的温湿度有关。我国北方的多数蚤种基本上是每年一代，马立名（1995）报道，从鬃双蚤指名亚种、二齿新蚤、短跗鬃眼蚤、角尖眼蚤指名亚种、凶双蚤、独狭蚤和鼢鼠纤蚤等。而方形黄鼠蚤松江亚种和蒙古亚种一年有两代。在我国南方温度高，湿度大，适宜蚤类繁殖，因此世代数要多于北方。

蚤类的越冬，是蚤类生态学研究的1个重要课题。俄罗斯学者Bibikova等（1980）根据西伯利亚地区越冬蚤情况，将其划分为四种类型：

1. 为黄鼠蚤类，其宿主动物及寄生蚤的各个虫期都以冬眠越冬，成蚤大多没有吸血。黄鼠冬眠期间可能有间歇性苏醒现象，这样可能使其寄生蚤变得活跃，有时甚至可能吸血。但雌蚤的生殖腺并不发育，繁殖仅当宿主完全苏醒后才开始。

2. 为寄生旱獭和黄鼠体上的山蚤属蚤类，这些蚤在整个冬季所有虫态都是活跃的，但是发育缓慢。

3. 家栖不冬眠的啮齿类动物为宿主的蚤类，所有虫态在整个冬季都呈活跃状态。

4. 不冬眠的野栖啮齿类及兔形目动物为宿主的蚤类，所有虫态在整个冬季都呈活跃状态。

我国北方鼠疫的两种重要储存宿主：喜马拉雅旱獭和达乌尔黄鼠在冬天均以冬眠越冬。詹心如等（1988）对类似第2种类型的喜马拉雅旱獭寄生蚤：斧形盖蚤、谢氏山蚤和腹窦纤蚤深广亚种的越冬进行观察，发现这三种蚤均以成虫和蛹越冬。成虫在越冬期间可见到不少个体的消化道内充满了鲜红的血液，这表明它们有明显的吸血活动。

李承毅等（1994）对类似第1种类型的方形黄鼠蚤松江亚种的越冬进行了研究，发现该蚤的宿主达乌尔黄鼠的冬眠巢内温度保持在4℃以上，并且黄鼠在冬眠过程中有间歇性苏醒，这种苏醒最长可达2d，使该黄鼠的体温可回升到32℃，导致其巢穴内小环境的温度上升，从而使成蚤得以吸血、交配、产卵。在宿主还没有出蛰以前，大部分成虫已经具备繁殖能力，其中一部分雌蚤已经产过卵。并且在离体模拟实验中，也得到证实。

Helen等（1983）在越冬的温度低于0℃条件下研究了一种燕角叶蚤（*Ceratophylus idius*）体内的新陈代谢情况，发现该蚤体内可以作为冷冻保护剂的甘油等的含量有显著地增加，而糖原的含量则明显下降，这一结果与其他冬眠昆虫的研究结果类似。

而李承毅等（1994）比较和分析了越冬及正常条件下的方形黄鼠蚤松江亚种的雌蚤成虫的新陈代谢，发现其体内脂肪及糖原含量上没有显著差异；而海藻糖、蔗糖及总糖含量越冬蚤明显高于正常蚤；甘油含量则正常蚤高于越冬蚤。这说明该蚤不存在滞育现象。

以上研究说明不同的蚤种越冬的情况不同，而且与其宿主的越冬状态密切相关。这是蚤类长期适应环境，并和其宿主长期协同进化的结果。

第五节 中国重要种类

蚤类与人畜的疾病关系，有直接和间接危害。作为间接危害，蚤类可传播细菌、立克次体、病毒和绦虫等病原体。其中鼠疫是烈性传染病，为国际交通贸易的检疫对象，备受各国的重视。全世界已知能自然感染、人工感染和实验室能传播鼠疫的蚤类总共200余种或亚种，我国各鼠疫自然疫源地内发现自然感染鼠疫的蚤为21属49种或亚种，其中少数属于家鼠、人、畜的寄生蚤如印鼠客蚤、不等单蚤、缓慢细蚤、人蚤和猫栉首蚤，多数则寄生于鼠疫自然疫源地的野生啮齿动物，特别是黄鼠、旱獭、沙鼠，确定为重要媒介有同形客蚤、方形黄鼠蚤、谢氏山蚤、斧形盖蚤、细钩盖蚤、秃病蚤蒙冀亚种、二齿新蚤、近代新蚤东方亚种、特新蚤指名亚种、棕形额蚤、原双蚤田野亚种、直缘双蚤指名亚种和光亮额蚤。

一、中国蚤类的重要种类

(一) 人蚤

1. 种名 人蚤（*Pulex irritans* Linnaeus，1758）；别名：致痒蚤。

2. 形态 头、胸、腹皆无栉，眼大而圆，色深，眼鬃1根，位于眼的下方。下唇须4节，约达前足基节的3/4。后头鬃1根，位于亚后缘的腹侧。中胸侧板狭窄，后胸侧拱发达，侧杆短粗。后胸后侧片上鬃12~14

根，呈2列。后足基节内侧具小刺鬃6~20根，呈不规则排列；后足第2跗节的端长鬃，可达第5跗节的1/2~4/5处。仅1根发达的臀前鬃。♂抱器突起具3个（p1、p2、p3），p1较宽大，边缘密生细鬃，呈半环形，盖于p2和p3之外，p2和p3相并成钳形。第9腹板前后臂约等长，呈V字形。♀第7腹板后缘具1深凹，凹陷内侧具有明显的骨化，受精囊头部较大而圆，色较深，尾部呈腊肠状（图24-18）。

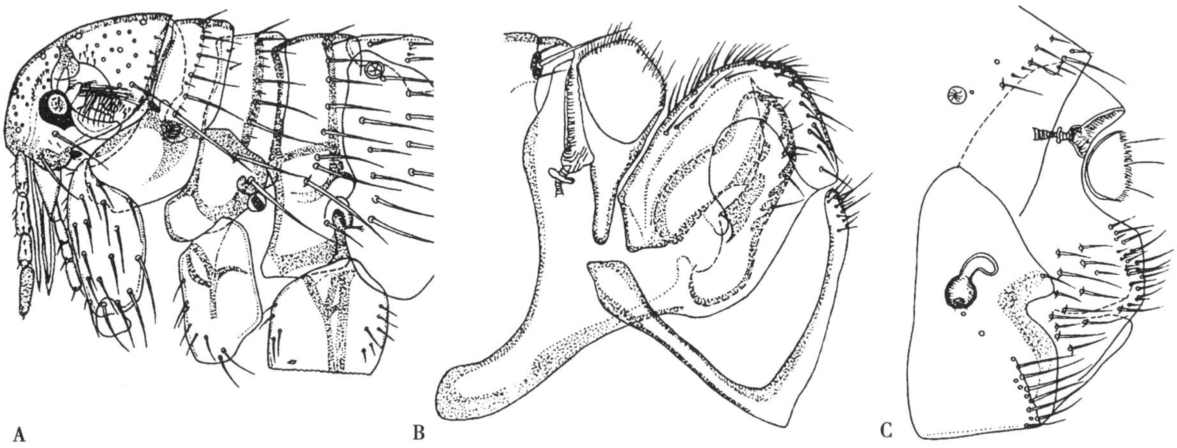

A.♀头、胸及第1腹节背板；B.♂变形节；C.♀变形节。

图24-18　人蚤（*Pulex irritans*）

3. 生活习性　人蚤属巢蚤型跳蚤，主要孳生于人的住房和动物栖息场所。雌蚤每次产卵2~4个，产卵时间可延续3~6个月，一生可产卵540个。在25℃±0.5℃和80%±5% R.H.（幼期），50%~70%R.H.（成虫期）的恒温恒湿和有利的营养条件下，各发育期平均为：卵期3d，幼虫期6.9~7.7天，茧蛹期8.2~8.7天，一世代约需18天。人蚤在较低的温度和近饱和湿度的条件下，不吸血者能活125天，吸血者能活513天。人蚤跳跃能力在蚤类中为最强，跳高可达70cm，跳远可达31cm。

人蚤的季节消长和发生指数，在全国随地区和季节而不同。其高峰时期，在浙江为春夏；在哈尔滨为7~8月；在广东雷州半岛为1~2月；在云南有2个高峰，7月为最高峰，3月为次高峰。

4. 宿主　人蚤是广宿主型跳蚤，除人外，人蚤寄生鸟、兽15目、77属、130种或亚种。在我国据不完全统计也有36种之多，其中主要宿主为人、狗、狼、狐、猞猁、獾、鼬、旱獭、猫、兔、猪等。人蚤可分为城镇株和原野株；城镇株主要寄生于人和家畜体上，而原野株主要寄生在旱獭和野生食肉动物体上。

5. 与疾病的关系　人蚤是鼠疫的重要传播媒介，曾经多次从鼠疫流行地区的人蚤体内分离出鼠疫菌，其可以感染和传播鼠疫早由法国学者证明。

人蚤是犬复孔绦虫，缩小膜壳绦虫和微小膜壳绦虫的中间宿主。人蚤对人畜的叮咬力强，干扰也大，对叮咬过敏者奇痒无比，可出现红斑、丘疹，严重者可引起过敏性皮炎，抓破后可引起继发感染。

6. 地理分布　人蚤为世界广布种，中国各省区均有分布。

（二）长吻角头蚤

1. 种名　长吻角头蚤（*Echidnophaga oschanini* Wagner，1930）。

2. 形态　体较小，额内增厚较宽，额角不特别突出，后头叶明显，后头部有粗长鬃2根。小颚须第2节明显长于第3节。各足跗节具4对侧蹠鬃，第4对较小，第2对与第1、3对的距离相近，通常仅有1根亚端蹠鬃。♂抱器突起大而明显，可动突2个，较小仅约为不动突之半。♀受精囊特别大，其孔亦大，位于受精囊顶端（图24-19）。

3. 生活习性　不详。

4. 宿主　大沙鼠、子午沙鼠、短耳沙鼠、柽柳沙鼠、达乌尔鼠兔、长尾黄鼠、灰仓鼠、长耳跳鼠等。

5. 与疾病的关系　可自然感染鼠疫菌。

6. 地理分布　国外分布于俄罗斯、蒙古；国内分布于河北、内蒙古、陕西、甘肃、宁夏、新疆。

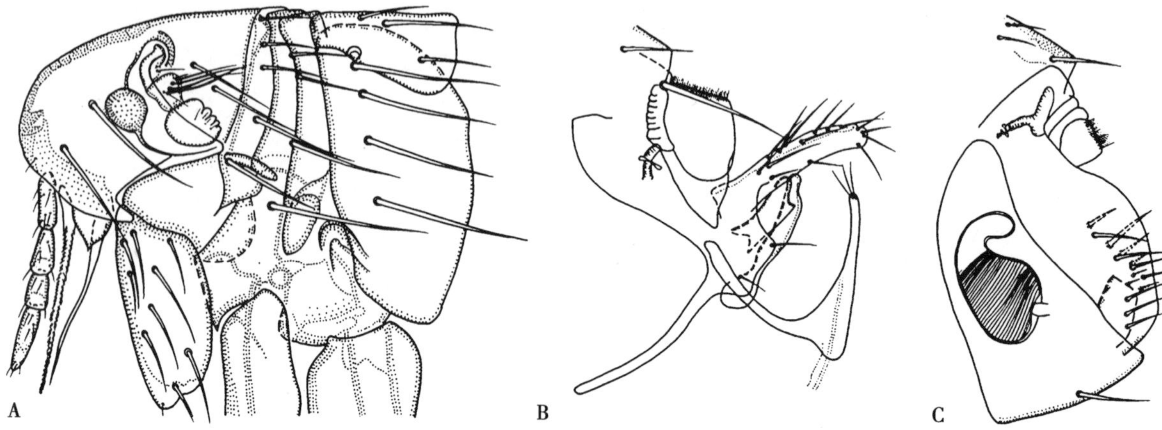

A. ♂头、胸及第 1 腹节背板;B. ♂变形节;C. ♀变形节。

图 24-19 长吻角头蚤(*Echidnophaga oschanini*)

(三)猫栉首蚤指名亚种

1. 种名 猫栉首蚤指名亚种[*Ctenocephalides felis felis*(Bouche,1835)];别名:猫蚤。

2. 形态 额缘倾斜,为长头型。额前缘内增厚呈棒状,较长。眼发达,大而色深,眼鬃位于眼前方,眼鬃列由 2 根鬃组成。后头鬃包括后头缘鬃 3 列:1,1,5~6 根。下唇须 5 节,末端达前足基节的 4/5~3/5 处。具有颊栉和前胸栉,颊栉一般 8 根栉刺,第 1 刺略短于第 2 刺,约达第 2 刺的 4/5。前胸栉刺 16~17 根。♂第 9 背板前内突略呈方形,柄突细长,其末端一般不明显膨大。抱器 p1 较宽长,具侧鬃 5~9 根。分布范围超出该突的中线以下。可动突较小,呈三角形仅位于 p1 的基腹缘下方。第 9 腹板前臂较长,后臂端腹缘略膨大。♀第 7 腹板后缘略凹,受精囊头部较短,从背缘到后缘较圆,而腹缘较直,尾部长于头部(图 24-20)。

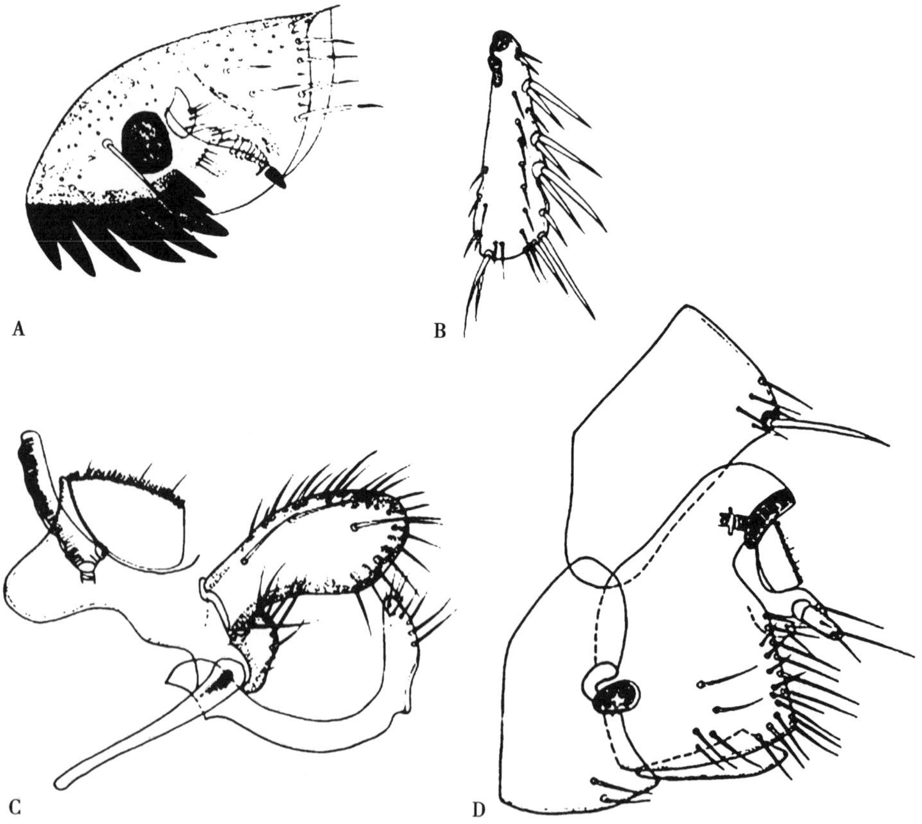

A. ♀头;B. 后足胫节;C. ♂变形节;D. ♀变形节。

图 24-20 猫栉首蚤指名亚种(*Ctenocephalides felis felis*)

3. 生活习性 在温度 23℃ ± 1℃、相对湿度 85% ± 5% 的实验条件下观察，猫栉首蚤由卵到成虫的发育时间为 24.8（18~29）天，每只雌蚤一生可产卵 778.9 粒，日均产卵 5.7 粒。饥饿蚤存活时间为 18.1（12~24）天，正常饲养蚤存活时间为 122.7（33~245）天。陈平平（2007）报告猫栉首蚤每日最高时的吸血频度可达 12 次。试验动物喂食猫栉首蚤，卵期 2.6 天 ±0.8 天新羽化的猫栉首蚤在温度相同时，随着相对湿度的增加，存活时间延长；在湿度相同时，温度越高猫栉首蚤的存活时间越短。康东梅（2017）报告用试验动物喂食猫栉首蚤，猫栉首蚤卵期为 2.6 天 ±0.8 天、幼虫期 12.4 天 ±1.3 天、蛹期 3.7 天 ±0.7 天。

猫栉首蚤寻找宿主动物主要依靠其卓越的跳跃能力，在一定的距离内具有迁徙能力，在较小范围内转换宿主动物，但更多的情况下随宿主动物或交通工具被动迁徙。

4. 宿主 食肉类动物如：家猫、家犬、野猫、狐狸、貉等。其次要或偶然宿主为啮齿类如黄胸鼠、家兔、野兔等。

5. 与疾病的关系 从猫栉首蚤指名亚种体内曾分离出鼠疫菌，由于其传播鼠疫的能力较低，不是鼠疫的重要媒介，但可能是鼠型斑疹伤寒的重要媒介。该蚤也是犬复孔绦虫的中间宿主，在其体内曾分离出巴尔通体。对人畜及宠物的叮刺吸血，骚扰大，可引起严重的皮炎。据统计，我国 59% 的家庭拥有猫狗等宠物，猫的蚤感染率为 85.8%，狗的蚤感染率为 59.2%。

6. 地理分布 猫栉首蚤指名亚种，原为古北界的蚤，后随着其宿主的活动渐成为世界广布种。在我国迄今除青海、西藏尚未发现外，其余各省区均有报道。

（四）印鼠客蚤

1. 种名 印鼠客蚤［*Xenopsylla cheopis*（Rothschild，1903）］；别名：开皇客蚤。

2. 形态 身体短圆形，几丁质化较浅，头、胸和腹节上无栉。眼鬃位于眼前方，后头鬃包括后头缘鬃 3 列，1、1、5~6 根。前足和中足第 5 跗节上具 3 根亚端刺形鬃，后足第 5 跗节上具 2 根亚端刺形鬃。♂抱器第 1 突起（p1）短宽，略呈三角形，背缘具鬃 8~9 根，第 2 突起（p2）狭长，成细指形。♀第 7 腹板后缘略呈弧形，受精囊呈 U 形，尾部基段稍大于头部的宽度（图 24-21）。

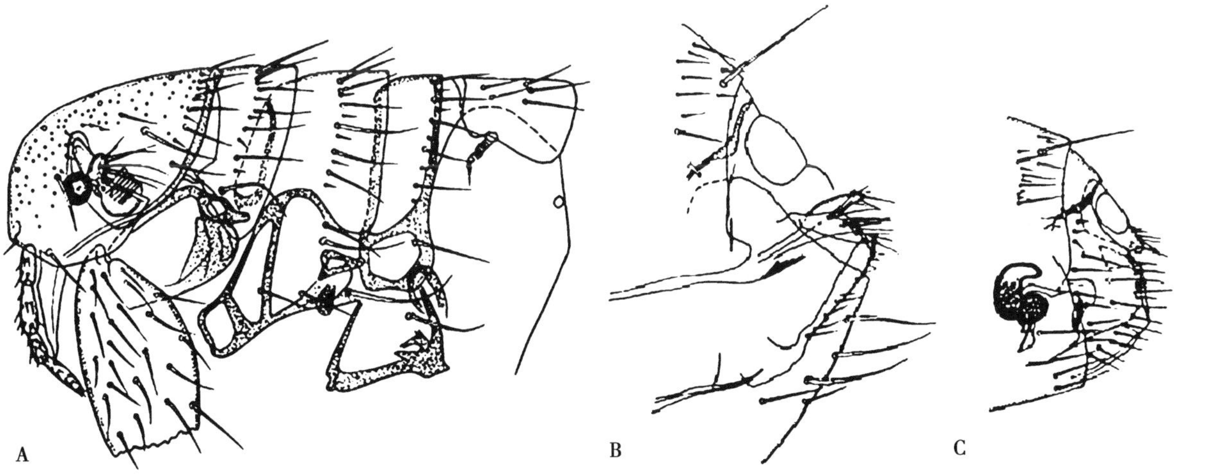

A.♀头、胸及第 1 腹节背板；B.♂变形节；C.♀变形节。

图 24-21 印鼠客蚤（*Xenopsylla cheopis*）

3. 生活习性 印鼠客蚤吸血频率较高，栖息鼠体的百分比较多，一般认为是毛蚤型。雌性成虫在充分吸血的条件下每日可产卵 2~10 个，一生可产卵 300~400 个。在实验室温度 25℃ ± 1℃，相对湿度 75% ± 5%，并用人工膜喂血的条件下，印鼠客蚤生活史的全过程，雌蚤平均为 26.2 天，雄蚤为 31.5 天。

印鼠客蚤的季节消长和发生指数，在全国随地区和季节而不同。其高峰时期，在广东雷州为 4~6 月，福建为 6~8 月，云南 7~10 月，而东北地区为 8~9 月。

4. 宿主 在我国印鼠客蚤的宿主有近 20 种，但主要为啮齿目和食虫目动物。主要宿主为家栖或半家栖的黄胸鼠、褐家鼠和黑家鼠等。次要和偶然宿主有达乌尔黄鼠、黑线仓鼠、黑线姬鼠、齐氏姬鼠、小家鼠、针毛鼠、黄毛鼠、社鼠、大足鼠、大绒鼠、赤腹松鼠、臭鼩、树鼩、家猫、家兔、家犬和黄鼬等。

5. 与疾病的关系 印鼠客蚤是世界公认的家鼠鼠疫和人间鼠疫的最重要的传播媒介，也是鼠型斑疹伤寒的主要传播媒介。此外它还是缩小膜壳绦虫和微小膜壳绦虫的中间宿主，并且发现还可感染旋毛虫。

6. 地理分布 印鼠客蚤是世界广布种。据 Jordan 和 Rothschild 推测其原产地可能是中东尼罗河流域，随着人类的经济活动和交通的发展，印鼠客蚤同其宿主一道广布。我国除西藏和宁夏尚未发现外，其余各省、自治区都有发现和记载。

（五）同形客蚤指名亚种

1. 种名 同形客蚤指名亚种［*Xenopsylla conformis conformis*（Wagner，1903）］

2. 形态 头、胸和腹节上无栉。头型较长，眼大，眼鬃位于眼前方，后头鬃包括后头缘鬃 2 列，1、5 根。下唇须较短，约达前足基节的 2/3；前足第 2 跗节上有 3 根端鬃伸至第 4 跗节的下方，其中有 1 根可伸至第 5 跗节的下方。前足第 5 跗节上有 2 根亚端刺形鬃。♂抱器上有 3 个突起（p1、p2、p3），p1 较宽，端缘有 3 根粗长鬃；p2 较窄，低于 p1；p3 约为 p1 长之半。♀第 7 腹板后缘呈弧形；受精囊头部略呈扁圆形，尾基部较宽而后渐细（图 24-22）。

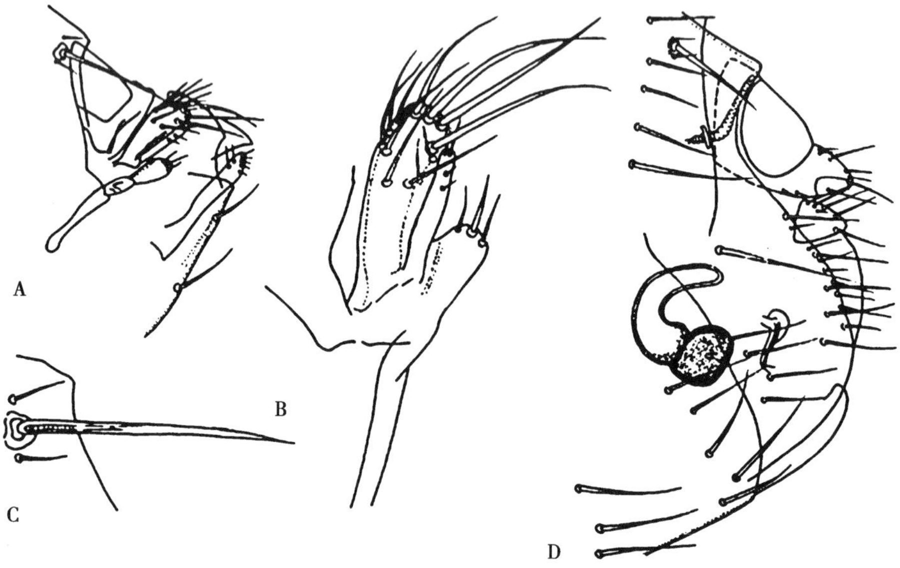

A. ♂变形节；B. ♂上抱器；C. ♂第 7 背板突起；D. ♀变形节。

图 24-22 同形客蚤指名亚种（*Xenopsylla conformis conformis*）

3. 生活习性 该蚤主要寄生于沙鼠亚科动物，在新疆的季节消长呈明显的双峰型，3~4 月最高峰，5 月份开始下降，6~7 月最低，8 月份再回升。

4. 宿主 子午沙鼠、柽柳沙鼠、红尾沙鼠、大沙鼠、郑氏沙鼠、短耳沙鼠、达乌尔黄鼠、五趾跳鼠、长耳跳鼠、大仓鼠、灰仓鼠、小家鼠、大耳猬。

5. 与疾病的关系 在俄罗斯，该蚤有自然感染鼠疫的记载，在我国内蒙古、宁夏长爪沙鼠体上采到的本亚种均曾有自然感染鼠疫的报告。该亚种被认为是内蒙古鄂尔多斯高原长爪沙鼠鼠疫疫源地的重要媒介蚤种。

6. 地理分布 本亚种在国外分布于俄罗斯、阿富汗、蒙古和伊朗等国。国内分布于山西、内蒙古、陕西、甘肃、青海、宁夏和新疆等。

（六）簇鬃客蚤

1. 种名 簇鬃客蚤（*Xenopsylla skrjabini* Ioff，1928）

2. 形态 ♀眼较小，下唇须长可达前足基节端部，下颚须第 2 节长度与中足第 1 跗节近乎等长。后足股节外侧具 2 根亚端腹鬃，后足胫节第 4 对和第 5 对背缘鬃之间通常具 1 根粗鬃和有时 1 根细毛，后足第 2 跗节上有 3 根长端鬃超过第 4 跗节末端。♂第 8 腹板每侧具有 1 簇约 8 根鬃的鬃丛；抱器上有 3 个突起紧靠在一起，p1 呈棒状，具 3 根粗长鬃，其下位 1 根最为粗长，p2 比 p1 略长，p3 比 p1 略短。♀第 7 腹板每侧具 2(3)根鬃，受精囊头部小而圆，头部与尾部交界处的收缩较深(图 24-23)。

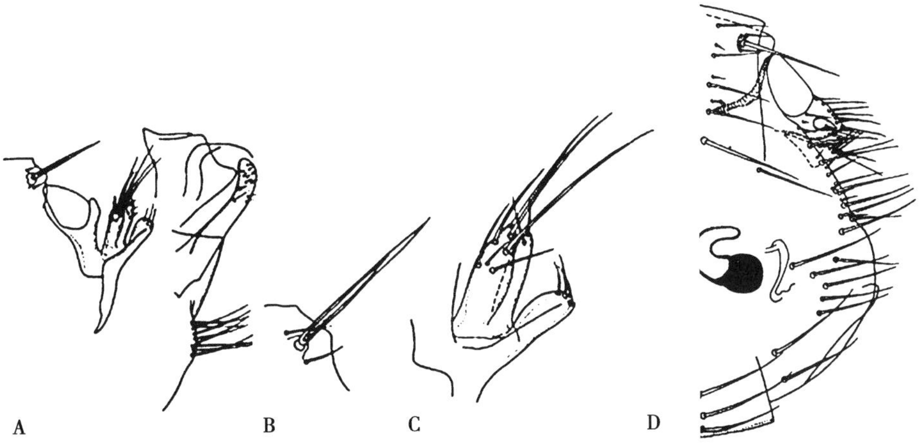

A. ♂变形节及阴茎端；B. ♂第 7 背板突起；C. ♂上抱器；D. ♀变形节。

图 24-23　簇鬃客蚤(*Xenopsylla skrjabini*)

3. 生活习性　不详。

4. 宿主　大沙鼠、子午沙鼠、柽柳沙鼠、红尾沙鼠、长爪沙鼠、五趾跳鼠、灰仓鼠、小家鼠。

5. 与疾病的关系　曾分离出鼠疫菌，而且试验感染也获得成功。

6. 地理分布　分布于内蒙古、甘肃、新疆。

(七) 臀突客蚤

1. 种名　臀突客蚤(*Xenopsylla minax* Jordan, 1926)

2. 形态　头部宽圆，无额突。后足胫节及第 1 跗节无异常的长鬃。♂第 7 背板后缘在臀前鬃后方有明显突起；抱器 3 突起之间很清楚的分开；p1 的长度约为宽度的 4 倍，p2 和 p3 比略短于 p1。♀第 7 腹板每侧具 4 根鬃，受精囊头部小而圆，头尾之间的收缩较深(图 24-24)。

3. 生活习性　臀突客蚤从亲代成虫产卵到子 1 代成虫产卵，完成 1 个生活史周期共历经(40~45)d；在新疆的季节消长为 3~5 月份密度最高，6 月份开始下降，9 月份时最低。

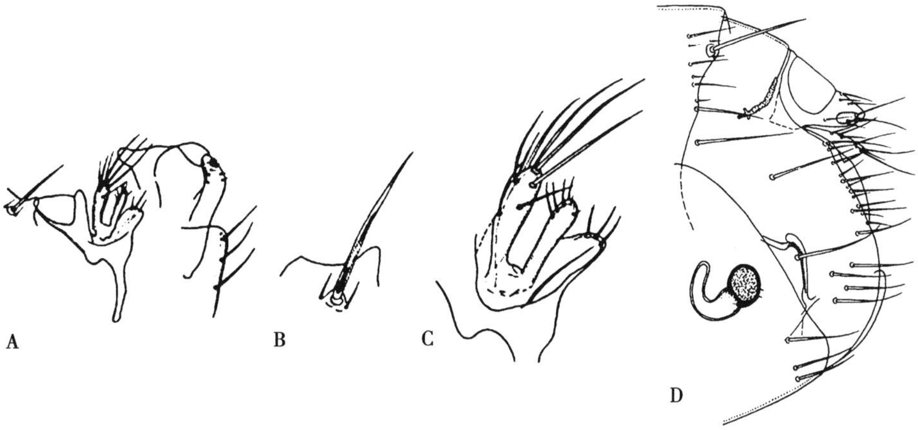

A. ♂变形节；B. ♂第 7 背板突起；C. ♂上抱器；D. ♀变形节。

图 24-24　臀突客蚤(*Xenopsylla minax*)

4. 宿主 大沙鼠、红尾沙鼠、子午沙鼠、柽柳沙鼠、长爪沙鼠、五趾跳鼠、小家鼠、小毛足鼠、灰仓鼠、鼬、野兔、狐。

5. 与疾病的关系 可自然感染鼠疫菌。

6. 地理分布 国外分布于哈萨克斯坦。国内分布于内蒙古、新疆。

（八）野韧棒蚤

1. 种名 野韧棒蚤[*Lentistivalius ferinus*（Rothschild，1908）]

2. 形态

前列额鬃5（6）根，至少下位2（3）根达到额前缘并呈亚刺形。前胸背板短，仅为背刺的1/2。♂抱器可动突腹缘鬃穗分布只在可动突体部腹缘的中段，不达端棒。端棒的长度约为可动突体部约1/3。第9腹板后臂的端侧叶略膨大，其后缘有细鬃6（7）根。端后叶向后延伸近心形，后缘刺鬃较长，共7~9根，成1列。♀第7腹板后缘的中叶较圆，明显短于背叶和腹叶（图24-25）。

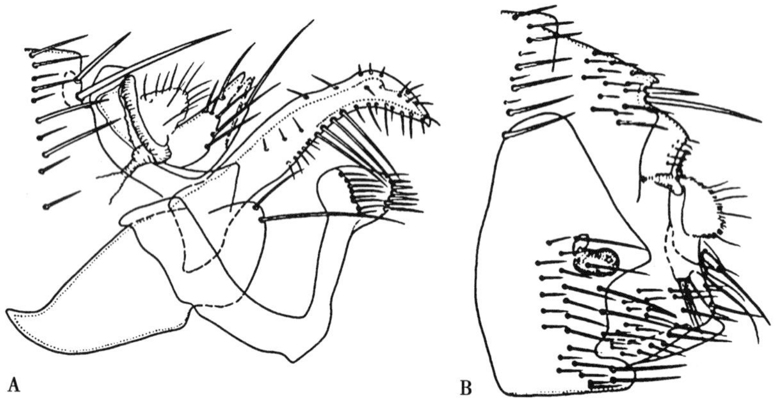

A. ♂变形节；B. ♀变形节。

图24-25 野韧棒蚤（*Lentistivalius ferinus*）

3. 生活习性 不详。

4. 宿主 臭鼩、黄胸鼠、褐家鼠、斯氏家鼠、小家鼠、四川短尾鼩。

5. 与疾病的关系 在云南家鼠鼠疫动物病流行时，可自其体内分离到鼠疫菌。

6. 地理分布 国外分布于尼泊尔、印度、斯里兰卡。国内分布于云南。

（九）无孔微棒蚤

1. 种名 无孔微棒蚤（*Stivalius aporus* Jordan et Rothschild，1922）

2. 形态 额缘成均匀的弧形，前列额鬃不接近额缘，亦不成亚刺形。下唇须5节，至少可达前足基节的4/5处。前胸栉刺24（22~26）根，背刺与前胸背板大致等长。后足胫节亚背缘有粗壮鬃，与切刻内者顺列，在末2/3段内形成胫假栉。♂抱器可动突背、腹缘近直，第9腹板后臂端叶较宽。♀第7腹板后缘中叶不短于腹叶。交配囊管部很长，内壁有明晰的环纹和骨化脊，袋部曲卷成螺形，受精囊有明显的背峰（图24-26）。

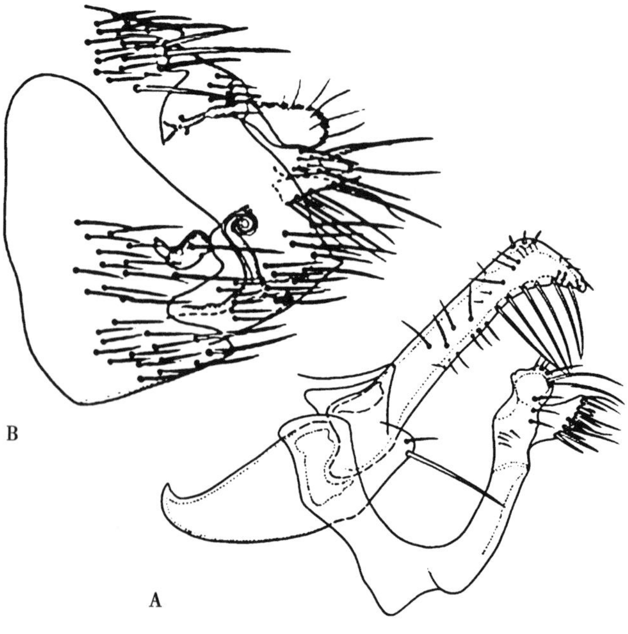

A. ♂变形节；B. ♀变形节。

图24-26 无孔微棒蚤（*Stivalius aporus*）

3. 生活习性　不详。

4. 宿主　黄胸鼠、锡金小鼠、卡氏小鼠、青毛鼠、板齿鼠。

5. 与疾病的关系　可自然感染鼠疫菌，可能是鼠疫传播的媒介之一。

6. 地理分布　国外分布于印度、缅甸、泰国、尼泊尔。国内分布于广东、广西、云南、台湾。

（十）叶状切唇蚤突高亚种

1. 种名　叶状切唇蚤突高亚种（*Coptopsylla lamellifer ardua* Jordan et Rothschild，1915）；别名：拉米刺蚤。

2. 形态　唇基短而强度骨化，其上缘与额部之间被 1 横沟所切割，上部呈锥状。全体无栉，背板无端小刺。♂抱器突被 1 深沟分为前后两叶，其后叶顶端远位于可动突中点之上。可动突上前端呈鸟嘴形，其前缘角突一般位于中点，后缘圆凸，在中点附近具 2 根长鬃。♀有 2 个受精囊，2 个同样发达（图 24-27）。

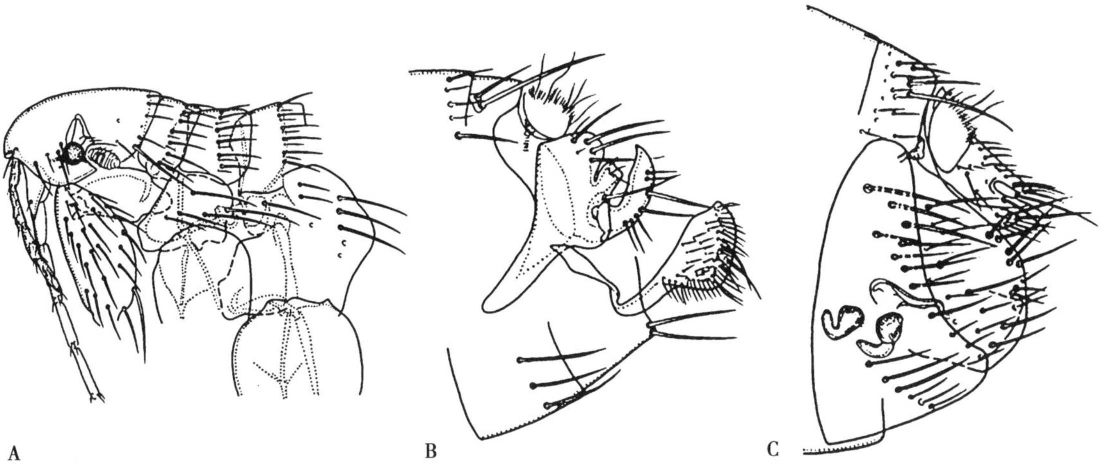

A. ♀头及胸第 1 腹节背板；B. ♂变形节；C. ♀变形节。

图 24-27　叶状切唇蚤突高亚种（*Coptopsylla lamellifer ardua*）

3. 生活习性　不详。

4. 宿主　大沙鼠、子午沙鼠、长爪沙鼠、红尾沙鼠、柽柳沙鼠、达乌尔黄鼠、灰仓鼠。

5. 与疾病的关系　可自然感染鼠疫菌，可能是鼠疫传播的媒介之一。

6. 地理分布　国外分布于哈萨克斯坦。国内分布于内蒙古、甘肃、青海、宁夏、新疆。

（十一）二齿新蚤

1. 种名　二齿新蚤［*Neopsylla bidentatiformis*（Wagner，1883）］

2. 形态　额突较明显，位于额缘中部，额鬃 5~7 根。眼退化，眼鬃列 3~4 根鬃。后头鬃包括后头缘鬃，3 列，前 2 列均为 4~8 根。下唇须末端大约达到前足基节的 3/4。颊栉由 2 根在基部交叉的栉刺组成。前胸背板具 2 列鬃，前胸栉刺 17~20 根。后足基节内侧前下方处具成丛的小鬃，不呈刺形。臀前鬃 3 根。♂第 8 背板前缘呈齿状前突。第 8 腹板略呈三角形，后角钝圆，前缘有指状前突。不动突前叶较小后叶宽大，可动突略呈圆锥形。第 9 腹板前臂后端角呈指状后突，后臂端部膨大，在后腹缘处的刺鬃可分两组，近基部的一组短刺鬃 4~6 根，近端部的一组较长刺鬃 8~9 根。阳茎钩突较宽大，后端角略呈钩状。第 7 背板主鬃列在气门下无鬃，第 7 腹板后缘背叶呈指状后凸。受精囊头部略呈筒形，尾部较细稍长于头部（图 24-28）。

3. 生活习性　二齿新蚤基本上属于巢蚤型。其季节消长在达乌尔黄鼠体上有 4 月和 9 月 2 个高峰，而在达乌尔黄鼠巢穴内只有 7 月 1 个高峰。在林区、森林草原、草原、荒漠草原、丘陵、高原以及农垦区和城市周围的各种生境几乎都有分布。

4. 宿主　二齿新蚤的宿主范围很广，包括寄生于野栖、半野栖和家栖的啮齿动物：黑线仓鼠、大仓鼠、长尾仓鼠、灰仓鼠、达乌尔黄鼠、长爪沙鼠、狭颅田鼠、东方田鼠、东北鼢鼠、草原鼢鼠、西伯利亚旱獭、喜马拉雅旱獭、黄兔尾鼠、五趾跳鼠、三趾跳鼠、小毛足鼠、褐家鼠、小家鼠等；兔形目的达乌尔鼠兔、红耳鼠兔；食肉类的艾鼬。

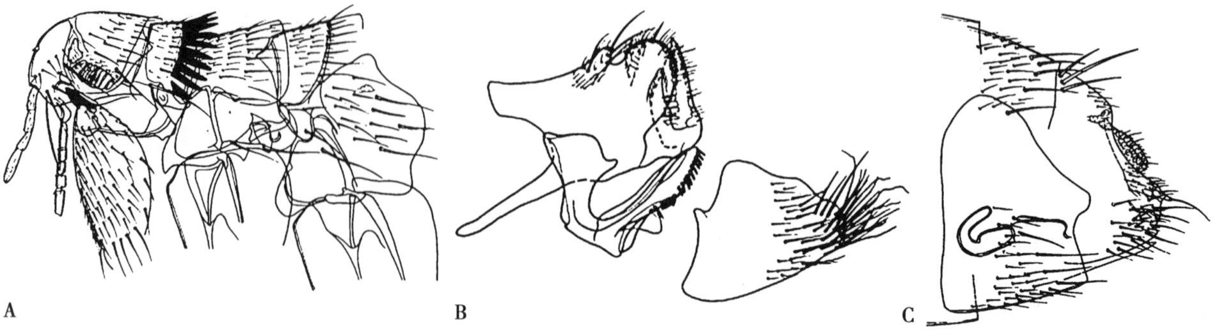

A. ♀头及胸;B. ♂变形节及第 8 腹板;C. ♀变形节。

图 24-28 二齿新蚤(*Neopsylla bidentatiformis*)

5. 与疾病的关系 由于二齿新蚤分布广,宿主多,也能叮人吸血,并且在吉林、内蒙古和青海等地区曾经多次从其体内分离出鼠疫菌,被认为是重要的鼠疫媒介蚤种。

6. 地理分布 国外分布于俄罗斯、蒙古、朝鲜;我国分布于河北、山西、内蒙古、辽宁、吉林、黑龙江、山东、四川、陕西、甘肃、青海和宁夏等省份。

(十二) 红羊新蚤

1. 种名 红羊新蚤(*Neopsylla hongyangensis* Li, Bai et Chen, 1986)

2. 形态 额突发达,呈齿状,位于额缘中部,额鬃 1 列 6(7)根;眼鬃列 4 根鬃;下唇须末端约达到前足基节的 3/4。前胸栉刺 18(19)根;后足基节内侧近前缘有短鬃 15~27 根。♂第 8 腹板前缘中段有结节突,背缘斜行,后缘狭窄,略呈截形;第 9 腹板前臂的背缘平直,后缘有 1 角状突,肘部腹缘有 1 向后伸出的瓶形腹小臂。♀第 7 腹板后缘后上突明显,其末端或钝或锐有变异,侧鬃主鬃列前方有小鬃 11~22 根。受精囊头部圆形,管部长而直(图 24-29)。

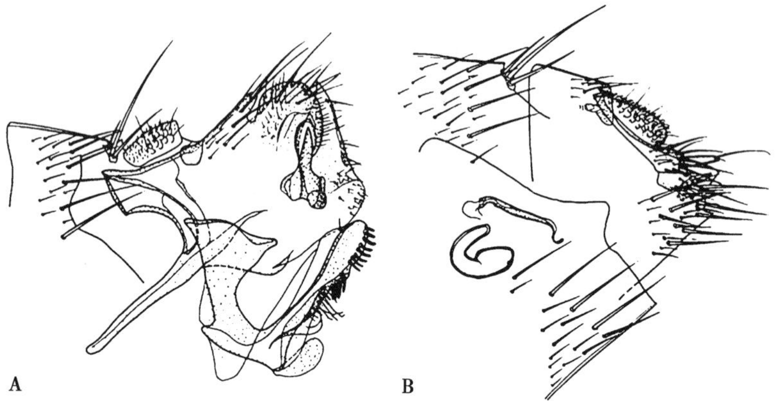

A. ♂变形节;B. ♀变形节。

图 24-29 红羊新蚤(*Neopsylla hongyangensis*)

3. 生活习性 不详。

4. 宿主 朝鲜姬鼠、长尾仓鼠、间颅鼠兔、褐家鼠。

5. 与疾病的关系 可自然感染鼠疫菌。

6. 地理分布 国内分布于青海、宁夏。

(十三) 阿巴盖新蚤

1. 种名 阿巴盖新蚤(*Neopsylla abagaitui* Ioff, 1946)

2. 形态 额突位于额缘的下 2/5,额鬃列 4~6 根;眼鬃列 4 根鬃、但近眼鬃的 1 根鬃稍小于额鬃;下唇须末端约达到前足基节的 2/3~3/4。前胸栉刺 17~20 根,背方栉刺稍长于其前之背板;后足基节内侧近前缘有 25 根小鬃。♂第 8 腹板近后缘处密生许多中等长度的鬃,其中部分端部扭曲;第 9 腹板前臂前缘呈舌状前凸,端缘较平。♀第 7 腹板后缘背叶的形状变异较大,腹板上有 1 列长鬃共 6(5~8)根,其前有短鬃 6~11 根。受精囊头部较短,尾部长约为头部的 2 倍(图 24-30)。

3. 生活习性　不详。

4. 宿主　达乌尔黄鼠、长尾仓鼠、黑线仓鼠、五趾跳鼠、松田鼠、白尾松田鼠青海亚种、草原鼢鼠、长爪沙鼠、达乌尔鼠兔、黄兔尾鼠。

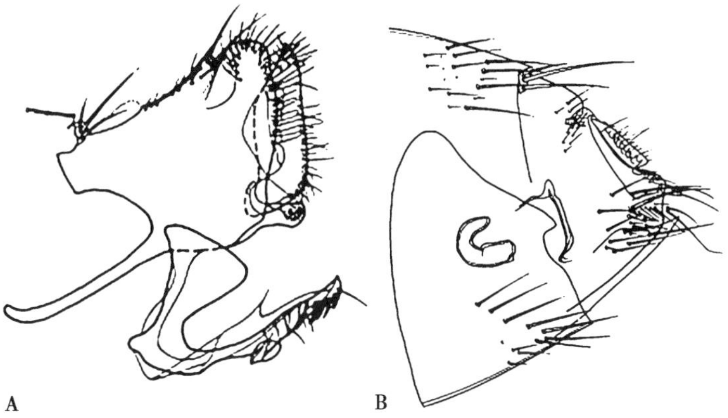

A. ♂变形节;B. ♀变形节。

图 24-30　阿巴盖新蚤(*Neopsylla abagaitui*)

5. 与疾病的关系　可自然感染鼠疫菌,由于广布于我国北方,是黄鼠巢穴主要寄生蚤之一,可能在黄鼠鼠疫疫源地的保持中起一定的作用。

6. 地理分布　国内分布于河北、山西、内蒙古、辽宁、吉林、黑龙江、四川、陕西、甘肃、青海、宁夏。

(十四) 宽新蚤

1. 种名　宽新蚤(*Neopsylla mana* Wagner,1927)

2. 形态　额突较小,位于额缘中央至下 1/3,额鬃列 4~7 根;后头鬃 3 列,依次为 4~7、5~8 和 6~8 根鬃;下唇须末端约达到前足基节的 2/3 处。前胸栉刺共 18(17~20)根,前胸背板 2 列鬃;后足基节内侧近前缘有 20 根小鬃。♂第 8 腹板背缘呈细齿状,后缘下段近腹侧呈角状后突,角突亚背缘处有长鬃 6~12 根;第 9 腹板前臂前缘仅肘部有指状突出,后缘近端处有 1 羊角状骨化深的突起,第 9 腹板后臂较细,末端膨大。♀第 7 腹板后缘背叶宽而短,背叶下微向内凹,腹板上有长鬃共 5~8 根。受精囊尾部长约为头部的 2 倍,交配囊较短(图 24-31)。

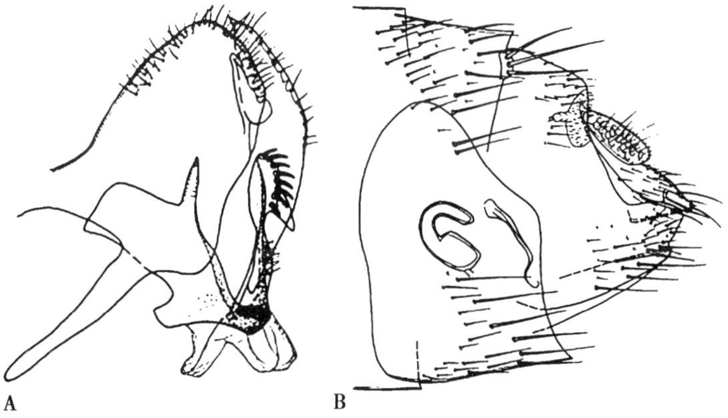

A. ♂变形节;B. ♀变形节。

图 24-31　宽新蚤(*Neopsylla mana*)

3. 生活习性　不详。

4. 宿主　长尾黄鼠、灰旱獭、白尾松田鼠、藏仓鼠、红背鼾、小林姬鼠、蹶鼠。

5. 与疾病的关系　可自然感染鼠疫菌。

6. 地理分布　国外分布于俄罗斯、哈萨克斯坦、蒙古;国内分布于甘肃、青海、新疆。

(十五) 近代新蚤东方亚种

1. 种名　近代新蚤东方亚种(*Neopsylla pleskei orientalis* Ioff et Argyropulo,1934)

2. 形态　额突明显,位于额缘下 1/3 处,额鬃 5~6 根。眼退化,眼鬃列 4 根鬃。后头鬃包括后头缘鬃,3 列,5~6、5~7 和 6~7 根。下唇须末端约达前足基节的 2/3。颊栉由两根在基部交叉的栉刺组成。前胸背板具两列鬃,前胸栉刺 18~20 根。后足基节内侧近前缘处有 20 多根细鬃。臀前鬃 3 根,中位者发达。♂第 8 腹板略呈三角形,后缘分成背腹两叶,腹叶膜质状。不动突前叶较小后叶宽大端圆,可动突略呈长圆锥形,端尖,后缘弧形,后缘下段无凹陷。第 9 腹板后臂端部较细,腹缘内侧有 14~17 根亚刺鬃。阳茎钩突略呈肾形。♀第 7 腹板后缘背叶突起较发达。受精囊头部略呈筒形,尾部较细,其长度约为头部的 2 倍(图 24-32)。

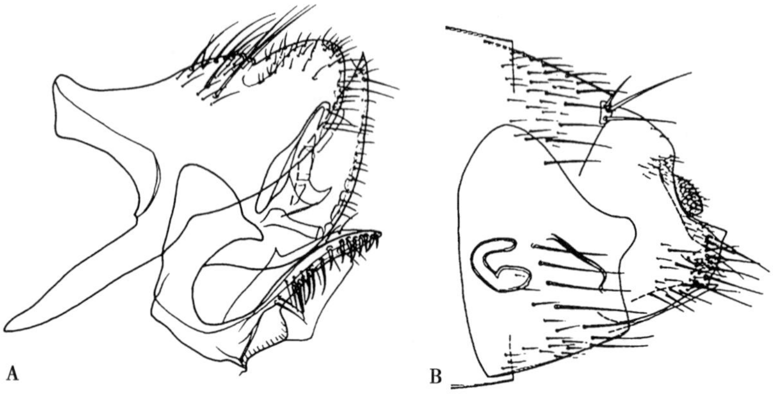

A. ♂变形节；B. ♀变形节。

图 24-32 近代新蚤东方亚种（*Neopsylla pleskei orientalis*）

3. 生活习性 在内蒙古荒漠草原以黄兔尾鼠和长爪沙鼠为主要宿主分别占其体蚤组成的 82% 和 35%。在锡林郭勒高原草原以布氏田鼠为主要宿主，占其体蚤组成的 46%，其巢穴蚤指数比体蚤高出 20 倍。

4. 宿主 其宿主较广。在新疆以灰仓鼠为主要宿主。另外其宿主还常见于达乌尔鼠兔、赤颊黄鼠、达乌尔黄鼠、子午沙鼠；也见于红尾沙鼠、郑氏沙鼠、灰旱獭、大仓鼠、黑线仓鼠、三趾跳鼠、狭颅田鼠、社田鼠、朝鲜姬鼠、小林姬鼠、褐家鼠、小家鼠等。

5. 与疾病的关系 在俄罗斯外贝加尔和我国内蒙古等地区曾经多次从该亚种体内分离出鼠疫菌，被认为是内蒙古布氏田鼠和长爪沙鼠鼠疫疫源地的重要媒介蚤种。

6. 地理分布 国外分布于俄罗斯和蒙古；我国分布于山西、内蒙古、吉林、黑龙江和新疆等省区。

（十六）盔状新蚤

1. 种名 盔状新蚤（*Neopsylla galea* Ioff，1946）

2. 形态 额突位于额缘 1/3，额鬃列 5（4~7）根鬃；眼鬃列 4 根鬃，但近眼鬃的 1 根较小；下唇须末端超过前足基节的 3/4。前胸栉刺 18（16~20）根，背方栉刺稍长于其前之背板；后足基节内侧近前缘有 15~25 根小鬃。♂第 8 腹板略呈三角形，前缘有小的突起，后腹缘处略呈舌状后突，其附近有长鬃 8~12 根，较短的鬃约 10 根；第 9 腹板前臂端部宽大，后臂端有尖的背突。♀第 7 腹板后缘背叶发达，多呈角状，其下有较深而窄的内凹，腹板之上主鬃列有长鬃 5~7 根，其前列还有 8~16 根鬃呈 2 列。受精囊头部明显宽于尾部且仅稍短于尾部，交配囊微曲（图 24-33）。

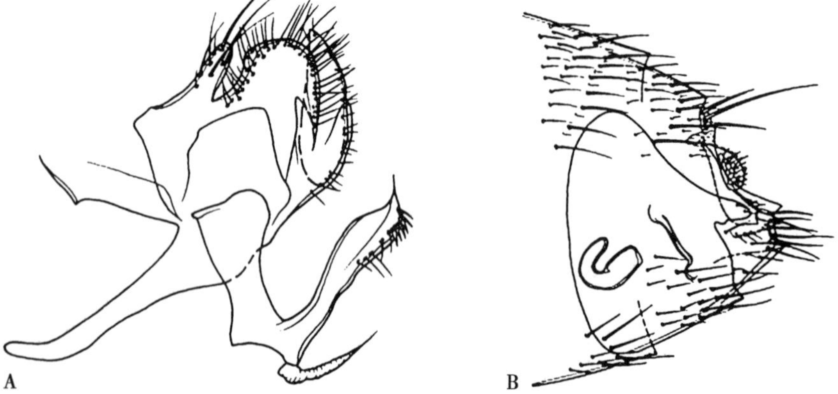

A. ♂变形节；B. ♀变形节。

图 24-33 盔状新蚤（*Neopsylla galea*）

3. 生活习性 不详。

4. 宿主 有黑线仓鼠、灰仓鼠、长尾仓鼠、大仓鼠、达乌尔黄鼠、长爪沙鼠、小毛足鼠、五趾跳鼠、间颅鼠兔、中华鼢鼠、甘肃鼢鼠。

5. 与疾病的关系 可自然感染鼠疫菌。

6. 地理分布 国内分布于河北、山西、内蒙古、吉林、黑龙江、陕西、青海、宁夏。

(十七) 特新蚤指名亚种

1. 种名 特新蚤指名亚种(*Neopsylla specialis specialis* Jordan,1932)

2. 形态 额突位于额缘中部稍下处,额鬃列 6~8 根。眼退化,眼鬃列 4 根鬃。后头鬃包括后头缘鬃,3 列,4~7、5~7 和 6~8 根。下唇须较短,末端约达前足基节的 1/2~3/5 处。前胸背板具 1 列鬃,前胸栉刺 17~20 根。后足基节内侧近前缘处有 10 根左右的小刺鬃。臀前鬃 3 根,中位者发达。♂第 8 腹板后缘被一狭窄凹陷分成背腹两叶,背叶呈指状,腹叶呈截形,较宽大。不动突前叶等于或高于后叶,后叶背方的透明区一般宽度大于深度。可动突略呈长圆锥形,端尖,后缘弧形明显,其最宽处在中点或略上。第 9 腹板后臂端段较窄,末端圆或略尖,腹缘内侧有 5~6 根亚刺鬃,上位 1 根距离末端较近。阳茎钩突末端圆或略尖,不分叉。♀第 7 腹板后缘背叶通常无凹陷或仅有微凹,背叶下之内凹呈锐角或近直角。受精囊头部略呈筒形,尾部长度约为头部的 1.7~2 倍(图 24-34)。

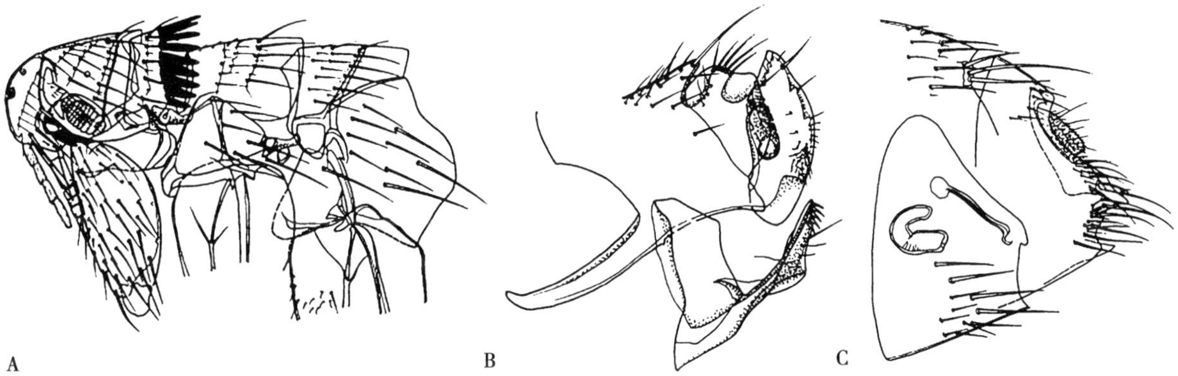

A B C

A. ♀头及胸;B. ♂变形节;C. ♀变形节。

图 24-34 特新蚤指名亚种(*Neopsylla specialis specialis*)

3. 生活习性 根据解宝琦等(2000)报道,1976—1984 年,在剑川峨颈山和老君山调查,该亚种在薛氏姬鼠体上采到最多,占该鼠寄生蚤的 48.6%,月平均指数在 0.14~1.04 之间。各月均有出现,但以春季最多。

4. 宿主 该亚种在云南的主要宿主为齐氏姬鼠、朝鲜姬鼠、中华姬鼠;次要宿主为大绒鼠、西南绒鼠、藏鼠兔;另外也见于黑线姬鼠、褐家鼠、黄胸鼠、黄毛鼠、社鼠、大足鼠、斯氏家鼠、针毛鼠、白腹鼠、锡金小鼠、卡氏小鼠、黑腹绒鼠、滇绒鼠、隐纹花鼠、云南攀鼠、白尾鼹、鼩猬、树鼩等。

5. 与疾病的关系 特新蚤指名亚种在自然情况下在云南曾经多次从其体内分离出鼠疫菌。据张红英等(1996)报道,经多次实验研究证实该亚种对鼠疫的感染潜能高达 0.97,菌栓潜能 0.55,均与印鼠客蚤的无显著性差异;传播潜能 0.63,低于印鼠客蚤(1.56);媒介效能为 0.34,仅约为印鼠客蚤 0.93 的 1/3;媒介指数为 0.08 约为印鼠客蚤 0.39 的 1/5;其菌栓形成时间平均 7 天,比印鼠客蚤的提前 3.67 天,且能够形成二次性菌栓;集群传疫率为 100%,带菌时间长达 27 天。从而确认该亚种为云南野鼠鼠疫疫源地的主要传播媒介。

6. 地理分布 国内分布于贵州、云南。

(十八) 低地狭臀蚤

1. 种名 低地狭臀蚤(*Stenischia humilis* Xie et Gong,1983)

2. 形态 额突角状,位于额缘的 1/3~2/5,额鬃列 5(4~6)根;眼鬃列 2 根鬃,后头鬃 3 列;颊栉基线通常呈较明显弧形，栉刺间距较小，第2~4根端部钝圆。前胸栉刺共16（14~17）根，背方栉刺等于或微长于其前之背板；后足基节后缘齿突约位于1/2处。♂第8腹板后缘钝圆或呈钝角状，亚腹缘处有长鬃3（2）根；第9腹板后臂端部渐细。♀第7腹板后缘通常仅1个内凹，腹板上有4（5）根长鬃。肛锥长约为宽3~4倍，长端鬃为肛锥长的2~2.5倍（图24-35）。

3. 生活习性　不详。

4. 宿主　针毛鼠、黑线姬鼠、大仓鼠、白腹巨鼠、小林姬鼠、达乌尔黄鼠、长尾仓鼠、齐氏姬鼠、大绒鼠、大足鼠、褐家鼠、黄胸鼠、珀氏长吻松鼠、小毛足鼠、普通树鼩、灰麝鼩。

5. 与疾病的关系　可自然感染鼠疫菌。

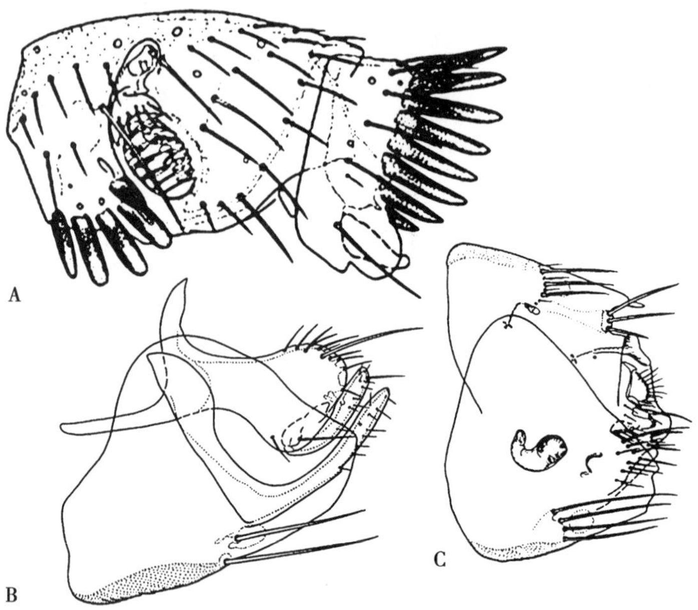

A. ♀头及前胸背板；B. ♂变形节；C. ♀变形节。

图24-35　低地狭臀蚤（*Stenischia humilis*）

6. 地理分布　国内分布于山西、福建、江西、河南、湖北、四川、贵州、云南、陕西、甘肃、青海、宁夏。

（十九）锐额狭臀蚤

1. 种名　锐额狭臀蚤（*Stenischia angustifrontis* Xie et Gong，1983）

2. 形态　口角很高，紧靠额突，额端呈锐角；颊栉5根，基线呈较弧形，第5根明显前移，紧位于眼后，其长度超过第4栉刺的1/2。前胸栉刺共16根，背方栉刺稍长于其前之背板；后足基节后缘齿突约位于1/2处。♂第8腹板后缘钝圆亚腹缘处有长鬃3（2）根；第9腹板后臂较长，阳茎端部钩突较小。♀腹板上有4（3）根长鬃。肛锥长约为宽3.5倍，长端鬃为肛锥长的2~2.5倍（图24-36）。

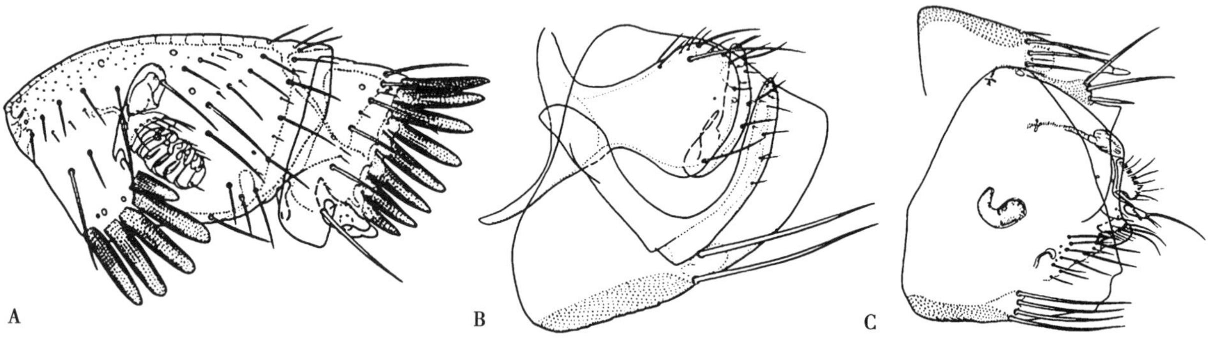

A. ♀头及前胸背板；B. ♂变形节；C. ♀变形节。

图24-36　锐额狭臀蚤（*Stenischia angustifrontis*）

3. 生活习性　不详。

4. 宿主　齐氏姬鼠、大绒鼠、滇绒鼠、社鼠、大耳姬鼠、黄胸鼠、隐纹花松鼠、四川短尾鼩。

5. 与疾病的关系　可自然感染鼠疫菌。

6. 地理分布　国内分布于云南。

（二十）腹窦纤蚤深广亚种

1. 种名　腹窦纤蚤深广亚种（*Rhadinopsylla li ventricosa* Ioff et Tiflov，1946）

2. 形态　额突退化或尚具骨化的角突；额鬃列5（6）根，眼鬃列3根，但中间1根较小，后头鬃3列，颊栉5（6）根。前胸栉刺共18~20根，背板1列鬃6（5~7）根；后足基节内侧下部近前缘处有8~14根小短鬃。♂第8腹板后缘无明显内凹，腹板上有4（3~5）根长鬃和1~3根短鬃；第9腹板后臂近端部明显膨大，后缘凸出。♀第7腹板后缘形状比较特殊，有1较深而窄的内凹，其上方基本上有1三角形背叶。肛锥长约为宽3.2倍，长端鬃为肛锥长的3倍（图24-37）。

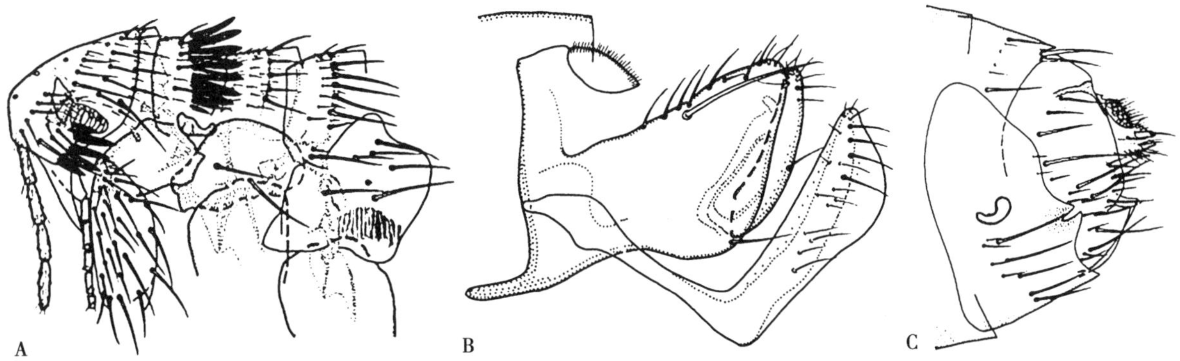

A. ♀头及胸；B. ♂变形节；C. ♀变形节。

图24-37　腹窦纤蚤深广亚种（*Rhadinopsylla li ventricosa*）

3. 生活习性　不详。

4. 宿主　喜马拉雅旱獭、长尾旱獭、灰旱獭、红旱獭、藏仓鼠、灰仓鼠、根田鼠、白尾松田鼠、达乌尔鼠兔、拉达克鼠兔、黑唇鼠兔。

5. 与疾病的关系　可自然感染鼠疫菌。

6. 地理分布　国外分布于吉尔吉斯坦；国内分布于西藏、甘肃、青海、新疆。

（二十一）吻短纤蚤

1. 种名　吻短纤蚤（*Rhadinopsylla dives* Jordan，1929）；别名：潜入直额蚤。

2. 形态　额突不很发达，约近额缘之1/2处；额鬃列5（4~6）根，眼鬃列2根，后头鬃3列，颊栉刺8或7根。前胸栉刺共26（24~28）根，背方栉刺稍长于其前之背板，背板上具1列鬃7（6~8）根；后足基节内侧下部近前缘处有18~30根小短鬃，其中部分呈刺状。♂第8腹板后缘凸出，腹板上侧鬃较多，有3~6根长鬃和6~13根较短的鬃；第9腹板后臂略呈棒形，但端部稍向后伸。♀第7腹板后缘内凹较宽而深，背叶钝圆，腹叶三角状。受精囊头尾界限不明显，交配囊管部骨化很淡；肛锥长约为宽3倍，长端鬃为肛锥长的2倍（图24-38）。

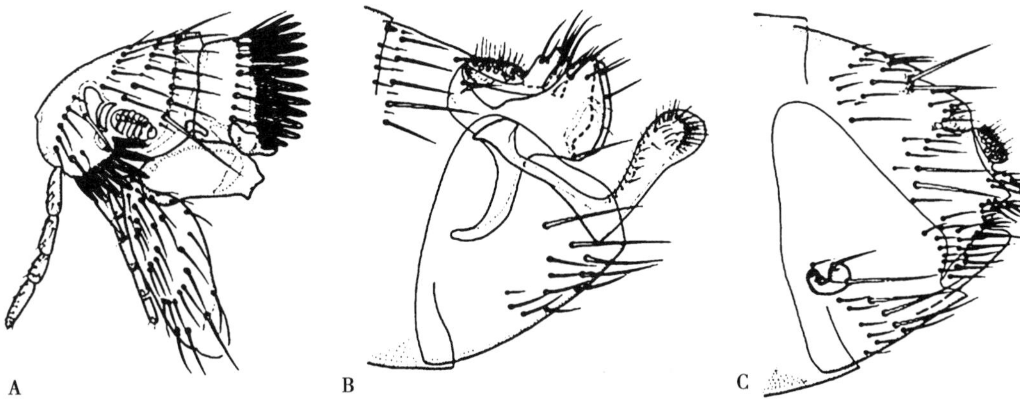

A. ♀头及前胸；B. ♂变形节；C. ♀变形节。

图24-38　吻短纤蚤（*Rhadinopsylla dives*）

3. 生活习性 不详。

4. 宿主 达乌尔鼠兔、小毛足鼠、长尾仓鼠、长爪沙鼠、黑线姬鼠、达乌尔黄鼠、黑线仓鼠、黑唇鼠兔。

5. 与疾病的关系 可自然感染鼠疫菌。

6. 地理分布 国内分布于山西、内蒙古、陕西、甘肃、青海、宁夏。

(二十二) 不常纤蚤

1. 种名 不常纤蚤(*Rhadinopsylla insolita* Jordan,1929);别名:非凡纤蚤、不常直额蚤。

2. 形态 额突位于额缘的2/5~1/2处;额鬃列5(6)根,眼鬃列2根,后头鬃3列,颊栉7(6)根,下唇须6节,长达或稍超过前足基节末端。前胸栉刺共22(20~22)根,背方栉刺稍长于其前之背板,背板1列鬃5(6)根;后足基节内侧下部近前缘处有20根小短鬃,大部分呈刺状。♂第8腹板后缘有微凹,亚后缘处有长鬃5~8根和短鬃10~18根;第9腹板后臂较宽自基至端几等宽,中段近前缘约中点处呈角状前突。♀第7腹板后缘有深而窄的内凹,背叶宽大其上有骨化纹;受精囊头部宽大;肛锥长约为宽3.5倍,长端鬃为肛锥长的2倍(图24-39)。

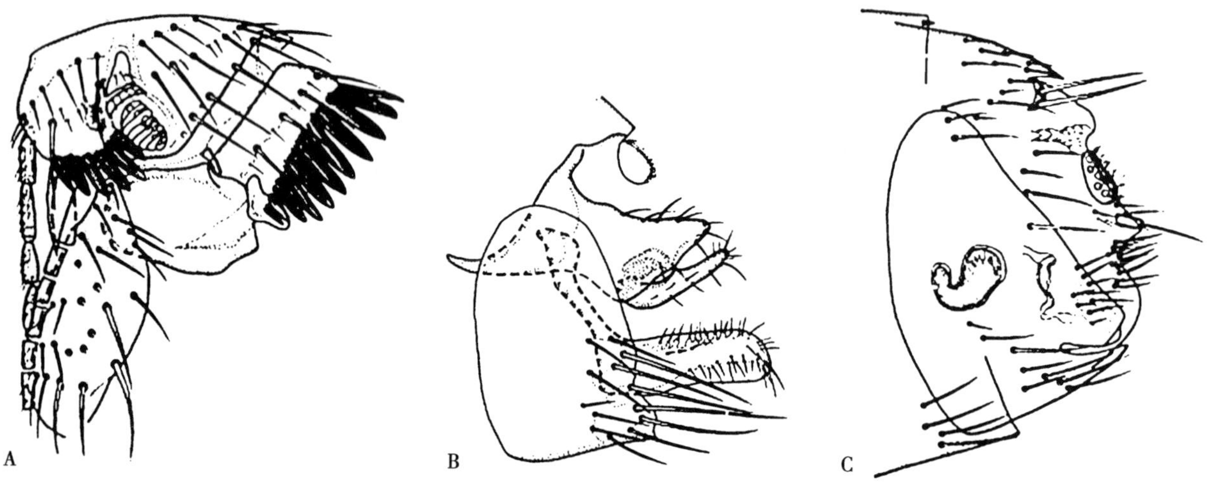

A. ♀头及前胸;B. ♂变形节;C. ♀变形节。

图24-39 不常纤蚤(*Rhadinopsylla insolita*)

3. 生活习性 不详。

4. 宿主 黑线仓鼠、黑线姬鼠、大仓鼠、小家鼠、达乌尔黄鼠、长爪沙鼠。

5. 与疾病的关系 可自然感染鼠疫菌。

6. 地理分布 国外分布于俄罗斯、朝鲜;国内分布于河北、内蒙古、辽宁、吉林、黑龙江、陕西。

(二十三) 弱纤蚤

1. 种名 弱纤蚤(*Rhadinopsylla tenella* Jordan,1929);别名:娇弱纤蚤、纤弱直额蚤。

2. 形态 额突约位于额缘的中央;额鬃列5根,眼鬃列2根,后头鬃3列,颊栉5(6)根,其基线明显内凹。前胸栉刺共16~18根,背板1列鬃5(6)根;后足基节内侧下部近前缘处有9~16根小短鬃,其中约有2/3较粗呈亚刺状;足第5跗节仅4对侧蹠鬃。♂第8腹板后缘凸出,近腹缘处有3根鬃,其中2根较长;第9腹板前臂较长,后臂较细,端践尖。♀第7腹板后缘近腹缘处微凹,具宽大钝圆之背叶。肛锥长约为宽3倍,长端鬃为肛锥长的2.5倍(图24-40)。

3. 生活习性 不详。

4. 宿主 黑线仓鼠、大仓鼠、黑线姬鼠、朝鲜姬鼠、褐家鼠、小家鼠、达乌尔黄鼠、长爪沙鼠、小毛足鼠。

5. 与疾病的关系 可自然感染鼠疫菌。

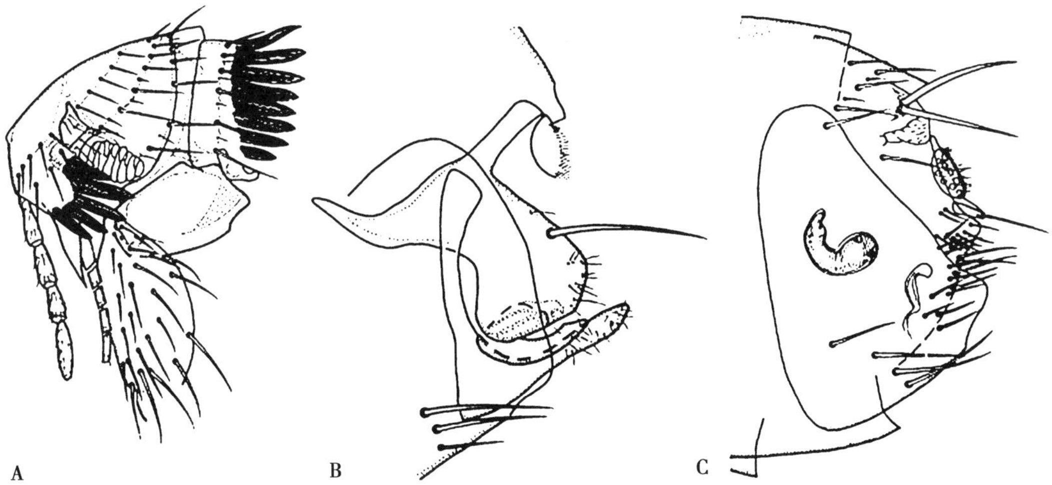

A. ♀头及前胸；B. ♂变形节；C. ♀变形节。

图 24-40 弱纤蚤（*Rhadinopsylla tenella*）

6. 地理分布 国内分布于北京、河北、山西、内蒙古、辽宁、吉林、黑龙江。

（二十四）方叶栉眼蚤

1. 种名 方叶栉眼蚤（*Ctenophthalmus quadratus* Liu et Wu，1960）

2. 形态 额突约位于额缘的 2/5 处；额鬃列 5（4）根，眼鬃列 3 根，后头鬃 3 列，下唇须较长其末端达前足基节端部。前胸栉刺共 18（17）根，背方栉刺稍长于其前之背板；后足第 2 跗节长端鬃末端近第 4 跗节之中点。♂第 8 腹板后缘钝圆，于后腹缘处微凹，腹板上有 3（2）根长鬃和 1~4 根短鬃；第 9 腹板后臂很短，其长度远不及前臂之半。♀第 7 腹板后缘之背叶明显宽，长于中叶，腹板上有 5（4）长鬃和 1~3 根短鬃。受精囊头部明显宽于尾部；肛锥长约为宽 3~4 倍，长端鬃为肛锥长的 2.5 倍（图 24-41）。

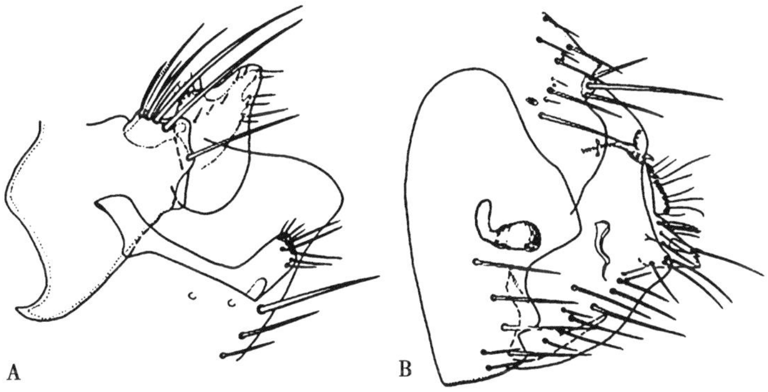

A. ♂变形节；B. ♀变形节。

图 24-41 方叶栉眼蚤（*Ctenophthalmus quadratus*）

3. 生活习性 不详。

4. 宿主 大绒鼠、西南绒鼠、昭通绒鼠、中华姬鼠、大耳姬鼠、斯氏家鼠、大足鼠、黑线姬鼠、青毛鼠、黑家鼠、黄胸鼠、小家鼠、卡氏小鼠、珀氏长吻松鼠、隐纹花松鼠、多齿鼩鼹、灰麝鼩、白尾鼹。

5. 与疾病的关系 可自然感染鼠疫菌，曾一度被认为是滇西北山地大绒鼠鼠疫自然疫源地的主要媒介蚤种，但近年来的研究表明，其媒介效能和指数均为零，证明该蚤不具备媒介作用。

6. 地理分布 国内分布于云南。

（二十五）缓慢细蚤

1. 种名 缓慢细蚤［*Leptopsylla segnis*（Schönherr，1811）］

2. 形态 额缘前突，额亚缘鬃列具 2 根短刺鬃。眼退化，眼鬃列 2 根鬃。后头鬃发达，有 4 列，前 3 列约共 11~17 根鬃。下唇须较短，末端约达前足基节的 3/5 处。颊栉由 4 根刺组成，横位，末端钝圆，自上而下第 2 根刺最长。前胸背板具 1 列鬃，前胸栉刺 20~24 根。后足胫节后缘鬃排列呈梳状。臀前鬃♂3 根，♀4 根，从腹至背，大小相间。♂第 8 腹板不退化。抱器体连同不动突略呈椭圆形，不动突与可动突同高。可动突略呈肾形，其后缘有 6 根鬃，第 2 根较长。第 9 腹板后臂基段较窄而末端部较宽。阳茎钩突大而突出，后段略呈三角形。♀第 7 腹板后缘上段斜直，下段圆凸。受精囊头部的后端约宽于前端（图 24-42）。

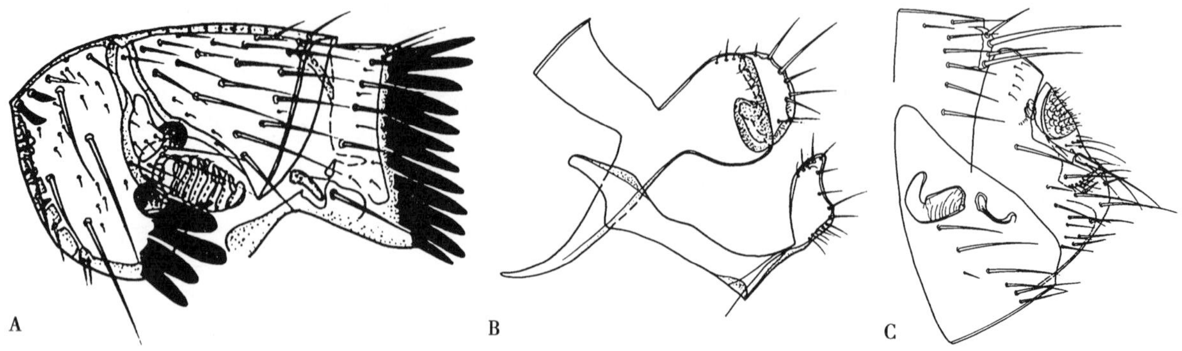

A. ♀头及前胸；B. ♂变形节；C. ♀变形节。

图 24-42 缓慢细蚤（*Leptopsylla segnis*）

3. 生活习性 缓慢细蚤为毛蚤型。其季节消长在福州 1~4 月，湛江 1~3 月，都是冬春季高峰。据解宝琦（2000）的资料，在云南弥渡调查，全年均有出现，月平均指数最高为 8 月，其次为 1、5、12 月。

缓慢细蚤在云南亚热带地区占家栖鼠和部分田野鼠类鼠体蚤总数的 71.96%，热带地区占 23.94%。

4. 宿主 主要宿主为小家鼠、黄胸鼠和褐家鼠，也现于黄毛鼠、针毛鼠、黑家鼠、大足鼠、黑线姬鼠、小林姬鼠、大仓鼠、棕背䶄、四川短尾鼩、臭鼩、麝鼩和家犬等。

5. 与疾病的关系 在云南黄胸鼠鼠疫中该蚤鼠疫菌的自然感染率为 8.42%，为自然感染蚤的第 2 位，并且在福建、广东和云南曾多次从该蚤体内分离出鼠疫菌。该蚤又不嗜吸人血，因此认为该蚤不是家鼠鼠疫的主要传播媒介。缓慢细蚤对黄胸鼠的媒介效能为 0，疫蚤集群叮咬黄胸鼠的传疫率为 0；对小白鼠具有 0.028 的媒介效能和形成菌栓潜能 0.037，但仅为印鼠客蚤的 1/32~1/25 和 1/20。在缓慢细蚤体内曾分离出巴尔通体。

6. 地理分布 缓慢细蚤为世界广布种，在我国各省区均有分布，但多见于东南沿海，华中、华南、西南以及东北地区。

（二十六）多刺细蚤

1. 种名 多刺细蚤（*Leptopsylla pavlovskii* Ioff，1928）

2. 形态 额亚缘鬃列近背缘 3~6 根鬃稍粗长，余均细小；每侧颊栉数♂15~19 根，♀16~21 根；触角柄节后缘有簇鬃；后头鬃 5~7 列，除缘鬃列外，约共 16~26 根弱鬃；下唇须短，其长达到或稍超过前足基节之半。前胸栉刺共 33~42 根，密接而端突尖；后胸后侧片 3~5 列鬃不整齐，共 8~15 根。♂第 8 腹板腹缘近中浅凹，近端 1 列 3（4）根中鬃；抱器可动突后缘具 1 刺鬃，不动突长指状与可动突同高，两者之端均骨化色深而尖；第 9 腹板后臂圆膨部有 7~12 根短小鬃。♀第 7 腹板后缘大窦，上叶稍有长短宽窄的变异，腹端尖。受精囊头部椭圆或卵圆，尾部腊肠形（图 24-43）。

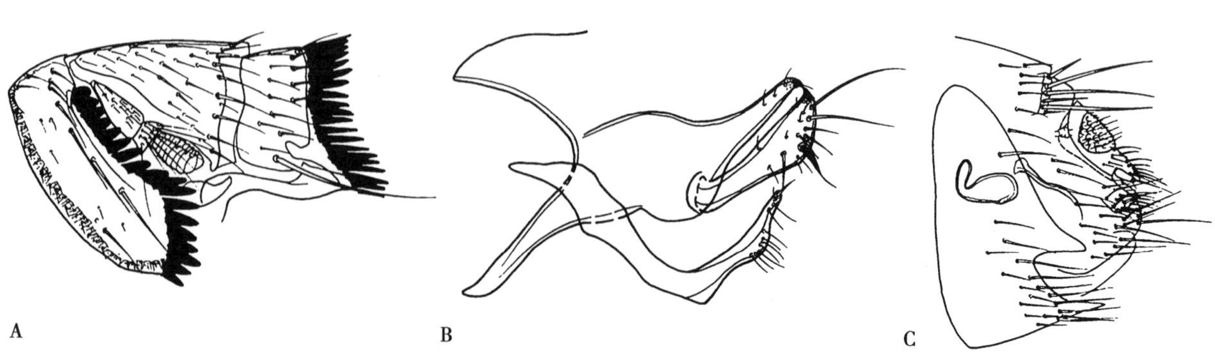

A. ♀头及前胸；B. ♂变形节；C. ♀变形节。

图 24-43 多刺细蚤（*Leptopsylla pavlovskii*）

3. 生活习性 不详。

4. 宿主 为黑线毛足鼠、小毛足鼠、短耳仓鼠、达乌尔黄鼠、布氏田鼠、长爪沙鼠、羽尾跳鼠。

5. 与疾病的关系 在多刺细蚤体内曾分离出鼠疫菌。

6. 地理分布 国外分布于俄罗斯、蒙古、哈萨克斯坦；国内分布于河北、内蒙古、辽宁、黑龙江。

(二十七) 迟钝中蚤指名亚种

1. 种名 迟钝中蚤指名亚种（*Mesopsylla hehes hehes* Jordan et Rothschild，1915）

2. 形态 额鬃列♂3（4）根，♀2 根；眼大而发达，色深，眼鬃列 2 根粗长鬃；触角梗节无长鬃；后头鬃 2 列，除缘鬃列外，分别为 1、26 根；下唇须其长达到前足基节末端。前胸栉刺共 18~21 根，背刺长于背板；后胸后侧片 3（4）列鬃，共 7~13 根。♂第 8 腹板锥突之前约有 3 列鬃，共 8~12 根；可动突后缘顶端除 2 鬃外，下有 5（6）根鬃。♀第 7 腹板外侧 2 列鬃，前列 4~8 根小鬃，后列 2（3）根长鬃。受精囊尾长为头宽的 1~2 倍，交配囊管长，向后弯度大（图 24-44）。

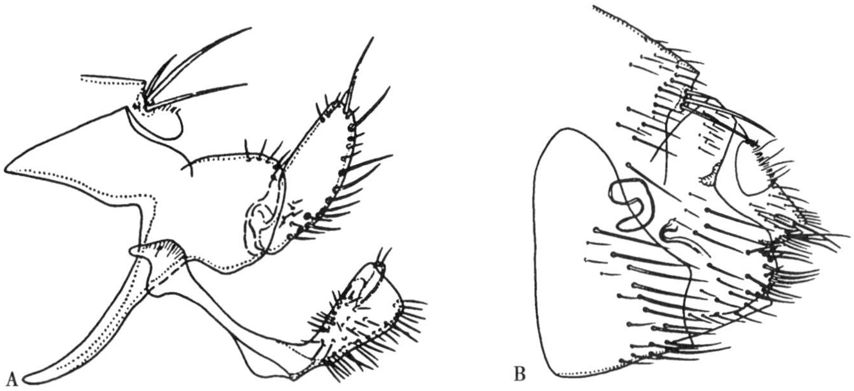

A. ♂变形节；B. ♀变形节。

图 24-44 迟钝中蚤指名亚种（*Mesopsylla hehes hehes*）

3. 生活习性 不详。

4. 宿主 蒙古五趾跳鼠、五趾跳鼠、小五趾跳鼠、巨泡五趾跳鼠、三趾跳鼠、羽尾跳鼠、长耳跳鼠。

5. 与疾病的关系 在迟钝中蚤指名亚种体内曾分离出鼠疫菌。

6. 地理分布 国外分布于蒙古、哈萨克斯坦；国内分布于内蒙古、甘肃、青海、宁夏、新疆。

(二十八) 棕形额蚤指名亚种

1. 种名 棕形额蚤指名亚种［*Frontopsylla spadix spadix*（Jordan et Rothschild，1921）］

2. 形态 额突在额缘下方♂2/5 上下，♀在 1/4~1/3 之间；后头鬃 2 列；下唇须长达前足基节 4/5 至末端。前胸栉刺共 17~21 根，背刺长于或等于背板；后胸后侧片 3 列鬃，共 6~11（14）根。♂第 8 腹板腹缘深凹，后缘下半部有扁化刺鬃 4~5 根；抱器可动突自基至端扩大明显，通常呈喇叭形，后缘中下段有 3 根长鬃；第 9 腹板后臂的腹膨较短而圆凸。♀第 7 腹板后缘形状基本圆凸而有较小或中型的窦。受精囊头尾界限不清，头孔呈端位（图 24-45）。

3. 生活习性 不详。

4. 宿主 小林姬鼠、黑线姬鼠、针毛鼠、黄毛鼠、白腹巨鼠、黄胸鼠、小家鼠、长尾仓鼠、五趾跳鼠等。

5. 与疾病的关系 在棕形额蚤指名亚种体内曾分离出鼠疫菌。

6. 地理分布 国外分布于尼泊尔、土耳其；国内分布于四川、云南、西藏、青海。

(二十九) 光亮额蚤

1. 种名 光亮额蚤［*Frontopsylla luculenta*（Jordan et Rothschild，1923）］

2. 形态 额鬃列♂6~8（5，9）上下，♀5，6（7，8）根；后头前 2 列鬃分别为 4~6（3，7）、6~8；下唇须长达前足基节 3/4 至超过末端。前胸栉刺共 19~23 根，背刺与背板差不多长；后胸后侧片 3(4)列鬃，共 7~12 根。

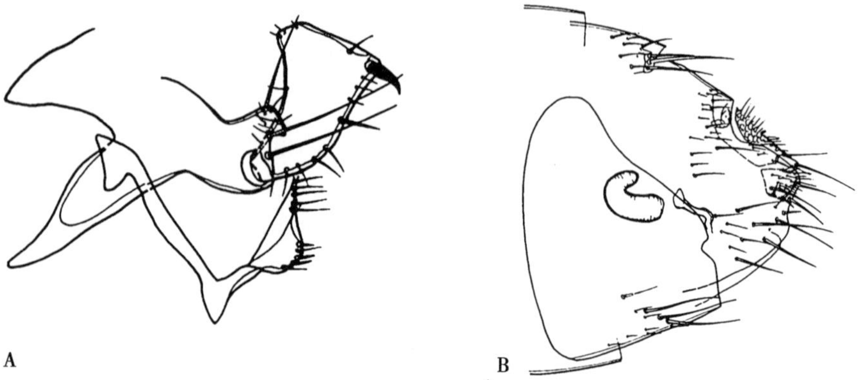

A. ♂变形节;B. ♀变形节。

图 24-45 棕形额蚤指名亚种(*Frontopsylla spadix spadix*)

♂第 8 腹板背明显圆凸,近基粗丫字形骨化加厚;抱器不动突端呈截断形,近、达或超过可动突的上前角,前后两侧缘平行或亚平行;第 9 腹板后臂腹膨长,上端缘鬃长,约 10 余根,亚缘近中有 1 根短钝刺鬃。♀第 7 腹板后缘有窦,窦深有变异。肛锥梯形或筒形,长为宽的 2.5 倍以上(图 24-46)。

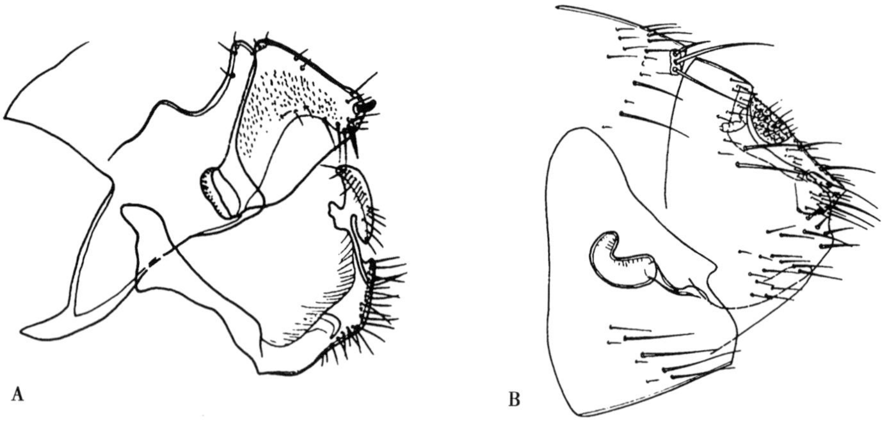

A. ♂变形节;B. ♀变形节。

图 24-46 光亮额蚤(*Frontopsylla luculenta*)

3. 生活习性 不详。

4. 宿主 达乌尔黄鼠、达乌尔鼠兔、布氏田鼠、颊颅田鼠、黄兔尾鼠、五趾跳鼠、长爪沙鼠、旅鼠、黑线仓鼠、高山鼩、阿拉善黄鼠、西伯利亚旱獭、喜马拉雅旱獭、黑线毛足鼠、高山鼠兔。

5. 与疾病的关系 在光亮额蚤体内曾分离出鼠疫菌,试验感染试验也获得成功,估计是黄鼠鼠疫流行的媒介之一。

6. 地理分布 国外分布于俄罗斯、蒙古;国内分布于河北、山西、内蒙古、吉林、黑龙江、甘肃。

(三十) 升额蚤波蒂斯亚种

1. 种名 升额蚤波蒂斯亚种(*Frontopsylla elata botis* Jordan,1929)

2. 形态 额鬃列♂5~8,♀4~7 根;后头前 2 列鬃为♂3~5、4~6,♀3~6、4~7 根;下唇须长达前足基节 5/6 至末端。前胸栉刺共 18~21 根,背刺明显长于背板;后胸后侧片 3 列鬃。♂第 8 腹板后端圆凸,亚缘及前侧约有长鬃 8~14 根;抱器不动突有的细缩,有的不细缩,仅端部略向下后方倾斜,长达可动突前缘 3/4~4/5;第 9 腹板后臂腹膨较宽,基部稍上最宽,后缘缘鬃较疏而少。♀第 7 腹板后缘有窦,窦的广窄深浅变异很大。肛腹板上下两组鬃间空档小,不足以容纳上或下组鬃(图 24-47)。

3. 生活习性 不详。

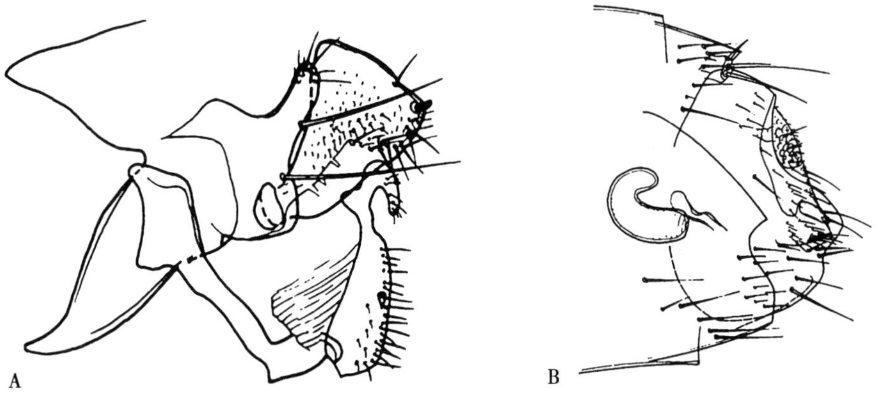

A. ♂变形节;B. ♀变形节。

图 24-47 升额蚤波蒂斯亚种（*Frontopsylla elata botis*）

4. 宿主 红背䶄、棕背䶄、黑线姬鼠、朝鲜姬鼠、黄喉姬鼠、花鼠、鼹鼠、达乌尔黄鼠、达乌尔鼠兔、高山鼠兔、北鼠兔、阿拉善黄鼠、五趾跳鼠、长爪沙鼠、子午沙鼠。

5. 与疾病的关系 在升额蚤波蒂斯亚种体内曾分离出鼠疫菌。

6. 地理分布 国外分布于俄罗斯、蒙古、朝鲜；国内分布于河北、内蒙古、吉林、黑龙江、陕西、甘肃、宁夏。

（三十一）似升额蚤指名亚种

1. 种名 似升额蚤指名亚种（*Frontopsylla elatoides elatoides* Wagner，1928）

2. 形态 额突位于额缘下方 1/3 处；额鬃列 5~8；前 2 列后头鬃为 3~6、4~7（8）根；下唇须近、达、超过前足基节末端。前胸栉刺共 19~23 根，背刺稍长于背板。♂第 8 腹板基部亦有骨化柱，背缘颇圆凸，着生细鬃 16~20 根；抱器不动突端向后斜削，高达可动突前缘 4/5；第 9 腹板后臂腹膨上下不对称，1 列鬃 7~15 根。♀第 7 腹板后缘有窦多于无窦，窦的广窄深浅变异很大。肛腹板上下两组鬃间空档中大，勉强可容纳上组鬃（图 24-48）。

3. 生活习性 不详。

4. 宿主 达乌尔黄鼠、赤颊黄鼠、阿拉善黄鼠、长尾黄鼠、银高山䶄、野兔、三趾跳鼠、灰旱獭、鼠兔、黄鼬。

5. 与疾病的关系 在似升额蚤指名亚种体内曾分离出鼠疫菌。

6. 地理分布 国外分布于俄罗斯、蒙古；国内分布于内蒙古、甘肃、新疆。

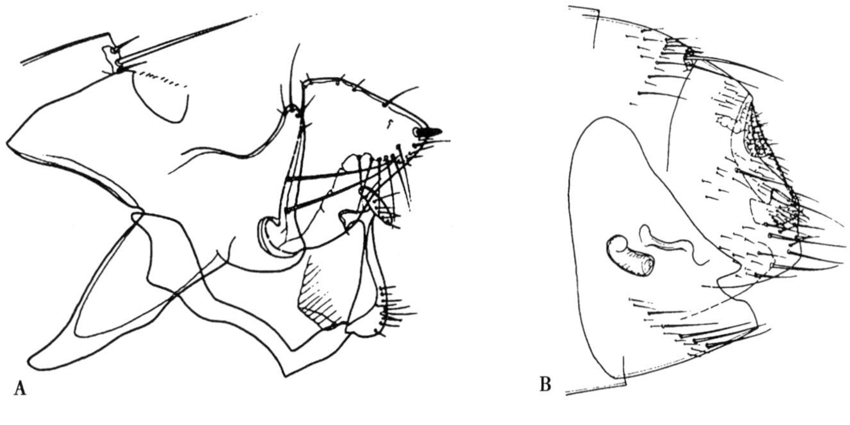

A. ♂变形节;B. ♀变形节。

图 24-48 似升额蚤指名亚种（*Frontopsylla elatoides elatoides*）

（三十二）圆指额蚤指名亚种

1. 种名 圆指额蚤指名亚种（*Frontopsylla wagneri wagneri* Ioff，1928）

2. 形态 额鬃列 4~8 根；后头前 2 列鬃为 3~6、5~8 根；下唇须长近、达或微超过前足基节末端。前胸栉刺共 17~21 根，背刺远长于背板；后胸后侧片 3~4 列鬃，共 8~14（17）根鬃。♂第 8 背板从背至后缘约 16~25 根缘、亚缘鬃，其中 2~5 根特别粗长；不动突长大于宽，多数约达可动突前缘之半上下，可动突后缘刺鬃下一般有 3 根细小鬃；第 9 腹板前臂马头后颈较细，后臂中部不膨大，有 3（4）根细鬃。♀第 7 腹板后缘有 2 窦，主鬃列 5~8 根长鬃。肛腹板上下两组鬃间空档大，并有 1~2 根细鬃（图 24-49）。

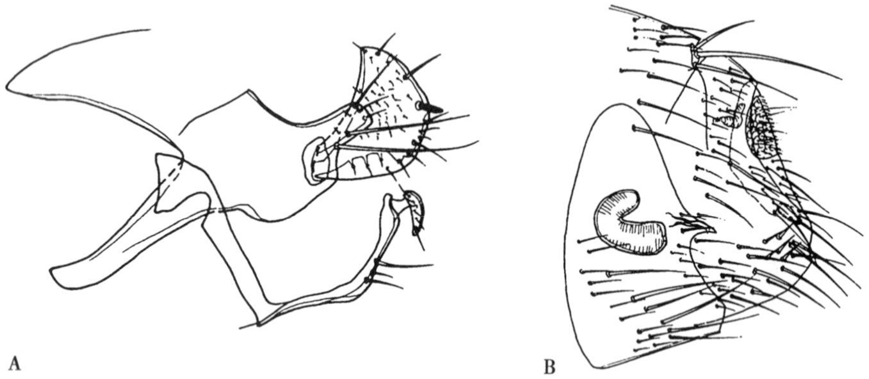

A. ♂变形节；B. ♀变形节。

图 24-49 圆指额蚤指名亚种（*Frontopsylla wagneri wagneri*）

3. 生活习性 不详。

4. 宿主 五趾跳鼠、长爪沙鼠、达乌尔黄鼠、花鼠。

5. 与疾病的关系 在圆指额蚤指名亚种体内曾分离出鼠疫菌。

6. 地理分布 国外分布于俄罗斯、蒙古；国内分布于河北、山西、内蒙古、吉林、甘肃、新疆。

（三十三）短跗鬃眼蚤

1. 种名 短跗鬃眼蚤（*Ophthalmopsylla kukuschkini* Ioff，1928）；别名：库氏眼蚤。

2. 形态 额鬃列 4~6 根；下唇须短者达或前足基节 3/4，多数近、达其端，长者可达转节 1/2。前胸栉刺少者 18（19）根，大多 20~24（26）根；后胸背板各侧具 2~4 个端小刺，胸后侧片 3~4 列鬃，共 11~18 根鬃。♂第 8 背板从外侧约共 10~21 根鬃，其中在后之鬃粗长；可动突从基部逐渐扩大至中部稍上，其余 1/3 端部两侧近平行，不动突长达可动突前缘中点上下，柄突渐减缩而端钝；第 9 腹板后臂中部腹膨上下近对称，有 3（4）根粗短缘鬃。♀第 7 腹板后缘形状多变，中突而上下圆凹；主鬃列 5~8 根长鬃，有时上有 2（3）根短鬃，其前有 8~14 根小鬃。肛锥呈锥形，长约为宽的 2.5 倍（图 24-50）。

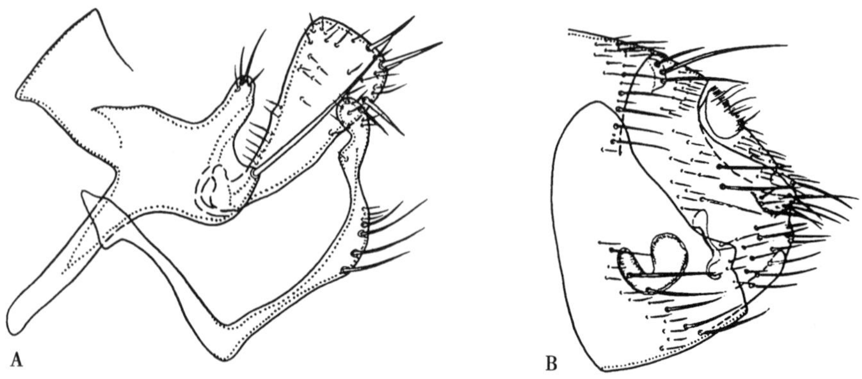

A. ♂变形节；B. ♀变形节。

图 24-50 短跗鬃眼蚤（*Ophthalmopsylla kukuschkini*）

3. 生活习性 不详。

4. 宿主 黑线仓鼠、短耳仓鼠、灰仓鼠、大仓鼠、三趾跳鼠、五趾跳鼠、达乌尔黄鼠、小毛足鼠、黑线毛足鼠、达乌尔鼠兔、布氏田鼠、狭颅田鼠、东方田鼠、东北鼢鼠、长爪沙鼠、子午沙鼠、褐家鼠、小家鼠、艾鼬。

5. 与疾病的关系 在短跗鬃眼蚤体内曾分离出鼠疫菌。

6. 地理分布 国外分布于俄罗斯；国内分布于河北、山西、内蒙古、吉林、黑龙江、宁夏。

(三十四) 角尖眼蚤指名亚种

1. 种名 角尖眼蚤指名亚种[*Ophthalmopsylla praefecta praefecta*(Jordan et Rothschild, 1915)]；别名：渣滓眼蚤。

2. 形态 额鬃列♂2~5 根，♀缺如或 1(2)根；下唇须长达前足基节或转节末端。前胸栉刺共 17~20 根；后胸背板 1 侧具 1~3 个端小刺，后侧片 3 列鬃，共 4~9 根鬃。♂第 7 腹板后缘下半部均呈圆凸；第 8 背板背缘具 2~4 根亚缘长鬃；可动突几呈等边三角形，前上、后上两角均尖，后上角具 1 扭曲刺鬃。♀第 7 腹板端缘圆凸或在圆凸部有 1 小浅凹陷；主鬃列 3~7 根长鬃，其前有 5~14 根短鬃。肛锥呈梯形，长约为宽的 2~3 倍(图 24-51)。

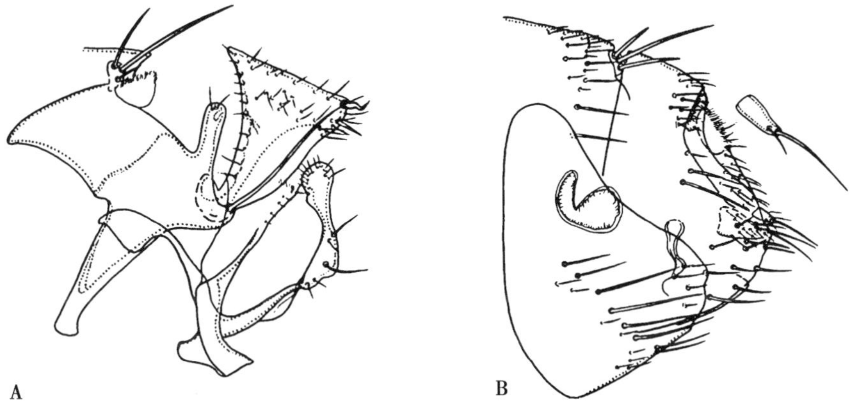

A. ♂变形节；B. ♀变形节。

图 24-51 角尖眼蚤指名亚种(*Ophthalmopsylla praefecta praefecta*)

3. 生活习性 在吉林暖热季节调查发现，该蚤在种在五趾跳鼠体上的季节消长最高峰见于 6 月，其次为 7 月，5 月和 8 月较低，4 月和 9 月最低。

4. 宿主 五趾跳鼠、羽尾跳鼠、短耳仓鼠、短尾仓鼠、黑线仓鼠、达乌尔黄鼠、长爪沙鼠、黑线姬鼠、三趾跳鼠、灰仓鼠。

5. 与疾病的关系 在角尖眼蚤指名亚种体内曾分离出鼠疫菌，在内蒙古和宁夏被证明是自然带菌蚤。

6. 地理分布 国外分布于哈萨克斯坦、蒙古；国内分布于河北、内蒙古、吉林、黑龙江、甘肃、宁夏、新疆。

(三十五) 长突眼蚤

1. 种名 长突眼蚤[*Ophthalmopsylla kiritschenkoi*(Wagner, 1930)]

2. 形态 额鬃列♂4(5)根，♀缺如或 1~3(4,5)根；下唇须长达前足基节至转节末端。前胸栉刺刺共 21~25 根；后胸背板 1 侧具 3(4,5)根端小刺，后侧片 4 列鬃，共 12~22 根鬃。♂第 8 背板外侧常有 20 余根鬃，后方几根粗长；不动突长指状，稍短于可动突，柄突尖细，端稍呈圆凸或截形；可动突略呈长三角形，前缘无明显凹陷，端缘的刺鬃末端略尖；第 9 腹板后臂的腹膨为半圆形。♀第 7 腹板后缘下段具 1 深的腹窦，形成细指状长突；主鬃列 5~8 根长鬃，其前有 6~12 根短鬃。肛锥为圆锥形，长约为宽的 2~2.5 倍(图 24-52)。

3. 生活习性 不详。

4. 宿主 五趾跳鼠、三趾跳鼠、达乌尔鼠兔、黑线仓鼠、短耳仓鼠、灰仓鼠、长尾仓鼠、小毛足鼠、大沙

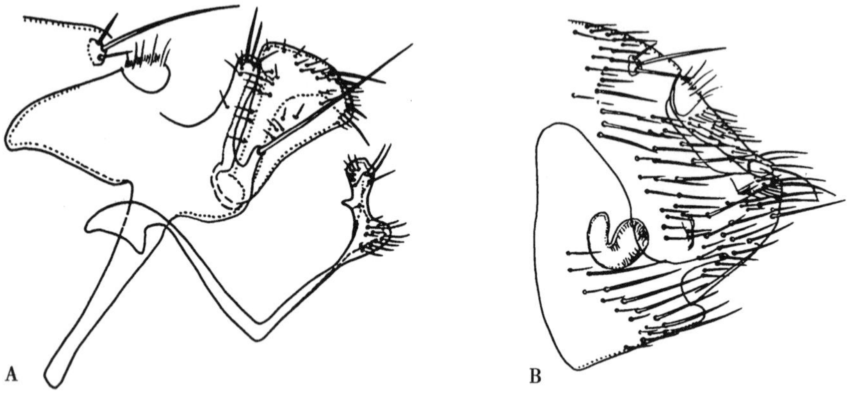

A. ♂变形节；B. ♀变形节。

图 24-52 长突眼蚤（*Ophthalmopsylla kiritschenkoi*）

鼠、达乌尔黄鼠。

5. 与疾病的关系 在长突眼蚤指名亚种体内曾分离出鼠疫菌。

6. 地理分布 国外分布于俄罗斯、哈萨克斯坦；国内分布于内蒙古、甘肃、青海、宁夏、新疆。

（三十六）前凹眼蚤

1. 种名 前凹眼蚤（*Ophthalmopsylla jettmari* Jordan，1929）；别名：耶氏眼蚤、杰氏眼蚤。

2. 形态 额鬃列♂4~6 根，♀3~6 根；眼鬃列 4 根鬃；前两列后头鬃为 1，2（3）根。前胸栉刺共 21~35 根；后胸背板 1 侧具 2~4 根端小刺，后侧片 4~6 列鬃，共 14~24 根鬃。♂可动突前缘上段窄而直，下段长而圆凹，端缘短刺鬃末端粗钝；不动突较细长，两侧缘几乎平行，有的柄突中下段增大而端呈截状；第 9 腹板后臂的腹膨为新月形。♀第 7 腹板后缘之窦较高而广，下叶呈圆凸或带有截形；主鬃列 6~10 根鬃，其前有 7~12 根短鬃。第 8 背板气门下鬃多，长下形成一片，臀板下 4（5）根鬃较粗长（图 24-53）。

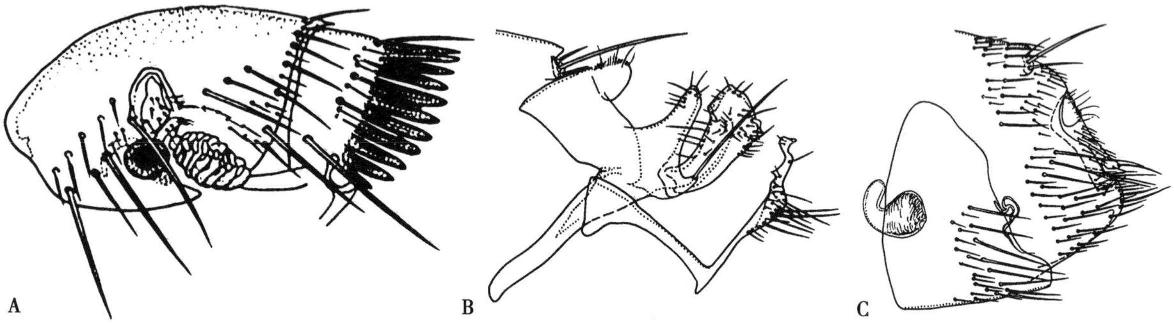

A. ♀头及前胸背板；B. ♂变形节；C. ♀变形节。

图 24-53 前凹眼蚤（*Ophthalmopsylla jettmari*）

3. 生活习性 不详。

4. 宿主 小毛足鼠、达乌尔黄鼠、三趾跳鼠。

5. 与疾病的关系 在前凹眼蚤指名亚种体内曾分离出鼠疫菌。

6. 地理分布 国内分布于山西、内蒙古、吉林、黑龙江、陕西、甘肃、宁夏。

（三十七）绒鼠怪蚤

1. 种名 绒鼠怪蚤（*Paradoxopsyllus custodis* Jordan，1932）；别名：卫鼠香猫蚤。

2. 形态 额鬃列♂5~7 根，♀2~4（5）根；前两列后头鬃为 1，2（1）根；下唇须长达前足基节 3/3 至末端。前胸栉刺共 15~19 根，背刺稍长于背板；后胸背板各侧具 2（3）根端小刺，后侧片 3 列鬃，共 6~9 根鬃。♂

不动突特别宽广，其峰平齐或微高于可动突之端；可动突除端部 1/4 外，前后缘几乎平行；第 9 腹板后臂的腹膨短而圆凸，呈半圆形。♀第 7 腹板后缘下部具 1 小窦，主鬃列 3~5 根鬃；第 8 背板气门下 1 大鬃 1 小鬃；受精囊头部近圆形，尾部呈腊肠形，其长度约为头长的 1.5~2 倍（图 24-54）。

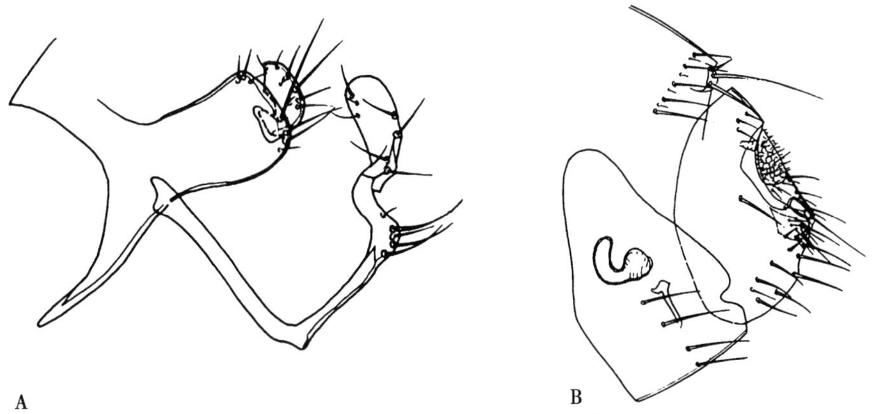

A. ♂变形节；B. ♀变形节。

图 24-54　绒鼠怪蚤（*Paradoxopsyllus custodis*）

3. 生活习性　主要寄生于家栖鼠类，几乎全年都能采到，在鼠体的指数较印鼠客蚤、缓慢细蚤低得多。

4. 宿主　褐家鼠、黄胸鼠、西南绒鼠、白腹巨鼠四川亚种、侧纹岩松鼠、四川短尾鼩、针毛鼠、社鼠、大足鼠、黑线姬鼠、藏仓鼠、大耳鼠兔、黑唇鼠兔、普通树鼩等。

5. 与疾病的关系　在绒鼠怪蚤指名亚种体内曾分离出鼠疫菌。

6. 地理分布　国外分布于尼泊尔；国内分布于四川、云南、西藏、甘肃。

（三十八）喉瘪怪蚤

1. 种名　喉瘪怪蚤（*Paradoxopsyllus kalabukhovi* Labunets，1961）

2. 形态　额鬃列♂5（4）根，♀2（3）根；眼大正常；下唇须长达前足基节至转节末端。前胸栉刺共 18~22 根，背刺长为背板的 1.5 倍；后足基节内侧从上至下沿着亚前缘散布细鬃。♂第 8 背板背缘 2~4 根长鬃，其下前列 2（3）根；第 8 腹板后缘稍凹；不动突较粗而端圆凸，后组角突上下颇凹或稍凹，下方臼突上有 1~3 根小鬃；可动突前缘有角突；阳茎钩突虽亦呈鸟头形，但喉部瘦瘪，不呈胖满隆突；第 9 腹板后臂的腹膨基半段有鬃 4（5）根，末端呈反折三角形。♀第 7 腹板后缘形状变异较大，主鬃列 4（5）根长鬃；第 8 背板气门下有 3~5 根鬃；肛锥短，梯形或筒形，长为宽的 2 倍或稍多（图 24-55）。

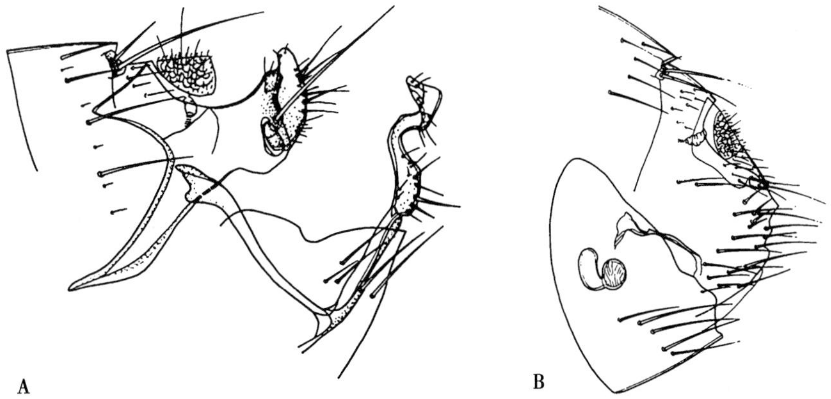

A. ♂变形节；B. ♀变形节。

图 24-55　喉瘪怪蚤（*Paradoxopsyllus kalabukhovi*）

3. 生活习性 主要寄生于家栖鼠类，几乎全年都能采到，在鼠体的指数较印鼠客蚤、缓慢细蚤低得多。

4. 宿主 子午沙鼠、黄兔尾鼠、白尾松田鼠、斯氏高山鼮。

5. 与疾病的关系 在喉瘪怪蚤体内曾分离出鼠疫菌。

6. 地理分布 国外分布于蒙古；国内分布于内蒙古、青海、新疆。

（三十九）原双蚤田野亚种

1. 种名 原双蚤田野亚种（*Amphipsylla primaris mitis* Jordan，1929）

2. 形态 额鬃列♂5~6（7）根，♀4（5，6）根；额突与眼发达；下唇须长达前足基节 3/4 以至近端。前胸栉刺共 19~23（24）根；后胸后侧片 6~8 根鬃；后足股节近腹缘外侧 3~6 根鬃，内侧 2~4 根鬃。♂第 8 背板背缘 3~5 根长鬃，其下侧 2 列鬃，多时为 6 根；第 8 腹板近基稍凹有深有浅，无叉突，后缘圆凸；可动突略呈火腿形，膨大的端部通常较窄，前缘上部前突，后缘中点有刺鬃；第 9 腹板后臂的腹膨的外侧有兜状构造，后臂末端为 1 根钩形刺鬃。♀第 7 腹板端缘多数微凹，上叶圆凸、微凸或近直，主鬃列 7~12 根鬃，其前有 2~6 根小鬃；第 8 背板在臀板下有 2~6 根小鬃，1 根长鬃；肛锥梯形，长为宽的 3（4）倍（图 24-56）。

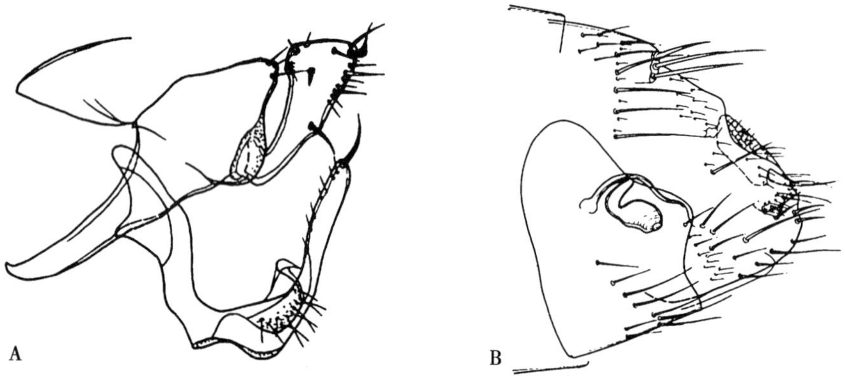

A. ♂变形节；B. ♀变形节。

图 24-56 原双蚤田野亚种（*Amphipsylla primaris mitis*）

3. 生活习性 不详。

4. 宿主 黑线仓鼠、达乌尔鼠兔、根田鼠、东方田鼠、布氏田鼠、红背鼮、棕背鼮、高山银鼮、达乌尔黄鼠、长爪沙鼠、蒙古兔、狐。

5. 与疾病的关系 在原双蚤田野亚种体内曾分离出鼠疫菌。

6. 地理分布 国外分布于蒙古；国内分布于河北、山西、内蒙古、吉林、黑龙江。

（四十）谢氏山蚤

1. 种名 谢氏山蚤［*Oropsylla silantiewi*（Wagner，1898）］；别名：长须山蚤。

2. 形态 额突明显。眼较小，眼中央缺少色素，眼鬃位于眼前方。后头鬃包括后头缘鬃 2 列：1，5 根。下唇须长，其第 5 节一整节超出前足基节末端。无颊栉，具前胸栉，前胸栉刺 18~24 根，前胸栉刺的长度小于前胸背板的长度。臀前鬃♂1 根，♀3 根。♂不动突较宽短，端部圆，与可动突端部近等高；可动突后缘略呈圆形。阳茎钩突端部呈细指状。♀第 7 腹板后缘呈截断状，其中部有凹，受精囊头部呈卵圆形，略短于尾部，尾部末端有发达的骨化乳突（图 24-57）。

3. 生活习性 谢氏山蚤是旱獭的特有寄生蚤。该蚤属于毛蚤型，其季节消长，在新疆为双峰型，3~4 月为小高峰，8~9 月为高峰。在青海和甘肃的喜马拉雅旱獭体上高峰在 8~9 月，在旱獭洞穴内高峰在 4 月。

4. 宿主 灰旱獭、喜马拉雅旱獭、长尾旱獭、西伯利亚旱獭等。有时也可在其他啮齿动物、食肉动物和鸟类体上检出，也能叮人吸血。

5. 与疾病的关系 在我国新疆、青海、甘肃和西藏曾经多次从该蚤体内分离出鼠疫菌，被认为是我国青藏高原喜马拉雅旱獭、帕米尔高原长尾旱獭和天山山地灰旱獭鼠疫疫源地的重要传播媒介和保菌宿主。

6. 地理分布 国外分布于俄罗斯、蒙古、阿富汗、美国（阿拉斯加）和加拿大的北部；国内分布于内蒙

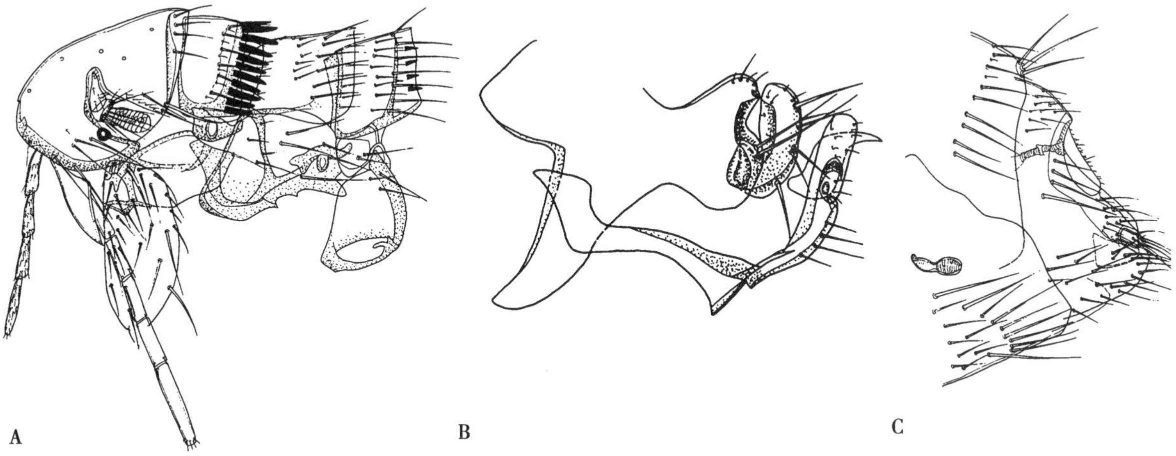

A. ♀头及胸;B.♂变形节;C.♀变形节。

图 24-57 谢氏山蚤(*Oropsylla silantiewi*)

古、四川、云南、西藏、甘肃、青海和新疆。

(四十一)方形黄鼠蚤

1. 种名 方形黄鼠蚤[*Citellophilus tesquorum*(wagner,1898)]

2. 形态 额突小,额鬃列一般1根鬃。眼鬃列位于眼前方,眼鬃列3根鬃。下唇须可达到或超出前足基节末端,无颊栉,具前胸栉,前胸栉刺18~24根。♂臀前鬃3根,仅中位者发达。第8背板宽大,内侧上部有棘丛区。可动突略呈三角形,后缘处大多数亚种有2根短刺鬃,端尖。而七河亚种下位的1根短刺鬃通常由普通鬃取代。第8腹板末端具有穗状的膜附器。♀具有2根发达的臀前鬃,第7腹板后缘凸出,其上有或无凹陷。受精囊头部呈卵圆形,尾部略呈纺锤形,并略长于头部(图24-58)。

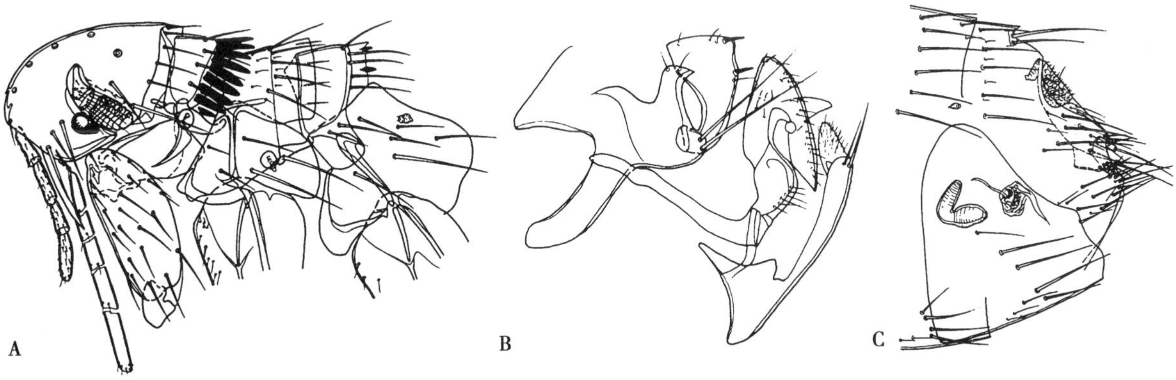

A. ♀头及胸;B.♂变形节;C.♀变形节。

图 24-58 方形黄鼠蚤蒙古亚种(*Citellophilus tesquorum mongolicus*)

方形黄鼠蚤广布于古北界,已知分为7个亚种,在我国存在4个亚种,即是阿尔泰亚种(*C. t. altaicus*),七河亚种(*C. t. deztysuensis*),松江亚种(*C. t. sungaris*)和蒙古亚种(*C. t. mongolicus*)。在形态上我国4亚种的区别是:阿尔泰亚种♂可动突较大而略窄,其后缘2根刺鬃相距较远,第8腹板膜附器后缘常可见较发达的缘穗;七河亚种♂可动突后缘的下位刺鬃被普通鬃所代替,第8腹板膜附器的穗膜不发达或仅留残迹;蒙古亚种可动突端部较窄,前端角较钝;松江亚种可动突端部较宽,前端角向前延伸。♀不易区分。

3. 生活习性 方形黄鼠蚤的季节消长,根据蒙古亚种和松江亚种的资料一年有2个高峰,4月为次高峰,9月为最高峰。方形黄鼠蚤也能寄生于家鼠体上和叮人吸血,所以在家鼠和人间鼠疫的发生上,也有不可忽视的作用。

4. 宿主 除黄鼠外还寄生于沙鼠、跳鼠、仓鼠、旱獭、鼢鼠、鼠兔、草原兔尾鼠和褐家鼠、小家鼠等啮齿动物。

5. 与疾病的关系 方形黄鼠蚤是黄鼠鼠疫流行的最主要媒介。阿尔泰亚种是新疆天山森林草原带的黄鼠鼠疫疫源地的主要传播媒介；七河亚种是新疆长尾黄鼠鼠疫疫源地的主要传播媒介；蒙古亚种是我国北方广大草原、荒漠地区，包括河北北部、内蒙古中西部以及陕西、宁夏、甘肃等地区黄鼠鼠疫疫源地的主要传播媒介；松江亚种是我国东北及内蒙古东部广大黄鼠鼠疫疫源地的主要传播媒介。

6. 地理分布 国外分布于俄罗斯、蒙古。国内阿尔泰亚种分布于新疆的阿尔泰山地和塔尔巴哈台山南坡；七河亚种主要分布于新疆的中天山和北天山地区；蒙古亚种分布于河北、山西、内蒙古、陕西、甘肃、青海及宁夏等地；松江亚种分布于河北、内蒙古、辽宁、吉林和黑龙江等地。

（四十二）斧形盖蚤

1. 种名 斧形盖蚤[*Callopsylla dolabris*（Jordan et Rothschild，1911）]

2. 形态 额突小，额鬃列缺。眼发达，眼鬃位于眼前方，眼鬃列 2~3 根鬃。后头鬃包括后头缘鬃 2 列：1，5~6 根。下唇须超出前足基节末端。无颊栉，具前胸栉，前胸栉刺 20 根。臀前鬃♂1 根，♀3~4 根。♂第 8 背板仅在亚背缘前段有不发达的小棘丛区。第 8 腹板具穗状的端膜。不动突较长，可动突略呈斧形，背缘较直，后缘上方有两根距离较近的短刺形鬃。柄突较短，略长于前内突。♀第 7 腹板后缘后凸较平直。受精囊头部略呈长卵圆形，长于和宽于尾部（图 24-59）。

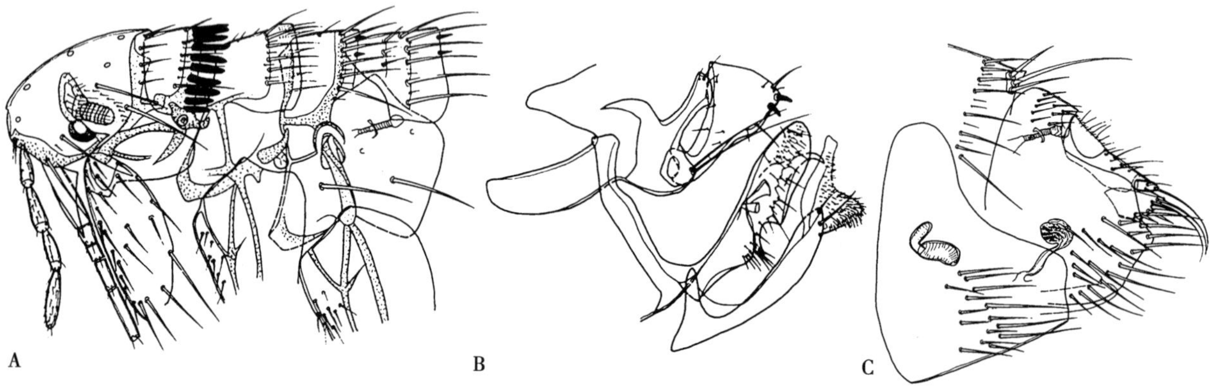

A.♀头、胸及第 1 腹节背板；B.♂变形节；C.♀变形节。

图 24-59 斧形盖蚤（*Callopsylla dolabris*）

3. 生活习性 该蚤基本为巢蚤型，其季节消长为单峰型，4、5 月为最高峰。

4. 宿主 旱獭，特别是喜马拉雅旱獭的主要寄生蚤之一。也可采自长尾黄鼠，仓鼠，偶尔发现于狐、艾鼬、普通田鼠和狍体。

5. 与疾病的关系 在我国新疆、青海、甘肃和西藏曾经多次从其体内分离到鼠疫菌，该蚤已被认为是喜马拉雅旱獭间鼠疫的重要传播媒介。

6. 地理分布 国外分布于俄罗斯、哈萨克斯坦；国内分布于四川、西藏、甘肃、青海、新疆。

（四十三）具带病蚤

1. 种名 具带病蚤[*Nosopsyllus fasciatus*（Bosc，1801）]；别名：欧洲鼠蚤。

2. 形态 额突小，额鬃♂4~5 根，♀1~2 根。眼发达，眼鬃列位于眼前方，1 列，3 根鬃，中位者较小。后头鬃包括后头缘鬃 2 列：0~2，5 根。下唇须接近或略超出前足基节末端。无颊栉，具前胸栉，前胸栉刺 18~22 根。臀前鬃♂2~3 根，♀3 根，仅中位者长。♂第 8 背板背缘在最后 1 根长鬃之后呈弧形向腹面弯下，背板内侧近背缘处无棘丛区，第 8 腹板退化。第 9 背板前内突与柄突上缘成钝角。可动突较小，其前缘中段突出成角，此处为最宽，不动突宽大。第 9 腹板后臂在狭凹下方无粗壮发达的刺形鬃。受精囊头部背缘较圆突，腹缘略平直，尾部细长，长大约为头部的 2 倍。交配囊骨化深，袋部卷曲，管部较长略呈弓形（图 24-60）。

3. 生活习性 该蚤适应于较冷的气候,繁殖高峰多见于秋冬季。具带病蚤原为欧洲的固有蚤,随其宿主并借助于交通工具传播于世界各地,成为广布种。我国早年虽然在南方城市如苏州、上海、武汉、福州、厦门等地有过发现具带病蚤的报道,但以后在上述地点均没有再发现该蚤。

4. 宿主 在我国主要为褐家鼠,小家鼠,也寄生于姬鼠、黄鼠等啮齿动物;另外在家猫、家犬、兔和人体上也有采集记录。

5. 与疾病的关系 具带病蚤在实验室研究对鼠疫有较高的媒介效能,但其外潜伏期明显长于印鼠客蚤。

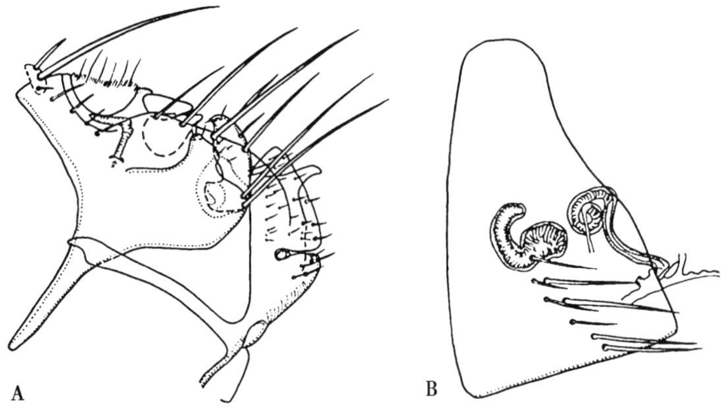

A. ♂变形节;B. ♀变形节。

图 24-60 具带病蚤(*Nosopsyllus fasciatus*)

6. 地理分布 全世界均有分布;国内分布于河北、内蒙古、辽宁、吉林、黑龙江、上海、江苏、台湾。

(四十四)秃病蚤蒙冀亚种

1. 种名 秃病蚤蒙冀亚种[*Nosopsyllus laeviceps kuzenkovi*(Jagubiants,1953)]

2. 形态 后头鬃2列:1~4(5)根;下唇须长达前足基节末端。具前胸栉,前胸栉刺♂19(22)3根,♀21(22)根;♂胸节背板和第1,2腹节背板上的鬃明显向上竖起,♀仅胸节背板上的鬃略竖起。♂第8背板边缘鬃一般6(7)根,多者达11根;不动突宽短,其长度小于基部宽度;可动突宽短,不超过或略超过不动突的端部,呈刀状;第9腹板后臂端部呈喙状尖锐突出,末端向后倾斜。♀第7腹板后缘略凹,上叶钝下叶尖;受精囊头部呈卵圆形(图24-61)。

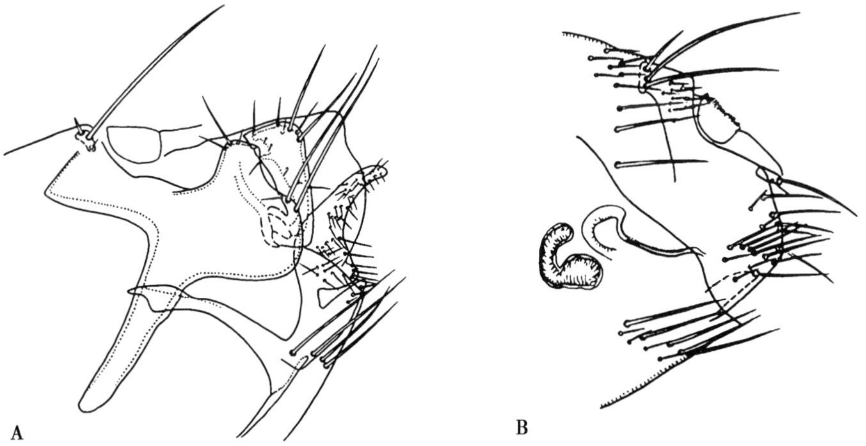

A. ♂变形节;B. ♀变形节。

图 24-61 秃病蚤蒙冀亚种(*Nosopsyllus laeviceps kuzenkovi*)

3. 生活习性 不详。

4. 宿主 长爪沙鼠、短耳仓鼠、草原黄鼠、黑线仓鼠、黄兔尾鼠、褐家鼠、赤狐。

5. 与疾病的关系 曾从蚤体内分离出鼠疫菌。

6. 地理分布 国内分布于河北、内蒙古、辽宁、陕西、甘肃、宁夏。

(四十五)不等单蚤

1. 种名 不等单蚤[*Monopsyllus anisus*(Rothschild,1907)];别名:横滨单蚤。

2. 形态 额突明显,额鬃♂2~4根,♀1~3根。眼发达,眼鬃列3根鬃,上位者位于眼的上缘。后头鬃除后头缘鬃外,一般2根。下唇须达到或超出前足基节末端。无颊栉,具前胸栉,前胸栉刺19~22根。后足

第2跗节长度约等于第3、4跗节之和，其端长鬃，♂接近，♀可达第3跗节的末端。臀前鬃3根，♂中位者发达，上下两根退化。♂第8背板内侧无棘丛区，背板背缘长鬃4~5根。第8腹板狭长，端末叶小，不分裂成穗状。不动突较窄，略呈圆锥形，达可动突前缘1/2以上。可动突略呈长刀形，前缘角在前缘中点以下，后缘在中下段微凹，前端角较尖，后端角较圆。第9腹板前臂后弯，后臂狭长，末端圆钝。阳茎钩突端部略呈鸟嘴状。♀第7腹板后缘呈后突，后突不向上翘，较圆。受精囊头部呈弯筒形，长度约为尾部的3倍，尾部末端或有乳突（图24-62）。

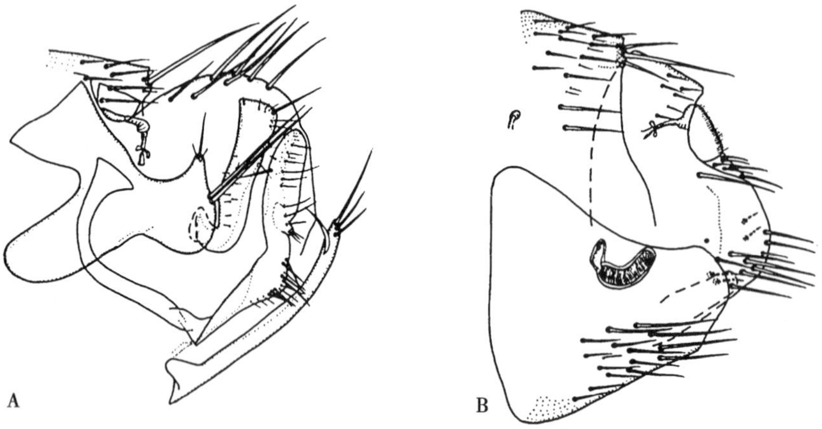

A. ♂变形节；B. ♀变形节。

图24-62 不等单蚤（*Monopsyllus anisus*）

3. 生活习性 不等单蚤主要为巢蚤型蚤。在我国北方、福建和云南，不等单蚤的季节消长，春季为高峰。在温度25.6℃±2.1℃，相对湿度72.8%±7%的条件下，其变态发育时间：卵期2.5~3天，幼虫期9~9.5天，茧期7~9天，♂比♀晚羽化1~1.5天，♀羽化后在小白鼠体上吸血34h开始产卵。

4. 宿主 黄胸鼠和褐家鼠。也寄生于黄毛鼠、青毛鼠、大足鼠、社鼠、黑家鼠、黑线姬鼠、齐氏姬鼠、卡氏小鼠、小家鼠、藏鼠兔、赤腹松鼠、树鼩、灰麝鼩、鼬，以及家犬、家猫、兔，并偶尔从鹰、鹊等鸟体上采到。不等单蚤也叮人吸血。

5. 与疾病的关系 不等单蚤能自然感染鼠型斑疹伤寒立克次氏体、假结核分枝杆菌、猪丹毒菌和李斯德菌等。是犬复孔绦虫的中间宿主。关于传播鼠疫问题，不等单蚤叮刺吸血感染鼠疫菌血症的小白鼠和黄胸鼠后，其感染率为100%，终身感染潜能与印鼠客蚤无显著性差异，其疫蚤形成菌栓的潜能，约为印鼠客蚤的1/2；其集群传疫率仅为20%~50%。且该蚤在自然情况下曾多次分离到鼠疫菌，其分布广，又多见于较冷季节；因此在我国南方云南、贵州和福建等省区的家鼠鼠疫疫源地中的媒介作用不可忽视，同时对鼠疫菌的越冬和种群的延续有一定的作用。

6. 地理分布 国外分布于俄罗斯、日本、朝鲜；在我国除西藏还未见报道外，遍布于各省区。

（图24-1~7、图24-18~图24-62引自《中国动物志·昆虫纲·蚤目》2007，科学出版社）

二、中国蚤类的主要代表种名录

（根据陆宝麟，吴厚永（2003）和吴厚永等（2007）的资料编写中国蚤类的主要代表种名录）

（一）蚤科（Pulicidae Billberg，1820）

潜蚤属（*Tunga* Jarocki，1938）

1. 盲潜蚤（*Tunga caecigena* Jordan et Rothschild，1921）

分布于江苏、浙江、福建、四川。宿主为褐家鼠、黄胸鼠、小家鼠、黄毛鼠。

武蚤属（*Hoplopsyllus* Baker，1905）

2. 冰武蚤宽指亚种（*Hoplopsyllus glacialis profugus* Jordan，1925）

分布于内蒙古、西藏、甘肃、青海和新疆。宿主为长尾兔、灰尾兔、托氏兔、草兔内蒙古亚种。

蚤属(*Pulex* Linnaeus,1758)

3. 人蚤(*Pulex irritans* Linnaeus,1758)

分布于全国各省区。是广宿主型跳蚤,主要宿主为褐家鼠、小家鼠、黄胸鼠、姬鼠、黄鼠、沙鼠、田鼠、松鼠、豪猪、人、狗、狼、狐、猞猁、獾、鼬、旱獭、猫、兔、猪等。

角头蚤属(*Echidnophaga* Olliff,1886)

4. 禽角头蚤[*Echidnophaga gallinacea*(Westwood,1875)]

分布于新疆。宿主广见于鸟类(如鸡形目),食虫类(如刺猬)、啮齿类(如灰仓鼠、子午沙鼠)、食肉类(如猫)、甚至灵长类。

昔蚤属(*Archaeopsylla* Dampf,1908)

5. 中华昔蚤(*Archaeopsylla sinensis* Jordan et Rothschild,1911)

分布于河北、内蒙古、辽宁、黑龙江、陕西、宁夏。宿主为刺猬、大耳猬、达乌尔黄鼠。

栉首蚤属(*Ctenocephalides* Stiles et Collins,1930)

6. 犬栉首蚤[*Ctenocephalides canis*(Curtis,1826)]

分布于内蒙古、辽宁、吉林、黑龙江、江苏、新疆、台湾。宿主为家犬、赤狐、蒙古兔。

长胸蚤属(*Pariodontis* Jordan et Rothschild,1908)

7. 豪猪长胸蚤小孔亚种(*Pariodontis riggenbachi wernecki* Costa Lima,1940)

分布于广东、贵州、云南。宿主为豪猪、豺。

合板蚤属(*Synosternus* Jordan,1925)

8. 长鬃合板蚤[*Synosternus longispinus*(Wagner,1893)]

分布于新疆。宿主为大沙鼠。

客蚤属(*Xenopsylla* Glinkiewicz,1907)

9. 粗鬃客蚤(*Xenopsylla hirtipes* Rothschild,1913)

分布于内蒙古、新疆。宿主有大沙鼠、郑氏沙鼠、红尾沙鼠、子午沙鼠、柽柳沙鼠、长爪沙鼠。

(二) 蠕形蚤科(Vermipsyllidae Wagner,1889)

鬃蚤属(*Chaetopsylla* Kohaut,1903)

10. 近鬃蚤[*Chaetopsylla appropinquans*(Wagner,1930)]

分布于吉林、黑龙江、西藏、陕西、甘肃、青海。宿主为獾、豺、黄鼬、喜马拉雅旱獭等。

蠕形蚤属(*Vermipsylla* Schimkewitsch,1885)

11. 花蠕形蚤(*Vermipsylla alakurt* Schimkewitsch,1885)

分布于甘肃、青海、新疆。宿主为绵羊、黄牛、牦牛、犏牛、马、马鹿、山羊、盘羊、斑羚、麝、狼、豺、狐、犬等。

长喙蚤属(*Dorcadia* Ioff,1946)

12. 狍长喙蚤[*Dorcadia dorcadia*(Rothschild,1912)]

分布于内蒙古、西藏、陕西、青海、新疆。宿主为山羊、绵羊、黄牛、狍。

(三) 臀蚤科(Pygiopsyllidae Wagner,1939)

微棒蚤属(*Stivalius* Jordan et Rothschild,1922)

13. 宽叶微棒蚤(*Stivalius laxilobulus* Li,Xie et Gong,1981)

分布于云南。宿主为毛猬。

韧棒蚤属(*Lentistivalius* Traub,1972)

14. 滇西韧棒蚤(*Lentistivalius occidentayunnanus* Li,Xie et Gong,1981)

分布于云南。宿主为褐鼩鼱、大臭鼩、黄胸鼠、鼩猬。

远棒蚤属(*Aviostivalius* Traub,1980)

15. 近端远棒蚤二刺亚种[*Aviostivalius klossi bispiniformis*(Li et Wang,1958)]

分布于浙江、福建、广东、广西、海南、贵州、云南、西藏。宿主为黄胸鼠、白腹巨鼠、大足鼠、针毛鼠、黑家鼠、黑线姬鼠、社鼠、树鼩、青毛鼠、板齿鼠、锡金小鼠、卡氏小鼠、毛猬、四川短尾鼩。

(四) 切唇蚤科(Coptopsyllidae Wagner, 1936)

切唇蚤属(*Coptopsylla* Jordan et Rothschild, 1908)

16. 巨眼切唇蚤(*Coptopsylla macrophthalma* Ioff, 1950)

分布于新疆。宿主为小地兔、小五趾跳鼠、大沙鼠、柽柳沙鼠、五趾跳鼠。

(五) 多毛蚤科(Hystrichopsyllidae Tiraboschi, 1904)

多毛蚤属(*Hystrichopsylla* Taschenberg, 1880)

17. 狭板多毛蚤(*Hystrichopsylla stenosterna* Liu, Wu et Chang, 1974)

分布于河北、吉林。宿主为达乌尔黄鼠、草原鼢鼠、田鼠。

(六) 栉眼蚤科(Ctenophthalmidae Rothschild, 1915)

狭蚤属(*Stenoponia* Jordan et Rothschild, 1911)

18. 上海狭蚤(*Stenoponia shanghaiensis* Liu et Wu, 1960)

分布于江苏、浙江、安徽、江西、湖北、陕西。宿主为黑线姬鼠。

新蚤属(*Neopsylla* Wagner, 1903)

19. 曲棘新蚤(*Neopsylla teratura* Rothschild, 1913)

分布于新疆。宿主有灰仓鼠、柽柳沙鼠、赤颊黄鼠、长尾黄鼠、帕米尔松田鼠、黄兔尾鼠、水䶄、小林姬鼠、喜马拉雅旱獭、艾鼬。

继新蚤属(*Genoneopsylla* Wu, Wu et Liu, 1966)

20. 长鬃继新蚤(*Genoneopsylla longisetosa* Wu, Wu et Liu, 1966)

分布于云南、西藏、青海。宿主有白腹巨鼠、藏仓鼠、松田鼠、锡金松田鼠、大耳鼠兔、红耳鼠兔、藏鼠兔、达乌尔鼠兔、喜马拉雅旱獭、斯氏高山䶄。

副新蚤属(*Paraneopsylla* Tiflov, 1937)

21. 长窦副新蚤(*Paraneopsylla longisinuata* Liu, Tsai et Wu, 1974)

分布于青海。宿主格氏鼠兔。

无栉蚤属(*Catallagia* Rothschild, 1921)

22. 凹纹无栉蚤(*Catallagia striata* Scalon, 1950)

分布于北京、河北、内蒙古、吉林、黑龙江。宿主有棕背䶄、红背䶄、朝鲜姬鼠、普通田鼠。

杆突蚤属(*Wagnerina* Ioff et Argyropulo, 1934)

23. 古杆突蚤(*Wagnerina antiqua* Scalon, 1953)

分布于内蒙古、青海。宿主有帕氏鼠兔、红耳鼠兔、劳氏高山䶄、灰仓鼠。

新北蚤属(*Nearctopsylla* Rothschild, 1915)

24. 鼢鼠新北蚤(*Nearctopsylla myospalaca* Ma et Wang, 1966)

分布于四川、甘肃、青海。宿主为中华鼢鼠、松田鼠、大耳姬鼠、高原鼢鼠。

狭臀蚤属(*Stenischia* Jordan, 1932)

25. 奇异狭臀蚤(*Stenischia mirabilis* Jordan, 1932)

分布于福建、河南、湖北、四川、贵州、云南、西藏、陕西、甘肃、青海。宿主有高山姬鼠、西南绒鼠、滇绒鼠、大足鼠、拟家鼠、白腹巨鼠、朝鲜姬鼠、松田鼠、藏鼠兔。

纤蚤属(*Rhadinopsylla* Jordan et Rothschild, 1912)

26. 五侧纤蚤指名亚种(*Rhadinopsylla dahurica dahurica* Jordan et Rothschild, 1923)

分布于内蒙古、吉林、黑龙江、湖北、四川、甘肃、青海。宿主有高山鼠兔、达乌尔鼠兔、银高山䶄、中华鼢鼠、东方田鼠、普通田鼠、莫氏田鼠、布氏田鼠、达乌尔黄鼠、喜马拉雅旱獭、朝鲜姬鼠、长尾仓鼠。

厉蚤属(*Xenodaeria* Jordan, 1932)

27. 后厉蚤(*Xenodaeria telios* Jordan, 1932)

分布于云南、西藏。宿主有大爪长尾鼩、灰麝鼩、锡金松田鼠、黄胸鼠、小家鼠、灰腹鼠、白尾松田鼠、斑林狸。

叉蚤属(*Doratopsylla* Jordan et Rothschild,1912)

28. 朝鲜叉蚤(*Doratopsylla coreana* Darskaya,1949)

分布于吉林、湖北、云南、青海。宿主有鼩鼱、普通鼩鼱、纹背鼩鼱、多齿鼩鼹、云南鼩鼱、针尾鼹、棕背䶄、大耳姬鼠。

酷蚤属(*Corrodopsylla* Wagner,1929)

29. 窄窦酷蚤[*Corrodopsylla birulai*(Ioff,1928)]

分布于吉林、黑龙江、新疆。宿主有鼩鼱、黑线姬鼠、根田鼠、棕背䶄。

古蚤属(*Palaeopsylla* Wagner,1903)

30. 偏远古蚤(*Palaeopsylla remota* Jordan,1929)

分布于江苏、重庆、四川、贵州、云南、甘肃、陕西、台湾。宿主有四川短尾鼩、白尾鼹、灰麝鼩、肥麝鼩、大纹背鼩鼱、褐鼩鼱、毛猬、鼩猬、青毛鼠、滇绒鼠、大绒鼠、白腹鼠、斯氏家鼠、隐纹花松鼠、黑线姬鼠、大足鼠。

栉眼蚤属(*Ctenophthalmus* Kolenati,1856)

31. 田栉眼蚤(*Ctenophthalmus arvalis* Wagner et Ioff,1926)

分布于新疆。宿主有灰仓鼠、赤颊黄鼠、鼹形田鼠、狭颅田鼠、灰旱獭、水䶄、黄兔尾鼠、普通田鼠、小林姬鼠、高山鼠兔、帕氏鼠兔、长尾黄鼠、小家鼠、三趾跳鼠、五趾跳鼠、子午沙鼠、香鼬、草原兔尾鼠。

(七) 柳氏蚤科(Liuopsyllidae Zhang,Wu et Liu,1985)

柳氏蚤属(*Liuopsylla* Zhang,Wu et Liu,1985)

32. 锥形柳氏蚤(*Liuopsylla conica* Zhang,Wu et Liu,1985)

分布于湖北、陕西。宿主为四川短尾鼩、川鼩、大长尾鼩、甘肃鼹。

(八) 蝠蚤科(Ischnopsyllidae Tiraboschi,1904)

怪蝠蚤属(*Thaumapsylla* Rothschild,1907)

33. 短头怪蝠蚤东方亚种(*Thaumapsylla breviceps orientalis* Smit,1954)

分布于贵州、云南。宿主有棕果蝠、黑髯墓蝠。

夜蝠蚤属(*Nycteridopsylla* Oudemans,1906)

34. 小夜蝠蚤(*Nycteridopsylla galba* Dampf,1910)

分布于上海、江苏、浙江。宿主为蝙蝠。

蝠蚤属(*Ischnopsyllus* Westwood,1833)

35. 印度蝠蚤(*Ischnopsyllus indicus* Jordan,1931)

分布于河北、内蒙古、湖北、湖南、四川、贵州、云南、台湾。宿主有普通蝙蝠、山蝠、普通长翼蝠、伏翼蝠、宽耳蝠、鼠耳蝠、菊头蝠。

耳蝠蚤属(*Myodopsylla* Jordan et Rothschild,1911)

36. 三鞍耳蝠蚤(*Myodopsylla trisellis* Jordan,1929)

分布于内蒙古、吉林、黑龙江、云南。宿主有须鼠耳蝠、伏翼蝠。

米蝠蚤属(*Mitchella* Lewis,1970)

37. 巨跗米蝠蚤[*Mitchella megatarsaliar*(Liu,Wu et Wu,1977)]

分布于西藏。宿主为蝙蝠。

窄蝠蚤属(*Araeopsylla* Jordan et Rothschild,1921)

38. 长突窄蝠蚤(*Araeopsylla elbeli* Traub,1954)

分布于贵州。宿主为黑髯墓蝠。

(九) 细蚤科(Leptopsyllidae Baker,1905)

二刺蚤属(*Peromyscopsylla* I. Fox,1939)

39. 喜山二刺蚤中华亚种(*Peromyscopsylla himalaica sinica* Li et Wang,1959)

分布于浙江、福建、贵州、云南、西藏、甘肃、台湾。宿主有黑线姬鼠、小林姬鼠、黄毛鼠、针毛鼠、黄胸鼠、社鼠、大足鼠、白腹巨鼠、小泡巨鼠、东方田鼠、台湾田鼠、黑腹绒鼠、巢鼠。

细蚤属(*Leptopsylla* Jordan et Rothschild,1911)

40. 栉头细蚤指名亚种[*Leptopsylla pectiniceps pectiniceps*(Wagner,1893)]

分布于河北、内蒙古、辽宁、吉林、黑龙江。宿主棕背䶄、红背䶄、小林姬鼠、朝鲜姬鼠、黑线姬鼠、灰仓鼠、长尾仓鼠、黄鼠、松鼠、花鼠。

强蚤属(*Cratynius* Jordan,1933)

41. 云南强蚤(*Cratynius yunnanus* Li,Xie et Liao,1980)

分布于贵州、云南。宿主为小毛猬缅甸亚种。

端蚤属(*Acropsylla* Rothschild,1911)

42. 穗缘端蚤中甸亚种(*Acropsylla episema girshami* Traub,1950)

分布于福建、湖北、广东、广西、贵州、云南。宿主有黄毛鼠、黄胸鼠、黑线姬鼠、小林姬鼠、高山姬鼠、中华姬鼠、青毛鼠、针毛鼠、四川短尾鼩。

中蚤属(*Mesopsylla* Dampf,1910)

43. 软中蚤(*Mesopsylla lenis* Jordan et Rothschild,1915)

分布于新疆。宿主有小五趾跳鼠。

寄禽蚤属(*Ornithophaga* Mikulin,1957)

44. 异样寄禽蚤青海亚种(*Ornithophaga anomala qinghaiensis* Liu,Cai et Wu,1986)

分布于青海。宿主有黑啄木鸟、灰鼯鼠。

盲鼠蚤属(*Typhlomyopsyllus* Li et Huang,1980)

45. 洞居盲鼠蚤(*Typhlomyopsyllus cavaticus* Li et Huang,1980)

分布于福建、湖北、贵州。宿主有猪尾鼠、针毛鼠。

小栉蚤属(*Minyctenopsyllus* Liu,Zhang et Wang,1979)

46. 三角小栉蚤(*Minyctenopsyllus triangularus* Liu,Zhang et Wang,1979)

分布于湖北、陕西、甘肃、青海、宁夏。宿主有中华鼢鼠、罗氏鼢鼠、甘肃鼢鼠、阿拉善黄鼠。

靴片蚤属(*Calceopsylla Liu*,Wu et Wang,1965)

47. 具钩靴片蚤(*Calceopsylla aduncata* Liu,Wu et Wang,1965)

分布于青海。宿主有中华鼢鼠、甘肃鼢鼠。

青海蚤属(*Chinghaipsylla* Liu,Tsai et Wu,1974)

48. 双窦青海蚤(*Chinghaipsylla bisinuosa* Liu,Tsai et Wu,1974)

分布于甘肃、青海。宿主为红耳鼠兔。

栉叶蚤属(*Ctenophyllus* Wagner,1927)

49. 装甲栉叶蚤指名亚种[*Ctenophyllus armatus armatus*(Wagner,1901)]

分布于内蒙古、吉林、黑龙江。宿主有达乌尔鼠兔、阿尔泰鼠兔、猫头鹰。

茸足蚤属(*Geusibia* Jordan,1932)

50. 介中茸足蚤(*Geusibia intermedia* Liu,Tsai et Wu,1974)

分布于青海。宿主有狭颅鼠兔、黑唇鼠兔、达乌尔鼠兔、喜马拉雅旱獭、根田鼠、松田鼠。

额蚤属(*Frontopsylla* Wagner et Ioff,1926)

51. 无棘鬃额蚤(*Frontopsylla aspiniformis* Liu et Wu,1960)

分布于陕西、甘肃、青海、宁夏。宿主有中华鼢鼠、达乌尔鼠兔、黑唇鼠兔、长尾仓鼠、喜马拉雅旱獭、达乌尔黄鼠、小家鼠、五趾跳鼠。

眼蚤属(*Ophthalmopsylla* Wagner et Ioff,1926)

52. 伏河眼蚤指名亚种[*Ophthalmopsylla volgensis volgensis*(Wagner et Ioff,1926)]

分布于新疆。宿主为蒙古五趾跳鼠、短尾仓鼠。

怪蚤属（*Paradoxopsyllus* Miyajima et Koidzumi，1909）

53. 曲鬃怪蚤（*Paradoxopsyllus curvispinus* Miyajima et Koidzumi，1909）

分布于河北、山西、内蒙古、辽宁、吉林、浙江、福建、江西、河南、陕西、甘肃。宿主有社鼠、褐家鼠、黄胸鼠、花鼠、大仓鼠、子午沙鼠。

双蚤属（*Amphipsylla* Wagner，1909）

54. 丛鬃双蚤指名亚种（*Amphipsylla vinogradovi vinogradovi* Ioff，1928）

分布于河北、山西、内蒙古、吉林、黑龙江、河南、陕西。宿主有黑线仓鼠、长尾仓鼠、长爪沙鼠、子午沙鼠、东北鼢鼠、草原鼢鼠、银高山䶄、小毛足鼠、黑线毛足鼠、狭颅田鼠、东方田鼠、黄兔尾鼠、五趾跳鼠、达乌尔黄鼠、褐家鼠、小家鼠。

（十）角叶蚤科（Ceratophyllidae Dampf，1908）

缩栉蚤属（*Brevictenidia* Liu et Li，1965）

55. 菱形缩栉蚤［*Brevictenidia mikulini*（Schwartz，1960）］

分布于甘肃、青海、新疆。宿主有大耳鼠兔、红耳鼠兔、藏鼠兔、藏仓鼠、长尾仓鼠。

谜蚤属（*Aenigmopsylla* Ioff，1950）

56. 倒足谜蚤（*Aenigmopsylla grodekovi* Sychevsky，1950）

分布于河北、内蒙古、黑龙江。宿主有灰松鼠、红背䶄、棕背䶄、黑线仓鼠、黑线姬鼠、褐家鼠。

跗蚤属（*Tarsopsylla* Wagner，1927）

57. 松鼠跗蚤［*Tarsopsylla octodecimdentata*（Kolenati，1863）］

分布于内蒙古、吉林、黑龙江、新疆。宿主有松鼠、东北鼠兔。

倍蚤属（*Amphalius* Jordan，1933）

58. 鼠兔倍蚤［*Amphalius runatus*（Jordan et Rothschild，1923）］

分布于河北、山西、内蒙古、辽宁、吉林、黑龙江、陕西、甘肃、青海、宁夏、新疆。宿主有达乌尔鼠兔、大耳鼠兔、红鼠兔、草原鼠兔、高山鼠兔、间颅鼠兔、黄鼠、旱獭。

大锥蚤属（*Macrostylophora* Ewing，1929）

59. 无值大锥蚤［*Macrostylophora euteles*（Jordan et Rothschild，1911）］

分布于湖北、四川、云南、贵州、西藏。宿主有珀氏长吻松鼠、橙腹长吻松鼠、红颊长吻松鼠、隐纹花松鼠、岩松鼠、侧纹岩松鼠、赤腹松鼠、黑白鼯鼠、灰麝鼠、黑线姬鼠、灰腹鼠、白腹鼠、西南绒鼠、间颅鼠兔、树鼩。

斯氏蚤属（*Smitipsylla* Lewis，1971）

60. 方突斯氏蚤（*Smitipsylla quadrata* Xie et Li，1990）

分布于云南。宿主为云南鼯鼠。

巨胸蚤属（*Megathoracipsylla* Liu，Liu et Zhang，1980）

61. 五角巨胸蚤（*Megathoracipsylla pentagonia* Liu，Liu et Zhang，1980）

分布于湖北、陕西。宿主为珀氏长吻松鼠。

距蚤属（*Spuropsylla* Li，Xie et Gong，1982）

62. 单毫距蚤（*Spuropsylla monoseta* Li，Xie et Gong，1982）

分布于云南。宿主有侧纹岩松鼠、珀氏长吻松鼠、小林姬鼠、白腹鼠、短尾鼩。

副角蚤属（*Paraceras* Wagner，1916）

63. 屈褶副角蚤［*Paraceras crispus*（Jordan et Rothschild，1911）］

分布于北京、河北、山西、四川、陕西、甘肃。宿主有岩松鼠、复齿鼯鼠、小泡巨鼠、社鼠、喜马拉雅旱獭、黄鼬、狗、刺猬。

山蚤属（*Oropsylla* Wagner et Ioff，1926）

64. 阿州山蚤［*Oropsylla alaskensis*（Baker，1904）］

分布于河北、内蒙古、黑龙江、新疆。宿主有长尾黄鼠、达乌尔黄鼠、赤颊黄鼠、灰旱獭。

黄鼠蚤属(*Citellophilus* Wagner,1934)

65. 矩凹黄鼠蚤原始亚种[*Citellophilus lebedewi princeps*(Ioff,1946)]

分布于新疆。宿主有长尾旱獭、灰仓鼠、大耳鼠兔、蒙古兔。

盖蚤属(*Callopsylla* Wagner,1934)

66. 细钩盖蚤[*Callopsylla sparsilis*(Jordan et Rothschild,1922)]

分布于四川、云南、西藏、青海、新疆。宿主有藏仓鼠、灰腹鼠、锡金田鼠、朝鲜姬鼠、松田鼠、西南绒鼠、藏鼠兔、喜马拉雅旱獭、鸟。

巨槽蚤属(*Megabothris* Jordan,1933)

67. 具刺巨槽蚤[*Megabothris calcarifer*(Wagner,1913)]

分布于河北、内蒙古、辽宁、吉林、黑龙江、四川、青海。宿主有东方田鼠、莫氏田鼠、根田鼠、红背䶄、黑线仓鼠、大仓鼠、褐家鼠、黑家鼠、小家鼠、黑线姬鼠、达乌尔黄鼠、朝鲜姬鼠、巢鼠。

蓬松蚤属(*Dasypsyllus* Baker,1905)

68. 禽蓬松蚤指名亚种[*Dasypsyllus gallinulae gallinulae*(Dale,1878)]

分布于湖北、云南、西藏。宿主有小林姬鼠、白鹡鸰。

角叶蚤属(*Ceratophyllus* Curitis,1832)

69. 禽角叶蚤欧亚亚种(*Ceratophyllus gallinae tribulis* Jordan,1926)

分布于河北、吉林、黑龙江、江苏、山东、四川、贵州、云南、西藏、甘肃、青海、新疆。宿主有麻雀、紫翅椋鸟、白腹鹡鸰、黄腹鹡鸰、黑啄木鸟。

病蚤属(*Nosopsyllus* Jordan,1933)

70. 适存病蚤(*Nosopsyllus nicanus* Jordan,1937)

分布于浙江、福建、广东、台湾。宿主有黄毛鼠、黑线姬鼠、褐家鼠、黄胸鼠、小家鼠、臭鼩。

同瘴蚤属(*Amalaraeus* Ioff,1936)

71. 刷状同瘴蚤指名亚种[*Amalaraeus penicilliger penicilliger*(Grube,1851)]

分布于河北、内蒙古、吉林、黑龙江、青海、新疆。宿主有棕背䶄、红背䶄、水䶄、花鼠、极北鼠兔、长爪沙鼠、根田鼠、黑田鼠、普通田鼠。

单蚤属(*Monopsyllus* Kolenati,1857)

72. 花鼠单蚤[*Monopsyllus indages*(Rothschild,1908)]

分布于山西、吉林、黑龙江。宿主有花鼠、松鼠、棕背䶄、红背䶄、仓鼠等。

罗氏蚤属(*Rowleyella* Lewis,1971)

73. 贡山罗氏蚤(*Rowleyella gongshanensis* Gong et Duan,1989)

分布于云南。宿主有珀氏长吻松鼠、橙腹松鼠、树鼩、中华姬鼠。

共系蚤属(*Syngenopsyllus* Traub,1950)

74. 鞋形共系蚤指名亚种[*Syngenopsyllus calceatus calceatus*(Rothschild,1905)]

分布于贵州。宿主为赤腹松鼠。

第六节 与疾病的关系

蚤类是人畜的重要害虫,是多种疾病的传播媒介,特别是鼠疫和鼠型斑疹伤寒等自然疫源性疾病的传播媒介;另外还可通过体外寄生和叮刺骚扰危害人畜。

一、鼠疫

鼠疫(plague)是危害人类最严重的烈性传染病,也是国际检疫的第一号法定传染病。在人类历史上曾经有过三次世界大流行。第一次发生在公元6世纪,起源于埃及的西奈半岛,经巴勒斯坦遍及欧洲,历时40余年,死亡近1亿人;第二次发生于公元14世纪,起源于美索布达米亚,因十字军远征而波及欧、亚、非三洲，仅欧洲就死亡2 500万人，占当时欧洲人口的1/4，东方各国，死亡约有1 300万人，这次大流行在医学史上称为“黑死病”，历时300余年；第三次发生在19世纪末，至20世纪30年代达到高峰，波及欧洲、亚洲、非洲和美洲的60余个国家和地区，死亡约1 500万人。

（一）病原学

1. 鼠疫菌的一般形态特征　鼠疫耶尔森菌（*Yersinia pestis*）通常称为鼠疫菌，属于肠杆菌科，耶尔森菌属，是革兰氏阴性兼性厌氧菌类。它是一种短而粗，两端钝圆，中段膨大，两极浓染的卵圆形杆菌；其长1~2μm，宽0.5~0.7μm，有荚膜，无鞭毛和芽孢。它在形态上明显呈现多形性变化。在蚤消化道内的鼠疫菌通常呈球菌样的卵圆形球杆菌形状，两端亦浓染。在动物体内，鼠疫菌的细胞壁外可产生一种黏液样物质，在显微镜下呈现为菌细胞周围的一层无色环状区，称为封套（envelope）或荚膜（capsule）。鼠疫菌最适生长温度为25~30℃，最适pH为6.9~7.1。鼠疫菌在脓液、痰中和蚤粪、土壤中能分别存活10~20天和6个月至3年。细菌于煮沸后1~2分钟、55℃ 15分钟或日光照射4~5小时可被杀灭。5%来苏或石炭酸、0.1%~0.2%升汞等在20min内可将痰中病原菌杀死。

2. 鼠疫菌的生态型和抗原

（1）鼠疫菌的生态型：在不同的鼠疫疫源地内，鼠疫菌由于宿主、媒介和地质环境等的不同，其营养类型、理化特性和内毒素含量等都有不同程度的差异，而据此来划分鼠疫菌的生态类型。现在发现我国鼠疫菌共17种生态型，均以地方命名，如祁连山型、青藏高原型、冈底斯山型、帕米尔高原型、松辽平原A型、松辽平原B型、滇西纵谷型、昆仑山A型、黄土高原A型、黄土高原B型、鄂尔多斯高原型、北天山东段型、北天山西段A型、北天山西段B型、锡林郭勒高原型、昆仑山B型和滇闽居民型等。

（2）鼠疫菌的抗原：本菌抗原结构复杂，已证实有18种抗原，即A~K，N、O、Q、R、S、T、V及W等。根据抗原的成分可分为毒力抗原（包括封套膜抗原）和菌体抗原两大类。

1）封套膜抗原：　封套膜抗原（Fraction 1，F1）位于菌体周围，是特异性抗原，是鼠疫免疫的重要物质，其化学组成为1种糖蛋白复合物。强毒株鼠疫菌的F1含量普遍高于弱毒株的，因而有人称其为鼠疫菌的毒力抗原。

2）V和W抗原：属于毒力抗原的一种，是一种菌体表面抗原。V抗原的化学组成为蛋白质，W抗原的化学组成为脂蛋白。VW抗原具有增强细菌毒力的作用，是鼠疫菌毒力决定子之一；同时也具有使吞噬细胞内的鼠疫菌冲破细胞而重新游离出来的作用。

3）菌体抗原：菌体抗原存在于细菌体中，化学组成为蛋白质，属于非特异性抗原。不同疫源地和不同宿主中分离的鼠疫菌，其菌体抗原的蛋白质成分有不同程度的差异。

3. 鼠疫菌的毒力决定子和毒素

（1）鼠疫菌的毒力决定子：毒力是鼠疫菌一些性状的综合表现。这些性状如，是否产生封套膜抗原（$F1^+$或$F1^-$），是否存在VW抗原，（VW^+或VW^-），是否在氯化血红素培养基上具有色素沉着因子（Pgm+或Pgm−），是否依赖外源性钙离子（Ca+或Ca−）或嘌呤化合物（Pur+或Pur−）作为营养源以及产生鼠疫菌素的能力（Pst）等，这些性状被认为与鼠疫菌的毒力有关，因此称为毒力决定子。

（2）毒素：鼠疫菌的毒素是鼠疫菌引起宿主中毒导致病理改变和宿主死亡的物质，可分为鼠毒素（murine toxin）和内毒素（endotoxin）两种。

1）鼠毒素：鼠毒素是一种可溶性蛋白质，对小白鼠的毒性极高，纯品LD_{50}仅为0.1~0.3μg。鼠毒素存在于细胞内，在细胞破裂或自溶后才释放出来。鼠毒素具有良好抗原性，感染鼠疫菌的人或动物可以产生抗鼠毒素抗体，并且在体内能够维持相当长的时间。鼠毒素可引起动物的周围血管和淋巴管的炎症、坏死、出血等病变，使动物产生致死性休克，严重毒血症以及肝、肾和心肌的损害。

2）内毒素：鼠疫菌的内毒素与其他革兰氏阴性菌的内毒素相似，其化学组成也是一种脂多糖蛋白质复合物。鼠疫菌的内毒素位于细胞壁，耐热，100℃ 30分钟不失去活性。它是鼠疫菌重要的致病和致死性的毒素，具有抗原性。内毒素可使动物的肝糖原和血糖降低，血氨和尿氨升高，引起毛细血管损害，肝脏充血、肿大、坏死，肾小管坏死，肺脏出血、瘀血，心肌毛细血管充血、出血和其他实质器官的细胞变性、坏死等。在不同的鼠疫疫源地分离到的鼠疫菌，其内毒素的含量存在一定的差异，而且此差异与人类鼠疫的病死率和临床病型似乎存在正相关关系，提示不同鼠疫疫源地，鼠疫菌内毒素含量的差异，在临床和流行病学上都有一定意义。

（二）流行病学

1. 传染源 鼠疫是自然疫源性疾病。鼠疫的传染源与储存宿主主要是感染了鼠疫的啮齿动物和兔形动物等。蚤是主要传播媒介，且很多蚤类也能够长期保存鼠疫菌。

鼠疫的储存宿主和其主要寄生蚤在自然疫源地内可以长期保存疫源性。世界鼠疫疫源地除了欧洲和澳洲没有外，其他分布在亚洲、非洲和美洲的 58 个国家。亚洲有 25 个国家；非洲有 24 个国家；美洲有 9 个国家。

现在已知全世界自然感染鼠疫或其寄生蚤自然感染鼠疫的野生啮齿目和兔形目动物共 225 种或亚种分属 79 属 12 科。其中松鼠科和鼠科分别占 54 和 126 种或亚种。我国的鼠疫自然疫源地内已判定自然感染鼠疫的动物有 87 种，其中啮齿目 53 种，兔形目 5 种，食虫目 5 种，食肉目 12 种，偶蹄目 9 种，鸟类 3 种。已经确定为主要宿主的动物有：达乌尔黄鼠、阿拉善黄鼠、长尾黄鼠、蒙古旱獭、灰旱獭、红旱獭、喜马拉雅旱獭、长爪沙鼠、大绒鼠、齐氏姬鼠、布氏田鼠、青海田鼠和黄胸鼠。

全世界已知能自然感染、人工感染和实验室能传播鼠疫的蚤类总共 200 余种或亚种，其中在亚洲具有重要性的蚤属有：山蚤、客蚤、黄鼠蚤、病蚤、盖蚤、栉眼蚤、新蚤、纤蚤、狭蚤、双蚤、额蚤、中蚤、眼蚤、怪蚤和切唇蚤等 15 个属。我国各鼠疫自然疫源地内发现自然感染鼠疫的蚤为 21 属 49 种或亚种，但确定为重要媒介的仅 19 种或亚种，它们是：印鼠客蚤、同形客蚤、人蚤、方形黄鼠蚤（松江亚种，蒙古亚种，阿尔泰亚种和七河亚种）、谢氏山蚤、斧形盖蚤、细钩盖蚤、秃病蚤蒙冀亚种、不等单蚤、二齿新蚤、近代新蚤东方亚种、特新蚤指名亚种、棕形额蚤、原双蚤田野亚种、直缘双蚤指名亚种和光亮额蚤。

2. 传播途径 鼠疫菌在一定的地理景观中，以啮齿动物为储存宿主，蚤为传播媒介，形成疫源地，并且长期在啮齿动物中流行。一旦当人或家栖鼠类进入疫源地，接触带菌动物或被疫蚤叮咬而发病，并通过鼠→蚤→鼠或鼠→蚤→人或人（菌血症时）→蚤→人的途径而传播，导致家栖鼠间和人间鼠疫的暴发流行。

腺鼠疫可并发败血症而导致肺鼠疫，患者痰中的鼠疫菌可借飞沫或气溶胶以人→人的方式传播，造成人间鼠疫的大流行。

3. 易感者 人群对鼠疫普遍易感，预防接种使易感性降低，患病后有持久免疫力。

4. 流行特征 近 20 多年来，世界鼠疫流行范围不断扩大，疫情呈上升趋势。世界各地的鼠疫疫源地都出现了静息多年又突然暴发流行的现象；新的鼠疫自然疫源地不断发现。

全世界 1980—1989 年人间鼠疫病例有 9 630 例，1990—1999 年人间鼠疫病例有 28 253 例。后 10 年的鼠疫病例数是前 10 年的 2.93 倍；这说明世界鼠疫疫情明显呈上升趋势，其中非洲最严重，后 10 年的鼠疫病例数是前 10 年的 4.3 倍，亚洲为 2.1 倍，而美洲基本持平。全世界 1979 年有 7 个国家报道鼠疫病例，1980 年有 10 个国家，1994 年有 14 个国家，2000 年有 27 个国家。世界各地的鼠疫疫源地都出现了静息多年又突然暴发流行的现象，如印度人间鼠疫停息静息了 28 年，但在 1994 年印度苏拉特等城市发生了人间鼠疫的暴发流行，发病 5 722 例，死亡 56 例，使印度国民经济遭受了巨大的损失，社会动荡一年才平静，即所谓“苏拉特风暴”，被称为 20 世纪世界十大自然灾害之一。美国鼠疫病例 20 世纪 50 年代仅限于 3 个州，1966 年扩大到 16 个州。俄罗斯在 20 世纪 80 年代又发现 10 块鼠疫疫源地。

我国鼠疫疫情与世界鼠疫疫情相似，呈明显扩大和上升趋势，而且也是静息多年又突然暴发流行。我国人间鼠疫的发生病例，20 世纪 80 年代年均 10 例，90 年代年均 37 例；在同时期新判定的鼠疫疫源县 80 年代 15 个，90 年代 60 个；我国 1982 年鼠疫疫源县有 185 个，疫源地面积为 45.9 万 km^2；1998 年鼠疫疫源县为 264 个，面积为 88.3 万 km^2。新疆和田地区 1913 年鼠疫流行之后，静息了 59 年，1972 年又突然暴发流行；甘肃会宁 1932 年流行之后，中断了 30 年，1962 年又暴发流行；云南家鼠疫源地静息了 26 年，1982 年又暴发流行。1999 年历史上无鼠疫发生的四川省石渠县发生人间鼠疫流行。2000 年形势更严重，有 5 省 13 个县报告人间鼠疫患者 254 人，死亡 3 人；值得注意的是在南盘江天生桥水电站库区两岸的贵州省兴义、安龙和广西隆林发生了人间鼠疫的暴发流行，广西的鼠疫流行已经静息了 53 年，而贵州省在历史上从无鼠疫记载。在贵州省兴义、安龙和广西隆林疫区的调查，发现主要储存宿主为黄胸鼠（*Rattus tanezumi*），主要媒介为印鼠客蚤，并发现贵州省兴义，广西隆林和云南省文山、砚山流行的鼠疫菌株的质粒相同，贵州省疫区鼠疫菌株的生化型、营养缺陷型及分子生物学特征与云南家鼠型鼠疫菌株类似,因此,贵州省兴义、安龙和广西隆林人间鼠疫的暴发流行,有可能是云南家鼠鼠疫疫源地的扩大和蔓延。该疫源地属于滇粤闽黄胸鼠鼠疫自然疫源地,从2000—2002年疫情一直不断,是我国鼠疫疫情最活跃的地区。刘振才等2001年又新确定了青藏高原青海田鼠鼠疫疫源地。

到目前为止,我国的鼠疫疫源地分布于19个省份295个县(市、旗),总面积近143.447 3万km^2。目前我国已确认12种类型的鼠疫自然疫源地,分别是:

(1)青藏高原喜马拉雅旱獭鼠疫自然疫源地,主要储存宿主为喜马拉雅旱獭(*Marmota himalayana*),主要媒介为斧形盖蚤和谢氏山蚤;次要媒介为腹窦纤蚤深广亚种;染疫蚤还有:人蚤、红羊新蚤和圆指额蚤。

(2)天山山地灰旱獭-长尾黄鼠鼠疫自然疫源地,主要储存宿主为灰旱獭(*M. baibacina*)和长尾黄鼠(*Spermophilus undulatus*),主要媒介是谢氏山蚤和方形黄鼠蚤七河亚种、方形黄鼠蚤阿尔泰亚种;次要媒介有腹窦纤蚤深广亚种;染疫蚤还有:斧形盖蚤、人蚤、似升额蚤和宽新蚤。

(3)帕米尔高原红旱獭鼠疫自然疫源地,主要储存宿主是红旱獭(*M. caudata*),主要媒介是谢氏山蚤;次要媒介有腹窦纤蚤深广亚种;染疫蚤还有矩凹黄鼠蚤。

(4)呼伦贝尔高原蒙古旱獭鼠疫自然疫源地,主要储存宿主是西伯利亚旱獭(*M. sibirica*),主要媒介是谢氏山蚤;染疫蚤还有:方形黄鼠蚤。

(5)松辽平原达乌尔黄鼠鼠疫自然疫源地,主要储存宿主是达乌尔黄鼠(*S. dauricus*),主要媒介是方形黄鼠蚤松江亚种、方形黄鼠蚤蒙古亚种;次要媒介有印鼠客蚤、阿巴盖新蚤、光亮额蚤、二齿新蚤;染疫蚤还有:角尖眼蚤指名亚种、短跗鬃眼蚤、不等单蚤、秃病蚤蒙冀亚种和近代新蚤东方亚种。

(6)甘宁黄土高原阿拉善黄鼠鼠疫自然疫源地,主要储存宿主是阿拉善黄鼠(*S. alashanicus*),主要媒介是方形黄鼠蚤蒙古亚种、阿巴盖新蚤;次要媒介有升额蚤波蒂斯亚种;染疫蚤还有:角尖眼蚤指名亚种。

(7)内蒙古高原长爪沙鼠鼠疫自然疫源地,主要储存宿主是长爪沙鼠(*Meriones unguiculatus*),主要媒介是秃病蚤蒙冀亚种、秃病蚤田鼠亚种、同形客蚤、近代新蚤东方亚种和原双蚤田野亚种;次要媒介为盔状新蚤、不常纤蚤、弱纤蚤、喉瘪怪蚤、叶状切唇蚤突高亚种、方形黄鼠蚤蒙古亚种和二齿新蚤。染疫蚤还有:长吻角头蚤、簇鬃客蚤、阿巴盖新蚤、吻短纤蚤、多刺细蚤、光亮额蚤、圆指额蚤指名亚种、角尖眼蚤指名亚种、长突眼蚤、前凹眼蚤、迟钝中蚤指名亚种。

(8)锡林郭勒高原布氏田鼠鼠疫自然疫源地,主要储存宿主是布氏田鼠(*Lasiopodomys brandtii*),主要媒介是光亮额蚤和近代新蚤东方亚种;次要媒介有二齿新蚤、方形黄鼠蚤蒙古亚种;染疫蚤还有:多刺细蚤、角尖眼蚤指名亚种、原双蚤田野亚种和秃病蚤蒙冀亚种。

(9)滇西北山地齐氏姬鼠、大绒鼠鼠疫自然疫源地,主要储存宿主是齐氏姬鼠(*Apodemus chevrieri*)和大绒鼠(*Eothenomys miletus*),主要媒介为特新蚤指名亚种;次要媒介为棕形额蚤指名亚种;染疫蚤还有:低地狭臀蚤、锐额狭臀蚤、不等单蚤、方叶栉眼蚤和绒鼠怪蚤。

(10)滇粤闽黄胸鼠鼠疫自然疫源地,主要储存宿主为黄胸鼠,主要媒介为印鼠客蚤;次要媒介为不等单蚤;染疫蚤还有:人蚤、缓慢细蚤、绒鼠怪蚤、野韧棒蚤、适存病蚤和无孔微棒蚤。

(11)青藏高原青海田鼠鼠疫自然疫源地,主要储存宿主为青海田鼠(*Lasiopodomys fuscus*),主要媒介为细钩盖蚤和直缘双蚤指名亚种;染疫蚤还有五侧纤蚤邻近亚种。

(12)准格尔盆地大沙鼠鼠疫自然疫源地,主要储存宿主为大沙鼠(*R. opimus*),主要媒介为臀突客蚤和簇鬃客蚤。

(三)蚤与鼠疫菌的关系

1. 鼠疫菌在蚤体内的发育过程 鼠疫菌在蚤体内的发育过程可以分为4个阶段:

(1)鼠疫菌随着蚤的吸血而被吸入蚤体内,即蚤感染鼠疫菌阶段。蚤感染率的影响因素,主要是与宿主动物菌血症的强度和蚤吸入的血量有关。

(2)鼠疫菌在蚤消化道的生存适应阶段。鼠疫菌侵入蚤体后只生存于消化道,而不能穿过肠壁进入其他组织器官。在消化道的主要部位是前胃和中肠。当鼠疫菌数量很低时,细菌不存在于中肠和后肠,而仅存在于前胃前部和食管连结的部位,此处具有保存鼠疫菌最适宜的条件。感染蚤在感染后的最初几分钟或几小时，由于蚤的自净作用，进入其消化道内的鼠疫菌有 1 个消亡过程，一部分蚤可以摆脱感染。未完全摆脱感染的蚤，在感染后 1 小时，细菌数量可减少到 1%~1‰，生存适应阶段一般不超过 24~36 小时。

（3）鼠疫菌的繁殖和保存阶段。这一阶段的主要特征是细菌在蚤体内的繁殖，使其数量积累到一定程度。鼠疫菌在蚤体内繁殖的最适温度与该蚤生存的最适温度相一致。如有人把感染鼠疫菌的印鼠客蚤置 24℃下饲养 10 天后移入 33℃经 10 天，其感染率由 61.7% 降至 33.3%，而当将该蚤自 33℃移至 24℃经 10 天后，其感染率则从 14.8% 增至 46.0%，而一直饲养于 24℃的印鼠客蚤的感染率则未发生变化。试验证明，蚤保存鼠疫菌的能力与蚤种、环境温度、吸血等因素有关。在 0~15℃条件下，通常可以保存 1~3 个月，少数蚤种保存的时间较长，如毛新蚤 180 天，方形黄鼠蚤 275 天，谢氏山蚤 358 天，短栉眼蚤 396 天。同形客蚤在低温下保存鼠疫菌 122 天仍不丧失形成菌栓的能力。也有报道，在自然条件下谢氏山蚤在无宿主的情况下能生存 420 天，且始终保持感染能力。大沙鼠蚤于自然条件下保存鼠疫菌的时间可达 210 天。因此可以认为蚤类也是鼠疫菌的储存宿主。

（4）鼠疫菌在蚤的前胃形成菌栓阶段(详见蚤传播鼠疫菌的机制)。

2. 蚤传播鼠疫菌的机制　蚤传播鼠疫的最主要和基本的方式，是通过菌栓蚤的叮咬传播，而菌栓蚤的形成过程，即为鼠疫菌在蚤体内的发育的第 4 阶段。当鼠疫菌在蚤前胃聚积到一定程度时即形成菌栓。先是处于分裂过程中的鼠疫菌聚集成一个个的小堆，然后逐渐增大，最后充满前胃并使其堵塞。菌栓蚤的连续切片证明，菌栓的首发中心部位是在中肠的前部和前胃，有时也在食管后部接近前胃处发生。不同蚤类的菌栓首发中心部位可能不同，印鼠客蚤，谢氏山蚤等菌栓形成首发中心位于食管后部。

当栓塞蚤再次吸血时，由于血液不能进入中肠内，而迫使血液沿着食管冲动和冲刷菌栓，导致血液染菌，并随着咽部的收缩，带菌的血液又注入宿主体内，使宿主感染鼠疫，每次可反吐 2.5 万~10 万个鼠疫菌。而且菌栓蚤是饥饿的，不断试图叮咬和吸血，这就提高了大量传播鼠疫菌的可能性。

影响蚤类形成菌栓的因素有：

（1）蚤种的特异性。不是所有的蚤感染鼠疫菌后都能形成菌栓，不同的蚤种的菌栓形成率不一样，如印鼠客蚤的菌栓形成率为 82%，毛新蚤的为 65%，同形客蚤的为 65%，二齿新蚤的为 37.5%，人蚤的为 32%，而缓慢细蚤的仅为 1.1%。

（2）鼠疫菌株的特异性。曾有报道认为鼠疫毒菌株和少数无毒菌株具有形成菌栓的能力，而多数无毒菌株则不形成菌栓。试验证明具有 Pgm 毒力决定子的菌株被认为是使鼠疫菌在蚤前胃形成菌栓的 1 个重要因素。

（3）环境温度是影响菌栓形成的主要因素。鼠疫菌株在培养基上繁殖的最适温度为 28℃，而在蚤体内繁殖和形成菌栓的适宜温度则与该蚤种生存的适宜温度相一致。如印鼠客蚤于适宜生存温度 20~22℃时菌栓形成率最高，为 70%~100%，当温度升到 30℃时，菌栓形成率下降至 38%。温度影响印鼠客蚤菌栓形成的能力，是通过温度对鼠疫菌的溶纤维蛋白因子和蚤胃中的类胰蛋白酶活性的影响。当温度超过 25℃时溶纤维蛋白因子和类胰蛋白酶的活性升高，而温度高于 27℃时纤维素被迅速破坏，鼠疫菌因无纤维素作为介质而不能滞留，便从蚤消化道被迅速排出，菌栓也就不能形成。当温度低于 25℃时溶纤维蛋白因子和类胰蛋白酶的活性降低，这就有利于纤维素的形成和菌栓的产生。

（4）蚤的吸血频率。吸血频率高可以带来丰富的营养物质，有利于鼠疫菌的繁殖和菌栓形成。

（5）宿主种类及其血液中血糖的浓度。试验证明感染蚤叮吸适宜宿主的血液比叮吸非适宜宿主的血液菌栓形成率更高。感染蚤叮吸血液中血糖浓度高的宿主比叮吸血糖的浓度低的宿主菌栓形成率更高。

（6）蚤在感染时吸入的细菌数量。如印鼠客蚤，菌栓率最高的实验蚤组感染时吸入的菌量平均在 5.0×10^4~5.0×10^5，高于或低于此菌量，其菌栓率均下降。

3. 鼠疫菌对蚤的影响　菌栓蚤的寿命明显缩短，由于前胃堵塞，吸入的血液不能进入中肠，使蚤始终处于饥饿状态，一般情况下，平均一周左右死亡。已感染但并未形成菌栓蚤的寿命也明显短于未被感染的蚤。死亡和寿命缩短的原因可能是由于饥饿和鼠疫菌毒素以及鼠疫菌的代谢产物影响所致。

4. 鼠疫菌的适应机制　鼠疫菌的生存条件，从亲缘关系很远的脊椎动物到节肢动物，以致在这两类宿主体内的生存条件极其不同，因此它必须具有不同的适应机制。

鼠疫菌的某些特征，在不同生存条件下具有不同的适应性意义。实验证明，进入蚤体内的鼠疫菌丧失合成 F1 和 Vw 抗原的能力。所以经蚤感染进入啮齿动物体内的鼠疫菌，因为没有 F1 和 Vw 抗原很容易被多形白细胞吞噬和破坏。但有一部分被单核细胞吞食的鼠疫菌并不死亡，反而能在细胞内合成 F1 和 Vw 抗原，且对吞噬细胞产生抗性。这些具有抗性的鼠疫菌从单核细胞中释放出来，进行大量繁殖，形成能引起动物全身感染的鼠疫菌种群。

鼠疫菌在脊椎动物体内生存具有重要意义的是高毒力性，它可以使宿主动物发生菌血症从而使蚤感染；而在媒介蚤体内最重要的是具有 Pgm+ 决定子，因为它可以使蚤的前胃形成菌栓，从而保证鼠疫菌在自然环境条件下，在鼠→蚤→鼠之间的不断循环。这是鼠疫菌在其进化过程中对不同生存环境长期适应的结果。

5. 蚤对鼠疫菌的影响　蚤对于鼠疫菌毒力特征的自然选择和诱变作用，有试验证明：在最适宜的环境条件下，于主要媒介蚤体内，鼠疫菌的毒力增强；在不利的环境条件下，特别是在非主要媒介蚤体内可以形成弱毒或无毒的菌株。探讨这种选择和诱变作用，对于揭示鼠疫在自然疫源地长期流行的规律具有重要的意义。

宿主动物、媒介蚤类和鼠疫菌之间的复杂关系是它们在长期的进化过程中相互适应，协同进化形成的。

6. 媒介效能（vector efficiency）和媒介指数（vector index）　某种蚤作为媒介传播鼠疫的能力用媒介效能和媒介指数表示。

媒介效能包括三个潜能：①感染潜能（infection potential），即实验感染鼠疫菌的百分率；②媒介潜能（vector potential），即指感染蚤中具有传播鼠疫菌能力蚤的百分率；③传播潜能（transmission potential），即指能够传疫的感染蚤每天叮咬小白鼠 1 次，造成小白鼠感染的平均次数。这三个潜能的乘积即为媒介效能。

媒介指数是媒介效能与栓塞成活潜能之乘积，即四个潜能之积。栓塞成活潜能是蚤形成菌栓后的平均成活天数除以感染后形成菌栓的平均天数之值。媒介效能和媒介指数愈高，蚤在传播鼠疫上就愈重要。不同的蚤种媒介效能和媒介指数是不同的，例如，印鼠客蚤的媒介效能和媒介指数分别为 0.933、0.388；特新蚤指名亚种的为 0.334、0.078；人蚤的为 0.241、0.033；棕形额蚤的为 0.067、0.012；不等单蚤的为 0.036、0.006；方叶栉眼蚤的均为 0。

（四）发病机制和病理

鼠疫的感染方式通常是由于带菌蚤的叮咬，细菌沿淋巴管流向所属淋巴结中增殖，引起鼠疫特有的急性淋巴腺炎。腺体极度肿胀，充血坏死，继续沿淋巴系统扩散，转移到一些新的淋巴结而发生次发性鼠疫淋巴结炎。鼠疫菌由淋巴结侵入血行，可引起鼠疫败血症和续发性肺鼠疫。肺鼠疫是经呼吸道传染而发病的。肺泡及支气管内有血性渗出物，含有鼠疫菌。肺门淋巴结有肿胀，充血及出血等病变。

鼠疫患者具有革兰氏阴性杆菌内毒素血症的综合反应。患者的共同表现是发热、心动过速、血压降低、白细胞增高和弥散性血管内凝血。

肺型和腺型鼠疫患者有明显病理改变。各器官均有程度不同的充血及出血。腹膜、胸膜、心包膜、血管壁及胃肠黏膜等处有出血点及瘀斑。肝、脾及心肌可出现脂肪变性、混浊、肿胀及出血，有时出现大小不同的坏死灶；呈暗红色，质软易被刀刮取。肺鼠疫的肺脏，有水肿，充血，肺泡及支气管中有出血性渗出物。喉、气管、大支气管黏膜充血，表面覆有黏液和血液。

（五）临床表现

临床以腺鼠疫最多见，肺鼠疫病死率最高，其他还有败血症型、皮肤型、脑膜炎型、扁桃体型、肠炎型和眼型等。

1. 潜伏期　腺鼠疫 1~6 天，一般 3~4 天。肺鼠疫和败血型鼠疫数小时至 3 天。

2. 全身中毒症状　各型早期的全身中毒症状大致相似，有急起的寒战、高热、体温突然上升至 39~40℃，呈稽留热；有出血倾向、意识模糊、头剧痛、局部淋巴结肿大；心动过速，心律不齐，脉搏可达 120 次/min 以上；心电图反映有窦性心动过速，通常伴有 ST 段下降，也有的患者出现左束支不完全传导阻滞，血压下降，衰竭等。重症患者早期出现神经症状，意识不清，昏睡、狂躁不安、谵语，步履蹒跚等。

（六）治疗

1. 一般治疗与护理　患者绝对卧床休息，补液，保护心肺功能，对症治疗。

2. 抗菌治疗　首选链霉素，链霉素可治疗各型鼠疫，疗效快，不易复发。WHO 鼠疫专家委员会（1970）建议：肌内注射链霉素剂量，成人应该 0.5g/4h，直到病情好转；也可将每日总剂量分两次肌内注射，首剂量加倍，但不宜超过 2g，因为剂量过大可能导致鼠疫菌释放出大量内毒素，而引起患者致死性休克。

使用时应同庆大霉素、四环素、氯霉素、磺胺等联合使用，以防产生耐药；选用庆大霉素成人 16 万~32 万单位/d，分 2~4 次肌内注射，或混入 5% 葡萄糖液 500ml 内分次静脉滴注。四环素，在开始 48 小时内成人 4~6g/d，严重病例必须静脉滴注，如患者情况允许可辅以口服，2~4g/d，退热后减量继续使用，疗程 7~10 日。氯霉素成人每日 50~70mg/kg，总量可达 20~25g。严重病例可静脉滴注或肌内注射。磺胺类药一般用磺胺嘧啶（SD），成人 8~12g/d，口服 1~2 周。

自应用抗菌药物后，腺鼠疫的病死率自 20%~70%，已降至 5% 左右。但肺鼠疫治疗不及时死亡率高。

（七）防疫措施

疫情发生后，应以最快方式向卫生防疫部门报告疫情；严密封锁疫区，隔离治疗患者；彻底消毒、灭蚤、灭鼠，实行鼠疫活菌苗的应急接种。

二、鼠型斑疹伤寒

鼠型斑疹伤寒（murine typhus）也称地方性斑疹伤寒，是自然疫源性疾病。

（一）病原学

病原为莫氏立克次氏体（*Rickettsia mooseri*），它是一种专性细胞内寄生的微生物，能够感染脊椎动物宿主的内皮细胞和蚤类宿主中肠上皮细胞。形态多呈球杆状或细小杆状，大小为（0.3~0.7）μm×（0.8~2）μm。革兰氏染色阴性，可在鸡胚卵黄囊及组织中繁殖，最适培养温度为 35℃。莫氏立克次体的形态、染色特点、生化反应、培养条件及抵抗力均与普氏立克次体相似。但在动物实验上可以区别：

1. 莫氏立克次体接种♂豚鼠腹腔后，豚鼠除发热外，阴囊高度水肿，称之为豚鼠阴囊现象。莫氏立克次体在睾丸鞘膜的浆细胞中繁殖甚多，其鞘膜渗出液涂片可查见大量立克次体。普氏立克次体仅引起轻度阴囊反应。

2. 莫氏立克次体可引起大白鼠发热或致死，并在其脑内存活数月，故可用之保存菌种或传代。而普氏立克次体仅使大白鼠形成隐性感染。

莫氏立克次体与普氏立克次体有共同的可溶性抗原，故二者有交叉反应，均能与变形杆菌 OX19 发生凝集反应。但二者的颗粒性抗原不同，用凝集试验和补体结合试验可将其区别。

（二）流行病学

1. 传染源　传染源和储存宿主为哺乳动物和其寄生蚤等，在自然疫源地以鼠→蚤→鼠的循环流行。主要储存宿主是黑家鼠、褐家鼠、黄胸鼠和小家鼠等家栖鼠类。立克次氏体在蚤粪中保持传染性可以长达 9 年。现已发现自然感染莫氏立克次氏体的蚤种有：印鼠客蚤、亚洲客蚤、巴西客蚤、具带病蚤、不等单蚤、人蚤、猫栉首蚤、缓慢细蚤和禽角头蚤等。Farhang-Azad 等（1984）报道印鼠客蚤是最重要的传播媒介，同时猫栉首蚤的重要性也受到注意。Farhang-Azad 等（1985）在实验室研究印鼠客蚤感染莫氏立克次氏体时，发现该病原体可以经卵传递，而且子代印鼠客蚤仍然具有媒介能力。

2. 传播途径　蚤传播鼠型斑疹伤寒的主要途径是带病原体的蚤粪污染宿主皮肤伤口而致病，或蚤被打扁压碎后，其体内病原体侵入人体。但带病原体的蚤粪干燥后产生的气溶胶，可以通过呼吸道和眼结膜感染鼠和人体是一个值得引起重视的另一传播途径。已经证明，感染鼠的尿液含有立克次体，因而推测在鼠密度高的地区，人或动物因为食入被鼠尿污染的食物而感染。

3. 易感者　人群对本病有普遍易感性。得病后有较强而持久的免疫力，患过流行性斑疹伤寒的人对本病有较强的免疫力。

4. 流行特征　本病广布于全世界，主要分布流行于热带、亚热带和温带。包括美洲的美国、墨西哥、委内瑞拉、阿根廷、巴西、智利、波多黎各和危地马拉；大洋洲的澳大利亚和新西兰；欧洲的阿尔巴尼亚、希腊、罗马尼亚、意大利、原南斯拉夫、西班牙、土耳其、马耳他、挪威、德国和俄罗斯；亚洲的中国、印度、越南、马来西亚、新加坡、菲律宾、泰国、斯里兰卡、柬埔寨、印度尼西亚以及中东的以色列、黎巴嫩、叙利亚。非洲的突尼斯、埃及、塞内加尔、多哥、塞拉利昂、厄立特尼亚、苏丹、尼日利亚、喀麦隆、埃塞俄比亚和中非。在我国鼠型斑疹伤寒流行相当广泛。北京、河北、内蒙古、辽宁、吉林、黑龙江、上海、福建、山东、河南、广东、海南、四川、贵州、云南、陕西、甘肃、新疆等省市均发现本病的分布。1949年以后我国有两次鼠型斑疹伤寒的大流行。第1次在1950—1952年以云南、贵州和四川流行最集中，发病高峰在10月，病死率高达36.4%。第2次发生在20世纪70年代末至80年代初，由于农业丰收，储粮增多，鼠患猖獗，加之多年没有鼠型斑疹伤寒的大流行，人群的免疫力降低，因而在北京、天津、河北、辽宁、福建、山东、河南、重庆、陕西等省市均有病例发生，甚至在局部地区有暴发流行。近20多年来，国内鼠型斑疹伤寒流行呈下降趋势，但在河北、山东、海南和陕西等地仍有流行。如1992年在石家庄发生暴发流行；1989—1990年海南人群血清抗体调查显示，该地区鼠型斑疹伤寒的感染严重；1990—1997年青岛发病356例，死亡1人。资料显示鼠型斑疹伤寒的自然疫源地多存在于城市、农村和沙漠地区，其流行情况取决于自然疫源地中动物的流行程度和感染鼠类与人接触的机会。

（三）发病机制和病理

立克次体侵入人体后，先在小血管内皮细胞内繁殖，细胞破裂立克次体释放入血形成立克次体血症，侵袭全身小血管内皮细胞。病原体死亡，释放大量毒素可引起全身中毒症状。病程第2周随着机体抗感染免疫的产生出现变态反应，使血管病变加重。

病理变化的特点是增生性、坏死性血管炎及血管周围炎性细胞浸润所形成的斑疹伤寒结节。这种增生性坏死性血管炎可分布全身各组织器官。多见于皮肤、心肌、中枢神经系统。中枢神经系统以大脑皮质、延髓、基底节的损害最重，桥脑、脊髓次之。脑膜可呈急性浆液性炎症。肺可有间质性炎症和支气管肺炎。肝脏汇管区有嗜碱性单核细胞浸润，肝细胞有不同程度的脂肪变性及灶性坏死与单核细胞浸润。肾脏主要呈间质性炎性病变。肾上腺可有出血、水肿和实质细胞退行性变，并有斑疹伤寒结节。

（四）临床表现

潜伏期8~14天，多数为11~12天。

大多急骤起病，少数有1~2天的前驱症状如疲乏、食欲缺乏、头痛等。呈稽留或弛张热，于病程第1周达高峰，一般在39℃左右，伴全身酸痛、头痛、结膜充血等，热程一般为9~14天，大多渐退。50%~80%患者出现皮疹，多见于第4~7病日。初发生于胸腹，24小时内遍布背、肩、臂、腿等处，脸、颈、足底、手掌一般无疹。疹于数日内消退。极少数病例的皮疹呈出血性。中枢神经系症状除头痛、头晕、失眠、听力减退、烦躁不安等外，脑膜刺激征、谵妄、昏迷、大小便失禁等均属偶见。咳嗽见于过半数病例，肺底偶闻啰音，部分患者咽痛和胸痛。大多有便秘，恶心、呕吐、腹痛等也有所见。黄疸在某些系列中的发生率较高，但均属轻度；脾大见于过半数病例，肝大者较少。心肌很少受累，偶可出现心动过缓。并发症以支气管炎最多见，支气管肺炎偶有发生。其他并发症有肾衰竭。

（五）治疗

1. 卧床休息，保证足够水分及热量，做好护理防止并发症，对症治疗。

2. 氯霉素，四环素成人量2g/d，分3~4次口服，疗程为5~7天。多西环素成人量为200mg/d，分2次口服，疗程为2~3天；国内尚有用本药200mg/1次顿服取得良好疗效的报道。如合用甲氧苄啶（TMP）疗效更好，成人0.2~0.4g/d，分2次服用。

（六）防疫措施

向卫生防疫部门报告疫情；治疗患者；彻底消毒、灭鼠、灭蚤。预防接种减毒活疫苗。

三、其他蚤媒病

（一）蚤媒斑点热（flea-borne spotted fever）

本病是近年发现的一种新的斑点热立克次体病，病原体为猫立克次体（*Rickettsia felis*）。该立克次体由美国 Adams（1990）首先在电镜中观察到猫栉首蚤的中肠上皮细胞中有类似立克次体样微生物；Higgins 等（1996）对从猫栉首蚤分离出的致病性立克次体，命名为猫立克次体新种；并且 Bouyer 等（2001）根据其分子生物学特征，确定其为斑点热群立克次体（Spotted Fever Group Rickettsiae，SFGR）中的新成员。蚤类是蚤媒斑点热的重要传播媒介，已经从猫栉首蚤、犬栉首蚤、人蚤和印鼠客蚤中检出猫立克次体，并且实验证实，猫立克次体在蚤体内能够经卵传递，甚至长达 12 代之久，起到储存宿主的作用。近年，猫立克次体基因组的全序测定已经完成，并证明含有 2 个质粒，这是该立克次体所特有，也是立克次体属的首次发现。

猫立克次体通过媒介蚤传染给人，可以引起发热、头痛、结膜炎、关节痛、肌肉痛、干咳、腹痛、出疹及局部淋巴结肿胀等，与其他斑点热患者有相似的症状。治疗药物为多西环素、利福平和氯霉素等。在该病发生和流行的地区，常与地方性斑疹伤寒或巴尔通体病伴发流行，如果仅仅从临床症状上去鉴别有一定困难，因此实验室特异性诊断是必须的。最常用的是血清学方法，包括微量免疫荧光或蛋白免疫印迹试验。用 PCR 方法检测猫立克次体的 DNA 可最终判定该病。

范明远等（2008）报告本病广布于世界五大洲，在美国、墨西哥、巴西、西班牙、法国、英国、泰国、缅甸、印度尼西亚、阿富汗、日本、韩国、新西兰、以色列、突尼斯、摩洛哥、阿尔及利亚、非洲撒哈拉等国家和地区均有流行病例或在蚤体内检出猫立克次体的报道。

（二）野兔热（tularaemia）

本病是自然疫源性疾病，也称土拉弗朗西斯菌病。病原体为土拉弗朗西斯菌（*Francisella tularensis*），分为欧亚和美洲2个变种。以俄罗斯为例，已知55种野生脊椎动物有自然感染，但主要储存宿主为普通田鼠、水䶄、野兔、小家鼠和仓鼠；有 45 种吸血节肢动物有自然感染，包括蜱、革螨、蚤、虱、蚊、虻，其中蜱既是媒介，又是储存宿主，作用最大。感染的蚤类虽有 6 种，但较次要。Bibikova（1977）报告该菌在蚤体消化道内只存活几天，不能繁殖，属机械感染。人感染本病的主要传染源即上述几种被感染的动物，而感染途径有虫媒、接触、食物和呼吸四类。病型有 6 种之多。

本病广布于北半球，俄罗斯和美国均有本病流行。我国黑龙江、海南、青海和新疆存在本病的自然疫源地。

（三）兔黏液瘤（myxomatosis）

本病也称兔大头病，病原体是一种兔黏液瘤病毒，原发于南美，后传入美国、欧洲和澳洲。实验证明，本病毒可经蚊、蚋、蚤、虱、蜱、螨等吸血节肢动物传播，引起病兔皮内发生许多黏液性肿瘤，并在 1~2 周内死亡。1953 年该病在英国暴发流行，在很短的时间内就有 8 000 万~9 000 万只家兔死亡，使英国的养兔业受到很大的损失。在英国该病的传播媒介嫌疑最大的是欧洲兔蚤；有人研究：兔黏液瘤病毒能够在欧洲兔蚤消化道内生存 105 天，并且一直保持感染兔黏液瘤病毒的能力。

（四）绦虫病（echinococcosis）

1. 微小膜壳绦虫（*Hymenolepis nana*） 成虫寄生于鼠类或人体小肠内，可直接虫卵感染或通过中间宿主传播。犬栉首蚤、印鼠客蚤和人蚤等为其中间宿主。

2. 缩小膜壳绦虫（*H. diminuta*） 为鼠类常见寄生虫，偶尔也寄生于人。具带病蚤、印鼠客蚤、缓慢细蚤、犬栉首蚤和人蚤等为其中间宿主。

3. 犬复孔绦虫（*Dipylidium caninuta*） 成虫通常寄生于犬、猫等动物，偶尔也寄生于人。犬栉首蚤、猫栉首蚤、人蚤和不等单蚤等为其中间宿主。

（五）潜蚤病（tungosis）

由潜蚤属的雌蚤钻入皮下寄生引起，称为潜蚤病。其中只有分布于中、南美洲和热带非洲的穿皮潜蚤（*Tunga penetrans*）（图 24-63~图 24-66）寄生于人体，另外也寄生于一些动物和猪。该蚤喜寄生于人脚趾的柔软部分（图 24-67，图 24-68），严重者可寄生于手臂、肘部和腋下，甚至阴部；该蚤雌性钻入皮下吸血发育成熟，身体可达豌豆大小，引起剧烈痛痒，行走困难；该蚤死后寄生部位可发生溃疡，如果处理不当会引起继发感染，甚至脚趾坏死，败血症或破伤风。

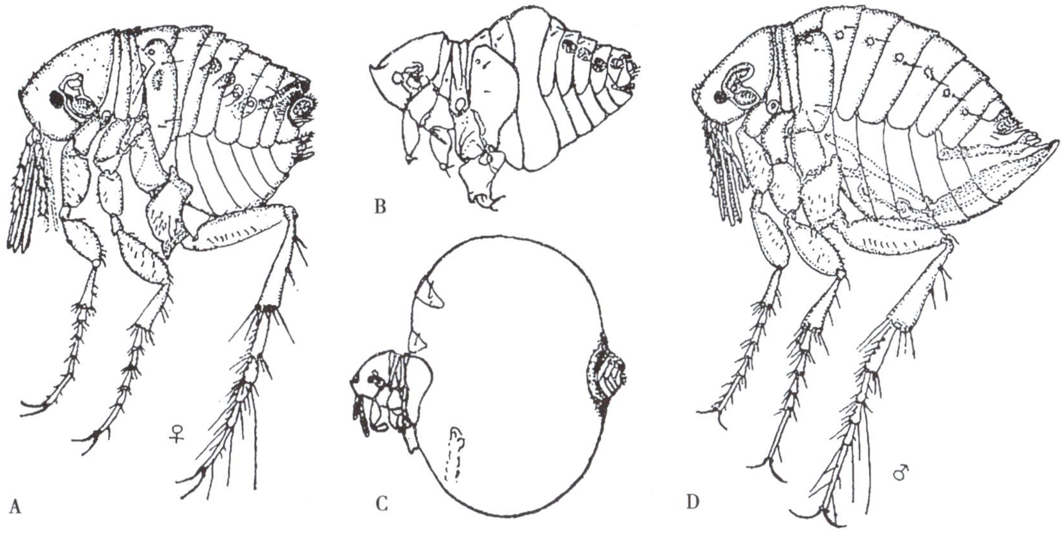

A. → B. → C. ♀示腹部膨大过程；D. ♂。

图 24-63　穿皮潜蚤（*Tunga penetrans*）

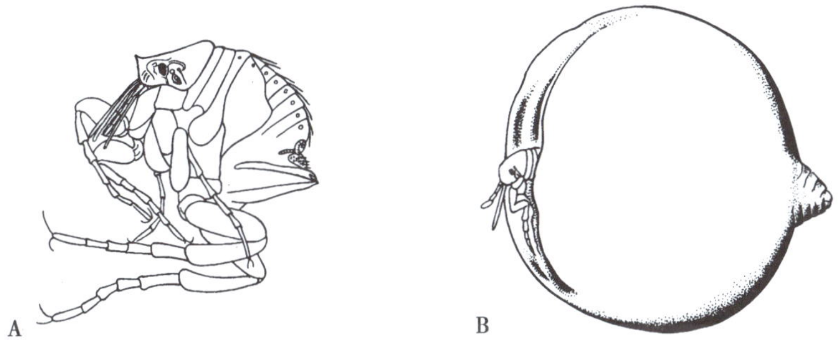

A. ♂；B. ♀。

图 24-64　穿皮潜蚤（*Tunga penetrans*）

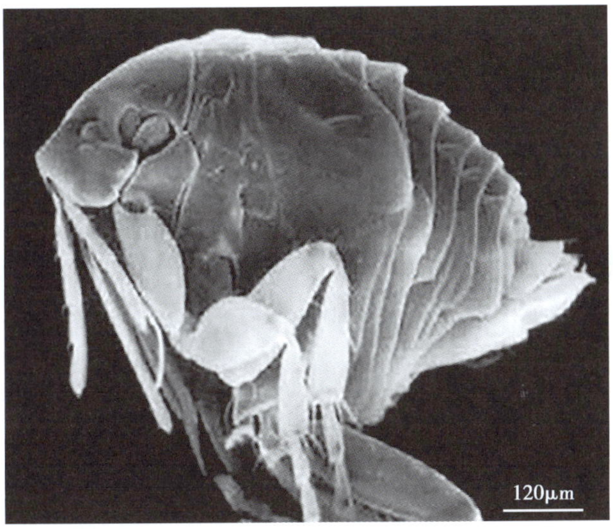

图 24-65　穿皮潜蚤（*Tunga penetrans*）电镜照片

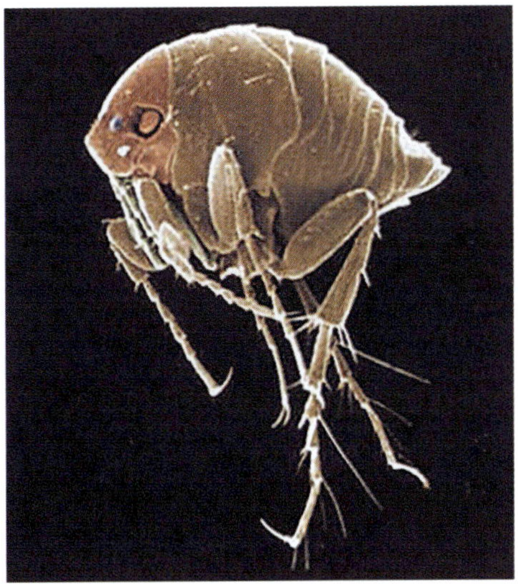

图 24-66　穿皮潜蚤（*Tunga penetrans*）照片

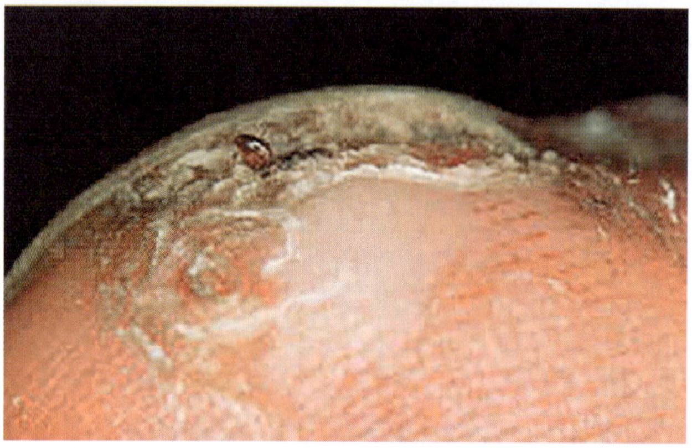

图 24-67 穿皮潜蚤（*Tunga penetrans*）刺叮皮肤照片

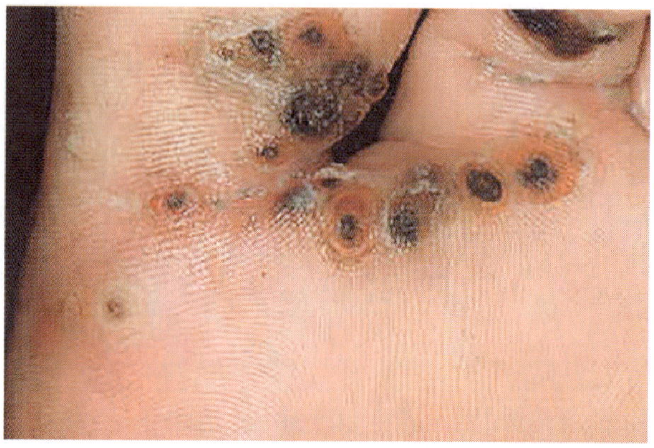

图 24-68 穿皮潜蚤（*Tunga penetrans*）（♀）钻入脚趾照片

（六）叮刺症

蚤类在人体上叮刺吸血，会引起极大的骚扰和刺激。能够叮人吸血的蚤类通常有人蚤、猫栉首蚤和一些家栖、野栖鼠类的蚤种。蚤类叮刺吸血时分泌的唾液随口器注入皮下，以防止宿主的血液凝固。因唾液中含有某些过敏原物质，导致宿主局部皮肤产生过敏反应。由于人的体质和易感性不同，表现症状也各异。轻者不久痒感即退；重者局部皮肤可出现丘疹、风疹，奇痒难受，精神烦躁，甚至彻夜难眠，如果搔痒抓破皮肤，可引起继发感染。蚤类寄生家畜造成过敏性皮炎者，也屡见不鲜。

当家畜被大量蚤类寄生，叮刺吸血时可产生贫血症。如花蠕形蚤是我国新疆、青海等地区的家畜害虫，可危害绵羊、牦牛和马等；有时一只绵羊体上可寄生几千只，由于该蚤的大量吸血引起宿主的贫血和水肿，如遇寒冷饥饿，将造成牲畜的大量死亡。

（七）其他病原生物

Smit（1973），Bibikova（1977），Traub（1983）和粟冬梅等（2004）还报道了某些蚤可以自然感染或人工感染多种细菌、立克次氏体、病毒和寄生虫等病原生物。如金黄葡萄球菌、肠炎沙门菌、伤寒沙门菌、假结核分枝杆菌、红斑丹毒丝菌、单核细胞增生利斯特菌、鼻疽杆菌、类鼻疽杆菌、羊布鲁菌；出血性肾炎立克次体、纽扣热立克次体、Q 热立克次体、巴尔通体；淋巴球性脉络丛脑膜炎病毒、蜱媒脑炎病毒、鄂木斯克出血热病毒；罗氏锥虫、和旋毛虫等。

第七节 防制

蚤类的刺叮和吸血可对人、畜、禽等直接引起骚扰、过敏性皮炎、贫血或潜蚤病，重者甚至死亡。更为重要的是蚤作为人和动物某些重要疾病的传播媒介，如腺鼠疫、鼠型斑疹伤寒等。因此防制蚤类是保证人畜健康，免遭蚤类骚扰，以及控制和消灭蚤媒病流行的重要措施。自 20 世纪 40 年代有机氯杀虫剂的如 DDT、六六六等的相继问世并在世界不同地区被广泛地应用于灭蚤，对迅速控制了人间鼠疫和鼠型斑疹伤寒发挥了重大作用，从而化学灭蚤在预防和控制蚤媒病中几乎占着统治地位。由于有机氯对环境的严重污染，20 世纪 80 年代已转向有机磷、氨基甲酸酯以及拟除虫菊酯等杀虫剂。对于这些药物，长期使用下去，蚤类也可能会产生抗药性，而且某些药物同样可能污染环境和威胁生物安全，因此促使人们对蚤类防制方法和策略需要更加全面的考虑。对蚤类采取综合防制无疑是今后的发展方向。即从蚤类和宿主及其周围环境的自然生态系统的整体概念出发，根据标本兼治而以治本为主与经济有效，多快好省的原则相结合，综合选用环境、化学和其他有效防制手段，明确防制对象，选择合适时机，确定最佳场所，将其种群控制在不足危害的水平。

一、防制原则

对蚤类的防制要采取综合防制，即从蚤类和宿主及其周围环境的自然生态系统的整体出发，在密度监测的基础上，根据标本兼治，治本为主，环境友好，经济有效的原则，对重要蚤种，综合选用环境、化学和其他有效防制手段，将其种群控制在不足危害的水平以下，从而达到保护人畜健康和防止吸血骚扰的目的。

蚤类防制的对象应该是能够传播疾病和叮人吸血的蚤种。根据此原则我国重点防制的蚤种有：人蚤、长吻角头蚤、猫栉首蚤、印鼠客蚤、同形客蚤、簇鬃客蚤、臀突客蚤、野韧棒蚤、无孔微棒蚤、叶状切唇蚤、二齿新蚤、红羊新蚤、阿巴盖新蚤、宽新蚤、近代新蚤、盔状新蚤、特新蚤、低地狭臀蚤、锐额狭臀蚤、腹窦纤蚤、吻短纤蚤、不常纤蚤、弱纤蚤、方叶栉眼蚤、缓慢细蚤、多刺细蚤、迟钝中蚤、棕形额蚤、光亮额蚤、升额蚤、似升额蚤、圆指额蚤、短跗鬃眼蚤、角尖眼蚤、长突眼蚤、前凹眼蚤、绒鼠怪蚤、喉瘪怪蚤、原双蚤、谢氏山蚤、方形黄鼠蚤、斧形盖蚤、具带病蚤、秃病蚤、不等单蚤等。

要消灭或控制某一地区的蚤媒病，首先要了解该地区的蚤种组成、生活习性、繁殖场所、宿主关系、季节消长以及该蚤种所传疾病的流行季节，同时做好监测工作，才能做到有的放矢，结合实际抓住灭蚤时机，确定灭蚤场所，以取得良好的防制效果。

二、环境防制

环境防制是根本性措施。要长期开展爱国卫生运动，保持环境卫生，包括个人和居室卫生。建筑物设置和完善防鼠设施，防止鼠类、野猫等进入。灭蚤药物缺乏时，灭蚤方法可以因地制宜，如在室外可以采用地面硬化，堵鼠洞，在室内可以采用粘蚤纸或放水盘灭蚤，或使用吸尘器清扫居室卫生。家畜的窝巢要远离人的居室，宠物要限制在室内的活动范围，畜体和宠物体要经常灭蚤，保持清洁，勤换垫草，彻底消除蚤类的孳生场所。

灭蚤工作必须与灭鼠工作相结合，在疫区应该注意灭蚤先于灭鼠或者在灭鼠的同时要灭蚤，否则鼠体死亡后，蚤离开旧的宿主另寻新的宿主，增加人畜感染的风险。

在注意生态平衡的原则下，对自然疫源地的环境进行改造如植树造林、开荒种田、兴修水利等，以便彻底清除啮齿动物和其寄生蚤的生存环境。

三、化学防制

化学防制是紧急处理的手段，也是当前蚤类防制的重要措施之一。20 世纪 50—70 年代，蚤类的化学防制使用的灭蚤药物主要有：DDT、六六六、敌敌畏、敌百虫和杀螟松等，都可收到较好的灭蚤效果，但由于对环境的污染严重，80—90 年代以后，多使用低毒高效速杀的拟除虫菊酯类，如溴氰菊酯和氯氰菊酯等；在化学防制时要注意选择对环境的污染少，而又不易产生抗药性的杀虫剂，常见的灭蚤药物见表 24-1。Schwinghammer 等（1985）报道在玻璃上用 4 种杀虫剂杀猫栉首蚤，毒杀效果的高低依次为：敌敌畏、二嗪磷、毒死蜱、甲萘威。Rust 等（1988）报道在纤维织物和地毯上杀猫栉首蚤，杀虫剂毒杀效果的高低依次为：有机磷类、氨基甲酸酯类、拟除虫菊酯类、天然除虫菊酯。

表 24-1 常见灭蚤药物及处理方法

处理方法	药物配方
滞留喷洒	马拉硫磷 malathion（2.0%）、甲基嘧啶磷 pirimiphos-methyl（1.0%）二嗪磷 diazinon（0.5%）、残杀威 Propoxur（1.0%）、恶虫威 bendiocarb（0.2%） 天然除虫菊酯 pyrethrins（0.2%）、氯菊酯 permethrin（0.1%） 溴氰菊酯 deltamethrin（0.03%）、氟氯氰菊酯 cyfluthrin（0.04%）
杀虫粉剂	马拉硫磷（2.0%）、甲基嘧啶磷（1.0%）、二嗪磷（2.0%）、倍硫磷 fenthion（2.0%）、杀螟硫磷 fenitrothion（2.0%）、碘硫磷 iodofenphos（5.0%）、双硫磷 temephos（2.0%）、西维因 seffein（2.0%~5.0%）、残杀威（1.0%）、恶虫威 bendiocarb（1.0%） 氯菊酯（0.5%~1.0%）、氟氯氰菊酯（0.1%）、溴氰菊酯（0.05%） 苯醚菊酯 phenothrin（0.3%~0.4%）
洗发液	残杀威（0.1%）、苯醚菊酯（0.4%）
熏蒸罐	残杀威、氟氯氰菊酯、氯菊酯、溴氰菊酯、苯醚菊酯
猫犬项圈	残杀威、烯虫磷 propetamphos、二嗪磷
驱避剂	驱蚊胺 diethyltoluamide

第三代杀虫剂-昆虫生长调节剂，如烯虫酯（methoprene）、苯醚威（fenoxycarb）等，对人畜无毒、安全，持效长，药物残留期短，对天敌无害，并且对环境不造成污染，被称为绿色杀虫剂。国外报道用苯醚威防制猫栉首蚤，有较好的效果，有效期在60d以上。张迎春，漆一鸣（2008a，b，c）报道用苯醚威处理印鼠客蚤和不等单蚤的早期3龄幼虫，发现幼虫期延长，幼虫的表皮增厚，生殖芽和中肠上皮细胞形态异常改变，不能脱皮化蛹而死亡；用苯醚威处理未吸血新羽化成虫发现唾液腺细胞和中肠上皮细胞萎缩破坏严重，并能加速新羽化雄性成虫的睾丸塞吸收；苯醚威对这两种蚤的幼虫和新羽化成虫都有明显的毒杀效果，但是作用较缓慢。第三代杀虫剂如果通过进一步的研究能够克服作用缓慢，不能迅速压低害虫密度的弱点，将是理想的杀虫剂。

常见药剂剂型及使用场所：

（1）粉剂和乳剂可以使药剂均匀的覆盖整个地面。

（2）针筒打粉机比较适宜于向鼠道、鼠洞、顶楼或建筑物底部进行快速喷撒药粉。

（3）微胶囊剂型、悬浮剂、可湿性粉剂适用于地毯处理，可使药剂存留于表面。当处理深厚或有绒毛的地毯时，需要多喷洒一些药剂，但也不要把整个地毯都浸湿了。在药剂处理过后，要用耙子把化学药剂耙入厚地毯之深处。还有，厚地毯要翻开其背面处理。家具只需处理底部，垫子要上下两面都处理。将地面上的东西移开，所有地面(包括储藏室等小房间)进行全面的处理。杀虫剂喷洒，仅能毒杀跳蚤成虫及幼虫，卵则无法杀死。因此，药剂处理过后1~3周，卵孵化出来，可能会造成跳蚤之复发，因此必须再做第2次的灭蚤处理。天花板区域有时也有漏洞，流浪猫等动物会从这里侵入，再次带来蚤患，因此，天花板也要适当灭蚤处理。

四、生物防制

近年来生物防制害虫的方法发展迅速。蚤类在这方面也开展了一些初步试验和进行了一些观察。有人使用真菌、细菌及其毒素来进行灭蚤实验。如使用苏云金杆菌的内、外毒素拌入沙土中对几种饲养蚤种进行实验，证明只有在高剂量下才能使蚤幼虫死亡，羽化不正常或影响成蚤的存活与生育。将杀虫杆菌（*Bacillus insectus*）的活孢子和晶体粉作用于印鼠客蚤，虽然在沙土中其浓度很低，但防制效果较好。在黑海北部使用白僵菌（*Beauvria bassiana*），对大沙鼠的7种蚤进行鼠洞灭蚤的野外试验，结果显示深洞喷粉有较高毒效，死亡率达96%左右，其速效和残效（1年）不亚于DDT。应用白僵菌接种于方形黄鼠蚤松江亚种和人蚤的幼虫，前者平均5.1天，后者平均4天，即有白僵菌生长。并在野外，用喷粉器对黄鼠洞喷白僵菌粉，2周后发现方形黄鼠蚤松江亚种的成虫和幼虫均有白僵菌生长，成虫寄生率为85.2%，幼虫寄生率达92%。但在干燥的室内，以菌粉均匀撒布在地面和炕面上，2周后人蚤成虫和幼虫仍正常生长，而白僵菌不生长，表明在干燥环境条件下白僵菌寄生率很低，以上仅仅为一些探索性的尝试。

另外，对蚤类的天敌或寄生物也进行了观察。如某些肉食性甲虫，主要以蚤幼虫为食，有时在鼠巢中大量发现；某些蚁类不仅取食蚤幼虫，也食蚤蛹和成虫；在人工饲养蚤类时发现，如果湿度太高或喂血动物以及培养器具等没有经杀螨处理时，往往某些螨类大量繁殖，并以蚤卵、幼虫为食，导致饲养的失败，同时还发现有些螨类寄生成蚤。于心等（1990）报道在英国有1种寄生小蜂（*Boiramlia fuscipes*）寄生蚤蛹。蚤的寄生虫现在还发现有某些原虫、绦虫和线虫等，特别是线虫寄生蚤类，会造成雄蚤的精巢或变形节不发育或缺如，雌蚤的卵巢退化或消失。以上这些蚤类的天敌或寄生物能否作为蚤类生物防制的手段，还有待进一步的研究。

五、遗传防制

蚤类的遗传防制目前仅仅处于用化学绝育的试验方法进行探索的阶段。如使用烷化剂噻替派的水溶液浸泡印鼠客蚤或通过小白鼠取食含有杀螟松或氟醋酸钡的毒饵，然后使该蚤吸食含毒的鼠血。这两种方法都能引起雌蚤卵巢发育的延迟，卵细胞的完全再吸收，甚至使生殖腺产生不可逆的退行性变。经噻替派处理的雄蚤其交配竞争能力在半月内不衰减，它们与正常雌蚤交配后，子一代卵的孵化率却大大降低。

六、法规防制

随着我国改革开放的深入发展，国际交往、贸易等迅速增加，媒介昆虫、宿主动物和病原体等可以通过人员、交通运输工具、进出口货物和包装等输出或传入，因此一定要加强国际交通运输的检疫。通过建立专门的研究和执行机构；制定和改进有关的法规条例，对边境、港口和国际交通运输的火车、轮船、飞机等进行认真的检疫外，必要时还须进行消毒、灭蚤和灭鼠。

第八节　研究技术

蚤类不仅刺叮人、畜（禽）而且能传播腺鼠疫、鼠型斑疹伤寒等疾病。为确保人类健康和畜牧业可持续发展，人类对蚤类的研究一刻也没有停止。蚤类采集，包括寄生蚤、洞干（巢穴）蚤和游离蚤的采集，玻片标本的制作和准确的分类鉴定，以及野生蚤种的驯化和饲养，这些技术日趋成熟和完善，为蚤类媒介地位（媒介效能）确定和蚤类控制奠定了基础。由于生物技术的进步和发展，如同工酶技术和分子生物学等技术，改变了蚤种鉴定由单一形态结构特征为依据的鉴定局面；也弥补了传统形态分类方法在种以下、肢体不完整或非成虫虫态难以区分的缺陷；另外在揭示蚤媒病传病机制和蚤与宿主动物协同进化方面也起到了不可替代的作用。

一、蚤类的采集、调查和制片技术

（一）采集方法

1. 从动物身上采集　利用鼠笼、鼠夹在野外或室内捕获啮齿类、食虫类或食肉类等动物。捕获后须立即将动物放入鼠袋内，并扎紧袋口。注意 1 个动物放入 1 个鼠袋。在实验室经氯仿或乙醚麻醉后，检蚤。蚤放入盛有（70~75）% 酒精的小青霉素瓶中保存，并放入用铅笔写有采集日期，宿主、地点、海拔高度和采集人等的标签。若要饲养的蚤，仅轻度麻醉，检蚤并在显微镜下活体鉴定种类，然后放入放有 1 潮湿滤纸的小培养皿内，让其复苏，再饲养。

2. 从小动物或鸟类窝巢内采集　动物或鸟类的窝巢是蚤类繁殖的场所，所以可以采到大量的成虫、幼虫和蛹等各期的标本。采集时，将窝巢内的泥土、草屑、羽毛等装入鼠袋带回实验室，如果量少可放入白瓷盘内检蚤，如果量多可以使用光照检蚤器检蚤。光照检蚤器制作：用 1 个大的玻璃或铁皮漏斗固定在铁架台上，其上悬挂 1 个 60W 的灯泡，漏斗下放 1 个小烧杯，小烧杯中放入一点水。当收集的巢穴物放入漏斗中，灯泡打开，由于加热和光照，蚤的成虫、幼虫就会沿漏斗下行掉入有水的小烧杯中。由于巢穴物中可能有不活动的蚤卵和茧，首次检查难以发现，因此巢穴物可放在实验室培养观察后再检蚤。例如，漆一鸣等（1982）年在贵州省宽阔水自然保护区采集到一金腰燕巢穴，当时只发现少量的燕角叶蚤端凸亚种的成虫和幼虫，然后将全部巢穴物用塑料袋装回实验室，1 个月内多次检出 100 多只成虫和大量的幼虫。

3. 洞口洞干蚤的采集　蚤类的宿主，特别是啮齿动物的巢穴、洞口、洞干是蚤的卵、幼虫、成虫较多的地方，有时挖洞困难，可以使用探蚤棒伸入洞内拉动，游离的成蚤跳上绒布，抽出探蚤棒，即可检蚤。探蚤棒制作：取长 1.5m，直径为 2~2.5cm 的胶皮管 1 根，用白绒布或白毛巾缠绕 80~100cm，缝合后，再用细铁丝固定即可。

（二）蚤类的调查

蚤类同其他昆虫一样，除少数广布种外，不同的蚤种均有一定的分布区域。因此，对某一地区，或对某一鼠疫自然疫源地来说，蚤类区系的全面调查是一个重要的课题，是鼠疫防治和监测的基础。调查时应注意调查面要广泛，不仅捕捉宿主采集蚤，而且在宿主的巢穴、洞口、洞干均要采集；捕捉的宿主种类也要尽可能的广泛，除了啮齿类外，食虫类、翼手类、食肉类、有蹄类、鸟类等均要调查。同时对不同的生态环境、海拔高度和不同季节均要尽可能的采集。

1. 不同宿主蚤种组成的调查　多数蚤种对宿主动物均具有一定的选择性，不同宿主蚤种的组成可能不同，因此，对某一地区，或某一鼠疫自然疫源地的主要或重要宿主的体外寄生蚤种组成的调查是重要的。

这可以根据某一宿主体外或巢穴所采集到的不同蚤种的数量，计算出不同蚤种的百分比，而确定对某一地区，或某一鼠疫自然疫源地的主要或重要宿主的主要寄生蚤，但必须注意宿主或巢穴的检查数量要多一些。

2. 体蚤指数和染蚤率　体蚤指数和染蚤率反应某种蚤的密度。一般认为媒介蚤的密度与鼠疫的暴发流行密切相关。印度的经验认为，当印鼠客蚤的体蚤指数大于 1，鼠密度高并且染蚤率高于 20%~30% 时，就有暴发鼠疫的危险。体蚤指数是指采集到的某种蚤总数除以其宿主动物（鼠）的总数。染蚤率是指带蚤的某种宿主动物（鼠）的数量除以带蚤和不带蚤的某种宿主动物（鼠）的总数的百分比。为说明某一地区某一种宿主（鼠）的体蚤指数和染蚤率，被捕捉的宿主（鼠）一般每旬不应少于 10 只，同时捕捉宿主（鼠）和检蚤的方法务必一致，否则误差较大。

3. 季节消长的调查　季节消长一般指蚤类在某地一年内的发生和数量变化所表现出的季节现象。季节消长的调查方法是首先确定某一地区的重要蚤种后，每月（或旬）捕捉一定数量的该蚤主要宿主动物（每旬不应少于 10 只），或检查该宿主动物的巢穴，进行检蚤鉴定。按每月（或旬）计算出该蚤在其某一种主要宿主的体蚤指数。将全年的体蚤指数按月或旬汇集制图，即可得出某地区，某宿主，某蚤种的季节消长曲线。

4. 室内游离蚤的调查　有些蚤类与人关系密切，如人蚤、猫栉首蚤等。为了了解室内游离蚤的情况可以采用粘蚤纸的方法进行调查。具体方法如下：在 $20m^2$ 大小的房间内，四角和中央地面各布放一张粘蚤纸，每次 24 小时，每旬定期布放 1~2 次，每次调查不应少于 150 张粘蚤纸，检蚤后鉴定蚤种，并且计算室内游离蚤指数（室内游离蚤指数等于粘得蚤数量除以粘蚤纸张数）。粘蚤纸制作：用 16 开白报纸或牛皮纸一张，单面涂上一层用 2 份松香，蓖麻油（或凡士林）和豆油各 1 份，加温溶解制成的粘剂。粘蚤纸法所粘到的蚤均已死亡，如想得到活蚤可用装有水的白瓷盘采集蚤，也可用白毛巾或白绒布制成的布旗，在室内反复拖拉采蚤。粘蚤纸法也可用于灭蚤后的效果考核或检查疫区灭鼠灭蚤处理后的灭蚤效果。

5. 蚤类的病原学调查　为了确定某种蚤在某一地区是否可能为传病媒介，对其进行病原学调查是必须的。方法为：将要进行病原学调查的蚤用乙醚麻醉，鉴定蚤种后放入 1/20 万氯化钠龙胆紫酒精保存液中保存，然后送病原学检查。据于心等（1990）报道该氯化钠龙胆紫酒精保存液一般在室温下 30 天之内仍可从蚤体检出活的鼠疫菌，如果放在低温的条件下保存时间更长。1/20 万氯化钠龙胆紫酒精保存液的配制：1g 龙胆紫溶于 10ml 纯酒精中，然后取该液 1ml 加入 99ml 2% 氯化钠溶液，再取此液 0.5ml 加入 99.5ml 2% 氯化钠溶液中即成。

（三）制片方法

蚤类成虫分类需要制作永久玻片。永久玻片的制作可分为：腐蚀、脱水、透明和封片。

1. 腐蚀　将保存在 70% 酒精中的标本取出，用蒸馏水洗去酒精，移入 10% 的氢氧化钾或氢氧化钠溶液中腐蚀，腐蚀所需时间，视蚤体几丁质色素深浅和室温高低而异，一般为 1~3 天，温度越高，蚤体几丁质色素越浅需要的时间越短。腐蚀后经蒸馏水清洗 1~2 次，再移入 5% 醋酸半小时，然后再用蒸馏水清洗 1~2 次。

2. 脱水、透明　从蒸馏水内顺次移入 70% 酒精、80% 酒精、90% 酒精、95% 酒精、100% 酒精、冬青油、二甲苯。每一步内需时 0.5~1 天。

3. 封片　使用溶于二甲苯的加拿大胶或中性树胶封片。在滴有少许树胶的载玻片上，将已脱水透明的蚤体放入胶内，整姿后加盖片。封片后可在室温下自然干燥，亦可在 40~60℃烤箱中烘干 2~3 天。封片后立即加标签。一般左侧是采集标签，写宿主学名、采集地点和日期、采集者姓名；右侧是鉴定标签，写蚤的学名、性别。

二、饲养技术

蚤类的饲养繁殖可建立实验种群，并提供媒介、防制、生理、生化等研究的标准化实验用蚤需要，是很基本而又重要的研究手段。用鼠笼、鼠夹捕鼠类等小动物，对采到的活蚤在恒温恒湿实验室进行饲养繁殖。漆一鸣（1982，1984a）介绍的饲养方法一般如下：

鼠蚤，如印鼠客蚤、缓慢细蚤、不等单蚤分别饲养于高 30cm，直径 30cm 的玻璃饲养缸中，缸底衬垫

3~4cm 厚的幼虫培养基。培养基采用：过 20 目筛的锯末 100g，大白鼠干血粉 40g（也可以用猪干血粉，饲养猫栉首蚤指名亚种用狗于血粉 40g），干酵母粉 10~20g，混匀使用。缸口上缘内壁涂一圈凡士林，以防蚤逃逸，盖上有纱窗网眼的缸盖。一切用具、锯末等都在 60℃的烤箱内烘烤 30 分钟至 1 小时，以防螨类等孳生。

印鼠客蚤、缓慢细蚤、不等单蚤都以小白鼠为喂血动物，小白鼠固定于 9cm × 3cm × 2.8cm 的小铁丝笼内，小铁丝笼放在饲养缸底部培养基质上。在小白鼠尾端的小铁丝笼下，放一垫有滤纸的小培养皿以接鼠粪尿。一般被蚤叮刺吸血 2~3 天后，鼠死即换。

猫栉首蚤指名亚种以小猫为喂血动物。小猫关在 26cm × 26cm × 30cm 的铁丝笼内，铁丝笼放在白搪瓷盘上，再放入 1 个 60cm × 50cm × 50cm 的铁皮盒子内，以防蚤逸出，猫栉首蚤指名亚种在猫体上产卵落入白搪瓷盘内。每 2 天筛卵一次，把卵移入装有幼虫培养基质的玻璃缸内饲养。

不同蚤类饲养的最适宜温度和相对湿度不一样，如印鼠客蚤的最适宜温度为 24℃ ± 0.5℃，最适宜相对湿度为 80% ± 5%；缓慢细蚤的为 21℃ ± 1℃，75 ± 5%；不等单蚤的为 23℃ ± 0.5℃，75% ± 5%；猫栉首蚤指名亚种的为 22℃ ± 0.5℃，75% ± 5%。

蚤类的饲养技术目前已从成幼混养，发展到成幼分养；喂血动物从用自然宿主喂血，到实验动物喂血，进而发展到人工膜喂血。在恒温恒湿条件下，采用定期收卵、定期筛茧、定期接种新羽化成虫，并注意养殖的合理密度，以得到标准化、规格化的实验用蚤。

三、组织学和组织化学研究技术

蚤的组织学和组织化学研究，是形态学的一部分，对蚤分类学，生理生态，媒介作用以及防制的进一步研究都是重要的。

（一）漆一鸣（1985）介绍制作蚤的连续切片和染色的方法，以改良的 Mallory 氏三色法为例

1. 固定　活的蚤标本(各期幼虫，蛹，成虫）很快地固定在热的 30~35℃Duboscq-Brasil 液内，在 30~35℃条件下固定 12~24 小时后，移入室温下保存，保存 1~1.5 年仍可使用，但以早用为好。

2. 脱水　取固定后的标本经 1% 酒精伊红染色 20min 后，顺次经过 95% 酒精①、95% 酒精②、100% 酒精①、100% 酒精②、苯和 100% 酒精各半、苯①、苯②，每缸时间 1 小时。

3. 包埋　脱水后在苯内的标本根据幼虫、蛹，成虫基丁质硬度的不同分别采用 50~58℃熔点的石蜡，在 50~58℃的温箱内包埋 1~1.5 小时。

4. 切片　将烧热的解剖刀平烙蜡块底面，迅速粘贴在木块上，修整蜡块。在切片机上切制 6~8μm 厚的连续切片，注意不要丢失中间切片。

5. 贴片　在载玻片上涂一薄层甘油蛋白后，滴 2~3 滴蒸馏水，依次取连续切片置水上，在热铁烫板上，用两解剖针在切片两端轻轻拨动，使切片平展开；然后在 40~50℃的烤箱内放置 2~8 小时，充分烘干。

6. 改良的 Mallory 氏三色法染色，顺序如下：

（1）烘干的连续切片，经二甲苯脱蜡 20~30 分钟，再经 100% 酒精，1% 火棉胶乙醚酒精，70% 酒精，逐级下行至蒸馏水，每次 3~5 分钟。

（2）在 0.1% 偶氮胭脂红内染色 5~10 分钟。

（3）蒸馏水洗 1~2 分钟。

（4）0.1% 苯氨酒精分色，可在显微镜下决定分色程度。

（5）1% 冰醋酸酒精内 1~2 分钟。

（6）5% 磷钨酸内 1 小时。

（7）蒸馏水速洗。

（8）苯氨兰一橙黄 G 混合液内染色 1 小时。

（9）顺次经 95% 酒精①、95% 酒精②、100% 酒精①、100% 酒精②、冬绿油、二甲苯①、二甲苯②、脱水透明，每缸 3~5 分钟。

（10）加拿大胶封片。

染色结果：细胞核：红色，肌肉：紫红色；节间膜：蓝色；结缔组织：浅蓝色；厚化的基丁质：黄色；非厚化的

基丁质:红色。

7. 溶液配制

(1)Duboscq-Brasil 液:80% 酒精 150ml;福尔马林 60ml;冰醋酸 15ml;苦味酸 1g。

(2)0.1% 偶氮胭脂红(agocarmine CG)液:偶氮胭脂红溶于蒸馏水内,煮沸冷却后过滤,每 100ml 0.1% 偶氮胭脂红溶内加冰醋酸 1ml。

(3)苯氨酒精:1ml 苯胺(aniline)溶于 1 000ml 95% 酒精内。

(4)1% 水醋酸酒精:冰醋酸 1ml 溶于 95% 酒精 100ml 内。

(5)5% 磷钨酸:磷钨酸 5 溶于蒸馏水 100ml 内。

(6)苯胺蓝-橙黄 G 混合液:苯胺蓝(aniline blue.WS.)0.5g;橙黄 G(Orange G)2g;蒸馏水 100ml;冰醋酸 8ml;煮沸冷却至室温过滤,使用时用两倍原液量的蒸馏水稀释。

(7)甘油蛋白:从新鲜鸡蛋中取出蛋白,用玻棒搅之成液体,过滤,取等量甘油搅拌均匀即成。为了防腐,可加入数粒麝香草酚,或加 1% 水杨酸钠调匀。

(8)1% 火棉胶乙醚酒精:火棉胶 1ml;乙醚 50ml;100% 酒精 50ml。

(9)1% 酒精伊红:伊红 1g;75% 酒精 100ml。

(二)组织化学研究技术

寻慧、漆一鸣(2002,2004a、b,2005)报道,参考以上基本方法制作蚤的石蜡切片(固定液根据不同组化染色而定),可用 PAS 法显示糖原和 PAS 物质;Bonbag 氏汞-溴酚蓝法显示总蛋白或碱性蛋白;Gomori-Takamatsa 氏钙-钴法显示碱性磷酸酶;Gomori 氏硝酸铅法显示酸性磷酸酶;Wachstein 和 Meisel 氏镁激活的硝酸铅法显示三磷酸腺苷酶;制作蚤的冰冻切片后,用 Lillie 和 Ashbum 修正异丙醇油红方法显示中性脂肪;Bustone 的 α-醋酸萘酯法显示非特异性酯酶。

四、酯酶(Est)电泳分析技术

酯酶电泳分析技术目前在昆虫的分类、遗传、进化、抗性和防制等方面都是一有效的工具,并已被广泛应用。然而,对重要医学昆虫蚤类的 Est 的研究,国外未见报道,国内报道也很少。漆一鸣等在研究中发现不同蚤种的同一发育时期,同一蚤种的不同发育时期以及新羽化未吸血的成虫和新羽化吸血消化不同时间的成虫,Est 酶谱有明显而稳定的差异;甚至不同地理株的印鼠客蚤 Est 的主带也有浓淡的差异。下面介绍 Est 电泳分析技术。

(一)匀浆

分别取蚤幼虫、蛹、新羽化未吸血的成虫和新羽化吸血消化不同时间的成虫各虫态各 25~30 只,双蒸水洗 2~3 次后,置小玻璃匀浆器内,加入 0.01mol/L,pH 7.4 的磷酸缓冲液 75~80μl,冰浴匀浆,低温离心 10 000r/min,15 分钟,取上清液备用,以新制备的立即使用效果为好。

(二)垂直板型聚丙烯酰胺凝胶电泳

1. 储存液的制备 在 100ml 的容量瓶中配制,以下 1~7 号液均为 100ml 溶液中的含量:

1 号液:1N 盐酸 48.0ml;Tris(三-羟甲基氨基甲烷)36.6g;TEMED(四甲基乙二胺)0.23ml。

2 号液:Acr(丙烯酰胺)28.0g;Bis(甲叉双丙烯酰胺)0.735g。

3 号液:过硫酸铵 0.14g。

4 号液:1N 盐酸 48.0ml;Tris 5.98g;TEMED 0.46ml。

5 号液:Acr 10.0g;Bis 0.25g。

6 号液:核黄素 4.0mg。

7 号液:蔗糖 40.0g。

电极缓冲液:Tris 6.0g;甘氨酸 28.8g;加双蒸水到 1L。用时稀释 10 倍,即为 pH 8.3 的 Tris-甘氨电泳酸缓冲液。

储存液用棕色广口瓶装,放 4℃冰箱保存,可放 1~2 个月,3 号液不能超过 1 周,最好现配现用。

2. 制备 7.5%,pH 8.9 的分离胶 将储存液从冰箱取出,达到室温后,取:1 号液 1 份;2 号液 2 份;双蒸水 1 份；3 号液 4 份。先分别在真空干燥器中抽出溶解的空气后，再混匀灌胶，然后在用小注射器沿玻璃壁轻轻地在分离胶顶部加 3~5mm 高的水层，静置凝胶液进行聚合反应，聚合时温度要与电泳时温度相同。一般 10 分钟开始聚合，1 小时内聚合完成。凝胶聚合一般在 90% 以上，残留物，尤其是过硫酸铵，对某些样品会引起其他人为效应，可在缓冲液和样品中加入 1%~5% 的巯基乙醇来抵消过硫酸铵的氧化作用。

3. 制 2.5%，pH6.7 的浓缩胶　取：4 号液 1 份；5 号液 2 份；6 号液 1 份；7 号液 4 份。先分别在真空干燥器中抽出溶解的空气后，再混匀；用注射器吸干分离胶顶部的水层，并用混匀的浓缩胶液很快地漂洗一下分离胶顶，除去漂洗液，灌胶，然后插入梳子。放在距日光灯 10cm 处聚合。一般日光灯照射 5~6 分钟就可见浓缩胶显乳白色，照射 40~50 分钟聚合完成。

4. 加样　拔除梳子，用滤纸条吸干样品槽内的残留液体，将上电极缓冲液加至顶部，同时也加入下电极缓冲。用微量注射器在每孔样品槽内加入样品液 20~25μl。样品液组成为：匀浆液与 0.1% 溴酚蓝-50% 甘油以 5∶1 比例混匀。不同的蚤种或蚤不同发育时期的样品尽量在同一垂直平板上比较。

5. 电泳　恒流电泳，电泳 2~2.5 小时。电泳仪最好使用恒流恒压恒功率的三恒电泳仪。

6. 染色固定保存和计算迁移率　电泳完毕后，根据溴酚蓝迁移的标记，测量胶长；剥离凝胶，立即放入有染色液的大培养皿中，在 37℃水浴中显色 30 分钟，然后，蒸馏水漂洗，7% 醋酸固定，可以制作干胶片保存，或照相保存，或用电脑扫描仪扫描保存，测量和计算迁移率。染色液配制：醋酸-1-萘酯 40mg，用 4ml 丙酮溶解，加入 0.1M，pH6.4 的磷酸缓冲液 40ml 和固兰 RR 40mg。

注意：每次电泳时，分离胶的聚合时间，浓缩胶的日光灯光照距离和时间，电泳的电流和时间等均应该一致，并且上电极缓冲液每次应该使用原液新配制。

五、分子生物学技术

目前对蚤类的分类体系仍沿用传统形态学分类方法。一般对蚤类进行形态学鉴定的方法主要是通过观察栉、刺、鬃、毛等构造在蚤体的分布、排列、数量、形状、大小等进行鉴定。但由于个体变异普遍存在，蚤类在同一种群和亚种或种内的不同个体之间其外部形态都存在着差异；并且形态学特征还与外界环境因素、生物体发育阶段，器官组织形态、遗传距离等诸多因素密切相关，使传统形态学鉴定方法具有很大局限性。蚤类分类学家们近几十年一直在追寻新的蚤类分类学性状，以便找到更具说服力的分类依据。近年发展起来的 DNA 分子标记技术提供了可信息化的分类学标准和有效的分类学手段，成为进展最迅速的学科前沿之一。它在鉴别物种快速准确性、物种不同发育时期、形态特征破损或残缺、对濒危珍稀动物的无创伤鉴别和区分形态学上无法鉴别的近缘种和隐存种等方面具有绝对优势。

线粒体 DNA（mtDNA）是真核生物的核外遗传物质，被称为是真核细胞的第 2 遗传信息系统和核外表达系统。Samlone 等认为由于线粒体没有内含子，较少受到重组影响，且为单倍型遗传模式，所以比细胞核基因更适合用作分类标准。Doyle 等发现，线粒体 12s 和 16s 核糖体基因存在大量的插入和缺失现象，使序列比对陷入困境，制约了它们在分类中的应用。Knowlton 发现线粒体细胞色素 C 氧化酶亚基 I 基因（COI）比其他线粒体基因拥有更多的系统发育信号，COI 基因密码子的第 3 位核苷酸表现出很高的碱基置换率，这使得 COI 基因在分子进化速率方面超出 12srDNA 和 16s rDNA 两倍之多。Simmons 认为 COI 基因的氨基酸序列变化率要比 cytb 和任何其他线粒体基因更慢一些，这使得 COI 基因能够提供更广阔的有关系统发生的视角。2003 年，加拿大生物学家 Hebert 在总结前人工作的基础上，以加拿大 37 种蚊虫、北美 260 种鱼类、南美 531 种热带蝴蝶和 87 种蝙蝠为研究对象，提出以 COI 基因为主要标准基因的 DNA 条形码技术。有关 DNA 条形码的研究自此在世界各地开展。

随着分子生物学技术应用的发展，越来越多的基因片段应用在蚤类病媒生物的分类上，美国学者 Whiting 采用核糖体基因（18S rDNA 和 28S rDNA）、启动子延长因子（EF1-a）、及线粒体基因 COII 能有效区分蚤类亚家族，马英等运用 COI 基因鉴定了青海地区小型兽类体外寄生蚤，并通过序列分析揭示了蚤同种属间的系统进化关系。

（一）样本的处理及组织 DNA 的提取

蚤类根据种、宿主、收集的区域，取单匹蚤体在解剖镜下切成小段，放入 1.5ml 离心管中备用。按商用试剂盒微量组织基因组 DNA 提取试剂盒说明书提取蚤基因组 DNA。

（二）蚤分子生物学鉴定基因 PCR 引物（表 24-2）

表 24-2 蚤分子生物学基因片段扩增引物

目的基因	引物名称	引物序列（5′-3′）	扩增片段大小/bp	参考文献
18SrDNA	18Sai	MLTGAGAAACGGCTAMLACATC	1 150	Whiting
	18S7R	GCATCACAGAMLTGTTATTGC		
28SrDNA	28SrD3.2a	AGTACGTGAAAMLGTTCAGGGGT	989	Whiting
	28SrD5b	MLACAGCGMLAGTTCTGCTTAC		
COII	CO11A-TLEUF	ATGGCAGATTAGTGCAATGG	780	Maekawa K
	CO11B-TLYSR	GTTTAAGAGAMLAGTACTTG		
EF-1a	EF-1αf	GGACACAGAGATTTCATCAAGAACA	827	赵珊珊等
	EF-1αr2	GCAATGTGRGCHGTGTGGCA		
COI	LCO1490	GGTCAACAAATCATAAAGATATTGG	685	马英等
	HCO2198	TAAACTTCAGGGTGAMLAAAAAATCA		

（三）PCR 反应体系（表 24-3）

表 24-3 PCR 反应体系

反应组分	体积/μl
2 × Taq PCR MasterMix	12.5
sense primer（20μmol/L）	1
antisense primer（20μmol/L）	1
模板 DNA（约 50ng）	1
灭菌水	9.5
总体积	25

（四）PCR 反应条件（表 24-4）

表 24-4 PCR 反应条件

目的基因	预变性	变性	退火	延伸	循环
	℃,S	℃,S	℃,S	℃,S	次数
18S rDNA	95,300	95,40	60,40	72,60	35
28S rDNA	95,300	95,40	60,40	72,60	35
COⅡ	94,240	94,60	47,60	72,180	33
EF-1a	95,300	95,40	52.5,40	72,60	38
COI	94,60	94,40	50,40	72,60	35

（五）PCR 扩增产物电泳检测

将所有 PCR 产物及 DNA Marker 2000 于 1% 琼脂糖（含 GenGreen）凝胶中，90V 电泳 55min 后凝胶成像仪中观察结果。

（六）测序

若电泳图中出现目标带即把该扩增产物送测序公司完成测序。

(七) 序列分析

将测定的序列在 NCBI(http://blast.ncbi.nlm.nih.gov)上运行 BLAST 程序进行序列同源性比较,以确保所获得的序列是目标序列。分析比对后上传至 GenBank 获取登录号,通过 Mega 6.0 软件进行遗传进化树和遗传距离分析。遗传谱系发育树采用邻接法(neighbor-joining method,NJ)和最大似然法(maximum likelihood method,ML)两种计算方法,遗传进化树以 ML 树为基础 NJ 数值在树的下方。

目前有较多的分子标记用于蚤类的分子学鉴定与分析,但是究竟选用哪个分子标记来进行分子鉴定,还需根据不同类群和标本的特性具体选用。除此以外,越来越多的蚤类专家通常采用多个分子标记对蚤类的起源及发育进化关系进行分析,以期得到更为可靠的分析结果。

(郭惠琳 魏怀波 郭天宇)

参考文献

[1] 赵珊珊. 新疆北疆边境地区蚤种的鉴定与病原检测[D]. 石河子大学,2017.

[2] 赵玉强,丁运昭. 口岸检疫处理风险分析及对策研究[J]. 旅行医学科学,2011,9,56-57.

[3] 武宇鹏,丁亮,朱朝东等. DNA 条形码的应用进展及探讨[J]. 环境昆虫学报. 2011,33(1):99-106.

[4] 程希婷,王爱民,顾志峰等. DNA 条形码研究进展[J]. 基因组学与应用生物学,2011,6(20):748-758.

[5] 刘勇,宋毓,李晓宇. 基于线粒体 COI 基因的 DNA 条形码技术在昆虫分子鉴定中的应用[J]. 植物检疫. 2010,2(24):46-50.

[6] 马英. DNA 条形码技术在青海省小型兽类及寄生蚤鉴定中的应用研究[D]. 中国疾病预防控制中心,2010.

[7] 李朝品. 医学节肢动物学[M]. 北京:人民卫生出版社,2009.

[8] 张迎春,漆一鸣. 苯醚威对不等单蚤的毒力试验[J]. 贵阳医学院学报,2008a,33(2):162-164.

[9] 张迎春,漆一鸣. 苯醚威对印鼠客蚤的毒力试验[J]. 地方病通报,2008b,23(2):14-16.

[10] 张迎春,漆一鸣. 苯醚威作用于印鼠客蚤的组织学研究[J]. 昆虫学报,2008c,51(5):504-508.

[11] 范明远,栾明春. 新发现的蚤传斑点热立克次体病[J]. 中国人兽共患病学报,2008,24(1):74-77.

[12] 李朝品. 医学昆虫学[M]. 北京:人民军医出版社,2007.

[13] 吴厚永. 中国动物志·昆虫纲·蚤目[M]. 2 版. 北京:科学出版社,2007.

[14] 寻慧,漆一鸣. 不等单蚤和缓慢细蚤吸血前后脂肪和非特异性酯酶的组织化学研究[J]. 昆虫学报,2005,48(6):829-832.

[15] 唐家琪. 自然疫源性疾病[M]. 北京:科学出版社,2005.

[16] 寻慧,漆一鸣. 两种鼠蚤成熟过程中组织化学研究Ⅱ蛋白质[J]. 地方病通报,2004a,19(1):5-7.

[17] 寻慧,漆一鸣. 两种鼠蚤在新羽化和吸血后不同时间三种酶的组织化学研究[J]. 昆虫学报,2004b,47(4):444-448.

[18] 粟冬梅,刘起勇,俞东征等. 蚤、蜱巴尔通体分离培养及检测鉴定[J]. 中国人兽共患病杂志,2005,12:1052-1058.

[19] 陆宝麟,吴厚永. 中国重要医学昆虫分类与鉴别[M]. 郑州:河南科学技术出版社,2003.

[20] 寻慧,漆一鸣. 两种鼠蚤成熟过程中组织化学研究Ⅰ. 糖原和 PAS 物质[J]. 贵阳医学院学报,2002,27(1):1-3.

[21] 叶瑞玉,张金桐,黎唯等. 对蚤类幼期研究中若干问题的探讨[J]. 寄生虫与医学昆虫学报,2002,9(4):239-245.

[22] 漆一鸣. 三种蚤吸血消化过程中酯酶同工酶酶谱的分析比较[J]. 地方病通报,2001,16(1):84-86.

[23] 刘云鹏,谭见安,沈尔礼. 中华人民共和国鼠疫与环境图集[M]. 北京:科学出版社,2000.

[24] 刘振才,海荣,李富忠,等. 青藏高原青海田鼠鼠疫自然疫源地的发现与研究[J]. 中国地方病防治杂志,2001,16(6):321-327.

[25] 解宝琦,曾静凡. 云南蚤类志[M]. 昆明:云南科技出版社,2000.

[26] 李仲来,陈德. 长爪沙鼠寄生蚤指数和气象因子关系的研究[J]. 昆虫学报,1999,42(2):284-290.

[27] 吴厚永,刘泉,鲁亮. 新中国建国五十年来蚤类研究概况[J]. 寄生虫与医学昆虫学报,1999,6(3):129-141.

[28] 胡晓玲,何晋侯,张红英,等. 云南七种蚤类对人的吸血特性研究[J]. 中国地方病防制杂志,1998,13(4):198-200.

[29] 漆一鸣,何晋侯. 棕形额蚤指名亚种幼虫形态及以同属蚤幼虫的比较[J]. 昆虫学报,1997a,40(4):388-392.

[30] 漆一鸣,彭焕英. 印鼠客蚤不同发育期酯酶同工酶酶谱的分析[J]. 贵阳医学院学报,1997,22(4):326-328.

[31] 刘纪有,张万荣. 内蒙古鼠疫[M]. 呼和浩特:内蒙古人民出版社,1997.

[32] 张红英,何晋侯,赵文红,等. 特新蚤指名亚种传播鼠疫的媒介效能实验研究[J]. 地方病通报,1996,11(1):24-26.

[33] 王丽,金丽霞,祁芝珍. 中国各鼠疫自然疫源地自然感染鼠疫菌节肢动物名录[J]. 地方病通报,1996,11(1):50-53.

[34] 张红英,何晋侯,梁云,等.不等单蚤传播鼠疫媒介效能的实验研究[J].中国地方病防制杂志,1995,10(5):282-283.
[35] 马立名.我国北方15种蚤的季节数量变动[J].昆虫知识,1995,32(2):110-114.
[36] 费荣中,迟艳玲,王志刚,等.应用^{125}I标记法观察方形黄鼠蚤随鼠体的扩散的范围[J].地方病通报,1993,8(1):65-67.
[37] 李承毅,吴厚永.印鼠客蚤实验种群动态的研究[M].见:吴厚永主编.蚤类研究.北京:中国科学技术出版社,1994.
[38] 李承毅,吴厚永,费荣中,等.方形黄鼠蚤松江亚种越冬的研究.见:吴厚永主编.蚤类研究[M].北京:中国科学技术出版社,1994.
[39] 吴明寿,何晋侯,赵文红,等.缓慢细蚤传播鼠疫媒介效能的研究[J].中国地方病防制杂志,1993,8(3):147-148.
[40] 陈景龙,王敦清.我国南方三种家鼠寄生蚤卵壳表面的扫描电镜观察[J].地方病通报,1993,8(2):17-19.
[41] 赵启福,李振海,李玉贵,等.短跗鬃眼蚤叮吸人血习性及人体反应的研究[J].中国媒介生物学及控制杂志,1991,2(5):295-296.
[42] 漆一鸣.三种蚤生殖系统的细微结构:雌性外生殖器的发育[J].昆虫学报,1990a,33(2):182-188.
[43] 漆一鸣.三种蚤生殖系统的细微结构:雄性外生殖器的发育[J].昆虫学报,1990b,33(4):403-411.
[44] 吴厚永.蚤类.见:柳支英,陆宝麟主编.医学昆虫学[M].北京:科学出版社,1990,349-396.
[45] 于心,叶瑞玉,谢杏初.新疆蚤目志[M].乌鲁木齐:新疆人民出版社,1990.
[46] 马立名.二齿新蚤和方形黄鼠蚤松江亚种成虫寿命与温湿度的关系[J].地方病通报,1992,7(4):89-91.
[47] 马立名.蚤类在宿主体表的分布及温度和蚤数的关系[J].昆虫学报,1989,32(1):68-73.
[48] 马立名.方形黄鼠蚤松江亚种的吸血活动[J].地方病通报,1989,4(1):107-111.
[49] 漆一鸣.三种蚤前胃的发育和细微结构[J].贵阳医学院学报,1989,14(3):161-166.
[50] 马立名.蚤数量与宿主数量关系[J].昆虫学报,1988,31(1):50-54.
[51] 王敦清.蚤类幼虫分类的尝试[J].昆虫学报,1988,31(3):326-331.
[52] 马立名.北方几种蚤类侵袭寄主的研究和斧形盖蚤叮人试验[J].生态学报,1987,7(2):154-160.
[53] 于心.人蚤的生态及流行病学意义[J].地方病通报,1986,1(3):241-246.
[54] 叶瑞玉,于心.一龄蚤幼破卵器形态及其分类意义[J].地方病通报,1986,1(2):107-111.
[55] 漆一鸣.蚤组织学制片技术[J].贵阳医学院学报,1985,10(1):67-69.
[56] 漆一鸣.三种蚤生殖系统的细微结构:雌性生殖腺的发育[J].昆虫学报,1984b,27(2):152-159.
[57] 丁学良.应用^{32}P标记喜马拉雅旱獭研究其寄生蚤的散布情况[J].昆虫学报,1983,26(2):179-184.
[58] 李树彬,李连矛,贡集茂.见:鼠疫论文专集[M].中央地方病科学委员会鼠疫专题组.北京:中国流行病学杂志编辑部,1982.
[59] 漆一鸣,李贵真.三种蚤生殖腺发育和成熟的组织学研究[J].贵阳医学院学报,1982,7(2):17-38.
[60] 李承毅,李瑞英.第四节 生命表.见:吴厚永,费荣中主编.方形黄鼠蚤的研究.内蒙古科技出版社,1996.
[61] 王敦清.几种常见蚤类幼虫形态的比较研究[J].昆虫学报,1956,6(3):311-321.
[62] ZHU Q,HASTRITER M W,WHITING M F,et al. Fleas(Siphonaptera)are Cretaceous,and evolved with Theria.[J]. Molecular Phylogenetics and Evolution,2015,90:129-139.
[63] MAEKAWA K,KITADE O,MATSUMOTO T. Molecular Phylogeny of Orthopteroid Insects based on the Mitochondrial Cytochrome Oxidase Ⅱ Gene[J]. Zoologicalence,2013,16(Feb 1999):175-184.
[64] TAMURA K,STECHER G,PETERSON D,et al. MEGA6:Molecular Evolutionary Genetics Analysis version 6. 0.[J]. Molecular Biology and Evolution,2013,30(12):2725-2729.
[65] WEI JH,WU WR,YU LW,et al. Application of DNA barcoding in biological taxonomy[J]. J Guangdong Pharmaceutical College,2010,26(4):430-433.
[66] WHITING M. F,WHITING A. S,HASTRITER M. W,et al. A molecular phylogeny of fleas(Insecta:Siphonaptera):origins and host associations[J]. Cladistics-the International Journal of the Willi Hennig Society,2008,24(5):677-707.
[67] D. KAIMBO WA KAIMBO,A. BIFUKO,R. PARYS-VAN GINDERDEUREN. Upper Eyelid Localisation of Tunga penetrans.[J]. Ophthalmologica,2007,221:439-442.
[68] HERMANN FELDMEIER,LARS WITT,STEFAN SCHWALFENBERG,et al. Investigations on the biology,epidemiology,pathology and control of Tunga penetrans in Brazil. Ⅵ. Natural history of the infestation in laboratory-raised Wistar rats.[J]. Parasitol Res,2007,102:1-13.
[69] NAGY N,ABARI E,D'HAESE J,et al. Investigations on the life cycle and morphology of Tunga penetrans in Brazil.[J]. Parasitol Res,2007,101(Suppl 2):S233-S242.
[70] HEBERT PDN,RATNASINGHAM S,DEWAARD JR. Barcoding animal life:cytochrome coxidase subunit 1 divergences among

closely related species. Proc R Soc B, 2003, 270: S96-S99.
[71] MARGIT EISELE, JORG HEUKELBACH, ERIC V M, et al. Investigations on the biology, epidemiology, pathology and control of Tunga penetrans in Brazil: I. Natural history of tungiasis in man. [J]. Parasitol Res, (2003) 90: 87-99.
[72] PAUL D N HEBERT, ALINA CYWINSKA, SHELLEY L. Biological identifications through DNA barcodes [J]. Proceedings: Biological Sciences, 2003, 270(1512): 313-321.
[73] BOUYER D H, STENOS J, CROCQUE-VALDES P, et al. Rickettsia felis: molecular characterization of a new member of the spotted fevergroup. Int J Syst Evol Microbio, 2001, 51(2): 339-347.
[74] QI YM, HU XL. Morphological description on the larva of Ctenophthalmusquadrtus (Siphonaptera: Hystrichopsyllidae) [J]. Entomologia Sinica, 1998, 5(2): 143-148.
[75] QI YM, HE JH. Morphological description on the larva of Neopsylla specialis specialis [J]. Entomologia Sinica, 1997b, 4(1): 59-66.
[76] HIGGINS J A, RADULOVIC S, SCHRIDFER M E, et al. Rickettsia felis: a new species of pathogenic rickettsia isolated f rom cat fleas [J]. J Clin Microbiol, 1996, 34(30): 671-674.
[77] Qi YM. The development of the sensilium of three flea species [J]. Entomologia Sinica, 1996, 3(1): 90-94.
[78] PILGRIM R L C. Exernal morphology of flea larvae (Siphonaptera) and its significance in taxonomy [J]. Florida Entomologist, 1991, 74(3): 386-395.
[79] ADAMS J R, SCHMIDTMANN E T, AZAD A F. Infection of colonized cat fleas, Ctenocephalides felis with a rickettsia like microorganism [J]. Am J Trop Med Hyg, 1990, 43(4): 400-409.
[80] RUST M K, REIERSON D A. Performance of insecticides for control of cat fleas (Siphonaptera: Pulicidae) indoors [J]. J Econ Entomol, 1988, 81(1): 236-240.
[81] SCHWINGHAMMER K A, BALLARD E M, KNAPP F W. Comparative toxicity of ten insecticides against the cat flea Ctenocephalides felis (Siphonaptera: Pulicidae) [J]. J Med Entomol, 1985, 22(5): 512-514.
[82] FARHANG-AZAD A, TRAUB R BAQAR S. Transovarial transmission of murine typhus rickettsiae in Xenopsylla cheopis fleas [J]. Science, 1985, 227(4686): 543545.
[83] FARHANG-AZAD A, TRAUB R, SOFI M, et al. Experimental murine typhus infection in the cat flea, Ctenocephalides felis (Siphonaptera: Pulicidae) [J]. J Med Entomol, 1984, 21(6): 675-680.
[84] TRAUB R, M ROTHSCHILD, HADDOW J F. The Rothschild Collection of Fleas the Ceratophyllidae: key to the genera and host relationships with notes on their evolution, zoogeography and medical importance [M]. London: Cambridge University Academic Press. 1983, 1-288.
[85] BIBIKOVA V A, ZHOVTYI T E. Review of certain studies of fleas in the USSR, 1967-1976. In: Traub, R. et al Proceedings of the International Conference on Fleas, Netherlands, Rotterdam, 1980, 257-272.
[86] BIBIKOVA V A. Contemporary views on the interrelationships between fleas and the pathogens of human and animal diseases [J]. Ann Rev Entomol, 1977, 22: 23-32.
[87] ROTHSCHILD M, SCHLEIN Y. The jumping mechanism of *Xenopsylla cheopis*. I. Exo-skeletal structure and musculature [J]. Phil. Trans R Soc Lond B, 1975, 271(914): 457-490.
[88] ROTHSCHILD M, FORD B. Breeding cycle of the flea Cediopasylla simplex is controlled by breeding cycle of host [J]. Science, 1972, 178(4061): 625-626.
[89] FOX I, FOX R I, BAYONA I G. Fleas feed on lizards in the laboratory in Puerto Rico [J]. J med Ent, 1966, 2(4): 395-396.

第二十五章
吸虱

虱是一类寄生于人体和动物体表的寄生性昆虫，根据口器的不同可分为吸虱（sucking lice）和啮虱（chewing lice）。吸虱隶属于虱目（Anoplura），具有刺吸式口器，寄生于真兽类哺乳动物，以吸血为食，如人虱、牛虱、猪虱等。啮虱隶属于食毛目（Mallophaga），具有咀嚼式口器，寄生于鸟类，少数寄生于哺乳动物，以羽毛及皮屑为食如鸡虱、鸭虱、鹅虱等。本章主要介绍吸虱。

吸虱通常具有宿主特异性（host specificity）。一种吸虱往往仅寄生于一种动物，而一种宿主动物通常只有一种吸虱寄生。吸虱的全部生活史过程都不离开宿主，对宿主有高度的依赖性，是宿主体表的专性寄生虫（obligate parasite），寄生于人或动物体表可引起虱病（phthiriasis）。吸虱不仅能对人和动物产生直接危害，而且还可以在近缘动物宿主之间传播和储存某些病原体，在自然疫源性疾病的传播上具有重要的流行病学意义，如鼠型斑疹伤寒、野兔热乃至鼠疫等。

Kim 和 Ludwing（1990）估算全世界可能有吸虱 1 500 种，但现知的有 500 余种，约为估计数的 1/3，分属于 15 科。我国学者金大雄陆续发表了一系列吸虱新种和新记录并出版了《中国吸虱的分类和检索》一书（1999），系统地总结了我国在吸虱分类研究方面的一系列成就，共计 17 科。寄生于家畜的吸虱有 10 余种，分属于韶虱科（Linognathtdae）和血虱科（Haematopintdae）。寄生人体的吸虱隶属于虱目（Phthiraptera），吸虱亚目（Anoplura），虱科（Pediculidae）和阴虱科（Phthiridae）。

第一节　虱科

虱科（*Pediculidae*）中与医学有关的主要种类有人体虱（*Pediculus humanus corporis*）和人头虱（*Pediculus humanus capitis*）。它们永久性寄生于人和哺乳动物的体表，吸食血液；并可传播流行性斑疹伤寒（epidemic typhus）、战壕热（trench fever）、虱媒回归热（louse-borne relapsing fever）等疾病。

一、形态学

吸虱为无翅小型昆虫，1.5~4.4mm，体背腹扁平，体色灰白或黄色；头略呈圆锥形，口器刺吸式；胸节多愈合，无翅，足粗短，各足跗末端具爪；腹部 9 节，无尾须；发育为渐变态。

（一）外部形态

吸虱是小型的体外寄生虫，为了适于寄生生活，吸虱的形态结构有明显的改变，如身体背腹扁平，口器特化，各足适于紧抓毛发等。它们的主要特征是：体壁大多呈膜质，具有不同数目及大小的硬化片，体壁都附生有刚毛，刚毛一般为针状和矛状，也有的呈鳞状或棘状。吸虱的形态分头、胸、腹三部分。无翅；眼退化或缺如；无单眼；触角 3~5 节；口器高度特化，适于穿刺和吮吸，平时收缩在头内。胸部体节愈合；翅的残迹消失，气门着于背侧；足粗短，跗节仅 1 节，跗端具 1 爪；腹部无尾须。吸血虱的生活史经过卵、若虫、成虫阶段，变态渐进。卵呈窄卵形，有卵盖和卵孔，粘附在寄主的毛发上。从卵孵出后，经过 3 个若虫期，发育为成虫。由于适应于寄主体表的小生态条件，长期以来它们与哺乳动物的演化相应进行，其属级水平与寄主动物的演化有密切联系。我国常见的较大吸虱如血虱属约可达 4mm。而多板虱属、恩兰虱属和甲胁虱属则仅 0.4~1.5mm(图 25-1)。

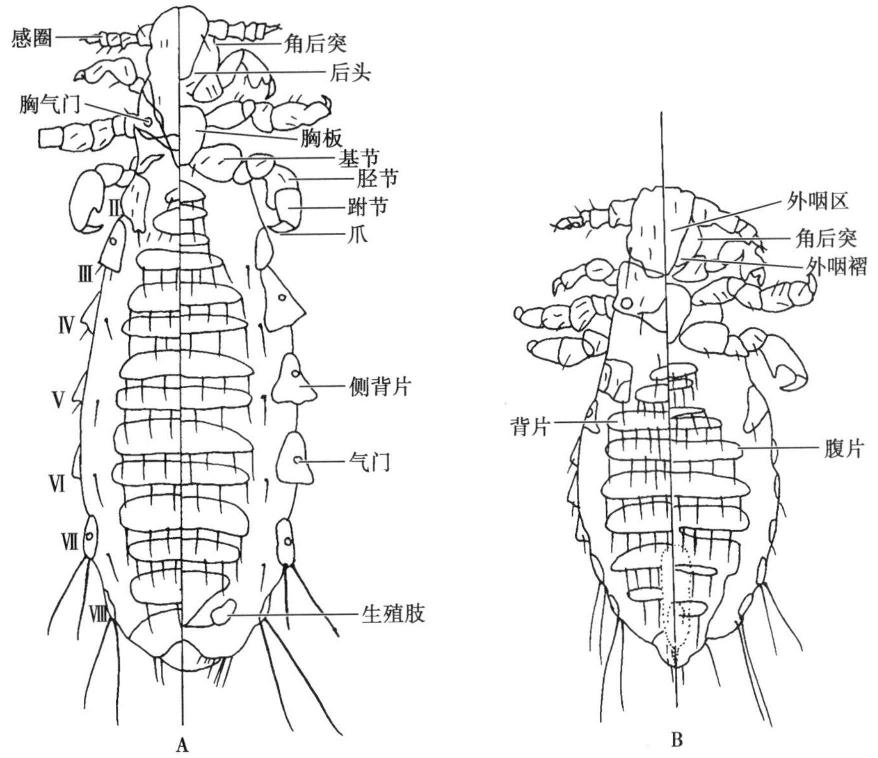

A. 雌;B. 雄。

图 25-1 吸虱结构简图

(仿 金大雄)

1. 头部 吸虱头部小而尖,一般呈圆锥形,但亦有前端平直,甚或呈圆形的。头向前突出而稍短,平时缩于头内,仅在吸血时才伸出体外(图 25-2)。吸虱头的外部形态因属而异,但一个属中亦长短不一。吸虱的口器结构非常复杂,着生在头的前端。头背面横贯于触角后缘的唇基额缝或称额颊缝(clypeo-frontal suture)将之分为前头和后头。头腹面中部为外咽区(gular area),有时略突出而界以 V 形的咽褶(gular fold)。触角位于前后头部的两侧,短鞭状,由 3~5 节构成,但大多为 5 节,有的种触角有性异型,即雄性触角节Ⅲ显然不同于雌性的,或在其前缘末端延伸突出,或具棘状刚毛,或二者兼备。通常在节Ⅳ及节Ⅴ的后缘各具感圈(sensillum)1 个,有时很接近,甚至融为 1 个。在末节具孔状器(pore organ),末节顶端具短棒状的栓感器(peg organ)约 10 根。头部两颊边缘的数根刚毛称为背缘头毛(dorsal marginal head setae,DMHS),其后位于头的侧后角背面有 1 长刚毛是背主头毛(dorsal principal head setae,DPHS),这些刚毛常有助于分类之用。

吸虱有眼或无眼。在有眼的种类,眼位于触角后,稍突出,一般认为眼是退变仅余的一个小眼面。无眼的种类在该处或具有角后突(postantenal procese),其突出的程度可由仅略呈弧形以至明显的短指状突(图 25-2)。

2. 胸部 吸虱胸部分 3 节,大部是胸部硬化的基节下(subcoxal)结构。3 节在背面融合,仅能从硬化较强的侧板内突(pleural apophysis)和基节突(coxal process)来判断。背板甚为缩小,成为凹入小坑,称为背窝(notal pit),但在若干科,背窝不明显或无。基节突与相应的足基节相关联。中胸侧板突(mesothoracic pleural apophysis)常左右融合成为横嵴。腹面在 3 对足的中央有不同形状的硬化胸板(thoracic sternal plate),也有无胸板的,依属而异。虱足粗壮,3 对足各有不同。一般前足小,后足大,但亦有中、后足相等的。足仅具 1 个跗节。有的种胫节与跗节融合成胫跗节(tibio-tarsus),其间或残留缝痕称为胫跗节缝(tibio tarsal suture)。胫节末端或具指状的胫突(tibial thumb)。跗节末端有 1 个爪。爪与胫突汇合成为攫握毛发的有力工具。爪一般尖细。有的种前爪尖端分为两小叉。有的种后爪壮大而扁(图 25-2)。气门 1 对位于中胸背面两侧。气门内侧有 1 长刚毛，背主胸毛（dorsal principal thoracic setae，DPTS），其外侧的 1 根短刚毛称背中胸毛（dorsal mesothracic setae，DMsS）。

3. 腹部 吸虱腹部有 10 节。节Ⅰ常与后节融合，节Ⅱ一般不明显。各节的背面和腹面有硬化的几丁质背片及腹片，在有的科中发育良好，有的退化而缩小，甚而付缺，如颚虱科。发育良好的有时每节横分为数片，亦有纵分的情形，但亦有融合，如雌雄性的下生殖片（subgenital plate），一般是节Ⅶ、Ⅷ腹片的联合体。有时有特化现象：如钢板属中有的种雄性背片Ⅵ两侧后缘延伸成刺或钩状；新血虱属雄性背片Ⅱ两端常膨大；拟血虱科腹片Ⅱ纵分为二，而腹片Ⅲ的前缘中央突出；恩兰虱属腹片Ⅱ分成左右两小片；甲胁虱科腹片Ⅱ、Ⅲ向两侧延伸与相应的侧背片相关联。

吸虱腹部两侧面，亦多覆有不同形的片状或帽状的硬化片，称为侧背片（paratergite）。一般认为由背片分化而成，位于腹节Ⅰ~Ⅷ的两侧，但或减少，或付缺。节Ⅰ甚小或与Ⅱ融合。节Ⅲ~Ⅵ大多相似，节Ⅶ、Ⅷ一般缩小。腹气门一般 6 对，位于节Ⅲ~Ⅷ侧背片上，或减少。

腹部的刚毛一般呈针形或矛形，成横列位于硬化的背、腹片的后缘。因此每腹节刚毛的行列数基本与硬化片数相当。有的种类硬化片减少或消失，但其刚毛仍大多成列。有时在离硬化片横列外侧稍远处又有刚毛 1 根，则依其在背面或腹面称为背侧腹毛（dorsal lateral abdominal setae，DLAS）或腹侧腹毛（vental lateral abdominal setae，VLAS）。侧背片后缘通常有 2 根刚毛，侧背片毛（paratergal setae，PrS），有时多于 2 根，有时不等长，甚至付缺，但节Ⅶ及节Ⅷ的，无论有无侧背片其刚毛均较长。

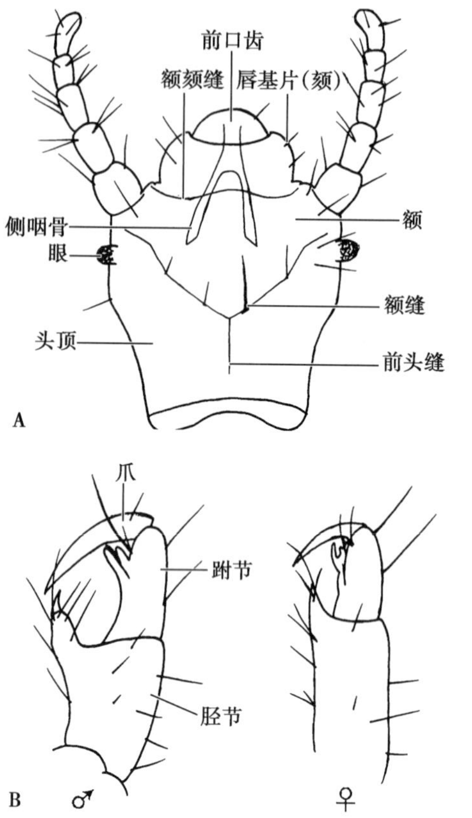

A. 头虱头部背面；B. 雌、雄人虱前足端部的比较。

图 25-2 人虱头部和前足端部

（仿 徐岁南、甘运兴）

4. 外生殖器

（1）雄虫：几丁质的生殖器通常是主要的分类依据之一。位于腹后部体内，交配时后部伸出体外。生殖器由 4 部分构成，即阳基内突（basal apodeme）、阳基侧突（paramere）、阳茎端和生殖孔（aedeagus and gonopore）及假阳茎（pseudopenis）。有的种类还有明显的内叶（endomere），位于阳茎端的背面。有的甚为发达，如在恩兰虱属，其内叶甚至增大成为在侧缘加厚的硬化片。阳基内突呈棒状或长片状，是雄性外生殖器的前部。阳基侧突为一对长形的硬化片，其前端与阳基内突末端侧方相关联。阳茎端呈不同形状的膜质或强硬化小管，位于生殖囊或阳基内突内。假阳茎为 Y 形或 V 形硬化结构，位于阳基侧突之间，其末端有时伸出于腹末端背面的生殖孔外。

（2）雌虫：外生殖器由下生殖片（subgenital plate）、生殖肢（gonopod）及受精囊构成。下生殖片是腹片Ⅷ，有时也包括腹片Ⅶ。各种的下生殖片形状不同，并具有一定的刚毛毛序。生殖肢是成对的硬化叶或片，位于腹节Ⅷ和腹节Ⅸ腹面两侧，一般腹节Ⅷ的较为明显，并常具 1 列成簇的刚毛，腹节Ⅺ的较弱，又称生殖叶（genital lobe），有时其末端具 1 刺状刚毛，称为生殖刚毛，常用作分类的参考。

受精囊一般弱硬化，因而在大多属中不够明显或不见。在某些吸虱中表现为体内硬化的小袋状结构，而由细小的硬化小管连接阴道腔。阴门为硬化的产卵瓣（valvulae），横贯于节Ⅷ生殖肢间，形状各异，但后缘呈细锯齿状，称为瓣穗（valvular fimbria）（图 25-3）。

5. 卵及幼虫 虱卵略呈长卵圆形，白色。一端具盖，其上有微孔。卵壳上常有纹饰。卵以有盖端向毛尖粘附于宿主毛上，通常在毛的基部。1 根毛上附有 1 个以至数个。有时 1 个卵粘附着 2~3 根毛。但人虱卵则粘附于内衣的纤维上。雌虱可产卵数十至约 300 个，依种而异。虱卵盖上微孔数及卵壳上纹饰随属种

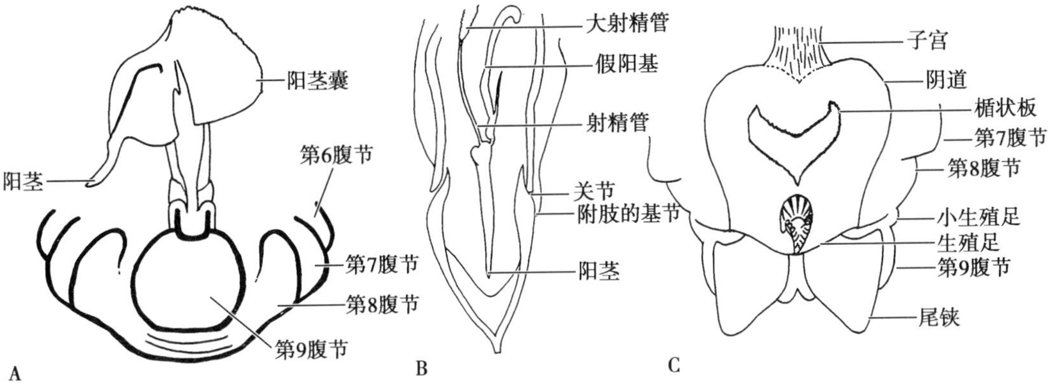

A. 雄性外生殖器全部伸出状；B. 雄性交尾器构造；C. 雌性尾端腹面。

图 25-3 人虱雌、雄外生殖器

（仿 徐岁南、甘运兴）

而异，对分类有参考价值（图 25-4）。

若虫具 3 个龄期。其与成虫的区别在于体大小和各部比例的不同。如幼虫的头、胸及足相对的比较大，特别是足粗壮。在几丁质硬化的程度、毛序和体表的附生结构，如鳞纹、小棘，甚至触角节数都可能有所不同。它们的生殖器还未发育完善。有的若虫的头部腹面或有微小的棘状突，甚至在触角和足基节腹面亦具有小棘突。第三期若虫出现胸板及侧背片。腹部刚毛少或无，大多在中央有刚毛 2 纵列。幼虫的形态有助于区别一些科属和种。

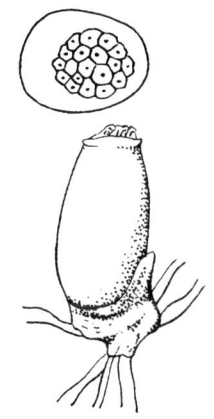

图 25-4 人虱卵

（仿 Ferris）

（二）内部结构

1. 口器 吸虱的口器是高度特化的刺吸式口器，由吸喙和 3 枚口针组成。吸喙位于头部最前端，短而软，突出口外形如猪鼻，能伸缩和翻转。吸喙的开口为口孔，口孔腹面为纵裂的唇瓣裂孔（prestomal opening），口孔的内侧着生一圈小齿，数目为 15~16 枚，每齿向外弯曲，吸血时吸喙外翻，小齿即钩住皮肤，把虱锚定在吸血部位，而后口针活动，刺入皮内。口针共 3 枚，平时收缩在口腔的盲囊内。3 针互相重叠为一整体。背针由 2 片卷合形成食管，血液由此吸入口腔；其下为一细管状的中央口针，唾液由此流入宿主皮肤；再下为粗壮的腹口针，向背方包住背、中两针，形成一体。腹针末端具齿，可以刺穿皮肤。吸血时 3 口针联合由唇瓣裂伸出，刺入皮肤后再插入微血管吸血，故吸虱为管食型（solenophagy）昆虫。吸虱的吸血活动由食窦泵与咽泵两部分肌肉联合控制。2 对形状不同的涎液腺，1 对弯管状，1 对腰圆形，均位于胸部（图 25-5）。体虱、头虱和阴虱的涎液均有抗凝血作用。

2. 消化道 虱的消化道全长约为体长的两倍。吸喙之后的口腔为消化道的开口，此腔为漏斗形。其后为食窦泵和咽，这两段之间分界明显，由于肌肉众多而具有强大的泵吸功能。咽部之后为食管，细长管型，无肌肉层。食管进入胸部后连接中肠（胃）。中肠膨大，前部形成 1 对附囊。饱血后中肠占据腹部很大体积，并可在体外看到肠的蠕动（图 25-6）。中肠无围食膜，亦无嗉囊，但在其腹壁上着生明显的黄色含菌体（mycetome）结构（图 25-7）。含菌体亦称胃碟（stomach disc），在雄虱的活标本中，常可透过腹面体壁见到。在虱的胚胎末期，含菌体已在中肠壁内形成囊状物，此囊最后与肠壁完全隔离。囊内有辐射形的隔室，室内充满短杆形微生物，若虫和雄虱体内终生保有此共生物。但在雌虱生活史中若虫最后一次蜕皮时，大多数微生物离开含菌体，经输卵管壁而进入卵内，由此侵入胚胎而传至下一代。含菌体内的微生物形态上像细菌，已有实验证明它们是共生物而不是寄生物。雌虱如在含菌体内微生物已转移到输卵管之后将此体摘除，寿命和产卵能力不受影响；但如在若虫早期含菌体内保存微生物时摘除此体，雌虱就只能存活几天，产出的卵亦畸形不育。若虫体内含菌体摘除亦导致死亡。将虱卵离心、除去共生物后，幼虱的发育亦受严重限制。以上结果均说明含菌体内微生物为虱子生存和繁殖所必需，二者为共生关系。对人虱的实验证

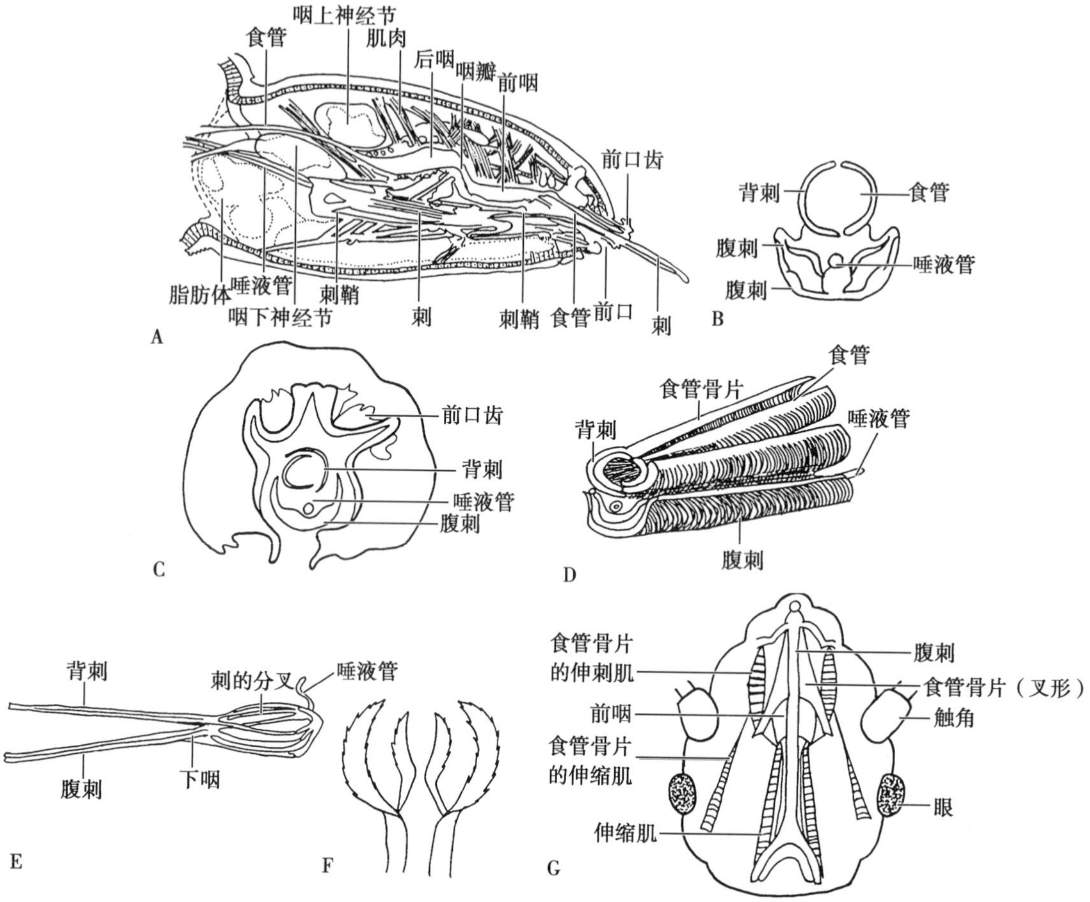

A. 体虱头部纵剖面，示刺器与咽；B. 刺器横切面；C. 虱口收缩时，自前口处的横切面；D. 虱的食管与刺的关系；E. 人虱的刺器；F. 背刺与腹刺的尖端部；G. 虱头部腹面观，示腹刺与伸肌。

图 25-5 人虱口器构造

（仿 徐芳南、甘运兴）

明，这种共生关系与合成维生素和调整虱体内维生素的浓度有关。但对虱食中加入维生素 B 仅部分改善各种功能的失调，故共生物补充的不仅是维生素 B，可能还有其他营养成分。中肠的后部细曲，与后肠相接，在中、后肠交界处具有 4 根马氏管，管内排泄物由此进入肠腔。后肠的前部、后部均窄细，中部粗短，内壁为 6 个直肠垫与后肠中的食物直接接触，有回收水分的作用。

3. 涎液腺　在虱的头部下方有几个微小腺体，其导管开口于口针鞘，一般认为是涎液腺，实际其功能未明。在胸部背侧也有 2 对形状不同的腺体，1 对弯管状，1 对腰圆形，均靠近中肠的前部，其导管于进入头部后在口针鞘内汇合成一总管而与舌连通，认为这 2 对才是涎液腺。解剖取出腰圆形腺体，研磨后注入人肤，8~10 小时后产生瘙痒感并形成蓝色肿块。但另一对弯管形的腺体不产生此种反应。可见虱子叮咬产生皮肤刺激主要是前一对腺的分泌物所致。

4. 循环系统　在腹部的后背方相当于第Ⅵ~Ⅶ腹节处可观察到虱的心脏，并由一条细长的大血管直达胸部。

5. 气管系统　两根主要的气管纵行贯穿胸腹部并在腹后端连接，并有支气管与各气门连通。其中胸部气门 1 对，开口于中胸背面；腹部气门 6 对，开口于第Ⅲ~Ⅷ腹节的侧背片上（图 25-8）。另有两根气管自

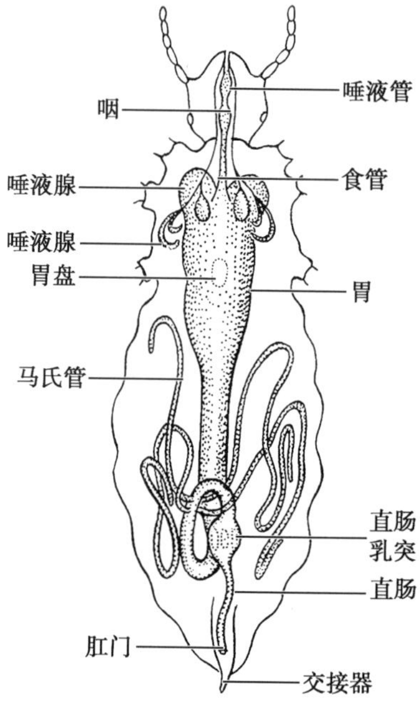

图 25-6 体虱消化系统

（仿 Buxton）

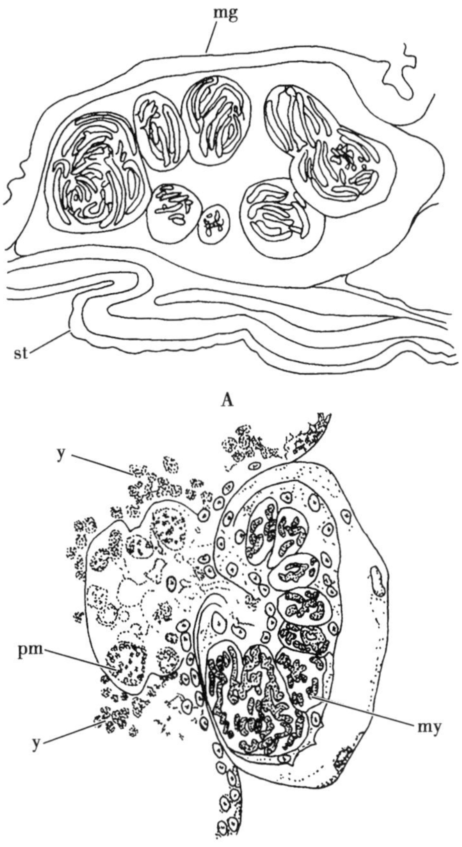

A. 雄性若虫体内中肠上皮层与腹壁间的含菌体；B. 胚胎内的含菌体，显示肠道卵黄间的原始含菌体退变和肠壁内的共生含菌体。
mg. 中肠；my. 含菌体；pm. 原始含菌体；st. 腹板；y. 卵黄。

图 25-7 人虱的含菌体
（仿 Buxton）

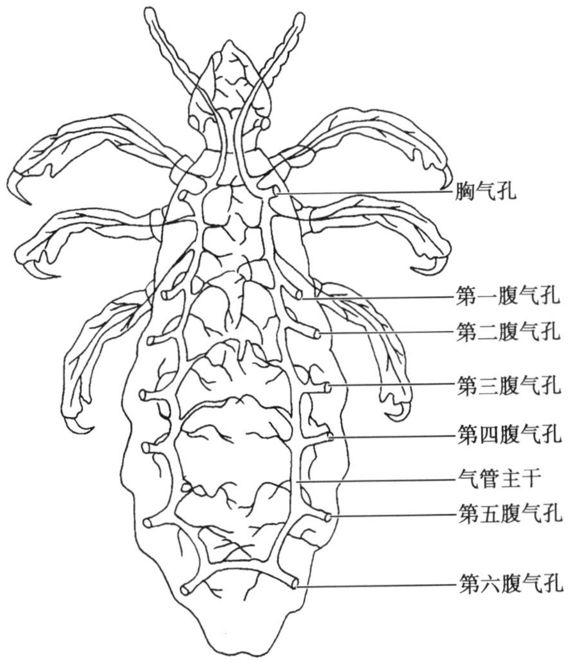

图 25-8 虱的气管与气孔
（仿 徐岁南、甘运兴）

胸部通入头部。体虱和头虱的气门呈蘑菇形，气门室如菌伞，上有纵纹。内室圆筒状，如菌柄，在连接气管处有一内突。

6. 神经系统 头部有食管上神经节和食管下神经节，两者有神经连通。前者再有神经往前连接额神经节；后者有神经索往后连接神经簇，而神经簇系由胸腹部的众多神经节集中融合而成。

7. 感觉器 有学者研究虱的感觉器的结构和功能，发现触角的特殊结构，如：①钉形器（peg organs）存在于触角第 5 关节，有 9 或 10 个，尖头或钝头，器壁薄，其基部有一组感觉细胞；②毛簇器（tuft organs）存在于第 4、5 关节，每器由位于浅窝内的二微锥组成，锥顶有 4 很微毛形成 1 簇，锥基有杆形或丝状物连接一组感觉细胞；③触觉毛（tactile hairs）以小量分布遍及触角各部，毛身细刺形，毛根有关节窝，下有神经分布；④橛形器（scolopidial organs）这些感觉器存在于触角第 2 节内侧，能感知肢体活动与张力，使虱的触角有方位感。此外虱头两侧的眼均有角膜、角膜细胞、视杆、色素与网膜细胞。

8. 生殖系统 雄虱有 1 对哑铃形的睾丸，每一睾丸中段引出输精管，移行至腹后部膨大成 1 对储精囊，此 2 囊尾部合为一体，延伸为射精管，并与几丁化的阴茎相接，开口于腹节Ⅸ的生殖孔。雌虱有 1 对卵巢，每卵巢由 5 条卵巢小管组成，两卵巢的输卵管汇合成总输卵管并膨大为子宫，通向阴道而开口于第Ⅷ腹节腹面的生殖孔。头虱和体虱无受精囊，但阴虱有之。雄虱的肛门在腹部尾端的背面，恰在横裂的生殖孔之前，位于一凹陷之内；雌虱的肛门则在腹部的最末端，在阴道口的背方，位于 2 片瓣状尾叶之间（图 25-9）。

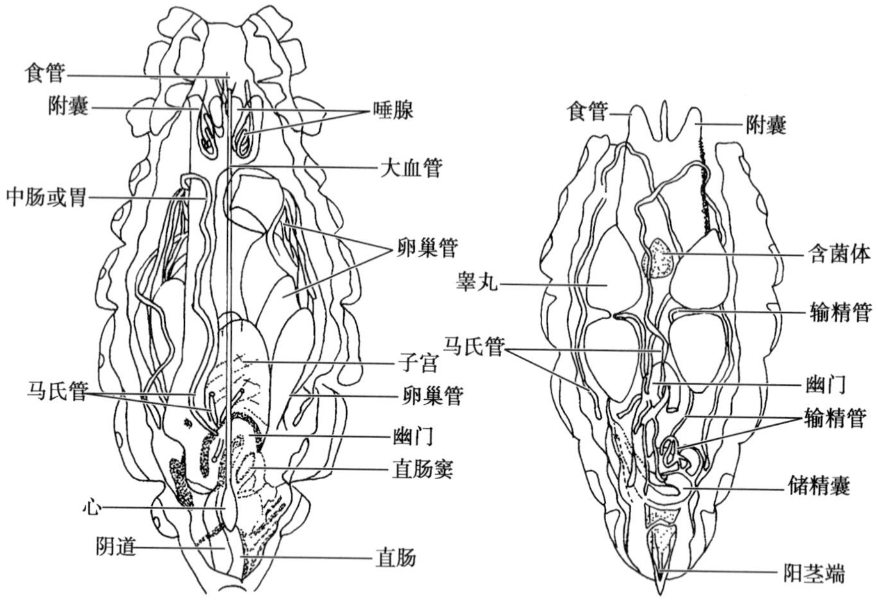

图 25-9 人虱内部解剖模式图(左♀,右♂)
(仿 金大雄)

雄虱在交尾时从雌虱的后面钻进雌体的腹下,用 1 对前足的钩和距抓住雌虱后足的肢节,而后雌雄均将腹部举起,头部朝下,此时雄虱从生殖孔伸出扩张器,钩入雌虱阴道。随后雄虱边抽动扩张器边使之弯曲,阴茎才通入阴道。阴茎的大部分由几丁化的薄壁囊(生殖囊)组成,其外壁上有许多倒齿,此囊于交尾时充塞阴道,从而将雄虱与雌虱锚定在一起。完成此动作后,雄虱的射精管才行使其功能。交尾约需数 10 分钟或 1 小时,交尾时雌雄虱可迭合爬行和吸血。

二、分类学

虱科(Pediculidae Leach,1817)是较大型吸虱。头部短,后头部向内收成颈状,有明确的眼,具透镜及色素,触角 5 节,非性异型,无后头突。胸部悬骨发育良好,但不在中央连接,背窝小,胸板仅微硬化,或不见,无胸板内突及胸板窝。各足形状及大小相似,均具尖爪,胫突较发达。腹部各节背、腹面刚毛短小成不整齐横列,除末端外均呈膜质。雄性或有背片。各腹节侧缘稍外凸,侧背片覆盖其上,侧背片边缘不游离,气门 6 对。雄性阳基内突较大,阳基侧突甚短小,与 V 形的假阴茎关联,阴茎支柱(statumenpenis)及阴茎端硬化,连于布满小棘的内阴茎基鞘(endotheca);下生殖片不发达。雌性下生殖片小、横置,生殖肢发育不好,不明显。虱科仅 *Pediculus* 1 个属,即虱属(*Pediculus* Linnaeus,1758),寄生于灵长目人科,猩猩科及长尾猴科。

Ferris(1951)在虱属下列 4 种:*Pediculus humanus*,*Pediculus mjobergi*,*Pediculus pseudohumanus* 及 *Pediculus shaffi*。其中 *P. humanus* 及 *P. pseudohumanus* 记录于人,尤其前者有广泛的分布,后者则分布在西南太平洋地区,也寄生于卷尾猴(Cebidae)。*P. mjobergi* 寄生于卷尾猴,*P. shaff* 寄生于黑猩猩。

人虱与本属其他种的区别在于侧背片均无延伸的侧后角。早期对于人体寄生吸虱的研究上,曾对各种族人的体虱上寻找形态上的差异定为亚种,但 Ferris(1951)的研究结论认为人类各种族的吸虱均为同种。

人虱寄生于人头部,附于头发,及体上附于内衣。从形态来看,仅有微小的差别。但金大雄(1999)认为微细的区别尚不足以作为成立 2 种的依据。仍以 2 亚种为是,即寄生于体上的人体虱(*Pediculus humanus corporis* Linnaeus,1758)和寄生于头上的人头虱(*Pediculus humanus capitis* de Geer,1778)。

早在 1758 年林奈将当时所知道的吸虱及啮虱均置于虱属(*Pediculus*)下。到 1806 年啮虱(chewing lice)被从虱属中移出,自成一属,即虱啮属(*Loposcelis*)。直到 1817 年才由 Leach 建立了虱科(Pediculidae)。吸虱的现代分类由 Enderlein 奠定了基础,1904 年他将已知 64 种吸虱纳入 3 个科。此分类系统被 Dalla Torre(1908)及 Ferris(1916)所采纳。以后经 Ewing(1929),Fahrenholz(1936),Eichler(1946),Hopkins(1949)

反复修订，终于Ferris在1951年出版了专著*The Sucking Lice*。1978年Kim和Ludwig发表了《吸虱的科阶元分类》一文，他们积累了到1976年的资料并建立了新科，共得15科。我国吸虱类的调查和分类研究始于Ferris的8册专著的第一册（1919）。继Ferris之后，1930年我国学者吴光在研究苏州鼠类及其寄生虫的过程中记录了棘多板虱（*Polyplax spinulosa*）；1933年陈心陶在广州也记录了棘多板虱；1936年胡经甫在《中国昆虫名录》中记载了我国的25种吸虱；1943年李贵真报道了贵阳的2种吸虱，其中1种是棘多板虱；1955年冯兰洲在《生物学通报》答记者问中阐述了人虱的交尾过程；之后马素芳、金大雄综述了我国家畜的吸虱，并提出了有关新记录；1980年邓国藩对中国的甲胁虱属吸虱进行了归纳。其中金大雄是我国系统研究吸虱分类的专家，1973年以后发表有关吸虱新种和新记录，1977年在《贵州省家畜虱类名录》一文中记述了吸虱和啮虱15种(其中吸虱有2科10种)。此后，金大雄又陆续发表了一系列吸虱新种和新记录并出版了《中国吸虱的分类和检索》一书（1999），系统总结了我国在吸虱分类研究方面的一系列成就，共计17科，并就其中13科制订我国吸虱检索表：

我国吸虱13科检索表

1. 头、胸强硬化。宽大于长。触角基节硕大，节Ⅱ粗壮，具强有力的钩角，末3节短细，鞭状。唇基额缝缩短，不达头两侧。背面中央从口器向后具纵行裂隙。腹面口器基部有两微小桩状附器，在扫描电镜下可见。胸部硕大，背面中部有弧形缝痕，两侧向前达体侧，分离中胸和前胸。其中央有背窝。胸气门位于中胸背面两侧。胸板覆盖全腹面，前缘凹入。前足甚短小，位于胸前缘，从背面被头部完全遮盖。中、后足较为细长，中足更长，转节与股节较粗大，胫跗节细长，有微小跗突。爪亦小。寄生于啮齿目刺山鼠……………………欣奇虱科（Mirophthiridae）
   头部一般长大于宽。触角鞭状，各节均相似。唇基额缝横贯头部背面。胸气门一般位于腹面两侧，或侧位。3对足形状均相似，大小相差不大，均较短、粗、显示强而有力……………………2
2. 显然具眼……………………3
   无眼……………………6
3. 腹部无侧背片。腹部背、腹面均密布细小刚毛。头部在背侧与胸部相连接。寄生于蹄目骆驼科……………………微胸虱科（Microthoraciidae）
   腹部具侧背片，呈帽状或叶片状。腹部被以稀疏的刚毛。头部在同一水平面上与胸相连接……………………4
4. 壮实的吸虱，体长短于体宽之倍。胸部很宽。腹部较短，其基部与胸部等宽，向后渐窄。腹侧具瘤状突出。中、后足粗壮，各具1粗壮的爪。寄生于灵长目人科及猩猩科(大猩猩)……………………阴虱科（Phthiridae）
   较细长的吸虱，体长比宽大一倍以上。腹部长，并宽于胸部；其侧背片呈硬化的帽状或叶片状……………………5
5. 腹节Ⅲ~Ⅷ具侧背片，至少后3节呈硬化的小帽状覆盖体侧，而不与体游离，腹节的刚毛不排成明显的行列。寄生于灵长目人科、猩猩科(黑猩猩)及卷尾猴科……………………虱科（Pediculidae）
   腹节仅Ⅳ~Ⅵ或Ⅴ~Ⅵ具侧背片，其端角与体游离。每腹节各具1行刚毛。寄生于灵长目猴科……………………猴虱科（Pedicinidaē）
6. 头、胸部刚毛密布，腹部密布各种形状及大小的刚毛，包括鳞及棘。气门腔管状。寄生于鳍脚目及水栖食肉目鼬科(水獭)……………………棘虱科（Echinophthiriidae）
   头、胸仅具少量刚毛；腹部无鳞；气门腔球状。寄生于陆栖兽类……………………7
7. 具显著的角后突，呈短指状前伸。胸板发育良好。侧背片呈硬化的小帽状，不与体游离。寄生于偶蹄目牛科、鹿科、猪科，以及奇蹄目马科……………………血虱科（Haematopinidae）
   角后突仅略突出或无，胸板发育各异。侧背片呈片状，其侧后角与体游离，或无……………………8
8. 前足大小及形状约与中足相同，比后足细小，具尖爪；腹节Ⅱ腹面通常具1对小的、硬化的，分离的腹片。或者如无此腹片；则不是触角少于5节、腹部无腹片及背片，就是触角基节腹面具1强硬化片。寄生于啮齿目松鼠科……………………恩兰虱科（Enderleinellidae）
   3对足中以前足为最小，中足通常与后足等大，形状亦同，或至少比前足略大，并具较大，较粗壮

的爪。腹节Ⅱ腹面无分离的小片 ……………………………………………………………………9

9. 腹部无明显的侧背片,或至多在气门后有微小瘤突;前组基节相距甚远。寄生于偶蹄目牛科、鹿科及长颈鹿科,食肉目犬科及啼兔目 ……………………………… 颚虱科(Lernaeopodidae)
腹部具明显的侧背片,前足基节相近 ……………………………………………………………10

10. 胸部具明显的背窝。中胸内骨甚为发达,并在中部相融合。腹部膜状,节Ⅳ~Ⅵ具侧背片。寄生于奇蹄目马科……………………………………………………………… 马虱科(Ratemiidae)
胸部无明显的背窝,中胸内骨突发育不良,通常在中央分离。腹部通常具发育良好的前片及/或腹片;侧背片数量不一,但非仅位于Ⅳ~Ⅵ ………………………………………………11

11. 腹节Ⅱ腹片不向侧方延伸,中足与后足通常在大小及形状上略同;侧背片的侧后角微小,不覆盖后一侧背片的基部。寄生于啮齿目,兔形目,食虫目 …………………… 多板虱科(Polyplacidae)
腹节Ⅱ的腹片向两侧延伸与相应的侧背片相关联。后足一般在3对足中为最大,扁而粗壮,具壮实而钝的爪。侧背片的侧后角呈叶片状,覆盖其后一侧背片的基部…………………………12

12. 触角5节;腹节Ⅱ的腹片完整,或如中分则仅呈缝隙状,并不增宽;侧背片完整。寄生于啮齿目,兔形目鼠兔科…………………………………………………………… 甲胁虱科(Hoplopleuridae)
触角4~5节;腹节Ⅱ的腹片纵分为两大片,而由膜质相连。寄生于食虫目鼹科,及啮齿目睡鼠科 ……………………………………………………………… 似血虱科(Haematopinoididae)

三、生物学

人虱寄生部位不太严格。人头虱寄生在长有头发的部分,产卵于发根,以后颈和耳后较多。人体虱主要生活在贴身内衣上,以衣缝、衣领和裤腰等处较多并产卵于衣物的纤维上。阴虱主要寄生在阴部及肛门周围的毛上,其他部位以睫毛较多见,产卵于毛的基部。人虱产卵量可达300枚,阴虱约为30枚。在最适的温度(29~32℃)、湿度(70%)下,人虱由卵发育到成虫需16~25天,阴虱需34~41天。人虱寿命约为20~30天,阴虱寿命较短。

虱为渐变态,生活史中有卵、若虫和成虫三期。

(一)生殖与产卵

人体虱羽化后不久即可吸血,12小时后开始交配。24小时内的新羽化虱亦可与老龄虱交配。人头虱和人体虱一生交配多次,交配后在2~3天内即产卵,直至死前1~2天。人体虱整个成虫期交配频繁,任何时候均可进行。一天可交配8次。据报道,年轻雌虱交配次数频繁则寿命缩短,但老龄的雌、雄虱似不受影响。人体虱在交配前可产少量的未受精卵。

由于雌虱具有可分泌粘液的腺体,故卵产出时均粘附在宿主体上的。人头虱与人体虱的产卵习性有所不同,人体虱卵多粘于贴身的腋窝、裤带线和领口的内衣缝和皱褶里的纤维上(特别是粗布和毛织品),此外,念珠、项链及内衣上的特定部位均可发现大量的人体虱卵。人头虱多在夜间产卵,卵粘附于离头皮3~4mm的头发发干上。虱的产卵方式(过程)基本相同,雌虱产卵时以腹部末端的生殖肢和抱握突,紧抱发干、毛干或纤维,虱向上或向前爬行时排出卵与粘液,当卵的窄端粘附于发杆、纤维后,粘液分泌停止而卵的宽端(带卵盖的一端)随即产出。由于人发每天约生长0.4mm,人头虱卵贴近发根,故可从卵离开发根的距离估计人头虱卵产出的时间。人体虱在羽化的第二天开始产卵,平均2个。第五天之后可达到每天5个以上,并可保持此水平到老龄,近死亡时才下降。

不同的虱株雌雄比例变异甚大,有的虱株其后代雌雄比例相等,有的虱株雌雄比例不等,也有少数虱株几乎是单性的,但孤雌生殖则尚未发现。

(二)生活史

虱的生活史均为不完全变态,需经历卵、若虫、成虫三个阶段(图25-10)。在人体养殖条件下,人体虱和人头虱的生活史相似。如果一天24小时始终在人体有吸血机会,卵期和若虫期为8~9天,全部生活史历时约18天。但由于人体虱每天有相当时间离开人体(夜间附着在离体的衣服上),因此人体虱较人头虱的适应能力为强,生活史延长、成虫寿命较长、雌虫产卵较多、卵的孵化率较高。此外,由于人体虱仅在宿主静息时才能吸血，故部分成虫对饥饿的耐力亦较久。有些学者认为人体虱个体较大亦是一种生存适应，因为人体虱的摄食时间不定，挨饿的机会较多，因而每次吸血量较大和个体较大的虱子在生存上占优势。

1. 虱卵　虱卵呈长卵圆形，一端宽一端窄，乳白略带黄色，较成虫为大，约 0.8mm × 0.3mm。卵壳半透明，隐约可见卵内胚胎的形状。卵宽的一端有卵盖，卵盖分界明显，一侧具有明显的双层结构，双层间被分隔为 15~20 个气室，空气可由此进入卵内从而到达胚胎的包膜。卵内发育成熟的若虫在孵化时可吸入空气，并在向肛门排出的过程中在身后形成空气垫，由此产生推力，推动虫体顶盖而出。虱卵窄的一端可借助于黏液牢固地黏附于毛发上，即使若虫孵出后卵壳仍不脱落，即人们俗称的“虮子”。

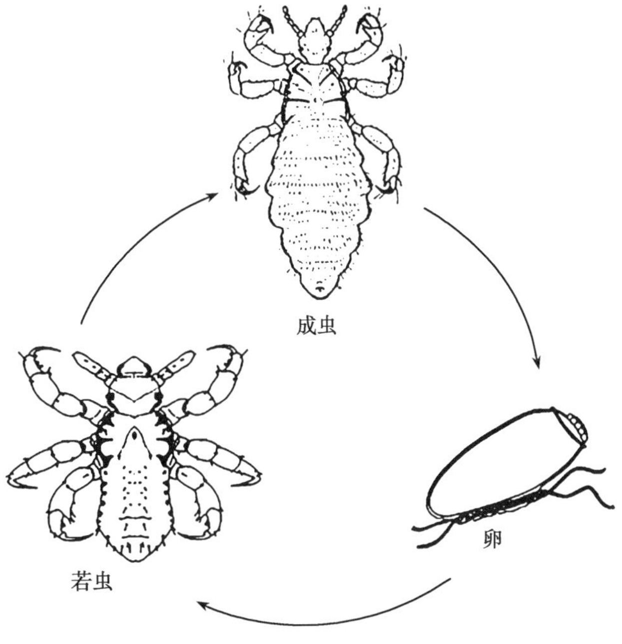

图 25-10　虱的生活史
（仿 Buxton）

卵的抵抗力最强，最长可存活一个月。同时幼龄卵的抵抗力又强于老龄卵。相对湿度并不影响卵的发育期，但高湿或低湿均可能增加卵的死亡。

2. 若虫与成虫　卵内发育成熟的若虫头前端的表皮上有向上弯曲的小齿一对，齿上方的凹陷中还有几对刀片状物。胚胎发育末期，若虫可通过吞吸羊水与空气使身体膨胀、紧贴卵壳，当虫体靠近卵盖后，在空气垫的推力作用下若虫利用弯齿顶开卵盖，随后蜕去胎膜，钻出卵外。此后再经三次蜕皮，化为成虫。若虫三个龄期的时间大致相等，雌雄虱的发育期亦大致相等，人体虱和人头虱的若虫期均 16~18 天，成虫 1~2 天后即能产卵。

若虫的生活习性和成虫相同，均以人血为唯一食物，从卵中孵出后几乎立即可以吸血，吸血活动不分昼夜，寄主静息时更易吸血。若虫不耐饥，离体后对环境温度的耐力亦与成虫相似。若虫的死亡，一部分由于孵化不良，这可能与空气干燥、羊水减少有关。以后各龄在蜕皮过程中的死亡不多，但因贪食而导致肠道破裂死亡者，与成虫相似，亦属屡见。

四、生态学

人体寄生虱的生长、发育、繁殖、寿命、越冬、产卵、滞育、栖息、食性等生理行为深受其所处环境的影响。由于人虱具有高度的宿主特异性和专门的寄生部位，因此它们的习性与宿主的行为密切相关。

（一）季节消长

人头虱、人体虱所处环境的温度、湿度均相当稳定。这除了因为人类具有自身调节体温的能力，还因为人类会随周围环境温度的改变而增减衣物并调节室内温、湿度。因此，理论上说，人体寄生虱的数量应无季节消长现象。然而通过研究观察发现，在四季温差不大的热带普遍存在此现象，但在气候变化剧烈的地区，寄生虱的数量仍有季节性起伏。如，我国北京人头虱有冬季增多倾向。而德国和以色列，人头虱通常在 8 月份（晚夏）和 10 月份（秋）出现两个高峰。其原因与气候条件对虱卵和虱体的影响有一定关联，但更重要的是与人类的生活习惯有关。如冬季多见而夏季少见，因为夏季洗澡、洗头机会较多，有利于灭虱。

（二）地理分布与栖息场所

虱是呈世界性分布的寄生昆虫，由于人体为虱的寄生提供了稳定的生存环境，因此只要有人类居住之处都有虱的分布。从亚、欧、美、澳、非各大陆到大洋中的岛屿，从赤道热带到北极，从潮湿的季风雨林气候区到旱热沙漠区。但亦有少数地区或民族没有关于人体感染虱的报道，这主要是由于社会和卫生的原因，而非气候或地理的原因。

人头虱主要局限于头皮。最常见于耳根周围和枕部的毛发中，严重感染时身体其他部位的体毛上均可发现。如在我国新疆楼兰古尸的睫毛上发现有连串的人头虱卵。人体虱可寄生于除头部外身体的任何地方，但主要集中在贴身的内衣裤以及靠近腋窝、裤、颈、肩部的衣服上。这是因为该处有利于虱寄生的良好条件，人体虱常附在此处的贴身衣物上吸食人血。严重感染时，即使脱光衣服仍可见皮肤上有虱爬行。虱卵多产在衣服的褶缝处，仅偶然产在人体的粗毛上。人体虱有时可在生殖器、腹股沟、大腿内上区寄生，严重感染时在耻骨区、腋下和小腿都可发现人体虱。

研究发现，虱常隐匿于衣物褶缝处。但一旦人穿上该衣物，虱即可四散爬行，有的甚至爬到衣物外面。说明虱并不单单仅局限于其原来生活的地方。一般地说，成虫比若虫的活动范围大。

（三）感觉与行为反应

虱对空气温度的反应较快，最适温度在 28~31℃之间。温度若恒定在 30℃时，虱常趋向于湿度较低的一侧。此外，虱反应的强弱还有个体差异，和受其原来所处环境条件的影响。例如虱在某种湿度中生存一定时间后若湿度改变则会表现出明显的不适应，对高湿度的改变则就更敏感。

虱对不同气味的反应不同，更倾向于人体的气味。若将虱分别放在贴身内衣与干净布片上，可发现虱在贴身内衣爬行正常，而在干净布片上则爬行轨迹紊乱。此外虱的爬行亦趋向于有虱或沾有虱粪的一侧。

虱在粗糙物体的表面上常进行直线运动，处于光滑表面上，虱开始曲折爬行，一段时间适应后亦能进行直线运动。虱嗜暗，常背光爬行。虱在爬行过程中，触角会向两旁不停摆动。若虱进入 40℃高温区后，触角可发生强烈地震颤，随即虱体立即转身爬离此区。当虱在纤维织物爬行时，其触角与足均同纤维表面接触，但如果在光滑的丝织品上爬行，则只有足与表面接触。虱从干纸向湿纸爬行时，可用触角探触湿纸。由此可见触角有感温、感湿和感触作用。但需注意，虱的感温器官并不完全局限于触角上。例如将触角全部切除，虱仍可判断温度的高低，且仍然偏向粗糙表面。但切除触角的虱可对温热而光滑的表面作出刺探反应，而正常虱则必须有温热和气味的双重刺激才开始刺探反应。

（四）宿主寻觅和活动范围

人体虱严格地以人为宿主，吸食其他动物血均不利于其生长发育和繁殖，甚至不利于存活。在人类宿主间的活动相当频繁，喜动。虱能感知环境温、湿度并趋向于接近人体体表；可避光居于黑暗环境，倾向在粗糙物体表面、带有人体气味或虱粪排泄物的物体表面爬行等，这些习性在宿主转移活动中都起作用。

人虱是由于卫生状况不良和人与人之间的接触而传播。在人群中虱既可通过直接接触传播，也可通过间接接触传播。直接接触传播包括：①衣裤直接接触；②相互拥挤而睡的直接接触；③狭窄空间人群拥挤的直接接触。间接接触则是因为活虱离体后在一定时间内可感染其他人，主要包括共用头梳、帽子互戴、衣钩共挂等或由于衣物与虱感染者所脱下的衣服放置在一起而受染，幼小的若虫经风力而散播的例子也有过报道。通常在白天人体虱并不离开寄主，衣服上的虱均隐匿于衣物的褶缝处。因此其传播方式还是以直接接触传播为主。

人体虱和人头虱在短距离内传播相当迅速，通常每分钟可爬行 6~30cm，一般情况下成虱的爬行速率比若虫快，有报告人头虱每分钟可爬行 274cm，具有高度移动性，一天内常可爬至多个人的头上。当宿主皮肤温度低于或高于 29~33℃时它会快速逃离，如剧烈运动、发热或出汗之后，人体虱可转移至外面的衣服层；受染者在洗澡更换内衣后半小时之内，外衣上的虱子就可钻进内衣。

经济发达、卫生状况好的地方，人虱感染较少，但在落后区域或儿童中可发现人头虱感染甚至流行。20 世纪 90 年代，我国某市对 100 多万中小学生进行人头虱普查，总感染率达 28.2%，其中，中学生为 16.5%，小学生 32.2%；男生 21.3%，女生 36.0%；城镇与农村学生感染率分别为 7.5% 和 29.5%。近年，体虱调查在我国少有报道，但资料显示其在人群中感染的情况与头虱相似，尤其在西北严重缺水地区，洗刷困难，外衣上可栖息大量体虱；在农村的小旅店中，黏附有虱或虱卵的卧具、毛发等往往成为扩散传播的介体。

（五）吸血习性

虱只在需要吸血时才到宿主皮肤上。人头虱、人体虱均需经常吸血，但宿主的体温升高时虱便会马上离去。人头虱每天吸血 4 次左右，人体虱则 4~5 次。人虱的摄食量对若虫龄期的长短、两性成虫的生育力、寿命、交尾与产卵等都有一定影响。据观察，人体虱 1 龄若虫每 6 小时吸血 1 次，此后约 3 小时吸血 1 次，接近蜕皮时吸血间隔期延长，吸血 1 次平均需 19 分钟。

（六）存活时间与致死因素

虱一般存活 25~40 天，雄虱寿命比雌虱短。人头虱最长可存活 30~38 天，最短为 7~11 天；人体虱最长可存活 44~60 天，最短为 5~8 天。虱的老化与死亡前常会出现不吸血、不产卵、虫体变薄变空等变化，有时虱可因吸血过多以致肠道破裂而出现全身呈红色。

虱离开人体后可以有一段的耐饥时间，但由于虱必须寄生人体才可继续生存繁殖，因此若虫或成虫在离开人体一段时间内找不到新宿主就会死亡。除此以外，温度也起到重要的作用。虱对寄生环境的要求比较恒定专一，喜欢寄生于 30~32℃的环境中，正是人体表的温度；最适相对湿度为 10%~60%；不耐热，高温下人体虱全部死亡时间分别为：51.5℃，5 分钟；49.5℃，30 分钟；46℃或 47℃，1 小时。46℃，40 分钟，则可促使雌虫体内卵的死亡。与此同时，如果虱长期处于高温环境中，低温则可加速其死亡。虱对低温的耐受力也较差，-15℃，7 小时，可将虱全部冻死；-20℃，9 小时，不但可冻死成虱，还能冻死虱卵。未吸血的一龄若虫较已吸血者致死温度低，这与体内贮备的耗竭过程有关。

五、中国重要种类

我国重要的人虱科包括人体虱（*Pediculus humanus corporis* Linnaeus，1758）和寄生于头上的人头虱（*Pediculus humanus capitis* de Geer，1778）2 种。

（一）人体虱

人体虱成虫背腹扁平，体狭长，灰白色，雌虫体长为 2.5~4.2mm，雄虫稍小（图 25-11）。头部小，略呈菱形，触角分 5 节，各节粗细一致。眼只具一个小眼面。口器为刺吸式，由吸喙和口针组成。口针不用时缩入头内的口针囊中。胸部 3 节融合，前部稍窄，中胸背面两侧有气门 1 对。足粗壮，3 对足大小相似，各足胫节远端内侧具 1 指状胫突，跗节仅 1 节，其末端有一弯曲的爪，爪与胫突合拢形成强有力的攫握器，能紧握宿主的毛发或衣物纤维。腹部第 1、2 节融合。第 3~8 节两侧有骨化的侧背片，每片上均有气门。雌虱腹部末端有 2 片瓣状尾叶，第 8 节腹面有一生殖腹片和 1 对生殖肢。雄虱腹部末端圆钝，3~7 节背面各有两个小背片，腹部后端有缩于体内的阳茎。

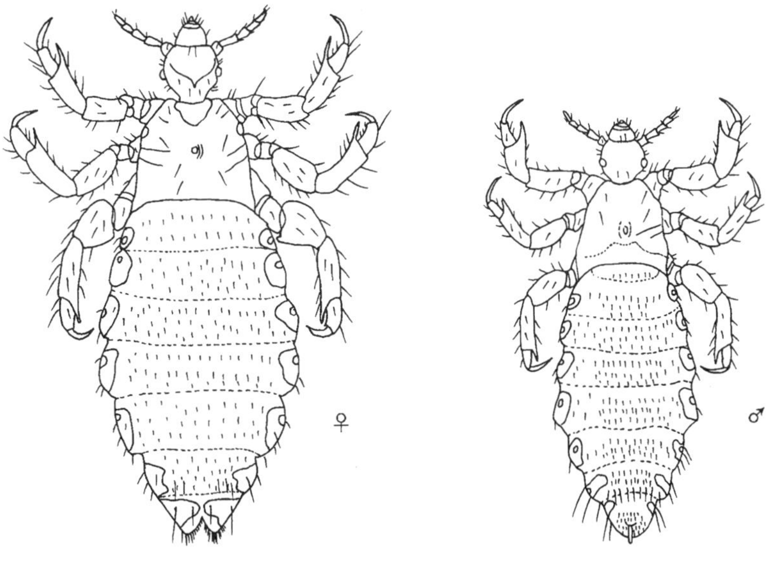

图 25-11　人体虱

（仿 徐岗南、甘运兴）

（二）人头虱

人头虱和人体虱形态区别甚微，人头虱体略小、体色稍深、触角较粗短。其区别见表 25-1 和图 25-12，图 25-13。

表 25-1 人体虱与人头虱的区别(自 Kin 等,1986)

特征	人体虱	人头虱
大小与颜色	较大,色较淡,雌 2.4~3.6mm;雄 2.3~3.0mm	较小,色较深,雌 2.4~3.3mm;雄 2.1~2.6mm
触角	较长,较细;节Ⅲ通常长大于宽	较短,较粗,节Ⅲ通常长宽相等
腹部	腹节间的凹入不大明显	腹节间凹入明显
侧背片	腹叶的尖端不伸入节间膜	腹叶的尖端伸入节间膜
寄生部位	颈部以下,不吸血时常在内衣内面	在颈和头,多在耳后及后颈
卵	黏附于内衣的内面,常沿衣缝及体毛上	黏附于头或颈部毛发上

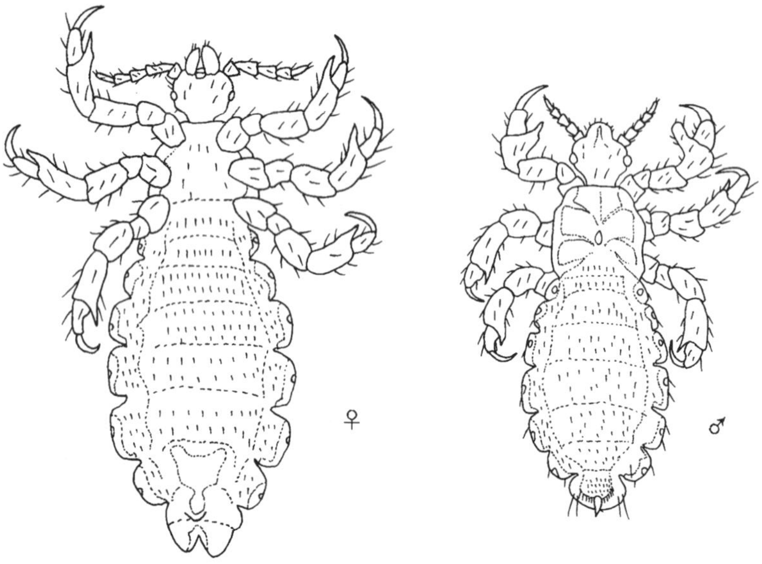

图 25-12 人头虱
(仿 徐芳南、甘运兴)

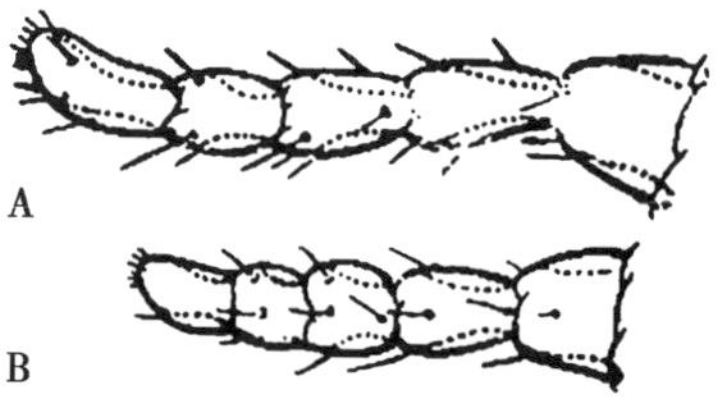

A. 人体虱;B. 人头虱

图 25-13 人虱的触角
(仿 Ferris)

人虱科在我国大部分省市均有分布,有文献报道的主要有浙江(上虞、温州)、北京、河北肃宁、河南开封、山东(济南、德州)、江苏(铜山、盐城)、广州、上海、福建(漳州、德化)、辽宁锦州、青海、四川理县、云南武定、贵州、青藏高原、内蒙古、台湾等地。人虱均严格地以人为宿主,吸其他动物血不利于其生长发育和繁殖,甚至不利于存活。实验室中人体虱可吸食兔、小白鼠和仓鼠的血液,人工养殖虽已成功,但它在自然条件下不主动寻求人以外的宿主。

人虱可以直接传播斑疹伤寒、回归热及战壕热等。近年的研究发现,吸虱是一个大家族,除了人虱之外,在其他真兽类哺乳动物(包括家畜和野生兽类)体表存在大量的吸虱寄生,这些吸虱昆虫的直接寄生不仅能对家畜产生直接危害,而且还可以在近缘动物宿主之间传播和保存诸如鼠型斑疹伤寒、野兔热乃至鼠疫等人兽共患病的病原体,在流行病学上具有保存、扩展疫源地的特殊意义。

六、与疾病的关系

人虱与疾病的关系是叮咬吸血与传播疾病。人体虱能传播流行性斑疹伤寒(epidemic typhus)、虱传回归热(louse-borne relapsing fever)和战壕热(trench fever)。虽然在实验研究中能成功感染病原体,但尚未见自然感染的报告。

(一) 流行性斑疹伤寒

流行性斑疹伤寒(epidemic typhus)又称虱传斑疹伤寒(louse-borne typhus)、古典斑疹伤寒(classic typhus)、囚徒热(jail fever)、海船热(ship fever)、战争热(war fever)等,是由普氏立克次体(*R.Prowazekii*)引

起的世界性急性传染病，主要通过体虱而传播。

1. 病原学　立克次体是1910年由Ricketts从斑疹伤寒患者血液中发现的。1913年，Von Prowazekii从患者中性粒细胞中也找到了病原体；此二人都在研究斑疹伤寒中牺牲。为纪念他们遂将流行性斑疹伤寒的病原体命名为普氏立克次体（*Rickettsia prowazekii*）。

普氏立克次体是一种需复杂的营养条件、营专性细胞内寄生，但具有独立代谢能力的微生物。在虱肠上皮细胞中发育阶段呈多形性变化，基本形态为微小球杆状，多成对排列，偶尔呈链状。大小（0.3~1）μm×（0.3~0.4）μm，最长达4μm；有细胞壁，革兰氏染色阴性；电子显微镜下可见5层细胞膜。胞浆内含有电子高密度的核糖体的脱氧核糖核酸。以二分裂方式进行繁殖，但繁殖速度较细菌慢，一般9~12小时繁殖一代。实验接种于鸡胚卵黄囊及组织中生长良好；接种于雄性豚鼠腹腔可引起发热，但无明显阴囊红肿，以此可与莫氏立克次体（*R. mooseri*）鉴别。

普氏立克次体主要有两种抗原：可溶性抗原和颗粒性抗原。前者系组特异性，后者则具有种特异性。病原体的毒素样物质具有很强的致病作用，在试管中可溶解红细胞，注入大、小鼠静脉时可致呼吸困难、痉挛、血管壁通透性增强、血容量减少等，多数于6~24小时内死亡。

普氏立克次体不耐热，56℃ 30分钟或37℃ 5~7小时即被灭活；对一般消毒剂、磺胺及四环素、氯霉素、红霉素、青霉素等抗生素敏感；但在寒冷或干燥环境下可活数月至数年。

2. 流行病学　此病呈世界性分布，近年来主要见于美洲和非洲。本病在我国主要分布在西北和华北的部分地区。此外，东北、华东及西南地区也有流行，但现在已基本得到控制，仅寒冷地区的郊区、农村等有散发或小流行。

（1）传染源：患者是本病的主要传染源。只有患者的血液中出现了病原体对虱才具有传染性。一般发生在潜伏期末至热退后数天，少数患者在病程的第3周仍有传染性。据试验观察，发病的第1周，患者血中的病原体对吸血体虱的感染率最高，达42%，第2、第3周分别为34%和26%。重症与轻症患者的血液对虱的传染性存在明显差别，前者为30%~50%，后者仅为5%~6%。个别患者病后病原体能长期隐存于单核巨噬细胞内，当机体免疫力降低时再次增殖导致复发，这类患者称复发性斑疹伤寒或Brill-Zinsser氏病，是本病流行停止后复燃的重要传染源。

由于虱不能经卵传递立克次体，因此该病原体在自然界的绵延不断的循环就必须有动物宿主的参与。据报告，家畜（牛、羊、驴、骆驼等）和某些野生动物血清中存在普氏立克次体特异抗体，并从东方鼯鼠以及牛、羊、猪等家畜体内分离出普氏立克次体，还从自然界的蜱体内分离出普氏立克次体。因此，学者认为除了"人—虱—人"这一循环以外可能还存在"动物—蜱—动物"的循环，并有可能由蜱将病原体传播到人，遂怀疑蜱是两个循环的中间媒介。但经检验和人工感染试验并不支持这一说法，所以是否存在动物宿主与人之间的传播有待进一步研究确认。

（2）传播途径：本病的主要传播方式是"人—虱—人"。体虱是主要传播媒介，头虱和阴虱的传播意义不大。体虱专吸人血，而且喜欢寄生于30~32℃的环境中，当患者体温升高时，体虱即很快离开患者而另寻新的宿主，致使本病在人群中传播。普氏立克次体随患者血进入虱肠，很快侵入肠上皮细胞内增殖，4~5天后肠上皮细胞破裂，大量病原体进入肠腔，随虱粪排出体外。普氏立克次体对体虱也有害，受染虱可因感染所致的肠阻塞而死亡。病原体不侵入虱的唾液腺和生殖腺，因此，立克次体不能经卵传递，也不会在叮咬时随唾液进入人体。但当虱吮吸人血时，常排泄含有病原体的粪便于皮肤上，或因抓痒将虱压碎而使病原体溢出，此时立克次体可通过叮咬的伤口或抓破的皮肤处侵入人体。此外，偶尔干虱粪中的病原体可成为气溶胶随尘埃经呼吸道、口腔或眼结膜感染。

（3）易感者：人对本病普遍易感，无年龄和性别差异。一次得病后可产生相当持久的免疫力，偶可再次感染发病。15岁以下的儿童得本病时病情较轻。据国内一些地区的报道，轻型或不典型病例并不少见，除复发型斑疹伤寒外，复发（短期内）极少见。

（4）流行特征：本病的流行季节与人虱孳生的季节密切相关，常发生在寒冷的冬春季节。每年自10月起开始发病人数逐渐增多，于次年3~5月份达高峰，至7~8月份逐渐下降。各年龄组的人群对本病普遍易感，无性别和职业差异，人的感染主要与个人或集体的卫生状况以及有无虱孳生有关。一般是农村的感染率高于城市，而城市中从事交通运输、浴室、旅馆人员及民工工地、学校等集体生活人群的感染率较高。在贫穷、灾荒、战乱和卫生条件不良情况下易引起流行。

3. 发病机制与病理　立克次体侵入人体后，先在局部真皮的小血管内皮细胞内缓慢繁殖。数日后，由于立克次体的大量增殖使细胞肿胀而破裂，并释放入血形成立克次体血症，然后侵袭全身小血管内皮细胞，尤其是皮肤、脑部及心脏等处。立克次体释放大量毒素引起全身中毒症状。病程第二周随着人体机体抗感染免疫的产生出现变态反应，使血管病变进一步加重。

病理变化的特点是增生性、血栓性、坏死性血管炎及血管周围炎性细胞浸润所形成的斑疹伤寒结节。此种病变遍布全身，尤以皮肤的真皮、心肌、中枢神经系统、睾丸间质、肾、肾上腺、肝、肺泡壁等处较显著。

4. 临床表现　流行性斑疹伤寒可分为典型、轻型和复发型。

（1）典型斑疹伤寒：潜伏期一般为 12~14 天。少数病例的潜伏期可短至 5 天或长达 3 周。继之急起发病。少数患者可有 1~2 天的前驱症状，主要是畏冷、头痛和全身不适等。典型患者的主要症状有稽留型高热、剧烈头痛、全身肌肉酸痛、烦躁不安，甚至出现神志迟钝、谵妄等症状。多数患者脾大，少数可有肝大。两肺底常闻湿性啰音。发病 4~6 天后，80% 以上的患者躯干皮肤出现皮疹，并于 1 天内迅速发展至全身。病死率高，尤其是伴有营养不良的患者，如不及时治疗，病死率可高达 100%。及时应用抗生素治疗可大大降低病死率。

（2）轻型斑疹伤寒：患者一般热程较短（8~9 天）、热度较低（39℃左右），全身中毒症状轻，但全身酸痛，头痛仍较明显。胸、腹部可见少量充血性斑丘疹，无疹者也占一定比例。神经系统症状轻。

（3）复发型斑疹伤寒（Brill-Zinsser 病）：病程短，发热不规则，病情轻，皮疹稀少或无皮疹等是其临床表现特点。此病多为散发，无季节性，大年龄组发病率明显较高。

5. 实验室检查

（1）血清学检查

1）外斐反应：以患者血清与变形杆菌 OX19 抗原进行凝集实验，单份血清凝集效价≥1∶160 有意义，双份凝集效价递增 4 倍，可以确诊。

2）立克次体凝集试验：以普氏立克次体为抗原与患者血清进行凝集试验，效价≥1∶40 有临床意义。但与地方性斑疹伤寒有交叉反应。

3）补体结合试验：以可溶性抗原做试验，仅有群特异性，不能区分普氏与莫氏立克次体；以颗粒性抗原做试验，则有种的特异性。效价大于 1∶40 为阳性。

4）间接免疫荧光试验：特异性强，可与地方性斑疹伤寒鉴别；检查 IgM 有早期诊断价值。

（2）病原体分离：可取发病早期的患者血液 3~5ml 注入雄性豚鼠腹腔内，经 7~10 天后动物出现发热反应，取鞘膜和腹膜作刮片检查，或取脑、肾上腺、脾等组织涂片染色镜检，可在胞质内发现大量立克次体。如将豚鼠脑、肾上腺、脾等组织制成悬液接种鸡胚卵黄囊，可分离立克次体。

（3）分子生物学检查：采用 DNA 探针或 PCR 方法，检测血或分泌物标本中的普氏立克次体特异性 DNA，具有快速、特异、敏感等优点。

6. 诊断　根据流行病学史、典型的临床表现结合实验室检查，一般均可作出正确诊断。①流行病学史：冬春季发病，发病前 1 个月内常有旅游史和衣虱感染史等。②临床表现：突发高热，伴剧烈头痛及皮疹以及其他神经系统症状。③实验室检查：血清学检查，尤其是外斐反应阳性；从患者血液中分离出病原体或扩增出普氏立克次体特异性 DNA 片段即可确诊。

流行性斑疹伤寒的诊断需注意与地方性斑疹伤寒、回归热、钩端螺旋体病、流行性脑脊髓膜炎、恙虫病、麻疹、流行性出血热等急性传染病鉴别。

7. 治疗原则　多西环素、四环素、氯霉素、红霉素等对流行性斑疹伤寒有良好疗效。此外还要注意卧床休息、保持口腔、皮肤清洁、预防压疮和进行必要的对症治疗。

8. 预防及控制　本病可以通过控制传染源、切断传播途径和预防接种达到有效的预防和控制目的。

（1）控制传染源：早期诊断、及时隔离治疗患者并对其进行灭虱处理是控制本病传染源最有效的措施。给患者沐浴、更衣，对受染衣物要彻底灭虱。毛发部位需清洗多次，必要时可刮去患者全身毛发。女性可用药物灭虱，如10%的百部酒精擦湿头发裹以毛巾，1小时后篦洗头发，头虱与虱卵均可被杀。或用百部30g，加水500ml煮30分钟，取滤液擦湿发根部，然后包裹，次日清洗。对于与患者密切接触者应接受为期23天的检疫观察并进行灭虱处理。

（2）切断传播途径：灭虱是控制和预防本病发生的关键。应加强卫生宣传教育，鼓励群众勤沐浴、勤更衣，发现染虱要及时处理。染虱的衣、被等可用干热、湿热、煮沸等物理灭虱法，温度需保持在80℃以上30分钟；也可用环氧乙烷熏蒸法化学灭虱，熏蒸6~24小时，适宜温度为20~30℃。

（3）保护易感人群：预防接种灭活疫苗有一定的保护效果，能减少发病率、减轻症状、缩短病程和降低病死率，但不能代替灭虱。灭活疫苗有3种：虱肠疫苗、鸡胚或鸭胚疫苗和鼠肺疫苗。国内常用灭活鼠肺疫苗。疫苗接种仅适用于流行区居民、新进入疫区者、部队指战员、防疫医护人员、实验室工作人员等。常用灭活鼠肺疫苗皮下注射：第1年共3次，间隔5~10天。成人剂量分别为0.5ml、1ml、1ml。以后每年加强注射1ml。国外有Golinevich化学疫苗，注射1针即可。减毒E株活疫苗已被国外部分国家广泛应用，皮下注射一次即可，免疫效果维持5年。

（二）虱传回归热

虱传回归热（louse-borne relapsing fever）也称流行性回归热（epidemic relapsing fever），是一种由回归热疏螺旋体（*Borrelia recurrentis*）引起的急性发热性传染病，患者以阵发性高热、全身疼痛，肝脾肿大以及发热期与无热期交替出现为主要特征。本病主要由体虱传播。

1. 病原学　回归热疏螺旋体大小（7~30）μm×（0.3~0.5）μm；具3~10个粗大而不规则的螺旋、两端尖锐。运动活泼，以横断分裂进行繁殖。革兰氏染色阴性，瑞氏或吉姆萨染色呈紫红色。电子显微镜下显示外周有一层细胞膜，中间是胞浆，内含中间体和核糖体。中央则系胞核DNA，胞浆侧面与含有16~25个运动纤维的外折部分相连。回归热疏螺旋体壁不含脂多糖，但有内毒素样活性物质。体表抗原易变异。

回归热疏螺旋体培养较为困难，需用加血清、腹水或兔肾脏碎片的培养基在微氧条件下培养才能增殖，但不易传代保存。接种于小白鼠腹腔或鸡胚绒毛尿囊膜容易繁殖。

回归热疏螺旋体耐寒不耐热，对干燥和多种化学消毒剂也敏感。

2. 流行病学　虱传回归热分布于世界各大洲。最早在19世纪中叶流行于英国爱丁堡，第一次世界大战期间本病曾在德军中及前苏联境内流行，以后波及西班牙、意大利及中欧等国。第二次世界大战期间本病曾从北非传入欧洲，造成100万人患病，约50万患者死亡。我国史上曾在华南、华中及华北地区多处流行，新中国建立后，本病已基本被消灭。

（1）传染源：患者是虱传回归热的唯一传染源，以“人—体虱—人”的方式传播。

（2）传播途径：体虱是本病的主要传播媒介，但头虱与阴虱的传播作用也不可忽视。虱吸吮患者血后，回归热疏螺旋体经虱的胃肠道进入血淋巴中大量繁殖。但不进入唾腺、卵巢及卵，也不存在于虱粪中，因此本病不经卵传递，也不能经吸血或虱粪污染传染。人被虱叮咬后因抓痒将虱体压碎，螺旋体自体腔内逸出，经皮肤创面进入人体，也可因污染手指接触眼结膜或鼻黏膜而导致发病。孕妇患者的病原体可经胎盘感染胎儿。有将虱放口中嚼碎的习惯者，则病原体可通过口腔黏膜侵入体内。患者在发作间歇期，血液仍具传染性，故输血亦可传播本病。

（3）易感者：人群对本病普遍易感，各年龄组及性别间的发病率一般无明显差别。病后免疫力不持久。

（4）流行特征：由于体虱的孳生与气候关系密切，所以本病的流行具有明显的季节性，好发季节为冬春季，平时则多为散发。人群的感染无明显年龄与性别差异，而与人体虱接触有关。本病的流行多见于卫生条件差的地区，战争、灾荒等也可引起本病的大流行。

3. 发病机制与病理　病原体侵入人体后，在血液和内脏中大量繁殖，产生包括内毒素类物质在内的多种代谢产物，引起发热和中毒症状，还能破坏红细胞、损害毛细血管内皮细胞、血小板及诱发弥散性血管内凝血而导致出血性皮疹和全身出血倾向。病原体在致病的同时也作为抗原刺激机体，使机体逐渐产生特异性抗体IgM和IgG，并激活补体及吞噬细胞将大量螺旋体溶解杀灭，随之进入临床间歇期。但残留在肝、脾、肾、脑、骨髓等处的螺旋体，容易发生外膜蛋白变异，并重新大量增殖入血引起第二次发热（即回归热）。这一过程可反复多次，直至机体的特异性抗体全部杀灭体内的螺旋体，患者才自愈。

病理变化缺乏特殊性。脾、肝、肾、心、脑、骨髓等处的病变显著。脾脏明显肿大，有散在性梗死坏死及小脓肿，镜检可见巨噬细胞和浆细胞浸润，单核-巨噬细胞增生。肝、心、肾可见充血、出血及灶性坏死。脑充血水肿、脑膜有炎性浸润。骨髓幼粒细胞高度活跃。

4. 临床表现 潜伏期 2~14 天。起病急，前驱症状常见畏寒、低热和头痛。发病 1~2 天内体温迅速高达 40℃左右，多呈稽留热，少数为弛张型或间歇型。剧烈头痛、四肢关节和全身肌肉酸痛为本病特征。可伴有消化道症状和出血倾向，如鼻出血、镜下血尿、点状出血性皮疹或瘀斑，偶见胃肠道、泌尿道或颅内大出血。多数患者有肝脾大，重者可出现黄疸。高热期可有神经精神症状。病程持续 6~7 天后，体温骤降，患者自觉虚弱无力，其他症状逐渐消退，进入间歇期。经 7~9 天后，又复发高热，症状重现。此乃回归热。患者可有多次复发，最后趋于自愈。

5. 实验室检查

（1）病原学检查：在发热期取血（或骨髓），也可取尿液和脑脊液作涂片或暗视野检查，可发现典型的疏螺旋体。可作厚血片或离心浓缩后染色检查。必要时采血 1~2ml 接种于小鼠腹腔中，一般于 1~2 天内在血中可检出病原体。

（2）血液检查：多数患者白细胞总数增高，可达（1.5~2）$\times 10^{10}$/L，中性粒细胞增加。多次发作后可有贫血。血小板及出凝血时间大多正常，但重症者可有异常。

（3）尿和脑脊液检查：尿中常有少量蛋白、红白细胞及管型，有时出现“急性出血性肾炎”的表现。少数患者的脑脊液压力可稍增高，蛋白质和淋巴细胞增多。

（4）血清免疫学试验：取血清作补体结合实验、凝集、制动和杀螺旋体等试验，以检测特异性抗体；如增高 4 倍以上，也有助于诊断。由于病原体种株不同，且多变异，阳性率不高，故很少采用。虱传型患者的血清华康氏试验 5%~10% 呈假阳性，也可出现变形杆菌 OX_{19}、OX_k 等低效价的阳性反应。

6. 诊断 根据发病季节、有体虱孳生等流行病学资料，阵发性高热、全身疼痛，肝脾大以及发热期与无热期交替出现等典型临床表现，结合实验检查发现螺旋体，本病即可确诊。但需注意与疟疾、伤寒、斑疹伤寒及钩端螺旋体病鉴别诊断。

7. 治疗原则 病原治疗首选四环素族抗生素（常用四环素）。亦可用多西环素和青霉素。在抗生素治疗过程中，须防止发生赫施反应，如有发生，可用激素、强心及升压药物。

此外要进行一般治疗及对症治疗，如高热护理，流质饮食，维持水电解质平衡，毒血症状严重者可酌用激素。有出血倾向时可用卡巴克洛、维生素 K 等。高热骤退时易发生虚脱及循环衰竭，应注意观察，及时处理。

8. 预防与控制 在整个流行过程中切断传播途径是预防本病的关键措施，控制传染源也需同时进行。

（1）管理传染源：早期诊断、患者必须住院隔离至体温正常后 15 天，接触者灭虱后医学观察 14 天。彻底灭虱。

（2）切断传播途径：用各种方法杀灭虱，灭虱措施参阅“流行性斑疹伤寒”。

（3）保护易感者：目前尚无有效的保护人群的人工免疫方法。主要为个人防护，灭虱时要穿防护衣，必要时可口服多西环素或四环素以防发病。

（三）战壕热

战壕热（trench fever）又称五日热（quintan fever）、华伦热（Volhynia fever）或小腿热（shank fever）等。是一种急性发热性疾病，临床症状常呈间歇性多次复发，病原体是五日热巴尔通体（*Bartonella quintana*），由体虱传播。此病首次发现于第一次世界大战期间进行壕战的士兵中，故得名战壕热。

1. 病原学 五日热巴尔通体型态小杆状，（1.0~2.0）μm ×（0.5~0.6）μm，无菌毛，革兰氏染色阴性，吉姆萨染色呈紫色；细胞壁由外膜、肽聚糖、蛋白脂质多糖组成，外膜蛋白抗原结构具种特异性。

五日热巴尔通体可在羊血琼脂培养基中生长。初次分离常需 2~5 周才长出菌落，传代后生长加快。其菌落常为大小不一、光滑、扁平、有光泽、不透明、也不致琼脂凹入。液体培养基如嗜血杆菌试验培养基（hemophilus test medium，HTM）、含氮化血红蛋白的改良组织培养基均可使巴尔通体较快生长。

五日热巴尔通体对外环境有一定抵抗力，60℃湿热条件下30分钟尚能存活。虱粪中的五日热巴尔通体在干燥环境中能保持传染性数月之久。但对一般化学消毒剂及四环素类抗生素敏感。

2. 流行病学 早在第一次世界大战期间，本病曾流行于欧洲西线战场，患病者至少有100万人。第二次世界大战时，本病再次在东欧前线特别是在前南斯拉夫与乌克兰地区流行，并波及北欧诸国。以后多为散在发生。在墨西哥、北非、东欧和亚洲有地方性流行。本病的流行也可在贫困条件下的易感人群中发生。

（1）传染源：人类为本病唯一已知的贮存宿主。感染者发病后第3天起直至恢复期，患者血中始终存在立克次体血症而保持传染性，而且此后病原体有时还能在已完全恢复的患者血液中呈周期性地出现达数年之久。

（2）传播途径：本病主要由体虱传播，病原体在虱吸血时进入虱肠腔中繁殖，可较长时间生存在虱肠腔中并不时随虱粪排出。五日热巴尔通体不能侵入虱卵细胞，所以不能经卵传递至下一代。本病的感染方式主要是虱粪中的病原体经破损的皮肤或经眼结膜侵入而感染。

（3）易感者：人群普遍易感。

（4）流行特征：历史上曾在战壕的士兵中流行，战后该病的流行与贫困、卫生条件差等多种因素有关，多发于春冬季节，散发或呈地方性流行。

3. 发病机制与病理 本病的发病机制不明。巴尔通体侵入人体后在何处繁殖也未确定。但人体感染五日热巴尔通体后可出现长期的立克次体血症。试验表明，巴尔通体可吸附单层培养细胞致细胞膜损伤；病原体裂解抽提物与人脐静脉内皮细胞一道孵育后，可增进内皮细胞增殖和移动或生成新血管。巴尔通体感染常与人体免疫状态有关，本病为免疫功能正常者罹患。

对皮疹的活组织检查可见血管周围淋巴细胞和炎症细胞浸润，但血管内膜的结构仍属正常，也无血管栓塞现象。离体心瓣膜检查可见穿孔和纤维组织增生。

4. 临床表现 潜伏期5~20天，部分感染者无症状，主要临床表现为骤起高热，体温迅速升至39.5~40℃，伴有头痛、剧烈的骨关节（特别是胫骨）和肌肉疼痛。约80%的患者在发热期间常于躯干皮肤出现淡红色斑丘疹，压之退色，经1~2天后自行消退。体温多数于5~7天后恢复正常。约半数病例首次发热仅1~3天，经4~5天间隔后体温再次升高，同时伴皮疹和肌肉疼痛，如此间歇反复发作可达3~8次。少数患者可出现心内膜炎、多发性血管瘤、内脏紫癜等。体格检查：早期可出现短暂的红色斑，结膜炎症充血，肝脾肿大，心动过速。该病最显著的特点为立克次体血症可持续数月，甚至1~2年或更长。该病可在2~3个月内完全恢复，一般无死亡危险。

5. 实验室检查

（1）病原学检查：在急性期，取外周血涂片染色易检测到病原体。也可置血琼脂培养基中分离培养病原体。也可采用人工感染法，以患者血液喂虱而在虱肠道中可找到立克次体。

（2）血清学检查：①外斐试验：由于五日巴尔通体与变形杆菌 OX_{19}、OX_2 和 OX_K 之间无交叉反应，故外斐试验呈阴性。②补体结合试验和免疫荧光抗体试验等在恢复期可呈阳性反应。

6. 诊断 根据流行病学史及典型的临床表现，可作出临床初步诊断，血检涂片或分离出病原体即可确诊，有条件可作补体结合试验辅助诊断。

本病应注意与流感、疟疾、回归热、登革热及斑疹伤寒等相鉴别。

7. 治疗 四环素及氯霉素等广谱抗生素对本病原体有效，疗程为8~10天为宜，同时进行对症治疗，预后一般较好。

8. 预防与控制 控制传染源和灭虱是预防和控制本病流行的关键。

（1）控制传染源：感染者发病早期就具有传染性，而且患者恢复期后数月甚至数年仍然可能是传染源。因此，要对现症患者和两年内有过本病史的人进行监测管理，彻底灭虱。

（2）灭虱：注意个人卫生，灭虱，以切断本病的传播途径。具体措施参照流行性斑疹伤寒。

（四）头虱病

头虱病（pediculosis）是由人类头虱引起的一种传染性疾病。感染最常见于儿童，尤其是学龄儿童。两鬓、耳后、颈后是易感部位。主要传播途径是直接的头对头接触。头虱的传播取决于空间和时间因素,包括易感宿主的数量、感染的持续时间以及头发与头发接触的持续时间。头虱感染最明显的症状是发痒,这是由对虱子唾液的过敏反应引起的。有文献报道人头虱可引起过敏性鼻结膜炎。在大量感染的情况下,可出现明显的瘙痒、皮肤炎症、荨麻疹和湿疹,导致疼痛和不安,因反复抓挠而导致细菌重复感染,引起继发性皮肤感染,影响睡眠甚至社交活动,严重影响身心健康。有研究表明,头虱可携带典型斑疹伤寒的病原体和导致战壕热的巴尔通氏菌属,而且可能携带所有报告的身体虱类传染性病原体,但是头虱在这些疾病传播中的具体作用,有待于进一步研究。

（五）其他相关疾病

人虱专性寄生于人体表面,通过叮咬吮吸人血,引起虱病。人虱一天吸血数次,每次 3~10 分钟。虱叮咬吸血时,将涎液注入人体皮肤组织,致奇痒。一般认为这是机体对虱涎液中的异体蛋白产生的超敏反应。严重者可出现皮肤丘疹或荨麻疹。患者常因瘙痒而搔抓,导致继发感染形成脓疱病和湿疹,并引起局部淋巴结肿大。长期感染者皮肤变粗糙且伴明显色素沉着。临床上,运用皮肤镜易于发现虱成虫或虱卵,有助于对人虱病进行早期快速诊断。

此外,有研究显示,在全世界收集的 622 个体虱中,有 21% 发现鲍曼不动杆菌感染,尽管没有报道称鲍曼不动杆菌感染是通过体虱传播的。国内在乙型肝炎传播途径研究中,曾观察过体虱携带乙型肝炎表面抗原（hepatitis B surface antigen,HBsAg）可维持 10 天,且在虱粪中能检出 HBsAg。

七、防制

人虱的感染和传播与经济状况、卫生条件、文化水平等密切相关,个人的不良卫生习惯是直接原因。由于人虱的感染往往是在家庭内或集体生活密切接触的人群中发生,因此,要防止人虱的反复感染,必须针对家庭或相关的集体人群,采取综合性控制措施,才能达到预期目的。如遇虱传疾病发生流行时,要采取紧急措施严密控制。

（一）环境防制

虱的感染和传播多数与个人卫生和环境卫生有关。而人的文化素质和卫生知识是重要因素。因此,进行卫生宣传教育,提高人群对虱害的认识,搞好环境卫生与个人卫生,能有效防止虱的感染。

平时养成良好的卫生习惯,勤洗澡、勤洗发、勤换衣、勤洗晒被褥是防制虱感染的基本措施。

注意保持居住环境的卫生,如常打扫地板、洗地毯,保持家庭的各种环境清洁。一旦发现家庭成员染虱,应立即进行处置,以防传播。

对于人群聚集的场所,如学校、幼儿园、集体宿舍、监狱,以及人口流动频繁的场所,如旅馆、旅客列车和长途汽车厢、轮船舱位等处,要加强卫生检查,同时要保持清洁卫生,如发现染虱情况,应及时控制,以防大范围传播。

（二）物理防制

物理防制主要用于体虱。由于虱类对环境温度敏感,因此可以采用高温和低温灭虱。高温灭虱有干热法和湿热法,低温灭虱是采用冷冻法。对头虱的控制,剃光头则是良好的物理防制方法之一。

常用的物理灭虱方法有:

1. 干热法　在高温灭虱中,干热法的灭虱效果较好。适用于毛衣、皮衣、棉衣、被褥等衣物的灭虱。此法需在居民点中选择一间保温和防火条件好的小房间,在房内上部空间安置挂衣线杆或挂衣钩,均匀分散挂上染虱衣物,然后用火炉、火墙或热气管道加至 70~80℃,保持 1~2 小时,即可杀灭成虱和虱卵。在干热法灭虱中应注意:①受处理的衣物不能太拥挤稠密,因为如有两层毯子的衣物保护,虱子就不易被烤死;②由于室内的空气有分层现象,加热后,上层气温高于下层,因此注意悬挂衣物的高度要适当,否则会影响灭虱较果;③室内温度应控制在 80℃以下,并有防火措施,严防火灾发生;④避免将不耐高温（70~80℃）的织物进行干热处理。

2. 湿热法　虱不耐热,60℃经 30 分钟即可杀灭成虱和虱卵。对不怕湿热的物品和衣物,用沸水煮烫 30 分钟或流动蒸气蒸 10 分钟,即可灭虱。也可对有虱的衣服、物品在洗刷未干前用各种形式的熨斗进行熨烫,这样在灭虱、灭虱卵的同时,又烫平、干燥了衣物,但此法工作效率较低,且要求一定条件,不适于大规模灭虱。有条件的家庭用洗衣机热程序洗涤和高热烘干也有灭虱效果。

3. 冷冻法 人虱对低温的耐力也差,在高寒地区寒冷季节,可将染虱的衣物等置 -15℃ 冷冻 7 小时以上,也能杀死成虱和虱卵。

(三) 化学防制

应用杀虫剂毒杀作用灭虱,是防制人虱最有效的方法之一。灭虱的杀虫剂很多,但由于在使用的过程中杀虫剂需与人体接触,因此在杀虫剂的选用上必须全面考虑其毒性、刺激性及对环境的安全性等。目前常用的杀虫剂及其灭虱方法如下:

1. 灭体虱 主要是使用杀虫剂处理染虱的衣物和卧具。可用 1% 敌敌畏(dimethyl dichloro-vinyl phosphate,DDVP)溶液、0.04% 二氯苯醚菊酯(permethrin)灭虱洗剂喷洒染虱的衣服缝褶,喷后最好将衣物包在一起,置塑料袋中密封 30 分钟;或将 1% 马拉硫磷(malathion,MLT)、1% 残杀威(arprocarb)、0.5% 胺菊酯(tetramethrin)粉剂撒在颈部的暴露处、袖口上及裤腰周边,能起到良好的灭虱作用。在紧迫情况下,要求快速灭虱时,可采用熏蒸法。国外多使用甲酸乙酯熏蒸法,具体方法是:先将衣物置入塑料袋中,按每升空间用药 2ml,密闭 1 小时;或按每升用药 0.5ml,密闭 5 小时或过夜即可杀灭体虱。国内常用环氧乙烷熏蒸法,方法类似于上述熏蒸法,但需要在 15℃以上的气温下进行,以保证药物迅速气化,环氧乙烷的用药量按每千克衣物用药 5ml,4~6 小时内可杀灭全部成虱和卵。如遇紧急疫情,需做大规模化学灭虱时,应注意选择高效低毒的灭虱药和配套的喷药工具。

2. 灭头虱 可将 0.01%~0.02% 浓度的二氯苯醚菊酯溶液(20~30ml),用棉絮蘸取或用灭虱梳梳理,使之均匀涂敷头发及头发根部,至湿润不滴下为宜,留药 3 天,7 天后重复用药一次,可达到彻底灭虱的效果,使用时,需防止药剂流入眼睛,皮肤破损则待愈后涂擦,一旦流入眼睛,可立即用水冲洗。也可用 10% 百部酊剂搽湿头发和发根,以不滴下为宜,用毛巾包裹 1 小时,留药 3 天,7 天后重复用药一次,可达灭头虱效果。中药百部有杀虫止痒功效,试验证明,百部水浸液或乙醇浸液对头虱有灭杀作用,既有效且安全,值得推广。

(四) 生物防制

可将染虱的衣物暴晒在地面,任蚁类捕食除虱。除此外,其他关于生物防制虱的方法极少报道。

(五) 遗传防制

有关应用遗传学方法进行虱子的控制尚未见报道。

(六) 法规防制

虱传疾病的发生和流行与传染源的流动和传播媒介虱的扩散直接相关。在我国,已无虱传回归热和战壕热病例发生,流行性斑疹伤寒也已基本得到控制。因此,防止传染源和传播媒介从国外流入显得非常重要。卫生防疫和检疫部门应加强检疫工作,对国家规定需要检疫的疾病要严格检疫,把住关口。此外,对国内的疫情应加强监测,做到心中有数、措施得当。由于自然灾害的发生可以导致虱传传染病的流行,因此,卫生工作人员更应在灾区做好灾后的监测和防虱灭虱工作,把虱传疾病消灭在萌芽状态。

八、研究技术

人虱的研究经历了较长的过程。从最初研究标本制备到当今高新技术的应用,从形态学到分子生物学,从结构到功能,不断记载了人们对人虱及虱传疾病的认知过程。而且,随着医学科学的发展和高新研究技术的引入,我们也必将对人虱有更深入的了解。

虱科隶属于昆虫纲,人虱专性吮吸人血并可传播疾病,这点与许多其他医学昆虫有相似之处。用于其他医学昆虫的研究技术,多数也可应用于人虱的研究中,如杀虫剂毒效测定技术、抗性检测技术、电子显微镜观察技术等。这些技术均可参考相关章节。本小节侧重介绍一些在方法学与研究目的中具有虱研究自身特点的技术。

(一) 标本采集

人虱标本的采集是教学和研究的重要环节之一。进行标本采集前,应准备好必要的采集工具(如吸管、镊子、装虱容器等)和标本保存液(常用70%乙醇)。

虱标本的采集需根据要求尽量做到全(收集成虫、若虫和卵)、完整(保持标本的完整性)和记录正确(包括日期、地点、被采者情况、采集者姓名、标本编号等)。人虱专性寄生于人体,因此人虱的采集是在人体上进行。由于体虱主要生活在贴身衣裤上,并产卵于衣物纤维上,尤其是在裤腰、衣缝、衣领及褶缝里,所以应注意在这些地方采集体虱。头虱寄生于头发上,可用篦子篦下成虱、若虫和虫卵,也可剪下带虫卵的头发收集之。阴虱则主要从阴部及肛门周围的毛上采集。

(二) 标本保存

虱标本的保存通常采用液藏法,即直接将采集到的标本置入装保存液的小瓶中密封即可,也可先用热水烫死成虫和若虫后再浸入保存液。如需采用干藏法保存成虫或若虫标本,则必需待其血食消化后再杀死保存,可采用玻璃管干藏法(参照双翅目昆虫标本保存法),并注意防潮、防霉。如果实验研究需要活标本,就必须把采集到的标本置于洁净的小器皿或饲养小盒内备用。

(三) 标本制作

1. 针插标本的制作　一般来说,针插标本适用于双翅目昆虫成虫标本制作。如果需要,也可用于虱成虫和若虫标本制作。将采集到的标本用氯仿麻醉致死,用昆虫针插入虱胸部固定,将附有虱标本的针插入木盒中或玻璃管口的软木塞上,木盒中或玻璃管内顶端最好装有骈苯萘(naphthalene)防虫剂并用棉纱等固定。准备一张小纸片,其上标注标本名称、采集地点和日期等,用另一细针插上纸片,根据长度附于标本下或旁边即可。

2. 玻片标本制作　这是虱标本的常用制作法。成虫、若虫和虫卵都可用此法制作标本,以便于在显微镜下观察虫体的内部细微结构。玻片标本的制作过程常包括以下步骤:

(1)浸泡:对于液藏标本,可从保存液中取出先置入50%乙醇中浸泡30分钟,再移入蒸馏水中浸泡30分钟。如果是未经液藏的标本,应先在70%乙醇中浸泡30min以上至数小时,然后按液藏标本处理。

(2)腐蚀:从蒸馏水中移至5%~10%氢氧化钾或氢氧化钠等碱性溶液中,浸泡数小时或更长,直到虫体内的柔软组织腐蚀溶解掉和标本清晰为止。

(3)清洗:从碱性溶液中移至蒸馏水中,浸洗30分钟以上甚至数小时(虫体大时),中间换水数次以彻底清洗氢氧化钾或氢氧化钠液体。

(4)染色:此步骤只在需要时才使用。如制作成不染色标本,就免此操作。将标本从蒸馏水中移至碱性复红(basic fuchsin)染液,染色数小时直至标本深着色。

(5)中和与褪色:如系非染色标本,则从蒸馏水中移至50%乙醇浸泡数分钟后再移至盐酸乙醇(盐酸2ml加70%乙醇98ml)中浸泡数分钟以中和各标本中遗留的氢氧化钾或氢氧化钠。如系染色标本,则直接移入盐酸乙醇中浸洗进行褪色,直至标本的颜色稍深于制作要求的程度为止。

(6)脱水:从盐酸乙醇中依次移入70%、80%、90%、95%(或无水乙醇)中逐级脱水,每个浓度乙醇中浸泡30分钟。

(7)透明:从95%乙醇(或无水乙醇)将标本移至透明剂(二甲苯、丁香油或冬青油)浸泡10分钟或更长时间,使标本透明。

(8)封片:在玻片中央上加一滴加拿大树胶,将透明好的标本置中并将各部特征展示清楚,覆上盖玻片,在玻片左侧贴上标签即成。

在玻片标本的制作过程中,应注意避免人为损伤虫体,标本从上一步骤到下一步骤,通常不移动标本,而是采用吸管吸净每一步骤中的浸泡液,然后加下一步骤所需液体。在脱水环节上要逐级进行,保证足够时间以达到充分脱水要求,如果此步骤脱水不充分,标本组织中的水分与透明剂二甲苯接触后将起雾状团块而影响标本内部结构的观察。

(四) 人虱的饲养与孵育

人虱的饲养和孵育所需要基本条件是食物、适宜的温度和湿度。人血是人虱赖以生存的食物,因此在进行虱的饲养与孵育工作时,必须提供人血源。人虱生长发育最适宜的温度是30℃,相对湿度是76%,人虱不喜欢潮湿的接触面。因此,满足以上条件即能成功饲养和孵育人虱。以下方法可供参考。

1. 小盒饲养法　制备一硬小盒，将盒内壁涂黑，盒底开一直径约 1cm 小孔并紧贴一张网眼很小的绢纱（避免虱通过）。将数片小布条置盒内供虱产卵与歇息，然后将虱放入盒内，盖紧盒盖，将盒底有绢纱的一面贴于人的皮肤上使虱能通过绢纱网眼吸血。用此法饲养时，需将饲养盒终日固定在皮肤上，以保证虱的孵育能顺利进行。

2. 指管法　将虱置于折叠的黑布片夹层中，然后放入指管中，用棉花塞紧管口，置 28~32℃的温箱内。每日 2~3 次将布片取出，移置于人的皮肤上让虱自然吸血，待虱吸饱血爬回布片或置虱入布片内，再将布片放入管中，继续置于 28~32℃温箱内孵育。

3. 肛注血液法　在虱传虫媒病的研究中，常进行人工感染。由于虱已吮吸了患者的血液，故不能使它叮咬健康人。为了维持虱的生命，须自虱的直肠注入去纤维蛋白后的人血。具体方法如下：先制备一末端外径为 0.1mm 的毛细玻璃管，管尖要圆滑，在细玻璃管的粗端紧扣一橡皮帽；吸取去纤维蛋白后的人血于毛细玻璃管内；将虱置于载玻片上，在体视显微镜下操作，左手用纸片轻压固定虱体，露出腹部，右手持含有去纤维蛋白人血的毛细管，将毛细管的尖端插入虱的肛门内，并加压于橡皮帽，这样，毛细管内的血液就进入虱的肠腔内。这种方法，在 27℃的温度中每日只需注血一次，如在 32℃温度中饲育，则每日需进行二次注血才能维持虱的生命。

（五）虱的解剖

虱的体壁坚韧，各节间又紧密接连，因此虱的胃或生殖器不可能像蚊、蛉那样从腹部拖出，必须切开体壁进行解剖才能达到分离目的。解剖虱时建议在体视显微镜下进行，所用的解剖针应具备刀口锋利，以利切断坚韧的体壁。操作的步骤如下：

1. 去足　将虱置于载玻片上，用有刃的解剖针将足切断。

2. 切除体壁两侧连接　将虱移置于载玻片上一滴生理盐水中，使背面向下贴于玻片上。左手用解剖针按住胸部，右手持锋刃的解剖针自前至后沿气孔内侧将体壁一侧的边缘全部切除，然后将另一侧的边缘也如法切除。这样，背面与腹面的体壁除了前后两端外，已彼此分开。

3. 暴露内部结构　左手的针仍按住胸部，右手用锋刃的解剖针于腹面中部的体壁下自一侧插至对侧，然后翻转虱子使腹面向下，同时即用右手的针将腹面的中部切断。再将虱翻转使背面向下，用针从腹面中部切断处将腹面下所连接的组织细心割断，这样就可将腹面的前后两片分别向前后剥离以暴露内部构造。

4. 分离生殖器　生殖器位于消化器的腹侧，因此，可先切断输卵管或射精管，并割去所接连的组织，分离出生殖器并将其移置于另一载玻片的生理盐水中，盖上盖玻片，置于铺有一层湿棉花的培养皿中以待镜检。

5. 分离虱胃　将食管与后肠切断，并割去所连接的组织分离出胃，移置于另一载玻片的生理盐水中，以供必要的检验或实验之用。

（六）基因组学在虱研究中的应用

基因组学（genomics）是一门研究基因组结构和功能的科学。基因组研究应该包括两方面内容：

1. 以全基因组测序为目标的结构基因组学（structural genomics），主要是运用遗传学、分子生物学方法为各种生物绘制完整的基因组图谱和测定其基因组序列。

2. 以基因功能鉴定为目标的功能基因组学（functional genomics），是利用结构基因组学提供的信息，系统地研究基因功能。基因组学的研究技术应该包括核酸测序和分析基因表达技术。

目前有关虱的基因组学研究信息有限，而且主要集中在对一些抗性相关基因的研究。

2003 年，Pedra 等进行了体虱 cDNA 文库的构建工作，并对 1 152 个克隆进行了初步扫描，鉴别出 506 个开放性可读框架，并对其中的虱防卫素（defensin）基因进行了研究，发现该基因的 DNA 序列与其他昆虫同源并有高度保守的半胱氨酸残基。作者还发现了 7 个可能的泛肽通路基因（ubiquitin-pathway genes）和 4 个铁代谢酶基因。这些研究成果无疑将有效促进人虱基因功能与蛋白组学的深入研究。

Tomita 等（2003）对一杀虫剂敏感株体虱的编码钠通道蛋白基因进行了 DNA 测序，并对日本的抗性和敏感株人虱的钠通道 cDNA 进行了点突变分析，根据靶分子结构的变化结果，提出了人虱对拟除虫菊酯抗性的可能机制。

2007年，日本学者Lee等研究了体虱中两种乙酰胆碱酯酶（AO-AchE和AP-AchE）cDNA的分子特征。观察了这两种基因分别在虱头胸结合部与腹部的转录水平，结果发现AP-AchE基因明显高于AO-AchE基因，提示人虱的AP-AchE与乙酰胆碱酯酶与杀虫剂的靶向效应有关。

近年来，高通量测序技术的应用揭示了人虱基因组水平的一些特性。例如，研究发现人虱的基因组是目前已知的完全变态发育昆虫中最小的一种，它包含108Mb碱基，并预测出10 773个编码蛋白基因和57个微小核苷酸（microRNAs）。同时，研究还发现相对于其他昆虫，人体虱基因组中与环境适应相关的基因数量明显减少。

Ashfaq等（2015）根据线粒体相关基因（*cytb*，*cox1*，*12S*等）系统遗传进化分析，可将人虱分为A、B、C、D、E和F 6个基因型，其中，人头虱含有这所有的6个基因型，而人体虱仅含有A和D基因型。另外，不同的基因型表现出明显的地理分布差异，如A型呈世界性分布，而D型仅分布于撒哈拉沙漠附近的非洲国家。

表型特征和遗传数据的结合对了解人虱流行病学具有重要价值，遗传学研究显示人虱具有不同生态型。Ascunce等（2013）通过对来自世界四个地区的93个人虱中15个新的微卫星基因座的变异进行了分析，评估了人虱的遗传结构，并证实人虱的近亲繁殖水平很高。

（七）蛋白质研究技术在虱研究中的应用

1. 蛋白质组学　蛋白质组学（proteomics）是一门研究生物体细胞内全部蛋白质组成及其活动规律的科学。作为极富生命力的新兴学科，蛋白质组学成为了当今生命科学六大研究热点之一。可以说蛋白质组研究的开展不仅是生命科学研究进入后基因组时代的里程碑，也是后基因组时代生命科学研究的核心内容之一。

就研究内容来看，蛋白质组学应分为结构蛋白质组学和功能蛋白质组学两方面。前者主要包括细胞内蛋白质表达谱、蛋白质在胞内的分布与定位、蛋白质的高级结构等。后者主要有蛋白质翻译后修饰、蛋白质功能确定、蛋白质与蛋白质之间和蛋白质与其他分子之间的相互作用等。

蛋白质组学的研究技术主要分为以下四大类：

（1）蛋白质分离技术：目前主要采用双向凝胶二维电泳和差异凝胶电泳。

（2）蛋白质鉴定技术：应用生物质谱技术，通过测定蛋白质的质量来判别蛋白质的种类。

（3）蛋白质组数据库的建立：生物信息学技术，使用计算机技术储存和分析蛋白质信息，建立数据库。

（4）蛋白质间相互作用研究技术：目前主要采用酵母双杂交系统。

蛋白质组学技术在医学节肢动物学的应用，目前主要见于传病蚊媒的研究中。Ouarti等（2020）研发了基于基质辅助激光解析电离飞行时间质谱（Matrix-assisted laser desorption/ionization time-of-flight mass spectrometry，MALDI-TOF MS）技术，运用该方法该团队从408份样本中分析了包括人头虱在内的14种虱，研究发现MALDI-TOF MS鉴定虱种结果与形态学鉴定符合率为100%，从而证实该技术是一种鉴定虱种的有效技术手段。然而，在人虱的研究中尚未见真正意义上的蛋白质组学研究报道，有待开拓。

2. 同工酶分析技术　同工酶（isozyme；isoenzyme）是生物体内催化相同反应而分子结构不同的酶。同工酶由不同编码基因表达而产生，不同生物体的同工酶的差异在一定程度上反映出它们之间的基因差异或遗传差异。因此，同工酶可以作为遗传标志物进行生物体遗传学研究。

同工酶的分析多数采用凝胶电泳分离（常用聚丙烯酰胺凝胶电泳、琼脂糖凝胶电泳或淀粉凝胶电泳），经特异性底物染色显示区带，然后进行酶谱比较分析。也可对生物体或组织细胞某种重要同工酶定量分析，如与抗性有关的酯酶同工酶。同工酶分析的实验过程中，要注意保持酶的活性。

虱研究中同工酶的分析技术主要用于遗传学分析研究。刘素兰等（1989）为了了解体虱与头虱是否同种，应用了聚丙烯酰胺垂直板状电泳分析了它们的酯酶同工酶谱，结果显示两种虱的酯酶同工酶谱分为三个间区，存在三条主要酶带，未见明显差异。Amevigbe等（2000）对采自非洲、美洲和欧洲的体虱和头虱进行了28种同工酶淀粉凝胶电泳分析，其中包括与抗性有关的酯酶同工酶。通过对体虱与头虱同工酶电泳谱比较，发现磷酸葡萄糖变位酶（Pgm）和酯酶3（EST-3）电泳谱有差异，前者显示有a、b、c三个等位基因，其中b、c两个等位基因见于所有的体虱和头虱，而a等位基因只见于美国体虱实验株。后者显示a、b、c和

d 四个等位基因。a 等位基因只见于巴马科头虱,d 等位基因只见于达喀尔头虱。研究结果揭示了它们之间的遗传差异性,提示了人虱的 Pgm 与 EST-3 电泳谱的差异可能与它们的生物系统发生有关。

(八) PCR 技术在虱研究中的应用

聚合酶链反应(polymerase chain reaction,PCR)是一种可在体外快速扩增特定 DNA 片段的分子生物学技术。其基本原理是在特定引物介导和耐热 DNA 聚合酶作用下模拟生物体内 DNA 的天然复制过程,其特异性依赖于与靶序列两端互补的寡核苷酸引物。PCR 由变性—退火—延伸三个基本反应步骤构成。理论上,经过 25~30 个循环,扩增倍数可达 10^6,能检出样品中单一拷贝的目的 DNA。

PCR 技术的发展日新月异,在传统的 PCR 技术基础上,为了适应不同的需要,新的 PCR 技术不断涌现,扩大了应用范围,并进一步提高了特异性和敏感性。

1. 逆转录 PCR(reverse transcription polymerase chain reaction,RT-PCR) 是以 mRNA 为模板,经反转录合成 cDNA,然后再做 PCR 扩增。RT-PCR 能检出特异性 mRNA,并获得不含内含子的蛋白质表达基因 cDNA,因此,RT-PCR 是观察蛋白质基因的转录水平和获取目的基因进行分子克隆的重要手段之一。

2. 锚定 PCR(anchored polymerase chain reaction,anchored PCR,A-PCR) 锚定 PCR 用于扩增已知一端序列的目的 DNA。在未知序列一端加上一段多聚 dG 的尾巴,然后分别用多聚 dC 和已知的序列作为引物进行 PCR 扩增。锚定 PCR 帮助克服序列未知或序列未全知带来的障碍。在未知序列末端添加同聚物尾序,将互补的引物连接于一段带限制性内切酶位点的锚上,在锚引物和基因另一侧特异性引物的作用下,将未知序列扩增出来。

3. 反向 PCR(inverse PCR) 反向 PCR 是一种多聚合酶链式反应应用的方法,可使已知序列的核心区边侧的未知 RNA 成几何级数扩增。用适当的限制性内切酶裂解含核心区的 RNA,以产生适合于 PCR 扩增大小的片段,然后片段的末端再连接形成环状分子。PCR 的引物同源于环上核心区的末端序列,但其方向可使链的延长经过环上的未知区而不是分开引物的核心区。这种反向 PCR 方法可用于扩增本来就在核心区旁边的序列,还可应用于制备未知序列探针或测定边侧区域本身的上、下游序列。

4. 实时荧光定量 PCR(real-time quantitative PCR) 是指在 PCR 反应体系中加入荧光基团,利用荧光信号积累实时监测整个 PCR 进程,最后通过标准曲线对未知模板进行定量分析的方法。实时荧光定量 PCR 的主要优点是其具有较强的动态检测核酸分子浓度的能力,并且以它的高灵敏度与大容量的并行操作为特征,能同时检测许多样品。与传统的 PCR 产物的终点测量法不同,实时荧光定量 PCR 可提供有关 PCR 的动力学的瞬时信息,因此在不同样品之间扩增效率方面的差异能够通过计算获得补偿。

5. 聚合酶链反应-限制性片段长度多态性分析(polymerase chain reaction-restriction fragment length polymorphism,PCR-RFLP) 是指应用 PCR 将目的 DNA 片段扩增后,用限制性内切酶消化 DNA,经电泳分离展现限制性片段长度差异。这种差异反映出因基因突变和 DNA 分子结构重排所致的限制性酶切位点的改变。因此,该技术常用于遗传差异性研究。

6. 聚合酶链反应-单链构象多态性(single strand conformation polymorphism analysis of polymerase chain reaction,PCR-SSCP) 是采用 PCR 技术扩增出某一特定的 DNA 片段,在高温条件下使双链 DNA 变性为单链 DNA,然后进行非变性聚丙烯酰胺凝胶电泳,单链 DNA 带在凝胶位置上的差异反映了 DNA 序列的差异,该技术主要用于点突变和多态位点的检测。

PCR 技术在虱研究中有广泛应用:

Leo 等(2002)应用传统 PCR 方法,对采自澳大利亚、中国、日本和美国的体虱和头虱的 rDNA 内间隔转录 2 区(internal transcribed spacers 2,ITS2)进行了扩增、测序和色谱分析,显示不只一个 ITS2 序列。对 ITS2 的 PCR 产物克隆后,通过温度梯度胶电泳(TGGE)分析 67 个克隆中有 50 个的核苷酸序列存在差异,提出 ITS2 不适宜作为种群标志物应用于虱研究中。

Yong 等(2003)从不同国家收集了 155 个人虱样品,PCR 扩增并测定了 18S rRNA、EF-1alpha 和线粒体 COI 基因的部分序列,结果显示在人虱的种系发生上存在非洲南撒哈拉簇和其他地方簇。体虱和头虱也明显存在两个分离簇。最早的遗传分化出现在非洲虱和其他地方虱之间,而体虱与头虱之间的差异不是单一因素影响的结果。

德国学者 Waniek 等（2005）在对体虱的胰蛋白酶 1（Try1）、胰蛋白酶 2（Try2）和糜蛋白酶（Chy1）基因分析中，应用了实时定量 PCR 法观察这些基因在不同部位以及饱血后不同时间的表达水平，结果发现 Try2 的表达水平比 Try1 和 Chy1 低得多，Try1 和 Chy1 的组合表达在成虱饱血后第 1 小时、2 小时、6 小时、12 小时和 24 小时也不同。

Drali 等（2013）在实验室通过 PCR 测序，结果显示头虱的部分断裂基因与体虱有很大差异；通过建立的一种快速多重 real-time PCR 检测方法，可以区分头虱和体虱，特异性和敏感性均为 100%。

Amanzougaghene 等（2016）采用实时聚合酶链反应（qPCR）结合常规 PCR 的方法，对 24 具从以色列采集的罗马时期古代头虱遗骸及其卵进行了古 DNA 分析，结果显示，这些距今约 2000 年的头虱有一个单倍体 A，在世界范围内分布，而单倍体 B 只在美洲、欧洲、澳大利亚和非洲。新近的研究表明，人虱对合成除虫菊酯类的抗性与钠通道 α 亚单位基因的 M815I-T929I-L932F 击倒抗性基因（knockdown resistance，kdr）样突变有关。Durand 等（2007）在法国 15 所小学中收集到 112 个头虱样品，应用 PCR 方法扩增了其中 90 个样品的 kdr-样基因部分序列，并用限制性内切酶 SspI 消化 PCR 产物做长度多态性比较。结果发现 20 例（占 22.2%）样品是纯合子敏感株，33 例（占 36.7%）是纯合子抗性株，37 例（占 41.1%）为杂合子。T929I 突变体明显低于平均水平。指出 T929I 突变体的存在与当地频繁使用二氯苯醚菊酯（permethrin）有关。Ghavami 等（2020）在意大利西北地区收集了 6 410 例雌性头虱分析检测线粒体 *cox1* 和 *cytb* 基因分析其基因型，发现基因型 B 广泛流行于该地区，而基因型 A 仅存在于该地区的农村或市郊。

此外，PCR 技术也广泛应用在虱传疾病病原体的 DNA 诊断上。如 Boumbanda-Koyo（2020）等在成功分析人虱基因型基础上，运用实时定量 PCR 和测序技术发现 0.4%（3/691）头虱中含有螺旋体属（*Borrelia spp*）细菌，25%（39/156）头虱含有不动杆菌属（*Acinetobacter spp*）细菌。

PCR 是分子生物学研究中最为常用的技术，随着对人虱研究的不断深入，PCR 技术也必将有更新、更广的应用。

（九）其他研究技术

上述的研究技术是迄今常用于人虱研究的技术。它们仅是众多传统与新研究技术中的几种。除此以外，许多新技术，如反义核酸技术、RNA 干扰技术、基因探针技术、基因芯片技术等已应用在其他医学节肢动物的研究中。随着对人虱及虱传疾病研究的不断深化，这些技术也必将成为虱研究中的重要手段。

第二节 阴虱科

阴虱（*Phthirus pubis*）寄生于人科和猩猩科。主要寄生于人体阴部的毛丛中，偶见于腋窝，少数见于胡须、头发、眉毛和眼睫毛上，一般产卵于阴毛之间，可造成严重的瘙痒。它通过性接触传染，也可由不洁的衣物和床上用品传染。如果不加治疗，它们会迅速繁殖。阴虱在世界各地均有分布，其感染主要是由于性行为，世界卫生组织将阴虱感染列为性传播疾病之一。

一、形态学

阴虱为中型大小的体外寄生虫。同体虱类似，其生活史可分为成虫、若虫和虫卵三个发育阶段。其中成虫虫体色浅黄或浅黄褐色，可分为头部、胸部和腹部三部分；而若虫根据其发育期不同又可分为 1~3 龄若虫，若虫体型、结构与成虫基本相似，但在形态结构上有各自的特征；虫卵体型相对较小，为长椭圆形。

（一）成虫

虱长 1.5~2.0mm，宽约 1.5mm，雌虱大于雄虱。成虫和若虫的体型短宽似蟹，头部短小，胸部甚宽，足 3 对，中、后足较发达，其胫节和爪明显粗大；腹部亦较短宽。具 6 对气门，两侧气孔对称排列。

1. 头部　阴虱前头部为球形，后头部为椭圆形，可见背板 3 对，上有对称排列的刚毛。未见复眼或可见退化的复眼及蜂窝状眼面。头前端为口器，为不完全环形结构。口器内前部有可伸缩的吸喙，内有 6 对几丁质齿，为口前小钩，在吸血时向外翻出，钩住皮肤。吸喙后为口孔，内有吸针，吸血时伸出。口器基部腹侧两边各有一退化的触须，而体虱和头虱没有触须。口器旁两侧各有锥状突起，突起外侧各有长而细的刚毛。头后部前侧左右各有一触角，触角由五节组成，上有多根触毛，第5节顶端向内凹陷，内有10个棘状突起，排列成不规则的环形，是可伸缩的嗅觉器官，称为棘状感受器。触角末端棘状感受器稍下方腹侧有一凹陷，内有多个棘状小突起，为毛丛感受器，被认为是湿度感受器。触角第5节毛丛感受器上方有一凹窝，内有2个刚毛状物，似为孔器，认为是化学感受器。

2. 胸部　胸部3个胸节融合，不能区分。背板上有较长的刚毛。胸部背面后部有1对椭圆形背窝，内有十字隔板。前胸背板两侧第1、第2足之间各有一气门，圆盘形，大小与腹部气门相当。前、中、后胸各长出1对足，后两对足较粗大。每足分为基、转、股、胫、跗5节，有刚毛，长短不一；各基节均具一钝突；胫突发达；跗节的内面是跗垫，跗垫上有钟形感器3个及爪间突1根。跗节末端有一弯曲的爪，爪的腹面有锯齿状的突起，其顶部生有细齿6~8个。

3. 腹部　腹部共计11节，背、腹面分别可见9和6节，第10和11节特化为外生殖器。雌虫腹背毛，除2~3节外侧各生1~3根常型尖毛外，其余均为强几丁质化的叶片状毛，大小为(55.718~68.576)μm×(6.429~8.572)μm。雄虫3~6节腹毛，分成腹中毛和腹侧毛。雌虫则在3~5节，分为腹中和腹侧毛。背第9节后为肛孔，雄虫，肛孔周缘生微毛2排。其外复围以呈弧形的刚毛24~29根。肛孔后方为雄性生殖孔。雌虫，肛孔周缘生略粗钝的肛毛1对，其外则围以八字形的肛毛7~10对。腹末端生微毛1~9对。雌虫腹部末端为生殖孔，较大，不规则椭圆形，两侧各有4个圆锥状突起，其顶端有成簇的刚毛。

腹壁鳞片的后缘具锯齿状皮棘，由1~6个棘齿组成。皮棘位于腹毛基部的前方，节间则无。数量前排少后排多。雌虫生殖肢背、腹面均生皮棘。第6节腹侧毛内侧至生殖肢腹面及末端，密布单齿皮棘、偶见2齿。第3~8节背板两侧各有1对蘑菇状结构的气门(图25-14)。

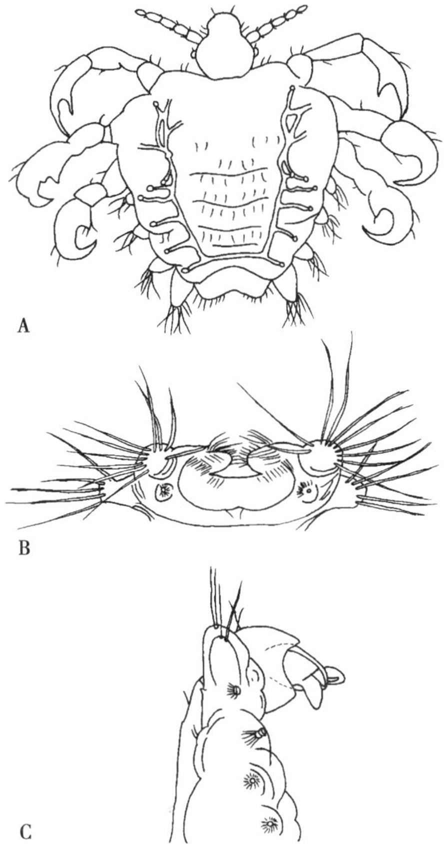

A. 雌性；B. 雌性腹尖；C. 雄性腹尖(侧面)。

图25-14　阴虱

(仿Ferris)

(二) 若虫

阴虱具1~3龄若虫，若虫体型、结构与成虫基本相似，但在形态结构上有各自的特征。其中第1龄若虫，由卵孵化而得。在《耻阴虱胚后发育期形态的研究》一文中总结了1~3龄若虫的主要区别点，现引用见表25-2。

表25-2　阴虱胚后发育期的主要鉴别点(引自裘明华，1993)

特征	若虫			
	Ⅰ	Ⅱ	Ⅲ♀	Ⅲ♂
虫体大小/μm	(640.00~906.06)×(300.02~527.18)	(912.00~1 242.94)×(600.14~780.05)	(1 075.79~1 456)×(651.47~782.05)	(1 311.51~1 408)×(822.912~848.63)
头	无唇基背侧毛，唇基腹侧毛1对；触角5节，Ⅱ节具毛板及钟形感器1个；Ⅴ节顶端生栓10根	唇基背、腹侧毛数，分别3和1~2；触角Ⅰ~Ⅲ触角毛增多	唇基背、腹侧毛数，分别为4和2；触角Ⅰ~Ⅲ触角毛分别增多为7、9和7根	唇基背、腹侧毛数，分别为5和2；触角Ⅰ~Ⅲ触角毛分别增多为6、8和7
胸	中、后胸各生胸腹毛1对	后胸胸腹毛数8~10	后胸胸腹毛数9~11(左4右5或左5右6)	后胸胸腹毛数4~5对(有左6右4的变异)

续表

特征	若虫			
	Ⅰ	Ⅱ	Ⅲ♀	Ⅲ♂
腹	腹背、膜毛排数为4、5；肛孔外侧生肛毛2对；腹部无侧突	几丁质背毛少而不明显；肛毛4~5根；腹部具侧突和腹侧板	几丁质背毛多而明显；肛毛呈八字形排列；腹背末端具极短小毛2排；侧突背腹面短毛数一致	几丁质背毛少而不咀显；肛毛数12~17，其内缘具极短小毛2对；第1~2侧突不明显

（三）卵

阴虱卵为长椭圆形，相对较小，为0.3~0.5mm。尾端附着在毛干上，前四分之三游离。卵壳光滑无纹状结构，卵壳上缘有轮圈结构，卵顶端有一半圆形卵盖。卵盖上有15~17个圆形气室，气室大小相似；气室中央有一个气孔，孔径外大内小，孔口有薄膜，孔内壁光滑，并有螺旋状纹向孔内隆起（图25-15）。

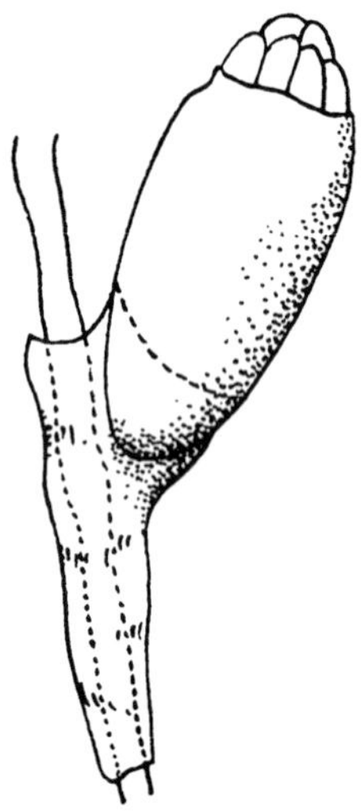

图 25-15 阴虱卵
（仿 Ferris）

二、分类学

多年来阴虱属被纳入虱科。直到1978年Kim和Ludwig重新整理吸虱的科级分类阶元，才确立了阴虱科（Phthiridae）的地位。

独属：阴虱属 *Pthirus* Leach，1815

本属有两种即寄生于人的阴虱和寄生于大猩猩的猩猩阴虱（*Pthirus gorillae*）。前者比后者小，眼亦较小，位于凸出的突上。阴虱的胸腹背面有棘状的刚毛，腹面有稀疏的短小刚毛。腹节Ⅷ侧突明显较长。

三、生物学

阴虱主要寄生在阴部、肛周及腋下的毛根部，也可钻入外阴部表皮角质层寄生，惧光喜阴，昼夜均能活动，终生离不开毛发。

（一）生殖与产卵

阴虱一生仅交配一次。雌、雄成虫交配后24小时内受精，雌虫开始产卵。阴虱产卵于离皮肤3~4mm的阴毛毛干上，产卵量少且卵小，至其死亡前24~48小时大约每日产卵3个。活卵粘于外阴部离皮肤3~4mm的粗毛干上。死卵或卵壳，则在离皮肤7~8mm或>1cm的毛发干上。阴虱可在同一根阴毛上产卵多个，雌虫一生可产卵约50个，产卵过程与吸虱的过程基本相同。阴虱的生活史通常不超过一个月。

（二）生活史

虱为不全变态，生活史中有卵，若虫及成虫三期，整个生活周期均在宿主身上完成。

1. 卵 阴虱的卵与人虱相似，但相对较小，卵盖如锅盖状凸起，其上有两排珠形的气室，上有圆形气孔，呈同心圆分布。内环气孔5个，外环11个，共计16个。卵盖的中心部分无气孔分布。卵的底部黏附于阴毛上的胶质较多且形状亦略异。卵一般产于毛基部，盖向远端。虫卵的孵化时间为8~9天。但环境温度为25℃左右时，卵不能孵化。

2. 若虫 若虫从虫卵孵出后几个小时即可黏附于毛上。与人虱一样经过三次蜕皮发育为成虫。一龄若虫5~6天、二龄若虫4~6天、三龄若虫4~5天，若虫整个发育期为15~17天。

3. 成虫 卵至成虫为22~27天，平均23.4天。成虫寿命短，雌虫寿命21~26天，平均22.5天。在离开人体的衣服上能存活7~10天，依温度湿度而异。阴虱的交配情况与人虱相同，但雄虱不以前腿攫握雌虱，两虱均牢固地攫附于阴毛上。

四、生态学

阴虱呈世界性分布，主要流行于美国和西欧，我国也常有报道，是我国不可忽视的性病之一。由于阴虱所寄生的人体温度非常稳定，因此并无季节消长的现象出现。

阴虱畏光喜阴处，昼夜均能活动，当温度过高或过低时均静伏不动，主要寄生在人体阴阜区、腋下区和肛门区的毛丛中，偶尔亦寄生于腋窝、胡须、眉毛和眼睫毛上。阴虱可长时间停留于某处皮肤吸血数日而不更换位置，期间由于不断吸血、排便，虫体周围积满其排泄物，引起叮咬处强烈的瘙痒。

阴虱病的宿主转换主要是通过不良性行为而直接接触所致。此外，如患者偶然抓痒，以及通过马桶座、被褥、浴巾等带阴虱的阴毛可导致间接接触感染。若用被阴虱污染的手指甲抓挠头发或眼睛时，则会导致睫虱病和头阴虱病的发生。

据报道，阴虱的活动范围每天最多 15cm。由于观察到其吸血时很少移动甚至可以多天不动的特点，长期以来都认为阴虱的运动是特别不活跃，但通过将阴虱放入志愿者阴阜区后 24 小时观察发现，志愿者的胸部、腋下、大腿和小腿均查见阴虱。因此提出阴虱在正常情况下极度活动的结论。

阴虱以人的血液为营养，通过吸喙上的钩状齿外翻刺入皮肤中进行吸血，1 天可吸血 4~5 次。进食前虫体呈灰白色，进食后变成铁锈色。阴虱的吸血点处常产生浆液性的水疱，可将其头部几乎全部淹没，但不影响吸血。由于宿主的体温适合阴虱生长，阴虱将口器埋入宿主皮肤内，间歇、持续地吸血且移动位置，交配、蜕皮或产卵时除外。阴虱的耐饥力差，一般不足 1 天。

五、中国重要种类

我国重要的医学阴虱类是阴虱（*Phthirus pubis* Linnaeus，1758）。其感染主要是通过性传播，世界卫生组织已将其列为性传播性疾病之一。阴虱在我国分布广泛，各地均常有发现。

迄今为止尚未能证实阴虱可传播疾病。主要危害是导致患者被叮咬部位的皮肤出现丘疹和血痂，引起轻重不同程度的瘙痒。搔抓后可引起表皮剥蚀，继发湿疹及毛囊炎。阴虱病通常与其他性病合并发生，与淋病合并发生率最高。

六、与疾病的关系

阴虱主要寄生于阴部和肛门周围体毛，偶尔也寄生于腋毛，眉毛或睫毛。阴虱的传播以性交时接触传播为主。阴虱对人的危害主要是在寄生的局部叮咬皮肤致痒引起阴虱病。阴虱一般不散布传染病，但个别情况下，可传播流行性斑疹伤寒和回归热。

（一）阴虱病

阴虱叮咬皮肤吸取血液时，刺破人的皮肤，并将有毒唾液注入人体，同时边吸血边排便，从而引起局部丘疹和瘀斑，患者感觉剧痒，常因搔抓而致皮肤伤痕、血痂或继发脓疱疮、毛囊炎等感染。少数患者在被咬皮肤处现青斑，一般不超过 1cm 直径，不痒，也不褪色。一般认为，青斑的发生可能是由于皮肤对阴虱涎液的过敏反应所致，也有人认为是由于阴虱吸血时，皮肤微量出血，加上阴虱的唾液能使血红蛋白变色。这种青斑可在灭虱后存在数月之久。

阴虱病多发生在卫生条件差、居住环境拥挤的人们身上。因为阴虱通常由性接触传播，所以，阴虱病也属于性传播疾病。阴虱病往往不是独立存在的性病，经常与其他性病合并感染，如男性患者常合并淋病、梅毒、尖锐湿疣等感染，女性患者常合并念珠菌性或滴虫性阴道炎、尖锐湿疣、梅毒等感染。嫖娼者或卖淫者是多种性病感染的高发人群。在家庭中，夫妻一方感染阴虱后，常通过性接触传播给另一方。此外，阴虱病还可以通过内裤、床垫或坐式便器等间接接触传播。

阴虱病的诊断较简单，只要将剪下的阴毛置显微镜下，查见虫卵或虱体即可确诊。

近年来，阴虱病在美国、西欧等西方发达国家流行，特别是未婚青年。女性感染者多于男性。我国也比较常见。

（二）眼睑虱病

眼睑虱病（Phthiriasis palpebrarum）是一种外生寄生虫病，由阴虱感染睫毛引起，主要通过接触传播。眼睑瘙痒是主要症状，可见眼睑红斑、水肿、睑结膜充血等，还可见血痂、痂皮、抓痕等，少有沙粒感、烧灼感和疼痛。通常累及双眼，上眼睑最多见，常被误诊为睑缘炎。在阴虱繁殖较快时可见典型的虫卵附着于睫毛及睫毛根部。主要的致病机制包括:成虫叮咬眼睑或者睑缘导致的皮肤损伤;虫体和虫卵引起的过敏性结膜炎症和睑缘炎症;组织损伤后发生继发细菌感染。

治疗应首先去除病因,可剪除睫毛,破坏阴虱的寄生环境,清除寄生的虫卵和虫体;局部应用抗感染以及抗过敏药物。其他部位毛发存在寄生者可采用菊酯类药物外敷。日常生活中可采取保持衣物清洁、定期进行消毒,避免接触传染源等措施进行预防。

七、防制

预防阴虱病首先是要加强宣传教育,提高人们对阴虱病的认识,杜绝性乱,其次要搞好个人卫生,勤洗澡,勤换衣。如发现阴虱患者除及时治疗外,还应追踪传染来源,特别是对其性伴侣,应予以检查治疗。对患者使用的衣物、床上用品和污染物应使用物理或化学方法彻底灭虱。

阴虱病的治疗主要是外用化学药物灭虱。治疗前应尽可能剃除阴毛并处理染虱的内衣裤等,如煮洗或熨烫。在阴虱寄生部位可用以下外用药物灭虱:

1. 凯素灵　将 2.5% 凯素灵可湿性粉剂配成 0.1% 凯素灵水溶液涂擦患者阴毛及毛根部皮肤,数分钟就可见死亡的虫体从阴毛根部脱落,患者症状逐渐减轻,瘙痒感消失。

2. 0.01%~0.02% 二氯苯醚菊酯溶液　这是一种高效低毒杀虫剂,一次外搽使阴毛全部湿润,3 天后洗净即可。此药对阴虱卵也有杀灭作用,对人体无害。但应注意防止误食或误入眼睛及黏膜。

3. 25%~50% 的百部酒精浸液　每日外搽 2 次,连续 3 天,再用温米醋涂搽,以破坏阴虱卵与阴毛之间的黏着物,可使阴虱卵易被除去。由于乙醇对皮肤黏膜有一定刺激性,也可改用 10% 百部煎剂:取中药百部 50g,加水 500g,文火煎煮,冷却后,涂搽于患有阴虱的部位,如阴毛、腋毛、胸毛及其根部,有明显效果。

4. 25% 的苯甲酸苄酯乳剂、1% 的升汞酒精、1% 的六氯苯霜、10% 的硫磺软膏或优力肤霜等局部外搽均可杀灭阴虱。

5. 如有继发感染,可局部外用抗生素软膏。

如用上述方法治疗后 7~10 天,又有新的虱卵出现,应重复治疗 1 次。此外,应注意患者是否同时染上其他性病,因此还应同时对其做有关方面的检查。

八、研究技术

寄生于人体的阴虱只有一种,而且很少传播虫媒病。迄今对阴虱的研究多集中在流行病学的调查和抗性研究中。就研究方法而言,阴虱与体虱和头虱类似,因此,可参照虱科的研究技术。

（郑葵阳　颜　超）

参考文献

[1] 姜玉,刘永斌,秦朋,等. 皮肤镜在人虱类皮肤病诊断中的应用[J]. 临床皮肤科杂志,2020,49(02):81-85.
[2] 罗伊. 治头虱一法[J]. 农村百事通,2015(14):67.
[3] 吴观陵. 人体寄生虫学[M]. 4 版. 北京:人民卫生出版社,2013.
[4] 胡少莉,李思珍,曹景,等. 儿童睫毛耻阴虱寄生致睑缘炎 1 例[J]. 滨州医学院学报,2013,36(6):479-480.
[5] 李朝品. 医学昆虫学[M]. 北京:人民军医出版社,2007.
[6] 刘国平,任清明. 吸虱目//李朝品主编. 医学昆虫学[M]. 北京:人民军医出版社,2007.
[7] 田晔,陶莉,杨庆贵等. 医学昆虫研究技术//李朝品主编. 医学昆虫学[M]. 北京:人民军医出版社,2007.
[8] 裘学丽,郭宪国. 中国吸虱昆虫研究现状[J]. 中国媒介生物学及控制杂志,2005,16(5):405-407.
[9] 叶顺章. 阴虱病[J]. 中国麻风皮肤病杂志,2002,18(1):55-57.
[10] 李梦东. 实用传染病学[M]. 2 版. 北京:人民卫生出版社,1998.
[11] 郭丙杰,刘传英,刘瑞苓,等. 口周阴虱感染一例[J]. 中国皮肤科杂志,1996,29(3):202.
[12] 柳松,刘德喜. 体虱中的 HBsAg 和 HBeAg 检测[J]. 中国媒介生物学及控制杂志,1996(05):373.
[13] 裘明华,陈茂梁. 耻阴虱胚后发育期形态的研究[J]. 地方病通报,1993,8(2):34-38.

[14] 裘明华，陈茂梁. 耻阴虱成虫的形态[J]. 地方病通报，1993，8(1)：15-20.

[15] 柳支英，陆宝麟. 医学昆虫学[M]. 北京：科学出版社，1990：315-348.

[16] 刘素兰，黄泛舟. 人头虱和体虱酯酶同工酶的测定[J]. 中国寄生虫学与寄生虫病杂志，1989，(2)：145-146.

[17] 钟惠澜. 热带医学[M]. 北京：人民卫生出版社，1986.

[18] 姚永政，许先典. 实用医学昆虫学[M]. 北京：人民卫生出版社，1982.

[19] 耿贯一. 流行病学(下册)[M]. 北京：人民卫生出版社，1980.

[20] 徐芳南，甘运兴. 动物寄生虫学[M]. 北京：人民教育出版社，1965.

[21] BOUMBANDA-KOYO C S，MEDIANNIKOV O，AMANZOUGAGHENE N，et al. Molecular identification of head lice collected in Franceville (Gabon) and their associated bacteria [J]. Parasit Vectors，2020，13(1)：410.

[22] GHAVAMI M B，GHANBARI M，PANAHI S，et al. Diversity of mitochondrial genes and predominance of Clade B in different head lice populations in the northwest of Iran [J]. Parasit Vectors，2020，13(1)：485.

[23] ORTEGA-INSAURRALD E I，PICOLLO M I，BARROZO R B. Mouthpart sensory structures of the human head louse Pediculus humanus capitis [J]. Arthropod Struct Dev，2020，59：100996.

[24] OUARTI B，LAROCHE M，RIGHI S，et al. Development of MALDI-TOF mass spectrometry for the identification of lice isolated from farm animals [J]. Parasite，2020，27：28.

[25] AMANZOUGAGHENE N，FENOLLAR F，RAOULT D，et al. Where are we with human lice? a review of the current state of knowledge [J]. Front Cell Infect Microbiol，2019，9：474.

[26] de LAS MARINAS ALVAREZ MD，MARTORELL C C，CASTILLO F M，et al. Allergic rhinoconjunctivitis due to *Pediculus humanus capitis* [J]. J Investig Allergol Clin Immunol，2019，29(4)：296-298.

[27] PAPAGEORGIOU E，KALAMPALIKIS S，KOLTSIDOPOULOS P，et al. *Phthiriasis palpebrarum* in three young siblings [J]. Oxf Med Case Reports，2018，2018(11)：omy093.

[28] AMANZOUGAGHENE N，MUMCUOGLU K Y，FENOLLAR F，et al. High ancient genetic diversity of human lice，*Pediculus humanus*，from Israel reveals new Insights into the origin of Clade B lice [J]. PLoS One，2016，11(10)：e0164659.

[29] LAURA M，Falk O. Head lice：epidemiology，biology，diagnosis，and treatment [J]. deutsches ärzteblatt international，2016，113 (45)：763.

[30] ASHFAQ M，PROSSER S，NASIR S，et al. High diversity and rapid diversification in the head louse，*Pediculus humanus* (*Pediculidae*：*Phthiraptera*) [J]. Sci Rep，2015，5：14188.

[31] SANGARÉ A K，DOUMBO O K，DIDIER R. Management and treatment of human lice [J]. BioMed Research International，2016，2016：1-12.

[32] BOUTELLIS A，ABI-RACHED L，RAOULT D. The origin and distribution of human lice in the world [J]. Infect Genet Evol，2014，23：209-217.

[33] DO-PHAM G，LE C L，GIRAUDEAU B，et al. Designing randomized-controlled trials to improve head-Louse treatment：systematic review using a vignette-based method [J]. J Invest Dermatol，2014，134(3)：628-634.

[34] ANANE S，MALEK I，KAMOUN R，et al. *Phthiriasis palpebrarum*：diagnosis and treatment [J]. J Fr Ophtalmol，2013，36(10)：815-819.

[35] ASCUNCE MS，TOUPS MA，KASSU G，et al. Nuclear genetic diversity in human lice (*Pediculus humanus*) reveals continental differences and high inbreeding among worldwide populations [J]. PLoS One，2013，8(2)：e57619.

[36] DRALI R，BOUTELLIS A，RAOULT D，et al. Distinguishing body lice from head lice by multiplex real-time PCR analysis of the Phum_PHUM540560 gene [J]. PLoS One，2013，8(2)：e58088.

[37] VILLEGAS S C，BREITZKA R L. Head lice and the use of spinosad [J]. Clinical therapeutics，2012，34(1)：14-23.

[38] KIRKNESS E F，HAAS B J，SUN W，et al. Genome sequences of the human body louse and its primary endosymbiont provide insights into the permanent parasitic lifestyle [J]. Proc Natl Acad Sci USA，2010，107(27)：12168-12173.

[39] RAOULT D，REED D L，DITTMAR K，et al. Molecular identification of lice from pre-Columbian mummies [J]. J Infect Dis，2008，197(4)：535-543.

[40] DURAND R，MILLARD B，BOUGES-MICHEL C，et al. Detection of pyrethroid resistance gene in head lice in schoolchildren from Bobigny，France [J]. J Med Entomol，2007，44(5)：796-798.

[41] DAVEY J S，CASEY C S，BURGESS I F，et al. DNA detection rates of host mtDNA in bloodmeals of human body lice (*Pediculus humanus* L.，1758) [J]. Med Vet Entomol，2007，21(3)：293-296.

[42] LEE S W，KASAI S，KOMAGATA O，et al. Molecular characterization of two acetylcholinesterase cDNAs in *Pediculus* human lice

[J]. J Med Entomol, 2007, 44(1): 72-79.
[43] PITTENDRIGH B R, CLARK J M, Johnston J S, et al. Sequencing of a new target genome: the *Pediculus humanus* humanus (*Phthiraptera*: *Pediculidae*) genome project [J]. J Med Entomol, 2006, 43(6): 1103-1111.
[44] KRISTENSEN M. Identification of sodium channel mutations in human head louse (*Anoplura*: *Pediculidae*) from Denmark [J]. J Med Entomol, 2005, 42(5): 826-829.
[45] WANIEK P J, HENDGEN-COTTA U B, STOCK P, et al. Serine proteinases of the human body louse (*Pediculus humanus*): sequence characterization and expression patterns [J]. Parasitol Res, 2005, 97(6): 486-500.
[46] BURGESS I F. Human lice and their control [J]. Annu Rev Entomol, 2004, 49: 457-481.
[47] KOLLIEN A H, Waniek P J, Pröls F, et al. Cloning and characterization of a trypsin-encoding cDNA of the human body louse *Pediculus humanus* [J]. Insect Mol Biol, 2004, 13(1): 9-18.
[48] PEDRA J H, Brandt A, Li H M, et al. Transcriptome identification of putative genes involved in protein catabolism and innate immune response in human body louse (*Pediculicidae*: *Pediculus humanus*) [J]. Insect Biochem Mol Biol, 2003, 33(11): 1135-1143.
[49] YONG Z, FOURNIER P E, RYDKINA E, et al. The geographical segregation of human lice preceded that of *Pediculus humanus* capitis and *Pediculus humanus* humanus [J]. C R Biol, 2003, 326(6): 565-574.
[50] TOMITA T, YAGUCHI N, MIHARA M, et al. Molecular analysis of a para sodium channel gene from pyrethroid-resistant head lice, *Pediculus humanus* capitis (*Anoplura*: *Pediculidae*) [J]. J Med Entomol, 2003, 40(4): 468-474.
[51] LEO N P, Barker S C. Intragenomic variation in ITS2 rDNA in the louse of humans, *Pediculus humanus*: ITS2 is not a suitable marker for population studies in this species [J]. Insect Mol Biol, 2002, 11(6): 651-657.
[52] LEO N P, Campbell N J, Yang X, et al. Evidence from mitochondrial DNA that head lice and body lice of humans (*Phthiraptera*: *Pediculidae*) are conspecific [J]. J Med Entomol, 2002, 39(4): 662-666.
[53] AMEVIGBE M D, FERRER A, CHAMPORIE S, et al. Isoenzymes of human lice: *pediculus humanus* and *P. capitis* [J]. Med Vet Entomol, 2000, 14(4): 419-425.
[54] KIM K C, LUDWIG H W. The family classication of the *Anoplura* [J]. Sys. Entomol, 1978, 3: 249.
[55] FERRIS G F. The sucking lice [M]. San Francisco: Memoris of the pacific coast entomological society, 1951: 1-320.

第二十六章

臭虫与猎蝽

半翅目昆虫物种丰富，是昆虫纲中的较大的类群之一。绝大部分半翅目昆虫以植物或其他动物的体内汁液为食，对于某些农业、森林害虫的发生起一定的抑制作用。但也有极少数种类嗜吸食高等动物和人类的血液，并可传染有些疾病，是重要的卫生害虫，如臭虫、猎蝽。近年来，臭虫和猎蝽在国外的发生及危害时常发生，我国部分地区也日趋常见，有广泛发生的风险。臭虫孳生常会侵扰人，引起失眠、焦虑，人被臭虫叮咬后皮肤可出现红肿、瘙痒等。此外，也有文献报道臭虫可引起人体过敏、贫血，在自然界臭虫体内检出贝氏立克次体（*Coxiella burneti*）、普氏立克次体（*Rickettsia prowazekii*）、枯氏锥虫（*Trypanosoma cruzi*）等病原体和乙型肝炎病毒表面抗原（hepatitis B surface antigen，HBsAg），以及用实验方法可使臭虫感染多种病原体，因此认为臭虫存在传播多种疾病的可能性。但某些猎蝽已被研究证实，叮人吸血时可传播克氏锥虫（*Trypanosoma cruzi*）引起恰加斯病（Chagas'disease），即美洲锥虫病（American trypanosomiasis）。

半翅目（Order Hemiptera）昆虫约有5万多种，虫体扁平，体型大小依虫种的不同而有较大差异，自4mm至32mm不等。其主要特征：①虫体外形　体分头、胸、腹。②头部特征　口器为刺吸式，从头部前端伸出，距前足甚远。喙多分为4节，3节或1节者很少见；它可弯向头的下后方，但取食时则向头的前下方伸出。下唇分为数节，在其背侧面有沟槽，内藏穿刺器官。触角分4~5节，也有分为3节的，多为丝状。单眼两个或缺如。③胸部特征　前胸较大，前胸背板发达，为不规则六角形。中胸小盾片亦较发达，多呈三角形。多数有翅两对，前翅基部为革质，而端部为膜质；后翅膜质，有数条翅脉。在停息时，翅平复于虫体背面，且前翅膜质部互相重叠。有些虫种的翅已经退化，甚至缺如。多数种类有一臭腺，臭腺孔常开口于后胸侧板近中足基节处。跗节通常为3节，末端常有1对爪和1个爪垫。④腹部特征　腹部分为9~11节，一般为10节，无尾须。

半翅目昆虫发育为渐变态。与医学关系密切者分布在臭虫科（Cimicidae）和猎蝽科（Reduviidae）。臭虫科（Cimicidae）有90余种，其中温带臭虫（*Cimex lectularius*）和热带臭虫（*C. hemipterus*）为嗜吸食人血的家栖种。

第一节　臭虫科

臭虫科（Cimicidae）节肢动物在我国古时俗称壁虱或床虱，其主要特征为：①虫体呈卵圆形，红褐色，背腹扁平，且腹部较宽。②头部短而宽阔，有1对凸出的复眼，无单眼。喙分为3节；口器为刺吸式，不吸血时藏于头胸部的腹面纵行沟槽内。触角分为5节，第1节颇短。③无翅，翅基为前翅残留的坐垫样痕迹。足跗节分为3节。

一、形态学

臭虫属半变态昆虫，生活史包括成虫、若虫和虫卵三个发育阶段，其中成虫呈卵圆形，红褐色，无翅，分为头部、胸部和腹部三个部分，其内部具有完整的呼吸、消化、循环、神经、生殖和分泌等系统；若虫与成虫形态相似，分五龄，在末次蜕皮后翅基出现，发育为成虫；虫卵呈长椭圆形，有一倾斜的卵盖，常粘连在一起。

（一）外部形态

1. 成虫 虫体呈卵圆形，体长4~5mm，饱食后可达8mm，宽约3mm，红褐色，全身具细毛。体分头、胸、腹，腹部宽阔，胸、腹部分界明显，口器呈典型的昆虫刺吸式口器（图26-1，图26-2，图26-3和图26-4）。

（1）头部：扁平，呈三角形，宽大于长，无颈，直接与胸部相连。两侧有1对凸起的复眼。在眼前内方有1对略显扁形的触角，分为4节，其中第1节最为短小，不能弯曲活动，而第2节粗壮，第3、4节最长。喙位于头前端，平时弯向头的下后方，置于头、胸部腹面的纵行沟槽内，其末端抵达二前足基节之间。喙由上唇、下唇及1对上颚与1对下颚构成。上唇较短，呈三角形；下唇发达，分为3节，末节细长。同时，下唇背面有1管状纵沟，内藏上、下颚，从而构成1针状的刺吸式口器。由于下唇各节之间为膜性连接，故可以弯曲。上颚末端1/3有一排锯齿状小齿，适于刺破宿主皮肤；下颚为几丁质性的细长薄片，每一下颚内面均有并行的两条纵沟，二下颚合拢时即构成并行的两条管道，其中1条较粗的管道为向虫体内吸入血液的食物通道（食管），另一较细的管道为向宿主体内注入臭虫涎液的通道（涎管）。喙的基部为唇基，颇为显著。

（2）胸部：分为前、中、后胸三部分。

1）前胸：前胸背板大而明显，宽为长的3倍左右，且前喙有一凹陷，这是头后喙嵌入的部位。侧缘明显突出，前外方有一凸出的侧角，其前缘接近眼部。前胸后缘平直，前胸腹板扁平，侧板缺如，故前胸背、腹板的侧缘直接相连。

2）中胸：中胸退化，其背板位于前胸后缘，为三角形几个质板，顶端嵌于二翅基之间。中胸侧板形状不规则，位于翅基腹面。中胸腹板为一横向的长方形，光滑无毛，位于二侧板之间。翅基为1对卵圆形几丁质片，其背面稍隆起，表面布满锯齿状细毛，并在侧缘形成穗状。

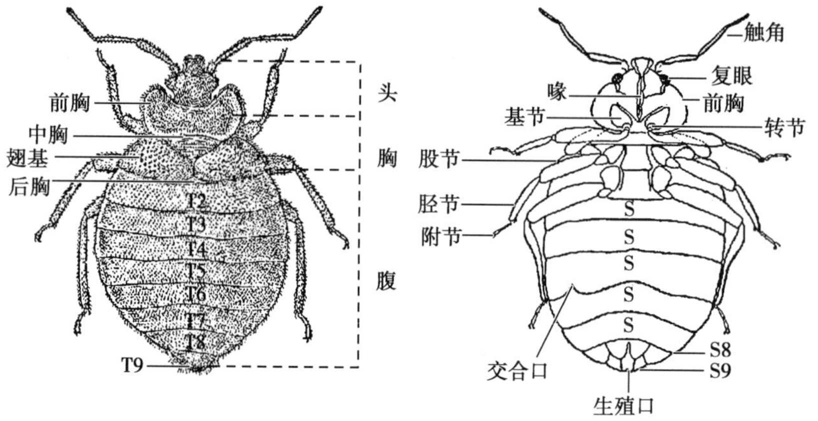

图26-1 臭虫（♀）外部形态特征

（仿Smart）

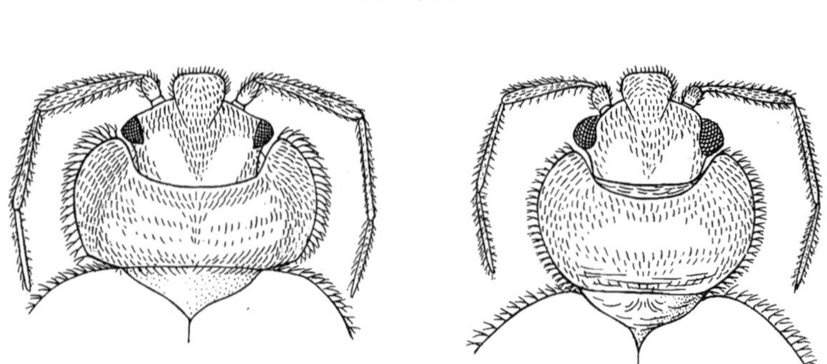

图26-2 温带臭虫与热带臭虫头部及胸部的比较

（仿Smart）

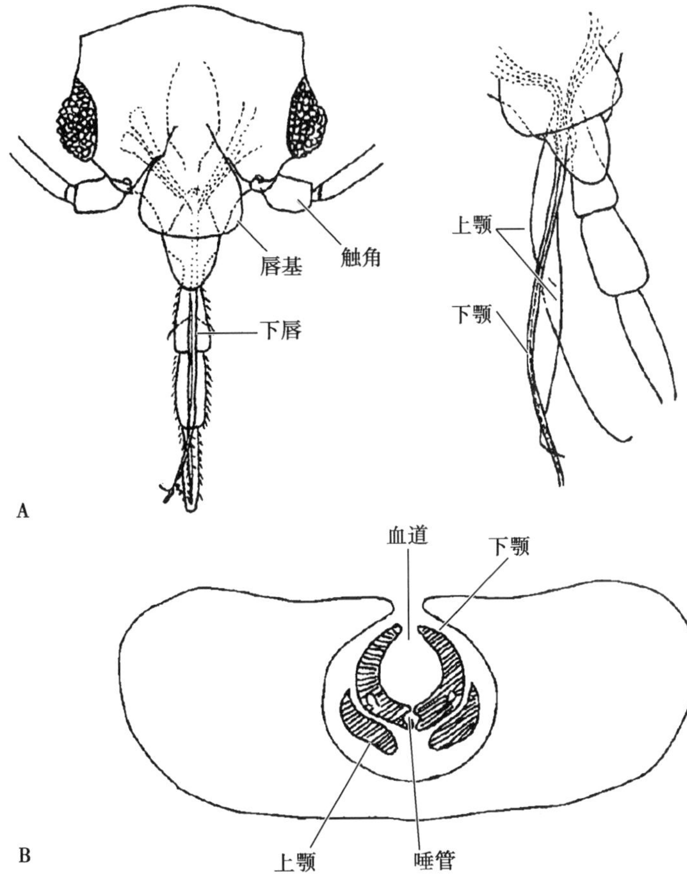

A. 臭虫的刺吸口器(正面及侧面);B. 臭虫的刺吸口器(横切面)。

图 26-3　臭虫口器的形态

(仿 Patton)

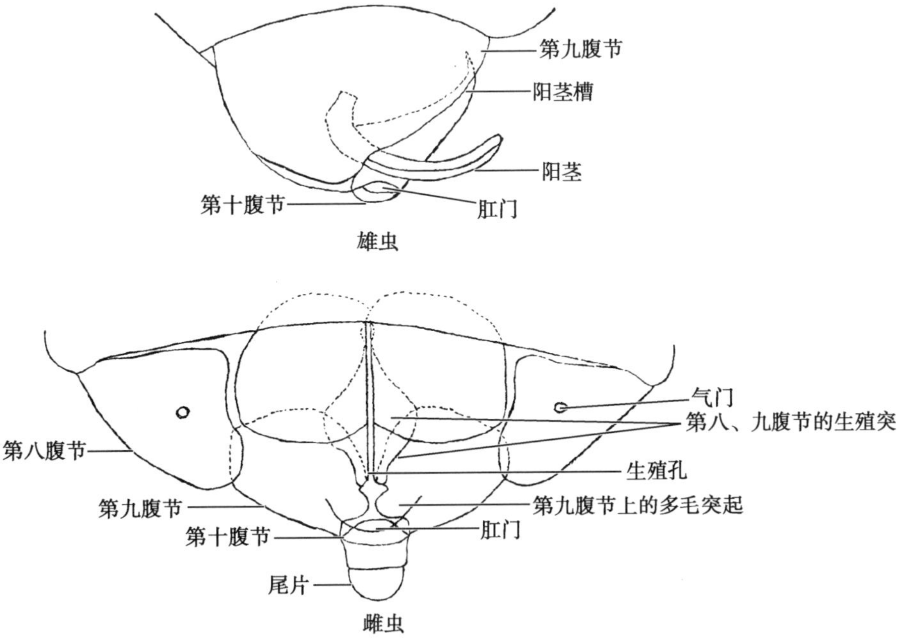

图 26-4　臭虫的腹端

(仿 Smart)

3）后胸：后胸背板在二翅基的后缘，大部分被翅基所覆盖，为一几丁质性薄片。位于后足基节的前方，前外侧有一凸起的后侧板突，因被翅基所掩盖而看不清。在后胸侧板腹缘，第 2、3 对足基节的基部之间有 1 对新月形的臭腺开口。

4）足：前、中、后胸各有 1 对足。足分为基节、股节、胫节和跗节，而跗节又分为 3 节。跗节末端有爪 1 对，其末端颇尖利。

（3）腹部：从背面可清楚地分辨出 10 节，第 1 腹节被翅基覆盖一部分，第 2~8 腹节的侧缘各有 1 对气门。第 2~5 腹节的腹面为膜质性，形成所谓的“饥饿皱”，在饱血时可伸展开来。从腹面看，臭虫腹部只见 8 节，尾端特化为外生殖器。雌虫腹节的第五腹板右后缘有一凹陷的交合口，称为柏氏器（Berle′s organ），为雌虫的交配器官。雌虫腹部后端钝圆，1 对生殖孔开口于第八、九腹板的 1 对生殖突内。雌虫生殖孔仅供产卵之用。雄虫腹部自第 3 腹节向后逐渐变窄；末端较尖，在第 9 腹板左缘有 1 阴茎槽和 1 钩状阴茎。雌雄交配时，雄虫以其阴茎插入雌虫的交合口内，并注入精子。雌雄虫肛门均位于腹部末端，肛孔开口于很小的第 10 腹节。

2. 卵　卵呈长椭圆形，长 0.8~1.3mm，宽 0.44~0.62mm，新产卵为乳白色，接触空气后逐渐变为黄白色。卵前端微弯，有一倾斜的卵盖，局部并有一通气的细孔。卵壳有光泽，半透明，表面有明显的网状花纹。经数日发育的卵，在卵盖端看见卵内胚胎的两个淡红色眼点。卵产出后，借助于副腺分泌液的黏性，常 3~6 个聚集在一起，黏附在缝隙或皱褶中。

3. 若虫　通常卵内胚胎约经几天时间的发育生长，若虫便从卵盖处孵化出来。若虫形态与成虫相似，但体色较淡，且腹部表皮亦较薄。刚蜕皮后的若虫为乳白色，然后逐渐变成棕褐色。若虫的臭腺开口于腹部背面，而成虫的臭腺则开口在后胸侧板的腹面。

（二）内部结构

臭虫具有完整的呼吸、消化、循环、神经、生殖和分泌等系统（图 26-5，图 26-6，图 26-7，图 26-8）。呼吸系统包括气囊、气管侧干等。消化系统有食管、前胃、中胃、后胃及马氏管和直肠等。循环系统为一开放式血腔，内含血淋巴。神经系统有脑、食管下神经节、第 1 胸节神经节群等。生殖系统有雌、雄之分，其中雌性生殖系统有 1 对卵巢，每一卵巢由 7 支卵小管构成。二输卵管汇合形成阴道，开口于腹节末端的生殖腔。在阴道两旁各有 1 个椭圆形的受精囊，而在卵小管起始部附近有一含菌体（mycetome），内含共生的细

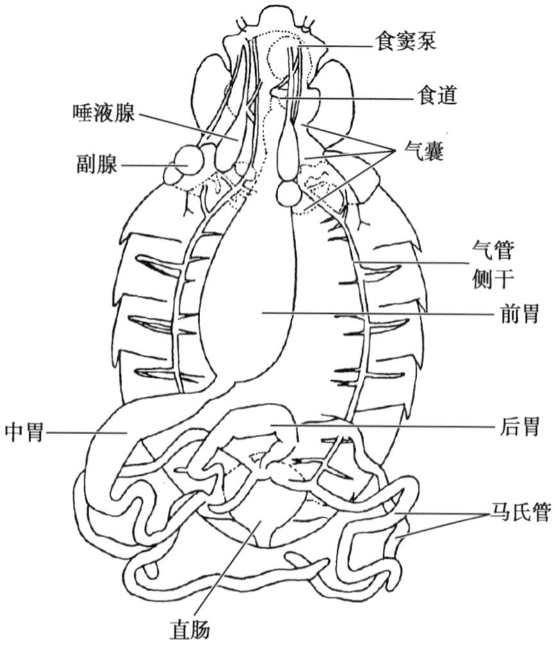

图 26-5　臭虫的消化系统和呼吸系统

（仿 Usinger）

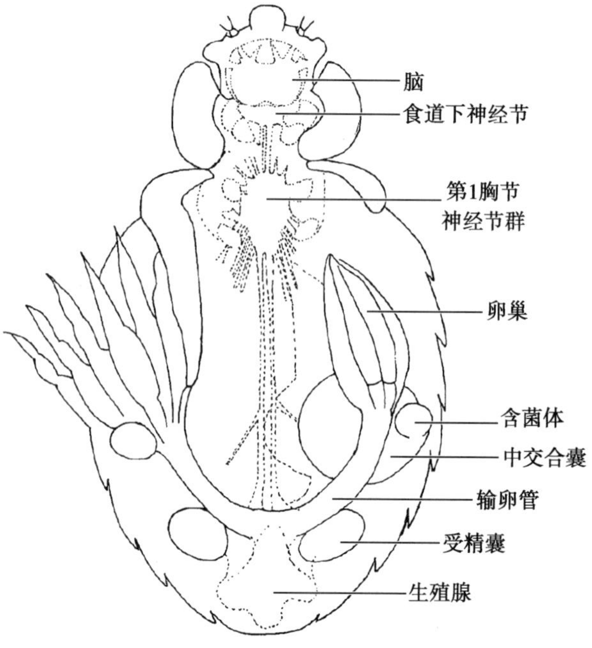

图 26-6　臭虫的雌性生殖系统

（仿 Usinger）

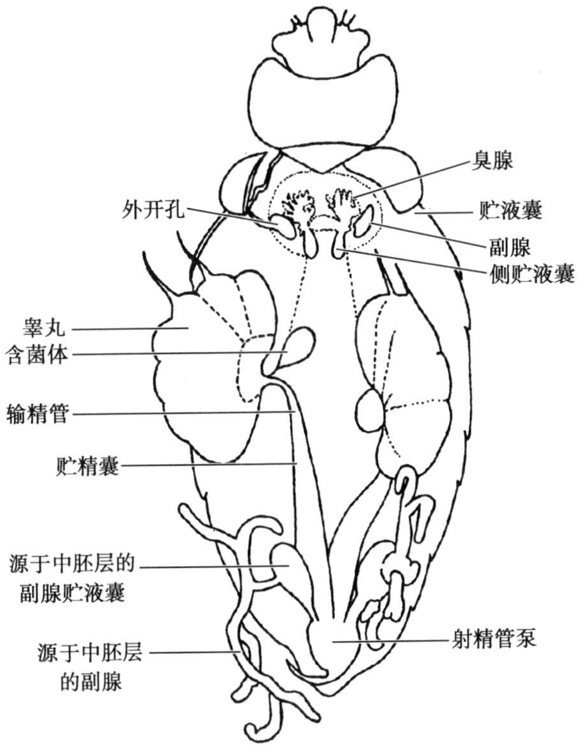

图 26-7　臭虫的雄性生殖系统
（仿 Usinger）

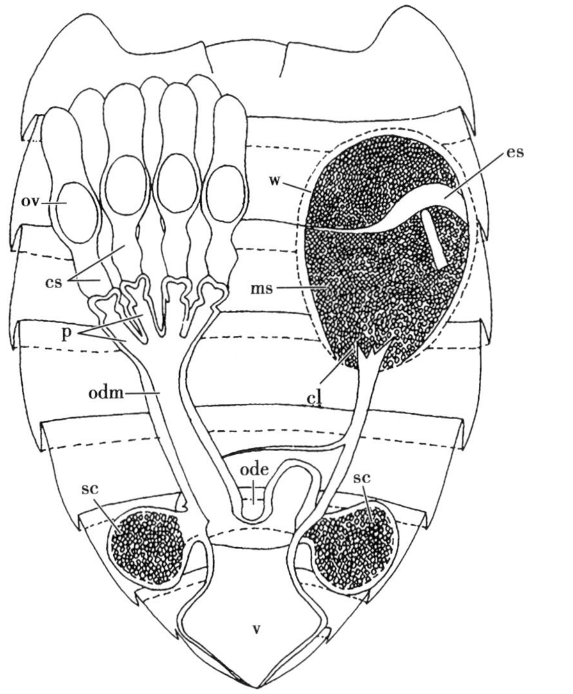

ov. 卵细胞；cs. 合胞体；es. 外胚层交合囊；p. 卵巢蒂；w. 中胚层交合囊壁；ode. 外胚层输卵管；odm. 中胚层输卵管；ms. 中胚层交合囊；cl. 传导叶；sc. 受精囊；v. 阴道。

图 26-8　臭虫科的雌性生殖系统
注：图中右侧卵巢及输卵管已去除。
（仿 Usinger）

菌。雌性外生殖器结构特殊，交合口在第 5、6 腹板间、偏于第 5 腹节腹侧右后喙，并下凹成喇叭口状。交合囊位于交合口内，近交合口部分由外胚层细胞发展而来，故称为外胚层交合囊（ectospermalege），亦称苪氏器（organ of Ribaga）；其向内延伸，形成中胚层交合囊（mesospermalege）亦称柏氏器。雄性生殖器官有睾丸、输精管、贮精囊及副腺各 1 对，其中睾丸有 7 瓣构成，与输精管的连接部通含菌体。输精管与副腺、贮精囊均开口于射精管，其末端与阴茎相连接。

臭腺在后胸部，但在若虫期则开口于腹部背面，膜性，树枝状，与中央贮液囊相连，后者又与 1 对侧贮液囊相通。副腺亦与臭腺相连，而侧液囊通第 2、3 对足基节间的新月形开口，臭腺分泌物即由此分泌、挥发。

二、分类学

半翅目昆虫在各大动物地理区系均有分布，以热带、亚热带种类最为丰富，已知约 38 000 种，在中国约有 3 100 种。Fieber（1951）将半翅目分为显角亚目（Gymnocerata）和隐角亚目（Cryptocerata）；Stys 和 Kerzhner（1975）将其分为 7 个型，73 个科；Schuh 和 Stys（1991），Slater（1992）将其分为 7 个型 23 总科和 76个科。半翅目昆虫多为中型及中小型，在热带地区的个别种类为大型。多为六角形或椭圆形，背面平坦，上下扁平。该目昆虫多为陆生，发育过程为渐变态或不完全变态。其中显角亚目（Gymnocerata）的臭虫科（Cimicidae）和猎蝽科（Reduviidae）具有重要的医学意义。

依据 Schuh & Slater 分类意见，半翅目节肢动物约分为 5 个亚目、53 科。

（一）半翅目分亚目和分科检索表

1. 头部中央横缢，明显分为二叶；单眼（存在时）位于后叶上。前胸腹面缺具有密集横纹的纵沟。前足跗节多数仅有 1 节，少数为 2 节。前足胫节扁，向远端渐宽。前翅质地均一，无明显的半鞘翅，亦无爪片缝。复眼有时退化或缺如。陆生。［奇蝽亚目（Enicocephalomorpha）］……………………

……………………………………………………………………………… 奇蝽科(=长头蝽科)(Enicocephalidae)
头部中央多无横缢,故不分为二叶;若有横缢,则前胸腹面具密布横纹的纵沟。前足跗节多为2节以上;若为1节,则为水生。有的前翅可为半鞘翅。复眼一般正常……………………………2

2. 前翅缺爪片缝,为不典型的半鞘翅;前半虽稍有加厚,但与端部膜质部之间界限不清。虫体至少部分地具成层的拒水毛,可在水面爬动或划行[黾蝽亚目(Gerromorpha)]……………………………3
前翅具爪片缝,多为典型的半鞘翅;陆生或在水中生活。部分种类体表具成层拒水毛,但不能在水面活动或生活……………………………12

3. 翅发达长翅型……………………………4
无翅或短翅型……………………………8

4. 小盾片明显地外露……………………………5
小盾片被后伸前胸背板叶所遮盖,外表不可见……………………………6

5. 小颊发达,包围喙基部。跗节2节,但第1节极短………膜蝽科(=膜翅蝽科)[(Hebridae)(部分)]
小颊较不发达,不包围喙基部。跗节……………………………水蝽科[(Mesoveliidae)(部分)]

6. 爪着生于跗节的末端。头部明显伸长,眼后部分长于眼的直径。前翅具有3个封闭的室……………………………
……………………………尺蝽科(部分)(Hydrometridae)
爪着生于跗节端部、不到最末端处……………………………7

7. 头部背面中央有一明显纵凹纹。后足腿节常粗于中足腿节。雄虫前足胫节常有由短刺组成的栉状构造……………………………宽肩蝽科(=宽肩黾科、宽蝽科)(Veliidae)
头部的背面无纵凹纹。后足腿节常细于中足腿节。雄虫前足胫节无上述栉状构造……………………………
……………………………[黾蝽科 Gerridae)]

8. 腹节背面第3、4节背板之间无臭腺孔……………………………9
腹节背面第3、4节背板之间具臭腺孔……………………………10

9. 头部很长,长为宽的3倍以上;眼远离头部后缘……………………………尺蝽科[(Hydrometridae)(部分)]
头部长最多为宽的3倍,眼接近或接触头部后缘……………………………41

10. 前胸背板极短,且中、后胸背板均外露……………………………水蝽科[(Mesoveliidae)(部分)]
前胸背板较长,至少可遮盖中胸……………………………11

11. 跗节2节……………………………膜蝽科(=膜翅蝽科)[(Hebrida)(部分)]
跗节3节。头部的眼后部分明显伸长……………………………尺蝽科[(Hydrometridae)(部分)]

12. 触角短于头部,或多或少地折叠、隐于眼下;除蜍蝽科外,触角均位于一凹陷或凹沟内,一般从背面看不到或仅能看到最末端。大部分水生,部分科的虫种生活于岸边陆地上……………………………
……………………………[蝎蝽亚目(Nepomorpha)] 13
触角一般长于头部,外露,不隐于眼下的沟中。陆生……………………………22

13. 下唇为宽三角形,短,不分节。前足跗节不分节,且有时与胫节愈合,呈匙状,具长缘毛。头部后缘遮盖前胸部。前胸与翅明显地具有黑色、虎斑状横纹……………………………划蝽科(Corixidae)
下唇较狭长,且分节。前足跗节一至数节,无长缘毛。头部的后缘不遮盖前胸……………………………14

14. 腹部末端具成对呼吸突……………………………15
腹部末端无呼吸突……………………………16

15. 呼吸突长短不一,多极长,呈细管状,但不能伸缩。跗节仅1节。后足胫节一般,不成游泳足;而后足基节可自由活动……………………………蝎蝽科(Nepidae)
呼吸突短,可伸缩,多仅有末端外露。跗节2~3节,但前足跗节有时仅为1节。后足胫节扁,具游泳毛。后足的基节与后胸侧板接合紧密,故不能活动……………………………负子蝽科(Belostomatidae)

16. 有单眼;若缺如或不发达,则头部宽;复眼多呈柄状。足为步行式。岸边陆生……………………………17
无单眼。复眼一般,不呈柄状。中、后足扁,且具游泳毛。水生……………………………18

17. 触角较长,呈丝状,从背面观部分可见。眼不成柄状。小盾片平。足步行式……蜍蝽科(Ochteridae)

触角粗短，藏于眼及前胸的下方。眼多少呈柄状。前足腿节极为粗大、发达……………………………………蟾蝽科(Gelastocoridae)

18. 虫体背面平坦或略隆起。头与前胸部不愈合。前足成明显的捕捉足……………………19
虫体背面显著隆起，呈船形或屋顶状；若平坦，则头与前胸背板愈合，两者间缝线不完全。前足不成捕捉足……………………20

19. 触角长，伸出于头部侧缘外。喙细长，伸及中胸腹板以远。头部较狭长，远远地伸过眼前缘。前足跗节3节。爪2个，发达……………………盖蝽科(=锅盖蝽科)(Aphelocheiridae)
触角短，不伸出头部侧缘外。喙粗短，不伸过前胸腹板。头常横列，头部的末端仅稍稍伸过眼前缘的水平位置。前足跗节为2节或1节。爪2个，小形，不发达……………………潜蝽科(=潜水蝽科)(Naucoridae)

20. 体较狭长，体长多在40mm以上。眼大。头顶部窄。后足长而大，明显比中、后足长，呈桨状；后足的爪已退化，不明显。头与前胸不愈合……………………仰蝽科(=仰泳蝽科)(Notonectidae)
体宽、短，卵圆形，体长在40mm以下。眼小、中形。头顶宽。后足不呈桨状。常有2个爪。头与前胸愈合紧密，故均不能活动……………………21

21. 头部与前胸背板之间的分界呈直线或略呈简单的弧状。触角3节……………………固蝽科(=固头蝽科)(Pleidae)
头部与前胸背板之间的界线多有两个明显凹弯。触角2节或不分节…………蚤蝽科(Helotrephidae)

22. 腹部第3~7节腹板每节侧面常具2或3个毛点(trichobothria)和毛点毛。爪下方均有一肉质、长形爪垫(pulvillus)，着生于爪的基部附近[蝽亚目(Pentatomomorpha)扁蝽总科(Aradoidea)除外]……………………41
腹节腹板具毛点，或仅在中线二侧有1根类似毛点毛的刚毛。爪部有或无爪垫……………………23

23. 触角第1、2两节短，几乎等长；第3、4两节极为细长，并被有直立的长毛，毛的长度远大于该触角的直径；虫体长多在25mm以下(鞭蝽亚目Dipsocoromorpha)……………………24
触角不似上述；触角第2节多长于第1节，部分类群第1、2两节触角短且长度相近(网蝽科中多见)，但第3、4节不具比触角节直径大很多的直立毛被……………………27

24. 侧视前胸前侧片窄，不特别发达，也不向前延伸。前胸后侧片大。基节臼裂(coxal cleft)极短，几不能看清。前翅具前缘裂(costal fracture)，短翅型除外……………………25
侧面观前侧片宽大、发达，并向前延伸达于复眼下方。基节臼裂长。前翅有(或无)前缘裂…………26

25. 前翅前缘裂短，仅及前翅的前方边缘。后胸侧板无臭腺挥发区。雄虫腹部及其外生殖器对称或不对称……………………栉蝽科[(Ceratocombidae)(部分)]
前翅前缘裂长，约达于翅宽1/2处。后胸侧板有臭腺挥发区。雄虫腹部及其外生殖器均不对称……………………鞭蝽科(Dipsocoridae)

26. 前翅为鞘质；外观似甲虫。头平伸。雄虫的外生殖器对称。后足基节内侧下方无垫着生……………………栉蝽科[(Ceratocombidae)(部分)]
前翅一般，仅部分虫种的前翅为革质或鞘质。前翅一般无前缘裂，或仅及前翅的前方边缘。雄虫腹部及其外生殖器均为两侧对称。后足基节内侧下方有垫着生……………………毛角蝽科(=裂蝽科)(Schizopteridae)

27. 爪部有爪垫或无；如有爪垫，则爪垫的大部分附着于爪，仅端部游离。跗节多为3节，少数2节。翅遮盖体侧缘(部分猎蝽科例外)……………………28
爪部的爪垫较长，但仅基部附着于爪，而大部分游离。跗节2节。侧接缘外露。虫体极为扁平……………………扁蝽科[(Aradidae)(蝽亚目)]

28. 前翅膜质片有3~5个封闭的翅室，无任何翅脉从这些翅室的后缘伸出(细蝽亚目Leptopodomorpha)……………………29
前翅膜质片多数具1~2个翅室，若翅室多于2个，则可有翅脉由翅室后缘伸出。(臭虫亚目

Cimicomorpha)……30

29. 下唇长,向原端逐渐尖细,伸达或超过后足基节基部……跳蝽科(Saldidae)
下唇短,最多只伸达前足基节的末端……细蝽科(=细足蝽科)(Leptopodidae)
30. 下唇明显为4节,第1节至少几乎伸达头后缘。足无海绵窝……31
下唇3节或4节,若为4节,则第1节不达头的后缘。一对或数对足上具海绵窝……猎蝽科[(Reduviidae)(部分)]
31. 前胸背板和前翅表面全部密布小网格状脊纹。前翅质地均一,且不具膜质部分。雄虫的生殖节左右不对称,但左右抱器同形……网蝽科(Tingidae)
前胸背板及前翅表面与上述不同;但有时因具深刻点而外观与脊纹类似。前翅分区"正常"。雄虫生殖节左右不对称,左右抱器不同形……32
32. 前胸腹板具纵沟,沟表面常有密横棱(摩擦发音器)。喙多短而粗壮而弯曲,有时可较细直。头基部常细呈缢颈状,单眼前方常有一横走凹痕。前翅膜质片常有2个大室……猎蝽科[(Reduviidae)(部分)]
前胸腹板无具密横棱的纵沟。头在复眼后方不呈颈状,单眼前方无横走凹痕。前翅膜质片脉相多样……33
33. 触角看似5节……姬蝽科:花姬蝽亚科(Nabidae:Prostemmatinae)
触角4节……34
34. 翅正常,短翅型个体中前翅或多或少仍可明显分辨。不吸食哺乳动物血液,亦不营体外寄生生活……35
翅极退化,前翅全缺,或呈小瓣状,几不能辨。吸食哺乳动物血液,或营体外寄生生活……40
35. 前翅具楔片……36
前翅无楔片……姬蝽科(Nabidae)
36. 体长10~15mm。前翅外革片宽阔,明显扩展。前翅膜质片翅室端部有一些短脉发出。喙最末第2节长于其他各节之和……捷蝽科(Velocipedidae)
体长常小于4mm。前翅外革片不异常扩展。前翅膜质片翅室端部处无短脉发出。喙最末第2节通常不长于其他各节之和……37
37. 前翅膜质片有一由粗脉组成的翅室,室后角有一"椿状短脉"(stub)。各足跗节均为2节……驼蝽科(Microphysidae)
前翅膜质片脉弱,常只隐约可见。如有椿状短脉,则均靠近革片后缘。跗节数多样……38
38. 臭腺沟缘向后弯曲或直接指向后方,不达于后胸侧板后缘,亦不延伸成为脊。授精方式正常……毛唇花蝽科(Lasiochilidae)
臭腺沟缘向前弯、或向后弯、或直,然后向前延伸成为脊。授精方式为血腔授精……39
39. 雄虫生殖节两侧各有1个阳基侧突,而雌虫腹部第7腹板前缘中部有1个内突。臭腺沟缘向前呈折角状弯曲,并延伸成为脊、伸达后胸侧板前缘……细角花蝽科(Lyctocoridae)
雄虫生殖节仅左侧有1个阳基侧突,而雌虫腹部第7腹板前缘中无内突。臭腺沟向前弯、或向后弯、或直,并向前延伸成为脊……花蝽科(Anthocoridae)
40. 各足跗节均为3节。前翅呈小瓣片状。有复眼……臭虫科(Cimicidae)
中、后足跗节为4节,且前翅完全消失。无复眼。蝙蝠体外寄生……寄蝽科(Polyctenidae)
41. 触角5节……42
触角4节……49
42. 跗节2节……43
跗节3节(个别土栖的土蝽科种类跗节明显变形为1节)……45
43. 前翅在革片与膜质片交界处折弯,几完全隐于极发达的小盾片下。腹部各节腹板两侧有一黑色横走凹痕……龟蝽科(=平腹蝽科)(Plataspidae)

前翅不折弯。腹部各节腹板侧方无黑色横走凹痕……44

44. 中胸腹板常具显著的侧扁中脊，多隆起很高，呈龙骨状。雄虫第8腹节大，外露……同蝽科（=腹刺蝽科）（Acanthosomatidae）

中胸腹板无中脊。雄虫第8腹节较小，且大部或全部不外露……蝽科[（Pentatomidae）（部分）]

45. 胫节具有粗棘刺形成的刺列……土蝽科[（Cydnidae）（部分）]

胫节刺一般，不呈粗棘状……46

46. 小盾片极宽大，其长几达腹部末端……盾蝽科（Scutelleridae）

小盾片多为三角形，远不达腹部末端……47

47. 腹部第2节腹板（=可见的第1腹节腹板）上的气门完全或部分地暴露在外，未全部被后胸侧板所遮盖……荔蝽科[（Tessaratomidaec）（部分）]

腹部第1腹节可见腹板上的气门被后胸侧板完全遮盖……48

48. 单眼相互靠近，常相接触。触角着生于头的侧缘上。爪片向端渐细，呈三角形，左右二爪片末端相遇处极短小，不成一条明显的爪片接合缝……异蝽科（Urostylidae）

单眼相互远离。触角着生于头的腹面。爪片呈四边形，同时爪片接合缝亦明显……蝽科[（Pentatomidae）（部分）]

49. 唇基前缘有4~5根粗刺或棘，胫节具棘状粗刺列……土蝽科[（Cydnidae）（部分）]

唇基前缘不具粗刺列；且胫节亦不具棘状粗刺列……50

50. 跗节2节。前翅具深而大的刻点，从而近似网格状……皮蝽科（=拟网蝽科）（Piesmidae）

跗节3节。前翅不同上述……51

51. 无单眼……52

有单眼……53

52. 前胸背板侧缘呈薄边状，且略向上反卷。雌虫第7腹板完整……红蝽科（Pyrrhocoridae）

前胸背板侧缘不向上反卷。雌虫第7腹板裂分为左右两半……大红蝽科（Largidae）

53. 前翅膜质片具6条以上的纵脉，并可有一些分枝……54

前翅膜质片最多具4~5条纵脉……59

54. 后胸侧板臭脉沟缘强烈地退化或全缺……姬缘蝽科（Rhopalidae）

后胸侧板臭腺沟缘明显……55

55. 小颊短小，后端不超过触角着生处。体狭长……56

小颊较长，后端超过触角着生处。体型各异，且狭长者较少……缘蝽科（Coreidae）

56. 体型一般较为宽短，呈椭圆形。在第3~7腹节腹板在气门后有2个毛点……57

体较狭长。在第3~7腹节腹板在气门后有3个毛点……58

57. 前翅膜质片脉序网状……兜蝽科（Dinidoridae）

前翅膜质片脉序不呈明显的网状……荔蝽科（部分）（Tessaratomidae）

58. 眼间距宽于小盾片前缘。雌虫产卵器呈片状……蛛缘蝽科（Alydidae）

眼间距狭于小盾片前缘。雌虫产卵器呈锥状……狭蝽科（Stenocephalidae）

59. 腹部第5-7节的侧接缘向两侧扩展成明显的叶状突起，其边缘具锯齿……束长蝽科（Malcidae）

腹部第5-7节侧接缘正常，两侧不具明显的叶状突……60

60. 雌虫产卵器片状，第7腹节腹板完整，不分裂为左右两半。体狭长，束腰状，且头横宽……束蝽科（Colobathristidae）

雌虫产卵器呈锥状，第7腹板或多或少在中央分割……61

61. 足明显细长，股节末端明显加粗。触角呈膝状。后胸侧板上的臭腺沟缘明显伸长，并游离于后胸侧板之外。体明显狭长……跷蝽科（=锤角蝽科）（Berytidae）

股节末端不加粗。触角不呈膝状。后胸侧板上的臭腺沟缘不特别伸长，且不游离于侧板之外。体型多样……长蝽科（Lygaeidae）

(二) 几种侵袭人的臭虫

臭虫科有6个亚科,22属,近90种,其中仅有臭虫属(*Cimex*)和小臭虫属(*Leptocimex*)与医学有关,而我国仅有臭虫属中的节肢动物。以下主要介绍臭虫属节肢动物的主要特征,并简介细臭虫代表虫种的形态特点。

1. 温带臭虫(*Cimex lectularius* Linnaeus 1758) 其外形特征为:前胸前喙凹入深,前胸背面中央稍凸,而两侧扁平,呈明显薄翼状。

2. 热带臭虫(*C. hemipterus* Fabricius 1803) 其外形特征为:前胸较小,前胸前喙凹入浅,两侧不扩展,故整个前胸显得较为狭窄。

3. 包氏细臭虫(*Leptocimex boueti*) 其外形特征为:虫体显得细小而狭窄,且3对足也显得较为细长。

此外,在欧、美的一些国家和地区,尚有毛臭虫(*C. pilosellus*)和蝠臭虫(*C. pipistrelli*),一般仅寄生于动物体表,与人的关系不密切。

以下为几种可能侵入人房的臭虫(图26-9)和检索表。

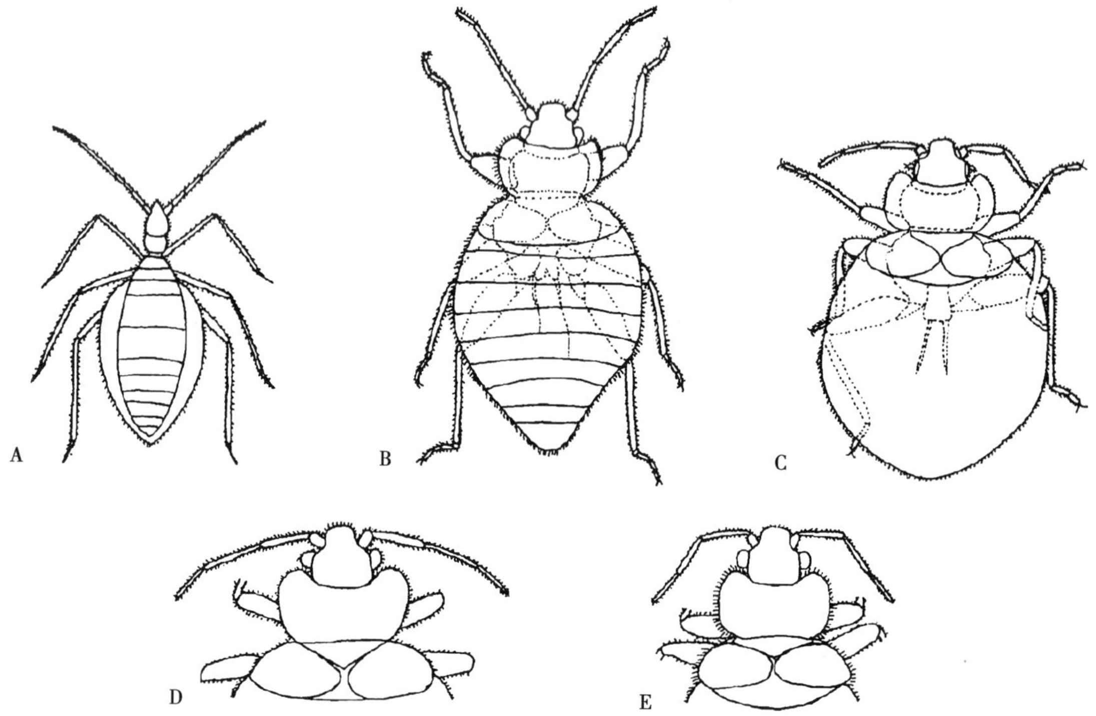

A. 包氏细臭虫(*Leptocimex boueti*);B. 蝠臭虫(*Cimex pipistrelli*);C. 鸽臭虫(*Cimex columbarius*);D. 温带臭虫(*Cimex lectularius*);E. 热带臭虫(*Cimex hemipterus*)。

图26-9 五种臭虫形态比较

(仿 徐芳南,甘运兴)

几种可能侵入人房的臭虫检索表

1. 体型及足均细长,胸部狭窄 ······ 包氏细臭虫(*Leptocimex boueti*)
   体型宽而扁,胸部不太狭窄 ······ 2
2. 喙短,不能伸至前足基节之后 ······ 3
   喙长,可伸至前足基节之后,且足长;无臭气发出。分布在美洲寄生于家禽 ······ 鸡臭虫(*Haematosiphon inodora*)
3. 体毛长,前胸背板前缘凹入较浅。在燕窝寄生 ······ 燕臭虫(*Oeciacus vicarius*)
   体毛短,前胸背板前缘凹入较深 ······ 4

4. 触角第 3、4 节等长，且长于第 5 节。寄生于蝙蝠……………………………… 蝠臭虫（*Cimex pilosellus*）
   触角第 3 节短于第 4 节 ……………………………………………………………………………………5
5. 体型较短，腹部呈圆型；触角略短，且第 4、5 节较粗。它们一般寄生于鸽………………………………
   ……………………………………………………………………………………………… 鸽臭虫（*C. columbarius*）
   体型较长，腹部椭圆形 ……………………………………………………………………………………6
6. 前胸背板两侧突出为翼状，而前缘凹入较深。该种臭虫多在温带地区孳生……………………………
   ………………………………………………………………………………………………温带臭虫（*C. lectularius*）
   前胸背板前缘两侧比较圆，且前缘凹入较浅。这种臭虫多孳生于热带和亚热带地区 ………………
   ……………………………………………………………………………………………… 热带臭虫（*C. hemipterus*）

三、生物学

臭虫为渐变态节肢动物，其生活史包括成虫、卵和若虫 3 个发育阶段(图 26-10)。臭虫产出的卵借助于副腺分泌液，可黏附于床席的缝隙、草垫、板缝、墙缝等栖息场所，常 5~6 枚一堆；初产卵乳白色，逐渐变为黄色；卵期受温度影响明显：35~37℃为 5~6 天，22~26℃为 8~9 天，16~19℃为 21~22 天，低于 7℃不孵化。若虫有 5 个龄期，若虫自卵冠孵出即吸血，每次吸血 6~9 分钟，每吸血一次蜕皮一次，即经 5 次蜕皮才能发育为成虫，1 龄若虫很小，形态似成虫，且相当活跃，吸血后便隐匿于缝隙中，在那里一边消化血液，一边准备蜕皮，条件适宜时，从卵发育到成虫仅需 30 天左右，一般整个生活史需 6~8 周。

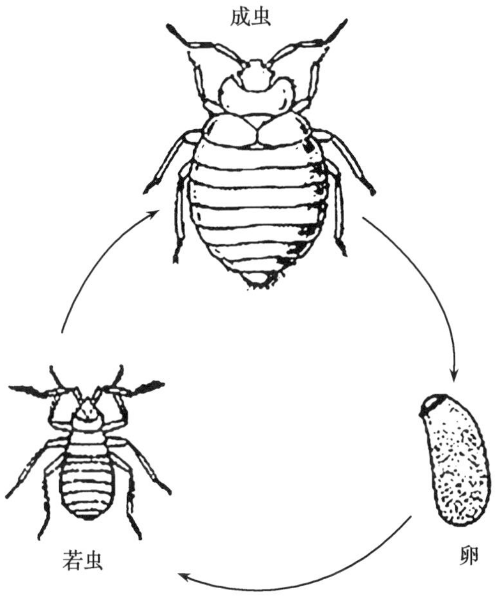

图 26-10 臭虫生活史
（仿 Smart）

发育过程中，通常每隔 4~6 天蜕皮 1 次，每次蜕皮前，至少要吸血 1 次，若吸血量不足，将会影响蜕皮过程。新蜕皮的若虫黄白色或淡褐色，随龄期增长，个体渐大、颜色变深，直至红棕色，外形和习性与成虫相似，唯虫体小。

成虫羽化后再经过 1 天、2 天才可交配，雌虫吸血后经数天开始产卵，在适宜的温度、湿度条件下，交配后的雌虫在饱血后可持续产卵两个多月，每天产 2~8 枚卵，一生可产 200~500 枚以上。臭虫卵的孵化过程一般需 6~7 天，在温度较低时需要更长时间。

成虫寿命通常 9~18 个月，雄虫寿命比雌虫长。在温带地区，温带臭虫一年可繁殖 2~3 代，有的甚至多达 5~6 代。在温度为 27℃、相对湿度为 75% 时，如果每龄若虫都能吸饱血，则完成一代发育仅需 4 周时间。在 28℃恒温条件下，一年可繁殖 12 代。热带臭虫发育需要更高的温度，但不管是温带臭虫还是热带臭虫，它们发育所需的温度上限均为 36℃，二者发育所需的下限温度则分别为 15℃和 18℃，适宜温度分别为 28~29℃和 32~33℃。臭虫对低温的抗力差，而湿度变化对臭虫的生存影响不大。适宜的相对湿度为 75%，若低于 20% 或高于 80%，则死亡率增高。

四、生态学

臭虫感知并寻求温暖这一特性有助于它们找到温血的宿主。它们通常避光，白天躲藏，雌雄虫和若虫均喜好在晚间寻觅血源，与宿主休息或睡眠时间一致，黎明前为臭虫的活动高峰期。臭虫嗜吸人血，为家栖型。但当人血难以得到时亦可吸食家兔、啮齿动物及禽类的血液，一般 5~10 分钟即能吸饱。不过，有人观察成虫吸血时间可达 10~15 分钟，若虫的吸血时间亦可达 6~9 分钟。影响臭虫吸血活动的主要因素决定于宿主散发的气味及环境温度，同时亦与其生理状态有关。若虫的龄期愈小，吸血活力就愈强；若虫消化血食比成虫快，雌虫的消化又比雄虫快。臭虫十分贪食，有时 1 只臭虫的吸血量竟为其体重的 3~6 倍以上。

1只雌虫的最大吸血量为13.9mg,推测其一生吸血次数可达163次之多。成虫在隐匿场所交配产卵,而在冬季多停止吸血、产卵,但耐饥力很强,成虫不吸血仍可存活半年左右,若虫不吸血亦可存活1个月以上。当臭虫种群十分拥挤时,也可出现自相残杀现象,即有的臭虫可刺吸其他臭虫体内的血。

臭虫不仅可在平面上爬行,还可以在垂直的粗糙墙面上攀爬,甚至可以在粗糙的天花板上倒悬爬行,间或向后倒爬,甚至侧爬。成虫爬行远较若虫迅速,如温带臭虫成虫在常温下每分钟可爬行1~2.1m,而若虫仅为0.2m。影响臭虫活动最重要的因素是环境温度,由于不同种臭虫对环境温度的要求不同,所以它们的分布也不一样。例如广泛分布在温带地区的温带臭虫,通常每年12月份至次年3月份为其越冬期,多以末龄若虫和成虫越冬。低于15℃时臭虫即停止活动;在15~35℃时,其活动程度随温度的升高而增强;在39℃以上时,活动渐慢或停止,处于蛰伏状态。其次,湿度也是影响臭虫活动的重要因素,温度在37.8℃时,若湿度很高,也可导致许多臭虫死亡。此外,臭虫的活动还常与其觅食和交配有关,温带臭虫常每周交配1次以上,所以雄虫及饥饿的臭虫的活动更为频繁。

臭虫喜群居,其扁平的虫体适于栖息在狭窄的缝隙间,在适宜的隐匿场所常有众多臭虫聚集在一起,如室内墙壁、木制家具的缝隙、草垫等处,亦可栖息在交通工具及公共场所的桌椅缝隙中,特别是在人睡眠的床铺及蝙蝠和鸟类栖息的洞穴,很容易发现成群的臭虫及其若虫和虫卵。臭腺分泌的聚集信息素,使其有群集现象,分泌的警戒信息素,有激动和驱赶作用。

在我国,温带臭虫的分布最南至北纬23°23′,以长江以北地区为主。热带臭虫的分布最北至北纬30°44′的热带、亚热带地区,以广东、广西、海南为主要分布区。

五、中国重要种类

臭虫属有16种,在我国以吸食人血为主的常见臭虫种类有2种,根据他们对温度适应方面的差异,分为温带臭虫和热带臭虫。其中,温带臭虫主要分布在温带和亚热带;热带臭虫主要分布在热带,部分分布在亚热带。我国热带臭虫分布主要在长江以南。温带臭虫全国都有分布,主要在长江以北。

(一) 温带臭虫

分布在除热带以外的全球各地区,为分布最为广泛的一种臭虫(图26-11)。在我国则主要分布在北纬23°23′(如云南蒙自)以北,从东北和西北往南直至福建的厦门、广西的桂林及云南蒙自之间的广大地区,以温带地区为主。但若散布至部分亚热带和热带地区,亦可继续生存。

(二) 热带臭虫

仅分布在热带和亚热带地区,且以热带为主。在我国,则主要分布在北纬30°44′(如四川成都)以南地区,包括华南、台湾及其以南的热带地区,往北直至湖南的衡阳、贵州的遵义及四川成都一线的热带和亚热带地区。

以下拟对温带臭虫与热带臭虫的形态作一比较(表26-1)。

表26-1 温带臭虫与热带臭虫的主要鉴别特征

鉴别特征	温带臭虫	热带臭虫
外形	卵圆形,褐色,较小。 雌:5.57mm×1.40mm; 雄:5.43mm×1.33mm。	长椭圆形,深褐色,稍长。 雌:7.00mm×1.40mm; 雄:6.65mm×1.34mm。
前胸背板	宽为长(中轴线)的3倍,侧缘扁平,前缘凹陷深,二侧角明显前凸,遮挡一部分复眼,与头的连线呈一直线	宽为长(中轴线)的2.5倍以下;侧缘隆起,前缘凹陷浅,二侧角不遮挡复眼,与头的连线呈一弧形
胫端毛刺	毛密;刺粗短,排列整齐	毛稀;刺长且分散
翅基	较大,遮盖第1腹节大部分	较小,仅遮盖第1腹节的一小部分
鬃毛	前胸及翅基周围的鬃毛外缘呈锯齿状	鬃毛无锯齿状结构,仅顶端分叉
腹部	稍短宽,第4腹节为最宽处;雌虫交合口较浅,柏氏器呈管型,且外观不显著	稍狭长,最宽处在第3腹节;雌虫交合口较深,柏氏器呈块状,且色深,外观明显

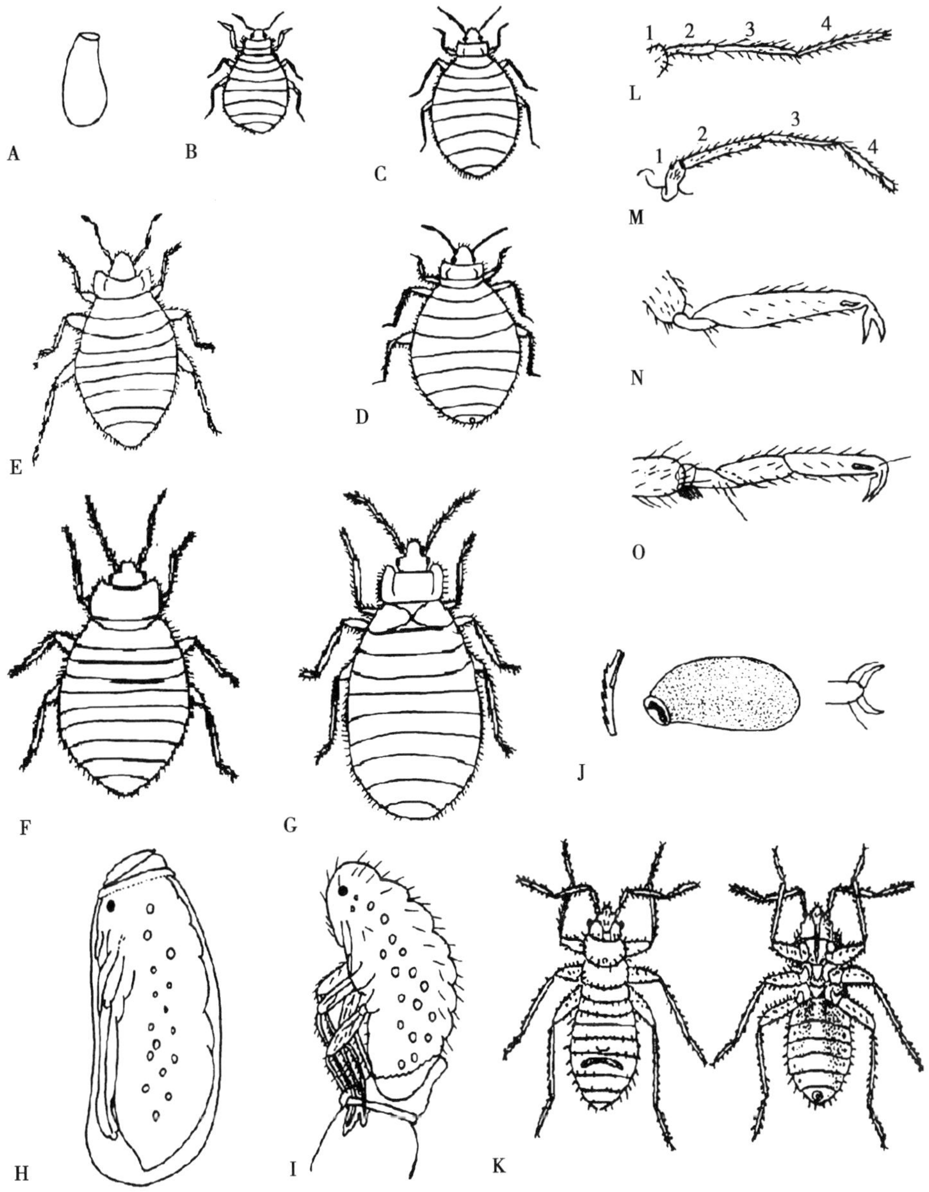

A. 卵；B~F. 1~5 期稚虫；G. 雌性成虫；H、I. 1 期稚虫（或幼虫）自卵中孵出状；J. 卵，及 1 期稚虫体表刚毛，足端；K. 1 期稚虫的背面与腹面；L、N. 1 期稚虫的触角与足跗节；M、O. 同上，成虫。

图 26-11　温带臭虫各发育期形态

（仿 徐芳南、甘运兴）

此外，还有包氏细臭虫，广泛分布于非洲，易叮人吸血。散布在欧、美的蝠臭虫及毛臭虫分别寄生于欧美国家的蝙蝠和鸟类，是蝙蝠和燕子的常见体外寄生虫；但若缺乏这些正常动物宿主时，亦可刺吸人血，且耐饥力特别强。

六、与疾病的关系

臭虫的危害主要是吸血骚扰，并由此引发的宿主过敏性反应。此外，有实验室研究表明臭虫可传播多种病原体如钩端螺旋体、鼠疫耶尔森菌、回归热螺旋体、布鲁氏菌等，但至今仍没有发现自然传播的证据。

（一）臭虫的直接危害

1. 吸血骚扰，局部皮损　臭虫对人的直接危害主要是吸血骚扰、妨碍睡眠，影响健康。臭虫无论是成虫、若虫或雌、雄虫都吸血，一般一只臭虫一生要吸血 160 多次；若虫每次吸血 6~9 分钟，成虫一次吸血时间可长达10~15分钟。臭虫在叮刺吸血时，分泌碱性唾液，以防止血液凝固，便于吸血。同时，还有麻醉作用，使被叮咬者无感觉；且吸血后致局部出现小丘疹，继之红肿、发炎，并向周围浸润，有液体渗出，痛痒难忍，大疱性皮疹可能在咬伤事件发生后几天发生；尤其是对敏感者，可引起局部红肿、奇痒，抓破后致继发感染，可能导致毛囊炎、蜂窝织炎或湿疹样皮炎；若长期被较多的臭虫叮咬，甚至可引起神经过敏、失眠及身体虚弱，严重地影响工作和学习。臭虫属中的温带臭虫和热带臭虫更是与人类健康密切相关，它们不仅摄食人血，也可刺吸其他动物（如鼠、鸡、兔等）的血液。

2. 过敏性角膜炎、结膜炎，虹膜睫状体炎 臭虫体液溅入眼睛，可引起刺痛、流泪、视物不清、睁眼困难等。

3. 支气管哮喘 温带臭虫抗原可能与支气管哮喘患者发病有密切关系。人体主要是通过臭虫叮咬、吸入臭虫的各种代谢产物（干燥成为尘埃）而引起变态反应。

4. 儿童缺铁性贫血 臭虫吸血很贪婪，吸血量可超过虫体的数倍。危害严重时，甚至可引起儿童缺铁性贫血。

（二）臭虫的间接危害

臭虫可传播多种病原体，如钩端螺旋体（*Leptospira spp*）、鼠疫耶尔森菌（*Yersinia pestis*）、回归热螺旋体（*Borrelia recurrentis*）、布鲁氏菌（Brucella）等；此外，还可传播克氏锥虫（*Trypanosoma cruzi*）引起恰加斯病（Chagas' disease）、传播普氏立克次体（*R.prowazekii*）引起流行性斑疹伤寒（epidemic typhus）。但在自然状态下，臭虫能传播哪些疾病尚有待研究证实。

1. 流行性斑疹伤寒 流行性斑疹伤寒（epidemic typhus）又称虱传斑疹伤寒（louse-borne typhus）或典型斑疹伤寒，是普氏立克次体（*R.prowa zekii*）引起的急性传染病，临床特点为持续高热、头痛、斑点样皮疹以及中枢神经系统损害，自然病程一般为2~3周。患该病后数月或数年，可能出现复发，即复发型斑疹伤寒（Brill-Zinsser）。

（1）病原学：普氏立克次体与其他立克次体在形态学上无明显差别，属介于细菌与病毒间的原始细菌，即原核细胞型微生物，比细菌略小，呈微小球杆状，革兰氏染色阴性，通常寄生于人体小血管内皮细胞胞质内。具细胞壁，以二分裂法繁殖，同时含有RNA和DNA，有较复杂而不完整的酶系统，对多种抗菌药物敏感，对热、紫外线和化学消毒剂敏感，56℃ 30分钟和37℃ 5~7小时即可被杀灭，对低温和干燥有较强耐受力，-30℃以下可保存数月至数年。毒素样物质在体外可使人、兔、猴等温血动物红细胞溶解，注入静脉时可引起呼吸困难、血容量减少等。

（2）流行病学：流行性斑疹伤寒患者是该病唯一或主要的传染源。患者自潜伏期末1~2天至退热后数天均具有传染性，传染期约3周，但以第1周的传染性最强。病原体在某些患者体内可长期潜伏于单核-吞噬细胞系统，在人体免疫力降低时即增殖而导致复发。近年来研究发现，飞行松鼠也是普氏立克次体的储存宿主；飞行松鼠分布于美国东部及中部，松鼠间传播的媒介可能是虱或蚤，使人受染的途径仍不明确。体虱是传播该病的主要媒介，迄今为止，以"人—虱—人"的传播方式仍是该病流行病学的基本概念（详见"虱"章节）。曾有实验发现，普氏立克次体在臭虫体内可存活30天。然而，臭虫能否自然地传播该病，还有待于更多的证据。各年龄组对该病均高度易感，15岁以下的儿童病情一般较轻，病后可获得较持久的免疫力。该病呈世界性分布，以冬、春季节多见，欧洲和我国都曾因战争等而发生过多次大流行，近年来发病已大为减少，主要见于非洲。

在20世纪下半叶，臭虫感染变得罕见，被认为是仅发生在从发展中国家返回的旅行者中。然而，近期研究表明臭虫感染的发病率不断上升，在韩国、法国、德国、美国、意大利、澳大利亚等发达国家也已常见报道。国际旅行、移民、虫害防治措施的变化和杀虫剂抗性可能是导致这种吸血昆虫最近在发达国家重新出现的原因。

（3）发病机制和病理：流行性斑疹伤寒的主要发病机制为普氏立克次体引起血管病变，毒素引起毒血症和超敏反应。本病主要引起小血管病变，成增生性、血栓性或坏死性，可见血管内皮细胞大量增生，血栓形成，血管壁有阶段性或圆环形坏死，血管外膜有浆细胞、单核细胞和淋巴细胞浸润，血管周围出现粟粒形"斑疹伤寒结节"或肉芽肿。病变往往呈全身性，真皮、心肌、脑、脑膜、肾、肾上腺、睾丸间质、肝、肺泡壁等部位较显著，从而引起相应的临床表现。中枢神经系统损伤又以大脑灰质、小脑、延髓、基底节、脑桥、延髓等部位为主。

（4）临床表现：该病一般分为典型和轻型两个型，另有复发型斑疹伤寒。①典型：潜伏期为5~21天，平均10天。大多起病急，伴寒战、持久剧烈头痛、全身肌肉酸痛、眼结膜充血，少数患者可有疲乏、头晕、畏寒、低热等前驱症状。主要表现为发热、皮疹、神经系统症状、心血管系统症状等。体温于第2~4天即达高峰（39~40℃以上），第1周呈稽留热，第2周起有弛张趋势，热程一般为14~18天。皮疹为重要体征，见于80%以上的病例，呈圆形或卵圆形，直径约2~4mm，开始为鲜红色斑丘疹，以后转为暗红色，5~7天后消退，遗有棕黄色斑点或脱屑。皮疹一般在病程4~6天出现，开始见于胸、背、腋窝、上臂两侧，1天内可发展至全身，但下肢皮疹较少，面部一般无皮疹。患者可很早出现惊恐、兴奋、剧烈头痛，可伴有神志迟钝、谵妄、昏迷、大小便失禁、吞咽困难等神经系统症状；心率加快，中毒性心肌炎时可出现奔马律、心律失常甚至低血压、休克等。其他可出现肝脾肿大、咳嗽、胸痛、恶心、呕吐、便秘、腹胀，偶有肾功能衰退等。②轻型：热程较短，8~9天，热度较低（39℃左右）；毒血症状较轻；皮疹见于胸腹部，无疹者也有一定比例，神经系统症状轻、时间短；肝脾肿大少见。此型国内近年来多见。③复发型：呈轻型经过，毒血症状和神经系统症状较轻；热程7~11天；无皮疹或稀少斑丘疹；有流行性斑疹伤寒病史；散发，大年龄组发病率较高，国内少有报道。

2. 乙型肝炎　从床铺上捕到的臭虫体内可检测到乙型肝炎表面抗原（HBsAg），阳性率高达11%~67%。成年臭虫以乙型肝炎病毒感染者和未感染乙型肝炎病毒志愿者的血液喂饲54天后，检测臭虫的排泄物，进行病毒DNA和RNA测定。在以乙型肝炎病毒感染者血液喂饲的臭虫及排泄物中可检出乙肝病毒DNA，正常人血喂饲的臭虫及其排泄物中病毒检测阴性，表明乙型肝炎病毒在臭虫的体内可持续存在较长时间，并且通过臭虫的排泄物而散发到环境中，当人们抓破被臭虫叮咬的部位时，臭虫排泄物中的病毒也可能通过抓伤的伤口进入人的血液。以乙肝表面抗原阳性血人工感染臭虫，测定表明受感染过的臭虫能携带表面抗原的时间达122天之久。人血清蛋白在臭虫体内存在最长时限32天，当人的血清蛋白消失以后，乙肝抗原滴度还在升高，并且在HBsAg阳性臭虫中，检测到乙型肝炎核心抗原。大量实验均表明乙肝病毒在臭虫体内复制，可能引起生物学传播，经人工感染雏鸡成功，测出抗HBs的滴度增长了7倍，进一步说明臭虫作为生物学传播媒介的可能性。有流行病学调查证明，人群血清HBsAg阳性者床上的臭虫HBsAg阳性率较阴性者高，阳性人群HBsAg的血清滴度高其床上的臭虫HBsAg阳性率也较高，有臭虫房间的人群HBsAg阳性率较无臭虫房间者高。由于臭虫与人的生活有很密切的关系，它可能是乙型肝炎的传播媒介，但是否能将乙型肝炎病毒传递给人则尚待进一步确定。

3. Q热　Q热立克次体能在臭虫的消化道繁殖，并可随粪便排出，在Q热流行区采集的臭虫有Q热立克次体的存在，因而认为臭虫作为Q热的媒介是可能的。以正常温带臭虫叮刺感染Q热立克次体发烧期的动物，在叮刺感染后第10~35天，以臭虫及其粪便再接种动物，检测到Q热特异性抗体的存在，臭虫通过直接叮刺传播Q热立克次体尚难证实，但立克次体在臭虫体内经过一段时间的发育可以感染动物，臭虫排泄的粪便可以使动物获得感染。臭虫嗜吸人血，繁殖较快，耐饥力和生命力较强，Q热立克次体在臭虫体内最少能存活285天，携带立克次体的臭虫排泄物，污染环境，有通过空气或其他途径传播Q热的可能性。Q热立克次体在臭虫体内是可以发育和繁殖的。但臭虫并不是Q热立克次体理想宿主，因为立克次体在臭虫体内发育缓慢，在感染后25天，尚不能使动物发病，且通过直接叮刺传播Q热立克次体尚难证实。

4. 其他　在臭虫体内曾检测到引起布鲁氏杆菌病的病原体—布鲁氏杆菌、引起恰加斯病（美洲锥虫病）的病原体——克氏锥虫、引起丝虫病的病原体—班氏丝虫和马来丝虫。实验研究提示：鼠疫杆菌可在臭虫肠内存活10~83天；回归热螺旋体可在其体内存活14~15天，并能进一步传染给小白鼠、豚鼠及家兔等；土拉伦斯菌在臭虫体内存活15小时后，仍能进一步传给健康动物，并能继续保持毒力250天之久；麻风分枝杆菌被臭虫摄入后，可在其消化道内存活16天；利什曼原虫在臭虫肠道内可存活35天；天花病毒在其体内不仅能生长繁殖，而且在第17天还能传染给家兔。Hamzaoui等（2019）运用基质辅助激光解吸电离飞行时间质谱（matrix-assisted laser desorption/ionization time of flight mass spectrometry，MALDI-TOF MS）技术能够鉴别、区分臭虫是否感染巴尔通氏体以及感染哪一种巴尔通氏体，符合率高达90%以上。Hamzaoui等

（2019）用回归热包柔氏螺旋体（*Borrelia recurrentis*）感染温带臭虫，发现在感染后 5~10 天的臭虫粪便中检查到具有感染性的回归热包柔氏螺旋体，且在感染后 20 天仍能在臭虫的消化道中发现该病原体，表明温带臭虫可作为回归热包柔氏螺旋体的传播媒介。

臭虫对心理健康的影响。睡眠剥夺是一种严重的医学问题，影响认知、情绪状态和各种生理功能。臭虫感染者会经常因瘙痒抓挠在夜间醒来，导致严重的睡眠障碍，影响情绪，出现不安、害怕、噩梦、高度警觉、情感压抑、焦虑等，甚至会增加自杀的风险。但臭虫感染的心理负担仍有待评估。

七、防制

臭虫是一种世界性分布的害虫，与人类关系甚为密切。在臭虫属中以吸人血为主的只有温带臭虫和热带臭虫两种。虽然臭虫在传播疾病的作用上尚不十分清楚，但由于其频繁叮人吸血，扰人睡眠休息，影响人们的健康和工作，必须加强防制，彻底消灭。根据臭虫的生态、生活习性，针对臭虫生活史环节，采取综合防制措施，可有效控制或消灭臭虫。

（一）加强卫生宣传教育

臭虫在 20 世纪 90 年代前一直被我国列为“四害”之一，是一种十分重要的卫生害虫。后来，经过几十年的大力防制，随着国民经济的飞速发展、人民生活水平的提高，臭虫的危害较少发生，臭虫作为“四害”之一的位置被蟑螂所替代。但进入 21 世纪后，我国及欧美各国均发现臭虫的死灰复燃现象。据报道，在我国驻豫、陕部队营地、北京郊区的建筑工地以及乌鲁木齐的涉外宾馆等均发生臭虫的侵害。美国《国家地理》杂志评出的 2004 年十大离奇发现报道了美国重新发现嗜血臭虫，已有 28 个州有臭虫叮咬人事件的发生。所以，决不能以为臭虫作为“四害”之一的位置已被蟑螂所替代，似乎就可以不重视臭虫的医学地位了，“旧四害”“新四害”都是重要的卫生害虫。应加强科普宣传，让群众重新认识臭虫，重视臭虫的输入性扩散。若发现虫情，立即报告，及时调查，适时处理，以防蔓延。

（二）环境防制

臭虫的孳生与环境卫生差有很大关系，改造居室内外环境、破坏臭虫栖息孳生场所是根除臭虫的关键。在搞好室内、外环境卫生的同时，做好室内臭虫防制和杜绝外来臭虫入侵，是环境防制中不可缺少的两个重要方面。

1. 室内臭虫防制　彻底打扫室内卫生，将垃圾焚烧，清除、更换居所内所有能供臭虫隐匿的杂物。全面检查一切可能隐藏臭虫的居所，掌握臭虫在居所内的孳生或分布情况，不留死角。检查的重点是床铺的板隙、门窗及其邻近墙面的缝隙或护墙板缝；其次是天花板、墙纸的接缝处以及鼠洞、地板裂缝等。对那些可作为臭虫孳生地的场所，可用粘土、油灰、胶泥、石膏、石灰、水泥等填空嵌缝；同时更换糊墙纸，洗晒床架、床板、被单、蚊帐等，使臭虫无孳生栖息条件。常采用石膏油灰封堵臭虫孳生的缝隙，具体方法是：石膏 6 两，桐油 1.5 两，松香油 2.5 两，加水适量，充分调匀即可。将石膏油灰嵌入天花板、地板和墙体的裂缝内，如缝隙太大，亦可先用油灰填塞。如为鼠洞，可用调好的水泥封堵。若臭虫的孳生较为严重，也可用杀虫剂混入油灰内，然后再堵塞缝隙。若裂缝较大，亦可先用木条或竹片填塞，然后再用油灰嵌缝。集体宿舍应提倡睡金属材料的床铺，尽量不用木制床或木制床板，以控制臭虫的孳生场所。

2. 杜绝外来臭虫入侵　应加强检疫制度，严防将交通工具、行李、货物等隐藏的臭虫带入。对外来人员或外出归来人员的行李、家具以及所穿衣服、携带物品等先安置在一个不易扩散的地方，经检查后，确认无臭虫虫卵、若虫、成虫后，方可携入。若发现臭虫，应及时杀灭，以防扩散。同时，还应追根溯源，对臭虫原发孳生地进行彻底处理。

3. 物理防制　采用物理手段防制臭虫，收效快、对环境污染少，特别适用于居所的杀虫。臭虫对温度较为敏感，过高或过低的温度都可杀死臭虫（表 26-2）。在夏秋季节，可利用烈日暴晒臭虫栖息的物品；在隆冬季节，亦可利用严寒冷冻臭虫栖息的物品或其栖息处。这些措施均可收到良好的杀虫效果。常用方法有人工捕杀法、烫洗暴晒法、蒸汽喷灌法等。

（1）人工捕杀法：人工方法敲击床架、棕绷、炕席、草垫、家具等，将臭虫震下处死。缝隙中的臭虫用长针将其挑出，予以杀死。

表 26-2　一定温度对臭虫致死的作用时间

虫期	致死温度/℃	作用时间/(h:min)
成虫	44.0	1:00
	40.0	21:00
	-17.0	2:00
	-18.0	1:00
若虫	45.0	0:25
	44.0	1:50
虫卵	45.0	1:00
	44.0	24:00

(2) 烫洗暴晒法：烫洗或暴晒床板、草席、桌椅、家具、衣被、蚊帐等所有可烫洗或日光暴晒的物品，并组织人员扑打、杀灭爬出的臭虫。经 45℃热水 1 小时，臭虫成虫和虫卵即可全部烫死，而若虫只需 15 分钟就可死亡。故用沸水烧烫床板、棕垫以及家具、居所的墙壁和地板等缝隙可迅速杀死臭虫。浇烫时，把水壶嘴对准缝隙，动作慢些，反复浇烫几遍，以便彻底杀灭虫体。

(3) 蒸汽喷灌法：用各种蒸汽发生器，借蒸汽压力从喷头的小孔喷出，以烫杀缝隙内的臭虫成虫、若虫和虫卵。

4. 化学防制

(1) 杀虫剂：施用杀虫剂杀灭臭虫，方法简便易行，而且杀虫迅速，便于推广。以往常用的杀虫剂有：0.5% 丙体六六六(gamma hexachlorocyclo hexane)、5% 的滴滴涕(dichlorodiphenyl trichloroethane，DDT)、0.5%~1.0% 溴硫磷(bromophos)、1.0% 皮蝇磷(fenchlorphos，ronnel)、0.5%~1.0% 杀螟松(fenitrothion)等(表 26-3)。因有些药物存在较强的残留毒性，现已禁用。目前，常用敌敌畏(diethyldichlorovinyl phosphate)、倍硫磷(fenthion)、敌百虫(dipterex)、除虫菊酯(pyrethrins)和拟除虫菊酯(synthetic pyrethroids)类等。除虫菊酯和拟除虫菊酯类已被世界各国广泛使用，主要有除虫菊素(pyrethrins)、胺菊酯(tetramethrin)、丙烯菊酯(allethrin)、二氯苯醚菊酯(permethrin)、溴氰菊酯(deltamethrin)、氯氰菊酯(cypermethrin)、杀灭菊酯(fenvalerate)等几十种。化学防制中安全用药很关键，喷药时应戴口罩，将居所关闭时，人应立即离开现场。

无论用何种药物灭臭虫必须做到面广，并经常持久用药才能达到彻底根除的目的。化学防制多间居所或一栋楼时要同时动手，喷杀药物最好上午进行，灭虫后将门、窗关闭 4 小时，再通风 2 小时后人方可入内。

表 26-3　世界卫生组织(WHO)认为安全有效的杀虫剂及其常用浓度

杀虫剂名称	配制浓度/%
滴滴涕(二二三，dichlorodiphenyl trichloroethane，DDT)	5.0
敌敌畏(diethyldichlorovinyl phosphate，DDVP)	0.5
六六六(hexachlorocyclo hexane，HCH)	0.5
倍硫磷(fenthion)	0.5~1.0
溴硫磷(bromophos)	0.5~1.0
碘硫磷(iodfenphos)	0.5~1.0
马拉硫磷(malathion)	1.0~2.0
皮蝇磷(fenchlorphos，ronnel)	1.0
虫螨磷(pirimiphos methyl)	1.0
杀螟松(fenitrothion)	0.5~1.0
二嗪农(diazinon)	0.5
增效除虫菊酯(synergized pyrethrins)	0.2

有些药物只能杀死臭虫的成虫和若虫，对卵无作用，经过 7~10 天卵又孵出小的若虫，再行杀虫处理。这样每隔 1 周处理 1 次，连续处理 2~3 次，方可彻底杀灭臭虫。常用施药方法有滞留喷洒、热烟雾熏蒸等，近年来研制的灭臭虫药纸具有效果可靠、使用方便、节约药物、易于携带、安全无害等优点。

（2）施用方法：

1）滞留喷洒：用 0.5%~1% 的倍硫磷（每平方米 50~100ml）或 0.5%~1% 敌敌畏（每平方米 100~150ml）或 2.5% 氯氰菊酯可湿性粉剂（每平方米 25~30mg）等喷洒或涂涮床、家具、墙壁的表面及缝隙等臭虫隐匿场所和可疑栖息场所。亦可用倍硫磷微胶囊，按每张单人床平均 6g 计算，加适量水稀释后喷洒或涂刷床板、床架和墙壁的洞穴缝隙等，注意床板上的药液干后不要擦拭，直接铺上被褥即可。由于倍硫磷微胶囊在制作过程中加入了香精，加之囊壁的阻隔作用，使药物的臭味大大减小，一次处理，有效期可达 6 个月以上，很适合室内滞留喷洒。

2）热烟雾熏蒸：采用右旋苯氰菊酯烟雾剂用 TF35 热烟机进行施药，每个封闭房内施药剂量约每平方米 10mg。滞留喷洒和热烟雾熏蒸施药方法均有较好的杀臭虫效果，热烟雾熏蒸见效快，但无持效性，需进行 2 次熏杀，可造成人力、物力、财力浪费。

3）灭臭虫药纸：由兰州军事医学研究所研制，将有机磷类杀虫剂、拟除虫菊酯类杀虫剂、助溶剂、香料等按比例配制后，附着于市售普通包装纸上，经干燥处理后，按需要裁剪成合适大小，置于密闭塑料袋包装备用。使用时，先将床上的被褥卷起，然后把药纸铺在床板上，再把被褥放回原处即可。如果墙壁上有臭虫时，最好把药纸在床板与墙壁接触的地方向上折叠 10cm，这样有利于臭虫来回爬行时接触药纸，提高杀虫效果。该药纸以触杀的方法杀灭臭虫，臭虫接触药纸 1 分钟，24 小时内全部死亡，接触时间越长，死亡时间越短。用药纸杀灭臭虫，不需任何器具，打开药纸平铺在床板上即可；如果搬迁住处，可把药纸收起，带到新的住处继续使用，易于携带。该药纸是按确定的工艺程序制作的，用药量准确，克服了用药量过多造成的浪费，又解决了用药量不足影响杀虫效果和产生抗药性的问题。使用时对环境无污染，不会引起人畜中毒。臭虫由卵发育为成虫的整个发育过程为 30~40 天，每年活跃期一般为 6~7 个月，该药纸的有效时间 9 个月以上，每年在臭虫开始活动时铺用 1 次，可以满足 1 年的防制需要。研究发现，铺用药纸的房间内，蚂蚁、跳蚤、千足虫等昆虫数量明显减少，提示该药纸具有一定的广谱杀虫作用，可有效解决野营时的爬行昆虫防制问题。

自 2010 年以来，随着形态学、生物化学和行为学的深入研究以及转录组、基因组学的广泛应用，臭虫抗药性机制的研究也取得了一定的进展。有研究表明通过表皮增厚或重塑而产生的穿透抗性、通过解毒酶（例如细胞色素 P450 单氧酶和酯酶）活性的增加而产生的代谢抗性、通过击倒抗性基因（knockdown resistance，kdr）突变而产生的抑制抗性，已经被实验确认为臭虫对杀虫剂产生抗性的新机制，如 Awat 等（2020）从伊朗德黑兰省收集了 35 份热带臭虫，对其耐药情况进行了分析，发现 11 份样品出现了 kdr 的点突变，提示该地区出现臭虫耐药性可能与拟除虫菊酯滥用有关。其他耐药机制，包括行为耐药、某些类型的生理耐药（通过点突变增加酯酶活性、谷胱甘肽 s-转移酶、靶位不敏感、GABA 受体不敏感等）、共生体介导的耐药机制还有待进一步研究。

5. 生物防制　在自然界，蜘蛛、蚂蚁、螨类、锥蝽和蝇虎等昆虫都是臭虫的天敌。但在实验室，如何利用其他生物来杀灭臭虫，还很少有报道。不过，利用特定的臭虫病原体来进行杀灭臭虫这一生物防制思路取得一些进展，例如，球孢白僵菌（*Beauveria bassiana*）是一种公认的昆虫病原体，基于该菌孢子（spore）制备的昆虫杀虫剂 Aprehend 可有效杀灭对拟除虫菊酯药物耐药的臭虫，若联合其他类型杀虫剂，效果更好。

（三）加强监测

为了减少臭虫的扩散，监测十分必要。不仅有助于臭虫防控，同时，防控效果也要通过监测去了解。因此无论是臭虫发生调查还是防控效果评估，臭虫种群的监测都是非常重要的一步。为此，我国国家卫生健康委员会（2020）颁布了臭虫密度监测的国家标准，标准规定了臭虫密度监测方法，包括目测法、粘捕法，为室内或交通工具（如卧铺）中的臭虫密度监测提供了参照。

目前市场上出现了使用二氧化碳、散热装置以及模拟熟睡人类释放的气味化学物组成的臭虫诱捕器；新近根据酵母产生二氧化碳的原理，将 150g 酵母、750g 糖和 3L 40℃热水混合在一起放入一大的容器内，再将盛放液体的容器放在一陷阱上,是一种简易、方便的臭虫引诱装置,效果较好。

八、研究技术

近二十年来,人们对臭虫的研究似乎较少。然而,美国纽约人又饱受臭虫之害,并因此将臭虫定为"第一害虫"。可见,对臭虫还是要给予重视,并不断地进行探讨。研究的重点是:

第一,要继续研究臭虫的生物学特性。随着分子生物学技术的广泛应用,臭虫的基因组和转录组图谱已经陆续公布,这将极大促进臭虫分子生物学特性的研究,如基于基因或蛋白的分子检测、耐药机制的研究等。另外,一些新技术的应用也为快速鉴定臭虫种群和阐明耐药机制提供了新的手段,如 Benkacimi 等(2020)运用基质辅助激光解吸电离飞行时间质谱(matrix-assisted laser desorption/ionization time-of-flight mass spectrometry,MALDI-TOF MS)技术从 143 份样品中区分鉴定温带臭虫和热带臭虫,结果发现该方法能够鉴定至种水平,从而为区分鉴定臭虫种类提供了新的辅助技术。

第二,要继续研究臭虫与疾病的关系。除了做实验动物模型外,还要仔细地观察其自然感染现象,以进一步弄清它与某些虫媒病的关系,并更深入地研究其病原学、流行病学、病理变化与发病机制以及临床表现等。

第三,要继续研究杀虫剂对臭虫的灭虫机制和施用技巧,提高灭虫效果。同时,还要仔细比较杀虫剂对臭虫不同发育时期灭虫效果的差异,以便指导现场科学、合理地使用各种杀虫药物。

第四,要进一步从遗传学和分子生物学的角度,采用现代科学手段研究臭虫的生殖基因及遗传特性,然后通过改变其遗传基因,达到控制臭虫生殖的目的,以不断提高防制效果。

第二节 猎蝽科

猎蝽科(*Reduviidae*),又称食虫蝽科,源于拉丁文 Reduria,为倒刺、碎片的意思,隶属于半翅目猎蝽总科。大部分虫种为捕食性,以各种昆虫及其他节肢动物为食。少数种类只有吸食脊椎动物或人的血液,才能继续存活和繁衍,因此成为传播美洲锥虫病等疾病的重要昆虫媒介。目前,世界已知虫种 3 000 个以上,我国已知 400 余种,主要分布在热带和亚热带地区。中国种类分属于 14 个亚科,其中光猎蝽亚科(*Ectrichodiinae*)、盗猎蝽亚科(*Piratinae*)、猎蝽亚科(*Reduviinae*)、细足猎蝽亚科(*Stenopodinae*)、真猎蝽亚科(*Harpactorinae*)包括种类众多,最为常见。另外,只有锥蝽亚科的部分种类吸食脊椎动物或人的血液,传播人类疾病,因此重点介绍锥蝽。

一、形态学

猎蝽科昆虫为小形至中形昆虫,部分虫种体型较大,头部在复眼后方缢缩,3 节的喙向腹面弧状弯曲,端部放置在前胸腹面的一条纵沟中,这些特征是识别猎蝽科昆虫的主要依据。少数种类无翅。很多种类前足为捕捉足。

(一)成虫

体型为中型或大型昆虫,略扁,长 25~32mm,呈褐色或黑色,在前胸或腹侧缘常有红色或黄褐色斑纹。

头部:头相对较小,长圆锥形,唇基和前唇基突出。口器为刺吸式,喙 3 节,下唇不能弯曲,不用时藏在头下方和二前足基节之间,吸食时向前端伸出。头两侧有 1 对凸出的复眼,在二复眼后缘的连线中间有 1 对单眼。复眼的颜色同其体色相近,也有白色或红色复眼的锥蝽。触角细长,分4节,一般为头长的3~4倍。

胸部:前胸前端较窄,背板宽大,往后逐渐增宽。小盾片发达,呈三角形。中胸生有两对翅膀,前翅的基部为革质、色深,端部为膜质;整个后翅均为膜质。前、中、后胸分别着生1对足,均细长;其跗节又分为3节,末端有爪 1 对;雄虫的前、中足的胫节上有凹陷的胫窝。飞行时,后翅以钩卷式联锁方式和前翅紧密相连;停息时,后翅折叠,覆盖在腹背部,前翅则交叉重叠在后翅上。

腹部:背面较平坦,腹面呈弧形隆起,其侧缘扁平且外展;在背、腹板会合部的腹缘凸出,称侧接缘。成虫的侧接缘有黄色或棕色甚至红色的色斑,具有重要的分类价值。成虫的外生殖器发达,雌虫的腹部尾端略尖或呈叶片状，而雄虫的尾端钝圆；二者尾端均无尾须（图 26-12）。

内部结构：内部结构与臭虫相似，具有完整的呼吸、消化、循环、生殖、排泄及内分泌等器官系统，但多无臭腺。口器由 1 个上唇、1 对上颚、1 对下颚及 1 个下唇构成；下唇在吸血时不能弯曲。

（二）若虫

若虫分 5 龄，外形酷似成虫。初龄若虫无翅，体色较淡；二龄若虫有短翅，5 龄若虫翅变长，生殖器官尚未发育成熟。各龄若虫的形态差异甚微，一般可按头壳的大小和足的厚度加以区分。

（三）卵

椭圆形或长椭圆形，长约 2mm，两端略平，前端有一卵盖，若虫即从卵盖处孵出。初产卵的卵壳和卵盖呈乳白色，然后逐渐变为淡黄色或淡红色。有些虫种的卵壳薄，透过卵壳可见卵内的胚胎。

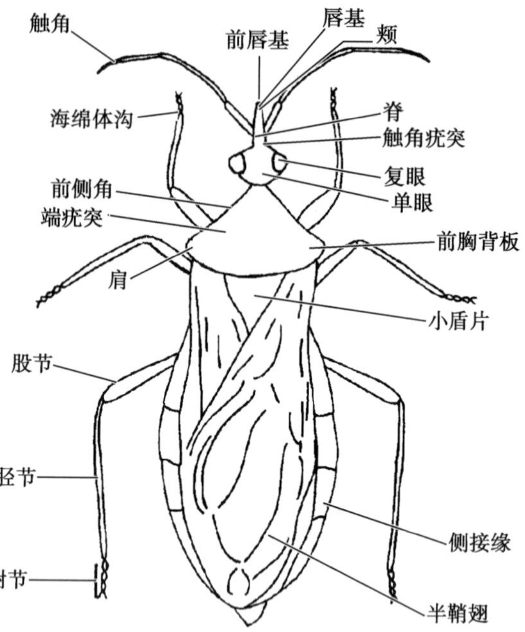

图 26-12 锥猎蝽（♂）外部形态
（仿 蔡邦华、徐芳南）

二、分类

锥蝽的头部狭长，稍呈锥形而得名。锥蝽重要种类分属于该亚科的锥蝽属（*Genus Tritoma*）、攀锥蝽属（*Genus Panstrongylus*）和红猎蝽属（*Genus Rhodnius*）。

（一）猎蝽科内有吸人血习性的各亚科检索表（引自《实用医学昆虫学》，1980）

1. 触角较头长，露出在外面，分 4 节；喙分 3 节，它的长度可至前足的基节处；如有单眼时，它的位置在复眼的后面，或在一个横的凹陷处后面（猎蝽科）……2
2. 翅膜上有一个或更多的封闭脉室；前足基节的长度通常不到它阔度的两倍……3
3. 胸背板在中部之后缩小；有单眼……黑蝽亚科
   胸背板在中部或接近中部缩小；有单眼，在复眼之后；触角在第二节不再分……4
4. 头长；头在复眼后通常无缩小部分；无后胸臭腺；触角在头的侧面；喙狭而直；单眼在头后两侧的斜形突起或结节上……锥蝽亚科
   头较短；头在复眼后有横的缩小部分；有后胸臭腺；触角在头顶，不是连接在长斜形结节上，喙粗而弯……猎蝽亚科

（二）与传播疾病有关的几种锥蝽

锥蝽亚科大约有 14 属，89 种。能传播疾病的锥蝽主要属于锥蝽属（*Genus Tritoma*）、攀锥蝽属（*Genus Panstrongylus*）和红猎蝽属（*Genus Rhodnius*）。

1. 红带锥蝽（*Tritoma rubrofasciata*） 成虫长约 22mm，宽约 8mm，黑褐色。头比胸短，头及前胸的背部表面呈颗粒状。喙的基节长为中间一节的 1/2，比末节长得多。触角位于头端与复眼连线的中点，翅短于腹部（图 26-13）。红带锥蝽主要分布于热带和亚热带地区。在美洲，已发现本虫可传播克氏锥虫病。红带锥蝽又称广锥猎蝽，在我国主要分布于福州、厦门、柳州、广州及海南岛等地。

2. 长红猎蝽（*Rhodnius prolixs*） 小型猎蝽，触角在头的顶端，胸背板的后侧两角钝圆，其卵常附着在棕榈树叶上，当人们用棕榈树叶盖屋顶时，此种锥蝽随之侵入室内。长红猎蝽是委内瑞拉、哥伦比亚及中美洲的北部传播克氏锥虫病的重要媒介。在巴拿马地区，以浅色红猎蝽（*Rhodniu pallescens*）为主；在巴西的亚马孙河以南，还存在一种在形态上与其相似的红猎蝽（*Rhodniu neglectus*），它们孳生在棕榈树冠部，有时可侵入民房孳生、繁殖。

3. 侵扰锥猎蝽（*Tritoma infestans*） 体色较深，广泛分布于巴西、阿根廷、智利、秘鲁南部、巴拉圭、乌

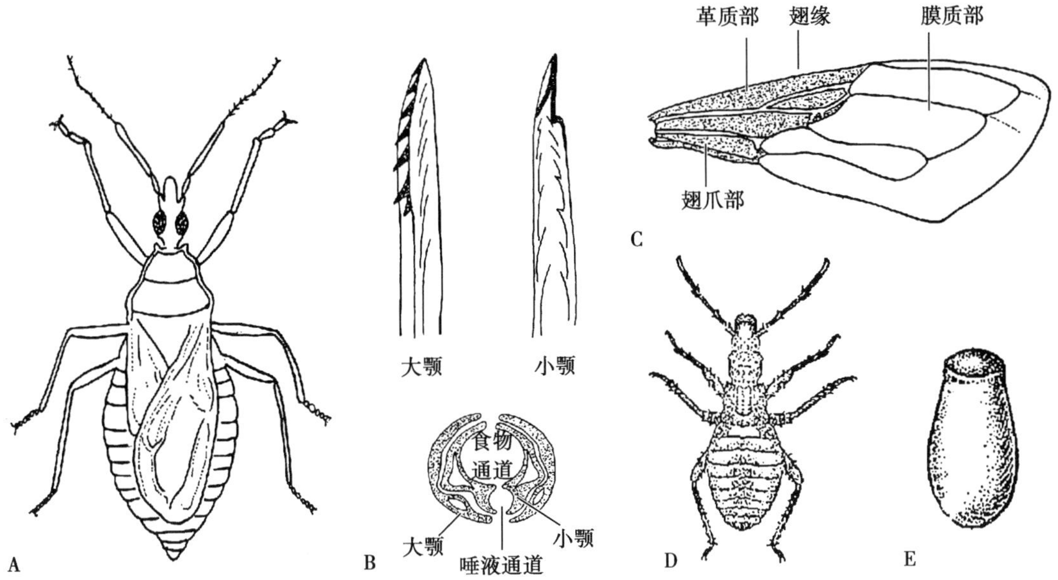

A. 雌性成虫；B. 口器横切面；C. 前翅；D. 幼虫（即1期稚虫）；E. 卵。

图 26-13 红带锥蝽

（仿 徐芳南，甘运兴）

拉圭、玻利维亚等国家和地区，是南美洲克氏锥虫病的重要传播媒介。

4. 大全圆蝽（*Panstrongylus megistus*） 虫体比侵扰锥猎蝽大，但分布范围较后者小。大全圆蝽本为克氏锥虫病最主要的传播媒介，但目前巴西很多地区已被侵扰锥猎蝽所替代。不过，本虫种在最初的分布区域仍然保持着野栖型特性，成为当地克氏锥虫病最重要的家栖型传播媒介。

5. 巴西锥蝽（*Tritoma braziliensis*） 外形与骚扰锥蝽相似，体色较浅，为巴西东北部灌木林地区克氏锥虫病的主要传播媒介。

6. 分析锥蝽（*Tritoma dimidiata*） 虫体颇大，体色鲜明，是中美洲克氏锥虫病的重要传播媒介。

（三）锥蝽亚科中与传播疾病有关的几个属检索表（引自《实用医学昆虫学》，1980）

1. 胸背板后侧两角突出成尖刺状……尔太锥蝽属（*Eratyrus*）
   胸背板后侧两角钝圆……2
2. 触角在头的顶端……长红猎蝽（*Rhodnius*）
   触角的位置不是这样……3
3. 触角在复眼的直前……攀锥蝽属（*Panstrongylus*）
   触角在复眼与头端的中间……4
4. 喙的第二和第三节的长度相等……*Neotriatoma*
   喙的第三节短于第二节……5
5. 喙第一节较第二节稍短……骚扰锥蝽（*Triatoma*）
   喙第一节的长度不到第二节的一半……*Eutriatoma*

三、生物学

锥蝽的生活史为渐变态，包括卵、若虫和成虫三个发育时期，其中若虫又分为1~5龄（图26-14）。

卵期发育时间的长短随气温高低而不同，一般为7~60天。每只雌虫每次产卵8~12粒，在3~12个月内可产卵100~600粒。有些种类产卵量更多，如长红锥蝽的雌虫在30℃温度条件下，可产出701粒卵。

各龄若虫的发育一般需要40~50天。发育过程中需蜕皮一次，蜕皮前需吸血一次以上。但初龄若虫的蜕皮时间较短；然后，随着若虫龄期的增长，蜕皮的速度则逐渐变慢。

若虫发育为成虫完成生活史所需要的时间随虫种、环境温度、宿主情况及吸血频度的不同而异。一般

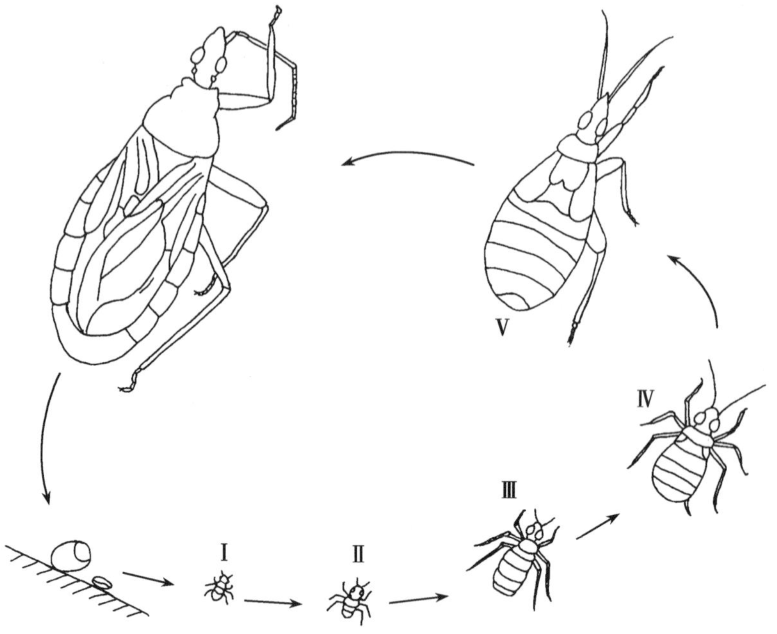

图 26-14 锥蝽的生活史
（仿 Schofield 等）

将锥蝽的生活史分为年发生 1 代、年发生 2 代及 2 年发生 1 代三种类型。在自然条件下，从虫卵发育到成虫所需要的时间一般为 1~2 年。成虫的寿命一般为 1~2 年。

四、生态学

锥蝽的栖息场所随种类而异。通常将锥蝽分为野栖类和家栖类两大类。野栖类主要栖息在野外的树丛、树洞或岩洞、瓦砾下和土缝等处；家栖类主要生活在居室的墙角、墙缝、鼠洞、屋顶或住房周围的畜厩、柴垛及垃圾堆中。

锥蝽的吸血对象十分广泛，如哺乳类、鸟类、爬行类，甚至两栖类及其同类或臭虫的血均可为其所吸食。动物气味和体温是引导其攻击的主要原因。锥蝽的刺吸式口器，喙长，分 3 节，吸血时伸长，不用时弯入前胸腹面沟内。刚孵化出来的若虫经 2~3 天即开始吸血，各个龄期的若虫都必须饱血才能蜕皮。多数种类的虫体饱血需 20~30 分钟，但由于各种干扰因素的影响，常需多次吸血才能达到饱血的程度而蜕皮。锥蝽多于夜间、在动物或人入睡、休息时开始吸血；少数吸夜行动物或蜥蜴血液的锥蝽则通常在白天吸血。锥蝽的吸血量因虫种及龄期而异，若虫的吸血量可达本身体重的 9 倍；成虫的吸血量可达本身体重的 2~4 倍；五龄若虫的吸血量为最大。锥蝽多叮咬人的面部，喜欢寻找皮肤较薄的区域吸血，特别是皮肤黏膜交界处如唇部、眼睑等，故被称为"接吻虫（kissing bug）"，同时也会叮咬其他部位。

锥蝽吸血时及吸血后不断地排粪，粪便内含有剩余的水分和血餐，主要为尿酸及未消化的蛋白质，还可能有大量的病原体，可经皮肤伤口或手指触抓携带至眼、口、鼻等部位侵入人体。锥蝽常将其粪便排泄在叮咬部位附近，这在流行病学上具有十分重要的意义。锥蝽有一定的活动能力，成虫既能飞行亦能爬行，而若虫只能爬行。通常夏季为锥蝽的羽化高峰，在秋季还有一个小高峰，但相邻世代之间往往存在着重叠现象。

锥蝽越冬形式多样，有的通过卵，有的通过成虫，但大多以末龄若虫越冬。

近来有研究关注锥蝽的肠道菌群。目前已知锥蝽的肠道菌群由 17 个属 151 种组成，且已经分离培养出超过 57 种肠道细菌。研究发现肠道菌群在锥蝽的生长、发育与代谢中发挥重要的作用。例如，有研究表明这些肠道菌群可产生锥蝽食物中缺乏的维生素 B，从而为锥蝽提供营养物质。另外，2020 年有学者通过 16S 基因测序研究了红带锥蝽不同发育阶段其肠道菌群组成的变化，发现沙雷菌属（*Serratia*）和伯克霍尔德菌属-卡巴拉菌属-拟伯克霍尔德菌属（*Burkholderia-Caballeronia-Paraburkholderia*）是 1 期幼虫的优势菌群，而臭杆菌属（*Odoribacter*）是 2 期幼虫的优势菌群。研究还发现菌群的数量和组成受外界环境影响巨大，如实验室饲养的锥蝽肠道菌群中的葡萄球菌属其丰度要比野外捕获的锥蝽高得多。另外，不同种锥蝽其肠道菌群丰度和组成差异也很明显。

五、中国重要种类

据文献记载，中国已知400余种，大部分种类分布于南方福建、云南、广西等地，有些种类在国内分布较广，摘录部分如下。

1. 蚊猎蝽亚科（*Emesinae*）
   - 蚊猎蝽属（*Gardena*）
     - 黄环蚊猎蝽（*Gardena melinarthrum*）
   - 二节蚊猎蝽属（*Empicoris*）
     - 红痣二节蚊猎蝽（*Empicoris rubromaculatus*）
   - 大蚊猎蝽属（*Myiophanes*）
     - 大蚊猎蝽（*Macracanthopsis tipulina*）
2. 盲猎蝽亚科（*Saicinae*）
   - 加盲猎蝽属（*Gallobelgicus*）
     - 刺胫加盲猎蝽（*Gallobelgicus typicus*）
   - 盲猎蝽属（*Polytoxus*）
     - 中褐盲猎蝽（*Polytoxus ruficeps*）
     - 小盲猎蝽（*Polytoxus minimus*）
3. 绒猎蝽亚科（*Tribelocephalinae*）
   - 冠绒猎蝽属（*Apocaucus*）
     - 冠绒猎蝽（*Apocaucussinicus sinicus*）
   - 绒猎蝽属（*Tribelocephala*）
     - 瓦绒猎蝽（*Trbelocephalus walkeri*）
   - 锥绒猎蝽属（*Opistoplatys*）
     - 大锥绒猎蝽（*Opistoplatys majusculus*）
     - 褐锥绒猎蝽（*Opistoplatys mustela*）
     - 宽额锥绒猎蝽（*Opistoplatys seculusus*）
4. 毛猎蝽蝽亚科（*Holoptilinae*）
   - 毛猎蝽属（*Holoptilus*）
     - 树毛猎蝽（*Holoptilus silvanus*）
5. 飒猎蝽亚科（*Salyavatinae*）
   - 剑猎蝽属（*Lisarda*）
     - 晦纹剑猎蝽（*Lisarda rhypra*）
   - 锤胫猎蝽属（*Valentia*）
     - 小锤胫猎蝽（*Valentia hoffmanni*）
   - 叶胫猎蝽属（*Petalochirus*）
     - 叶胫猎蝽（*Petalochirus spinosissimus*）
6. 光猎蝽亚科（*Ectrichodiinae*）
   - 健猎蝽属（*Neozirta*）
     - 环足健猎蝽（*Neozirta eidmanni*）
   - 叉盾猎蝽属（*Ectrychotes*）
     - 南方光猎蝽（*Ectrychotes linanensis*）
     - 黑叉盾猎蝽（*Ectrychotes andreae*）

缘斑叉盾猎蝽(*Ectrychotes comotti*)
斯猎蝽属(*Scadra*)
滇红斯猎蝽(*Scadra rubida*)
褐斯猎蝽(*Scadra wuchenfui*)
赤猎蝽属(*Haematoloecha*)
黑环赤猎蝽(*Haematoloecha rubescens*)
福建赤猎蝽(*Haematoloecha fokiensis*)
副斯猎蝽属(*Parascadra*)
红副斯猎蝽(*Parascadra rubida*)
7. 椎猎蝽亚科(*Triatominae*)
椎猎蝽属(*Triatoma*)
广椎猎蝽(*Triatoma rubrlfasciata*)
华椎猎蝽(*Triatoma sinica*)
8. 盗猎蝽亚科(*Piratinae*)
宽背猎蝽属(*Androclus*)
无突宽背蝽[*Androclus*(*Dicraotropis*)*pictus*]
伐猎蝽属(*Phalantus*)
粒伐猎蝽(*Phalantus geniculatus*)
哎猎蝽属(*Ectomocoris*)
黑哎猎蝽(*Ectomocoris atrox*)
二星哎猎蝽(*Ectomocoris biguttlus*)
亚哎猎蝽[*Ectomocoris*(*Biarmcoris*)*yayeyamae*]
隶猎蝽属(*Lestomerus*)
红股隶猎蝽(*Lestomerus femoralis*)
盗猎蝽属(*Peirates*)
细盗猎蝽(*Pirates lepturoides*)
黄纹盗猎蝽(*Pirates atromaculatus*)
乌黑盗猎蝽[*Pirates*(*Peirates*)*turpis*]
直头猎蝽属(*Sirthenea*)
黄足直头猎蝽(*Sirthenea flavipes*)
9. 猎蝽亚科(*Reduviinae*)
萧猎蝽属(*Hsiaochuuna*)
褐萧猎蝽(*Pasiropusis bicolor*)
跃猎蝽属(*Peregrinator*)
双环跃猎蝽(*Peregrinator biannulipes*)
荆猎蝽属(*Acanthaspis*)
黄革荆猎蝽(*Acanthaspis westermanni*)
圆斑荆猎蝽(*Acanthaspis geniculata*)
红荆猎蝽(*Acanthaspis ruficeps*)
淡带荆猎蝽(*Acanthaspis cincticrus*)
委猎蝽属(*Velitra*)
斑翅委猎蝽(*Velitra melanomeris*)
平腹猎蝽属(*Tapeinus*)
红平腹猎蝽(*Tapeinus fuscipennis*)

梭头猎蝽属(*Psophis*)
红梭头猎蝽(*Psophis consanguines*)
猎蝽属(*Reduvius*)
桔红背猎蝽(*Reduvius tenebrosus*)
双色背猎蝽(*Reduvius gregoryi*)
红缘猎蝽(*Reduvius lateralis*)
红斑猎蝽(*Reduvius nigrorufus*)
短猎蝽属(*Brachytonus*)
李短猎蝽(*Brachytonus lii*)

10. 细足猎蝽亚科(*Stenopodinae*)
长足猎蝽属(*Stachyotropha*)
长足猎蝽(*Stachyotropha punctifera*)
新舟猎蝽属(*Neostaccia*)
新舟猎蝽(*Neostaccia plebeja*)
舟猎蝽属(*Staccia*)
淡舟猎蝽(*Staccia diluta*)
长背猎蝽属(*Neothodelmus*)
长背猎蝽(*Neothodelmus yangmingshengi*)
垢猎蝽属(*Caunus*)
垢猎蝽(*Caunus noctulus*)
敏猎蝽属(*Thodelmus*)
敏猎蝽(*Thodelmus falleni*)
斑猎蝽属(*Canthesancus*)
小菱斑猎蝽(*Canthesancus geniculatus*)
梭猎蝽属(*Sastrapada*)
娇梭猎蝽(*Sastrapada baerensprungi*)
短翅梭猎蝽(*Sastrapada brevipennis*)
壮梭猎蝽(*Sastrapada robusta*)
敏梭猎蝽(*Sastrapada oxyptera*)
普猎蝽属(*Oncocephalus*)
环足普猎蝽(*Oncocephalus annulipes*)
双环普猎蝽(*Oncocephalus breviscutum*)
短斑普猎蝽(*Oncocephalus confusus*)
粗股普猎蝽(*Oncocephalus impudicus*)
颗普猎蝽(*Oncocephalus impurus*)
南普猎蝽(*Oncocephalus philippinus*)
毛眼普猎蝽(*Oncocephalus pudicus*)
圆肩普猎蝽(*Oncocephalus purus*)
盾普猎蝽(*Oncocephalus scutellaris*)
凹颊猎蝽属(*Aulacogenia*)
小角凹颊猎蝽(*Aulacogenia corniculata*)
流浪凹颊猎蝽(*Aulacogenia errabunda*)
刺胸猎蝽属(*Pygolampis*)
窄刺胸猎蝽(*Pygolampis Angusta*)

污刺胸猎蝽(*Pygolampis foeda*)
赭刺胸猎蝽(*Pygolampis rufescens*)
中刺胸猎蝽(*Pygolampis simulipes*)
双刺胸猎蝽(*Pygolampis bidentata*)
小刺胸猎蝽(*Pygolampis longipes*)
11. 杆猎蝽亚科(*Rhaphidosominae*)
杆猎蝽属(*Hoffmanncoris*)
杆猎蝽(*Hoffmannocoris spinicollis*)
12. 真猎蝽亚科(*Harpactorinae*)
长头猎蝽属(*Henricohahnia*)
众突长头猎蝽(*Henricohahnia cauta*)
锥头长头猎蝽(*Henricohahnia monticola*)
长头猎蝽(*Henricohahnia vittata*)
塔猎蝽属(*Tapirocoris*)
齿塔猎蝽(*Tapirocoris denstus*)
刺猎蝽属(*Sclomina*)
齿缘刺猎蝽(*Sclomina erinacea*)
棘猎蝽属(*Polididus*)
棘猎蝽(*Polididus armatissimus*)
轮刺猎蝽属(*Scipinia*)
轮刺猎蝽(*Scipinia horrida*)
角轮刺猎蝽(*Scipinia srbula*)
齿胫猎蝽属(*Rihirbus*)
多变齿胫猎蝽(*Rihirbus trochantericus*)
华齿胫猎蝽(*Rihirbus sinicus*)
弯胫猎蝽属(*Camptibia*)
褐弯胫猎蝽(*Camptibia obscura*)
菱猎蝽属(*Isyndus*)
褐菱猎蝽(*Isyndus obscurus*)
毛翅菱猎蝽(*Isyndus lativentris*)
锥盾菱猎蝽(*Isyndus reticulatus*)
毛足菱猎蝽(*Isyndus pilosipes*)
秀猎蝽(*Astinus siamensis*)
脊猎蝽属(Epidaucus)
脊猎蝽(*Epidaucus carinatus*)
素猎蝽属(*Epidaus*)
环足素猎蝽(*Epidaus anulipes*)
白斑素猎蝽(*Epidaus famulus*)
长刺素猎蝽(*Epidaus longispinus*)
褐素猎蝽(*Epidaus obscurus*)
六刺素猎蝽(*Epidaus sexspinus*)
徐梁素猎蝽(*Epidaus xuliangae*)
瘤突素猎蝽(*Epidaus tuberosus*)
角猎蝽属(*Macracanthopsis*)

结股角猎蝽(*Macracanthopis nodipes*)
彩猎蝽属(*Euagoras*)
纹彩猎蝽(*Euagoras plagiatus*)
塞猎蝽属(*Serendiba*)
黑刺塞猎蝽(*Euagoras plagiatus*)
岭猎蝽属(*Lingnania*)
茧蜂岭猎蝽(*Lingnania braconiformis*)
雅猎蝽属(*Serendus*)
斑腹雅猎蝽(*Serendus geniculatus*)
黄背雅猎蝽(*Serendus flavonotus*)
文猎蝽属(*Villanovanus*)
黑文猎蝽(*Villanovanus nigrorufus*)
嗯猎蝽属(*Endochus*)
霜斑嗯猎蝽(*Endochus albomaculatus*)
多变嗯猎蝽(*Endochus cingalensis*)
黑角嗯猎蝽(*Endochus nigricornis*)
类嗯猎蝽属(*Endochopsis*)
四斑类嗯猎蝽(*Endochopsis quadrimaculatus*)
红猎蝽属(*Cydnocoris*)
双斑红猎蝽(*Cydnocoris bindatus*)
乌带红猎蝽(*Cydnocoris fasciatus*)
艳红猎蝽(*Cydnocoris russatus*)
桔红猎蝽(*Cydnocoris gilvus*)
斑腹红猎蝽(*Cydnosoris geniculatus*)
土猎蝽属(*Coranus*)
斑缘土猎蝽(*Coranus fuscipennis*)
黑尾土猎蝽(*Coranus spiniscutis*)
红缘土猎蝽(*Coranus marginatus*)
匿盾猎蝽属(*Genus Panthous*)
红匿盾猎蝽(*Panthous ruber*)
裙猎蝽属(*Yolinus*)
淡裙猎蝽(*Yolinus albopustulatus*)
犀猎蝽属(*Sycanus*)
黄带犀猎蝽(*Sycanus croceovittatus*)
黄犀猎蝽(*Sycanus croceus*)
四川犀猎蝽(*Sycanus sichuanensis*)
大红犀猎蝽(*Sycanus falleni*)
暴猎蝽属(*Agriosphodrus*)
多氏田猎蝽(*Agriosphodrus dohrni*)
脂猎蝽属(*Velinus*)
革红脂猎蝽(*Velinus annulatus*)
赭翅脂猎蝽(*Velinus marginatus*)
黑脂猎蝽(*Velinus nodipes*)
红腹脂猎蝽(*Velinus rufiventris*)

勺猎蝽属(*Cosmolestes*)

环勺猎蝽(*Cosmolestes annulipes*)

丽勺猎蝽(*Cosmolestes pulcher*)

小猎蝽属(*Vesbius*)

红小猎蝽(*Vesbius purpureus*)

红股小猎蝽(*Vesbius sanguinosus*)

历猎蝽属(*Rhynocoris*)

云斑历猎蝽(*Rhynocoris incertus*)

黄缘历猎蝽(*Rhynocoris marginellus*)

红股历猎蝽(*Rhynocoris mendicus*)

山彩历猎蝽(*Rhynocoris costallis*)

红彩历猎蝽(*Rhynocoris fuscipes*)

猛猎蝽属(*Sphedanolestes*)

赤腹猛猎蝽(*Sphedanolestes pubinotus*)

红缘猛猎蝽(*Sphedanoletes gularis*)

环斑猛猎蝽(*Sphedanoletes impressicollis*)

红猛猎蝽(*Sphedanoletes trichrous*)

双环猛猎蝽(*Sphedanolestes annulipes*)

壮猎蝽属(*Biasticus*)

艳腹壮猎蝽(*Biasticus confusus*)

黄壮猎蝽(*Biasticus flavus*)

小壮猎蝽(*Biasticus flavinotus*)

六、与疾病的关系

锥蝽的吸血量比臭虫大,但受害者却不大有痛感,这可能是对锥蝽吸血的一种适应。家栖型锥蝽可反复侵袭人群吸血、骚扰,有时甚至可引起缺铁性贫血;严重者不仅造成肉体上的伤害,还产生沉重的心理负担,影响身心健康和正常生活。锥蝽最主要的危害是能够传播疾病,而且这些疾病往往都十分严重。

(一) 克氏锥虫病

又叫恰加斯病(Chagas' disease),是一种流行于美洲的寄生虫病,多见于儿童。急性期以发热、全身性淋巴结肿大及心脏扩大为主要临床特征,慢性期则以心肌炎、心脏扩大、食管或结肠扩张为主要特征。因其分布在美洲,故又称为美洲锥虫病(American typanosomiasis)。

1. 病原学 克氏锥虫(*Trypanosoma cruzi* Chagas,1909),又译枯氏锥虫,属人体粪源性锥虫,是克氏锥虫病或称恰加斯病(Chagas' disease)的病原体。本虫的生活史为虫媒传播型,需要两类宿主参与:一类是脊椎动物宿主,另一类是半翅目昆虫(锥蝽)。克氏锥虫在脊椎动物组织细胞内发育为无鞭毛体,在锥蝽消化道内则变为上鞭毛体;而在脊椎动物的血液或锥蝽的后肠内却又转变为锥鞭毛体。受染锥蝽叮人吸血后,在叮咬部位附近排出粪液,粪中的锥鞭毛体即可经破损皮肤或黏膜侵入宿主体内。

2. 流行病学 传播媒介为锥蝽,可栖息于人房内,多夜间吸血。主要虫种为骚扰蝽、长红椎蝽、大椎蝽、泥色椎蝽等。受其侵害的除了人以外,还有猫、犬及很多野生动物等 100 多种宿主。

克氏锥虫病广泛分布于中、南美洲,主要流行于拉丁美洲,尤其是巴西。在北、中和南美洲均发现有感染的锥蝽,在美洲有 2 000 多万人被克氏锥虫感染,而在美国媒介传病并不常见,只有数例报告(得克萨斯和加利福尼亚)。但生活在美国的 10 万多拉丁美洲移民是慢性感染者,这些人可成为输血感染的潜在传染源。在南美部分地区,恰加斯心脏病是 45 岁以下人群的主要死亡原因。

3. 发病机制与病理 克氏锥虫经锥蝽传染,感染的锥蝽叮咬时将其含有后循环型锥虫鞭毛体的粪便排置于宿主的皮肤。这些感染性锥虫经咬过的伤口或黏膜钻入宿主体内,然后侵入入口处的巨噬细胞发育为无鞭毛体并进行二分裂繁殖，再以锥虫鞭毛体的形式释放至血流和组织间隙并感染其他细胞。单核吞噬细胞系统、心肌、横纹肌和神经系统的细胞最常受累。重要的保虫宿主有犬、猫、大鼠和其他哺乳动物。输血、器官移植、经胎盘或食入传染性锥蝽粪便污染的食物也可获得感染。

4. 临床表现　潜伏期为1~3周，此期无鞭毛体在细胞内繁殖，所产生的锥鞭毛体在细胞之间传播并存在于血液中。

（1）急性期：锥虫侵入部位的皮下缔结组织出现炎症反应，初起为一过性荨麻疹。感染1~2周后，受叮咬局部出现结节，称为恰加斯肿（Chagoma）。如侵入部位在眼结膜则可出现一侧性眼眶周围水肿、结膜炎及耳前淋巴结炎（称Romano征）。此为急性恰加斯病的典型体征。但大多数患者并无此体征，而于感染后2~3周出现虫血症，可持续数月；虫血症期间或以后，锥虫侵入组织，引起心肌炎、脑炎与肝脾肿大。大多数患者自急性期恢复后进入隐匿期，部分患者可转为慢性期。

（2）慢性期：常在感染10~20年后出现，主要病变为心肌炎，食管与结肠的肥大和扩张，继之形成巨食管和巨结肠。患者进食和排便均感严重困难。心脏病变是最常见的致死原因。在慢性期，血中及组织内很难找到锥虫。

5. 诊断　急性期血中的锥虫数量很高，很容易在薄血片或厚血片检查中发现。而在隐匿期或慢性期则血中的锥虫数很少，故需用血液或淋巴结等器官的抽吸物培养来确诊。宿主接种诊断法（实验室饲养的锥蝽叮咬可疑的患者后，检查锥蝽直肠的内容物；或将可疑患者的血液注入实验动物）、PCR扩增技术检测血液或组织液中锥虫DNA等也可用于本病诊断。血清学方法有免疫荧光试验、酶联免疫吸附试验等，与内脏利什曼病或黏膜皮肤利什曼病患者可产生假阳性结果。

6. 预防和治疗　改善居住条件和房屋结构，不使锥蝽在室内孳生。在建筑物的墙面涂敷石灰等涂料，修复和更换屋顶或室内喷洒滞效杀虫剂均能有效防止锥蝽。旅游者不在简陋的居所睡眠或使用蚊帐或杀虫剂，可防止感染。输血传染恰加斯病是一个主要的公共卫生问题，估计巴西每年有20 000例，美国南部感染病例达30万例。输血用血应作克氏锥虫抗体过筛检查，在供血中加入龙胆紫可预防发生输血性恰加斯病。

目前尚无疫苗预防本病。对急性期患者，苄硝唑和硝呋替莫是目前可供选择的药物，可降低锥虫血症，缩短临床病期和降低急性期的死亡率。慢性期治疗效果差。对症支持疗法包括使用利尿剂，起搏器，抗心律失常药物和心脏移植，食管扩张术及胃肠道手术等。

（二）其他疾病

1. 病毒性肝炎　有人怀疑锥蝽可传播病毒性肝炎，尽管在锥蝽实验性吸入感染性血之后的14天，在其排出的粪便中检出了本病毒抗原，但从未在自然条件下发现该病原体在锥蝽体内繁殖。

2. 马脑炎　目前还未证实，不过曾在水蛭锥蝽（*T. sanguisuga*）体内检出过西方马脑炎病毒。

3. 副伤寒　虽然有过副伤寒杆菌在侵扰锥猎蝽体内繁殖的报道，但仍有待于进一步研究。

七、防制

迄今，由于克氏锥虫病的药物治疗还存在问题，又无疫苗预防，因此，对锥蝽的防制就显得尤其重要，在防制对策上应采取综合防制措施。

（一）环境防制

首先，要把重点放在家栖型锥蝽的防制上。主要措施有：

1. 改造住房　例如将榈树叶盖成的房顶改为波形金属板或石棉瓦房顶，并用水泥或灰泥填塞所有墙缝或鼠洞，使锥蝽在室内无处孳生。

2. 改造畜厩　例如将紧靠住房周围的的猪厩、牛棚和禽舍迁出，与住房保持一定的距离；畜厩的顶部及墙壁也必须不留锥蝽的栖身之处。

3. 清除野栖型锥蝽孳生地　例如堵塞鼠洞，清除野外的杂草、灌木丛及瓦砾等，保持良好的环境，使锥蝽没有适合的孳生场所。

（二）化学防制

例如马拉硫磷（malathion）、杀螟松（sumithion）、毒死蜱（chlorpyrifos）、碘硫磷（iodofenphos）及虫螨磷

(chlorthiophos)等有机磷杀虫剂;六六六(hexachlorocyclohexane)、林丹(lindane)及狄氏剂(dieldrin)等有机氯杀虫剂;噁虫威(bendiocarb)、残杀威(propoxur)等氨基甲酸酯类杀虫剂;氯氰菊酯(cypermethrin)、溴氰菊酯(deltamethrin)及二氯苯醚菊酯(permethrin)及拟除虫菊酯(synthetic pyrethroids)类杀虫剂等,它们都有较好的化学防制效果。DDT(dichlorodiphenyltrichloroethane)对锥蝽的杀虫效果差,所以现已不用。六六六价廉,且效果尚好,故使用仍较多。拟除虫菊酯的价格虽然较贵,但对锥虫的杀虫效果较好,且便于作滞留喷洒,现场使用非常方便;由于实际用量小,所以花费少、效果大。

(三) 昆虫生长调节剂的应用

利用昆虫生长调节剂防制锥蝽的实验研究亦已有人进行了探讨,发现对人和哺乳动物无害。具体做法是:①采用保幼激素(juvenile hormone)作用于5龄若虫,以阻止其羽化为成虫;即使施用的剂量较低,5龄若虫也只能发育为在形态上介于成虫与若虫之间的不育"拟若虫";②采用催熟素作用于1~4龄若虫,使之蜕皮、发育为小个体的不育"拟成虫"。催熟素对虫卵也有一定的杀伤作用。尽管如此,目前这两种激素对锥蝽的防治并无多大实际应用价值。

(四) 物理防制

保持室内外环境卫生,住房应安装纱门、纱窗,以防锥蝽进入室内、叮人吸血。此外,清除居室周围的灌木丛,以减少锥虫的孳生地。

(五) 生物防制

在自然条件下,锥蝽也有一些寄生性或捕食性天敌。在现场和实验室已发现某些螨虫、蚂蚁、缘腹细蜂科[黑卵蜂科(Scelionidae)]、跳小蜂科(Encyrtidae)及个别原虫[如胚短膜样锥虫(*Blastocrithidia triatomae*)]等可寄生于锥蝽,并可造成实验种群的大量死亡。由于费用昂贵,尚难推广。

肠道共生物能够调控锥蝽的生长、代谢与发育,同时也可影响锥蝽传播病原体的入侵与定殖,被认为是一种有前途的新型生物制剂,可用来防控锥蝽以及锥蝽传播的相关疾病,相关研究正在开展之中。

(六) 法规防制

相关部门应制定有关法规或规定,对各种进出口的木材或木结构制品等物资必须严格检查,严防锥蝽通过口岸扩散。同时,还应加强宣传教育,尤其要让锥虫病流行区的民众充分认识锥蝽的危害性。

八、研究技术

过去,由于国内尚未发现传播疾病的猎蝽,因此人们对猎蝽的研究较少,多集中在形态特征和生物学特征方面。然而由于该虫是众多病原体特别是克氏锥虫的传播媒介,逐渐引起了人们对该虫的重视。近年来,随着分子生物学技术的快速发展,各种"组学"技术也广泛应用到锥蝽的研究中,今后的研究重点应主要围绕以下几个方面开展:

第一,进一步研究确定锥蝽与疾病的关系。随着新技术的发展,锥蝽的转录组学和蛋白质组学等数据已陆续报告,这些信息对于进一步揭示新的病原体以及研究病原体和锥蝽间的相互作用,防控锥蝽传播疾病起到重要作用。

第二,采用现代科学手段研究可对人类造成危害的锥蝽遗传特性,利用RNA干扰或新型基因编辑技术(如CRISPER-Cas9技术)通过改变其遗传基因,调控其叮咬及吸食人血的特性,改善防制效果。

第三,进一步以研发更有效的制剂,阻止锥蝽叮咬及吸食人血。同时,进一步研究其耐药机制,研制新型杀虫剂,杀灭对人类造成危害的锥蝽。

(郑葵阳 颜 超)

参考文献

[1] 王磊,王常禄,许益镌,等. 臭虫的再猖獗、生物学及防治研究进展[J]. 昆虫学报,2016,59(9):1021-1032.
[2] 段义农. 现代寄生虫病学[M]. 2版. 北京:人民军医出版社,2015.
[3] 吴观陵. 人体寄生虫学[M]. 4版. 北京:人民卫生出版社,2013.

[4] 李朝品. 医学昆虫学[M]. 北京:人民军医出版社,2007.
[5] 曹殿起,李龙建,褚民尉,等. 门头沟区某工地工人被臭虫侵扰的调查[J]. 中国媒介生物学及控制杂志,2007,18(1):14.
[6] 李光,曹雪军,黄春平. 驻豫某部队一起臭虫咬伤致 30 例皮炎暴发情况调查[J]. 实用医药杂志,2007,24(2):226.
[7] 黄霞. 广西猎蝽科昆虫分类研究[D]. 桂林:广西师范大学,2007.
[8] 第五进学,齐富祥,杨俭,等. 简易灭虫药纸的制备与效果观察[J]. 中华卫生杀虫药械,2006,12(3):197-198.
[9] 王革,王茂博,田卫文,等. 涉外宾馆温带臭虫防制效果观察[J]. 中华卫生杀虫药械,2006,12(4):312.
[10] 第五进学. 臭虫及其防制[J]. 医学动物防制,2002,18(10):532-534.
[11] 静雨. 臭虫可能是乙型肝炎病毒的媒介物[J]. 国外医学情报,1999,20(12):28.
[12] 林信实,熊林杰,吴树吟. 温带臭虫传播乙型肝炎的流行病学调查[J]. 医学理论与实践,1998,11(2):61-63.
[13] 朱文彬,王录军. 臭虫的生态习性及其防制[J]. 医学动物防制,1998,14(2):71-72.
[14] 苏寿泜,叶炳辉. 现代医学昆虫学[M]. 北京:高等教育出版社,1996.
[15] 柳支英,陆宝麟. 医学昆虫学[M]. 北京:科学出版社,1990.
[16] 路进生,彩万志. 中国土猎蝽属的地理分布及一新种记述[J]. 昆虫分类学报,1989,11(3):191-196.
[17] 徐肇玥,陈兴保,徐麟鹤. 虫媒传染病学[M]. 银川:宁夏人民出版社,1989.
[18] 姚永政,许先典. 实用医学昆虫学[M]. 北京:人民卫生出版社,1984.
[19] 黎明达,陈国定. 三种拟除虫菊脂粉笔灭杀臭虫效果的实验观察[J]. 中国寄生虫学与寄生虫病杂志,1987,5(2):107-109.
[20] 吴征鉴. 中国医学百科全书·寄生虫学与寄生虫病学[M]. 北京:科学文献出版社,1984.
[21] 刘连珠,刘丽娟,况明书. 温带臭虫传播 Q 热立克次氏体可能性的探讨[J]. 重庆医药,1985,14(6):13.
[22] 薛平,胡修元. 温带臭虫传播乙型肝炎的初步调查[J]. 江苏医药,1982,37(1):37.
[23] 萧采瑜. 中国猎蝽科的新种和新纪录Ⅱ[J]. 昆虫学报,1974,17(3):318-324.
[24] 萧采瑜. 中国猎蝽科的新种和新纪录[J]. 动物分类学报,1965,2(2):109-116.
[25] ADRIEN C E,Anthony L P S. Bedbug Bites [M]. Treasure Island(FL):StatPearls Publishing,2020.
[26] BENKACIMI L,GAZELLE G,EL HAMZAOUI B,et al. MALDI-TOF MS identification of *Cimex lectularius* and *Cimex hemipterus* bedbugs [J]. Infect Genet Evol,2020,85:104536.
[27] BROWN J J,RODRÍGUEZ-RUANO S M,POOSAKKANNU A,et al. Ontogeny,species identity,and environment dominate microbiome dynamics in wild populations of kissing bugs(*Triatominae*)[J]. Microbiome,2020,8(1):146.
[28] CECCARELLI S,BALSALOBRE A,CANO M E,et al. Analysis of Chagas disease vectors occurrence data:the Argentinean triatomine species database [J]. Biodivers Data J,2020,8:e58076.
[29] GAIRE S,LEWIS C D,BOOTH W,et al. Bed bugs,*Cimex lectularius L.*,exhibiting metabolic and target site deltamethrin resistance are susceptible to plant essential oils [J]. Pestic Biochem Physiol,2020,169:104667.
[30] HU Y,XIE H,GAO M,et al. Dynamic of composition and diversity of gut microbiota in *Triatoma rubrofasciata* in different developmental stages and environmental conditions [J]. Front Cell Infect Microbiol,2020,10:587708.
[31] SAMIEI A,TAVASSOLI M,MARDANI K. Molecular analysis of pyrethroid resistance in *Cimex hemipterus*(*Hemiptera*:*Cimicidae*)collected from different parts of Iran [J]. Vet Res Forum,2020,11(3):243-248.
[32] SANTIAGO P B,CHARNEAU S,MANDACARU S C,et al. Proteomic mapping of multifunctional complexes within Triatomine Saliva [J]. Front Cell Infect Microbiol,2020,10:459.
[33] SHI Y,WEI Y,FENG X,et al. Distribution,genetic characteristics and public health implications of *Triatoma rubrofasciata*,the vector of Chagas disease in Guangxi,China [J]. Parasit Vectors,2020,13(1):33.
[34] STANOJEVIĆ M,LI K,STAMENKOVIĆ G,ILIĆ B,et al. Depicting the RNA virome of hematophagous arthropods from Belgrade,Serbia [J]. Viruses,2020,12(9):975.
[35] DYE-BRAUMULLER K C,GORCHAKOV R,GUNTER S M,et al. Identification of Triatomines and their habitats in a highly developed urban environment [J]. Vector Borne Zoonotic Dis,2019,19(4):265-273.
[36] EL HAMZAOUI B,LAROCHE M,PAROLA P. Detection of *Bartonella spp.* in *Cimex lectularius* by MALDI-TOF MS [J]. Comp Immunol Microbiol Infect Dis,2019,64:130-137.
[37] LIU Q,GUO Y,ZHANG Y,et al. A chromosomal-level genome assembly for the insect vector for Chagas disease,*Triatoma rubrofasciata* [J]. Gigascience,2019,8(8):giz089.
[38] RIOS L E,VÁZQUEZ-CHAGOYÁN J C,PACHECO A O,et al. Immunity and vaccine development efforts against *Trypanosoma cruzi* [J]. Acta Trop,2019,200:105168.

[39] SHIKANO I, GOMEZ L, BELLICANTA G S, et al. Persistence and lethality of a fungal biopesticide (Aprehend) aplied to insecticide-impregnated and encasement-type box spring covers for bed bug management [J]. J Econ Entomol, 2019, 112(5): 2489-2492.

[40] TEOTÔNIO IMSN, DIAS N, HAGSTROM B L, et al. Intestinal microbiota-a modulator of the trypanosoma cruzi-vector-host triad [J]. Microb Pathog, 2019, 137: 103711.

[41] De FUENTES-VICENTE J A, GUTIÉRREZ-CABRERA A E, FLORES-VILLEGAS A L, et al. What makes an effective Chagas disease vector? Factors underlying *Trypanosoma cruzi*-triatomine interactions [J]. Acta Trop, 2018, 183: 23-31.

[42] LIMA M S, LAPORT M S, LOROSA E S, et al. Bacterial community composition in the salivary glands of triatomines (*Hemiptera*: *Reduviidae*) [J]. PLoS Negl Trop Dis, 2018, 12(9): e0006739.

[43] DANG K, DOGGETT S L, VEERA SINGHAM G, et al. Insecticide resistance and resistance mechanisms in bed bugs, *Cimex spp.* (*Hemiptera*: *Cimicidae*) [J]. Parasit Vectors, 2017, 10(1): 318.

[44] JOSHUA B B, ZACH N A, KLAUS R, et al. Unique features of a global human ectoparasite identified through sequencing of the bed bug genome [J]. Nat Commun, 2016, 7: 10165.

[45] LAI O, HO D, GLICK S, et al. Bed bugs and possible transmission of human pathogens: a systematic review [J]. Arch Dermatol Res, 2016, 308(8): 531-538.

[46] ROSENFELD J A, REEVES D, BRUGLER M R, et al. Genome assembly and geospatial phylogenomics of the bed bug *Cimex lectularius* [J]. Nat Commun, 2016, 7: 10164.

[47] ASHCROFT R, SEKO Y, CHAN L F, et al. The mental health impact of bed bug infestations: a scoping review [J]. Int J Public Health, 2015, 60(7): 827-837.

[48] GALVÃO C, JUSTI S A. An overview on the ecology of Triatominae (*Hemiptera*: *Reduviidae*) [J]. Acta Trop, 2015, 151: 116-125.

[49] DOGGETT S L, DWYER D E, PEÑAS P F, et al. Bed bugs: clinical relevance and control options [J]. Clin Microbiol Rev, 2012, 25(1): 164-192.

[50] GODDARD J, deSHAZO R. Bed bugs (*Cimex lectularius*) and clinical consequences of their bites [J]. JAMA, 2009, 301(13): 1358-1366.

[51] PINTO L, COOPER R, KRAFT S. Bed bug handbook: the complete guide to bed bugs and their control [M]. Mechanicsville, MD: Pinto & Associates Inc, 2007.

[52] FU W, YIN K. Relationship between bed bug antigen and bronchial asthma [J]. Chin J Parasitol Parasitic Dis, 1997, 15(6): 386.

[53] WILLS W, LAROUZÉ B, LONDON W T, et al. Hepatitis-B virus in bedbugs (*Cimex hemipterus*) from Senegal [J]. Lancet, 1977, 2(8031): 217.

[54] PATTON W S, EVANS A M. Insects, ticks, mites and venomous aninrals of medical and veterinary importance [M]. Croydon: H. R. Grubb, 1929.

第二十七章
蜚蠊

蜚蠊(Blatta),俗称蟑螂(cockroaches 或 roaches),"blatta"一词源于拉丁语。我国人民对蜚蠊的认识可追溯到远古时代,《尔雅·释虫》上就有记载。中国古代典籍中称蜚蠊为蜚、茶婆虫、香娘子、石薑、负盘、滑石、油虫、盖帽、灶蚂虮、红牛牛、褐郎子、卢蟹、贼郎、偷油婆、酱虫、黄贼等。蜚蠊是世界上最古老且繁衍成功的昆虫类群,蜚蠊化石占已发现昆虫化石的 50%,种类丰富,据考证这些化石标本被保存的年代久远,出现在石炭纪初期,距今约三亿五千万年。石炭纪时期正是恐龙兴盛的时期,证明蜚蠊与恐龙同辈。从三亿五千万年前至今,地球大自然发生过无数次变迁,恐龙也已在自然界绝迹,而蜚蠊不但没有被大自然淘汰,相反其子孙后代在地球上兴旺发达,遍布世界各地,可见蜚蠊对外界环境条件的变化有着极强的适应能力。

蜚蠊(Blatta)一词是公元 23—79 年 Plinus 首先采用,蜚蠊的正式记载和描述从 1671 年开始。1758 年林奈对 9 种蜚蠊正式命名,其中有东方蜚蠊(*Blatta orientalis*)和美洲大蠊(*Periplaneta americana*),1767 年又命名了德国小蠊(*Blattella germanica*)。蜚蠊隶属于节肢动物门(Phylum Arthropoda)昆虫纲(Insecta)有翅亚纲(Pterygota)蜚蠊目(Blattodea)。据 Princis 1960 年统计,全世界已记录的蜚蠊种类约 3 500 种;James 和 Harwood 1969 年统计约 4 000 种。近几十年来,又有许多新属种被发现,目前全球蜚蠊被记录的种类近 5 000 种。据世界卫生组织 1982 年统计,全球列为卫生害虫的蜚蠊有 38 种。两千多年前,我国民间就将蜚蠊入药,治疗跌打损伤。但是对蜚蠊的研究相对起步较晚,1935 年我国昆虫学家胡经甫先生撰写的《中国昆虫录》,记载了我国蜚蠊 52 种(不含台湾省种类)。1997 年冯平章等在《中国蟑螂种类及防治》一书中整理记录了 253 种。绝大多数种类栖于室外,营野栖生活,与人类关系不大;室内的常见蜚蠊及其近似种共有 19 种,分属 6 科 12 属,包括蜚蠊科(Blattidae)、光蠊科(Epilampridae)、姬蠊科(Blattellidae)、地鳖科(Polyphagidae)、尖翅蠊科(Oxyhaloidae)、蔗蠊科(Pycnoscelidae)等。在我国与人类关系密切的蜚蠊主要有姬蠊科(Blattellidae)的德国小蠊(*Blattella germanica*);蜚蠊科(Blattidae)大蠊属的美洲大蠊(*Periplaneta americana*)、褐斑大蠊(*Periplaneta brunnea*)、黑胸大蠊(*Periplaneta fuliginosa*)、澳洲大蠊(*Periplaneta australasiae*)、日本大蠊(*Periplaneta japonica*)、淡赤褐大蠊(*Periplaneta fallax*);蜚蠊属的东方蜚蠊(*Blatta orientalis*)以及斑蠊属的斑蠊(*Neostylopyga rhombifolia*)等。其中德国小蠊、美洲大蠊、黑胸大蠊侵害较为严重。人居环境的蜚蠊多栖息在室内阴暗、潮湿的缝隙、洞穴、角落和杂物堆中,夜晚至厨房、食物储藏间、垃圾点、下水道等处觅食,污染食物、洁具和环境并传播病原体。

第一节　形态学

蜚蠊属于昆虫纲昆虫,具有昆虫纲的典型形态学特征,不同发育阶段其形态特征与结构不同,包括成虫、卵荚和若虫。成虫虫体分头、胸、腹三部分,头部外壁坚硬形成头壳,有复眼和触角各 1 对;卵荚外壳较坚硬,表面光滑;若虫形似成虫,但是体小无翅。各发育阶段的形态学特征分述如下。

一、成虫

蜚蠊背腹扁平，小到2~5mm，如蚁穴蠊属，大的可达60~70mm，如硕蠊属、大光蠊属，一般呈黄褐色、红褐色或暗褐色，体色因种而异，有的种类体表还有油状光泽。整个虫体分头、胸、腹三部分(图27-1)，头小，胸、腹部发达。中、后胸常具两翅。前翅革质，后翅膜质，亦有退化或缺失，各胸节腹面着生一对足。腹部分节，可见10节，因种类而异。肛上板两侧着生尾须一对。雄虫下生殖板上着生腹刺一对，雌虫无腹刺(图27-2)。

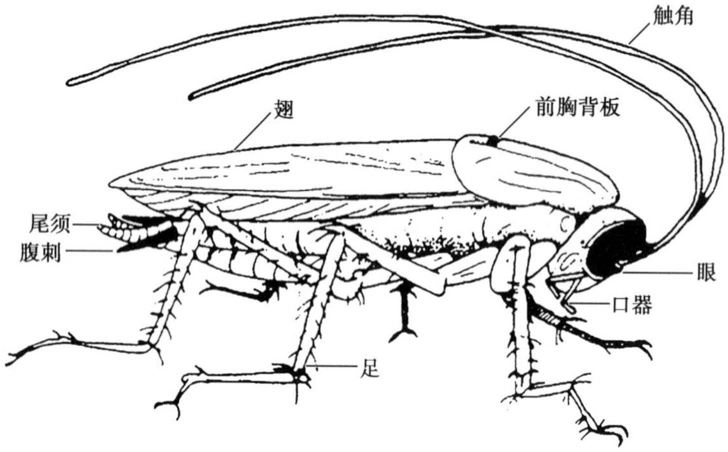

图27-1 蜚蠊的侧面观

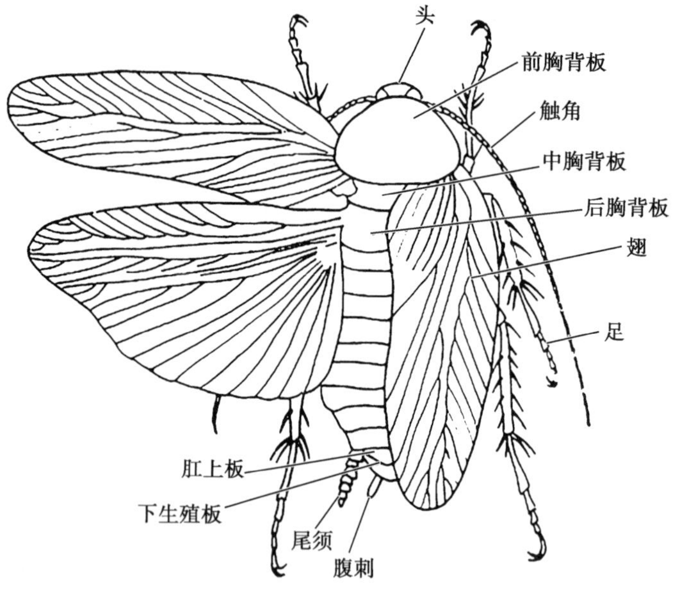

图27-2 蜚蠊的外部形态(背面观)
(仿 БЕЙ-БИЕНКО，重绘)

(一) 头部

蜚蠊的头较小，多数种类的头是隐藏在前胸背板的下方，从虫体的背面观只能看到头顶端的一小部分。由于蜚蠊的颈部在正常情况下，可以自由的前后左右活动，所以其口器不是固定的下口式，而能向前伸展(图27-3)。

蜚蠊有一对较大的复眼，呈肾形，位于头上部两侧，占居了头的较大部分。有的种类两复眼在头的顶部相连，也有的种类两复眼退化或消失。单眼一对位于触角的内上方，多呈白色点状，其皮下集聚着感觉细胞。触角一对长而呈丝状,较发达,由三部分构成,第一节为柄节,第二节为梗节,第三节及以后各节统统为鞭节。鞭节细长,由多节组成,是蜚蠊重要的感觉器官。额较宽,位于触角下方的前面,额的前方伸出较短的部分为后唇基。后唇基的前方是稍膜质化的前唇基,前唇基的端部与上唇的基部相连。蜚蠊的口器是典型而发达的咀嚼式口器,由上唇、大颚、舌、小颚、下唇构成(图 27-4),伸出于第一对足基节之间。

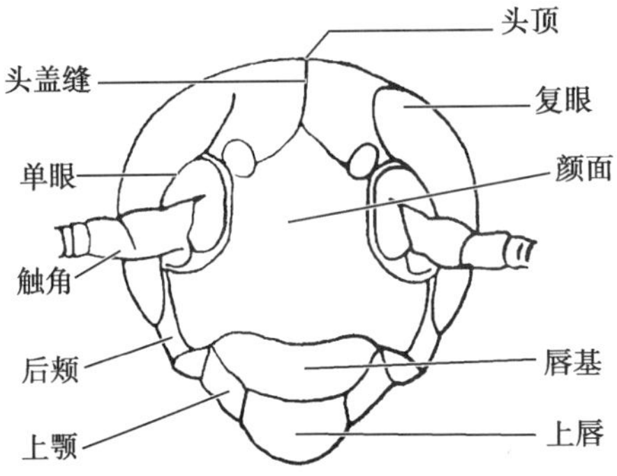

图 27-3 蜚蠊头部

(二) 胸部

蜚蠊的胸部背腹扁平,由前胸、中胸、后胸三部分构成,各部分又包括背板、腹板和侧板三部分。蜚蠊的胸部背板构成较简单,所以飞翔能力较弱。前胸背板较大,略呈扇形或梯形、多边形、椭圆形等(图 27-5),表面平滑或具点刻,有的种类具斑纹,如德国小蠊,有的种类具凹陷、突起,如弯翅蠊、鸣蠊等,中胸和后胸背板形状几乎相同。

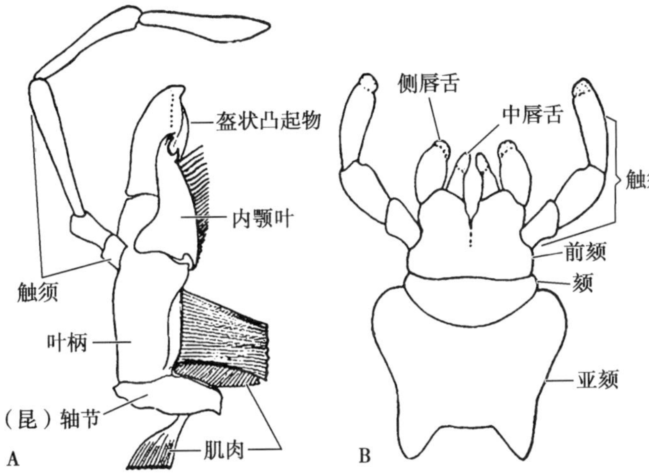

A. 上颚;B. 下唇。

图 27-4 蜚蠊口器

(A 引自 Snodgrass;B 引自 Imms)

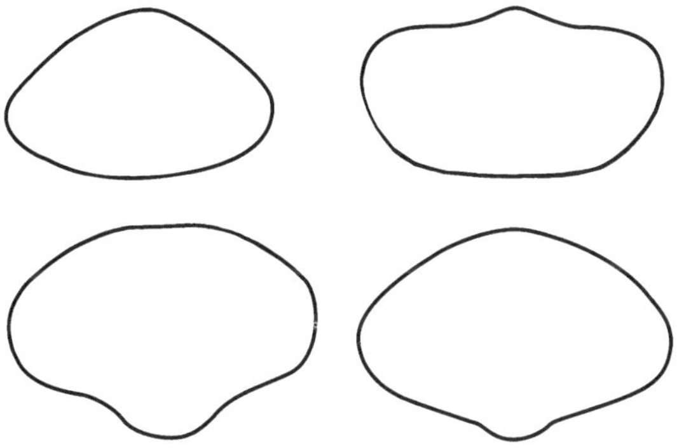
图 27-5 蜚蠊前胸背板构造

蜚蠊有前、中、后三对足,每个足均由基节、转节、股节、胫节、跗节构成。跗节又由五节构成,各节间有跗垫,第五跗节端部长有一对勾状爪,两爪之间有爪垫。蜚蠊移动以爬行为主,爬行足非常发达,尤其基节粗大而强壮有力。股节较长而粗大,面向外侧方,上面长有刺,刺的大小、数量及排列顺序在分类上有一定意义(图 27-6A、B、C)。

蜚蠊中胸和后胸各着生翅一对,有的种类翅已退化。前翅革质,后翅不飞时如折扇状隐于前翅下面。后翅膜质,半透明,翅脉分支甚多(图 27-7)。不同种类的蜚蠊翅脉均有不同变化,翅的长短、大小、翅面斑纹颜色等在分类上有重要意义。

(三) 腹部

蜚蠊的腹部宽而扁平,由 10 节组成,对应背板 10 节,第 1 节甚短,第 10 节发达,雌虫和雄虫的第 10 节特化为上生殖板,也叫肛上板(图 27-8),其两侧着生尾须一对,尾须由多节构成,上面长有许多感觉毛,这些毛有感受空气流动、震动等作用,是蜚蠊的重要的感觉器官。第 11 节退化,仅有革质痕迹;腹板第 1 节退化,第 10 腹节特化为外生殖器,雄虫第 9 腹板特化为下生殖板,也叫肛下板,其端部两侧长有尾刺一对(图 27-9),雌虫无尾刺,这是雌雄成虫鉴别的依据。蔗蠊科腹刺仅一根,弯翅蠊科腹刺缺。雄虫一般瘦小、细长,雌虫较宽大、肥厚。蜚蠊的肛上板、下生殖板、尾须和尾刺的形状、大小、颜色等在分类上具有很重要的意义。

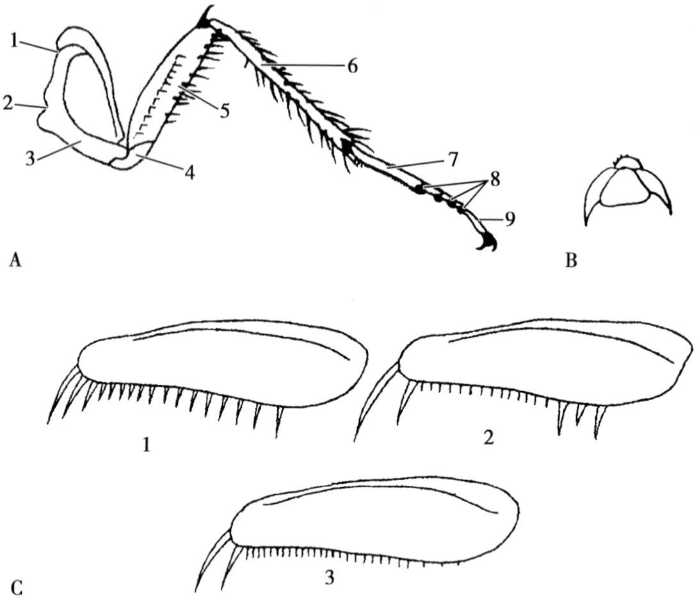

A. 美洲大蠊（*Periplaeta americana*）足的构造；1. 侧板；2. 小转节；3. 基节；4. 转节；5. 股节；6. 胫节；7. 第 1 跗节；8. 第 2-4 跗节；9. 第 5 跗节；B. 蜚蠊爪垫；C. 蜚蠊前足股节前下方边缘刺型；1. A 型；2. B 型；3. C 型。

图 27-6 蜚蠊足、爪垫及前足股节刺型

（仿 朝比奈，重绘）

雄虫的外生殖器位于腹部末端，在肛上板和下生殖板之间。蜚蠊的雄外生殖器的构造非常复杂，具有种的特异性，因此雄外生殖器在蜚蠊分类上具有极重要意义。雌虫的肛上板和下生殖板的形状、大小、颜色等在分类学上也有重要意义。

二、卵荚

卵在生殖腔内受精后，受精卵由产卵管集中排入卵荚室，再由附属腺分泌出特殊的胶状物质，将受精卵包起来形成卵荚，也称卵鞘。一般新产出的卵鞘均饱满，不能分辨能否继续胚胎发育，挤压卵鞘可见白色浆液溢出；但部分卵鞘几天后即干瘪，不能继续行卵胚发育。最终未能孵出若虫的卵鞘极脆易碎，稍压即破损，内无成形卵粒，内容物模糊不能辨，卵鞘重量明显减轻，置水中不能沉底，浮于水面。雌虫产卵时，卵鞘产出后常夹持在尾部 1~2 天。初生卵鞘乳白色至浅棕色，鞘齿朝上，卵鞘内蜂窝样卵床间隔明晰可见。30 分钟到 1 小时以后，卵鞘颜色逐渐向棕色、深棕色、棕黑色转变。蜚蠊的卵荚外壳较坚硬，表面光滑。在卵荚上部有一排锯齿状线，称龙骨线，卵孵化

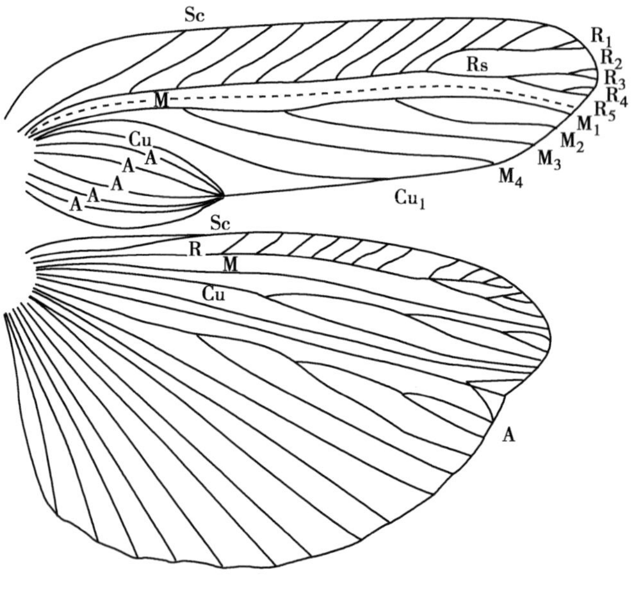

前缘脉（Costa，C），亚前缘脉（Subcosta，Sc），径脉（Radius，R），第一径脉（R_1），径分脉（Radial sector，Rs）分 4 支（R_2、R_3、R_4、R_5）；中脉（Media，M），第一~第四中脉（M_1~M_4）；肘脉（Cubitus，Cu）分成 2 支（Cu_1，Cu_2），第一肘脉（Cu_1），前肘脉 CuA，后肘脉 Cup，臀脉（Anal，A）。

图 27-7 德国蜚蠊翅脉相

（仿 周尧）

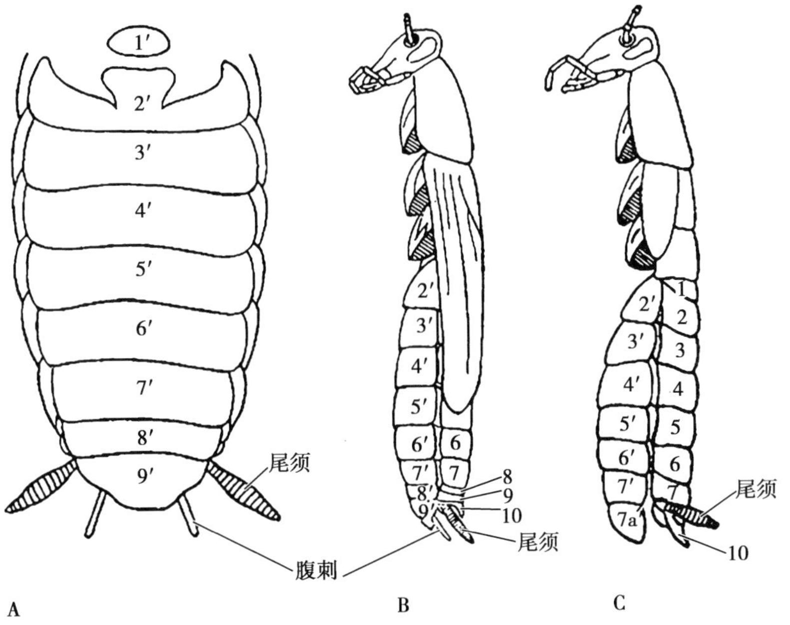

A. 雄虫腹面观;B. 雄虫侧面观;C. 雌虫侧面观。
1. 第1腹节腹板;2. 第2腹节腹板;3. 第7腹节腹板;4. 第8腹节腹板;5. 尾须;6. 肛上板;7. 雄性下生殖板(第9腹节);8. 尾刺;9. 雄性下生殖板(第7腹节特化部分)。

图 27-8 蜚蠊腹部构造

时,卵荚由此处裂开。在龙骨线的两侧各有一排气孔,气孔的数量与卵荚含卵数相同。

三、若虫

蜚蠊的若虫形似成虫,只是个体小,无翅。若虫的外部形态特征与成虫基本相似,但也有几点区别:①绝大多数蜚蠊成虫具翅,而若虫无翅;②若虫的虫体均小于成虫(除高龄若虫外);③有些种类的若虫,其体色和斑纹与成虫有差异;④若虫的外生殖器尚未发育成熟。

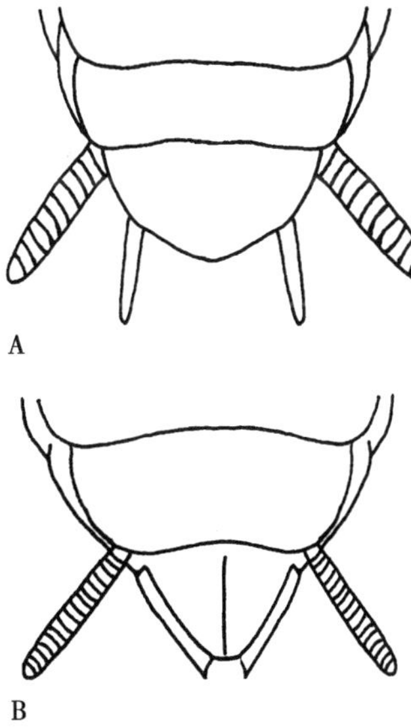

A. 雄性尾部;B. 雌性尾部。

图 27-9 蜚蠊尾部

四、内部构造

消化系统分前肠、中肠与后肠。前肠可以分为口腔、咽、食管、嗉囊、砂囊等部分。口腔的顶部即上唇的内面、口腔的里面有软性的上唇咽,还生有味觉的感觉器官。口腔里面中央部有下唇咽,为一软性的结构,唾液腺开口于下唇咽之下方。马氏管在中肠与后肠的交界处,呈一簇很细的管子,管的顶端具有盲管。后肠包括回肠、结肠和直肠。

雄性蜚蠊的睾丸呈桑葚状,左右各一,位于相当第4、5腹节的背部两侧。左右输精管在第7腹节处会合为射精管,在该管的会合处有许多白色的小管状蕈状腺汇聚成花球状。该处的射精管管壁变厚、变短,形成储精囊。在射精管的背方还有一个球状腺,单独开口于外生殖腔内。外生殖腔位于虫体的末端,包括有各种几丁质化的外生殖器、分齿、钩、垫等,总称为阳体,即交配器官。

雌性的卵巢在第4、5、6腹节的两侧,每侧卵巢由8个小卵管组成。输卵管也是由8个小卵管集合而成一条管道,左右各一。一个受精囊,有左、右侧腺。侧腺呈树状分支,左侧者为黄色的小管集合而成,较大;右侧者为灰白色小管,较小。蜚蠊卵荚坚硬的外壳可以抵御恶劣环境和杀虫剂,是由侧腺分泌形成。雌虫体末端有外生殖孔。

第二节 分类学

昆虫纲(Insecta)蜚蠊目(Blattaria),全世界约 5 000 种,昆虫分类学家尚未取得一致意见,McKittrick(1964)分为总科 5 科 21 亚科(图 27-10)。

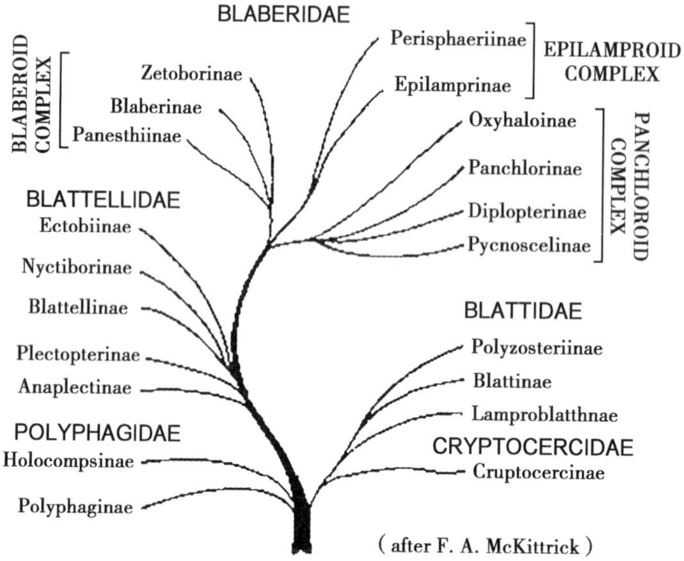

图 27-10 McKittrick 分类系统

目前我国已记录蜚蠊 253 种,绝大多数种类栖息于室外营野栖生活,只有 21 种栖于室内。现仅对栖息室内的常见 7 种蜚蠊进行论述,这 7 种蜚蠊隶属姬蠊科(Blattellidae)、蜚蠊科(Blattidae)和地鳖科(Polyphagidae)(表 27-1)。

一、室内蜚蠊分种检索表

中国蜚蠊分科检索表

1. 中、后足股节腹面前、后缘均具类似的刺……2
   中、后足股节腹面前、后缘无刺,如有刺或在前缘或后缘,不同时存在……4
2. 雄虫下生殖板近横长方形,尾刺一对细长,位于后缘两侧,对称,雌虫下生殖板呈一对巨大的瓣状……蜚蠊科(Blattidae)
   无上述合并特征……3
3. 前胸背板和前翅或多或少具黑色点刻,前翅亚前缘脉端部分叉……光蠊科(Epilamparidae)
   前胸背板和前翅无点刻,前翅亚缘脉缺或不分叉……姬蠊科(Blattellidae)
4. 面部唇基常加厚,与额间有明显界限、后翅臀域折叠时平置,不呈扇状……地鳖科(Polyphagidae)
   面部唇基不加厚,与额间无明显界限、后翅臀域折叠时呈扇状……5
5. 雄虫下生殖板横宽,对称,后缘弧形,两侧缘内陷,后缘侧角折回呈锐角状,尾刺对称,位于基部两侧……尖翅蠊科(Oxyhaloidae)
   雄虫下生殖板形状不规整,左右部对称,尾刺不成对……蔗蠊科(Pycnoscelidae)

表 27-1 中国室内常见 7 种蜚蠊的鉴别(引自梁铁麟)

种类	体长/mm	体色	前胸背板	翅
德国小蠊	12~24	茶褐	有两条黑色纵纹	翅长超过体长
黑胸大蠊	30	棕褐	与体色一致,无花纹	翅长超过体长
美洲大蠊	35	红褐	边缘有黄色带纹,中央有褐色碟形斑	翅长超过体长
澳洲大蠊	26~35	红褐	有两个深色斑	翅长超过体长,前翅前缘区呈淡黄色
日本大蠊	20~30	深褐	雄虫较小,呈三角形 雌虫较大,呈扇面形	雄虫翅长超过体长;雌虫翅仅达第四腹节背板存二小片翅基,后翅消失
中华地鳖	19~22	黑褐	前缘有许多细毛,体背面隆起	雄虫有翅,雌虫无翅

二、姬蠊科

姬蠊科(Blattellidae)体小型至中型,面部唇基不加厚,与额间无明显界限。前胸背板和前翅一般不具黑色刻点,前翅亚前缘脉端部不分叉,静止时其后翅臀域折叠呈扇状,中、后足股节前下缘具刺,雄虫下生殖板常因种而异,有分类意义,雌虫下生殖板不呈瓣状。本科目前已发现室内种类有 3 属,5 种。

姬蠊科分属检索表

1. 前足股节前下缘刺 B 型,后翅 CuA 脉(前肘脉)上具 3 条以上不完全支脉,第 7 腹节背板不特化……亚洲蠊属(*Asiablatta*)
   前足股节前下缘刺 A 型,后翅 CuA 脉上无不完全支脉,第 7 腹节背板特化……2
2. 前胸背板上常具两条黑色纵纹,翅褐色无斑……小蠊属(*Blattella*)
   前胸背板上有斑纹但不呈两条黑色纵纹,翅上有斑……皮蠊属(*Supella*)

三、蜚蠊科

蜚蠊科(Blattidae)种类多为大、中型种,体色较深,棕红色至黑色。面部唇基不加厚,与额间无明显界限。一般翅较发达,后翅臀域可折叠呈扇状。足较长,前足股节下缘有刺,中、后足胫节下缘具 2 列刺,爪对称。雄虫下生殖板不特化,多呈横长方形,后缘稍呈弧形凹陷,左右各长一细长而对称的尾刺。雌虫下生殖板呈一对巨大的瓣状。本科目前已发现室内种类 9 种,隶属 4 个属。

蜚蠊科分属检索表

1. 腹部背板第 6~7 节后缘凹陷,侧缘向上,雌雄虫均无后翅,前翅退化呈小叶片状,其长仅达中胸背板后缘……斑蠊属(*Neostylotga*)
   腹部背板第 6~7 节后缘不凹陷,侧缘不向上,至少雄虫具翅,前翅发达……2
2. 爪垫极其退化,几乎不存在,雌雄虫明显异型,雌虫前翅短,后翅缺失,雄虫第 1 背板不特化……蜚蠊属(*Blatta*)
   爪垫发育完全,雌雄虫异型通常不明显,翅均较一致发达,雄虫腹部第一节背板常特化……3
3. 雌雄虫前后翅均短于腹部末端,前翅较结实,近于角质,翅中域及臀域脉序不清晰,径域 R 脉分支较远离……赫氏蠊属(*Hebardina*)
   至少雄虫前后翅达到或超过腹部末端,前翅革质,脉序清晰,径域 R 脉分支接近……大蠊属(*Periplaneta*)

四、地鳖科

地鳖科(Polyphagidae)昆虫体型中等,体表多毛。单眼大,面部唇基加厚,与额间有明显界限。雄虫具翅,雌虫无翅或仅具很短翅。静止时,后翅臀域平置,不呈扇状折叠。中、后足腿节下缘无刺,中垫缺。雄虫下生殖板后缘呈圆形,具有长而对称的腹刺。卵生种类。

地鳖科分属检索表

1\. 雄虫前、后翅膜质,深黑褐色;前翅背面亚前缘脉基部无叶片突起;雌虫表面几乎无毛,具许多小颗粒 ……………………………………………………………………地鳖属(*Polyphaga Brulle*)

雄虫前、后翅膜质,褐色;前翅背面亚前缘脉基部具一叶片状突起;雌虫表面具微毛,无小颗粒…… ……………………………………………………………………真地鳖属(*Polyphaga Brulle*)

第三节 生物学

蜚蠊的生物学研究内容,包括了解其生活史中卵、若虫和成虫3个时期的基本结构及其功能与调控,阐明其生命活动的相关规律,以便为蜚蠊的防治提供科学依据。

一、生活史

蜚蠊属于不完全变态的昆虫,整个生活史包括卵、若虫和成虫3个时期(图27-11)。

(一)交配和产卵

雌、雄成虫在羽化后1周左右时间,性即成熟,就能进行交配。雄虫一生可以同多个雌虫交配,而雌虫一生只交配1次,可终生产卵。雌虫交配后约10天,附腺分泌出黏性的胶体,在尾端生成豆荚状的卵鞘,随着附腺不断分泌,卵鞘逐渐地向外延伸长大。与此同时,雌虫体内两侧卵巢内的卵粒分两行产入卵鞘内,直到卵鞘充满为止,最后将卵鞘封闭。卵鞘光滑,质较坚硬,具有抵御恶劣环境和杀虫剂功能,保护胚胎的正常发育。

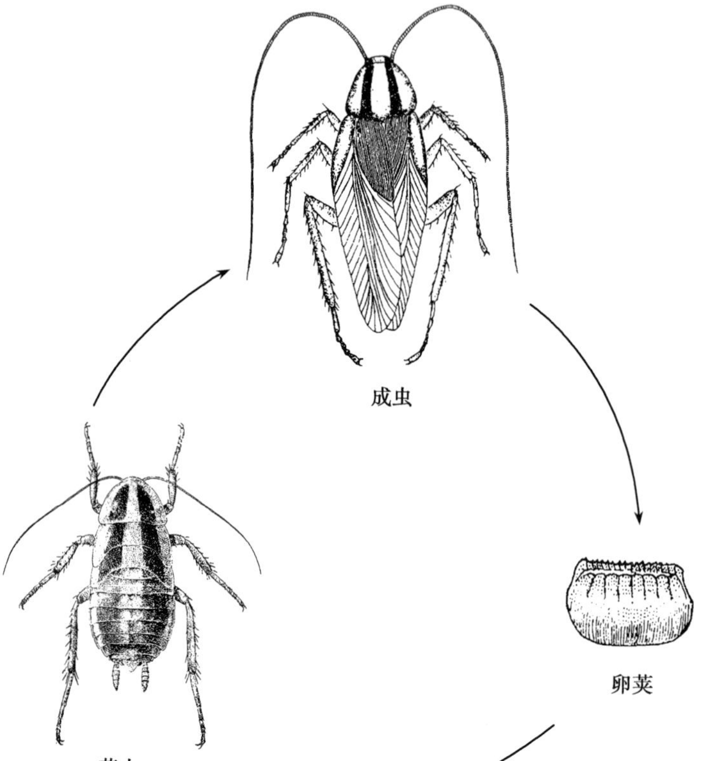

图27-11 蜚蠊生活史

蜚蠊所产卵鞘的形状、大小、数量以及每个卵鞘中所含的卵粒数,因种类不同而有较大区别,就是同一种蜚蠊的卵鞘,可因温湿度和营养状况不同而有所差别。黑胸大蠊每个卵鞘中有两行卵,每行13粒,共26粒;美洲大蠊每个卵鞘中也有两行卵,每行8粒,共16粒。不是每个卵鞘都能孵出同一数量的若虫,一般后期产出卵鞘孵出的若虫比前期少,有的卵鞘孵不出若虫,成为空鞘。

未经雄虫交配的雌虫也能产出卵鞘,一般不能孵出若虫。然而,美洲大蠊和蔗蠊等个别种类的蜚蠊有孤雌生殖现象发生,即雌虫未经交配也可产出可孵化的卵鞘。

不同种类蜚蠊产置卵鞘方式也有不同,室内常见蜚蠊产置卵鞘方式主要有:

1\. 粘贴型 雌虫在长出卵鞘后1~2天内,选择比较隐蔽的场所,先将物体表面咬成凹陷状,将卵鞘产在其中,再用黏性唾液拌和咬碎的木屑或纸片等碎末把卵鞘盖住。它们有时就用唾液直接把卵鞘粘在栖息场所,如橱柜、木(纸)箱及桌子的角落或杂物堆中。这类卵鞘含有足量的水分和营养,能满足胚胎发育需要。美洲大蠊、黑胸大蠊等属于此类型。

2\. 携带型 雌虫产出卵鞘后,一直拖带在腹端,直到若虫从卵鞘孵出时才从母体脱落。胚胎在发育过程中，不断从母体获得所需营养，可以得到更好的保护。如果卵鞘过早脱落，其中的卵就不能孵化。德国小蠊属于此类型。

3. 育室孵化型　也叫卵胎生。雌虫在长出壁薄而柔软的卵鞘后，将卵产在鞘内。产卵完成后，卵鞘又收缩进体内的“育室”中，一直保持到若虫孵化。蔗蠊属于此类型。

（二）卵期

卵呈窄长形，乳白色，半透明，在卵鞘中排成整齐的两列。胚胎头向着卵鞘龙骨边缝。孵化时，幼稚若虫向上蠕动，顶开闭合的卵鞘缝而爬出。刚爬出的若虫呈白色，集合在卵鞘四周，以后体色慢慢变深，若虫渐渐向外散开。

蜚蠊卵期也是胚胎发育期，历时长短因种类不同有差别。在 25℃，相对湿度为 60%~80% 条件下，卵期一般为 30~90 天，黑胸大蠊平均为 46 天，美洲大蠊平均为 45~90 天，德国小蠊最短，平均为 28 天。

同一种蜚蠊因温度等环境因素变化，卵期也相应发生变化。随着气温升高，卵期缩短，从 21℃上升到 25℃和 30℃时，德国小蠊卵期从 28 天分别缩短到 24 天和 17 天；美洲大蠊卵期也从 88 天分别缩短到 57 天和 35 天。

（三）若虫期

刚从卵鞘孵出的小若虫呈白色，两个复眼呈黑色并很明显。随后若虫的体色逐渐变深，由浅棕色至棕褐色，此时若虫开始散开活动。若虫形似成虫，只是体型小，无翅，性器官未发育。若虫发育相当缓慢，经历多次蜕皮，逐步长大，触角和尾须节数也随之增长。若虫最后一次蜕皮后，便长出翅膀，羽化为成虫。

蜚蠊蜕皮的方式为纵裂式，先胸部、腹部、肢体裂开，最后整体脱落，新一龄虫体便弃壳而出。蜕皮受激素控制，如果蜕皮激素生成受阻，虫体就不能正常蜕皮、生长，便出现滞育现象。

蜚蠊蜕皮的次数、龄期和若虫期的时间因种类不同差别很大，即便是同一个种类，也受温度、营养等环境因素的影响而有所不同。

在蜚蠊生活史中，若虫期比较长，一般历时 40~450 天，期间需经历 7~13 次蜕皮。若虫在丧失附肢或触角折断之后，可以在蜕皮之后的下龄若虫身上重新长出新的附肢，再生的若虫附节比正常的少 1 节附节，这种损伤性再生还会增加蜕皮次数。若虫刚蜕下的外壳，常常被其他蜚蠊吃掉。由于上述原因，观察蜚蠊的蜕皮次数比较困难，因此，不同的研究报告会出现不同结果。

（四）成虫期

末龄若虫蜕皮后羽化为成虫，经 1 周左右，雌、雄成虫性成熟，便可进行交配。

大多数种类的蜚蠊成虫翅比较发达，共有 2 对，中胸和后胸背面各有 1 对，前翅狭长，呈革质；后翅宽大，呈半透明膜质，似同折叠的纸扇，前翅覆盖于后翅之上。美洲大蠊、黑胸大蠊和德国小蠊等翅都可伸及腹端。蜚蠊有 2 对翅膀，却不善于飞行，一般只在受惊时才展翅，由高处向低处作短距离的滑翔。少数种类的蜚蠊翅不发达，雄、雌异型，例如日本大蠊，雄虫翅长，超过腹端，而雌虫翅只盖及腹部 1/2；东方蜚蠊雄虫翅仅覆盖腹部 2/3，雌虫前翅呈叶片状，其长度只达后胸背板处，后翅缺。

成虫寿命比较长，德国小蠊最短，为 100 天左右，美洲大蠊最长，可达 1 年之久，一般雌虫寿命要比雄虫长。

六种常见蜚蠊的产卵鞘数，每个卵鞘内卵粒数，以及生活史各期比较汇总（表 27-2）。

表 27-2　六种蜚蠊生活史各期比较表

生活史各期和成虫寿命	种类					
	黑胸大蠊	美洲大蠊	德国小蠊	澳洲大蠊	褐斑大蠊	日本大蠊
雌虫产卵鞘数/个	14	10~84	4~8	10~27	9~21	13~14
卵鞘内含卵数/个	26	16	30~48	22~24	24	16
卵期/天	46	45~90	28	47	45	34
若虫期/天	312	150~450	40~84	312	246	184

续表

生活史各期和成虫寿命	种类					
	黑胸大蠊	美洲大蠊	德国小蠊	澳洲大蠊	褐斑大蠊	日本大蠊
产卵前期/天	15.0	7~20	7~8	19.58	14.92	9.80
生活史历期/天	373	242~560	62~122	378	306	227
若虫蜕皮次数	10	7~13	7	9~12	8~10	8~9
成虫寿命(天)雌	226.3 ± 44.7	102~588	118.3	154.6 ± 86.6	151.9 ± 75.8	150~180
雄	224.6 ± 31.6	450	87.0	133.0 ± 89.7	108.6 ± 75.0	

蜚蠊的生活史历时比较长，要完成一个世代，最短的如德国小蠊，一般也需 60 多天，最长的如美洲大蠊，需 500 多天。温度对蜚蠊生活史的影响较大，德国小蠊在 19℃环境下，一个世代需要约 242 天；25℃只需 84 天左右；31℃需 67 天左右完成一个世代。

蜚蠊的繁殖力很强。黑胸大蠊、美洲大蠊的生活史较长，1~2 年才繁殖 1 代，但雌虫寿命更长，所以产卵鞘就多，美洲大蠊最多可产 90 个卵鞘。德国小蠊繁殖力比大蠊强，生活史比大蠊短，一生可产卵鞘数平均 7 个，每个卵鞘可孵化若虫数比大蠊多，平均 35 只，最多可达 50 多只，1 年可繁殖 3~5 代。有人估算，一对德国小蠊一年可繁殖 1 000 万只后代。蜚蠊一个世代历时较长，因此，周围环境因素如温度、湿度、食物和光等对它们都会有一定影响，特别是温度，对蜚蠊的生长繁殖影响较大。温度不仅影响德国小蠊的若虫期乃至整个世代，而且也对卵鞘的孵化率、卵鞘中平均孵化的若虫数以及存活率都产生明显的作用。28℃是德国小蠊生长、发育的最适温度，若虫期最短为 39 天左右，一个世代只有 64 天左右。28℃下适温条件德国小蠊卵鞘的孵化率可达 100%，孵化若虫数平均为 41 只左右，若虫存活率达 56.41%。

第四节 生态学

蜚蠊与周围环境的相互关系属于生态学的研究内容，从种群分布、栖息习性、食性、活动习性、季节消长与越冬等不同生态层次，了解蜚蠊发生、发展的规律，分析其生存环境的利弊因素，以便加以借鉴利用和种群的节制。

一、种群分布

蜚蠊起源于非洲，通过各种交通工具带到南美、东欧和南亚，逐步传到温带地区，甚至北方寒冷地带，成为一种世界性的卫生害虫。温度、湿度、食物、水以及隐蔽的栖息场所，是蜚蠊生存繁殖的必要条件，它们适应人类一切活动场所。

蜚蠊在我国分布比较广泛，绝大部分省、市、自治区都有分布。由于对生活环境要求不一样，不同种类的蜚蠊分布也不相同。有的种类遍布全国，如德国小蠊、美洲大蠊、黑胸大蠊；有的则局限某些地区，如日本大蠊主要分布在北方寒冷地区；澳洲大蠊、褐斑大蠊主要分布在南方亚热带地区。

海拔的高度对蜚蠊的分布也有影响。有调查结果显示，蜚蠊种类随海拔的升高而减少，美洲大蠊和黑胸大蠊可在海拔 1 650m 的高度生存，而褐斑大蠊、德国小蠊生存高度是 1 200m，澳洲大蠊仅在 600m 处发现。

大规模的蜚蠊防治对蜚蠊分布也有较大影响，使得耐药性较强的德国小蠊分布范围逐年扩大，在蜚蠊种群中所占的比例也逐年升高。

二、栖息习性

蜚蠊喜欢选择温暖、潮湿、食物丰富和多缝洞的隐蔽场所栖居，这也是它们孳生繁殖所必需的 4 个基本环境条件。凡是有人生活和居住的房屋内，一般都具备这些条件，所以，蜚蠊易入侵到各行各业和千家万户中，同人类居住在一起。

1. 昼伏夜出　蜚蠊是负趋光性的昆虫，这是它们的重要习性之一。白天它们都躲在最为理想的栖息场所，例如靠近水源、食源、热源附近的缝、洞、角、堆等隐蔽场所。一到夜晚，特别是在灯闭人睡之后，才悠悠然地爬出来活动，或觅食或寻求配偶。但据观察，夜里也不是所有蜚蠊都倾巢外出活动，出来活动的约占 1/3，带鞘怀孕的大多留在巢内"坐月子"，在一天 24 小时内，它们约有 75% 的时间处于休息状态。

2. 钻洞藏缝　蜚蠊身体扁平，躯体具有可以伸缩的本领，所以，蜚蠊很适合于钻洞藏缝，可以躲进很窄小的缝洞中栖息（图 27-12）。例如，德国小蠊的成虫和若虫可以爬进宽仅 1.6mm 的缝隙中，带鞘的雌虫也能在 4.5mm 宽的缝隙中栖居。假如，一个栖息场所有许多 1.6~12.7mm 宽的缝隙，就会发现有 85% 的蜚蠊都喜欢挤到 4.8mm 宽的缝隙中居住。

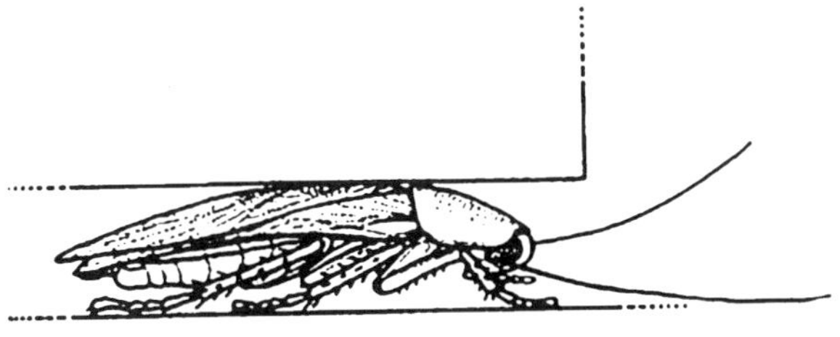

图 27-12　蜚蠊栖息示意图

注：蜚蠊栖息于缝隙中，触角伸出探察环境变化

3. 群居生活　人们常可发现在一个栖息点上的一条缝隙中有少则几只、多则几十、几百只蜚蠊群集在一起，这主要是由于信息素的诱集作用。蜚蠊成虫可分泌性信息素，成虫和若虫又都能分泌一种"聚集信息素"，它是由直肠垫所分泌，随粪便排出体外。在蜚蠊栖居的地方，常可见粪便形成的棕褐色粪迹斑点，粪迹越多，蜚蠊聚集得也越多。栖息处的这种"蜚蠊气味"对它们有极强的引诱力，所以约有 83% 的蜚蠊都喜欢原先栖居的地方。

4. 喜暖爱潮　喜暖爱潮是蜚蠊的又一重要栖息习性。不难发现，不管是在饭店、家庭，还是在火车、轮船上，厨房间总是蜚蠊侵害最严重的场所。就是在厨房里，它们一般也总是喜欢栖居在紧挨炉灶、水池附近的隐蔽场所。厨房的小气候完全满足蜚蠊的生活需求。有时也能见到一种反常的情况，例如白天，在开阔的墙面、天花板或门背后角落处可能发现许多蜚蠊。这种情况的出现说明这种场所的蜚蠊已达到"虫满为患"的程度，也说明这种场所的整体环境条件非常适合蜚蠊的孳生。在酿造厂的发酵车间、酱油厂的制曲车间、豆制品厂的霉房等场所可见到这种情景。

蜚蠊生活在不同单位的栖息场所。在宾馆（餐馆）卫生条件一般都比较好，但是，现在还很少发现没有蜚蠊的宾馆，这些地方的餐饮部是蜚蠊重点侵害部门。厨房、餐厅、面包房、食品仓库、酒吧间、职工更衣间等是发现蜚蠊最多的地方。在客房部的茶水间、服务员工作间、客房等也时有发现，但密度比餐饮部低。在厨房，蜚蠊大多栖息在各种橱柜、餐桌的边缝和角落处，木质家具比钢质、铁质家具更易于蜚蠊孳生；如果墙上瓷砖破裂，它们就钻进裂缝，隐匿在瓷砖的背面。冷藏柜底下的压缩机部位经常有油污，又潮湿，也是它们的藏身之地。配电箱内、灭火机箱内、电子秤内也常发现蜚蠊栖居其中。随着城市的建设，商务楼、智能楼和公寓等现代化建筑拔地而起，但时隔仅 3~5 年后，这些大楼也会成为蜚蠊侵害的重点单位。计算机、复印机、传真机、音响设备、电话乃至饮水机等都已成了德国小蠊的栖息藏身之地，它们侵占领地之快让人始料未及。国外早有人称蜚蠊为"计算机害虫"。

医院也是蜚蠊侵害比较严重的地方，除了厨房、食堂、仓库等重点部位外，各病区的配餐间、洗涤间、卫生间，医护人员的办公室、更衣室、病房等都能发现蜚蠊的存在。在病房中，又以妇产科、小儿科、外科病房较为严重，蜚蠊大多躲在床头柜里、地板缝洞中或地毯边角下。在中药房，蜚蠊常常藏身在放中药的橱柜抽屉内。火车、船舶和飞机等交通工具上都有蜚蠊，主要是德国小蠊，而且侵害比较严重。由于交通工具内空间狭小，柜子、桌椅、床铺等家具较多，各种管线也多，加上空调控温、食源丰富、周围缝隙多，很适合蜚蠊孳生。交通工具为蜚蠊在城市间的扩散提供了条件。在居民家中，蜚蠊侵害也较普遍。它们大多以厨房为主要的栖身之地，躲藏在灶壁的缝洞中、碗橱内、案桌下、水池底下、木箱和纸板盒内等隐蔽的地方。在卧室内，衣柜、床边柜、书柜、沙发等家具内都可以发现蜚蠊和卵鞘。在江、浙、沪地区，黑胸大蠊是居民家中最常见的蜚蠊种类。但近年来，入侵种类德国小蠊在居民家中有不断扩散的趋势。

服务行业遭蜚蠊侵害最为严重，例如，中小饭店、旅馆、美容店、浴池、杂货店、酒吧。现在，粮油店、中药店等也有发现蜚蠊。一旦在房间内发现了蜚蠊，就必须根据它们的栖息习性，仔细查出它们聚集的栖息点。只有掌握了蜚蠊的栖息场所，才能掌握主动权，采取针对性的防制措施，喷药有方向，投药可到位，才能取得防制蜚蠊的满意效果。

三、食性

蜚蠊属杂食性昆虫，食物种类非常广泛。厨房、食堂里所有的食品它们几乎都吃，例如，米饭、糕点、面包、荤素熟食、瓜果、蔬菜以及各种饮料等；除此之外，人的排泄物、痰液、血迹等也都能吃；就连肥皂、牙膏、糨糊、茶叶渣等也爱吃；其他如纸张、布匹、皮革、棉毛织品、木材等也要啮食，真可以说是无所不吃。蜚蠊的这一重要习性，使得它们具有很强的适应能力，不管在什么环境下，只要有人生活和居住，它们总能找到东西作为食物。

虽然蜚蠊是杂食性昆虫，但它们也还是有点偏食。据观察，德国小蠊比较爱吃发酵过的食物；美洲大蠊喜食腐败变质的有机物；黑胸大蠊较爱吃含淀粉的食品；澳洲大蠊则喜食植物性食品。蜚蠊对各类食用油都爱沾，其中它们更喜欢麻油，无怪乎群众给它们起了个"偷油婆"的俗名。各种糖它们也爱吃，尤其喜食红糖和麦芽糖。总的来说，蜚蠊最爱吃油腻的含有淀粉类的甜食，像面包之类的食品是蜚蠊最喜欢的食物。根据这一食性，目前市场上的灭蜚蠊毒饵，大多由杀虫药和这些食品加工而成。

蜚蠊对水的需求比食物更重要，能耐饥不耐渴，它们喜欢潮湿的环境，就是为方便获得水分。若虫，特别是幼龄若虫，必须及时补充水分，在高温季节或高温环境中，水对蜚蠊尤其重要。蜚蠊在有水无食物的情况下，比在有食物无水和无食物无水的条件存活时间长，日本大蠊若虫就更明显，有食物无水时只可存活 3.1 天，无食物无水时可存活 8 天，而无食物有水时则可存活 24.7 天，褐斑大蠊的 1 龄若虫在供水条件下，即使无食仍有 22.7% 的虫体发育成 2 龄期，若无水供给，则无法生长发育，可见水对蜚蠊生命的重要性。

四、活动习性

蜚蠊虽然有翅，但不以飞行为主要活动方式。尤其是室内栖息的种类，仅能做短距离的飞行和滑翔。蜚蠊的活动主要靠三对足爬行，爬行速度很快。雄虫每分钟可爬行 21m，雌虫爬行稍慢些。有的蜚蠊在受到惊吓时，可跳跃数厘米远。

蜚蠊不仅能在普通平面上疾走，而且依靠足上的爪和爪间盘以及各跗节间的跗节盘，能在光滑玻璃面、垂直面，或物体下面爬行。蜚蠊的爪间盘一旦损伤，就会失去在玻璃平面上爬行的能力。

温度对蜚蠊的活动有显著的影响，当低于 15℃时，绝大多数蜚蠊不活跃，15~37℃最为活跃，37℃以上呈兴奋状态，室温超过 40℃蜚蠊趋于死亡。

噪声、振动、强光及某些杀虫剂处理过的物面，蜚蠊会自动回避和逃窜。这是因为蜚蠊身体上有许多感觉器官，尾须上有许多感觉毛，平时直立，受到外界刺激后就倒伏下来，这种信号就会迅速而直接传导到腿部，蜚蠊就会立即躲避。这种被称为风感器的感官很敏感，它可以听到人听不到的声音，同时对风的压力反应也很敏感。蜚蠊寻找食物主要靠头部两根细而长的触角，触角上面有很多感觉毛。嗅觉触角就是它的嗅觉器官，味觉主要依靠小颚须、下唇须和口腔壁上的一些感觉毛。

蜚蠊在夜间活动有一定的规律性。德国小蠊每天一般 19:00 开始活动，20:00 大量出现，22:00 为最高峰，以后逐渐减少，直至凌晨 4:00 又出现小高峰，5:00 下降，6:00 消失。日本大蠊每天 19:00 左右开始活动，21:00 开始上升，23:00 达活动高峰，4:00 逐渐下降，6:00 终止。黑胸大蠊每天 19:00 左右就有频繁活动，20:00 钟即成高峰，21:00—22:00 活动减少，23:00 和 2:00 又会出现两个小峰，翌晨 4:00 活动终止。褐斑大蠊每天 19:00 出现活动，21:00 急剧上升，22:00 达高峰，凌晨 1:00 活动开始下降，4:00 有小回升，5:00 消失。美洲大蠊每天 19:00 开始活动，21:00 迅速增加，24:00 达高峰，凌晨 2:00 开始下降，7:00 活动消失。综上所述，蜚蠊夜间活动，一般从 19:00 左右开始，活动高峰大都在深夜 22:00—24:00，上半夜活动比较频繁，下半夜活动逐渐减少，也有在黎明前出现一个小高峰，至翌晨 5:00—6:00 终止活动，重新隐匿到栖息场所内。

五、季节消长与越冬

蜚蠊的活动受气温的影响，有明显的季节消长和越冬现象。成虫羽化一般在每年 4 月中旬开始，至 8

月中旬、9 月上旬左右结束,6~7 月份是羽化高峰期。故在长江流域的 4 月上旬和中旬,美洲大蠊和黑胸大蠊相继出现,若虫均比成虫出现早。高峰在 7 月上旬至 9 月下旬,10 月上旬后逐渐减少。至 11 月下旬美洲大蠊、黑胸大蠊相继隐匿,若虫比成虫先隐匿。

南方省份如广东、福建、广西、海南、台湾受亚热带或热带季风气候影响,室内终年有蜚蠊活动,澳洲大蠊活动高峰在 6 月份,褐斑大蠊活动高峰在 7 月份,美洲大蠊活动高峰在 5 月份。在北方有暖气的室内,因终年室温适宜,栖息的德国小蠊等蜚蠊冬季仍很活跃,没有蛰伏现象。

当室温低于 7.5℃时蜚蠊进入越冬状态,4℃时就不能活动,零下 5℃时很快就死亡。雌虫平均寿命较雄虫为长,当年羽化的雄虫一般到次年春节前后已所剩无几,而某些雌虫可以在越冬后正常产卵至 4~5 月份。蜚蠊的成虫、若虫、卵荚都可以越冬,越冬场所一般要求隐蔽不受干扰,温湿度适宜,多以食堂和居民厨房为主,食品仓库、家具抽屉里也能越冬。越冬期间成虫死亡较多,幸存的也不甚活跃,仅能摇动触角和缓慢爬行。若虫的抗寒能力比成虫强,在温度适宜的场所内仍很活跃,数量远比成虫多。

第五节 中国重要种类

蜚蠊在我国分布比较广泛,全国都有分布。由于对生活环境要求不一样,不同种类的蜚蠊分布也不相同,故不同地方的重要代表种不同。南方地区已正式定名的有 16 种,北方地区只有 6 种,显著少于南方。海拔高度对蜚蠊的分布也有影响,有调查结果显示蜚蠊种类随海拔的升高而减少。

一、重要代表种

美洲大蠊、黑胸大蠊、德国小蠊遍布全国。北方寒冷地区的重要代表种为日本大蠊;南方亚热带地区的重要代表种则为美洲大蠊、澳洲大蠊和褐斑大蠊。黑胸大蠊可在海拔 1 650m 的高度生存,而褐斑大蠊、德国小蠊生存高度是 1 200m,澳洲大蠊仅在海拔 600m 处发现。

(一) 德国小蠊(*Blattella germanica*)

1. 虫种别名 德国姬蠊,属蜚蠊目(Blattaria)、姬蠊科(Blattellidae)、小蠊属(*Blattella*)。

2. 形态特征 小型种,体长 10~15mm,呈棕黄色。前胸背板上有两条平行的黑色纵纹,较细,窄于它们的间距(图 27-13)。

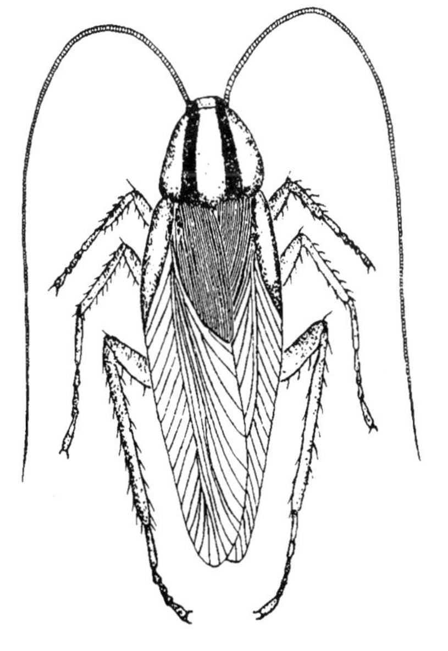

图 27-13 德国小蠊(*Blattella germanica*)

雌虫的头部稍大于雄虫,头部赤褐色,面部褐色,额部暗褐色。有一对发达的复眼,单眼一对(小而不发达),单、复眼间距略等长,约为触角窝间距的 1/2。有 3 对形状相同的爬行足,股节发达,强劲有力,善于疾走,前胸发达,背板宽大而扁平,中后胸较小,不能明显区分,腹部扁阔,分为 10 节。小颚须粗短、色淡,唇基深棕色。下唇须褐色,表面具毛,复眼黑色,有时两复眼间距有不明显的赤褐色斑。前胸背板褐色,略呈梯形,侧缘半透明,前后缘均呈弧形,背板中部有两条纵走而平行边缘不规则的黑褐色条纹,每条黑纹宽度、均窄于两条黑纹之间距。雌虫前胸背板大于雄虫。翅 2 对,雌雄翅均发达,均达腹部末端,但很少飞翔,前翅革质、狭长,超过腹部末端,淡褐色,后翅膜质、无色透明,臀域纵脉褐色,横脉无色,其余纵脉横脉为黄色。雌虫亚生殖板简单,不分瓣;雄虫亚生殖板薄而长,不对称,右侧向后侧突出。雄虫腹部末节后缘两侧有 1 对腹刺,雌虫无腹刺,据此可分别雌雄。雄虫腹刺很小,短而圆,不对称,右边的显著大于左边。

3. 生活习性 德国小蠊属携带卵荚的蜚蠊种群。雌虫通常一生可以产 4~8 个卵荚。卵荚弯弯细长,形似香肠,一侧凹陷,呈弧形,长约 6mm。卵荚壳色棕黄,有花纹,卵荚形成后挂在雌虫腹部末端,孵化前产下,有时卵荚挂在尾端就开始孵化。每个卵荚可孵化若虫 30~40 个,从卵荚形成至孵化需 28 天,早龄若虫体小呈深褐色近于黑色，无翅；成熟若虫全身黑褐色，胸背板有棕黄色纵纹。若虫蜕皮 6~7 次变为成虫，蜕 1 次皮，就增长 1 龄。室内条件下，若虫龄期完成需要 40~125 天，若在不利条件下或在早期若虫的附肢受到损伤时，龄期可能会有额外的增加，以使受伤的身体部位恢复和再生。杂食性昆虫。不仅喜食居民住户中的清洁食物，如糖类、淀粉、肉类、奶制品等，也喜食不卫生环境中的“食物”，如腐败的食物、人类的痰液和毛发等，并存在边吃、边拉、边吐的生活恶习。水对其生存比食物更为重要，如果有食物和水，成虫能存活 1 月以上；如果没有食物和水，则不超过 2 周，群体中就会出现互相残食的情况。大部分德国小蠊在白天也会不顾一切地侵扰到某些建筑群的非食物区去寻找零星的食物。温暖季节偶尔也会看到德国小蠊聚集在室外的垃圾附近，这主要也是因为室内的群体聚集太多或使用杀虫剂驱赶作用而造成的。若虫与成虫有相同的习性，为负趋光性昆虫，它们白天躲藏在温暖潮湿和黑暗的隐蔽场所，如墙壁、天花板、橱柜和台桌等家具的缝隙、角落；杂物堆、阴沟、各种水暖管道和电源线路间的缝洞都是德国小蠊的藏身之地，夜间出来寻找食物、水和进行交配。如果白天看到德国小蠊，说明这个地方已泛滥成灾。

4. 与疾病的关系　德国小蠊不仅能咬食和破坏食品、药材、纤维织品、纸张和文物藏品等，更重要的是还能携带多种致病菌，如痢疾杆菌、铜绿假单胞菌、变形杆菌、沙门杆菌、伤寒杆菌、病毒、霉菌、寄生虫卵和原虫等多种病原微生物，其排泄物和蜕落的表皮也会带有过敏原，并可能导致传播，使有过敏体质的人出现皮疹、哮喘、打喷嚏等症状，但不是时常与严重疾病有关。国内曾报道从其体内分离出多种真菌、腺病毒、肠道病毒、脊髓灰质炎病毒等，并检出乙肝表面抗原和蠕虫卵（蛔虫、鞭虫、蛲虫、绦虫）、阿米巴、鞭毛虫等病原体，在某些极端的情况下，其还可成为外耳道异物，甚至罕见的成为了支气管异物。总体来说，德国小蠊可携带大量的病原体，污染人们的日常生活环境，影响人们的身体健康。

5. 地理分布　原产地欧洲，最早起源于高温、高湿的非洲，现仍喜欢栖息在比较温暖、潮湿的环境。德国小蠊在全世界热带、亚热带、温带、寒带均有分布，分布区域全球热带、亚热带、温带中低海拔湿润地区。德国小蠊为世界普遍都存在的室内害虫并广泛分布于我国。

（二）美洲大蠊（*Periplaneta americana*）

1. 虫种别名　红蠊、船蠊，学名 *Periplaneta americana* L，属蜚蠊目、蜚蠊科、大蠊属。

2. 形态特征　美洲大蠊是蜚蠊科中体积最大的室内蜚蠊。成虫体长 29~40mm，红褐色，翅长于腹部末端。赤褐色，雌雄虫体型相似，但雌虫稍宽于雄虫（图 27-14）。背腹扁平，呈长椭圆形，红褐色或褐色，体色因虫龄而有所变化。体表有油状光泽。雄虫体长 27~32mm，前胸背板（长 × 宽）6mm × 9.5mm，前翅长 26~32mm，总长 38~42mm。雌虫体长 28~32mm，前胸背板（长 × 宽）7mm × 9.4mm，前翅长 20~27mm，总长 38mm。整个虫体分头、胸、腹三个部分。头部小，隐于前胸背板下方，从虫体背面观只能看到头顶端的一小部分，其颈部可以自由地向前后左右活动，所以其口器不是固定的下口式，而能向前伸展，是典型而发达的咀嚼式口器，由上唇、大颚、舌、小颚、下唇构成。头部有单眼、复眼及触角各一对。头顶及复眼间为黑褐色，两复眼间距雄虫窄于雌虫，上唇基和上唇褐色，触角细长，第 1 节赤褐色，其余各节为黑褐色，小颚须淡褐色，下唇须暗褐色。复眼较大，位于头上部两侧，占据了头的较大部分，单眼位于触角的内上方，白色点状，其皮下集聚着感觉细胞。端部两节褐色。触角发达，呈鞭状，由多节组成，其长度超过尾端，是重要的感觉器官。

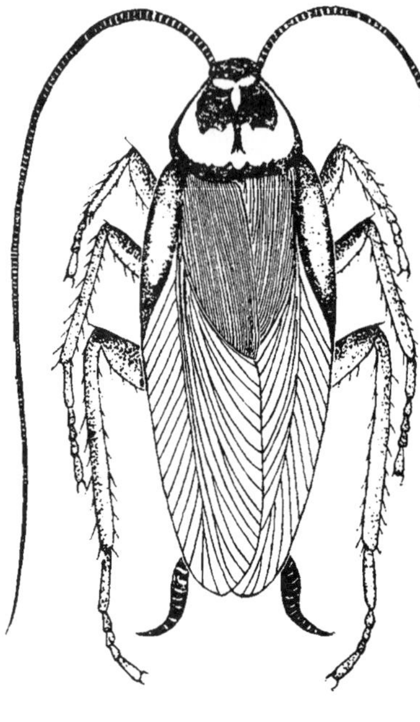

图 27-14　美洲大蠊（*Periplaneta americana*）

胸部由前胸、中胸和后胸三部分构成，而各部分又均由背板、腹板和侧板构成。前胸背板近梯形，前缘几乎平直，后缘缓弧形，边缘黄色，中央红褐色，近前缘处有 T 形淡黄色斑，中部有赤褐色蝶形斑。中胸和后胸背板形状几乎相同。在中胸和后胸的前方各有一对气门开口。胸部腹面骨化程度差，膜质部分宽。有步足三对，赤褐色，分别长在前胸、中胸、后胸的腹面，均发达，与其善于爬行有关。前足股节前下缘端刺 2 根，中刺 15 根，后缘端刺 1 根，中刺 3 根。第一步足股节较长而粗大。有翅两对，均发达，前翅超过腹部末端，雄虫翅稍长于雌虫。双翅平时重叠于腹部背面。前翅革质，比后翅窄但稍长，深褐色。后翅膜质，半透明，浅褐色。前缘脉基部分叉，肘脉有不完全短脉和横脉。

腹部赤褐色，宽而扁平，雌虫明显大于雄虫。雄虫肛上板宽大，无色，透明，基部较宽，两侧缘由基部向中部呈内弧形收缩，由中部向端部呈外弧形收缩，后缘中部有一较深的呈锐角的凹陷，其深度约为肛上板长度的 1/3，两侧角钝圆。雌虫肛上板略呈三角形，赤褐色，不透明，后缘中部有一小的三角形切口。下生殖板中部向下隆起，两侧及末端向上倾，形如船底状。腹部由十节组成，背板十个，雌雄虫的第十背板均特化为肛上板，雄虫第九背板和雌虫第八、九背板均狭小不明显。第十腹节特化为外生殖器。雄虫第九腹板特化为下生殖板，其端部两侧长有尾刺一对。雌虫下生殖板无尾刺。在肛上板基部两侧长有尾须一对。尾须是重要的感觉器官，由多节构成，上面长有许多感觉毛，这些毛能感受空气的流动、振动。在肛上板的内面有肛门开口，在腹部 1~8 节侧面背板和腹板之间均有气孔。

雌性外生殖器位于第七腹节的腹板处，有三对产卵管其中一对在第八腹节，另外两对在第九腹节。生殖孔开口于其前下方的腔内，此腔为生殖腔，后面宽大部分为卵荚室，生殖腔上面有贮精囊的开口。卵在生殖腔内受精后，受精卵由产卵管集中排入卵荚室，再由附属腺分泌出特殊物质，将受精卵包起来形成卵荚。

3. 生活习性　卵荚略成矩形，长约 8mm，红褐色。卵荚生成后，雌虫一般在 1~2 天内寻找合适的场所，将卵荚粘贴在隐蔽的角落和缝隙中。从卵荚到成虫需 6~9 个月。雄虫寿命 6~14 个月，雌虫寿命 3~25 个月。卵鞘初期为白色，渐变褐至黑色，每鞘有卵 14~16 粒，卵期为 45~90 天(热天只需要 20~30 天)。若虫约经过 10 次蜕皮后化为成虫，若虫期长约 1 年多，温度高、食料丰富时，只需 4~5 个月。雌虫成长 1~2 星期便产卵，一生可产 30~60 个孵鞘，多至 90 个。成虫寿命 1~2 年，完成 1 代约需 2 年半。无雄虫时，雌虫能产不受精卵鞘，其中部分孵化出雌若虫，高温有利于无性生殖。此虫善疾走，也能作近距离飞行。但相比于最强的家栖蜚蠊——德国小蠊，美洲大蠊若虫的成虫率不高，常由于蜕皮失败、被天敌捕食等种种原因死亡，因此种群数量不会太多。

若虫发育为成虫后不久即可交配。求偶交配多在夜间 20 点后至凌晨 3 点前进行。求偶时，雄性表现不安，四处活动，常边爬边飞。遇上雌性，张开翅，有时在雌性周围转几圈，然后倒爬，朝雌性腹部对接，动作迅速，交接上后，原地不动，交尾可达 11 小时之久。交尾时，多数是雌翅后端搭在雄翅后端上方，少数是雄翅后端搭在雌翅后端上方，雄性触角向上下左右不停地探动，雌性不作探动。受惊动时，大多是雄性拖着雌性逃逸。交尾结束后，雌雄虫分开，各奔东西。

美洲大蠊喜好黑暗、隐蔽潮湿的环境，白天多隐匿在避光的缝隙、墙角等阴暗场所，夜间出来活动，在美洲大蠊生活的场所，夜晚突然开灯，就可看到它们四处逃逸。美洲大蠊喜好聚集，尤其是低龄若虫常常群聚在一起，这可能与分泌的信息素有关。栖息时往往栖息在生活空间的最下层。

美洲大蠊是杂食性昆虫，食谱极广，对食物选择性不严格，喜食糖和淀粉。美洲大蠊的食量大小与其生理活动的活跃情况成正比，一年中 7 月、8 月、9 月份的食量最大，这也是它们繁殖最为旺盛的季节。美洲大蠊耐饥不耐渴，连续 5 天不给食物，仍能生存并四处活动，连续 5 天不给水，只喂干粮，它们多数死亡，或处于蛰伏状态。美洲大蠊有一种非常重要的行为习性，即互相残杀。即使在食物、饮水供应充足的条件下，仍频有互噬的现象出现，包括食卵、噬皮蜕、噬幼龄若虫和蜕皮若虫等情况。食卵现象比较多见，饲养缸中常见被食卵荚的残余部分，尾部夹持卵荚的雌虫被其他成虫追咬的情形也时有发生。但未发现若虫之间或成虫之间互食现象，所以它们仍能群聚在一起。主要生存于下水道、暖气沟、厕所、浴室及酿造厂、酱品厂等阴暗潮湿的环境，善爬行，飞行能力差。

4. 与疾病的关系　美洲大蠊常常污染食物、传播病菌和寄生虫，是世界性卫生害虫。它们体表或多或少带有痢疾杆菌、沙门副伤寒甲乙杆菌、绿脓杆菌、变形杆菌，还有蛔虫、钩虫、蛲虫的卵及蓝氏贾第鞭毛虫的包囊等。据报道美洲大蠊的肠道中还常保存着活性霍乱弧菌、结核分枝杆菌、麻风分枝杆菌等。此虫是人类许多传染性疾病的重要媒介，主要传染肠道病。美洲大蠊分泌物和粪便还含有致癌物质。

5. 地理分布　美洲大蠊原产于非洲北部，公元 17 世纪前后经由船只带到美洲，并于 18 世纪被人在美洲发现。全世界热带和亚热带地区广泛分布。中国几乎南北各地都有分布,尤以广东、广西、海南、福建、台湾等省更多见。

（三）黑胸大蠊（*Periplanete fuliginosa*）

1. 虫种别名 凹缘大蠊,属蜚蠊目、蜚蠊科、大蠊属。

2. 形态特征 黑胸大蠊体长 30~40mm。成虫体黑色具光泽,若虫体棕红色亦具光泽。虫体黑褐色并有较强的光泽(图 27-15)。仅单眼黄色,唇基赤褐色。前胸背板黑色或黑褐色,略呈梯形,前缘近平直,后缘缓弧形,表面光滑平整有光泽。雌雄虫翅均较发达,前后翅均超过腹部末端,前翅黑色或黑褐色,并有光泽。后翅径域至肘域淡褐色。足黑褐色,前足股节前下缘具端刺 2 根,中刺 14 根,后下缘端刺 1 根,中刺 5 根。腹部黑褐色,雄虫第 1 腹背板特化,在前缘中部有一簇长圆形褐色毛丛。肛上板较短,基部宽,两侧缘向端部成内弧形收缩,后缘近平直,中部稍有浅的凹陷,后缘宽度约为基部宽度的 1/2,基部两侧有较长的尾须 1 对,黑褐色,胡萝卜状。雌虫肛上板前宽后狭,呈三角形,中线处隆起成脊状,后缘有三角形切口,形成左右两片,各片后缘钝圆,尾须一对,与雄虫相同。下生殖板形状如船底状。

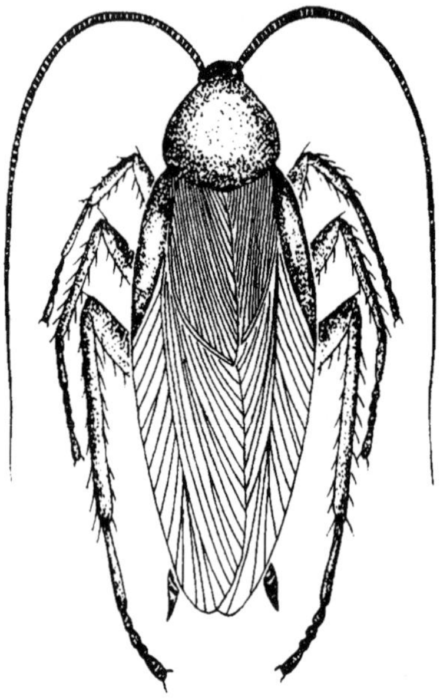

图 27-15 黑胸大蠊（*Periplaneta fuliginosa*）

雌虫形成卵荚后 1~2 天内就产下,被粘附在隐蔽的缝隙和角落中。卵荚钱包状,长度超过 10mm,卵荚表面和有龙骨线一侧可见 13 条浅刻痕。

3. 生活习性 黑胸大蠊完成一个世代需 324.9 天。成虫于 4 月下旬开始羽化至 7、8 月下旬结束,高峰是 5 月下旬(雄虫)和 7 月上旬(雌虫)。雌成虫于 5 月中旬开始产卵,至翌年 1 月下旬结束,高峰是 7 月下旬,产卵前期 15.1 天 ±0.74 天,产卵期 155.8 天 ±12.9 天,产卵后期 29.8 天 ±8.4 天,每头雌成虫产卵鞘 27.7 个 ±2.2 个,产卵间隔时间 6.8 天 ±0.7 天,成虫寿命 202.3 天 ±16.5 天,卵鞘历期 46.0 天 ±1.7 天,每个卵鞘含卵 20.5 粒 ±1.0 粒。若虫有 8~9 个龄期,经 7~8 次蜕皮后变为成虫。大部分(85.7%)雄性若虫经 7 次蜕皮变为成虫。大部分(75.0%)雌性若虫经 8 次蜕皮变为成虫,若虫历期 263.8 天。

对温度要求较宽,分布较广,喜在室内阴暗潮湿场所栖息,昼伏夜出;食性复杂,喜食糖类、淀粉类食品。在室内的栖息地很广,但以厨房为主,多数栖居在碗橱、桌子、抽屉角落炉灶边缝隙及水池下,煤饼堆等地,在卧室中的衣橱、书架、桌子等也有发现,尤其是旧家具中。黑胸大蠊有时在晚上可受光的引诱飞入室内。食性较复杂,但以喜食香甜食品如面包、饼干及其他有机物,如垃圾、泔水等。虽然它们的生存能力、适应环境的能力都较强,但其取食量和寿命也受到外界因素如湿度、温度、食物的质量、天敌等的影响。

4. 与疾病的关系 黑胸大蠊在觅食活动的同时把许多的病原体带到室内,例如细菌、病毒、霉菌、寄生虫等,研究发现黑胸大蠊中寄生有 52 种细菌。能携带金黄色葡萄球菌、痢疾杆菌、鼠伤寒杆菌、霍乱杆菌等,还能携带肠道病毒、脊髓灰质炎病毒、黄曲霉菌、原虫包囊、蛔虫卵等。研究表明,黑胸大蠊不仅可以机械性传播多种疾病,而且还可以引发外源性的哮喘等过敏性疾病。近年来,黑胸大蠊体又成为生物化学和分子生物学及基因研究等方面的热点,相关病毒 NS2 蛋白的表达、抗体的制备、亚细胞的定位等研究取得了一定进展,除其致病作用外,黑胸大蠊还具有药用、食用、研究等多方面的价值。

5. 地理分布 黑胸大蠊世界性分布,多分布于热带、亚热带湿润地区。国内在长江流域及以南各省等省份以及北京、辽宁等地都有发现,广泛分布于国内各地。在我国南方常与美洲大蠊、德国小蠊混生,但不同于美洲大蠊和德国小蠊,它非入侵物种,而是本土的蜚蠊。

（四）澳洲大蠊（*Periplaneta australasiae*）

1. 虫种名 澳洲大蠊 *Periplaneta australasiae* F,属蜚蠊目、蜚蠊科、大蠊属（*Periplaneta*）。

2. 形态特征 大型种。成虫体长 22~35mm,虫体深褐色,雌、雄虫体型相似,但雌虫体稍宽于雄虫(图 27-16)。头顶及复眼间、触角窝间均为黑褐色,面部中央有一前宽后窄的淡褐色长型斑纹,其余部分为褐色,小颚须为红褐色。前胸背板较大略呈梯形,与美洲大蠊近似,前缘近平直,后缘弧形,表面黄色或淡赤褐色,中部有两个黑色大斑,前半部相连,后半部分开,略呈蝴蝶状,背板的周缘为黑色,但后缘的黑色部分较宽。雌雄虫翅较发达,其长度均超过腹部末端,前翅赤褐色,但翅前缘区为淡黄色,后翅径域至肘域为淡褐色,半透明。足赤褐色。腹部赤褐色,雄虫在第一腹节背板特化,前缘中央长有一簇毛,毛均向后方伸展。雄虫肛上板不透明,基部宽,两侧缘从基部到中部呈弧形收缩,由中部两侧缘平行伸向后缘,后缘略平直,其宽度约为基部宽度的 1/2。由后缘两侧向后缘中部稍呈凹陷,后缘两侧角近直角,其基部两侧生尾须 1 对。呈胡萝卜状,由数节组成,各节上均长有许多小毛。下生殖板较宽,两侧缘弧形,端部两侧角钝圆,后缘有浅的凹陷。雌虫肛上板狭小呈三角形,后缘中央有呈锐角的凹陷。下生殖板如船底型。

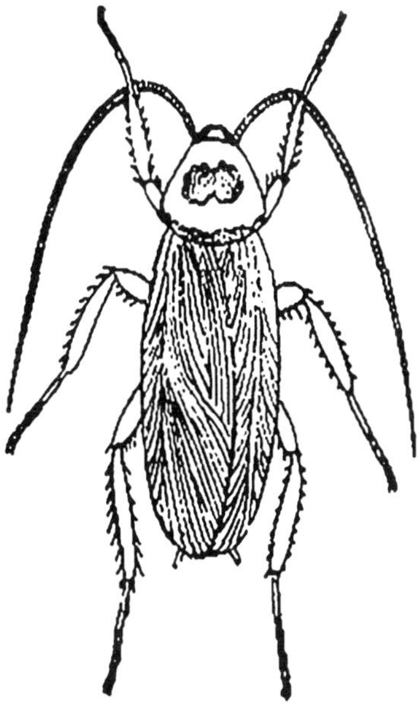

图 27-16　澳洲大蠊(*Periplaneta australasiae*)

卵:保藏在卵鞘内。卵鞘呈肾形,凹侧有排锯齿状鞘齿,其前端(先露出母体端)光滑,后端有 3 条放射状的鞘脊,并汇集成脊突,两壁可见排列整齐的鞘肋。卵鞘内的卵被蜂窝样的结构所分隔,并相互交错排列成 2 行。

若虫:1 龄若虫体呈深褐色,中胸背板上有白色横带;第二腹背板两侧有白斑,触角末 5 节为白色。2 龄若虫触角颜色一致,3 龄斑纹无明显变化,4 龄若虫前胸背板两侧开始出现淡黄色斑,5 龄若虫后胸背板两侧开始出现淡黄色斑,6 龄若虫时开始出现翅芽,7 龄若虫的前胸背板前缘出现淡黄色斑,中胸背板上有白横带,其中段呈淡褐色,8 龄若虫时前胸背板斑近于成虫,翅芽明显可见,各腹节背板两侧出现黄褐色斑。

3. 生活习性　澳洲大蠊比美洲大蠊更需要温暖的环境,因而它的分布受到一定的限制。它们在室内的栖息方式与美洲大蠊近似,两者有时在厨房等处混居。它除以含淀粉物品为食外,也喜欢咬食植物。澳洲大蠊除在热带和亚热带外,在室外不易生存,在室外,它们常见于剥落的树皮下以及腐烂的植物内等。澳洲大蠊卵孵化期 43~54 天,每个卵鞘可孵出若虫 13~30 只;若虫经 9~12 个龄期,生长发育 202~385 天后羽化,同时对水的需求优于食物;成虫寿命 11~324 天,一生产卵鞘 3~27 个。完成一个世代约 346 天。每个世代理论上种群的数量可增加 133 倍,但因自然死亡等原因,实际只增长约 5 倍。澳洲大蠊一年四季均可见,主要在厨房,6 月份为密度高峰期,夜间 10:00 为活动高峰期。冬季以卵鞘、若虫和成虫越冬。

4. 与疾病的关系　繁殖力强、适应性强,食性复杂,难以根除。它们污染食物,传播病菌和寄生虫,对人类环境和健康造成严重影响,是重要的世界性卫生害虫。

5. 地理分布　分布世界各地,原产地为非洲北部,主要分布在热带和亚热带湿润地区,我国云南、贵州、广西、广东、四川、台湾都有发现。

(五) 东方蜚蠊(*Blatta orientalis*)

1. 虫种别名　方蟑螂、东方蠊,属于动物界,节肢动物门,六足亚门,昆虫纲,有翅亚纲,蜚蠊目,蜚蠊科,家蠊属,东方蜚蠊。

2. 形态特征　体型中等,体长 19~25mm,呈黑褐色。头扁三角形,藏前胸下,触角长丝状。前胸背板梯形,发达、无斑纹,前后缘弧形。头顶及复眼间棕黑色,上唇深褐色,下颚须褐色。触角和体几乎等长(图 27-17)。雄虫翅短,仅能盖住腹部 2/3。雌虫翅退化,前翅仅存两小片翅基,后翅消失。足深褐色,足基节短,宽扁,转节小,腿节、胫节着生成排的刺,跗节 5 节,爪垫极度退化,几乎不存在,有 A 形刺。前足股节前下缘端刺 2 根,中刺 2 根,后缘无刺。胫节有数列明显的刺毛,爪尖盘极小。

腹部各节无特殊,肛上板横宽呈梯形,两侧缘略呈缓弧形向内凹陷,后缘呈钝角凹陷,尾须胡萝卜状,多节构成,表面有微毛。下生殖板横宽,略呈长方形,后缘缓弧形,深褐色,尾刺细长、对称。雌虫比雄虫体色深。后缘有一较深的三角形凹陷,两侧上倾,形如船底;尾须棕黑色。

雌虫携带卵荚约30小时后就产下，卵在室温下约60天孵化，整个若虫期一年左右。若虫体比成虫小，形状相似，翅及性器官不发达。

虫卵排列在卵鞘内，卵鞘钱袋形，暗褐色，每个卵鞘含16粒卵。

东方蜚蠊生活期较长，在食料和温度不正常的情况下，它完成一个世代需长达2年多的时间，在最适应的条件下，生活期可短到半年。雄若虫明显比雌若虫发育快，当两性都成熟时，4~9天即可进行交配，8~10天后即产生卵鞘，在1~2天内，整个卵鞘就被产在食物丰富的地点，偶尔还出现孤雌生殖。一只雌虫平均产卵鞘8个，每卵鞘含卵16~18个，正常情况下40~50天孵化，但在冬季卵可能休眠，直到温度变暖。若虫期，雄虫130~165天，雌虫280~300天，脱皮7~8次长成成虫，成虫期35~180天。

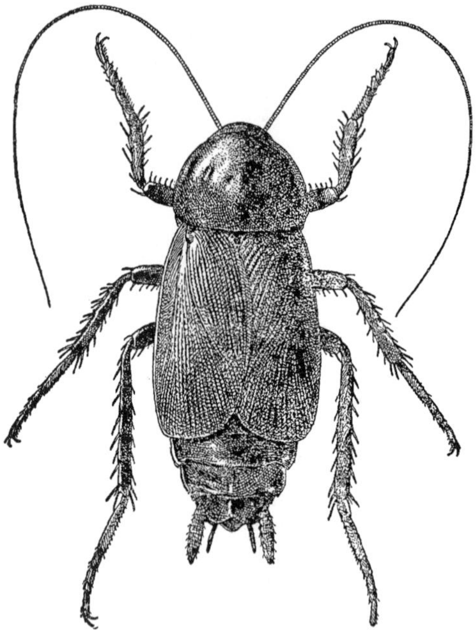

图 27-17 东方蜚蠊（*Blatta orientalis*）（♂）

3. 生活习性 东方蜚蠊极贪食，不论脏、臭、香的各种食物，或是人的痰、粪便，它均喜食，常将部分摄入的食物从胃中呕出，并将粪便排在食物上，既有臭味，又有传播细菌的作用。有群集性，白天群居潜伏于黑暗的隐蔽场所，如仓库、加工厂内的各种缝隙，厨房、食堂的灶墙、橱桌、案板等缝隙中。夜晚则四处活动，性活泼，爬行极速。当遇骤然强光、噪声和震动，则立即逃窜。背腺开孔，能分泌油状的液体，有特殊的臭气。有翅能飞，但飞翔能力很差。东方蜚蠊是家居种类，但也在室外出现，比较喜欢凉爽的环境，以20~29℃为宜，最适宜的活动温度为20~33℃。对湿度要求不严格，偏好栖息在潮湿环境，常栖息在地下室，地窖、屋顶、排水管、污水沟、壁缝、地板、砖石、落叶、树皮下，以及其他有利环境中。

4. 与疾病的关系 主要致病方式为携带病原体，起到机械性传播疾病的作用。

5. 地理分布 东方蜚蠊呈世界性分布，尽管它们的名字让它们看起来像来自东方，但被认为其起源于非洲。几乎没有哪个国家没有这种昆虫，广泛分布于北温带地区，亚洲、欧洲、南美洲、非洲。国内发现于北京、新疆。

（六）日本大蠊（*Periplaneta japonica*）

1. 虫种名 日本大蠊，拉丁学名 *Periplaneta japonica*。属蜚蠊目，蜚蠊科，大蠊属。

2. 形态特征 体型中等，赤褐至黑褐色，稍具光泽，雌雄明显异型。前胸背板黑褐至黑色，个别色稍浅，雌虫前胸背板明显大于雄虫。雌雄虫翅均为黑褐色，雄虫翅狭长而发达，远超过腹部末端。雌虫翅短，仅达腹部之半，约在第4腹节中部，翅脉较简单。足暗褐色，前足股节前下缘端刺2根，中刺12根，后下缘端刺1根，中刺1根。

腹部深褐至黑褐色，雌虫比雄虫宽大，雄虫第一腹节背板特化，近前缘中部长有一簇杏黄色毛。雄虫肛上板宽而短，基部宽，向端部两侧缘呈缓弧形收缩，后缘全线呈浅的缓弧形凹陷，近平锅底状、两侧角尖，成锥状。下生殖板较肛上板长，基部宽，向端部两侧缘呈外弧形收缩，后缘两侧向中部呈浅的弧形凹陷，后缘宽度约为基部宽度的1/3（图 27-18）。

雌虫携带卵荚2~3天后产下，卵荚酱红色，长约8mm。

3. 生活习性 活动高峰期是晚上9:00—10:00，喜欢在房前屋后的阴沟、厨房、厕所及下水道中活动，并从这些通道进入室内。食性杂，尤其喜欢吃淀粉、糖类食物、润滑油、肉类等。行动方面，这种蜚蠊多数会于夜间活动，但在日间如果受到干扰或联群结队的情况下也会出现。

4. 与致病的关系 对人类的危害主要分为直接危害和间接危害。直接危害主要为骚扰、损害物品和引起人们皮肤与呼吸系统的变态反应；间接危害主要是能携带多种细菌、病毒、原虫、寄生虫卵、真菌等病原生物，在污染人类食物的同时，能传播如伤寒、痢疾等40多种肠道传染病以及寄生虫病。

5. 地理分布 国外分布于日本及苏联，国内在广西、湖南、上海、河北、北京、辽宁等地发现。1978年以

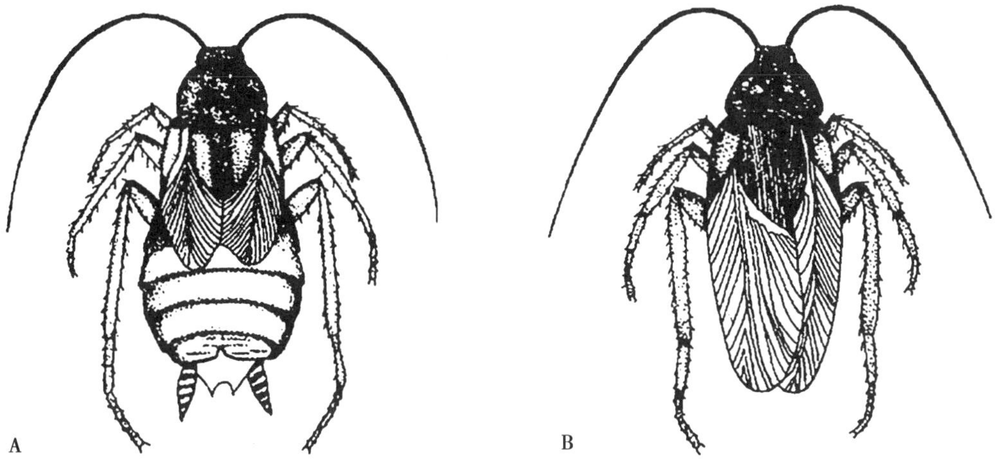

A. 雌；B. 雄。

图 27-18　日本大蠊（*Periplaneta japonica*）

来，我国各地对室内蜚蠊的种类分布做了调查，结果表明，日本大蠊虽是我国室内蜚蠊的常见种，但仅分布于北方，南方很少见。由于日本大蠊雌虫与东方蜚蠊雄虫的某些外部形态特征近似，所以曾有人把日本大蠊误定为东方蜚蠊。

（七）中华真地鳖（*Eupolyphaga sinensis*）

1. 虫种名称　中文学名为中华真地鳖，拉丁学名 *Eupolyphaga sinensis* Walk。别名俗称土鳖虫、土咩咩、"簸箕虫"、蟅虫、过街、地乌龟、接骨虫，在中药中称为土元。属蜚蠊目、地鳖蠊科、地鳖属。

2. 形态特征　中华真地鳖（*Eupolyphaga sinensis*），成虫体型呈卵圆形，体长 30~35mm，体宽 25~30mm。雌虫黑色有光泽，雄虫淡褐色无光泽。身体扁平，椭圆形，背部稍隆起似锅盖。背面赤褐色至黑褐色，稍有灰蓝色光泽。头小，藏在前胸的腹面，头上生出一对长约 20mm 的触角，触角短，触角细小，丝状，黑褐色。复眼大，呈肾形。口器咀嚼式。腿粗壮有长刺，雄虫前翅具褐色网状斑纹，超出腹端。前胸背板前缘有许多细毛，其后 2/3 部分有一大黑斑。前足胫节具端刺 8 个，中刺 1 个，中刺位于胫节下缘。腹部 9 节，第一腹板被后胸背板所掩盖。前、中、后足的跗节都是 5 节。腹部呈卵圆形，尾须短小，腹刺更小。雌虫无翅，背面凸起，形状似鳖（图 27-19）。

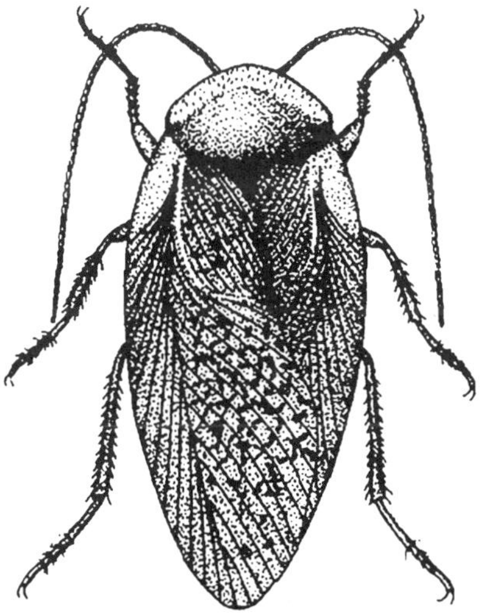

图 27-19　中华真地鳖（*Eupolyphaga sinensis*）（♂）

卵荚黄褐色，长约 10mm，一端有半透明的柄样突起，内含卵 12 个。

3. 生活习性　中华真地鳖常在住宅墙根的土内活动，尤其喜欢在阴暗潮湿、腐殖质丰富、稍偏碱性的松土中活动。它们有较强的避光性，习惯昼伏夜出，白天隐伏在潮湿的松土中，到黄昏时才出来活动、觅食、交配。地鳖虫无自卫能力，一旦发觉有响动和或亮光，便立即潜逃，假若逃之不及而被捕捉，便会立即装死。中华真地鳖的生长发育很受温度的影响，最适宜的温度是 26~32℃，若超过 38℃，就会使中华真地鳖难以安宁，若低于 17℃，活动就会减少，生长缓慢，若低于 7℃就会冬眠，一旦低于零下 5℃就会被冻死。

4. 与致病的关系　中华真地鳖有行瘀化血功效，尤其对接骨续筋，故名"接骨虫"。除中华真地鳖外，冀地鳖、金边地鳖等地鳖类亦常被当作"土元"使用，但中华真地鳖是当中最常见及最多人养殖的一种。另外亦有人把它用作名贵营养菜肴材料如"油煎银鳖""红烧地鳖"等。干燥的雌虫是药材，可以治跌打损伤等症，有研究发现它可以治疗癌症，开始大量人工饲养。

5. 地理分布　国外分布于前苏联、蒙古；国内分布于贵州、四川、浙江、江苏、北京、辽宁、内蒙古、山西、甘肃、河北、江西、云南、重庆等地。

二、重要种类名录

据陆宝麟，吴厚永《中国重要医学昆虫分类与鉴别》（河南科学技术出版社，2003）对蜚蠊重要种类名录的记载，共分为蜚蠊科：斑蠊属、蜚蠊属、郝氏蠊属、大蠊属；光蠊科的土鳖属；姬蠊科的小蠊属、亚洲蠊属；蔗蠊科的蔗蠊属；地鳖科的地鳖属、真地鳖属；尖翅蠊科的花蠊属，共计6科11属20种。

蜚蠊科（BLATTIDAE）

（一）斑蠊属（*Neostylopyga* Shelford，1911）

1. 斑蠊［*Neostylopyga rhombifolia*（Stoll，1813）］

分布：福建、台湾、广东、广西、四川、贵州、云南。

孳生场所：室内厨房、厕所，食品库等。

（二）蜚蠊属（*Blatta* Linnaeus，1758）

2. 东方蜚蠊（*Blatta orientalis* Linnaeus，1758）

分布：河北、北京、新疆。

孳生场所：喜欢凉爽环境，如室内地下室、地窖、污水沟、地板下等。

（三）郝氏蠊属（*Hebardina* Bey-Bienko，1938）

3. 丽郝氏蠊［*Hebardina concinna*（Hann，1842）］

分布：河北、北京、福建、广西、四川、贵州、云南、西藏。

孳生场所：室内主要栖息在厨房、下水道，本种以野栖为主。

（四）大蠊属（*Periplaneta* Burmeister，1938）

4. 褐斑大蠊［*Periplaneta brunnea*（Burmeister，1938）］

分布：福建、台湾、江西、广东、广西、四川、贵州、云南。该种主要在我国南方分布。

孳生场所：喜欢阴暗、潮湿环境，如室内厨房、下水道、地沟等。

5. 美洲大蠊［*Periplaneta americana*（Linnaeus，1758）］

分布：河北、北京、天津、内蒙古、辽宁、吉林、黑龙江、江苏、上海、浙江、福建、台湾、江西、山东、河南、湖北、湖南、广东、广西、四川、重庆、贵州、云南、西藏、陕西、新疆。

孳生场所：喜欢阴暗、潮湿、食物及水分充足的环境，如厨房、下水道、暖气沟、地沟、阴井等。

6. 澳洲大蠊［*Periplaneta australasiae*（Fabricius，1775）］

分布：福建、广东、广西、海南、四川、贵州、云南。

孳生场所：该种主要在我国南方地区分布、喜欢在稍温暖的环境，如厨房、温室等。

7. 黑胸大蠊［*Periplaneta fuliginosa*（Serville，1839）］

凹缘大蠊［*Periplaneta emarginate*（Takarng，1908）］

分布：河北、北京、天津、辽宁、吉林、江苏、上海、浙江、安徽、福建、台湾、江西、河南、湖北、湖南、广东、广西、海南、四川、重庆、贵州、云南。

孳生场所：喜欢阴间、潮湿、食物及水分充足的环境，如厨房、食堂、水池下、下水道、暖气沟、地沟等。

8. 日本大蠊［*Periplaneta japonica*（Karny，1908）］

分布：河北、北京、天津、内蒙古、辽宁、吉林、江苏、上海、湖北、湖南、广西。

孳生场所：多在厨房、食堂、水池下、下水道等阴暗潮湿的环境，在夏季有时在公园树丛中也可发现。

9. 淡赤褐大蠊［*Periplaneta ceylonica*（Karny，1908）］

分布：江苏、上海、安徽、福建、云南。

孳生场所：室内在厨房和仓房可发现。该种在室外多在朽木树皮和树叶下。

光蠊科（EPILAMPRIDAE）

（五）土鳖属（*Opisthoplatia* Brunner）

10. 金边土鳖［*Opisthoplatia orientalis*（Burmeister，1838）］

分布：河北、北京、福建、台湾、广东、广西、贵州、云南。

孳生场所：室内多在厨房和仓房可发现。室外多在朽木和树皮及树叶下。

姬蠊科(BLATTELLIDAE)

(六) 小蠊属(*Blattella* Caudell)

11. 德国小蠊[*Blattella germanica*(Linnaeus,1967)]

分布:河北、北京、天津、内蒙古、辽宁、吉林、台湾、江西、山东、湖北、湖南、广东、广西、四川、重庆、贵州、云南、西藏、新疆。

孳生场所:该种对外界环境变化适应能力极强,再加上较强的繁殖能力,所以该种在世界分布极广,不管火车、轮船、飞机、宾馆、饭店、学校、家庭住宅等,均有其分布。该种主要喜欢在阴暗、温暖、潮湿、食物和水分充足的环境。

12. 拟德国小蠊[*Blattella lituricollis*(Walker,1968)]

分布:福建、江西、广东、广西、贵州、云南、西藏。

孳生场所:习性与德国小蠊近似,多活动于室内厨房等处。

13. 广纹小蠊[*Blattella latistriga*(Walker,1968)]

分布:福建、广西、四川、贵州、云南。

孳生场所:本种在室内厨房等处可以发现,室外多活动于房屋附近草丛、落叶下和杂草堆内。

(七) 亚洲蠊属 *Asiablatta* Asahina,1985

14. 京都亚洲蠊[*Asiablatta kyotensis*(Asahina,1985)]

京都稀蠊[*Patcollatta kyotensis*(Asahina,1976)]

淡缘拟刺板蠊[*Discalida pallidimarginia*(Woo,1985)]

分布:辽宁、江苏、上海、浙江、山东、广西、陕西。

孳生场所:室内厨房、食堂、下水道等处,有时在酒厂的制曲车间大量发现。

蔗蠊科(PYCNOSCELIDAE)

(八) 蔗蠊属(*Pycnoscelus* Linnaeus,1758)

15. 苏里南蔗蠊[*Pycnoscelus surinamensis*(Linnaeus,1758)]

分布:福建、广东、广西。

孳生场所:室内厨房、仓库、鸡舍较多。成若虫均穴居土内或地面枯枝落叶、砖块下。

地鳖科(POLYPHAGIDAE)

(九) 地鳖属(*Polyphaga* Brulle,1835)

16. 冀地鳖[*Polyphaga plancyi*(Boliver,1882)]

分布:河北、北京、山西。

孳生场所:喜欢在阴暗潮湿的腐殖质丰富的松土中。室内多在厨房、粮仓、灶脚、车间墙边等处。

(十) 真地鳖属(*Eupolyphaga* Chopard,1929)

17. 中华真地鳖[*Eupolyphaga sinensis*(Walker,1868)]

分布:四川、贵州、云南、西藏、甘肃。

孳生场所:喜欢在阴暗潮湿的腐殖质丰富的松土中。室内多在厨房、粮仓、灶脚、车间墙边等处。

18. 云南真地鳖[*Eupolyphaga limbata*(Kirby,1903)]

分布:四川、贵州、云南、西藏、甘肃。

孳生场所:喜欢在阴暗潮湿的腐殖质丰富的松土中。室内多在厨房、粮仓、灶脚、车间墙边等处。

19. 西藏真地鳖(*Euployphaga thibetana*(Chopard,1922))

分布:西藏。

孳生场所:喜欢在阴暗潮湿的腐殖质丰富的松土中。室内多在厨房、粮仓、灶脚、车间墙边等处。

尖翅蠊科(OXYHALOIDAE)

(十一) 花蠊属(*Nauphoeta* Burmeter,1838)

20. 灰花蠊[*Nauphoeta cinerea*(Olivier,1789)]

分布:广东、海南。

孳生场所:港口仓库等。

第六节 与疾病的关系

蜚蠊遍布世界各地，呈世界性分布。蜚蠊种类相当多（约 5 000 种），但绝大多数种类是营野栖生活，只少数种类栖息于室内。这些栖息室内的少数种类与人的关系极为密切，虽然它常年与人“共居”生活，但过去人们对它的情况不甚了解，未得到足够的重视。后来随着交通运输事业的不断发展，人们的环境条件和生活水平不断提高，蜚蠊的危害越来越引起人们的重视，经国内外科研人员调查研究证明，蜚蠊不仅偷吃食物、损坏物品等，还能携带和传播多种病原体。另外，还能引起事故，给国家、集体及家庭造成经济损失。因此，许多国家十分重视蜚蠊的防制工作。

蜚蠊是杂食性昆虫、爬行速度快，活动范围广，到处乱爬，还有边吃、边吐、边拉的习惯。因此，其体内外难免要携带大量的细菌、病毒、寄生虫卵（表 27-3）。据文献记载，1 只蜚蠊身上可携带 1 400 万个细菌，一粒蜚蠊的粪便也有上百万个细菌。有人曾对蜚蠊虫体携带的病原体进行了分类鉴定，结果有细菌 40 多种，病毒 4 种以上，寄生虫卵 7 种。关于蜚蠊携带细菌、病毒、寄生虫卵方面的研究，国内外也有不少报道。蜚蠊对人类的危害主要是其体内外能携带多种病原体，机械性地传播多种疾病，其主要病原有下列 6 类。

一、细菌类

蜚蠊能自然感染携带的致病菌有痢疾杆菌、沙门菌、绿脓杆菌、金黄色葡萄球菌、链球菌、埃希大肠杆菌等 40 种。给德国小蠊饲喂沙门菌，沙门菌可在肠道存活 12 天，可经粪便不断排出体外，污染周围环境。另有报道，金黄色葡萄球菌在蜚蠊消化道内可达 30 天之久。Cornwell 等（1981）研究了雌雄蜚蠊和若虫的体表带菌情况，检测到三种虫体的体表带菌量分别为 1.4×10^7、8.4×10^6 和 5.9×10^6，检测到新鲜含水粪便的带菌量为 2.8×10^6/mg，此带菌量已超过盥洗室、厕所的允许标准，高出经口感染阈值 70 倍之多。虽然使食品沾染的菌量仅占蜚蠊体表带菌的一部分，但细菌在食品上很易繁殖到感染水平，因此，蜚蠊携带病原污染了不再烧煮的食品，而引起肠道疾患的危险不容忽视。

英国的康韦尔和门德斯等，从蜚蠊身上及粪便中分离出 18 种细菌，其中 7 种细菌常见于人类的粪便中，6 种是已知引起食物中毒的病菌。在一只蜚蠊身上检出类白喉杆菌数量可达 4.7×10^8 个，假单胞菌数达 3.9×10^8 个。据报道，虽然这些病菌只在 20% 的蜚蠊身上发现，但一旦发现，数量均很高，在 20%~75% 的蜚蠊身上检出大肠杆菌（1.1×10^5 个）、葡萄球菌（4.0×10^6 个）和链球菌（3.9×10^5 个），绿脓杆菌有时也被检出，数量可达 7.1×10^6。来自医院的蜚蠊，有半数以上带有大肠杆菌、葡萄球菌、产气杆菌和副大肠杆菌；从家庭中捕获的蜚蠊，也有半数以上检出大肠杆菌、链球菌和葡萄球菌。在多数食品加工厂捕获的蜚蠊，证明也都携带上述几种细菌。兰柯和韦奇纳从停泊在波兰港的远洋轮上采集了 716 只蜚蠊，分离出 312 株细菌，这些细菌隶属于：沙门菌属、埃希氏菌属、枸橼酸杆菌属、克雷伯菌属、变形杆菌属、肠杆菌属、哈夫尼亚菌属、沙雷菌属、棒状杆菌属、葡萄杆菌属和假单胞菌属等。

我国在蜚蠊携带病原体的研究，最早可见史鹏达和连维能的报告（1959），分别从美洲大蠊体内分离出鼠伤寒沙门氏菌，从黑胸大蠊的粪便中分离出宋氏和福氏痢疾杆菌；武汉铁路卫生防疫站对武汉地区 53 只蜚蠊进行了带菌检验，发现 32% 的蜚蠊体内带有痢疾杆菌。李天锋从厨房和宿舍中捕获的蜚蠊分离到伤寒杆菌、福氏痢疾菌、沙门菌和变形杆菌等。1978 年后由全国爱卫办主持成立了全国防制蜚蠊、臭虫科研协作组，从此我国各地在蜚蠊携带病原体的研究方面，做了大量工作，取得了可喜的成绩。南京市卫生防疫站先后开展了蜚蠊携带细菌的调查研究，从医院病房、饭店、旅馆、浴池和居民厨房诱捕 246 只蜚蠊，从体内外检出痢疾杆菌 5 株，沙门副伤寒甲、乙杆菌 5 株，铜绿假单胞菌 43 株，变形杆菌 8 株。哈尔滨市卫生防疫站从 200 只德国小蠊体内检出致病菌 5 份，体外检出 8 份，共 13 份，阳性率为 6.5%，其中福氏痢疾杆菌 2 份，E 群沙门菌 2 份，绿脓杆菌 4 份，变形杆菌 4 份，鼠伤寒沙门氏菌 1 份。鞍山市卫生防疫站采集了日本大蠊 158 只，检出痢疾杆菌 8 株，肠类沙门菌 1 株，变形杆菌 20 株，绿脓杆菌 6 株。景德镇市卫生防疫站检查了美洲大蠊 500 只，查出绿脓杆菌 44 株，变形杆菌 12 株、沙门菌 7 株，痢疾杆菌 12 株，共 75 株，阳性率为 15%。福建省卫生防疫站从 242 只以美洲大蠊为主的蜚蠊中检出宋氏痢疾杆菌 2 株，绿脓杆菌 38 株，变形杆菌 23 株，检出 Eltor 弧菌 2 株。据报道，蜚蠊在吞食霍乱病人的粪便后，霍乱弧菌 3 天内可随同粪便一起排出，当其进入潮湿环境中，尚可保存毒力 16h。有人用结核病人的痰喂东方蜚蠊，结果发现结核杆菌也可从蜚蠊的粪便中排出，把此种细菌再注射到豚鼠体内，表现出强的毒性，可致豚鼠死亡。用感染了炭疽杆菌的食物喂养蜚蠊，可在 30 天内从其粪便中检出炭疽杆菌，而且发现其毒力在虫体肠道中增强；鼠疫杆菌在蜚蠊肠道中可保持毒力 24h。

二、病毒类

曾有报道美洲大蠊能人工感染多种肠道病毒。南京市卫生防疫站从医院病房、食堂、旅舍、酱品厂和居民厨房采得的 238 只蜚蠊中，分离出腺病毒 60 株，ECHO 15 株和脊髓灰质炎病毒 8 株，且Ⅰ、Ⅱ、Ⅲ型均有，以其中 1 毒株攻击乳鼠，乳鼠出现后肢松弛无力、生长缓慢、发育不良的现象。从病房、食堂、饭店、旅社、酱品厂和居民家中捕获 238 只蜚蠊，分离出腺病毒 60 株，埃柯病毒 15 株，脊髓灰质炎病毒 8 株，其中数株属强毒株。哈尔滨市卫生防疫站在患乙型肝炎病者家中采集蜚蠊 420 只，用 RPHA 法，检出 HBsAg。另外，对德国小蠊和日本大蠊进行 HBsAg 人工感染，用 ELISA 法检测，感染率可达 28%，日本大蠊感染后 120h 仍可检出 HBsAg。用乙型肝炎表面抗原做人工感染，10~15 天后，可从蜚蠊的吐出物和血淋巴液中检出同种抗原。

三、真菌类

世界卫生组织报道（1982），在蜚蠊体内查到与人类疾病有关的真菌有 2 种，烟曲霉（*Aspergillus fumigatus*）和黑曲霉（*A.niger*）。南京市卫生防疫站 1982 年对 368 只蜚蠊检查出 4 种不同的霉菌（曲霉、青霉、酵母和毛霉）；295 只蜚蠊体表霉菌菌落计数，最高数 3.3×10^6 个/只，最少者小于 100 个；80 只蜚蠊消化道霉菌菌落计数，最多的 8.9×10^6 个/只，最少 10 000 个，明显高于体表；从现场诱捕美洲大蠊和黑胸大蠊共 194 只，分离出黄曲霉菌 97 株；1984 年分离、鉴定蜚蠊带染的霉菌均以曲霉为主，其次尚有酵母、毛霉、芽枝霉、单端孢霉、地霉、木霉和少数的镰刀霉。同年又用黄曲霉菌人工感染蜚蠊，结果表明蜚蠊可通过粪便间歇排菌，活的黄曲霉菌孢子在蜚蠊消化道持续存在 4 个月，4 个月中其毒力提高了 3 倍。南宁市卫生防疫从采集的美洲大蠊 100 只中分离出 12 个属的霉菌，包括曲霉 54、青霉 48、根霉 35、毛霉 35、链孢霉 13、木霉 11、枝孢霉 11、弯孢霉 9、镰刀霉 3、孢霉 2、白僵霉 1。在南通市医院、饭店、食堂、食品店、居民厨房和轮船上采集了黑胸大蠊 138 只，美洲大蠊 16 只，德国小蠊 25 只，共 179 只蜚蠊。经过对黄曲霉菌检查，其中有 52 只蜚蠊分离出黄曲霉菌，检出率为 29.05%，其中产黄曲霉菌毒素 B1 菌株 11 株，黄曲霉菌毒素 B1 产毒量在 20 万~50 万 ppb（part per billion，十亿分之一）；检测黑胸大蠊、美洲大蠊、德国小蠊体表和消化道内霉菌平均孢子数分别为 2 177 个/g 和 1 475 个/g、425 个/g 和 4 642 个/g、1 125 个/g 和 650 个/g，所采集的 3 种蜚蠊均带黄曲霉菌，产毒量均无显著差异；黄曲霉菌毒素 B1 具有强烈的毒性，有致癌和致畸作用。

四、寄生虫类

蜚蠊能携带似蚓蛔线虫、钩口线虫、蠕形住肠线虫等 7 种致病性寄生虫卵和结肠小袋纤毛虫、痢疾阿米巴、蓝氏贾第鞭毛虫和弓形虫等 4 种寄生性原虫。另外，还发现蜚蠊可作为短膜壳绦虫、鼠念珠棘虫等 12 种蠕虫的中间宿主。南宁市卫生防疫采集了美洲大蠊 354 只，分五组检查，第二组 100 只，有 52 只检出蜡样芽孢菌；第三组空肠弯曲菌未能检出；第四组从体内外共分离出肠道菌 18 个属（体内 8 个属、体外 10 个属），其中肠杆菌最多；第五组共检出各种寄生虫卵和溶组织阿米巴包囊等 76 份，阳性率为 21.47%。景德镇市卫生防疫站 1982 年检查了美洲大蠊 518 只美洲大蠊作体外寄生虫卵检查，蛔虫卵检出率为 13.7%，钩虫卵检出率为 5.8%，蛲虫卵检出率为 0.58%，鞭虫卵检出率为 0.38%。福建省卫生防疫站 1981 年从 242 只以美洲大蠊为主的蜚蠊中检出蛔虫卵 17 份，鞭虫卵 8 份。

五、过敏反应类

蜚蠊是过敏反应的重要变应原之一，虫体的排泄分泌物、皮蜕、死亡崩解物等均能导致人体变态反应性疾病，如过敏性鼻炎、过敏性哮喘、皮炎等。从大量的研究事例发现，蜚蠊除了带菌传播疾病外，还可以使人引起皮肤和呼吸器官的变态反应，由蜚蠊沾污的粮食也可以引起许多敏感人群的过敏反应。据资料显示，在蜚蠊尸体的粉末中含有一种抗原，患有哮喘病的病人，假如吸入了空气中的这种蜚蠊粉末，就会使哮喘发作。经调查，在患此种病的城市居民中，有一半以上对蜚蠊含有的这种抗原呈现阳性反应。而在城市住宅周围的空气尘埃中，死蜚蠊的尸体粉末竟占了相当高的比例。还有报道，阐明了支气管哮喘的患者，对室内各种蜚蠊抗原的皮肤反应的阳性率相当高。关于蜚蠊引起过敏反应的研究，国外学者已有不少报道。Bernton 和 Brown 于 1964 年首次报道蜚蠊是一种重要的变应原，他们通过皮试和支气管激发试验，发现有 40% 的哮喘患者对蜚蠊变应原过敏，因而认为蜚蠊是仅次于屋尘和尘螨变应原的主要室内变应原。Kang 等用蜚蠊虫体粗浸液对支气管哮喘患者进行试验，发现 60% 的哮喘患者对德国小蠊变应原皮试或支气管激发试验呈阳性，肺功能显著下降，并表现出临床症状和哮喘反应，同时伴有血清特异性 IgE 抗体阳性。进一步的研究表明蜚蠊变应原作为室内主要的吸入性变应原之一，是诱发过敏性哮喘等疾病的重要诱因，尤其对城市儿童、贫困和卫生条件较差地区人群以及蜚蠊防制不力地区人群的健康造成很大威胁，因而世界卫生组织将蜚蠊划归为环境中重要的变应原。

蜚蠊能使人产生过敏反应的途径有以下几种：①接触：当人触摸到蜚蠊虫体或蜚蠊在人身上爬过后引起过敏性皮炎。②吸入：人们吸入了含蜚蠊尸体崩解产物或其他排泄物的尘埃而引起呼吸道过敏反应。③食入：当食入被蜚蠊污染的食物而产生的一种过敏反应。④注入：人被蜚蠊叮咬而产生的过敏反应。另外，最近国外有报道美洲大蠊和马德里亚蜚蠊的分泌物和粪便中，含有致癌物质。关于蜚蠊的传病机制、一般认为蜚蠊与各种病原微生物之间的关系是非专一性的，是机械性的传播，这方面尚需进一步研究（表 27-3）。

表 27-3 蜚蠊所致疾病与相关的病原

疾病种类	分类	蜚蠊机械性传播的病原
细菌性疾病	肠杆菌科所致疾病	志贺菌属、沙门菌属、变形杆菌属
	假单胞菌属所致疾病	铜绿假单胞菌
	弧菌属所致疾病	霍乱弧菌
	分枝杆菌属所致疾病	结核分枝杆菌
病毒性疾病	呼吸道综合征	腺病毒、ECHO 病毒
	病毒性肝炎	肝炎病毒
	脊髓灰质炎	脊髓灰质炎病毒
	病毒性胃肠炎	肠病毒
真菌性疾病	真菌性皮炎、肝癌	黄曲霉
		青霉、根霉、毛霉、链孢霉、木霉、枝孢霉、弯孢霉、镰刀霉、孢霉、白僵霉
寄生虫性疾病	原虫性疾病	阿米巴、蓝氏贾第鞭毛虫
	蠕虫性疾病	蛔虫、钩虫、蛲虫
	寄生虫中间宿主	美丽筒线虫、东方筒线虫、念珠棘头虫、缩小膜壳绦虫
过敏性疾病	变态反应	过敏性抗原
		蜚蠊及排泄物与携带过敏原

六、其他危害

关于蜚蠊的危害，不仅限于上述内容，对于交通、国防、纺织、食品、制药、电子、旅游等事业均能造成危害。1981 年 3 月 15 日《解放军报》刊登了以“蜚蠊差一点酿成大祸”为标题的通讯，1980 年日本高速铁路管理处计算机发生了局部故障，差点儿酿成大祸。原因是蜚蠊钻入电子计算机控制的运行圈中，造成运行紊乱。蜚蠊也可钻进电话机、传真机等通信设备中，导致电信失灵，造成通讯中断的事故。蜚蠊钻进电视机内，影响电视效果甚至咬坏线路、造成短路，使电视机毁坏，这样的事例也不少。在纺织行业，蜚蠊常把纬线咬断，咬坏布匹，还在布匹内排泄粪便，留下很多粪点，严重影响了纺织品的质量。在食品加工厂、食品或副食品商店，凡是有人类食物存在之地，蜚蠊都会光顾，甚至人不能吃的东西蜚蠊也能吃，这不仅污染了食品，影响了食品质量，还有损于商品和工厂的信誉。在中药材料库、加工厂、商店，蜚蠊也是一大害，它能污染和毁坏很多中药材，造成经济损失。蜚蠊在家庭、饭店、旅店、宾馆、工厂和机关等单位，侵害最严重的场所是厨房、食堂和食品库。蜚蠊的繁殖能力很强，在蜚蠊密度较高的房间里，可以闻到一种特殊的蜚蠊体内一种腺体排泄出来的臭味，这种难闻气味可导致人恶心、呕吐。

总之，蜚蠊给人带来的危害是多方面的，随着社会的不断发展，交通运输事业不断发达，人们的环境条件和生活水平的不断改善，蜚蠊对人的危害也日趋被重视，由于蜚蠊繁殖力强、分布广，已成为世界性的害虫。因此，如何防制蜚蠊，使此种害虫得到有效控制，也是一项重要的科研工作。

（汪希雅　周云飞　汪世平）

第七节　防制

杀虫剂对于迅速控制蜚蠊，降低蜚蠊种群密度，阻断蠊媒传染病流行和减轻其对人骚扰等可发挥重要的作用，但是依赖杀虫剂不能完全解决蜚蠊防制问题。随着化学杀虫剂长期大量使用，蜚蠊抗药性的问题日益严重，同时杀虫剂污染环境，破坏自然界生态平衡。所以蜚蠊防制应避免单一依赖化学防制，而应采取以治理环境为主的综合防制措施。

一、综合防制原则

蜚蠊的综合防制应从蜚蠊及其栖息环境以及社会经济条件的整体出发，根据标本兼治、治本为主，有效、经济、简便和安全，以及对环境友好的原则，因地因时制宜地对有害蜚蠊种群，综合采用环境防制、化学防制、生物防制或其他有效手段，组合一套系统的防制措施，把蜚蠊种群控制在不足为害的水平。并在有条件的局部地区，争取予以清除，以达到除害灭病或(和)减少骚扰的目的。

(一) 强调以生态学为防制基础

蜚蠊在某一场所发生、发展是由温度、湿度、食源、栖息地等环境条件和其自身的生活习性等诸多因素决定的，是虫和环境之间达到了和谐、平衡的结果，归因于生态系统中蜚蠊与环境的统一性。综合防制首先就要考虑怎么充分利用和促进抑制其种群的环境因素，破坏害虫和环境之间的平衡。所以蜚蠊综合防制在综合各种方法中强调立足以生态学为基础，以环境防治为主的治本指导策略。栖息室内的蜚蠊种群经过长期进化，适应与人类共处在相同生活环境之中，这类蜚蠊种群的习性与控制策略，与其他媒介有所不同。

(二) 强调标本兼治并以治本为主

防与灭结合，以防为主。环境防制与化学防制、物理防制、生物防制等结合，以环境防制为主。过去只依赖于杀虫药物，不重视预防和环境治理是错误的，必须予以纠正。用化学药物或物理等方法杀灭害虫的作用一般是短暂的，杀灭方法停止后，害虫还会再生、发展，因为它们繁衍的环境条件还在。唯有改变环境或清除孳生场所等措施，才能收到永久性的防制效果。

(三) 采取安全、有效、简便和经济的控制措施

“安全”是室内控制蜚蠊的前提，所采用的方法，特别是使用的杀虫剂必须确保对人和其他有益生物的安全，同时不让室内环境遭到污染和设备、用品等受到损害。

“有效”是蜚蠊防制的关键，只有速杀高效或显著地降低种群数量的方法，才能受到用户和群众的欢迎。

“经济”是除害成本要低，用户花钱少。现在，除害正由政府管转向单位、企业自己管的转型时期，除害服务也已开始走向企业化，“谁受益，谁花钱”逐步被市民接受。“费用便宜和优质服务”已成为蜚蠊防制工作的新要求。

“简便”是指除害方法简单、易行、便于除害工作人员操作和广大群众掌握。

(四) 防制方法多样性和环境防制相辅相成

综合防制是采用环境、物理、化学和生物等所有适当的防制方法和技术，组合为一套系统的蜚蠊防制方

案。根据治本为主的原则，尽可能把环境防制放在首位，多选用非化学性的方法，发挥整体间各种方法取长补短，相辅相成的作用。

由于蜚蠊栖息环境复杂、多样，又和人共居一屋，而人类居住和工作的房间功能不同，在选择方法上特别注意“因地制宜，因时制宜”。不同场所可采用不同的方法；同一房屋不同房间可采用不同方法；同一房间不同地点可采用不同方法；同一场所不同时间可采用不同方法。

目前市场上采用的“套餐式”灭蟑法，就是根据这一理念提出的一种除害服务的新模式，这种方法彻底改变了以前灭蟑时不考虑环境特点，一概都用药物喷洒或者都放灭蜚蠊颗粒剂的状态。杀灭蜚蠊的方法很多，杀虫药物剂型也是多种多样，这为人们因地因时制宜选择合适的方法创造了有利的条件。

（五）把防制目标和种群控制在不足为害

在城市灭蜚蠊活动中，把防制对象和种群数量控制在不足为害的水平。在一些特殊场所，或有条件的局部地区，例如宾馆的客房和餐厅、医院的病房、食品制作车间、航空器等特殊场所，应该争取把它们完全清除。

综合防制所采用的各种方法必须组合成一套系统防制方案，不是机械的拼凑，而是有机的组合。只有在掌握各种方法的特点、优点和缺点以及它们的适用范围后，才可能正确地选择并进行合理的组合，以达到综合防制的目的。

二、文化防制

文化防制是通过健康教育和卫生宣传，提高公众对蜚蠊危害性的认识，提高公众对蜚蠊来源、栖息场所、防控措施的了解，调动公众参与蜚蠊防控的主动性与自觉性。随着城市化迅猛发展，卫生防控设施难以到位，蜚蠊具备了良好的孳生和栖息环境。加强蜚蠊危害的知识宣传，建立健康、卫生文明的生活方式，减少人-媒介-病原体接触，预防蜚蠊对人群健康生活的影响。

1. 健康教育与健康促进策略　蜚蠊防制是社会性的工作，事关许多职能部门的共同参与，开展各自职责范围内的健康教育工作，充分发挥专业技术优势，加强对全社会健康教育工作的指导。

宣传应开展广泛合作，运用广播、电视和报纸等大众媒体，大力开展蜚蠊防制知识的科普宣传，技术部门负责技术支持，为其提供必要的宣传材料。通过健康教育网络体系以及设计制作相应的宣传材料，对各类人群有序地进行宣传教育，使其进入各行各业和家喻户晓。

2. 健康教育与健康促进内容　蜚蠊防制强调治本措施，注重蜚蠊孳生场所的检查与清理。蜚蠊侵入的预防，有赖于全员参与，应向居民宣传蜚蠊的危害、生物学特点和孳生等生态特性，将群众灭蟑变成自觉的行动。提醒居民搞好室内环境卫生，堵洞抹缝，及时通报蜚蠊栖息场所，配合施工，保护灭蜚蠊药品，注意安全等。健康教育在蜚蠊防制中非常重要，没有市民的配合，蜚蠊防制很难成功。

国际上很注意健康教育与群众的参与意识。研究表明，群众对蜚蠊综合治理的认知、态度行为与控制效果有直接关系。

3. 健康教育与健康促进形式　宣传教育蜚蠊的主要种类及其孳生、栖息环境，防制技术，倡导建立健康、卫生文明的生活方式，做好卫生防护，减少病原体-媒介-人的接触。

有计划地建立病媒生物防制健康教育资料库。根据蜚蠊防制种类、宣传对象，有计划、有步骤地制作科普资料，如宣传口号、折页、小册子，科普文章，科普电视宣传片、动画片、游戏等科普宣传资料库，为广播、电视、网站、社区宣传提供基础资料。分别制作用于家庭、社区、商店、学校、医院、酒店各类环境中可用的有关蜚蠊的孳生环境、造成危害、预防和防制方法的宣传单张、小册子和宣传折页；为儿童和青少年制作辨认蜚蠊孳生地的小册子，制作适应电视台播放的灭蟑科普片。

开设专题讲座，通过报纸、广播电视和微信、公众号等专栏、专版进行宣传教育。

制作宣传折页、传单、海报、招贴画等各种宣传品，利用多种渠道发放，宣传到人。

利用机关、企事业单位、街道及窗口单位的宣传栏、科普画栏、板报等多种形式进行宣传。

开通热线咨询电话为社会人群答疑。在交通工具、超市、医院、学校等重点场所和人群中，开展健康教育与培训活动。通过健康教育与健康促进活动，动员居家一起清洁室内外环境卫生，清除蜚蠊的孳生、栖息场所,完善室内预防蜚蠊侵入的设施等活动。

三、环境防制

蜚蠊的生存和繁衍依赖于适宜的环境条件。环境治理就是根据害虫的生活习性,直接或间接地改变、消除蜚蠊赖以生存的条件,达到控制蜚蠊孳生繁殖的目的。蜚蠊环境治理主要包括搞好室内卫生和清除室内栖息地。

(一) 搞好室内卫生

室内的卫生状况和蜚蠊的侵害程度具有非常密切的关系。脏、乱、差的环境为蜚蠊提供了丰富的食源和众多的栖息场所,营造了一个适宜它们生活的小气候环境。通过勘察,根据室内地面、桌面、橱柜内等卫生状况进行打分,最脏(油腻重、污物多、潮湿、空气混浊等)、最乱(东西乱放乱堆、不整齐等)的给 6 分;最满意、既整齐、又清洁的给 1 分。结果显示表明,积分越高,蜚蠊侵害就越严重。

卫生差的地方还可影响防制蜚蠊的效果。据报道,用杀虫剂毒死蜱杀灭蜚蠊时,在积分低、卫生条件好的房间内能获得 94% 的杀灭效果,而在积分高、卫生很差的房间只有 75% 的效果,两者差别很大。进一步的研究分析指出,杀虫剂遇到肮脏的油污很容易分解、失效;地面、桌面上的垃圾、灰尘会吸收药物或将药物遮盖,影响药物正常发挥作用,残留效果降低。投放毒饵的效果也出现了类似结果,卫生差的场所杀灭率低,卫生好的场所杀灭率高。在卫生差的场所,到处有脏物,食源丰富,蜚蠊就很少再去吃毒饵。

在卫生差的场所,由于蜚蠊密度高,尽管杀灭后死蜚蠊遍地都是,但由于实际的杀灭率低,存活的蜚蠊还是不少,在 1~2 个月后,蜚蠊密度明显回升。显然,杀灭蜚蠊首先要搞好卫生工作,对卫生很差、蜚蠊危害严重的场所,应做好卫生清洁,否则会影响效果,还浪费药物和人力。搞好卫生工作既可提高防制蜚蠊的效果,又是预防蜚蠊侵害的重要手段,室内环境卫生改善了,蜚蠊自然也就少了。

为此,应该做好以下工作:

1. 加强宣传教育,让单位管理人员、职工和居民等知道室内卫生状况与蜚蠊侵害程度密切相关,与使用化学杀虫剂等方法的防制效果密切相关,脏乱差的环境等于是在培养蜚蠊,还严重影响杀虫剂等的防制效果。

2. 清除灶台上、桌面上和橱柜里的污物,不留食物残屑,地面、桌面等经常擦洗,保持洁净。过夜的食品应放入冰箱或橱门严密的橱柜中存放,或加盖保存。晚上关紧水龙头,经常通风,保持干燥。地面、墙角不乱推杂物。这些要求都是为了断绝蜚蠊的食源和水源。

3. 清除蟑迹,在蜚蠊集聚的栖息场所,如橱柜、桌子等角落处,常留下粪便、残骸和空鞘等,这些蟑迹对蜚蠊有一定的诱集作用,必须经常清除。

4. 清洁住宅楼内公用部位,如楼梯通道、走廊、厨房和厕所等处的杂物,清扫死角,盛放杂物的木箱、纸箱也要清理。垃圾和泔脚要日产日清不过夜。

(二) 除栖息场所

清除蜚蠊栖息场所的方法有以下几种。

1. 清除杂物 扫清死角。堆积在地上,墙角的纸箱、木箱和破烂是蜚蠊最好的隐蔽场所,应彻底清除。

2. 堵洞抹缝 墙上的裂缝和孔洞用水泥,石灰或硅胶堵嵌抹平;橱柜、台桌等家具上的缝洞用油灰等材料填补;水管、电线管等穿墙而过留下的缝洞等都需堵塞,厨房的瓷砖墙面破裂、掉块后,要及时修补。

3. 修补门窗 门窗框上有缝洞也应进行修补,防止蜚蠊由此进出、扩散。

4. 在室内的下水道开口处,用小眼的不锈钢丝网罩住,以防蜚蠊从下水道爬进室内。饭店厨房、食品工厂、酿造厂等特种行业,应该特别重视这项预防措施。

建筑物内部结构状况和蜚蠊的侵害程度也有非常密切的关系。在某单位的食堂,灶台旁、墙角处、水斗下等场所,堆放着一袋袋糖和奶粉之类的食品原料,人沿墙走一圈,就可发现墙上水泥部分已掉落,砖块暴露,蜚蠊都钻在砖缝里。门窗的木框和墙壁中的木柱由于长年被水蒸气熏也都已腐烂,产生裂缝,里边也藏有蜚蠊。开关木箱内、箱背面也都是蜚蠊,蜚蠊还爬在堆在地上的装有原料的麻袋上面。用药物喷洒或施放烟剂,可杀死大量蜚蠊,不能从根本上解决问题,食品加工场所也不宜实施大面积的药物处理,只有采取环境治理,彻底改造食堂,才是最好的防制方法。

由此可见,环境防制方法是各种蜚蠊防制方法中最重要的方法,关键在于它能治本。

四、物理防制

根据控制目标和对象,采用机械和光电等方法防制蜚蠊。它是环境治理与化学防制的有效补充,在某些特殊场所很实用有效,特别是随着环保意识加强,物理防制逐渐受到欢迎。如粘蜚蠊板在家庭、办公室、宾馆等防制蜚蠊有很好的效果。物理防制主要包括粘捕、诱捕、拍打、吸捕、烫杀、冻死、灯光诱杀、电击等。

蜚蠊的物理防制方法多种多样,大多简单,经济,群众可以广泛应用。它是非化学性除害方法中的一种方法,可在不便使用杀虫药剂的场所使用,作为综合防制方案的重要组成部分,同其他方法相辅相成,发挥着协同作用。

(一) 粘捕

粘捕盒既可用来作密度调查,又可用来杀灭蜚蠊。粘胶中不含有化学杀虫剂,使用很安全,适用于家庭、饭店、医院、托儿所等场所捕杀,也可在商务楼,放置在电脑、复印机和饮水机下面捕杀蜚蠊。

(二) 烫杀

厨房和食堂是蜚蠊最多的场所,可用开水或蒸气直接浇灌缝洞和角落,能烫死躲在其中的蜚蠊和卵鞘。近年来,集贸市场遭蜚蠊侵害较严重,它们大多钻在瓷砖缝和角落等场所,采用开水浇灌也能取得很好效果。

(三) 拍打

打扫卫生时,有目的地在各处缝隙和角落中寻找蜚蠊及其卵鞘,见到随手就灭。特别在春季和晚秋时节,有目的地翻箱倒柜地搜查躲藏在橱柜中的蜚蠊。此时气温低,蜚蠊活动差,很容易被抓获;或在夏天蜚蠊繁殖高峰期,等到夜间熄灯后 1~2h,突然进入厨房间,食品仓库等蜚蠊集聚活动场所,用蝇拍见蜚蠊就打。经常捕捉,拍打也能歼灭大量害虫。

(四) 吸捕

蜚蠊是群居性昆虫,几十只、几百只蜚蠊都挤在一条缝隙或一个角落的情况常见。随着家用吸尘器普及,可把吸尘器吸杆头对准缝洞或插入角落处,直接将蜚蠊吸捕,这种方法可以收到满意的效果。因为这种方法仅吸虫,还能把房屋各死角处的蟑迹、鼠粪和垃圾一并吸净。

(五) 堵洞

这是一项行之有效的灭蟑方法,如果把蜚蠊可能躲藏的缝洞都堵死,蜚蠊就会闷死,外来的蜚蠊也就找不到栖身之地。这种方法的具体操作已在前面的环境防制中介绍了。

(六) 搜鞘

黑胸大蠊和美洲大蠊都会产卵鞘,并藏在很隐蔽的地方,目前还没有什么药物能杀死这些卵鞘。而一个卵鞘就能孵化出 10~20 多只蜚蠊。所以,在消灭蜚蠊成、若虫时,应同时搜捕卵鞘,两者要结合进行,才能有效地控制蜚蠊。卵鞘一般都被藏于杂物堆,橱柜、餐桌的角落处和各种缝洞中,必须仔细寻找才能发现。搜捕到的卵鞘一定要集中处理,最好用火烧掉。

(七) 冻死

冬天,当气温降至 0℃以下时,可在夜里把厨房中的窗户和橱柜门打开,将屉拉出,这样连续 2~3 夜,就可以冻死躲在厨房各处的蜚蠊,也可把可能藏匿蜚蠊的箱盒、小家具等搬到户外空地上清理、扑打,里边如有蜚蠊,也会冻死。这是北方地区在民间推广的一种冻死蜚蠊的方法。

(八) 空瓶诱捕

在罐头空瓶中放入一小块面包,或其他香甜的食品,或一汤匙红糖。瓶口内壁抹一层凡士林或香油。瓶口与桌面间用硬纸板条搭一“引桥”。蜚蠊贪吃这些香甜食品,跳进瓶内也就活捉;也有选用 500ml 的棕色广口玻璃瓶,用牛皮纸做成个漏斗,漏斗小口大小与蜚蠊虫体相近,大口与瓶口相符,纸漏斗插入玻瓶中,要求离瓶底至少有 5cm,瓶口用橡皮筋套住。瓶内放香甜的食品作诱饵,夜间把它横放在台板上,蜚蠊进去很难逃出。

五、化学防制

化学防制指应用天然或化学合成药物杀灭蜚蠊或其他害虫。使用化学合成杀虫剂存在着抗药性和环境污染等问题。但是由于它具有见效快，使用方便以及适合大面积应用等优点，目前仍然是蜚蠊综合防制中的一项重要手段。杀灭蜚蠊都是在室内进行，所以，还是要强调合理选药，科学用药，安全用药，所选药物不仅要对人安全、无太大的刺激性，而且对宠物、家养鱼类等也要安全，还要考虑到对家具、墙面的涂层等无伤害。目前，可用于杀灭蜚蠊的化学药物品种较多，但在实际应用中，大多以各种剂型方式使用。为了满足因地制宜的要求，可选用不同杀虫药剂，例如，可湿性粉剂、胶悬剂、乳剂、气雾剂和喷射剂等，可用于喷洒杀虫；颗粒毒饵、膏剂、胶饵等，可用于诱食杀虫；还有杀虫涂料可以涂抹杀虫；烟雾剂可以熏蒸杀虫等。

（一）喷洒

化学防制中，喷洒杀虫剂是广泛使用的一种方法。一般选用可湿性粉剂或乳剂或胶悬剂等加水稀释，倒入喷雾器中，对蜚蠊经常出没的物体表面作滞留喷洒，或对其躲藏的缝隙、孔洞作缝隙喷洒，致使蜚蠊触及药物后被触杀而死。蜚蠊是爬行昆虫，所以灭蜚蠊时一般很少采用空间喷洒技术和超低容量喷雾技术。

1. 常用杀虫剂　现在用于杀灭蜚蠊的杀虫药大多属于拟除虫菊酯类药物，如从早期使用胺菊酯、氯菊酯，后来用溴氰菊酯、氯氰菊酯，到现在开始用氟氯氰菊酯等。拟除虫菊酯类药物对蜚蠊具有兴奋驱赶作用，可以增加害虫与药物的接触机会，提高杀灭效果，所以被广泛用于灭蜚蠊。近年来，蜚蠊对这类药物的抗性已有增长趋势，于是另一类杀虫药，如残杀威、恶虫威等也已用于灭蜚蠊，WHO 推荐了一批用于防制蜚蠊的常用杀虫药，可供选择应用（表 27-4）。

表 27-4　杀蜚蠊常用杀虫有效成分

杀虫药名称	类别	使用方法	使用浓度/%	毒性 LD_{50}
氯菊酯	P	喷洒	0.25~0.5	1 200
溴氰菊酯	P	喷洒	0.03~0.05	139
氯氰菊酯	P	喷洒、烟剂	0.05	250
顺式氯氰菊酯	P	喷洒	0.03~0.06	79
苯氰菊酯	P	喷洒、烟剂	0.3	318
氟氯氰菊酯	P	喷洒	0.025~0.04	450
三氟氯氰菊酯	P	喷洒	0.015~0.03	56
毒死蜱	O	喷洒	0.5	135
敌敌畏	O	喷洒、毒饵	0.5，2.0	56
乙酰甲胺磷	O	喷洒、毒饵	0.75~1.0，1.0	866
残杀威	C	喷洒、毒饵	1.0，2.0	95
恶虫威	C	喷洒	0.3~0.5	55
硼酸	O	毒饵	10	-
氟蚁腙	F	胶饵	2.0	1 200
氟虫胺	F	胶饵	1.0	543

注：P. 拟除虫菊酯；O. 有机磷；C. 氨基甲酸酯；F. 有机氟。

2. 喷洒方法

（1）喷药前，应对喷洒的场所进行虫情调查，掌握蜚蠊的分布情况和周围环境，喷药时才能突出重点，点面结合，用药到位。

（2）选用质量和性能好的压力喷雾器，备有扇形喷头和锥形喷头，前者用来对表面滞留喷洒，后者用来对缝洞作缝隙喷洒。

（3）喷药时先关闭门、窗、风扇和排风扇等，并打开橱柜门，拉出桌子的抽屉，喷药结束后密闭 1h 左右，是为了防止药物流失，充分发挥药物的杀虫作用。

（4）喷药时，先在门、窗以及其他与室外相通的通道口喷洒一圈宽约 20cm 的屏障带，使得蜚蠊从这些出入口逃跑时能触及药物。然后，由外向内、从上到下对处理的表面实施喷洒。

（5）对蜚蠊栖息的缝、洞和角落等，用锥形喷头对准缝洞进行缝隙喷洒。

（二）毒饵

使用毒饵进行灭蜚蠊具有使用安全、方便、减少药物浪费、杀灭率高、不易产生抗药性等优点，它已成为灭蟑首选剂型之一。目前毒饵的配方从过去仅采用单一杀死蜚蠊个体的药物，发展到加入能具有连锁毒性效果的灭蟑药物或能抑制若虫生长的生长调节剂。为了使用更方便，国内外又开发出适口性更佳的胶饵。一个好的灭蟑胶饵剂，在施药后持续半年保湿、不变质。用于配制胶饵的杀虫剂一般有伏蚁腙、氟虫胺和乙酰甲胺磷等，如从猛力灭蟑凝胶毒饵（2.15% 伏蚁腙）对酒店、施杰杀蟑胶饵（2%）对餐厅和住宅、国内自主研制生产的晔康杀蟑胶饵（1% 氟虫胺）对舰艇和列车上德国小蠊的防制效果均较好。此外，用乙酰甲胺磷、毒死蜱及灭幼脲联合也研制出一种较好的胶饵。

1. 常用杀虫剂　具有胃毒作用的一类杀虫剂，有乙酰甲胺磷、残杀威和硼酸等，目前，配制胶（膏）饵的大多选用氟蚁腙、氟虫胺等。毒饵有片剂、颗粒剂、粉剂、水剂、膏剂和蜡块等，是使用最广的剂型。膏剂、胶饵便于沾附，可立体布饵。

2. 投饵方法　投放毒饵应采取量少、点多、面广。投放在栖息和活动的任何场所。颗粒和片剂易受潮，宜将毒饵盛放在瓶盖或毒饵盒中定点投放；膏剂、胶饵不怕受潮，可以粘在任何场所。为了提高毒饵的效果，投放毒饵的场所，必须搞好卫生，桌面、地面和橱柜内不留食物。

（三）烟剂

使用专用的烟雾发生器或燃烧等方法将杀虫药剂分散成极细的点滴或粉粒，使其较长久地悬浮在空气中，成为分散在气体中的白色气溶胶烟雾。所用的杀虫剂可以是固体药剂或液体药剂，前者生成的气溶胶为烟，后者生成的气溶胶为雾，烟雾剂便是它们的统称。

施放烟雾剂防制虫害有许多优点，药剂转变成烟雾状态后就获得了新的性质，与其他形态的粉剂、液剂等有极大不同。最大特点是烟雾的粉粒或药滴非常细小，可长久地飘浮在空气中，并渗入一般喷雾或喷粉不能到达的缝洞和角落，对蜚蠊发挥特有的杀灭作用。

1. 烟雾剂的配制　目前，用于烟雾剂的杀虫药主要有如下几类。

（1）杀虫药：氯菊酯、氯氰菊酯、苯氰菊酯等。

（2）助燃剂或氧化剂：氯酸钾、硝酸钾、硝酸铵等。

（3）燃料：木炭粉、木粉、木屑等。

上述 3 种成分按一定配比混合，就制成了烟剂。

目前，市售的烟剂有炷香式、盘香式、烟炮式和蚊香片式多种，都靠点火引燃，热能传给杀虫药使之加热升华，药物蒸气遇常温急剧冷凝，生成白色烟云，弥漫扩散，发挥杀虫作用。有些烟剂有时会产生明火，使用时应注意安全。

2. 油烟剂的主要成分

（1）杀虫药：氯菊酯、氯氰菊酯、苯氰菊酯等。

（2）溶剂：石油或煤焦油的加工产品，如航空煤油、柴油等。

油烟剂一般都靠特殊的热烟雾发生器生成。目前烟雾发生器种类较多，如 2610 金鹰燃油烟雾机、3Y8 型烟雾机和柏基斯 F982 喷雾烟雾二用机等。油烟剂也可自行配制：溴氰菊酯与敌敌畏按 4∶1 混合，然后将该混合液与零号柴油 1∶1 混合或氯氰菊酯同零号柴油 1∶99 混合，即可应用。

3. 使用方法　施放烟雾剂对城市下水道、高层住宅垃圾通道、地下室、防空洞、船等场所杀灭蜚蠊、蚊蝇特别能发挥其优势，效果较理想。在宾馆、饭店、商务楼等同样以进行大面积灭蜚蠊。但要求房间严密、烟雾不能漏出。使用前对房屋内食品、餐具等搬出或收藏好，以防污染。施放烟雾剂后，房间密闭 2h 以上，结束后通风清理，打扫干净。

（四）蜚蠊防制适用的剂型

化学防制具有效果直接、可靠，施用方便、经济实用等优点，是现阶段蜚蠊防制的主要方法。好的蜚蠊防制药剂的标准是蜚蠊易于接触/摄食，便于将药剂释放于蜚蠊栖息处而又不容易污染无关区域。正确施用灭蜚蠊药剂的 4 个关键点，即是确定蜚蠊栖息区域、选择合适药剂、确保蜚蠊接触摄食、确定相应施放技术。

1. 气雾剂　杀虫气雾剂是在第二次世界大战中（1943）投入应用的，至今被广泛使用。气雾剂在蜚蠊防治中主要作为激出剂应用于现场勘察，以配备有导管或喷嘴的专用剂型为佳，喷洒是蜚蠊化学防制中最重要的方法。常用的杀虫剂有 1% 残杀威、拟除虫菊酯等。上海市卫生防疫站用 0.3% 二氯苯醚菊酯、0.5% 戊酸醚酯、0.02% 溴氰菊酯、0.05% 氯氰菊酯杀灭德国小蠊、美洲大蠊、黑胸大蠊均取得很好效果。拟除虫菊酯对人、畜低毒，适用于与食品密切接触的蜚蠊防制；它的明显兴奋驱出特性，可增加蜚蠊与药剂的接触，提高杀灭效果；击倒快、药效高、光稳定性拟除虫菊酯持效长，这不仅可大面积、突击性杀灭蜚蠊，很快降低虫口密度，且持效长。

滞留喷洒：将持效性杀虫剂均匀地喷布于蜚蠊栖息活动场所，由于蜚蠊有隐匿缝隙，孔穴的习性，因此可利用针流形喷头将杀虫剂喷入缝隙中。这种喷洒方法的优点是：处理面积相对减少；药剂在缝内不易为人、畜触摸，因此是经济、有效、安全的防制措施。不足的是喷洒前需细致检查，在房屋结构差、建筑陈旧、缝隙错综复杂的地方难以实施。除缝隙喷洒外，还常在蜚蠊栖息场所周围用长效药物形成 10~30cm 宽的屏障封闭带，使外出活动的蜚蠊触毒致死。缝隙喷洒用的特殊针流形喷头可直接插入缝内，其他喷洒可用装有扁扇形喷头的压缩式喷雾器。漆刷蘸药涂刷也是简便易行的方法。

接触喷洒：此法有迅速击倒和驱赶蜚蠊的效能，用于这种喷洒的杀虫剂主要有天然除虫菊酯和非光稳定性拟除虫菊酯。这类喷洒宜用于临时性应急措施，而不能达到彻底有效控制。对危害程度不高，家庭等小范围更为适用。室内超低容量喷洒杀灭蜚蠊报道较多，冷雾、热雾亦有介绍，其优点是微小的药滴能穿入蜚蠊各个栖息场所，功效高，能在短时间内处理较大面积，缺点是无持续作用，常与滞留喷洒或其他毒饵、粘捕等方法联合使用。

2. 灭蟑饵剂　是利用杀虫药物的胃毒作用，制备成蜚蠊乐于摄食的含毒饵料的一类灭蜚蠊产品的总称。常用药剂和浓度有 1% 乙酰甲胺磷、2% 残杀威、硼砂等。早期的饵剂是颗粒毒饵，由于施放不方便，已经有逐渐被胶饵取代的趋势。但是由于价格低廉，目前仍有大量应用。将具有胃毒作用的杀虫有效成分与对蜚蠊适口性好的饵料、添加剂等组合，制备具有保湿作用的胶状饵剂，称为胶饵。胶饵具有高效、安全、作用持久、不污染环境和易操作等优点，是防治蜚蠊的首选手段。胶饵一般施放在水源、食源附近，温暖，有缝隙处，每点施药量为火柴头大小。首次全面施药，施用量为总药量的 50%；7~15 天后进行补药，用量为总量的 20%；巩固期间及时检测虫情，重点补药，以控制外来虫情。

毒饵还可制成片剂、颗粒剂、糊剂、水剂。毒饵好坏取决于饵料的引诱力。新鲜面包、红糖、炒面粉、玉米粉、花生等香甜食物具较强诱力。配制毒饵的杀虫剂必须无拒食性。本法简单易行，是家庭、机关、办公室、学校经常性灭蜚蠊的一种好方法。但在食物丰富的饭店食堂使用不佳，它可单独使用，也常与喷洒剂等联合应用。注意事项：毒饵的颗粒宜小且粗糙，施放要密。夏季干热，水剂毒饵可提高取食率，毒饵要放于蜚蠊经常活动的场所，保藏好食品，能增加蜚蠊的取食率，提高灭效。

3. 触杀毒粉　将杀虫有效成分与用作填料的惰性粉按照比例粉碎至一定细度制备的剂型。特点是效果持久，不含水分，飘逸性好，适合爬虫的防治，是中国目前最有潜力的灭蜚蠊手段。采用专用喷粉器，将触杀毒粉释放入电器内部、管线内、缝隙内等蜚蠊巢穴、栖息处，可以长期控制蜚蠊密度，是一项被国内忽视的防制技术，应当大力推广。灭蜚蠊药笔也可以列为一种特殊的触杀毒粉剂型，目前也有一定的应用。

4. 可湿性粉剂　杀虫有效成分加湿润剂和填料，经机械粉碎而制成混合粉状制剂。细度要求能通过 200 目筛。因为加有湿润剂，粒度很细，在水中容易湿润、分散、悬浮。该剂型为我国目前常用的滞留喷洒制剂。适合在多孔、粗糙表面的环境进行蜚蠊防制。推荐参考世界卫生组织的滞留喷洒技术规范，应用常量喷雾器进行滞留喷洒处理。水分吸收或蒸发后，承载杀虫有效成分的惰性颗粒挂附/游离在处理表面，蜚蠊经过时可以很容易接触含药剂的颗粒。本剂型优点是具有超长持续药效，缺点是会留下施药痕迹。可湿性粉剂可延长药效、减少污染、确保安全，微胶囊缓释剂和浸泡有效药液的塑料缓释块，在蜚蠊防制中已有试验和应用。

5. 悬浮剂　悬浮剂是以水为分散介质，将原药、助剂（润湿分散剂、增稠剂、稳定剂、pH 调整剂和消泡剂等）浸湿法超微粉碎制得的剂型。在悬浮剂中杀虫有效成分溶解在水中，稳定均一。施用前稀释时，由于助剂浓度减低，溶解状态的有效成分瞬间析出形成晶体（3~5μm），晶体的体积恰好不堵塞喷头，也不在处理表面留下痕迹。该剂型的优点是可与水任意比例均匀混合分散，不受水质和水温影响，使用方便，可直接或稀释后喷雾。本剂型在施用环境中不残留痕迹，可以在精装修的室内应用，防制蜚蠊。

6. 微胶囊剂　微胶囊是一些由天然或人工合成高分子材料研制而成，具有聚合物壁壳的微型容器或包装物，其外形一般呈球形。微胶囊的大小在几微米至几百微米范围内（直径一般为 5~200μm），需要通过显微镜才能观察到。利用天然或合成的高分子材料（统称为囊材）作为囊膜壁壳（membrane wall），将固态或液态的灭蜚蠊药物（统称为囊芯物）包囊而成的药剂，称微胶囊灭蜚蠊剂，是近 30 年发展起来的药物技术。本产品的优点是药物只有媒介生物的虫类接触、微胶囊崩解后，药剂才会流出触杀目标生物，因而释放于环境中后，基本无气味和痕迹，药剂持效长。本剂型适合于对杀虫剂敏感，安全性要求高的场所应用，防制蜚蠊。

7. 乳油与乳剂　将杀虫有效成分加入有机溶剂和乳化剂制成均匀透明的油状浓缩液称为乳油，使用时加水稀释即成乳剂。乳油由于有效成分含量高，包装运输方便，而且有效成分分散在溶剂中，比在乳剂中稳定，通常更受欢迎。乳油的基本配方可按乳剂的浓缩倍数设计，但必须慎重选择有机溶剂。本剂型可用于餐厅操作间油腻表面做滞留喷洒防制蜚蠊，但是要避免接触油漆表面。

8. 喷射剂　杀虫剂溶于酒精等有机溶剂或借乳化剂等助剂分散于水中而制得酊剂和水剂液体溶液，称喷射剂。使用时借助喷雾器滞留喷洒杀蜚蠊，其特点是高效、快速。除虫菊酯加入适合的表面活性剂及助剂后，用水稀释成适合于卫生杀虫要求的透明乳剂。该剂型由于效果好、毒性低、不易燃、运输方便、不污染环境、价格低廉，目前仍有较好的应用前景。

9. 热烟雾杀虫剂　热烟雾杀虫技术是利用脉冲式喷烟机产生的气流，将杀虫油剂喷射到热气流中去，油剂受高温后汽化，并从排气管中排出。排出的热油气遇到外界低温空气后，便凝聚成白色浓烟，这种含有杀虫剂的烟雾有很好的扩散性和穿透性，故具有良好的杀虫作用，特别适合杀灭缝隙裂孔中隐藏的蜚蠊。如仓库、暖气管道、下水道、船舶、牲畜棚、列车、地下室等不易喷施药剂的场所。热烟雾具有触杀、熏杀作用，并常伴有刺激兴奋作用，如隙缝中隐藏的蜚蠊可因烟雾的刺激而逃出孔隙，这就增加昆虫与药剂接触的机会，效果明显提高。

10. 超低容量喷雾剂　超低容量喷雾是指每平方米用药量在 0.1~0.5ml，雾滴直径在 30μm 左右的一种空间施药技术，单位面积上喷施的药液量比常规喷雾少得多。具有省工、省药、防制及时、防制费用低、防制效果好等优点。以往超低容量喷雾剂一般含原药有效成分 20%~50% 的油剂，有的制剂中还有少量助溶剂，以提高对原药的溶解度，有的加入一些化学稳定剂，或降低对植物药害的物质等，不需稀释而直接喷洒。目前水基型超低容量制剂环保、用水稀释，具备抗蒸发设计，已经得到推广应用。本剂型一般不应用于蜚蠊防制，容易造成蜚蠊危害扩散，但是在船舱等特殊环境，可以在做好封闭外向通道后应用。

11. 烟剂　烟剂是将杀虫有效成分与可燃物质（如锯末、炭末、硫磺等）、助燃剂（如硝酸钠、氯酸钾等）、降温剂（如氯化碳、硫酸铵等）配制而成。点燃后燃烧发烟，杀虫有效成分借助烟剂燃烧产生的热迅速蒸发汽化形成溶胶，分散在空气中杀灭害虫。烟剂颗粒直径仅 0.12~0.13μm，比表面积大，杀虫效果好，能均匀分布于高大空间。除有触杀、胃毒作用外，还能产生熏蒸作用，特别适用于密闭空间需要快速杀灭蜚蠊的场所。好的烟剂要求燃烧时不能有明火，不能在使用时熄灭。烟剂主要用于室内，使用时紧闭门窗，然后点燃烟剂熏杀 30min 后开启门窗通风。如需用于室外，要在无风、无雨以及顺风条件下使用。应用烟剂灭蜚蠊需要 2 次以上处理，间隔 1 个月左右。

（五）影响化学杀虫效果的因素

化学杀虫剂防制效果可受很多因素影响，包括：杀虫剂、昆虫和环境条件三方面。

1. 杀虫剂

（1）药剂的特性：由于各种药剂的化学成分和性质不同，对害虫的毒力亦各不相同。如除虫菊的迅速击倒害虫特性，但单独使用会使害虫复苏，因此要和其他杀虫剂配伍使用。

（2）药剂浓度：浓度高，毒效也高，但超过一定限度并不增加毒效。因此要合理掌握用药剂量，药剂浓度过高不仅造成浪费，还可造成药害，剂量不足则杀不死害虫，又产生抗药性。

2. 害虫　蜚蠊不同发育阶段对药剂反应也各不相同。由于卵壳特殊构造，药剂不易渗透，往往无效；对于若虫，龄期小，敏感度大，用药量可减少些。

3. 环境

（1）温度：温度升高影响药的溶解度、穿透性、挥发性及扩散而增加药效；温度升高，昆虫对药效作用同时受到昆虫对药剂的分解代谢、解毒及排泄速度加快的影响。

（2）水质：污染程度大的水能加快药剂分解，植物也能吸收一些药物。因此在污水和有水生植物的水中，杀虫剂使用剂量要增加。

（3）给药途径：对蜚蠊，毒饵比喷洒效果好得多。

六、生物防制

生物防制是指利用生物或生物代谢产物来控制蜚蠊的手段之一。生物防制特点是防制因子来源于自然界或经生物工程改造的活体及代谢产物，对人、畜禽安全，对环境污染极少，可以长期抑制蜚蠊的密度，而且防制因子资源丰富，使用成本低，便于推广。因此，生物防制是蜚蠊治理中最有潜力、最低碳和环境安全的方法，也是可持续控制不可缺少的组成部分。

随着科学技术的不断进步，生物防制的定义与范畴得到了进一步的扩充。特别是20世纪90年代以来，随着分子生物学等新技术的应用和发展，生物防制的研究内容逐步深入，研究领域不断拓展。目前国际上生物防制研究偏重于微生物农药的研制、开发与商品化，引进天敌控制蜚蠊，天敌昆虫的增殖、散放等。

生物防制是综合防制中重要组成之一，而且在今后的蜚蠊防制中，将越来越显示出它的生命力。因为生物防制不会对环境造成污染，一般也不会对害虫产生抗性，克服了化学防制的缺点，所以是当今寻求安全有效地防制蜚蠊的新的技术途径。

（一）微生物防制

黑胸大蠊浓核病毒（*Periplaneta fuliginosa* densovirus，PDNV）是目前世界上唯一系统研究控制蜚蠊的病毒，由武汉大学首先分离鉴定，并对其形态结构、核酸性质、结构多肽、血清学、组织毒理安全性、病毒拯救、体外细胞培养等方面进行了深入研究。PDNV所在的浓核病毒亚科病毒宿主都是节肢动物，主要是昆虫，它们可以在宿主幼虫、蛹或成虫特定组织内高效复制，对宿主的感染一般是致死性的。我国自主研发的生物杀蜚蠊饵剂是一种生物灭蜚蠊剂型，是以黑胸大蠊浓核病毒为有效成分，利用信息素诱引的生物防制蜚蠊新技术。黑胸大蠊感染PFDNV后，染病组织细胞核显著膨大，核内染色质等物质浓缩成致密一团，并核膜分离，最后核膜破裂，病毒粒子进入细胞质中导致宿主患致死性疾病死亡。其特点是杀蜚蠊症状较缓和，杀虫速度慢于化学农药，潜伏期较长，一旦蜚蠊种群暴发动物流行病后，整个种群会消亡。蜚蠊可以通过个体间水平传播病毒，也可以经卵垂直传播。现场防制德国小蠊种群，施放胶饵2周后，灭效达到78.9%，4周后为97.3%。

用0.01%阿维菌素灭蟑明胶饵剂测试表明，有选择与无选择试验组的死亡率均大于95%，无明显差别。阿维菌素对德国小蠊无特殊的引诱作用或无驱避作用。模拟现场试验的结果证明，0.01%阿维菌素灭蟑明胶饵剂对不同龄期的蜚蠊都具有很高的防制效果，2周灭效为90.6%。伊维菌素对德国小蠊LD_{50}为0.009μg/只，与溴氰菊酯无交互抗性。测试的0.1%有效成分的伊维菌素胶饵对德国小蠊适口性好，LT_{50}为1.2天。毒力测试表明，伊维菌素在灭蟑饵剂中的含量可以很低，制剂属于微毒级，并且稳定性很好。伊维菌素胶饵还具有连锁杀蜚蠊作用，德国小蠊成虫取食中毒死亡的虫尸LT_{50}为5.5天，死亡率为100%，若虫取食中毒死亡的虫尸LT_{50}为4.6天，14天死亡率为93.3%。德国小蠊雌虫取食中毒死亡的虫尸后，对卵荚孵化抑制率为71.4%。

（二）寄生蜂防制

一种小型、不起眼的寄生性蜂正在被用于防制蜚蠊的研究或应用。寄生性的跳小蜂（*Comperia merceti*）以褐斑大蠊为专性宿主，将蜂卵产于褐斑大蠊的卵荚内。每个卵荚内可以孵出5~25个小蜂，并在卵荚上钻出一个小口逸出。美国加州大学伯克利分校成功地将此种跳小蜂纳入蜚蠊综合管理技术加以应用。人工释放跳小蜂并结合环境捕捉、驱赶和环境清理措施可以有效控制褐斑大蠊。本方法难以推广应用的原因是该种寄生蜂仅以褐斑大蠊为专性宿主，不产卵于其他种的蜚蠊。

另一种寄生蜂蜚卵啮小蜂（*Aprostocetus hagenowii*）具有比较宽的宿主域，其最优选择的产卵场所是美洲大蠊的卵荚，其次是其他家栖蜚蠊种类。蜚卵啮小蜂不仅产卵于蜚蠊卵荚，其成虫还可以取食蜚蠊卵荚。一个被寄生的蜚蠊卵荚可以孵化出多至260个卵啮小蜂，采用人工释放的方法在实验现场厨房中90%以上的蜚蠊卵荚可被寄生。现场投放的蜚蠊毒饵不影响卵荚中的寄生蜂，滞留喷洒会杀死寄生蜂成虫，但是硼酸毒饵不伤害寄生蜂成虫。

（三）昆虫生长调节剂（IGRs）应用

昆虫生长调节剂（IGRs），被誉为“第三代杀虫剂”，是目前被国内外普遍看好的一类无公害型杀虫剂，按作用方式分抗几丁质合成类（chitin synthesis inhibitors，CSI）、保幼激素类似物（juvenile hormone analogs，JHA）和抗幼激素类（anti-juvenile hormone，AJH）。

CSI 1970年首先由荷兰一公司合成，多为苯甲酰基脲类衍生物，目前用于防制蜚蠊的主要品种有：灭幼脲、抑太保、杀虫隆、盖虫散、氟虫脲及UC84572等。

JHA在1930年经Wigglesworth证实存在。1967年提取、分离并人工合成，从结构上分脂肪族、芳香族和哒嗪酮族，可用于蜚蠊防制的主要有甲氧保幼激素、灭幼宝、苯醚威等。AJH在1976年由Bowers首次分离，为一种氧杂茶类衍生物，可使昆虫提前变态、成虫不育，命名为早熟素Ⅱ，对德国小蠊产卵、孵化有一定抑制效果。根据IGRs的作用特点，Ros提出，新型的杀虫剂必须走复配的道路，如将JHA与Cs一起应用，发挥杀幼和绝育的作用；同时可采用多种剂型或方法协同作用，如将乙酰甲胺磷及灭幼脲复配所制成的饵剂，均可提高防制效果，氢化保幼素这种物质能使蜚蠊翅膀变形、行为反常并失去繁殖能力。

七、遗传防治

遗传防制是利用昆虫的不育或有了遗传改变的昆虫，释放到自然种群中，以制胜自然种群的生殖能力或取代自然种群。通过电离辐射使蜚蠊绝育的电离剂量已明确。国外学者把一种寒脱派的药品加进糖料中，喂养德国小蠊7龄若虫，直到发育到成虫后，发现有94.7%的雌虫不育，所产的卵荚有85.7%孵不出若虫。还有人用使染色体易位的技术达到雌雄不育的目的，这方面的工作在德国小蠊已做过试验，现场试验也取得了较好的效果，但在实际应用上还有许多技术问题有待解决。此外，目前对绝育剂的研究有不少报道，国内研制的蜚蠊绝育剂以0.125%蜚蠊绝育毒饵饲喂德国小蠊，可致其完全绝育，0.062 5%浓度下也有明显的绝育作用，但绝育剂作用时间太慢是明显的缺点。总之，用遗传的方法来防制蜚蠊，还需进一步研究。

八、法规防治

国内外在实践中发现，蜚蠊控制最主要还不在技术革新上，而是在技术的落实与管理上，也就是说蜚蠊的预防控制也要做到有法可依。在病媒生物控制方面走在世界前沿的美国、新加坡和日本等国的相关法规较完备。我国近年来，也制定了一系列与病媒生物控制相关的法规、管理办法、标准等，为蜚蠊的防制提供了可供参照执行的法规、规范和标准。在WHO加快制定病媒生物控制相关标准的同时，中国疾病预防控制中心为了解病媒生物的发生消长情况并进行早期控制，在2005年制定了《全国病媒生物监测方案（试行）》并施行，同时开展“十五”科技攻关项目《中国重要病媒生物控制技术标准的研究》，完成相关50多个标准的制订，此后十几年至今，不断结合实施情况进行相应技术标准的修订与完善。此外，我国病媒专家建议立法授权病媒生物控制的主管部门、工作职责和任务，立法对病媒生物预防控制的预防性卫生监督、病媒生物侵害调查、病媒生物控制专业队伍登记管理和监督、病媒生物控制标准体系建立和对有关违法处罚等方面进行管理。

九、常见场所蜚蠊防制

（一）居民住宅灭蜚蠊

1. 主要防治区域　厨房、卫生间，客厅、卧室和书房蔓延的缝隙等。

2. 主要防治对象及方法

（1）破损瓷砖、各种管道缝隙：堵洞抹缝，减少蜚蠊躲藏场所。

（2）橱柜、衣柜、书柜等家具：投放毒（胶）饵（如连锁毒饵、胶饵、盒式毒饵等）、诱捕（粘蜚蠊纸、诱捕器）、灭蜚蠊药笔。

（3）家用电器设备（如微波炉、电视机、饮水机、计算机、热水器、冰箱）：投放胶饵。

（二）学校灭蜚蠊

1. 主要防治区域　食堂厨房、宿舍、仓库、实验室、图书馆、办公室。

2. 主要防治对象及方法

（1）破损瓷砖、各种管道缝隙：堵洞抹缝，减少蜚蠊躲藏场所。

（2）橱柜、衣柜、书柜、抽屉、实验操作台、货架等：投放毒（胶）饵、诱捕、灭蜚蠊药笔。

（3）烧水炉：投放胶饵。

（4）食堂厨房：参见宾馆酒店灭蜚蠊要点。

（三）商务楼灭蜚蠊

1. 主要防治区域　公共设施、办公室、杂物间、烧水间。

2. 主要防治对象及方法

（1）办公场所和办公家具：堵洞抹缝，减少蜚蠊躲藏场所，垃圾日产日清，物品堆放整齐，保持环境整洁和干燥。零食和剩余食物密闭保存。

（2）废物箱、文件柜、书柜、办公桌隔板、抽屉：投放毒（胶）饵、诱捕、灭蜚蠊药笔。

（3）烧水炉、水池、复印机、传真机、饮水机：投放胶饵。

（4）杂物间：喷洒化学药物加投放毒（胶）饵。

（四）小型服务行业灭蜚蠊

1. 主要防治区域　理发间、美容室、冲洗间、毛巾清洗间、更衣室、休息室、厨房、餐厅。

2. 主要防治对象及方法

（1）公场所环境：打扫卫生，垃圾日产日清；堵洞抹缝，减少蜚蠊躲藏场所，零食和剩余食物密闭保存；物品堆放整齐，保持环境整洁和干燥。

（2）理发（美容）工具箱柜、抽屉、物品柜、收银台、更衣箱、茶几、床边柜：毒（胶）饵、灭蜚蠊药笔、诱捕。

（3）洗头间、毛巾清洗间、热水器、饮水机、冰箱：投放胶饵。

（4）厨房、餐厅处理对象参见宾馆酒店灭蜚蠊要点。

（五）宾馆酒店灭蜚蠊

1. 主要防治区域　厨房、餐厅、仓库、客房、歌舞厅、美容美发室、沐浴房、咖啡厅（茶室）、健身房、员工休息室、前台服务区、行李房、办公室等。

2. 主要防治对象及方法

（1）各种场所环境：打扫卫生，保持环境整洁。厨房等生产、加工、提供食品场所完工后，各种食品加工、制作过程中使用的调味品和添加剂密闭保存，及时清洗制作工具和清理残存食物，垃圾做到日产日清，物品堆放整齐，保持地面和桌面干净、干燥，堵洞抹缝，减少蜚蠊躲藏场所。

（2）厨房操作台周围的卷边、灶台、水池缝隙、冰箱门的密封条、电子秤、烤箱、砧板裂缝、备菜台、餐桌底下的板缝，饮料机、生啤机、咖啡壶、镜子或画框与墙壁间的缝隙：投放胶饵。

（3）床边柜、桌子抽屉、衣服柜、电源开关箱、灭火机箱、员工的更衣箱、工具箱、杂物堆、各种橱柜、木质桌椅、冰箱（冷藏柜）的底座、压缩机、仓库货架、电子通信设备、电器音响设备、家用电器、食品容器：投放毒（胶）饵、灭蜚蠊药笔、诱捕。

（4）美容美发、沐浴场所参见理发室、沐浴场所灭蜚蠊要点、办公室参见办公楼宇灭蜚蠊要点。

（六）中小饭店灭蜚蠊

1. 主要防治区域　厨房、餐厅、仓库、员工更衣室、前台收银、办公室等。

2. 主要防治对象及方法　参见宾馆、酒店灭蜚蠊要点。但由于中小饭店面积较小，要着重强调物品堆放整齐，保持地面和桌面干净、干燥，堵洞抹缝工作，以便于提高防治措施的效果。

（七）医院灭蜚蠊

1. 主要防治区域　厨房、餐厅、仓库、药房、制剂室、病房、治疗室、医技科、供应室、仓库、病史室、门急诊、办公室、挂号收费室等。

2. 主要防治对象及方法

（1）各种场所环境：打扫卫生，保持环境整洁。垃圾和泔脚做到日产日清，物品堆放整齐，零食和剩余食物密闭保存，保持地面和桌面干净、干燥，堵洞抹缝，减少蜚蠊躲藏场所。

（2）中药房抽屉、冰箱门的密封条、电子秤、烤箱、微波炉、饮料机、地漏缝隙：投放胶饵。

（3）各种橱柜、木质桌椅、冰箱底座、压缩机、电子通信设备、电器音响设备、家用电器、仓库货架、床边柜、桌子抽屉、衣服柜、杂物堆、电源开关箱、灭火机箱、职工更衣箱、工具箱等：投放毒（胶）饵、诱捕。

（4）厨房、餐厅、病区热菜烧水间，参见宾馆酒店灭蜚蠊要点。浴室参见理发沐浴场所灭蜚蠊要点。

（八）集市灭蜚蠊

1. 主要防治区域　各类摊位、小点心店。

2. 主要防治对象及方法

（1）各种摊位环境（堵塞摊位内侧砖墙缝隙、各种管道缝隙）：打扫卫生，保持环境整洁，清除蜚蠊卵鞘。垃圾做到日产日清，物品堆放整齐，保持地面和台面干净、干燥，堵洞抹缝，减少蜚蠊躲藏场所。

（2）电子秤：投放胶饵。

（3）柜台、收银柜、办公桌、木橱柜、木货架、电冰箱、抽屉、货箱等：投放毒（胶）饵、诱捕。

（4）小点心店参见宾馆酒店灭蜚蠊要点。

（九）食品加工行业灭蜚蠊

1. 主要防治区域　食品加工车间、原料和成品仓库、员工更衣室、浴室、办公室。

2. 主要防治对象及方法

（1）所有区域环境：搞好环境治理，制定严格卫生制度，保证所有物品都按要求存放，每天打扫卫生，保持地面和桌面干净、干燥，不留食物餐屑，保持环境整洁，清除蜚蠊卵鞘。垃圾、泔脚做到日产日清，下水道保持畅通，出口处加网罩，墙壁、天花板、门窗、各种管道堵洞抹缝，减少蜚蠊躲藏场所。

（2）电子秤、生产设备、操作台、炉灶、电器设备、冰箱、烤箱、货箱：投放胶饵。

（3）货架、橱柜、更衣箱、抽屉：投放胶饵或诱捕。

（十）商场、超市灭蜚蠊

1. 主要防治区域　直接入口食品制作、加工、销售区，食品仓库、货架、员工更衣室、办公室。

2. 主要防治对象及方法

（1）非食品区域的橱柜、更衣箱、抽屉、家电、货架、收银台、画框与墙面缝隙、手推车：投放毒（胶）饵、诱捕。

（2）直接入口食品制作、加工、销售区参见食品加工厂灭蜚蠊要点。

十、防制方法的选择、注意事项及抗性问题

防制蜚蠊的方法很多，重要的是从危害的种类、习性和具体环境条件出发，选择各种切合实际的、经济有效的、对人和环境安全的方法，并将其合理组合，使各项措施相互辅助，相互增进药效，最后达到控制效果。

通常在饭店、交通运输工具、酿造厂、食品商店（工厂）等孳生的场所，先用杀虫剂对蜚蠊孳生栖息场所喷洒，突击杀灭蜚蠊，迅速降低虫口密度，然后选用毒饵、诱捕、粘捕等方法的一种或多种作为经常性防制措施；同时，努力改善环境，尽量减少蜚蠊的食物源和栖息场所，以巩固和增进杀虫剂喷洒所获得的防制效果，使危害水平降至最低。居民住宅、机关、学校等中、轻度危害单位，以毒饵、诱捕、粘捕等经常性防制措施为主，努力改善环境和室内卫生，减少和杜绝孳生繁殖条件，必要时，可辅助喷洒，借以迅速降低虫口密度。

杀虫剂应用的注意事项：喷洒前，处理表面须先清除积灰、油腻，因为这些污秽会导致药剂分解、失效；

要了解受喷物表面的性质,多孔疏松表面会因药剂渗入而失效,碱性墙面会促使一些药剂分解破坏;喷洒要充分周到,凡栖息场所及可疑栖息场所均应处理,切忌只处理危害严重部位,轻视、忽略一般的危害场所,否则残留蜚蠊会重新侵入,迅速恢复到原来水平;处理范围要适当大于预测的危害范围,顾及毗邻处及周围环境,特别是下水道和阴沟;处理遵循从外周到中心,由高层到低层的步骤,不要先处理重点场所,以免害虫迅速扩散至非危害区或非处理区;处理后效果监测是必要的,喷药后1周仍有一些活虫存在,提示处理有遗漏或方法欠妥,需作补充处理;一次处理,很少能达到彻底的程度,重复处理的频度,取决于处理的彻底性、残留害虫的繁殖能力、外来害虫再度侵入的机会、药物持效性及环境、气候条件等因素。

蜚蠊对杀虫剂的抗性是防制中不可忽视的问题,应加强对蜚蠊抗性监测,了解涉及的种类、范围和抗性发生的程度,研究发生原因和机制及其控制策略,尤其要重视生物防制和环境治理,避免不恰当使用杀虫剂的方法等。1950年首次发现德国小蠊对氯丹产生了抗性。其后,相继出现了德国小蠊对二二三和增效除虫菊的抗性。20世纪60—70年代,德国小蠊对杀虫剂的抗性波及有机磷和氨基甲酸酯类,对地亚农、倍硫磷、毒死蜱、马拉松、残杀威和噁虫威的抗性已呈中抗程度。上海市卫生防疫站对使用二氯苯醚菊酯5年的饭店内捕获的德国小蠊进行监测,其抗性系数为2.12倍(LD_{50})和10.56倍(LD_{90})。已报告抗性的其他种类有东方蜚蠊、褐斑大蠊和美洲大蠊,目前还未构成对防制的威胁,但值得重视。

第八节 研究技术

目前,蜚蠊研究相关的技术,包括标本采集制作技术、分类鉴定技术、人工饲养技术、蜚蠊分子化学技术、变应原检测与制备技术、孳生地调查与监测技术等内容。

一、标本采集与制作

(一)标本的采集

1. 蜚蠊成虫和若虫的采集 对蜚蠊成虫和若虫的采集主要有诱蜚蠊盒/瓶诱捕法、粘捕法、杀虫剂杀灭法、网捕法、徒手捕捉法等几种方法。

(1)诱捕法:此法是应用诱蜚蠊盒/瓶等工具,内放面包渣、饼干渣、全脂奶粉、豆粉等诱饵,置于蜚蠊活动频繁的地方,晚放晨收,可捕到虫体完整的成虫和若虫活标本。广口瓶诱捕是采用500ml左右容量的广口瓶如水果罐头瓶,瓶内放入诱饵。用牛皮纸制作一喇叭形锥形筒,插入瓶内,固定在瓶口处。喇叭纸筒上口稍大于广口瓶口,下口径可根据需要诱捕的蜚蠊虫体大小来定,一般情况下1cm即可(压扁约为1.5cm宽)。诱捕时可将瓶身倾倒放置或斜置于蜚蠊的栖息活动场所,蜚蠊爬入瓶中以后,不易逃出。如果不采用喇叭纸筒,也可以在瓶内放好诱饵后,在瓶口的内侧上缘涂一圈防逃剂如凡士林,亦能防止蜚蠊爬出,在瓶口和地面之间用硬纸板斜搭成一桥,以便蜚蠊爬入瓶内。蜚蠊盒诱捕法与广口瓶诱捕法相似,可以采用大小约为15cm×10cm×6cm的长方形木盒,在木盒两端的立面上各开1个长方形小口,口上各插入上口也为长方形的锥形牛皮纸筒。在木盒的上顶面装上1块可抽动的玻璃,盒内放诱饵,诱捕到的蜚蠊可从此处取出。

(2)粘捕法:即用粘蟑纸粘捕。把粘蟑纸放在蜚蠊栖息活动的场所,晚放晨收,可捕到蜚蠊的成虫和若虫。但值得注意的是用此法捕获的蜚蠊均被粘在粘纸上,若用蛮力取虫容易损坏虫体而得不到完整的标本,此时可用软毛笔蘸95%的酒精涂于虫体与胶面接触处,小心取下虫体。

(3)杀虫剂杀灭法:即用化学杀虫剂杀死蜚蠊以获取标本。用滞留喷洒、毒饵、毒笔、毒粉等方法均可杀死蜚蠊,获得较多的死虫标本。

(4)网捕法:在野外采集蜚蠊的成虫和若虫时,可以用昆虫网捕捉栖息活动在草上、树叶上或者小树枝上的蜚蠊。

(5)徒手捕捉法:有时在室内外还可以徒手捕捉蜚蠊的成虫和若虫。由于蜚蠊爬行速度很快,因而捕捉时动作要快,但不能用力过猛,否则容易损坏虫体。在夜间捕捉蜚蠊时,可利用蜚蠊对红光不敏感的特点,用头上包有红布的手电筒作为光源,捕捉效果较好。此外,徒手捕捉蜚蠊时应戴上乳胶手套。

以上几种采集蜚蠊成虫和若虫的方法，可根据要求选用。如果想得到蜚蠊的活标本，用诱捕法采集最佳，徒手捕捉法亦可；如果采集蜚蠊是为了制作针插标本或玻片标本，则用杀虫剂杀灭法采集的死虫标本也可以满足要求。

采集的活蜚蠊成虫和若虫如果用液体保存，可以用加热的酒精先行烫杀。如果制作蜚蠊的针插标本或玻片标本，可以用毒瓶毒杀。毒杀蜚蠊最好使用大型的氰化物毒瓶，毒瓶在制作时一般选用容量 1 000ml 的带软木塞的原玻璃质广口瓶，先将氰化钾或氰化钠研碎，铺在瓶底约 5mm 厚，上层再铺一层 1cm 厚的锯木屑压实，上面再铺 3~4mm 厚的熟石膏粉，压实。然后将瓶倾斜沿瓶边缓缓加入清水，加入要均匀，水量控制以完全将石膏湿润为宜，稍等片刻，在石膏未完全凝固以前，用解剖针在石膏上均匀地扎上眼，以利毒气逸出。等待大约 10min，石膏凝固后，上面铺一层已扎眼的滤纸，为了避免虫体相互摩擦，在瓶内放些纸条，塞紧瓶盖，最后在瓶外贴上“毒瓶”二字的标签，毒瓶即制作完成。由于氰化物是对人畜有剧毒的危险品，因而在使用中要特别注意，毒瓶不可任意乱放，注意安全并要专人负责保管，切勿将毒瓶直接对准鼻子闻，更不可入口。每次打开后要注意立即将瓶塞塞好，不使其漏气。在使用中万一毒瓶破裂，一定要深埋，切不可随意丢弃。瓶内要保持清洁，并经常更换纸条。

也可以选用以氯仿作熏杀剂的毒瓶，制作方法是将剪碎的橡皮筋铺在瓶底，厚约 2cm，滴入氯仿，待橡皮块将氯仿吸饱后，塞入 1 片口径稍大于瓶口径的中间夹有棉花的纱布，在纱布上层再紧塞 1 片软木片，软木片事先用针扎好若干细孔以利氯仿逸出。最后在软木片上铺一层较厚的白纸，塞紧软木塞。

2. 蜚蠊卵荚的采集　在蜚蠊孳生栖息场所仔细检查采集卵荚。对散落的卵荚可以用镊子小心夹起放入采集瓶内。但多数卵荚是蜚蠊雌虫产鞘时口吐黏液，拌和食物碎屑等牢固地粘在角落、孔、洞、缝等隐蔽处或粗糙物体表面等场所。采集这些卵荚标本时应事先用软毛笔蘸取酒精浸润卵荚一段时间，然后用小铲小心剥离，取下卵荚。收集的卵荚带回实验室后可以行孵化和饲养以获得蜚蠊若虫和成虫完整的标本，但这需要较长的时间。

对采集的各期蜚蠊标本一定要有详细的记录，填写采集记录表。记录项目包括采集时间、采集地点、采集者姓名、采集方法、采集地环境状况等，保证各项资料内容全面、准确无误。

（二）标本的制作

将采集的蜚蠊进行简要的分类计数后即可开始制作标本。应选取体型完整无损且有代表性的蜚蠊制作标本，对虫体灰尘较多者要先用 75% 酒精对虫体进行清洗。蜚蠊标本大致可分为针插标本、液浸标本和玻片标本三种。

1. 标本制作的常用器材　蜚蠊标本制作的常用器材包括双目体视显微镜、显微镜、昆虫针（用于蜚蠊的昆虫针需要根据虫体的大小选用，一般大蠊属种类多选用 5 号针，小蠊属种类多选用 3 号针）、三级台、展翅板、回软器等，其他工具包括烘箱或干燥器、盖玻片和载玻片、凹心皿或血凝板、大小烧杯、标本瓶、指管，以及解剖刀、解剖针、刀片、眼科剪、镊子、酒精、10% 氢氧化钠及玻片标本盒和昆虫标本盒等。

2. 针插标本的制作　制作蜚蠊的针插标本应挑选虫体完整且清洁的蜚蠊，然后根据虫体的大小选用 3~5 号昆虫针，用左手拇指和示指轻轻夹住蜚蠊中胸两侧，右手拇指和示指捏住昆虫针中上 1/3 处，针尖由虫体的背面中胸背板插入，直穿腹部从六足之间插出。整姿在三级台上进行，虫体在昆虫针的上 1/3 处，用镊子轻轻拉直各足，矫正虫体体态，把虫体各部位调整到自然状态。虫体的下方再插上一块约 3.5cm × 2cm 的硬纸片，上面标记该蜚蠊的种名（学名和中文名）、雌雄、采集地点、采集日期等。如要展翅，可将标本固定在展翅板沟槽底部软木板上，然后用解剖针将蜚蠊双翅轻轻分开，使双翅平放在沟槽两侧的木板上，调到合适的位置，再用纸条将双翅分别压在木板上，然后用昆虫针将纸固定，待虫体干燥后取下。

如果待制作的虫体过于干燥变脆，其触角和足等很容易在做针插标本时被碰掉，所以应先将虫体回软后再制作针插标本。虫体软化可在回软器中完成，做法是将干燥器底部放一层清洁潮湿的细沙子，上面再滴几滴石炭酸，以防标本发霉，然后将标本放在隔板上，把盖盖好，根据虫体体型大小和干燥程度不同确定回软时间，一般需 12~24h，待虫体“回潮”软化后再取出制作标本。也可以在一个大号的培养皿底部铺一层用 2% 福尔马林液蘸湿的棉花，棉花上盖上 1 张滤纸，然后将干燥的蜚蠊放在滤纸上，盖好皿盖，经过数小时或者过夜后，标本便可变软。

针插标本做好后放在干燥器内干燥，也可以将制作好的标本放阴凉干燥处自然干燥，最后插入昆虫标本盒内长期保存。

有些虫体很小而不适合做针插标本的蜚蠊低龄若虫，可采用胶粘法制作标本。胶粘法制作的过程是取白色硬卡片纸剪成长 2cm×0.8cm 的长方形，然后将微小若虫用胶粘在纸片的一端，整理好虫体，摆正位置。将昆虫针在纸片的另一端中央处插入，使用三级板，将纸片固定在针的上 1/3 处，针的下 1/3 处仍为插标签处。卵荚的针插标本也可用此法来做。

如果一次采集的蜚蠊数目太多，一时来不及制作针插标本或玻片时，可用一个密封的小木匣，里面放入防虫剂，上铺棉花，将毒杀的蜚蠊散放其上，覆盖一层吸水软纸。软纸上面还可以再加棉花和标本，这样一层一层叠放，可以暂时存放较多的标本。

3. 液浸标本的制作　蜚蠊的卵荚、若虫、成虫均可用液浸方法来保存。将卵荚、若虫、成虫直接放入盛有保存液的标本瓶或指管中，然后将口封严，便成为液浸标本而长期保存。保存液是由具有防腐性能和固定昆虫组织的化学药物配成，种类较多，比较经济和常用的有 75% 酒精甘油和 5%~10% 甲醛甘油两种。酒精有较强的渗透和脱水作用，容易使被浸标本收缩变硬，一般常用浓度是 75%，虫体浸泡在该溶液中可长期保存。为使虫体有一定软度，可在酒精溶液中加入浓度为 0.5%~1% 的甘油。甲醛不及酒精的渗透能力强，对皮质厚的标本不易浸透，若保存时间太久，标本往往可能因为内部没有浸入药液而容易腐败。因此用 5%~10% 甲醛甘油固定的标本，不适宜做组织学观察，因角质变硬，也不易做切片。

4. 玻片标本的制作　制作玻片标本的目的是便于更加详细地观察虫体的细微构造特征，并且能够长期保存标本。玻片标本之所以能长期保存的原因在于标本经脱脂脱水后被封在胶里，与外界空气隔绝，不受外界温度、湿度、真菌等影响。因为蜚蠊成虫虫体较大，尤其大蠊属的种类，无法做成整体封片标本，一般均需经过解剖，取蜚蠊某一器官或某一部位来做玻片标本。有些器官虽经解剖分离，在制作玻片标本时仍嫌过厚，不易封片，故有时还需要在软化后稍加压薄。小蠊属有的种类成虫因虫体较小，勉强可以做成玻片标本。大蠊属种类的低龄若虫和小蠊属种类的若虫，均可做成玻片标本。具体方法如下：

（1）水洗：水洗处理的目的是除去虫体上的灰尘、杂质及其他物质。对于液藏蜚蠊标本，可自保存液中取出来后放入水中浸洗 30 分钟，中间换 1 次水。干藏的标本或新毒杀的标本应先用 70% 酒精浸湿虫体后再放入水中浸泡 2 小时。如用开水刚烫死的蜚蠊，则不再需要水洗。

（2）解剖：在体视镜下解剖出所需要的器官或部位。如果不制作整个虫体而只是虫体某个器官或某个部位的玻片标本，应在水洗后从虫体上分别解剖取下这些器官和部位。有的器官和部位也可在做标本前取下，如前胸背板、足等，但有的器官和部位最好不要提前取下，如大颚、小颚、舌、外生殖器等都很小，很容易在水洗、脱脂、脱水等过程中丢失，最好在封片前取下。

（3）腐蚀脱脂：把水洗后的蜚蠊或解剖取下的器官或部位放入 10% 氢氧化钠/氢氧化钾水溶液中腐蚀脱脂，以溶去虫体内部的组织。腐蚀脱脂所需的时间要根据虫体大小、虫体硬度以及虫体内脂肪的多少而定，一般雌虫腐蚀脱脂的时间长于雄虫，虫体大的长于虫体小的。腐蚀脱脂时间一般需要 24~48 小时，或短时间加热煮沸，但要注意经常观察，以免时间过长。如果标本颜色已由深变浅，并呈半透明状，一般就可以了。

（4）中和：中和的目的是把虫体内的碱洗净以免碱液留在虫体内继续起腐蚀作用。将标本移入蒸馏水中浸洗数次，并在水中加入几滴乙酸或盐酸液，中和虫体内残留的氢氧化钠/氢氧化钾，最后再用蒸馏水中浸洗 2~3 次。

（5）脱水：将虫体依次通过 30%、40%、50%、60%、70%、80%、90%、95%、100% 不同浓度酒精中浸泡，时间各为 20~30 分钟。

（6）透明：经脱水后的虫体可放入二甲苯或冬青油中浸泡透明 10~30 分钟。

（7）封片：将标本用镊子或小吸管移到载玻片中央，背面朝上，头部朝前，调整到适当的位置，然后在标本上滴加适量的加拿大树胶。滴胶量要根据标本大小决定，完全覆盖标本即可。最后加盖玻片，轻轻压平标本。封片用的胶除加拿大胶外，还可用中性树胶和石炭酸树胶。

（8）干燥：刚做好的玻片标本，往往容易在标本内或胶内出现小气泡。如发现有气泡，可将玻片放在酒精灯上慢慢加热以排除气泡，但不可过急过热。如发现胶液减少要及时补足。经检查后没有问题的玻片标本放在阴凉处自然晾干，或移入 40℃烤箱内 12~48 小时烘干。

（9）封边：在盖玻片四边用指甲油封闭。载玻片左端加贴标签，放入玻片标本盒中保存。

（三）标本的保存

制作好的标本应保存在干燥、通风、阴凉、避光的场所，温度保持 5~25℃，相对湿度 45%~55%。标本柜应做到防潮、防蛀、防震、防尘。

针插标本做好后，需放在标本盒内长期保存，必须做好防虫、防霉、防潮等工作，否则标本很容易损坏。常用的防虫剂有樟脑和精制的樟脑块，防霉剂可用石炭酸或樟脑混合剂。樟脑混合剂由樟脑精 6 份，木溜油 1 份，氯仿 1 份，石油 1 份均匀混合配制而成。把此混合剂放在小瓶内或浸泡在纱布卷内，固定在木盒四周，既防虫又防霉。防潮可用生石灰。

液浸标本所用的保存液均易挥发，必须注意经常增加保存液，如果发现标本瓶内的保存液变色或液面出现毛霉，要及时更换新保存液。另外，瓶内或管内盛装的标本不宜过多，保存液也不要装得太满，一般装到瓶或管的 2/3 处即可，既要盖过标本，又不要碰到瓶盖。

二、分类鉴定技术

1758 年 Linnaeus 建立蜚蠊属 *Blatta* Linnaeus 命名并描述 9 个新种开始，蜚蠊分类就开始蓬勃发展。随后约 200 年期间，共鉴定记录约 4 600 个蜚蠊新种。蜚蠊分类的蓬勃发展也形成了百家争鸣的局面，各种观点层出不穷，蜚蠊的分类系统目前仍存在争议，但分类学家在不断探索完善。其中最具影响力的分类系统包括 Rehn（1951）的依据翅脉特征的分类系统、Princis（1960）的基于外部形态特征的分类系统、和 Mckittrick（1964）的基于形态-解剖学特征系统发育研究结果的分类系统。其中 Mckittrick 分类方法由于其相对相似性被广泛采纳使用。

随着新技术的发展和应用，各种新方法也不断用于蜚蠊的分类鉴定。1970 年美国学者 Samuel Cohen et Louis M. Roth 收集了美国、巴拿马、非洲、泰国、印度、哥斯达黎加、巴西、埃及、澳大利亚等国的蟑螂，做了细致的染色体研究，并在美国昆虫学会纪事（Annals of Entomolcgical Society of America，1970，63（6）：1520-1547）上刊载例如 97 种蜚蠊的染色体图谱，是蜚蠊分类学上的一项创举，但是由于技术复杂，操作烦琐，尚未推广普及。

美国陆军 Nitick 研究室曾运用蜚蠊染色体数量进行分类研究，通过染色体数量的多少确定蜚蠊种类；随后，Bennett et Hall（1973）将染色体型状、数量、蛋白质分子量大小运用于蜚蠊分类中。

Khambhampati（1995）运用分子系统发育进行蜚蠊分类研究，主要使用蜚蠊线粒体核蛋白体基因的 DNA 序列进行系统研究，很大程度上支持了 Mckittrick 的分类系统，并证实隐尾蠊属（*Cryptocercus*）与蜚蠊科关系较近。随后又使用 12S rRNA 基因序列对蜚蠊科级系统关系进行了进一步研究，发现蜚蠊科与姬蠊科为姐妹群，提出隐尾蠊属应保留在隐尾蠊科（Cryptocercidae）中，并进一步证实其与蜚蠊科关系较近。

Grandcolas（1994，1996，2000）在外群的选择上提出了更高的要求，尤其在采用支序分析法上对蜚蠊分类研究提供了很大支持。通过支序分析法分析了 221 属蜚蠊，认为隶属于姬蠊科的 2 亚科（褶翅蠊亚科 Anaplectinae 和透胸蠊亚科 Pseudophyllodromiinae）应该提升为科，透胸蠊亚科与硕蠊科 Blaberidae 关系较近；并提出 2 总科、6 科、24 亚科的分类系统。在系统发育分析方面，昆虫分类学者多采用支序分类法，因为其在方法论上是最为严格的一派，具有比较严密的科学性，在理论上更能立足。

随着分子生物学的发展，DNA 测序仪的出现，分子生物学技术已被大量运用到蜚蠊分类研究中。Maekawa et Matsumoto 使用了微卫星 COⅡ基因片段序列对蜚蠊各科关系进行了研究，分析各科间亲缘关系。

同工酶是酶学的重要组成部分，利用同工酶可以对昆虫进行分类。叶炳辉等（1988）通过对室内常见四种蜚蠊的酯酶同工酶和苹果酸脱氢酶同工酶的酶谱比较分析，得出不同种类的蜚蠊其酶谱不同，可根据多肽斑点个数和 pH 的不同进行分类。

姚湧等（2003）将随机扩增多态性 DNA（RAPD）技术用于蜚蠊分类研究。通过提取蜚蠊的基因组 DNA，鉴定及定量分析，确定 RAPD 反应总体积、反应条件。选取不同的随机排列碱基顺序多聚核苷酸单链为引物,之后进行RAPD-PCR扩增反应;后将扩增产物制备成DNA图谱,通过对DNA图谱和遗传距离的分析来研究蜚蠊基因组DNA的多态性。结果显示,蜚蠊种类不同,扩增出的DNA片段数量和分子大小不同。蜚蠊基因组DNA扩增产物中具有相同的DNA条带,反映了各蜚蠊基因组DNA具有同源性;但不同蜚蠊基因组DNA扩增产物又具有各自独特的DNA条带,并且条带亮度也有差别,可以精确地将蜚蠊区分到种。所以RAPD技术可以广泛运用于蜚蠊分类研究中,特别是近缘种的区分上。

肖波等(2009)使用扫描电镜对8种蜚蠊触角感受器进行观察和拍照,通过比较分析发现:蜚蠊目昆虫的触角均分布有毛形感器、刺形感器和锥形感器。并且其触角感受器的外部形态在科、属水平表现的差异程度与昆虫的分类地位相符合,所以触角感受器的形态结构也许能成为鉴别蜚蠊目科、属阶元的有用特征。

随着分类方法的不断拓展,行为学、生物超微技术、生物化学、分子生物学等技术运用到分类领域并发挥作用,各种方法的革新极大地推进了蜚蠊分类和系统发育研究。但不论什么方法,都无法替代经典的形态分类方法,形态分类仍然是主要的,其他方法作为辅助为形态学分类提供佐证。

三、蜚蠊的药用与化学分析技术

蜚蠊作为药用在我国已有悠久的历史,最早记载于《神农本草经》。有资料表明以美洲大蠊的提取物具有促进组织生长、促进胃肠溃疡愈合、抗炎、治疗外伤创面、抗肿瘤等方面的作用。这些资料以美洲大蠊提取物的临床治疗效果为主,对其药效成分及其作用机制的研究内容已见报道。研究发现,美洲大蠊油脂由多种化合物组成。其中以烯醇、烯酸类和烷烃类为主。美洲大蠊油脂所含的脂肪酸中,不饱和脂肪酸有:十八碳烯酸、十八碳二烯酸;饱和脂肪酸有:十六烷酸;含量最高的脂肪酸是十八碳烯酸,占总脂肪的13.86%,十六烷酸含量次之占10.13%,十八碳二烯酸含量第三占8.23%。其中含量在2%以上的有9种化合物。烷烃类化合物总含量较高,约占50%。在所鉴定的上述成分中,尤以不饱和脂肪酸为要。其中,十八碳二烯酸作为原料被广泛用于化工、医药、食品等行业;也有作为夫拉扎勃(furazabol,去脂舒)的主要药物成分用于临床,调节血脂,降低胆固醇;同时,十八碳二烯酸还有增进蛋白质的合成代谢、抑制分解代谢、促进组织再生的作用,这与美洲蜚蠊抗炎、调节免疫的研究结果相符。

云南大理学院药物研究所李树楠教授历时20多年研发的中药"康复新滴剂"即是从美洲大蠊中分离、提取的生物制剂,具有清热养阴、消瘀散结等多种功效。其主要成分为多元醇类及肽类活性物质,含18种氨基酸,能促进表皮细胞生长和肉芽组织增生,消除炎症水肿,促进创面坏死组织脱落,加速创面修复。同时改善创面微循环,提高局部免疫力,促进烧伤创面愈合。康复新液可口服亦可外用,临床上可用于外伤、烧伤、瘘管及压疮等创面的治疗。经药理实验证明,康复新液能通过刺激巨噬细胞、多形核白细胞等免疫活性细胞以促进溃疡愈合,并通过直接吞噬作用抗感染和释放自由基杀灭微生物;或分泌白介素21、干扰素、前列腺素和白三烯等活性物质来调节炎症和组织再生。巨噬细胞被受调理素作用的酵母多糖刺激时,释放氧自由基,氧自由基在细胞内杀灭微生物起重要作用,并对肿瘤细胞具有毒性和免疫调节特性。

继发明"康复新"之后,李树楠教授又相继研制开发了国家"九五"重点科技攻关项目——二类新药心脉龙注射液和肝龙胶囊。心脉龙注射液的有效活性成分是从美洲大蠊中提取出来的氨基酸与糖的化合物,临床上用于治疗肺心病、心衰,疗效显著,用药安全。肝龙胶囊是中国第一个获得国家食品药品监督管理总局批准的昆虫类治疗慢性乙肝的二类中药新药,其主要成分是对乙肝病毒有明显抑制活性的粘糖氨酸,也是从美洲大蠊中提取、分离出来的。

蜚蠊提取物药用有效成分的进一步分析,对于挖掘我国传统药材、鉴定药效成分、分析其药用价值均有重要意义,为医学昆虫作为天然药物的资源提供了重要的依据,这是将有害昆虫变为有利于人类健康的一个值得关注的研究领域。

四、饲养技术

开展蜚蠊的鉴定、携带病原体的检测、进行杀虫药物筛选、测定蜚蠊对各种杀虫剂的敏感性和开展蜚蠊抗药性及其药用等研究工作,就必须建立蜚蠊饲养室,掌握蜚蠊的饲养技术,人工实验室饲养获得原材料,研究工作就非常方便。

(一) 饲养室与设备

饲养室的面积可根据所用虫量的多少和房源情况而定。选一间 5~10m^2 的房间，墙壁贴瓷砖，地面铺地砖，平整无缝。为了保持恒温，必须装空调，温度控制在 28℃ ± 0.5℃。室内无窗，有通风设备，定时换气。有水池，可方便洗刷饲养用具。白天开灯，夜里关灯，保持正常的昼夜规律（12 小时 : 12 小时）。相对湿度保持在 60%~80%。出口处应设有小缓冲间，设两道门。饲养室还须有以下设备：

1. 中心台　平时工作，如选虫、加饲料、清理养虫缸等都在中心台上进行。中心台宜安置在饲养室中央，无抽屉，只一大块面板即可，以防逃逸的蜚蠊钻到抽屉等隐蔽处藏身。

2. 养虫缸　亦称饲养缸，是饲养蜚蠊的必备容器，其形状不一，一般为圆形或方形的玻璃缸，大小、多少依饲养规模而定，一般直径为 25cm 或 30 × 25cm，高均为 30cm；也有用养小白鼠的塑料箱，比较轻，不容易损坏。如少量饲养或单只饲养观察，可用 500ml 烧杯或 50ml 果酱瓶等。

3. 饲养架　饲养架的作用主要是摆放饲养缸，可根据饲养缸的大小、饲养量的多少、饲养时间的长短、设计相应的饲养架。架的层数一般为三层。架的多少大小、长度、宽度、高度等，可根据饲养室的具体情况、饲养的性质、饲养规模而定。架的高度和层高也要考虑工作方便，并留有适当的余地。饲养架一般都靠墙放置，比较稳固，用木条或钢架等制作，结构严密，不留缝隙。

4. 栖息床　饲养缸内设置栖息床，供蜚蠊栖息藏身，是规模化饲养蜚蠊的必要器材。根据蜚蠊在白天喜欢钻洞藏缝、隐居在隐蔽角落中的生活习性，增加蜚蠊栖息和活动的场所，同时便于清理和分离工作。

（1）滤纸铁丝托　用中粗铁丝做 2 个直径约 8cm 的铁丝圈，再剪 3 根同号长约 12cm 的铁丝。3 根铁丝等距离用细铁丝绑在 2 个铁丝圈上，一个圈在顶部，另一个放在下面，留 2cm 作脚。下面 1 个圈用细铁圈编成网，整个形状就像一个茶杯托。用滤纸（规格 12cm × 12cm）折叠成瓦楞状，5 张瓦楞状滤纸塞在一只铁丝托内。根据饲养缸的大小，一个缸内放 2 只以上滤纸铁丝托，可供蜚蠊栖息。

（2）硬纸板小方格　可用装 20mL 葡萄糖注射液纸盒中的防振碎的纸板小方格作为蜚蠊的栖息床。如德国小蠊的栖息特性为 0.6~1.0 只/cm^2，一般可选用 20mL 葡萄糖注射液盒中的防碎硬纸板方格，也可用硬纸板自制或者用木板，三合板根据饲养缸的内径制作，其隔层之间平均距离为 1.2~1.6cm。

5. 其他器材　油漆开铲、毛刷、玻璃平皿或塑料瓶盖、温湿度控制仪、海绵皮或医用棉花、纱布、橡皮筋，金属网等。

(二) 饲养技术

1. 虫源　应从现场采集的大蠊卵鞘或德国小蠊雌虫夹持的卵鞘开始饲养，它们孵化出的若虫，经培育为成虫，便是本饲养室养育出的第一代虫。

饲养成虫及若虫应按不同虫种、虫龄分别饲养于不同的饲养缸内，每缸应设有记录卡（记录虫种、世代、虫龄变化、日期等）。缸内放入栖息床和两个玻璃平皿，一个盛饲料，一个盛脱氯清水，供蜚蠊食饮。在盛水平皿中加放一块同平皿内径相同的海绵皮，防止若虫溺死。盛水平皿应 1~2 天加水 1 次，如发现有死虫应及时取出，饲料应及时补充。饲养缸每周清理 1 次。清理方法是取出盛水平皿和饲料平皿，用清洁铲清出污物并用刷子扫刷干净，再将蜚蠊栖息床连同蜚蠊一同轻轻移到清洁缸内，用铲、刷清除污物，然后再放入盛水平皿和饲料平皿。在清理时注意蜚蠊外逃和卵鞘的收集。饲养密度应控制在可栖息面积的 1/3 之内为宜，密度过高将影响其正常生长发育，密度过低将浪费人力物力。

2. 防外逃措施　饲养缸的内壁上缘四周涂刷 1 : 1 医用凡士林和液体石蜡油混合剂，涂刷宽度约 3cm 左右；缸表面应罩盖纱布，四周用橡皮筋扎紧或者用 20 目金属网罩盖；饲养架或饲养桌应离墙 5~10cm。

3. 蜚蠊饲料

（1）面粉 50 份，全脂奶粉 40 份，干酵母粉 4 份，葡萄糖粉 1 份，鸡蛋黄 5 份，加水搅拌后，放在搪瓷盘中压平，用刀划成小方块，放入烘箱中烘干，取出后装在盛器中备用。

（2）豚鼠料粉 17 份，酵母粉 1 份，肝粉 1 份，糖 1 份将上列成分混合均匀后再加适量清水制成 2cm^3 小块，在 60℃烤箱中烘干待用。

（3）豚鼠料或者市购面包均可临时饲喂，由于蜚蠊的食性杂，适应性强，饲料的选择性较为广泛。

(三) 世代分离

1. 选虫 世代分离都需要选虫。最简便也是最实用的方法就是徒手抓虫,蜚蠊虫体相对较大,不会飞,经过一定时期的实际操作训练,相关人员可以学会熟练抓虫。当虫子在缸壁上爬动时,用手指从缸壁的下面向上贴近虫体,待它落入手中,轻轻握拳,便将虫移入备用缸中。如果缸壁上虫少,可以抖动几下栖息床,虫子就会纷纷爬到缸壁上,手抓动作一定要轻快,防止损伤虫体。

2. 世代分离 蜚蠊饲养过程中,世代分离工作十分重要。在成虫缸中混入龄期不一的若虫,时间长了将会使养虫工作增加许多困难。所以,世代分离工作在蜚蠊饲养过程中是不可缺少的。世代分离工作主要结合每周的清洁工作同时进行,由于小蠊和大蠊的产卵习性不同,所以分离方法也相对有别。

把不同代的虫子及时分离,分别放在饲养缸中饲养。同一代的放在同一缸中饲养,贴上标签,注明代数,羽化日期等,这是标准化养虫的基本要求。等第一代成虫产出卵鞘,要及时选出来,另置一缸,它们长出的成虫便是第二代虫,也要及时分离饲养。这样一代接一代分离、饲养,就可培育出第三、第四代虫。在一缸(箱)中,如果大部分若虫都已羽化为成虫了,剩下尚未羽化的晚熟若虫需一起处理掉,以保证饲养的虫子比较整齐。

(1) 小蠊世代分离:小蠊若虫与母体的分离是在饲养过程中,首先将分离器的内外上沿涂约 3cm 宽的 1:1 液体石蜡油和凡士林混合剂,置于带有饲料皿、水平皿和蜚蠊的饲养缸内。再将原饲料缸内的蜚蠊(连同成虫、若虫)轻轻地移到分离器内进行正常分离饲养一天,这样若虫将从分离器的小孔中钻入到饲养缸内的栖息床内栖息和饲食。分离出的若虫进行正常饲养,并在饲养缸的记录中注明分离日期和世代。最后将分离器内带有成虫的蜚蠊床放回到原饲养缸内,这样如此反复可获得不同龄期的若虫,每 2 周 1 次进行小蠊世代分离。

(2) 大蠊的世代分离:收集卵鞘。准备好清洁饲养缸,将缸四周内上沿涂上约 3cm 宽的 1:1 的液体石蜡和凡士林混合剂,缸内放置有新鲜饲料平皿、饮水平皿。将成虫和若虫从原栖息床中清除到准备好的有新鲜栖息床的上述缸内,进行正常饲养。在原饲养缸内捡出卵鞘,将卵鞘集中放入到新饲养缸内,供水供食,如果有若虫孵化可采用分离器进行定期分离。每 2 周分离 1 次。每次分离出的若虫应在饲养卡中注明分离日期、孵化日期和虫种世代。

五、变应原检测与制备技术

蜚蠊是室内主要的变应原之一,其代谢分泌物、排泄物、皮蜕、尸体等均能诱导人体产生 IgE 介导的变态反应性疾病,如过敏性鼻炎、过敏性哮喘、皮炎等。临床实验证明用蜚蠊虫体浸液对外源性哮喘患者进行免疫治疗,能减轻患者临床症状。虽然目前已有多种蜚蠊虫体变应原已被确认,并应用临床上于变态反应性疾病的诊断和脱敏治疗,但由于临床所使用的蜚蠊粗浸液难以质量标准化,且含有大量非特异性抗原,故尚存在许多不足。

由于蜚蠊重组变应原较天然变应原易于纯化及标准化,且其免疫学活性与天然变应原接近,故在很大程度上重组变应原可以取代天然变应原应用于科学研究和临床实践。近年来关于蜚蠊重组变应原的构建、表达、分离纯化及生化、免疫特性分析等方面的研究取得了重要的进展。利用各种免疫化学技术,多种常见的美洲大蠊和德国小蠊变应原已经被鉴定,这些变应原的分子量大多分布于 6~120ku 之间。目前已有 6 种美洲大蠊变应原 Per a 1、Per a 3、Per a 4、Per a 5、Per a 6 和 Per a 7 以及 7 种德国小蠊变应原 Bla g 1、Bla g 2、Bla g 4、Bla g 5、Bla g 6、Bla g Bd90k 和 Bla g 7 被克隆、表达并鉴定出免疫学活性。

刘志刚等对美洲大蠊若虫变应原进行基因克隆及序列测定,构建了美洲大蠊 cDNA 表达文库并进行了初步鉴定,克隆表达和纯化了 Per a 1、Per a 3 和 Per a 7。Per a 1(Cr-PⅡ)的分子量为 25~37ku,等电点为 4.45,与 IgE 结合率为 54%~77%,与德国小蠊变应原 Bla g 1 具有交叉反应性。Per a 1 的异变应原有 Per a 1.010 1、Per a 1.010 2、Per a 1.010 4、Per a 1.02 和 Per a 1.03。重组 P1.02 的 IgE 结合表位位于分子内的重复区。重组 P1.010 4 的 IgE 抗原结合表位位于氨基酸序列 1-87 和 267-274。Per a 3(Cr-PI)的相对分子质量为 72 000~78 000,等电点为 6.52,与 IgE 结合率为 26%~95%,和昆虫血淋巴蛋白序列有 20.1%~36.4% 的同源性。重组 P3.01 的 IgE 抗原结合表位的氨基酸序列为 400-409、466-471、580-595 和 595-605,且集中在 N 端。基因同源性分析结果表明,中国大陆美洲大蠊与欧美国家和其他地区来源的美洲大蠊主要变应原 Per a 3 的基因序列同源性为 83%。高波等将美洲大蠊变应原 Per a 3 基因亚克隆入表达载体 pGEX-5X-1,在大肠杆菌中得到高效表达,目的蛋白溶于盐酸胍并经稀释复性后,经亲和层析获得了纯度达 90% 以上的重组变应原。以蜚蠊过敏病人血清进行免疫印迹检测,结果显示该重组变应原具有良好的 IgE 结合活性。Per a 7 的相对分子质量为 33 000,有 284 个氨基酸,等电点为 4.69,与 IgE 结合率为 50%。

德国小蠊含有 Bla g1、Bla g2、Bla g4 和 Bla g5 等几种重要变应原。其中 Bla g2 是一种主要的变应原,也是致敏性最强的蜚蠊变应原之一,能引起 60%~80% 的蜚蠊过敏性患者的 IgE 反应,存在于德国小蠊中肠肠腔上皮组织、肠内容物和粪便颗粒中。Bla g 2 为天冬氨酸蛋白酶,分子量为 36ku 和 72ku,等电点为 5.10,与 IgE 结合率为 60%。刘志刚等将 Bla g2 基因分别连接到原核表达载体 pET24a(+)和真核表达载体 pGAPZaA 中,并分别在 *E.col*(BL21)中和毕赤酵母菌 GS115 中得到高效表达,获得具有良好 IgE 结合活性的 Bla g2 重组变应原。Bla g 1 的分子量为 25~37ku,与 IgE 结合率为 30%~50%。其异变应原 Bla g 1.010 1 和 Bla g 1.02 的等电点分别为 4.49 和 4.70。重组 Bla g 1 已分别在大肠杆菌和甲醇酵母中获得表达。Bla g 4 为钙结合蛋白,分子量为 21ku,等电点为 6.48,与 IgE 结合率为 40%~60%。Bla g 5 为谷胱甘肽 S 转移酶,属于谷胱甘肽硫转移酶(GST)家族,和其他昆虫的 GST 有 50% 的同源性,分子量为 23ku,等电点为 6.38,与 IgE 结合率为 70%。

由于蜚蠊重组变应原更易制备及标准化,因而可以替代天然变应原应用于临床诊断和治疗。有研究显示重组 Bla g 1 免疫活性与天然 Bla g 1 相当,在与 IgE 抗体的结合上两者有 91% 的相似性,而重组 Bla g 1 结构更简单,为蜚蠊过敏性疾病的临床诊断供了新的途径。通过制备高特异性蜚蠊重组变应原,还可以提高免疫治疗的针对性和安全性,目前已有报道重组变应原用于免疫治疗,可以显著降低患者的 IgE 结合能力。在疫苗研究方面也有资料表明,表达 Bla g 1 的 DNA 疫苗和表达 Bla g 2 的质粒 DNA 遗传性疫苗,二者均对蜚蠊过敏患者具有保护和治疗功效。随着蜚蠊重组变应原的分子生物学研究和临床应用研究的深入,我们有理由相信蜚蠊重组变应原,在过敏性疾病的临床诊断和治疗上将起到越来越重要的作用。

六、孳生地调查与监测

随着全球气候变暖,生态环境不断改变,导致蜚蠊种群、密度和分布等不断发生新的变化,一些新的蜚蠊种群不断出现,原有的蜚蠊范围扩大、发生频率和强度增加。蜚蠊侵害和密度调查不仅为制订蜚蠊控制方案提供依据,而且为蜚蠊的扩散传播提供预测预警。

(一) 蜚蠊侵害和密度调查方案的制订

蜚蠊的侵害和密度调查是指以科学的方法,长期、连续、系统地收集蜚蠊等标本和相关数据,对其种类、数量、分布、季节变化和药物敏感性、抗药性等资料进行整理分析,供有害生物防治(PCO)制定、实施、评价和调整蜚蠊控制的策略和措施提供技术支撑。

蜚蠊侵害和密度调查方案的制订符合调查方案的一般要求,如调查目的、调查方法、调查时间、调查人员内容,又要符合方案的特殊要求,比如结合环境特点的实施要求、调查结果的应用等。通过查阅文献资料,了解过去该地区蜚蠊侵害范围、密度变化、栖息场所和活动规律、使用的调查方法及各种方法的优势、缺陷,根据查阅的文献以及以往的资料编制蜚蠊密度调查方案。

蜚蠊侵害和密度调查方案一般包括:

1. 前言　简述调查工作对象的现状和调查必要性。

2. 监测方法　根据现场实际环境,选择药激法、目测法或粘捕法等作为蜚蠊密度的监测方法,有时也可根据区域与环境的不同将各种方法结合起来使用。

3. 监测时间　根据选定的监测方法以及蜚蠊的栖息活动规律,确定调查时间。

4. 监测地点　根据现场环境大小和类型,选择一定数量的场所和部位进行现场蜚蠊密度调查,所选择的调查场所和单位应具有充分的代表性,能够基本反映调查现场蜚蠊侵害与分布的实际情况。

5. 现场监测　按照已经确定好的监测方法和样本量进行现场密度调查,监测时应认真结细致做好记录,包括监测部位、观察到的蜚蠊种类、成幼、性别和数量等。如果采用粘捕法,则应在第二天按时对调查部位的蜚蠊粘捕情况进行记录。

6. 进度安排 根据不同的调查目的、调查方法和调查场所的情况，按照调查方案制订详细的调查时间及进度安排。在调查过程中，可依据进度安排对蜚蠊密度的调查进行监督和阶段性考核。

7. 数据收集和处理 通过现场调查，可获得现场蜚蠊分布、侵害场所、种群、蜚蠊成虫与性比构成、数量等原始数据，将这些原始数据制成调查图或调查表并加以分析，调查中发现的问题及改进建议的反馈。

8. 预期结果 通过密度调查，准备掌握不同场所的蜚蠊密度及危害情况，为防制蜚蠊提供科学依据，同时也可以作为灭蜚蠊考核评价的指标。包括调查完成时间，数据汇总人及完成时间，调查报告撰写人及完成时间等。

9. 实施与预算 实施进度应密切配合调查区域的工作安排，同时，还要做好临时调整的准备。预算包括劳务报酬、工具购置和损耗、交通、宣传、通信联络等，既要实事求是又留有余地。与有关部门协调和配合，进行相应的人员培训、宣传与动员等。

(二) 调查方法

在蜚蠊防治研究工作中，调查蜚蠊侵害程度是一种最常规的方法。通过调查，可以获得蜚蠊的侵害率、密度指数、群落结构、分布情况、数量变化、季节消长和夜间活动规律等资料，还可以对防治方法的效果作出考核评价。目前，调查蜚蠊侵害水平(密度)的方法有多种，应根据不同的环境和要求选择适当的方法。在制订方案时，选择的调查方法或监测方法应该与调查目的保持一致，并与现场的环境要求相适应。

常用的调查方法有以下几种。

1. 粘捕法 即用粘蜚蠊纸诱集蜚蠊。根据2016年《全国病媒生物检测方案》中蟑螂检测实施方案，粘补法统一用粘蟑纸(规格：170mm × 100mm)调查，粘蟑纸中央放2g新鲜面包屑等作为诱饵，每处布放不少于10张粘蟑纸，晚放晨收，记录粘捕到的蟑螂种类，以及雌、雄成虫和若虫数，并记录有效粘蟑纸数；同时记录每个场所3min内观察到的蟑螂种类、数量、活卵鞘数和蟑迹(空卵鞘壳、死尸、残尸等)数。市场和超市布放在食品加工销售柜台，餐饮环境和宾馆布放在操作间及餐厅，医院布放在病房，居民区布放在厨房。每个标准间(房间数按$15m^2$/间折算)放置1张，若监测点面积不足，须另加相同环境类型场所。不得选择一周内药物处理过的场所作监测点，每次监测时，粘蟑纸必须更新，所获蟑螂密度以只/张来表示。

使用粘捕盒进行粘捕时，盒规格为20cm × 15cm，由粘胶纸板和外套盒组成。使用时先将粘胶纸板上的防粘纸撕去，在胶板中心放约2g新鲜面包屑作为诱饵。放粘胶板于外套盒中。调查时，将它放置在蜚蠊活动地点。每$15m^2$放2盒。晚放晨收。分类计算捕获的蜚蠊数。计算密度，以蜚蠊数(只/盒·夜)来表示。

本方法已广泛用于蜚蠊密度监测。它的优点是方法简单，粘捕效果好，所得数据比较客观，携带粘捕盒也很方便。适用于蜚蠊群落结构、雌雄虫性比、季节消长等调查。缺点是在低密度场所捕获率低，有时因粘胶质量不好而影响调查结果。

2. 药激法 用0.3%二氯苯醚菊酯酒精液对蜚蠊栖息地点进行喷洒，观察每间房间($15m^2$为一间)在喷药后10min内激出的蜚蠊数。以此确定侵害(%)和密度(只/间)。

药激法的优点是方法简便，可以在白天进行考核，立即获得调查结果，对调查蜚蠊侵害率和密度指数比较符合实际情况。缺点是调查结果与喷药人员的经验有很大的关系，对调查群落结构、性别比和季节消节长等有一定的困难。

3. 询问法 通过挨户向居民、职工询问，了解有无蜚蠊、哪些场所有蜚蠊、侵害程度如何，但不能定量。可作为摸底调查时采用的一种简单方法。

询问法和药激法所得到的蜚蠊侵害率结果很接近，都比较符合实际情况。在侵害率低的情况下，粘捕法所得到的结果很低，与实际情况相差较大。

4. 目测法 国家标准关于蜚蠊监测的目测法主要包括在监测房间内选择蜚蠊栖息活动的场所，用手电筒照明，检查并记录每个场所3分钟内观察到的蜚蠊种类、数量、活卵鞘数和蟑迹(空卵鞘壳、死尸、残尸等)数。具体实施过程中可使用如下两种目测法。

(1) 定面积目测法 采用罩红绸布的手电筒照明，于夜间8~10点，对调查房间固定几个观察点，每点为$1m^2$，观察5分钟(或10分钟)蜚蠊数。如果蜚蠊数很多，无法目测计算，可以用“+”表示：1~10只为“+”；10~50只为“++”；51~100只为“+++”；100只以上为“++++”。密度指数为只/m^2。

（2）定点目测 采用罩红绸布的手电筒照明，在夜间 8~10 点，对调查房间的几个固定点，如灶面、桌面、抽屉等，观察 5 分钟（或 10 分钟）蜚蠊数。如果蜚蠊数多，无法目测计算，也可采用“+”来表示。密度以只/5min 计。

目测法调查比较方便，无需特殊工具，但费时，容易产生人为误差，对种类组成调查有困难。为了克服人为误差，采取定人、定时、定点方法，即每次调查都有固定的人员、在确定的时间、对选定的地点进行定时目测计数。

5. 诱捕法

（1）木盒诱捕法 木盒规格为 15cm×10cm×5cm，顶盖为有机玻璃板，盒子两边各一个进口孔（4cm×2cm），在进口也处插入一只用深色纸制作的长方形漏斗，大口口径同进口孔相同，小口长 2~3cm，宽 0.3cm 左右。使用时，先在盒内放一些新鲜面包作诱饵，在有机玻璃板上盖张黑纸。将此诱捕木盒放置在调查地点，晚放晨收。密度以只/(盒·夜)来表示。

（2）瓶捕法 采用 500ml 广口瓶，瓶内新新鲜面包，瓶口插一只牛皮纸制作的漏斗即成诱捕瓶。纸漏斗大口号瓶口大小相同装进瓶内后，将伸出瓶口的纸翻扣在瓶外，用橡皮圈扎紧。纸漏斗小口先剪去一段，并压扁，留一条与蜚蠊宽度相近的长缝。插入瓶口中后，小口应离瓶底约 5cm 以上，晚上，将此诱捕瓶横放在桌上、地上，清晨收回，分类计数。密度以只/(瓶·夜)来表示。

以上两种诱捕法既可用作蜚蠊密度及夜间活动规律、种类组成、季节消长和雌雄性别比等调查，而且捕到的都是活虫，还可作为抗性监测用虫。但是调查点多时，所用诱捕木盒或诱捕瓶很多，携带很不方便；在低密度场所调查，诱捕率较低；由于漏斗制作问题，捕到的蜚蠊会逃走，或者蜚蠊爬不进去；易受环境干涉影响，这些都是诱捕法的不足之处。

（三）常见蜚蠊的孳生环境

1. 居民住宅的厨房、卫生间，客厅、卧室和书房蔓延的缝隙、破损瓷砖、各种管道缝隙等、橱柜、衣柜、书柜等家具、家用电器设备（如微波炉、电视机、饮水机、计算机、热水器、冰箱）等。

2. 学校的食堂厨房、宿舍、仓库、实验室、图书馆、办公室。

3. 商务楼的公共设施、办公室、杂物间、烧水间等。

4. 小型服务行业的理发间、美容室、冲洗间、毛巾清洗间、更衣室、休息室、厨房、餐厅。

5. 宾馆酒店的厨房、餐厅、仓库、客房、歌舞厅、美容美发沐浴、咖啡厅（茶室）、健身房、员工休息室、前台服务区、行李房、办公室等。

6. 医院的厨房、餐厅、仓库、药房、制剂室、病房、治疗室、医技科、供应室、仓库、病史室、门（急）诊、办公室、挂号收费室等。

7. 集市、农贸市场的各类摊位、小点心店。

8. 食品加工行的食品加工车间、原料和成品仓库、员工更衣室、浴室、办公室。

（四）调查样本量

每种方法的调查有一定的样本量或者布点数，样本的选取要有代表性，要随机获取。比如目测法检查一个地区蜚蠊的侵害率和密度，需要根据人口数确定检查的餐饮店、商场、超市、机关、企业单位、宾馆饭店、农贸市场、医院、学校、建筑拆迁工地、机场或车站的数量和房间数；如果检查某一服务单位蜚蠊侵害率和密度，需要规定检查的范围（区域和房间数量）。在确定蜚蠊监测布点数和布点区域时，要顾及东南西北中五个不同方向，同时也要考虑在居民区、学校、医院、超市、农贸市场等不同生境设监测点；如果是客户单位也要考虑方位，同时要考虑原料库房、废弃料库房、食堂、垃圾房、生产车间、办公区域等生境设点，一般设点数不少于 60 个。

（五）记录表

调查需要有记录表。记录表有表头，比如某某单位蜚蠊密度监测记录表。横格一般填调查的地点（单位），竖格根据调查目的填写，比如目测法一般内容有调查房间数、折合标准间数、阳性标准间数、蜚蠊数等，如果是汇总表还需要有房间阳性率、蜚蠊密度等内容。其他信息还有被调查单位、调查时间、调查人等（表 27-5，表 27-6）。

表 27-5 蜚蠊密度监测记录表(目测法)

监测单位:　　日期:　　监测人:

序号	监测场所	监测间数/处	成若虫				侵害率/%	卵鞘		蟑迹				
			大蠊		小蠊			阳性间数/处	查获数/只	粪/处	虫尸/处	残尸/处	空鞘/处	合计
			阳性间数/处	查获数/只	阳性间数/处	查获数/只								
小计														

表 27-6 蜚蠊密度监测记录表(粘捕法)

监测单位:　　日期:　　监测人:

序号	监测场所	投放部位	投放张数	有效张数	阳性张数	种名	捕大蠊数/只				捕小蠊数/只				捕获总数/只	捕获率/%	平均密度/(只张·夜$^{-1}$)
							雌性成虫	雄性成虫	若虫	密度指数	雌性成虫	雄性成虫	若虫	密度指数			
小计																	

(曹 敏 蒋 洪)

参考文献

[1] 李朝品. 医学节肢动物标本制作[M]. 北京：人民卫生出版社，2019.
[2] 魏中华，郭明霞，徐娟，等. 居室黑胸大蠊食性和食物范围研究[J]. 安徽农业科学，2015(2):72-73.
[3] 陈小帆，刘昌递. 口岸实用医学媒介生物彩色鉴定图谱[M]. 广州：华南理工大学出版社，2014.
[4] 罗建蓉，康小丽，钱金栿. 澳洲大蠊与美洲大蠊总糖含量的比较研究[J]. 大理学院学报，2014，13(002):26-29.
[5] 刘浩. 德国小蠊共生菌种群变化与抗药性的关系[D]. 济南：山东师范大学，2013.
[6] 张青文，刘小侠. 农业入侵害虫的可持续治理[M]. 北京：中国农业大学出版社，2013.
[7] 全国信息与文献标准化技术委员会. 病媒生物密度控制水平——蜚蠊. GB/T 27773—2011 [S]. 北京：中国标准出版社，2011.
[8] 甘平，张旭强，何旭，陆丽，等. 美洲大蠊醇提物对小鼠急性肝损伤的保护作用[J]. 现代药物与临床，2011，26(2):123-128.
[9] 姜志宽，郑志民，王忠灿. 卫生害虫管理学[M]. 北京：人民卫生出版社，2011.
[10] 许再福. 普通昆虫学[M]. 北京：科学出版社，2011.
[11] 王陇德. 病媒生物防制实用指南[M]. 北京：人民卫生出版社，2010.
[12] 曾晓芃.《病媒生物密度监测方法》系列标准理解、应用与实施[M]. 北京：中国标准出版社，2010.
[13] 赵志刚. 德国小蠊的抗药性及其几种相关酶活性关系的研究[D]. 济南：山东师范大学，2009.
[14] 韩金一，高业成，陈臻，等. 毒死蜱杀蟑胶饵稳定性研究[J]. 中华卫生杀虫药械，2008，14(2):91-94.
[15] 蒋洪. 蜚蠊管理的现场勘察与药械协同应用[J]. 中华卫生杀虫药械，2008，14(1):5-7.
[16] 蒋洪，郑阳丽，董惠芬，等. 蜚蠊诱发过敏与哮喘的研究进展[J]. 中国媒介生物学及控制杂志，2008，19(1):76-79.
[17] 蒙松年，肖小芹，汪世平，等. 美洲大蠊油脂化学成分的气相色谱-质谱分析[J]. 中南药学，2008，6(1):23-25.
[18] 肖小芹. 美洲大蠊生物学特性及药用价值研究[D]. 长沙：中南大学，2008.
[19] 吴仕筠，汪世平，徐绍锐，等. 黑胸大蠊氨基酸含量的测定与分析[J]. 中医药导报，2008，14(9):8-10.
[20] 何正春，彭芳，宋丽艳，等. 美洲大蠊化学成分及药理作用研究进展[J]. 中国中药杂志，2007，32(21):2326-2331.
[21] 肖小芹，汪世平，徐绍锐，等. 美洲大蠊提取物抗炎、镇痛作用的实验研究[J]. 中国病原生物学杂志，2007，2(1):140-143.
[22] 蒋洪，韩亚娟，张珈敏，等. 应用昆虫专一性毒素基因构建重组病毒杀虫剂研究进展[J]. 植物保护，2007，33(6):1-5.
[23] 蒋洪，董惠芬，蒋明森. 蜚蠊过敏原的研究进展[J]. 国际医学寄生虫病杂志，2007，34(6):319-323.
[24] 谢秀霞. 德国小蠊的生物学特性及拟除虫菊酯对其作用机理的研究[D]. 济南：山东师范大学，2007.
[25] 吴婧，王佳，董鹏，王进军. 黑胸大蠊下颚须和下唇须上感器扫描电镜观察[J].《应用昆虫学报》，2007，44(2):244-248.
[26] 白云峰，田福利，方利. 蒙椴树皮提取物化学成分的气相色谱-质谱分析[J]. 内蒙古大学学报(自然科学版)，2006，37(4):475-477.
[27] 肖小芹，汪世平，罗臣，等. 美洲大蠊抗胃溃疡作用的初步研究[J]. 热带医学杂志，2006，6(12):1274-1276.
[28] 吴仕筠，汪世平，徐绍锐，等. 黑胸大蠊的实验室饲养及发育生物学观察[C]//华中昆虫研究(第三卷). 长沙：湖南科技出版社，2006.
[29] 吴仕筠，汪世平，徐绍锐，等. 黑胸大蠊若虫免疫兔血清对美洲大蠊若虫 cDNA 表达文库的筛选及克隆分析[J]. 热带医学杂志，2006，6(2):127-130.
[30] 徐绍锐，汪世平，吴仕筠，等. 黑胸大蠊室内繁殖、发育的生物学特性研究[J]. 中国人畜共患病学报，2006，22(10):913-917.
[31] 韩亚娟，胡扬波，蒋洪. 互联网在城市害虫防制中的应用[J]. 中华卫生杀虫药械，2006，13(1):18-19.
[32] 唐庆峰，吴振廷，金涛，吴尚澧. 中华真地鳖中肠主要消化酶的活性研究[J]. 应用昆虫学报，2005，42(5):557-561.
[33] 吴观陵，人体寄生虫学[D]. 3 版. 北京：人民卫生出版社，2005.
[34] 徐绍锐，汪世平. 黑胸大蠊提取物的抗炎作用[J]. 中国科协 2005 年学术年会论文集，北京：中国科协，2005:302-308.
[35] 寇秀颖，于国萍. 脂肪和脂肪酸甲酯化方法的研究[J]. 食品研究与开发，2005，26(2):46-47.
[36] 蓝江林和吴珍泉. 美洲大蠊抗菌物质的诱导与提取[J]. 植物保护，2004，33(1):30-33.
[37] 蓝江林，周先治，卓侃，等. 美洲大蠊(*Periplaneta americana* L.)抗菌肽杀菌作用初步观察[J]. 植物保护，2004，33(1):166-168.
[38] 唐庆峰，金涛，吴振廷等. 中华真地鳖低龄若虫消化道结构及取食习性[J]. 昆虫知识，2004，41(6):575-577.

[39] 严少宏,廖青,陈昆昌. 美洲大蠊药用浸膏提取工艺:CN1541657A [P]. 2004-11-3.
[40] 孙耘芹,李梅,何凤琴,等. 五种蜚蠊的生物学特性和综合治理[J]. 昆虫知识,2004,41(3):216.
[41] 肖太钦,曹官时,霍新北. 山东省东营地区首次发现澳洲大蠊[J]. 中国公共卫生,2004,20(12):1443.
[42] 李莉,郭海涛,张珈敏,胡远扬. 黑胸大蠊浓核病毒分类的相关研究[J]. 中国病毒学,2003,18(5):486-491.
[43] 李长福,段劲生,吴振廷,等. 中华真地鳖寄生螨的初步研究[J]. 应用昆虫学报,2003,40(4):360-362.
[44] 李长福,唐庆峰,张瑞昌,等. 中华真地鳖生物学特性初步研究[J]. 昆虫知识,2003,40(3):258-261.
[45] 陆宝麟,吴厚永. 中国重要医学昆虫分类与鉴别[D]. 郑州:河南科学技术出版社,2003.
[46] 王仲礼. 昆虫油脂功能性成分的开发[J]. 中国油脂,2003,28(6):33-35.
[47] 蒋洪. 德国小蠊防治研究进展[J]. 中华卫生杀虫药械,2003,9(3):44-46.
[48] 郝蕙玲,孙锦程,曹敏,林永丽. 几种昆虫生长调节剂对德国小蠊及黑胸大蠊的生物活性初探[J]. 中国媒介生物学及控制杂志,2002,13(1):37-38.
[49] 刘晓庚,廖晓峰,徐明生,等. 昆虫油脂及其功能性成分开发利用研究[J]. 粮食与油脂,2002,2:24-26.
[50] 汪诚信. 有害生物防治(PCO)手册[M]. 武汉:武汉出版社,2001.
[51] 吴时敏. 功能性油脂. 北京:中国轻工业出版社,2001.
[52] Y. H. Hui. 油脂化学与工艺学(第5版)[M]. 北京:中国轻工业出版社,2001.
[53] 黄邦侃,尤民生,赵景玮,等. 福建昆虫志(第一卷)[J]. 福州:福建科学技术出版社,1999.
[54] 胡修元. 蜚蠊可能引起/传播的疾病[J]. 中国媒介生物学及控制杂志,1999,10(3):168.
[55] 张晓东,张珈敏,郭海涛,等. 重组质粒转染蜚蠊对黑胸大蠊浓核病毒的拯救[J]. 中国病毒学,1999,14(2):152-156.
[56] 赵晋府. 食品工艺学[M]. 北京:中国轻工业出版社,1999.
[57] 高新宽. 洛阳市发现澳洲大蠊的报告[J]. 河南预防医学杂志,1998,(6):382.
[58] 冯平章,郭予元,吴福桢. 中国蜚蠊种类及防治[M]. 北京:中国科学技术出版社,1997.
[59] 杨健. 关于京都亚洲蠊学名的研究[J]. 中国媒介生物学及控制杂志,1996,7(1):39.
[60] 夏立照. 三种蜚蠊卵荚的鉴别和对日常调味品的抗力[J]. 华东昆虫学报,1996,5(2):108.
[61] 陈敏章. 除四害指南[M]. 北京:科学出版社,1994.
[62] 夏克祥,陈涛,王春生,等. 黑胸大蠊的生物学研究[J]. 中国媒介生物学及控制杂志,1994,5(5):334-339.
[63] 姜志宽,赵云孝,丁永键. 蜚蠊防治实用手册[M]. 南京:南京大学出版社,1993.
[64] 江雪峰,陆宝麟. 城市灭蜚蠊[M]. 北京:科学出版社,1992.
[65] 江雪峰. 蜚蠊的危害和杀灭蜚蠊的方法[M]. 北京:人民军医出版社,1992.
[66] 夏立照,夏铃铃. 安徽室内蜚蠊名录[J]. 华东昆虫学报,1992,1(2):13.
[67] 费守华. 我国室内蜚蠊分布及主要种类生活习性的调查研究[J]. 中国媒介生物学及控制杂志,1990,1(2):86.
[68] 柳支英,陆宝麟. 医学昆虫学[M]. 北京:科学出版社,1990.
[69] 陈晓光,何麟. 澳洲大蠊的减数分裂与核型研究[J]. 四川动物,1988:7(1):13-15.
[70] 胡修元. 蜚蠊世家[M]. 北京:中国医药科技出版社,1988.
[71] 黄耕诚,黄鼎生,王碧桑,等. 澳洲大旅的生物学特性观察[J]. 昆虫知识,1988,25(4):227-229.
[72] 吴福桢,郭予元,李裕嫦. 蜚蠊一新属新种记述[J]. 昆虫学报,1985,28(2):215.
[73] 吴福桢,郭予元. 中国小蠊属蜚蠊种类及其分布、生活习性和经济意义[J]. 昆虫学报,1984,27(4):439.
[74] 胡修元,汤月筱,韩承平,等. 蜚蠊携带霉菌的调查研究[J]. 公共卫生与疾病控制杂志,1984,3(1):22.
[75] 费守华. 我国室内常见蜚蠊的雄外生殖器的初步研究[J]. 动物世界,1984,1(1):9.
[76] 梁铁麟,何上虹. 蜚蠊的危害、习性及防治[J]. 昆虫知识,1984,21(2):71.
[77] 吴福桢. 西藏昆虫(一)[M]. 北京:科学出版社,1983.
[78] 胡修元,张一鸣,盛琳芳,等. 蜚蠊携带病毒的调查研究[J]. 公共卫生与疾病控制杂志,1983,2(2):1-4.
[79] 唐德宪,纪才奎,蔡继高,等. 蜚蠊粘捕胶及其持粘性的研究[J]. 粘接,1983,4(5):9-12.
[80] 梁铁麟. 卫生杀虫剂二氯苯醚菊酯的应用[J]. 中级医刊,1983,18(11):17-18.
[81] 梁铁麟. 我国除虫菊酯在卫生上应用概述[J]. 农药,1983,16(3):22-23.
[82] 梁铁麟,徐顺权. 黑胸大蠊的发育、繁殖和寿命[J]. 昆虫学报,1983,26(3):352.
[83] 吴福桢. 中国大蠊属的几种蜚蠊及其分布、生活习性与经济重要性(蜚蠊科)[J]. 昆虫学报,1982,25(4):416-422.
[84] 何上虹,梁铁麟,戴智伟,等. 戊酸醚酯对蜚蠊的杀灭试验[J]. 农药,1982,15(4):55-56.
[85] 胡修元. 南京市蜚蠊带菌和携带寄生虫卵的调查研究[J]. 中华医学杂志,1981,61(4):250-254.
[86] 梁铁麟,徐仁权,杨中清. 德国小蠊、美洲大蠊、凹缘大蠊的夜间活动习性观察[J]. 昆虫知识,1981,18(5):211-212.

[87] Jiang H, Zhou L, Zhang JM, et al. Potential of Periplaneta fuliginosa Densovirus as a Biocontrol Agent for Smoky-brown Cockroach, *Periplaneta fuliginosa* [J]. Biological Control, 2008, 48(2): 94-100.

[88] JIANG H, ZHANG JM, WANG JP, et al. Genetic Engineering of *Periplaneta fuliginosa* Densovirus as an Improved Biopesticide [J]. Archives of Virology, 2007, 152: 383-394.

[89] WARD OP ET SINGH A. Omega-3 fatty acids: Alternative sources of production [J]. Process Biochemistry, 2005, 40(12): 3627-3652.

[90] MOORE WAYNE S. Laboratory comparisons of sticky traps to detect and control five species cockroaches [J]. J. Eco., Ento., 1983, 76(4): 845.

[91] COCHRAN DG. German cockroach resistance (New modes of action could stalemate resistance) [J]. Pest Control, 1982, 50(8): 16.

[92] JAMES TK. Cockroach control-fogging plus residuals counter harborage effects [J]. Pest control., 1982, 50(5): 53.

[93] SMITH A. Chemical methods for the control of vectors and pests of public health importance [J]. WHO/VBC, 1982, 82: 841.

[94] WOOD FE. Cockroach resistance [J]. Pest control., 1982, 50(9): 38.

[95] CORNWELL PB. Disease organisms carried by Oriental cockroaches in relation to acceptable standards of hygiene [J]. Int Pest Control, 1981, 23(3): 72.

[96] RUST MK. Attraction and performance of insecticidal baits for German cockroach control [J]. Int Pest control, 1981, 23(3): 106.

[97] BURDEN GS. Comparison of insecticide baits against five species of cockroaches [J]. Pest Control, 1980, 48(11): 22.

[98] GLASER AE. Use of aggregation pheromones in the control of the German cockroach [J]. Int Pest Control, 1980, 22(1): 7.

[99] JAMES MG. Pydrin on different surfaces for control of resistant German cockroaches [J]. Pest control, 1980, 48(6): 19.

[100] WILLIAM HR. German cockroach in urban apartment buildings [J]. Pest control, 1980, 48(7): 18.

[101] WRIGHT G. Cardboard affects cockroach control chemicals [J]. Pest control, 1980, 48(8): 42.

[102] BAJOMI D ET ELEK S. The importance of cockroaches and methods of their control [J]. Int. Int. Pest. Control, 1979, 21(2): 31.

[103] BARSON G. Cockroach control and its importance [J]. Int. Pest control., 1979, 21(4): 93.

[104] CARDONE RV. How long will salmonella bacteria survive in German cockroach intestines? [J]. Pest control, 1979, 47(6): 28.

[105] BAKER LF ET SOUTHAM ND. Detection of *B. germanica* and *B. orientalis* by trapping [J]. Int Pest Control, 1977, 19(4): 8.

[106] BENNETT GW. Ⅱ Cockroach manual [J]. Pest control., 1977, 45(7): 24.

[107] BENNETT GW. Ⅰ. Cockroach manual (The domestic cockroach and human bacterial disease) [J]. Pest Control., 1977, 45(6): 22.

[108] BENNETT GW. Ⅳ Cockroach manual [J]. Pest control., 1977, 45(9): 37.

[109] BENNETT GW. Ⅲ Cockroach manual [J]. Pest control., 1977, 45(8): 32.

[110] GRAYSON JM. 1976 Cockroach control research [J]. Pest control., 1977, 45(6): 25.

[111] GRAYSON JM. 1975 Cockroach control research [J]. Pest control., 1976, 44(2): 30.

[112] CORNWELL PB. The cockroach Volume Ⅱ (insecticides and cockroach control) [M]. London: Associated Business Programmes, 1976: 476.

[113] GRAYSON JM. 1974 Cockroach control research [J]. Pest control., 1975, 43(4): 17.

[114] GRAYSON JM. 1973 Cockroach control research [J]. Pest control., 1974, 42(2): 32.

[115] WORLD HEALTH ORGNIZATION. Cockroaches: their biology, distribution and control [S]. Geneva: World Health Organization, 1999.

第二十八章
甲虫

甲虫通指鞘翅目昆虫，因其前翅鞘质、坚硬，状似古代武士所披甲胄而得名，是昆虫纲乃至动物界种类最多、分布最广的类群。目前全世界已知超过35万种，属有翅亚纲、全变态类昆虫。多数种类为世界性分布，如步甲、叶甲、金龟甲和象甲科的某些种类；少数种类主要分布于热带地区，温带地区种类较少，如虎甲、吉丁甲、天牛和锹甲科的某些种类；个别种类的分布仅局限于特定范围，如水生的两栖甲科仅分布于中国的四川、吉林和北美的某些地区。本目中许多种类为农林作物重要害虫，少数种类可对人体造成直接或间接的危害。本章仅就与医学相关的甲虫类群进行概述。

第一节　隐翅虫

隐翅虫是鞘翅目隐翅虫科甲虫的通称，该科是鞘翅目中物种最丰富的科之一，约70 000个已知种（图28-1），世界各地均有分布。隐翅虫多数类群为捕食性，少数为菌食性和腐食性，其中18个亚科有捕食性类群，16个亚科有菌食性类群，14个亚科有腐食性类群。捕食性隐翅虫一般以昆虫、节肢动物或无脊椎动物为食；菌食性隐翅虫多以孢子为食，也有一部分以固体的菌类组织为食；腐食性隐翅虫以各种腐败物体为食，而绝对腐食的隐翅虫种类很少，且很难将之与菌食性隐翅虫区分开。隐翅虫的生存环境遍布全球各大动物地理区系，真菌、腐木、草堆、蚁巢到动物尸体等都可以成为其良好的栖息地。大多数隐翅虫栖居在地表相对潮湿的环境当中，在干旱的生境当中很难发现隐翅虫；但也有一些隐翅虫类群生活在地下，如细隐翅虫亚科的类群，该类群没有复眼，不会飞行，完全生活在地下；还有一些隐翅虫类群生活在哺乳动物的地下窝穴和通道中。隐翅虫与人类的关系十分密切，是自然资源的重要组成部分。其中，毒隐翅虫亚科、毒隐翅虫属的一些种类，体内具有强烈的接触性毒素，人的皮肤接触后会导致皮肤炎症。目前已报道的能引起皮炎的毒隐翅虫有二十多种，中国的主要种类为黄足蚁形隐翅虫（*Paederus fuscipes*）、奇异毒隐翅虫（*Paederus peregrinus*）、田村毒隐翅虫（*Paederus tamulus*）和黑足毒隐翅虫（*Paederus melampus*）。

一、形态学

（一）外部形态

1. 成虫　毒隐翅虫（图28-2）为一种黑色或暗棕色、长圆形蚁状、小飞甲虫，不同种类差异较大，在1.5~20mm不等，体型多细长，背方隆突，腹部延长，多为圆柱形，少数较为扁平。头、胸、腹部为黑色和橘红色相间，头及尾端2节呈青黑色而有光泽。前胸、腹基部及足均黄色，胸部背面有翅2对，前腹部被蓝黑色、有光泽鞘翅覆盖，鞘翅很短且坚硬，呈金属蓝色或绿色，腹部全裸。有三对足，全身被覆短毛。头、前胸及鞘翅均布刻点。以下关于形态特征的描述主要参考李晓燕（2009）博士论文。

（1）头部：毒隐翅虫头形发达，常因性别而异，呈梯形、方形、圆形或卵形等，前口式。头顶于背方稍微隆突或扁平，表面多被刻点及凹陷，刻点具斜向毛。复眼大小各异，有时较大而向侧边突出，有时小而扁平，有些种类适应于洞穴生活，复眼极为退化，呈黑点状甚至消失。触角丝状或膝状，着生于突起的额前角下和

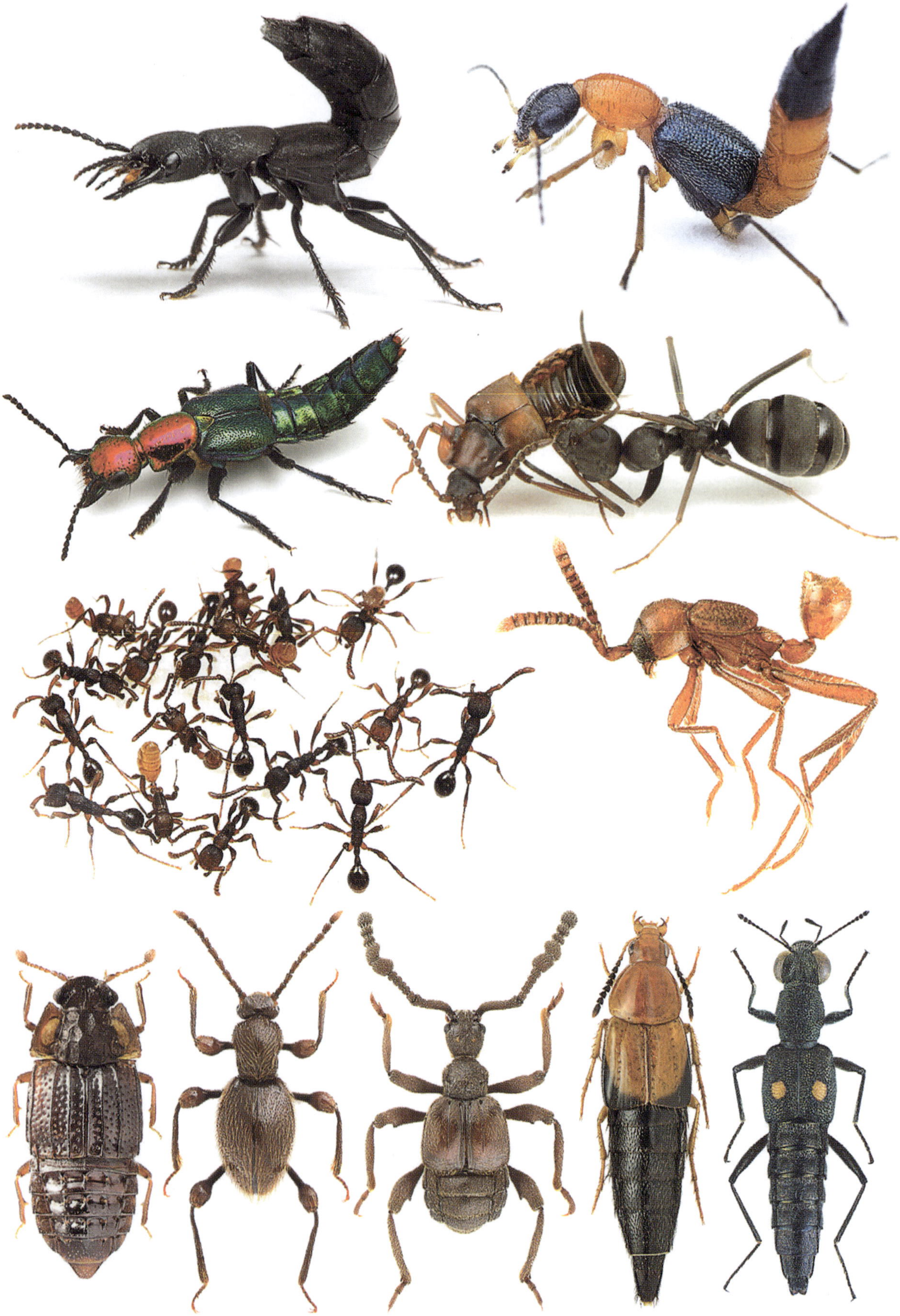

图 28-1 隐翅虫物种多样性
（引自 Parker，2017）

复眼前方，靠近上颚外侧的位置。11 节，表面密被较长的刚毛和细小纤毛。各节通常长大于宽，柄节通常较为发达，棒槌状，端部较为膨大。梗节较为细小，通常约为柄节的一半长，第 3 节多细长，同柄节约等长，其余各节长度相近，末节一般呈纺锤状，稍微长于前节，少数种类端部几节呈念珠状。上唇横宽条状，宽大于长前缘向前隆突，中部多具凹缘，凹缘底圆或宽阔，有时具小齿，两侧一对或多对小齿，前部具多根长刚毛，前侧方或中部两侧向外突出。上颚强壮，外侧弧圆，基部宽大，向端部逐渐变细尖，呈镰刀形，内侧缘多具齿。下颚须第 1 节短小，第 2 节基部细，向末端渐粗，被细毛及硬毛，第 3 节长于第 2 节，基部细，端部膨大，密被细毛，较第 2 节毛细弱，第 4 节形态多样。下颚外颚叶不规则，内侧边有时稍长，前缘稍微凹缘，端部饰有浓密的细长毛而无硬毛，其外侧的毛稍长，内侧相对稍短。内颚叶亦不规则，较宽大，弧圆的内侧边缘饰密集的细长毛；负颚须节外侧具稀疏硬长毛，端部长毛着生处相互靠近，茎节多呈三角形，轴节亦呈三角形，轴节内侧骨片形态多样，种间差异较大，可以作为种类鉴定的重要依据。下唇膜质，较宽，中部具凹缘，纵中线处纵向凹洼，沟状。中唇舌内侧边弧圆，长小于宽，侧唇舌同中唇舌强烈愈合，腹方外侧缘饰有浓密的短柔毛，有些种类侧唇舌基部同中唇舌愈合而端部半部分离，外侧缘较长，内侧缘较短，于前缘处形成一前凹缘，前缘饰有浓密细长毛而侧边缘无。唇须第 1 节较大，端部明显膨大，无硬毛或被极稀疏硬毛，第 2 节略粗大，近于柱形，被硬毛，第节细棒状或端部细尖，约为前节之半或稍长，光滑无毛。前颏色浅，前缘阔圆，后部钝三角形；颏近梯形，稍长于前颏，前缘凹缘较窄，两侧较直，具一对或两对硬长毛，侧边阔凹缘，基部宽，向外弧圆。外咽缝多分离，中部最为靠近，两端稍微宽阔，有时基部至端部 1/3 均平行。

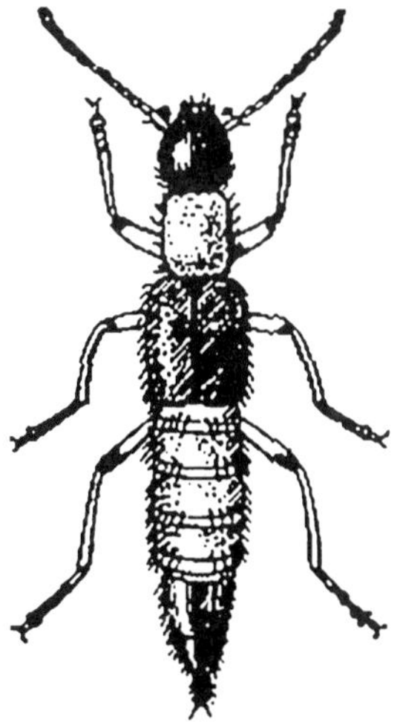

图 28-2　黄足蚁形隐翅虫（*Paederus fuscips*）
（仿 Patton）

（2）胸部：前胸背板外形差异不大，背面隆凸，具被毛刻点，纵中线处一般具一条光滑无毛的纵带。前胸背板、腹板、侧板愈合，仅侧腹缝可见，前胸腹板突向腹方强烈隆突，将前足基节窝分开，于端部 1/3 向内收狭，近端部略微变阔，端部呈尖突状。前足基节窝属开放式基节窝。中胸腹板中等大小，基腹片平或稍微凹洼，刻点多非常粗大、密集，形成不平整的表面，侧片和腹片愈合，形成主侧缝可见。中胸腹板图端部较为细尖且短，在中足基节窝前端 1/5 消失，形成横宽的而相同的中足基节窝。后胸腹板横阔，基部具短小隆突。后胸背板强烈愈合，其盾片完全消失，端前片退化，后侧缝亦消失。后胸叉骨基部近于方形，端部呈 Y 形，前臂较为平行，末端稍微扩大，呈钝三角形，边缘稍微凹缘。鞘翅多两侧平行，有些种类后部扩大呈梯形，绝大多数种类侧边无细棱。变化较大，少数种类具有完整够飞翔的后翅，部分种类后翅较为退化而不能飞翔，有些种类后翅退化呈细棒状或完全消失。足均为步行足，细长，足表面被有细毛或长硬毛。前足基节发达，锥形突出，非常靠近，基半部无细毛，腿节中部较为发达，端部具一 U 形缺口，便于胫节在弯折时嵌入，腹面较为光滑，稍凹洼，有些种类如隆线隐翅虫亚族内侧距端部 1/3 增厚，呈钝齿状，齿缘具整齐硬毛，内侧无毛有细刻纹。胫节细长，末端边缘内侧饰有排列整齐的细毛和硬刚毛，隆线隐翅虫亚族胫节近基部 1/3 处变阔，亦呈钝齿状，其腹面具稀疏长硬毛根，内侧呈凹沟状，凹沟表面着生数排整齐的柔毛，跗节 1~4 节端部均扩大，腹面密被柔毛，中、后足跗节 1~3 节不扩大，第 4 节双瓣片状，第 5 节较为细长，爪细长、尖锐。

（3）腹部：呈长圆形，表面光滑。腹部细长，顶部稍微隆突，两侧较为平行，表面密被细毛和小刻点，腹部第 1、2 背板覆盖于鞘翅下，第 1 节背板较为退化，仅端部很窄部分同第 2 节相连，侧背片消失，第 2 节背板稍微退化，基部横向细棱消失，第 3~7 节均具有两对可见侧背片，第 7 节侧背片向后逐渐消失；腹板第 1 节非常退化，仅留下一对线状小骨片，第 2 节腹板较为退化，仅留下横向狭窄骨片，中部微小隆突，第 3 节腹板较为完整，基部剧烈隆突，多呈刀片状，有些种类稍微突起或无突起。雄性第 8 节腹板端部多具缺刻，形态多样。毒隐翅虫中部缺刻多对称，两侧边平行，近边缘处具细沟。端部第 9 腹节背板完整，腹板多呈细长不规则条带状。雌性腹部背板同雄性，腹板无特殊构造，第 8 节腹板端部两侧多有缺刻，缺刻形状变化较大。

2. 卵　毒隐翅虫卵一般近似圆球形，大小约 0.6mm，刚产时灰白色或卵黄白色，渐变为淡黄色至黄色。

3. 幼虫　幼虫蛃型，分为头、胸、腹三部分。身体较狭长，被成对毛，腹部稍阔。头部大，卵圆形，骨化、囊状；头部侧面常具4个单眼。上颚镰刀形，下颚须3节，下唇须2节。触角3节，末节细长。胸部3节，腹部10节，第9节具一对尾突，第10节近于三角形，较短小。足5节，基节圆锥形，腿节和胫节较长，具刺，爪短而尖。

4. 蛹 蛹前期似幼虫但是更像C形，蛹为离蛹，多白色，体壁未骨化。复眼的色素粒在头部腔囊向后移动而远离幼虫的复眼。

（二）内部形态

隐翅虫的内部结构主要包括消化系统、循环系统、排泄系统、呼吸系统、肌肉系统、神经系统及生殖系统等，目前有关隐翅虫内部结构的研究仍比较少见。

二、分类学

（一）概述

隐翅虫科（Staphylinidae）隶属于昆虫纲（Insecta）、鞘翅目（Coleoptera）、多食亚目（Polyphaga）、隐翅虫总科（Staphylinoidea）。该科包括32个亚科，约70 000个已知种，是鞘翅目中物种最丰富的科之一。毒隐翅虫亚科（Paederinae）最初是由Fleming于1821年提出以科级（Paederidae）名称出现并建立了Paederini族和Paederina亚族，以毒隐翅虫属（*Paederus*）作为模式属，直至1810年，Latreille提出以溪毒隐翅虫（*Paederus riparius*）该属模，为后来的隐翅虫学家广泛采用。毒隐翅虫亚科是隐翅虫科中较大的一个亚科，全世界约有380个属，超过8 700个种，它们大多是农、林、卫生害虫的一类重要天敌（如一些毒隐翅虫能捕食玉米螟、叶蝉、蓟马、蚜虫等害虫），其中一些毒隐翅虫体内具有接触性毒素，人的皮肤接触后会导致皮炎。

（二）常见毒隐翅虫检索表

1. 毒隐翅虫亚科（Paederinae）族检索表

（1）下颚须第4节比第3节窄、短，尖锥形或乳突状较难与第3节顶部区分开……………………毒隐翅虫族（Paederini）

下颚须端部一节阔且钝平，被柔毛，头、鞘翅、腹末端黑色或暗蓝色，前胸背板同腹基部四节同色呈黄或橙色（少数种类黑色）……………………毒隐翅虫亚族（Paederina）

（2）下颚须第4节同第3节等长而扁平，纺锤形或斧状……………………膨须毒隐翅虫族（Pinophilini）

2. 毒隐翅虫亚族（*Paederina*）属检索表

（1）阳茎的侧叶呈细长刺状，阳茎腹片骨化不完全，使内囊暴露……………………钝毒隐翅虫属（*Pachypaederus*）

阳茎不呈细长刺状……………………2

（2）阳茎侧叶长度、形状不等，侧叶同中叶分离的部分内侧波曲或呈齿状，靠近中叶的外侧具角状框边……………………阔毒隐翅虫属（*Megalopaederus*）

阳茎侧叶形状不等，侧叶同中叶分离的部分内侧无波曲或小齿，靠近中叶的外侧亦无角状框边……………………3

（3）鞘翅平行，均有后翅，腹部第一节中部龙骨突不甚发达或退化。阳茎对称，粗大，原始……………………平毒隐翅虫属（*Paederidus*）

鞘翅多不平行，有时无后翅，基部腹板（第三节）龙骨突强烈隆起。阳茎多样、复杂，有时不对称……………………毒隐翅虫属（*Paederus*）

3. 中国四种毒隐翅虫的检索表

（1）下颚须端部一节阔且钝平，被柔毛，头、鞘翅、腹末端黑色或暗蓝色，前胸背板同腹基部四节同色呈黄或橙色（少数种类黑色）……………………2

（2）阳茎侧叶形状不等，侧叶同中叶分离的部分内侧无波曲或小齿，靠近中叶的外侧亦无角状框边……………………3

（3）鞘翅多不平行，有时无后翅，基部腹板（第三节）龙骨突强烈隆起。阳茎多样、复杂有时不对称……………………4

（4）阳茎中叶和侧叶明显不对称……………………5

阳茎中叶和侧叶基本对称……………………………………………………………………………………6

(5) 后颊与眼等长,内囊交尾片较宽长 ……………………………………黄足蚁形隐翅虫(*Paederus fuscipes*)

后颊比眼短,内囊交尾片较短,端部较细 ……………………………………奇异毒隐翅虫(*Paederus peregrinus*)

(6) 腹部第一节棕红色或棕黄色,阳茎背片规则且短于中叶,头部宽大于前胸背板,雄虫上唇中部凹缘具尖锐齿且较为突出……………………………………………………………………………………7

(7) 雄虫上唇中凹缺两侧齿较为尖锐……………………………………………………………………8

雄虫上唇中凹缺两侧无齿状突或仅为弱的钝突……………………………………………………9

(8) 雄虫上唇中凹缺两侧具一对尖锐的齿 ……………………………………田村毒隐翅虫(*Paederus tamulus*)

(9) 雄虫上唇中凹缺两侧无齿状突起 ……………………………………黑足毒隐翅虫(*Paederus melampus*)

三、生物学

(一) 生活史

隐翅虫的发育为完全变态,生活史有卵、幼虫(一般 2 龄)、蛹和成虫 4 期。刚羽化的成虫活动不活跃,后翅露在前翅之外,约经 1 小时左右才折叠起来,置于短鞘翅之下。成虫活动范围非常广泛,农田、杂草地、灌木丛都是其活动、觅食和栖息场所。虫体常以“步行疾走”的方式运动。有膜翅 1 对,也可作短途跳跃式飞翔,一次飞行时间多为 1 分钟左右,飞行速度约为 3m/min,无定向性。一次飞行距离约为 30m,飞行高度可达 2~2.5m。隐翅虫生性活泼,运动迅速,如遇惊扰立即逃逸。雌虫一生交配多次,交配不久即产卵,产卵期长,可断续产卵,单个地产在水稻基部和水生植物叶片上或土壤中。1 天可产卵 2~6 粒,最多可达 23 粒,一生可产卵 100 粒左右。卵在相对湿度 85% 的条件下才能发育,3~19 天可孵化出幼虫。幼虫共 2 龄,1 龄幼虫 4~22 天,2 龄幼虫 7~36 天。但卵期和幼虫期时间长短随着环境变化而不同,如在福建卵期为 4~9 天,1 龄幼虫 3~8 天,2 龄幼虫 13~23 天。1 龄幼虫较活跃,从卵孵出后即能四处爬动和觅食;2 龄幼虫较迟钝,多活动在稻丛基部或土壤表面,猎食小虫。老熟幼虫多在稻丛基部或土表 1~2cm 处化蛹。预蛹期 1~7 天,蛹期 4~12 天。隐翅虫以成虫越冬。每年 11 月下旬,开始集中于杂草根部、水生植物和疏松的土层表面,活动减弱,逐渐进入越冬期。虫体抗寒能力较强,在-2℃的情况下,经 10 天,生存率为 98.2%;-7℃下经 6 天,生存率仍达 67.4%。翌年 3 月上旬当气温上升到 8℃以上时,越冬成虫开始在农田、灌木、草丛中觅食蚜虫。5 月下旬开始交配,但 7 月中旬以后才开始产卵,9 月出现成虫,一直到次年 8 月。成虫寿命平均达 290 天左右,最长达 330 天。隐翅虫每年发生代数因地区而异,由一代至数代,如在南宁每年 3 代。

(二) 生活习性

毒隐翅虫是农田常见的捕食性天敌昆虫,食物范围很广,能捕食蚜虫、玉米螟、叶蝉、蓟马、卷叶虫、飞虱和双翅目、直翅目及鳞翅目幼虫等 20 多种作物害虫。食量大,对寄主具有一定的选择性,如河南地区的青翅蚁形隐翅虫成虫,喜捕食玉米螟 1~2 龄幼虫、叶蝉若虫、各种蚜虫和烟蓟马若虫等,日捕食依次为 22.3、15.1、6~10、9.1 头;对常见鳞翅目低龄幼虫,如棉铃虫、烟青虫等虽也捕食,但食量不大,日捕食分别为 2.25、0.6 头;对七星瓢虫等过于活泼、多刺或皮粗的幼虫,仅偶尔捕食或不捕食;湖南的青翅蚁形隐翅虫偏食飞虱若虫,日捕食最高为 22 头。隐翅虫在田间的密度与农作物害虫数量的变化密切相关,其生活栖息地也随着农田害虫的消长而迁移。隐翅虫食性可因环境的变化而不同,有腐食性或捕食性,成虫为多食性,主要以昆虫、螨类及土壤线虫为食,也以腐殖质为食,幼虫主要肉食性;食性虽广,但也有一定的选择性。隐翅虫常见的捕食策略有积极搜索方式、坐等捕食方式、搜索活动依猎物密度而变化的混合式等,如 *Ocypus olens* 在觅食过程中有积极搜索行为和埋伏等待行为两种方式。热带雨林的 *Leistotrophus versicolor* 会根据环境条件决定自己的捕食策略。在食物密度大的区域,个体落在脊椎动物的粪、腐肉等腐烂物质上,埋伏等待着接近腐肉的蝇(坐等捕食方式);但是当环境中没有腐烂物质时,成虫可停在树叶或岩石上,通过腺体囊分泌液滴于叶片或石头等基质上,引诱猎物到可攻击范围内。这种行为属于种间化学欺骗引诱捕食,推断这些腺体分泌物与排泄物混合,含有信息素类似物或蝇类引诱物。除化学引诱捕食外,有些隐翅虫种类与环境协同进化形成特殊的捕食器官。捕食性隐翅虫存在两种取食方式,一种为普通的撕碎——咀嚼,另一种为捕捉——口前消化的方式。毒隐翅虫亚科的一些种类均有捕捉——口前消化的取食方式。Bonacci 等(2006)

对 *Ocypus olens* 的研究表明，上颚在捕捉、固定及撕碎食物方面发挥重要作用。当受到干扰的时候，*O. olens* 翘起腹部并张开上颚，在短暂追击碰到猎物时，用有力的上颚抓住猎物的前胸背板——腹部或者头部——前胸背板关节，猎物静止不动（假死反应），隐翅虫紧咬住前胸背板——腹部关节，旋转 90°后用第一和第二对足固定食物，然后保持这种姿势至取食结束。

（三）发育与繁殖

隐翅虫的发育过程包括卵、幼虫、蛹和成虫 4 个阶段。成虫一般将卵置于潮湿的有机基层上，个体分离，卵的发生次数在 3~19 天的范围内，对湿润和干燥的环境非常敏感。卵孵化在一定的温度范围内发生，并且温度和时间的逆向的线性关系。幼虫在干燥环境下较为敏感，在潮湿的陆上生活并能隐藏其生境。毒隐翅虫亚科的幼虫相似，头部呈骨化的囊状，适合刺穿的镰刀形上颚。不食不动的蛹前期似幼虫但是更像"C"形。其复眼的色素粒在头部腔囊向后移动而远离幼虫的复眼。关于隐翅虫的交配，郑英奎等（2009）研究表明大眼隐翅虫（*Stenus* sp.）交配行为包括相遇、抱对、锁结、离开等几个过程。*Aleochara curtula* 雄性的性行为在羽化 2 周后发生，而雌性性信息素的产生在羽化前和羽化后的几天内迅速增加。雌雄虫胸部和腹部的信息素含量相当，并经体外实验与身体碎片实验表明，表皮上分散的腺体会产生性信息素，经鉴定属于表皮烃的组分。表皮烃成分对 *A. curtula* 交配识别、雄性侵略以及雌性选择起调节作用。在聚集场所，雄性在短距离内通过触角的嗅觉感受器感知低挥发性的雌性信息素，引起交配反应。野外试验中，栖息着隐翅虫的腐肉会产生特异的引诱信息素，同种的雌雄性个体会被吸引并将其作为交配场所，表明隐翅虫性信息素通讯中，腐烂物质的挥发性成分起到很大的辅助作用，雌虫可以通过腐烂物的气味找到雄虫，一旦交配成功，雌性还可就近产卵。大部分隐翅虫种类多次交配，雄性个体表现出较强烈的交配权竞争。通常情况下，雌性个体耐心选择配偶，以便占有优质遗传资源，而雄虫的交配权竞争主要表现为对食物及交配对象的竞争。一般认为，"阻止雌性再次交配""增加精子输入量"和"雄性通过延长交配时程评估雌性身体质量状况"等是隐翅虫的延长交配时间的原因，而交配后"保卫配偶"行为则使雄虫能最大限度为卵授精，实现最大的繁殖价值。"保卫配偶"行为的代价在于处于保卫期的雄性不能寻找其他雌性并与之交配，根据进化理论，当生殖利益大于其付出代价时，如可交配的雌性少、雌性多次交配或驱赶其他竞争者使自己的精子为交配后的雌性授精，雄虫才会有该行为。在交配期间 *A. curtula* 雄性将抑性信息素通过精包输入雌虫生殖腔，进而扩散到雌性体表，降低其吸引力，阻止与其他雄性交配，该行为被视为隐翅虫对精子竞争适应的生理适应机制。与短距离外可被察觉的挥发性的性信息素相比，抑性信息素只有通过阳基侧突的接触才能察觉到。所以，刚刚交配过的雌性对于其他雄性来讲，不是很适宜的交配对象。由于其生殖腔被精包堵塞，雌性通过摆动腹部拒绝雄性的求爱，减小了精子竞争的风险，同时雄性利用表皮烃识别个体，不会再接触交配过的雌性，以避免时间和能量的浪费，而雌虫也可以避免来自其他雄虫的侵扰。

（四）其他

修长的身体，狭短的鞘翅、柔韧灵活的腹部使隐翅虫适应土壤、枯枝落叶、树皮及真菌缝隙中的自由活动，形成较强的扩展生存领域优势。但与腹部完全被鞘翅覆盖的甲虫相比，裸露的腹部更容易受到捕食者的攻击及各种有害生物的浸染。隐翅虫常见的防卫行为包括行为防卫（逃遁）、物理防卫（伪装、形态及颜色拟态）及化学防卫等。隐翅虫腹部末端常有一对刺状突起，被干扰时或受惊时，能快速奔跑并将腹部末端翘起释放分泌物，分泌物的产生和储存通常由腹部末端背侧面的某些腺体完成。隐翅虫防卫信息化合物可以以液滴形式形成于防卫腺囊的开口处，也可以将腺囊部分外翻，湿润虫体，或者通过腹部的活动瞄准靶标生物和某些腐尸甲虫，有时甚至用防卫分泌物直接喷雾。某些隐翅虫还可以模拟其他物种的化学信息物质而进行自身保护。隐翅虫防卫信息素可以防御捕食者，还可以防御病原微生物的侵害，同时通过释放量的变化对交配行为产生影响，因此具有明显的简约性。

四、生态学

（一）地理分布

毒隐翅虫昆虫具有很高的物种多样性，广布于世界各大动物洲界。根据李晓燕（2009）统计，非洲拥有世界上最多的毒隐翅虫物种，占 34.6%，其次是亚洲 22.3%，欧洲也有较为丰富的毒隐翅虫物种 17.4%，南美和北美的类群相对较少但也分别占有总物种数量的 9.3% 和 6.7%。中国毒隐翅虫约占世界总量的 8%，特有种类是 34 种。在世界动物区系中，中国毒隐翅虫昆虫主要分布于古北区、东洋区，少数种类分布在埃塞俄比亚区和澳洲区。隆线隐翅虫亚族昆虫种类繁多，全世界约 930 种，亚洲拥有最高的物种多样性 329 种，占世界隆线隐翅虫物种总数的 35.14%，欧洲的种类达 252 种，占种类总量的 27.1%，北美种类也较为丰富，158 种占 16.88%，非洲和澳洲分别占有物种总数量的 10.04% 和 6.30%。中国隆线隐翅虫昆虫绝大部分在东洋区和古北区分布，其中 58 种在东洋区，占我国该亚族物种总数的 64.44%；22 种在古北区，占我国该属物种总数的 24.44%；9 种是东洋区和古北区的共有种，占我国该属物种总数的 10%，北美也有 1 种分布。毒隐翅虫亚族昆虫中国在四川、台湾、甘肃种类最为丰富，其次是陕西、广西和云南。从地区分布来看，中国西南地区毒隐翅虫物种最为丰富，其次是中南地区、西北地区和港、澳台地区。隆线隐翅虫在华北地区物种分布相对较为稀少，而于西南地区最为丰富，其次是华东地区和中南地区。

（二）孳生与栖息地

毒隐翅虫孳生在潮湿的地方，如淡水湖边、水沟、池塘、河流漫滩、杂草丛、水稻、玉米等作物田中。白天活动，常在作物或杂草茎叶上爬行，受惊时奔跑速度很快。以小型昆虫、植物花粉、腐烂的有机质为食。栖息生境广泛，多生活在山林沟边、农田、菜园、果园、湿地及草原等处，喜栖居于生长有杂草或作物、潮湿的土壤表面或表层，肥沃且有腐败树叶、杂草的疏松土壤多见。调查表明，在种植豆角、棉花、萝卜、蔬菜、玉米、菸草等蚜虫发生多的田间，隐翅虫数量也多；而在大葱、紫蒜、番茄等蚜虫少的田间，几乎没有隐翅虫分布。隐翅虫白天多藏于落叶、残菜、朽木、树皮、碎石、瓦片及花盆等遮盖物之下，若将遮盖物拿去，虫体很快又寻一遮盖物并藏于其下，即白天表现为负趋光性。

（三）活动

隐翅虫喜白天活动，但白天较少飞行，受惊时短促飞起。夜晚飞行距离较长，主要是为了扩散，当种群密度过大或新一代成虫羽化不久，飞行常会发生，且多在暴雨之前的闷热傍晚，当种群受到惊扰时，这种为了分散的飞行会达到最大，不久将出现新一代的成虫。林日钊（1987）报道冬天温度低于 18℃时，毒隐翅虫成虫不活动，翌年春天气温高于 20℃时，开始活动觅食，其数量在大雨过后（空气湿度较高）以及高温情况下明显增加。隐翅虫皮炎全年均可发病，主要见于 7~10 月份，这期间的温度和湿度可能适宜隐翅虫的活动和繁殖。

（四）趋光性

隐翅虫具有明显的夜间趋光性，晚上常飞向光源，尤其是日光灯，比其他灯光对它的诱惑力更强，因而常围绕日光灯或在灯光下飞行，或在其附近疾走。隐翅虫飞翔时间较短，一次飞翔时间至多 1 分钟左右，极少达到 2 分钟，夜间可飞入室内。虫体不仅具有趋光性，同时还具有向高性，在相同的条件下，总是喜欢飞向高处，进入室内后常在家具、天花板、墙壁上，甚至在蚊帐内和被褥上爬行。湖南衡阳市某高校学生宿舍，曾发生 1 次毒隐翅虫皮炎暴发流行，住在高楼层学生的发病率，明显高于位于较低楼层者，这一发病现象与隐翅虫的向高习性相一致。刘昌利等（2004）观察发现隐翅虫 4 月开始进入室内，趋灯高峰期是 4 月中旬、5 月下旬和 9 月中旬；5~8 月隐翅虫喜飞的高度是楼房的第 4~5 层；9 月份隐翅虫趋光飞行高度增加，第 6 层楼的趋灯虫数增多。趋灯时间 19:00—23:00，21:00 前后是成虫扑灯的高峰时间。成虫飞入室内后，大个体隐翅虫多停落在墙壁较高的位置和屋顶处，而刚羽化的小个体隐翅虫则停落在地面和墙脚处。大多数学者认为，隐翅虫具有“昼伏夜出”的习性，但刘昌利等调查后认为“昼伏夜出”不够真实，隐翅虫成虫只是白天很少飞行，但多在栖息地爬行；仅在 4 月中上旬至 10 月中上旬的晚上才趋光向高飞进室内。

（五）季节消长

昆虫的数量随季节的变化而增减的现象称为季节消长。不同的地区，由于温差、湿度及生境条件等因素不同，隐翅虫出现的高峰存在差异。例如有报道称河南青翅蚁形隐翅虫，其发生数量最大是在春玉米田，6 月下旬每亩高达 1 962 只；其次是春菸田，每亩为 1 190 只；小麦田位居第三，5 月中旬每亩虫量为 660 只；夏玉米田最少，每亩田虫量最多为 240 只。广东四会大沙的青翅蚁形隐翅虫，3~4 月份在甘蔗地里密度非常大，每千株甘蔗隐翅虫数高达 900 只。4 月中旬至 5 月下旬，该虫在甘蔗地的密度急剧降低，原因主要是水田已经插秧，大部分隐翅虫从甘蔗地迁入水稻田。这时水稻田隐翅虫密度为每千丛水稻 100 多只。从 6

月上旬至7月上旬，甘蔗地里很难见到隐翅虫。原因可能是，此时甘蔗地开始变得干燥，高温闷热，杂草和老蔗叶较少。上述资料说明，隐翅虫的数量消长变化与它对生境条件的选择密切相关。生境植被覆盖面大、土壤潮湿、害虫较多都有利隐翅虫的生活，其数量增多；反之，就会迁出而进入较适合的环境里生活。张加勤等（2002）对安徽省一所大学校园内的毒隐翅虫调查研究报道，校园内从4~11月均可发现隐翅虫，最早在3月下旬即可捕到，最迟在12月上旬仍可见。4~6月间，种群密度较低；7月起虫口密度增高较快；8月份突然增高，达到高峰；此后缓慢下降，至10月下旬，11月上、中旬，减少到与4~6月份水平相当；11月下旬虫体密度甚少，12月上旬虫体逐渐消失。由此可知隐翅虫在该校园内的季节分布为单峰型，8月为峰尖。毒隐翅虫出现的高峰期，也就是隐翅虫皮炎发病的高峰期。例如：观察表明隐翅虫皮炎在衡阳市流行有两个高峰，第1高峰在4~5月间，春雨绵绵，湿度大，气温逐渐升高，适合隐翅虫的大量繁殖；第2高峰在9~10月间，雨水较多，气温较高，适合隐翅虫的孳生繁殖。

（六）越冬

毒隐翅虫以成虫越冬。一般头年11月底或12月初开始越冬，翌年3月上旬结束越冬，随气温的变化而有所提前或延后。研究表明当温度低于5℃时，梭毒隐翅虫常蛰伏于在水边的草丛、田边杂草、再生稻丛、荒坡草丛和青菜、白菜地等隐蔽性好、背风保暖、环境湿润的场所越冬；植被覆盖度较小、蚜虫量少的萝卜、小白菜、蒜苗地中则少见该虫越冬；在植被覆盖度较小、环境干燥、隐蔽性和保暖性差的小麦地、油菜地和蚕豆地等小春作物田块中没有发现越冬虫体。越冬期间无明显的休眠和滞育现象，活动和取食情况随温度而变。越冬成虫杂食性，主要以蚜虫和再生稻田中的一些越冬害虫及土中腐殖质等为食。影响成虫越冬的主要因素是温度和湿度，其次才是食物。

（七）天敌

毒隐翅虫（*Paederus fuscipes*）的幼虫和蛹能被土壤螨类和步甲幼虫取食。在实验室的饲养实验里，几种步甲的成虫和蜘蛛的几个属以 *P. fuscipes* 的幼虫为食。许多毒隐翅虫的成虫被真菌干扰，而且被真菌、螨类及其他线形动物门动物干扰。在日本，解剖蛙的胃部发现有 *P. fuscipes* 的成虫，但是每只蛙体内只有一个个体，是由于 *P. fuscipes* 各个阶段均含有岬毒素，捕食者在缺乏常识的状态下可能会捕食这种有毒昆虫，但是进入体内后的不适应使得这些捕食者会排斥捕食这类昆虫。

五、中国重要种类

（一）常见毒隐翅虫的鉴别特征

毒隐翅虫的一般特征为外咽缝大部分强烈愈合，有时平行。阳茎中叶具腹孔，背、腹片，侧叶具多种形状而无刺状，且在某些种类中不对称，部分同中叶愈合。基部腹板（第三节）龙骨突强烈隆起。在大多数种类中上颚中齿双尖形，有些种类具额外的背齿。多数成虫具后翅，一些种类后翅无或短小。阳茎通常对称，侧叶的一部分和中叶基部愈合在一起。我国已记录毒隐翅虫超过40种，其中以黄足蚁形隐翅虫（*Paederus fuscipes*）、奇异毒隐翅虫（*Paederus peregrinus*）、田村毒隐翅虫（*Paederus tamulus*）和黑足毒隐翅虫（*Paederus melampus*）的毒性较强。

（二）中国毒隐翅虫主要代表种

1. 黄足蚁形隐翅虫（*Paederus fuscipes*，Curtis，1826） 又名褐足隐翅虫、青翅蚁形隐翅虫、梭毒隐翅虫。主要分布于广东、福建、湖南、浙江、安徽及江苏等省。成虫体长6.5~7.5mm，头、中胸、后胸，腹部末端2节和尾突呈黑色。鞘翅青蓝色，有金属光泽，密布粗刻点。前胸、后胸连同腹部的前4节及足均呈黄色，颚须和唇须也呈黄色。头正面近圆形，光滑具光泽。复眼较大，稍突出。触角丝状，11节，位于复眼前的前角外下方，色暗，前3节褐黄色；第3节最长，约为第2节的2倍。上唇横宽，前缘波浪状，具刚毛18~20根。上颚呈镰刀状，内侧具两尖齿，夹角较大，齿上方具纤毛。下颚须1对，4节，第1节短，第4节瘤状。前胸背板比头稍窄，长大于宽。鞘翅短，长方形，后端平截，长和宽比前胸稍大，背面隆起，被有黄白色毛。足部除黄色外，后足腿节末端及各足第5跗节为黑色。腹部呈长圆形，表面光滑，具棕黑色长毛，腹部两侧近似平行，末端尖，具尾突1对，极短。雄虫第8腹板后缘中央有一深凹缺。阳茎侧叶不对称，右侧叶较长且略粗，端部具黑色刺毛。

分布:广布于世界各地(除南极洲之外)。

2. 黑足毒隐翅虫(*Paederus melampus*,Erichson,1840) 体光亮,多具亮丽色彩。头部及鞘翅暗蓝色闪金属光泽,额区闪铜黄色金属光泽。上唇黑色,上颚暗褐色,内侧棕红色,下颚须棕红色,第2节端部及后两节暗棕色或黑色,触角前两节褐红色,自第3起向外各节变暗或黑色。前胸背板棕黄色,小盾片黑色,足黑色,仅跗节基部或多或少棕红色。腹部基部四节棕红色或棕黄色,末端两节暗棕色至黑色。腹部细长,两侧近于平行,最宽处第7节端部略宽于头及前胸背板而明显窄于鞘翅,并向前后变细窄。各节背板中部刻点细疏,两侧密集,基部无明显凹洼,表面刻点较为稀疏,刻点均着生白色柔毛,后缘或两侧具稀疏黑色硬毛。腹板中部刻点较背板密集,两侧较为稀疏。龙骨突不甚发达;第7节腹板后缘中部具不明显凹缘,端部无几丁质边;第8节腹板宽阔,后部凹缺较为细窄,深约为全长的3/8,底细圆,两侧平行有边;第9节腹板短小,基部细圆突出,两侧具明显凹缺,后部渐变细窄,端部弧圆,无明显凹洼。阳茎细小,对称,背面或腹面观近于长卵形,长宽比为3.48。中叶亦呈长椭圆形,基部1/2稍微膨大,两侧阔圆,两端略细窄,端部细圆。内囊刺不规则,中后部呈条带状,端部凹切。

分布:国内有台湾、香港。

3. 田村毒隐翅虫(*Paederus tamulus*,Erichson,1840) 又名塔毒隐翅虫、蚁态黑足隐翅虫。主要分布于山东、四川、广西等省和自治区。体长约6mm。体色较深,头部、中胸、后胸、足、腹部末2节及尾突均呈黑色,前胸和腹部其余各节呈黄色,鞘翅黑色,带蓝色金属光泽。足黑色是与黄足蚁形隐翅虫的主要区别。上颚中央内侧两小齿并排而列,夹角小。下颚须4节,第3节呈暗褐色。触角丝状,前胸长椭圆形。两鞘翅合拢时略呈长方形,翅面密布粗刻点,被黄色短毛。腹部两侧近似平行,腹面被棕黑色长毛,具尾突1对。雄虫腹部端节下方后缘中部凹入,阳茎侧叶对称。

分布:北京、天津、河北、山西、福建、广东、广西、海南、重庆、四川、云南、陕西、甘肃、台湾、香港。

4. 扁毒隐翅虫(*Paederus nigricornis*,Bernhauer,1911) 体光亮,色彩亮丽。头部及上唇黑色,上颚黑色,内侧棕红色,下颚须暗褐色,第4节略黄褐色,触角暗褐色至褐色,仅第1节腹面、第2节基部褐黄色。前胸背板棕红色,小盾片黑色,鞘翅深蓝色,闪金属光泽,足暗褐色或黑色,各基节端部略呈褐黄色。腹部第可见1节及末两节黑色,其余褐红色,第2节基部或多或少呈褐色。腹部细长,明显窄于鞘翅,但宽于头及前胸背板,自第7节起变细窄。各节背板刻点细密,两侧更为密集,均着短褐色硬毛,第1可见背板基部横凹内刻点粗深、密集,其后一节亦粗深,但略疏。阳茎细小,对称,背面或腹面观近于长卵形。中叶亦呈长卵形,近基部稍微膨大,侧边波曲,近中部略内凹,端部弧圆。内囊刺呈几丁质条带状,侧边强烈波曲,端部细尖。

分布:湖北、四川、云南、西藏、宁夏。

5. 中国毒隐翅虫(*Paederus chinensis*,Bernhauer,1931) 体光亮,颜色较暗。头部黑色,上唇边缘黑,上颚黑,内侧暗棕,下颚须褐红色,第三节端部及末节暗褐色,触角暗红棕色。前胸背板及腹板基部四节褐红色,腹末端两节黑色。小盾片黑色,鞘翅黑色,闪深蓝色光泽。足黑色,腿节基部、跗节基部、前足及中足基节棕红色。前胸背板近于卵圆形,中部稍前最宽,前侧缘弧圆,后侧缘较直。背面隆凸,中部刻点疏浅,较小,向侧边略变密,均着生长度不等的黑色硬毛。腹部细长,宽于头及胸部,自第7节起变细窄。各节背板刻点细小、中度密集,两侧略密集,均着生褐色细毛或硬毛,近端部硬毛呈规则横行,基部横凹内刻点稀疏。阳茎细长,对称,棒状,长宽比为4.56,骨化完全。中叶长卵形,基部膨大,侧边宽圆,后部渐细,端部弧圆。内囊刺较复杂,由两片近于互相垂直的骨片组成,腹面骨片前部腹向伸出并内折,腹方骨片稍长,前部融合,后部一侧离开。

分布:四川。

6. 稻毒隐翅虫(*Paederus socius*,Fauvel,1895) 体光亮,多具亮丽色彩。头部黑色,闪暗蓝色光泽,上唇边缘黑,内侧轻微红棕色,上颚暗红,边缘棕色,下颚须黄褐色,触角基部三节、第四节基部及最末节浅黄褐色,其余为褐色。前胸背板及腹基部四节黄褐色,腹末端两节黑色,小盾片黄褐色,边缘暗褐色,鞘翅深蓝色闪金属光泽。足基节黄褐色,腿节基部至少2/3淡黄褐色,端部变暗。前胸背板近于梯形,前宽后窄,侧缘较直,有细棱线。背面隆凸,中部光滑,有一纵长无毛区,两侧刻点稀疏,近侧边变密,着生长度不等的黑色硬毛。腹部细长，明显窄于鞘翅，但略宽于头及前胸背板，自第7节起变细窄。各节背板刻点中度密集，两侧较密，均着生黑色柔毛，近后缘与两侧区域着生少数黑色硬毛。阳茎粗短，不对称，骨化完全。背面或腹面观近椭球形，长/宽=2.17。基部阔圆、膨大，向末端渐细，中部背部隆凸，边缘明显波曲。内囊刺粗大，由多条宽大几丁质条带组成，排列不规则，后部两条基部连接，背面观均呈镰刀形，向内弯曲，右侧略长，内侧具尖齿；侧面观呈钩状。

分布：福建、江西、江苏、海南、广东、广西、云南、西藏、台湾。

六、与疾病的关系

（一）隐翅虫皮炎

毒隐翅虫所引起的皮肤特异性损害，皮损表现为皮肤急性条索状、成片状红色水肿；继之可出现水疱，脓疱或红斑脓疱性损害，皮肤科对此种特征性损害统称隐翅虫皮炎或甲虫皮炎。隐翅虫皮炎在全世界的热带和亚热带地区均有发生。我国多见于长江以南的广东、广西、福建、贵州等，近年来河南、安徽、上海、山东、新疆等省也有报告，但暴发极为罕见。隐翅虫含毒素虽危害人体皮肤，但它是能保护农作物，捕食稻飞虱、稻叶蝉、蚜虫等10多种小型害虫的有益天敌。它在《中药大辞典》中药名为花蚁虫，能解毒、杀虫、止痒、治神经性皮炎，癣疮。美洲等地在20世纪50年代就人工繁殖隐翅虫，取其毒素供为药用。

1. 病原学　毒隐翅虫属的一些种类可以引起隐翅虫皮炎，该类昆虫为蚁形甲虫，成虫身体一般由黑、黄二色相间分为五节：头部黑色，有一对丝状的触角，爬行时不停地挥动；前胸、腹基部橘红色，胸部背面有翅两对，鞘翅很短且坚硬，呈金属蓝色或绿色，腹部全裸，乍看像没有翅膀，故名“隐翅虫”。后翅膜质，长而大，飞行时展开，静止时折叠在前翅下面。胸部腹侧有足三对，黄色或黑色；腹部纺锤状，由八节构成，除腹末黑色外全为黄色。尾部有两个尾刺。幼虫细长，除无翅外，形似成虫；触角3节；腹部第9节有尾突一对。多数毒隐翅虫每年发生3代，以成虫多在避风、多草、土壤疏松的地方越冬。越冬时间从10月下旬开始，越冬期间无明显的休眠现象，其活动情况与环境温度变化密切相关，影响越冬的主要因素是温度和湿度，其次是食物。7~9月份为毒隐翅虫大量繁殖的季节。寿命约6个月，雌虫一生可交配多次，断续产卵。成虫抗冻能力强。此虫活泼，行动迅速，善于飞翔，如遇惊扰立即逃逸。其孳生场所大多是在潮湿的地方，如淡水湖边、沼泽、水沟、池塘、河流漫滩、杂草丛以及水稻、小麦、油菜、萝卜、烟草、棉花等作物田中。常昼伏夜出，其夜间活动的频率受气温、风向、光亮等诸多因素影响。食性复杂，多食腐败的植物与腐烂的动物、粪肥、菌类，如小型昆虫、植物花粉、动物尸体、粪便、垃圾以及枯叶、朽木、树皮等，且具有明显的向光性（特别是对荧光）和向高性。

2. 临床表现　病灶开始呈现线状、斑片状或混合型的浮肿性红斑，有灼热及刺痛感，在二十四小时左右开始出现水脓及溃烂的变化；如果有适当处置，病灶可在三至四天后干涸，并在六至七天左右落屑痊愈，但可能会有一至二个月的色素沉着反应。皮损多见于面部、颈部、四肢及躯干等暴露部位，若发生于眼睑或外阴部位则肿胀明显。皮损常有痛痒、灼痛和灼热感，抓破后糜烂处易继发感染，局部淋巴结常肿大，反应剧烈或范围较大者可伴发热、头晕等全身症状。需与接触性皮炎、脓皮病、药疹等进行鉴别。根据皮肤接触毒液的多少，临床表现各有差异：当皮肤接触少量毒液时（如隐翅虫从皮肤上爬过），皮肤会出现点状、片状或条索状红斑，其上分布密集排列的污黄色、白色的水疱、丘疹或脓疱，线状皮损犹如竹签或指甲刮伤一样，形态多异而不规则，斑片状皮损与皮肤烧伤相似，可继发糜烂、结痂及表皮坏死；若受伤面积不大，会有轻微痒痛感；若受伤面积较大（如多处皮肤被隐翅虫爬过），则会有强烈痒、痛感觉，可能伴随淋巴结肿大，发热等。当皮肤接触大量毒液时，受伤部位会产生水疱，周围皮肤红肿，水疱与红肿间为一原肤色的圈状部分。患处会隆起，中间原水疱处凹陷，像火山口，不过一般火山口是圆形的，而皮肤上的患处是线状的；患处隆起部位皮肤组织将全部坏死，形成深咖啡色疤，在疤下长出新皮肤，新皮肤颜色很淡，与周围肤色有差异，导致痊愈后，患处像被刀割伤后痊愈的样子，留下很明显的瘢痕。病程根据体质不同持续时间不一，病程一般7天，也有少数病例的病程很短，只有1天或短于1天，最长病程1个月。继发感染时达2~4周，皮损干燥、结痂、脱落而愈。除局部可暂时遗留色素沉着斑外，一般不会留下后遗症。病后不能获免疫力，再次接触仍可发病。

3. 致病机制　王君松等(1990)研究发现毒隐翅虫体液涂抹皮肤后6小时出现红肿,其后炎症反应渐加重,第3~12天发展成硬块、水疱、脓疮、坏死、结痂,并伴有疼痛等症状和体征,第13天炎症渐消退,第19天痂皮脱落,但瘢痕可持续9个月。国内外研究者对隐翅虫皮炎患者受损部位的皮肤进行了活组织病理学分析,发现不同阶段的组织病理学改变不同:①急性期:不规则的多房性表皮内水疱,显著表皮坏死,细胞内和细胞间水肿,表皮网状坏死和大疱,疱液内有群集的棘层松解细胞和炎性细胞,深浅血管及附属器周围淋巴细胞浸润,间质的混合细胞浸润,真皮和水疱内则以嗜伊红细胞为主。在临床坏死皮损的相邻部位的某些切片整个表皮坏死,末端汗管的表皮内部分受累,细胞轮廓不清,网状坏死主要在棘层上部。在同一皮肤标本的另一些切片中,可见表皮内末端平管中有聚集的嗜伊红细胞。②亚急性期:表浅的表皮融合性坏死,显著的嗜伊红细胞和中性粒细胞覆盖在新形成的不规则棘层肥厚的表皮上。不规则棘层肥厚、颗粒层缺乏和较多核分裂类似牛皮癣和海绵状脓疱。这阶段乳头状水肿消失,而深浅血管周围显著炎症细胞浸润存在。③恢复期:深浅血管及附属器周围持续性炎症,淋巴细胞浸润,轻度、不规则棘层肥厚和颗粒层重现。

4. 流行病学　本病在非洲、美洲、大洋洲及日本、印度均有报告。在我国,分布比较广泛,已受到皮肤科医生和防疫人员的重视。夏秋季5~10月是隐翅虫生长、繁殖期,气温越高其活动能力越强;逢阴霾无雨闷热天气活动加剧;多见于杂草丛生的城郊和农村。诊断隐翅虫皮炎应从以下几个方面:流行季节在发病地点捕捉到疑似虫,请有关专家进行虫种鉴定;是否有与隐翅虫接触史,并出现线条或片状水肿;抗过敏、抗病毒治疗无效。

(1)传染源:隐翅虫皮炎的病原是毒隐翅虫的血淋巴液内含有剧烈的接触性毒素,称毒隐翅虫素(pederin),该毒素是复杂的非蛋白质物质。在发育各期都含有这种毒素,具防御性功能。当虫体被压迫或击碎时,毒素与皮肤接触引起毒隐翅虫皮炎或称线状皮炎。

成虫的毒素主要来源于血淋巴,而且雌、雄虫体内都含有毒素。在不同的毒隐翅虫体内,其毒素的种类及含量有所差异。如梭毒隐翅虫体内,以毒隐翅虫素为主,而拟毒隐翅虫素和毒隐翅虫酮含量很少;哥伦比亚毒隐翅虫体内主要含毒隐翅虫素和毒隐翅虫酮。同时,性别也影响着体内的毒素含量,梭毒隐翅虫雄虫体内的毒隐翅虫素含量约占体重的0.025%(约0.001mg),雌虫则为雄虫的10倍(约0.01mg)。其次,毒隐翅虫体内的不同部位,毒素的分布也不相同,腹部毒素最多,胸部和足次之。另外,毒素的含量也随着虫态、龄期及生殖状况的变化而变化。老龄幼虫高于低龄幼虫,成虫高于幼虫,生殖期高于非生殖期。此外食物、季节和生活环境也影响着体内毒素含量的变化。隐翅虫的毒液化学成分复杂,含有醛类、醌类、萜类等,也有报道其毒素主要有三种,即毒隐翅虫素、拟毒隐翅虫素和毒隐翅虫酮。分子结构是带有;两个四氢吡喃环的酰胺及脱氢的酰胺。毒隐翅虫的毒素,可溶于有机溶剂乙醚、氯仿、酒精及苯,但不溶于水。结晶的毒隐翅虫素在112℃溶化,弱酸性,在水中煮沸1h不被破坏。溶于有机溶剂的毒素,其毒力至少可保留10个月。毒素在干制的梭毒隐翅虫体内,其毒力可保留8年或更久。毒隐翅虫毒素能被碘、溴及一定浓度的盐酸或碱分解。隐翅虫毒素是毒隐翅虫的体外化学防卫物质,目前的研究大多认为,外分泌防御物质是从外源获得,主要是运用其食物成分来合成。隐翅虫本身对人体一般不产生明显损害。实验室内兔子背部毛剃尽后,用3个小号培养皿和3块纱布,每块纱布下覆盖两只活隐翅虫,用培养皿分别将隐翅虫固定在兔子背部10分钟、30分钟、60分钟。24小时后被隐翅虫爬过10分钟的皮肤仍无变化,被爬过30分钟的皮肤出现红肿,被爬过60分钟的皮肤症状加重,出现脓疱。后两组用无极膏涂抹,1周后伤痂干燥脱落。可见毒隐翅虫对人的致病物质是虫体内的毒液,此毒素主要源于血淋巴,一般不释出,只有当虫体受到刺激、压迫时,体内压力增大,毒素才会从体壁较薄弱的位置排出,其分泌毒形式类似芫菁。调查中很多患者并没有拍打或压碎虫体,虫体仅在皮肤上爬过,其皮炎发生的原因可能与患者的体味及虫体自身的生理状态有关。有人曾报道毒隐翅虫腹部末端的肛门腺能分泌毒液。隐翅虫毒素具有较强的溶血能力,其毒性超过眼镜蛇毒。隐翅虫皮炎皮损处,表皮轻度角化、水肿、液化或坏死,真皮上部水肿,有灶性出血或坏死,小血管扩张充血,伴少量炎性细胞浸润。皮肤接触毒液数小时至48小时,病人自觉症状有皮肤痒、痛、烧灼感,患处呈红斑,水肿,随后出现水疱、脓疱。病程1~2周,色素斑可保留数月。

(2)传播途径:有的人认为毒隐翅虫皮炎是由毒隐翅虫叮咬所致,其实不然。隐翅虫皮炎是由毒隐翅虫体液中的毒素与人体皮肤接触引起。毒隐翅虫的毒素为强烈的接触毒素。卵、幼虫、蛹和除翅以外的成虫各部分，都有毒素存在，成虫的毒素主要存在于体液。隐翅虫体液感染人体皮肤的途径有三：①直接把虫体揉碎在皮肤上所致，称为直接感染；②虫体的碎片污染了手指，再由手指去摸其他部位导致的感染，称为间接感染；③虫子隐藏于衣物、洗脸帕中，使用时把虫体搓烂使毒液沾污在上面，接触皮肤后导致感染。其中，直接接触虫体体液是引起隐翅虫皮炎的主要途径。在毒隐翅虫发生季节，由于夜晚灯光引诱，使虫通过开放的门窗进入室内，在醒着或熟睡的人们身上爬行引起异样感，有意无意拍打、压碎或搓揉，毒汁溢出，沾染皮肤和手，手再去抚摸它处皮肤时，导致身体多处感染、肿痛。

（3）易感人群：一般来说，本病与年龄、性别、职业、民族等关联不大，与工作、学习环境因素较密切。李勇等（2013）的分析表明，各职业人群感染率差异有显著性，其研究的 368 例患者中，职业构成为：农民 196 例（53.3%），学生 75 例（20.4%），工人 53 例（14.4%），司机 26 例（7.1%），其他 18 例（4.9%），其中以农民群体发病率最高。好发季节是夏秋季节。发病男性多于女性，青壮年为主，与其夜间活动多，皮肤裸露有关。

5. 预防 发动群众清除房屋四周的杂草、朽木、垃圾，清除毒隐翅虫的栖息地和孳生场所。不要在室内堆放废旧物品，保持室内清洁、整齐，使侵入室内的隐翅虫无隐藏之处。夏季安装纱门、纱窗，阻止毒隐翅虫飞入室内，减少人体接触该虫的机会。盛夏时节，关窗灭灯睡觉，使用蚊帐或尽量减少身体的暴露，可有效防止隐翅虫趁人入睡后伤及人体，引起皮炎。用溴氢菊酯或奋斗呐等杀虫剂对室内和周围环境进行喷洒，能有效杀灭室内外隐翅虫。发现有隐翅虫在身上爬行时，不要用手拍打、揉搓，轻轻吹掉或用其他东西把虫子拨掉。若手已接触虫的碎片，立即用肥皂水反复清洗。加强隐翅虫皮炎相关知识的宣传，告之群众尽量不要在灯光下纳凉玩耍，不得已时请穿遮蔽性衣物或使用驱虫液。

6. 治疗 隐翅虫皮炎主要是对症处理，按照病情轻重程度处理，轻症患者采用碱性溶液清洗，局部外涂炉甘石混合洗剂。重症患者配合全身内服抗组胺药物，有继发感染者用抗感染药物等。

（1）一般治疗：患处及时用盐、肥皂水、4% 苏打溶液或 10% 氨水冲洗，或用呋喃西林盐水湿敷，中和毒素，减轻对皮肤的损害。炎症较剧且渗出较多时须湿敷，可选 1 : 5 000 的高锰酸钾溶液、1 : 5 000 的呋喃西林溶液、0.1% 雷夫奴尔、3% 硼酸水等湿敷。皮损可外搽氯地霜、醋调云南白药皮炎平、复方炉甘石洗剂、地塞米松霜、红霉素软膏等复合凝胶，蛇伤急救散或用南通蛇药以水调成糊状外擦患处也有良效。

（2）重症治疗：严重炎症和有全身症状时，除用上述外用药物外，可内服抗过敏药或类固醇皮质激素对症处理。合并继发感染者需肌内注射或静脉滴注抗生素。若隐翅虫皮炎发生在眼睑、会阴、阴茎等特殊部位，必要时可请相关科室医生会诊治疗。

（二）其他疾病

隐翅虫毒素对人体造成的危害主要是隐翅虫皮炎，但也有隐翅虫皮炎致急性粒细胞减少，隐翅虫毒素灼伤致横纹肌溶解综合征等罕见病例（刘俊霞等，2009）。

七、防制

（一）环境治理

开展爱国卫生运动，发动群众清楚房屋四周的朽木、杂草等，清除隐翅虫的栖息地和孳生场所。不要在室内堆放废旧物品，保持室内清洁，及时清除污水和垃圾等，使侵入室内的隐翅虫无隐藏之处。在夏秋季节，农村割回的稻捆要及时打晒，不要堆积太久。

（二）药物防治

在隐翅虫活动高峰季节，用药物杀虫消毒，在室内用凯素灵或奋斗呐等拟除虫菊酯类农药滞留喷洒，2~3 个月内能有效杀灭飞入室内的隐翅虫，或在楼房附近设置灯光诱杀。在建筑物外围的周边环境，不建议大规模使用杀虫剂灭杀隐翅虫，以免破坏生态平衡和造成环境污染。

（三）个人防护

家中安装纱门、纱窗、防止隐翅虫飞入；夜晚关灯睡觉，睡觉前检查床上是否有隐翅虫；尽量采取各种措施，如点灭蚊器、擦花露水等，一旦发现家里有隐翅虫，也可适当喷洒气雾杀虫剂。在野外或草地上活动的人，最好穿上长衣长裤，或使用一些驱虫液。加强心理护理措施，由于突发隐翅虫皮炎的人数较多，在医院门诊设立专门咨询台，医务人员解答患者的疑问，讲明隐翅虫皮炎只要处理得当，1~2 周后即脱痂痊愈，遗留暂时性的色素沉着，日后会渐渐地消退。对于病情较重的患者，医务人员及时地给予关心和鼓励，有效地进行心理疏导，使患者在获得心理安慰的同时，消除心理顾虑，稳定情绪，积极配合治疗，有助于疾病的康复。对症治疗，治疗期间由护士给予用药，教会患者及家属正确的用药方法。发病早期皮肤无破损者及时用4% 苏打溶液、20% 氨水反复涂擦，冲洗或用呋喃西啉盐水，1∶3 000的高锰酸钾溶液湿敷患处，中和毒素，以减轻对皮肤的损害。出现疱疹后，根据医嘱给予镇静止痒，采用消炎收敛性药物。因龙胆紫溶液涂擦该类创面，易形成保护膜使创面分泌液无法流出并可能加重对真皮层的损害，故应禁用。对已有水疱、污染严重的创面用灭菌生理盐水冲洗，去除污物及患者自行外涂的药膏，用一次性注射器针头将水疱放液，再以无菌干棉球或纱布吸干水分后涂药。用药以保持创面湿润而不浸渍为度，换药前用消毒棉球将残余药物及污物轻轻去除干净，已结痂处待其自行脱落。如换药时创面与敷料粘连，可用利多卡因等局麻药浸湿敷料后轻缓分离。避免强行撕拉结痂处引起的疼痛及新生组织的出血，减少患者的不适感，从而降低了色素沉着的发生率。及时修剪较长的指甲，儿童可用指套或透气薄袜将手或手指套住，避免皮肤抓伤继发的感染，所穿衣服选择宽松、柔软透气好的棉质衣物。

八、研究技术

(一) 标本采集与制作

标本采集：毒隐翅虫种类繁多，生境复杂，多栖息在潮湿的环境，有一定的隐蔽性。栖息于地表的落叶层下或草丛下方的隐翅虫采集使用吸管和滤网结合使用，吸管辅以白瓷盘和白布，能够防止它们的迅速逃逸；在靠近溪流的岩石、苔藓、水草下、河流漫滩、沼泽及农田分布的隐翅虫采集使用手捕法或吸管法。另外，许多飞翔能力强毒隐翅虫昆虫夜间表现为向光性，对于日光灯尤为敏感，所以灯诱法也是采集该类群昆虫的常用方法之一。

标本制作：采集的标本一般先置入75% 酒精中保存，为防止标本变脆发硬，可以先用低浓度的酒精浸泡24、小时，再移入75% 的酒精中，也可以用装有乙酸乙酯的毒瓶暂时保存，以供随后使用；为保持虫体柔软，也可使用甘油少许保存。先将酒精保存的标本取出，使用新的酒精将标本冲洗干净，而后放入烧杯水浴，同时滴入乙酸乙酯进行回软，5~10分钟后，取出整姿。为了最大限度地保护标本，所有采集到的标本，除个体较大的标本外，均使用粘贴法进行制作。

(二) 分类鉴定技术

1. 形态学鉴定　将所得标本进行解剖，依次测量体长(包括上颚在内的整体虫长但不包括触角)、头长(头前角前缘至头后缘长度)、头宽(包括复眼的最宽处的宽度)、触角(触角基部至端部长)、前胸背板长(前胸背板中轴的长度)、胸宽(前胸背板最宽处的宽度)、鞘翅长(从肩角前缘至鞘翅最后缘的长度)及鞘翅宽(鞘翅两侧最宽处的宽度)等指标，然后根据分类检索表进行鉴定。

2. 分子生物学鉴定　目前隐翅虫的鉴定主要依据形态特征进行鉴定，但随着数据库中分子序列的增多，一些分子标记也可以用来进行辅助鉴定。常用的分子标记主要有线粒体细胞色素氧化酶亚基Ⅰ基因(*cox*1)、细胞核蛋白编码的wingless基因(Wg)、细胞核核糖体28S rDNA序列(28S)和18S rDNA序列(18S)等；近年来随着高通量测序技术的发展，越来越多的线粒体基因组序列也可以用来对隐翅虫进行辅助鉴定。

第二节　与医学有关的其他甲虫

甲虫种类繁多，是动物物种多样性的重要组成部分。该类昆虫大多数营自由生活，只有极少数类群的个别物种可以对人体造成直接或间接危害，成为一类被忽视的医学甲虫。这些物种主要分布在芫菁、天牛、金龟、谷盗等类群。

一、芫菁

芫菁，被人们俗称为斑蝥、地胆、鸡公虫等，其分类学地位属于鞘翅目(Coleoptera)、拟步甲总科(Tenebrionoidea)、芫菁科(Meloidae)。全世界已知125属2 500多种，中国已知19属168种。芫菁大多为复变态，尤以1龄幼虫—三爪蚴最为独特，其行动活泼敏捷，对人类既有有益的方面，也有有害的方面。例如某些种类在土中钻入直翅目蝗总科的卵中寄生，从而对蝗虫大发生有一定的抑制作用；而另一些种类则随膜翅目蜜蜂总科的成虫进入蜂巢中寄生于幼虫或取食蜂蜜，因而对养蜂业造成了不利影响。成虫植食性，喜食植物的花和嫩叶，以禾本科植物居多，再加上其群居的习性，可导致大片农田受损，已经成为农作物的主要害虫之一。此外，芫菁体内含有的防御性物质——斑蝥素具有很强的毒性，最早在医学方面被证明有利尿和治疗癌症的功效，在生物源农药方面也被证明具有抗菌、杀虫、除草的作用。

（一）形态学

1. 成虫　体一般为中型，体长通常为10~15mm；长圆筒形（图28-3）。头急下弯，有窄狭的颈部，前胸背板基部无脊，跗节异型。足长，每个跗爪有凹的叶瓣，具齿或刺。大多数种长形，有窄的前胸背板和长足。颜色多变，黑色、灰色、褐色、黄褐色，有时有鲜明金属彩色。表面通常有细而疏的微毛或缺如，少数有密毛。头下口式，比前胸背板大，后头急缢如颈，表面光滑，具刻点或皱纹。复眼大，左右离开。触角11节，稀见8~9节，通常丝状或念珠状，有时雄虫中间的节变粗，着生在眼之间，上颚基部上方。唇基明显，上唇突出。上颚弯曲，具齿突，有时钝。下颚须4节，较瘦，端节略扩展。下唇有大的舌突，颏梯形，下唇须3节，较瘦，末节通常扩大。前胸背板比鞘翅基部窄，通常端部最窄，两侧没有隆起和饰边，表面光滑或具皱纹。侧缘大，前胸腹板短。前足基节窝大，汇合，后方开放。中胸腹板短，三角形，中足基节汇合，后胸腹板短或长。足没有明显的外基节，前、中足基节突出并连接，后足基节横阔，近于连接。转节大，三角形，有时在雄性减弱。胫节有明显的端距，后胫节常常不一样。跗节5-5-4式，几乎每节都有窄的跗垫。每个爪有跗叶，具齿或刺，通常腹面有两列细齿。鞘翅完整或变短，稀见沿翅缝合生者，有时极度地分离，缘折小。后翅正常，稀见消失或缺者。腹节有6个可见腹板，缝完整。

2. 幼虫　第1龄幼虫衣鱼型；第2龄幼虫步行虫幼虫型；第3龄幼虫近似蛴螬型；末期幼虫蛴螬型。

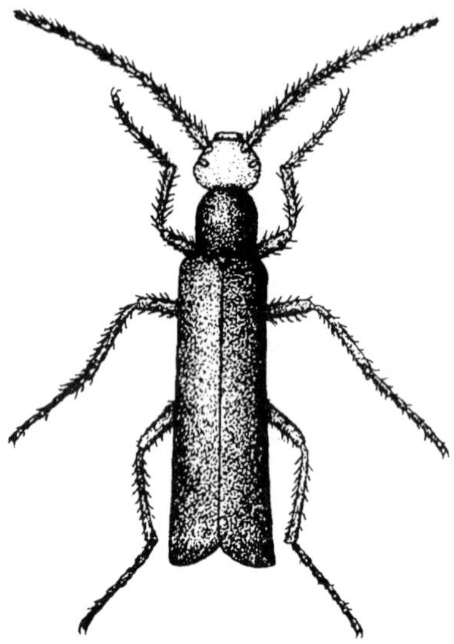

图28-3　毛角豆芫菁（*Epicauta histicornis*）

（仿彩万志）

（二）分类学

芫菁科（Meloidae）隶属于昆虫纲（Insecta）、鞘翅目（Coleoptera）、多食亚目（Polyphaga）、拟步甲总科（Tenebrionoidea），全世界已知125属2 500多种，中国已知19属168种。我国目前已知两个亚科：短翅芫菁亚科（Meloinae）和栉芫菁亚科（Nemognathinae）。短翅芫菁亚科在中国常见的属有短翅芫菁属、齿角芫菁属、斑芫菁属、绿芫菁属、齿爪芫菁属和豆芫菁属；栉芫菁亚科常见的属有宽眼带栉芫菁属和栉芫菁属等。

中国芫菁科分亚科检索表：

1. 阳茎高度骨化，具1~2背钩 ………………………………… 短翅芫菁亚科（Meloinae）

　阳茎半膜质化，无背钩 ………………………………… 栉芫菁亚科（Nemognathinae）

（三）生物学

芫菁科的昆虫属于复变态昆虫，一生中由幼虫到化蛹，在形态上有多次复杂的变化。自卵中孵化来的为第1龄幼虫，行动活泼称为三爪蚴。脱去第一次皮后到达2龄，称为步甲幼虫型。当脱去第二三四次皮，到达三四五龄时，称为一期蛴螬型。过冬前脱去第五次皮后身体表皮变厚，色亦变深，系静止状态的过冬阶段，称为假蛹或坚皮幼虫。翌年夏初脱去第六次皮又变成二期蛴螬型。不久即脱去幼虫期的最后一次皮变为真蛹再脱皮变为成虫。芫菁幼虫有自相残杀行为，在其取食蝗卵时，若两头幼虫相遇，则会互相撕咬，个体大者往往会存活。因此，幼虫的饲养空间要足够大，或者隔离饲养，以免自相残杀。再者，芫菁多1年发生1代，5龄幼虫为不吃不动的滞育性假蛹，自然条件下该阶段约持续6个月左右。

（四）生态学

本科幼虫一般寄生于蜂巢，或食蝗卵，成虫为害豆科植物及杂草。例如蜂芫菁（*Sitaris muralis*）雌虫把卵块产在独栖的蜂巢附近，雌虫产卵3 000~4 000粒，但因生活史复杂而仅少数存活。幼虫孵出后在整个冬季进行休眠。春季，细小的三爪幼虫附在蜂体上，有时被称为蜂虱。它们吃蜂卵和贮藏在蜂巢中的食物，经几个发育阶段，从幼虫变成无足的蛴螬型。蛹期结束后，羽化的成虫落在地上，开始取食栽培作物。有些种类如横带芫菁（*Epicauta vittata*）的雌虫把卵块产在地上或土中。三爪幼虫吃蝗卵，经几次蜕皮，以假蛹越冬，经过几次幼虫阶段，最后才化为真蛹，蜕变为成虫。1龄幼虫怕强光，一般夜间活动，爬行迅速，钻土能力强。

（五）中国重要种类

1. 腋斑芫菁（*Mylabris axillaris*，Billgerg，1813） 体长17.5~21.5mm，体宽4.5~6mm。体黑色，被黑色竖毛，头部刻点粗密，额中央具1条光亮纵脊，向后延伸至头部后方。复眼灰色具黑色条状斑，触角长达鞘翅基部，第1~6节光亮。前胸背板中域和后端中央各具1凹洼，前者呈圆形，后者呈半圆形；中央纵脊较细不明显。小盾片呈方形，宽大于长，中央略凹。鞘翅淡黄色至棕黄色，具黑斑；每鞘翅基部为2斑，内斑呈圆形，外斑呈短棒状，外斑基部细，达翅基部，端部粗，内斑与外斑端部平行；中部为横带斑；近端部为2斑，外侧斑较内侧斑大，形状不规则，内侧斑呈点状；鞘翅端部具黑边有时为暗褐色，较窄；4条纵脊明显，鞘翅长度盖过腹端，翅缝端部不合拢。前足和后足胫节外端距长于内端距；爪间突明显，刚毛6，内爪片无锯齿。

分布：陕西、河北、内蒙古、新疆。

2. 大斑芫菁（*Meloe phalerata*，Pallas，1781） 体长24.0~32mm，体宽8~12mm。体黑色，被黑色长竖毛。头部刻点粗密，腹面被黑色长竖毛；额中央具1个光亮隆突，呈节点状；触角短，未达鞘翅基部，第1~5节光亮，第1、2节被黑色长毛，末节基部明显窄于第10节端部。前胸背板中域及近端部中央各具1凹洼，前者较后者小，呈梭形，后者呈沟状，中央纵脊明显。小盾片近梯形，具中央纵脊且中央略凹。鞘翅黑色，具橙黄色至棕黄色斑；每个鞘翅基部为2斑，内斑较大，略呈圆形，外斑略呈长方形，外侧达翅侧缘，内侧未达肩角，2鞘翅内侧圆形斑相对，形似1对眼睛；中部和近端部均为波浪状横带，较宽；端部黑边较宽；所有斑纹周缘具褐色窄边。鞘翅黄色区域被淡黄色毛，4条纵脊明显，鞘翅长度盖过腹端，翅缝端部合拢。足腿节和胫节外侧具黑色长毛，后足胫节2端距粗短，端钝，外端距较内端距发达；爪间突发达，刚毛8，内爪片无锯齿。

分布：西藏、新疆、四川、云南、陕西、山西、河南、浙江、湖北、广东、广西、福建、海南、台湾

3. 小斑芫菁（*Mylabris pusilla*，Olivier，1881） 体长5~8.5mm，体宽2~3.5mm。体黑色，被黑色竖毛。头部刻点稀疏，额中央具2个小红圆斑，额前方中央具1个光亮凹洼。触角向端部增粗明显，长度未达鞘翅基部；第1~7节光亮，第1、2节被黑色长毛。前胸背板长宽略等，两侧平行，刻点较头部的粗密，中域具1个凹洼，呈圆形。小盾片光亮呈半圆形，端部较圆。鞘翅黑色，具黄色斑纹；每鞘翅基部为2斑，内斑较圆，有时与中部横带相连；外斑较小，呈梭形；中部横带最宽，达翅侧缘，呈波浪状；近端部亦为波浪状横带，其内侧有时向上延伸与中部横带相连；翅端部黑边宽，有时黑边中央具1个小黄圆斑；4条纵脊不明显，鞘翅长度盖过腹端，翅缝端部合拢。雄虫前足跗节各节膨大变宽呈心形，雌虫各节细长，呈柱形。爪间突不明显，刚毛3；内爪片无锯齿。

分布：新疆、内蒙古、河北、安徽、江苏、浙江、湖北、广东、广西、福建、台湾

4. 锯角豆芫菁（*Epicauta gorhami*，Marseul，1873） 体长10~18mm，体宽2.5~5mm。头红色，略呈三角形，刻点细密，被黑色短毛。触角基部后方具1对光滑、黑色瘤状物，雄虫的大而明显，瘤状物与复眼之间有时为黑色。触角第1~4节为暗红色，除第9~11节外，各节均较扁。前胸背板长宽略等，中域略凸；前胸背板中央具1条由黄白色长毛组成的纵纹，两侧被灰白色密毛。鞘翅周缘及中央被灰白色毛，形成毛边和纵带。腹部各腹板后缘均被灰白色长毛，呈毛环状。雌、雄虫前足胫节2端距等长，细而尖，后足胫节2端距亦等长，较短，外端距宽而扁，内端距细而尖。

分布：四川、内蒙古、山西、陕西、山东、江苏、浙江、江西、安徽、湖南、广西、福建、台湾

5. 毛角豆芫菁（*Epicauta hirticornis*，Haag-Rutenberg，1880） 体长11.5~22mm，体宽3.6~6.5mm。头红色，刻点稀疏，被稀疏黑色短毛，后方两侧及腹面黑色毛较长，中央纵沟黑色较细；触角丝状细长，雄虫触角除末端1、2节外，各节均被黑色长毛，基部后方具红色的瘤状物，雄虫的大而明显；雌虫触角短而细，无

长毛。前胸背板长略大于宽，端部中央具 1 个三角形凹洼，中央纵沟可见不明显。鞘翅基部窄，端部较宽，露出腹端，翅缝端部不合拢；翅外侧和后缘被灰白色毛，形成窄毛边，或完全为黑色。足腿节和胫节上被灰白色毛，胫节和跗节外侧被黑色长毛，较密。雄虫前足胫节仅具 1 个内端距，细而尖，后足胫节 2 端距短而扁，端锐，内端距较外端距长。雌虫各足无黑色长毛，前足胫节具 2 端距。

分布：西藏、四川、云南、河南、广东、广西、福建、海南、台湾

（六）与疾病的关系

由于本科昆虫的血液中含有剧毒的倍半萜烯毒素-芫菁素（Cantharidin，又名斑蝥素），是具有强臭味及发泡油状物，遇到惊吓时从足的关节处泌出，能侵蚀皮肤，使之变红，形成水疱，且发痛，造成局部皮肤损害。微克量的斑蝥素就可以使黏膜起水疱，Li 和 Casida（1992）报道斑蝥素在小白鼠腹膜内引起中毒计量为 1.0mg/kg。国内外每年都有关于人畜误食、错用斑蝥素而引发中毒的报道。国外的报道主要是家畜如马、牛、羊因误食混杂在草料中的芫菁虫儿中毒的病例。国内主要是人由于服用超剂量的中药斑蝥而引起的中毒病例。人畜中毒的症状主要表现在精神萎靡、恶心、腹痛、黏膜上起水疱、口腔溃烂、尿道发炎等，严重的还会有血尿、肾脏衰竭、全身出血甚至死亡（Al-Binali 等，2010；Cotovio 等，2013）。

（七）防治

目前尚没有针对斑蝥素的特异性解药，因此对于芫菁分泌物接触到皮肤时要及时处理，要加强对含有斑蝥素食品、药品的监管。对于误用斑蝥素而中毒的患者，使用Ⅳ质子泵抑制剂或 H2 阻断剂有助于胃部黏膜溃疡的愈合。此外，在一些性用品商店，采用顺势稀释法制备的斑蝥素水被用作“催情水”使用。由于相关病例的罕见性，因此不但要加强对大众的健康教育同时也应提醒相关医护人员对毒性的芫菁斑蝥素的重视。

（八）研究技术

芫菁能分泌有明显的抗癌活性和杀虫活性的萜类物质—斑蝥素，其具有重要的药用价值。近年来，随着临床上斑蝥类药物对癌症及其他疾病治疗效果的发现，对斑蝥素的需求量也急剧增加。斑蝥素即斑蝥酸酐，是一种昆虫体内分泌的单萜类防御物质，其有效成分为 exo 型 1，2 顺式-二甲基-3，6-氧桥六氢化邻苯二甲酸酐。晶体易溶于氯仿、丙酮、醋酸乙酯及乙醚，难溶于水，形状为斜方形鳞状。已报道的斑蝥素检测方法有酸碱法、紫外分光光度法、高效液相色谱法、气相色谱法等。斑蝥素拥有抑制肿瘤细胞蛋白质，影响肿瘤细胞中核酸代谢的作用，具有很好的抗肿瘤作用。根据相关文献报道，斑蝥素及斑蝥素衍生物是斑蝥的主要成分，其中斑蝥素对白血病、结肠癌、肝癌、膀胱癌、乳腺癌等多种癌症有较好的抗癌作用。虽然斑蝥素对肿瘤和多种疑难杂症都具有治疗效果，但是斑蝥素有剧毒，对泌尿系统和消化系统有严重刺激性，因此近年来陆续合成了毒副作用较小的斑蝥素衍生物，如去甲斑蝥素、斑蝥酸钠、去甲斑蝥酸钠、甲基斑蝥胺等。这些斑蝥素衍生物不仅其毒副作用得到了较好的减轻，而且保留了斑蝥素的药理学作用，这为临床治疗相关疾病提供了安全可靠的选择。另外，研究发现斑蝥素是一种选择性蛋白磷酸酶 1（PP1）和 2A（PP2A）抑制剂。因此，斑蝥素及其衍生物可运用于治疗包括多种肿瘤在内的多种疾病。

二、天牛

天牛（Longhorned beetles）又称为天水牛、八角儿和牛角虫，隶属于鞘翅目（Coleoptera）、叶甲总科（Chrysomeloidea）、天牛科（Cerambycidae）。本科昆虫触角呈细长鞭状，着生于额突上，一般很长，接近或超过体长。足跗节末端具双刺，中胸背板常具发音器，全世界约有超过 25 000 种。

（一）形态学

成虫　身体呈长圆筒形，背部略扁，体节及翅鞘均呈革质（图 28-4）。体色不一，如沟胫天牛亚科（Lamiinae）的一些种类呈深暗色。其中摸天牛属（*Monochamus*）多呈黑色，花天牛亚科（Lepturinae）的种类则多具有美丽的花斑，体色鲜艳。

（1）头部：头为前口式、下口式或中间类型。上颚发达，呈不同程度的弯刀状。复眼肾形，围绕触角基部。少数种类复眼凹陷很深，例如眼天牛（*Chreonoma* spp.），其复眼上叶和下叶完全分开，似为四个眼。触角长于或等于体长，至少为体长之半，11~12 节，呈丝状、锯齿状或念珠状。触角着生在额的触角基瘤上，

具有使触角自由转动和向后覆盖于虫体背上的功能。某些属种,触角柄节端部前面具有密生颗粒的区域,称之为端疤。端疤若无边缘或仅有部分边缘,称端疤开放。端疤若有完整的边缘,称端疤封闭。

(2)胸部和腹部:前胸背板两侧有的类群具侧刺突,有的类群则光滑。除了锯天牛亚科(Prioninae)之外,中胸背板多具发音器官。足细,跗节5节,第三节双叶状,第四节小,常与第五节愈合。腹部长,可见5~6节。爪通常呈单齿式,少数呈附齿式。

(3)幼虫:体粗肥,呈长圆筒形,略扁,少数类群身体细长。头部坚硬,棕褐色,横阔或长椭圆形,常缩入前胸背板很深。触角3节,下颚须3节,下唇须2节。前胸很大,与中、后胸之和相等。胸足很小,也有无足类群。腹部由10节组成,前6或7节的背面常呈卵形的肉质突,称步泡突,便于在坑道内行动。

(4)卵:一般狭长,有时较阔,呈圆柱形、椭圆形、卵形或梭形。

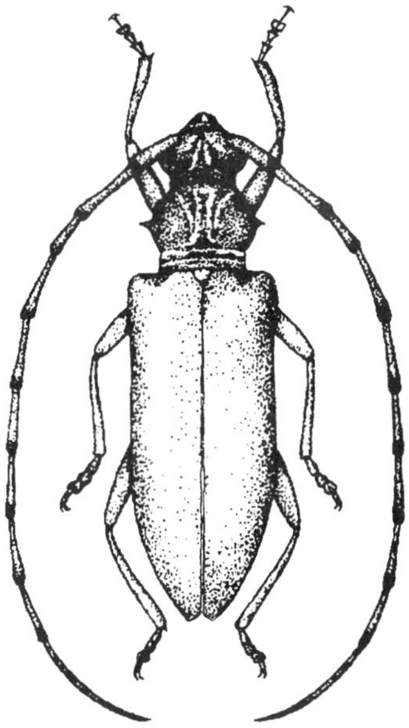

图28-4 桔褐天牛(*Nadezhdiella cantori*)
(仿 周尧)

(二)分类学

天牛是天牛科昆虫的总称,是个较大的类群。其中天牛科下分6个亚科,即锯天牛亚科(Prioninae)、瘦天牛亚科(Disteniinae)、幽天牛亚科(Aseminae)、花天牛亚科(Lepturinae)、天牛亚科(Cerambycinae)和沟胫天牛亚科(Lamiinae)。世界上已记载25 000多种,我国约有2 200余种及亚种。

(三)生物学

天牛发育分卵、幼虫、蛹和成虫四期,属完全变态。当卵孵出幼虫后,初龄幼虫即蛀入树干,待幼虫老熟后,即筑成较宽的蛹室,两端以纤维和木屑堵塞,而在其中化蛹。蛹为裸蛹,身体型状和头、胸附器的比例均与成虫相似。蛹期约10~30天。成虫羽化后,约半个月后交尾产卵。雌虫产卵方式与口器形式有关,一般前口式的成虫产卵时,将卵直接产入粗糙树皮或裂缝中。下口式的成虫先在树干上咬成刻槽,然后将卵产在刻槽内。成虫寿命一般10余天至1~2个月,但在蛹室内越冬的成虫可达7~8个月,雄虫寿命比雌虫短。天牛生活史因种类而异,有的1年完成1~2代,有的2~3年,甚至4~5年才能完成1代。同一种类在不同地域的生活史有时亦很不同,如黄星桑天牛在江苏需3年完成一个世代,而在广东则一年发生两代。在同一地区,食料的数量及被害植物的老幼和干湿程度均影响幼虫的生长发育和发生的代数。不良条件常引起幼虫的滞育而使生活世代延长。所以同一种类在同一地区内可能呈现不同的发育过程。

(四)生态学

成虫活动的时间在不同种类的天牛间也各有不同,有的在白天日光下活动。有的则在夜晚或阴天活动,或整晚都能活动。研究显示,成虫活动时间与复眼中小眼面粗细有关,一般小眼面粗的,多在晚上活动,有趋光性。小眼面细的,多在白天活动。雌雄成虫一般在晴天交尾,一生可交尾多次。交尾后3~4天开始产卵,产卵发生期多在6月上旬至7月上旬,6月下旬至7月上旬为产卵高峰期。雌虫多将卵产在树干下部的主、侧枝上。其产卵方式主要有两种:①雌虫在产前先用上颚咬破树皮(特别是沟胫天牛),然后用产卵管插入,每孔产卵一粒,也有产多粒的。这样形成的产卵孔,其形状大小在各种类间常有不同。②雌虫不先咬孔,而是直接用产卵管在树皮缝隙内产卵。此外,在少数情况下,也有产在枝干的光滑部分。孳生于土壤种类产卵于土壤内。天牛一般以幼虫或成虫在树干内越冬,或以成虫在蛹室内越冬。即上一年秋冬之际羽化的成虫,留在蛹室内到翌年春夏间才出来。初孵的幼虫一般先在树皮下蛀食,待龄期增大后,才深入到木质部分。少数种类仅在皮下蛀蚀,不蛀入木质部。也有的种类则穿凿不深,仅在边材部为害。许多种类侵害基干或粗枝,有的在根干,有的则在枝条蛀蚀。幼虫蛀蚀时穿凿各种隧道,蛀食隧道的形状和长短随种类而异。在坑道内常充满虫粪及纤维质木屑,有时虫粪木屑由虫孔向外排出,有时受害处有树汁流出。

成虫可取食花粉、嫩树皮、嫩枝、叶、根、树汁、果实和菌类等。一般说来,花天牛类常以花粉为食。沟胫天牛类常食嫩树皮、嫩枝和叶。其他亚科的成虫亦有取食的,亦有一部分可能并不取食。在同一亚科内食性的变异亦很大，很多种类如星天牛、桑天牛、云斑天牛等其食性广泛，能危害多种不同科的植物。幼虫可蛀蚀树干、枝条及根部。有些种类的幼虫生活于茎或根内，如菊天牛、瓜藤天牛等。个别种类如棉蒴天牛，危害棉蒴，樟红天牛为害樟树和楠木树。还有少数种类，幼虫不生活在植物组织内而是在土壤中取食根部，如曲牙锯天牛和草天牛等。

（五）中国重要种类

天牛的种类很多，分布广泛，为害普遍，几乎每一种树木，都受不同的天牛种类所侵害。

1. 星天牛（*Anoplophora chinensis*，Forster，1771） 又名柑橘星天牛、银星天牛。虫体长约 4cm，体型壮硕黑亮，翅鞘上有白色斑点，鞘翅基部有黑色小颗粒。触角呈丝状，黑白相间，长约 10cm。卵为长椭圆形，长 5~6mm，宽 2.2~2.4mm。幼虫乳白色至淡黄色。头部褐色，长方形，中部前方较宽。额缝不明显，上颚较狭长，单眼 1 对，棕褐色。触角小，3 节，第 2 节横宽，第 3 节近方形。前胸略扁，背板骨化区呈“凸”字形，凸字形纹上方有两个飞鸟形纹。气孔 9 对，深褐色。蛹为纺锤形，羽化前各部分由淡黄色逐渐变为黄褐色至黑色。翅芽超过腹部第 3 节后缘。

分布：北起吉林、辽宁，西到甘肃、陕西、四川、云南，南迄广东，东达沿海各省和台湾。

2. 桑天牛（*Apriona germari*，Hope，1831） 又名黄褐天牛，铁炮虫。虫体长 34~46mm。体和鞘翅黑色，被黄褐色短毛，头顶隆起，中央有一纵沟。上颚黑褐、强大锐利。触角 11 节，比体稍长，柄节和梗节黑色，以后各节前半黑褐，后半灰白。前胸近方形，背面有横的皱纹，两侧中间各具刺状突起一枚。鞘翅基部密生颗粒状小黑点。足黑色，密生灰白短毛。雌虫腹末 2 节下弯。卵为长椭圆形，前端较细，略弯曲，黄白色。幼虫为圆筒形，长大时长 45~60mm，圆筒形，乳白色。头小、隐入前胸内，上下唇淡黄色。前胸特大，背面具有硬皮板，上面密生黄褐色刚毛，后半部密布赤褐色颗粒。蛹为纺锤形，黄褐色，末端有褐色半圆形环，上生黄褐色毛。

分布：广布于辽宁、河北、山东、安徽、江苏、浙江、江西、湖南、广东、广西、四川、福建、台湾等省区。

3. 大牙锯天牛（*Dorysthenes paradoxus*，Faldermann，1833） 又名大牙土天牛，分布于我国北方。虫体大颚发达触角呈锯齿状，长度略超过鞘翅的三分之一处。复眼后缘颊部膨大，前胸外缘具有两锯齿，表面光滑且背面明显隆起。在下过大雨后约在梅雨季前后，会大量爬出地面。雌虫产卵于土里，幼虫摄食禾本科作物的根茎。

4. 曲牙锯天牛（*Dorysthenes hydropicus*，Pascoe，1857） 体长 27~47mm，宽 10~16mm，栗色到栗黑色，略带金属光泽。头部向前突出，微向下弯，正中有细线纵沟；上颚长、大，呈长刀状，互相交叉，向后弯曲，基部与外侧具紧密刻点，尤以基部为甚；下颚须与唇须末节呈喇叭状。触角红棕色，雌虫触角较细短，接近鞘翅中部；雄虫触角较粗长超过鞘翅中部，自第三至第十节的外端角突出呈宽锯齿状。触角基瘤宽大，两眼间及头顶密被刻点，额前端有凹陷。前胸较阔，前缘中央凹陷，后缘略呈波纹形，侧缘具 2 齿，分离较远，后齿较前齿发达，后角突出略呈齿状，表面密被刻点。鞘翅基部阔大，向后端渐尖，内角明显，外角圆形，刻点较前胸稀少，刻点间密布绉纹，每翅微现 2、3 条纵隆线，翅之周缘微向上卷。中、后胸腹板密生棕色毛。雌虫腹基中央呈三角形；雄虫腹端末节后缘披棕色毛，中央微凹。足棕红色。

分布：陕西，河北、内蒙古、甘肃、山东、江苏、浙江、湖南、台湾。

（六）与疾病的关系

天牛种类繁多，分布广泛，遍及全世界，与人的关系密切。大多数天牛为蛀食树木的害虫，但有些种类可对人体产生直接或间接的危害。

1. 直接危害 某些天牛的体液或分泌液具有毒性成分，可引起人体皮肤的局部损害。当虫体被压碎或虫体的分泌液接触到人体皮肤时，即可造成人体局部皮肤起水疱，且伴有痛感。

2. 间接危害 某些天牛是猪巨吻棘头虫等蠕虫的中间宿主，可作为猪巨吻棘头虫病等蠕虫病的传播媒介。我国目前查明的主要有大牙锯天牛（*Dorysthenes paradoxus*）和曲牙锯天牛（*D. hydropicus*）。猪巨吻棘头虫的虫卵经天牛幼虫吞食后卵内棘头蚴逸出，穿破天牛肠壁进入血腔发育为棘头体。棘头体发育至感染性棘头体，约需 3~5 个月。感染性棘头体在天牛的整个变态过程（幼虫、蛹和成虫）中可存活 2~3 年。当猪等动物吞食含感染性棘头体的天牛后，在其小肠经 1~3 个月发育为成虫。当人们误食此类天牛后，可造成人体感染。在辽宁,大牙锯天牛于每年7月上旬至8月上旬羽化为成虫,儿童捕食后,经30~70d发病。因此,病例多在9月中、下旬出现。在山东的某些地区,也有捕食曲牙锯天牛的习惯,在6~8月间患病的较多。此外,人感染棘头虫病与生食或半生食天牛类的习惯有密切关系。在流行区,居民有烧吃、炒吃,甚至生吃天牛成虫、幼虫的习惯,致使棘头虫病在人群中流行。

（七）防制

天牛是植食性昆虫,大部分危害木本植物,如松、柏、柳和榆等。一部分危害草本植物,如棉、麦和玉米等。少数危害木材、建筑、房屋和家具等。是林业生产、作物栽培和建筑木材上的重要害虫。从医学昆虫角度考虑,由于天牛体液或分泌物对人体皮肤有损害,因此在室外活动时要避免与天牛接触。若天牛落在身体上,不必拍死,拂去即可。患者应将患处充分洗净,涂上含抗组胺剂的肾上腺皮质激素软膏。其次,为阻断天牛生物性传播的蠕虫病,应对流行区人群进行广泛的卫生知识宣传教育,特别是教育学龄前儿童和小学生不要捕食天牛等甲虫。在一些地区,人们应认识到生食天牛等甲虫的潜在危害,改变不良饮食习惯,消灭和禁食天牛等甲虫。

（八）研究技术

天牛的研究主要集中在防治方面,传统的人工防治措施,通常防治效果较好,但是费时费力;抗性选育研究已经开展几十年,但筛选抗虫无性系的速度跟不上天牛的适应速度,无法解决根本问题;化学药剂能够快速降低虫口密度,适合于应急除治,但污染环境且无法达到持续控制的目标;生物防治可用材料很多,白僵菌、绿僵菌等病原微生物和肿腿蜂、花绒寄甲等天敌昆虫都对天牛具有一定的控制效果,但见效慢,无法满足生产需求。天牛引诱剂相关研究也已取得较大进展,发现了多种短距离的接触信息素和两种远距离的聚集信息素,并已用于田间试验,但从诱虫量来看并不能达到有效控制的效果,引诱剂使用技术还有待完善。目前对该虫寄主和配偶的定位机制,以及寄主植物对该虫的抗性机制仍然很缺乏。随着分子生物学的快速发展,该虫嗅觉识别寄主的关键基因序列已被鉴定,该虫属于广食性昆虫,取食广泛的寄主,那么体内是如何对众多植物进行鉴定的,基因调控通路如何,花绒寄甲对该虫的防控机制是怎样的,许多问题都有待于进一步解决。

三、金龟子

金龟子(scarab beetles),别名瞎撞、金翅亮、金巴牛等,隶属于鞘翅目(Coleoptera)、金龟子总科(Scarabaeoidea)、金龟子科(Scarabaeidae)。其幼虫称为蛴螬,俗称白土蚕、大头虫、地漏子、核桃虫等。蛴螬是一种杂食性的害虫,是我国主要地下害虫之一,分布广泛,为害严重。

（一）形态学

成虫　体较狭长扁圆,体壳坚硬,表面光滑,鞘翅背面常较平,全体黑而亮(图28-5);如蜣螂体黑色或黑褐色。

(1)头部:常较小,多为前口式,头背面多凹凸不平,有多个突起。后部伸入前胸背板,咀嚼式口器发达,上唇显著,上颚有1枚可活动的小齿,下唇颏深深凹缺,下颚外颚叶钩状。尤其是上颚多甚发达壮实。下唇颏深深凹缺,下颚外颚叶钩状。触角鳃叶状,通常不很长,8~11节组成,以9节、10节为多,各节都能自由开闭。端部3~8节组成鳃片部,以3节者为多。

(2)胸部:前胸背板大,通常宽大于长,侧缘大多呈弧形,多数类群有显著的小盾片,亦有不少属类的小盾片缺如。前翅为鞘翅,后翅发达善于飞行,少数属种后翅退化,飞行能力丧失而只能爬行。前足基节窝后方不开口。足开掘式,前足胫节外缘具齿,有端距(或内缘距)1枚,跗节5节,有极少数种类跗节少于5节,仅4节或3节。

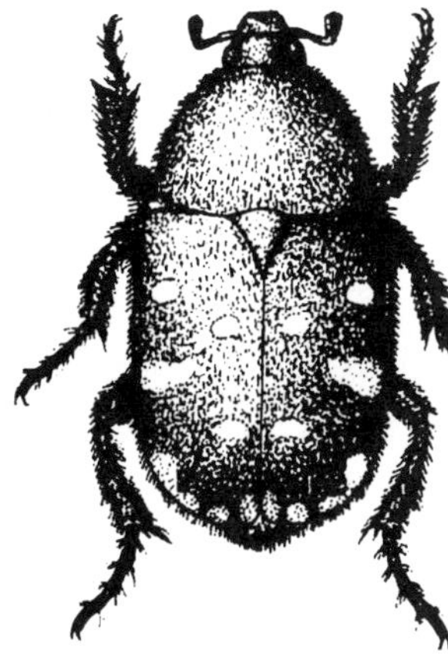

图28-5　小青花金龟(*Oxycetonia jucunda*)

(仿 周尧)

(3)腹部:可见5~6个腹板,腹部气门位于背板腹板之间的侧膜上,或位于腹板侧上端,末背板形成臀板,它们或为鞘翅覆盖,或露出在鞘翅之外。以上腹部特征是总科下分类依据之一。有些类群有明显性二态现象,其雄虫头面、前胸背板上有各式角突或突起，或触角鳃片部节数多于雌虫等。

（4）幼虫 常弯曲呈C形，称为蛴螬，体柔软乳白色，头大而坚硬，下口式，触角4节；有胸足3对，足4节，具爪，后足一般较长。腹部3~7节，气门新月形。无尾突。

（二）分类学

金龟子是鞘翅目金龟子总科金龟子科昆虫的总称。金龟子是个较大的类群，有植食性和粪食性两大类金龟子。其中金龟子科下分多个亚科，包括金龟子亚科（Scarabaeinae）、粪金龟亚科（Coprinae）、长臂金龟亚科（Euchirinae）、鳃角金龟亚科（Melolonthinae）、丽金龟亚科（Rutelinae）、独角仙亚科（Dynastinae）、花金龟亚科（Cetoniinae）、沙金龟亚科（Aegialiinae）、股金龟亚科（Pachypodinae）、裂眼金龟亚科（Orphinae）、非洲金龟亚科（Phaenomeridinae）等。世界上已记载30 000多种，我国约有1 300余种及亚种。

（三）生物学

金龟子生活史经卵、幼虫、蛹和成虫四个阶段，属于完全变态的昆虫。每年发生代数尚不清楚，多发生一代，以幼虫、蛹或成虫在土壤内过冬。4~6月发生成虫，5~6月交配产卵，卵多产在树根旁土壤中。发生早的幼虫8~9月老熟化蛹，并羽化成虫。所以9~10月仍有成虫发生，后入土过冬。发生晚的则以幼虫或蛹在土壤内过冬。

本科甲虫生活习性依种类不同而有差异。成虫有昼间活动与夜间活动之分，有趋光性。有的种类飞翔能力较强，还有假死现象，受惊或捕捉时常假死落地或在落地过程中飞起。阴雨天，早晚低温时常在取食处静伏不动。成虫取食时多交配，喜在落叶、草地和草堆等有机物腐植质处产卵，或散产于土中。本科幼虫可生活于哺乳动物粪便中，成虫取粪做球，然后藏于地下室内，以供食用。也有些种类的幼虫栖息在土壤中，取食植物的根或土中有机质，或以动物粪便、腐朽木质、腐尸或真菌、动物碎屑为生。

（四）生态学

我国幅员辽阔，金龟甲因物候不同而分布各异，各地的优势种也不同，于洪君等（2004）对延边地区草坪进行为期三年的病虫害实地调查，发现该地区的蛴螬主要为东北大黑鳃金龟和铜绿丽金龟。王秀利（2004）则对安徽的花生田地下害虫进行调查，发现蛴螬占地下害虫总数的80%以上，其中暗黑鳃金龟、华北大黑鳃金龟和铜绿丽金龟是优势种。四川北部暗黑鳃金龟为该地区优势种，沱江中下游花生田蛴螬优势种群是暗黑鳃金龟，涪江中上游则是灰胸突鳃金龟。从全国范围金龟甲调查发现，铜绿丽金龟，华北大黑鳃金龟以及暗黑鳃金龟为我国的优势种，危害最大。

（五）中国重要种类

1. 粪金龟（*Geotrupes laevistriatus*，Motschulsky，1857） 虫体长14~20mm，黑色而有紫光或蓝、青、铜等光泽，触角11节，鳃片部3节，上颚和上唇突出，鞘翅上一般有强度纵沟，广布于我国北方。

2. 大黑鳃角金龟（*Holotrichia diomphalia*，Bates，1888） 虫体长16~21mm，长卵形，黑褐或黑色，有光泽。鞘翅有纵隆线各3~4条，前足胫节外侧有尖齿3个，内侧有一端棘，与第2齿相对。跗节末端节最长，爪一对，呈分叉状，臀板隆起中央有一纵沟为本种特征。广布于我国的东北、西北、华北和长江以南地区。

3. 棕色鳃金龟（*Holotrichia titanus*，Reitter，1902） 虫体长22~24mm，深黄褐色，有光泽。覆毛区刚毛为短锥状刺毛列，肛毛裂为3裂。分布：吉林、辽宁、陕西、河北、河南、山西、山东、江苏、浙江、江西；武威（天祝）、兰州、临夏、甘南（舟曲）、平凉（崆峒）、庆阳、天水（麦积）、陇南（武都、文县、康县）。

4. 独角仙（*Allomyrina dichotoma*，Linnaeus，1771） 又称双叉犀金龟，体大而威武。体长38~58mm（不包括头上的犄角），呈长椭圆形，脊面十分隆拱。体黑褐色，头部较小，触角有10节，其中鳃片部由3节组成。雌雄异型，雄虫头顶生1末端双分叉的角突，前胸背板中央生1末端分叉的角突，背面比较滑亮。雌虫体型略小，头胸上均无角突，但头面中央隆起，横列小突3个。前胸背板前部中央有一丁字形凹沟，背面较为粗暗。广布于我国的吉林、辽宁、河北、山东、河南、江苏、安徽、浙江、湖北、江西、湖南、福建、台湾、广东、海南、广西、四川、贵州、云南。

（六）与疾病的关系

金龟子种类繁多，分布广泛，遍及全世界，与人的关系密切。大多数金龟子对经济植物造成危害，但有些种类可机械性和生物性传播病原，对人体健康产生危害。

1. 机械性传播病原体　金龟子科中的一些粪食性金龟子多半以粪便为食，常聚集家畜粪堆或人粪中。因此，畜尸或粪便中的病原，可附在金龟子的肢体和口器上而传播到别处。

2. 生物性传播病原体　金龟子同天牛一样也可作为某些寄生虫（如猪巨吻棘头虫等）的中间宿主，而导致人类在误食金龟子后感染上此种寄生虫。如某些地区，有捕食棕色鳃金龟（*Holotrichia titanus*）的习惯，致使棘头虫病在人群中流行。此外，金龟子虫科的 *Onthphagus bifasciatus*、*O. unifasciatus* 和 *Caccobius vulcanus* 可引起体内感染。如在斯里兰卡（锡兰）及下孟加拉，金龟子自患儿肛门侵入肠内而引起下痢。

（七）防制

从医学昆虫角度考虑，可用捕虫网捕捉成虫集中杀死，避免其机械性传播病原体。其次，停用猪栏交界处的灯泡照明，防止夜晚照明灯光诱来金龟子，避免猪吞食金龟子。同时，应对流行区人群加强卫生知识宣传教育，使人们认识到生食金龟子等甲虫的潜在危害，改变不良饮食习惯。禁食金龟子等甲虫，避免其生物性传播猪巨吻棘头虫病。

（八）研究技术

进入 21 世纪后，几种危害农作物严重的金龟甲性信息素被相继鉴定出来，为利用性信息素防治农业害虫奠定了理论基础。已经鉴定性信息素物质的化学结构的金龟甲，丽金龟科大多利用脂肪酸衍生物为其性信息素，而鳃金龟科用比较普遍存在的化合物或是一些信息素前体，包括类异戊二烯、氨基酸等类物质。但是也有例外，如 *Phyllophaga crinita* 的性信息素为 2-甲基（聚硫甲基）-安息香酸盐，这是第一次报道金龟甲性信息素成分中有含硫基团。部分金龟甲类的性信息素成分经鉴定发现化学成分相同，但是旋光活性不同，从而达到种间隔离的效果。如日本金龟的性信息素为 R 对映体，而阿板丽金龟的性信息素为 S 对映体。还有部分种类的金龟甲性信息化学成分、结构都相同时，则利用地理位置和发生时间差别进行种间隔离。此外性信息素中的成分往往不止一种，其他微量组分的不同也可以达到区分不同种的昆虫的作用。

四、谷盗

拟步甲科（Tenebrionidae）又称步行虫科，隶属于鞘翅目（Coleoptera）、金龟子总科（Scarabaeoidea）、拟步甲科（Tenebrionidae），是鞘翅目较大的一个类群。本科昆虫以在仓库中生活、为害的种类较为重要，如赤拟谷盗、黑菌虫、黄粉虫等，有些种类可作为一些蠕虫的中间宿主，是传播蠕虫病的重要媒介。该类群昆虫体壁坚硬，前足基节窝后方关闭，鞘翅有发达假缘折和前唇基明显。外形似步行虫，但跗节式 5-5-4，可与之区别。

（一）形态学

成虫　本科昆虫体型大小不一，长 2~35mm，体型变化极大，有扁平形、圆筒形、琵琶形等。体色多为黑色、赤褐色或暗棕色。温带以单一黑色者最普遍，热带者则富有各种金属光泽，有些还有红色或白色斑纹，或白色鳞片（毛）。表面一般平滑，但也有粗点刻、颗粒、线纹和脊突等（图 28-6）。

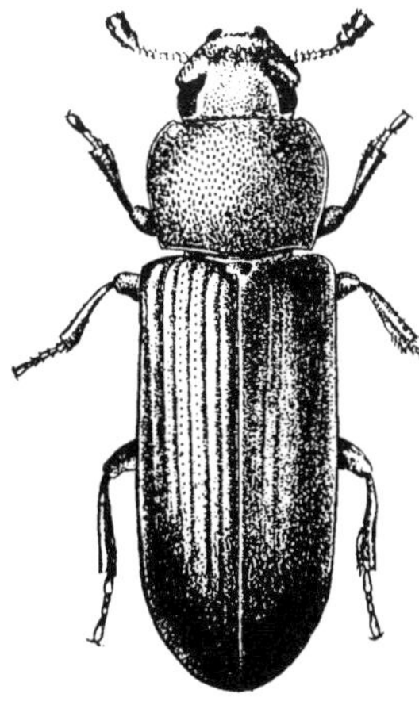

图28-6　赤拟谷盗（*Tribolium confusum*）

（仿 Cood）

（1）头部：较小，与前胸密接，且部分嵌入前胸。表面变化较大，光滑或具皱纹。触角生于头侧下前方，丝状、棍棒状、念珠状、锯齿状或饱茎状等，通常 11 节，有些具触角沟。伪叶甲亚科（Lagriinae）常有发达的端节。上唇明显，完整或缺缘，部分角质。上颚粗短，光滑，有时略弯。下颚须 4 节，端部膨大。下唇须 3 节，末节膨大，有变化较大的颏，舌叶可见，侧唇舌明显。复眼小而突出，在有些类群中非常发达。有的雄性头上生有角状突起。

（2）胸部：前胸腹板突出，中胸腹板短。前胸背板较头部宽，形状多变，边缘常具饰边，表面光滑或粗糙。前足基节窝后方关闭，中足基节窝后方开放或关闭，后足基节窝长。足细长，缺前足基转节，各基转节小，三角形，雌性的略长。胫节通常细长，平滑、具刺或齿，端距突出。爪简单或复杂，后者在爪下有栉齿。鞘翅完整、末端圆，有些有明显翅尾。翅面光滑，有条纹或毛带、有瘤突或脊突。

（3）腹部：腹部有 5 个可见腹板，第 1 至第 3 节常愈合。雄性外生殖器三叶状。阳茎不发达，阳茎侧突槽状，基部部分尖锐，形成一个大的背骨片。

（4）幼虫：圆筒状或扁阔，长 5~40mm。体壁革质化，呈黄色、褐色或乳白色，头冠缝 U 或 V 形。唇基和上唇明显，上颚粗壮，顶端尖，有臼齿区。单眼 4 对，仅有色素斑或缺如。胸足 4 节，前足比其他足发达，土栖种类常有犁尖状端跗节。腹部常常有尾突，尾端有 2 枚钩棘或形成一个可伸缩的短器官。幼虫与叩头甲科相似，故称伪金针虫（False wire-worm）。

（二）分类学

拟步甲科昆虫呈世界性分布，已知 12 个亚科 100 多族 1 500 多属约 25 000 种，中国记载 1 300 余种，分属于 280 余属。本科昆虫生活史是经卵、幼虫、蛹和成虫四个阶段，属于完全变态的昆虫。本科昆虫多夜间活动，有伪死性，一部分生活在朽木中。后翅一般退化，少数种类可以飞翔，亦有客居于蚁巢的。

（三）生物学

张建英等（2011）经室内饲养发现，卵期为 10~14 天，幼虫一般为 7 龄，各龄幼虫龄期长短不一，蛹前期 8~10 天，蛹经过 10~12 天羽化为成虫，羽化成虫经 210~280 天性成熟，即可交配产卵，成、幼虫生长周期长。室内饲养条件下，该虫 3 天发生 1 代，生活史不整齐，以成虫和不同龄期的幼虫在沙土中越冬。成虫于 4~9 月份交尾产卵。幼虫期长，幼虫经过 2 次越冬于第 3 年 6 月中旬至 8 月下旬化蛹。羽化成虫经 210~280 天性成熟开始交配产卵。老熟幼虫在进入预蛹期后会不喜活动，且仰卧等待化蛹。成虫白天和晚上多潜于石块、沙土和草丛中，喜欢清晨和傍晚出来活动，在能见度较低的阴雨天亦出来活动，为典型的黄昏性昆虫。成虫可以取食草本植物的嫩叶、茎秆及其枯枝落叶，它的取食过程可以分为 3 个阶段，即寻找食物、取食和取食后。

（四）生态学

任国栋和李雪（2020）指出，储藏物拟步甲对环境的适应性也间接体现出多数种类呈世界性分布，且传播途径多样，主要体现在自然传播和人为传播两方面。储藏物拟步甲喜飞善爬，可以通过自身的觅食、寻找合适的栖息地和求偶等生命活动，凭借自身的飞翔和爬行能力，或者借助风力及其他动物四处传播，并且部分种类是野外生存和仓内生存兼并的。多数 1 年 1 代，少数多年 1 代或 1 年多代，多以成虫聚集越冬，个别种类的幼虫也可越冬，成虫和幼虫群集性明显。雌性产卵量大，产卵持续时间长，部分种类有多次交尾现象。储藏物拟步甲的产卵量、卵的孵化率、卵期、幼虫期、幼虫的龄期、蛹期及成虫的寿命均受到温度、相对湿度、食物、虫密度等环境的影响，尤以温度最为重要。虫体的活动会受到临界温度的控制，低于或高于临界温度虫体将不能正常进行生命活动，在临界温度范围内，升高温度将会缩短发育周期，直至发育最适温度，不同物种、不同发育阶段，最适温度有所不同。张涛等（2018）对赤拟谷盗的地理分布研究发现，截止到 2017 年赤拟谷盗的分布至少为 23 个省（区），1961—1974 年这 10 余年储藏物在调运中国内检疫制度和粮食调运中虫粮不外调的制度遭到破坏后，赤拟谷盗的分布区域在近 60 年的时间里面由 4 个省（区）扩张到至少 20 个省（区）。黑龙江省和吉林省的调查结果显示赤拟谷盗可以在 2 个地区的粮库中生存下来，其中黑龙江省 5 家单位中的 4 家采集到数量极少赤拟谷盗成虫活虫；吉林省调研的 7 家单位中有 2 家单位采集到极少的赤拟谷盗成虫活虫；赤拟谷盗更喜生活在温度较高的环境，查阅粮食调运信息，推测黑龙江和吉林 2 省粮库中的赤拟谷盗来源于外省粮食调运。在西藏高海拔地区的 4 家单位均未采集到赤拟谷盗，青海的高海拔地区 3 家单位均未采集到赤拟谷盗，但是在西宁据仓库保管员确认，在特定的时间赤拟谷盗时有发生，根据面粉加工厂的调查结果推测，外省调运到青海的粮食中存在赤拟谷盗。因未在西藏自治区低海拔地区进行采集，但是考虑到储粮害虫随粮食调运，只要当地为易生区就能够定殖的特点，推测在西藏自治区低海拔区域内很可能已有赤拟谷盗侵染。储粮害虫因其食性杂、繁殖力强、繁殖期长、生活周期短，可以在短时间内形成庞大的种群，加上储粮害虫一般体型小容易随寄主进行远距离传播；同时，粮食仓房环境相对稳定、食物充沛，外来的储粮害虫愿意定居，使得许多储粮害虫已经成为世界性分布的种类。近几年我国粮食部门为确保粮食安全，在全国各地大量新建、修缮粮食仓库，为赤拟谷盗的分布、扩散和定殖起到了推波助澜的作用，加速了以赤拟谷盗为主的储粮害虫的扩散。

（五）中国重要种类

1. 赤拟谷盗（*Tribolium castaneum*，Herbst 1797） 别名拟谷盗。虫体长椭圆形，长 3~4.5mm，赤褐

色或褐色,体上密布小刻点。背面光滑,具光泽,头扁阔;触角锤状 11 节,锤端 3 节膨大。复眼黑色,两复眼腹面距离约与复眼的横径等长,前胸背板呈矩形,两侧稍圆,前角钝圆,有刻点。小盾片小,略呈矩形。鞘翅长达腹末,与前胸背板同宽,上具 10 条纵刻点行。幼虫细长圆筒形,长 6~8mm,有胸足 3 对。头浅褐色,口器黑褐色,触角 3 节,长为头长之半。胸、腹部 12 节,各节前半部骨化区浅褐色,后半部黄白色。臀叉向上翘,腹末具 1 对伪足状突起。主要分布于热带与较温暖地区,我国大部分省区都有。常生活于食用菌、玉米、小麦、稻、高粱、油料、干果、豆类、麸皮、饲料基、中药材等中。

每年生 4~5 代,以成虫在包装物、苇席、杂物及各种缝隙中越冬。雄虫寿命 547 天,雌虫 226 天。虫卵产于仓库缝隙处,卵粒上附有粉末碎屑一般不易看清,每个雌虫产卵 327~956 粒。最适发育温度 27~30℃,相对湿度 70%,30℃完成一代 27 天左右。将气温调至 44℃,相对湿度 77%,幼虫 10 小时、成虫 7 小时即死亡,50℃ 1 小时即死亡。低于-1.1℃各虫态 17d 即死亡,-6.7~3.9℃ 5 天全死亡。李朝品等研究发现赤拟谷盗于每年 1~3 月份虫体处较低密度水平,4 月中旬开始增多。至 5 月中、下旬出现第一个小高峰,6 月份虫口密度略有回落。7 月中旬出现第二次高峰,依次是 8 月中旬,10 月上旬出现第三、四个高峰,但以 10 月份虫口密度最高。

2. 大黄粉虫(*Tenebrio molitor*, Linnaeus 1758)　别名黄粉甲、面包虫。分布于我国各地,原是粮食、药材仓库及各种农副产品仓库的重要害虫,由于其幼虫及蛹含有丰富的蛋白质和多种氨基酸,可作为人类食品及保健品。刚羽化的成虫为白色,渐变黄褐色、黑褐,腹面和鞘翅背面为褐色,有光泽,呈椭圆形,长 14~15mm,宽约 6mm。虫体分头、胸腹 3 部分。成虫有黑色鞘状的前翅,鞘翅背面有明显的纵行条纹,静止时鞘翅覆盖在后翅上,后翅为膜质有翅脉,纵横折叠于鞘翅之下,雄性有交接器隐于其中,交配时伸出;雌性有产卵管隐于其中,产卵时突出。黄粉虫成虫一般不能飞行,只能靠附肢爬行。虽然昼夜均可活动,但夜间活动更为活跃。黄粉虫的适应能力强,可在 5~39℃条件下正常生长发育。在 5℃以下时黄粉虫进入冬眠。黄粉虫适宜的生长温度为 25℃左右,此时摄食量明显增多。其食性杂。其幼虫喜群集。成虫有吃卵、咬食幼虫及蛹的现象。

(六)与疾病的关系

拟步甲科种类较多,大部分为植食性,为害贮粮或面粉等,是农作物和贮粮的重要害虫。从医学角度而言,有些种类生物学传播蠕虫病,是传播蠕虫病的重要媒介。如面粉甲虫(*Tenebrio* sp.)和拟谷盗(*Tribolium* sp.)可作为微小膜壳绦虫的中间宿主,大黄粉虫(*Tenebrio molitor*)可作为缩小膜壳绦虫的中间宿主。微小膜壳绦虫的虫卵被这些中间宿主吞食后,卵内六钩蚴可在其消化道内孵出并进入血腔发育为似囊尾蚴。鼠吞食这些含似囊尾蚴的昆虫,即可获得感染。当人们误食此类含有似囊尾蚴的昆虫后,可造成人体感染。魏炳星和慈延龄(1983)报道婪步甲属(*Harpalus*)幼虫可寄生在人的鼻腔内引起鼻腔甲虫病。此外,本科昆虫赤拟谷盗有臭腺分泌臭液,使面粉发生霉腥味,其分泌物还含有致癌物苯醌。

(七)防治

储藏物拟步甲为适应各种生活环境,持续的生存和繁衍后代,经过长期的生存斗争成为特殊的生态类群,主要表现在抗温性、抗湿性、耐饥性、食性杂、繁殖力强及分布广等方面。对高温、低温和干燥的抵抗力强,又能长期耐饥饿。另外,该类甲虫的食性杂、繁殖力强,在仓库内的繁殖时期长、生活周期短,在短期内往往产生大量个体。加之,储藏物的种类多、原料杂,为害虫提供丰富食料,并且储藏室环境稳定,外来的种类比较容易定居,一旦形成定居,其种群数量将难以控制,想要彻底消除困难很大(任国栋、李雪,2020)。植物体内的生物活性成分包括植物精油、生物碱等,其中植物精油因具有较好的挥发性,对害虫具有驱避或熏杀活性,部分成分还具有引诱、毒杀、种群抑制活性,在仓储害虫防治中有着巨大的发展潜力。赵娜娜等(2020)选用 12 种植物精油(除姜黄精油)对赤拟谷盗、花斑皮蠹均具有一定的熏蒸活性。不同植物精油对两种仓储害虫的敏感度不同,在同一浓度下,丁香、孜然和荆芥精油对赤拟谷盗的熏蒸致死率高于花斑皮蠹,桂皮、八角茴香和小茴香对花斑皮蠹的熏蒸致死率略高于赤拟谷盗,但差异不大,12 种植物精油对两种仓储害虫的熏蒸活性基本保持一致。12 种植物精油中,5 种香辛料精油对赤拟谷盗的熏蒸活性最好。吕建华等(2020)研究表明,不同处理温度对赤拟谷盗卵、幼虫、蛹及整个世代发育历期具有显著影响。在

25~35℃范围内，升高温度对赤拟谷盗卵、幼虫、蛹的发育有明显的促进作用，在相同温度条件下赤拟谷盗卵、幼虫、蛹各虫态间发育历期差异显著；温度对赤拟谷盗卵的孵化率具有显著影响，对赤拟谷盗蛹的存活率没有不良影响；赤拟谷盗种群趋势指数随温度升高而增大，下代种群数量均成增长趋势；赤拟谷盗每雌产卵量随着温度的升高而显著增加。

（八）研究技术

李承军等（2011）指出，在高通量自动分析与注释的基础上，人们已对各种发育及农业害虫防治与利用中有重要意义的 2 000 多个基因进行了进一步的鉴定与分析，其中包含生长发育调节基因和各种组织器官如眼、腿、翅膀、腹背等发育相关基因，及一系列杀虫剂候选靶标基因：如 24 个 Cys-loop 门控离子通道基因和 134 个细胞色素 P450 基因，或潜在的杀虫剂靶标基因如 24 个 C1 半胱氨酸肽酶基因、72 个 G 蛋白偶联受体及 41 个神经肽类激素基因等。利用这些基因组信息，发展和应用新的实验手段，通过在基因组或系统水平上全面分析基因的功能，使得赤拟谷盗研究从对单一基因或蛋白质的研究转向对多个基因或蛋白质同时进行的系统研究。借助于赤拟谷盗转基因体系、系统 RNAi 方法、基因芯片与表达谱、蛋白质组学以及相应的生物信息学技术平台，在赤拟谷盗生长、发育、免疫等有重要影响的功能基因研究方面已取得了一些重要进展。

五、皮蠹

皮蠹科是一类重要的储藏物害虫，广泛分布于世界各地，目前全世界已知 1 000 多种，我国已知 100 余种，属于世界性的害虫。此类害虫主要侵害干燥或储藏的动植物材料，包括鱼干、奶粉、皮质、蚕丝、羊毛、蜂蜜、博物馆陈列品等，食性杂，繁殖力强，可以忍耐环境中极低的湿度完成生活世代，常对储藏商品的数量、质量及市场价值造成相当大的损失和破坏。

（一）形态学

皮蠹科成虫多为小型甲虫，体长 1.3~12mm；背方隆起，腹面扁平，着生毛或鳞片；多数种类褐色至黑色，色泽单一或具淡色斑，或虫体上的毛或鳞片显示出不同颜色和斑纹；头小，除复眼外部分种类尚有单眼；触角 4~11 节，触角棒 1~3 节，个别种类多达 5~8 节；前胸背板多横宽，其基部约与鞘翅基部等宽；多数种类前胸背板腹面两侧有界限分明的触角窝用于收纳触角棒；鞘翅发达，多遮盖腹末；前足基节近球形，基节窝后方开放，中足基节多球形，左右分离，后基节左右相接触，多数种类后足有发达的腿节盖；跗节式 5-5-5（图 28-7）。幼虫体长 5~15mm，圆柱形，背面观为纺锤形或倒卵形，略扁，体色深，被长毛或短毛；头部为下口式，咀嚼口器；单眼每侧 1~3 枚，有的种类多达 6 枚，下颚须 3~4 节；触角短，仅 3 节；胸部 3 节相似，前胸略长于中、后胸，胸足 4 节，具跗爪；腹部 10 节，皮蠹属（*Dermestes*）第 9 节有 1 对突出的尾突。卵有长米粒形、卵圆形和少数肾形，其大小长 0.4~0.7mm，宽 0.23~0.38mm，卵初产乳白色稍透明，表面光滑，富有弹性和粘性。随着胚胎的发育卵颜色由乳白色变为淡黄色，最后变深黄色，光泽消失，表面可见放射状纵脊之间有横脊。离蛹，雌蛹长 7~9mm，宽 3~4mm，雄蛹长 5~6mm，宽 2~2.6mm，蛹体外被有末龄幼虫的蜕皮，蛹体覆盖长短不等的淡黄色刚毛，胸背中区的刚毛长而密，有时夹杂粗而硬的刚毛，其余部分刚毛短而稀。

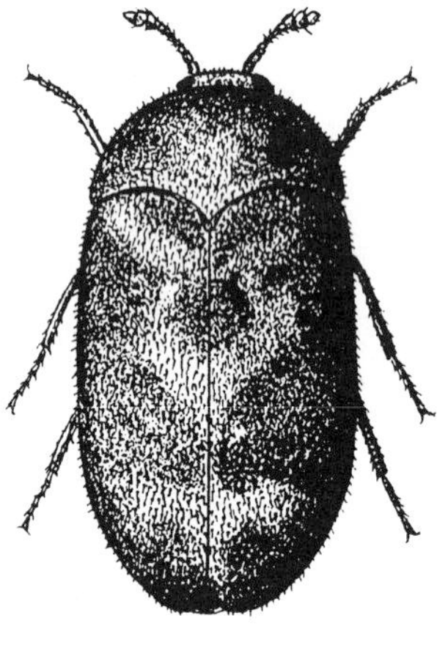

图 28-7 谷斑皮蠹（*Trogoderma granarium*）
（仿 周毓灵子）

（二）分类学

皮蠹科（Dermestidae）隶属鞘翅目（Coleoptera）皮蠹总科（Dermestoidea）。皮蠹科通常分为 6 个亚科：皮蠹亚科（Dermestinae）、圆胸皮蠹亚科（Thorictinae）或圆皮蠹亚科（Anthreninae）、光皮蠹亚科（Orphilinae）、毛皮蠹亚科（Trinodinae）、姬皮蠹亚科（Attageninae）、斑皮蠹亚科（Megatominae）。也有学者因百怪皮蠹（*Thylodrias contractus*）与其他亚科形态差异较大，将其单独列为一个亚科 Thylodriadinae，该亚科只含有 1 个属 1 个种。

皮蠹科分亚科检索表

1. 缺单眼，口器不被盖没……皮蠹亚科（Dermestinae）
   有单眼……2
2. 口器不被盖没，前足基节强度突出……姬皮蠹亚科（Attageninae）
   口器被前胸腹板或前足基节及转节所盖没……3
3. 前胸腹板水平形，后足基节不达于体的侧缘，体被毛或鳞片……4
   前胸腹板垂直形，后足基节达于体侧缘，体背裸露或平滑……光皮蠹亚科（Orphilinae）
4. 长形，后足基节左右连续，体背有逆毛……斑皮蠹亚科（Megatominae）
   短形，圆形或卵圆形，后足基节左右不接……5
5. 体背有鳞片，头下具颇深触角窝……圆皮蠹亚科（Anthreninae）
   体背有直立刚毛，头下无触角窝……毛皮蠹亚科（Trinodinae）

（三）生物学

赵姝荣等（2008）通过室内饲养观察发现，花斑皮蠹在咸阳地区1年发生1~2代，以不同龄期的幼虫越冬。翌年4月初开始活动取食，4月中旬开始化蛹，5月上中旬为化蛹盛期；成虫4月下旬开始羽化到8月上旬结束，以5月下旬至6月上旬最盛；第1代卵4月下旬出现到8月上旬结束，5月下旬至6月上旬为产卵盛期；幼虫5月上旬初始，孵化盛期在6月上中旬；蛹于6月中旬出现至9月中旬结束，以7月中下旬最盛；成虫羽化在6月下旬至9月下旬，以7月下旬为盛期。第2代卵于7月上旬出现至9月下旬结束，盛期在7月下旬，幼虫孵化盛期8月上、中旬。10月下旬以第一、二代幼虫进入越冬。当春季气温回升时，越冬幼虫便从标本盒缝隙、标本虫体内等处爬出转移危害标本，幼虫化蛹时落入标本盒底部，不食不动，身体缩短变瘦，体色加深，进入蛹前期，2~4天后化蛹于幼虫的蜕皮中，5~7天成虫羽化，2~3天后爬出，在蛹壳周围停留10~20分钟开始活动交尾，交尾后1~3天产卵，卵产于标本及标本盒缝隙处，8~12天幼虫孵化，初孵幼虫活跃，先在标本表面活动，一旦找到合适的部位就蛀入标本内危害，一般从标本腹部节间膜处蛀圆孔，进入标本体内，取食干肉，随着龄期的增加食量加大，标本下逐渐出现虫粪，将标本整体蛀空，标本体内充满皮屑，标本盒内也开始出现皮屑，标本完全被损坏。到10月下旬幼虫陆续从标本体内爬出，在标本盒缝隙或标本体内越冬。

（四）生态学

郭建波（2005）研究表明，白腹皮蠹的生长、发育、繁殖的适温范围为20~32℃；41%~94% RH范围为白腹皮蠹生长、发育、繁殖的适宜湿度。通过分析该虫在5种相对湿度范围和5种温度组合情况下的存活率表明，该虫的最适温度范围为24~28℃，最适相对湿度范围是76%~94%；最优组合为24℃和28℃与相对湿度83%~84%和76%~78%范围的任意组合。在不同温湿度下，白腹皮蠹的发育历期、成活率、产卵量及产卵天数等均有差异，从而影响了种群趋势指数的变化。另外，试验表明该虫的抗寒能力较强。由于造成昆虫冬季死亡是低温和低温持续时间共同作用的结果，所以，即使温度在过冷却点以上，但低温持续时间较长也可引起白腹皮蠹的高死亡率。

（五）中国重要种类

1. 白腹皮蠹（*Dermestes maculatus*，Degeer，1774） 体长5.5~10.0mm，体宽3.6~5.8mm，雌虫通常较大于雄虫，长椭圆形，具光泽，赤褐色至黑色。触角棒状11节，触角棒3节，赤褐色。头部无中单眼，密被白毛。前胸背板前缘及侧缘密生白毛，中部杂生白色、黑色、褐色毛；小盾片密被黄褐色毛，与鞘翅毛显著差异。鞘翅遮盖腹末，疏被白色、黑色、褐色毛，尖端具刺，外缘端部不均匀分布有细小锯齿。腹面密被白色毛而得名，腹板第1~5节两侧前角均有黑斑，第5腹板中部另有1斧状黑斑，间隔形成两条对称弯曲白毛带。前足第1~3跗节腹面密生金黄褐色直立茸毛，第4跗节茸毛短且倒伏不形成明显的垫。雄虫第4腹板中央有1凹窝，由此发出1丛直立毛束。

2. 黑毛皮蠹（*Attagenus unicolor japonocus*，Reitter，1877） 体长2.8~5.5mm，体宽1.8~2.6mm，长卵

圆形。触角棒状 11 节,触角棒 3 节,颜色较其他部分深,雄虫触角棒末节长约为第 9、10 节之和的 3 倍,雌虫触角末节略长于第 9、10 节之和。前胸背板在前足基节之前的宽度约为基节间突端部宽的 4 倍,几乎扁平,后缘两侧向上弯。前胸背板长为宽的 2 倍,表皮红棕色至黑色,鞘翅表皮暗褐色,前胸背板侧缘、后缘及鞘翅基部着生黄色毛,其余大部着生暗褐色毛。各足腿节均有容纳胫节的沟。腹面着均一金黄色毛,足红褐色。

3. 中华圆皮蠹(*Anthrenus sinensis*,Arrow,1915) 体长 2.0~3.5mm,体宽 1.5~1.8mm,椭圆形。触角棒状 7 节,触角棒 1 节。表皮红褐色,前胸背板被灰白色、浅褐色鳞片,两侧缘以灰白色为主,鞘翅杂生灰白色、褐色、浅褐色鳞片,距离基部 1/3 及 2/3 处各有 1 条较淡的灰白色鳞片带。复眼内侧边缘不内凹。雄虫触角末节长于其余 6 节之和,雌虫触角末节长短于第 5、6 节之和。腹面表皮红褐色,被均一灰黄色鳞片,足黄褐色。

4. 谷斑皮蠹(*Trogoderma granarium*,Everts,1899) 体长 1.4~3.0mm,体宽 0.7~2.0mm,椭圆形。触角棒状多为 11 节,雄虫触角棒 3~5 节,雌虫触角棒 3~4 节,雄虫触角窝后缘隆线消失全长的 1/3,雌虫消失全长的 2/3,颏的前端中部深凹,凹陷最深处颏的高度小于颏最大高度之半。前胸背板表皮暗褐色,鞘翅表皮淡褐色,具不规则暗色斑,体背密被黄色及淡黄色毛。腹面及足为暗褐色,被均一棕黄色毛。仅雄虫在腹面可见腹板末节边缘有浓密的直立刚毛。

5. 花斑皮蠹(*Trogoderma variabile*,Ballion,1878) 体长 2.0~4.5mm,体宽 1.1~2.4mm,椭圆形。触角棒状 11 节,雌虫触角棒 4 节,雄虫触角棒 7~8 节,末节长于 9、10 节之和。前胸背板黑色,密被淡黄色毛。鞘翅表皮暗褐色,具淡色波状花斑,着生淡黄色毛,形成清晰的亚基环带、亚中带及亚端带,横带间无纵带相连,其余部分着生暗色毛。腹面暗红褐色,密被黄褐色毛,足黄褐色。雄虫第 9 腹节背板内缘呈波状。

(六) 与疾病的关系

此虫严重为害各种储藏谷物、豆类、油料、花生仁、麦芽等植物性产品及其加工品,也为害干果、干草、原棉等,还为害动物性食品和产品如鱼粉、奶粉、蚕茧、皮毛、丝绸等。幼虫在储藏产品堆内可以使产品的温度升高,使其变质霉烂;幼虫体上的倒钩毛散在储藏产品中,影响人体健康。

(七) 防治

目前,对皮蠹的防治主要以化学防治为主。在发现该虫时,通常对被侵染的仓库及产品进行熏蒸处理,同时对仓库周围 12~35 米的地面进行处理。为了达到根除的效果,不仅用高浓度的熏蒸剂,而且要用高浓度的杀虫剂进行表面喷洒。防治皮蠹的杀虫剂应当既有触杀作用,又具熏蒸作用。据张生芳(2004)报道,不同化学制剂对皮蠹的作用效果由高到低排序依次为:溴氰菊酯、氯菊酯、氰戊菊酯、辛硫磷、甲基嘧啶磷、杀螟硫磷、马拉硫磷、氯氰菊酯。此外,还应严格执行植物检疫法规,严防外来有害种的入侵和传播。

(八) 研究技术

皮蠹种类繁多,分类系统复杂,广泛分布于世界各地,目前全世界已知 800 多种,我国已知 40 余种。主要侵害干燥或储藏的动植物材料,食性杂,繁殖力强,可以忍耐环境中极低的湿度完成生活世代,使储藏商品的数量、质量及市场价值造成相当大的损失和破坏。目前皮蠹科的许多研究仍集中于形态描述识别、基于形态学的分类、系统发育研究、分布状态、生物习性研究及防治等方面,而皮蠹科的分子生物学研究仍处于起步阶段,相似种及幼虫识别鉴定仍是皮蠹种类识别中的难题。随着分子生物学技术的日益发展,利用分子技术对皮蠹进行研究和鉴定将成为今后的重要手段。常用的分子生物学技术主要有:RAPD-PCR 技术,酶联免疫法检测技术,RELP 限制性片段长度多态性技术,分子杂交技术和 DNA 条码技术。目前发展最快、应用最广泛的是 DNA 条码技术,其中最常用的分子标记为线粒体 *cox*1 基因。

(张 玺)

参考文献

[1] 任国栋,李雪. 世界储藏物拟步甲分类进展[J]. 河北大学学报(自然科学版),2020,40(1):49-56.
[2] 李浩培,吕飞,毕拥国,等. 我国林业重要蛀干害虫光肩星天牛研究进展[J]. 林业与生态科学,2020,35(1):1-9.

[3] 赵娜娜,麦迪娜·托乎塔森,卢若滨. 12 种植物精油对两种仓储害虫熏蒸活性的研究[J]. 中国粮油学报,2020,35(8):128-132.
[4] 朱武,郭晨亮,刘海荣,等. 一隐翅虫蜇伤合并感染病例[J]. 寄生虫与医学昆虫学报,2020,27(4):256-257.
[5] 陈军. 天牛防治技术研究现状[J]. 辽宁林业科技,2019.
[6] 彩万志,旁雄飞,花保祯,等. 普通昆虫学[M]. 2 版. 北京:中国农业大学出版社,2019.
[7] 邱立强,夏豪,李雯静,等. 斑蝥素及其衍生物在抗肿瘤及抗心血管疾病中的分子机制研究进展[J]. 河北医学,2019,25(10):1748-1750.
[8] 张涛,伍祎,柳丽君,等. 我国赤拟谷盗地理分布研究[J]. 中国粮油学报,2018,33(5):70-75.
[9] 李枷霖,蔡平,郑斯竹. 皮蠹科 DNA 条码分类技术研究[D]. 苏州:苏州大学,2015.
[10] 夏先波,戴缦. 隐翅虫灼伤致横纹肌溶解综合征 1 例[J]. 人民军医,2014,57(7):713.
[11] 李勇,何煦芳,赵伟,等. 368 例隐翅虫皮炎患者流行病学分析[J]. 中国热带医学,2013,13(7):912-913.
[12] 孙晓东,景海霞,任玉莲,等. 隐翅虫皮炎诊治研究进展[J]. 中国医刊,2013,48(2):31-32.
[13] 曹丹丹,嵇保中,刘曙雯,等. 隐翅虫成虫取食、防御和生殖行为[J]. 环境昆虫学报,2013,35(6):815-826.
[14] 李承军,王艳允,刘幸,等. 赤拟谷盗功能基因组学研究进展[J]. 应用昆虫学报,2011,48(6):1544-1552.
[15] 张建英,贾龙,于有志. 实验条件下突角漠甲(鞘翅目:拟步甲科)生物学特性研究[J]. 宁夏大学学报(自然科学版),2011,32(4):400-402.
[16] 李晓婷,张雅林. 中国芫菁科分类研究(鞘翅目:多食亚目:拟步甲总科)[D]. 杨凌:西北农林科技大学,2010.
[17] 李晓燕,周红章. 中国毒隐翅虫亚族和隆线隐翅虫亚族系统分类学研究(鞘翅目:隐翅虫科:毒隐翅虫亚科)[D]. 北京:中国科学院动物研究所,2009.
[18] 刘俊霞,毛缨,王丽丽. 隐翅虫皮炎致急性粒细胞减少 1 例[J]. 第四军医大学学报,2009,30(19):1878.
[19] 郑英奎,郑发科,王伟连,等. 大眼隐翅虫的交配行为[J]. 西华师范大学学报(自然科学版),2009,30(3):241-244.
[20] 赵姝荣,王云果,高智辉,等. 花斑皮蠹生物学特性研究[J]. 陕西林业科技,2008,(2):110-115.
[21] 郭建波,杜予州. 出口农副产品仓储昆虫检疫调查及白腹皮蠹生态学特性研究[D]. 扬州:扬州大学,2005.
[22] 张生芳. 谷斑皮蠹的世界分布及化学防治[J]. 植物检疫,2004,18(2):125-129.
[23] 王秀利. 花生田蛴螬的发生规律、发生原因及防治对策[J]. 安徽农业科学,2004,32(2):287-303.
[24] 刘昌利,余茂耘,赵群等. 梭毒隐翅虫生物学特性与隐翅虫皮炎的观察研究[J]. 中国林副特产,2004,72(5):24-26.
[25] 张加勤,王双连,李朝品. 隐翅虫生境及季节分布调查[J]. 医学动物防制,2002,18(10):547-549.
[26] 王君松,赵子卿,赵中华. 隐翅虫皮炎的组织病理改变[J]. 临床皮肤科杂志,1990,3(3):149.
[27] 林一中,古德祥. 青翅蚁形隐翅虫的种群消长与扩散研究[J]. 昆虫天敌,1988,10(1):15-21.
[28] 林日钊. 毒隐翅虫成虫活动规律与隐翅虫皮炎关系的观察[J]. 中华皮肤科杂志,1987,20(1):37 38.
[29] 魏炳星,慈延龄. 步行虫科婪步甲属幼虫侵人一例报告[J]. 河北医学院学报,1983,4(4):259.
[30] LÜ L,CAI CY,ZHANG X,et al. Linking evolutionary mode to palaeoclimate change reveals rapid radiations of staphylinoid beetles in low-energy conditions[J]. Curr Zool,2020,66(4):435-444.
[31] RÖSNER J,WELLMEYER B,MERZENDORFER H. *Tribolium castaneum*:A model for investigating the mode of action of insecticides and mechanisms of resistance[J]. Curr Pharm Des,2020,26(29):3554-3568.
[32] ZYŁA D,SOLODOVNIKOV A. Multilocus phylogeny defines a new classification of Staphylininae(Coleoptera,Staphylinidae),a rove beetle group with high lineage diversity [J]. Syst Ento,2020,45:114-127.
[33] VIJAYASANKAR P,GOPINATH H,KARTHIKEYAN K. Kissing lesions in Paederus dermatitis [J]. Am J Trop Med Hyg,2019,101(1):5.
[34] BOLOGNA MA,AMORE V,PITZALIS M. Meloidae of Namibia(Coleoptera):taxonomy and faunistics with biogeographic and ecological notes [J]. Zootaxa,2018,4373(1):1-141.
[35] PARKER J. Staphylinids [J]. Curr Biol,2017,27(2):R49-R51.
[36] BRABBS T,COLLINS D,HÉRARD F,et al. Prospects for the use of biological control agents against *Anoplophora* in Europe [J]. Pest Manag Sci,2015,71(1):7-14.
[37] MAGNI PA,VOSS SC,TESTI R,et al. A biological and procedural review of forensically significant Dermestes species(Coleoptera:Dermestidae)[J]. J Med Entomol,2015,52(5):755-769.
[38] COTOVIO P,SILVA C,MARQUES MG,et al. Acute kidney injury by cantharidin poisoning following a silly bet on an ugly beetle [J]. Clin Kidney J,2013,6(2):201-203.
[39] ZHANG X,ZHOU HZ. How old are the rove beetles(Insecta:Coleoptera:Staphylinidae)and their lineages? Seeking an answer

with DNA[J]. Zoolog Sci, 2013, 30(6): 490-501.
[40] SCHLECHTER-HELAS J, SCHMITT T, PESCHKE K. Learning individual signatures: rove beetle males discriminate unreceptive females by cuticular hydrocarbon patterns[J]. Anim Behav, 2012, 84: 369-376.
[41] AL-BINALI AM, SHABANA M, AL-FIFI S, et al. Cantharidin Poisoning due to Blister Beetle Ingestion in Children: Two case reports and a review of clinical presentations[J]. Sultan Qaboos Univ Med J, 2010, 10(2): 258-261.
[42] ASSAF M, NOFAL E, NOFAL A, et al. Paederus dermatitis in Egypt: a clinicopathological and ultrastructural study[J]. J Eur Acad Dermatol Venereol, 2010, 24(10): 1197-1201.
[43] LI XY, ZHOU HZ. Phylogenetic analysis and taxonomy of the subgenus *Gnathopaederus* Chapin and related groups of *Paederus* s. l. (Coleoptera: Staphylinidae: Paederinae)[J]. Invert Syst, 2009, 23(5): 422-444.
[44] BONACCI T, MASSOLO A, BRANDMAYR P, et al. Predatory behaviour on ground beetles (Coleoptera: carabidae) by *Ocypus Olens* (Müller)(Coleoptera: Staphylinidae) under laboratory conditions [J]. Ento News, 2006, 117(5): 545-551.
[45] PESCHKE K, FRIEDRICH P, KAISER U, et al. Isopropyl (Z9)-hexadecenoate as a male attractant pheromone from the sternal gland of the rove beetle *Aleochara curtula* (Coleoptera: Staphylinidae)[J]. Chemoecology, 1999, 9: 47-54.
[46] LI YM, CASIDA JE. Cantharidin-binding protein: identification as protein phosphatase 2A[J]. Proc Natl Acad Sci U S A, 1992, 89(24): 11867-11870.

第二十九章
蝶与蛾

蝶类和蛾类隶属于鳞翅目(图 29-1),鳞翅目的主要特征为:①有两对膜质的翅,横脉少,翅、身体及附肢上满生鳞片;②上颚退化或消失,口器主要由下颚形成一个虹吸管状的口吻;③完全变态,有成虫、卵、幼虫和蛹四个虫期;④幼虫蠋型,头部有傍额片,腹足具趾钩,体表着生有刺、毛、瘤突等(图 29-2)。鳞翅目又分为锤角亚目(Rhopalocera)和异角亚目(Heterocera),俗称分别为蝶亚目和蛾亚目,前者包括了所有蝶类,后者则包括所有蛾类。

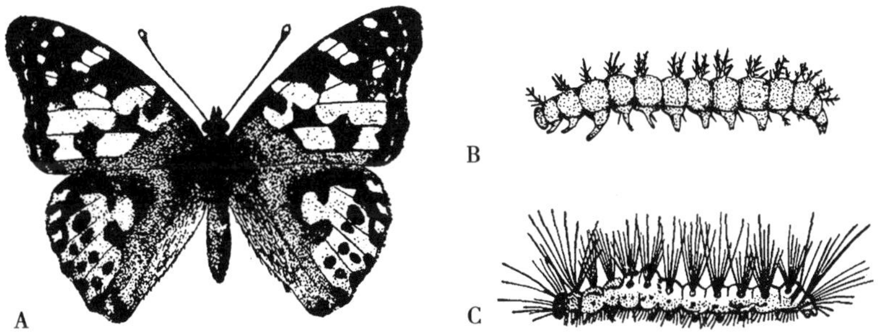

A. 小红蛱蝶;B. 蛱蝶幼虫;C. 毒蛾幼虫

图 29-1 鳞翅目昆虫形态

(引自 周尧)

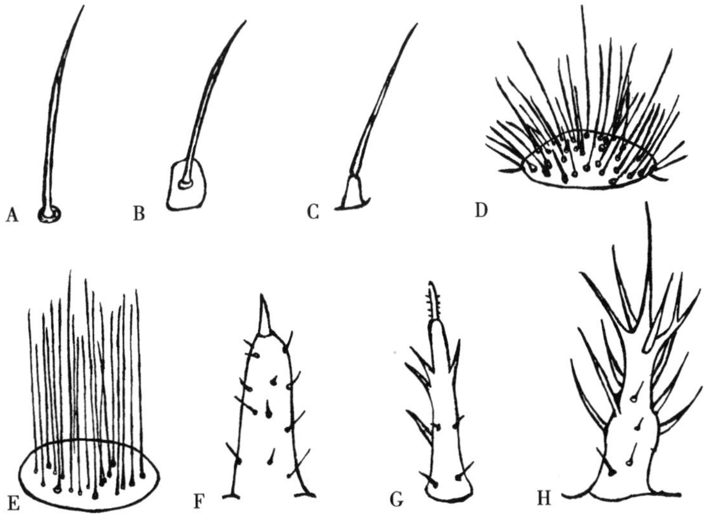

A. 刚毛;B. 刚毛和毛片;C. 毛突;D. 毛瘤;E. 毛撮;F~H. 各种枝毛

图 29-2 鳞翅目幼虫体表的被物

(仿 陆近仁)

蝶和蛾的成虫翅膀和身体上均覆盖细小鳞片，并由此构成各种各样的花纹和色彩；口器大多为虹吸式，以取食液体食物或食物中的液体为主。但二者之间也存在明显的区别。蝴蝶体型大小不一，多为 5~10cm。头部着生棒状或锤状触角 1 对，端部加粗。胸部具足 3 对，翅 2 对，翅宽大。腹部瘦长。体和翅遍布扁平的鳞片和毛。蝶类静止时双翅直立背上，体色鲜艳，活动时间多在白天，有些蝶类更喜欢在早晚日光斜射时活动。蛾类大小多为 0.1~28cm。头部略呈球形或半球形，触角特征变化较大，呈丝状、棒状、栉齿状（羽状）等。胸部发达，各胸节趋于愈合，体和翅及附肢上布满鳞片和毛。腹部呈圆筒形或纺锤形，肥硕。蛾类静止时双翅盖在身上如屋脊状，身体多暗色，活动时间多在夜晚。

（操治国）

第一节 毒蝶

蝴蝶是昆虫纲（Insecta）鳞翅目（Lepidoptera）蝶亚目（锤角亚目 Rhopalocera）的一类昆虫。蝴蝶成虫的体与翅均被扁平的鳞片，触角为棒状或锤状，翅宽大且色彩多艳丽，腹部大多瘦长；白天活动，多数取食花蜜，停歇时翅竖立背上。绝大多数种类的蝴蝶幼虫为植食性。按《中国蝶类志（修订本）》分类体系，蝶类分为弄蝶总科（Hesperoidea）、凤蝶总科（Papilionoidea）、灰蝶总科（Lycaenoidea）、蛱蝶总科（Nymphaloidea）等 4 个总科，各总科之下又依次分 3、3、2、9 科，共计 17 个科。目前记述与医学有关的蝶类隶属于蛱蝶总科（Nymphaloidea），主要为蛱蝶科（Nymphalidae）的斑蛱蝶属（*Hypolimnas*）、蛱蝶属（*Nymphalis*）、孔雀蛱蝶属（*Inachis*）、红蛱蝶属（*Vanessa*）等，亦有少数有毒的蝶类属于闪蝶科（Morphidae）的闪蝶属（*Morpho*）。

一、形态学

蝴蝶为完全变态昆虫，分卵、幼虫、蛹和成虫四期，各期虫态如下：

（一）成虫

头呈圆球形或半球形。复眼发达。触角 1 对，细长，分若干节，端部膨大，多呈棍棒状或锤状，如蛱蝶科和凤蝶科种类；有的膨大不显著，如环蝶科和眼蝶科种类；弄蝶科触角端部则在膨大后急剧缩小，尖细弯曲，犹如鱼钩。虹吸式口器，休息时螺旋状蜷缩在头的下面，应用时又可伸直。胸部由前、中和后胸 3 个体节组成，每节有胸足 1 对。足是蝴蝶分类的重要特征之一，如蛱蝶总科的前足短细而未完全发育，没有步行作用，平时缩在前胸下。中胸和后胸背侧分别有前、后翅 1 对，前翅较后翅发达，大多呈三角形；翅多纵脉，少横脉，一般前翅纵脉 12~14 条，后翅 8~9 条；翅脉之间的翅面区域称为“翅室”，以中室为最重要。翅形、翅面斑纹、翅脉序和翅室是蝴蝶的重要分类依据。腹部由 10 节组成，通常第 1 节退化，第 9、10 节特化为生殖器官，也称生殖节。腹部无运动的附肢。

（二）蛹

蝶类的蛹为“被蛹”，即其触角、双翅和胸足都被包在一个坚硬的蛹壳中，仅第 4~6 节腹节能活动。蛹体常呈梭形，末端有许多小钩，称为臀棘或尾棘，用以悬挂或攀附在幼虫化蛹前分泌的丝垫上。根据蛹体在化蛹场所的附着形式，蝴蝶的蛹分为两个基本类型：悬蛹和缢蛹。悬蛹主要见于蛱蝶科、斑蝶科、眼蝶科和珍蝶科种类，幼虫在植物枝叶等附着物下方制造一块丝垫，蛹的臀棘与丝垫相连，整个蛹体呈倒挂状态。缢蛹常见于凤蝶科和粉蝶科种类，蛹体除以腹末的臀棘附着在丝垫上，另有一细丝（缢丝）在其中部背面将蛹体与其他物体联系在一起。

（三）幼虫

蝶类的幼虫为毛虫式或蠋式。幼虫体大致呈圆柱形，柔软，颜色各异。头部有坚硬的头壳，左右对称，两侧下方各有 6 个单眼和一个短小的触角。口器咀嚼式，位于头部前端下方，由上颚 1 对、上唇和吐丝器组成，上颚发达。胸部 3 节，每节腹面各有胸足 1 对，胸足分基、转、腿、胫、附等 5 节，也有爪节。腹部共 10 节，其中第 3~6 节和第 10 节腹面各有腹足 1 对，最后 1 对又称尾足。腹足粗大，膜质囊状，不分节，仅为幼虫期的临时运动器官，到成虫期消失，因而称为伪足。腹足端部有带钩的刺毛，称趾钩，是幼虫的分类特征。第 1~8 腹节每节两侧中部各有一气门，前后排成一线。幼虫体表有各种色斑和线纹；多数种类体表光滑，有的种类着生有毛列、棘刺和肉质突起等表皮衍生物，主要起着伪装和警告作用。

（四）卵

蝶类的卵为立式卵，卵的底部平坦，以产卵时雌蝶分泌的黏液紧紧附在寄主植物的叶、茎或邻近寄主的其他物体表面。卵的顶部有供精子进入的小孔-精孔，精孔周围通常有几圈花瓣状的皱纹。卵的形状因种类而各异，如凤蝶科的卵多为圆球形或半球形，表面光滑，无明显的脊线或皱纹；粉蝶科的卵呈塔形或炮弹形，高约为宽的2倍，有隆起的纵脊线和横格线；蛱蝶科的卵多呈香瓜形，一端或两端略平，有明显的脊线。蝶类的卵常单个地产在寄主植物上，也有集中产在一起成卵块或卵串。

二、分类学

蝴蝶的分类主要依据成虫的形态特征，如：翅形、翅面上的斑纹，翅脉序和翅室，以及雄性外生殖器、触角和附肢特征等。此外，幼期（卵、幼虫和蛹）的形态特征也可作为分类的重要依据。按《中国蝶类志（修订本）》分类体系，蝶类分为4个总科，17个科：①弄蝶总科（Hesperoidea）：缰弄蝶科（Euschemonidae）、大弄蝶科（Megathymidae）、弄蝶科（Hesperiidae）；②凤蝶总科（Papilionoidea）：凤蝶科（Papilionidae）、绢蝶科（Parnassiidae）、粉蝶科（Pieridae）；③灰蝶总科（Lycaenoidea）：灰蝶科（Lycaenidae）、蚬蝶科（Riodinidae）；④蛱蝶总科（Nymphaloidea）：喙蝶科（Libytheidae）、眼蝶科（Satyridae）、环蝶科（Amathusiidae）、斑蝶科（Danaidae）、绡蝶科（Ithomiidae）、闪蝶科（Morphidae）、蛱蝶科（Nymphalidae）、袖蝶科（Heliconiidae）、珍蝶科（Acraeidae）。其中，闪蝶科、大弄蝶科、绡蝶科和袖蝶科产于美洲，缰弄蝶科只产于澳大利亚，这5科中国均无分布。

蝶类分科检索表（周尧，1994）

1a 触角端部弯曲，末端尖，基部互相远离；眼的前方有浓密的"睫毛"；前翅中室外的脉纹都不分叉（弄蝶总科 Hesperoidea）……2

1b 触角端部棒状膨大，末端圆，基部互相接近；头较狭，眼的前方很少有"睫毛"；前翅至少有1条脉纹在中室外分叉……4

2a 雄性后翅有1翅缰……缰弄蝶科（Euschemonidae）

2b 雄蝶后翅无翅缰……3

3a 后足胫节只有1个距；翅展超过40mm；触角末端无尖，也不弯曲；头比胸部狭……大弄蝶科（Megathymidae）

3b 后足胫节有2个距；翅展在50mm以下；触角钩状明显；头比胸部宽或一样宽……弄蝶科（Hesperiidae）

4a 两性的前足发育正常；前、后翅的中室闭式（凤蝶总科 Papilionoidea）……5

4b 雄性前足较退化，跗节常不分节，常无爪……7

5a 后翅有2条臀脉，臀缘凸出；前足胫节无突起；爪分裂或有齿……粉蝶科（Pieridae）

5b 后翅只1条臀脉，臀缘凹入；前足胫节后有1突起；爪完整……6

6a 前翅在肘脉与臀脉间有1横脉，径脉5支；触角不被鳞片；翅三角形；后翅通常有尾状突起……凤蝶科（Papilionidae）

6b 前翅在肘脉与臀脉间无横脉；径脉4分支；触角被有鳞片；翅卵形；后翅无尾状突起……绢蝶科（Parnassiidae）

7a 雌蝶前足正常，爪发达；一般小型（灰蝶总科 Lycaenoidea）……8

7b 雌前足退化，无爪；后翅有肩脉（蛱蝶总科 Nymphaloidea）……10

8a 下唇须和胸部一样长，向前伸出，第三节多毛；眼圆；后翅有肩脉；前翅顶角向外缘钩状突出……喙蝶科（Libytheidae）

8b 下唇须比胸部短；眼有凹陷……9

9a 后翅肩角不加厚，通常无肩脉；后翅常有尾状突起……灰蝶科（Lycaenidae）

9b 后翅肩角加厚，有肩脉；后翅通常无尾状突起……………………………………………………蚬蝶科（Riodinidae）
10a 前翅通常有 1~3 条脉纹基部膨大；后翅中室闭式；至少后翅后面有 2 个眼状斑………眼蝶科（Satyridae）
10b 前翅脉纹基部不膨大……………………………………………………………………………………11
11a 后翅中室闭式…………………………………………………………………………………………12
11b 后翅中室开式，或仅闭有很细的横脉…………………………………………………………………14
12a 前翅比后翅短，中室闭式；后翅有眼斑；翅色多暗淡；眼有毛；多在黄昏或林荫中活动………环蝶科（Amathusiidae）
12b 前翅比后翅长，中室闭或开；眼无毛；颜色鲜艳，无眼状斑；多在白天活动……………………………13
13a 翅狭长，鳞片少，较透明；后翅无发香鳞，触角不被鳞片；雄蝶腹部末端无毛撮………绡蝶科（Ithomiidae）
13b 翅较宽；后翅有发香鳞；触角被有鳞片；雄蝶腹末有毛撮……………………………………斑蝶科（Danaidae）
14a 腹部特别短；翅大，色彩鲜艳；后翅有眼斑………………………………………………闪蝶科（Morphidae）
14b 腹部不特别短；翅大或小；通常无眼斑……………………………………………………………………15
15a 前翅宽，只略长过后翅……………………………………………………………………蛱蝶科（Nymphalidae）
15b 前翅狭，明显长过后翅，多小型种类…………………………………………………………………16
16a 后翅肩脉向翅基部弯曲；下唇须侧扁；中后足爪对称………………………………………袖蝶科（Heliconiidae）
16b 后翅肩脉向翅端部弯曲；下唇须圆柱形；爪不对称…………………………………………珍蝶科（Acraeidae）

与医学相关的蛱蝶科是蝶类中较大的科，多数种类中型或大型，少数小型。蛱蝶成虫触角端部锤状或棒状；翅膀正面常有各种鲜艳的色彩，有的具强烈的紫色光泽；前足退化，收缩于胸前；跗节雌蝶 4~5 节，下方有刺，雄蝶跗节只 1 节，多毛，雌雄跗节均无爪。蛱蝶科成虫性活泼，喜在阳光下活动，访花或食腐；翅膀强劲，飞行力强，栖息时常竖立背面或反复合拢张开。蛱蝶科幼虫呈黑色、黑褐色、棕黄色或黄绿色等，并具颜色各异的斑点；体被刺毛和棘刺，部分种类幼虫仅头部具 1 对角状突起，体无枝刺；趾钩 3 序中带，少数为双序或单序中带。蛱蝶科种类极多，全世界已记载的约 3 400 种，中国已知 290 余种。以下对与医学相关的、中国有分布的蛱蝶科几属作一叙述。

（一）蛱蝶属（Nymphalis）

成虫身体、足及翅基部有毛，须有长毛，眼亦有毛。翅紫褐、黑褐或黄褐色，有黄色、白色或黑色的缘带，翅反面有很密的波纹；前翅后缘平直，外缘强度波纹，在 M_1 脉与 Cu_1 脉处特别突出；后翅外缘也强波状，M_3 脉处明显尖出；前后翅中室均闭式。雄性外生殖器钩突狭，颚突小，囊突很小；瓣片阔，抱器末端向下弯曲，抱器铗长；阳茎短，基部较粗，端部细尖而向上弯曲，叉突有 2 个细的分支。卵半球形，周围有 10 条纵隆线，常成堆产。幼虫群栖，头近方形，毛基部小瘤形，胴部有 64~66 个枝刺。蛹体瘦，突起尖锐。寄主为杨柳科及榆科植物。全世界已记载 6 种，分布于古北区及北美洲。中国已知 3 种：黄缘蛱蝶（*N. antiopa* Linnaeus，1758）、朱蛱蝶（*N. xanthomelas* Esper，1781）和白矩朱蛱蝶（*N. vaualbum* Denis et Schiffermüller，1775）。

（二）斑蛱蝶属（hypolimnas）

成虫中型，橙红色或紫褐色。雌雄异型，雌蝶呈多型性。眼光滑，须背面黑色，腹面白色，向前伸，末节短尖。头及胸部黑色，各有 1 对白色斑点。前翅前缘强弧形，外缘 M_1 脉处微突出，其下凹入；中室短，闭式；R_3 脉从 R_5 脉中部分出，M_3 脉从中室下角分出，Cu_1 脉从中室下角前分出。后翅无尾，阔卵形，无顶角，外缘波状；中室闭式；M_3 脉与 Cu_1 脉从中室下角分出。雄性外生殖器钩突小而狭，颚突发达，囊突中等长；瓣片端部分裂为二，上面为盔状，下面为钩状；阳茎中长，矛状。卵呈圆球形，底平，上端凹入，周围有 12 条纵脊线。幼虫群居，头部有 1 对突起，胴部多枝刺。蛹色暗，突起不明显。寄主为旋花科、锦葵科、马齿苋科等植物。全世界已记载 24 种，分布于亚洲、非洲及北美洲。中国已知 3 种：金斑蛱蝶（*H. missipus* Linnaeus，1764）、幻紫斑蛱蝶（*H. bolina* Linnaeus，1758）和畸纹紫斑蛱蝶（*H. anomala* Wallace，1869）。

(三) 红蛱蝶属(*Vanessa*)

成虫中型,橙色或红色,两性相似。眼有毛。前足跗节均被有长毛,须及翅上无毛。翅反面有隐晦的斑纹。前翅后缘平直,外缘在 M_1 脉处略突出,M_1 脉、M_2 脉均与 R_5 脉接近;后翅臀角瓣状,外缘弧形,微呈波状,无尖出或尾突。雄性外生殖器钩突小,有颚突,囊突小;瓣片阔,背面深裂,抱器铗细长;阳茎端部细尖,略向上弯曲。卵呈圆球形,侧面有 9~12 条纵隆线。幼虫单独生活,隐蔽或半隐蔽在寄主的缀叶,头部无突起,胴部有 34 对枝刺。蛹的突起小。寄主为荨麻科、菊科植物。全世界已记载 14 种,广泛分布于世界各地。中国已知 2 种:大红蛱蝶(*V. indica* Herbst,1794)、小红蛱蝶(*V. cardui* Linnaeus,1758)。

三、生物学

蝴蝶生物学是研究蝴蝶个体生命规律的科学,主要包括生长发育、生殖、生命周期、各发育阶段的习性和行为特征等。

(一) 生殖方式

蝴蝶雌雄异体,两性生殖,卵生。雄蝶羽化时精子已成熟,并进入贮精囊备用,而刚羽化的雌蝶性细胞还不成熟,不能立即交配。大多数种类的雌蝶交配前期(羽化至交配)为 1~6 天。雌雄成虫交配前,雄蝶对雌蝶的有一个追求的过程,俗称"婚飞"。雄蝶寻找雌蝶的方式大致有 2 种:等候型和巡游型。等候型种类(如蛱蝶)的雄蝶多有占域习性和排他性,发现同种雌蝶则追逐求偶,遭拒后即返回领地继续守候,若发现同种雄蝶或异种蝴蝶,会予以驱逐。巡游型种类(如凤蝶和粉蝶)的雄蝶则在栖息地巡回飞行,主动寻找雌蝶交配。雄蝶搜寻、识别同种雌蝶主要借助于雌蝶的翅膀颜色及其分泌的性外激素。大部分雌蝶在交配后第 2~3 天产卵,也有交配当天即产卵的。在自然界,雌蝶不见寄主不产卵,而且绝大多数种类会将卵直接产在适合刚孵化的幼虫取食的植物嫩叶、新梢上,其次是树干枝杈处和侧芽上。多数种类的雌蝶产卵为单产或散产,即将卵单粒产在不同地方的寄主植物或同一寄主不同位置,有些种类(如红锯蛱蝶、白带锯蛱蝶等)则将卵数十至上百粒聚集产在一起。

(二) 发育与变态

蝴蝶个体发育要经过卵、幼虫、蛹和成虫 4 个阶段,属全变态发育。蝴蝶的卵在体内受精,受精卵在适宜温湿度等条件下开始发育,幼虫器官逐渐形成,发育成熟的幼虫以口器咬破卵壳或以头部顶开卵盖(如蛱蝶)爬出,这个过程称为胚胎发育期。幼虫摄食植物,经过数次蜕皮,发育长大至一个外表静止的虫态-蛹;蛹继续发育,幼虫组织离解伴随成虫器官形成;成虫发育完成破蛹壳而出(羽化),雌雄成虫交配产出下一代的卵,完成一个生命周期。幼虫自卵中孵化出来至蛹羽化的整个过程称为胚后发育。

(三) 生活史

蝴蝶从卵到成虫一个生命周期的过程称为一个世代,所经历的时间称为蝴蝶的代生活史。

蝴蝶年发生的世代数受种的遗传特征控制,也受温湿度和光照等环境条件的影响。在亚热带地区,多数种类一年 2~4 代,世代之间分界清晰,相互之间不重叠或只有一小部分重叠;有的种类一年可发生许多世代,成虫寿命和产卵期都较长,以至各世代无明确界限,从而出现世代重叠情况,如金斑蝶、枯叶蛱蝶等。在热带地区,蝶类世代重叠现象非常普遍。

蝴蝶的越冬虫态各异。一些种类以蛹越冬,如凤蝶科和粉蝶科的大部分种类;一些种类以幼虫越冬,如蛱蝶科的黑脉蛱蝶、黑紫蛱蝶(*Sasakia funebris*)、大紫蛱蝶、斐豹蛱蝶(*Argyreus hyperbius*)和银豹蛱蝶(*Childrena childreni*);一些种类以成虫越冬,如枯叶蛱蝶、眼蛱蝶属、紫斑蝶属等。以卵越冬情况较少,主要见于绢蝶科种类,实际上只是"幼虫在卵壳内越冬",因为在秋末,胚胎发育就已经完成,只是幼虫到次年春季才孵化。

(四) 生活习性

1. 昼夜活动规律 蝴蝶是昼出性昆虫,夜间休息,白天活动。通常雌蝶以寄主为中心活动,很少远离寄主生境,而雄蝶为寻找交配机会需大范围活动,有时远离栖息地而迷失方向,成为"迷蝶"。蝴蝶飞行姿态和速度因种而异。有的上下或左右急速飞行,有的缓慢近直线前行;有的飞行距离很短,如灰蝶、弄蝶和一些小型蛱蝶种类只作急促短距离活动,有的可在空中随风滑翔很远的距离,如斑蝶科、裳凤蝶属和斑凤蝶属种类。蝴蝶成虫对灯光无趋性，这是与蛾类的本质区别之一。蝴蝶活动受阳光影响较大，天气晴朗时，活动频繁，阴天则活动减少，雨天则躲避于树丛等处。

2. 食性　蝴蝶的幼虫以植物为食，食性较狭窄，绝大多数只取食同一科中的若干属植物，有的仅以某个属的植物为食，仅少数种类能取食若干科的植物。幼虫主要取食植物的叶片，有些种类在植物叶片老化或缺乏时，也取食茎皮、嫩茎、花蕾、花和幼果。蝴蝶的成虫飞行、交配和产卵等活动需补充营养，成虫以虹吸式口器吸食花蜜、果汁、树叶或发酵物，也有吸食溪边或苔藓上的清水、鸟兽粪便液及动物尸体体液。蝴蝶种类不同，摄食习性亦异。如凤蝶嗜食百合花科植物的花蜜，眼蝶嗜好发酵浆果的汁液，蛱蝶嗜好杨、栎等树液，娜灰蝶和黑弄蝶嗜食鸟兽粪便液，等等。

3. 群集和迁飞　有些蝴蝶具有群集性，可发生在幼虫期或成虫期。典型的幼虫群集性种类有红锯蛱蝶和白带锯蛱蝶，而斑蝶科成虫具有聚集性。迁飞是一些蝴蝶种类为适应环境变化而进行的种群整体长距离周期性的移动。目前已知世界上有二百多种蝶类能作迁徙飞行，如大红蛱蝶夏天向高海拔地区迁移，有的种类（如北美洲的君王斑蝶）甚至如候鸟一样，每年冬天由北向南飞行，夏天则由南向北飞行。

4. 保护色、拟态及假死性　为躲避天敌捕食，蝴蝶在长期进化过程中经由自然选择获得拟态、保护色等适应性特征。如，枯叶蛱蝶的翅膀反面具有枯黄叶片的特征（包括叶脉、颜色、霉斑和霉点等），合拢竖起后与一片枯叶无异。金斑蛱蝶模拟金斑蝶，因后者幼虫取食萝藦科植物后，其成虫集聚了有毒的糖苷类物质，令鸟类捕食后不适。此外，蛱蝶和斑蝶的幼虫存在假死现象，即幼虫受到某些化学或机械刺激，会突然停止活动，甚至掉落地面，呈死亡状。

四、生态学

在自然界蝴蝶的生活受温度、湿度、光照、风、降雨、动植物群落等多种环境因素影响。对生境的适应性差异导致不同种类蝴蝶有着特定的地域分布特征。

（一）气象因素对蝴蝶的影响

气象因素对于蝴蝶的影响很大。温度和湿度同时作用于蝴蝶的各个虫期，光照、降水、风速则主要影响成虫活动。

蝴蝶是变温动物，绝大多数蝴蝶的发育起点温度为 10~15℃，适宜温度范围为 20~28℃。在亚热带及其以北地区，蝴蝶需要度过漫长寒冷的冬季，常常进入一种新陈代谢水平很低，生长发育停滞的生理状态。有的种类还在炎热的夏季暂时停滞发育，即越夏。根据产生及消除这种状态的环境条件，可将其分为休眠和滞育两类。休眠常由不利的环境因素直接引起，主要是温度。休眠虫态可以是成虫、蛹或幼虫。位于亚热带的四川峨眉山，斐豹蛱蝶、青豹蛱蝶和银豹蛱蝶等种类以幼虫越冬；枯叶蛱蝶和大红蛱蝶等以成虫越冬。滞育与遗传特性与环境条件密切相关，往往不是由不利的环境条件直接引起，而且蝶类一旦进入滞育，即使环境条件恢复正常，也不能立即开始发育。光照周期是促使蝴蝶进入滞育的主导因素，其次为温度。黑脉蛱蝶、黑紫蛱蝶和大紫蛱的幼虫在晚秋寄主老硬后进入滞育状态，即使为其提供新鲜的嫩叶，幼虫也不恢复取食。

卵和蛹是不能运动的虫态，相比幼虫、成虫可以从食物中获取水分，其只能通过体壁自空气或降水获得水分，所以易受湿度影响。当空气干燥时，卵中胚胎发育完成后的幼虫不易孵化，生长中的幼虫无法蜕皮，蛹可能羽化出畸形成虫。成虫在微风中活动最积极，可继续完成访花或产卵，大风则阻碍成虫飞行，使其取食、交配和产卵活动停止。日光是成虫活动的信号，成虫的飞行、取食和交配等活动在天气晴朗时活跃，在阴天减少，雨天则大多停止。

（二）蝴蝶的地带性分布

热带雨林主要分布于南美洲、东南亚、中部非洲的赤道南北纬 10°之间的热带气候区，具有极为丰富的水热条件和植物种类多样性，是世界蝴蝶的宝库，蝴蝶种类丰富，年世代数多，许多蝶种终年可见其各虫期。温带地区蝴蝶种类少，个体一般较小，色彩素淡，年世代数少，许多蝶种一年只发生 1 代，越冬期很长。亚热带地区为温带种类和热带种类的交汇处，蝴蝶种类也很丰富，年世代数亦介于温、热带蝶种之间。

我国云南省和海南岛地处北半球热带边缘，同时受海洋季风影响，热带季雨林为其典型的地带性植被；

蝶类物种丰富，是我国观赏蝴蝶资源的宝库，多大型、色彩艳丽的种类，如裳凤蝶属、斑凤蝶属、斑粉蝶属、迁粉蝶属、紫斑蝶属、斑蝶属、箭环蝶属、锯眼蝶属、锯蛱蝶属、彩蛱蝶和丽蛱蝶等。长江中下游流域是我国亚热带的中心，代表性植被为亚热带常绿阔叶林（包括竹林），主要有樟科、壳斗科、山茶科、金缕梅科和禾本科竹亚科等科的常绿阔叶树组成；蝴蝶种类明显减少，翅面色彩也较素雅，代表性属种有麝凤蝶属、凤蝶属、青凤蝶属、钩粉蝶属、白蛱蝶属、脉蛱蝶属和闪蛱蝶属等，热带和温带的蝴蝶种类在此相互渗透，形成一个宽阔的过渡地带。暖温带地区大致在秦岭-淮河一线以北至东北南部，落叶阔叶林是其代表性植被，由杨柳科、桦木科、壳斗科等科的乔木植物组成；蝴蝶种类少，个体一般较小，色彩素淡。温带草原区的地带性植被以耐寒的旱生多年生草本植物为主，金凤蝶、金槿蛱蝶、斐豹蛱蝶、老豹蛱蝶、绿豹蛱蝶和网蛱蝶属的种类较为常见。青藏高原和西北地区的高寒草原，以眼蝶科、粉蝶科、绢蝶科和灰蝶科的小型种类为主，耐寒性极强的绢蝶属和豆粉蝶属为其代表性属种。北方针叶林是寒温带的地带性植被，蝴蝶种类和数量都较少，主要是眼蝶科、喙蝶科和灰蝶科的一些小型种类，色彩暗淡。温带荒漠区和高寒荒漠区的生态条件严酷，植物种类贫乏，蝴蝶种类和数量极为稀少。

五、中国重要种类

蝴蝶一般比较美丽，形态各异，多姿多彩。人们在欣赏蝴蝶时却忽略了蝴蝶也是一类害虫，有些蝴蝶既危害植被也危害人类。蛱蝶科某些种类幼虫的毒毛能刺激人体皮肤能引起痒感或（和）痛感，甚至引起皮炎、过敏。与医学相关的中国蛱蝶科主要代表种有如下几种。

1. 黄缘蛱蝶

（1）种名：黄缘蛱蝶（*Nymphalis antiopa*）

（2）形态：成虫翅浓紫褐色，外缘有灰黄色宽边，内侧有 7~8 个蓝紫色的椭圆形纹排成横列，前翅顶角附近有 2 个白色斜斑。翅反面黑褐色，有极密的黑色波状细纹，外缘黄白色。幼虫外表如点缀小白点的黑色天鹅绒，背部有几行长而分叉的刺，中央为 1 行红点。

（3）生活习性：每年一代。雌蝶在叶子出芽之前，就会在寄主植物的顶生小枝周围以环状群集的方式产卵。成蝶在冬季冬眠，典型的越冬地点为树洞和疏松的树皮下。黄缘蛱蝶为非迁徙蝶种，但亦有资料表明北美的一部分种群有向南迁徙现象。

（4）寄主：柳属（Salix）、杨属（Populus）、榆属（Ulmus）植物和桦木科（Betulaceae）植物等。

（5）与疾病的关系：幼虫可致人体出现荨麻疹样皮炎等。

（6）地理分布：广泛分布于亚欧和北美，如朝鲜、日本、欧洲西部、美国和加拿大以及中国的北部（东北、北京、内蒙古、河北、陕西、甘肃、宁夏、青海、新疆等地）。

2. 金斑蛱蝶

（1）种名：金斑蛱蝶（*Hypolimnas misippus*）

（2）形态：雄蝶翅黑褐色，前翅中室外有 1 个长椭圆形白斑，顶角附近有 1 个小形白斑；后翅中域有 1 个大形白斑，前后翅白斑有紫色光泽。翅反面暗黄褐色。前翅基部红棕色，中室内上方有 3 个白斑；后翅有 1 条从前缘中部直贯后缘的宽大白带，端部有 1 个黑斑。雌蝶翅橙黄色，顶角有 1 个较小的白斑，中室外侧有 1 列宽的白色斜带；后翅外缘黑褐色，前缘有 1 个黑斑。两翅外缘均有两列成对的小白点。翅反面色较淡，前翅端黄绿色，中室内上方有 3 个白斑；后翅前缘中部及中室端脉外各有黑斑 1 枚。幼虫 5 龄，头壳黄褐色，体黑褐色；1 龄幼虫多体毛，2~5 龄头壳具有 1 对角状突，体被分枝的黄褐色枝刺。

（3）生活习性：栖息地非常广泛，常与幻紫斑蛱蝶混合发生，两者幼期形态和习性也相似。多化性种类，以成虫越冬。雌成虫产卵分散，幼虫分散栖息，有假死习性。成虫及其他虫期在中国台湾终年可见。雌雄异型，以雌蝶拟态金斑蝶（*Danaus chrysippus*）而闻名。

（4）寄主：茴香、胡萝卜、芹菜，防风、独活和柴胡等伞形花科植物。

（5）与疾病的关系：幼虫可致人体出现荨麻疹样皮炎等。

（6）地理分布：国内分布于陕西、浙江、福建、云南、广东和台湾等省，国外分布于日本、印度、缅甸、锡金、南美洲、澳大利亚北部和非洲热带地区等。

3. 孔雀蛱蝶 隶属蛱蝶科孔雀蛱蝶属，该属全世界已记载的仅有孔雀蛱蝶 1 种。

（1）种名：孔雀蛱蝶（*Inachis io*，Linnaeus，1758）

（2）形态：成虫眼有毛，须上少毛。翅正面朱红色，外缘色稍暗；前、后翅前缘近顶角处有 1 个大的孔雀翎状的斑纹，其外侧包黑色半环，中间散有青白色鳞片；后翅色暗，中室下方朱红色，前缘附近有孔雀尾斑，中心黑色，闪青紫色光。翅反面黑褐色，有浓密的黑色波状细线。前翅 M_1 脉处、后翅 M_3 脉处外缘尖出，中室开式。雄性外生殖器背兜很宽，钩突小而狭，末端分叉，囊突细，向上弯曲，瓣片端尖，抱器短粗，阳茎细，波状弯曲。蛹为悬蛹，体长约 25mm，宽约 8mm，有灰褐色和黄色两型；头前端有 2 尖突，侧面各有一尖一钝 2 突起，中胸背面中部有 1 粗尖突，腹背有 2 列尖突，每列 6 个，有的尖突具金属光泽，顶部紫黑色。幼虫 5 龄，老熟幼虫黑色，胸、腹部背面和侧面散布有小白点；胸足黑色发亮，腹足暗褐色；除前胸无棘刺外，胴部其他胸节、腹节均有棘刺，共有 27 对。卵呈香瓜形，浅绿色，有 8~9 条白色纵脊，宽处有细横纹，直径约 0.75mm。

（3）生活习性：在吉林省东部一年发生 2 代，以成虫越冬。成虫访花，喜在阳光下活动，喜高空飞翔，极不易捕捉。雌蝶将卵叠置聚产成卵块，一个卵块最多可由 200 余粒组成。幼虫吐丝结网，营群集生活，至化蛹前才分散，历期 24~36 天。老龄幼虫离开寄主到附近杂物处化蛹，最远可爬行 100 余米。蛹历期为 8~11 天。

（4）寄主：荨麻科、葎草和蛇麻等。

（5）与疾病的关系：幼虫可致人体出现荨麻疹样皮炎等。

（6）地理分布：分布于东亚、地中海沿岸和西欧。中国主要分布于秦岭—淮河以北的黑龙江、辽宁、新疆、甘肃、宁夏、陕西、山西以及云南等地。

4. 大红蛱蝶

（1）种名：大红蛱蝶（*Vanessa indica* Herbst，1794）

（2）形态：成蝶体长 16~22mm，翅展 54~67mm，体粗壮黑色。翅面黑色，外缘波状；前翅 M1 脉外伸成角状，翅顶角有几个白色小点，亚顶角斜列 4 个白斑，中央有 1 条红色宽横带；后翅暗褐色，外缘红色，内有 4 个黑色斑，内侧还有 1 列黑色斑。前翅反面除顶角茶褐色外，前缘中部有蓝色细横线；后翅外缘红色，臀角黑色；后翅反面有茶褐色的云状斑纹，外缘有 4 枚模糊的眼斑（图 29-3A）。蛹背部有短刺 9 对。幼虫黑褐色，背部有密密麻麻的小黄点，体侧气门下方有 1 列黄色 V 形纹，体表密布棘刺（图 29-3B），棘刺异常壮硕（图 29-3C）。幼虫在枝尖叶芽处织巢，藏匿于叶巢中。卵呈香瓜形，纵向有十几条白色条纹。

（3）生活习性：在长江流域年生 2~3 代，以成虫在田埂、杂草丛中、树林或屋檐等处隐蔽越冬。成虫飞翔力强，喜白天吸食花蜜，中午尤其活跃。卵散产在苎麻的顶叶上，每叶 1~2 粒。低龄幼虫喜群栖为害，3 龄后转移，稍遇触动，有吐丝下垂习性，老熟后将尾端倒挂在包卷的叶里化蛹。

（4）寄主：常见寄主为榆树、榔榆、榉树、紫藤、菊花、绣线菊、牡丹等。

（5）与疾病的关系：对人类的危害尚未检索到确切的报道，预测对人类的危害性同其他有毒蝶类。

（6）地理分布：国内主要分布于北京、天津、河北、湖北、山东、安徽、辽宁、内蒙古、青海、甘肃、宁夏、重庆、黑龙江及台湾等省（自治区、直辖市）；国外主要分布于印度、斯里兰卡、朝鲜、日本、菲律宾等国和西伯利亚地区。

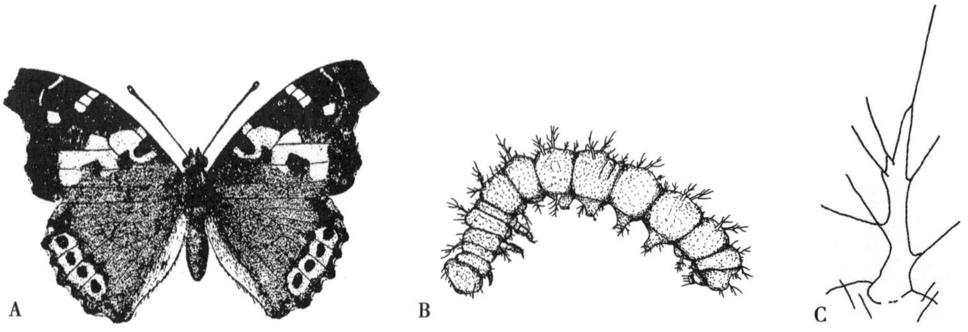

A. 成虫；B. 幼虫；C. 枝刺。

图 29-3 大红蛱蝶

（引自 周尧）

六、与疾病的关系

蝶类中，蛱蝶科、闪蝶科有些种类的幼虫体被刺毛或枝刺，有的为末端锐利的枝刺，有的为端部分支的棘刺，有的为成排排列的毛瘤，且毛瘤上着生成束的长毛，此外头端和尾端还着生有头棘和尾棘。不同于毒蛾科，一般认为蛱蝶科幼虫与大多数灯蛾科和夜蛾科种类相似，刺毛、枝刺缺乏与之相连的毒腺细胞，其对人体的危害机制可能是：①刺毛或枝刺对人体皮肤等处机械性刺激和损伤；②刺毛或枝刺包含几丁质、单宁、脂蛋白和黏多糖等组分，这些物质具有抗原性，而且几丁质是炎症诱导剂和免疫反应增强剂，从而引发人体过敏反应。

目前蝶类致病缺乏详细的病例报道。一般认为蛱蝶科和闪蝶科幼虫引发轻度荨麻疹样皮炎和过敏等，临床症状相对较轻。按现有文献记载，可致病的蝶类毛虫有：蛱蝶科（Nymphalidae）斑蛱蝶属（*Hypolimnas*）的金斑蛱蝶（*Hypolimnas misippus*）、蛱蝶属（*Nymphalis*）的黄缘蛱蝶（*Nymphalis antiopa*）、孔雀蛱蝶属（Inachis）的孔雀蛱蝶（*Inachis io*），以及闪蝶科（Morphidae）闪蛱蝶属（*Morpho*）中的至少 7 种蛱蝶毛虫，如阿齐闪蝶（*Morpho achillaena* Hübner，1823）、美神闪蝶（*M. anaxibia* Esper，1801）、塞浦路斯闪蝶（*M. cypris* Westwood，1851）、海阔闪蝶（*M. Hercules* Dalman，1823）、银白闪蝶（*M. Laertes* Drury，1782）、大蓝闪蝶（*M. Menelaus* Linnaeus，1758）和尖翅蓝闪蝶（*M. rhetenor* Cramer，1775）。闪蝶科毛虫引发的病例虽一年内任何时间可见，但最常见于虫口数量最高的夏季。闪蝶科仅出现在新热带区（南美次大陆、中美洲和西印度群岛），幼虫以豆科、防己科（Menispermaceae）为食。

七、防制

不少种类蝴蝶的幼虫是粮油作物、蔬菜、果树、药材等经济作物的害虫。稻弄蝶（*parnara guttata*）的幼虫，因其吐丝缀叶成苞、取食，俗称为“稻苞虫”，严重影响水稻的生长抽穗。菜粉蝶（*pieris rapae*）的幼虫加害十字花科蔬菜，玉带凤蝶（*papilio polytes*）和柑橘凤蝶（*papilio xuthus*）的幼虫食用柑橘叶及嫩芽，樟凤蝶幼虫危害樟树。与此同时，我们也要注意，蝴蝶是宝贵的生物资源，具有重要的观赏价值、经济价值和生态价值。蝴蝶是自然界高等植物的重要授粉昆虫之一；有些蝴蝶是有害生物的天敌，如蚜灰蝶属（taraka）幼虫取食蚜虫或介壳虫；金凤蝶幼虫（茴香虫）可以入药，可治“胃病、噎呕及小肠疝气”（《本草纲目》）；蝴蝶幼虫与蛹含有很高的蛋白质及人体必需的多种氨基酸与维生素 B_1、B_2、E 及 A 等，可作为人类的保健食品。此外，按 2021 年公布的《国家重点保护野生动物名录》，鳞翅目 24 种蝴蝶被列为重点保护对象。凤蝶科的金斑喙凤蝶为一级保护对象，另有凤蝶科 17 种（喙凤蝶 *teinopalus aureus*、金斑喙凤蝶 *teinopalpus aureus*、裳凤蝶 *troides helena* 等）、蛱蝶科 2 种（最美紫蛱蝶 *sasaki pulcherrima*，黑紫蛱蝶 *sasakia funebris*）、绢蝶科 2 种（阿波罗绢蝶 *parnassius apollo*、君主绢蝶 *parnassius imperator*）和灰蝶科 2 种（大斑霾灰蝶 *maculinea arionides*、秀山白灰蝶 *phengaris xiushani*）列为二级保护对象。因此，对蝴蝶的防制，还应综合考虑蝶类资源的保护和利用、生态平衡、美化环境与艺术欣赏等，对于其濒危物种应加大宣传，禁止采捕。对有害蝶类的防制应采取“害虫综合治理（Integrated Pest Management，IPM）”，即通过有计划地应用符合生态学原理的、有经济效益和社会效益的策略，包括预防害虫发生、压低和调节害虫种群的各种策略，把害虫的数量维持在可忍受的水平。

（一）药物防制

常用的化学杀虫剂主要包括有机氯类、有机磷类、氨基甲酸酯类、拟除虫菊酯类和昆虫生长调节剂等。药剂试验表明在 3 龄以前，幼虫群集危害时期，可用 2.5% 杀虫双 250 倍液，或晶体敌百虫 500 倍液，或 2.5% 敌杀死 500 倍液进行防治，效果较好。此外，用 0.3% 苦参碱 AS 1 500 倍液、5% 高效氯氟氰菊酯 EW 2 000 倍液处、8 000IU/μl 苏云金杆菌 SC 1 000 倍液等处理幼虫，均取得较好的防治效果。

（二）生物防制

生物防制是利用有害蝶类的天敌或其代谢产物来控制或消灭有害蝶类的一种防制方法。蝴蝶的天敌很多，分为寄生性天敌和捕食性天敌两类。寄生性天敌又可分为寄生性昆虫和病原微生物。寄生性天敌昆虫包括寄生蜂类（如凤蝶金小蜂 *Pteromalus puparum*、粉蝶绒茧蜂 *Apanteles glomeratus* 等）和寄生蝇类（主要为双翅目寄蝇科 Larvaevovidae 和长足寄蝇科 Dexiidae)。蝴蝶大部分是在卵期和幼虫期被天敌昆虫寄生,少部分为蛹期;被寄生的卵不能孵化,而被寄生的幼虫往往能够正常化蛹,但在蛹期死亡(小茧蜂寄生除外)。蝴蝶的病原微生物的主要类型有:①病毒类,以多角体病毒(nuclear polyhedrosis virus)为主;②细菌类,如苏云金芽孢杆菌(*Bacillus thuringiensis*)、球形芽孢杆菌(*Bacillus sphaericus*)、杀螟杆菌和猝倒菌等;③真菌,如大链壶菌(*Lagenidium giganteum*)、绿僵菌(*Metarhizium anisopliae*)和白僵菌等;④原虫,如微孢子虫(*Microsporidium*)等。蝴蝶的捕食性天敌种类繁多,数量庞大,有蜘蛛、胡蜂、蛛蜂、泥蜂、蝽、螽斯、步甲、虎甲、螳螂、蚂蚁、仓鼠、鼹鼠、田鼠、蛤蟆、青蛙、壁虎、鸟类等。它们主要以蝴蝶幼虫为食,亦有部分捕食蝴蝶的成虫、蛹或卵。

(三) 个人防护

勿主动、直接地接触蝶类等鳞翅目幼虫尤其是体被毛或刺的毛虫。在毛虫活动频繁的季节和地区从事生产、生活或旅行时,最好穿长袖衣裤,戴上帽子,必要时颈部围好围巾、戴风镜及口罩;不要在鳞翅目幼虫孳生的地方晒衣服、被褥及尿布,防止间接接触毒毛,引发皮炎或过敏。

八、研究技术

鳞翅目昆虫标本采集与制作在科学研究、教学、科普教育和博物馆收藏等方面具有重要应用价值。鳞翅目昆虫(包括蝶类和蛾类)成虫标本的采集、制作和保存等技术大同小异。

(一) 标本采集

1. 标本采集工具

(1)捕虫网:采集昆虫的主要工具,专用来采集蝶、蛾等在空中飞翔或停留在草丛中的昆虫。捕虫网由网圈、网柄和网袋组成。网柄用 0.7~1m 长、直径 1.5~2cm 的木棍或竹竿制成。网框直径约 30cm,由粗铁丝或藤条、竹片弯成环形圈,两端折成直角,固定在网柄上。网袋的深度应该是网框直径的两倍,其底部要做成直径应不小于 7cm 的圆形,以便于取出采到的昆虫。网袋最好用珠罗纱或尼龙纱制作,以便能减少空气阻力、加快挥网速度。

(2)诱虫灯:用于采集夜间飞行的、具有趋光性的各种蛾类。诱虫灯分为固定式、悬挂式和支柱式三种。诱虫灯的主要部件是光源和收集装置。光源以黑光灯效果较好,在距离电源较远的地方,也可使用气灯、炼油灯或电石灯作诱捕光源。收集装置可以是漏斗瓶、网。

(3)毒瓶:用来毒杀采集到的昆虫,以防其挣扎逃跑或损伤肢体、鳞片脱落。正规的毒瓶是在瓶内底部放置氰化钾,杀虫效果最好,但氰化钾是剧毒物质,因而一般以乙醚等麻醉药品替代。其做法是在广口玻璃瓶或塑料瓶(须有能密封的瓶盖)中放置若干棉球,向棉球上滴加乙醚,再用滤纸将棉球压住。由于乙醚挥发很快,要随时添加才能保持药效。此外,毒物也可用三氯甲烷或桃仁等替代。毒瓶中一次放入的昆虫不宜过多。为了防止瓶内昆虫相碰撞,可在瓶内放些凌乱的纸条。对于鳞翅目昆虫,为了防止翅上的鳞片脱落,可以先将这类昆虫放入三角纸包里,再将纸包放入毒瓶内毒杀。

(4)三角纸袋:用于采集途中临时存放鳞翅目昆虫。蝶与蛾的翅膀上有鳞片,在碰撞、摩擦的过程中极易脱落,装入三角纸袋装则易完整保存。三角纸袋最好用坚韧的、表面光滑能吸水的半透明纸来制作,也可用光滑的白纸代替,折成等腰直角三角形。

(5)其他的采集工具包括镊子、剪刀、指形管、放大镜、铅笔、采集记录本、胶布和摄影器材等。

2. 标本采集的时间与地点　采集鳞翅目昆虫标本时,需要掌握采集对象的栖境和习性。蝴蝶成虫一般在每年的 5~6 月份大批出现。天气晴朗时,大多数蝶类活动的高峰期是上午 10 点至下午 3 点;不过,弄蝶和环蝶活动的活跃时间在早晚。蝶类通常在林间、溪水旁或花草繁茂的地方活动。蝶类可直接采用网捕,对飞翔着的蝶可以迎面扫网或从后面追网,对静息的蝶常从后面或侧面扫网。蛾类活动季节是每年的晚春至秋末,蛾类大多为夜行,具有趋光性,可在夜间用灯光进行诱捕。由于蝶、蛾体表具大量鳞片,应立即处死以免鳞片脱落(也要注意勿用手触及其翅)。通常采用掐其胸部以毒瓶扣之毒杀,大型的蝶蛾类可采用胸部注射适量酒精的方法处死,之后使其两翅竖立,放入三角纸袋中。

（二）标本制作

1. 常用的工具

（1）昆虫针：用于插刺固定虫体和标签具有针帽的细长不锈钢针。目前通用的昆虫针有 7 种型号，由细到粗分为 00、0、1、2、3、4 和 5 号，可根据昆虫的大小选择适当型号的昆虫针。00 号针（微针）直径仅 0.3mm，每增加 1 号，其直径增加 0.1mm。0~5 号针的长度均为 39mm，00 号与 0 号直径相同，但长度仅为其 1/3 且无针帽，用于微型昆虫的固定。

（2）三级台：用于整理针插标本，使昆虫标本及标签在昆虫针上呈现一致的高度，做到层次分明、规格一致、便于移动、利于观察，符合国内外交换标本的要求，又方便插入标本盒中保存。三级台由木板按一定规格分层制成，总体长度 75mm，宽度 25mm。三级台高度分为三级，第一、二、三级的高度依次为 24、16、8mm，分别是定标本、插采集标签和插鉴定标签的高度。各级中央有一上下贯通的可插入昆虫针的小孔（孔直径同 5 号针）。

（3）展翅板：用于将鳞翅目昆虫的翅展开，以便观察翅脉结构和身体两侧特征进行形态鉴定。展翅板选用轻软木材（如泡桐或杉木）制成，一般有活动式和固定式两种。活动式展翅板为 1 块长方形硬木底托上左右各置 1 块狭长的轻软斜坡木板（1 块固定，1 块可以自由移动）；两块斜坡木板斜坡面均向两板之间的沟槽倾斜，沟槽中放置软木条或泡沫塑料，以便插针。斜坡木板和沟槽的宽度以虫体大小来决定，沟槽的宽窄通过移动可活动的斜坡木板来调节。固定式展翅板的 2 块斜坡木板均被固定，沟槽的宽度不能变动，要适于多种昆虫展翅用，需要制作具有各种大小沟槽的展翅板。此外，一些小型昆虫（如小型蛾类），因虫体较小或沟槽过大不便于展翅，此时可用展翅块（一种挖槽的木块）进行展翅。

（4）整姿台：由软木板或硬纸板（30cm × 10cm × 3cm）制成。针插标本后，将其插在整姿台上，便于按自然姿态摆放、固定昆虫。

（5）还软缸：对于干燥或半干燥虫体，展翅或整姿前必须软化处理，否则极易损坏标本。一般用玻璃干燥器作为还软缸。缸底铺 6cm 厚的湿沙子（需经消毒后使用），或者缸底直接灌入饱和盐水。

其他制作器材包括昆虫盒、大头针、透明纸条、镊子、剪刀、脱脂棉、采集标签、铅笔等。

2. 制作步骤

（1）还软：标本采回后，应及时制作成标本。标本如不及时制作，放置时间一久，躯体就会干燥，关节、翅基变得僵硬，这样的标本需要软化处理后再整姿，以免损伤触角、翅和附肢。还软时，在密闭的玻璃容器底部铺一层湿砂，然后再铺滤纸或纱布，将标本架置于其上还软，注意标本切勿触及湿沙。为防止容器内霉菌生长，可向内滴加数滴甲醛、苯酚或 2% 的甲酚皂溶液（来苏尔）。标本还软通常需要一至数日。由于虫体大小、质地及干燥程度不一，标本还软所需的时间也有不同，因此，标本放进容器内后要经常检查。检查时可用小镊子轻轻触动虫体的各关键部位，如果发现已经适当软化，应立即取出，以免软化时间过长，整个标本变得过度湿软而报废。存放在标本盒（柜）内的针插标本，如果存放日久，虫姿变形，也可还软后再重新调姿。

（2）针插：不同目的昆虫，针插的位置略有不同。鳞翅目与蜻蜓目、双翅目和膜翅目等目的昆虫针插在中胸背板中部。针插时，先将昆虫置于三级台的第一级的小孔上，选择适当型号昆虫针垂直插入虫体内，沿孔插到底；若虫体较厚，需将针倒转过来，插到第三级的小孔中，并使虫背紧贴台面，其上部留针长度为 8.0mm。

（3）整姿：昆虫死亡后虫体会蜷曲，因此标本插好后要整姿，尽量使昆虫标本跟自然的姿势相似，便于观察和分类。整姿时，将虫插在整姿板上，使虫体与板接触，将附肢依次摆放好，用大头针固定，足一般是前足前伸，中、后足向后放；整触角时，具较短触角的昆虫，要使触角呈八字形向前伸，若触角较长，要把触角弯向虫体背部的上方，然后用大头针、昆虫针交叉固定或支起摆正触角；腹部下可垫些药棉，不使腹部下垂。身体细小的昆虫将触角和附肢稍加整理即可。大型的昆虫尤其是某些腹部胀大饱满的蛾类应取出其腹部的内含物并整姿，方法为：沿腹部侧板剪开一约 1.5cm 的开口，用镊子取出内脏，用棉花清洁一下，再用蘸有防腐剂的药棉塞进腹内，合拢切口。

（4）展翅：鳞翅目昆虫翅较发达，需要展翅。展翅时将虫体固定在展翅板的沟槽中，使其翅基部与展翅板平行，然后用昆虫针挑翅固定。展翅顺序一般是：先展左侧前后翅，再展右侧前后翅；同侧前后翅先展前翅，再展后翅。展前翅时，先用纸条在前翅基部附近把虫翅压在板面上，纸条上端用大头针固定，在翅前方稍远一点的位置上，左手拉住纸条向下轻压，右手用解剖针（或大头针）向前轻挑前翅前缘与虫体体轴垂直，再稍向前挑一点，以待虫翅干燥后回缩时，正好与体轴相垂直；然后，把左侧触角沿前缘平行地压在纸条下面。紧接着挑展后翅，在不掩盖后翅前缘附近的主要斑纹特征的情况下，把后翅前缘挑在前翅内缘的下面，并拉紧纸条，平压后翅的翅面上，用大头针固定纸条下端。为了稳固翅位，保持翅面平整，在左右两对翅的外缘附近，再各加压一纸条。鳞翅目昆虫展翅的原则是：两前翅后缘成一直线并与虫体的长轴垂直，后翅前缘重叠于前翅后缘的基半部下面，前翅后缘外半部与后翅不重叠。

翅脉是鳞翅目昆虫主要的分类依据。为了使翅脉清晰易见，便于观察，必须将翅透明、染色，制成玻片。具体制作方法：①取完整昆虫前后翅，浸入75%酒精液中使其湿润，然后将翅移入10%盐酸液中1~2分钟，吸去稀盐酸，移入10%~15%漂白液中，如此反复多次，直至翅面上的鳞片脱净为止（翅无色透明）。②取无色透明翅浸入伊红液中，放入30℃恒温箱24小时，转移入75%、95%、100%酒精液中逐级脱水1分钟，吸去酒精再移入二甲苯中1分钟，取出吸干待用。③取脱水后的前后翅，放在滴有一滴胶水的载片上，在载片上贴标签，然后放上另一载片，再用透明胶带把载玻片两端绕上即可。在漂白、脱水、透明时，都要特别小心，以防翅膜皱褶。如出现上述情况，千万不要用镊子或拨针触动，要用软毛笔帮助展平。

（三）标本保存

蝶、蛾标本制作完成后，需要经过鉴定、登记和消毒后，有序存放于标本库内的标本柜中，进行科学的保存、管理，以长期较好地保持原有状态。

1. 保存器材

（1）标本盒：一种定制的具密封盖的木质、纸质或有机玻璃质盒子。昆虫标本盒的盒底衬薄软木层或吹塑板层，可用于插针固定标本。盒内应放樟脑以防虫害。

（2）标本柜：按用途可分为标本保存柜和标本展示柜。用于保存标本的标本柜一般由防火的金属等材料制成，内部具有多层抽屉格，并安装密封圈以保证良好的密封性能。标本展示柜一般为玻璃材质，要求高透明度、密封性好并防尘。标本柜应常年放置樟脑，用以防虫害。

2. 标本保存条件　蝶、蛾类标本多为干制标本，存放环境应通风、干燥、避免日光直射。标本库的室温宜控制在15~20℃，相对湿度40%~60%。湿度较大的地区和季节，要做好防潮措施，如室内配备抽湿机，标本盒和标本柜放置氯化钙、硅胶等干燥剂防潮。紫外线和过量可见光对标本均有损害作用，如标本褪色等。因此，标本库一般不应有窗，若有窗则需安装遮光窗帘，避免阳光直射标本。空气中的尘埃可聚集成尘垢，吸收湿气，能催化降解反应而损害标本，也能促进真菌和细菌的生长，故而标本库应定期清洁，注意防尘。标本入库前需严格消毒，杀灭标本中可能寄生的微生物和其他节肢动物。消毒可用磷化铝、溴甲烷和环氧乙烷等药物熏蒸，或采取低温冷冻等物理消毒方法。

3. 标本的日常管理

（1）标本信息管理：标本应根据标本大小放入规格适当的标本盒中，贴好标签，按照标本类别放入相应的标本柜中。标本库应建立完整的标本信息数据库。标本入库登记信息包括：采集、鉴定信息，标本质量级别，保存位置等。

（2）日常维护：定期检查、记录标本的保存状态。发现标本受潮，应在通风阴凉处干燥，不能用日光暴晒或高温烘烤。发现标本霉变，可用软毛笔蘸少许二甲苯、氯仿、乙醇-石炭酸溶液刷洗清理，晾干后再收藏。发现标本被虫蛀，应及时进行熏蒸或冷冻处理。标本盒和柜中的防虫、防潮药品应定期检查、更换。

（汪奇志　汪天平）

第二节　毒蛾

毒蛾科（Lymantriidae）隶属于鳞翅目（Lepidoptera），此类昆虫是为害农、林、牧业生产的一类常见害虫，分布广，种类多，主要取食寄主植物的叶、花和嫩果等，大发生时将寄主植物的叶片取食后，仅剩主脉，严重影响寄主植物的生长和开花结果，对树木的生长发育和观赏价值有很大影响，毒蛾科有些种类幼虫虫体上有毒毛，人畜与之接触，致患皮炎。

一、形态学

(一) 外部形态

由于长期的演化过程中对不同的生活环境的适应，不同种类的毒蛾体躯结构发生了变异，但基本结构大致相同。

1. 成虫基本形态特征　雌雄成虫异型，体中型，强壮，体长 15~40mm，体躯可分为头、胸、腹三个体段（图 29-4）。

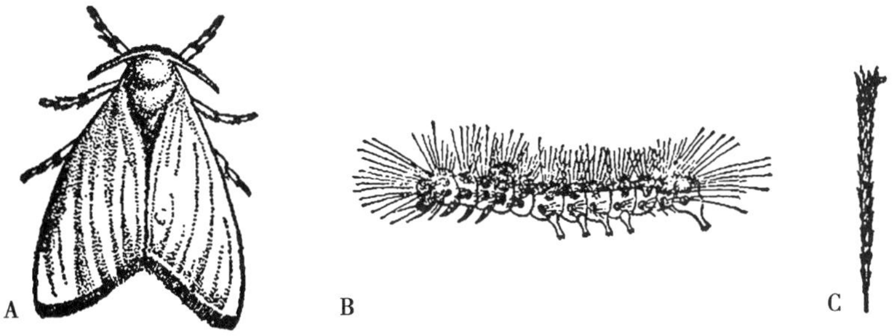

A. 成虫；B. 幼虫（桑毛虫）；C. 毒针毛。

图 29-4　桑毒蛾（桑毛虫）

（引自 姚永政，许先典）

（1）头部：取食和感觉中心，具有复眼、口器和触角。

成虫头两侧常有复眼（compound eye）1 对，无单眼。复眼系由很多小眼组成，每个小眼的横切面呈六角形或圆形，称为小眼面（facet），为主要的视觉器官。

口器（mouth parts）是摄取食物的器官。幼虫口器为咀嚼式，成虫口器为虹吸式，由上唇、上颚、下唇、下颚和舌等构成。下颚 1 对，位于上颚与下唇之间，两下颚可相向或反向活动。下颚的外颚叶极度延长，两外颚叶合围成管状的食管道。除分 3 节的下唇须发达外，口器其余部分均退化或消失。

触角（antenna）是感觉器官，对机械、水、化学物质、气味等都有感受器的作用。触角位于复眼上方，1 对，分为柄节（scape）、梗节（pedicellus）和鞭节（flagellum）三节。成虫触角常为双栉齿状，表现为鞭节各节向一边突出很长，呈梳齿状，全形如梳子。雄栉通常较雌栉长。

（2）胸部：运动与支撑中心，具有 3 对足，通常有 1~2 对翅。

翅（wing）（图 29-5），多为白色、褐色、橙黄色、黑褐色等。翅通常较阔，雄虫常有翅，某些雌虫翅已退，不能飞行。后翅 S_c+R_1 在中室前缘 1/3 处与中室接触或接近，然后又分开，形成封闭或半封闭的基室。一般 3 条中脉出自中室端部，M_1 在中室上角，M_3 在中室下角，M_2 位于二者之间，其位置是常用的分科特征。

足（leg）是运动器官，有 3 对足，分别着生于前胸、中胸和后胸腹面，相应的称为前足（fore leg）、中足（mid leg）和后足（hind leg）。每个足一般分为基节、转节、股节、胫节、跗节和前跗节 6 个部分组成。基节为足最基部的一节，多粗短；转节为胸足的第 2 节，常与股节紧密相连而不活动，一般为 1 节；股节是胸足的第 3 节，为最长最粗的 1 节；胫节为胸足的第 4 节，胫节因为进化因素，特化得又宽又扁，上面有长毛相对环抱；跗节是胸足的第 5 节，一

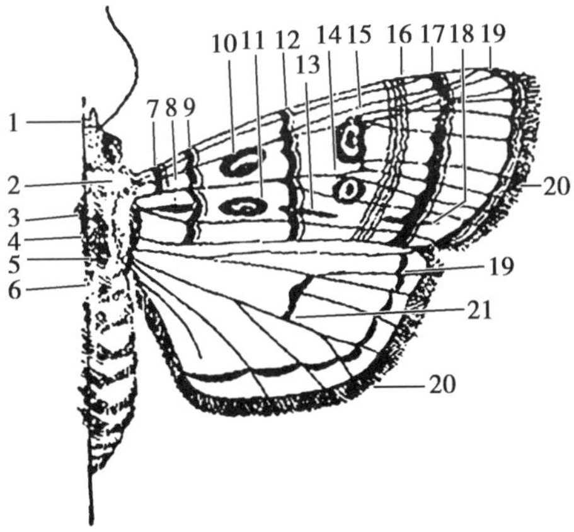

1. 下唇须；2. 领片；3. 前毛簇；4. 肩板；5. 基毛簇；6. 腹毛簇；7. 基线；8. 基剑纹；9. 亚基线；10. 环纹；11. 楔纹；12. 中线；13. 中剑纹；14. 亚肾纹；15. 肾纹；16. 外线；17. 亚端线；18. 端剑纹；19. 端线；20. 缘纤毛；21. 横脉纹。

图 29-5　毒蛾成虫体背及翅面特征示意图

（仿 黄其林）

般由 2~5 个亚节组成;前跗节是胸足的第 6 节,此跗节上生有嗅味的感觉器官,故成虫可用前足来判断所处地有无可取食物。

(3)腹部:生殖与代谢中心,包括生殖系统和大部分内脏,通常呈长筒形或椭圆形。

外生殖器(external genitalia),位于腹部的最后 2~4 节为端器(terminalia)的部位。雌虫的腹部末端数节(通常在第 6 腹节以后)相互套叠呈管状,平时藏于体内,在产卵时伸出体外(图 29-6)。雌虫腹部末端有成簇的毛,产卵时用以覆盖卵块。雄虫的外生殖器(图 29-7)着生在第 9 腹节上,主要包括阳具和抱握器两部分。阳具一般为锥状或管状,在不同种类的成虫中,其形态、分化部分和套叠方式相差很大。抱握器(clasper)是第 9 腹节侧缘的 1 对附肢,一般呈叶状、钩状、弯臂状等,在交配时用以抱握雌体。

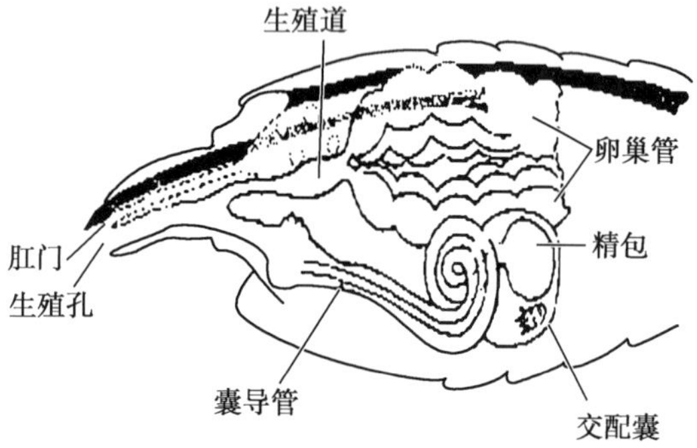

图 29-6 毒蛾雌虫腹部模式侧面观
(仿 黄其林)

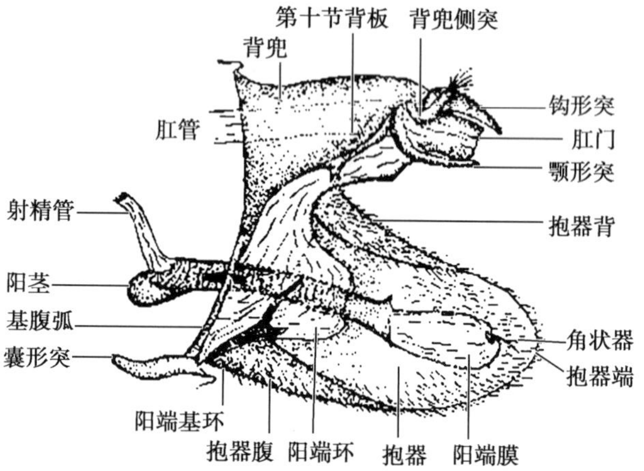

图 29-7 毒蛾雄虫外生殖器除左侧抱器侧面观
(仿 黄其林)

尾须(cercus)通常是 1 对须状突起,可呈短锥状、丝状、铗状等。

2. 卵 卵大而坚硬,一般为扁圆形、馒头形、近球形、截锥形、坛子形等。长 0.5~1.2mm,颜色因种类的不同而有所不同,多为白色、淡黄色、浅褐色等。卵上覆盖黄褐色或黄色绒毛。

3. 幼虫 幼虫为毛虫型(caterpillar type),无翅,体长 10~40mm 不等。幼虫体被长短不一的毛,其中有特殊的毒针毛,毛瘤上形成毛束或毛刷。第 6、第 7 腹节或仅第 7 腹节有翻缩腺是本科幼虫的重要特征。没有复眼,口器为咀嚼式,腹部有腹足藉以爬行,幼虫不断生长经若干次蜕皮变为形态上完全不同的蛹,蛹再经过相当时期羽化为成虫(图 29-2)。

4. 蛹 长 10mm 左右,黄褐色,有光泽,被黄褐色细毛;茧长 13~20mm,椭圆形或长椭圆形,淡褐色,壁薄,附少量绒毛。

(二)内部结构

1. 消化系统 呈管状,纵贯于体腔的中央。消化道(alimentary canal)分为前肠、中肠和后肠三部分。前肠包括咽、食管、嗉囊和前胃,但幼虫期无前胃,仅有一条由肌肉构成的食管。中肠又称胃,为食物消化、吸收的主要场所。涎腺(salivary gland)为中肠两侧的 1 对腺体。涎腺管向前延伸,在头部内汇合成 1 个总管,开口于舌的后方。后肠,前端以着生马氏管处与中肠分界,后段开口于肛门,主要功能是吸收水分,使食物残渣变为干的粪粒,自肛门排出。

2. 排泄系统 主要排泄器官是马氏管、脂肪体及围心细胞等。马氏管着生于消化道中、后肠交界处,一般为 6 条。脂肪体多呈葡萄状、块状、带状等,散布在体腔与各器官的间隙中。围心细胞分布在背血管两侧,不随血淋巴流动,能吸收血淋巴中的胶体颗粒大分子物质。

3. 循环系统 虫体无血管系统,血淋巴在体腔内各器官和组织之间自由运行,仅在特定部分才能使血淋巴在循环管道内流通。这一特殊的血液循环器官叫做背血管,位于消化道上方,是血液循环的动力。心脏位于腹部末端，在背血管后段的连续膨大部分即为心室。心室一般为 4 个，心门位于心室的中部或末端，血淋巴由此进入心脏。心脏向前连接主动脉，经过胸腔，而达头腔，不分节，之后血液经腹窦、围脏窦，再向上流经背窦而入心室。

4. 呼吸系统　位于消化道的两侧及背面和腹面的内脏器官之间。有 9 对气门，其中胸部 2 对，腹部 2 对。虫体依靠腹部的收缩、扩张，帮助气体在气管系统内进行气体交换。

5. 神经系统和感觉器官　神经系统除脑外，均位于消化道下方。外围神经起于各神经节，分布至各器官。毒蛾类有较发达的感觉器官，在体表有毛状感触器、听觉毛，此外尚有口器、触须器官、眼等。

6. 内分泌系统　内分泌器官分散着生在体躯的前、后段，主要分泌器官包括脑神经分泌细胞群、心侧体、咽侧体和前胸腺等。这些器官分泌的激素随血淋巴循环抵达作用部位，从而实现各种生理功能。

7. 生殖系统　卵巢和睾丸位于腹部消化道的背面，侧输卵管和中卵管或输精管和射精管位于消化道的腹面。雄性生殖系统开口于第 9 腹节腹板上或其后方，主要由 1 对精巢或睾丸、两条输精管、射精管以及一些附属结构等组成。雌性生殖系统开口于第 8 或第 9 腹节腹板后方，主要包括 1 对卵巢、1 对侧输卵管、中输卵管、交配囊、受精囊和 1 对附腺。

二、分类学

毒蛾类昆虫属昆虫纲（Insecta）、有翅亚纲（Pterygota）、鳞翅目（Lepidoptera）、异角亚目（Heterocera）、毒蛾科（Lymantriidae）。全世界已知毒蛾有 360 属，约 2 500 种，我国已知 360 种以上，大多分布在热带地区。

研究和进行分类常以形态学作为主要依据，也要参考比较生理学、生态学、遗传学、地质学及解剖学等的研究。依据各种分类标准，毒蛾科昆虫可分为肾毒蛾、雪毒蛾、盗毒蛾以及黄毒蛾等多个属。

（一）肾毒蛾属（*Cifuna*）

体中型，色深，下唇须前伸。前足跗节有侧毛束，后足胫节有 2 对距。前翅宽短，外缘较直，有副室。本属主要寄生是蔷薇科、葡萄科、壳斗科、虎耳草科、榆科、乔本科和豆科。

（二）雪毒蛾属（*Stilpnotia*）

下唇须前伸；雌雄触角均为双栉齿状，但雄蛾栉齿较长。前翅无副室；后足胫节有 1 对距。幼虫主要为害杨柳科植物。

（三）盗毒蛾属（*Porthesia*）

下唇须细长，第三节微向下斜，后足胫节有 2 对距。前翅无副室，R_{2-5} 脉共柄，R_7 脉延伸至翅尖。后翅没有 M_2 脉，R_s 与 M_1 脉共柄。

（四）黄毒蛾属（*Euproctis*）

本属与盗毒蛾属相似，但前翅无副室，后翅有 M_2 脉。

三、生物学

（一）生殖方式

毒蛾的生殖方式以两性生殖为主，偶尔出现孤雌生殖。毒蛾的交配，又称交尾，是雌、雄两性成虫交合、孕育后代的过程。交配时，雄虫将精液注入雌虫生殖腔，储存于受精囊内。雌虫卵巢管内发育成熟的卵经输卵管排至阴道时，受精囊内储存的精子可溢出使卵子受精，受精发生在交配之后和雌虫产卵之前。

在长期历史演化过程中，毒蛾的形态结构或机体功能对各种生活环境产生适应性变化。某些毒蛾正常情况下行两性生殖，偶尔可能出现未受精卵发育成新个体的生殖现象，称为偶发性孤雌生殖。孤雌生殖是一种有利于昆虫种群生存延续的重要生物学特征。

（二）发育和变态

1. 毒蛾的发育　包括卵期、幼虫期、蛹期以及成虫期。

卵期是指卵自产下后到孵化为幼虫所经历的时期，为毒蛾个体发育的第一个虫态。雌虫多将卵产于树叶背面、树干下部或石缝中等，表面多被以绒毛，在适当的外界环境作用下孵化为幼虫。毒蛾类昆虫对产卵和卵的构造本身，都有特殊的保护性适应。

幼虫期为自卵孵化为幼虫至变为蛹所经历的虫期。幼虫以蜕皮的形式生长，随着龄期的增长食量逐渐增加。不同种类的毒蛾幼虫期的长短也有所不同。

蛹期为幼虫转变为成虫所经历的虫期，此阶段是成虫的准备阶段，因此此期的毒蛾难以躲避敌害和不良环境因素的影响，是毒蛾生命活动中的一个相对薄弱环节，故也是采取毒蛾防御措施的有利时机。

成虫期是指从羽化开始直至死亡所经历的虫期，是虫体发育的最后阶段。蛹羽化后的成虫，初期一般呈不活动状态，颜色较浅，翅未完全展开。随着时间的延长，体色加深，翅能完全展开。成虫期虫体性器官已成熟，具备交配和产卵功能，产卵能力因种类的不同而有所不同。如茶黄毒蛾每只雌虫可产卵 100~200 粒，而桑毛虫每只可产卵 150~600 粒等。雌虫寿命较短，产卵后不久即死亡，如舞毒蛾等。

少数毒蛾可出现滞育现象，有些是在不良环节条件尚未到达时，此类毒蛾已停止生长、发育，有些甚至在植物生长最茂盛的季节已进入滞育状态，如舞毒蛾等。

2. 变态　毒蛾从幼虫发育为成虫，所有的外部形态、内部器官、生理、生活习性以及行为和本能上都发生变化。如毒蛾类的幼虫为毛虫型，没有复眼，口器为咀嚼式，腹部有腹足借以爬行，无翅。而成虫为蛾型，有复眼系，无单眼，口器为虹吸式，有翅，活动以飞行为主等。此变态过程不仅受外界条件的影响，同时也受虫体自身激素的调节和控制。

（三）世代和生活史

毒蛾自卵或幼虫发育到成虫性成熟并能产生后代的个体发育史，称为一个世代，简称为一代。因种类和生存环境条件不同，每个世代历期的长短和一年发生的代数是不同的。同种昆虫每年的发生世代数也随地理位置的不同而有所差异。例如，盗毒蛾在内蒙古大兴安岭年生 1 代，辽宁、山西年生 2 代，上海 3 代，华东、华中年生 3~4 代，贵州 4 代，珠江三角洲 6 代，主要以 3 龄或 4 龄幼虫在枯叶、树杈、树干缝隙及落叶中结茧越冬。茶黄毒蛾有的一年 2 代，多的一年可发生 5 代，江、浙、皖大部分地区一年发生 2 代。

生活史是指虫体发育的全过程，又称生活周期。以茶黄毒蛾为例，雌虫产卵于植株中、下部叶片背面，每只雌成虫产卵量一般为 100~200 粒，卵粒排列成块，外覆有绒毛。以卵越冬；在安徽，幼虫在 4 月上旬到 6 月中旬发生，幼虫一二龄，六七龄时，在叶背食害而留下上表皮；三龄后食量明显增大，虫体多沿叶片边缘咬食成缺刻，或将叶片全部吃光仅留下叶柄。严重时，可将花蕾和嫩枝皮部都吃掉。三龄以后开始分散危害。幼虫有成群迁移到另外枝叶上危害的习性，幼虫老熟后成群到附近土缝中，落叶或表土下结茧化蛹。入土化蛹的，其深度一般为 1.5~6.0cm，茧常数个或数十个聚集在一起。蛹在外界环境作用下，羽化为成虫，一般为 6 月下旬到 7 月上旬，成虫越冬产卵，从而完成整个生活周期。

（四）生活习性

1. 昼夜活动规律　多为傍晚或夜间飞出活动、交尾、产卵。

2. 食性　食性较杂，多食植物，有时也捕食寄主植物上的蚜虫或介壳虫等。也有仅以植物活体为食的植食性的毒蛾，如舞毒蛾。

3. 假死性　幼虫受惊时，具有假死性跌落，大半垂死吊在半空，待危险警报解除后，再沿丝上爬。

4. 趋性　毒蛾成虫多有较强的趋光性，是诱杀毒蛾的有利条件。

5. 群集和扩散　幼虫有群集性，且不分卵块，可吐丝下垂或靠风力传播，有成群迁移到另外枝叶上危害的习性。

四、生态学

（一）环境因素

1. 季节消长与昼夜活动节律　不同种类毒蛾季节消长的幅度、周期等有所不同，故其危害高峰期亦有所不同。如盗毒蛾一、二、三代幼虫为害高峰期主要在 6 月中旬、8 月上中旬和 9 月上中旬，而茶黄毒蛾幼虫在 4 月上旬到 6 月中旬发生，成虫 6 月下旬到 7 月上旬发生。第二代幼虫发生期在 7 月中旬到 9 月下旬，成虫羽化期在 9 月下旬到 10 月中旬。大多数毒蛾在冬季都会发生数量及种类上的骤减，而在夏秋季其数量和种类又会有所上升。

2. 地理分布与栖息植物　国内主要分布于江苏、浙江、安徽、湖北、湖南、福建、广东、广西、贵州、四川、陕西等。主要栖息植物有桑树、杨树、桃树、梨树、苹果树、柳树、油桐、茶、大豆、枇杷等林果及药用植物。

（二）生物因素

1. 与寄生植物的关系　毒蛾主要取食寄生植物的叶、花和嫩果等，有时也捕食寄主植物上的蚜虫或介壳虫等。依据一些毒蛾类害虫的幼虫在取食，化蛹等活动过程中，常沿树干迁移的习性，可用菊酯类药荆制成的毒笔、毒纸、毒绳等在树干上划毒环、缚毒纸、束毒绳来毒杀幼虫。

2. 与病原微生物的关系　控制毒蛾类害虫的病原微生物有真菌、细菌和病毒等，当毒蛾类害虫在田间普遍发生危害时，可用白僵菌、Bt、核型多角体病毒或质型多角体病毒制剂等喷施防治。同时，要充分利用自然界的病原微生物资源。据报道，棉古毒蛾核型多角体病毒在田间对棉古毒蛾的感病率可高达65%以上，可用田间感染病毒的虫尸研磨捣碎制成毒液喷洒到田间，能有效地控制毒蛾危害。

3. 与捕食性天敌的关系　两者之间是对立统一的关系，当毒蛾的天敌数量增多时，毒蛾种群数量必然随之下降。同时，毒蛾种群数量的下降，必然会导致天敌食物的供应不足，从而导致数量的下降，而此又会引起毒蛾种群数量的增多。

五、中国重要种类

我国重要的医学毒蛾类包括舞毒蛾（*Lymantria dispar* Linnaeus）、盗毒蛾（*Porthesia similis* Fueszly）、茶黄毒蛾（*Euproctis pseudocon spersa* Strand）、棉古毒蛾（*Orgria pastica* Walker）、侧柏毒蛾（*Parocneria furva* Leech）、刚竹毒蛾（*Pantana phyllostachysae* Chao）、乌桕黄毒蛾（*Euproctis bipunctapex* Hampson）、岩黄毒蛾（*Euproctis flavotriangulata* Gaedc）、松茸毒蛾（*Dasychira axutha* Collenette）、雪毒蛾（*Stilpnotia salicis* Linnacus）、模毒蛾（*Lymantria monacha* Linnaeus）、蜀柏毒蛾（*Parocneria orienta* Chao）、杨雪毒蛾（*Leucoma candida*）等。现记述9种代表性毒蛾的形态特征、生活习性、生境与孳生物及其与疾病的关系。

中国毒蛾主要代表种

蛾类种类繁多，生境也千差万别，主要为害植物和储藏物，只有少数具有医学重要性。

1. 舞毒蛾　该蛾属毒蛾属，由瑞典生物学家Carlvon Linne（1758年）首次对舞毒蛾形态特征进行了描述。

（1）种名：舞毒蛾（*Lymantria dispar* Linnaeus，1758）

同种异名：松针黄毒蛾、杨树毛虫、柿毛虫等。

（2）形态特征

1）成虫：雌雄异型，雄虫体长18mm左右，翅展30~47mm，雌虫体长20~25mm，翅展45~75mm。头部呈黑色，下唇须向前伸。前翅具4条锯齿状黑色横线，中室有一黑点，中室端部横脉中有“<”形黑褐色纹，前后翅反面呈黄褐色。腹部粗大，密被淡黄色毛，末端着生黄褐色毛丛(图29-8)。

2）卵：初期杏黄色，后转变为褐色，球形，有光泽，两端略扁，直径0.8~1.3mm，卵粒密集成一卵块，上覆盖有黄白色绒毛。

3）幼虫：初孵幼虫黑褐色，体长4~6mm，刚毛中间具有呈泡状扩大的毛。随着龄期的增长，胸、腹部花纹增多，老熟幼虫体长50~70mm，具“八”字形黑纹，背线灰黄色，亚背线、气门上线及气门下线部位各体节均有毛瘤。体色多变，有黑、灰、黄等多种色型。

4）蛹：体长19~34mm，暗褐色或黑色，腹部各节着生白色毛环。无茧，仅有几根丝缚其蛹体与基物相连。

（3）生活习性：1年发生1代，以卵在石块缝隙或树干背面洼裂处越冬，每年4~5月份寄生于发芽时开始孵化，孵

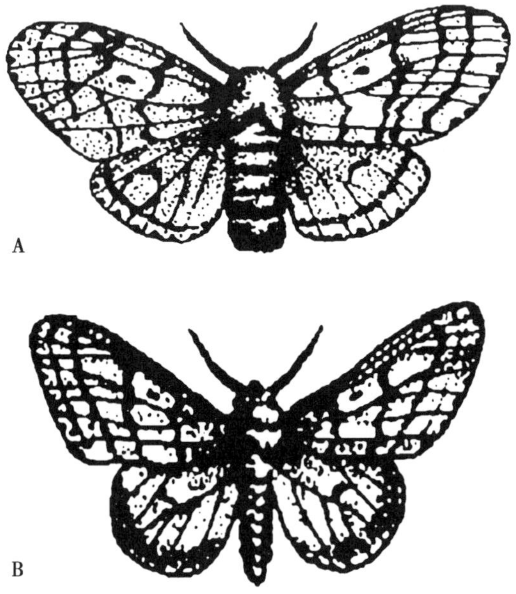

A. 雌；B. 雄。

图29-8　舞毒蛾成虫
（引 黄其林）

化期不整齐,初孵幼虫白天多群栖叶背面,夜间取食叶片成孔洞,受震动后吐丝下垂借风力传播。2 龄后分散取食,白天栖息树杈、树皮缝或树下石块下,傍晚上树取食,天亮时又爬到隐蔽场所。雄虫蜕皮 5 次,雌虫蜕皮 6 次,均夜间群集树上蜕皮,幼虫期 50~60 天,5~6 月份危害最重,6 月中下旬陆续老熟,爬到隐蔽处结茧化蛹。蛹期 10~15 天,成虫 7 月大量羽化。成虫有趋光性,雄虫活泼,白天飞舞于树冠间。雌虫很少飞舞,能释放性外激素引诱雄蛾来交配,交尾后产卵,多产在树枝、干阴面。一头雌蛾的平均产卵量一般在 400~1 200 粒。

(4)寄主:主要栖息植物有栎树、柿树、梨树、杨树、柳树、针叶松、马尾松、落叶松、榆树、苹果树、油松、山楂树、桦树、蔷薇科属植物等。

(5)与疾病的关系:幼虫毒毛可引起皮肤过敏等症状。

(6)地理分布:国外主要分布于欧洲、撒哈拉沙漠以北的非洲、小亚细亚、中东、苏联、蒙古、日本、朝鲜、加拿大、美国、墨西哥等地;国内各省几乎均有分布。

2. 盗毒蛾

(1)种名:盗毒蛾(*Porthesia similis* Fueszly)

同种异名:桑斑褐毒蛾、纹白毒蛾、桑毒蛾、黄尾毒蛾、桑毛虫等。

(2)形态特征

1)成虫:雌体长 18~20mm,雄体长 14~16mm,翅展 30~45mm。触角干白色,栉齿棕黄色;下唇须白色,外侧黑褐色。头、胸、腹部基半部和足白色微带黄色,腹部其余部分和脏毛簇黄色。前、后翅正反面均是白色,前翅前缘黑褐色,前翅后缘有两个褐色斑,有的个体内侧褐色斑不明显。

2)卵:多产于叶背,相聚成块。直径 0.6~0.7mm,圆锥形,中央凹陷,橘黄色或淡黄色。

3)幼虫:体长 25~40mm,第 1、2 腹节宽。头部黑褐色有光泽。体黑褐色,胸部黄色。前胸背面两侧各有一向前突出的红色瘤,瘤上生黑色长毛束和白褐色短毛,其余各节背瘤黑色,生黑褐色长毛和白色羽状毛,第 5、6 腹节瘤橙红色,生有黑褐色长毛。体背面有一橙黄色带,在第 1、2、8 腹节中断,带中央贯穿一红褐间断的线。亚背线白色,气门下线红黄色。腹部第 1、2 节胀大,其背面各有 1 对愈合的黑色瘤,上生白色羽状毛和黑褐色长毛。第 9 腹节瘤橙色,上生黑褐色长毛。

4)蛹:长 12~16mm,长圆筒形,黄褐色,体被黄褐色绒毛。腹部背面 1~3 节各有 4 个瘤。椭圆形,淡褐色,附少量黑色长毛。

(3)生活习性:一年发生 4 代,10 月下旬或 11 月上旬以 3 龄幼虫开始在树皮、树缝中或枯枝落叶丛中越冬,到翌年 3 月中、下旬温度回升时开始活动、结茧,到 4 月上中旬羽化。

成虫夜间活动,趋光性强,羽化盛期尤为显著。成虫羽化半天后即可交配,产卵在寄生的叶背或枝条上,堆状、不规则排列,每块卵 300~500 粒。初孵幼虫有群集性,在叶背危害叶肉,2 龄以后开始分散,多数由叶背转到叶面取食叶肉,3、4 龄幼虫取食量最大,占一生取食量的 85%。

(4)寄主:主要栖息植物有月季、紫薇、牡丹、桂花、梅花、桃花、杏、西府海棠、樱花、苹果、核桃、石榴、忍冬、桑、梨、桃、山楂、杏、李、柑橘、枣、柿、樱桃、榆、杨、柳等。

(5)与疾病的关系:幼虫体上有毒毛,内贮毒液,与人接触可发生皮炎,人如吸入大量毒毛可引起死亡。马等动物与之接触亦能患病,毒毛也可使家蚕中毒。

(6)地理分布:国内主要分布于福建、陕西、山西、黑龙江、吉林、辽宁、内蒙古、甘肃、青海、新疆、河北、河南、山东、安徽、湖北、四川、贵州、湖南、江苏、浙江、广东、广西等省份,国外分布于朝鲜、日本及欧洲等地。

3. 茶黄毒蛾

(1)种名:茶黄毒蛾(*Euproctis pseudocon spersa* Strand)

同种异名:茶毒蛾、茶毛虫、毒毛虫等,属黄毒蛾属。

(2)形态特征

1)成虫:雄蛾棕褐色,体长 6~10mm,翅展 20~26mm。雌蛾黄褐色,体长 8~13mm,翅展 30~35mm。雄蛾前翅前缘、翅尖及臀角黄褐色或浅茶褐色,腹末无丛毛。顶角和臀角各有 1 橙黄色斑,顶角黄斑内有 2 个黑色圆点。雌蛾前翅除前缘、翅尖和臀角外,均密布有深褐色鳞片。顶角黄斑内有 2 个黑色圆点,后翅浅橙黄色或浅褐黄色，外缘和缘毛橙黄色。

2）卵：扁圆形，直径约 0.8mm，黄白色，数十粒至百余粒集成一起，上覆有黄褐色厚绒毛。

3）幼虫：幼虫体长 10~20mm，头部褐色，体黄色，圆筒形。胸部三节较细，体背面两侧各有两条褐色带状线。在第 1~8 腹节亚背线上有褐黑色绒瘤，瘤上簇生黄色毒毛。

4）蛹：圆锥形，长 7~10mm，黄褐色，末端有钩状刺一束，约 20 多根。蛹外有丝质薄茧，茧淡黄色，长 12~14mm。

（3）生活习性：茶黄毒蛾 1 年发生 2 代，以卵块在油茶，茶树树冠的中、下层或萌条的叶片背面越冬。越冬卵，翌年 4 月上中旬孵化，幼虫 6 月上中旬老熟，成虫 6 月中下旬出现。7 月上旬产第 1 代卵，10 月上中旬产第 2 代，卵越冬。

成虫 17~19 时羽化，19~23 时活动最盛，趋光扑灯最多。羽化当晚或次晚交尾，呈“1”形，持续 13 小时，雌、雄均交尾 1 次。交尾分离后随即产卵，雌蛾卵多 1 次产完，每雌产卵 150~250 粒，一般分作 2 块，产于老叶背面，并覆以黄色茸毛。

（4）寄主：主要栖息植物有山茶、樱桃、柿、枇杷、梨、乌桕、油桐、玉米、油茶、柑橘等。

（5）与疾病的关系：茶黄毒蛾对人类的危害主要是其幼虫毒毛触及人体皮肤引起过敏性皮炎、呼吸道过敏和眼睛损伤等。人体触及茶毛虫毒毛后可引发皮炎，起初为突发性奇痒，抓搔后呈现红色丘疹。

（6）地理分布：国内分布于安徽、浙江、江苏、江西、湖北、湖南、福建、广东、广西、贵州、四川、陕西等省份。

4. 棉古毒蛾　该蛾由 Walker（1855 年）首先命名，属古毒蛾属。

（1）种名：棉古毒蛾（*Orgria pastica* Walker，1855）

同种异名：灰带毒蛾、荞麦毒蛾。

（2）形态特征

1）成虫：雌雄成虫异型，雌蛾无翅，而雄蛾有翅。雌蛾体长 15~17mm，黄白色。雄蛾体长 9~12mm，棕褐色。触角羽毛状。前翅棕褐色，基线和内横线黑色、波浪形，横脉纹棕色带黑边和白边；外横线黑色、波浪形，前半外弯，后半内凹；亚外缘线黑色、双线、波浪形；亚外缘区灰色，有纵向黑纹；外缘线由一列间断的黑褐色线组成。

2）卵：卵球形，直径约 0.7mm，白色，有淡褐色轮纹。

3）幼虫：老熟幼虫体长约 36mm，浅黄色。前胸背面两侧和第 8 腹节背面中央各有一棕色长毛束，第 1~4 腹节背面有 4 个黄色毛刷，第 1、2 腹节两侧各有一束灰白色长毛。

4）蛹：蛹长约 18mm。茧黄色，带黑色毒毛。

（3）生活习性：成虫多在 18~22 时羽化，雄蛾羽化后爬行迅速，雄蛾有较强趋光性，夜间在灯光照射下活动十分频繁。雌蛾比雄蛾迟羽化 1~2 天，羽化后爬行缓慢，多在茧周围活动。成虫羽化后，当晚即可交尾，交尾前雄蛾活动频繁，不停抖动双翅，渐渐靠近雌蛾。幼虫老熟后多在黑荆树小枝杈上结茧，有的沿树干爬下，在草丛或地被物中结茧，少数结茧在树干基部的裂缝中，茧层疏松。

（4）寄主：主要有柑橘、木菠萝、荔枝、龙眼、椰子、茄冬、茶、枇杷、梅、桃、李、梨、榕、松类、枫香、柿、乌、柳、赤杨、构树、槭、桑等。

（5）与疾病的关系：幼虫体表有毒毛，触及人体后，皮肤痛痒难忍。

（6）地理分布：国内主要分布于海南、广西、广东、福建、云南等。国外分布于缅甸、印度、斯里兰卡、菲律宾、马来西亚、印度尼西亚、澳大利亚、日本等地。

5. 侧柏毒蛾　该蛾属毒蛾科，柏毒蛾属。

（1）学名：侧柏毒蛾（*Parocneria furva* Leech）

同种异名：圆柏毛虫、柏毒蛾。

（2）形态特征

1）成虫：雌蛾体长 14~20mm，成褐色。雌虫触角灰白色，呈短栉齿状。雄虫触角羽毛状，呈灰黑色，体色近灰褐色，前翅无花纹。雌虫触角短栉齿状，呈灰白色；前翅浅灰色，翅面有齿状波纹，近中室处有一暗色斑点,外缘布有若干黑斑;后翅浅黑色,带花纹。

2)卵:卵为扁圆球形,初产时为青绿色,后变为黄褐色。

3)幼虫:老熟幼虫体长约 23mm,近灰褐色,腹部第 6 节、第 7 节背面中央各有 1 个淡红色的翻缩线。身体各节具有黄褐色毛瘤,上着生粗细不一的刚毛。

4)蛹:蛹为灰褐色,头顶具毛丛,腹部各节具有灰褐色的斑点,上生白色细毛,腹末具有深褐色的钩状毛。

(3)生活习性:一年 2 代,以卵在叶、小枝上越冬,翌年 3 月中旬至 3 月下旬孵化,3 月下旬至 6 月中旬为第一代幼虫为害期。6 月上旬至 6 月中旬老熟幼虫化蛹。7 月上旬羽化为成虫产卵。7 月中旬至 7 月下旬孵化成第二代幼虫,7 月下旬至 8 月下旬为第二代幼虫为害期,8 月下旬至 9 月中旬第二代老熟幼虫化蛹。9 月上旬羽化为成虫,交尾产卵越冬。卵历期最长 18 天,最短 10 天,平均 14 天。越冬卵历期达 4~5 个月。

(4)寄主:主要有侧柏、刺柏、黄柏、龙柏、桧柏。

(5)与疾病的关系:幼虫毒毛可引起过敏及发热等症状。

(6)地理分布:国内主要分布于青海、宁夏、陕西、北京、河北、河南、湖北、湖南、浙江、江苏、四川、山东、安徽、广西等。

6. 刚竹毒蛾　由 Chao(1977)首先命名的一种毒蛾,属鳞翅目,毒蛾科,竹毒蛾属。一般发生 3 代,虫态不整齐以卵和初孵幼虫越冬。2 月中旬越冬卵开始孵化,2 月下旬卵孵化完毕,越冬幼虫开始活动取食。3 月上旬至 4 月下旬幼虫大量取食。幼虫 5 月中旬至 5 月下旬化蛹结茧,5 月下旬化蛹盛期。成虫于 5 月下旬至 6 月上旬羽化产卵,6 月上旬为产卵盛期。6 月上旬至 7 月下旬出现第一代幼虫并大量取食,7 月下旬老熟幼虫开始化蛹结茧。8 月上旬至 8 月中旬出现羽化成虫,8 月下旬至 10 月下旬为第二代幼虫期。

(1)种名:刚竹毒蛾(*Pantana phyllostachysae* Chao,1977)

(2)形态特征

1)成虫:雌蛾体长约 13mm,翅展约 36mm,体灰白色,下唇区黄色或黄白色,触角栉齿状,灰黑色。颈板和刚毛簇淡黄色。前翅淡黄色,前缘基半部边缘黑褐色,横脉纹为一黄褐色斑,翅后缘接近中央有一橙红色斑,缘毛浅黄色。后翅淡白色,半透明。雄蛾与雌蛾相似,但体色较深,体型较小,体长约 11mm,翅展约 32mm。触角羽毛状,下唇区浅黄色,颈板和刚毛簇淡黄色,前缘基半部边缘黄褐色,内缘近中央有一橙黄色斑,缘毛浅黄色,后翅淡黄色,后缘色较深,前后翅反面淡黄色。足浅黄色,后足颈节有 1 对距。

2)卵:卵为鼓形,边缘略隆,中间略凹,高约 0.9mm,直径约 1mm,白色,具光泽。

3)幼虫:颜色和体长因各龄而异。初孵幼虫长 2~3mm,灰黑色;老熟幼虫体长 20~22mm,淡黄色。具长短不一的毛,呈丛状或刷状,混有毒针毛,对人和家畜都有伤害。前胸背面两侧各有 1 束向前伸的灰黑色丛状长毛,1 节~4 节腹部背面中央有 4 簇橘黄色刷状毛,第 8 节腹背面中央 1 簇橘黄色刷状毛,腹部末节背面有 1 束向后伸的灰黑色丛状长毛。

4)蛹:纺锤形,体长约 12mm,棕色,腹部稍尖。臀节乳突状,臀棘呈鱼钩状,紧紧钩住茧丝。

5)茧:长椭圆形,长 15mm,丝质薄,灰白色,上附有毒毛。

(3)生活习性:成虫多在清晨或傍晚羽化,初羽化的成虫,静伏于茧周围,约半小时后开始爬行,2~3 小时后向四周飞翔。成虫具有较强的趋光性,白天停息于竹林枝叶丛中火屋檐墙壁上,受惊后能短距离飞行。成虫傍晚寻偶、交配、产卵。雌虫产卵后 3~7 小时死亡,成虫期 8~10 天。卵产于竹冠中、下层竹叶的背面或竹竿上排成一行或多行。初产卵白色,孵化前变褐色。初孵幼虫停息于卵壳附近,群集于竹叶背面取食,3 龄幼虫爬行能力强,食量增大,逐渐向竹冠转移。幼虫具有吐丝下垂习性,借此转移取食。4~7 龄幼虫善爬行,有假死现象,遇惊动卷曲,弹跳坠地,稍缓又沿竹竿爬向避阴处。幼虫经 7 次蜕皮后,以 8 龄老熟幼虫结茧化蛹。老熟幼虫大多在竹竿背阴面吐丝化蛹结茧,少数在竹叶背面、附近农房墙壁上化蛹结茧。

(4)寄主:主要有毛竹。

(5)与疾病的关系:刚竹毒蛾幼虫的毒毛触及人体,引起皮肤局部或全身痒肿,严重时则引起全身过敏及发热等症状。

(6)地理分布:国内主要分布于江苏、安徽、浙江、江西、湖南、湖北、福建、广东、广西、四川、云南、贵州等。

7. **乌桕黄毒蛾** 由 Hampson（1891）首先命名的一种毒蛾，又称乌桕毒蛾、枇杷毒蛾、乌桕毛虫、油桐叶毒蛾，属鳞翅目毒蛾科。1 年发生 2 代，以低龄幼虫越冬。翌年 4 月上旬前后出蛰，幼虫上树取食嫩芽，5 月下旬至 6 月中旬化蛹，6 月中旬至 7 月上旬成虫羽化、产卵。6 月下旬卵孵化见幼虫，可延续到 9 月上旬末，8 月中旬第 2 代成虫羽化、产卵，9 月上旬出现第 2 代幼虫，10 月中旬始幼虫不再取食，陆续进入，陆续进入丝幕开始越冬。

（1）种名：乌桕黄毒蛾（*Euproctis bipunctapex* Hampson，1891）

（2）形态特征

1）成虫：雄虫体长 8~10mm，翅展 19~21mm；雌虫体长 9~13mm，翅展 27~31mm，体黄棕色，密被橙黄色绒毛。复眼黑色，触角羽毛状，浅黄棕色，下唇须棕黄色。足淡黄或棕黄色，被浓密绒毛。前翅底色黄色，密布红棕色和黑褐色鳞形大斑，斑外缘中部外突成尖角状，顶角有 1 个黄色三角区，内有 2 个明显的黑色圆点，有的个体有 3 个，中间一个较小，雄蛾有时仅有 1 个黑色圆点，臀角区黄色；后翅外缘淡黄色，基半部红棕色。雌虫体肥大，尾端圆钝，有橙黄色或深黄色毛丛，雄虫尾端尖削。

2）卵：卵块由卵粒多层堆叠而成，呈椭圆形、长椭圆形或近圆形不等。椭圆形卵块长 12~15mm，宽 7~9mm，外覆橙黄或深黄色绒毛；卵粒球形，直径 0.6~0.8mm，端部有圆形白色浅凹，有光泽，初产时淡绿色，渐变淡黄色，近孵化时棕褐色。

3）幼虫：老熟幼虫头宽 1.8~2.1mm，体长 22~27mm，体宽 3.2~3.6mm，胸部稍细，体黄褐色，腹部第 3~7 腹背两侧背板变黑色，长有白色毒毛，腹两侧 1~6 节气门孔见近圆形黑斑，气门下线见断续的白色纵线。胸足 3 对，玉白色，端部淡褐色，前胸足较短；腹足 4 对，端部略弯，淡褐色，尾足 1 对。体两侧及腹部淡绿色。蛹前幼虫体长 9~11mm，老黄色，亚背线白粗，黑斑有浓黑、淡黑不等。

4）蛹：长 8.8~9.4mm，宽 3.4~3.7mm，近圆筒形，下半部少，末端尖。初蛹体玉白色，翅淡绿色，渐变淡褐色、褐色，老熟时深棕褐色。颜面凹凸不平。复眼棕褐色。翅芽伸至腹第 5 节后缘，触角、足稍短，位于第 5 节中部。腹节间淡黄色。体被密集白毛。臀棘具钩刺 1 丛。

5）茧：长 13~17mm，宽 7~9mm，椭圆形，土(灰)黄色，丝质较薄，但不透明。化蛹后茧体缩小，长 10mm 左右，宽 5mm 左右。

（3）生活习性：成虫野外白天静伏于树丛叶背或枝干的荫蔽处，很少飞动；室内放飞后，白天停息在天花板或墙壁上，13 个小时未见飞动，到灯亮后才飞到另处停息。羽化多于 17~19 时，第 1 代以 18 时最盛，第 2 代以 17 时最盛。20~22 时最为活跃，雌雄成虫舞动双翅，雌雄互相靠近，夜间 10 时后交尾，交尾时间长短不一。蜕皮壳清晰可见，龄期分明，第 1 代幼虫历期 41~66 天；第 2 代幼虫历期 200~260 天。群集是该虫的明显特性，常以一卵块为群体，排列紧密且整齐，从初孵直至结茧前，始终群集于一起。

（4）寄主：主要寄生于乌桕、油桐、柿树、杨、桑、女贞、苹果、桃、李、梅、枇杷、茶、枫香、重阳木、樟树、刺槐等林果木，甘薯、南瓜、棉、稻农等作物，食性杂，寄主多。

（5）与疾病的关系：幼虫毒毛触及皮肤，会引起瘙痒、长红斑、疙瘩等症状。

（6）地理分布：国内主要分布于江西、江苏、浙江、上海、湖北、湖南、福建、四川、云南、广东、广西、河南、陕西、台湾等省份。

8. **岩黄毒蛾** 由 Gaede（1932）首先命名的一种毒蛾，属鳞翅目，毒蛾科。一年发生 1 代，9 月下旬若气温下降老熟幼虫陆续下树，到树干附近的杂草或枯枝落叶以及地堰岩缝中化蛹越冬。翌年 6 月中旬成虫开始羽化。7 月上、中旬为羽化盛期，7 月下旬羽化结束。6 月下旬开始产卵，7 月中、下旬为产卵盛期，8 月上旬产卵结束。7 月上旬幼虫开始孵化，7 月下旬为孵化盛期，8 月中旬孵化结束，此时是危害盛期。

（1）种名：岩黄毒蛾（*Euproctis flavotriangulata* Gaede）

（2）形态特征

1）成虫：雌虫体长 8~9mm，翅展 26~28mm。全身棕黄色。头部、胸部和肛毛簇黄色；腹部棕黑色。前翅黄色，有一棕褐色不规则形大斑。翅顶角有一棕褐色圆点。后翅黑褐色端区黄色。触角灰色。雄虫体长 7~8mm，翅展 18~23mm。前翅有一棕褐色不规则大斑块。后翅除前沿棕黄色外全为黑褐色，腹部黑褐色。

2）卵：淡青色，扁圆形，直径 0.5mm，上面覆盖土黄色绒毛，将孵化时变为褐色。

3）幼虫：全身褐色，两侧面若生红黄点各 9 个，背中央有一条黄色带，胸、腹交界处的背面有一对褐黑色大毛荆，前胸两侧各有一个大红毛瘤。幼虫老熟后体长 20mm，头宽 1.5mm。

4）蛹：长椭圆形，黄褐色，末端尖细，体长 13mm，外有一层丝茧。

（3）生活习性：成虫羽化出土一般在 8~14 时，羽化后停息十几分钟即展翅飞翔；当日交尾。交尾喜欢在日光下进行。7~10 天后开始产卵。雌虫产卵完毕即刻死亡。初孵幼虫乳白色，取食后逐渐变红。幼虫脱皮 5 次共 6 龄。1~3 龄幼虫在卵壳周围群集危害，随幼虫龄期的加大食量猛增，3 龄以后分散活动取食。幼虫能把叶肉全部吃光，只留叶脉和叶柄。幼虫历期长达 3 个月。幼虫老熟后不食不动，虫体收缩进入前蛹期，准备化蛹。

（4）寄主：主要有核桃、板栗等。

（5）与疾病的关系：幼虫毒毛可导致皮肤瘙痒等。

（6）地理分布：国内主要分布于山西、浙江、湖南、安徽、河北、河南、北京、陕西、四川、福建、云南、贵州等。

9. 松茸毒蛾　属鳞翅目，毒蛾科。一年发生 3 代，以蛹越冬。翌年 4 月中、下旬越冬代成虫羽化，第 1 代幼虫 5~6 月危害，7 月上旬第 1 代成虫羽化，第 2 代幼虫 7~8 月危害。第 2 代幼虫 9 月中旬羽化，第 3 代幼虫 9 月下旬至 10 月危害，于 11 月上、中旬结茧化蛹越冬。

（1）种名：松茸毒蛾（*Dasychira axutha* Collenette）

（2）形态特征

1）成虫：体灰黑色，雌虫体长 18~25mm，翅展 40~60mm；雄虫体长 14~20mm，翅展 32~40mm。前翅灰白色带褐色，亚基线黑褐色，锯齿状曲折，内、外横线黑褐色，前半直，后半钝齿状外缘线褐色，波浪形，内侧呈晕行状带，外线黑褐色，缘毛褐灰色与黑褐色相间。后翅雌蛾灰白色，雄蛾灰黑色，横脉纹和外横线黑褐色。

2）卵：灰褐色，半球形，径长约 1mm，中央凹陷，并有 1 个黑点。

3）幼虫：老熟幼虫体长 35~45mm，头宽 3.5~5.0mm。头红褐色，体棕黄色，杂有不规则的红黑褐色斑纹，并密生黑毛。胸腹部各节均有毛瘤，瘤上密生棕黑色长毛。前胸背板两侧及第 8 腹节背面中央各长 1 束黑色长毛束，分别向头前及腹端伸出。第 1 至第 4 腹节背向生有刷状丛生黄褐色毛簇。翻缩腺位于第 7 腹节背面中央。

4）蛹：体长 14~28mm 暗红褐色，体表散生黄毛，背面密生黄褐色簇毛，腹端有坚硬的臀棘。茧长 20~35mm 椭圆形；灰褐色；茧丝稀疏松软，附有毒毛，有的可从茧外见到蛹体。

（3）生活习性：成虫多于傍晚羽化，羽化后 1 小时即可起飞，昼伏夜出，有趋光性，飞翔力强，喜向光源充足的地方飞集，也可随风飞向远处，羽化当晚或次晚交尾，均多在 21:00—3:00 时交尾，持续时间达 2 小时以上，分散后即可就地产卵或飞往生长好的松林产卵，已经严重受害的林分很少有卵。雌虫的产卵量在 250~500 粒，分 2~3 天产完，通常产在马尾松针叶上，堆集成不规则的卵块，每块有卵 10~300 粒不等。大发生时，不论任何树种，灯光下的电杆、树干、墙壁、灌木杂草上，到处可见卵块。雌虫寿命 4~8 天，雄虫 3~5 天。

（4）寄主：主要有马尾松、湿地松、火炬松。

（5）与疾病的关系：幼虫体具有毒毛，若触及皮肤能引起辣痛，影响人体健康和生产活动。

（6）地理分布：国内主要分布于广西、广东、贵州、福建、内蒙古、黑龙江、辽宁、安徽、浙江、江西、湖南等省份。

六、与疾病的关系

毒蛾主要为害农、林业，对人体的危害多以皮肤局部发炎为最常见。人体多为直接接触幼虫毒毛而发生皮炎，或者因毒毛随风飘扬而落入眼、呼吸道中，引起结膜炎或呼吸道炎症。

（一）病原学

鳞翅目（Lepidoptera）毒蛾科（Lymantriidae）昆虫分布欧亚各地，国内各省均有发生，主要危害桑、榆、松、桃、李、苹果、杏、海棠等约500多种植物。所有种类的幼虫都生有毒毛。毒毛针的基部尖而锐利，表面有许多小棘突起，容易自幼虫体表脱落。

（二）发病机制与病理

幼虫毒毛中心有管腔，内贮淡黄色的毒液。人直接接触幼虫毒毛或者接触幼虫体表脱落的毒毛后，毒毛的机械刺激和毒液外溢的化学性刺激，引起局部刺痒感，用手搔抓后，毒毛越向皮内钻入。毒毛在空气中飘扬时，可累及眼睑、结膜、角膜或呼吸道，而导致结膜炎、角膜炎或呼吸道炎症。有些毒蛾除了幼虫，蜕皮壳和茧丝也有毒，如茶黄毒蛾，触及人体，会引起红肿痛痒。

毒毛内的毒液成分主要为组胺、酶等成分，故病理学可见表皮棘细胞间轻度水肿，真皮乳头和乳头下层毛细血管扩张充血，内皮细胞肿胀，管腔内有较多嗜酸性粒细胞聚集，血管周围组织水肿，有炎性细胞浸润，主要为淋巴细胞。

（三）流行病学

各种年龄和性别的人群均易感，可因接触幼虫毒毛而发生皮炎。皮炎流行与毒蛾越冬代幼虫盛现相吻合，主要集中于夏季，其他季节偶有发生。流行情况还与寄生植物的分布有关，距离虫树越近，发患者数越多，反之亦然。皮炎流行多为散发，偶有暴发流行，如1972年上海市因灭虫措施未落实，加上气候因素，造成桑毛虫皮炎的暴发流行。

（四）临床表现

在接触毒毛后，有局部红肿、灼热、疼痛、发痒或发麻等症状。常以剧烈刺痒开始，越抓越痒，痒处越来越多。继而出现水肿型斑疹、斑丘疹或风团，少数可出现丘疱疹。严重时，甚至有恶心、发热等症状。

个别发现有毒毛累及眼睑甚至结膜和角膜，可出现眼睛刺痒、不适、流泪等结膜炎和角膜炎症状，甚至可致失明。毒毛若经呼吸道吸入，可出现咳嗽等上呼吸道刺激症状或哮喘发作。极少数饮用含有毒毛的水后，出现口腔黏膜炎和消化道症状。

病程一般为自限性，皮疹多在1~2周痊愈。

七、控制

毒蛾类昆虫一般不会造成很大危害，但有些种类会间歇性暴发，对农、林业造成很大危害。因此，对毒蛾类昆虫主要采取“预防为主，综合防治”的策略，做好虫情的预测预报和虫情动态观察。以农业、园林防治为基础，依据毒蛾类昆虫的生物学特性，加强物理防治和生物防治技术的应用。具体控制措施如下：

（一）虫情预测预报

加强虫情监测，可以把握有利时机开展防治工作。发生期预测可以分为短期预测、中期预测和长期预测三种。在短期和中期预测中，可以根据实际调查情况，结合不同虫态发生期统计表来进行预测下一虫态发生期，即明确前一虫态的发生期，加上期距天数，就能测报后一虫态的发生期。长期预测中，主要是根据毒蛾类昆虫发生规律进行预测，掌握其不同虫态和虫龄时的发生期、死亡率、越冬基数，从而进行长期预测。

（二）降低虫口基数

1. 环境防制

（1）营林措施：营造混交林培养多样性的生物群落，同时可利用冬季毛竹改造和夏季成林抚育时，将地面、竹竿上的虫卵、蛹、幼虫消灭。

（2）修剪防治：在毒蛾类昆虫发生地，春剪可以推迟到越冬代成虫羽化后进行，冬剪根据不同种类毒蛾的排卵期高峰进行，这样既不影响对树木的整形修剪，又可以剪去一部分虫卵枝（剪下的树枝应集中烧毁或深埋），以减少虫卵。

2. 物理防制

（1）捕杀：毒蛾产卵呈块状，而且比较集中，可采取人工摘除卵块的方法减少虫卵数。同时可结合果园的栽培管理，彻底清除果园内的枯枝落叶，清除在枝叶上的卵块和蛹。幼虫群集时，可摘除虫叶并将虫踩死，但进行捕杀时，要注意防护，需穿防护服，以防毒蛾侵害人的皮肤、眼睛和呼吸道等。

（2）诱杀：毒蛾成虫多有较强的趋光性，可在羽化盛期时设置黑光灯诱杀成虫。

3. 生物防制

（1）保护和利用天敌：毒蛾类昆虫均有多种寄生性和捕食性天敌。天敌对毒蛾类昆虫的种群有较强的控制作用。要加强保护和利用天敌，在田间施用化学农药时，尽量选择天敌杀伤力小的农药和施药方法。

（2）利用病原微生物：控制毒蛾类昆虫的病原微生物有真菌、细菌和病毒等，当毒蛾类昆虫在田间普遍发生危害时，可用白僵菌、Bt、核型多角体病毒或质型多角体病毒制剂等喷施防治。

4. 化学防制　在毒蛾类害虫大发生时，其他的防治措施不能有效控制其危害时，可选用一些有机磷类、氨基甲酸酯类或拟除虫菊酯类等高效、低毒、低残留农药进行防治。可选用的农药有 90% 晶体敌百虫、80% 敌敌畏乳油、50% 杀螟松乳油、25% 灭幼脲Ⅲ号悬浮剂等，按使用说明施用。三龄前的毒蛾类幼虫多群集为害，不甚活动，且抗药力弱，这是化学防治毒蛾类害虫的关键时期。此外，依据一些毒蛾类害虫的幼虫在取食，化蛹等活动过程中，常沿树干迁移的习性，可用菊酯类药剂制成的毒笔、毒纸、毒绳等在树干上画毒环、缚毒纸、束毒绳来毒杀幼虫。

（三）个人防护与治疗

1. 加强个人防护　在流行区劳动要穿长袖衣裤，戴上帽子，颈部围好毛巾，戴风镜及口罩。应注意勿以手直接接触幼虫、蜕下的皮和茧。夏天不要在有桑毛虫的树荫下及下风口纳凉、晒衣服、被褥及尿布。遇有大风时将迎面的门窗关闭，防止毒毛侵入。

2. 治疗　当皮肤发痒时，切忌用手搔抓，应立即用胶布或橡皮膏在痒处反复粘贴，直至把毒毛粘出，或用肥皂水冲洗，可减轻皮损或缩短病程。可用漂白粉溶液涂布患处，也可用 5% 碘酒、1% 樟脑等涂患处止痒。如皮疹广泛，全身发痒，影响劳动和睡眠，可采用抗组胺药物阿司咪唑（息斯敏）或克感敏口服，即可缓解症状。一般预后良好，常无全身症状，约 2 周后自愈。

八、研究技术

鳞翅目成虫标本的采集、制作和保存的方法基本相同。蛾类标本采集、制作和保存方法参见本章第一节，此不赘述。

（刘道华　汪天平）

第三节　刺蛾

刺蛾类害虫隶属于昆虫纲、鳞翅目、刺蛾科，其分布广泛，种类繁多。全世界记录的刺蛾约有 1 000 种，我国已知 90 多种，其中较常见的有黄刺蛾（*Cnidocampa flavescens*）、桑褐刺蛾（*Setora postornata*）、丽绿刺蛾（*Parasa lepida*）、扁刺蛾（*Thosea sinensis*）、褐边绿刺蛾（*Parasa consocia*）等，其幼虫通常称为洋辣子、毛辣子、刺毛虫。刺蛾呈世界性分布，遍布城市及乡村，我国除西北以外各省均有分布。刺蛾幼虫食性广泛，是重要的食叶害虫之一，能危害多种经济果树、观赏林木和林带。果树中以银杏、枣、梨、桃、柿、苹果、核桃、板栗、石榴、枇杷、柑橘、山楂、杧果等受害最为普遍；林木中受害较重的有悬铃木、樟树、杨、榆、枫、刺槐、米老排、石梓、楠木、梧桐、油桐、柳、桑、茶等。刺蛾幼虫遍身着生枝刺、刚毛、丛毛等，触刺人体可引起红肿和灼热剧痛，导致刺蛾幼虫皮炎。刺蛾及其幼虫的分泌物、排泄物、死亡虫体的裂解物，以及刺蛾的鳞屑、幼虫的皮蜕等都是重要的变应原，因此，刺蛾及其幼虫还可引起人体刺蛾变应性疾病，如变应性鼻炎、咽炎、哮喘和心脏荨麻疹等。

一、形态学

刺蛾成虫中等大小，身体和前翅密生绒毛和厚鳞，大多黄褐色、暗灰色和绿色，间有红色，少数底色洁白，具斑纹。口器退化，下唇须短小，少数较长。雄蛾触角一般为双栉形。翅短而宽阔，有很厚的鳞片。前翅 A 脉分为 3 支（1A、2A、3A），2A 与 3A 在基部相接。前翅 R_s、R_4、R_5 脉共柄，或在中室外愈合。后翅 A 脉

3 支，$S_c+R_1+R_s$ 在基部相接，中室常保持有 M 的基部。

幼虫肥短，呈蛞蝓型。头小，常缩入前胸内，取食时部分伸出。体节分界不明显，体被次生刚毛、刺毛或枝刺，毛和刺均有毒，触及人体皮肤引起红肿，疼痛难受。其胸足、腹足退化。幼虫化蛹结成坚硬而光滑的石灰质鸟卵状的茧，附着于树干或浅土中，极引人注目。

幼虫的刺毛有 5 种类型，即箭刺、鞭刺、棒状刺、针状刺和锥状刺，其中箭刺较长且位于背侧，尤易被人接触而致皮炎；鞭状刺易折断，其前部残留在表皮中多见；棒状刺粗壮，宫腔内储存毒液较多；锥状、针状刺一般情况下不易刺到人体皮肤。

二、分类学

刺蛾科昆虫可分为黄刺蛾属（*Monema*）、褐刺蛾属（*Setora*）、绿刺蛾属（*Parasa*）和扁刺蛾属（*Thosea*）等多个属。

（一）黄刺蛾属

黄刺蛾属昆虫成虫的形态特点有：①属除黄刺蛾外，其他种类下唇须均短，雄虫触角双栉齿状；②前翅中室被 M 脉基部划分为相等的上、下两部；③后翅中室也分为上、下两部，但下部大于上部。

（二）褐刺蛾属

褐刺蛾属昆虫成虫的形态特点有：①体棕色或灰色，雄虫触角双栉齿状，头部扁，胸腹部粗；②前翅宽，R_s、R_4、R_5 脉共柄，因横脉弯曲，致中室的尖端呈双叶状；③后翅中室尖端亦呈双叶状，胫节距较短。

（三）绿刺蛾属

绿刺蛾属昆虫成虫的形态特点有：①下唇须短而前伸，雄虫触角基半部双栉齿状，端半部为锯齿状；②前翅带圆形，绿色，但基部和外缘有棕色斑带；③前翅 R_1、R_2 脉的基部近中室上角，R_s、R_4、R_5 脉共柄；④后足胫节具 1 对距。

（四）扁刺蛾属

扁刺蛾属昆虫成虫的形态特点有：①体棕色或灰色，胸、腹部粗；②雄虫触角双栉齿状，栉齿直达顶端或仅达中部；③前翅宽，R_3、R_4、R_5 脉共柄，由于横脉弯曲，以致中室的尖端呈双叶状；④后翅中室尖端亦呈双叶状，胫节的距常较短。

常见刺蛾成虫检索表
（引自张执中《森林昆虫学》，1997）

1. 前翅绿色，偶尔有黄色个体……2
   前翅为其他颜色……6
2. 前翅外缘无褐色阔条纹，翅基无褐斑块，中胸以前全绿色，后翅、后胸及腹部棕黄色……两色绿刺蛾［*Latoia bicolor*（Walker）］
   前翅外缘有褐色阔条纹，翅基有褐色斑块……3
3. 前翅外缘阔条纹及翅基斑块深褐色……4
   前翅外缘阔条纹浅褐色……5
4. 前翅外缘褐色阔条内边无波状曲齿，翅基斑块近平行四边形，翅长 13mm 以上……丽绿刺蛾［*Latoia lepide*（Carmer）］
   前翅外缘褐色阔条内边有波状曲齿，翅长 13mm 以下……双齿绿刺蛾［*Latoia hilarata*（Staudinger）］
5. 前翅基部深褐色，外缘褐色阔条内边无明显曲齿，胸部背面及前翅为粉绿色……褐边绿刺蛾［*Latoia consocia*（Walker）］
   前翅基浅褐色，外缘褐色阔条内边有云波状曲齿，胸部背面及前翅翠绿色……迹斑绿刺蛾［*Latoia pastoralis*（Butler）］
6. 前翅黄色，自顶角至翅中引一深褐色弧线，其外为棕褐色；翅上有 1 对黄褐色圆斑，后翅浅褐色……黄刺蛾［*Cnidocampa flavescens*（Walker）］

前翅浅灰、灰黑或深棕褐等色……………………………………………………………………………………7

7. 前翅灰褐色，自前缘中部向后缘引一弧形深灰色线条，线内色淡 ……………………………………………………………………………………………………… 扁刺蛾[*Thosea sinensis*（Walker）]

前翅棕褐或黑褐色 ……………………………………………………………………………………………8

8. 前翅棕褐色……9

前翅黑褐色……………………………………………………………………………………………………10

9. 前翅自前缘中部向后缘近基角和臀角各引一弧形深褐色线条 ……………………………………………………………………………………………桑褐刺蛾[*Setora postornata*（Hampson）]

前翅花纹呈斑块状，顶角、臀角、基角附近各具一棕色斑块 ………………………………………………………………………………………………枣奕刺蛾[*Phlossa conjuncta*（Walker）]

10. 下唇须伸过头顶，端部毛簇白色，前翅黑褐色，满布银灰色鳞片；后翅基部 1/3 和后缘黄色，其余黑褐色，外半部翅脉淡黄色…………………………… 显脉球须刺蛾[*Scopelodes venosa*（Rwagtungensis）]

下唇须伸过头顶，端部毛簇褐色，末端黑色，前翅暗褐色，自中室中部至翅尖有 1 条黑色渐宽的模糊纵带；后翅灰褐色，内缘和基部带黄色 …………………纵带球须刺蛾[*Scopelodes contracta*（Walker）]

三、生物学

刺蛾生活史有成虫、卵、幼虫及蛹四期，属完全变态类昆虫。雌、雄成虫交配后产卵于树冠下部的嫩叶背面，各块卵几粒至数百粒不等。卵经 5~6 天孵化，初孵幼虫群集于卵块附近，1~2 天后开始取食，1~3 龄幼虫仅取食叶肉，留下叶脉及表皮；4 龄后幼虫取食全叶，仅留叶柄及主脉。幼虫一般 7~8 龄，少数 9~10 龄，龄期多少依寄生、代别和环境条件而定。幼虫老熟后吐丝结茧，不同虫种选择的结茧处不同，如黄刺蛾多在细枝干或树杈处结茧；桑褐刺蛾除在枝干、树杈外，也在树下地面松土、枯叶处结茧。结茧后蜕皮成蛹。羽化时虫体向外蠕动破茧壳而出。羽化后当夜或次夜开始交尾，交尾后第 2 天开始产卵，卵期为 7 天左右。雄成虫寿命一般 7 天左右，雌成虫寿命一般 4 天左右。

刺蛾一般一年发生 2 代。第 1 代成虫发生期多在 5 月下旬至 6 月中旬，幼虫盛发期在 6 月末至 7 月上中旬，7 月下旬至 8 月上旬结茧。第 2 代成虫发生期多在 8 月上中旬，幼虫盛发期在 9 月下旬至 10 月下旬，10 月中旬老熟幼虫在树枝上结茧越冬。

四、生态学

刺蛾类昆虫在生活习性方面具有很多共性，一般均以老熟幼虫在茧内越冬。第 1 代成虫一般在次年 4~5 月羽化，羽化时间多在傍晚，以 17:00—22:00 为盛。羽化时虫体向外蠕动，用头顶破羽化孔，破茧而出，并将蛹壳留于茧内。刚羽化的成虫不移动，10 分钟后，成虫开始拍翅活动，一般雄成虫比雌成虫活跃，翅上鳞片很容易因此脱落。成虫具有较强的趋光性，白天静伏在叶背或杂草丛中，夜间活动。成虫交尾集中于 18:00—21:00 进行，一般持续时间为 15 分钟左右。交尾前雌虫异常活跃，雌虫一生交尾 1~2 次，雄虫有多次交尾现象，雌虫交尾后第 2 天便产卵。卵一般产于叶片背面，但扁刺蛾的卵产在叶的正面，产卵方式为散产或块产。卵期一般为 1 周左右，低龄幼虫聚集取食，有的种类的低龄幼虫有取食卵壳的习性，如黄刺蛾和桑褐刺蛾。高龄幼虫则均分散取食。刺蛾食性杂，食量大，危害的树木种类多，主要危害枫杨、悬铃木、杨、柳、榆、桑、槐、栎（栗）、油桐等植物。

五、中国重要种类

中国已知的刺蛾科昆虫有 90 多种，其中以黄刺蛾（*Monema flavescens*）、桑褐刺蛾（*Setora postornata*）、褐边绿刺蛾（*Latoia consocia*）、中国扁刺蛾（*Thosea sinensis*）、茶刺蛾（*Iragoides fasciata*）、丽绿刺蛾（*Parasa lepida*）、中国绿刺蛾（*Parasa sinica*）、白眉刺蛾（*Narosa nigrigna wilemn*）、双齿绿刺蛾（*Latoia hilarata* Staudinger）、窄黄缘绿刺蛾（*Parasa consocia*）、长须小刺蛾（*Microleon longipalpis*）等种类较为常见。现记述 9 种代表性刺蛾的形态特征、生活习性、生境与孳生物及其与疾病关系。

中国刺蛾主要代表种

1. 黄刺蛾

（1）种名：黄刺蛾（*Cnidocampa flavescens*）

黄刺蛾属的常见虫种，又名刺蛾、八角虫、八角罐、洋辣子、羊蜡罐、白刺毛。

（2）形态特征（图 29-9）

1）成虫：雌蛾体长 15~17mm，翅展 35~39mm，雄蛾体长 13~15mm，翅展 30~32mm。头和胸背白黄色，腹背砖红色，有明显粉粒，触角丝状，棕褐色。前翅黄色，自基角至翅中有 1 深褐色弧线将翅分为两部分。弧线上方黄色，上有 1 对黄褐色圆斑，下方棕褐色。后翅浅褐色。足褐色，基节、腿节红褐色。

2）卵：大小约 1.5mm × 0.9mm，扁椭圆形，淡黄色，一端稍尖，扁平。

3）幼虫：体长 16~25mm，头小，黄褐色。胸部肥大，黄绿色，背部隆起。身体前宽后窄，背面有一纵向的紫褐色呈哑铃形斑。末端背面有横向排列的小褐斑 4 个。各节背线两侧有 11 对枝刺，以胸部 2~3 节、腹部 1 节为大。体侧中部有 2 条蓝色纵纹，呈线形，气门上线淡青色，气门下线淡黄色。胸足 3 对极小，未见腹足。

4）蛹：长 11~13mm，椭圆形，黄褐色。茧长约 12mm，椭圆形，灰色，质地坚硬，表面有褐色纵条纹。

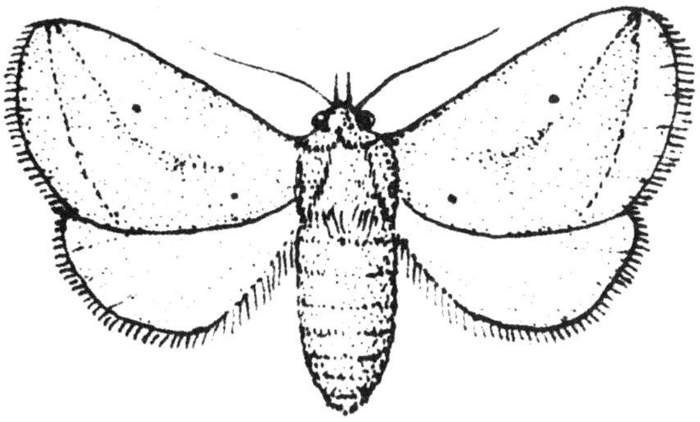

A

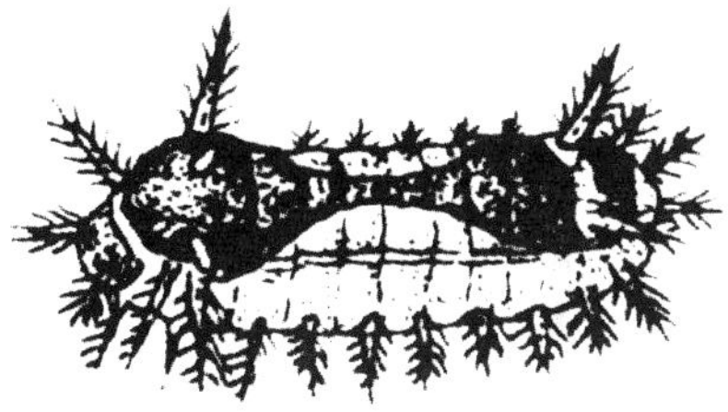

B

A. 成虫（♀）；B. 幼虫。

图 29-9　黄刺蛾

（3）生活习性：在长江中下游地区，黄刺蛾 1 年发生 2 代，以老熟幼虫在寄生树干上结茧越冬，茧的外表有一层似树皮的保护色层。成虫趋光性弱，白天静伏于叶背，夜间活动。产卵分散或数粒集中产在叶背上，每叶产卵 2~4 粒，多可产数十粒连成一片，产卵量 49~67 粒/只。第 1 代卵期 7 天左右，幼虫孵化后基本集中在原来产卵的叶片上为害，经 7~8 天，幼虫分散为害，再经 8 天左右幼虫进入暴发期。羽化多在傍晚进行，以 17:00—22:00 为盛，羽化时虫体向外蠕动破茧壳而出。雄成虫寿命一般 7 天左右，雌成虫一般寿命 4 天左右。

（4）寄主：主要栖息植物有麻类、桑树、茶树、苹果、梨、桃、李、杏、樱桃、山楂、海棠、枣、柿、石榴、栗、核桃、柑橘等多种果林及药用植物、花卉等。

（5）与疾病的关系：当皮肤受到刺蛾幼虫触刺后，酷似针刺痛，皮肤表面看不到明显的机械性刺伤，1 分钟左右，皮肤水肿，毛囊口扩张，继而出现渗出。约至 5 分钟时，皮肤上可见小水珠，并逐渐汇合成较大水珠自皮肤表面滚下。至 10~15 分钟时，水肿逐渐消失，随之皮肤出现红润，皮损处可表现为条索状、片状或斑片状突起。约至 20 分钟时，皮损处形成水肿性斑疹、斑丘疹或风团，色呈淡红或鲜红色。约至 30 分钟时可出现全身症状，如周身不适、头痛、头晕、恶心、心悸、呕吐等。上肢均有灼痛或木胀感，腋下淋巴结肿大较明显，自觉皮损处有灼痛，并伴有奇痒，重者剧痛难忍。约至 4 小时，全身症状开始减轻，但皮肤不适感可维持 1~4 周。

（6）地理分布：国内分布于河北、河南、山东、山西、陕西、江苏、江西、浙江、新疆、安徽、上海、四川、吉林、辽宁、黑龙江、甘肃、湖北、湖南、福建、云南等省份，国外分布于日本、朝鲜及俄罗斯的西伯利亚南部等地。

2. 桑褐刺蛾（*Setora postornata* Moore）　是 Moore（1877）首先命名的一种刺蛾，褐刺蛾属的常见虫种。

（1）种名：桑褐刺蛾（*Setora postornata* Moore）

又名褐刺蛾、桑刺毛、红绿刺蛾。

（2）形态特征（图 29-10）

1）成虫：体长 15~18mm，翅展 31~39mm，全体土褐色至灰褐色。前翅前缘近 2/3 处至近肩角和近臀角处，各具 1 暗褐色弧形横线。两线内侧呈影状带，外横线较垂直，外衬铜斑不清晰，仅在臀角呈梯形。雌蛾体色、斑纹较雄蛾浅。

2）卵：长约 1.5mm，扁长杆形或圆形，黄色，半透明。

3）幼虫：老熟幼虫体长为 23.3~35.1mm，体色黄绿，背线蓝色，每节上有黑点 4 个，排列近菱形。亚背线分黄色型和红色型两类，黄色型枝刺黄色，红色型枝刺紫红色。红色型幼虫背线与亚背线之间镶以黄色线条，侧线黄色，每节以黑斑构成近菱形黑框，内为蓝色。中胸至第 9 腹节，每节于亚背线上着生枝刺一对，其中中胸、后胸、第 4 和 7 腹节上的特别长；第 1、2、3、5、7 腹节上的特别短。第 1~7 腹节，每节于气门上线着生枝刺 1 对，在胸部侧缘气门前有 2 对枝刺，长短均匀，每根刺上着生带棕褐色呈散射状的刺毛。

4）蛹：长约 15mm，椭圆形，肥大，黄褐色。茧长约 16mm，圆球形，灰黄色。

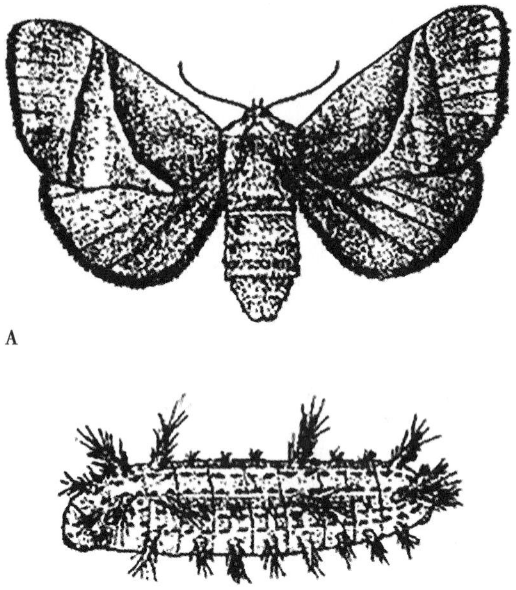

A. 成虫；B. 幼虫。

图 29-10 桑褐刺蛾

（3）生活习性：1 年发生 2~4 代，以老熟幼虫在树干附近土中结茧越冬，3 代成虫分别在 5 月下旬、7 月下旬、9 月上旬出现，成虫夜间活动，有趋光性，产卵散产或叠产于叶背，每雌产卵 300 余粒。幼虫孵化后在叶背群集并取食叶肉，可仅残留表皮和叶脉，半月后分散为害，取食叶片，老熟后入土结茧化蛹。

（4）寄主：桑褐刺蛾寄主有 41 科 70 种，种类最多科主要为蔷薇科、大戟科 Euphorbiaceae、木犀科 Oleaceae、鼠李科 Rhamnaceae 等，主要栖息植物有茶、桑、柑橘、桃、梨、柿、栗、白杨等。

（5）与疾病的关系：桑褐刺蛾幼虫对人体的侵袭，主要是其身上着生的刚毛、枝刺和毒刺毛，毒刺毛触刺在人体皮肤后，可引起刺蛾幼虫皮炎。幼虫蜕皮的产物（皮壳及刺毛）及死亡幼虫的裂解物随风吹起，飘落在皮肤上亦引起皮炎。

（6）地理分布：主要分布于浙江、江苏等地的蚕区，福建和上海也有分布。

3. 丽绿刺蛾　是 Hering（1933）首先命名的一种刺蛾，绿刺蛾属的常见虫种。

（1）种名　丽绿刺蛾（*Parasa lepida* Hering）

又名绿刺蛾。

（2）形态特征（图 29-11）

1）成虫：体长 10~17mm，翅展 35~40mm，头顶、胸背绿色。胸背中央具 1 条褐色纵纹向后延伸至腹背，腹部背面黄褐色。雌蛾触角基部丝状，雄蛾双栉齿状。雌、雄蛾触角上部均为短单相齿状，前翅绿色，肩角处有 1 块深褐色尖刀形基斑，外缘具深棕色宽带；后翅浅黄色，外缘带褐色。前足基部生一绿色圆斑。

2）卵：大小约为 1mm × 0.8mm，扁平光滑，椭圆形，暗黄色，数十粒成 1 块，鱼鳞状排列。

3）幼虫：体长 23~26mm，翠绿色，背面稍白，背中央具紫色或暗绿色带 3 条。头黄褐色，隐于前胸下。体部背面及两侧着生大小相似的枝刺，背面体节 2 个，成对纵向排列，以后胸、腹部第 1、7、8 节枝刺为长，每个枝刺上有黑刺毛 20~30 根。在背面第 3 体节枝刺上的刺毛丛中着生 4~7 根顶端圆钝、橘红色的毒刺毛。虫体末端有 4 个近圆形的黑色刺毛球。气门在虫体两侧较明显。

4）蛹：长 12~15mm，深褐色，椭圆形。茧长约 14~17mm，椭圆形，较扁平，灰褐色壳上布满黑色刺毛和黄褐色丝状物。

（3）生活习性：在广州地区 1 年发生 2~3 代，老熟幼虫在枝干上结茧越冬。翌年 5 月上旬化蛹，5 月中旬至 6 月上旬成虫羽化并产卵。产卵集中产于叶背，呈鱼鳞状排列。第 1 代幼虫为害期为 6 月中旬至 7 月下旬，第 2 代为 8 月中旬至 9 月下旬。卵期为 4~17 天，幼虫有明显群集危害的习性，6 龄以后逐渐分散，但

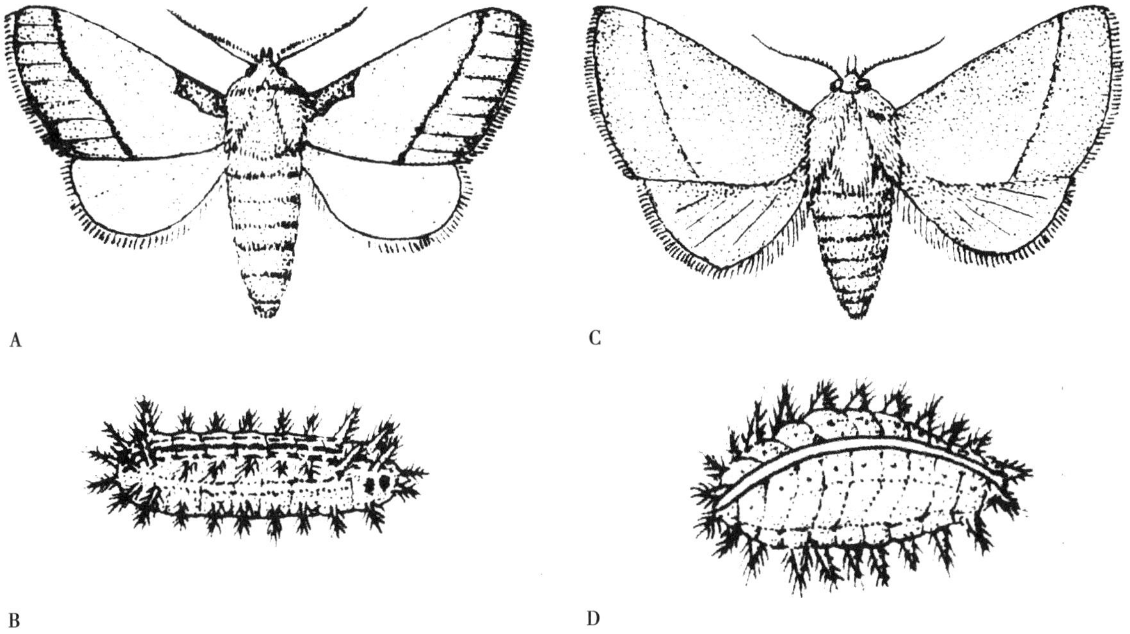

A. 丽绿刺蛾成虫；B. 丽绿刺蛾幼虫；C. 扁刺蛾成虫；D. 扁刺蛾幼虫。

图 29-11　丽绿刺蛾和扁刺蛾

脱皮前仍群集叶背。幼虫共八龄，老熟幼虫于树枝上或树皮缝、树干基部等处结茧。幼虫期 26~32 天。第 1 代蛹期约半个月。成虫羽化后当晚即可交尾，次日开始产卵。成虫有强趋光性。

（4）寄主：丽绿刺蛾寄主有 32 科 59 种，种类最多科主要为蔷薇科、榆科 Ulmaceae、大戟科、樟科 Lauraceae、杨柳科等。主要栖息植物有茶、油茶、油桐、苹果、梨、柿、芒果、桑、核桃、咖啡、刺槐等。

（5）与疾病的关系：幼虫体表的刺毛接触到皮肤后会产生剧痛、红肿甚至过敏。

（6）地理分布：国内分布于海南、福建、广东、上海、贵州、四川、云南、江西、浙江、江苏、河北等省份，国外分布于日本、印度、斯里兰卡、印度尼西亚、越南等国家。

4. 扁刺蛾　是 Walker（1855）首先命名的一种刺蛾，扁刺蛾属的常见虫种。

（1）种名：扁刺蛾（*Thosea sinensis* Walker）

又名绿刺蛾。

（2）形态特征（图 29-11）

1）成虫：体长 13~18mm，翅展 28~39mm。体灰褐色，腹面及足色深，触角雌虫丝状，基部 10 多节呈栉齿状，雄虫羽状。全翅灰褐色，翅中部有 1 条自前缘向后缘倾斜的褐色条纹，内侧上方有 1 黑点。

2）卵：长 1.2~1.4mm，长扁椭圆形，背面隆起，淡黄绿色。

3）幼虫：老龄幼虫体长 22~27mm，淡鲜绿色，体型塌扁，背部稍隆起，腹部平坦，形似龟背状。背线白色，腹部第 1~9 节腹侧枝刺发达，其上着生许多毛刺。中、后胸枝刺明显较腹部的短，腹部各节背侧和腹侧间有一白色斜线，基部各有红色斑点 1 对。

4）蛹：长 10~15mm，前端较肥大，近椭圆形，初期为乳白色，近羽化时变为黄褐色。茧长 12~16mm，近圆球形，暗褐色。

（3）生活习性：我国北方年生 1 代，长江下游地区 2 代，少数 3 代。均以老熟幼虫在树下 3~6cm 土层内结茧，以前蛹越冬。也有以老熟幼虫在枝干上结茧越冬。翌年 5 月上旬化蛹，5 月中旬至 6 月上旬成虫羽化并产卵。1 代幼虫为害期为 6 月中旬至 7 月下旬，2 代为 8 月中旬至 9 月下旬。2~3 代于 4 月中旬开始化蛹，5 月中旬至 6 月上旬羽化。第 1 代幼虫发生期为 5 月下旬至 7 月中旬，第 2 代幼虫发生期为 7 月下旬至 9 月中旬，第 3 代幼虫发生期为 9 月上旬至 10 月。成虫有趋光性，雌蛾喜于夜间将卵产于叶背上，十多粒或数十粒排列成鱼鳞状卵块。

（4）寄主：扁刺蛾寄主有37科71种，种类最多科主要为蔷薇科、蝶形花科 Fabaceae、山茶科、芸香科 Rutaceae、杨柳科、桑科 Moraceae 等。主要栖息植物有油茶、茶树、核桃、柿、枣、苹果、梨、乌桕、枫香、枫杨、杨、大叶黄杨、柳、桂花、苦楝、香樟、泡桐、油桐、梧桐、喜树、银杏、桑、板栗等林木和果树。

（5）与疾病的关系：幼虫体具毒刺，触及皮肤会疼痛红肿，影响采茶等田间作业。

（6）地理分布：国内分布于吉林、辽宁、山东、河北、河南、安徽、江苏、浙江、江西、湖北、湖南、四川、云南、广西、广东等省份，国外分布于韩国及越南等国家。

5. 茶刺蛾

（1）种名：茶刺蛾（*Iragoides fasciata*）

又名茶角刺蛾、痒辣子、洋辣子、火辣子等，属鳞翅目刺蛾科。

（2）形态特征

1）成虫：雌蛾体较肥大，浅黄白色，头顶和胸背灰白色，体长7~10mm，翅展18~24mm，触角丝状。雄蛾浅灰褐色，体长7~9mm，翅展15~20mm，触角羽毛状。雌雄蛾前足特长，前翅外缘呈褐色宽带状，外缘线细，灰褐色，亚外缘线较粗，深灰褐色，两线之间靠前缘处有一淡黄色斑点。外横线深褐色，内横线与外横线之间，靠外缘处有一黑色直斑相连。后翅灰白色，外缘带灰黄色。

2）卵：椭圆而扁平，表明光滑，直径约1mm。初产时乳白色，将孵化时浅黄色，可见一个或两个黑色眼点。

3）幼虫：初孵时白色，四龄前体橙黄色或浅褐色，五龄后深棕色，背线白色，两侧各有刺突两列。成长幼虫体长12~15mm，宽5~7mm，体背红褐色至黑褐色，腹面乳白色。

4）蛹：外茧为棕色，近椭圆形，长约7mm，宽约5mm。蛹开始时呈乳白色，羽化前为黑褐色。

（3）生活习性：一般年发生四个世代，老熟幼虫在树根周围的落叶中或土缝中结茧越冬，翌年2月下旬化蛹，3月中旬越冬代成虫羽化产卵。完成一个世代历时60天左右，越冬代长达180多天。成虫具趋光性，一般在天黑前后羽化，产卵期为3~4天。卵经4~6天孵化，初孵幼虫不取食，经1天后蜕皮。老熟幼虫在树根周围的落叶中或土缝中结茧化蛹。蛹期15~17天。全年以第二、三代发生量大，为害严重。

（4）寄主：茶刺蛾为杂食性害虫，以为害茶树为主，其次为桂花树、玉兰花、水桂等。

（5）与疾病的关系：幼虫体上有毒刺毛，触及人体皮肤后会疼痛、红肿，影响采茶及田间管理工作。

（6）地理分布：国内主要分布于贵州、广东、云南、海南、湖南、江西、浙江、安徽、福建、台湾、湖北、四川等产茶区，国外分布于印度等国家。

6. 中国绿刺蛾（*Parasa sinica* Moore）

是 Moore（1877）首先命名的一种刺蛾。

（1）种名：中国绿刺蛾（*Parasa sinica* Moore）

又名苹绿刺蛾、中华绿刺蛾、绿刺蛾，属鳞翅目刺蛾科。

（2）形态特征

1）成虫：雄虫体长11~12.5mm，翅展26~28mm，触角线状：雄虫体长9~12mm，翅展23~26mm，触角双栉齿状。该虫头顶、胸、背和前翅均为绿色。前翅基斑褐色，在中室下缘呈角状外曲。前缘有细的黄褐色边，外缘褐色带较窄、并向内弯曲。缘毛褐色，后翅灰褐色，臀角稍带黄褐色斑，缘毛灰黄色。腹背灰褐色，体末端带有黄色臀毛。

2）卵：扁椭圆形、淡黄色，长径0.8~1.1mm，短径0.6~0.8mm，块状，鱼鳞状挂列。

3）幼虫：初解幼虫，体黄色，近长方体。随虫体发育，体线逐渐明显，并由黄绿转变为黄蓝相间，头褐色，缩于前胸下。前胸青板半网形，上有两个三角形黑斑。中、后脚及腹部各节均着生枝刺。幼虫灰白色，老熟幼虫变为红褐色。足退化为吸盘，分泌黏液。

4）蛹：长8.3~10.1mm，蛹的翅部及腹背为绿色，腹部黄褐色。

（3）生活习性：1年发生2代。以老熟幼虫结茧越冬，越冬幼虫于翌年4月下旬在茧内化蛹，盛期在5月上旬。5月中旬开始有越冬成虫出现，6月上旬为羽化高峰，并产下第一代卵。卵孵化盛期为6月中旬，第一代老熟幼虫于7月上旬结茧。7月下旬出现第一代成虫，随即产下第二代卵。

（4）寄主：主要为害洋白蜡、樱花、苹果、梨、杏、梅、柿、核桃、桃、李、枣、桑等，是园林植物和果树的重要食叶害虫之一。

（5）与疾病的关系：幼虫体上有毒毛，触及人体皮肤后会红肿、疼痛。

（6）地理分布：国内主要分布于东北、华北、西北、西南、华东等地，国外主要分布于俄罗斯、朝鲜、日本等国。

7. 白眉刺蛾（*Narosa nigrigna wilemn*）

是 Kawada（1930）年首先命名的一种刺蛾。

（1）种名　白眉刺蛾（*Narosa nigrigna wilemn*）

又名黑纹白刺蛾，俗称小刺蛾，属鳞翅目刺蛾科。

（2）形态特征

1）成虫：全体白色，腹胸背面掺有褐色，翅展 9~18mm。前翅有几块模糊的黑斑，翅的缘毛较长，褐色，基部有黑点相间，缘毛端浅褐色，外缘线较宽。触角丝状浅黄褐色。头部和胸部密被柔毛，胸背上的柔毛很长，有 3 簇。前足有较短的鳞毛，中足密鳞毛。

2）卵：卵圆形，初产的卵淡黄色，后逐渐加深，长 0.7~0.9mm，长 0.4~0.6mm。

3）幼虫：老龄幼虫绿色透明，体长 5~7.3mm，头小，黑色，隐于前胸下；背极坚硬，呈龟板形，背线黄绿色，亚背线隆起，黄色，两条亚背线之间及外侧有绿色蝶状斑，气门上线黄色，隆起；体外缘白色透明，3 对腹足显可见，触角褐色，末龄幼虫有部分在两条亚背线上，出现红点，数量不等，大多数 6 个；体腹面淡绿色，无毒毛。

4）茧：钙质坚硬，光滑，茧上有黑白相间的花纹；卵圆形，夏茧色浅而薄，冬茧色深而厚。

5）蛹：初化的蛹淡黄色，以后逐渐变成黄褐色、裸蛹。

（3）生活习性：白眉刺蛾以老熟幼虫越冬，翌年 5 月上旬化蛹开始，5 月下旬羽化，6 月上旬产卵，6 月中旬孵化，7 月上旬化蛹，盛期在 7 月中下旬，8 月上旬蛹羽为成虫，羽化盛期在 8 月中下旬，以老熟幼虫在茧内越冬。

（4）寄生：桃树、核桃树、紫荆、杏树、枣树、樱桃、樱花、苹果树、梨树等。

（5）与疾病的关系：目前尚未有白眉刺蛾致病的相关报道。

（6）地理分布：国内分布于安徽、湖南、江西、河北、辽宁、山东、浙江、贵州等省份，国外分布于日本等国家。

8. 褐边绿刺蛾

（1）种名　褐边绿刺蛾（*Latoia consocia* Walker）

又名褐缘绿刺蛾、四点刺蛾、曲纹绿刺蛾，属鳞翅目、刺蛾科、绿刺蛾属。

（2）形态特征

1）成虫：体长 15~16mm，翅展约 36mm。头、胸、前翅均为粉绿色，触角棕色，复眼黑色，雄虫触角基部X几节是单栉齿状，雌虫触角为丝状，胸部中央有 1 条暗褐色背线，前翅基部有略带放射状的褐色斑，翅外缘有 1 条浅褐色的带，带内的脉纹为褐色，腹部和后翅灰黄色。

2）卵：扁椭圆形，长约 1.5mm，初产时乳白色，后渐变成黄绿色或蜡黄色，排列成块状。

3）幼虫：初孵化时为黄色，以后逐渐变为绿色。老熟幼虫体长约 25mm，略呈长方形。头黄色，极小，常缩在前胸内。身体橙黄色，背中线天蓝色。前胸背板上有 2 个横列的黑斑，其亚背线和各枝刺的刺毛橙黄色。第 1 腹节枝刺上有 1 根黑色的刺毛。胴部第 2 节至最后节有 4 个毛瘤，其上生有 1 丛刚毛。第 4 节背面的 1 对毛瘤上各有 3~6 根红色刺毛，体末端有黑色刺毛组成的绒毛状毛丛 4 个。腹面浅绿色。胸足小，无腹足。第 1~7 节腹面中部各有 1 个扁圆形吸盘。

4）茧：椭圆形，长约 16mm，棕色或暗褐色，形似羊粪状，茧上布有黑色刺毛和少量白丝。

5）蛹：长约 15mm，椭圆形，黄褐色，肥大，包被茧内。

（3）生活习性：褐边绿刺蛾 1 年发生 2 代，越冬幼虫于 4 月下旬至 5 月上中旬化蛹，成虫发生期在 5 月下旬至 6 月上中旬，第 1 代幼虫发生期在 6 月末至 7 月份，成虫发生期在 8 月中下旬。第 2 代幼虫发生在

8月下旬至10月中旬,10月上旬幼虫陆续老熟,在枝干上或树干基部周围的土中结茧越冬。成虫夜间活动,有趋光性;白天隐伏在枝叶间、草丛中或其他荫蔽物下。卵产于叶背,数十粒成块,呈鱼鳞状排列,卵期5~7天。

（4）寄主:栎、枣树、柳、杨、悬铃木、榆、核桃、桃、李等多种林果植物。

（5）与疾病的关系:目前尚未有褐边绿刺蛾致病的相关报道。

（6）地理分布:国内除内蒙古、宁夏、甘肃、青海、新疆和西藏外其他省份均有分布,国外分布于日本、朝鲜、俄罗斯等国家。

9. 双齿绿刺蛾

为鳞翅目、刺蛾科、绿刺蛾属的一种昆虫。

（1）种名:双齿绿刺蛾（*Latoia hilarata* Staudinger）

又名小青刺蛾、棕边绿刺蛾。

（2）形态特征

1）成虫:成虫体长9~11mm,翅展20~25mm,头部、触角、下唇须褐色,头顶和胸背绿色,腹背苍黄色。前翅绿色,斑纹与中国绿刺蛾近似,基斑褐色,主要区别点是外缘带内侧除在第2时脉有1个齿形突外,在第2中脉上还有1个较小的齿形突。外缘线较宽,外缘及缘毛黄褐色。后翅黄白色,外缘稍带褐色,臀角暗褐色。雌虫触角丝状,雄虫触角基部2/3双栉状,栉齿较中国绿刺蛾的短。复眼褐色,体为黄色。

2）卵:椭圆形,扁平、光滑,初产乳白色,近孵化时淡黄色。

3）幼虫:老熟幼虫体长17~19mm,粉绿色,圆筒形;体背有橙黄色和黄绿色2种色型,前胸背板有1对黑斑,背线中线天蓝色,中线两侧为蓝绿色连点纹,每节每侧2纹;中、后胸及第6腹节背面各有长枝刺1对;胸足退化,腹足小;各体节上有刺瘤4个,上方有大而明显的黑色绒球状毒刺丛。该虫突出特点是前3对长枝刺黑色,最后1对长枝刺黄绿色。

4）蛹:淡黄褐色,蛹外有钙质茧,灰褐或棕褐色,与寄主树皮色泽一致;扁平长椭圆形,长约11mm,宽约7mm。

（3）生活习性:一年发生1代或2代,以老熟幼虫在树皮缝、瘢痕及枝杈下方结茧越冬,翌年4月中旬开始化蛹,越冬代成虫5月中旬开始羽化,高峰期在6月中下旬,成虫寿命10天左右。成虫昼伏夜出,趋光性强。卵多产于叶背中部主脉附近,成块,形状不规则,多为长圆形,单雌产卵量100余粒,卵期7~10天。

（4）寄主:海棠、核桃、五角枫、石楠、紫叶李、柿子、苹果、梨、桃、樱花、麻栎等。

（5）与疾病的关系:人不慎接触其毒毛后皮肤会立即红肿,痒痛异常,易引起皮炎,甚至昏迷。

（6）地理分布:国内分布于江西、黑龙江、辽宁、吉林、河北、山东、河南、湖南、江苏、台湾等省份,国外分布于日本等国。

六、与疾病的关系

刺蛾幼虫的毒毛刺伤人体皮肤后,毒毛释出的毒液可引起刺蛾幼虫皮炎。刺蛾及其幼虫的分泌物、排泄物、代谢产物、死亡虫体的裂解物,以及刺蛾成虫的鳞屑、刚毛、幼虫的皮蜕等都是重要的变应原,人体接触这些变应原后可引起刺蛾变应性疾病。

（一）刺蛾幼虫皮炎

刺蛾幼虫皮炎多发生于夏秋季,其发生率与刺蛾幼虫的季节消长基本一致,世界各地城乡均有发生。刺蛾幼虫皮炎的发生没有年龄和性别差异,各种年龄及不同性别的人群接触到刺蛾幼虫的毒刺毛均可致病。

1. 感染途径　刺蛾幼虫皮炎的主要感染途径有:①果农及从事林业生产及管理的人员,在生产、生活过程中接触到刺蛾幼虫及其蜕下的皮壳和刺毛;②树下行走时,刺蛾幼虫蜕下的皮壳及刺毛吹落至人体或老熟幼虫做茧前或幼虫受冷风等刺激掉落至人体皮肤;③生活过程中,被随风吹来的刺蛾幼虫蜕皮产物所"侵袭"等等。

2. 致病机制　李朝品等（1998）研究发现刺蛾幼虫皮炎的发生包括两个过程,其一为毒刺毛触刺皮肤时导致局部皮肤的机械性刺激，引起局部皮肤组织中毒症状，或伴有全身反应；其二是毒刺毛释入皮肤组织中的变应原引起变态反应，患者表现为皮损处及周围皮肤发疹、红润、水肿、奇痒等变态反应性疾病症状。

3. 临床表现　刺蛾幼虫皮炎常发生于面、手、颈、前臂等暴露部位，其临床表现主要为局部皮损症状。当皮肤受到刺蛾幼虫触刺后，立即出现针刺样痛，并自觉皮损处有烧灼感、奇痒等症状。数分钟内在刺伤部位出现荨麻疹样皮疹及皮肤水肿，并可有液体渗出。10~15 分钟后，水肿逐渐消失，随之皮损周围可出现边界不清的红晕。约 20 分钟后，出现水肿性斑疹、斑丘疹或风团，色淡或鲜红色。此时红晕扩大，呈地图状，并可出现粘性渗出液，偶尔可发生水疱。严重者可出现全身不适、头痛、头晕、恶心、心悸、呕吐等全身症状，甚至可致死亡。该皮炎所致的皮肤痛痒症状持续多为 4~6 周，长者可达 3 个月或更长。自愈后皮损处留紫灰色色素沉着。

4. 诊断　刺蛾幼虫皮炎的诊断依据包括：①有被刺蛾幼虫触刺或刺蛾幼虫落至皮肤的经历；②患者被触刺的昆虫被鉴定为刺蛾幼虫；③皮炎发生在刺蛾幼虫发生期；④有明显的被触刺引起的皮炎；⑤实验室在触刺部位检出刺蛾幼虫的毒刺毛。

5. 治疗　刺蛾幼虫皮炎的治疗方法包括：①对早期患者可用橡皮膏、胶布等反复在被触刺处粘揭，以去除毒毛，减轻皮损的发展并缩短病期；②用碱性溶液（10% 的氨水、肥皂液、4% 的碳酸氢钠等）冲洗被触刺部位；③使用清热解毒药物外敷；④对症处理。

（二）刺蛾变应性疾病

刺蛾在完成生活史过程中，产生大量的变应原，这些变应原被风扬起，悬浮于空气中，或飘落到居室、车厢等处。当人们与其接触，或空气中的变应原被易感体质者吸入时，其异性蛋白质释放而诱发变态反应，引起刺蛾变应性疾病。据报道，在刺蛾盛发期，蛾迁飞时空气中悬浮的变应原浓度很高，可达 1~20ng/m^3。该病可因变应原侵入靶器官的不同而产生不同的变态反应性症状，以变应性鼻炎、变应性哮喘、变应性心脏荨麻疹等较常见。

1. 变应性鼻炎　是常见的耳鼻咽喉科疾病，国内不少学者认为该病是特异性体质的人接触变应原后引起的Ⅰ型变态反应性的疾病，可分为常年性变应性鼻炎和季节性变应性鼻炎两类。导致变应性鼻炎的变应原种类繁多，其中以刺蛾等节肢动物引起的变应性鼻炎多见。主要表现为鼻腔水样分泌物增多、流涕、鼻塞、嗅觉减退、鼻痒、咽痒、打喷嚏、流泪和咳嗽等症状。鼻腔检查的典型表现是鼻黏膜水肿，呈苍白或灰蓝色，也有呈紫红色的，前者因黏膜高度水肿，压迫毛细血管所致；后两者则反应为毛细血管和静脉窦的扩张。

2. 变应性哮喘　是一种非常多见的呼吸系统疾病，一般认为该病是特异性体质的人接触变应原后引起的Ⅰ型变态反应性的疾病。引起该病的变应原种类繁多，近年研究证实，刺蛾等节肢动物是引起变应性哮喘的重要变应原。临床表现主要以支气管哮喘为特征，常合并有呼吸道感染的症状和体征。

3. 变应性心脏荨麻疹　是特异性体质的人接触变应原后，累及心脏而引起的变应性疾病。以往文献记载的心脏荨麻疹患者的心电图改变有窦性心动过速、ST 段改变、窦性心动不齐伴心动过缓、Ⅱ型窦房阻滞、短阵室性心动过速、室性融合波、心室夺获、房室节干扰现象、室性并行心律等。李朝品等（2000）对 84 例确诊为刺蛾过敏性心脏荨麻疹患者的心电图研究发现，窦性心动过速者 33 例，ST-T 改变者 18 例，ST 段改变者 5 例，仅见 T 波改变者 3 例，QRS 波增宽者 4 例，窦性心律不齐者 3 例，频发室性早搏者 6 例，频发房性期前收缩者 12 例。

对于刺蛾变应性疾病的可疑患者，可采用刺蛾抗原液皮试的方法进行检测，以与其他变态反应性疾病进行区别。取特制的刺蛾抗原液 0.03ml 在患者上肢屈侧接种，同时接种蒸馏水作对照，15 分钟后观察记录皮肤反应。如果接种抗原液和蒸馏水部位皮肤均无反应则记为阴性；如果接种蒸馏水部位皮肤无反应，而接种抗原液部位皮肤出现风团样皮损或红晕则记为阳性。风团直径 ≥1.5cm 或红晕直径 ≥3cm 记为强阳性，风团直径 <1cm 或红晕 <1.5cm 记为弱阳性。最终的诊断还需结合病史和其他检验结果综合判断，不能仅根据皮试结果做出临床诊断。

确诊为刺蛾变应性疾病以后，需采取针对性的治疗方法。首先须避免再次接触致敏原。接触的致敏原较易避免，但吸入性致敏原难以完全避免，应结合环境防制，以减少空气中致敏原的密度。其次，可应用适当的药物，对症治疗。如应用抗组胺类药物以缓解变态反应性症状，但药物治疗不能彻底根治。另外，还可以采用脱敏疗法以改变患者的免疫反应性和减轻临床症状。

七、控制

近几年来，随着中国农业产业结构的调整，特别是银杏、枣树等经济果树和防护林及观赏林木的扩种，刺蛾的发生呈上升趋势，并在局部地区危害严重，造成一定的经济损失，同时也破坏一些景区景观和防护林带。因此，必须采取有力措施，以控制刺蛾的危害。另外，在刺蛾盛发期，要加强个人防护，防止刺蛾幼虫皮炎和刺蛾变应性疾病的发生。

（一）物理防制

1. 铲除越冬茧　在长江中下游地区，黄刺蛾越冬虫茧历期可达 180 天以上，此期在树干、树枝上铲除越冬茧，可取得明显的防治效果。绿刺蛾、扁刺蛾和桑褐刺蛾等可在被害树冠下挖土检查，发现后立即拾除虫茧。铲拾虫茧时应注意：①认真检查，做到不漏铲或漏拾；②注意操作安全，以防事故发生；③除茧时要戴手套，防止茧内毒汁伤害皮肤。

2. 摘除虫叶　刺蛾的低龄幼虫有群集为害的特点，幼虫喜欢群集于叶片背面取食，受害叶片常呈枯黄膜状，目标明显，对其进行及时摘除并集中销毁，可杀死低龄幼虫，防止其扩散蔓延为害。

3. 灯光诱杀　刺蛾对光具趋性，在成虫羽化期间，采用黑光灯在果园或园林风景区诱杀成虫，可得到一定的效果。

（二）生物防制

1. 保护和利用自然天敌　可以采取保护和利用天敌的方法来防制刺蛾。如天敌昆虫上海青蜂可将卵产于黄刺蛾幼虫体上寄生，幼虫在寄主茧内越冬，翌年 4~5 月成虫咬破寄主茧壳羽化，其寄生率可高达 58%；此外姬蜂、黑小蜂、赤眼蜂、步甲及螳螂等天敌也可起到一定的抑制作用。

2. 利用寄生性天敌　将每克含孢子 100 亿以上的青虫菌粉稀释成 1 000 倍液喷雾，可使刺蛾幼虫感病率在 80% 以上。但应注意桑田区不能使用，以防止污染桑。

（三）化学防制

1. 打孔注药法　此法是根据桑褐刺蛾的生物学特性而应用于一些树体高大又难以用一般方法防制的林木。试验表明，1cm 主枝经 2ml 5% 甲胺磷处理效果最好，其次是 40% 氧化乐果，最差是 50% 久效磷水剂。

2. 喷雾法　最好选用高效低毒农药，最佳用药期应在卵孵高峰后幼虫分散前，具体时间应根据各地具体情况而定。试验表明，4.5% 的高效氯氰菊酯 2 000 倍液喷雾对黄刺蛾的防制效果最佳，用药后 3 天调查，校正防制效果达 98.5%。其次是 2.5% 溴氰菊酯 3 000 倍液喷雾，44% 多虫清乳油、90% 晶体敌百虫、80% 马拉硫磷、50% 杀螟松 1 500 倍液喷雾，以及 7.5% 水胺硫磷乳油和 4.5% 高保 2 000 倍液喷雾，防制效果达到 96%。20% 敌虫酯乳油 3 000 倍液和 40% 乐果乳液 1 500 倍液喷雾防制效果最差。

喷雾时应注意以下事项：①喷雾必须喷洒在叶片背面；②成年大树使用手动喷雾器时，可在喷管上接皮管进行高枝喷雾；③使用高压泵喷雾雾滴大，应适当扩大稀释倍数；④弥雾机只适用于中、小型树喷雾；⑤操作时要穿长袖、长裤并佩戴手套、口罩，配药、喷药后均要用肥皂洗净手和脚；⑥药具在使用前、后均要洗净，防止除草剂等药液污染叶片。

（四）自身防护

首先要防止和避免接触刺蛾幼虫毒刺毛，即在刺蛾幼虫盛发期，不要在有虫树下乘凉、晒衣服，园林工人应穿厚质衣服，尽量减少皮肤暴露面积；另外在刺蛾幼虫盛发季节，尤其是大风时，特异体质者尽量避免户外活动，并关闭迎风门窗，防止吸入刺蛾变应原。

八、研究技术

鳞翅目成虫标本的采集，制作和保存方法基本相同。刺蛾标本的采集、制作和保存方法参见本章第一节。

（操治国　汪天平）

第四节 枯叶蛾

枯叶蛾类害虫隶属于昆虫纲、鳞翅目、枯叶蛾科。因不少种类静止时如枯叶状而得名。幼虫化蛹前先织成丝茧，故也有“茧蛾”之称。全世界枯叶蛾科昆虫种类繁多，至少有142属1 360种，在我国危害较严重的松毛虫类枯叶蛾科昆虫约有7属80种，其中对危害严重的松毛虫属研究得较为详尽。本科的代表昆虫是马尾松毛虫（*Dendrolimus punctatus*）、油松毛虫（*Dendrolimus tabulaeformis*）、赤松毛虫（*Dendrolimus spectabilis*）、落叶松毛虫（*Dendrolimus superans*）、天幕毛虫（*Malacosoma neustria testacea*）、竹黄枯叶蛾（*Euthrix laeta*）、赤黄枯叶蛾（*Trabala pallida*）、褐黄枯叶蛾（*Trabala vitellina*）、李枯叶蛾（*Gastropacha quercifolia*）、杨枯叶蛾（*Gastropacha populifolia*）等。枯叶蛾低龄幼虫食害植物叶肉，剩下表皮和叶脉；高龄幼虫食叶成缺刻，严重时除主脉外全叶皆被吃光，危害松树等多种植物。此外，枯叶蛾幼虫体表及茧上有大量毒毛，人体直接或间接与之接触后，可出现皮炎及关节受损等症状，引起松毛虫病。

一、形态学

成虫体中型至大型，体粗壮多毛，具密鳞，无吻及下颚须，无单眼，下唇须前伸，静止时形似枯叶状。雌雄触角均为双栉齿状。足多毛，胫距短，中足缺胫距。雄蛾前胫突存在，而雌蛾则退化或缺如。前翅 R_5 脉通常与 M_1 脉共柄，M_2 与 M_3 脉共柄或至少基部靠近。后翅 S_c 脉与 R_s 脉在基部分离，而后相遇形成一个肩室，M_2 脉通常靠近 M_3 脉，翅缰极度退化或无翅缰。体色和翅斑变化较多，有褐、黄褐、火红、棕褐、金黄、绿等色。

幼虫较大，体略扁，具有很多次生刚毛，俗称毛虫。毛的长短不一，有的次生毛特别长。除第一龄幼虫具毛瘤外，一般体无毛瘤或枝刺。头较前胸狭小，上唇缺刻浅，趾沟为双序中带。前胸在足上方有1~2对突起，趾钩2序中带式。有各种体色，一般较鲜艳。

卵为圆形或椭圆形，表面光滑。蛹光滑，无臀棘，有茧。

二、分类学

枯叶蛾科昆虫可分为松毛虫属、木毛虫属、锯齿枯叶蛾属等多个属。

（一）松毛虫属

成虫体大型至中型，后翅 $Sc+R_1$ 与 Rs 脉在基部有一段绞合，或由一短脉相连，形成一短狭的基室，由基室上发出2条基脉。幼虫日夜取食，危害松柏科植物。其中主要的有6种，即马尾松毛虫（*Dendrolimus punctatus*）、油松毛虫（*Dendrolimus tabulaeformis*）、落叶松毛虫（*Dendrolimus superans*）、赤松毛虫（*Dendrolimus spectabilis*）、云南松毛虫（*Dendrolimus latipennis*）和思茅松毛虫（*Dendrolimus kikuchii*）。本属系全国分布。

1. 马尾松毛虫　分布地区北及河南南部，南至海南岛，西达四川西部，东至台湾省等14个省份，主要危害马尾松。

2. 油松毛虫　分布在华北内陆、陕西、四川等海拔较高的地区，主要危害油松。

3. 落叶松毛虫　分布在东北、新疆、河北北部约北纬40°以北的地区，危害落叶松、红松等多种针叶树种。

4. 赤松毛虫　分布在辽东半岛、山东半岛、江苏北部及河北渤海湾沿岸等海拔较低（400m以下）的较湿润地区，主要危害赤松。

5. 云南松毛虫　分布在云南、四川等海拔较高的地区，主要危害云南松。

6. 思茅松毛虫　主要分布在云南、台湾等省份，危害思茅松、云南松、华南松、云南油松等。在云南常和云南松毛虫同时发生，在长江以南地区常分布在海拔较高的地方，危害马尾松等多种松树。

（二）幕毛虫属

成虫体中型，雄触角具长栉齿，下唇须具短密毛。前翅外缘弯曲，中室闭锁，R_4 起自中室或从 R_2+R_3 的柄上发出；后翅 $Sc+R_1$ 与 Rs 在中室上方有一段愈合，中室开张。

天幕毛虫（*Malacosoma neustria testacea*）分布在东北、华北、陕西、甘肃、山东、河南、江苏、浙江、湖南、湖北、江西、四川等地。主要危害多种果树，如苹、梨、桃、李、榆和白杨等。

（三）锯齿枯叶蛾属

成虫体大型，前翅外缘明显呈锯齿状；后翅的前线和外缘形成连续的弧形并呈锯齿状。$Sc+R_1$ 与中室间由一横脉相连，形成基室。基室与中室大小相等，由基室发出 5~6 条基脉。前后翅中室均闭锁。

1. 杨枯叶蛾（*Gastropacha populifolia*） 又名杨柳枯叶蛾、白杨枯叶蛾、柳星枯叶蛾、白杨毛虫等，分布在东北、华北、华东、西北、西南等地。主要危害苹果、李等果树，也危害杨树和柳树。

2. 李枯叶蛾（*Gastropacha quercifolia*） 又名苹果枯叶蛾、褐纹枯叶蛾，偏北分布，在北京、河北和内蒙古等地常见。主要危害苹果、李、梨、杏等果树和柳树。

三、生物学

枯叶蛾科昆虫在生物学方面具有很多共性，它们的生活史均具有卵、幼虫、蛹及成虫四期，为完全变态类昆虫。现以松毛虫为例将枯叶蛾科昆虫生物学特性概述如下。

雌、雄成虫多在夜间交尾产卵，每只雌蛾产卵数十至数百粒。卵初产出时呈粉红色，将孵化时呈紫褐色，椭圆形，在松针上呈念珠状排列。幼虫属毛虫式，一般为6龄。1~2龄幼虫爬动活跃，遇惊扰则吐丝下垂，并能扭曲跳动，可借风力传播。3~4 龄幼虫触动时不能吐丝下垂，但弹跳性很强。5~6 龄幼虫遇惊扰时，头部向腹面弯曲，使胸背部的两毒毛丛呈怒张状竖立，以示警诫。3 龄以后的幼虫分散活动。末龄幼虫取食量最大，占整个幼虫总食量的 70%~80%。5~6 龄幼虫为成熟幼虫。幼虫成熟后即在松针丛中、树皮下、灌木杂草上吐丝结茧。茧纺锤形，外表淡棕或棕褐色，茧皮表面附着有很多脱落的毒毛，毛尖朝外，分布不均匀。幼虫在吐丝结茧的同时，虫体缩短变粗，活动能力减弱，体表的各种毛逐渐脱落，形成蛹前期。蛹前期在茧内经 3 天左右蜕皮化蛹。蛹为纺锤形，棕褐或紫褐色，雌蛹长 27.6mm，雄蛹长 23.5mm。蛹发育成熟后羽化为成虫而出茧。

松毛虫完成一代生活史所需的时间随各地气温的不同而有较大差异，在气温较高时约 2~3 个月。其中卵期6~8天，幼虫期34~80天（平均56天），蛹期11~22天（平均16天）。雄蛾寿命为4~9天，雌蛾为5~12天。长江流域一般每年发生 2 代，少数有 3 代；广东及福建等地每年 3 代，少数有 4 代。年生 2 代的以 5~6 龄幼虫越冬；年生 3~4 代的以 3~4 龄幼虫越冬。第 1 代幼虫常出现于每年的 4 月底至 7 月初，9 月下旬和 10 月份分别孵出第 2 及第 3 代幼虫。

四、生态学

枯叶蛾类中以松毛虫在我国种类多，分布广，危害最为严重。因此，国内对松毛虫生活习性的研究较为详尽。

（一）羽化、交尾和产卵

松毛虫羽化的时间较为一致，以在傍晚及午夜前（19:00—20:00）羽化居多，但因虫种、地域、世代等不同而有所差异。如油松毛虫越冬代以 18:00—20:00 居多，第 1 代则在 16:00—22:00。云南松毛虫和思茅松毛虫在景东地区的羽化时间为 18:00—22:00，高峰期出现在 18:00—20:00。羽化后的雌虫对雄虫有明显的性招引作用，这与雌虫分泌性外激素有关。马尾松毛虫夏季第 1 代一般在 24:00—2:00 分泌性外激素。

交尾活动都在 19:00—5:00 进行，一般羽化后当晚即行交尾，可达 80% 以上。交尾持续的时间相当长，至次晚才分开。成虫一般一生只交尾 1 次，大多数需交尾 7 小时以上才能完成受精过程，如少于 6 小时则不能孵出幼虫。

松毛虫成虫虽不取食，但寿命仍可维持 4~5 天，长者将近半个月。如落叶松毛虫成虫的寿命为 4~14 天，平均达 10 天；云南松毛虫成虫雌虫平均达 10 天，马尾松毛虫成虫与之相似。雄虫寿命较雌虫短 0.5~1 天。雌成虫常产卵数次，一般多在交尾完成后的当晚 19:00—22:00 产出。产卵量一般都较多，每只雌虫可产卵 300~400 粒，但往往由于蛹的质量不同而有较大的变幅。大多数种类将卵产在松针上或小枝上，但思茅松毛虫大部分的卵却产在林下灌木杂草上。卵排列整齐或成块成堆，卵块大小不宜，含卵量从数十粒至数百粒不等。卵多产在健康或受害较轻林分的松树上。在严重受灾的林地，成虫往往迁飞至周围未受害的林分产卵。

（二）取食特性

松毛虫成虫不取食，幼虫主要取食松树类针叶，其中一些主要的成灾种类繁殖潜能很大，可在短期内增殖大量的种群，暴发成灾，突发性强，成灾迅速。由于种群数量极大，可在短期内将成片森林食成一片枯黄，如加之气候条件不适宜，松树将成片枯死，常因此造成巨大的经济损失。

（三）迁飞和扩散

松毛虫幼虫一般不作大范围的主动扩散，即使在缺食的情况下被迫迁移觅食，其爬行的距离也相当有限。因此，成虫的迁飞是松毛虫扩大种群分布范围的关键途径。成虫迁飞的距离难以精确估计，除成虫所具备的主动迁飞能力外，还受到风、食物、光源等因素的影响。迁飞除随风飘移外，主要决定于选择适于繁衍后代的适宜林分，因此，重灾区附近未受害或受害轻的林分往往是成虫迁飞产卵的场所。

五、中国重要种类

中国枯叶蛾主要代表种

我国枯叶蛾类昆虫种类繁多，其中常见的有马尾松毛虫（*Dendrolimus punctatus*）、落叶松毛虫（*Dendrolimus superans*）、油松毛虫（*Dendrolimus tabulaeformis*）、天幕毛虫（*Malacosoma neustria testacea*）、杨枯叶蛾（*Gastropacha populifolia*）和李枯叶蛾（*Gastropacha quercifolia*）、环斜纹枯叶蛾（*Euthrix tangi*）、柳黑枯叶蛾（*Pyrosis rotundipennis* de Joannis）和栎黄枯叶蛾（*Trabala vishnou gigantina* Yang）等。这些虫种在形态上除具有枯叶蛾类昆虫的共性特征外，还各具特点。以下将详细阐述各自特点。

1. 马尾松毛虫

属于鳞翅目，枯叶蛾科，松毛虫属。

（1）种名：马尾松毛虫（*Dendrolimus punctatus*）

又名，毛辣虫、毛毛虫。

（2）形态特征（图 29-12）

1）成虫：俗称松蛾，体长 20~35mm，雌虫翅展 42.8~80.7mm，雄虫翅展 36.1~65.2mm。体色变化较大，有黄褐、灰褐、棕褐、茶褐色等多种，雌虫体色比雄虫浅。雄虫触角羽状，雌虫栉齿状。前翅亚外缘斑列深褐或黑褐色，呈不规则的长圆形，其内侧有 3~4 条褐色，不明显而向外弓起的横纹，中室端有 1 白色小斑。后翅无斑纹。雄性外生殖器的阳具呈短剑状，前半部密布细刺，小抱针长度为大抱针的 1/4~1/3，抱器末端高度骨化，并向上弯曲。

2）卵：长约 1.5mm，宽约 1.1mm，椭圆形，初为淡绿色，后变粉红色，近孵化时变成深紫色，成串或成堆产于松针上。

3）幼虫：老熟幼虫体长 38~88mm，体色随龄期不同而异，大致可分为棕色和灰黑色两种。头黄褐色，胸部 2~3 节间背面簇生蓝黑或紫黑色毒毛带，带间银白或黄白色。腹部各节毛簇中有窄而扁平的片状毛，先端有齿状突起，排列成对，体侧生有许多灰白色长毛。由中胸至腹部第 8 节气门上方的纵带上各有 1 白色斑点。

4）蛹：长 22~37mm，纺锤形，棕褐色或栗褐色，密布黄色绒毛。腹末有细长的臀棘，末端呈钩状卷曲。茧长 30~46mm，长椭圆形，灰白色，羽化前呈污褐色，表面覆有稀疏黑褐色毒毛。

（3）生活习性：1 年发生 2~3 代，多以 3 龄幼虫在树干基部的树皮裂缝内、枯枝落叶、杂草或土、石块下越冬。越冬幼虫 3 月中旬上树危害，4 月下旬越冬代成虫出现；第 1 代幼虫、成虫发生和出现的时间分别为 6 月上旬、7 月下旬；第 2 代幼虫、成虫发生和出现的时间分别在 8 月上旬、9 月中旬；第 3 代（越冬代）幼虫 9 月下旬发生，3 龄后进入越冬。成虫昼伏夜出。

卵常数十粒排列或堆产于松针上，雌蛾产卵量从数十粒到七八百粒不等，卵期 6~11 天。幼虫一般为 6 龄，1~2 龄幼虫有群集和吐丝下垂习性，借风力迁移；3 龄后分散危害，取食整根针叶，受惊时有弹跳下落的习性；5~6 龄幼虫受惊时将头部弯于胸部下，毒毛竖起，其时食量最大。幼虫期 34~56 天，越冬幼虫长达

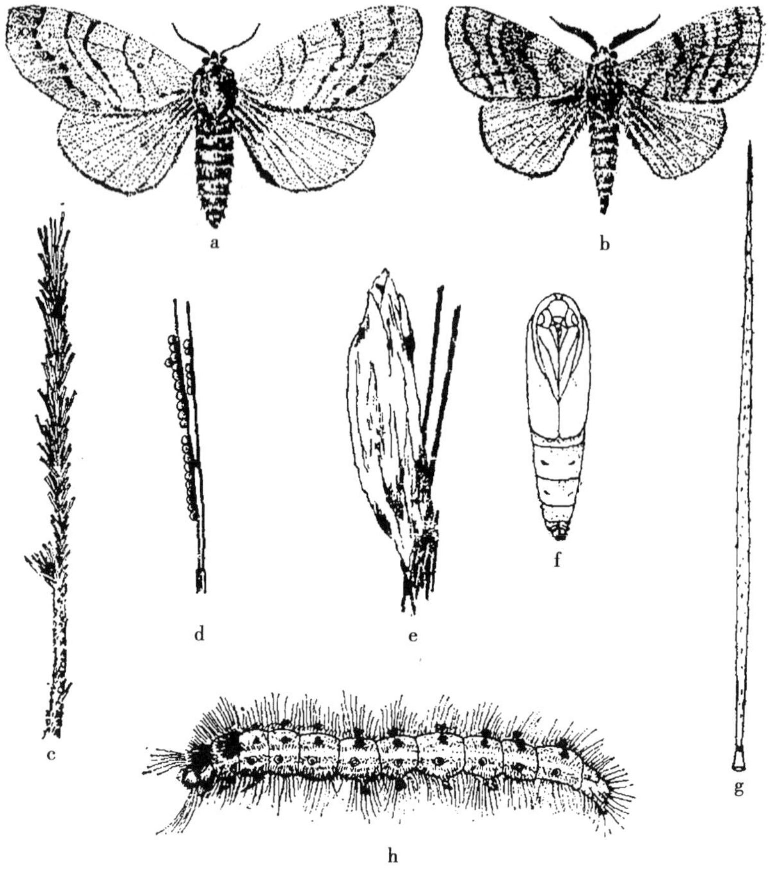

a. 成虫(♀);b. 成虫(♂);c. 被为害的松枝;d. 卵;e. 茧;f. 蛹;g. 松毛虫毒毛;h. 幼虫。

图 29-12 马尾松毛虫

(仿 温廷桓)

190 天。老熟幼虫在针叶丛和树皮缝中结茧化蛹,在针叶受害较重的松林,幼虫则下树在林下灌木和地表植物上结茧化蛹,蛹 11~22 天,成虫期 5~9 天,世代重叠现象明显。

(4)寄主:主要栖息于马尾松、油松、黑松等植物。

(5)与疾病的关系:马尾松毛虫毒毛能侵入人体引起皮炎、关节肿痛等病症,严重时导致残疾。

(6)地理分布:国内分布于河南、广西、广东、湖南、福建、海南、陕西、四川、云南、安徽及台湾等地区。

2. 落叶松毛虫 属于鳞翅目,枯叶蛾科,松毛虫属。

(1)种名:落叶松毛虫(*Dendrolimus superans*)

(2)形态特征

1)成虫:体长 25~45mm,雌虫翅展 70~110mm,雄虫翅展 55~76mm。体色变化较大,由灰白至棕褐色。前翅较宽,外缘波状,倾斜度较小。内、中及外横线深褐色,外横线呈锯齿状。亚外缘线有 8 个黑斑,排列略呈“3”字形,最后两斑若连成一直线,则几乎与外缘平行。中室端白斑大而明显,翅面斑纹变化较多,但花斑明显。后翅中间有淡色斑纹。雄性外生殖器之阳具尖刀状,前半部密布骨化小齿,小抱针长为大抱针的 2/3。雌虫前阴片略呈等腰三角形,侧前阴片近四方形。

2)卵:长约 1.8mm,宽约 1.6mm,近圆形,淡绿色,排列零乱。

3)幼虫:老熟幼虫体长 68~72mm,体色变化较大,有烟黑、灰黑及灰褐等色。头部褐黄色,额区及额傍区为暗褐色,额区中央有 1 个三角形的深褐色斑,中、后胸背面各有 1 束蓝黑色毒毛带。腹部背毛为黑色,侧毛为银白色,斑纹有时不明显。第 8 腹节背面有 1 对暗蓝色毛束。胸、腹部毛束长而尖,多呈纺锤状,先端无齿状突起。

4)蛹:体长 40~60mm,黄褐或黑褐色,覆有密的金黄色短毛。茧呈灰白色或灰黄色。

（3）生活习性：1 年发生 1 代，幼虫共 7~8 龄，以 3~4 龄幼虫在树下枯枝落叶层内越冬。翌年，当日平均气温达到 10℃时，越冬幼虫逐渐上树为害。从 6 月 5 日始，老熟幼虫陆续在树冠或杂草上结黑灰色的茧化蛹。蛹期 20 天，成虫羽化后 34~38 小时交尾，交尾历时 12 小时，雄蛾交尾后，逐渐发呆、懒动而死亡。雌蛾交尾 18 小时后产卵，卵产在树冠下部的枝或叶上，卵块零散，每条雌蛾产卵历时 10~12 小时，产完后两天死亡。卵期 11 天，初孵化幼虫活泼，有群集性，2 龄以后分散为害，昼夜取食。

（4）寄主：落叶松、红松、油松、樟子松、云杉、冷杉等针叶树种。

（5）与疾病的关系：目前尚未见落叶松毛虫引起相关疾病的报道。

（6）地理分布：国内分布于北京、广西、黑龙江、吉林、辽宁、内蒙古、新疆、河北北部等省份，国外分布于俄罗斯、蒙古、朝鲜、日本等国家。

3. 油松毛虫

（1）种名：油松毛虫（*Dendrolimus tabulaeformis*）

（2）形态特征

1）成虫：体长 20~30mm，雄虫翅展 57~75mm，雌虫翅展 45~61mm。体、翅为棕、褐、灰褐、灰白、棕褐等色。触角由浅黄到褐色。前翅花纹清楚，中横线内侧和锯齿状外横线外侧呈浅色线纹，颇似双重纹，中室白斑小；后翅中间隐现深色弧形斑。雄虫前翅亚缘斑列内侧呈淡褐色斑纹。外生殖器之小抱针的长度约为大抱针的 1/3~1/2，阳具弯刀状，刀背基部弧度大，端部膨大后又紧缩，尖端有长的弯钩，表面约占 3/5 面积密布有骨化小刺。雌性外生殖器之中前阴片略呈长圆形，侧前阴片略呈方形。

2）卵：长约 1.75mm，宽约 1.36mm，椭圆形，精孔一端为淡绿色，另一端为粉红色。

3）幼虫：老熟幼虫体长 55~72mm，头部褐黄色，额区中央有一深褐色斑。体灰褐等色，胸部背面毒毛带明显，腹部背面各节的前亚背毛簇有窄而扁平的片状毛，呈纺锤形，毛簇基部有短刚毛。体两侧各有 1 条纵带，中间有间断各节中带上的白斑不明显，每节前方有中带向下有一斜斑伸向腹面。

4）蛹：长 20~33mm，栗褐或棕褐色。臀棘短，末端卷曲呈近圆形。茧灰白，附有黑色毒毛。

（3）生活习性：1 年发生 1 代，多以 4 龄幼虫在树根周围的枯枝落叶层，能活动的石块下、草根盘结和上面有覆盖物的林地凹坑中越冬。多卷曲成团。越冬幼虫于 4 月上旬日平均气温 5.7℃时，开始上树为害，6 月中旬结茧化蛹，蛹期 28~34 天，7 月上旬开始羽化为成虫并开始产卵，7 月中下旬出现幼虫，10 月中下旬日平均气温达到 3.6℃左右时，下树越冬。

成虫多于傍晚 16:00—20:00 羽化，在当晚或次日晚交尾后即产卵。卵成堆产于树冠上部当年生的松针上。每卵块数十粒到 500 多粒不等。1~2 龄幼虫群居并能吐丝下垂。先取食卵堆周围的松针，将针叶边缘咬成缺刻状，造成枯萎蜷缩，呈帚状针丛，一头幼虫一生约取食 400~500 根松针。

（4）寄主：主要栖息于油松、落叶松等。

（5）与疾病的关系：目前尚未见油松毛虫引发相关疾病的报道。

（6）地理分布：国内主要分布在辽宁、内蒙古、河北、甘肃、陕西、山东、山西、河南、湖北、贵州、四川等省份。

4. 天幕毛虫

（1）种名：天幕毛虫（*Malacosoma neustria testacea*）

（2）形态特征

1）成虫：雌虫体长约 20mm，翅展 30~40mm，黄褐色。触角锯齿状，复眼黑褐色。前翅中部有赤褐色宽横带 1 条，横带两侧各有米黄色的细横线 1 条，后翅基部褐色，外部淡褐。雄虫体长 16~17mm，翅展 30~32mm，黄褐色。复眼黑色，触角为双栉齿状。前翅有褐色横线两条，其余部分为浅褐色，后翅有褐色横线 1 条。展翅后与前翅外横线相连接，缘毛黄白色和褐色相间。

2）卵：长约 1.3mm，宽约 0.8mm，圆筒形，灰白色。绕枝梢集成环状卵块，排列整齐，似顶针状，每卵块有卵 200~300 粒。

3）幼虫：体长 17~20mm，头部蓝黑色，散布着黑点，并生有淡褐色细毛。背线黄白色，两侧有橙黄色纵条纹各 1 条。各体节背面生有黑色毛瘤数个，瘤上有黄白色长毛间杂黑色长毛，前胸盾片中部有 1 对黑斑。

各气门线较宽，浅灰色，气门黑色。初孵幼虫黑色。

4）蛹：长 17~20mm，初期黄褐色变黑褐色。茧双层，灰白至黄白色，常附有淡灰色粉。

（3）生活习性：一年发生 1 代，以小幼虫在卵壳内越冬。春季花木发芽时，幼虫钻出卵壳，为害嫩叶，以后转移到枝杈处吐丝张网，1~4 龄幼虫白天群集在网幕中，晚间出来取食叶片，5 龄幼虫离开网幕分散到全树暴食叶片，5 月中下旬陆续老熟于叶间杂草丛中结茧化蛹。6、7 月为成虫盛发期，羽化成虫晚间活动，产卵于当年生小枝上，幼虫胚胎发育完成后不出卵壳即越冬。

（4）寄主：主要栖息于梨、苹果、海棠、桃、李、杏等果树和杨、柳、榆等林木。

（5）与疾病的关系：目前尚未见天幕毛虫引发相关疾病的报道。

（6）地理分布：国内广泛分布于东北、华北、华东、华南、西北，以及西南地区。国外分布于日本、朝鲜、美国等国家。

5. 杨枯叶蛾

（1）种名：杨枯叶蛾（*Gastropacha populifolia*）

（2）形态特征

1）成虫：雌虫翅展 56.6~76.5mm，雄虫翅展 46.2~59.3mm，体褐色。前翅窄而长，其上散布少数黑色鳞毛，外缘和内缘呈波状弧形，有 5 条黑色波状斑纹，翅的中室黑色斑纹小不太明显。后翅淡黄色，有 3 条明显的黑色斑纹。雌虫较雄虫体肥大，色较浅。

2）卵：长约 2mm，椭圆形，灰白色，有黑色斑纹，卵块上覆盖有灰黄色的绒毛。

3）幼虫：体长 78~83mm，体黄褐色，生有较密的灰白色细毛。头褐色，胸部 2~3 节背面各有 1 黑色毛瘤。腹面扁平，淡黄褐色。腹部第 8 节背面有一瘤状突起，气门黑色。

4）蛹：长约 53mm，黑褐色，裸蛹。

（3）生活习性：东北、华北年生 1 代，华东、华中 2 代，均以低龄幼虫伏于枝干或枯叶中越冬，翌春活动，白天静止，夜晚取食，食嫩芽或叶片，幼虫老熟后吐丝缀叶于内结茧化蛹。1 代区成虫 6~7 月发生，2 代区 5~6月和8~9月发生。成虫昼伏夜出，有趋光性，静止时状似枯叶。羽化后不久交配，把卵产在枝干或叶上，多几粒或几十粒产在一起，单层或双层，每雌可产卵 400~700 粒。幼虫孵化后分散为害，1 代区幼虫发育至 2~3 龄，体长 30mm 左右便停止取食，爬至枝干皮缝、树洞或枯叶中越冬。2 代区 1 代幼虫 30~40 天老熟结茧化蛹，羽化后继续繁殖。2 代幼虫达 2~3 龄即越冬。一般 10 月便陆续进入越冬状态。

（4）寄主：主要栖息在杨、柳、栎、苹果、梨、杏、桃、李、樱花、梅花等。

（5）与疾病的关系：目前尚未见杨枯叶蛾引发的相关疾病的报道。

（6）地理分布：国内主要分布于东北、华东、华北、西北等。

6. 李枯叶蛾

（1）种名：李枯叶蛾（*Gastropacha quercifolia*）

（2）形态特征

1）成虫：体长 30~45mm，雌虫翅展 60~84mm，雄虫翅展 40~68mm。体翅有茶褐、赤褐、褐、黄褐等色。头部色略淡，中央有 1 条黑色纵纹。复眼球形黑褐色，触角双栉状。下唇须向前伸出，蓝黑色。前翅中部有波状横线纹 3 条，外横线色浅，内横线黑褐色；后翅有 2 条蓝褐色斑纹，前线区橙黄色。静止时后翅肩角和前线部分突出，前翅屋脊状合拢，形似枯叶状。

2）卵：长约 1.5mm，近圆形，绿至绿褐色，带白色轮纹。

3）幼虫：体长 90~105mm，稍扁平，暗灰至暗褐色。头黑，生有黄白色短毛。各体节背面均有 2 个红褐色斑纹，中后胸背面各有 1 明显的黑蓝色横毛丛。第 8 腹节背面有 1 角状小突起，上生刚毛。各体节生有毛瘤，体两侧的毛瘤较大，毛瘤上丛生黄和黑色长、短毛。

4）蛹：长 35~45mm，初黄褐色，后变暗褐至黑褐色。茧长 50~60mm，长椭圆形，丝质、暗灰至暗褐色，茧上附有幼虫体毛。

（3）生活习性：低龄幼虫伏在枝上和皮缝中越冬，翌春寄主发芽后出蛰食害嫩芽和叶片，常将叶片吃光仅残留叶柄；白天静伏枝上，夜晚活动为害；8 月中旬至 9 月发生。成虫昼伏夜出，有趋光性，羽化后不久即可交配、产卵。卵多产于枝条上，常数粒不规则的产在一起，亦有散产者，偶有产在叶上者。幼虫孵出后食叶，发生1代者幼虫达2~3龄（体长20~30mm）便伏于枝上或皮缝中越冬；发生2代者幼虫为害至老熟结茧化蛹，羽化，第2代幼虫达2~3龄便进入越冬状态。幼虫体扁、体色与树皮色相似，故不易发现。

（4）寄主：主要栖息于苹果、沙果、李、桃、杏、梨、樱桃、梅、核桃、杨、柳等。

（5）与疾病的关系：目前尚未见李枯叶蛾引发相关疾病的报道。

（6）地理分布：国内主要分布在北京、河北、内蒙古。

7. 环斜纹枯叶蛾

（1）种名：环斜纹枯叶蛾（*Euthrix tangi*）

（2）形态特征

1）成虫：雌虫体长24.5~28.5mm，翅展45~59mm；雄虫体长23~26mm，翅展37~40mm。体深赭黄色；头灰黄色，复眼黑褐色；雄虫触角长栉齿状，雌虫短栉齿状，灰黄赭色，触角干黄褐色。翅同体色，前翅前缘、外缘、基线及从后缘近基角1/3处伸至前缘顶角的一条斜直纹均为棕褐至黑褐色；基线为环纹；中室中央有一白色小三角形斑；后翅色浅，略显缘纹。前、后翅的翅脉均呈浅棕褐色。足灰褐至棕褐色。

2）卵：卵圆形，长径1.78~1.95mm，平均1.81mm，短径1.38~1.48mm，平均1.44mm。初产时呈黏稠的水珠状，很脆，经风吹后卵壳质地变硬，卵上方有1个较大黑色圆点，长径两端各有1个略小的圆点。

3）幼虫：初孵幼虫约3.5~4.5mm，成熟幼虫约70mm。每个体节分为若干小节，其中前胸分2小节、中胸至腹末节每节分为4小节。各龄幼虫体色有差异，大龄幼虫头黑色，杂黄褐色毛，头面有3条黑色纵纹；体色为红、黑、绿、蓝、黄相杂。背线宽，红、黑、黄等色相间，中央为1条红色纵线；亚背线较宽，灰黄绿色，其间杂有小波状深棕色纵线；气门线灰蓝色，气门下线被灰黄色毛。

4）蛹：体长19.2~29.4mm，初期棕黄色，渐变棕褐色，翅芽仅达第3腹节中部，气门黑色，无臀棘。

（3）生活习性：每年发生1代，以卵越冬。翌年3月越冬卵孵化为幼虫，9~10月老熟幼虫结茧化蛹，10月底至11月上旬成虫羽化、交尾、产卵，11月中旬达到羽化高峰。成虫产卵于竹叶背面，每面产卵10~20粒，呈块状。

（4）寄主：毛竹、青皮竹、撑篙竹、粉单竹，新发现的寄主有金竹、凤尾竹等。

（5）与疾病的关系：目前尚未见环斜纹枯叶蛾引发的相关疾病的报道。

（6）地理分布：国内主要分布于江西、广西、广东、福建等地。

8. 柳黑枯叶蛾

（1）种名：柳黑枯叶蛾（*Pyrosis rotundipennis* de Joannis）

（2）形态特征

1）成虫：雌蛾体长30~35mm，体宽8~10mm，翅展70~90mm；雄蛾体长22~26mm，体宽6~8mm，翅展46~55mm。成虫触角黑色，雄蛾触角柄节粗壮。雌蛾体翅棕褐色至灰褐色，体面被棕黄色绒毛；前翅中室白斑略呈三角形，内外横线浅灰黄色，双重，呈波浪状，两条内外横线在翅中、下部靠拢，在翅后缘中部形成2个相交的扁圆形赤褐色大斑，后翅呈两条平行的灰黄色斑纹。雄蛾体翅颜色较深，紫褐色；前翅前缘直，后缘短，外缘弧度大，斑纹与雌蛾相同。

2）卵：椭圆形，前期土黄色，后期变为黄褐色，直径0.8~1.0mm；初产卵覆雌蛾肛门外部绒毛，卵壳表面光滑，卵一端底部可见一层透明白色黏着物，用于黏住树皮和枝叶。

3）幼虫：体长66~82mm，体黑色，被黄褐色和白色相间体毛，黄褐色体毛稀疏较长，白色体毛密集稍短，均为毛簇状。头顶黑色，颅侧区基部橘黄色，两侧有正反L形黑斑；唇基三角形，橘黄色，中有1黑色竖斑，唇基上部额区橘黄色呈桃形，有“八”字形浅黑斑。

4）蛹：栗褐色或黑褐色，长约40mm，腹部有黄色短毛。雌蛹腹部末端粗大，雄蛹腹部末端细长。

5）茧：长椭圆形，长55~63mm，宽18~22mm，灰白色。

（3）生活习性：1年发生不完全2代，第2代以2~3龄幼虫于10月上旬在树干基部聚集越冬。越冬幼虫于翌年3月上旬开始活动，4月下旬进入预蛹期，5月上旬为越冬代幼虫化蛹盛期；5月中旬初见第1代成虫，5月下旬为成虫羽化盛期，6月中旬为卵孵化盛期，6月中旬至8月上旬为第1代幼虫发生为害期。8

月中旬第1代幼虫开始作茧化蛹,8月下旬第2代成虫羽化,9月中旬为产卵盛期,9月下旬为卵孵化盛期。9月下旬至10月上旬,第2代1~2龄幼虫少量取食后,开始越冬。

(4)寄主:寄生植物主要为柳树和西南桦。

(5)与疾病的关系:目前尚未见柳黑枯叶蛾引发的相关疾病的报道。

(6)地理分布:国内主要分布于江西、四川、云南等省份,国外分布于泰国、越南、印度、缅甸、老挝等国家。

9. 栎黄枯叶蛾(*Trabala vishnou gigantina* Yang)

属鳞翅目,枯叶蛾科,为栗黄枯叶蛾亚种之一。

(1)种名:栎黄枯叶蛾(*Trabala vishnou gigantina* Yang)

(2)形态特征

1)成虫:雄蛾体长21~26mm,翅展47~60mm,全体绿色。触角双栉状,中、后胸和腹部微带黄白色。前、后翅绿色,外缘线和缘毛黄白色。前翅内线与外线深绿色,内侧嵌有白色条纹;亚端线波状黑褐色;近中室端有一褐色小点。后翅后缘近基部黄白色,内线深绿色,外线黑褐色波状。足褐色。雌蛾体长25~31mm,翅展63~79mm,头黄褐色,触角双栉状,较短。胸部背面黄色,腹面黄褐色。前、后翅黄色或黄绿色,外缘线黄色波状,缘毛黑褐色。前翅近三角形,内线黑褐色隐约可见;外线绿色波状;端线波状,由2~9个黑褐色斑纹组成;近中室端有一近三角形的黑褐色斑;后缘自基部至亚端线间有一个褐色大斑。腹部粗大,显黄色,尾部有黑褐色尾毛。

2)卵:椭圆形,长径1.8~2.1mm,短径1.6~1.8mm,铅灰黑色。常数十粒排成两行,粘有黑褐色鳞毛,状若毛虫。

3)幼虫:老熟幼虫体长71~81mm,雌虫体上密生深黄色而雄虫体上密生灰白色长毛,头部有不规则的深褐色斑纹。前胸盾中部有黑褐色"X"形线,前胸前缘两侧各有一较大的黑色瘤突,其上生一束黑色长毛。中胸以后各体节亚背线、气门上下线和基线处各有一较小的黑色瘤突,上生一簇刚毛,亚背线和气门上线之瘤为黑毛,余者均为黄色或白色毛。

4)蛹:赤褐至黑褐色,长24~36mm。

5)茧:长50~60mm,长椭圆形,丝质、暗灰至暗褐色,茧上附有幼虫体毛。

(3)生活习性:一年发生一代,以卵越冬。翌年4月下旬开始孵化,5月中旬为孵化盛期,少数卵可延至5月下旬。幼虫于8月上旬老熟,开始结茧化蛹,8月中旬出现成虫,9月上旬为羽化盛期。成虫多在夜间羽化,在夜间交尾,当晚或到次日晚上开始产卵,多产于树干、枝条或茧上,排列两行,一雌蛾可产卵290~380粒。

(4)生境与孳生物:主要栖息于栗、栎类、苹果、海棠、石榴、核桃、山杨、咖啡、沙棘和山荆子等。

(5)与疾病的关系:幼虫毒毛刺入皮肤导致红肿、疼痛。

(6)地理分布:国内主要分布于北京、山西、内蒙古、河南、河北、陕西、甘肃、宁夏、青海等地。

六、与疾病的关系

枯叶蛾类幼虫体表上的毒毛及毒腺细胞分泌的毒素是其致病的主要因素。人直接或间接接触了松毛虫高龄幼虫的毒毛或毒素,可引起松毛虫病。其主要临床表现为皮炎和关节肿痛,严重者可出现骨质破坏,关节畸形等。本病分布极广,是广大丘陵地区、山区和农村的一种常见病,常呈局部流行或暴发流行。到目前为止,所有松毛虫病的报道均由马尾松毛虫引起,尚未见其他种类松毛虫引起该病的报道。

(一)流行病学

1. 分布　松毛虫病过去在我国的流行情况不明。根据浙江省调查,早在1955年杭州市郊区农民在采松毛虫茧时,曾发生严重的手指关节炎,当时误诊为骨髓炎。1972年本病在浙江、江西等省呈局部暴发流行,1973年浙江再次暴发流行。1975年广东、湖北同时暴发流行,以后江苏、安徽、湖南、福建、广西等地也相继报道有该病的流行。

2. 感染方式　主要是直接或间接与松毛虫的毒毛或毒素接触而经皮肤感染。最常见的感染方式为在山林区割草、砍柴、放牧等时与虫体直接接触。柴、草运回村庄后，在晒草、燃烧时也可接触致病。暴雨冲刷使死虫大量污染水体、稻田等，人与此疫水接触也可发病。动物实验及个别病例报告提示也有经胎盘感染的可能。

3. 易感人群　男女老幼皆可患本病，但以青壮年为多。患者大多为山区、半山区的农民，林场工人及烧窑工人，城镇居民及平原地区农民较少见。

4. 易感季节　该病的发病季节主要为夏秋季，但可因各地气候的不同而有所差异。一般在 4~5 月份、7~8 月份及 10~11 月份可出现 3 个流行高峰，尤以 10~11 月份最高。本病的易感季节主要出现在松毛虫的盛发期。

5. 流行特征　本病可表现为散发、局部流行或暴发流行，主要与下列因素有关。

（1）森林中松毛虫的大发生：按自然规律，一片松林每隔 3~5 年松毛虫密度大增一次。此时松针可全部被食光，大批松毛虫饿死，因而增加了人们接触的机会，易引起本病的暴发流行。在非大发生年份，由于虫少食料充足，松毛虫绝大部分老熟结茧而化蛾飞走，林中死虫较少，不会引起暴发流行，但可有散发病例。

（2）灭虫与发病的关系：如果松林中松毛虫的密度较高，且已发育至 5~6 龄，大面积灭虫，可造成高龄虫体大量死亡，如果死亡虫体处理不当，未能有效地防止群众接触，也可出现本病的局部流行。

（3）与劳动生产方式有关：直接用手捉虫或摘茧可致发病。有些林区平时封山育林，秋后定期开山，致大量人群在短时间内进山打柴，如未采取有效的防护措施，容易形成局部暴发流行。

（4）与气候、季节有关：冬季气温偏高，有利于幼虫越冬。夏季阴湿多雨，又有利于虫卵的孵化和低龄幼虫的生长发育，以致增高当年的虫口密度。夏季气候炎热，虫体生长发育迅速；同时人们衣着单薄，裸露部位多，出汗也多，增加皮肤接触的机会，有利于毒素的吸收和松毛虫病的流行。

（二）发病机制

大量的流行病学调查和动物实验都证明，松毛虫高龄幼虫是引起松毛虫病的主要致病原，松毛虫幼虫第 2~3 胸节背部的毒毛和毒腺细胞中的毒素是主要致病物质。死虫的致病性较活虫强，乃与虫体死亡后尸体腐烂、细胞破坏，毒素全部释出有关，而活虫的毒素则主要在细胞内。松毛虫毒素中有一种对骨组织具有特别亲和力的成分，与皂化碱、中药斑蝥相近似，致敏感的骨膜组织和松质骨骨髓产生过敏反应，引起无菌性滑膜炎和骨髓炎。松毛虫毒素经皮肤进入血液，作用于血管壁，导致管壁的通透性改变，有利于体内正常菌群进入血液，形成菌血症，在原骨关节部位病变的基础上，发生急性炎症反应。

（三）临床表现

本病无明显的前驱症状。全身症状轻微或缺如，而局部表现明显。大多数呈轻型临床经过，一般经数天或十多天痊愈；部分病变侵犯骨、软骨或关节者，病情可迁延达数月。

1. 潜伏期　一般皮炎型都在当天（70%）或 2~3 天内发病。骨关节型的潜伏期较长，最短者当天即发病，最长者可达 40 天，5 天内发病者约占 80%。

2. 全身症状　局部症状较轻者一般全身症状不明显。全身症状常出现在局部表现较严重病例的早期，而在局部症状发展到高峰期时全身症状往往已经消退。其主要表现有畏寒、发热、头晕、头痛、乏力、食欲减退及全身不适等。一般为低热，个别可达 39℃左右，大多在 2~3 天后退热。约有 20% 病例在发病后数天有局部淋巴结肿痛，10~20 天后逐渐消退。

3. 局部症状　根据发病部位及局部的临床表现，可将松毛虫病分为皮炎型、骨关节型、肿块型、耳廓型和眼型等类型，同一患者可先后或同时罹患一种以上的病型，可称为混合型。其中以皮炎型与骨关节型同时发生者最多见。

（1）皮炎型：皮炎的发生率约占整个松毛虫病的 20%~30%，以四肢暴露部位为多见，呈不对称性，少数可蔓延至全身。皮疹以多型性斑丘疹（粟粒状或等麻疹样）为主，呈簇状或片状密集分布，或呈散在的斑丘疹。局部皮肤灼热潮红，自觉有痒感，一般于 2~5 天内消退。少数病例局部可有色素沉着，可因搔抓而继发感染。少数病例可迁延数月不愈而形成慢性皮炎。严重者有风疹水疱、血管神经性水肿和过敏反应。

（2）骨关节型：本型的发生率占松毛虫病的 45%~80%，是松毛虫病中最常见和最严重的临床类型。病变大多并不损伤关节腔，而仅损伤关节附近的骨干端、干骺端。有时可见骨和软骨同时受累（如肋胸骨、趾骨联合等),故命名为骨关节型。患处呈红、肿、痛、热和关节功能障碍。局部疼痛是本型最突出和最常见(100%)的症状,疼痛呈持续性、针刺样,剧烈难忍,活动后疼痛加重,夜间尤甚,常彻夜难眠。其次是局部肿胀,常发生于受累关节的远端肢体,呈均匀性肿胀,压之无明显凹陷。约半数以上的病例有关节功能障碍,约 20% 病例的受累关节附近有淋巴结肿痛。发病关节以四肢暴露处为多,小关节比大关节多,下肢比上肢多,其他如脊椎、肋胸骨、耻骨联合等也都可累及。本型的临床经过病程长短不一,一般小关节受累的轻型患者经治疗后 1~2 周内痊愈,累及大关节者病程常达 1~2 个月,少数患者可反复迁延,经年不愈。病情严重或病程迁延者,如治疗不当,后期可发展为关节畸形、强直,关节近端肌肉萎缩等。

(3)肿块型:松毛虫病也可发生在软组织和肌腱部位,表现为软组织肿块、疼痛。本型起病较急,全身症状比骨关节型明显。局部先形成硬块,并逐渐增大,15~30 天达高峰,随后软化而呈波动感,此时穿刺常可抽出黄绿色黏稠胶状液或脓液。肿块主要发生在四肢,特别是下肢,以单个肿块占多数,少数在 1 个以上。肿块发生在会阴部及臀部者症状较严重,在四肢者则较轻。病程一般 1~2 个月,但也有迁延至 3 个月以上者。

(4)耳廓型:较少见,表现为耳廓软骨炎,多为单侧。初起局部有痒感,继之耳廓极度肿大,常达正常的 2~3 倍,疼痛剧烈,夜间尤剧。重者可伴有发热,愈后耳廓常呈萎缩畸形。

(5)眼型:较少见,起病缓,可为单侧或双侧。临床表现为巩膜炎和急性虹膜睫状体炎,病情严重,如处理不当,可导致失明。

(四)诊断

患者发病前有与松毛虫或被松毛虫污染的柴草接触史,特别是在松毛虫灾情严重的地区,人群集体上山割草、砍柴后暴发类似病征,为诊断本病的主要线索。本病潜伏期短,起病急,全身症状轻微而局部症状明显,并具备前述各型的临床特点。多数骨关节型及肿块型患者的白细胞计数和中性粒细胞、嗜酸性粒细胞可增高。血沉明显增快,且随病情好转而逐渐恢复。有明显的 X 线异常发现,即可诊断为本病。目前该病尚无特异性实验诊断方法,对个别散发病例,诊断常较困难。

(五)治疗

1. 皮炎型　在刚接触病原物后或发病当天,使用肥皂水、淡碱水外洗 3% 氨水外搽,效果较好。局部可用皮炎软膏,较重者加用抗过敏药。病情严重或皮炎蔓延全身者可酌情增加抗过敏药剂量,有继发感染时加用抗生素。

2. 骨关节型　急性期以抗过敏、止痛、消炎为主;亚急性期治疗同急性期,但应加强关节功能活动;慢性期以止痛、祛湿及加强关节功能锻炼为原则,如已出现关节强直及畸形可辅以外科手术治疗。

3. 肿块型　治疗方法与骨关节型的用药相同。早期不宜切开,软化后波动感明显时方可穿刺抽脓,必要时可切开引流。

4. 耳廓型　可用抗过敏、消炎药治疗,不宜切开。

5. 眼型　可局部用消炎、抗过敏类眼药,同时全身给药。结膜下注入药物则宜慎重。

七、控制

枯叶蛾类昆虫的防制原则基本一致,除了采取林业防制措施、生物防制措施和化学防制措施外,还需做好虫情的测报工作。对个人而言,在枯叶蛾幼虫盛发期,要做好个人防护,防止感染松毛虫病。现以松毛虫为例简述如下:

(一)林业防制措施

林业防制措施是提高松林生态系统综合抗虫效应,发挥自控潜能,调节松毛虫种群动态避免虫灾的根本措施。

1. 合理造林

(1)混交造林:混交林由于其林相对较为复杂,往往天敌较为丰富,小气候也相对较纯林对松毛虫生长发育不利,且对松毛虫的食物有某些阻隔作用,这对控制松毛虫种群密度的增长无疑是有利的措施。

(2)合理密植:林地过于稀疏、通风透光,往往有利于松毛虫的生长发育。适当密植不但有利于松树生长,且高郁闭度的森林环境对松毛虫种群的抑制作用较大。

（3）选用抗虫树种：调查表明，海南松、湿地松、火炬松、晚松等松类，对马尾松毛虫较不适应而具有一定的抗性，可因地制宜选用。在松毛虫猖獗地区，往往也可在林地发现受害轻微、甚至不被害且生长旺盛的单株，可酌情定向选育，培植抗虫品种。

2. 改进营林技术

（1）封山育林：对林地遭受破坏、松林生长不良的山林，实施封护管理，对改善林况、恢复地力、提高林木生长十分有利，复杂的林相也对松毛虫种群的急剧增长起明显的控制作用。

（2）及时抚育，改造残次林：及时抚育是促进林木健壮生长、改造松林生境的必需措施。据对油松林的试验表明，10年生左右的油松，抚育后保持5轮枝，不但促进了幼树的生长，且可增加裁虫量、提高耐害性。残次林往往是易于遭受松毛虫危害的林分，也往往是林况进一步恶化的起始点。因此，及时补残、改造，对恢复和改善松林生境、减少松毛虫危害都甚为有利。

（二）生物防制措施

1. 保护利用自然天敌　是自动调节松毛虫种群，维持生态平衡的最有利的“长驻性”因素之一。自然天敌是松林生态系统中的基本成分之一，据统计（陈昌洁等，1990），我国松毛虫天敌的总数达530种，其中天敌昆虫（寄生蜂类和蝇类等）314种，捕食性动物197种，病原微生物18种，螨类1种。因此改善松林环境，禁止滥捕乱猎、增加蜜源植物、适时添加补充寄主、悬挂巢箱、天敌移引、重视合理使用化学杀虫剂等，不但切实可行，且是有利于发挥自然天敌的伴随调控作用措施，花费也较少。

2. 利用寄生性天敌　松毛虫的寄生性天敌包括多种昆虫和病原微生物，其中以真菌、细菌和病毒最为重要，可利用它们可有效控制松毛虫种群密度的增长。球孢白僵菌是国内最早大量用于防治松毛虫的病原真菌，其杀虫菌剂在南方高湿地区应用更为普遍。已有成熟的生产工艺流程，用于防治松毛虫的方法也多种多样，包括地面常规喷粉、地面常规喷雾、飞机常规喷粉或喷雾、飞机或地面超低容量喷雾等。据福建林业科学研究所报道，在闽南半山区混交林中，在温湿度适宜季节放菌 45×10^{12} 孢子/hm^2，可使马尾松毛虫产生较高的死亡率，并有较好的扩散效果，其扩散比为1∶33~1∶44。其他常利用的寄生性天敌还有粉拟青霉菌、苏云金杆菌，质形多角病毒等。

（三）化学防制措施

利用化学杀虫剂防制松毛虫是最常用的有效措施，但往往由于滥用而造成杀伤天敌、污染环境，并引起松毛虫持续猖獗等严重后果。因此，使用化学杀虫剂防制松毛虫时应慎重。可供选择的有效杀虫剂种类很多。

1. 菊酯类杀虫剂　目前应用较多的为溴氰菊酯、氯氰菊酯及氰戊菊酯等。拟除虫菊酯对松毛虫特别高效，经室内及林间大量试验证明：溴氰菊酯、氰戊菊酯对松毛虫的毒力分别为常用农药敌敌畏的600倍和34倍，马拉硫磷的1 096倍和63倍。溴氰菊酯对3~4龄马尾松毛虫，每亩的有效剂量0.012 5g（相当于2.5%乳油0.25ml）；4~5龄虫0.025g（2.5%乳油1ml）；5~6龄虫0.05g（2.5%乳油2ml）。氰戊菊能对3~4龄虫0.2g（20%乳油1ml）；5~6龄虫0.4g（20%乳油2ml），加水稀释喷雾，防治效果均达95%以上。上述有效浓度对天敌蜜蜂及鱼类安全。

2. 灭幼脲　已被用于大面积防治几种主要的松毛虫，效果十分明显。如对油（赤）松毛虫，用灭幼脲Ⅰ号22.5~30g/hm^2，地面或飞机低容量喷雾，防治效果平均达85%以上；灭幼脲Ⅱ号75~150g/hm^2，施药方法同上，效果也相似。灭幼脲Ⅰ号胶悬剂液，1 125~2 250g/hm^2，防治落叶松毛虫、油松毛虫、赤松毛虫，效果也可达85%以上。马尾松毛虫，以灭幼脲Ⅰ号15g/hm^2；灭幼脲Ⅱ号75g/hm^2，飞机超低容量喷雾，45天后检查，虫口减退率达95%以上。上述用药量均为折合药剂有效成分计算。灭幼脲的杀虫作用缓慢，应注意松毛虫的种群密度，早期用药，以免遭受可以避免的危害。此药主要表现在胃毒作用，施用时要求一定的药滴密度（20滴/m^2）。灭幼脓对人、畜和松毛虫天敌安全。

（四）做好虫情监测工作

由于松毛虫是间歇性猖獗的害虫，因此做好虫情监测是及时控制虫灾的前提。监测重点应放在常灾区，尤其是那些“虫源地”。常用方法有：①振落法。用木锤或硬木棒连续快速猛击树干，将树上的幼虫振落在地，然后点算虫数。②性激素监测法。用人工合成的马尾松毛虫性信息素诱捕雄蛾，了解林间虫口密度。③黑光灯诱测法。利用成虫的趋光性,夜晚开灯诱捕,从中掌握虫情。④卫星遥感技术可准确定位虫害发生的地点和面积。松毛虫灾害会使松林的颜色突然由深红色转为红蓝色和蓝色,这是由于虫害引起部分松林落叶枯死所致。在极轨气象卫星资料处理的绿度值图像上,大范围病虫害引起林木叶绿素降低,表现为短期内森林分布地区的绿度值剧减,对确定灾害发生区域,跟踪其变化,对虫害进行动态监测和危害评估有重要意义。

(五) 加强个人防护

由于松毛虫病是人体直接或间接与松毛虫毒素接触而感染,因此,只要不接触松毛虫毒素,就可以避免感染该病。在松毛虫病“常灾区”,要大力宣传松毛虫病基本知识,教育群众不在松毛虫盛发季节进入山林区割草、砍柴、放牧。如确需上山时,需穿鞋袜和厚质长袖衣裤,并戴帽子和手套。不在松毛虫严重污染的山边河流或水库洗涤或游泳。在家中晒、烧带有大量死亡虫体的柴草时,应采取必要的防护措施;凡接触松毛虫及其污染物后,应立即用肥皂水或淡碱水洗涤,或搽抹 3% 氨水、碘酒等,可起到一定的预防作用。

除上述五科外,其他可致毛虫皮炎的蝶与蛾科尚有:①夜蛾科(Noctuidae):仅有少数种具有与灯蛾科结构相似的针毛,主要有裳夜蛾亚科(Catocalinae)*Catacola* 属和 Acronictinae 亚科(*dagger moths*)一些种类,后者在北美仅 *Acronicta* 属毛虫能引起荨麻疹,例如果树害虫 *Acronicta oblinita* 和杨柳科害虫 *Acronicta lepusculina*。②瘤蛾科(Nolidae)的 *gum-leaf skeletonizer*(*Uraba lugens*)毛虫是澳大利亚桉树林害虫,能引发典型的荨麻疹症状(如痒、风团等)。

(操志国　刘道华)

第五节　与医学有关的其他蛾类

鳞翅目(Lepidoptera)是昆虫纲中仅次于鞘翅目的第二大目,约有 16 万种以上蝶和蛾,其中少数种类的幼虫(毛虫,caterpillar)和/或成虫具有毒毛或毒刺,能不同程度地损害人体健康,由局部的接触性皮炎至潜在致命性的全身性反应。毛虫皮炎(caterpillar dermatitis),我国古代称之为“射工伤”,清代吴谦所著《医宗金鉴》中有“射工,即树间杂毛虫也,又名瓦刺虫。人触着,则能放毛射人,初痒次痛,势如火燎,久则外痒内痛,骨肉皆烂,诸药罔效。”与医学有关的蝶与蛾来自鳞翅目的蚕蛾总科(bombycoidae)、夜蛾总科(Noctuoidae)、斑蛾总科(Zygaenoidea)和蛱蝶总科(Nymphaloidea)四个总科下的 10 余科。除前述的枯叶蛾科、毒蛾科、刺蛾科、蛱蝶科和闪蝶科外,尚有天蚕蛾科(Saturniidae)、舟蛾科(Notodontidae)、绒蛾科(Megalopygidae)、夜蛾科(Noctuidae)、灯蛾科(Arctiidae)等科部分虫种可引发皮炎或中毒,病例主要见于欧洲和新大陆(北美洲、中美洲和南美洲),我国罕见报道。除毛虫皮炎等直接危害外,鳞翅目的谷蛾科(Tineidae)、螟蛾科(Pyralidae)部分虫种还是缩小膜壳绦虫的中间宿主。为助于全面了解蝶和蛾与人类健康的关系,现将前述几科之外的其他与医学相关的各科蛾类的主要致病属或种简介如下。

一、天蚕蛾科

天蚕蛾科(Saturniidae),又称大蚕蛾科,隶属蚕蛾总科(bombycoidae)。

(一) 形态学

1. 成虫　大型蛾,体型粗大,一般体长 20~60mm,翅展 100~140mm(乌桕大蚕蛾可达 210mm),雌蛾明显大于雄蛾。触角短,双栉齿状,除末端几节外,鞭节每节各有 2 对栉齿;喙退化,不能取食;吻极不发达;无单眼;下唇须短或缺。翅宽大,中室端部常有 1 个眼状或月牙状的透明斑;前翅 Rs 仅分为 3 支,M 分为 2 支;后翅无翅缰,肩部稍扩展,$Sc+R_1$ 与中室分离或以横脉相连,有的种类具有长的尾状突起。

2. 卵　椭圆形,精孔所在的一端稍粗大,精孔圆形,稍隆起,外围有丝形蕊。卵面部有格和棱。

3. 幼虫　中型至大型,体型近圆筒形,大部分为黄绿色至褐绿色,气门线黄色。头部扁圆形,颜面有密集长毛(部分种类较细小稀疏);上唇前方中央有缺切,上有刚毛 12 根,左右对称;上颚前段大部分 5 个齿;触角明显可见的有 3 节,第 4 节在内侧很小,呈乳突形,顶端有毛 2 根;具单眼。多数种类腹部各节具有 1~3 对毛瘤,上有粗短枝刺;腹足 4 对,位于第 3~6 腹节,趾钩纵行双序中带。

4. 蛹 粗壮,纺锤形,多为黄褐色至棕褐色。头顶钝圆,有些种有乳头状突起。触角宽大,羽状栉明显。部分种类有刺形或倒钩形臀棘,部分无明显臀棘,仅在末节有突起。

(二) 生物学与生态学

天蚕蛾科的发生世代有一化性、二化性和多化性。如樟蚕、银杏大蚕为一化性,以蛹在茧中越冬,翌年2或3月羽化为成虫;幼虫阶段为5月下旬至7月上旬,然后结茧化蛹,即进入滞育;全生活周期以蛹期最长,可达240天。乌桕大蚕蛾为二化性,以蛹越冬,3~6月为第1代,8~10月为第二代,中间有夏眠习性。

天蚕蛾科主要为林木昆虫,寄主植物有48科106种,大多数为被子植物门双子叶纲的木本植物,如蔷薇科、山毛榉科、樟科、杨柳科和桑科等。天蚕蛾科的幼虫体型大,特别是三龄后的幼虫食量增大,三龄前幼虫喜觅食中等老嫩叶片,三、四龄幼虫喜食嫩梢叶片,预蛹期前的老龄幼虫取食寄主下部的较老叶片。多数天蚕蛾科幼虫(如柞蚕、蓖麻蚕、樟蚕等)能吐丝结茧,其茧丝在纺织、医疗和国防上均有利用价值。

(三) 与疾病的关系

天蚕蛾科内具有医学重要意义的蛾均来自新天蛾亚科(Hemileucinae),已知有 *Automeris*、*Hemileuca*、*Lonomia*、*Hylesia* 等属,该亚科主要分布在西半球。

1. 病原学 *Lonomia* 属对人体健康有害的主要是 *L. achelous*(Cramer,1777)和 *L. obliqua*(Walker,1855)。*Lonomia* 幼虫(图29-10)是大型毛虫,体长4.5~5.5cm,有各种伪装色,以绿色和黄色为主,体被成行枝刺;群集性的,夜晚在树上进食,白天迁移至树干或较低的树枝。*Automeris* 属有100多种蛾,据推测均可以致人体皮炎,其中 *Automeris io*(Fabricius,1775)是该属最重要的成员,其成熟的约第五龄期幼虫呈浅黄绿色,体长5~6cm,胸、腹足浅红色,身体两侧有红白相间的3个条带(中、上带较宽,分别为白、红色;下带较细且间断,紫红色);身体背、侧面密布具黑色刺尖的绿色枝刺。*Automeris io* 幼虫为多食性,寄主植物种类较多,包括栎树、杨柳、枫树、白桦树、榆树以及玉米、车轴草等。*Hemileuca* 属在美国和加拿大有鹿纹天蚕蛾(*Hemileuca maia* Drury,1773)、牧草天蚕蛾(*H. oliviae*)、*H. nevadensis* 等18种,均对人体有害。鹿纹天蚕蛾因出现在雄鹿狩猎季节而得名。该蛾幼虫(*buck moth caterpillar*)是一种大型毛虫,体长5.25~6.0cm;毛虫头部深红褐色,身体灰褐至黑色,点缀有白色至黄色的小点;背部有两行黄褐色刺簇,沿着身体两侧有几行竖立的红至黑色的枝刺;毛虫为散居性,食性偏好栎树,也以樱桃树、柳树和其他落叶树为食。*Hylesia* 属是农林业害虫,多食性,寄生树木超过16属25种,能致农作物和森林树木落叶。*Hylesia* 属已知种超过110种,仅有少数种如 *Hylesia metabus*(Cramer,1775)被关注、研究。*H. metabu* 被认为是 *Hylesia* 属最有害的蛾种,其雌蛾在夜间交配飞行过程中,会在空气中散布大量的刚毛,交配后即在寄主植物(美洲红树)小枝上产卵,并将刚毛覆盖于卵上,刚毛在雌蛾夜间交配期、卵孵化期起到抵御鸟类和蝙蝠等捕食者的作用。Rodríguez等将该蛾成虫刚毛分为S1~4四种类型,其中雌蛾腹部的S3型与毒腺细胞相连,形如飞镖,具倒钩,长度仅0.19mm,一旦释放,能随风飘浮、飘荡,而倒钩使其一旦刺入皮肤,就极难清除。

2. 流行病学 *Lonomia* 属分布范围由委内瑞拉至阿根廷北部,其中 *L. achelous* 主要分布在委内瑞拉,*L. obliqua* 主要分布于巴西南方地区。人接触 *L. achelous* 幼虫后发生出血倾向的毛虫中毒(lonomism)于1967年在委内瑞拉首次报道,而 *L. obliqua* 毛虫中毒的官方文献记载始于20世纪80年代巴西南部,之后秘鲁、法属圭亚那、巴拉圭和阿根廷亦有病例报道。目前lonomism已成为巴西、委内瑞拉和阿根廷严重的公共卫生问题之一。随着亚马孙流域热带雨林逐年被开发为牧场、农田,以及外来人口迁入,人类接触 *Lonomia* 毛虫机会将大大上升。*Automeris* 属主要分布在中、南美洲,北美洲有7种,其中 *Automeris io* 广泛分布于北美洲,从加拿大南部至美国全境。*Hemileuca* 属的鹿纹天蚕蛾分布于美国的东南、西南地区,以及墨西哥北部地区。*Hylesia* 属分布于新热带区,尤其是低海拔地区,如法属圭亚那、委内瑞拉、巴西、厄瓜多尔、秘鲁和玻利维亚,在海岸人类化区域和内陆森林均可发现,呈现生态系统特异性的颜色差异:粉色和暗黄色主要出现在海岸地区,棕色主要出现在内陆森林。该属的 *H. metabus* 曾在法属圭亚那和委内瑞拉海岸(卡里皮托港,caripito)引起毛虫中毒暴发事件。

3. 发病机制与临床表现

(1) *Lonomia* 属:Veiga等人通过对巴西 *L. obliqua* 幼虫显微镜观察和组织化学研究发现:毒液产自虫体皮肤中的分泌型上皮细胞,后注入毒刺中空的内管,储存于表皮下空隙和枝刺,并由脆弱的、经轻触即可折断的刺干与尖部结合处释放（毛虫体壁或毒刺没有供毒液出入的孔）；*Lonomia* 毛虫的毛、刺和血淋巴提取物含有纤维蛋白溶解蛋白酶和凝血活化剂，主要成分是蛋白水解酶 lonomin V，其已成功从 *L. achelous* 中分离。Guerrero 等通过家兔实验表明 lonomin V 是一种血小板因子XIII的蛋白水解抑制剂和强效的血小板因子X和凝血素活化因子。1998 年 Donato 等人证实 *L. obliqua* 刺的粗提取物活化了血小板因子X和凝血素，但是不活化血小板；之后的临床研究表明接触 *L. obliqua* 毛虫所致的出血综合征中凝血连锁反应被触发，血小板因子XIII的活性显著降低，并继发纤维蛋白溶解，而血小板计数正常。*Lonomia* 中毒初期，与毛虫接触部位会瞬时出现烧灼痛，之后螫伤部位迅速出现局限性瘀斑和出血，并有黏膜自发性出血（如鼻出血、吐血、黑便、血尿和少尿）。重症或若未得到及时处理的病例，可迅速发展为致命的急性脑出血或急性肾衰竭，病死率是毒蛇咬伤的 3~6 倍。

（2）*Automeris* 属：*Automeris io* 是散居性的，对农业或人类健康威胁小，毛虫毒液的产生机制及其有毒成分尚未得到充分了解。*Automeris io* 毛虫螫伤后会瞬时产生疼痛和瘙痒，随之出现局灶性风团、红斑，但荨麻疹样皮炎在几小时内迅速消退，少见全身性反应和过敏反应。与 *Automeris io* 亲缘关系最近的 *Automeris randa* 引起的刺痛较重。

（3）*Hemileuca* 属：鹿纹天蚕蛾毛虫螫伤疼痛是瞬时的，并由患处向区域淋巴结群放射，随后出现局限性红斑和水肿。皮炎在 2~8 小时内消退，但隆起的伤痕维持时间由 24~48 小时至超过一周，全身性反应或过敏反应罕见。同属的 *H. oliviae* 毛虫（*range caterpillar*）同样能瞬时产生刺痛、痒和局部肿胀等症状，肿胀等症状持续时间近 1 周。1918 年 Caffrey 报道一名新墨西哥州的昆虫学家因饲养 *H. nevadensis* 而出现流泪、喷嚏、支气管哮喘等症状。

（4）*Hylesia* 属：该属幼虫和成虫均可致荨麻疹，是少数成虫也具有致病性的属之一。幼虫一般只引起轻微的皮疹，而成虫对人体危害较重。直接接触 *H. metabu* 雌蛾、附着有雌蛾刚毛的卵，或间接接触空气中雌蛾释放的刚毛，会引起一种被称为“卡里皮托痒”的病症，其特点为：瘙痒剧烈的丘疹性红斑皮炎，并伴有散在的水疱等，一般持续 5~10 天（在某些情况下可能持续数月）。除皮炎表现外，有时还可出现眼部病变、呼吸系统刺激和局灶性出血等。

4. 治疗　绝大多数毛虫螫伤的处理是完全支持性治疗，一般处理方法与步骤包括：①立即用肥皂水清洗螫伤部位，去除皮肤表面有毒的血淋巴及与皮肤浅表结合较松的毒毛（刺）；②皮肤螫伤部位用吹风机无接触地吹干，不得用毛巾擦干；③用透明胶带或强力胶布轻柔地粘除患处刺入皮肤内的毛虫毒毛（刺）；④用异丙醇或氨水擦拭螫伤部位，局部冰袋冷敷，以减轻炎症反应；⑤局部皮肤出现瘙痒的，可涂敷含苯酚或薄荷醇的止痒药，出现过敏反应的，可局部涂敷、口服或肌注抗组胺药和皮质类固醇药物。

Lonomia 中毒除采用上述处理方法的同时，要特别关注 *Lonomia* 中毒的出血倾向，对所有疑似 Lonomism 病例，建议向有经验的血液科医生咨询，以采取合理的治疗方案，尽快恢复患者体内凝血因子水平，治疗期间要持续监测凝血状态。在治疗时，区别 *L. obliqua* 和 *L. Achelous* 螫伤是非常重要，因为纯化的纤维蛋白原和抗纤维蛋白溶解药物（如抑肽酶和 ε 化氨基己酸）等药物对治疗 *L. achelous* 中毒有效，若用于 *L. obliqua* 中毒却可能加重出血症状，造成致命的后果。还需注意的是：*Lonomia* 中毒不能输全血或新鲜冷冻血浆，因其可能会加重临床症状；促凝剂替代疗法对于 *Lonomia* 中毒通常无效；由于 lonomin V 是血小板因子XIII的抑制剂、血管内凝血的活化因子，对于可能 *Lonomia* 中毒者，应禁止服用含阿司匹林的药物。鳞翅目昆虫毒素中毒普遍缺乏特效治疗药物，而 *L. obliqua* 抗毒血清是目前唯一应用于临床的特异性抗毒血清，其由马血清研制，由纯化的 F（ab′）免疫球蛋白组成，可对抗在 *L. obliqua* 毒液中发现的一种促凝血毒素。抗毒血清在中毒发生后 24~48 小时内静脉注射时，能有效地逆转出血的临床症状，并可能有助于预防慢性肾功能衰竭。不过，可能由于毒液组分、毒理机制不尽相同，该抗毒血清尚未被证明对 *L. achelous* 中毒有效。

二、舟蛾科

舟蛾科（Notodontidae），原名天社蛾科（Thaumetopoeidae），隶属夜蛾总科（Noctouidae）。

（一）形态学

1. 成虫 中型（翅展 35~60mm），少数小型或大型，体多为褐色或暗灰色。口器不发达，喙柔弱或退化，下唇须多中等大，复眼多光滑无毛，单眼不发达或弱小。雄虫触角常为双栉状或锯齿状，雌蛾常为线形，亦有与雄蛾同形。头部具毛簇，胸部被厚密的毛、鳞，多数属的背面中央有竖立、纵行的脊形或冠形毛簇。鼓膜位于胸腹面一小窝内，膜向下。后足胫节有 1~2 对距。多数属的前翅后缘中央有一齿形毛簇或呈月牙缺刻（缺刻两侧具齿形或梳形毛簇），静止时两翅后褶呈屋脊状，毛簇竖起如角；前后翅肘脉（Cu）三岔形（广舟蛾亚科除外，为四岔形）。

2. 卵 呈球形、馒头形和半球形；颜色有橘红色、红褐色、淡黄色、绿色和灰白色。卵壳刻纹较夜蛾简单，卵孔位于顶端中央，周围通常有蕊。舟蛾卵产在寄生植物的叶或嫩枝上，单粒分散或成块，有些种类卵块覆盖有雌蛾腹部的鳞毛。

3. 幼虫 一般中等大小，体色大多鲜艳具斑纹，身体背面平滑无突起或具峰突，峰突有单突、双突和多突型。体具次生刚毛，但无毛簇，毛瘤也不明显，也有部分种类具有原生刚毛。上颚尖端无齿，一般上唇缺切深，呈锐角形。具前胸翻缩腺。腹足具次生刚毛，腹足趾钩单序同型中带；臀足正常，细长或特化呈枝状（内具能伸缩的丝），臀板正常或有小角突。幼虫栖息时一般只靠腹足固着，头、尾翘起，形如龙舟，遇惊时头部不断摆动，犹如水中叶舟荡漾，故有舟形毛虫之称，也是中文科名的由来。

4. 蛹 下唇须短小，呈三角形或多角形。下颚不伸达翅的末端，一般超过翅长的 3/5，无下颚须。触角通常基部最宽，末端渐细，沿中胸足下伸，仅达第 2 或 3 腹节。前胸足、后胸足的腿节不暴露，中胸足向前不达复眼区。腹部常具小刻点，末端通常有臀棘，其形态多变，是虫种鉴别的特征之一。

（二）生物学与生态学

舟蛾的发生世代多数是一年 1 代，也有 2 代以上，最高至 8~9 代的，因种类、地区和气候条件而异，年平均气温愈高、纬度愈低则代数愈多。大多数舟蛾以蛹越冬，少数种类以其他虫态越冬（如分月扇舟蛾以 3 龄幼虫，栎蚕舟蛾以卵）。舟蛾多数无滞育现象，只有极少数在蛹期有滞育，如栎蚕舟蛾。

舟蛾白天隐伏，栖息时双翅向体中央折叠呈屋脊状，有假死现象；黄昏或夜间飞翔觅偶交配，具有趋光性。舟蛾羽化后即可交配，雄蛾一生可交尾数次，雌蛾大多只一次，交尾后即行产卵，一般多次。卵多产于寄主的嫩叶背面，散产或排列成块。舟蛾卵期一般在 6~15 天，幼虫的龄期多为 5 龄，亦有 6 或 7 龄。老熟幼虫做土室或结茧化蛹，化蛹场所多在枯枝、墙缝、树干等处。

舟蛾幼虫多取食阔叶树树叶，是行道树、防护林和森林害虫，其中以壳斗科和杨柳科植物为食的舟蛾种类最多，如杨扇舟蛾、杨二尾舟蛾、榆掌舟蛾、栎蚕舟蛾等；部分是果树害虫，如苹掌舟蛾、龙眼蚁舟蛾；部分危害毛竹林，如竹镂舟蛾和竹篦舟蛾等；极少数是农作物害虫，如高粱舟蛾和豹枝舟蛾。舟蛾幼虫 3 龄前大都群栖且食量小，不易被人察觉，而 4 龄后有暴食习性，往往短期内成灾。中华人民共和国成立以后，在我国危害成灾的舟蛾种类有杨扇舟蛾、栎蚕舟蛾、竹镂舟蛾、龙眼蚁舟蛾、杨二尾舟蛾等。

（三）与疾病的关系

舟蛾科（Notodontidae）危害人体健康的种类主要来自异舟蛾亚科（Thaumetopoeidae），其幼虫的危害性在古希腊就已为人所知。

1. 病原学 异舟蛾亚科所有种类都具有毒毛，对人类和其他温血动物都有潜在的危害。欧洲松异舟蛾（*Thaumetopoea pityocampa* Denis et Schiffermüller，1775）主要分布于地中海和北非国家；欧洲栎异舟蛾（*T. processionea* Linnaeus，1758）分布相对较广，由欧洲北部到北非；美洲松异舟蛾（*T. wilkinsoni* Tams，1924）分布于加拿大南部至墨西哥。此外，澳大利亚有异舟蛾 *Ochrogaster* 属，亚洲有 *Gazalina* 属，非洲有 *Hypsoides semifusca*。欧洲异舟蛾和澳大利亚 *O. lunifer* 的幼虫都是深灰黑色，有略微隆起的深红至褐色瘤突和细毛（*T. pityocampa* 毛为白色，*O. lunifer* 毛为黑色）。异舟蛾亚科幼虫白天群集于丝网上，夜晚离网寻觅树叶为食，迁移时头尾相接排着队列有序行进，故俗称列队毛虫（*Processionary moths*）。异舟蛾幼虫以松树、栎树为食，不常见的尚有雪松和胡桃树。不过，澳大利亚海岸地区 *Ochrogaster* 属异舟蛾以刺槐类灌木为食，内陆以刺槐和桉树为食。

毒毛可出现在异舟蛾生命周期的不同阶段，因属而异，有的仅幼虫有（如 *Thaumetopoea* 属），有的仅雌蛾有(如 *Hypsoides* 属,*Gazalina* 属),有的幼虫和雌蛾皆有(如 *Ochrogaster* 属)。雌蛾刚毛毛簇位于第七腹节背板。成熟幼虫体被数十万根刚毛,例如栎异舟蛾 *T.processionea* 有 63 万,毛松异舟蛾 *T.pityocampa* 多达 100 万。刚毛位于幼虫腹部背板,两头尖,毛干具有倒钩,基部松散地插在茶杯状小窝内,很容易地被任何机械性刺激移除,以尖锐的根部刺入人体皮肤。幼虫受到外界干扰时会释放刚毛,释放到空气中的刚毛可以借助风力由源头向远处播散,可至几公里之外。刚毛在幼虫第三龄开始发育,数量随着蜕皮次数增加而增多,毛虫蜕下的皮可携带前一龄期幼虫的刚毛,化蛹时可留在茧内,蛹羽化后产卵,可用来保护卵。一般来说,刚毛可以在环境中存在很长时间,在茧中、幼虫蛹化的土壤、受污染的衣服中长期保持活性。

2. 流行病学 异舟蛾毛虫引发皮炎等病症在澳大利亚、欧洲、美国和日本均有报道。2003 年 Maier 等人报道了奥地利维也纳由欧洲栎异舟蛾(T. processionea)毛虫引发的一次经空气传播的疾病流行:受毛虫侵袭的栎树 500 米以内生活的 1 025 人中 96% 出现皮肤瘙痒,95% 患有皮炎,罹患眼结膜炎、咽炎、严重呼吸窘迫分别占 14%、14% 和 4%。

3. 发病机制与临床表现 有研究者在 *T. pityocampa* 幼虫刚毛提取物中获得与患者 IgE 抗体结合的可溶性 28kD 蛋白毒素-thaumetopoein(及其可能的亚单位 15kD 蛋白),该毒素可诱发人皮肤过敏反应、肥大细胞脱粒;同时,在约 20% 高度暴露于 *T. pityocampa* 幼虫的木材工人的体内发现 thaumetopoein 与 IgE 抗体结合的复合物。

皮肤直接或经空气接触列队毛虫毒毛,可发生接触性皮炎,主要表现为:瘙痒、局限性肿胀(水肿和水疱形成)、红斑,有时出现皮肤或黏膜水肿扩大、发热和精神不安。极少数病例出现危及生命的急性过敏反应。眼睛接触到毒毛,初期表现为角膜炎、结节性结膜炎;随着毒毛穿透角膜进入眼球内部,可发展为全葡萄膜炎,还可能并发脉络膜视网膜炎、角膜肉芽肿、白内障、青光眼和视力下降。若无意中食入毛虫或被其污染的食物,可累及唇、舌、口腔黏膜甚至食管,导致相关部位黏膜炎症。此外,因刚毛体积小,还能通过空气吸入,从而引发咳嗽、呼吸短促、类似哮喘等症状。

4. 治疗 局部皮炎的支持性治疗同天蚕蛾科。因暴露于含列队毛虫毒毛空气而引发具有支气管痉挛和气喘症状的支气管哮喘,可用支气管扩张剂喷雾给药。对毒毛植入眼球引起的结节性眼炎,一般建议采用长期局部眼部皮质类固醇治疗;由于结节性眼炎可发展为全葡萄膜炎,因此应定期接受眼科的裂隙灯检查和视力、眼压测量,专门由眼科医生作初期评估、随访护理,期间可能还需要做外科处理。

三、灯蛾科

灯蛾科(Arctiidae),亦称虎蛾(tiger moths),隶属夜蛾总科;亦有人将之分类为夜蛾总科(Noctuoidae)Erebidae 科的灯蛾亚科(Arctiinae)。

(一)形态学

1. 成虫 体粗壮。多具单眼。翅常由两种不同的颜色组成,有白色、灰色、褐色、黑色或橙黄色等,并镶有红色或黑色的斑点或条纹等。前翅具光滑鳞,有时具副室。后翅 M_2 起源处近中室下角,$Sc+R_1$ 与中室愈合的范围达中室的中部(区别于夜蛾、毒蛾),翅面常具明显的斑点或斑带,或具有鲜明的颜色。

2. 卵 半球形或馒头形,顶部较尖,底部较宽。卵壳外表有各种各样的花纹点刻。一般呈乳白色、浅红色、深黄色至暗灰色。

3. 幼虫 中型。多数种类具有长而密的次生刚毛,毛呈棕色、褐色或黑色,着生在毛瘤上;第 1 龄幼虫具原生刚毛,不成毛瘤,2 龄后毛瘤开始出现,中、后胸侧毛瘤以上有 2~3 个毛瘤,第 7 腹节的侧毛瘤与第 6 节或第 8 节的侧毛瘤等高(夜蛾中具有毛瘤的种类如剑纹夜蛾与灯蛾相似,但夜蛾第 7 腹节侧毛瘤较第 6 节或第 8 节为低);腹部第 6 节和第 7 节的背面无翻缩腺(与其外形相似、幼虫具毛瘤的毒蛾科幼虫则有翻缩腺)。少数种类具有长的原生刚毛,着生在毛突或毛片上,不具毛瘤。趾钩单序异形中带。幼虫在受触惊时,有卷曲缩身体的习性。

4. 蛹 粗短,体表较光滑,往往有小刻点。一般为黄褐色或暗红色。

(二)生物学与生态学

灯蛾一年发生 1 代至 6 代或 8 代,往往因种类和气候条件而异。灯蛾多在夜间活动,趋光性较强,白天一般在杂草灌木丛中隐蔽，休息时将翅折叠成屋脊状。如遇干扰，有些灯蛾能分泌黄色腐蚀性刺鼻的臭油汁，有些种类甚至能发出爆裂声以驱避敌害。灯蛾成虫羽化后第二天即可交配，多在夜间进行，交配后当日或次日即可产卵。卵多产于寄主植物叶的背面，多数灯蛾产卵成块，卵粒常堆集排列成单层或多层，其上覆盖茸毛。许多灯蛾幼虫孵化后即可吐丝结网，在网内取食。灯蛾幼虫以植物为食，大多数灯蛾幼虫为多食性，寄主植物广泛，从单子叶到双子叶植物，从草本到木本植物均有灯蛾为害，少数为寡食性、单食性。老熟幼虫吐丝连缀枝叶结成一稀疏的薄丝茧化蛹，化蛹地点多在寄主植物的树皮缝隙内以及地表土块或树根等缝隙处。多数灯蛾幼虫具有群集习性。

（三）与疾病的关系

1. 病原体与流行病学　北美洲灯蛾科六个属：*Adolia*、*Callimorpha*、*Euchaetes*、*Halysidota*、*Lophocampa* 和 *Arasemia* 具毒毛，可引发荨麻疹。南美洲 *Premolis semirufa*（Walker，1856）的毛虫 Pararama 因为可导致严重的职业暴露疾病-指关节周围炎而倍受关注。*Premolis semirrufa* 主要分布于巴西、法属圭亚那、厄瓜多尔、秘鲁和巴拿马，幼虫以亚马孙热带雨林中巴西橡胶树为食，橡胶工人采集树干乳液时手指接触毛虫而患病。该病主要流行于巴西北部尤其是其帕拉州（Pará）的亚马孙热带雨林地区。

2. 发病机制与临床表现　Villas-Boas 等人研究发现 *P. semirufa* 毒液成分复杂，含有多种酶，如：①透明质酸酶，基于透明质酸是皮肤细胞间基质、软骨和滑膜液的重要物质，该酶降解透明质酸会损伤皮肤组织细胞外基质、血管外壁，助力毒液进入，导致局部皮肤损伤；同时，透明质酸酶是发生关节周围炎的重要因素，透明质酸的降解会造成软骨和骨结构的丧失。②具有明胶酶活性的丝氨酸蛋白酶，该酶具有多种药理作用，一则与骨和软骨中的Ⅳ、Ⅴ、Ⅶ和Ⅺ型胶原蛋白的降解有关，二则可通过血小板因子Ⅴ而作用于凝血级联系统，三则具有纤维蛋白原溶解活性，能激活纤维蛋白溶酶原，最后该酶 Ps82 部分能够激活补体系统，释放出过敏毒素，促进了炎症的发展。除毒液中蛋白酶的作用外，针毛的高致敏原也可能是炎症反应发生、发展的原因之一。

大部分病例在接触毛虫 Pararama 后，会立即产生剧烈的瘙痒，随之出现有疼痛、发热和红肿等急性炎症症状。若为首次接触，症状一般持续一周；当频繁接触毛虫时，可出现滑膜炎、滑膜增厚、软骨和骨结构丧失、关节活动受限和畸形等慢性症状和体征。

3. 治疗　目前尚无有效的治疗方法。一般采用皮质类固醇治疗，防止慢性疾病的发生和发展，以及减轻慢性期症状。

四、绒蛾科

绒蛾科（Megalopygidae）隶属斑蛾总科（Zygaenoidea），成虫和幼虫均体被密集的绒毛。此科有毒的种类很多，但研究相对深入的主要是 *Megalopyge opercularis*（JE Smith，1797），其幼虫是北美洲最毒的毛虫之一。以下以 *M. opercularis* 为例对绒蛾科作一介绍。

（一）形态学

1. 成虫　*M. opercularis* 为小型蛾，翅展 2.4~3.6cm，雌蛾大于雄蛾，因体被厚而密集的刚毛而被称为“南方绒蛾（southern flannel moths）”。触角为双栉状，雄蛾栉齿远长于雌蛾。前翅黄色，肋缘黑色，翅基部 2/3 覆有波状白色刚毛；后翅呈独特的乳黄色。

2. 卵　*M. opercularis* 的卵呈椭圆形，大小平均为 1.2mm × 0.6mm，淡黄色。

3. 幼虫　*M. opercularis* 幼虫俗称猫毛虫（puss caterpillar），或羊绒蛞蝓（wooly slug）等。幼虫（图 29-13）呈灰白色至灰黄色或棕色，体长 2.5~3.5cm，泪滴状或梨状，体表密布长而柔顺的毛，沿着背部形成中线脊，毛下隐藏着毛瘤（瘤上具短而锐利似针的刺，连接毒囊）。不同于大多数其他蛾类，绒蛾科幼虫具 7 对腹足，除第 3~6、10 腹节的 5 对腹足，第 2、7 腹节亦具腹足；腹足无趾钩。

4. 蛹　*M. opercularis* 在树枝等处结茧，茧长 1.3~2.0cm，背部有一个小驼峰（毛袋），前端为平坦的茧盖，新茧的茧盖前有薄丝形成的锥形结构。蛹腹部背侧具有毒刺条带。

（二）生物学与生态学

绒蛾科分布于古北区、新北区，尤其是南美洲和西印度群岛，该科的 *M. opercularis* 广泛分布于新大陆

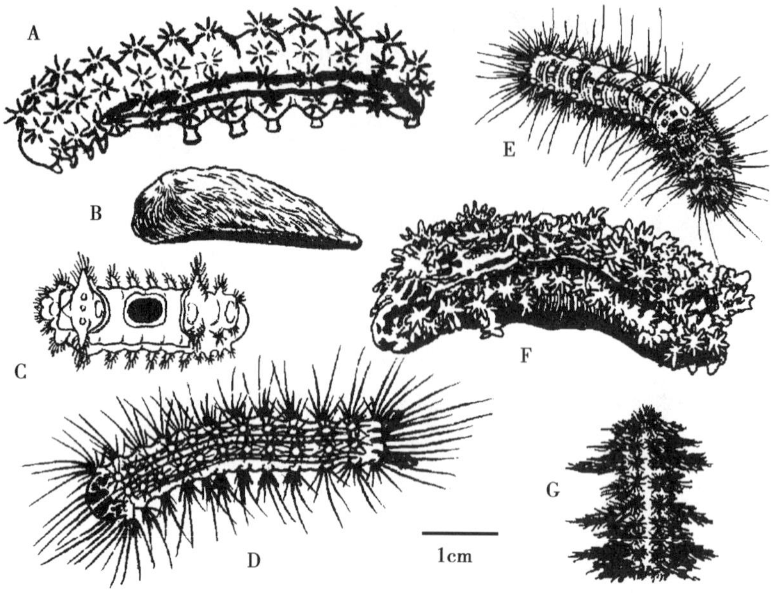

A. *Automeris io* 毛虫;B. 猫毛虫(*Megalopyge opercularis*);C. 鞍背刺蛾毛虫(*Sibine stimulea*);D. 舞毒蛾毛虫(*Lymantria dispar*);E. 褐尾毒蛾毛虫(*Euproctis chrysorrhoea*);F. 南美天蚕蛾毛虫(*Lonomia Obliqua*);G. 猴形刺蛾毛虫(*phoberton pithecium*)。

图 29-13　一些常见的有毒蛾幼虫

(引 James H. Diaz, 2005)

(北、南和中美洲)。*M. opercularis* 发生世代在不同纬度地区有所差异,一般为二代型,分别在夏初、秋季。雌蛾夜间交配,并在交配后 2 天内产卵,卵一般产于叶片或小树枝上,呈弯曲的单行或双行排列(偶尔为聚集成块状),卵覆盖有雌蛾腹部的毛,卵 6~8 天内孵化。猫毛虫为多食性,群集性生活在许多落叶乔木和灌木上,包括苹果树、榆树、朴树、枫树、美洲山核桃树、栎树、美国梧桐和大多数柑橘属果树。

(三) 与疾病的关系

M. opercularis 所致的毛虫病呈季节性流行。在温带地区,于夏末或秋初流行;在热带地区,于春、秋两季流行。美国得克萨斯州 1923 年 San Antonio 市、1951 年 Galveston 市的在校学生间曾暴发猫毛虫螫伤事件,导致公立学校春季停课数天。2000—2016 年得克萨斯州毒物研究中心共报告了 3 484 例因猫毛虫螫刺中毒病例,每年 7 月、10~11 月份高发。

人或动物一旦接触猫毛虫,毛虫的毒刺尖部会折断、释放出含有水解蛋白组分的毒液。猫毛虫可致神经性刺痛,螫伤后瞬时或数分钟内产生剧烈的刺痛、烧灼感,随之迅速出现局灶性水肿、红斑,可伴放射性痛(螫伤部位在手或胳膊,可放射到腋窝或胸部;在足或腿部,可放射至睾丸或腹股沟)。为缓解疼痛,伤者一般呈现反射性假麻痹。猫毛虫螫伤在最初痛觉超敏的放射性疼痛后,螫刺部位皮损会发生明显变化,其周围出现一个红斑光晕,内有网格状图案;毒毛刺入点通常出血、形成水疱,随后可形成脓疱或融合成大水疱。毛虫螫刺常见部位依次是手、足、胳膊、腿和腹部。目前尚无猫毛虫中毒引起死亡的报道,但可出现全身性症状,包括头疼、发热、恶心、呕吐、心动过速、低血压、痉挛,急性腹痛,甚至有相对少见的类似急性阑尾炎症状或类似毒蛛中毒的肌痉挛。

除 *M. opercularis* 外,绒蛾科 *Megalopyge* 属的 *M. lanata*、*Podalia* 属的 *P. cafuscescens*、*P. orsilochus*、*Lagoa* 属的 *L. crispate* 引起的皮炎或中毒亦有病例报道。

除前述的一般治疗方法外,猫毛虫引起的过敏反应,若伴有外周血管舒张和低血压,可皮下注射肾上腺素;静脉滴注 10ml 10% 葡萄糖酸钙溶液已证明可有效缓解腹痛和肌痉挛。此外,肢端被猫毛虫螫伤后,应该立即移去戒指、手表、珠宝或带松紧带的衣物,以防止局部水肿、淋巴水肿加剧。

除上述四科外,其他可致毛虫皮炎的蛾类尚有:①夜蛾科(Noctuidae):仅有少数种具有与灯蛾科结构相似的针毛，主要有裳夜蛾亚科（Catocalinae）*Catacola* 属和 Acronictinae 亚科（*dagger moths*）一些种类，后者在北美仅 *Acronicta* 属毛虫能引起荨麻疹，例如果树害虫 *Acronicta oblinita* 和杨柳科害虫 *Acronicta lepusculina*。②瘤蛾科（Nolidae）的 *gum-leaf skeletonizer*（*Uraba lugens*）毛虫是澳大利亚桉树林害虫，能引发典型的荨麻疹症状（如痒、风团等）。

五、谷蛾科与螟蛾科

缩小膜壳绦虫［*Hymenolepis diminuta*（Rudophi，1819）Blanchard，1891］，又称长膜壳绦虫，为鼠类常见的肠道寄生虫，偶然寄生于人体，引起缩小膜壳绦虫病（hymenolepiasis diminuta）。缩小膜壳绦虫生活史属间接型，发育过程必须经过中间宿主，已证实昆虫纲的蚤目、鞘翅目、鳞翅目、直翅目、革翅目、纺足目以及倍足纲内的 60 多种节肢动物可作为其中间宿主，其中鳞翅目为谷蛾科、螟蛾科部分种类。

（一）形态学

1. 谷蛾科（Tineidae） 体型多为小型。头顶有稀疏的竖毛或鳞片，无单眼；吻短或缺；下颚须有的很长，5 节，可以褶叠，有的很短，有的全缺；下唇须长，第 2 节常有竖鳞或刚毛；后足胫节上有毛和距。前翅有副室，12 条脉彼此分离，无共柄现象，后翅较狭。谷蛾属（*Tinea*）的谷蛾（*Tinea granella* Linnaeus，1758）（图 29-14），小型蛾，翅展 9~14mm；下唇须挺直，不具粗鳞毛；触角柄节黑色；前翅灰白色，中央部分褐色，散生有不规则的黑褐纹，后翅暗灰色。谷蛾科幼虫灰白色，体长不超过 10mm，腹足趾钩单序，列成椭圆形，臀足呈不完全的短带。

2. 螟蛾科（Pyralidae） 体型多为中等至小形。有单眼；下唇须一般发达，前伸；前翅 Cu_2 脉退化或消失，而后翅具 Cu_2 脉，后翅 $Sc+R_1$ 与 Rs 脉很接近，或在中室前平行，或在中室外方有一段愈合然后分开。缟螟属（*Aglossa*）的米缟螟（*Aglossa dimidiata* Haworth，1809），又称米黑虫（图 29-15），雌蛾翅展 32~34mm，雄蛾小于雌蛾；前翅黄褐色，散布不规则的紫黑色斑纹，形成 4 条（有时不甚明显）锯齿状或波状纹，前缘有相间排列的紫黑色及黄褐色斑纹 1 列，外缘由锯齿状小形紫黑色斑点 1 列；后翅淡黄褐色，近前缘处有 1 条不明显的淡黄白色波状横纹。螟蛾科幼虫多数种类体色单一，一般前胸侧毛 2 根，中后胸侧毛 3 根；趾钩通常双序、三序，全环或缺环，或二横带。

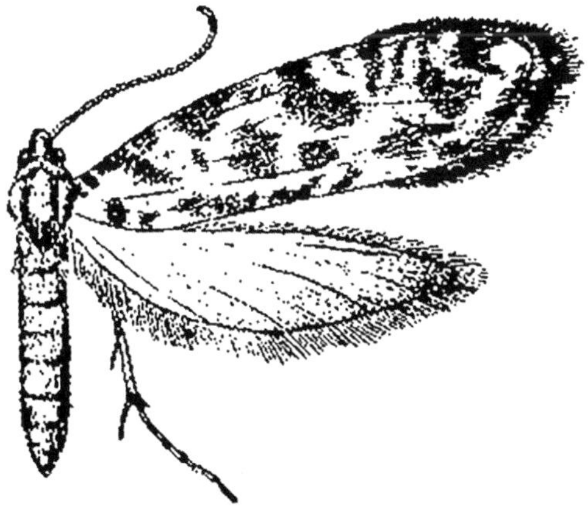

图 29-14 谷蛾

（引 黄其林，1984）

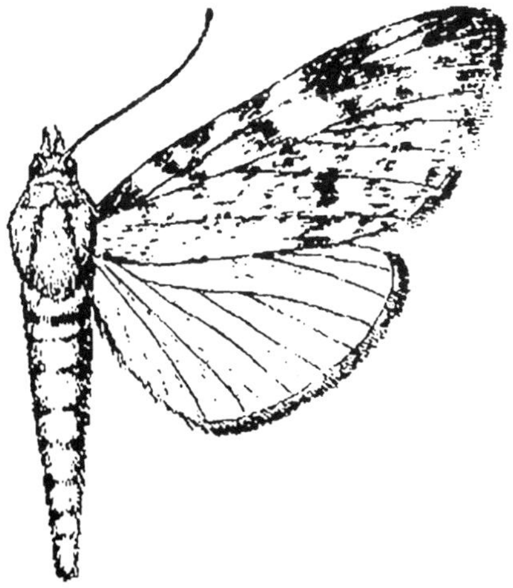

图 29-15 米缟螟

（引 黄其林，1984）

（二）生物学与生态学

谷蛾科幼虫多取食干燥植物质、粮食、蕈类、皮毛和纺织品等，有的潜叶，有的吐丝做筒囊或做成袋状，随身移动。谷蛾科约 3 000 种，其中不少种类是重要的仓库和家庭害虫，如谷蛾（*Tinea granella*）幼虫以储藏的谷物为食，多发生在潮湿的粮仓内。

螟蛾科幼虫大多数植食性，为害方式有卷叶、缀叶和钻蛀等，有时取食苔藓，或干燥动植物质。螟蛾科是鳞翅目第二大科，全世界已知3万多种，我国已知2 000多种，其中许多种类是农林重要害虫，如：米缟螟幼虫取食大米、稻谷、米糠等，尤喜食大米，其幼虫吐丝缀粮粒结成长管形茧，藏在茧内食害，是重要初期性仓虫之一。

（三）与疾病的关系

可作为缩小膜壳绦虫中间宿主的鳞翅目昆虫主要有谷蛾科的谷蛾（*Tinea granella* Linnaeus，1758）、袋衣蛾（*Tinea pellionella* Linnaeus，1758）和螟蛾科的米缟螟（*Aglossa dimidiata* Haworth，1809）、一点谷螟（*Aphomia gularis* zeller，1877）、紫斑谷螟（*pyralis farinalis* Linnaeus，1758）、粉斑螟（*Ephestia coutella* Walker，1863），等。

缩小膜壳绦虫呈带状，体长200~600mm，节片数为800~1 000个。头节呈球形，前端具凹入的、发育不全的顶突，其周围有4个细小圆形吸盘，无钩。成节的生殖孔开口在一侧边缘的中央，多为于同侧；睾丸呈球形，3个，近生殖孔1个，对侧2个；卵巢近节片中央，边缘不规则，分左右两叶；卵黄腺位于卵巢后方的中央，受精囊发达。孕节内的子宫呈囊状，边缘不整齐，子宫内充满虫卵。绦虫成虫寄生在终宿主鼠类的小肠中，脱落的孕节和虫卵随粪便排出体外。虫卵黄褐色，呈圆形或稍呈椭圆形，大小约66μm×65μm，卵壳稍厚，内侧附一层半透明内膜，胚膜两极稍厚，无极丝，内含六钩蚴。虫卵被中间宿主吞食后，在其消化道中孵出六钩蚴，约1天左右六钩蚴穿过肠壁至血体腔内，经7~10天发育为似囊尾蚴。鼠类或人吞食了带有似囊尾蚴的中间宿主后，似囊尾蚴在肠腔内经12~13天发育成熟为成虫的昆虫，引起缩小膜壳绦虫病。

人感染似囊尾蚴后，一般无明显症状，或出现轻微的胃肠道和神经症状，如食欲不佳、腹胀、腹泻、恶心、呕吐、头痛、烦躁、失眠等。感染严重者尤其是儿童可出现眩晕、贫血或恶病质。

（四）控制

谷蛾、螟蛾是常见的仓储害虫，生活在仓库、商店和家庭的粮食中，这些地方又有多种家鼠栖息、活动，这样不仅易造成鼠类的缩小膜壳绦虫病传播，亦形成了人体感染的重要条件。缩小膜壳绦虫病的防治除加强粮食仓储地方的老鼠灭杀外，还应开展仓储害虫的综合防治工作，主要措施有：完善仓库结构与储藏卫生条件，使害虫无栖息和越冬场所；采用物理方法，如气调（低氧高二氧化碳或高氮气）、温湿度控制、电离辐射、诱集装置等杀虫；必要时，采用低毒安全、高效、广谱的保护剂（如有机磷类、拟除虫菊酯类或氨基甲酸酯）和熏蒸剂（磷化铝）杀虫；应用生物防治方法，如利用信息素诱捕害虫或干扰其交配，应用害虫病原微生物（苏云金芽孢杆菌制剂对鳞翅目害虫具有一定杀灭效果），引入害虫天敌（如黄色花蝽、麦蛾茧蜂等）。

（汪奇志 汪天平）

参考文献

[1] 王敬贤，王建军. 油松病虫害发生特征及防治研究[J]. 辽宁林业科技，2021，(1)：38-44.
[2] 于艳雪，李红卫，黄英，等. 我国口岸亚洲型舞毒蛾监测情况调查分析[J]. 中国森林病虫，2020，39(3)：5-12.
[3] 张丽茹. 舞毒蛾的生物学特性及综合防治技术[J]. 现代农村科技，2020，(6)：116-117.
[4] 杨真海. 舞毒蛾发生规律及防治措施浅析[J]. 南方农业，2020，14(24)：21-22.
[5] 周孝贵，肖强. 茶树食叶害虫——茶黑毒蛾[J]. 中国茶叶，2020，(4)：13-15.
[6] 胡耀昕. 浅谈核桃双齿绿刺蛾发生规律及防治技术[J]. 农业开发与装备，2020，(9)：209-210.
[7] 郭洪剑. 林木害虫黄刺蛾和青刺蛾的发生与防治[J]. 现代农村科技，2020，(6)：30.
[8] 陈鉥. 松茸毒蛾林间无公害防治试验[J]. 福建林业科技，2020，47(1)：36-37.
[9] 蒋华，杨晏平. 西南桦重要食叶害虫——柳黑枯叶蛾生物学特性研究[J]. 中国植保导刊，2020，(9)：33-38.
[10] 李朝品. 医学节肢动物标本制作[M]. 北京：人民卫生出版社，2019.
[11] 陈晓鸣，周成理，史军义，等. 中国观赏蝴蝶[M]. 北京：中国林业出版社，2018.
[12] 曾丽琼，何学友，潘爱芳，等. 福州市榕透翅毒蛾生物学特征的研究[J]. 浙江林业科学，2019，39(1)：49-54.
[13] 裴建国. 茶黄毒蛾生物学习性的初步研究[J]. 安徽农业学报，2019，15(1)：188-189.
[14] 李晶，杨采青，武春生，等. 北京及周边地区刺蛾科昆虫系统发育多样性研究[J]. 应用昆虫学报，2019，56(2)：234-244.
[15] 李福来. 宁陕县枯叶蛾科昆虫区系分析研究[J]. 陕西林业科技，2019，47(1)：58-61.
[16] 王迪轩，张有民，郭赛，等. 褐边绿刺蛾对果树的危害及其综合防治[J]. 绿色植保，2019，(19)：42.
[17] 陈小凡，谌文琪，楚张卿，等. 德州岔河蝴蝶群落多样性及区系组成[J]. 凯里学院学报，2018，36(6)：73-78.

[18] 陈方昕,李文光,马小丽. 长白山地区落叶松毛虫生物学特性研究[J]. 防护林科技,2018,(8):40-42.
[19] 张见席,车红燕,张程. 侧柏毒蛾的发生与防治[J]. 现代农业科技,2018,(14):138.
[20] 王春艳,李燕利. 天幕毛虫生物学特性及其防治技术[J]. 现代农业,2018,(8):12-13.
[21] 高倩. 侧柏毒蛾发生规律与防治措施[J]. 现代农村科技,2018,(7):24-25.
[22] 冯晓一,张泽勇,李娜,等. 黄刺蛾发生规律和防治技术[J]. 现代农村科技,2018,(11):24.
[23] 张勇,刘正兴. 阿克苏地区枣树黄刺蛾的发生与防治对策[J]. 农村科技,2018,(6):35-36.
[24] 周小露,刘丽明,管俊岭,等. 茶刺蛾生物学特征及生物防治方法的研究进展[J]. 山西农业科学,2018,46(9):1581-1586.
[25] 胡德具. 乌桕黄毒蛾的生物学特性研究[J]. 宁波农业科技,2018,(2):11-13.
[26] 林泉,苏玲. 刚竹毒蛾的生物学特性及其防治措施[J]. 四川林业科技,2017,38(5):145-147.
[27] 余红明. 马尾松毛虫的生活习性及预测预报[J]. 现代农业科技,2017,(12):135-136.
[28] 肖斌,肖力. 毛竹环斜纹枯叶蛾发生规律及防治措施[J]. 生物灾害科学,2017,40(3):165-167.
[29] 杨淑珍,郑海霞,刘金龙,等. 黄刺蛾成虫羽化行为研究[J]. 山西农业科学,2017,45(4):612-614.
[30] 林泉,苏玲. 刚竹毒蛾的生物学特性及其防治措施[J]. 四川林业科技,2017,38(5):145-147.
[31] 刘永华,温冬梅,阎雄飞,等. 栎黄枯叶蛾幼虫体色变化规律及生长发育特性研究[J]. 西北农林科技大学学报,2017,45(3):127-130.
[32] 丁峰,高宗川. 舞毒蛾生物学特性观察及综合防治技术研究[J]. 中国林副特产.,2016,(5):36-37.
[33] 罗萌,卢雪璟. 舞毒蛾及其防治方法[J]. 现代园艺,2016,(12):49.
[34] 王世飞,荆小院. 栎黄枯叶蛾成虫交配行为特征及性趋向[J]. 山西农业大学学报,2016,36(8):557-561.
[35] 黄平. 杨树刺蛾类害虫的鉴别与防治[J]. 农业灾害研究,2016,6(4):1-3.
[36] 洪勇,陶宁,柴强,等. 芜湖市区红叶李和悬铃木常见刺蛾种类调查[J]. 中国血吸虫病防治杂志,2016,28(6):711-712.
[37] 刘鹏辉,闫立静,谷梅红. 黄刺蛾的发生原因及防治[J]. 黑龙江农业科学,2016(9):167-168.
[38] 周荣军,许兴丽,薛玉燕. 双齿绿刺蛾生物学特性及防治方法[J]. 中国园艺文摘,2016,(3):105-106.
[39] 田继丽,刘音,刘玥. 舞毒蛾生物学特性及综合防治措施探讨[J]. 林业科学,2015,(12):169.
[40] 武玉洁,张金桐. 黄褐天幕毛虫的生物学特性与综合防治[J]. 山西农业科学,2015,43(5):608-612.
[41] 唐美君,郭华伟,殷坤山. 茶刺蛾幼虫的发育起点温度和有效积温[J]. 植物保护,2015,41(2):139-141.
[42] 苏超,景军,王猛猛. 寄生植物对乌桕黄毒蛾取食量及生长发育的影响[J]. 应用昆虫学报,2015,52(3):686-693.
[43] 王晓庆,彭萍,杨柳霞,等. 茶黑毒蛾的发生规律与预测预报[J]. 环境昆虫学报,2014,36(4):555-560.
[44] 赵世文. 茶锈刺蛾形态特征及生物学特性观察[J]. 辽宁农业科学,2014,(1):72-73.
[45] 王世飞,宗世祥,张金桐,等. 栎黄枯叶蛾生物学特性研究[J]. 山西农业大学学报,2012,32(3):236-239.
[46] 潘昌密. 盗毒蛾的发生与防控[J]. 西北园艺,2011,(8):29-30.
[47] 孙新然. 杨枯叶蛾的发生与防治[J]. 农技服务,2010,27(4):484-485.
[48] 曾菊平,戈峰,苏建伟,等. 我国林业重大害虫松毛虫的灾害研究进展[J]. 昆虫知识,2010,47(3):451-459.
[49] 孙世伟,荀亚峰,桑利伟. 胡椒丽绿刺蛾的发生及防治[J]. 热带农业科学,2009,29(4):11-12.
[50] 张永忠. 松茸毒蛾的初步研究[J]. 安徽农业学报,2008,14(1):175-176.
[51] 李朝品. 医学昆虫学[M]. 北京:人民军医出版社,2007.
[52] 申效诚,孙浩,赵华东. 中国夜蛾科昆虫的物种多样性及分布格局[J]. 昆虫学报,2007,50(7):709-719.
[53] 徐建东,郑红军,袁朝仙,等. 舞毒蛾生物学特性及防治[J]. 贵州林业科技,2007,35(3):17-20.
[54] 王凤,鞠瑞亭,杜予州,等. 绿化植物五种刺蛾生物学特性比较[J]. 中国森林病虫,2006,25(5):11-15.
[55] 吴观陵. 人体寄生虫学[M]. 3 版. 北京:人民卫生出版社,2005.
[56] 韩方岸,胡云,龚玉华,等. 鳞翅目刺蛾科幼虫形态及致皮炎患者临床病理观察[J]. 中国人兽共患病杂志,2005,21(5):414-416.
[57] 韩方岸,胡云,龚玉华,等. 致病性鳞翅目刺蛾幼虫形态及皮炎患者临床症状研究[J]. 江苏预防医学,2005,16(1):13-16.
[58] 戴璇颖,陈息林,浦冠勤. 桑褐刺蛾的发生与防治[J]. 江苏蚕业,2004,(3):19-21.
[59] 刘玉,曲爱军,张鲜明,等. 柳紫闪蛱蝶幼期形态描述[J]. 林业科技,2004,29(1).
[60] 陆宝麟,吴厚勇. 中国重要医学昆虫分类与鉴别[M]. 郑州:河南科学技术出版社,2003.
[61] 李朝品,崔玉宝. 竹蛾幼虫致病性及其生态观察[J]. 中国寄生虫病防治杂志,2003,16(5):308-310.
[62] 赵仲苓. 中国动物志[M]. 北京:科学出版社,2003.
[63] 李照会. 农业昆虫鉴定[M]. 北京:中国农业出版社,2002.

[64] 李朝品. 刺蛾致变应性心脏荨麻疹(附 89 例报告)[J]. 中国寄生虫病防治杂志,2001,14(2):147-149.
[65] 李朝品. 刺蛾与变应性哮喘关系的研究[J]. 中国媒介生物学及控制杂志,2000,11(3):225-228.
[66] 李朝品. 刺蛾过敏性荨麻疹的心电图改变[J]. 中国寄生虫学与寄生虫病学,2000,18(1):62.
[67] 李朝品. 刺蛾与变应性鼻炎[J]. 医学动物防制,2000,16(6):305-309.
[68] 李朝品,刘群红,秦志辉. 刺蛾幼虫毒刺毛毒力的实验观察[J]. 中国媒介生物学及控制杂志,1999,10(3):1-4.
[69] 秦志辉,李朝品. 刺蛾幼虫致病性及其皮炎病理的实验观察[J]. 中国媒介生物学及控制杂志,1998,9(4):295-298.
[70] 秦志辉,李朝品. 致病性刺蛾幼虫及其毒刺的形态观察[J]. 中国寄生虫病防治杂志,1998,11(3):217-219.
[71] 周尧. 中国蝴蝶分类与鉴定[M]. 郑州:河南科学技术出版社,1998.
[72] 周尧. 中国蝶类志(修订版)[M]. 郑州:河南科学技术出版社,2000.
[73] 张浩,李朝品. 淮南地区 4 种刺蛾幼虫形态及其致病性的初步观察[J]. 齐齐哈尔医学院学报,1995,16(4):247-248.
[74] 李朝品,武前文. 刺蛾幼虫皮炎及其治疗[J]. 哈尔滨医科大学学报,1995,29(1):69-70.
[75] 李朝品,武前文. 淮南地区刺蛾幼虫皮炎临床及流行病学研究[J]. 新乡医学院学报,1995,12(3):235-237.
[76] 李朝品. 致病性刺蛾的寄生与幼虫的季节动态[J]. 齐齐哈尔医学院学报,1995,16(8):167-168.
[77] 韩玉敏,李继佩,高新文. 山东致病性鳞翅目毒毛虫的初步研究[J]. 中国寄生虫病防治杂志,1994,7(2):159-160.
[78] 付立新,贺立勤,吕润航. 白眉刺蛾生活史、习性和防治的初步研究[J]. 河北农业技术师范学院学报,1993,7(2):77-80.
[79] 薛国杰,杜金友,赵秀芹. 中国绿刺蛾生物学特性观察和防治试验[J]. 河北农业技术师范学院学报,1993,7(4):73-77.
[80] 刘光生,郭建新. 岩黄毒蛾的初步研究[J]. 森林病虫通讯,1988,(2):3-5.
[81] SELDESLACHTS A,PEIGNEUR S,TYTGAT J. Caterpillar venom:A health hazard of the 21st century [J]. Biomedicines, 2020,8(6):1-27.
[82] CIMINERA M,AUGER-ROZENBERG MA,CARON H,et al. Genetic variation and differentiation of Hylesia metabus (Lepidoptera:Saturniidae):moths of public health importance in French Guiana and in Venezuela [J]. J Med Entomol,2019,56 (1):137-148.
[83] BATTISTI A,LARSSON S,ROQUES A. Processionary moths and associated urtication risk:global change-driven effects [J]. Annu Rev Entomol,2017,62:323-342.
[84] VILLAS-BOAS IM,GONCALVES-de-ANDRADE RM,PIDDE-QUEIROZ G,et al. Premolis semirufa (Walker,1856) envenomation,disease affecting rubber tappers of the Amazon:searching for caterpillar-bristles toxic components [J]. PLoS Negl Trop Dis,2012,6(2):e1531.
[85] BATTISTI A,HOLM G,FAGRELL B,et al. Urticating hairs in arthropods:their nature and medical significance [J]. Annu Rev Entomol,2011,56:203-220.
[86] HOSSLER EW. Caterpillars and moths [J]. Dermatol Ther,2009,22(4):353-366.
[87] EAGLEMAN DM. Envenomation by the asp caterpillar (Megalopyge opercularis) [J]. Clin Toxicol,2008,46(3):201-205.
[88] DIAZ JH. The evolving global epidemiology,syndromic classification,management,and prevention of caterpillar envenoming[J]. Am J Trop Med Hyg,2005,72(3):347-357.
[89] BURT. Aspects of the life history and systematics of Hymenolepis diminuta [J]. New York:Academic Press,1980,14(6):467.

第三十章
其他与医学有关的昆虫

昆虫纲除上述 9 目外，膜翅目、半翅目、直翅目、蜚蠊目和毛翅目与医学也有一定关系，它们有的可传播疾病，例如中华草螽（*Conocephalus chinensis*）是胰阔盘吸虫（*Eurytrema pancreaticum*）的中间宿主，人误食了含活囊蚴的草螽就有可能感染阔盘吸虫病（eurytrimiasis）。有的可引起人类发生红肿、疼痛、过敏、呼吸衰竭、过敏性休克等不良反应，又如红火蚁叮咬后，局部皮肤可能出现瘙痒、疼痛、红晕（风团）、丘疹、水（脓）疱或瘀点，伴或不伴有发热、头晕、头痛、淋巴结肿大、全身过敏反应、休克、呼吸困难等症状表现。

第一节　膜翅目

膜翅目昆虫因前、后翅均为膜质而得名，且前、后翅之间飞行时的连锁方式为翅钩列连锁，雌虫具衣鱼型的产卵器。主要类群包括蜜蜂类（Bees）、胡蜂类（Wasps）、寄生蜂类（Parasitoids）、叶蜂类（Sawflies）和蚂蚁（Ants）等。膜翅目昆虫世界性分布，物种多样性高，是昆虫纲中物种多样性第四丰富的目。目前世界已记录物种 152 600 余种，世界估计 2 500 000 余种。

一、形态学

体小型（约为 1mm）至大型（图 30-1）。头部一般为下口式，口器嚼吸式或咀嚼式。嚼吸式口器上颚发达，基部延长成柄状，左、右下颚特化，其外颚叶延长成刀片状，下唇的中唇舌和下唇须发达，中唇舌特化成膜质环和骨化环组成的多毛管状结构。触角类型多样，有丝状、肘状（图 30-2）、栉齿状、棍棒状、念珠状等。复眼一对，单眼 3 个。

胸部 3 节，前胸背板背面观很短（图 30-3），并常有一横沟，侧面观较大。大多数针尾部和旗腹蜂总科前胸背板后角扩大，形成前胸背板叶突，前胸侧板与背板连接不紧密，前胸腹板较小。

中胸是膜翅目昆虫最大的胸节，骨化背面有盾沟划分而出的盾片和小盾片组成。中胸盾片由盾纵沟划分为中间的中胸盾片中叶和两侧的中胸盾片侧叶。有些类群的小盾片之后具一横向的中胸后盾片。中胸侧板由侧纵沟划分为前侧片和后侧片。部分类群如叶蜂和细蜂总科的后侧片发达，但在细腰亚目退化成细条状甚至看不见。前胸腹板位于中足基节前沟与腹板中纵沟之间，但在大部分膜翅中可能退化与内陷。

后胸较小，在低等类群中仅为一横带关骨片，但在细腰亚目中形成凸起称为后小盾片。另外在细腰亚目腹部的第一节与胸部愈合，称为并胸腹节。并胸腹节是细腰亚目重要的分类特征，通常膨起，在两侧具一对气门。

膜翅目具 2 对翅，前翅较大，并在翅前缘约 2/3 之处有翅痣。翅面由多条纵向和横向排列的翅脉划分成多个开室和闭室，翅脉和翅室是重要的分类特征（图 30-4）。

腹部多为 10 节，广腰亚目的腹部与胸部广泛连接（图 30-5A），细腰亚目与胸部之间通过缢缩的第一腹节（腹柄）与胸部相连（图 30-5B-C）。产卵器长短不一，针状、锯状或管状。胡蜂、蜜蜂等的针状产卵器与毒囊相连。

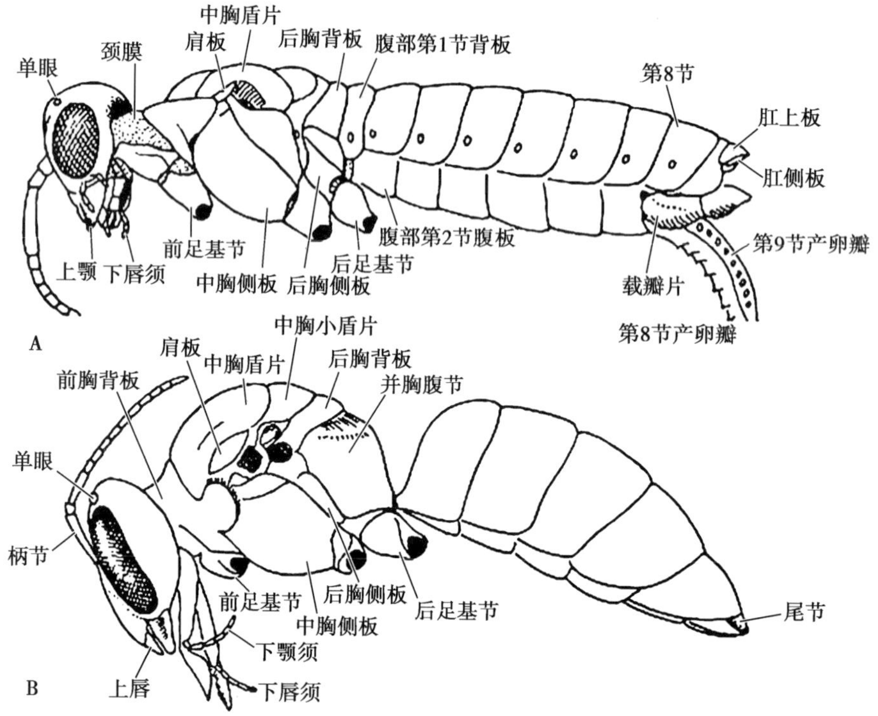

A. 广腰亚目；B. 细腰亚目。

图 30-1 膜翅目与细腰亚目体躯结构示意图

（仿 Beutel 等）

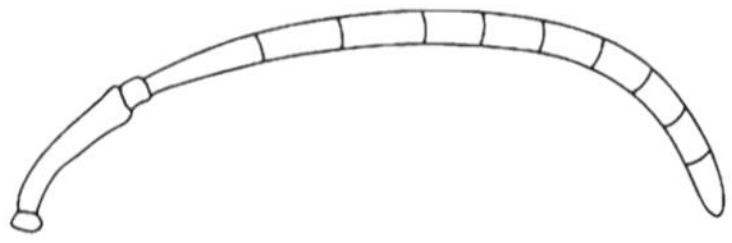

图 30-2 蜾蠃的触角的肘状触角

（仿 李铁生）

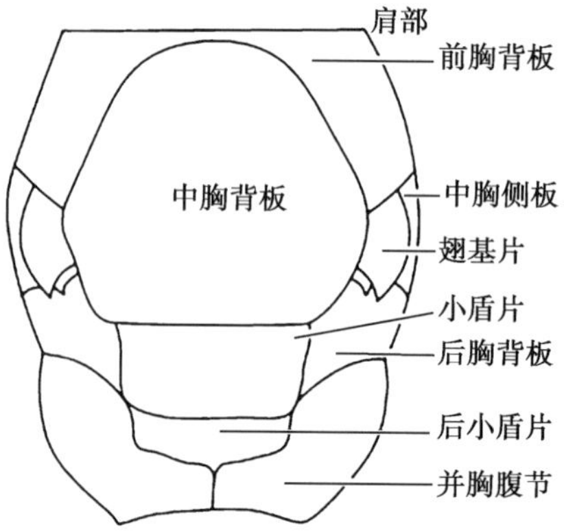

图 30-3 蜾蠃胸部背面观

（仿 李铁生）

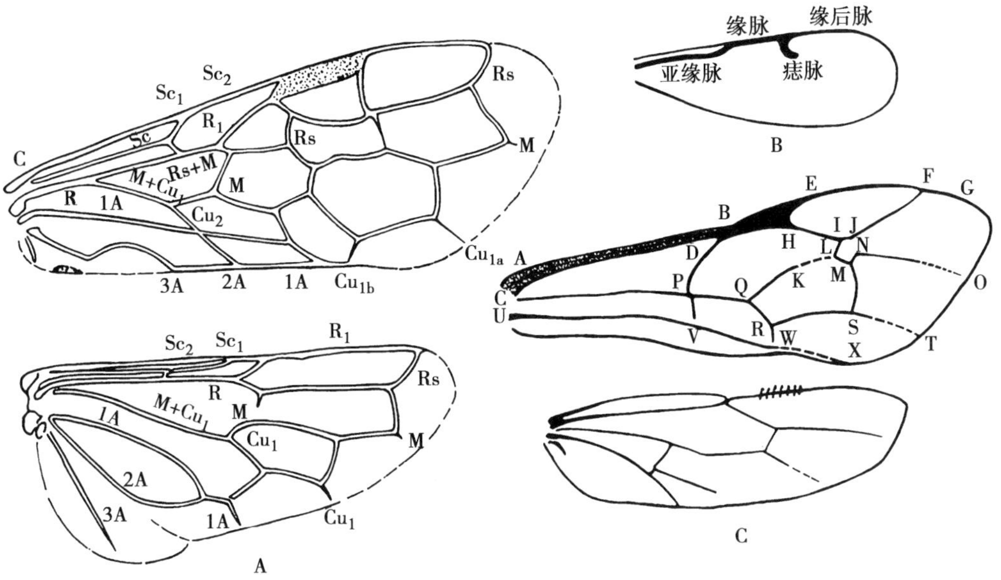

A. 卷叶锯蜂属(*Pamphilus*)前后翅；B. 小蜂前翅；C. 姬蜂属(*Vulgichneumon*)的前后翅(AB. 前缘脉；CD. 亚缘脉；EFG. 痣外脉；HIJF. 径脉；KLMNO. 肘脉；CP. 中脉；PQRW. 盘脉；RST. 亚盘脉；UV. 亚中脉；VWX. 臀脉；WX. 伪脉；DP. 基脉；PV. 小脉；IL. 第一肘间横脉；JN. 第二肘间横脉；K. 残脉；KQ. 第一回脉；MS. 第二回脉；QRW. 外小脉；QL. 盘肘脉)。

图 30-4　膜翅目的翅
(仿 黄其林等)

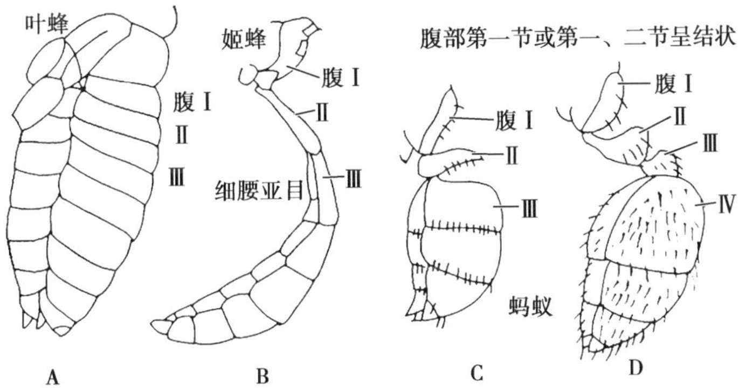

A. 广腰亚目(叶蜂)；B. 细腰亚目(姬蜂)；C，D. 蚂蚁。

图 30-5　广腰亚目和细腰亚目胸部与腹部的连接
(仿 周尧)

二、分类学

膜翅目昆虫起源于三叠纪，全球已知的膜翅目有 23 总科 115 科。通常分为两个亚目即广腰亚目(Symphyta)和细腰亚目(Apocrita)。广腰亚目包括叶蜂总科(Tenthredinoidea)、长节叶蜂总科(Xyeloidea)、树蜂总科(Siricoidea)。细腰亚目通常分为寄生部(Parasitica)和针尾部(Aculeata)。寄生部通常包括小峰总科(Chalcidoidea)、姬蜂总科(Ichneumonoidea)、广腹细蜂总科(Platygastroidea)和瘿蜂总科(Cynipoidea)等；针尾部通常包括青峰总科(Chrysidoidea)、胡蜂总科(Vespoidea)、蚁总科(Formicoidea)、蛛蜂总科(Pompiloidea)、土蜂总科(Scolioidea)、钩土蜂总科(Tiphioidea)和蜜蜂总科(Apoidea)。

(一) 广腰亚目(Symphyta)

腹部的第一节不缢缩也不与后胸合并，前翅至少一个封闭臀室，后翅至少具 3 个封闭的臀室，几乎所有的种类都是植食性的，我国已知 6 总科 12 科，与人类健康不密切。

（二）细腰亚目（Apocrita）

腹部与胸部通过缢缩的并胸腹节连接，前与腹部的其他部分分开，前翅无臀室，后翅基部至少有2个封闭翅室。雌虫具针状产卵器。分为寄生部和针尾部两大类，我国已知13总科。针尾部的部分种类与人类健康关系密切。

1. 胡蜂科（Vespidae） 胡蜂头部正面观略似三角形或近圆形，肾形复眼大，位于头上部两则，复眼间下半部为近似盾形或三角形唇基，唇基之上为额部。触角肘状，着生在额部。颅顶部中间着生三个单眼，三角形排列。口器咀嚼式，左右上颚发达。胸部三节，前胸背板背面观近弧形，两侧向后达前足基节。

中胸发达，盾形，有不同程度隆起。中胸侧板具横沟，将侧板分为上侧片、下侧片和后侧片。中胸背板之后为宽的盾片和小盾片。前、中、后足跗节为5节，第1和第5跗节长，第5跗节末端有一对爪，爪间有明显爪垫。两对膜质翅，前翅发达，后翅小。翅脉特殊，形成多个闭室和开室。腹部雄蜂7节，雌蜂6节，很多种类第一节延长呈柄状，第二节最宽并逐渐向后收窄，末端呈角形，具螯针或雄外生殖器。

胡蜂毒液毒性强，当人误触其巢时，可引起蜂群追袭蜇刺，蜇刺后除伤口有红肿、灼痛现象外，还可引起呕吐、恶心、气喘、发热、头痛、视物不清及虚脱等症状，重者可造成死亡。如不幸被蜇，需及时向外排毒，求医治疗。野外活动时，要注意观察环境，不要误触其巢，一旦如引起群蜂追袭时，可蹲伏地上不动，使胡蜂失去追袭的活动目标。

2. 蚁科（Formicidae） 蚁科头部形状变化大，有近圆形、方形和长方形。复眼，圆形或卵圆形，位于头部两侧，单眼3个，呈三角形排列。触角肘状10~13节，柄节很长，咀嚼式口器。胸部翅有或无，若有翅，则后翅无轭区和臀区，但具1~2个封闭翅室。缢缩的腹部呈1~2个具直立叶突的结节。我国目前已知9亚科约80属500余种。

蚁科为真社会性生活昆虫，具3个社会等级即工蚁、蚁后和雄蚁。通常雌蚁较雄蚁个体大，两对翅，在夏末或早秋从蚁巢中飞出，完成交配后，雄蚁很快死亡，雌蚁营造新巢产卵并成为蚁后。

蚁科有些种类具有药用价值，如黑蚂蚁（*Polyrhachis vicina*）；但有些种类对人类健康有较大影响，如外来入侵物种红火蚁（*Solenopsis invicta*）。

3. 蜜蜂科（Apidae） 蜜蜂科体多毛，头部触角肘状，12~13节，柄节很长，嚼吸式口器。胸部一对膜质翅，前翅大后翅小，翅面有多个翅室。胸部的体毛分支或呈羽状，前胸背板不向后伸达肩板，后足胫节及基跗节扁平，形成携粉足。腹部末端有针状螯刺。

蜜蜂为真社会性昆虫，具3个社会等级即工蜂、蜂后和蜂王，通常蜂后较蜂王、工蜂个体大。

蜜蜂科是重要的授粉昆虫，有些种类具有重要的药用价值，但带有毒腺的螯针会引起人体不适。旅游或野外活动时，注意观察花丛中蜜蜂的活动情况，避免蜜蜂蜇刺。有些在建筑木材内筑巢的蜜蜂，常使木材出现孔洞，影响建筑物的坚固性。壁蜂属、淡脉隧蜂属和条蜂属的一些种类，因在住房的土墙内筑巢，使墙壁出现很多孔洞，严重影响房屋寿命。注意观察土木结构房屋的牢固程度，不立于危墙之下，避免房屋坍塌造成人员伤亡。

三、生物学

膜翅目除潜水姬蜂科外，均为陆生，通常白天活动，有趋光性，极少数在晚间活动。成虫食性复杂，访花类群如蜜蜂等主要取食花蜜和花粉等，捕食性类群如胡蜂等以其他昆虫或节肢动物为食，蚂蚁中的有些种类以真菌和种子为食。膜翅目昆虫多型和性二型现象常见。如蚁蜂科等雌性无翅，雄性具翅；雄性螯蜂的前足跗节特化成螯状；一些雌性蜜蜂体上有花粉刷。

膜翅目为全变态昆虫，一生经过卵、幼虫、蛹和成虫四个阶段。1年发生1致多代。广腰亚目的幼虫一般为4~8龄，幼虫以营养丰富的树叶为食。细腰亚目的幼虫一般5龄，以其他昆虫或节肢动物如蜘蛛为食。大部分蜜蜂幼虫以花粉和花蜜为食。膜翅目的蛹通常化在土内、植物体外与体内、寄生生物体外，部分细腰亚目有明显的预蛹期。

膜翅目昆虫的生殖方式有两性生殖、孤雌生殖和多胚生殖，并且不同生殖方式在同一物种同时存在。如蜜蜂雄蜂是产雄孤雌生殖，生殖雌蜂是受精的卵发育而成的，对于相当一部分的寄性蜂而言，主要是多胚生殖。

社会性群居是针尾部膜翅目昆虫的生活方式。蜜蜂是属于具有血缘关系的真社会性昆虫，在生殖上具有明显的分工现象，工蜂等无繁殖力的个体为有繁殖力的雌蜂服务。便有些泥蜂种类会在抚育后代过程中，采取不断喂食的方式来帮助幼虫完成发育，类似于原始的亚社会组织形式。蚂蚁也是真社会性昆虫，蚁群内分为雌蚁、雄蚁、工蚁和兵蚁，工蚁主要职责是为繁殖蚁和后代服务，兵蚁为保卫蚁巢服务。

四、生态学

气候、土壤理化性状和食物等均是影响膜翅目昆虫发生的重要环境和生物因子。一般胡蜂在气温达到12~13℃理以时才会出蛰活动，16~18℃蛰时才开始筑巢与繁殖，秋后气温降致6~10℃开始越冬。风力也会影响胡蜂活动，当风力在三级以上时会停止活动。相对湿度在50%~75%左右时，最适宜胡蜂活动。胡蜂有喜光性，在完全黑暗情况下停止活动。胡蜂嗜食糖性物质，当果实成熟后，常招致胡蜂前来为害。

五、与疾病的关系

蜂类蜇人后，可能会引起人类发生红肿、疼痛、过敏、呼吸衰竭、过敏性休克等不良反应。马里科帕须蚁（*Pogonomyrmex maricopa*）是世界上已知的毒液毒性最强的昆虫，24小时致死中量（LD_{50}）为0.12mg/kg，而东方胡蜂的致死中量（LD_{50}）为2.5mg/kg，意大利蜜蜂 *Apis mellifera* 的致死中量（LD_{50}）为0.12mg/kg。蜜蜂等蜇人后，其毒腺分泌的毒液通过螯针注入人体，引起人类体产生过敏、中毒甚至死亡等后果。胡蜂、马蜂和蜜蜂等毒液化学成分是不同的，蜜蜂蜂毒的主要成分是蜜蜂蜂毒肽、鳞酯酶A2、蜂毒明肽等，而胡蜂和马蜂的蜂毒中则不含蜜蜂蜂毒肽和鳞酯酶A2，而是磷酯酶A1和溶血磷酯酶B等。其中蜂毒中的大分子量片段包含的溶血致死蛋白（PLA1，溶血磷脂酶B、HAase、Ag5）是引起人类致死的主要原因。同时蜂毒中存在的一些报警信息，导致蜂类群起攻击，因此蜂类对人类生命产生重要威胁。

蚂蚁叮咬后，特别是外来入侵物种红火蚁叮咬后，局部皮肤可能出现瘙痒、疼痛、红晕（风团）、丘疹、水（脓）疱或瘀点，伴或不伴有发热、头晕、头痛、淋巴结肿大、全身过敏反应、休克、呼吸困难等症状表现。又如中华厚结猛蚁（*Pachycondyla chinensis*）咬人后引起局部反应，刺点周围直径<5cm的肿胀、复发性疼痛、皮肤发红和轻度至重度荨麻疹。另外经常在居民区和医院活动的蚂蚁，会携带有大量的致病微生物，但在不同的蚂蚁种类上不同，如研究表明分布在热带的黑头酸臭蚁（*Tapinoma melanocephalum*）携带的微生物量包括一些致病微生物在内，远高于其他蚂蚁种类。

胡蜂、蜜蜂和蚂蚁作为社会性昆虫，对自然环境有很强的适应能力，因此防治难度大。通常采用诱捕，如通过将上述昆虫喜食的食物放在诱捕器内进行诱捕，毒饵诱杀，如用发酵甜饵进行诱捕，也可用化学引诱剂，如天然果味酯类似物的丁酸庚酯对一些胡蜂的此诱效果好，也可以在丁酸庚酯中添加醋酸和异丁醇可引诱到更多的胡蜂种类。常用的毒饵通常是0.1%茚虫威制成的毒饵诱杀包括红火蚁在内的多种蚂蚁，也可以通过蚂蚁喜欢取食香、甜、腥的特点，通过挖一些有腥味的废弃食材的诱杀坑进行诱集，用辛硫磷等农药喷杀，或者直前用50%辛硫磷EC 600倍液或用48%乐斯本EC1 500倍液进行喷雾防治。

六、中国膜翅目主要代表种

（一）细黄胡蜂（*Vespula flaviceps* Smith）（图30-6）

胡蜂科（Vespidae），黄胡蜂属（*Vespula*）

1. 形态特征　雌蜂头部颊部黄色，颅顶部黑色，各部刻点浅细，均覆较长棕色毛。触角窝具黄色斑，倒梯形。单眼棕色，倒三角形排列。触角肘状，柄节、梗节和鞭节黑色。唇基宽大于长，黄色，基部中央凹陷，两侧略呈齿突起。

前胸背板、侧板均为黑色，但两边缘连接中胸背板为黄色细带。中胸背板黑色，小盾片矩形，前缘两侧各有1黄色带，后小盾片垂直向下。中胸侧板前缘有一点状黄斑。翅浅棕色，前翅前缘色稍深。前、中、后足基节黑色，前、中足胫节黄色，后足胫节浅棕色；中足基节前缘有1黄斑、后足基节外侧有1黄

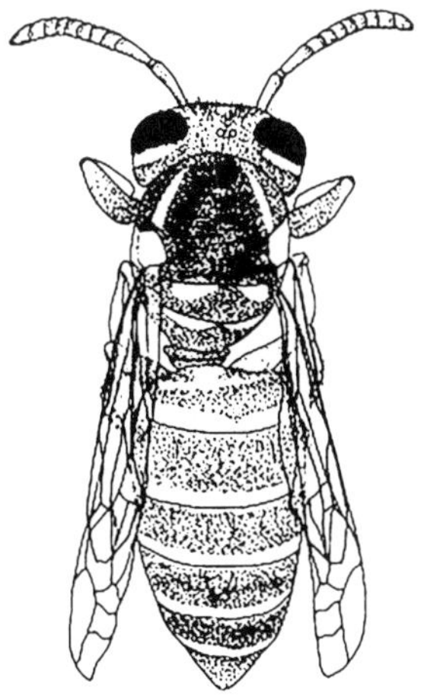

图30-6　细黄胡蜂（*Vespula flaviceps*）背面观
（孙长海 绘）

斑，各足爪均无齿。

腹部第1节背板端部前缘两侧各有1窄黄色横斑，边缘为黄色窄带。第2节和第5节背板、腹板为黑色，其端部边缘有1黄色呈锯齿状突起的横带，第6节背腹板黄色，近三角形。

2. 生活习性 陆生，社会性昆虫，成虫捕食性。

3. 与疾病的关系 毒液毒性强，被蜇后伤口有红肿、灼痛现象，并会伴有呕吐、恶心、气喘、发热、头痛、视物不清及虚脱等症状，重者可造成死亡。需及时向外排毒，求医治疗。

4. 分布：江苏、浙江、四川；日本，苏联，法国，印度。

（二）金环胡蜂（*Vespa mandarinia mandarinia* Smith，1852）（图30-7）

胡蜂科（Vespidae），胡蜂属（*Vespa*）

1. 形态特征 雌蜂头部橘黄色，额部和颊部散布浅刻点，颊部较宽。三个棕色单眼倒三角形排列，单眼周围浅黑色。触角肘状，柄节棕黄色，鞭节总体呈黑色。橘黄色唇基宽大于高，基部中央凹陷，端部两侧齿突起。

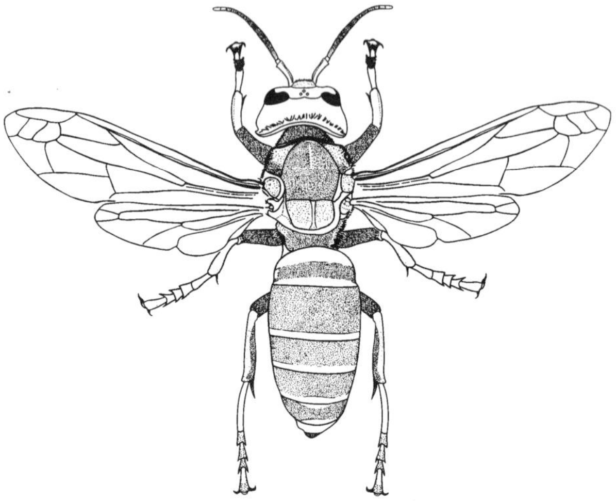

图30-7 金环胡蜂（*Vespa mandarinia mandarinia*）背面观
（孙长海 绘）

前胸背板具明显肩角，前缘两侧黄棕色，其余呈黄褐色，中胸背板黑褐色，散布有稀疏的棕色毛。小盾片矩形，黑褐色光滑且无刻点。并胸腹节黑褐色，背面平，中央有浅沟。翅棕色，前翅前缘略深。前、中、后足各节均呈黑褐色，仅前足胫节背面呈棕色，爪光滑无齿。腹部各节均较光滑，布有棕色毛。除第6节背板、腹板呈橙黄色外，其余各节背板均为棕黄色与黑褐色相间。第1~5腹板黑褐色，第1~2节背板两端橙色，中间黑褐色。

2. 生活习性 陆生，社会性昆虫，成虫捕食性。

3. 与疾病的关系 毒液毒性强，被蜇后伤口有红肿、灼痛现象，并会伴有呕吐、恶心、气喘、发热、头痛、视物不清及虚脱等症状，重者可造成死亡。需及时向外排毒，求医治疗。

4. 分布 辽宁、江苏、浙江、湖南、四川、江西、福建、云南、广西、湖北；日本，法国。

（三）基胡蜂（*Vespa basalis* Smith，1852）（图30-8）

胡蜂科（Vespidae），胡蜂属（*Vespa*）

1. 形态特征 雌蜂头部棕色，但触角窝、单眼区略呈黑色，三个棕色单眼倒三角形排列。触角肘状，柄节、梗节和鞭节基部2/3呈棕色。棕色唇基宽大于长，覆有棕色茸毛，端部两侧有2圆形齿状突。

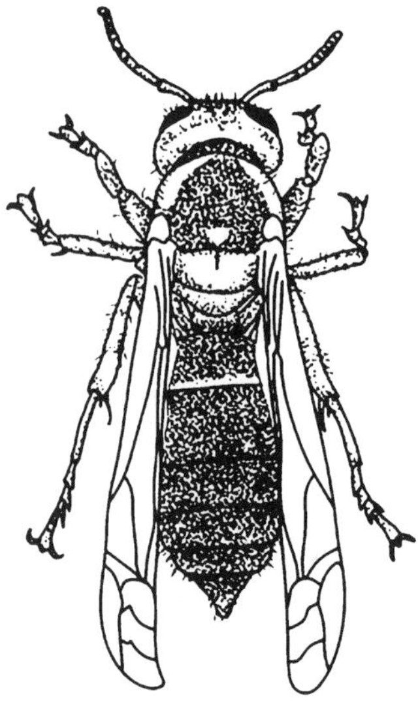

图30-8 基胡蜂（*Vespa basalis*）背面观
（孙长海 绘）

前胸背板棕色，两下角黑色。中胸背板中央纵隆线明显，端部中央有1棕色斑或棕色带，两侧各有1纵沟。棕色小盾片，平直，中央有1深色浅沟。棕色后小盾片，横带状，但端部中央突出，基半部覆有中等长度的棕色毛。中胸侧板黑色，上部中央和下侧片后缘有1棕色斑。翅棕色，前翅前缘略深。前、中、后足基节和转节基部黑色，第5跗节黑色，爪均无齿，棕色，便端部黑色。

腹部第1节背板端部边缘有1窄棕色横带状斑，第2~6节背板均呈黑色，并覆有较长的褐色毛。第2~6节腹板宽短，近三角形，黑色，刻点细浅，覆棕色毛。

2. 生活习性 陆生，社会性昆虫，成虫捕食性。

3. 与疾病的关系 毒液毒性强，被蜇后伤口有红肿、灼痛现象，并会伴有呕吐、恶心、气喘、发热、头痛、视物不清及虚脱等症状，重者可造成死亡。需及时向外排毒，求医治疗。

4. 分布　浙江、四川、福建、云南、台湾；尼泊尔，印度，泰国，缅甸，越南，斯里兰卡，印度尼西亚。

(四) 墨胸胡蜂（*Vespa velutina migrithorax*）(图 30-9)

胡蜂科（Vespidae），胡蜂属（*Vespa*）

1. 形态特征　雌蜂头部黑色，散布有较长的黑色毛，但触角窝间的三角形面、两复眼内缘凹陷间呈棕色或暗棕色。触角肘状，柄节背面黑色，腹面棕色，鞭节背面黑色，腹面锈色。唇基红棕色，端部两侧各有 1 圆形齿状突。

前、中、胸骨片均为黑色，前胸背板具两明显肩角，具细浅刻点和较长的黑色毛。中胸背板具 3 条纵隆线，侧隆线达到盾片中部。后小盾片，横带状，垂直向下，端部中内突出呈角状。并胸腹节垂直向下，中央有一纵沟，中胸侧板具细浅刻点，后胸侧板较光滑。翅棕色，前翅前缘略深。前足大部分呈黑色，但基节内缘棕色，胫节棕色并具 1 黑纵斑。中、后足总体黑色，但所有跗节均为棕色，爪端部黑色，基部棕色，无齿。

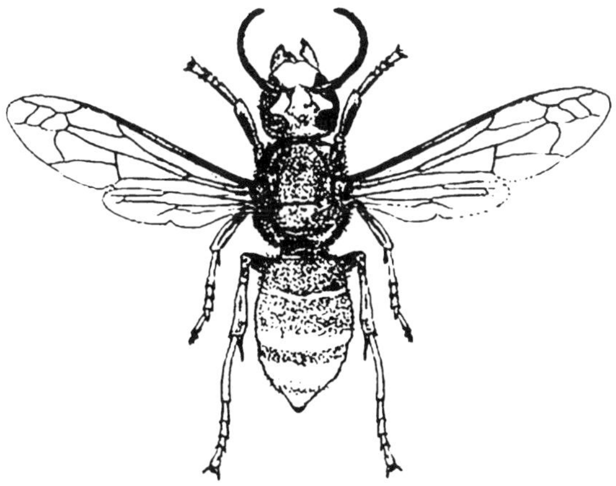

图 30-9　墨胸胡蜂（*Vespa velutina migrithorax*）背面观
（孙长海 绘）

腹部 1~3 节背板除端部有 1 棕色窄条外，余均为黑色；第 4~6 节背板总体呈暗棕色，覆棕色毛。腹板近乎光滑，覆棕色毛。第 1 腹板近三角形，黑色，第 2~3 腹板黑色，但在端部具 1 较宽的棕色横带，第 4~6 节腹板暗棕色。

2. 生活习性　陆生，社会性昆虫，成虫捕食性。

3. 与疾病的关系　毒液毒性强，被蜇后伤口有红肿、灼痛现象，并会伴有呕吐、恶心、气喘、发热、头痛、视物不清及虚脱等症状，重者可造成死亡。需及时向外排毒，求医治疗。

4. 分布　浙江、四川、江西、广东、广西、福建、云南、贵州、西藏；印度，锡金，印度尼西亚。

(五) 中华马蜂（*Polistes chinensis* Fabricius，1793）(图 30-10)

胡蜂科（Vespidae），马蜂属（*Polistes*）

1. 形态特征　头部触角窝之间及斜上方呈黑色，两复眼顶部间为 1 黑色宽横带，后头边缘中间黑色，额其余部分黄色。颊除下端黄色外，余均为棕色。触角肘状，柄节背面棕色，腹面黄色，但梗节和鞭节均呈棕色。唇基黄色，端部角状突出。

前胸背板黄棕色，中胸背板黑色。前胸背板肩角明显，覆黄色茸毛。中胸背板中央两侧各有 1 大棕色斑，矩形小盾片端半部中央棕色，向前突出，两侧各有 1 个小黄斑。后小盾片横带状，外侧各有 1 个小黄斑。并胸腹节黑色，中央个 1 纵沟，沟的两侧有 1 黄色纵带。中胸侧板黑色，上方和后侧缘各有 1 个黄斑，后胸侧板黑色，其上下侧片各具 1 大黄斑。翅棕色，前翅前缘略深。前、中、后足总体呈现较浅的褐色，爪无齿，具明显爪垫。

腹部第 1 节和第 2 节端部边缘具 1 黄色横带，第 1 节近中部侧各有 1 黄斑，第 2 节中部两侧各有 1 棕色大斑。第 1 节腹面密布细横皱褶，黑褐色。第 2 节腹面具黄色横带。第 3-5 节背、腹板均为黑色，每端部边级有 1 黄色横带，横带两侧各有 1 棕色小斑。第 6 节指背、腹板基部黑色，端部黄色。

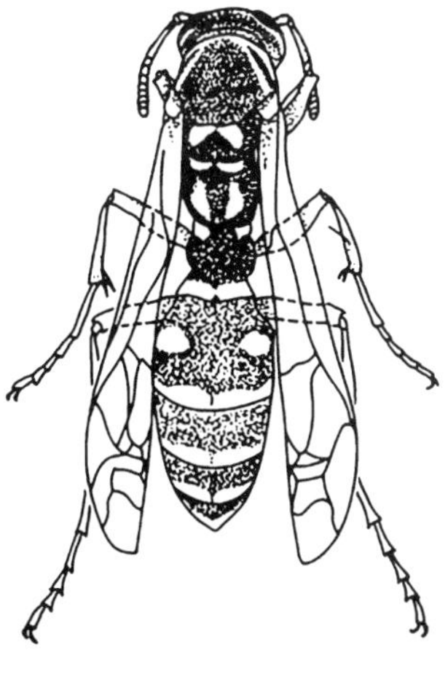

图 30-10　中华马蜂（*Polistes chinensis*）背面观
（孙长海 绘）

2. 生活习性　陆生，社会性昆虫，成虫捕食性。

3. 与疾病的关系　毒液毒性强，被蜇后伤口有红肿、灼痛现象，并会伴有呕吐、恶心、气喘、发热、头痛、视物不清及虚脱等症状，重者可造成死亡。需及时向外排毒，求医治疗。

4. 分布　山东、江苏、广东；法国。

（六）中华蜜蜂（*Apis cerana* Fabricius，1793）（图 30-11）

蜜蜂科（Apidae），蜜蜂属（*Apis*）

1. 形态特征 头部近似三角形，单眼周围及颅顶覆灰黄色毛，唇基刻点稀疏，有一三角形黄斑。触角肘状，触角鞭节第3-10节每节的长大于宽，但第1鞭节明显短于第3节。中胸黑色，但小盾片黄色稍突起。前翅浅褐色，具3个亚缘室，后翅中脉分叉。中红黄色，后足胫节扁平，近三角形，跗节宽，扁平。腹部各节均有黑色环带，但第3-4节红黄色。

2. 生活习性 陆生，社会性昆虫，工蜂采集花蜜。

3. 与疾病的关系 毒液毒性较强，被蜇后如肢体对毒液严重过敏，需及时求医治疗。

4. 分布 全国；日本；印度。

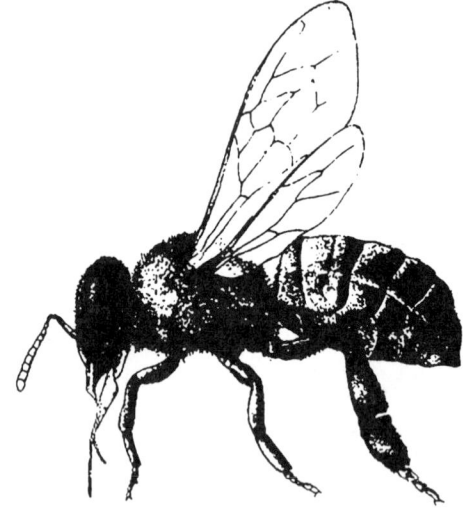

图 30-11 中华蜜蜂（*Apis cerana*）背面观
（仿 周尧）

（七）红火蚁（*Solenopsis invicta* Burn，1972）（图 30-12）

蚁科（Formicidae），火蚁属（*Solenopsis*）

Solenopsis saevissima **Loading，1929**

Solenopsis wagneri **Santschi，1916**

1. 形态特征 体呈棕红色或橘红色。头部宽度小于腹面宽，兵蚁头部略呈方形。唇基具有两纵向脊并向前延伸至齿，中间有一个小齿突，两侧具刺或齿。大颚有4个明显小齿。触角肘状，10节，端部2节膨大成锤状。触角索节2和3节长至少为宽的1.5倍。中胸背板有刻纹或表面粗糙，具2个腹柄节，第1结节扁锥状，第2结节呈圆锥状。

2. 生活习性 典型地栖型蚁巢的蚂蚁，社会性昆虫，有多个品级。食性杂，觅食能力强，食物包括149种野生花草的种子，57种农作物，昆虫和其他节肢动物、无脊椎动物、脊椎动物、植物和腐肉等。

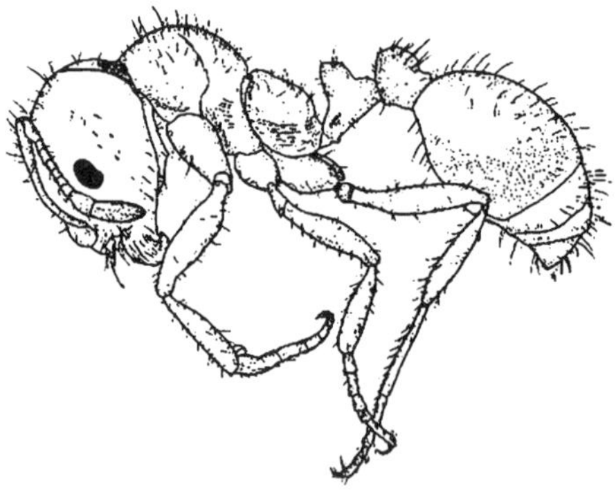

图 30-12 红火蚁（*Solenopsis invicta*）侧面观
（孙长海 绘）

3. 与疾病的关系 红火蚁是最具威胁的入侵物种之一，人们如果被红火蚁蜇刺后会有灼伤般的疼痛感，之后会出现灼伤般的水疱，并会化脓形成小脓包。敏感体质人群会对其毒液产生过敏，甚至会导致休克、死亡。加强治理，减少接触，可有效降低其为害威胁。

4. 分布 江西、福建、香港、广东、广西、海南、四川、云南、中国澳门、中国台湾；巴西、秘鲁、美国、英国、澳大利亚、新西兰、马来西亚。

第二节 半翅目

半翅目（Hemiptera）由分类学家Linnaeus（1958）建立，包括常见的蝽（Bugs）、蝉（Cicadas）、叶蝉（Leafhoppers）、蜡蝉（Planthoppers）、蚜虫（Aphids）、粉虱（Whiteflies）、木虱（Psyllids）、介壳虫（Scale insects）等，全世界已知8万余种，我国记录5千余种。半翅目是昆虫纲中最大的类群之一，从陆生到水生，从热带到寒带广泛分布于世界各地。植食性，捕食性或腐食性。较多种类是农、林业害虫或益虫。某些种类具有可食用或药用的经济价值。

一、形态学特征

成虫体型多样，微小至大型，体长1.8~120mm。复眼发达，少数种类无复眼，单眼2~3个，或无；触角多节，或长或短，呈丝状、线状、刚毛状或念珠状，伸出或隐藏在复眼下的沟内；头后口式，口器刺吸式，上颚与下颚特化为2对口针，无下颚须和下唇须；喙1至4节，着生于头前端，多为3节或4节（袁锋等，2006）。

前胸背板大，如角蝉科（Membracidae）图30-13，前胸向后延伸至腹部甚至完全盖住腹部。异翅亚目（Heteroptera）的种类前胸背板为六角形。中胸具小盾片，一般外露；网蝽科（Tingidae）图30-14某些种类小盾片被前胸背板覆盖；盾蝽科小盾片发达常盖住后翅和整个腹部。静止时，异翅亚目的种类前翅平覆在后翅上，膜片上下平叠。而胸喙亚目（Sternorrhyncha）、鞘喙亚目（Coleorrhyncha）、蜡蝉亚目（Fulgororrhyncha）和蝉亚目（Cicadomorpha）休息时前翅呈屋脊状，前翅呈现均一的膜质或革质或为半鞘翅，有些种类短翅型或无翅，翅脉多样化。足多样化以适应游泳、掘土、爬行、捕捉和跳跃等活动（郑乐怡等，1999）。

腹部9~11节，异翅亚目常见气门于腹板2~8节两侧，腹部第9节为生殖节，一些种类雌性产卵器发达，能割裂植物在其裂缝内产卵。水生种类腹部偶见呼吸管；其他亚目种类8、9节形成外生殖器。不完全变态，幼虫称为若虫。

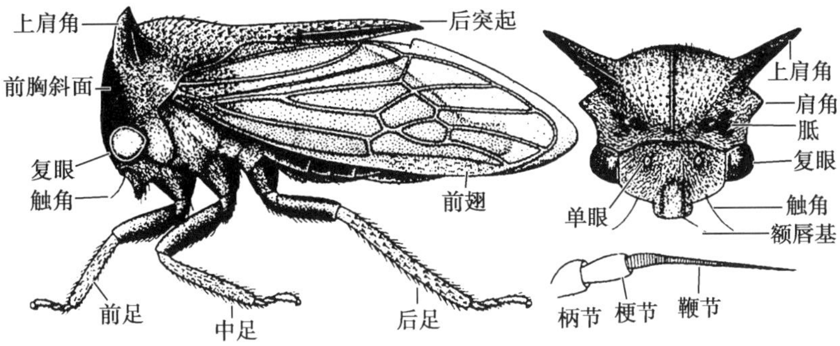

图30-13 角蝉特征图
（仿 袁锋等）

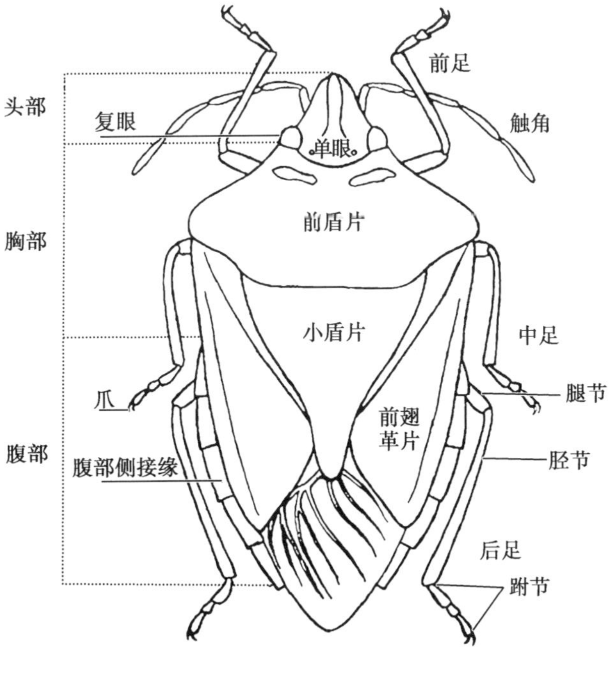

图30-14 稻绿蝽背面观
（仿 杨惟义）

在异翅亚目中，能发出声音的种类不在少数。例如，猎蝽科的部分种类前胸腹板有一条发音沟，内具横脊，可以用喙端摩擦发声。还有一些用后足摩擦前翅或腹部两侧的相应构造发声。除此之外杆长蝽科短翅型的种类被报道有采用鼓膜发声的方式发声。蝉亚目与蜡蝉亚目发声主要有2种类型：一种是摩擦发声，另一种是身体直接发声。例如，褐飞虱 *Nilaparvata lugens*（Stål，1854）成虫鸣声为求偶信号，胸腹结合部位存在摩擦发声器，由骨化程度高的后足基节后基片和第3腹节侧板向前延伸成的圆瓣状骨片组成。另种一发声类型如蝉，是肌肉作用于一个鼓膜。雄蝉的发声器位于胸腹部之间，由音盖、侧室、腹室、鼓膜、褶膜和镜膜组成。

二、分类学

半翅目最早根据翅的形态特征分为同翅部和异翅部，此后，一些学者将半翅目分为同翅目和异翅目两个单独的目，但随着分子生物学、比较形态学和古生物学的发展，半翅目分为胸喙亚目、鞘喙亚目、蜡蝉亚目和蝉亚目，与啮虫目（Psocoptera）亲缘关系最近。五个亚目又分为木虱次目（Psyllomorpha）、粉虱次目（Aleyrodomorpha）、蚜次目（Aphidmorpha），蚧次目（Coccomorpha）、蝉次目（Cicadomorpha）、蜡蝉次目（Fulgoromorpha）、膜翅蝽次目（Peloridimorpha）、奇蝽次目（Enicocephalomorpha）、鞭蝽次目（Dipsocoromorpha）、黾蝽次目（Gerromorpha）、蝎蝽次目（Nepomorpha）、细蝽次目（Leptopodomorpha）、臭虫次目（Cimicomorpha）和蝽次目（Pentatomorpha）。目前高级阶元分类系统基本确定，半翅目昆虫现世界纪录80 000余种，我国记录5亚目，共5 000余种。

（一）胸喙亚目（Sternorrhyncha）

体小型，触角3~10节。喙3~5节，不被前胸侧板形成的鞘包围，着生于前足基节之间或之后。前翅质地均一，膜质或革质；翅脉在不同类群中变化很大，全为陆生种类。

现分为四个次目和六个总科分别为木虱次目：木虱总科。粉虱次目：粉虱总科。蚜次目：蚜总科，球蚜总科。蚧次目：旌蚧总科，蚧总科。

1. 木虱科（Psyllidae） 体小型，触角10节；单眼3个，复眼发达。前翅膜质或革质质地均一，后翅膜质。足跗节2节，后足胫节端部有刺。腹部数节愈合，雌虫具3对产卵瓣。全为植食性，若虫成虫均吸取植物汁液，传播植物病病毒。

2. 粉虱科（Aleyrodidae） 体小型，表面被白色蜡粉。单眼2个，复眼小眼分为上下两群；触角7节；喙三节，着生于前足基节之间。翅膜质R、M和Cu_1脉合并，后翅只具一纵脉。足发达，跗节两节。腹部第十节具盖片及肛下片。植食性，某些种类传播植物病毒。

3. 蚜科（Aphididae） 体小型，体长1~4.5mm左右。复眼有多个小眼面，触角5~6节，末节鞭部长不及或超过几部的二分之一；喙3~5节。前胸具缘瘤，附肢多毛，爪间突毛状。前翅膜质无翅芽，蜡腺不发达。腹管呈长管状，不位于有毛的圆锥体上，腹部末节尾片非瘤状，形状多样。一年10~30代。

4. 球蚜科（Adelgidae） 体小型，体长1~2mm。有翅蚜触角5节，无翅型触角3节或退化。复眼具3个小眼面。中胸盾片分为左右两个片。前翅膜质大于后翅，仅具3斜脉，后翅具1斜脉。腹部9节无腹管，腹部末节尾片呈半月形，为松柏科的主要害虫。

5. 蚧科（Coccidae） 体型微小，雄虫有翅，少数种类有复眼，多数具4~10个单眼，触角6~8节，口器退化。前翅膜质，后翅退化为平衡棒。雌虫无翅，头胸腹三段常愈合，无复眼，仅有一对单眼；刺吸式口器，蜡腺发达，常有蜡粉或蜡块覆盖虫体。白蜡蚧分泌的蜡质经过加工可成为润滑剂或中药。

6. 旌蚧科（Ortheziidae） 最原始的类群，雌虫被蜡片，卵圆形，体明显分节。单眼着生在突出的短柄上；触角3~8节，顶端或有1粗短刺或粗毛。前翅细长，平衡棒呈钩状或镰刀状。足发达，转、腿节及胫、跗节分节不明显。胸气门2对，腹气门4~8对。体上有许多粗刺，在体面常密集成一定的斑纹。雄成虫复眼大，触角9节，腹末有向后下方弯曲的交配器。寄生于草本植物，荨麻旌蚧（*Orthezia urticae* Linnaeus，1758）常寄生在荨麻或艾蒿上。

（二）蝉亚目（Cicadomorpha）

体小型到大型，个体活跃，飞行能力强。单眼2-3个；触角短，着生在复眼下方，刚毛状或锥状；喙着生于前足基节之前。足常发达，跗节3节。前翅质地均一，膜质或革质，翅脉发达。雄虫第9节形成生殖荚，第10、11节形成肛管和肛刺突，侧面常有尾节侧瓣。雄虫有发声能力。蝉总科的种类鸣声很大，其他类群种类声音很低，鸣声有一定的专化性，可以用来识别种类。现分为一个次目四个总科分别为蝉总科、沫蝉总科、叶蝉总科和角蝉总科。

1. 蝉科（Cicadidae） 体大中型，有些种类体长超过 5cm。触角短，刚毛状或鬃状，自头前方伸出；单眼 3 个，三角形排列。前后翅膜质，后翅小，翅合拢时呈屋脊状放置，翅脉发达。前足腿节发达，开掘足，具齿或刺；跗节 3 节。雄蝉一般有发达的发音器官；在腹部末端有发达的生殖器。雌蝉产卵器发达。蝉的生活史为 4~17 年。以卵或幼虫越冬；产卵后约一个月孵化出幼虫，幼虫落到地上钻入土中，以植物根部为食，老龄幼虫钻出地面，在树干上蜕皮羽化。雄蝉具有发声能力，可以摩擦发声或用翅膀撞击发声，鸣声通常很大。若虫的蜕称蝉蜕，若虫被真菌寄生形成蝉花，均可入中药。我国已知近 200 种。

2. 沫蝉科（Cercopidae） 体小至中型，一般不超过 13mm。头部形状多样，常比前胸背板狭；触角短，刚毛状，着生于复眼前方；头冠单眼 2 个。前胸背板大，平或明显隆起。前翅长于体长，常革质；后翅膜质。后足基节锥状，胫节具 1~2 个侧刺和 1~2 个横列端刺。成虫善跳跃，多为 1 年 1 代，以卵越冬。卵一般产在草本或木本植物茎干或叶鞘中。若虫隐蔽在自身分泌的泡沫团中。

3. 叶蝉科（Cicadellidae） 体中型至大型，圆筒形。头部形状多样，颊宽大；单眼 2 个位于头冠中央；触角刚毛状。前翅革质，后翅膜质，翅脉不同程度退化。后足胫节有棱脊着生 3~4 行刺状毛，是该科显著鉴别特征。后足胫节刺毛列是叶蝉总科最显著的鉴别特征。

4. 角蝉科（Membracidae） 体小至中型，体长 2~20mm，颜色多为黑色或褐色，形状多样。额与唇基融合，单眼 2 个，着生于复眼间，复眼大且突出；触角短，多为鬃状。前胸背板发达，向后延伸盖住小盾片及腹部部分或全部盖住，一般具有背突、侧突和前突，形状多样而奇特；中胸前侧片上有一钩状突起，小盾片通常被遮盖或退化。翅部分或全部被前胸背板所覆盖。前翅为复翅，基部革质，多透明或半透明，翅脉网状或半网状，后翅膜质。前足转、腿节不愈合，后足胫节多有 1~3 列基兜毛；胫节端部有一横列端距，中足基节短而靠近。全为植食性。有的能传播植物病毒病。主要生活在树木，特别是灌木丛中。一年发生 1 或 2 代。多以卵越冬。中国有很多珍稀种类，如周氏角蝉（*Choucentrus sinensis* Yuan，1985）。

（三）蜡蝉亚目（Fulgororrhyncha）

体小到大型，体型变化大，长 2~30mm。触角着生于复眼下方，梗节膨大，单眼常 2 个，着生于复眼和触角之间；喙着生于前足基节之前。后唇基不延伸到复眼之间。成虫分为有翅型，短翅型和无翅型。前翅前缘基部有肩板，质地均一，膜质或革质。中足基节长，着生在体两侧，基部互相远距；后足基节短阔，不能活动，胫节有 2~7 个大的侧刺和 1 列端刺。多数 1 年发生 1 代。但有的 1 年发生 4~10 代。

蜡蝉科（Fulgoridae） 体中到大型。头大，多圆形，有些具大型头突，直或弯曲。胸部大，前胸背板横形，前缘极度突出，达到或超过复眼后缘；中胸盾片三角形，有中脊线及亚中脊线；肩板大。前翅质地均一，膜质；后翅发达，多横脉翅脉到端部多分叉，呈网状；前翅爪片明显，后翅臀区发达。后足胫节多刺。腹部通常大而宽扁。

（四）鞘喙亚目（Coleorrhyncha）

体小型，体型扁平。触角短，3 节，着生于在头下。喙 4 节，基部被前胸侧板形成的鞘所包围。某些种类无翅，某些种类为短翅型。足跗节 2 节。雄性的尾节相对较大，阳茎简单，阳基侧突明显。

该亚目只有一个次目一个总科，世界记录 20 余种，我国无记录。

（五）异翅亚目（Heteroptera）

体小型到大型，单眼 0~2 个，触角 4~5 节；喙着生于头的前部，有明显的外烟片，唇基相对发达，幕骨系统极为退化，几乎不可见。前胸背板发达，在三个胸节中所占比例最大，大多是种类前翅质地不均一，基部革质，端部膜质；足发达，形式多样；体具有臭腺。全球各地均有分布，世界已知 43 000 余种，中国已知 4 350 余种。现分为 7 个次目。

1. 奇蝽科（Enicocephalidae） 体多数小型，某些种类可达 16mm；长而暗色；头长似柱状，头分为前后两叶，眼后区呈球状；触角 4 节；复眼和单眼显著；喙 4 节，短粗，第 1 节短，常被上唇盖住。前胸背板前端窄，后端宽，多分 2 或 3 叶，部分种类不分叶；前胸腹面无摩擦沟；前翅质地均一膜质，脉序完整地伸达端缘，腹部柔软，亚端部前缘具翅痣，翅脉多变。前足似捕捉足，胫节向端部渐粗，前足跗节 1 节，中足后足跗节多为 2 节；雌虫产卵器极度退化。捕食性蝽类，以蚁类为食。

2. 鞭蝽科（Dipsocoridae） 体微小，体长一般不超过 4mm。少数种类前翅呈甲虫状坚硬前翅，体色黄、褐或黑色。头部平伸，具单眼，触角第1、2节短，第3、4节细长，明显细于第1、2节，常被直立长毛；喙短粗，不延伸至前足基节。前翅质地均一革质，或端部渐成一很狭窄的膜质部分；翅脉明显，脉数较多，前翅前缘上可有明显的前缘裂。足较粗，胫节末端常具栉状粗刺列，跗节2~3节，爪成对，常有一对弯曲粗毛状的爪间突。雌虫腹部各节均两侧对称，雄虫各腹节强烈不对称。一般生活在超市的土壤表层中，以小型昆虫或节肢动物为食。

3. 黾蝽科（Gerridae） 体小型至大型相差极大，体色暗，头较小。触角4节细长，第1节最长；无单眼，复眼球形；喙4节，相对较短。前胸背板无领，无刻点，有翅型前翅质地均一，无翅型前胸短；中胸发达相对，明显长于前、后胸之和。足细长着生于身两侧，前足短，适宜捕食，中、后足细长，向侧方伸开，基节相近，常位于后者腹面，而远离前足基节，腿节和胫节约等长。跗节2节，密生防水绒毛。腹部小，有臭腺。雄性生殖节多伸出对称或不对称。成、若虫生活于水面，奔跑或滑行，捕食落水昆虫或死动物。以成虫越冬。

4. 蝎蝽科（Nepidae） 体长筒形，长15~45mm。头部平伸，触角第2或2、3节具指状突起。前胸背板延长，前翅质地不均一，膜片上具大量不规则的翅室。前足捕捉足，腿节常粗大，少数种类腿节细长，胫节具沟可容纳镰状的跗节，跗节1节；中、后足细长，跗节1节，有爪。成若虫臭腺沟缺失，腹部末端有1对长或短的呼吸管。产卵器具齿。生活在浅水的底层或水草间，不善游泳，爬行很慢。捕食水中小型动物如螺类、蜻蜓稚虫或鱼苗。对消灭蚊类有一定意义。

5. 细蝽科（Leptopodidae） 体长1.8~8.0mm。头大而横宽，基部较狭窄，收缩成颈状。复眼极大而向外突出，眼上有毛或刺，单眼互相靠近，共同着生在1个瘤状突起上；触角极细长，第1节较短；喙短粗，最长延伸至前足基节末端，喙具若干明显的刺。前胸背板前缘窄，前翅刻点大。腹部气门位于背面，产卵瓣片状，生活于河流、溪水旁的石下和其他较为干燥的砂石环境中。

6. 盲蝽科（Miridae） 体小型至中型，体型多样。触角4节，多数无单眼，喙4节。前胸背板前缘具狭长的领片，其后具2个胝。前翅具楔片，缘片不明显，前缘裂发达，膜片基部有1或2个翅室，无纵脉；后翅无钩脉。雄虫常为长翅型，雌虫为短翅型或无翅型。足跗节2-3节，中足、后足腿节侧面与腹面具若干毛点。爪片和爪垫形态多样以为分亚科特征。雄虫阳基侧突左右不对称，雌虫产卵器发达。

7. 姬蝽科（Nabidae） 体多数小型，某些种类中型，灰黄色或黑色具有红、黄色斑点，被绒毛。头平伸，头背面有2或3对大型刚毛；触角4节，具梗前节，有时此节较大；复眼大，单眼有或无。喙4节，较细长，常弯曲。前胸背板狭长，前翅膜片常有纵脉组成的2或3个小室，并有少数横脉；花姬蜂亚科前翅有明显前缘裂，分出不显著的楔片。常有长翅型和短翅型，或翅退化。前足腿节粗，适于捕捉，胫节具海绵窝，跗节3节，无爪垫。雄虫生殖节发达，抱器显著、对称。雌虫产卵器显著。捕食性，多捕食蚜虫或其他小型昆虫。

8. 长蝽科（Lygaeidae） 黄色并有明显花斑外，其余全为淡黄褐、黄褐、褐、黑褐至黑色等。头多平伸，常有成对毛点毛，触角瘤位于头侧面中线的下方，4节，有单眼，喙3节。前翅膜片有纵脉4~5条，少数端部分支成网状，或具1宽翅室；少数种有长翅型、短翅型或无翅型。跗节3节。腹部第4、5腹节节间缝及第5腹节腹板侧缘的毛点常作为分类特征。部分种前足腿节粗大，雄虫生殖节和抱握器对称，雌虫有发育完善的产卵器和受精囊，卵无真正的卵盖。

9. 红蝽科（Pyrrhocoridae） 体中至大型，常椭圆形，多为鲜红色且有黑斑。头部平伸。复眼明显，无单眼。触角4节，着生于头侧面中线之上，喙4节。前胸背板侧边上卷，前翅膜片纵脉多于5条，基部形成2或3个翅室，少数种类翅脉呈不规则网状。具短翅型个体。后胸侧板无臭腺孔。腹部气门位于腹部腹面，雄虫生殖节和抱握器对称，雌虫产卵器退化，产卵瓣片状。植食性，生活与植株上。

10. 缘蝽科（Coreidae） 体中至大型，体型多样，椭圆，宽扁或狭长，体色黄色，褐色或绿色，个别种有鲜艳花斑。头短小，有单眼明显。触角4节，着生在头部两侧上方。喙4节。前胸背板极发达，常具叶状突起或尖角，小盾片三角形，短于前翅爪片，具爪片结合缝；后胸侧板臭腺沟显著，臭腺发达，产生恶臭味。前翅半鞘翅，前翅膜片有多条平行纵脉为分科鉴定特征，基部常无翅室。后足腿节常膨大，具瘤或刺状突起，后足胫节时弯曲，跗节4节。雌虫产卵器片状。受精囊末端膨大球状。

11. 蝽科（Pentatomidae） 体小至大型，多为椭圆形，背面一般较平，体色多样。触角多为5节，某些种类第2、3节之间常不能活动，少数种类4节。单眼多为2个。喙细长，第1节几乎全长被小颊（buccula）

包围，紧贴于头部腹面，喙长度超过前足基节前胸背板常为六角形。中胸小盾片发达，多数种类三角形，遮盖前翅革片约一半左右，少数成宽舌状，无爪片结合缝。前翅为典型的半鞘翅，发达，长过体腹部，并分为革片、爪片和膜片3部分；膜片具少数纵脉，简单，很少分支。后翅膜质。跗节一般分为3节。臭腺发达。腹部毛点毛，均位于腹部侧方，气门后面，雄虫生殖节大多数种类对称，雌虫产卵器片状。

三、生物学

半翅目昆虫，渐变态昆虫，方式多为两性卵生，只有少数种类为卵胎生。有些则进行孤雌生殖，经过卵、若虫、成虫三个阶段。

卵的形状不等，卵壳结构差别较大，暴露于物体表面的卵有时聚集成卵块。不同类群间，卵的呼吸、受精及孵化时间及周期不相同。卵单颗或聚集产在水中、土壤内部、寄主植物表面或携带在体表。卵壳较薄且坚韧，陆生种类多有卵帽或卵盖。初生若虫头部具体孵化刺（破卵器），可刺破卵帽或卵盖，从裂缝爬出，无卵帽或卵盖的种类，若虫顶破卵壳爬出。部分种的卵壳表面具长呼吸角，可改善卵的呼吸。

若虫期身体型状与生活习性与成虫期近似，个体较小，生殖器未发育，体色、斑纹、刻点和体表结构与毛被等迥然不同，每次蜕皮外部特征发生较大变化。发育期的形态变化主要在触角和足跗节的节数、单眼、翅、臭腺沟等部位。触角与跗节节数在成虫期不变。未发育完全的翅芽可与短翅、无翅的成虫相区别。若虫腹部背面第4~6节有1~3个显著的臭腺孔，成虫期腺孔消失。单眼和外生殖器在5龄幼虫期可见。若虫一般6龄，少数种类9龄。

若虫和成虫的生活环境和食性也相似，多数种类为植食性，可取食多种植物，寄主植物不单一，少数为寡食性或单食性。许多种类为重要的经济植物的害虫，部分种类传病媒介昆虫。少数种类可捕食小动物，是重要的天敌昆虫。大多生活在植物叶片上、树皮裂缝中。异翅亚目蝽类一部分生活在砂土、石块或植物根部，可吸食农作物、蔬菜和果树幼枝、嫩叶汁液，传播植物病害，如叶蝉、飞虱、蚜虫、缘蝽、长蝽、盲蝽等。捕食性种类捕食各种害虫，寄蝽外寄生在蝙蝠上。水生蝽类生活在池塘，溪流、湖泊或海水中，多为捕食性，适应性进化的身体型状、游泳足、呼吸管等结构以适应水生环境。

异翅亚目的某些种类有亚社会行为，例如护卵，保护若虫，移动卵块，为若虫提供食物等行为，这种亚社会行为对防止捕食和寄生性天敌的侵害、提高后代存活率有明显的作用。

四、生态学

半翅目某些种类具有迁飞的特性，例如褐飞虱广泛分布于中国、日本、朝鲜半岛、东南亚、南亚、太平洋岛屿和澳大利亚等国家和地区，具有群聚性、远距离迁飞性能力，暴发形成外部因素主要是气象条件。气候和环境因子对异翅亚目昆虫群落特征影响明显，海拔、温度、相对湿度、草本植被高度和比例均对蝽类昆虫的群落特征结构有不同程度的影响，其中草本植被高度和比例的影响最大。

五、与疾病的关系

（一）重要的食用和药用昆虫

1. 桂花蝉　桂花蝉学名为 *Lethocerus indicus* Lepeletier et Serville，1825。虫体长约60~75mm，全身灰褐色，体型扁阔，似大型蚱蝉，但比蚱蝉更扁、更阔、更长。桂花蝉的刺吸式口器短而有力，喙5节组成，触角4节，无单眼。前足尖利有力，适于捕捉水生昆虫。中足和后足扁平，善于划水。腹部末端有一对扁平的呼吸管，潜游时用来进行呼吸。其体内含有丰富的蛋白质，脂肪和糖类等人体必需的主要营养成份，还含有多种氨基酸、微量元素和生理活性物质。

2. 九香虫　九香虫（*Aspongopus chinensis* Dallas）隶属于兜蝽科，又称黑兜虫、打屁虫等。具有理气止痛、温中助阳的功能以及含有抗癌的药用成分而倍受人们的重视。据《本草纲目》记载："九香虫产于贵州永宁赤水河中，大如小指头，状如水，身青黑色，至冬伏于石下，土人多取之，以充人事，至惊蛰后即飞出，不可用矣。气味咸、温、无毒。主治，脾肾亏损，壮元阳"。现代中医常用它来治疗消化道疾病、遗精和阳痿等病，常取得良好的治疗效果。九香虫对某些种类的肿瘤和癌症亦有良好的治疗效果。在贵州、云南等省，它

Warajicoccus corpulenta Kuwana, 1922

Drosicha corplenta Shi, 1991

1. 形态特征 雌成虫体长 7.8~10mm，宽 4~5.5mm，体呈椭圆形，形似草鞋，背略突起，腹面平，体背暗褐色，边缘橘黄色，背中线淡褐色，触角和足亮黑色；体分节明显，胸背可见 3 节，腹背 8 节，多横皱褶和纵沟，体被细长的白色蜡粉。雄成虫体紫红色，长 5~6mm，翅 1 对，翅展约 10mm，淡黑至紫蓝色，前缘脉红色；触角 10 节，除基部 2 节外，其他各节生有长毛，毛呈三轮形，头部和前胸红紫色，足黑色。卵椭圆形，长约 1mm，初为淡黄色，后为黄褐色，外被粉白色卵囊。若虫体灰褐色，外形似雌成虫，初孵时长约 2mm，蛹体圆筒形，长约 5mm，褐色，外有白色棉絮状物。

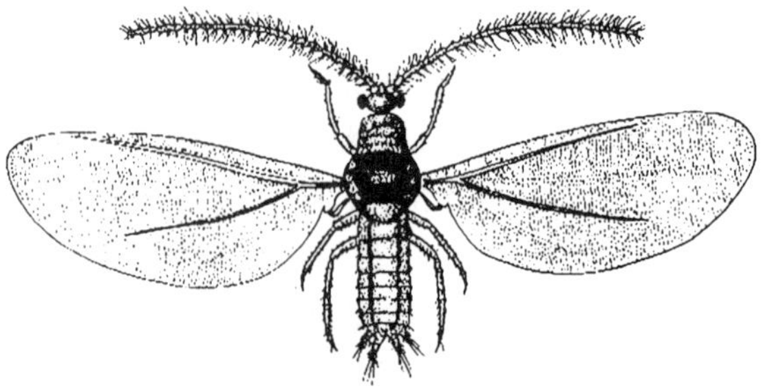

图 30-18 履绵蚧（*Drosicha corpulenta*）
（仿 周尧）

2. 生活习性 1 年发生 1 代，以卵和初孵若虫在树干基部土壤中越冬。冬卵于翌年 2 月上旬到 3 月上旬孵化，若虫出土后爬上寄主主干，沿树干爬至嫩枝、幼芽等处取食。低龄若虫行动不活泼，喜在树洞或树杈等处隐蔽群居；3 月底 4 月初若虫第一次蜕皮，开始分泌蜡质物；4 月下旬至 5 月上旬雌若虫第三次蜕皮后变为雌成虫，并与羽化的雄成虫交尾。

3. 分布 古北区东洋区广泛分布。

（五）茶翅蝽（*Halyomorpha halys* Stål, 1855）（图 30-19）

蝽科（Pentatomidae），茶翅蝽属（*Halyomorpha*）

1. 形态特征

成虫：体长 12~16mm，宽 6.5~9.0mm。椭圆形略扁平，茶褐、淡黄或黄褐色，具黑色刻点；有的个体具有金绿色闪光刻点或紫绿色光泽。触角黄褐，第 3 节端部、第 4 节中部、第 5 节大部为黑褐色。前胸背板前缘有 4 个黄褐色横列的斑点，小盾片基缘常具 5 个隐约可辨的淡黄色小斑点。翅褐色，基部色较深，端部翅脉的颜色亦较深。侧接缘黄黑相间，腹部腹面淡黄白色。

卵：长约 0.9~1.1mm，短圆筒形，灰白色。具假卵盖，中央微隆，假卵盖周缘生有短小刺毛。

若虫：一龄若虫体长约 4mm。淡黄褐色，头部黑色。二龄若虫体长 5mm 左右，淡褐色，头部黑褐，胸、腹部背面具黑斑。前胸背板两侧缘生有不等长的刺突 6 对。腹部背面中央具 2 个明显可见的臭腺孔。三龄若虫体色棕褐色，前胸背板两侧具刺突 4 对，腹部各节背板侧缘各具 1 黑斑，腹部背面具臭腺孔 3 对，翅芽出现。四龄若虫茶褐色，翅芽增大，五龄若虫翅芽伸达腹部第 3 节后缘，腹部茶色。

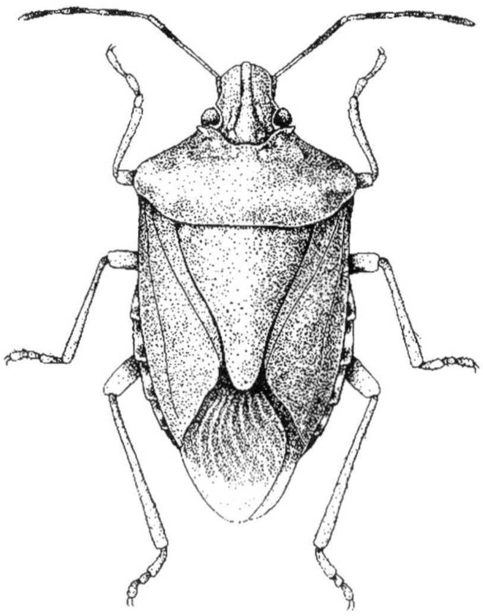

图 30-19 茶翅蝽（*Halyomorpha halys*）
（仿 周尧）

2. 生活习性 在南方地区一年可发生 5~6 代，北方一年发生 1~2 代。以成虫在树皮缝隙、墙缝、石缝、树洞、草堆或室内、室外的屋檐下等处越冬，越冬成虫具有群集性，一般几个或十几个聚集在一起。室内越冬的成虫，如有绿色植物亦在室内可继续为害。越冬成虫翌年 4 月下旬至 5 月上旬陆续出蛰。越冬代成虫可一直为害至 6 月份。成虫喜欢在中午气温较高，阳光充足时活动，交尾时间一般在晚上。

3. 与疾病的关系 人类接触后会产生臭气，引起鼻腔不适。

4. 分布 全国各地广泛分布；古北区广泛分布。

（六）苜蓿盲蝽［*Adelphocoris lineolatus*（Goeze, 1778）］（图 30-20）

盲蝽科（Miridae），苜蓿盲蝽属（*Adelphocoris*）*Adelphocoris chenopodii* Fallen, 1807

Calocoris lineolatus bisbipunctatus Reuter, 1891

Adelphocoris lineolatus baltrumensis Schumacher, 1911

Adelphocoris lineolatus binotatus Wagner, 1960

Adelphocoris italica Tamanini，1960

Adelphocoris lineolatus bisbipunctata Tamanini，1982

1. 形态特征

成虫：体长 7.5~9mm，宽约 2.6mm。黄褐色，被金黄色细毛。头三角形，褐色，头顶光滑。复眼扁圆，黑色。喙 4 节，端部黑，后伸超过中足基节。触角 4 节，棕黄色，等于或略短于体长，第 1 节被黑色细毛。前胸背板梯形，暗黄色，压区常有 2 个短黑纹（有时不清晰），后部有 2 个圆形黑斑。小盾片暗褐色，有"圆形形黑纹。前翅革片黄褐，爪片褐，膜片半透明，黑褐色。足黄褐。腿节布有黑褐色小斑点，胫节具稀疏黑色粗毛，跗节 3 节，第 3 节端部色较深，爪黑色。腹部背面褐色，腹面枯黄或黄褐色。

卵：长约 1.5mm，宽 0.2mm。淡黄色，近孵化时变微红色。口袋状，中间稍弯曲，卵盖有 1 指状突起。

若虫：青绿色，复眼红色，触角 4 节，红褐色。三龄若虫复眼褐色，触角淡褐，翅芽出现。四龄若虫青绿色，翅芽超过腹部第 1 节。五龄若虫褐绿色，被褐色细毛。复眼暗紫，触角黄褐，末端黑褐。前胸背板、翅芽及腹部褐绿，布黑色小斑点。

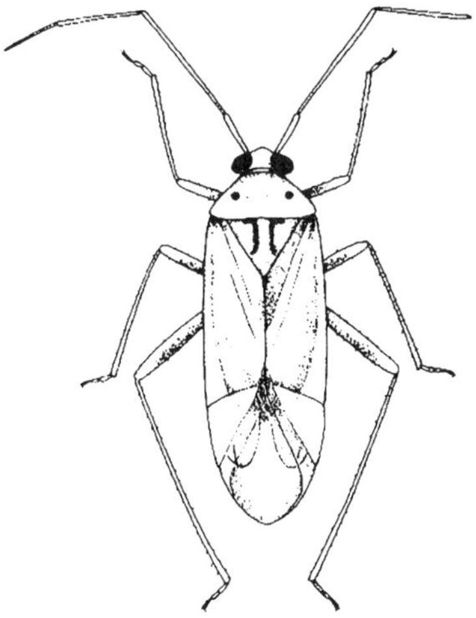

图 30-20　苜蓿盲蝽（*Adelphocoris lineolatus*）

（仿 周尧）

2. 生活习性　喜食藜科、豆科、葫芦科、亚麻科等作物和牧草，若虫或成虫喜集聚活动，一般十几头或几十头聚在一株植物上取食，喜食植物幼嫩组织，如刚出土幼苗的子叶、心叶及花蕾、花器，若虫爬行能力成虫飞行能力较强，扩散、迁徙速度快，活动的高峰在每天的早晨和傍晚，中午气温高时多在植物叶片背面。在土块或枯枝落叶下潜伏，1 年发生 3~4 代，以卵在苜蓿等植物的枯枝落叶内越冬。

3. 与疾病的关系　人类接触后会产生臭气，引起鼻腔不适。

4. 分布　广泛分布于古北界各个地区。

（七）赤条蝽［*Graphosoma rubrolineata*（Westwood，1837）］（图 30-21）

（蝽科 Pentatomidae，条蝽属 *Graphosoma*）

Scutellera rubrolineata Westwood，1837

Graphosoma crassa Motschulsky，1861

1. 形态特征

成虫：橙红色，长椭圆形，体长 8~12mm，宽 6.5~7.5mm，有黑色条纹纵贯全身。头部 2 条，前胸背板 6 条，小盾片上 4 条。小盾片上的黑色条纹向后延伸、逐渐变细，两侧的 2 条黑色条纹位于小盾片边缘。体表粗糙，具有细密波形刻点。触角较细，棕黑色，共 5 节。喙黑色，基部黄褐色。足棕黑色，每个腿节上都有红黄相间的斑点。侧接缘明显外露，其上有黑橙相间的点纹。虫体腹面为红黄色，其上散生许多大的黑色斑点。臭腺孔无沟，其外壁翘起。

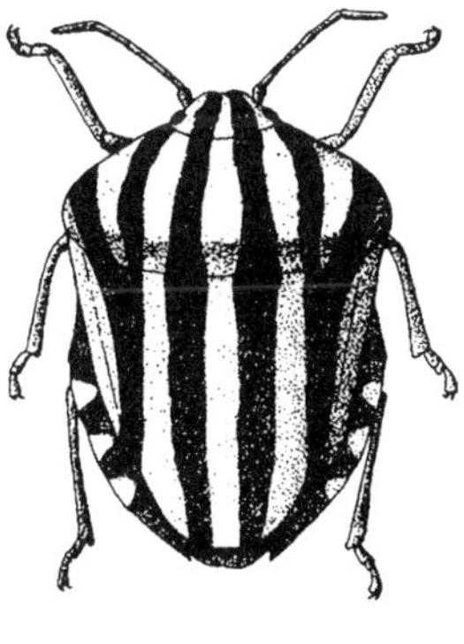

图 30-21　赤条蝽（*Graphosoma rubrolineata*）

（仿 周尧）

卵：呈水桶形，竖直，长约 1mm，宽 0.9~1.0mm，初期为乳白色，后变为浅黄褐色，卵壳上密布白色的短绒毛。若虫，初孵若虫圆形，体长约 1.5mm，淡黄色，后变橙红色，具黑色纵纹，数目与排列和成虫相同。老熟若虫体长 8~10mm，宽约 7mm，无翅，仅有翅芽。翅芽达腹部第 3 节，周缘、侧接缘为黑色，每节都有红黄色斑点。

2. 生活习性　1 年发生 1 代，以成虫在田间枯枝落叶、杂草丛中、石块下、土缝里越冬。在江西，4 月中、下旬越冬成虫开始活动，5 月上旬至 7 月下旬成虫交配并产卵，6 月上旬至 8 月中旬越冬成虫陆续死亡。若虫于 5 月中旬至 8 月上旬出现，6 月下旬成虫开始羽化出来，在寄主上为害。

3. 与疾病的关系　人类接触后会产生臭气，引起鼻腔不适。

4. 分布　全国各地广泛分布；蒙古国，俄罗斯，韩国，日本。

（八）角红长蝽（*Lygaeus hanseni* Jakovlev，1883）（图 30-22）

长蝽科（Lygaeidae），红长蝽属（*Lygaeus*）

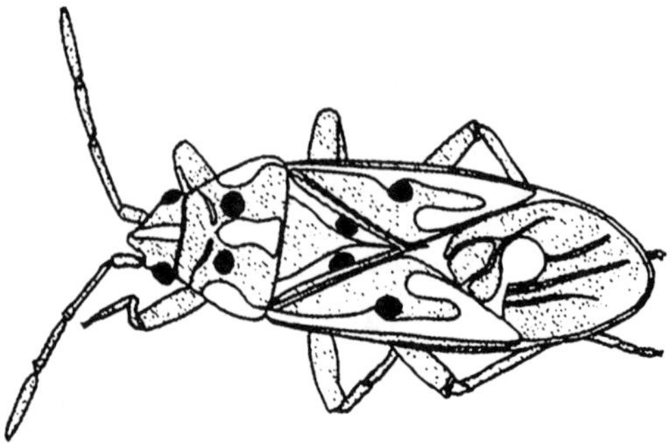

图 30-22 角红长蝽（*Lygaeus hanseni*）
（王备新 绘）

1. 形态特征 头黑褐色，前胸背板后部具角状黑斑，被金黄色短毛。头黑，头顶基部至中叶中部具红色纵纹，眼与前胸背板相接。触角、喙、头部和胸部腹面及足黑色，喙超过中足基节。前胸背板黑色，后叶的前侧缘及其中央的宽纵纹红色。沟后方各具一深黑色的光裸圆斑。小盾片黑，横脊宽，纵脊明显。前翅暗红色或红色，爪片除外缘外，红色，仅端部的光裸圆斑和革片中部的光裸圆斑黑色。革片在径脉的前方红色，但后半的前缘黑褐色。圆斑的外方亦红。爪片缝与革片端缘等长。膜片黑，外缘灰白，其内角、中央圆斑以及革片顶角处与中斑相连的横带乳白色。胸部侧板每节的后缘背侧角和基节白各具一较底色更黑的圆斑。腹部红，末端黑。侧节缘红，前部黑色。腹中线两侧各腹节的基部具黑斑。

2. 生活习性 1 年发生 2 代，以成虫在寄主附近的树洞或枯叶、石块和土块下面的穴洞中结团过冬。次年 4 月间开始活动。

3. 与人类疾病的关系 人类接触后会产生臭气，引起鼻腔不适。

4. 分布 全国各地广泛分布；古北区东洋区广泛分布。

（九）先地红蝽［*Pyrrhocoris sibiricus*（Kuschakevich，1866）］（图 30-23）

红蝽科（Pyrrhocoridae），先地红蝽属（*Pyrrhocoris*）

Pyrrhocoris fieberi Kuschakewitsch，1866

Pyrrhocoris maculicollis Walker，1872

Pyrrhocoris tibialis Stål，1874

Pyrrhocoris dispar Jakovlev，1880

Dermatinus reticulatus Signoret，1881

Scantius formosanus Bergroth，1914

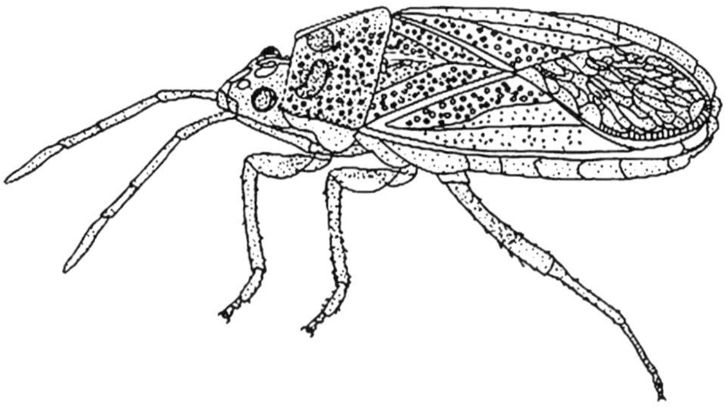

图 30-23 先地红蝽（*Pyrrhocoris sibiricus*）
（王备新 绘）

1. 形态特征

成虫：体长 7.9~9.7mm，前胸背板宽 2.8~3.3mm，腹部宽 3.3~4.3mm。雄虫较窄小，椭圆形。通常灰褐色，具暗棕色刻点，有时虫体局部、甚至大部呈现红色。头、触角、喙、前胸背板胝区、腿节、胫节腹面、节和爪及身体腹面均黑色。前胸腹面边缘、后胸侧板后缘、胫节背面、各足基节外侧、腹部腹面侧缘、最末腹节腹板后缘及雄虫生殖节基部白色或黄白色，偶有红色彩。头中叶及头顶由 5 个四边形斑组成的"四边形图纹常棕褐色。前胸背板区光滑，几无刻点，其侧缘常斜直。小盾片三角形，中央隐约有 1 浅色纵线，近基部中央多有 2 个暗色圆斑。长翅型个体的前翅接近或伸达腹端，翅脉乱网状；短翅型个体前翅膜片常破损。胸侧板中区及腹部腹板几无刻点。侧接缘黄褐色，偶有棕红色彩。

卵：长 1.12mm，宽 0.68mm，橄榄形。初产时乳白色、半透明，具光泽，其表面光滑，仅在一顶端中央有 6、7 个瘤状小突起。临孵化前，卵壳几透明，可见其内胚胎雏形，眼鲜红色。

若虫：长椭圆形，各附肢相对粗壮。触角 4 节，眼、触角端节、头顶，眼形缝及腹部橘红色至红色。头、触角第 1~3 节、前胸背板及足浅棕色。喙褐色，伸达后足基节前方。三龄若虫体长 5.0mm，前胸背板宽约 1.4mm，腹部宽约 2.3mm。卵形，常橘红色，具红色横带纹。头暗棕色，头顶至眼前缘有 1 浅色。

2. 生活习性 1 年发生 1 代，以成虫在寄主附近的树洞或枯叶过冬，6 月份成虫取食为害。

3. 与疾病的关系 人类接触后会产生臭气，引起鼻腔不适。

4. 分布 全国各地广泛分布；古北区广泛分布。

第三节 直翅目

该类昆虫因前、后翅的纵脉直而得名，主要类群包括蝗虫（grasshoppers）、蚱蜢（slant-faced grasshoppers）、螽斯（katydids）、蟋蟀（crickets）、蝼蛄（mole crickets）、蚤蝼（pygmy locusts）等。直翅目是昆虫纲中较大的类群，广泛分布于世界各地。

一、形态学特征

体小型至大型。口器是典型咀嚼式口器，上颚发达，强大而坚硬。头多数种类为下口式，少数穴居种类为前口式。触角长而多节，有的长于身体，有的较短；触角丝状、剑状或锤状。复眼发达，大而突出(图 30-24)；单眼 2 或 3 个，中单眼位于额中央，侧单眼位于复眼内侧，少数种类缺单眼。

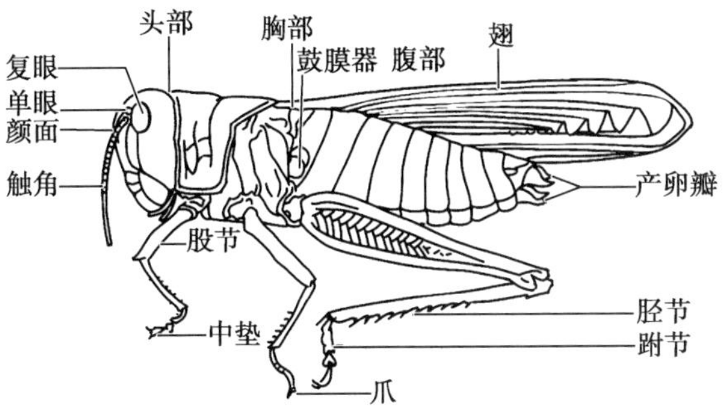

图 30-24 直翅目代表种整体侧面示意图
(仿 印象初)

前胸背板发达，常向侧下方延伸呈马鞍形，盖在胸部背面和两侧，有些种类向后延伸甚至到达或超过腹部末端。有些种类前胸腹板在前足基节间具圆锥形或圆柱形的突起，称为前胸腹板突。中、后胸愈合。翅通常发达，前翅革质，狭长，覆于腹部背面；后翅膜质，臀区宽大，扇形，静止时呈扇状褶皱藏于前翅之下。有些种类翅退化成鳞片状。前、中足多为步行足，但部分种类如蝼蛄前足胫节膨大特化成开掘足。后足发达为跳跃足，后足股节侧扁，外侧常有排列整齐的羽状隆线或不规则的粗颗粒。3 对足跗节数目各异，主要有 3-3-3，4-4-4，2-2-3 或 2-2-1 型。

腹部一般 11 节，少数仅见 8、9 节，第 11 腹节较退化，分成背面的肛上板和两侧的肛侧板。雄性外生殖器具尾须 1 对，短而不分节或长丝状。雌虫第八节腹板异常发达，与第九节愈合，形成下生殖板。雌性产卵器由 3 对产卵瓣组成，即背瓣、腹瓣和中瓣。产卵器通常较发达的，螽亚目昆虫产卵器呈剑状、刀状或矛状，蝗亚目的产卵器短锥状，末端尖，内瓣退化。

多数种类雄虫具发音器，其发声机制为摩擦发声，一共三种发声类型。一种为螽斯、蟋蟀、蝼蛄等特有，通过前翅-前翅相互摩擦发音，另外蝗总科昆虫以后足股节内侧的音齿与前翅相互摩擦发音，再有癞蝗科为腹部-后足骨节发声型。发音的主要作用是吸引雌虫，完成交配和生殖。少数雌虫能发音，但发声的主要是雄虫。能发音的种类常具听器(雌、雄两性通常均具听器，仅少数种类不明显或缺)，螽斯、蟋蟀、蝼蛄等的听器位于前足胫节基部，或显露，或呈狭缝形；蝗虫类的听器位于腹部第 1 节的两侧，近似月牙形。

二、分类学

直翅目最早被分为 2 个亚目系统，及蝗亚目（Acridoidea）和螽亚目（Tettigoniodea）。后根据不同的栖息环境分为 3 亚目，分别为向植物上生活发展的螽亚目（Tettigoniodea），向土中生活发展的蝼蛄亚目（Gryllotalpodea）和向地面生活发展的蝗亚目（Locustodea）。而后 Eades 等人提出将直翅目分为蝗亚目（Caelifera）和螽亚目（Ensifera），再将螽亚目分为螽次亚目（Tettigoniidea）和蟀次亚目（Grylliidea）。目前直翅目的高级阶元分类系统仍有争议，其中 Eades 等人提出的分类系统最受认可。全球已知直翅目 12 总科 64 科 3 500 属 22 500 余种，中国记录有 28 科 800 余种。

(一) 螽亚目（Ensifera）

触角丝状，长于或等于体长，左、右上颚较对称，具有尖齿，跗节多数 4 节，听器位于前足胫节基部，前翅左右翅摩擦发声，雌性产卵器发达，刀状、剑状或长矛状。多数夜间活动，多数种类的卵产于植物组织内，仅少数为农业害虫。现分为五个总科，分别为螽斯总科（Tettigonioidea）、沙螽总科（Stenopelmatoidea）、蟋蟀总科（Grylloidea）、蝼蛄总科（Gryllotapoidea）、蚤蝼总科（Tridactyloidea）。

1. 螽斯科(Tettigoniidae) 体小型至中等,触角长丝状,较体长,不少于30节。有些种类前胸背板具刺突,前、后翅发达或退化,雄性前翅具发音器,前足和中足胫节具背距。前足胫节内、外两侧听器均为封闭型。跗节4节。尾须粗短而坚硬,产卵瓣发达,通常具六瓣。后足胫节背面具端距。多为植食性,少数为肉食性。

2. 蟋蟀科(Gryllidae) 蟋蟀科体型变化较大,为2~40mm,黑褐色至赤褐色,少数类群呈绿色或黄色。头大而圆,触角线状,超过腹部末端。前、后翅通常较发达,部分种类翅退化或无。后足发达,多数善跳跃,跗节3节。雄虫前翅有发音器,前足胫节基部具听器。产卵管细长,矛状或针状,尾须长不分节。多数为植食性。

3. 蝼蛄科(Gryllotalpidae) 褐色、多毛,触角短于体。前口式,复眼突出,单眼2个。前足开掘足。后足腿节不发达,不适合跳跃。前胸背板卵形,隆起,前缘内凹;前翅短而后翅长,后翅伸出腹末如尾状。前足胫节听器退化,状如裂缝,胫节具2~4个趾状突,无发音器。跗节3节。产卵器退化,尾须很长。营土中生活,杂食性。

4. 蚤蝼科(Tridactylidae) 体小型,10mm以下。体坚实,色多暗,触角短,12节。前足适合于开掘,但不同于蝼蛄,后足发达,善跳,其胫节端部有2个能活动的长片,帮助起跳。跗节前足和中足各为2节,后足为1节。无听器和发音器。腹部末端有一对尾须及一对刺突,多生活在近水的地上,能在水上游泳。

(二)蝗亚目(Caelifera)

触角较短于体长,头部较宽,左、右上颚近乎不对称,具有较粗的臼齿。前胸背板发达,向后延伸盖住胸部背面和两侧,有时向前延伸盖过头顶。多数种类具前、后翅,少数种类翅退化成鳞片状或完全退化。有翅种类一般具发音齿,分别着生于前翅、后翅、后足股节内侧或外侧及腹部的侧面。短翅和无翅种类中发音器常退化或阙如。后足强大,适于跳跃,跗节为3节或3节以下,后足股节内侧常具一列音齿,听器位于第一腹节两侧。大多数在白天活动,植食性居多。雌性产卵器短,卵产于土中,形成卵块,呈长袋状,外围有胶状物保护。渐变态,幼期同成虫相似,称为蝻。一共分为3总科。

1. 蚱总科(菱蝗总科)(Tetrigoidea) 由于体型常呈菱形,故又名菱蝗总科。体小型,头短小,前胸背板异常发达,向后覆盖大半或全部腹部,有时还可前伸,甚至超过头顶。前翅常为鳞片状或缺,后翅常发达,不到达、到达或超出前胸背板的顶端。前、中足跗节2节,后足跗节3节,常具刺。无发音器和听器。包括2个科:股沟蚱科(Batrachididae)和蚱科(菱蝗科)(Tetrigidae)。

2. 蜢总科(短角蝗总科)(Eumastacoidea) 体型中等或小型。触角丝状或棒状,常短于前足股节之长。前胸背板较短,不向后延伸,仅盖住中胸。前、后翅发达,也有退化或缺。跗节3节,具跗垫。鼓膜听器位于第一腹节两侧,雄虫可发音,是靠后足腿节与前翅外缘相互摩擦。但少数无翅或翅十分退化的种类无听器和发音器。仅蜢科(短角蝗科)(Eumastacidae)。一般分11个亚科,已知240余属1 100余种。代表种有剑尾蜢[*Xiphicera gallinacea*(Fabricius,1793)]。

3. 蝗总科(Acridoidea) 体型大。触角丝状、棒状或剑状,常短于前足股节之长。前胸背板较短,仅盖住胸部背面。前、后翅发达,也有退化或缺。跗节3-3-3型,具跗垫。腹部第一节背板两侧有1对鼓膜听器。植食性,具有群栖迁飞习性,许多种类是农林业的重要害虫。我国主要有10个科,可分为癞蝗科(Pamphagidae)、瘤锥蝗科(Chrotogonidae)、锥头蝗科(Pyrgomorphidae)、斑腿蝗科(Catantopidae)、网翅蝗科(Arcypteridae)、斑翅蝗科(Oedipodidae)、剑角蝗科(Acardidae)、沙蝗科(Lathiceridae)、枝蝗科(Proscopiidae)、棒角蝗科(Gomphoceridae)等科。

三、生物学

该目昆虫是典型的陆生类群,在大部分陆生环境甚至海洋沿岸带的石缝、半地下的坑穴、沙漠或高山地区都有分布。少数种类水生或半水生。可以在水中游泳或水面滑行。大多数蝗虫生活在地面,螽斯生活在植物上,蝼蛄生活在土壤中。多数白天活动,日出以后即活动于杂草之间。生活于地下的种类(如蝼蛄)在夜间到地面上活动。绝大多数为植食性,取食根部、种子、叶片、嫩茎、花等,危害多种农、林、园艺等作物,是重要的农牧业害虫。少数肉食性,捕食其他昆虫,其余一些种类杂食性。

渐变态，若虫和成虫外形相似，生活习性相同，但缺少发育完全的翅和生殖器。直翅目昆虫常具明显的性二型现象，这表现在虫体大小和有无发音器等特征上。直翅目昆虫交配时不同类群体位各异，至少有9种不同的交尾方式。但大多数雄虫在交配前普遍有献礼行为，献上雄虫身体的一部分、唾液球或精包作为交配的“彩礼”。排卵时形成卵瓣囊，大多产于土内。卵为圆柱形，单产或聚产成卵块。蝗虫卵产在土中小室内，螽斯产卵于植物组织中。若虫5-7龄，第三龄出现翅芽。多数直翅目昆虫1年发生1~2代，以卵越冬，次年4~5月孵化。

该目昆虫是典型的鸣虫，鸣声可以帮助其在求偶过程中准确、快速地确定异性个体的位置，并通过异性的应答准确地找到异性个体，进而实现交配。直翅目昆虫求偶时不同类群的鸣声具有很强的专一性，在时域特征、频域特征和鸣叫习性上均有较大的差异。

直翅目昆虫体色多变，表现出明显的拟态，通过模仿周围生境的颜色、形态来隐蔽、伪装自己，躲避天敌。比如生活于杂草间的螽斯体色为绿色，模仿叶片的颜色，而蝼蛄的体色为土褐色，模仿土壤的颜色。另外，如果被捉，大部分种类会反刍出胃液或丢弃身体的一部分（如后足）来惊吓天敌，达到逃脱的目的。

四、生态学

直翅目中的蝗科昆虫具有远距离迁飞的习性，能够飞越长达几百或上千公里，因此也加剧了其对农作物危害的严重性。蝗科昆虫大约6 800种，其中19种蝗虫能够形成严重的蝗灾。对于蝗虫而言，具有群居型、散居型以及介于二者之间的中间型，每种生态型的蝗虫在形态特征、行为以及习性等方面呈现显著差异。迄今，已发现飞蝗、小车蝗和沙漠蝗都具有散居型和群居型。蝗虫可以由散居型向群居型转变，该过程由虫口密度、化学信息素、蝗蝻龄期和体内内分泌等多种因素决定。对东亚飞蝗和沙漠蝗的研究表明，蝗虫的粪便挥发物对各个龄级的蝗蝻有一定的引诱作用和滞留作用。沙漠蝗个体间在取食过程中相互接触使行为节律同步，引起生理等系列变化，有利于向群居型转变。一旦散居型蝗虫开始聚集，行为也迅速开始向群居型转化。蝗虫的型变特性与集群行为即种群密度高度相关，当蝗虫在发育过程中更多的形成群居型种群，则导致蝗灾暴发的概率大大增加。

五、与疾病的关系

（一）重要的食用和药用昆虫

草原蝗虫具有丰富的营养价值。蝗虫具有的蛋白质含量可达虫体干重的一半以上。除蛋白质这一人体重要的营养物质，草原蝗虫还富含多种微量元素，如钙、铁、锌、磷等。蝗虫的氨基酸含量也是相当高的，比人们日常生活中经常食用的鱼类、肉类、大豆类都要高。因此，蝗虫是人类理想的营养食物。

草原蝗虫具有极高的药用价值，在医学上有着很多的用途。草原蝗虫作为药材，既可干用，也可鲜用。一般将蝗虫运用于止咳平喘、排毒等。在临床上，草原蝗虫可以用于多种疾病，百日咳、支气管哮喘、小儿惊风等。除此之外，草原蝗虫还具有一定的保健功能，可以降低血压、滋补身体、减肥降脂。

（二）寄生虫和病毒的传播媒介

蝗虫是美丽筒线虫（*Gongylonema pulchrum*）的中间寄主，当人们食未熟蝗虫时，可感染此虫。成虫可在黏膜和黏膜下层移动，患者有咽部发痒，疼痛，涎液增多，舌颊麻木僵硬，吞咽困难，食欲不佳，恶心，头晕和头痛等症状。同时因食蝗虫还可导致其他疾病：

1. 过敏性疾病　轻者引起荨麻疹，表现为口唇肿胀，头皮瘙痒，出现散在或弥散性风团。重者出现胸闷、气短、情绪急躁、心率加快和血压下降等休克前期症状，甚至发生过敏性休克。

2. 偏头痛　此现象比较少见。主要由于食入蝗虫，引起超敏反应，患者血管扩张，导致偏头痛。

中华草螽、红脊草螽是胰阔盘吸虫（*Eurytrema Pancreaticum*）的第二中间宿主，成熟子胞蚴被草螽吞食后，尾蚴脱去尾球，体部穿过胃壁进入血腔，最后发育为成熟囊蚴。当人们误食草螽或吃了未煮熟的草螽，可感染胰阔盘吸虫。胰阔盘吸虫寄生在宿主的胰腺胰管中，轻度患者症状不明显，重度感染胰腺组织被破坏，出现全身症状，消化不良，消瘦，贫血和腹泻、水肿等。有些患者出现急性胰腺炎、急腹症甚至导致死亡。

最新研究证明除双翅目蚊、白蛉外，直翅目蝗科的昆虫也可作为水疱性口炎病毒（Vesicular Stomatitis

Virus，VSV）传播的中间宿主和传播媒介。

（三）防治方法

禁食蝗虫和螽斯可预防上述疾病。美丽筒线虫多数寄生在食管黏膜处或舌下，对患者局部涂麻醉剂，取出虫体后，并在局部涂上消毒药物即可痊愈。偏头痛和过敏性疾病主要是抗过敏治疗，轻度患者肌内注射或静脉滴注地塞米松，同时服用氯苯那敏（扑尔敏）等抗过敏药即可，重度患者则进行相应急救措施。

六、中国直翅目主要代表种

（一）中华螽斯（*Tettigonia chinensis* Willemse，1933）

螽斯科（Tettigoniidae），螽斯属（*Tettigonia*）（图 30-25）

1. 形态特征　体为黄绿色或褐色。绿色体型体色为绿色，近乎单色；褐色型体褐绿色，从头部复眼之后具一条褐黑色的纵条纹，延伸至前翅臀脉域。后足腿节为均一绿色，腹刺黑色，但着生的基部点绿。

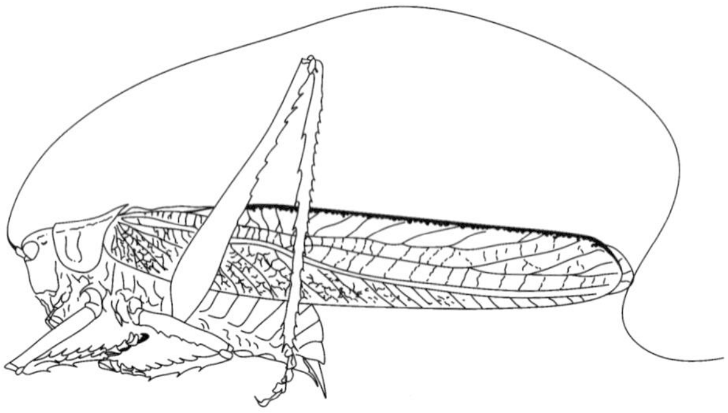

图 30-25　中华螽斯（*Tettigonia chinensis* Willemse，1933）（孙长海 绘）

头顶狭于触角第 1 节，顶端较钝，背面具极弱的沟。复眼近圆形，突出。前胸背板缺侧隆线。前翅远超后足股节端部，前缘脉域的网状脉较密。左复翅摩擦发音音锉具 81~83 个摩擦发音齿；镜膜近方形；前足股节腹面内缘具 4~9 个刺，外缘通常缺刺；前足胫节背面具 3 枚外距。中足股节腹面内缘具 0~4 个刺，外缘具 7~11 个刺；中足胫节背面具 4~5 枚内距和 2~4 枚外距。后足股节腹面内缘具 7~14 个刺，外缘具 8~18 个刺；后足胫节背面内列刺 17~20 个，外列刺 21~26 个。雄性第 10 腹节背板端部分裂成两三角形的叶。雄性尾须较长，明显超过腹突，圆锥形，微内弯，基部较宽，内侧近基部具 1 齿，顶端指向下，尾须端部钝圆；下生殖板长大于宽，后缘微凹；腹突细长，较直。雌性尾须短，圆锥形；下生殖板稍长于宽，后缘具较深的裂口，其内缘较直；产卵瓣短于后足股节，不到达翅端，几乎平直。

2. 生活习性　主要栖息于丛林、草间，亦有少数种类栖息于穴内、树洞及石下等环境中。成虫植食性或肉食性，也有杂食种类。植食性种类多对农林牧业造成不同程度的危害，喜食豆科植物的嫩茎与嫩果实。1 年繁殖 1 代，以卵在土中过冬。卵多产于植物组织中，或成列产于叶边缘或茎干上，一般不产在土中，多数种类以卵越冬。若虫需蜕皮 5~6 次才能变为成虫。

3. 分布　福建、陕西、湖北、湖南、四川、贵州。

（二）中华稻蝗［*Oxya chinensis*（Thunberg，1815）］

斑腿蝗科（Catantopidae），稻蝗属（*Oxya*）（图 30-26）

Gryllus chinensis Thunberg，1815

Gryllus lutescens Thunberg，1825

Oxya shanghaiensis Willemse，1925

Oxya manzhurica Bei-Bienko，1929

Oxya rammei Tsai，1931

Oxya formosana Shiraki，1937

Oxya maritima Mistshenko，1951

Oxya sinuosa Mistshenko，1951

1. 形态特征　体绿色或黄绿色，眼后至前胸背板两侧有黑褐色纵条纹。后足股节。胫节与体同色。

雄性体型中等，头顶宽短，顶端宽圆。颜面隆起较宽纵沟明显。复眼较大，卵形。触角细长，其长到达或略超过前胸背板的后缘。前胸背板较宽平，中隆线明显，缺侧隆线；3 条横沟均明显，沟前区略长于沟后区。前翅较长，常到达或刚超过后足胫节的中部；后翅略短于前翅。后足胫节匀称，上隆线缺细齿；内、外下膝侧片的顶端均具有锐刺。肛上板为较宽的三角形，表面平滑，两侧中部缺突起，基部表面缺侧沟。尾须为圆锥形，较直，端部为圆形或略尖。下生殖板短锥形，阳具基瓣较色带表皮突长，色带瓣、阳茎端瓣细长，顶端尖。雌性体型较大于雄性，触角略较短，常不到达前胸背板的后缘。腹部第2、第3背板侧缘的后下角缺刺。产卵瓣较细长，外缘具细齿，各齿等长；在下产卵瓣基部腹面的内缘各具1个刺。下生殖板表面略隆起，在近后缘之两侧缺或各具有不明显的小齿。绿色或褐绿色。头部在复眼之后、沿前胸背板侧片的上缘具有明显的褐色纵条纹。前翅绿色，后翅本色。

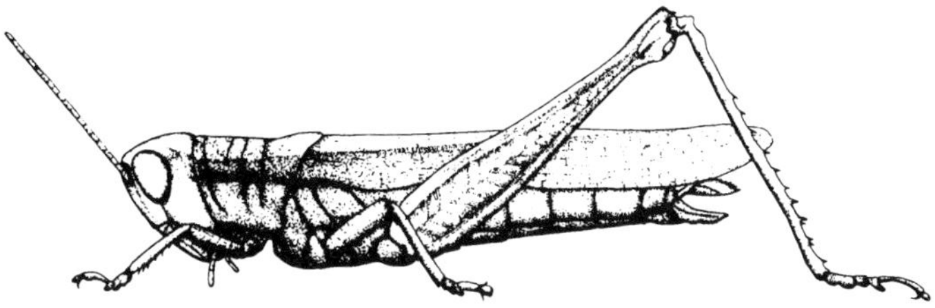

图 30-26　中华稻蝗［*Oxya chinensis*（Thunberg，1815）］
（仿 周尧）

2. 生活习性　中华稻蝗一年发生2代。第一代成虫出现于6月上旬，第二代成虫出现于9月上、中旬。以卵在稻田田埂及其附近荒草地的土中越冬。越冬卵于翌年3月下旬至清明前孵化，1~2龄若虫多集中在田埂或路边杂草上；3龄开始趋向稻田，取食稻叶，食量渐增；4龄起食量大增，且能咬茎和谷粒，至成虫时食量最大。6月出现的第一代成虫，在稻田取食的多产卵于稻叶上，常把两片或数片叶胶粘在一起，于叶苞内结黄褐色卵囊，产卵于卵囊中；第二代成虫于9月中旬为羽化盛期，10月中产卵越冬。

3. 分布　东南亚，日本、澳大利亚、独联体国家等；国内除新疆、青海、宁夏外各省市。

（三）东亚飞蝗 *Locusta migratoria*（Meyen，1835）

斑翅蝗科（Oedipodidae），飞蝗属（*Locusta*）（图 30-27）

Acrydium manilensis Meyen，1835

Pachytylus obtusus Brunner，1862

1. 形态特征　体色绿色、前胸背板中隆线两侧无黑色纵条纹（散居型）；体黄褐色或暗褐色、前胸背板中隆线两侧具丝绒状黑色纵条纹（群居型）。前翅褐色，具许多暗色斑点。后翅本色透明，基部略具淡黄色。后足胫节橘红色。

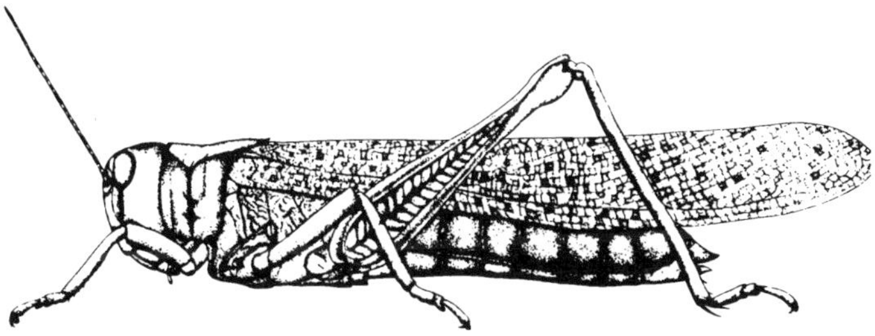

图 30-27　东亚飞蝗（*Locusta migratoria*）
（仿 周尧）

雄性体大型。缺头侧窝。触角丝状，刚超过前胸背板后缘。复眼长卵形。前胸背板中隆线由侧面观呈弧形（散居型）或平直或中部略凹（群居型），后缘直角形或锐角形（散居型）或钝角型（群居型）；后横沟切断中隆线，沟前区略短于沟后区。前后翅均发达，前翅明显超过后足胫节中部，后翅略短于前翅。鼓膜器发达。后足股节匀称。后足胫节缺外端刺。下生殖板短锥形，顶端略细。雌性体较雄性粗壮。产卵瓣粗短，顶端略呈钩状，边缘光滑无细齿。

2. 生活习性　飞蝗密度小时为散居型，密度大了以后，个体间相互接触，可逐渐聚集成群居型。群居型飞蝗有远距离迁飞的习性，迁飞多发生在羽化后5~10天、性器官成熟之前。迁飞时可在空中持续1~3天。天敌有寄生蜂、寄生蝇、鸟类、蛙类等。喜食玉米等禾本科作物及杂草，饥饿时也取食大豆等阔叶作物。

3. 分布　亚洲绝大部分地区；中国北方。

第四节　螳螂目

螳螂体细长或略成圆筒形，也有的扁平呈叶状，并有独特的拟态，如绿叶状、花状、竹叶状等。前胸通常延长，前足为捕捉足，成虫与若虫均为捕食性，以其他昆虫及小动物为食，是重要的天敌昆虫。卵产于卵鞘内,称螵蛸,可入药,故螳螂也是重要的药用资源昆虫。分布于除极冷地带的热带、亚热带和温带的大部分地区。

一、形态学

从外部形态看,螳螂为中型至大型昆虫,体长一般在 10~110mm 不等,体色有绿色,也有褐色、灰及金属色或具花斑。

体一般较扁平,也有扁平呈叶状的,少数种类呈棒状。头(图 30-28)呈三角形或近五角形,活动自如,不盖于前胸下。口器咀嚼式,上颚强劲。复眼发达,较凸出,通常较光滑,少数具刺或呈尖锥状。单眼 3 个,成倒三角形排列。复眼之间着生 1 对触角,触角形状各异,有丝状、念珠状或栉状等,分节较多;通常雄性触角较粗,雌性触角较细。前胸极度延长,成细颈状,一般长为宽的 2 倍以上,可活动。

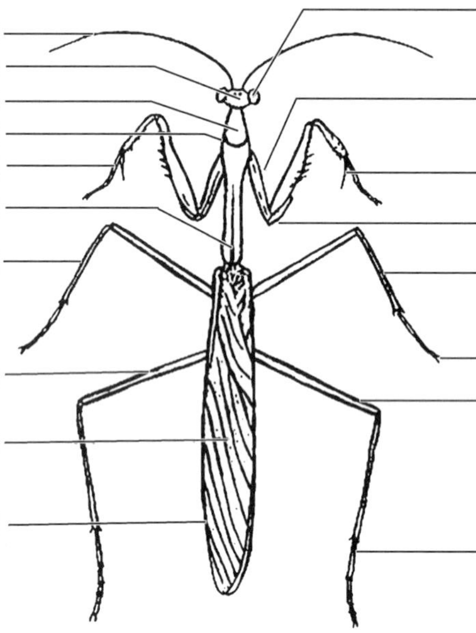

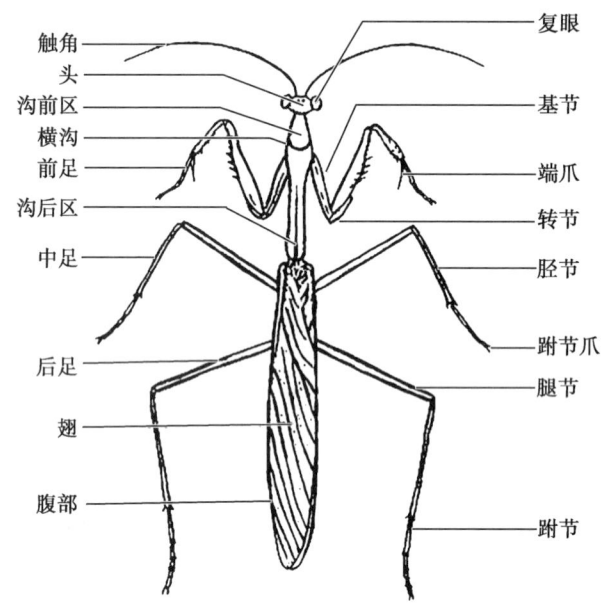

图 30-28 螳螂整体特征模式图
(仿 王天齐)

有的侧缘扩张,呈叶状或盾状,背面有一横沟,将前胸背板分为前区和后区。中、后胸短而阔。前翅为覆翅,前缘域较窄,前缘具齿、刺、纤毛或光滑;后翅膜质,臀域发达,扇状,飞翔力不强,静止时翅折叠于腹背;雌性后翅通常退化。前足捕捉式,基节甚长,能动,腿节腹面有槽,胫节可折嵌于腿节的槽内,形如折刀,腿节和胫节具强刺,当捕到猎物时,可阻止猎物的逃脱,胫节端部还具有弯曲的端爪;中、后足细长,适应于步行;跗节 4 节或 5 节,缺中垫。腹部肥大,共 11 节,第 11 节退化,仅剩下 1 对尾须(图 30-29)(或雄第 9 腹节)腹板扩大而构成下生殖板;第 8、第 9、第 10 腹板退化,部分构成膜质结构;产卵器较退化,有 3 对骨片构成,并有第 7 腹板包住。雄性外生殖器不对称,起明显的抱握作用。尾须呈锥状或棒状,有时扁平而呈明显的叶状,短而分节。雄性下生殖板末端常具腹刺。雄性外生殖器骨化部分形状的差异是分类学上的重要依据。

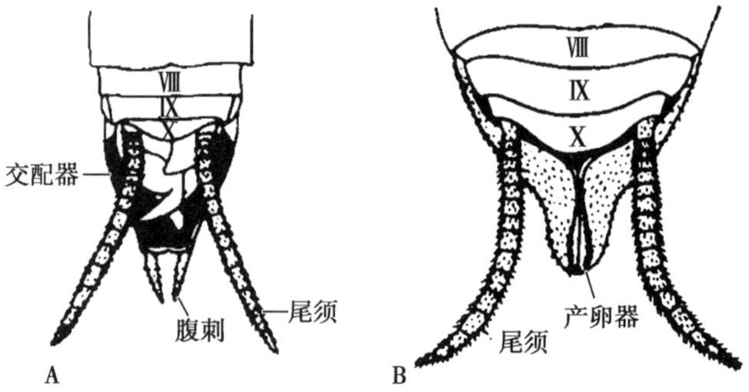

A. 雄虫;B. 雌虫。

图 30-29 薄翅螳螂(*Mantis religiosa*)腹部末端
(仿 Chopard)

内部解剖结构:消化道较短,直,嗉囊大,前胃内壁有 6 个齿或脊棱,中肠有 8 条胃盲囊,马氏管细,约 100 条。唾腺发达,有大的贮液囊。有 3 个胸神经节,7 个腹神经节。气门 10 对:胸部 2 对,腹部 8 对。雌性卵巢管无滋式,附腺发达,分泌物形成卵鞘;雄性睾丸 1 对,交配器不对称。

二、分类学

随着国内外学者的深入研究,到目前为止,全世界记载的螳螂已有 400 多属,2 400 余种。目前我国已记载螳螂共 8 科 19 亚科 47 属 160 余种(亚种)。

关于螳螂是否属为一个单独的目,在一些分类专家中还存在着争议,如 Richarda(1977)和 Vickery 等(1983)均将螳螂归属于网翅目(Dictyoptera),下分螳螂亚目(Mantodea)和蜚蠊亚目(Blattodea)。但国内外不少分类学者认为蜚蠊和螳螂在形态及生物学等方面存在明显差异,倾向于视其为一独立的目。

（一）怪足螳科（Amorphoscelidae）

体较小。前足腿节缺外列刺，仅具1~3枚中刺，缺或仅具3~4枚内列刺。前足胫节缺内列刺和外列刺。本科分为2个亚科，分布于亚洲、非洲、欧洲及澳洲。

（二）花螳科（Hymenopodidae）

头顶光滑或具锥状突起。前足腿节具3或4枚中刺、4枚外列刺，内列刺为大刺之间具一枚小刺相交替的排列；前足胫节外列刺排列较紧密，刺端弯曲倒伏并与前面的刺紧靠；中、后足腿节较光滑，或前、后缘具叶状突起。分布于亚洲、非洲及南美洲，我国均有记载。

（三）锥头螳科（Empusidae）

体中到大型。头顶延长为近似的锥形突起。雄性触角栉状，雌性触角丝状。前足腿节内列刺的排列为大刺之间具2-5枚小刺相交替；中、后足基节或腿节或两者均具明显的叶状突起。分布于亚洲，欧洲及非洲。

（四）叶背螳科（Choeradodidae）

体较粗状，通常为绿色。前胸背板侧缘呈明显的叶状扩展，且明显超过头宽。前翅较阔。前足腿节具4枚外列刺及4枚中刺。肛上板呈较阔的三角形。分布于亚洲，美洲及非洲。我国仅记载叶背螳亚科（Choeradodinae）。

（五）扁尾螳科（Toxoderidae）

体中到大型。前翅不超过腹部末端。前足腿节较细，具3枚中刺和5~7枚外列刺，爪沟靠近基部。前足胫节通常较细长，略与前足腿节等长，并略弯曲；部分种类前足胫节较宽扁，上缘扩展明显，着生较多的刺并呈梳状。中、后足腿节较短，通常具叶状突起。尾须呈明显的叶状扩展，端部较基部宽。分布于亚洲、非洲及美洲。

（六）长颈螳科（Vatidae）

头顶中央具较大的锥状突起，雌雄两性触角呈丝状。前足腿节具3~4枚中刺和4枚外列刺。前足腿节内列刺的排列为1大刺与1小刺相交替。中、后足腿节或胫节具1~3个隆脊或叶状突起，或胫节基半部明显膨胀；尾须锥状或端节略膨大。分布于亚洲、非洲及美洲。

（七）细足螳科（Thespidae）

体小到中型。雌雄两性触角丝状。前胸背板较细长，两侧扩展不明显，如有扩展，则仅限于前足基节着生处。雄性具翅，雌性翅不发达或缺。前足基节近端处具较明显的叶状突起；前足腿节具4枚外列刺及2~4枚中刺。分布于亚洲、非洲、美洲。

（八）螳科（Mantidae）

体型各异。头顶缺粗大的锥形突起，如头顶锥形突起较大，则两眼附近各具一个小的突起。前胸背板侧缘具不明显扩展；如有明显扩展，则前足腿节第1和第2刺之间具凹窝。雌雄两性不同时为短翅。前足腿节外列刺一般超过5枚；如外列刺不超过5枚，则前足胫节背面端爪之前具1~2枚内列刺或雌性具翅。前足腿节内列刺的排列为1枚大刺和1枚小刺相交替。雌性下生殖板末端通常缺刺。尾须锥状或稍扁，不扩展呈叶状。本科是一个大科，广泛分布世界各地。到目前全世界共记载15个亚科，我国已记载9个亚科。

三、生物学

螳螂几乎可以猎食所有的昆虫，特别喜食蝗虫、双翅目幼虫、鳞翅目幼虫以及同翅目昆虫等。螳螂有较为普遍的自相残杀现象，雌性一旦进入雄性的视域，雄性即向雌性靠进，而雌性一旦发现雄性即向雄性进攻。

性成熟的螳螂，一生可交配多次，但在交配前，常有雌虫吃掉追随它的雄虫，即使雄虫的头部被食，也不妨碍雄虫的有效交配。这是围绕求偶、交配、营养而产生的一种进攻性行为，在此行为的发生过程中，由于同种的雌性个体明显大于雄性个体，从而占有进攻优势。一种较好的解释是雄性的咽下神经节可以分泌一种激素促进它的侧向运动和腹部外生殖器的抱握运动，因此雌性吃掉雄性的头部，可以破坏雄性的咽下神经节，有利于双方交配成功；另一种解释是雄性的性成熟早于雌性，在雌性性成熟前，如雄性强行交配，则雄性易被食。反之,被食的可能性就大大减少。

螳螂为渐变态。卵块包于由附腺分泌物形成的卵鞘中。卵鞘黏附于树枝、墙壁或石块上,个别在土中。多数螳螂都在晚秋产卵,次年6月初逐渐孵化。卵鞘的类型、大小随种类而异,同一种类因所处环境或食料的差异,其卵鞘大小也有所不同。一般可产1~6个卵鞘,每个卵鞘有40~400个卵粒,卵孵化率通常在80%以上。孵化时间一般从清晨至傍晚发生,而主要集中在上午8:00—9:00和傍晚17:00—18:00。种类不同,孵化的时间略有差异。少数种类的雌螳螂在产卵后守护着卵鞘,直至若虫孵化。

卵孵化后,若虫借助第10腹节腹板上的细丝连结虫体,或悬挂在卵鞘上。而后开始在植株或草地、石块间爬行活动。1~2龄若虫行动敏捷,老龄若虫行动较缓慢。幼龄期螳螂有自相残杀的习性(图30-30)。

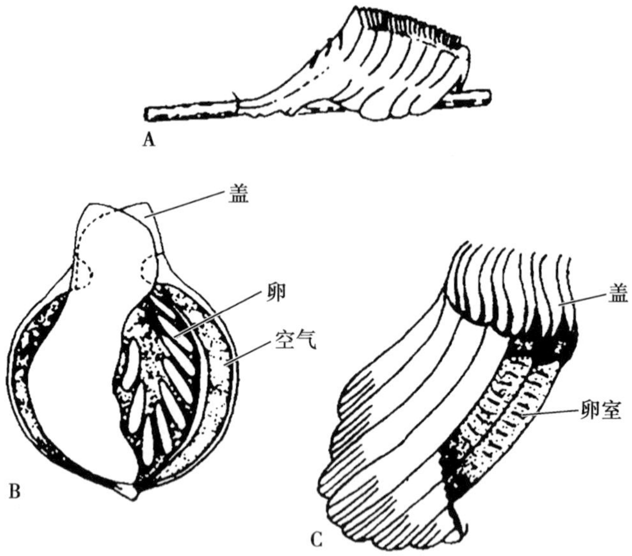

A. 卵鞘;B. 卵鞘横切面观;C. 卵鞘侧面观。

图30-30 斧螳属(*Hierodula*)的卵及卵鞘

(仿 Kershaw)

若虫与成虫外部形态非常相似,仅翅的发育在到达成虫期才完成。若虫一生蜕皮7-8次即变为成虫。一年完成一个世代,以卵在卵鞘中越冬。若虫羽化时间一般在清晨。羽化后10天左右即可交配,交配时间可维持2~4个小时。

四、生态学

该目昆虫是典型的陆生类群,分布很广,除极寒地带以外,广布世界各地,以热带地区种类最为丰富。螳螂若虫、成虫均为捕食性,可捕食如蝇、蚊、蝗、蛾蝶类及其幼虫和裸露的蛹、蟋蟀等小型昆虫,蝉、飞蝗、螽斯等大型昆虫,是中国农、林、果树和观赏植物的重要天敌昆虫。成虫是生物防治中的重要虫态,每年的7月至10月是成虫的主要发生期。目前已经有30余种成熟的人工饲养技术,可利用螳螂进行生物防治。

螳螂也常受到寄生性捕食性天敌的攻击,如螵蛸皮蠹属(*Thaumaglossa* sp.)昆虫,田蟋(*Gryllus pennsylvanicus* Burmeister,1838)能取食螳螂的卵鞘,一些蚁属(*Formica* sp.)和红蚁属(*Myrmica* sp.)的蚂蚁能取食螳螂初龄若虫。我国也发现有螳螂的寄生性天敌如中华螳小蜂(*Podagrion chinensis* Ashmead)、线虫等。其他捕食性天敌如肉食性的直翅目昆虫、蜘蛛、爬行类、两栖类以及鸟类等。

五、与疾病的关系

(一)重要的食用和药用昆虫

中药桑螵蛸为螳螂科昆虫中华大刀螳(*Tenodera sinensisi* Saussure,1842)、棕静螳(*Statilia maculata* Thurlberg,1784)或广斧螳(*Hierodula patellifera* Serville),1839的干燥卵鞘,以上三种分别习称"团螵蛸""长螵蛸"及"黑螵蛸",别名螗蛸、桑蛸、刀螂子、螳螂壳等。《本经逢原》有写:"桑螵蛸,功专收涩,故男子虚损,肾虚阳痿,梦中失精,遗溺白浊方多用之。《本经逢原》又言通五淋,利小便水道,盖取以泄下焦虚滞也。"具有固精缩尿,补肾助阳之功效。常用于遗精滑精,遗尿尿频,小便白浊。

(二)寄生虫的传播媒介

螳螂是美丽筒线虫(*Gongylonema pulchrum* Molin,1857)的中间宿主,当人们误食或吃未煮熟螳螂时,可感染此虫。成虫可在黏膜和黏膜下层移动,刺激人体使患者咽部发痒,疼痛,涎液增多,舌颊麻木僵硬,吞咽困难,食欲不佳,恶心,头晕和头痛等症状。有些患者因虫体移动时穿破黏膜,产生溃疡。禁食螳螂可预防此类寄生虫病。在虫体寄生部位局部涂抹麻醉剂,取出虫体后,涂上消毒药物即可痊愈。

螳螂亦是铁线虫(Gordiidae sp.)的寄主昆虫,当人们误食或吃未煮熟螳螂时,有可能导致人体消化道感染铁线虫。在消化道内，虫体可分泌一种物质以缓解肠液对它的破坏作用而发育为成虫，并可存活数年。铁线虫寄生于消化道所引起的症状一般不明显，可有消化不良、腹痛和腹泻等表现。大多数虫体随粪便排出体外，经呕吐物排出者极为罕见。

（三）过敏源

螳螂在自然界活动，本身可能携带有各类粉尘及病原菌，有研究表明螳螂可能造成吸入性过敏，诱发哮喘等呼吸道疾病。

六、中国螳螂目主要代表种

（一）中华大刀螳螂［*Tenodera sinensis*（Saussure，1871）］

螳科（Mantidae），大刀螳属（*Tenodera*）

Tenodera aridifolia sinensis（Saussure，1871）

1. 形态特征　本种体型较大，雄虫体长68~87mm，雌虫体长60~120mm。体淡褐色或暗黄绿色。头大，近似正三角形；复眼大而突出，椭圆形；触角丝状，柄节粗大，鞭节细小。前胸背板前端略宽于后端，其沟后区与前足基节长度之差约是前胸背板最大宽度的0.3~1.0倍(即雄性约为1.0倍，雌性约为0.8~0.6倍)；雌性前胸背板侧缘具较密的细齿，雄性于沟前区两侧具少量细齿或缺如；前半部中纵沟两侧排列有许多小颗粒，后半部中隆起线两侧的小颗粒不明显。前足股节腹面外列刺和中列刺各4个，内列刺15~17个，中、后足股节各具有1个端刺。前翅浅褐色或浅绿色，翅端较钝，后翅近基部明显的大黑斑。

2. 生活习性　1年发生1代，以卵鞘在树枝、灌木枝条、篱笆和墙壁等处越冬。雄虫一般为7龄，雌虫8龄。8月上、中旬开始出现成虫。成虫羽化后约经半个月开始交尾。从2龄若虫起，如果彼此相遇，即自相残杀。5龄前的若虫活动较敏捷，喜欢栖息在杂草或灌木上。随着龄期的增长则大量转移到树上。一般在早晚活动取食，喜荫怕热，夏天中午常栖息在树冠阴凉处或杂草丛中。秋季气温降低时，早晚多栖息在向阳的树叶上。常在较低处活动，静伏不动，伺机捕食靠近的其他昆虫。

3. 分布　安徽、北京、福建、广东、广西、贵州、湖北、辽宁、江苏、江西、山东、四川、台湾、西藏、浙江。

（二）广斧螳［*Hierodula petellifera*（Serville，1839）］

螳科（Mantidae），斧螳属（*Hierodula*）

Hierodula manillana（Giglio-Tos，1912）

Hierodula dispar（Kirby，1900）

Hierodula raptoria（Stål，1877）

Hierodula manillensis（Saussure，1870）

Hierodula bipapilla（Serville，1839）

1. 形态特征　亦称巨斧螳。本种在我国分布较广。雌虫体长57~70mm。雄虫体长41~56mm。多为绿色，褐色个体比较少见。因其具有宽而短的腹部，也称为广腹螳。头部三角形。复眼发达。触角细长，丝状。前胸背板粗短，呈长菱形，几乎与前足基节等长，横沟处明显膨大，侧缘具细齿，前半部中纵沟两侧光滑，无小颗粒。前胸腹板平，基部有2个褐色斑纹。中胸腹板上有2个灰白色小圆点。前翅宽，超过腹端。前足基节具3~5个黄色疣突，股节粗短，稍短于前胸背板，内缘具较长的褐色刺，胫节粗，短于股节。前翅前缘区甚宽，翅长过腹，股脉处有1浅黄色翅斑。后翅与前翅等长。

2. 生活习性　1年发生1代，以卵鞘在树枝、灌木枝条、篱笆和墙壁等处越冬。广斧螳螂喜栖息于灌木及树木高冠处，隐蔽于树叶中，伺机捕食其他昆虫，极少在草丛中。若虫和成虫的捕食期长达4~5个月，可以捕食多种害虫。

3. 分布　我国东部地区广泛分布。

（三）薄翅螳（*Mantis religiosa* Linnaeus，1758）

螳科（Mantidae），薄翅螳属（*Mantis*）

Gryllus religiosa Linnaeus，1758

1. 形态特征　本种为广布种。体中到大型，雄虫体长48~60mm，雌虫体长43~88mm；前翅较长，雄虫

34~42mm,雌虫 49~62mm。其明显的特征为前足基节内侧具一个黑色斑或茧状斑。前足腿节爪沟位于中部。中、后足腿节膝部内侧片缺刺。体通常绿色或褐色,体无斑纹。

2. 生活习性 常见于开阔草地,半荒漠环境,捕食小型昆虫。

3. 分布 黑龙江,吉林,辽宁,新疆,河北,山西,江苏,浙江,福建,广东,海南,云南,西藏等,世界广泛分布。

(四) 棕静螳[*Statilia maculata*(Thurlberg,1784)]

螳科(Mantidae),污斑螳属(*Statilia*)

1. 形态特征 别名棕污斑螳。本种分布较广。其明显的特征是体褐色;体型中等,大 45~60mm。前胸腹板在前足基节之后具黑色横带。前足胫节具 7~8 枚外列刺;前足基节和腿节内侧具有大块的黑色斑纹。复眼突出,单眼三个,排成三角形。触角丝状,口器咀嚼式,上颚发达。

2. 生活习性 棕静螳生性安静,可长期守候猎物,常栖息于园林空地、低矮灌木丛、靠近地面的草丛、草地,伺机捕食小型昆虫。分布广泛,也并不罕见,但因大多数活动于近地面的草丛,所以不太容易被发现。棕静螳螂跟大多数螳螂一样,以卵鞘过冬,卵鞘细长,多见于阴面。次年 5 月下旬至 6 月下旬卵鞘孵化。成虫出现比绿螳螂略早,于 7 月下旬开始出现,8 月上旬为羽化盛期,9 月上旬全部羽化为成虫。8 月下旬成虫开始交尾,9 月上、中旬雌虫开始产卵。9 月下旬成虫开始死亡,到 10 月下旬,在野外还可见到活动迟缓的成虫。刚孵化的若虫体湿润,附肢贴在腹面,经 1~3 分钟附肢展开,即可四处爬行或借风力扩散。

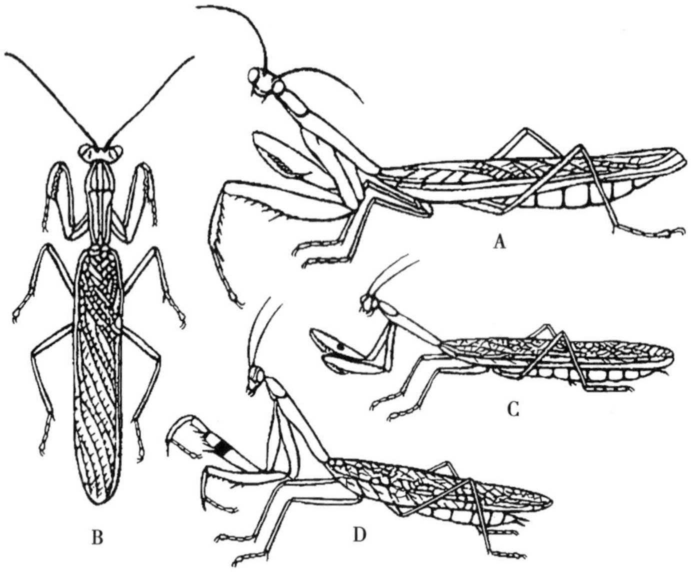

图 30-31 中国重要螳螂代表种类

A. 中华大刀螳螂(*Tenodera sinensis* Saussure,1842);B. 广斧螳[*Hierodula petellifera*(Serville,1839)];C. 薄翅螳(*Mantis religiosa* Linnaeus,1758);D. 棕静螳[*Statilia maculata*(Thurlberg,1784)]。

(仿 袁锋,1996)

3. 分布 北京、山东、江苏、上海、浙江、安徽、江西、湖南、四川、重庆、贵州、云南、西藏、福建、台湾、广东、广西、海南及东亚其他地区广布。

(五) 中华原螳(*Anaxarcha sinensis* Beier,1933)

花螳科(Hymenopodidae),原螳属(*Anaxarcha*)

1. 形态特征 体绿色,酷似中华大刀螳。中小型,体长约 35mm。复眼卵圆形,明显突出,平行分布在头部两侧。前胸背板绿色,侧缘齿为黑色,后翅透明,中域部分具红色斑,前足胫节内列刺 13 枚。

2. 生活习性 栖息于林地环境,行动敏捷,捕食小型昆虫。

3. 分布 浙江、湖南、四川、广东、广西。

第五节 毛翅目

小至中型,形似鳞翅目蛾类,柔弱。多褐色、黄褐色、灰色、烟黑色,鲜有较鲜艳的种类。头小,能自由活动。复眼大而左右远离,单眼 3 个或无。触角丝状,多节,基部 2 节较粗大。咀嚼式口器,但较退化。翅通常 2 对,有时雌虫无翅。翅脉接近假想昆虫脉序。足细长,跗节 5 节,爪 1 对。腹部 10 节。雌虫第 8 节具下生殖板,一般无特殊的产卵器。雄虫第 9 节外生殖器裸露。

一、形态学特征

头顶平坦或凸圆形，常有1~3对毛瘤（图30-32），其上着生鳞片或毛。复眼突出于头部两侧，一般左右分开，部分种类两复眼几乎在头顶相接。单眼3个或缺，部分种类具单眼2个，位于头顶触角基部的后方。触角着生在两复眼之间，基部相互接近，丝状，时有毛或鳞片覆盖。触角一般与前翅约等长，但长角石蛾总科和纹石蛾科长角纹石蛾亚科等种类触角可达前翅之1~2倍或更长。

口器为咀嚼式，较退化，多数种类仅下颚须和下唇须显著可见。上颚极弱，无功能（图30-33A），长角纹石蛾亚科种类口器完全消失。下颚退化；下颚须发达，1~5节（图30-33B），其节数与形态的变化在有些科雌雄两性间呈现明显差异，在毛翅目分类学上具有重要的意义。下唇通常较退化，仅少数种类发达；下唇须一般3节。长角纹石蛾亚科的下唇须有时与下颚须同时消失。

胸部分节明显（图30-33C）。前胸短，狭环状，背面常具1~2对毛瘤。有时中央具1条纵沟。中、后胸结构相似，但中胸略发达。中胸背板大，盾间沟通常呈“∧”形或圆弧形。中胸盾板上常有各种形状的毛瘤，其形状和存在与否是重要的分科特征。后胸背板光滑，或仅具稀毛。胸部腹板极小，中、后胸腹板常为胸足基节所覆盖。前胸侧板简单，中、后胸侧板被侧脊沟分为前侧片和后侧片。

翅2对，膜质，少数种类翅退化。翅面具毛，系本目的重要特征之一，毛的疏密和形状在科、属间常有明显差别，一般不具真正意义的翅痣，但在舌石蛾、幻沼石蛾等科的一些种类中具浅色、明显增厚的翅痣。毛翅目昆虫的脉序接近假想昆虫脉序（图30-34）。径脉R_2和R_3形成的分叉称第Ⅰ叉，R_4和R_5形成的分叉

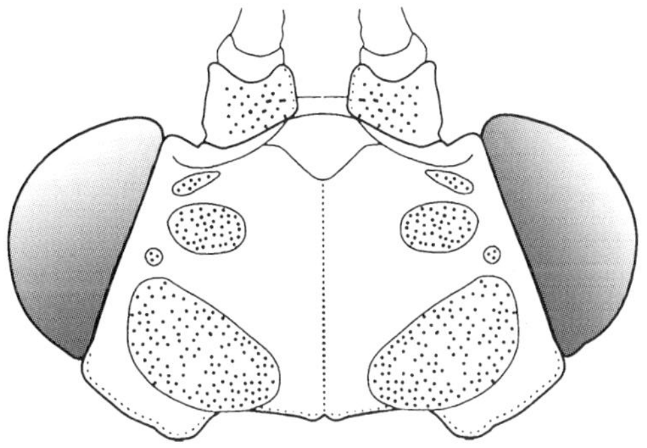

图30-32　繁复侧枝纹石蛾（*Hydropsyche complicata*）头部背面观（示毛瘤）
（孙长海 绘）

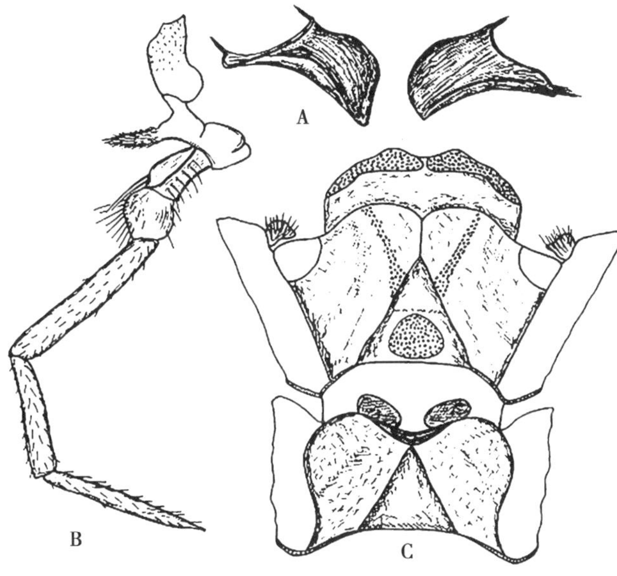

A. 上颚；B. 下颚；C. 胸部背面。

图30-33　四裂臀原石蛾（*Rhyacophila quadrifida*）
（孙长海 绘）

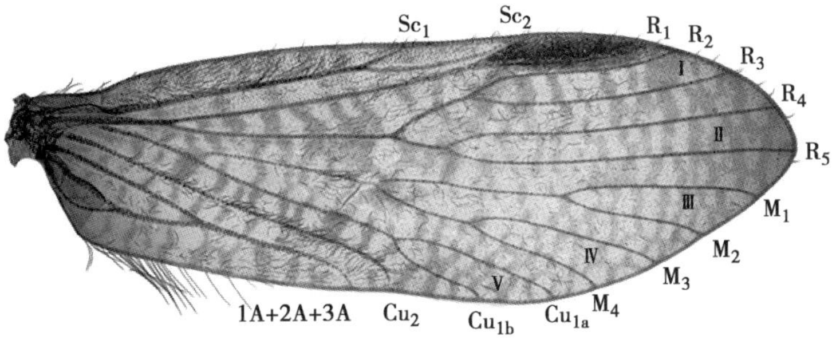

图30-34　原石蛾（*Rhyacophila* sp.）前翅脉序
（孙长海 绘）

称第Ⅱ叉，M_1 和 M_2、M_3 和 M_4 之间的分叉分别称为第Ⅲ、Ⅳ叉，Cu_{1a} 和 Cu_{1b} 构成第Ⅴ叉。在前翅 R_4 室基部和 M_4 室常各有1个亮点称为明斑，略隆起，具微毛。横脉中，径中横脉 r-m，中横脉 m 和中肘横脉 m-cu 称为并接横脉，它们有时呈一直线，有时呈阶梯形，其排列形状与相互位置常用来为种的分类特征。

腹部通常10节，纺锤形。多为正常环状节，背板与腹板间为膜质所连接。雄性外生殖器一般包括第9、10两节，有时亦包括第11节的遗留部分。

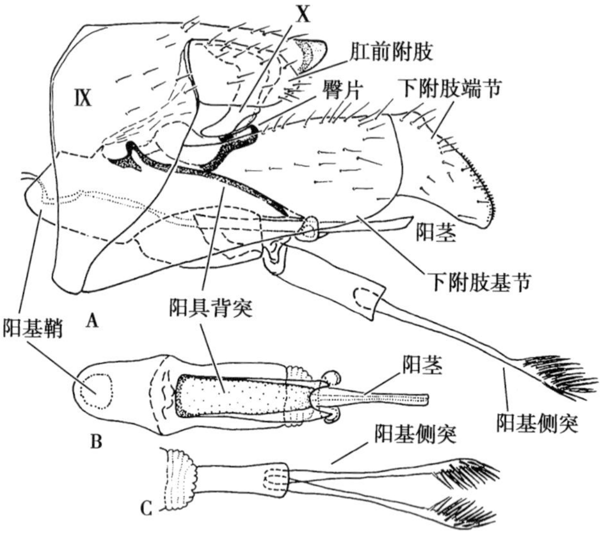

A. 侧面观；B. 阳具，背面观；C. 阳基侧突，腹面观。

图 30-35　连片原石蛾（*Rhyacophila coalita*）雄外生殖器

（孙长海 绘）

雄性外生殖器的形状在不同的类群间形态差异很大，但一般包括完整的腹部第9节，变化很大的第10节，肛前附肢，上附肢，下附肢（俗称抱握器）和阳具（图30-35）。阳具位于第9节生殖腔的中央，结构在各科间变异显著，通常由阳茎基和阳茎端两部分组成，阳茎基与阳茎端之间的膜质部分称内鞘膜，其上着生成对或不成对的骨化突起，称为阳基侧突，形状各异。有些种类阳茎基背面还着生一突起，称为阳具背突，亦或阳茎腹面具一突起，称为阳茎腹叶。阳茎端的结构和大小差异悬殊，发达的如原石蛾科中的一些种类，分为背、腹两枝。总之，阳具结构是毛翅目分类的重要依据。

雌性外生殖器结构较为简单，但在科间有较大的变化，有时在种间也差异明显，具鉴别意义。

二、分类学

最早毛翅目分为2个亚目，但由于选用的形态特征不同，2亚目的名称及其内含也有所不同，并代表两个分类系统，即麦氏系统和马氏系统。

麦氏系统主要根据毛翅目成虫下颚须节数将该目分为同须亚目（Aequipalpia）和异须亚目（Inaequipalpia），现已弃之不用。马氏系统则主要根据成虫下颚须末节有无环状纹及幼虫的筑巢习性等，将该目分为环须亚目（Annulipalpia）和完须亚目（Integripalpia）。该系统为多数毛翅目学者所接受，一直沿用至今。

1989年 Wiggins 等人根据毛翅目呼吸行为的演化趋势及蛹茧构造的相应变化，将以营自由生活为主的原始类群从环须亚目中单独列出，建立尖须亚目（Spicipalpia）。目前毛翅目的高级阶元分类系统仍有争议，其中 Wiggins 等人提出的三亚目分类系统最受认可。

全球已知毛翅目45科600属13 000余种，中国纪录有30科116属1 300余种。

（一）尖须亚目（Spicipalpia）

成虫下颚须5节，第5节形状正常，末端具细端刺；触角柄节短于头长。幼虫触角位于头的前缘，腹部两侧常具一列侧缘毛，第9节腹具骨化背板，营自由生活或筑简单的龟壳状可携带巢，化蛹前吐丝结石粒质蛹巢并在其内结茧化蛹。本亚目下设4科，即舌石蛾科（Glossosomatidae）、小石蛾科（Hydroptilidae），螯石蛾科（Hydrobiosidae）和原石蛾科（Rhyacophilidae）共4科。

原石蛾科（Rhyacophilidae）　成虫具单眼。下颚须第1、2节粗短，第2节圆球形。胫距式3圆球形。前后翅脉序完整，前翅5个叉脉齐全，后翅缺第4叉脉；前后翅分径室与中室均开放；前翅R1在翅端分裂为R1a与R1b。雄外生殖器种类间变异较大：第9节环形，第10节具肛上附肢，中附肢在该科中演变为臀板。下附肢2节，大而长。阳具典型的三叉结构，但种类间变化大，是区分种类的重要特征。

（二）环须亚目（Annulipalpia）

结网型石蛾。成虫下颚须5节，末节柔软多环状纹，长至少为前一节长之2倍。幼虫蛃形，前口式，触角极小或无；臀足长并具发达的爪，活动灵便，生活于清洁至中等污染的水体。本亚目包括8科，以纹石蛾科（Hydropsychidae）、角石蛾科（Stenopsychidae）最为常见。

1. 纹石蛾科（Hydropsychidae）　成虫缺单眼。下颚须末节长，环状纹明显。中胸盾片缺毛瘤，胫距式 2 虫缺-4 虫缺-4。前翅具 5 个叉脉，后翅第 1 叉脉有或无。幼虫各胸节背板均骨化，中、后胸及腹部各节两侧具成簇的丝状鳃。幼虫生活于清洁水体中，部分种具有较强的耐污能力，取食聚集在蔽居室网上的藻类、有机颗粒或微小型无脊椎动物。广布于各动物地理区。

2. 角石蛾科（Stenopsychidae）　体大型。成虫具单眼，下颚须第 5 节有不清晰环纹；触角长于前翅，中胸盾片无毛瘤。胫距式 3-4-4 或 0-4-4；雌虫 2-4-4。前后翅的分径室闭锁，前翅 5 个叉脉齐全。

（三）完须亚目（Integripalpia）

成虫下颚须 3~5 节，末节的长度与形状与其他各节相似。后足胫节通常具刺，幼虫营建可携带巢，亚蠋型，下口式；臀足及其爪均短，适于将身体固着于巢内。幼虫生活于静水或流水栖境，多数种类对水质极为敏感。该亚目包括 30 余科，其中沼石蛾科（Limnephildae）、鳞石蛾科（Lepidostomatidae）、长角石蛾科（Leptoceridae）较常见。

1. 沼石蛾科（Limnephilidae）　体中至大型，外形与体色有较大变化。头通常短而宽，偶有后头部分较发达的。成虫具单眼 3 枚，头顶具大小不等的毛瘤 3 对；触角丝状，与翅等长或稍短于翅，柄节短于头长；雄虫下颚须 3 节，第 1 节很短，第 2、3 节约等长；雌虫下颚须 5 节，第 2 节细长，长于第 1 节。下唇须 3 节。足胫节、跗节多刺；胫距式 0-1-1-3-1-4，通常为 1-3-4。中胸盾片具 1 对长形的毛斑或 1 对边缘明显的毛瘤；小盾片短，具 1 对小毛瘤，或具 1 个位于中央的长卵圆形毛瘤，但其长度不及宽的 3 倍。前后翅的翅脉均缺第Ⅳ叉和中室；前翅臀脉合并部分等于或长于第一臀室数分室之总长。腹部 10 节，常短而粗壮。

2. 鳞石蛾科（Lepidostomatidae）　体中型，成虫缺单眼。触角柄节长，约为复眼直径的 2 倍至 10 倍以上，简单圆柱形，或内侧具 1-2 个齿状突，或具细沟，或凹陷等；下颚须雌虫 5 节，雄虫 2 节，基节骨化圆柱形，有时具叶状突，端节可屈伸，匙状或叶状，表面覆密毛。中胸盾片及小盾片各具 1 对毛瘤，其形状与大小种间各有差异，盾片毛瘤常小于小盾片的毛瘤。前翅后缘常具卷折，翅面局部区域覆毛或鳞片，或具无毛的光斑区，其形式多样化，常因种而异；前翅具Ⅰ、Ⅱ叉，缺Ⅲ、Ⅳ叉，Ⅴ叉有或无；中脉分为 M_{1+2} 和 M_{3+4} 两支。径距式 1-2-4-3-4。

3. 长角石蛾科（Leptoceridae）　小至中型，体型细弱，雄虫个体大于雌虫，是毛翅目中较美丽的类群之一。成虫缺单眼，触角长，常为前翅长的 2 至中倍；下颚须细长，5 节，末节柔软易曲，但不分成细环节。中胸盾片长，其上着生的两列纵行毛带，几乎与盾片等长，中胸小盾片短，距式：0，末，2，2，末。翅脉有相当程度的愈合，通常 R_5 与 M_1、M_2 愈合为 1 支，或称 R_5+MA；M_3 与 M_4 愈合为 1 支，称 M_{3+4} 或 MP；故第 3、4 叉常缺，翅通常狭长，浅黄色、黄褐色、淡褐色或灰褐色，有些种类翅面具银色斑纹；多数类群后翅较宽。长角石蛾科幼虫喜低海拔（通常 500m 以下）。在冷水或暖水、急流或缓流、池塘、沼泽、湖泊中等均有发生。

三、生物学

毛翅目昆虫是典型的水生昆虫，幼虫生活于各种类型的水体中，甚至是季节性的池塘或溪流中。幼虫喜欢以中、小型石块为底质，水生植物丰富的水体一般较多，但在泥沙底质水体中也有一定的多样性。

幼虫少数自由生活，多数可吐丝将多种材料筑成不同质地、形状各异的隐蔽居室及可携带巢。巢可单纯以细石、细枝组成，也可由枝条与碎石，或由碎叶片与粗、细石等混合组成，在有些属种中可由纯丝构成。

幼虫通常有 5 个龄期，有些种类可经历 6 个或 7 个龄期。一些生活于季节性溪流或水塘的种类，在干旱季节老熟幼虫能滞育数月之久，只有当环境适宜时才化蛹。所有种类的幼虫阶段均生活于水中，由于与周围生态环境长期的协同进化，获得了形形色色奇特的生活方式。

石蛾幼虫的食性种种不同，通常可分为肉食型、植食型和腐食型。植食型或称食草性种类，以菌丝、藻类或水生高等植物为食；食肉性种类捕食小形甲壳类、蚊、蚋等幼虫。取食方式也相应多样化，根据取食对象的不同大致可分为撕食型、集食型、刮食型和捕食型。

石蛾的生活史因种类不同而有很大的差异，多数种类年发生 1~2 代，但也有年发生 2~3 代的。如 *Oxyethira frici*、*Goerodes satoi* 年发生 1 代，*Hydroptila insubrica*、*Hydropsyche instabilis* 年发生 2 代，小石蛾（*Hydroptila martini*），东方瘤石蛾（*Goerodes orientalis*）年发生 2~3 代。有些种类则需 1 年以上才能完成一个

世代，如幻石蛾（*Apatania maliebis*）2 年发生 1 代，而瘤石蛾（*Goerodes mukabiraeaensis*）2 年 3 代。已有研究证明，生活史中出现滞育现象的也很普遍，如沼石蛾（*Anabolia furcata*），老熟幼虫于 6 月份进入滞育，只有短光照可以打破这种滞育。

蛹为裸蛹，上颚发达，腹部腹面常有气管鳃，末端常有 1 对臀突。

成虫多发生于幼虫栖息的水域附近，夜出性，趋光性强。日间隐藏在水边的草丛或湿度较大的灌木丛中，黄昏时，成群石蛾在水边或水面附近翩翩起舞，交配产卵。多数种类飞翔力不强，飞翔距离通常在离水边 500m 的范围内，而以 300m 以内为多。但在属、种间也有较大的差异，纹石蛾科长角纹石蛾属（*Macronemum*）的飞行能力较强，而少数等翅石蛾科种类如 *Trentonius distinctus* 终生无翅，只能在水边的石块上爬行。成虫寿命通常 1 个月左右，不取食或仅取食植物蜜露。但少数以成虫态滞育的石蛾其寿命可长达 3 个月左右。生活在非常年积水池塘中的沼石蛾种类，其成虫在 6 月份羽化后，并不立即产卵，要经过相当长一段滞育阶段，当夏末初秋干旱减弱后，才恢复正常性器官发育，并随即进入产卵阶段。

四、生态学

由于毛翅目幼虫对水环境的温度和溶解氧含量的敏感度在科、属甚至种间有明显差异，目前已被许多发达国家用作水质监测指示生物。水生昆虫耐污值指数共分为 10 级，0 级为最敏感，10 级为最耐污染。毛翅目主要类群科级耐污值指数分布在 0 至 6 级之间。例如，原石蛾科、齿角石蛾科耐污值指数为 0 级，鳞石蛾科为 1 级，蝶石蛾为 2 级，等翅石蛾科为 3 级，小石蛾科与长角石蛾科为 4 级，而纹石蛾科与多距石蛾科为 6 级。通过底栖动物的采集与快速鉴定，结合科级水平的耐污值指数，可以快速而准确地判别水质的污染状况，从而为综合评价水质提供可靠依据。

五、与疾病的关系

耐污值指数 3-6 级的石蛾种类，其幼虫大量发生于居民住地周围的轻度有机污染水体中。据报道，大型船闸附近、水库大坝等易大量发生原围长角纹石蛾（*Amphipsyche proluta* McLachlan），发生高峰期虫量可以吨计；短脉纹石蛾（*Cheumatopsyche* sp.）幼虫大量发生时，虫口密度可高达每平方米 25 万头。如此之大的生物量，往往导致石蛾羽化后的蜕及其破碎后的颗粒物、成虫大发生时脱落的毛及成虫死亡后的残体颗粒在空中的浓度较高，可诱发季节性致敏原。过敏体质或特殊体质的人群吸入这些过敏原后，易患过敏性疾病。不接触石蛾残体颗粒可预防此过敏性疾病。

六、中国毛翅目主要代表种

（一）那氏喜原石蛾（*Himalopsyche navasi* Banks，1940）

原石蛾科（Rhyacophilidae），喜马石蛾属（*Himalopsyche*）

1. 形态特征　雄虫体长 13mm，前翅长 17mm。头部黄色，触角、下颚须、下唇须黄色。下颚须端节基部粗，端部变细。前胸黄色，中胸背板黑褐色，后胸黄白色。足黄色，前翅黄色，散布不规则黄褐色斑点，后翅黄白色。雄外生殖器：第 9 节侧面观长方形，粗大，第 10 节膜质。臀板骨化，圆柱形，端部向内弯曲成钩状。肛上附肢 1 对，细长，基部愈合。下附肢 2 节，第 1 节粗大，多毛，距端部 1/3 处具一深的缺刻；第 2 节三角形，较小，端部具刺。阳具完整，阳茎背面观三叉状，其中突至多是阳基侧突的 1/3 长。阳基侧突强烈骨化，由基部向端部逐渐变细，背向弯曲，使基部与端部的夹角约 120 度，基部不愈合。

2. 生活习性　幼虫水生，捕食性。

3. 分布　浙江、安徽、福建、江西、四川。

（二）三带短脉纹石蛾 *Cheumatopsyche trifascia* Li，1988

纹石蛾科（Hydropsychidae），短脉纹石蛾属（*Cheumatopsyche*）

1. 形态特征　前翅长 5.5~6.5mm。体深褐色，头部背面深褐色，其余部分为黄色。触角、下颚须、下唇须黄色。前胸苋，中、后胸背面深褐色，侧腹面大多为黄色；足黄色，翅黄色，前翅基部、中部及亚端部分别具自前缘伸向后缘的白色条带，但这三个条带不同个体间表现出一定的差异性。腹部黄白色，具烟色的细条纹。雄外生殖器:第 9 节侧后突短,不尖;第 10 节侧面观基部窄,向端部稍加宽,侧叶近短棒状,中叶侧面观角状,背面观端平。瘤突卵圆形。下附肢基节细长,端部略内弯,端节短,约为基节的 1/5,端部尖;阳具基部粗,弯曲成 90° 角,端部直(图 30-36,图 30-37)。

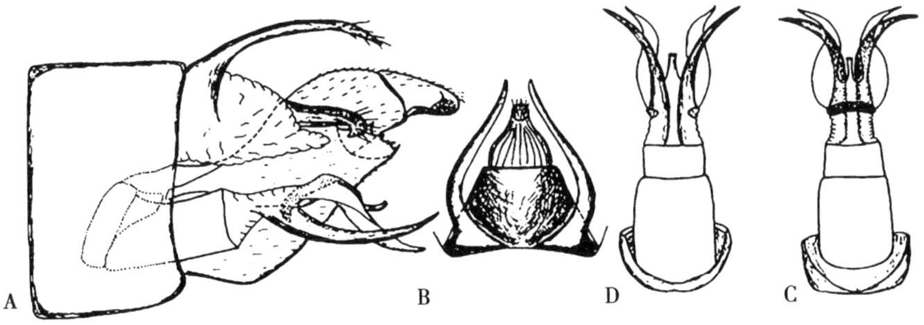

A. 侧面观;B. 背面观;C. 阳具,背面观;D. 阳具,腹面观。

图 30-36　那氏喜原石蛾(*Himalopsyche navasi*)雄外生殖器
(孙长海 绘)

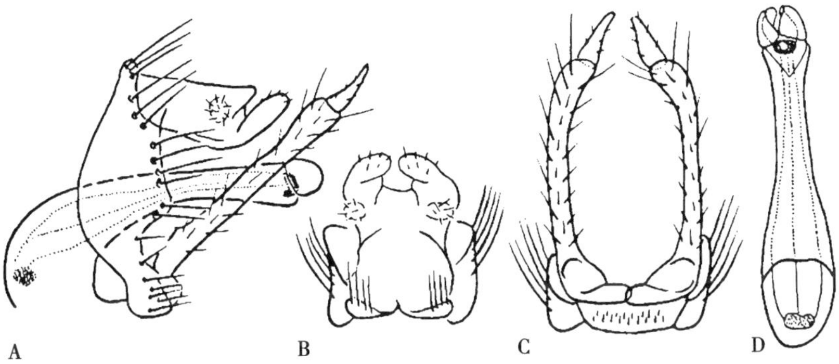

A. 侧面观;B. 第 9~10 节,背面观;C. 下附肢,腹面观;D. 阳具,背面观。

图 30-37　三带短脉纹石蛾(*Cheumatopsyche trifascia*)雄外生殖器
(孙长海 绘)

2. 生活习性　幼虫水生,集食性、滤食性。

3. 分布　浙江,安徽、福建,广东,江西。

(三) 狭窄角石蛾(*Stenopsyche angustata* Martynov,1930)

角石蛾科(Stenopsychidae),角石蛾属(*Stenopsyche*)

1. 形态特征　头长 1.5~2mm,翅长 20.5~21mm。前翅臀前区基部至中部翅脉之间具纵向排列的深色短条纹,中后部密布网状斑纹,顶角处具一块状斑纹,臀区网纹色淡,但可见。雄性生殖器:第 9 节侧突起细长,端部钝圆,长度约为上附肢 1/3;上附肢细长;第 10 节中央背板似矩形,仅为上附肢长度的 1/3,端部中央深凹呈双叶状,每侧顶部具一浅凹,背板基部具一对指状突起;下附肢亚端背叶长于第 10 节背板,末端向外弯曲,呈弯钩状,端部尖锐;下附肢弧状弯曲。

2. 生活习性　幼虫水生,滤食性。

3. 分布　浙江,陕西,四川,江西,福建,广东。

(四) 大须沼石蛾(*Limnephilus distinctus* Tian et Yang,1992)

沼石蛾科(Limnephilidae),沼石蛾属(*Limnephilus*)

1. 形态特征　黄褐色,前翅长:♂褐色,前,♀♀色,前。

雄虫外生殖器:第8腹节背板中部向后延伸成一钝圆形突起,具毛。第9腹节侧面观近背方1/3处最宽,背、腹方宽约为中部最宽处的1/2。上附肢侧面观宽大,长约为基部宽的1.5倍,末端钝圆;后面观其腹缘呈

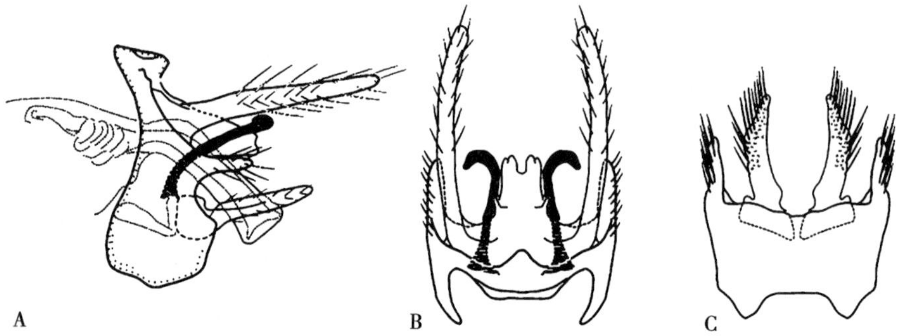

A. 侧面观;B. 第 9~10 节,背面观;C. 第 9 节与下附肢,腹面观。

图 30-38 狭窄角石蛾(*Stenopsyche angustata*)雄外生殖器
(仿 Xu 等)

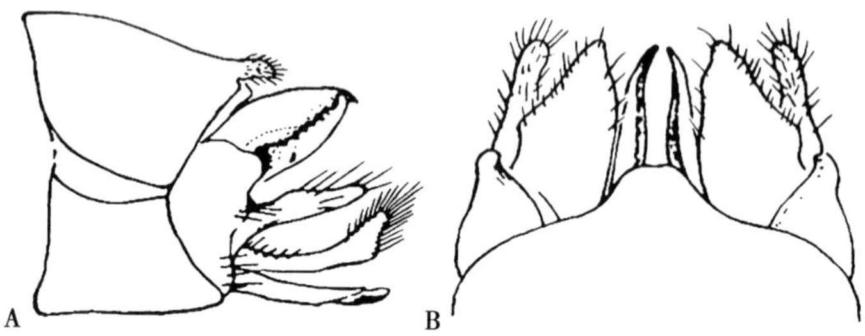

A. 侧面观;B. 背面观。

图 30-39 大须沼石蛾(*Limnephilus distinctus*)雄外生殖器
(仿 田立新等)

不规则锯齿状,背缘中部向腹内侧延伸成一骨化的小刺突。中附肢单突状,约与上附肢等长,端部弯向背方。下附肢基部沿第 9 腹节形成一带状,余下部分呈棍棒状突起,约与上附肢等长,中部略粗,末端钝圆。阳茎基长杯状;阳茎长管状,基部略粗,端部内茎膜约占整个阳茎长的 1/5;阳基侧突细瘦,约与阳茎等长,末端向背方膨大呈三角形,具若干粗毛(图 30-38,图 30-39)。

2. 生活习性 幼虫撕食性。

3. 分布 浙江、四川。

(五)长毛鳞石蛾[*Lepidostoma longipilosum*(Schmid,1965)]

鳞石蛾科(Lepidostomatidae),鳞石蛾属(*Lepidostoma*)

1. 形态特征 前翅长:雄虫 7.8-9.2mm。体黑褐色。雄虫触角柄节长 1.25mm,基部具 1 个内向的呈 90 度角的叉状短突。下颚须 2 节,基节香蕉形,端节透明膜质,可伸缩,长约为基节的 2 倍。前翅臀褶伸至明斑之稍外方,约与 Sc 脉等长。雄虫外生殖器:第 9 腹节侧面观腹缘长为背缘后 1.5 倍,后缘凹入。第 10 节背板背面观 1 对背中突和 1 对下侧突均为短指状,位于背中突的侧背方的上侧突,半透明,略扁,侧观亦为短指状。下附肢 2 节,分节不甚明显;基节基部 2/3 粗筒形,端部 1/3 收窄呈狭长枝突,末端扩大,平截;端节细刺状,位于枝突的内侧。阳茎粗短。常具 1 根,阳茎侧突,位于阳茎正背方,骨化程度极弱。

2. 生活习性 幼虫撕食性。

3. 分布 安徽、河南、湖北、陕西、青海。

(六)长须长角石蛾(*Mystacides elongatus* Yamamoto et Ross,1966)

长角石蛾科(Leptoceridae),须长角石蛾属(*Mystacides*)

1. 形态特征 前翅长雄虫 6.5mm,雌虫 6.6mm。额区黄褐色,头顶、胸侧区深褐色,胸部背区黑褐色;触角苍白色,鞭部每小节具极细的褐色环;颚须深褐色具浓密黑色细毛;胸足浅褐色。翅黑褐色具光泽。雄外生殖器:第 9 腹节侧面观腹区明显长于背区,后侧缘自腹端向背方呈约 40 度角回切,背板狭窄;腹板端缘中央强烈延伸成腹板突,末端伸达下附肢外方,与第 10 背板短刺突顶端约平齐;腹面观腹板突基部宽短,端部 2/3 为 1 对彼此分歧的长叶形分支,其宽约等于基宽的 1/2,末端尖。肛前附肢细长棍棒形。第 10 节背板由 1 对长度差异较小的不对称粗壮刺组成,并在近端部处相互交错。下附肢侧面观主体直立,背半部略呈方形,附肢后侧方似形成 3 个后侧突:背侧突直角形,不明显突出,为附肢的侧上角,中侧突约发自附肢之中部,与腹侧突同为短三角形,两者均指向尾方;背部内侧的背中叶狭条状,宽不及附肢亚背区的 1/2。阳茎基部 3/4 粗管形,端部 1/4 浅槽形,腹面近端部两侧具 1 对小三角形叶突;阳基侧突缺如(图 30-40,图 30-41)。

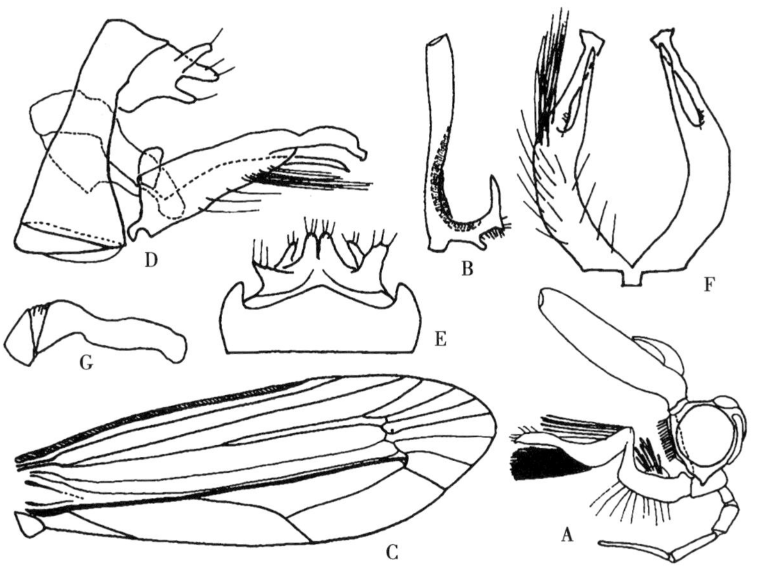

A. 头部侧面观;B. 触角柄节,背面观;C. 前翅;D-G. 雄外生殖器:D. 侧面观;E. 背面观;F. 下附肢,腹面观;G. 阳具,侧面观。

图 30-40 长毛鳞石蛾(*Lepidostoma longipilosum*)
(仿 Yang)

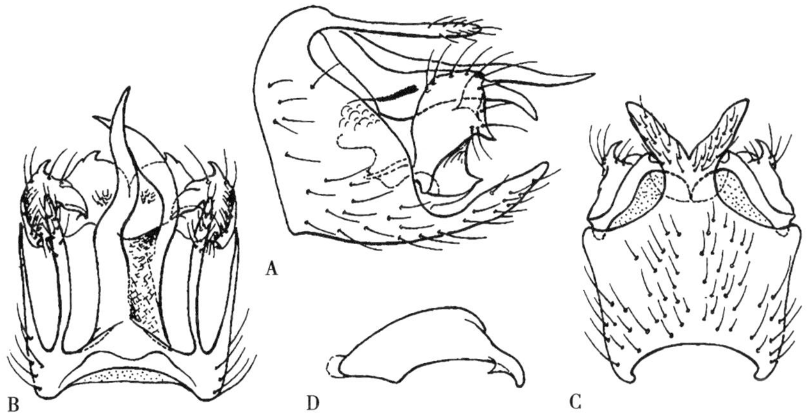

A. 侧面观;B. 背面观;C. 腹面观;D. 阳具,侧面观。

图 30-41 长须长角石蛾(*Mystacides elongatus*)雄外生殖器
(仿 Yang 等)

2. 生活习性 幼虫水生,集食性。
3. 分布 江苏、浙江、福建、广东、江西、四川、贵州、云南。

第六节 蜉蝣目

蜉蝣稚虫生活于淡水中,是水生生态系统的重要组成成分,对保持水体清洁与生态系统健康具有举足轻重的作用。同时,蜉蝣有时可大规模羽化,给交通、环境带来灾难性影响,还可引起人体过敏甚至心理恐慌。在有些地区和民族,大型蜉蝣种类可作为食材和钓捕的鱼饵,它们体内的寄生虫也可能对人体造成影响等。因而,这类成虫阶段口器退化、生活期极短的昆虫门类虽然在多数情况下与人类关系不太密切,但有时也可能在局地造成疾病和灾难。另一方面,蜉蝣保留着一系列古老昆虫的特征,是探讨有翅昆虫起源和演化的重要研究对象。还有,本类昆虫的成虫不饮不食、朝生暮死,曾引起过很多文人咏叹与诗人抒怀,是常见的文化符号之一。总之,无论是文化上、科研上、医学上以及生态上,蜉蝣都占有重要地位。

一、形态学特征

稚虫为蜉蝣生活史中最长的阶段，也最易采集。不同类群的蜉蝣稚虫形态、大小差异明显，但其基本模式是类似的。分为头、胸、腹三部分(图 30-42)。头部具 1 对触角、3 只单眼、1 对复眼及口器。咀嚼式口器可分为上唇、舌、上颚 1 对、下颚 1 对和下唇 7 部分(图 30-42)。上唇一般为膜质片状；上颚端部分为切齿、臼齿和磨齿，切齿可能分为内外切齿，磨齿一般较为发达；下颚端部往往具齿，并且具下颚须；舌分 3 叶；下唇往往发达，具下唇须。口器各部分的形状及特征是蜉蝣稚虫鉴定分类的重要依据之一。

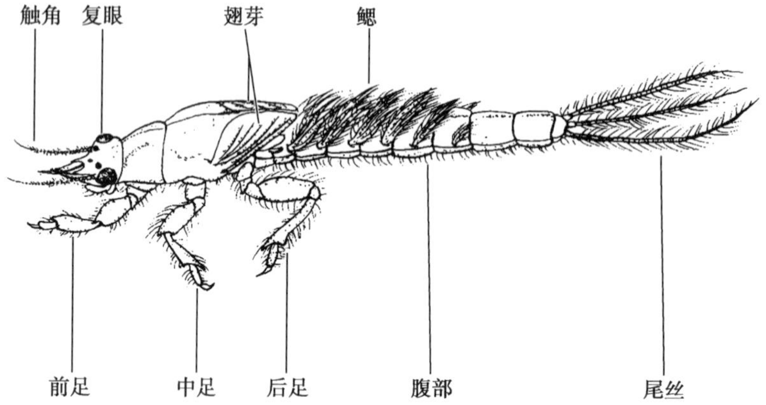

图 30-42 绢蜉(*Ephemera serica*)稚虫整体观
(周长发 绘)

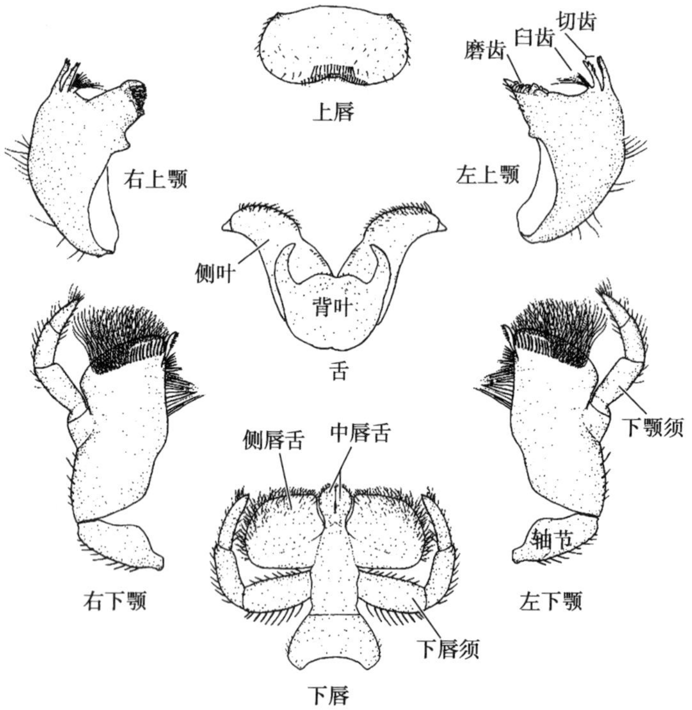

图 30-43 斑腿思罗蜉(*Thraulus femoratus*)稚虫口器
(周长发 绘)

胸部 3 节，后胸被中胸覆盖而不显；大多具 2 对翅芽(有些只有 1 对)和 3 对足，翅芽与胸部背板愈合或分离。足分为基节、转节、腿节、胫节、跗节和爪。足的形状多变，如用于挖洞的挖掘足(蜉蝣总科)、滤食用的过滤足(等蜉科 Isonychiidae)等(图 30-43)。

腹部 10 节，一般具有 7 对鳃，着生于腹部的第 1~7 节；鳃的形态、数量、着生位置等是重要的分类特征。大多数种类的蜉蝣稚虫具 2 根尾须和 1 根中(终)尾丝，后者在一些种类存在程度不同的缩短或消失。尾丝的多样性与蜉蝣的生活习性密切相关，如游泳能力较强的类群，其中尾丝两侧及尾须内侧具浓密的游泳毛，而活动能力较弱的类群，尾丝各节相对较长而纤细，节上不具细毛。

蜉蝣成虫具备所有昆虫的典型特征但口器退化。触角 1 对、刚毛状；复眼 1 对，大而明显，几乎完全占据头部背面，很多种类的复眼又分为基部与端部两部分，端部又可能变大突出；单眼 3 只。胸部具翅 1~2 对、足 3 对；翅具十分原始的脉相。腹部末端具 2~3 根长而分节的尾丝，其长度往往为体长的 2~3 倍。雄虫在第 9 腹节的腹面有外生殖器，而雌虫的生殖孔在第 7 腹节的腹面，有些种类的第 7 腹板延长成产卵器(图 30-44)。

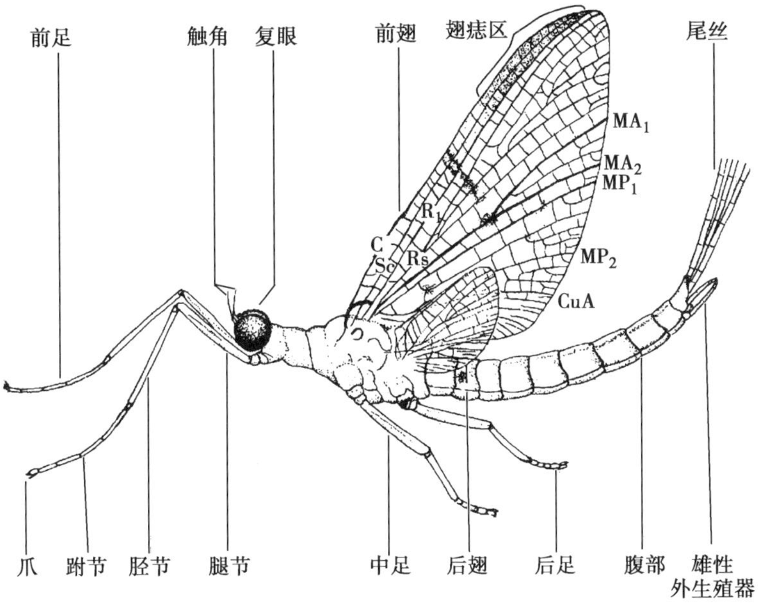

图 30-44　绢蜉(*Ephemera serica*)雄成虫整体观
(周长发 绘)

与其他任何昆虫不同,蜉蝣的成虫阶段还有一个亚成虫期。亚成虫是成虫的前一个龄期,其与成虫已非常相似,如翅已完全伸展、具飞行能力等,但亚成虫体色较暗、翅表面不透明、大部分附肢(前足、尾铗和阳茎)未发育完全。

二、分类学

蜉蝣的成虫与稚虫形态变化都较大,不同类群之间的联系不清晰,故对蜉蝣目的分类有多种不同意见。目前多数研究者将本目分为两亚目:后翅角蜉亚目(Posteritorna)和前翅角蜉亚目(Anteritorna)。前者只包含 2 科,后者包含大多数种类,约有 40 科,它们又可组合成几大支。当前的分子系统学研究结果更显示出多种不同的意见。

全世界蜉蝣目前已知 40 余科 460 余属 3 600 余种,中国共报道 23 科 67 属 300 余种,常见的有短丝蜉科(Siphlonuridae)、蜉蝣科(Ephemeridae)、河花蜉科(Potamanthidae)、小蜉科(Ephemerellidae)、多脉蜉科(Polymitarcyidae)、四节蜉科(Baetidae)、扁蜉科(Heptageniidae)、四节蜉科(Baetidae)、细裳蜉科(Leptophlebiidae)、等蜉科(Isonychiidae)等。

三、生物学

蜉蝣生活史共分为 4 个阶段,即卵、稚虫、亚成虫和成虫。稚虫由卵孵化后,在水中生活,用鳃呼吸,龄期 10~50 不等,一般数月至 1 年可羽化为亚成虫。多为滤食性、刮食性和捕食性,少数为撕食性。亚成虫和成虫在陆地和空中生活,用气管呼吸,都具翅能飞,这种独特的原变态发育过程在昆虫中绝无仅有。蜉蝣成虫和亚成虫的口器都已退化,不具功能,故它们都不饮不食,一般只能存活数小时至几天。蜉蝣目昆虫多为两性生殖,也有孤雌生殖的报道。蜉蝣交尾动作复杂且独特(图 30-45):雄成虫飞到雌成虫腹部,伸出明显加长的前足,通过胫跗节间的特殊关节使跗节上卷,从两侧勾住雌成虫前翅基部,之后将腹部向背上方弯曲,将第 9 节腹部的外生殖器反转朝上与雌性外生殖孔相合。同时,腹部末端尾丝向前伸展,位于雌性身体的腹面或两侧。交尾结束后,雌成虫将卵产在水面上,数百枚卵聚成卵块,等待孵化。大多数蜉蝣一年一代,但也有一年多代和 2~3 年一代的报道。

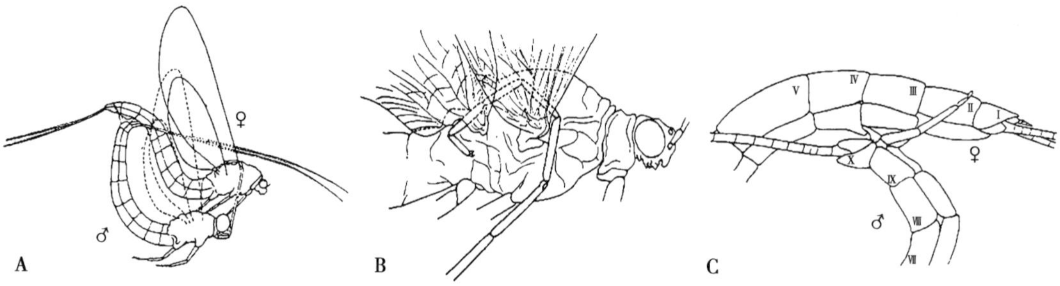

A. 雌雄蜉蝣交尾姿态;B. 交尾时雄性用前足钩握在雌性的胸部和翅基;C. 雌雄外生殖器的交合状态。

图 30-45 雌雄蜉蝣交尾姿态

(引自 Brinck)

四、生态学

蜉蝣是淡水生态系统中生物量很大的初级消费者,为众多捕食者(如鱼类、蜻蜓,甚至鸟类、蜘蛛等)提供能量。蜉蝣稚虫几乎可生活于任何淡水生境,从临时性积水、池塘到大型河流、湖泊、从低海拔的平原到高海拔的青藏高原,甚至淡咸水中都有发现。同时,蜉蝣目中的许多类群对水体污染较为敏感,常与襀翅目(Plecoptera)和毛翅目(Trichoptera)一起作为水质监测的指示生物。

五、与疾病的关系

(一) 可作为食用和医用昆虫

蜉蝣目昆虫虽然体型较小,但富含蛋白质、矿物质、维生素 B 和必需氨基酸,目前已有 10 个国家将蜉蝣当作食物。如东非地区的维多利亚湖中的蜉蝣对当地居民非常重要,他们会沿海岸线收集成群的细蜉(*Caenis kungu*),然后晒干磨成面粉或制成糊状,用于制作蛋糕和面包。在马达加斯加东海岸的一个村庄上,寡脉蜉科(Elassoneuria)属的稚虫被当作河虾出售。在巴布亚新几内亚,人们收集成群的褶缘蜉成虫,加热煮熟后食用。《中国食用昆虫》曾报道在云南,景洪小蜉的稚虫和成虫被当作食用昆虫,且是所有可食用昆虫中干重中蛋白质含量最高的种类之一。

Tan 等人(2018)在蜉蝣体内提取到具有抗增殖活性的低分子量壳聚糖,可作为抗癌抗生素,为后续相关研究提供基础与新思路。此外,美国北卡罗来纳州大学实验室还将 *Neocloeon triangulifer*(四节蜉科)作为实验室昆虫研究模型,用于研究水生昆虫热性能的生理变化。

(二) 呼吸道过敏原

蜉蝣成虫不饮不食,尸体风干后碎屑随风飘浮,可能引起过敏反应。刘硕等(2017)发现海南省对蜉蝣过敏的变应性鼻炎患者人数众多,于是对海南四节蜉变应蛋白质组进行了相关研究分析,发现蜉蝣致敏性与蛋白质含量相关,为后续研究提供了方向和参考。

(三) 防治方法

蜉蝣羽化时间一般集中在春秋两季,对蜉蝣过敏者可有意识地佩戴口罩、远离水流附近的草丛、树林,从而达到预防、控制和减轻的目的。

六、中国蜉蝣目主要代表种

(一) 中国古丝蜉(*Siphluriscus chinensis* Ulmer,1920)

古丝蜉科(Siphluriscidae),古丝蜉属(*Siphluriscus*)

1. 形态特征 稚虫(图 30-46A):体型较大,可达 22.0~24.0mm。身体基本呈浅的黄绿色,具不明显的褐色斑块。各足胫节端部色深,跗节的基部和端部两端色深。腹部背板中部各具一对黄色的斑块,背中线两侧色深而形成一对纵纹状。尾丝的基部和中部色深。尾须每隔 4 节的节间外侧具一枚刺突,总共有 10 枚刺突明显可见。

雄成虫(图 30-46B-D):体长可达 20.0mm 以上,复眼灰褐至褐色,头胸部黑褐色。身体基本呈褐色,具黄色斑纹;腹部 1~8 节背板具一对黄色斑块,中部具一对黑色纵纹。翅无色透明,具明显的脉弱点;前足褐色,腿节略浅于胫节和跗节;中后足的颜色略浅于前足。尾铗 4 节,第 3~4 长度之和不及第 2 节长度的 1/6;阳茎狭长,圆柱状,互相靠拢。中尾丝比尾须色浅,表面具黑色细毛。

雌成虫:体长与雄成虫相似,前翅与身体近似等长。头部浅褐色,前缘黑色,复眼灰黑色。胸部浅褐色具黑褐色缝。前腿节黄褐色,端部略深,胫节褐色,跗节各节的端部略深。腹部色斑与雄成虫类似。1~6 腹节腹板浅褐色,各腹板又具 1 对灰色斑块,斑块中间呈浅色的斑点;第 7 腹板褐色。

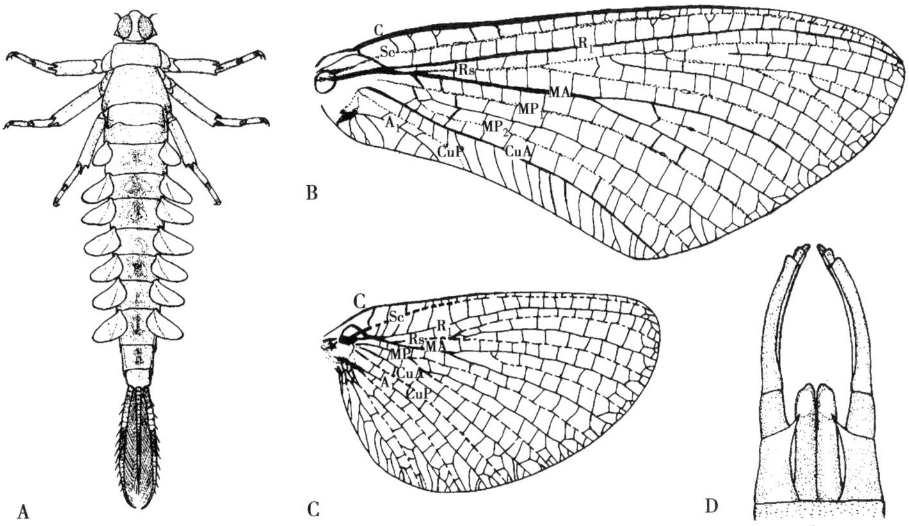

A. 若虫;B. 前翅;C. 后翅;D. 雄性外生殖器(腹面观)。

图 30-46 中国古丝蜉(*Siphluriscus chinensis*)

(周长发 绘)

2. 生活习性 稚虫基本生活于清澈的静水或流速较缓的溪流中。身体呈流线形,运动似小鱼,游泳能力强,可在溪流底质如石块、沙石下采集到。稚虫爬出水面,在岸边的石块上羽化。

3. 与疾病的关系 最大型蜉蝣之一,在保护区清澈的水质中容易发现与采集,稚虫是多种蚊蝇的宿主。

4. 已知分布 中国长江以南;越南。

(二) 宜兴亚非蜉[*Afronurus yixingensis*(Wu et You,1986)]

扁蜉科(Heptageniidae),亚非蜉属(*Afronurus*)

1. 形态特征 稚虫(图 30-47A):体型中等,体色淡黄色至棕褐色。头壳近四方形,表面无明显斑点,头壳后缘略微凹陷,两复眼中部具 2 对白色斑点。腹部背板棕黄色至棕褐色,第 1~9 节背板中部具 3 个品字形白色斑点,侧缘中部具一对相对较大的白色斑点,第 5 节和第 8~9 节背板中部白色斑点愈合呈一块,整体呈白色;第 10 节背板色深,后缘呈棕黑色。尾丝 3 根,苍白色,基部至中部具红褐色环纹。

雄成虫(图 30-47B-D):通体浅黄色至棕黄色,复眼在头部相互接触,上下分层,上层为总体的 3/4,呈蓝黑色或红褐色,中间有一圈白色环纹,下层为总体的 1/4,呈蓝白相间状。前翅透明,MA 脉在近中部分叉,MP 脉在近基部分叉;后翅透明,C 脉近基部具一钝的突起。腹部背板第 1~6 节透明,呈浅黄色;第 7~9 节不透明,呈白色;每节背板后缘呈黑褐色。阳茎叶分叉,内叶较尖,外叶宽扁,阳茎中部具一长的指状突起;基部具一对明显外扩的阳端突。尾丝 2 根,苍白色,环节处具褐色环纹,黑褐色和浅褐色环纹依次交替,整体呈黑白相间状。

雌成虫:体色斑纹与雄成虫类似但复眼明显分开,上下分层,上部蓝褐色,中间一圈白色环纹,下部呈蓝白相间状。第 7 节腹板变厚并向后延伸盖住第 8 节腹板的 1/3,第 9 节生殖下板凸出,后缘平齐。

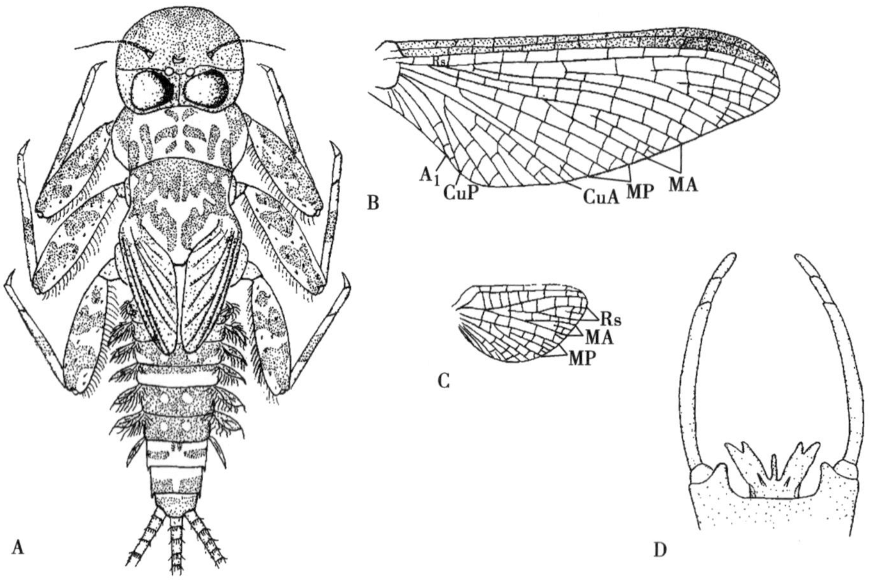

A. 稚虫;B. 前翅;C. 后翅;D. 雄性外生殖器(腹面观)。

图 30-47 宜兴亚非蜉(*Afronurus yixingensis*)

(周长发 绘)

2. 生活习性 生活于流水环境中,在各种溪流、大河近岸处的石块下能采集到。刮食性,主要食物为颗粒状藻类和腐殖质。稚虫在水面下的石块上羽化,羽化后爬出水面,翅迅速展开。羽化过程一般发生在17:00—19:00之间。

3. 与疾病的关系 会大规模羽化,稚虫耐污性强,与人类关系密切。

4. 已知分布 中国南方大部分地区。

(三) 浅绿二翅蜉(*Cloeon viridulum* Navás,1931)

四节蜉科(Baetidae),二翅蜉属(*Cloeon*)

1. 形态特征 稚虫(图 30-48A):虫体棕红色或草绿色。复眼红褐色,胸部红褐色至黑色。各足腿节、胫节和跗节中后部位各有一棕色斑块。腹部背板棕褐色,第 2~10 节均有一对白色斑点,第 7~9 体节白色斑点略大,后侧另有三个略小的白色斑点。鳃 7 对,着生于第 1~7 腹节末端,前 6 对双片,第 7 对单片,鳃内气管发达。尾丝 3 根,长度基本相等。尾丝内侧和中尾丝两侧具浓密的细毛,着生有棕色环纹。

雄成虫(图 30-48B-C):复眼上半部分红褐色,呈圆锥状,下半部分灰绿色,中间镶嵌有一道红棕色横纹。翅痣区有 4~5 根横脉。腹部透明至红褐色,第 8~10 腹节背板为红褐色;两根尾丝,着生有棕色环纹;尾铗 3 节,第三节圆形,并向内侧弯。尾铗间突起呈圆锥状。

雌成虫:体色草绿色。复眼灰绿色,中部至中胸背板具两道红褐色纵纹。足浅绿色,透明;前足腿节内侧有一条棕红色斑,中足灰白透明,后足腿节内侧具一红色斑点腹部浅绿色,其上斑纹红褐色。第 1 体节背板具一对三角状斑纹,第 2~9 背板均有一对弧状白色斑纹,背板侧面有一红色斑点,第 8~9 背板上部有两对略小的白色斑点。第 2~8 体节腹面两侧和上部有一对红色斑点。两根尾丝,每四到五节都着生有棕色环纹。

2. 生活习性 生活于静水环境中,栖息于水中的藻类或植物叶片上,捕食性。老熟稚虫在水面上羽化,羽化后翅迅速展开,飞离水面。蜉蝣目内为数不多的卵胎生的种类。

3. 与疾病的关系 在人居附近大规模出现、聚集,甚至会进入屋内。

4. 分布 中国南方;日本,韩国,泰国,德国,西班牙,美国。

(四) 红天角蜉 *Uracanthella punctisetae*(Matsumura,1931)

小蜉科(Ephemerellidae),天角蜉属(*Uracanthella*)

1. 形态特征 稚虫(图 30-49A):体长 5.0~8.0mm,从头部至腹部第 3 节具一对白色纵纹,背中线处也

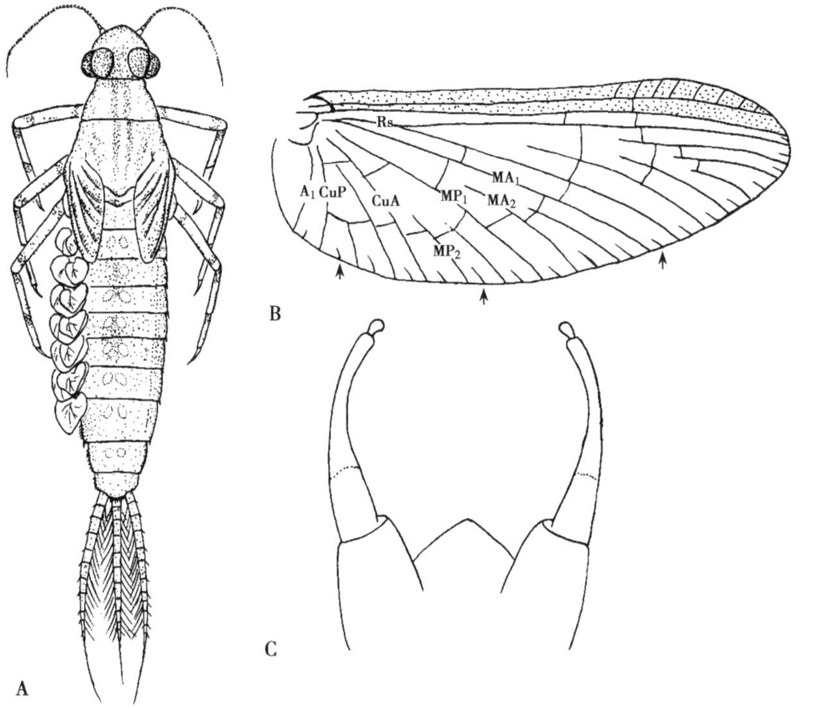

A. 稚虫;B. 前翅;C. 雄性外生殖器(腹面观)。

图 30-48 浅绿二翅蜉(*Cloeon viridulum*)

(周长发 绘)

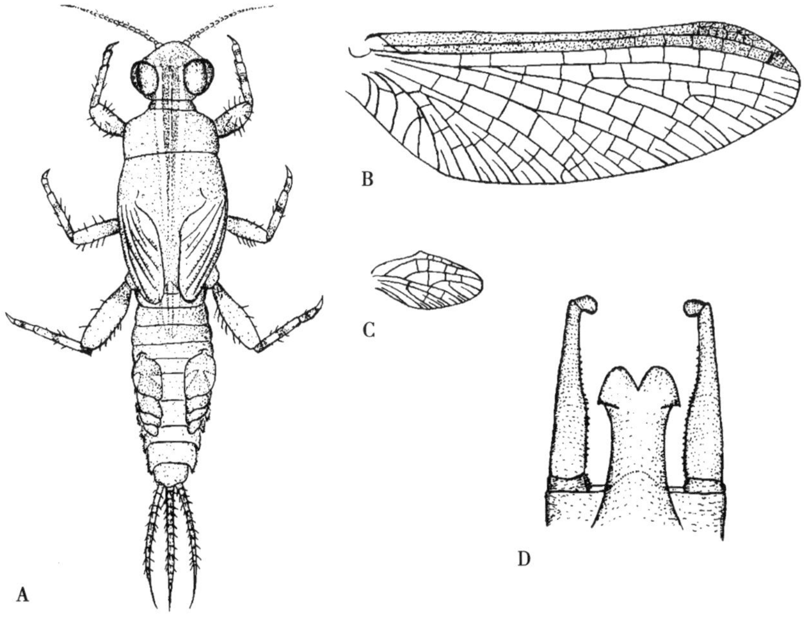

A. 稚虫;B. 前翅;C. 后翅;D. 雄性外生殖器(腹面观)。

图 30-49 红天角蜉(*Uracanthella punctisetae*)

呈白色,但背中线的两侧为褐色,故看上去似身体背面具 3 条白色纵纹;各足腿节基部黑褐色,胫节具两个褐色环纹,跗节具 1 环纹,身体其他部分基本呈棕红至棕黑色。下颚须消失,下颚的端部密生黄色的细长毛,无刺。爪具小齿 5~8 枚,端部一枚最大,使爪呈 2 叉状分叉。腹部背板无突起,背板侧后缘突起小;尾丝节间处具一圈小刺(图 30-49)。

雄成虫(图 30-49B-D):体长 5.0~10.0mm。体色棕红色。前足跗节第 2 节比第 3 节稍长。外生殖器:尾铗直,第 1 节粗短,第 3 节短小,长不及宽的两倍;阳茎背部具一对较大的突起,腹面观可见突起的顶端;尾丝略长于身体的长度,其上具棕色环纹。

雌成虫:体色斑纹与雄成虫类似。

2. 生活习性　生活于清澈的流水环境中,游泳能力弱,可在石块或沙石下采集到;广布。

3. 与疾病的关系　最常见的蜉蝣之一,体型小,易在灯下聚集。

4. 已知分布　古北区和东洋区。

（五）紫金柔裳蜉（*Habrophlebiodes zijinensis* Gui et al.,1996）

细裳蜉科（Leptophlebiidae）,柔裳蜉属（*Habrophlebiodes*）

1. 形态特征　稚虫(图 30-50A):体长 6.0~7.5mm,体色黄褐色;胸部苍白色,背板具不规则的褐色斑点。腹部背板褐色,每节背板中部处具明显的白色斑点,后缘具 2 个白色斑点。鳃 7 对,单枚,分叉,形状相似,边缘具缨毛,位于 1-7 腹节两侧;鳃内黑色气管及分支气管明显;尾丝 3 根,具浓密的游泳毛,环节具刺。

雄成虫(图 30-50B-D):体长 6.5~7.0mm;复眼灰黑色,在头部几乎相接触。前翅与体长近似相等,MP2 脉与 MP1 脉以横脉相连,CuA 脉和 CuP 脉之间具 2 根闰脉;后翅小于前翅的十分之一,具尖的前缘突,位于前缘中央部位。腹部的背板的前缘及中部色淡,两侧色深。尾铗3节;第2~3节短,生殖下板中央强烈凹陷;阳茎较短粗,端部的突出明显。

雌成虫:体型、斑纹与雄成虫类似。腹部第 7 节腹板明显向后缘延长,便于产卵;肛下板向后缘突出,中部具深的裂缝。

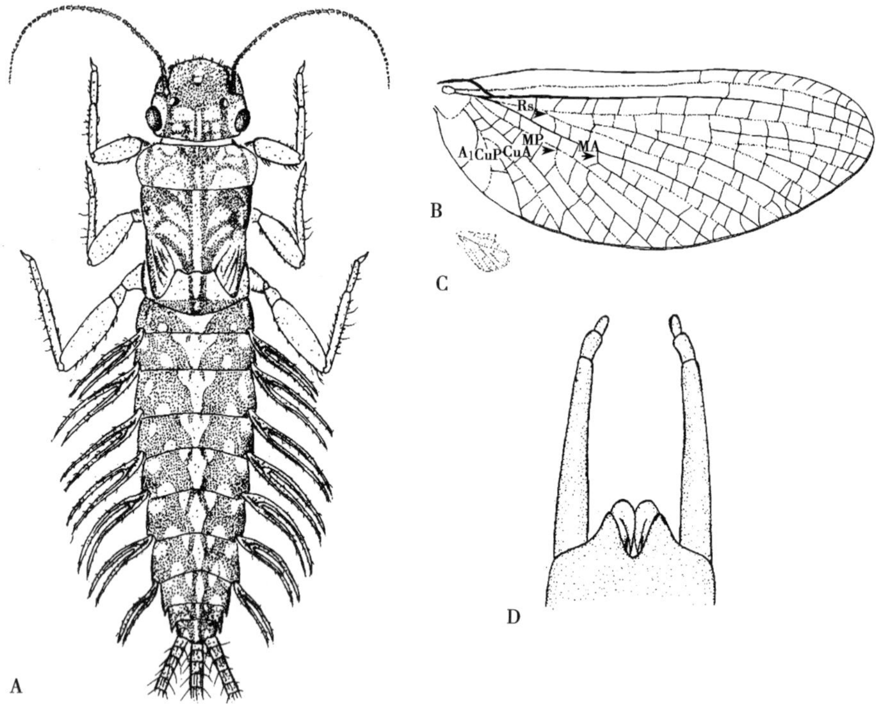

A. 稚虫;B. 前翅;C. 后翅;D. 雄性外生殖器(腹面观)。

图 30-50　紫金柔裳蜉（*Habrophlebiodes zijinensis*）

（周长发 绘）

2. 生活习性　稚虫身体柔软,游泳能力不强。一般生活于急流的底质中或石块表面,有时在净水环境中也能采到;滤食性。

3. 与疾病的关系　山区比较常见的蜉蝣之一,个体小,会在灯下聚集,进入屋内。

4. 已知分布　北京,湖北,河南,湖南,贵州,江西,福建,海南。

(六) 绢蜉(*Ephemera serica* Eaton,1871)

蜉蝣科(Ephemeridae),蜉蝣属(*Ephemera*)

1. 形态特征 稚虫(图 30-51A):体长 13.0mm 左右,体色棕黄色。额突前缘的宽度略大于后缘宽度,长度略长于宽度;前胸背板黄色,不具斑纹。腹部背板第 1 节无色斑,第 2 节侧面具 1 对圆形斑点,第 3 节背板有时具 1 对很浅的黑色条纹,但往往不易辨识,第 4~6 节和 9 节背板各具 1 对黑色纵纹,7~8 节背板各具 2 对纵纹,但外侧一对纵纹往往很浅,不容易辨识,因此看上去像 4~9 节各个 1 对纵纹;第 10 节背板黄色。

雄成虫(图 30-51B-C):体长 13.0mm 左右,前翅略短于体长,尾丝约为体长的 2 倍;前翅具多处红棕色斑块,MP2 脉与 CuA 脉在基部愈合,后翅约为前翅的一半,无斑点。腹部斑纹与稚虫类似。尾铗 4 节,3~4 节长度之和略短于第 2 节长度;阳茎较小,分离较开,端部外半部分向内突出似三角形,阳端突明显。2 根尾须,约为体长的 2 倍。

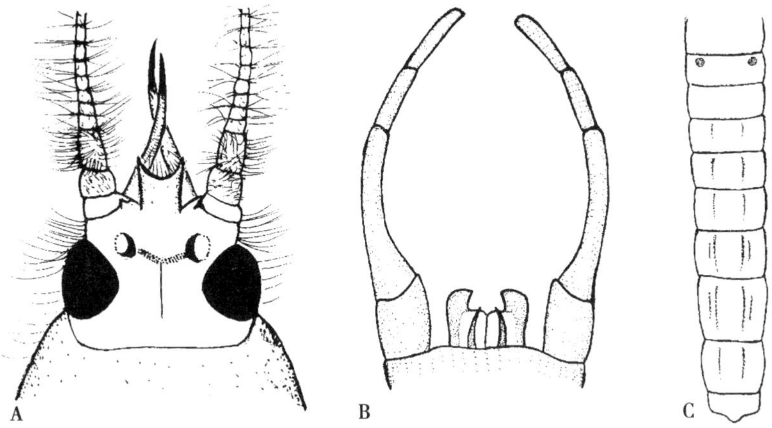

A. 稚虫头壳;B. 雄性外生殖器(腹面观);C. 雄成虫腹部背板。

图 30-51 绢蜉(*Ephemera serica*)

(周长发 绘)

雌成虫:体型、体色与雄成虫相似,但颜色较浅,前胸背板具 1 对短小的黑色纵纹,后足的黑色斑块分裂为两个。

2. 生活习性 稚虫体型较大,穴居于泥沙质的静水或流速较缓的水体底质中。各足极度特化,适合挖掘。体背的鳃边缘呈缨毛状,前后抖动呼吸,滤食性。

3. 与疾病的关系 常见的较大型蜉蝣,会在灯下聚集,人居附近常见。

4. 已知分布 安徽,上海,江苏,贵州,江西,福建,广东,香港;越南,日本。

(七) 中华细蜉(*Caenis sinensis* Gui,Zhou et Su,1999)

细蜉科(Caenidae),细蜉属(*Caenis*)

1. 形态特征 稚虫(图 30-52A):体长 2.5mm,色浅;中胸背板前侧角的略后方向侧方突出呈一明显的耳状突起;腹部 1~2 节背板色较浅,鳃盖前半部分色淡,后半部分为棕黄色;7~9 背板中央部分棕黄色,边缘部分色浅,第 10 节背板色浅。7~9 背板的侧后角向后方略扩展成尖锐的角状;腹部各部分都具细长毛;尾丝节间具稀疏的细毛。

雄成虫(图 30-52B-C):体长 2.8mm 左右,触角梗节长度是柄节长度的 2 倍,鞭节基部强烈膨大,在膨大部位的外侧具一凹陷的窝状结构。复眼及单眼基部黑色。前胸背板具少许不明显的褐色斑纹,中后胸棕黄色。足白色。翅后缘具细小的缨毛,翅脉色淡。腹部浅白色。尾铗细棒状,表面光滑,顶端强烈几丁质化,形成一个几丁质的尖锐帽状结构;两阳茎叶完全愈合,只在后缘中央略凹陷生殖下板浅白色,具不明显的色斑;尾丝 3 根,无色丝状。

雌成虫:体长 2.5mm 左右,体色与雄成虫相似。

2. 生活习性 主要生活在静水水体(如水库,池塘,水洼等)表层基质中,如泥质,泥沙与枯枝落叶混合的底质中。体型非常小且不活跃,不易采到。游泳能力不强,滤食性。

3. 与疾病的关系 最小型的蜉蝣,会钻入人的口鼻。

4. 已知分布 北京,陕西,安徽,江苏,贵州,福建。

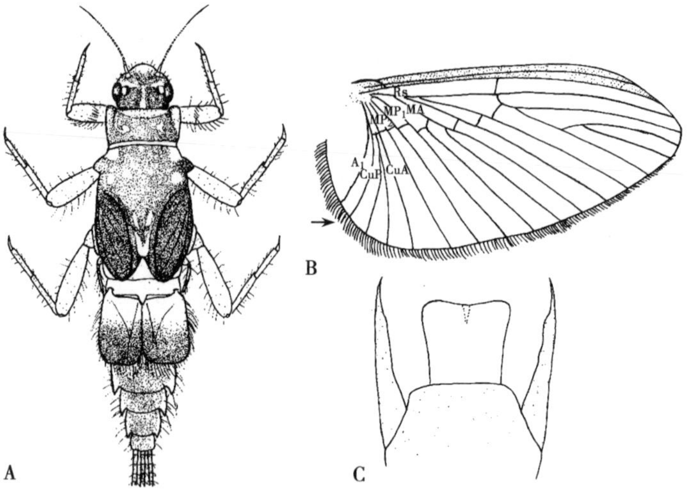

A. 稚虫;B. 前翅;C. 雄性外生殖器(腹面观)。

图 30-52 细蜉(*Caenis sinensis*)

(周长发 绘)

(八) 杨氏桑噶蜉(*Chankagenesia yangi* Hsu,1936)

褶缘蜉科(Palingeniidae),桑噶蜉属(*Chankagenesia*)

1. 形态特征 稚虫(图 30-53A-C):体大型,16.0~18.0mm,尾丝 6.0~7.0mm。体色棕褐色至黑色。头壳表面具浓密的细毛,头壳前缘及复眼周围的细毛更长。额前缘明显膨大,分为 2 个大的侧缘角;唇基向下延伸呈大的结节。前胸背板上半部向侧缘略微膨大,具一排细毛;下半部仅具细毛。中胸背板具细毛,前侧角细毛更浓密。腹部背板色深,鳃位于腹部第 1~7 节,第 1 对鳃小,单枚;第 2~7 节相似,分为背腹 2 叶,背面膜质部分棕褐色气管明显可见。腹部背板第 3~7 节后侧角明显延伸并向上弯曲,侧缘具浓密的细毛。尾丝 3 根,具浓密的游泳毛。

雄成虫(图 30-53D-E):体大型,长度可达 28.0~30.0mm,尾丝长 41.0~42.0mm。前翅明显褶皱,侧缘色深,两条相邻的纵脉互相靠拢,中间具横脉;MA 脉在基部分叉,Rs 脉在近中部分叉。后翅略大于前翅的 1/2,表面具褶皱。生殖下板后缘薄,中部凹陷;尾铗 4 节,基节最短,第 3 节和第 4 节近似等长,但都不及第 2 节长度的 1/8,阳茎叶顶端 1/3 分离,每叶顶端延长呈薄片状。

雌成虫:体型及斑纹与雄成虫类似。

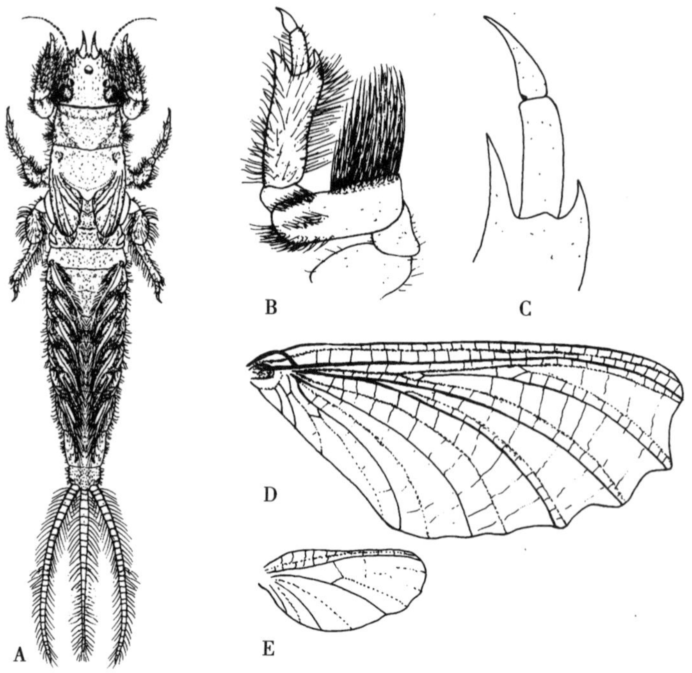

A. 稚虫;B. 前足;C. 前足端部;D. 前翅;E. 后翅。

图 30-53 杨氏桑噶蜉(*Chankagenesia yangi*)

(周长发 绘)

2. 生活习性 穴居于大型湖泊或河流底质的淤泥中。体大型,游泳能力不强,滤食性。

3. 与疾病的关系 会大规模羽化,会淹没路灯,甚至引起交通事故。

4. 已知分布 江西,湖北。

(九) 尤氏红纹蜉(*Rhoenanthus youi* Wu et You,1986)

河花蜉科(Potamanthidae),红纹蜉属(*Rhoenanthus*)

1. 形态特征 稚虫(图 30-54A):体大型,可达 23.0mm,身体棕色至棕褐色。头部棕褐色,后缘黑色,复眼黑色较大,中单眼前缘浅色,触角约为头长的 2 倍。胸部棕色,前胸背板稍宽扁,侧缘具有一浅色条带,前缘中部和近侧缘各具一对浅黄色斑点。腹部棕色,腹部第 1~9 节背板中央上具弧状的浅色斑纹,第 10 节背

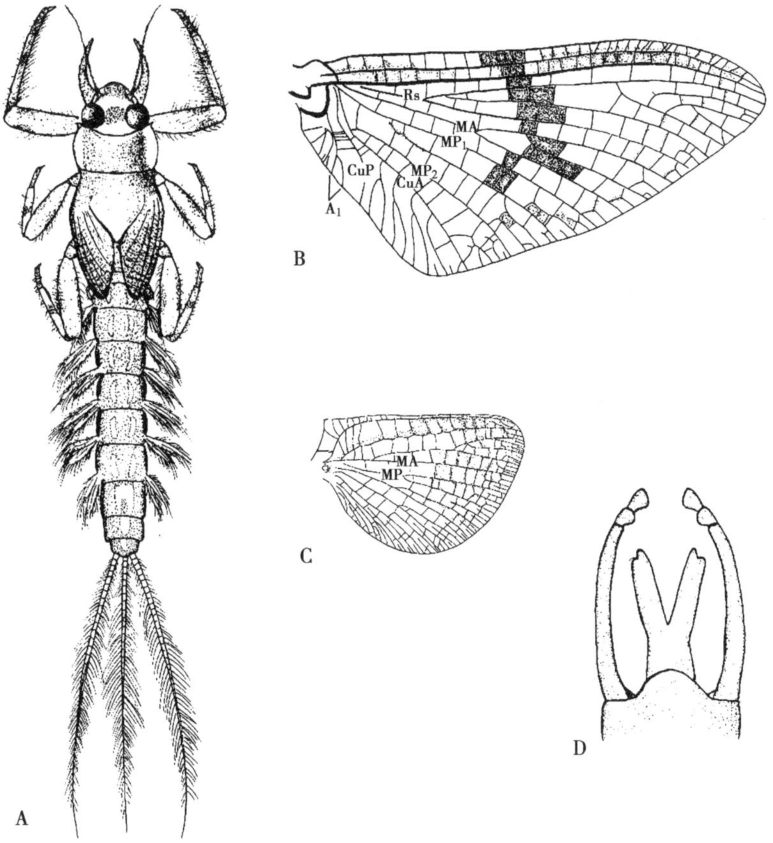

A. 稚虫；B. 前翅；C. 后翅；D. 雄性外生殖器（腹面观）。

图 30-54　尤氏红纹蜉（*Rhoenanthus youi*）

（周长发 绘）

板中部具浅色斑纹。鳃浅色，位于第 1~7 节腹板两侧，除第 1 对鳃外，第 2~7 对鳃分为两叉状，基部稍宽，末端逐渐变窄，每叉上具有浓密的细毛，气管明显可见；第 1 对鳃小，分为两节。尾丝 3 根，具游泳毛。

雄成虫（图 30-54B-D）：体长可达 21.0mm，前翅略短于体长，尾丝约为体长的 1.5 倍。体色为棕红色，复眼在头部不接触。前翅透明，翅基部、中部和端部具红棕色斑块，MA 脉在近中部分叉，CuA 脉向后强烈弯曲；后翅透明，近中部至基部具红棕色斑块。腹部棕色，第 1~9 节背板中部具一浅色纵纹，近中部具一对棕色斑点，侧缘具一对深棕色斜纹。尾铗 3 节，基节最长；阳茎在生殖下板后缘分叉，顶端具缺刻。

雌成虫：体型、斑纹与雄成虫类似。生殖下板由第 7 节腹板末缘突出，延伸至第 8 节前缘；肛下板向后缘突出，中部具缺刻。

2. 生活习性　稚虫生活于静水或流水中的石块或者沙石的缝隙中，各足特化，擅长挖掘，一对强壮的上颚牙能用于挖掘和搬运小的沙石，滤食性。

3. 与疾病的关系　最大型、最艳丽的蜉蝣之一，容易被人类观察到，有时也在灯下聚集。

4. 已知分布：甘肃，北京，安徽，河南，陕西，四川，贵州，福建。

（王备新　杨维芳　孙长海　周长发）

参考文献

[1] 刘硕，蔡笃程，李春林，等. 双向电泳结合免疫印迹技术分析蜉蝣应变原[J]. 中华临床免疫和变态反应杂志，2017. 11(1)：1-5.

[2] 周长发，苏翠荣，归鸿. 中国蜉蝣概述[M]. 北京：科学出版社，2015.

[3] 许德翔，高岭. 南京地区哮喘儿童体外过敏原检测分析[J]. 国际检验医学杂志，2013，34(24)：3357-3358.

[4] 康建坂,郑开斌,李章汀,等. 西瓜黄蚂蚁的防治技术[J]. 福建农业科技,2007,(02):65.
[5] 张博,马罡,张薇,等. 北美葡萄园胡蜂防治方法概况[J]. 中国果树,2018. 06:111-113.
[6] 袁锋,张雅林,冯纪年,等. 昆虫分类学[M]. 2版. 北京:中国农业出版社,2006.
[7] 郑乐怡,归鸿. 昆虫分类[M]. 南京:南京师范大学出版社,1999.
[8] 周尧. 周尧昆虫图集[M]. 郑州,河南科学技术出版社,1999.
[9] 田立新,杨莲芳,李佑文. 中国经济昆虫志·第四十九册 毛翅目(一):小石蛾科 角石蛾科 纹石蛾科 长角石蛾科[M]. 北京:科学出版社,1996.
[10] 尤大寿,归鸿. 中国经济昆虫志·蜉蝣目·第48册[M]. 北京:科学出版社,1995.
[11] 王天齐. 中国螳螂目分类概要[M]. 上海:上海科技文献出版社,1993.
[12] 李铁生. 中国经济昆虫志·第三十册 膜翅目:胡峰总科[M]. 北京:科学出版社,1985.
[13] 忻介六,杨庆爽,胡成业. 昆虫形态分类学[M]. 上海:复旦大学出版社,1985.
[14] 杨惟一. 中国经济昆虫志·第二册 半翅目:蝽科[M]. 北京:科学出版社,1985.
[15] 印象初. 青藏高原的蝗虫[M]. 北京:科学出版社,1984.
[16] 黄其林,田立新,杨莲芳. 农业昆虫鉴定[M]. 上海:上海科学技术出版社,1984.
[17] JACOBUS LM, MACADAM CR, SARTORI M. Mayflies (Ephemeroptera) and their contributions to ecosystem services [J]. Insects, 2019, 10(170): 1-26.
[18] TAN G, KAYA M, TEVLEK A, et al. Antitumor activity of chitosan from mayfly with comparison to commercially available low, medium and high molecular weight chitosans [J]. In Vitro Cellular Developmental Biology-Animal, 2018, 54: 366-374.
[19] CHOU H, PATHMASIRI W, DEESE-SPRUILL J, et al. Metabolomics reveal physiological changes in mayfly larvae (*Neocloeon triangulifer*) at ecological upper thermal limits [J]. Journal Insect Physiology, 2017, 101: 107-112.
[20] XU JH, SUN CH, WANG BX. A new species of *Stenopsyche*, with descriptions of larvae and females of some species associated by gene sequences (Insecta: Trichoptera) [J]. Zootaxa, 2014, 4057(1): 63-78.
[21] BEUTEL RG, FRIEDRICH F, YANG XK, et al. Insect Morphology and Phylogeny. 2013.
[22] CHEN XM, FENG Y, CHEN ZY. Common edible insects and their utilization in China [J]. Entomological Research, 2009, 39: 299-303.
[23] PANTOJA LDM, MOREIRA FRE, BRITO EHS, et al. Ants (Hymenoptera: Formicidae) as Carriers of Fungi in Hospital Environments: An Emphasis on the Genera Tapinoma and Pheidole [J]. Journal of Medical Entomology, 2009, 46(4): 895-899.
[24] NELDER MP, PAYSEN ES, PATRICIA A. Emergence of the Introduced Ant *Pachycondyla chinensis* (Formicidae: Ponerinae) as a Public Health Threat in the Southeastern United States [J]. Journal of Medical Entomology, 2006, 43(5): 10-94.
[25] KLUGE NJ. The phylogenetic system of Ephemeroptera [M]. Dordrecht: Kluwer Acad emic Publishers, 2004.
[26] WEAVER I, YANG L. The Chinese Lepidostomatidae (Trichoptera) [J]. Tijdschrift Voor Entomologie, 2002, 145(2): 267-352.
[27] YANG L, MORSE JC. Leptoceridae (Trichoptera) of the People's Republic of China. Memoirs of the American Entomological Institute [M]. The American Entomological Institute, 2000.
[28] GUI H, ZHANG J, WU T. A new species of genus *Habrophlebiodes* Ulmer (Ephemeroptera: Leptophlebiidae) [J]. Entomological Sinica, 1996, 3(2): 106-110.
[29] GRASSE P. Ordre des Isopteres ou termites [J]. Traite De Zoologie, 1949, 9: 408-544.
[30] HSU YC. New Chinese mayflies from Kiangsi Province (Ephemeroptera) [J]. Peking Natural History Bulletin, 1936, 10(4): 319-326.
[31] Navás, L. Névroptères et insectes voisins. Chine et pays environnants. 2e Série [J]. Notes d'Entomologie Chinoise, Musée Heude, 1931, 1(7): 1-12.
[32] Ulmer G. Neue Ephemeropteren. Archiv für Naturgeschichte (A), 1920, 85(11): 1-80.
[33] KERSHAW JC. The Formation of the Ootheca of a Chinese Mantis, HierodulaSaussurii [J]. Psyche A Journal of Entomology, 2008, 17(4): 136-141.
[34] EATON AE. A monograph of the Ephemeridae [M]. London: Transactions of the Linnaeus Society of London, 1871.